U0291601

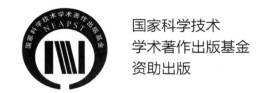

国家科学技术
学术著作出版基金
资助出版

# 当代新疫苗

## （第二版）

# A NEW GENERATION OF VACCINE

## （SECOND EDITION）

主　编　杨晓明

副主编　高　福　俞永新　魏于全　熊思东
　　　　王军志　李忠明　徐德启　黄仕和

高等教育出版社·北京

## 内容简介

本书在第一版的基础上对内容进行了大量修改和扩充，从病原学和流行病学的基础到发病机制和免疫学应答探索，再到疫苗研制技术和产品应用，都做了全面的阐述，在体现实用性的同时，反映出当代疫苗学与其他许多学科的交叉，涉及现代分子生物学、分子微生物学、分子免疫学、细胞学、遗传学、生物工程学、生物信息学等学科的相关内容。

本书分为两部分，第一部分（第1~15章）主要叙述了当代疫苗发展的共性内容，包括疫苗的研制和投递技术、疫苗的临床试验和疫苗的安全性评价；第二部分（第16~61章）介绍了各种疫苗研制情况，包括经重大技术创新所研制的新型疫苗及新出现病原体的疫苗的研发。这些内容都来自国内外疫苗研发、生产机构的学科带头人和一线工作人员的研究技术、成果和产品，代表国内乃至世界疫苗学领域的先进水平。

本书适合从事疫苗研究与生产、相关临床、疾病预防与控制的工作者以及参与疫苗领域政策和法规制定的相关人员参考阅读。

## 图书在版编目（CIP）数据

当代新疫苗 ／ 杨晓明主编. -- 2版. -- 北京：高等教育出版社，2020.1（2022.6重印）

ISBN 978-7-04-052911-1

Ⅰ.①当… Ⅱ.①杨… Ⅲ.①疫苗-研究 Ⅳ.①R979.9

中国版本图书馆 CIP 数据核字（2019）第 235318 号

| | | | | | |
|---|---|---|---|---|---|
| 策划编辑 李冰祥 殷 鸽 | 责任编辑 殷 鸽 关 焱 柳丽丽 | | 封面设计 张 楠 | | 版式设计 王艳红 |
| 插图绘制 于 博 | 责任校对 高 歌 | | 责任印制 赵义民 | | |

| | | | | |
|---|---|---|---|---|
| 出版发行 | 高等教育出版社 | | 咨询电话 | 400-810-0598 |
| 社　　址 | 北京市西城区德外大街4号 | | 网　　址 | http://www.hep.edu.cn |
| 邮政编码 | 100120 | | | http://www.hep.com.cn |
| 印　　刷 | 北京盛通印刷股份有限公司 | | 网上订购 | http://www.hepmall.com.cn |
| | | | | http://www.hepmall.com |
| 开　　本 | 889mm×1194mm　1/16 | | | http://www.hepmall.cn |
| 印　　张 | 83.5 | | 版　　次 | 2001年1月第1版 |
| 字　　数 | 2610千字 | | | 2020年1月第2版 |
| 插　　页 | 5 | | 印　　次 | 2022年6月第3次印刷 |
| 购书热线 | 010-58581118 | | 定　　价 | 680.00元 |

物 料 号　52911-00

审 图 号　GS(2018)4606号

DANGDAI XIN YIMIAO

# 作 者 名 单

（按姓氏笔画排序）

于继云　中国人民解放军军事科学院军事医学研究院基础医学研究所
王文娟　江苏省疾病预防控制中心
王永生　四川大学华西医院国家药物试验机构临床药理研究所
王军志　中国食品药品检定研究院
王　丽　吉林大学基础医学院
王秉翔　兰州生物制品研究所有限责任公司
王　宾　复旦大学基础医学院
王　湛　中国疾病预防控制中心病毒病预防控制所
毛旭虎　陆军军医大学（第三军医大学）
方　瑶　解放军中部战区总医院
石华山　四川大学华西医院肿瘤中心
朱凤才　江苏省疾病预防控制中心
朱建伟　上海交通大学药学院
朱德武　武汉生物制品研究所有限责任公司
任大宾　美国罗切斯特总医院研究所
刘　军　中国疾病预防控制中心病毒病预防控制所
刘梅影　国药中生生物技术研究院有限公司
刘　微　吉林医药学院
刘　颖　中国疾病预防控制中心性病艾滋病预防控制中心
江　山　成都生物制品研究所有限责任公司
江　华　美国 Jecho Laboratories 公司
许四宏　中国食品药品检定研究院
孙云霞　北京昭衍新药研究中心股份有限公司
严　杰　浙江大学医学院
严家新　武汉生物制品研究所有限责任公司
严景华　中国科学院微生物研究所
杜海军　中国疾病预防控制中心病毒病预防控制所
杜　琳　北京智飞绿竹生物制药有限公司
李少伟　厦门大学生命科学学院
李玉华　中国食品药品检定研究院
李生迪　云南沃森生物技术股份有限公司技术中心
李秀玲　上海生物制品研究所有限责任公司

李启明　国药中生生物技术研究院有限公司

李忠明　固安鼎泰海规生物科技有限公司

李　举　武汉生物制品研究所有限责任公司

杨英超　中国食品药品检定研究院

杨晓明　中国生物技术股份有限公司

杨　耀　成都生物制品研究所有限责任公司

吴浩飞　武汉生物制品研究所有限责任公司

吴雪琼　解放军总医院第八医学中心全军结核病研究所

吴　婷　厦门大学公共卫生学院

邱创钧　美国 TaiPharm Corporation 公司

何　鹏　中国食品药品检定研究院

邹全明　陆军军医大学国家免疫生物制品工程技术研究中心

辛晓芳　中国食品药品检定研究院

沈红杰　长春祈健生物制品有限公司

宋关鸿　海军军医大学基础医学院

张忠信　中国科学院武汉病毒研究所

张　瑾　中国食品药品检定研究院

张　影　中国食品药品检定研究院

陈　平　西南医科大学附属医院

陈　则　上海生物制品研究所有限责任公司

陈　薇　中国人民解放军军事科学院军事医学研究院生物工程研究所

邵一鸣　中国疾病预防控制中心性病艾滋病预防控制中心

范小勇　复旦大学附属上海市公共卫生临床中心结核病研究中心

易　力　中国医学科学院医学生物学研究所

周　玲　中国疾病预防控制中心病毒病预防控制所

周振歆　中国医学科学院医学生物学研究所

郑晓丽　长春生物制品研究所有限责任公司

孟胜利　武汉生物制品研究所有限责任公司

胡业勤　武汉生物制品研究所有限责任公司

胡向军　中国人民解放军军事科学院军事医学研究院

胡　媛　中国疾病预防控制中心寄生虫病预防控制所

钟一维　复旦大学基础医学院

段　凯　武汉生物制品研究所有限责任公司

侯利华　中国人民解放军军事科学院军事医学研究院生物工程研究所

俞东征　中国疾病预防控制中心传染病预防控制所

俞永新　中国食品药品检定研究院

施　一　中国科学院微生物研究所

施金荣　武汉生物制品研究所有限责任公司

姜春来　吉林大学生命科学学院

| | |
|---|---|
| 秦成峰 | 中国人民解放军军事科学院军事医学研究院微生物流行病研究所 |
| 耿 爽 | 复旦大学基础医学院 |
| 夏宁邵 | 厦门大学公共卫生学院 |
| 钱 渊 | 首都儿科研究所 |
| 钱 锋 | 海军军医大学长征医院 |
| 徐宇虹 | 上海交通大学药学院 |
| 徐葛林 | 武汉生物制品研究所有限责任公司 |
| 徐程林 | 葛兰素史克(中国)投资有限公司 |
| 徐颖华 | 中国食品药品检定研究院 |
| 徐德启 | 艾美汉信疫苗(大连)有限公司 |
| 徐 薇 | 苏州大学生物医学研究院 |
| 高 福 | 中国疾病预防控制中心 |
| 郭会杰 | 国药中生生物技术研究院有限公司 |
| 郭 蓉 | 武汉生物制品研究所有限责任公司 |
| 黄仕和 | 武汉生物制品研究所有限责任公司 |
| 黄思佳 | 北京天广实生物技术股份有限公司 |
| 曹建平 | 中国疾病预防控制中心寄生虫病预防控制所 |
| 崔广林 | 郑州大学第一附属医院 |
| 梁争论 | 中国食品药品检定研究院 |
| 董关木 | 中国食品药品检定研究院 |
| 韩根成 | 中国人民解放军军事科学院军事医学研究院 |
| 曾令冰 | 武汉生物制品研究所有限责任公司 |
| 曾 浩 | 陆军军医大学国家免疫生物制品工程技术研究中心 |
| 曾 毅 | 中国疾病预防控制中心病毒病预防控制所 |
| 谢忠平 | 中国医学科学院医学生物学研究所 |
| 靳志刚 | 兴盟生物医药(苏州)有限公司 |
| 熊思东 | 苏州大学生物医学研究院 |
| 潘晖榕 | 厦门万泰沧海生物技术有限公司 |
| 薛红刚 | 武汉生物制品研究所有限责任公司 |
| 魏于全 | 四川大学华西医院肿瘤中心生物治疗国家重点实验室 |
| 魏昇希 | 厦门万泰沧海生物技术有限公司 |
| 魏 博 | 国药中生生物技术研究院有限公司 |

# 序

健康是人类全面发展的基础,也是国家和社会发展的重要保障。疫苗对实现健康战略目标具有十分重要的意义。200多年来,在人类抗击传染病的斗争中,疫苗接种是最有效、最经济、拯救生命数量最多的卫生措施之一。疫苗让全球亿万人民免受病痛折磨,拥有更长的寿命,并帮助人类于1979年在全球范围内消灭了天花,还有可能在不久的将来消灭脊髓灰质炎、麻疹等严重威胁人类健康的传染病。

《当代新疫苗》第一版于2001年由高等教育出版社出版,曾获得第十一届全国优秀科技图书奖二等奖。鉴于近20年来疫苗领域发展的新趋势、新思维、新概念和新技术,以及我国疫苗事业发展的实际需要,有必要对《当代新疫苗》进行修订再版,体现疫苗学的现代性及前沿性。

《当代新疫苗》第二版由中国生物技术股份有限公司杨晓明研究员担任主编,他在疫苗学方面有较高的学术造诣,曾在美国国家卫生研究院(NIH)以及国内多家疫苗生产企业从事多年疫苗研发工作,是免疫学专业的资深研究员、博士生导师。本书的100多位作者来自中国生物技术股份有限公司、美国NIH、中国食品药品检定研究院、各级疾病预防控制中心(CDC)以及相关高校和研究机构,他们都是国内外各种疫苗研发和生产机构的学科带头人和(或)一线工作人员,包括6位中国科学院院士和中国工程院院士,具有丰富的研究和开发经验。

本书聚焦国内外疫苗学发展前沿:17年前设想中的一些新疫苗,现在有些已经完成了临床前试验,甚至进入了临床试验和产业化阶段;我国自主创新研制的新型疫苗,如幽门螺杆菌疫苗、戊型肝炎疫苗、流感疫苗、手足口病疫苗、埃博拉疫苗、流行性乙型脑炎疫苗等,走在世界前列。中国生物技术股份有限公司是我国规模最大的从事疫苗生产的中央企业,是国家免疫规划14种疫苗(预防15种传染病)和其他多种疫苗的主要提供者,科研成果丰硕,其最新的研究成果也已在本书中体现。

本书的出版将为我国疫苗的研发和生产提供权威、全面和实用的参考,使从事疫苗研究与生产、相关临床、疾病预防与控制的工作者,以及参与疫苗领域政策和法规制定的相关人员对当代新疫苗有全面而深入的了解,为我国疫苗事业发展做出更大的贡献。

中国科学院院士
2019年8月3日

# 前　言

我国是最早使用人工方法预防传染病的国家。公元 10 世纪,采用接种人痘(天花病原体)的方法来预防天花,当时也称为"种花"。1919 年,在北京成立的中央防疫处,是我国历史上第一个国家卫生防疫和血清疫苗生产研究的专门机构,至今已有 100 年历史。20 世纪 40年代,先后成立长春卫生技术厂、辽吉军区卫生技术厂、大连卫生研究所和华北军医防疫处等生物制品机构,主要研制的制品为霍乱疫苗、伤寒疫苗、斑疹伤寒疫苗等。

中华人民共和国成立后,提出"预防为主"的卫生工作方针,疫苗研制获得迅速发展,疫苗品种不断增加,免疫规划不断推进。1961 年,我国消灭了天花,比联合国世界卫生组织在 1979年 10 月 26 日宣布"全世界已经消灭了天花"早 18 年,为世界消灭天花做出了重大贡献。特别是 2000 年后,我国有多种疫苗批准上市,如 2008 年获批的人用禽流感疫苗是我国首支独立研制的应对流感大流行的疫苗;戊型肝炎疫苗于 2012 年批准上市,是我国完全拥有自主知识产权的基因工程病毒类疫苗;2015 年获批全球首个 Sabin 株脊髓灰质炎灭活疫苗等。

20 年前,我们组织了国内外三十余位专家和学者编写了疫苗学研究进展专著《当代新疫苗》,作者结合自身在长期从事新疫苗研究和开发过程中积累的丰富知识和实践经验,介绍了当时世界上新疫苗的研究成果和开发动态,并针对目前一些人类对之还束手无策的疾病,如艾滋病、自身免疫病和肿瘤等,以及每年造成数百万人死亡的结核病、肝炎和婴儿腹泻等疾病提供了新疫苗研究与开发的新技术和新信息。

随着组学的飞速发展,在疫苗学领域中"反向遗传学"(reverse genetics)、"反向疫苗学"(reverse vaccinology)等新概念和新思维已得到广泛应用,特别是在快速获得人工减毒株和快速发现新的保护性抗原方面已取得可喜的成果。现代疫苗学的研究领域正在快速扩展,新技术和新趋势包括:非传染性疾病疫苗研制,联合疫苗及联合接种,反向疫苗学、结构疫苗学(structural vaccinology)、结构生物学、合成生物学的应用,新型抗原载体,安全而免疫原性优良的病毒样颗粒(VLP)平台,广谱疫苗(universal vaccine),遗传学背景对免疫接种的影响,对复杂致病原导致复杂性疾病的免疫预防(如慢性阻塞性肺疾病、自身免疫病和过敏性疾病等)以及肿瘤疫苗的开发,等等。有关免疫学深层次问题的研究进展还可能攻克某些疑难性传染病疫苗(如 HIV、结核病疫苗等)的开发问题。这些疫苗的开发对防病治病有着重要的作用,对我国国民经济的发展也起到推动作用。为此,我们认为《当代新疫苗》有必要修订后推出第二版。

《当代新疫苗》第二版与第一版相比在内容上变化很大,已经是一本全新的论著。但由于第一版深入人心,也为了体现传承关系,所以决定沿用《当代新疫苗》这一书名。我们在保留第一版精华的基础上做了大量修改和扩充,从病原学和流行病学的基础到发病机制和免疫学应答探索,再到疫苗研制技术和产品及应用都进行了全面叙述,在体现实用性的同时,还反映出现代疫苗学与许多其他学科的交叉,涉及现代分子生物学、分子微生物学、分子免疫学、细胞学、遗传学、生物工程学、生物信息学等学科的相关内容。

第二版主要分两部分,第一部分(第1~15章)主要介绍疫苗发展的共性内容,包括疫苗的研制和投递技术、疫苗的临床试验和疫苗的安全性评价;第二部分(第16~61章)介绍各种疫苗研制情况,包括在以前使用过的疫苗基础上经重大技术创新研制的新型疫苗及新出现病原体的疫苗的研发。第二版内容全面、新颖,既体现国外疫苗研究的新成果,又体现国内疫苗走向世界前列的趋势,对当前的疫苗学新技术给予了系统的总结,充分体现了疫苗学的现代性及前沿性。

第二版的作者队伍更加充实,除了多位院士亲自参与撰写外,还有更多的中青年一线骨干学者加入撰写工作。他们都是国内外各种疫苗研发和生产机构的学科带头人和一线工作人员,在各自研究领域有很深的学术造诣,可确保本书能代表国内乃至世界疫苗学领域的先进水平。

在《当代新疫苗》第二版的编辑出版过程中,参与并做出杰出贡献的副主编徐德启教授于2018年10月突发心脏疾病不幸去世。徐教授于1966年开始在长春生物制品研究所工作,曾任分子生物研究室主任;后来在美国国家卫生研究院和美国食品药品监督管理局任高级研究员,长期从事疫苗的研究工作。徐教授还被聘为北京生物制品研究所有限责任公司高级顾问,以及艾美汉信疫苗(大连)有限公司首席科学家。作为两版《当代新疫苗》的副主编,他除了篡写自己熟悉的专业章节以外,还对分工给他的其他章节的内容进行了一丝不苟的审阅修改。他对中国生物制品事业和《当代新疫苗》出版做出了重要贡献。在《当代新疫苗》第二版出版之际,我们缅怀徐德启教授并向他致以崇高的敬意!

如果本书的出版能为广大从事疫苗研发、生产、检定的工作者提供一部既有基本理论又能指导实践的案头书,也为我国疫苗的未来研究方向提供重要的指导,将是我们最大的心愿。

在此,对本书撰写和出版过程中给予支持和帮助的同道表示衷心感谢,感谢所有为此付出的人。书中难免有不足之处,请读者多加指正。

杨晓明

2019年8月19日

# 简 要 目 录

## 第一部分 总 论

## 第二部分 各 论

# 详 细 目 录

## 第一部分  总  论

## 第二部分  各  论

# Brief Contents

## Section 1　General Aspects of Vaccines

## Section 2　Licensed Vaccines and Vaccines in Development

# Contents

Ⅱ | Contents

# Section 2   Licensed Vaccines and Vaccines in Development

# 第一部分

# 总　论

# 第 1 章
# 疫苗学新概念、新技术的发展与应用

杨晓明

**本章摘要**

　　20 世纪出现的 DNA 重组技术、病毒样颗粒制备技术、反向疫苗学技术和多糖蛋白结合技术等大大加快了疫苗的开发速度,这些技术直接引发新的疫苗产品出现。新技术持续改变着疫苗的研发领域,现在可以运用基因组学和生物信息学方法选择候选疫苗,基于结构设计优化抗原。系统生物学提供有关疫苗诱导免疫应答的必要认识,确定免疫保护相关性和机体所产生的信号分子之间的关系。对病原体和人体自身各系统的深入认识,将有利于开发新的疫苗技术,包括用小分子佐剂靶向性针对特异性免疫应答、新的传递系统、新的免疫程序,这些对开发下一代疫苗都是必要的。通过系统生物学获得知识将增加我们对病原体的理解,有利于疫苗开发的持续进步。总之,全基因组测序、蛋白质组学、反向疫苗学、反向遗传学、结构生物学、系统生物学、免疫组学等学科中新技术的出现为新疫苗的开发带来了新的希望。

## 1.1 概述

疫苗(vaccine)来自拉丁语"vaccinus",是法国微生物学家路易斯·巴斯德(Louis Pasteur)为纪念英国医生爱德华·詹纳(Edward Jenner)对人类的贡献而将疫苗一词创意为"Vaccine",寓意为可免除瘟疫的武器。而疫苗学(vaccinology)是21世纪才渐渐出现在医学生物学领域,强调疫苗已形成了一门学科。它以经典疫苗学为基础,吸收了现代生物学各领域的新知识、新概念和新技术,从而明确了自己的定位,形成了一门独立的学科。自20世纪后半叶以来,规模化疫苗产业迅速发展,疫苗制药企业已在生物制药体系内独树一帜。1796年,爱德华·詹纳发明牛痘苗(vaccinia),使疫苗成为防控传染病的优先选择(Lombard et al.,2007)。1979年,世界卫生组织(WHO)宣布天花(smallpox)被消灭(D'Argenio and Wilson,2010;Nabel,2013);脊髓灰质炎(脊灰)疫苗的大规模使用几乎根除了小儿麻痹症;此外,在全球消灭麻疹也被WHO提上日程。疫苗每年能阻止千百万人死于传染病,可见疫苗的应用是最有效的公共卫生措施之一(Rappuoli et al.,2011a)。1881年,路易斯·巴斯德改进了病原微生物减毒方法,这为研发减毒活疫苗奠定了技术基础;1886年,Salmon和Smith证明了用加热灭活的鸡霍乱菌也同样具有免疫力,首创了灭活疫苗。20世纪出现的细胞培养技术、病毒和细菌培养技术、无菌控制技术、合成培养基与无血清培养基等开创了疫苗学发展的新纪元,特别是20世纪中后期进入了疫苗发展的黄金时代,成功研制出一系列新疫苗,包括脊髓灰质炎疫苗、麻疹减毒活疫苗、腮腺炎疫苗、风疹疫苗等(Koff et al.,2013)。20世纪下半叶,开发的大部分疫苗是通过直接模拟自然感染途径和用传统手段制成的减毒或灭活疫苗。随着多糖蛋白结合技术和DNA重组技术等技术问世,开发了用于预防肺炎、脑膜炎、乙型肝炎以及人乳头瘤病毒(HPV)感染等的疫苗(Koff et al.,2013)。如今,有70多种疫苗正在市场上销售,它们可以预防11类细菌性疾病,如白喉、破伤风、百日咳、炭疽、结核病、鼠疫、伤寒和斑疹伤寒,以及由b型流感嗜血杆菌、脑膜炎球菌、肺炎链球菌引起的细菌性疾病;还可以预防17类病毒性感染疾病,如甲型肝炎、乙型肝炎(乙肝)、戊型肝炎、脊髓灰质炎、流行性感冒(流感)、狂犬病、乙型脑炎、黄热病、麻疹、腮腺炎、风疹、水痘、带状疱疹、天花,以及由轮状病毒、HPV、肠道病毒71型(EV71)引起的病毒性感染疾病(孟胜利,2012;Mao et al.,2016)。

疫苗是有最佳收益的健康投资之一。全球每年有1亿多儿童接种预防白喉、脊灰、麻疹、乙肝等传染病的疫苗,拯救约250万人的生命(Barnighausen et al.,2014)。广泛的疫苗接种使天花成为人类消灭的第一种传染病,使脊灰接近根除,使麻疹死亡病例下降了74%(Barnighausen et al.,2014;Rappuoli et al.,2014);同时,b型流感嗜血杆菌(*Haemophilus influenzae* b,Hib)脑膜炎和A群脑膜炎(meningitis A)在一些国家和地区也得到了有效控制。疫苗接种有利于儿童健康和智力、体力发育,为孩子的未来打下良好基础,促进人类健康,从而推动社会经济发展。疫苗不仅可以节省家庭医疗费用,减轻经济负担,对整个社会来说,还可节省不必要的医疗资源。疫苗历经几百年的发展,已经取得了许多里程碑式的成就。疫苗的价值不仅在于它能预防特定的传染病,还在于它可以对个人、家庭、社会带来积极和长远的影响。疫苗直接和间接地挽救了很多生命,也延长了人类的平均寿命,还极大降低了疾病发病率和死亡率(McGovern and Canning,2015)。

虽然疫苗在公共卫生领域中取得了很大的成功,但仍面对着许多问题和挑战。如仅在2011年,全球就至少有150万名儿童死于疫苗可预防的疾病,全球平均每20秒就有一名儿童死于腹泻、肺炎等疫苗可预防的疾病,可见现有疫苗仍没有发挥出其应有的潜力,而且许多威胁人类健康的传染病至今仍然没有成功研制出可使用的疫苗。当今社会、医疗卫生机构和疫苗学工作者所面对的严峻问题可列举如下:① 因经济、技术等条件限制,许多发展中国家仍不能充分获得现有的有效疫苗,而且一些群体由于各种原因(如宗教偏见、对免疫接种知识的缺乏等)对疫苗的接受愿望不足,导致疫苗接种覆盖率低(McGovern and Canning,2015)。② 据统计,对人类致病的微生物共有1 415种:217种病毒和朊病毒、538种细菌和立克次体、307种真菌、66种原生动物、287种寄生虫,其中61%是人畜共患病病原体。最近50年来,新发传染病也正威胁着人类健康(表1.1),其中仅针对小部分病原体的疫苗研发获得成功,可见现有疫苗可预防的传染病只是冰山

表 1.1 近 50 年来新发现的传染病病原体

| 年份 | 病原体 | 年份 | 病原体 | 年份 | 病原体 |
|---|---|---|---|---|---|
| **1973** | **轮状病毒** | 1983 | 肺炎衣原体 | 1994 | 萨比亚病毒（Sabia virus） |
| 1975 | 微小病毒 B19 | 1984 | 日本斑点热立克次体 BH | 1994 | 人粒细胞埃立克次体 |
| 1976 | 隐孢子虫 | 1985 | 比氏肠细胞内原虫 | 1994 | 马麻疹病毒 |
| 1977 | 埃博拉病毒 | 1986 | 卡晏环孢子球虫 | 1995 | 人疱疹病毒 8 型 |
| 1977 | 丁型肝炎病毒 | 1987 | 班纳病毒 | 1995 | 庚型肝炎病毒 |
| 1977 | 军团菌 | 1988 | 人疱疹病毒 6 型 BH | 1996 | 牛海绵状脑病病毒 |
| **1977** | **汉坦病毒** | **1988** | **戊型肝炎病毒** | **1997** | **流感 H1N5** |
| 1977 | 弯曲杆菌 | 1989 | 查菲埃立克次体 | 1999 | 尼巴病毒 |
| 1980 | 人嗜 T 细胞病毒 I 型 | 1989 | 丙型肝炎病毒（HCV） | 1999 | SEN 病毒 |
| 1981 | 产外毒素金黄色葡萄球菌 | 1990 | 人疱疹病毒 7 型 | 2003 | SARS 病毒 |
| 1982 | 大肠杆菌 O157：H7 | 1991 | 瓜纳瑞托病毒（Guanarito virus） | 2003 | 猴痘病毒 |
| 1982 | 人嗜 T 细胞病毒（HTLV）Ⅱ 型 | 1991 | 巴贝西虫新种 | **2009** | **流感 H1N1** |
| 1982 | 伯氏疏螺旋体 | **1992** | **霍乱弧菌 O139** | 2010 | 新布尼亚病毒 |
| 1982 | 人类免疫缺陷病毒（HIV） | 1992 | 巴尔通体 | 2011 | 大肠杆菌 O104：H4 |
| 1983 | 幽门螺杆菌 | 1993 | 辛诺柏病毒 | 2012 | 中东呼吸综合征冠状病毒（MERS-CoV） |

注：粗体表示已有疫苗。

角（Taylor et al.，2001），而且这些已成功在市场上使用的疫苗所能够预防的病原体几乎都是抗原组成比较稳定的、可以刺激人体产生保护性抗体的一类疫苗。③ 在疫苗学领域，以经典的疫苗学开发思路研制预防如艾滋病（AIDS）、结核病（TB）（Usman et al.，2017）和疟疾（malaria）等严重传染病的疫苗依然没有成功。据统计，这几种疾病每年夺去约 450 万人的生命，它们是当代疫苗学较难克服的一类传染病。目前可以接受的观点是，现在对这类疾病的免疫保护机制仍所知甚少，一些研究指出，这些病原体可以逃逸机体的免疫监控，呈现极度的遗传变异，特别是 HIV 具有超级变异性，能够整合进人体基因组，引起持续感染，无法清除，而且它们都需要 T 细胞免疫提供保护（Rappuoli and Aderem，2011；Koff et al.，2013）。④ 全世界（1.3~1.7）亿人伴有丙型肝炎病毒（HCV）慢性持续性感染（González-Grande et al.，2016），但至今亦没有理想的疫苗问世。HCV 急性感染后只有约 1/4 的病人可以清除体内的病毒，大部分病人会呈慢性持续性感染状态，部分病人导致肝硬化和肝癌，对人体健康和社会造成极大危害，

有效的 HCV 疫苗要求能诱导产生广谱中和抗体（broadly neutralizing antibody，bNAb）。⑤ 另一种在研发中遇到困难的是呼吸道合胞病毒（RSV）疫苗。RSV 是引起儿童下呼吸道感染的主要病毒之一，每年全球由 RSV 引起的急性下呼吸道感染病例约 3 380 万例，导致 6.6 万~19.9 万名 5 岁以下儿童死亡。尽管人们已付出很大的努力，但至今仍然没有安全有效的疫苗问世。许多试验性疫苗接种已证实，其灭活疫苗或亚单位疫苗对接种者造成非平衡的 2 型 T-辅助细胞宿主反应［unbalanced type 2 T-helper（Th2）cellhost responses］，疫苗接种后，当接种者再受到病毒攻击，甚至再次接受病原体时可导致"疫苗增强疾病"（vaccine-enhanced disease）的严重反应（Van Diepen et al.，2015）。⑥ 由于真菌感染率不断升高和深部侵袭性真菌感染死亡率的升高，人们迫切需要有效真菌疫苗的问世，但由于侵袭性真菌感染患者常伴随有恶性肿瘤、艾滋病、糖尿病及烧伤等免疫功能缺陷，这些都给真菌疫苗的研发带来了困难（Cassone，2008）。表 1.2 列举了目前尚无疫苗可预防的重大疾病的病原体。

表 1.2　无疫苗可预防的全球重要性疾病或病原体（Koff et al.，2013）

| 病原体 | | | 疾病 |
|---|---|---|---|
| 细菌类 | 病毒类 | 其他媒介 | |
| 弯曲杆菌、A 群和 B 群链球菌、幽门螺杆菌、结核杆菌*、志贺氏杆菌、耐药性金黄色葡萄球菌 | EB 病毒、巨细胞病毒、HCV、HIV、疱疹病毒、呼吸道合胞病毒（RSV）、鼻病毒、登革病毒 | 衣原体、疟原虫、利什曼原虫、血吸虫 | 尿路感染、过敏、流感**、自身免疫性疾病、癌症 |

注：*，预防结核杆菌引起的疾病有疫苗，但疫苗效果不好；**，没有针对所有型别的流感疫苗，没有通用流感疫苗，每年需要更换疫苗株。

20 世纪 80 年代前，人类消除常见流行性传染病的热情高涨，受当时技术条件限制，疫苗开发主要集中在灭活、减毒、多糖疫苗等。政府监管也相对薄弱，有时仅需要几百例的临床试验就可以通过审批。但进入 21 世纪，各国加强对疫苗的开发监管，对临床试验要求更高，通常需要几千例甚至几万例的临床数据支撑，国际上一种新型疫苗的平均开发周期为 10~12 年，创新的成本大幅提高。预计未来随着疫苗新工艺、新技术的突破和非临床评估体系的完善，将大幅缩短疫苗开发周期（Rappuoli and Aderem，2011）。虽然如此，但疫苗研究正激起全球科学家的兴趣，主要有 4 个原因：① 对许多严重威胁人类健康的传染病仍缺少有效的治疗措施；② 耐药菌株越来越多，抗生素治疗已遇到困难；③ 提高已上市传统疫苗的有效性和安全性仍属可行；④ 用于治疗癌症的个性化疫苗已经展示了很好的效果，将来会受到越来越多研究者的关注；⑤ 全基因组测序、蛋白质组学、反向疫苗学、反向遗传学、结构生物学、系统生物学、免疫组学等新技术的出现为新疫苗的开发带来了新的希望（Bagnoli et al.，2011；Ott et al.，2017；Sahin et al.，2017）。

已获准上市的疫苗的研制虽然基于一些基础科学和可靠方法的支撑，但仍以经验和反复多次试验开发为主，这些疫苗的保护作用一般是通过抗原抗体的特异性结合，从而阻止或减少感染的发生（Koff et al.，2013）。对研制可预防全球范围内、针对 HIV 和 HCV 具有超级变异病毒的疫苗而言，确定对这些病毒的高度保守区域可诱导广谱中和抗体非常必要。目前，在 HIV 携带者中已检测出许多抗 HIV 广谱中和抗体，但这些广谱中和抗体亦具有高频变异性。此外，对于人体如何从生殖细胞系发育成熟为可产生广谱中和抗体细胞的最佳免疫策略的知识仍然有限；研究免疫应答的策略还主要集中在对保护性抗原表位的理解，而对参与免疫的"诱饵免疫表位"（bait immune epitope）还不十分清楚；人们对体液免疫比较熟悉，而对主要发生在淋巴结和其他细胞免疫系统的病原体致病机制与免疫机制仍然所知甚少。还有，对于新生儿与老年人免疫力低下的应对方法仍有不足，而这对下一代疫苗的研发是极其重要的。虽然小动物和非人灵长类动物模型在基础研究和临床前疫苗的研究中起着关键作用，但具体模拟人体应答或可提供给临床应用的可靠数据仍然很有限，这在很大程度上与对免疫遗传差异和致病菌的物种特异性的理解不足有关。

过去 30 年中，全基因组测序和生物信息等一些革命性技术运用于疫苗领域，迅速影响着新疫苗的设计和开发；传统疫苗的安全应用实践和研发过程中所积累的知识和经验，也使我们在此基础上以新方法进一步研制新型疫苗成为可能（Rappuoli et al.，2011a）。例如，DNA 重组技术使大规模生产重组乙型肝炎疫苗成为现实；多糖蛋白结合技术使人们研制出 Hib、多价肺炎和多价脑膜炎球菌多糖蛋白结合疫苗；新型联合疫苗的出现可减少注射针次；MF59 和 AS03 新型佐剂也成功用于新研制的 HPV 疫苗和流感疫苗中；用无细胞百日咳疫苗取代全细胞百日咳疫苗提高了该疫苗的安全性和有效性（Rappuoli et al.，2011b）；通过反向疫苗学和反向遗传学技术，全基因组测序分析、高通量测序和基因芯片的应用，我们可从挑选出的繁多的各类抗原中较快地发现新的保护性抗原，以这种方法研制的 B 型脑膜炎球菌疫苗已上市销售；运用反向遗传学技术已对许多 RNA 病毒基因组进行了改造；全基因组测序分析使找到诸多微生物的保护性抗原成为可能；HPV 疫苗通过病毒样颗粒技术开发成功；核酸疫苗和合成疫苗也给我们带来了新的希望。科学家在理解人体免疫系统和开发新型佐剂方面已取得新进展。铝佐剂已经使用了 70 多年，在过去 20 年中，水包油乳剂和脂质体类新型佐剂获得批准，含有铝盐、TLR 和 MPL 的佐剂也在 HPV 疫苗中得到使用。现在，人们正在努力研发针对孕妇、老年人使用的疫苗，以及针对自身免疫性疾病和癌症的疫苗，并对婴幼儿免疫系统不同发育阶段的特殊性给予关注。

随着结构生物学、生物信息学、计算生物学、系统生物学、现代免疫学和纳米技术、剂型技术等新知识和新技术的发展，使抗原表位作图（epitopes mapping）、抗原设计、新型佐剂和免疫监测的研究进入新的时代（Nasir，2009；Plebanski and Xiang，2013）。在这里，我们将重点介绍新型疫苗研发的新概念和新技术，包括基因组学（genomics）、蛋白质组学（proteomics）、系统疫苗学（systemic vaccinology）、反向疫苗学（reverse vaccinology）、反向遗传学（reverse genetics）、免疫监测技术（immune monitoring technology）和后基因组技术（techniques in post genome）等，以及与现代疫苗学发展密切相关的新型佐剂、新型运载体、VLP 平台和通用型疫苗的发展动向等；同时对保护性免疫生物标记、以动物模型用于筛选和优化人用疫苗和免疫接种新途径等的变革亦进行讨论。

## 1.2 抗原设计与制备

疫苗的设计向来都是从发现抗原和鉴别抗原开始的，以往或现行应用的大多数疫苗抗原都是以经典方式认识、验证、设计和制备的，所使用的毒株基本上是以生物学手段从野毒株培育、筛选、改造或适应而来；以现代疫苗学新知识来设计新型疫苗才是最近一二十年的事件，但候选疫苗抗原的设计和制备仍是疫苗设计中最为关键的步骤。对设计者而言，对所要研制疫苗的病原体结构、基因组、蛋白质组、抗原特征等应有全面的认识，并最好能将设计的原始病原体先在适宜的动物体内复制出与人体相似的疾病过程，以证实选择来自该病原体的抗原成分用于新型疫苗设计是正确的。对于病毒性疫苗而言，蛋白质抗原无疑是抗原选择的首选；而对细菌性疫苗而言，除蛋白质抗原外，则可能还会选择特异的多糖抗原。针对这种差异，研制病毒性疫苗时，宜应用基因工程技术来设计重组疫苗；而研制细菌性疫苗时，不仅要考虑基因重组技术，还要考虑采用生物化学技术来设计蛋白组分疫苗或多糖组分疫苗。

以筛选免疫效应靶分子而获得抗原片段已成为新疫苗设计的关键技术，即抗原表位（antigenic epitope）已成疫苗设计所考虑的基本出发点。但这里必须明确限定抗原性（antigenicity）与免疫原性（immunogenicity）的区别，蛋白质的抗原性是指蛋白抗原表位与抗体结合表位的化学结合特性，是化学和结构性互补，此处没有生物学属性，也并不表明体内免疫系统合成的过程。疫苗设计确定了抗原性之后，还必须在生物体内证实其免疫原性。蛋白质的抗原特异性主要限制在特定的抗原决定簇（antigenic determinant）上，抗原决定簇可由连续性表位和不连续性表位组成。对诱导体液免疫应答为主的免疫应答，要深入考虑病原体抗原成分中的 B 细胞抗原位点，即 B 细胞表位（B-cell epitope），多数 B 细胞表位是通过抗体和表位的空间构象进行识别的。目前，认为所有的 B 细胞表位都是由 8 个或更短氨基酸序列组成，并存在一定的构象。一般情况下，一个多肽表位含 5~6 个氨基酸残基；一个多糖表位含 5~7 个单糖；一个核酸半抗原表位含 6~8 个核苷酸。一个抗原表位的特异性由组成它的所有残基共同决定，但其中有些残基在与抗体结合时比其他残基起更大的作用，这些残基被称为免疫显性基团。在疫苗设计中，侧重于选择 B 细胞抗原位点序列。但对以诱导细胞免疫应答为主的免疫应答，就应更多地考虑抗原成分中的 T 细胞表位（T-cell epitope）。T 细胞表位是被限制在主要组织相容性复合体（MHC）分子中的一种伸展构象，其表位预测主要依赖于形成一级结构的序列。与 B 细胞抗原直接识别不同，T 细胞抗原识别不涉及对靶抗原的直接结合，而是与在 T 细胞上的多肽表位受体相互作用并经 MHC 分子展现到细胞表面从而引起 T 细胞的激活。在抗原多样性的前提下形成的抗原肽-MHC 分子复合物必须要使用高通量分析（high throughput analysis）才能实现。

随着已知等位基因特异性表位基序库的不断建立，生物信息学的不断完善，MHC 限制并提呈的抗原蛋白区域将被更精确地认识。现代的免疫学技术，已能有效地分析病原体抗原结构中的 B 细胞位点和 T 细胞位点，这些为上述的疫苗设计奠定了基础。

### 1.2.1　由抗体设计抗原

抗体分子可以被看作由 B 细胞经免疫生物工程加工系统产生的蛋白分子,具备无限的可与抗原分子互补或能识别抗原决定簇的分子表面,可以识别结构各异的抗原分子。根据 Burnet 的"克隆选择学说",一个 B 细胞只能识别一种抗原决定簇,产生一种免疫球蛋白(Burnet,1959;Burnet,1962;Neuberger,2008),那么以抗体设计抗原时从单一细胞克隆细胞对获得抗体的信息是必要的。

该设计主要有 3 个步骤:① 利用单细胞分离技术获得多个可表达中和抗体的 B 细胞克隆,然后再获得抗体的重链和轻链基因序列;② 利用生物信息学技术推断出未突变的 B 细胞受体(BCR)和可能的中间类型受体;③ 用未突变的 BCR 和中间类型受体结合部位为模板设计出免疫原构象(Haynes et al.,2012)。这期间设计者可以对抗原构象做出一定修正。

疫苗设计要求从产生广谱中和抗体的 B 细胞系的 V(D)J 序列推测出非突变祖先抗体和中间祖先抗体。祖先抗体作为模板用于免疫原的设计,免疫原的设计要依靠可以获得的结构信息,这些信息包括成熟抗体 Fab 和抗原复合物、非突变祖先抗体、中间祖先抗体和它们与抗原形成的抗体抗原复合物的晶体结构等。提高与非突变祖先抗体、中间祖先抗体亲和力的策略、方法及其在疫苗设计中的用途见表 1.3。

人类免疫缺陷病毒 1 型(HIV-1)包膜蛋白免疫不能诱导针对保守表位广谱中和抗体是研制 HIV-1 疫苗的主要障碍(Haynes et al.,2012)。在 HIV-1 感染的慢性病人体内存在广谱中和单克隆抗体(broad spectrum neutralizing monoclonal antibody,bNmAb)。来自感染者体内的 bNmAb 可作为设计疫苗抗原的模板,这种方法能驱使 B 细胞按照人们需要的路径进行突变、成熟,这种设计抗原的方法也可以用于许多感染性疾病抗原的设计(Haynes et al.,2012)。

抗原设计技术在不断进步,确定的抗原将作为候选疫苗去诱导中和抗体,也可用于以 T 细胞免疫应答为基础的疫苗。目前,随着深度测序,生物信息学技术以及从感染者体内的记忆 B 细胞和浆细胞中分离单克隆抗体等技术的不断发展,高度变异的病原体将得到充分利用。如在 HIV 反向疫苗学工程中,保护性抗原的概念即通过从感染病原体的受试者中探寻抗体库,并制成有效的疫苗。需要做的工作包括:① 确定受试者的广谱中和抗体血清反应;② 通过带或不带抗原选择的单个记忆 B 细胞技术,将重链和轻链克隆到 IgG 载体上,从受试者中鉴定出 bNmAb;③ 在结构上,采用晶体学方法确定 bNmAb 结合位点的结构;④ 在载体蛋白支架或载

表 1.3　提高与非突变祖先抗体、中间祖先抗体亲和力的策略、方法及其在疫苗设计中的用途

| 策略 | 方法 | 在疫苗设计中的用途 |
| --- | --- | --- |
| 测定配体、非配体、非突变和中间祖先抗体结构 | X 射线晶体测定<br>核磁共振<br>低温电子显微镜 | 为增加亲和力,测定抗体抗原复合物的结构来修改抗原;用重组的非修改和中间祖先抗体来测试修改的抗原;基于已知的结构修改多糖和蛋白表位 |
| 新疫苗抗原选择方法 | 噬菌体展示 | 用噬菌体展示构建的肽库来选择连接抗体的抗原,然而多肽不能完全模拟所有表位构型 |
|  | Env 或者 HA 编码载体肽库转染进哺乳动物细胞 | 质粒转染可以获得,但大规模筛选 Env 或者 HA 的突变体很难 |
|  | 已知抗体的配体突变 |  |
| 计算机蛋白设计 | 计算机蛋白设计<br>已知结构蛋白序列覆盖<br>分子动态建模 | 容易对已知的表达蛋白进行特定位点突变;丙氨酸残基取代肽已用于 HIV gp41 蛋白跨膜区域膜外区域的设计,对缺乏已知结构的蛋白设计很有用;当前,基于已知结构蛋白的氨基酸序列对未知蛋白进行大规模动态分子建模。用这两种方法设计的蛋白必须经过试验验证 |

体作为免疫原诱导 bNmAb 方面,模拟 bNmAb 的结合位点。此外,以 HCV 和流感病人的 bNmAb 为抗原的设计模板也在发展中。反向疫苗学工程概念的第一个证明目前已通过 RSV 实现,即通过计算设计出的模仿 RSV 中和单克隆抗体的免疫原,已成功在猴子体内诱导出 RSV 特异性中和抗体(McLellan et al.,2013)。

## 1.2.2 结构疫苗学

结构生物学(structural biology)可以分析抗体所识别的构想表位,通过对抗原抗体复合物的结构进行分析,可以确定保护性抗原表位。3D 结构研究已经运用到疫苗设计中,它可对表位进行预测(Klein et al.,2013)。高通量自动结晶系统、冷冻结晶技术、高能同步加速器、结构定位等晶体分析和核磁共振以及蛋白结构分析软件均有突破性进展,目前,有55 000 多种蛋白质得到解析。结构生物学有利于分析蛋白质多级结构与表位之间的关系,这可通过遗传工程优化疫苗抗原。

抗原结构设计技术,又名结构疫苗学(structural vaccinology),利用该技术可以人工设计出更优的抗原,刺激人体产生更强、保护范围更广的中和抗体。抗原结构设计技术主要通过稳定各种抗原的结构来达到增强免疫保护效力的作用,利用该技术可以让保守抗原决定簇暴露得更充分,从而增强其免疫原性;也可以在一个分子上设计好几个不同的抗原决定簇,刺激人体产生更广泛的免疫反应。这种技术已经用于艾滋病疫苗和疟疾疫苗的开发中(Rappuoli and Aderem,2011)。

病原体保守位点为疫苗设计提供了结构基础,广谱中和抗体可识别高度保守的抗原位点(Nabel,2013)。例如,对 HIV-1 的包膜蛋白进行分析发现,至少有 4 个独立位点可用于设计免疫原的潜在靶标,这些位点包括 CD4 结合位点、在可变区 1 和 2 的一个糖基化位点、外部域的聚糖位点和近膜端外部区位点(Nabel,2013)。确定针对上述位点的广谱、强效中和抗体已经使 HIV 疫苗研究取得进展。一些单克隆抗体可中和超过 90% 的流行毒株,这为开发 HIV 疫苗创造了新机会。在确定直接针对不同流感病毒的广谱中和抗体方面,也已经取得相似进展。此类抗体的存在为促进通用型流感疫苗(universal influenza vaccine)的开发提供了概念上的支持和工具。

诱导产生这些广谱中和抗体的病毒蛋白的原子结构也得到解析。对于 HIV 感染,不同形式的包膜糖蛋白包括三聚体、单体、结构域以及移植到支架上的特定肽环。在开发 HIV 疫苗的工作中,曾经使用抗原结构设计技术对 gp120 蛋白进行改造,以使其更加稳定,并且让蛋白分子上保守的 CD4 T 细胞结合位点暴露得更充分,能够与更多的中和抗体相结合。也有人利用同样的方法改造过流感病毒 HA 分子,这种改造过的 HA 分子刺激机体产生的抗体能够识别血凝素分子 HA2 区域上的保守位点(Rappuoli and Aderem,2011)。今天,我们还可以利用系统生物学的方法找出所有能够起反应的人体抗体,以此发现不同基因型 HIV 和不同基因亚型 HIV 上具有中和作用的抗原表位。有了这些坚实的基础,我们就能够改造和设计出新的、能够起到广泛保护作用的、可用于制备疫苗的 HIV 胞膜蛋白(Rappuoli and Aderem,2011)。

在 B 群脑膜炎双球菌疫苗的研制中,运用核磁共振对 fHbp 和 fHbp 与 H 因子复合物三维晶体结构进行解析,确定了连接细菌抗体和 H 因子重要的氨基酸残基。通过结构疫苗学方法获得的数据,我们可以合理设计嵌合 fHbp 抗原,这种嵌合 fHbp 抗原诱导的抗体可以抵制多种 B 群脑膜炎双球菌的攻击(Delany et al.,2013)。

## 1.3　新型疫苗佐剂

人们对佐剂(adjuvant)研究兴趣的增加是从 20 世纪 80 年代开始的,这是与该时期疫苗发展的新趋势密切相关的。一些全菌体疫苗,特别是减毒活疫苗是不需要佐剂的,但随着组分疫苗,特别是亚单位疫苗或合成疫苗的出现,由于所含有的抗原表位单一或数量较少,其免疫原性较弱,通常只能引起不充分或不恰当的免疫反应。此外,一些治疗性疫苗或旨在刺激黏膜免疫的疫苗也常常需要佐剂。显而易见,开发这些新型疫苗的成功与否在很大程度上取决于是否可以介导和促进各类不同免疫反应的出现。因此,对新型佐剂的研究在疫苗学领域中至关重要。

正在发展中的针对肿瘤和慢性持续性疾病的治疗性疫苗更面临着新的挑战,在这类病人体内已经存在着对相关致病原的既有免疫,或者由于存在免疫耐受或免疫抑制而对这些既有的致病原没有反应。研发这类疫苗的佐剂,就必须要考虑如何回避这些既有的免疫耐受或免疫抑制才能获得成功。经黏膜途径给药的疫苗对佐剂的要求则有另外的一种模式,要求既能促进局部黏膜免疫又能刺激全身系统免疫。

理想的佐剂是不但能增加疫苗在群体使用中的免疫应答、增加抗体滴度、增加血清转换比率、可以节约抗原、减少免疫针次、改变免疫应答的类型(Coffman et al.,2010;Bonam et al.,2017),而且还能改进免疫反应质量。对新一代疫苗而言,能刺激T细胞免疫和(或)增强更广谱抗体反应至关重要,特别是对治疗性肿瘤疫苗和具有免疫耐受倾向的慢性感染性疾病疫苗的发展更具有意义。

佐剂的发展和逐渐在实际中运用是从天然免疫和初级免疫制剂的开发实践中得到启发的。例如,在20世纪上半叶,人们注意到对白喉、破伤风毒素的免疫可以因为革兰氏阴性菌的存在而增强(Greenberg et al.,1947),而后人们才对在进化中较保守的脂多糖(LPS)产生兴趣,促进了单磷酰脂质A(monophosphoryl lipid A,MPLA)作为新型佐剂的发展。

天然免疫系统对入侵病原体的快速防御性反应,主要是通过病原体相关分子模式(pathogen-associated molecular pattern,PAMP)发挥作用。病原微生物表面存在一些人体宿主所没有的,但可为许多相关微生物所共享,结构恒定且进化保守的分子结构,称为病原体相关分子模式。固有免疫识别的PAMP,往往是病原体赖以生存、变化较少的主要部分,如病毒和天然动植物及某些微生物中存在的双链RNA(dsRNA)和细菌的脂多糖等。对这些天然存在于有机体中的保守成分,病原体很难产生突变而逃脱固有免疫的作用。天然免疫系统通过一些病原体识别受体(pattern recognition receptor,PRR)可识别并启动病原体相关分子模式,不同的PRR识别特定的PAMP,从而激活不同的胞内通路和基因表达。PRR根据结构的不同可以分为多个家族:Toll样受体(Toll-like receptor,TLR)、RLR(RIG-I-like receptor)受体、NLR(NOD-like receptor)受体家族、清道夫受体、C型凝集素受体等(Levitz and Golenbock,2012)。许多PRR表达在树突状细胞(DC)表面,近来发现,dsRNA也可以作为刺激固有免疫和获得免疫的一种独特的分子模式参与免疫调节使命,已在

现代疫苗学,包括抗实体肿瘤治疗中作为一种佐剂使用。人工合成的聚肌胞苷酸(如poly-IC或其衍生物)是一种人工合成的dsRNA(Ammi et al.,2015;Schmidt et al.,2018),可以激活与病毒感染相似的宿主防御模式。

目前,铝佐剂仍然是为人们所熟悉的佐剂,它是多种已上市产品的组成成分之一,如百白破(DTP)疫苗、乙肝疫苗、b型流感嗜血杆菌(Hib)疫苗、灭活脊髓灰质炎病毒疫苗、HPV疫苗、甲肝疫苗等。铝佐剂的作用机制包括:① 形成疫苗局部储存库,利于抗原的持续性释放;② 由于铝佐剂—抗原组合的特殊构成,促成抗原提呈细胞(APC),如树突状细胞、巨噬细胞和B细胞等的吞噬作用;③ 增强MHC-II类分子的表达和抗原呈递。新近报告指出,也可通过炎症反应增加单核细胞、巨噬细胞等诱导趋化因子(chemokines)的分泌。但铝佐剂只能刺激诱导Th2型抗体,而不具有促进T细胞反应的能力,因此对治疗性肿瘤类疫苗的应用价值受限。铝佐剂多次注射易在局部形成肉芽肿,特别是经皮下或皮内给药时容易产生,有时也会增加IgE,促进变态反应的产生。除铝佐剂外,MF59、AS04、AS03是新批准的人用疫苗佐剂。MF59是一种水包油佐剂,由可代谢的油性鲨烯(squalene)和两种表面活性剂吐温80和山梨糖醇三油酸酯(span85)组成,具有液滴小、均匀稳定、可滤过除菌、易于生产操作等特点。1997年,MF59首先在欧洲被批准用于流感疫苗,证实其促进中和抗体产生是铝佐剂的2.5~10倍。最近的研究指出,MF59还可以诱导CD4 Th2细胞反应,同时产生TNF-α和IL-2。过去的十年中,佐剂在信号通路的识别、先天免疫系统的受体以及天然免疫影响适应性免疫反应的重要性等方面已取得重大进展(Alving et al.,2012)。新型佐剂主要有以下几种(表1.4):① 脂质体类,包括正用于疟疾疫苗研制的AS01佐剂,这类佐剂往往含有MPL或者保护性抗原结合位点;特别应指出的是,MPL是在酸性条件下LPS被水解而生成的,因毒性降低而成为Th1型佐剂。MPL已被用于生产乙肝疫苗(Fendrix®)的佐剂,而含有铝和MPL的复合佐剂AS04也已被用于HPV疫苗(Cervarix®)。此外,MPL还被欧洲厂商用在治疗一种变态反应的疫苗(Pollinex Quattro®)中,因为它具有降低变应原Th2反应的能力。② 病毒样颗粒,它含有病毒膜蛋白,外层有脂膜,折叠的颗粒与疫苗抗原相连可提高免疫原性,已被广

表 1.4　疫　苗　佐　剂

| 佐剂名(公司,批准时间) | 成分 | 天然受体或激活通路 | 主要免疫应答 |
|---|---|---|---|
| **已上市人用疫苗佐剂** | | | |
| 氢氧化铝(1924) | 氢氧化铝 | NLRP3 炎症小体 | 抗体、Th2（+Th1） |
| MF59(诺华,1997) | 鲨烯、吐温、乳化剂 | 组织炎症 | 抗体、Th1+Th2 |
| AS03(GSK,2009) | 鲨烯、吐温、维生素 E | 组织炎症 | 抗体、Th1+Th2 |
| AS04(GSK,2005) | 铝盐、MPL | TLR4 和炎症小体 | 抗体、Th1 |
| **正在临床试验的人用疫苗佐剂** | | | |
| CpG 7909、CpG 1018 | 单独 CpG 寡核苷酸或者联合铝盐/乳剂 | TLR9 | 抗体、Th1、CD8$^+$T |
| 咪唑喹啉(imidazoquinoline) | 小分子 | TLR7、TLR8 | 抗体、Th1+Th2 |
| 多聚胞苷酸(polyI∶C) | 双链 RNA 类似物 | TLR3、MDA5 | 抗体、Th1、CD8$^+$T |
| 鞭毛蛋白(flagellin) | 连接抗原的细节蛋白 | TLR5 | 抗体、Th1+Th2、CD8$^+$T |
| iscomatrix | 皂角苷、胆固醇和磷脂分子 | | 抗体、Th1+Th2、 |
| AS01 | MPL、脂质体、皂素 | TLR4 等 | 抗体、Th1 |
| AS02 | MPL、油水乳剂、皂素 | TLR4 等 | 抗体、Th1 |
| CAF01 | 脂质体、二甲基双十八烷基铵、海藻糖 | 凝集素 | 抗体、Th1、Th17 |
| IC31 | 寡核苷酸、阳离子肽 | TLR9 | 抗体、Th1+Th2、CD8$^+$T |

注:Coffman et al. ,2010;Mbow et al. ,2010;Rappuoli et al. ,2011a。

泛运用于流感和许多其他病毒抗原作为佐剂作用的运载体。③ 皂苷(saponin),它是树里面的提取物,与疫苗抗原相关,通过 MyD88 信号通路可诱导 CD8 T 细胞反应。④ 乳剂,它已被成功用于流感疫苗;MF59、AS03 属于这一类,它们可以募集抗原提呈细胞,促进炎症因子的分泌(Mbow et al. ,2010)。先天免疫系统识别微生物主要是依靠模式识别受体,如 Toll 样受体,它可识别微生物的常见分子结构。近年来,人们对于推动固有免疫应答的受体和分子有了更进一步的认识,这将有助于发展和检测新型疫苗佐剂。科学家已设计出高通量纳米免疫分析芯片,用于大规模的疫苗佐剂筛查,芯片可同时分析1536 个组合,检测 4 种树突状细胞产生的炎症因子,每个样品只需要 5 nL,与传统 ELISA 分析方法相比,可节约成本 1 000 倍。用该芯片对 405 种不同佐剂的免疫效果进行评估(Garcia-Cordero et al. ,2013;Rappuoli and Aderem,2011)发现,MPL + Gardiquimod(Toll 样受体 7 激动剂)、MPL + CpG-B 这两对佐剂之间有很好的协同作用。

对佐剂的研究是疫苗学领域研究中的一个重要环节。纵观疫苗学的发展史,对佐剂的开发虽然没有停止,但必须承认佐剂发展滞后的现实,目前在人用疫苗中最普遍使用的还是铝佐剂。随着近年来对亚单位疫苗、合成多肽疫苗、特别是肿瘤治疗性疫苗以及一些针对慢性持续性感染性疾病和变态反应原类疫苗的开发,必须加快对新型佐剂的开发速度。

## 1.4　新型疫苗载体

在设计有效的新型疫苗过程中,抗原运载系统是必不可缺的一个重要环节。对所设计的靶抗原必须经过适宜的运载系统运载到抗原提呈细胞质内,并诱导主动免疫反应。随着疫苗学、微生物学、免疫学、系统生物学和运载体新技术的发展,人们对抗原运载系统的知识有了更为深入的理解。病毒载体能将异种抗原传递到抗原加工途径,以刺激 I 类限制毒性 T 细胞产生人类白细胞分化抗原(HLA),但不能引发有效的体液免疫应答。此外,复制的病毒载体能近似模仿有效减毒活疫苗的属性。然而,载体输送系统的主要挑战之一是需要克服针对载体的预存免疫,即载体特异性免疫的产生。例如,5 型腺病毒(Ad5)载体对诱导细胞介导的免疫反应非常有效,但大多数人曾经接触过 Ad5 或与 Ad5 密切相关的腺病毒,从而限制了用该载体开发疫苗的可能性;细菌载体亦然,减毒沙门菌用作载体存在对既有伤寒沙门菌在机体内的预存免疫问题。特别是对于用在发展中国家的疫苗,必须考虑和克服已存在的或新产生的抗载体免疫,包括使用的载体是否对人类有低血清阳性率或挑选出对该载体反应阴性的个体因素等。低血清阳性率的腺病毒,如 Ad26、Ad35、chimpAd63,目前均在进行临床试验,而且巨细胞病毒载体的临床前研究已经证明其具有克服抗载体免疫的能力(Koff et al.,2013)。

用于制备新型疫苗的载体包括重组细菌载体、重组病毒载体、DNA 载体、RNA 载体、树突状细胞载体、T 细胞载体以及多肽载体等(表 1.5)。像脂质体是可降解的生物多聚物,病毒样颗粒和免疫刺激复合物亦可用于疫苗传递系统。其中活的减毒细菌载体,由于能在接种者体内短期存活以及被运载的表达系统可以继续复制等,可以起到抗原放大效应。

新的疫苗开发技术伴随着新的传递抗原技术,疫苗载体主要用来传递不同的靶抗原到免疫效应部位。开发载体疫苗的基本原理在于其可以刺激 MHC-Ⅰ类分子产生细胞毒性 T 淋巴细胞(CTL)反应,同时可以诱导产生针对编码抗原的抗体,不同的载体也可以刺激不同的辅助 T 细胞成熟。在选择疫苗载体时,需要考虑载体是否容易操作、载体容纳

**表 1.5 疫苗载体的优点和缺点**

| | 载体 | 优点 | 缺点 |
|---|---|---|---|
| 核酸 | 质粒 DNA | 已批准兽用疫苗,构建和生产相对容易,动物研究中初次免疫效果好 | 人体试验效果差,需要接种设备和技术 |
| | dsRNA | 与其他载体相比,没有太多的安全条款问题,没有基因整合,没有自身免疫,容易生产出高纯度载体 | 不稳定,需要特殊的传递方式和稳定配方 |
| 病毒 | 痘病毒 | 批准的兽用疫苗载体——MVA 载体临床安全,可插入大的基因序列,有多个稳定的毒株可获得 | 已接种的天花疫苗可能有预存免疫的问题;可能需要多次免疫,增加复杂性和成本 |
| | 腺病毒 | 已有口服腺病毒疫苗,很强的免疫应答,许多毒株可以获得 | 对某种毒株存在的免疫可能需要排除某些毒株;人类腺病毒在动物中发现有致癌性 |
| | 腺相关病毒 | 在眼部疾病治疗中,作为小基因片段的载体有非常明显的效果;在小基因片段的试验中表现出很好的安全性 | 安全性存在质疑;插入的基因片段大小有限 |
| | 甲病毒 | 病毒粒子或 DNA 复制子高表达,因为 RNA 粒子可以激活 DC,没有基因整合的担忧 | 基因容量适中 |
| | 疱疹病毒 | 对包括 DC 在内的多种细胞有趋化性 | 亲神经性可能是个安全问题,可能存在预存免疫性 |
| | 麻疹病毒 | 可能通过黏膜免疫;RNA 病毒,无基因整合的担忧 | 可能存在预存免疫性 |
| | 水疱性口腔炎病毒 | 对包括 DC 在内的多种细胞有趋化性,高表达 | 亲神经性可能是个安全问题 |
| 细菌 | 沙门菌 | 口服传递,感染肠的 M 细胞 | 如在质粒上表达则担忧其异源基因,包括抗生素抵抗基因,有预存免疫 |
| | 结核杆菌(卡介苗)李斯特菌 | 卡介苗有广泛的使用安全性,诱导 CTL 的有效机制 | 细菌通过哺乳动物细胞存在翻译后修饰,在免疫耐受病人中存在载体毒性 |

外源基因的大小、异源蛋白的表达效率、载体的安全性和载体规模化生产的难易（Liu，2010）。

以质粒 DNA、蛋白和病毒样颗粒形式存在的纳米材料可以聚集在浅表淋巴结，通过 DC 可扩散至深层淋巴结诱导特异性体液和细胞免疫（Nasir，2009）。纳米技术的优势在于制造的化合物具有均一性、批间差小、可精确合成。纳米粒子可以用于抗原和 TLR 传递（Panda，2012）。纳米载体传递的抗原可诱导细胞免疫。纳米佐剂系统可用于抗原传递的工具，对天然免疫系统提供刺激。

由于沙门菌具有兼性厌氧、细胞内寄生、特别是在巨噬细胞内存活以及在实体肿瘤组织中聚集的特性，已成为具有潜在应用价值的疫苗和抗肿瘤药物的新型载体（Moreno et al.，2010；Xu et al.，2009；Xu et al.，2002）。

# 1.5 病毒样颗粒平台

病毒样颗粒（virus-like particle，VLP）含有可自动折叠的病毒包膜蛋白，不含有病毒遗传基因，不具有感染性，它们可以模拟病毒的天然结构，能诱导很强的免疫应答。VLP 作为载体时可被 MHC-Ⅰ类和 MHC-Ⅱ类抗原提呈细胞直接吞噬，有效到达淋巴器官，并在那里同免疫细胞直接作用，由于 VLP 表面的表位是高度重复排列的，能构成特殊的 PAMP，可有利于抗原提呈细胞的成熟，刺激产生较强的 B 细胞和 T 细胞反应，诱导很强的细胞和体液免疫应答，可以激活 B 细胞调节的免疫反应，产生高滴度的中和抗体，其次可诱导强的、特异性的 CTL 反应（Rodriguez-Limas et al.，2013）。默克（Merck）和葛兰素史克（GSK）公司的 HPV-VLP 疫苗已获得美国食品药品监督管理局（FDA）批准，2011 年 12 月，我国原国家食品药品监督管理局（SFDA，2013 年更名为国家食品药品监督管理总局，简写为 CFDA，2018 年并入国家市场监督管理总局）批准了厦门万泰沧海生物技术有限公司生产的戊型肝炎疫苗，它是病毒可读框 2 型衣壳蛋白形成的病毒样颗粒。该疫苗用大肠埃希菌表达，3 剂免疫后有 100% 的免疫保护率。VLP 平台已开始广泛应用。

# 1.6 系统疫苗学

系统生物学（systemic biology）要求尽可能地从各个不同层面收集所有的生物数据，并将这些数据整合起来，呈现出一种新的生物特性，这种生物特性是传统的、来自各独立生物部分的数据所无法呈现的（Rappuoli and Aderem，2011）。系统生物学综合了多学科的方法，调查所有生物系统的相互作用和结构，最终预测系统行为。系统生物学方法运用于疫苗领域主要有两个目的：① 全面理解疫苗诱导保护性免疫的机制；② 确定哪些分子和信号可以用来预测疫苗的免疫效果（Delany et al.，2013）。

人体对疫苗的反应取决于基因、分子以及一段时空内的环境因子等多种元素共同作用，所以系统生物学的研究方法尤其适用于疫苗开发。这些数据包括分子层面的检测数据，如 DNA 序列、RNA 和蛋白质的表达水平、miRNA 分子之间的相互作用、蛋白间的相互作用、蛋白与 DNA 分子间的相互作用以及代谢生物学等，还包括从亚细胞、细胞到组织等多个层面的检测，包括血液、免疫组织以及这些组织里的组成细胞等。其他相关的数据还包括人体和病原体的基因突变信息。此外，还需要了解每个人以及某个人群的免疫表型。因为要处理如此众多的信息，所以运算能力就成了开展系统生物学研究的关键因素。通过运算分析将这些数字信息转化成直观的图形信息，在此基础上能够开发出更为详尽的运算模型，直接将系统表型与某个蛋白质或基因调控网络联系起来，就可以利用它来预测疫苗的保护效果（Rappuoli and Aderem，2011）。

系统疫苗学（systemic vaccinology）的一个重要目标就是在疫苗免疫后，需要确定免疫效果与疫苗免疫相关的信号分子之间的联系（Mooney et al.，2013）。最近，系统生物学的方法已成功运用于黄热病毒 17D（YF-17D）疫苗和流感疫苗的免疫效果评价中（Mooney et al.，2013）。在进一步开发 YF-17D 疫苗的过程当中，系统生物学起到了非常大的作用。接种疫苗 2 周后，通过对人体外周血单核细胞的表达谱分析，发现了可用于预测疫苗免疫效果，即能够刺激人体产生大量抗体和强烈 T 细胞反应的基因。这些特定基因表达会发生变化，在接种部位发生的局部免疫反应与特定基因表达之间有非常好的相关性。这种疫苗保护效力预测信号还有其他用途,比如可以在无法判断疫苗接种后果或者明知会造成不良后果时,用于预测疫苗的安全性和其不良反应的大小(Rappuoli and Aderem,2011)。

系统疫苗学依靠下一代基因组测序技术(next generation sequencing,NGS)和后基因组技术,通过获得高通量数据和分析来理解疫苗免疫后人体整体免疫应答的变化。例如,疫苗诱导的包括总体基因表达模式、免疫细胞的改变、相关免疫参数的血液变化分析已成功运用于减毒黄热疫苗免疫后的分析系统。许多疫苗保护性特征基因表达的确定可以用来开发疫苗芯片。这种芯片可能由几百个基因组成,它们可以预测天然和适应性免疫的类型(效应 CD8$^+$ T 细胞,多功能 T 细胞的频率,Th1 细胞、Th2 细胞和 Th17 细胞的比例,高亲和抗体的滴度等)。这种芯片还可以用来快速评估疫苗免疫保护性应答的质量、持久性、类型、强度。因此,芯片未来可以用于预测任何候选疫苗的免疫原性和保护能力,从而缩短疫苗的前期研发时间,大大加快疫苗研发的速度(Pulendran et al.,2010)。

系统生物学技术和信息可用于疫苗设计(Pulendran et al.,2010)。我们可以通过系统生物学方法发现能够调控某一种特定免疫反应性质和质量的分子网络(Rappuoli and Aderem,2011)。在这个阶段,只需要进行小规模的临床试验,疫苗效果与免疫反应调控网络的激活能力是呈正相关的。但是这种免疫调控网络在绝大部分已接种人群中全都存在,所以没有必要像常规的临床试验那样招募几千人来进行统计学分析。我们还可以利用这种网络信息对不同配方的疫苗进行比较评估,看看哪种疫苗对免疫网络的激活作用最大。最终,这些经过优化的疫苗就可以接受下一阶段临床试验的检验了。

系统疫苗学用于临床得到的新的假设可以用来验证、开发更好的疫苗。疫苗免疫应答反应可以利用微阵列、深度测序、蛋白质组学等方法来进行分析。高通量数据可以用生物信息学方法进行分析,然后可以得到疫苗免疫的生物机制的相关假设。这些假设可以在动物和人体中得到验证,并用来指导新疫苗的设计和开发(Pulendran et al.,2010)。

利用系统生物学方法可以同时对几种疫苗配方进行检测,还可以辅助疫苗设计,开发出最有效的疫苗(Rappuoli and Aderem,2011)。20 世纪 80 年代初期是疫苗开发最为困难的时期。当时技术手段有限,所以只能开发一些灭活的、减毒的疫苗以及类毒素疫苗和多糖疫苗。不过当时审批的要求比较低,所以临床试验的规模较小,只需要几百名志愿者就足够了,因此从这个角度来看,疫苗开发的速度还是比较快的。DNA 重组技术、基因组测序技术的出现加快了疫苗开发流程。现在,可以在系统生物学技术的帮助下同时开展多个 I 期和 II 期临床试验,同时对多个试验项目进行检测和管理,直到发现最有潜力的疫苗为止(Rappuoli and Aderem,2011)。然后集中资源为这种疫苗开展大规模的 III 期临床试验,这样就能节省不少时间和经费。

最近发现,利用初期实验结果来预测后期的免疫反应,并以此来设计临床试验也是完全有可能的。例如,在接种黄热病疫苗 3 天和 7 天的时候,采集的外周血单核细胞可以帮助预测未来 B 细胞免疫反应和 T 细胞免疫反应的强度。另一个研究发现,在接种禽流感病毒 21 天后,体内 CD4$^+$T 细胞的比例也能用来预测未来产生记忆性 B 细胞的比例,以及产生保护性中和抗体的能力,还能够预测出接种疫苗半年和 1 年后体内记忆性 CD4$^+$T 细胞的比例(Rappuoli and Aderem,2011)。

下一代高通量测序技术所发现的基因组变化信息结合免疫应答的信号变化数据,将进一步有利于人们理解免疫系统的基因型和免疫应答之间的关系。越来越多的免疫系统基因家族的基因多态性被确定,已发现它们与免疫应答之间的关系,这对疫苗的免疫效果相当重要。例如,许多研究发现,免疫 MMR 疫苗、乙肝疫苗和风疹疫苗的免疫效果与 HLA 多态性有关。这促使了个体疫苗学概念的出现,在疫苗接种前,对个体基因进行分析,为个体制定特定的免疫计划,以最大程度提高疫苗的免疫原性,降低免疫失败率和减少不良反应的发生(Delany et al.,2013)。

## 1.7 反向疫苗学和反向遗传学

自从 1995 年 Hib 全基因组序列被测定出来后,已有 1000 多个细菌和 2000 多个病毒的全基因组序列被测定出来(http://www.genomesonline.org/)。微生物全基因组序列解析为人们开发新疫苗提供了新的机遇,不用培养病原体就可以分析和发现一些新的抗原(Rappuoli,2001)。基因组数据包括所有编码蛋白的信息,这为筛选疫苗抗原提供了可能。

通过宏基因组和比较基因组技术,可以综合分析种内和种间抗原的变化和差异,可确定和排除与人体成分相似的抗原,筛选出可产生交叉保护性中和抗体的抗原,同时对人体无害的抗原。在不同致病菌和血清型之间选出通用保护性抗原已用于 B 群链球菌候选疫苗抗原的筛选,该策略也正用于其他致病细菌后续疫苗抗原的筛选(Maione et al.,2005)。在对候选抗原的分析和取舍中,要尽可能找出分泌在致病菌表面的抗原,这样诱导的中和抗体容易中和致病菌。

NGS 的运用主要包括基因组测序、转录组分析、DNA 和蛋白连接分析和甲基化修饰分析等。对疫苗研究而言,NGS 可系统分析从人群中获得的多个样本,详细分析宿主和病原体之间的相互作用,能迅速进行病原体和宿主基因组测序、病原体转录组(transcriptome)分析、宿主免疫系统的多样性分析(Luciani et al.,2012)。深度基因组测序也是研制个性化肿瘤疫苗的必备工具,通过成熟的高通量基因分析系统,可进行多样本、多参数的基因分析,对肿瘤患者体内的免疫反应进行综合评估,获得全面、细致的表达图谱,从而在快速鉴定个性化突变的基础上找到最为有效的靶抗原间排列组合。有研究发现,首先对患者肿瘤组织样本进行取样深度测序,并使用自己独特的算法预测哪些突变最有可能引起免疫反应,然后分别开发出以多肽片段和 RNA 为基础的疫苗,并在晚期黑色素瘤 3 期或 4 期的中晚期复发高危人群身上展开研究,在临床上都取得了突破性的进展(Ott et al.,2017;Sahin et al.,2017)。

### 1.7.1 反向疫苗学

利用生物信息学技术对病原体微生物基因组测序分析,在不培养病原体的情况下,辅助各种组学技术,从大量的抗原中筛选出可以用于研制疫苗的保护性抗原,这种设计疫苗抗原的方法被称为反向疫苗学(reverse vaccinology)(Donati and Rappuoli,2013)。如 DNA 芯片及微生物基因组数据库的应用,使我们可以建立抗原筛选库,从而选出对感染有保护性作用的抗原。生物信息学、DNA 微阵列(DNA microarray)、蛋白质组学、2D 凝胶电泳和质谱分析、体内表达技术、鉴别性荧光诱导、特征标记诱变等新技术在研制疫苗时可提供有效手段。

1995 年完成的首个细菌(Hib)的全基因组测序开启了反向疫苗学的时代。反向疫苗学通常有以下步骤:① 通过计算机软件分析病原体全基因组并解析结构基因,预测抗原决定簇,和人体蛋白同源比对,排除和人体蛋白有同源的蛋白,排除可诱导自身免疫的同源蛋白;② 测试候选抗原在病原体上的分布情况以及感染期间的免疫原性;③ 测试候选抗原免疫动物所诱导的保护性应答;④ 对保护性抗原的存在状态和保守性进行测试;⑤ 规模化生产候选抗原,通过人体试验检验候选疫苗的安全性和有效性,建立保护性效果和抗原剂量、剂次、免疫程序之间的相关性;⑥ 向 FDA 提交候选疫苗临床前和临床数据,等待批准上市;⑦ 免疫规划部门等官方机构制定疫苗使用规范;⑧ 批准的疫苗大规模使用,同时开展 IV 期临床试验,进一步确定疫苗的安全性(Seib et al.,2012)。

反向疫苗学首次用于 B 群脑膜炎双球菌疫苗的研制(Donati and Rappuoli,2013;Schubert-Unkmeir and Christodoulides,2013)。由于 B 群脑膜炎双球菌荚膜多糖和人体自身抗原相似以及外膜蛋白变异大,常规方法没能开发出具有广泛保护性的疫苗。反向疫苗学通过对 8 个基因组进行测序并表达了 312 个表面蛋白(Sette and Rappuoli,2010),确定了 29 个新抗原能诱导抗细菌的抗体,最终确定了含有 H 因子结合蛋白(factor H-binding protein,fHbp)、奈瑟菌属黏附素 A(*N. meningitidis* adhesin A,NadA)、外膜囊(OMV)和奈瑟菌属肝素结合抗原(*Neisserial heparin-binding antigen*,NHBA)4 种组分的疫苗。在 III 期临床试验中,超过 95% 的受试者在接种疫苗 12 个月后对疫苗的 4 种组分均产生了保护性反应。此外,第 3 剂次后 1 个月显示,所有幼儿对疫苗的 2 种组分(fHbp、NadA)产生了 100% 的保护性抗体反应,对疫苗的其他 2 种组分(NHBA,OMV)产生了 84% 的保护性抗体反应。B 群脑膜炎双球菌疫苗已于 2013 年在欧美上市(De Gregorio and Rappuoli,2012;Delany et al.,2013)。多数情况下,反向疫苗学发现的抗原都是未知的,通过这些未知抗原可以进一步了解病原体的生物学特性(De Gregorio and Rappuoli,2012)。

反向疫苗学的研究思路已应用到许多其他致病菌疫苗的研制中,如 B 群链球菌、A 群链球菌、肺炎链球菌、金黄色葡萄球菌和衣原体(Seib et al.,2012;Solanki et al.,2018)。此外,以基因组为基础探索抗原的反向疫苗学也在快速发展。

## 1.7.2 反向遗传学

RNA 病毒无论在人还是在动物界都是极重要的病原体,而且具有易变异、侵袭快、病程严重等特点(Stobart et al.,2015)。同 DNA 病毒相比,RNA 病毒的基因组操作较为复杂困难。1981 年,Racaniello 以 RNA 为模板首先成功地克隆出有感染性的脊髓灰质炎病毒,奠定了疫苗学中反向遗传学(reverse genetics)的基础。反向遗传学是在获得生物体基因组全部序列的基础上,反转录成 DNA 形式再进行修饰和改造,如定点突变、基因插入、缺失或基因置换等,以获得预期的新的生物学性状。目前,以反向遗传操作的技术和理论已形成了一个技术平台,并在疫苗的设计和发展中占有很重要的位置。

本章节只简述对 RNA 病毒的反向遗传学应用(Stobart et al.,2015)。理论上讲,所有的 RNA 病毒都可以通过构建感染性克隆来开展病毒的基因改造,由于 RNA 病毒的基因组较小,更有利于反向遗传操作。目前已经建立了许多病毒的反向遗传学研究系统,成功实现了病毒的体外遗传改造,并在此基础上研究病毒的分子生物学特征,开展新型疫苗的研究等工作(Stobart et al.,2015)。RNA 病毒开展定向反向遗传操作的研究策略所需的基本条件有:① 要有确定的功能基因组序列信息,并对其原始转录和表达产物的生物学功能有所理解;② 具有对靶基因进行基因改造的试验操作条件及功能变异的测定手段;③ 病毒是否有体外增殖系统(如敏感细胞培养体系),如缺乏这种体系(如丙型肝炎病毒、诺瓦克病毒等),则需要引入复制子(replicon)。复制子是指 DNA 中能发生独立复制的一段 DNA 序列,在该序列中不仅有复制起点和复制终点,而且含有调节 DNA 复制的一些顺式元件,复制子是病毒基因组复制所必需的非结构蛋白编码基因和非编码区的顺式作用元件的一种缺陷型基因组,它能够在宿主细胞内有效复制,因为可以将 RNA 病毒复制子构建成重组质粒,然后将质粒直接转染细胞系,通过基因表达来评价反向遗传操作对改造后的 RNA 病毒的生物学性状的改变。此外,复制子系统的应用对研究一些生物安全级别较高的病毒,如口蹄疫病毒、新城疫病毒和禽流感病毒等也提供了一个很方便的操作平台,因为不需要操作具有感染性的病毒就可以实现。例如,有人对 SARS(Yount et al.,2003)和 MERS-CoV(Becker et al.,2008)等危险度较高的

RNA 病毒用反向遗传操作,开展了对发展疫苗开发的研究。

对 RNA 病毒反向遗传学研究的核心是构建感染性 cDNA 的分子克隆,即在获得病毒基因组序列的基础上,借助反转录获得 cDNA 后,转入适宜的载体上,载体构建病毒的全长 cDNA 分子克隆,同时需将 RNA 聚合酶的启动子元件也导入该分子克隆中,通过体外转录过程,合成病毒 RNA,然后用该转录物感染宿主或敏感细胞系,拯救出具有新的生物学特性的活病毒。

目前,可利用 RNA 病毒的下列特点开展反向遗传操作:① RNA 病毒获得自己的基因复制是靠具有的 RNA 依赖性 RNA 聚合酶(RNA-dependent RNA polymerase,RdRp)来实现的;② 几乎全部 RNA 病毒的复制都无须在宿主的细胞核内进行,而是在细胞质内实现的;③ 对正链 RNA 病毒而言,侵入宿主细胞并脱衣壳后马上就可利用宿主细胞核糖体(ribosome)直接翻译成病毒的蛋白产物;④ 对负链或双链 RNA 病毒在反向遗传操作中则往往需要其他辅助元件。由于负链 RNA 病毒裸露的基因组或由其 cDNA 转录而来的 RNA 没有感染性,它们必须与核衣壳蛋白、RNA 依赖性 RNA 聚合酶等形成核糖核蛋白复合物(RNP),才能进行正常的复制和病毒粒子的包装,即要构建一些辅助质粒,其中含有 RNA 复制酶及核蛋白的编码序列。现在已发展了改良的方法用于流感病毒反向遗传的研究,即利用宿主聚合酶 I 和聚合酶 II(Pol I and Pol II)来合成病毒 RNA 或形成 mRNA,简化了质粒的转染程序并增加了重组病毒的回收率(Hoffman et al.,2000)。由于流感病毒固有的特点,早期的禽流感病毒的拯救共需要转染 12 个质粒,后来建立起转录或翻译载体后才把质粒数减少到 8 个。反向遗传学实际上是一种以基因操作为主的合成生物学,其基因操作程序时间可控范围从几周到几个月。有人报道,从获取 HA、NA 基因信息到完成重组流感病毒的构建只需 5 个工作日(Dormitzer et al.,2013),这为发展变异速度较快或突发传染病的应急措施提供了方便。由于突发性新的急性病毒性传染病不断出现,已突破了疾病防控系统的预测能力,因此,发展快速应急措施如快速克隆、快速构建表达平台、快速鉴定等,将为快速审批和快速过渡到生产实施提供安全而有保证的科学数据。众所周知,以经典方法研制出一个减毒活疫苗需要耗时多年,而且其遗传稳定性又是

最令人担心的关键问题,反向遗传学的应用将对此做出贡献。新近的研究更倾向认为,以改变密码子的偏爱性来改变病毒复制翻译的特性强于对氨基酸的改变,特别是只为增加产量而不改变蛋白功能的需求时,这些目的都可用反向遗传手段实现。一些研究报告了以反向遗传技术对流感病毒、RSV、狂犬病毒及许多其他 RNA 病毒的研究工作,以反向遗传技术易于对基因组进行改造及进行病毒生物学特性的基础研究,并可成为研制基因重组减毒活疫苗的有用工具(Mogler et al. ,2015;Karron et al. ,2013;Jackson et al. ,2011;Li et al. ,2013;Zhu et al. ,2015;Huang et al. ,2010)。

## 1.8 接种疫苗的新措施

目前,大多数疫苗通过注射来接种,接种后诱导机体产生系统免疫应答(体液免疫和细胞免疫),然而诱导局部黏膜免疫应答已变得非常迫切,一些非常规疫苗接种方法正在开发之中(表 1.6)。流感疫苗通过鼻内接种既可以诱导系统免疫应答,也可以诱导局部黏膜免疫应答,可以对抗原漂变株提供广泛的免疫保护。麻疹和风疹减毒疫苗通过气溶胶接种在病毒感染部位可以诱导与注射等价的免疫效果。气溶胶可以通过吸入设备大规模接种。减毒疫苗也可以通过口服接种,让活的疫苗在肠道增殖并诱导免疫应答,如口服脊髓灰质炎疫苗和伤寒Ty21a 疫苗。另外,开发口服疫苗的方法之一是利用转基因植物生产疫苗所需的抗原。通过直肠和阴道接种抗原也在研究之中。通过皮肤接种疫苗是目前疫苗接种途径新的研究热点,正在开发多种设备通过皮肤传递抗原,包括经过轻易刮擦皮肤内含有辅助药物的斑块和可以轻易穿透角质层的微针。一旦抗原穿过皮肤表层就会和树突状细胞(一种专职抗原提呈细胞)接触,然后将抗原运送到淋巴结而诱导免疫应答。如果通过皮肤接种疫苗取得成功,这将是疫苗学的一次革命。

**表 1.6　非常规疫苗接种方法**

| 方法 | 举例 |
| --- | --- |
| 鼻内接种 | 减毒流感疫苗 |
| 气溶胶接种 | 麻疹减毒疫苗、风疹减毒疫苗 |
| 口服接种 | 转基因植物制备的乙肝表面抗原 |
| 皮肤接种 | 乙肝疫苗、炭疽疫苗 |

## 1.9 问题与展望

系统生物学、系统疫苗学、反向疫苗学、反向遗传学等新概念和新技术的出现,对新一代疫苗的发展将显得越来越重要,特别是传统疫苗学已不能深入的领域。虽然这些新概念和新技术的普及和在实际中得到广泛运用还需要逐渐显现,但必将引领新疫苗学向前快速发展。21 世纪,我们坚信在预防和治疗性疫苗领域利用新概念和新技术会有长足进展,我们预期:① 利用新技术开发针对 HIV、HCV、巨细胞病毒、疱疹病毒、衣原体、疟疾、结核病等严重威胁人类健康的病毒,细菌和传染病的疫苗会出现突破;② 系统生物学、系统疫苗学、反向疫苗学、反向遗传学等新概念和新技术的出现,将加速新疫苗开发的速度,特别在基因组学、蛋白质组学不断发展的同时,将更多促进一些尚没有突破性进展的细菌性疫苗的开发;反向遗传学的应用将加速创新性RNA 病毒类疫苗的定向改造或更多通用性疫苗(universal vaccines)的出现;③ 通过系统生物学的理论和实践,改进疫苗安全性和有效性的临床前评估,加强小动物模型的建立或创造出新的替代方法,以缩短临床前研发速度和评审时间;④ 除感染性疾病以外,针对自身免疫性疾病、慢性老年性疾病、变态反应以及癌症疫苗的开发会成为热点;⑤ 开发与婴幼儿、青少年、成年人和老年人各年龄结构相适应的疫苗,并更关注对妊娠期免疫接种特点的研究;⑥ 向开发和使用在发展中国家广泛流行疾病的疫苗方面倾斜;⑦ 扩大疫苗使用人群,特别是有免疫功能缺陷、营养不良和孕妇等特殊人群在疫苗上市后评估的基础能力;⑧ 开发初免—加强免疫(primeboost)的新方案以提高疫苗的免疫效果;⑨ 加快对寄生虫疾病如血吸虫、耐药率较高的细菌性传染病等疫苗的开发速度;⑩ 开发新型佐剂能诱导 T 细胞免疫应答,增强抗慢性感染性疾病和癌症的预防治疗效果;⑪ 加强社会宣传,强化疫苗安全使用的评定机制,提高公众对疫苗使用的公共健康意识和接受程度。

美国食品药品监督管理局在 2006 年批准重组人乳头瘤病毒(HPV)疫苗(Gardasil)用于预防 HPV

6 型、HPV 11 型、HPV 16 型和 HPV 18 型感染引起的宫颈癌,现在 9 价 HPV 疫苗已被批准上市;2010年 4 月,首次批准了第一个用于前列腺癌的癌症治疗性疫苗药物——sipuleucel-T（别名 Provenge,Dendreon 公司生产）。这些举措重新激起了制药商在多个领域对预防或治疗性疫苗的广泛兴趣。一些新技术的应用,例如新型佐剂的出现、无针给药、黏膜给药、皮内接种等,以及更快捷、更灵活的从研制到生产管理和转化方式的诞生,为产品改进、差异化和缩短开发周期提供了广阔的空间。由于现有产品仍然以预防类为主,针对健康人群使用,所以对疫苗开发中的新候选产品而言,优越的安全性以及耐受性仍然至关重要。最具开发前景和市场价值的当属人们对一些非感染性疾病的预防和治疗的需求,如癌症、成瘾、过敏反应、糖尿病、阿尔茨海默病、高血压等。

对病原体致病和免疫机制理解的日益深入已大大推动了新疫苗和治疗制剂的开发（Delany et al.,2013）。然而,摆在疫苗学工作者面前的是仍有许多病原体疫苗的开发尚遥遥无期,日益增多的新型病原体的出现,特别是一些突发性传染病的出现,迫切需要形成可快速开发的技术平台,以求在短时间内推向临床使用。在过去 30 年里,DNA 重组技术和多糖蛋白结合技术大大改变了疫苗开发的局面;反向疫苗学、反向遗传学、结构生物学、系统生物学和结构疫苗学的新技术已开始用于抗原设计和疫苗免疫效果的评估。基因组技术能够在不知道功能的前提下选择候选疫苗,不但可以发现新的保护性抗原,而且已经发现一些病原体新的毒力因子。通过疫苗开发过程可以不断促进对病原体的深入理解,同时也可促进病原体的研究和发现、设计更成功疫苗的新方法（Delany et al.,2013）。

在疫苗学领域,免疫学是至关重要的学科,随着对人类免疫系统的认识不断加深,必然会加速对一些免疫机制尚不清晰的相关疾病的预防性疫苗的开发,同时更会大大促进治疗性疫苗的发展。与预防性疫苗不同,治疗性疫苗应能诱导病患体内新的免疫应答,从而彻底消除病原体,防止疾病复发。对于一些损害免疫系统的疾病或具有免疫逃逸或免疫抑制的病原体感染,如 HIV/AIDS、TB、疟原虫和慢性 HCV 等治疗性疫苗的发展,则要求对免疫学知识有深度理解和运用。治疗性疫苗有望满足一些未知医疗问题的巨大需求,治疗性疫苗在拯救生命和解决慢性疾病的治疗费用问题方面效果显著,具有极大的商业前景,将为疫苗工业和市场注入新的活力。大多数治疗性疫苗还处在开发阶段,虽然治疗性疫苗起步较晚,但发展很快。此外,一些疫苗（如乙肝疫苗）虽然有效,但在部分人群体内不能激发有效的免疫反应,这类问题亦需深度理解免疫学知识才能最终得到解决。

随着疫苗学领域中新技术、新概念的不断发展,疫苗学工作者必须从系统生物学的角度,重新认识人体固有免疫和获得免疫保护的相关性,深入理解机体所产生的各信号传递系统以及各信号分子之间的关系,固有免疫是增强和调节获得免疫的枢纽。对病原体和人体机体之间的相互作用的理解有赖于对免疫学新概念的深入了解,这将有利于我们开发新的疫苗技术,包括用新型佐剂靶向性针对特异性免疫应答、创新新抗原传递系统、创新免疫程序。通过系统生物学获得的知识将促使疫苗学工作者从更宏观的视角来促进疫苗学的发展,为人类健康服务。

## 参考文献

孟胜利. 2012. 多联、多价疫苗发展现状及趋势. 国际生物制品学杂志 35（2）:57-63.

Alving CR,Peachman KK,Rao M,et al.2012. Adjuvants for human vaccines. Curr Opin Immunol 24（3）:310-315.

Ammi R,De Waele J,Willemen Y,et al.2015. Poly（I:C）as cancer vaccine adjuvant:Knocking on the door of medical breakthroughs. Pharmacology & Therapeutics 146:120-131.

Bagnoli F,Baudner B,Mishra RPN,et al. 2011. Designing the Next generation of vaccines for global public health. OMICS:A Journal of Integrative Biology 15（9）:545-566.

Barnighausen T,Bloom DE,Cafiero-Fonseca ET,et al. 2014. Valuing vaccination. Proceedings of the National Academy of Sciences of the United States of America 111（34）:12313-12319.

Becker MM,Graham RL,Donaldson EF,et al. 2008.Synthetic recombinant bat SARS-like coronavirus is infectious in cultured cells and in mice. Proc Natl Acad Sci USA 105（50）:19944-19949.

Bonam SR,Partidos CD,Halmuthur SKM,et al. 2017.An overview of novel adjuvants designed for improving vaccine efficacy.Trends in Pharmacological Sciences 38（9）:771-793.

Burnet FM. 1959. The Clonal Selection Theory of Acquired Immunity. Cambridge:Cambridge University Press.

Burnet FM. 1962.The immunological significance of the thymus: An extension of the clonal selection theory of immunity. Australas Ann Med 11:79-91.

Cassone A. 2008. Fungal vaccines:Real progress from real challenges. The Lancet Infectious Diseases 8(2):114-124.

Coffman RL,Sher A,Seder RA. 2010. Vaccine adjuvants:Putting innate immunity to work. Immunity 33(4):492-503.

D'Argenio DA,Wilson CB. 2010. A decade of vaccines:Integrating immunology and vaccinology for rational vaccine design. Immunity 33(4):437-440.

De Gregorio E,Rappuoli R. 2012. Vaccines for the future:Learning from human immunology. Microbial Biotechnology 5(2):149-155.

Delany I,Rappuoli R,Seib KL. 2013. Vaccines, reverse vaccinology,and bacterial pathogenesis. Cold Spring Harbor Perspectives Medicine 3(5):a012476.

Donati C,Rappuoli R. 2013. Reverse vaccinology in the 21st century:Improvements over the original design. Annals of the New York Academy of Sciences 1285:115-132.

Dormitzer PR,Suphaphiphat P,Gibson DG,et al. 2013. Synthetic generation of influenza vaccine viruses for rapid response to pandemics. Science Translational Medicine 5:185ra168.

Garcia-Cordero JL,Nembrini C,Stano A ,et al. 2013. A highthroughput nanoimmunoassay chip applied to large-scale vaccine adjuvant screening. Integrative Biology 5(4):650-658.

González-Grande R,Jiménez-Pérez M,González Arjona C,et al. 2016. New approaches in the treatment of hepatitis C. World J Gastroenterol 22(4):1421-1432.

Greenberg GR,Ashenbrucker H,Lauritsen M,et al. 1947. The anemia of infection. V. fate of injected radioactive iron in the presence of inflammation. The Journal of Clinical Investigation 26(1):121-125.

Grimm SK,Ackerman ME. 2013. Vaccine design:Emerging concepts and renewed optimism. Current Opinion in Biotechnology 24(6):1078-1088.

Haynes BF,Kelsoe G,Harrison SC,et al. 2012. B-cell-lineage immunogen design in vaccine development with HIV-1 as a case study. Nature Biotechnology 30:423-433.

Hoffmann E,Webster RG. 2000. Unidirectional RNA polymerase Ⅰ-polymerase Ⅱ transcription system for the generation of influenza A virus from eight plasmids. Journal of General Virology 81:2843-2847.

Huang Y,Tang Q,Nadin-Davis SA,et al. 2010. Development of a reverse genetics system for a human rabies virus vaccine strain employed in China.Virus Research 149(1):28-35.

Jackson D,Elderfield RA,Barclay WS. 2011. Molecular studies of influenza B virus in the reverse genetics era. Journal of General Virology 92:1-17.

Klein F,Mouquet H,Dosenovic P,et al. 2013. Antibodies in HIV-1 vaccine development and therapy. Science 341(6151):1199-1204.

Koff WC,Burton DR,Johnson PR,et al. 2013. Accelerating nextgeneration vaccine development for global disease prevention. Science 340(6136):1064-1075.

Karron RA,Buchholz UJ,Collins PL. 2013. Live-attenuated respiratory syncytial virus vaccines. Current Topics in Microbiology and Immunology:372:259-284.

Levitz SM,Golenbock DT. 2012. Beyond empiricism:Informing vaccine development through innate immunity research. Cell 148(6):1284-1292.

Li JW,Arévalo MT,Zeng MT. 2013. Engineering influenza viral vectors. Bioengineered 4(1):9-14.

Liu MA. 2010. Immunologic basis of vaccine vectors. Immunity 33(4):504-515.

Lombard M,Pastoret PP,Moulin AM. 2007. A brief history of vaccines and vaccination. Rev Sci Tech off int Epiz 26(1):29-48.

Luciani F,Bull RA,Lloyd AR. 2012. Next generation deep sequencing and vaccine design:Today and tomorrow. Trendsin Biotechnology 30(9):443-452.

Luongo C,Winter CC,Collins PL,et al. 2012.Increased genetic and phenotypic stability of a promising live-attenuated respiratory syncytial virus vaccine candidate by reverse genetics. Journal of Virology 86(19):10792-10804.

Mao QY,Wang YP,Bian LL,et al. 2016. EV71 vaccine, a new tool to control outbreaks of hand,foot and mouth disease (HFMD). Expert Review of Vaccines 15(5):599-606.

Maione D,Margarit I,Rinaudo CD,et al. 2005. Identification of a universal Group B streptococcus vaccine by multiple genome screen. Science 309(5731):148-150.

Mbow ML,De Gregorio E,Valiante NM,et al. 2010. New adjuvants for human vaccines. Current Opinion in Immunology 22(3):411-416.

McGovern ME,Canning D. 2015. Vaccination and all-cause child mortality from 1985 to 2011:Global evidence from the demographic and health surveys. American Journal of Epidemiology 182 (9):791-798.

McLellan JS,Chen M,Leung S,et al. 2013. Structure of RSV fusion glycoprotein trimer bound to a prefusion-specific neutralizing antibody. Science 340(6136):1113-1117.

Mooney M,McWeeney S,Sékaly RP. 2013. Systems immunogenetics of vaccines. Seminars in Immunology 25(2):124-129.

Mogler MA,Kamrud KI. 2015. RNA-based viral vectors. Expert Review of Vaccines 14(2):283-312.

Moreno M, Kramer MG, Yim L, et al. 2010. Salmonella as live trojan horse for vaccine development and cancer gene therapy. Current Gene Therapy 10:56-76.

Nabel GJ. 2013. Designing tomorrow's vaccines. N Engl J Med 368(6):551-560.

Nasir A. 2009. Nanotechnology in vaccine development: A step forward. Journal of Investigative Dermatology 129(5):1055-1059.

Neuberger MS. 2008. Antibody diversification by somatic mutation: From Burnet onwards. Immunology and Cell Biology 86(2):124-132.

Ott PA, Hu ZT, Keskin DB, et al. 2017. An immunogenic personal neoantigen vaccine for patients with melanoma. Nature 547(7662):217-221.

Panda AK. 2012. Nanotechnology in Vaccine Development. Proceedings of the National Academy of Sciences, India Section B: Biological Sciences 82(1):13-27.

Plebanski M, Xiang SD. 2013. Nanotechnology and vaccine development: Methods to study and manipulate the interaction of nanoparticles with the immune system. Methods 60(3):225.

Plotkin SA, Plotkin SL. 2011. The development of vaccines: How the past led to the future. Nature Reviews Microbiology 9(12):889-893.

Pulendran B, Li S 2, Nakaya HI. 2010. Systems vaccinology. Immunity 33(4):516-529.

Rappuoli R. 2001. Reverse vaccinology, a genome-based approach to vaccine development. Vaccine 19(17-19):2688-2691.

Rappuoli R, Aderem A. 2011. A 2020 vision for vaccines against HIV, tuberculosis and malaria. Nature 473(7348):463-469.

Rappuoli R, Black S, Lambert PH. 2011a. Vaccine discovery and translation of new vaccine technology. The Lancet 378(9788):360-368.

Rappuoli R, Mandl CW, Black S, et al. 2011b. Vaccines for the twenty-first century society. Nature Reviews Immunology 11(12):865-872.

Rappuoli R, Pizza M, Del Giudice G, et al. 2014. Vaccines, new opportunities for a new society. Proceedings of the National Academy of Sciences of the United States of America 111(34):12288-12293.

Rodriguez-Limas WA, Sekar K, Tyo KEJ. 2013. Virus-like particles: The future of microbial factories and cell-free systems as platforms for vaccine development. Current Opinion in Biotechnology 24(6):1089-1093.

Sahin U, Derhovanessian E, Miller M, et al. 2017. Personalized RNA mutanome vaccines mobilize poly-specific therapeutic immunity against cancer. Nature 547(7662):222-226.

Schmidt ST, Pedersen GK, Neustrup MA, et al. 2018. Induction of Cytotoxic T-Lymphocyte Responses Upon Subcutaneous Administration of a Subunit Vaccine Adjuvanted With an Emulsion Containing the Toll-Like Receptor 3 Ligand Poly(I:C). Front Immunol 9:898.

Schubert-Unkmeir A, Christodoulides M. 2013. Genome-based bacterial vaccines: Current state and future outlook. BioDrugs 27(5):419-430.

Seib KL, Zhao X, Rappuoli R. 2012. Developing vaccines in the era of genomics: A decade of reverse vaccinology. Clinical Microbiology and Infection 18(Suppl 5):109-116.

Stobart CC, Moore ML. 2015. RNA virus reverse genetics and vaccine design. Viruses 6(7):2531-2550.

Sette A, Rappuoli R. 2010. Reverse vaccinology: Developing vaccines in the era of genomics. Immunity 33(4):530-541.

Solanki V, Tiwari V. 2018. Subtractive proteomics to identify novel drug targets and reverse vaccinology for the development of chimeric vaccine against *Acinetobacter baumannii*. Scientific Reports 8:9044.

Taylor LH, Latham SM, Woolhouse ME. 2001. Risk factors for human disease emergence. Philos Trans R Soc Lond B Biol Sci 356(1411):983-989.

Usman MM, Ismail S, Teoh TC. 2017. Vaccine research and development: Tuberculosis as a global health threat. Cent Eur J Immunol 42(2):196-204.

Van Diepen A, Brand HK, de Waal L, et al. 2015. Host proteome correlates of vaccine-mediated enhanced disease in a mouse model of respiratory syncytial virus infection. Journal of Virology 89(9):5022-5031.

Yount B, Curtis KM, Fritz EA, et al. 2003. Reverse genetics with a full-length infectious cDNA of severe acute respiratory syndrome coronavirus. PNAS 100(22):12995-13000.

Xu DQ, Cisar JO, Nicholas AJ, et al. 2002. Molecular cloning and characterization of genes for *Shigella sonnei* form I O polysaccharide: Proposed biosynthetic pathway and stable expression in a live *salmonella* vaccine vector. Infection and Immunity 70(8):4414-4423.

Xu DQ, Zhang L, Kopecko DJ, et al. 2009. Bacterial delivery of siRNAs: A new approach to solid tumor therapy. Methods in Molecular Biology 487:161-187.

Zhu SM, Li H, Wang CH, et al. 2015. Reverse genetics of rabies virus: New strategies to attenuate virus virulence for vaccine development. Journal of Neurovirology 2(4):335-345.

# 第2章
# 疫苗与免疫

熊思东　徐　薇

**本章摘要**

中国古代智者发明的"人痘"及"种痘"技术是疫苗和疫苗接种的始祖,而英国医生改良制备的"牛痘"是人工疫苗接种的开端。牛痘疫苗的接种使得烈性传染病——天花在全球被消灭,是人类医学史上最伟大的成就,成为免疫学科的应用典范。疫苗发挥预防或治疗作用是通过疫苗抗原接种,诱导机体免疫系统产生特异性免疫应答效应物质而实现的。免疫是机体区别"自己"和"非己",对危险的"非己"物质(抗原)进行识别、应答和清除的生物学效应的总和。免疫在生理情况下可以维持内环境稳定,在病理情况下则可导致机体损伤和疾病发生。免疫应答是多种免疫细胞、分子参与的清除异己或危险抗原的生物学反应,其中由T细胞或B细胞为主介导的细胞免疫应答和以抗体为核心的体液免疫应答协同发挥疫苗的核心免疫保护作用。固有免疫细胞和分子的早期抗感染效应及其对适应性免疫类型格局的关键调节,使其成分与效应也成为新型疫苗设计优先考虑的要素。疫苗接种通过诱导保护性免疫应答实现对感染性疾病的预防和对慢性感染及肿瘤等重大疾病的治疗,将持续成为人类健康保障的重器。艾滋病疫苗、结核病疫苗研发的进展将不断得益于疾病相关T细胞应答和中和抗体应答的免疫保护相关性及价值的正确评判。

## 2.1 概述

人类进化和文明发展史,始终伴随着人与疾病的斗争史。古希腊历史学家修昔底德(Thucydides,460 B.C—400 B.C)在其巨著《伯罗奔尼撒战争史》中描述了公元前 430 年雅典大瘟疫的发病与流行状况;而同一时期号称"西方医学之父"的古希腊医师希波克拉底(Hippocrates,460 B.C—377 B.C)则在其巨著《流行病》中叙述"雅典瘟疫中自愈的患者,不会第二次感染瘟疫",这是迄今发现的对免疫的最原始描述。"免疫"一词源于拉丁文 immunitas,原意是"免除税赋",引入医学领域则用于表述"免除瘟疫"或"免于疫患"之意。

人类对免疫和疫苗的经验性认知直接来自早期的医学实践,最早可追溯至中国东晋医家葛洪(284—364)所著《肘后备急方》中卷 7 第 54 篇《治卒为犬所咬毒方》描述:"乃杀所咬犬,取脑敷之,后不复发"(图 2.1a),即取咬人之狗脑敷贴伤口以预防狂犬病发作。著名医家孙思邈(581—682)在《备急千金要方》中也阐述了"取猯犬脑傅上,后不复发"的狂犬病防治方法。这是人类历史上有关尝试接种狂犬病疫苗、防治狂犬病的最早描述。而人类历史上真正有意义的首个疫苗的制备应用,则属唐朝开元年间江南赵氏所发明的"人痘苗"对天花的预防。天花是有史以来人类最凶险的三大烈性传染

病之一,在全球不定期爆发,导致区域性 1/3 ~ 1/2 人口死亡。中国人很早就发现罹患天花的幸存者不会再次患天花,从而开始对天花预防的探索。清朝《牛痘新书》记载:"考上世无种痘,诸经自唐开元间,江南赵氏,始传鼻苗种痘之法",是对中国民间高人发明牛痘疫苗和接种的最早考证。江南赵氏系以"时苗"(生痘,发病患者新鲜痘浆或痘痂)涂抹于皮肤或以竹管吹入儿童鼻孔预防天花,是史上最早的"滴鼻疫苗"(图 2.1b)。清朝《痘疹定论》记述宋真宗年间(997—1022)人痘接种的成功范例:宰相王旦"生子俱苦于痘",无奈请峨眉山人为新生幼子种痘,"至七日发热,后十二日,正痘已结痂矣",成功使小儿免于天花。至明朝隆庆年间(1567—1572),种痘术发展为使用"熟痘",即用天花康复者的痘痂粉末接种以预防天花,显著降低了疫苗致死率。中国"人痘"接种技术于 1688 年后相继传入俄国、朝鲜、日本、土耳其等国家,并由英国驻土耳其大使夫人 Mary Wortley Montagu 于 1721 年将土耳其种痘技术带回英国传播,使欧洲王室逐渐开展为儿童接种"人痘"预防天花。种痘虽失败率和致死率仍较高,但相比未种痘人群,仍显著降低了天花致死率,并成为日后牛痘苗的原型和基础。

"人痘"接种技术在英国的传播给很多人以启发。18 世纪中期,个别英国农场主发现挤奶女工接触患有牛天花(牛痘)的牛乳头后可被传染,仅手臂上出现少量不致命的类似天花的疱疹,痊愈后不再感染人天花。此外人接触"猪痘"也有类似预防现

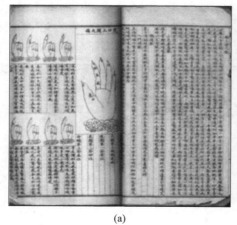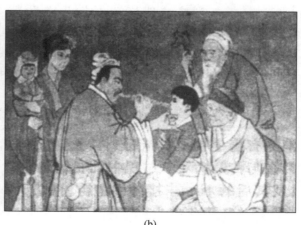

(a)　　　　　　　　　　　(b)

图 2.1　我国古代先驱接种疫苗的最早尝试(据曹雪涛,2013)

(a)东晋葛洪所著的《肘后备急方》卷 7 第 54 篇《治卒为犬所咬毒方》中对于接种所咬犬脑预防狂犬病的记载;(b)唐朝开元年间,江南赵氏发明"种痘"技术预防天花。他将患者衣服或天花疱痂上的粉末,通过竹管吹入儿童鼻孔,通过诱导一次较为轻微的天花疾病,而获得对于天花的终身免疫力,称"人痘苗"

象。个别农场主试验性地进行了"牛痘"和"猪痘"接种并获得成功。英国乡村医生爱德华·詹纳（1749—1823）受此启发,于 1796 年 5 月 14 日从一名挤奶女工 Sarah Nelmes 手臂的新感染牛痘脓疱中取少许浆液,以柳叶刀在一个 8 岁男孩 James Phipps 的手臂划痕接种（图 2.2）,轻微发烧不适十几天后该男孩痊愈,2 个月后该男孩抵抗了致死性天花病毒的攻击,证实牛痘疫苗可成功预防天花。1798 年,詹纳以 *An inquiry into the causes and effects of the Variolae Vaccinae* 为题发表了该研究工作,并首次以"vaccination"命名疫苗接种（vac 来源于拉丁文 vacca,牛）,从此开创了人工主动免疫（接种疫苗）的先河。1977 年,报道了世界上最后一例天花自然感染者;1980 年,世界卫生组织宣布全球已经消灭天花。通过人工手段彻底消灭一种自然感染烈性传染病是疫苗学和免疫学对人类健康最伟大的贡献。

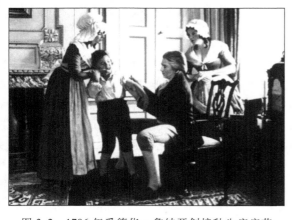

图 2.2　1796 年爱德华·詹纳开创接种牛痘疫苗
（据曹雪涛,2013）

19 世纪中叶始,随着细菌分离培养技术的发明、显微镜的应用与改进,多种病原微生物相继被鉴定和纯培养。德国科学家 Robert Koch（1843—1910）先后鉴定炭疽杆菌、结核分枝杆菌、霍乱弧菌等十余种病原,并提出了"病原菌致病"理论。微生物学、病原生物学的发展极大地推动了疫苗学及免疫学的发展。1880 年,法国功勋科学家 Louis Pasteur（1822—1895）通过在不利条件下培养禽巴斯德杆菌降低其致病性（减毒）,发明了第一个人工减毒鸡霍乱活疫苗,并将其命名为疫苗（vaccine）。Pasteur 随后通过高温培养炭疽杆菌,制备了人工减毒炭疽活疫苗,成功预防了牲畜炭疽病发生。他还将狂犬病病毒在兔脑中传代获得减毒活疫苗,通过接

种一名已被狂犬咬伤的男孩,证实其可成功防治狂犬病。

人体接种疫苗为什么可以预防病原体感染,从而免于传染性疾病的发生？1890 年,Koch 研究所的 Emil Adolf von Behring（1854—1917）和同事 Shibasaburo Kitasato（1852—1931）用白喉杆菌毒素注射豚鼠发现,获得的血清可治疗感染了白喉杆菌的豚鼠,这就提示血清中产生了一种能中和破坏细菌毒素的物质（抗毒素,后被证明是抗体）。通过免疫牛获得的牛免疫血清（抗血清）用来注射患儿后,成功地救治了垂死的白喉患儿。由此开创了"血清疗法"治疗感染性疾病的临床医疗新手段,挽救了数以万计的白喉和破伤风患者,开创了人工被动免疫的先河。Behring 也因此成为 1901 年首届诺贝尔生理学或医学奖得主。随后,研究依次发现细菌免疫后可诱生沉淀素、凝集素和溶菌素。科学家认识到,疫苗之所以可预防疾病,是因为接种疫苗后可诱导机体产生特异的抗菌物质,如抗毒素、沉淀素、凝集素等,从而使机体获得免疫保护。这些物质通常存在于体液（血清）中,Paul Ehrlich（1854—1915）据此提出了著名的"体液免疫（humoral immunity）"学说。与此同时,乌克兰的比较动物学家 Elie Metchnikoff（1845—1916）发现,机体内存在一种吞噬细胞,可吞噬微生物抵抗疾病,并于 1884 年提出了"细胞免疫"（cellular immunity）学说,认为疫苗通过活化吞噬细胞等免疫细胞,清除病原体预防疾病。1908 年,Ehrlich 和 Metchnikoff 因提出"体液免疫"和"细胞免疫"学说共同获得诺贝尔生理学或医学奖。免疫学科由此正式建立。

自此,疫苗学和免疫学快速发展。20 世纪 20 年代,卡介苗（BCG）的制备使全球肺结核发病被显著控制;50 年代,病毒组织培养技术直接促进了病毒活疫苗、灭活疫苗的诞生,成功应用于脊髓灰质炎的预防,使该疾病成为第 2 个即将被消灭的感染性疾病;1965 年,澳大利亚的 Frank Macfarlane Burnet（1899—1985）提出了免疫学的核心理论"克隆选择学说",从理论上解释了免疫应答的特异性和多样性;七八十年代,分子生物学技术的开创与成熟,催生了单克隆抗体、蛋白亚单位疫苗、多肽疫苗等新型疫苗,特别是乙肝病毒表面抗原亚单位疫苗的成功制备显著降低了慢性乙肝的发生;同期,免疫学正式从微生物学分离,成为一门独立的学科。进入 21 世纪以来,免疫学在免疫细胞亚群、免疫调节、免疫网

络、黏膜免疫等方面的基础理论与应用技术的飞跃发展,促使疫苗设计有了突破性进展,特别是肿瘤治疗性疫苗、黏膜疫苗等的创新研发与上市,以及近期嵌合 T 细胞受体修饰 T 细胞(CAR-T)免疫治疗的获批,为肿瘤、慢性感染性疾病的防治提供了崭新途径。另一方面,若干重大疾病,如 AIDS、肺结核等,疫苗的免疫保护机制与有效性评价免疫学指标仍不十分明确,提示基础免疫学的发展有望解析病原体感染和肿瘤发生中的人体免疫失保护机制,为新型疫苗的设计提供关键核心动力并提供疫苗有效性评价的客观指标。疫苗学和免疫学彼此融汇,相生相长。

## 2.2　疫苗效应的免疫学基础

疫苗发挥预防作用是通过接种疫苗,使机体诱生特异性免疫应答来实现的。免疫是机体区别"自己"和"非己",对危险的非己物质(抗原)进行识别、应答和清除的生物学效应的总和。免疫在正常生理情况下可以维持内环境的稳定,在病理情况下则可导致机体的损伤。免疫应答(immune response)是多种免疫细胞、分子参与的清除异己抗原的生物学反应,由细胞介导的称为细胞免疫应答(cellular immune response),而由体液中可溶性分子介导的则称为体液免疫应答(humoral immune response)。免疫应答按照发生的时相先后又分为固有免疫(innate immunity)和适应性免疫(adaptive immunity),固有免疫是适应性免疫的重要前提和基础。

### 2.2.1　免疫系统的组成

人体免疫系统(immune system)由免疫器官、淋巴组织、免疫细胞及免疫分子组成。免疫器官分为中枢免疫器官和外周免疫器官,二者通过血液循环及淋巴循环互相联系并构成免疫系统网络。骨髓和胸腺是 T 细胞、B 细胞发育的中枢免疫器官,脾、淋巴结等则是外周免疫器官。淋巴组织包括分布于全身的淋巴结(lymph node)和黏膜相关淋巴组织(mucosal-associated lymphoid tissue, MALT), MALT 包括扁桃体、呼吸道黏膜淋巴组织、小肠固有层、派尔集合淋巴结、盲肠、生殖道黏膜组织等。免疫细胞包括执行固有免疫的吞噬细胞、树突状细胞等和执行适应性免疫的 B 细胞、T 细胞。免疫分子有抗体、补

体、细胞因子等。

#### 2.2.1.1　中枢免疫器官

中枢免疫器官(骨髓和胸腺)是人类免疫细胞发生、分化、发育和成熟的场所。骨髓(bone marrow)是多能造血干细胞(hematopoietic stem cell, HSC)的生长场所,人类 T 细胞、B 细胞均在骨髓中发育, T 细胞前体离开骨髓到胸腺中继续发育、成熟,而 B 细胞在骨髓发育、成熟。在骨髓造血微环境(微血管系统、末梢神经、网状细胞、基质细胞及其表面分子和细胞因子)中, HSC 最初分化为粒细胞-巨核细胞-红细胞前体(髓系细胞)和早期淋巴细胞前体(淋巴系细胞)。前者最终分化为粒细胞、单核细胞、红细胞等;而淋巴细胞前体细胞则最终分化为 NK 细胞、T 细胞、B 细胞(图 2.3)。骨髓还与长效记忆 B 细胞的维持相关。骨髓中发育成熟的 B 细胞迁移至外周淋巴结,成为初始 B 细胞(naive B cell)。

骨髓是 B 细胞发育、成熟的场所。骨髓基质微环境中, HSC 首先分化为共同淋巴细胞前体(CLP),而后依次分化为早期和晚期祖 B(pro-B)细胞、大前 B(large pre-B)细胞、小前 B(small pre-B)细胞、未成熟 B(immature B)细胞和成熟 B(mature B)细胞,期间自身反应性 B 细胞克隆被清除建立 B 细胞自身耐受。成熟 B 细胞表达 mIgM 和 mIgD,由骨髓迁移至外周,定居于淋巴结皮质、脾白髓及肠道等黏膜淋巴滤泡内,称初始 B 细胞。进入脾的初始 B 细胞又称新生 B 细胞(NF B cell),进一步分化为滤泡 B 细胞(follicular B cell, FO B,即 B2)和位于滤泡边缘的边缘区 B 细胞(marginal zone B cell, MZB)(图 2.4)。

定居于外周淋巴器官的 FO B(B2)细胞,在接受抗原特异性刺激后活化增殖,在滤泡中形成生发中心,经滤泡树突状细胞(FDC)表面附着抗原的再刺激,发生广泛的抗原可变区体细胞高频突变,凡能与抗原高亲和力结合的 B 细胞克隆存活;随后通过与 Tfh 细胞表面的 CD40L 作用,发生 Fc 段改变的抗体类别转换,最后成为具有特异抗原高亲和力的效应 B 细胞克隆,其可变区 CDR 基因已显著改变,又称 B 细胞的外周再发育。

胸腺是 T 淋巴细胞发育、成熟的场所。胸腺由胸腺细胞(thymocyte)和胸腺基质细胞(thymic stromal cell, TSC)组成。TSC 包括胸腺上皮细胞、巨噬

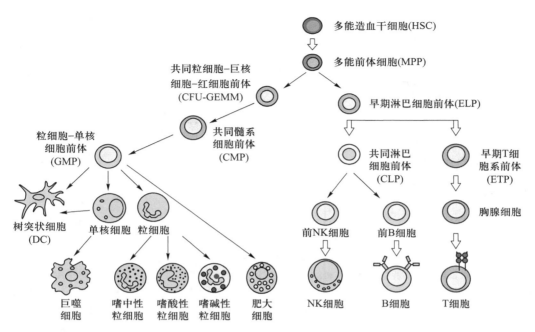

图 2.3 免疫细胞来源于骨髓多能造血干细胞

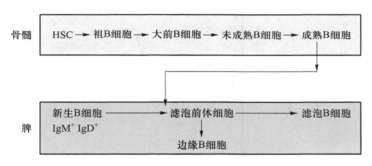

图 2.4 B 细胞的中枢和脾发育及亚群

细胞（macrophage，Mφ）、树突状细胞（dendritic cell，DC）和成纤维细胞等。骨髓内 HSC 分化的早期 T 细胞系前体（early T lineage precursor，ETP）进入胸腺皮质后称胸腺细胞，先表达 T 细胞受体，而后经阳性选择获得 MHC 限制性，经阴性选择获得对自身抗原的耐受性，最终发育为成熟 T 细胞迁出胸腺（图 2.5），成为初始 T 细胞（naive T cell），依靠其表面的归巢受体到外周淋巴器官定居，被相应抗原刺激后发生活化、增殖并分化为效应 T 细胞和记忆 T 细胞，经血液→组织→淋巴→血液再循环周游全身以发挥免疫调节和细胞免疫功能。

### 2.2.1.2 外周免疫器官

外周免疫器官（peripheral immune organ）主要包括脾、淋巴结和黏膜相关淋巴组织（MALT）等，是成熟 T 细胞、B 细胞等免疫细胞定居的场所，也是淋巴细胞对外来抗原产生免疫应答的主要部位（图 2.6）。脾是人体最大的淋巴器官，是血液及淋巴细胞的交换场所。淋巴组织位于脾实质中的白髓，由围绕中央动脉分布的动脉周围淋巴鞘（periarteriolar lymphoid sheaths，PALS）、滤泡区和滤泡边缘区组成。PALS 为 T 细胞区，含少量 DC 及 Mφ。PALS 的旁侧为 B 细胞滤泡区，从内向外依次为生发中心（germinal center，GC）、冠状区和边缘区（marginal zone）。白髓之外的红髓是红细胞清理场所。脾主要对血源性抗原产生免疫应答。

淋巴结广泛分布于全身淋巴通道上，是成熟 T

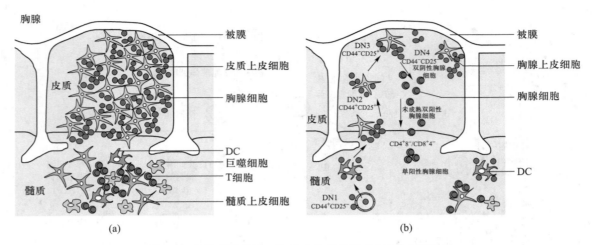

图 2.5 胸腺的结构及 T 细胞在胸腺的发育(见书末彩插)

(a)胸腺的结构;(b)T 细胞在胸腺的发育。骨髓分化的早期 T 细胞系前体(ETP)通过皮-髓质交界处血管进入胸腺,通过与胸腺基质细胞相互作用,首先分化为 CD4 和 CD8 双阴性(DN)胸腺细胞,DN 细胞进入皮质、移动至被膜下区域,再移行至髓质,发育为双阳性(DP)细胞之前,按照 CD44 和 CD25 的表达差异分为 DN1、DN2、DN3 和 DN4 四个阶段。进入髓质的 DP 细胞再分化为 CD4$^+$ 或 CD8$^+$ 的单阳性胸腺(T)细胞。DN 细胞在即将分化为 DP 细胞时开始表达 TCR

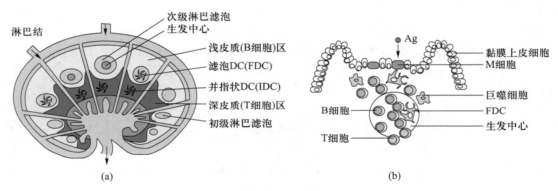

图 2.6 外周免疫器官:淋巴结和黏膜相关淋巴组织(MALT)

(a)淋巴结由皮质区和髓质区组成,成熟 B 细胞定居于浅皮质的淋巴滤泡内,T 细胞定居于深皮质区;(b)黏膜相关淋巴组织的代表——Peyer 小结的结构示意图:由小肠上皮细胞中嵌合的 M 细胞、黏膜下 T 细胞、B 细胞、巨噬细胞和 DC 组成,其中 M 细胞负责摄入和转运肠道来源抗原,转运给 DC,再经抗原提呈激活 T 细胞

细胞、B 细胞的定居部位,也是抗原刺激诱导适应性免疫应答的主要部位。淋巴结由外向内分为浅皮质、深皮质和髓质。浅皮质区含多个圆形的初级淋巴滤泡(primary lymphoid follicle),含大量初始 B 细胞;接受抗原刺激后的单个 B 细胞克隆发生扩增,使滤泡内出现生发中心,此时的滤泡称次级淋巴滤泡(secondary lymphoid follicle)。深皮质区是 T 细胞定居的场所,含 DC。髓质内主要为 B 细胞和浆细胞。

黏膜相关淋巴组织(MALT)是分布于呼吸道、肠道、泌尿生殖道、口腔等的黏膜固有层和上皮细胞下弥散无被膜淋巴细胞,如扁桃体、肠道固有层、派尔集合淋巴结(Peyer's patches,又称 Peyer 小结)、阑尾等,是黏膜局部行使免疫应答,诱导黏膜免疫(分泌型 sIgA)的场所。

## 2.2.2 免疫应答的种类及特点

免疫应答是免疫系统识别和清除抗原的过程。按诱导先后顺序分为固有免疫和适应性免疫(表 2.1)。固有免疫是物种进化中保守的初级防御性免疫,在遭遇抗原 96 小时内诱导;而适应性免疫为 T 细胞、B 细胞介导的特异性免疫,通常在 4~7 天后

诱导（图2.7）。免疫应答按照诱导途径和效应不同又分为免疫细胞介导的细胞免疫应答和抗体介导的体液免疫应答。

**表2.1 固有免疫和适应性免疫比较**

|  | 固有免疫 | 适应性免疫 |
|---|---|---|
| 获得形式 | 先天固有<br>无需抗原激发 | 后天获得<br>需识别抗原 |
| 作用时相 | 快速（数分钟至4天） | 4~7天后发挥效应 |
| 识别受体 | 模式识别受体，胚系基因编码 | 抗原识别受体 |
| 免疫记忆 | 无 | 有 |
| 效应物质 | 抗菌肽、补体、炎症因子等吞噬细胞、NK细胞等 | T细胞、B细胞 |

### 2.2.2.1 固有免疫及特点

固有免疫是多物种进化过程中形成、各物种中保守的初级防御机制，主要由皮肤黏膜屏障、肠道菌群、补体系统、吞噬细胞、NK细胞、NK T细胞和多种炎症细胞因子构成。皮肤和黏膜上皮细胞提供物理屏障、附属腺体分泌的溶菌酶和胃酸等，以及上皮细胞分泌的广谱抗菌、抗病毒功能的抗菌肽。肠道菌群不仅可竞争抑制有害菌黏附，更可以独特成分诱导肠道免疫细胞的肠道和食物耐受。补体系统3条激活途径中，除经典途径依赖特异抗体的激活，其余

均天然表达于组织体液，迅速诱导对细菌等的攻膜破坏。固有免疫细胞包括单核-巨噬细胞、粒细胞、DC、T细胞、NK细胞和NK T细胞等，其识别抗原无特异性，但可通过膜表面或胞内的一系列模式识别受体（pattern recognition receptor，PRR），识别病原生物的"病原体相关分子模式"（pathogen-associated molecule pattern，PAMP）结构，诱导固有免疫炎症效应、I型干扰素应答和促进APC成熟作用。固有免疫亦可识别体内损伤、衰老或畸变的细胞来源的"危险/损伤相关分子模式"（danger associated molecular pattern，DAMP）。NK细胞和NK T细胞定居于肝和肠道固有层，具有天然杀伤功能。固有免疫特征为：个体天然具备；具有遗传性；无抗原特异性；固有免疫细胞通过进化保守的PRR对病原体共有成分PAMP进行泛特异性识别，在感染发生即刻至4天内，不经克隆扩增即可迅速产生抗感染效应；无免疫记忆；成为抗感染的"第一道防线"。固有免疫同时通过抗原提呈诱导，启动抗原特异性T细胞、B细胞免疫，对适应性免疫有重要的启动和调节意义。

### 2.2.2.2 适应性免疫及特点

固有免疫应答之后，外周免疫器官（淋巴结和脾）的B细胞、T细胞特异性识别抗原，从而介导适应性免疫应答。适应性免疫应答可分为3个阶段：① 识别启动阶段：T细胞、B细胞分别通过TCR、BCR

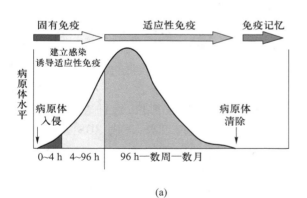

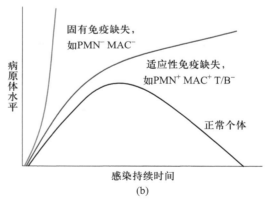

(a)  (b)

**图2.7 固有免疫与适应性免疫**

（a）免疫应答按照发生时相先后分为固有免疫和适应性免疫：感染0~96小时，固有免疫激活，包括皮肤黏膜屏障、肠道菌群排除、NK细胞天然杀伤、吞噬细胞吞噬效应和经TLR识别PAMP后分泌的多种炎症细胞因子效应，广泛抑制病原；其中DC介导抗原提呈直接启动和调节随后的适应性免疫。T细胞、B细胞特异性识别抗原表位诱导适应性免疫，含抗体应答和T细胞特异性杀伤感染细胞或肿瘤；（b）当适应性免疫，如T细胞缺陷时可导致慢性感染；而当缺陷固有免疫分子或细胞，如补体系统和NK细胞等，机体可因病原早期急剧感染播散而死亡

识别特异抗原(一信号),T细胞必须识别经抗原提呈细胞(antigen presenting cell,APC)表面MHC分子提呈的抗原肽;②增殖分化阶段:在共刺激分子信号(二信号)和细胞因子(三信号)作用下,T细胞和B细胞发生活化、增殖和分化;③效应阶段:T细胞分化为效应CD4⁺T细胞和CTL细胞,发挥分泌炎症细胞因子与特异性杀伤靶细胞的功能;B细胞分化为浆细胞,分泌特异性抗体。适应性免疫具有特异性、多样性和记忆性的特点。TCR、BCR库的高度多样性赋予机体识别周围环境中数量极大的抗原种类并与之发生特异反应的能力。

### 2.2.3 免疫系统的功能

免疫系统有三大功能:免疫防御(immune defense)、免疫监视(immune surveillance)和免疫自稳(immune homeostasis)。免疫防御指抗感染免疫,机体对外来病原(细菌、病毒、真菌、支原体、衣原体和寄生虫等)及其毒素发挥免疫保护作用。免疫防御功能缺失,可发生免疫缺陷和持续感染;免疫防御功能过强或持续,可致超敏反应和炎症性疾病等组织炎症损伤。免疫监视指免疫系统可随时发现和清除畸变、突变和癌变的自身细胞。免疫监视功能低下,可导致肿瘤发生。免疫自稳指免疫系统通过自身免疫耐受和免疫调节及时识别和清除损伤或衰老细胞,以维持免疫系统内环境稳定,免疫自稳机制异常,可使"自我"和"非我"识别紊乱,导致自身免疫病的发生。见表2.2。

**表2.2 免疫系统的主要功能**

| 功能 | 生理性 | 病理性 |
|------|--------|--------|
| 免疫防御 | 防御病原微生物感染 | 超敏反应,持续感染 |
| 免疫监视 | 清除复制错误细胞和突变细胞 | 细胞癌变 |
| 免疫自稳 | 消除损伤或衰老细胞 | 自身免疫病 |

## 2.3 疫苗保护性的固有免疫机制

疫苗的免疫保护作用,即接种疫苗后机体抵御病原体感染的能力,是衡量疫苗有效性的关键。根据疫苗用途和接种目的不同,衡量疫苗保护性的指标和机制也不尽相同。预防性疫苗(prophylactic vaccine)主要目的是在病原体感染细胞或病原毒素

黏附细胞之前阻止病原和毒素入侵,因此,诱导中和抗体最为关键;而治疗性疫苗(therapeutic vaccine)针对已感染、因免疫耐受而无法清除病原的慢性感染患者或肿瘤患者,中和抗体显然无法作用于胞内病原,因此,细胞毒性T淋巴细胞(cytotoxic T lymphocyte,CTL)及CD4⁺Th1细胞活化则成为评价治疗性疫苗的重要指标。近年,固有免疫对适应性免疫的启动和调节功能倍受重视,新型疫苗设计的核心之一在于DC激活,而固有免疫信号通路对于DC激活十分关键,成为新型疫苗佐剂设计的重要基础。

### 2.3.1 固有免疫细胞的功能及在疫苗设计中的应用

固有免疫细胞包括吞噬细胞(中性粒细胞和单核吞噬细胞系统)、DC、γδ T细胞、NK细胞、NK T细胞、B-1细胞、肥大细胞等。固有免疫细胞通常富集于黏膜表面、皮下和腹腔,是感染或危险发生的早期和初始部位,通过有限的PRR识别病原共有的PAMP或DAMP,启动快速而广泛的免疫应答,有效限制感染的程度和阻止病原体扩散。固有免疫应答不仅是机体抵御微生物侵袭的第一道防线,同时也密切参与并影响适应性免疫应答的启动、进程和效应。

#### 2.3.1.1 吞噬细胞

吞噬细胞(phagocyte)包括中性粒细胞和单核吞噬细胞系统,是参与固有免疫早期应答的主要效应细胞。中性粒细胞(neutrophil)占人体外周血白细胞总数的60%~70%,细胞质含独特的嗜苯胺蓝颗粒(胰蛋白酶、髓过氧化物酶等)。局部细菌或病毒感染时,中性粒细胞在1~3小时内迅速穿越血管内皮细胞进入感染部位,通过表面IgG Fc和补体C3b受体,经调理吞噬,合成ROS等促进杀菌作用(对病毒似无直接作用)并分泌TNF等促进炎症吸收。活化的中性粒细胞还形成胞外诱捕网(neutrophil extracellular trap,NET),NET结构富含DNA、组蛋白、抗菌肽、S100A8和S100A9等,有助于限制细菌扩散。肿瘤浸润淋巴细胞内,有一类特殊的髓系来源抑制细胞(myeloid-derived suppressor cell,MDSC),发挥肿瘤局部抑制功能,其中的主要成分之一是中性粒细胞。新型肿瘤疫苗设计中,以S100A9抑制剂(Tasquinimod)作为前列腺癌治疗和治疗性疫苗的辅助成分,发现可显著抑制肿瘤局部MDSC

的富集,从而提高特异 CD8⁺T 细胞应答的诱导(Mehta and Armstrong,2016)。

外周血单核细胞(monocyte,Mon)及组织内巨噬细胞(Mφ)组成单核-吞噬细胞系统(mononuclear phagocyte system,MPS),具很强的抗原摄取能力,富含溶酶体酶、溶菌酶等。感染 1~2 小时内,外周血单核细胞可迁移至感染局部,与局部巨噬细胞发挥吞噬、杀菌功能,在吞噬溶酶体中合成反应性氧中间物(ROI)和 NO 杀菌;并由 PRR 识别病原来源 PAMP 成分,激活胞内信号,诱导 I 型干扰素、炎症细胞因子、趋化因子的分泌。趋化因子诱导外周血内更多单核细胞和 T 细胞迁移至组织局部。外周血单核细胞是外周血感染的监视和效应细胞,更是局部组织感染后浸润巨噬细胞、DC 的主要补给来源。

巨噬细胞因其出色的抗原摄取、抗原提呈和炎症因子分泌功能,成为疫苗抗原的靶向细胞。因巨噬细胞表面高度表达甘露糖受体(mannose receptor,MR)和补体受体(CR)并介导抗原内吞,在疫苗抗原或疫苗颗粒表面偶联甘露糖或补体片段,故经免疫后的疫苗或疫苗抗原可通过 MR 和 CR 的特异性结合与内吞,有效提高疫苗抗原被巨噬细胞和 DC 特异结合与摄取的概率,显著增强疫苗在体内的摄取表达效率与免疫原性(Chattopadhyay et al.,2016;He et al.,2015)。

#### 2.3.1.2　树突状细胞(DC)

DC 是抗原提呈能力最强的 APC,占外周淋巴细胞的比例小于 1%,是唯一能够活化初始 Th(Th0)细胞的 APC。组织局部的 DC 摄取抗原,处理提呈抗原的同时,向引流淋巴结移动,过程中上调表达 MHC-Ⅱ类分子和共刺激分子(CD80、CD86 和 CD40),在引流淋巴结激活 T 细胞。DC 分为经典 DC(conventional dendritic cell,cDC)和浆细胞样 DC(plasmacytoid dendritic cell,pDC)。肠道和肺 cDC 又分为 cDC1(CD103⁺CD11b⁻)和 cDC2(CD103⁺CD11b⁺,又称髓系 DC,mDC)亚群。cDC 在不同组织局部摄取、提呈抗原,是激活特异 T 细胞应答的优势 APC。pDC 识别病毒感染或自身抗原,产生大量的 I 型干扰素,在抗病毒免疫及自身免疫炎症损伤中发挥独特作用。

基于 DC 是功能最强大的 APC,而特异性 T 细胞应答的激活必需 DC 的抗原提呈与共刺激信号,

在普遍存在 DC 免疫耐受的病毒持续感染和肿瘤患者体内,针对 DC 的数量和功能激活,制备以 DC 为基础的 DC 荷肽疫苗,成为慢性感染疾病和肿瘤预防及治疗性疫苗设计的重要策略。这一疫苗设计中,关键在于抗原特异性 T 细胞表位的选择和高效激活 DC 功能的佐剂的联合。由于精确靶向了 T 细胞表位肽、体外令 DC 有效处理提呈,同时通过佐剂显著激活 DC 的活化、共刺激分子表达及凋亡的减少,DC 荷肽疫苗有助于显著激活抗原特异性 Th1 细胞应答和 CTL 应答,在肿瘤治疗性疫苗设计中独受青睐(Filley and Dey,2017)。

在血液肿瘤免疫治疗方面,利用异基因干细胞移植,通过激发移植物抗宿主应答,有利于杀伤血液恶性增殖细胞,临床发现效果很容易反弹,提示杀伤反应的不足。近期研究发现,供者来源造血干细胞前体细胞来源的髓系 DC(BDCA1+mDC)和 pDC 体外增殖富集,作为 DC 疫苗再输注患者,发现具有有效激活肿瘤反应性 CD8⁺T 细胞和 NK 细胞的杀伤应答。其中,BDCA1+mDC 和 pDC 均显著激活经干细胞移植后的肿瘤特异 CD8⁺T 应答;而 pDC 则可更显著激活 NK 细胞活化和杀伤效应(TRAIL 上调),提示以 mDC 和 pDC 为基础的治疗性疫苗作为异基因干细胞移植后的巩固性治疗在消除血液肿瘤方面具有潜力(Thordardottir et al.,2017)。

#### 2.3.1.3　γδ T 细胞

γδ T 细胞占外周血 T 细胞的 5%~10%,皮肤、肠道黏膜中较多。其 TCR 多态性有限,抗原识别无 MHC 限制,抗原识别谱窄,主要识别分枝杆菌等胞内菌的热休克蛋白(heat shock protein,HSP)、CD1 递呈的非多肽抗原(如分枝杆菌的脂类抗原)、某些磷酸化抗原以及疱疹病毒等蛋白质抗原,类似于 NK 细胞,γδ T 细胞具有对肿瘤和胞内菌的杀伤功能。γδ T 细胞在皮肤黏膜局部的抗胞内菌和病毒固有免疫防御中发挥重要作用,如结核分枝杆菌的肺支气管感染与清除均与肺 γδ T 细胞激活及效应显著相关;γδ T 细胞还通过分泌 IFN-γ、IL-17A 等细胞因子发挥免疫调节作用。

基于 γδ T 细胞不依赖 MHC 的肿瘤杀伤活性,目前发展了若干以 γδ T 细胞为基础的肿瘤防治策略,如体外扩增 γδ T 细胞再回输,以及体内以 IL-2、双磷酸盐、抗肿瘤单抗(如 Rituximab、Trastuzumab)处理,旨在激活、趋引和扩增 γδ T 细胞,以促进其抗

肿瘤效应。

近期发现,以 DC 为基础的肿瘤治疗性疫苗,其有效性也显著依赖于或协同增强 γδ T 细胞效应。以不同激动剂或药物处理 DC,可有效激活 γδ T 细胞分泌抗肿瘤细胞因子,增强其杀伤功能,因此,可显著增强 DC 荷肽疫苗在肿瘤免疫治疗方面的效果。如用唑来磷酸处理 DC,可使其释放磷酸抗原,从而激活 T 细胞分泌 IFN-γ、TNF-α,促进 Th1 细胞应答;肽聚糖、poly I∶C、LPS、R848、CpG 以及 BCG 均可激活 pDC 促进人 Vγ9δ2 T 细胞分泌 IFN-γ。用唑来磷酸处理 DC,可显著促进 T 细胞上调,表达杀伤活性受体 NKG2D。部分经 TLR 激动剂处理后的 DC 也可促进 T 细胞内颗粒酶 B 的释放和增强其杀伤效应。T 细胞是否可被有效动员和激活杀伤效应成为肿瘤治疗性 DC 疫苗有效性的评估指标之一(Van Acker et al.,2015)。

### 2.3.1.4 NK 细胞和 NK T 细胞

自然杀伤细胞(natural killer cell),即 NK 细胞,因其无需预先刺激就可天然杀伤肿瘤细胞而得名。NK 细胞杀伤肿瘤细胞不依赖 MHC,而通过识别缺失或下调表达 MHC-I 类分子的病毒感染细胞或肿瘤细胞["丢失自我"(missing-self)机制],以及膜表一系列杀伤激活受体(KAR)和杀伤抑制受体(KIR)的平衡调节其杀伤活性(图 2.8)。生理状况下,NK 细胞表面杀伤抑制受体(KIR)与正常细胞表面表达的 MHC-I 类分子结合、转导抑制性信号,抑制 NK 细胞活化,不发生攻击。病毒感染或肿瘤发生时,靶细胞表面的 MHC-I 类分子水平下调或丢失,NK 细胞表面 KIR 与之结合产生的抑制性信号减弱或消失,则 NK 细胞被活化,发挥杀伤效应。NK 细胞可

通过直接杀伤(释放穿孔素和颗粒酶使靶细胞凋亡)、表达膜 TNF 家族分子(FasL、TRAIL、mTNF 等与靶细胞膜配体结合,诱导靶细胞凋亡)和抗体依赖的细胞介导的细胞毒性作用(ADCC)发挥杀伤效应。CD56b^right NK 细胞可分泌 IFN-γ、TNF-α、GM-CSF、IL-10 等,发挥免疫调节功能。基于细胞强大的天然杀伤肿瘤活性,以 NK 细胞体外增殖活化并回输的肿瘤免疫治疗成为肿瘤防治的热点领域。目前,主要以 IL-2、IL-12、IL-15、IL-18、IL-21 体外对 NK 细胞予以充分活化增殖,通过自体 NK 细胞或异基因 NK 细胞治疗白血病等肿瘤。为克服肿瘤微环境的免疫抑制,通过上调 KAR 表达,使用免疫检查点抑制剂(checkpoint inhibitor)如 anti-PD-L1、使用免疫激活剂[如来那度安(Lenalidomide)]上调 NK 细胞表面杀伤受体 TRAIL 的表达、使用嵌合 T 细胞抗原受体(CAR)改造 NK 细胞、偶联肿瘤特异单抗提高靶向性等策略,来综合提高基于 NK 细胞的肿瘤治疗效果(Dahlberg et al.,2015)。

自然杀伤性 T 细胞(nature killer T cell,NK T 细胞)表达多样性有限的 TCR(TCRα 链唯一,TCRβ 链有限)。抗原识别谱较窄,识别由 CD1d 分子提呈的脂类抗原[如半乳糖神经酰胺(α-GalCer)],激活后分泌大量 IFN-γ、IL-4 以及 Th17 细胞因子,功能类似 Th 细胞,可显著促进 DC 成熟和 T 细胞应答。通过微米颗粒表面负载含 α-GalCer 的脂质双层,并偶联 DC 表面受体相应配体(如糖类)制备疫苗,通过靶向 DC 提呈 α-GalCer 并在体内激活 NK T 细胞,显著抑制肺癌的转移。此外,还发展了 DC 转染 HER2 抗原并负载 α-GalCer 疫苗、肿瘤细胞转染 α-GalCer 疫苗、稳转 CD1d 的 HEK 细胞负载 α-GalCer 并表达人黑色素瘤 MART-1 抗原的人造 APC-肿瘤

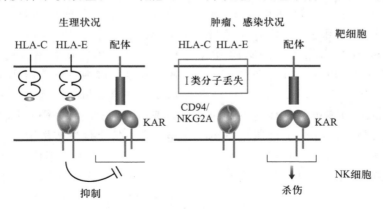

图 2.8 NK 细胞免疫识别的丢失自我机制

抗原或 NK T 细胞激活型疫苗等策略,来充分利用 NK T 细胞的佐剂功能,用于增强抗实体肿瘤 T 细胞应答的治疗效果(Faveeuw and Trottein,2014)。

### 2.3.1.5 B-1 细胞

B-1 细胞系固有免疫细胞,占 B 细胞总数的 1%~5%,分为 CD5$^+$ 的 B-1a 和 CD5$^-$ 的 B-1b 细胞亚群。B-1a 细胞为腹腔优势 B-1 细胞(仅小鼠),除维持免疫自稳,还在抗流感病毒感染中通过诱导天然抗体、在肺局部富集并诱导多特异性的 IgM 和 IgA 为主的抗体发挥保护性功能;B-1b 细胞具有 BCR 连接多样性较高、抗原谱更广的特点,通过识别肺炎球菌荚膜多糖和伤寒沙门氏菌 Vi 蛋白抗原,产生中等亲和力 IgM,在小鼠体内发挥抗感染保护作用。Borrelia 螺旋体感染小鼠后,外周血细菌载量极高而脏器载量则较低,证实虽 IgG 也提供一定保护,但抗感染保护主要来自 B-1b 细胞针对 H 因子结合蛋白(fHbp)诱导的特异性记忆性 IgM 应答。肺炎链球菌荚膜多糖诱导的 B-1b 抗体应答也提供了免疫保护。证据表明,针对细菌多糖的保护性记忆应答均依赖 B-1b 细胞,且 B-1b 细胞保持对细菌多糖的终身回忆反应,提示易感肺炎链球菌的老年人(即使接种了多糖偶联疫苗 pneumovax)更适合接种特定而高效的 B-1b 抗原疫苗,以获得终身保护。伤寒沙门氏菌 Vi 蛋白抗原已被用于人体疫苗的研制,Vi 也被证实为保护性 B-1b 抗原,通过诱导 B-1b 抗体应答提供免疫保护。上述进展提示,天然感染中的、若干 TI-II 抗原所激活的、B-1b 介导的中等亲和力和多反应性 IgM 应答,也可单独提供免疫保护,或是常规 B-2 细胞介导免疫保护所不可缺少的黏合剂。B-1b 细胞及 B-1b 抗原可更多地被考虑用于人类预防性疫苗、治疗性疫苗的研制(Cunningham et al.,2014)。

## 2.3.2 固有免疫分子的功能及在疫苗设计中的应用

体液中天然预存有许多具有抗感染效应的蛋白和分子,包括补体系统、细胞因子、抗菌肽等。

### 2.3.2.1 补体系统

补体是生物体内最古老的固有免疫防御系统之一,包括 30 余组分,广泛存在于血清、组织液,可分为补体固有成分、补体调节蛋白和补体受体(CR)。补体固有成分包括 C1q、C1r、C1s、C2、C4(经典激活)、B 因子、D 因子和备解素(properdin,P 因子)(旁路激活),甘露糖结合凝集素(mannose-binding lectin,MBL)、MBL 相关丝氨酸蛋白酶(MBL-associated serine protease,MASP)(MBL 途径)和补体活化共同组分 C3、C5、C6、C7、C8、C9 等。

补体固有成分天然存在于体液,通过 3 条补体激活途径发挥抗感染功能(图 2.9)。① 经典激活途径:抗原特异性 IgG、IgM 结合于微生物膜表面,Fc 段与 C1q 结合,顺序活化 C1r、C1s、C2、C4、C3,形成 C3 转化酶(C4b2a)与 C5 转化酶(C4b2a3b),依次活化裂解 C5、C6、C7、C8、C9,形成 C5b6789n 攻膜复合物(membrane attack complex,MAC),在靶细胞膜形成亲水性孔道,致胞内渗透压降低、电解质紊乱而崩解。② 旁路激活途径(alternative pathway):由某些细菌、内毒素、酵母多糖、葡聚糖或外源异物直接激活 C3,在 B 因子、D 因子和备解素参与下,形成 C3 和 C5 转化酶。③ MBL 途径:血浆中以甘露聚糖、甘露糖胺等为末端糖基的凝集素或纤维胶原素等,可结合多种病原体表面的 MBL,依次活化 MASP、C4、C2、C3,形成 C3 与 C5 转化酶。3 条途径起点各异,存在相互交叉,具有共同的末端过程。补体的旁路激活途径和 MBL 途径早于经典激活途径发生,为抗感染免疫的第一道防线。旁路激活途径是进化中最早出现的补体活化途径,在特异性抗体产生之前,由病原微生物糖链组分等触发形成 MAC 破坏病原体,所产生的 C3a 片段还可发挥调理、吞噬炎症等功能而发挥抗感染作用。

### 2.3.2.2 细胞因子

细胞因子(cytokine)是小分子量[(8~30)×10$^3$]的、由免疫细胞及组织细胞分泌的、具广泛细胞调节作用的小分子可溶性蛋白,与特异性细胞因子受体结合,调节细胞增殖分化、凋亡、炎症,具有多效(pleiotropy)、重叠(redundancy)、协同(synergy)、交互(network)、拮抗(antagonism)等作用特点。

已发现的 200 余种人类细胞因子,根据其结构和功能可分为:① 白细胞介素(interleukin,IL);② 集落刺激因子(colony-stimulating factor,CSF);③ 干扰素(interferon,IFN);④ 肿瘤坏死因子(tumor necrosis factor,TNF);⑤ 生长因子(growth factor,GF);⑥ 趋化因子(chemokine)。

IFN 因其有干扰病毒复制的功能而得名。IFN 可分为 I 型和 II 型干扰素。I 型干扰素包括 IFN-α、

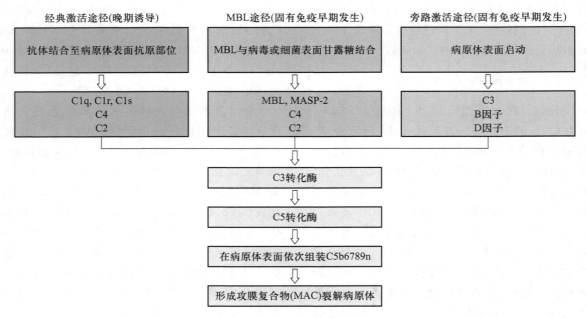

图 2.9 补体的激活途径

IFN-β,由病毒感染的细胞产生,作用于邻近细胞,激活细胞合成 RNaseL 和蛋白激酶 PKR,抑制病毒转录和复制;更重要的是,IFN-α、IFN-β 与免疫或组织细胞表面 IFNR 作用,诱导多种 I 型干扰素诱导基因(ISG)的表达,实现抗病毒作用。II 型干扰素为 IFN-γ,由活化 T 细胞和 NK 细胞产生,激活 T 细胞效应,具有抗病毒、抗肿瘤和免疫调节等作用。

细胞因子因其广谱的免疫细胞激活和调节功能,如趋化因子对免疫细胞及肿瘤细胞有定向趋引功能、干扰素有强大的抗病毒复制与免疫调节功能、集落刺激因子和生长因子对免疫细胞增殖、分化具有必不可少的支持功能,被广泛应用于疫苗佐剂的研制。

### 2.3.2.3 抗菌肽

抗菌肽(antimicrobial peptide,AMP)系多物种保守表达的具有天然广谱抗微生物活性的小分子多肽,在哺乳动物中分为防御素(defensin)和 cathelicidin 家族。防御素为含有 29～42 个氨基酸的小蛋白,存在于从植物、低等动物到哺乳动物等几乎所有生物中,对细菌、真菌和有囊膜病毒具有直接杀伤作用。根据其二硫键位置可分为 α-防御素、β-防御素、θ-防御素。防御素可通过正电荷多聚体穿孔原理破坏细菌和包膜病毒的细胞膜,还有趋化 DC 和 T 细胞作用。α-防御素为阳离子多肽,主要由中性粒

细胞和小肠 Paneth 细胞产生,可调节肠道菌群,破坏肠道细菌和病毒膜结构,或直接结合细菌毒素和蛋白阻断其功能,但也可通过影响病毒吸附等加速 HIV 的感染。人和小鼠的 cathelicidin 分别为 LL-37 和 CRAMP。cathelicidin 表达于多种组织细胞(上皮细胞、角质细胞、胰岛细胞)和免疫细胞(中性粒细胞、巨噬细胞、肥大细胞等),其以无活性前体形式合成,剪除 N-端信号肽后成为活性成熟肽。cathelicidin 可天然抑制革兰氏阳性和阴性菌、真菌和多种包膜病毒(呼吸道合胞病毒、流感病毒),其机制为抗菌肽正电荷与微生物带负电荷的膜结构静电吸引并以 α-螺旋破坏细胞膜完整性导致微生物死亡;还可阻断脂多糖(LPS)与 LPS 结合蛋白的结合及其炎症作用。cathelicidin 的广谱抗微生物活性使当前国际上以哺乳动物抗菌肽 cathelicidin 为模板开发的肽类抗生素 Iseganan、Omiganan 成为热点,并已进入临床试验阶段。抗菌肽 cathelicidin 还对免疫细胞和非免疫细胞发挥多样的免疫调节功能,包括趋化中性粒细胞、单核-吞噬细胞系统,直接激活炎症细胞分泌促炎细胞因子,激活上皮细胞或角质细胞抗病原菌应答等。临床研究发现,出生后 24 小时内注射 BCG 的新生儿和口服脊髓灰质炎疫苗的新生儿,于 6 周后显著诱导肠道 LL37 抗菌肽的增高表达,与疫苗的免疫保护具相关性。基于其广谱抗病原功能、趋化和免疫调节功能,抗菌肽是替代抗生素的理

想抗感染小分子药物,也是应用于疫苗佐剂的候选物质(Chung and Khanum,2017)。

### 2.3.3 固有免疫信号激活应用于疫苗佐剂的设计

皮肤黏膜的固有免疫细胞对感染、损伤和突变自身的快速广泛应答,构成人类免疫的第一道防线。固有免疫应答的核心是固有免疫细胞通过一系列位于膜表、细胞质、内体膜表的 PRR 来识别病原微生物、损伤组织成分、肿瘤抗原共有的保守结构——病原体相关分子模式(PAMP)、机体细胞凋亡、损伤和代谢改变等产生的损伤相关分子模式(DAMP)等。PAMP 和 DAMP 也被称为固有免疫原。PAMP 为进化保守的微生物基本结构及成分,如革兰氏阴性菌的脂多糖(lipopolysaccharide,LPS)、革兰氏阳性菌的脂磷壁酸(lipoteichoic acid,LTA)和肽聚糖(peptidoglycan,PGN)、微生物细胞壁的成分甘露糖、真菌的酵母多糖、细菌的非甲基化 CpG DNA 序列、病毒所产生的单链或双链 RNA(single or double-stranded RNA,ss/dsRNA)等。

损伤相关分子模式(DAMP)也称为内源性危险信号(endogenous danger signal),通常由坏死细胞或应激细胞释放,介导非感染状态下的无菌性炎症。DAMP 家族成员包括:透明质酸钠(hyaluronan)片段、热休克蛋白(HSP)、S100 家族蛋白、β 淀粉样蛋白(amyloid-β)细纤维、尿酸(uric acid)、ATP、核相关蛋白如高迁移率组盒蛋白 1(HMGB1)、某些细胞因子如 IL-1α 和 IL-33 等,以及脂类代谢产物氧化低密度脂蛋白(OXLDL)、氧化胆固醇酯(oxidized cholesteryl ester,OXCE)和饱和脂肪酸、β 半乳糖苷结合凝集素(galectin)等。大部分 DAMP 来源于胞内物质,少数来源于胞外基质成分如透明质酸钠。其中,HMGB1 是重要的损伤细胞和肿瘤缺氧条件下释放的危险信号,介导促炎细胞因子 TNF、IL-6 等的释放,介导多种自身免疫疾病和肿瘤相关炎症。DAMP 的受体包括 TLR2、TLR4 和晚期糖基化终末产物受体(RAGE)等。

PRR 非克隆性表达于多种固有免疫细胞(特别是巨噬细胞、DC 等专职 APC)表面或细胞质。PRR 包括三大类(图 2.10):① 分泌型 PRR:血液和淋巴液中的循环分子,如 C-反应蛋白,作为急性期蛋白可结合细菌细胞壁的磷脂酰胆碱;甘露聚糖结合凝集素(MBL)可识别并结合细菌、酵母菌及某些病毒表面的甘露糖组分,通过激活补体、促进调理吞噬,促进对病原体的清除。② 内吞型 PRR:结合病原微生物 PAMP、介导吞噬溶酶降解的吞噬细胞表面跨膜受体。包括:巨噬细胞的甘露糖受体(MR),可识别微生物细胞壁的甘露糖和岩藻糖残基,介导细胞吞噬作用;巨噬细胞的清道夫受体(scavenger receptor,SR),可识别氧化的低密度脂蛋白、LPS、LTA、整个细菌以及凋亡、损伤细胞等,吞噬清除入侵病原体和损伤细胞。③ 信号转导型受体:包括膜型(细胞膜、内体膜、溶酶体膜)和胞质型受体,如 Toll 样受体(Toll-like receptor,TLR)、维 A 酸诱导基因 I 样受体[retinoic-acid-inducible gene I(RIG-I)-like receptor,RLR]和核苷酸结合寡聚化结构域样受体家族(nucleotide-binding oligomerization domain(NOD)-like receptor,NLR)。上述受体识别各种 PAMP 和 DAMP 后,启动特定信号转导通路,诱导一系列相关的基因表达,激活 I 型干扰素及诱导基因效应、炎症细胞因子和趋化因子表达等,同时上调 APC 表面的 MHC 和共刺激分子,激活抗原提呈和 T 细胞应答。

TLR 是识别 PAMP 的主要代表性 PRR。已发现哺乳动物有 13 种 TLR,TLR 属 I 型跨膜蛋白,在胞外区负责识别 PAMP;胞内段含有信号转导元件,可与胞内接头蛋白相互作用,启动信号传递。13 种 TLRs 可识别来源于病原微生物的多种保守成分,也可识别 DAMP 如热休克蛋白、纤维蛋白原、透明质酸等。TLR 识别 PAMP 后,启动一系列胞内级联信号活化,包括 MyD88 依赖(myeloid different factor 88 dependent)和 TRIF 依赖(TIR domain containing adaptor inducing interferon-β dependent)的两条信号转导途径,最终激活转录因子入核,启动 I 型干扰素、抗菌肽、炎症细胞因子、趋化因子的表达以及 MHC 分子和共刺激分子的上调表达。固有免疫信号通路激活的最终效应是局部快速的抗感染效应分子的分泌以直接抵抗病原微生物、炎症细胞因子和趋化因子的炎症趋化效应和 APC 抗原提呈功能的显著上调。

固有免疫 PRR 通路激活所产生的不同类型的细胞因子格局,显著影响了局部感染免疫早期效应并调节 Th1 细胞、Th2 细胞、Th17 细胞免疫应答格局,从而影响疾病的发生发展,如局部高水平的 IL-12 和 IFN-γ 显著激活 Th1 细胞分化,有助于清除病毒感染;而 IL-6 和 TGF-β 则激活炎症性 Th17 细胞

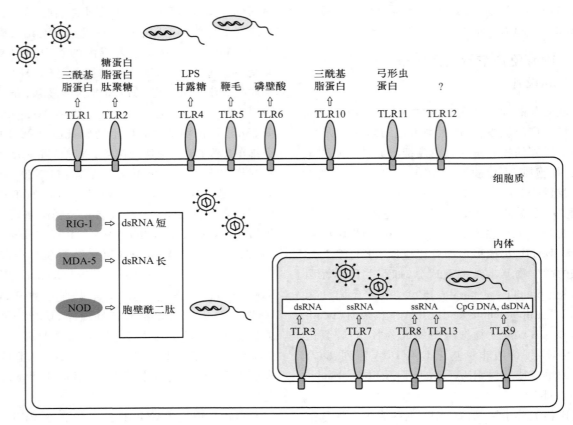

图 2.10 固有免疫 PRR 对于 PAMP 的识别

分化,可介导自身免疫炎症;TLR9 等激活不足,可能导致免疫耐受的发生;而 TLR2 与 TLR4 的过度激活则可导致急性移植排斥反应和自身免疫性炎症疾病的发生。

目前人工合成的各类 TLR 配体,如 CpG、poly I：G 等,已被积极用于候选疫苗新型佐剂的开发(表 2.3),有效调控疫苗免疫应答的方向和强度(Hajam et al. ,2017)。

TLR 激动剂是不同的 TLR 天然与合成激动剂,有利于调节 DC 和巨噬细胞的抗原提呈功能和炎症因子格局,从而诱导后续 Th1 细胞、Th2 细胞、Th17 细胞应答及特异抗体的类别转换。

鞭毛蛋白(flagellin)与 DC 表面的 TLR5 相作用,可显著增强 Th1 细胞、Th2 细胞及 Th17 细胞应答,鞭毛蛋白靶抗原融合蛋白免疫,可显著增强细胞及体液免疫,特别可显著增加黏膜 sIgA 分泌。目前鞭毛蛋白作为流感疫苗佐剂已进入 Ⅱ 期临床试验。

咪喹莫特(imiquimod)和瑞喹莫德(resiquimod)分别是 TLR7 和 TLR8 配体的小分子核苷类似物,咪喹莫特乳膏在临床上被用于治疗利什曼溃疡和细胞基底癌等,其通过激活 TLR7 通路,激活 APC 分泌 IL-1、IL-6、IL-12、IFN-γ、TNF-α,促进皮肤朗格罕细胞迁移至引流淋巴结,增强固有免疫和细胞免疫。

细菌和病毒 DNA 富含免疫激活序列(ISS)-非甲基化 CpG 寡核苷酸序列。CpG 作为 TLR9 激动剂,通过下游信号可激活 DC 和巨噬细胞分泌 IFN-α、IFN-β、IL-12,可有效激活 Th1 细胞和 CTL 应答,促进抗病毒保护效果。

RLR 或 NLR 激动剂:NLR 识别的配体主要是细菌来源肽聚糖(peptidoglycan)和胞壁酰二肽(MDP)。MDP 合成类似物如胞壁酰三肽(MTP)和磷脂酰乙醇胺,MTP 具有 Th1 细胞佐剂作用;RIG-I 识别病毒来源 dsDNA 和 dsRNA,激活产生 IFN-α、IFN-β。脊髓灰质炎病毒疫苗、牛痘疫苗、狂犬病疫苗富含 dsRNA,因此接种后可分泌大量 IFN-α、IFN-β,抗病毒同时促进免疫细胞趋引至局部,增强特异性免疫应答。dsRNA 的类似物 poly I：C,可显著增强 IFN-α、INF-β 分泌,促进抗病毒免疫保护。

表 2.3　**TLR 天然配体和激动剂**

| TLR | 天然配体 | TLR 激动剂/佐剂 | 激活免疫应答类型 |
| --- | --- | --- | --- |
| TLR1+TLR2 | triacyl lipopep | Pam3Cys | Th1、NK、Ab |
| TLR2+TLR6 | diacyl lipopep | MALP-2，Pam2Cys | Th1、NK、Ab |
| TLR2 | PGN | BCG，CFA | Th1、NK、Ab |
| TLR3 | dsRNA | poly I：C | NK |
| TLR4 | LPS | MPL，RC529，MDF-2b，BCG，CFA | strong Th1、Ab |
| TLR5 | flagellin | flagellin | Th1、CTL、Ab |
| TLR7、TLR8 | ssRNA | imiquimod，resiquimod | strong Th1、CTL |
| TLR9 | 细菌、病毒 DNA | CpG DNA | strong Th1、CTL、Ab、NK |
| TLR11、TLR12 | 非致病菌，原生动物 profilin | profilin | Th1 |
| TLR13 | 细菌 23sRNA、VSV | ORN Sa19 | IFN |

## 2.4　疫苗保护性的细胞免疫机制

对于大多数预防性疫苗而言，活化 B 细胞诱导特异性中和抗体，还需要 Th 细胞的辅助。因此，细胞免疫不仅决定了疫苗保护性的细胞免疫，也决定着体液免疫的诱导。疫苗特异性细胞免疫应答主要由 T 细胞介导，不同 T 细胞亚群的激活可介导不同的免疫保护效应。对于不同的疫苗，需要明确是由哪种类型的 T 细胞亚群提供免疫保护作用。

### 2.4.1　T 细胞亚群

#### 2.4.1.1　T 细胞的表面分子

T 细胞表面的功能性膜分子包括：TCR-CD3 复合物、CD4 分子和 CD8 分子、共刺激分子等。

TCR 为所有 T 细胞表面的特征性标志，由 α、β 链构成，以非共价键与 CD3 分子形成 TCR-CD3 复合物。TCRαβ 负责识别抗原，活化信号由 CD3 分子通过免疫受体酪氨酸活化基序（immunoreceptor tyrosine-based activation motif，ITAM）传导至胞内。TCR 不能直接识别蛋白质抗原，只能识别 APC 提呈的抗原肽-MHC 分子复合物，其中 TCR 在空间构象上既识别抗原肽表位，也识别自身 MHC 分子，称为 T 细胞识别的 MHC 限制性。

在 TCR 对抗原肽-MHC 分子复合物识别的过程中，CD4 分子通过与 MHC-Ⅱ类分子 β 链的 β2 结构域结合、CD8 分子通过与 MHC-Ⅰ类分子的 α3 结构域结合，增强 T 细胞与 APC 之间的相互作用并促进信号传导。因此，CD4 分子和 CD8 分子又称为 T 细胞的辅助受体（coreceptor）。

初始 T 细胞的活化首先依赖 TCR 识别抗原肽-MHC 分子复合物，其次还需要共刺激分子（co-stimulatory molecule）的协同（第二信号）。共刺激信号为 APC 表面与 T 细胞表面相应的一对共刺激分子相互作用而传导。T 细胞激活最重要的共刺激分子为 CD28、ICOS、CD40L，其位于 APC 表面的相应配体是 B7-1（CD80）、B7-2（CD86）、ICOSL、CD40。T 细胞表面还有一系列抑制性共刺激分子，如 CTLA-4 和 PD-1，对 T 细胞功能进行免疫调控。

#### 2.4.1.2　T 细胞亚群的分类及功能

T 细胞具有高度的异质性，根据 TCR 组成肽链不同，T 细胞可分为 αβ T 细胞和 γδ T 细胞，分别执行适应性免疫功能和固有免疫功能（表 2.4）。根据 T 细胞活化的先后可分为：① 初始 T 细胞（naive T cell，T0）：表型为 $CD45RA^+CD62L^{high}$。② 效应 T 细胞（effector T cell）：初始 T 细胞识别抗原肽-MHC 分子复合物后分化而来，表达 IL-2R，是细胞免疫功能的主要执行者。③ 记忆性 T 细胞（memory T cell，Tm）：由一部分效应 T 细胞分化而来，长寿，再次接受相同抗原刺激后可迅速活化为效应 T 细胞。Tm 进一步分为中央记忆 T 细胞（central memory T cell，

$T_{CM}$）和效应记忆 T 细胞（effector memory T cell，$T_{EM}$），人 $T_{CM}$ 表型为 $CD45RO^+CCR7^+CD28^+$，定居于二级淋巴器官，可表达高水平 IL-2；人 $T_{EM}$ 表型为 $CD45RO^+CCR7^-CD28^-$，定居于外周淋巴器官和组织，可表达高水平 IFN 和其他效应性分子。

**表 2.4 αβ T 细胞与 γδ T 细胞的表型与功能**

| 特征 | αβ T 细胞 | γδ T 细胞 |
|---|---|---|
| TCR 多样性 | 多 | 少 |
| 分布 | | |
| 外周血 | 60% ~ 70% | 5% ~ 15% |
| 组织 | 外周淋巴组织 | 皮肤表皮和黏膜上皮 |
| 表型 | | |
| CD3 | 100% | 100% |
| $CD4^+CD8^-$ | 60% ~ 65% | <1% |
| $CD4^-CD8^+$ | 30% ~ 35% | 20% ~ 50% |
| $CD4^-CD8^-$ | <5% | ≥50% |
| 识别抗原 | 8 ~ 17 个氨基酸组成的肽 | 简单多肽、HSP、脂类、多糖 |
| MHC 限制性 | 经典 MHC 分子 | MHC 类似分子 |
| 功能 | 适应性免疫 | 固有免疫 |
| 抗原特异性 | 有 | 无 |

αβ T 细胞根据表面 CD4 分子、CD8 分子的表达分为：① $CD4^+$ Th 细胞：占 αβ T 细胞的 60% ~ 65%，识别由 MHC-Ⅱ类分子提呈的 13 ~ 17 个氨基酸组成的外源性抗原肽，分化为效应 Th 细胞，起重要免疫辅助和效应功能。② $CD8^+$ T 细胞：占 αβ T 细胞的 30% ~ 35%，识别由 MHC-Ⅰ类分子提呈的 8 ~ 10 个氨基酸残基组成的内源性抗原肽，分化的效应细胞为细胞毒性 T 细胞，可特异性杀伤靶细胞。

$CD4^+$Th 细胞是细胞免疫应答的关键辅助性 T 细胞。根据优势转录因子和分泌细胞因子格局的不同，分为 Th1 细胞、Th2 细胞、Th9 细胞、Th17 细胞、Th22 细胞、Tfh 细胞、Treg 细胞等，分别通过分泌多种不同细胞因子格局显著影响细胞及体液免疫，并在生理环境和病理性疾病中发挥重要调节功能。$CD4^+$Th 细胞亚群的主要特性和功能见表 2.5。

## 2.4.2 T 细胞介导的免疫应答

机体接种疫苗后，诱导的免疫保护力分为两类：以中和抗体、中和病原介导的体液免疫应答和以 Th1 细胞、CTL 介导靶细胞特异杀伤的细胞免疫应答。大部分细菌类预防性疫苗主要以诱导抗细菌或细菌毒素的中和抗体为目标，HBsAg 血清中和抗体的诱导也对乙肝病毒的血液感染具有很好的预防作用。然而，迄今为止，对艾滋病、肺结核的高效预防性疫苗的研制仍未获成功。针对慢性病原感染和肿瘤患者的治疗性疫苗的研制，则面临保护性免疫相关性不明的问题。

### 2.4.2.1 T 细胞对抗原肽-MHC 分子复合物的识别

局部接种蛋白疫苗后，DC 和巨噬细胞摄取外来抗原，经内体、溶酶体作用将抗原降解为肽，之后吞噬溶酶体，与富含 MHC-Ⅱ类分子的囊泡融合，其中形成抗原肽-MHC-Ⅱ类分子复合物，而后运输至细胞表面，激活 $CD4^+$Th 细胞。减毒活疫苗或复制型载体疫苗以感染途径进入细胞内部表达抗原称内源性抗原，其在蛋白酶体（proteasome）内被剪切为肽，进入内质网，相继与 MHC-Ⅰ类分子 α 链、β2-m 结合，形成稳定的抗原肽-MHC-Ⅰ类分子复合物，而后经高尔基体提呈于细胞表面，激活 $CD8^+$T 细胞。某些灭活疫苗及蛋白亚单位疫苗作为外源性抗原还可通过交叉提呈（cross-presentation）激活 CTL 应答：通过从内体逸出，进入胞浆，或直接结合内体中再循环的 MHC-Ⅰ类分子，或通过吞噬溶酶体与内质网的融合而进入Ⅰ类分子。

局部 DC 摄取并提呈抗原后，向引流淋巴结迁移，并上调表达 MHC、共刺激分子和黏附分子，成为成熟 DC，在淋巴结将抗原肽-MHC 分子复合物提呈，并激活抗原特异性 $CD4^+$Th 细胞和 $CD8^+$T 细胞。DC 和 T 细胞相互作用依赖于两者之间的免疫突触（immune synaps）——中心为 TCR-MHC-抗原肽分子簇、外围为 CD28-B7 分子簇、再外围为黏附分子簇的空间结构的形成。免疫突触保证了 T 细胞与 APC 空间的紧密结合与充分作用。

### 2.4.2.2 T 细胞的活化

T 细胞的活化遵循双信号原则。APC 提呈的抗原肽-MHC 分子复合物与 TCR 作用提供 T 细胞活化的第一信号；APC 表面共刺激分子（B7）与 T 细胞表面共刺激分子（CD28）作用，提供 T 细胞活化的第二信号。APC 与 T 细胞相互作用，同时激活 APC 分

表 2.5　CD4⁺Th 细胞亚群的主要特性和功能

| | Th1 细胞 | Th2 细胞 | Th9 细胞 | Th17 细胞 | Th22 细胞 | Tfh 细胞 | Treg 细胞 |
|---|---|---|---|---|---|---|---|
| 诱导分化的细胞因子 | IL-12；IFN-γ | IL-4 | TGF-β；IL-4 | IL-1β 和 IL-23 IL-1β 和 IL-6； TGF-β | TNF；IL-6 | IL-21、Bcl-6 和（或）IL-27； IL-12 | TGF-β；IL-2 |
| 激活 STATs | STAT4；STAT1 | STAT6 | STAT6 | STAT3 | STAT1；STAT3； STAT5 | STAT3；STAT4； STAT1 | STAT5 |
| 关键转录因子 | T-bet | GATA-3 和 MAF | PU-1 和 IRF4 | RORγt 和 RORα | RORγt 和 AhR | Bcl-6、IRF4、 MAF 和 BATF | Foxp3 |
| 产生细胞因子和其他效应分子 | IFN-γ、LTα、TNF-α、IL-2 IL-3、GM-CSF、CD40L、FasL | IL-4、IL-5、IL-10、IL-13、GM-CSF | IL-9、IL-13 | IL-17A、IL-17F、 IL-21、IL-22 和 IL-26 | IL-22 | IL-2、IL-4、IL-10、IL-21、CXCR5、CD40L、ICOS、PD-1 | IL-10、TGF-β、 IL-35 |
| 介导免疫应答类型 | 细胞免疫 | 体液免疫 | 细胞免疫 | 固有免疫 | | 体液免疫 | |
| 免疫保护 | 胞内感染病原微生物（如结核杆菌） | 清除蠕虫等细胞外寄生虫 | 抗肿瘤；抗线虫 | 黏膜与皮肤免疫保护；抗细菌、真菌和病毒 | 组织免疫、黏膜免疫；提高固有免疫应答；组织重建 | 辅助 B 细胞分化；产生长期抗体应答 | 免疫抑制 |
| 参与病理应答 | EAE、RA 炎症性肠炎（Th1 细胞过多）；遗传性抗感染免疫力低下（Th1 细胞过多） | 哮喘等变态反应性疾病（Th2 细胞增高） | 过敏性炎症（过敏性哮喘）、自身免疫病（银屑病）、白血病 | 早期炎症和局部病理损伤（银屑病、炎症性肠炎、MS、RA）（Th17 细胞增高）易于真菌感染（Th17 细胞降低） | 皮肤炎症性疾病等（Th22 细胞增高） | 自身免疫病（Tfh 细胞增高）；体液免疫缺陷（Tfh 细胞降低）；T 细胞淋巴瘤（Tfh 细胞增高） | 肿瘤免疫逃逸（Treg 细胞增多） |

注：本表摘自张学光《T 淋巴细胞及其亚群与免疫应答》，在原表基础上有所改动。

泌细胞因子 IL-12、IL-4 等；与 T 细胞表面 IL-12R、IL-4R 相互作用，提供 T 细胞活化的第三信号（图 2.11）。缺乏共刺激信号使 T 细胞处于失能（anergy）状态；而缺乏细胞因子（第三信号）则使 T 细胞不能充分活化、增殖与效应。

### 2.4.2.3　T 细胞的克隆增殖和分化

表达一种特异性 TCR 的 T 细胞克隆仅占人体总 T 细胞库的 1/10⁵。当其被特异性抗原激活后，克隆扩增产生大量效应细胞发挥效应。T 细胞的增殖必需 IL-2。CD8⁺T 细胞活化需要 CD4⁺Th 细胞的辅助：该辅助通过 CD4⁺ Th 细胞经 CD40L-CD40 作用充分激活 DC（使 DC 高表达 B7 等）、分泌 T 细胞生长因子 IL-2 而实现。受微环境多种细胞因子的作用，CD4⁺ Th 细胞随后可分化为功能各异的 Th1、

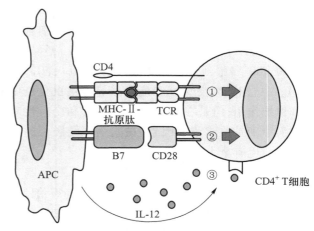

图 2.11　T 细胞活化的双信号模式

Th2、Th9、Th17、Treg 等细胞亚群，CD8⁺ T 细胞分化为杀伤性 CTL，效应 T 细胞血液循环到达感染部位并发挥效应。

### 2.4.3 T 细胞的生物学效应及机制

初始 T 细胞经抗原特异性活化、增殖、分化成为效应 T 细胞。不同类型的疫苗免疫后诱生不同格局的 T 细胞应答,而提供免疫保护的 T 细胞亚群及其机制因疫苗不同而不相同。

#### 2.4.3.1 Th 细胞的生物学效应及机制

效应 CD4⁺ Th 细胞分为 Th1、Th2、Th9、Th17、Tfh、Treg 等细胞亚群,效应各不相同。在感染和疾病情况下,某些 Th 细胞亚群起关键的病理作用,而某些 Th 细胞亚群效应则提供关键免疫保护力。

微环境高水平 IL-12、IFN-γ 通过激活胞内关键转录因子 STAT4 的活化,诱导 Th0 细胞向 Th1 细胞分化,促进细胞免疫和杀伤功能,在抗病毒、抗肿瘤免疫中起关键保护作用。Th1 细胞的效应功能包括:① 分泌 IFN-γ,充分活化巨噬细胞,增强对胞内结核分枝杆菌的杀伤。② 分泌 IL-2,促进 Th1 细胞、CTL 等增殖。③ 通过 IFN-γ 激活 B 细胞产生 IgG1,后者通过调理作用增强 Mφ 对病原体的吞噬。④ 产生 TNF-α,活化中性粒细胞,促进其杀伤病原体。⑤ Th1 细胞本身具有杀伤作用。

微环境高水平 IL-4 通过激活 STAT6 途径,促进 Th0 细胞分化为 Th2 细胞。Th2 细胞优势分泌 IL-4、IL-5 和 IL-13,促进 B 细胞增殖并分化为浆细胞产生抗体,促进体液免疫应答。IL-5 还可激活嗜酸性粒细胞,发挥抗寄生虫感染功能。过度的 Th2 细胞应答与过敏性炎症性疾病密切相关。

微环境高水平 IL-4 和 TGF-β 促使 Th2 细胞进一步激活 STAT6、SMAD2、SMAD3、SMAD4 信号通路分化为 Th9 细胞亚群。Th9 细胞分泌 IL-9、IL-10、IL-21,在抗黑色素瘤免疫和抗线虫等寄生虫免疫中发挥保护作用;但是在人类变应性皮炎和变应性哮喘发病中则是关键致病因素,在溃疡性结肠炎的肠道炎症中也有重大致炎效应。

微环境高水平 TGF-β 和 IL-6 通过激活胞内 STAT3、SMAD2,促使 Th0 细胞分化为 Th17 细胞。IL-6、IL-23 和 IL-1β 体外显著促进人 Th17 细胞的增殖。正常人体内 Th17 细胞亚群比例非常低。Th17 细胞通过分泌 IL-17A、IL-17F、IL-21、IL-22,具有抵抗胞外菌感染的保护功能;而在系统性红斑狼疮、类风湿关节炎、多发性硬化等炎症性疾病情况下,Th17 细胞则显著增高,通过 IL-17-IL-17RA 通路及其下游效应放大炎症、加重组织炎症损伤。

Tfh 细胞是外周 B 细胞滤泡区定居的重要 Th 细胞亚群。微环境高水平 IL-6 和 IFN 可通过激活 STAT3 和 Bcl-6,促进 Tfh 细胞的分化。同时,T 细胞表面上调表达 CXCR5、ICOS,促使 Tfh 前体细胞进入滤泡生发中心与 B 细胞相互作用,分化为成熟 Tfh 细胞。Tfh 细胞通过分泌 IL-21,参与和维持生发中心的结构和功能,辅助 B 细胞增殖、分化形成浆细胞,进行类别转换。

调节性 T 细胞(regulatory T cell,Treg)分自然调节性 T 细胞(natural regulatory T cell,nTreg)细胞和诱导性调节性 T 细胞(induced regulatory T cell,iTreg)细胞两群。nTreg 细胞高表达转录因子 FoxP3,自胸腺发育成熟进入外周血,占外周血单核细胞的 5%~10%,对自身反应性 T 细胞起天然抑制功能。外周 Th0 细胞在微环境高水平 TGF-β 作用下,通过激活 SMAD2、SMAD3 信号通路分化为 iTreg 细胞。通过分泌 IL-10 和 TGF-β 等,对多种活化免疫细胞如 DC、T 细胞发挥抑制作用,因此在肿瘤发生、慢性感染性疾病进展中发挥重要作用。

#### 2.4.3.2 CTL 细胞的生物学效应及机制

CTL 是具有特异性杀伤活性功能的 T 细胞,包括 CD8⁺ T 细胞和 CD4⁺ Th1 细胞。微环境高水平 IFN、IL-2 及 Th1 细胞的辅助促使 CD8⁺ T 细胞分化为效应 CTL。CTL 胞浆含有多个内含穿孔素(perforin)、颗粒酶(granzyme)的颗粒。CTL 经 TCR 特异性识别靶细胞上抗原肽-MHC-I 类分子复合物,上调黏附分子表达,在 CTL-靶细胞间形成免疫突触,并诱导 CTL 的所有效应膜分子和胞浆颗粒向突触部位移动,称 CTL 极化。CTL 通过两条途径发挥杀伤:脱颗粒(穿孔素-颗粒酶)途径、死亡受体途径。在脱颗粒途径中,CTL 特异性识别靶细胞,定向脱颗粒释放穿孔素,在靶细胞膜上聚合成孔道,使颗粒酶进入靶细胞并诱导靶细胞凋亡。在死亡受体途径中,CTL 表达 FasL 并分泌 TNF-α 和 TNF-β,分别与靶细胞表面的相应死亡受体 Fas、TNF 受体结合,介导靶细胞凋亡。一个 CTL 可循环杀伤多个靶细胞。

### 2.4.4 BCG 与新型结核疫苗的 T 细胞免疫保护机制

肺结核(tuberculosis)是由结核分枝杆菌(Myco-

*bacterium tuberculosis*，M. tb）经支气管感染肺泡巨噬细胞所导致的肺炎症损伤疾病，曾一度因卡介苗（BCG）的全球接种而被有效控制。然而，近30年来，BCG呈现部分人群失效和不稳定状态，总体而言，仅对最多60%的成人肺结核有免疫作用。而M. tb多耐药菌株的流行和大量潜伏感染（latent infection）人群的存在，使得取代BCG的新型结核疫苗的研发十分迫切和关键。BCG失去免疫保护性和新型结核疫苗研制遭遇瓶颈的根本核心问题都在于，对于BCG失保护的免疫机制，以及新型结核疫苗有效控制肺结核的免疫保护机制，目前都未能完全阐明，较大程度地影响了新型结核疫苗的研发。

### 2.4.4.1　卡介苗失保护的免疫机制

固有免疫机制方面，卡介苗（BCG）与天然 M. tb 毒株 H37Rv 感染的区别在于：① BCG 较 H37Rv 缺失了一段毒力相关基因区域，保护性抗原表位是否位于缺失区？② 天然 H37Rv 感染经上呼吸道支气管黏膜，主要感染的细胞和抗原摄取细胞为肺泡巨噬细胞；而 BCG 为皮下免疫，主要感染的细胞和抗原摄取细胞为皮下巨噬细胞。肺泡黏膜和皮下免疫细胞微环境有较大差距，对结核抗原的提呈可能有较大差异。③ BCG 与 H37Rv 细菌细胞壁表面存在显著不同的糖脂修饰，如脂阿拉伯甘露聚糖（ManLAM），糖修饰程度、甘露糖连接方式和脂肪酸含量均有显著差异，则经局部巨噬细胞固有免疫受体 TLR2、TLR4、甘露糖受体（MR）等识别后的固有免疫抗菌，IFN-γ 分泌和炎症效应呈现差异，并导致后续 T 细胞应答的不同。如 MR 识别 ManLAM 和高峰度磷脂酰肌醇甘露糖（PIM）倾向于诱导抗炎应答，而海藻糖霉菌酸酯对巨噬细胞 MINCLE 的激活或低峰度 PIM 对 CR3 的激活则易于诱导促炎应答。在疫苗接种局部，巨噬细胞炎症的过度应答不利于抗原提呈，因此，BCG 和 H37Rv 糖脂抗原的格局峰度差异可能显著影响了局部抗原提呈和炎症损伤。④ BCG 被巨噬细胞摄取后类似 H37Rv 可阻止吞噬体成熟，有效 T 细胞抗原提呈可能受阻，新型疫苗体系如能促进吞噬体—溶酶体融合、自噬或吞噬体漏逸抗原，都将改善 BCG 的胞内抗原处理提呈。基于这一思路，目前最有希望的 BCG 替代疫苗 rBCG△ureC∷hly 回补突变了促进吞噬体—溶酶体融合的基因，显著促进了巨噬细胞凋亡小体产生和结核抗原释放、自噬，从而诱导显著增强的 T 细胞应答。

⑤ 就固有免疫细胞而言，巨噬细胞和 DC 处理提呈结核抗原的有效性、IL-4 和 IL-12 分泌格局的差异性显著影响 Th1 细胞免疫的有效诱导。研究发现，BCG 刺激 DC 易诱导 IL-10 而非 IL-12 大量产生，不利于 Th1 细胞激活。⑥ 结核杆菌感染肺伴随早期中性粒细胞的快速浸润，其吞噬杀菌、对结核菌的运输和分泌 IL-1 及 TNF，可能显著影响抗结核免疫。H37Rv 感染肺后，中性粒细胞呈现 1~3 天和 21 天的两轮肺浸润。1~3 天的肺浸润，中性粒细胞具有很强的吞噬、杀菌功能，并可携带结核杆菌迁移至引流淋巴结，有助于抗菌保护；而 21 天后的中性粒细胞浸润则伴随 Th17 细胞应答的增高，还通过分泌 IL-10 抑制 T 细胞应答对结核菌的清除。如何调节早期浸润肺中性粒细胞的双重功能仍是难题（Moliva et al.，2017）。

T 细胞应答机制方面，M. tb 特异性 T 细胞应答（Th1 细胞和 CTL）无疑是控制结核菌持续感染的关键保护应答。当前评价 T 细胞应答抗感染有效性的焦点在于诱导时间、空间的恰当性和 T 细胞应答质与量的有异性。① 在时空诱导特性上，野生 H37Rv 感染人体肺泡后，诱导的引流淋巴结 T 细胞激活并迁移回肺呈现显著的滞后，通常可在 7 天诱导的特异性 T 细胞应答，在感染 H37Rv 21 天后才在肺检测到。如果该迟滞的效应 T 细胞应答是不利于及时清除局部结核感染的重要因素，则 BCG 皮下免疫被证实不能有效诱导肺支气管（肺灌洗液和肺间质）局部的高水平多功能 T 细胞应答，可能是 BCG 虽诱导增强了全身 IFN-γ⁺ Th1 细胞型免疫，却仍不能提供完全抗结核保护的重要原因。② BCG 体外刺激巨噬细胞和 T 细胞试验均证实，BCG 刺激巨噬细胞有利于 IL-12 的释放，显著增强 IFN-γ⁺ Th1 细胞的激活；BCG 皮下免疫在体内也确实显著诱导增强了脾 IFN-γ⁺ Th1 细胞应答，则 BCG 免疫失保护可能的 T 细胞机制推测在于：分泌 IFN-γ 是否是细胞抗结核保护的关键指标？单独分泌 IFN-γ 是否足以提供细胞免疫保护？不同组织局部（脾、肺、肝）诱导的 IFN-γ⁺ Th1 细胞应答究竟发挥怎样的抗结核感染效果？CD8⁺ CTL 应答是否更为关键？上述关于 BCG 失效的 4 个科学问题长期困扰科学家，也导致了新型结核疫苗改进思路的不确定性。

### 2.4.4.2　新型结核疫苗研制需要重视的免疫保护性 T 细胞应答

针对胞内感染微生物，过去的定论以及对疫苗有效性的评价都认为,以分泌 IFN-γ 为特征的 CD4⁺ Th1 细胞应答的诱导是关键保护性指标。而对于 BCG 虽诱导高水平全身 IFN-γ⁺Th1 细胞应答,却仍失于免疫保护所提出的上述 4 个关键科学问题的解答,也是新型结核取代疫苗如何明确关键免疫保护性评价指标的重要基础。

针对第一个关键科学问题,目前已有相当证据提示,单纯 IFN⁺Th1 细胞的外周激活,确实不能构成抗结核保护性免疫:① 临床数据提示,IFN-γ 水平与抗结核保护及阻止肺结核进展的相关性很低。② 小鼠和灵长类动物试验均发现,经支气管致死攻击 H37Rv 后,起保护作用的 T 细胞不是位于脾和外周血,而是位于肺支气管黏膜。③ 该保护性 T 细胞应答是同时分泌 3~4 种细胞因子(IFN-γ⁺、IL-2⁺、TNF-α⁺、IL-17⁺)的多功能 T 细胞应答;因位于肺,该 T 细胞应呈现效应记忆表型(T$_{EM}$)。④ 体外试验发现,BCG 作用于 DC,DC 未充分成熟,IL-12 分泌较少而 IL-10 表达较高,不利于 Th1 细胞应答诱导;而合适的 TNF 水平最有利于 BCG 作用下的 DC 成熟,提示早期局部 TNF 是保护性细胞因子之一。⑤ 肺早期 IL-17A 的表达有助于激活维持 IFN-γ⁺Th1 细胞应答在肺的诱导(Moliva et al.,2017)。以上均提示,结核特异性多功能(IFN-γ⁺、IL-2⁺、TNF-α⁺、IL-17⁺)T 细胞应答是关键的免疫保护指标。

近期研究还发现,结核特异性 IFN⁺Th1 细胞应答可能具有加剧结核病进展的副反应,约 95% 的人群在感染 M. tb 后,诱导一种平衡式免疫并进入潜伏感染状态,此时对机体是一种保护;而当结核特异性 IFN-γ⁺Th1 细胞应答被过度激活诱导后,反而使潜伏感染患者进入活动性结核状态。不仅如此,活动性结核患者 IFN-γ⁺Th1 细胞应答的强度提示肺结核疾病的严重性,而潜伏感染患者经 PPD 过敏试验后皮肤硬结的增大(回忆性 IFN-γ⁺Th1 细胞应答强),通常提示其日后进展为活动性结核的危险性增加。以上提示结核疫苗研制需要考虑 IFN-γ⁺Th1 细胞应答在结核杆菌感染中的双重作用,特别是潜伏感染患者应用的结核疫苗不能以单纯增加 IFN-γ⁺Th1 细胞应答为宗旨(Kumar,2017)。

针对后两个科学问题,现有结果提示:① 通过 CD4、CD8 基因敲除小鼠,以及将 BCG 免疫小鼠的 CD4⁺T、CD8⁺T 细胞转输至 rag-/-小鼠试验,明确提示,CD4⁺T 细胞应答负责控制肺和脾的结核菌载量控制;而 CD8⁺T 细胞应答则主要提供脾的结核菌控

制,提示 CD8⁺CTL 应答对于结核菌脏器播散的控制十分关键。即使缺失 CD4⁺T 细胞,CD8⁺T 细胞应答也可在感染后期控制肺结核菌载量。② CD8⁺T 细胞应答在脾和肝通过 Fas-FasL 途径诱导靶细胞调控,有助于释放结核抗原,激活抗结核 Th1 应答;而 CD8⁺T 细胞应答在肺的诱导,则有加剧组织损伤的可能,因此需被控制在一定程度。除 CD4⁺T 细胞应答,结核特异性 CD8⁺T 细胞应答的高效诱导需要被新型结核疫苗设计理念所采纳,以控制肺外其他脏器的细菌播散。

除 IFN-γ⁺Th1 细胞和 CTL 应答,Th2 细胞、Th17 细胞、Treg 细胞应答在抗结核免疫保护中的作用,也被逐一地评价。① 结核特异性 Th2 细胞应答的诱导不利于免疫保护,可能与环境卫生差导致的合并寄生虫感染等相关。② 肺 Th17 细胞应答具有促进杀菌和加剧组织损伤的双重功能:一方面,肺早期 IL-17A 的表达有助于激活维持 IFN-γ⁺Th1 细胞应答在肺的诱导,且记忆性 Th1 细胞应答依赖肺 Th17 细胞所分泌 IL-17 和 IL-23 维持;另一方面,反复 BCG 免疫等可加剧 IL-17A-IL-17RA 通路趋化的中性粒细胞的肺浸润,导致炎症过度而损伤肺。③ Treg 细胞应答,不利于抗结核保护,清除 Treg 细胞可提高 BCG 的免疫保护作用(Moliva et al.,2017)。

目前,关于 B 细胞应答在抗结核免疫保护中的作用,一般认为比较次要。但是,肺灌洗液高水平 sIgA 的诱导,被认为有助于中和细菌、减轻结核杆菌感染建立的程度,IgA-/-小鼠和 pIgR-/-小鼠均呈现对结核杆菌感染易感性的增加,证实了上述推论。然而由于结核杆菌游离于胞外的时间和场所十分有限,IgA 保护的具体价值有待评估。而肺及脾调理性 IgG 的诱生,有助于巨噬细胞调理、吞噬结核杆菌和提呈抗原,也有助于提高 BCG 或新型结核疫苗的预防保护效果。

综上,结核分枝杆菌感染肺泡巨噬细胞诱导的持续性感染机制、T 细胞应答在结核感染中不同时期不同局部的保护机制、BCG 的免疫失保护机制十分复杂,还需深入研究。目前证据提示,结核抗原特异性 Th1 细胞和 CTL 应答的诱导,仍是控制 M. tb 感染的关键免疫保护指标,然而,Th1 细胞和 CTL 应答具有时空的分工性,肺多功能(IFN-γ⁺、IL-2⁺、TNF-α⁺、IL-17⁺)Th1 细胞应答的早期诱导有助于控制肺细菌生长与病理;而外周 CD8⁺T 细胞应答则有利于控制外周器官的结核杆菌播散,并促进结核抗

原释放与提呈。而保护性 Th1 细胞和 CTL 应答的诱导,依赖于肺泡巨噬细胞/DC 和外周巨噬细胞/DC 对结核抗原的有效摄取,处理与提呈。对于潜伏感染患者,结核疫苗的研制需要考虑 IFN-γ⁺Th1 细胞应答的不良反应。

## 2.5 疫苗保护性的体液免疫机制

疫苗诱导的保护性体液免疫应答,以血清中和抗体为核心,还包括其他具抗感染、抗肿瘤作用的可溶性小分子。中和抗体是预防性疫苗阻止病原体入侵、扩散、预防感染性疾病发生的主要效应物质。除血清 IgG 外,黏膜部位的分泌型 IgA(secretory IgA,sIgA)可能发挥的抗黏膜感染保护力也在近期得到重视。

### 2.5.1　B 细胞亚群

B 淋巴细胞在骨髓分化成熟,不断迁移至外周。B 细胞约占外周血淋巴细胞的 15%。B 细胞亚群的功能相对 T 细胞较少。

#### 2.5.1.1　B 细胞的表面分子

B 细胞膜分子包括:B 细胞抗原受体、共刺激分子、细胞因子受体、Fc 受体等。

B 细胞抗原受体(B cell antigen receptor,BCR)即 mIgM,与 Igα、Igβ 异二聚体组成 BCR 复合物,BCR 特异性识别抗原;Igα 和 Igβ 通过胞浆 ITAM 基序负责信号传递。BCR 直接识别病原表面的 B 细胞表位,而其活化必需共刺激二信号:包括 B 细胞和 Th 细胞之间的 CD80/86-CD28、ICOS-ICOS-L 和 CD40-CD40L 等。多数 B 细胞表达 FcγRⅡ,可与免疫复合物的 IgG Fc 段结合,促进 B 细胞调理吞噬、提呈抗原并活化。

#### 2.5.1.2　B 细胞亚群的分类及功能

B 细胞按 CD5 表达分为 CD5⁺B-1 和 CD5⁻B-2 细胞亚群(表 2.6)。B-1 细胞为固有免疫细胞,分布于胸腔、腹腔和肠道固有层,占 B 细胞的 5%~10%,又细分为 B-1a 和 B-1b 亚群,其 BCR 可变区相对保守,只能识别 TI 类抗原,如肺炎链球菌荚膜多糖等,无须 Th 细胞辅助,产生低亲和力多反应性 IgM,发挥调理、吞噬等抗感染作用。肠道等 B-1 细

胞还能自发分泌针对微生物脂多糖和某些自身抗原的 IgM,称天然抗体(natural antibody)。慢性淋巴细胞白血病患者外周血 B 细胞 90% 以上分化为 CD5⁺细胞和 CD19⁺B-1 细胞。边缘区 B 细胞(marginal zone B cell,MZB)是脾滤泡边缘区的固有免疫细胞亚群,识别血液来源病原体,迅速分泌 IgM。B2(FOB)细胞定居于外周淋巴器官滤泡,经 BCR 特异性识别抗原后分化为浆细胞,分泌高亲和力抗体,并形成记忆性 B 细胞(memory B cell,Bm),是参与适应性体液免疫的主要细胞。

**表 2.6　B-1 和 B-2 细胞亚群的生物学特征比较**

| 性质 | B-1 细胞 | B-2 细胞 |
|---|---|---|
| 产生时间 | 胎儿期 | 出生后 |
| CD5 分子表达 | + | − |
| 更新方式 | 自我更新 | 骨髓产生 |
| 自发性 Ig 产生 | 高 | 低 |
| 特异性 | 低 | 高 |
| 针对的抗原 | 碳水化合物类 | 蛋白质类 |
| 分泌的 Ig 类型 | IgM 为主 | IgG 为主 |
| 体细胞突变频率 | 低/无 | 高 |
| 对 TI 抗原的应答 | 是 | 可能 |
| 对 TD 抗原的应答 | 可能 | 是 |
| 免疫记忆 | 少或无 | 有 |

除此,类似于 Treg 细胞,还有一群发挥免疫抑制功能的调节性 B 细胞(regulatory B cell,Breg),表型为 CD19⁺IgM^high CD1d^high CD5⁺,分泌高水平 IL-10,又称 B-10 细胞,人类 B-10 细胞占外周血 B 细胞的 1%,通过分泌 IL-10 控制因持续感染和自身免疫导致的过度炎症应答,维持免疫耐受与平衡。B-10 细胞功能失常与多种自身免疫性疾病如多发性硬化、系统性红斑狼疮(SLE)发病密切相关。

### 2.5.2　B 细胞介导的免疫应答

B 细胞介导的体液免疫效应物质,即特异性抗体。大部分预防性疫苗的主要目标之一是诱导具有高度中和特性的特异性血清 IgG 抗体的产生和长时间的维持。有关 IgM 和 IgA 类抗体是否也可以提供免疫保护作用尚未有定论。

#### 2.5.2.1　B 细胞对蛋白抗原的免疫应答

B 细胞对胸腺依赖抗原(TD 抗原)的应答必需

Th 细胞辅助。外周淋巴滤泡中，B 细胞以 BCR 特异性识别 B 细胞表位，产生 B 细胞活化的第一信号，Blk 等酪氨酸激酶被激活并使 Igα、Igβ 胞浆区的 ITAM 基序磷酸化，接着 Syk 等酪氨酸激酶被募集、活化，经 PKC、MAPK 及钙调蛋白三条信号通路最终激活 NF-κB、AP-1 和 NFAT 等转录因子，启动 B 细胞增殖、活化相关基因的表达。初期活化 B 细胞可分泌少量 IgM。随后 B 细胞与 Th 细胞各自向滤泡边缘移动，在 T 细胞、B 细胞区域交界处发生相互作用，提供 B 细胞激活的第二信号和第三信号（图 2.12）。首先，BCR 介导抗原内吞和降解，提呈抗原肽 MHC-II 类分子复合物，激活 Tfh 细胞；活化 Tfh 细胞上调表达 CD40L、ICOS、OX40，分别与 B 细胞表面 CD40、ICOSL、OX40L 结合，提供 B 细胞活化的第二信号。活化 B 细胞表达 IL-4R 等，在活化 T 细胞分泌的 IL-4、IL-21（第三信号）等作用下增殖、形成生发中心（GC）。

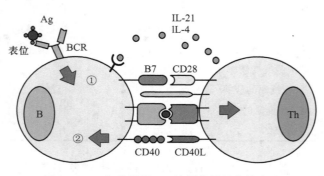

图 2.12　B 细胞诱导 TD 抗原特异性抗体产生
必需 Th 细胞的辅助

初步活化的 B 细胞，一部分分化为浆细胞，分泌早期 IgM，伴少量类别转换；而其余 B 细胞多次与 FDC 潴留抗原作用，发生体细胞可变区基因高频突变，留下 Ig 亲和力成熟的 B 细胞克隆；进一步与 Tfh 细胞作用，诱导抗体 C 区基因转换，最终分化为分泌高亲和力 IgG 的长效浆细胞和 Bm。浆细胞进入外周持续分泌抗体；而 Bm 一部分迁移至局部器官，为效应记忆 B 细胞（effector memory B cell，$B_{EM}$），再次接触抗原可迅速活化发挥局部效应；一部分定居于外周淋巴滤泡或骨髓，保持长效记忆，为中央记忆 B 细胞（central memory B cell，$B_{CM}$）。

#### 2.5.2.2　B 细胞再次免疫应答规律是预防性疫苗提供免疫保护的分子基础

机体初次接触抗原，诱导的初次应答通常需要

7 天以上才开始诱导抗体，3~4 周后抗体水平达到峰值，随后逐渐下降。基本特点是：潜伏期较长，抗体峰值不高，主要分泌 IgM，后期产生少量 IgG，抗体总量及与抗原的亲和力均较低，但诱生了 Bm 储存于外周淋巴器官。二次接触抗原，则诱导再次免疫应答。Bm 被迅速激活，产生迅速、强烈、持久的特异性抗体。特点为：Bm 仅需 3~5 天即可活化为分泌高亲和力抗体的长效浆细胞和 Bm，抗体峰值水平是初次抗体的 10 倍以上，持续时间长，主要产生 IgG 类抗体（黏膜部位还可转换为 IgA），抗体亲和力很高。该规律是疫苗多次免疫诱生高亲和力、长效中和抗体，发挥免疫预防保护的理论基础（图 2.13）。

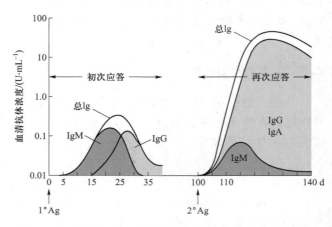

图 2.13　疫苗多次免疫诱导的 B 细胞再次免疫应答规律

#### 2.5.2.3　B 细胞对糖脂类抗原（TI 抗原）的免疫应答

针对糖脂类抗原（TI 抗原）的免疫应答由 B-1 细胞执行，无需 Th 细胞辅助，可产生低亲和力抗体，在黏膜早期抗感染免疫中发挥初级保护。肺炎链球菌荚膜多糖（TI-2 抗原）具高度重复表位，由 B-1b 细胞识别，产生中等亲和力保护性 IgM，发挥调理、吞噬、抗荚膜菌作用，但婴幼儿 B-1b 细胞不成熟，容易感染。在小鼠中 B-1a 细胞主要位于腹腔，针对肠道菌群、自身抗原等诱生低亲和力天然 IgM 抗体，维持肠道自稳和自身耐受；而近期发现，外周血浆膜 B-1a 细胞可针对磷脂酰胆碱、低密度脂蛋白、凋亡细胞等产生天然抗体 IgM，保护血管，并通过分泌 IL-10 预防动脉粥样硬化的发生（Baumgarth，2016）。

### 2.5.3 体液免疫（抗体）的免疫保护机制

体液免疫效应主要通过特异性抗体来执行。抗体分子可变区的 CDR 仅识别和结合特异性抗原，而后通过抗体的 Fc 段发挥重要的激活补体溶菌、免疫调理吞噬、抗体依赖的细胞介导的细胞毒作用（ADCC）等抗感染保护作用。

#### 2.5.3.1 抗体的中和作用

特异性抗体的中和作用（neutralization）是预防性疫苗发挥保护作用的关键机制。疫苗免疫诱生的血清高效价中和抗体（neutralizing antibody，NAb）通过可变区特异结合病毒颗粒、细菌及其毒素，封闭病原与宿主细胞的吸附，从源头避免了感染发生；此外，抗体与病原结合后易发生凝集，易被吞噬细胞所清除。中和活性最强的抗体是血清 IgG 和黏膜 sIgA。

#### 2.5.3.2 抗体补体依赖的细胞毒作用

IgG4、IgA 和 IgE 的凝聚物可激活补体旁路途径，在感染早期发挥溶解、破坏病原作用。特异性抗体（IgG1、IgG2、IgG3 和 IgM）结合病原后，其 Fc 段可依次结合与激活补体 C1，而后通过补体经典途径最终在病原包膜或胞壁打孔，发挥补体依赖的细胞毒作用（completement dependent cytotoxicity，CDC）。

#### 2.5.3.3 抗体依赖的细胞介导的细胞毒作用

特异抗体的 Fab 段特异性结合靶细胞膜上抗原，其 Fc 段可与 NK 细胞、巨噬细胞等膜表的 Fcγ 受体结合，促进 NK 细胞等对于靶细胞的接近和杀伤效应，发挥抗体依赖的细胞介导的细胞毒作用（antibody dependent cell-mediated cytotoxicity，ADCC）。这一机制在单抗介导的抗肿瘤中起关键作用。

#### 2.5.3.4 抗体的调理作用

抗体 IgG 的 Fab 段与细菌等颗粒结合，其 Fc 段与巨噬细胞和中性粒细胞表面 IgG Fc 受体结合，从而促进吞噬细胞对于病原的接近和吞噬清除效应，称为调理作用（opsonization）。

### 2.5.4 包膜蛋白中和与非中和抗体在 AIDS 预防和治疗性疫苗设计中的免疫保护价值和意义

高效价病原特异性中和抗体在人血清、呼吸道和生殖道黏膜的大量诱生和长效维持，无疑是各类感染性病原体预防性疫苗设计的核心思想和基础。其成功典范是脊髓灰质炎口服减毒疫苗（OPV）和乙型肝炎预防性亚单位疫苗（HBsAg），分别通过预先在人体高效诱导肠道特异 sIgA 和血清特异 IgG，并维持数年或数十年，发挥高效保护效应。

然而，对于已发生慢性感染的患者，如慢性乙肝患者、活动性结核或潜伏结核患者、AIDS 患者等，研发治疗性疫苗的根本免疫学原则是否依赖于中和抗体，迄今仍不明确。其困难在于，中和抗体可高效中和胞外游离病原，但似乎不能对胞内隐匿的病原发挥中和作用；慢性感染患者特有的病原特异免疫耐受状态，似不能有效诱导高效价中和抗体；基于慢性感染病原的多器官迁移，何种器官的何种类别抗体可能发挥保护作用，迄今仍有争议，如传统 BCG 皮下免疫诱导的高效价血清中和抗体，并不能提供肺结核免疫保护。理论上，经生殖道感染的 HIV 和经呼吸道感染的结核分枝杆菌，对于黏膜局部特有的双体 sIgA 应更敏感，然而疫苗诱导的黏膜 sIgA 中和效价，通常比同一个体的血清 IgG 效价低几个数量级，很难持久；临床试验提示，Env 特异血清 IgA 水平与免疫保护呈负相关（Tomaras and Plotkin，2017）。

#### 2.5.4.1 广泛中和抗体与非中和性抗体在 AIDS 治疗性疫苗和免疫治疗中的积极作用

全球耗时耗力多年研发 HIV 疫苗，迄今没有得到非常理想的候选疫苗，科学家不得不回到 HIV 感染过程中的病毒动力改变和免疫应答格局的相关性基础研究方面，试图深入解析 HIV 持续感染的免疫失保护机制和在健康人、AIDS 患者的保护性免疫应答类型。迄今唯一获得疫苗保护力的 AIDS 疫苗，临床试验 ALVAC/AIDSVAX B/E RV144（泰国）的人群总疫苗保护率达到 31.2%，而对其免疫保护相关的免疫指标分析发现，针对 gp120 V2 环糖链的非中和抗体（non-neutralizing Ab，Non-NAb）通过 ADCC 作用可有效阻断疾病传播，提示抗体通过调理、吞噬和 ADCC 作用，激活 NK 细胞的杀伤功能也是清除

HIV 的重要保护性免疫（Ferrari et al.，2017）。

能够识别 HIV 多血清型的广谱中和抗体（broadly neutralizing antibody，bNAb），可对 HIV 包膜蛋白 Env 的 6 个表位之一发挥中和效应，并经 Fc 段的调理、吞噬发挥作用，包括 gp41 的膜伸展接近区（membrane external proximal region，MEPR）、gp120-gp41 的交界面、CD4 结合部位（CD4-binding site，CD4bs）、可变区 1/2（variable regions 1 and 2，V1、V2）糖链、融合域可变区 3（V3）糖链。50% 的自然感染人群在感染 2 ~ 4 年后免疫系统才能适应 HIV 的突变，诱生 bNAb。以人源化小鼠感染 HIV，而后以人工制备三单抗鸡尾酒（CD4bs bNAb 3BNC117、V3 bNAb 10-1074、V1/V2 bNAb PG16）予以预防性治疗，可显著延缓病毒起病时间，并降低 50% 病毒载量。3BNC117 用于临床 AIDS 患者的治疗不仅可降低一个数量级的病毒载量，还有助于患者自行诱导产生 bNAb。而迄今为止的 AIDS 疫苗，都无法成功诱导产生 bNAb。

非中和抗体（non-NAb）虽然不能直接封闭相应 HIV 膜表蛋白表位，但针对 HIV 复制型 CD4⁺T 细胞表面出芽的 HIV 病毒 gp120 的 V1、V2 糖链和 CD4 诱导的恒定区 1/2（CD4 inducible constant region 1/2）的特异 IgG 抗体，可通过 ADCC 作用、调理、吞噬和激活补体依赖的细胞毒作用，清除这些传播病毒的穿梭细胞（图 2.14），该治疗作用依赖于 Fc 受体和 IgG3、IgG1 亚类，提示 Env 特异性 non-NAb 非常适合用于 AIDS 免疫治疗和治疗性疫苗的设计（Excler et al.，2014）。有部分临床试验提示，生殖道和直肠黏膜 non-NAb（IgG 或 IgA）的诱生也可显著降低病毒载量，这对于有效治疗同性恋 AIDS 人群、性传播 AIDS 人群具有积极意义。

### 2.5.4.2 HIV Env 特异性抗体是 AIDS 患者联合抗病毒治疗的关键治疗手段

跟踪研究 HIV 感染患者疾病进展中和经抗病毒干预治疗后的病毒载量、T 免疫应答和 CD4⁺T 细胞感染状态变化发现，人类感染 HIV-1 后，血浆病毒复制的动力学曲线呈现 3 期（图 2.15）：HIV 高效感染 CD4⁺T 细胞在数月内可产生每毫升数百万 copy 的病毒血浆载量，病毒呈活跃性复制，大量裂解 CD4⁺T 细胞，同时抗原释放激活 T 细胞应答，可清除感染的 CD4⁺T 细胞，呈现两败俱伤的局面。通过开展联合抗病毒治疗（combination antiretroviral ther-

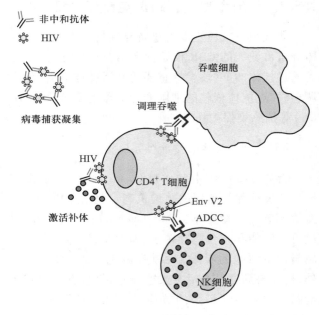

非中和抗体

HIV

吞噬细胞

调理吞噬

病毒捕获凝集

HIV

CD4⁺T细胞

激活补体

Env V2

ADCC

NK细胞

图 2.14 针对 HIV 包膜蛋白的非中和性抗体治疗 HIV 感染的机制

apy，cART），血浆病毒可呈持续性的 Ⅱ 期至 Ⅲ 期的下降；当病毒载量跌至阈值（<50 copy·mL⁻¹），则进入潜伏感染状态，隐匿于 CD4⁺T 细胞或单核巨噬细胞，逃避免疫识别和攻击，机体获得暂时性平衡和无疾病状态。此时若 HIV 自发再激活或以潜伏逆转药物（latency reversing agent，LRA）重新激活 HIV 复制和出芽，则有利于抗原释放与抗病毒 T 细胞免疫的有效诱导，以清除感染细胞，cART 也可更好保护未感染细胞（临床试验结果不甚理想）。此时若同时补充病毒包膜 Env 特异性中和抗体，可有效中和游离的 HIV 病毒，达到最佳治疗目的。因此，当前科学家建议，应在 LRA 治疗和 cART 的基础上，补充应用 HIV-1 包膜蛋白特异性抗体，实现最有效的病毒再激活后的游离病原体的清除（Ferrari et al.，2016；Ferrari et al.，2017）。

综上，如何消除 HIV 持续性感染和制备有效的 AIDS 预防和治疗性疫苗仍面临非常大的挑战，现有的临床疫苗试验结果给出的可能的保护性免疫指标提示：① Env 特异性多功能（IL-2⁺、TNF-α⁺、IFN-γ⁺、IL-4⁺、CD154⁺）CD4⁺T 细胞应答的诱导提供部分免疫保护力；② 基于 CD4⁺T 细胞亚群被 HIV 的耗竭，恰当的杀伤性 CD8⁺CTL 应答也有意义；③ 增强 HIV 包膜（gp120）特异性广谱中和抗体（迄今疫苗难以诱导）和非中和抗体的诱生及杀菌效应功能

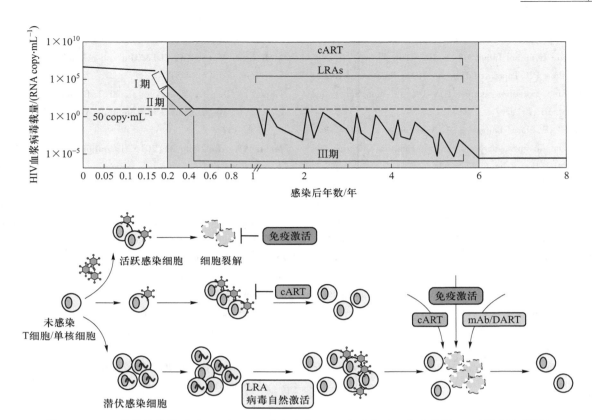

图 2.15　Env 特异单抗辅助 cART 和 LRA 联合治疗 AIDS 患者有助于彻底清除 HIV(见书末彩插)

(ADCC、激活补体、调理、吞噬),非常有助于在联合抗病毒治疗、治疗性疫苗下对病毒的彻底清除。上述抗体的特异性和持久性都很关键,而改造疫苗载体、使用最佳佐剂、适当加强策略等,均有助于提高中和与非中和抗体的持久诱导和巩固治疗效果(Corey et al.,2015)。

组等技术的进步为保护性抗原的全局性鉴定提供了工具;新型递送系统和新型佐剂显著促进了保护性免疫力的区域实现和持久存在。艾滋病疫苗、结核疫苗、肿瘤治疗性疫苗研发的进展与突破,将不断得益于疾病相关 T 细胞应答和中和抗体应答的免疫保护相关性及价值的正确评判。

## 2.6　结语与展望

疫苗源于免疫学理论的实际应用,免疫学则通过疫苗的应用效果不断完善、深化。艾滋病、结核、恶性肿瘤等预防和治疗性疫苗研制已获长足进展,但要想取得突破,仍依赖于抗病毒、细菌、肿瘤免疫保护机制和保护性免疫指标的明晰,功能性 T 细胞应答和抗体应答分别对于不同感染或肿瘤提供差异性的免疫保护。疫苗研发的成功与失败提出了若干重要的免疫学基本科学问题,如抗原的范畴与特性、免疫记忆的细胞与分子基础、保护性多功能 T 细胞的效应谱、清除胞内病原的抗体类别与机制等。目前,高通量基因组、蛋白组、转录组、免疫组、计算机

## 参考文献

曹雪涛. 2013. 医学免疫学. 北京:人民卫生出版社.

Abbas AK,Lichtman AH,Pillai S. 2012. *Cellular and Molecular Immunology*. 7th ed. Philadelphia:Saunders.

Baumgarth N. 2016. B-1 cell heterogeneity and the regulation of natural and antigen-induced IgM production. Front Immunol 7:324.

Battersby AJ,Khara J,Wright VJ,et al. 2016. Antimicrobial proteins and peptides in early life:Ontogeny and translational opportunities. Front Immunol 7:309.

Chattopadhyay S,Dash SK,Mandal D,et al. 2016. Metal based nanoparticles as cancer antigen delivery vehicles for macrophage based antitumor vaccine. Vaccine 34(7):957-967.

Chung PY, Khanum R. 2017. Antimicrobial peptides as potential anti-biofilm agents against multidrug-resistant bacteria. J Microbiol Immunol Infect50(4):405-410.

Corey L, Gilbert PB, Tomaras GD, et al. 2015. Immune correlates of vaccine protection against HIV-1 acquisition. Sci Transl Med 7(310):310rv7.

Cunningham AF, Flores-Langarica A, Bobat S, et al. 2014. B1b cells recognize protective antigens after natural infection and vaccination. Front Immunol 5:535.

Dahlberg CIM, Sarhan D, Chrobok M, et al. 2015. Natural killer cell-based therapies targeting cancer:Possible strategies to gain and sustain anti-tumor activity. Front Immunol 6:605.

Dowling JK, Mansell A. 2016. Toll-like receptors:The swiss army knife of immunity and vaccine development. Clin Transl Immunology 5:e85.

Excler JL, Ake J, Robb ML, et al. 2014. Nonneutralizing functional antibodies:A new "old" paradigm for HIV vaccines. Clin Vaccine Immunol 21(8):1023-1036.

Faveeuw C, Trottein F. 2014. Optimization of natural killer T cell-mediated immunotherapy in cancer using cell-based and nanovector vaccines. Cancer Res 74(6):1632-1638.

Ferrari G, Haynes BF, Koenig S, et al. 2016. Envelope-specific antibodies and antibody-derived molecules for treating and curing HIV infection. Nat Rev Drug Discov 15(12):823-834.

Ferrari G, Pollara J, Tomaras GD, et al. 2017. Humoral and innate antiviral immunity as tools to clear persistent HIV infection. J Infect Dis 215(suppl 3):S152-S159.

Filley AC, Dey M. 2017. Dendritic cell based vaccination strategy:An evolving paradigm. Journal of Neuro-Oncology 133(2):223-235.

Granzin M, Wagner J, Köhl U, et al. 2017. Shaping of natural killer cell antitumor activity by ex vivo cultivation. Front Immunol 8:458.

He LZ, Weidlick J, Sisson C, et al. 2015. Toll-like receptor agonists shape the immune responses to a mannose receptor-targeted cancer vaccine. Cell Mol Immunol 12(6):719-728.

Khor B. 2017. Regulatory T cells:Central concepts from ontogeny to therapy. Transfus Med Rev 31(1):36-44.

Kumar P. 2017. IFNγ-producing CD4⁺T lymphocytes:The double-edged swords in tuberculosis. Clin Transl Med 6(1):21.

McKee AS, Marrack P. 2017. Old and new adjuvants. Curr Opin Immunol 47:44-51.

Hajam IA, Dar PA, Won G, et al. 2017. Bacterial ghosts as adjuvants:Mechanisms and potential. Veterinary Research 48(1):37.

Mehta AR, Armstrong AJ. 2016. Tasquinimod in the treatment of castrate-resistant prostate cancer-current status and future prospects. Ther Adv Urol 8(1):9-18.

Moliva JI, Turner J, Torrelles JB. 2017. Immune responses to bacillus calmette-guérin vaccination:Why do they fail to protect against *Mycobacterium tuberculosis*? Front Immunol 8(suppl 1):407.

Murphy K, Weaver C. 2016. *Janeway's Immunobiology*. 9th ed. New York:Garland Science.

Schmitt N, Ueno H. 2015. Regulation of human helper T cell subset differentiation by cytokines. Curr Opin Immunol 34:130-136.

Tartey S, Takeuchi O. 2017. Pathogen recognition and Toll-like receptor targeted therapeutics in innate immune cells. Int Rev Immunol 36(2):57-73.

Thordardottir S, Schaap N, Louer E, et al. 2017. Hematopoietic stem cell-derived myeloid and plasmacytoid DC-based vaccines are highly potent inducers of tumor-reactive T cell and NK cell responses ex vivo. OncoImmunology 6(3):e1285991.

Tomaras GD, Plotkin SA. 2017. Complex immune correlates of protection in HIV-1 vaccine efficacy trials. Immunol Rev 275(1):245-261.

Van Acker HH, Anguille S, Van Tendeloo VF, et al. 2015. Empowering gamma delta T cells with antitumor immunity by dendritic cell-based immunotherapy. OncoImmunology 4(8):e1021538.

Vasou A, Sultanoglu N, Goodbourn S, et al. 2017. Targeting pattern recognition receptors (PRR) for vaccine adjuvantation:From synthetic PRR agonists to the potential of defective interfering particles of viruses. Viruses 9(7):186.

# 第 3 章
## 黏膜免疫

韩根成　胡向军

**本章摘要**

黏膜免疫作为机体免疫系统的重要组成部分,在防御病原体感染、维持体内稳态中发挥至关重要的作用。黏膜免疫的重要特点之一是它既面临一个耐受微环境,又是不同疫苗诱导黏膜局部免疫应答的关键路径。本章阐述了当前黏膜免疫领域普遍关注的两个关键问题:① 黏膜免疫中发挥关键作用的免疫细胞的功能及进展;② 黏膜疫苗研发面临的问题及增强黏膜免疫反应的策略。目前,尽管人们对黏膜免疫识别及应答规律有了更深入的认识,但在其应用研究领域还存在许多需要解决的问题。黏膜免疫作为区域免疫系统的重要组成部分,古老而又复杂,黏膜免疫研究越来越受到重视。

## 3.1 概述

### 3.1.1 黏膜免疫研究的意义及面临的挑战

黏膜免疫是指发生在黏膜局部的免疫反应过程，是全身性免疫的重要组成部分，但又相对独立。黏膜免疫因具有与系统性免疫不同的诸多特点及优势，近年来倍受人们关注。黏膜由消化道黏膜、呼吸道黏膜、泌尿生殖道及一些外分泌腺黏膜等组成，总面积约 400 $m^2$，是体内最大的组织器官，与皮肤一起构成第一线的免疫屏障。黏膜组织所含的免疫细胞占所有免疫细胞的 80%，黏膜免疫系统在防御病原入侵、维护机体健康中发挥关键作用。事实上，在生命进化的过程中，最低等的无颌类脊椎动物已经出现肠相关淋巴组织（gut-associated lymphoid tissue，GALT）（Matsunaga，1998；Gomez et al.，2013）。随着进化的推进及大量黏膜免疫效应细胞的出现，机体的黏膜免疫系统逐渐成熟，黏膜免疫反应日益精确高效（Shields，2000）。与此同时，人们对黏膜免疫的研究也逐渐深入。如发现一群称为天然淋巴样细胞（innate lymphoid cell，ILC）的细胞群在黏膜防御及黏膜免疫稳态的维持中发挥关键作用（Nicoletti，2010；Goto et al.，2014；McKenzie et al.，2014）。近几年，微生物与黏膜免疫的相互作用关系研究为人们探索机体的奥秘提供了新的思路（Brown et al.，2017；Kurashima et al.，2017；Belkaid et al.，2017）。探讨黏膜免疫反应的规律对人们深入理解生命现象的复杂机制，并从中寻求新的疾病防治策略有重要及深远的意义。

黏膜免疫研究的最初目的之一是防止病原体的感染。由于与外界接触广泛，黏膜及黏膜免疫系统每天都在经受大量致病、非致病微生物的挑战。在黏膜损伤、黏膜防御功能失调或病原体大量入侵的异常情况下，病原体即可越过黏膜屏障感染人体。据统计，50% 以上的病原体是通过黏膜感染人体的，对人类生命危害较大的疾病，如艾滋病（AIDS）、脑膜炎、流感、弓形虫病、结核、腹泻、淋病、肝炎及重症急性呼吸综合征（severe acute respiratory syndrome，SARS）等均起源于黏膜表面。因此，如何基于黏膜免疫反应的精确调控机制主动防御病原体的入侵成为该领域研究者关注的焦点。这方面的研究催生了

一门新的分支学科，即黏膜疫苗。疫苗接种目前被世界卫生组织认为是控制感染性疾病的最有效的策略。目前，常用的疫苗大多采用肌内或皮下注射的方式，尽管该种免疫策略能诱导出系统性的免疫应答，但在黏膜局部免疫应答的诱导效果并不理想（Brandtzaeg，2009）。与系统性免疫不同，人们发现，通过黏膜局部免疫途径的疫苗既能诱导系统性的免疫应答，也能有效诱导黏膜局部的免疫应答，因此针对许多经过黏膜系统感染人体的细菌、病毒、寄生虫等病原体，探索新的黏膜疫苗具有重要的意义。黏膜免疫能有效诱导局部免疫应答的特点是人们钟情于通过黏膜途径开发病原体疫苗的重要因素。

除了防御病原体的入侵，黏膜免疫系统的另一重要功能特点是维持机体对诸多无害抗原的耐受。在长期进化的过程中，黏膜免疫系统为了针对无害的食物抗原、共生菌等做出正确的反应，进化出了不对它们应答的耐受机制。也就是说，黏膜免疫除了诱导抗原特异性黏膜 IgA 和血清 IgG 应答外，此免疫途径也可诱导相反类型的免疫应答，即诱导全身无应答状态，如口服耐受。口服可溶性抗原能诱导机体出现一种对再次同一抗原刺激的免疫无应答现象，称为口服耐受。黏膜免疫系统对食物抗原及正常菌群的耐受性是维持黏膜免疫稳态的重要因素。因此，基于黏膜免疫系统容易诱导耐受的特点，开发针对自身免疫损伤性、变态反应性疾病的防治策略也是黏膜免疫研究者关注的一项重要课题（Wang et al.，2013；Ahluwalia et al.，2017）。

黏膜免疫系统既要识别致病微生物，又要对日常接触的无害微生物保持耐受的特点为不同黏膜疫苗的研究带来不同的挑战。在黏膜免疫的不同反应阶段，不同的免疫细胞及免疫组织分别发挥了哪些功能？对于以防御病原体感染为目标的黏膜疫苗研究而言，如何在一个容易诱导耐受的环境中诱导特异性免疫应答？尽管人们对于黏膜免疫的机制有所了解，但对于如何将黏膜免疫规律用于疾病的防治，尚有很多需要深入探讨的课题。能否基于黏膜免疫系统的特点和规律寻求克服免疫耐受性、增强免疫应答性的疫苗策略，是黏膜相关感染类疾病研究工作者面临的现实挑战。

### 3.1.2 黏膜免疫的组成、特点及基本反应过程

为了回答哪些特点使得黏膜免疫的效果与系统

性免疫不同,人们需要对黏膜免疫的组成及功能进行深入的分析。总体上讲,黏膜免疫系统包含黏膜上皮细胞、特化了的上皮细胞如 M 细胞(membrane/microfold cell)、上皮内淋巴细胞(intraepithelial lymphocyte,IEL)、黏膜相关淋巴组织(mucosal-associated lymphoid tissue,MALT)等组分,是全身免疫系统的组成部分但又相对独立(Molloy et al.,2012)。为了寻求更有效的黏膜免疫干预策略,有必要首先认识黏膜免疫区别于系统性免疫的特点。

(1)在组成上,黏膜免疫由弥散在黏膜上皮内或黏膜下固有层的大量免疫细胞、免疫分子、单个或多个淋巴滤泡聚集成的黏膜相关淋巴组织(MALT)等组成。其中黏膜相关淋巴组织包括肠相关淋巴组织(GALT)、支气管相关淋巴组织(bronchial-associated lymphoid tissue,BALT)和鼻相关淋巴组织(nasal-associated lymphoid tissue,NALT)等。GALT 由孤立的及聚集的淋巴滤泡组成(Neutra et al.,2001),这里是抗原识别及免疫应答起始的地方。聚集的淋巴滤泡常见于派尔集合淋巴结(Peyer patches,又称 Peyer 小结)、阑尾等部位。GALT 是全身最大的淋巴组织,包含人体约 70% 的免疫细胞。从形态上,Peyer 小结包括三个功能区:滤泡区、副滤泡区和滤泡相关上皮(follicle-associated epithelium,FAE)(Neutra et al.,2001)。滤泡区、副滤泡区组成 Peyer 淋巴滤泡,含有一个生发中心及 B 淋巴细胞、滤泡DC、巨噬细胞。滤泡相关上皮是由一层肠上皮细胞以及特化的上皮细胞——M 细胞组成(Owen and Jones,1974)。FAE 覆盖 Peyer 小结,形成肠腔微环境与肠淋巴系统的界面。

(2)分泌型免疫球蛋白[如 sIgA(secretory IgA)]在黏膜免疫防御中发挥重要作用。sIgA 在肠腔内抗原诱导下,由局部黏膜免疫组织合成,并经上皮细胞分泌到黏膜表面。sIgA 在保护机体免受黏膜表面的微生物侵袭方面起着非常重要的作用,其合成与淋巴细胞归巢迁移以及周围环境中的细胞因子均有很大关系(Strober,1990;Boyaka,2017)。

(3)常激活抑制性 T 细胞。黏膜免疫系统进化出了一系列的机制维持对食物、益生菌等无害抗原的耐受。如肠道菌发酵多糖后产生的短链脂肪酸可促进抑制性 Treg 细胞的扩增活化,并分泌 IL-10 等抑制性细胞因子,进而维持黏膜免疫耐受。

(4)黏膜免疫按功能分为两个不同的部位:诱导部位及效应部位。诱导部位包括黏膜外表面的上皮细胞、M 细胞以及免疫组织网络如肠相关淋巴组织(GALT)、支气管上皮和下呼吸道相关淋巴组织、鼻咽相关淋巴组织、喉相关淋巴组织(LALT)等,是黏膜免疫反应的主要诱导位点,是免疫应答的穿入区。诱导部位主要负责抗原的捕获、处理和提呈,激活免疫细胞,诱导免疫应答。效应部位主要由弥散的免疫细胞,包括上皮内淋巴细胞(intraepithelial lymphocyte,IEL)、固有层淋巴细胞(lamina propria lymphocyte,LPL)、天然淋巴样细胞(innate lymphoid cell,ILC)和一些外分泌腺(如唾液腺)组成,主要负责对抗原的应答。

(5)免疫细胞在诱导部位及效应部位间的循环是黏膜免疫的重要特征。黏膜免疫系统在诱导部位及效应部位间主要通过淋巴细胞归巢发生联系,即一个诱导部位致敏的免疫细胞进入血液循环逐步分化成熟。在特异性归巢受体(homing receptor)的介导下,80% 的致敏免疫细胞回到致敏部位进行效应性应答,其余进入其他黏膜部位。当外来抗原侵入机体时,宿主发动相关的淋巴组织作用于抗原,使抗原暴露在含有大量免疫活性细胞的诱导部位,并激活抗原特异性的 B 细胞、T 细胞。这些激活的 B 细胞、T 细胞从诱导部位迁出,经过血液循环或淋巴循环归巢到远处的效应部位,在呼吸道、胃肠道、生殖道黏膜及唾液腺等黏膜效应部位引起相关联的免疫应答。所以将黏膜诱导部位到效应部位这一系统称为共同黏膜免疫系统(common mucosal immune system,CMIS)。另外,黏膜免疫后 IgG 抗体形成细胞主要进入血液循环归巢至系统淋巴结或组织的炎症部位,而 IgA 抗体形成细胞归巢至黏膜部位。最近研究表明,这两种细胞还可归巢至骨髓,调节血清中抗体的形成。

近年来,一些黏膜免疫细胞如肠上皮细胞(intestinal epithelia cell,IEC)、M 细胞、上皮内淋巴细胞等诱发黏膜免疫反应的机制及其应用引发人们的关注。病原微生物抗原或用于免疫的疫苗抗原,均需要通过上皮细胞、M 细胞或黏膜相关淋巴组织内抗原提呈细胞的吞噬、转运、呈递等过程完成免疫应答的诱导,其后则是活化了的特异性免疫细胞的归巢及对抗原的应答(Brandtzaeg,2009)。在黏膜免疫反应过程中,IEC 被认为是一种特殊的抗原提呈细胞。IEC 可表达 MHC-Ⅰ类分子、MHC-Ⅱ类分子和非经典的Ⅰ类分子。体外及体内实验显示,IEC 能从消化道摄取大分子和一些有机体(如轮状病毒、沙门氏菌和螺旋杆菌等），并以由高尔基体出芽形成的运输小泡和胞吞作用形成的内体合并形成的溶酶体（内体性溶酶体）的形式运输到基底侧。IEC 不同于经典 APC 的特征在于其抗原提呈功能受炎症状态的调节：肠腔中有很多抗原存在，但 IEC 提呈抗原的功能在很大程度上取决于肠道的炎症状态。IEC 对非炎症状态下黏膜免疫抑制的维持及炎症状态下免疫系统的激活都十分重要。IEC 与淋巴细胞相互作用后是维持免疫耐受状态还是导致炎症的发生，取决于多种免疫细胞间相互作用的结果。近几年，对 IEC 与 T 细胞相互作用的研究较多，提出的假设也较多：① 非炎症状态下，IEC 主要经过非经典的 I 类分子 CD1d 和 gp180 提呈抗原，激活的 CD8$^+$ T 细胞为抗原非特异性免疫抑制性细胞，未激活 CD8$^+$ CTL 反应。而且，非炎症状态下，IEC 不表达共刺激信号 CD80 和 CD86，因此，肠黏膜 T 细胞处于无能或耐受状态。② 炎症状态下，IEC 的 MHC-II 类分子表达增高，并表达共刺激信号 CD86。而且正常情况下，IEC 仅从游离面摄取抗原，炎症时抗原可能由于紧密连接泄漏而到达基底侧。由于运输的方式不同，可导致不同的免疫反应。在体外，IEC 与 T 细胞的共培养系统中，IEC 能选择性地激活 CD8$^+$ T 细胞，且两者通过非经典的 CD1d 分子或／和 gp180 结合（Dahan et al.，2007）。

除此之外，M 细胞在抗原摄取、转运中的作用，IEL 在黏膜免疫效应阶段的作用，以及它们在黏膜疫苗开发中的意义也是近年来研究的热点（Kim et al.，2012；Hathaway and Kraehenbuhl，2000），这部分内容将在后面的章节中详细探讨。无论是识别诱导部位还是效应应答环节，均有大量的不同种类的免疫细胞参与。认识这些免疫细胞参与黏膜免疫反应的机制是黏膜免疫研究的核心问题。

黏膜免疫细胞归巢循环的过程最能体现黏膜免疫的运行规律，黏膜免疫细胞随着从诱导部位到效应部位的归巢过程而逐步分化成熟。黏膜免疫细胞归巢的机制也是黏膜免疫研究的重要内容（Brandtzaeg，2009）。大多数淋巴细胞最终归巢到效应部位的黏膜固有层或上皮内，少数归巢到其他黏膜部位及一些外分泌腺。淋巴细胞的归巢及淋巴细胞表面的归巢受体，与黏膜免疫系统局部微环境表达的不同配体之间的相互作用有关，还与黏膜免疫系统中局部特异性表达的趋化因子及胞外基质等因素有关。不同淋巴细胞表达的归巢受体可能不同，

而有些黏附分子在内皮细胞的表达也呈现组织特异性，如 GALT 中的高内皮静脉（HEV）及肠固有层中的扁平静脉，均可表达黏膜地址素细胞黏附分子（mucosal addressin cell adhesion molecule-1，MAd-CAM-1）（Yu et al.，2012），而正常人的扁桃体、肺外分泌腺体、唾液腺、乳腺及周围淋巴结的 HEV 等几乎不表达 MAdCAM-1。将未转化的人小肠微血管内皮细胞在体外培养几天后，可丧失 MAdCAM-1 的表达，之后也不能诱导其表达，却能诱导血管细胞黏附分子（VCAM-1，CD106）的表达。由于 VCAM-1 在健康者及炎症患者体内的肠黏膜中均不能被检出，因此在肠微环境中可能存在一些可抑制 VCAM-1 表达而促进 MAdCAM-1 表达的因子。

免疫细胞移行一般由选择素黏附分子介导而产生可逆性起始黏附，再由活化的整合素介导而稳定黏附于内皮并渗出。如在 Peyer 小结中，致敏淋巴细胞将最终归巢到肠黏膜或肠黏膜外效应部位。淋巴细胞若表达归巢受体 α4β7，则该分子可与表达于 Peyer 小结中 HEV 及固有层中扁平静脉上的 MAd-CAM-1 相互作用，分别介导未致敏细胞迁入 Peyer 小结和致敏细胞归巢到黏膜固有层；而表达 αEβ7 的致敏细胞则通过与黏膜上皮细胞表达的 αEβ7 受体 E-钙依赖黏附素（E-cadherin）相互作用而定居于黏膜上皮内，成为上皮内淋巴细胞（IEL）。趋化因子致敏细胞归巢后，如何贮留在局部黏膜系统发挥免疫效应？有研究发现，一些组织特异性表达的趋化因子与淋巴细胞渗出后定位并贮留在各种淋巴组织的微环境有关。例如，次级淋巴趋化因子优先表达于周围淋巴结中 T 细胞区的非淋巴细胞及 Peyer 小结中的滤泡旁区，并优先吸引 T 细胞归巢。相反，B 细胞趋化吸引物（BLC）则高表达于 Peyer 小结、周围淋巴结和脾中的滤泡区。其受体（BLR1）基因敲除鼠的 B 细胞不能进入滤泡区，但能正常进入 T 细胞区域。研究表明，整合素在黏膜免疫系统中是与归巢有关的关键的黏附分子，此外，选择素也参与了归巢过程（Gorfu et al.，2009）。

近几年已发现几类黏附分子参与了淋巴细胞的归巢与定居，其中主要是整合素分子。整合素是 I 型跨膜糖蛋白，由 αβ 亚基组成，参与细胞之间的黏附。目前至少已鉴定了 15 个 α 亚基与 8 个 β 亚基，可配对形成 20 多个整合素分子。β 链可与几个不同的 α 链结合，据此可将整合素分成不同的亚家族。β1 亚家族由 β1 及 α1—α9 相连而成，其配基

多为细胞外基质,如纤维黏连蛋白。β2 亚家族包括 αLβ2、αMβ2 和 αXβ2,主要表达于淋巴细胞等白细胞表面,其配体为 Ig 超家族成员,如 ICAM-1、ICAM-2、ICAM-3,在淋巴细胞的再循环中起作用。最近又鉴定了几个新 β 链,如 β4、β5、β6 和 β7。β7 选择性表达于淋巴细胞上,分别与 α4 及 αE 结合形成 α4β7 和 αEβ7,构成 β7 亚家族,由于它们参与黏膜淋巴细胞归巢与定居而引起注意。几种重要的黏膜细胞归巢相关分子总结如下。

(1)整合素 α4β7 及配体 MAdCAM-1。已知 α4β7 是小鼠淋巴细胞归巢到黏膜组织的主要受体。α4β7 主要表达于循环 B 细胞及一些循环记忆性 CD4$^+$T 细胞上,针对它的抗体可阻断小鼠淋巴细胞结合到 Peyer 小结内的高内皮静脉(HEV)。Williams 发现,表达 α4β7 及 CD44$^{high}$ 的记忆 T 细胞可以非常有效地归巢到 Peyer 小结,而 α4β7 记忆 T 细胞基本上不能进入黏膜淋巴组织,它们主要归巢到外周淋巴结(Williams et al.,1997)。Farstad 研究了人体 Peyer 小结中 T 细胞、B 细胞上的 α4β7 分布发现,HEV 附近 CD45RA$^+$T 细胞及滤泡中 SIgD$^+$B 细胞表达中等水平的 α4β7 和丰富的 L-选择素,而靠近输出淋巴管的记忆性 CD45RO$^+$T 细胞和 SIgD$^-$B 细胞则表达高水平的 α4β7,很少表达 L-选择素。由于 α4β7 和 L-选择素共同表达于 Peyer 小结 HEV 附近的淋巴细胞,表明两者参与了人淋巴细胞归巢到肠相关淋巴组织(GALT)的过程(Farstad et al.,1994)。

α4β7 的主要配体为 MAdCAM-1,次要配体为内皮 VCAM-1 及纤维黏连蛋白(FN)。MAdCAM-1 属于 Ig 超家族,为 50 KD① 的跨膜糖蛋白。它有 4 个结构区,第 1 区和第 2 区为 Ig 区,有 α4β7 结合位点,第 3 区是黏蛋白样区,有选择素结合位点。MAdCAM-1 主要在肠 Peyer 小结、肠系膜淋巴结的 HEV、肠固有层小静脉和乳腺小静脉内皮表达,因此 α4β7 主要介导淋巴细胞归巢到这些黏膜淋巴组织。

(2)整合素 αEβ7 及其配体 E-钙依赖黏附素(E-cadherin)。αEβ7 主要在肠上皮内淋巴细胞及肠固有层淋巴细胞高水平表达,在部分外周血淋巴细胞也表达,其中 B 细胞表达水平高于 T 细胞。有人发现,αEβ7 也在支气管上皮内淋巴细胞及肺泡壁淋巴细胞表达。约 50% 的肺泡记忆 T 细胞表达

① 1KD = 1000 g·mol$^{-1}$。

αEβ7,可介导特定 T 细胞亚群在支气管上皮定居。免疫沉淀分析表明,αEβ7 由 135 KD 的 α 链与 100 KD 的 β 链组成。目前 αE 与 β7 的基因已经被克隆。关于 αEβ7 的功能,体外实验表明,抗 αEβ7 单抗可阻断 T 细胞黏附于上皮细胞,因此它主要介导上皮内淋巴细胞(IEL)黏附及定居于肠上皮。

用一组针对上皮细胞的单抗可以阻断 IEL 与上皮的黏附,证明 αEβ7 的配体是上皮细胞表达的 E-钙依赖黏附素(E-cadherin)(Cepek et al.,1994)。钙依赖黏附素是另一类黏附分子,有 5 个细胞外区,尾部与连环蛋白(catenin)及肌动蛋白相连。在固体组织形成过程中,钙依赖黏附素可介导 Ca$^{2+}$ 依赖的同型的细胞黏附,其特点是有严格的组织特异性表达。E-钙依赖黏附素主要在上皮细胞基底面表达,可识别 IEL 的 αEβ7,介导 IEL 与上皮细胞黏附,有助于淋巴细胞归巢到黏膜部位。转染实验表明,用 αEβ7 基因转染 Cos 细胞后,被转染的 Cos 细胞可结合上皮细胞,这种结合可被针对 αEβ7 或针对 E-钙依赖黏附素的单抗所阻断。另外,α4β1(VLA-1)也介导淋巴细胞在内皮上的滚动,参与淋巴细胞归巢。已发现大多数肺部 T 淋巴细胞表达 α4β1。

(3)L-选择素。L-选择素主要介导淋巴细胞归巢到外周淋巴结,但也参与淋巴细胞归巢到黏膜淋巴细胞,如 Peyer 小结,因为针对 L-选择素的单抗也可部分阻断淋巴细胞归巢到 Peyer 小结。幼稚淋巴细胞表达的 L-选择素与 HEV 内皮表达的 MAdCAM-1 糖基部分相互作用,导致淋巴细胞在内皮上滚动,然后 α4β1 与 MAdCAM-1 进一步相互作用,抑制滚动,淋巴细胞即可穿过内皮进入淋巴结内。可见 L-选择素在淋巴细胞起始黏附及沿内皮滚动中起重要作用(Kobayashi et al.,2012)。

对于已进入肠固有层的淋巴细胞,从固有层向上皮的迁移是由上皮细胞分泌的化学趋化因子驱动的,如 IL-8。由于 α8β7 的次要配体为纤维黏连蛋白,故在淋巴细胞穿过固有层的细胞外基质向黏膜上皮的运动中起作用。上皮细胞还可合成 TGF-β1,诱导淋巴细胞表达 αEβ7,通过 αEβ7 与肠上皮基底面表达的 E-钙依赖黏附素结合,从而将淋巴细胞固定于上皮内。

归巢后淋巴细胞的功能是黏膜免疫研究的核心问题。尽管效应部位也包括一些相关的外分泌腺体,但对效应部位的研究主要集中在黏膜内及黏膜

固有层的 T 细胞。它们与别的细胞及微环境的相互作用,直接调节着黏膜免疫反应,也是黏膜免疫研究的核心问题。效应部位的 T 细胞在黏膜免疫反应及平衡中,有很多功能上尚未完全阐明的、异型的 T 细胞参与。在肠黏膜,肠上皮细胞(IEC)可与两类 T 细胞紧密接触——上皮内淋巴细胞(IEL)和固有层淋巴细胞(LPL)。① IEL:表达 αEβ7 与 IEC 上的 E-钙依赖黏附素结合,定位于 IEC 之间,是体内最多免疫细胞,平均每 5~6 个 IEC 中有 1 个 IEL。75% 的 IEL 为 gdT 细胞,远高于外周血(5%)。近年用转基因鼠证明,部分 IEL 是胸腺外发育成熟的 T 细胞。IEL 能以非 MHC 限制的方式直接识别未加工的抗原产生溶细胞活性,作为机体早期抗感染的机制。另外,部分 IEL 可表达 FasL,并以 Fas 依赖的方式介导 IEL 凋亡,清除被感染的肠道上皮细胞而发挥抗病毒作用(Cheroutre et al. , 2011)。② LPL:由比例几乎相同的 T 细胞和 B 细胞组成。T 细胞中约 2/3 为 CD4$^+$T 细胞,1/3 为 CD8$^+$T 细胞,主要是活化的 T 细胞。IEC 通过基底膜孔隙与 LPL 的不同细胞亚群直接紧密接触。上述归巢后的淋巴细胞是黏膜免疫效应阶段的主要介导者(Dahan et al. , 2008)。一些黏膜免疫效应细胞如 IEL、IgA 产生细胞的研究现状也将在本章中系统地介绍。

在认识黏膜免疫反应特点及规律的基础上,如何将这些特点及规律用于疾病的防治是人们最为关心的问题。对黏膜疫苗的研究而言,尽管人们知道黏膜疫苗有诸多的优点,但遗憾的是,截至目前,有效的黏膜疫苗十分有限。迄今为止,除了脊髓灰质炎口服疫苗外,几乎没有黏膜疫苗被有效地用于人。轮状病毒疫苗和流感疫苗在短期应用后,由于其副反应已从市场撤回,这表明,黏膜疫苗的研究仍有许多值得深入探讨的课题。当前一些黏膜疫苗研究进展如何、遇到了何种问题等,是本章要探讨的问题。

## 3.2 黏膜免疫关键细胞的功能及研究进展

### 3.2.1 M 细胞

M 细胞全称为膜性细胞(membrane cell),为一种高度特化的扁平上皮细胞。在肠道肠集合淋巴小结和 Peyer 小结滤泡上皮中,M 细胞与肠上皮细胞紧密排列在一起,肠上皮细胞形成规则的微绒毛,而 M 细胞形成不规则的微折叠。M 细胞浆具有丰富的吞饮小泡和线粒体,但溶酶体较少,拥有区别于其他肠上皮细胞的超微结构及组织学标志。新近的研究证实,除肠道外,在支气管相关淋巴组织和新发现的鼻咽相关淋巴组织中也有类似的 M 细胞存在。M 细胞在近肠腔的顶端处吞噬肠腔内的可溶性及固化物质,包括肠腔内的微生物,胞内加工后以吞噬小泡形式转送至侧面胞膜处,并以胞吐方式分泌到细胞间隙。在 M 细胞侧面聚集有淋巴细胞及巨噬细胞,从而迅速识别 M 细胞提供的抗原。通过这种方式,位于肠上皮下的黏膜免疫诱导部位迅速识别肠腔内抗原并产生免疫应答(Ohno,2016)。

因为 M 细胞与邻近上皮细胞间可通过桥粒紧密连接,形成上皮障碍,将肠道内抗原物质与上皮下淋巴组织隔开。但 M 细胞允许各种大小不同的分子通过这种障碍。Neutra 研究发现,M 细胞是大分子颗粒抗原进入上皮下淋巴组织的主要途径(Neutra et al. ,1996)。与肠上皮细胞相反,M 细胞主要摄取和运输颗粒性抗原,如微生物。M 细胞缺乏肠上皮细胞表面带负电荷的糖蛋白分子层(又叫糖萼),顶部有膜性皱褶,基底部深深凹陷成一个袋,袋中含有 T 细胞、B 细胞及巨噬细胞。这种结构特征使 M 细胞基底膜距细胞顶部仅 3 μm,大大缩短了含有抗原的吞饮小泡跨越 M 细胞的距离,有利于抗原快速进入上皮下淋巴组织诱导免疫应答。当黏膜表面的抗原与 M 细胞膜结合后,M 细胞便将其吞入形成吞饮小泡,但抗原很少或完全不在 M 细胞溶酶体中停留,直接迅速被转运至 M 细胞基底膜侧,并将抗原释放入上皮下淋巴组织。

M 细胞上皮下淋巴滤泡具有生发中心,以 IgA$^+$B 细胞占多数;T 细胞位于副滤泡区,可表达 αβ 型 T 细胞受体(TCR)。另外,滤泡还含有大量的抗原提呈细胞(APC),如巨噬细胞、树突状细胞(DC)和 B 细胞,抗原被加工后呈递给 T 细胞、B 细胞,产生抗原特异性 B 淋巴母细胞,在生发中心增殖后,通过血流迁移到远处的黏膜和腺体组织,在那里进一步分化成熟为浆细胞,分泌 IgA。IgA 形成双体或多体后选择性地与上皮细胞多聚 IgA 受体结合,然后跨过上皮细胞释放入黏膜或腺体分泌物中。因此,M 细胞在从肠腔到黏膜淋巴组织运送抗原的过程中发挥关键的作用,跨越 M 细胞转运抗原为启动黏膜免疫应答最重要的第一步。M 细胞虽含有溶酶体酶,如组织蛋白酶 E，但微生物抗原一般仍以完整的活性形式路过 M 细胞。

当前，人们对于 M 细胞的关注源于黏膜疫苗的研究。如何将疫苗抗原有效投递到黏膜淋巴组织是黏膜疫苗研究面临的一个关键难题。而 M 细胞转运抗原的作用为提高疫苗的转运效果提供了理想的靶点。例如，对于 M 细胞的分子和细胞特征研究能促进有效黏膜疫苗的设计，将有可能很好地用于抗感染性疾病（Brayden and Baird，2004）。因此，深入了解 M 细胞运送抗原的机制对于增强黏膜免疫以及系统性免疫应答、开发有效的黏膜疫苗有重要的意义。M 细胞在形态学及酶学上与附近的肠上皮细胞不同。但目前对于 FAE 中 M 细胞的起源尚不十分清楚。一般认为，肠上皮细胞与 M 细胞来源于同一个前体（Nicoletti，2000）。而 Gebert 等（1999）结合组织学及超微结构技术分析认为，M 细胞起源于不同的细胞系。在形态上，M 细胞与其他的上皮细胞有不同的特征，如 M 细胞含有一个独特的口袋（Neutra et al.，1996），这个 M 细胞口袋中包括 B 细胞、T 细胞、DC 及巨噬细胞，它提供了一个抗原提呈细胞与淋巴细胞结合的地点，减少了抗原摄取、提呈的距离。此外，与邻近的肠上皮细胞相比，M 细胞表现出不同的糖基化模式（Gebert and Hach，1993），但目前人们对 M 细胞上所表达的糖蛋白及黏附分子的认识仍不够清楚。Pielage 的研究表明，半乳糖结合蛋白 Galectin-9 表达在 M 细胞及 FAE 上，可能是人 M 细胞分化的标志分子（Pielage et al.，2007）。

如前所述，M 细胞的功能在于上皮间的转运。M 细胞表面的特征也提示其抗原转运功能。M 细胞从肠腔转运物质穿越上皮障碍到下面的免疫细胞，在那里启动免疫应答。M 细胞转运的物质包括碳粒子、铁蛋白以及微生物，包括霍乱弧菌、鼠伤寒沙门氏菌（Jensen et al.，1998）。这个穿越上皮的转运过程包括三个步骤：① 通过顶层的细胞膜内吞；② 通过细胞内小泡到细胞浆；③ 通过基底外膜胞吐出去。M 细胞介导的转运非常有效快速，一个胞吞、胞吐过程最短 10 min 即可完成。M 细胞吞噬微生物及分子的机制取决于物质的大小、表面 pH、表面静电、疏水性、浓度以及 M 细胞表面的受体等。例如，大的粒子及细菌可通过上层膜的移动及细胞骨架重排来实现胞吞，病毒等能通过网格蛋白通道实现胞吞。在胞转过程中，抗原不必经过大的超微结构的改变，直接被运到口袋内。研究表明，除了抗

原转运，M 细胞还具有其他的功能，包括提供共刺激信号给 T 细胞、B 细胞，促进它们对抗原的应答。有报道显示，M 细胞能释放 IL-1 等细胞因子，增强 T 细胞应答（Pappo and Mahlman，1993）。

M 细胞是抗原由肠腔向黏膜淋巴组织转运的主要部位。很多病原体都是通过 M 细胞进入宿主（Sansonetti and Phalipon，1999），包括脊髓灰质炎病毒（poliovirus）、鼠伤寒沙门氏菌（*Salmonella typhimurium*）、小肠结肠炎耶尔森菌（*Yersinia enterocolitica*）以及霍乱弧菌（*Vibrio cholera*）（Jensen et al.，1998；Hamzaoui et al.，2004）。由于 M 细胞能转运惰性颗粒，有人认为，病原体并不一定通过特定的机制穿过 M 细胞。但同时也有人持不同的观点，例如，Tyrer 等认为，M 细胞对不同的病原体有不同的转运机制（Tyrer et al.，2007），深入认识这一机制对于开发特异性的防御策略有重要的指导意义。

下面以霍乱弧菌、脊髓灰质炎病毒及 HIV 病毒为例阐述它们通过 M 细胞的机制。M 细胞在紧密连接部位通过肌动蛋白丝形成一个结构结合并吞噬霍乱弧菌。加热杀死的细菌不附着 M 细胞，说明霍乱弧菌与 M 细胞的结合需要特殊的黏附（Blanco and DiRita，2006a）。近来有研究发现，霍乱毒素与 M 细胞上一个受体——神经节苷脂受体（ganglioside receptor）GM1 的结合是一个重要环节（Blanco and DiRita，2006b），而加热杀死的细菌因霍乱毒素受到破坏而不能与 GM1 结合。经 M 细胞转运后，霍乱弧菌感染淋巴母细胞及巨噬细胞，正常情况下在囊泡区被杀死（Davis and Owen，1997）。胞吞过程引发宿主对霍乱毒素及霍乱脂多糖的 sIgA 应答（Pierce et al.，1987）。覆盖有 sIgA 的霍乱弧菌更有利于 M 细胞通过 sIgA 的受体对其进行吞噬转运（Blanco and DiRita，2006b）。

在面对病毒的情况下，不同的病毒通过不同的机制被 M 细胞转运（Sicinski et al.，1990；Amerongen et al.，1991）。脊髓灰质炎病毒通过口感染人体，最初病毒复制的地点被认为是在肠道 Peyer 小结，在感染脊髓灰质炎病毒的组织中发现，病毒粒子特异性附着在 M 细胞表面（Sicinski et al.，1990）。目前，人类免疫缺陷病毒（HIV）的感染及防治是人们迫切关注的课题，80% 的 HIV 感染是通过黏膜途径（Amerongen et al.，1991），HIV 必须通过肠道或生殖道黏膜屏障去感染 CD4$^+$T 细胞。有报道显示，HIV-1 通过 M 细胞而不是肠上皮细胞实现感染

（Amerongen et al. , 1991），HIV-1 经由 M 细胞转运通过 M 细胞上的趋化因子受体 CXCR4 感染（Fotopoulos et al. , 2002）。

M 细胞研究的意义及前景在于如何提高黏膜疫苗的效率。口服疫苗必须克服一些障碍才能达到预期的效果，这些障碍包括：① 由于抗原的稀释或降解以及黏液屏障的存在，口服的抗原很难接触到 DC 等抗原提呈细胞；② 大量存在的下调体液及细胞免疫应答的机制使得黏膜是一个易于诱导耐受的部位（Nicoletti, 2000）。鉴于 M 细胞具有独特的转运各种抗原的优势，利用 M 细胞转运抗原有望提高抗原递送效率，更好地激发黏膜免疫反应（Brayden and Baird, 2004）。病原体含有的能与黏膜表面结合的配基可用于黏膜疫苗的递送（Wu et al. , 2001）。例如，轮状病毒能通过血凝素 a-1 蛋白与兔的 M 细胞结合，用多聚赖氨酸将 a-1 蛋白与抗原聚合，能有效诱导抗原特异性的血清 IgG 及黏膜 IgA 应答（Kim et al. , 2002）。

综上可见，尽管 M 细胞在肠上皮细胞中占有很小的比例，但它们在抗原选择、病原体转运以及启动黏膜免疫反应中发挥重要的作用。当然，通过体外建立 M 细胞模型，进一步鉴定 M 细胞的标记分子等方面的研究会进一步提高人们对该类细胞的认识，进而为更有效地运用 M 细胞防治黏膜免疫相关疾病提供新的理论及实验依据。

### 3.2.2　上皮内淋巴细胞（IEL）

上皮内淋巴细胞（intraepithelial lymphocyte, IEL）位于黏膜上皮细胞的细胞间隙。这种淋巴细胞主要见于小肠黏膜绒毛上皮细胞之间，95.2% 位于上皮基底层，3.7% 位于上皮核层，1.1% 位于顶端，其上方与上皮细胞紧密连接，下方为基底膜。这些细胞与相邻上皮细胞及基底膜之间未见桥粒和其他黏连形式。IEL 包括 $\alpha\beta^+$ TCR T 细胞、$\gamma\delta^+$ TCR T 细胞和 NK 细胞（Sheridan and Lefrançois, 2010）。小鼠小肠超过 50% 的 IEL 为 $\gamma\delta^+$ TCR T 细胞，人类小肠约为 10%。$\alpha\beta^+$ TCR T 细胞分为 TCR$\alpha\beta^+$CD8$\alpha\alpha^+$ IEL、TCR$\alpha\beta^+$CD8$\alpha\beta^+$ IEL 和 TCR$\alpha\beta^+$CD4$^+$ IEL 三类细胞。其中 TCR$\alpha\beta^+$CD8$\alpha\alpha^+$ IEL 最为常见。消化道 $\gamma\delta^+$ TCR IEL 是一类非常规 T 淋巴细胞，可参与口服耐受和防止炎症发生，产生角化细胞因子以参与伤口修复和免疫监视。$\gamma\delta^+$ TCR IEL 几乎均为 CD8$\alpha\alpha^+$ T 细胞。此类细胞常以活性形式驻留于肠黏膜，表

达颗粒酶 FAS 配体、RANTES 和 CD69 等标志物，预先不接触抗原的情况下即可快速获得细胞毒性（Sheridan and Lefrançois, 2010）。

关于 IEL 的来源，目前认为有两种起源不同的亚群：① 约 40% 的 IEL 为胸腺依赖性，其表现型与外周血的 T 细胞相同，由 $\alpha\beta$ T 细胞组成。这类细胞可能是 Peyer 小结中的 T 细胞在受到抗原刺激后增殖，然后通过淋巴循环和血液循环迁移至肠上皮。因此，数量的多少与抗原的刺激有关。② 约 60% 的 IEL 为胸腺非依赖性，主要为 $\gamma\delta$ T 细胞。这类 T 细胞可能以造血前体的形式，不经胸腺而直接由骨髓迁移至肠上皮，并在肠上皮提供的微环境中分化成熟。$\gamma\delta$ T 细胞属于固有免疫细胞，具有较强的细胞毒作用，并能分泌多种细胞因子。因此，IEL 在免疫监视和细胞介导的黏膜免疫中具有重要的作用（Guy-Grand and Vassalli, 2002）。

IEL 在黏膜免疫的效应阶段发挥关键的作用。其中对肠道 IEL 的功能研究较多，认识也相对清楚。肠道免疫系统对于维持肠道黏膜的稳态发挥着重要作用，它既要保护机体免受病原菌的入侵，又要对肠道中的共生菌保持耐受，其区分共生菌和致病微生物的机制至今仍未得到阐明。肠道上皮内淋巴细胞（intestinal intraepithelial lymphocyte, iIEL）镶嵌在肠道上皮细胞间，对黏膜免疫应答的调节起着重要作用。iIEL 被认为是一群高度活化的大颗粒淋巴细胞，可以迅速地对早期感染产生免疫应答。iIEL 表达整合素 $\alpha$E$\beta$7，可通过结合肠上皮细胞的 E-钙黏蛋白以驻留于肠道（Johansson-Lindbom and Agace, 2007）。小肠近段、中段 60%~70% 的 IEL 为 $\gamma\delta^+$ T 细胞，远段 70% 为 $\alpha\beta^+$ T 细胞。结肠 40% 的 IEL 为 TCR$\gamma\delta$ T 细胞，其余为 $\alpha\beta^+$CD8$^+$ T 细胞，生理条件下肠上皮 $\alpha\beta^+$CD4$^+$ T 细胞仅占少数。Veazey 用流式细胞仪及免疫组化对猴研究表明，iIEL 占肠上皮细胞的 4%~6%。80% 以上的 IEL 为 CD3$^+$CD103$^+$ 细胞及 NK 细胞，只有 6% 为 CD20$^+$ B 细胞（Veazey et al. , 1997）。关于 iIEL 中 T 细胞表型，63%~80% 为 CD8$^+$ T 细胞，少数为 CD4$^+$ T 细胞。TCR 主要是 $\gamma\delta$ 型，少部分为 $\alpha\beta$ 型。

iIEL 在表型、回归行为等方面与胸腺来源的普通 T 淋巴细胞不同，其发育场所目前仍存在争议。Arosa FA 等学者发现，iIEL 多为 CD8$^+$CD28$^-$，认为该细胞是外周 T 细胞优先转移、吸附在 IEC 上而形成的。由于肠组织不表达 CD80、CD86 等分子，因此

IEL 不需要表达外周 T 细胞上具有的 CD28（Arosa et al.，1998）。Lefrançois 等通过小鼠实验证明，iIEL 在小肠的发育可能有四种途径：① 前体细胞来源于骨髓，进入胸腺，在胸腺成熟后进入小肠；② 前体细胞不通过胸腺，但在胸腺来源的细胞因子或细胞的作用下，诱发细胞在肠内分化增殖；③ 前体细胞仅在胸腺部分成熟，而在胸腺来源的细胞因子或细胞的作用下，继续在肠道内分化，完成整个发育过程；④ 前体细胞全部在胸腺外完成其成熟和选择过程（Lefrançois and Puddington，1995）。

动物实验发现，经环磷酰胺处理后，卵白蛋白能诱导 IEL 数目的增加、肠上皮细胞更新以及肠系膜淋巴结中 T 细胞致敏，提示食物抗原的局部致敏作用通常处于抑制状态。食物蛋白经肠道酶降解后，被消化的可溶性抗原主要通过肠上皮细胞吸收。在诱导肠道耐受方面早已发现，正常 IEL 具有抗原呈递功能，可将抗原呈递给 T 细胞，主要是选择性活化 CD8$^+$ T 抑制细胞，从而导致对食物蛋白的特异性耐受。对此，体外实验已有证明。肠道细菌的增殖总是伴随着小肠黏膜上皮内淋巴细胞的增多和黏膜免疫功能的成熟。肠道黏膜上皮为小肠黏膜上皮内淋巴细胞的分化、成熟及功能的实施提供了一个良好的微环境。Sheridan 和 Lefrançois（2010）研究表明，IEL 有与细胞毒 T 细胞及 NK 细胞相似的胞内颗粒，如穿孔素、粒酶和丝氨酸酯酶，故 IEL 的主要有细胞杀伤作用。IEL 也可分泌淋巴细胞因子，如 TNF-α、IFN-γ、IL-2，因此在防御肠道病原体入侵方面发挥重要作用，如杀死细菌、清除被病毒感染的上皮细胞。由此可见，iIEL 既可介导免疫耐受也可防御微生物的感染，在调控肠道免疫稳态中发挥关键作用。

另外，在口服耐受的机制研究过程中，αβ$^+$TCRIEL 以及 γδ$^+$TCRIEL 分别发挥不同的功能，例如，耐受状态的形成需要 αβ$^+$TCRIEL 参与，而 γδ$^+$TCRIEL 在打破耐受中发挥重要作用。研究发现，IL-4 能刺激 CD4$^+$αβ$^+$TCRIEL 产生 IL-4、IL-5、IL-10，并且使得 TGF-β 分泌增加，部分解释了其耐受诱导功能。IL-2 由 iIEL 以自分泌或旁分泌的形式产生，研究表明，IL-2 参与了 γδ$^+$TCRIEL 的发育过程。此外，研究发现，IL-7 和 IL-15 亦是 iIEL 发育的关键细胞因子（Isakov et al.，2011），IL-7R 的缺陷伴随 γδ$^+$TCRIEL 的缺损。由于 γδ$^+$TCRIEL 具有调节 IgA 免疫应答的功能，IL-7R 缺陷时，小鼠血清 IgA 浓度及对抗原应答的能力均显著下降。

因此，iIEL 在肠道免疫中的功能具体包括以下几个方面：① 免疫监视功能，如对肿瘤细胞自发的 CTL 或 NK 细胞样的杀伤活性；② 保持肠道上皮的完整性；③ 调节对抗原的应答；④ 诱导和维持口服耐受。CD1d 是一种非经典的 MHC-Ⅰ 类分子，目前认为 CD1d 是 IEL 的配体，且其表达受 IFN-γ 的调节（Yamamoto et al.，1998）。iIEL 可通过释放生长抑素阻止肠道中外源性抗原的致敏作用，这类 IEL 属于 CD45+CD8αα$^+$IEL 亚群，能通过释放 TGF-β、IL-4、IL-1R、PGE 等抑制剂发挥抑制功能。在疾病相关性研究方面，IEL 能通过差异分泌 Th1 和 Th2 型细胞因子影响炎症性肠病的病程。正常情况下，IEL 的不同亚群维持一种平衡状态，一旦某些因素打破这种平衡，食物过敏或自身免疫病则可能发生（Cheroutre et al.，2011；Parihar et al.，2017）。总之，iIEL 作为一种特殊的淋巴细胞群体长期与肠道正常菌群、病原微生物接触，在黏膜抗感染免疫、调节免疫反应稳态方面发挥关键作用，其具体的机制尚有许多需要深入探讨的内容。

### 3.2.3　IgA$^+$B 细胞

IgA 在黏膜免疫中发挥关键的作用，IgA 诱导产生的机制、分泌过程以及其结构特征、功能特点等是黏膜免疫研究领域的重要内容。在本部分内容中，拟分别叙述 IgA$^+$B 细胞的诱导、调节及其分泌的 IgA 的功能特性。

#### 3.2.3.1　IgA$^+$B 细胞的诱导及 IgA 的分类

在黏膜免疫诱导部位，抗原被加工、提呈后，诱导 B 细胞形成抗原特异的 IgA$^+$B 细胞。在此过程中，B 细胞的分化、增殖有赖于 T 细胞的帮助。其中多种 Th2 样因子参与了诱导部位的 B 细胞增殖、分化，相关因子包括 TGF-β、IL-4 等（Iijima et al.，2001）。前体 B 细胞在诱导部位内进行同种型转换（isotype switch），形成膜表面抗体 IgA 阳性的 B 细胞，同种型转换是形成 IgA 型浆细胞的关键之一。体外研究发现，在 TGF-β 作用下，B 细胞基因表达重排，Cα 基因替代 CH 基因，从而使 B 细胞转型为 IgA$^+$B 细胞。但有研究证实，IL-4 的作用远高于 TGF-β（Estes，2010）。在体内实验中证实，IL-4 是调控 B 细胞在 Peyer 小结内分化的主要因子，IL-4-/-小鼠失去合成 IgA 的功能（Nies et al.，2002），因此,IL-4 对于 IgA 的合成十分重要。转型的 B 细胞被抗原致敏后离开诱导部位,沿血流进入局部或远处的黏膜组织及分泌组织。这个过程称为归巢。在这些效应部位,致敏 B 细胞分化为合成 IgA 的浆细胞,或者成为长效记忆细胞。已致敏 B 细胞主要在 IL-6、IL-5 等细胞因子调控下分化为 IgA⁺ 浆细胞。

按照 IgA 的产生部位与体内分布的特点,可将其分成两个类型:血清型和分泌型。血清型主要由骨髓产生,直接进入血液循环,在人体内其分子多为 IgA 单体型;分泌型主要产生于黏膜,经过一定过程转运至黏膜腔并连接上一个分泌成分(secretory component,SC)分子。由于两种类型 IgA 的来源不同,有人提出,IgA 系统是由两个相对独立的、分别调节的合成中心组成;另一种观点则认为,骨髓并不是 IgA⁺B 细胞的诱导部位,人类 IgA⁺ 细胞的总诱导基地在膜相关淋巴组织,部分细胞移居至骨髓后,在那里形成了次级基地。无论何种说法都不否认,黏膜在合成分泌型 IgA(secretory IgA,sIgA)中的重要性。

### 3.2.3.2　sIgA 的特征

sIgA 是黏膜表面的主要免疫球蛋白,产量很大。sIgA 显示出与循环及外周的 IgA 不同的分子形式。sIgA 处于一种不断变化的微环境,其功能在于阻断外界与人体内环境之间的联系。在胃肠道系统,sIgA 面临的另一个挑战是区别无害的共生菌以及有害的微生物,其具体的机制十分复杂,目前尚不十分清楚。从免疫稳态的角度看,包括 sIgA 在内的免疫系统必须维持对正常抗原的耐受以及对病原体的免疫应答。由于肠道、呼吸道黏膜仅有一层上皮细胞阻隔,sIgA 在维持免疫稳态中的作用则尤为关键(Neal et al. ,2011;Boyaka,2017)。

与血清中 IgA 的单体形态不同,sIgA 有不同的生化特征,sIgA 包括连接链(J)和分泌成分(SC),以及一个构成 pIgR 前体胞外段的多肽,该多肽协助多聚 IgA 穿过上皮细胞。J 链的作用在于共价连接两个 IgA 单体,形成二聚体甚至多聚体。聚合体不仅使 IgA 结合抗原的能力增强,还可使 IgA 能结合分泌成分,赋予 IgA 以特殊的活性。分泌成分是上皮细胞产生的分子量约为 95 kD 的蛋白分子,习惯上称作分泌片。SC 可与(也只能与)IgA 的聚合体尤其二聚体相结合,成为 IgA 聚合体的转运受体,也是 sIgA 的一部分。SC 可使 IgA 对蛋白酶的敏感性下

降,使黏液更黏稠,增强了黏附作用及防御能力。另外,IgA 铰链中还有一富含脯氨酸的糖基化区域,比 IgG 等更耐受哺乳类蛋白酶的消化作用。所以 IgA 在胃肠道等部位的生存力比 IgG 等其他免疫球蛋白强得多。此外,sIgA 还包括一个惰性 Fc 片段。与 IgG 和 IgM 不同,IgA 的 Fc 片段有很大的惰性,既不亲细胞也不通过胎盘;除非在高度结合状态,从不通过任何途径活化补体;即使在聚合状态或已形成免疫复合物,也不与 C3b 结合,故与炎症细胞及炎症介质无关,在一定程度上,游离状态的 IgA 还有抗炎作用。但最近也有人指出,IgA 的 Fc 片段可与乳铁蛋白及乳过氧化物酶结合,增强这些物质的抗菌活性;在一定条件下,也可与杀伤细胞的 Fc 受体结合,介导产生 ADCC 效应。

Brandtzaeg 等将 sIgA 的分泌模型进行总结,包括以下几点:① 位于腺体附近的浆细胞合成 J 链并将 J 链与 IgA 结合,形成二聚体或多聚体的 sIgA;② 腺上皮细胞产生 SC 并将 SC 编入细胞膜或存留于胞质中以供分泌;③ J 链与 IgA 形成的聚合体有一个 SC 结合位点,故聚 IgA 从免疫细胞释放后,易于通过非共价键与腺上皮细胞表面的 SC 结合;④ IgA-SC 复合物被腺上皮细胞胞饮吸收,经二硫键交换成为稳定的聚合体;⑤ 形成的 sIgA 遵循一般蛋白质的分泌途径,即内质网→高尔基复合体→小泡,排出腺腔(Brandtzaeg,2010)。

### 3.2.3.3　sIgA 的分泌

sIgA 是在肠腔内抗原诱导下,由局部黏膜免疫组织合成,并经上皮细胞分泌入黏膜表面。sIgA 在保护机体免受黏膜表面的微生物侵袭方面起着非常重要的作用(Strober,1990)。IgA 向黏膜表面的分泌是一个依赖上皮主动转运的过程。腺上皮细胞产生分泌成分(SC),它与 IgA 共价结合构成 sIgA。SC 不仅保护 sIgA 免受消化道蛋白酶的破坏,实际上在 IgA 的分泌过程中也起着重要作用。从浆细胞分泌出的聚合 IgA 在上皮细胞的嗜碱性一侧以共价键的形式与 SC 结合,继之被上皮细胞以内化的方式摄入胞内形成吞饮小泡,在小泡内被运至上皮细胞的顶端,并以 IgA-SC 复合物的形式被胞吐释放入黏膜腔。释放过程中,SC 分子被截去一小段,其余部分为 sIgA 的分子成分。SC 的合成与转运和 IgA 的存在与否无关,这种成分为独立产生,常常超过 IgA 转运的需用量,所以黏膜分泌物中可见游离的 SC 分

子。由 SC 介导的 IgA 转运发生在消化道、呼吸道、泌尿生殖道黏膜及一些外分泌腺的上皮细胞。在子宫黏膜的上皮细胞内，SC 的合成受雌激素的影响。这种转运过程也发生在肝，结果是将 IgA 分泌入胆汁。但是肝的 IgA 转运在不同种属中机制不同，在啮齿类动物的肝细胞表面有 SC 分子，但在人类肝细胞则不存在，说明 SC 介导的 IgA 转运在人类肝不如某些动物重要，可以通过其他的摄取机制进行补偿。例如，IgA 可以通过 Fc 受体，还可通过唾液糖蛋白受体被肝细胞内化。肝摄取、处理及释放 IgA 的结果是使进入循环的 IgA 经胆汁返回肠道，进一步加强肠黏膜的免疫功能及参与 IgA 的代谢，也可能是以非炎症方式清除循环中的有害抗原。在这种意义上，血清型 IgA 单体比其他形式的 IgA 更适合于承担此种功能，因为 IgA 单体与循环中抗原结合，所形成的免疫复合物较小，不易引发病理反应，但可通过肝清除抗原及转运 IgA。

#### 3.2.3.4 sIgA 的调节

首先是 T 细胞的调节作用。sIgA 应答的调节高度依赖于 T 细胞及其可溶性因子。IgA 特异性的 T 细胞大量存在于淋巴结中，这可能是 IgA 而非 IgM 或 IgG 应答选择性地发生于黏膜组织的首要原因。现已证明，有两种不同的辅助性 T 细胞影响 B 细胞的发育成熟：一种可诱导 sIgM+B 细胞转换为 sIgA+B 细胞，主要通过释放转化因子 β 和 IL-4 而发挥作用。另一种可促进 sIgA+B 细胞发育成熟为产生抗体的浆细胞，这类细胞表达 IgA 的 Fc 受体（FcαR），产生 IL-5 及 IL-6，两种细胞表现密切的协作。在小鼠体内，辅助性 T 细胞可分为 Th1 和 Th2。Th1 分泌 IL-2、IFN-γ 和 IFN-β；Th2 分泌 IL-4、IL-5、IL-6 和 IL-10。这两型细胞既协作又相互制约。研究资料表明，在膜免疫系统中调节 sIgA 的优势细胞是 Th2，直接促进 sIgA+浆细胞分泌 IgA。Th1 则通过增加 MHC-II 类抗原分子的表达和 SC 的产生来增加抗原提呈和 sIgA 转运（Johansen and Kaetzel，2011）。另外，有研究表明，神经内分泌因素也可调节 sIgA 的释放。例如，胃肠激素多可刺激 sIgA 释放，雌激素可影响子宫及阴道内的 sIgA 分泌。

#### 3.2.3.5 sIgA 的功能

黏膜特异性免疫应答的一个重要特征是局部生成和分泌二聚或多聚的 IgA 抗体。与其他抗体类型不同，IgA 在富含蛋白酶的黏膜表面外部环境中可以抵抗降解，从而在黏膜免疫机制中起着举足轻重的作用。IgA 的产量大，合成率高，超过其他所有的免疫球蛋白，仅分泌型 IgA（sIgA）的产量（50~100 mg·kg$^{-1}$·d$^{-1}$）就超过了 IgG 的产量（30 mg·kg$^{-1}$·d$^{-1}$）。另外，sIgA 所具有的许多特征使其在黏膜环境中较其他类型的免疫球蛋白更能有效地发挥作用。sIgA 的蛋白酶抗性是其二聚体形式和在黏膜浆细胞合成时高度糖基化的结果，并且与来自上皮多聚免疫球蛋白受体（pIgR）的一段糖基化片段相关，该受体可介导二聚体 IgA 通过上皮细胞转运到腔道。

sIgA 在黏膜防御中扮演多种作用。它促进黏膜中的抗原和病原微生物被诱捕，阻止病原体与黏膜表面直接接触，这一机制被称为免疫清除。另一方面，sIgA 的适应特异性可以对微生物介导上皮黏附的表面分子产生阻抑或位阻效应，或者在 pIgR 介导的转运期间可能阻截上皮分隔泡中病原体的进入。上皮屏障下的黏膜组织间液含有二聚体的 IgA，由本部位的 IgA 分泌浆细胞合成。它可能通过调节经 pIgR 突破上皮屏障回到腔道的病原体的转运，或是通过抗体依赖性介导的细胞毒作用（AD-CC）阻断黏膜细胞受到感染，可引起局部感染细胞的裂解。例如，在人类宫颈和阴道的分泌物中检测到高浓度的 IgA，这种 IgA 可能对阻断本部位性传播病原体的感染起到重要作用。雌性生殖道内分泌物中，IgA 的浓度受激素调节而且在月经周期中发生剧烈改变，这可能是造成预防性传播疾病的黏膜疫苗失效的重要因素。另外一种新型 IgA 受体在 M 细胞的顶端被发现。这种细胞可以介导腔道的 IgA 进入 Peyer 小结。摄取作用的机制的免疫学意义还不明确，但是有些证据表明，它们可以促进黏膜免疫的诱导。

IgA 虽然有惰性 Fc 段，难以通过激活补体等途径直接杀伤抗原，但其通过非炎性途径清除抗原的能力对机体的防御作用是极其重要的。血清型 IgA 清除循环抗原，而 sIgA 则主要作用于黏膜局部。sIgA 有效地中和生物活性分子，抑制微生物对黏膜表面的黏附，而黏附在微生物致病作用中非常重要。在鼻腔和输卵管中，IgA 抑制奈瑟氏菌属和嗜血杆菌属细菌的吞噬，对防止细胞的摄入和转移是有意义的。相反，这些细菌产生的 IgA 蛋白酶能对抗免疫防御机制，因此，许多黏膜病原体产生 IgA 蛋白酶是重要的毒力因子,与侵入性疾病有关。

sIgA 与分泌液中的抗菌物质具有协同作用,如乳铁传递蛋白、过氧化物酶及溶菌酶等。乳铁传递蛋白能与细菌争夺铁离子;细菌素是肠道菌铁离子螯合蛋白,因此,细菌素抗体与乳铁传递蛋白具有协同作用。一些奈瑟氏菌的外膜蛋白对铁离子具有高度亲和力,抗外膜蛋白的 sIgA 以同样的方式与乳铁传递蛋白协同。在选择性 sIgA 缺乏的患者,机体摄入抗原后循环免疫复合物的水平比正常机体显著增高,反证了免疫清除的防御作用。

免疫清除的作用十分广泛,对各种各样的抗原都起作用,包括病原微生物、变应原、致癌物等,所以一旦 sIgA 功能不健全,机体就会出现相应的疾病。许多资料表明,在罹患消化道和呼吸道细菌或病毒感染、哮喘、过敏性肠炎等疾病的患者,多数都有不同程度的 sIgA 缺乏。在 sIgA 缺乏的患者中,恶性肿瘤的发病率也明显增高。在选择性 sIgA 缺乏的患者中,循环血中巨分子物质的吸收量增加,这些大分子多具有免疫原性,可引起机体的超敏反应或诱发自身免疫病(Corthésy,2010)。

此外,还有研究表明,IgA 的免疫应答具有记忆功能。用蛋白复合抗原,如霍乱毒素,经口免疫小鼠,免疫力可持续两年,再受同种抗原制激后,可产生二次 IgA 应答。在人类中也观察到类似的现象,说明膜免疫系统的 sIgA 应答存在记忆功能,具体的机制有待进一步证实。

### 3.2.3.6 IgA 的应用

局部 sIgA 是保护黏膜、抑制肠内菌的主要成分。经研究证实,分泌型抗体对病毒、肠腔内致病菌及条件致病菌均有抑制作用(Mestecky et al.,2009;Brandtzaeg,2003)。因此,如何提高局部 sIgA 水平是目前研究的热点。细胞因子在 IgA 合成中的关键作用,使人联想到使用适当的细胞因子来选择性地提高 IgA 水平。而基因工程技术的进展,使得细胞因子在黏膜免疫组织局部的应用更为合理、高效。选择适当的载体,将 IL-4、IL-6 等细胞因子的基因插入载体中,通过载体将细胞因子的基因选送至黏膜局部。载体往往是一种侵袭性病原体的减毒变异体,如灭毒的沙门氏菌以及减毒病毒,通过载体对黏膜组织的感染从而将细胞因子基因植入局部免疫组织中表达。此外,微包装技术的发展使得直接局部应用细胞因子成为可能。

例如,用脂质体包装细胞因子并在黏膜局部应用,可提高黏膜免疫组织合成 IgA 的能力。在预防肠腔条件致病菌的机会感染方面,国外有人将 sIgA 应用到黏膜局部,结果表明,IgA 能有效地抑制细菌移位的发生。此外,制备抗致病菌的 IgA 型单抗,然后将其用于黏膜局部,可较好地预防肠道致病菌感染。目前这方面工作尚有待深入,但是对于黏膜免疫机制存在障碍的患者,被动黏膜免疫是一种迅速、有效的黏膜保护措施(Overton et al.,2014;van Riet et al.,2012)。

### 3.2.4 其他黏膜免疫关键细胞

除了上述免疫细胞及免疫分子,黏膜局部的专职抗原提呈细胞,如树突状细胞(DC)、巨噬细胞及固有层淋巴细胞等也在黏膜免疫诱导或效应的过程中发挥关键作用(Joeris et al.,2017)。在黏膜的复层上皮及一些单层上皮,由于大分子抗原不能自由扩散,故黏膜免疫系统必须通过其专职抗原提呈细胞(antigen presenting cell,APC)主动摄取抗原。目前已证明,树突状细胞(DC)与巨噬细胞为两种专职APC,它们与上皮细胞紧密相连。DC 在呼吸道和口腔上皮特别丰富,可形成类似皮肤的黏膜 DC 网络。它们可表达 MHC-II 类分子,是主要的 APC。上皮中的 DC 可迁移到黏膜表面,直接与外界接触,摄取抗原后带回黏膜淋巴组织诱导免疫应答。呼吸道黏膜 DC 网络还可以发挥监视功能,监测吸入的抗原。在急性炎症期间,DC 前体可归回并停滞在呼吸道黏膜,进一步分化成熟为定居性 DC。巨噬细胞在肺及泌尿道大量存在,下呼吸道的定居性肺泡巨噬细胞是弱抗原提呈细胞。在 DC、肺泡巨噬细胞及 T 细胞之间存在复杂的相互调节作用,肺泡巨噬细胞通过产生信使分子一氧化氮(NO),可负向调节 DC 的功能,抑制呼吸道黏膜中 T 细胞的增殖。肺泡上皮细胞虽然表达 MHC-I 类分子和 MHC-II 类分子,但不表达共刺激分子 B7-1 和 B7-2,故不能直接激活肺部特异性 $CD4^+T$ 细胞,反而可诱导抗原特异性 T 细胞无反应,从而下调肺部免疫应答。

值得注意的是,研究表明,黏膜上皮细胞也发挥重要的抗原呈递功能。黏膜表面通过微妙的上皮屏障与外界隔离。例如,在胃肠道,一种单层上皮细胞紧密连接在一起,面对富含微生物的复杂的腔道环境。上皮细胞及其相关的腺体(如唾液腺)产生包括黏蛋白和抗菌肽在内的非特异性的先天防御。它们作为一种感受器,通过多样受体,如 TLRs,识别有害的病原微生物。它们通过释放细胞因子和趋化因子给下层的上皮间淋巴细胞以及皮下吞噬细胞如树突状细胞(DC)和巨噬细胞等,激发先天非特异性防御并促进适应性免疫应答。许多实验证实,肠上皮细胞吞噬肠腔内抗原并将抗原提呈给已致敏的 T 细胞,前者主要摄取可溶性多肽抗原并激活 CD8⁺和 CD4⁺T 细胞。其中,胃肠上皮细胞可表达激活 T 细胞必须的 CD80(B7-1)和 CD86(B7-2)共刺激分子。胃上皮细胞主要表达 CD86,其递呈的抗原主要激活 CD4⁺T 细胞。肠上皮细胞还表达 CD8 的配体 gp130 糖蛋白,与 CD8 结合后诱导 CD8⁺T 细胞(抑制性 T 细胞)活化,与人体对食物抗原的免疫耐受有关。胃肠上皮细胞可组成性表达 MHC-Ⅱ类分子,也可在肠道炎症及感染过程中分泌的细胞因子刺激下表达 MHC-Ⅱ类分子,表明其具有抗原加工与递呈功能,可以诱导黏膜免疫应答。其次,肠上皮细胞接受抗原刺激后会应激分泌细胞因子,如 IL-6 等,亦分泌血管活性肽分子;这些因子均可提高局部 sIgA 的合成水平。因此,肠上皮细胞在黏膜免疫中的作用逐渐受到重视。

参与黏膜免疫应答效应的细胞,除了上皮内淋巴细胞还包括固有层淋巴细胞(LPL)。LPL 位于黏膜固有层,T 细胞、B 细胞均很丰富,其 T 细胞来源于 Peyer 小结。LPL 以 CD4⁺T 细胞占优势,CD8⁺T 细胞较少,30% 以上的 CD78⁺T 细胞是 CD8αα。γδ T 细胞明显比上皮内少,仅占 2%。CD4⁺和 CD8⁺T 细胞明显比上皮多,占 14%。B 细胞以 IgA 分泌细胞为主,IgG、IgM 分泌细胞较少。另外,也含有丰富的肥大细胞、粒细胞和巨噬细胞。已发现在黏膜部位的免疫应答以 Th2 型为主,定居在固有层的 CD4⁺ Th2 细胞可分泌多种 Th2 型细胞因子和 TGF-β、IL-4、IL-5、IL-6 及 IL-10。有人研究了各种 Th2 型细胞因子在黏膜免疫中的作用发现,由于 IL-4 可激活静止期 B 细胞,故在诱导局部及全身抗体应答中均起关键作用;而 IL-5 和 IL-6 则主要在黏膜部位发挥特殊作用。IL-6 在促进肠道和呼吸道 IgA 应答方面起重要作用,这已通过用基因去除技术(knockout)灭活 IL-6 基因得到证实:在 IL-6 缺陷的小鼠中,肠道 IgA 浆细胞明显减少,当提供外源 IL-6 后,IgA 应答得到恢复。相对来说,IL-5 在促进 IgA 应答方面仅起次要作用,它主要调节 IgE 产生及对肠寄生虫进行嗜酸性粒细胞应答,它是寄生虫免疫驱除

过程中激活效应细胞的主要调节因子,可活化嗜酸性粒细胞,增强其杀虫活性。IL-4、IL-5、IL-6 可协同诱导 sIgA⁺B 细胞分化成为 IgA⁺浆细胞。因此,固有层是黏膜免疫应答的主要效应场所,浆细胞所分泌的大量 IgA 可通过分泌片的介导进入黏膜表面,中和抗原物质,起到清除外来抗原,保护机体的作用。

从黏膜免疫的诱导及效应过程看,黏膜免疫系统具有其独特的性质,例如抗原的提呈主要依靠 M 细胞、淋巴细胞分化过程中的迁移以及局部调控因子以 Th2 样因子为主;更为引人注意之处在于,黏膜免疫产生的抗体主要为 IgA 型,以及肠固有层中 T 细胞以 γδT 细胞占多数。这些特点与其屏障作用密切相关。在黏膜免疫组织中,M 细胞、树突状细胞及肠上皮细胞均具有抗原摄取功能。肠固有层中的 γδT 细胞在抗原早期识别过程中亦有十分重要的地位。肠黏膜免疫组织能迅速对肠腔内抗原做出反应,与 γδT 细胞的功能有很大关系。γδT 细胞在肠黏膜免疫组织中数量多,全身约 1/3 的 γδT 细胞位于肠上皮组织中。这类 T 细胞表面 TCR 类型为 γδ,具备 CDR3 抗体结构。γδT 细胞在局部的作用主要为:进行非限制的细胞毒反应,提供早期杀菌机制;充当免疫调节细胞,分泌 IFN-γ、IL-5 等;在 γδ 敲除的小鼠体内,IgA 浆细胞数量明显减少,说明 γδT 细胞参与了 IgA 合成的调控。

值得注意的是,最近人们在关注一群被称为天然淋巴样细胞(innate lymphoid cell,ILC)的免疫细胞亚群。该亚群是新定义的一类免疫细胞,具有固有免疫细胞的表型特点:① 细胞表面缺乏特异性抗原受体,在微生物或其组分的刺激下,可以快速活化并进入靶器官进行免疫应答;② 具有部分适应性免疫细胞的特征:在抗原识别上,既能表达识别主要组织相容性复合体(MHC)分子的受体,又表达直接或间接识别靶抗原的受体。该细胞既可以分泌大量细胞因子,如 γ 型干扰素(IFN-γ)、IL-13、IL-22 等,同时还能通过特殊机制直接杀伤靶细胞。根据不同的功能,目前该细胞被分为三个类型:① 一型天然淋巴样细胞(ILC1),是 2012 年新定义的一类细胞群,该细胞表达转录因子 T-bet,在 IL-12、IL-5、IL-18 等细胞因子刺激下可大量释放 IFN-γ(Powell et al.,2012;Cheng et al.,2017)。该型天然淋巴样细胞在克罗恩病患者肠壁黏膜中被找到,并分泌大量 IFN-γ,可能与肠壁黏膜炎症的发生机制密切相关。② 二型天然淋巴样细胞（ILC2）。ILC2 的细胞因子主要包括 IL-5 和 IL-13,还有 IL-9、IL-4 和 GM-CSF。这些效应细胞因子的早期表达可以诱导嗜酸性细胞和杯状细胞分泌黏液,并且活化替代激活巨噬细胞（AAM）,促进肌肉收缩,肥大细胞增多和组织修复。ILC2 在 2 型免疫中的重要作用主要是通过 *ILC2* 基因敲除小鼠发现的。在寄生虫感染和变态反应性肺炎的过程中,ILC2 是 IL-13 的主要来源（McKenzie et al. ,2014）。③ 三型天然淋巴样细胞（ILC3）。ILC3 是一类受到转录因子 RORγt 调控的细胞群,能够分泌 IL-17 和 IL-22,参与早期免疫应答,同时表达 CDl27（IL-7 受体）,IL-7 在天然淋巴细胞自稳中发挥重要作用（von Burg et al. ,2015）。目前,ILC 在黏膜免疫及机体炎症反应中的作用越来越受到重视。

综上可见,多种细胞参与了黏膜免疫诱导及效应过程,其中 M 细胞、上皮内淋巴细胞（IEL）、IgA⁺B 细胞、上皮细胞、固有层淋巴细胞（LPL）等均在其中发挥关键的作用。深入认识上述细胞的特点及调节规律,将对调控黏膜免疫反应向人们需要的方向发展具有重要的意义。以肠道黏膜免疫反应为例,总结黏膜免疫的诱导及效应过程总结见图 3.1。

## 3.3　黏膜疫苗研发面临的问题及增强黏膜免疫反应的策略

### 3.3.1　概述

传染病一直是人类健康的威胁者。尽管许多可用疫苗预防的疾病在发达国家已经得到了控制,但对于一些贫困国家来说,这些疾病仍然是主要的公众健康问题。全世界每年要为这些疾病的防治花费大量资金。因此,获得更多的高效疫苗越来越受到人们的关注。在过去的几十年里,疫苗的开发已取得显著进步。鉴于多种病原微生物通过黏膜途径感染,最近几年,研发黏膜疫苗成为一个新热点（Holmgren and Czerkinsky, 2005；Boyaka et al. ,2017）。

黏膜疫苗一方面具有与系统性注射疫苗相比的诸多优势,例如,相对于注射疫苗不易诱导黏膜免疫应答,黏膜疫苗既能诱导黏膜免疫又能诱导系统性免疫。但在黏膜疫苗的研究中也存在诸多困难。现在经黏膜免疫的疫苗还很少,迄今为止,除了脊髓灰质炎口服疫苗外,几乎没有黏膜疫苗被有效地用于

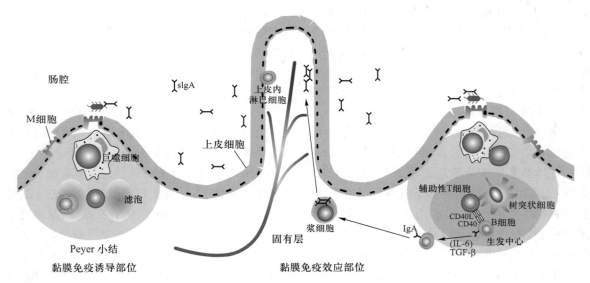

图 3.1　黏膜免疫诱导及效应过程

抗原穿过肠腔黏液层,经 M 细胞传递给抗原提呈细胞［如巨噬细胞或滤泡树突状细胞（follicular dendritic cell）］,在 Peyer 小结或孤立淋巴滤泡内致敏 T 细胞［如 T 囊辅助细胞（T follicular helper cell, TFH）］中完成黏膜免疫诱导过程。部分致敏的 T 细胞经循环后以归巢的方式回到黏膜发挥效应,如上皮内淋巴细胞（IEL）;部分致敏的 T 辅助细胞在生发中心（germinal center）协助 B 细胞转为 IgA 分泌细胞;记忆性 B 细胞经淋巴系统到固有层（lamina propria）发挥效应（效应部位）。B 细胞分泌的 sIgA 在免疫防御中发挥关键作用

人。在美国,其他黏膜疫苗,包括针对腺病毒、轮状病毒、流感病毒和霍乱的疫苗等,已不再用于常规的儿童预防接种。人们对黏膜疫苗开发的落后,部分是由于黏膜疫苗开发的几大障碍:① 如何将疫苗递送到黏膜应答系统;② 如何增强黏膜疫苗的免疫原性;③ 佐剂毒性及抗原复制所具有的潜在危险尚未很好地解决(Chen et al.,2010)。尽管如此,脊髓灰质炎疫苗使全球消灭了小儿麻痹症,脊髓灰质炎疫苗的研制成功为黏膜疫苗预防和治疗疾病提供了指导作用(Aylward and Tangermann,2011)。受到黏膜免疫系统新信息的刺激和黏膜传播病毒 HIV 的威胁,目前黏膜疫苗的研究和实验正在加速(Dezzutti and Hladik,2013;Aoshi,2017)。

黏膜免疫系统是机体抵抗病原入侵的第一道屏障,也是胃肠道传染病的主要屏障。黏膜疫苗必须能免受物理的清除和化学酶的消化,使疫苗抗原能定位于如 M 细胞的诱导组织中,激活免疫系统产生有效、适当的免疫应答。这就需要设计好黏膜疫苗的免疫途径、运输载体及佐剂。在免疫途径上,用于黏膜免疫的疫苗大多经口服途径递送,此外还可经鼻、直肠等途径给药。有研究证实,鼻内免疫比口服更有效,因为鼻内免疫需要较少的抗原就能诱导有效的免疫应答。与口服途径相比,鼻内免疫没有抗原的丢失,可以高效抵抗气管、腹腔内诱导引起的全身感染(Glueck,2001),而且简单、安全、有效。鼻内免疫的方法已成功用于儿童和成年人的 A 型和 B 型流感病毒活疫苗。鼻内免疫似乎比口腔或肠内的免疫更能有效地在生殖道中诱导抗体反应。鼻内免疫和口腔免疫在乳腺中诱导抗体反应十分有效。对直肠免疫的研究还不如其他的黏膜位点那样深入。但是,对于脊髓灰质炎病毒、猴免疫缺陷病毒(SIV)、流感病毒等的研究表明,直肠免疫能高效诱导肠道和系统免疫系统其他位点的特定抗体反应(Prabakaran et al.,2010)。

在运送载体上,黏膜疫苗的发展需要合适的黏膜抗原运输载体系统和佐剂。活性减毒菌、脂质体、疫苗运输用免疫刺激复合物(immune stimulating complex,ISCOM)等均可发挥黏膜疫苗运输载体的功能(Wells and Mercenier,2008)。在佐剂选择上,细菌毒素及其突变体、Toll 样受体(Toll-like receptor,TLR)配体如 CpG、多种细胞因子、多种化学激活物等均可作为很好的黏膜佐剂来应用(Rhee et al.,2012)。灭活的大分子、蛋白质亚单位疫苗和非微

生物疫苗进行黏膜免疫时,通常激发较弱或者是难以检测的适应性免疫应答。为了与无害的物质或营养物质区别,黏膜疫苗必须能够通过活化上皮细胞或下层抗原提呈细胞中的先天免疫信号通路发出警告。目前,已知霍乱弧菌和大肠杆菌分泌的内毒素、霍乱毒素、大肠杆菌不耐热肠毒素是最著名的免疫佐剂。然而,由于这些毒素只需微克剂量就可以造成严重腹泻,需要进行相关的改造。另一方面,TLR 的发现和免疫调节细胞因子在黏膜免疫中的作用表明,它们也是黏膜佐剂危险小的理想选择。各种 TLR 配体,包括 CpG 寡核苷酸、鞭毛蛋白和细菌孔蛋白,当和抗原一起释放到黏膜时展现佐剂活性。TLR 配体和毒素可作为黏膜佐剂,可能是因为它们可以激活关键的先天信号通路并刺激适合的黏膜 DC,转而协调设计用来抵御活病原体的适应性免疫应答。这部分将在后面的佐剂部分做具体的描述。

### 3.3.2 黏膜疫苗递送系统

黏膜疫苗要起作用,首先要克服黏膜防御屏障,突破胃肠黏膜正常的生理防护如机械、化学、生物等屏障,才能接触肠黏膜中 Peyer 小结或免疫细胞而诱发免疫应答。口服或直接置于黏膜表面的黏膜疫苗如同病原微生物一样面临宿主防御机制的严酷考验:在黏膜分泌物中它们被稀释,在黏膜黏液中被捕获,受到蛋白酶和核酸酶的攻击,并被上皮屏障排除。因此,黏膜疫苗需要凭借颗粒性递送系统或活性载体系统等穿过黏膜屏障,将目的抗原呈递到肠黏膜的免疫系统。如用生物微粒(微囊、微球)、活的细菌载体可以被小肠 M 细胞摄取,穿过肠上皮屏障,抗原也被 APC 递送给免疫细胞(Caetano et al.,2014)。由于 MHC 的多态性,众多不同的 MHC 独特的多肽结合基序,人群中 MHC 分子所递呈的特定病原体的多肽有差异性,所以疫苗的发展方向应当是大的分子而不是单一由 8~10 个氨基酸组成的多肽,比如将抗原性蛋白与多个抗原性多肽前体混合,或病原体抗原片段等与佐剂混合制成多肽脂质体样制剂,或采用病原体目的基因的基因重组技术等。黏膜疫苗需要高效地将抗原表位分子-MHC 复合物从抗原呈递细胞向 T 淋巴细胞有效传递,产生刺激信号,此过程是直接开启免疫反应的最终信号。M 细胞功能对研制疫苗很有帮助,但 M 细胞在肠黏膜弥散分布,单凭频繁大剂量的疫苗抗原,不但免疫应答效果差,甚至会引起免疫耐受(Kim et al.,

2012)。各种毒素、微生物能优先与 M 细胞顶膜结合,可以霍乱毒素(cholera toxin,CT)、脊髓灰质炎病毒、大肠杆菌、志贺氏菌属和沙门氏菌属等为佐剂,与 M 细胞顶膜受体特异性结合,一些病毒和细菌甚至可在 Peyer 小结内增殖。所以将相关抗原融合到合适的载体蛋白上作为口服免疫佐剂,能诱导产生较强的特异性、系统性免疫应答反应是现阶段的研究热点。应用微纳米技术研制的、能与黏膜疫苗结合的新导向分子和输送物质已展示良好的效果。

活病原体作为疫苗或者疫苗载体是由于它们的适应性,它们可以在腔道环境中生存,并可有效侵入黏膜淋巴组织。实际上,两种最有效的口服疫苗,脊髓灰质炎减毒活疫苗和副伤寒沙门氏菌减毒活疫苗是由倾向于黏附到 M 细胞,并利用 M 细胞转运侵入到肠道黏膜淋巴组织的病原体派生得到。减毒病原作为黏膜疫苗或疫苗载体的优势部分是由于它们激活多重先天免疫应答的能力,而先天性免疫应答在适应性免疫应答发展中发挥重要的作用。然而,一些活疫苗的安全性和可接受性是人们关注的问题。如特定减毒活疫苗口服引起的温和型的肠炎性症状(Darsley et al.,2012)。另一个受关注的问题是,减毒鼻腔疫苗可能通过神经细胞逆行转运到大脑,正如在减毒的腺病毒活疫苗中发现的一样(Vasu et al.,2008)。通过直肠或阴道途径免疫的安全有效的活疫苗载体或佐剂可能不能用于口服或鼻内免疫,但这种可能性需要人体的试验研究证实。一般认为,活的减毒微生物病原体经黏膜自然感染可诱发强烈的黏膜和全身免疫应答,并对再次感染具有保护作用。活的减毒微生物具有天然佐剂活性,可成为有效的疫苗释放系统。因为在理论上将编码几种无关抗原的基因包装在同一重组微生物中是可能的,所以现在一般通过遗传工程手段使活的减毒重组细菌和病毒携带无关抗原,通过黏膜途径使机体产生针对相应抗原的全身免疫和黏膜免疫。到目前为止的研究表明,重组细菌和病毒经黏膜供给可诱导黏膜 sIgA 应答,在大多数例子中,这些应答与 Th1 型辅助性应答的引发有关。重组疫苗的研制与使用是近来提高黏膜免疫水平的主要方向之一。例如,在对 Norwalk 病毒的防治研究中,Ball 等将 Norwalk 病毒的致病基因剔除后,重组基因并在昆虫细胞表达为重组 rNVVLPs,发现 rNVVLPs 具有病毒的免疫原性,但无致病性。随后发现,rNVVLPs 可刺激

CD1 小鼠及 BALB/c 小鼠产生高水平的黏膜免疫应答(Ball et al.,1998)。虽然在动物模型中已使用了许多细菌和病毒载体,但目前仅有重组的沙门氏菌、腺病毒和痘病毒在人体应用上稍获成功。此外,重组的牛结核分枝杆菌、百日咳(bordetella pertussis)毒素、霍乱弧菌(Vibrio cholerae)也已被用作黏膜免疫的载体。但由于对活的减毒载体的安全性存在担心,现在人们开始尝试使用通常被认为比较安全的共栖菌,如卡塞菌(Lactobacillus casei)。有研究表明,用表达破伤风毒素 C 片段的乳酸杆菌经鼻内或口腔途径免疫鼠,可在局部淋巴结刺激产生破伤风特异性 IgG、IgA 及 T 细胞应答。单磷酰脂质 A(monophosphoryl lipid A,MPL)由革兰氏阴性细菌的脂多糖衍生而来,具有潜在的免疫调节活性。这类物质自于明尼苏达州沙门氏菌(Salmonella minnesota)。MPL 的作用机制尚未完全弄清,但其可能与 LPS 类似,促进 NF-kB 的激活及前炎细胞因子的产生。MPL 可诱导巨噬细胞细胞因子的合成和释放,特别是 IFN-γ 和 IL-12,同时可增强 B7-1 的表达。MPL 可增强疫苗抗原经鼻内接种后所发生的黏膜和全身免疫。MPL 的功能将在后面进行详细的描述。

### 3.3.2.1　生物降解微粒

为了更好地把抗原递送到黏膜上皮诱导位点,在过去的 20 年里,人们尝试了大量的方案。这些研究主要集中在如何护送抗原到黏膜识别部位上,测试的递送系统包括生物所能分解的微粒体。包被在微粒体中的抗原作为黏膜疫苗有几个优点:① 把抗原包裹在大小不同的可快速降解的中心体中,既能使它穿过上皮被迅速摄取,又能延长它在黏膜淋巴组织或上皮的停留时间。② 微型包被的抗原比无包被的抗原能更有效地激发全身免疫反应,并能根据中心体的大小把抗原分散到全身各种淋巴组织中。口服给药后,能在 Peyer 小结、肠系膜淋巴结和脾观察到中心体的存在。较大的中心体(长度 > 5 μm)通常不能被很好地吸收而停留在 Peyer 小结。相反,较小的中心体(长度 < 5 μm)结合的抗原能非常有效地诱导全身免疫反应及黏膜免疫反应(Vyas and Gupta,2007)。

蛋白、多肽、DNA 疫苗以及活疫苗包装进胶囊或共聚塑料、脂质体可有效防止降解。通过黏附到凝胶形式的聚合物使疫苗抗原在黏膜表面滞留,例

如壳聚糖,已经显示可以增强抗原摄取和免疫应答。抗原与那些自身可以黏附到上皮细胞表面的蛋白耦合,也可以增强黏膜免疫应答,推测可能是与通过促进吸附和进入上皮转运通路有关。将抗原加入乳酸—羟乙酸多聚体(PLG)中所构成的生物降解微粒,作为无活性控释系统现在已更加广泛地在黏膜疫苗学中加以使用。生物降解微粒比较稳定,可保护加入的抗原免受酸和酶的作用,同时它们的形状和生物降解速度易于调节,因此受到广泛欢迎。另外,微粒本身无抗原性,可容易地加以重新利用,这是一个胜过活载体的优点。抗原释放速度能由混合制备的快和慢释放微粒来控制,由于释放时间较长,因此可一次免疫。在微粒中加入免疫调节细胞因子或编码不同抗原的 DNA 有可能获得理想的免疫应答,这方面的尝试正在进行当中。如 Singh 等人采用表面吸附编码 HIV-1 Gag 的 DNA 的阳离子 PLG 微粒(PLG-DNA)通过黏膜释放诱导局部和全身 Gag 特异性免疫。结果表明 PLG-DNA 经鼻内免疫可在局部和全身淋巴组织中诱导 Gag 蛋白的长时间表达(Singh et al. ,2001)。

微粒疫苗对于黏膜递呈具有几种理论上的优势。M 细胞特别容易接受微粒,并积极将它们运输到 Peyer 小结。那些小型(直径大到 1 μm)和黏附到 M 细胞的微粒可以被最有效的摄取。通过相关微粒配体和抗原可以作用到 Peyer 小结。进入黏膜诱导位点的微粒疫苗具有额外的优势,能被黏膜 DC 快速摄取及能提供抗原聚集场所。病毒样颗粒和来自细菌外膜组分的小泡作为黏膜疫苗特别理想,它们的大小对于 M 细胞和 DC 摄取非常合适,它们的表面结构效仿黏膜病原体,并且可以活化先天性免疫应答。但是在实践中,微粒容易陷在黏膜中,仅有免疫剂量的一小部分可以进入黏膜的免疫诱导位点,因此,黏膜免疫需要大量的剂量。

### 3.3.2.2 免疫刺激复合物

皂荚苷(从智利皂荚树中获得)作为佐剂在兽医疫苗中已应用多年。皂荚苷通过与胆固醇的相互作用插入到细胞膜中,在膜上形成孔洞进而增加抗原的跨膜转运,增强 APC 对抗原的摄取和递呈。从智利皂荚树中所获得的免疫刺激部分(Quil A)已被加入到脂质微粒中,形成免疫刺激复合物(immune stimulating complex, ISCOM)。皂荚苷是表面活性物质,可造成红细胞溶解,而 ISCOM 途径允许

降低溶血 Quil A 佐剂的剂量,形成的颗粒可直接作用于 APC。在用猕猴做试验时发现,流感 ISCOM 疫苗比经典的亚单位疫苗具有更强的免疫原性,因而保护效能增加。ISCOM 可增强经口服途径供给抗原的局部和全身免疫应答。ISCOM 诱导 T 细胞应答非常有效,特别是 CD8+ CTL 和 Th1 细胞。除了增强 APC 对抗原的摄取外,ISCOM 还具有刺激天然免疫系统细胞产生 IL-12 的能力(Furrie et al. ,2002)。

### 3.3.2.3 脂质体

由各种比例的脂质和胆固醇组成的脂质体,可以和抗原组合以增加黏膜疫苗的有效性。有一些种类的脂质体在酸性溶液、胆汁和胰泌素中非常稳定,这表明其非常适于作为口服疫苗的释放载体。近来相关研究表明,由脂质体构成的全细胞鼠疫杆菌疫苗经鼻内免疫可增强局部 IgA 和 IgG 应答,保护机体抵抗呼吸道细菌的攻击,经鼻内接种脂质体包裹的变异链球菌抗原可增加志愿者局部的分泌型 IgA。另外,脂质体可以和其他黏膜佐剂一起使用,如重组霍乱毒素(CT)B 亚基或 CT 和脂质体连接在一起使用时,可增强其口服释放的效率。当 MPL 加入脂质体中可增强对口服或鼻释放脂质体抗原的免疫应答。除以上这些黏膜佐剂外,目前处于研究中的佐剂还有可与重组蛋白氧化偶联的锰、亲脂季铵盐、合成的脂多肽 MALP-2 等,并已取得了一些研究成果(Benvegnu et al. ,2009)。

### 3.3.2.4 DNA 疫苗

在预防病毒感染的保护性反应中,DNA 疫苗对于诱导细菌病毒 T 细胞介导的免疫反应非常重要(Sedova et al. ,2012)。当某些情况下禁忌使用活疫苗时,使用 DNA 疫苗显得尤为重要(Porter et al. ,2017)。DNA 疫苗能够导致与 MHC-I 类分子相关的抗原决定子的提呈。例如,编码疟疾寄生虫子孢子外周蛋白的质粒 DNA,能在小鼠体内诱发抗活性子孢子的保护性免疫。但是,通过非黏膜方式给新生鼠以同样的 DNA 疫苗却会产生耐受。

### 3.3.2.5 植物疫苗

植物疫苗利用转基因技术已经成功地在植物中表达出了外源基因产物。乙型肝炎表面抗原(HBsAg)基因、诺沃克病毒衣壳蛋白、大肠杆菌热不稳

定肠毒素(LT-B)、霍乱毒素B亚基、呼吸道合胞病毒F抗原蛋白的结构基因等已在马铃薯、烟草、番茄、香蕉等植物中表达(Santi et al.,2008)。尽管在重组植物系统中,蛋白表达的水平不同且通常较低,但这种方法却为诱导黏膜和全身免疫反应提供了一个独特的疫苗生产途径。

### 3.3.2.6 黏附素

黏附素抗原有效黏附于黏膜上皮和M细胞对于黏膜免疫反应的最终形成至关重要(Wizemann et al.,1999)。口服带有黏附作用的蛋白质,如毛发、大肠杆菌LT毒素的B亚基、流感病毒的血凝素、霍乱病毒等,能够高效诱导黏膜免疫反应并诱导浆细胞抗体反应。黏附素还被用来作为抗原递送的工具,例如,脑膜炎双球菌外膜蛋白质或蛋白体疏水性地结合于脑膜炎双球菌或H流感病毒的b型多糖或志贺菌的脂多糖,在实验运动中成功地诱导了特定全身性或黏膜免疫反应。

## 3.3.3 黏膜免疫佐剂

如前所述,黏膜疫苗需要适当的递送系统来运送抗原到黏膜免疫诱导部位,然而除此之外,还需要其他的辅助刺激系统来激发免疫应答,类似的刺激物被统称为佐剂。黏膜佐剂是黏膜疫苗研究的重要组成部分,目前关注较多的有细菌毒素、TLR激活剂、细胞因子、趋化因子等。现分别叙述如下。

### 3.3.3.1 细菌毒素

细菌毒素主要包括从 *Vibrio cholerae* 获得的霍乱毒素(cholera toxin,CT)、从 *E. coli* 获得的肠埃希氏菌热不稳定毒素(*Escherichia coli* heat labile enterotoxin,LT)和它们的突变体或亚单位,以及从 bordetella pertussis 获得的百日咳毒素等。目前认为,CT和LT两种肠毒素是最有效的黏膜佐剂(Holmgren et al.,2005;da Hora et al.,2011)。两者一级结构有80%同源,三维空间结构基本相似,均为多亚基的大分子,由结构和生物学功能不同的A和B两种亚基组成。每种毒素的B亚基均由5个相同的多肽组成,负责与细胞表面神经节苷脂结合,A亚基则具有ADP-核糖基化酶的活性。细菌毒素均具有天然毒性,其毒性一般由A亚基的ADP-核糖基化酶所决定,可引起人体严重腹泻;同时CT和LT具有免

疫原性,在佐剂效率方面,CT和LT可在以下几个环节影响黏膜免疫应答:① 增加肠上皮的通透性以提高黏膜免疫细胞对抗原的摄取;② 增强不同细胞的抗原提呈功能;③ 促进B细胞的类型转换,增加IgA的产生;④ 影响T细胞的增殖及细胞因子的产生。

文献报道显示,CT倾向于诱导Th2细胞免疫反应,促进包括IL-4、IL-5、IL-6和IL-10在内的细胞因子,以及产生IgA、IgG1、IgE型抗体。而LT既活化Th1细胞免疫反应,也活化Th2细胞免疫反应。随后又有研究提示,CT也能激发Th1细胞免疫反应,只是CT的B亚基倾向于诱导Th2细胞免疫反应(Eriksson et al.,2003)。CT活化的CD4$^+$Th2细胞不仅相应产生IL-4、IL-5、IL-6和IL-10,而且支持全身IgG1和IgG2b亚类、IgE和黏膜sIgA应答的出现。LT与抗原口服共用,可诱导CD4$^+$Th1细胞产生血清IgM、IgG1、IgG2a和黏膜sIgA(Neutra et al.,2006)。CT和LT是目前报道的黏膜佐剂中最强的,然而它们自身的毒性限制了它们在人体的应用(Mutsch et al.,2004)。很多研究小组正努力将它们的佐剂功能与毒性分开。有一种方法是将毒素的A亚基和B亚基分开,单独使用其无毒的B亚基作为黏膜佐剂。Millar等应用CT和LT的B亚基为黏膜佐剂,与鸡蛋溶菌酶共用经鼻内免疫小鼠,发现两者可增强血清和分泌抗体滴度,刺激脾和淋巴结淋巴细胞增殖。结果同时表明,尽管CT和LT的B亚基结构相似,但其免疫刺激功能明显不同,LT的B亚基作为佐剂活性比CT的B亚基要强。但也有一些研究者发现,B亚基作为佐剂其效果并不明显,因而认为具有ADP-核糖基化酶活性的A亚基对于细菌毒素的佐剂活性是必要的。另外一种可能的做法是采用定点诱变的方法替换A亚基活性部位上某一氨基酸,在保持其黏膜佐剂活性的前提下,降低或消除细菌毒素的毒性。代表性的例子是与金黄色葡萄球菌A蛋白偶联成CTA1-DD。CTA1-DD与其他毒素的衍生品一样,经鼻内给药有效而口服给药无效。将CTA1-DD与ISCOM整合能部分克服上述缺陷。口服ISCOM-CTA1-DD能在黏膜及免疫系统激发Th1细胞及Th2细胞免疫反应(Mowat et al.,2001)。有报道显示,一种叫作eCT6的突变体能使毒性降低10~20倍,但佐剂的活性与野生型CT相当。同样地,LT中定向突变的两个位点,即R192G、L211A突变体,显示能够适于口服、舌下含服、直肠或经皮给药。此外,多种突变体毒素包括LT-G192

LT-K63、LT-K7、LT-R72、CTS63K、CT-S106 等，这些毒素与破伤风毒素（tetanus toxin，TT）或可溶性抗原（如 OVA）经黏膜使用，可引发机体高水平的血清和局部抗体应答。每种突变体中，氨基酸替换位置不同，其佐剂活性也有很大差别。除 CT 和 LT 外，百日咳毒素经遗传脱毒得到的无毒突变体 PT-9KP 129G，以及由霍乱毒素毒株产生的闭合小带毒素（zonula occludens toxin，Zot）经与 TT 或 OVA 共用，均可引发黏膜和全身免疫应答，这表明，PT-9KP 129G 和 Zot 也是有效的黏膜佐剂（Rhee et al.，2012）。

CT 及 LT 的作用机制显示它们能活化天然及获得性免疫反应。最近的研究显示，肠毒素在增强抗原呈递细胞功能方面有重要作用。CT、LT 及其衍生物促进口服后的抗原从皮下到滤泡区移行及 DC 对抗原的摄取（Anosova et al.，2008）。DC 是 CT 发挥佐剂活性的重要因素，因为清除 DC 使得鼻内或口腔免疫引发体液及细胞免疫均受到影响。据报道，CT 还具有远端佐剂活性，经皮注射 CT 能影响肠系膜淋巴结中抗原的呈递（Chang et al.，2008）。Th17 细胞活性是 CT 佐剂活性的重要组成部分。鼻内免疫抗原及 CT 能有效激发 Th17 细胞反应及 IgA 的产生，并能预防吸入性炭疽的侵入。而在 IL-17 敲除小鼠中，CT 的佐剂效应明显减弱（Datta et al.，2010）。在其他的研究中，舌下或经皮传递肺炎球菌与 LT 的突变体（R192G）或 LT（R192G、L211A）增强了 IL-17A 的表达，提高了黏膜免疫的效率，在受到细菌攻击的情况下减少了鼻咽部、中耳等部位的细菌载量。皮内免疫抗原与 CT 能通过活化注射部位的 DC 增强 IL-17 及 IFN-γ 的产生。在过去的几年中，Th17 细胞在黏膜免疫中的作用日益受到人们的重视，因此，许多 CT 佐剂相关的研究都涉及 Th17 细胞介导的机制。

### 3.3.3.2 TLR 配体佐剂

尽管细菌毒素类佐剂具有良好的免疫刺激效果，但其不良反应限制了其作为黏膜佐剂的广泛使用。细菌毒素的研究一般是在动物模型中进行，主要是啮齿类动物，如小鼠，有关临床人体实验的报道很少。由于后来的研究发现，一些 TLR 配体作为佐剂的不良反应较小而与 CT 的佐剂效应相当，人们对改造 CT 的兴趣相应减少，而 TLR 配体的应用受到更多的关注。

TLR 识别病原相关分子模式如 LPS，激发一系列信号通路，促进炎症因子的产生及上调共刺激分子的表达，进而刺激天然免疫及获得性免疫反应。理论上讲，黏膜部位免疫细胞的活化后能上调 TLR 的表达，进而促进对疫苗抗原的免疫反应。因此，用 TLR 配体活化天然免疫系统也成为增强疫苗效应的有用策略。目前，FDA 批准的 TLR 配体佐剂是葛兰素史克公司的人乳头瘤病毒疫苗——AS04，商业名称为 Cervarix。AS04 是由铝与 TLR4 的配体 MPL 组成（Paavonen et al.，2009）。MPL 是从明尼苏达沙门氏菌 R595 的脂多糖中分离的单磷酰脂质 A，该成分保留了 LPS 的免疫刺激活性而没有其固有毒性，能刺激机体产生针对免疫原的 Th1 细胞反应（Didierlaurent et al.，2009）。另一个基于 MPL 的黏膜疫苗是 AS01，由脂质体、皂素、MPL 组成，报道显示能增强 HIV 疫苗的系统性及黏膜免疫反应（Cranage et al.，2011；Das and Ali，2014）。

另一个有前景的疫苗佐剂是 TLR9 的配体 CpG，这类小的寡脱氧核苷酸经黏膜免疫后能激发强的 Th1 型免疫反应（Bode et al.，2011）。细菌 DNA 包含有非甲基化 CpG 基序组成的免疫刺激序列，在体外可直接发挥免疫刺激效应，而包含一个或多个 CpG 基序的合成寡核苷酸（ODN）也具有相似的免疫刺激功能。两种 CpG ODN 可触发 B 细胞增殖，分泌多克隆免疫球蛋白、IL-6、IL-12，避免 B 细胞发生凋亡；同时直接激活单核细胞、巨噬细胞和树突状细胞，上调 MHC 和共刺激分子表达，促进前炎性细胞因子如 IFN-γ、IFN-β、IL-6、IL-12 和 TNF-α 的分泌，同时刺激 NK 细胞分泌 IFN-γ。CpG 可促使未成熟的树突状细胞（DC）转变为成熟的抗原提呈细胞（APC），因而其成为一种非常有前途的佐剂。CpG 作为佐剂与抗原共同免疫动物，可诱发强烈的以 IgG2a 和 CTL 为主的 Th1 细胞免疫应答。近来已有有关 ODN 黏膜佐剂效应的报道。相关实验表明，CpG ODN 是一种高效的黏膜佐剂，CpG 与本身不能诱发免疫应答的 HBsAg 经鼻吸入可使 BALB/c 小鼠产生强烈的体液和细胞介导的全身免疫及黏膜免疫，通过与 CT 的对比研究发现，CpG 的黏膜佐剂效应在某些方面要强于 CT，如 CpG 可在黏膜免疫位点以外的其他黏膜位点引发高水平的 sIgA 抗体，CT 却不能（Marciani，2003）。CpG ODN 还可增强破伤风毒素和流感病毒疫苗经口、直肠内或鼻内免疫的局部和全身抗体应答。作为黏膜佐剂，CpG 是安全、有效的,小鼠肺内使用非常高剂量的 CpG(500Lg)并无不良反应,而 CT 在剂量大于 10Lg 时即表现很强的毒性,可造成小鼠腹泻、发热等。为减少 CpG 使用剂量、免疫次数和潜在毒性,Joseph 等将 CpG 包裹在脂质体中制成脂质体 ODN,与亚单位流感疫苗和乙型肝炎疫苗经鼻应用,发现包裹后 CpG 的效应要比未包裹的强 30 倍以上(Joseph et al.,2002)。

目前在临床试验中,CpG 仅用于以诱发系统性免疫为出发点的肿瘤、HIV 及疟疾疫苗,尚未用于诱导黏膜免疫。然而在多种不同的 TLR 配体中,CpG 能诱发 B 细胞增殖、分泌免疫球蛋白等特点提示其具有用于黏膜疫苗的良好基础(Lawson et al.,2011;Gomes et al.,2016)。

此外,近来的研究也在探讨将 TLR5 的配体——鞭毛蛋白在黏膜疫苗研发中的应用前景。鞭毛蛋白仅通过 MYD88 途径活化靶细胞,是黏膜病原菌的重要毒力因子(Ramos et al.,2004)。同时,鞭毛蛋白是少有的能通过基因合成的 TLR 配体之一。一些难以表达的蛋白经与鞭毛蛋白融合后能很容易地表达。动物体内的实验显示,鞭毛蛋白具有与 CT 及 LT 同样的黏膜佐剂活性但毒性小,显示鞭毛蛋白可望成为 CT 及 LT 的替代品,作为蛋白类黏膜佐剂的理想选择。

### 3.3.3.3 细胞因子及趋化因子佐剂

细胞因子在免疫应答多样性方面发挥重要作用,可调节抗体应答与细胞介导免疫应答的相互关系。细胞因子环境可参与 Th 细胞亚类的分化。细菌毒素与 TLR 配体(如 CpG)均通过细胞因子发挥佐剂效应,而大多数细胞因子又具有调整和重建免疫应答的能力,因此可直接作为佐剂发挥作用。目前,作为佐剂通过实验进行研究的细胞因子主要包括 IL-1、IL-2、IFN-γ、IL-12 及 GM-CSF 等。许多试验表明,细胞因子作为黏膜佐剂可引发对共用抗原的黏膜免疫应答,但不同细胞因子的效应并不相同。Boyaka PN 等人用 IL-6 和 IL-12 分别与破伤风毒素(TT)蛋白质疫苗共用,发现 IL-12 与 TT 经鼻共用可使 TT 特异性血清 IgG 和 IgA 水平迅速增高,同时促进黏膜 sIgA 抗体应答;IL-6 和 TT 共用可引发较高的 TT 特异性血清 IgG 抗体应答,但引发 IgE 及 sIgA 抗体应答的能力较弱(Boyaka and McGhee,2001)。Staats HF 等人经试验证明,IL-1A、IL-1B 具有与霍乱毒素相似的活性,与可溶性蛋白质抗原经

鼻内免疫可在血清和阴道诱导抗原特异性 IgG 和 IgA 的产生,同时诱发全身迟发型超敏反应及淋巴细胞增殖反应(Staats and Ennis,1999)。这表明 IL-1 可作为有效的黏膜疫苗佐剂。此外,一些趋化因子也具有很好的佐剂活性。例如,单纯性疱疹病毒 DNA 质粒疫苗加上 CCR7 趋化因子的基因后,促进了抗原及 DC 到二级淋巴组织中 T 细胞区的募集,能显著增强鼻内、胃内疫苗的免疫效应(Eo et al.,2001)。能激发 Th1、CTL 免疫反应的单核细胞,T 细胞、NK 细胞趋化因子 RANTES 在黏膜免疫中也显示了良好的应用前景。将 RANTES 与一蛋白抗原共同经鼻黏膜免疫,能显著增强黏膜局部及系统性的 Th1 细胞和 Th2 细胞免疫反应(Lillard et al.,2001)。然而,尽管上述细胞因子,趋化因子显示了良好的黏膜佐剂活性,但由于价格的原因临床应用尚不现实,而相应的细胞因子、趋化因子 DNA 疫苗应用可行性更大一些。

### 3.3.3.4 其他新的佐剂

除去细菌肠毒素、TLR 配体、细胞因子、趋化因子外,目前还开发出了其他一些黏膜佐剂。近期的一些实验显示,作为 CD1d 的配体及 NK T 细胞的活化剂,α-半乳糖基神经酰胺具有良好的黏膜免疫佐剂效应(Ko et al.,2005)。此外,有一些真菌及细菌来源的小分子,能结合到抗原呈递细胞上的相应受体,从而具有佐剂活性。例如,报道显示,一种 Dectin-1 的激动剂能增强 Th17 细胞活性,同时促进 IgA 的诱导(Agrawal et al.,2010)。其他基于脂质的黏膜疫苗佐剂研究目前也受到人们的重视,如肥大细胞活化剂。例如,化合物 48/80 经皮注射能促进 Th17 细胞的功能,增强 B 细胞的增殖,促进 IgA 的产生,多价阳离子蛋白脂质体组成的螺旋形的疫苗被用于黏膜疫苗的研究(Bracho et al.,2006)。

综上所述,由于大多数的病原体通过吸入、消化、性接触等黏膜途径感染人体,开发能够阻止病原体在黏膜入侵、中和其毒素,以及抑制病原体的复制的疫苗对于疾病的防治具有重要的意义(Holmgren and Czerkinsky,2005;Bernasconi et al.,2016)。黏膜疫苗既能激活黏膜部位的免疫应答,也能激活全身的免疫应答。尽管黏膜疫苗有较多的优点,但也面临诸多挑战,如黏膜屏障的阻挡、抗原在黏膜部位的免疫原性受到削弱、容易诱导耐受等。而克服上述挑战的诸多策略中,疫苗递送系统及高效的疫苗佐

剂是关键的环节。总之,黏膜免疫系统的重要性正日益受到重视,在未来的 10~20 年里,我们有可能获得非活性的、重组复制性的、转基因的、以微生物为载体的或植物性的黏膜疫苗。这些新型疫苗能更有效地诱导抗感染的保护性免疫,必将为人类预防、控制和治疗传染性疾病做出巨大的贡献。

## 参考文献

Agrawal S, Gupta S, Agrawal A. 2010. Human dendritic cells activated via dectin-1 are efficient at priming Th17, cytotoxic CD8 T and B cell responses. PLoS One 5(10):e13418.

Ahluwalia B, Magnusson MK, Öhman L. 2017. Mucosal immune system of the gastrointestinal tract: Maintaining balance between the good and the bad. Scand J Gastroenterol 52(11):1-9.

Amerongen HM, Weltzin R, Format CM, et al. 1991. Transepithelial transport of HIV-1 by intestinal Mcells: A mechanism for transmission of AIDS. J Acquir Immun Defic Syndr 4(8):760-765.

Anosova NG, Chabot S, Shreedhar V, et al. 2008. Cholera toxin, *E. coli* heat-labile toxin, and non-toxic derivatives induce dendritic cell migration into the follicle-associated epithelium of Peyer's patches. Mucosal Immunol 1(1):59-67.

Aoshi T. 2017. Modes of action for mucosal vaccine adjuvants. Viral Immunol 30(6):463-470.

Arosa FA, Irwin C, Mayer L, et al. 1998. Interactions between peripheral blood CD8 T lymphocytes and intestinal epithelial cells (iEC). Clin Exp Immunol 112(2):226-236.

Aylward B, Tangermann R. 2011. The global polio eradication initiative: Lessons learned and prospects for success. Vaccine 29 (Suppl 4):D80-D85.

Ball JM, Hardy ME, Atmar RL, et al. 1998. Oral immunization with recombinant Norwalk virus-like particles induces a systemic and mucosal immune response in mice. J Virol 72(2):1345-1353.

Belkaid Y, Harrison OJ. 2017. Homeostatic immunity and the microbiota. Immunity 46(4):562-576.

Benvegnu T, Lemiègre L, Cammas-Marion S. 2009. New generation of liposomes called archaeosomes based on natural or synthetic archaeal lipids as innovative formulations for drug delivery. Recent Pat Drug Deliv Formul 3(3):206-220.

Bernasconi V, Norling K, Bally M, et al. 2016. Mucosal vaccine development based on liposome technology. J Immunol Res 2016:5482087.

Blanco LP, DiRita V J. 2006a. Bacterial-associated cholera toxin and GM1 binding are required for transcytosis of classical biotype *Vibrio cholerae* through an in vitro M cell model system. Cell Microbiol 8(6):982-998.

Blanco LP, DiRita VJ. 2006b. Antibodies enhance interaction of *Vibrio cholerae* with intestinal M-like cells. Infect Immun 74(12):6957-6964.

Bode C, Zhao G, Steinhagen F, et al. 2011. CpG DNA as a vaccine adjuvant. Expert Rev Vaccines 10(4):499-451.

Boyaka PN, McGhee JR. 2001. Cytokines as adjuvants for the induction of mucosal immunity. Adv Drug Deliv Rev 51(1-3):71-79.

Boyaka PN. 2017. Inducing mucosal IgA: A challenge for vaccine adjuvants and delivery systems. J Immunol 199(1):9-16.

Bracho G, Lastre M, del Campo J, et al. 2006. Proteoliposome derived cochleate as novel adjuvant. Vaccine 24 (Suppl2):S30-31.

Brandtzaeg P. 2003. Role of secretory antibodies in the defence against infections. Int J Med Microbiol 293(1):3-15.

Brandtzaeg P. 2009. Mucosal immunity: Induction, dissemination, and effector functions. Scand J Immunol 70(6):505-515.

Brandtzaeg P. 2010. Update on mucosal immunoglobulin A in gastrointestinal disease. Curr Opin Gastroenterol 26(6):554-563.

Brayden DJ, Baird AW. 2004. Apical membrane receptors on intestinal Mcells: Potential targets for vaccine delivery. Adv Drug Deliv Rev 56(6):721-726.

Brown RL, Clarke TB. 2017. The regulation of host defences to infection by the microbiota. Immunology 150(1):1-6.

Caetano LA, Almeida AJ, Gonçalves LM. 2014. Approaches to tuberculosis mucosal vaccine development using nanoparticles and microparticles: A review. J Biomed Nanotechnol 10(9):2295-2316.

Cepek KL, Shaw SK, Parker CM, et al.1994. Adhesion between epithelial cells and T lymphocytes mediated by E-cadherin and the alpha E beta 7 integrin. Nature 372(6502):190-193.

Chang SY, Cha HR, Igarashi O, et al. 2008. Cutting edge: Langerin+ dendritic cells in the mesenteric lymph node set the stage for skin and gut immune system cross-talk. J Immunol 180(7):4361-4365.

Chen W, Patel GB, Yan H, et al. 2010. Recent advances in the development of novel mucosal adjuvants and antigen delivery systems. Hum Vaccin 8(6):706-714.

Cheng H, Jin C, Wu J, et al. 2017. Guards at the gate: Physiological and pathological roles of tissue-resident innate lymphoid cells in the lung. Protein Cell 8(12):878-895.

Cheroutre H, Lambolez F, Mucida D. 2011. The light and dark sides of intestinal intraepithelial lymphocytes. Nat Rev Immunol 11(7):445-456.

Corthésy B. 2010. Role of secretory immunoglobulin A and secretory component in the protection of mucosal surfaces. Future Microbiol 5(5):817-829.

Cranage MP, Fraser CA, Cope A, et al. 2011. Antibody responses after intravaginal immunisation with trimeric HIV-1 CN54 clade C gp140 in Carbopol gel are augmented by systemic priming or boosting with an adjuvanted formulation. Vaccine 29(7):1421-1430.

da Hora VP, Conceição FR, Dellagostin OA, et al. 2011. Nontoxic derivatives of LT as potent adjuvants. Vaccine 29(8): 1538-1544.

Dahan S, Roda G, Pinn D, et al. 2008. Epithelial:Lamina propria lymphocyte interactions promote epithelial cell differentiation. Gastroenterology 134(1):192-203.

Dahan S, Roth-Walter F, Arnaboldi P, et al. 2007. Epithelia: Lymphocyte interactions in the gut. Immunol Rev 215:243-253.

Darsley MJ, Chakraborty S, DeNearing B, et al. 2012. The oral, live attenuated enterotoxigenic *Escherichia coli* vaccine ACE527 reduces the incidence and severity of diarrhea in a human challenge model of diarrheal disease. Clin Vaccine Immunol 19(12):1921-1931.

Das A, Ali N. 2014. Combining cationic liposomal delivery with MPL-TDM for cysteine protease cocktail vaccination against *Leishmania donovani*:Evidence for antigen synergy and protection. PLoS Negl Trop Dis 8(8):e3091.

Datta SK, Sabet M, Nguyen KP, et al. 2010. Mucosal adjuvant activity of cholera toxin requires Th17 cells and protects against inhalation anthrax. Proc Natl Acad Sci USA 107(23):10638-10643.

Davis IC, Owen RL. 1997. The immunopathology of M cells. Springer Semin Immunopathol 18(4):421-448.

Dezzutti CS, Hladik F. 2013. Use of human mucosal tissue to study HIV-1 pathogenesis and evaluate HIV-1 prevention modalities. Curr HIV/AIDS Rep 10(1):12-20.

Didierlaurent AM, Morel S, Lockman L, et al. 2009. AS04, an aluminum salt- and TLR4 agonist-based adjuvant system, induces a transient localized innate immune response leading to enhanced adaptive immunity. J Immunol 183(10):6186-6197.

Eo SK, Lee S, Kumaraguru U, et al. 2001. Immunopotentiation of DNA vaccine against herpes simplex virus via co-delivery of plasmid DNA expressing CCR7 ligands. Vaccine 19(32): 4685-4693.

Eriksson K, Fredriksson M, Nordström I, et al. 2003. Cholera tox-in and its B subunit promote dendritic cell vaccination with different influences on Th1 and Th2 development. Infect Immun 71(4):1740-1747.

Estes DM. 2010. Regulation of IgA responses in cattle, humans and mice. Vet Immunol Immunopathol 138(4):312-317.

Farstad IN, Halstensen TS, Fausa O, et al. 1994. Heterogeneity of Mcellassociated B and T cells in human Peyer's patches. Immunology 83(3):457-464.

Fotopoulos G, Harari A, Michetti P, et al. 2002. Transepithelial transport of HIV-1 by Mcells is receptor-mediated. Proc Natl Acad Sci USA 99(14):9410-9414.

Furrie E, Smith RE, Turner MW, et al. 2002. Induction of local innate immune responses and modulation of antigen uptake as mechanisms underlying the mucosal adjuvant properties of immune stimulating complexes (ISCOMS). Vaccine 20(17-18):2254-2262.

Gebert A, Hach G. 1993. Differential binding of lectins to Mcells and enterocytes in the rabbit caecum. Gastroenterology 105(5):1350-1361.

Gebert A, Fassbender S, Werner K, et al. 1999. The development of M cells in Peyer's patches is restricted to specialized dome-associated crypts. Am J Physiol 154(5):1573-1582.

Glueck R. 2001. Review of intranasal influenza vaccine. Adv Drug Deliv Rev 51(1-3):203-211.

Gomes AC, Flace A, Saudan P, et al. 2017. Adjusted particle size eliminates the need of linkage of antigen and adjuvants for appropriated T cell responses in virus-like particle-based vaccines. Front Immunol 8:226.

Gomez D, Sunyer JO, Salinas I. 2013. The mucosal immune system of fish: The evolution of tolerating commensals while fighting pathogens. Fish Shellfish Immunol 35(6): 1729-1739.

Gorfu G, Rivera-Nieves J, Ley K. 2009. Role of beta7 integrins in intestinal lymphocyte homing and retention. Curr Mol Med 9(7):836-850.

Goto Y, Obata T, Kunisawa J, et al. 2014. Innate lymphoid cells regulate intestinal epithelial cell glycosylation. Science 345(6202):1254009.

Guy-Grand D, Vassalli P. 2002. Gut intraepithelial lymphocyte development. Curr Opin Immunol 14(2):255-259.

Hamzaoui N, Kerneis S, Caliot E, et al. 2004. Expression and distribution of b1-integrins in in vitro-induced Mcells:Implications for *Yersinia* adhesion to Peyer's patch epithelium. Cellular Microbiol 6(9):817-828.

Hathaway LJ, Kraehenbuhl JP. 2000. The role of M cells in mucosal immunity. Cell Mol Life Sci 57(2):323-332.

Holmgren J, Adamsson J, Anjuère F, et al. 2005. Mucosal adjuvants and anti-infection and anti-immunopathology vaccines based on cholera toxin, cholera toxin B subunit and CpG DNA. Immunol Lett 97(2):181-188.

Holmgren J, Czerkinsky C. 2005. Mucosal immunity and vaccines. Nat Med 114(Supp):S45-S53.

Iijima H, Takahashi I, Kiyono H. 2001. Mucosal immune network in the gut for the control of infectious diseases. Rev Med Virol 11(2):117-133.

Isakov D, Dzutsev A, Berzofsky JA, et al. 2011. Lack of IL-7 and IL-15 signaling affects interferon-γ production by, more than survival of, small intestinal intraepithelial memory CD8$^+$ T cells. Eur J Immunol 41(12):3513-3528.

Jensen VB, Harty JT, Jones BD .1998. Interaction of the invasive pathogens *Salmonella typhimurium*, *Listeria monocytogenes*, and *Shigella flexneri* with Mcells and murine Peyer's patches. Infect Immun 66(8):3758-3766.

Joeris T, Müller-Luda K, Agace WW, et al. 2017. Diversity and functions of intestinal mononuclear phagocytes. Mucosal Immunol 10(4):845-864.

Johansen FE, Kaetzel CS. 2011. Regulation of the polymeric immunoglobulin receptor and IgA transport: New advances in environmental factors that stimulate pIgR expression and its role in mucosal immunity. Mucosal Immunol 4(6):598-602.

Johansson-Lindbom B, Agace WW. 2007. Generation of gut-homing T cells and their localization to the small intestinal mucosa. Immunol Rev 215:226-242.

Joseph A, Louria-Hayon I, Plis-Finarov A, et al. 2002. Liposomal immunostimulatory DNA sequence (ISS-ODN): An efficient parenteral and mucosal adjuvant for influenza and hepatitis B vaccines. Vaccine 20(27-28):3342-3354.

Kim B, Bowersock T, Griebel P, et al. 2002. Mucosal immune responses following oral immunization with rotavirus antigens encapsulated in alginate microspheres. J Control Release 85(1-3):191-202.

Kim SH, Lee KY, Jang YS. 2012. Mucosal immune system and M cell-targeting strategies for oral mucosal vaccination. Immune Netw 12(5):165-175.

Ko SY, Ko HJ, Chang WS, et al. 2005. α-Galactosylceramide can act as a nasal vaccine adjuvant inducing protective immune responses against viral infection and tumor. J Immunol 175(5):3309-3317.

Kobayashi M, Hoshino H, Suzawa K, et al. 2012. Two distinct lymphocyte homing systems involved in the pathogenesis of chronic inflammatory astrointestinal diseases. Semin Immunopathol 34(3):401-413.

Kurashima Y, Kiyono H. 2017. Mucosal ecological network of epithelium and immune cells for gut homeostasis and tissue healing. Annu Rev Immunol 35:119-147.

Lawson LB, Norton EB, Clements JD. 2011. Defending the mucosa: Adjuvant and carrier formulations for mucosal immunity. Curr Opin Immunol 23(3):414-420.

Lefrançois L, Puddington L. 1995. Extrathymic intestinal T-cell development: Virtual reality? Immunol Today 16(1):16-21.

Lillard JW Jr, Boyaka PN, Taub DD, et al. 2001. Potentiates antigen-specific mucosal immune responses. J Immunol 166(1):162-169.

Marciani DJ. 2003. Vaccine adjuvants: Role and mechanisms of action in vaccine immunogenicity. Drug Discov Today 8(20):934-943.

Matsunaga T. 1998. Did the first adaptive immunity evolve in the gut of ancient jawed fish? Cytogenet Cell Genet 80(1-4):138-141.

McKenzie AN, Spits H, Eberl G. 2014. Innate lymphoid cells in inflammation and immunity. Immunity 41(3):366-374.

Mestecky J, Russell MW. 2009. Specific antibody activity, glycan heterogeneity and polyreactivity contribute to the protective activity of S-IgA at mucosal surfaces. Immunol Lett 124(2):57-62.

Molloy MJ, Bouladoux N, Belkaid Y. 2012. Intestinal microbiota: Shaping local and systemic immune responses. Semin Immunol 24(1):58-66.

Mowat AM, Donachie AM, Jagewall S, et al. 2001. CTA1-DD-immune stimulating complexes: A novel, rationally designed combined mucosal vaccine adjuvant effective with nanogram doses of antigen. J Immunol 167(6):3398-3405.

Mutsch M, Zhou W, Rhodes P, et al. 2004. Use of the inactivated intranasal influenza vaccine and the risk of Bell's palsy in Switzerland. N Engl J Med.350(9):896-903.

Neal LM, McCarthy EA, Morris CR, et al. 2011. Vaccine-induced intestinal immunity toricin toxin in the absence of secretory IgA. Vaccine 29(4):681-689.

Neutra MR, Frey A, Kraehenbuhl JP. 1996. Epithelial Mcells: Gate ways for mucosal infection and immunization. Cell 86(3):345-348.

Neutra MR, Mantis NJ, Kraehenbuhl JP. 2001. Collaboration of epithelial cells with organised mucosal mynphoid tissues. Nature Immunol 2(11):1004-1009.

Nicoletti C. 2000. Unsolved mysteries of intestinal Mcells. Gut 47:735-739.

Nies JH, Bär C, Schlenvoigt G, et al. 2002. IL-4 supplemented B-cell cultures of allergic children show reduced IgA and IgG production in response to additional stimulation with IL-10. J Investig Allergol Clin Immunol 12(2):99-106.

Ohno H. 2016 . Intestinal M cells. J Biochem 159(2):151-160.

Overton ET, Goepfert PA, Cunningham P, et al. 2014. Intranasal seasonal influenza vaccine and a TLR-3 agonist, rintatoli-mod, induced cross-reactive IgA antibody formation against avian H5N1 and H7N9 influenza HA in humans. Vaccine 32(42):5490-5495.

Owen RL, Jones AL. 1974. Epithelial cell specialization within human Peyer's patches: An ultrastructural study of intestinal lymphoid follicles. Gastroenterology 66(2):189-203.

Paavonen J, Naud P, Salmerón J, et al. 2009. Efficacy of human papillomavirus (HPV)-16/18 AS04-adjuvanted vaccine against cervical infection and precancer caused by oncogenic HPV types (PATRICIA): Final analysis of a doubleblind, randomised study in young women. The Lancet 374 (9686):301-314.

Pappo J, Mahlman RT. 1993. Follicle epithelial Mcells are a source of interleukin-1 in Peyer's patches. Immunology 78 (3):505-507.

Parihar V, Stack R, Alakkari A, et al. 2017. Clinical outcome of patients with raised intraepithelial lymphocytes with normal villous architecture on duodenal biopsy. Digestion 95(4): 288-292.

Pielage JF, Cichon C, Greune L, et al. 2007. Reversible differentiation of Caco-2 cells reveals galectin-9 as a surface marker molecule for human follicle-associated epithelia and Mcell-like cells. Int J Biochem Cell Biol 39(10):1886-1901.

Pierce NF, Kaper JB, Mekalanos JJ, et al. 1987. Determinants of the immunogenicity of live virulent and mutant *Vibrio cholerae* O1 in rabbit intestine. Infect Immun 55(2):477-481.

Porter KR, Raviprakash K. 2017. DNA vaccine delivery and improved immunogenicity. Curr Issues Mol Biol 22:129-138.

Powell N, Walker AW, Stolarczyk E, et al. 2012. The transcription factor T-bet regulates intestinal inflammation mediated by interleukin-7 receptor$^+$ innate lymphoid cells. Immunity 37(4):674-684.

Prabakaran M, Madhan S, Prabhu N, et al. 2010. Gastrointestinal delivery of baculovirus displaying influenza virus hemagglutinin protects mice against heterologous H5N1 infection. J Virol 84(7):3201-3209.

Ramos HC, Rumbo M, Sirard JC. 2004. Bacterial flagellins: Mediators of pathogenicity and host immune responses in mucosa. Trends Microbiol 12(11):509-517.

Rhee JH, Lee SE, Kim SY. 2012. Mucosal vaccine adjuvants update. Clin Exp Vaccine Res 1(1):50-63.

Sansonetti PJ, Phalipon A. 1999. Mcells as ports of entry for enteroinvasive pathogens: Mechanisms of interaction, consequences for the disease process. Semin Immunol 11(3): 193-203.

Santi L, Batchelor L, Huang Z, et al. 2008. An efficient plant viral expression system generating orally immunogenic Nor-walk virus-like particles. Vaccine 26(15):1846-1854.

Sedova ES, Shcherbinin DN, Migunov AI, et al. 2012. Recombinant influenza vaccines. Acta Naturae 24(4):17-27.

Sheridan, Lefrançois L. 2010. Intraepithelial lymphocytes: To serve and protect. Curr Gastroenterol Rep 12(6):513-521.

Shields JW. 2000. The functional evolution of GALT: A review. Lymphology 33(2):47-57.

Sicinski P, Rowinski J, Warchol JB, et al. 1990. Poliovirus type-1 enters the human host through intestinal Mcells. Gastroenterology 98(1):56-58.

Singh M, Vajdy M, Gardner J, et al. 2001. Mucosal immunization with HIV-1 gag DNA on cationic microparticles prolongs gene expression and enhances local and systemic immunity. Vaccine 20(3-4):594-602.

Staats HF, Ennis FA Jr. 1999. IL-1 is an effective adjuvant for mucosal and systemic immune responses when coadministered with protein immunogens. J Immunol 162(10):6141-6147.

Strober W. 1990. Regulation of IgA B-cell development in the mucosal immune system. J Clin Immunol 10(6 Suppl):56S-61S.

Tyrer PC, Foxwell RA, Kyd J, et al. 2007. Receptor mediated targeting of Mcells. Vaccine 25(16):3204-3209.

van Riet E, Ainai A, Suzuki T, et al. 2012. Mucosal IgA responses in influenza virus infections; thoughts for vaccine design. Vaccine 30(40):5893-5900.

Vasu N, Ghaffari G, Craig ET, et al. 2008. Adverse events associated with intranasal influenza vaccine in the United States. Ther Adv Respir Dis 2(4):193-198.

Veazey RS, Rosenzweig M, Shvetz DE, et al. 1997. Characterization of gut-associated lymphoid tissue (GALT) of normal rhesus macaques. Clin Immunol Immunopathol 82(3):230-242.

von Burg N, Turchinovich G, Finke D. 2015. Maintenance of immune homeostasis through ILC/T cell interactions. Front Immunol 6:416

Vyas SP, Gupta PN. 2007. Implication of nanoparticles/microparticles in mucosal vaccine delivery. Expert Rev Vaccines 6 (3):401-418.

Wang X, Sherman A, Liao G, et al. 2013. Mechanism of oral tolerance induction to therapeutic proteins. Adv Drug Deliv Rev 65(6):759-773.

Wells JM, Mercenier A. 2008. Mucosal delivery of therapeutic and prophylactic molecules using lactic acid bacteria. Nat Rev Microbiol 6(5):349-362.

Williams MB, Butcher EC. 1997. Homing of naive and memory T lymphocyte subsets to Peyer's patches, lymph nodes, and spleen. J Immunol 159(4):1746-1752.

Wizemann TM, Adamou JE, Langermann S. 1999. Adhesins as targets for vaccine development. Emerg Infect Dis 5(3): 395-403.

Wu Y, Wang X, Csencsits KL, et al. 2001. Mcell-targeted DNA vaccination. Proc Natl Acad Sci USA 98(16):9318-9323.

Yamamoto M, Fujihashi K, Kawabata K, et al. 1998. A mucosal intranet:Intestinal epithelial cells down-regulate intraepithelial, but not peripheral, T lymphocytes. J Immunol 160(5): 2188-2196.

Yu Y, Zhu J, Mi LZ, et al. 2012. Structural specializations of α(4)β(7), an integrin that mediates rolling adhesion. J Cell Biol 196(1):131-146.

# 第 4 章

# 疫苗佐剂

王　宾　钟一维　耿　爽

**本章摘要**

　　现代疫苗越来越离不开佐剂的作用,尤其是以基因工程产物为特征的抗原必须辅以佐剂才能达到良好的免疫效果。佐剂是指能够增强机体针对抗原的适应性免疫应答,延长疫苗保护时间,降低抗原使用剂量,或诱导特定免疫反应类型的制剂。近年来,佐剂研究已从凭经验反复试验转向更为理性,并涉及免疫学、生物化学、药学、物理化学多个学科领域。在国际上已经获得认证或正在临床评价中的佐剂包括被认为是最安全的铝佐剂,还有已经用于季节性流感疫苗的 MF59,用于 H1N1 和 H5N1 疫苗的 AS03,用于 HPV 疫苗的 AS04 等,但是大多数人用疫苗仍然依赖铝佐剂。虽然新型佐剂可以纠正铝佐剂的不足之处,但是不良反应和毒性等安全问题妨碍着新型佐剂推向临床验证。本章主要从疫苗佐剂的历史、分类和研究展望等方面阐述疫苗佐剂的应用与未来的发展。

## 4.1 疫苗佐剂研究历史及现状

现代疫苗越来越离不开佐剂的作用,尤其是以基因工程产物为特征的抗原必须辅以佐剂才能达到良好的免疫效果。可以说疫苗就是抗原+佐剂。而佐剂是什么?最早佐剂(adjuvant)来源于拉丁语"adjuvare"一词,意为"帮助",所以免疫佐剂是指与抗原同时或预先注射,能够增强机体针对抗原的适应性免疫应答,延长疫苗保护时间,降低抗原使用剂量,或诱导特定免疫反应类型的制剂。佐剂在疫苗应用中的作用主要有:增强抗原的免疫原性,使没有免疫原性或免疫原性差的抗原性物质变为有效免疫原;增强机体对抗原刺激的反应性,提高免疫应答产生抗体的滴度,减少抗原用量,延长免疫反应的记忆性;改变抗体类型,使产生 IgM 转变为产生 IgG;诱导特定免疫类型的免疫应答,如铝佐剂可以诱导 Th2 型免疫应答。

### 4.1.1 佐剂的历史

佐剂的概念出现在 20 世纪 20 年代,在马接种白喉毒素的部位产生了一个脓肿,此处的特异性抗体滴度较高。随后发现,脓肿是由注射了不相关的物质所产生的,此物质增加了抗类毒素的免疫反应(Ramon,1925)。1926 年,Glenny 等人证明,吸附在明矾上的白喉毒素疫苗具有佐剂活性的物质是铝化合物(Glenny et al.,1926)。直至今日,以铝为基础的化合物(主要是磷酸铝或氢氧化铝)仍然是主要的人用佐剂。1936 年,Freund 等(1937)研制了含分枝杆菌的水和矿物油乳剂,从而创造一个很有潜力的佐剂——弗氏完全佐剂,即 FCA,它被公认为佐剂的金标准,但是 FCA 会导致严重的局部反应,对人的副作用太大。弗氏不完全佐剂,即 FIA,是不含分枝杆菌的水包油乳化液,对人体的毒性较小,曾经在人用疫苗里使用。在 20 世纪 50 年代,Johnson 等人发现革兰氏阴性菌的脂多糖(即 LPS)表现出佐剂活性,减毒的 LPS 或 LPS 类似化合物(如 lipid A 等)也被用于人用疫苗佐剂的研究(Johnson et al.,1956)。1974 年,Ellouz 等人证明,弗氏完全佐剂里的分枝杆菌的一个组分——胞壁酰二肽(即 MDP)具有佐剂活性(Ellouz et al.,1974)。此外,细菌的某些组分通常具有潜在的免疫激活作用,但是也普遍有毒性,例如,细菌 DNA 包含免疫激活序列——CpG,CpG 是胞嘧啶-鸟嘌呤二核苷酸,不存在于哺乳动物的 DNA 里(Weiner et al.,1997)。总体而言,几百个天然的和合成的化合物被证明具有佐剂活性,并且效果比铝化合物好很多,但是对大多数这样的候选佐剂来说,毒性是最重要的障碍。

### 4.1.2 佐剂的现状

#### 4.1.2.1 佐剂的分类

近年来,佐剂研究已从凭经验反复试验转向更为理性,并涉及多个学科领域的研究,包括免疫学、生物化学、药学和物理化学等。目前,按照来源不同,主要将佐剂划分为化学佐剂与生物分子佐剂两大类。其中,化学佐剂又可以细分为:油佐剂、水溶性佐剂、无机盐佐剂以及脂类佐剂。例如,铝佐剂(铝盐)与 MF59 均为化学佐剂,分别为无机盐佐剂与油佐剂。另外,更多的水溶性有机化合物被逐渐证明具有佐剂功效,如之前临床上治疗胃酸的药物西咪替丁(Wang et al.,2008)。而生物分子佐剂根据目前的研究状况可细分为:细胞因子佐剂、模式识别受体佐剂或与炎症小体激活有关的佐剂等。其中,细胞因子佐剂主要通过各类淋巴细胞亚群所特有的细胞因子作为佐剂,定向加强免疫效果;模式识别受体佐剂或与炎症小体激活有关的佐剂是通过刺激机体先天细胞内这些分子,从而激活机体固有免疫反应,增强疫苗免疫效果。事实上,近期的研究认为,大多数佐剂应是这两类佐剂的组合,美国食品药品监督管理局(FDA)在 2009 年批准上市的疫苗 Cervarix®,包含佐剂 AS04——这是由氢氧化铝和一个 TLR4 的配体(即 MPL)组成的混合物,氢氧化铝在其中可能作为运送 MPL 或疫苗抗原的载体发挥作用。在国际上已经获得认证或正在临床评价中的佐剂见表 4.1。

佐剂增强免疫应答的机制尚未完全阐明,不同佐剂的作用也各不相同。但简而言之,佐剂的作用机制有以下 3 种:① 佐剂与抗原同时注入机体,可以改变抗原的物理性状,有利于抗原缓慢释放,延长抗原在体内滞留的时间;② 被佐剂吸附的抗原易被抗原提呈细胞吞噬;此外,某些佐剂还可以增强先天免疫反应,促进对抗原的处理,在局部形成炎症反应;③ 刺激淋巴细胞增殖与分化,从而增强和扩大免疫应答的效应,延长免疫的记忆性。因此,在疫苗

**表 4.1　几种国际上已经获得认证的或正在临床评价中的佐剂**

| 名称 | 类型 | 用途 | 现状 |
|---|---|---|---|
| 铝盐 | 无机盐佐剂 | 20 世纪 20 年代研发,广泛用于人用和兽用疫苗 | 美国 FDA 批准用于人类;被认为是最安全的佐剂 |
| MF59 | 水包油乳剂 | Chiron 公司开发,作为季节性流感疫苗佐剂 | 在欧洲国家已认证用于人类 |
| AS03 | 水包油乳剂 | GSK 公司开发,作为 H1N1 和 H5N1 疫苗佐剂 | 在欧洲国家认证用于人类 |
| AS04 | TLR4 激动剂(MPL)+铝盐 | GSK 公司开发,作为 HBV 和 HPV 疫苗佐剂 | 在美国和欧洲国家认证用于人类 |
| AS01B | TLR4 激动剂(MPL)+QS21+脂质体 | GSK 公司开发,作为预防 VZV 疫苗佐剂 | 在美国和欧洲国家通过上市批准用于人类 |
| 1018 ISS | TLR9 激动剂(CpG) | Dynavax 公司开发,作为新型成人乙肝疫苗 HEPLISAV 佐剂 | 于 2017 年底经 FDA 批准上市 |
| CAF01 | 脂类佐剂 | 作为 TB 疫苗的佐剂 | Ⅰ 期研究阶段 |

筛选佐剂的过程中,要充分考虑所用抗原的特性以及针对的感染性疾病的特征,以增强其免疫反应。

#### 4.1.2.2　佐剂的安全性问题

人用佐剂必须要保证安全性,佐剂的不良反应分为局部反应和全身反应。重要的局部反应包括疼痛、局部炎症、肿胀、注射部位坏死、淋巴结肿大、肉芽肿、溃疡和无菌脓肿等。全身反应包括佐剂性关节炎、眼色素层炎、嗜酸性粒细胞增多、过敏、恶心、发热、过敏性休克、器官特异性毒性和免疫毒性(例如释放炎性细胞因子)、免疫抑制或自身免疫性疾病等。不幸的是,有效力的免疫激活作用经常与毒性增加并存,因此,佐剂研究的主要挑战之一就是在获得效力的同时最大限度地减少毒性。直到今日,依然使用铝佐剂这个事实就反映出实现这一目标的难度,尽管铝佐剂被发现于 80 多年前,但在今天依然是占主导地位的人用佐剂。最近一个重要的例子是,Dynavax 公司开发的新佐剂(CpG 佐剂)成人乙肝疫苗 HEPLISAV 已完成了三次临床Ⅲ期的研究,最终于 2017 年底经 FDA 批准上市。但在之前的研发过程中,前两次Ⅲ期临床试验中有部分安全性疑问,被 FDA 专家认为疫苗安全性证据不充分。经过第三次Ⅲ临床试验后最终证明该疫苗免疫应答率和持久性高于市售的铝佐剂乙肝疫苗(www.dynavax.com)

因此,未来的工作重点之一应是深入研究佐剂的作用机制,全面推测其对免疫系统的影响,寻找并建立合理可靠的动物模型,预测免疫毒性发生的可能性。

## 4.2　化学佐剂

### 4.2.1　油佐剂

#### 4.2.1.1　油佐剂的分类

油佐剂是传统佐剂类型,其中最著名的是弗氏佐剂(Freund's adjuvant,FA),它又可以分弗氏不完全佐剂(Freund's incomplete adjuvant,FIA)和弗氏完全佐剂(Freund's complete adjuvant,FCA)。FCA 对细胞免疫和体液免疫具有强大的增强效果,目前在动物用灭活疫苗中被广泛使用,然而 FCA 中的矿物油不能被代谢,因此会产生一系列的不良反应,毒性较大,不宜作为人用疫苗佐剂。近年来,随着对治疗性疫苗的需求及新一代弱免疫原性疫苗的开发,人们在开发新型有效的油佐剂方面取得新的进展,其产品主要分为两种,一种是与 FCA 类似的乳剂型佐剂,如 MF59、AS03、AF03 和 SE 等;另一种是新技术开发的微粒型佐剂,如 CAF01、GSK 公司开发的 AS01 等。

(1) 乳剂型佐剂

① 弗氏佐剂

弗氏佐剂可分为弗氏不完全佐剂(FIA)和弗氏完全佐剂(FCA)。FCA 由矿物油(即 Marcol 52)和灭活的结核分枝杆菌(*Mycobacterium tuberculosis*)组成。FCA 被公认为是佐剂中的金标准,对细胞免疫和体液免疫具有强大的增强效果。许多研究已经表明,油乳剂主要负责提供一个缓慢而持续的抗原刺激环境,促进抗体形成。灭活的结核分枝杆菌主要负责激活细胞免疫反应,刺激上皮样巨噬细胞的形成和浆细胞的成熟,当结核分枝杆菌与矿物油结合后,这种激活作用会更强大。然而 FCA 的毒性较大,副作用严重。1964 年为预防新生儿因感染破伤风病毒而死亡,曾在新几内亚开展以 FCA 作佐剂的破伤风疫苗临床试验,受试者是妊娠的 Maprick 部落妇女,然而许多妇女在注射部位出现病变,产生肉芽肿(MacLennan et al.,1965)。

FIA 不包含结核分枝杆菌成分,是由 85% 的 Marcol 和 15% 的 Arlacel A 矿物油组成。它的佐剂效果不如 FCA 显著,只诱导 Th2 细胞因子和抗体。FIA 也存在副作用大的问题,由于矿物油不能被代谢,免疫后在注射部位产生炎症反应、肉芽肿、溃疡和发热等临床症状(Aucouturier et al.,2001)。另外,矿物油以及其中的组分(如姥鲛烷、正十六烷等)会引起佐剂型关节炎等自身免疫反应。乳化剂的毒性也必须注意。乳化剂 Arlacel A 存在一定的毒性,这主要是由其中的游离脂肪酸引起的。因此,矿物油乳佐剂毒性太大,一般不能用于人类疾病的预防性疫苗。但目前在动物疫苗领域,普遍采用油佐剂。尽管有一些副反应,但其佐剂效果远远好于铝佐剂。

② MF59

流行性感冒(简称流感)是由流感病毒引起的急性呼吸道传染病。每年流感的流行都会造成巨大的人力和物力损失。流感疫苗的接种依然是预防流感病毒感染的主要手段,但是近年来禽流感病毒不断突破种属限制感染人类,令流感的流行情况变得更加复杂。单独使用灭活疫苗,无法有效在老年人中诱生高水平的抗体。学者们开始尝试在流感灭活疫苗中添加各种不同类型的佐剂。随着乳化技术的进步,人们更多地选择可代谢油取代初期的矿物油来制备更为安全、稳定、有效的免疫佐剂,如 MF59、Matrix-M、AS03 等。MF59 作为流感疫苗的佐剂,关于其的研究已有很长的历史。Ott 等(1995)发现,流感疫苗与 Tween、Span 稳定的乳剂结合,可在多种动物模型中显著提高抗体滴度,比单纯的流感疫苗增高 5~250 倍。Higgins 等(1996)用以 MF59 为佐剂的流感疫苗免疫 8 周龄和 18 月龄的雌性 BALB/c 小鼠,结果表明,虽然 MF59 对感染过流感病毒的幼龄小鼠的抗体水平影响不大,但可显著提高感染过

流感的老龄小鼠的抗体水平。随后的临床实验也证明了此观点。MF59 是一种水包油的乳剂,成分包含 1% 鲨烯、0.5% Tween80 和 0.5% 三油酸聚山梨酯,经过高压均质后,形成了一种稳定的水包油乳液。MF59 是一个重要的创新,是第一个被列入人用新型疫苗的佐剂,是铝佐剂后的一个重大的里程碑。对 MF59 及其疫苗进行的 GLP 毒理学研究表明,MF59 及其疫苗没有潜在的系统毒性(Ott et al.1995)。在欧洲,它是第一个被批准的添入流感疫苗的佐剂。经我国食品药品监督管理总局批准,复立达流感病毒亚单位佐剂疫苗已经被允许上市,成为我国目前唯一的老年专用流感疫苗。

MF59 可激活偏向 Th2 细胞强烈的免疫应答(Mitchell et al.,2002),但不诱导 Th1 细胞免疫反应,因此更适合应用于诱导抗体疫苗而不适合用于介导细胞免疫的疫苗。早期在小鼠体内研究 MF59 的作用机制曾表明,与铝佐剂作用不同,MF59 不是发挥缓释抗原的作用。人的肌肉细胞体外实验和小鼠体内实验的结果表明,MF59 具有了一系列的作用,包括增加抗原摄取,释放趋化因子和促进细胞分化。至少有 3 个 MF59 的靶细胞,包括单核细胞、巨噬细胞和粒细胞(Dupuis et al.,1998)。MF59 诱导趋化因子 CCL2 表达,募集炎症细胞。在 CCR2 缺陷小鼠上证明,MF59 募集炎症细胞到肌肉组织的作用受到抑制,这个现象在人的细胞系上也得到证明。另外,小鼠肌内注射 MF59 后,血清里检测到 CCL2。MF59 也导致人单核细胞的表型向未成熟树突状细胞转变。目前为止的这些报道,无论在体外的人体细胞还是小鼠体内,数据都具有一致性,即局部注射的 MF59 诱导肌肉的炎症环境,同时诱导疫苗有效的免疫应答。

在 HIV 疫苗的动物实验中,Lian 等(2005)发现,使用 MF59 可使 GP 亚单位疫苗在兔和猕猴体内比 GP140 或 GP160 全长蛋白疫苗激起更高的体液和细胞免疫反应;Barnett 等(2010)在猕猴中的研究表明,采用 MF59 佐剂的 Env 亚单位疫苗,可以有效地保护实验组,避免 HIV 的感染;Burke 等(2009)的研究则表明,MF59 和 CpG 两种佐剂的配合使用,可以有效地提高 gp140Δ2 亚单位疫苗的中和抗体滴度,更为 MF59 在 HIV 疫苗中的应用提供了实验依据和广阔前景。

③ AS02

AS02 是一种水包油佐剂,其成分含有单磷酰脂

质 A(MPL)和皂角苷(QS-21),是由英国 GSK 公司所研制的 MPL 和 QS-21 系统佐剂中的一种,作为疟疾疫苗佐剂已在临床 Ⅱ 期中显示出了良好的增强体液免疫效果,并证明了其安全性。在 HIV 疫苗的动物实验中,Zhang 等(2007)证明,采用 AS02 佐剂可以使 gp140R2 疫苗在兔子体内产生较高的中和抗体水平;Voss 等(2003)在猴子的实验中证明,加入了 AS02 佐剂的 gp120 疫苗可以有效地降低感染 SIV 病毒的猴体内的病毒载量,有效地抑制 CD4$^+$T 细胞的下降,并且可以保护猴子在 2.5 年的时间内避免病毒的感染。

④ AS03

AS03 是一种是由英国 GSK 公司所研制的水包油的乳剂,成分中含有维生素 E、鲨烯和聚山梨醇酯八十。AS03A 含有 11.86 mg 维生素 E,AS03B 含有 5.93 mg 维生素 E。AS03 在欧洲已被批准应用于流感疫苗,并被批准应用于人类。Sandra Morel 等研究发现,AS03 作为流感疫苗佐剂可以增强 CCL2、CCL3、IL-6 等细胞因子的表达,调节固有免疫并增强适应性免疫的作用。作为 H1N1 和 H5N1 疫苗佐剂,AS03 可以减少 HA 的用量并增大疫苗的免疫原性。Roman 等(2010)通过调查研究证实了 AS03A 作为佐剂在一次免疫后应用于成人的安全性,Carmona 等(2010)通过调查研究证实了 AS03B 作为佐剂在二次免疫后应用于 6~35 月龄儿童的安全性。然而,Nohynek 等(2012)发现,在 2009—2010 年芬兰流感爆发期间,AS03 作为 H1N1 流感疫苗佐剂的应用导致了青少年和儿童中发作性嗜睡病的发病率增加。因此,对于该佐剂的安全性还需要进一步研究。

(2)微粒型佐剂

① AS01

AS01 也是由英国 GSK 公司所研制的 AS 系统佐剂中的一种,是一种含有 MPL 和 QS-21 的脂质体,能诱导强烈的抗体应答并伴有 Th1 细胞和 CTL 反应,其中,MPL 和 QS-21 均可单独作为免疫刺激性佐剂使用。在 Eva Van Braeckel 等的 Ⅰ 期临床实验中,加入了 AS01 的 4 个混合表位的 HIV 疫苗比无佐剂组可激起更高的抗体水平,以及更高而持久的 CD4$^+$ T 细胞反应(Barnett et al.,2010);Cranage 等(2011)在 gp140 的亚单位重组疫苗中应用了 AS01 佐剂,也有效地提高了猴体内的中和抗体水平。

AS01 还应用在疟疾和带状疱疹病毒(VZV)疫苗上。GSK 公司研发的带状疱疹病毒预防疫苗(HZ/su)使用佐剂 AS01B。VZV 疫苗已经完成了临床 Ⅲ 期试验,已获批在美国和欧洲上市。研究中显示,在 >50 岁的老年人受试者中,抗原 gE 或佐剂 AS01B 有效地增强了 CD4$^+$T 细胞对 gE 的应答及较高的抗 gE 抗体水平。此疫苗显著降低了 50 岁以上老年人感染带状疱疹病毒的风险,其保护效率高达 97%(Lal et al.,2015)。这些结果证明,AS01B 佐剂在老年人免疫系统中,尤其是 CD4$^+$ T 细胞激活方面发挥了重要作用,为未来此类疫苗开发提供了重要的参考。

② CAF01

CAF01(dimethyldioctadecylammonium/trehalose 6,6′-dibehenate)是在阳离子脂质体的基础上由二甲基二十八烷基溴化铵区和人工合成的分枝杆菌核心因子区组成,可以通过巨噬细胞受体分子 mincle 促进一个 C 型凝集素介导的免疫激活。这个系统有效地产生和维持了多功能 T 细胞的作用,对诱导增强细胞介导的免疫应答起到重要的作用。Agger 等(2008)在小鼠的实验中证明,加入 CAF01 的疫苗组可以产生更好的体液免疫效果,有效地保护小鼠免受病原感染,预示着 CAF01 可能作为一种抗感染型的疫苗佐剂,可以使疫苗产生更强大的体液免疫反应。

③ 黄色棕榈蜡

棕榈蜡是从生长于南美洲巴西东北部的棕榈树叶上提取的天然植物蜡,由于其有良好的乳化性、附着性及黏度硬度的调整性,具备了作为疫苗投递系统的潜质。Arias 等(2011)在体外研究表明,棕榈蜡纳米颗粒吸附 gp140 蛋白抗原后,可以通过 Toll 样受体有效地激活人的树突状细胞;并且在小鼠的体内实验中进一步证实,此纳米投递系统可以有效地激活体液免疫和细胞免疫反应,并且无炎症产生,可以作为 HIV 疫苗一种潜在的黏膜佐剂进行研究和开发。

4.2.1.2 油佐剂的作用机制

佐剂的作用有两种信号通路,一种是通过影响疫苗抗原释放的时间、位置或抗原浓度,从而增强疫苗抗原的免疫原性;另一种信号通路是佐剂在抗原识别的过程中向抗原特异性免疫细胞提供共刺激信号。两种信号通路可以同时进行,起相互辅助作用。

双信号模型认为,特异性 T 细胞和 B 细胞的活化除了需要抗原的呈递信号外,还需要第二信号,这种第二信号是由共刺激分子或者共抑制分子传递的。当可溶性抗原经皮下注射机体后,在 30 min 之内由输入淋巴管进入二级引流淋巴结,并被定居性树突状细胞呈递,注射部位的组织定居性树突状细胞获取抗原后,即在 24 h 之内迁移到引流淋巴结并执行呈递功能,从而使 T 细胞活化,发挥特异性免疫效应。

佐剂可以延缓抗原的释放,增强免疫效应。然而,目前对油佐剂增强免疫效应的详细机制尚不完全清楚,它可能增加抗原的表面面积,易为巨噬细胞所吞噬;延长抗原在体内的存留期,增加与免疫细胞接触的机会;诱发抗原注射部位及其局部淋巴结的炎症反应,有利于刺激免疫细胞的增殖作用,其所需要的组织结构以及细胞和分子免疫机制还有待研究。

油佐剂的乳剂类型也会对抗体产生水平造成影响,在油包水的乳剂中加入卵清蛋白比在水包油的乳剂中加入能引起更强的免疫反应。保持乳剂亲水性和亲脂性组分的平衡,才可以使弗氏佐剂引发有效的免疫反应。

Dupuis 等(1998)发现,将 MF59 作为佐剂同疫苗一同皮下注射后,树突状细胞摄取疫苗抗原,然后在巨噬细胞和中性粒细胞释放的趋化因子的作用下迁移至炎症损伤部位,在迁移过程中,树突状细胞的抗原摄取和呈递能力降低,其免疫刺激能力增强。

#### 4.2.1.3　油佐剂的安全性

佐剂的安全性一直是备受关注的一个问题,人用佐剂必须要保证安全性。完全弗氏佐剂早期研究常在弗氏佐剂中加入矿物油,但是其强烈的刺激性使其具有较强的不良反应,如引起注射部位的巨噬细胞肉芽肿或在皮下给药时引起局部溃疡等。

已有很多实验研究了 MF59 作为佐剂的亚单位疫苗的安全性和免疫原性。在我国,用于老年人群的佐剂流感疫苗复利达,在 I 期安全性评价获得肯定性结果后,于 2005 年 12 月开始进行为期 1 个月的 III 期临床比较试验。经研究,我国接种 MF59 佐剂流感疫苗的老年人(≥60 岁),所产生的免疫反应高于传统亚单位流感疫苗,且耐受性良好,可使免疫力低下的老年人获益更大。本试验结果为 MF59 佐剂流感疫苗应用于中国老年人群提供有力的支持。表明其在提高免疫原性的基础上,仍有较好

的安全性。

因此,应深入研究佐剂的作用机制,全面推测其对免疫系统的影响,寻找并建立合理可靠的动物模型,预测免疫毒性发生的可能性。另外,还应建立准确的疫苗安全性评价方法,从而有效避免由于佐剂不良反应引起的对机体的伤害。

### 4.2.2　水溶性佐剂

水溶性佐剂在使用过程中无需乳化步骤,配制简单而且没有油佐剂引起的过敏反应、注射困难等问题。而且水溶性佐剂容易联合其他各种疫苗共同使用,因此,水溶性佐剂是一种很有潜力的佐剂类型。目前,水溶性佐剂根据成分可以分成杀菌剂佐剂、植物来源佐剂、人工合成化合物佐剂等。

#### 4.2.2.1　杀菌剂佐剂

虽然抗逆转录病毒药物的大规模使用已经较大地减少了 HIV 的传播,但是作为 HIV 重要传播途径的性传播途径,仍然造成了 HIV 的持续传播和爆发。最近研究的一项关于减少 HIV 传播的策略是采用局部杀菌剂 Pro2000。Pro2000 是一种阴离子聚合物,属于阴道内给药的抗 HIV-1 感染的杀菌剂。之前多项恒河猴体内试验显示,阴道凝胶 Pro2000 能有效地防止 HIV-1 的传播。但是一项发表于《柳叶刀》的随机试验结果表明,阴道凝胶 Pro2000 不能阻止非洲妇女感染 HIV(McCormack et al.,2010)。然而,Pro2000 在阴道的局部使用中有很高的安全性,没有证据显示其局部的毒性和刺激性,而且 Pro2000 在阴道中有很长的存留时间。基于这些特质,Pro2000 是用于经阴道给药的 HIV 疫苗的理想佐剂。Wegmann 等(2011)将 Pro2000 联合 HIV-1 Env 抗原进行阴道给药,在小鼠和兔子中增强了 Env 特异性的黏膜 IgA 和 IgG 抗体水平。在体外实验中,Pro2000 能够保护人类阴道灌洗液对抗原糖蛋白的蛋白降解。另外,Pro2000 能够抑制 TLR4 的激活从而减少局部炎症性细胞因子的产生,降低 HIV-1 感染的风险。

#### 4.2.2.2　植物来源佐剂

植物来源的皂苷作为疫苗佐剂已经使用了很长时间。皂苷的作用机制是插入细胞膜,在细胞膜上形成孔洞,这一机制可能促进了杀伤性 T 细胞对抗原的加工呈递途径从而增强免疫反应。皂苷水溶性

部分 QS-21 由于其低毒性和潜在的佐剂活性得到了广泛的研究,目前已经用于 HIV 疫苗的 I 期和 II 期临床试验。此外,提取自皂皮树树皮中的 Quil-A,其主要成分也是 QS-21 及其衍生物,也在研究中广泛用作佐剂。例如,Ahmed 等(2012)构建出一种高糖基化突变型的 HIV-1 gp120 蛋白,用该蛋白免疫小鼠,将产生针对 gp120 蛋白上 CD4 结合位点特异性的中和抗体。研究者发现,分别用该蛋白搭配单磷酰脂质 A(MPL)和 Quil A 两种佐剂免疫小鼠,以 Quil A 为佐剂时,被免疫小鼠的中和抗体比例更高,显示出该疫苗—佐剂组合在抵抗多种 HIV 病毒株方面的应用潜力。另外,乌克兰 Ekomed 公司从 26 种药用植物中提取并研制出一种口服的免疫调节剂 Dzherelo,它能够作为免疫佐剂用于 HIV 的治疗(Nikolaeva et al.,2009),目前已经在南非获得批准。

此外,还有许多新发现的植物来源的水溶性佐剂被证明可以增加抗原免疫原性,提高特异性抗体滴度。研究发现,一种从酸浆茎部提取出的可溶性多糖(即 WSP)与 OVA 共同免疫小鼠时,可以显著提高 OVA 特异性抗体滴度,从而使其有望成为能帮助疫苗激发 Th1 细胞和 Th2 细胞反应的有力候选佐剂(Shang et al.,2011)。另一种从乌头属植物中提取出的可溶性多糖被证明有良好的免疫调节作用,并可恢复抗肿瘤药物抑制免疫功能,具有成为肿瘤免疫疫苗佐剂的潜能(Gao et al.,2010)。

#### 4.2.2.3 人工合成化合物佐剂

很多人工合成的水溶性化合物也能起到佐剂的作用。氯喹从 1944 年开始被应用于临床,最初用来治疗疟疾,之后用途逐渐扩大。最近发现,氯喹具有免疫调节作用并可用于治疗自主免疫疾病。氯喹是一种弱碱,而且能够在细胞内的胞内体中积累导致液泡 pH 升高,从而抑制胞内体的成熟并阻止核酸结合在 TLR7 和 TLR9 上。HIV-1 必须通过 TLR7 激活血浆来源的树突状细胞(plasmacytoid dendritic cell,PDC),因此氯喹是一种阻止 HIV-1 激活 APC 和 T 细胞的有力候选药物。Martinson 等(2010)的研究结果表明,氯喹能够通过上调 MyD88 信号途径分子 IRF-7、IRAK-4 和 IFN-α、IDO 和 PDL-1 的表达,抑制 pDC 的激活和成熟。研究者认为在 HIV 的感染中,TLR 激活和 pDC 产生的 IFN-α 造成了免疫系统激活和免疫细胞的功能失调,因此,通过利用氯喹阻断或调控这些信号通路能够干扰 HIV 的发病。

另外,CRL8623 是一种新型的嵌段共聚物佐剂分子,能够和质粒 DNA 结合,引起更强的 T 细胞免疫反应,尤其是倾向产生更多抗原特异性的 CD8$^+$T 细胞反应。这一治疗策略目前已经用于临床评估。随着化学合成的快速发展,相关的人工合成水溶性化合物种类也越来越多,这给我们筛选有效的用于 HIV 疫苗的佐剂提供更大的选择空间。阳离子壳聚糖也是一种很有吸引力的候选佐剂,能够驱动有效的细胞免疫,但其作用机制尚不清楚。Carroll 等(2016)发现,壳聚糖诱导 I 型干扰素促进树突状细胞成熟,增强抗原特异性 Th1 细胞在 I 型干扰素受体依赖性反应。此外,聚乳酸(poly lactic acid,PLA)是一种用于控制释放的多功能聚合物和生物活性分子,已被 FDA 和 EMA 批准用于生物医学和医药中。病毒病原体的重组、合成蛋白(肽包埋)或吸附在 PLA 颗粒上也得到了广泛的应用,可以用作治疗传染病的改进型疫苗,例如乙型肝炎病毒(HBV)、人乳头瘤病毒(HPV)和艾滋病毒(HIV)疫苗。NOD 样受体是免疫刺激分子的潜在新靶点(Pavot et al.,2016)。

### 4.2.3 无机盐佐剂

#### 4.2.3.1 铝佐剂

1926 年,Glenny 首次报道将白喉类毒素与明矾[即 KAl(SO$_4$)$_2$·12H$_2$O]事先混匀而后免疫,比起单独免疫,可诱导机体产生较高的抗体水平。此后,铝佐剂逐渐被广泛应用于人类及动物疫苗的制备。铝佐剂(aluminum adjuvant)主要有氢氧化铝、磷酸铝和明矾三种,而通常使用的铝佐剂是氢氧化铝佐剂。商品化的氢氧化铝佐剂实际上是 Al(OH)$_3$ 的不完全脱水产物,即纤维状结晶形态的偏氢氧化铝 AlO(OH)。使用中由于商业氢氧化铝佐剂的不同生产批次之间的差异,目前以丹麦生产的 Alhydrogel 为公认标准,其胶粒大小为 3.07 mm。通常人用疫苗每剂量含 0.5 mg,WHO 推荐每剂量含量最高不超过 1.25 mg。

铝佐剂对增加血清抗体通常有效,但会引起注射部位反应,诱导细胞免疫的能力较弱,在一定程度上限制了它的应用。Varmus 等(1988)将重组的 HIV-1 gp120 蛋白和铝佐剂一起免疫黑猩猩,发现可以有效诱导体液和细胞免疫反应,gp120 特异性的中和抗体在体外中和 HIV-1 病毒,但是免疫后的黑猩猩并不能抵抗 HIV-1 病毒的感染。此后的不少研究者发现,HIV-1gp120 蛋白和铝佐剂的结合是非常弱的,可能与铝佐剂的成分有关,它们可以导致 gp120 蛋白从铝佐剂中脱离出来。1995 年,Michael F. Powell 等人将 gp120 蛋白和铝佐剂一起免疫豚鼠、兔子和狒狒,发现初次免疫后,铝佐剂具有很好的佐剂作用,加强免疫后佐剂作用大大减弱,说明 gp120 蛋白和铝佐剂一起免疫的策略需要优化。2011 年,Stanley L. Hem 等人将不同剂量的 HIV-1gp140 蛋白和铝佐剂一起免疫小鼠,发现不同剂量的 gp140 蛋白和铝佐剂结合能力是不同的,所得到的免疫效果也不同。2001 年,Ross 等人将 HIV-1 病毒的中和抗体表位多肽和铝佐剂一起免疫小鼠和兔子,能够诱导产生高水平的中和抗体。

(1)铝佐剂的作用机制

铝佐剂已沿用多年,但其作用机制尚不清楚。近年来对于铝佐剂的研究探索,尤其是铝佐剂与先天免疫的研究,为阐明铝佐剂的作用机制提供了许多新的理论知识。

(2)抗原库理论

Glenny 等(1926)的理论认为,铝可以将抗原非特异性地吸附在其表面,从而捕获疫苗并聚集成较大的粒子,在体内形成"抗原储存库",缓慢释放,持续刺激机体产生免疫反应,从而产生较高的抗体水平。这是目前普遍接受的机制。而 Hutchison 等(2012)的研究表明,在免疫后 2 h 将抗原和铝佐剂引起的肉芽肿切除并不影响后面机体的体液免疫水平,对这一理论提出了挑战。

(3)炎症反应

铝佐剂免疫小鼠后数小时,机体内会释放大量的前炎症因子,如 IL-1β、IL-18、CCL2、CCL11 和 IL-5。同时,有许多炎症细胞被快速招募到免疫部位附近,如中性粒细胞、嗜酸性粒细胞、NK 细胞、CD11b⁺ 单核细胞、树突状细胞。其中,CD11b⁺ 单核细胞可分化为炎症相关的树突状细胞,促进抗原呈递。而树突状细胞是介导先天免疫和获得性免疫的桥梁,可以识别、分解外来抗原为肽段,通过 MHC 将肽段呈递给 T 细胞表面的 TCR,并提供共刺激分子,激活 CD4⁺ 和 CD8⁺ T 细胞。当用含铝佐剂的疫苗免疫 CD11c⁻DTR 小鼠后数小时,用 DT 特异性清除小鼠体内的树突状细胞和炎性树突状细胞,会抑制 T 细胞的激活,造成抗原特异性的 IgG1 抗体水平的降低,说明了树突状细胞在铝佐剂发挥功能中的重要性。

目前认为,铝佐剂激活树突状细胞的分子机制可能有:① 铝佐剂结合到细胞膜上,引起脂筏重排,通过含免疫受体酪氨酸活化基序(ITAM)的受体激活 Syk-PI3Kδ 信号通路。进而通过 p38MAP 激酶激活胞浆型磷脂酶 A2,促使膜脂释放花生四烯酸。而花生四烯酸在 COX-2 和膜相关 PGE 合成酶-1 的作用下转化为前列腺素 E2(PGE2)。PGE2 从细胞内分泌至细胞外,增强 Th2 细胞免疫反应(Kuroda et al.,2011)。② 铝佐剂可以诱导细胞的坏死,释放 ATP、DNA、尿酸盐,尿酸盐晶体可激活细胞内的 NLRP3 炎症小体,促进 Cathepsin B 的释放,从而激活 Caspase-1。后者可促进 pro-IL-1β 水解成为 IL-1β,IL-1β 在获得性免疫中的作用机制尚无定论(Zhang et al.,2011)。③ 宿主细胞被铝佐剂杀死所产生的 DNA 可能通过 TLR9 激活 IRF3 信号通路,IRF3 通过 NF-kB 影响 PGE2 和 IL-1β 的合成分泌,来影响免疫反应(Sablan et al.,2012)。

最近,Liang 等(2017)进一步研究铝佐剂如何激活先天免疫、促进适应性免疫的作用机制发现,铝佐剂能诱导肌内注射部位产生快速而有力的免疫细胞浸润,导致中性粒细胞、单核细胞、髓样细胞和浆细胞样树突状细胞 pDC 大量摄入 Env。这些细胞迁移到疫苗注射部位的引流淋巴结(LN)。因此,强大的先天免疫活化促进疫苗抗原有效地传递到引流淋巴结中的抗原提呈细胞是佐剂提高免疫应答的重要机制。

虽然铝佐剂一直被用于人类疫苗的制备,但是铝佐剂仍存在以下问题:① 对于提高细胞免疫的功能较弱。铝佐剂和其他佐剂的联合运用已成为佐剂研发的趋势,如 TLR 激动剂 MPL 或 CpG、阿片肽(Ott et al.,1995)、纳洛酮等,和铝佐剂联合运用可以同时提高体液免疫和细胞免疫。② 诱导 IgE 的反应、过敏反应和神经毒性。尽管铝佐剂在动物实验中显示无肾毒性,但是随着疫苗免疫次数的增多,体内铝的富集,可能造成肾功能的损伤,脑组织和骨骼肌细胞的损害。因此,人们也在尝试寻找其他的无机盐佐剂,如钙、铁和锆的无机盐(Ramon,1925)。

#### 4.2.3.2 磷酸钙佐剂

磷酸钙佐剂的疫苗配制有两种方式:一种使用现成的商品化的磷酸钙胶,由丹麦的 Superfos Biosector 公司生产;另一种佐剂将抗原在 0.07M 的 $Na_2HPO_4 \cdot 12H_2O$ 溶液中透析后,快速加入 0.07M 的 $CaCl_2 \cdot 2H_2O$ 溶液,调整 pH 至 6.8~7.0,形成的凝胶用生理盐水洗后,再重悬于生理盐水中。

此类佐剂在法国已成功地被用于百白破、脊髓灰质炎、卡介苗、麻疹、黄热病、B 型肝炎、HIV 的糖蛋白即 gp160 等疫苗的配制。其佐剂作用可能与铝佐剂相似,但是钙佐剂不会引起 IgE 抗体反应,在百白破疫苗的免疫中未见引起神经系统的不良反应。

由于铝佐剂在临床使用中会引起不良反应,尤其 IgE 的产生,以及对某些抗原不适用,不能冷冻等,所以有人试用磷酸钙。因为钙是人体普遍的成分之一,故对其安全性比较放心。磷酸钙作为佐剂,在与铝佐剂的比较研究中,不同研究者也曾得到不同结果。Aggerbeck 等(1995)曾比较了白喉类毒素和破伤风类毒素分别在不用佐剂、使用铝佐剂或钙佐剂的不良反应和免疫效果。在动物实验中,钙佐剂的作用低于铝佐剂。用于临床时,钙佐剂的作用稍高于铝佐剂,但是不良反应也较多。另一报道的实验结果认为,钙佐剂的不良反应低于铝佐剂。Goto 等(1997)用豚鼠比较铝佐剂和钙佐剂在卵清蛋白和破伤风类毒素使用中的佐剂作用和不良反应,两者均引起了炎症反应,但钙佐剂持续 4 周,而铝佐剂则持续 8 周。铝佐剂的作用明显高于钙佐剂,研究者认为钙佐剂不能取代铝佐剂。另外也有一些肯定钙佐剂的报道。例如,He 等(2002)以 II 型单纯疱疹病毒、非洲淋巴细胞病毒为抗原在 BALB/c 小鼠上比较了钙佐剂和铝佐剂的作用,结果显示,钙佐剂明显优于铝佐剂,产生较高的 IgG2a 和中和抗体,有较高的免疫保护效果,却只有局部轻微的炎症反应。Wang 等(2012)最近报道,磷酸钙可以作为很好的 DNA 疫苗的佐剂。DNA 疫苗通常引起细胞免疫,而对于抗体则不如蛋白抗原的疫苗。钙佐剂可以加强流感血凝素或单纯疱疹外膜抗原即 envelope gB DNA 疫苗的免疫作用。但当 DNA 疫苗与铝佐剂结合使用时,则佐剂作用消失。磷酸钙或磷酸铝、氢氧化铝在注射前 1h 之内以不同量与 B 型肝炎表面抗原的 DNA 疫苗混合,均有明显的佐剂作用。有趣的是,磷酸钙低剂量(即每剂量 30 μg)的佐剂作用比高剂量来得好。

#### 4.2.3.3 氢氧化铁胶体

1999 年,Josef W. Mannhalter 首次将氢氧化铁胶体作为疫苗佐剂,可以增强机体的体液和细胞免疫反应,而且氢氧化铁胶体可以增强 HIV-1 外膜特异性细胞毒反应。但是跟大多数佐剂类似,该佐剂

仅用于动物实验研究,未曾获得临床使用的许可。

### 4.2.4 小分子药物佐剂

老药新用不仅可以使药物焕发生机,得以充分利用,也可以使开发佐剂的时间大大地缩短,尤其是在安全方面的数据和资料为新适应症提供大量数据,具有较高的可靠性。挖掘临床用药正成为新型佐剂研究的热点。

例如:① 最早发现使用的布比卡因是一类临床使用的麻醉药物,它能作为佐剂增强 DNA 疫苗的免疫效果,并被广泛应用于 DNA 疫苗的研究领域(Wang et al.,1993)。② 乌苯美司具有双重抗癌作用,可以激活人体细胞免疫功能,刺激细胞因子的生成和分泌,促进抗肿瘤效应细胞的产生和增殖。它对肿瘤细胞膜上的氨基肽酶 B 和亮氨酸氨基肽酶有竞争性抑制作用,干扰肿瘤细胞的代谢,直接抑制肿瘤细胞增殖,从而促进肿瘤细胞凋亡。有研究发现,将乌苯美司作为 HIV DNA 疫苗的佐剂可以增强 Th1 细胞的活化,增强抗体水平和细胞杀伤能力,是一种比较好的基因疫苗佐剂(Sasaki et al.,1998)。③ 左旋咪唑(levamisole,LMS)为四咪唑的左旋体,临床上是治疗寄生虫的药物,后用于提高病人抵抗感染能力及在恶化淋巴瘤化疗后作为辅助治疗药物。它有免疫增强作用,能使受抑制的巨噬细胞和 T 细胞功能恢复正常。这可能与激活环核苷酸磷酸二酯酶,从而降低淋巴细胞和巨噬细胞内 cAMP 含量有关。研究发现,左旋咪唑作为 DNA 疫苗佐剂,能够增强 DNA 疫苗的细胞和体液免疫水平,是一种很好的佐剂(Jin et al.,2004)。④ 吡喹酮(praziquantel)是一种治疗血吸虫病的有效药物,可以使虫体表皮破裂,杀死血吸虫。研究发现,吡喹酮能有效地增强 DNA 疫苗的细胞和体液免疫水平,尤其对 CD8$^+$ T 细胞的免疫反应具有很强的诱导作用。⑤ 西咪替丁(cimetidine)是一种 H2 受体拮抗剂,用于治疗胃溃疡和十二指肠溃疡。研究发现,它可以增强 DNA 疫苗的免疫原性,增强 DNA 疫苗的细胞和体液免疫水平,并且可以抑制 IL-10 的表达同时增强 Th1 细胞与 Th2 细胞的作用。研究表明,它的作用机制是激活 DC 的 PI3K-Akt 信号通路,诱使 DC 成熟,降低向 Treg 的分化,增强向 Th1 细胞和 Th2 细胞的分化,也是一种增强亚单位疫苗的佐剂(Zou et al.,2012)。⑥ 咪喹莫特免疫调节药物,临床上用于部分肿瘤的治疗。该小分子是激活 TCR 7

的激动剂（Hemmi et al. ,2002）。有研究发现,作为小分子化合物,它可以作为 HPV DNA 疫苗的佐剂使用,能够增强细胞和体液免疫水平（Cho et al. ,2010）。⑦ 阿米洛利（amiloride）在临床上是强效保钾利尿药,经研究证明,阿米洛利可增强 DNA 疫苗进入细胞的效率,从而增强 DNA 疫苗的表达效率,使得 DNA 疫苗具有更强的免疫效果（Geng et al. ,2012）。

## 4.3　生物分子佐剂

### 4.3.1　细胞因子佐剂

#### 4.3.1.1　DC 细胞因子佐剂——粒细胞-巨噬细胞集落刺激因子

树突状细胞（dendritic cell,DC）是体内分布最广泛、功能最强的专职性抗原提呈细胞。其主要功能就是摄取、加工处理和提呈抗原,从而激活 CD8$^+$ 细胞毒性 T 淋巴细胞反应和 CD4$^+$T 辅助细胞,进一步启动特异性免疫应答。总而言之,DC 处于启动、调控以及维持免疫应答的中心环节。

DC 细胞因子佐剂是指某些同疫苗一起或者预先注射到机体内,通过调节抗原提呈细胞,尤其是 DC 等的数量和功能来增强免疫应答强度,从而促进免疫反应,增强疫苗效果的细胞因子,如 GM-CSF。近年来研究表明,DC 细胞因子佐剂在多种流行性疾病的预防和治疗中能够发挥一定的作用。

粒细胞-巨噬细胞集落刺激因子（granulocyte-macrophage colony stimulating factor ,GM-CSF）是造血细胞的重要生长因子。Burgess 等（1977）从小鼠肺液选择性培养基中发现一种能刺激粒细胞和巨噬细胞形成集落的因子,命名为粒细胞-巨噬细胞集落刺激因子,主要由活化的 T 细胞、单核巨噬细胞、内皮细胞和成纤维细胞产生,参与刺激嗜中性粒细胞、单核细胞、巨噬细胞和嗜酸性粒细胞集落形成,并且能够在局部募集 DC,以及提高其数量和存活率。

近年来,对于 GM-CSF 的研究不断深入,诸多围绕 GM-CSF 作为佐剂的研究不断展开。Kim 等（2000）报道,同时注射表达 GM-CSF 的质粒和 HIV DNA 疫苗,能够增强 HIV DNA 疫苗诱导的抗体反应和抗原特异性 T 淋巴细胞增殖反应。Barouch 等（2002）将共表达 GM-CSF 和 HIV-1 gp120 DNA 疫苗的双顺反子质粒通过肌内注射的方式免疫小鼠,发现可以显著增强 CD4$^+$T 细胞的应答。而有研究证明,病毒特异性 CD4$^+$T 细胞应答在控制 HIV 病毒感染中的复制发挥着重要作用。Kusakabe 等（2000）将表达 GM-CSF 的质粒与 HIV-1 DNA 疫苗在不同时间进行注射,结果显示,将表达 GM-CSF 的质粒早于 DNA 疫苗 3 天在相同部位肌内注射免疫小鼠,主要诱导 Th2 细胞免疫应答,而将表达 GM-CSF 的质粒与 DNA 疫苗同时肌内注射免疫小鼠,主要诱导 Th1 细胞和 Th2 细胞免疫应答,如果将表达 GM-CSF 的质粒晚于 DNA 疫苗 3 天在相同部位肌内注射免疫小鼠,则主要诱导 Th1 细胞免疫应答。因此,我们可以看出,表达 GM-CSF 的质粒免疫接种时间对 HIV-1 DNA 疫苗特异性 Th1 细胞和 Th2 细胞应答是有一定程度的影响。

Geissler 等（1997）将编码丙型肝炎病毒 HCV 核心抗原的表达质粒与 GM-CSF 的质粒一起注入小鼠股四头肌,结果发现,细胞因子增强了核心抗原对 T 细胞、B 细胞的刺激强度,加强了小鼠针对核心蛋白的特异性 CD4$^+$T 细胞的增生反应,CTL 活性也显著增强。Tseng 等（2005）首次将 GM-CSF 用作黑色素瘤疫苗免疫佐剂,发现相对于其他细胞因子,GM-CSF 可以产生更持久有效的抗肿瘤效果。Loudon 等（2010）将 GM-CSF 作为 H1N1 流感疫苗的佐剂,结果显示,其可以有效地提高 DNA 疫苗所诱导的黏膜免疫和系统免疫效果。因此,可以说 GM-CSF 作为 DNA 疫苗的佐剂,在促进体液免疫水平和病毒特异性抗原的 CTL 反应上都具有良好的效果,值得进一步研究和应用。

#### 4.3.1.2　Th1 型细胞因子佐剂

Th1 型细胞因子佐剂是指那些作为佐剂可以协同增强抗原的细胞免疫水平,尤其是 Th1 型免疫反应,主要包括 IFN-γ、IL-12、IL-2 ,参与免疫调节和免疫保护。不同疾病往往有不同型别的免疫反应参与其中。针对不同的病原,疫苗和免疫策略激活不同的免疫反应往往也是目前疫苗研究中的重要部分。鉴于机体激活的 Th1 细胞免疫反应往往在抵抗病毒时起到重要的作用,这为将这些细胞因子应用于佐剂筛选中提供了可能和理论基础。接下来,我们将对目前 HIV 疫苗佐剂的研究中比较重要的几种 Th1

型细胞因子做逐一介绍。

（1）IFN-γ

Ⅱ型干扰素（IFN-γ），由 DC 和 CD4$^+$T 细胞分泌，在保护性免疫反应中起到重要的作用。IFN-γ 被广泛应用于各种疫苗的佐剂，引发有效的免疫反应，增强抗体和迟发型超敏反应，并且激活辅助性 T 细胞和保护反应（Heath，1995）。研究发现。IFN-γ 作为佐剂发挥效用的方式可能是通过影响 DC 的抗原呈递和成熟，亦有可能是直接作用于 T 细胞，从而激活 Th1 型细胞免疫。McCormick 在 2001 年通过构建 IFN-γ 和 HIV 表面糖蛋白 gp120 的融合蛋白疫苗。免疫 12μg 融合蛋白后，ELISA 检测 gp120 特异性抗体明显增强，同时作为 Th1 型反应标志的 IgG2a 反应水平也显著增强，而作为 Th2 细胞免疫反应的标志细胞因子 IL-4 并未检测到明显变化。免疫后，检测脾中 Th1 细胞免疫水平发现，IFN-γ-gp120 融合蛋白组激活的 CD4$^+$T 细胞分泌 IFN-γ 的能力也明显强于不加 IFN-γ 实验组。DNA 疫苗往往能激活较强的细胞免疫水平，在 HIV DNA 疫苗的研究中，细胞因子佐剂的选择也得到广泛的研究和应用。Kim 2000 年的研究发现，IFN-γ、IL-4、IL-13 的质粒联合 DNA 疫苗，相比于 IFN-γ、IL-4、IL-13 作为分子佐剂增强疫苗的 Th1 细胞免疫反应，Th1 细胞分泌 IFN-γ 和 IL-12 细胞因子明显增强。

因此，IFN-γ 作为分子佐剂在 HIV 疫苗的研究中，可能是一个较强有力的手段和工具，提供了可供选择的增强 Th1 细胞反应的佐剂分子。

（2）IL-12

白细胞介素 12（IL-12），由 IL-12 p40 和 p70 两个亚基组成，常由单核细胞系细胞分泌，且人与小鼠的 IL-12 不具有交叉反应性。IL-12 作为一个强力的细胞因子，可作用于淋巴细胞分泌 IL-2、IFN-γ、TFN-α 等细胞因子，这些 Th1 细胞因子的产生恰恰是我们所希望的。因此，IL-12 分子佐剂在 DNA 疫苗中也有较多的研究。

2010 年 12 月，Profectus Biosciences 公司宣布其治疗和预防性疫苗佐剂 GENEVAX™-IL-12 pDNA 在临床Ⅰ期实验中发现能够有效激活疫苗诱导的 Th1 细胞和 CTL 免疫反应。该研究中，对 48 名 HIV 阴性健康志愿者免疫实验性 HIV DNA 疫苗 PEN-NVAX™-B，递送方式为电转染，比较有无 GENEVA-X™-IL-12 质粒作为佐剂免疫后的免疫反应。实验方法为随机双盲多中心研究。胞内细胞因子染色流式检测发现，GENEVAX™-IL-12 能够有效增加疫苗接受者 CD4$^+$ 和 CD8$^+$ 反应激活的比例。3 次免疫后，90.9% 能够检测到激活的抗原特异性 Th1 细胞反应。

Abaitua 等（2006）以 HIV Env 蛋白为抗原，安卡拉牛痘病毒（modified vaccinia virus Ankara，MVA）重组病毒为载体，联合 IL-12 分子佐剂免疫 BALB/c 小鼠。IL-12 能激活 2~3 倍的 anti-Env 的 CD8$^+$T 细胞免疫反应。检测血清和脾中 IFN-γ 和 IL-12 的表达发现，IL-12 可有效增强 Th1 型细胞免疫反应和 Th1 细胞因子的分泌。

Cui 等在 2005 年以编码 HSV-1 糖蛋白 B 即 gB 的 pDNA 疫苗为研究对象，用 1μg gB pDNA 疫苗免疫后，仅有 17% 的 HSV 急性感染的小鼠存活，但是经 1μg gB pDNA 和 1 μg IL-12 pDNA 联合免疫的急性感染小鼠不仅全部存活，而且逃避了潜在感染，在这些动物体内检测到高水平的抗 HSV-1 的中和抗体和血液 IFN-γ，而且抵抗 gB 抗原的 CTL 活性也得到显著增强。Sin 等（1999）将 IL-12 作为疱疹病毒 DNA 佐剂免疫小鼠，发现其可以增强 IL-2、IFN-γ 和化学增活素的表达，诱导 CD4$^+$ 介导的 Th1 细胞免疫应答，同时保护小鼠免受 HSV-2 病毒的攻击。在对于黑热病的疫苗研究中，Yamakami 等（2001）以可溶性利什曼原虫抗原 SLA 和 IL-12 表达质粒共免疫，在易感的 BALB/c 小鼠体内诱导出显著的 Th1 型保护性免疫反应，血清中抗原特异性 IFN-γ 和 IgG2a 显著升高。免疫 7 天后，以利什曼原虫攻击感染，发现局部损伤痊愈，引流淋巴结中央虫个数显著降低。存活小鼠能够获得长期免疫力，对再次以致死量原虫感染具有完全的抵抗力。

（3）IL-2

IL-2 由 DC 等细胞分泌，促进淋巴细胞如 T 细胞的增殖分化，现在发现具有多效性生物功能，影响 T 细胞反应。与抗原一起减少 T 细胞凋亡（Leone et al.，2009）。在 HIV 感染时，IL-2 的分泌是缺乏的，所以目前 Francesca Sabbatini 已将 IL-2 应用于 HIV 病人的临床治疗，IL-2 联合 HAART 治疗可以有效增加 PBMC 分泌 TNF-α、IFN-γ 并减少 IL-10 的分泌，激活 Th1 细胞免疫反应，增强对病毒感染的抗性（Sabbatini et al.，2010）。

Chow 等（1997）将编码 HBsAg 中蛋白基因与 IL-12 基因融合的表达质粒接种于小鼠后，观察其诱导的抗 HBs 及 T 细胞增生反应，比单纯表达 HBsAg

中蛋白的重组质粒显著增加。

Xin 等（1998）给鼠鼻腔滴注 HIV-1 DNA 疫苗及 IL-2 表达质粒，可显著增强 HIV-1 特异型迟发型超敏反应，即 DTH 和 CTL 反应，且 IL-2 剂量越大，效果越明显。血清总的 IgG 和粪便中分泌型 IgA 没有明显变化，但 IgG1 与 IgG2a 的比例明显下降，显示诱导了 Th1 细胞倾向的免疫反应。

### 4.3.1.3 Th2 型细胞因子佐剂

CD4$^+$T 细胞参与机体的免疫和炎症反应，其中 Th2 细胞在调节适应性免疫和维持免疫平衡中起到重要的作用。Th2 细胞产生 IL-4、IL-5、IL-10、IL-13 等细胞因子，是体液免疫必不可少的部分，在促进抗体分泌、机体防御病原体中十分重要（Becker，2004），常与过敏和纤维化疾病相关。IL-4 在 CD4$^+$T 细胞从幼稚状态向 Th2 细胞分化的过程中起到重要的作用。IL-13 与 IL-4 一样，表现出诱导 B 细胞形态转变和抗体类型转化的功能，且可抑制 HIV 病毒在单核细胞内的复制，促进上皮细胞表达 VCAM-1（Bailer et al.，2000）。

在机体对 HIV 的抗病毒免疫反应中，抗体，尤其是中和抗体被认为有重要的作用。中和抗体结合病毒颗粒，诱导病毒被清除且阻止病毒黏附侵入细胞（Li et al.，2011）。因此，IL-4、IL-13 可作为潜在的有效分子佐剂应用于 DNA 疫苗的研发中（Morioka et al.，2009）。

2000 年，Kim 利用 Th2 型细胞因子 IL-4 cDNA 作为 HIV DNA 疫苗 pCEnv 和 pCSGag/Pol 的分子佐剂，通过联合免疫恒河猴后，检测抗原特异性体液免疫反应的强度。研究发现，IL-4 可明显促进抗体产生。同时多次免疫后，中和抗体的水平也显著提高，在对病毒的保护免疫中可发挥重要作用。研究者同时在另一研究中，尝试利用 IL-2、IL-4、IL-12 等因子作为 SIV 疫苗佐剂，通过比较也发现 IL-4 可促进高的抗体，且促进 Th2 细胞分泌 IL-4、IL-13 等细胞因子（Kim et al.，1999）。

目前，应用于 HIV DNA 疫苗佐剂研究中的 Th2 细胞因子还较少，需要更多更广泛的研究。例如，IL-5、IL-10、IL-13cDNA 的质粒与不同 HIV 抗原共同免疫，以期提高中和抗体和 Th2 细胞免疫反应，增强抗病毒作用。

Chow 等（1998）以乙型肝炎 DNA 疫苗为例，用 HBV DNA 与 IL-4 联合免疫小鼠，特异性 Th2 细胞免疫应答增强，IgG1 抗体的量增加，但 Th1 细胞免疫反应的分化和 IgG2a 抗体的产生受到抑制，CTL 的活性也受到明显抑制。Geissler 等在 HCV 的 DNA 疫苗研制中发现，质粒表达的 IL-4 作为佐剂也能如 IL-2 和 GM-CSF 一样使血清阳转率明显增高，但对 CTL 活性却呈抑制作用。

### 4.3.1.4 Th17 型细胞因子佐剂

在 HIV 感染者中，有一类细胞免疫反应同样参与机体对病毒抵抗的免疫反应——Th17 细胞免疫（Louis et al.，2010）。Th17 细胞是在 TGF-β 和 IL-6、IL-1β 诱导下，以分泌 IL-17、IL-21、IL-23 为标志的一群细胞，上调中性粒细胞趋化因子、抗菌肽和其他促炎因子（Kagami，2011），在抗病毒、真菌和细菌感染中起到重要的保护作用和发生有效的免疫反应。在病毒和肿瘤疫苗的研制中，如何激活机体的 Th17 型细胞免疫已成为目前研究的一个潜在方向（Connor et al.，2011）。目前，激活机体 Th17 细胞的细胞因子佐剂主要是 IL-21、IL-23。

IL-21 与 IL-2、IL-4 一样属于 I 型细胞因子。目前的研究表明，IL-21 具有调节 T 细胞、B 细胞、NK 细胞、DC 的功能，积极参与免疫反应。主要来源于激活的 CD4$^+$T 细胞，如滤泡辅助性 T 淋巴细胞（TFH）、Th17 细胞。Niu 等（2010）在类风湿关节炎（RA）的研究中证明，IL-21 与 Th17 细胞在关节液中的量存在正相关，且 IL-21 可促进 Th17 细胞的增殖分化并抑制 Foxp3 基因的表达。IL-21 作为一种自分泌因子，参与调节 Th17 细胞在 RA 疾病中的作用，可能成为 HIV 疫苗研究中有效的佐剂。

Elizabeth 等（2006）利用质粒表达的 IL-21 联合 HIV-1 的 Env 蛋白作为抗原的 DNA 疫苗，即 gp140DeltaCF 载体表达修饰过的 Env 免疫小鼠；利用表达 Env 糖蛋白，即 vBD3 腺病毒感染小鼠为攻毒模型。实验观察，IL-21 质粒可以帮助维持对病毒的抵抗，并促进 CD8$^+$CD128$^+$ 记忆性 T 细胞的增殖和 Env（121~129）epitope 特异性 CD8$^+$T 细胞分泌 IFN-γ。

He 等（2012）将早期分泌的肿瘤靶细胞和 IL-21 免疫小鼠后进行接种，取得了理想的抗肿瘤效果。结果显示，IFN-γ 水平上升并且 CD8$^+$ CTL 反应加强，而 TGF-β 水平有所降低并且使得 miR-200c 这种肿瘤抑制因子表达升高，从而抑制肿瘤转移和生长。

IL-23 由 IL-12p40 和 p19 链组成,常由 DC、巨噬细胞分泌。参与 Th17 细胞诱导,维持、增殖和下调细胞因子如 IL-17 等的表达,在细菌感染时可诱导 IFN-γ 分泌及 T 细胞增殖反应,诱导 Th17 细胞免疫反应。Th17 细胞的缺失可增加对 Candida、Strep-tococcal 等寄生虫和细菌的易感性和致病性(Kaga-mi,2011)。

Yang 在 2011 年利用 IL-23 表达的质粒联合 RSV 重组蛋白疫苗 G1F、M2 的研究证明,IL-23 增强抗原可诱导的 Th 细胞分泌 IFN-γ 和引起 CTL 杀伤反应。在针对 HCV 核心蛋白的 DNA 疫苗研究中,比较 GM-CSF 和 IL-23 编码的质粒作为佐剂对于免疫反应增强效果的区别。研究发现,IL-23 可促进 T 细胞的增殖和 IFN-γ 分泌,以及提高 IgG2a 在血清中水平,整个免疫反应偏向细胞免疫(Hartoonian et al.,2009)。但是在 HIV DNA 疫苗中的研究较少,需要在 HIV DNA 疫苗中做进一步的研究。

### 4.3.1.5　记忆性 T 细胞细胞因子佐剂

在抗病毒感染免疫中,CD8$^+$T 细胞可通过释放穿孔素、颗粒酶淋巴毒素等直接杀伤被感染细胞,或者通过 Fas/FasL 途径诱导被感染细胞的凋亡。因此,治疗性疫苗是否可以诱导出较好的 CD8$^+$T 细胞反应,尤其是 CD8 记忆性 T 细胞,是抗病毒感染成败的关键一步。

DNA 疫苗在诱导细胞免疫方面具有无可比拟的优势,但是其只能活化有限的、短期的细胞免疫反应。细胞因子中有一些细胞因子含有通用的 γ 受体链亚基 γc,称为 γc 细胞因子。这类细胞因子大多参与记忆性细胞产生的过程,如 IL-2、IL-4、IL-7、IL-15 和 IL-21 都与 T 细胞反应有关(Schluns and Lefrancois,2003),其中,IL-15、IL-7、IL-21 等以增强 Th1 细胞应答为主,可以增强 CD8 T 细胞效应及 CD8 记忆性 T 细胞功能。如果用这类细胞因子作为佐剂,可能可以更好地提高病毒 DNA 疫苗的效果。

在 T 细胞免疫应答的记忆期,IL-15 是记忆性 CD8 T 细胞产生和维持的关键因子。它是唯一能在体外直接诱导记忆性 CD44$^{hi}$CD8$^+$T 细胞增殖的细胞因子,可促进 CD8 记忆性 T 细胞分化和抑制其细胞凋亡。IL-7 可以增加 CD8 记忆性 T 细胞的稳定,静息和活化的记忆性 T 细胞都依赖于 IL-7,才能持续存活。同时,IL-7 也是 CD8 效应 T 细胞转变为记忆性 T 细胞的关键因子。研究表明,将编码 IL-7 或

IL-15 的质粒与 HIV-1 Gag-DNA 纳米颗粒疫苗一同免疫给小鼠,结果显示,两者均可增强 Gag 特异性的 CD8$^+$ T 细胞,但都对于 IL-4 的表达水平没有影响,IL-15 比 IL-7 的效果要好;两者都可以增强 Gag 特异性的中枢的记忆性 T 细胞;在 DNA 疫苗和蛋白疫苗进行 prime-boost 的免疫策略中,IL-15 可同时诱导更多的抗原特异性 CD8 效应 T 细胞和记忆性 T 细胞,IL-7 并未诱导出较高的 CD8 T 细胞反应,但诱导 IL-4 的表达水平上升,或许是因为 IL-4 抑制了 Th1 细胞的缘故(Calarota et al.,2008)。

2012 年,Li 等(2010)以 IL-15 质粒作为 HIV DNA 疫苗的佐剂对恒河猴进行免疫,22 周之后,对于样本使用基因重组痘苗病毒天坛株载体 HIV 疫苗进行加强免疫。结果显示,IL-15 提高了 CD8$^+$记忆性 T 细胞整个时期在外周血的比例,并且有效促进了 HIV 抗体的产生。

Corr 等(1996)的研究表明,流感病毒的感染可以导致局部 IL-15 的升高,IL-15 可以维持内环境的稳定。同时,IL-15 的增高可以促进 CD8$^+$T 细胞向感染部位迁移,诱导有效的免疫应答。流感病毒感染 IL-15 缺陷的动物以后,鼻内使用 IL-15-IL-15Rα 即 IL-15c 的可溶性复合物,可以使损失的效应 T 细胞恢复到正常的水平,并且外源性的 IL-15 可以增加呼吸器官 CD8$^+$ T 细胞反应。

IL-21 是 IL-2 家族的成员,同时具有 IL-2 和 IL-15 的功能。IL-21 可以增强小鼠和人的 CD8 效应 T 细胞的增殖分化、细胞活性及 IFN-γ 的分泌,增强和维持 CD8 T 细胞效应。IL-21 应用于肿瘤疫苗免疫小鼠,可以排斥肿瘤细胞并诱发肿瘤特异性免疫反应。在运用 IL-21 和 IL-15 作为 HIV-1 Env DNA 疫苗的佐剂研究中发现,在 Env 重组的牛痘疫苗病毒 vBD3 攻毒试验中,IL-21 可以增强 gp140ΔCFIHxB2/89.6 疫苗对小鼠所产生的保护效果,使病毒滴度降低了 3log10。而且在给予疫苗 5 天后,每只小鼠给予 20 μg IL-21 会产生更好的效果,保护效果持续 6 个月。编码 IL-21 与 IL-15 的质粒协同作用,可以增强 HLA-A2 限制性的多肽表位 Env121-129,即 KLT-PLCVTL 的 CD8$^+$、CD127$^+$记忆性 T 细胞,增强 CD8 T 细胞功能。此外,IL-21 和 IL-15 还可部分替代 CD4 T 细胞的功能,促进抗原特异性的 CD8 T 细胞产生。而单独使用 IL-21 比 IL-15 能更好地诱导长效的 CD8 T 细胞(Bolesta et al.,2006)。

IL-12 为 DC 分泌的细胞因子,可以促进 NK 细

胞和 T 淋巴细胞的发育。IL-12 促进抗原特异性的 CD4 T 细胞成熟,分泌 Th1 细胞因子,从而促进抗原特异性 CD8 T 细胞发挥细胞毒性作用。在流感 DNA 疫苗的研发中发现,IL-12 作为佐剂可以使保护效果持续至 6 个月。说明 IL-12 也可以促进抗原特异性的记忆性细胞的产生( Chattergoon et al., 2004)。研究人员用编码 IL-12 质粒与 SIV 的 DNA 疫苗一起免疫恒河猴,发现 IL-12 可增强 SIV 特异性的 CD8 效应和记忆性 T 细胞。此外,IL-12 还能促进分泌 IFN-γ 的 CD8 记忆性 T 细胞分泌 TNF-α,即双能 CD8 T 细胞,同时降低 T 细胞表面 PD-1 的表达水平,恢复 CD8 T 细胞的功能。用 SIV-DNA+IL-5 加强免疫可增强该细胞的数量( Halwani et al., 2008)。

因此,研究并开发这些细胞因子作为佐剂,可进一步增强 DNA 疫苗在机体中诱导的 CD8 记忆性 T 细胞的水平,对于抗病毒感染和机体的恢复有一定的积极意义。

### 4.3.1.6　趋化因子

趋化因子( chemokine)是一类能够激发白细胞趋化性的小分子分泌型蛋白,能够介导炎症部位动员和招募白细胞,在炎症反应中有重要作用( Watson,2002)。获得性免疫反应需要抗原提呈细胞和抗原特异性淋巴细胞定位于淋巴器官的特定区域中,这一过程就需要在趋化因子的介导下完成。除此之外,趋化因子还可以诱导其他细胞因子的极化并调节免疫反应的强弱。鉴于趋化因子的功能特点,外源趋化因子可以作为佐剂来增强治疗性疫苗的免疫原性。目前主要集中在将趋化因子作为核酸疫苗佐剂的研究上。

研究表明,在 HIV 的感染中,趋化性细胞因子有助于控制 HIV 在体内的复制和传播,至少在感染初期,能延缓 HIV 感染的速度( Cocchi et al.,1995)。这一发现为 HIV 和趋化因子之间架起了一座桥梁,也使得用趋化因子作为 HIV 疫苗的佐剂来增强 HIV 疫苗的免疫原性提供了可能。

趋化因子能调节核酸疫苗诱导免疫应答的大小和方向。目前,用作核酸疫苗佐剂的趋化因子主要是 C-X-C 亚族的 IL-8、IP-10 和 C-C 亚族的 MCP-1、MIP-2、RANTES、MCP-3、MDC 及 β-defensin2 等。这些佐剂多用在 HSV 疫苗中,在 HIV 疫苗的研究中对

趋化因子佐剂的应用还比较少。

MIP-1 是 CD8[+] T 细胞分泌的 C-C 类趋化因子,可抑制 HIV 感染。Lu 等(1999)在研究抗 HIV 核酸疫苗时发现 MIP-1 具有免疫佐剂效应。将 MIP-1 表达质粒和 HIV DNA 核酸疫苗通过肌内或鼻腔同时注射给小鼠,发现联合接种所诱导的 CTL 活性和 DTH 反应比单独接种 HIV 疫苗时所诱导的 CTL 活性和 DTH 反应显著增强;联合免疫后 HIV 特异血清抗体亚类 IgG1、IgG2a 比值明显降低,间接表明诱发了以 Th1 型反应为主的免疫应答;肌内注射部位单核细胞明显浸润,鼻黏膜接种部位分泌型 IgA 水平显著提高。上述研究表明,MIP-1 分子是一种强效免疫佐剂,能特异性激发 Th1 型免疫反应。

2002 年,Biragyn 等(2002)将编码 HIV-1 gp120 的 DNA 疫苗与 β-defensin2、MCP-3 或 MDC 基因融合,诱发机体产生了高滴度的 gp120 中和抗体;MCP-3 或 β-defensin2 与 gp120 的融合基因还诱导了系统和黏膜 CD8[+] CTL 反应。

研究者认为,MIP-2 与 HSV 的 DNA 疫苗共免疫可以提高 IFN-γ 的分泌水平,从而得以在黏膜途径免疫中快速清除病毒( Eo et al.,2001);RANTES 与 HSV-2 的 DNA 疫苗共同注射小鼠促进了 CD4[+] Th 细胞的增生,降低了 HSV-2 感染后小鼠的死亡率( Sin et al.,2000);将 CCL21 或者 CCL19 和 HSV 抗原共表达的质粒免疫后也能够增强 T 细胞应答及促进细胞因子分泌。

以上研究结果表明,多种趋化因子作为佐剂都能够增强 HSV 疫苗的免疫原性,这为以趋化因子作为 HIV 疫苗佐剂的研究提供了理论基础。

## 4.3.2　模式识别受体相关佐剂

免疫系统对抗外来病原,首先需要识别并区分外来抗原和自身抗原。这一识别过程由先天免疫细胞,即树突状细胞或巨噬细胞通过模式识别受体( pattern recognition receptor,PRR)完成。

真菌、细菌和病毒等病原感染时,树突状细胞、巨噬细胞的 PRR 通过识别病原具有而机体自身不具有的模式配体( pathogen-associated molecular pattern,PAMP)激活下游信号及细胞因子,产生先天免疫反应( Lee et al.,2007)。表 4.2 中总结了目前所知的 PRR 及其配体信息,其中大部分为近十年新发现的 PRR。

表 4.2 PRR、配体及免疫反应

| PRR 类型 | | PAMP | 下游信号分子 | 下游细胞因子 |
|---|---|---|---|---|
| Toll 样受体<br>（Toll-like receptor，TLR）<br>细胞表面受体 | TLR1 | 细菌脂多肽 | MyD88，TRAF，caspase<br>IRFs，NF-κB，AP-1 | IL-1β，TNF-α，IFN-α，<br>IFN-β，IFN-γ |
| | TLR2 | 细菌脂蛋白，<br>细菌脂多肽 | | |
| | TLR3 | 病毒 dsRNA | | |
| | TLR4 | 内毒素（LPS） | | |
| | TLR5 | 细菌鞭毛 | | |
| | TLR6 | 真菌糖多肽 | | |
| | TLR7、TLR8 | 合成分子 | | |
| | TLR9 | 细菌 CpGDNA | | |
| | TLR10 | 细菌 DNA | | |
| | TLR11 | 细菌蛋白 | | |
| NOD 样受体<br>（NOD-like receptor，NLR）<br>细胞内受体 | NOD1 | 胞内病原分子 | MyD88，TRAF，caspase<br>IRFs，NF-κB，AP-1 | IL-1β，TNF-α，<br>IFN-α，IFN-β，<br>IFN-γ |
| | NOD2 | | | |
| | NAIPs | | | |
| | NLRCs | | | |
| | NLRPs | | | |
| | NLRX | | | |
| RIG-1 样受体<br>（RIG-like receptor，RLR） | RIG-1 | 胞内病毒 RNA | MyD88，TRAF，caspase<br>IRFs，NF-κB | IL-1β，IFN-α，<br>IFN-β |
| | MDA5 | | | |
| C 类凝集素受体<br>（C-type lectin receptor，CLR） | Dectin-1 | 葡聚糖 | MyD88，TRAF，caspase<br>IRFs，NF-κB | IL-1β，IFN-α，<br>IFN-β |
| | DC-SIGN | 甘露糖 | | |
| 胞内 DNA 感知分子<br>（Cyotsol dsDNA Sensor，<br>CDS） | DAI | 胞内双链 DNA | MyD88，TRAF，caspase<br>IRFs，NF-κB | IL-1β，IFN-α，<br>IFN-β |
| | RIG-I | | | |
| | LRRFIP1 | | | |
| | AIM2 | | | |

注：来源于 HighWire 数据库和 PubMed 数据库，截至 2013 年 8 月。

基于以上工作，疫苗和佐剂工作者希望可以利用这些先天免疫反应，在免疫时加入 PAMP 做佐剂，从而增强疫苗效果（Coffman et al.，2010）。由于 TLR 发现较早，研究工作充分，前期佐剂研究较多集中在利用 TLR 的天然配体和合成激活剂做佐剂，激活先天免疫反应。近期针对 NLR 和 RLR 等 PAMP 的佐剂研究发展迅速（表 4.3）。

在动物实验上研究得到效果后，研究人员将有效的 PRR 配体做佐剂应用于临床实验（表 4.4），观察病人，尤其是感染病人和患肿瘤等严重疾病的病人，对 PRR 配体做佐剂的免疫反应，从中可以评估 PRR 配体的应用前景（O'Neill，2003）。

目前的工作集中于对 PRR 和 PAMP 的基础性研究，有部分进入临床，可以期待未来：① 有更多的研究工作尝试利用 TLR、NLR、RLR、CLR 和 CDS 的配体做佐剂，达到增强或调节免疫反应的目的；② 同时，更多的工作将会集中在分析多个 PRR 配体的相互联系，以达到多效合一的目的；③ 针对 PRR 下游信号通路，如关键的 MyD88/TRAF6、TRIF/RIP1/NF-κB 以及 IRF 家族的佐剂研发也已展开。

表 4.3 PRR 及 PAMP 做佐剂文献数

| PRR 类型 | 首次报道年份 | 激活型配体做佐剂 | 竞争型配体做佐剂 | 抑制型配体做佐剂 |
| --- | --- | --- | --- | --- |
| | | 增强效果 | 失活效果 | 抑制效果 |
| TLR | 1996 | 629(至 2012 年 2 月)<br>657(至 2013 年 8 月) | 32(至 2012 年 2 月)<br>204(至 2013 年 8 月) | 3(至 2012 年 2 月)<br>60(至 2013 年 8 月) |
| NLR | 2002 | 18(至 2012 年 2 月)<br>243(至 2013 年 8 月) | – | – |
| RLR | 2002 | 81(至 2012 年 2 月)<br>87(至 2013 年 8 月) | – | – |

注:来源于 HighWire&PubMed,截至 2013 年 8 月。

表 4.4 PRR 及 PAMP 做佐剂的临床实验

| PRR 类型 | 临床实验数(例) |
| --- | --- |
| TLR | 美国 87,欧洲 6,中国 1 |
| NLR | 美国 3,欧洲 0,中国 0 |
| RLR | 美国 3,欧洲 0,中国 0 |

注:来源于美国 ClinicalTrials.gov 数据库、中国临床试验注册中心(ChiCTR)、欧盟临床试验注册中心(EU Clinical Trials Register),截至 2013 年 8 月。

### 4.3.3 其他生物分子佐剂

#### 4.3.3.1 共刺激分子佐剂

早在 1980 年,许多研究小组通过新开发的各种分子实验技术鉴定并定义了 T 细胞表面的特异性抗原识别受体,即 T 细胞受体(T cell receptor,TCR)。之后研究发现,仅仅激活 TCR 这一信号通路,T 细胞仍然处于未激活的状态,因为 T 细胞的活化至少需要两种信号:第一种信号是 TCR 和抗原提呈细胞上与 MHC 复合物结合的抗原多肽的相互作用;第二种信号是抗原提呈细胞上共刺激分子与 T 细胞上相应的共刺激分子受体的结合作用。这些分子之间相互作用,可以促进辅助性 T 细胞的分化、CTL 的增殖以及细胞因子的分泌。如果缺乏第二种信号,T 细胞难以激活,处于无能状态。共刺激分子及其受体有很多种,如 CD80(B7-1)、CD86(B7-2)、CD40-CD40L、CTLA-4、VCAM-1、VLA-4、LFA-3、ICAM-1、ICAM-2、LFA-12 和 CD28 等。

当抗原与 T 细胞表面的 TCR 结合之后,B7 这

一家族的共刺激分子 CD80 和 CD86 在诱导静息状态 T 细胞介导的免疫应答起到至关重要的作用。1997 年,Tsuji 等(1997)将表达 B7-1 或 B7-2 的质粒作为 HIV-1 Env 和 rev DNA 疫苗佐剂,结果发现,当表达 B7-2 的质粒与 HIV DNA 疫苗共同注射的时候可以显著增强 CTL 反应和迟发型超敏反应(DTH),但是共同注射表达 B7-1 的质粒对 HIV DNA 疫苗未产生任何影响。1998 年,Kim 等(1998)用 B7-1 和 B7-2 表达序列与编码 HIV Gag/pol 的基因联合免疫,结果发现,B7-1 和 B7-2 可以显著增强啮齿类动物和灵长类动物体内 MHC-I 类分子限制性 CTL 应答和 $CD8^+$ T 细胞依赖性 CTL 应答。可见将 B7 基因与抗原基因共同免疫这一策略可以作为增强抗原特异性的 T 细胞介导的免疫应答。

#### 4.3.3.2 补体分子佐剂

补体是一组血清蛋白,共 9 种,C1~C9,约占血清总蛋白的 10%。补体是导致炎症反应、造成组织损伤的重要介质,除了具有增强免疫球蛋白对相应细胞的免疫杀伤作用外,在激活过程中所产生的碎片及复合物还具有促进吞噬、免疫黏附、过敏反应、白细胞趋化以及细胞溶解等生物活性。补体的激活途径有两条:经典途径和旁路途径。其中旁路途径又称 C3 途径,C3 在补体的各种成分中所占含量最多,是补体激活途径的中心。C3 分子是连接天然免疫和获得性免疫反应的桥梁之一。C3d 可以始终保持与抗原共价连接,与其特异性受体 CR2 结合后,能够提供刺激信号,促进 B 细胞的激活,促进抗体的亲和性成熟,维持机体对抗原的免疫记忆,对免疫

反应具有极强的正调控作用。

Dempsey 等（1996）将小鼠重组抗原鸡卵溶菌酶即 HEL 与 C3d 融合，含有 2 个 C3d 分子的 HEL 免疫原性增强了 1 000 倍，而含有 3 个 C3d 分子的 HEL 免疫原性增强了 10 000 倍。Ross 等将表达分泌型的 HIV Env 基因（即 sgp120）与 3 个 C3d 融合，插入真核表达质粒后构成重组 DNA 疫苗（即 sgp120-3C3d），免疫小鼠后发现，C3d 作为佐剂可以显著提高 Env 抗原特异性抗体生成，产生的抗体对抗原的亲和性也明显增加。

#### 4.3.3.3 氨基酸及多肽类佐剂

（1）Hemokinin-1

速激肽（Tachykinin）是一类由 11～12 个氨基酸组成的神经肽家族，该多肽家族 C 末端具有统一的 Phe-X-Gly-Leu-Met-NH2 结构。速激肽在哺乳动物体内参与多种生物学功能，包括平滑肌收缩、血管舒张、疼痛感传递、神经源性炎症和免疫调节等。

Hemokinin-1（HK-1）是最近新发现的速激肽家族成员。与其他速激肽不同，HK-1 主要表达在神经外围组织。Zhang 等（2003）研究证明，HK-1 在体外可以促进前 B 细胞和前 T 细胞的增殖，保护其存活。Wang 和 Clarke 利用 BCR 转基因小鼠证明，HK-1 的转录水平直接与 perB Ⅱ 细胞表面形成的 pre-BCR 密度相关，说明 HK-1 信号通路与 pre-BCR 信号通路相关。Wang 等（2010）在随后的研究中发现，HK-1 可以在体外促进成熟 B 细胞的增殖、激活、分化，促进 B 细胞分泌抗体并能保护 B 细胞受到外源刺激物（如 LPS）时的存活。这说明，HK-1 在免疫调节方面可能执行重要的功能，是一种极有潜力的 DNA 疫苗佐剂。

2012 年，Chen 等（2012）证明，将 HK-1 作为 DNA 疫苗分子佐剂，可以显著增强 DNA 疫苗的免疫效果，特别是增强抗体介导的体液免疫反应。他将单拷贝或三拷贝 HK-1 基因编码序列连接到乙肝病毒表面抗原 HBsAg S2 基因下游，将重组基因序列插入真核表达载体 proVAX 形成重组质粒后免疫小鼠。与注射 proVAX/S2 的实验组相比，proVAX/S2-HK-1 和 proVAX/S2-3HK-1 注射组产生了更高水平的抗原特异性 IgG，并且可以诱导产生更强的 T 淋巴细胞增殖反应，这些结果证明，HK-1 是一种有效的 DNA 疫苗分子佐剂，为改进 HBsAg DNA 疫苗提供了新的思路。

（2）胸腺肽

1966 年，Goldstein 首先从小牛胸腺中提取并命名为胸腺素或胸腺肽（thymosin），研究表明，胸腺肽可以促进淋巴细胞的转化，增强巨噬细胞的吞噬活性，对机体免疫功能具有增强作用，是一种高效的免疫调节剂。主要应用于临床治疗免疫缺陷病、自身免疫性疾病、肿瘤等，取得了较理想的效果。胸腺肽虽然免疫增强作用较好，但是价格昂贵，大规模推广有一定难度。

（3）细壁酰二肽（muramyl dipeptide，MDP）及其衍生物

MDP 是 1974 年 Ellouz 等从分枝杆菌细胞壁中分离得到的具有活性的最小结构片段，是分枝杆菌重要的免疫活性成分之一，成分为 N-乙酰胞壁酸-L-丙氨酸-D-异谷氨酰胺。相对分子质量小于 500Da，具有很强的佐剂活性，能增强体液免疫和细胞免疫，提高疫苗、菌苗、病毒亚单位以及寄生虫苗的保护力。

MDP 的主要作用是活化巨噬细胞，在注射部位形成肉芽肿，吸引吞噬细胞，进一步增强吞噬细胞和淋巴细胞活性，使其更易捕获抗原。其优点：① 注射局部反应轻微，极少发生局部化脓等不良反应；② 无抗原性和过敏原性，反复注射，不产生抗体也不发生过敏反应；③ 无致癌作用；④ 相对分子质量小，对生物学降解作用有抵抗力，可以口服。MDP 虽具有很强的佐剂活性，但存在致热原性（pyrogenicity），在动物体内会引起莱特尔综合征（Reiter syndrome）。

### 4.3.4 类毒素佐剂

#### 4.3.4.1 霍乱毒素

霍乱毒素（cholera toxin，CT）是霍乱弧菌分泌的一种具有 ADP-核糖基转移酶活性的毒素蛋白，是霍乱弧菌引起腹泻的主要因素。研究发现，CT 也是一种很强的免疫原和黏膜免疫佐剂。

CT 发挥佐剂作用的机制有多种可能性，这主要归因于它具有以下的分子特性：① CT 作为肠毒素，在肠内的蛋白酶、胆汁盐以及其他化合物存在时相当稳定；② CTB 亚单位与 GM1 受体有较高的亲和力，由于 GM1 存在于绝大多数哺乳动物细胞表面，不仅是上皮细胞，也包括 T 细胞、B 细胞或抗原提呈细胞，因而 CTB 能够与大多数细胞结合，从而可能

介导抗原进入;③ 由于 CTA 亚单位的 ADP-核糖基转移酶活性与抗原提呈细胞之间的相互作用,因而直接激活免疫系统,促进肠黏膜免疫系统对 CT 的摄取和呈递;④ CT 可能作用于神经细胞,使之释放细胞因子或者神经递质,间接地提高免疫系统的反应能力。

目前已有将 CT 作为 HIV 疫苗佐剂的尝试。2005 年,日本的研究人员将 HIV 表面蛋白 gp120 片段与 CT 片段结合在一起,然后将这种新型的疫苗用于猴子实验。研究人员把这种疫苗喷到猴子的鼻腔内,结果发现,这种疫苗可以调动猴子体内的免疫系统识别艾滋病病毒表面的蛋白质,进而产生攻击艾滋病病毒的抗体。

### 4.3.4.2 大肠埃希菌不耐热肠毒素

产肠毒素大肠埃希菌(ETEC)是一类致人和幼畜腹泻的、最常见的致病性大肠埃希菌,初生幼畜感染后常因剧烈水样腹泻和迅速脱水而死亡,发病率和病死率均很高。ETEC 产生不耐热肠毒素(heat-labile enterotoxin,LT)和耐热肠毒素(heat-stable en-terotoxin,ST),两种肠毒素均具有较强的黏膜佐剂活性,但仍存在毒性,不利于疫苗研究,因此,采用基因突变技术研究出既保留较强佐剂性又无毒性或低毒性的 LT 突变衍生物,更适用于黏膜疫苗。

Arrington 等(2002)将编码 CT 和 LT 的 A 亚基和 B 亚基基因分别插入真核表达载体,与 DNA 疫苗经皮下注射的方式,联合免疫动物,发现都可以明显增强抗原特异性 Th1(即 IFN-γ 表达升高)和 Th2(即 IL-4 表达升高)型免疫反应。

LT 作为免疫佐剂的研究报道很多,如在对破伤风毒素、无活性的流感病毒毒素、幽门螺杆菌、重组脲酶、脑膜炎球菌、沙门菌、减毒的狂犬病病毒、肺炎球菌的表面蛋白、麻疹病毒的合成蛋白等的研究中都有应用。

## 4.4 佐剂前景展望

由于越来越多地使用重组亚单位和合成疫苗,使得佐剂急需改进。近几十年来,人们对于佐剂的作用机制有了很多认识。

总体来说,佐剂强烈影响免疫反应,它能提升免疫应答的质量,提高疫苗免疫效果。① 佐剂可确定免疫表型,某些佐剂可以选择性地诱导不同类别的辅助性 T 亚型细胞,从而影响下游免疫途径。某些佐剂,例如皂苷和免疫刺激复合物可引起体内细胞摄取和处理机制不同,促进 MHC-Ⅰ 类分子抗原呈递途径,激活杀伤性 CD8$^+$T 细胞的反应,这是消除细胞内病原体和肿瘤的关键。出于安全考虑,人用疫苗选择高度纯化的抗原,但普遍缺乏免疫原性,佐剂的这种作用对无免疫原性的蛋白质或肽抗原起到重要作用。② 佐剂影响疫苗免疫反应的强度和持续时间。某些佐剂能快速激活免疫反应,增强免疫应答或免疫记忆,这显然在紧急接种情况下极为重要。③ 佐剂可以弥补免疫反应不佳。对于某些免疫系统不完善的人,包括年长者和婴幼儿,佐剂可能是必要的。④ 佐剂可以减少保护所需的抗原剂量。在抗原数量有限的情况下将所需的剂量减少,如近期的甲型 H1N1 流感疫苗,由于生产的新一代重组亚单位疫苗价格昂贵,使用佐剂可以有显著的经济优势。⑤ 佐剂可以增加疫苗的稳定性。佐剂使抗原保留在注射部位,有利于长期持续抗原呈递。

越来越多的研究单位和公司对佐剂领域感兴趣,无论是在产业化发展方面,还是在基础研究作用机制方面,都想通过佐剂加强疫苗的能力,以促进保护性免疫。但是人用疫苗仍然依赖铝佐剂等极少几个佐剂。虽然新型佐剂弥补了铝佐剂的一些不足之处,但是很多有前途的佐剂将很难被批准供人类使用。最主要的原因是安全问题,不良反应和毒性妨碍许多候选佐剂的使用。其次,监管部门显著提高了人用佐剂的使用标准,如果铝佐剂并非临床使用多年而是今天才开始申请的佐剂,那么它将会被监管机构出于安全考虑而拒绝注册。另外还需要考虑的是,佐剂仅能注册为疫苗的一个组分,一个好的候选佐剂最终注册失败的原因可能并不是其本身,而是与疫苗抗原的结合效果不佳或者是具有一定的毒性。基于这些考虑,很少有公司愿意承担投资风险将进行临床试验的抗原与一个新的和未经证实的佐剂联合使用,这可能使整体的研发计划被新的佐剂破坏。对于上述的原因,最佳的解决方法是"老药新用"——筛选目前临床上的药物作为候选佐剂,减少对安全性的担忧,也增加佐剂在药物审批部门注册的可能性。

# 参考文献

Abaitua F, Rodriguez JR, Garzon A, et al. 2006. Improving recombinant MVA immune responses: Potentiation of the immune responses to HIV-1 with MVA and DNA vectors expressing Env and the cytokines IL-12 and IFN-gamma. Virus Res 116(1-2):11-20.

Agger EM, Rosenkrands I, Hansen J, et al. 2008. Cationic liposomes formulated with synthetic mycobacterial cordfactor (CAF01): A versatile adjuvant for vaccines with different immunological requirements. PLoS ONE 3(9):e3116.

Aggerbeck H, Fenger C, Heron I, 1995. Booster vaccination against diphtheria and tetanus in man. Comparison of calcium phosphate and aluminium hydroxide as adjuvants-II. Vaccine 13(14):1366-1374.

Ahmed FK, Clark BE, Burton DR, et al. 2012. An engineered mutant of HIV-1 gp120 formulated with adjuvant Quil A promotes elicitation of antibody responses overlapping the CD4-binding site. Vaccine 30(5):922-930.

Arias MA, Loxley A, Eatmon C, et al. 2011. Carnauba wax nanoparticles enhance strong systemic and mucosal cellular and humoral immune responses to HIV-gp140 antigen. Vaccine 29(6):1258-1269.

Arrington J, Braun RP, Dong L. 2002. Plasmid vectors encoding cholera toxin or the heat-labile enterotoxin from *Escherichia coli* are strong adjuvants for DNA vaccines. J Virol 76(9):4536-4546.

Aucouturier J, Dupuis L, Ganne V. 2001. Adjuvants designed for veterinary and human vaccines. Vaccine 19(17-19):2666-2672.

Bailer RT, Lee B, Montaner LJ. 2000. IL-13 and TNF-α inhibit dual-tropic HIV-1 in primary macrophages by reduction of surface expression of CD4, chemokine receptors CCR5, CXCR4 and post-entry viral gene expression. Eur J Immunol 30(5):1340-1349.

Barnett SW, Burke B, Sun Y, et al. 2010. Antibody-mediated protection against mucosal simian-human immunodeficiency virus challenge of *Macaques* immunized with *Alphavirus* replicon particles and boosted with trimeric envelope glycoprotein in MF59 adjuvant. J Virol 84(12):5975-5985.

Barouch DH, Santra S, Tenner-Racz K, et al. 2002. Potent CD4+ T cell responses elicited by a bicistronic HIV-1 DNA vaccine expressing gp120 and GM-CSF. J Immunol 168(2):562-568.

Becker Y. 2004. The changes in the T helper 1 (Th1) and T helper 2 (Th2) cytokine balance during HIV-1 infection are indicative of an allergic response to viral proteins that may be reversed by Th2 cytokine inhibitors and immune response modifiers—a review and hypothesis. Virus Genes 28(1):5-18.

Biragyn A, Belyakov IM, Chow YH, et al. 2002. DNA vaccines encoding HIV-1 gp120 fusions with proinflammatory chemoattractants induce systemic and mucosal immune responses. Blood 100(4):1153-1159.

Bolesta E, Kowalczyk A, Wierzbicki A, et al. 2006. Increased level and longevity of protective immune responses induced by DNA vaccine expressing the HIV-1 Env glycoprotein when combined with IL-21 and IL-15 gene delivery. J Immunol 177(1):177-191.

Burgess AW, Metcalf D. 1977. Serum half-life and organ distribution of radiolabeled colony stimulating factor in mice. Exp Hematol 5(6):456-464.

Burke B, Gómez-Román VR, Lian Y, et al. 2009. Neutralizing antibody responses to subtype B and C adjuvanted HIV envelope protein vaccination in rabbits. Virology 387(1):147-156.

Calarota SA, Dai A, Trocio JN, et al. 2008. IL-15 as memory T-cell adjuvant for topical HIV-1 DermaVir vaccine. Vaccine 26(40):5188-5195.

Carmona A, Omenaca F, Tejedor JC, et al. 2010. Immunogenicity and safety of AS03-adjuvanted 2009 influenza A H1N1 vaccine in children 6-35 months. Vaccine 28(36):5837-5844.

Carroll EC, Jin L, Mori A, et al. 2016. The vaccine adjuvant chitosan promotes cellular immunity via DNA sensor. Immunity 44(3):597-608.

Chattergoon MA, Saulino V, Shames JP, et al. 2004. Co-immunization with plasmid IL-12 generates a strong T-cell memory response in mice. Vaccine 22(13-14):1744-1750.

Chen X, Zhang W, Gao W, et al. 2012. Hemokinin-1 as an adjuvant molecule enhancing humoral and memory responses to HBsAg DNA vaccination. Viral Immunol 25(4):289-296.

Cho HJ, Kim JY, Lee Y, et al. 2010. Enhanced humoral and cellular immune responses after sublingual immunization against human papillomavirus 16 L1 protein with adjuvants. Vaccine 28(14):2598-2606.

Chow YH, Chiang BL, Lee YL, et al. 1998. Development of Th1 and Th2 populations and the nature of immune responses to hepatitis B virus DNA vaccines can be modulated by codelivery of various cytokine genes. J Immunol 160(3):1320-1329.

Chow YH, Huang WL, Chi WK, et al. 1997. Improvement of hepatitis B virus DNA vaccines by plasmids coexpressing hepatitis B surface antigen and interleukin-2. J Virol 71(1):

169-178.

Cocchi F, DeVico AL, Garzino-Demo A, et al. 1995. Identification of RANTES, MIP-1 alpha, and MIP-1 beta as the major HIV-suppressive factors produced by CD8$^+$ T cells. Science 270(5243):1811-1815.

Coffman RL, Sher A, Seder RA. 2010. Vaccine adjuvants: Putting innate immunity to work. Immunity 33(4):492-503.

Corr M, Lee DJ, Carson DA, et al. 1996. Gene vaccination with naked plasmid DNA: Mechanism of CTL priming. J Exp Med 184(4):1555-1560.

Chlibek R, Smetana J, Pauksens K, et al. 2014. Safety and immunogenicity of three different formulations of an adjuvanted varicella-zoster virus subunit candidate vaccine in older adults: A phase II, randomized, controlled study. Vaccine 32 (15):1745-1753.

Cranage MP, Fraser CA, Cope A, et al. 2011. Antibody responses after intravaginal immunisation with trimeric HIV-1CN54 clade C gp140 in Carbopol gel are augmented by systemic priming or boosting with an adjuvanted formulation. Vaccine 29(7):1421-1430.

Cui FD, Asada H, Jin ML, et al. 2005. Cytokine genetic adjuvant facilitates prophylactic intravascular DNA vaccine against acute and latent herpes simplex virus infection in mice. Gene Ther 12(2):160-168.

Dempsey PW, Allison ME, Akkaraju S, et al. 1996. C3d of complement as a molecular adjuvant: Bridging innate and acquired immunity. Science 271(5247):348-350.

Didierlaurent AM, Collignon C, Bourguignon P, et al. 2014. Enhancement of adaptive immunity by the human vaccine adjuvant AS01 depends on activated dendritic cells. J Immunol 193(4):1920-1930.

Dupuis M, Murphy TJ, Higgins D. 1998. Dendritic cells internalize vaccine adjuvant after intramuscular injection. Cell Immunol 186(1):18-27.

Ellouz F, Adam A, Ciobaru R, et al. 1974. Minimal structural requirements for adjuvant activity of bacterial peptidoglycan derivates. Biochem Biophys Res Commun 59(4):1317-1325.

Eo SK, Kumaraguru U, Rouse BT. 2001. Plasmid DNA encoding CCR7 ligands compensate for dysfunctional CD8$^+$ T cell responses by effects on dendritic cells. J Immunol 167(7):3592-3599.

Freund J, Casals J, Hosmer EP. 1937. Sensitization and antibody formation after injection of tubercle bacili and parafin oil. ProcSoc Exp Biol Medical 37:509-513.

Gao T, Bi H, Ma S, et al. 2010. The antitumor and immunostimulating activities of water soluble polysaccharides from *Radix Aconiti*, *Radix Aconiti* Lateralis and *Radix Aconiti* Kus-

nezoffii. Nat Prod Commun 5(3):447-455.

Geissler M, Gesien A, Tokushige K, et al. 1997. Enhancement of cellular and humoral immune responses to hepatitis C virus core protein using DNA-based vaccines augmented with cytokine-expressing plasmids. J Immunol 158(3):1231-1237.

Geng S, Zhong YW, Wang S, et al. 2012. Amiloride enhances antigen specific CTL by faciliting HBV DNA vaccine entry into cells. PLoS One 7(3):e33015.

Glenny AT, Pope CG, Waddington H, et al. 1926. The antigenic value of toxoid precipitated by potassium-alum. J Path Bacteriol 29:38-45.

Goto N, Kato H, Maeyama J, et al. 1997. Local tissue irritating effects and adjuvant activities of calcium phosphate and aluminium hydroxide with different physical properties. Vaccine 15(12-13):1364-1371.

Halwani R, Boyer JD, Yassine-Diab B, et al. 2008. Therapeutic vaccination with simian immunodeficiency virus (SIV)-DNA+IL-12 or IL-15 induces distinct CD8 memory subsets in SIV-infected macaques. J Immuno 180(12):7969-7979.

Hartigan-O'Connor DJ, Hirao LA, McCune JM, et al. 2011. Th17 cells and regulatory T cells in elite control over HIV and SIV. Curr Opin HIV AIDS 6(3):221-227.

Hartoonian C, Ebtekar M, Soleimanjahi H, et al. 2009. Effect of immunological adjuvants: GM-CSF (granulocyte-monocyte colony stimulating factor) and IL-23 (interleukin-23) on immune responses generated against hepatitis C virus core DNA vaccine. Cytokine 46(1):43-50.

He Q, Mitchell A, Morcol T, et al. 2002. Calcium phosphate nanoparticles induce mucosal immunity and protection against herpes simplex virus type 2. Clin Vaccine Immunol 9(5):1021-1024.

He X, Wang J, Zhao F, et al. 2012. Antitumor efficacy of viable tumor vaccine modified by heterogenetic ESAT-6 antigen and cytokine IL-21 in melanomatous mouse. Immunol Res 52(3):240-249.

Heath AW. 1995. Cytokines as immunological adjuvants. Pharm Biotechnol 6:645-658.

Hemmi H, Kaisho T, Takeuchi O, et al. 2002. Small anti-viral compounds activate immune cells via the TLR7 MyD88-dependent signaling pathway. Nat Immunol 3(2):196-200.

Heyward WL. 2012. Methods and compositions for eliciting an immune response against hepatitis B virus. US Patent US20120263755 A1.

Higgins DA, Carlson JR, Van Nest G. 1996. MF59 adjuvant enhances the immunogenicity of influenza vaccine in both young and old mice. Vaccine 14(6):478-484.

Hutchison S, Benson RA, Gibson VB, et al. 2012. Antigen depot is not required for alum adjuvanticity. FASEB J 26(3):

1272-1279.

Jin H, Li Y, Ma Z, et al. 2004. Effect of chemical adjuvants on DNA vaccination. Vaccine 22(21-22):2925-2935.

Johnson AG, Gaines S, Landy M. 1956. Studies on the O-antigen of *Salmonella typhosa* V. Enhancement of antibody response to protein antigens by the purified lipopolysaccharide. J Exp Med 103(2):225-246.

Kagami S. 2011. IL-23 and Th17 cells in infections and psoriasis. Nihon Rinsho Meneki Gakkai Kaishi 34(1):13-19.

Kim JJ, Nottingham LK, Wilson DM. 1998. Engineering DNA vaccines via co-delivery of co-stimulatory molecule genes. Vaccine 16(19):1828-1835.

Kim JJ, Simbiri KA, Sin JI, et al. 1999. Cytokine molecular adjuvants modulate immune responses induced by DNA vaccine constructs for HIV-1 and SIV. J Interferon Cytokine Res 19(1):77-84.

Kim JJ, Yang JS, Lee DJ, et al. 2000. Macrophage colony-stimulating factor can modulate immune responses and attract dendritic cells in vivo. Hum Gene Ther 11(2):305-321.

Kim JJ, Yang JS, Montaner L, et al. 2000. Coimmunization with IFN-gamma or IL-2, but not IL-13 or IL-4 cDNA can enhance Th1-type DNA vaccine-induced immune responses in vivo. J Interferon Cytokine Res 20(3):311-319.

Kim JJ, Yang JS, VanCott TC, et al. 2000. Modulation of antigen-specific humoral responses in rhesus macaques by using cytokine cDNAs as DNA vaccine adjuvants. J Virol 74(7):3427-3429.

Kuroda E, Ishii KJ, Uematsu S, et al. 2011. Silica crystals and aluminum salts regulate the production of prostaglandin in macrophages via NALP3 inflammasome-independent mechanisms. Immunity 34(4):514-526.

Kusakabe K, Xin KQ, Katoh H, et al. 2000. The timing of GM-CSF expression plasmid administration influences the Th1/Th2 response induced by an HIV-1-specific DNA vaccine. J Immunol 164(6):3102-3111.

Lal H, Cunningham AL, Godeaux O, et al. 2015. Efficacy of an adjuvanted herpes zoster subunit vaccine in older adults. N Engl J Med 372(22):2087-2096.

Lambrecht BN, Kool M, Willart MA, et al. 2009. Mechanism of action of clinically approved adjuvants. Curr Opin Immunol 21(1):23-29.

Lee MS, Kim YJ. 2007. Signaling pathways downstream of pattern-recognition receptors and their cross talk. Annu Rev Biochem 76:447-480.

Leone A, Picker LJ, Sodora DL. 2009. IL-2, IL-7 and IL-15 as immuno-modulators during SIV/HIV vaccination and treatment. Curr HIV Res 7(1):83-90.

Li S, Qi X, Gao Y, et al. 2010. IL-15 increases the frequency of effector memory CD8[+] T cells in rhesus monkeys immunized with HIV vaccine. Cell Mol Immunol 7(6):491-494.

Li Y, O'Dell S, Walker LM, et al. 2011. Mechanism of neutralization by the broadly neutralizing HIV-1 monoclonal antibody VRC01. J Virol 85(17):8954-8967.

Lian Y, Srivastava I, Gómez-Román VR, et al. 2005. Evaluation of envelope vaccines derived from the South African subtype C human immunodeficiency virus type 1 TV1 strain. J Virol 79(21):13338-13349.

Liang F, Lindgren G, Sandgren KJ, et al. 2017. Vaccine priming is restricted to draining lymph nodes and controlled by adjuvant-mediated antigen uptake. Sci Transl Med 9(393):eaal2094.

Loudon PT, Yager EJ, Lynch DT, et al. 2010. GM-CSF increases mucosal and systemic immunogenicity of an H1N1 influenza DNA vaccine administered into the epidermis of non-human primates. PLoS One 5(6):e11021.

Louis S, Dutertre CA, Vimeux L, et al. 2010. IL-23 and IL-12p70 production by monocytes and dendritic cells in primary HIV-1 infection. J Leukoc Biol 87(4):645-653.

Lu Y, Xin KQ, Hamajima K, et al. 1999. Macrophage inflammatory protein-1alpha (MIP-1alpha) expression plasmid enhances DNA vaccine-induced immune response against HIV-1. Clin Exp Immunol 115(2):335-341.

MacLennan R, Schofield FD, Pittman M, et al. 1965. Immunization against neonatal tetanus in New Guinea. Antitoxin response of pregnant women to adjuvant and plain toxoids. Bull World Health Org 32(5):683-687.

Martinson JA, Montoya CJ, Usuga X, et al. 2010. Chloroquine modulates HIV-1-induced plasmacytoid dendritic cell alpha interferon: Implication for T-cell activation. Antimicrob Agents Chemother 54(2):871-881.

McCormack S, Ramjee G, Kamali A, et al. 2010. PRO2000 vaginal gel for prevention of HIV-1 infection (Microbicides Development Programme 301): A phase 3, randomised, double-blind, parallel-group trial. The Lancet 376(9749):1329-1337.

McCormick AL, Thomas MS, Heath AW. 2001. Immunization with an interferon-gamma-gp120 fusion protein induces enhanced immune responses to human immunodeficiency virus gp120. J Infect Dis 184(11):1423-1430.

Mitchell DK, Holmes SJ, Burke RL, et al. 2002. Immunogenicity of a recombinant human cytomegalovirus gB vaccine in seronegative toddlers. Pediatr Infect Dis J 21(2):133-138.

Morioka T, Yamanaka K, Mori H, et al. 2009. IL-4/IL-13 antagonist DNA vaccination successfully suppresses Th2 type chronic dermatitis. Br J Dermatol 160(6):1172-1179.

Nohynek H, Jokinen J, Partinen M, et al. 2012. AS03 adjuvanted

AH1N1 vaccine associated with an abrupt increase in the incidence of childhood narcolepsy in Finland. PLoS One 7 (3):e33536.

Nikolaeva LG, Maystat TV, Volyanskii YL, et al. 2009. Effect of immunomodulating adjuvant Dzherelo (Immunoxel) in HIV infected patients receiving standard antiretroviral therapy. Open Virol J 3(3):31-36.

Niu X, He D, Zhang X, et al. 2010. IL-21 regulates Th17 cells in rheumatoid arthritis. Hum Immunol 71(4):334-341.

O'Neill LA. 2003. Therapeutic targeting of Toll-like receptors for inflammatory and infectious diseases. Curr Opin Pharmacol 3(4):396-403.

Ott G, Barchfeld GL, Van Nest G. 1995. Enhancement of humoral response against human influenza vaccine with the simple submicron oil/water emulsion adjuvant MF59. Vaccine 13 (16):1557-1562.

Ott G, Barchfeld GL, Chernoff D, et al, 1995. MF59 design and evaluation of a safe and potent adjuvant for human vaccines. Vaccine Design 6:277-296.

Pavot V, Climent N, Rochereau N, et al. 2016. Directing vaccine immune responses to mucosa by nanosized particulate carriers encapsulating NOD ligands. Biomaterials 75:327-339.

Ramon G. 1925. Sur l'augmentation anormale de l'antitoxine chez les chevaux producteurs de serum antidiphterique. Bull Soc CentrMed 101:227-234.

Roman F, Vaman T, Gerlach B, et al. 2010. Immunogenicity and safety in adults of one dose of influenza A H1N1v 2009 vaccine formulated with and without AS03A-adjuvant: Preliminary report of an observer-blind, randomised trial. Vaccine 28(7):1740-1745.

Ross TM, Xu Y, Green TD, et al. 2001. Enhanced avidity maturation of antibody to human immunodeficiency virus envelope: DNA vaccination with gp120-C3d fusion proteins. AIDS Res Hum Retroviruses 17(9):829-835.

Sabbatini F, Bandera A, Ferrario G, et al. 2010. Qualitative immune modulation by interleukin-2 (IL-2) adjuvant therapy in immunological non responder HIV-infected patients. PLoS One 5(11):e14119.

Sablan BKD, Barzaga N, Chow W, et al. 2012. Demonstration of safety and enhanced seroprotection against hepatitis B with investigational HBsAg-1018 ISS vaccine compared to a licensed hepatitis B vaccine. Vaccine 30(16):2689-2696.

Sasaki S, Fukushima J, Hamajima K, et al. 1998. Adjuvant effect of Ubenimex on a DNA vaccine for HIV-1. Clin Exp Immunol 111(1):30-35.

Schluns KS, Lefrancois L. 2003. Cytokine control of memory T-cell development and survival. Nat Rev Immunol 3(4):269-279.

Shang D, Zhang L, Han S, et al. 2011. Adjuvant effect of a novel water-soluble polysaccharide isolated from the stem of Physalis alkekengi L. var. francheti (Mast.) Makino. Journal of Medicinal Plants Resarch 5(16):3814-3818.

Sin J, Kim JJ, Pachuk C, et al. 2000. DNA vaccines encoding interleukin-8 and RANTES enhance antigen-specific Th1-type CD4$^+$ T-cell-mediated protective immunity against herpes simplex virus type 2 in vivo. J Virol 74(23):11173-11180.

Sin JI, Kim JJ, Arnold RL, et al. 1999. IL-12 gene as a DNA vaccine adjuvant in a herpes mouse model: IL-12 enhances Th1-type CD4$^+$ T cell-mediated protective immunity against herpes simplex virus-2 challenge. J Immunol 162(5):2912-2921.

Tseng SH, Chen Y, Chang CJ, et al. 2005. Induction of T-cell apoptosis in rats by genetically engineered glioma cells expressing granulocyte-macrophage colony-stimulating factor and B7.1. Clin Cancer Res 11(4):1639-1649.

Tsuji T, Hamajima K, Fukushima J, et al. 1997. Enhancement of cell-mediated immunity against HIV-1 induced by coinnoculation of plasmid-encoded HIV-1 antigen with plasmid expressing IL-12. J Immunol 158(8):4008-4013.

Varmus H. 1988. Regulation of HIV and HTLV gene expression. Genes Dev 2(9):1055-1062.

Voss G, Manson K, Montefiori D, et al. 2003. Prevention of disease induced by a partially heterologous AIDS virus in rhesus monkeys by using an adjuvanted multicomponent protein vaccine. J Virol 77(2):1049-1058.

Wang B, Ugen KE, Srikantan V, et al. 1993. Gene inoculation generates immune responses against human immunodeficiency virus type 1. Proc Natl Acad Sci USA 90(9):4156-4160.

Wang J, Su B, Ding Z, et al. 2008. Cimetidine enhances immune response of HBV DNA vaccination via impairment of the regulatory function of regulatory T cells. Biochem Biophys Res Commun 372(3):491-496.

Wang S, Liu X, Fisher K, et al. 2000. Enhanced type I immune response to a hepatitis B DNA vaccine by formulation with calcium- or aluminum phosphate. Vaccine 18(13):1227-1235.

Wang W, Li Q, Zhang J. 2010. Hemokinin-1 activates the MAPK pathway and enhances B cell proliferation and antibody production. J Immunol 184(7):3590-3597.

Watson ML. 2002. Chemokines—linking receptors to response. Immunology 105(2):121-124.

Wegmann F, Krashias G, Luhn K, et al. 2011. A novel strategy for inducing enhanced mucosal HIV-1 antibody responses in an anti-inflammatory environment. PLoS One 6(1):e15861.

Weiner GJ. Liu HM. Wooldridge JE, et al. 1997. Immunostimulatory oligodeoxynucleotides containing the CpG motif are effective as immune adjuvants in tumor antigen immunization. Proc Natl Acad Sci USA 94(20):10833-10837.

Xin KQ,Hamajima K,Sasaki S,et al. 1998. Intranasal administration of human immunodeficiency virus type-1 (HIV-1) DNA vaccine with interleukin-2 expression plasmid enhances cell-mediated immunity against HIV-1. Immunology 94(3):438-444.

Yamakami K,Akao S,Sato M,et al. 2001. A single intradermal administration of soluble leishmanial antigen and plasmid expressing interleukin-12 protects BALB/c mice from Leishmania major infection. Parasitol Int 50(2):81-91.

Zhang PF,Cham F,Dong M,et al. 2007. Extensively cross-reactive anti-HIV-1 neutralizing antibodies induced by gp140 immunization. PNAS 104(24):10193-10198.

Zhang W,Wang J,Su B,et al. 2011. Cimetidine augments Th1/Th2 dual polarized immune responses to recombinant HBV antigens. Vaccine 29(29-30):4862-4868.

Zhang Y,Paige CJ. 2003. T-cell developmental blockage by tachykinin antagonists and the role of hemokinin 1 in T lymphopoiesis. Blood 102(6):2165-2172.

Zou Q,Hu YX,Xue J,et al. 2012. Use of praziquantel as an adjuvant enhances protection and Tc-17 responses to killed H5N1 virus vaccine in mice. PLoS One 7(4):e34865.

# 第5章

## 疫苗接种和投递技术

徐宇虹

**本章摘要**

疫苗的接种位置以及投递方法,与其免疫提呈和应答的效果密切相关。大多数疫苗制剂都需要通过局部作用,如肌内注射、皮肤接种以及吸入等,达到系统免疫的效果,而且要求通过一次或数次免疫便能终身受益,因而对于疫苗制剂及投递技术就提出了很高的要求,需要针对复杂的生物学机制进行精准设计,实现靶向、缓释、跨膜、响应等特殊功能。此外,疫苗作为生物制品,其生产的工艺、稳定性和质量标准也颇为特殊,需要在制剂的开发中加以考量。

# 5.1　疫苗制剂及其免疫应答机制

疫苗是现代医学取得的最伟大的成就之一,但疫苗学和免疫学在过去 200 多年的历史中,虽有交叉却各有不同的发展轨迹。科学家们通过经验性研究,获得了一系列可接种于人类的疫苗,成功地阻止了多种烈性传染病的肆虐,但对于如何最有效地通过疫苗的作用诱导保护性免疫应答,却并不清楚。针对有些病原体如 HIV 等的疫苗研究进展缓慢,亟需研究者们从免疫应答的机制出发,加深认识,以促进更合理更有效的疫苗研究。

天然病原体感染机体后,诱导免疫应答和被清除的过程是一个精确而又复杂有规律的过程。病原体入侵机体初期,可被局部的巨噬细胞、血管中的中性粒细胞或其他固有免疫细胞吞噬、处理和清除;另外,活化的吞噬细胞还可产生大量的细胞因子如白介素、肿瘤坏死因子等引起炎症反应,促进病原体的清除。一般的病原体感染或可就此终结,但如果机体中的病原体还没有被清除干净,便会诱导机体产生特异性免疫应答:活化的抗原提呈细胞可将加工处理过的抗原以 MHC-Ⅰ类或 MHC-Ⅱ类分子复合物的形式表达于细胞表面,提呈给淋巴细胞,T 细胞在双信号的刺激作用下,增殖分化并且活化其他免疫细胞共同保护机体,包括产生特异性细胞免疫反应,最终清除受感染的细胞,而 B 细胞则在抗原刺激作用下及 Th 细胞的帮助下增殖分化为浆细胞,产生特异性抗体,诱导机体体液免疫应答。在免疫反应的最后阶段,大部分活化的 B 细胞和 T 细胞都趋于凋亡,只有少数作为记忆细胞保留下来应对机体再受到相同的病原体感染(Pulendran and Ahmed,2011)。

成功的疫苗接种,需要模拟上述复杂应答过程的每个关键环节,特别是包括固有免疫(innate immunity)和适应性免疫(adaptive immunity)两种机制的协同作用。目前成功用于人体的疫苗,如第一类灭活疫苗(包括甲型肝炎疫苗、狂犬病疫苗等)和第二类减毒活疫苗(attenuated live vaccine)(包括天花疫苗、黄热病疫苗、麻疹疫苗、流行性腮腺炎疫苗、水痘疫苗等),由于在疫苗制剂中保留了完整的病原体,包括各种病原体相关分子模式(pathogen associated molecular pattern,PAMP),所以能够较全面地激发免疫应答。其中,灭活疫苗由于没有增殖能力,对机体刺激的时间较短,所以可能需要多次重复接种。而减毒活疫苗由于微生物接种后在体内有生长增殖能力,接近于自然感染,即与机体受到感染而诱导保护性免疫的过程类似,所以大多数只需要一次免疫,即可使体内的免疫应答和免疫记忆维持数十年之久(Plotkin et al.,2008)。

近年来,研究者们深入研究了多个具有优异保护功能的灭活疫苗和减毒活疫苗的作用机制,以期对其中的关键因素有系统的认识。研究表明,病原体的 PAMP 可有效地被体内 APC 识别,通过多种不同的模式识别受体(pattern recognition receptor,PRR),包括 Toll 样受体(Toll-like receptor,TLR)等激活信号传导,诱导体液免疫和细胞免疫的产生。如黄热病疫苗 YF17D 能高效激活浆细胞样树突状细胞(plasmacytoid dendritic cell,pDC)和髓样树突状细胞(myeloid dendritic cell,mDC)上的多种 TLR,包括 TLR2、TLR3、TLR7、TLR8 和 TLR9,诱导混合型的 Th1 细胞和 Th2 细胞反应(Querec et al.,2006)。流感病毒则通过 TLR7 激活 pDC,通过 IPS-1 激活 mDC(Koyama et al.,2007)。更重要的是,研究表明,特异性抗体和细胞免疫作用的产生和记忆,特别是免疫应答的强度和效力,与疫苗免疫应答中固有免疫机制的参与密切相关,如采用灭活的全病毒疫苗时,需要 TLR7 介导的 pDC 分泌的 Ⅰ 型干扰素参与,才能保证免疫应答的效力(Koyama et al.,2010)。

上述疫苗免疫应答中关键因素的研究,对于新一代疫苗的开发有重要的指导意义。相对于早期的第一代灭活和减毒活疫苗,更为先进的疫苗制剂(第二代疫苗)有亚单位疫苗(subunit vaccine),如重组乙肝疫苗;类毒素疫苗(toxoid vaccine),如白喉疫苗和破伤风疫苗;多糖疫苗(carbohydrate vaccine),如肺炎疫苗和 b 型流感嗜血杆菌疫苗;结合疫苗(conjugate vaccine),如脑膜炎疫苗等。而第三代疫苗主要是编码了病原体基因的 DNA 疫苗和重组病毒载体疫苗(如腺病毒载体疫苗)等,由于只包含了病原体中的部分抗原物质信息,没有感染活性。越来越多的研究考虑到安全因素,希望在疫苗中避免使用病原体来源的物质,从而在体内应用时更为安全,在生产和制备工艺上也避免了大量病毒体外培养的步骤,更为高效经济。但是,由于它们缺乏病原体中很多原有的 PAMP 等,常常不能最有效地激活免疫系统,所以需要通过疫苗制剂处方的设计和优化,如加入一些能够增强免疫应答、被统称为佐剂的物质,或者通过特异性针对抗原提呈细胞的接种方式和载体技术等,对免疫应答进行有效调控,获得高效的免疫应答和保护作用。

所以,不同疫苗制剂的处方,包括特定佐剂和靶向输送载体的应用、接种方式、给药形式和抗原释放特征等,对疫苗激发的固有免疫应答、抗原提呈过程,以及特异性免疫应答的效力都有重大影响。本章我们将从疫苗接种方式、投递技术、输送载体等角度进行讨论。有关佐剂的设计和应用请见其他章节。

## 5.2 疫苗的接种方式

疫苗的接种方式很多,包括口服、滴鼻、鼻内喷雾、肌内注射、皮下注射、皮内注射等,此外,还有肺吸入、微针透皮、电脉冲导入、超声透皮、淋巴结注射、口腔黏膜给药等各种传统和正在研发中的新型给药方式。疫苗接种方式的选择,并不是随机的,除了疫苗应用的顺应性和实用性的考量外,还必须基于期望的免疫应答的原理,有效地激发固有免疫和获得免疫应答的协同作用,促进抗原识别和提呈的效率,并获得理想的体液免疫和细胞免疫应答作用。

针对不同的疫苗接种方式,其免疫应答和抗原提呈机制简单讨论如下。

### 5.2.1 肌内注射

大多数灭活疫苗都是通过肌内注射接种的,通常是在上臂的三角肌,如甲肝疫苗(hepatitis A vaccine)、狂犬病疫苗(rabies vaccine)及灭活的流感病毒疫苗等。此外,还有一些亚单位疫苗,如 HPV 疫苗和很多研发中的 DNA 疫苗等。

对于大多数肌内注射的疫苗,体积较大的肌肉组织相对于皮下组织能够接受更大的注射体积,而且可以多次接种。同时,肌内注射制剂中常常添加了佐剂,对肌肉组织的刺激性较小,但注射部位的选择和准确性都对免疫效果有影响。

对于只是编码了抗原信息的 DNA 疫苗和重组病毒载体疫苗(如腺病毒载体疫苗),肌肉组织的作用就不仅仅是暂时容纳疫苗溶液,而是需要作为抗原的生产工厂,甚至是抗原提呈的孵化器。研究者

曾经对 DNA 疫苗通过肌内注射接种的作用机制进行了深入研究认为,DNA 质粒可能在肌纤维膜受到破坏、肌细胞再生的过程中,被新生肌细胞摄取,并能长期持续表达(Peng et al.,2005)。同时,局部损伤也激活了多个趋化因子基因的表达,起到了招募单核细胞和树突状细胞的作用,促进了抗原摄取和免疫提呈。

研究者提出,可以将一定电压的电脉冲局部作用于肌肉组织。电脉冲的作用扩大了肌纤维膜损伤的范围,以及局部的炎症因子和趋化因子的表达,进而增强了 DNA 疫苗的摄取、表达和抗原提呈的效率(Peng et al.,2005;Peng et al.,2007)。DNA 疫苗肌内注射和在电脉冲作用下肌内注射后不同时段切片分析获得的肌细胞结构图(图 5.1),反映了肌纤维损伤后单核细胞浸润、肌细胞再生、纤维重新形成的过程。这一过程持续 14 天左右,同时也完成了抗原表达、提呈以及免疫应答的一个周期。

### 5.2.2 皮下注射

皮下疫苗接种是指将疫苗注射到皮肤与肌肉之间的组织中。一般婴儿的注射部位为大腿部,儿童和成人为上臂外侧,常见的通过皮下注射接种的疫苗有麻疹疫苗、乙脑疫苗、流脑疫苗、风疹疫苗等。

皮下接种的疫苗能够作用于引流淋巴结中储留的树突状细胞,以及皮肤来源和单核细胞分化来源的髓样树突状细胞(mDC),诱导抗原提呈。近年来,有一些研究希望通过优化皮下接种疫苗的抗原提呈过程,提高免疫应答的强度、增强保护性免疫和促发免疫记忆的产生。研发的相关技术有采用抗原缓释微球、组织工程支架材料以及水凝胶等,并且在处方中加入一些免疫刺激因子,如细胞因子或趋化因子等所谓分子佐剂,希望对抗原提呈和免疫应答过程进行调控。此外,有研究尝试用控制一次给药的抗原释放替代常规的多次和加强免疫周期,希望通过一次接种获得长期甚至终身的免疫效果,从而大大提高疫苗的顺应性和实用性。这些思路已经突破了简单的疫苗接种制剂的概念,而把疫苗作用作为一个系统工程,其设计思路立足于人们对于免疫应答机制的认识,所以被认为是未来更高效和安全的疫苗制剂发展的重要方向。但实施中必须解决的重要问题是如何通过材料和制剂的设计,实现严格的抗原和细胞因子的控制释放,从而更契合天然的免疫应答原理,增强抗原特异的保护性免疫,而没有

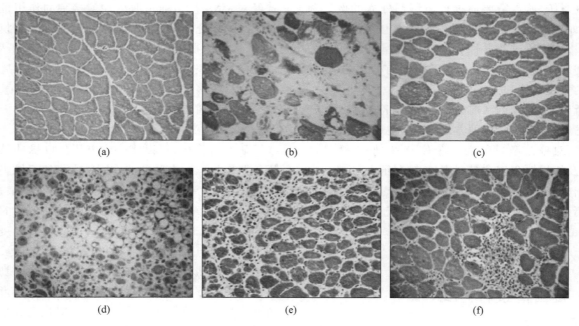

图 5.1 DNA 疫苗肌内注射和电脉冲作用下肌内注射后的肌细胞结构分析(见书末彩插)

免疫耐受或者激发炎症反应的隐患。

### 5.2.3 皮内注射及微针技术

皮肤是人体抵御病原微生物入侵的重要器官,表皮层富含一种骨髓来源的树突状细胞,叫作朗格汉斯细胞(Langerhans cell, LC),LC 是非常有效的抗原提呈细胞。此外,还有真皮层的皮肤树突状细胞(dermal dendritic cell, dDC),也能参与识别和提呈外来抗原。国际卫生组织资助的研究证实,皮内注射疫苗不仅有可能提高疫苗的效果,还可以减少注射的剂量,如流感疫苗和狂犬病疫苗皮内免疫,仅使用 10%~20% 的抗原量就能引起与肌内注射免疫或皮下注射免疫相同的免疫应答效果。

但疫苗的皮内注射需要一定的技巧,该方法被称为曼托克斯方法(Mantoux method),要求皮肤舒展,针头平行皮肤表面刺入皮肤。该技术被用来进行卡介苗和狂犬病疫苗的皮内接种,但如果用于人群的大规模免疫有一定难度。所以研究者们一直在孜孜不倦地探索各种不用针头(needleless)的皮内免疫接种方法,包括使用微针技术、促透剂、胶带剥离、超声作用、电渗流等。其中被认为最有开发前景的,是微针技术在疫苗接种中的应用。

微针是一种类似注射针头的微米级空心或实心针,通常被加工成微针阵列(microneedle array),可以制成各种各样的规格,长短在 25~1000 μm。由

于人类角质层的厚度为 10~15 μm,微针可在皮肤上创造出许多微小的输送通道,使亚单位蛋白疫苗等能够有效地穿透角质层到达表皮层,从而被 LC 和 dDC 摄取,见图 5.2。此外,微针给药操作方便,即使是非医护人员也很容易完成,而且使用微针无痛、无感,具有很好的顺应性。

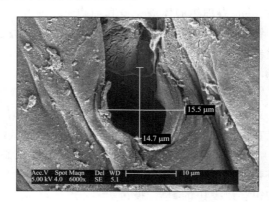

图 5.2 电子显微镜下单个微针作用后在皮肤表面形成的通道

### 5.2.4 口服

据估计,有 70% 的病原微生物是通过黏膜系统入侵宿主,包括对健康危害极大的传染病,如流感、结核、沙门菌病等。人体的免疫系统中针对黏膜免疫有专门的组织结构和应对机制。黏膜免疫系统

（mucosal immune system，MIS）亦称黏膜相关淋巴组织（mucosal-associated lymphoid tissue，MALT），包括黏膜固有层和上皮细胞下散在的淋巴组织，以及某些带有生发中心的器官化的淋巴组织，如扁桃体、小肠的派尔集合淋巴结（Peyer patches，PP）和小的淋巴滤泡等。

以消化道黏膜反应为例，M 细胞（membranous epithelial cell 或 microfold cell，膜上皮细胞或微皱褶细胞）是特殊的上皮细胞，能进行抗原转运，其顶部胞质较薄，细胞核位于基底部，细胞基底部质膜内陷成凹腔，内含有淋巴细胞、巨噬细胞和树突状细胞。M 细胞能够将肠腔颗粒物或者蛋白质摄取进入凹腔，在凹腔中抗原被储留的抗原提呈细胞摄取吞噬（Kraehenbuhl and Neutra，2000）。同时，黏膜固有层中的树突状细胞也能够把树突触角透过上皮细胞到肠腔中进行抗原筛选提取。抗原提呈后激发 B 细胞和 T 细胞的活化，活化的淋巴细胞穿过淋巴结进入血液，通过淋巴细胞归巢受体作用转移到特定的黏膜效应位点，发挥黏膜免疫效应。

体液免疫是黏膜免疫的重要部分，IgA 抗体可以穿过黏膜上皮与膜表面相应受体结合而分泌到肠腔中去，不易被蛋白酶降解，因此，在消化酶存在下也可以中和抗原和毒素，是呼吸道、消化道、泌尿生殖道等抵御病原体及有害物质入侵的第一道免疫屏障。此外，T 细胞和上皮细胞分泌的细胞因子如 TGF-β、IL-10、IL-6 在活化能分泌 IgA 的 B 淋巴细胞中也起着重要作用。同时，体内产生的系统免疫应答，包括 IgG 以及细胞毒性 T 细胞等，也可以作用于黏膜组织，有利于对疾病的控制。

由于黏膜免疫应答的独特性，对于首先感染黏膜组织的病原微生物，最理想的免疫途径是直接将疫苗接种到黏膜表面，目的是诱导黏膜免疫和系统免疫均衡作用的全面的免疫应答。胃肠道、鼻腔、呼吸道以及生殖道黏膜都被认为是可能的接种位点，其中口服接种是最容易被大众接受的方式。但由于胃肠道的微环境对没有保护的灭活病毒和蛋白抗原都不友好，所以目前已上市的口服疫苗，都是减毒活疫苗，包括口服轮状病毒活疫苗（live oral rotavirus vaccine）、伤寒疫苗（typhoid vaccine）和口服脊髓灰质炎病毒活疫苗等。但与灭活疫苗或亚单位疫苗相比，减毒的病原体存在与致病病原体整合的风险，也可能有其他不良反应。例如，在美国，口服脊髓灰质炎病毒活疫苗由于在个别病例中能引起疫苗相关的

麻痹性脊髓灰质炎，已被停止使用，而改用注射的灭活病毒疫苗。另有一个口服轮状病毒活疫苗 Rota-Shield 在临床实验也曾因引起肠套叠的个例而被召回。

为了研发更安全的口服疫苗，研究者们一直尝试用制剂的方法保护抗原，如使用可降解的聚合物或脂质载体保护抗原等。但在一个初步的临床实验中，用脂质载体包裹的破伤风类毒素（tetanus toxoid，TT）或者白喉类毒素（diphtheria toxin，DT）口服给药，人体中产生的血清抗体滴度远远低于基于动物实验的预期，所以还需要进一步进行制剂优化。研究者曾报道过用古菌（archaea）中提取的四醚脂质作为载体的材料（Li et al.，2011），这些脂质分子层的排列非常致密，在胃肠道酸性条件以及各种消化酶存在的条件下，也能有效地保护抗原的完整性，而且将抗原以颗粒形式提呈给肠道黏膜相关淋巴组织，在小鼠实验中有较好的黏膜免疫效果，但还没有在大动物模型中的数据支持。

近年来，随着分子生物学技术的发展，越来越多的研究将抗原的 DNA 信息克隆到各种质粒、病毒载体中，进行接种。对于口服接种各类 DNA 疫苗制剂，其挑战不仅是保持抗原信息的稳定性，还往往需要通过转染肠道上皮或上皮相关淋巴细胞，表达抗原并被人体的免疫系统识别。所采用的病毒载体有重组腺病毒（adenovirus）、痘病毒（poxvirus）、流感病毒（influenza virus）、疱疹病毒（herpes virus）、脊髓灰质炎病毒（polio virus）等，但这些载体本身的免疫原性对大多数预防性疫苗应用的安全性是一种隐患。而基于壳聚糖、脂质分子等的非病毒载体，虽然相对安全，但其有效性还有待突破。

还有一些研究，采用了转基因植物、益生菌（如乳酸杆菌）（Lei et al.，2011）或减毒菌株（如沙门菌、大肠杆菌、李斯特菌等）表达抗原并作为载体投递疫苗。这些载体由于本身能像天然佐剂一样为机体提供 PAMP，激发 DC 的成熟与活化，所以理论上应该有较好的免疫效果。但在实际研究中，研究者们也发现机体对载体的免疫应答往往更占优势，并且由于细菌中表达的抗原没有糖基化位点，所以产生中和抗体的效价并不高。所以这一领域的大多数研究也都停留在动物实验阶段。

此外，除去口服后作用于胃肠道的疫苗制剂，也有一些其他经口免疫的尝试，包括口腔、舌下、牙龈等，都被认为是有潜力的免疫部位。这几个途径给

药不会有胃肠道相关的降解和耐受问题。在小鼠模型中,舌下给霍乱毒素(cholera toxin,CT)2 小时后,在舌下黏膜表达 MHC-Ⅱ类分子的细胞数明显增多。而通过舌下途径给予小鼠含有 CT 佐剂的人乳头瘤病毒样颗粒(VLP),可以在血清中诱导产生 HPV 的中和抗体,在生殖道中也能检测到病毒特异性抗体。但在人体实验中,舌下免疫途径常常用来治疗特定的过敏反应,是否能有效地诱导保护性免疫原性还需要深入研究。

### 5.2.5 鼻内免疫

鼻相关淋巴组织位于大型哺乳动物鼻咽上部和咽隔的尾端,通过鼻孔进行鼻内黏膜免疫其实是一种可行的免疫方法。鼻黏膜与胃肠黏膜相比,不具有酸性,没有丰富的酶类。鼻黏膜面积小,因此免疫抗原的用量较少,而且鼻黏膜方便疫苗接种,适合大量人群的使用。研究表明,鼻内免疫接种既可以诱导黏膜免疫反应,也可诱导系统免疫反应,包括远程黏膜部位,如呼吸道和泌尿生殖道的免疫应答。目前,最成功的鼻内疫苗还是减毒活疫苗,例如 FluMist™ 为一种减毒的流感疫苗,用以鼻内给药,其效果、免疫原性、安全性在年龄从 15 个月大的儿童到成年人群中都得到了确认,在儿童中对预防流感病毒的有效性高达 93%。通过鼻内免疫接种白喉疫苗、破伤风疫苗以及变形链球菌疫苗等也都得到了类似的结论。

但另外一种用于鼻内免疫接种的流感减毒活疫苗 Nasalflu 在瑞士被批准使用后,被发现有可能引发贝尔氏麻痹症(Bell's palsy),估计可能与使用了大肠杆菌的不耐热毒素(LT)作为佐剂有关,所以已被撤出市场。

除了减毒活疫苗,也有很多的研究尝试将体外表达的亚单位抗原、病毒样颗粒和 DNA 疫苗载体等制成鼻内接种的制剂,通过优化处方和载体设计改善抗原在鼻腔黏膜上的稳定性和保留时间,增加鼻相关淋巴组织(NALT)对抗原的摄取量,同时还需要通过佐剂的作用激活免疫应答。

### 5.2.6 肺吸入

黏膜免疫的另外一种重要途径是气雾剂疫苗接种,被认为是一种很有前途的无针疫苗接种方法,尤其适合对儿童或人口较多的发展中国家进行大规模的疫苗接种。气雾剂疫苗接种的目的是把疫苗投递到各支气管包括肺泡等组织,这种接种方式很好地遵循了许多肺部疾病自然感染的途径,在病原体进入机体的初始部位形成防御和保护。

但是肺部免疫方法至今在临床上还没有被广泛使用,其中一个原因是缺少能够高效给药但又确保安全的设备。目前常用的是雾化器,在一项墨西哥学生的麻疹疫苗吸入实验中,研究者在雾化器中装入大约够免疫 45 个儿童的疫苗量,每个儿童吸入气雾剂疫苗 30 秒,然后更换一次性口罩。虽然实验表明,这一方法对接种人员和接种者都是安全的,儿童出现咳嗽、鼻炎、发热、腹泻、皮疹、结膜炎等症状的频率比注射也明显降低,血清转化率也明显高于皮下注射给药,但是研究者们还是希望能发展更为安全和有效的肺部免疫方法。

研究者认为,理想的肺部免疫制剂应该使用定量吸入装置(metered dose inhaler),如喷雾剂和粉雾剂等,以便能够更准确地针对呼吸道黏膜组织,给药剂量也更可控,而且更为环保和安全。此外,还希望能够采用更为安全的亚单位疫苗,甚至 DNA 编码的疫苗,以及配合能够有效刺激免疫应答的佐剂一起使用。

### 5.2.7 其他黏膜免疫方法

目前研究中的其他黏膜免疫方法包括经眼结膜(ocular)和阴道(vaginal)给药等,目的都是诱导产生在黏膜表面或局部的免疫应答。

## 5.3 疫苗投递技术

随着人们对疫苗的组成和免疫应答过程认识的不断深入和日益定量化,基于科学原理、以设计为基础、利用工程分析的方法研制疫苗产品的体系逐步成熟。疫苗工程学这个新兴领域旨在提供一系列新方法,以便更好地理解、应用人体的免疫应答过程,使疫苗设计朝着合成、定量和转化的方向发展。特别是由于近年来有多种肿瘤免疫治疗的临床应用效果提示,治疗性疫苗在特定条件下可能彻底治愈肿瘤,所以研究者们对各种各样的针对肿瘤抗原的疫苗设计充满了热情。例如,以电子技术和新型生物材料为基础的疫苗载体和佐剂的设计(Yang et al.,2015),靶向免疫器官及免疫细胞的抗原输送和提呈,不同免疫激发和调节机制的有机结合等,都是疫苗工程学的研究热点。

## 5.3.1 疫苗的微纳米粒子载体

不同大小和不同表面性质的纳米粒子,作用于免疫系统,具有多样的作用机制,如促进抗原提呈、激活趋化因子、招募免疫细胞、协助淋巴细胞归巢等。

脂质体(liposome)是由磷脂和类脂分子组装形成的双层膜囊泡,基于脂质体结构的微纳米粒子兼具疫苗载体、佐剂以及细胞内输送等多重功能,在疫苗制剂中应用广泛。如通过重组流感病毒的部分膜蛋白在 PC 或 PE 脂质膜上形成的免疫增强性重组流感病毒体(immunopotentiating resconstituted influenza virosomes,IRIV)粒径约为 150 nm,具有良好的免疫刺激效果,已被应用于欧洲上市的流感疫苗和甲肝疫苗的制剂中。其中,甲肝疫苗由于使用了 IRIV,避免了铝佐剂,所以被认为相对于灭活疫苗具有更好的安全性和生物相容性。此外,也有研究指出,在脂质膜处方中可以加入类脂 A(lipid A)或胞壁酰二肽(muramyl dipeptide,MDP)的衍生物等,这些分子都可以强烈刺激固有免疫和获得免疫应答,进而提高疫苗效果。第三类是有些 pH 敏感脂质体和阳离子脂质载体具有良好的内吞体逃逸功能,能够帮助抗原内吞后被释放到细胞质,从而进入 MHC-I 类分子途径,通过交叉提呈同时激发体液免疫和细胞免疫。

聚合物微球是另一类被广泛研究的疫苗载体,微球的材料可以有各种来源,包括壳聚糖、海藻酸钠、PLGA 等聚合物微球,或其他有机或无机的固体颗粒。微球的作用主要是作为抗原的载体,通过包裹、吸附等作用,装载多种抗原,作为储库缓慢释放抗原,减少免疫次数,提高免疫的顺应性和效果。此外,研究者们还可以通过调整微纳米粒子的大小、表面电位等,调控它们与免疫细胞的作用,如表面吸附有抗原的直径为 1 μm 的粒子可以刺激 CD8+ T 细胞应答,直径小于 0.5 μm 的纳米粒子在将 MHC-I 类分子抗原提呈到 T 细胞方面的作用却是低下的,更小的粒子(0.04~0.05 μm)则能更有效地将抗原输送到抗原提呈细胞(APC),产生强有力的体液免疫应答和 CD8+ T 细胞免疫应答。这类研究虽然有众多报道,但临床研究还十分有限,有关材料、粒径大小等与免疫应答机制的直接因果关系,还需深入研究。

此外,还有些特定结构的粒子如 ISCOM 和 VLP 等,不仅是抗原的载体,而且由于其中包含了病毒来源的分子或结构,能够有效刺激细胞因子 IL-1 和 IL-6 的分泌,促进 B 细胞和 T 细胞的增殖等。ISCOM 是由皂苷(植物皂苷)、脂质、胆固醇和抗原组成的一个直径为 40 nm 的粒子,其中皂苷具有明确的免疫促进作用。基于 ISCOM 结构,ISCOMATRIX® 可以直接加入抗原溶液中,起到类似的佐剂作用,与抗原溶液混合使用。

病毒样颗粒(virus-like particle,VLP)是指不含病毒基因组的空壳或包膜状颗粒结构,是由病毒的结构蛋白组装形成的介于 15~400 nm 的空心颗粒。VLP 与天然病毒颗粒结构相似,可以通过吸附或化学修饰的方法装载抗原,免疫后能够高效地被树突状细胞摄取,诱导免疫反应。将病毒结构蛋白基因克隆到表达载体中进行表达,表达的蛋白可以自动装配成在形态上类似于天然病毒的病毒样颗粒,如 HBV 表面抗原组装的 VLP,已被用于乙肝疫苗的制备;人乳头状瘤病毒疫苗就是由 HPV 6、HPV 11、HPV 16 和 HPV 18 等抗原形成的 VLP 组成的。为了进一步提高 VLP 的免疫原性,也可以将佐剂吸附或连接在 VLP 表面,如 MPL 和 CpG DNA,可以显著增强并调节免疫应答的强度和广度。

## 5.3.2 疫苗的靶向和交叉提呈载体

为了提高疫苗的效率,研究者们希望能够主动靶向特定的免疫组织、特定的抗原提呈细胞,甚至其中特定的细胞器。因而,诸如淋巴靶向的载体、主动作用于树突状细胞表面蛋白的载体以及交叉提呈载体,都受到了重视。例如,对于特定粒径范围内的纳米粒子,可以被动靶向到肾、肝、脾等网状内皮系统丰富的器官,并进一步作用于网状内皮组织,而停留在肿瘤组织中的纳米粒子,如果足够小(直径<100 nm),也能够在细胞间质压的作用下,通过毛细淋巴管的间隙,直接进入引流淋巴结,并根据其粒径和表面性质,作用于不同的免疫细胞,包括 B 细胞或功能化未成熟的 APC 等。另一些研究,设计了双特异性抗体结构(bispecific antibody),或者在脂质体表面链接具有靶向特异性的配体,可以促进抗原信息作用于抗原提呈细胞,或直接作用于 T 细胞并激活 T 细胞,达到免疫治疗的效果(Choi et al.,2013)。

在黏膜表面的抗原及其载体系统,可以通过黏膜相关淋巴组织,诱导强有力的体液免疫和细胞免疫,从而保护其免受病毒的侵害。例如,外源凝集素具有激活免疫系统的功能,可以通过与派尔集合淋巴结中的 M 细胞黏附加强肠道吸收;槲寄生凝集素-1(lectin-1)、番茄凝集素(tomato lectin)、菜豆凝集素、麦芽凝集素(wheat germ agglutinin,WGA)及荆豆凝集素 1(UEA1)等,在小鼠实验中都被发现有助于口服接种后刺激其产生血清特异性抗体 IgG 和 IgA。

特定载体甚至能够把抗原靶向到特定的亚细胞区域。可溶性抗原由 APC 收集后主要通过 MHC-Ⅱ类分子提呈,激活 CD4$^+$ T 细胞,引发体液免疫应答。纳米材料可以根据吞噬体的环境(phagosomal condition),设计抗原交叉提呈的捷径(short circuit)。比如某些聚合物载体,在内吞体(endosome)中的 pH 条件下破坏膜,在还原条件下释放出抗原,或者还原嵌段共聚物形成的载体,从而释放物质,然后通过渗透压破坏内吞体。通过这些方法,抗原能够直接输送到细胞质中,在细胞质中可以像病毒一样被处理。在这样的聚合物作用下,CD8$^+$ T 细胞的产量增加了一个数量级。

### 5.3.3 DNA 投递技术的应用

基于 DNA 编码抗原的 DNA 疫苗的概念始于 20 世纪 90 年代初期,Wolff 等人将质粒 DNA 直接注射入小鼠骨骼肌中,检测到质粒 DNA 的转录表达和免疫应答,提示了应用 DNA 作为疫苗制剂的可行性。近年来,许多研究者采用不同的质粒、不同的载体、不同的投递方式和不同的抗原基因等开展了大量研究,在动物模型中证明了 DNA 疫苗能有效地引起广泛的免疫应答,包括体液免疫和细胞免疫,尤其是能诱导产生细胞毒性 T 细胞,实现保护性免疫甚至是治疗的效果。目前,已有多个 DNA 疫苗产品作为兽用疫苗被批准应用;在人群中的应用方面,也有多个产品进入了临床研究,前景广阔。

DNA 疫苗的投递可以通过病毒载体或非病毒方法完成,可以在体外针对抗原提呈细胞投递,也可以直接给药在体内完成转染、表达以及抗原提呈的过程。最新的研究还有直接针对 B 细胞(Lee et al.,2008)和 T 细胞(Zhao et al.,2006)进行 DNA 或 RNA 投递,再通过基因编辑(gene editing)从而获得特异性免疫的尝试,其中的关键都依赖于安全高效的 DNA 或 RNA 导入技术。

现有的病毒载体包括慢病毒载体、腺病毒载体、腺相关病毒载体等,主要的优势在于转染效率较高,但也存在着自身免疫原性的干扰、目的细胞受限以及野生重组风险等问题。此外,还有基于各类脂质和高分子聚合物材料的非病毒载体系统,但局限是转染效率和靶向性都不够理想。相较而言,基于各种物理作用的投递技术,如电脉冲(electric pulse transfer,EPT)、超声、微粒轰击、水动力等,应用简便,技术参数的可控性强,而且对于 DNA 或 RNA 分子结构和大小均没有限制,所以越来越受到关注。

其中,最为成熟的电脉冲 DNA 投递技术,也被称为电穿孔(electroporation)技术,始于 1970—1980 年人们对电场作用下细胞脂质双层膜的结构变化的研究。研究者利用短路的电泳仪作为初始的 EPT 设备,之后又研制了指数衰减型的电脉冲穿孔仪,针对细菌等细胞作用导入 DNA 和其他分子。目前,已有多种电投递技术在临床应用,包括在手术中利用电脉冲提高肿瘤细胞对化疗药物的摄取等。具体针对 DNA 疫苗的投递,已有大量研究证明,当 DNA 疫苗接种于表皮、肌肉等组织部位,施加电脉冲刺激可以促进抗原表达和提高免疫应答的效率,激发产生全面而持久的保护性免疫反应。其中不同强度和波形的电脉冲参数的作用可能不同,一般认为,某些电脉冲产生的组织损伤,可以帮助 DNA 转染进入周边的组织细胞,如肌细胞和抗原提呈细胞等,质粒 DNA 借助宿主细胞在外源基因启动子作用下进行编码基因的转录和翻译,使外源基因得以表达。表达的蛋白一部分在细胞内水解为抗原多肽链,与 MHC-Ⅰ类分子结合,被 APC 提呈;部分被分泌到组织间质,被电脉冲作用招募的 APC 吞噬、加工处理后,与 MHC-Ⅰ类分子或 MHC-Ⅱ类分子结合表达提呈,在共刺激信号的帮助下活化 Th 细胞,触发免疫应答(Peng et al.,2007)。基于这一机制,针对皮内作用和肌肉作用的 DNA 疫苗,分别设计和优化了电脉冲参数和投递装置,如应用于肌肉作用的乙肝治疗性 DNA 疫苗和 HIV 预防性 DNA 疫苗(Zhao et al.,2006),通过临床实验证实了其安全性和高效提高免疫应答的效果。

基于更多应用的要求,电脉冲导入参数和设备的研发也在不断改善中,如方形波电脉冲的脉冲振幅与脉冲宽度均可以优化;靶组织和细胞的大小、形状与形态等也会影响电场的分布;针对细胞膜的作用机制,有实验表明,细胞间隙、细胞外间质的黏度、离子强度等也会影响电投递 DNA 的效率（Peng et al.，2014）。此外，一些小分子活性物质的佐剂和细胞活化效果，也不容忽视。

# 参考文献

Choi BD，Kuan CT，Caid MQ，et al. 2013. Systemic administration of a bispecific antibody targeting EGFRvIII successfully treats intracerebral glioma. PNAS 110（1）：270-275.

Kraehenbuhl JP，Neutral MR. 2000. Epithelial M cells：Differentiation and function. Annu Rev Cell Biol 16：301-332.

Koyama S，Ishii KJ，Kumar H，et al. 2007. Differential role of TLR- and RLR-signaling in the immune responses to influenza A virus infection and vaccination. J Immunol 179（7）：4711-4720.

Koyama S，Aoshi T，Tanimoto T，et al. 2010. Plasmacytoid dendritic cells delineate immunogenicity of influenza vaccine subtypes. Sci Transl Med 2（25）：25ra24.

Ledford H. 2017. Personalized cancer vaccines show glimmers of success-treatments tailored to a person's individual cancer mutations train immune system to attack tumours. Nature. doi：10.1038/nature.22249

Lee J，Dollins CM，Boczkowski D，et al. 2008. Activated B cells modified by electroporation of multiple mRNAs encoding immune stimulatory molecules are comparable to mature dendritic cells in inducing in vitro antigen-specific T-cell responses. Immunology 125（2）：229-240.

Lei H，Chen J，Wei X，et al. 2011. Evaluation of the oral immunization effect of recombinant HA1 displayed on lactococcus-lactis surface and combined with mucosal adjuvant cholera toxin subunit B. Clin Vaccine Immunol 17（8）：1046-1051.

Li Z，Zhang L，Sun W，et al. 2011. Archaeosomes with encapsulated antigens for oral vaccine delivery. Vaccine 29（32）：5260-5266.

Peng B，Zhao Y，Xu L，et al. 2007. Electric pulses applied prior to intramuscular DNA vaccination greatly improve the vaccine immunogenicity. Vaccine 25（11）：2064-2073.

Peng B，Pang W，Lu H，et al. 2005. Plasmid DNA uptake by activated satellite cells and lasting transgene expression in regenerated muscle cells after electroporation mediated intramuscular gene delivery. Biochem Biophys Res Commun 338（3）：1490-1498.

Peng JL，Shi S，Yang Z，et al. 2014. Short-fragment DNA improves the immune response of electroporation-mediated DNA vaccination. Gene Therapy 21（7）：703-708.

Plotkin SA，Orenstein WA，Offit PA. 2008. *Vaccines*. 5th edn. Philadelphia：Saunders/Elsevier.

Pulendran B，Ahmed R. 2011. Immunological mechanisms of vaccination. Nat Immunol 12（6）：509-517.

Querec T，Bennouna S，Alkan S，et al. 2006. Yellow fever vaccine YF-17D activates multiple dendritic cell subsets via TLR2，7，8，and 9 to stimulate polyvalent immunity. J Exp Med 203（2）：413-424.

Song JH，Kim JL，Kwon HJ，et al. 2009. CCR7-CCL19/CCL21-regulated dendritic cells are responsible for effectiveness of sublingual vaccination. J Immunol 182（11）：6851-6860.

Yang YZ，Ding Q，Chen J，et al. 2015. Multi-walled carbon nanotube modified PLGA scaffolds for dendritic cell culture. J Biomed Mater Res Part A 103（3）：1045-1052.

Zhao Y，Zheng Z，Cohen CJ，et al. 2006. High-efficiency transfection of primary human and mouse T lymphocytes using RNA electroporation. Mol Ther 13（1）：151-159.

Zhao YG，Peng B，Deng H，et al. 2006. Anti-HBV immune responses in rhesus macaques elicited by electroporation mediated DNA vaccination. Vaccine 24（7）：897-903.

# 第 **6** 章
## DNA 疫苗

李忠明　王　宾　于继云

**本章摘要**

　　自 1990 年首次报道肌内注射质粒 DNA 能在小鼠体内表达基因产物以来,已经过去了二十多年,至今已经有 4 种兽用的 DNA 疫苗上市销售,还有 45 种预防或治疗人类疾病的 DNA 疫苗分别进入了 Ⅰ 期、Ⅱ 期和 Ⅲ 期临床试验。为了增强 DNA 疫苗在人体内的免疫原性,第二代 DNA 疫苗通过改进质粒 DNA 上游的构建、改变质粒 DNA 的剂型、加入分子佐剂,以及采用电脉冲导入技术和初免—加强免疫策略等方法克服了困扰多年的瓶颈问题。与此同时,大规模纯化和制备能用于临床的 DNA 疫苗的生产技术日臻完善。DNA 疫苗技术将更多地用于传染病、肿瘤、变态反应性疾病和自身免疫性疾病的治疗。DNA 疫苗商品产业化的春天即将到来。

## 6.1 DNA 疫苗二十年来的发展历史

### 6.1.1 原始设想 DNA 疫苗的优势和长处

1990 年,首次报道肌内注射质粒 DNA 能在小鼠体内表达基因产物(Wolff et al. ,1990)。当时的设想认为,一方面,质粒 DNA 像一个运输系统,将基因导入细胞内,产生的特异性抗原可以刺激机体的免疫系统,产生免疫应答,起到疫苗的预防作用。另一方面,如果产生的蛋白质具有治疗效果,就可以作为一种基因治疗的方法和手段。当时的大量研究结果表明,质粒 DNA 具有如下一些重要的特征和优势:① 能诱导机体产生 3 种主要的获得免疫应答:抗体、辅助性 T 细胞和细胞毒性 T 淋巴细胞(cytotoxic T lymphocyte,CTL);② 质粒 DNA 表达的蛋白在模拟野生型病原微生物抗原表位的三维结构方面优于传统疫苗,而且由于自身的双链 DNA 中含有免疫佐剂功能的 CpG 基序,因此不需要外加佐剂;③ 质粒 DNA 疫苗的构建可以直接将基因克隆到载体中,而不必冒操作病原毒株的危险;④ 质粒 DNA 疫苗的上游易于构建,纯化技术简单,生产成本低,疫苗成品可在室温下保存,不需要冷链运输;⑤ 各种质粒 DNA 疫苗的不同之处只在于克隆进去的基因来自不同的病原或肿瘤。由于载体相同,因此不同的疫苗可以采用基本相似的纯化技术来制备和生产。基于上述的主要优点,DNA 疫苗代表了第三次疫苗革命。Ulmer 等科学家在 1993 年发表了划时代的论文,他们的实验结果表明,接种了流感 DNA 疫苗的小鼠能抵抗不同血清型流感病毒的攻击,也就是动物获得了对流感病毒的交叉免疫保护力(Ulmer et al. ,1993)。二十年来,大量的动物实验结果证明,DNA 疫苗能在动物体内产生理想的免疫应答,疫苗的效力能达到预期的目标,因此,已经有 4 种兽用 DNA 疫苗被批准上市(Myhr,2017)。当前,在人用 DNA 疫苗中,有 133 种处在 I 期临床试验阶段,有 22 种处在 II 期临床试验阶段,进入 III 期临床试验的有 2 种(Li and Petrovsky,2016)。至今还没有一种人用 DNA 疫苗被正式批准上市使用(Kutzler and Weiner,2008),DNA 疫苗虽然确实能在人体内诱导出特异性的免疫反应,但是与期待的免疫应答水平相差甚远,因此,其在临床上的正式使用远远落后于兽用 DNA 疫苗(Liu,2011)。

### 6.1.2 已经被批准上市的兽用 DNA 疫苗

自 2005 年以来,已经有两种对传染病的预防性疫苗、一种对黑色素瘤的治疗性疫苗和一种促生长激素的基因治疗生物药被批准上市用于动物(表 6.1)。预防马感染西尼罗河脑炎病毒的 DNA 疫苗商品名为 West Nile Innovator™(Mattin et al. ,2007);预防大马哈鱼感染造血坏死病毒的 DNA 疫苗商品名为 Apex-IHN™(Anderson et al. ,1999);治疗狗黑色素瘤的 DNA 疫苗商品名为 Oncept™(Bergman et al. ,2006);用于增加断奶小猪存活率的基因治疗质粒 DNA 的商品名为 LifeTide™ SW5(Person et al. ,2008),该质粒 DNA 编码的是生长激素释放激素(growth hormone releasing hormone,GHRH),给怀孕母猪接种该质粒 DNA 能提高断奶猪崽的存活率和增加小猪崽的体重。开始采用普通的肌内注射方法,并不能获得理想的效果。在改用与其他 3 种兽用 DNA 疫苗不同的方法,即在肌内注射质粒 DNA 后立即给予电转染,显著增加了生长激素的表达量,获得了理想的结果(Khan et al. ,2010)。

上述 4 种已经被批准进入市场销售的兽用 DNA 疫苗提示,DNA 疫苗在大动物体内免疫原性差的问题是能被克服的。西尼罗河脑炎病毒 DNA 疫苗能在比人体大得多的马体内产生有效的免疫保护作用,人用 DNA 疫苗效果不理想的瓶颈问题是能够被克服的(Liu,2011)。

表 6.1 已经被批准上市的 4 种兽用质粒 DNA 疫苗

| 商品名 | 适应证 | 动物 | 接种方法 | 免疫应答 | 国家 | 年份 |
|---|---|---|---|---|---|---|
| West Nile Innovator™ | 西尼罗河脑炎病毒 | 马 | 肌内注射 | 中和抗体 | 美国 | 2005 |
| Apex-IHN™ | 造血坏死病毒 | 大马哈鱼 | 肌内注射 | 固有和获得免疫 | 加拿大 | 2005 |
| LifeTide™ SW5 | 小猪存活率 | 待产母猪 | 肌内注射后电导入 | 无关 | 澳大利亚 | 2007 |
| Oncept™ | 黑色素瘤 | 狗 | 肌内注射 | 抗体 | 美国 | 2007 |

### 6.1.3 已经被批准进入临床试验的人用 DNA 疫苗

进入 Ⅰ 期、Ⅱ 期和Ⅲ期临床试验的人用 DNA 疫苗有近百种,其中大部分主要被用于预防传染病和治疗恶性肿瘤(表 6.2)。试验的结果显示,这些 DNA 疫苗都能在人体内诱导出抗体、辅助 T 细胞和细胞毒性 T 淋巴细胞免疫反应,但是与期待的免疫应答水平相差甚远。然而大量临床试验获得的 DNA 疫苗安全性的结果令人欣慰,因为没有证据表明,DNA 疫苗会整合到宿主细胞的染色体 DNA 中,产生对抗原或自身免疫的免疫耐受危险(Liu and Ulmer,2005)。

**表 6.2　进入临床试验的 DNA 疫苗预防或治疗的主要疾病**

| 预防或治疗的传染病 | 治疗的恶性肿瘤 |
| --- | --- |
| HIV 病毒感染和艾滋病 | B 细胞淋巴瘤 |
| 流感病毒感染和流行性感冒 | 前列腺癌 |
| 疟原虫感染和疟疾 | 黑色素瘤 |
| 乙型肝炎病毒感染和乙型肝炎 | 乳腺癌 |
| 西尼罗河脑炎病毒感染和西尼罗河脑炎 | 卵巢癌 |
| 人多瘤病毒感染和子宫颈原位前癌 | 子宫颈癌 |
| 单纯疱疹病毒感染和带状疱疹 | 膀胱癌 |
| 登革热病毒感染和登革热 | 肺癌 |
| 埃博拉病毒感染 | 肾癌 |
| 重症急性呼吸道感染综合征 | 肝癌 |
| 麻疹病毒感染和麻疹 | 淋巴浆细胞淋巴腺瘤 |
| 马尔堡病毒感染 | 纤维肉瘤 |

### 6.1.4　影响 DNA 疫苗发展的瓶颈

全世界被批准用于临床的疫苗有三十几种,主要包括灭活疫苗、蛋白或多糖亚单位疫苗和减毒活疫苗三大种类,前两种疫苗主要通过诱导 CD4$^+$ T 淋巴细胞和体液免疫应答来达到免疫保护的目的,通常不能获得终生免疫保护的效果。与此相反的是,减毒活疫苗能够同时诱导体液和细胞免疫应答,并获得终生或较长久的免疫保护效果。但是减毒活疫苗毕竟还是活的微生物,仍可能存在毒力返祖的安全性顾忌,如果减毒太彻底,则会降低疫苗的免疫原性。另外,病毒的变异和血清型多样化使得病毒疫苗难以应付。DNA 疫苗能模拟活病毒进入细胞核中,通过转录和翻译在体内表达病原抗原,既能诱导体液免疫应答,也能诱导细胞免疫应答。质粒 DNA 与活病毒不同,不会复制,因此不存在安全问题(Ferraro et al.,2011)。

由于 DNA 疫苗在小动物实验中的理想结果,所以仅仅在 DNA 疫苗技术诞生数年之后的 1998 年就开始了治疗艾滋病的第一次临床试验(MacGregor et al.,1998)。其后,大量针对肿瘤和其他病毒以及 HIV 其他抗原的 DNA 疫苗也纷纷进入临床试验。然而,这些早期的 DNA 疫苗临床试验的结果却相当令人失望。虽然临床试验的结果显示了 DNA 疫苗的安全性,但是在小动物体内令人满意的免疫原性却不能在人体内得到重复。DNA 疫苗在人体内诱导出的抗体效价很低,而 CD4$^+$ T 淋巴细胞的免疫应答非常弱,CD8$^+$ T 淋巴细胞的反应更是几乎测试不出来。然而,这些早期临床试验的结果至少证明 DNA 疫苗对人体是安全的,至今在数十个临床试验中也没有发现质粒 DNA 会整合到染色体 DNA 中和诱导自身免疫的证据;能诱导出特异性免疫应答,只是免疫反应的强度不尽如人意,这是制约 DNA 疫苗发展的瓶颈。DNA 疫苗发挥作用的前提是,载体中的基因必须能在细胞中转录和翻译,无法实现这一过程的根本原因在于绝大部分通过肌内注射进入体内的 DNA 疫苗分子大,难以通过细胞膜屏障而大都滞留在细胞间隙,随后被迅速降解消失。研究证明,能够进入细胞内的质粒 DNA 只有几千个分子,即只占到注射量的千万分之一(Ledwith et al.,2000)。

由于 DNA 疫苗在人体内免疫原性低,该技术的发展经过了十几年的沉寂。改进后的第二代 DNA 疫苗的兴起,迎来了 DNA 疫苗的第二个春天。与早期的 DNA 疫苗相比,经过改进的第二代 DNA 疫苗均能在小动物和大动物体内诱导出显著的体液和细胞免疫应答,尤其能在大动物甚至在人体内激活 CD8$^+$ 细胞毒性 T 淋巴细胞(CTL)(Wang et al.,1998)。第二代 DNA 疫苗主要从三个方面来提升疫苗在大动物和人体内的免疫效力。首先通过改进质粒 DNA 上游的构建来增加在每个细胞基础上的抗原表达量;其次是改变质粒 DNA 的剂型,包括加入分子佐剂;而最重要的是改变了纯肌内注射导入质粒 DNA 的给药方式(Grunwald and Ulbert,2015)。

## 6.2 改进和增强 DNA 疫苗的策略

在早期 DNA 疫苗开发阶段,DNA 疫苗经肌内注射、皮下注射等方式进入机体后,质粒 DNA 被肌肉细胞和单核细胞捕获,随后这些细胞开始表达抗原,从而激活机体的体液免疫和细胞免疫。但这些抗原的表达量很少,在毫微克至微微克的范围内,致使其在机体内免疫原性较弱,制约了 DNA 疫苗的发展。近年来,采用各种改进和增强 DNA 疫苗免疫原性的策略,尤其是利用电脉冲导入的方法,促进 DNA 进入肌肉细胞后,其表达成百倍增加,DNA 疫苗的临床应用看到了曙光,也成为目前研制 DNA 疫苗的热点。

### 6.2.1 化学方法——化学佐剂

最早用于 DNA 疫苗的化学小分子佐剂是 Wang 等于 1993 年发现的布比卡因(bupivacaine),这是一种麻醉药物,可以促进质粒 DNA 进入肌肉细胞和提高外源基因的表达水平(Wang et al.,1993)。其后,左旋咪唑、西咪替丁、吡喹酮和咪喹莫特等小分子化合物也被相继发现可以增强 DNA 疫苗的免疫原性。例如,Jin 等(2005)利用左旋咪唑(levamisole)和 FMDV 的 VP1 DNA 疫苗共同免疫小鼠,结果表明,DNA 疫苗的免疫效果增强,机体呈现 Th1 细胞免疫应答。此外,左旋咪唑还能促进日本血吸虫 DNA 疫苗的杀虫效果,使接种的小鼠产生较强的 Th1 细胞免疫应答(Jin et al.,2004)。咪喹莫特(imiquimod)是一种小分子免疫调节药物,具有抗病毒及抗肿瘤作用。经过研究发现,它是一种 Toll 样受体 7(TLR7)的激动剂,其抗病毒和抗肿瘤作用的主要机制是通过激活固有免疫反应而增强机体的免疫效果。其衍生物瑞喹莫德同样能较强地刺激机体免疫系统,抵御病毒感染。有研究者(Thomsen et al.,2004)利用咪喹莫特和瑞喹莫德作为佐剂,与编码卵白蛋白的质粒 DNA 共同免疫小鼠,发现该方法能增加 DC 数量,促进 DC 成熟,提高细胞免疫,诱导 CTL 反应。而后 Wang 等(2008)又发现西咪替丁(cimetidine)具有佐剂效应。西咪替丁原是一种抗胃酸药物,其主要的药物作用为抗组胺 H2 受体的拮抗剂。它能够通过 GPCR 受体激活 Akt 通路,激活促炎症因子表达,激活 DC 和巨噬细胞,达到激活

免疫反应的能力,并进一步证明它能增强编码乙肝病毒表面抗原的 DNA 疫苗(pcD-S2)的抗原特异性免疫效应,提高 Ig2a/IgG1 的比值和抗原特异性 CD4$^+$ T 细胞 IL-4 和 IFN-γ 的水平,诱导强烈的抗原特异性细胞杀伤反应。此外,Zou 等(2010)发现另一种治疗血吸虫病的药物吡喹酮也具有 DNA 疫苗佐剂作用。吡喹酮能使接种 pcD-S2 DNA 疫苗后的小鼠产生强效的 T 细胞反应,同时抑制 TGF-β 和 TGF-β/Smad2,3 信号的表达,从而抑制调节性 T 细胞水平。

铝佐剂是自 1926 年就开始被广泛应用的一种传统化学佐剂。最近研究表明,铝佐剂能通过炎症小体内的细胞溶质受体 NLRP3,激活 caspase-1。石彦实验室(Flach et al.,2011)利用精细的原子力显微镜方法发现,铝分子能与 DC 表面的膜脂直接作用。此外,还有研究表明,铝佐剂效应是介导细胞死亡和随后释放的宿主细胞 DNA,它们能作为一种有效的内源免疫刺激信号(Marichal et al.,2011)。当在编码 HBsAg 的 DNA 疫苗中添加铝佐剂后,能增强小鼠、豚鼠和非人灵长类动物的抗体反应。在小鼠体内,先用 HBsAg 蛋白初次免疫,再使用铝佐剂和 DNA 疫苗混合物加强免疫,能增加 IgG2a 的滴度,反映了机体免疫系统向 Th1 细胞免疫转变的现象(Wang et al.,2000)。但随后一些研究并未发现铝结合抗原 CMV 糖蛋白 B、肉毒杆菌神经毒素或墨西哥利什曼原虫 GP63 抗原后有明显的佐剂效应。因此,是否能够利用铝作为 DNA 疫苗佐剂仍然需要进一步的实验来证明。

有研究发现,含有诸如 AGCGCT、AACCTT 和 CACCTG 等回文序列的寡脱氧核苷酸能触发免疫反应。随着研究的深入,研究者发现所有刺激性回文序列均是以未甲基化的 CpG 双核苷为核心的。CpG 基序被认为能增加 DNA 疫苗的免疫原性。CpG 基序甲基化会导致疫苗免疫原性降低,但外源 CpG 的添加或在质粒链中增加 CpG 序列能恢复 DNA 疫苗的免疫原性。CpG-DNA 作为 PAMP 危险信号在进入机体后,与 Toll 样受体 9(TLR9)结合,激活固有免疫反应(Takeshita et al.,2004)。它可以模仿感染的过程,募集大量的抗原提呈细胞(antigen present cell,APC)到炎症部位。炎症处激活的内皮细胞分泌的化学活性物可发挥重要的免疫刺激作用,CpG-DNA 能加速树突状细胞的成熟过程,其成熟化加速导致其功能增强,继而 CTL 的效应也得以增加。除树突状细胞外,CpG-DNA 还可对单核细胞、巨噬细

胞和 NK 细胞有明显的活化作用,加强细胞因子 IL-1、IL-6、集落刺激因子（GM-CSF）、TNF、IFN-γ、MHC-Ⅱ类分子、B7 的表达,发挥细胞杀伤效应。巨噬细胞分泌的 IL-12 能够激活 T 细胞及 NK 细胞,而 T 细胞及 NK 细胞分泌的 IFN-α 能够增强巨噬细胞的免疫效应,从而使得免疫细胞之间形成了一条自我放大的回路（Klinman et al.，1996）。在编码 HPV E7 抗原的质粒 DNA 疫苗中添加 CpG 序列,增强了 IFN-γ、粒酶 B 和抗肿瘤反应,这种效应通过电脉冲导入的方法得到进一步加强（Kim et al.，2004）。但值得注意的是,高剂量的 CpG 却降低了 DNA 疫苗的免疫原性。所以,尽管在疫苗质粒中能便捷地设计 CpG 基序,但其不可预测的剂量反应减弱了其用于人类 DNA 疫苗佐剂的吸引力。

多聚糖是指许多植物和微生物表面的糖分子。哺乳动物细胞在进化中逐渐形成了识别这些糖分子抗原的受体,从而活化固有免疫。近年来,研究发现,多种以植物多糖形式存在的活性成分具有明显的免疫调节反应,且无毒副反应,因而受到广大研究者关注。Advax™ 是 Vaxine 公司开发的一种来源于三角洲菊粉的多聚糖佐剂,能同时增强体液免疫和细胞免疫反应,减少疫苗抗原的用量（Petrovsky，2006）。编码 HIV Env 的 DNA 疫苗初免小鼠后,用 Advax™ 与 gp120 蛋白加强免疫,能显著提高体液免疫和细胞免疫反应。这种免疫策略还能延长免疫反应时间,即使在免疫后的 26 周也只有极低的减弱。此外,还有研究发现,茶叶多糖和香菇多糖混合物作为佐剂,能增强日本血吸虫重组质粒 pVIVO2-IL12-Sj23 的免疫效果（Singh and O'Hagan，2002）。另一种主要由 β1-3-葡聚糖构成、酵母细胞壁成分之一的酵母聚糖,能增强 DNA 疫苗在小鼠体内的体液免疫和细胞免疫,这种佐剂效应由免疫系统中的补体所介导。因为酵母聚糖的佐剂效应能被补体因子 3 的中和抗体阻断,而且在补体因子 5 缺失的 DDD 和 AKR 小鼠体内无反应（Ara et al.，2001）。多聚糖极佳的安全性、低反应原性、易于生产和免疫调节功能,使它成为人类 DNA 疫苗佐剂的一种强力候选者。

脂质体是由磷脂和胆固醇组成的泡状小体,适用于抗原和质粒的提呈。脂质体包裹 DNA 疫苗,可以起到缓释和保护作用。脂质体可被细胞膜融合、降解,将 DNA 释放至细胞内进行表达。另外,脂质体还具有导向作用,在化学合成聚合物磷脂上连接抗体、蛋白质、肽、配体等,这种脂质体既可避免被非特异性吞噬,又可到达特异性靶位。研究发现,包裹 DNA 疫苗的脂质体经过修饰,通过与一些 DC 表面受体分子（如 CD11c、CD18 和 DEC-205）结合,以及一些 DC 能识别的危险信号,如细菌细胞壁脂多糖（LPS）,将抗原靶向定位至抗原提呈细胞上,提高体液和细胞介导的免疫应答（Altin et al.，2004）。一种针对麻疹病毒血凝素和融合糖蛋白的 DNA 疫苗与阳离子脂质体联合的制剂,能提高猕猴的中和抗体滴度,增加特异性 IFN-γ 的表达量。此外,基于阳离子脂质体成分的佐剂 Vaxfectin® 与针对流感病毒 NP 和 M2 蛋白的 DNA 疫苗联合使用后,能使被致死性病毒攻击后的小鼠受到的保护率提高（Jimenez et al.，2007）。Ⅰ期临床试验中,在健康受试者体内,Vaxfectin® 的 H5N1 流感 DNA 疫苗制剂诱导的血凝素抑制血清保护性抗体滴度提高了 50% ~ 67%,T 细胞反应提高了 75% ~ 100%（Smith et al.，2010）。脂质体佐剂可能比其他方法更加有效,但其本身也存在局限,如注射部位出现不良反应的比例较高、潜在的长期稳定性问题等。

纳米颗粒是一种基于可生物降解的高分子,能用于 DNA 疫苗提呈系统。纳米材料由于其粒径小、表面积大、表面易于修饰加工,为纳米佐剂的应用提供了更广的范围。用纳米材料包裹 DNA 有助于抑制核酸酶对质粒的降解,延长释药。编码 HBsAg 的治疗 DNA 与 PLGA（polylactide-co-glycolide acid）和溴化十六烷基三甲基铵联合的疫苗制剂能增加引流淋巴结中表达 HBsAg 的 APC 数量,提高抗体滴度和 T 细胞免疫反应（He et al.，2005）。表达口蹄疫病毒（FMDV）抗原（P1-2A3C3D）和 GM-CSF 的 DNA 疫苗与 PLG（polylactide-co-glycolides）联合制剂能提高羊的 T 细胞反应和中和抗体,增强针对临床症状、败血症和携带者状态的保护（Niborski et al.，2006）。编码肿瘤抗原（ZYC300 和 ZYC101）的质粒 DNA 包裹至可生物降解的高分子材料中,在Ⅰ期临床试验的癌症病人体内,被证明能诱导可检测的免疫反应,改善临床症状（Klencke et al.，2002）。因此,高分子纳米颗粒有望成为 DNA 疫苗佐剂。

## 6.2.2 物理方法——电脉冲导入

DNA 疫苗的免疫方式和免疫部位的不同将影响 DNA 的吸收、提呈和表达,从而诱导不同程度的免疫反应。DNA 导入途径有肌内注射、基因枪导入、电脉冲导入、静脉注射、鼻内吸入、皮内注射、皮下注射、腹腔注射等，其中最为常见的是肌内注射、基因枪导入和电脉冲导入法。最初，绝大多数 DNA 疫苗的临床实验都应用肌内注射的接种方式。但研究结果证明，直接肌内注射使 DNA 导入机体细胞中的效率太低，只有少量的肌纤维细胞能摄入质粒 DNA，而注射的大多数质粒 DNA 都在细胞外被降解，导致外源基因表达水平低，直接影响免疫应答水平。实验表明，用流感病毒血凝素基因免疫小鼠时，如用基因枪导入方法免疫小鼠两次，每次 1 μg DNA，就能诱导足够免疫应答，抵御致死量的流感病毒攻击；如用肌内注射方法，则需 300 μg DNA 注射 3 次才能诱导小鼠产生足够的中和抗体。但基因枪导入法免疫小鼠主要偏向于激活 Th2 细胞，产生 IgG1 亚型抗体，而诱导 CTL 反应能力较弱；肌内注射 DNA 或电穿孔法导入 DNA 则激活 Th1 细胞，产生 IgG2a 抗体，并能诱导较强的 CTL 反应。

在体外，用电脉冲导入法辅助 DNA 进入细胞的基础研究已将近 30 年。电击短暂打开细胞膜，因而能提高 DNA 疫苗和治疗性质粒进入皮肤、肌肉、肿瘤和其他组织的效率，提高 DNA 表达水平。电脉冲导入法使细胞摄取 DNA 疫苗的能力提高了 10 ~ 100 倍。

电脉冲导入法不仅提高了免疫反应程度，而且克服了接种 DNA 疫苗转染效率低的难题。此外，电脉冲的刺激自身也可作为一种佐剂，提供了免疫系统可检测到的重要"危险信号"。利用电穿孔造成的组织损伤能引起炎症，并募集 DC、巨噬细胞和淋巴细胞至注射部位，诱导重要的免疫反应，包括抗体和 T 细胞反应。目前研究显示，电脉冲导入法能成功地用于许多物种，如临床前的啮齿类动物或更大的动物，包括人。许多临床试验正在进行中。

在小鼠上，活体电击可以扩大 HIV-1 型 Env DNA 疫苗的细胞免疫和体液免疫反应，能使 DNA 疫苗剂量降低 10 倍，募集更多的炎症细胞。人乳头瘤病毒（HPV）感染是导致宫颈癌的主要因素。尽管美国 FDA 批准的 HPV 疫苗"Gardasil"能够预防感染，但它不能为已感染的个体提供治疗。因此，开发治疗性 HPV 疫苗具有重大意义。研究表明，DNA 疫苗能诱导 CTL 反应和抗肿瘤活性。小鼠实验证明，密码子优化的 HPV-16 E6 DNA 疫苗（pNGVL4a-E6/opt）能显著提高 E6 特异性 CD8+ T 细胞免疫反

应。Bagarazzi 等（2012）发表了治疗性 HPV16、HPV18 候选疫苗（VGX-3100）在 I 期临床试验中，通过电脉冲导入免疫途径的安全性、耐受性和免疫原性结果。VGX-3100 能在高危 HPV 血清型患者体内诱导强烈的免疫反应，有助于清除 HPV 感染细胞，治疗宫颈病变。电脉冲导入法使 DNA 疫苗在体内的免疫原性增加了 10 ~ 100 倍，并诱导了高水平的功能性 CD4+ T 细胞和 CD8+ T 细胞免疫，包括激活多种促进细胞杀伤功能和裂解的标志物。此外，该疫苗还能诱导高亲和力的抗 E6、E7 抗体。Capone 等（2006）人在小鼠和非人灵长类动物上验证了电脉冲导入法对丙肝病毒（HCV）DNA 疫苗的有效性。对比单独注射裸露的 DNA，电脉冲导入编码已优化 NS 区域的 HCV 疫苗，能诱导较强及持续性的 CD4+ T 细胞和 CD8+ T 细胞反应。

虽然电脉冲导入法在增强 DNA 疫苗免疫效果方面取得了重要进展，但是它在未来商业化应用中仍然有许多需要改进的地方，如改进在实施过程中受试者产生的疼痛和不适，以及对于肥胖人群如何能够保证注射至肌肉部位。这方面已经在国外的实验室中进行了初步的尝试。例如，最近在非人灵长类动物上进行的微创电穿孔联合皮下注射法，促进质粒 DNA 使外源抗原持续表达，诱导 CD4+ T 细胞和 CD8+ T 细胞反应。总之，电脉冲导入法为 DNA 疫苗走向临床应用跨越了一大步。

### 6.2.3　免疫学方法——分子佐剂

分子佐剂是一类编码细胞因子、趋化因子或共刺激因子等免疫调节分子的质粒，与 DNA 疫苗共同免疫后，可以在机体内自行表达并起到免疫调节作用，提高 DNA 疫苗免疫效果。正是由于细胞因子作为分子佐剂操作简便、价格低廉，以及其表达、作用部位与抗原完全相同，从而避免了全身作用的系统毒性等优点，使得分子佐剂成为一种理想的 DNA 疫苗佐剂。因此，各种包括分子佐剂等增强其免疫效果的策略被广泛应用于 DNA 疫苗的研究和临床验证中。

#### 6.2.3.1　细胞因子（cytokine）佐剂

细胞因子是由细胞分泌的、具有介导和免疫调节炎症和造血过程的小分子蛋白质。在抗原提呈过程中和免疫激活起始阶段，细胞因子不仅影响 T 细胞的激活和起功能性分化作用，而且也具有细胞间

传递、激活、诱导、抑制信息作用,从而使抗原提呈后的信号不断放大并调节为有效的适应性免疫反应。正是由于其在免疫反应中的这一系列重要作用,使得细胞因子被作为分子佐剂的首选。

近年来,包括 DC 相关细胞因子、NK 细胞相关细胞因子、Th 细胞相关细胞因子、CD8 以及记忆性 T 细胞相关细胞因子,均被作为分子佐剂广泛研究和使用,并取得了可观的佐剂效果(表 6.3)。

细胞因子分子佐剂应用在 DNA 疫苗中的最大优点便是其自身编码的 DNA 片段可以方便地插入 DNA 疫苗载体中,与抗原在体内相对长时间共表达,这也正克服了传统细胞因子半衰期短、保存不便等缺点。因此,尽管临床数据并不丰富,但这将有希望增强 DNA 疫苗的免疫效果。

#### 6.2.3.2 趋化因子(chemokine)佐剂

趋化因子是一类结构相似、相对分子质量为 $(8 \sim 10) \times 10^3$、具有趋化功能的细胞因子,目前已发现的趋化因子有 50 种,其分子结构均含 4 个半胱氨酸,形成 2 个内部二硫键,主要通过跨膜偶联 G 蛋白受体发挥趋化功能。在适应性免疫反应中,趋化因子可以介导 APC 和抗原特异性淋巴细胞定位于淋巴器官周边,并诱导细胞因子的极化。正是由于趋化因子这一系列免疫调节作用,以及相较之细胞因子较小的毒性,使其成为一种理想的 DNA 分子佐剂(表 6.4)。

**表 6.3　常见细胞因子分子佐剂应用举例**

| 分子佐剂 | DNA 疫苗 | 免疫方式 | 模型动物 | 佐剂效果 |
|---|---|---|---|---|
| IL-2 | HIV | 肌内注射 | 小鼠 | 明显增强细胞免疫水平,促进 Th 细胞增殖(Moore et al.,2002) |
| | | 肌内注射 | 恒河猴 | 增强体液免疫水平(Kim et al.,1998) |
| | SHIV | 肌内注射、滴鼻 | 恒河猴、黑猩猩 | 增强免疫反应,提高保护效率(Barouch et al.,2000) |
| | HCV | 肌内注射 | 小鼠 | 提高血清阳转率,增强 Th 细胞增殖及 CTL 反应水平 |
| | HBV | 肌内注射 | 小鼠 | 增强 CTL 反应水平,提高 IgG1、IgG2 抗体水平 |
| | Influenza | 肌内注射 | 小鼠 | 提高抗体水平,增加保护率 |
| IFN-γ | HIV | 肌内注射 | 恒河猴、黑猩猩 | 增强 T 细胞介导的免疫反应 |
| | SIV | 皮内 | 恒河猴、黑猩猩 | 增强体液免疫及 T 细胞增殖水平,但并不能提高病毒血症保护效率(Chow et al.,1998) |
| | H1N1 | 肌内注射 | 初生或成年小鼠 | 增强初生小鼠 Th1 细胞反应(Pertmer et al.,2001) |
| | HBV | 肌内注射 | 小鼠 | 提高 IgG2a/IgG1 比例,Th1 细胞反应 |
| IL-12 | HIV | 肌内注射+电脉冲导入 | 恒河猴、黑猩猩 | 增强 T 细胞反应(Hirao et al.,2008) |
| | H1N1 | 肌内注射 | 初生或成年小鼠 | 促使初生小鼠免疫反应偏向 IgG2a(Pertmer et al.,2001) |
| | HPV | 肌内注射 | 小鼠肿瘤模型 | 降低抗体水平,以及 CTL、Th 细胞增殖能力(Singh and O'Hagan,2002) |
| IL-21 | HIV | 肌内注射 | 小鼠 | 增强 CTL 反应水平,提高抗体滴度(Zou et al.,2010) |
| IL-9 | 口蹄疫 | 肌内注射 | 小鼠 | 提高特异性抗体滴度,增强 CD8 T 细胞反应(Feng et al.,2012) |

表6.4　常见趋化因子分子佐剂应用举例

| 分子佐剂 | DNA 疫苗 | 免疫方式 | 模型动物 | 佐剂效果 |
|---|---|---|---|---|
| MIP-1α 或 MIP-3α | HIV | 肌内注射 | 小鼠 | 增强 CTL 反应及保护效果<br>在疫苗免疫前 3 天注射 MIP-3α 质粒可增强 CTL 反应及保护效果（Singh and O'Hagan,2002） |
| MIP-3β | HIV | 肌内注射 | 小鼠 | 无明显效果 |
| PANTES | HBV | 肌内注射 | 小鼠 | 无明显效果 |
|  | Influenza | 基因枪导入 | 小鼠 | 增强体液免疫和细胞免疫水平（Kim et al.,2003） |
| IP-10 | HPV | 皮内注射 | 小鼠 | 诱导 CD4⁺ T 细胞、CD8⁺ T 细胞,并有一定抑制宫颈癌效果（Kang et al.,2012） |
| CCR7 | HSV-1 | 鼻内吸入 | 小鼠 | 与 CCR7-L 共同免疫,增强 IgG 与 IgA 水平,在攻毒时提高特异性 CD8⁺ T 细胞 IFN-γ 的分泌 |
| CCL19 及 CCL21 | 淋巴癌 |  | Ⅰ 期临床 | 增强疫苗免疫效果 |

#### 6.2.3.3　共刺激分子佐剂

T 细胞激活有赖于双信号分子,TCR/CD3 识别抗原肽提供第一信号,T 细胞和抗原提呈细胞表面多种黏附分子的作用提供第二信号。第二信号又称共刺激信号,提供该信号的分子又称共刺激分子（co-stimulatory molecule）。第二信号通过刺激共刺激分子 CD28 和 CD80/CD86 以及细胞膜表面 TNF 配体或受体超家族得以传递。上调 DC 表面的共刺激分子,有助于提高 T 细胞活性,这使得共刺激分子具有被作为分子佐剂的可能。

共刺激分子中,CD28 作为 CD80/CD86 的配体,可以诱导 IL-2 分泌与 T 细胞增殖。与 DNA 疫苗共同免疫的 CD86 分子佐剂同时可以增强 CD4 T 细胞与 CTL 的反应,而 CD80 作为分子佐剂效果却并不如 CD86 效果明显。而在另一些研究中,HSV 疫苗与 CD80 分子佐剂共同皮内免疫可以加强 T 细胞反应,并增强攻毒保护效果,这也从另一方面说明分子佐剂的免疫途径对于其发挥功能有着很大的影响。目前,较为常用的共刺激分子佐剂见表6.5。

#### 6.2.3.4　其他分子佐剂

DNA 疫苗的分子佐剂除了上述分子外,仍有大量各类分子被广泛研究与应用。例如,补体 C3d 分子,可以与其受体 CR2 结合后促进 B 细胞活化,提高抗体滴度;参与细胞凋亡与泛素化的一系列分子也可促进 CTL 反应以及提高 NK 细胞活性;近期研究表明,TBK1 分子佐剂在疟原虫疫苗中可有效提高疫苗抗体滴度（Coban et al.,2011）。

表6.5　常见共刺激分子佐剂应用举例

| 分子佐剂 | DNA 疫苗 | 免疫方式 | 模型动物 | 佐剂效果 |
|---|---|---|---|---|
| CD80 或 CD86 | HIV | 肌内注射 | 小鼠、黑猩猩 | 增强 CTL 反应、Th 细胞增殖及 MHC-Ⅰ类分子表达（Kim et al.,2004） |
| CD80 | HSV | 皮内注射 | 小鼠 | 增强 DTH 反应,Th1 细胞类细胞因子分泌,提高攻毒保护效果 |
| CTLA-4 | 流感 | 肌内注射 | 小鼠 | 加强抗体反应,提高攻毒保护率 |
|  | 肿瘤 | 肌内注射 | 小鼠 | 增强免疫反应,延缓肿瘤生长 |
| CD40 或 CD40L | HBV | 肌内注射 | 小鼠 | 提高抗体水平 |
|  | HIV | 肌内注射 | 小鼠 | 增强 CD8 T 细胞反应 |

## 6.2.4　分子生物学方法——优化靶基因

### 6.2.4.1　DNA 疫苗靶基因优化概述

DNA 疫苗在机体内发挥免疫作用,虽然一部分来源于质粒自身携带的 CpG 序列及其他异源序列对模式识别受体的激活,但其最主要的作用机制仍是质粒编码的抗原蛋白在体内表达,从而引起特异性免疫反应,达到预防或治疗疾病的目的,并且不同的抗原蛋白在体内也会引起偏向或是强度不同的免疫反应,因此,对于 DNA 疫苗靶基因的选择与优化便显得至关重要。

### 6.2.4.2　抗原基因选择与优化

在某种意义上讲,抗原决定了疫苗反应的特异性与免疫效果,因此,对于 DNA 疫苗目标蛋白的选择,与蛋白质疫苗或多肽疫苗类似,基本原则应包括:① 优势抗原或优势表位;② 保护性抗原或保护性表位;③ 保守性强的抗原或表位;④ 能引发长期记忆的抗原或表位。但由于 DNA 疫苗需要在体内自行转录、翻译的特殊性,其抗原基因的优化又有别于传统蛋白质疫苗,表 6.6 中列举了常用的优化策略。

**表 6.6　常用的优化策略**

| 优化策略 | 优化目的 | 优化手段 |
|---|---|---|
| 靶基因设计 | 提高抗原性 | 表位筛选与表位预测,表位多拷贝构建 |
| 转录(DNA→RNA) | 提高转录效率 | 载体具有强启动子与中止子 |
| 翻译(RNA→蛋白质) | 提高核糖体翻译起始 | Kozak 序列 |
|  | 提高真核翻译效率 | 密码子优化 |
| 靶蛋白降解 | 提高降解效率 | 加入泛素相关序列 |
| 靶蛋白提呈 | 提高提呈效率 | 去除靶基因提呈保护区段 |
|  | 提高 MHC-Ⅰ 类分子提呈 | 加入 ER 插入序列,HSP70 等 |
|  |  | 构建表位-MHC-Ⅰ 类分子三聚体 |
|  | 提高 MHC-Ⅱ 类分子提呈 | 加入 LAMP-1 融合蛋白等 |
| 蛋白定位 | 定位分泌型,胞内型 | 加入信号肽序列 |

### 6.2.4.3　质粒优化设计

在一定剂量范围内,疫苗的免疫效果随着抗原量的增加而加强,而 DNA 疫苗在体内抗原的表达量很大程度上取决于其载体质粒,因此,载体质粒的优化对于 DNA 疫苗免疫效果的提高有重要影响。

DNA 疫苗有别于传统蛋白质疫苗,需要在体内通过转录、翻译等一系列过程产生抗原蛋白。众所周知,由于密码子的摇摆性,虽然相同的抗原蛋白序列却可以有不同的编码 DNA 序列,而又由于不同物种对于密码子的偏好性,使得多数病毒、细菌等病原生物的抗原蛋白 DNA 序列不能够在人体或实验动物体内有效表达,因此,其编码 DNA 的密码子优化便成为影响其在体内表达量的关键因素。在抗原编码序列的优化过程中,从人体细胞内特异性 tRNA 到 mRNA 结构的预测都需要被考虑在内,不含稀有密码子与复杂二级结构的序列被认为是最优的序列,而含有 Kozak 序列的 DNA 片段则有更强的抗原表达能力。序列终止密码子以及 polyA 结构决定着 mRNA 在体内的稳定性(Montgomery et al.,1993),目前,常用的质粒载体通常将牛生长素终止子(bovine growth hormone terminator)作为终止序列(Saade and Petrovsky,2012)。

质粒载体中的启动子强度也决定着 DNA 疫苗的免疫效果,在大多数细胞中,通用启动子可以产生更高的蛋白表达量。根据目前报道的数据,CMV immediate-early 启动子与 CMV chicken β-actin (CAGG) 启动子是目前使用较广泛、效果较好的 DNA 疫苗启动子,它能够在哺乳动物细胞内较高的组成型表达,并且不会抑制下游序列的通读,目前常用启动子很多都是由 CMV 启动子改造而来(Manthorpe et al.,1993)。但 CMV 启动子也并不是完美无缺,例如,在静脉或肌内注射腺病毒载体疫苗时,如果使用 CMV 启动子,它将快速下调其在组织中的表达量。由于不同启动子适用于不同情况并会被不同的细胞下调表达,因此,选择合适的启动子在 DNA 疫苗构建中至关重要。

除了抗原基因选择与优化、质粒优化设计外,在构建 DNA 疫苗中还有许多方面需要考虑,例如,诱导序列(leader sequence)、一致性序列(consensus sequence)、RNA 稳定性、载体骨架以及共刺激序列的优化等,都影响着 DNA 疫苗的免疫效果。

## 6.3 DNA 疫苗的应用

### 6.3.1 在治疗病毒感染性疾病上的应用

1993 年，Ulmer 等研究者证明，接种了流感 DNA 疫苗的小鼠能够在一定程度上避免流感病毒的侵袭（Ulmer et al. ，1993）。尽管在 DNA 疫苗研究开始的阶段，对于注射质粒 DNA 进入机体是否会引起基因改变存在着安全上的疑虑，但随着证明了在哺乳动物体内注射质粒 DNA 引起的基因突变并不比自然发生的基因突变高，人们逐渐打消了这一疑虑。在此之后，由于在抗病毒疫苗方面，DNA 疫苗有着得天独厚的优势，其逐渐成为疫苗研究领域的新宠，在抗病毒感染性疾病方面有了长足的发展。

#### 6.3.1.1 乙型肝炎病毒 DNA 疫苗

乙肝 DNA 疫苗是一种编码 HBV 抗原蛋白（S 蛋白、C 蛋白以及聚合酶蛋白等）的细菌质粒 DNA，被递送入机体后在体内持续表达 HBV 抗原，从而激活体液免疫应答和细胞免疫应答，兼具预防和治疗双重功效。

第一例乙肝 DNA 疫苗的临床试验是以编码 HBV 包膜蛋白的质粒 DNA 为基础开展的，结果显示，部分患者出现 HBV DNA 下降和血清 HBeAg 抗原下降，两名病毒滴度最低患者出现血清转阴（Mancini-Bourgine et al. ，2004）。Loirat 等人在 HBsAg/HLA-A2 双转基因小鼠模型中进行了编码 HBsAg 蛋白的 DNA 疫苗免疫，引发了血清中 HBsAg 的清除和 IFN-γ 分泌型 CD8+ T 细胞增殖，但并未引起 Th1、Th2 细胞型 CD4+ T 细胞反应。而 CD4+ T 细胞反应的缺失使得 CD8+ T 细胞的抗病毒功能受到很大影响。Yang 等（2006）采用编码了 HBV 多种抗原蛋白（S 蛋白、S1 蛋白、S2 蛋白、X 蛋白、C 蛋白等），以人 IL-12 为佐剂的 DNA 疫苗联合拉米夫定进行临床试验。治疗结束后，联合治疗组中一半患者体内出现了病毒学反应，显著高于药物治疗组，在有病毒反应的患者体内也检测到了记忆性 T 细胞的存在，并且在治疗后 40 周的时间里持续存在，其中两例患者在联合治疗后 3 年一直没有检测到病毒。应用修饰后的 IL-12 作为疫苗佐剂将有助于激活长期记忆性 T 细胞。广州空军医院研究者采用以 IL-2

和 IFN-γ 融合蛋白表达基因作为佐剂的双质粒 DNA 疫苗，电脉冲导入患者体内并结合拉米夫定治疗，结果显示，免疫后患者 SFC 增加两倍，T 细胞应答显著提升，CD8+ T 细胞中 HLA-A2 五聚体特异活动增加，在 HBV DNA 拷贝数较低的部分患者中，病毒 DNA 量下降 2 个数量级（Yang et al. ，2012）。Hoa 等（2009）在 HBeAg 阳性患者中开展了一项包含 S/pre-S1/pre-S2 的疫苗联合拉米夫啶治疗的随机对照临床试验，试验将患者分为 3 组：疫苗组、药物组和联合治疗组。结果显示，联合治疗组对病毒的抑制作用显著增强，但 HBeAg 血清转换率和 HBeAb 转阴率未出现显著差异，同时，抗 HBs 应答者表现出较高 HBeAg 血清转换率和对 HBV DNA 水平的显著抑制作用。Senturk 等（2009）在慢性乙肝患者中进行了编码 pre-S2 的疫苗免疫并联合拉米夫啶治疗，该治疗在 26% 患者中引发了 HBeAg 血清转换，经过 24 周的治疗，1/4 的患者出现了持续应答，多数应答者具有较高 ALT 水平和较低的病毒滴度。由法国巴斯德所研制的 pCMV-S2. S DNA 疫苗已在 I 期临床试验中验证了其安全性和特异性，但在对抗病毒治疗不产生应答的慢性 HBV 携带者中只能引发短暂的 T 细胞应答，目前正开展 II 期临床试验。

#### 6.3.1.2 丙型肝炎病毒 DNA 疫苗

采用分子克隆技术，于 1989 年发现了丙型肝炎病毒（hepatitis C virus, HCV），国际病毒委员会于 1991 年将其归类为黄病毒科，丙型肝炎病毒属，可感染引起病毒性肝炎，导致肝慢性炎症坏死和纤维化，部分患者可发展为肝硬化，甚至肝细胞癌。该病毒经输血、针刺等途径传播，且呈全球性流行，目前，世界范围内 HCV 的感染率约为 3%，估计约有 1.8 亿人感染了丙型肝炎病毒。HCV 属单股正链 RNA 病毒，基因组有显著的异质性，可分为 6 个基因型，每一个基因型又分为不同亚型，我国以 1b 型为主。

瑞典 Tripep AB 公司研发了一种由巨细胞病毒启动子（ChronVac-C）介导的、基于 HCV 非结构蛋白 NS3/4A 基因的、主要针对细胞免疫的 DNA 疫苗。该疫苗目前已经进入了 I 期和 II a 期临床试验，以评价在血清型为 HCV I 型病毒载量小于 80 万单位·mL$^{-1}$ 的病患体内其安全性和免疫效应。该试验目前还未发现严重的不良反应，两名受试者的病毒载量分别降低了 1.2 和 2.4 个数量级，并且发生了与病毒载量降低相吻合的 HCV 特异性细胞免疫（Sallberg et al.，2009）。同时，Alvarez-Lajonchere 等（2009）研发的表达包含 HCV 结构蛋白和重组核心蛋白的另一种丙肝治疗性疫苗（CIGB-230）也进入了 I 期临床试验，6 名对干扰素和利巴韦林治疗无反应的患者，在间隔 4 周后接种了 6 针该疫苗，绝大部分受试者血液中持续检测出中和抗体和特异性抗HCV 核心蛋白的 T 细胞。这些试验都提示，DNA 治疗性疫苗有望在未来与干扰素以及利巴韦林联用，成为治疗 HCV 的有效治疗手段。

### 6.3.1.3　登革热病毒 DNA 疫苗

登革热病毒属于黄病毒科（Flaviviridae），是单正链 RNA 病毒，长约 11 kb，编码 3 种结构蛋白（C 蛋白、prM 蛋白、E 蛋白）和 7 种非结构蛋白（NS1 蛋白、NS2a 蛋白、NS2b 蛋白、NS3 蛋白、NS4a 蛋白、NS4b 蛋白、NS5 蛋白），有 4 种血清型（DENV1、DENV2、DENV3、DENV4）。该类病毒通过蚊虫叮咬传播，可引起登革热（dengue fever，DF）、登革出血热（dengue hemorrhagic fever，DHF）和登革休克综合征（dengue shock syndrome，DSS）。登革热在全球 100 多个国家流行，影响上亿人口，每年引起超过 2.5 万人死亡。

第一种在小鼠上证明具有抗病毒作用的黄病毒属 DNA 疫苗是一种包含 SLE 病毒 prM 和 E 基因的质粒，尽管小鼠在 2 次接种该疫苗后仍未能产生特异性抗体，但是在接种 3 次疫苗后，却检测到全部实验小鼠都产生了特异性抗体。在随后的实验中，疫苗联合了包含 CpG 序列的免疫刺激序列 pUC19 质粒，以提高机体的免疫反应。相较对照组感染 DEN-2（登革热 2 型病毒）后仅 10% 的生存率，接种 DNA 疫苗后的实验组小鼠生存率高达 60%。此外，Costa 等（2006）将表达 DENV2 NS1 的基因整合到包含人组织纤维蛋白溶酶原激活剂（t-PA）的载体中，构建了疫苗 pcTPANS1；Mellado-Sanchez 等（2010）将 ED II 的 1039～1299bp、ED III 的 1735～2128bp、NS1 蛋白的 2590～2812bp 三段基因片段整合到 pcDNA3.1 质粒中构建了疫苗 pEII/EIII/NS1。这些疫苗尽管在抗原选择和载体构建方面各异，但是都在实验动物中验证了 DNA 疫苗的抗病毒作用。

### 6.3.1.4　人乳头瘤病毒 DNA 疫苗

人乳头瘤病毒（human papilloma virus，HPV），是乳多空病毒科，乳头瘤空泡病毒 A 属，可引起人体皮肤黏膜的鳞状上皮增殖，表现为寻常疣、生殖器疣（尖锐湿疣）等症状。其基因组为双链环状 DNA，长 715～810 kb，含 8 个可读框（open reading frame，ORF），依功能不同分为 3 个区：① 早期区（early region，E 区）：分别编码 E1、E2、E4、E5、E6 和 E7 早期蛋白，参与病毒 DNA 的复制、转录、翻译、调控和转化。② 晚期区（late region，L 区）：编码主要外壳蛋白 L1 和次要外壳蛋白 L2。③ 非编码区（uncoding region，UCR）或上游调控区（upstream regulatory region，URR）：含有 HPV 基因组 DNA 的复制起点和 HPV 表达所必需的调控元件。随着高危型 HPV 持续性感染与宫颈癌密切相关性的发现，HPV 越来越引起人们的关注。

抗原提呈细胞，特别是树突状细胞，是启动 HPV 免疫应答的中心环节。据此，Kim 等（2003）构建了以表达 E7 蛋白的基因片段为抗原，并通过增加抗凋亡蛋白（Bc-l xl 和 Bc-l 2）来延长树突状细胞寿命，进而增强 E7 蛋白特异性免疫反应的 DNA 疫苗。Garcia 等（2004）同样应用包含 E7 蛋白的基因片段，整合了表达 HPV16、HPV18 的 E6 蛋白的其他基因片段，并结合可生物降解聚合微球技术，构建了 DNA 疫苗 ZYC101a，在 127 名罹患宫颈上皮内瘤变（cervical intraepithelial neoplasia，CIN）II 级或 III 级临床试验者中，67% 的年龄在 25 岁以下的患者出现消退，而对照组只有 23%，其结果令人欣慰。Zhao 等（2006）同样应用了编码 E7 蛋白的基因片段，整合了钙网蛋白基因构建的 DNA 疫苗，在小鼠体内有效地抑制表达 HPV6b 型 E7 蛋白的 B16 细胞，在应用 DNA 疫苗治疗尖锐湿疣领域做出了尝试。

### 6.3.1.5　流行性感冒病毒 DNA 疫苗

流行性感冒病毒，简称流感病毒（influenza virus），基因组为单股负链，属于正黏液病毒科（Orthomyxoviridae），人流感病毒分为甲（A）、乙（B）、丙（C）三型，可造成流感，具有高度传染性，在世界各地常会有周期性的大流行。该病毒最早是在 1933 年由英国人 Smith 发现的，以血凝素（H）和神经氨酸酶（N）的抗原性区分亚型（Smith et al.，1933）。而抗原变异是该病毒的显著特征，正是这一特征给人类社会带来了巨大的灾难。

Lin 等（2012）在小鼠动物实验上证实，带有编码流感核蛋白 NP 的基因的质粒，注射到小鼠肌肉内,可发现小鼠的免疫应答。其他实验室也做了大量动物实验,证实了 DNA 疫苗所引起的机体针对流感病毒的特异性免疫应答,其中,Ulmer 发现,由于插入的流感核蛋白 NP 这一基因的保守性,使得包含该基因质粒所引发的免疫反应不仅针对相应的病毒株,而且对同种类型甚至不同类型的病毒株都有很好的交叉细胞免疫应答(Ulmer et al.,1993)。尽管 DNA 疫苗在诸如小鼠等小型哺乳动物上的实验结果甚好,但在大型实验动物和人的接种效果却不很理想,其原因是核蛋白 NP 在大型实验动物和人体内免疫原性较弱,不能有效地激发机体免疫应答。目前,各国研究者正试图通过优化抗原、添加佐剂、改进递送等手段改善这一窘境。

除流感核蛋白 NP 外,其另一保守蛋白 M2 的基因片段也具有研发 DNA 疫苗的潜力,但是研究发现包含该基因的质粒只有在剂量很高时才能引发免疫应答。

### 6.3.1.6　人类免疫缺陷病毒 DNA 疫苗

人类免疫缺陷病毒(HIV)属于逆转录病毒科(Retroviridae),慢病毒属(*lentivirus*)中的人类慢病毒组,分为 HIV-1 型和 HIV-2 型(目前世界范围内主要流行 HIV-1 型)。HIV 是直径为 $100 \sim 120$ nm 的球形颗粒,由核心和包膜两部分组成,核心包括两条单股 RNA 链(以及核心蛋白 P7)、互补 DNA、病毒蛋白 R、复制所必需的酶类(包含逆转录酶、整合酶和蛋白酶)。众所周知,HIV 可引起病死率极高的艾滋病(AIDS),而全世界存活的 HIV 携带者及艾滋病患者超过 3000 万,全年死亡超过百万人。我国存活的 HIV 携带者及艾滋病患者约 80 万,覆盖全国并且已由吸毒、暗娼等高危人群开始向一般人群扩散。到目前为止,还没有一种疫苗诱导的免疫应答能完全清除或有效地抑制 HIV 的复制。

人类免疫缺陷病毒 DNA 疫苗以表达所需抗原表位的细菌质粒为基础,诱导机体产生倾向于 Th1 细胞的免疫反应。第一例 HIV 疫苗临床试验(Fernandez-Cruz et al.,2004)是以编码包括 *nef*、*rev* 或 HIV-1 型 *tat* 调节基因的 DNA 构建体为基础开展的,试验使用该疫苗免疫无症状的 HIV-1 型患者后,可引发 HIV-1 型特异性细胞免疫应答,但无法控制病毒的复制,且不能提高 CD4$^+$ T 细胞的数量。在接受联合抗病毒治疗(cART)的患者中,同样证实了这一结果。此外,在接受 cART 的 HIV 感染者中验证

了另外两种候选疫苗,编码 *Env/Rev* 和 *Gag/Pol* 基因的疫苗,这两种疫苗的安全性已得到证实,但二者均不能显著增强病毒特异性的 CD4$^+$ T 细胞和 CD8$^+$ T 细胞应答。DermaVir 疫苗是一种将融合了 15 种 HIV 抗原的单质粒 DNA 与聚乙烯亚胺—甘露糖和葡萄糖整合而形成的毫微型颗粒,在局部应用中将 DNA 抗原提呈至朗格汉斯细胞中,其效果在最近的临床试验治疗中得到了验证(Gudmundsdotter et al.,2011)。

由吉林大学疫苗研究中心和长春百克生物科技股份公司共同研制的复合型抗艾滋病病毒疫苗是获国家批准进入 I 期临床试验的首支艾滋病疫苗。在上百次动物试验中,接种疫苗后,动物体内针对 HIV-1 型的特异性免疫反应比例可达 100%,而诱导 CD8$^+$ 淋巴细胞产生阳性反应的比例达到 5%~11%。I 期临床试验已证实了疫苗的安全性,研究目前进行到 II 期临床试验阶段,其中,II 期临床试验第一阶段采用重组痘苗 M-GPE,第二阶段为核酸疫苗 D-GPEi 与 M-GPE 的联合免疫试验。中国疾病预防控制中心邵一鸣教授构建的 HIV 复制型痘苗病毒载体疫苗(vTKgpe)是国际上首次使用复制型活病毒载体的艾滋病疫苗,该疫苗获得了完全保护猕猴不受病毒感染的结果,在已结束的 I 期临床试验中证明了其安全性,接种者未出现任何严重不良反应,且能够产生抗 HIV 抗体和细胞免疫反应。中国疾病预防控制中心与北京生物制品研究所联合研制的 DNA-天坛痘苗复合型艾滋病疫苗正开展 II 期临床试验,以进一步验证疫苗的免疫原性,该疫苗的免疫原选自我国流行最广的 HIV 毒株 CRF-07,包括 *Gag*、*Pol*、*Env* 和 *Nef* 4 个基因,疫苗的载体选用天坛株痘苗病毒。

## 6.3.2　在治疗细菌感染性疾病上的应用

DNA 疫苗在细菌性传染病中的应用主要有两个特点。第一,主要用于细胞内寄生的细菌性传染病,如结核杆菌、李斯特菌等;第二,主要用于疾病的辅助治疗,以及与抗生素联合使用以增强疗效(Ingolotti et al.,2010)。

结核病的治疗以化疗为主,免疫治疗为辅。合理、规律的化疗一般在 1~2 个月内即可杀死病灶内绝大多数结核杆菌,但仍有少量细菌残留,转入休眠状态,尤其是寄生于巨噬细胞内的结核杆菌不易被杀死,需继续治疗 3~4 个月,甚至更长时间。在抗

结核化疗的基础上,联合免疫治疗可有效地杀灭残留的结核杆菌,促进病灶吸收、空洞闭合,因此有可能缩短疗程,实现"超短程化疗"。此外,由于化疗药物的毒副反应、耐多药结核病的流行,以及人类免疫缺陷病毒的感染、免疫抑制剂的使用和老年性结核病等原因引起的机体免疫功能低下,使难治性结核病增多,抗结核治疗面临巨大的挑战。抗结核免疫主要是细胞介导的免疫反应,体液免疫是否起作用尚有争议,机体的免疫状态与结核病的发生、发展和转归密切相关。免疫治疗可以通过调节或选择性地诱导结核病患者免疫系统蕴藏的潜力,来达到治疗疾病的目的。近年来,通过免疫调节治疗结核病成为研究的热点之一,免疫治疗制剂的研究与开发成为一个十分重要的研究方向。

目前,国内外结核病治疗性疫苗研究的种类主要有下列 3 种:灭活疫苗、亚单位疫苗和活疫苗。亚单位疫苗只用结核杆菌的一部分成分引起机体产生免疫保护反应,主要包括 DNA 疫苗、重组蛋白疫苗或加佐剂的多肽疫苗,或者其他纯化的主要成分,如枝菌酸和糖脂等。DNA 疫苗是由能引起机体保护性免疫反应的病原体抗原的编码基因和真核表达载体构建而成,它被注入机体后,通过宿主细胞的转录系统表达蛋白抗原,诱导宿主产生细胞免疫应答和体液免疫应答,从而达到预防和治疗疾病的目的。DNA 疫苗不需要任何化学载体,故又称为裸 DNA 疫苗(naked DNA vaccine)。DNA 疫苗可诱导体液免疫和 Th1 细胞免疫应答,尤其是特异性 CTL 识别、杀伤、破坏被感染的细胞及清除细胞内的病原体,这对于清除寄生于巨噬细胞内的结核杆菌非常有意义(Huygen,2006)。

自 1999 年 DNA 疫苗首次用于治疗小鼠结核病以来,已发现多种结核分枝杆菌 DNA 疫苗具有较好的辅助治疗效果,如 hsp65、hsp70、Ag85A、Ag85B 和 MPT64 DNA 疫苗等均可诱导产生高水平的 IFN-γ 和低水平的 IL-4,免疫小鼠肺、脾菌落计数显著低于对照组。在常规化疗杀死了大部分结核分枝杆菌后,DNA 疫苗能够使体内残余的菌数显著减少。以解放军第三○九医院全军结核病研究所和武汉生物制品研究所为主的研究表明,Ag85A DNA 疫苗用于治疗小鼠耐多药结核病具有相同的效果。此外,Ag85A DNA 疫苗可使小鼠对 Ag85A 蛋白的 IFN-γ 反应增高,可有效地预防结核分枝杆菌的再激活,证明结核杆菌 DNA 疫苗与常规化疗相结合不仅可提高机体免疫力,而且可有效地抑制结核杆菌的再激活,增强化疗效果,缩短疗程,从而为结核病尤其是耐药结核病的治疗开辟了新途径。但 ESAT6 DNA 疫苗的治疗效果不是很明显。至今,尚未见国内外有结核杆菌 DNA 疫苗进入临床试验的报道。

虽然 DNA 疫苗在体内表达的微量抗原蛋白能够激发个体的免疫反应,但很多情况下其强度仍弱于活疫苗,一方面是由于 DNA 疫苗的转化效率有限,同时也因为 DNA 疫苗在宿主体内不能像活疫苗那样自我复制。目前,寻找合适的免疫佐剂是增强 DNA 疫苗免疫活性的重要手段。目前的研究已表明,某些细胞因子(如 IL-12、IFN-γ、IL-18 等)和共刺激分子能提高 DNA 疫苗的 Th1 细胞免疫应答水平。将结核杆菌 hsp70 与共刺激分子人 CD80 的编码基因进行拼接重组,制备 hsp70/CD80 嵌合 DNA 疫苗,可诱导较强的特异性 Th1 细胞免疫反应,肝、脾组织菌落计数显著减少,说明共刺激分子人 CD80 可提高 hsp70 DNA 疫苗对小鼠结核病模型的治疗效果。

### 6.3.3 在预防寄生虫感染性疾病上的应用

寄生虫的 DNA 疫苗,主要涉及疟疾、血吸虫病、利什曼原虫和支原体感染,其中疟疾的 DNA 疫苗研究进展比较令人瞩目。研制预防寄生虫感染性疾病疫苗是一个系统工程,需要了解寄生虫病的保护性免疫机制,鉴定激发这些保护性免疫的抗原成分,研制增强疫苗免疫效果的佐剂和有效递送疫苗的载体系统,发展能恰当评价候选疫苗保护效应的实验攻击和现场试验方法,制定能适当测定候选疫苗短期和长期免疫保护效应的方法和评价标准。这些工作需要研究寄生虫,如疟疾的固有免疫和获得免疫;继续使用、发展和优化模型系统,如鼠疟疾模型、非人灵长类疟疾模型、人疟原虫模型、非人灵长类动物模型、放射线减毒恶性疟原虫子孢子、人志愿者模型和人疟疾志愿者模型等。只有深入了解寄生虫疾病的流行病学、免疫学、病理学和临床症状学知识,才能最终研制出可用于临床的、有效的、预防寄生虫感染性疾病的疫苗。

以研究和开发预防疟疾的疫苗为例,其目的是为了预防和控制疟疾,并达到最终消灭疟疾。研发能诱导足够高的免疫保护水平,产生有效杀灭疟原虫或阻断疟疾传播免疫反应的疟疾疫苗就可逐步根除社区内的疟疾。疟原虫在其生活史各阶段的形态、抗原表达和寄生方式都有其独特性,因此,相应的疫苗也要根据这些独特性来进行设计和制备,以激发与该阶段相适应的免疫反应来杀灭疟原虫或抑制疟原虫的生长发育。

按照疟原虫生活史,疟疾疫苗可分为 3 大类:红细胞前期疫苗、红细胞内期疫苗和有性期疫苗。如果根据疟疾疫苗抗原的类型和生产方式,可以将疟疾疫苗分成全虫减毒活疫苗、重组合成蛋白质或多肽亚单位疫苗、DNA 或载体疫苗。重组合成蛋白质或多肽亚单位疟疾疫苗主要诱导机体产生以抗体反应为主的体液免疫反应;而对于主要寄生在宿主细胞内的疟原虫感染,细胞免疫反应,尤其是 CTL 的活性则是非常重要的。DNA 疫苗既能诱导体液免疫,也能诱导细胞免疫,因此,以美国 Vical 公司为首,将预防疟疾的 DNA 疫苗推上了临床试验。

英国牛津大学用编码疟疾红细胞外期抗原多表位—凝血酶致敏蛋白相关黏附蛋白(ME-TRAP)的重组禽痘病毒 FP9 和改良牛痘病毒安卡拉株(MVA)DNA 疫苗进行了一系列 I 期和 II a 期临床试验。在 FP9 疫苗 2 次基础免疫 MVA1 次增强免疫后,用不同抗原株的人疟原虫攻击,2 名志愿者得到完全保护,其中 1 名保护者在 6 个月和 20 个月后再攻击仍然得到保护,并能测到循环记忆 T 细胞反应,保护效应超过 10 个月。这些 DNA 的免疫原性是针对 T 细胞而不是抗体,产生细胞介导免疫。

美国海军医学研究中心和 Walter Reed 陆军医学研究院构建 5 价 DNA 疫苗 MuStDO5,由 5 个编码不同恶性疟原虫红细胞外期抗原:环子孢子蛋白(*Pf*CSP)、凝血酶致敏蛋白相关黏附蛋白/子孢子表面蛋白 2(*Pf*TRAP/SSP2)、恶性疟原虫输出蛋白-1(*Pf*Exp-1)、肝脏期抗原-1(*Pf*LSA-1)和肝脏期抗原-3(*Pf*LSA-3)的 DNA 质粒组成。在 31 名未接触疟疾的健康成年志愿者中进行 I 期临床试验。结果显示,该疫苗是安全的,可诱导适度抗原特异、MHC 限制的 T 细胞 IFN-γ 反应。而且疟疾攻击后,T 细胞反应增强。

美国海军医学研究中心和 Walter Reed 陆军医学研究院又用表达恶性疟原虫环子孢子蛋白(CSP)和顶端膜抗原-1(AMA-1)的 DNA 质粒和不增殖人血清 5 型腺病毒载体分别作为基础免疫和增强免疫的 NMRC-M3V-D/Ad-PfCA DNA 疫苗,在感染性蚊虫叮咬人志愿者攻击试验中,15 位试验者中有 4 位(27%)获得完全保护。并且这种保护和对 AMA-1

的 CD8$^+$ T 细胞反应有关,可能也和对 AMA-1 的 CD4$^+$ T 细胞反应以及对 CSP 的 CD8$^+$ T 细胞反应有关。

## 6.3.4 在治疗肿瘤上的应用

肿瘤是人类生命的头号杀手。针对恶性肿瘤,目前常用的治疗方案有外科手术切除、化学治疗、放射治疗以及免疫治疗等。治疗方式的选择取决于肿瘤的位置、恶性程度、发展程度以及病人的身体状态。对于癌症治疗方法的寻找,均是基于彻底清除癌细胞而不损害到其他细胞的想法。然而,外科手术切除的方式,常因为癌细胞入侵、蔓延到邻近组织或有远端转移而效果有限;化学治疗则受限于对体内其他正常组织的毒性;放射治疗也同样存在伤害正常细胞和组织的忧虑。同时,有一些类型的肿瘤如肾癌等对放、化疗均不敏感。此外,许多肿瘤在晚期阶段才被诊断出来,而标准的肿瘤治疗对晚期肿瘤患者效果并不明显。

传统的治疗方法在克服肿瘤复发和转移方面有很大的局限性,成为肿瘤治疗的瓶颈。因此,寻找一种能够激活机体免疫系统,诱导机体自身的、特异的免疫应答的治疗方式,已经成为恶性肿瘤治疗的重要发展方向。

在英国乡村医生 Jenner 发明牛痘疫苗一个世纪以后,德国医生 Ehrlich(1854—1915)和美国医生 Coley(1862—1936)最早提出了肿瘤疫苗的概念。Coley 发现一种热灭活的细菌混合物(Coley 毒素)能够产生有效的抗肿瘤作用,但后来证实其只是一种非特异的免疫佐剂,通过激活 Toll 样受体来促进 DC 的成熟,从而具有一定的抗肿瘤效应。

20 世纪 90 年代中期,治疗性疫苗的概念被正式提出,各种研究和开发工作也广泛开展起来。肿瘤治疗性疫苗目前是治疗性疫苗研发中的"重中之重"。它够激活机体免疫系统,产生特异性抗肿瘤效应,一方面有利于清除外科手术后残留的肿瘤细胞,另一方面能够产生免疫记忆,防止肿瘤复发与转移。随着生物遗传学技术,特别是肿瘤抗原编码基因的识别和鉴定技术的进步,以 DNA 疫苗为代表的抗原特异性肿瘤疫苗迅速发展起来(Yang et al.,2014)。

### 6.3.4.1 肿瘤抗原的选择

抗肿瘤 DNA 疫苗是利用肿瘤抗原激发机体产

生特异性的细胞免疫与体液免疫应答,以达到治疗肿瘤或预防肿瘤复发的作用。因此,靶抗原的选择是 DNA 疫苗设计中最关键的因素之一。近年来,人类发现了大量的肿瘤抗原,其中有许多被当作肿瘤治疗性疫苗的靶点,在基础研究和临床试验中广泛应用。肿瘤抗原主要分为两大类:肿瘤特异性抗原和肿瘤相关性抗原。肿瘤特异性抗原是由各种物理和化学致癌物导致基因突变而产生的一类特殊的抗原,其仅表达于肿瘤组织中,如酪氨酸激酶、MART1、gp100 等。肿瘤相关性抗原同时表达于肿瘤细胞与正常组织中,典型代表有肿瘤-睾丸抗原、人类上皮生长因子受体 2 蛋白、肿瘤胚胎抗原等。肿瘤相关性抗原在正常组织中的表达量显著低于肿瘤细胞,但尽管如此,以这类抗原为靶点的肿瘤疫苗仍然存在自身免疫损伤的风险。因此,理想的肿瘤疫苗是以只表达于肿瘤细胞的肿瘤特异性抗原为靶点,或者以肿瘤相关性抗原为靶点,并同时避免损伤表达该抗原的正常细胞。

采用异种化的肿瘤相关性抗原是一种打破免疫耐受的有效途径。研究结果表明,使用具有相同关键抗原表位的异种化抗原,能够明显提高疫苗的抗肿瘤效应。这种抗原异种化的策略或许会成为肿瘤 DNA 疫苗设计的一个新方向。下面对目前抗肿瘤 DNA 疫苗研究中常用的肿瘤抗原做简要介绍。

(1) 人绒毛膜促性腺激素

人绒毛膜促性腺激素(human chorionic gonadotrophin,HCG)是糖蛋白激素家族中的成员,是一种由 α 链和 β 链非共价键结合而组成的异二聚体分子,通常可以在妇女妊娠期间检测到。近年来的研究显示,HCG 也可以异位表达于结肠癌、前列腺癌、膀胱癌、乳腺癌和肺癌等多种恶性肿瘤细胞。HCGβ 是多种肿瘤的特征性蛋白,多种组织的肿瘤细胞选择性分泌单链 HCGβ 或其核心片段,同时,肿瘤细胞自身分泌的 HCGβ 具有生长因子活性,还可以促进血管生成并导致免疫抑制,它与恶性肿瘤的发生、发展、转移特性、恶性化程度以及肿瘤微环境和免疫耐受的形成等有一定的关系。HCGβ 羧基端 109~145aa 残基组成的 37 肽(HCGβ-CTP37)是 HCG 分子所特有的,存在 HCG 的特异抗原表位,具有更好的抗原特异性。美国 AVI 生物制药公司将部分 HCG 与白喉类毒素融合,制备了 Avicine 疫苗,治疗胰腺癌已进入 II 期临床试验,治疗结、直肠癌已进入 III 期临床试验。

(2) 凋亡抑制蛋白

生存素(survivin)是凋亡抑制蛋白(inhibitors of apoptosis protein,IAP)家族中的成员之一,survivin 基因定位于人染色体(17q25),包含 4 个外显子和 3 个内含子,编码一种相对分子质量为 $16.5×10^3$ 的胞质蛋白,其 mRNA 在体内经过不同的剪切方式可产生 3 种异构体:survivin、survivin-2B 和 survivin-EX3。人类基因转录的全球性研究揭示,在肿瘤细胞高度转录的基因中,survivin 位居第四。且因为其表达具有高度的肿瘤特异性,被认为是 IAP 成员中在肿瘤研究领域最为瞩目的一个研究热点。研究显示,在绝大多数正常分化成熟的细胞中,几乎检测不到 survivin 的表达,但是在 CD34+ 骨髓干细胞、上皮基底细胞、胸腺细胞、宫颈上皮基底细胞等快速分裂的正常细胞中可检测到有低表达的 survivin,而在多数癌症组织中则可以检测到高表达的 survivin,尤其是在结肠癌、肺癌、乳腺癌和黑色素瘤中。survivin 的这种在肿瘤组织和正常组织中表达的差异使它成为肿瘤诊断和治疗研究的靶点和热点。以 survivin 为靶抗原的抗肿瘤疫苗的研究和开发,已经成为近年来肿瘤生物治疗的新焦点。

(3) 血管内皮生长因子 II 型受体

20 世纪 70 年代,由 Folkman 提出的有关血管生成的理论已被广泛接受,血管内皮生长因子(VEGF)及其 II 型受体(VEGFR2)介导的信号传导是调节血管生成最关键的步骤,对肿瘤的发生发展起至关重要的作用。VEGFR2 是典型的跨膜蛋白,它由 7 个类 IgG 样结构域组成的胞外区、一个跨膜结构区和胞质内酪氨酸激酶结构区组成,VEGF 与胞外区结合后导致 VEGFR2 二聚化,其胞内段酪氨酸位点发生自磷酸化,激活下游的信号传导通路。只含有胞外区的 VEGFR2 以可溶形式存在,称为 sVEGFR2。sVEGFR 2 能与 VEGF 结合,但不能激活下游信号通路,从而有效阻断 VEGF 的促血管生成作用。此外,Shinkai 等研究表明,在 VEGFR2 的 7 个胞外 IgG 样结构域中,第 3 个结构域对于配、受体结合起关键作用,缺失该结构域可导致配、受体结合的功能完全丧失;第 1、第 2 及第 4 结构域在维持配、受体的高结合力上起主要作用;其余结构域对于配体结合到受体后的固定是必须的。Wei 等研究表明,异种肿瘤疫苗能打破免疫耐受,诱导有效的抗肿瘤免疫反应。鉴于小鼠与人的 VEGFR2 在氨基酸水平上的高度同源性,mVEGFR2 成为目前抗肿瘤血管生成主动免疫治疗研究中理想的异种化靶抗原。

### (4) 肾癌相关抗原 G250

研究者从多种肾癌细胞系中鉴别和克隆出一种广泛表达的肾癌相关抗原 G250,这种抗原包含 HLA-A2.1 限制性的细胞毒性 T 细胞抗原表位,与上述具有碳酸酐酶活性的细胞黏附因子——碳酸酐酶(CA Ⅸ)的基因结构完全相同,因此定名为 G250-MN/CA Ⅸ。用 G250 单克隆抗体进行免疫组织化学染色,显示所有的肾透明细胞癌和大多数其他类型肾细胞癌的癌细胞中几乎都可以发现 G250 的表达,而正常肾中很少或根本不表达。这为进一步利用 G250 作为靶点,进行肾癌疫苗和免疫治疗研究奠定了坚实的基础。基于以上特点,G250 应该是肾癌疫苗和免疫治疗研究中比较理想的靶抗原。到目前为止,已有多种以 G250 为靶点的肾癌疫苗和免疫治疗研究报道,包括 WX-G250 抗肾癌抗体、抗独特型抗体疫苗、肽疫苗、融合蛋白疫苗、DC 负载肿瘤中 RNA 的多效价疫苗等。

### (5) 人端粒酶逆转录酶

近年来的研究结果表明,端粒酶几乎在所有的恶性肿瘤中广泛表达,并且是肿瘤致瘤性的关键环节。最新研究结果显示,靶向端粒酶的抗肿瘤疗法可以有效地消除肿瘤干细胞,而肿瘤干细胞被认为是肿瘤细胞中的高致瘤性亚群,是造成肿瘤患者对标准抗肿瘤疗法抵抗的关键。人端粒酶是一种能延长端粒末端的核糖蛋白酶,由人端粒酶逆转录酶(human telomerase reverse transcriptase,hTERT,相对分子质量为 $127×10^3$)、人端粒酶 RNA 分子(human telomerase RNA,hTR 相对分子质量为 $153×10^3$)和端粒酶相关蛋白 3 个亚单位组成。近期研究表明,人端粒酶逆转录酶是维持端粒酶活性的核心成分,是细胞获得永生的关键,又是肿瘤恶性增殖的必要步骤。hTERT 的表达在转录水平进行着精确的调节,存在于定向造血干细胞、表皮细胞、胃黏膜细胞等增生旺盛的前体细胞大多数良性组织中,未分化组织中 hTERT 的生物活性非常低。然而,在大于 90% 的人类恶性肿瘤中,都有明确的 hTERT 的表达,并且 hTERT 的生物活性与肿瘤的恶性程度以及转移能力密切相关。因此,hTERT 被认为是一个很有希望的肿瘤治疗靶点,比较有代表性的是 GV1001(Gemvax,Denmark),GV1001 是 hTERT 相关多肽抗原表位 p611-62,是由 16 个氨基酸组成的多肽。在多个 Ⅰ 期和 Ⅱ 期临床试验中,研究人员采用皮内注射的方式治疗胰腺癌、黑色素瘤、非小细胞肺癌等多种恶性肿瘤,结果显示,在大多数受治疗的患者体内都引发了一定的有针对性的抗肿瘤免疫应答,生存期得以延长。

#### 6.3.4.2 肿瘤 DNA 疫苗研究概况

### (1) 黑色素瘤 DNA 疫苗

黑色素瘤是一种神经外胚层恶性实体肿瘤,在高加索人种中有较高的发病率。仅在美国,2010 年就有超过 1 万人死于这种皮肤肿瘤,并且 Ⅳ 期黑色素瘤预后较差,5 年有效存活率(EFS)小于 20%。此外,黑色素瘤是一种具有高度免疫原性的肿瘤,或许是抗肿瘤 DNA 疫苗最合适的肿瘤模型(Gordy et al.,2016)。

已有很多抗黑色素瘤 DNA 疫苗在动物模型中取得了很好的效果,尤其是一些采用异种化策略、使用病毒递送系统或使用 IL-2 作为免疫佐剂的疫苗。这些 DNA 疫苗所选择的靶抗原包括 gp100、GRP(胃泌素释放肽)、MAGE-1(黑色素瘤相关抗原)、MART-1、MUC-18/MCAM、TRP-1(酪氨酸酶相关蛋白 1/gp75)、TRP-2、酪氨酸酶和凋亡抑制蛋白 survivin 等。

一项对 Ⅳ 期黑色素瘤患者的 Ⅰ/Ⅱ 期临床试验研究表明,瘤内注射 Synchrotope MA2M 质粒 DNA 疫苗可诱导机体产生针对黑色素瘤相关抗原的体液免疫和细胞免疫应答。Synchrotope MA2M 是一种双价 DNA 疫苗,分别编码 Melan-A(MART-1)和酪氨酸激酶两个具有抗肿瘤活性的抗原表位。另一种四价 DNA 疫苗 Synchrovax SEM 也进入临床试验,该 DNA 疫苗含有 Melan-A(26~35)、Melan-A(31~96)、酪氨酸激酶(1~9)、酪氨酸激酶(369~377)四种抗原表位编码序列,并可诱发机体抗原特异性的免疫反应,但临床试验结果表明其并未能使肿瘤变小(Weber et al.,2008)。

gp100 是一种黑色素瘤特异性抗原,以其作为靶点的 DNA 疫苗也进入了临床试验阶段,但未获得预期的结果。Rosenberg 等人的研究表明,对于转移性黑色素瘤患者,肌内或皮内单独注射 gp100 DNA 疫苗都不能有效地诱导机体产生细胞免疫应答,因此,未观察到明显的抗肿瘤效应。在另两项 Ⅱ 期临床试验中,应用编码 gp100 和酪氨酸激酶的双价 DNA 疫苗的同时,分别联合应用 IL-2 或 GM-CSF 作为佐剂,可诱导机体产生特异性免疫应答,并产生了一定的抗肿瘤效应(Perales et al.,2008)。

(2)前列腺癌 DNA 疫苗

前列腺癌是一种常见的肿瘤,在世界范围内,前列腺癌发病率在男性所有恶性肿瘤中位居第二。在美国,前列腺癌的发病率已经超过肺癌,成为危害男性健康的第一顺位肿瘤。针对早期诊断的前列腺癌,标准治疗方式包括前列腺癌切除、冷冻治疗、放射治疗和内分泌治疗等。这些治疗方式虽然可以取得一定效果,但同时也有产生严重副反应的风险,如尿失禁和性功能异常。前列腺癌细胞通常都生长缓慢,因此,对于 DNA 疫苗会有足够的时间来激发机体免疫并打破免疫耐受。目前,已有数个抗前列腺癌 DNA 疫苗进行了小规模的临床试验,针对的靶点包括前列腺特异性抗原(PSA)、前列腺六次跨膜上皮抗原(STEAP)、前列腺干细胞抗原(PSCA)、前列腺特异性膜抗原(PSMA)和前列腺酸性磷酸酶(PAP)等(Zahm et al.,2017)。

PSMA 是最早的前列腺癌 DNA 疫苗的靶点之一。最近的一项 I／II 期临床试验以电脉冲的方式向患者肌肉内递送 PSMA 特异性 DNA 疫苗。结果表明,在 18 个月的随访期内,可检测到较强的免疫反应。另一项关于抗前列腺癌 DNA 疫苗 pTVG-HP/PAP(编码人 PAP)的 I／IIa 期临床试验,共纳入了 22 名出现复发但仍未转移的前列腺癌患者,采用皮内方式免疫 6 次,每次间隔 14 天,并在每次免疫时给予 200 μg GM-CSF 作为佐剂。在整个过程中,所有 22 名患者均未出现明显副反应,其中 7 名患者的前列腺特异性抗原倍增时间(PSADT)至少延长了 1 倍,在 10 名患者中检测到了 PAP 特异性 T 淋巴细胞增殖反应,3 名患者的 PAP 特异性 CD8$^+$ T 淋巴细胞增殖反应提高了 3 倍。此外,41% 的患者产生了 PAP 特异性 T 淋巴细胞增殖反应。有趣的是,所有患者均未检测出 PAP 特异性体液免疫应答。后续的研究表明,疫苗免疫次数与 PAP 特异性 T 淋巴细胞增殖反应之间可能存在正相关关系(Becker et al.,2010)。

一项 I 期临床试验评估了抗前列腺癌 DNA 疫苗 pVAX/PSA 的安全性、可行性与免疫原性。该试验纳入了 9 名雄激素抵抗性前列腺癌患者,采用了皮内免疫的方式间隔 4 周共免疫 5 次,并且在每次免疫前 2 天开始连续 3 天在免疫部位皮下注射 40 μg GM-CSF,在每次免疫后 1 天开始连续 7 天在免疫部位皮下注射 75 μg IL-2。这两个佐剂在临床前研究中已被证明可以增强该疫苗的免疫效果。在从 100～900 μg pVAX/PSA 的剂量范围内,均未观察到剂量限制性毒性,同时未出现超过 WHO 规定的 2 级治疗副反应,此外,也未发生与疫苗相关的自身免疫性疾病。药效学结果表明,有 3 名接受最高剂量(900 μg pVAX/PSA)患者的 PSA 特异性干扰素 γ 分泌型 T 淋巴细胞数得到了提高,并且 2/3 患者的前列腺特异性抗原倍增时间得到了延长(Pavlenko et al.,2004)。

pVAXrcPSAv531 DNA 疫苗采用了抗原异种化策略,其含有的恒河猴 PSA 抗原编码序列与人 PSA 具有高度同源性。2009 年开展了一项关于该疫苗的临床试验,并且联合电脉冲导入的递送方式提高疫苗的转染效率。但目前仍未有该研究结果的相关报道。

(3)乳腺癌 DNA 疫苗

乳腺癌是我国女性常见的恶性肿瘤,且近年来该病的发生率已居女性恶性肿瘤的首位。尽管以手术治疗为主、多种治疗为辅的临床综合治疗模式明显提高了乳腺癌患者的生存率,但晚期和复发性乳腺癌的治疗仍是困扰临床医师的难题。随着乳腺癌相关基因研究的进展,乳腺癌治疗性 DNA 疫苗有望成为治疗晚期及复发性乳腺癌的有效手段(Xia et al.,2016)。HER-2/neu 是一种在乳腺癌中高表达的肿瘤相关抗原(Gluck et al.,2011),目前,抗乳腺癌 DNA 疫苗研究多以其为靶点,且已有多个疫苗进入临床试验阶段。V930 是一种双质粒疫苗,两种质粒分别编码 HER2 和 CEA 抗原。Merck 公司开展了一项 I 期临床试验来评价 DNA 疫苗 V930 的安全性与有效性。该研究纳入了临床分期为 II 期、III 期和 IV 期的乳腺癌患者,采用电脉冲导入的方式进行免疫,研究结果表明,患者可耐受整个免疫过程且未出现严重副反应,但是通过 ELISPOT 方法未能检测到针对 CEA 和 HER2 的免疫反应(Diaz et al.,2013)。Salazar 等人开展了抗人乳腺癌 DNA 疫苗初免和蛋白疫苗加强免疫的临床试验研究(Clinical Trials. gov:NCT00363012)。表达 HER2 的晚期乳腺癌和卵巢癌患者先接受编码 HER2 ICD 蛋白的 pNGVL3-hICD DNA 疫苗的初免,6 个月后再接受 HER2 ICD 蛋白疫苗皮内加强免疫。对注射位点进行活检,并对浸润性 T 细胞和抗原提呈细胞进行分群分析,同时收集血样,检测 HER2 ICD 免疫应答的情况,目前尚无相关结果报道。

（4）宫颈癌 DNA 疫苗

宫颈癌是一种与 HPV 感染密切相关的肿瘤,在 99.7% 的宫颈癌患者中可检测到 HPV 的 DNA 拷贝。HPV 病毒总共有超过 100 种亚型,其中 16 型和 18 型 HPV 病毒与宫颈癌关系最为密切。由于 DNA 疫苗不仅可诱导机体产生体液免疫应答来预防新的 HPV 感染,而且可以诱导产生细胞免疫应答来消除已经存在的感染,因此,DNA 疫苗是预防和治疗宫颈癌的理想方式。研究表明,HPV E6 和 HPV E7 抗原在肿瘤的产生和持续阶段都发挥着重要作用,在 HPV 相关的宫颈癌和前期病变中都是构成性表达,因此 HPV E6 和 HPV E7 抗原都是 HPV 治疗性疫苗的理想靶点。一种 HPV E6/E7 双价疫苗联合电脉冲导入递送已经在灵长类动物中取得了很好的结果,目前正在进行 I 期临床试验。

ZYC101（Eisai Pharmaceutical）是一种含有多个 HPV16 E7 特异性 CTL 表位的 DNA 疫苗,已经在 CIN II 级或 CIN III 级患者和高分级宫颈癌患者中进行了两项 I 期临床试验,结果表明,免疫过程可被患者很好地耐受。ZYC101a,包含有 HPV16 和 HPV18 的 E6 和 E7 CTL 表位的 DNA 疫苗,已经进入了 II 期和 III 期临床试验阶段。疫苗组患者病灶清除率高于对照组,但统计学差异并不显著。然而,在 25 岁以下的 CIN II 级或 CIN III 级患者中,疫苗组的病灶清除率则显著高于对照组。另一种 DNA 疫苗 pNGVL4a-Sig/E7detox/HSP70（NCI）也完成了 I 期临床试验,该疫苗编码结果表明,其虽然能够被很好地耐受,但未能有效显著诱导体内的体液免疫和细胞免疫应答。

2015 年底,由美国 Inovio Pharmaceuticals 公司开发的宫颈癌治疗性 DNA 疫苗 VGX-3100 的 II 期临床试验结果在 *The Lancet* 上发布,VGX-3100 通过激活抗原特异性 CD8$^+$ T 细胞,持续清除 HPV16、HPV18 型病毒感染,治疗 HPV 引发的宫颈癌前病变（Trimble et al.,2013）。VGX-3100 在临床 II 期试验中表现出良好的治疗效果和耐受性,有望在规避手术治疗的同时,降低宫颈癌的患病风险。

（5）肝癌 DNA 疫苗

在临床前研究中,肝癌 DNA 疫苗在小鼠中获得了较好的免疫效果。目前正在进行一项 I 期和 II 期肝癌双质粒 DNA 初免和腺病毒疫苗加强免疫的研究,患者在 1 天、30 天、60 天时分别接受包含 AFP

和 GM-CSF 的双质粒疫苗肌内注射免疫,在 90 天时接受包含 AFP 的腺病毒疫苗加强免疫。目前,尚没有该临床试验结果的相关报道。

（6）淋巴瘤 DNA 疫苗

目前,恶性淋巴瘤的治疗有了许多进展,但是残留病灶的存在仍然是导致肿瘤反复复发的主要原因。B 细胞淋巴瘤肿瘤细胞表面的免疫球蛋白分子存在独特型位点,是 DNA 疫苗的理想靶点,因此,抗独特型 DNA 疫苗有可能达到治疗和预防肿瘤复发的目的,并且在动物模型中获得了良好的效果。

Hawkins 等人开展了第一个抗独特型滤泡型 B 细胞淋巴瘤 DNA 疫苗的 I 期和 II 期临床试验（Hawkins et al.,1994）。该试验纳入了临床化疗后病情缓解的滤泡型淋巴瘤患者,肌内注射编码独特型 scFV 的 DNA 疫苗进行免疫,结果发现,38% 的患者可诱导产生抗独特型体液免疫和细胞免疫应答,并能持续数月。在另一项 B 细胞淋巴瘤 DNA 疫苗的研究中,分别将患者肿瘤的 scFv 连接到 IgG2a 和 κ 型小鼠免疫球蛋白重链和轻链恒定区构建双质粒 DNA 疫苗。同样采取肌内注射的方式进行两次双质粒疫苗免疫,结果发现,50% 的患者可诱导出现抗独特型体液免疫和细胞免疫应答;此外,有 1/3 的患者在进行疫苗免疫的同时给予 GM-CSF 质粒作为佐剂,结果发现,部分患者的体液免疫和细胞免疫水平得到了增强。

（7）肺癌 DNA 疫苗

肺癌是全球发病率最高的肿瘤,全球每年因肺癌死亡的人数达到近 138 万,其中,非小细胞肺癌（non-small cell lung cancer,NSCLC）占所有肺癌死亡人数的 85%。非小细胞肺癌预后较差,即便是肿瘤完全切除术后,I 期患者 5 年死亡率也达到 40%,II 期患者达到 66%,III 期患者高达 75%,而进展期或已发生转移患者的中位生存时间小于 1 年。肿瘤疫苗是一种全新的、具有较大潜力的治疗方式,其中 DNA 疫苗作为肿瘤疫苗的一种,在肺癌领域也进行了许多研究（Chen et al.,2016）。

MUC-1（mucin-1）是一种表皮黏蛋白,在肺癌等多种肿瘤细胞表面有 MUC-1 的异常高表达和糖基化,MUC-1 还能掩盖肿瘤细胞抗原,逃避免疫细胞的识别,因此,有研究者以 MUC-1 作为靶抗原来设计抗肺癌 DNA 疫苗,并且在动物模型中取得了一定的效果（Shi et al.,2007）,但目前尚无抗肺癌 DNA 疫苗的临床试验开展。像其他一些实体肿瘤一样,肺癌也以血管异常增生为特征,如组织缺氧导致促血管生成因子 VEGF 释放等。有研究者以血管生成因子受体为靶点,进行抗肺癌 DNA 疫苗的研究。Niethammer 等以 VEGFR2 为靶点设计的抗肺癌DNA 疫苗,在小鼠肺癌模型中有效地抑制了肿瘤的生长(Niethammer et al. ,2002);Xiang 等将以 VEG-FR2 为靶点设计的抗肺癌 DNA 疫苗转入沙门菌中,制备成了口服抗肿瘤疫苗,并在小鼠模型中可抑制肺癌的生长和转移(Xiang et al. ,2008)。抗肺癌DNA 疫苗在人体中的应用有待进一步研究与探索。

## 6.3.5　自身免疫疾病 DNA 疫苗

自身免疫指机体免疫系统对自身成分发生免疫应答的能力,存在于所有的个体,通常情况下不对机体产生伤害。当免疫系统错误地把人体自身产生的成分作为外来的入侵者识别,并开始产生攻击健康细胞和组织的免疫反应,引起炎症,对机体造成损害的疾病称为人类自身免疫疾病。自身免疫疾病的发生与机体自身情况、年龄、性别、遗传等多种因素有关,所以其机制可能是多方面的。自身免疫疾病有多种类型,诊断、防治都比较困难。

常见的自身免疫疾病主要有:类风湿关节炎、系统性红斑狼疮、皮肌炎、硬皮病、多发性硬化症、重症肌无力、脱髓鞘疾病、原发性肾上腺皮质萎缩、慢性甲状腺炎、I 型糖尿病等。目前治疗自身免疫疾病的主要方法有:应用细胞毒制剂以破坏迅速增生的细胞系;应用皮质类固醇以抑制自身免疫过程产生的病理刺激;应用药物以拮抗自身免疫过程中释放出的药理活性物质的作用和造成的损害;手术去除产生自身抗原的病灶;采用治疗性 DNA 疫苗进行治疗。

DNA 疫苗治疗自身免疫疾病的机制是选择性阻断免疫系统的途径,不产生在炎症中涉及的自身抗体,从而影响自身免疫疾病的发生,停止组织破坏。自身免疫疾病的产生由于自身抗原导致 T 细胞功能异常以及新的抗原不断出现,使自身免疫反应性炎症持续存在。研究证实,这些自身抗原与组织炎症和脏器功能丧失有关。因此,从理论上通过抑制复杂的自身免疫网络可以防止疾病的发生、发展。使用 DNA 疫苗可能是一个有效的手段。目前,DNA 疫苗在治疗多发性硬化症、系统性红斑狼疮、类风湿关节炎等方面取得了较好的进展(Garren,2009)。

### 6.3.5.1　类风湿关节炎的 DNA 疫苗

类风湿关节炎(rheumatoid arthritis,RA)是一种 T 细胞介导的炎症性关节炎,在 RA 患者滑膜中有大量的炎性细胞浸润,其中 30% ~ 50% 为 T 细胞,且多处于激活状态。活化的 T 细胞与滑膜巨噬细胞相互作用,分泌细胞因子,刺激滑膜细胞释放胶原和蛋白酶,造成关节和软骨的损伤。体内的一些初始 T 细胞发生扩增并分化成为非典型、高反应状态的 T 细胞。这些不良分化的 T 细胞可能与 RA 的慢性感染过程有关。1996 年,Moreland 等制成了针对 T 细胞 Vβ17、Vβ14、Vβ3 的多肽疫苗,有一定的临床疗效,而且安全性较好,尤其是对服用小于 7.5 mg 剂量强的松或病程小于 3 年的患者效果最好(Moreland et al. ,1996)。2001 年,Vandenbark 等也构建了 Vβ17、Vβ14、Vβ3 TCR 疫苗并为 48 名 RA 患者进行了治疗,同样证明,该疫苗对一部分患者有治疗性作用(Vandenbark et al. ,2001)。在一项实验性关节炎的研究中,给佐剂关节炎小鼠接种编码自体 TNF-DNA 疫苗,明显抑制了疾病的发生发展。并且使用人 TNF-k 疫苗接种 RA 患者,成功地诱导了抗TNF-抗体的产生,改善了病情(Semerano et al. ,2011)。另一研究发现,结核杆菌热激蛋白 70 对实验性关节炎具有保护性作用,其主要依赖的正是结核杆菌热激蛋白中保守的、具有与哺乳动物热激蛋白同源序列交叉反应性的 T 细胞表位(Quintana et al. ,2002)。肖婧等用含有编码 T 细胞受体(TCR)Vβ5.2/8.2 基因片段与结核杆菌热激蛋白 70 的一段保守序列 P111-125 的嵌合 DNA 疫苗,接种 CIA 模型,发现重组 DNA 疫苗能明显减轻 CIA 大鼠的关节炎症状和病理改变。

### 6.3.5.2　系统性红斑狼疮的 DNA 疫苗

系统性红斑狼疮(SLE)是一种由多种因素参与,以淋巴细胞的多种生化异常和自身抗体产生为特征的,系统性发生的一种自身免疫疾病。许多自身抗原已在 SLE 中被证实,这些自身抗原与组织炎症和脏器功能丧失有关。因此,从理论上通过抑制复杂的自身免疫网络可以防止疾病的发生、发展。使用 DNA 疫苗可能是一个有效的治疗手段。有研究表明,通过在多种小鼠品系中注射插入从多肽到多表位的蛋白质不同大小的抗原系列,能够诱导相应的抗原特异性耐受。研究证明,将含有 MHC- I

类和 MHC-Ⅱ类分子氨基酸序列的抗 DNA 免疫球蛋白共有序列肽注射到系统性红斑狼疮模型鼠中，证实免疫球蛋白共有序列肽能够调节 B 细胞和 T 细胞的免疫应答，导致产生抗 dsDNA 的免疫应答发生耐受，从而成功地保护了系统性红斑狼疮模型鼠肾病的发生。有人用抗 DNA IgG 编码基因的质粒转染离体 B 淋巴细胞，然后将转染的 B 淋巴细胞经静脉注射到同系系统性红斑狼疮模型鼠中，结果表明，这种抗 DNA IgG 疫苗治疗减少了抗体的产生，延缓了肾炎的发展，提高了存活率（Ferrera et al.，2007）。

目前，有多种 DNA 疫苗用于治疗 SLE 的实验研究。Neumann 等用 IL-12 和 IL-18 编码的质粒治疗 MRL/Mp-Tnfrsf6（1pr）鼠，4～5 周后血清肿瘤坏死因子 TNF-γ 水平明显下降，自身免疫炎症的症状明显减轻，同时继发性淋巴组织增生，尿蛋白减少，肾损害和肺炎症状也明显减轻，进一步说明了 IL-12 和 IL-18 是治疗 SLE 的一个可选择的靶点（Neumann et al.，2006）。研究表明，在用 MCP-1 DNA 疫苗治疗系统性红斑狼疮模型鼠的试验中发现，MCP-1 在 SLE 肾炎中介导了 CD68[+] T 细胞的迁移、募集及肾组织的损伤。MCP-1 质粒 DNA 疫苗对 BALB/c SLE 模型鼠肾内 MCP-1 的表达具有抑制作用，抑制肾组织 MCP-1 的表达，减少蛋白尿的产生及减轻肾组织的损伤，从而缓解 SLE 肾炎的进展。Zagury 等在 SLE 模型鼠体内接种重组干扰素-α（IFN-α）DNA 疫苗后发现，疫苗可显著改善实验小鼠的蛋白尿和肾组织学病变，延长生存期，并且在实验小鼠血清中可以检测出高滴度的抗干扰素-α 抗体，且长期持续存在（Zagury et al.，2009）。

### 6.3.5.3　Ⅰ型糖尿病的 DNA 疫苗

Ⅰ型糖尿病（type Ⅰ diabetes，T1D）是由遗传基础和环境因素相互作用而引起的，有 17 个以上的染色体区与该疾病的易感性有关，同时它是一种由 T 细胞介导的器官特异性的自身免疫疾病，由于胰岛细胞免疫破坏所致，其主要缺陷是胰岛素的合成与分泌不足，从而需要终身依赖外源性胰岛素替代治疗。对于 T1D 的治疗性 DNA 疫苗的研究，现已经由 BHT-3021 进入了Ⅱ期临床试验阶段。BHT-3021 是一种 DNA 质粒，编码全长人类胰岛素原基因，在临床试验阶段，Roep 等（2013）采用 0.3 mg、1 mg、3 mg 或 6 mg 质粒量对中度及轻度 T1D 受试者进行治疗，数据结果表明，1 mg 和 3 mg BHT-3021 是安全的，可保留胰岛 B 细胞功能以及改善血糖控制。该小组于 2013 年研制的治疗 1 型糖尿病的疫苗取得突破性进展，最新Ⅱ期临床试验研究表明：80 例患者的随机、双盲、安慰剂对照、剂量递增临床试验，以 C-肽作为治疗指标（胰岛素原脱去 C-肽，保留 A 链、B 链形成胰岛素，C-肽增加说明胰岛素生成增加）。治疗 15 周时，1 mg BHT-3021 治疗组的 C-肽升高 19.5%，安慰剂对照组降低 8.8%（$p<0.026$）。另外，在 BHT-3021 治疗组中，与胰岛素原相关的 CD8 T 细胞下调，而不影响与其他抗原，如感染相关的 T 细胞。研究过程中未发现严重不良反应，总的不良反应与安慰剂对照组相当，该研究有望进入Ⅲ期临床试验阶段（Roep et al.，2013）。与上述研究方向不同的思路，最近也有一些突破，如张文娟等利用胰岛素的 DNA 疫苗与蛋白共同免疫小鼠，诱导产生了 CD4[+]、CD25[-] 的调节性 T 细胞（Treg），抑制自身 T 细胞引起的炎症反应，从而抑制 T1D 的发病和治疗 T1D（Zhang et al.，2010）。

### 6.3.5.4　其他自身免疫疾病的 DNA 疫苗

康友敏等发现使用 DNA 疫苗加免疫抑制剂 FK506 能够抑制无关的免疫反应并预防自身免疫性卵巢炎（Kang et al.，2012）。另一项研究发现，CD40 DNA 疫苗能够预防肾炎的发生（Wang et al.，2013）。

自身免疫疾病的治疗需要保持有效性与安全性的平衡，这就要求疫苗有针对自身抗原的高度特异性。因此，抗原特异性的 DNA 疫苗的出现为治疗自身免疫疾病提供了可能性。针对多发性硬化症和Ⅰ型糖尿病的 DNA 疫苗在不久的将来有望进入Ⅲ期临床试验研究，而更多的自身免疫疾病的治疗性疫苗有望进入临床的试验阶段。而且，随着 DNA 疫苗治疗自身免疫疾病机制的深入研究，也会进一步推动 DNA 疫苗的发展，相信 DNA 治疗性疫苗将作为一种崭新的治疗手段为众多的自身免疫疾病患者带来福音。

## 6.3.6　在过敏性疾病上的应用

DNA 疫苗除了能够诱导针对多种病毒、细菌、寄生虫等感染性病原微生物的免疫反应之外，同样能够预防或治疗过敏性疾病，在不同的小鼠过敏模型中，DNA 疫苗均取得了不错的实验效果，但其作用机制目前仍在研究之中。

超敏反应属于异常的、过高的免疫应答。机体初次接触无毒的过敏原后,产生致敏的淋巴细胞和 IgE,这群淋巴细胞分化形成分泌 IL-4、IL-5 和 IL-13 的 Th2 和 Tc2 淋巴细胞,上调嗜酸性粒细胞、嗜碱性粒细胞和肥大细胞,而 IgE 则结合在肥大细胞和嗜碱性粒细胞的表面,当机体再次遭遇过敏原时,过敏原与细胞表面的 IgE 结合,形成 IgE-FceR1 的交联物,引起细胞内组胺及其他致病物质的释放,从而引起哮喘、鼻炎、皮炎等过敏性反应。

用 DNA 疫苗治疗过敏性疾病的假设,基于 DNA 疫苗倾向诱导 Th1 细胞的免疫反应,而 Th1 细胞分泌的 IFN-α 能够抑制 Th2 细胞的分化,因此,注射 DNA 疫苗治疗过敏反应实际上是转换机体的免疫反应类型,调节 Th1 细胞和 Th2 细胞反应的平衡。最早通过注射 DNA 疫苗治疗超敏反应的效果是由 Hsu 和 Raz 等人在尘螨过敏原 Der p5 和 β-半乳糖苷酶造成的哮喘模型中评价的,由此,大量针对过敏原的 DNA 疫苗将会用于治疗如 OVA、花粉及蜂毒造成的过敏反应(Hsu et al.,1996)。

#### 6.3.6.1　尘螨过敏原的 DNA 疫苗

在小鼠模型中已经验证,对致敏后的动物注射含有过敏原的 DNA 疫苗能够下调 IgE 的产生,缓解过敏症状。此项研究工作主要是由 Hsu 等完成的,他们首先将屋尘螨过敏原 Der p5 加铝佐剂致敏 BALB/c 小鼠,诱导过敏原专一性 IgE 的产生,同时伴随着 IL-4 和 IL-5 的上调。随后注射构建好的含有屋尘螨 Der p5 基因的 DNA 疫苗 pCMVD,与对照组小鼠相比,治疗组小鼠针对 Der p5 的气道反应明显降低。免疫后 6 个月仍能抑制气道阻塞和组胺的释放,显示 DNA 疫苗能够提供一个较长时间的保护。同时,多项针对尘螨的其他过敏原如 Der p1 的治疗研究显示,DNA 疫苗具有相似的免疫调节效果,因此,DNA 疫苗可以作为一种有效治疗尘螨造成的过敏性哮喘的手段加以应用(Hsu et al.,1996)。

#### 6.3.6.2　跳蚤过敏性皮炎的 DNA 疫苗

跳蚤叮咬引起的过敏性皮炎(FAD)是一种发生在犬猫身上的皮肤湿疹瘙痒病,是由犬猫对跳蚤唾液中的化学物质发生过敏性反应所引起的。患犬背部、上尾部、颈部、后腿下侧常出现脱毛,湿疹及皮疹,不仅危害家养动物和宠物的健康,而且对人类的生存环境和健康也造成严重危害。目前,针对跳蚤过敏性皮炎的防治药物疗效肯定,但副反应较多,尚缺乏安全有效的抗原特异性的治疗方法。Jin 在研究中发现,同时注射跳蚤过敏性皮炎的核酸疫苗、重组质粒 pVAX1-FSA1 以及与之编码相匹配的亚单位疫苗,即经纯化后的跳蚤唾液蛋白(FSA1),能够在靶动物体内诱导出一群调节性 T 细胞,可以有效地预防和治疗跳蚤叮咬引起的宠物过敏性皮炎,其机制主要是通过分泌 IL-10 来发挥作用的(Jin et al.,2010)。该方法安全有效,显示出开发一种治疗跳蚤叮咬引起的宠物过敏性皮炎的新一代宠物疫苗的前景。

#### 6.3.6.3　植物乳液过敏原的 DNA 疫苗

由天然乳胶制品引发的速发型过敏反应称为乳胶过敏症。天然乳胶来自橡胶树的汁液,含有橡胶颗粒和其他蛋白质。乳胶蛋白可经皮肤黏膜及吸入等多种途径进入人体,引起接触部位的皮肤发痒、皮疹甚至出现全身性荨麻疹。除此之外,轮胎磨损所产生的粉尘和手套表面涂布的乳胶粉末,还可能引起对乳胶过敏的人发生气喘。Slater 等研究人员发现,给 BALB/c 小鼠注射编码橡胶树乳液过敏原 Hev b5 的 DNA 疫苗同样能够有效地抑制 IgE 的产生。经过多次尾部皮下注射之后,无论是在注射部位、淋巴结、脾和肺部都能检测到 Hev b5 的表达,并且能够持续至少 14 天。同时,研究人员将此基因反求构建入载体后免疫小鼠,并不能引起 Hev b5 特异性的免疫反应,证明 DNA 疫苗抑制过敏性疾病是需要编码的过敏原在体内表达的(Slater et al.,1996)。

#### 6.3.6.4　花生过敏原的 DNA 疫苗

花生会引起极其罕见的过敏症。花生过敏的症状包括:血压降低、面部和喉咙肿胀,这些都会阻碍呼吸,从而导致休克。Roy 等研究人员给 AKR 小鼠口服免疫编码有花生过敏原 Arah2 的 DNA 疫苗,能够诱导保护性的免疫反应。其免疫方式需要将 DNA 疫苗与壳聚糖包裹形成纳米级别的颗粒,壳聚糖可以减少 DNA 疫苗在肠道内的降解。免疫后的 AKR 小鼠产生了针对 Arah2 特异性的 IgA 和 IgG2a,同时伴随 IgE 和组胺分泌的减少,以及血管通透性的下降(Roy et al.,1999)。

### 6.3.6.5 蜂毒过敏原的 DNA 疫苗

蜂毒是工蜂毒腺和副腺分泌出的具有芳香气味的一种透明液体,除了含有大量水分外,还含有若干种蛋白质多肽类、酶类、组胺、酸类、氨基酸及微量元素等,其中磷脂酶 A(PLA2)易使人产生过敏反应。由 Jilek 等使用编码 PLA2 的 DNA 疫苗治疗蜂毒诱导的模型发现,DNA 疫苗使 PLA2 致敏的小鼠有较高的恢复率(65%),DNA 疫苗免疫后能减少小鼠体内 PLA2 特异性的 IgE 和 IgG1,取而代之的则是上调 IgG2a 和 IgG3 的滴度。在免疫后的 6 个月,脾的淋巴细胞仍能分泌 IFN-γ 和 IL-10,提示 DNA 疫苗还可以诱导出记忆 T 细胞(Jilek et al. ,2001)。

### 6.3.6.6 花粉过敏原的 DNA 疫苗

在自然界里,花粉是一种主要的致敏原。引起过敏的花粉种类随季节变化而不同。在春季以树木花粉为主,并多为种子树。早春时节常见的致敏花粉有榆树、杨树、柳树、枸树、蓖麻、法国梧桐等所散发的花粉;晚春则以柏树、椿树、橡树、桑树、胡桃等树木的花粉为常见。花粉过敏的症状:不断地打喷嚏、流清鼻涕,呕吐、腹泻、腹痛,皮肤、耳部、眼结膜、口腔上腭黏膜等处奇痒难熬,皮肤上出现一团团风疹块,严重时还会发生哮喘、呼吸困难,甚至休克。首先应用 DNA 疫苗对花粉过敏性疾病进行治疗研究的是 Toda 等人,他们构建了含有日本雪松花粉过敏原 Cry j1 的 DNA 疫苗,免疫小鼠后,发现能够诱导强烈的 Th1 细胞免疫反应,另一方面抑制攻毒后 IgE 的产生(Toda et al. ,2002)。相似的实验结果在 Hartl 等构建的白桦树过敏原 Bet v 1a DNA 疫苗评价中得到了验证(Hartl et al. ,2004)。

### 6.3.6.7 真菌过敏原的 DNA 疫苗

真菌的孢子和菌丝经各种途径进入人体后,都有可能引起过敏反应。具特异体质的患者,如哮喘、过敏性鼻炎、遗传过敏性皮炎等患者,更易发生真菌过敏症。真菌如同其他微生物,在变态反应的发生中有其一定规律性,但因其菌体大、细胞壁富有多糖体、有较复杂的代谢过程和酶系统以及潜在的抗原性等,故又与细菌和病毒不同。其对机体的致敏与下列因素有关:① 菌种类别,变应原较强的如曲霉、链格孢等,易致过敏;② 孢子的抗原性较菌丝强;③ 个体的敏感体质。对于真菌过敏原,研究人员

Sanchez 等(2009)开发出针对链格孢过敏原 rAlt a 2 的 DNA 疫苗,免疫 BN 大鼠后,链格孢诱导的过敏反应有所减轻,体内的 IgE 水平和支气管部位的 IL-13 的分泌水平也明显减少,病理切片显示肺部淋巴细胞的数量也较未处理组有所下降。由此证明,DNA 疫苗同样可以用于真菌过敏性疾病的治疗。

### 6.3.6.8 小结和研究方向

虽然 DNA 疫苗治疗过敏性疾病取得多项令人兴奋的结果,但如何合理设计治疗超敏反应的 DNA 疫苗仍是世界性的难题。除了以上介绍的利用 DNA 疫苗能够抑制过敏的研究外,还有一些研究人员如 Scheiblhofer 等(2007)发现使用编码过敏原的 DNA 疫苗免疫小鼠后,还可能加剧超敏反应,因此对于 DNA 疫苗的免疫方案的选择还需要更多的探索。目前对免疫方案的探索主要集中于免疫时间的确定、免疫方式的选择和免疫佐剂的选择。

首先,由于很多过敏性疾病是季节性发作,在不同的时间,机体内的免疫环境也有所不同,那么免疫治疗的时间选择在发病期还是间歇期就显得极为重要,如选择错误,有可能加重病情,严重的甚至可以引起休克或死亡。

其次,对于免疫方式的选择,目前研究多集中于传统的肌内注射,由于肌肉组织抗原提呈能力较差,需要多次免疫才能达到效果。虽然肌内注射倾向诱导 Th1 细胞免疫反应,但对于治疗病情进展较快的超敏反应,其反应速度相对来说就差。研究表明,针对过敏反应,一种较好的选择为皮内注射 DNA 疫苗,由于皮肤内富含抗原提呈细胞,抗原提呈加工的能力约为肌肉组织的 500 倍,因此免疫 4 小时后即可检测出目的基因的表达,1~3 天即达到峰值。这种方式的不足是转染的效率不高,基因表达量和时间都低于肌肉组织。最后一种探索较多的免疫方式为黏膜免疫,除了作为治疗皮肤和食物过敏的方法外,其发挥作用的时间与皮内注射相似。但多项研究表明,黏膜免疫倾向诱导 Th2 细胞免疫反应,因此,这种免疫方式是否适合过敏性疾病,尚待研究。

再次,提高用于治疗过敏性疾病的 DNA 疫苗有效性的另一个策略为利用 Th1 细胞因子,如 IL-12、IL-18 和 IFN-γ 作为分子佐剂,加强机体免疫系统的调节能力,达到抑制 Th2 细胞免疫反应的目的。有研究表明,给小鼠注射 OVA+IL-12 双表达的 DNA

疫苗能够逆转小鼠的气道高反应性(AHR),减少支气管肺泡灌洗液(BAL)中的嗜酸性粒细胞和 IL-4 的分泌,在使用了 IL-18 或 IFN-也能得到相似的结果,这种免疫佐剂的选择具有较好的临床前景,但其安全性和可行性需要进一步评估确认。另一个发展较快的领域是使用寡聚脱氧核糖核酸(ODN)作为 DNA 疫苗的佐剂,Raz 等人将 DNA 疫苗与不同的 ODN 相混合后免疫小鼠,结果显示,不同的 ODN 序列能够刺激不同类型的细胞,诱导分泌不同的细胞因子,说明 ODN 在未来可能作为一种有效的佐剂应用于 DNA 疫苗的研发,但其安全性和临床效果还需进一步确认。

最后,利用 DNA 疫苗诱导调节性 T 细胞来抑制过敏反应,也是一种应用 DNA 疫苗的较好选择。Jin 等研究人员发现,DNA 疫苗及其编码相同重组的蛋白疫苗能够诱导出一群抗原专一性的 $CD4^+$ $CD25^-Foxp3^+$Treg,这种 Treg 治疗过敏性疾病,如在小鼠哮喘模型中证明能够有效预防 OVA 诱导的哮喘(Jin et al. ,2008)。作为一种全新的治疗手段,其临床效果需要进一步评价,但这为拓宽 DNA 疫苗的应用提供了一个很好的思路。

综上所述,应用 DNA 疫苗治疗过敏性疾病虽然取得了阶段性的成果,但还有很长的路要走,未来 DNA 抑制过敏反应的成功有可能取决于与致敏机制研究的交叉融合及相互促进。

## 6.3.7 在神经性疾病上的应用

神经系统疾病的成因大多比较复杂,但有少数几种除遗传因素外,是由于自身蛋白的错误沉积引起的,如老年痴呆症和帕金森症;或是神经系统的自身抗原所引起的疾病,如多发性硬化症。这些疾病具有免疫清除或者免疫治疗的可能,因此,国际疫苗界对这几种疾病疫苗的研究也在逐渐兴起。

### 6.3.7.1 老年痴呆症的 DNA 疫苗

老年痴呆症,即阿尔茨海默病(Alzheimer's disease,AD),属于人类四大神经退行性疾病之一,由于大脑功能衰退,无论在记忆、运算、学习、理解,甚至语言、判断力、方向感等方面都受到影响。其主要发生在老龄人群中,并随着年龄增加,患病概率在 65 岁时为 5%,超过 85 岁时则上升为 30%。大量研究证实,中枢神经系统的退行性疾病通常是由于某种蛋白的异常造成的,目前已认识到,与退行性痴呆

症密切相关的有 3 种最重要的蛋白,分别是淀粉样前体蛋白(amyloid precursor protein, APP)(Ikono-movic et al. ,2008)(图 6.1)、Tau 蛋白和核突触蛋白(synuclein)。关键蛋白的明确也为退行性脑部疾病种类的划分提供了依据。因此,老年痴呆症被归为与淀粉样前体蛋白代谢紊乱相关的一类退行性痴呆症。

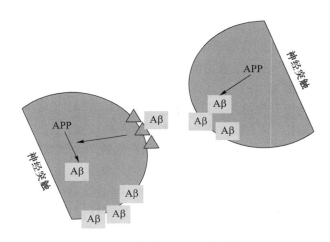

图 6.1 淀粉样蛋白级联假说

到目前为止,AD 发病的确切机制尚未完全清楚,APP 异常致病论也不是唯一的理论,但有一点可以达成共识,就是由 APP 产生的淀粉样蛋白——Aβ(amyloid β-peptide, Aβ)在 AD 的病理学上起了重要作用,即淀粉样蛋白神经元毒性引起神经元退行的学说仍占主导地位。其机制总结如下:AD 患者主要的病理改变有二,一是病变部位神经元胞质内出现神经纤维缠结(neuro-fibrillary tangle, NFT),二是产生老年斑(senile plaque, SP)。神经纤维缠结的主要成分是以成对双螺旋丝样结构形成聚集的异常磷酸化的 Tau 蛋白。Tau 蛋白是一种与微管蛋白有关的磷蛋白,位于神经元的突触上,在成人脑中,正常情况下,Tau 蛋白通过与微管蛋白结合而刺激微管蛋白集聚,并帮助维持和稳定细胞内骨架。当 Tau 蛋白过度磷酸化、异常糖基化、异常糖化、泛素蛋白化或所含微管结合基序的数目减少都会影响 Tau 蛋白与微管的结合,使神经纤维退化。AD 患者脑内可见 Tau 蛋白的过度磷酸化或异常磷酸化,而且患者脑组织中的微管集聚功能明显受损(Adlard and Bush, 2006)。而老年斑的成分是 Aβ,Aβ 由 APP 产生,中枢神经系统神经元、星形细胞、小胶质细胞、少突胶质细胞、内皮细胞均能表达 APP。正

常情况下，Aβ 仅有极少量的表达。低浓度的 Aβ 对未分化、不成熟的神经元有营养作用，而高浓度的 Aβ 对已分化的成熟的神经元有毒性作用。已知 Aβ 的沉淀与 APP 的过度表达和异常加工有关。APP 经分泌酶降解产生 Aβ，生成可溶性和不可溶性两种状态，不溶的以折叠为主，此种构象有利于 Aβ 的聚集。Aβ 在形成高密度、纤维状的聚合体后可引起神经毒性，包括直接的毒性和增强、放大各种伤害性毒性，从而妨碍神经细胞的正常生长与传导，最终导致神经细胞的死亡，引发 AD。转基因小鼠的研究显示，APP 和 Tau 蛋白的突变都会导致 Tau 蛋白沉淀神经纤维缠结，但是其产生的淀粉样斑块在结构和数量上却完全不同，这也进一步说明在 AD 的发展进程中，APP 的改变先于 Tau 蛋白的改变。越来越多的证据表明，Aβ 分解代谢和清除遗传性改变罹患晚发型 AD 的危险大大增加。这些证据都为 Aβ 致病说提供了依据（Duce and Bush，2010）。AD 的发生最终归根于神经组织受损，而导致这一事件发生的原因可能不是单一的方面，淀粉样蛋白的神经毒作用表现为多种因素导致 AD 发病的共同通路，错误折叠的 Aβ 导致 AD 的病理和临床表现。AD 的病因有多种推测，比如环境、遗传、体内某些化学因素等（Citron，2010）。

对于老年痴呆症的治疗，首先考虑的是对症治疗。老年痴呆症患者的脑神经细胞受损，导致记忆减退、认知能力下降等临床症状，因此，对症治疗首先是应用一些可以修复受损神经元的药物，从而改善临床症状。比如，神经节苷脂能有效修复受损或濒死的脑神经细胞，促进神经的修复再生及神经网络的重塑。胆碱酯酶抑制药、脑代谢激活药、抗抑郁药物等有助于活血通络，改善脑循环。现已知脑内乙酰胆碱含量与记忆密切相关，老年人或痴呆病人脑内乙酰胆碱含量减少，补充胆碱类药物能改善其记忆力和思维能力。但是，对症治疗只能缓解，治标不治本，因而基于 AD 致病机制的治疗方法应运而生，主要是针对 Aβ 形成的沉积。比如，由于分泌酶是 APP 形成 Aβ 蛋白关键的酶，因此抑制这个酶可以阻断 Aβ 肽的产生，故 γ 分泌酶的抑制剂药物的筛选成为一种重要的手段（Carter et al.，2010）。再者，就是老年痴呆症疫苗的研发。Schenk 于 1999 年首次应用 PDAPP 转基因小鼠，证实接种化学合成的 Aβ42，可以减少脑内 Aβ，脑内无老年斑沉积、神经元失营养和星形胶质细胞炎症，具有治疗效果。

继而，又有诸多科学家通过 Aβ42 免疫的方法减轻了动物 AD 的病理特征，由此可见，在 AD 动物病理模型中，通过主动免疫确实可以预防和减轻脑内 Aβ 沉积。动物实验的成功为临床试验奠定了基础，2001 年，新疫苗 AN-1792（合成的人 Aβ42 蛋白）在 100 余例轻度到中度 AD 患者中进行了 I 期临床试验。不同剂量给药后，人体均能较好地耐受，相当数量的患者还产生了较强的体液免疫反应。这使 AN-1792 顺利进入 II 期临床试验。然而，2002 年 3 月，在参加 II 期临床试验的 360 个病人中，有 15 人先后出现了中枢神经系统非细菌性炎症，2 例出现了局部缺血性中风，这项临床试验因而被迫终止（Bayer et al.，2005）。

虽然此项试验失败，但是针对 Aβ 蛋白的抗体在治疗老年痴呆症的有效性得到了普遍的承认，为老年痴呆症的疫苗治疗开启了新的纪元。蛋白疫苗虽然有效，但是由于其激活的 Th1 细胞，会引起神经系统的自主免疫反应，而抗体治疗虽然被认为是安全的，但由于其造价昂贵，并且难以在体内维持一个较高的抗体滴度，因此也并非是 AD 疫苗开发的最佳选择。而 DNA 疫苗作为一种新兴的疫苗种类，开始被用于老年痴呆症疫苗的开发中。

DNA 疫苗的研制是基于对 AN-1792 的改进和对抗原表位的筛选。Ghochikyan 等提出如果改进佐剂的类型，偏向激活 Th2 细胞免疫反应，可以在起到治疗效果的同时，避免 Th1 细胞的自主免疫反应。他们采用 Aβ42 的 DNA 序列结合小鼠的 IL-4 序列构建了 DNA 疫苗，来产生针对 Aβ 的抗体，并且增强 Th2 细胞的免疫反应。在免疫 AD 模型小鼠之后，可以检测到 DNA 疫苗激起了较高水平的 IgG1，并且没有发现 $CD4^+$ T 细胞侵入 AD 模型小鼠脑部的脑炎不良反应（Ghochikyan et al.，2003）。而 Kim 等则提出采用初免－加强免疫的方式，首先采用 Aβ42 的 DNA 疫苗初免，然后用 Aβ42 蛋白进行免疫加强，同样可以激起偏向于 Th2 细胞的免疫反应，并且不引起神经系统的炎症反应（Kim et al.，2007）。而 Lambracht 等则采用三聚 Aβ42 序列的 DNA 疫苗，在正常小鼠上证明了这种 DNA 疫苗可以引起偏向于 Th2 细胞的免疫反应，并且不引起 T 细胞的增殖现象（Lambracht-Washington et al.，2009）。

Qu 等采用了改进 Aβ42 抗原表位序列的做法，构建了 Aβ1-42 序列和 Aβ1-16 表位序列对 BALB/c

小鼠和 APPswe/PSEN1 转基因小鼠进行免疫,在结果中发现,两种 DNA 疫苗都可以激起正常小鼠和转基因小鼠体内较强的抗体反应,而对免疫后 Th1 细胞型细胞因子 IFN-γ 的检测发现,两个表位的 DNA 疫苗均没有引起明显的 IFN-γ 表达,预示着这种 Aβ42 表位的 DNA 疫苗的有效性和安全性(Qu et al.,2004)。

Movsesyan 等采用 3 个拷贝的 Aβ421-11 的抗原表位,以 CCL22 作为分子佐剂,构建成为 pMDC-3A(1-11)-PADRE 载体,作为 DNA 疫苗,对转基因小鼠进行免疫,发现可以引起较强的免疫反应,并且在患病小鼠脑部可以抑制 Aβ42 蛋白的聚集,更为重要的是相对于 AN-1792 而言,可以有效地抑制脑部炎性细胞的活性并预防脑部微血管出血现象的发生(Movsesyan et al.,2008)。而 Okura 等的研究则发现,将 Aβ42cDNA 减毒片段构建在痘病毒 DNA 载体上,在 APP 转基因小鼠上可以有效地降低 T 细胞的免疫反应并且可以缓解病情的发生(Okura et al.,2006)。Xing 等的研究发现,同时改进抗原表位和佐剂,采用 Aβ423-10 的 10 个拷贝的序列加 IL-10 的整合 DNA 疫苗,也可以达到激活 Th2 细胞免疫反应而不引起 Th1 细胞增殖的目的。

Evans 和 Davtyan 等采用 Aβ42 的 DNA 疫苗在猴子上进行了免疫,6 周内在 10 只猴子上进行了 3 次腿部肌内注射免疫,并用电脉冲导入的方法来促进 DNA 疫苗进入抗原提呈细胞内,结果显示,免疫的猴子相对于只注射了 DNA 质粒载体的对照组,可以有效地激起体内针对 Aβ42 的抗体,而不产生自主免疫反应,并且抗体可以持续 6 周。将注射 DNA 疫苗的猴血清分离出,发现其中的抗体可结合于病人脑部的老年斑,或者是体外的 Aβ42 纤维蛋白(Evans et al.,2014)。虽然尚未有进入临床实验的 AD DNA 疫苗,但是目前这些 DNA 疫苗的研究有些已经进入了临床前实验,相信其在 AD 疫苗领域的研究中,有着广阔的发展前景。

除了 Aβ42 表位的 DNA 疫苗之外,Wang 等更新的研究发现,scFV 蛋白可以有效地结合 a 蛋白,从而清除海马区的老年斑,因此将此基因构建在痘病毒基因载体上作为 DNA 疫苗,使机体自主产生 scFV 蛋白,从而达到治疗效果,为将来疫苗的开发提供了一个安全、有效、可行的思路(Wang et al.,2009)。

#### 6.3.7.2　多发性硬化症的 DNA 疫苗

多发性硬化症(multiple sclerosis,MS)是一种脱髓鞘的中枢神经系统疾病,主要表现为免疫系统攻击神经细胞的髓鞘蛋白而引发的脑脊髓炎。多发性硬化症的病因不清,多被认为是自身免疫性疾病(Compston,2008)。可能的病因是基因与环境因素,如与病毒感染有关(Ascherio,2007)。

因多发性硬化症会损害神经纤维的髓鞘,故其临床表现与受损神经纤维的种类有关,一般而言,患者的运动、感觉以及视觉等都有可能受到影响。患者多表现为明显的复发和缓解过程,还有少数患者则自病程开始便出现持续恶化。

目前对于多发性硬化症的治疗主要分为 3 种类型:急性发作期的治疗,预防反复发作的治疗和针对发作病症的治疗。但是目前尚无根治多发性硬化症的药物或治疗手段(Katsara et al.,2008)。因其与免疫的相关性,疫苗已成为多发性硬化症治疗方法中研究的热点。

多发性硬化症疫苗起步较早,主要是针对髓鞘蛋白的 DNA 疫苗。在 1998 年,Lobell 等就设计将髓鞘蛋白 MBP68~MBP85 基因克隆到质粒载体上,在小鼠的 EAE 模型上取得了比较好的预防效果,发现这种 DNA 疫苗可以有效地抑制 Th2 细胞的反应,并且抑制炎症因子 IFN-γ 的产生,有效地预防 EAE 模型的发病(Lobell et al.,1998)。Ruiz 等也在研究中发现,采用髓鞘蛋白 PLP139~PLP151 的基因序列作为 DNA 疫苗,也可以在 SJL/J 小鼠的 EAE 模型中有效地控制 EAE 的发病情况,其他的学者也有类似的发现(Lobell et al.,2003)。而 Bourquin 等在研究中也发现,采用 MOG 的序列作为 DNA 疫苗,可以引起自身对于自主抗原的免疫耐受,从而缓解 EAE 模型小鼠的发病情况,这些都为 MS 的治疗提供一种新的疫苗方案(Bourquin et al.,2000)。而更新的研究则发现,将 IL-10 基因作为分子佐剂,加入髓鞘蛋白的 DNA 疫苗中,可以诱导体内产生 Tr1 细胞,从而达到更好的抑制 EAE 发病的效果(Schif-Zuck et al.,2006)。这类疫苗的作用机制有可能是在抗原提呈时,其引起的 APC 缺乏共刺激分子,从而不能有效地激活 T 细胞,而导致炎症因子 IL-2、IFN-γ 和 TNF 等表达量的下降,抑制 Th1 细胞的活化反应,而偏向于 Th2 细胞的反应,从而达到抑制 EAE 发病的目的(Fissolo et al.,2012),见图 6.2 和图 6.3。

DNA 疫苗的研制方向也不光局限于蛋白序列,研究中发现,在 PL/J 的 EAE 模型小鼠中,预先注射

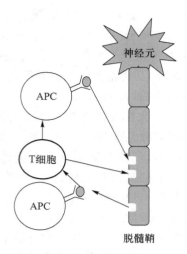

图 6.2　多发性硬化症与 T 细胞

TCR-Vβ8.2 多肽疫苗,可以有效地抑制 EAE 模型的动物发病。TCR-Vβ8.2 是 PL/J 小鼠识别 MBP 蛋白表位的 TCR,注射此基因序列的 DNA 疫苗并不能够达到删除此表位的目的,但是研究发现,疫苗注射后可以有效地抑制针对 MBP 蛋白的 Th1 细胞和 Th2 细胞的免疫反应,而针对 TCR 的 DNA 疫苗也有类似的发现(Buch and Waisman,2006)。

炎症因子是 EAE 模型动物发病的一个重要因素,因此,有的 DNA 疫苗是针对炎症因子而设计的。如 Wildbaum 等在研究中发现,设计构建炎症因子 TNF 的 DNA 疫苗可以在小鼠体内引起针对于 TNF 的中和抗体,这些中和抗体可以有效地抑制 TNF 的炎症效应,从而达到抑制 EAE 模型动物发病的效果(Wildbaum and Karin,1999)。除炎症因子外,趋化因子也是引起 EAE 模型动物发病的原因之一,针对

趋化因子的 DNA 疫苗也应运而生。Yousseff 等在研究中发现,MIP-1a 的 DNA 疫苗可以有效地抑制 Lewis 大鼠的 EAE 模型发病情况(Yousseff et al.,1998)。然而,MIP-1b 和 RANTS 的 DNA 疫苗则无法达到这样的预防或者是治疗效果。而 Wildbaum 等在研究中发现,IFN-γ-inducible protein 10 (IP-10)基因序列作为 DNA 疫苗也可以达到控制 EAE 模型小鼠发病的目的。其治疗的原理可能是 DNA 疫苗可以引起针对 IP-10 这种趋化因子的抗体,有效地抑制 T 细胞的迁移,从而调节 Th1 细胞和 Th2 细胞的平衡,通过免疫调节来抑制 EAE 模型动物发病(Wildbaum et al.,2002)。而类似于趋化因子 DNA 疫苗的还有 CD44,被认为是一种在具有转移潜能的肿瘤细胞上表达的基因,以它作为 DNA 疫苗免疫 EAE 模型小鼠,可以有效地降低 T 细胞对于神经系统的浸润,也具有治疗 MS 的潜能(Garin et al.,2007)。

在 MS 的 DNA 疫苗中研发最为成功,已经进入临床研究的 DNA 疫苗是一种编码 MBP 全长基因的疫苗 BHT-3009。它目前已经进入了 Ⅱ 期临床试验的研究,在双盲实验中,进行了安慰剂对照组和 0.5 mg、1.5 mg BHT-3009 剂量组实验,发现 BHT-3009 确实可以有效地降低 CD4+ T 细胞 IFN-γ 这种炎症因子的表达,引起 T 细胞对于 MBP、MOG 和 PLP 蛋白抗原的免疫耐受,同时,在 MRI 对脑部操作情况的检测中,相比于安慰剂对照组,它能够有效地降低脑部的受损程度,不会引起神经系统的炎症反应,它的安全性和有效性都预示着其具有较强的应用前景(Correale and Fiol,2009)。

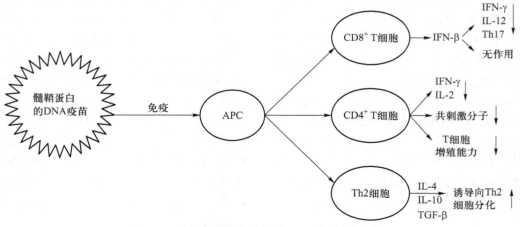

图 6.3　编码髓鞘蛋白基因的 DNA 疫苗作用原理

## 6.4  DNA 疫苗的产业化

### 6.4.1  大规模制备

传统疫苗的生产过程一般需要 6 个月的时间，而生产一个批次的质粒 DNA 却只需要 2~4 周的时间。毫克数量级的质粒 DNA 为供应实验室使用的小规模制备(small scale production)；从 100 mg 到 1g 数量级的质粒 DNA 为供应临床前研究的中试规模制备(pilot scale production)；从克到千克数量级的质粒 DNA 为供应临床试验用的大规模制备(large scale production)。

规模化制备质粒 DNA 面临三个方面的技术挑战：规模大、纯度好和浓度高。大规模制备质粒 DNA 的瓶颈问题是回收率低。质粒 DNA 只占细菌核酸总量的 1%~2%，使得它在细菌裂解液中的浓度比其他不纯物质低得多。现有的分子生物学技术和层析填料等主要用来纯化蛋白质分子，质粒 DNA 的分子比蛋白质大得多，所带电荷也不同，因此，大规模制备质粒 DNA 技术面临很大的挑战，不能套用纯化蛋白质的技术和方法，而需要另辟蹊径，研究开发新的填料、新的技术和方法。第二方面的挑战来自对纯度的高要求。内毒素的负电荷与质粒 DNA 相似；线形和开环质粒 DNA 与超螺旋质粒 DNA 的核酸序列相同，长短也一样。由于这些物理化学特性的相似性，因此，难以获得高纯度的质粒 DNA，为了达到该目的，则需要牺牲 DNA 疫苗的收获量。第三个挑战是临床试验的疫苗接种剂量大，以毫克计算，但是注射的体积小，所以必须提高质粒 DNA 的浓度。而采用酒精、异丙醇或 PEG 沉淀的方法来浓缩，会伴随超螺旋结构受损、难以清除残余化学物质和盐等难题，甚至会影响到疫苗的安全性(Xenopoulos and Pattnaik,2014)。

质粒 DNA 疫苗的研究，开发和生产基本涉及上游、中游和下游三个阶段。上游(upstream phase)包括载体、基因重组质粒构建、宿主菌和工程菌种子库。中游(production phase)主要是工程菌发酵。下游(downstream phase)的重点是质粒 DNA 的分离和纯化。质粒 DNA 疫苗上游的载体选择和疫苗的构建重点是致力于增强疫苗的免疫原性，如选择强启动子和增强子序列，优选编码子，融入信号肽，引入

CpG 基序等。从生产的角度考量，为了增加质粒的收获量，降低成本，往往会选择高拷贝的质粒载体。宿主菌 DH5、DH10B 和 JM108 的选择，以及原代种子库(master cell bank,MCB)和工作种子库(working cell bank,WCB)的建库等上游的研究开发细节不在此赘述。重点对工程菌发酵和质粒纯化技术进行详述。

#### 6.4.1.1  质粒 DNA 工程菌的发酵培养

优化 DNA 疫苗工程菌发酵培养的参数和条件是为了高产和优质两个目的。高产的目的是要使从每升培养液中获得尽可能多的菌体，再从每克菌体中提取到尽可能多的质粒 DNA。优质的目的是尽可能提高在质粒 DNA 中超螺旋质粒 DNA 单体的比例。尽管不同 DNA 疫苗工程菌的发酵培养条件和参数有不同之处，但是有如下三个原则需要遵循：① 当处理质粒 DNA 产量和质量之间的矛盾时，需要在保证质量的前提下提高产量；② 质粒 DNA 的产量和质量与工程菌的增殖生长速度相关，原则上不要追求过快的增殖生长速度，生长速度过快会影响质粒的拷贝数(Wang,2017)；③ 将细菌的培养温度控制在 30~34℃ 有利于提高质粒 DNA 的质量(Cai et al.,2009)。小规模的烧瓶摇床培养目的是为了制备毫克级别的实验室用途质粒 DNA，或者是为了提供转种到生物反应器或发酵罐中的菌种。小规模的培养无法优化培养条件和参数，而在生物反应器或发酵罐中，可以通过调节溶氧率、温度和酸碱度(pH)来控制细菌的培养发酵。菌体的收集取决于制备和生产的规模，小规模制备可以采用普通的离心法，中试规模制备则必须使用连续流离心法。可将收集好的菌体膏保存在 -80~-20℃，以备质粒 DNA 下一步的纯化。

#### 6.4.1.2  以整体柱为主的质粒 DNA 纯化技术

规模化制备或生产质粒 DNA 的下游技术主要包括细菌裂解、固相和液相分离、质粒 DNA 的提取和纯化、浓缩和剂型、除菌过滤和分装等 5 个基本程序。其中以整体柱(monoliths)为主的质粒 DNA 纯化技术是核心。由奥地利 BIA 公司在斯洛文尼亚生产的 DEAE 整体柱通常能获得浓度为 2~5 mg·mL$^{-1}$、超螺旋比例高达 95% 的质粒 DNA，具有动态吸附 5~10 g·L$^{-1}$ 质粒 DNA 的能力，甚至有可能达到 15 g·L$^{-1}$。整体柱是一次性交联成型的大孔径基

质材料,有 0.8 mL、8 mL、80 mL 和 800 mL 等不同的规格,适用于实验室、中试和批量生产等规模的不同需求。传统层析技术采用渗透扩散的原理(diffusion flow)来分离纯化质粒 DNA,因此,流速比较慢。由于整体柱具备互相交联的大孔径渠道,采用对流传输的原理(convective mass transfer),因此,流速快是整体柱技术最大的优点,而且在高流速条件下,整体柱依然能保持很高的动态载量(Bicho et al.,2016)。整体柱技术特别适合于纯化质粒 DNA、病毒和抗体等大生物分子,去除内毒素、染色体 DNA、RNA 和杂蛋白的能力很强。BIA 公司为了提高质粒 DNA 的超螺旋比例,专门研发了 C4 疏水整体柱(monoliths C4)和精氨酸整体柱(arginine monoliths)来去除质粒 DNA 的非超螺旋构象(Almeida et al.,2015)。BIA 公司的整体柱不仅不需要层析技术的装柱程序(column packing),而且还提供为临床试验用的 GMP 整体柱,因此,它将引领全世界质粒 DNA 大规模制备和生产的新技术领域。

## 6.4.2　DNA 疫苗的质量控制与 GMP 规范

因为是用于临床试验的疫苗,所以在质量控制的标准方面需要符合药物级别的要求,在生产环境方面要符合动态药品生产管理规范(current good manufacture practice,cGMP)的硬件和软件要求。质粒 DNA 的质量控制依据世界卫生组织(WHO)、美国 FDA 和欧洲药物管理局(European Medicines Agency,EMA)的三种指导原则(WHO Technical Report Series No. 941,2007;US FDA,2007)。我国的质量控制依据由中国食品药品检定研究院制定的指导原则。

原则上,无论是依据哪个指导原则,对质粒 DNA 的质量控制指标主要包括四个内容:① DNA 疫苗中超螺旋结构质粒 DNA 的比例要占到 80% 以上;② 在 DNA 疫苗中与大肠杆菌宿主菌株相关的主要不纯物质包括染色体 DNA、RNA 和蛋白质,均不能超过 1% 的阈值;③ 与疫苗安全性关系最大的是细菌的内毒素,在每毫克 DNA 疫苗中不能超过 40 EU 的阈值;④ 可以量化的效力试验方法。

DNA 疫苗作为一种人用或者兽用的生物制剂,其在应用的过程中同样需要经过临床前实验室研究阶段、临床试验阶段和生产上市阶段。在相应的阶段中,对于 DNA 疫苗的质量要求和控制条件都有明确的规定。

### 6.4.2.1　临床前实验室研究阶段的质量控制要求

质量控制的原则是保证产品的质量和工艺的连续性、稳定性。因此,质量控制的手段主要体现在:生产过程条件的监控,生产过程中的各项操作记录以及各种原料、中间物和预装产品及最终包装制品的质量检定。在临床前部分主要涉及制品检定的标准和要求,生产过程的控制和操作记录的规范将在生产上市阶段中重点介绍。

(1)理化特性的检测

① 外观检查:根据样品的特征建立外观的质量标准。② pH 检测:可根据一般生物制品的要求建立标准,一般为 7.2±0.5。③ DNA 含量的检测:应建立检测含量的方法,其实测值应与制品的标示量相符。④ 纯度:主要是评价纯化的重组 DNA 制品中是否含有宿主 RNA、DNA 和蛋白的污染。⑤ 每毫克 DNA 制品中的残余有明确要求:a. 宿主菌 DNA 含量不超过 $2\ \mu g \cdot mg^{-1}$;b. 宿主蛋白的含量应不超过 $1\ \mu g \cdot mg^{-1}$;c. 可以检测样品在波长为 260 nm 和 280 nm 的紫外吸收值,并计算 $A_{260} / A_{280}$,评价制品的总体纯度,要求其比值在 1.75 以上。

一般采用琼脂糖凝胶电泳的方法检测制品中有无 RNA,要求无明显的 RNA 带型;一般采用 Southern blot 的方法检测制品中残留的宿主 DNA 的含量,在该方法的研究时应建立宿主 DNA 的标准品,并对该类试剂的敏感性和特异性进行验证。可以采用酶联免疫法(ELISA)或氨基酸分析法检测制品中宿主蛋白的残余量,在该方法的研究过程中应建立宿主蛋白的定量标准,并对检测方法的敏感性和特异性进行验证,其性能能满足该实验的要求。

⑥ 质粒大小的均一性和结构的分析:主要是分析超螺旋结构与线性和松弛性质粒的比例,一般采用琼脂糖凝胶电泳的方法对制品进行电泳分析,并用扫描仪对电泳结果进行扫描,分析各带型所占的比例,一般要求环状结构的重组质粒所占的比例在 90% 以上。

⑦ 鉴别实验:主要是对重组质粒的特征以及是否含有正确的插入片段进行分析。至少用三对以上限制性内切酶对重组质粒进行酶切,对酶切产物分别进行电泳分析,观察是否有特征性的带型;用聚合酶链式反应(PCR)方法对插入片段进行扩增或用

特征性的酶切方法分析插入的基因片段的大小是否与预计的大小一致。

⑧ 体外效力实验:对于体外转染哺乳动物细胞,检测其表达量时,需建立定量检测表达抗原的方法以及表达抗原的定量标准,并对该检测方法的敏感性以及定量的准确性进行验证;还应检测表达抗原的图谱,其各表达目的抗原的大小应与预计大小相同,应建立相应的方法并进行验证。制定各表达抗原的量和图谱的质量控制标准。

⑨ 无菌实验:应检测需氧菌、厌氧菌以及支原体等,制品中应无该类微生物的污染。

⑩ 热原实验:主要检测制品中有无热原物质,可用鲎试剂检测细菌的内毒素,要求内毒素的含量不高于 $0.01 \text{ EU} \cdot \mu\text{g}^{-1}$;每个人用剂量不超过 20 EU,也可以用其他方法检测制品的热原。

（2）抗生素及其他添加物质残余量的检测

由于 DNA 载体一般使用抗生素的选择性标记,重组 DNA 的研制过程中采用含抗生素的选择性培养基进行培养,在纯化制品中对抗生素的含量应进行限制,因此,应建立检测抗生素的方法并制定抗生素残留量的要求。在重组 DNA 的培养和纯化工艺中,可能需要一些其他物质或基质,如纯化工艺中可能需要乙醇等有机溶剂,这些物质可能对人体有潜在的危害,应在纯化制品中限制其含量,因此,应建立检测方法并制定残留量的标准。

（3）安全性实验

该实验是控制该类制品质量的重要指标,由于该制品与一般生物制品相比有其特殊性,因此,在安全性方面除了考虑一般的安全性实验外,还应考虑该制品的特异性安全性。一般性安全实验主要用小鼠和豚鼠进行实验,一般小鼠腹腔接种一个人用剂量,豚鼠接种 5 个人用剂量。

（4）稳定性实验

由于 DNA 超螺旋结构的不稳定性,而且超螺旋结构的比例可能影响重组 DNA 的转染率,因此,在该类制品的稳定性实验中应主要考虑超螺旋结构的稳定性。应建立检测超螺旋质粒稳定性的实验方法,并建立相应的质量标准。

（5）生物效价

由于用于预防的 DNA 制剂所发生作用的原理不同,评价其生物效价的方法也不同。如果 DNA 制剂是通过免疫反应发生作用的,则应评价其体液免疫和细胞免疫的生物效价。在评价体液免疫效价时,应选择实验动物的品系,建立检测动物血清抗体的诊断试剂,并对该类试剂进行验证,可以计算小鼠 ED50 以及抗体产生的滴度,如有必要和可行,还应建立评价抗体质量的方法,对抗体的质量进行评价;在评价细胞免疫效价时,应建立检测评价细胞免疫的方法(如特异性 CTL 反应的方法或 ELISPOT 方法等),也可通过对细胞因子的定量检测评价其细胞免疫情况,如属于常规检定项目,该类方法应稳定、重复性好、可操作性强,并制定相应的质量标准。若已有蛋白类疫苗,其评价方法应参照有关蛋白类疫苗的评价方法。若有动物模型,可进行动物保护性实验。

（6）佐剂或提呈物质的质量评价

如最终重组 DNA 制品含有佐剂或提呈物质,则应建立检测该类物质的量以及与重组 DNA 结合率的方法,并制定质量标准。

### 6.4.2.2 临床试验阶段样品要求

对申请 I 期临床试验的申报者,应在《药品生产质量管理规范》标准下至少生产三批产品,其每批产量一般不少于 1000 人份,产品必须由中国食品药品检定研究院进行质量复核。

### 6.4.2.3 生产上市阶段要求

（1）《药品生产质量管理规范》

《药品生产质量管理规范》( good manufacture practice,GMP )是药品生产和质量管理的基本准则,适用于药品制剂生产的全过程和原料药生产中影响成品质量的关键工序。大力推行 GMP,是为了最大限度地避免药品生产过程中的污染和交叉污染,降低各种差错的发生,提高药品质量。世界卫生组织 20 世纪 60 年代中开始组织制订 GMP,中国则从 20 世纪 80 年代开始推行,1988 年颁布了中国的 GMP,并于 1992 年做了第一次修订。本部分的内容是参考 2010 版的 GMP。

（2）GMP 管理原则

GMP 作为药品生产管理的准则,在 DNA 疫苗临床试验阶段开始使用制品时就必须是符合 GMP 所生产的。GMP 的管理主要分为以下几个方面:

① 机构与人员:主要包括管理和操作体系的架构、监督程序、培训和责任风险制度。

② 厂房、设施与生产:统称硬件设施,主要是在对生产流程的优化和控制上做到合理配置和减少交

叉污染,以及通过对设备的监控来控制生产流程的同一性,以保障产品批次间的稳定性和同一性。

③ 物料与产品:作为生产的源头,严格控制其准入的质量标准,并通过自己设置的质检部门进行相关检验。由于生产中会有中间产品、分包装产品和最终成品的过程,所以产品的质量控制需要贯穿每个阶段,根据不同阶段的特点还应有侧重,如无菌检验的标准不同。

④ 确认与验证:通过第一部分介绍的方法对终产品进行全面的评估,以达到临床试验和上市的标准。

⑤ 文件管理:作为整个质量管理的基石,文件是记录所有生产环节和人员操作的依据,也是实施逐层监管的保障。所以在 GMP 中对于文件的记录和管理有着明确和严格的规定。

⑥ 质量控制与质量保证:上述的质控都需要企业设立独立的质量控制实验室来专门监管,而其自身的结构和管理是 GMP 中的着重要求并严格明确了各岗位的权责。

GMP 作为药品进入临床试验和市场的管理规范,其保障了药品的安全稳定,尤其是质量可控,在管理的同时,明确的权责制度也为生产管理的质控提供了基础。所以在 DNA 疫苗的产业化进程中,如何建立一套适合 DNA 疫苗本身特点的生产质控流程至关重要,在逐步放大规模的时候,GMP 的应用应该逐步渗透,在方法论上给予重视,推动最终的大规模生产上市。

### 6.4.3 DNA 疫苗的安全评价

疫苗的研发主要分为两部分:临床前研究和临床试验,而临床试验必须严格按照《药品临床试验管理规范》(good clinical practice,GCP)进行。人体临床试验分为四期:即 Ⅰ 期、Ⅱ 期、Ⅲ 期和 Ⅳ 期。Ⅰ期临床试验重点观察安全性,观察对象应健康,一般为成人。Ⅱ 期临床试验目的是观察或者评价疫苗在目标人群中是否能获得预期效果,通常指免疫原性和一般安全性信息。Ⅲ 期临床试验的目的为全面评价疫苗的保护效果和安全性,该期是获得注册批准的基础。Ⅳ 期临床试验是疫苗注册上市后,对疫苗实际应用人群的安全性和有效性进行综合评价。

因此,在临床的四期试验中,安全性评价是贯穿始终的,其评估体系是相同的,只是针对样本数不同而标准不同。在临床试验前,DNA 疫苗需要通过临床前研究并获得批准,方可开展临床试验,故首先介绍临床前研究的要求。

#### 6.4.3.1 DNA 疫苗的临床前研究

DNA 疫苗作为新兴的疫苗,尚处在临床前研究和临床试验阶段,相对于传统疫苗的特点,使其在产业化的进程中有一些特殊的要求,集中表现在以下几个方面:DNA 疫苗构建,DNA 疫苗的生产工艺,药理、毒理和生物分布,质量控制及检定的要求。

(1) DNA 疫苗构建的基本要求

① DNA 载体及宿主菌:由于 DNA 疫苗需要将目的基因构建到载体上再转化到宿主菌中,所以载体和宿主菌的选择必须考虑其安全性、载体的各种控制元件对哺乳动物的影响及与人类基因发生同源交换的概率等。

• 测定 DNA 载体的全长核苷酸序列及与已知人类基因的同源性比较和分析。

• 对 DNA 载体的控制元件和选择标记的序列与来源,如真核启动子、增强子、终止序列、抗生素抗性标记等进行分析。建议避免使用抗青霉素或其他常用的药用抗生素,最好使用无抗性标记的 DNA 载体,若需要抗性标记,则可使用抗卡那霉素或新霉素的抗性标记。

• 对 DNA 载体的安全性进行研究和分析,尤其对病毒性启动子、哺乳动物细胞或病毒终止子的安全性进行研究分析。若使用非常用性或特殊的控制元件,应提供其安全性、对基因产物表达的影响以及其利弊权衡等的分析报告。

② 目的基因:由于其将在宿主体内进行表达,故需要对基因本身的结构及其表达产物的特性进行综合评价。

• 明确目的基因来源的病原体及其他相关生物分子的基因序列及结构,并与我国主要流行株的核苷酸和氨基酸同源性进行分析,明确其血清型、基因型和亚型。对该种血清型或基因型的流行情况进行分析,若存在不同的血清型或基因型,应对所选择的血清型或基因型与其他血清型或基因型交叉反应或交叉保护性进行分析和研究。

• 对目的基因的序列、大小、来源以及表达产物的预计大小进行分析;明确目的基因选择的依据及其表达蛋白在预防中的作用。

• 若对目的基因进行了修饰,应对修饰后的基因序列,以及修饰后基因与人类已知基因序列的同源性进行分析。若在表达的目的重组蛋白以外有其他氨基酸寡肽同时表达时,应对寡肽的作用和选择的依据进行分析,并对基因修饰或重组的利弊权衡进行分析。

● 若与调节免疫反应的因子等同时表达,则应对这类因子进行详细的分析,包括因子的大小、表达量及免疫学反应等。若这类因子未被批准上市,则应对这类因子进行单独的药理和毒理学研究。

（2）DNA 疫苗的生产工艺

① 三级种子库的建立：由于 DNA 疫苗的生产是建立在含有重组质粒的宿主菌发酵生产上的,所以为了保障生产工艺的稳定、安全和质量可控,必须建立相应的三级种子库制度,对转化大肠杆菌的条件进行优化。

● 建立原始种子库：对种子库的遗传稳定性进行分析,要明确该种子库可以传代的次数。

● 在此基础上建立主细胞库和工作细胞库,并应保证该类细胞库无噬菌体和其他外源因子的污染;并对细菌的遗传背景进行分析和检测,保证细胞库中细菌的遗传背景包括染色体组型、表型未发生改变;应检测细菌的形态学,保证细菌的均一性;应检测导入基因的存在状态。同时,应对工作细胞库的规模、保存条件、扩增条件、传代过程中质粒的稳定性（拷贝数及表达量）、允许的传代次数等进行研究。

② 质粒生产的工艺：建立稳定的纯化工艺,并制定相应的质控指标,而且为进行临床试验,应建立符合 GMP 要求的生产环境。

③ 对佐剂或提呈物质的要求：如果在重组 DNA 终制品中使用佐剂或提呈物质,则对以下问题进行研究或提供相关材料。

● 对于已经明确有佐剂效应或者已经商品化的佐剂和提呈物质,只需提供该类制剂的组分或化学组成,国内外使用该类制剂的情况,无须再进行毒理和安全性研究。若国内外均未使用过该类佐剂,则必须对其作用原理、安全性及佐剂效应进行详细的研究并建立切实可行的评价方法。

● 对该类制剂的制备工艺进行优化,若使用脂质体或多肽类物质时,由于脂质体的形成及多肽类合成过程的随机性,不可能达到一般化学合成物的均一性及纯度,为此应对不同批号间保证安全有效的可以达到的最大均一性的程度进行研究,并制定可以接受的质量标准。

● 若该类制剂需与重组 DNA 制品结合,则应对结合工艺进行优化,建立检测结合率、结合均一性的方法,并制定结合标准。

（3）药理、毒理和生物分布

DNA 疫苗的药理学实验主要包括发生作用的原理、生物效价与剂量的关系、免疫程序和接种途径与效果的关系等;在毒理学方面主要考虑接种部位的病理反应、机体产生的抗核酸抗体反应、基因整合和必要时的致瘤性分析等;药代动力学主要包括重组 DNA 的分布、持续时间等。

① 免疫原性或生物效价的评价：应建立适当的实验及检测方法来评价该类制品的免疫原性或生物效价,如果有动物模型或可建立动物模型,可以采用动物模型直接评价该类制剂的生物效价。例如,对一些有动物模型的感染性疾病,可以采用病毒的攻击实验来评价该类制剂的保护效果。而且要建立剂量与生物效价的关系,通过实验优化免疫程序和接种途径。

② 持久性、耐受性以及生物分布的评价：由于抗原在机体内长期表达可能诱发机体的免疫耐受或产生自身免疫反应,应对抗原在机体中的表达持续时间进行动力学分析;由于重组 DNA 接种到人体以后,机体可能诱发产生抗核酸的抗体,应建立检测抗核酸抗体的方法,并对机体产生该类抗体的情况进行分析。

如果整合到人体基因,可能造成人体基因的断裂或重排而诱发染色体的不稳定性,从而可能产生遗传毒性或致瘤反应,因此,在临床前研究中应对基因整合的可能性进行分析,最好在猴体内进行实验,建立检测基因整合的方法,对重组 DNA 在接种部位组织及其他组织、器官的分布进行检测分析;对重组 DNA 在分布的组织和器官中持续时间进行追踪检测分析;在分布的组织及器官中是否发生整合进行检测;在该类研究中尤其注意重组 DNA 制品在生殖腺中是否有分布和整合。如果实验证明重组 DNA 分布于大部分组织或器官,而且有足够的证据证明是否发生整合作用,或者该类制品将长期用于控制或预防非致命性疾病时,应对该类制品的致瘤性进行研究。尤其在重组 DNA 中有与人类基因同源性很高的序列或有已知的潜在的致瘤性基因序列时,更应进行致瘤性分析,应建立检测方法,可以采用细胞或裸鼠的方法。

### 6.4.3.2 临床安全评价标准

安全性是指受试者在接受给药后,产生的不良反应对受试者是否造成影响。中华人民共和国国家食品药品监督管理总局(China Food and Drug Administration,CFDA)依据影响的程度对不良反应的分级做出了明确的规定,而疫苗由于接种人群的广泛性和特殊性(儿童),其对安全性的标准较一般制剂更高。包括临床指标——局部反应(表 6.7)、全身反应(表 6.8)、生命体征(表 6.9)检测;实验室指标——血生化(表 6.10)、血常规(表 6.11)、尿常规(表 6.12)检测等。

**表 6.7 局部反应分级**

| 局部反应 | 轻度(1级) | 中度(2级) | 严重(3级) | 潜在的生命威胁(4级) |
|---|---|---|---|---|
| 疼痛 | 不影响活动 | 影响活动或多次使用非麻醉性镇痛药 | 影响日常活动或多次使用麻醉性镇痛药 | 急诊或住院 |
| 皮肤黏膜 | 红,瘙痒 | 弥散,斑丘疹样皮疹,干燥,脱屑 | 水疱状,潮湿,脱屑或溃疡 | 脱皮性皮炎,累及黏膜,或多形红斑,或疑 Stevens-Johnson 综合征 |
| 硬结直径* | <15 mm | 15～30 mm | >30 mm | 坏疽或剥脱性皮炎 |
| 红直径* | <15 mm | 15～30 mm | >30 mm | 坏疽或剥脱性皮炎 |
| 肿直径** | <15 mm 且不影响活动 | 15～30 mm 或影响活动 | >30 mm 或限制日常活动 | 坏疽 |
| 疹直径(注射部位) | <15 mm | 15～30 mm | >30 mm | — |
| 瘙痒 | 注射部位微痒 | 注射肢中度痒 | 全身痒 | — |

注:* 除了最直接地通过测量直径来分级评价局部反应,还要记录测量结果的发展变化。

\* \* 肿的评价和分级应根据功能等级和实际测量结果。

**表 6.8 全身反应分级**

| 全身反应 | 轻度(1级) | 中度(2级) | 严重(3级) | 潜在的生命威胁(4级) |
|---|---|---|---|---|
| 变态反应 | 瘙痒无皮疹 | 局部荨麻疹 | 广泛荨麻疹,血管性水肿 | 严重变态反应 |
| 头痛 | 不影响活动,无需治疗 | 一过性,稍影响活动,需治疗(多次使用非麻醉性镇痛药) | 严重影响日常活动,初始麻醉剂治疗有反应 | 顽固性,重复麻醉剂治疗。急诊或住院 |
| 疲劳、乏力 | 正常活动减弱(<48h),不影响活动 | 正常活动减弱 20%～50%(>48 h),稍影响活动 | 正常活动减弱 >50%,严重影响日常活动,不能工作 | 不能自理,急诊或住院 |
| 恶心、呕吐 | 1～2 次·24 h⁻¹,摄入基本正常且不影响活动 | 2～5 次·24 h⁻¹,摄入显著降低,或活动受限 | 24 h 内 >6 次,无明显摄入,需静脉输液 | 由于低血压休克需要住院或其他途径营养 |
| 腹泻 | 轻微或一过性,2～3 次稀便/天,或轻微腹泻持续小于 1 周 | 中度或持续性,4～5 次/天,或腹泻>1 周 | >6 次水样便/天,或血样腹泻,直立性低血压,电解质失衡,需静脉输液 >2 L | 低血压休克,需住院治疗 |

| 全身反应 | 轻度(1级) | 中度(2级) | 严重(3级) | 潜在的生命威胁(4级) |
|---|---|---|---|---|
| 肌肉痛 | 不影响日常活动 | 非注射部位肌肉触痛,稍影响日常活动 | 重度肌肉触痛,严重影响日常活动 | 症状明显,肌肉坏死,急诊或住院 |
| 咳嗽 | 一过性,无需治疗 | 持续咳嗽,治疗有效 | 阵发咳嗽,治疗无法控制 | 急诊或住院 |
| 其他不适或临床上的不良反应(依据相应的判断标准) | 不影响活动 | 稍影响活动,不需药物治疗 | 严重影响日常活动,需要药物治疗 | — |

表 6.9 生命体征分级

| 生命体征* | 轻度(1级) | 中度(2级) | 严重(3级) | 潜在的生命威胁(4级) |
|---|---|---|---|---|
| 发热,腋温* | 37.1~37.5℃ | 37.6~39.0℃ | >39.0℃ | >40℃ |
| 口温** | 37.7~38.5℃ | 38.6~39.5℃ | 39.6~40.5℃ | >40℃ |
| 心动过速 | 101~115 次·$min^{-1}$ | 116~130 次·$min^{-1}$ | >130 次·$min^{-1}$ | 由于心律不齐就急诊或住院 |
| 心动过缓 | 50~54 次·$min^{-1}$ | 45~49 次·$min^{-1}$ | <45 次·$min^{-1}$ | 由于心律不齐就急诊或住院 |
| 高血压(收缩压)*** | 141~150 mmHg | 151~155 mmHg | >155 mmHg | 由于严重高血压就急诊或住院 |
| 高血压(舒张压)*** | 91~95 mmHg | 96~100 mmHg | >100 mmHg | 由于严重高血压就急诊或住院 |
| 低血压(收缩压)*** | 85~89 mmHg | 80~84 mmHg | <80 mmHg | 由于低血压休克就急诊或住院 |
| 呼吸频率 | 17~20 次·$min^{-1}$ | 21~25 次·$min^{-1}$ | >25 次·$min^{-1}$ | 需气管插管 |

注:* 引自《中国预防接种手册》,受试者应在静止状态进行检测。

** 口温:检测前没有喝热的或冷的饮料或吸烟。

*** 血压异常的判断需与使用疫苗前的基线血压值对比,进行具体分析。

表 6.10 血生化指标分级

| 血清 | 轻度(1级) | 中度(2级) | 严重(3级) | 潜在的生命威胁(4级) |
|---|---|---|---|---|
| 肝功能——ALT、AST 由影响因素引起的升高 | 1.25~2.5 ×ULN* | 2.6~5×ULN | 5.1~10×ULN | >10×ULN |
| 肌酐 | 1.1~1.5×ULN | 1.6~3.0×ULN | 3.1~6×ULN | >6×ULN |
| BUN | 1.25~2.5×ULN | 2.6~5×ULN | 5.1~10×ULN | >10×ULN |
| 胆红素:由影响因素引起的升高但功能检查正常 | 1.1~1.5×ULN | 1.6~2.0×ULN | 2.0~3.0×ULN | >3.0×ULN |
| 胆红素:由影响因素引起的升高伴随肝功能检查指标的升高 | 1.1~1.25×ULN | 1.26~1.5×ULN | 1.51~1.75×ULN | >1.75×ULN |
| 胰酶:淀粉酶,脂肪酶 | 1.1~1.5×ULN | 1.6~2.0×ULN | 2.1~5.0×ULN | >5.0×ULN |
| CPK/(mg·$dL^{-1}$) | 1.25~1.5×ULN | 1.6~3.0×ULN | 3.1~10×ULN | >10×ULN |

注:* ULN 为正常值范围之上限。

表 6.11 血液检查分级

| 血液 | 轻度(1级) | 中度(2级) | 严重(3级) | 潜在的生命威胁(4级) |
|---|---|---|---|---|
| 血红蛋白(女性) | 12.0~13.0 g·dL⁻¹ | 10.0~11.9 g·dL⁻¹ | 8.0~9.9 g·dL⁻¹ | <8.0 g·dL⁻¹ |
| 血红蛋白(女性)与试验前比较的变化 | 增长~1.5 g·dL⁻¹ | 1.6~2.0 g·dL⁻¹ | 2.1~5.0 g·dL⁻¹ | >5.0 g·dL⁻¹ |
| 血红蛋白(男性) | 12.5~14.5 g·dL⁻¹ | 10.5~12.4 g·dL⁻¹ | 8.5~10.4 g·dL⁻¹ | <8.5 g·dL⁻¹ |
| 血红蛋白(男性)与试验前比较的变化 | 增长~1.5 g·dL⁻¹ | 1.6~2.0 g·dL⁻¹ | 2.1~5.0 g·dL⁻¹ | >5.0 g·dL⁻¹ |
| 白细胞升高 | <13 000/mm³ | 13 000~15 000/mm³ | 15 000~30 000/mm³ | >30 000/mm³ |
| 白细胞降低 | 2 500~3 500/mm³ | 1 500~2 499/mm³ | 1 000~1 499/mm³ | <1 000/mm³ |
| 凝血时间——由影响因素引起的延长 | 1.0~1.10×ULN | 1.11~1.20×ULN | 1.21~1.25×ULN | >1.25×ULN |
| 局部促凝血酶原激酶时间——由影响因素引起的延长 | 1.0~1.2×ULN | 1.21~1.4×ULN | 1.41~1.5×ULN | >1.5×ULN |

表 6.12 尿液检查分级

| 尿液 | 轻度(1级) | 中度(2级) | 严重(3级) | 潜在的生命威胁(4级) |
|---|---|---|---|---|
| 蛋白 | 微量 | + | ++ | >++ |
| 尿糖 | 微量 | + | ++ | >++ |
| 血细胞(镜检,每个高倍视野下的红细胞数)(rbc/hpf) | 1~10 | 11~50 | >50 或/和密布血细胞 | 住院治疗或需输入浓缩血细胞 |

对于上述分级表中未涉及的临床异常情况,按照下列标准对不良反应进行强度分级评估:1级,轻度,短时间的不适(<48 h),无需医疗;2级,中度,轻度到中度限制日常活动,不需要或只需要少量的医疗干预;3级,重度,显著地限制日常活动,需要日常生活照顾,需要医疗,可能需要住院;4级,危及生命,极度限制日常活动,显著地需要日常生活照顾,需要医疗和住院。发生由临床医师认定的任何严重的或危及生命的临床事件,其强度均被认为是4级,包括癫痫、昏迷、手足抽搐、糖尿病酮症酸中毒、弥散性血管内凝血、弥散性瘀斑、麻痹或瘫痪、急性精神病、严重抑郁症等。

由于DNA疫苗最终将应用于人类疾病的预防和治疗,所以在从研发到临床试验的全程中应关注疫苗本身的毒性评估,同时通过对生产工艺和辅助原料的质量控制来确保疫苗的稳定性和安全性,为生产阶段打下坚实基础(Schmeer and Schleef, 2014)。

## 6.5 DNA 疫苗临床试验和前景展望

### 6.5.1 已经进入I期、II期和III期临床试验的 DNA 疫苗

DNA疫苗能模拟活病毒进入细胞核中,通过转录和翻译在体内表达病原抗原,既能诱导体液免疫应答,也能诱导细胞免疫应答。质粒DNA与活病毒不同,不会复制,因此不存在安全问题。早期的DNA疫苗研究显示出在小动物实验中的理想结果,但是在小动物体内令人满意的免疫原性却不能在人体内得到重复。DNA疫苗在人体内诱导出的抗体效价很低,CD4⁺ T淋巴细胞的免疫应答非常弱,CD8⁺ T淋巴细胞的反应更是几乎测试不出来。该技术的瓶颈问题使得曾被誉为代表第三次疫苗革命的DNA疫苗研究沉寂了很多年。随着改进后的第二代DNA疫苗的兴起,尤其是电导入技术的介入,

已经有 45 种 DNA 疫苗进入了临床试验(Liu and Ulmer,2005)。其中,有 31 种疫苗进入了 I 期临床试验,7 种疫苗进入了 I/II 期临床试验,5 种疫苗进入了 II 期临床试验。令人十分期待的是有 2 种治疗肿瘤的 DNA 疫苗进入了 III 期临床试验(表 6.13)。

**表 6.13　45 种 DNA 疫苗进入临床试验的分期**

| 临床试验期 | 数量/种 | 应用方向 | DNA 疫苗的适应证 |
|---|---|---|---|
| I 期 | 31 | 预防或治疗 | 艾滋病,乙型和丙型肝炎,疟疾,多瘤病毒感染,前列腺癌,乳腺癌,直肠癌,B 淋巴细胞瘤,卵巢癌,肾癌,H1N1 和 H5N1 流感病毒 |
| I/II 期 | 7 | 预防或治疗 | 艾滋病,乙型和丙型肝炎,疟疾,多瘤病毒感染,前列腺癌,直肠癌 |
| II 期 | 5 | 治疗性疫苗 | 艾滋病,乙型肝炎,前列腺癌,黑色素瘤 |
| III 期 | 2 | 治疗性疫苗 | 黑色素瘤,肺癌 |

在进入临床试验的 45 种 DNA 疫苗中,应用于防治传染病的疫苗有 32 种,占 71%,其中,用于防治艾滋病的疫苗就有 11 种。治疗肿瘤的疫苗有 13 种,占 29%(表 6.14)(Kutzler and Weiner,2008)。然而,进入 III 期临床试验的只有治疗黑色素瘤和肺癌的两种 DNA 疫苗。根据我国的情况,已经被国家药品监督管理局批准进入临床试验的有艾滋病和乙型肝炎两种 DNA 疫苗,以及由吴祖泽院士领导的治疗缺血性坏死的 DNA 疫苗(Cui et al.,2015)。伴随经济发展带来的环境污染问题,中国人群中的肿瘤发病率和死亡率会明显增加,应该在研究和开发治疗肿瘤的 DNA 疫苗方面加强投入。

## 6.5.2　质粒 DNA 临床应用的安全性

自首次发现基因免疫的技术以来,已经过去了二十多年,各种 DNA 疫苗的临床试验也已经多达四五十种。由于质粒 DNA 没有生命,无复制功能和不播散,因此,没有传统疫苗可能返祖和二次感染的危险性(Kutzler and Weiner,2008)。在将质粒 DNA 注射到肌肉组织的局部以后,如果不立即采用电导入的方法,只有 5% 左右的质粒 DNA 能够进入肌肉细胞和抗原提呈细胞,10% 左右能进入血循环,剩余的

**表 6.14　45 种进入临床试验 DNA 疫苗的分类**

| 传染病疫苗(71%) | 比例 |
|---|---|
| 预防艾滋病 | 22% |
| 治疗艾滋病 | 11% |
| 乙型肝炎 | 9% |
| 丙型肝炎 | 2% |
| 多瘤病毒 | 11% |
| 疟疾 | 5% |
| H1N1 流感 | 2% |
| H5N1 流感 | 9% |

| 肿瘤疫苗(29%) | 比例 |
|---|---|
| 黑色素瘤 | 11% |
| 前列腺癌 | 4% |
| 乳腺癌 | 4% |
| 卵巢癌 | 2% |
| 直肠癌 | 3% |
| B 淋巴细胞瘤 | 2% |
| 肾癌 | 1% |
| 肺癌 | 2% |

85% 左右未能进入细胞的质粒 DNA 中的 95%~99% 在 90 分钟内就会被组织中的核酸内切酶降解。进入血循环中的质粒 DNA 于 15 分钟达到最高峰,但是已经降解了 20%,1 小时后降解 34%,24 小时后降解 86.8%,1 周后降解 96.8%。少量质粒 DNA 也能通过尿液和粪便排泄,1 周后就测试不出阳性的 PCR 结果,但是在尿液和粪便中从未测试出质粒 DNA 编码的抗原(Faurez et al.,2010)。大部分的质粒 DNA 在进入机体组织后很快被清除,因此,安全系数比较高。令人欣慰的是,I 期临床试验的结果均证明接种 DNA 疫苗不会引起严重的局部或全身性反应;至今还没有任何有关 DNA 疫苗技术可能造成质粒 DNA 整合到细胞染色体中的安全性报告。即使质粒 DNA 有随机整合到细胞染色体中的可能性,然而这种概率也要远低于细胞的自发突变率(Kutzler and Weiner,2008)。正因如此,美国 FDA 在 2007 年修订 DNA 疫苗的指导原则时,删除了

1996 年版中要求申报临床试验的 DNA 疫苗必须做细胞染色体整合试验的要求。取而代之的是，只要用 PCR 技术证明在注射了质粒 DNA 以后，与每微克宿主染色体 DNA 伴随的质粒 DNA 的拷贝数目不超过 3 万，不需要证明是否整合，就可以通过审核标准（US FDA，2007）。但是人类的生命周期比一般的动物都要长，第二代 DNA 疫苗的免疫原性显著增强，在接种策略上采用了初免和异源性加强免疫的程序。尤其是借助了电导入的疫苗投递技术，增加了质粒 DNA 整合到细胞染色体中的可能性。在推进Ⅲ期临床试验时，需要持续关注质粒 DNA 临床应用的安全性，因为从理论上讲，质粒 DNA 的整合会造成细胞染色体的不稳定，诱导染色体的基因断裂或重组，激活癌基因或灭活抑癌基因等情况的发生（Liu，2011）。

## 6.5.3　质粒 DNA 产业化高潮

有关杂交瘤和单克隆抗体技术的第一篇论文发表于 1975 年《自然》杂志（*Nature*）的第 256 期（Kohler and Milstein，1975）；而有关基因免疫技术能够在动物体内诱导出免疫应答的第一篇论文发表于 1992 年《自然》杂志的第 356 期（Tang et al.，1992）。单克隆抗体技术经过了二十多年的风风雨雨，在真正确定了单抗正确的靶标以后才在临床中获得了成功，迎来了单抗产业化的春天（Liu，2011）。DNA 疫苗技术的诞生晚于单克隆抗体技术，比后者年轻 17 岁，也经历了十多年的起伏和考验。现在已经有 4 种兽用的商品化 DNA 疫苗产品。这个成果的启示是：第一，与狗、猪和马相比，DNA 疫苗技术是能够在人类获得成功的，个体大小不是障碍。第二，在这 4 种兽用 DNA 疫苗中，有 2 种是用于预防病毒性传染病的，因此，用 DNA 疫苗预防人类传染病是有希望的。第三，借助治疗狗黑色素瘤 DNA 疫苗成功的契机，美国 Vical 公司研制的编码人细胞因子白介素-2（IL-2）质粒 DNA 治疗黑色素瘤病人的试验已经进入了Ⅲ期临床试验（Kutzler and Weiner，2008）。将 DNA 疫苗技术用于人类肿瘤，尤其是晚期肿瘤的免疫治疗或与化疗联合使用的辅助治疗措施将是一个临床应用更广阔的天地。第四，给猪注射生长激素释放激素的基因治疗质粒 DNA 后，立即给予电转染的疫苗投递器械是世界上首次被批准的商品化医疗器械（Kutzler and Weiner，2008）。在我国被批准的防治 HIV 和乙型肝炎治疗性 DNA 疫苗的临床试验中，也采用了由上海塔瑞莎生物技术公司生产的电导入技术。

展望 DNA 疫苗技术的将来，它将掀起继单克隆抗体技术之后的又一个生物医药产业化高潮，DNA 疫苗技术将涉及传染病、肿瘤、变态反应性疾病和自身免疫性疾病等很多目前在临床上很棘手和难以治疗的慢性疾病。让我们伸开双手来迎接 DNA 疫苗产业化春天的到来吧！

## 参考文献

Adlard PA，Bush AI. 2006. Metals and Alzheimer's disease. Journal of Alzheimer's Disease 10(2-3):145-163.

Almeida AM，Queiroz JA，Sousa F. 2015. Optimization of supercoiled HPV-16 E6/E7 plasmid DNA purification with arginine monolith using design of experiments. J Chromatogr B Analyt Technol Biomed Life Sci 978-979:145-150.

Altin JG，van Broekhoven CL，Parish CR. 2004. Targeting dendritic cells with antigen-containing liposomes: Antitumour immunity. Expert Opin Biol Ther 4(11):1735-1747.

Alvarez-Lajonchere L，Shoukry NH，Gra B，et al. 2009. Immunogenicity of CIGB-230, a therapeutic DNA vaccine preparation, in HCV-chronically infected individuals in a Phase I clinical trial. J Viral Hepat 16(3):156-167.

Ara Y，Saito T，Takagi T，et al. 2001. Zymosan enhances the immune response to DNA vaccine for human immunodeficiency virus type-1 through the activation of complement system. Immunology 103(1):98-105.

Ascherio AMK. 2007. Environmental risk factors for multiple sclerosis. Part I: The role of infection. Ann Neurol 61(4):288-299.

Bagarazzi ML，Yan J，Morrow MP，et al. 2012. Immunotheraly immune respomes. Sci Transl Med 4(155):155ra138.

Bayer AJ，Bullock R，Jones RW，et al. 2005. Evaluation of the safety and immunogenicity of synthetic Abeta42 (AN1792) in patients with AD. Neurology 64(1):94-101.

Becker JT，Olson BM，Johnson LE. et al. 2010. DNA vaccine encoding prostatic acid phosphatase (PAP) elicits long-term T-cell responses in patients with recurrent prostate cancer. J Immunother 33(6):639-647.

Bergman PJ，Camps-Palau MA，McKnight JA，et al. 2006. Development of a xenogeneic DNA vaccine program for canine malignant melanoma at the Animal Medical Center. Vaccine 24(21):4582-4585.

Bicho D，Caramelo-Nunes C，Sousa A，et al. 2016. Purification of influenza deoxyribonucleic acid-based vaccine using agmatine monolith. J Chromatogr B 1012-1013:153-161.

Bourquin C, Iglesias A, Berger T, et al. 2000. Myelin oligodendrocyte glycoprotein-DNA vaccination induces antibody-mediated autoaggression in experimental autoimmune encephalomyelitis. Eur J Immunol 30(12):3663-3671.

Buch T, Waisman A. 2006. Protection from autoimmunity by DNA vaccination against T-cell receptor. Methods Mol Med 127:269-280.

Cai Y, Rodriguez S, Hebel H, et al. 2009. DNA vaccine manufacture:Scale and quality. Expert Rev Vaccine 8(9):1277-1291.

Capone S, Zampaglione I, Vitelli A, et al. 2006. Modulation of the immune response induced by gene electrotransfer of a hepatitis C virus DNA vaccine in nonhuman primates. J Immunol 177(10):7462-7471.

Carter MD, Simms GA, Weaver DF. 2010. The development of new therapeutics for Alzheimer's disease. Clin Pharmacol Ther 88(4):475-486.

Chen Y, Liu X, Jin CG, et al. 2016. An orally administered DNA vaccine targeting vascular endothelial growth factor receptor-3 inhibits lung carcinoma growth. Tumour Biol 37(2):2395-2404.

Citron M. 2010. Alzheimer's disease:Strategies for disease modification. Nat Rev Drug Discov 9(5):387-398.

Coban C, Kobiyama K, Aoshi T, et al. 2011. Novel strategies to improve DNA vaccine immunogenicity. Current Gene Therapy 11(6):479-484.

Compston AC. 2008. Multiple sclerosis. Lancet 372:1502-1517.

Correale J, Fiol M. 2009. BHT-3009, a myelin basic protein-encoding plasmid for the treatment of multiple sclerosis. Curr Opin Mol Ther 11(4):463-470.

Costa SM, Paes MV, Barreto DF, et al. 2006. Protection against dengue type 2 virus induced in mice immunized with a DNA plasmid encoding the non-structural 1 (NS1) gene fused to the tissue plasminogen activator signal sequence. Vaccine 24(2):195-205.

Cui S, Guo L, Li X, et al. 2015. Clinical safety and preliminary efficacy of plasmid pUDK-HGF expressing human hepatocyte growth factor (HGF) in patients with critical limb ischemia. Eur J Vasc Endovasc Surg 50(4):494-501.

Diaz CM, Chiappori A, Aurisicchio L, et al. 2013. Phase 1 studies of the safety and immunogenicity of electroporated HER2/CEA DNA vaccine followed by adenoviral boost immunization in patients with solid tumors. J Transl Med 11:62.

Duce JA, Bush AI. 2010. Biological metals and Alzheimer's disease:Implications for therapeutics and diagnostics. Progress in Neurobiology 92(1):1-18.

Evans CF, Petrushina I, Hovakimyan A, et al. 2014. Epitope-based DNA vaccine for Alzheimer's disease:Translational study in macaques. Alzheimers Dement 10(3):284-295.

Faurez F, Dory D, Moigne VL, et al. 2010. Biosafety of DNA vaccines:New generation of DNA vectors and current knowledge on the fate of plasmids after injection. Vaccine 28(23):3888-3895.

Fernandez-Cruz E, Moreno S, Navarro J, et al. 2004. Therapeutic immunization with an inactivated HIV-1 immunogen plus antiretrovirals versus antiretroviral therapy alone in asymptomatic HIV-infected subjects. Vaccine 22(23-24):2966-2973.

Ferraro B, Morrow MP, Hutnick NA, et al. 2011. Clinical application of DNA vaccines:Currentprogress. Clin Infec Dis 53(3):296-302.

Ferrera F, Hahn BH, Rizzi M, et al. 2007. Protection against renal disease in (NZB×NZW)F(1)lupus-prone mice after somatic B cell gene vaccination with anti-DNA immunoglobulin consensus peptide. Arthritis Rheum 56(6):1945-1953.

Fissolo N, Montalban X, Comabella M. 2012. DNA-based vaccines for multiple sclerosis:Current status and future directions. Clin Immunol 142(1):76-83.

Flach TL, Ng G, Hari A, et al. 2011. Alum interaction with dendritic cell membrane lipids is essential for its adjuvanticity. Nat Med 17(4):479-487.

Garcia F, Petry KU, Muderspach L, et al. 2004. ZYC101a for treatment of high-grade cervical intraepithelial neoplasia:A randomized controlled trial. Obstet Gynecol 103(2):317-326.

Garin T, Rubinstein A, Grigoriadis N, et al. 2007. CD44 variant DNA vaccination with virtual lymph node ameliorates experimental autoimmune encephalomyelitis through the induction of apoptosis. J Neurol Sci 258(1-2):17-26.

Garren H. 2009. DNA vaccines for autoimmune diseases. Expert Rev Vaccines 8(9):1195-1203.

Ghochikyan A, Vasilevko V, Petrushina I, et al. 2003. Generation and characterization of the humoral immune response to DNA immunization with a chimeric beta-amyloid-interleukin-4 minigene. Eur J Immunol 33(12):3232-3241.

Gluck S, Arteaga CL, Osborne CK. 2011. Optimizing chemotherapy-free survival for the ER/HER2-positive metastatic breast cancer patient. Clin Cancer Res 17(17):5559-5561.

Gordy JT, Luo K, Zhang H, et al. 2016. Fusion of the dendritic cell-targeting chemokine MIP3α to melanoma antigen Gp100 in a therapeutic DNA vaccine significantly enhances immunogenicity and survival in a mouse melanoma model. J Immunother Cancer 4:96.

Grunwald T, Ulbert S. 2015. Improvement of DNA Vaccination by adjuvant and sophisticated delivery devices: Vaccine-platforms for the battle against infectious diseases. Clin Exp Vaccine Res 4(1):1-10.

Gudmundsdotter L, Wahren B, Haller BK, et al. 2011. Amplified antigenspecific immune responses in HIV-1 infected individuals in a double blind DNA immunization and therapy interruption trial. Vaccine 29(33):5558-5566.

Hartl A, Hochreiter R, Stepanoska T, et al. 2004. Characterization of the protective and therapeutic efficiency of a DNA vaccine encoding the major birch pollen allergen Bet v 1a. Allergy 59(1):65-73.

Hawkins RE, Zhu D, Ovecka M, et al. 1994. Idiotypic vaccination against human B-cell lymphoma. Rescue of variable region gene sequences from biopsy material for assembly as single-chain Fv personal vaccines. Blood 83(11):3279-3288.

He X, Jiang L, Wang F, et al. 2005. Augmented humoral and cellular immune responses to hepatitis B DNA vaccine adsorbed onto cationic microparticles. J Control Release 107(2):357-372.

Hoa PT, Huy NT, Thu le T, et al. 2009. Randomized controlled study investigating viral suppression and serological response following pre-S1/pre-S2/S vaccine therapy combined with lamivudine treatment in HBeAg-positive patients with chronic hepatitis B. Antimicrob Agents Chemother 53(12):5134-5140.

Hsu CH, Chua KY, Tao MH, et al. 1996. Inhibition of specific IgE response in vivo by allergen-gene transfer. Int Immunol 8(9):1405-1411.

Huygen K. 2006. DNA vaccine against mycobacterial diseases. Future Microbial 1(8):63-73.

Ikonomovic MD, Klunk WE, Abrahamson EE, et al. 2008. Postmortem correlates of in vivo PiB-PET amyloid imaging in a typical case of Alzheimer's disease. Brain 131(pt6):1630-1645.

Ingolotti M, Kawalekar O, Shedlock D, et al. 2010. DNA vaccines for targeting bacterial infections. Expert Rev Vaccines 9(7):747-763.

Jilek S, Barbey C, Spertini F, et al. 2001. Antigen-independent suppression of the allergic immune response to bee venom phospholipase A(2) by DNA vaccination in CBA/J mice. J Immunol 166(5):3612-3621.

Jimenez GS, Planchon R, Wei Q, et al. 2007. Vaxfectin-formulated influenza DNA vaccines encoding NP and M2 viral proteins protect mice against lethal viral challenge. Hum Vaccin 3(5):157-164.

Jin H, Kang Y, Zheng G, et al. 2005. Induction of active immune suppression by co-immunization with DNA- and protein-based vaccines. Virology 337(1):183-191.

Jin H, Li Y, Ma Z, et al. 2004. Effect of chemical adjuvants on DNA vaccination. Vaccine 22(21-22):2925-2935.

Jin H, Xiao C, Geng S, et al. 2008. Protein/DNA vaccine-induced antigen-specific Treg confer protection against asthma. Eur J Immunol 38(9):2451-2463.

Jin J, Ding Z, Meng F, et al. 2010. An immunotherapeutic treatment against flea allergy dermatitis in cats by co-immunization of DNA and protein vaccines. Vaccine 28(8):1997-2004.

Kang Y, Zheng G, Chen A, et al. 2012. Tolerogenic DNA vaccine for prevention of autoimmune ovarian disease. Immunol Invest 41(3):249-260.

Katsara M, Matsoukas J, Deraos G, et al. 2008. Towards immunotherapeutic drugs and vaccines against multiple sclerosis. Immunotherapeutic Dru 40(7):636-642.

Khan AS, Bodles-Brakhop AM, Fiorotto ML, et al. 2010. Effects of maternal plasmid GHRH treatment on offspring growth. Vaccine 28(8):1905-1910.

Kim HD, Jin JJ, Maxwell JA, et al. 2007. Enhancing Th2 immune responses against amyloid protein by a DNA prime-adenovirus boost regimen for Alzheimer's disease. Immunol Lett 112(1):30-38.

Kim TG, Kim CH, Won EH, et al. 2004. CpG-ODN-stimulated dendritic cells act as a potent adjuvant for E7 protein delivery to induce antigen-specific antitumour immunity in a HPV 16 E7-associated animal tumour model. Immunology 112(1):117-125.

Kim TW, Hung CF, Boyd D, et al. 2003. Enhancing DNA vaccine potency by combining a strategy to prolong dendritic cell life with intracellular targeting strategies. J Immunol 171(6):2970-2976.

Klencke B, Matijevic M, Urban RG, et al. 2002. Encapsulated plasmid DNA treatment for human papillomavirus 16-associated anal dysplasia: A Phase I study of ZYC101. Clin Cancer Res 8(5):1028-1037.

Klinman DM, Yi AK, Beaucage SL, et al. 1996. CpG motifs present in bacteria DNA rapidly induce lymphocytes to secrete interleukin 6, interleukin 12, and interferon gamma. PNAS 93(7):2879-2883.

Kohler G, Milstein C. 1975. Continuous culture of fused cells secreting antibody of predefined specificity. Nature 256(517):495-497.

Kutzler MA, Weiner DB. 2008. DNA vaccines: Ready for prime time? Nat Rev Genet 9(10):776-788.

Lambracht-Washington D, Qu BX, Fu M, et al. 2009. DNA beta-amyloid(1-42) trimer immunization for Alzheimer disease in a wild-type mouse model. JAMA 302(16):1796-1802.

Ledwith BJ, Manam S, Troilo PJ, et al. 2000. Plasmid DNA vaccines: Investigation of integration into host cellular DNA following intramuscular infection in mice. Intervirology 43(4-6): 258-272.

Li L, Petrovsky N. 2016. Molecular mechanisms for enhanced DNA vaccine immunogenicity. Expert Rev Vaccines 15(3): 313-329.

Lin F, Shen X, Kichaev G, et al. 2012. Optimization of electroporation-enhanced intradermal delivery of DNA vaccine using a minimally invasive surface device. Hum Gene Ther Methods 23(3): 157-168.

Liu MA. 2011. DNA vaccines: An historical perspective and view to the future. Immunol Rev 239(1): 62-84.

Liu MA, Ulmer JB. 2005. Human clinical trials of plasmid DNA vaccine. Adv Genet 55: 25-40.

Lobell A, Weissert R, Eltayeb S, et al. 2003. Suppressive DNA vaccination in myelin oligodendrocyte glycoprotein peptide-induced experimental autoimmune encephalomyelitis involves a T1-biased immune response. J Immunol 170(4): 1806-1813.

Lobell A, Weissert R, Storch MK, et al. 1998. Vaccination with DNA encoding an immunodominant myelin basic protein peptide targeted to Fc of immunoglobulin G suppresses experimental autoimmune encephalomyelitis. J Exp Med 187(9): 1543-1548.

MacGregor RR, Boyer JD, Ugen KE, et al. 1998. First human trial of a DNA-based vaccine for treatment of human immunodeficiency virus type 1 infection: Safety and host response. J Infect Dis 178(1): 92-100.

Mancini-Bourgine M, Fontaine H, Scott-Algara D, et al. 2004. Induction or expansion of T-cell responses by a hepatitis B DNA vaccine administered to chronic HBV carriers. Hepatology 40(4): 874-882.

Manthorpe M, Cornefert-Jensen F, Hartikka J, et al. 1993. Gene therapy by intramuscular injection of plasmid DNA: Studies on firefly luciferase gene expression in mice. Human Gene Therapy 4(4): 419-431.

Marichal T, Ohata K, Bedoret D, et al. 2011. DNA released from dying host cells mediates aluminum adjuvant activity. Nat Med 17(8): 996-1002.

Mattin JE, Pierson TC, Hubka S, et al. 2007. A West Nile virus DNA vaccine induces neutralizing antibody in healthy adults during a Phase I clinical trial. J Infect Dis 196(12): 1731-1740.

Mellado-Sanchez G, Garcia-Machorro J, Sandoval-Montes C, et al. 2010. A plasmid encoding parts of the dengue virus E and NS1 proteins induces an immune response in a mouse model. Arch Virol 155(6): 847-856.

Montgomery D, Shiver J, Leander K, et al. 1993. Heterologous and homologous protection against influenza A by DNA vaccination: Optimization of DNA vectors. DNA and Cell Biology 12(9): 777-783.

Moreland LW, Heck LW, Jr. Koopman WJ, et al. 1996. V beta 17 T cell receptor peptide vaccination in rheumatoid arthritis: Results of phase I dose escalation study. J Rheumatol 23(8): 1353-1362.

Movsesyan N, Ghochikyan A, Mkrtichyan M, et al. 2008. Reducing AD-like pathology in 3xTg-AD mouse model by DNA epitope vaccine—a novel immunotherapeutic strategy. PLoS One 3(5): e2124.

Myhr AI. 2017. DNA vaccines: Regulatory considerations and safety aspects. Curr Issues Mol Biol 22: 79-88.

Neumann D, Tschernig T, Popa D, et al. 2006. Injection of IL-12-and IL-18-encoding plasmids ameliorates the autoimmune pathology of MRL/Mp-Tnfrsf6lpr mice: Synergistic effect on autoimmune symptoms. Int Immunol 18(12): 1779-1787.

Niborski V, Li Y, Brennan F, et al. 2006. Efficacy of particle-based DNA delivery for vaccination of sheep against FMDV. Vaccine 24(49-50): 7204-7213.

Niethammer AG, Xiang R, Becker JC, et al. 2002. A DNA vaccine against VEGF receptor 2 prevents effective angiogenesis and inhibits tumor growth. Nat Med 8(12): 1369-1375.

Okura Y, Miyakoshi A, Kohyama K, et al. 2006. Nonviral Abeta DNA vaccine therapy against Alzheimer's disease: Long-term effects and safety. PNAS 103(25): 9619-9624.

Pavlenko M, Roos AK, Lundqvist A, et al. 2004. A phase I trial of DNA vaccination with a plasmid expressing prostate-specific antigen in patients with hormone-refractory prostate cancer. Br J Cancer 91(4): 688-694.

Perales MA, Yuan J, Powel S, et al. 2008. Phase I/II study of GM-CSF DNA as an adjuvant for a multipeptide cancer vaccine in patients with advanced melanoma. Mol Ther 16(12): 2022-2029.

Person R, Bodles-Brakhop AM, Pope MA, et al. 2008. Growth hormone-releasing hormone plasmid treatment by electroporation decreases offspring mortality over three preganancies. Mol Ther 16(11): 1891-1897.

Petrovsky N. 2006. Novel human polysaccharide adjuvants with dual Th1 and Th2 potentiating activity. Vaccine 24(Suppl 2): S2-26-9.

Qu B, Rosenberg RN, Li L, et al. 2004. Gene vaccination to bias the immune response to amyloid-beta peptide as therapy for Alzheimer disease. Arch Neurol 61(12): 1859-1864.

Quintana FJ, Carmi P, Mor F, et al. 2002. Inhibition of adjuvant arthritis by a DNA vaccine encoding human heat shock protein 60. J Immunol 169(6): 3422-3428.

Roep BO, Solvason N, Gottlieb PA, et al. 2013. Plasmid-encoded proinsulin preserves C-peptide while specifically reducing proinsulin-specific CD8$^+$ T cells in type 1 diabetes. Sci Transl Med 5(191):191ra82.

Roy K, Mao HQ, Huang SK, et al. 1999. Oral gene delivery with chitosan-DNA nanoparticles generates immunologic protection in a murine model of peanut allergy. Nat Med 5(4):387-391.

Saade F, Petrovsky N. 2012. Technologies for enhanced efficacy of DNA vaccines. Expert Rev Vaccines 11(2):189-209.

Sallberg M, Frelin L, Diepolder HM, et al. 2009. A first clinical trial of therapeutic vaccination using naked DNA delivered by in vivo electroporation shows antiviral effects in patients with chronic hepatitis C. J Hepatol 50(Suppl1):S18-19.

Sanchez H, Bush RK, Sorkness RL, et al. 2009. Effects of a DNA vaccine in an animal model of Alternaria alternata sensitivity. Rev Iberoam Micol 26(2):121-128.

Scheiblhofer S, Stoecklinger A, Gruber C, et al. 2007. Gene gun immunization with clinically relevant allergens aggravates allergen induced pathology and is contraindicated for allergen immunotherapy. Mol Immunol 44(8):1879-1887.

Schif-Zuck S, Wildbaum G, Karin N. 2006. Coadministration of plasmid DNA constructs encoding an encephalitogenic determinant and IL-10 elicits regulatory T cell-mediated protective immunity in the central nervous system. J Immunol 177(11):8241-8247.

Schmeer M, Schleef M. 2014. Pharmaceutical grade large-scale plasmid DNA manufacturing process. Methods Mol Biol 1143:219-240.

Senturk H, Tabak F, Ozaras R, et al. 2009. Efficacy of pre-S-containing HBV vaccine combined with lamivudine in the treatment of chronic HBV infection. Dig Dis Sci 54(9):2026-2030.

Shi FF, Gunn GR, Snyder LA, et al. 2007. Intradermal vaccination of MUC1 transgenic mice with MUC1/IL-18 plasmid DNA suppresses experimental pulmonary metastases. Vaccine 25(17):3338-3346.

Singh M, O'Hagan DT. 2002. Recent advances in vaccine adjuvants. Pharm Res 19(6):715-728.

Slater JE, Vedvick T, Arthur-Smith A, et al. 1996. Identification, cloning, and sequence of a major allergen (Hev b 5) from natural rubber latex (*Hevea brasiliensis*). J Biol Chem 271(41):25394-25399.

Smith LR, Wloch MK, Ye M, et al. 2010. Phase 1 clinical trials of the safety and immunogenicity of adjuvanted plasmid DNA vaccines encoding influenza A virus H5 hemagglutinin. Vaccine 28(13):2565-2572.

Smith W, Andrewes CH, Laidlaw PP. 1933. A virus obtained from influenza patients. The Lancet 222(5732):66-68.

Takeshita F, Gursel I, Ishii KJ, et al. 2004. Signal transduction pathways mediated by the interaction of CpG DNA with Toll-like receptor 9. Semin Immunol 16(1):17-22.

Tang DC, DeVit M, Johnston SA. 1992. Genetic immunization is a simple method for eliciting an immune response. Nature 356(6365):152-154.

Thomsen LL, Topley P, Daly MG, et al. 2004. Imiquimod and resiquimod in a mouse model: Adjuvants for DNA vaccination by particle-mediated immunotherapeutic delivery. Vaccine 22(13-14):1799-1809.

Toda M, Kasai M, Hosokawa H, et al. 2002. DNA vaccine using invariant chain gene for delivery of CD4$^+$ T cell epitope peptide derived from Japanese cedar pollen allergen inhibits allergen-specific IgE response. Eur J Immunol 32(6):1631-1639.

Traxler GS, Anderson E, LaPatra SE, et al. 1999. Naked DNA vaccination of Atlantic salmon *Salmo salar* against IHNV. Dis Aquat Organ 38(3):183-190.

Trimble CL, Morrow MP, Kraynyak KA, et al. 2013. Safety, efficacy, and immunogenicity of VGX-3100, a therapeutic synthetic DNA vaccine targeting human papillomavirus 16 and 18 E6 and E7 proteins for cervical intraepithelial neoplasia 2/3: A randomised, double-blind, placebo-controlled phase 2b trial. Lancet 386(10008):2078-2088.

Ulmer JB, Donnelly JJ, Parker SE, et al. 1993. Heterologous protection against influenza by injection of DNA encoding a viral protein. Science 259(5102):1745-1749.

US FDA. 2007. Guidance for Industry: Considerations for Plasmid DNA Vaccines for Infectious Disease Indications.

Wang B, Ugen KE, Srikantan V, et al. 1993. Gene inoculation generates immune responses against human immunodeficiency virus type 1. PNAS 90(9):4156-4160.

Wang J, Su B, Ding Z, et al. 2008. Cimetidine enhances immune response of HBV DNA vaccination via impairment of the regulatory function of regulatory T cells. Biochem Biophys Res Commun 372(3):491-496.

Wang R, Doolan DL, Le TP, et al. 1998. Induction of antigen-specific cyto-toxic T lymphocytes in human by a malaria DNA vaccine. Science 282(5388):476-480.

Wang S, Liu X, Fisher K, et al. 2000. Enhanced type I immune response to a hepatitis B DNA vaccine by formulation with calcium-or aluminum phosphate. Vaccine 18(13):1227-1235.

Wang Y. 2017. Spatial distribution of high copy number plasmids in bacteria. Plasmid 91:2-8.

Wang Y, Wang YM, Wang Y, et al. 2013. DNA vaccine encoding CD40 targeted to dendritic cells in situ prevents the development of *Heymann nephritis* in rats. Kidney Int 83(2):223-232.

Wang YJ,Pollard A,Zhong JH,et al. 2009.Intramuscular delivery of a single chain antibody gene reduces brain Abeta burden in a mouse model of Alzheimer's disease. Neurobiol Aging 30(3):364-376.

Weber J, Boswell W, Smith J, et al. 2008. Phase 1 trial of intranodal injection of a Melan-A/MART-1 DNA plasmid vaccine in patients with stage IV melanoma. J Immunother 31(2):215-223.

WHO. 2007. Technical Report Series No.941.

Wildbaum G,Karin N. 1999. Augmentation of natural immunity to a pro-inflammatory cytokine (TNF-alpha) by targeted DNA vaccine confers long-lasting resistance to experimental autoimmune encephalomyelitis. Gene Ther 6(6):1128-1138.

Wildbaum G, Netzer N, Karin N. 2002. Plasmid DNA encoding IFN-gamma-inducible protein 10 redirects antigen-specific T cell polarization and suppresses experimental autoimmune encephalomyelitis. J Immunol 168(11):5885-5892.

Wolff JA,Malone RW,Williams P,et al. 1990.Direct gene transfer into mouse muscle in vivo. Science 247(4949 Pt 1):1465-1468.

Xenopoulos A, Pattnaik P. 2014. Production and purification of plasmid DNA vaccines:Is there scope for further innovation? Expert Rev Vaccines 13(12):1537-1551.

Xia Q,Zhang FF,Geng F,et al. 2016. Anti-tumor effects of DNA vaccine targeting human fibroblast activation protein α by producing specific immune responses and altering tumor microenvironment in the 4T1 murine breastcancer model. Cancer Immunol Immunother 65(5):613-624.

Xiang R,Luo Y,Niethammer AG,et al. 2008. Oral DNA vaccines target the tumor vasculature and microenvironment and suppress tumor growth and metastasis. Immunol Rev 222:117-128.

Yang B,Jeang J,Yang A,et al. 2014. DNA vaccine for cancer immunotherapy. Hum Vaccin Immunother 10(11):3153-3164.

Yang FQ,Yu YY,Wang GQ,et al. 2012. A pilot randomized controlled trial of dual-plasmid HBV DNA accine mediated by in vivo electroporation in chronic hepatitis B patients under lamivudine chemotherapy. Journal of Viral Hepatitis 19(8):581-593.

Yang SH,Lee CG,Park SH,et al. 2006. Correlation of antiviral T-cell responses with suppression of viral rebound in chronic hepatitis B carriers:A proof-of-concept study. Gene Ther 13(14):1110-1117.

Yousseff S, Maor G, Lanir N, et al. 1998. Long-lasting protective immunity to experimental autoimmune encephalomyelitis following vaccination with naked DNA encoding C-C chemokines. J Immunol 161(8):3870-3879.

Zagury D,Le Buanec H,Mathian A,et al. 2009. IFNalpha kinoid vaccine-induced neutralizing antibodies prevent clinical manifestations in a lupus flare murine model. PNAS 106(13):5294-5299.

Zahm CD,Colluru VT,McNeel DG. 2017. DNA vaccines for prostate cancer. Pharmacol Ther 174:27-42.

Zhang W, Jin H, Hu Y, et al. 2010. Protective response against type 1 diabetes in nonobese diabetic mice after coimmunization with insulin and DNA encoding proinsulin. Hum Gene Ther 21(2):171-178.

Zhao KJ, Cheng H, Zhu KJ, et al. 2006. Recombined DNA vaccines encoding calreticulin linked to HPV6bE7 enhance immune response and inhibit angiogenic activity in B16 melanoma mouse model expressing HPV 6bE7 antigen. J Arch Dermatol Res 298(2):64-72.

Zou Q,Zhong Y,Su H, et al. 2010. Enhancement of humoral and cellular responses to HBsAg DNA vaccination by immunization with praziquantel through inhibition TGF-β/Smad2, 3 signaling. Vaccine 28(8):2032-2038.

# 第7章
## 疫苗载体

李玉华　陈　平

**本章摘要**

　　疫苗载体系统将保护性抗原或基因通过特定的载体导入宿主体内,通过载体的生物学特性起到增强免疫应答的作用,克服了重组亚单位疫苗和多肽疫苗免疫原性不足的缺点。目前,越来越多的新型疫苗载体已从理论研究进入临床应用,使人们在对抗结核病、艾滋病及疟疾等以往免疫接种无法预防的传染性疾病中看到了曙光,成为生物制品行业发展的一种趋势。但在疫苗载体的临床应用中也存在许多不容忽视的问题,特别是对宿主有潜在的安全性等问题。随着科技的发展和进步,将会有更多安全、有效的新型疫苗载体应用于临床。

## 7.1 概述

目前,传染病仍是导致人类死亡的主要原因之一,结核病(tuberculosis),艾滋病(acquired immune deficiency syndrome,AIDS)、疟疾(malaria)等仍在世界范围内肆虐。由于抗生素的滥用,导致对多种抗生素均有耐药性的"超级细菌"(superbug)的出现(Unemo et al.,2014),以及新发和再发的 SARS、H1N1 流感及 H7N9 禽流感等传染病,都严重危害人类的健康。因此,研制安全、有效的疫苗仍是我们在新世纪所面临的重大课题。近年来,随着对大部分病原微生物基因组测序(genomic sequencing)的完成以及蛋白质组学的快速发展,芯片大规模筛选和设计有效的保护性抗原成为可能,一门新兴的技术——"反向疫苗学"(reverse vaccinology)应势而生,极大地推动了新型疫苗的研制(Sette et al.,2010;Scarselli et al.,2011;Liljeroos et al.,2015;Ntege et al.,2017)。然而,对大部分传染病而言,仅用纯化抗原制备的疫苗还无法取得有效的免疫保护作用。这提示我们,真正有效的疫苗不仅依赖于鉴定和克隆出能诱导免疫保护作用的抗原,还有赖于构建优良的传递系统。

20 世纪 80 年代,有学者将外源目的基因片段插入减毒或无毒的微生物基因组内,使其在高效表达目的基因的同时又不影响微生物自身的生存和繁殖(Carleton,2010)。这种基因重组疫苗集载体和佐剂的功能于一体,能够同时激活机体对病原体本身和异源抗原产生的特异性免疫应答,具有良好的安全性和有效性,成为人们关注的焦点。近年来,随着分子生物学与细胞免疫学、遗传学、基因组学、蛋白质组学以及纳米生物学等学科的迅猛发展,先后出现了包括病毒、细菌、核酸、病毒样颗粒、蛋白质以及纳米颗粒在内的多种疫苗载体(Liu,2010;Boraschi and Italiani,2015;Vartak and Sucheck,2016)。它们通过提高机体对抗原的摄入量,保护抗原免受降解,从而增强免疫应答。这些新型载体的应用及新型疫苗的研究,使人们在对抗结核病、艾滋病及疟疾等传统生物学技术无法预防的传染性疾病中看到了曙光,也为疫苗应用于预防和治疗癌症等严重危害人类健康的疾病提供了可能。本章主要讲述目前已经在临床上使用或正处于研究阶段的疫苗载体。

## 7.2 疫苗载体类型

### 7.2.1 细菌类载体

细菌类疫苗载体是指通过基因重组技术(genetic recombination technology)将病原微生物特异性抗原的基因片段插入细菌的基因组或质粒 DNA 中,并使其高效表达,从而达到抗原传递、抗原提呈和诱发机体特异性免疫反应的一类疫苗载体。目前,被用作疫苗载体的细菌均是减毒或无毒的微生物(Lin et al.,2015)。这类疫苗载体能够模拟自然感染过程,不仅能够刺激机体产生高效持久的体液免疫和细胞免疫,还可诱发有效的黏膜免疫,从而激活机体产生对插入基因相关疾病的保护力(Loessner et al.,2008),而且还可诱导机体的非特异免疫反应。此外,活菌疫苗载体还有许多优点:① 可携带较大的基因片段,易于构建多价疫苗。由于原核启动子可同时带动多个基因的表达,因此,细菌类载体特别适用于对多糖类基因的表达。② 诱导作用位点和减毒机制比较明确,安全性较好。③ 大多数对抗生素敏感,如果免疫接种过程中出现急性反应,可以用抗生素加以控制。④ 可通过口服和滴鼻进行接种,免疫途径简单易行。⑤ 成本低、易于批量生产。⑥ 所制备的疫苗稳定性高,储存期更长(Medina and Guzmán,2001)。由于重组活菌疫苗载体的独特优点及其良好的应用前景,多年来已成为疫苗领域的研究热点。

然而,活菌疫苗载体在实际应用中却面临着诸多困难和挑战(Medina and Guzmán,2001)。首先,减毒活菌载体存在回复突变成野生型致病菌的风险,而过分减毒的活菌载体则刺激非特异性免疫的功能可能较差,从而降低特异抗原的免疫性,难以激发有效的免疫反应;其次,接种对象如果已接触过该种细菌,那么再次接种以该细菌为载体的疫苗时,其免疫保护效果将会大大降低;最后,在发展中国家或低收入的接种群体中,肠道中的微生物群体和天然抗体所产生的干扰也会对活菌载体疫苗的免疫效果产生影响。因此,解决细菌载体的安全性、遗传稳定性,防止返祖现象的发生,以及外源基因在无抗生素抵抗选择压力下的稳定表达等问题是建立有效重组活菌疫苗的关键所在。

### 7.2.1.1 沙门菌载体

沙门菌（Salmonella）属于革兰氏阴性杆菌，可引起人和动物肠热症（伤寒和副伤寒的总称）、胃肠炎及败血症等。目前，已在许多国家广泛使用的口服沙门菌苗株 Ty21a 是 20 世纪 70 年代采用传统化学方法诱变获得的伤寒突变株（Walker，1994）。大量的临床研究数据显示，伤寒 Ty21a 减毒活疫苗具有良好的安全性和免疫原性。但 Ty21a 需 3 次口服免疫后才能获得对伤寒的有效免疫保护作用，因而并非理想的疫苗载体。

近年来，科学家利用基因重组技术对沙门菌染色体基因组进行改造，通过突变、改变代谢途径或敲除某些致病相关基因等，研制出了多株减毒伤寒疫苗候选株，如伤寒沙门菌 CVD908-htrA 株、SL3261株、SL7207 株、VNP20009 株、Ty800 株以及 ZH9 株等。这些疫苗株遗传背景较为清楚，同时保持了其侵入巨噬细胞及树突状细胞的能力，可以有效刺激机体的免疫系统，诱导全身和黏膜免疫应答（Bumann et al.，2000）。到目前为止，已有结核杆菌、霍乱弧菌、幽门螺杆菌、乙型肝炎病毒、流感病毒、人乳头瘤病毒及血吸虫等数十种病原生物的抗原基因成功地在沙门菌减毒活疫苗中获得了表达。Cochlovius 等（2002）将黑色素瘤特异的抗原基因 hgp100 转入沙门菌减毒株 SL7207 中，再用该重组疫苗通过口服免疫小鼠，使 70% 的小鼠获得了特异性抗肿瘤免疫反应。而有些沙门菌疫苗株（如 VNP20009、YS7212 等）特有的实体瘤自然趋向性，则为肿瘤靶向治疗提供了新的思路（Zheng et al.，2000；King et al.，2002）。新近一些引人注意的研究结果是当沙门菌携带异种抗原到达免疫宿主后，可诱导机体产生对所携带抗原特异性的 MHC-Ⅰ 类 CD8[+] CTL 免疫反应，所携带的抗原可经细胞凋亡机制而释放，并被抗原提呈细胞加工后，传递给免疫活性细胞而诱导体液及细胞免疫反应。在沙门菌研究领域中的这一新进展，正在促进人们积极发展用沙门菌携带的 DNA 疫苗（即活载体 DNA 疫苗）进行黏膜免疫接种的研究。此外，沙门菌既可以携带原核表达系统又可以携带真核表达系统质粒或二者结合表达，使其使用范围更加广泛（Zhang et al.，2007；Shi et al.，2016）。

沙门菌疫苗载体因其特有的诸多优点而成为新型疫苗研究的热点，但仍存在一些不足（Gahan et al.，2007；Gahan et al.，2008）。首先，转化入沙门菌的质粒有时不太稳定，疫苗在进入动物体内后，沙门菌会丢失表达外源基因产物的质粒。克服这一问题的方法之一是通过基因重组技术将目的基因整合到沙门菌的染色体中。其次，沙门菌的蛋白降解酶能把外源基因表达的蛋白很快降解掉。至今，人们对沙门菌的蛋白降解酶系统并不完全了解，更没有像大肠杆菌那样的蛋白酶缺陷株来进行外源基因的表达。这些问题的解决可大大加速沙门菌类载体的发展。

### 7.2.1.2 卡介苗载体

卡介苗（bacillus calmette-guerin，BCG）是一种弱化的牛型分枝杆菌，是目前预防结核病最有效的疫苗。自 1948 年以来，全球近 40 亿人接种过卡介苗，证明了其良好的安全性，且其本身就是最强的免疫佐剂，可在新生儿出生以后任何合适的时间接种，不受母体抗体的影响，单次接种后免疫持续的时间长达 5～10 年。近年来，科学家成功构建了数个能在大肠杆菌（E. coli）中操作、然后转化分枝杆菌并表达外源基因的穿梭质粒。Stover 等构建的整合载体 pMV361，则可通过同源重组作用将外源基因整合到分枝杆菌的基因组中，使外源基因在 BCG 中稳定表达。这些新方法和新技术的应用，不仅为研究分枝杆菌的分子生物学和病理学特性提供了新的手段，也使 BCG 成为了理想的疫苗载体（Stover et al.，1991；Collins，2000）。

到目前为止，已有 20 多种病毒、细菌及寄生虫的抗原成功在 BCG 中获得了表达，并作为疫苗在动物实验中显示了有效的免疫保护效果。而分泌 IFN-γ、IL-2、IL-12 和 GM-CSF 等细胞因子的 BCG 重组疫苗能更有效地刺激机体产生针对结核杆菌的免疫应答，有望成为新一代 BCG，用于预防结核（Murray et al.，1996；Wangoo et al.，2000）。BCG 的另一重要应用是用于肿瘤的治疗（Wang et al.，2015）。自从 1976 年 Morales 首次报告用 BCG 膀胱灌注治疗表浅膀胱癌以来，BCG 作为一种有效的免疫佐剂已在防治膀胱癌方面取得了良好效果。BCG 灌注现已被视为膀胱肿瘤最有效的辅助治疗手段之一。高效表达 IFN-γ、IL-2、IL-12 和 GM-CSF 等细胞因子的 BCG 重组疫苗则可通过加强 BCG 介导的细胞毒活性，促进 T 细胞、NK 细胞等对膀胱癌细胞的杀伤作用，增强 BCG 的抗肿瘤效果（Luo et al.，2011；

Kawai et al.，2013；Deng et al.，2017）。此外，BCG重组疫苗在对黑色素瘤、肾癌、肺癌等治疗中均显示出良好的效果，有望用于这些肿瘤的治疗（Monjazeb et al.，2012）。

当然，BCG作为疫苗载体仍有许多问题需要探索和解决。例如，BCG是一种原核生物，缺乏翻译后的修饰和加工，因此，对空间构象要求比较高的抗原和生物活性物质不适合用BCG作为载体；而有些免疫原物质对BCG的生长有直接的毒性作用，也限制了它的应用。随着结核杆菌基因组全序列测定的完成以及分子生物技术的不断发展，BCG基因操作及其相关技术也取得了长足发展。目前，研究人员已构建了双启动子的质粒表达系统，可同时表达多个外源蛋白，为构建多价BCG重组疫苗提供了可能，有望在不久的将来应用于临床疾病的预防和治疗。

### 7.2.1.3　单核细胞增多性李斯特菌载体

单核细胞增多性李斯特菌（*Listeria monocytogenes*，LM）是一种革兰氏阳性胞内致病菌，一般经胃肠道感染，侵入肠上皮细胞后被单核巨噬细胞吞噬，并随其扩散至局部淋巴结，最后到达内脏器官。李斯特菌侵入机体后，可在专职或非专职吞噬细胞中生存和繁殖，不仅可以通过宿主内源性主要组织相容性复合物MHC-Ⅰ类分子途径将自身的抗原提呈给CD8$^+$T淋巴细胞，还可刺激MHC-Ⅱ类分子相关的CD4$^+$T细胞转变为Th1细胞，并作用于CD8$^+$T淋巴细胞，诱导强烈的细胞免疫应答（Rothman and Paterson，2013）。另外，LM也是天然免疫强有力的刺激因子，进入体内后可诱导IFN-γ、IL-2、IL-6、IL-8、IL-12、IL-23、CSF-1、MCP-1、TNF-α、iNOS、G-CSF、M-CSF、GM-CSF等细胞因子的分泌（Brockstedt and Dubensky，2008）。LM可诱导激烈细胞免疫应答的特性使其成为对抗感染因子和肿瘤疫苗的理想载体（Stark et al.，2009）。

现已通过分子生物学手段对李斯特菌的毒力相关决定簇基因进行改造，建立了多株减毒株，并将其作为疫苗载体，用于各种传染病和肿瘤的控制和治疗。Radulovic等将HPV 16 *E7*基因与非溶血性的李斯特菌的O蛋白（LLO）基因融合，并将其转入减毒李斯特菌内，构建了重组疫苗Lovaxin-C。Ⅰ期临床试验结果表明，该疫苗具有很好的抗宫颈癌效果，且无明显的毒副反应（Radulovic et al.，2009）。有

研究显示，以李斯特菌为载体的艾滋病疫苗在小鼠动物实验中可诱导HIV特异的细胞免疫反应，有望在将来用于艾滋病的防治（Shollenberger et al.，2013）。这些研究结果充分显示了李斯特菌是一种良好的免疫刺激剂，如果在未来的临床研究中能进一步证实李斯特菌载体疫苗的安全性和有效性，将为传染病、慢性病及肿瘤等的免疫预防和免疫治疗带来巨大的希望。

### 7.2.1.4　志贺氏菌载体

志贺氏杆菌（Shigella）是一种革兰氏阴性肠道病原菌，可侵入肠道组织而引起杆菌性痢疾，并能在细胞内繁殖且在上皮细胞间传播。它们通过作用于结肠黏膜淋巴组织上的靶位点而激发强烈的系统性和黏膜免疫反应。早期用减毒的福氏志贺氏杆菌作为痢疾疫苗，发现可引发较强的不良反应，其后通过对其生物合成基因（*aro*、*gua*、*iuc*等）或毒力相关基因（如*icsA*等）进行了一系列突变，有效降低了毒副反应，有望成为新一代的痢疾疫苗（Phalipon and Sansonetti，1995）。

这些突变株在降低毒性的同时保持了特异作用于结肠黏膜淋巴组织的特点，可有效激活体液免疫、细胞免疫和黏膜免疫反应，近年来已被用作表达外源抗原的载体，广泛应用于新型疫苗的研制。Vecino等（2004）以福氏志贺氏菌减毒株15D为载体，构建表达流感病毒血凝素蛋白的重组疫苗，将其免疫动物后可诱导流感病毒特异的细胞免疫反应，同时在支气管肺泡灌洗液中检测到高浓度的流感病毒抗体，有望作为流感通用疫苗应用于临床。Li等（2009）以志贺氏菌减毒株sf301为载体，构建可表达HPV58 *L1*基因的重组疫苗。在豚鼠角结膜炎模型的研究中发现，该疫苗免疫后可显著提高血液中抗HPV58 *L1*的IgG和IgA的浓度，而针对疫苗株sf301的抗体水平几乎没有改变。

我国兰州生物制品研究所自行研制的口服福氏宋内氏菌痢疾双价活疫苗是迄今为止国际上第一株批准使用的基因工程痢疾双价活疫苗。该疫苗是以福氏志贺氏菌2a型减毒株T32株为疫苗载体，利用基因工程技术将携带毒力基因缺失的宋内志贺氏菌S7株Ⅰ相抗原基因的大质粒转移到T32株菌内，建立了能同时表达福氏2a和宋内志贺氏菌菌体抗原的双价活菌苗株FS。经大量的临床研究数据证实，口服该疫苗后可诱导机体产生分泌型抗体，对福氏

志贺氏菌 2a 型感染的保护率为 65.5%，对宋内志贺氏菌感染的保护率为 82.35%，总保护率达 59.5%。此外，该疫苗对慢性腹泻也有很好的治疗作用，经临床观察，口服 3 剂后慢性腹泻的治愈率为 42%，总有效率达 97.2%（张波等，2002），但福氏志贺氏菌 2a 型减毒株 T32 株为过分减毒株，需多次高剂量口服给药，导致较大副反应，因此，该双价疫苗现已停止使用。

痢疾杆菌作为疫苗载体被人们的关注程度较少，一些研究者利用痢疾杆菌作为疫苗载体主要考虑以下两个特性：① 可在定居的黏膜内同淋巴组织直接接触；② 当痢疾杆菌和携带的靶目标进入细胞后，可从吞噬的内小体（endosome）内逃逸，直接进入胞质内诱导免疫反应（Zychlinsky et al.，1994）。利用现代分子生物学手段可较容易实现对痢疾杆菌基因的修饰和改造，但作为痢疾杆菌本身的特性而言，其减毒和维持免疫特性间的窗口较窄，这也对进一步获得理想的痢疾减毒株蒙上了一层阴影。

### 7.2.1.5 小肠结肠炎耶尔森菌载体

小肠结肠炎耶尔森菌（*Yersinia enterocolitica*）是一种革兰氏阴性肠道病原菌，能侵入肠道组织并在淋巴组织中繁殖，逃避宿主清除机制（Trülzsch et al.，2007）。该菌对肠细胞的侵袭能力依赖于其毒力质粒编码的几种毒力因子（Paerregaard et al.，1991）。这些毒力因子在侵袭过程中得到有效表达并激活机体产生强烈的免疫反应。该菌独特的生物学特性使其在作为疫苗载体的应用上非常具有吸引力。

目前，重组减毒小肠结肠炎耶尔森菌株已被用作异源抗原的载体，能在系统及黏膜水平有效地诱导保护性免疫应答，在肠道和呼吸道均可检测到由其诱发而分泌的特异性 IgA（Van Damme et al.，1992）。Sory 等（1990）将霍乱毒素 B 亚基基因与小肠结肠炎耶尔森菌的毒力相关基因 *yop51* 融合，构建了重组疫苗株，并以该疫苗通过口服免疫小鼠，获得了高效的免疫反应，在小肠组织和血液中均检测到霍乱毒素 B 亚基特异性抗体，可以保护小鼠免受霍乱毒素的攻击。Gundel 等（2003）将编码麻疹病毒核衣壳蛋白 79～161 位氨基酸的基因片断插入减毒小肠结肠炎耶尔森菌株 WA-314 *sodA* 的 pHR43 质粒载体上，构建了 pHR356 重组菌株，口服该疫苗后可保护小鼠避免麻疹病毒攻击所引起的脑炎。但

目前对小肠结肠炎耶尔森菌的遗传背景、如何诱导小肠产生局部免疫反应的机制尚不完全清楚，将其作为疫苗载体还有待于进一步深入研究。

### 7.2.1.6 乳酸菌载体

乳酸菌（lactic acid bacteria，LAB）是指发酵糖类主要产物为乳酸的一类无芽孢、革兰氏阳性细菌的总称。这是一群相当庞杂的细菌，目前至少可分为 18 个属，共有 200 多种。除极少数外，其中绝大部分都是人体内必不可少的且具有重要生理功能的菌群，广泛存在于人体的肠道中。在食品工业各个领域中的长期应用亦证明了其安全性，是公认的安全级（generally recognized as safe，GRAS）微生物。根据乳酸菌可在胃肠道、泌尿系统、生殖系统中或黏膜部位黏附和存活，诱导机体产生黏膜免疫反应和全身免疫反应，且无病原性等特点，开展活菌口服疫苗和黏膜疫苗的研究已逐渐受到广泛的重视和认可（Wells，2011；Berlec et al.，2012）。首先，乳酸菌作为胃肠道的共生菌，可将保护性抗原表达于细胞外或锚定于菌体的肽聚糖上，使其免受胃内低 pH 及肠道酶的破坏，避免了口服吸收率低的问题；其次，进入人体内后，乳酸菌可通过小肠上皮微皱褶细胞（M 细胞）及上皮下的树突状细胞（dendritic cell，DC）激活 Th2 淋巴细胞，继而激活 B 淋巴细胞分泌 sIgA，产生抵抗感染的黏膜免疫屏障；另外，乳酸菌还可刺激吞噬细胞的吞噬功能，促进淋巴细胞的增殖，提高细胞因子的表达水平，增加自然杀伤细胞（natural killer cell，NK cell）的活性和提高免疫球蛋白水平，从而达到免疫监视和提供系统免疫功能（Bermúdez-Humarán et al.，2011）。

近年来，通过基因克隆、遗传修饰等手段开发了许多能在乳酸菌中表达目的蛋白的遗传工具，主要包括转化、克隆或筛选载体系统，诱导突变系统，蛋白表达和锚定系统，使得乳酸菌作为疫苗载体的研究得到了迅速的发展（Anzengruber et al.，2017）。目前，已有一些以乳酸菌为载体的人用口服黏膜免疫疫苗取得较好效果，如儿童的脊髓灰质炎口服疫苗、幽门螺杆菌口服疫苗、痢疾杆菌口服疫苗、伤寒杆菌口服疫苗。乳酸菌表达系统在表达外源基因上有以下特点：① 某些菌种本身带有大量的染色体外因子，易发展新的表达载体系统；② 易培养，遗传操作方法成熟、简便、效率高、重复性好；③ 乳酸菌本身为食品级细菌，易构建成食品级的基因克隆及表

达系统,可以有效提高基因工程产品的安全性;④ 具有活性很高且可调控的启动子系统,可表达毒素基因;⑤ 可在细胞内表达,也可在细胞表面表达或分泌到细胞外;⑥ 乳酸菌安全且没有内毒素,表达的外源蛋白不需经过纯化就可以直接连同菌体一起服用;⑦ 乳酸菌的某些菌株,如乳杆菌,对机体黏膜有极强的黏附作用,乳酸菌表达的具有治疗或免疫作用的蛋白可以源源不断地在黏膜处产生,持续向机体释放目的抗原蛋白,能有效激发机体的免疫应答和免疫耐受,提高对人畜的免疫作用(余丽芸等,2008)。

乳酸菌作为口服疫苗载体虽然具有很多优点,但乳酸菌重组疫苗正式用于临床前仍面临着诸多问题。首先,目前构建的疫苗效果的研究仅限于动物试验阶段和体外试验阶段,其临床应用效果还不确定,需进一步的临床研究证实;乳酸菌如何诱导小肠产生局部免疫反应的机制尚不完全清楚;工程菌在体内可存活多久,乳酸菌携带抗原表达的效果也有待确定。另外,动物及人体肠道的微生态系统非常复杂,疫苗菌株与其他微生物间是否相互影响,这种影响是否会削弱疫苗的免疫效果也是疫苗临床应用中应考虑的问题。随着基因工程技术的发展,对乳酸菌进一步改造、表达调控的认识不断深入和对免疫学特别是黏膜免疫机制的研究,将会得到更为优良的益生乳酸工程菌,为动物黏膜疫苗的研制提供基础,对于预防传染病的发生具有非常重大的意义。

### 7.2.1.7　细菌芽孢载体

芽孢是某些细菌生长发育后期,在细胞内形成的一个圆形或椭圆形的抗逆性休眠体。芽孢具有极强的抗热、抗辐射、抗化学药物和抗静水压的能力。研究表明,细菌芽孢外层的芽孢衣蛋白具有一定的伸缩性,而这一特性对芽孢的形成或萌发有着非常重要的作用。细菌芽孢的这种特性使其在表面呈现和药物递送方面表现出很好的应用前景。可通过芽孢表面展示或在芽孢萌发后在繁殖体内表达实现外源抗原的提呈(王艳春和张兆山,2008)。

近年来,研究人员将其应用于疫苗的研究中,发展成了一种新型的疫苗载体(Cutting et al.,2009),表现出许多优点:① 能抵抗胃液的破坏,可通过口服接种,有效刺激黏膜免疫和全身免疫反应;② 具有极高的稳定性,可耐受 85～90℃ 的高温,无需冷链,可在常温下保存和运输;③ 安全性好,大部分产

生芽孢的细菌均是无毒或低毒微生物;④ 生产工艺简单;⑤ 遗传背景清楚,目前已完成了较多芽孢杆菌属成员的基因组测序工作,且有较多的遗传操作工具,易于构建重组疫苗。目前,以芽孢为载体先后开发了破伤风、炭疽等口服疫苗,展示出良好的免疫效果,有望用于进一步的临床研究(Cohen et al.,2000;Isticato et al.,2001)。

### 7.2.1.8　其他细菌载体

除了以上几种常用的细菌载体外,其他可用作基因工程疫苗(genetically engineered vaccine)载体的细菌还有很多,如大肠杆菌、百日咳杆菌、霍乱弧菌、痢疾杆菌、炭疽芽孢杆菌、枯草芽孢杆菌、某些链球菌和葡萄球菌等。经过基因工程改造的侵袭性大肠杆菌(*Escherichia coli*)具有较好的侵袭和黏附上皮细胞的能力,能够在肠道和脾等器官定居,稳定、持久地表达多个插入染色体上的外源抗原基因(Grillot-Courvalin et al.,1998)。百日咳杆菌(*Borde-tella pertussi*)可以通过其丝状血细胞凝血素(FHA)来提呈异源抗原,在人体内引起很强的体液免疫应答和细胞免疫应答(Mielcarek et al.,1998)。炭疽芽孢杆菌(*Bacillus anthracis*)减毒株作为异源载体,在兽用疫苗的应用中有很大的发展潜力(Brossier et al.,1999)。随着对各类细菌基因组结构及其致病机制的解析,以及现代分子生物学技术的完善,将有更多安全有效的细菌表达系统被开发出来,并将其作为疫苗载体应用于新型疫苗的开发。

## 7.2.2　病毒类载体

近代分子病毒学的研究进展加深了人们对病毒复制、基因表达及分子发病机制的了解,也为疫苗的研发开辟了新的途径。人们不仅可以通过分子生物学手段对病毒基因组结构进行改造,从而构建减毒或复制缺陷的病毒株,也可将其改造成可表达外源基因的疫苗载体,达到刺激机体免疫系统产生抵抗相应病原微生物的免疫保护效果。以病毒为载体的基因工程疫苗被视为病毒减毒活疫苗和亚单位疫苗的结合体,不仅可以避免亚单位疫苗需要佐剂和多次接种的缺点,还可诱导全面而持久的免疫反应(Rollier et al.,2011;Small and Ertl,2011;Ewer et al.,2016)。

此外,病毒疫苗载体还有其独特的优点:首先,病毒基因组通常都比较小,且遗传背景清楚,有利于

对病毒基因组进行改造并构建重组疫苗;其次,重组病毒载体疫苗不仅可以诱发强效体液免疫,还可诱导 T 细胞免疫反应,这对清除细胞内病原微生物及肿瘤细胞尤其重要;最后,可将病原微生物的保守性抗原基因插入病毒疫苗载体的基因组内,构建广谱性疫苗,如流感通用疫苗及艾滋病疫苗等。目前,用于表达外源性蛋白的载体病毒包括痘病毒(痘苗病毒、禽痘病毒等)、腺病毒、疱疹病毒和 RNA 病毒等。

病毒载体疫苗虽有上述的各种优点,但目前各种载体疫苗在安全性、稳定性、保护性、使用简便性等方面有待进一步完善,应借助现代科学技术手段对病原、载体系统及宿主进行全方位研究,从而研制新型、高效的减毒重组活疫苗,以期成为防治重大传染性疾病及肿瘤等的重要武器。

#### 7.2.2.1 DNA 病毒载体

**(1)腺病毒载体**

腺病毒(adenovirus)是一种双链、无包膜 DNA 病毒,基因组全长为 34～43 kb,可编码 30 多种蛋白,完整的病毒颗粒为二十面体。除了一些淋巴瘤细胞外,腺病毒能感染几乎所有的细胞类型。以病毒基因组 DNA 的复制为分界点,可分为早期转录区和晚期转录区,前者有 E1A、E1B、E2、E3 和 E4 共 5 个非连续的转录单位;晚期只有 1 个转录单位,受主要晚期启动子(major late promoter,MLP)调控。晚期转录区经过 mRNA 的剪切加工,形成 L1～L5 共 5 种 mRNA 家族。早期转录区各区所编码的蛋白大多是非结构蛋白,与病毒的复制、调控及与宿主细胞相互作用有关,而晚期转录区主要编码组成衣壳的大部分结构蛋白。

自 Ballay 等(1985)首次报道用腺病毒作为一种基因载体以来,腺病毒载体引起了人们的极大兴趣。多年来,腺病毒载体在基础和临床研究中已取得长足发展,成为基因治疗和活病毒载体疫苗研究的首选工具(Kron and Kreppel,2012;Uusi-Kerttula et al.,2015;Fougeroux and Holst,2017)。目前,已有多种商品化的重组腺病毒包装系统,使得重组腺病毒载体疫苗的构建十分方便。腺病毒的产率高,规模化生产工艺成熟,制剂稳定性好,有利于其规范应用,作为疫苗载体有其特有的优点:① 宿主范围广,对人致病性低;② 腺病毒粒子相对稳定,病毒基因组重排频率低,外源基因插入片段在病毒复制几个周期后仍可保持不变,易于用重组 DNA 技术操作;③ 安全性好,不整合到染色体中,无插入致突变性。腺病毒几乎在所有已知细胞中都不整合到染色体中,因此不会干扰宿主细胞的基因组结构;④ 能同时表达多个基因,是第一个可以在同一细胞株或组织中用来设计表达多个基因的表达系统;⑤ 不仅可以诱导固有免疫,还可诱导黏膜免疫反应和全身免疫反应。

依据复制缺陷型腺病毒载体发展的先后顺序,可将其分为三代。第一代腺病毒载体为 E1 区缺失或 E1、E3 区均缺失的腺病毒,能容纳最多达 8.1 kb 的外源基因,目前用于疫苗研究的腺病毒载体大多为这种类型。第二代腺病毒载体是在第一代的基础上,进一步缺失 E2 或 E4 区的基因,复制能力更低,从而进一步提高了载体的安全性。但 E2 或 E4 区编码的某些蛋白对细胞有毒性,难以建立可反式提供 E2 或 E4 区编码蛋白的稳定细胞株,导致重组病毒的制备比较困难,因此限制了其应用。第三代腺病毒载体去掉了腺病毒的所有编码序列,只保留了与复制相关必需的顺式作用元件,即基因组两端的末端反向重复序列(inverted terminal repeat,ITR)和包装信号序列,总长不到 1kb。该类型腺病毒的包装需要辅助腺病毒的协助,因此也被称为辅助病毒依赖性腺病毒载体。第三代腺病毒载体具有容量大、载体自身免疫反应弱以及目的基因的表达时间长等优点,但重组病毒与辅助病毒难以有效分离,因而也限制了其应用(柳云帆等,2011)。

目前,已有大量以重组腺病毒为载体的疫苗进入或完成了临床试验,其中,最引人关注的是 Merck 公司的人艾滋病病毒(human immunodeficiency virus,HIV)疫苗。该疫苗以 5 型腺病毒为载体插入了 HIV-1 *Gag/Pol/Nef* 基因,在猴子试验中能诱导很强的 T 细胞免疫反应,并能抵御 SIV/HIV 嵌合病毒 SHIV89.6P 的攻击,在 I 期临床试验中也显示出很好的安全性和免疫原性。然而,其后的临床 IIb 期试验(称为 STEP 或 Merck023/HVTN502)发现,与安慰剂对照组相比,试验组不仅没有减少 HIV 的感染,相反在 AdHu5 中和抗体较高且未进行包皮环切术的男性中,HIV 感染率明显增加。该疫苗在大规模临床试验(STEP)中宣告失败,提示腺病毒载体用于疫苗的研制还需要进行更多的研究(Buchbinder et al.,2008)。相信随着对腺病毒载体更深入的认识和改造,该载体在基础和疫苗的研究中都会有更加广阔的应用前景。2014 年 3 月,西非埃博拉出血热暴发流行,引起了世界恐慌,被 WHO 定为"国际突发公共卫生事件"。为了有效控制该疾病的流行,世界上许多国家都在积极研究开发埃博拉疫苗,中国人民解放军军事医学科学院将 2014 年扎伊尔型埃博拉病毒糖蛋白基因重组进腺病毒 5 型载体中,构建了 2014 基因型埃博拉疫苗。该疫苗在中国泰州 I 期临床试验、在华非洲人的开放性 I 期临床试验中显示安全,并能引起良好的免疫反应。在埃博拉出血热流行严重的塞拉利昂做了 II 期临床试验(Zhu et al. ,2016)。

（2）腺相关病毒载体

腺相关病毒(adeno-associated virus,AAV)属微小病毒科(Parvoviridae),为无包膜单链(正链或负链)线状 DNA 缺陷型病毒,外形为裸露的二十面体颗粒,直径约为 20 nm,是动物病毒中最小的病毒。其基因组全长为 4675 bp,包括两个可读框,两端有 145 bp 末端反向重复序列,其中外侧的 125 bp 呈发夹结构,是 AAV 复制和包装所需的唯一顺式作用元件。ITR 是重组腺相关病毒(rAAV)包装复制所必需的自身结构,ITR 缺失将影响病毒颗粒的包装和感染力。AAV 不能独立复制,只有在辅助病毒如腺病毒、单纯疱疹病毒及痘苗病毒等存在的条件下,才能在感染的宿主细胞中复制合成装配蛋白,产生新的病毒颗粒。野生型 AAV 感染人宿主细胞后,可定点整合到 19 号染色体 19q13.3qter 处,该区域称 AAVS1,可能与 ITR 和 Rep 蛋白的作用相关(Gonçalves,2005)。目前,已发现的 AAV 根据其衣壳蛋白的差异可分为 12 种血清型、100 多种变异体(Schmidt et al. ,2008)。

由于 AAV 具有低致病性、可长期潜伏于人体并表达外源基因以及广泛的细胞和组织亲嗜性等优点,人们对 AAV 作为基因治疗载体等的应用给予了很大的期望,其被广泛应用于基因治疗临床研究(Mingozzi and High,2011;Brady et al. ,2017)。近年来,通过对病毒基因组进行改造,扩大了其外源基因的载量,提高了病毒产率和转染效率,使 AAV 成为一种很有前景的疫苗载体。AAV 的外壳为多种蛋白的复合体,这种复合体自身可诱发一定的免疫反应,因此,以 AAV 为载体的重组疫苗中,外源基因可通过展示于病毒外壳表面直接诱发免疫反应,而重组病毒感染机体后又可作为基因表达载体大量表达具有糖基化修饰和正确空间构象的外源蛋白,进而

诱发强效的免疫反应。AAV 这种特性使其作为疫苗载体时可更快、更高效地诱发免疫反应,同时产生具有高亲和力的 IgG 抗体,单针免疫即可起到良好的免疫保护作用。另外,rAAV 还可通过口服或鼻内进行免疫,易于接种和在发展中国家推广。

至今已有多个课题组开展了以 AAV 为载体的新型疫苗的研究并取得了令人鼓舞的成绩。Manning 等(1997)将表达 II 型疱疹病毒糖蛋白 B 和 D 的 rAAV 通过肌内注射免疫小鼠后,不仅诱发了体液免疫,还激活了机体的细胞免疫反应,且其所诱导的抗体水平明显高于 DNA 质粒疫苗或蛋白疫苗。Li 等(2012)分别将 4 种登革热病毒的羧基末端截短的包膜蛋白(carboxy-terminal truncated envelope protein)79E 基因片段插入 AAV 载体,构建了四价登革热重组疫苗。体内研究结果表明,该疫苗可诱发长效的免疫反应,在免疫开始 20 周后仍可检测到登革热病毒的中和抗体。Steel 等(2013)构建了可表达 Neu 原癌基因的重组腺相关病毒疫苗,分别通过口服和肌内注射途径单针免疫 Neu 基因阳性的小鼠乳腺癌模型。结果表明,两种免疫途径均能够刺激机体产生体液免疫和细胞免疫反应,有效抑制小鼠肿瘤的生长,而口服免疫组的小鼠生存时间明显长于肌内注射组。口服免疫组的小鼠在免疫结束后 120 d 和 320 d 分别挑战再次接种小鼠乳腺癌细胞,结果 80% 的小鼠仍能获得有效保护而存活。除此之外,AAV 载体还被应用于流感疫苗、艾滋病疫苗以及宫颈癌疫苗等的研究。

随着 AAV 不同血清型的发现和 AAV 载体的不断发展完善,如双重载体的出现克服了包装容量的限制,自我补偿型载体增加了瞬时表达的水平,其在疫苗研究中的应用也将越来越广泛(Lisowski et al. ,2015)。但以 AAV 为载体重组疫苗也存在一些潜在的问题,如因 AAV 不能独立复制,如何去除其包装过程中所必需的辅助病毒是 rAAV 纯化过程中的难题,且存在免疫毒性通过生殖细胞遗传给后代的风险。如何克服这些问题将是 AAV 重组疫苗的重点研究方向。

（3）痘病毒载体

痘病毒科(Poxviridae)是一类体积大(约 300 nm)、结构复杂的双链 DNA 病毒,通过细胞的吞饮作用进入细胞并在细胞质内进行复制。病毒的基因组大小为 130~300 kb,编码 DNA 和 RNA 聚合酶、polyA 聚合酶、催化加帽子结构的酶、结构蛋白及干

扰宿主抗病毒机制的蛋白等数百种蛋白。与许多病毒的DNA分子具有感染性不同,痘病毒借助细胞酶并不能转录病毒基因组,因此,将裸露的DNA转染细胞后不能够进行复制。

1798年,Jenner证实了人体接种牛痘病毒可以预防抗原相关性天花病毒的感染,从而奠定了免疫学基础并最终将天花从地球上根除。近年来,随着对痘病毒分子生物学的深入研究,其已成为最有前景的疫苗载体之一。痘病毒基因组容量大及非必需区基因多,允许大片段的基因丢失或删除,以及外源DNA的插入(可达25 kb),容易构建和分离重组病毒。它还可同时插入多个外源基因构建多价或多联疫苗,并对插入的外源基因有较高的表达水平。以痘病毒为载体的基因工程疫苗免疫机体后不仅可获得新的痘病毒颗粒,还可大量表达载体所携带的外源基因,从而诱导机体产生对天花病毒和所携带的外源基因病原微生物的免疫反应。重组痘病毒不仅能够诱发体液免疫反应,还能诱导很强的细胞免疫反应,因此,可以将痘病毒载体应用于肿瘤疫苗的开发(Kreijtz et al.,2013)。

重组痘病毒作为疫苗载体虽有多种优点,但免疫接种后可能出现并发症,如牛痘性湿疹、脑炎及皮肤病变损伤等,尤其是有免疫抑制的人群,接种疫苗后易患传染性或渐进性牛痘疾病,这严重影响了痘病毒重组疫苗的应用。所以,在确保痘病毒免疫效果的同时,提高安全性是推广重组痘病毒应用的关键问题。痘病毒表达很多病毒复制非必需的蛋白,这些蛋白主要与抑制宿主免疫应答或与病毒毒力有关,缺失这类基因并不影响病毒繁殖复制,因此,可以用基因工程的方法删除表达这些蛋白的基因。痘病毒高减毒株NYVAC即是通过这种方法获得的。另外,病毒在非天然的宿主体内或在组织培养中连续传代,也会使痘病毒的毒力下降,从而得到安全株,如痘病毒安卡拉株(modified vaccinia virus Ankala,MVA)即是在鸡胚细胞中经过500多代的培养后分离得到的。而金丝雀痘病毒及禽痘病毒等天然宿主非人类的毒株,因其毒力相对较弱,在重组痘病毒疫苗载体的研究过程中也引起了广泛关注(Van der Plasschen and Pastoret,2003)。

由于痘病毒基因组大,且病毒DNA不具有感染性,不易通过对痘病毒核苷酸序列进行酶切并与外源基因直接连接的方法获得重组病毒。目前,较为常用的构建重组痘病毒的方法是同源重组法:首先将外源基因插入一个有同源臂的质粒中,然后将其转化已感染痘病毒的细胞,在细胞内通过病毒基因组与质粒上同源臂间的同源重组作用将外源基因插入痘病毒基因组,使外源基因在病毒中转录和翻译其基因产物。

用痘病毒作为载体的基因工程疫苗涉及的范围很广,很多引起人类传染病的重要病原微生物的基因被克隆至病毒基因组中,构建了多种重组痘病毒疫苗,取得了理想的免疫保护效果。如将狂犬病毒糖蛋白基因克隆至牛痘病毒基因组中,构建了狂犬病重组疫苗(VGR),将其与狐狸爱吃的食物混合制成口服疫苗投放到野外用于预防狂犬病,使野外狂犬病得到了有效的控制。而由中国疾病预防控制中心与北京生物制品研究所采用新方法,联合研制了具有完全自主知识产权的DNA-天坛痘苗复合型艾滋病疫苗,受到国际学界的高度重视。该疫苗是在我国科学家研发的天坛株天花疫苗的基础上发展起来的新型艾滋病疫苗,在国际上首次使用天坛株活疫苗作为艾滋病疫苗的载体,区别于国际上绝大部分团队使用灭活疫苗和非复制型疫苗载体,具有突出的创新性。I期临床试验结果显示,其安全性良好,免疫原性强,可诱导受试者产生抗艾滋病病毒的体液免疫和细胞免疫反应。2012年3月下旬,国家食品药品监督管理总局批准了该艾滋病疫苗Ⅱ期临床试验申请,在盖茨基金会发表的备受关注的8个全球艾滋病疫苗名单中名列第五。总体而言,以痘病毒为载体的重组疫苗是安全有效的,但离真正的临床应用还有很多困难需要克服。

(4)伪狂犬病毒载体

伪狂犬病毒(pseudorabies virus,PRV)属疱疹病毒科猪疱疹病毒Ⅰ型,可引起牛、羊、猪、犬和猫等多种家畜和野生动物发热、奇痒(猪除外)及脑脊髓炎,由于其临床症状类似狂犬病,故以"伪狂犬病毒"命名。该病毒基因组为线状双链的DNA分子,大小约为150 kb,GC含量高达73%,可分为长独特区(UL)和短独特区(US),以及US两侧末端反向重复序列(inverted terminal repeat,ITR)和内部反向重复序列(inverted repeat sequence,IRS)。其中,US和UL区段含有至少70个基因,可编码70~100种蛋白质,而成熟的病毒颗粒中只含有约50种蛋白(Klupp et al.,2004)。

伪狂犬病毒基因组庞大,在已鉴定的基因中有超过一半的基因不是病毒在细胞中增殖所必需的,但这些非必需基因可能对病毒在自然宿主中的生长和传播有重要作用,可用外源基因序列替换这些基因而不影响病毒的增殖,这为将伪狂犬病毒改造成疫苗载体提供了可能。伪狂犬病毒载体外源基因载量高达 40 kb,可在其基因组中插入一个或多个外源抗原基因,所获得的重组病毒不仅可以提供对伪狂犬病的免疫预防,还能产生针对其他病原的保护,且其激发的免疫应答水平一般不低于完整外源病原单独引起的免疫强度。另外,伪狂犬病主要发生于猪,而对异源动物(鼠、兔等)无感染性,还能产生综合抗体。因此,研制伪狂犬病毒多价基因工程活载体疫苗被认为是最具开发和应用价值的兽用疫苗,构建其重组病毒载体疫苗已成为现今疫苗研究领域的一个热点。除此之外,伪狂犬病毒的宿主范围较大,能感染多种动物和野生动物,这就为一苗多用打下了很好的基础。最为重要的是,重组伪狂犬病毒所表达的蛋白质可以进行翻译后加工、修饰,其中许多过程与体内相类似,因此,表达产物具有天然蛋白质的活性,并且保留了其相应的抗原性、免疫原性及功能(Boldogköi and Nógrádi,2003)。

由于伪狂犬病毒对异源动物的不感染性,加之作为表达载体的许多优点,该病毒已逐渐发展成为哺乳动物细胞系统的高效表达载体,成为基因工程药物和基因工程疫苗研制中十分有力的工具。目前,处于研发阶段的伪狂犬病毒重组疫苗有猪乙型脑炎、猪瘟、口蹄疫及猪细小病毒等。另有研究人员正在应用伪狂犬病毒作为载体研究寄生虫重组疫苗,相信不久将能广泛地应用基于这种重组病毒的新型寄生虫疫苗,特别是用其来预防和治疗人畜共患的寄生虫病,对畜牧业的良好发展和人类的公共卫生安全具有重要的意义。

(5)杆状病毒载体

杆状病毒(baculovirus)是一类具有囊膜包裹的双链环状 DNA 病毒,自然界中主要感染鳞翅目、膜翅目和双翅目昆虫。该病毒有一个大小为 80～160 kb 的共价闭环基因组和直径为 30～60 nm、长度为 250～300 nm 的杆状核衣壳。在杆状病毒众多成员中,研究和利用最多的是苜蓿银纹夜蛾核型多角体病毒(*Autographa californica* multicapsid nucleopolyhedro virus,AcMNPV)。最初对杆状病毒在生物杀虫剂方面的应用进行了研究,昆虫杆状病毒表达系统即是由此而发展起来的。20 世纪 80 年代中期,昆虫杆状病毒作为外源基因的表达载体得到了广泛应

用(Lu et al.,2012)。

在过去很长时间内,人们普遍认为杆状病毒只能感染节肢动物的细胞。然而,1995 年 Hofmann 等首次将带有巨细胞病毒(cytomegalovirus,CMV)启动子的重组杆状病毒转导人肝细胞并检测到报告基因的表达,证实了该病毒能有效地转导哺乳动物细胞。其后的许多研究中,分别将罗氏肉瘤病毒(Rous sarcoma virus,RSV)启动子、猿猴病毒 40(simian virus 40,SV40)启动子以及乙肝病毒(hepatitis B virus,HBV)启动子/增强子等引入杆状病毒基因组并成功介导了外源基因在哺乳动物细胞中的表达,使其在疫苗载体发展中成为一种有效的工具。与其他病毒类载体相比,杆状病毒作为基因工程疫苗载体,具有以下优点:① 自然条件下,由于杆状病毒在非天然宿主细胞内其大部分基因的转录沉默,因而在哺乳动物细胞中不能复制,具有较高的生物安全性;② 杆状病毒衣壳蛋白具有增强免疫刺激的作用,在生产疫苗时减少了对佐剂的需求;③ 基因组容量大,可插入多个外源基因,构建多价或多联基因工程重组疫苗;④ 作为杆状病毒细胞基质的昆虫细胞可使用无血清培养基进行大规模培养,大大简化了病毒培养和纯化过程,且易获得高滴度的病毒;⑤ 杆状病毒载体能够高效表达外源蛋白,并对翻译后的蛋白进行修饰加工,使所表达的抗原具有较高的免疫原性。上述优势使杆状病毒发展成为一种优良的疫苗载体,能够诱导产生准确而有效的免疫应答,预防人类和动物免受感染性疾病的侵害(Airenne et al.,2013)。

GSK 公司开发的 HPV 二价疫苗,即针对 HPV16 和 HPV18 型宫颈癌疫苗已成功地用于临床,它使用 C 端截短的 L1 蛋白基因,是采用杆状病毒—昆虫细胞系统进行表达而用于临床应用的例证。目前,许多实验室已成功地开发了用杆状病毒—昆虫细胞系统进行表达流感重组血凝素亚单位疫苗。

杆状病毒在疫苗载体方面的应用虽然已进入了临床试验阶段,但该病毒进入哺乳动物细胞的机制还不十分清楚,明确杆状病毒复制和出芽的必要条件将有助于构建基因组简化的杆状病毒载体,使其安全性和有效性得到提高。随着对杆状病毒生物学和与其非天然宿主间相互作用的深入研究,将有助于推动杆状病毒疫苗载体的进一步发展。

### 7.2.2.2 RNA 病毒载体

**（1）脊髓灰质炎病毒载体**

脊髓灰质炎病毒（poliovirus，PV）属于微小核糖核酸（microRNA）病毒科的肠道病毒属。它缺乏 5′端帽状结构，依靠内部核糖体进入位点（internal ribosome entry site，IRES）起始蛋白的翻译。其基因组是由一条单一的正链 RNA 组成，大小约为 7.5kb，只有一个可读框，首先翻译生成一个前体蛋白（P0），其后在病毒蛋白酶 2Apro 和 3Cpro 的作用下水解产生成熟的病毒蛋白。口服脊髓灰质炎病毒活疫苗（live oral poliovirus vaccine，OPV）是人类历史上最成功的疫苗之一。大量的临床数据充分证明了其有效性，且可通过口服进行免疫，大大降低了生产和使用成本。最值得注意的是，OPV 可诱导系统性的体液免疫、细胞免疫和肠道黏膜免疫。此外，OPV 的质量、安全检测手段已经建立完善。因此，人们一直致力于将脊髓灰质炎病毒发展成为一个方便、安全的疫苗载体系统（Crotty and Andino，2004）。

目前，构建的脊髓灰质炎病毒疫苗载体可分为以下几种类型：一是将外源基因片段直接插入 PV 中和抗原位点处或与相应部分进行置换而获得表达。这种抗原嵌合载体可以将外源抗原表达于病毒颗粒表面，使其易被宿主免疫系统识别，但会影响病毒的包装和复制。二是用外源基因部分或完全替代 P1 区蛋白编码序列构建重组 PV 疫苗，再由正常 PV 或重组痘病毒提供 P1 区前体蛋白进行复制和装配成病毒颗粒。使用这种 PV 复制子表达外源基因的一个明显优势是具有良好的生物安全性。三是目前最常见、最成功的一类 PV 载体，即多聚蛋白融合载体。该载体是通过在 P1 区 5′端，P1、P2 区交接处和 P2、P3 区交接处等位点插入外源基因，可通过蛋白水解作用而与多聚蛋白分离。四是在 PV 基因组中插入其他病毒的 IRES，使外源蛋白和 PV 多聚蛋白分别在不同的 IRES 作用下起始翻译，形成双表达载体系统（蒋燕军和姜述德，2003）。

近年来，脊髓灰质炎病毒载体被用于多种重组疫苗的开发，取得了良好的免疫效果，其中，最引人关注的是脊髓灰质炎病毒—猴免疫缺陷病毒疫苗（Polio-SIV）。该重组疫苗免疫猴体后，能产生有效的保护性免疫应答，诱发抗 SIV IgA 及 SIV 特异性细胞毒性 T 细胞（cytotoxic T lymphocyte，CTL）反应，并阻止了艾滋病的发展（Zhang et al.，2007）。另

外，表达幽门螺杆菌尿素酶 B 亚单位（UreB）的 Polio-UreB 重组疫苗免疫小鼠后产生了特异性的体液免疫和细胞免疫反应，对幽门螺杆菌的感染具有保护性和治疗性作用（Smythies et al.，2005）。但是脊髓灰质炎病毒作为疫苗载体仍有很多问题需要解决：首先，很多人接种过脊髓灰质炎病毒疫苗，因此，以脊髓灰质炎病毒为载体的重组疫苗的免疫能力可能会受到影响。其次，脊髓灰质炎病毒具有高遗传变异率，对于病毒复制非必需的外源序列的稳定性会降低，且存在回复突变成 PV 强毒株的风险。最后，PV 载体的容量较小，不适合作为大片段外源基因的表达载体。由于疫苗株引起临床麻痹病例的出现增加了人们对使用减毒株作为载体的忧虑，在未来的工作中应加强对脊髓灰质炎病毒复制过程的研究，进而对病毒基因进行重新改造，以构建出一个高安全性、高容量、高表达、高稳定性的载体系统，使 PV 载体投入到临床应用中。

**（2）黄热病病毒载体**

黄热病病毒（yellow fever virus，YFV）属于黄热病科黄热病毒属的病毒，是一种具有胞膜的正链 RNA 病毒，具有嗜内脏性及嗜神经性，通过蚊子引发出血热病，常见于非洲撒哈拉地区和南美热带地区。其基因组大小约为 11 kb，仅有一个可读框，编码一个前体多聚蛋白。该前体蛋白可在病毒蛋白酶和宿主细胞蛋白酶的加工下产生病毒结构蛋白和非结构功能蛋白。黄热病毒减毒株 17D（YF17D）是将野生型黄热病毒株在鸡胚胎中进行连续传代，使其结构蛋白和非结构蛋白基因组发生了多处不可逆的突变而获得的。在过去 70 多年里，YF17D 被用于预防黄热病病毒感染，接种人群达数亿之众。皮下单剂给药即可使 99% 的接种者在 30 天内获得高滴度的中和抗体，这种高滴度的中和抗体可持续 35～40 年，甚至终身，迄今为止尚未发现严重的毒副反应，被 WHO 评价为最安全、最有效的活病毒疫苗（Gaucher et al.，2008）。

因 YF17D 具有极好的安全性和有效性，以及其重组嵌合病毒载体的可操控性，近年来已被广泛用作基因疫苗和基因治疗的载体（Nogueira et al.，2013；Bassi et al.，2016）。由于黄热病毒家族如登革热病毒（Dengue virus，DV）、日本脑炎病毒（Japanese encephalitis virus，JEV）及丙型肝炎病毒（hepatitis C virus，HCV）等与 YF17D 的基因组结构非常相似，有利于通过基因重组构建嵌合病毒，可用这些病

毒的主要抗原基因替换 YF17D 基因组中的相应基因,构建重组疫苗株。许多研究结果显示,以 YF17D 为载体构建的嵌合病毒遗传结构稳定,病毒的装配与复制同 YF17D 类似,免疫动物后可获得针对外源基因的保护反应。其中,最具代表性的是法国赛诺菲巴斯德公司开发的黄热乙脑嵌合疫苗和登革热四价重组疫苗。Chamber 等以黄热疫苗株 17D 为载体,将乙脑病毒 SA14-14-2 株 PreM 和 E 蛋白基因取代黄热病毒相应的基因,构建 YF/JE 嵌合病毒。法国赛诺菲巴斯德公司将该嵌合病毒在 Vero 细胞培养,生产用于预防乙脑的减毒活疫苗 JE-CV (IMOJEV),该产品已获许可上市。法国赛诺菲巴斯德公司开发的登革热疫苗是以黄热病疫苗 17D (YFV 17D)为载体,分别以 4 个血清型登革病毒 PreM 和 E 蛋白基因取代黄热病毒的相应基因,构建表达 4 个血清型登革病毒的 PreM 和 E 蛋白的嵌合病毒,用 Vero 细胞培养病毒,再以一定的比例混合配制而成用于预防登革热的减毒活疫苗。该疫苗临床前实验已证明遗传稳定性良好,神经毒性低,且能在人的树突状细胞产生可控的刺激反应,在猴体内也能产生有效的免疫应答。2012 年,在泰国 4002 名 4~11 岁儿童中进行了该登革热候选疫苗"CYD-TDV"Ⅱ期临床试验,结果显示,该疫苗对登革热 1 型病毒的有效性为 61.2%,对 3 型和 4 型的有效性分别为 81.9% 和 90%,但对登革热 2 型病毒(血清 2 型)无效,疫苗总体有效性为 30.2%。赛诺菲巴斯德公司于 2012 年 9 月 11 日在《柳叶刀》(*The Lancet*)上发表了该候选疫苗"CYD-TDV"已通过Ⅱ期临床试验,研究表明候选疫苗能够预防三种登革热病毒引发的登革热疾病。试验疫苗的耐受性良好,而且在每次接种后表现出相似的安全性。2014 年 7 月,该疫苗在亚洲(菲律宾、越南、马来西亚、印度尼西亚和泰国)10 275 名 2~14 岁儿童中做的Ⅲ期临床试验最新数据显示,有 250 例受试者在第 3 次注射疫苗 28d 后确认发生登革热,疫苗的有效性为 56.5%。有 647 例发生严重不良反应,严重不良反应与该年龄组的疾病一致,主要是感染和损伤。该登革热疫苗对登革病毒 3 型和 4 型有效性达到 75%,1 型为 50%,但是对于 2 型病毒效用则下降到 35%。2014 年 9 月 3 日,赛诺菲巴斯德公司发布消息,该疫苗在拉丁美洲和加勒比地区(墨西哥、哥伦比亚、洪都拉斯、波多黎各和巴西)进行了Ⅲ期临床试验,试验在 20 875 名 9~16 岁儿童中

进行,结果表明,3 针疫苗注射后,总体有效性达到 60.8%,更重要的是,该疫苗对 4 种血清型的登革热都观察到了有效性。接种疫苗组和对照组的安全性相近,且与之前的临床试验的安全性一致。经过 20 年的努力,2015 年 12 月 10 日,法国赛诺菲巴斯德公司的登革热疫苗 Dengvaxia 在墨西哥获监管批准用于预防所有 4 种类型的登革热病毒。2015 年 12 月 24 日,菲律宾成为第 1 个批准登革热疫苗的亚洲国家。2015 年 12 月 28 日,巴西国家卫生监督局宣布批准使用登革热疫苗,从而使巴西成为全球第 3 个使用登革热疫苗的国家。此外,YF17D 疫苗载体还被用于艾滋病及疟疾等疫苗的研究,取得了良好的防治效果(Franco et al.,2010;Stoyanov et al.,2010)。

关于 YF17D 作为疫苗载体的研究尽管已取得了许多进展,但尚有较多问题有待进一步研究和解决。黄热病毒基因组很小,这虽具有基因工程操作方便、易于插入外源基因等优点,但也导致可插入的外源基因长度有限,仅能用于提呈相对分子质量较小的抗原或抗原决定簇。因此,有必要对 YF17D 基因结构进行改建,以扩充其容量。另外,新型嵌合病毒因外源基因的插入有可能改变其嗜性,故在临床应用前还需对其生物安全性进行系统的评估。随着分子生物学技术的发展,相信黄热病毒载体技术也将更加成熟,并在肿瘤和传染性疾病的控制中逐渐发挥优势,成为最有前途的疫苗技术之一。

(3) 甲病毒载体

甲病毒(alphavirus)属于披膜病毒科,为有包膜的单股正链 RNA 病毒,通过吸血昆虫或节肢动物叮咬易感脊椎动物而传播。甲病毒基因组大小约为 12kb,由两个可读框组成,靠近 5' 末端的前 2/3 部分为非结构区,该区共编码 4 种非结构蛋白(nsp1~nsp4),靠近 3' 末端的后 1/3 部分为结构区,编码数种结构蛋白,包括衣壳蛋白(C)、膜糖蛋白 E1、E2、E3 以及 6K 蛋白等。甲病毒结构蛋白和复制酶分别由不同的 RNA 翻译,由亚基因组 RNA 翻译的结构蛋白并不参与病毒的复制过程,因此,缺失了结构蛋白的甲病毒基因组 RNA 与完整病毒基因组 RNA 一样,具有感染性,能自我复制并诱导被感染细胞发生细胞凋亡。研究人员根据这种生物学特性,对甲病毒进行了改造,构建出了相应的甲病毒载体(Rayner et al.,2002)。目前,用于载体研究的甲病毒主要有辛德毕斯病毒(Sindbis virus,SINV)、塞姆利基森林

病毒（Semliki forest virus，SFV）、委内瑞拉马脑炎病毒（Venezuelan equine encephalitis virus，VEEV）等。

根据表达外源序列的方式不同，可将甲病毒载体分为三类：复制—包装型载体（复制型载体）、RNA复制子载体（复制缺陷型载体）以及DNA—RNA载体。复制—包装型载体携带有编码病毒结构蛋白的亚基因组启动子，感染宿主细胞后可产生子代病毒颗粒。目的基因插在全长的甲病毒基因组中，在病毒复制过程中获得表达。RNA复制子载体是用外源基因替换病毒结构蛋白基因，需在携带病毒结构蛋白基因质粒的辅助下包装成病毒颗粒。该病毒颗粒具有感染宿主细胞的能力，但缺乏结构蛋白基因，不能产生子代病毒颗粒，因此，只能短暂表达外源基因，这种复制缺陷型载体亦称为"自杀性载体"。DNA—RNA载体是将病毒复制酶基因和外源基因分别克隆至DNA质粒载体上，该质粒转染细胞后由RNA多聚酶II表达序列启动自我复制RNA载体的转录，在宿主细胞内完成外源基因的高效转录和表达过程。

与其他病毒载体相比，甲病毒载体具有其自身的特点：① 甲病毒载体能够高水平、长效表达外源基因，少量接种即可启动高效的免疫应答；② 甲病毒在细胞质中除少量的病毒复制酶外，无其他载体蛋白产生，不会产生针对载体自身的免疫反应；③ 甲病毒载体还可诱导宿主细胞凋亡，使得耐受诱导、染色体整合细胞转化的可能性大大降低，并可产生含有大量病毒合成蛋白的凋亡小体，易被抗原提呈细胞吞噬，有效提呈抗原；④ 通常人体不含有甲病毒抗体，因而重组甲病毒载体疫苗的接种效率会比较高；⑤ 某些甲病毒，如SIN和VEE等具有靶向树突细胞的特性，可诱导机体产生高效的体液免疫和细胞免疫反应（Lundstrom，2002）。

目前，甲病毒载体疫苗的研究尚处于初期阶段，但其在传染性疾病、寄生虫病和肿瘤等的防治研究中均取得了令人鼓舞的结果。Onate等将布鲁氏流产杆菌的Cu、Zn超氧化物歧化酶（SOD）基因插入SFV表达系统构建了重组甲病毒疫苗株，用该疫苗腹腔注射免疫BALB/c小鼠后6周，并未检测到特异性抗体，但却激发了强烈的CTL反应，并能保护小鼠免受布鲁氏流产杆菌强毒株2308的攻击（Onate et al.，2005）。Daemen等将翻译增强子引入表达HPV E6/E7融合蛋白的SFV复制子系统中，构建了SFV-enh E6/E7重组疫苗株。体外试验表明，SFV-enh E6/E7转染细胞后表达大量的E6/E7融合蛋白。用SFV-enh E6/E7免疫小鼠激发了强烈、长效的CTL抗肿瘤反应，有效抑制小鼠肿瘤的生长，并能保护小鼠免受肿瘤的再次攻击（Daemen et al.，2002）。

虽然甲病毒载体在疫苗研究中显示出良好的应用前景，但仍然存在一些缺陷。下一步的研究中应改进甲病毒载体的转染方法，提高细胞的摄入率；研制开发有效的甲病毒载体包装细胞系；在甲病毒载体中引入可调节RNA翻译效率和增强mRNA稳定性等顺式调控元件；进一步开发可控制表达和诱导细胞凋亡的甲病毒载体；在结构蛋白基因中引入更有效的靶向结合位点等。随着对甲病毒载体系统的深入研究，其在疫苗领域的研究中将显示出更为广阔的前景。

（4）水疱性口炎病毒载体

水疱性口炎病毒（vesicular stomatitis virus，VSV）属于弹状病毒科（Rhabdoviridae）水疱病毒属（Vesiculovirus），是有囊膜的单股负链RNA病毒。VSV基因组长约11kb，从3′~5′依次编码核蛋白（N）、磷蛋白（P）、囊膜糖蛋白（G）、多功能基质蛋白（M）以及大聚合酶蛋白（L）。VSV对很多转化或肿瘤细胞具有促凋亡作用，而正常细胞受干扰素的保护不会引起凋亡，因而VSV是理想的溶瘤剂，被广泛应用于肿瘤的治疗研究，并取得了良好的效果（Janelle et al.，2013）。VSV在被感染细胞的细胞质中复制，不经过任何DNA的复制阶段，因而不能与宿主细胞染色体整合，作为疫苗载体具有很高的稳定性和安全性。

目前，构建的VSV病毒载体大部分属于复制型载体，即在外源基因两侧连接病毒基因转录和包装所需的信号序列。VSV病毒载体最大的特点是其巨大的外源序列承载能力，其基因组可以插入至少4.5 kb的外源序列并成功进行表达，有利于多价或多联疫苗的构建，这可能与其具有螺旋状的核衣壳结构有关（An et al.，2013）。水疱性口炎病毒主要感染动物的黏膜组织，因此，以VSV为载体的重组疫苗可通过口服方式进行免疫接种，有效刺激黏膜免疫和全身免疫反应。另外，感染水疱性口炎病毒的人群很少，宿主原有免疫力对载体疫苗的免疫干扰小，而且VSV能在多种细胞中进行培养并能够达到很高的滴度（可达$10^9$ pfu·mL$^{-1}$），这十分有利于重组病毒的生产。

目前,已成功构建了多种针对不同病毒的重组VSV,如表达乳头瘤病毒 L1 蛋白、丙肝病毒 Core/E1/E2 融合蛋白,流感病毒血凝素、呼吸道合胞病毒 Gag 蛋白等,在试验动物体内都产生了较好的保护性免疫应答。重组 VSV 也被用于 HIV 疫苗载体的研究,用表达 HIV-1 *Gag* 和 *Env* 基因的重组 VSV 免疫非人灵长类动物可诱发强效的 HIV-1 特异性细胞免疫和体液免疫反应,而表达猴免疫缺陷病毒(simian immunodeficiency virus, SIV)*Gag* 基因和 HIV *Env* 基因的重组 VSV 可保护动物免受致病性 SIV/HIV 重组病毒的攻击。然而,重组 VSV 在非人灵长类动物试验中显示出了一定的神经毒力,使其在临床应用中受到了限制。为确保重组 VSV 的安全性和有效性,采用不同的减毒策略降低其毒性,上调外源基因及共刺激佐剂分子的表达水平将是重组 VSV 载体的研究方向(Clarke et al., 2006; Matassov et al., 2015; Clarke et al., 2016)。

(5)新城疫病毒载体

新城疫病毒(newcastle disease virus, NDV)为不分节段单股负链 RNA 病毒,本身不能作为 mRNA,不带译制病毒蛋白的信息,必须通过病毒自己的 RNA 聚合酶转录出一股互补链作为 mRNA。新城疫病毒的负链 RNA,一方面转录成 mRNA,合成相应的病毒蛋白成分,另一方面转录成其互补链,再合成病毒 RNA 链,参与病毒包装。NDV 基因组大小约为 15kb,为单一可读框,至少编码 6 种病毒特异的蛋白(L、NP、P、HN、F 及 M)。自 Peeters 等建立起 NDV 的反求遗传体系以来(Peeters et al., 1999),其作为病毒载体的研究就不断被尝试,广泛被应用于 NDV 的分子生物学机制、基因治疗及重组疫苗的研究。

重组 NDV 作为活病毒载体疫苗具有极为突出的优点。NDV 弱毒疫苗长期以来一直用于家禽防疫,其安全性和有效性已被充分证明。NDV 弱毒苗可在体内增殖并长期表达抗原基因,同时诱导全身性体液免疫、局部黏膜免疫及细胞免疫反应,产生持久、全面的免疫保护。其使用也极为方便,可通过饮水、喷雾、滴鼻、点眼或注射多种方式免疫。NDV 基因组相对稳定,仅有 1 个血清型,毒株间发生重组及毒力返强可能性很小。复制过程均在细胞质内完成,从 RNA 到 RNA,不存在 DNA 阶段,故其基因组不会与宿主细胞 DNA 整合,没有人工转基因的风险。NDV 不能在人的正常细胞中复制,对人一般没有感染性,即使是感染了野生型 NDV 也只是引起轻微的疾病,因此,对人类是安全的。另外,NDV 弱毒苗可在鸡胚内培养获得高滴度的病毒,生产成本低廉。基于以上优点,利用反向遗传操作技术,以 NDV 作为疫苗载体的研究已经得到快速发展,目前已被用于流感、艾滋病及肿瘤等疫苗的研发。相信随着分子生物学各项技术的发展,NDV 作为一种有效的病毒载体会受到越来越多的关注,具有越来越广阔的应用前景(Bukreyev and Collins, 2008; Duan et al., 2015)。

### 7.2.2.3 其他病毒载体

近年来,随着各病毒基因结构及其分子生物学机制的深入研究,越来越多的病毒被改造成了疫苗载体,如乙脑病毒、麻疹病毒、逆转录病毒、狂犬病毒、单纯疱疹病毒及流感病毒等,为人类在对抗各种疾病的过程中提供了更多的选择。每种病毒载体都有自己的优点和不足,这是由病毒自身的生物学性质所决定的,研究者要根据特定的情况选择合适的病毒载体。随着生物技术的发展和完善,对各种病毒载体的深入研究,以及对安全性和抗原性等问题的进一步解决,将有更多的重组病毒载体疫苗被用于一些重大传染性疾病的预防和治疗。

## 7.2.3 噬菌体载体

噬菌体(bacteriophage, phage)是一类专门以细菌为寄生对象的病毒,因部分能引起宿主菌的裂解,故称为噬菌体。噬菌体结构简单,基因数少,是分子生物学与基因工程的良好操作系统。噬菌体展示技术(phage display technology)是 Smith 在总结前人研究的基础上建立起来的一种新技术(Smith, 1985)。该技术以改造的噬菌体为载体,将外源目的基因片段插入噬菌体展示载体信号肽基因和衣壳蛋白编码基因之间,从而使外源基因编码的多肽或蛋白质与外壳蛋白以融合蛋白形式展示在噬菌体表面,被展示的多肽或蛋白质可保持相对独立的空间结构和生物活性。噬菌体展示技术在研究蛋白质相互作用及功能方面发挥着重要作用,已成为一项高效的筛选技术(Haq et al., 2012)。

由于噬菌体在多种动物中都具有良好的免疫原性,且噬菌体转录翻译产生的多肽具有生物学活性,无需纯化就达到 70%~90% 的纯度,噬菌体已成为新型疫苗研制的重要载体之一,具有独特的优点:① 噬菌体只感染特异性宿主菌株,免疫动物后不会影响到机体内的其他正常菌群。在正常动物细胞内由于缺乏原核宿主,噬菌体无法增殖。同时,噬菌体对动物细胞和植物细胞无毒性,对人和动物是安全的。② 噬菌体作为一种新型载体,具有动物病毒的颗粒性抗原的基本特征,能快速被抗原提呈细胞摄取并提呈给淋巴细胞,在短时间内激活免疫反应。③ 携带外源基因的噬菌体载体,在被摄入动物细胞后,可表达具有正确空间构象和翻译加工的外源蛋白,使噬菌体重组疫苗比其他活病毒载体重组疫苗在免疫效果上的优势更加明显。④ 噬菌体载体疫苗不仅可以有效刺激机体产生体液免疫和细胞免疫,还可通过口服接种刺激黏膜免疫反应。⑤ 噬菌体载体基因组容量大,可同时插入多个外源基因片段,进行多靶标抗原展示,构建多价或多联疫苗。⑥ 噬菌体颗粒具有很好的稳定性,对理化因素抵抗力较强,因而噬菌体载体重组疫苗产品质量稳定,且生产成本低廉(杨柳等,2013)。

迄今为止,噬菌体疫苗载体已被用于多种抗原(包括脂蛋白、糖蛋白、膜蛋白等)的展示研究。Clark 等将乙肝病毒的抗原基因(*HBsAg*)插入 λ-噬菌体载体,构建了重组噬菌体疫苗。将该重组疫苗与一种商品化的重组乙肝蛋白疫苗(Engerix B)分别通过肌内注射免疫家兔,结果显示,噬菌体颗粒单针免疫即可使 3 只动物的血清阳转(5 只/组),双针免疫后所有噬菌体免疫家兔的血清阳转,且一直保持高抗体水平状态到整个实验结束(220 天)。而 Engerix B 单针免疫后,所有家兔的血清仍为阴性,即使 3 针免疫后仍有 1 只动物的血清未能阳转(Clark et al.,2011)。Hashemi 等将单疱疹病毒-I 型 D 糖蛋白抗原基因克隆至丝状噬菌体载体上,构建了重组噬菌体载体疫苗。与常规 DNA 疫苗相比,该重组疫苗能更有效地诱发体液免疫和细胞免疫反应(Hashemi et al.,2010)。另外,噬菌体载体还被用于治疗性肿瘤疫苗的研制,通过诱导特异性的免疫应答,从而达到治疗或防止疾病恶化的目的。Ghaemi 等将人乳头瘤病毒 16 型 E7 基因插入一种 λ-噬菌体载体构建了重组载体疫苗(λ-ZAP E7),用该疫苗免疫小鼠后有效诱发了系统性细胞免疫反应,进而抑制了 HPV16 *E7* 基因阳性肿瘤的生长(Ghaemi et al.,2011)。这些研究成果为噬菌体载体疫苗的研发做了许多有益的尝试,有望在不久的将来应用于临床。

尽管噬菌体展示颗粒作为高效的 DNA 疫苗传递载体有很好的应用前景,但目前噬菌体载体疫苗并未被广泛用于疾病的预防或治疗,如下几个因素影响了其推广应用:① 目前对噬菌体载体的基础研究不足,尚未建立噬菌体载体疫苗的生产工艺和质量标准,产品质量难以保证。② 噬菌体重组载体疫苗免疫机体时,除了诱发针对外源抗原的免疫反应外,还能诱导针对载体自身抗体的产生,这将影响噬菌体载体疫苗的再次免疫。因此,需加深对噬菌体载体的研究,开发出低免疫原性的疫苗载体。③ 噬菌体肽库展示技术还存在许多不足,如密码子的表达偏好性等尚不清楚,而且存在较长的外源肽段随机折叠等问题。随着噬菌体肽库展示技术本身的不断发展和完善,以及在疫苗研究领域应用的不断拓展,必将推动噬菌体载体疫苗的研究与应用。

### 7.2.4 酵母菌载体

酵母菌(yeast)是一类以芽殖或裂殖方式进行无性繁殖的单细胞真菌,能将糖发酵成酒精和二氧化碳,是一种天然发酵剂,广泛分布于整个自然界。酵母菌是一类低等真核生物,它既具有原核生物易于培养、繁殖快、便于基因工程操作和高密度发酵等特性,同时又兼具真核细胞对翻译后蛋白加工修饰的功能,还能分泌外源蛋白到培养液中,利于纯化,因而成为迄今为止最理想的真核表达系统。自1981 年 Hitzeman 等首次报道应用酿酒酵母成功表达了人干扰素以来,应用酵母真核表达载体、表达外源基因越来越受到重视,建成了多种基因表达系统,成功地表达了几十种在疾病诊治方面具有重要应用价值的基因。

近年来,随着生物学、分子免疫学及基因工程等学科的发展,利用酵母细胞的天然免疫佐剂作用及容易表达多种抗原的特性,以其作为抗原提呈载体已成为疫苗研发的一个方向。基于重组酵母载体的新型疫苗与传统疫苗相比,具有以下优点:① 该类疫苗的抗原表达和提呈载体是一种非致病性载体,不产生毒素,已被美国 FDA 认定为安全性生物,安全性好;② 酵母是真核生物,可对翻译后蛋白进行修饰加工,酵母菌体具有天然的免疫佐剂作用,因而重组酵母载体疫苗不仅可以有效刺激机体产生体液免疫,还可诱导机体产生特异性的 CD8$^+$ T 细胞免疫反应;③ 酵母菌的遗传背景清楚,易对其基因组进行操作,构建重组疫苗;④ 酵母生长迅速,生产工艺简单,制备成本低廉(Ardiani et al.,2010)。

国内外有关酵母载体疫苗临床前药效学、药理毒理研究和临床观察以及临床应用方面取得了重要进展。如酵母表达的乙肝亚单位疫苗,Merck 公司发展的酵母表达的 HPV 疫苗,已在临床上正式应用多年;Haller 等构建了一株可表达丙肝病毒 NS3 及核心蛋白融合抗原(HCV NS3-core)的重组酵母载体疫苗(GI-5005),临床前研究表明该重组疫苗可诱发抗原特异性的 T 细胞增殖及细胞毒性 T 细胞(CTL)反应,同时促进 Th1 型细胞因子的分泌。用该疫苗重复免疫小鼠 13 次后,在血清中未检测到针对该疫苗载体自身的抗体,显示出良好的耐受性。进一步的抗肿瘤研究中,该疫苗能使表达 HCV NS3 蛋白的肿瘤被彻底根除。目前,GI-5005 重组酵母疫苗已进入治疗丙型肝炎的 II 期临床试验(Haller et al.,2007)。Remondo 等构建了表达人癌胚抗原(CEA)的酿酒酵母广谱肿瘤疫苗,该疫苗可活化人树突状细胞(DC),上调 DC 表面 CD80、CD83、CD54、CD58 和 MHC-II 类分子等的表达水平,同时促进 IL-12p70、TNF-$\alpha$、IFN-$\gamma$、IL-8、IL-2、IL-13、IL-10 和 IL-1$\beta$ 等细胞因子的分泌,进而活化 CEA 特异的 T 淋巴细胞,促进肿瘤细胞的裂解(Remondo et al.,2009)。这些研究充分证明了酵母载体疫苗的安全性和有效性,是一种优良的真核细胞表达系统,利用其易于克隆和杂交的优势,可研制多种感染性疾病、自身免疫性疾病及肿瘤等的治疗性疫苗和多价复合型疫苗。

重组酵母疫苗载体系统作为一种新兴的疫苗平台技术,也存在一些局限性:① 酵母载体对真核基因产物的翻译后修饰架构等与高等生物有所不同,重组蛋白常发生超糖基化,影响了外源基因所表达蛋白的空间构象;② 重组酵母系统的质粒易丢失,传代不稳定;③ 酵母不易进行高密度发酵,使其产量受到了一定限制。因此,以酵母为载体的重组疫苗还需长期的临床观察,以了解其不良反应和免疫治疗效果。随着分子生物学和免疫学等技术的迅速发展,以及对酵母载体系统的深入研究,重组酵母疫苗终将会在人类与传染性疾病及恶性肿瘤的抗争中发挥重要作用。

## 7.2.5 核酸疫苗载体

核酸疫苗载体(nucleic acid vaccine vector)是指可携带外源基因经肌内注射或微粒轰击等方法导入宿主体内,通过宿主细胞的转录系统合成外源抗原蛋白,进而诱导机体产生对该抗原蛋白的一系列特异性免疫应答,以达到预防和治疗疾病的一类疫苗载体。它包括 DNA 疫苗载体和 RNA 疫苗载体,目前研究最多的是 DNA 疫苗载体。DNA 疫苗经直接接种体内后,可被体细胞(组织细胞、抗原提呈细胞或其他炎性细胞)摄取,并在细胞内表达外源蛋白抗原,通过一系列的反应刺激机体产生细胞免疫和体液免疫反应。由于 DNA 疫苗既拥有亚单位疫苗和灭活疫苗的安全性,又兼具减毒活疫苗或重组疫苗可诱导细胞免疫应答的特点,因而受到越来越多的重视,是近年来备受关注的一类新型疫苗(Villarreal et al.,2013;Li et al.,2015)。

可用于构建 DNA 疫苗的质粒载体有很多种,但多以 pUC 或 pBR322 为基本骨架,这些载体具有以下特点:① 含有细菌质粒骨架元件,包括复制起点、多克隆位点和选择标记,以便于基因操作和大规模制备;② 含有真核转录表达调控元件,包括真核启动子/增强子(如 CMV、RSV 及 SV40 启动子等)、转录起始及终止和多聚腺苷酸化信号序列(PolyA)等;③ 可在细菌内进行复制,而在真核细胞内仅能表达外源基因而不复制;④ 不含有向宿主细胞基因组内整合的序列,因而不会整合到宿主染色体上(Donnelly et al.,1997)。目前携带 CMV 启动子的真核表达质粒系统应用最为常见,这类载体能在大多数哺乳动物细胞中高效表达所携带的外源基因,并且可在细菌内获得高拷贝质粒,为大量制备质粒 DNA 带来了方便。

目前,以质粒 DNA 为载体的重组疫苗主要有以下几种接种方式:① 用生理盐水稀释质粒 DNA 后直接通过肌内注射进行免疫。② 微粒轰击法,是用金颗粒包裹质粒 DNA 后用基因枪射入肌肉组织,以达到提高质粒 DNA 的转染率和表达效率的目的。③ 药物协助法,是预先用药物(如丁哌卡因、心肌毒素和高渗蔗糖等)处理组织,以提高组织细胞对质粒 DNA 的摄入量和表达能力。④ 用脂质体等包裹质粒 DNA 后再通过肌内注射进行免疫,这种方法可以大大提高质粒 DNA 的转染效率,获得高效的外源基因表达。不同的免疫接种方式,质粒 DNA 的转染效率和目的基因表达效果也不同,其中微粒轰击法因使用基因枪射入的质粒包裹在金颗粒上,所以 DNA 的降解最少,且可直接将外源基因传递到体细胞和抗原提呈细胞(APC)的靶细胞上,因而可以起到较好的免疫刺激作用。此外,静脉途径、黏膜途径、外科手术直视下肝途径和皮肤途径,腹腔、直肠以及阴道等免疫途径亦有报道。

以质粒 DNA 为载体的重组疫苗作为第三代疫苗,能够刺激机体产生系统性的免疫反应,且持续时间长,与减毒疫苗、灭活疫苗及亚单位疫苗相比,具有明显的优势:① 在宿主体内表达的抗原接近天然构象,不存在体外合成蛋白抗原普遍存在的抗原表位改变或丢失的情况,可诱导机体产生全面的免疫应答。② 具有免疫原的单一性,只有编码所需抗原的基因被导入细胞内并得到表达,避免了病毒载体、细菌载体等携带大量其他抗原,增强了特异性免疫应答。③ 核酸疫苗免疫接种后,外源抗原在宿主细胞内的表达过程与病毒自然感染过程相似,抗原提呈过程也相同,因此,可激发机体产生全面的免疫反应,既能诱导体液免疫,也能诱导强烈的细胞免疫反应。④ 核酸疫苗中不涉及致病的核酸序列,因而无减毒活疫苗潜在的致病性风险。⑤ 核酸疫苗载体本身没有免疫原性,因此,可以反复使用同一种载体。⑥ 可同时携带多个抗原基因,从而构建多价或多联疫苗。⑦ 核酸疫苗制备相对简单,且免疫后可在体内不断表达抗原蛋白,持续刺激机体产生免疫反应(Lu et al.,2008)。由于 DNA 疫苗能够诱导特异的 CTL 反应,并可通过细胞因子进行免疫调节,诱导免疫功能低下者产生免疫保护,它在自身免疫性疾病、抗肿瘤及预防过敏反应等领域的应用也受到了广泛关注。

DNA 疫苗载体也存在一定缺陷,如要应用于临床,其安全性十分重要,也是要重点研究的问题之一(Medjitna et al.,2006)。首先,DNA 疫苗存在与宿主染色体整合的风险。若核酸疫苗 DNA 与宿主染色体发生整合,可能会发生难以预料的严重后果。其次,外源基因长期在机体内表达,有可能产生免疫耐受、自身免疫疾病和过敏反应等一些不良后果。最后,外源基因导入后,有可能激活内源性原癌基因,或者使宿主抗癌基因失活,这一可能性也不应忽视。常规 DNA 疫苗载体的局限性促使研究人员去开发更安全、更有效的核酸疫苗载体,设计了很多方法,如选择高效的表达载体、改善免疫途径和免疫方式、在核酸载体中插入具有免疫刺激作用的鸟嘌呤核苷酸(CpG)序列等。还有一些研究通过注射重组细胞因子或编码细胞因子的质粒,将 DNA 疫苗与基因重组疫苗联合应用以增强免疫效果。随着对 DNA 疫苗的深入研究,对其免疫保护机制的进一步

分析以及对新型核酸载体的开发,DNA 疫苗将会在传染病预防、肿瘤和一些免疫性疾病的防治中发挥重要作用。

## 7.2.6 蛋白载体

细菌多糖(polysaccharides,PS)是一种重要的免疫保护性抗原,当病原菌侵入机体后,PS 作为免疫原能刺激机体产生保护性免疫应答。但是 PS 分子属于 T 细胞非依赖性抗原,免疫原性较弱,对婴幼儿的免疫效果不理想。将多糖与蛋白载体共价偶联形成结合疫苗,使多糖由 T 细胞非依赖性抗原转化为 T 细胞依赖性抗原,增强多糖的免疫原性,可使婴幼儿产生足够的保护力。目前上市的细菌多糖蛋白结合疫苗有流感嗜血杆菌多糖结合疫苗、脑膜炎球菌多糖结合疫苗和肺炎球菌多糖结合疫苗,能够有效地预防婴幼儿感染流感嗜血杆菌、脑膜炎奈瑟菌和肺炎链球菌(Dagan et al.,2010)。

用于结合疫苗研制的载体蛋白有破伤风类毒素(tetanus toxoid,TT)、白喉类毒素(diphtheria toxoid,DT)、CRM197(白喉毒素的一种突变体)、未分型流感嗜血杆菌蛋白 D(nontypeable hemophilus influenzae protein D)及脑膜炎球菌外膜蛋白复合物(meningococcal outer membrane protein complex,OMPC)。与多糖结合疫苗 PS 组分结合的 B 细胞可以被载体蛋白特异性 T 辅助细胞活化。T 辅助细胞对载体蛋白的免疫应答,可增强结合在同一种载体上的多糖的免疫反应(Pichichero,2013)。PS 蛋白结合疫苗在预防婴幼儿和儿童侵袭性疾病方面发挥了重要的作用,但是结合疫苗的发展也出现一系列的问题,如较昂贵的结合疫苗价格限制了其在发展中国家使用,结合物之间或共免疫抗原之间会产生免疫干扰等。优化结合疫苗的制备方法,提高 PS 与蛋白的结合率,选择合适的载体蛋白及使用联合疫苗,可能会降低结合疫苗的成本进而推广结合疫苗的应用,从而使结合疫苗的研究取得进一步的发展。

## 7.2.7 病毒样颗粒疫苗载体

病毒样颗粒(virus-like particle,VLP)是含有某种病毒的一个或多个结构蛋白的空心颗粒,不含病毒基因组,因而不能自主复制。其形态和结构上与天然病毒相同或相似,可通过与病毒感染类似的途径将抗原提呈给免疫细胞,有效地诱导机体产生免疫保护反应,具有较好的安全性和免疫原性,是潜在

的安全候选疫苗。迄今为止,国内外学者针对 30 多种感染人和动物的不同病毒已经研制出相应的VLP,其中一部分 VLP 已被用于传染性疾病及肿瘤等的防治。如美国 Merck 公司研制的 HPV L1 VLP四联苗(Gardasil)及英国 GSK 公司研制的 HPV L1 VLP 二联苗(Cervarix)均已投放市场,大大降低了女性患宫颈癌和绒毛膜癌的风险,并降低了 HPV 相关疾病的发病率和死亡率(Wang and Roden,2013)。

近年来的研究发现,多数 VLP 具有包裹核酸或其他小分子物质的能力,可作为基因或药物的运载工具(Xu et al. ,2006)。VLP 衣壳具有与正常病毒衣壳蛋白类似的理化性质,可与核酸等带负电荷的物质结合,将其包裹入 VLP 中或结合于其表面,使其成为一种理想的抗原基因或蛋白的提呈载体。Malboeuf 等将可表达 HPV16 *E6* 基因的质粒导入乳头瘤病毒 L1/L2 VLP,不仅提高了质粒的转导效率和 HPV16 *E6* 基因的表达水平,还可将该质粒靶向抗原提呈细胞(antigen presenting cell,APC),并在 APC 细胞中检测到 HPV16 *E6* 的表达,诱导很强的 HPV16 *E6* 基因特异的细胞免疫反应(Malboeuf et al. ,2007)。这些结果说明,VLP 不仅能提呈质粒 DNA,而且能提高其免疫效果,是有效的质粒提呈载体。Mazeike 等在酵母细胞中共表达来自淋巴细胞脉络丛脑膜炎病毒(lymphocytic choriomeningitis virus,LCMV)*GP33* CTL 表位与仓鼠多瘤病毒(Ha-PyV)主要衣壳蛋白 VP1,并组装成了嵌合型病毒样颗粒(VP1-GP33 VLP)。该嵌合型病毒样颗粒在体内外研究中均可将抗原提呈给 APC,并诱导抗原特异的 CD8+ T 细胞反应。用该疫苗单针免疫小鼠后使 70% 的动物完全免受 LCMV 的攻击,而 30% 的动物则获得部分保护。另外,该疫苗还能明显延缓表达 *GP33* 基因的肿瘤的生长速度,提示以病毒样颗粒为载体的嵌合疫苗能够有效激发 CTL 免疫反应。

VLP 作为疫苗载体具有以下几个突出的特色和优势:① 可以用化学交联或基因工程的方法可对其表面进一步修饰改造,制备靶向性 VLP,能有效地将抗原表位或基因提呈给靶细胞,刺激高效的免疫反应。② VLP 载体可包裹分子量及电荷适宜的核酸或非核酸分子,为设计和优化疫苗提供了理想的平台。③ VLP 作为疫苗载体不仅非常安全,而且能诱导体液免疫、细胞免疫、局部的黏膜免疫和不同病毒株间的交叉保护,并易于制备预防多种病原体和/或多个亚型病原体的嵌合疫苗。总之,VLP 疫苗载

体使用安全可靠,能够整合多肽、核酸或其他小分子并提供有效的保护,又具有独特的免疫学特性,可以灵活地修饰改造 VLP 以改变其组织细胞靶向性或免疫原性,并可有效刺激机体产生系统性免疫反应,这些优点使之成为良好的分子载体和疫苗设计平台。如果能进一步降低生产技术难度和成本,VLP疫苗载体将有可能得到广泛的实际应用。

## 7.2.8 脂质体

脂质体(liposome)最初是由英国学者 Bangham和 Standish 将磷脂分散在水中进行电镜观察时发现的。其结构类似于生物膜,是由排列有序的脂质双分子层组成的多层微囊结构,囊泡中央和各层之间被水相隔开。20 世纪 60 年代末,Rahman 等人首先将脂质体作为药物载体,从而拉开了脂质体载药系统研究的序幕(Rahman et al. ,1974)。脂质体具有可生物降解、无毒性和免疫原性,作为药物载体可提高药物疗效指数、降低药物毒副反应,并减少治疗所需药物剂量等优点,因此,脂质体作为药物载体的研究越来越受到重视,研究进展非常迅速,目前已成为第五代全新的药物制剂,开发出了以新型脂质体为载药体的多种药物递送系统,在介导基因治疗、脑部靶向给药、抗肿瘤等方面显示出了其独特的优势(Samad et al. ,2007;Apostolopoulos,2016)。

随着生物技术的不断发展,脂质体制备工艺的逐步完善,以及脂质体作用机制的进一步阐明,以脂质体为载体的疫苗研究受到了重视,在传染病及肿瘤等疾病的防治中取得了一些进展。脂质体尤其是阳离子脂质体是 DNA 疫苗良好的载体,不仅能够提高质粒 DNA 的转染效率,还可明显增强 DNA 疫苗的免疫应答,发挥免疫佐剂的作用(Henriksen-Lacey et al. ,2011)。1997 年,Gregoriadis 等首次用阳离子脂质体包裹表达乙肝表面抗原的重组质粒(pRc/CMV HBs),通过肌内注射免疫小鼠,明显提高了体液免疫与细胞免疫反应。脂质体包裹免疫组中的 HBsAg IgG1 水平是裸质粒组或普通脂质体包裹组的 100 倍,另外还可明显促进 IFN-γ 与 IL-4 的分泌(Gregoriadis et al. ,1997)。Gram 等将免疫刺激合成糖脂海藻糖二山嵛酸酯(TDB)掺入阳离子二甲基溴化铵(DDA)制备了一种新型脂质体 CAF01,用该脂质体包裹 HIV-1 的 HLA-A0201 肽段免疫小鼠,可特异激活 CD8+ T 细胞,诱发细胞免疫反应(Gram et al. ,2009)。

脂质体作为疫苗载体具有以下几个特点：① 脂质体既无毒性，又无免疫原性，并且可在体内降解，因而不会引起类似弗氏佐剂产生的免疫损伤，不会形成肉芽肿、坏死和明显的炎症；② 抗原基因或蛋白与脂质体单纯混合就可增强抗原的免疫原性，若包裹或锚定在脂质体上则更强；③ 脂质体具有天然靶向巨噬细胞的特性，被巨噬细胞所摄取后可对包裹的抗原基因进行表达、加工，并提呈给活化的 T 细胞，激活免疫反应；④ 脂质体可以保护抗原分子免受体液成分的破坏，延长抗原分子的半衰期，进而激活长效免疫反应；⑤ 脂质体在包裹抗原基因和蛋白的同时还可加入 γ 干扰素（IFN-γ）、粒细胞—巨噬细胞集落刺激因子（GM-CSF）等免疫刺激因子，刺激和促进抗原提呈细胞对抗原的加工、提呈及免疫细胞间相互作用，进一步增强体液免疫和细胞免疫；⑥ 脂质体自身即有提呈抗原的功能，在缺乏抗原提呈细胞和主要组织相容性复合物（MHC）时，脂质体内高浓度的抗原亦可激活某些 T 细胞；⑦ 脂质体可以提高抗原分子的稳定性，延长疫苗保质期，降低储存条件。

由于脂质体无毒、无免疫原性、可生物降解、具有缓释效应及易实现靶向性等优点，脂质体疫苗目前已成为疫苗领域中的热点之一。但到目前为止，脂质体疫苗仍处于初始研究阶段，究其原因可能是存在以下问题：① 脂质体作为疫苗载体，虽然能够诱发机体产生良好的免疫应答，但也会产生部分轻微副反应；② 脂质体疫苗的制备工艺尚不完善，包裹某些具有结构活性的大分子或生物活性物质仍存在困难；③ 脂质体对不同物质的包封率差别很大，对有些物质的包封率很低；④ 小脂质体倾向融合成大脂质体，在融合的过程中导致包裹的抗原或基因释放。相信随着免疫学、分子生物学、化学生物学等学科的迅速发展，脂质体将在预防性和治疗性疫苗的研究中发挥更重要作用。

### 7.2.9 其他疫苗载体

近年来随着纳米生物技术的迅猛发展，除脂质体外，生物医学领域还涌现出了一大批新型纳米载药系统，如金纳米结构、钙盐纳米颗粒、微孔载体以及聚合物纳米颗粒（包括壳聚糖、聚乳酸-乙醇酸共聚物、聚乳酸纳米颗粒及聚谷氨酸纳米颗粒）等。纳米粒子可将抗原物质或能编码免疫原多肽的 DNA 或 RNA 包裹于其内部或是吸附在纳米粒子表

面，也可通过化学连接作用与纳米粒子结合，使其免受降解，延长血液循环时间，靶向目的细胞（如免疫细胞）及可同时负载多种功能分子等，在作为载体或佐剂以提高抗原免疫原性方面具有极大的潜力，进而实现疫苗对重大传染病的有效预防或治疗（Dobrovolskaia et al.，2007）。

另外，一些天然高分子生物材料，如淀粉、海藻酸钠、壳聚糖等亦已被用于疫苗载体的研究。其中，针对壳聚糖的研究较多，这是由壳聚糖的结构特点所决定的。壳聚糖是甲壳质部分脱乙酰后的产物，由葡糖胺单体通过（β-1,4）糖苷键连接而成，在正常生理条件下带正电荷，易与带负电荷的 DNA 疫苗结合形成壳聚糖/DNA 疫苗复合物。壳聚糖除具有良好的生物黏附性、生物相容性和安全性外，还可以通过打开细胞间紧密连接，增强药物的膜通透性。另外，壳聚糖微球在酸性环境下很稳定，可以保护抗原不被破坏，因而成为口服疫苗载体的首选对象（Seferian and Martinez，2000）。壳聚糖已经被美国 FDA 批准，可以应用到药物或食品中。

## 7.3 疫苗载体的生物安全性问题

### 7.3.1 细菌和病毒载体的生物安全性问题

以细菌或病毒为载体的基因工程疫苗可模仿病原微生物的自然感染过程，具有免疫原性好、可激发机体的细胞免疫反应和黏膜免疫反应、易于生产和储存等优点，但其自身存在的未知及不确定等因素亦不容忽视（王青等，2012）。为了开发基因工程疫苗，首先也是最重要的是要获得一个符合需要的优秀的基因工程菌（毒）株，因此，也就必须在实验室内对菌（毒）株的基因组进行切割、连接、修饰等改造工作。而这些基因工程菌（毒）株在鉴定为无害或确定安全等级前，都存在着可预见或潜在的生物安全因素。某些基因工程菌（毒）株或基因片段带有致病基因、抗药基因等，如缺乏足够的安全意识使这些菌（毒）株或基因片段进入环境，它们一旦在外界环境中发生突变或与环境中的物种发生基因重组等，很可能就会造成生物灾害。对于重组活疫苗不但存在着实验室和生产过程中的安全问题，与普通活疫苗一样，发生基因突变、重组的概率也相对较高。一旦发生重组，这些突变的菌（毒）株不仅可能

呈现出优势生长、影响载体疫苗的产量,还可能出现菌(毒)株的毒力恢复,用于人体可能导致严重的感染或急性/慢性病毒血症等。因此,对于重组活疫苗从研究设计到临床应用,都要进行严格的安全评估和控制。有些病毒具有导致靶组织损伤的基因,如肝炎病毒亲肝基因,决不能用于重组活疫苗的研制。这类基因可能使原本无害的微生物变得极其危险。对减毒活细菌和病毒载体,要检测其在体内及排泄物中的持续时间,以确定其是否可在体内复制,以及检测这些经过基因修饰的微生物有无释放到体外环境中,进而进入食物链,接触易感个体,引起不良后果。还应对真核表达质粒在环境中转移和扩散的可能性进行检测,特别要关注使用了抗性基因的疫苗,以防造成基因污染。另外,重组疫苗免疫机体内后,存在与寄生的微生物基因组发生重组的风险,这将导致新的致病菌(毒)株的出现,危害人类健康;重组疫苗株的基因组也可能与宿主正常细胞的基因组发生重组,诱发癌变。因此,细菌和病毒疫苗载体在真正应用于临床前应对其风险进行充分的评估,确保其安全性。

### 7.3.2 核酸疫苗载体的生物安全性问题

近年来,各种核酸疫苗的研究如雨后春笋般出现,但至目前为止,仅有少数的核酸疫苗获准上市(如马西尼罗病毒 DNA 疫苗和鲑鱼传染性出血坏死病毒 DNA 疫苗)。究其原因是核酸载体疫苗仍只是处于研究的初级阶段,仍需要不断地积累经验(王军阳等,2000)。早在 1996 年,美国 FDA 就颁布了相关文件,规定主要从系统毒性、基因毒性、生殖毒性、免疫毒性和致癌性等方面对 DNA 疫苗临床前的安全性进行评价。质粒 DNA 是否与宿主染色体 DNA 发生整合,这是人们最关心的问题之一。通常情况下,DNA 疫苗免疫机体后,游离的质粒位于细胞质中完成抗原基因的表达后,由胞内核酸酶降解及甲基化酶甲基化后而失活,经过一段时间后即可被完全代谢。外源质粒 DNA 也存在进入细胞核的可能,这就存在与宿主基因组 DNA 发生基因整合的风险。基因整合可导致宿主细胞基因的断裂或重排,诱发染色体的不稳定性,产生遗传毒性或致瘤性。核酸疫苗存在诱导机体产生抗 DNA 抗体的可能性,而抗 DNA 抗体的出现必然会诱发新的疾病。目前,对核酸疫苗接种后表达抗原的持续时间尚不清楚,若外源蛋白的长期表达有可能造成一些不良

后果,理论上的可能性主要包括产生耐受性、自身免疫和过敏反应等。核酸疫苗免疫后是否会运送到性腺、能否与生殖细胞染色体发生整合而导致种系突变也是疫苗安全性评价的重要内容。现阶段,由于核酸疫苗的研发仍处于探索阶段,各实验室所用的动物、表达载体、基因片段、免疫途径等尚无统一标准,导致实验结果差异较大,安全性不能得到充分保证,有必要制定一套规范化准则,使核酸疫苗的制备和应用有规可循,从而最大限度地保证其安全性。

### 7.3.3 脂质体及其他纳米载药系统的生物安全性问题

脂质体及其他纳米载药系统因具有低毒、低免疫反应、外源基因整合概率低、无基因插入片段大小限制、使用简单、制备方便、便于保存和检验等优点,近年来广泛被应用于新型疫苗的研究。在有效性方面,科学家也应用了多种方法加以改进,并取得了令人满意的效果。尽管如此,依然需要对这类载体的生物安全性进行系统的评估(杨健等,2008)。

这类载体主要由无机或有机化合物制备而成,其本身带来的毒性不可忽视。有研究显示,在细胞培养过程中,某些脂质体/DNA 复合体会导致细胞收缩,有丝分裂数减少,细胞质形成空泡;而对于缺乏蛋白聚糖的细胞,阳离子脂质体有抗细胞增殖活性和特殊的杀伤作用;某些阳离子脂质体会导致肝坏死和以内皮细胞凋亡为特征的肺部毒性反应。通常认为,脂质体/DNA 复合体的毒性与两者的电荷比以及复合体使用的剂量相关,在脂质体/DNA 比例较高的情况下,脂质体/DNA 复合体超过一定剂量,后果将是致命的。脂质体本身的化学结构也在一定程度上决定了毒性的大小,带正电荷的极性区、非极性的疏水链,以及两者的结合部,均对毒性的产生有决定作用。阳离子脂质体产生的活性氧中间产物也可导致毒性和肺部炎症反应。对于阳离子高聚物载体,载体制备材料的分子结构和分子量决定着细胞毒性。另外,高聚物载体的支化程度、溶液离子强度、Zeta 电势和形成的粒子大小也对其毒性有相当大的影响。

纳米粒的大小、形状及表面性质是影响其生物效应的主要原因,在制剂制备过程中,应充分考虑到这些因素对成品制剂体内活性的影响。当物质由微米细分到纳米尺度时,其性质将发生根本的变化,如纳米尺度所引起的尺寸效应、量子效应、巨大的表面

效应以及界面效应等,既不同于宏观物质,也不同于单个孤立原子。有研究显示,随着纳米载体粒径的减小,其毒性有增加的趋势。纳米尺度下的颗粒还会产生表面效应,比表面积大大增加,吸附性大大增强,再加上本身所带电荷的静电作用,极有可能将生物大分子或各种细胞信号分子吸附上去,间接地对细胞、组织和机体的功能造成损害。还可能与血液中的血小板、红细胞、白细胞等相互作用,导致血栓、溶血等后果。

纳米颗粒进入体内后会被单核吞噬细胞所摄取,然后在一定时间内被代谢掉。如果纳米载体在某器官中蓄积时间过长而得不到清除,将有可能对该器官造成伤害。研究认为,纳米载体在体内的分布是一个依赖于载体粒径和载体材料分子量的过程,随着这两者的变化,分布规律和代谢过程将发生变化,而且经 PEG 修饰的纳米基因载体在器官中的清除速度会变缓。另外,不同材料制备的纳米载体,其代谢产物对组织器官的毒性也存在差异。因此,选择低毒、易代谢的纳米材料是制备纳米载体过程中应考虑的关键问题之一。

最后,脂质体及其他纳米载体的免疫反应性也是需要考虑的问题。低免疫原性是这类载体的特点之一。尽管如此,脂质体/DNA 复合体全身用药依然可以快速激活先天免疫系统,产生大量肿瘤坏死因子 α(TNF-α)、干扰素 γ(IFN-γ)、白介素 6(IL-6)、白介素 12(IL-12)等炎症细胞因子。另外,纳米载体进入体内被巨噬细胞摄取后,巨噬细胞受激发会经历一种"呼吸爆发"的过程,呼吸爆发过程中产生的活性氧是引起细胞损伤的潜在原因之一。

## 7.4 疫苗载体的发展趋势

### 7.4.1 活菌疫苗载体的发展趋势

活菌疫苗载体的使用为疫苗抗原在体内的运输提供了一种高效的工具,呈现出巨大的优势;同时,活菌疫苗载体系统的研究为传染病、寄生虫病及肿瘤在临床中的免疫预防和免疫治疗带来了希望,细菌作为 DNA 疫苗载体也显示出了很好的前景。一般灭活疫苗和亚单位疫苗主要诱发机体的体液免疫,部分可刺激细胞免疫,抗原维持时间较短。以减毒活细菌为载体的疫苗可在体内稳定、持续表达相

应抗原,不仅刺激机体产生体液免疫和细胞免疫,还可刺激黏膜免疫,特别是能刺激机体的非特异性免疫。应提到的是,如果用厌氧或兼性厌氧菌为载体,特别是减毒沙门菌具有兼性厌氧、细胞内寄生和在巨噬细胞内存活以及在实体肿瘤组织中高度聚集的特性,已成为具有潜在应用价值的抗肿瘤药物的新型靶向载体(Moreno et al.,2010;Zhang et al.,2007;Xu et al.,2008)。另外,通过分子生物学手段,可在一个菌株内插入多个外源基因构建多价疫苗,在有效降低疫苗成本的同时减少免疫次数,更易被接种人群接受。目前,研究的关键在于对适宜抗原的筛选和尝试,以及在无抗生素选择压力下外源基因能否随宿主稳定遗传,如果细菌载体的安全性和抗原的免疫原性等问题得到解决,减毒活菌作为疫苗的载体将成为人类对抗多种疾病的强有力的武器。

### 7.4.2 病毒疫苗载体的发展趋势

病毒疫苗载体主要由病毒复制和包装元件、病毒基因、插入的外源基因或元件、病毒外壳和外膜等部分组成,可用于基因治疗、活载体疫苗、转基因动物、基因功能研究等领域。理想的病毒疫苗载体应该具有以下特点:携带外源基因并能包装成感染性病毒颗粒;介导外源基因转移和表达;对机体不致病,且能容纳较大的外源基因等。不同的病毒载体具有不同的表达特点。进一步提高病毒载体系统的安全性,对各种不同的病毒载体优化改造,获得简便、高效的包装系统,可调控表达外源基因或靶向性及构建无病毒基因的重组病毒载体是今后努力的目标。以病毒载体为基础,利用基因工程的方法对病毒致病基因进行改造,构建多价重组活病毒载体疫苗,以达到一苗多价的目的将成为疫苗研究领域的主要方向。相信这些新型疫苗的研制成功,将为我国重大传染病的防控提供有效的技术支撑。

### 7.4.3 DNA 疫苗载体的发展趋势

核酸疫苗中的 DNA 疫苗可诱导广泛的体液免疫和细胞免疫,是继减毒疫苗、基因工程疫苗之后的第三代疫苗,在人和动物的各种传染性疾病、寄生虫病及恶性肿瘤的预防和治疗方面显示出了良好的应用前景。大量临床研究显示,DNA 疫苗的受试者并没有出现令人担忧的不良症状。目前,DNA 疫苗面临的主要问题是裸 DNA 的生物利用度低、给药剂量大和免疫效果不够理想,以及人们对其临床应用安

全性的担忧。因此,在提高 DNA 疫苗免疫效果的同时还需运用高效灵敏的检测技术进行长期的安全性评价。

由于 DNA 疫苗是一种新型的疫苗形式,传统疫苗的法规并不完全适用于 DNA 疫苗,涉及疫苗安全性的诸多因素还处于研究探索阶段,从疫苗设计、工程菌的选择、生产工艺、质量检验、使用剂量、免疫途径到免疫程序都没有相应的标准和成型的法规。在疫苗设计上,可运用生物信息学合成安全有效的真核表达质粒骨架;选用非抗生素抗性的选择标签,如营养缺陷型和平衡致死系统选择标志,这样既可保证质粒的稳定表达,又可消除因抗性基因引发的疫苗安全性问题;尽可能选择宿主范围窄的质粒复制功能区和缩小质粒也是增加安全性的方法之一;还可采取生物遏制的方法在保证质粒稳定复制的情况下抑制工程菌的过量增殖,以减少细菌内毒素残余对机体的伤害,或是选用食品级的工程菌如乳酸乳球菌来增加疫苗的安全性。尤其要在适当的动物模型中进行细致的临床前研究,积累大量的实验数据,为 DNA 疫苗法规的早日成形奠定基础。

总之,DNA 疫苗已经走过了二十几个年头,目前研制的主要瓶颈仍然是在人体内的免疫原性不足。许多研究仍在以下几个方面进行努力,包括寻求新型表达质粒、编码子的优化,发展新基因转染系统或新电穿孔技术以求增强转运效果,利用活病毒载体或蛋白抗原加强免疫,此外,亦在努力进一步改善 DNA 疫苗的方剂组成和在发展分子佐剂等方面下功夫。

### 7.4.4 脂质体等纳米材料载体的发展趋势

纳米材料载体由于其良好的生物安全性、易于合成和修饰加工等优势而在疫苗载体的研发过程中备受关注,在大量临床前研究中已显示出较好的免疫效果。但是纳米材料载体仍然存在转染效率低下的问题,研究者正通过进一步的改进和修饰来提高其提呈性能。而纳米材料的粒径、形状和表面化学性质,载体包裹抗原与抗原的有效释放之间的平衡问题等均可影响纳米载体的抗原提呈能力。另外,一些纳米载体在体内降解后可产生毒性物质。因此,在制备纳米载体时应选择无毒或低毒性纳米材料,并系统研究各种因素对纳米载体抗原提呈效果的影响、优化纳米材料的使用剂量和免疫策略以及具体的作用机制。同时,纳米材料作为潜在疫苗载

体方面的研究在诸多方面尚缺乏统一的标准,如不同纳米材料间理化性质的差异、免疫策略的不同等,这在一定程度上也需从现有研究数据中分析归纳出一些规律,从而为纳米材料用于疫苗领域提供参考依据。

## 参考文献

蒋燕军,姜述德. 2003. 脊髓灰质炎病毒载体研究进展. 国外医学病毒学分册 10(1):13-7.

柳云帆,吴小兵,阮力. 2011. 腺病毒载体在疫苗研究中的应用. 生物技术通讯 22(4):552-558.

王军阳,马伟,袁育康,等. 2000. 核酸疫苗的安全性及伦理学问题. 中国医学伦理学 70(2):54.

王青,胡建和,杭柏林,等. 2012. 兽用基因工程疫苗的研究现状及其生物安全性问题. 中国畜牧兽医 39(5):237-239.

王艳春,张兆山. 2008. 细菌芽孢——一种新型的疫苗载体. 微生物学报 48(3):413-417.

杨健,朱敦皖,冷希岗,等. 2008. 非病毒型基因载体的生物安全性问题. 生物医学工程杂志 25(1):215-219.

杨柳,沈克飞,郑华,等. 2013. 噬菌体展示颗粒疫苗的研究进展. 中国生物制品学杂志 26(4):569-573.

余丽芸,王桂华,唐彦君. 2008. 乳酸菌作为口服疫苗载体的研究进展. 生物技术通报 5:48-50.

张波,陈冠军,张兆山. 2002. 细菌载体疫苗的研究进展. 微生物学免疫学进展 30(2):86-90.

Airenne KJ, Hu YC, Kost TA, et al. 2013. Baculovirus: An insect-derived vector for diverse gene transfer applications. Mol Ther 21(4):739-749.

An HY, Kim GN, Wu K, et al. 2013. Genetically modified VSV (NJ) vector is capable of accommodating a large foreign gene insert and allows high level gene expression. Virus Res 171(1):168-177.

Anzengruber J, Bublin M, Bönisch E, et al. 2017. *Lactobacillus buchneri* S-layer as carrier for an Ara h 2-derived peptide for peanut allergen-specific immunotherapy. Mol Immunol 85:81-88.

Apostolopoulos V. 2016. Vaccine delivery methods into the future. Vaccines (Basel) 4(2):9.

Ardiani A, Higgins JP, Hodge JW. 2010. Vaccines based on whole recombinant *Saccharomyces cerevisiae* cells. FEMS Yeast Res 10(8):1060-1069.

Ballay A, Levrero M, Buendia MA, et al. 1985. In vitro and in vivo synthesis of the hepatitis B virus surface antigen and of the receptor for polymerized human serum albumin from recombinant human adenoviruses. EMBO J 4(13B):3861-

3865.

Bassi MR, Larsen MA, Kongsgaard M, et al. 2016. Vaccination with replication deficient adenovectors encoding YF-17D antigens induces long-lasting protection from severe yellow fever virus infection in mice. PLoS Negl Trop Dis 10（2）: e0004464.

Berlec A, Ravnikar M, Strukelj B. 2012. Lactic acid bacteria as oral delivery systems for biomolecules. Pharmazie 67（11）: 891-898.

Bermúdez-Humarán LG, Kharrat P, Chatel JM, et al. 2011. Lactococci and lactobacilli as mucosal delivery vectors for therapeutic proteins and DNA vaccines. Microb Cell Fact 10 （Suppl 1）: S4.

Boldogköi Z, Nógrádi A. 2003. Gene and cancer therapy-pseudorabies virus: A novel research and therapeutic tool? Curr Gene Ther 3（2）: 155-182.

Boraschi D, Italiani P. 2015. From antigen delivery system to adjuvanticy: The board application of nanoparticles in vaccinology. Vaccines（Basel）3（4）: 930-939.

Brady JM, Baltimore D, Balazs AB. 2017. Antibody gene transfer with adeno-associated viral vectors as a method for HIV prevention. Immunol Rev 275（1）: 324-333.

Brockstedt DG, Dubensky TW. 2008. Promises and challenges for the development of Listeria monocytogenes-based immunotherapies. Expert Rev Vaccines 7（7）: 1069-1084.

Brossier F, Mock M, Sirard JC. 1999. Antigen delivery by attenuated Bacillus anthracis: New prospects in veterinary vaccines. J Appl Microbiol 87（2）: 298-302.

Buchbinder SP, Mehrotra DV, Duerr A, et al. 2008. Efficacy assessment of a cell-mediated immunity HIV-1 vaccine（the Step Study）: A double-blind, randomised, placebo-controlled, test-of-concept trial. Lancet 372（9653）: 1881-1893.

Bukreyev A, Collins PL. 2008. Newcastle disease virus as a vaccine vector for humans. Curr Opin Mol Ther 10（1）: 46-55.

Bumann D, Hueck C, Aebischer T, et al. 2000. Recombinant live Salmonella spp. for human vaccination against heterologous pathogens. FEMS Immunol Med Microbiol 27（4）: 357-364.

Carleton HA. 2010. Pathogenic bacteria as vaccine vectors: Teaching old bugs new tricks. Yale J Biol Med 83（4）: 217-222.

Clark JR, Bartley K, Jepson CD, et al. 2011. Comparison of a bacteriophage-delivered DNA vaccine and a commercially available recombinant protein vaccine against hepatitis B. FEMS Immunol Med Microbiol 61（2）: 197-204.

Clarke DK, Cooper D, Egan MA, et al. 2006. Recombinant vesicular stomatitis virus as an HIV-1 vaccine vector. Springer Semin Immunopathol 28（3）: 239-253.

Clarke DK, Hendry RM, Singh V, et al. 2016. Live virus vaccines based on a vesicular stomatitis virus（VSV）backbone: Standardized template with key considerations for a risk/benefit assessment. Vaccine 4（51）: 6597-6609.

Cochlovius B, Stassar MJ, Schreurs MW, et al. 2002. Oral DNA vaccination: Antigen uptake and presentation by dendritic cells elicits protective immunity. Immunol Lett 80（2）: 89-96.

Cohen S, Mendelson I, Altboum Z, et al. 2000. Attenuated nontoxinogenic and nonencapsulated recombinant Bacillus anthracis spore vaccines protect against anthrax. Infect Immun 68（8）: 4549-4558.

Collins DM. 2000. New tuberculosis vaccines based on attenuated strains of the Mycobacterium tuberculosis complex. Immunol Cell Biol 78（4）: 342-348.

Crotty S, Andino R. 2004. Poliovirus vaccine strains as mucosal vaccine vectors and their potential use to develop an AIDS vaccine. Adv Drug Deliv Rev 56（6）: 835-8352.

Cutting SM, Hong HA, Baccigalupi L, et al. 2009. Oral vaccine delivery by recombinant spore probiotics. Int Rev Immunol 28（6）: 487-505.

Daemen T, Regts J, Holtrop M, et al. 2002. Immunization strategy against cervical cancer involving an alphavirus vector expressing high levels of a stable fusion protein of human papillomavirus 16 E6 and E7. Gene Ther 9（2）: 85-94.

Dagan R, Poolman J, Siegrist CA. 2010. Glycoconjugate vaccines and immune interference: A review. Vaccine 28（34）: 5513-5523.

Deng T, Liu B, Duan X, et al. 2017. Systematic review and cumulative analysis of the combination of mitomycin C plus bacillus Calmette-Guérin（BCG）for non-muscle-invasive bladder cancer. Sci Rep 7（1）: 3172.

Donnelly JJ, Ulmer JB, Shiver JW, et al. 1997. DNA vaccines. Annu Rev Immunol 15: 617-648.

Duan Z, Xu H, Ji X, et al. 2015. Recombinant Newcastle disease virus-vectored vaccines against human and animal infectious diseases. Future Microbiol 10（8）: 1307-1323.

Ewer KJ, Lambe T, Rollier CS, et al. 2016. Viral vectors as vaccine platforms: From immunogenicity to impact. Curr Opin Immunol 41: 47-54.

Fougeroux C, Holst PJ. 2017. Future prospects for the development of cost-effective adenovirus vaccines. Int J Mol Sci 18 （4）: 686.

Franco D, Li W, Qing F, et al. 2010. Evaluation of yellow fever virus 17D strain as a new vector for HIV-1 vaccine development. Vaccine 28（35）: 5676-5685.

Gahan ME, Webster DE, Wesselingh SL, et al. 2007. Impact of plasmid stability on oral DNA delivery by Salmonella enterica serovar Typhimurium. Vaccine 25（8）: 1476-1483.

Gahan ME, Webster DE, Wijburg OL, et al. 2008. Impact of prior immunological exposure on vaccine delivery by *Salmonella enterica* serovar Typhimurium. Vaccine 26(49):6212-6120.

Gaucher D, Therrien R, Kettaf N, et al. 2008. Yellow fever vaccine induces integrated multilineage and polyfunctional immune responses. J Exp Med 205(13):3119-3131.

Ghaemi A, Soleimanjahi H, Gill P, et al. 2011. Protection of mice by a λ-based therapeutic vaccine against cancer associated with human papillomavirus type 16. Intervirology 54(3):105-112.

Gonçalves MA. 2005. Adeno-associated virus: From defective virus to effective vector. J Virol 2:43.

Gram GJ, Karlsson I, Agger EM, et al. 2009. A novel liposome-based adjuvant CAF01 for induction of CD8⁺ cytotoxic T-lymphocytes (CTL) to HIV-1 minimal CTL peptides in HLA-A * 0201 transgenic mice. PLoS One 4(9):e6950.

Gregoriadis G, Saffie R, de Souza JB. 1997. Liposome-mediated DNA vaccination. FEBS Lett 402(2-3):107-110.

Grillot-Courvalin C, Goussard S, Huetz F, et al. 1998. Functional gene transfer from intracellular bacteria to mammalian cells. Nat Biotechnol 16(9):862-866.

Gundel I, Weidinger G, ter Meulen V, et al. 2003. Oral immunization with recombinant *Yersinia enterocolitica* expressing a measles virus CD4 T cell epitope protects against measles virus-induced encephalitis. J Gen Virol 84(Pt 4):775-779.

Haller AA, Lauer GM, King TH, et al. 2007. Whole recombinant yeast-based immunotherapy induces potent T cell responses targeting HCV NS3 and Core proteins. Vaccine 25(8):1452-1463.

Haq IU, Chaudhry WN, Akhtar MN, et al. 2012. Bacteriophages and their implications on future biotechnology: A review. J Virol 9:9.

Hashemi H, Bamdad T, Jamali A, et al. 2010. Evaluation of humoral and cellular immune responses against HSV-1 using genetic immunization by filamentous phage particles: A comparative approach to conventional DNA vaccine. J Virol Methods 163(2):440-444.

Henriksen-Lacey M, Korsholm KS, Andersen P, et al. 2011. Liposomal vaccine delivery systems. Expert Opin Drug Deliv 8(4):505-519.

Isticato R, Cangiano G, Tran HT, et al. 2001. Surface display of recombinant proteins on *Bacillus subtilis* spores. J Bacteriol 183(21):6294-6301.

Janelle V, Poliquin L, Lamarre A. 2013. Vesicular stomatitis virus in the fight against cancer. Med Sci (Paris) 29(2):175-182.

Kawai K, Miyazaki J, Joraku A, et al. 2013. Bacillus Calmette-Guerin (BCG) immunotherapy for bladder cancer: Current understanding and perspectives on engineered BCG vaccine. Cancer Sci 104(1):22-27.

King I, Bermudes D, Lin S, et al. 2002. Tumor-targeted Salmonella expressing cytosine deaminase as an anticancer agent. Hum Gene Ther 13(10):1225-1233.

Klupp BG, Hengartner CJ, Mettenleiter TC, et al. 2004. Complete, annotated sequence of the pseudorabies virus genome. J Virol 78(1):424-440.

Kreijtz JH, Gilbert SC, Sutter G. 2013. Poxvirus vectors. Vaccine 31(39):4217-4219.

Kron MW, Kreppel F. 2012. Adenovirus vectors and subviral particles for protein and peptide delivery. Curr Gene Ther 12(5):362-373.

Li J, Valentin A, Beach RK, et al. 2015. DNA is an efficient booster of dendritic cell-based vaccine. Hum Vaccin Immunother 11(8):1927-1935.

Li W, Liu H, Yang X, et al. 2009. Development of prophylactic recombinant HPV58-attenuated Shigella live vector vaccine and evaluation of its protective efficacy and immunogenicity in the guinea pig keratoconjunctivitis model. Acta Biochim Biophys Sin (Shanghai)41(2):137-145.

Li X, Cao H, Wang Q, et al. 2012. Novel AAV-based genetic vaccines encoding truncated dengue virus envelope proteins elicit humoral immune responses in mice. Microbes Infect 14(11):1000-1007.

Liljeroos L, Malito E, Ferlenghi I, et al. 2015. Structural and computational biology in the design of immunogenic vaccine antigens. J Immunol Res 2015:156241.

Lin IY, Van TT, Smooker PM. 2015. Live-attenuated bacterial vectors: Tools for vaccine and therapeutic agent delivery. Vaccines (Basel) 3(4):940-972.

Lisowski L, Tay SS, Alexander IE. 2015. Adeno-associated virus serotypes for gene therapeutics. Curr Opin Pharmacol 24:59-67.

Liu MA. 2010. Immunologic basis of vaccine vectors. Immunity 33(4):504-515.

Loessner H, Endmann A, Leschner S, et al. 2008. Improving live attenuated bacterial carriers for vaccination and therapy. Int J Med Microbiol 298(1-2):21-26.

Lu HY, Chen YH, Liu HJ. 2012. Baculovirus as a vaccine vector. Bioengineered 3(5):271-274.

Lu S, Wang S, Grimes-Serrano JM. 2008. Current progress of DNA vaccine studies in humans. Expert Rev Vaccines 7(2):175-191.

Lundstrom K. 2002. Alphavirus-based vaccines. Curr Opin Mol Ther 4(1):28-34.

Luo Y, Henning J, O'Donnell MA. 2011. Th1 cytokine-secreting recombinant *Mycobacterium bovis* bacillus Calmette-Guérin and prospective use in immunotherapy of bladder cancer. Clin Dev Immunol 2011:728930.

Malboeuf CM, Simon DA, Lee YE, et al. 2007. Human papillomavirus-like particles mediate functional delivery of plasmid DNA to antigen presenting cells in vivo. Vaccine 25(17): 3270-3276.

Manning WC, Paliard X, Zhou S, et al. 1997. Genetic immunization with adeno-associated virus vectors expressing herpes simplex virus type 2 glycoproteins B and D. J Virol 71 (10):7960-7962.

Matassov D, Marzi A, Latham T, et al. 2015. Vaccination with a highly attenuated recombinant vesicular stomatitis virus vector protects against challenge with a lethal dose of Ebola virus. J Infect Dis 212 (Suppl 2):S443-451.

Medina E, Guzmán CA. 2001. Use of live bacterial vaccine vectors for antigen delivery:Potential and limitations. Vaccine 19(13-14):1573-1580.

Medjitna TD, Stadler C, Bruckner L, et al. 2006. DNA vaccines: Safety aspect assessment and regulation. Dev Biol (Basel) 126:261-270,327.

Mielcarek N, Riveau G, Remoué F, et al. 1998. Homologous and heterologous protection after single intranasal administration of live attenuated recombinant *Bordetella pertussis*. Nat Biotechnol 16(5):454-457.

Mingozzi F, High KA. 2011. Therapeutic in vivo gene transfer for genetic disease using AAV: Progress and challenges. Nat Rev Genet 12(5):341-355.

Monjazeb AM, Hsiao HH, Sckisel GD, et al. 2012. The role of antigen-specific and non-specific immunotherapy in the treatment of cancer. J Immunotoxicol 9(3):248-252.

Moreno M, Kramer MG, Yim L, et al. 2010. Salmonella as live Trojan horse for vaccine development and cancer gene therapy. Curr Gene Ther 10(1):56-76.

Murray PJ, Aldovini A, Young RA. 1996. Manipulation and potentiation of antimycobacterial immunity using recombinant bacille Calmette-Guérin strains that secrete cytokines. PNAS 93(2):934-939.

Nogueira RT, Nogueira AR, Pereira MC, et al. 2013. Recombinant yellow fever viruses elicit CD8[+] T cell responses and protective immunity against *Trypanosoma cruzi*. PLoS One 8 (3):e59347.

Ntege EH, Takashima E, Morita M, et al. 2017. Blood-stage malaria vaccines:Post-genome strategies for the identification of novel vaccine candidates. Expert Rev Vaccines 16(8): 769-779.

Onate AA, Donoso G, Moraga-Cid G, et al. 2005. An RNA vaccine based on recombinant Semliki Forest virus particles expressing the Cu, Zn superoxide dismutase protein of *Brucella*

*abortus* induces protective immunity in BALB/c mice. Infect Immun 73(6):3294-3300.

Paerregaard A, Espersen F, Jensen OM, et al. 1991. Interactions between *Yersinia enterocolitica* and rabbit ileal mucus: Growth, adhesion, penetration, and subsequent changes in surface hydrophobicity and ability to adhere to ileal brush border membrane vesicles. Infect Immun 59(1):253-260.

Peeters BP, de Leeuw OS, Koch G, et al. 1999. Rescue of Newcastle disease virus from cloned cDNA:Evidence that cleavability of the fusion protein is a major determinant for virulence. J Virol 73(6):5001-5009.

Phalipon A, Sansonetti P. 1995. Live attenuated *Shigella flexneri* mutants as vaccine candidates against shigellosis and vectors for antigen delivery. Biologicals 23(2):125-134.

Pichichero ME. 2013. Protein carriers of conjugate vaccines: Characteristics, development and clinical trials. Hum Vaccin Immunother 9(12):2505-2523.

Radulovic S, Brankovic-Magic M, Malisic E, et al. 2009. Therapeutic cancer vaccines in cervical cancer:Phase I study of Lovaxin-C. J BUON 14 (Suppl 1):S165-168.

Rahman YE, Cerny EA, Tollaksen SL, et al. 1974. Liposome-encapsulated actinomycin D:Potential in cancer chemotherapy. Proc Soc Exp Biol Med 146(4):1173-1176.

Rayner JO, Dryga SA, Kamrud KI. 2002. Alphavirus vectors and vaccination. Rev Med Virol 12(5):279-296.

Remondo C, Cereda V, Mostböck S, et al. 2009. Human dendritic cell maturation and activation by a heat-killed recombinant yeast (*Saccharomyces cerevisiae*) vector encoding carcinoembryonic antigen. Vaccine 27(7):987-994.

Rollier CS, Reyes-Sandoval A, Cottingham MG, et al. 2011. Viral vectors as vaccine platforms:Deployment in sight. Curr Opin Immunol 23(3):377-382.

Rothman J, Paterson Y. 2013. Live-attenuated *Listeria*-based immunotherapy. Expert Rev Vaccines 12(5):493-504.

Samad A, Sultana Y, Aqil M. 2007. Liposomal drug delivery systems:An update review. Curr Drug Deliv 4(4):297-305.

Scarselli M, Aricò B, Brunelli B, et al. 2011. Rational design of a meningococcal antigen inducing broad protective immunity. Sci Transl Med 3(91):91ra62.

Schmidt M, Voutetakis A, Afione S, et al. 2008. Adeno-associated virus type 12 (AAV12):A novel AAV serotype with sialic acid- and heparan sulfate proteoglycan-independent transduction activity. J Virol 82(3):1399-1406.

Seferian PG, Martinez ML. 2000. Immune stimulating activity of two new chitosan containing adjuvant formulations. Vaccine 19(6):661-668.

Sette A, Rappuoli R. 2010. Reverse vaccinology:Developing vaccines in the era of genomics. Immunity 33(4):530-541.

Shi L, Yu B, Cai CH, et al. 2016. Combined prokaryotic-eukaryotic delivery and expression of therapeutic factors through a primed autocatalytic positive-feedback loop. J Control Release 222:130-140.

Shollenberger LM, Bui C, Paterson Y, et al. 2013. Successful vaccination of immune suppressed recipients using *Listeria* vector HIV-1 vaccines in helminth infected mice. Vaccine 31(16):2050-2056.

Small JC, Ertl HC. 2011. Viruses—from pathogens to vaccine carriers. Curr Opin Virol 1(4):241-245.

Smith GP. 1985. Filamentous fusion phage: Novel expression vectors that display cloned antigens on the virion surface. Science 228(4705):1315-7.

Smythies LE, Novak MJ, Waites KB, et al. 2005. Poliovirus replicons encoding the B subunit of *Helicobacter pylori* urease protect mice against *H. pylori* infection. Vaccine 23(7):901-909.

Sory MP, Hermand P, Vaerman JP, et al. 1990. Oral immunization of mice with a live recombinant *Yersinia enterocolitica* O:9 strain that produces the cholera toxin B subunit. Infect Immun 58(8):2420-2428.

Stark FC, Sad S, Krishnan L. 2009. Intracellular bacterial vectors that induce CD8$^+$ T cells with similar cytolytic abilities but disparate memory phenotypes provide contrasting tumor protection. Cancer Res 69(10):4327-4334.

Steel JC, Di Pasquale G, Ramlogan CA, et al. 2013. Oral vaccination with adeno-associated virus vectors expressing the Neu oncogene inhibits the growth of murine breast cancer. Mol Ther 21(3):680-687.

Stover CK, de la Cruz VF, Fuerst TR, et al. 1991. New use of BCG for recombinant vaccines. Nature 351(6326):456-460.

Stoyanov CT, Boscardin SB, Deroubaix S, et al. 2010. Immunogenicity and protective efficacy of a recombinant yellow fever vaccine against the murine malarial parasite *Plasmodium yoelii*. Vaccine 28(29):4644-4652.

Trülzsch K, Oellerich MF, Heesemann J. 2007. Invasion and dissemination of *Yersinia enterocolitica* in the mouse infection model. Adv Exp Med Biol 603:279-285.

Unemo M, Shafer WM. 2014. Antimicrobial resistance in *Neisseria gonorrhoeae* in the 21st century: Past, evolution, and future. Clin Microbiol Rev 27(3):587-613.

Uusi-Kerttula H, Hulin-Curtis S, Davies J, et al. 2015. Oncolytic adenovirus: Strategies and insights for vector design and immuno-oncolytic applications. Viruses 7(11):6009-6042.

Van Damme M, Sory MP, Biot T, et al. 1992. Oral immunization against cholera toxin with a live *Yersinia enterocolitica* carrier in mice. Gastroenterology 103(2):520-531.

Van der Plasschen A, Pastoret PP. 2003. The uses of poxviruses as vectors. Curr Gene Ther 3(6):583-595.

Vartak A, Sucheck SJ. 2016. Recent advances in subunit vaccine carriers. Vaccines (Basel) 4(2):12.

Vecino WH, Quanquin NM, Martinez-Sobrido L, et al. 2004. Mucosal immunization with attenuated *Shigella flexneri* harboring an influenza hemagglutinin DNA vaccine protects mice against a lethal influenza challenge. Virology 325(2):192-199.

Villar L, Dayan GH, Arredondo-García JL, et al. 2015. Efficacy of a tetravalent dengue vaccine in children in Latin America. N Engl J Med 372(2):113-123.

Villarreal DO, Talbott KT, Choo DK, et al. 2013. Synthetic DNA vaccine strategies against persistent viral infections. Expert Rev Vaccines 12(5):537-554.

Walker RI. 1994. New strategies for using mucosal vaccination to achieve more effective immunization. Vaccine 12(5):387-400.

Wang JW, Roden RB. 2013. Virus-like particles for the prevention of human papillomavirus-associated malignancies. Expert Rev Vaccines 12(2):129-141.

Wang Y, Yang M, Yu Q, et al. 2015. Recombinant bacillus Calmette-Guérin in urothelial bladder cancer immunotherapy: Current strategies. Expert Rev Anticancer Ther 15(1):85-93.

Wangoo A, Brown IN, Marshall BG, et al. 2000. Bacille Calmette-Guérin (BCG)-associated inflammation and fibrosis: Modulation by recombinant BCG expressing interferon-gamma (IFN-gamma). Clin Exp Immunol 119(1):92-98.

Wells J. 2011. Mucosal vaccination and therapy with genetically modified lactic acid bacteria. Annu Rev Food Sci Technol 2:423-445.

Xu DQ, Zhang L, Kopecko D, et al. 2008. Bacterial delivery of siRNA: New approach to solidtumor therapy. In: Mouldy Sioud. *siRNA and miRNA Gene Silencing in Methods in Molecular Biology*. Volume 487. Totowa: Humana Press Inc.

Xu YF, Zhang YQ, Xu XM, et al. 2006. Papillomavirus virus-like particles as vehicles for the delivery of epitopes or genes. Arch Virol 151(11):2133-2148.

Zhang L, Zhao L, Guo B, et al. 2007. Intratumoral delivery and suppression of prostate tumor growth by attenuated *Salmonella typhimurium* carrying the plasmid based siRNAs. Cancer Res 67(12):5859-5864.

Zhang YD, Lu XL, Li NF. 2007. The prospective preventative HIV vaccine based on modified poliovirus. Med Hypotheses 68(6):1258-1261.

Zheng LM, Luo X, Feng M, et al. 2000. Tumor amplified protein expression therapy: Salmonella as a tumor-selective protein delivery vector. Oncol Res 12(3):127-135.

Zhu FC, Wurie AH, Hou LH, et al. 2016. Safety and immunogenicity of a recombinant adenovirus type-5 vector-based Ebola vaccine in healthy adults in Sierra Leone: A single-centre, randomised, double-blind, placebo-controlled, phase 2 trial. Lancet 389(10069):621-628.

Zychlinsky A, Perdomo JJ, Sansonetti PJ. 1994. Molecular and cellular mechanisms of tissue invasion by *Shigella flexneri*. Ann N Y Acad Sci 730:197-208.

# 第 **8** 章

## 病毒样颗粒疫苗

施金荣　李启明　王军志

**本章摘要**

　　本章主要围绕病毒样颗粒(VLP)在疫苗中的应用,对病毒样颗粒进行概述(包括 VLP 的特性、分类、免疫学机制等),着重介绍目前已批准上市的人用 VLP 疫苗(乙肝病毒、人乳头瘤病毒及戊肝病毒 VLP 疫苗)的发展历程及免疫效果,并对处于临床试验阶段的 VLP 疫苗(流感病毒、诺如病毒、人类免疫缺陷病毒、轮状病毒、人细小病毒、登革病毒、呼吸道合胞病毒 VLP 疫苗)的研究现状进行概述。此外,对不同表达系统制造的 VLP 疫苗生产的上游工艺(细胞培养、VLP 表达、VLP 组装等)、下游工艺(超滤浓缩、纯化、配制等)、质量管理及质量控制所面临的问题也进行了阐述。

## 8.1 概述

18 世纪晚期,Edward Jenner 首次提出疫苗接种的概念,随之,相继出现直接经物理、化学方式灭活或减毒的人用及兽用疫苗,但是对于一些无法体外培养获得的病原体所引起的疾病,并不能通过传统经典的疫苗研发模式得以预防及治疗。20 世纪 70 年代,随着重组 DNA 技术和基因工程技术的发展,通过不同的表达系统表达病原体的主要保护性抗原或其表位,成为疫苗发展新的里程碑。1981 年,Kleid 及同事在大肠杆菌 E. coli 中成功地表达口蹄疫病毒(foot-and-mouth disease virus,FMDV)VP3 蛋白抗原,发现仅仅采用 FMDV 的一种主要蛋白就可以作为疫苗抗原而避免口蹄疫的播散,这是世界上首个基因工程疫苗的雏形。1986 年,世界上首个基于病毒样颗粒(virus-like particle,VLP)的基因工程乙肝疫苗面市。2006 年,世界上首支人乳头瘤病毒(human papilloma virus,HPV)VLP 疫苗(Gardasil®)的上市,标志病毒样颗粒类型疫苗里程碑式的突破,并促使了 VLP 技术开发新型疫苗的快速发展,使得 VLP 成为病毒学和疫苗学研究领域的一大热点。无独有偶,2009 年,英国 GSK 公司同类 HPV VLP 疫苗(Cervarix®)批准上市;2014 年,美国 Merck 公司九价 HPV VLP 疫苗上市(Herrero et al.,2015)。由此可见,VLP 疫苗有巨大的应用前景和社会需求。

VLP 由病毒主要结构蛋白在表达宿主中自主组装或在体外装配而成,形态学和结构上与病毒相似,不携带遗传物质,无感染性,也不能自我复制。因为其能自主组装的特性,所以在病毒装配与形态多样性等基础研究中发挥重要作用。而且,VLP 是包含多个单体结构蛋白的聚合体,能形成主要抗原表位高密度交联,从而在疫苗免疫原性方面有着绝对优势;另外,VLP 可以作为传递载体,搭载佐剂、多肽和核酸等疫苗效应分子,使疫苗设计多样化;亦可作为分子运载工具靶向性地递送基因或药物;亦可代替天然病毒在免疫学和血清学诊断方面发挥重要作用。因此,VLP 在疫苗平台、靶向给药、基因治疗、免疫治疗和诊断方面的独特优势已经引起人们广泛关注。

### 8.1.1 VLP 的特性

VLP 是多个分子聚合体,通常为二十面体或棒状结构,直径在 20~120 nm。1962 年,Caspar 等提出了病毒“准等价原理”,奠定了球状病毒蛋白衣壳二十面体对称的几何配置原则的基础。主要包括:① 衣壳蛋白亚基通常形成各种寡聚体,如六聚体、五聚体、三聚体或二聚体等;② 多聚体可以构成病毒衣壳的壳粒,这些壳粒主要是一些蛋白聚体;③ 正二十面体衣壳表面的蛋白亚基数量是 60 T,壳粒数为 10 T+2,其中 T 为三角形剖分数,是二十面体的每个等边三角形面划分成较小的单位等边三角形的数目。图 8.1 是几种病毒的结构示意图。这种空间结构解读对 VLP 的形成、组装、解离、作为疫苗及载体转运都极为重要。

VLP 采用特定表达系统表达病毒的蛋白,蛋白单体组装成多聚体进而组装成 VLP 或亚病毒颗粒,是否含有脂质包膜取决于病毒本身的膜结构特性,因此,VLP 与天然病毒在结构及抗原性上非常相似(图 8.2),主要差异在于 VLP 不含病毒的基因组,也不能自主复制。某些病毒如乙肝病毒(HBV)、丙肝病毒(HCV)、HPV 及杯状病毒等很难通过体外细胞培养扩增,因此,通常借助 VLP 的平台研究病毒基本结构、病毒组装及蛋白与蛋白之间的相互关系等;另外,采用 VLP 平台可以避免生物安全隐患,若采用传统灭活疫苗的制备方法制备一些高致病病原体的疫苗,如埃博拉病毒(Ebola virus)、严重急性呼吸综合征(SARS)病毒、禽流感病毒等,可能存在操作人员感染和病原播散的安全风险(Liu et al.,2016)。其实,能自主组装成 VLP 的病毒结构蛋白只占很少一部分,大部分病毒的结构蛋白并不能自行组装。目前,已知能形成 VLP 病毒多数是具有中和抗原表位的结构蛋白的无包膜病毒,如 HPV、蓝舌病病毒(BTV)、轮状病毒、细小病毒、杯状病毒及传染性法式囊病病毒(infectious bursal disease virus,IBDV)等;另外,VLP 也可由病毒内部结构蛋白,如 HBV 核心抗原(HBc-Ag)、逆转录病毒(包括 HIV)的 Gag 衣壳蛋白组装成亚病毒颗粒,此种亚病毒颗粒诱导的抗体大多不能抵制病毒感染,因此,不能作为针对此病毒的疫苗开发,但是它可作为外源抗原表位展示载体,携带蛋白、基因或药物达到预防和治疗作用(Hill et al.,2017)。

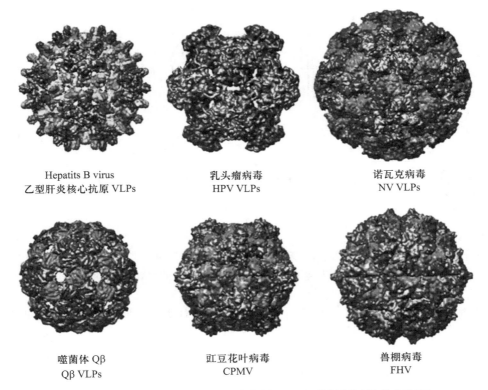

| Hepatits B virus<br>乙型肝炎核心抗原 VLPs | 乳头瘤病毒<br>HPV VLPs | 诺瓦克病毒<br>NV VLPs |
| --- | --- | --- |
| 噬菌体 Qβ<br>Qβ VLPs | 豇豆花叶病毒<br>CPMV | 兽棚病毒<br>FHV |

图 8.1　几种病毒结构示意图(图片来源:VIPER 数据库)(见书末彩插)

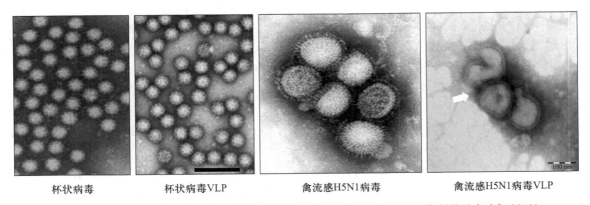

| 杯状病毒 | 杯状病毒 VLP | 禽流感 H5N1 病毒 | 禽流感 H5N1 病毒 VLP |
| --- | --- | --- | --- |

图 8.2　不同病毒透射电镜观察病毒及其 VLP 结构(图片来源:《中国生物制品学杂志》,2013)

## 8.1.2　VLP 的分类

目前为止,已发现很多种重组病毒蛋白可形成 VLP。VLP 形态结构呈多样性,含单个衣壳蛋白或多个衣壳蛋白,有脂质包膜或无脂质包膜。根据天然病毒有无包膜的结构特点,VLP 可以分为两大类:无包膜 VLP 和包膜 VLP。

### 8.1.2.1　无包膜 VLP

典型的无包膜 VLP 含有一种(包括一些截短的结构蛋白)或一种以上的可以自我组装成 VLP 的结构蛋白,不含宿主细胞成分(图 8.3a)。目前,商品化人乳头瘤病毒疫苗(Gardasil ® 及 Cervarix ®)和重组乙型肝炎 HBsAg 疫苗(GenHevac B、Enivac HB ®、Engerix-B ®、Bio-Hep-B ® 等)即为无包膜 VLP 形式。

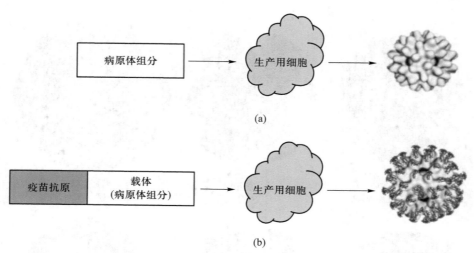

图 8.3 无包膜病毒 VLP 生产示意图
（a）蛋白自身形成的 VLP；（b）疫苗抗原融合于 VLP 形成嵌合 VLP

（1）结构简单的单层无包膜病毒 VLP

对于许多无包膜病毒来说，其病毒衣壳仅由一种或两种主要的结构蛋白形成，因此，通过外源表达系统表达 VLP 相对容易。如表达乳头瘤病毒、细小病毒、杯状病毒、多瘤病毒及戊型肝炎病毒的主要衣壳蛋白就可形成 VLP（图 8.3a）。其中，乳头瘤病毒的 VLP 研究得最为清楚，乳头瘤病毒的 VLP 由主要衣壳蛋白 L1 和 L2 形成，单独的 L1 蛋白也可组装成 VLP，5 个 L1 蛋白可组成五聚体（pentamer），构成病毒的基本结构壳粒（capsomer）。每个壳粒与 5 个或 6 个另外的壳粒相邻，最终，72 个壳粒构成直径为 55 nm 的二十面体病毒颗粒（Baker et al.，1991；Neary et al.，1989）。目前，已上市的两种 HPV 疫苗就是采用此种重组表达形式。另外，无包膜 VLP 可用于设计和生产嵌合 VLP，即将可自行组装的 VLP 作为一种颗粒型抗原载体，使疫苗的有效抗原表位嵌合在颗粒表面（图 8.3b），从而提高抗原的免疫原性。如 Apovia 公司（圣迭戈，加利福尼亚州）在大肠杆菌中设计和制备疟原虫疫苗，这些嵌合 VLP 以 HBcAg 为载体携带融合恶性疟原虫环孢子蛋白（circumsporozoite protein，CSP）中心重复序列。CSP 含有免疫显性 B 细胞表位、HLA 限制性 CD4$^+$ T 细胞表位和 T 细胞表位。该疫苗（MalariVax）在小鼠和猴体内诱导产生抗 CSP 抗体和 CSP 特异性 CD4$^+$ T 细胞免疫应答（Stoute et al.，1997）。另外，近 20 年来，一些植物病毒的外壳蛋白以 VLP 的形式已经成功用于表达目标抗原，例如，以烟草花叶病毒外壳

蛋白融合恶性疟原虫表位形成的嵌合颗粒（Turpen et al.，1995），以苜蓿花叶病毒承载狂犬病毒（Yusibov et al.，2002），以呼吸道合胞病毒表位形成嵌合颗粒（Quan et al.，2012），以豇豆花叶病毒展示 HIV-1（McLain et al.，1995），以炭疽杆菌（Phelps et al.，2007）和恶性疟原虫（Yasawardene et al.，2003）表位形成的嵌合颗粒，以马铃薯病毒携带 HIV-1（Marusic et al.，2001）和流感病毒 HA 抗原（Haynes et al.，2009）表位形成的嵌合颗粒均可以诱导强的特异性免疫应答。

（2）结构复杂的多层无包膜 VLP

在 VLP 的形成上，含有多层相互作用的衣壳蛋白 VLP 比仅一层或两层衣壳蛋白 VLP 更加复杂，特别是当衣壳包膜蛋白由不同的 mRNA 编码，并非如小核糖核酸病毒中仅由单个多聚蛋白酶解而成。这几种衣壳蛋白相互作用，互相邻近，或在同一个细胞中表达更有利于有效装配 VLP，如脊髓灰质炎病毒，传染性法氏囊病病毒以及引起手足口病的肠道病毒 EV71，柯萨奇 CVA16、CVA5、CVA8（Yee and Poh，2016）VLP 已成功构建；更加复杂的多层、多蛋白 VLP 的装配在呼肠病毒科病毒中较为常见，如呼肠孤病毒科病毒中，二十面体的蓝舌病病毒粒子含有 7 个衣壳蛋白，仅 4 个蛋白是形成 VLP 的必需蛋白；用杆状病毒表达系统含有 2~4 种蛋白的蓝舌病病毒 VLP（Roy and Noad，2009）；通过共表达不同轮状病毒主要结构蛋白的不同组合，如 VP2、VP4、VP6 和 VP7 形成了稳定的双层和三层轮状病毒 VLP

（Sabara et al.，1991；Crawford et al.，1994；Jere et al.，2014），其所形成的 VLP 在结构和功能上和天然病毒粒子非常相似，内层衣壳作为外层衣壳装配的支架，外层衣壳含有主要保护性抗原的表位，从而含有具有稳固的天然病毒粒子框架和用于疫苗开发的主要抗原的靶点。此外，以 CTB 或 LTB 作为 VP2 和 VP6 的 VLP 佐剂起到了加强免疫的作用（Thiam et al.，2015）。

总之，无包膜 VLP 含有一种或多种病原体的结构蛋白或在其结构表面展示一种或多种疫苗的抗原成分。

### 8.1.2.2 包膜 VLP

包膜 VLP 可以将抗原表位展示在包膜外部表面，以宿主细胞膜作为 VLP 的包膜，结构相对复杂（图 8.4）。

包膜 VLP 具有更高的灵活度，以整合来自同源或异源病原体的多种抗原。最典型的包膜 VLP 构建实例是来自流感病毒（Chen et al.，2007）、逆转录病毒（Yamshchikov et al.，1995）、丙型肝炎病毒（Baumert et al.，1998）、SARS 冠状病毒（SARS CoV）、埃博拉病毒等病毒的主要保护性抗原而形成的 VLP。包膜 VLP 生产过程包括：表达病毒的几种结构蛋白、组装成颗粒、合并宿主细胞膜并从细胞膜释放（出芽）从而形成含宿主细胞膜的 VLP。例如，采用昆虫杆状病毒表达系统、牛痘病毒表达系统等，可生产含有流感 HA、NA、M1 和 M2 四种结构蛋白、HA、NA 及 M1 三种蛋白的 VLP（施金荣等，2013），含 HA 和 M1 两种蛋白的 VLP（Pushko et al.，2005）和仅含 M1 的 VLP（Galarza et al.，2005），他们均能自主组装成 VLP，其形态大小、表面刺突结构和天然流感病毒高度相似，这些成功实例都证实了包膜 VLP 的形成和释放理论。

研究表明，SARS 冠状病毒（SARS-CoV）样颗粒能在昆虫细胞内有效组装和释放。表达 M 和 E 蛋白能形成光滑型 VLP，采用单一杆状病毒载体高表达 SARS-CoV 的 S、E 和 M 蛋白能有效地形成形态学和天然 SARS-CoV 粒子相似的 VLP（Ho et al.，2004；Mortola and Roy，2004）。另外，埃博拉病毒基质蛋白 VP40 在哺乳动物细胞内形成 VLP 并能抵制埃博拉病毒感染（Jasenosky et al.，2001）。另一个包膜 VLP 是含有 HA、NA、F、NP 和 M 蛋白的新城疫病毒（NDV）VLP（McGinnes et al.，2010），此类 VLP 在禽细胞内生产，结构和功能与 NDV 粒子相似，具有糖蛋白生物学活性，释放组装效率为 84%，这些为规模化的疫苗生产奠定了基础。此外，也有形成含有异源病毒靶抗原的包膜 VLP，例如，SIV Gag 蛋白和 HIV 的 Env 蛋白可以形成包膜 VLP（Yao et al.，2000）。

在体外无细胞环境下，以类病毒颗粒形式制备包膜 VLP 也是目前包膜 VLP 研发的方向，类病毒颗粒的制备涉及膜溶解和重建过程。Crucell 公司的甲肝疫苗 Epaxal® 和季节性流感疫苗 Inflexal® V 分别于 1994 年和 1997 年在瑞士上市。另外，Pevion Biotech 公司采用专利的 VLP 平台研发系列产品，目前均在 I / II 期临床试验中，如表面展示恶性疟原虫蛋白合成肽（CSP 和顶膜抗原 I）的双价疟疾类病毒颗粒疫苗，可诱导针对子孢子和裂殖子的保护性抗体应答。I / II 期临床试验表明，该疫苗安全、有效。针对白念珠菌的疫苗中，将重组截短的真菌毒力因子 Sap2 蛋白连至类病毒颗粒表面，I 期临床试验表明，疫苗安全、免疫原性强。此外，在类病毒

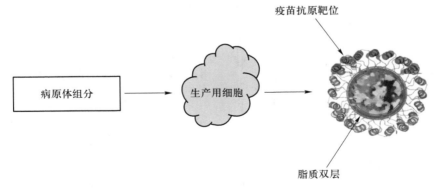

图 8.4　包膜病毒 VLP 生产示意图

颗粒上插入 Her2/neu 蛋白三个合成肽制备的乳腺癌疫苗，Ⅰ 期临床试验结果表明，该疫苗安全且可以诱导高滴度抗自身的抗体，甚至在低剂量时，可以诱导识别合成肽和全长 Her2/neu 蛋白抗体的产生。

总之，包膜 VLP 含有病原体多种抗原成分和宿主细胞膜，结构复杂，形态结构和病原体相似。

### 8.1.3 VLP 的免疫学机制

#### 8.1.3.1 VLP 诱导的体液免疫应答

VLP 在通常情况下比亚单位疫苗和重组蛋白疫苗有更强的免疫原性，能够刺激机体免疫系统产生很强的免疫应答。与天然病毒颗粒一样，VLP 的空间结构为展示空间构象性中和表位提供了最大的可能性，因此，能够刺激机体产生较高水平的中和抗体。这也正是 VLP 疫苗抗原优于非颗粒型蛋白抗原的原因所在。大量试验结果证实，乳头瘤病毒（PV）VLP 免疫的血清可以在体外有效中和 HPV 假病毒阻止其感染细胞。用 HPV-VLP 经阴道免疫雌性小鼠后能检测到高滴度的阴道分泌型 IgA 及血清 IgG。Gardasil 和 Cervarix 疫苗 Ⅲ 期临床试验免疫后的女性体内产生高滴度的中和抗体，对女性 HPV 感染及 HPV 相关的宫颈上皮非典型增生和上皮内瘤变可起到有效的预防保护作用（Rainone et al.，2015）。

#### 8.1.3.2 VLP 诱导的固有和适应性免疫应答

一般认为，VLP 在没有任何佐剂的情况下就可诱导较强的免疫应答，VLP 本身的强免疫原性是因为它们的结构可以保持抗原的相对稳定，并可使表位间发生交联作用，以利于被树突状细胞（DC）高效摄取，其摄取 VLP 的可能机制包括：吞噬、渗透及 Toll 样受体介导等，经过加工处理后的抗原可以被 MHC-Ⅱ 类分子提呈，促进 DC 的成熟和迁移，这个过程对激活固有免疫系统是十分重要的。外源的 VLP 也能以交叉提呈的方式，通过 MHC-Ⅰ 类分子途径进行提呈，从而活化 $CD8^+$ T 细胞，实现 $CD8^+$ T 细胞介导的保护性免疫反应，这对于清除细胞内的特异病原体至关重要，也为治疗性疫苗的研发提供了可行性。VLP 进入 DC 后能诱导其成熟，使其细胞表面分子如 CD40、CD80、CD86 及 MHC-Ⅰ 类和 MHC-Ⅱ 类分子表达水平明显上调，同时促进 DC 分泌 IL-6、IL-10、MIP-1 及 TNF 等细胞因子。Lenz 等（2005）研究了 HPV VLP 与人骨髓来源的抗原提呈细胞的相互作用，结果表明，VLP 能够黏附到单核细胞、巨噬细胞和 DC 的表面并诱导这些细胞成熟和分泌细胞因子。他们的实验也再次验证了 VLP 能够靶向免疫系统的多种细胞，解释了为何 VLP 能够在没有佐剂的条件下诱导有效的细胞免疫（Blazevic et al.，2016）。

## 8.2 VLP 与疫苗

迄今为止，VLP 技术在疫苗平台、靶向给药、基因治疗和免疫学诊断方面的潜力引起业内学者的广泛关注。值得注意的是，并非所有的病毒均可制备 VLP 或所有的 VLP 都适合于疫苗研发。事实上，许多 VLP 仅仅只能用于基础研究（例如，病毒结构及组装、病毒与宿主及蛋白与蛋白之间的相互关系）以及在纳米颗粒技术上作为肿瘤、药物等运载工具（Shirbaghaee and Bolhassani，2016）。到目前为止，以哺乳动物细胞、昆虫细胞、植物细胞、酵母、细菌和无细胞表达技术为平台，制备和生产了大量 VLP 疫苗，已上市的多种重组亚单位疫苗（Shirbaghaee and Bolhassani，2016）、GSK 公司 Engerix®（乙型肝炎肝病毒疫苗）、Cervarix®（人乳头瘤病毒疫苗）、Merck 公司 Recombivax HB®（乙型肝炎病毒疫苗）和 Gardasil®（人乳头瘤病毒疫苗）等都是高纯度的 VLP 疫苗。GSK 公司抗疟疾疫苗和 NIH/Meridian Life Science 公司联合研制的人细小病毒 B19 疫苗、Novavax 公司流感病毒疫苗等在内，多种基于 VLP 的疫苗正在进行临床试验，其他如轮状病毒、人体免疫缺陷病毒、丙型肝炎病毒等尚在进行临床前评估。此外，使用化学偶联或交联制备的一些嵌合 VLP 也处于不同的临床阶段。

### 8.2.1 VLP 疫苗的分类

VLP 保留了天然病毒颗粒的空间构象和诱导中和抗体的抗原表位，免疫原性强，不但能激发体液免疫，而且可以激发细胞和黏膜免疫，是安全、有效、具有发展前景的候选疫苗抗原或载体。VLP 作为疫苗可分为以下几类：VLP 疫苗、嵌合 VLP 疫苗、包装异源 DNA 的 VLP 疫苗及体外偶联 VLP 疫苗。

### 8.2.1.1　VLP 疫苗

VLP 疫苗的制备原理是体外高效表达某种病毒的一种或若干结构蛋白,此结构蛋白能自行装配成在形态上类似于天然病毒的空心颗粒且能有效诱导机体产生特异性免疫应答。VLP 疫苗的免疫机制是 VLP 与细胞表面受体结合后,使 VLP 进入细胞,通过 MHC-Ⅰ类或 MHC-Ⅱ类分子途径提呈抗原表位,从而实现 CD4$^+$/CD8$^+$细胞介导的细胞免疫和体液免疫应答。

### 8.2.1.2　嵌合 VLP 疫苗

利用 VLP 在抗原提呈和稳定性方面的优势,可以将其作为载体,通过基因重组技术嵌合一种或一种以上的蛋白多肽,如通过基因工程技术将不同种(型)病毒蛋白组合或在一种 VLP 中插入另外抗原表位形成嵌合 VLP(如 HIV、PV 和 HBV 等),可实现多价或多种病毒抗原的同时免疫。

### 8.2.1.3　包装异源 DNA 的 VLP 疫苗

利用 VLP 稳定的蛋白壳粒结构,可作为核酸等其他生物活性物质的蛋白载体。用戊型肝炎病毒 VLP 体外包装、编码 HIV-EnvDNA 的质粒,经口服免疫小鼠,该 VLP 可将异源 DNA 运载到小肠黏膜细胞中,用免疫组化方法可检测到 HIV Env gpl20 蛋白,在血清及粪便提取物中可检测到高滴度抗 HIV-Env IgG、IgA 抗体,且小鼠脾细胞、集合淋巴结和肠系膜淋巴结都产生针对 HIV-Env 的特异性 CTL 应答;携带外源抑癌基因 P53 的 HPVl6 VLP 可成功转染宫颈癌细胞株(HeLa 细胞);鼠多瘤病毒的 VPI VLP 携带外源 DNA 经鼻免疫小鼠,体内产生较强的针对外源 DNA 及 VLP 本身的体液免疫和细胞免疫,表明 VLP 作为载体在肿瘤的基因治疗中应用前景广泛,为新型联合疫苗研制提供了新途径。

### 8.2.1.4　体外偶联 VLP 疫苗

VLP 暴露的重复结构域能够诱导强烈的抗体应答,在体外通过化学方法引入外源抗原表位偶联到重复结构域上,这种方法可以有效避免重组技术嵌合表位时给 VLP 正确折叠造成的位阻障碍,且可以保证外源性表位以重复的方式展示在载体表面。目前,典型的 VLP 偶联疫苗制备的方法是在 VLP 免疫反应区中添加一个或多个赖氨酸(L),在外源抗原上引入一个半胱氨酸(C)连接物,通过双功能的交联剂将外源抗原共价连接到 VLP 载体上,特异性吸附位点(载体上的赖氨酸和抗原上游离的半胱氨酸)和双功能交联剂的应用保证了所连接的抗原能够以正确的构象与 VLP 交联。VLP 偶联疫苗制备的另一种方法是用生物素—链霉亲和素,连接了生物素的 VLP 可以和融合表达链霉亲和素的抗原体外组装。Cytos 公司采用专利 Qβ-VLP 平台,采用噬菌体 Qβ 形成的颗粒框架,嵌合 H1N1 主要 B 细胞抗原表位的多肽,从而形成具有空间结构的 VLP。

## 8.3　人用 VLP 疫苗

### 8.3.1　乙型肝炎病毒 VLP 疫苗

乙型肝炎病毒(HBV)是属于肝病毒科有包膜 DNA 病毒。病毒基因组为 3.2 kb 双链环状 DNA。感染者血清电镜显示含有 42~47 nm 双层病毒粒子,外壳含有 3 种膜蛋白和脂质,内核由 27 nm 核心壳粒组成,含有 C 结构蛋白(也叫乙肝病毒核心抗原)(HBcAg)。3 种膜蛋白分别为 S 蛋白、M 蛋白及 L 蛋白,并自装备成 HBsAg 颗粒。早在 1980 年,从 HBV 携带者血清中分离 HBsAg 颗粒制备疫苗。1981—1982 年,血浆来源的疫苗,美国 Merck 公司的 Heptavax B 和法国巴斯德研究所的 Gen Hevac B 上市,含有 20 μg·mL$^{-1}$ HBsAg 亚病毒颗粒,但由于血源产品安全性及血浆来源限制性等问题,以及重组 DNA 技术迅速发展,二代 HBV 疫苗、重组 HBV VLP 疫苗应运而生,常用酵母及哺乳动物细胞等真核表达系统表达重组 HBsAg,重组的 HBsAg 自组装成 VLP。

20 世纪 80 年代中期选择酿酒酵母,将 S 多肽的编码基因通过 ADH 1 启动子进行调控,制备 VLP 疫苗,其重组表达的 HBsAg 具有免疫活性,在细胞提取物中以球形脂蛋白颗粒的形式存在,平均颗粒直径为 22 nm,结构与形态都和乙肝病毒携带者血清中的病毒颗粒相似。进一步的研究表明,M 多肽和 L 多肽对 S 型疫苗具有显著的增效作用,由三者(或两者)构成的复合型乙肝疫苗还可以诱导表面抗原低应答人群的免疫反应。商品化的酿酒酵母生产重组 HBsAg 颗粒作为乙肝疫苗的产率较低,因此,多采用汉逊酵母和毕赤酵母表达重组 HBsAg。

表 8.1 是全球商业化生产的重组乙肝 VLP 疫苗。来源于酵母表达系统的乙肝疫苗包括美国 FDA 批准的 GSK 公司的 Engerix-B 和 Merck 公司的 Recombivax HBR 等，能引起有效的抗乙肝抗体应答。哺乳细胞来源的 HBV 疫苗有法国 Merieux Aventis 公司的 GenHevac B 和以色列 SciGen 公司的 SciB-Vac。两种疫苗不仅均含有 HBsAg 蛋白，而且 GenHevac B 还含有 M 蛋白，SciB-Vac 含有 M 蛋白及 L 蛋白，有研究报道，L 蛋白成分能更早刺激机体的免疫应答并提供保护作用（Han et al.，2006）。

另外，HBsAg 也可用于制备 VLP 的载体。疟疾环子孢子蛋白（CSP）抗原融合至 HBsAg 制备的 VLP 正在进行临床试验，GSK 和 PATH 疫苗基金会联合使用嵌合的 HBsAg（含有 CSP 200 个氨基酸）生产疟疾 VLP 候选疫苗 RTS-S。临床试验初步证实了这种疫苗的有效性，能保护健康成人及儿童免受恶性疟原虫子孢子侵袭，2014 年在非洲进行 III 期临床试验中，基于 VLP 的 RTS-S 疟疾疫苗作用于最致病的恶性疟原虫，并作用于细胞前期，能在 6~12 周婴儿及 5~17 周的婴幼儿体内介导体液免疫和细胞免疫反应，防止临床和严重的疟疾。该疫苗包含融合了乙型肝炎表面抗原（HBsAg）N 端的 *P. faciparum* 疟疾环子孢子蛋白。

另外，法国赛诺菲巴斯德公司把 A 型流感病毒的 M2 多肽呈现在乙型肝炎的核心抗原的 VLP 的表面最终形成嵌合 M2-HBcAg VLP，想通过此策略研发针对 A 型流感的通用疫苗并同时对乙肝病毒也有保护性效果，目前正在进行 I 期临床试验，初步结果显示，疫苗具有良好的安全性和免疫原性（Fiers et al.，2009）。

### 8.3.2 人乳头瘤病毒（HPV）VLP 疫苗

20 世纪 80 年代，德国科学家 zur Hausen 及其研究小组用人乳头瘤病毒（HPV）的分子流行病学调查数据揭示了 HPV 和宫颈癌的关系，并因此获得了 2008 年度诺贝尔生理学或医学奖。至今，已确证 HPV 可引起皮肤及生殖器疣等多种病症，能够诱发宫颈癌、肛门癌、阴道癌、阴茎癌、外阴癌、口咽癌（包括舌和扁桃体）。2006 年，由 Merck 公司研发的"世界第一支癌症疫苗"——宫颈癌疫苗（商品名为 Gardasil）成功上市，是典型的 VLP 疫苗。3 年后，GSK 公司的同类 VLP 疫苗——Cervarix® 也相继问世。2006—2014 年，这 2 种疫苗已在全世界约 130 多个国家推广使用，疫苗所针对的 HPV 亚型感染及相关癌前病变的预防有效性达 100%，并表现出长期免疫保护效果（Lowy and Schiller，2012）。直至

**表 8.1 重组乙肝病毒 VLP 疫苗生产研发现状**

| 阶段 | 疫苗 | 国家 | 主要抗原 | 表达系统 |
|---|---|---|---|---|
| 批准上市 | DTP-Hep B | 印度尼西亚 | 乙肝表面抗原 S 蛋白 | 巴斯德毕赤酵母 |
| | Engerix-B | 比利时 | 乙肝表面抗原 S 蛋白 | 酿酒酵母 |
| | Enivac HB | 印度 | 乙肝表面抗原 S 蛋白 | 巴斯德毕赤酵母 |
| | Euvax B | 韩国 | 乙肝表面抗原 S 蛋白 | 酿酒酵母 |
| | Gene Vac B | 印度 | 乙肝表面抗原 S 蛋白 | 多形汉逊酵母 |
| | GenHevac B | 法国 | 乙肝表面抗原 S、M 蛋白 | 哺乳细胞（CHO） |
| | Heberbiovac HB | 古巴 | 乙肝表面抗原 S 蛋白 | 巴斯德毕赤酵母 |
| | Hepavax-Gene | 荷兰 | 乙肝表面抗原 S 蛋白 | 多形汉逊酵母 |
| | Recombivax HBR | 美国 | 乙肝表面抗原 S 蛋白 | 酿酒酵母 |
| | Revac-B | 印度 | 乙肝表面抗原 S 蛋白 | 巴斯德毕赤酵母 |
| | Bio-Hep-B | 以色列 | 乙肝表面抗原 S、M、L 蛋白 | 哺乳细胞（CHO） |
| | Shanvac-B® | 印度 | 乙肝表面抗原 S 蛋白 | 巴斯德毕赤酵母 |
| 临床 | I 期临床试验 | 美国 | 乙肝表面抗原 S 蛋白 | 转基因植物细胞 |
| | I 期临床试验 | 美国 | 乙肝表面抗原 S 蛋白 | 转基因植物细胞 |

2014 年,美国 FDA 再次批准 Merck 公司九价预防宫颈癌的 HPV VLP 疫苗上市。Gardasil® 和 Cervarix® 都是基于相同的基因重组技术,在表达系统中自行装配成只含有结构蛋白 L1 的 VLP。尽管 2 种疫苗的研发理念相同,但在疫苗价次、剂量、表达系统及佐剂等几个方面有差别。Gardasil® 由酿酒酵母表达,包括了 4 个亚型的 L1 蛋白,除预防宫颈癌相关的两个主要 HPV 亚型——HPV16 和 HPV18 感染外,还可以预防引起 90% 良性皮肤黏膜疣体的两个主要 HPV 亚型——HPV6 和 HPV11 的感染(Schutzbank and Ginocchio, 2012)。Cervarix® 使用杆状病毒-昆虫细胞表达系统表达,包括 HPV16 和 HPV18,于 2009 年 10 月 16 日经美国 FDA 的批准上市,该疫苗应用了 GSK 公司研发的新型复合佐剂 AS04,其成分除常规的铝盐外,还包括细菌胞壁成分单磷酰脂质 A(monophosphoryl lipid A,MPL)。两种疫苗在推广使用中,都显示了很好的耐受性和安全性,并在 6 个月 3 次接种后产生较高的免疫抗体。经美国疾病控制与预防中心的一项研究表明,截至 2013 年年中,接种 HPV VLP 疫苗的青少年,其 HPV 的感染率降低了约 50%(Markowitz, 2013)。全球上市重组人乳头瘤病毒 VLP 疫苗现状见表 8.2。在中国,不同的生产制造商也采用不同的表达系统对 HPV 的 VLP 疫苗进行尝试(表 8.3)。

**表 8.2 全球上市重组人乳头瘤病毒 VLP 疫苗现状**

| 疫苗 | 国家 | 主要抗原 | 表达系统 |
| --- | --- | --- | --- |
| Gardasil® | 美国(Merck) | HPV 6、HPV 11、HPV 16、HPV 18 L1 蛋白 | 酿酒酵母 |
| Cervarix® | 英国(GSK) | HPV 16、HPV 18 L1 蛋白 | 昆虫细胞 |
| V503 | 美国(Merck) | HPV 6、HPV 11、HPV 16、HPV 18、HPV 31、HPV 33、HPV 45、HPV 52、HPV 58 L1 蛋白 | 酿酒酵母 |

HPV 免疫保护性具有型别特异性。目前,已知的 HPV 已超过 200 个型别。最简单有效增加疫苗保护范围的方法就是在已有多价疫苗的基础上增加疫苗价次,Merck 公司的九价疫苗应运而生,其产生更广泛的保护,可预防 90% 以上的 HPV 相关疾病。该疫苗除了 HPV 6、HPV 11、HPV 16 和 HPV 18,还含有 5 个高危型的 VLP 亚型(HPV 31、HPV 33、HPV 45、HPV 52 和 HPV 58)。所添加的类型可以使针对 HPV 感染的保护率从约 70% 增加到 90%。2014 年,Merck 公司九价 HPV 疫苗批准上市,疫苗将使宫颈癌的预防成本大幅下降。

**表 8.3 中国重组人乳头瘤病毒 VLP 疫苗研发现状**

| 阶段 | 制造商 | 主要抗原 | 表达系统 |
| --- | --- | --- | --- |
| Ⅲ期临床 | 厦门大学—养生堂有限公司 | HPV 16/HPV 18 L1 蛋白 | 大肠杆菌 |
| Ⅲ期临床 | 上海润泽生物科技有限公司 | HPV 16/HPV 18 L1 蛋白 | 酵母 |
| Ⅰ期临床 | 厦门大学—养生堂有限公司 | 6/11/16/18/31/33/45/52/58 L1 蛋白 | 大肠杆菌 |
| Ⅰ期临床 | 成都生物制品研究所有限责任公司 | 6/11/16/18 L1 蛋白 | 汉逊酵母 |
| 临床前 | 成都生物制品研究所有限责任公司 | 6/11/16/18/52/58 L1 蛋白 | 汉逊酵母 |
| 临床前 | 上海生物制品研究所有限责任公司 | 16/18/52/58 L1 蛋白 | 毕赤酵母 |
| 临床前 | 上海博唯生物科技有限公司 | 16/18/52/58 L1 蛋白 | 汉逊酵母 |

鉴于已经批准使用的 VLP 疫苗的卓越表现,第二代 HPV 疫苗主要致力于具有广谱保护功能且需要大幅度降低成本以促进疫苗在发展中国家及落后地区推广使用(Kiatpongsan et al., 2012)。成本低、产量高、易规模化生产是原核表达系统的优势,大肠杆菌系统表达的 HPV 病毒 L1 蛋白疫苗有两种形式:一种是通过将重组蛋白体外复性为五聚体的形式;另一种是将重组蛋白复性为 VLP 的颗粒形式,两种形式的 HPV 疫苗均有望成为发展中国家广泛推广使用的经济型疫苗。厦门大学—养生堂有限公司已利用大肠杆菌获得了高产率的 VLP,其结构蛋白是 L1 突变体。在 2014 年,该公司报告了前期临床安全性试验的结果,并正在国内进行 HPV16 和 HPV 18 VLP 疫苗的Ⅲ期有效性试验。

另一个增加疫苗广泛保护性的方法是从病毒中寻找可以刺激产生广谱抗原物质的蛋白。L2 蛋白已经证实是一种广谱保护性抗原的候选蛋白,因此,研究人员将第二代乳头瘤病毒疫苗的研发重点聚焦在此。L2 蛋白上有许多表位可与其他基因型的 HPV 发生交叉中和反应,且能够同时对高危和低危型别产生交叉保护,因此,以 L2 蛋白为基础研制的 HPV 疫苗可能以较低成本产生更广泛而直接的交叉保护性(Schiller and Müller,2015)。

### 8.3.3 戊型肝炎病毒 VLP 疫苗

戊型肝炎病毒(hepatitis E virus,HEV)属于戊型肝炎病毒科戊型肝炎病毒属,是一种经粪-口传播的急性传染病。自 1955 年,印度由水源污染发生了第一次戊型肝炎大暴发以来,先后在印度、尼泊尔、苏丹、吉尔吉斯斯坦及中国新疆等地都有流行。HEV 是单股正链 RNA 病毒,呈球形、直径为 27～34 nm,无囊膜,核衣壳呈二十面体立体对称。目前,尚不能在体外组织培养,但黑猩猩、食蟹猴、恒河猴、非洲绿猴、须狨猴对 HEV 敏感,可用于分离病毒。

中国厦门大学夏宁邵等人采用原核表达系统表达 HEV 保护性蛋白抗原,体外组装并纯化 HEV VLP(Hecolin,益可宁),动物实验表明,该疫苗对 HEV 基因 I 型和基因 IV 型病毒的攻击均有保护性,抗 HEV 致病的保护率为 100%,抗 HEV 感染的保护率为 88.9%(Zhang et al.,2011)。该疫苗的 I、II 期临床试验,共免疫 505 名志愿者,结果表明,该疫苗具有较好的安全性和免疫原性(Zhang et al.,2009)。该疫苗的大规模随机对照双盲安慰剂 III 期临床试验,16～65 岁的健康成人按 1:1 的比例被随机分配到试验组和对照组,分别在第 0、1、6 个月经肌内注射接种 3 针 HEV239(30 mg 纯化重组戊肝抗原吸附于 0.8mg 氢氧化铝上,0.5 mL 缓冲液)或安慰剂(乙肝疫苗)。受试疫苗全程免疫后 1 个月,受试者戊型肝炎 IgG 抗体阳转率为 98.69%(Zhang et al.,2015)。在接种第 3 针后的 12 个月内,对照组中出现 15 个戊肝病例,而试验组无戊肝病例,差别具有统计学意义。证实该疫苗安全性和免疫原性良好,能够有效预防戊肝。疫苗于 2012 年获得国家一类新药证书和生产许可证,成为世界上首个用于预防戊型肝炎的疫苗。

### 8.3.4 流感及禽流感病毒 VLP 疫苗

流行性感冒病毒(influenza virus)是有包膜的负链 RNA 病毒,属于正黏病毒科。由于抗原的漂移或转换导致新型流感病毒的流行,预防接种疫苗是防控季节性流感和大流行流感的首选办法。目前,流感病毒疫苗除了全病毒灭活疫苗和裂解灭活疫苗外,还有减毒活疫苗、亚单位疫苗、腺病毒载体疫苗、DNA 疫苗等。传统的流感疫苗多由鸡胚生产,而家禽恰恰又是流感病毒最常见也是最大的宿主,因此,这种疫苗的生产过程本身就存在一定缺陷。人们一直试图开发不依赖鸡胚生产的新型流感疫苗,以 VLP 为核心技术的新型流感疫苗自然也就成了研发热点。在流感病毒样颗粒的研究过程中发现:相应细胞中表达 M1 蛋白便可形成类似天然结构的病毒样颗粒,其他的结构蛋白 PB2、PB1、PA、NP、HA、NA 和 M2 并不是颗粒本身的必需的成分,即装备 VLP 的基本结构为 M1 蛋白,若共表达 M1 蛋白、HA 蛋白和/或 NA 蛋白,HA 蛋白和/或 NA 蛋白则可镶嵌在 M1 蛋白构成的质膜上,从而形成有刺突样结构的流感病毒样颗粒。目前,已经重组成功的流感 VLP 包括表达 HA、NA、M1 和 M2 任一种蛋白的流感 VLP;HA-NA-M1 VLP;HA-M1 VLP。电镜显示,这些流感 VLP 直径为 80～120 nm,有着流感病毒典型的 HA"穗花花序"(Quan et al.,2007;Galarza et al.,2005;Haynes et al.,2009)。

众多研究机构和商业公司对流感病毒 VLP 疫苗的研究投入了大量的人力和财力。其中,最有效的当属 Novavax 公司研发团队所做的工作,2005 年,Novavax 公司就利用昆虫杆状病毒表达系统通过对 H5N1 和 H1N1 VLP 进行构建,并开始临床试验,进行安全性和免疫原性的评估。2011 年 3 月,该 VLP 疫苗产品入选 *R&D Directions* 杂志公布的 100 个最具有开发价值和创新药物名单。该公司以杆状病毒—昆虫细胞表达系统平台构建包括暴发性流感 H1N1、H5N1 及 H7N9 病毒,季节性流感的三价及四价 VLP 疫苗,并分别处于不同的临床阶段(表 8.4)。除 Novavax 公司外,另有许多生物制药公司加入流感病毒 VLP 疫苗的研发当中,并创建专利的技术平台,如 2009 年,Neugenesis 与 PATH 签署了一项合作协议,旨在发展新型流感疫苗生产系统,即将 NeuBios 平台用于制造非感染性、非复制的病毒样颗粒,并用于生产季节性/大流行流感疫苗。相比较鸡胚和哺乳动物细胞生产 VLP 疫苗的方法,该技术平台(NeuBios platform)利用其专利真菌表达技术来生产流感 VLP 疫苗具有显著优势;2011 年,Medicago 公司利用其独创的植物表达系统 VLPExpress™ 平台,制备暴发性和季节性流感 VLP

疫苗,也处于不同的临床阶段;2012 年,Redbiotec 公司建立了 MultiBac™ 杆状病毒表达系统,利用其独特的 rePAX 技术,其流感疫苗 VLP 已经进入 I 期临床试验;2013 年,Cytos 公司利用专利 Qβ-VLP 平台,采用噬菌体 Qβ 形成的颗粒框架,嵌合 H1N1 主要 B 细胞抗原表位的多肽从而形成具有空间结构的 VLP,在 I 期临床试验中,具有较好的安全性和免疫原性。由此可见,利用不同的表达系统,制备暴发性和季节性流感 VLP 疫苗已成为新型疫苗的发展趋势,其广阔的应用前景和巨大的市场潜力已经十分明朗,相信不久的将来,VLP 流感疫苗会取代传统鸡胚繁殖方法,实现流感疫苗在技术方面的更新换代。此外,以 VLP 为基础含有多亚型的通用型流感疫苗也在发展中(Schwartzman et al.,2015)。

**表 8.4　基于 VLP 的暴发性和季节性流感疫苗**

| 临床阶段 | 制造商 | 主要抗原 | 表达系统 |
| --- | --- | --- | --- |
| 临床 II 期 | Novavax | H1N1 型的 HA、NA、M 蛋白 | 昆虫细胞 |
| 临床 I/II 期 | Novavax | H5N1 型的 HA、NA、M 蛋白 | 昆虫细胞 |
| 临床 I/II 期 | Novavax | H7N9 型的 HA、NA、M 蛋白 | 昆虫细胞 |
| 临床 IIa 期 | Novavax | H1N1 和 H3N2B 型(三价)的 HA、NA、M 蛋白 | 昆虫细胞 |
| 临床 II 期 | Novavax | H1N1 和 H3N2B 型(四价)的 HA、NA、M 蛋白 | 昆虫细胞 |
| 临床 II 期 | Medicago | H1N1 和 H3N2B 型(三价)的 HA、NA、M 蛋白 | 植物细胞 |
| 临床 I/II 期 | Medicago | H5N1 型的 HA、NA、M 蛋白 | 植物细胞 |
| 临床 I/II 期 | Cytos | HA 多肽 | 大肠杆菌 |
| 临床前 | Medicago | H1N1 型的 HA、NA、M 蛋白 | 植物细胞 |

## 8.3.5　诺如病毒 VLP 疫苗

诺如病毒(norovirus,NV)最早是 1968 年从美国诺瓦克市的一名急性腹泻患者粪便中分离得到的病原体,当时被命名为诺瓦克病毒。此后,世界各地陆续自胃肠炎患者粪便中分离出多种形态与之相似但抗原性略异的病毒颗粒,此病毒既不能在细胞或组织中培养,也没有合适的动物模型;含有壳粒蛋白的 NV VLP 疫苗对预防急性胃肠炎极具前景。Tacket 等人首次在 36 名健康成人中进行临床试验,口服 NV VLP 剂量分别为 250 μg(n=10)、500 μg(n=10)、2000 μg(n=10),同时,设立安慰剂对照(n=6),所有受试者抗 VLP 抗体分泌细胞中 IgA 抗体明显升高;90% 250 μg 剂量组受试者检测到抗 VLP IgG 抗体;高剂量组相对于低剂量组其血清阳转率及几何平均滴度未见升高;30%~40% 受试者检测到黏膜抗 VLP IgA 抗体;250 μg 和 500 μg 剂量组瞬间可见淋巴细胞增生和 IFN-γ 产生(Tacket et al.,2003)。

2013 年 10 月,Takeda 公司采用随机、双盲、安慰剂对照的多研究中心的 I/II 期临床试验,将双价 VLP 疫苗,包含诺如病毒的 GI/GII 型别,在 98 名 18~50 岁的健康成人中进行,志愿者肌内注射两剂疫苗 56 天后给予口服诺如病毒,结果显示,与安慰剂组比较,呕吐、腹泻的发生率下降 52%。如果受试者呕吐、腹泻较严重,则发生率下降更明显,初步证明疫苗安全、有效。该疫苗最终效力的确认尚有待 III 期临床试验结果(Willyard,2013)。

2014 年,美国的一项研究,将猪接种 GII.4/1997 NV 的 VLP,免疫后 28d,以 GII.4/2006b 变体进行挑战试验,挑战试验后 7d 内监测腹泻及病毒排泄、肠道 T 细胞反应和进行全身淋巴组织检查。结果显示,NV 的 VLP 能诱导体液免疫和细胞免疫反应,预防 NV 的感染(Kocher et al.,2014)。

## 8.3.6　人类免疫缺陷病毒 VLP 疫苗

人类免疫缺陷病毒(human immunodeficiency virus,HIV)属于逆转录病毒科慢病毒亚科,是引起人类获得性免疫缺陷综合征(AIDS)的病原体。HIV-1 或 SIV 的 Gag 多聚蛋白前体能自行组装成 100~120 nm VLP(Buonaguro et al.,2006),且能诱导体液免疫和细胞免疫,目前,HIV VLP 疫苗是目前 HIV 疫苗研发的一种方向。

Kelly 研究的第一代 HIV VLP 疫苗,是使用 X4 细胞分离的 *Gag*、*Pol* 基因表达产物,R5 或 R5X4 细胞分离的 *Tat*、*Rev*、*Vpu*、*Env* 基因表达产物,去除整合酶、*Vpr*、*Vif* 和 *Nef* 基因表达产物构建而成;第二代 HIV VLP 疫苗则由突变的毒力较弱的 VLP DNA 的表达产物,连接逆转录酶和蛋白酶,并在 VLP 表面连接 Env 蛋白构建而成。

此外,Gag 蛋白也可作为抗原载体构建嵌合 VLP,如杆状病毒载体制备了含 HIV-1gp120 糖蛋白 (Deml et al.,1997)或 CD4 结合域(Wagner et al.,1996);gp120Nef 和 Pol;Tat 和 Nef(Pillay et al.,2009);或 gp140 或 gp41 蛋白的 Gag VLP。结果表明,以 Gag 蛋白嵌合的 VLP 可以诱导中和抗体反应,对 HIV 假病毒中和有协同效应(Visciano et al.,2011)。

### 8.3.7　轮状病毒 VLP 疫苗

轮状病毒(rotavirus,RV)属于呼肠病毒科,引起急性胃肠炎。通过表达 RV 的不同 VP 蛋白组合,形成 VLP,结果显示,VP2 蛋白在 VLP 组装中的核心作用(Zeng et al.,1996);单独表达 VP2 蛋白形成空心壳样颗粒,共表达异源 RV 株(牛和猿)VP2 和 VP6 蛋白,可组装成双层 VLP(Labbé et al.,1991);另有研究表明,当 VP2 和 VP6 或者 VP2 和 VP6、VP7 共表达时形成双层或三层 VLP(Jiang et al.,1998),三层 VLP 形态学上与天然的 RV 病毒粒子相似,VP2/4/6/7VLP 保留 VP4 和 VP7 的中和及非中和表位,具有红细胞凝聚活性(Crawford et al.,1994)。双层 RV VP2/6 VLP 经鼻腔、口服、肌肉、腹腔及直肠免疫小鼠,可以诱导全身系统性和黏膜免疫应答,使小鼠免受 RV 侵袭(Agnello et al.,2006;Bertolotti-Ciarlet et al.,2003;Shuttleworth et al.,2005),预示着 VP6 在针对 RV 的免疫性保护方面起着关键的作用(Blazevic et al.,2016)。

### 8.3.8　人细小病毒 VLP 疫苗

针对人细小病毒(human parvovirus)B19 VLP 疫苗目前处于 Ⅰ/Ⅱ期临床试验阶段,此 VLP 疫苗采用昆虫杆状病毒表达系统,分别表达病毒 VP1 和 VP2 两种蛋白,两种蛋白在 Sf9 细胞内自行组装成具有免疫原性的 VLP(Shelly and Cleave,2009)。MedImmune 公司在 Ⅰ 期临床试验中,开始以含氢氧化铝为佐剂的 B19 VLP 诱导低水平中和抗体,随之,公司采用 Novartis 公司的 MF59c.1 的佐剂则诱导相对较高的中和抗体滴度。美国辛辛那提儿童中心医院进行的 B19 VLP 疫苗的 Ⅰ/Ⅱ期临床试验中,在 43 名受试者中,以 25 μgVLP,含 MF59 佐剂的 2.5 μgVLP、含 MF59 佐剂的 25 μgVLP 及安慰剂对照进行临床试验,结果显示,ELISA 检测抗体及中和抗体水平均较高。

### 8.3.9　登革病毒 VLP 疫苗

登革病毒(dengue virus,DV)是黄病毒属的单股正链 RNA 病毒,DV 感染所致的登革热(DF)、登革出血热(DHF)和登革休克综合征(DSS)是严重危害人类健康的疾病。目前,对 DV 感染性疾病尚无特异的治疗手段,也无安全有效的疫苗问世。在 VLP 疫苗研究领域,通过在 COS-1、中国仓鼠卵巢细胞(Chinese hamster ovary cell,CHO)CHO 和 293T 哺乳动物细胞系内,共表达 DENV 的 prM 和 E 结构蛋白制备的 VLP,其大小和形态与登革病毒粒子相似(Chang et al.,2003;Purdy and Chang,2005),不同血清型的登革病毒 VLP(DENV1-4)候选疫苗免疫小鼠后,每个血清型的单价 VLP 可刺激特异性 IgG 应答,产生针对同型病毒的中和抗体和病毒特异性 CTL 应答(Zhang et al.,2011)。

台湾医学生物技术研究所在进行登革四价减毒活疫苗Ⅱb/Ⅲ期临床试验时发现,减毒活疫苗对于登革 2 型病毒保护效率有待改进,因此,尝试采用 VLP 疫苗模式补充减毒活疫苗的不足,结果显示,登革 VLP 疫苗能提高再次免疫应答,中和抗体诱导的水平与野生型病毒感染相似(Suphatrakul et al.,2015)。

### 8.3.10　呼吸道合胞病毒 VLP 疫苗

呼吸道合胞病毒(respiratory syncytial virus,RSV)是引起婴幼儿、儿童、老年人及免疫缺陷患者急性呼吸道感染最重要的病原体,目前,尚无疫苗批准上市。

Novavax 公司制备包括近乎全长 RSV F 蛋白的纳米颗粒(在昆虫细胞内表达组装成三聚体),在体外采用物理化学方法使三聚体自组装成 RSV-F VLP,成为新型的 RSV 候选疫苗(Glenn et al.,2012),Ⅰ期临床试验采用随机、双盲、安慰剂对照,结果表明,RSV-F VLP 疫苗产生强烈的、剂量依赖的 RSV-F 特异性抗体应答且抗体在噬斑减少中和试验具有中和活性(磷酸铝佐剂配伍时应答更强)。随之,2014—2015 年进行了 RSV-F VLP 疫苗的Ⅱ期临床试验,在美国 10 个医疗研究中心,对 1600 名 60 岁及以上呼吸道合胞病毒老年患者进行随机、单盲、安慰剂对照的临床试验,试验中受试者分组分别给予 135 μg 剂量的 RSV-F VLP 疫苗和安慰剂,对疫苗安全性和免疫原性进行评价,并开展老年人 RSV 前瞻性流行病学研究。结果显示,RSV-F VLP 疫苗拥有较好耐受性,并均达到了临床主要终点和次要终点。尽管,在随后的 Ⅲ 期临床试验中没有达到预期的终点,但该公司认为这种结果可能与临床试验方案的设计不尽合理有关。目前,该公司宣布将对 Ⅲ 期临床试验进行优化调整后重新启动 Ⅲ 期临床的研究。通过重组技术,在流感病毒基质蛋白 M1 表面展示 RSV-F 或 G 蛋白形成嵌合 VLP,将其免疫小鼠后,在血清和肺内,诱导产生 IgG2a 主导的 RSV 特异性抗体应答,通过确定肺部病毒载量和病灶,证实该候选疫苗可有效抵御 RSV-A2 感染(Quan et al.,2012)。无独有偶,采用大肠埃希菌—昆虫细胞穿梭质粒载体系统(Bac-to-Bac 系统),在流感病毒基质蛋白 M1 表面融合 RSV-F 及 G 蛋白形成两种 VLP 的颗粒,用两种混合物免疫小鼠,可有效抵制 RSV 野毒株的感染。

## 8.4　VLP 疫苗的制造

### 8.4.1　VLP 疫苗上游生产工艺

VLP 能在许多表达系统中表达,但能否作为生产宿主细胞,依赖于目的蛋白表达效率、蛋白翻译后加工过程、规模化生产模式、生产成本及宿主安全性等。VLP 疫苗的抗原蛋白结构是影响其免疫原性的关键,而表达宿主的生物特性是决定其表达 VLP 结构的根本因素。例如,HBsAg 最初是在 E.coli 中表达,由于其免疫原性极差,目前,上市的乙肝疫苗均采用酵母和哺乳细胞表达疫苗。不管是单层 VLP 及多层复杂的 VLP,胞内还是胞外释放 VLP,其质粒、启动子、目的蛋白的性质、细胞培养的方式、纯化步骤等都会对 VLP 的结构、抗原性及免疫原性有影响(Kim,2017)。

因此,针对不同的目的蛋白,根据其蛋白的特性,表达系统固有的差异,可针对性地选择合适的宿主细胞。常见的表达宿主细胞如下。

#### 8.4.1.1　原核表达系统

原核表达系统具有遗传背景清晰、操作简单、方法成熟、生长周期短、表达量高等特点,能够在较低

的生产成本和较短的生产周期内获得大量目的蛋白,成为生物制品生产首选的表达系统。目前,商业化应用的原核表达系统主要为 E.coli 表达系统。该系统表达外源蛋白有产量高、成本低的优势。原核表达系统用于疫苗开发的标志性事件为 2012 年全球首个戊型肝炎疫苗成功上市,该疫苗是第一种采用了大肠杆菌表达系统的 VLP 疫苗。然而,大肠杆菌同样存在一些固有的重大缺陷,由于其缺乏真核细胞的一系列细胞器及翻译后修饰系统,导致难以实现某些真核细胞来源蛋白的二硫键介导的蛋白高级结构的正确折叠,无法对蛋白进行糖基化等翻译后修饰。另外,有些蛋白由于不能够正确折叠,在细菌细胞内形成包涵体,需要经过体外复性的方式得到正确折叠的外源蛋白。

#### 8.4.1.2　酵母表达系统

目前,多采用酵母表达系统进行工业化生产,酵母细胞属于真核生物,可以产生胞内的和胞外的两种外源蛋白。因此,它们有着复杂的多细胞生物体的生物学功能并拥有蛋白质翻译后修饰(PTM)的能力,如 N-糖基化修饰,蛋白加工和脂化。由酵母菌分泌的蛋白质含有很多的在特殊糖基化位点的修饰,尤其是大量的甘露糖糖基化,其糖链结构可能跟其他表达系统(包括人类)不尽相同。在酵母中制成的重组疫苗有乙型肝炎疫苗和人乳头状瘤病毒疫苗,是从酿酒酵母(Saccharomyces cerevisiae)中或汉逊酵母(Hansenula polymorpha)中表达而来。毕赤酵母(Pichia pastoris 或 P. pastoris)以其能够大量产生胞外产品的特性而近年来被新的研试产品所青睐。蛋白酶缺陷的 P. pastoris 能提供高细胞密度,拥有超越的表达水平和一个可控制的生产过程,并具有稳定性和耐久性。2006 年,德国 Merck 公司宣布,他们用酿酒酵母系统成功地生产出 HPV VLP 疫苗,并于当年上市。鉴于上述的成功经验,采用酵母表达系统研制 VLP 疫苗,具有巨大的经济效益和社会效益,已经成为 VLP 疫苗最重要的细胞基质。

#### 8.4.1.3　杆状病毒-昆虫细胞系统(B-IC system)

作为有效的真核表达系统,B-IC 越来越广泛地应用于 VLP 疫苗领域。此表达系统一般在合适的细胞浓度下感染能表达重组蛋白的重组杆状病毒,通过杆状病毒的增殖而使目的蛋白表达,表达的蛋白能自行组装成 VLP。表达量略低于酵母系统,但

成本较高。一般对于多个蛋白的表达,多采用 B-IC 系统。2007 年,GSK 公司采用杆状病毒技术生产 HPV 的二价疫苗(Cervarix)获得欧洲药物管理局认可批准上市,这堪称 B-IC 在 VLP 疫苗领域中应用的里程碑。目前,以此系统表达轮状病毒、流感病毒、人细小病毒 B19 和诺如病毒 VLP 疫苗也都正处于不同的临床试验阶段,估计不远的将来也会进入人类疫苗市场。另外,基于 B-IC 系统的兽用首个 VLP 疫苗已获批准上市,为英特威公司的猪圆环病毒 II 型,商品名为"Porcilis® PCV"。虽如此,但此系统最大的局限性在于在表达 VLP 的同时,有囊膜的杆状病毒颗粒也同时表达,杆状病毒的"污染"极大影响了疫苗的有效性,需使用化学灭活剂去除杆状病毒的感染性或在下游纯化工艺中设计更加精细有效的纯化方法,当然,这也不可避免地降低了 VLP 的产能。

### 8.4.1.4 哺乳细胞表达系统

哺乳动物细胞能够对其所表达的外源蛋白进行多种修饰,使其能够形成正确的天然构象,包括非洲绿猴肾细胞(African green monkey kidney cell,Vero cell),马丁—戴比狗肾细胞(Madin-Darby canine kidney,MDCK)和 PBS-1 细胞。这些细胞株能够长时间地密度生长从而高量表达蛋白,其产品具有与人类相似的蛋白折叠、装配和翻译后修饰的能力。最新的一些人细胞株,如 PER. C6(Johnson & Johnson,Leiden,the Netherlands),AGE1. CR(ProBiogen,Berlin,Germany)和 EB14(Vivalis,Nantes,France)能够悬浮生长于无血清培养基中表达新型疫苗(Genzel and Reichl,2009)。灌注和微载体技术被用在疫苗的哺乳类细胞高密度生产中。不过,哺乳动物细胞株生产高水平的疫苗也存在几个主要的挑战,包括这些细胞生长缓慢、苛刻的生长需求、有动物病毒污染的可能性。构建生产细胞株通常非常耗时且成本较高。到目前为止,还没有为特定病毒疫苗专门设计的重组细胞株。相信随着对组织分化的了解加深和生物手段的系统运用,生物工程师会更多更好地理解病毒与细胞的相互作用从而研制出病毒高表达细胞株。

### 8.4.1.5 转基因植物细胞表达系统

目前,研究证实病毒蛋白可以在植物体内稳定表达,如 Rosa 等在番茄中表达了含有 E6 和 E7 蛋白

抗原表位的 HPV16 VLP;Greco 等首次在烟草和拟南芥植物中融合表达了人类免疫缺陷病毒(HIV)和乙型肝炎病毒(HBV)的 VLP,相比其他表达系统,植物表达系统制备 VLP 的方法简单、成本低、可以大规模生产、无需冷藏,同时从天然植物中可以提取 VLP 作为疫苗,亦经口服通过肠黏膜吸收,减少哺乳动物病原体的污染。但是该系统并无完善的翻译后修饰,存在表达水平低和表达周期较长及过程不易质控等缺点,限制了该系统的发展。

### 8.4.1.6 VLP 组装

VLP 疫苗的迅速发展,使人们越来越关注 VLP 模式的疫苗,其组装的原理引起研究者的广泛兴趣。其组装模式可分为体内和体外两种模式(图 8.5)。两种模式均有商业化产品,例如,Heptavax-B 疫苗是在体外 HBsAg 蛋白经复性、组装、吸附佐剂后经化学方法变性而获得,而 Recombivax-HB 是在酵母细胞内自主组装成 VLP 疫苗。虽然 VLP 能在细胞内自主组装,但其 VLP 纯度、稳定性及免疫原性远远达不到质量标准,常常需要在体外重新组装,例如,Gardasil 疫苗,其 VLP 在酵母细胞表达后自主组装,由于 VLP 较差的质量及稳定性,因此,解聚 VLP 后,在体外经合适的条件再进行组装,克服由于细胞体内自主组装而引起的 VLP 纯度及稳定性不佳的缺陷。

对轮状病毒病毒样颗粒的组装、解装的报告表明,物理和化学参数影响轮状病毒病毒样颗粒的空间结构和稳定性,蛋白的宏观结构依赖于 pH、离子强度和近温度(Mellado et al.,2009)。由于宿主细胞生物体不能提供 VLP 组装的热力学环境,所以体内形成的 VLP 无完整稳定的空间结构。报告以热力学平衡模式首次对三层 VLP 组装进行描述,模拟显示,最大可能地提高结构蛋白浓度能形成完整正确颗粒,一旦条件改变,颗粒错配,空间变形概率急剧增加。另外,系统吉布斯自由能在 VLP 形成中发挥重要作用,且宿主细胞的吉布斯自由能易于控制在精密范围,因此,体外组装是促使 VLP 形成的较佳选择。目前,低 pH、高盐和去还原剂的条件可促使 VLP 组装。

## 8.4.2 VLP 疫苗下游生产工艺

针对不同的 VLP 疫苗制品应选用不同的分离纯化路线,但一般而言,都包括两个基本阶段:初级

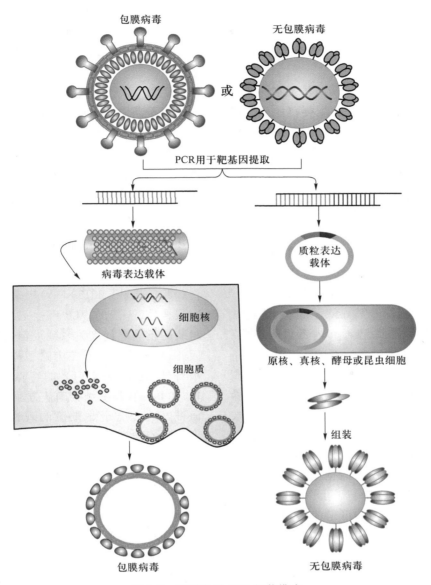

图 8.5 不同来源 VLP 组装模式

分离和精制纯化。初级分离阶段的主要任务是分离细胞和培养液,破碎细胞释放产物(如果产物在细胞内),浓缩产物和去除大部分杂质等。这一阶段可选用的分离方法包括细胞破碎技术、离心沉降和各种沉淀方法等。精制纯化阶段则选用各种具有高分辨率的技术以使产物和少量干扰杂质尽可能分开,达到所需的质量标准,超速离心技术和各种层析技术成为当前达到此目的的主要方法。层析技术主要包括:膜过滤、分子筛层析、离子交换层析、亲和层析等。

裂解、粗提、浓缩和精制是 VLP 纯化的基本步骤,从生产的角度看,需要在保证 VLP 的纯度和质量的前提下,追求简单、省时、经济、高产和可控的纯化方法。VLP 生产纯化工艺的选择与 VLP 结构(大小,相对分子质量大小,是否有外膜),凝聚位置(细胞内或细胞外),培养基(无血清或基础培养基)或生产过程(转染或感染)息息相关。

VLP 形成部位决定了纯化工艺的策略和步骤。VLP 若在细胞内形成,分泌释放到培养基中,无须提取或澄清纯化步骤,纯化步骤减少,可大大节省下游工艺时间,但在许多情况下,表达的 VLP 形成蛋白存在于细胞内或在细胞内形成了 VLP,若表达产品在细胞质内积累的情况下,细胞必须破碎来提取产品。昆虫和哺乳类动物细胞的破碎相对容易,用低离子浓度的破碎液一般即可,有时也加入洗涤剂或表面活性剂帮助提取产品。大多数大肠杆菌、酵母细胞和植物细胞都需要机械匀浆破碎细胞或洗涤剂提取以获得产品(Primrose,2004)。

后续的纯化一般可采用同向流过滤或切向流过滤滤膜装置进行粗提浓缩,浓缩的主要目的是去除杂蛋白并缩小待纯化蛋白液的体积,也可采用硫酸铵沉淀、聚乙二醇沉淀、蔗糖氯化铯梯度超速离心、离子交换层析进行浓缩;为了生产临床应用级别的VLP抗原,高纯度是确保VLP疫苗强免疫原性的主要因素,因此,需要在浓缩的基础上进行精制,精制的主要目的是降低宿主细胞蛋白和DNA在VLP中的含量,去除纯化相关杂物如脂类、核酸和蛋白,通常可采用离子交换层析、凝胶层析及滤膜装置进行精制。离子交换树脂是相对便宜的层析介质,被广泛用于生物药物蛋白纯化步骤。除了纯化,还经常被用在浓缩体积,以及去除病毒和内毒素等步骤。破碎后的革兰氏阴性细菌带有大量的内毒素(endo-toxin),如不被有效清除的话会使疫苗接种者产生高热反应。细胞破碎后的提取液可以用核酸酶来去除细胞宿主的核糖核酸(RNA)和脱氧核糖核酸(DNA),也可以用离子交换层析柱(或膜)来去除。人乳头瘤病毒VLP疫苗(Gardasil,Merck公司生产)用强阳离子交换层析柱来纯化其产品(Cook,1999)。亲和层析分离蛋白是基于蛋白质和耦合在树脂上的抗体(或配体)之间的可逆的亲和作用,生物分子蛋白和蛋白之间的相互作用,也可能来源于静电相互作用,范德华力和/或氢键的作用,通过改变pH或离子强度可以互逆地将在亲和珠上所要的蛋白洗脱。Merck公司的B型肝炎病毒VLP疫苗(Recombivax)就采用了亲和层析法来纯化HBsAg的(Walsh,2003)。由于具有高选择性、高分辨率、高容量,亲和层析法通常可以达到几千倍的蛋白纯化倍数。然而,虽然亲和纯化是非常有效的和有选择性的,但制备所要蛋白质的抗体并不便宜。因此,亲和层析法对于生产并不是最经济的选择。疏水层析(HIC)在生物药物生产上的应用有增加的趋势。由于疏水层析的分子机制依赖于其独特的结构特点,它是另一类与亲和层析、离子交换、凝胶过滤层析不同的层析选择。疏水层析的介质通常有高容量、经济稳定的特点。蛋白在高盐条件下吸附,在低盐浓度下洗脱。近年来使用的混合式柱交换层析,如重组流感蛋白疫苗(FluBlock)用离子交换和疏水层析柱来纯化表面抗原血凝素HA(http://wileyon-linelibrary.com/bit),能够提供很高的选择性,纯化效率非常高且可以简化纯化过程,因而越来越受到青睐。

随着生物工程技术的发展,可以选择不同的VLP纯化方法,但无论如何,在进行VLP纯化方案的选择前,必须对目的VLP的结构等理化性质进行充分的了解,并利用这些复杂分子的理化特性对不同的纯化步骤进行取舍和组合,以求在最大程度保留其生物学活性的基础上获得纯度较高的VLP抗原。

### 8.4.3 VLP 疫苗的质量控制

质量控制是保证疫苗安全性和有效性的必要条件(Zhao et al.,2013)。VLP是一种结构复杂的蛋白聚合体,一般的VLP都由上百个单体构成,颗粒组装的正确率直接关系到疫苗的稳定性和有效性。因此,VLP疫苗的质控中除了进行一些常规的检定项目外,还应根据VLP的特点增加相应的质控项目,尤其在颗粒的结构确认方面。例如,在形态学方面可以进行电子显微镜的观察,这也是最重要的VLP形态学检测试验,它快捷、可靠,可以观察到VLP的形状、大小和分布与其效力有很好的相关性;还可以通过动态光散射技术进行颗粒均匀度的评价,以及通过肽图鉴定等进行VLP制备组装过程中的批间一致性评价;质谱技术也是对VLP蛋白进行评价的有效手段,如肽段覆盖率、氨基酸组成以及蛋白的一些翻译后修饰情况的鉴定等。另外,VLP抗原采用了重组技术,因此,在检定方面还应建立宿主细胞残留蛋白与残留核酸等特定杂质的定性和定量检测方法,以及是否使用含牛血清及抗生素的原辅材料,从而通过不同角度对产品质量进行全面科学的评价(表8.5)。

在效力检定方面,重组VLP形式的疫苗所针对的病原体大多不能在体外进行培养,因此,也无相应的动物模型可供使用。目前,VLP的效力检测主要有体外中和抗体结合试验、体外病毒中和试验和动物免疫试验,采用标准的中和抗体结合试验可检测VLP的抗原性;假病毒中和试验(pseudovirion-neu-tralizing assay)可检测VLP在免疫动物后诱生的抗体的病毒中和活性;还可通过动物免疫试验检测血清中和抗体和(或)病毒攻击的抵御能力来判断VLP的效力(Day et al.,2012)。

**表 8.5　VLP 的常用评价方法**

| 分类 | 方法 | 评价项目 |
|------|------|----------|
| 性质 | SDS/PAGE | 相对分子质量大小 |
| | 免疫印迹 | 相对分子质量大小和抗原特异性 |
| | ELISA | 抗原特异性 |
| | 表面等离子体共振 | VLP 的中和表位 |
| | 透射电子显微镜 | VLP 的形态和大小 |
| | 免疫电镜 | VLP 的形态大小和表位分布、氨基酸序列 |
| | 蛋白测序 | 相对分子质量大小、降解、修饰 |
| | 质谱 | 相对分子质量大小 |
| 含量 | ELISA | VLP 蛋白的含量 |
| | BCA 或 Bradford | 蛋白定量 |
| 效力试验 | 体外试验（中和试验） | 免疫原性 |
| | 体内免疫（免疫攻毒试验） | 免疫原性 |
| 纯度 | ELISA | 宿主细胞蛋白 |
| | SDS/PAGE | VLP 结构蛋白的纯度 |
| | 免疫印迹 | 宿主细胞 DNA |
| | 透射电子显微镜 | VLP 的组装率 |
| | ELISA | 牛血清及抗生素 |

## 8.5　展望与挑战

在过去的 40 年里,用异源表达系统研发重组亚单位疫苗的进展迅速。尽管各种技术层出不穷,但目前上市的重组亚单位疫苗主要以 VLP 为基础。相对于蛋白亚单位和多肽疫苗,VLP 呈现的空间表位与天然病毒更为相似,作为疫苗抗原具有更大的优势。同时,也有一些共性问题一直以来就伴随着 VLP 疫苗的研发过程:① 作为基因工程疫苗,其稳定性和相应的佐剂系统是必须考虑的问题,不同 VLP 的结构确证和使用安全性高的佐剂是开发这种疫苗的先决条件;② 以 VLP 作为抗原的预防性疫苗多具有型特异性,因此,多价次抗原的量效配伍和过高的抗原含量也是研究者必须面对的问题;③ 一些嵌合 VLP 中载体与表位之间的相互干扰,以及免疫机体后可能产生的潜在病理现象也要慎重对待;④ 由于 VLP 结构和生物学特性的复杂性,解决好 VLP 疫苗质量与成本之间的平衡关系也是生物制药企业所必须面对的挑战。

随着人们对病原体、人体免疫系统、宿主—病原体相互作用机制的了解更加深入和结构生物学等现代分子生物技术学科的长足发展,使得新疫苗研发的手段也日新月异,VLP 疫苗研发所面对的一些共性问题也将迎刃而解,与此同时,也可以预见将来会有更多更先进的 VLP 疫苗问世,造福人类。

## 参考文献

李启明,张靖. 2012. 人乳头瘤病毒疫苗研究历程. 中华微生物学和免疫学杂志 12:1074-1097.

施金荣,杨晓明,杜慧. 2013. H5N1 亚型禽流感病毒样颗粒的构建及鉴定. 中国生物制品学杂志 2:145-148.

吴蒙,张定梅. 2009. 流感病毒样颗粒疫苗研究进展. 中山大学学报 5(30):486-491.

于永利. 2014. 病毒样颗粒抗原的表达、纯化、组装和鉴定. 微生物学免疫学进展 2(40):1-8.

Agnello D, Hervé CA, Lavaux A, et al. 2006. Intrarectal immunization with rotavirus 2/6 virus-like particles induces an antirotavirus immune response localized in the intestinal mucosa and protects against rotavirus infection in mice. J Virol 80(8):3823-3832.

António Roldão, Maria Candida, Leda R Castilho, et al. 2010. Virus-like particles in vaccine development. Expert Rev Vaccines 9(10):1149-1176.

Baker TS, Newcomb WW, Olson NH, et al. 1991. Structures of bovine and buman papillomaviruses analysis by cryoelectmn microscopy and three dimensional image reconstruction. Biophys J 60(6):1445-1556.

Baumert TF, Ito S, Wong DT, et al. 1998. Hepatitis C virus structural proteins assemble into virus like particles in insect cells. J Virol 72:3827-3836.

Belanger H, Fleysh N, Cox S, et al. 2000. Human respiratory syncytial virus vaccine antigen produced in plants. FASEB J 14(14):2323-2328.

Bertolotti-Ciarlet A, Ciarlet M, Crawford SE, et al. 2003. Immunogenicity and protective efficacy of rotavirus 2/6-virus-like particles produced by a dual baculovirus expression vector and administered intramuscularly, intranasally or orally to mice. Vaccine 21(25):3885-3900.

Blazevic V, Malm M, Arinobu D, et al. 2016. Rotavirus capsid VP6 protein acts as an adjuvant in vivo for norovirus virus-like particles in a combination vaccine. Hum Vaccin Immunother 12(3):740-748.

Buonaguro L, Tornesello ML, Tagliamonte M, et al. 2006. Baculovirus-derived human immunodeficiency virus type 1 virus-like particles activate dendritic cells and induce ex vivo T-cell responses. J Virol 80(18):9134-9143.

Bárcena, Esther Blanco. 2013. Design of novel vaccines based on virus-like particles or chimeric virions. Subcellular Biochem 68:631-665.

Chang GJ, Hunt AR, Holmes DA, et al. 2003. Enhancing biosynthesis and secretion of premembrane and envelope proteins by the chimeric plasmid of dengue virus type 2 and Japanese encephalitis virus. Virology 306:170-180.

Chen BJ, Leser GP, Morita E, et al. 2007. Influenza virus hemagglutinin and neuraminidase, but not the matrix protein, are required for assembly and budding of plasmid-derived virus-like particles. J Virol 81(13):7111-7123.

Crawford SE, Labbé M, Cohen J, et al. 1994. Characterization of virus-like particles produced by the expression of rotavirus capsid proteins in insect cells. J Virol 68(9):5945-5952.

Day PM, Yuk-Ying S. Pang, Kines RC, et al. 2012. A human papillomavirus (HPV) in vitro neutralization assay that recapitulates the in vitro process of infection provides a sensitive measure of HPV L2 infection-inhibiting antibodies. Clin Vaccine Immunol 19 (7):1075.

Deml L, Schirmbeck R, Reimann J, et al. 1997. Recombinant human immunodeficiency Pr55gag virus-like particles presenting chimeric envelope glycoproteins induce cytotoxic T-cells and neutralizing antibodies. Virology 235(1):26-39.

El-Attar L, Oliver SL, Mackie A, et al. 2009. Comparison of the efficacy of rotavirus VLP vaccines to a live homologous rotavirus vaccine in a pig model of rotavirus disease. Vaccine 27 (24):3201-3208.

Ferreira TB, Ferreira AL, Carrondo MJ, et al. 2005. Effect of refeed strategies and non-ammoniagenic medium on adenovirus production at high cell densities. J Biotechnol 119(3):272-280.

Fiers W, De Filette M, El Bakkouri K, et al. 2009. M2e-based universal influenza A vaccine. Vaccine 27(45):6280-6283.

Galarza JM, Latham T, Cupo A. 2005. Virus-like particle (VLP) vaccine conferred complete protection against a lethal influenza virus challenge. Viral Immunol 18(1):244-251.

Gheysen D, Jacobs E, de Foresta F, et al. 1989. Assembly and release of HIV-1 precursor Pr55gag virus-like particles from recombinant baculovirus-infected insect cells. Cell 59(1):103-112.

González AM, Nguyen TV, Azevedo MS, et al. 2004. Antibody responses to human rotavirus (HRV) in gnotobiotic pigs following a new prime/boost vaccine strategy using oral attenuated HRV priming and intranasal VP2/6 rotavirus-like particle (VLP) boosting with ISCOM. Clin Exp Immunol 135 (3):361-372.

Hammonds J, Chen X, Zhang X, et al. 2007. Spearman P. Advances in methods for the production, purification and characterization of HIV-1 Gag-Env pseudovirion vaccines. Vaccine 25(47):8036-8048.

Han X, Ye LB, Li BZ, et al. 2006. Expression, purification and characterization of the Hepatitis B virus entire envelope large protein in *Pichia pastoris*. Protein Expr Purif 49(2):168-175.

Haynes JR, Dokken L, Wiley JA, et al. 2009. Influenza pseudotyped gag virus-like particle vaccines provide broad protection against highly pathogenic avian influenza challenge. Vaccine 27(4):530-541.

Haynes JR. 2009. Influenza virus-like particle vaccines. Expert Rev Vaccines 8:435-445.

Herrero R, González P, Markowitz LE. 2015. Present status of human papillomavirus vaccine development and implementation. Lancet Oncol 16(6):e206-e216.

Hill BD, Zak A, Khera E, et al. 2017. Engineering virus-like particles for antigen and drug delivery. Curr Protein and Peptide Sci 18:1-16.

Ho Y, Lin PH, Liu CY, et al. 2004. Assembly of human severe acute respiratory syndrome coronavirus-like particles. Biochem Biophys Res Commun 318(4):833-838.

Hsieh SC, Tsai WY, Wang WK. 2010. The length of and nonhydrophobic residues in the transmembrane domain of dengue virus envelope protein are critical for its retention and assembly in the endoplasmic reticulum. J Virol 84(9):4782-4797.

Jain NK, Sahni N, Kumru OS, et al. 2015. Formulation and stabilization of recombinant protein based virus-like particle vaccines. Adv Drug Delivery Rev (93):42-55.

Jere KC, O'Neill HG, Potgieter AC, et al. 2014. Chimeric virus-like particles derived from consensus genome sequences of human rotavirus strains co-circulating in Africa. PLoS One 20149(9):e105167.

Jiang B, Barniak V, Smith RP, et al. 1998. Synthesis of rotavirus-like particles in insect cells: Comparative and quantitative analysis. Biotechnol Bioeng 60(3):369-374.

Kang CY, Luo L, Wainberg MA, et al. 1999. Development of HIV/AIDS vaccine using chimeric gag-env virus-like particles. Biol Chem 380(3):353-364.

Kiatpongsan S, Campos NG, Kim JJ. 2012. Potential benefits of second generation human papillomavirus Vaccines. PLoS One 7(11):e48426.

Kim HJ. 2017. Yeast as an expression system for producing virus-like particles: What factors do we need to consider? Appl Microbiol 64:111-123.

Kocher J, Bui T, Giri-Rachman E, et al. 2014. Intranasal P particle vaccine provided partial cross-variant protection against human GII. 4 norovirus diarrhea in gnotobiotic pigs. J Virol 88(17):9728-9743.

Kushnir N, Streatfield SJ, Yusibov V. 2012. Virus-like particles as a highly efficient vaccine platform: Diversity of targets and production systems and advances in clinical development. Vaccine 31(1):158-183.

Labbé M, Charpilienne A, Crawford SE, et al. 1991. Expression of rotavirus VP2 produces empty corelike particles. J Virol 65(6):2946-2952.

Lai WB, Middelberg AP. 2002. The production of human papilloma virus type 16 L1 vaccine product from *Escherichia coli* inclusion bodies. Bioprocess Biosyst Eng 25(2):121-128.

Latham T, Galarza JM. 2001. Formation of wild-type and chimeric influenza virus like particles following simultaneous expression of only four structural proteins. J Virol 75(13):6154-6165.

Lenz P, Lowy DR, Schiller JT. 2005. Papillomavirus virus-like particles induce cytokines characteristic of innate immune responses in plasmacytoid dendritic cells. Eur J Immunol (35):1548-1556.

Liu JL, Dai SY, Wang ML et al. 2016. Virus like particle-based vaccines against emerging infectious disease viruses. Virologica 31(4):279-287.

Lowy DR, Schiller JT. 2012. Reducing HPV-associated cancer globally. Cancer Prev Res 5(1):18-23.

Malik H, Khan FH, Ahsan H. 2014. Human papilloma virus: Current status and issues of vaccination. Arch Virol (159):199-205.

Markowitz LE. 2013. Reduction in human papillomavirus (HPV) prevalence among young women following HPV vaccine introduction in the United States, National Health and Nutrition Examination Surveys, 2003—2010. J Infect Dis (208):385-393.

Marusic C, Rizza P, Lattanzi L, et al. 2001. Chimeric plant virus particles as immunogens for inducing murine and human immune responses against human immunodeficiency virus type 1. J Virol 75(18):8434-8439.

McGinnes LW, Pantua H, Laliberte JP, et al. 2010. Assembly and biological and immunological properties of Newcastle virus-like particles. J Virol 84(9):4513-4523.

McLain L, Porta C, Lomonossoff GP, et al. 1995. Human immunodeficiency virus type 1-neutralizing antibodies raised to a glycoprotein 41 peptide expressed on the surface of a plant virus. AIDS Res Hum Retroviruses 11(3):327-334.

Mellado MCM, Mena JA, Lopes A, et al. 2009. Impact of physico-chemical parameters on in vitro assembly and disassembly kinetics of recombinant triple-layered rotavirus-like particles. Biotech Bioeng 104(4):674-686.

Mena JA, Ramirez OT, Palomares LA. 2005. Quantification of rotavirus-like particles by gel permeation chromatography. J Chromatogr B 824(1-2):267-276.

Michel ML, Tiollais P, Hepatitis B. 2010. Hepatitis B vaccines: Protective efficacy and therapeutic potential. Pathol Biol (Paris) 58(4):288-295.

Mortola E, Roy P. 2004. Efficient assembly and release of SARS coronavirus-like particles by a heterologous expression system. FEBS Lett 576(1):174-178.

Moser C, Muller M, Kaeser MD, et al. 2013. Inflenza virosomes as vaccine adjuvant and carrier system. Vaccines 12(7):779-791.

Neary K, DiMaio D. 1989. Open reading frames E6 and E7 of bovine papillomavirus type 1 are both required for full transformation of mouse C127 cell. J Virol 63(1):259-266.

Notka F, Stahl-Hennig C, Dittmer U, et al. 1999. Accelerated clearance of SHIV in rhesus monkeys by virus-like particle vaccines is dependent on induction of neutralizing antibodies. Vaccine 18(3):291-301.

Phelps JP, Dang N, Rasochova L. 2007. Inactivation and purification of cowpea mosaic virus-like particles displaying peptide antigens from *Bacillus anthracis*. J Virol Methods 141:146-153.

Pillay S, Meyers A, Williamson AL, et al. 2009. Optimization of chimeric HIV-1 virus-like particle production in a baculovirus-insect cell expression system. Biotechnol Prog 25(4):1153-1160.

Purdy DE, Chang GJ. 2005. Secretion of noninfectious dengue virus-like particles and identification of amino acids in the stem region involved in intracellular retention of envelope protein. Virology 333(2):239-250.

Pushko P, Tumpey TM, Bu F, et al. 2005. Influenza virus-like particles comprised of the HA, NA, and M1 proteins of H9N2 influenza virus induce protective immune responses in BALB/c mice. Vaccine 23(50):5751-2759.

Quan FS, Huang C, Compans RW, et al. 2007. Virus-like particle vaccine induces protective immunity against homologous and heterologous strains of influenza virus. J Virol 81(7):3514-3524.

Quan FS, Kim Y, Lee S, et al. 2012. Viruslike particle vaccine induces protection against respiratory syncytial virus infection in mice. J Infect Dis 204(3):987-995.

Rainone V, Giacomet V, Penagini F, et al. 2015. Human papillom avirus vaccination induces strong human papilloma virus specific cell-mediated immune responses in HIV-infected adolescents and young adults. AIDS 29(6):739-743.

Roy P, Noad R. 2009. Virus-like particles as a vaccine delivery system: Myths and facts. Adv Exp Med Biol 655:145-158.

Sabara M, Parker M, Aha P, et al. 1991. Assembly of double-shelled rotaviruslike particles by simultaneous expression of recombinant VP6 and VP7 proteins. J Virol 65(12):6994-6997.

Schiller JT, Müller M. 2015. Next generation prophylactic human papillomavirus vaccines. Lancet Oncol 16(5):e217-e225.

Schutzbank TE, Ginocchio CC. 2012. Assessment of clinical and analytical performance characteristics of all HPV genotyping test. Diagn Cytopathol 40(4):367-373.

Schwartzman LM, Cathcart AL, Pujanauski LM, et al. 2015. An intranasal virus-like particle vaccine broadly protects mice from multiple subtypes of influenza A virus. MBio 6(4):e01044.

Shelly D, Cleave VV. 2009. Parvovirus B19 VLP vaccine manufacturing. Genet Eng Biotechnol News 29(16):1-4.

Shirbaghaee Z, Bolhassani A. 2016. Different applications of virus-like particles in biology and medicine: Vaccination and delivery systems. Biopolymers 105(3):113-132.

Shuttleworth G, Eckery DC, Awram P. 2005. Oral and intraperitoneal immunization with rotavirus 2/6 virus-like particles stimulates a systemic and mucosal immune response in mice. Arch Virol 150(2):341-349.

Stephenne J. 1990. Production in yeast versus mammalian cells of the first recombinant DNA human vaccine and its proved safety, efficacy, and economy: Hepatitis B vaccine. Adv Biotechnol Processes 14:279-299.

Stoute JA, Slaoui M, Heppner DG, et al. 1997. A preliminary evaluation of a recombinant circumsporozoite protein vaccine against *Plasmodium falciparum* malaria. RTS, S Malaria Vaccine Evaluation Group. N Engl J Med 336(2):86-91.

Suphatrakul A, Yasanga T, Keelapang P, et al. 2015. Generation and preclinical immunogenicity study of dengue type 2 virus-like particles derived from stably transfected mosquito cells. Vaccine 33(42):5613-5622.

Tacket CO, Sztein MB, Losonsky GA, et al. 2003. Humoral, mucosal, and cellular immune responses to oral Norwalk virus-like particles in volunteers. Clin Immunol 108(3):241-247.

Teixeira AP, Portugal CA, Carinhas N, et al. 2009. In situ 2D fluorometry and chemometric monitoring of mammalian cell cultures. Biotechnol Bioeng 102(4):1098-1106.

Thiam F, Charpilienne A, Poncet D, et al. 2015. B subunits of cholera toxin and thermolabile enterotoxin of *Escherichia coli* have similar adjuvant effect as whole molecules on rotavirus 2/6-VLP specific antibody responses and induce a Th17-like response after intrarectal immunization. Microb Pathog 12(89):27-34.

Tumban E, Peabody J, Peabody DS, et al. 2011. A pan-HPV vaccine based on bacteriophage PP7 VLP displaying broadly cross-neutralizing epitopes from the HPV minor capsid protein. PLoS One 6(8):e23310.

Turpen TH, Reinl SJ, Charoenvit Y, et al. 1995. Malarial epitopes expressed on the surface of recombinant tobacco mosaic virus. Biotechnology 13:53-57.

Visciano ML, Diomede L, Tagliamonte M, et al. 2011. Generation of HIV-1 virus-like particles expressing different HIV-1 glycoproteins. Vaccine 29(1):4903-4912.

Wagner R, Deml L, Schirmbeck R, et al. 1996. Construction, expression, and immunogenicity of chimeric HIV-1 virus-like particles. Virology 220(1):128-140.

Willyard C. 2013. First vaccines targeting "cruise ship virus" sail into clinical trials. Nat Med 19(9):1076-1077.

Yamshchikov GV, Ritter GD, Vey M, et al. 1995. Assembly of SIV virus-like particles containing envelope proteins using a baculovirus expression system. Virology 214(1):50-58.

Yao Q, Kuhlmann FM, Eller R, et al. 2000. Production and characterization of simian-human immunodeficiency virus-like particles. AIDS Res Hum Retroviruses 16:227-236.

Yasawardene SG, Lomonossoff GP, Ramasamy R. 2003. Expression and immunogenicity of malaria merozoite peptides displayed on the small coat protein of chimaeric cowpea mosaic virus. Indian J Med Res 118:115-124.

Yee PTI, Poh CL. 2016. Development of novel vaccines against enterovirus-71. Virues 8(1):1-13.

Yuan L, Geyer A, Hodgins DC, et al. 2000. Intranasal administration of 2/6-rotavirus-like particles with mutant *Escherichia coli* heat-labile toxin (LT-R192G) induces antibody-secreting cell responses but not protective immunity in gnotobiotic pigs. J Virol 74(19):8843-8853.

Yusibov V, Hooper DC, Spitsin SV, et al. 2002. Expression in plants and immunogenicity of plant virus-based experimental rabies vaccine. Vaccine 20(25):3155-3164.

Zeltins A. 2013. Construction and characterization of virus-like particles: A review. Mol Biotechnol 53(1):92-107.

Zeng CQ, Wentz MJ, Cohen J, et al. 1996. Characterization and replicase activity of double-layered and single-layered rotavirus-like particles expressed from baculovirus recombinants.

J Virol 70(5):2736-2742.

Zhang S, Liang M, Gu W, et al. 2011. Vaccination with dengue virus-like particles induces humoral and cellular immune responses in mice. J Virol 8(1):333.

Zhao QJ, Li SW, Yu H, et al. 2013. Virus-like particle-based human vaccines: Quality assessment based on structural and functional properties. Tren Biotechnol 31(11):654-663.

Zhou W, Bi J, Janson J, et al. 2006. Molecular characterization of recombinant hepatitis B surface antigen from Chinese hamster ovary and *Hansenula polymorpha* cells by high-performance size exclusion chromatography and multi-angle laser light scattering. J Chromatogr 838(2):71-77.

Zwaveling S, Ferreira Mota SC, Nouta J, et al. 2002. Established human papilomavims type 16 expressing tumors are efecfively eradicated following vaccination with long peptides. J Immunol 169(1):350-358.

# 第**9**章
## 用于疫苗研发的体外表达系统

高　福　张忠信　施　一

**本章摘要**

　　亚单位疫苗是目前最安全的疫苗类型,而要实现亚单位疫苗的应用,需要高效的体外表达系统来进行生产。本章系统总结了四种常用体外表达系统的原理、特性和应用实例情况,包括原核表达系统、杆状病毒/昆虫细胞表达系统、酵母表达系统和哺乳动物细胞表达系统。不同表达系统存在翻译后修饰的差异,会影响所表达疫苗的免疫原性。选择疫苗生产的最佳表达系统时,应同时考虑免疫原性和表达效率等因素,在保证有效免疫原性的基础上,降低疫苗的生产成本。

## 9.1　概述

目前已知的疫苗根据制备来源可以分成三大类:减毒活疫苗(弱毒苗),灭活疫苗(死疫苗)和亚单位疫苗(subunit vaccine)。减毒活疫苗可以引发机体免疫反应,刺激机体产生特异性的记忆 B 细胞和记忆 T 细胞,起到获得长期或终生保护的作用。与灭活疫苗相比,这类疫苗免疫力强、作用时间长,但存在安全隐患,具有潜在的致病危险(有可能因发生回复突变而在人体内恢复毒力)。灭活疫苗则相对安全,但是由于成分复杂,也有可能会引起一些不良反应,而且很难激发细胞免疫反应。而亚单位疫苗由于成分清楚单一,是三类疫苗中最安全的,但是多数情况下由于免疫原性较低,需与佐剂合用才能产生良好的免疫效果。

亚单位疫苗包括蛋白抗原疫苗和病毒样颗粒疫苗[virus-like particle(VLP)vaccine]。蛋白抗原疫苗指基因工程表达的蛋白抗原制成的疫苗。用基因工程技术生产的亚单位疫苗,可替代常规方法生产的亚单位疫苗,更重要的是可用于不易培养病毒的疫苗研究与生产。近年来发现,仅表达病毒的部分结构蛋白就可以在细胞内装配成病毒样颗粒。病毒样颗粒通常由两个或更多的蛋白质组成,不含有病毒核酸的空壳结构,这种空壳表面有构象依赖表位。作为免疫原,病毒样颗粒有很多优点,它可通过和病毒感染一样的途径提呈给免疫系统,能够有效地诱导产生中和抗体和其他保护性免疫反应,此类疫苗称为病毒样颗粒疫苗。

亚单位疫苗通常可通过四大表达系统来生产,即原核表达系统(prokaryotic expression system)、杆状病毒/昆虫细胞表达系统(baculovirus/insect cell expression system)、酵母表达系统(yeast expression system)和哺乳动物细胞表达系统(mammalian expression system)。不同表达系统的差别主要是蛋白质翻译后加工的不同,如细菌不能进行糖基化,而酵母可能过度糖基化,一般来说,哺乳动物细胞表达的蛋白质最接近天然病毒抗原。翻译后加工的不同常常导致抗原免疫原性的差异,是选择表达系统的重要指标。表达系统的表达效率则是选择表达系统的另一个重要指标,表达量的多少直接影响产物的纯化和成本。产物纯化也是需要考虑的因素,表达的方式对纯化有很大影响,如分泌型表达和细胞内表达的纯化难易程度差别很大。下面就四个表达系统的特性和原理进行详细描述。

## 9.2　原核表达系统

### 9.2.1　表达系统简介

原核表达系统通过基因克隆技术,将外源目的基因通过构建表达载体并导入表达菌株的方法,使其在特定原核细胞内表达。

原核表达系统具有遗传背景清晰、操作简单、方法成熟、生长周期短、表达量高等特点,能够在较低的生产成本和较短的生产周期内获得大量目的蛋白,成为生物制品生产的首选表达系统。真核表达系统具有复杂的蛋白辅助折叠与翻译后修饰(post-translational modification)等功能,但是存在培养周期长、成本高、表达量低、难纯化等问题。然而,由于原核细胞缺少真核细胞翻译后修饰所需的酶及相应细胞器,使其不能够对所表达蛋白进行翻译后修饰,而现有研究表明,真核生物蛋白的多糖等修饰对其生物学活性,包括免疫原性具有重要意义。另一方面,原核细胞不具有真核细胞内参与蛋白折叠相关的细胞器,因此,对于一些真核生物来源蛋白,尤其是富含半胱氨酸(cysteine)蛋白的表达,经常不能够实现正确折叠而导致不表达或以不可溶的包含体形式表达。除此之外,原核细胞表达系统密码子的偏好性与真核细胞表达系统差异显著,对于某些真核生物来源蛋白(包括病毒编码蛋白)表达比较困难。这些因素的存在使得在选择原核表达系统开发生物制品时需要多方面综合考虑现实需要。

目前,商业化应用的原核表达系统主要为大肠杆菌(E. coli)表达系统。大肠杆菌表达外源蛋白产量高、成本低,尤其适合开发面向全世界尤其是多数发展中国家的新型疫苗。原核表达系统用于疫苗开发的标志性事件为 2012 年全球首个戊型肝炎疫苗成功上市,该疫苗是第一种采用了大肠杆菌表达系统的 VLP 疫苗。

### 9.2.2　表达系统原理

提高外源基因表达水平的基本手段之一,就是将宿主菌的生长与外源基因的表达分成两个阶段,以减轻宿主菌的负荷。原核表达系统的三个重要因素包括:表达载体、表达菌株、疫苗生产和纯化。

### 9.2.2.1 表达载体

选择合适的表达载体是获得具有生产价值外源蛋白的重要因素,对于外源蛋白的表达量至关重要。通常表达载体质粒(plasmid)上的元件包括:启动子(promoter)、多克隆位点、终止密码、融合标签(tag)、复制子、筛选标记或报告基因等。大肠杆菌的表达载体可分为非融合型表达载体和融合型表达载体两种。非融合型表达是将外源基因插到表达载体强启动子和有效核糖体结合位点序列下游,以外源基因mRNA 的 AUG 为起始翻译,表达产物在序列上与天然的目的蛋白一致。融合型表达是将目的蛋白与另一个蛋白质或多肽片段的 DNA 序列融合并在菌体内表达(可在目的蛋白的 N 端或者 C 端融合)。融合型表达的载体包括分泌表达载体、带纯化标签的表达载体、表面呈现表达载体和带伴侣的表达载体。

表达载体的选择和构建设计对于外源蛋白的高效表达至关重要,需要重点考虑以下因素。

(1)对表达载体的分析

表达载体的选择对于外源蛋白是否能够正确折叠及其表达量等都具有至关重要的作用。选择载体应该关注质粒上的几个功能组件及所带来的问题:是否为诱导表达型载体,启动子的强弱,多克隆位点,限制性内切酶的位置,终止密码子的有无及位置,融合标签的有无,筛选报告基因的位置等。

应该选择遗传背景和序列信息清晰的表达载体。选择表达载体时,要根据所表达蛋白的最终应用考虑,为方便纯化可选择融合型表达载体;但多数情况下为了获得天然蛋白,需要选择非融合型表达载体。

要表达目的蛋白,在该基因的 5' 端必须包括起始位点,起始密码子与核糖体结合位点的距离一般都经过优化。外源基因起始转录后,保持 mRNA 的有效延伸、终止及稳定存在是外源基因有效表达的关键,尤其是在起始密码子附近的 mRNA 二级结构可能会抑制翻译的起始或者造成翻译暂停从而产生不完全的蛋白。如果利用软件分析 DNA 或 RNA 结构上有柄(stem)结构,并且结合长度超过 8 个碱基,这种结构会因为位点专一突变等因素而变得不稳定,影响正常的翻译。

(2)表达载体质粒元件

① 复制子:通常表达载体都会选用高拷贝的复制子。例如,pSC101 类质粒是严谨方式复制,拷贝数低;pCoE1、pMBI(pUC)类复制子的拷贝数高达500 以上,是表达载体常用的复制子(Chen et al.,2004)。通常情况下,质粒拷贝数和表达量是非线性的正相关,超过细胞的承受范围反而会损害细胞的生长。

② 筛选标记和报告基因:氨苄青霉素抗性是最常见的筛选标记,卡那霉素或新霉素次之。抗性基因的选择要注意是否会对研究对象产生干扰,如代谢研究中抗性基因编码的酶是否和代谢物相互作用。

③ 启动子:启动子的强弱是对表达量有决定性影响的因素之一。原核表达系统常用的启动子包括 Lac 和 Tac、PL 和 PR 等,而 T7 是最常用的启动子,是当今大肠杆菌表达系统的主流,这个功能强大兼专一性高的启动子经过巧妙的设计而成为原核表达系统的首选,如 pET 系列载体(Studier and Moffatt,1986)。

强大的 T7 启动子完全专一受控于 T7 RNA 聚合酶,而高活性的 T7 RNA 聚合酶合成 mRNA 的速度比大肠杆菌 RNA 聚合酶快 5 倍,因此,几乎所有的细胞资源都用于表达目的蛋白;诱导表达后仅几个小时,目的蛋白通常就可以占到细胞总蛋白的50% 以上(Baneyx,1999)。大肠杆菌本身不含 T7 RNA 聚合酶,工程化改造的表达菌株将外源的 T7 RNA 聚合酶引入宿主菌。T7 RNA 聚合酶的调控模式决定了 T7 系统的调控模式——非诱导条件下,可以使目的基因完全处于沉默状态而不转录,从而避免目的基因毒性对宿主细胞以及质粒稳定性的影响;通过控制诱导条件控制 T7 RNA 聚合酶的量,就可以控制产物表达量,某些情况下可以提高产物的可溶性部分。

④ 终止子(terminator):转录终止子对外源基因在大肠杆菌中的高效表达有重要作用,即控制转录的 RNA 长度,提高稳定性,避免质粒上异常表达导致质粒稳定性下降。放在启动子上游的转录终止子还可以防止其他启动子的通读。转录终止子有两类,Rho 因子作用下使转录终止 mRNA 和根据模板上的对称序列形成发夹结构而终止 mRNA。常见的是 rrnB rRNA 操纵子的 T1T2 串连转录终止子。

⑤核糖体结合位点:在细菌 mRNA 起始密码子 AUG 上游 7~12 个核苷酸处,有一段富含嘌呤的碱基序列,能与细菌 16S rRNA 的 3′端识别,称为 SD 序列(Shine-Dalgarno sequence)。SD 序列对形成翻译起始复合物是必需的,帮助从起始 AUG 处开始翻译,多数载体启动子下游都有 SD 序列(Vimberg et al.,2007)。

(3)对目的片段的分析

目的基因的大小、来源、GC 含量、亲疏水性等对于其表达具有重要影响,因此,需要对目的基因进行分析,以选择合适的表达载体,设计适当的表达系统。

①基因的大小:原核表达的成功与否与所要表达的蛋白(或基因)大小有关。蛋白越小,越容易被内源蛋白水解酶所降解,可以采取串联表达的形式表达小分子蛋白,在每个表达单体蛋白间设计蛋白水解或者是化学断裂位点。如果蛋白较小,也可以加入融合标签 GST、Trx、MBP 或者其他较大的促进融合的蛋白标签,就较有可能使蛋白正确折叠,并以融合形式表达。对于结构研究较清楚的蛋白可以采取截取表达。

②基因的来源:一般来讲,基因来源物种较为接近容易产生正确高效的表达,而要进行物种相差较远的外源蛋白表达时,需要根据该基因所表达蛋白的生物学功能要素进行具体分析,以选择合适的表达载体和表达宿主。

③基因序列的 GC 含量:表达序列中的 GC 含量超过 70% 时可能会降低蛋白在大肠杆菌中的表达水平。GC 含量可以利用 DNA STAR 等软件进行预测,可以通过密码子优化的方式(同义突变)尽量减少序列的 GC 含量。

④亲疏水性:一般而言,表达亲水区域时表达量会比较高,而膜蛋白由于其较高的疏水性使其表达难度较高。有许多软件可以对氨基酸的亲疏水性进行分析,如 VectorNTI Suite。除此之外,还可以利用在线跨膜区预测软件 TMHMM 对跨膜区进行预测(http://www.cbs.dtu.dk/services/TM-HMM/)。

### 9.2.2.2 表达菌株

大肠杆菌(Escherichia coli,E. coli)是当前生物制药领域应用最广泛的原核表达菌株,其优势在于基因组背景清晰、生长速度快且培养成本较低,自开发至今已经有大量的遗传操作工具及克隆、表达载体,是生物制品工业化生产的首选菌株。然而,大肠杆菌同样存在一些固有的重大缺陷,由于其缺乏真核细胞的一系列细胞器及翻译后修饰系统,导致其难以实现某些真核细胞来源蛋白的二硫键介导的蛋白高级结构的正确折叠,无法对蛋白进行糖基化等翻译后修饰。另外,大肠杆菌无法实现蛋白的分泌表达。有些蛋白由于不能够正确折叠,在细菌细胞内形成包涵体,需要经过体外复性的方式得到正确折叠的外源蛋白。

对于重组蛋白(recombinant protein)生产,大肠杆菌的一个优点是其可以在低成本条件下实现表达菌株的高密度快速生长和外源蛋白的高效表达。尽管多年来开发了许多不同的生产用菌株,目前最常用的菌株还是 BL21(DE3)菌株。BL21 菌株能够被广泛应用的原因是:① BL21 菌株蛋白酶 Lon 和 OmpT 的缺失,使得外源蛋白不被降解从而得到高产量的外源蛋白(Gottesman,1996)。② BL21 菌株乙酸(acetate)表达量较低,而乙酸被认为能够抑制外源重组蛋白的表达,因此,低表达乙酸的 BL21 能够实现外源蛋白的大量表达(Lin et al.,2001)。表 9.1 列出了一些大肠杆菌 BL21(DE3)在重组蛋白生产中的应用实例。

另外,其他一些 BL21 菌株也被开发出来进行重组蛋白的生产,如 E. coli BLR 菌株、E. coli Rosetta 菌株(Merck KGaA,Darmstadt,Germany)等。E. coli BLR 菌株是 BL21 recA 基因突变株,RecA 蛋白参与 DNA 修复和同源重组,当 RecA 蛋白发挥功能时,能够促进染色体 DNA 和质粒 DNA 的同源重组(Zhao et al.,2007)。由于大多数重组蛋白表达依赖于表达质粒,质粒的稳定性对于蛋白的高效表达至关重要。研究表明,recA 的突变菌株 E. coli BLR 相比于野生型 BL21 菌株具有更高的质粒稳定性(Zhao et al.,2007)。

E. coli Rosetta 菌株是由 BL21 菌株改造而来的一种重组蛋白表达菌株。E. coli Rosetta 菌株含有一个氯霉素抗性质粒 pRARE,含有能够翻译 E. coli 稀有密码子的多种 tRNA,由于真核生物蛋白与原核生物蛋白密码子差异一般较大,E. coli Rosetta 菌株更适合表达一些真核生物来源的蛋白。除了像 E. coli Rosetta 菌株一样含有稀有密码子翻译 tRNA 外,表达真核生物来源的外源蛋白还可以通过序列优化的方式,将原核表达稀有密码子改为原核表达常用密

表 9.1 *E. coli* BL21（DE3）在重组蛋白生产中的应用实例

| 重组蛋白 | 用途 | 产量 /(g·L⁻¹) | 蛋白相对分子质量 | 参考文献 |
|---|---|---|---|---|
| 2-deoxyribose-5-phosphatealdolase | 化学合成酶 | 5.12 | ~25 | Pei et al.,2010 |
| carboxylesterase B1 | 降解农药残留 | NA | 64 | Qiao et al.,2006 |
| insulin-like growth factor-2 | 生物医药 | 9.69 | 6.5 | Hu et al.,2004 |
| human b-endorphin | 生物医药 | 5.6 | 40 | Jeong and Lee,2002 |
| rh-GCSF | 生物医药 | 1.75 | 18.8 | Babaeipour et al.,2010a |
| HPPCn | 生物医药 | 0.64 | 30 | Liu et al.,2011 |
| human interferon-γ | 生物医药 | 4.2 | 25 | Babaeipour et al.,2010b |
| human leptin | 生物医药 | 9.7 | 16 | Jeong and Lee,1999 |
| human mini-proinsulin | 生物医药 | 7 | ~5 | Shin et al.,1997 |
| human tumor necorsisfactor-α | 生物医药 | NA | ~18 | Poo et al.,2002 |
| hydroxynitrile lyase | 化学工业 | NA | ~30 | Semba et al.,2008 |
| phytase | 食品添加剂 | NA | ~50 | Kleist et al.,2003 |
| resilin | 材料工业原料 | 0.3 | 28 | Kim et al.,2007 |
| streptokinase B | 生物医药 | 1.12 | 47 | Goyal et al.,2009 |
| transglucosidase | 化学工业 | NA | 90 | Wu et al.,2008 |

注：NA 表示无相关报道信息。

码子，实现在原核表达系统中的高效表达。尽管大多数情况下能够实现真核生物来源蛋白在原核表达系统的高效表达，但对于部分蛋白而言，DNA 序列的改变可能会造成 mRNA 二级结构的改变。尽管如此，*E. coli* Rosetta 菌株表达系统应用仍相对较少。Tegel 等（2010，2011）对 68 种重组蛋白在 BL21 菌株和 *E. coli* Rosetta 菌株中的表达进行了比较发现，在 BL21 菌株中表达困难的蛋白在 *E. coli* Rosetta 菌株中能够实现高效表达，并且蛋白纯度也得到了提高。

其他生产菌株还包括 *E. coli* K12 来源系列菌株：*E. coli* TG1、*E. coli* C600、DH5a 和 JM101、*E. coli* Origami 菌株等，在生物制品生产中占有一定的份额（Blattner et al.，1997；Fu et al.，2006；Vallejo et al.，2002；Xu et al.，2002）。

近年来，在科研和工业界不断将注意力转向开发革兰氏阳性菌芽孢杆菌类用于重组蛋白生产，如巨大芽孢杆菌（*Bacillus megaterium*）、枯草芽孢杆菌（*B. subtilis*）、短小芽孢杆菌（*B. brevis*）等。芽孢杆菌与 *E. coli* 同样具有操作简便、生产成本低等优势，不仅如此，芽孢杆菌还能够将表达的重组蛋白分泌到细胞外，且具有表达量高的特点（Terpe，2006）。另外，芽孢杆菌是一种革兰氏阳性菌，没有包含脂多糖（LPS）的细菌外膜，不会像大肠杆菌一样产生对人体有毒副反应的热源内毒素（Pei et al.，2010）。芽孢杆菌的缺点是表达质粒不稳定、表达载体相对较少、自身蛋白酶活性及高密度细菌培养困难等。其他处于研究阶段的重组蛋白生产菌株还包括可用于抗体片段生产的恶臭假单胞菌（*Pseudomonas putida*）和用于生产磷酸水解酶的真氧产碱杆菌（*Ralstonia eutropha*）（Dammeyer et al.，2011；Srinivasan et al.，2003）。

## 9.2.3　疫苗生产和纯化

### 9.2.3.1　疫苗生产

对于工业化疫苗生产而言,原核表达系统一般采用发酵的方法进行重组蛋白疫苗的工业化生产。发酵方式分为分批发酵、连续发酵和流加发酵三种类型。细菌发酵一般多采用流加发酵的方式,以分批培养为基础,间歇或连续地补加新鲜培养基。高效的发酵体系需要严格的质量控制,重要的质量控制指标包括碳源浓度、温度、pH、溶氧等(Shiloach and Fass,2005)。

首先,需要在实验室级别(5~30 L)的发酵反应系统中对表达菌株的生长和蛋白表达条件进行筛选和验证,然后放大至 200~600 L 发酵体积,进行蛋白生产条件进一步验证,并确定生产标准化流程及质检标准规程等。最后,将反应体系放大至中试生产级别(>2000 L)。发酵反应体系的逐级放大主要目的是在保证蛋白质量和特性的前提下实现重组蛋白的稳定高效表达。

然而,在体系放大的过程中,一些重要的生物学、化学及物理学因素会对细胞的生长和蛋白表达等产生影响,使得反应体系的逐级放大存在一定的不确定性。在生产放大的过程中经常出现的问题是反应体系混合的不均一,使得反应时间延长以及反应体系内理化特征不均一,从而可能导致反应体系内的溶氧、营养物、pH、温度、代谢产物等的分布不均。例如,如果混合速率不恰当将会在反应体系内形成从底层到上层的垂直溶氧梯度,同时会产生营养物(如葡萄糖等)的垂直梯度分布(Enfors et al.,2001)。这种反应体系混合不均匀的后果是使上层细胞处于丰富的营养物和溶氧之中,导致局部细胞代谢过度旺盛,对重组蛋白的表达产生影响,由此产生的代谢产物可能随着混合的进行进入其他层,从而对重组蛋白表达水平和质量带来不良影响。因此,在生产工艺放大的过程中,可通过监测一系列指标来对生产级联反应过程进行质控,如单位体积功率(power input per liquid volume,P/V)、传氧速率(oxygen transfer rate,OTR)、氧传质系数(oxygen mass transfercoefficient,$k_L a$)、叶轮转速(impeller tip speed)、搅拌时间、搅拌雷诺准数(impeller Reynold's number,$N_{Re}$)等。严格的质量控制是高效发酵体系的关键(Junker,2004)。

### 9.2.3.2　重组蛋白纯化

发酵后需要对表达的重组蛋白进行纯化,以获得高纯度的目的蛋白。实验室常用的纯化标签,如组氨酸(His)标签、GST 标签、Fc 标签等往往比较利于纯化,然而对于治疗性药物而言,这些标签通常不符合要求,因此,重组蛋白的工业化纯化过程与实验室重组蛋白纯化具有显著差异。

(1)可溶性重组蛋白纯化

可溶性重组蛋白纯化过程一般分为粗分离、中度纯化和精制阶段三个主要步骤。粗分离阶段的目的在于将目的蛋白或含有目的蛋白的菌体进行收集,并通过机械或非机械手段对菌体进行破碎,释放重组蛋白;中度纯化阶段的目的在于对目的蛋白进行初步纯化;精制阶段的目的在于对目的蛋白纯度、性状等进一步处理,以获得高纯度、具有生物活性的目的蛋白,并对杂质进行严格控制。

① 粗分离阶段:需要将细菌细胞进行收集,之后通过机械或非机械手段进行细胞破碎,以得到细菌内表达的蛋白。

② 中度纯化阶段和精制阶段:对目的蛋白的纯化需要充分考虑目的蛋白的理化性状,选择合适的纯化方式。需要参考的目的蛋白性状包括:相对分子质量的大小、分子形状、电荷与电荷分布、疏水性、溶解度、配体结合能力、金属结合能力等。

主要的分离技术包括:

● 基于分子大小差异的分离技术:凝胶层析(利用凝胶的网状结构,根据相对分子质量大小进行混合物分离);透析(通过加压等方式使小分子通过一定孔径滤膜,而截留相对分子质量较大的部分);超滤(利用渗透压使小分子透过滤膜进入水中,而使小分子与大分子分离)等。

● 基于分子溶解度差异的分离技术:等电点沉淀(蛋白在等电点处溶解度最小,而不同蛋白等电点有差异);盐溶盐析沉淀(通过影响蛋白质分子表面的电荷而分离、纯化蛋白质);溶剂法;双水相萃取法等。

● 基于电荷不同的分离技术:主要是离子交换层析,以纤维素或交联葡聚糖凝胶等物质的衍生物为载体,在某一 pH 条件下,这些载体带有正电荷或负电荷,当待分离蛋白质分子通过载体时,离子交换使蛋白质分子分离纯化。

● 基于特异性配体亲和力差异的分离技术:主

要指亲和层析,以样品的生物活性为依据的分离技术,实现目的蛋白的纯化。

（2）包含体蛋白纯化及复性

原核表达系统表达外源蛋白,尤其是真核生物来源蛋白时,目的蛋白可能以包含体形式表达,生产过程中可以对包含体进行纯化、溶解,之后通过复性的方式使蛋白重新折叠形成具有生物活性的蛋白。包含体复性的方法主要包括以下两种。

① 稀释复性法:将高浓度尿素或盐酸胍溶解的包含体缓慢滴入大体积的复性液中,变性的包含体蛋白能够在一定氧化还原条件的复性液中快速折叠形成具有生物活性的蛋白(Gao et al.,1997)。

② 透析复性法:将高浓度尿素或盐酸胍溶解的包含体放到一定孔径的透析袋中,置入大体积的缓冲液中,使尿素或盐酸胍缓慢透析进入缓冲液而浓度缓慢下降,在此过程中,包含体蛋白在变性剂浓度逐渐降低的条件下折叠形成具有生物活性的蛋白(Wyer et al.,1999)。

## 9.2.4 应用实例

尽管原核表达系统具有诸多的优势,但受其缺少翻译后修饰以及由于缺少必要的细胞器而导致的对蛋白折叠等的影响,目前,批准上市的原核表达系统生产的疫苗比其他真核表达系统生产的疫苗少。2012 年,应用原核表达系统生产的世界首支戊型肝炎疫苗正式上市,成为原核表达系统疫苗研发和生产的典范(Zhang et al.,2014)。

### 9.2.4.1 戊肝疫苗表达构建

戊型肝炎是由戊型肝炎病毒(HEV)引起的主要经粪-口途径传播的急性病毒性肝炎。戊型肝炎症状与甲型肝炎类似,但病死率更高,症状更重,对孕妇、老年人和慢性肝病患者的危害尤烈,孕妇病死率可高达 20%(Tsega et al.,1993)。戊型肝炎是一种人畜共患病,在许多地区,猪是最主要的动物宿主和传染源。Tam 等(1991)首次报道 HEV 的全基因序列,揭示 HEV 基因组为线性单股正链的 RNA,全长约为 7.2 kb,包含 3 个可读框。研究表明,抗 HEV 抗体具有保护性,因此,可以通过接种疫苗,诱导抗 HEV 抗体,从而达到预防戊型肝炎的目的。ORF2 编码单一的结构蛋白组成病毒衣壳,含有感染血清抗体识别的表位区域。Zhang 等发现用 GST 融合表达载体在 *E.coli* 中表达 HEV ORF2 氨基酸

(aa)394~606,经过凝血酶酶切和纯化后获得二聚体蛋白 E2,以弗氏佐剂免疫恒河猴,可诱导具有保护性的中和抗体。Li 等(2005)将 E2 蛋白 N 端延伸至 aa 368 位置在 *E.coli* 中表达重组蛋白 p239。

首先,将 HEV ORF2 aa 368~606 的基因片段构建进入表达载体 pTO-T7 载体中,然后将含有 HEV ORF2 aa368~606 基因的表达载体转化 *E. coli* ER2566 细胞(Invitrogen)菌株,建立表达菌株(Zhang et al.,2014)。

### 9.2.4.2 表达纯化

含有 HEV ORF2 aa368~606 的表达菌株在 $OD_{600}$ 达到 0.8 时,加入 $0.2 \text{ mmol} \cdot \text{L}^{-1}$ 诱导剂 IPTG 进行目的基因的诱导表达(Yang et al.,2013)。经过 37℃条件下 6h 诱导表达,收获细菌并通过超声破碎细菌,蛋白以包含体形式表达。包含体经过 20 $\text{mmol} \cdot \text{L}^{-1}$ Tris-HCl,5 $\text{mmol} \cdot \text{L}^{-1}$ EDTA,100 $\text{mmol} \cdot \text{L}^{-1}$ NaCl,2% Triton X-100 的清洗,37℃条件下处理 30 min 纯化,之后溶解到 4M 的尿素 10 $\text{mmol} \cdot \text{L}^{-1}$ PB7.5 中。之后将溶解的包含体经过透析至 PBS pH 7.4 缓冲液中进行蛋白折叠复性,之后复性的蛋白经过快速蛋白液相色谱(fast protein liquid chromatography,FPLC)系统进行纯化。经过分子筛层析、动态光散射、透射负染电镜和原子力显微镜等多种颗粒检测方法证实病毒样颗粒的形成,以铝佐剂混合 p239 免疫小鼠,进行疫苗免疫原性评价。

结果表明,利用 *E.coli* 表达获得的重组蛋白 HEV p239 可自发形成病毒样颗粒(VLP),具有良好的免疫原性,可以诱导针对免疫优势表位的高滴度中和抗体,随后建立了蛋白的规模生产工艺和铝佐剂吸附工艺,研制出疫苗并进行了系统的临床前研究及临床试验。

### 9.2.4.3 临床效果评价

动物试验和临床试验表明,该疫苗安全性和免疫原性良好,能够有效预防戊肝。详细信息已在第 8.3.3 节说明,此处不再赘述。

## 9.3 杆状病毒/昆虫细胞表达系统

### 9.3.1 表达系统简介

杆状病毒/昆虫细胞表达系统(baculovirus/insect cell expression system）提供了一个生产功能性和（或）免疫原性重组蛋白的常用真核表达系统（Jarvis，2009），越来越多地用于人类和脊椎动物医学。重组苜蓿银纹夜蛾核型多角体病毒（*Autographa californica* multicapsid nucleopolyhedrovirus，AcMNPV）已广泛用在昆虫细胞中大规模生产蛋白，如亚单位疫苗和诊断用蛋白（Van Oers，2006）。这一表达系统也能生产高阶蛋白质结构，如酶复合体、病毒结构蛋白自装配的病毒样颗粒（VLP）和病毒源基因运载工具等（Pillay et al.，2009；Van Oers，2006）。用杆状病毒载体生产的猪瘟病毒和猪圆环病毒的疫苗已获得登记（Beer et al.，2007；Blanchard et al.，2003）。用杆状病毒/昆虫细胞表达系统表达的人用疫苗首个登记的是抗宫颈癌疫苗 Cervarix ®（Harper et al.，2006）。2010年，美国 FDA 批准用 Provenge ® 治疗晚期前列腺癌。2012 年，uniQure 公司研发的 Glybera ® 获得欧盟委员会（EC）批准，成为欧洲第一个被批准的基因治疗抗体，用于治疗脂蛋白脂肪酶缺乏症（LPLD）。2013 年，FluBlok ® 三价亚单位疫苗被美国 FDA 批准用于季节性流感病毒的预防。更有几十种 BEVS 生产的疫苗已经进入临床试验阶段。杆状病毒/昆虫细胞表达系统以其快速的制备速度、灵活的产品设计、易于操作、可靠的安全性和可扩展性特点，成为生产病毒疫苗、亚单位疫苗和基因治疗载体通用而强大的平台。

## 9.3.2　表达系统原理

### 9.3.2.1　杆状病毒的分子生物学特性及其作为载体的特性

（1）杆状病毒的基因与蛋白结构特点

杆状病毒病毒粒子呈杆状，常包裹在大的蛋白质包含体中。它具有共价闭合双螺旋 DNA 基因组，分子大小为 80~160 kb。目前，已报道的杆状病毒成员有 600 多种，其中 65 种以上已完成全基因组序列分析。根据国际病毒分类命名委员会第 9 次报告（Knowles et al.，2012），杆状病毒在分类上均为杆状病毒科（Baculoviridae），包括 4 个属，分别为甲型杆状病毒属（*Alphabaculovirus*）、乙型杆状病毒属（*Betabaculovirus*）、丙型杆状病毒属（*Gammabaculovirus*）和丁型杆状病毒属（*Deltabaculovirus*）。甲型杆状病毒属成员是感染鳞翅目昆虫的核型多角体病毒，以多角体蛋白结晶基质包含许多有囊膜的核衣壳形成多角体为特征，常用 nucleopolyhedrovirus（NPV）表示。乙型杆状病毒属成员是感染昆虫的颗粒体病毒（granulovirus，GV），颗粒体中只包含一个病毒粒子。图 9.1 所示甲型杆状病毒 NPV 常按囊膜内核衣壳聚集的程度分成单粒包埋核型多角体病毒（SNPV）与多粒包埋核型多角体病毒（MNPV）。另外，根据病毒基因组编码黏附宿主细胞蛋白的不同（gp64 或 fp）及基因组组成的其他差异，甲型杆状病毒可分为 Ⅰ 组和 Ⅱ 组。图 9.2 所示的丙型杆状病毒属成员是感染双翅目昆虫的核型多角体病毒，丁型杆状病毒属成员是感染膜翅目昆虫的病毒。

杆状病毒有一个复杂的蛋白图谱，其中某些蛋白明显是多角体、PDV 和 CRV 所特有的。目前，已经研究清楚的杆状病毒蛋白的结构组分有：包含体蛋白、共同的病毒粒子结构蛋白和芽生病毒粒子特异蛋白。包含体的结晶基质由多角体蛋白的 29 kD 蛋白构成。多角体蛋白是一种受到最大重视的杆状病毒蛋白，它可高效表达，占感受细胞内碱溶性蛋白总量的 18% 以上，是杆状病毒蛋白中共同具有的蛋白成分（曹广力和张志芳，1999）。

（2）杆状病毒作为载体的特性

杆状病毒具有若干独特的特性，这些特性决定了它可以作为一种有用的表达载体。其特性及优点如下（Ayres et al.，1994；Gomi et al.，1999）。

① 杆状病毒基因组对外源基因容载量大。杆状病毒基因组较大，具有多个天然启动子，也易于构建新的人工启动子，可实现多基因表达，可容纳大片段外源基因，因此，可同时插入多个外源基因，从而形成病毒样颗粒（virus-like particle，VLP），提高疫苗的免疫活性。而普通表达系统，如大肠杆菌表达系统，很难满足多个基因在同一载体中共表达的要求，这无疑不适合复杂结构 VLP 的构建。杆状病毒粒子基因组具有较好的可塑性，即使多种外源基因共同插入表达载体，重组基因组也基本不影响杆状病毒的衣壳结构。商品化 Bac-to-Bac ® 和 BaculoGold™ 杆状病毒/昆虫细胞表达系统都可实现多基因的共同插入，瑞士 Redbiotec 公司的 rePAX™ 杆状病毒/昆虫细胞表达系统甚至可使一个杆状病毒基因组容纳 10 个外源基因。

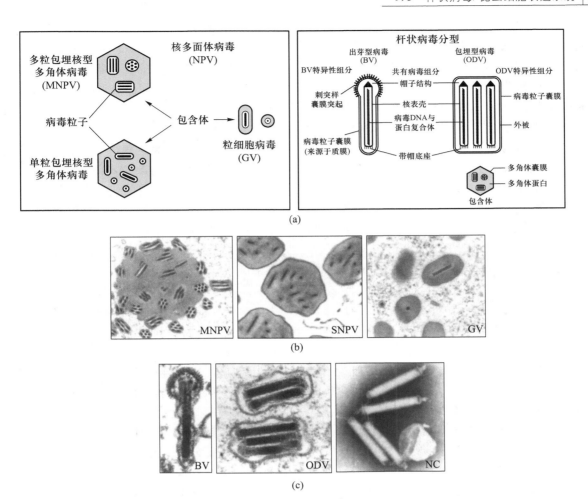

图 9.1 甲型和乙型杆状病毒属成员病毒多角体、病毒粒子和核衣壳的结构(仿 Blissard、Adams 和 Granados)
(a)左侧是甲型(NPV)和乙型(GV)杆状病毒多角体或颗粒体的结构示意图,右侧是甲型杆状病毒粒子两个表型的示意图,其中一个表型为出芽病毒粒子(BV),负责病毒在细胞和细胞间的传播;另一个表型为包含体来源病毒粒子(ODV),负责病毒在宿主个体之间的传播;(b)甲型和乙型杆状病毒多角体电镜图片;(c)甲型杆状病毒 BV、ODV 及核衣壳的电镜图片

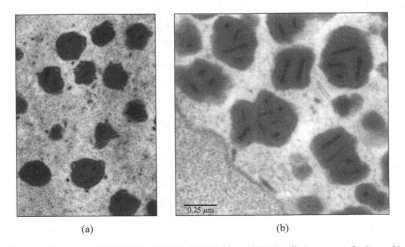

图 9.2 丙型(a)和丁型(b)杆状病毒包含体电镜图片(仿 Lucarotti 和 Becnel)

② 杆状病毒具有高度的种属特异性。它不感染脊椎动物，对脊椎动物细胞无致病性，不在其中复制、表达或整合自身基因于细胞中，因此，重组杆状病毒载体对包括人在内的脊椎动物极为安全。相对于其他病毒载体，如腺病毒、痘病毒等，其安全性好。

③ 杆状病毒具有启动转录的强启动子。杆状病毒基因组中多角体蛋白（polyhedrin）基因是一种非必需区，容量大，适于插入外源基因的多拷贝，提高表达水平。多角体蛋白基因启动子 $P_{PH}$ 和 p10 蛋白基因启动子 $P_{P10}$ 是杆状病毒基因组中最重要的极晚期启动子，尽管两种启动子序列同源性不高，但却共有保持二者强启动活性的相似序列（Weyer and Possee，1989；Rohrmann，1986）——Rohrmann 盒（Rohrmann box，NATAAGNANTNT）是极晚期启动子暴发式启动转录的必需元件。$P_{PH}$ 和 $P_{P10}$ 的强启动特性是其他启动子所不具备的，如在 AcNPV 感染 Sf 细胞后期，大部分宿主和病毒基因停止转录，但此时多角体蛋白基因在 $P_{PH}$ 调控下可以维持长期高效表达。相对于蛋白的单独表达，VLP 的形成则需要多种蛋白相互作用进行自行组装，$P_{PH}$ 和 $P_{P10}$ 这种在昆虫细胞中暴发式地启动转录进而翻译高水平目的蛋白的特性极大方便了 VLP 的形成。与其他真核表达系统相比，杆状病毒系统可以高效地表达外源基因，表达量最高可达所感染细胞总蛋白量的 50%。

④ 多角体蛋白基因受控于一个极晚期启动子，这种启动子活动晚，当病毒其他多数基因和宿主基因关闭之后才开始启动，因此可以大量表达外来基因。表达的产物分泌到细胞外面不至于引起病毒或细胞的早日破裂，也有利于产物的分离提取。

⑤ 外源 DNA 插入多角体蛋白基因内，使此基因缺失、功能失活，不能再合成多角体蛋白。而野生型病毒多角体蛋白基因表达出大量产物形成包涵体。筛选时极易将之与载体病毒区别开来。

⑥ 昆虫细胞能够对外源蛋白进行加工修饰。昆虫细胞是真核细胞，具有内质网和高尔基体等细胞器，所以能够对杆状病毒所表达的目的蛋白进行加工修饰，包括信号肽切除、糖基化、磷酰基化、磷酸化、酰胺基化及信号肽切割等，这对保持目的蛋白的生物活性极为重要。Smith 等（1985）重组了含有人白细胞介素 2（IL-2）基因的 AcNPV，Sf21 细胞经该重组病毒感染后表达了高水平的 IL-2 多肽，其中大部分在感染期以非糖基化蛋白的形式分泌至细胞外，纯化后序列分析表明，经杆状病毒/昆虫细胞表达系统表达的 IL-2 与天然 IL-2 序列完全一致，说明前者的信号肽完全被切除。昆虫细胞对蛋白质表达后修饰加工的方式与哺乳动物细胞接近，能识别并正确地进行信号肽的切除及磷酸化、糖基化等反应，表达产物具有很高的生物活性，其抗原性、免疫原性均与天然蛋白相似。

杆状病毒作为表达载体，研究较多的是苜蓿银纹夜蛾核型多角体病毒（AcMNPV），该病毒是杆状病毒科甲型杆状病毒属的代表种，是目前已知的三种广谱甲型杆状病毒之一，可在 30 多种昆虫的细胞中复制，常用敏感细胞系为草地贪夜蛾细胞（Spodoptera frugiperda cell line 9、21、Sf9、Sf21）和粉纹夜蛾细胞系（Trichoplusia ni 368，TN368；High Five）等。

AcMNPV 基因组全长为 133.9 kb（图 9.3），基因表达分为极早期表达、早期表达、晚期表达、极晚期表达 4 个阶段。其中，在极晚期基因表达过程中有两种高效表达的蛋白：多角体蛋白（polyhedrin）和 P10 蛋白，其基因启动子具有很强的启动能力。多角体蛋白是形成包含体的主要成分，感染后期在细胞中的累积可高达 50%，是病毒复制非必需成分，但对于病毒粒子有保护作用。P10 蛋白也是病毒复制非必需成分，可能与细胞溶解有关（杜瑞娟，1999）。如将外源基因取代多角体蛋白基因构成重组病毒，病毒体内不含有包含体。不形成包含体的病毒和形成包含体的病毒在平板中形成的空斑不同，利用这一特征筛选含有外源基因的重组病毒。

由于杆状病毒/昆虫细胞表达系统可以容载大片段外源基因，可以使多个基因共表达，在疫苗研究中更具有优势，被认为是表达病毒样颗粒多价疫苗的最佳表达系统。因为单一成分所构成的亚单位疫苗常常有免疫原性弱的缺点，所以该表达系统已应用在多种疫苗研究中，尤以病毒疫苗为多。

杆状病毒/昆虫细胞表达系统的建立和发展，是真核基因表达系统研究领域的重大进展之一，自建立以来已表达出上千个外源基因，其中，大部分表达产物与医学密切相关（Maeda et al.，1985）。而利用家蚕或野蚕作为杆状病毒外源基因的表达宿主生产外源蛋白，在我国也得到广泛的研究和应用。以蚕体作为携带外源基因的杆状病毒的表达宿主，可以降低基因工程生产外源蛋白的成本，因为蚕是一种低能耗的原材料，不需要花巨额投资建设发酵工厂，与培养哺乳动物细胞表达相比，成本更低。同时，利用蚕体可使外源基因得到高效表达，因为 1 条蚕生

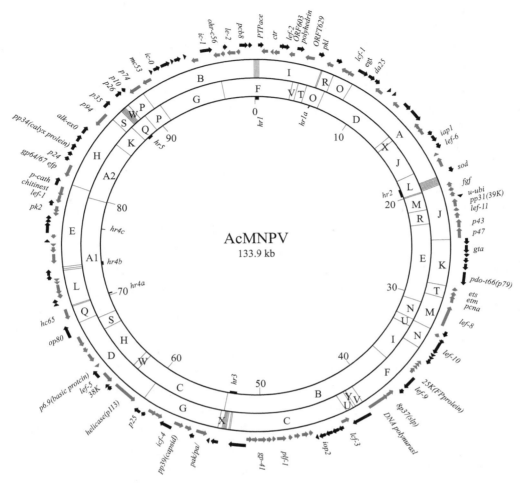

图 9.3　苜蓿银纹夜蛾核型多角体病毒（AcMNPV）基因组结构示意图

产的外源蛋白量至少可抵 1 L 大肠杆菌发酵液的产率（Smith et al.，1985）。另外，杆状病毒对脊椎动物细胞无影响，利用该表达载体构建后，重组病毒易失活，对蚕体致病性丧失，转化蚕体细胞后，无致癌能力，对人畜及植物都是安全的（Kang et al.，1999）。在医药上，已用杆状病毒/昆虫细胞表达系统生产出乙肝表面抗原、重组人丁酰胆碱酯酶（魏婉丽等，1999）、GFP 和 HbeAg 融合蛋白（邓小昭和朱应，1999）等多种外源蛋白，随着生物技术的发展，以杆状病毒介导的家蚕生物反应器在表达外源基因中起着越来越重要的作用（崔红娟和陈克平，1999）。

（3）杆状病毒表达载体的受体系统

杆状病毒/昆虫细胞表达系统的受体系统为昆虫细胞。早在 20 世纪初，人们就试图对昆虫细胞进行体外培养，最早做此尝试的是 Goldschmidt（Goldschmidt and Wilhelm，1915）。为观察惜古比天蚕蛾精细胞发育，他将其进行体外培养。虽然试验结果

表明，精细胞在体外培养条件下维持了自身活性，但由于缺乏合适的昆虫细胞培养基，并没有观察到细胞分裂现象。此后，虽有相关学者尝试在体外培养昆虫细胞，但由于技术原因，结果都不甚理想。直至 1962 年，Grace（1962）改善了前人的昆虫细胞培养基，成功建立了 4 株可连续传代的桉蚕蛾卵巢细胞系。此后，新的细胞系不断建立，截至目前已达数百株，其中 Sf 细胞系和 Tn 细胞系应用最为广泛。昆虫细胞作为受体具有明显优势：① 杆状病毒对昆虫细胞具有较强感染性，所以该表达系统易于建立；② 细胞的培养条件，如温度和 pH 等，易于控制，并且也有商品化培养基可供选择；③ 细胞个体间遗传差异较小，保证了外源基因的高效表达；④ 昆虫细胞能够加工修饰外源蛋白，使其正确折叠以维持原有空间构象及蛋白活性；⑤ 昆虫细胞的 DNA 通常不会转移逃逸，保证了 DNA 重组的安全性。

杆状病毒具有宿主专一性，一种杆状病毒通常

只感染一种宿主昆虫,并只在这种昆虫细胞中复制,但苜蓿银纹夜蛾核型多角体病毒(AcMNPV)是一种广谱杆状病毒,可在 30 多种昆虫细胞中复制,且在草地贪夜蛾细胞系(Sf9、Sf21 等)和粉纹夜蛾细胞系(TN368、High Five 等)中都能高效复制。这两类细胞系都已商品化,并具有很好的传代能力。另外,除了苜蓿银纹夜蛾核型多角体病毒外,目前还发现两种广谱杆状病毒,分别为甘蓝夜蛾核型多角体病毒(*Mamestra brassicae* multiple nucleopolyhedrovirus,MbMNPV)和芹菜夜蛾核型多角体病毒(*Anagrapha falcifera* multiple nucleopolyhedrovirus,AfMNPV/RoMNPV)。这三种广谱杆状病毒都可感染 30 多种昆虫,尽管它们的敏感宿主种类有所不同,但草地贪夜蛾细胞系和粉纹夜蛾细胞系对这三种病毒都很敏感,杆状病毒/昆虫细胞表达系统受体主要使用这两种昆虫的细胞系。

#### 9.3.2.2 杆状病毒表达载体的构建方法

最早的杆状病毒表达载体构建使用野生病毒,当病毒与特定的转移载体在敏感细胞中发生重组后,病毒的多角体蛋白基因受到破坏,不能形成多角体,感染这种表达载体的细胞在显微镜下形成空斑,通过多次重复筛选,可以对病毒表达载体进行纯化,但此过程费时费力,效率很低,是杆状病毒表达载体应用中一个重要的限制因素。因此,近年来开发了多种技术,大大优化了杆状病毒表达的构建和筛选过程。尤其是 Bac-to-Bac 系统的出现,使杆状病毒表达载体的应用得到迅猛的发展。

杆状病毒表达载体的构建方法的发展,主要包括以下几个方面。

（1）杆状病毒的线性化

Kitts 等(1990)在 AcMNPV 的多角体蛋白基因所在位置引入一个唯一的限制性酶切位点(Bsu36 I),使亲本病毒线性化,降低了野生型病毒背景,使重组病毒的比例达到 25% 以上,提高了杆状病毒载体的筛选效率,随后在杆状病毒 DNA 中的必需基因 ORF1629 外再加入一个 Bsu36 I 位点,Bsu 36 I 酶切后 ORF1629 失活,只能通过与携带外源基因的转移载体重组,补齐这一个病毒结构基因后方可复制,使重组率提高到了 90%(Kitts and Possee,1993)。吴祥甫也在 BmNPV 中引入了 Bsu36 I,构建了 BmNPV 的线性化重组系统(Wu et al.,1998)。理论上,线性化病毒重组的重组率能达到 100%,但实际操作

中,仍然存在很大比例的假阳性,使这一方法的发展受到局限。

（2）体外重组表达载体(Cre-loxP 系统)的构建

利用传统的体内同源重组获得重组病毒的表达载体效率很低,为了解决这一问题,Peakman 等(1992)根据噬菌体 p1 编码的 Cre 重组酶能够催化特异位点 lox 发生酶促交换反应的原理,分别在杆状病毒多角体基因以及转移载体上引入 loxP 位点。病毒重组时,先将载体酶切、线性化,然后与修饰过的杆状病毒及 Cre 酶液混合,37℃下温育约 20 min,再转染昆虫细胞,借助空斑及载体携带的 β-半乳糖苷酶活性,很容易筛选得到重组病毒表达载体,改进反应的条件和反应物的比率。尽管重组比率仍然不高,却能得到绝对数量较多的重组病毒表达载体,所以此方法特别适用于高通量表达真核生物的 cDNA 文库,该系统会产生多轮重组导致几个载体同时串联加载到杆状病毒上,使目的蛋白的表达发生困难。

（3）酵母-昆虫细胞穿梭质粒载体的构建

Patel 等(1992)构建了酵母-昆虫细胞穿梭质粒载体,他们将啤酒酵母的自主复制序列(autonomously replicating sequence,ARS)和有丝分裂着丝点功能相关序列(centromeric sequence,CEN)引入杆状病毒基因组的多角体基因上,使杆状病毒能够在酵母体内进行复制,并能够和相应的转移载体发生重组。其构建的详细步骤为:在 AcMNPV 多角体蛋白基因中分别插入 *SUP4-0*、*ARS*、*URA3* 及 *CEN* 序列,其中 *URA3* 和 *SUP4-0* 为筛选标记。转移载体中外源基因的两翼分别为病毒序列和酵母 ARS 序列。在酵母细胞内,病毒 DNA 与转移载体重组后,能够删除 *SUP4-0* 基因。因为缺少 *SUP4-0* 的酵母对刀豆氨酸(canavanine)显示抗性,所以用含有刀豆氨酸的选择培养基即可筛选发生重组的酵母菌落,提取重组菌株的总 DNA,利用蔗糖密度梯度离心纯化杆状病毒 DNA,转染昆虫细胞,即得到表达外源蛋白的重组病毒。这种载体的构建方法最快可以在 10 天内得到重组病毒,而且免除了繁琐的空斑筛选,另外,此方法还能同时分离几个不同的重组子,是一个快速而高效的杆状病毒表达载体筛选系统。但是该构建方法需要利用蔗糖密度梯度超速离心分离重组的 DNA,否则转染重复性不好。

（4）杆状病毒-S2 系统

Lee 等（2000）构建了杆状病毒-S2 系统，与其他的系统不同，该系统的反应器是果蝇的 S2 细胞。此系统中，杆状病毒的多角体基因启动子被果蝇的热激蛋白 70 基因（*hsp70*）、肌动蛋白 5c 基因（*actin5c*）和金属硫蛋白基因等启动子代替，和转移载体重组后，它们能驱动外源基因的高水平表达。表达的细胞比率高，几乎全部感染重组杆状病毒的细胞都出现表达，其表达量远远高于其他的真核载体系统。另外，该系统的最大优点是病毒感染及表达外源蛋白并不引起细胞的裂解，因此，它是一个非常优越的表达系统，但果蝇细胞的应用并不广泛。

（5）Gateway 克隆系统

Gateway 克隆系统是美国 Invitrogen 公司开发的一个新颖的克隆表达系统，该系统利用 K 噬菌体位点特异重组的原理，进行酶促反应而得到所需要的重组病毒，其核心是两次重组反应：BP（attB×attP）和 LR（attL×attR）。通过第一个反应，可以将外源基因片段（含有 attB）整合到供体质粒（donor vector，含有 attP）上，得到入门载体（entry clone，含有 attL）；第二个反应将入门载体上的外源基因转移到目的载体（destination vector，含有 attR）上，得到表达载体（Hartley et al. ，2000）。反应的过程是将 attR 位点引入杆状病毒基因组上并线性化得到 BaculoDirect™ 线性 DNA，经改造过的杆状病毒基因组在体外含有 Gateway™ LR Clonase™ 酶的反应体系中，就能够与携带外源基因的入门克隆载体进行重组。在室温条件下，反应 1 h 即可完成，反应混合物可以直接用于转染昆虫细胞。与 Aslanidis 和 de Jong（1990）开发的利用于重组杆状病毒构建的 T4 连接酶依赖克隆法相比，Gateway 克隆系统省去了在细菌中完成修复缺口的步骤，从转染细胞到杆状病毒的分离大约 8 h 即可完成，是目前最快的系统。该系统还有重组效率高、表达不受限制性酶切位点限制等特点，因此是目前最具应用潜力的一个杆状病毒重组体系。

（6）大肠埃希菌-昆虫细胞穿梭质粒载体系统

大肠埃希菌-昆虫细胞穿梭质粒载体（Bac-to-Bac）是在细菌人工染色体载体（bacterial artificial chromosomes，Bac）的基础上，根据杆状病毒特性构建的表达载体。

大肠埃希菌的 F 质粒是一个约 100 kb 的质粒，编码 60 多种参与复制、分配和接合过程的蛋白质。虽然 F 质粒通常以双链闭环 DNA（1~2 个拷贝/细胞）的形式存在，但它可以在大肠埃希菌染色体中至少 30 个位点处进行随机整合。携带 F 质粒的细胞或以游离状态或以整合状态表达发样状的 F 菌毛。F 菌毛为供体与受体细胞之间产生性接触所必需的菌毛。细菌人工染色体是基于大肠埃希菌的 F 质粒构建的高通量低拷贝的质粒载体。每个环状 DNA 分子中携带一个抗生素抗性标记、一个来源于大肠埃希菌 F 质粒（致育因子）的严谨型控制的复制子 *oriS*、一个易于 DNA 复制的由 ATP 驱动的解旋酶（RepE）以及三个确保低拷贝质粒精确分配至子代细胞的基因座（*parA*，*parB* 和 *parC*）。Bac 载体的低拷贝性可以避免嵌合体的产生，减少外源基因的表达产物对宿主细胞的毒副反应。

第一代 Bac 载体不含那些能够用于区分携带重组子的抗生素抗性细菌菌落与携带空载体的细菌菌落的标记物。新型的 Bac 载体可以通过 α 互补的原理筛选含有插入片段的重组子，并设计了用于回收克隆 DNA 的 *Not* I 酶切位点和用于克隆 DNA 测序的 Sp6 启动子、T7 启动子。*Not* I 识别序列位点十分稀少。重组子通过 *Not* I 消化后，可以得到完整的插入片段。Sp6 启动子、T7 启动子是来源于噬菌体的启动子，用于插入片段末端测序。Bac 没有包装限制，可接受的基因组 DNA 大小也没有固定的限制。大多数 Bac 文库中克隆的平均大小约为 120 kb，个别的 Bac 重组子中含有的基因组 DNA 最大可达 300 kb。Bac 载体空载时大小约为 7.5 kb，在大肠埃希菌中以质粒的形式复制，具有一个氯霉素抗性基因。

杆状病毒基因组分子大小在 80~160 kb，Luckow 等根据 F 质粒载体的原理，在杆状病毒基因组中引入了一个细菌复制子，构建了一种新型杆状病毒穿梭载体，取 baculovirus 的字头和 plasmid 的字尾命名为 Bacmid，此质粒既能在大肠埃希菌中复制，也能感染昆虫细胞。Bacmid 中，在多角体蛋白基因所在位置加上 attTn7 位点、卡那霉素抗性基因，以及作为筛选标记的 *LacZ* 基因，在大肠埃希菌中，利用辅助质粒携带的 Tn7 转座酶，Bacmid 就能够与携带外源基因的转移载体发生特异位点重组，通过转移载体携带的抗性基因，病毒发生重组后破坏了 *LacZ* 基因而使其所在的细菌宿主不能形成蓝斑，能够高效筛选出含有重组病毒细菌单克隆。

此法与传统方法相比,操作简单,耗时短,整个重组病毒筛选过程都能够在细菌中完成,周期可以缩短至 7~10 天,而且不易出现假阳性,因此,是一个便捷的系统。

另外,利用侵染性的二氨基庚二酸(DAP)营养缺陷型的大肠埃希菌作为 Bacmid 的宿主,携带重组 Bacmid 的细菌,能够在耶尔森氏伪结核杆菌(*Yersinia pseudotubercolusis*)的辅助下,侵染 Sf9 细胞,由于昆虫细胞及细胞培养基中缺少 DAP,细菌在 Sf9 细胞内裂解,释放病毒 DNA,从而感染细胞(Yao et al.,2010)。此过程省去了提取 Bacmid 和转染步骤,更经济、高效。

目前,商品化的 Bacmid 系统主要是 Invitrogen 公司的 Bac-to-Bac® 系统和 BD 公司的 BaculoGold™ 杆状病毒/昆虫细胞表达系统。

Bac-to-Bac 意为从"细菌(bacteria)到杆状病毒(baculovirus)",该系统的第一个成分是用来克隆目的基因的 pFastBac™ 质粒。pFastBac™ 转移质粒都含有杆状病毒 Promoter,表达可读框处于 mini-Tn7 左右臂之间。Bac-to-Bac 系统还有多种类型表达质粒,以满足表达各种异源蛋白的要求。质粒 pFastBac™HBM-TOPO 含有 Honey Bee Mellitin(HBM)信号肽序列,异源蛋白在信号肽的引导下可分泌到培养基,减少下游纯化难度。质粒 pFastBac™ Dual 拥有两个强启动子($P_{PH}$ 和 $P_{P10}$),可在同一杆状病毒中同时表达两种不同蛋白。质粒 pFastBac™ HT N 末端含有 6×His,可以用来纯化重组蛋白,并可用 TEV 蛋白酶切去;在一般使用的 pFastBac™ 质粒中,都含有高水平表达的 AcMNPV(PH)强启动子,以满足高表达量的需要(图 9.4)。

该系统的第二个主要成分是大肠埃希菌的 DH10Bac™ 菌株、作为 pFastBac™ 的转化菌株,DH10Bac™ 菌株含有辅助质粒和杆粒(baculovirus plasmid)。在 DH10Bac *E. coli* 中包括:一个低拷贝的微型 F 复制子;卡那霉素的抗性标记;一个来自 pUC 载体的编码 *LacZ* 基因的 DNA 片段,用来接触病毒转座子。辅助质粒(pMON7124,13.2 kb)表达转座酶并含有四环素(tetracycline)抗性基因。辅助质粒也提供了 Tn7 转化功能。

Bac-to-Bac 系统在 DH10Bac™ 感受态细胞中,通过外源基因表达盒两翼特异性位点介导的转座作用,将目的基因转座至杆状病毒穿梭质粒以构建重组杆状病毒。其操作步骤包括:① 将目的基因插入

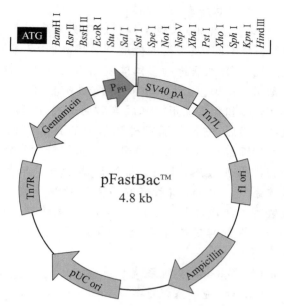

图 9.4 克隆载体的 pFastBac™ 质粒结构示意图(https://tools.thermofisher.com/content/sfs/manuals/bactobac_man.pdf)

至 pFastBac™ 供体质粒特异性启动子下游以受其调控;② 将该重组供体质粒转化至 DH10Bac™ 感受态细胞,通过外源基因表达盒两翼特异性位点介导的转座作用,将目的基因转座至杆状病毒穿梭质粒;③ 回收重组穿梭质粒并转染昆虫细胞,胞内将生成重组杆状病毒进而高效表达目的蛋白。重组病毒具体操作步骤如图 9.5。

另外,BaculoGold™ 杆状病毒/昆虫细胞表达系统目前也已广泛应用,但其操作方法有所不同。

### 9.3.3 利用表达系统生产疫苗和纯化

#### 9.3.3.1 利用杆状病毒系统进行疫苗的生产

大规模的制造和商业生产需要特定的细胞系。这些细胞系需要满足以下要求:可测量性、高产、可无血清培养、低成本,且满足监管机构(FDA、EMA等)对产品纯度和安全性的要求。

多数的情况下,在昆虫细胞中表达的蛋白和哺乳动物细胞中表达的蛋白具有相同的结构、生物学活性和免疫原性。昆虫细胞在生产疫苗时对溶液中存在的大量蛋白比较敏感,并要求高溶氧量维持生长。机械搅拌和气体冲击对细胞的损伤较大,不利于工业化生产。近年来,无血清培养技术和特殊配方油乳剂可使细胞在悬浮培养基中大量生长,大发

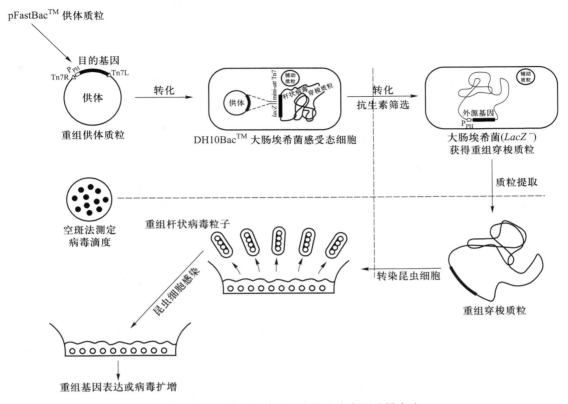

图 9.5 Bac-to-Bac 系统重组病毒的生产和基因表达

酵罐中培养昆虫细胞终于变成现实。

细胞培养过程中常常出现对细胞有伤害性的物理或化学因素，这些有害因素可能来自培养装置容器的材料、培养过程中代谢产物等，常见的这类有害因素举例如下：① 物理因素：在昆虫细胞培养过程中，为了保证细胞与营养物质的接触和充分利用氧气，必须保持一定的转动和透气方式。机械转动的速度和方向等均有可能引起细胞的损伤。因此，在大规模生产前，需通过实验确定最适宜的搅拌和通气条件。② 化学因素：不同细胞的生物学特性和代谢途径不同，对有害的化学因素敏感度也不同。体外培养细胞的代谢物氨、铵以及乳酸盐对大多数细胞均有毒害作用。氨或铵主要是某些氨基酸，如谷氨酰胺的代谢产物。培养物中氨或铵达到一定程度可影响细胞的生长和代谢，降低蛋白的合成和分泌，影响糖基化作用和病毒的繁殖。不同细胞对氨或铵的敏感度也不同。乳酸盐主要是由于葡萄糖和其他糖的不完全氧化造成的，也有可能来自谷氨酰胺的代谢，主要是影响 pH 和渗透压。

为减少上述产物的有害作用，可采取以下措施：使用甘氨酸—谷氨酰胺代替谷氨酰胺，以减少化学分解和氨的产生；以半乳糖、果糖等替代葡萄糖可减少乳酸盐、氨、铵的积累；在培养装置和系统中，利用气相透析、疏水性膜、离子交换、电透析等技术，将有害产物清除。

杆状病毒/昆虫细胞表达系统通过两种方式表达外源蛋白，即分泌型表达和非分泌型表达（Jakubowska et al., 2009）：前者意味着外源蛋白分泌到胞外进入培养上清中；后者则意味着外源蛋白留在胞内。针对这两种方式，目的蛋白的下游纯化应采取两种不同的方式。相对而言，非分泌型表达的纯化步骤更为复杂。

### 9.3.3.2 利用杆状病毒系统进行疫苗的纯化

疫苗在生产过程中不可避免地有一些杂质，如细胞碎片、杂蛋白、核酸等。为了得到具备高纯度、无菌性和安全性的疫苗，要去除这些杂质。目前，采用昆虫杆状病毒系统生产和研发的疫苗本质上多为蛋白质，其分离纯化与蛋白质具有相同之处。但是由于疫苗的普及率高、用量大，其分离纯化相应要求更高；很多疫苗由多聚亚基组成，其免疫原性大于各单个亚基免疫原性之和，分离纯化过程更为复杂。

不同的疫苗制品应选用不同的分离纯化方式，疫苗制品经过沉淀等方法进行初级分离后，需要超速离心技术以及膜过滤、分子筛层析、离子交换层析、亲和层析等层析技术进行精制纯化。膜过滤是一种与膜孔径大小相关的筛分过程，以膜两侧的压力差为驱动力，以膜为过滤介质，在一定的压力下，当原液流过膜表面时，膜表面密布的许多细小的微孔只允许水及小分子物质通过而成为透过液，而原液中体积大于膜表面微孔径的物质则被截留在膜的进液侧，成为浓缩液，因而实现对原液的分离和浓缩。目前，国内外发展的膜过滤（如超滤和纳滤膜）已基本避免了孔径分布广、容易污染的弊端，孔径对物质的筛分能力增强。传统的膜过滤方法通常采用较高的液相流速增加剪切力以避免膜表面浓度极化，提高过滤效率。但对疫苗而言，这种强烈剪切容易造成抗原免疫原性的损失。如果在膜过滤中采用低流速，辅之以脉冲振荡反洗（backpulsing），则可使部分液体反透过膜，从而清除或减少累计在膜表面的浓度极化层，同时起到提高过滤速度的作用。

分子筛层析（凝胶过滤层析）是指使用有一定大小孔隙的凝胶作为层析介质（如葡聚糖凝胶、琼脂糖凝胶、聚丙烯酰胺凝胶等），利用凝胶颗粒对相对分子质量和形状不同的物质进行分离的层析技术。各种分子的大小、形状不同，扩散到凝胶孔隙内的速度不同，通过层析柱的快慢也不同，因此，可以达到分离的目的。

离子交换层析是离子交换剂的层析分离技术。样品中待分离的溶质离子与固定相上所结合的离子交换，不同的溶质离子与离子交换剂上离子化的基团的亲和力和结合条件不同，洗脱液流过时，样品中的离子按结合力的弱强先后洗脱。在生物化学和分子生物学领域，此法常用于分离蛋白质、核酸等生物大分子（Jakubowska et al. , 2009）。

亲和层析是利用分子与其配体间特殊的、可逆性的亲和结合作用而进行分离的一种层析技术。可以选用以生物化学、免疫化学或其他结构吻合来设计的各种层析分离方法。如用寡脱氧胸苷酸—纤维素分离纯化信使核糖核酸；用 DNA—纤维素分离依赖 DNA 的 DNA 聚合酶；用琼脂糖—抗体制剂分离抗原；用金属螯合柱分离带有成串组氨酸标签的重组蛋白质等。

### 9.3.4　表达系统的应用

杆状病毒/昆虫细胞表达系统以其快速的制备速度，灵活的产品设计，易于操作，可靠的安全性和可扩展性，成为亚单位疫苗和类病毒颗粒疫苗生产通用而强大的平台。约 30 年间，科研人员利用此平台表达和纯化出了上千种蛋白质。但是，大多数时候表达系统主要被用来作为科研工具，近十年来，其已从科研工具发展为产业化平台。

如表 9.2 所示，目前为止，已有 9 种杆状病毒/昆虫细胞表达系统生产的疫苗被批准上市：4 种为人用疫苗（Cervarix ®，Provenge ®，Glybera ® 和 Flublok ®），5 种为兽用疫苗（Porcilis ® Pesti，BAYOVAC CSF E2 ®，Circumvent ® PCV，Ingelvac Circo ® FLEX ® 和 Porcilis ® PCV）。

**表 9.2　已获得商业批文的杆状病毒/昆虫细胞表达系统生产的疫苗**

| 用途 | 病毒或疾病 | 疫苗 | 制造商 | 产品类型 |
|---|---|---|---|---|
| 人用 | 人乳头瘤病毒 | Cervarix ® | 葛兰素史克 | 病毒样颗粒疫苗 |
| | 流感病毒 | Flublok ® | 蛋白质科学公司 | 亚单位疫苗 |
| | 前列腺癌 | Provenge ® | 丹德里昂 | 免疫疗法 |
| | 脂蛋白脂肪酶缺乏症 | Glybera ® | uniQure | 重组腺病毒为基础的基因治疗 |
| 兽用（猪） | 猪瘟 | Porcilis ® Pesti | | |
| | | BAYOVAC CSF E2 ® | | |
| | | Circumvent ® PCV | | |
| | 2 型猪圆环病毒 | Ingelvac Circo ® FLEX | | |
| | | Porcilis ® PCV | | |

在 2000 年,拜耳股份公司研制的 BAYOVAC CSF E2® 疫苗和默沙东研制的 Porcilis® Pesti 疫苗被批准用于猪瘟预防,这两种疫苗中的抗原均为用杆状病毒/昆虫细胞表达系统生产的重组猪瘟病毒(swine fever virus)E2 蛋白。

默沙东研制的 Porcilis® PCV 疫苗(Herbich et al.,2013)、勃林格殷格翰研制的 Ingelvac Circo® FLEX 疫苗和默克公司研制的 Circumvent® PCV 疫苗(Thacker et al.,2008)被批准用于 2 型猪圆环病毒的预防,其抗原均为杆状病毒/昆虫细胞表达系统生产的以重组 2 型猪圆环病毒衣壳 Cap 蛋白为基础的病毒样颗粒。

在 2007 和 2009 年,葛兰素史克研制的 Cervarix® 分别由 EMA 和美国 FDA 批准用于人子宫癌的预防。Cervarix® 疫苗成为杆状病毒/昆虫细胞表达系统生产并被批准使用的第一例人用疫苗,其抗原为用杆状病毒表达系统生产的以重组 16 型和 18 型人乳头瘤病毒(HPV)基因型的 L1 蛋白为基础的非感染病毒样颗粒,可预防人乳头瘤病毒(HPV)所引起的子宫颈细胞病变或阴道和外阴肿瘤等。Cervarix®(二价疫苗)显示出较高的几何平均滴度(GMT),预示它可能具有更长的保护时间,对宫颈癌的保护可以长达 20 年以上。可以说 Cervarix®(二价疫苗)更加专注预防宫颈癌,保护时间长。Cervarix® 是病毒样颗粒疫苗,生产使用的是 High Five 昆虫细胞系。

2010 年,美国 FDA 批准用 Provenge® 治疗晚期前列腺癌,是第一个被批准使用的治疗性疫苗。Provenge® 疫苗是利用患者自身的免疫系统与恶性肿瘤抗争,它由载有重组前列腺酸性磷酸酶(PAP)抗原的肿瘤患者自身的神经元树突细胞(免疫系统抗原的提呈细胞)构成。PAP 蛋白表达于绝大多数的前列腺肿瘤细胞中,也表达于正常的前列腺组织中,只是以极低的水平存在于其他正常组织中。在治疗性肿瘤疫苗 Provenge® 中,PAP 抗原融合于作为佐剂的一种免疫刺激细胞因子、粒细胞—巨噬细胞集落刺激因子(GM-CSF),树突细胞则将 PAP 蛋白消化为多肽而呈现于其表面,当其被重新回输入患者体内后,可被免疫系统 T 细胞识别,而接触过该抗原后的 T 细胞能找到并杀灭表达 PAP 抗原的癌细胞。PAP 蛋白的生产使用的是 Sf-21 细胞系。

2012 年,uniQure 公司研发的 Glybera® 获得欧盟委员会(EC)批准,成为第一个被批准的基因治疗药物,用于治疗一种极其罕见的遗传性疾病——脂蛋白脂肪酶缺乏症(LPLD)。Glybera® 利用一种腺联病毒(AAV)将一个功能性的 LPL 基因拷贝传递给骨骼。AAV 有几个特性,使得它成为一种有吸引力的基因治疗载体。AAV DNA 很少整合到宿主基因组中,减少了基因整合的促癌性突变风险。相反的是,AAV 可以潜藏,作为染色体外 DNA 片段继续存在。此外,AAV 对人类是不致病的。为了利用这种 AAV 载体,研发者移除了病毒基因,用治疗 DNA 替换了 96% 的 AAV 基因组。这一治疗 DNA 由 LPL 基因和来自其他病毒的启动子和调控元件组成,此外,还添加了将载体引导至骨骼肌的蛋白质。Glybera® 的生产平台也要依托于昆虫细胞和杆状病毒载体系统。

2013 年,美国 FDA 批准了蛋白质科学公司(Protein Sciences Corporation)生产的 FluBlok® 疫苗应用于预防季节性流感。FluBlok® 的抗原是用杆状病毒/昆虫细胞表达系统生产的三价流感病毒血凝素(hemagglutinin,HA)蛋白,研究者选择了两株 A 型流感和 B 型流感的 HA 做免疫原。杆状病毒/昆虫细胞表达系统生产的重组 HA 会形成三聚体,然后依次寡聚化成免疫原性花环,从而提高其免疫原性。生产 FluBlok® 疫苗采用的是 expresSF⁺ 细胞系,表达的 HA 蛋白纯度高,且在临床试验中显示出安全性和有效性(Cox and Hollister,2009)。

除了商品化的疫苗外,多种以杆状病毒/昆虫细胞表达系统表达的抗原制备的亚单位疫苗和病毒样颗粒疫苗的研究也在动物试验和人体试验表现了效力。可以预测,将来会有更多商品采用杆状病毒—昆虫细胞表达系统进行生产重组亚单位疫苗、病毒样颗粒疫苗、以杆状病毒表达载体系统(BEVS)平台为基础的免疫抗体和基因治疗产品。

## 9.4 酵母表达系统

### 9.4.1 表达系统简介

酵母是能发酵糖类的各种单细胞真菌,属于真核生物。一些酵母菌能够通过出芽的方式进行无性生殖,也可以通过形成孢子的形式进行有性生殖。酵母菌种类很多,已知的有 56 属 500 多种。利用酵母进行外源基因的表达具有诸多其他表达系统不能比拟的优点:酵母有着和大肠杆菌类似的操作简单的特点,比哺乳动物细胞和杆状病毒/昆虫细胞表达系统更加快捷、简单、廉价以及表达水平高;同时,它又具有大肠杆菌等原核表达系统所不具备的真核蛋白翻译后加工,而不经过这样的翻译后加工可能导致真核生物蛋白失去活性。此外,酵母中外源基因的表达可通过高表达启动子进行诱导调控,而外源基因表达产物可通过融合信号肽而分泌到培养基中,便于外源蛋白的分离纯化。通过酵母系统进行高密度规模发酵具有悠久的历史,目前技术已经非常成熟,且工艺简单、成本低廉。由于遗传背景清晰、基因表达调控机制清楚、不含有特异性的病毒、不产内毒素,酵母被美国 FDA 认定为安全的基因工程表达系统(generally recognized as safe,GRAS)。

目前,常见的酵母表达系统主要包括:① 酿酒酵母(*Saccharomyces cerevisiae*)表达系统;② 甲醇营养型酵母表达系统,甲醇酵母主要有汉逊酵母属(*Hansenula*)、毕赤酵母属(*Pichia*)、球拟酵母属(*Torulopsis*)等。

### 9.4.2 表达系统原理

#### 9.4.2.1 酿酒酵母表达系统

酿酒酵母在酿酒业和面包业中已有上千年的使用历史,是第一个全基因组测序的真核生物,遗传背景清楚(Goffeau et al.,1996)。过去的 30 多年来,酿酒酵母被用来表达了许多外源蛋白。第一个获批的有效预防乙肝病毒的人用疫苗就是由酿酒酵母胞内表达的(McAleer et al.,1984)。此外,酿酒酵母表达的胰岛素、尿酸氧化酶、胰高血糖素、粒细胞-巨噬细胞集落刺激因子(GM-CSF)等许多生物制品也获批用于临床治疗,显示了其作为 GARS 菌株的良好安全使用记录。

酿酒酵母表达载体可分为自主复制型和整合型两种。自主复制型表达是指外源基因通过质粒在酵母细胞内表达外源蛋白。而整合型表达则是将外源基因整合到染色体上表达,外源基因随着染色体复制而复制。酿酒酵母包含两类质粒,一类是以自主复制序列(automatic replicating sequence,ARS)元件为复制子的质粒,称为 YRp;另一类是以 2μ 双链环

状质粒上的复制元件为复制子的质粒,称为 YEp。上述两种酿酒酵母质粒拷贝数可高达 200 个。拷贝数高有利于外源基因的高表达。然而,自主复制型质粒常常不稳定,尤其是在没有选择压力的情况下容易发生丢失,为生产带来不稳定性。以酵母 CEN DNA 插入含 ARS 的质粒中,获得新载体 YCp。YCp 质粒有较高的有丝分裂稳定性,但拷贝数只有 1~5 个,影响了外源蛋白的高表达。整合型质粒不含自主复制元件,必需整合到染色体上,随染色体复制而复制,由于整合的特异性,往往拷贝数很低。为此,pMIRY2(for multiple integration into ribosomal DNA in yeast)质粒被设计出来用于获得高拷贝重组子。pMIRY2 旨在将目的基因靶向整合到 rDNA 簇上,而这种 rDNA 簇在酵母基因组中串联存在 150 个重复序列。因此,通过 pMIRY2 可以获得上百个拷贝。

调控外源基因表达的启动子选择对于产出非常关键。酿酒酵母的启动子分为持续性表达的和诱导表达的两种(表 9.3)。比如酿酒酵母的超诱导性启动子,当酿酒酵母生长在无半乳糖或葡萄糖存在的培养基时,其 *GAL* 1、*GAL* 7、*GAL* 10 启动子受到阻遏;加入半乳糖或者葡萄糖时,启动子活性被诱导 1000 倍。

异源基因通过转化酵母菌获得转化子,进而进行后续的表达。酵母的转化主要包括:① 原生质体转化法。早期酵母菌的转化都采取在等渗缓冲液中稳定的原生质体转化法,在 Ca²⁺ 和 PEG 存在下进行转化。② 碱金属离子介导的酵母菌完整细胞转化。即酿酒酵母的完整细胞经碱性金属如 Li⁺ 等,在热休克之后高效地吸收质粒 DNA。③ 酵母菌电击转化法。电转酵母不依赖细胞的遗传特性和培养条件,在各种酵母中的转化中都广泛应用,效率高。

酵母转化子的筛选主要包括营养缺陷互补基因和显性标记基因两大类。营养缺陷互补基因主要有氨基酸和核苷酸生物合成基因,如 *LEU*、*TRP*、*HIS*、*LYS*、*URA*、*ADE*。在营养缺陷培养基中培养酵母,只有转化有营养互补基因的异源基因转化子才能被选择生长出来。显性标记基因的编码产物主要是毒性物质的抗性蛋白。这些基因编码的产物能够抵抗培养基中的选择压力,比如抗 G418、抗氯霉素、抗氨甲蝶呤和磺胺、耐受铜离子、耐受高浓度蔗糖、抗硫酰脲除草剂。

## 表 9.3　酵母重组蛋白调控启动子

| 菌株 | 启动子 | 调控 |
|------|--------|------|
| 酿酒酵母<br>（*S. cerevisiae*） | ADH1 | 持续性表达 |
| | GAPDH | 持续性表达 |
| | PGK1 | 持续性表达 |
| | ENO | 持续性表达 |
| | PYK1 | 持续性表达 |
| | GAL1-10 | 诱导表达（半乳糖） |
| | ADH2 | 诱导表达（乙醇） |
| | CUP1 | 诱导表达（铜） |
| | PHO5 | 诱导表达（磷酸盐） |
| 巴斯德<br>毕赤酵母<br>（*P. pastoris*） | AOX 1 | 诱导表达（甲醇） |
| | FLD 1 | 诱导表达（甲醇、甲氨） |
| | GAP | 持续性表达 |
| | PEX 8 | 诱导表达（甲醇、油酸盐） |
| | YPT 1 | 持续性表达 |
| 多形汉逊酵母<br>（*H. polymorpha*） | MOX | 诱导表达（甲醇） |
| | FMD | 诱导表达（甲醇） |
| | DHAS | 诱导表达（甲醇） |
| | TPS 1 | 持续性表达 |

酿酒酵母最大的问题是其超糖基化能力。真核生物的蛋白质在其天冬酰胺侧链上皆有寡糖基团，常常影响蛋白质的生物活性。整个糖单位由糖基核心和外侧糖链两部分组成。野生酵母对异源蛋白的糖基化往往很难控制，酿酒酵母大多为 N-连接糖基化高甘露糖型。表达的蛋白在翻译后所增加的寡糖链长度可达 50~150 个甘露糖残基，远远高于哺乳动物的糖基化水平。这主要是因为酿酒酵母核心寡糖有末端 α-1,3 聚糖连接头，而 α-1,3 聚糖连接头与蛋白的超抗原有关，使得这些蛋白不适于人体应用。所以一些能够抑制超糖基化的突变类型也得以构建以克服酿酒酵母的超糖基化问题。比如，*mnn* 基因突变株，具有甘露糖生物合成缺陷；*alg* 基因突变株，具有天冬酰胺侧链糖基化缺陷；*och* 基因突变株，具有外侧糖链添加缺陷。

酿酒酵母还有一个问题就是异源蛋白容易被酵母的蛋白酶系统降解，从而影响产量。这种降解主要依赖泛素来介导。酵母共有 4 个泛素编码基因

（*UBl1*、*UBl2*、*UBl3*、*UBl4*）和七个泛素连接酶基因（*UBC1*，*UBC2*，*UBC3*，*UBC4*，*UBC5*，*UBC6*，*UBC7*）。通过构建泛素缺陷型的酿酒酵母来削弱泛素介导的蛋白降解成为提高外源蛋白表达产量的重要途径。目前，常用到的泛素突变株包括：*UBl4* 缺陷型，*UBA1* 缺陷型，*UBC4-UBC5* 双突变型。

#### 9.4.2.2　甲醇营养型酵母表达系统

甲醇营养型酵母是指能够以甲醇作为唯一碳源和能源进行外源蛋白合成的酵母菌。较之酿酒酵母，这类酵母能够进行高密度发酵；异源蛋白可以通过超强且可诱导调控的启动子来控制表达；表达产物既可通过胞内的方式表达也可通过分泌的方式表达；异源蛋白的产量很高，能达到每升克级别的产出，因此是目前最主要的疫苗与治疗用蛋白的首选表达系统。甲醇营养型酵母以多形汉逊酵母（*Hansenula polymorpha*）和巴斯德毕赤酵母（*Pichia pastoris*）为代表。

（1）多形汉逊酵母

多形汉逊酵母广泛存在于污染了的玉米面、橙汁、土壤以及多种昆虫肠道中，呈现白色奶酪黄油状菌落。多形汉逊酵母比较耐热，与其他甲醇酵母最适宜在 30℃ 温度生长不同的是，它最适宜的生长温度为 37~43℃。多形汉逊酵母只含有 1 个编码甲醇氧化酶（methanol oxidase，MOX）基因，其启动子是强诱导型启动子。与其他醇氧化酶不同的是，该启动子对葡萄糖或甘油的阻遏不敏感，在葡萄糖或甘油限制或缺乏的条件下，能够被甲醇诱导（van der Klei et al.，1990）。因此，多形汉逊酵母除了可以与毕赤酵母一样进行两步法发酵之外，还可以在甘油/甲醇的混合物或仅在甘油中生长，外源基因可以高表达，避免了两步法发酵操作的繁琐。

甲醇代谢需要几种重要酶的参与，包括甲醇氧化酶（MOX）、甲酸脱氢酶（formate dehydrogenase，FMD）、过氧化物酶（catalase，CAT）、二羟丙酮合成酶（dihydroxyacetone synthase，DHAS）等。MOX 是其中最重要的酶，催化甲醇氧化生成甲醛和过氧化氢，其调控发生在转录水平（Genu et al.，2003）。当多形汉逊酵母细胞以葡萄糖为碳源时，过氧化物酶体的体积占酵母种细胞的 1%；而当细胞从含有葡萄糖的培养基切换到以甲醇为唯一碳源和能源的培养基中时，过氧化物酶体就会增殖，其体积可占到细胞总体积的 80%。细胞中的 MOX 超过细胞全蛋

白的35%,MOX和DHAS合起来超过全菌蛋白的60%,这说明编码这些蛋白的基因是由强启动子控制的。多形汉逊酵母含有几个甲醇诱导的强启动子。

多形汉逊酵母的转化方法和酿酒酵母比较类似。电击法是多形汉逊酵母最有效和首选的方法。取对数生长中期的酵母细胞,清洗后用还原剂DTT处理,弱化细胞壁,再通过电脉冲将外源质粒DNA导入细胞。转化的线性化的或非线性化的质粒可以通过单交换或双交换重组进多形汉逊酵母的染色体。多形汉逊酵母主要以非同源重组的方式进行整合(概率为50%~80%),拷贝数可达100以上,较毕赤酵母更容易获得高拷贝转化子。

多形汉逊酵母转化子的筛选和酿酒酵母比较类似,可通过营养缺陷互补基因进行选择培养,也可通过抗性筛选。目前,人们已经构建了URA 3、HIS 3、LEU 2、TRP 3和ADE 11等多个营养缺陷多形汉逊酵母株,因此,进行基因工程时有更多的多形汉逊酵母宿主细胞可供选择。多拷贝转化子在选择性培养基上能形成大菌落,而低拷贝转化子则只能形成较小的菌落。而通过抗性筛选基因的方法来选择多拷贝子也十分有效。比如,通过博来霉素(zeocin)进行选择,通过逐步提高抗生素的浓度,通过几轮连续筛选,都能获得高拷贝数的转化子。

多形汉逊酵母的一个优势是能够通过不同的引导信号把目的蛋白定位表达到细胞的特定位置。对于疫苗的生产来说,目的蛋白分泌表达优势很明显。汉逊酵母很少分泌内源蛋白到胞外,因此,异源蛋白能占到细胞总分泌蛋白的很高比例(>90%)。这极大地方便了目的蛋白的纯化。分泌型的异源蛋白可以进行一些真核蛋白的修饰过程,如蛋白酶水解、二硫键形成、糖基化等,这些都对蛋白的活性十分重要。可用于分泌表达的酵母信号肽包括酿酒酵母的α-交配因子(α-MF)和SUC 2基因信号肽、汉逊酵母PHO1基因信号肽,以及一些其他物种基因来源的分泌型信号肽。以α-MF信号肽为例,它的前体将刚翻译出来的蛋白介导进入内质网。在内质网内,前体信号肽能被信号肽酶识别并切除。随后,信号肽的主体部分能介导蛋白从内质网进入高尔基体,其KR位点能够被识别它的内源性蛋白酶Kex2p切割,从而将信号肽的主体部分切除。剩余的两个重复的EA位点随即被STE 13基因编码产物所切除,得到无信号肽的外源蛋白分泌到培养基中(Brake et

al.,1984;Hollenberg and Gellissen,1997;Julius et al.,1984)。许多策略被用于提高α-MF信号肽的分泌潜能,包括密码子优化、有指向性的进化、插入间隔序列以及删除突变(Ahmad et al.,2014)。

异源蛋白糖基化问题对于疫苗的效果起到很重要的作用。与酿酒酵母相比,多形汉逊酵母的甘露糖链的总长度要短得多,与哺乳动物细胞的糖基化水平接近,因此,被认为是更理想的疫苗生产候选株。

(2)巴斯德毕赤酵母

巴斯德毕赤酵母是20世纪80年代以来迅速发展起来的一种表达宿主。它也以甲醇作为唯一的能源和碳源。一个典型的毕赤酵母转移质粒包含以下必需元件:① 原核复制起始序列和抗性基因;② 酵母转化子筛选组分,主要是与宿主互补的营养缺陷基因序列(如以HIS 4编码的组氨酸脱氢酶作为选择标记)或特定的抗生素抗性基因序列(如抗博来霉素的基因序列);③ 编码特定蛋白的启动子和终止子序列;④ 在启动子和终止子之间的多克隆位点。如果是分泌型表达载体,则在多克隆位点前面还有一段分泌型先导序列。

巴斯德毕赤酵母和多形汉逊酵母不同的是,它含有两个拷贝的醇氧化酶基因(AOX1和AOX 2)。通常外源基因都通过AOX 1启动子严格调控、高效表达。AOX 1启动子在培养基中有葡萄糖、甘油或者乙醇时是被阻遏的。当这些碳源消耗殆尽时,AOX 1启动子就解阻遏了。当碳源转换成甲醇为唯一碳源时,AOX 1启动子则被高效诱导。该优势使酵母可以生长富集到一个很高的密度,而不受异源表达蛋白的影响(某些异源蛋白可能对酵母的生长有毒性)。此外,外源基因也可通过持续性表达启动子来调控,如GAP启动子,YPT 1启动子。持续性表达启动子使用的好处是能够简化生产流程。

巴斯德毕赤酵母的转移质粒和多形汉逊酵母一样,是双系统工作的质粒。质粒既能在大肠杆菌E.coli中复制,又包含有抗性选择标记或者营养缺陷标记。最常见的毕赤酵母抗性选择基因包括博来霉素(zeocin)、遗传霉素(geneticin,G418)以及灭瘟素S(blasticidin S)。而营养缺陷标记基因主要包括HIS 4、MET 2、ADE 1、ARG 4、URA 3、URA 5、GUT 1。

异源基因整合到宿主染色体上表达的方法仍然是毕赤酵母首选的策略。与多形汉逊酵母不同的是,毕赤酵母主要通过同源重组的形式进行外源基因的整合。在多数情况下,外源 DNA 只能单拷贝整合,多拷贝的整合概率非常低(仅为 1%~10%)。因此,毕赤酵母多拷贝的筛选较多形汉逊酵母更加繁琐。*HIS 4* 是主要的整合位置。

使用巴斯德毕赤酵母的一个重要优势是表达的异源蛋白可以高水平地分泌到培养基中,获得转录后加工的、折叠和二硫键成熟的重组蛋白。通过融合分泌型信号肽序列(如酿酒酵母的 α-MF 和 *SUC 2* 基因信号肽、汉逊酵母 *PHO 1* 基因信号肽),典型的胞内蛋白也能被分泌(Shi et al.,2007)。和多形汉逊酵母表达一样,α-MF 信号肽也是毕赤酵母表达系统最常用到的分泌型信号肽。

如前面内容所述,酵母表达蛋白的糖基化对其用于疫苗的免疫原性有着重要影响。毕赤酵母的糖基化水平(平均 8~14 个甘露糖残基)较之酿酒酵母的 50~100 个甘露糖残基而言要低很多,这使得它更适合作为疫苗制备的表达系统。

## 9.4.3　疫苗生产和纯化

### 9.4.3.1　菌种的制备

重组酵母疫苗的制备是从母种子库的建立开始的。将重组酵母细胞进行 1~2 次单细胞克隆后,挑选抗原表达水平高且在发酵时抗原表达稳定的克隆。扩增选出的克隆细胞,分装到多支小瓶中(如 25~100 个),冰冻储存(-70℃ 以下),这些小瓶称为母种库。接着用 1 瓶或数瓶母种进行扩增,并分装到 100~500 个小瓶,同样冰存于 -70℃,这些小瓶称为生产菌种库。

用生产菌种进行扩大培养,逐步放大至发酵罐。所有生产菌种都来自同一菌种库。如一批生产菌种库用尽的话,可从母种库取出 1 瓶母种制备另一批生产菌种库。这种菌种系统制备方法可保证每个生产批基因的均一性。

### 9.4.3.2　发酵

将生产菌种库中的菌液接入琼脂平板或小摇瓶,然后转移到大摇瓶、种子罐,最后到发酵罐。发酵液中细胞密度越高,产量也越高。酿酒酵母较难获得高密度发酵,而多形汉逊酵母和巴斯德毕赤酵母在廉价的合成或半合成培养基中容易进行高密度发酵,菌体密度可达 $100 \sim 130 \mathrm{g} \cdot \mathrm{L}^{-1}$ 菌液(Gellissen et al.,1992)。因此,疫苗的表达量高。此外,汉逊酵母的发酵温度可达到 37~43℃,较其他酵母的发酵温度高,因此生长速率快,大规模发酵时培养时间短,出现污染的概率较低,容易进行冷却处理。除温度外,影响细胞生长和外源基因表达的培养条件还有:发酵液的无机盐成分、pH、通气量、蛋白胨和酪蛋白水解物等营养成分以及碳源的添加策略等。不同的蛋白发酵条件不完全相同,应对应各自的指标进行优化。另外,就是碳源的问题,葡萄糖、甘油和甲醇是最常用的酵母发酵碳源。这些底物连续灌注或批量加入都有助于抗原高效地表达。

### 9.4.3.3　疫苗的分离纯化

疫苗产品最终要用于人和动物,特别是婴幼儿,因此,对它的纯度有非常高的要求。目的蛋白的分离工艺取决于其表达的形式以及所占比例。一般的纯化过程可分为 4 个阶段:① 发酵液的预处理和固液分离;② 初步纯化(提取);③ 高度纯化(精制);④ 成品加工。发酵液预处理和固液分离是为了分离发酵液中的菌体细胞和不溶性固体杂质。初步纯化是去除与产物性质差异较大的杂质,为精制工序创造有利条件。随后的高度纯化则是去除与产物的物理、化学性质比较接近的杂质。最后的成品由产品的最终用途决定。

酵母的菌丝比较粗大,发酵液容易过滤,常不需要特殊处理。其滤渣为紧密饼状物,很容易从滤布上刮下来,故可采用鼓式真空滤机过滤。预处理后,进行发酵液的固液分离,常用的操作方法有过滤和离心。如果是胞内产物的话需要进行细胞破碎。细胞破碎有物理方法、化学方法和生物方法。物理方法包括高压匀浆法、高速珠磨法、超声破碎法、反复冻融法以及冷热交替法。化学方法包括渗透冲击、增溶法以及脂溶法。生物方法主要是通过加酶来促进细胞壁细胞膜溶解。在获得粗制液后,疫苗需要进行初步纯化。常用的方法包括沉淀法、溶剂萃取法、双水相萃取法、吸附法、蒸发和膜分离法。初步纯化产物需要进一步高度纯化,去除微量杂质,获得达到产品规定的纯度要求。常用的方法是各类层析,如离子交换层析、凝胶层析、亲和层析、疏水层析等。根据目的蛋白的特性和样品的组分组成选择合适的层析方法,进而获得高纯度的抗原蛋白。最后,进入成品加工阶段,该过程包括:浓缩、无菌过滤、去除热源、加稳定剂、干燥等步骤。最终获得能够使用的疫苗产品。

## 9.4.4 应用实例

目前,批准上市的通过酵母表达系统制备的亚单位疫苗有:重组酵母乙肝(HBV)疫苗和重组酵母人乳头瘤病毒(HPV)疫苗(表 9.4)。

**表 9.4 已获得商业批文的酵母系统生产的疫苗**

| 病原名称 | 重组抗原 | 表达系统 | 疫苗商品名 |
| --- | --- | --- | --- |
| 乙肝病毒(HBV) | HBsAg | 酿酒酵母 | Engerix-B |
| | | 酿酒酵母 | Euvax B |
| | | 酿酒酵母 | Recombivax HB |
| | | 巴斯德毕赤酵母 | Enivac HB |
| | | 巴斯德毕赤酵母 | Heberbiovac HB |
| | | 巴斯德毕赤酵母 | Revac-B |
| | | 巴斯德毕赤酵母 | Shanvac-B |
| | | 多形汉逊酵母 | Gene Vac-B |
| | | 多形汉逊酵母 | Hepavax-Gene |
| 人乳头瘤病毒(HPV) | HPV6、HPV11、HPV16、HPV18 L1 蛋白 | 酿酒酵母 | Gardasil ® |

### 9.4.4.1 重组酵母乙肝疫苗

由乙型肝炎病毒(HBV)感染引起的急、慢性乙型肝炎是一种严重的传染病,每年约有 200 万病人死亡,并有 3 亿人成为 HBV 的携带者,其中,相当一部分人可能转化为肝硬化或肝癌。目前,对乙肝并没有有效药物,乙肝疫苗仍然是最有效的控制传播的手段,具有重大的社会意义。利用重组酵母大规模生产乙肝疫苗为其广泛的应用提供了可靠的保证。

乙肝病毒是一种双链 DNA 囊膜病毒,具有感染力的病毒颗粒呈球面状。病毒颗粒的主要结构蛋白是病毒表面抗原多肽(HBsAg)或 S 多肽,它具有糖基化和非糖基化两种形式。被乙肝感染的肝细胞能合成并释放大量的 22 nm 空壳亚病毒颗粒,是病毒最主要的免疫原。包装蛋白共含有 3 种包装蛋白,称为 S、M、L 多肽。M 多肽由 55 个氨基酸的 preS2

和 S 多肽组成,而最长的 L 多肽由 188 个氨基酸的 preS1、preS2 和 S 多肽组成。

最初,由于无法使乙肝病毒在体外培养繁殖,第一代乙肝疫苗是从病毒携带者的肝细胞提纯出来的。虽然这种质膜来源的疫苗具有较高的免疫原性,但原材料的限制使其难以大规模产业化,并且有一定的感染风险。20 世纪 80 年代中期,开始选择酿酒酵母表达重组 HBsAg,将 S 多肽的编码基因通过 ADH 1 启动子进行调控,制备 VLP 疫苗。其重组表达的 VLP 具有免疫活性,在细胞提取物中以球形脂蛋白颗粒的形式存在,平均颗粒直径为 22 nm,结构与形态都和慢性乙肝病毒携带者血清中的病毒颗粒相同。进一步的研究表明,M 多肽和 L 多肽对 S 型疫苗具有显著的增效作用,由三者(或两者)构成的复合型乙肝疫苗还可以诱导缺乏 S 抗体人群的免疫反应。商品化的酿酒酵母生产重组 HBsAg 颗粒作为乙肝疫苗的产率较低,重组产物只占细胞总蛋白量的 1% ~ 2%。因此,多形汉逊酵母和巴斯德毕赤酵母被用来制备重组 HBsAg,制备疫苗。在巴斯德毕赤酵母中,通过甲醇诱导的 S 蛋白产量可达可溶性蛋白总量的 3%。而在多形汉逊酵母中,所占比例进一步提高。在大规模的生产过程中,巴斯德毕赤酵母工程菌在一个 240 L 的发酵罐中培养,最终可获得 90 g 22 nm HBsAg 颗粒,足够支撑 900 万份乙肝疫苗。

### 9.4.4.2 重组酵母人乳头瘤病毒(HPV)疫苗

宫颈癌是最常见的妇科恶性肿瘤之一。高危型 HPV 持续感染是宫颈癌的主要危险因素。90% 以上的宫颈癌伴有高危型 HPV 感染。HPV 的 L1 蛋白能够自动装配成病毒样颗粒(VLP),与 HPV 的表面结构、形状和大小类似。L1 蛋白是 HPV 的主要保护性抗原。HPV 的 VLP 不含有病毒基因组,不具有传染性,可以诱导细胞免疫和体液免疫,具有很高的免疫原性。

酿酒酵母被用来重组表达高危 HPV 的 L1 蛋白,进而组装成 VLP,制备成疫苗。其中,HPV6、HPV11、HPV16、HPV18 四种宫颈癌相关的 L1 蛋白通过酿酒酵母表达,制备成四价疫苗 Gardasil ® ,2006 年在美国上市。疫苗安全有效,可使接种的年轻未感染孕妇抵抗这 4 种亚型的 HPV 感染。该疫苗已经应用到 130 多个国家,分发超过 1.5 亿剂。因此,可看作酵母系统生产疫苗的又一个成功案例。

### 9.4.4.3　其他进入临床的疫苗

除了以上提到的已上市的疫苗外,还有其他一些疫苗通过酵母系统生产,在临床或临床前动物试验中显示出很好应用潜力。比如,GSK 公司通过酿酒酵母,将疟原虫的 CSP 蛋白表达在乙肝 HBsAg 蛋白的 VLP 上,制备而成的疫苗已进入Ⅲ期临床试验。酿酒酵母表达的 HIV-1 Gag p17/p24 蛋白,制备的艾滋病毒(HIV)疫苗也已进入Ⅱ期临床试验(Kushnir et al.,2012)。通过巴斯德毕赤酵母表达诺如病毒的 CP 蛋白,制备成 VLP 口服免疫后,可以提供小鼠强大的系统免疫和黏膜免疫(Xia et al.,2007)。类似的,轮状病毒(RV)的 VP2、VP6 和 VP7 蛋白也通过酿酒酵母表达来制备 VLP 疫苗(Rodriguez-Limas et al.,2011)。其他用酵母系统生产的针对丙肝病毒(HCV)、登革病毒(DENV)等病原的疫苗也都处在临床前研究阶段,未来将有更多的酵母生产疫苗获批使用(Shirbaghaee and Bolhassani,2015)。

## 9.5　哺乳动物细胞表达系统

### 9.5.1　表达系统简介

1986 年,美国 FDA 批准了世界上第一个哺乳动物细胞生产的重组蛋白药物——组织型纤溶酶原激活剂(tissue plasminogen activator,tPA),这标志着利用哺乳动物细胞制备重组蛋白生物制品时代的到来。与原核、酵母、植物和昆虫细胞表达系统相比,哺乳动物细胞表达系统的优势在于能够指导蛋白质的正确折叠,提供准确的糖基化等多种翻译后加工,表达产物在分子结构、理化特性和生物学功能方面最接近于天然的高等生物蛋白质分子。目前,利用哺乳动物细胞表达蛋白产物已广泛应用于生物制品工业,如病毒疫苗、抗体、干扰素、免疫调节剂、激素和生长因子等的工业生产。

### 9.5.2　表达系统原理

#### 9.5.2.1　表达载体

哺乳动物细胞表达系统主要由两部分组成——表达载体和宿主细胞。根据进入宿主细胞的方式,可将表达载体分为病毒载体与质粒载体。病毒载体可以以感染的方式进入细胞,如腺病毒、腺相关病毒和逆转录病毒等,本部分不做过多介绍。质粒载体需要通过转染方式进入细胞,依据质粒是否整合到宿主细胞基因组中,可将其分为整合型和非整合型载体两类。整合型载体自身无复制能力,需整合于宿主细胞染色体内方能稳定存在,而非整合型载体则是在染色体外以可自我复制的附加体形式存在。整合型载体在随机整合到染色体过程中会产生位置效应,即其插入位置可能会影响外源基因的表达或者宿主细胞的生长。相对来说,非整合型载体没有位置效应,但会在复制过程中由于不稳定导致突变。

表达载体的设计和构建对于提高重组蛋白表达水平至关重要。通常来说,哺乳动物细胞表达载体必须具有以下调控元件:① 原核 DNA 序列。包括能在大肠杆菌中自身复制的复制子、便于外源基因插入的多克隆位点以及便于筛选阳性克隆的抗生素抗性基因。② 启动子和相应增强子。实际操作中需要根据宿主细胞的种类来选择不同的启动子和增强子以便于目的基因的高效表达。启动子需包含两个识别序列:mRNA 转录起始点和 TATA 盒。TATA 盒位于转录起始位点上游 25~30 bp 处,可以保证转录的精确起始。常用的启动子有 SV40、Rous 肉瘤病毒 RSV 和巨细胞病毒 CMV 的启动子。常用的增强子有 Rous 肉瘤病毒基因长末端重复序列和人巨细胞病毒增强子。③ 转录终止序列和一个有效的 mRNA 翻译信号。真核基因的 hnRNA 的加工过程需要 PolyA 信号,在目的基因 3′ 端加上 PolyA 可以显著提高表达水平。另外,根据目的不同还可以加入内含子、标志基因、复制起始点序列、内部核糖体进入位点(internal ribosome entry site,IRES)等。某些内含子有重要的基因功能调控序列,可以增加转录产物的稳定性。内部核糖体进入位点可以不依赖帽子结构独立起始下游 mRNA 的翻译,通过它可以构建双顺反子和多顺反子真核表达载体。为了将含目的基因的载体导入哺乳动物细胞并获得稳定细胞系,还必须加入遗传选择标记。常用的标记基因有胸腺激酶(tk)基因、二氢叶酸还原酶(dhfr)基因、新霉素(neo)抗性基因、氯霉素乙酰基转移酶(cat)基因等。除了以上载体设计中必需的基本元件,近年来,研究者不断探索新的优化表达载体的方法,如位点特异重组、引入新的顺势作用元件、弱化筛选基因、构建人工染色体表达系统等,下面进行简要介绍。

（1）位点特异重组

通常目的基因整合进入宿主细胞基因组是采用随机整合的方式。插入位置会影响外源基因的表达,也可能影响细胞的正常功能。因此,利用同源重组使外源基因定点整合到转录活跃区,可以显著提高目的基因转录水平。目前,最为常用的两个定点重组系统分别是来自噬菌体 P1 的 Cre/loxP 系统和来自酿酒酵母的 Flp/FRT 系统。Cre/loxP 系统可以特异识别 34 bp 的 loxP 序列,而 Flp/FRT 系统可以识别 48 bp 的 Flp 识别序列（Flp recombination target,FRT）。Cre/loxP 系统最早用于在 CHO 细胞中进行人单克隆抗体的生产（Kito et al.,2002）。美国 Life Technologies 公司的 Flp-In™ 细胞系利用该同源重组方法已经表达和生产了 25 种不同的治疗抗体（Wiberg et al.,2006）。Zhou 等采用 Flp/FRT 系统构建了表达多种蛋白的高产细胞株（Zhou et al.,2010）。然而,Cre/loxP 系统和 Flp/FRT 系统也存在缺陷,即整合酶识别位点的唯一性使系统具有可反转性,可能会造成基因可读框的颠倒。还有某些整合酶,如 λ 整合酶和 φC31 整合酶,它们均可识别两段不同序列 attP 和 attB,这样整合具有一定的方向性,不会发生反转。有研究者利用 φC31 系统进行同源重组,构建目的蛋白的稳定表达细胞系,使得阳性克隆的筛选时间大大缩短（Cacciatore et al.,2012）。除了以上的两套系统,还有多种核酸内切酶被用于基因编辑和重组,包括化学核酸酶、锌指核酸酶、大范围核酸酶和 TLAE 核酸酶等。近年来,基于 DNA 重组酶的人工染色体表达系统由于其相比其他系统更大的 DNA 片段重组能力,已进入人们的视野。Kennard 等发现利用该系统可以在 100~200 个克隆中筛选到稳定并且高水平表达重组抗体的阳性克隆,并且终产量高达 500 mg·L⁻¹（Kennard,2011;Kennard et al.,2009）。

（2）顺势作用元件

目前,最常用的顺势作用元件是基质附着区和遍在染色质开放元件。基质附着区（matrix attachment region,MAR）是指在分裂间期细胞核中基因组 DNA 的一段序列,可以促使染色质锚定到细胞核基质中。除此之外,MAR 可以作为转录因子,如 CCCTC 结合因子和核基质蛋白 NMP 的结合位点,从而促进蛋白的表达。研究发现,当使用 MAR 作为顺势作用元件或者在表达基因两侧添加 MAR 序列时,可以显著提高蛋白表达水平和提高高拷贝克隆的筛选概率（Girod et al.,2007）。遍在染色质开放元件（ubiquitous chromatin opening element,UCOE）是一种抑制染色质扩增的绝缘子元件,主要由无甲基化 CpG 岛构成,可以使染色质处于一种开放的状态而使 DNA 更容易进行转录（de Poorter et al.,2007）。通过将 UCOE 引入表达载体序列中,可以显著提高重组蛋白在 CHO 细胞中的表达水平（Ye et al.,2010）。另外一种高 GC 的非编码 DNA 也可以视作 UCOE 元件,在外源基因两侧插入该序列后可以显著提高外源蛋白的表达水平（Jia et al.,2010）。

（3）弱化筛选基因

在药物筛选压力下,存活的细胞克隆通常具有更高的转录水平和蛋白表达水平。增加筛选药物的浓度可提高筛选强度,但药物浓度过高常伴随着细胞生长速率降低。一个有效的解决办法是弱化筛选基因,这意味着在较低的药物浓度下即可获得较高的筛选压力。目前,有两种方式可以用来弱化筛选标记。一种是通过向筛选基因中引入突变从而降低其表达或活力。有研究者向新霉素磷酸转移酶（neomycin phosphotransferase,NPT）的保守区引入单点突变,降低其对新霉素的亲和力,最终使得单克隆抗体表达水平分别提高 1.4~14.6 倍和 1.4~16.8 倍（Ho et al.,2012;Sautter and Enenkel,2005）。另外一种弱化筛选标记的方法是调节筛选标记的表达水平。目前,有很多方法可以达到这个目标。密码子反优化是其中的一个策略,即使用哺乳动物的最非优先选择的密码子进行选择标记的基因优化和表达（Westwood et al.,2010）。另外,将选择基因置于缺失增强子的启动子或者其他弱启动子控制下,如单纯疱疹病毒胸苷激酶（Herpes simplex virus thymidine kinase,HSV-tf）启动子（Niwa et al.,1991）。除此之外,还可以利用 mRNA 不稳定化元件对筛选标记进行弱化,如富含 AU 的元件（AU-rich elements,ARE）和鼠鸟苷酸脱羧酶 PEST 元件（Ng et al.,2007）。另外还有一些方法,如将筛选基因置于内含子中、改变 Kozak 序列、弱化 IRES 的活性等（Ng et al.,2012）。

### 9.5.2.2 哺乳动物细胞

目前,常用的哺乳动物表达细胞主要有中国仓鼠卵巢细胞（CHO 细胞）、人胚肾细胞（HEK293）、乳仓鼠肾细胞（BHK细胞）、COS细胞、小鼠胸腺瘤细胞（NSO细胞）、小鼠骨髓瘤（SP2/0）细胞和人视网膜细胞（PerC6）等。其中，CHO细胞是用于重组蛋白的稳定性表达最常用的细胞系。目前，市场上超过70%的治疗性蛋白类生物制品都是由CHO细胞生产，其优势有如下几个方面：① 可以进行悬浮培养，便于大规模工业生产，降低成本；② 可以利用无血清和化学成分确定培养基进行培养，保证产品的质量稳定性；③ 几乎没有人类病毒可以在该细胞中增殖，增加安全性（Boeger et al.，2005）；④ 外源蛋白翻译后修饰，尤其是糖基化更完善，类似于人类蛋白（Kim et al.，2012）；⑤ 具有产物胞外分泌功能，并且很少分泌自身的内源蛋白，便于下游产物分离纯化；⑥ 被美国FDA确认为安全的基因工程受体细胞。COS细胞则是进行外源基因瞬时表达时用途最广的细胞，其重组载体易于组建、便于使用，而且对插入DNA的限制少。实际操作过程中，在进行重组蛋白表达时，需要根据蛋白的稳定性和蛋白糖基化类型等因素来选择最佳的宿主细胞。

当前，常用的筛选高效稳定表达克隆的体系主要有两类：一类是基于氨甲蝶呤（methotrexate，MTX）的二氢叶酸还原酶（dihydrofolate reductase，DHFR）筛选体系（Kaufman and Sharp，1982）；另一类是基于甲硫氨酸亚砜（methionine-S-sulfoxide，MSX）的谷氨酰胺合成酶（glutamine synthetase，GS）筛选体系（Browne and Al-Rubeai，2007）。两种方法都是通过特殊的药物抑制对于细胞自身代谢必需的酶，通过筛选高表达代谢酶的细胞从而筛选到与其共表达的外源基因的细胞，如MTX可以抑制DHFR，而MSX可以抑制GS。与药物—酶对应的是筛选标记缺陷的细胞系，如DHFR或者GS缺陷的CHO细胞系（Liu et al.，2010）。筛选的基本过程是：首先将携带有目的基因和筛选标记的表达质粒转染进入筛选标记缺陷的细胞，然后用不同浓度的特定药物筛选，筛选得到目的基因和筛选标记高表达的细胞，继而用单细胞克隆或者有限稀释法获得这些单克隆细胞，最后对这些克隆进行鉴定和保藏（Sautter and Enenkel，2005）。由于传统的单克隆筛选过程耗时费力，近年来已经成功开发了一些高通量细胞筛选系统，如荧光激活细胞分选的系统（fluorescence-activated cell sorting，FACS）、ClonePix™系统（Genetix）、LEAP™系统（Cyntellect）以及Cell-Celector™系统（Aviso）等，这些新系统极大地缩短了高表达细胞克隆的筛选过程，提高了效率，降低了成本。

重组蛋白表达量总体上来说取决于总活细胞密度（integrated viable cell density，IVCD）和单位细胞生产率（q）。为了提高IVCD，宿主细胞改造主要集中在抑制细胞凋亡、加快细胞增殖速度和提高活细胞密度上限等；为提高单位细胞生产率，优化宿主细胞通常从蛋白质折叠、运输、修饰和分泌等方面着手。哺乳动物细胞在培养后期，随着营养物质的消耗、毒性代谢物的积累、机械搅动以及培养压力的增加等，很多细胞会诱发自噬或凋亡，从而严重影响蛋白的产量。抑制细胞凋亡，提高蛋白质产量主要从两个方面入手：一方面通过改进培养工艺抑制哺乳动物细胞凋亡，主要包括优化细胞培养条件、开发新型无血清无蛋白培养基、发展新型高通量生物反应器等；另一方面通过基因工程改造来抑制哺乳动物细胞凋亡，如表达抗凋亡基因、抑制或敲除前凋亡基因、表达连锁凋亡抑制因子等。抗凋亡研究成为目前宿主细胞改造的最主要领域。提高抗凋亡蛋白，如Bcl-2、Bcl-xL、Mcl-1和30Kc6等的表达或活性，或者抑制降低前凋亡蛋白（Bak，Bax等）的表达，可以显著提高细胞的生存活力和时间。Chiang在CHO细胞中过表达Bcl-xL，发现细胞培养时间和存活率都有提高（Chiang and Sisk，2005）。Kim和Lee通过过表达Bcl-2，发现可以显著提高重组蛋白的表达水平（Kim and Lee，2000）。而Cost通过敲除凋亡前基因 *Bak* 和 *Bax* 来提高细胞的存活时间和存活率（Cost et al.，2010）。

利用代谢工程可以显著降低细胞在增殖过程中产生的有毒的代谢副产物，如乳酸和氨等，从而改善细胞生长环境，提高产率。另外，通过提高细胞的基本代谢效率，可以使其更有效地利用能量物质。研究人员发现，在乳酸脱氢酶A和丙酮酸脱氢酶激酶基因敲除的细胞系中，培养基中乳酸产生的速率明显降低，从而使细胞可以维持更长时间的生长，提高了重组蛋白的产量（Zhou et al.，2011）。此外，在细胞中过表达尿素循环中的酶，如氨甲酰磷酸合酶和鸟苷酸氨甲酰基转移酶，可以降低培养基中氨的累积，提高目的蛋白的产率（Park et al.，2000）。想要获得较高的重组蛋白产量，需要使细胞增殖到高密度后，使其活性维持在较高的状态，同时延长其表达蛋白的时间。通过降低培养温度，加入细胞生长抑制剂，或者过表达一些细胞周期的调控因子，如

p27KIP1 和 p21CIP1，可以使细胞的增殖周期停留在 G1 期时，降低细胞的生长速率，与此同时，提高蛋白的单位细胞生产率。Meents 等发现，在 CHO 细胞中过表达 p27KIP1，可以显著提高细胞黏附因子的单位细胞生产率(Meents et al.,2002)。通过组合策略，如同时表达生长促进因子 Bcl-xL 和 C/EBPα(CCAAT/enhancer binding protein α)，可以进一步提高细胞的生长速率和单位细胞表达水平(Astley and Al-Rubeai,2008)。

糖基化是重要的蛋白翻译后修饰环节。正确的糖基化，尤其是与天然蛋白一致的糖基化修饰对蛋白的生理生化特性、药理活性和药代动力学性质至关重要。生物反应器、细胞类型、培养条件、营养元素、培养基等均会对糖基化产生影响，但具体机制还不清楚。虽然哺乳动物细胞具有和人类接近的糖基化修饰，但是其结构与天然构象还有所不同，尤其是末端唾液酸的缺失或者错配会影响蛋白的生物活性。Rita Costa 等发现，利用表达 α2,6-唾液酸转移酶的 CHO 细胞来生产单克隆抗体，其蛋白的糖基化与构象更接近于天然蛋白(Rita Costa et al.,2010)。另外，还有研究者发现，在细胞中表达 30Kc19 蛋白，可以提高和改善人重组 EPO 蛋白的糖基化水平(Park et al.,2012)。随着转录组学、蛋白质组学、代谢组学的迅速发展，对细胞增殖、细胞代谢、蛋白翻译后修饰等过程的了解将更加深入和透彻，对哺乳动物细胞表达重组外源蛋白的策略也将更加完善和多样化。

### 9.5.2.3　哺乳动物表达系统分类

根据目的蛋白表达的时空差异，可将表达系统分为瞬时、稳定和诱导表达系统。瞬时表达系统是指宿主细胞在导入表达载体后不经选择培养，载体DNA 随细胞分裂而逐渐丢失，目的蛋白的表达时限短暂；瞬时表达系统的优点是简捷、实验周期短。大规模的瞬时表达技术是近年来的一个研究热点。不过该方法技术条件要求高，如质粒的纯度、转染的效率等。稳定表达系统是指载体进入宿主细胞并经选择培养，载体 DNA 稳定存在于细胞内，目的蛋白的表达持久、稳定。由于需抗性选择甚至加压扩增等步骤，稳定表达相对耗时耗力。诱导表达系统是指目的基因的转录受外源小分子诱导后才得以开放，如四环素(tet)调控表达系统。早期实验常使用糖皮质激素、重金属离子等诱导体系来调控基因表达，

但存在特异性低和毒性高等诸多缺点；近几年以突变的或非哺乳动物细胞来源的调控蛋白为平台建立了一些新的诱导表达系统，在这些系统中，外源基因的表达本底低，诱导倍增效应高，药物诱导后目的基因的表达可提高数万倍。而且，参与诱导调控的因子与细胞内源性的因子间无相互作用，因此，一方面目的基因的表达本身不受细胞内环境改变的影响，另一方面诱导药物对内源基因的表达无作用，具有很好的严谨性和特异性。当然，这些系统也有待改进，如 ecdysone 系统的诱导倍增效应偏低，Tet-on 或 Tet-off 系统中的调控蛋白 VP16 有一定的细胞毒性，诱导药物四环素还可能影响某些细胞的生长、分裂期。

## 9.5.3　疫苗生产与纯化

### 9.5.3.1　疫苗生产

重组亚单位疫苗的生产依赖于哺乳动物细胞的大规模发酵技术，它主要是利用大型生物反应器培养细胞，使其在恒温、无菌的培养基中生长，大量地表达和分泌产物。哺乳动物细胞有贴壁细胞和悬浮细胞。对于贴壁细胞来说，最佳的生物反应器形式是搅拌式微载体悬浮培养系统，最大可以放大到10 000L，是疫苗生产常采用的一种形式。而悬浮细胞主要采用搅拌式生物反应器连续悬浮培养。流加培养(fed-batch culture)和灌流培养(perfusion culture)是哺乳动物细胞培养工艺中最常用的两种操作方式。与传统的流加培养方式相比，灌流培养可以在发酵过程中，一边补充新鲜培养基以提供足够的营养物质，一边以相同流量流出获得产物和除去乳酸、铵等有害代谢产物，所以生物反应器的设计必须考虑细胞截流。用灌流培养可以显著提高细胞的密度和活力，提高蛋白产量。同时，它用小型生物反应器即可达到流加方式大规模生产所获得的蛋白量，使操作更灵活，应用范围更广。目前，整合上、下游细胞培养技术的一体化连续生产可以重组蛋白的生产和纯化一体化，已成为灌流技术发展的目标和方向。生物反应器中细胞的培养环境，如营养物质、产物累计、温度、pH、氧气、渗透压等，会影响细胞的增殖和终产物的产生。在细胞发酵的监控过程中，通过对乳酸/葡萄糖、氨/谷氨酰胺、氨/总氨基酸消耗量以及氧气摄入速率/葡萄糖(OUR/GLU)等比例参数进行严格监控，确定流加或灌流的速率。在对

细胞生长、代谢与产物获得的动力学基础上,可以建立适合该细胞和发酵系统的计算机自动化控制模型,实现对参数进行实时动态控制。这样使得细胞最长时间地维持最佳的表达状态,从而获得最高的疫苗产量。

细胞培养基是重要的细胞营养物质来源和产物载体。无血清培养基的发展,避免了传统培养基质量控制难、价格昂贵、有潜在的未知因子污染等问题,同时可以显著降低生产成本,利于下游蛋白的分离纯化。Bandaranayake 等使用无血清悬浮培养的293F 细胞株,3 周内即可内获得稳定高表达的受体、细胞因子和抗体等重组蛋白(Bandaranayake et al.,2011)。在过去的 40 年间,无血清培养基的使用以及流加策略使在 CHO 细胞基础上生产重组蛋白的产量提高了近 100 倍(Hacker et al.,2009)。然而,原始的无血清培养基由于其营养物质的缺乏会导致宿主细胞在生产过程中的死亡,一定程度上限制蛋白产量,因此,化学成分限定的无血清培养基逐渐被推广使用。研究发现,在 CHO-K1 细胞中表达单克隆抗体,使用化学成分限定的无血清培养基进行生产明显优于完全无血清的培养基(Rodrigues et al.,2013)。根据使用细胞的种类以及表达重组蛋白的要求,可以在培养基中添加或减少一些特殊组分来提高蛋白产量。Zhou 等在无血清培养基中加入了聚精氨酸多肽 IND-1,发现可以显著提高目的蛋白的产量(Zhou et al.,2012)。适当降低一些会产生有毒代谢产物的营养物质浓度,同时又不影响细胞的表达,可以提高重组蛋白的产率(Rajendra et al.,2012)。

此外,瞬时表达系统近年来也逐渐走入人们的视野。相对于稳定表达系统,它具有生产周期短、生产成本低的特点,适用于为新生物蛋白制品提供快速获得产品的方式,目前已成为哺乳动物细胞生产重组蛋白质研究的重要技术之一,如利用 HEK-293 细胞、BHK 细胞、CHO 细胞等瞬时表达重组蛋白质。然而,人工操作导致的不稳定性往往影响重组转染的效率和蛋白的产量。Zhao 等报道了一种利用机械臂代替人工操作的 HEK-293 T 细胞大规模瞬时转染和表达技术,发现其具有与人工操作相近的重组蛋白表达产量,更为重要的是显著提高了产品的稳定性和质量均一性(Zhao et al.,2011)。因此,优化瞬时表达是提高哺乳动物细胞蛋白质产量的有效方法。

### 9.5.3.2 重组蛋白纯化

重组亚单位疫苗的下游纯化主要是指将重组蛋白从培养基的混合液中分离纯化出来得到符合要求的产品的过程。这与实验室普通的蛋白纯化不同。目前,工业化生产一般都使用发酵罐进行蛋白表达,同时由于避免无关外源基因的影响,一般不会像在实验室中进行常规纯化一样引入标签,如组氨酸或 GST 标签。首先,将重组蛋白质进行粗提,如匀浆、离心、硫酸铵沉淀等,使其便于进行下一步的色谱分离。然后,进行捕获色谱(capture chromatography),主要目标是浓缩和去除大量的容易去除的杂质。经过浓缩的部分纯化的样品进行中间色谱(intermediate chromatography),目的是去除较难去除的杂质。最后,为了得到符合要求的最终产品,去除残存的杂质以及目的蛋白的多聚物或者降解片段,进行精制色谱(polishing chromatography),常采用具有高分辨率的凝胶过滤凝胶进行凝胶过滤色谱。

通常,在进行精制纯化前都需要进行初步分离,即对样品进行各种测定和预处理。测定包括测试重组蛋白在不同溶液、温度、pH 和蛋白酶中的稳定性。预处理是指去除样品中的颗粒物、脂类、核酸和蛋白水解酶等,主要是通过微膜过滤、超速离心、有机溶剂抽提、加入核酸酶和蛋白酶抑制剂等方法达到。精制纯化主要是利用各种液相色谱法进行纯化。常用的液相色谱纯化方法主要有以下几种:凝胶过滤(GF)、离子交换色谱(ion exchange chromatography,IEX)、疏水作用色谱(HIC)、亲和色谱、金属螯合亲和色谱(IMAC)、反相色谱(RPC)、共价结合色谱等。凝胶过滤是根据分子大小和形状进行分离的一种方法。最常用的经典凝胶为 Sephadex G 系列,此外还有 Sephacryl、Sepharose、Superose、Superdex 等凝胶系列。凝胶过滤法方法简单、重现性强,目前广泛应用。离子交换色谱是利用蛋白质两性电解质的性质,根据所纯化蛋白的等电点与缓冲液的 pH 来选择不同的离子交换柱,包括阳离子交换凝胶柱和阴离子交换凝胶柱。蛋白样品在流经柱体中凝胶的过程中,由于静电相互作用而使样品结合到凝胶上,再采用盐浓度梯度或者更换缓冲液的 pH 进行洗脱获得目的蛋白。对于等电点小于 5.0 的酸性蛋白质,推荐使用阴离子交换;对于等电点大于 7.0 的碱性蛋白质,推荐使用阳离子交换。疏水作用色谱是利用蛋白质在高盐存在下可以结合疏水凝胶,而在盐浓度降低时又可以解脱的原理实现分离。亲和色谱利用蛋白质与某些配基的特异性相互作用而进行分离。如酶—底物、酶—抑制剂、糖蛋白—凝集素、抗原—抗体等。另外，金属螯合亲和色谱可以用于纯化表面含色氨酸、酪氨酸、组氨酸等的重组蛋白。反相色谱常用于蛋白质的 HPLC 分析，以及多肽的精细制备分离，分辨率极高，可以分离两种仅相差一个氨基酸的多肽。实际过程中需要根据重组蛋白的特性对方法进行选择。

### 9.5.4　应用实例

亚单位疫苗通常是利用病原体的某个或多个蛋白抗原组分，尤其是表面蛋白来诱导机体产生免疫反应。亚单位疫苗的安全性显著高于传统的减毒或者灭活疫苗，同时稳定性好、纯度和产量高。目前，被批准并投入使用的人用亚单位疫苗主要有哺乳动物细胞和酵母细胞生产的乙肝（HBV）疫苗、大肠杆菌细胞生产的戊肝（HEV）疫苗和脑膜炎（meningitis）疫苗、昆虫细胞生产的人乳头瘤病毒（HPV）和流感（influenza）疫苗等。利用哺乳动物表达系统生产的重组亚单位疫苗目前进入市场并投入使用的并不多，这主要是由于哺乳动物细胞表达前者生产成本较高以及可能引入有害因子。用中国仓鼠卵巢（Chinese hamster ovary，CHO）细胞生产的 HBV 重组亚单位疫苗，如安万特巴斯德的 GenHevac B ® 和 BTG 的 Sci-B-Vac ® 等，已成功商业化并在多个国家使用。

CHO 细胞是目前被用来进行亚单位疫苗生产的主要哺乳动物细胞株。目前，我国唯一的一个使用 CHO 细胞生产的疫苗是乙型肝炎亚单位疫苗，也是药典中唯一的哺乳动物细胞生产的疫苗。乙型肝炎重组亚单位疫苗是采用基因工程技术将无传染性的乙肝病毒表面抗原（HBsAg）的 S 基因片段克隆到载体，用重组载体转染真核生物 CHO 细胞，通过细胞培养、增殖、分泌出 HBsAg 到培养液中，收集分泌液，经高速离心、浓缩与初步纯化、高度纯化和除菌后，加入佐剂吸附（氢氧化铝），配制成品和分装。生产工艺中采用全自动控制的发酵罐，提供酵母菌最优生长条件，发酵后经过一系列微滤、超滤、硅胶吸附、洗脱等工序，再经过疏水层析，可使产品抗原蛋白纯度达 99%以上。所有工艺设备可自动清洗、自动灭菌，有效地减少了种种人为因素的干扰，确保生产稳定和质量一致性。与同属第二代乙肝疫苗的

酵母表达亚单位疫苗相比，用 CHO 细胞生产的重组乙肝疫苗具有如下优势：CHO 细胞表达的重组 HBsAg 是高等真核细胞表达产物，糖基化完全，更适合人体吸收，稳定性好，更为重要的是 CHO 细胞生产的乙肝疫苗诱导人体产生抗体速度快、滴度高、持续时间长，在全人群中适用。新生儿接种国产乙肝 CHO 疫苗第 1 年的抗 HBs 血清转化率为 98.25%，抗体 GMT（geometric mean titers）为 77.64 mIU·mL$^{-1}$（Diminsky et al.，1997）。在 18～45 周岁的成人中，中国疾病预防控制中心最新的调查结果显示，在分别接种乙肝重组亚单位疫苗 10 μg 和20 μg 后，患者抗 HBs 血清转化率分别为 88.8% 和 95.3%，GMT 分别为 173.42 mIU·mL$^{-1}$ 和 585.51 mIU·mL$^{-1}$（Zhang et al.，2011）。从疫苗免疫效果的长期性来看，免疫后 14～16 年后，抗体水平依然可以保持稳定（Wang et al.，2015）。第三代乙肝疫苗是添加前 S2 或者前 S1 和前 S2 蛋白的乙肝亚单位疫苗，研究发现，可以明显增强免疫应答，该种类型的疫苗目前已经在德国、法国和韩国等多个国家上市（Shouval et al.，2015）。基于哺乳动物表达系统的亚单位疫苗生产具有其独特的优势，但也存在着众多阻碍其产业化的问题，随着这些问题的有效解决，将会有越来越多的哺乳动物细胞用于更多疫苗的工业生产。

除了已经上市的乙肝亚单位疫苗，在临床或者临床前的研究中，也有其他一些哺乳动物细胞系被尝试用于表达病毒亚单位疫苗。Servat 等利用 CHO 细胞表达的 EBV 病毒 gp350/220 亚单位疫苗在临床研究中被发现可以诱导产生很强的针对 gp350 的中和抗体，具有良好的肿瘤治疗效果（Servat et al.，2015；Sokal et al.，2007）。Krishnamurthy 用 CHO 细胞表达了融合了人 IgG1 Fc 段的埃博拉病毒 GP 胞外域融合蛋白，用该融合蛋白免疫小鼠后发现，可以诱导产生较高的中和抗体水平以及记忆性 T 细胞反应，同时保护小鼠免于致死量病毒的攻击（Konduru et al.，2011）。用 CHO 细胞表达的 HIV 病毒表面糖蛋白 gp120 亚单位疫苗在若干年前就已进入临床研究，发现可以诱导产生较高的中和抗体水平，然而，在美国的Ⅲ期临床试验中发现其并没有显著降低 HIV 的发病率。Beddows 等利用 CHO 细胞表达 gp140 的三聚体结构，发现它可以诱导比 gp120 单体更高的中和抗体水平（Beddows et al.，2007）。进一步，Nancy 构建了新型的载体系统，将 gp140 克隆

到该载体中并使其在 CHO 细胞和 293T 细胞进行重组表达,结果发现,产量可以达到 12~15 mg/10⁹ 细胞,并且稳定表达 30d 以上(Chung et al.,2014)。流感病毒的结构蛋白,如 M2e、HA 和 NP,以及一些其他蛋白如 M1 和 NA 都可以被用于亚单位疫苗的研发。Du 等在 293T 细胞中表达了流感病毒 HA1 与人 IgG Fc 段的融合三聚体蛋白,免疫小鼠后发现,可以诱导产生很强的中和抗体水平以及针对 H5N1 不同株的交叉中和抗体(Du et al.,2011)。流感病毒的 HA2 比 HA1 更加保守,尤其是 HA2 的颈部区,可以作为广谱疫苗设计的靶标。Wang 等在 293T 细胞中表达了 HA2 的 76~130 氨基酸的多肽,发现用该多肽免疫小鼠后可以诱导产生高水平的中和抗体,同时可以交叉保护不同型的流感病毒,如 H1N1、H3N2 和 H5N1 型(Wang et al.,2010)。S 蛋白是 SARS-CoV 最大的结构蛋白,在病毒的吸附、膜融合以及侵入过程中起着重要作用。Kam 等利用 BHK-21 细胞表达了重组 S 蛋白,发现其可以在小鼠中诱导产生高水平的特异性抗体以及中和抗体(Kam et al.,2007)。然而,有研究发现,S 的亚单位疫苗可能引起免疫损伤,如肝损伤以及免疫增强,因此,研究者开始研发基于受体结合区(receptor binding domain,RBD)的亚单位疫苗。Du 等发现在 CHO 细胞系统中表达的 RBD 蛋白或者融合人 IgG1 Fc 段的 RBD 蛋白,将其免疫小鼠后可以诱导产生高水平的特异性中和抗体(Du et al.,2010;Du et al.,2009)。中东呼吸综合征(middle east respiratory syndrome,MERS)冠状病毒与 SARS 病毒同属于冠状病毒,其疫苗研究目前还处于实验室阶段。Ma 等在 293T 细胞中表达了 IgG1 Fc 段与不同长度的 RBD 蛋白的融合蛋白,结果发现,S377-588-Fc 蛋白在小鼠中具有最好的免疫原性,可以诱导产生很高的 IgG 抗体和中和抗体水平(Ma et al.,2014)。总之,虽然用哺乳动物细胞系统生产治疗性生物制品以及规模化的产业化生产已经比较成熟,但是目前来看,用其生产重组亚单位疫苗相对其他表达系统来说并不多。缺乏合适的细胞系、生产成本较高、可能引入有害因子等问题可能影响了其在亚单位疫苗领域的发展,但是相信随着科技的进步,在不久的将来一定会解决这些问题。

2016 年,Si 等人以流感病毒为模型,基于哺乳动物细胞系统,发明了人工控制病毒复制从而将病毒直接转化为疫苗的技术,即在保留病毒完整结构和感染力的情况下,仅突变病毒基因组的一个三联码,使流感病毒由致命性传染源变为了预防性疫苗。该种方法得到的是活病毒疫苗,既保留了病毒感染人体引发的全部免疫原性,又对人体的毒性得到了有效的控制。并且这种方法可以通用于几乎所有的病毒,这一发现颠覆了病毒疫苗研发的理念,为活病毒疫苗的重大突破(Si et al.,2016)。

戴连攀、谭曙光、张艳芳、李世华同志也参加了写作和文献调研。在此表示感谢!

# 参考文献

曹广力,张志芳. 1999. 应用重组家蚕核多角体病毒在蚕体中表达人丙型肝炎病毒 C 区及 E1 区基因. 蚕业科学 25:230-236.

崔红娟,陈克平. 1999. 家蚕生物反应器表达外源基因. 生物技术 9:31-34.

邓小昭,朱应. 1999. 家蚕核多角体病毒双穿梭载体的构建及 GFP 和 HBeAg 融合蛋白的表达. 武汉大学学报:自然科学版 45:220-224.

杜瑞娟. 1999. 杆状病毒表达系统的发展. 生物技术通讯 10:310-313.

魏婉丽,张翰,秦浚川,等. 1999. 家蚕系统表达的重组人丁酰胆碱酯酶的生化性质. 中国生物化学与分子生物学报 15:797-801.

Ahmad M,Hirz M,Pichler H,et al. 2014. Protein expression in *Pichia pastoris*: Recent achievements and perspectives for heterologous protein production. Appl Microbiol Biotechnol 98:5301-5317.

Ahrens U,Kaden V,Drexler C,et al. 2000. Efficacy of the classical swine fever (CSF) marker vaccine Porcilis® Pesti in pregnant sows. Veterinary Microbiology 77:83-97.

Aslanidis C,de Jong PJ. 1990. Ligation-independent cloning of PCR products (LIC-PCR). Nucleic Acids Res 18:6069-6074.

Astley K,Al-Rubeai M. 2008. The role of Bcl-2 and its combined effect with p21CIP1 in adaptation of CHO cells to suspension and protein-free culture. Appl Microbiol Biotechnol 78:391-399.

Ayres MD,Howard SC,Kuzio J,et al. 1994. The complete DNA sequence of *Autographa californica* nuclear polyhedrosis virus. Virology 202:586-605.

Babaeipour V,Abbas MPH,Sahebnazar Z,et al. 2010a. Enhancement of human granulocyte-colony stimulating factor production in recombinant *E. coli* using batch cultivation. Bioproc Biosyst Eng 33:591-598.

Babaeipour V, Shojaosadati SA, Khalilzadeh R, et al. 2010b. Enhancement of human gamma-interferon production in recombinant *E. coli* using batch cultivation. Appl Biochem Biotechnol 160:2366-2376.

Bandaranayake AD, Correnti C, Ryu BY, et al. 2011. Daedalus: A robust, turnkey platform for rapid production of decigram quantities of active recombinant proteins in human cell lines using novel lentiviral vectors. Nucleic Acids Res 39:e143.

Baneyx F. 1999. Recombinant protein expression in *Escherichia coli*. Curr Opin Biotech 10:411-421.

Beddows S, Franti M, Dey AK, et al. 2007. A comparative immunogenicity study in rabbits of disulfide-stabilized, proteolytically cleaved, soluble trimeric human immunodeficiency virus type 1 gp140, trimeric cleavage-defective gp140 and monomeric gp120. Virology 360:329-340.

Beer M, Reimann I, Hoffmann B, et al. 2007. Novel marker vaccines against classical swine fever. Vaccine 25:5665-5670.

Blanchard P, Mahe D, Cariolet R, et al. 2003. Protection of swine against post-weaning multisystemic wasting syndrome (PMWS) by porcine circovirus type 2 (PCV2) proteins. Vaccine 21:4565-4575.

Blattner FR, Plunkett G, Bloch CA, et al. 1997. The complete genome sequence of *Escherichia coli* K-12. Science 277:1453-1462.

Boeger H, Bushnell DA, Davis R, et al. 2005. Structural basis of eukaryotic gene transcription. FEBS Lett 579:899-903.

Brake AJ, Merryweather JP, Coit DG, et al. 1984. Alpha-factor-directed synthesis and secretion of mature foreign proteins in *Saccharomyces cerevisiae*. PNAS 81:4642-4646.

Browne SM, Al-Rubeai M. 2007. Selection methods for high-producing mammalian cell lines. Trends Biotechnol 25:425-432.

Cacciatore JJ, Leonard EF, Chasin LA. 2012. The isolation of CHO cells with a site conferring a high and reproducible transgene amplification rate. J Biotechnol 164:346-353.

Chen C, Snedecor B, Nishihara JC, et al. 2004. High-level accumulation of a recombinant antibody fragment in the periplasm of *Escherichia coli* requires a triple-mutant (degP prc spr) host strain. Biotechnol Bioeng 85:463-474.

Chiang GG, Sisk WP. 2005. Bcl-x (L) mediates increased production of humanized monoclonal antibodies in Chinese hamster ovary cells. Biotechnol Bioeng 91:779-792.

Chung NP, Matthews K, Kim HJ, et al. 2014. Stable 293 T and CHO cell lines expressing cleaved, stable HIV-1 envelope glycoprotein trimers for structural and vaccine studies. Retrovirology 11:33.

Cost GJ, Freyvert Y, Vafiadis A, et al. 2010. BAK and BAX deletion using zinc-finger nucleases yields apoptosis-resistant CHO cells. Biotechnol Bioeng 105:330-340.

Cox MM, Hollister JR. 2009. FluBlok, a next generation influenza vaccine manufactured in insect cells. Biologicals 37:182-189.

Dammeyer T, Steinwand M, Kruger SC, et al. 2011. Efficient production of soluble recombinant single chain Fv fragments by a *Pseudomonas putida* strain KT2440 cell factory. Microb Cell Fact 10:11.

de Poorter JJ, Lipinski KS, Nelissen RG, et al. 2007. Optimization of short-term transgene expression by sodium butyrate and ubiquitous chromatin opening elements (UCOEs). J Gene Med 9:639-648.

Diminsky D, Schirmbeck R, Reimann J, et al. 1997. Comparison between hepatitis B surface antigen (HBsAg) particles derived from mammalian cells (CHO) and yeast cells (*Hansenula polymorpha*): Composition, structure and immunogenicity. Vaccine 15:637-647.

Du L, Leung VH, Zhang X, et al. 2011. A recombinant vaccine of H5N1 HA1 fused with foldon and human IgG Fc induced complete cross-clade protection against divergent H5N1 viruses. PLoS One 6:e16555.

Du L, Zhao G, Chan CC, et al. 2010. A 219-mer CHO-expressing receptor-binding domain of SARS-CoV S protein induces potent immune responses and protective immunity. Viral Immunol 23:211-219.

Du L, Zhao G, Li L, et al. 2009. Antigenicity and immunogenicity of SARS-CoV S protein receptor-binding domain stably expressed in CHO cells. Biochem Biophys Res Commun 384:486-490.

Enfors SO, Jahic M, Rozkov A, et al. 2001. Physiological responses to mixing in large scale bioreactors. J Biotechnol 85:175-185.

Fu ZB, Ng KL, Lam CC, et al. 2006. A two-stage refinement approach for the enhancement of excretory production of an exoglucanase from *Escherichia coli*. Protein Expres Purif 48:205-214.

Gao GF, Tormo J, Gerth UC, et al. 1997. Crystal structure of the complex between human CD8 alpha alpha and HLA-A2. Nature 387:630-634.

Gellissen G, Weydemann U, Strasser AW, et al. 1992. Progress in developing methylotrophic yeasts as expression systems. Trends Biotechnol 10:413-417.

Genu V, Godecke S, Hollenberg CP, et al. 2003. The *Hansenula polymorpha* MOX gene presents two alternative transcription start points differentially utilized and sensitive to respiratory activity. Eur J Biochem 270:2467-2475.

Girod PA, Nguyen DQ, Calabrese D, et al. 2007. Genome-wide prediction of matrix attachment regions that increase gene expression in mammalian cells. Nature Methods 4:747-753.

Goffeau A, Barrell BG, Bussey H, et al. 1996. Life with 6000 genes. Science 274(546):546,563-567.

Goldschmidt R, Wilhelm K. 1915. Some experiments on spermatogenesis in vitro. PNAS 1:220.

Gomi S, Majima K, Maeda S. 1999. Sequence analysis of the genome of *Bombyx mori* nucleopolyhedrovirus. J Gen Virol 80 (Pt 5):1323-1337.

Gottesman S. 1996. Proteases and their targets in *Escherichia coli*. Annu Rev Genet 30:465-506.

Goyal D, Sahni G, Sahoo DK. 2009. Enhanced production of recombinant streptokinase in *Escherichia coli* using fed-batch culture. Bioresource Technol 100:4468-4474.

Grace T. 1962. Establishment of four strains of cells from insect tissues grown in vitro. Nature 195:788−789.

Hacker DL, De Jesus M, Wurm FM. 2009. 25 years of recombinant proteins from reactor-grown cells—where do we go from here? Biotechnol Advan 27:1023-1027.

Harper DM, Franco EL, Wheeler CM, et al. 2006. Sustained efficacy up to 4.5 years of a bivalent L1 virus-like particle vaccine against human papillomavirus types 16 and 18:Follow-up from a randomised control trial. Lancet 367:1247-1255.

Hartley JL, Temple GF, Brasch MA. 2000. DNA cloning using in vitro site-specific recombination. Genome Res 10:1788-1795.

Ho SC, Bardor M, Feng H, et al. 2012. IRES-mediated Tricistronic vectors for enhancing generation of high monoclonal antibody expressing CHO cell lines. J Biotechnol 157:130-139.

Hollenberg CP, Gellissen G. 1997. Production of recombinant proteins by methylotrophic yeasts. Curr Opin Biotechnol 8:554-560.

Hu SY, Wu JL, Huang JH. 2004. Production of tilapia insulin-like growth factor-2 in high cell density cultures of recombinant *Escherichia coli*. J Biotechnol 107:161-171.

Jakubowska A, Ferré J, Herrero S. 2009. Enhancing the multiplication of nucleopolyhedrovirus in vitro by manipulation of the pH. J Virol Methods 161:254-258.

Jarvis DL. 2009. Baculovirus-insect cell expression systems. Methods Enzymol 463:191-222.

Jeong KJ, Lee SY. 1999. High-level production of human leptin by fed-batch cultivation of recombinant *Escherichia coli* and its purification. Appl Environ Microb 65:3027-3032.

Jeong KJ, Lee SY. 2002. Excretion of human beta-endorphin into culture medium by using outer membrane protein F as a fusion partner in recombinant *Escherichia coli*. Appl Environ Microb 68:4979-4985.

Jia Q, Wu H, Zhou X, et al. 2010. A "GC-rich" method for mammalian gene expression:A dominant role of non-coding DNA GC content in regulation of mammalian gene expression. Science China Life Sciences 53:94-100.

Julius D, Brake A, Blair L, et al. 1984. Isolation of the putative structural gene for the lysine-arginine-cleaving endopeptidase required for processing of yeast prepro-alpha-factor. Cell 37:1075-1089.

Junker BH. 2004. Scale-up methodologies for *Escherichia coli* and yeast fermentation processes. J Bioscience Bioeng 97:347-364.

Kam YW, Kien F, Roberts A, et al. 2007. Antibodies against trimeric S glycoprotein protect hamsters against SARS-CoV challenge despite their capacity to mediate FcgammaRII-dependent entry into B cells in vitro. Vaccine 25:729-740.

Kang W, Suzuki M, Zemskov E, et al. 1999. Characterization of baculovirus repeated open reading frames (bro) in bombyx morinucleopolyhedrovirus. J Virol 73:10339-10345.

Kaufman RJ, Sharp PA. 1982. Amplification and expression of sequences cotransfected with a modular dihydrofolate reductase complementary DNA gene. J Molecular Biol 159:601-621.

Kennard ML. 2011. Engineered mammalian chromosomes in cellular protein production:Future prospects. Methods Mol Biol 738:217-238.

Kennard ML, Goosney DL, Monteith D, et al. 2009. The generation of stable, high MAb expressing CHO cell lines based on the artificial chromosome expression (ACE) technology. Biotechnol Bioeng 104:540-553.

Kim JY, Kim YG, Lee GM. 2012. CHO cells in biotechnology for production of recombinant proteins:Current state and further potential. Appl Microbiol Biotechnol 93:917-930.

Kim M, Elvin C, Brownlee A, et al. 2007. High yield expression of recombinant pro-resilin:Lactose-induced fermentation in *E. coli* and facile purification. Protein Expres Purif 52:230-236.

Kim NS, Lee GM. 2000. Overexpression of bcl-2 inhibits sodium butyrate-induced apoptosis in Chinese hamster ovary cells resulting in enhanced humanized antibody production. Biotechnol Bioeng 71:184-193.

Kito M, Itami S, Fukano Y, et al. 2002. Construction of engineered CHO strains for high-level production of recombinant proteins. Appl Microbiol Biotechnol 60:442-448.

Kitts PA, Ayres MD, Possee RD. 1990. Linearization of baculovirus DNA enhances the recovery of recombinant virus expression vectors. Nucleic Acids Res 18:5667-5672.

Kitts PA, Possee R. 1993. A method for producing recombinant baculovirus expression vectors at high frequency. Biotechniques 14:810-817.

Kleist S, Miksch G, Hitzmann B, et al. 2003. Optimization of the extracellular production of a bacterial phytase with *Escherichia coli* by using different fed-batch fermentation strategies. Appl Microbiol Biotechnol 61:456-462.

Knowles N, Hovi T, Hyypiä T, et al. 2012. Virus taxonomy: Classification and nomenclature of viruses: Ninth report of the International Committee on Taxonomy of Viruses. Picornaviridae:855-880.

Konduru K, Bradfute SB, Jacques J, et al. 2011. Ebola virus glycoprotein Fc fusion protein confers protection against lethal challenge in vaccinated mice. Vaccine 29:2968-2977.

Kushnir N, Streatfield SJ, Yusibov V. 2012. Virus-like particles as a highly efficient vaccine platform: Diversity of targets and production systems and advances in clinical development. Vaccine 31:58-83.

Lee DF, Chen CC, Hsu TA, et al. 2000. A baculovirus superinfection system: Efficient vehicle for gene transfer into *Drosophila* S2 cells. J Virol 74:11873-11880.

Li SW, Zhang J, Li YA, et al. 2005. A bacterially expressed particulate hepatitis E vaccine: Antigenicity, immunogenicity and protectivity on primates. Vaccine 23:2893-2901.

Lin HY, Mathiszik B, Xu B, et al. 2001. Determination of the maximum specific uptake capacities for glucose and oxygen in glucose-limited fed-batch cultivations of *Escherichia coli*. Biotechnol Bioeng 73:347-357.

Liu PQ, Chan EM, Cost GJ, et al. 2010. Generation of a triple-gene knockout mammalian cell line using engineered zinc-finger nucleases. Biotechnol Bioeng 106:97-105.

Liu Y, Li XL, Zhang DD, et al. 2011. Production of hepatopoietin Cn in high-cell-density cultures of recombinant *Escherichia coli* and detection of its antioxygen activity. Mol Biotechnol 47:111-119.

Ma C, Wang L, Tao X, et al. 2014. Searching for an ideal vaccine candidate among different MERS coronavirus receptor-binding fragments—the importance of immunofocusing in subunit vaccine design. Vaccine 32:6170-6176.

Maeda S, Kawai T, Obinata M, et al. 1985. Production of human α-interferon in silkworm using a baculovirus vector. Nature 315:592-594.

McAleer WJ, Buynak EB, Maigetter RZ, et al. 1984. Human hepatitis B vaccine from recombinant yeast. Nature 307:178-180.

Meents H, Enenkel B, Werner RG, et al. 2002. p27Kip1-mediated controlled proliferation technology increases constitutive sICAM production in CHO-DUKX adapted for growth in suspension and serum-free media. Biotechnol Bioeng 79:619-627.

Ng SK, Tan TR, Wang Y, et al. 2012. Production of functional soluble Dectin-1 glycoprotein using an IRES-linked destabilized-dihydrofolate reductase expression vector. PLoS One 7:e52785.

Ng SK, Wang DI, Yap MG. 2007. Application of destabilizing sequences on selection marker for improved recombinant protein productivity in CHO-DG44. Metabolic Eng 9:304-316.

Niwa H, Yamamura K, Miyazaki J. 1991. Efficient selection for high-expression transfectants with a novel eukaryotic vector. Gene 108:193-199.

Park H, Kim IH, Kim IY, et al. 2000. Expression of carbamoyl phosphate synthetase I and ornithine transcarbamoylase genes in Chinese hamster ovary dhfr-cells decreases accumulation of ammonium ion in culture media. J Biotechnol 81:129-140.

Park JH, Wang Z, Jeong HJ, et al. 2012. Enhancement of recombinant human EPO production and glycosylation in serum-free suspension culture of CHO cells through expression and supplementation of 30Kc19. Appl Microbiol Biotechnol 96:671-683.

Patel G, Nasmyth K, Jones N. 1992. A new method for the isolation of recombinant baculovirus. Nucleic Acids Res 20:97-104.

Peakman TC, Harris RA, Gewert DR. 1992. Highly efficient generation of recombinant baculoviruses by enzymatically mediated site-specific in vitro recombination. Nucleic Acids Res 20:495-500.

Pei X, Wang Q, Qiu X, et al. 2010. The fed-batch production of a thermophilic 2-deoxyribose-5-phosphate aldolase (DERA) in *Escherichia coli* by exponential feeding strategy control. Appl Biochem Biotechnol 162:1423-1434.

Pillay S, Meyers A, Williamson AL, et al. 2009. Optimization of chimeric HIV-1 virus-like particle production in a baculovirus-insect cell expression system. Biotechnol Prog 25:1153-1160.

Poo H, Song JJ, Hong SP, et al. 2002. Novel high-level constitutive expression system, pHCE vector, for a convenient and cost-effective soluble production of human tumor necrosis factor-alpha. Biotechnol Lett 24:1185-1189.

Qiao CL, Shen BC, Xing JM, et al. 2006. Culture and characteristics of recombinant protein production of an *Escherichia coli* strain expressing carboxylesterase B1. Int Biodeter Biodegr 58:77-81.

Rajendra Y, Kiseljak D, Baldi L, et al. 2012. Reduced glutamine concentration improves protein production in growth-arrested CHO-DG44 and HEK-293E cells. Biotechnol Lett 34:619-626.

Rita Costa A, Elisa Rodrigues M, Henriques M, et al. 2010.

Guidelines to cell engineering for monoclonal antibody production. European Journal of Pharmaceutics and Biopharmaceutics: Official Journal of Arbeitsgemeinschaft fur Pharmazeutische Verfahrenstechnik eV 74:127-138.

Rodrigues ME, Costa AR, Henriques M, et al. 2013. Advances and drawbacks of the adaptation to serum-free culture of CHO-K1 cells for monoclonal antibody production. Appl Biochem Biotechnol 169:1279-1291.

Rodriguez-Limas WA, Tyo KE, Nielsen J, et al. 2011. Molecular and process design for rotavirus-like particle production in *Saccharomyces cerevisiae*. Microb Cell Fact 10:33.

Rohrmann G. 1986. Polyhedrin structure. J Gen Virol 67:1499-1513.

Sautter K, Enenkel B. 2005. Selection of high-producing CHO cells using NPT selection marker with reduced enzyme activity. Biotechnol Bioeng 89:530-538.

Semba H, Ichige E, Imanaka T, et al. 2008. Efficient production of active form of recombinant cassava hydroxynitrile lyase using *Escherichia coli* in low-temperature culture. Appl Microbiol Biotechnol 79:563-569.

Servat E, Ro BW, Cayatte C, et al. 2015. Identification of the critical attribute(s) of EBV gp350 antigen required for elicitation of a neutralizing antibody response in vivo. Vaccine 33(48):6771-6777.

Shi XL, Feng MQ, Shi J, et al. 2007. High-level expression and purification of recombinant human catalase in *Pichia pastoris*. Protein Expr Purif 54:24-29.

Shiloach J, Fass R. 2005. Growing *E. coli* to high cell density—a historical perspective on method development. Biotechnol Adv 23:345-357.

Shin CS, Hong MS, Bae CS, et al. 1997. Enhanced production of human mini-proinsulin in fed-batch cultures at high cell density of *Escherichia coli* BL21 (DE3) [pET-3aT2M2]. Biotechnol Progr 13:249-257.

Shirbaghaee Z, Bolhassani A. 2015. Different applications of virus like particles in biology and medicine: Vaccination and delivery systems. Biopolymers 105(3):113-132.

Shouval D, Roggendorf H, Roggendorf M. 2015. Enhanced immune response to hepatitis B vaccination through immunization with a Pre-S1/Pre-S2/S vaccine. Med Microbiol Immunol 204:57-68.

Si L, Xu H, Zhou X, et al. 2016 Generation of influenza A viruses as live but replication-incompetent virus vaccines. Science 354(6316):1170-1173.

Smith GE, Ju G, Ericson BL, et al. 1985. Modification and secretion of human interleukin 2 produced in insect cells by a baculovirus expression vector. PNAS 82:8404-8408.

Smith RH, Levy JR, Kotin RM. 2009. A simplified baculovirus-AAV expression vector system coupled with one-step affinity purification yields high-titer rAAV stocks from insect cells. Mol Ther 17:1888-1896.

Sokal EM, Hoppenbrouwers K, Vandermeulen C, et al. 2007. Recombinant gp350 vaccine for infectious mononucleosis: A phase 2, randomized, double-blind, placebo-controlled trial to evaluate the safety, immunogenicity, and efficacy of an Epstein-Barr virus vaccine in healthy young adults. J Infectious Diseases 196:1749-1753.

Srinivasan S, Barnard GC, Gerngross TU. 2003. Production of recombinant proteins using multiple-copy gene integration in high-cell-density fermentations of *Ralstonia eutropha*. Biotechnol Bioeng 84:114-120.

Studier FW, Moffatt BA. 1986. Use of bacteriophage-T7 RNA-polymerase to direct selective high-level expression of cloned genes. J Mol Biol 189:113-130.

Tam AW, Smith MM, Guerra ME, et al. 1991. Hepatitis E virus (HEV): Molecular cloning and sequencing of the full-length viral genome. Virology 185:120-131.

Tegel H, Ottosson J, Hober S. 2011. Enhancing the protein production levels in *Escherichia coli* with a strong promoter. Febs J 278:729-739.

Tegel H, Tourle S, Ottosson J, et al. 2010. Increased levels of recombinant human proteins with the *Escherichia coli* strain Rosetta(DE3). Protein Expres Purif 69:159-167.

Terpe K. 2006. Overview of bacterial expression systems for heterologous protein production: From molecular and biochemical fundamentals to commercial systems. Appl Microbiol Biotechnol 72:211-222.

Tsega E, Krawczynski K, Hansson BG, et al. 1993. Hepatitis-E virus-infection in pregnancy in Ethiopia. Ethiopian Med J 31:173-181.

Vallejo LF, Brokelmann M, Marten S, et al. 2002. Renaturation and purification of bone morphogenetic protein-2 produced as inclusion bodies in high-cell-density cultures of recombinant *Escherichia coli*. J Biotechnol 94:185-194.

van der Klei IJ, Bystrykh LV, Harder W. 1990. Alcohol oxidase from *Hansenula polymorpha* CBS 4732. Methods Enzymol 188:420-427.

Van Oers MM. 2006. Vaccines for viral and parasitic diseases produced with baculovirus vectors. Adv Virus Res 68:193-253.

Vimberg V, Tats A, Remm M, et al. 2007. Translation initiation region sequence preferences in *Escherichia coli*. BMC Mol Biol 8:100.

Wang F, Ma J, Hao Z, et al. 2015. The long-term efficacy of Chinese hamster ovary cell derived hepatitis B vaccine after being used for 14-16 years in Chinese rural communities. Vaccine 33:294-297.

Wang TT, Tan GS, Hai R, et al. 2010. Vaccination with a synthetic peptide from the influenza virus hemagglutinin provides protection against distinct viral subtypes. PNAS 107: 18979-18984.

Wen Z, Ye L, Gao Y, et al. 2009. Immunization by influenza virus-like particles protects aged mice against lethal influenza virus challenge. Antiviral Res 84:215-224.

Westwood AD, Rowe DA, Clarke HR. 2010. Improved recombinant protein yield using a codon deoptimized DHFR selectable marker in a CHEF1 expression plasmid. Biotechnol Progr 26:1558-1566.

Weyer U, Possee RD. 1989. Analysis of the promoter of the *Autographa californica* nuclear polyhedrosis virus p10 gene. J Gen Virol 70:203-208.

Wiberg FC, Rasmussen SK, Frandsen TP, et al. 2006. Production of target-specific recombinant human polyclonal antibodies in mammalian cells. Biotechnol Bioeng 94:396-405.

Wu PH, Nair GR, Chu IM, et al. 2008. High cell density cultivation of *Escherichia coli* with surface anchored transglucosidase for use as whole-cell biocatalyst for alpha-arbutin synthesis. J Ind Microbiol Biot 35:95-101.

Wu X, Yang G, Hu J. 1998. A recombinant rescue linearizable BmNPV baculovirus BmBacPAK. China Patent: application No 981109632.

Wyer JR, Willcox BE, Gao GF, et al. 1999. T cell receptor and coreceptor CD8 alphaalpha bind peptide-MHC independently and with distinct kinetics. Immunity 10:219-225.

Xia M, Farkas T, Jiang X. 2007. Norovirus capsid protein expressed in yeast forms virus-like particles and stimulates systemic and mucosal immunity in mice following an oral administration of raw yeast extracts. J Med Virol 79:74-83.

Xu R, Du P, Fan JJ, et al. 2002. High-level expression and secretion of recombinant mouse endostatin by *Escherichia coli*. Protein Expres Purif 24:453-459.

Yang C, Pan H, Wei M, et al. 2013. Hepatitis E virus capsid protein assembles in 4M urea in the presence of salts. Protein Society 22:314-326.

Yao L, Sun J, Xu H, et al. 2010. A novel economic method for high throughput production of recombinant baculovirus by infecting insect cells with Bacmid-containing diminopimelate-auxotrophic *Escherichia coli*. J Biotechnol 145:23-29.

Ye J, Alvin K, Latif H, et al. 2010. Rapid protein production using CHO stable transfection pools. Biotechnol Progr 26: 1431-1437.

Zhang W, Han L, Lin C, et al. 2011. Surface antibody and cytokine response to recombinant Chinese hamster ovary cell (CHO) hepatitis B vaccine. Vaccine 29:6276-6282.

Zhang X, Wei M, Pan H, et al. 2014. Robust manufacturing and comprehensive characterization of recombinant hepatitis E virus-like particles in Hecolin ®. Vaccine 32:4039-4050.

Zhao JB, Wei DZ, Tong WY. 2007. Identification of *Escherichia coli* host cell for high plasmid stability and improved production of antihuman ovarian carcinoma×antihuman CD3 single-chain bispecific antibody. Appl Microbiol Biotechnol 76: 795-800.

Zhao Y, Bishop B, Clay JE, et al. 2011. Automation of large scale transient protein expression in mammalian cells. J Structural Biol 175:209-215.

Zhou AJ, Clokie CM, Peel SA. 2012. Polyarginine peptide IND-1 enhances recombinant human bone morphogenetic protein-2 yield in mammalian cells. Biotechnol Lett 34:221-230.

Zhou H, Liu ZG, Sun ZW, et al. 2010. Generation of stable cell lines by site-specific integration of transgenes into engineered Chinese hamster ovary strains using an FLP-FRT system. Biotechnol 147:122-129.

Zhou M, Crawford Y, Ng D, et al. 2011. Decreasing lactate level and increasing antibody production in Chinese hamster ovary cells (CHO) by reducing the expression of lactate dehydrogenase and pyruvate dehydrogenase kinases. J Biotechnol 153:27-34.

# 第 *10* 章
## 疫苗临床试验

王文娟　朱凤才

**本章摘要**

　　疫苗临床试验,也称疫苗临床评价,是对疫苗的有效性和安全性进行验证的重要研究阶段。疫苗临床试验的设计必须符合科学和伦理学的基本要求,同时考虑所预防疾病的流行病学特征。根据临床试验计划的目的,可以设计不同的临床试验类型。本章将从临床试验设计的基本原则、安全性评价指标、有效性评价指标以及疫苗临床试验方案的撰写、实施与质量控制,以及总结报告撰写要点进行介绍,阐明疫苗临床试验从设计、实施到完结过程中的基本要点。

# 10.1 概述

## 10.1.1 疫苗临床试验简述

疫苗的研发及其应用过程包括实验室研发、临床前研究、临床试验及上市后的应用研究等阶段。其中疫苗临床试验,也称疫苗临床评价,是对疫苗的有效性和安全性进行验证的重要研究阶段,是能否将实验室研究成果转化为上市产品的决定性阶段。通过疫苗临床试验,可充分了解接种人群中疫苗的有效性和安全性,为确定其免疫程序和剂量、评价其是否可上市以及上市价值提供科学的数据。与药物研发相同,疫苗临床评价不仅周期长,需要数年甚至数十年的时间;而且耗费巨大,通常完成一种新疫苗上市前的临床评价,需要数千万乃至数亿元的资金投入。虽然疫苗临床试验与药物临床试验在技术总体要求上基本一致,但由于疫苗本身特性及其组成的复杂性,以及应用人群的特殊性(通常为健康人群,且多数为儿童或婴幼儿),用于疫苗注册的临床试验在伦理学和安全性方面要求更为严格。此外,疫苗主要通过激发受体自身免疫系统发挥作用,疫苗临床试验过程中还需要考虑机体的免疫功能及其长期的安全性和有效性问题,因此,相较于药物临床试验,疫苗临床试验的设计及实施更为复杂,要求更高。

疫苗临床评价从 20 世纪初期开始在美国展开,由于当时科技发展水平限制,最初的评价以临床试验现场评价为主,缺乏比较性研究,更没有实验室技术作为支撑。随着新机制、新技术、新方法的出现,疫苗临床评价逐步发展为实验室技术与临床试验现场评价相结合的规范化体系。具体表现在:一方面利用实验室技术获得各种数据,为传染病的分型、传播途径、毒力变化、中和抗体发现、免疫效果检测等提供科学依据;另一方面,疫苗临床评价体系及试验现场质量控制体系的建立和持续改进,为数据的有效性和可信性提供了有力保证。

在疫苗临床试验的设计及实施方面,为对上市前的疫苗进行更全面的评价,现多采用多中心疫苗临床评价;除疫苗临床注册所必需的安全性及效力临床评价外,针对老人、儿童、免疫缺陷者、孕妇等特殊人群的疫苗临床评价在国际上越来越受重视;对于按照国家免疫规划要求、接种各类疫苗时间较为集中的婴幼儿,则提倡进行疫苗相互作用的临床评价以及群体免疫研究;对于疫苗效力的免疫学评价指标,除中和抗体外,现也提倡进行免疫抗体类型及细胞免疫功能的研究。

我国疫苗临床评价起步较晚,始于 20 世纪 90 年代初期,与世界上起步较早的国家和地区(如美国、欧盟等)相比,存在诸多问题:实施机构水平、试验现场实施的规范性、评价指标的细致度、与国际接轨的能力等参差不齐。这些问题导致我国有些疫苗临床评价的结果在国际上得不到认可。

新疫苗研发可粗略划分为两个阶段:预审阶段与临床评价阶段。图 10.1 中列出了新疫苗研发的主要阶段。

预审阶段(新疫苗研究):通常是评价用于人群的疫苗的生产。经证明对人群安全、有效的疫苗可获得疫苗临床试验和上市许可。当出现接种疫苗可预防疾病的公共卫生需求时,立即对其开展详细的研究,主要包括感染的发病机制和与保护相关的免疫反应类型的研究,为候选疫苗的研发和制备提供依据。如果疾病的发病率较高(如流感、疟疾、肺结核和其他疾病),则需要对人群感染与免疫水平进行评估。然而,对于其他一些发病率相对较低的致死性疾病的详细评估——特别是那些包含在疾病预防控制中心(Center for Disease Control and Prevention,CDC)生物威胁列表中的疾病(如天花、兔热病、

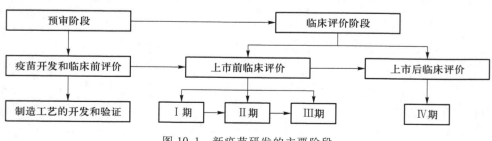

图 10.1 新疫苗研发的主要阶段

吸入性炭疽、出血热等），则必须使用动物模型以预测其可能在人群中发生的病理学变化和免疫反应。候选疫苗成分中含有或表达抗原表位，可以引起与保护有关的免疫反应，被设计和用来评价体外试验和动物实验，测试和验证疫苗的安全性和免疫原性。所以，预审阶段的一项重要内容就是对制造工艺的开发和验证。

临床评价阶段：包括提供注册依据的人群临床研究以及上市后的大规模临床研究。提供注册依据的临床研究通常划分为 3 期：Ⅰ 期、Ⅱ 期、Ⅲ 期以及特定国家监管部门审批所要求实施的任何此类研究。

Ⅰ 期临床研究是在少数健康成人中对疫苗实施初步的安全性检验，主要为耐受性和安全性评价，也可获得临床检验和病理学参数。因 Ⅰ 期临床研究为所研究疫苗在人体的首次评价，为尽可能降低试验风险，通常可先进行小数量人群的开放性预试验；对目标人群为儿童和婴幼儿的疫苗，由于儿童和婴幼儿对不良反应的耐受力低，应按照成人、儿童、婴幼儿的顺序进行；而在存在多个疫苗剂量组的情况下，则按照由低剂量至高剂量的顺序进行，即在某一剂量/年龄组接种后观察一定的时间（通常为 1 周），经专家组对其安全性数据审核并判定未达到方案既定安全性终点的情况下，才进行下一剂量/年龄组的入组和接种。此外，Ⅰ 期临床试验中的安全性评价，除对不良反应进行观察外，通常还需通过临床实验室检查，如血常规、血生化、心电图等辅助手段，对疫苗所预防疾病累及的主要器官功能进行评估。

Ⅱ 期临床研究包含更多数量的受试对象，目的在于提供疫苗在目标人群中产生预期效果的能力和总体安全性的资料，通常可通过此期研究确定疫苗的最佳配方（包括最佳免疫剂量、是否需要佐剂等）、免疫针次及不同针次间的时间间隔等，并且还可依据免疫持久性数据进行免疫持续时间和加强免疫必要性的研究，此外，本期还可对疫苗所针对病原体的不同血清型、基因型或其他同类病原体的交叉保护作用进行探索。而疫苗保护功效和安全性的充分评估，则需要在广泛的 Ⅲ 期临床研究中进行。

Ⅲ 期临床研究是决定能否通过上市注册的关键研究阶段，可获得充分的数据来证明疫苗对于使用人群是否安全、有效。Ⅲ 期临床研究应尽可能采用随机、对照、双盲和多中心试验设计。依据所研究疫苗是否为新疫苗及有无保护性免疫学替代指标，可

将 Ⅲ 期临床研究分为以下两种情况：当与所研究疫苗含相同抗原成分的疫苗已广泛应用，并已有保护性免疫学替代指标时，此时的 Ⅲ 期临床试验仅为 Ⅱ 期临床试验的扩展试验，主要为扩大试验样本量对疫苗的安全性和保护功效进行进一步的评估；而当所研究疫苗为新疫苗并未有保护性免疫学替代指标时，Ⅲ 期临床研究除对安全性和保护功效进行进一步评价外，还需要开展该疫苗所预防疾病或感染的监测，以探索其保护性免疫学替代指标，这不仅增加了试验设计的难度，还需要较大的人力、物力和时间的投入。

此外，严重的或罕见的不良反应常需要大量样本的临床研究才能发现，通常需通过上市后开展 Ⅳ 期临床研究进行进一步的评价并监控疫苗的有效性或效力。多数情况下，Ⅳ 期临床研究采取病例对照或者观察性队列研究，监测和研究内容主要针对疫苗的最佳应用、某些高危人群中的有效性以及长期效果和安全性监控等。

## 10.1.2　疫苗临床试验遵循的主要法规和指南

世界各国对疫苗临床评价的规范化管理，是伴随着科学技术进步、医学研究和制药工业的发展而逐步形成并日臻完善的。从 1906 年美国联邦的《纯净食品与药品法》开始，到《赫尔辛基宣言》（Declaration of Helsinki）的制定与不断修订，各国及世界卫生组织（World Health Organization，WHO）、人用药品注册技术要求国际协调委员会（International Conference on Harmonization of Technical Requirements for Registration of Pharmaceuticals for Human Use，ICH）的《临床试验质量管理规范》（Good Clinical Practice，GCP）的颁布和实施，以及相关技术指导原则的建立，世界各国基本建立了药物临床评价的管理法规和监督体系。

以世界卫生组织为例，其提供的疫苗评估相关的指导原则和要求包括：《药物临床试验质量管理规范》《药品生产质量管理规范》《生物制品生产质量管理规范》，新成立监管机构国家生物制品的监管和许可，以及国家监管生物制品质量保证部门的指南等。这些指南和规范已通过世界卫生组织一系列的技术报告进行详细陈述，而世界卫生组织的《免疫实践——一本针对卫生工作者的实用指南》中则详细描述了运送和储存疫苗的冷链的说明，还

有包括疫苗免疫恰当注射技术以及注射安全在内的基本注意准则。ICH、欧洲药品管理局（European Medicins Agency，EMA 或 EMEA）、美国食品药品监督管理局（Food and Drug Administration，FDA）和英国医学研究理事会（Medical Research Council，MRC）关于疫苗临床研究的指导原则与世界卫生组织的指导原则在主旨上相互统一，在内容上则相辅相成、相互补充。在这种环境下，西方发达国家将药物临床评价作为高度专业化的产业，完成了从培育到快速发展的过程，同时也推动了相关科技领域的创新。

我国 2001 年颁布了《中华人民共和国药品管理法》（主席令第 45 号），2002 年颁布了《中华人民共和国药品管理法实施条例》（国务院令第 360 号），国家食品药品监督管理总局（China Food and Drug Administration，CFDA）自 2003 年起颁布了包括《药物临床试验质量管理规范》《药物临床试验机构资格认定办法（试行）》《药物临床试验机构资格认定复核检查标准》《药物临床试验生物样本分析实验室管理指南（试行）》《国家食品药品监督管理局药品特别审批程序》《药品注册管理办法》《艾滋病疫苗临床研究技术指导原则》《疫苗临床研究报告基本内容书写指南》《预防用以病毒为载体的活疫苗制剂的技术指导原则》《疫苗临床试验技术指导原则》等多个法规及技术指导原则，这一系列法规及指导性文件的颁布对我国的疫苗临床试验工作的开展提供了一定的指导，但仍未形成全面系统的统一规范指导文件。随着与国际的不断接轨，CFDA 于 2012 年陆续颁布了包括《疫苗临床试验质量管理指导原则（试行）》《一次性疫苗临床试验机构资格认定管理规定》等多个指导性文件，进一步对疫苗临床试验的组织实施进行了相对更专业化、更完善的规范和指导。

## 10.1.3 疫苗临床试验中的伦理学考虑与统计学考虑

### 10.1.3.1 伦理学考虑

1964 年，医学伦理学基石——《赫尔辛基宣言》在芬兰赫尔辛基召开的第 18 届世界医学协会（World Medical Association，WMA）大会上被采用，并在 1975 年日本东京举行的第 29 届世界医学大会上正式通过，此后，历经多次修改。该宣言确定了进行人体临床试验的基本原则和依据：临床试验应以

保证受试者的权利、安全和健康为前提；任何研究均应由独立的伦理安全委员会审查获得许可；没有知情同意，受试者不能参加临床试验。在疫苗临床评价中，如果受试者是儿童，应获得其父母或者监护人的同意并有书面的同意证明书；受试者是健康婴幼儿、孕妇和老年人时，应特别注意伦理考虑。用于婴幼儿的疫苗，在进行人体安全性试验时，应按先成人、后儿童、最后婴幼儿的顺序（百白破或/含百日咳疫苗例外）分步进行。临床试验的受试者不应处于严重疾病和伤害的危险中，应采取适当措施确保受试者从科学创新中受益。同时，不应与现行的国家计划免疫政策冲突。对于经济落后地区的人群，考虑到其感染疾病的风险较大，不应将他们置于对其不利的研究中。

《赫尔辛基宣言》中第一次规定了应该有一个独立的伦理委员会（Institutional Review Board，IRB）批准研究方案。伦理委员会的基本任务是审查疫苗研究方案及其支持文件，应特别关注方案中的知情同意过程、文件和方案的可行性和适用性（如下）。

① 研究者的资格、经验是否符合要求；是否有充分时间参加临床试验；人员配备及设备条件是否符合要求。只有在符合这些要求，保证受试者安全的前提下才能批准该临床试验，并使临床试验不至于因为设计不当和技术条件不够而失败。

② 试验方案是否适当。受试对象的选择要合理，并且使受试者在试验中可能获得的利益大于所要承受的风险。方案中应事先确定在什么条件下必须终止试验，以保证受试者不受严重损害。试验设计前应充分掌握情报资料，了解药物的安全性和有效性，并力求提高效力，减少不良反应。

③ 受试者入选的方法和向受试者或监护人或法定代理人提供有关的信息资料是否完整、易懂；获取知情同意书的方法是否适当。

④ 受试者因参加临床试验而受到损害或发生死亡时如何给予治疗或补偿以及相应的保险措施。

⑤ 临床试验的最后结果应使受试者受益。试验的全过程，自始至终要充分考虑受试者获得的利益应大于承受的风险。

⑥ 对试验方案提出的修正意见是否可接受。

⑦ 审查受试者所承受风险的程度。

### 10.1.3.2 统计学考虑

与 FDA 对于新药获批上市的要求一致，疫苗的

获批也需要通过开展充分且良好对照的临床试验来提供疫苗有效性的证据。而充分且良好对照的临床试验的特征包括减少偏倚的适当方法,如双盲、分组的随机化,以及采用科学有效的统计方法进行的数据分析等。在疫苗临床试验开始前,应依据既定的主要和次要研究目的,明确考虑分析结果的变量、检验的无效假设和备择假设、显著性水平、把握度,并详细说明用于评价每个终点的统计学方法。依据FDA的指南,应使用特定的统计方法详细评估免疫应答、常见不良反应、次常见不良反应和罕见不良事件等;优效的单侧检验并不是限制临床试验获批上市的限制或不利条件,但监管机构主要推荐设计差异检测试验,以证实所研究疫苗与对照疫苗相比的优效性。此外,统计学评估应包括置信区间。

关于样本量的考虑,临床试验中受试者的数量必须足够,以确保结果可靠。疫苗效力试验的样本量应足够大,以得到精确的效力区间估计。通常情况下,不同的判定终点所需的样本量不同,应对每一研究终点(如免疫原性、安全性和有效性)分别计算样本量,选用最大样本量作为试验所需的总样本量。此外,在满足统计学要求的前提下,疫苗临床试验的样本量设置应不低于法规规定的样本量。例如,依据《药品注册管理办法》规定,Ⅰ期临床试验的样本量最低为 20 例,Ⅱ期最低样本量为 300 例,Ⅲ期最低样本量为 500 例。

此外,Ellenberg(2001)评估了联合疫苗安全性的一些统计学考虑,进一步提出了分析疫苗临床试验数据时的一些统计学问题,如意向治疗人群(intention-to-treat,ITT)子集分析、缺失/粗糙数据和失访、分层变量分析以及期中分析。Chan 等(2003)还指出,在疫苗临床试验设计时还应纳入一些特殊的考虑,包括阳性替代标记、免疫应答的评估、以暴露为基础的临床有效性终点定义的特异性、安全性把握,以及免疫项目对公共卫生的影响等特殊卫生经济学考虑等。

## 10.2 疫苗临床试验的设计

疫苗临床试验的设计必须符合科学和伦理学的基本要求,同时考虑所预防疾病的流行病学特征,包括发病率、患病率、人群免疫水平等因素的影响。疫苗临床试验的研究目的一般包括有效性评价(保护

效力终点和免疫原性终点)、安全性评价、免疫持久性评价和疫苗批间一致性评价等。

用于疫苗注册的关键性临床试验应采用随机、双盲、对照的临床试验。特殊情况下可采用开放试验,但安全性评价、临床终点事件(死亡、发病等)、免疫原性的检测以及数据管理和统计分析应尽可能地在盲态下进行。其有效性评价一般采用替代终点,主要以免疫原性评价为主,可应用等效、非劣效或优效设计。当免疫学指标是唯一的效力判定终点时,受试者的选择应能代表目标人群,样本大小应根据研究目的和研究设计估算确定,同时应考虑免疫反应检测方法的可变性。保护效力一般应依据人年发生率,采用 Poisson 回归模型计算,某些情况下也可依据累计发生率,采用 Cox 比例风险回归模型计算。体液免疫原性评价指标包括抗体阳转率、抗体增长率、抗体几何平均滴度(geometric mean titer,GMT)、抗体几何平均浓度(geometric mean concentration,GMC)等。以阳性疫苗为对照的临床试验通常采用等效/非劣效检验比较免疫原性,一般采用置信区间法,计算率差(risk difference,RD,又称绝对风险)或率比(risk ratio,RR,又称相对风险)的双侧 95% 置信区间(confidence interval,CI)。疫苗的批间一致性评价采用等效性检验。保护效力为主要研究终点的试验一般采用安慰剂对照,组间的分析比较采用差异性检验,并计算保护效力的双侧 95% 置信区间。统计的假设检验类型和检验假设应在研究方案(临床试验方案和统计分析计划)中事先明确。

### 10.2.1 常见疫苗临床试验类型

常见的疫苗临床试验设计类型主要包括:多中心临床试验、优效试验、等效/非劣效试验、剂量—效应试验、批间一致性试验、联合或多价疫苗试验、桥接试验等。根据临床试验计划的目的,这些设计类别通常适用于不同的情况。

#### 10.2.1.1 多中心临床试验

多中心临床试验可将不同研究中心的临床结果复制并推广至目标接种人群,应用于临床试验的多个阶段,主要为Ⅲ期临床试验。使用多中心设计能够加快招募速度,并使试验结果更加全面。

#### 10.2.1.2 优效试验

如果预期临床试验的目的是证明试验疫苗的主

要临床终点优于平行对照,则被称为优效试验,此类试验的平行对照通常为安慰剂对照。优效试验能提供最令人信服的科学证据,通常在疫苗研发的早期阶段进行,主要应用于无保护性免疫学替代指标的新疫苗临床试验,也可以用于说明一种剂量疫苗在免疫应答上优于另一种剂量的同类疫苗,此时则与非劣效性研究的概念类似。我国开展的多项验证 10 μg 重组酵母乙型肝炎疫苗免疫效果优于 5 μg 重组酵母乙型肝炎疫苗的临床试验即属于此类设计(焦雪成和张玉华,2003;张丽等,2012)。随机安慰剂对照试验被普遍认为是评价新疫苗安全性和有效性的金标准,试验中受试者被随机分配到疫苗组或者安慰剂组。通过随机和安慰剂的使用来控制混杂因素,从而证实疫苗组和安慰剂组间的疾病发病率和不良反应的差异是由试验疫苗产生的;Fleming 和 DeMets(1996)指出,安慰剂对照试验有试验灵敏性的内部证据,能够直接测定试验疫苗的"绝对"效力和安全性;相对于阳性对照试验,Borrow 等(2005)认为,安慰剂对照试验所需的样本量和成本会更小。

### 10.2.1.3 等效/非劣效试验

安慰剂对照在临床试验中有着不可替代的重要价值,但是,基于伦理学中对于受试者受益等问题的考虑,当存在已注册的同类疫苗时,则通常使用已注册疫苗作为对照(阳性对照)而不选用安慰剂,特别是在儿童中开展的 III 期临床试验。例如,在婴儿中进行的肺炎结合疫苗 III 期临床试验时,使用 C 型脑膜炎球菌疫苗作为对照疫苗(Black et al.,2000)。该类研究中,C 型脑膜炎球菌疫苗作为对照疫苗对于受试者来说是有益的,此类研究中主要验证试验疫苗的有效性与阳性对照相似或不劣于活性对照,具有此目的的活性对照试验则被称为等效/非劣效试验。

等效试验是指受试者被随机分配至试验疫苗组和阳性对照疫苗组,为了证实试验疫苗的效力在临床意义上等效于阳性对照疫苗。非劣效试验的目的是通过显示试验疫苗非劣效于阳性对照疫苗,来证明试验疫苗与阳性对照疫苗之间的等效性,是最为常见的疫苗临床试验设计类型。等效/非劣效试验的优点:试验组和对照组受试者都接受了有效的疫苗,符合伦理学,受试者和研究者都比较容易接受;大样本的阳性对照试验能提供更多疫苗安全性的信息。等效/非劣效试验的缺点:试验疫苗和阳性对照

疫苗间的效力差别较小,要达到和安慰剂对照试验同等的效能则需要更大的样本量;疫苗临床试验的灵敏性是指当试验疫苗和对照疫苗存在差异时,试验能检测到这种差异的能力。在等效/非劣效试验中存在的一个关键问题是,没有内部真实性的度量来评估试验的灵敏性,只有证实阳性对照疫苗在试验条件下是有效的才能正确推断试验的结果。试验的灵敏性是非常重要的,在不同的试验设计中的意义是不同的。如果等效/非劣效试验缺乏一定的灵敏性,试验将发现无效的疫苗是有效的,从而得出错误的结论。安慰剂对照试验可以证实试验的灵敏性,但等效/非劣效试验不能直接检验对照疫苗相对于安慰剂的效力,试验的灵敏性需要根据阳性对照疫苗的安慰剂对照试验获得。即使疫苗临床试验的历史数据证实阳性对照疫苗是有效的,但一些试验的特殊因素会影响阳性对照疫苗的效力,如研究人群的选择,接种的方式和首要研究终点的选择,故要保证阳性对照疫苗相对于安慰剂的效力在等效/非劣效试验的环境背景下不发生改变才能确保该试验的灵敏性。

### 10.2.1.4 剂量—效应试验

在新疫苗的研发过程中,通常应用剂量效应试验评估疫苗在不同剂量水平的免疫应答。这不仅有助于确定最小有效剂量和安全剂量,还有助于研究效力衰减的动力学,判断疫苗的释放、效期剂量水平以及保质期。需要注意的是,关于剂量—效应信息的常见错误关键在于仅着重于有效性,而实际上,关于安全性的剂量—效应关系与关于有效性的剂量—效应关系同等重要,有时甚至更为重要。此类研究通常在 I 期或者 II 期临床试验中进行,而在疫苗临床试验中,最常使用的是比较 3 个或 3 个及以上剂量与平行安慰剂对照的随机化、双盲、平行分组设计,这些剂量通常为一系列递增剂量水平,如倍数关系或等加数列。Zhu 等(2012,2013a,2013b)实施的肠道病毒 71 型(enterovirus type 71,EV71)灭活疫苗(Vero 细胞)I 期和 II 期临床试验均进行了剂量效应试验,对 160U、320U 以及 640U 三个剂量肠道病毒 71 型灭活疫苗在婴幼儿人群的安全性和免疫原性进行了综合评价,并依据 II 期临床试验的安全性和免疫原性结果,综合考虑疫苗生产力等因素,选择了 320 U 疫苗作为进入 III 期临床试验评价的最优剂量。

剂量效应试验的优点:当剂量—效应关系呈现单向趋势时,使用剂量效应对照最能提供有关信息,以便确定最佳剂量或范围;当所有的剂量组都有相同效力时,不能断定它们是同为有效还是同为无效,在剂量效应试验中加入安慰剂对照组,借助于与安慰剂组的比较就能回答这一问题,并且能够估计每个剂量组的绝对有效性;在研究疫苗的效力和安全性方面,剂量效应试验比安慰剂对照临床试验更符合伦理,对于随机分配到低剂量组的受试者,虽然效力可能较低但在安全性方面却是最高的,所以易于被研究者和受试者接受。剂量效应试验的缺点:当剂量—效应呈现正相关,但任何两个剂量组间差异均无统计学意义时,就不能确定哪个剂量是实际有效的;当所有剂量组的试验研究结局无差异且没有安慰剂对照存在时,就不能评价所有剂量是否都有效还是无效。

### 10.2.1.5 批间一致性试验

疫苗具有内在和应用特殊性,如来源于活生物体、组成复杂,用于健康人群且以儿童为主要接种对象,因此,在安全性和有效性方面有其特殊的要求,保证其批间质量的稳定和一致性。在批准一种新疫苗(包括新型疫苗、新生产厂商或新的工艺下的疫苗)前,美国 FDA 及欧洲药品管理局要求提供证明所生产的疫苗是稳定的、批次间是一致的相关临床试验数据,即提供相同制作工艺的最少 5 批疫苗的一致性分析和最少 3 批疫苗的临床一致性的证据。世界卫生组织亦有要求疫苗生产商必须在疫苗临床试验后期开展批次一致性检验并提供详细文件,用于证明疫苗的内在稳定性。而现有典型的批间一致性研究大部分使用 3 个一致性批次的疫苗和一个对照组,或糅合在Ⅲ期临床试验中或单独进行。Chen 等(2014)在 EV71 灭活疫苗Ⅲ期临床试验基础上研究连续三批 EV71 灭活疫苗的免疫原性一致性试验中,受试者按照 1∶1∶1∶3 的比例随机分配到三个批次试验疫苗组或安慰剂组,分别比较两两批次间的 GMT 比值的 95% CI 与预先设定的界值范围大小。

### 10.2.1.6 联合或多价疫苗试验

如果研究疫苗包含 1 种以上的活性成分,由于有潜在的疫苗相互作用,故需要进行联合或多价疫苗试验对疫苗交互作用和有效性进行评估。FDA 对于联合疫苗的定义是包括有两种或更多阳性生物体、灭活生物体、纯化抗原,由生产者进行联合或者在给药前当即进行混合的疫苗,通常是为了预防多种疾病或者由一种生物体的不同菌株或血清型引起的一种疾病。为了确定一种联合疫苗的有效性,联合疫苗或多价疫苗的每种成分都应该进行免疫原性研究,以排除联合疫苗和同时给药的单独成分抗体之间在免疫应答率和(或)几何平均滴度上有临床意义的差异。另外,对于每一血清型或成分,应该阐明其可接受的免疫原性水平。评价无细胞百白破 b 型流感嗜血杆菌联合疫苗(diphtheria and tetanus toxoid with acellular pertussis and haemophilus influenza type b vaccine, DTaP-Hib vaccine)在中国婴幼儿中的安全性和免疫原性的研究中,将已获注册的无细胞百白破疫苗和 Hib 疫苗均设为对照,对联合疫苗接种后的安全性和各种成分(白喉、破伤风、百日咳、Hib)的免疫原性数据与单独接种两种疫苗时的相应数据进行了比较和评价(Li et al.,2010)。而张辉等实施的 ACYW135 群脑膜炎球菌多糖疫苗的免疫原性评价则为多价疫苗试验(张辉等,2012)。

### 10.2.1.7 桥接试验

依据世界卫生组织《疫苗临床评价指南:基于监管期望》中的定义,桥接试验主要目的在于,依据某种配方、应用于某种人群或某种剂量方案下疫苗的有效性、安全性和免疫原性数据进行外推。在临床试验方案中需要对桥接试验的必要性和合理性进行细致的描述,而其终点通常为免疫应答、临床安全性相关参数。而依据研究目的的不同,可采用不同的设计形式。如果疫苗在批准以后,生产工艺、储存条件、给药途径,或者给药方案发生细小变化,FDA 要求进行桥接试验来证明这样的变化不会对疫苗的疗效产生不利影响。当药理和临床前研究已充分证明生产工艺的改变并不改变临床有效性或安全性时(如质量控制的规格和批签发未改变,从而物理化学特征的验证数据已足够说明问题),则不需要进行桥接试验。评价 GSK 公司疟疾 RTS S/AS02A 冻干疫苗的安全性、免疫原性和有效性的 I/Ⅱa 期临床试验即为桥接试验,将冻干疫苗的试验数据与原有已验证过的液体疟疾疫苗的相关数据进行比较并外推,此主要为剂型改变的桥接研究。又如人乳头瘤病毒(human papilloma virus, HPV)疫苗的效力试验中,因缺乏保护性的免疫学替代指标,则需要进行一系列的妇科检查并采样检测以评价疫苗接种后的有效性,而 9~18 岁的人群不适宜进行妇科检查,基于伦理学考虑开展桥接研究以进行年龄组的外推(Kester et al. ,2007)。

### 10.2.1.8 "三臂"试验

"三臂"试验是在阳性对照试验中,增加一个安慰剂对照组或者阳性对照的低剂量组,通过安慰剂/低剂量组来设立内部对照,以评估阳性对照药物在试验条件下是否有效力,从而更加科学更加客观地评估试验药物的效力。Sow 等在设计实施 A 型流脑破伤风联合疫苗与 4 价多糖流脑疫苗针对 A 型流脑的免疫原性和安全性评价的疫苗临床试验中,受试者随机分配到 A 型流脑破伤风联合疫苗组、4 价多糖流脑疫苗组和安慰剂对照组。安慰剂对照组的设立能更好地评估试验的灵敏度,从而使得试验结果的推断更加科学准确。

## 10.2.2 免疫持续性研究

通常在疫苗的 Ⅱ 期和 Ⅲ 期临床试验中可进行免疫持续性研究,以评价疫苗所诱导的免疫反应随时间推移的动态变化,从而为加强免疫的必要性、加强免疫的适当时间以及加强免疫的针次等加强免疫策略研究提供依据。但往往疫苗引起的免疫持续时间要远远大于临床研究的时间跨度,因此,免疫持续性研究需收集多年的免疫反应数据,然后使用寿命表或者时间事件数据评估累计免疫持续率,以判断长期免疫持续性。如对甲肝灭活疫苗、脊髓灰质炎灭活疫苗不同免疫方案的免疫持续性研究通常均持续数年乃至数十年。

灵活、合适的设计方法常用于疫苗研究,在研究开展前和研究进行中对试验设计进行调整(Chang and Chow,2007)。对临床试验的调整可能包括前瞻性预调,如在进行期中分析时,发现研究制品无效/安全性考虑/效果而提前终止试验,或重估样本量;或为临时调整,如改变纳入排除标准、剂量、方案、试验持续时间;或者试验结束时、破盲前的回顾性调整,如改变研究终点或改变统计假设(优效改为非劣效)。这些都是基于累积的证据对试验设计进行调整,目的是在不破坏有效性的前提下提高试验成功的可能性。这些调整可能涉及研究假设、方案修正和样本量的重新计算等。

## 10.3 安全性观察指标

通常,在疫苗临床试验中的安全性观察指标包括征集性不良事件、非征集性不良事件以及严重不良事件等。其中,依据 FDA 的定义,不良事件(adverse event,AE)定义为受试者由于接受试验制品而引起的任何不良医疗事件。是临床研究受试者发生的、在时间上与所使用医疗产品有关系的任何非预期医学事件,无论其是否被认定与所使用的医疗产品有关。

征集性不良事件作为临床研究终点,是由受试者或观察人员在疫苗接种后的特定随访时间内主动收集这些事件的存在/发生/强度。

非征集性不良事件是指在临床研究中报告的除征集性不良事件外的其他不良事件。也包括在指定的征集性症状随访时间外报告的"征集性"症状。

严重不良事件(severe adverse event,SAE)是指在临床研究中导致死亡、威胁生命、住院或住院时间延长、导致残废/丧失生活能力、或导致受试者后代先天畸形/出生缺陷的医学事件。

不良事件的评分通常是基于对活动的影响,1 = 轻度,不影响日常活动;2 = 中度,对日常活动产生一定的影响;3 = 重度,不能活动。实验室指标异常的等级划分是建立在预实验的基础上。FDA 提供了健康成人和青少年疫苗临床试验的毒性分级指南。而 CFDA 也制定了《预防用疫苗临床试验不良反应分级标准指导原则》(国食药监注[2005]493 号),目前,国内进行的疫苗临床试验主要依据该指导原则进行疫苗临床试验不良反应的分级,其中,征集性注射部位(局部)不良事件、征集性全身不良事件及生命体征不良反应分级标准详见表 10.1、表 10.2 和表 10.3。

所有其他不良事件(即非征集性症状,还包括研究期间报告 SAE),将按事件发生期间的最大严重程度进行评价。

参照《预防用疫苗临床试验不良反应分级标准指导原则》,临床试验方案制定统一的安全性评价标准与方法,应该主动监测和随访疫苗的安全性,事先明确接种疫苗后的评估时间。一般接种灭活和重组疫苗的主动监测时间不少于 7 天,减毒活疫苗不少于 14 天,30 天内受试者自动报告。长期随访可在整个研究人群或一个相关亚群中进行。

表 10.1 征集性局部不良事件观察指标与分级标准

| 局部反应 | 轻度（1 级） | 中度（2 级） | 严重（3 级） | 潜在的生命威胁（4 级） |
|---|---|---|---|---|
| 疼痛 | 不影响活动 | 影响活动或多次使用非麻醉性镇痛药 | 影响日常活动或多次使用麻醉性镇痛药 | 急诊或住院 |
| 皮肤黏膜 | 红，瘙痒 | 弥散，斑丘疹样皮疹，干燥，脱屑 | 水疱状，潮湿，脱屑或溃疡 | 脱皮性皮炎，累及黏膜，或多形红斑，或疑似 Stevens-Johnson 综合征 |
| 硬结直径* | <15 mm | 15～30 mm | >30 mm | 坏疽或剥脱性皮炎 |
| 红直径* | <15 mm | 15～30 mm | >30 mm | 坏疽或剥脱性皮炎 |
| 肿直径** | <15 mm 且不影响活动 | 15～30 mm 或影响活动 | >30 mm 或限制日常活动 | 坏疽 |
| 疹直径（注射部位） | <15 mm | 15～30 mm | >30 mm | — |
| 瘙痒 | 注射部位微痒 | 注射肢中度痒 | 全身痒 | — |

注：*除了最直接地通过测量硬结等直径来分级评价局部反应，还要记录测量结果的发展变化。

　　**肿的评价和分级应根据功能等级和实际测量结果。

表 10.2 征集性全身不良事件观察指标与分级标准

| 全身反应 | 轻度（1 级） | 中度（2 级） | 严重（3 级） | 潜在的生命威胁（4 级） |
|---|---|---|---|---|
| 变态反应 | 瘙痒无皮疹 | 局部荨麻疹 | 广泛荨麻疹，血管性水肿 | 严重变态反应 |
| 头痛 | 不影响活动，不需治疗 | 一过性，稍影响活动，需治疗（多次使用非麻醉性镇痛药） | 严重影响日常活动，初始麻醉剂治疗有反应 | 顽固性，重复麻醉剂治疗。急诊或住院 |
| 疲劳、乏力 | 正常活动减弱<48 h，不影响活动 | 正常活动减弱 20%～50% >48 h，稍影响活动 | 正常活动减弱>50%，严重影响日常活动，不能工作 | 不能自理，急诊或住院 |
| 恶心、呕吐 | 1～2 次·24 h⁻¹，摄入基本正常且不影响活动 | 2～5 次·24 h⁻¹，摄入显著降低，或活动受限 | 24h 内>6 次，无明显摄入，需静脉输液 | 由于低血压休克需要住院或其他途径营养 |
| 腹泻 | 轻微或一过性，2～3 次稀便/天，或轻微腹泻持续小于 1 周 | 中度或持续性，4～5 次/天，或腹泻>1 周 | >6 次水样便/天，或血样腹泻，直立性低血压，电解质失衡，需静脉输液>2 L | 低血压休克，需住院治疗 |
| 肌肉痛 | 不影响日常活动 | 非注射部位肌肉触痛，稍影响日常活动 | 重度肌肉触痛，严重影响日常活动 | 症状明显，肌肉坏死，急诊或住院 |
| 咳嗽 | 一过性，不需治疗 | 持续咳嗽，治疗有效 | 阵发咳嗽，治疗无法控制 | 急诊或住院 |
| 其他不适或临床上的不良反应（依据相应的判断标准） | 不影响活动 | 稍影响活动，不需药物治疗 | 严重影响日常活动需要药物治疗 | — |

$$\text{恶心、呕吐：} 1\sim2 \text{ 次}\cdot24\ h^{-1}$$
$$2\sim5 \text{ 次}\cdot24\ h^{-1}$$

表 10.3 生命体征不良反应分级标准

| 分级 | 轻度（1 级） | 中度（2 级） | 严重（3 级） | 潜在的生命威胁（4 级） |
|---|---|---|---|---|
| 发热（腋温） | 37.1~37.5℃ | 37.6~39.0℃ | >39.0℃ | — |

注：引自《预防接种手册》，受试者应在静止状态进行检测。

安全性观察的内容应包含以往同类上市疫苗临床应用中或已发表的论文、参考文献中报告的任何不良反应，以及其他所有无论是否与临床试验有关的不良事件，以期发现偶见、非预期不良反应。

安全性评价应包括对不良反应、不良事件、严重不良事件等的发生率和严重程度的分析，如有年龄分层，还应对各年龄层分别进行分析。

疫苗临床试验不良事件监测及报告由受试者、不良反应调查员、研究者分阶段在不同的观察时点共同完成。负责机构应建立不良事件主动报告和被动报告相结合的敏感的监测体系。以发病为临床终点的疫苗临床试验，须建立病例发现及确诊系统，由具备业务专长的临床医学专家组成终点事件评估委员会，对试验中发现的终点事件进行评定。

负责机构应建立临床试验中 SAE 处理的应急预案。研究者获知严重不良事件后，应及时报告申办者、伦理委员会以及所在省监管部门，并提交后续报告；临床试验机构/研究者应向伦理委员会转报申办者关于临床试验的最新安全信息报告。伦理委员会及时掌握整个临床试验 SAE 发生与处理情况，并对临床试验过程中 SAE 的处理和报告等进行跟踪审查。

按 CFDA 发布的《疫苗临床试验严重不良事件报告管理规定（试行）》和《药品定期安全性更新报告撰写规范》，定期汇总、分析临床试验中安全性监测资料，及时报告发生的非预期严重不良事件，并制定相应的风险管理计划和措施。申办者收到任何来源的疫苗安全性相关信息后，应进行分析评估，包括严重性、与试验疫苗的相关性以及是否为预期事件等。对于致死或危及生命的可疑非预期严重不良反应（suspected unexpected serious adverse reaction，SUSAR），申办者应在首次获知后尽快报告国家食品药品监督管理总局药品审评中心，但不得超过 7 个自然日，并在随后的 8 天内报告相关随访信息。对于非致死或危及生命的 SUSAR，或其他潜在严重安全风险的信息，申办者应在首次获知后尽快报告 CFDA 药品审评中心，但不得超过 15 个自然日。

## 10.4 疫苗效力临床试验中终点指标的选择

证明疫苗有效性的临床试验应该是随机对照的，通常在Ⅲ期临床试验中进行评价。从疾病发病率，乃至得到确认的免疫学替代指标，均可作为评估有效性的终点。对于疫苗效力评价的临床试验来说，最为重要的就是终点的选择和判定，常常决定了临床试验的实施方案的制定。

在缺乏免疫学替代指标的情况下，通常研究者首先面对的是选择将感染还是发病作为终点，特别是在感染并不一定发病的情况下，这个选择就尤为重要。作为终点，疾病往往比感染更容易被准确发现，这是因为疾病通常伴随着具体的临床症状，而无症状的感染（隐性感染）往往无法自我察觉，且难以在合适的时间窗内完成生物样本的采集和实验室检测。需要注意的是，因疫苗临床试验的周期有限，选择发病作为终点仅适用于潜伏期较短的急性疾病。

例如，在 EV71 疫苗的效力评价试验中选择了以 EV71 所致手足口病（hand-foot-mouth disease，HFMD）和 EV71 所致疾病作为主要终点（Wei et al.，2017）。EV71 所致手足口病定义为：受 EV71 感染所致的，在手掌、脚底、膝盖、手肘或臀部出现丘疹水疱性皮疹或斑丘疹，可能伴发热，口腔内有或没有小水疱或溃疡。EV71 所致疾病定义为：受 EV71 感染所致的，包括手足口病、疱疹性咽峡炎、神经系统症状（如无菌性脑炎和脑膜脑炎）伴或不伴后遗症，以及非特异性的疾病症状，如单纯性发热、腹泻、呼吸感染症状等。在该试验中，选择发病作为研究终点主要考虑到以下几点：受 EV71 感染后大部分的人表现为无临床症状的隐性感染，仅有少部分的感染者会在潜伏期（通常 2~7 天）后表现出临床症状。无症状的 EV71 感染可在感染后使机体获得抗 EV71 的免疫力，并形成免疫记忆，保护其以后不再会受到 EV71 的侵害，因此，无症状的隐性感染不是疫苗预防的首要目标。此外，虽然 EV71 感染者在感染后 2~3 天可能通过咽拭子、肛拭子的实验室检测进行确证,但由于大部分的人感染 EV71 后没有自觉症状且不会发病,难以对样本采集时间进行准确的把握,且若以 EV71 感染为终点,则需要在观察期内高频率对受试者反复进行实验室检测,不仅难以组织、花费巨大,而且获得的绝大多数实验结果呈阴性,使得整个临床研究事倍功半。

但选择发病作为终点亦存在缺陷,即不能发现无症状感染者。事实上,有些感染后虽然没有导致疾病,却也会引起机体或器官功能的损害。无症状感染不应视为没有危险,特别是对于一些性传播的病原体,虽然感染后可能并不出现临床症状,但是如果未及时发现或治疗,会造成机体功能的严重损害或最终危及生命,并且就终点捕获来说,疾病却并不一定比感染更容易获得,特别是对于潜伏期很长的感染,或是肿瘤等慢性疾病。以人类免疫缺陷病毒(human immunodeficiency virus,HIV)为例,其潜伏期平均为 7~10 年,如果终点指标为发病,则捕获足够的病例数可能需要耗费数十年。过长的观察周期一方面会使得受试者的队列难以很好地维持,大量的失访、中途退出或因其他事件导致死亡(在观察终点出现前)的情况难以避免;另一方面,则可能延误有效疫苗被尽早发现,或是在可能无效的干预研究中耗费太多的金钱和时间。相反,如果选择 HIV 感染作为终点,在高危人群(男同性恋、吸毒或性滥交者)中进行定期的血样采集和实验室检测则可能大大地缩短疫苗效力临床试验的观察期,并获得其效力的数据。在这种情况下,疫苗主要是预防持续感染的形成。

因此,在效力试验设计时应充分结合疫苗所预防疾病本身的特点、实际操作的可行性等对评价终点进行科学和合理的选择。

## 10.5 免疫学替代指标

当存在以下时间、费用或伦理等问题时,应用临床终点(发病、感染及细菌/病毒定植数量等)来评价试验疫苗的效力或许不可行:①当已知有效的疫苗已经批准上市且广泛接种,再实施安慰剂对照疫苗临床试验来评价一种新疫苗的效力时,将会产生伦理学问题而不可行。②当评价两种有效疫苗(阳性对照试验)或者评价的临床终点事件发生率较

低,通过观察临床终点的效力试验来评价试验疫苗的效力,则需要一个大的研究人群样本和很长的随访时间,在实际实施过程中不太可行(Markoff,2000)。为了解决上述的问题,疫苗研究者提出了免疫学替代终点的概念和一些确定免疫学替代终点水平的方法。

免疫学替代终点是可以预测临床终点事件发生的免疫学反应指标,从而可以预测疫苗的保护效力。在血清学临床试验中,可以直接应用已确定的免疫学替代终点水平分析试验疫苗组和对照组间的血清阳转率或四倍增长率,评价试验疫苗与对照疫苗间的保护效力是否有差异(Kohberger et al.,2008)。与观察临床终点事件的效力试验相比较,应用疫苗免疫学替代终点的血清学临床试验能有效地减少研究人群样本量,缩短随访时间,减低研究费用,有利于新疫苗的研发和发展。因此,确定免疫学替代终点被美国国立卫生研究院和比尔及梅琳达·盖茨基金会设立为十四大全球健康挑战之一(Sadoff and Wittes,2007;Nauta,2011)。

### 10.5.1 相关定义

关于免疫学相关性保护和免疫学替代终点的定义已在相关文献中被广泛地使用,但在不同的文献报告中均不一致(Plotkin,2008;Gilbert et al.,2008;Plotkin and Gilbert,2012),世界卫生组织推荐的相关定义如下(WHO,2013)。

免疫学相关性保护是指与研究的临床终点事件发生概率相关的免疫学反应,两者间一般呈负相关,即免疫学反应水平越高,对应的临床终点事件发生概率越低。

免疫学替代终点是指与研究的临床终点事件发生概率相关的免疫学反应,且通过该免疫学反应水平可以预测疫苗的保护效果,即免疫学替代终点完全解释疫苗对临床终点事件的预防保护效果。与免疫学相关性保护相比较,免疫学替代终点与临床终点间的关系更密切,免疫学替代终点都是属于免疫学相关性保护,但并不是所有的免疫学相关性保护都属于免疫学替代终点(图 10.2)。

免疫学反应指标 1 是接种疫苗与疫苗产生保护效果因果链上唯一的因果关系,即疫苗接种通过免疫学反应指标 1 来达到预防临床终点事件发生的保护效果,故免疫学反应指标 1 为评价疫苗效力的免疫学替代终点,但常常很难评估一个免疫学反应是

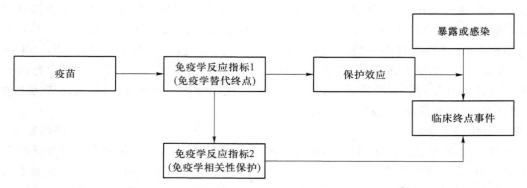

图 10.2 疫苗接种与临床终点事件间的效应机制

否完全介导疫苗接种对临床终点的预防保护作用。免疫学反应指标 2 与临床终点事件相关,但不介导疫苗接种产生预防保护作用,故免疫学反应指标 2 是免疫学相关性保护而非免疫学替代终点(Fleming and DeMets,1996)。此处的免疫学相关性保护和免疫学替代终点与 Plotkin 等人定义的非机制性相关性保护(与临床终点事件相关,但不介导疫苗产生保护效果)和机制性相关性保护(介导疫苗产生保护效果)的概念相一致(Plotkin et al.,2012)。例如,脑膜炎球菌疫苗诱导产生的血清杀菌抗体(serum bactericidal antibody,SBA)介导疫苗产生预防保护效果,且人 SBA ≥ 4 已被用于评价脑膜炎球菌疫苗效力的免疫学替代终点阈值水平;而酶联免疫吸附测定(enzyme-linked immunosorbent assay,ELISA)的抗体水平与评价的临床终点相关,但未介导疫苗产生保护效果,故仅作为免疫学相关性保护(Borrow et al.,2005)。关于带状疱疹疫苗免疫学替代终点的研究表明,免疫后抗体水平和细胞免疫均与疫苗效力相关,细胞免疫与疫苗效力的相关性更密切,以及从疾病的生物学角度来看,细胞免疫是免疫学替代终点,而抗体水平属于免疫学相关性保护。但由于抗体水平更方便被检测,所以对于评价带状疱疹疫苗的免疫学替代终点,应用抗体水平评价疫苗效力的意义更大(Weinberg et al.,2009)。由于很难从统计学角度来证实完全介导疫苗保护的免疫学替代终点,故在大多数关于免疫学替代终点的相关统计学研究中,免疫学相关性保护等同于免疫学替代终点。EV71 灭活疫苗临床试验中,对疫苗的免疫性替代终点进行了探索(Jin et al.,2016)。

大部分疫苗都是通过诱导机体产生抗体来达到预防保护作用,抗体水平在预防病原微生物的感染过程中起着重要的作用,因此,多用特异性抗体水平作为评价疫苗效力的免疫学替代终点。大部分疫苗可预防传染性疾病的免疫学替代终点水平(表10.4)。

表 10.4 疫苗可预防传染性疾病的免疫学替代终点水平

| 疫苗 | 疫苗类型 | 试验 | 保护性水平阈值 |
| --- | --- | --- | --- |
| Hib | 多糖结合 | ELISA | $0.15 \sim 1.0 \ \mu g \cdot mL^{-1}$ |
| C 型脑膜炎 | 多糖 | 杀菌 | 1:4 |
| 肺炎球菌 | 多糖 | ELISA | $0.35 \ \mu g \cdot mL^{-1}$ |
| 甲型肝炎 | 灭活 | ELISA | $10 \ mIU \cdot mL^{-1}$ |
| 乙型肝炎 | 重组 | ELISA | $10 \ mIU \cdot mL^{-1}$ |
| 流感 | 灭活/减毒 | HI | 1:40 |
| 日本脑炎 | 灭活/减毒 | 中和 | 1:10 |
| 麻疹 | 减毒 | 微量中和 | $120 \sim 200 \ mIU \cdot mL^{-1}$ |
| 脊髓灰质炎 | 灭活/减毒 | 中和 | 1:(4~8) |
| 狂犬 | 灭活 | 中和 | $0.5 \ IU \cdot mL^{-1}$ |
| 风疹 | 减毒 | 免疫沉淀 | $10 \sim 15 \ mIU \cdot mL^{-1}$ |
| 天花 | 减毒 | 中和 | 1:(20~32) |
| 水痘 | 减毒 | ELISA | $5 \ IU \cdot mL^{-1}$ |
| 黄热病 | 减毒 | 中和 | 0.7 NI |

注:IU:international unit,国际单位;NI:neutralizing index,中和指数;HI:hemagglutinin inbitation,血凝抑制。

## 10.5.2 确定免疫学替代终点水平的研究设计

### 10.5.2.1 攻毒试验研究

Mason 等(1973)在猕猴身上进行了一系列的实验研究,先用不同稀释浓度的 17DYF 疫苗免疫猕猴,在接种疫苗 20 周后用致死剂量的黄热病 Asibi 毒株直接去感染免疫接种后的猴子,观察猴子的存活情况并分析染毒前猴子的抗体水平与存活率间的关系。抗体水平的测定应用了蚀斑减少中和试验(plaque reduction neutralization test, PRNT),分别测定免疫接种前后的抗体滴度,计算中和指数(neutralizing index, NI)(NI = $Log_{10}$ 免疫接种前抗体滴度 − $Log_{10}$ 接种后 28 天的抗体滴度)。94%(51/54)存活猴子的中和指数 ≥ 0.7,然而死亡的猴子中 91%(10/11)的中和指数 < 0.7。抗体滴度 NI ≥ 0.7 的猴子能抵抗 Asibi 毒株的感染致死,而 NI < 0.7 的猴子对 Asibi 毒株是易感的。

### 10.5.2.2 被动免疫研究

观察被动免疫或新生儿母体抗体水平与临床终点事件间的相关性是获得保护性抗体水平的重要方法之一。Ambrosino 等(1986)的研究表明,Hib 高危婴儿被动接种富含抗-Hib 多糖的免疫球蛋白后 3 个月内,被动接种免疫球蛋白的婴儿能有效预防 Hib 侵袭所致疾病的发生。通过检测被动接种免疫球蛋白受试者的血清抗-Hib 多糖抗体水平,以及根据抗体 31 天的半衰期进行推算,估计的保护性抗体水平为 0.05 ~ 0.15 $\mu g \cdot mL^{-1}$。

### 10.5.2.3 人群观察研究

1985 年,波士顿市区暴发了一场麻疹疫情,报告的大部分麻疹病毒感染病例为波士顿大学的学生。在疫情暴发前的半个多月,美国红十字协会采集过一次该校学生的血液,从而获得了学生在暴露麻疹病毒前的血液样本。Chen 等(1990)通过美国红十字协会获得了 80 份学生暴露前的血液样本,并运用蚀斑减少中和试验测定了血液蚀斑减少中和抗体滴度,分析了疫情暴发前抗体滴度水平与麻疹暴发后保护性的关联性。结果分析发现,蚀斑减少中和抗体滴度 ≤ 120 的研究对象中,89%(8/9)的学生被诊断为临床麻疹病例,71 名蚀斑减少中和抗体滴度 > 120 的研究对象没有出现临床麻疹。蚀斑减少中和抗体滴度在 216 ~ 874 的研究对象中,64%(7/11)学生的抗体水平出现了大幅度的升高(平均 42 倍),表明他们被麻疹病毒感染,但没有明显的临床症状。相比较,暴露前蚀斑减少中和抗体滴度 ≥ 1052 的研究对象都没有出现抗体水平大幅度的升高和临床症状。这表明,蚀斑减少中和抗体滴度 ≥

200 的个体不一定预防抵抗麻疹的感染(或许需要蚀斑减少中和抗体滴度 ≥ 1000 的高抗体水平),但他们可能不会出现明显疾病症状,与出现麻疹临床症状的病人相比,他们不太可能传播病毒,故将蚀斑减少中和抗体滴度 ≥ 120 作为预防临床麻疹的免疫学相关性保护水平。

### 10.5.2.4 疫苗临床试验研究

目前,世界卫生组织已经推荐新生儿首次接种肺炎球菌结合疫苗 1 个月后,以抗荚膜多糖 IgG 抗体 ELISA 水平 ≥ 0.35 $\mu g \cdot mL^{-1}$ 作为预防侵袭性肺炎所需的免疫学相关性保护水平(Siber et al., 2007)。在美国加利福尼亚、印第安纳州和南非地区实施的 3 个双盲对照疫苗临床试验的基础上,世界卫生组织工作组合并 3 个临床试验数据分析确定免疫性相关性保护水平界值。通过收集疫苗组和对照组侵袭性肺炎病例,估算出观察到的疫苗效力为 93%,将阶梯函数模型应用到抗体水平分布的反向累计曲线(reverse cumulative distribution curve, RCDC)中,从而得出免疫性相关性保护水平 ELISA 为 0.35 $\mu g \cdot mL^{-1}$。

## 10.5.3 影响免疫学替代终点水平的相关因素

### 10.5.3.1 研究终点的定义

在评估免疫性相关性保护水平时,明确疫苗预防的临床终点是十分重要的,不同的临床终点所对应的免疫学替代终点水平也是不同的。疫苗预防保护的临床终点一般包括易感性、患病以及患病后的传染性、重症患病等。麻疹暴发疫情中个体血清抗体水平的研究表明(Chen et al., 1990),血清蚀斑减少中和抗体滴度 ≥ 200 $mIU \cdot mL^{-1}$ 的个体能免于麻疹病毒的感染,而血清蚀斑减少中和抗体滴度在 120 ~ 200 $mIU \cdot mL^{-1}$ 的个体能受保护免于疾病临床症状的出现但不能预防麻疹病毒的感染。水痘疫苗的相关研究显示,血清蚀斑减少中和抗体滴度 120 ~ 200 $mIU \cdot mL^{-1}$ 可以预防保护麻疹临床症状的发生,但要免于麻疹病毒的感染则需要更高的抗体滴度。

### 10.5.3.2 暴露强度和染毒剂量

在传染病疾病流行致病的过程中,暴露强度起着重要的作用,在暴露强度大的环境中,人群所需的保护性抗体水平要更高。在实验室条件下可以通过设定染毒剂量来控制病原体的传染强度,然而,在人群中暴露强度是变化的,家庭内暴露和家庭外环境暴露以及个人的社会、卫生状况都影响着暴露强度的大小。Taranger 等(2000)在分析接种疫苗后的百日咳毒素 IgG 抗体与百日咳发病率间相关时,发现家庭内暴露的儿童免于发生百日咳所需的 IgG 抗体水平要比家庭外暴露所需的 IgG 抗体水平要高。目前,两种活的减毒轮状病毒疫苗(Rotarix[RV1],GSK 公司;RotaTeq[RV5],Merck 公司)已被广泛接种使用,但两种疫苗在经济水平不同国家的保护效力是不同的。在经济水平高的国家,两种疫苗预防重症轮状病毒感染疾病的保护效力为 85%~98%;而在经济水平低的国家,疫苗预防重症轮状病毒感染疾病的保护效力只有 50%(Piedra et al.,2003)。肺炎球菌结合疫苗在全球地区都是有效的,但在非洲地区疫苗效力要低于美国地区,这些研究均表明暴露强度影响疫苗的保护效力,从而影响所需的免疫相关保护水平。抗荚膜多糖 IgG 抗体 ELISA 水平 ≥0.35 $\mu g \cdot mL^{-1}$ 已被世界卫生组织工作组推荐用于评价 Hib 多糖结合疫苗保护效力,该保护性抗体水平是在 3 个随机对照临床试验的基础上通过 Meta 分析获得的。单个临床试验的分析结果表明,人口密集、卫生基础条件落后地区儿童所需的保护性抗体水平要高于卫生条件好地区的儿童,例如,美印第安儿童所需的保护性抗体水平 ≥0.99 $\mu g \cdot mL^{-1}$,南非地区儿童所需的保护性抗体水平 ≥0.68 $\mu g \cdot mL^{-1}$,而加利福尼亚州儿童所需的保护性抗体水平仅 ≥0.20 $\mu g \cdot mL^{-1}$,传染性病原体暴露强度及卫生条件的不同可能是造成地区间差异的一个重要原因。人群内和人群间的异致性都会影响到人群暴露病原体的强度,在应用免疫学替代终点来评价疫苗效力前应考虑到暴露强度的不同对疫苗保护水平的影响。

### 10.5.3.3 病原体和宿主因素

在确定评估免疫性相关性保护水平时还应考虑病原体(血清型)和宿主因素(年龄和易感性)。针对预防不同血清型肺炎球菌感染所致疾病,所需的保护性抗体水平间存在差异。在预防所有血清型肺炎球菌感染致病所需保护抗体水平一致的条件下,世界卫生组织工作组应用阈值法评估预测肺炎结合疫苗保护效力的免疫性相关性保护水平为 0.35 $\mu g \cdot mL^{-1}$(Siber et al.,2007)。然而,Andrews 等(2014)在 13

价肺炎结合疫苗上市后的血清学研究结果表明,血清型 1、3、7F、19A、19F 相关性保护水平高于 0.35 $\mu g \cdot mL^{-1}$,而血清型 6A、6B、18C、23F 相关性保护水平低于 0.35 $\mu g \cdot mL^{-1}$。

目前,欧洲医学委员会推荐评价季节性流感疫苗保护效力的免疫性相关性保护水平血凝抑制(hemagglutinin inibation,HI)抗体滴度为 1∶40,每个季节接种的疫苗需要达到以下的要求才能被批准上市使用:在 18~60 岁人群中,大于 70% 的接种者的 HI 抗体滴度 ≥40。然而,1∶40 的保护性抗体水平主要是基于成年人群的研究获得,个体宿主自身因素(主要是年龄)会影响免疫性相关性保护水平,在儿童和老年人群中,预防季节性流感可能需要更高的保护性抗体水平,Black 等人的研究表明,儿童接种 2 个剂量的 3 价灭活疫苗后,在 HI 抗体水平达到 1∶40 的受试者中只有 22% 的保护率,50% 的保护率需要 HI 抗体水平达到 1∶110(Black et al.,2011)。

### 10.5.3.4 抗原因素

自然感染获得免疫反应和疫苗接种诱导产生的免疫反应在保护效应上或许存在差异,Itoh 等(2002)在分析疫苗接种诱导和自然感染获得针对麻疹抗体水平的差异时,发现对于 HI 抗体水平接近的儿童,接种疫苗儿童的麻疹中和抗体水平低于自然感染获得的中和抗体水平,这些结果表明,通过自然感染和接种疫苗获得的麻疹抗体的性质可能是不同的。预测免疫学替代终点水平的阈值法和连续法都是在假设接种疫苗组和未接种疫苗组间免疫学反应和临床终点发生率间的关系是一致的前提下建立模型,所以在建立这些模型前还需检验自然感染和疫苗接种诱导产生的免疫反应与保护效应间的关系是否一致。疫苗成分不同,诱导产生的免疫反应也会不同,通过流感灭活疫苗试验数据得出的相关保护性抗体水平 HI 一般推荐为 1∶40,但新型 Vero 细胞源性的 3 价裂解流感疫苗的临床试验结果显示相关保护性抗体水平 HI 为 1∶20(Barrett et al.,2011)。

## 10.6 疫苗临床试验方案的撰写

临床试验方案对整个研究从获取伦理批准到发布结果均做了详细计划,对研究的设计、实施、解释、监管和外部评审均至关重要。一份编写良好的方案能够在临床试验开始前对科学性、伦理性以及安全性问题做出恰当的评估，对临床试验实施的一致性和严密性，以及在临床试验结束后对实施和结果进行完整的评价。杂志编辑、同行评审、研究者以及公众提倡者均强调方案的重要性。

对候选疫苗评价的方案设计需要考虑病原体、疾病的发病机制、免疫应答以及候选疫苗的自身特性。《标准方案条目：针对介入性临床试验的建议》（Standard Protocol Items：Recommendations for Interventional Trials，SPIRIT）2013 版声明中包含了一项 33 个条目的方案撰写检查表（checklist），可用以辅助临床试验方案撰写，而该声明作为临床试验方案的最基本内容的指导性文件，在某些情况下可能需要增加额外的方案条目，如析因设计可能要求特定的理由说明；交叉临床试验有特有的统计分析注意事项，如交互效应；产业申办临床试验可能有额外的监管要求等。需要注意的是，方案的基本元素要在知情同意书上有所体现。

笔者依据多年疫苗临床试验实践经验以及在此基础上形成的主要理论总结，结合 SPIRIT 2013 版声明对疫苗临床试验方案撰写的重要内容进行一一概述如下。

### 10.6.1　方案首页及方案修订页

一份完整的方案通常需要在方案首页中以适当的形式将以下内容叙述详细列明。

项目名称：包括疫苗名称、临床试验的阶段（Ⅰ~Ⅳ期）；

方案名称：需包含受试对象信息（年龄、性别等）、疫苗全称、试验设计描述（随机、双盲、安慰剂对照/阳性对照，优效性/非劣效）；

申办方：公司全称；

研究疫苗：疫苗全称；

项目编号：应为试验项目的统一编号，如"JS-VCT012"；

临床试验注册号：需要写明试验注册编号和注册网站名称，如果尚未注册，写明计划注册的网站；

方案日期：与方案版本号相对应的方案定稿日期；

版本号：与方案定稿日期相对应的版本号；

主要研究者：姓名、职称以及工作单位；

方案编写者：姓名、职称以及工作单位；

版权声明：××××公司 20××年版权所有，未经授权禁止复制或使用。

如果最终方案不是第 1 版，则在方案修订页中需列表将每版方案的修订内容和理由进行说明。

### 10.6.2　申办方批准临床试验方案签字页及主要研究者声明

递交伦理委员会的方案中还需包括申办方批准临床试验方案签字页以及主要研究者声明，均需将项目编号、方案日期、版本号、研究题目详述［需涵盖受试对象信息（年龄、性别等）、疫苗全称、试验设计描述（随机、双盲、安慰剂对照/阳性对照，优效性/非劣效、研究主要目的）］详细列出，申办方批准临床试验签字页还需包含申办方及其负责人的详细信息，申办方负责人签名并加盖申办方公司章，而主要研究者声明中除主要研究者详细信息及签名外，还需包含研究者对于将遵照方案、《药物临床试验质量管理规范》以及所有相关的法规要求执行临床试验的声明。

### 10.6.3　方案摘要模板

方案摘要模板见表 10.5。

### 10.6.4　英文缩写表及相关术语表

此项为推荐内容，可在方案目录之前将方案中设计的缩略语、英文全名、中文名以及相关专业名词的解释，如征集性不良事件、非征集性不良事件等，以表格的形式列出。

### 10.6.5　目录

方案的目录通常仅包含一级和二级标题，以及相应的页码。

### 10.6.6　绪论

方案的绪论中需提供疾病背景，包含当前已知的疾病流行状况、发病机制以及针对感染而产生保护的相关免疫反应信息；及对采取控制措施的需要；需讨论挑选疫苗候选株以及对照疫苗的科学理论基础；需提供研究内容的概述，包括对临床前研究的总结以及相关的临床研究；需列明受试者参加临床试验的受益和可能存在的风险。

表 10.5　疫苗临床试验方案摘要模板

| 条目 | 内容 |
| --- | --- |
| 研究题目详述 | 受试对象信息(年龄、性别等)、疫苗全称、试验设计描述(随机、双盲、安慰剂对照/阳性对照,优效性/非劣效)、研究主要目的 |
| 预防疾病 | 试验疫苗所针对的疾病 |
| 研究人群 | 受试对象信息(年龄、性别等)、年龄/性别分组 |
| 基本原理 | 受试人群选择、免疫程序和免疫剂量的选择 |
| 研究目的 | 主要研究目的、次要研究目的、探索性研究目的 |
| 研究设计 | 研究地区、试验设计(随机、双盲/盲法/开放、安慰剂对照/阳性对照,优效性/非劣效),分组及每组的干预措施、疫苗分配、免疫程序与免疫途径、计划研究持续时间、访视计划、血样采集的时间点、采血量、安全性观察的指标、期中分析、最终分析 |
| 受试者人数 | 每组受试者人数 |
| 主要终点 | 待评价的主要终点(如受试人群每针次接种后第 0~7 天征集性不良事件的发生率) |
| 次要终点 | 待评价的次要终点(如受试人群每针次接种后第 0~28 天非征集性不良事件的发生率) |
| 主要参与方 | 主要参与单位(申办方、研究方、监察方、实验室检测方)的负责人、联系电话、邮箱、单位、单位地址 |
| 申办方的角色 | 申办者和资助者的角色,是否参加以下的任何活动(试验设计;数据收集、管理、分析和数据的解释;报告的撰写;是否发表研究结果) |
| 相关委员会 | 如有成立临床试验指导委员会、终点判定委员会、数据监管委员会或其他独立的临床试验监管组织,说明其成员的信息,包括姓名、单位、专长、电话、邮箱 |

## 10.6.7　目的

方案中需清楚明确地表达试验研究目的。对于 I 期临床试验,主要研究目的是评价疫苗的安全性、耐受性和反应原性,次要研究目的是评价疫苗的免疫原性。对于联合的 I / II 期和 II 期临床试验,主要研究目的是评价疫苗的安全性和免疫原性,也可包括探索性终点,如不同年龄、种族或性别的免疫反应(Keitel et al.,2006)。当疫苗候选株相比先前注册的结构出现变异时,需考虑采用联合的 I / II 期临床试验,如用于预防禽流感的流感亚单位疫苗(Treanor et al.,2006)。III 期临床试验的主要研究目的通常是评价疫苗的保护效果和安全性。

## 10.6.8　试验设计概述

疫苗临床试验设计已在上文中详细描述,而在方案中还需列明研究地区和现场;研究持续时间;访视计划;是否有期中分析以及最终分析的时间、条件及内容。此外,还需明确研究的终点:对于 I 期临床试验,安全性、耐受性和反应原性为主要研究终点,

包括局部反应(疼痛、敏感和红肿)和全身反应(发热、寒战、头痛、肌痛、关节痛等)的发生率和严重程度,以及不良反应的实验室证据(血液、生化检查和其他检查);II 期临床试验主要终点通常为接种后在特定时间内的特异性免疫反应,安全性和反应原性可能是主要或次要终点;III 期临床试验的主要终点是对实验室确证的感染和/或疾病的保护效果,主要的安全性评估是疫苗相关严重不良事件的发生率。

## 10.6.9　研究对象

需要在方案中详细描述研究人群特征及提供研究样本量,明确列出可纳入人群的基本特征(性别限制、年龄范围、健康状况、是否签署知情同意书等)、纳入标准以及不被纳入人群的排除原因(排除标准)。对于一些 I 期临床试验,筛检内容包括病史询问、体格检查和实验室筛查,用于证明所选择受试者健康状况良好(血液和生化指标正常,无乙肝、丙肝或 HIV 感染)。

## 10.6.10 试验制品和干预措施

临床试验方案需包含疫苗成分特征的基本信息——剂量、包装、标签、储存;接种前准备、针次,以及产品说明,包括安慰剂和(或)对照疫苗的准备。研究疫苗更完整的描述,包括制造信息、临床前和临床安全性、免疫原性和保护效果,在研究手册中提供。关于联合用药或联合用疫苗的信息,包括违禁药物,需详细说明。例如,激素或免疫抑制剂的禁止使用;除应急疫苗(如狂犬疫苗)或扩大免疫规划疫苗外,应尽量减少联合用疫苗;如出现联合用疫苗或合并用药物的情况,需要做记录以评价其对试验终点的可能影响等。

方案还需描述试验制品随机分配方法。通常通过试验制品的随机和设盲来实现研究人群的随机,对于大部分疫苗Ⅰ期和Ⅱ期临床试验,受试者随机接种某个剂量的疫苗或安慰剂。理论上,直到招募的人被选为受试者时才对其进行随机分配。典型的随机分配都会设置区组,预设区组的大小代表了试验制品的数量。例如,使用安慰剂作为对照的有效性试验中,疫苗有4个剂量组,区组的大小可设定为5、10或15,如果区组的大小选为5,受试者按照1:1:1:1:1随机分配。随机区组设计减小了组间不均衡。在一些情况下,接受某种产品可能与接受另一种产品的人数是不同的。例如,在儿童中进行的保护性研究中,研究者希望减少接受安慰剂的人数,可以按照2:1(疫苗:安慰剂)进行随机。对疫苗的分配情况,受试者和研究者均不知情,以减少评估偏倚(即双盲)。

## 10.6.11 随机与盲法

随机对一项疫苗临床试验顺利成功实施至关重要,因此,通常需要单独列节说明,常需依据既定随机化方法进行,可采用分层、区组(依样本量大小而定,通常为5~10为一个区组)随机化方法:分层随机化有助于保持层内的均衡性,如按照性别、年龄组进行分层,促使组内均衡安排;区组的大小与总样本量相关,设置要适当,太大易造成组间不均衡,太小则易造成同一区组内受试者分组的可猜测性。

根据设盲程度的不同,盲法分为双盲、单盲和非盲。如条件许可,应尽可能采用双盲试验;如果双盲不可行,则应优先考虑单盲试验。方案中应对以下内容详细说明:随机号的产生与分配,受试者的分组分层的因素,疫苗编号的分配方法;编盲的方式、盲底的制作和保存;揭盲以及紧急揭盲的条件。

## 10.6.12 研究的实施

方案中需要进行伦理标准的描述,以确保受试者权益:在美国,要求遵循联邦法规(Code of Federal Regulations,CFR)45章46部分《保护受试者》以及ICH E6 GCP的内容。方案中需要表明在方案以及知情同意未获得IRB批准之前,不得开展任何研究(包括筛检)。描述知情的过程,并且受试信息是保密的。1996年颁布的《健康保险携带和责任法案》(Health Insurance Portability and Accountability Act,HIPAA)用于提高健康保险的可携带性和覆盖的持续性;然而,它也包含了与临床研究直接相关的法规。例如,知情同意要求包含怎样确保受试者健康信息隐私。

各期临床试验对局部反应和全身反应进行多次详细的评估,同时对受试者接种后的临床不良反应记录进行审核。评估的频率因研究产品的不同而异:对安全性不确定的新产品需进行更加频繁而详细的评估。对于候选活疫苗,定期收集血液、鼻腔分泌物、粪便以及其他样本用来评估毒性事件,或测定排毒的频率、数量及持续时间。实验室评估应当基于病原体、评估的疫苗以及预审收集的信息满足方案的特殊需要。每个研究均需简单地描述采集标本的类型,列出标本采集的方法、准备、处理、储存以及运输(如果适用),并提供单独的研究手册详细描述研究程序。对于Ⅲ期临床试验,需进行随访以确定疫苗对感染或疾病的保护效果,并收集SAE发生情况;此外,研究还需包含有限的前瞻性安全性评估(可以仅为研究人群的亚集)以完善安全性数据(Oxman et al.,2005)。

针对既定的评估安全性、免疫原性和(或)保护效果的特定的临床和实验室程序,应列出详细的研究计划说明不同评估的开展时间、研究程序、干预措施,包括将要进行的筛查、招募和随访。如果受试者在试验过程中提前终止试验,如妇女在研究过程中怀孕,相关的临床评估和实验室程序也应当完成。此外,临床和实验室评估中还应说明受试者脱落的原因(如严重的疫苗接种后不良反应等)。可用一张总结性的图表列出研究程序。

## 10.6.13　安全性评估

通常,安全性评估中的比较研究应该是随机对照的,且应该采取主动随访方式进行安全性监测,前瞻性地安排访视时间点。一般对于活疫苗或灭活疫苗,免疫后均需进行主动监测,随访应该持续至少28 d。通常依据疫苗性质的不同,对受试者在接种后第 30 min、6~12 h 以及第 1、2、3、7、28 d 进行安全性监测。而因疫苗接种后 7 d 内,尤其是 3 d 内发生的不良反应通常较可能与疫苗接种相关,国内外许多研究均将疫苗接种后 7 d 称为征集期,而 7~28 d 则为非征集期。

如上所述,临床试验的方案需详细列出试验过程中监测的具体安全性指标、监测的方法以及评估和报告的时间。

安全性评估中还需要描述安全监督计划。对于单中心临床试验或其他小型的临床试验,由独立的专家成员阶段性或不定期的回顾试验结果,并对申办方如何继续开展临床试验提出建议。而对于大型、多中心临床试验,则由相关临床专家和统计学家构成数据与安全监察委员会(Data and Safety Monitoring Board,DSMB),回顾研究进展并向申办方提出建议。DSMB 可因以下情况而对方案进行调整:出现非预期的或严重的不良反应而建议终止试验;审核一项触发了终止标准的不良事件后继续试验;基于中期分析而改变样本量;其他为了保证试验顺利完成所需进行的方案调整。

## 10.6.14　免疫原性评估

免疫原性评估的目的是体现研究疫苗和对照之间存在的重要差异。这些研究应该有足够的把握度,以发现抗体 GMT 和(或)血清转化率有统计学意义的差异。在临床试验方案中,应该对每种应答的有临床意义的差异分别给予定义,并规定相应评价指标、相应标本采集以及检测计划。

## 10.6.15　有效性评估

实施一项疫苗效力评价的Ⅲ期临床试验是一个极其复杂的过程。不仅仅是其样本量和观测期限远大于前两期试验,疫苗效力评估本身的复杂性对临床试验的设计和实施都提出了很高的要求,要求研究者在制定临床试验方案时需要多方面权衡考虑。

一般来说,疫苗效力是通过疫苗的保护率指标来进行衡量。疫苗保护率的计算公式通常可表示为:

$$VE(\%) = (1-(ARV/ARC)) \times 100\%。$$

其中,VE 是指疫苗保护率,ARC 和 ARV 分别是对照组和疫苗组的终点事件发生率。只要疫苗可以提供一定程度的保护,那么疫苗组的终点事件发生率会低于对照组,疫苗组和对照组的相对危险度小于 1,使得最终 VE 的范围在 0~100%。然而,如果疫苗可促进终点事件的发生(例如,疫苗没有完全灭活)或使得受试者更加易感,则疫苗组和对照组的相对危险度可能大于 1,所计算得到的疫苗的保护率为负值。

需要注意的是,疫苗的效力评价结果也取决于终点判定的灵敏度和特异度(表 10.6)。最先提出这一观点的是 Orenstein,在 1988 年发表了一篇关于疫苗现场效力试验的长篇文章。在疫苗的效力临床评价试验中,要求终点判定同时具有较高的灵敏度和特异度。目前的研究认为,终点判定的特异度较低,即把非病例(非感染)误诊为患病(感染)病例,疫苗的效力估计将偏向于无效假设,因此,在制定方案时即需明确保证灵敏度和特异度的措施。

**表 10.6　疫苗效力评估中的影响因素**

| 可能的影响因素 | ARC | ARV | VE |
| --- | --- | --- | --- |
| 灵敏度低;灵敏度在疫苗组和对照组中相等;特异度为 100% | ↓ | ↓ | ~ |
| 灵敏度低;灵敏度在对照组中高于疫苗组;特异度为 100% | ↓ | ↓↓ | ↑ |
| 特异度低(部分非终点事件被错判为终点事件);特异度在疫苗组和对照组中相等;灵敏为 100% | ↑ | ↑↑ | ↓ |
| 特异度低(部分非终点事件被错判为终点事件);特异度在疫苗组中低于对照组;灵敏度为 100% | ↑ | ↑↑↑ | ↓↓ |
| 特异度低(部分非终点事件被错判为终点事件),灵敏度低 | ↑ | ↑↑↑ | ↓↓ |

注:↓表示下降程度;↑表示上升程度;~表示可能上下浮动。

此外,理想的疫苗效力评估临床试验,需要在完全易感的受试者中进行,并且为了尽可能地收集终点事件,监测期应限制在疾病发病率最高时的高峰暴发期。而实际上,常见的一种情况是部分受试者在入组前已经自然感染,疫苗接种前血清抗体水平阳性并且已经具有免疫力。原则上来说,这些受试者不需要再接种疫苗,但是在实际操作中,考虑到费用和检测周期,往往难以对所有受试者的抗体水平进行入组前筛查。因此,受试者的基线抗体水平可能会造成对疫苗保护率的低估。特别是当疫苗组和对照组的易感性分布不均衡时,或是在监测期内存在暴露风险差异时,将会显著地影响疫苗的效力评估。因此,常常需要通过随机化来保证疫苗组和对照组受试者接种前的易感性均衡可比,在接种后的观察期内具有同等的暴露风险。此外,通过采集血清样本对基线血清抗体水平阳性的受试者进行准确地判别,并在统计分析时剔除也是一种矫正偏倚的方法。

还需要注意的是,在疫苗接种率高的群体中,特别是在入组前已经有部分受试者处于非易感状态时,很可能会形成保护屏障而使得疾病或感染的流行受限,从而影响疫苗效力评估。此外,疫苗接种本身也可能对效力评估带来混杂,如接种疫苗的受试者在发病后临床症状较轻或不典型,而接种安慰剂的受试者发病症状更重或更典型,可能使得接种安慰剂的发病者更容易被确诊,从而造成疫苗保护率的高估。

## 10.6.16 研究的完成或中途退出

通常,在方案中需对受试者完成研究、中途退出进行明确的定义,并且规定好退出原因的分类,此外,需要预先列出终止接种和停止试验的标准。典型的个人终止接种原因包括:重症和(或)疫苗接种后超敏反应,符合试验中的排除标准,以及不能遵循试验方案。需注意,应尽最大的努力继续随访这些受试者,他们的试验数据仍可纳入安全性评价。停止Ⅰ期临床试验进行的原因包括:在一定比例的人群中发生1~2次超敏反应或试验制品相关SAE或中、重度不良反应等。

## 10.6.17 临床监查

方案中要清晰列出各中心监查计划。中心监查的具体目标是审核所有的研究文件以保护受试者;遵循GCP、临床和实验室程序、试验制品管理和问责制指南;准确、完整地收集和记录数据。申办方可以指导监测,也可以指派一个独立的合同研究组织(contract research organization,CRO)在整个试验过程中定期指导监查。早期监查的价值在于发现方案中的未意识到的偏倚。

## 10.6.18 统计考虑

应准备一份详细的统计分析计划书(statistical analysis plan,SAP),重新叙述研究假设,目的和研究终点,描述样本量选择的统计依据,列出用于分析安全性和保护效果的统计方法。如果计划进行期中分析,需要讨论相关的统计问题。

## 10.6.19 质量管理

临床试验中心有责任遵循方案,并且准确、完整地收集和记录数据。各中心需建立标准操作规程(standard operation practice,SOP),列出用于标化确保试验顺利进行的方法,以及合理训练研究工作人员的方法。方案中应描述整个质量管理计划。

## 10.6.20 数据管理和记录保存

数据管理的目的是确保临床收集数据的准确性、完整性和实时性。临床试验中心对数据收集负有主要责任,额外的监管和数据管理(质量审核、分析和报道)由申办方和数据协调中心共同完成。方案中应体现数据管理的组织结构。此处应写明数据获取方法和内部质量核查、数据类型、报道的实时性、研究记录的保留和发现方案偏差的修正措施。

## 10.6.21 管理事务

需要说明数据归档的相关问题,包括数据由谁保管、保管条件、保存形式以及期限;以及研究数据发表的权限说明、数据及相关知识成果的所有权、数据的保密及公开发表事宜。

## 10.6.22 附录及页眉页脚

附录中通常包括疫苗临床试验的知情同意书,一份完整的知情同意书必须要包括以下内容:① 研究的试验性申明;② 试验的目的;③ 试验的随机性;④ 试验的程序,包括所有带有侵袭性的程序;⑤ 受试者的责任;⑥ 试验中带实验性的内容;⑦ 给受试者可能带来的风险和不便;⑧ 预期利益,如果没有应予以申明;⑨ 对受试者的补偿或对造成的损伤的处理;⑩ 自愿参与并可随时退出;⑪ 有关资料严格保密;⑫ 及时告知受试者或其法定代理人有关影响其决定是否参与或退出试验信息;⑬ 联系人,以便了解更多试验信息,受试者权益或反映试验有关损害;⑭ 终止其参与试验的各种因素;⑮ 试验预期持续时间;⑯ 受试者人数。

而方案页眉通常设置为包含申办方、研究名称以及方案版本号的格式,页脚则为"当前页码/总页码"的格式。

## 10.7 疫苗临床试验的实施与质量控制

通常,药物临床试验的质量保证体系包括 4 个环节,即质量控制、监查、稽查和视察。在药物临床试验过程中,研究者是实施质量控制、保证试验质量的主体。疫苗临床研究中,质量控制(quality control,QC)工作同样至关重要,贯穿试验前、试验中和试验后 3 个阶段,涵盖设计研究方案、组织项目实施、制订标准操作规程和整理分析数据等各个方面。

### 10.7.1 临床试验前的质量控制

首先,明确研究各方职责分工。申办方负责临床试验机构的评估与选择,全过程监查、稽查及风险控制,对临床试验的质量负有最终责任。监查方负责定期核查,保证数据完整、准确、真实、可靠。伦理委员会优化组成人员结构,规范伦理审查工作,提高审查质量,保障受试者的权益和安全。参与临床试验的所有研究者应建立省、市、县级疾病预防控制工作人员和镇卫生院及村卫生室预防保健医生(简称防保医生)组成的四级质控体系,共同参与,层层把关,保障临床试验质量。

其次,制定科学合理的临床试验方案。明确试验设计类型,包括研究目的、试验用疫苗、研究终点、研究人群和试验分组等。细化试验实施关键点,包括随机、盲法、入排标准、流程、访视计划和内容等。构建评价体系,包括疫苗的有效性、安全性、免疫原性和免疫持久性。根据疫苗和预防疾病的特点以及研究终点的不同,确定是否需要对保护效果进行监测,构建合理的监测系统,进一步评价疫苗的有效性。

再次,确保伦理审查符合相关规范。伦理委员会的人员构成(包括性别、专业背景、任职单位等)必须符合《药物临床试验伦理审查工作指导原则》有关规定,伦理委员会的组成和工作不受任何参与试验者的影响,同时加强信息公开。

最后,建立完善的质量控制体系。制定科学、规范、高效、可行的管理制度和程序文件,设计规范与

标准操作规程是统一质量标准、规范试验行为、保证试验质量的基础。管理制度应涵盖机构设置、项目管理、人员管理、人员培训、质量控制、SOP 管理、保密制度、财务管理、合同管理、档案和仪器设备管理等多个方面。程序文件应包括申请伦理审查、接受监查、稽查和视察等内容。SOP 旨在明确疫苗临床试验开始前(包括项目洽谈、制定研究方案、试验用相关资料准备、报送伦理委员会进一步审查等)、试验进行中(现场招募、知情同意、预防接种、安全性访视等)和试验结束后[病例报告表(case report form,CRF)誊写与录入、数据审查、揭盲、撰写总结报告等]各个环节中有关各方的工作职责,确保研究规范操作,从而保证临床试验质量。在选择试验现场时,通常遵照以下原则:具有较好的行政合作和参与,取得当地政府卫生计生行政管理部门的支持与配合;基层疾病预防控制机构中具有一批基本素质较好、训练有素、经过 GCP 培训的现场工作人员;掌握疫苗相关疾病的流行病学背景资料并具有较好的疾病监测体系;得到当地群众的大力支持和协助;具备足够的场地和科学合理的功能分区,并建立急救绿色通道,接种现场备有救护车及相关救护人员、急救物品。根据 GCP 要求,加强对研究人员的培训:部分人员要求具有医(护)专业资格证书,经考核合格后,方可参与临床研究工作。在试验开始前召开项目启动会,对负责知情同意、筛检、采样、接种、随访观察等不同岗位的人员,进行专门培训并进行互动式讨论。对于多中心、多针次的疫苗临床试验,在大规模主要现场工作开始前还应进行复训。

### 10.7.2 临床试验中的质量控制

#### 10.7.2.1 遵循试验方案

临床试验过程中,每个环节都必须遵循试验方案。具体包括:严格执行入排标准,确认受试对象;按照既定的实施流程进行临床试验;随时纠正违背方案的事件;完成原始记录册、病例报告表以及入组数据库。

#### 10.7.2.2 知情同意

知情同意是一个过程,不只是一份表格。知情同意书的内容必须包括:研究的试验性申明、试验目的、研究设计、试验流程、预期持续时间、拟招募人

数、医生联系方式、受试者的责任、风险和受益、对受试者的补偿或对造成损伤的处理等。保证受试者自愿参与且签署规范。

### 10.7.2.3 受试者身份确认

通过身份证、指纹或照片建立受试者身份识别数据库,在疫苗接种、生物标本采集、保护效果监测以及访视过程中进行身份确认,避免误差或错误。

### 10.7.2.4 试验用疫苗管理

所有试验用疫苗由申办方提供,编码正确、易于识别。编盲由独立的第三方负责完成。试验用疫苗专柜保存、专人管理,详细记录接收、领取和分发使用情况,维持盲态。接种过程可溯源,保留所有疫苗包装直到获得监查方确认。

### 10.7.2.5 生物标本管理

生物标本的采集、保存和运送是保证检验质量的重要环节。采集均在规定的时间窗口期内进行;标识应易于识别,具有唯一性和可溯源性;采样现场应设专人核对;在无菌条件下进行分离或处理,设置备份。标本的保存和运输在规定的条件下(如冷藏或冻存等)进行,由专人管理,建立样本保管档案和温湿度记录。生物样本检测由申办方委托有相关资质的实验室完成。

### 10.7.2.6 风险控制

风险控制包括两个方面:① 不良事件处置流程:为有效预防、及时控制不良事件造成的危害,保护受试者的安全,维护正常疫苗临床试验秩序,应建立不良事件处置流程。通常,疫苗接种现场配备救护车,由接种现场负责研究者调度安排。一旦发生不良事件,首先判定其类型:如果是一过性常规不良事件,立即进行现场处理,待状态稳定后离开;如果是严重不良事件,启动现场急救,进入绿色通道,实施进一步救治或住院治疗。② 医疗救治绿色通道:为及时有效处理疫苗临床试验中受试者可能出现的严重不良事件,建立医疗救治绿色通道。由试验现场基地疾病预防控制中心与当地县或区级人民医院签订绿色通道协议,共同成立医疗救治绿色通道小组,配备急救物资(如急救车、急救药品等)。一旦发生严重不良事件,本着先救人的原则,使受试者得到及时有效的救治。

### 10.7.2.7 不良反应或事件观察与报告

每针次接种后,防保医生对受试者进行安全性随访(包括上门或电话随访),了解受试者接种后不良反应发生情况,指导其测量体温、正确填写《接种日记卡》。接种 3~7 日由县级及以上疾病预防控制中心人员进行安全性观察督导,了解防保医生的随访和《接种日记卡》填写情况。对发生 3 级及其以上不良反应或事件的,必须及时报告。

### 10.7.2.8 严重不良事件报告

建立临床试验严重不良事件处理应急预案,如受试者发生严重不良事件,立即对受试者采取适当措施并记录在案。获知 SAE 后,及时(24 h 内)报告申办方、伦理委员会以及所在省监管部门,并提交后续报告。

### 10.7.2.9 病例的发现与确诊

以发病为临床终点的 III 期临床试验,须建立病例发现及确诊系统,从病例发现的敏感性、病例确诊的特异性以及病例分组和接种信息的准确性等三个方面采取有效保障措施。病例确诊的特异性:病例系列血清在时间窗内及时采集,由中国食品药品检定研究院统一规范化进行病原学检测,由数据安全监查委员会做出病例的最终诊断,确保诊断标准的科学性。通过身份信息(指纹或照片)核实确认受试者身份,确保免疫、生物标本采集以及监测的病例为同一受试者。

### 10.7.2.10 盲态保持

疫苗接种分组对于所有试验参加人员,包括研究者和受试者均保持盲态。疫苗分组标志由申办方委托第三方设置,设置人员不参与之前以及之后的任何临床试验活动,并且不向任何人了解及与任何人交流任何临床试验相关信息;应急盲底在数据安全监查委员会监督下由编盲方独立制作,如"刮刮膜"等应急信封,密封后交研究者保存。研究者和申办方均不参与制作过程。

### 10.7.2.11 获取原始数据资料

疫苗临床研究需要采集的原始资料主要包括:知情同意书、筛选记录表、疫苗运送记录、疫苗发放回收记录、冷链温度记录、实验室检测报告、有效性观察相关文件、安全性观察相关文件、临床试验相关文件等。临床试验文件是用于证明临床试验数据及操作真实、准确、可靠的证据；对试验中的事项应随时记录，并保证质量；未记录等于未做；所有原始资料整理后妥善保存。

为实现大规模人群接种时的实时分层随机分组，可用信息系统进行分组管理。在网络平台的基础上集数据的采集、审核、查询、输出及管理等功能于一体，实现疫苗临床试验数据在线实时录入、审核和修改。该系统中整合居民身份证扫描核实技术、条形码扫描技术，在疫苗临床试验过程中可以实时核查受试者身份，试验过程和数据实现实时自动记录，确保试验数据的客观性、真实性和可靠性。

### 10.7.2.12 数据录入与审核

按方案规定认真收集病例报告表中需要的全部资料信息，并且每种资料信息均有原始记录可溯源；数据录入人员进行培训合格后，才能进行数据录入，采用双份录入法，由两人独立完成；建立好的数据库由研究方交予第三方数据管理部门，由数据管理部门对其检查确认后，进行数据转换和质量检查工作；统计分析前进行盲态审核，在所有的数据疑问均收回且没有新的数据疑问产生后，由数据管理人员提交盲态数据审核报告；盲态审核报告经确认后进行数据库锁定。数据库锁定后，经申办方、临床研究单位负责人、主要研究者、数据管理人员、统计方以及数据安全监查委员会共同参与，进行数据揭盲。

### 10.7.2.13 临床试验监查

临床试验可由申办方或者委托合同研究组织全程进行监查。在试验过程中，监查研究者监督试验方案的执行情况：① 确认在试验前取得所有受试者的知情同意书，了解受试者的入选率及试验的进展状况；② 确认入选的受试者合格；③ 确认所有数据的记录与报告正确完整；④ 确认所有不良事件均记录在案，严重不良事件在规定时间内做出报告并记录在案；⑤ 核实试验疫苗按照有关法规进行供应、储藏、分发、收回；⑥ 做相应的监查记录。

### 10.7.2.14 数据安全监查

申办方根据临床研究的需要成立独立的数据安全监查委员会，该委员会负责：审查临床试验全程是否遵照临床试验方案进行；鉴证随机编盲过程，并保存编盲盲底；审查临床试验各项数据的质量；审查严重不良事件资料，判断与疫苗的相关性；盲态审查、确认受试者中相关病例的诊断；审查疫苗安全性、免疫原性和保护性数据；在上述审查基础上，提出临床试验是否按计划进行、提前终止、延期、部分修改方案等的建议。

## 10.7.3 临床试验后的质量控制

临床试验现场工作结束后，申办方、监查方、统计方及研究者应相互配合完成以下各项工作：申办方对试验用疫苗的回收；监查方负责病例报告表的回收和数据质疑与质疑回复、试验文件的完整性确认；统计方对数据库的盲态审核、数据库的锁定、揭盲、统计报告的完成；研究者向伦理委员会递交结题报告、完成临床研究总结报告、协助申办方准备与临床研究相关的注册材料，根据需要协助申办方参加审评答辩会。

## 10.8 疫苗临床试验总结报告的撰写

国家食品药品监督管理总局于 2005 年颁布了《疫苗临床研究报告基本内容书写指南》，规定了疫苗Ⅰ、Ⅱ及Ⅲ期临床试验报告的基本框架。因疫苗临床试验报告基本内容大部分可与方案内容相对应，极大地便利了总结报告的撰写。

表 10.7 以 EV71 疫苗Ⅲ期临床试验总结报告模板为例，将临床试验总结报告撰写框架及内容进行了简要说明（主要包括一级、二级标题及内容）。

**表 10.7 临床试验总结报告撰写框架**

| | | |
|---|---|---|
| 4.1 | 试验总体设计及方案的概述 | 研究总体设计（随机、双盲、安慰剂对照/阳性对照，优效性/非劣效、研究人群、临床试验阶段）、研究中心设置（单中心/多中心、中心地点，列举进行数据收集的试验现场）、随机与盲法 |
| 4.2 | 对试验设计及安慰剂对照选择的考虑 | 试验设计及安慰剂选择依据 |
| 4.3 | 适用范围及确定依据 | 试验疫苗适用人群、预防疾病及其确定依据 |
| 4.4 | 受试者选择 | 受试人群（总研究人群、亚组人群）、样本量估算（不同研究目的的样本量估算）、入选标准、排除标准、剔除标准、第 2 针种排除标准（受试者主动退出、提前停止使用研究疫苗） |
| 4.5 | 分组方法 | 受试者疫苗及安慰剂分组方法、亚组分组 |
| 4.6 | 研究用制剂 | 试验疫苗（名称、毒株、成分、工艺、规格、剂型、储存条件、温度监测）、安慰剂对照（厂家、检定单位及依据）、研究用制剂的储存 |
| 4.7 | 免疫方案及确定依据 | 免疫方案（免疫程序、途径）、确定依据（依据"疫苗使用说明书"及临床前、前期临床试验结果确定）、防病监测 |
| 4.8 | 试验步骤 | 总体研究流程（使用流程图或表的形式将所有环节及访视点表达清楚）、访视次数、访视持续时间（计划访视时间）、访视计划与访视内容（访视时间窗、访视内容、访视总次数）、防病监测 |
| 4.9 | 观察指标与观察时间 | 各研究目的观察指标与观察时间 |
| 4.10 | 疗效评定标准 | 效果指标（防病效果、免疫原性与免疫持久性）评定标准 |
| 4.11 | 数据质量保证 | 试验设计阶段质量保证、研究人员培训与管理、受试者身份确认、受试者身份标识、试验制剂管理、生物标本管理、安全性观察与严重不良事件报告、防病效果监测系统（灵敏度、特异性、及时性与准确性保障措施）、盲态保持与揭盲（首态保持、紧急揭盲（紧急揭盲条件、如何揭盲）、备用疫苗（数量、设备、包装及替换方法）]、数据管理（数据管理流程）、临床试验监查（监查方、监查内容）、数据安全监查委员会（工作内容） |
| 4.12 | 统计分析方案 | 详见统计分析报告 |
| 4.13 | 试验进行中的修改和期中分析 | 如适用，则说明试验进行中的修改内容、期中分析的条件等 |
| **5.** | **试验结果** | |
| 5.1 | 受试者分配、脱落及剔除情况描述 | 受试者分配流程图（完成各环节受试者人数及各分析数据集人数）、各研究目的脱落情况（疫苗组和安慰剂组、年龄、地区）、免疫接种脱落人数、免疫接种脱落情况[各组（疫苗组和安慰剂组、年龄、地区）分针 |
| 5.2 | 试验方案的偏离 | 调整试验方案、违背试验方案 |
| 5.3 | 受试者人口学、基线情况及可比性分析 | 入组受试者人口基线分析、各研究目的受试者人口学效果分析、各研究目的受试者免疫前基线水平分析 |

续表

| 编号 | 项目 | 内容 |
|---|---|---|
| 5.4 | 依从性分析 | 各研究目的下的依从性分析 |
| 5.5 | 合并用药/合并用疫苗结果及分析 | 合并用药/合并用疫苗结果及分析 |
| 5.6 | 保护效果分析 | 防病监测基本情况描述、各主要效果指标分析 |
| 5.7 | 安全性分析 | 各主要及次要安全性观察指标分析、主要及次要安全性指标分析[免疫接种后 30 分钟即时不良反应、0~7 天征集性不良反应、0~56 天(接种期)非征集性不良反应、严重不良事件] |
| 5.8 | 免疫原性与免疫持久性分析 | 免疫原性亚组分析(分年龄组反向累积曲线)、各评价指标分析[免疫原性亚组分析(分年龄组反向累积曲线、各评价指标分析)、免疫原性亚组剔除隐性感染人群分析(各评价指标分析)、免疫原性亚组免前阴性人群分析(各评价指标分析)、免疫原性亚组免前阴性人群剔除隐性感染人群分析(各评价指标分析)] |
| 5.9 | 试验疫苗批间一致性分析 | 试验组全人群、试验组免疫接种前阴性人群各观察指标分析 |
| 5.10 | 疫苗保护性免疫学替代指标探索研究 | 保护性免疫学替代指标分析(主要为 GMT 及其比率)分析 |
| 6. | 试验的讨论和结论 | |
| 6.1 | 保护效果 | 保护效果重要结果讨论、结论 |
| 6.2 | 安全性 | 安全性讨论、结论 |
| 6.3 | 免疫原性与免疫持久性 | 免疫原性与免疫持久性讨论、结论 |
| 6.4 | 试验疫苗批间一致性 | 试验疫苗批间一致性讨论、结论 |
| 6.5 | 终点探索 | 疫苗保护性免疫替代终点探索讨论、结论 |
| 7. | 有关试验中特别情况的说明 | |
| 7.1 | 有关试验中特别情况的说明 | 如有应说明 |
| 8. | 主要参考文献目录 | |
| 9. | 附表和附录 | |
| 9.1 | 附表 | 各研究目的下的脱落受试者一览表、违背方案受试者一览表、严重不良事件列表、确诊病例列表 |
| 9.2 | 附录 | 实验室检测方法 |

续表

10. 附件

| | |
|---|---|
| 1 | 伦理委员会批准件 |
| 2 | 向受试者介绍的研究信息及受试者的知情同意书样本 |
| 3 | 临床研究单位情况及资格,主要研究人员的姓名、单位、资格,在研究中的职责及其简历 |
| 4 | 临床试验研究方案,方案的修改内容及伦理委员会对修改内容的批准件 |
| 5 | 病例报告表(CRF)样本 |
| 6 | 总随机表 |
| 7 | 试验用药物检验报告书及试制记录(包括安慰剂) |
| 8 | 阳性对照药的说明书,受试药(如为已上市药品)的说明书 |
| 9 | 试验药物包括多个批号时,每个受试者使用的药物批号登记表 |
| 10 | 统计分析报告 |
| 11 | 多中心临床试验的各中心小结表 |
| 12 | 临床研究主要参考文献的复印件 |

# 参考文献

焦雪成,张玉华. 2003. 国产重组酵母乙肝疫苗对成人免疫效果的研究. 中国公共卫生管理 19(6):552-553.

张辉,胡树梅,姜强,等. 2012. ACYW135 群脑膜炎球菌多糖疫苗的免疫原性评价. 微生物学免疫学进展 40(4):6-9.

张丽,张卫,翟祥军,等. 2012. 新生儿 5 μg 和 10 μg 重组酵母乙型肝炎疫苗初免后抗体免疫应答比较. 中华流行病学杂志 33(3):305-308.

Ambrosino DM, Landesman SH, Gorham CC, et al. 1986. Passive immunization against disease due to *Haemophilus influenzae* type B: Concentrations of antibody to capsular polysaccharide in high-risk children. J Infectious Diseases 153(1):1-7.

Andrews NJ, Waight PA, Burbidge P, et al. 2014. Serotype-specific effectiveness and correlates of protection for the 13-valent pneumococcal conjugate vaccine: A postlicensure indirect cohort study. The Lancet Infectious Diseases 14(9):839-846.

Barrett PN, Berezuk G, Fritsch S, et al. 2011. Efficacy, safety, and immunogenicity of a Vero-cell-culture-derived trivalent influenza vaccine: A multicentre, double-blind, randomised, placebo-controlled trial. Lancet 377(9767):751-759.

Black S, Shinefield H, Fireman B, et al. 2000. Efficacy, safety and immunogenicity of heptavalent pneumococcal conjugate vaccine in children. Ped Infectious Disease J 19(3):187-195.

Black S, Nicolay U, Vesikari T, et al. 2011. Hemagglutination inhibition antibody titers as a correlate of protection for inactivated influenza vaccines in children. Ped Infectious Disease J 30(12):1081-1085.

Borrow R, Balmer P, Miller E. 2005. Meningococcal surrogates of protection—serum bactericidal antibody activity. Vaccine 23(17):2222-2227.

Chan AW, Tetzlaff JM, Altman DG, et al. 2013. SPIRIT 2013 Statement: Defining standard protocol items for clinical trials. Ann Intern Med 158(3):200-207.

Chan ISF, Wang WWB, Heyse JF. 2003. Vaccine clinical trials. Encyclopedia of Biopharmaceutical Statistics 2:1005-1022.

Chang M, Chow SC. 2007. Analysis strategies for adaptive designs with multiple endpoints. J Biopharmaceutical Stat 17(6):1189-1200.

Chen RT, Markowitz LE, Albrecht P, et al. 1990. Measles antibody: Reevaluation of protective titers. J Infectious Diseases 162(5):1036-1042.

Chen YJ, Meng FY, Mao QY, et al. 2014. Clinical evaluation for batch consistency of an inactivated enterovirus 71 vaccine in a large-scale phase 3 clinical trial. Human Vaccine and Immunotherapeutics 10(5):1366-1372.

Efron B. 1998. R. A. fisher in the 21st century. Stat Sci: 95-114.

Ellenberg SS. 2001. Safety considerations for new vaccine development. Pharmacoepidemiol Drug Safety 10(5):411-415.

Falsey AR, Hennessey PA, Formica MA, et al. 2005. Respiratory syncytial virus infection in elderly and high-risk adults. New England J Med 352(17):1749-1759.

Fleming TR, DeMets DL. 1996. Surrogate end points in clinical trials: Are we being misled? Ann Intern Med 125(7):605-613.

Gilbert PB, Qin L, Self SG. 2008. Evaluating a surrogate endpoint at three levels, with application to vaccine development. Stat Med 27(23):4758-4778.

Itoh M, Okuno Y, Hotta H. 2002. Comparative analysis of titers of antibody against measles virus in sera of vaccinated and naturally infected Japanese individuals of different age groups. J Clin Microbiol 40(5):1733-1738.

Jin PF, Li JX, Zhang XF, et al. 2016. Validation and evaluation of serological correlates of protection for inactivated Enterovirus 71 vaccine in children aged 6-35 months. Human Vaccines and Immunotherapeutics 12(4):916-921.

Keitel WA, Atmar RL, Cate TR, et al. 2006. Safety of high doses of influenza vaccine and effect on antibody responses in elderly persons. Arch Intern Med 166(10):1121-1127.

Kester KE, McKinney DA, Tornieporth N, et al. 2007. A phase I/IIa safety, immunogenicity, and efficacy bridging randomized study of a two-dose regimen of liquid and lyophilized formulations of the candidate malaria vaccine RTS, S/AS02A in malaria-naive adults. Vaccine 25(29):5359-5366.

Kohberger RC, Jemiolo D, Noriega F. 2008. Prediction of pertussis vaccine efficacy using a correlates of protection model. Vaccine 26(27-28):3516-3521.

Li G, Zhang H, Zhou W, et al. 2010. Safety and immunogenicity of a diphtheria, tetanus, acellular pertussis and *Haemophilus influenzae* Type B combination vaccine compared with separate administration of licensed equivalent vaccines in Chinese infants and toddlers for primary and booster immunization. Vaccine 28(25):4215-4223.

Markoff L. 2000. Points to consider in the development of a surrogate for efficacy of novel Japanese encephalitis virus vaccines. Vaccine 18:26-32.

Mason RA, Tauraso NM, Spertzel RO, et al. 1973. Yellow fever vaccine: Direct challenge of monkeys given graded doses of 17D vaccine. Appl Microbiol 25(4):539-544.

Nauta J. 2011. *Statistics in Clinical Vaccine Trials*. Burlin: Springer.

Orenstein WA, Bernier RH, Hinman AR. 1988. Assessing vaccine efficacy in the field further observations. Epidemiol Rev 10(1):212-241.

Oxman MN, Levin MJ, Johnson GR, et al. 2005. A vaccine to prevent herpes zoster and postherpetic neuralgia in older adults. New England J Med 352(22):2271-2284.

Piedra PA, Jewell AM, Cron SG, et al. 2003. Correlates of immunity to respiratory syncytial virus (RSV) associated-hospitalization: Establishment of minimum protective threshold levels of serum neutralizing antibodies. Vaccine 21(24): 3479-3482.

Plotkin SA. 2008. Correlates of vaccine-induced immunity. Clin Infectious Diseases 47(3):401-409.

Plotkin SA. 2009. Vaccines: The fourth century. Clin Vacc Immunol 16(12):1709-1719.

Plotkin SA, Gilbert PB. 2012. Nomenclature for immune correlates of protection after vaccination. Clin Infectious Diseases 54(11):1615-1617.

Sadoff JC, Wittes J. 2007. Correlates, surrogates, and vaccines. J Infectious Diseases 196(9):1279-1281.

Siber GR, Chang IH, Baker S, et al. 2007. Estimating the protective concentration of anti-pneumococcal capsular polysaccharide antibodies. Vaccine 25(19):3816-3826.

Taranger J, Trollfors B, Lagergard T, et al. 2000. Correlation between pertussis toxin IgG antibodies in postvaccination sera and subsequent protection against pertussis. J Infectious Diseases 181(3):1010-1013.

Treanor JJ, Campbell JD, Zangwill KM, et al. 2006. Safety and immunogenicity of an inactivated subvirion influenza A (H5N1) vaccine. New England J Med 354(13):1343-1351.

Wei MW, Meng FY, Wang SY, et al. 2017. Two-year efficacy, immunogenicity, and safety of Vigoo Enterovirus 71 vaccine in healthy Chinese children: A randomized open-label study. J Infectious Diseases 215(1):56-63.

Weinberg A, Zhang JH, Oxman MN, et al. 2009. Varicella-zoster virus-specific immune responses to herpes zoster in elderly participants in a trial of a clinically effective zoster vaccine. J Infectious Diseases 200(7):1068-1077.

World Health Organization. 2013. Correlates of Vaccine-induced Protection: Methods and Implications. http://apps.who.int/iris/bitstream/10665/84288/1/WHO _ IVB _ 13. 01 _ eng. pdf? ua = 1

World Medical Association. *Declaration of Helsinki-Ethical Principles for Medical Research Involving Human Subjects* (Helsinki: 1964; amended Tokyo: 1975; Venice: 1983; Hong Kong: 1989; Republic of South Africa: 1996; Edinburgh: 2000; Washington: 2002; Tokyo: 2004; Seoul: 2008). 2008.

Zhu FC, Wang JZ, Li XL, et al. 2012. Reactogenicity and immunogenicity of an enterovirus 71 vaccine in Chinese healthy children and infants. Ped Infectious Disease J 31(11): 1158-1165.

Zhu FC, Liang ZL, Li XL, et al. 2013a. Immunogenicity and safety of an enterovirus 71 vaccine in healthy Chinese children and infants: A randomised, double-blind, placebo-controlled phase 2 clinical trial. Lancet 381(9871):1037-1045.

Zhu FC, Meng FY, Li JX, et al. 2013b. Efficacy, safety, and immunology of an inactivated alum-adjuvant enterovirus 71 vaccine in children in China: A multicentre, randomised, double-blind, placebo-controlled, phase 3 trial. Lancet 381 (9882):2024-2032.

# 第11章
## 疫苗的安全性评价

孙云霞　徐德启

**本章摘要**

疫苗的安全性问题是指疫苗在临床试验和临床应用过程中,对受试者、接受预防接种的个体或群体所造成的与预防接种目的无关或意外的不良反应。疫苗从研发、生产、储运到接种,均存在引起不良反应的因素。历史上,在一些疫苗的研发、应用过程中,发生过一些疫苗安全性问题甚至灾难。我国计划免疫项目所应用的各种疫苗的安全性经受了长期临床应用的考验。在疫苗研发、应用的整个产品生命周期内,需对疫苗进行全面和细致的安全性评价和监测。新疫苗非临床研究的目的是获取疫苗安全性方面的信息,以支持或否定该疫苗进一步的临床研发,包括单次给药和多次给药的一般毒理学试验、局部耐受性试验及生殖毒性试验、安全药理学试验等研究。疫苗的非临床安全性评价应遵循药物非临床研究质量管理规范和相关的法规与指导原则。疫苗各期临床试验应严格按照《药品临床试验管理规范》进行,安全性是疫苗临床试验的主要观察终点之一。对上市后的疫苗的安全性需实施监测。加强评估疫苗安全性的能力是 WHO 所启动的全球疫苗安全行动的主要战略目标之一。我国疫苗的安全性评价工作将为 WHO 的疫苗十年行动做出贡献。

## 11.1　概述

疫苗在世界各地的应用,大幅度降低了传染病的发病率和病死率。自 20 世纪以来,疫苗和疫苗接种在人类公共卫生领域中做出了重大的成绩。除了天花以外,由于疫苗的接种,人类其他一些重要的传染病,如麻疹、脊髓灰质炎(俗称小儿麻痹症)、风疹、流脑、白喉、百日咳等的发病率也已大幅度降低,其中,有些传染病如小儿麻痹症在一些发达国家已经绝迹。我国是乙型病毒性肝炎的流行大国,但是由于乙肝疫苗的广泛接种,特别是我国将乙肝疫苗对儿童实行计划免疫后,乙肝的发病率已显著降低,乙肝疫苗的接种对提高我国人口的健康素质发挥了重要作用。

然而,疫苗在为人类做出巨大贡献的同时,也带来了疫苗安全性问题的疑虑。没有绝对安全的生物活性药物,疫苗也不例外。在应用传统的非精制纯化疫苗的时代,疫苗接种的不良事件较为多见和严重。以天花疫苗(smallpox vaccine)为例:1758 年,美国牧师 Jonathan Edwards 为了提倡预防天花的接种,自己接种了“人痘”,随后却不幸去世。直至英国医生 Edward Jenner 发现接种牛痘能够预防天花后,人类才找到既有效又比较安全的预防天花的方法,并开发出第一个疫苗——“牛痘苗”。但在天花绝迹前,牛痘苗的生产仍处于传统工艺时代,无论是直接从牛皮上采取痘浆,还是后来发展的通过组织培养得到痘苗,两者都是只经初步提取后即给人接种,疫苗存在较多较严重的副反应,出现的泛发性牛痘甚至可导致被接种者死亡。在天花绝迹后,世界各国相继停止了常规的天花疫苗接种。但是一些研究者继续对天花疫苗的安全性问题进行探讨,他们指出,在天花疫苗接种后发生的各种不良事件中,包括心肌心包炎和扩张型心肌病(两者此前都没有被认定为天花疫苗的严重不良事件),多种不良事件的发生率超过了偶发事件的水平。全球疫苗安全咨询委员会(Global Advisory Committee on Vaccine Safety,GACVS)仍在继续对天花疫苗的安全性进行监测和评估(全球疫苗安全咨询委员会,2004)。经常出现严重不良事件的传统疫苗中有一些是以动物脑组织生产的疫苗,如现已不再使用的狂犬病羊脑疫苗和乙型脑炎鼠脑疫苗等,这类疫苗接种后常出

现较严重的脑脊髓炎变态反应。随着宿主来源的变更和新纯化工艺的应用,这类疫苗的安全性问题得到了解决。

公共卫生管理机构认识到,在群体免疫中,疫苗不良事件产生的影响可能会造成沉重的社会负担。无论是研发中的各种类型的新疫苗,还是已经投入应用的疫苗,疫苗安全性评价(safety evaluation of vaccines),包括疫苗安全性的非临床安全性评价、临床安全性评价和上市后监测,是疫苗管理机构和研发单位要关注的极其重要的课题。疫苗安全性评价的结论,既是国家的药品管理机构决定批准或中止疫苗临床应用的主要科学证据之一,是公共卫生管理机构推荐或停止推荐疫苗在易感人群中接种的主要科学证据之一,也是公众在决定是否接受疫苗接种时的主要考量依据之一。本章侧重于讲述疫苗的非临床安全性评价,对疫苗临床安全性评价和上市后监测只进行一般性描述与讨论。

## 11.2　疫苗的安全性

本章所探讨的疫苗的安全性问题主要是指疫苗在临床试验和临床应用过程中,对受试者、接受预防接种的个体或群体所造成的与预防接种目的无关或意外的有害反应,即不良反应(adverse reaction)。预防接种不良反应包括一般反应和异常反应。一般反应是指在预防接种后发生的、由疫苗本身所固有的特性引起的、对机体仅造成一过性生理功能障碍的反应,主要包括发热和局部红肿,同时可能伴有全身不适、倦怠、食欲不振、乏力等全身症状(表11.1)。异常反应是指合格的疫苗在实施规范接种过程中或者实施规范接种后,造成受种者机体组织器官及功能的损害(表11.2)。异常反应是由疫苗本身所固有的特性引起的相对罕见、严重的不良反应,与疫苗的毒株,纯度,生产工艺,疫苗中的附加物如防腐剂、稳定剂、添加成分和佐剂等因素有关。其中,导致死亡、危及生命、导致永久或显著的伤残或器官功能损伤的异常反应属于严重异常反应,包括过敏性休克、过敏性喉头水肿、过敏性紫癜、血小板减少性紫癜、实验性局部过敏反应(Arthus 反应)、热性惊厥、癫痫、臂丛神经炎、多发性神经炎、吉兰-巴雷综合征、脑病、脑炎和脑膜炎、疫苗相关麻痹型脊髓灰质炎、卡介苗骨髓炎、全身播散性卡介苗感染、

表 11.1　疫苗的一般反应（Clements,2000）

| 疫苗 | 局部反应（疼痛、红肿） | 发热 | 刺激症状,全身不适和非特异性症状 |
|---|---|---|---|
| 卡介苗 | 常见 | — | — |
| Hib 疫苗 | 5%~15% | 2%~10% | — |
| 乙肝疫苗 | 成人达 30%<br>儿童达 5% | 1%~6% | — |
| 麻疹/麻腮风疫苗 | 达 10% | 达 5% | 达 5% |
| 口服脊灰疫苗 | 无 | 低于 1% | 低于 1%* |
| 破伤风/白喉破伤风疫苗 | 达 10%** | 达 10% | 达 25% |
| DTP 疫苗*** | 达 50% | 达 50% | 达 60% |

注：*,腹泻、头痛、肌肉疼痛；**,增强免疫接种时局部反应的发生率可增高至 50%~85%；***,全细胞百日咳疫苗。无细胞百日咳疫苗的不良反应发生率较低。

表 11.2　疫苗的异常反应（Clements,2000）

| 疫苗 | 反应 | 发作间隔 | 发生率（1/100 万） |
|---|---|---|---|
| 卡介苗 | 化脓性淋巴结炎 | 2~6 月 | 100~1000 |
| | 卡介苗骨髓炎 | 1~12 月 | 1~700 |
| | 全身播散性卡介苗感染 | 1~12 月 | 2 |
| 乙肝疫苗 | 过敏 | 0~1 h | — |
| | 吉兰-巴雷综合征 | 1~6 周 | — |
| 麻疹/麻腮风疫苗 | 热性惊厥 | 5~12 d | 333 |
| | 血小板减少性紫癜 | 15~35 d | 33 |
| | 过敏 | 0~1 h | 1~50 |
| 口服脊灰疫苗 | 疫苗相关麻痹型脊髓灰质炎 | 4~30 d | 1.4~3.4 |
| 破伤风疫苗 | 臂丛神经炎 | 2~28 d | 5~10 |
| | 过敏 | 0~1 h | 1~6 |
| | 无菌性脓肿 | 1~6 周 | 6~10 |
| DTP 疫苗 | 持续伤心尖叫（>3 h） | 0~24 h | 1000~60000 |
| | | 0~3 d | 570 |
| | 惊厥 | 0~24 h | 570 |
| | 低张-低反应性发作 | 0~1 h | 20 |
| | 过敏/休克 | 0~3 d | 0~1 |
| | 脑病 | — | — |
| 乙脑疫苗 | 严重过敏反应 | — | 10~1000 |
| | 神经系统事件 | — | 1~2.3 |
| 黄热病疫苗 | 脑炎 | 7~21 d | 小于 6 月龄的婴儿中 500~4000 |
| | 过敏反应 | 0~1 h | 5~20 |

晕厥、中毒性休克综合征、全身化脓性感染等（中华人民共和国卫生部和中华人民共和国国家食品药品监督管理总局,2010）。

## 11.2.1　疫苗引起不良反应的原因

疫苗引起的不良反应,是受种者接种后产生的预期免疫反应外的病理反应,既有疫苗方面的原因,又有机体方面的原因。疫苗从研发、生产、储运到接种,均存在引起不良反应的因素(黄仕和和封多佳,2012)。引起不良反应的疫苗本身的原因主要源于疫苗中含有的相对于人体的各种外源性物质,特别是微生物来源的多种组分。机体方面的原因包括受种者的遗传背景和健康状况,特别是免疫系统及其反应的个体差异,如是否存在免疫功能异常等。

活疫苗中作为免疫原的微生物在受种者体内可增殖,当该微生物感染某些细胞或器官时,可能导致不良反应。例如,风疹疫苗可导致关节炎,可能是疫苗中的减毒株病毒直接感染关节所致(黄仕和和封多佳,2012);小儿麻痹症活疫苗株对少数接种者仍可表现出致病性等。因此,对于免疫功能低下者,活疫苗禁忌使用。

疫苗中的免疫原包含多种成分时,除了引起预期的免疫反应外,所导致的最常见的不良反应是炎症反应。例如,全细胞百日咳疫苗中含有脂多糖和其他多种成分,被巨噬细胞吞噬后,可刺激炎性细胞因子的释放,导致发热。

疫苗中免疫原外的其他成分也可导致不良反应,例如,氢氧化铝等佐剂可引起炎性反应,导致局部肿痛。

当受种者对疫苗中的某一成分过敏时,可发生超敏反应。如鸡卵成分过敏者,不能接种以鸡卵生产的流感疫苗。因此,过敏体质者需慎用疫苗。

疫苗污染是早期疫苗不良事件的主要原因。在生产使用的生物原料中含有的病毒未被检测出来可能造成灾难性后果。1942 年,黄热病疫苗导致50000 多名美国士兵患肝炎,病死率为 2/1000 ~ 3/1000。近半个世纪后方确认,当时生产时加入的作为稳定剂的人血清含有乙肝病毒(Seeff et al.,1987)。

## 11.2.2　疫苗安全性问题的历史教训

在各种疫苗的研发、应用过程中,发生的一些疫苗安全性问题甚至灾难,对公众的健康造成了不同程度的损害。对这些教训的反思,促进了疫苗研制、生产和应用规范的完善。例如,在 1955 年发生的Cutter 事件(Cutter incident)中,生产脊髓灰质炎疫苗的厂家加大了生产规模后,有一个批号的疫苗由于病毒凝聚未能完全灭活病毒,导致受种者中发生60 例麻痹型脊髓灰质炎,并在家庭接触者中造成 89例患者感染。Cutter 事件提示,对生产过程中每一步

骤的改变都要进行质量控制,对疫苗上市后的安全性需要进行严密的监测(黄仕和和封多佳,2012)。

## 11.2.3　计划免疫项目疫苗安全性的现状

我国自实施免疫规划以来,通过接种疫苗,减少麻疹、百日咳、白喉、脊髓灰质炎、结核、破伤风等疾病发病人数超过 3 亿,减少死亡人数 400 万。我国计划免疫项目所应用的各种疫苗的安全性经受了长期临床应用的考验,接种人数数以亿计,但是尚无系统的安全性评价总结。近年来,我国发生了多起接种疫苗引发的事件。疫苗事件增多的直接原因是疫苗接种品种和数量的增加。目前,我国疫苗接种数量很大,小概率事件导致的绝对数随之增加。以偶合症(coincidental event)为例,该症是指受种者正处于某种疾病的潜伏期,或者存在尚未发现的基础疾病,接种后巧合发病(复发或加重)。偶合症的发生与疫苗本身无关,不属于预防接种异常反应。但是,疫苗接种率越高、品种越多,发生的偶合症越多,容易造成民众误解。科学的安全性评价结论有助于公众对疫苗的安全性形成正确的认识。

2005 年 6 月 1 日起,中华人民共和国国务院公布的《疫苗流通和预防接种管理条例》(*Regulation on the Administration of Circulation and Vaccination of Vaccines*)开始施行,对预防接种异常反应的处理做出了规定。2008 年 12 月 1 日起,中华人民共和国卫生部发布的《预防接种异常反应鉴定办法》(*Measures for the Evaluation of Abnormal Reactions to Vaccination*)开始施行,对预防接种异常反应鉴定工作进行了规范。《预防接种异常反应鉴定办法》中明确规定,在省级、设区的市级和县级疾病预防控制机构应当成立预防接种异常反应调查诊断专家组,负责预防接种异常反应调查诊断。任何医疗机构和个人不能对预防接种异常反应做出调查诊断结论。2010 年 6 月 11 日,为规范疑似预防接种异常反应监测工作,卫生部印发了《全国疑似预防接种异常反应监测方案》(*Protocol for the Surveillance of Suspected Abnormal Reactions to Vaccination*)。这些法规和卫生标准的实施,是我国疫苗安全性评价工作的制度保障。

美国国家科学院医学研究所(Institute of Medicine of the National Academy of Sciences, IOM)受美国食品药品监督管理局(Food and Drug Administration, FDA)和疾病控制中心(Centers for Disease

Control,CDC)等政府机构的委托,作为独立的第三方机构,从 20 世纪 70 年代末起,进行了 60 余项关于疫苗安全性的研究,对列入美国儿童免疫程序的全部疫苗进行了评估,未发现与美国的儿童免疫程序有关的重大安全性问题(National Research Council,2013)。例如,IOM 的免疫安全性审查委员会指出,现有证据不支持应用乙型肝炎病毒疫苗与多发性硬化的发生或复发之间存在因果关系;现有证据不足以支持或否定应用乙型肝炎病毒与中枢神经系统脱髓鞘病变的首次发作、急性播散性脑脊髓炎、视神经炎、横贯性脊髓炎、吉兰-巴雷综合征、臂神经炎之间的因果关系(Stratton et al.,2002)。

## 11.2.4 对疫苗安全性的担忧与审视

1954 年,当 Salk 疫苗(灭活脊髓灰质炎疫苗)进行临床试验时,数以百万计的美国家庭作为志愿者踊跃地参加。对此,一位社会学家曾经评论道:“在美国历史上这恐怕是史无前例的,生动地证实了公众对科学方法的接受程度。”[①] 不过,一年之后发生的 Cutter 事件,以及不时见诸报端的疫苗相关疑似不良事件的报道,使公众在期待疫苗的预防效果的同时,更加审慎地关注疫苗本身的安全性。

由于人们普遍接受过多种疫苗接种,在追查疾病的病源时,疫苗常常受到怀疑。然而通过深入的研究发现,对疫苗安全性的很多担忧是缺乏证据的。例如,1974 年 Kulenkampff 等报道了 22 例接种全细胞百日咳疫苗后发生精神发育迟滞和癫痫的病例。经媒体沸沸扬扬地报道后,几年间英国的百日咳疫苗的接种率就从 81% 下降至 31%,而百日咳的新发病例超过 10 万例,其中病死 36 例。后来,一些出色的对照研究证实,接种全细胞百日咳疫苗后精神发育迟滞和癫痫的发病率与未接种者相似,很多患儿实际上是婴儿严重肌阵挛性癫痫(Dravet 综合征)(Offit and DeStefano,2012)。尽管如此,由于全细胞百日咳疫苗的成分复杂,不良反应较多,全细胞百日咳疫苗逐渐被后来研发的无细胞百日咳疫苗替代。

对疫苗安全性缺乏科学依据的担忧,会导致疫苗接种率的下降,造成对相关传染病的预防效果下降。因此,公众、媒体对疫苗安全性的担忧需得到足够的重视。疫苗安全性问题,包括上市后监测发现

的焦点问题,使得研究者需要进行科学的疫苗安全性评价,并通过公共卫生管理部门与公众进行沟通,及时消除公众对疫苗安全性的不必要的担心。公众、科学家、公共卫生管理机构对疫苗安全性的审视,也并不是杞人忧天,可促使疫苗的研发者开发出更为安全的疫苗,并且在非临床研究、临床试验和上市后,在疫苗研发、应用的整个产品生命周期内,对疫苗进行全面和细致的安全性评价和监测。以下列举了部分对疫苗安全性的担忧以及相关的研究结果。

### 11.2.4.1 疫苗与婴儿猝死综合征

婴儿猝死综合征(sudden infant death syndrome,SIDS)是 2 周至 1 岁的婴儿最常见的死亡原因。针对疫苗引起 SIDS 的质疑,进行了多项病例对照研究后,荟萃分析的结果指出,免疫接种对 SIDS 有防范的作用,可将 SIDS 的风险降低一半(Vennemann et al.,2007)。

### 11.2.4.2 疫苗与癌症

1955—1963 年,部分脊髓灰质炎疫苗被猴病毒 40(simian vacuolating virus 40,或 simian virus 40,SV40)污染,病毒源自用于制备疫苗的猴肾细胞,且 SV40 可能具有致癌性。但是 1955—1963 年,服用脊髓灰质炎疫苗的人群中未发现癌症风险增高的证据。IOM 的免疫安全性审查委员会指出,证据尚不足以对受到 SV40 污染的脊髓灰质炎疫苗是否会致癌做出结论。但是自从发现了 SV40 病毒后,已采取措施防止疫苗被 SV40 污染(Stratton et al.,2003)。

### 11.2.4.3 疫苗与糖尿病

流行病学研究发现,麻疹疫苗、卡介苗、天花疫苗、破伤风疫苗、百日咳疫苗、风疹疫苗、腮腺炎疫苗与糖尿病(diabetes mellitus)均无关。在芬兰进行的一项对乙型流感嗜血杆菌疫苗随诊 10 年的大规模研究中,3 月龄时接种者(并在 2 岁时加强免疫)、仅在 2 岁时接种一次者与未接种疫苗者相比,患糖尿病的风险没有差异(Offit and DeStefano,2012)。

### 11.2.4.4 疫苗与哮喘及过敏反应

先前几项规模较小的观察性研究提出,全细胞

---

① "Probably no event in American history testifies more graphically to public acceptance of scientific methods than the voluntary participation of millions of American families in the 1954 trials of the Salk vaccine." ——美国社会学家 Paul Starr

百日咳疫苗与哮喘(asthma)的发生相关。更多近期的研究否定了上述看法。在瑞典和英国进行的大规模临床研究都证明,百日咳疫苗与哮喘的发生无关。一项对 165 000 多名儿童进行的研究表明,接种疫苗与哮喘的发生无关。近来多数研究的结果认为,灭活流感疫苗不会诱发哮喘(Offit and DeStefano,2012),而流感病毒本身可以引起严重哮喘症状,或加重已患病儿童的哮喘症状,因此,预防性接种流感疫苗实际上对儿童预防哮喘很有意义。

过敏反应(anaphylactic reaction)一般指较为严重的变态反应,如出现呼吸困难或上呼吸道水肿,以及心动过速、呕吐等,甚至危及生命。大量的应用数据显示,疫苗接种后过敏反应的发生率很低。从生产疫苗使用的基质或添加剂来看,主要潜在的致敏原有明胶、抗生素、酵母或鸡卵成分等。但随着我国新规程对明胶、抗生素的禁用,以及对相关疫苗纯化程序的加强和对使用对象禁忌证的严格排查,由疫苗引起过敏反应的发生率会大幅降低。流感疫苗是以鸡卵为基质生产的,其中含有低浓度的卵白蛋白成分,但临床试验证实,即使在对鸡卵过敏的儿童中,流感减毒活疫苗仍是安全的(Turner et al.,2015)。当然,注射疫苗的机构和人员必须具备诊断和处置过敏反应的能力。

### 11.2.4.5 疫苗与自闭症

自闭症(autism)的症状一般在 2 岁时开始显现。一些科学家和父母怀疑麻疹-腮腺炎-风疹疫苗(MMR 疫苗)导致自闭症,因为该疫苗是在这一时段注射的。IOM 的免疫安全性审查委员会的结论指出,流行病学的证据有利于排除 MMR 疫苗与自闭症间的因果关系(Stratton et al.,2004)。

### 11.2.4.6 疫苗中的汞

环境中的无机汞经某些细菌转化为甲基汞后,通过食物链可进入人体。汞(mercury)在体内的蓄积达到较高水平时,可导致神经毒性。1997 年,美国食品药品监督管理局要求对所有含汞的食品和药品的风险进行评估。某些疫苗用硫柳汞(thimerosal)作为防腐剂,如乙肝病毒疫苗。硫柳汞含有乙基汞,与甲基汞不同,乙基汞分解、排泄的速度更快,不易在体内蓄积并造成毒害(Offit and DeStefano,2012)。IOM 的免疫安全性审查委员会指出,流行病学的证据有利于排除含硫柳汞的疫苗与自闭症间的

因果关系(Stratton et al.,2004)。尽管如此,美国 FDA 决定,暂停对乙肝抗体阴性母亲所生育的新生儿常规接种乙肝疫苗,直至有不含防腐剂的替代品。研发、应用不含汞或硫柳汞含量较低的疫苗已成趋势。

### 11.2.4.7 疫苗中的铝

从 20 世纪 30 年代起,铝盐就被用作疫苗中的佐剂。高浓度的铝(aluminium)可导致局部炎症反应、骨软化症、贫血或脑病。早产儿、肾功能不全且服用含铝药品(如某些抗酸剂)的婴儿可能出现血清铝水平增高。但是研究证明,儿童接种含铝的疫苗后,血清铝的水平远低于毒性水平。

### 11.2.4.8 疫苗中的甲醛

甲醛(formaldehyde)用于疫苗的制备,用以处理细菌毒素(如白喉毒素、破伤风毒素、百日咳毒素)和灭活病毒(如脊髓灰质炎病毒)。高浓度的甲醛在体外试验中可导致 DNA 突变。但是,由于甲醛是一碳单位代谢的人体内新陈代谢的产物之一,正常人体血液中其实含有甲醛,其水平为疫苗中甲醛含量的 10 倍以上。与可引起实验动物毒性反应的甲醛剂量相比,疫苗中含有的甲醛剂量是前者的 1/600(Offit and DeStefano,2012)。

## 11.3 疫苗的非临床安全性评价

按照国家《药品注册管理办法》附件三的分类规定,疫苗属于预防用生物制品。疫苗的种类繁多,生物学活性各异。按其微生物的复制能力、表达系统和生产工艺的不同可分为减毒活疫苗(减毒的细菌、病毒、寄生虫)、灭活疫苗(灭活的完整的病原微生物)、活载体疫苗(如活减毒伤寒菌表达的其他抗原)、活的辐照细胞、基因重组亚单位疫苗、DNA 疫苗、多糖结合疫苗(共价结合的免疫原)、合成肽疫苗、细胞载体疫苗(活的载体细胞表达异源抗原或细胞加入免疫原)等。疫苗制品中除了含有诱导生成预期预防作用的抗体的免疫原这一主要活性成分外,还可能包括佐剂、防腐剂、稳定剂等辅助成分。疫苗的临床前安全性评价需要根据受试疫苗的种类、成分,制定具体的研究方案。

新疫苗非临床研究的目的是获取疫苗安全性方面的信息,以支持或否定该疫苗进一步的临床研发和

申请上市。对新疫苗制品系统的非临床安全性评价(nonclinical safety evaluation)包括单次给药和多次给药的一般毒理学试验、局部耐受性试验及生殖毒性试验、安全药理学试验等研究。具体的研究方案应针对不同的疫苗类型,考虑到目标人群、给药途径、制剂类型、剂量水平和免疫接种程序。受试品应是合格、稳定的生物制品,与拟用于临床的疫苗制品一致。实验动物需根据与人体的相关性进行选择。疫苗的非临床安全性评价应当遵循《药物非临床研究质量管理规范》(GLP)和相关的法规、指导原则进行。对(减毒)活疫苗的安全性评价应在具备相应生物安全性标准的实验室中进行。

对疫苗制品本身的质量控制和鉴定是非临床安全性评价的前提,但超过了本节讨论的范围。例如,减毒活疫苗中的微生物株有毒力逆转增强的风险,对各批次疫苗除了进行常规的毒力检测外,还可以通过流行病学跟踪和分子生物学技术(如减毒序列突变的检测)进行分析。此外,对人畜共患病,如狂犬病、鼠疫、炭疽等,开发减毒活疫苗应持审慎态度。

## 11.3.1 疫苗的生物学特点与非临床安全性评价

生物学技术和免疫学技术的发展,使开发出更多、更有效的疫苗成为可能。除了预防传染病外,特别是儿童易感的传染病,很多研发中的新疫苗是为了预防成人罹患的慢性非传染性疾病,包括肿瘤。为了改善现有疫苗的免疫效果,有的新疫苗制品加入了新的佐剂。这些新疫苗制品的创新性和复杂性,给疫苗的安全性评价提出了新的思索和挑战。

疫苗本身属于特殊的生物制品,它与小分子化学药物不同,与其他治疗性蛋白等生物制品也不同,它是通过进入机体后产生免疫反应发挥预防和治疗效果的。来自疫苗本身、疫苗成分中的佐剂或其他添加剂,疫苗在人体中激发的免疫反应和机体的免疫应激状态等几方面的因素都可能存在安全风险,需要在临床应用前进行安全性评价。

疫苗的临床使用有以下特点。

(1)剂量低。一般情况下,疫苗本身的免疫剂量较低,每次使用剂量多在微克级。

(2)接种次数少。相对于一般药品,疫苗的使用次数少,不像多数药物,需要每日使用,疫苗有的只需接种一次,有的还需要进行数次加强免疫给药。

(3)通过免疫原性发挥生物学作用。不像其他治疗产品,疫苗是通过诱发免疫反应,达到预防或治疗的效果;而疫苗的不良反应,有的也是由于免疫反应造成的。

(4)疫苗内成分复杂。很多疫苗来源于病原微生物,裂解后是非单一成分。

(5)疫苗制剂中常含有佐剂。不像其他药物中惰性的辅料,或者复方药物中并列的有效成分,疫苗中的佐剂在体内发挥较强的免疫增强作用,也可导致全身或局部的不良反应。

(6)适用的人群。预防性疫苗的适用人群是健康人,包括健康儿童,甚至新生儿,因此对其安全性的要求极高。而其他药物,包括小分子的化学药物、天然药物或中药、治疗性生物制品,适用于特定的疾病人群,药物本身或其代谢产物在体内发挥作用,药物的暴露程度与药效作用有良好的相关性,一般可以通过监测药物浓度来预测药物在体内的疗效及可能的不良反应。

疫苗与普通药物的生物学特点差异总结见表11.3。

疫苗具有较复杂的生物学活性,一般应用于健康人群,特别是新生儿、婴幼儿、儿童及老人,"安全、安全、更安全"是对疫苗安全性的要求。疫苗的安全性评价贯穿疫苗设计、研发、生产以及临床试验和上市后的跟踪评价的全过程。尽管以动物试验为主的非临床安全性评价试验在全面评估生物制品的安全性时存在局限性,但以科学性为基础,具体问题、具体分析(case by case)为原则,遵循《药物非临床研究质量管理规范》的疫苗临床前安全性评价,是评估疫苗能否进入临床试验阶段的有效途径。这一阶段既可能发现疫苗制剂本身的安全性问题,也可能在敏感动物身上发现所诱发的免疫反应对动物各器官系统的影响。在疫苗的开发进入临床试验阶段后,还可以用动物试验等非临床研究方法来研究在人体出现的不良反应及其发生机制。

早在中华人民共和国成立初期,我国就逐步实施了健康人群的免疫接种规划制度。在2002年对药品注册管理有了新的要求,对新药进行了重新分类,在2002年12月1日实施的《药品注册管理办法》(试行)中,首次提出"根据疫苗的使用人群、疫苗特点、接种剂量、免疫毒性等,提供有关的毒性试验研究资料"。2006年11月20日,国家食品药品监督管理局颁布了"关于推进实施《药物非临床研究质量管理规范》(简称GLP)的通知",指出"自

表 11.3　疫苗与普通药物的生物学特点差异

| 项目 | 疫苗 | 药物 |
|---|---|---|
| 定义 | 可诱导机体对特定微生物的免疫反应,疫苗本身可能是大分子,也可能是相对分子质量很小的免疫原 | 一般指小分子的化学药物、天然药物或中药,以及治疗性生物制品 |
| 用量 | 用量较低,一般是几微克或几十微克 | 剂量与在体内暴露量有关,一般的用药剂量高于疫苗的量 |
| 发挥药理作用的成分 | 与激发的免疫反应有关 | 与药物本身或代谢产物有关 |
| 药效作用与其在体内暴露的关系 | 药效与所诱发的免疫反应强度相关,初次免疫与加强免疫时所激发的免疫反应强度差异很大 | 药物的暴露程度与药效作用有良好的相关性 |
| 体内过程 | 免疫系统对疫苗中的免疫原进行摄取、加工、提呈给免疫细胞 | 小分子药物和中药、天然药物,大多经过肝代谢后,产物经肾等器官排泄 |
| 血药浓度 | 可通过检测疫苗所诱发的相应抗体的水平,预测其预防作用 | 可通过监测血药浓度,预测疗效和监测不良反应 |
| 机体的记忆效应 | 一般情况下,机体有持续的记忆效应 | 一般情况下,化学药物和中药、天然药物在体内无记忆效应 |
| 应用人群 | 多为健康人。儿童和青少年是重要的目标人群,包括新生儿和婴幼儿 | 一般为成年人患者。儿科用药需要特殊的研究和说明 |
| 对安全性的要求 | 极高 | 高,但对于尚无方法治愈的疾病,适用于晚期患者的药物,可权衡利弊,从延长生存期、提高生活质量的角度,考虑对总体安全性的要求 |

2007 年 1 月 1 日起,未在国内上市销售的化学原料药及其制剂、生物制品;未在国内上市销售的从植物、动物、矿物等物质中提取的有效成分、有效部位及其制剂和从中药、天然药物中提取的有效成分及其制剂;中药注射剂的新药非临床安全性评价研究必须在经过 GLP 认证,符合 GLP 要求的实验室进行。否则,其药品注册申请将不予受理。"从此,新的疫苗必须遵循 GLP 法规进行非临床安全性评价。在遵循 GLP 规范的条件下进行的疫苗非临床安全性评价,报送国家食品药品监督管理总局,获得允许进入临床试验后,方可在人体进行系统的疫苗临床试验研究。

## 11.3.2　国内外疫苗非临床安全性评价的技术指导原则

　　为了达到向国家相关管理机构申报进行临床试验的要求,新疫苗的非临床安全性评价要根据疫苗本身的特点,设计非临床试验研究内容。有关疫苗的非临床安全性评价技术,要遵循我国的法规和指导原则(表 11.4),要参考国际相关的指导原则(表 11.5)(Sun et al. ,2012)。其中,WHO 于 2003 年发表的《疫苗的非临床研究指南》和 2013 年 4 月发表的《疫苗佐剂和含佐剂疫苗的非临床评价指导原则(建议稿)》特别值得研究和借鉴。

　　上述指导原则对同类疫苗非临床安全性评价试验所要求的原则是一致的。国家食品药品监督管理总局新药审评中心颁布的《预防用生物制品临床前安全性评价技术审评一般原则》(*General Principles for the Technical Assessment of Preclinical Safety Evaluation of Prophylactic Biologicals*)中指出"主要的临床前研究包括:长期毒性试验、急性毒性试验、局部刺激性试验、过敏反应试验和生殖毒性试验;疫苗一般不需要进行安全药理学和药代动力学试验;对于 DNA 疫苗或病毒载体的疫苗,包括减毒活疫苗和活载体疫苗还需考察疫苗在机体的组织分布及清除动态;对于新的佐剂,还要评估佐剂的安全性。"

**表 11.4　国内主要的疫苗非临床安全性评价指导原则**

| 颁布指导原则的机构 | 适用的疫苗 | 指导原则名称（年份） |
|---|---|---|
| 国家食品药品监督管理总局新药审评中心 | 全部疫苗 | 预防用生物制品临床前安全性评价技术审评一般原则（2005） |
| | | 预防用疫苗临床前研究技术指导原则（2010） |
| | DNA 疫苗 | 预防用 DNA 疫苗临床前研究技术指导原则（2003） |
| | 联合疫苗 | 联合疫苗临床前和临床研究技术指导原则（2005） |

**表 11.5　国际主要的疫苗非临床安全性评价指导原则**

| 颁布指导原则的机构 | 适用的疫苗 | 指导原则名称（年份） |
|---|---|---|
| 世界卫生组织（WHO） | 全部疫苗 | WHO:Guidelines on Nonclinical Evaluation of Vaccines（2003） |
| | | Guidelines on the Nonclinical Evaluation of Vaccine Adjuvants and Adjuvanted Vaccines（Proposed Guidelines）（2013） |
| | DNA 疫苗 | Guidelines for Assuring the Quality and Nonclinical Safety Evaluation of DNA Vaccines（2007） |
| 国际协调会议（ICH） | 重组疫苗 | ICH S6 and ICH S6（R1）:Preclinical Safety Evaluation of Biotechnology-derived Pharmaceuticals（1998） |
| 欧洲药品管理局（EMA） | 全部疫苗 | Note for Guidance on Preclinical Pharmacological and Toxicological Testing of Vaccines（1997） |
| | 人用疫苗佐剂 | Guideline on Adjuvants in Vaccines for Human Use（2005） |
| | DNA 和载体疫苗 | Note for Guidance on the Quality,Preclinical and Clinical Aspects of Gene Transfer Medicinal Products（2001） |
| | | Guideline on the Non-clinical Studies Required before First Clinical Use of Gene Therapy Medicinal Products（2008a） |
| | | Guideline on Quality,Non-clinical and Clinical Aspects of Live Recombinant Viral Vectored Vaccines（2010） |
| | 天花疫苗 | Note for Guidance on the Development of Vaccinia Virus-based Vaccines against Smallpox（2002） |
| | 大流行（前）流感疫苗 | Guideline on Influenza Vaccines Prepared from Viruses with the Potential to Cause a Pandemic and Intended for Use Outside of the Core Dossier Context（2007） |
| | | Guideline on Dossier Structure and Content for Pandemic Influenza Vaccine Marketing Authorisation Application（2008） |
| 美国食品药品监督管理局（FDA） | 全部疫苗 | Guidance for Industry:"Consideration for Developmental Toxicity Studies for Preventive and Therapeutic Vaccines for Infectious Disease Indications"（2006） |
| | DNA 疫苗 | Points to Consider on Plasmid DNA Vaccines for Preventive Infectious Disease Indications（1996） |
| | | Guidance for Industry:"Considerations for Plasmid DNA Vaccines for Infectious Disease Indications"（2007） |
| | 联合疫苗 | Guidance for Industry for the Evaluation of Combination Vaccines for Preventable Disease Production,Testing and Clinical Studies（1997） |
| | 病毒疫苗 | Guidance for Industry:"Characterization and Qualification of Cell Substrates and Other Biological Materials used in the Production of Viral Vaccines for Infectious Disease Indications"（2010） |

### 11.3.3 疫苗非临床安全性评价的一般要求

疫苗的非临床安全性试验的目的是:检测疫苗潜在的非预期的毒性;寻找毒性的靶器官;确定安全剂量,为临床试验提供依据。

进行疫苗的非临床安全性评价,需要确定供试品(受试疫苗)的质量、实验动物种系、接种剂量、免疫途径、观察指标等。

#### 11.3.3.1 供试品(受试疫苗)的质量

受试疫苗的质量与拟用于临床试验的疫苗一致,应采用制备工艺稳定、符合临床试验用质量标准规定的样品。供试品(受试疫苗)应注明名称、来源、批号、含量(或规格)、保存条件及配制方法等,并附有研制单位的自检报告。所用辅料和溶媒等应注明批号、规格和生产厂家,并符合试验要求。

在疫苗研发过程中,若供试品(受试疫苗)的制备工艺发生可能影响其安全性的变化,应重新进行相应的安全性研究。

#### 11.3.3.2 实验动物种系

应选用相关种属或品系的实验动物(laboratory animal)进行疫苗非临床安全性评价。理想的相关动物应符合以下条件:① 对疫苗预防的感染原或毒素敏感;对于减毒活疫苗,可引起类似的病毒血症或菌血症;② 免疫系统与人体相近,接种后产生与人体相同或相近的免疫应答(体液免疫和/或细胞免疫);③ 对制品中的佐剂产生类似的免疫反应(如在人体中诱发 Th1 细胞反应,理想的所选实验动物中也诱发相似的 Th1 细胞反应);④ 已有大量历史对照数据,根据历史对照数据可以判断试验中出现的异常是动物散在的自发病变或与疫苗有关的毒性反应。

很多情况下难以寻觅到上述理想的实验动物。选择实验动物时还要考虑给药途径的可行性、相关病原血清学阴性、具备相应的免疫分析试剂等条件。

实际上,疫苗安全性评价最常用的实验动物是啮齿类动物和兔,它们也常用于疫苗生殖毒性研究(如要求进行)。由于已有小鼠(mouse)的免疫分析试剂,当需要明确细胞毒性 T 淋巴细胞(CTL)反应时,通常采用小鼠进行研究。大鼠(rat)是用于安全性评价的常用动物,人们在用大鼠做实验动物方面拥有丰富的应用经验和历史数据。对于啮齿类动物,推荐选择远交系动物(outbred animal)。在重复给药毒性试验中较少应用兔(皮肤涂抹给药者除外),但家兔(rabbit)却是在接种疫苗后容易呈现出所需的体液免疫反应的动物。用于疫苗安全性评价时,兔的优势还在于体型较大,允许给予最大可行剂量(full human dose),允许在必要时多次采血。小型猪也偶尔用于疫苗的研究(Forster,2012)。

非人灵长类(non-human primates)实验动物是临床前检验减毒活疫苗安全性的最为可靠的动物模型。有时,猴是最适合的、甚至唯一满足要求的实验动物。例如,恒河猴(rhesus macaque, *Macaca mulatta*)是唯一用于麻疹病毒研究的实验动物,接触麻疹病毒后可出现麻疹样疾病,能够在接种疫苗后出现病毒血症(Forster,2012)。对于有可能影响中枢神经系统的减毒活病毒疫苗,在恒河猴或食蟹猴中进行猴神经毒力试验(monkey neurovirulence test, MNVT)是经典的方法(Levenbook,2011),但对某些肠道性细菌感染灵长类动物,其耐受剂量可能高出人的耐受剂量许多倍或不致病,因此则不宜选用。

疫苗的安全性评价有时需要用到一些不太常用的实验动物,如雪貂、绵鼠和仓鼠。雪貂(ferret, *Mustela putorius furo*)是用于流感研究的最佳动物模型,可出现和人类似的疾病表现和传播方式,可用于一般毒性研究和生殖毒性研究,目前,国内亦有人用雪貂开展流感疫苗抗原性与免疫原性的研究。但是我国对这些实验动物的操作经验较少,只在少数试验室进行,因此缺乏历史对照数据,可能只能进行非GLP 研究,同时需要使用另一种常用的实验动物进行 GLP 研究。此外,表达人主要组织相容性复合体(MHC)的转基因动物可用于对基于人 MHC 限制性序列的疫苗的安全性评价(Forster,2012)。

虽然按照 ICH S6 技术指导原则,关于生物技术药物的安全性评价推荐采用两个种系进行动物试验研究,但一般情况下,疫苗的一般毒性试验研究(单次给药或重复给药毒性试验)只需在一种实验动物中进行,并不要求进行啮齿类和非啮齿类两种实验动物试验。对于含有新佐剂、防腐剂或其他新的制剂成分,临床前一般毒理试验应该使用两种动物进行研究。

进行疫苗临床前评价的动物一般是免疫系统发育良好的成年动物,小鼠为 4~6 周龄,大鼠为 6~8 周龄,家兔为 3~4 月龄,猴为 3~5 岁等。由于尚不清楚幼年动物免疫器官的发育状态,与婴儿或儿童间的相关性或差别也尚待研究,目前,还不推荐仅采用幼年动物进行疫苗的非临床安全性评价试验(WHO,2003)。

对于具有较低的感染性的疫苗,如减毒活疫苗,进行安全性评价试验时,应考虑单笼饲养动物,避免交叉感染。对于安全性评价试验使用的动物数量,根据不同的试验,考虑选择符合试验要求的动物数量,一般情况下,小动物(小鼠、大鼠)为 10 只/性别/组。在一般毒性评价试验中,需要检测免疫反应的过程,对于小动物,重复取血可能干扰毒理学数据的评价,建议在试验中增加卫星组动物来连续监测免疫反应。

### 11.3.3.3 接种剂量

疫苗的安全性评价试验既需要检测疫苗本身在最大可行的暴露剂量下的安全性,也需要检测在产生最强免疫反应的条件下的安全性。因此,免疫剂量应该能在实验动物中诱发出最大的免疫反应,如峰浓度的抗体产生。一般在正式试验前,应该通过预试验筛选出产生最佳免疫效果的剂量。

疫苗的免疫剂量应该包含临床使用免疫的剂量和高于临床数倍的剂量,疫苗的使用剂量在人与动物间的换算不是以 $mg \cdot kg^{-1}$(体重)或 $mg \cdot m^{-2}$(体表面积)计算的,而是相同剂量,即 1 剂人用剂量 = 1 剂动物剂量。然而,用小动物进行试验时,由于动物的注射局部体积较小,难以接受这种注射体积,这种情况下,建议多点注射,完成免疫接种。由于疫苗内的各种成分的配比可能影响疫苗诱导的免疫效果,在安全性评价试验中不要通过稀释或浓缩的方法改变疫苗的配方。

### 11.3.3.4 免疫途径

应采用与临床用法相同的免疫接种途径进行动物试验。传统的接种途径包括肌内注射、皮下注射和皮内注射。这些给药途径易于在试验动物中实施,但是对于啮齿类动物,最大给药体积可能受到局限,无法完成最大可行剂量的研究。该问题可部分地通过多点注射解决(表 11.6)。临床的接种途径采用特殊途径时,包括口服、局部给药和黏膜途径(如鼻黏膜、经直肠或经阴道),在实验动物中也易于实施相同的给药途径。免疫接种使用辅助给药器械(如鼻腔喷雾泵)时,如果可行,动物试验需要应用相似的器械递送疫苗。

表 11.6　实验动物常用给药体积(Forster,2012)

| 实验动物 | 皮下注射 | | 皮内注射 | |
|---|---|---|---|---|
| | 1 点 | 4 点 | 1 点 | 4 点 |
| 小鼠*(20 g) | 0.5 mL | 2 mL | 0.05 mL | 0.2 mL |
| 大鼠(200 g) | 1 mL | 4 mL | 0.1 mL | 0.4 mL |
| 兔(2.5 kg) | 2 mL | 8 mL | 0.5 mL | 2 mL |

注:*小鼠亦经常实行腹腔注射,一般给药剂量为 0.5 mL。

## 11.3.4 非临床研究的各项试验

### 11.3.4.1 急性毒性试验

单次给药急性毒性试验(single dose acute toxicity test)是疫苗安全性评价最初的试验,一般选用至少一种啮齿类实验动物,按照啮齿类动物急性毒性试验的常规方案进行,通常给予最大可行剂量,单次给药,免疫途径与临床途径一致,一般观察周期为 2 周,监测动物的一般毒理学指标,以初步观察疫苗的耐受性和急性反应。

### 11.3.4.2 长期毒性试验

重复给药毒性试验(repeated dose toxicity test)是评估疫苗安全性的最全面的试验研究之一,观察疫苗在临床拟用剂量和能够诱导出更强免疫反应的高剂量下,多次、重复免疫接种后,发生的全身毒性反应、靶器官的毒性和毒性损伤的恢复情况,为临床试验提供参考依据。长期毒性试验的具体方案,如接种频次、剂量水平、检测指标等,需根据疫苗的特点设计。

(1)接种频次

与普通药物不同,疫苗重复给药后常出现免疫反应强化效应。因此,为了向临床多次接种的给药方案提供更充分的安全性依据,长期毒性试验的接种次数遵从 $n+1$ 规则,要比临床拟用的次数至少增加 1 次。

临床接种时,初次接种与加强免疫接种间的间隔一般较长,在临床前研究中,接种间隔应根据接种疫苗后初次免疫反应和继发免疫反应的出现时间的常规基础研究资料确定。只要间隔足够长,接种后的免疫反应能够得到激发并逐渐趋于稳定,重复接种不干扰前次接种的免疫反应,则可以压缩接种间隔,一般认为 2~3 周的间隔足够(Forster,2012)。

(2)给药剂量水平的选择

应按照拟用于人体的临床剂量,给予其中一组实验动物原剂量的疫苗,不要按体重或体表面积推算实验动物的给药剂量,并且,所接种疫苗的配方、给药体积与临床应用时保持一致(Forster,2012)。

设立高剂量组有利于研究剂量效应关系,有利于临床给药剂量的选择。高剂量组的接种剂量应为临床剂量的数倍(如 3 倍、5 倍)。过高的剂量可能导致免疫耐受现象。设立低剂量组有利于确定无可见不良反应水平(NOAEL)。

重复给药的毒性试验必须设立适当的对照组,可根据疫苗的特点,考虑设立安慰剂对照组、溶媒组(vehicle 组)、佐剂组(仅含佐剂)、抗原组(仅含免疫原)等。

(3)观察指标

疫苗的重复给药毒性试验研究,不仅要观察动物可能的全身的毒性指标,还要观察局部炎症反应和免疫系统的毒理学指标。动物长期毒性试验的检测指标包括常规的一般毒性观察指标,如一般临床观察指标、体温、每周的体重及体重增长情况、消耗的食量,以及血液学、血生化等实验室指标,大动物还要监测心电图。这些指标在首次免疫和末次免疫后的 1~3 天检测。其中,实验室检测要重点评估与免疫相关的指标,如白细胞及其分类、球蛋白、白/球蛋白比值。

多次给药结束 1~3 天后,进行解剖及病理学检查。病理学检查的器官至少包括重要的生命器官、免疫组织和器官及免疫接种相关的局部组织。因此,在长期毒性试验中,组织病理学检查至少应包括注射局部皮肤和皮下组织、注射局部附近的引流淋巴结、胸腺、脾、骨髓、派尔集合淋巴结(Peyer 小结)或支气管淋巴结、脑、肝、肾、生殖系统等重要器官。对于全新的疫苗,没有任何非临床和临床试验的经验可供参考时,全部的病理组织都需要进行检查。

为了评估疫苗所激发的免疫反应引起的潜在的远期或持续反应,需要在较晚的时间点再进行一系列观察检测,"恢复期"后的病理学研究常在观察数周后进行。为此,早期和恢复期后分批处死的实验动物的数量应该符合统计学的要求。

(4)药效动力学监测

在重复免疫的试验中,监测药效动力学,可以确定所选动物模型的相关性,即接种疫苗后可激发出相关免疫应答,产生相关抗体或细胞免疫效应;可以发现非反应者,实验动物中的非反应者不适合进行对毒性的评估,此时需增加试验组中的动物数,使反应者的数量能够达到统计分析的要求,并在试验结果中可按反应者和非反应者分层统计总结;还可以分析毒性反应与所测得的免疫反应之间的相关关系。

药效动力学监测中,常用 ELISA 等方法测定血样中的抗体效价,并用酶联免疫斑点法(ELISPOT)测定细胞免疫水平,并检测一系列与免疫毒性有关的炎性细胞因子。

重复给药的毒性试验方法总结如表 11.7。

### 11.3.4.3 局部耐受性试验

疫苗一般通过皮下注射、皮内注射或肌内注射的途径接种,临床中注射部位的局部反应并不少见。局部耐受性试验(local tolerance test)又称局部刺激试验,通过大体观察和组织病理学检查评估给药局部组织的反应。对于创新疫苗,如果局部反应明显,随后的研究还应检查注射部位是否残留疫苗的免疫原或佐剂,以及局部淋巴结的情况。

为了减少动物的使用量,局部刺激试验通常不需要单独进行,而是随同急性毒性和长期毒性试验进行。局部免疫接种后,连续进行大体观察,必要时使用评级系统,如用 Draize 评分系统进行局部刺激性的定性评级;试验结束时,取局部组织进行组织学检查,详细观察疫苗接种局部的病理组织学改变,判断新疫苗对局部组织是否具有刺激性作用及刺激性作用的恢复情况。

有时可通过单独的局部耐受性试验更详尽地研

表 11.7　疫苗长期毒性试验方法

| 名称 | 方法:疫苗重复免疫接种数周的毒性试验 |
|---|---|
| 供试品<br>(受试疫苗) | 疫苗的质量达到临床人用的标准<br>疫苗的批号、规格、含量、纯度、保存条件、保质期符合质量标准规定的要求,有质量检测报告 |
| 实验动物 | 种系:啮齿类和/或非啮齿类(完全创新疫苗应使用两种动物)<br>性别:一般为两种性别<br>数量:啮齿类动物不少于 15 只/性别/组,非啮齿类动物不少于 5 只/性别/组 |
| 接种途径 | 与临床一致或接近 |
| 剂量 | 临床剂量和高于临床剂量(人用剂量,不以体表面积折算) |
| 接种间隔 | 2~3 周 |
| 接种次数 | 至少比临床次数增加 1 次 |
| 检测指标 | 一般毒理试验指标:临床观察指标;体重、食量、体温、心电图、眼科;血液学指标,如血细胞计数和凝血功能;血生化指标;尿液检查;病理解剖和组织学检查<br>免疫学指标:免疫原性,如免疫应答的动态监测;抗体的保护作用检测;细胞因子,如保护性或炎症相关的细胞因子检测;其他免疫指标,如疫苗相关的特异性免疫指标;一般毒性指标中免疫相关的指标分析,包括免疫抑制症状(肿瘤或反复感染)、白细胞计数、淋巴细胞计数、免疫球蛋白、淋巴器官重量及组织病理等<br>其他:局部刺激反应的观察与检测;伴随重复给药的毒性观察对中枢神经系统、心血管系统的影响指标 |

究疫苗的局部耐受性。例如,当主要的长期毒性试验在啮齿类动物中进行时,可以利用兔进行局部耐受性试验,分别设立最大可行剂量疫苗接种组、佐剂对照组和安慰剂对照组,不但可以提供更详尽的疫苗局部耐受性资料,而且可以评估疫苗中的佐剂对于局部刺激性的影响(图 11.1)。

局部耐受性试验结果的常见表现严重程度不一,包括红、肿、肉芽肿形成、脓肿、坏死和局部淋巴结肿大。病理学家需对局部注射后正常的组织反应与强烈的局部反应(如炎性反应)、非预期的病理改变(如退行性变)进行鉴别。

### 11.3.4.4　生殖毒性试验

免疫接种的对象包括生育期的妇女,因此需要进行生殖毒性试验(reproductive toxicity test)。哺乳动物的胚胎发育要经历从 A 到 F 期的发育过程。

A:从交配前到妊娠开始(成年雄性和雌性生殖功能、配子发育和成熟、交配行为、受精)

B:从妊娠开始到着床(成年雌性生殖功能、着床前发育、着床)

C:从着床到硬腭闭合(成年雌性生殖功能、胚胎发育、着床)

D:从硬腭闭合到妊娠终止(成年雌性生殖功能、胎仔发育和生长、器官发育和生长)

E:从出生到断奶(成年雌性生殖功能、幼仔对宫外生活的适应性、断奶前发育和生长)

F:从断奶到性成熟(断奶后的发育和生长、独立生活的适应能力、达到性成熟)

防治感染性疾病的疫苗,主要关注供试品对发育及胚胎和胎仔的非预期的不良反应,因此,生殖毒性试验的关注点是发育毒性,检测胚胎(或胎仔)和子代继母体暴露于疫苗后,从着床至妊娠结束,到子代断奶的这一周期,即 C、D、E 期。

生殖毒性试验选择的动物模型一般是大鼠、家兔和小鼠,尽管有些疫苗,仅在非人灵长类动物上出现明显的免疫反应,但由于应用这种动物存在技术难度等问题,疫苗的生殖毒性试验还是限于使用药物生殖毒性试验评价时常用的啮齿类动物及家兔。在疫苗评价时,通常情况下选择一种动物即可。

在生殖毒性试验中,还要监测免疫反应,如抗体,或疫苗诱导的细胞因子及细胞毒性 T 淋巴细胞,在疫苗及其药理学作用存在的情况下,观察动物的生殖毒理指标是否受到影响。

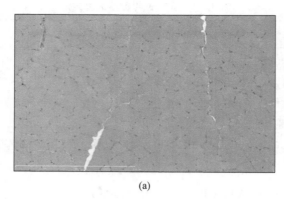

(a)

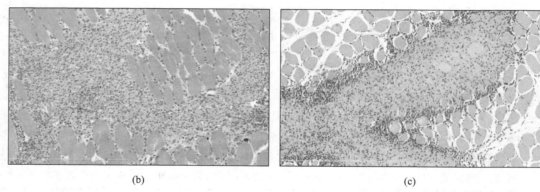

(b)                                                    (c)

图 11.1 大鼠给予铝佐剂疫苗注射局部肌肉组织病理(见书末彩插)

（a）阴性对照组:注射局部肌肉组织未见异常;（b）铝佐剂组:注射局部肌肉组织肌纤维间可见巨噬细胞性肉芽肿
形成,部分肌纤维坏死,并伴有炎细胞浸润;（c）含铝佐剂疫苗组:注射局部肌肉组织肌纤维间可见巨噬细胞性肉
芽肿形成,部分肌纤维坏死,并伴有炎细胞浸润(HE 染色、×20 倍。北京昭衍新药研究中心股份有限公司)

生殖毒性的免疫接种剂量应达到人用的最大剂量,即无论体重多少,1 剂人用剂量 = 1 剂试验动物剂量,如果受体积限制,给药量不可行,则应超过人用的 mg·kg$^{-1}$的量,并且确保该剂量在动物体内可诱导出免疫反应。

疫苗一般在动物交配前进行免疫接种,使其在器官形成时正值免疫反应高峰期,观察诱导的免疫反应对动物母体及胚胎(或胎仔)的影响。并且,在胚胎的器官形成期,要给予 1 次或多次疫苗,观察疫苗及其制剂成分对胚胎的直接作用。

疫苗生殖毒性评价指标包括:① 交配前/受精期。一般临床观察指标、每周的体重、食量和接种疫苗日的体重。② 妊娠期。观察母体动物,记录发病率和死亡率,记录观察的外观及行为、体重及体重变化、局部耐受性、食量、流产率、早产和自然分娩率。③ 剖宫产:母体观察:在试验结束的剖宫产时,解剖并大体观察母体动物,保存大体检查异常的组织。胎儿检查:检查子宫内活胎、死胎,以及早、晚期吸收

胎,对每个活胎称重和鉴定性别,并检查外观、内脏和骨骼的改变。④ 自然分娩。母体观察:除了妊娠期间的检查外,还要确定妊娠持续时间及其他指标,如生育指数、妊娠指数和活胎指数。出生的动物在断奶前实施安乐死,并检查胸腔、腹腔和骨盆的内脏,记录着床点的分布和观察到的任何异常。死亡动物或濒死优杀的动物、流产或早产的动物也要检查,研究导致死亡、流产及早产的原因。F1 代检查:评估从出生到断奶的生长状态、体重增长、哺乳活动等。并且设计试验检查神经系统指标、活力和断奶指数,记录出生动物的性别。在试验结束时,对动物实施解剖,进行大体观察并保留异常组织,以备组织学检查。检查中期死亡的幼仔出生至死亡前的生命指标,评估致死的原因。⑤ 免疫学终点。除了考察对母体动物潜在的发育毒性,还要监测疫苗诱导的免疫反应在胚胎(或胎仔)体内的暴露量。血样的检测在免疫前、剖宫产时和断奶时都要进行。另外,应检测剖宫产动物脐带血,评价抗体经胎盘

转移情况。

其他的动物评价试验：当非临床发育毒性试验揭示疫苗诱发的对妊娠（或哺乳）动物、胚胎（或胎仔）的发育、子代的发育的不良反应时，需要做进一步的动物试验，研究导致这些不良反应的原因。这些研究可包括广泛的免疫性评价，如免疫组织化学分析抗体的定位及神经系统的评价等（Food and Drug Administration，2006）。

#### 11.3.4.5 安全药理学研究

安全药理学的目的是研究受试疫苗对免疫系统以外重要生理功能的影响。在疫苗的非临床研究中，一般不需要进行安全药理学研究。当有资料表明，受试疫苗有可能影响其他生理功能（如中枢神经系统、呼吸系统、心血管系统、肾功能等）时，应进行相应的安全药理学研究。

#### 11.3.4.6 其他非临床研究试验

疫苗本身不需要进行药代动力学、遗传毒性试验和致癌试验。但对于DNA疫苗，需要检测载体和目的基因在局部组织和全身脏器组织包括生殖器官和非生殖器官的分布、持续的时间，必要时需进行整合性研究。疫苗中存在新佐剂、赋形剂或防腐剂的成分时，需要根据情况选择适合的试验研究，包括生物分布度的研究、安全药理学研究，以支持相应的临床试验。

### 11.3.5 DNA疫苗及新佐剂的非临床安全性评价

#### 11.3.5.1 DNA疫苗的非临床安全性评价

DNA疫苗（DNA vaccine）利用质粒或病毒载体携带含有免疫原的基因，在机体内表达免疫原，经机体的免疫系统摄取、加工、提呈给免疫淋巴细胞，再经过处理产生有效应的免疫物质、靶向特异的病原微生物，起到预防或治疗特定疾病的作用。

该类制品不同于一般的化学药品，药理、毒理和药代动力学的实验要求具有特殊性。其药理学研究主要包括作用的原理、生物效价与剂量的关系、免疫程序和接种途径与效果的关系等；在毒理学方面主要考虑接种部位的病理反应、机体产生的抗核酸抗体反应、基因整合和致瘤性分析等；药代动力学主要包括重组DNA的分布、持续时间等。申报时应完成

药理、毒理和药代动力学的研究，并提供实验资料。以上各方面是互相关联的，因此，将药理、毒理和药代动力学等有关内容联系在一起进行描述。

（1）免疫原性

如有可能，应该建立相关动物模型来评价该类制品的免疫原性或生物效价，包括抗原特异性抗体的滴度、血清转化率、细胞因子分泌细胞的活性和（或）细胞介导的免疫反应。需要说明，除非是安全性评价试验，否则这类免疫原性试验研究不需要在GLP条件下进行，它是作为探索性研究的试验。例如，对一些有动物模型的感染性疾病，可以采用病毒的攻击实验来评价该类制剂的保护效果。此外，还要建立剂量与生物效价的关系，通过实验，优化免疫程序和接种途径。

（2）细胞因子的产生

对于含有免疫调控基因的DNA疫苗，如编码细胞因子基因的疫苗，美国FDA推荐临床前用编码人的细胞因子基因和编码同源动物细胞因子的基因的疫苗进行试验，以检测是否可能出现非预期的不良反应，如免疫抑制、慢性炎症或其他免疫系统病变等。

（3）自身免疫

DNA疫苗可能激活B细胞的自发反应，分泌抗DNA的IgG自身抗体，但抗体的强度不足以在正常动物引起或加重疾病。美国FDA不推荐在临床前进行自身免疫性疾病的检测，但要求在临床前连续监测免疫原性和免疫毒性。当编码自身抗原（如细胞因子、化学因子、表面受体或一些不常见的自身抗原）诱导免疫反应时，推荐检测与内源性蛋白的潜在的交叉反应，如果可检测到抗内源性蛋白的免疫反应，建议用编码同种动物基因的疫苗来检测潜在的不良反应，并且建议在临床试验时，检测自身抗原。

（4）局部反应和全身毒性试验

结合全身毒性试验研究，观察免疫接种对局部的耐受性。

（5）生物分布、持续时间及整合性分析

在DNA疫苗的非临床安全性评价试验中，需要检测质粒在注射位点或异位组织是否有长期表达编码的抗原的风险，以及是否有质粒DNA在该位点与机体的DNA整合。理论上，DNA整合如果插入肿瘤抑制基因的位点导致抑癌基因的失活，或者激活癌基因，可带来致癌的风险。另外，DNA整合可能

由于染色体的断裂或重排,导致染色体的不稳定。因此,临床前研究中应对基因整合的可能性进行分析,建立检测基因整合的方法,对重组 DNA 在接种部位组织及其他组织、器官的分布进行检测分析;对重组 DNA 在分布的组织和器官中持续时间进行追踪检测分析;在分布的组织及器官中是否发生整合进行检测;在该类研究中尤其注意重组 DNA 制品在生殖腺中是否有分布和整合(国家食品药品监督管理总局,2010)。

检测载体 DNA 的生物分布、持续时间的试验,是观察载体在机体的接种局部及全身组织中的分布和停留期限的研究。试验方法是设计一系列时间点,即从注射后连续时间点取样,直到几天到数月,从中选取多个时间点收集的组织,并提取 DNA,检测组织中的特定 DNA 含量。这一系列组织包括血、脑、肝、肾、骨髓、卵巢/睾丸、肺、淋巴管、脾、注射点的肌肉和(或)皮下组织。检测质粒含量的方法一般是采用实时荧光定量聚合酶链反应(real-time fluorescence quantitative polymerase chain reaction,FQ-PCR)法,该方法需要对敏感性、特异性及是否存在抑制因子等方面进行验证。方法的敏感性应达到定量下限,即<100 拷贝/μg 宿主 DNA。大量的试验结果证明,编码不同抗原的质粒载体在体内的情况是相似的,传统方法接种在肌肉、皮下、皮内的 DNA 质粒很少导致载体 DNA 在机体的其他部位长期存在。然而,在给药局部的组织常达到每微克宿主 DNA 中数千拷贝的水平,持续可达 60 天。通过对 DNA 性质的检测结果显示,大多数的 DNA 不会发生整合。基于这些发现,当受试疫苗中的载体在以前已经进行了生物分布和整合试验,并且得出了可接受的结果,受试疫苗的生物分布试验可以免做。但对于新的载体、制剂、递送体系、给药途径或进行了其他可能影响其细胞摄取的修饰的疫苗,临床前的生物分布试验是必需的。通过对公开出版物关于 DNA 质粒存在和整合的概率分析,美国 FDA 认为试验结束时每微克宿主 DNA 中,质粒的水平超过 30 000 拷贝,检测 DNA 整合是有意义的。如果 DNA 超过该阈值,研发者应该评估质粒是否已经整合到了接种疫苗动物的基因组中。典型的整合研究包括所有的组织,包括 DNA 质粒持续存在的组织,建议用至少 4 种独立的 DNA 样品进行分析。FQ-PCR 一般用于定量检测在每个基因组中质粒 DNA 的量。通过凝胶纯化的方法,未整合的质粒 DNA 会游离于相对分

子质量高的基因组 DNA 外。使用针对 DNA 质粒的酶切频率较低的限制性内切酶,可清除串联体 DNA。可利用特殊设计的 PCR 探针,来确认整合和鉴定整合位点(Food and Drug Administration,2007)。

#### 11.3.5.2 疫苗佐剂的临床前安全性评价

佐剂(adjuvant)是能增强针对抗原的免疫应答和(或)将它调整为所需免疫应答的一种组分。加入佐剂在疫苗制剂中,可以加强、加快和延长特异性免疫反应。

目前,我国自主研发的用于传染病防治的疫苗中,铝盐佐剂的应用比例较大,其他佐剂使用较少。

铝盐被国际上广泛用作佐剂,并在总体上被认为是安全的(Di Pasquale et al.,2015)。但是,铝盐在佐剂效应方面有其局限性,现在正在对范围广泛的新型佐剂进行评价以便用于新型或改良型疫苗。这些佐剂包括免疫刺激剂、微粒载体和乳剂,以及这些制剂的各种组合。

疫苗制剂中佐剂的安全性,是通过对含佐剂的疫苗制剂整体的安全性进行评价而了解的(Di Pasquale et al.,2015)。对于一种新的疫苗佐剂,佐剂独立的安全性试验、佐剂与靶抗原结合使用的安全性试验都应该进行,通常在长期毒性试验中分别设立佐剂组(不含免疫原)和含佐剂疫苗组进行研究。而佐剂本身往往不具有种属特异性,其毒理学试验需要在啮齿类动物和非啮齿类动物两个种属进行。

## 11.4 疫苗的临床安全性评价及上市后的监测

### 11.4.1 疫苗的临床安全性评价

作为临床研究,疫苗的临床安全性评价(clinical safety evaluation)必须遵循公认的伦理原则,包括《赫尔辛基宣言》(*Declaration of Helsinki*),完善知情同意书和方案的科学与伦理性审核。保证受试者安全和权益的高标准的伦理要求,是疫苗临床安全性评价的基本要求。

有的疫苗,如为对抗利用生化武器进行的恐怖袭击而开发的天花新疫苗,出于伦理的原因不能进行临床研究,只能根据相关法规,通过临床前研究的

试验动物数据申报批准后生产、储备。此类疫苗的安全性只有在临床应用后通过对其安全性的监测进行评估。

伦理委员会(institutional review board, IRB)有权监督临床试验的安全性。小规模的 I 期临床试验,通常仅配备 1 名监察人员评估不良事件。为了进一步保障受试者的安全,国外的研究者通常聘请有相关专业背景的专家,组成独立于研究者或开发者的数据及安全性监督委员会(data and safety monitoring boards, DSMB),关注受试者的安全问题,审阅正在进行中的临床试验数据,对发生的不良事件进行评估,向研究者和开发者提供建议,是否继续开展或中止临床试验。DSMB 被授权随时揭盲受试者的给药情况(受试疫苗或安慰剂),以便评估安全性问题。这一做法值得我国的研究者借鉴。

由于发展中国家是传染病的高发区,很多由跨国公司开发的新疫苗在发展中国家开展临床试验。虽然按照各发达国家的法规规定,研究者应遵循高水平的伦理及科学标准,保障受试者的安全,然而,曾有在发展中国家进行疫苗临床试验导致安全性灾难的问题被曝光。根据我国的《药品注册管理办法》(Measures for the Administration of Drug Registration),原国家食品药品监督管理总局(China Food and Drug Administration, CFDA)不受理境外申请人提出的尚未在境外注册的预防用疫苗类药物的国际多中心药物临床试验申请。

疫苗的人体临床试验分为 4 期:I 期、II 期、III 期和IV期。I 期临床试验重点观察安全性,观察对象一般为健康成年人。II 期临床试验目的是观察或者评价疫苗在目标人群中是否能获得预期效果(通常指免疫原性)和一般安全性信息。III 期临床试验目的为全面评价疫苗的保护效果和安全性,该期是获得注册批准的基础。IV期临床试验是疫苗注册上市后,对疫苗实际应用人群的安全性和有效性进行综合评价。

在进行临床试验前,需确定明确的受试者入选和排除标准。根据医学伦理学的原则,对参加试验的受试者,都要在详细解释试验方案及内容后,征求本人的同意,并在知情同意书上签字。受试者为未成年人时,必须征求未成年人父母或监护人的同意。疫苗接种史等应记录在病例记录表中。当受试者为儿童时,患可疑进行性神经性疾患、癫痫、婴幼儿痉挛,或在 1~2 周内接种过其他疫苗者应予排除。入

选和排除标准还应考虑免疫状态(如过敏体质、免疫缺陷、免疫抑制和(或)免疫机制不成熟)和影响免疫应答的因素(如年龄、烟、酒史等)。必要时,应建立疫苗加强接种的排除标准,如在第 1 针后出现严重不良事件、高热、发生过敏反应等。

I 期临床试验是对临床安全性和免疫原性的初步研究,在健康、免疫功能正常的成人中进行。一般包括 10~100 个受试者。这些研究通常应用有限的剂量范围,提供免疫反应和相应安全信息的初步信息。根据先前的相关产品或研究过的产品的经验,对不良事件进行监测,需要每日进行认真的评估。可以设定一个安全问题发生时中止给药的临床标准。如果疫苗最终用于婴儿,则应循序渐进地进行临床试验,先在成年人进行初始的试验,随后是较大的儿童,最后再在婴儿中试验。

II 期临床试验评价疫苗的安全性和免疫原性,应在能代表将来免疫接种的目标人群中进行,常需数百人入组,通常采用盲法、随机和对照的方法。评价通常还包括同时给予其他常规免疫接种,以观察免疫反应是否改变或不良反应的风险是否会增高。这些研究只能对常见的不良事件进行评估。

III 期临床试验评价有效性和安全性,是取得生产许可的关键的临床研究,也要在能代表将来免疫接种的目标人群中进行。研究一般是随机对照的。样本量根据完成有效性研究所需的数量决定,从几百人到上万人。III 期临床试验检测不良事件的能力有限。要检测临床发生率特别低的不良事件,如检测 1% 的发生率事件,需要约 5000 例样本;如检测 1‰ 的发生率事件,需要约 50 000 例样本(Ellenberg, 2001)。

疫苗上市后使用时,对其有效性、安全性和质量的监测称为IV期临床试验。IV期临床试验是监测疫苗在大量目标人群常规使用状态下的各种情况,目的是发现不良反应并监控有效性/效力。对不良反应和有效性更精确的评价可通过主动监测和仔细统计IV期临床试验的数据获得。对于偶发疾病及罕见疾病,需调查整个群体以保证统计学的可信性,但一般研究常局限于分组人群。多数情况下,IV期临床试验采取病例对照或者观察性队列研究。

各期疫苗临床试验的全过程应严格按照《药品临床试验管理规范》(GCP)进行。GCP 是有关临床试验的方案设计、组织实施、分析总结等全过程的基本要求,宗旨是保护受试者的权益并保障其安全,保

证药品临床试验的过程规范可信,结果科学可靠,其一般原则也适用于疫苗。但疫苗因具有其内在和应用特殊性,如来源于活生物体、组成复杂、用于健康人群且以儿童为主要接种对象,所以在安全性和有效性方面有其特殊的要求,需要有特殊的检测方法以保证其批间质量的稳定和一致性。

安全性是疫苗临床试验的主要观察终点之一。在试验设计中应对不良事件的观察进行明确的规定。不良事件是指临床试验中受试者产生的非预期不良医学事件,与疫苗本身或接种过程不一定有因果联系。不良事件的判断标准应尽量使用国际或者国内的统一标准。临床试验方案中应从以下方面对不良事件报告进行说明:① 报告者(试验者,受试者,父母/监护人);② 报告方式(调查表,日记卡等);③ 随访持续时间;④ 报告间隔时间。

应详细记录接种疫苗的不良反应,包括局部反应(如疼痛、硬结、红斑等)和全身反应(如发热、恶心、全身不适、头痛、过敏反应等)。对严重非预期的医学事件,包括引起死亡、残疾、需要住院治疗等,应按照试验方案中的预案,及时上报给相关人员及机构,由主要研究者或安全性监督委员会决定是否破盲,通知伦理委员会或医学委员会及药品管理当局,必要时中止试验。

早期临床试验的安全性评价通常仅对初步数据进行描述。进一步的评价需通过统计学检验,发现可能与疫苗相关的不良事件。对于某些特定的严重不良事件,可以进行多因素的安全性分析和相关性假设的检验。非劣效性试验的不良反应可以通过测定不良反应差异或比率的结果来确定。对比率而言,试验设计要证明新疫苗不良反应的相对危险率相对于对照不大于一个特定的比值;对危险率差异来说,试验设计要证明新疫苗不良反应的危险与对照相比不大于预先界定值。如前所述,对于发生率较低的不良事件,往往在样本量较大的上市后监测中才能发觉。

评估免疫接种后发生的不良事件和对免疫接种与不良事件间的因果关系进行分析时,要评估相关性的强度、剂量—反应关系、时序关系、相关的一致性、相关的特异性以及生物学合理性(Halsey et al.,2012)。

出于对疫苗安全性问题的高度关注,近年来疫苗临床试验的样本量有增大的趋势。在疫苗临床开发的全过程中,应建立风险管理计划,对不良事件的

监测、追踪、处理和分析进行明确的规定,及时发现潜在的安全性信号,为后期研究以及上市使用提供有价值的信息。应根据所研究疫苗的特征(如与其他药物、疫苗的相互作用、年龄或流行病学导致的不同效果的因素等),全面考察疫苗的常见不良事件以及罕见不良事件的发生率与疫苗或接种的因果关系。安全性观察的对象应该包括所有接受过疫苗接种的受试者,而且监测应涵盖临床试验的全过程。

### 11.4.2 上市后疫苗的安全性评价

上市后的疫苗进行被动监测和主动监测是常用的上市后监测(post-marketing surveillance)的安全性评价方法,在各个国家中广泛使用。被动监测是接受上报者(指预防接种的医生或护士、接种者)提供的被认为与免疫接种相关的不良事件,即疑似预防接种异常反应(adverse event following immunization,AEFI)的系统。被动监测可能发现罕见及远期不良反应,还可通过被动监测发现不良反应率增高的疫苗批次。主动监测是在被监测人群接种疫苗后,对临床结果进行分析和观察,计算不良反应的发生率的系统。该系统可最大限度地降低漏报率,可对被动监测系统发出的不良反应信号及时开展深入细致的调查,是被动监测系统的有力补充(陈奕,2007;Huang et al.,2014)。

在疫苗上市后,通过向生产厂家和管理部门提交不良事件的监督报告,可跟踪尚未被发现的安全性问题。我国的《全国疑似预防接种异常反应监测方案》中规定:疑似预防接种异常反应报告实行属地化管理。责任报告单位和报告人发现属于报告范围的疑似预防接种异常反应(包括接到受种者或其监护人的报告)后应当及时向受种者所在地的县级卫生行政部门、药品监督管理部门报告。县级疾病预防控制机构对需要调查的疑似预防接种异常反应,应当在接到报告后 48 小时内组织开展调查,收集相关资料,并在调查开始后 3 日内初步完成疑似预防接种异常反应个案调查表的填写,并通过全国预防接种信息管理系统进行网络直报。怀疑与预防接种有关的死亡、严重残疾、群体性疑似预防接种异常反应、对社会有重大影响的疑似预防接种异常反应,由市级或省级疾病预防控制机构在接到报告后立即组织预防接种异常反应调查诊断专家组进行调查。预防接种信息管理系统的数据由各级疾病预防控制机构维护管理,各级药品不良反应监测机构应

当共享疑似预防接种异常反应监测信息。国家、省级疾病预防控制机构和药品不良反应监测机构对于全国范围内开展的群体性预防接种活动,应当及时进行疑似预防接种异常反应监测信息的分析报告。地方各级疾病预防控制机构和药品不良反应监测机构对于全省(区、市)范围内或局部地区开展的群体性预防接种或应急接种活动,应当及时进行疑似预防接种异常反应监测信息的分析报告。

中国疾病预防控制中心在 2005 年建立了中国 AEFI 信息监测系统(China national AEFI information system,CNAEFIS),是覆盖全国的上市后疫苗安全性被动监测系统。该系统可以对疫苗上市后监测提供数据资料,例如,通过对该系统内数据的总结,武文娣等认为在中国应用的乙型脑炎(日本脑炎)灭活和减毒活疫苗未发现明显的安全性问题(Wu et al.,2017)。

在美国,通过 FDA 和 CDC 联合管理的疫苗不良事件报告系统(vaccine adverse event reporting system,VAERS),对疫苗上市后的不良反应进行监测。VAERS 每年要接受 15000 多份不良事件报告,其中,10%~15% 为严重不良事件,即威胁生命的、需要住院或延长住院期、导致持续的或明显的致残、出生畸形或缺陷或需要干预的医学事件。VAERS 的信息可在因特网上查询(Shimabukuro et al.,2015)。

WHO 建议各成员上报可能的疫苗不良反应资料,传输至世界卫生组织国际药物监测合作中心(瑞典乌普萨拉监测中心),以期通过及时发现疫苗安全性问题的"信号"并采取行动。

依靠上报的疫苗不良反应对疫苗的安全性监测属于被动监测。被动监测系统能够监测已知的不良反应,发现未知的不良反应,分析可能的危险因素。但是,被动监测系统也存在对所报告的不良反应诊断不准确、数据不全面和漏报等问题,并且缺乏未接受免疫接种人群的对照数据。

主动监测系统开展针对性的流行病学调查和研究,对接种某种疫苗的特定人群进行全面和连续的数据采集,调查某种或多种所关注的不良反应的发生情况。例如,针对接种轮状病毒疫苗后肠套叠的发生的研究。主动监测系统可以为疫苗的临床安全性评价提供更可靠的数据,验证被动监测系统发现的疫苗安全性问题。主动监测系统的启动、设计和运行要遵循流行病学研究的基本原则(Heininger et al.,2017)。

权威的专家委员会对疫苗安全性问题的总结,是疫苗上市后安全性评价的重要研究结论。WHO 全球疫苗安全咨询委员会、美国国家科学院医学研究所等国际机构对疫苗安全性问题持续关注,发表了一系列相关的研究报告,对公众所担心的很多疫苗安全性问题进行了分析、总结,澄清了一些对疫苗安全性问题错误的认知,并推动了疫苗安全性问题的监测和研究。

## 11.5　总结与展望

我国是疫苗使用大国,从事疫苗研究与生产的有大型国有、民营的专业研发队伍和生产企业,正在研发阶段的新疫苗有几十种。近年来,研发了多价肺炎球菌多糖疫苗,多价肺炎球菌多糖结合疫苗,A、C、Y、W135 群脑膜炎球菌多糖结合疫苗,手足口 EV71 减毒疫苗,吸附手足口病(EV71 和 CA16)减毒联合疫苗,轮状减毒活疫苗,轮状亚单位疫苗,带状疱疹活疫苗,小儿麻痹症灭活疫苗,吸附无细胞百白破联合疫苗,肠毒性大肠杆菌减毒活疫苗,重组人乳头瘤病毒多价疫苗,抗结核病 DNA 疫苗等新疫苗,而且各种联合疫苗的研发和使用正在呈不断增加的趋势。这些新疫苗的研发成功,必将在高危人群的疾病预防中起到关键作用。同时,对于健康人群使用的创新疫苗,需要有相配套的安全性评估、监测和报告体系,确保免疫接种人群的安全。可见,疫苗安全性评价系统的任务将越来越繁重。

为了能最大程度地确保疫苗接种人群的安全,以下措施应得到进一步重视和加强:① 加强临床安全性评估与报告系统的准确性和及时性,建立有效的组织领导机构,组织权威的专家评估队伍,对各级别负责评估和鉴定不良反应队伍进行培训;② 制定我国常用疫苗制品引起不良反应的判定标准及相关的科学鉴定方法;③ 加强对筛查和判断自身免疫缺陷的实验室指标的研究,特别是对低龄儿童免疫系统缺欠水平的筛查指标的确立;④ 加强对现有疫苗中主要过敏原如鸡卵、酵母、牛血清和其他异种蛋白成分的更精准的诊断试剂的研发,并统一标准;⑤ 加强对疑似过敏病例的诊断与排除鉴定手段的确立。

2011—2020 年被 WHO 宣布为"疫苗十年"(the Decade of Vaccine)。2012 年 2 月,WHO 启动了"全球疫苗安全行动"(The Global Vaccine Safety Initia-

tive)。加强评估疫苗安全性的能力是该行动的主要
战略目标之一。我国疫苗的安全性评价工作，要在
遵循国家相关法律法规的前提下，由疫苗的开发者、
研究者、临床工作者和接受免疫接种的公众共同合
作，加强沟通，并参与国际合作，为"疫苗十年"做出
中国的贡献。

# 参考文献

陈奕. 2007. 疫苗安全性监测评价体系现状. 浙江预防医学
　　19(5):56-58.

国家食品药品监督管理总局. 2010. 预防用 DNA 疫苗临床前
　　研究技术指导原则.

黄仕和,封多佳. 2012. 疫苗安全性评述. 中国执业药师 9
　　(9):21-24,64.

全球疫苗安全咨询委员会. 2004. 全球疫苗安全咨询委员会
　　的声明.

中华人民共和国卫生部,中华人民共和国国家食品药品监督
　　管理总局. 2010. 全国疑似预防接种异常反应监测方案.

中华人民共和国卫生部. 2012. 2011 中国卫生统计年鉴. 北
　　京:中国协和医科大学出版社.

Clements CJ. 2000. Supplementary information on vaccine safety.
　　Part 2:Background rates of adverse events following immu-
　　nization. The Expanded Programme on Immunization Team
　　of the Department of Vaccines and Biologicals, World
　　Health Organization. Geneva.

Di Pasquale A,Preiss S,Da Silva FT,et al. 2015. Vaccine adju-
　　vants:From 1920 to 2015 and beyond. Vaccines 3(2):320-
　　343.

Ellenberg SS. 2001. Safety considerations for new vaccine devel-
　　opment. Pharmacoepidemiol Drug Saf 10(5):411-415.

Food and Drug Administration. 2006. Considerations for develop-
　　mental toxicity studies for preventive and therapeutic vac-
　　cines for Infectious disease indications.

Food and Drug Administration. 2007. Guidance for industry:
　　Considerations for plasmid DNA vaccines for infectious dis-
　　ease indications.

Forster R. 2012. Study designs for the nonclinical safety testing
　　of new vaccine products. J Pharmacol Toxicol Methods 66
　　(1):1-7.

Halsey NA,Edwards KM,Dekker CL,et al. 2012. Algorithm to
　　assess causality after individual adverse events following im-
　　munizations. Vaccine 30(39):5791-5798.

Heininger U,Holm K,Caplanusi I,et al. 2017. Guide to active
　　vaccine safety surveillance:Report of CIOMS working group

on vaccine safety—executive summary. Vaccine 35(29):
　　3917-3921.

Huang Y L,Moon J,Segal JB. 2014. A comparison of active ad-
　　verse event surveillance systems worldwide. Drug Saf 37
　　(8):581-596.

Levenbook I. 2011. The role of non-human primates in the neuro-
　　logical safety of live viral vaccines (review). Biologicals 39
　　(1):1-8.

National Research Council. 2013. The Childhood Immunization
　　Schedule and Safety:Stakeholder Concerns, Scientific Evi-
　　dence, and Future Studies. Washington, DC:The National
　　Academies Press.

Offit PA,DeStefano F. 2012. Vaccine safety. In:Plotkin SA,
　　Orenstein WA,Offit PA. Vaccines,6th edition. Amsterdam:
　　Saunders,1464-1480.

Seeff LB,Beebe GW,Hoofnagle JH,et al. 1987. A serologic fol-
　　low-up of the 1942 epidemic of post-vaccination hepatitis in
　　the United States Army. N Engl J Med 316(16):965-970.

Shimabukuro TT,Nguyen M,Martin D,et al. 2015. Safety moni-
　　toring in the Vaccine Adverse Event Reporting System
　　(VAERS). Vaccine 33(36):4398-4405.

Stratton K,Almario DA,McCormick MC,et al. 2002. Immuniza-
　　tion Safety Review:Hepatitis B Vaccine and Demyelinating
　　Neurological Disorders. Washington, DC:The National A-
　　cademies Press.

Stratton K,Almario DA,McCormick MC,et al. 2003. Immuniza-
　　tion Safety Review:SV40 Contamination of Polio Vaccine
　　and Cancer. Washington, DC:The National Academies
　　Press.

Stratton K,Almario DA,McCormick MC,et al. 2004. Immuniza-
　　tion Safety Review:Vaccines and Autism. Washington,DC:
　　The National Academies Press.

Sun Y,Gruber M,Matsumoto M. 2012. Overview of global regu-
　　latory toxicology requirements for vaccines and adjuvants. J
　　Pharmacol Toxicol Methods 65(2):49-57.

Turner P,Southern J,Andrews NJ,et al. 2015. Safety of live at-
　　tenuated influenza vaccine in young people with egg allergy:
　　Multicentre prospective cohort study. BMJ 351:h6291.

Vennemann MM,Höffgen M,Bajanowski T,et al. 2007. Do im-
　　munisations reduce the risk for SIDS? A meta-analysis. Vac-
　　cine 25(26):4875-4879.

World Health Organization. 2003. WHO guidelines on nonclini-
　　cal evaluation of Vaccines.

Wu W,Liu D,Li K,et al. 2017. Post-marketing safety surveil-
　　lance for inactivated and live-attenuated Japanese encepha-
　　litis vaccines in China, 2008—2013. Vaccine 35(29):
　　3666-3671.

# 第 *12* 章

## 联合疫苗

杨晓明　孟胜利

**本章摘要**

　　本章阐明了联合疫苗的历史、制造及使用,重点介绍了传统的联合疫苗的类型。随着技术的进步,越来越多的多联多价疫苗上市,联合疫苗能改善儿童疫苗接种的依从性和时效性,从而起到更好地抵抗疾病的保护作用。由于儿童注射针次较少,所以潜在的不良反应、儿童的疼痛和不适均减少。为了避免额外的注射,父母心甘情愿付费,说明他们对联合疫苗的使用有更好的可接纳性。由于取消了返回延期注射的需要,联合疫苗能节省时间和减少劳动力,同时提高卫生保健提供者日常业务的效率(例如,减少免疫注射的任务、节省时间、简化供应/冷链的储存)。较少针次的注射也减少了针刺伤害的危险,使用联合疫苗允许包含新抗原的疫苗进入疫苗接种程序而不增加注射针次。联合疫苗提高了疫苗接种的覆盖率,使得更广泛的人群获得了更好的抵抗传染病的保护,同时降低了用于疾病管理(如减少诊视次数)和潜在暴发疾病的费用。因此,联合疫苗已经作为将来新型疫苗研制的一个发展方向。

随着技术的发展,已开发更多的新疫苗,使用的疫苗发展到了几十种。另外,以往没有广泛使用的疫苗也纳入了免疫规划。我国 2007 年扩大了国家免疫规划,将免疫规划疫苗由 5 种增至 14 种,可预防传染病由 7 种增至 15 种。若再加上流感嗜血杆菌结合疫苗、肺炎球菌疫苗、轮状病毒疫苗、水痘疫苗等,一个学龄前儿童需要接种的疫苗次数多达 30 余次,其中绝大多数为注射接种。这大大增加了儿童接种疫苗的痛苦,给医务工作者和家长带来不便;对实施免疫规划而言,增加了疫苗使用和管理方面的困难,容易造成漏种,不能按免疫程序接种,影响疫苗接种覆盖率和预防效果(Maman et al.,2015)。同时,还需要增加包装材料和冷链系统等直接和间接成本。为此,加强联合疫苗的研究和应用是解决上述问题的有效手段之一。

联合疫苗(combination vaccine)是将不同抗原进行物理混合后制成的一种混合制剂。联合疫苗包括多联疫苗和多价疫苗。多联疫苗(multi-vaccine)预防不同的疾病,如百白破联合疫苗,可以预防白喉、百日咳和破伤风 3 种不同的疾病;麻疹、腮腺炎和风疹联合疫苗预防麻疹、腮腺炎和风疹病毒的感染。多价疫苗(mltivalent vaccine)指仅预防不同亚型或血清型引起的同一种疾病,如 23 价肺炎多糖疫苗,由 23 个不同血清型组成,但只预防肺炎球菌引起的感染,而对肺炎球菌以外的感染没有预防作用;4 价轮状病毒疫苗,是包含了 G1、G2、G3、G4 血清型疫苗株制备的轮状病毒疫苗,只预防由 Gl、G2、G3、G4 型病毒引起的轮状病毒感染;9 价人乳头瘤病毒(HPV)疫苗,能预防 HPV6、HPV11、HPV16、HPV18、HPV31、HPV33、HPV45、HPV52 和 HPV58 型病毒的引起的宫颈癌、外阴癌、阴道癌、肛门癌和生殖器疣。还有多价的多联疫苗,如 HibMenCY-T 能预防婴儿发生 Hib 和脑膜炎双球菌血清型 C、Y 引起的侵袭性疾病。

## 12.1 联合疫苗的发展简史

早在 20 世纪 30 年代,人们就开始了有关联合疫苗的研究。自 1926 年和 1933 年分别开始使用白喉类毒素和破伤风类毒素制剂后,有人随即开始研究这两个类毒素的联合使用问题。最早获准使用的联合疫苗是 1945 年在美国使用的 3 价流感病毒疫苗。随后 6 价肺炎球菌疫苗于 1947 年获得批准。到 1948 年,不仅白破二联混合制剂获得了成功,而且与百日咳疫苗联合制成了百白破(DTP)联合疫苗。脊髓灰质炎灭活疫苗(IPV)于 1955 年就开始使用,1961—1962 年又获得了 3 个型的单价口服减毒活疫苗。但直到 1963 年才克服了 3 价活疫苗在联合使用时出现的相互干扰现象,研制成功 3 价口服活疫苗并使用至今。在单价麻疹疫苗、腮腺炎疫苗和风疹疫苗的基础上,人们于 1971 年研制出了麻腮风三联疫苗和麻风二联疫苗。到 1978 年,4 价流脑多糖疫苗问世。2000 年,7 价肺炎球菌多糖蛋白结合疫苗和 6 价联合疫苗获得批准。2005 年,麻疹—腮腺炎—风疹—水痘联合疫苗问世。2006 年,HPV 疫苗获批准生产(表 12.1)。

进入 90 年代以来,随着流感嗜血杆菌多糖蛋白结合疫苗(haemophilus influenza type b vaccine,Hib-vaccine)、乙型肝炎疫苗(hepatitis B vaccine,HBvaccine)、无细胞百日咳疫苗(acellular pertussis vaccine,aPvaccine)、甲型肝炎疫苗(hepatitis A vaccine,HAvaccine)、水痘疫苗(varicella vaccine,Varvaccine)等新疫苗的不断出现,在原有传统联合疫苗的基础上,陆续诞生了一批各种配方组合的联合疫苗,如百白破—乙型肝炎联合疫苗,百白破—脊髓灰质炎(灭活)联合疫苗,百白破—乙型肝炎—脊髓灰质炎联合疫苗等多联多价形式的联合疫苗。我国的预防工作者在联合疫苗的研制方面,也紧随世界的步伐,研制成功麻腮或麻风联合疫苗、麻腮风联合疫苗、甲型乙型肝炎联合疫苗、流脑 A 群和 C 群多糖及蛋白结合疫苗等,百白破—Hib 四联疫苗亦获生产批准。

**表 12. 1 联合疫苗的发展历程**

| 许可使用年份 | 联合疫苗 | 使用对象 |
| --- | --- | --- |
| 1945 | 3 价流行性感冒病毒疫苗 | 成人 |
| 1947 | 6 价肺炎球菌疫苗 | 成人 |
| 1948 | 白破混合制剂 | 儿童 |
| 1948 | 百白破混合制剂（DTwP） | 儿童 |
| 1955 | 白破混合制剂 | 成人 |
| 1955 | 3 价灭活脊髓灰质炎疫苗（IPV） | 儿童 |
| 1963 | 3 价口服脊髓灰质炎减毒活疫苗（OPV） | 儿童 |
| 1971 | 麻疹—风疹（MR）疫苗，麻疹—腮腺炎—风疹（MMR）疫苗 | 儿童 |
| 1975 | A、C 双价脑炎球菌疫苗 | 成人/儿童 |
| 1977 | 14 价肺炎球菌疫苗 | 成人 |
| 1978 | A、C、Y、W-135 4 价脑膜炎球菌疫苗 | 儿童 |
| 1981 | 白破和无细胞百日咳混合制剂（DTaP） | 儿童 |
| 1983 | 23 价肺炎球菌疫苗 | 成人 |
| 1993 | DTaP 和 b 型流感嗜血杆菌多糖（Hib）联合疫苗 | 儿童 |
| 1995 | DTaP—乙型肝炎（HepB）联合疫苗 | 儿童/成人 |
| 1996 | 无细胞百白破和灭活脊髓灰质炎联合疫苗（DTaP-IPV） | 儿童 |
| 1997 | 轮状病毒减毒活疫苗 | 儿童 |
| 1997 | 无细胞百白破和乙型肝炎联合疫苗 | 儿童 |
| 1998 | 无细胞百白破、脊髓灰质炎灭活疫苗和 b 型流感嗜血杆菌疫苗（DTaP-IPV/Hib） | 儿童 |
| 1999 | 甲型乙型肝炎联合疫苗 | 成人 |
| 2000 | 7 价肺炎球菌多糖蛋白结合疫苗 | 儿童 |
| 2000 | DTaP-HepB-IPV-Hib 联合疫苗 | 儿童 |
| 2000 | b 型流感嗜血杆菌和乙型肝炎联合疫苗 | 儿童 |
| 2005 | MenC/Hib 联合疫苗 | 儿童 |
| 2005 | 麻疹—腮腺炎—风疹—水痘联合疫苗 | 儿童 |
| 2005 | 脑膜炎球菌多糖蛋白结合疫苗（MCV4） | 成人 |
| 2006 | HPV | 成人 |
| 2006 | DTPw-HepB-Hib（PRP-CRM197）（液体型） | 儿童 |

## 12. 2 联合疫苗的制造及使用

### 12. 2. 1 联合疫苗的制造

我们不能从其名称和定义认为联合疫苗仅仅是将不同疫苗简单地混合。制造联合疫苗有着不同于单价疫苗制造的特点。首先，用于制造联合疫苗的各个单价疫苗的抗原，应符合单价疫苗对相应抗原的制造要求。其次，制造联合疫苗还应该注意以下几个问题。

#### 12. 2. 1. 1 不同抗原间的相互作用

抗原匹配问题，是制造联合疫苗首先要考量的问题。联合疫苗中含有两种以上的抗原，由于免疫协同或免疫抑制作用，可能会影响疫苗中抗原的免疫效果或引起不良反应。如百日咳菌体疫苗具有一定的佐剂作用,可以增强与其混合使用的其他抗原的抗原性。又如,与单独使用 DTwP 或 IPV 比较,在 DTwP 与 IPV 混合使用时,会降低机体对百日咳抗原的免疫应答。在活疫苗中,如脊髓灰质炎 3 价疫苗中,3 个不同型别间也有干扰现象。另外,性质不同的抗原,如在麻疹—腮腺炎—风疹—水痘联合疫苗中,水痘病毒是 DNA 病毒,由其制成的减毒疫苗不稳定,而 MMR 属于 RNA 病毒,三者的疫苗成分相对稳定,较易匹配。但与水痘疫苗联合时,则相互不易匹配。

### 12.2.1.2　防腐剂或保护剂的影响

在许多单价疫苗中含有防腐剂和（或）保护剂,如硫柳汞、苯乙醇（phenoxyethanol）、苄索氯铵（benzethonium chloride）、明胶、甘露醇以及某些氨基酸等。它们在单价疫苗中对各自所在的疫苗有防腐、保护作用。但在联合疫苗中,对不同抗原的抗原性有很大的影响。如当 DTwP 与 IPV 混合使用或制备联合疫苗时,DTwP 中所使用的防腐剂硫柳汞,可以降低 IPV 疫苗中脊髓灰质炎病毒的抗原性。另外,稳定剂甘露醇中的铁离子,会引起多价流脑多糖疫苗中多糖的解聚,从而影响疫苗的稳定性。因此,在制备联合疫苗时,必须选择对制剂中的抗原没有损害的防腐剂或稳定剂。

### 12.2.1.3　佐剂的作用

佐剂在有些疫苗中有非常重要的作用,不同的疫苗使用的佐剂也不尽相同。铝佐剂包括氢氧化铝、磷酸铝,近年来有新型佐剂如单磷酰脂质 A、SaponinQS-21 等（Del Giudice et al.,2018）。佐剂不同的疫苗制备联合疫苗时,以不损害抗原的免疫原性为前提。抗原只有吸附在佐剂上,佐剂才能发挥作用。而佐剂对抗原的吸附效果受疫苗中缓冲液的 pH 和离子强度的影响。抗原和吸附剂的性质也是影响吸附的因素之一。如碱性蛋白类抗原易于吸附于磷酸铝吸附剂（等电点<7.4）,而酸性蛋白类抗原更易吸附于氢氧化铝吸附剂（等电点>11.1）。铝盐佐剂通过非共价离子与灭活疫苗结合。通常将含佐剂疫苗与另一种不含佐剂疫苗混合,会导致佐剂从前者中置换出来并降低其免疫原性。此外,佐剂还可能与后者结合,从而改变其免疫应答。

### 12.2.1.4　联合疫苗的缓冲液和酸碱度（pH）

用两种 pH 和缓冲液不相同的疫苗制备联合疫苗时,有两种方法确定联合疫苗的 pH。一种是选择一个两种抗原都稳定的 pH,而后再适当增加抗原性较不稳定的抗原的剂量,以补偿其活性的不足。另一种方法为,以稳定性较差抗原的 pH 为联合疫苗的 pH,再加入保护剂或对抗原进行化学修饰,维护其他抗原的稳定性。

### 12.2.1.5　其他

联合疫苗制备工艺中,分装时的容器、材料、分装方法、疫苗是否需要冻干等要求,因抗原组分的性质不同而异。

## 12.2.2　联合疫苗的质量控制

联合疫苗是由多个不同的单价疫苗混合而成,所以其质量控制既有与单价疫苗的相同之处,又有区别于单价疫苗质量控制的特殊要求。随着新疫苗的不断出现,以及联合疫苗中抗原成分越来越多,对于联合疫苗来说,其质量控制的要求和方法也日趋复杂。但其质量控制的原则是,所有包括在联合疫苗中的单个抗原,以及保护剂、佐剂等在用于配制联合疫苗前都必须符合各自的《药品生产质量管理规范》（GMP）要求。在此基础上,对不同的联合疫苗的要求有所不同。对于液体联合疫苗来说,应该在生产过程的半成品阶段取样进行各项检定。而对于冻干联合疫苗,则应该在生产过程的成品阶段取样进行各项检定。如在半成品中含有对检定方法有干扰的物质时,则应该采用以单价疫苗的检定反映半成品中相应被干扰抗原的定量方法进行检定。而质量控制考核的指标,除联合疫苗总的安全指标外,针对疫苗中每个抗原进行鉴别试验,对其稳定性、效价和含量等也有相应的要求。

## 12.2.3　联合疫苗诱导的免疫应答

为了保证联合疫苗的有效性,必须要求联合疫苗中的抗原不仅稳定并且能够诱导机体产生保护性免疫应答。在联合疫苗中,有两种或两种以上抗原间发生物理的和化学的接触。不同抗原间,抗原与佐剂间,以及联合疫苗中的缓冲液等,会影响抗原的免疫原性,导致机体对抗原的免疫应答有所不同,主要表现在针对某种抗原的免疫应答升高或降低。在动物试验和临床试验中,都能观察到联合疫苗免疫后所诱导的免疫应答与注射单个抗原所引起的应答有差别。在儿童中观察到,接种 Hib-破伤风类毒素结合疫苗和百白破混合成的四联疫苗后,针对每种抗原的免疫应答都有增强,较 Hib-破伤风类毒素结合疫苗和百白破疫苗单个注射时增高 50% ~ 100%(Paradiso et al. ,1993)。DTaP-Hib 联合疫苗免疫后针对 Hib 等所有抗原的免疫应答都降低,较单独注射时的免疫应答下降 20% ~ 70%(Clemens et al. ,1992)。DTwP-IPV 联合疫苗免疫儿童所产生的针对百日咳的免疫应答较 DTwP 免疫诱导的低。麻疹疫苗与 A、C 群流脑多糖疫苗组成的联合疫苗同样也使针对后者的免疫应答下降(Halperin et al. ,1995)。这种干扰现象不仅发生在灭活的联合疫苗中,同样也发生在减毒的联合疫苗中。不同活疫苗间会由于竞争结合位点而相互影响各自的免疫原性。此外,一种疫苗可能刺激机体产生免疫应答(如干扰素的产生),抑制另一种病毒的复制,从而阻止正确的免疫刺激。如在 MMR 疫苗中,先将麻疹和腮腺炎疫苗混合后,再与风疹疫苗混合,只影响风疹疫苗的免疫原性,而不影响麻疹和腮腺炎疫苗的免疫活性。这种现象称为单向干扰(one-way interference)。

引起这种干扰现象的原因与以下因素有关: ① 抗原表位阻遏作用(epitopic suppression):即当联合疫苗中存在两种抗原性非常相似的抗原时,抗原表位相互之间发生竞争。如 DTP-Hib 中 Hib 所用载体蛋白 D 或 T 与 DTP 中的 D 或 T 相同,由于半抗原 Hib 多糖与载体蛋白 T 或 D 结合成的结合抗原与 DTP 中的 D 或 T 之间,在诱导免疫过程中,提呈抗原诱导 T 细胞时相互竞争,从而引起对半抗原成分 Hib 免疫应答的抑制。② 抗原过量:免疫系统同时提呈多种抗原时,对抗原数量有一定的限制,因此,在联合疫苗或联合免疫中应避免使用过多的不同抗原。③ 免疫应答方式的变化:虽然联合疫苗中的各个抗原单独引起的免疫应答反应是已知的,但是在与其他抗原组成联合疫苗后,其所诱导的免疫应答方式可能会发生变化。如免疫应答类型的变化、抗体亚型的变化等。

## 12. 2. 4　联合疫苗的免疫程序

好的免疫程序应该能以最少的免疫次数,在最短的时间内诱导产生良好的免疫应答。接种疫苗的程序是很重要的影响因素。如采用 2、4、6 月龄和 3、5、11 月龄两种不同的免疫程序,对儿童进行 DTaP-HB 联合疫苗免疫,3 剂免疫后血清中针对疫苗所含各组分的免疫应答不尽相同。又如,在法国进行的临床试验中,以 DTaP-IPV-Hib 联合疫苗,分别按 2、3、4 月龄和 2、4、6 月龄两个免疫程序组进行免疫后,后者血清中针对所有抗原的抗体普遍高于前者。将儿童分为 9、11 月龄,12、14 月龄和 15、17 月龄 3 个不同组,观察接种 MMR 联合疫苗后的血清学反应。结果显示,9、11 月龄组和 15、17 月龄组间的麻疹病毒抗体有差异,分别为 84.8% 和 100%,后者高于前者(Klinge et al. ,2000)。

美国乙型肝炎疫苗的免疫程序有比较灵活的规定。当使用百白破、乙型肝炎四联疫苗时,初生首剂(即 0 月龄)用单价乙型肝炎疫苗注射,随后的乙型肝炎免疫针次可以随百白破疫苗的免疫程序,第 2、4、6 月龄注射 DTP-HB 四联苗。此程序中的 4 月龄乙型肝炎疫苗多免疫一个针次,对免疫效果没有太大影响。因此,美国推荐的免疫接种程序中,百白破、脊髓灰质炎疫苗、轮状病毒疫苗、肺炎球菌疫苗和流感嗜血杆菌疫苗的免疫程序相同,有利于发展联合疫苗。

## 12. 3　传统的联合疫苗

经过 70 多年的努力,目前,世界上已使用的各种联合疫苗有几十种。联合疫苗以疫苗中所含抗原性质的不同可分为灭活疫苗和减毒活疫苗,也可以各种疫苗所预防疾病种类不同,分为预防不同疾病的疫苗和预防相同疾病不同亚型的疫苗。前者为多联疫苗,后者为多价疫苗。即便是相同种类的联合疫苗,由于制造厂家的不同,其中所含各种疫苗的亚型、剂量、佐剂、保护剂等都有差异。目前,在国内外批准使用较多的联合疫苗主要有以下几种(表 12.2)。

### 12. 3. 1　百日咳菌苗、白喉和破伤风类毒素联合疫苗(DTP)

#### 12. 3. 1. 1　概述

百日咳菌苗、白喉和破伤风类毒素联合疫苗(diphtheria,tetanus and pertussis vaccine)简称百白破(DTP),是由百日咳菌苗(pertussis,P)、白喉类毒素(diphtheria toxoid,D)和破伤风类毒素(tetanus toxoid,T)按一定比例混合,并吸附在氢氧化铝或磷酸铝凝胶佐剂上,加有防腐剂的联合疫苗,用于预防百日咳、白喉和破伤风,是目前世界上使用最广的一

表 12.2 现已批准使用的联合疫苗

| 疫苗 | 成分/种 | 预防疾病 | 使用对象 | 接种途径 |
|---|---|---|---|---|
| DTwP | 3* | 白喉,百日咳,破伤风 | 儿童 | 肌内注射 |
| DTaP | 3** | 白喉,百日咳,破伤风 | 儿童 | 肌内注射 |
| DT-HB | 3 | 白喉,破伤风,乙型肝炎 | 儿童 | 肌内注射 |
| DT-IPV | 3 | 白喉,破伤风,脊髓灰质炎 | 儿童 | 肌内注射 |
| Td-IPV | 3 | 白喉,破伤风,脊髓灰质炎 | 儿童 | 肌内注射 |
| IPV | 3 | 脊髓灰质炎 | 儿童/成人 | 肌内注射 |
| OPV | 3 | 脊髓灰质炎 | 儿童 | 口服 |
| DTaP-Hib | 4 | 百白破,流感嗜血杆菌感染 | 儿童 | 肌内注射 |
| DTaP-HB | 4 | 百白破,乙型肝炎 | 儿童 | 肌内注射 |
| DTaP-IPV | 7 | 百白破,脊髓灰质炎 | 儿童 | 肌内注射 |
| DTaP-IPV | 7 | 百白破,脊髓灰质炎 | 成人 | 肌内注射 |
| DTaP-IPV- Hib | 8 | 百白破,脊髓灰质炎,流感嗜血杆菌感染 | 儿童 | 肌内注射 |
| DTaP-HepB-IPV-Hib | 9 | 百白破,乙型肝炎,脊髓灰质炎,流感嗜血杆菌感染 | 儿童 | 肌内注射 |
| Hib-HB | 2 | 流感嗜血杆菌感染,乙型肝炎 | 儿童 | 肌内注射 |
| HA-HB | 2 | 甲型肝炎,乙型肝炎 | 儿童/成人 | 肌内注射 |
| RV | 4 | 轮状病毒感染 | 儿童 | 肌内注射 |
| Pn | 23 | 肺炎球菌感染 | 成人/儿童 | 肌内注射 |
| Ad | 2 | 腺病毒感染 | 成人 | 肌内注射 |
| Men | 4 | 流行性脑脊髓膜炎 | 儿童 | 肌内注射 |
| MMR | 3 | 麻疹,腮腺炎,风疹 | 儿童 | 皮下注射 |
| MMRV | 4 | 麻疹,腮腺炎,风疹,水痘 | 儿童 | 皮下注射 |
| HPV | 2 或 4 | 人乳头瘤病毒 | 成人 | 肌内注射 |

注:* DTwP 中的 wP 一般由两种以上的不同血清型百日咳菌组成;＊＊ DTaP 中的 aP 抗原的种类和量目前各厂家不同,分别为百日咳类毒素(PT)、丝状血凝素(FHA)、黏着素(PRN)和凝集原(Ag)等。

种联合疫苗。近 20 年以来,人们以 DTP 或无细胞百日咳菌苗或组分菌苗、白喉、破伤风类毒素联合疫苗(diphtheria,tetanus and acellular pertussis vaccine,DTaP)(简称无细胞百白破)为基础,加入更多新的疫苗发展出了多种联合疫苗。1949 年,美国批准了第一个 DTP 联合疫苗。当时的主要目的是为了便于给同龄儿童同时接种这 3 种疫苗。我国于 20 世纪 60 年代开始使用百白破联合疫苗,一直到今天仍然是使用量最大的联合疫苗之一。

### 12.3.1.2　疫苗制备工艺

将白喉、破伤风类毒素和百日咳 wP(全细胞)或 aP(无细胞)原液,按一定比例与氢氧化铝或磷酸铝凝胶佐剂吸附,加入一定量的防腐剂后进行分装。依据《中华人民共和国药典》(三部,2010 版)规定,DTP 中 3 种抗原的含量分别是:白喉类毒素 20 Lf·$mL^{-1}$,破伤风类毒素 5 Lf·$mL^{-1}$,百日咳杆菌 $9.0 \times 10^9$ 个菌·$mL^{-1}$。DTaP 中 3 种抗原的含量分别是:白喉类毒素 25 Lf·$mL^{-1}$,破伤风类毒素 7 Lf·$mL^{-1}$,无细胞百日咳菌苗原液 18 μg 蛋白氮·$mL^{-1}$。分装量可以是每瓶 0.5 mL、1.0 mL、2.0 mL、5.0 mL。每 1 次人用剂量为 0.5 mL,含无细胞百日咳疫苗效价应不低于 4.0 IU,白喉疫苗效价应不低于 30 IU,破伤风疫苗效价应不低于 40 IU。

#### 12.3.1.3 疫苗的应用

（1）接种对象和程序

不论是 DTP 还是 DTaP，接种对象都是 3 月龄至 6 周岁儿童。百白破的免疫接种程序各国略有不同，区别主要在基础免疫程序。一种为第 3、4、5 月龄和 1.5 岁时各接种 1 针 DTP 为基础免疫，与《中国药典》中"吸附百白破联合疫苗"规定的用法用量和《国家免疫规划》中所规定的相同。另一种为第 2、4、6 月龄和 1.5 岁时各接种 1 针 DTP 为基础免疫。英、美等国所推荐的免疫接种程序与此相同。在基础免疫完成后，学龄前儿童再进行一次加强免疫，14 岁左右加强注射白破（DT）二联疫苗一次。近年来，国外也推荐在青少年中使用百日咳疫苗，以提高该年龄段人群中的百日咳抗体水平。近 60 年来世界各地使用 DTP 的实践证明，DTP 在控制白喉、破伤风和百日咳这 3 种疾病中发挥了不可替代的作用，使这 3 种疾病的病例减少了 99%。我国百日咳发病率由 1978 年实施免疫规划前的 250.69/10 万，下降到 1999 年的 1/10 万以下，下降了 99.6%。据 WHO 估计，每年有 7000 万以上的儿童，因接种百日咳疫苗而受到保护，没有患百日咳。一个非常典型的事例，在英国、瑞典、日本等国，百日咳发病被基本控制后，由于 DTP 接种所引发的严重不良反应，人们开始抵制使用该疫苗，导致接种率下降。随之又出现了百日咳的流行，重新接种疫苗后发病率又明显下降。这一反复过程充分证明了百日咳疫苗的免疫效果。

（2）疫苗接种后的不良反应

尽管 DTP 的免疫效果是肯定的，但接种疫苗后会出现一定的不良反应，有些不良反应还比较严重。与 DTwP 的接种相关的不良反应可以分为两大类：一类是常见不良反应，包括局部和全身轻微不良反应。前者如注射局部发生红晕、疼痛、肿胀，在接种 DTP 联合疫苗后的发生率高达 50%；后者如发热、烦躁、嗜睡、厌食等不良反应。另一类为不常见不良反应，局部不良反应有硬结和化脓、血管神经性水肿等，全身不良反应有呕吐、持续哭叫、荨麻疹等，严重的可发生惊厥、虚脱、休克等，极少数人可能引起永久性脑损伤。有人比较观察了 DTwP 和 DT 的接种反应（表 12.3），不论是局部红肿、发热还是嗜睡、烦躁、厌食等不良反应的发生率，DTwP 都比 DT 高，说明 DTwP 接种后的不良反应中以百日咳疫苗为主

（Cody et al.,1981）。

**表 12.3　DTwP 和 DT 接种后不良反应的发生率（%）**

| 不良反应 | DTwP/% | DT/% |
|---|---|---|
| 局部反应 | | |
| 红晕 | 37.4 | 7.6 |
| 肿胀 | 40.7 | 7.6 |
| 疼痛 | 50.9 | 9.9 |
| 全身反应 | | |
| 发热 | 46.9 | 9.3 |
| 嗜睡 | 31.5 | 14.9 |
| 烦躁 | 53.4 | 22.6 |
| 厌食 | 20.9 | 7.0 |
| 呕吐 | 6.2 | 2.6 |
| 持续哭叫 | 3.1 | 0.7 |
| 癫痫 | 0.06 | — |
| 休克样症状 | 0.06 | — |

注：DT，白喉和破伤风类毒素混合制剂；DTwP，全细胞百日咳菌苗、白喉和破伤风类毒素混合疫苗。

不良反应在一定程度上阻碍了 DTwP 联合疫苗的使用。近年来发展的无细胞百白破联合疫苗（DTaP）成功克服了 DTwP 的不足，并保持了与 DTwP 相同的免疫效果。作为新一代的百白破联合疫苗，DTaP 不仅大大降低了接种不良反应，而且其成分中除了白喉和破伤风类毒素外，百日咳疫苗所使用的抗原成分也比全菌体百日咳疫苗所含成分简化了许多。这就在以百白破为基础的联合疫苗的发展中，使得研究其他抗原与 DTaP 抗原之间的作用更加容易，为研究和开发多联多价疫苗提供了方便。

### 12.3.2　麻疹—腮腺炎—风疹三联活疫苗

#### 12.3.2.1　概述

在减毒活疫苗中，最早发展为联合疫苗的是麻疹—腮腺炎—风疹（MMR）三联活疫苗。麻疹、腮腺炎和风疹 3 种疾病均为病毒感染引起的儿童急性传染病。在疫苗使用前，3 种疾病中，以麻疹的发病率和死亡率最高，对儿童健康危害最大。腮腺炎和风疹虽然临床症状轻微，预后良好，但腮腺炎有时伴有严重的并发症而使病情加重；风疹感染妊娠的妇女会造成胎儿先天性风疹综合征以至产生严重的后

果,因而同样受到重视。

组织培养技术的发展使病毒的分离与培养成为可能,继而通过在实验室内传代减毒而研制出减毒活疫苗。20 世纪 60 年代,不同减毒株的麻疹活疫苗相继问世,随后腮腺炎和风疹减毒活疫苗也研制成功。3 种疫苗的大量投产和推广使用使疾病的发病率大幅度下降,疾病的流行得到控制,证明 3 种疫苗均有良好的免疫原性。在此基础上,很快开发了麻疹—腮腺炎—风疹三联活疫苗。联合疫苗的推广使用,进一步提高了免疫覆盖率,使疾病的发生率控制在更低的水平。目前,有些国家和我国已将 MMR 疫苗纳入免疫规划,从而已达到或接近达到在本土消除上述 3 种疾病的目标。

### 12.3.2.2　疫苗发展简史

早在 20 世纪 60 年代,美国 Merck Sharpe& Dohme(MSD)研究所即开发研制了 MMR 疫苗,该疫苗于 1971 年被批准使用。它所含的 3 种病毒株为:进一步减毒的 Enders-Edmonston 麻疹毒株、Jeryl-Lynn 腮腺炎毒株和 HPV-77 风疹毒株。观察该疫苗在几年的使用过程中的反应发现,HPV-77 株疫苗引起的关节反应率偏高,随后另一株风疹减毒株 Wistar RA27/3 株于 1979 年在美国批准使用。两株风疹疫苗经过临床观察比较证明,Wistar RA27/3 株具有更好的免疫原性、安全性和耐受性。因此,在 80 年代初,MSD 将原来的 MMR 联合疫苗中的风疹毒株更换,以 Wistar RA27/3 株取代了 HPV-77 株,即第二代 MMR 疫苗——MMR-Ⅱ。MMR 疫苗接种后反应与各单价疫苗相比无明显区别,即没有出现反应加重的现象。MMR-Ⅱ疫苗接种后,3 种病毒抗体的阳转率均在 95% 以上,抗体持续达 11 年以上。目前,该疫苗已被许多国家引入用于控制疾病的免疫规划中,并已取得预期结果。

其他国家,如比利时、瑞士和日本等也相继发展了含不同毒株的 MMR 联合疫苗。由于所含毒株不同,疫苗接种后的反应及免疫效果也有不同程度的差别。我国自行研制的麻疹沪 191 株早在 20 世纪 60 年代就已大量投产并推广使用,但腮腺炎 S79 株和风疹病毒减毒株(BRD-Ⅱ)获准生产较晚,并在 90 年代中期才推广使用,因而 MMR 联合疫苗的研制起步较晚。北京生物制品研究所自 1997 年开始研制 MMR 联合疫苗(北京 MMR),1999 年完成中试,2000 年完成临床研究。临床研究结果证明,北京 MMR 疫苗具有良好的安全性和免疫原性,与 MSD 公司的 MMR-Ⅱ疫苗相比,接种后的反应性、抗体阳转率及抗体水平均无明显差异。该疫苗在 2002 年获正式生产文号后,由北京天坛生物制品公司进行批量生产。

### 12.3.2.3　疫苗的制备与检定

(1) 生产工艺简述

关于 MMR 联合疫苗的制备与检定,WHO 已有推荐的参考规程,各国结合本国特点,在此基础上根据自行制定的规程进行。其生产工艺过程简述如下。

MMR 联合疫苗中各单价疫苗半成品的生产均按《中国药典》(三部,2010 年版)进行。麻疹和腮腺炎疫苗病毒是在 SPF 鸡胚细胞上培育增殖,风疹疫苗病毒是在人二倍体细胞(2BS 株)上培育增殖。病变达到所要求的程度后收获病毒液,并按规定的项目进行检定,包括无菌检查、牛血清白蛋白残留量及病毒含量等。检定合格的 3 种病毒原液,根据滴度情况按适当的配比进行混合,混合后即为三联疫苗半成品。半成品按规定要求进行各项检定,合格后即可分装、冻干。为保证疫苗的质量和稳定性,在疫苗配制过程中要过滤澄清和加入适宜的保护剂。保护剂的成分需经试验证明对人体无毒性、对病毒有良好的保护效果、符合规程要求方可使用。MMR 联合疫苗的成品检定项目包括:外观、无菌检查、水分、病毒滴定、热稳定性试验、鉴别试验、异常毒性、抗生素残留量、牛血清白蛋白残留量等。

(2) 疫苗病毒含量滴定

MMR 联合疫苗中含 3 种病毒,因此,在滴定前要对疫苗进行处理,即采用特异抗血清有选择地中和另外两种病毒成分,然后再按单价病毒滴定方法进行滴定。麻疹和腮腺炎病毒在 Vero 细胞上滴定。疫苗中加入抗腮腺炎病毒血清和抗风疹病毒血清,放置 4℃ 条件下,1 h 后滴定麻疹病毒;疫苗中加入抗麻疹病毒血清和抗风疹病毒血清,中和后用于滴定腮腺炎病毒。风疹病毒的滴定是在 RK13 细胞上进行,由于麻疹病毒在 RK13 细胞上不能增殖,所以只中和腮腺炎病毒即可。使用的抗血清需经 56℃ 30 min 灭活并事先测定其中和效价以确定使用的稀释度,确保病毒能被完全中和。滴定中除设正常细胞对照、疫苗参考品对照外,还应设抗血清对照和病毒完全中和对照。

各厂家对 MMR 联合疫苗成品中各种病毒含量要求不尽相同。MSD 的 MMR-Ⅱ疫苗要求含麻疹和风疹病毒至少 1000 $CCID_{50} \cdot 0.5\ mL^{-1}$，腮腺炎病毒为 20 000 $CCID_{50} \cdot 0.5\ mL^{-1}$。《中国药典》（三部，2010 年版）要求 MMR 疫苗含麻疹和风疹病毒为 3.3 Lg $CCID_{50} \cdot 1.0\ mL^{-1}$，腮腺炎病毒 4.0 Lg $CCID_{50} \cdot 1.0\ mL^{-1}$ 以上，且 37℃ 放置 7 天后的滴度仍不低于上述标准。欧洲药典（EP7.0）规定，MMR 疫苗含麻疹和风疹病毒不得低于 3.0 Lg $CCID_{50}$/剂，腮腺炎病毒不得低于 3.7 Lg $CCID_{50}$/剂。

（3）疫苗的稳定性

MMR 联合疫苗中所含 3 种病毒成分，以腮腺炎病毒最不稳定，在不加任何保护剂的情况下病毒液在 4℃ 放置 3 天，滴度下降（1.75 ~ 1.87）Lg $CCID_{50} \cdot mL^{-1}$，在 4℃ 放置 7 天下降（2.88 ~ 3.25）Lg $CCID_{50} \cdot mL^{-1}$。麻疹和风疹病毒稳定性相对较好。因此必须选择效果良好的保护剂，以确保经过运输、保存后接种人体的有效剂量。北京生物制品研究所研制的 MMR 疫苗在加入适宜的保护剂后，疫苗具有良好的稳定性，37℃ 放置 7 天可达到规程要求；22℃ 放置 6 周滴度无明显下降，4℃ 保存 12 个月，滴度均在合格标准以上。

（4）疫苗的应用

接种对象：MMR 联合疫苗主要接种对象为婴幼儿。但对麻疹、腮腺炎和风疹 3 种疾病易感的其他年龄组成员均适宜接种。对婴幼儿初免年龄的确定可根据各地区具体情况而定，一般在麻疹高发区，接种年龄应越早越好，以避免婴幼儿患麻疹的危险。但由于母体抗体的存在，低月龄的婴儿接种疫苗的失败率偏高。根据最近的研究报道，婴儿体内麻疹、腮腺炎和风疹 3 种母体抗体的消退以出生后 6 个月下降最快，9 ~ 12 个月下降至最低水平，因此，在 12 月龄初免比较合适。目前，在麻疹发病率较高的地区采取 8 月龄初免，而在麻疹流行基本上得到控制的地区可将初免年龄推迟至 15 月龄。

接种途径与剂量：疫苗接种部位为上臂外侧三角肌附着处，皮下注射 0.5 mL，含麻疹病毒不少于 3.5 Lg $CCID_{50} \cdot mL^{-1}$、腮腺炎病毒不少于 4.0 Lg $CCID_{50} \cdot mL^{-1}$ 和风疹病毒不少于 3.5 Lg $CCID_{50} \cdot mL^{-1}$。冻干疫苗需用厂家提供的灭菌注射用水复溶，复溶后的疫苗为澄清橘红色，复溶疫苗应在 1 h 内用完。

疫苗接种的禁忌证：对有急、慢性感染，发热，有过敏史者及孕妇禁用。如果成年妇女需接种此疫苗，应在接种后 3 个月内避免妊娠，因为自然感染的风疹病毒可通过胎盘感染胎儿，有致胎儿畸形的危险。减毒的风疹疫苗病毒是否对胎儿有影响，目前尚未得到证实，但从理论上不能排除。为慎重起见，对育龄妇女应强调婚前检测风疹抗体，对易感者应及时进行接种。

复种：对于 MMR 疫苗初免后是否需要复种的问题，早期的看法认为，麻疹、腮腺炎和风疹疫苗均为减毒活疫苗，初种后抗体阳转率均很高且产生牢固持久的免疫，即终生免疫，而复种很可能加重接种后的反应，因此没有必要再进行复种。近期一些报道认为，虽然初免成功率很高，但毕竟还有极少数人免疫失败，而且在观察中也发现，在麻疹、腮腺炎和风疹 3 种疾病流行期间，初免成功者也有少数人发病。因此，为确保人群中的高免疫力以控制疾病的流行，复种是非常必要的，而且已证明复种不会使接种反应加重。复种的年龄曾有两种方案，一种方案是在学龄前 4 ~ 6 岁给予第 2 剂 MMR 疫苗接种，另一种方案是在入学后 11 ~ 13 岁给予第 2 剂。对这两种方案比较研究的结果证明，在给予第 2 剂后血清抗体阳转率均上升为 100%，两种方案中抗体升高的幅度无明显区别，但从免疫规划的安排考虑，推荐 4 ~ 6 岁给予第 2 剂的免疫方案。

### 12.3.2.4 疫苗接种后的免疫效果

MMR 联合疫苗免疫成功后能产生对麻疹、腮腺炎和风疹 3 种病毒的免疫应答。目前，测定免疫应答的主要方法仍是实验室检测血清中抗该病毒的抗体。

麻疹病毒抗体：麻疹疫苗免疫成功后产生的免疫应答接近自然感染的免疫过程，但产生的抗体水平要比自然感染低。目前，常用的检测方法为血凝抑制试验（HI）和酶联免疫吸附试验（ELISA）。中和抗体在临床保护中是最重要的，但由于中和试验（NT）方法较为复杂，不适于大量血清样品的检测，故使用受限。

疫苗接种后 12 天即出现血凝抑制抗体和中和抗体，于 21 ~ 28 天达到高峰。由于 MMR 疫苗所含麻疹毒株不同，尽管产生的血清抗体阳转率均很高（95% ~ 100%），但抗体水平不同。多项报道指出，Edmonston、Schwarz、Moraten、AIK-c 及沪 191 等株产生的抗体几何平均滴度（geometric mean titer，GMT）

为 1:(16~89)。单价麻疹疫苗和 MMR 疫苗免疫后产生的麻疹病毒抗体阳转率和抗体 GMT 均无明显区别。

腮腺炎病毒抗体:目前,对腮腺炎疫苗产生的抗体检测仍以中和抗体和血凝抑制抗体为主,近年来虽建立了更为敏感和简易的方法即 ELISA 方法,但由于诊断试剂的供应问题,尚未得到推广使用。

由于含腮腺炎减毒株 Jeryl-Lynn 株的 MMR 疫苗使用广泛,所以对该株的免疫应答报道较多。接种后产生的中和抗体阳转率为 90%~98%,但抗体水平明显低于自然感染。多项含 Jeryl-Lynn 株和 Urabe 株的 MMR 三联疫苗的比较研究指出,Jeryl-Lynn 株的血清中和抗体阳转率为 84%~96%,Urabe 株为 93%~98%。对 3 种含不同腮腺炎减毒株的 MMR 疫苗的免疫应答研究结果指出,Rubini 株产生的血清抗体阳转率和抗体水平明显低于 Jeryl-Lynn 株和 Urabe 株(ELISA 方法检测)。

风疹病毒抗体:风疹病毒抗体的检测最早采用中和试验(NT)测定中和抗体,虽然中和抗体的检测更具有生物学意义,但由于操作繁琐,需用血清量大,不适于大样本血清抗体检测。20 世纪 60 年代发展了血凝抑制(HI)抗体检测方法,并证明 HI 抗体与中和抗体有很高的相关性且操作简便,适于大量血清检测,因而被广泛应用。虽然近年来已发展了更简便的 ELISA 方法,但尚未推广使用,许多实验室仍以 HI 方法检测风疹病毒抗体来评价风疹疫苗的免疫效果。

作为 MMR 联合疫苗的风疹疫苗成分,使用最多的为 Wistar RA27/3 株。多项报告指出,接种该株后可以产生良好的免疫应答,对易感儿童接种后产生的 HI 抗体阳转率为 95%~100%,对易感成人接种后血清 HI 抗体阳转率为 98%~100%。抗体 GMT 因受各种因素影响,各家报告不一,但多数报告 GMT 在 100~300。联合疫苗与单价风疹疫苗分别免疫儿童相比较,Wistar RA27/3 株产生的 HI 抗体阳转率与抗体 GMT 均无明显区别。对于北京 MMR 所含 BRD-Ⅱ株风疹疫苗的免疫效果已进行多次临床研究,并与 Wistar RA27/3 株进行多次比较,证明两者的反应性和免疫原性无明显区别。北京 MMR 疫苗的临床研究结果证明,该疫苗具有目前国内应用的麻疹、腮腺炎、风疹单价疫苗以及进口的 MMR 疫苗相同的免疫安全性和免疫原性。接种后的局部反应和发热反应,两组间无明显区别。免疫

后 5 周采血,检测各病毒成分的 HI 抗体,北京 MMR 疫苗的麻疹、腮腺炎和风疹的抗体阳转率分别为 100%、85% 和 100%,进口 MMR 疫苗分别为 94.4%、85.2% 和 100%;两组抗体 GMT 分别为 41、6.1、320 和 38、6.5、442,两组间无明显区别。

### 12.3.2.5 疫苗接种后的不良反应

MMR 联合疫苗接种后的不良反应与各相同毒株的单价疫苗的不良反应相似,多项临床研究已证明,联合疫苗没有比各单价疫苗增加不良反应的现象。

疫苗接种后的不良反应包括局部疼痛、硬结、淋巴结肿大以及全身的发热反应、皮疹或偶发的过敏反应等。发热反应和麻疹病毒密切相关,大约有 5% 的儿童初种后发生 38.5℃ 以上的高热,多在接种后 7~12 天出现,持续 1~2 天。麻疹和风疹的疫苗成分会导致少数初种儿童在接种后 7~10 天出现皮疹或一过性的淋巴结肿大。

### 12.3.2.6 免疫策略与疾病消除

临床研究已经证明,MMR 联合疫苗接种后对麻疹、腮腺炎和风疹产生比较牢固和持久的免疫。许多国家通过两剂 MMR 疫苗的免疫规划已达到在本土控制疾病传播的目标。如欧洲的一些国家已使先天性风疹综合征(CRS)的发病率降低至小于 1/10 万新生儿的水平,并已经在本土阻断麻疹传播。亚洲许多国家对风疹引起的 CRS 加强了监测并开始使用 MMR 疫苗。我国国产 MMR 疫苗已于 2002 年获准批量生产,近两年正在逐步推广使用,并已纳入免疫规划,采用两剂接种策略,将会加速阻断麻疹、腮腺炎和风疹在我国的传播。近年来,在 MMR 疫苗基础上加入水痘疫苗制成多价活疫苗(MMRV)的研究报告逐渐增多,并对 MMRV 疫苗的安全性和有效性给予了肯定。

自 1979 年 WHO 宣布全世界消灭天花以来,人们期望着其他儿童传染病在全球相继被消灭。随着 MMR 疫苗的推广使用,在本土阻断疾病传播的国家越来越多,麻疹等疾病在全球被消除的日期将不会太遥远。

## 12.4 发展中的联合疫苗

不少新疫苗的出现,不仅使联合疫苗的研制变

得日趋迫切,而且使联合疫苗的组成成分越来越多,越来越复杂。在已取得足够资料和使用的单价疫苗中,除轮状病毒疫苗、脊髓灰质炎疫苗和口服伤寒疫苗是采用口服接种途径外,其他大多数疫苗的接种途径均为注射。这就使得这些疫苗的联合方向趋向于与现有采用注射途径接种的联合疫苗进行联合,如 DTP、MMR 等。表 12.4 列出了目前已批准使用和正在进行实验室或临床试验的一些联合疫苗。

表 12.4 发展中的联合疫苗

| 疫苗 | 疫苗抗原组成/种 | 预防疾病/种 |
| --- | --- | --- |
| DTP(DTwP 或 DTaP) | 3 | 3 |
| -Hib | 4 | 4 |
| -HB | 4 | 4 |
| -IPV | 6 | 4 |
| -Hib-IPV | 7 | 5 |
| -HB-IPV | 7 | 5 |
| -HB-Hib | 7 | 5 |
| -Hib-IPV-HB | 8 | 6 |
| -Hib-IPV-HB-MCC | 9 | 7 |
| -Ra | 4 | 4 |
| HB-Hib | 2 | 2 |
| Hib-MenC-TT | 2 | 2 |
| Hib-MenCY-TT | 3 | 2 |
| Hib-HB-IPV | 5 | 3 |
| Pnc | 7 ~ 9 | 1 |
| RV | 4 ~ 5 | 1 |
| Men | 2 ~ 4 | 1 |
| Pnc-Men | 9 ~ 13 | 2 |
| Pnc-Men-Hib | 12 ~ 14 | 3 |
| MMR-Vz | 4 | 4 |

注:DTP,百白破;Hib,流感嗜血杆菌多糖蛋白结合疫苗;HB,乙型肝炎疫苗;IPV,脊髓灰质炎灭活疫苗;RV,轮状病毒疫苗;Pnc,肺炎结合疫苗;Vz,水痘疫苗;Men,流脑多糖蛋白结合疫苗;MMR,麻疹-腮腺炎-风疹疫苗;Ra,狂犬病病毒疫苗。

## 12.4.1 以 DTP 为基础的联合疫苗

大多数疫苗的使用对象是儿童,并且目前儿童中使用疫苗的免疫程序多为 2、4、6 月龄和 1.5 岁,如 DTP 和脊髓灰质炎疫苗(OPV 或 IPV)。为了便于使用疫苗,降低疫苗成本和最终发展联合疫苗等,在考虑新的儿童用单价疫苗免疫程序时,在不影响其免疫原性和稳定性的前提下,疫苗的免疫程序也尽量采用 2、4、6 月龄和 1.5 岁接种程序。因此,新的联合疫苗大多是以 DTP(P 有 aP 和 wP,aP 有两组分、三组分和五组分)为基础,与其他单价疫苗进行联合。

### 12.4.1.1 DTP-Hib 联合疫苗

流感嗜血杆菌是引起婴幼儿脑膜炎、菌血症的病原菌。由纯化的流感嗜血杆菌荚膜多聚磷酸核糖(polyribosylribitol phosphate,PRP)制成的疫苗只在 2.5 岁以上的儿童和成人中能引起保护性免疫应答,而在 2 岁以下儿童中不能诱导免疫应答。将 PRP 半抗原与白喉无毒突变体类毒素(D)、破伤风类毒素(T)或 b 型流脑的外膜蛋白(OMP)等载体蛋白化学耦联成结合疫苗后,能在 2.5 岁以下,甚至在 2 月龄的婴幼儿中引起良好的免疫保护反应。在此基础上,自 1992 年以来,许多研究者对 Hib 与 DTwP 或 DTaP 联合疫苗或混合使用的效果进行了临床观察。在智利儿童中发现,DTwP-Hib 联合疫苗免疫后针对百日咳各抗原组分的免疫应答降低,比 DTaP 和 Hib 在不同部位同时注射时的免疫应答下降 20% ~ 70%(Clemens et al.,1992)。同样是在智利,后来获得的结果却相反,在美国也获得相同的结果,即 DTwP-Hib 联合疫苗与 DTaP 和 Hib 同时、分别注射没有明显的差异(Miller et al.,1995)。然而 Paradiso 等(1993)在对 DTwP-Hib(OMP)联合疫苗的临床试验中所得结果为,接种 DTwP-Hib 四联疫苗后针对每种抗原的免疫应答都有增强,较 DTwP 和 Hib(OMP)单独注射时增高 50% ~ 100%。更多的试验证明,DTwP-Hib 联合疫苗是安全有效的。近年来在许多国家和地区,如德国、美国、智利、英国、比利时以及我国台湾等地,对 DTaP 与 Hib 的联合疫苗也进行了大量临床研究。在 485 名 2 月龄的美国儿童中观察到,在 2、4、6 月龄 3 针免疫后,DTaP-Hib 联合疫苗组抗白喉类毒素和百日咳抗原的平均抗体滴度均高于单独免疫 DTaP 组,而抗破伤风类毒素和 PRP 的抗体滴度低于 DTaP 和 Hib 单独免疫组。联合疫苗组和 Hib 组的抗 PRP 抗体几何平均滴度(GMT)分别为 4.3 $\mu g \cdot mL^{-1}$ 和 7.0 $\mu g \cdot mL^{-1}$,抗体滴度 $\geqslant$ 0.15 $\mu g \cdot mL^{-1}$ 和 $\geqslant$ 1.0 $\mu g \cdot mL^{-1}$ 的分别为 95% 和 86%（Pichchero et al.，1997）。由目前所取得的临床研究结果来看，DTwP-Hib 和 DTaP-Hib 等的联合免疫中，疫苗接种不良反应的发生与 DTwP 或 DTaP 单独使用时相仿，有的甚至略低于单独使用时的不良反应，证明联合疫苗的使用是安全的。在免疫应答方面，不论是联合疫苗还是联合使用都能刺激产生针对 DTwP 或 DTaP 各组分的抗体。免疫后都能产生具有保护水平的针对 Hib 的 PRP 的抗体，但是抗体水平的高低依据 Hib 所结合疫苗中蛋白载体的不同而有所差异，尤其是用含有 Hib 的联合疫苗进行初次免疫时，针对 Hib 中的 PRP 的免疫应答较单独使用 Hib 时的反应低。但是在加强免疫后，可以达到更高的抗体应答。用单剂量和多剂量安瓿的全液体 DTwP-Hib 联合疫苗在 4~14 周龄的印度婴儿中进行了 III 期临床试验，并同巴斯德公司生产的 DTwP-Hib 疫苗进行免疫原性和耐受性比较，接种程序为 6、10、14 周龄，15~18 月龄为加强免疫，结果表明，这两组间以及单剂和多剂安瓿亚组间各成分的 GMT 没有显著性差异（Sharma et al.，2011）。

在中国评价了婴儿免疫 DTaP-Hib 的安全性和免疫原性，结果表明，此疫苗可获得预期的安全性和免疫原性。共 690 名健康婴儿接受了 DTaP-Hib 联合疫苗或 DTaP 联合疫苗 +Hib 疫苗分别同时接种的基础免疫。DTaP-Hib 联合疫苗的耐受性与 DTaP 联合疫苗 +Hib 疫苗分别接种一致，两组局部及全身不良反应发生率差异无统计学意义。在接种 DTaP-Hib 联合疫苗的受试者中，至少有 97.5% 在基础免疫后 1 个月产生了针对白喉、破伤风、Hib 的血清学保护性抗体，以及对无细胞百日咳抗原的免疫应答。按照预先制订的标准，DTaP-Hib 联合疫苗的免疫应答与 DTaP 联合疫苗 +Hib 疫苗分别接种免疫应答的差异无统计学意义。以上结果表明，DTaP-Hib 联合疫苗接种后可获得预期的安全性和免疫原性（李艳萍等，2010）。

### 12.4.1.2 DTP-HB 联合疫苗

世界卫生组织于 1992 年建议，到 1997—1999 年，应该将乙型肝炎疫苗也纳入扩大免疫规划（EPI）中。在泰国儿童中进行的临床研究发现，注射含有 10 μg·mL$^{-1}$ 和 5 μg·mL$^{-1}$ 乙型肝炎表面抗原的两种 DTwP-HB 联合疫苗与单独注射 DTwP 或 ≥10 μg·mL$^{-1}$ 的乙型肝炎疫苗时的接种不良反应

相同，对百日咳、白喉和破伤风类毒素的免疫应答也相同，但 DTwP-HB 联合疫苗组中对乙型肝炎表面抗原的抗体应答明显高于其他两组（Poovorawan et al.，1999）。在土耳其、立陶宛、意大利等国家进行的有关 DTaP-HB 联合疫苗的临床研究结果都表明，乙型肝炎疫苗不论与 DTwP 还是 DTaP 制成联合疫苗，都能引起良好的针对各抗原的免疫应答，其接种不良反应也与单独注射 DTP 或乙型肝炎疫苗所得结果相同，但是引起免疫应答的强度有所差异（表 12.5）。印度比较了印度生产的低成本 DTwP-HB 疫苗和欧洲生产的 DTwP-HB 疫苗的免疫原性发现，123 名和 127 名健康婴儿于 6、10、14 周龄分别接种这两种疫苗，3 剂免疫后，抗白喉、破伤风、百日咳、乙型肝炎的血清保护率分别为 99% 和 100%、98% 和 95%、89% 和 94%、100% 和 100%，印度疫苗抗破伤风抗体的 GMP 明显地升高，低级反应原性在这两组里非常相似（Kulkarni et al.，2011）。

张庶民等报道了武汉生物制品研究所研制的 DTwP-HB 的临床试验结果，这种疫苗具有较好的安全性和有效性，可用于免疫接种；采用 2、4、6 月龄接种程序可有效地诱导产生百日咳、白喉、破伤风和乙型肝炎的保护性抗体反应。

### 12.4.1.3 DTP-IPV 联合疫苗

自从增效灭活脊髓灰质炎疫苗（eIPV，以下简称 IPV）诞生以来，人们就有了与其他疫苗进行联合免疫的想法。20 世纪 80 年代，有人在非洲塞内加尔儿童中对 IPV 与其他疫苗的联合免疫进行了观察。第 1 剂分别免疫 IPV、IPV-wP（百日咳疫苗）、IPV-DT（白喉风类毒素疫苗）或 DTwP-IPV，第 2 剂免疫 DTwP-IPV。结果发现，联合疫苗免疫组对 IPV 的免疫应答较单独注射组的反应低。在美国，将儿童分为 3 个组，分别使用 DTP 与 IPV 混合注射、DTP 与 IPV 同时注射和 DTP 注射的同时口服脊髓灰质炎减毒活疫苗（OPV）。结果证实，不论是联合组，还是同次使用组，接种 IPV 的儿童对 wP 中百日咳抗原 PT、FHA、PRN 和凝集原的抗体反应均明显低于其他组。而在马里等国进行同样的试验则发现，免疫 DTwP-IPV 组与 DTwP 和 IPV 或 OPV 同次使用时产生的针对 3 型 IPV 的抗体都达到 100%，但是 DTwP-IPV 组的平均抗体较其他同次使用的两组低，尤其是 1 年后再加强免疫，差别达 2 倍。因此认为，尽管在 IPV 与 DTwP 联合免疫时都能引起抗

表 12.5 DTwP 或 DTaP 与 HB 联合疫苗免疫临床研究结果

| 接种国家 | 月龄 | 使用疫苗 | 使用方法 | 末次免疫后1月血清平均抗体 | | | | | |
|---|---|---|---|---|---|---|---|---|---|
| | | | | HB | D | T | PT | FHA | PRN |
| 土耳其 | 3,4,5 | DTaP-HB | 联合疫苗 | 343 | 2.05 | 4.35 | 56 | 89 | 129 |
| | | DTaP、HB | 同次使用 | 275 | 1.88 | 4.38 | 52 | 114 | 159 |
| | | DTaP | 单剂使用 | 6 | 1.59 | 4.03 | 47 | 89 | 125 |
| 立陶宛 | 3,4,5,6 | DTaP-HB | 联合疫苗 | 667 | 1.40 | 2.21 | 47.9 | 184 | 170 |
| | | DTaP、HB | 混合使用 | 518 | 1.06 | 2.00 | 46.7 | 131 | 124 |
| | | DTaP、HB | 同次使用 | 438 | 1.10 | 1.76 | 46.7 | 158 | 148 |
| 意大利 | 2,4,6 | DTaP-HB | 联合疫苗 | 949 | 0.19 | 4.35 | 56.1 | 153 | 240 |
| | 3,5,11 | DTaP-HB | 联合疫苗 | 5554 | 1.71 | >0.20 | 65.3 | 232 | 372 |

注：HB,乙型肝炎表面抗原抗体（mIU·mL$^{-1}$）；D,白喉类毒素抗体（IU·mL$^{-1}$）；T,破伤风类毒素抗体（IU·mL$^{-1}$）；PT,百日咳毒素抗体（EU·mL$^{-1}$）；FHA,百日咳丝状血凝素抗体（EU·mL$^{-1}$）；PRN,百日咳黏着素抗体（EU·mL$^{-1}$）。

IPV 的抗体产生,但是对同次使用的其他抗原的免疫原性有抑制作用。

每 0.5 mL 的 DTaP-IPV 含有不低于 30 IU 的白喉类毒素,不低于 40 IU 的破伤风类毒素,25 μg 百日咳毒素,25 μg FHA,8 μg PRN,40 个 D-抗原单位的 1 型脊髓灰质炎病毒（Mahoney 株）,8 个 D-抗原单位的 2 型脊髓灰质炎病毒（MEF-1 株）以及 32 个 D-抗原单位的 3 型脊髓灰质炎病毒（Saukett 株）。此疫苗每次肌内注射 0.5 mL。DTaP-IPV 可用于针对 4～6 岁儿童的 DTaP 的第 5 针次接种及 IPV 的第 4 针次接种。临床试验表明,DTaP-IPV 和单独的百白破疫苗及脊髓灰质炎疫苗都能够使 4～6 岁儿童产生免疫,且一样安全。在此年龄段的免疫规划中,使用 DTaP-IPV 能够减少一次注射。使用这种联合疫苗有助于维持高水平的百白破及脊髓灰质炎疫苗接种率。

DTaP-IPV 的免疫原性是通过对 1200 名 4～6 岁儿童评估而得到的。研究表明,DTaP-IPV 免疫 1 个月后受试儿童针对白喉、破伤风和脊髓灰质炎的血清保护率及几何平均浓度（或几何平均滴度）与分别使用 DTaP 和 IPV 疫苗的结果相当。DTaP-IPV 与 HB 疫苗同时使用和在 DTaP-IPV 免疫后再使用 HB 疫苗的临床效果相当,接种 10 年后有 62.8% 的参与者对白喉和破伤风的血清保护水平不小于 0.01 IU·mL$^{-1}$,所有 3 个脊灰炎血清不小于 1：8；74.1%～98.2% 的参与者百日咳血清为阳性水平（Embree et al.,2015）。在 DTaP-IPV 的临床试验中,受试者均表现出良好的耐受性,接种本品与接种

其他含有 DTaP 成分疫苗所出现的不良反应相似。最常报道的是局部症状（疼痛、发红或者注射部位肿胀）,而全身症状报告的频率比较低。值得注意的是,在 DTaP-IPV 的所有研究中,严重程度到“3级”（定义为妨碍日常正常活动）的全身症状比较罕见。接种 DTaP-IPV 后出现不良反应的受试者比例与分别接种 DTaP 和 IPV 的相近,医学相关的不良反应发生率在两项研究中均比较低（在 DTaP-IPV 接种者中不到 3.1%,在接种 DTaP 和 IPV 的受试者中不到 5.1%）。大部分不良反应基本上无临床意义（Weston and Klein,2008）。

DTaP-IPV 在对白喉、破伤风、百日咳和脊髓灰质炎进行免疫的预期效果至少同目前使用的分别接种 DTaP 与 IPV 的效果相当。DTaP-IPV 通过将 DTaP 与 IPV 两种成分联合成一次注射,使得 4～6 岁儿童仅需要接种一次就可以得到以上所有疫苗成分的保护,潜在地提高了疫苗的接种率、按时接种率以及这些儿童的父母给小孩接种疫苗的依从性。

在美国的一项研究中评估了 DTaP-IPV 与 MMR 疫苗同次使用后的免疫原性,采用的是 MMR-Ⅱ（Merck 公司）；同时在澳大利亚进行的研究采用的是 Priorix（GSK 公司）,所有的受试者在 2 岁时均注射了 1 剂 MMR 疫苗。在美国的研究中,绝大多数儿童在接受第 2 剂 MMR 疫苗注射前均存在相应的保护性抗体。在完成免疫后,两个组所有儿童均出现针对麻疹、腮腺炎和风疹的血清阳转反应,对风疹还具有血清保护作用。两组免疫后抗麻疹、风疹以及腮腺炎抗体的几何平均浓度/滴度相当。在澳大

利亚的研究中也得出相同的结果。上述结果表明，与同次使用 MMR 和 DTaP、IPV 相比，同时使用 MMR 和 DTaP-IPV 并不会干扰 MMR 产生的免疫应答。目前，DTaP-IPV 与除 MMR 疫苗以外的其他疫苗一起接种的试验数据还十分有限。在美国所进行的Ⅲ期临床试验中，有少部分受试者同时接种了流感疫苗。这部分受试者的安全性和反应性数据没有进行单独分析。2009 年 1 月至 2012 年 9 月，在美国对使用 DTaP-IPV 的 201 116 名儿童进行了上市后严重不良反应的评价发现，与临床试验时的结果没有显著性差异（Daley et al. ,2014）。

### 12.4.1.4　DTaP-IPV- Hib 五联疫苗

现在上市的 DTaP-IPV-Hib 五联疫苗有 pentaxim®（aP 有 2 组分，西欧称 Pentavac，世界其他地方称 pentaxim®）、Infanrix®-IPV+Hib（aP 有 3 组分）、Pentacel®（aP 有 5 组分）、Pediacel®。Pediacel® 是一种全液体疫苗，2004 年第一次评价了其安全性和免疫原性，在全世界 18 个临床基地进行了长达 18 年的临床观察，于 2000 年在加拿大首次批准应用，截至 2012 年已应用 3500 万剂（Reynolds and Vidor, 2014），其成分与 Pentacel® 类似，见表 12.6。Pentaxim® 于 1997 年首次在瑞典获得批准，目前已在 100 多个国家使用，疫苗接种剂量大于 8700 万剂。批准的免疫程序为 1 岁以前完成 3 剂基础免疫接种和/或 2 岁加强 1 剂。由于疫苗采用以下免疫程序时的安全性和免疫原性都得到论证，这些免疫程序包括 6、10、14 周龄 3 剂基础免疫（EPI 推荐程序），2、3、4 月龄 3 剂基础免疫，2、3、4 月龄 3 剂基础免疫+加强免疫 1 剂，2、4、6 月龄 3 剂基础免疫，2、4、6 月龄 3 剂基础免疫+加强免疫 1 剂，3、5、12 月龄 3 剂基础免疫，各国的免疫程序可根据其各自的免疫规划进行适当的调整。Pentaxim® 于 2004 年 9 月在英国开始使用，2005 年在荷兰和葡萄牙使用。2007 年，墨西哥和土耳其使用 Pentaxim®，墨西哥是拉丁美洲第一个使用 Pentaxim® 并纳入儿童免疫规划的国家，2008 年俄罗斯和美国开始使用（Plotkin et al. , 2011；Frampton et al. , 2011；Bernstein et al. , 2011；Thisyakorn et al. , 2009；White et al. , 2009）。Pentaxim® 与单价 HB 同次给 212 名 6、10 和 14 周龄儿童接种，结果表明，Pentaxim® 具有高度的免疫原性和较好的耐受性。有研究给 3000 多个新加坡婴儿在 3、4、5 月龄接种 DTaP-IPV-Hib 的 3 剂基础免

疫和 18 月龄时加强免疫，其反应原性和安全性很好；在 5 月龄用 DTaP-HBV-IPV-Hib 代替 DTaP-IPV-Hib 减少 1 剂次。

**表 12.6　DTaP-IPV-Hib 的成分**

| 抗原 | 每剂 0.5 mL |
| --- | --- |
| DT | 15 Lf |
| TT | 5 Lf |
| 无细胞百日咳抗原 | |
| 脱毒的百日咳毒素 | 20 μg |
| 丝状血凝素 | 20 μg |
| 百日咳黏着素 | 3 μg |
| 凝集原 2 和 3 | 5 μg |
| IPV | |
| 　1 型（Mahaney） | 40 D-单位 |
| 　2 型（MEF-1） | 8 D-单位 |
| 　3 型（Soukett） | 32 D-单位 |
| 共价结合 24 μg TT 流感嗜血杆菌 PRP | 10 μg |
| 磷酸铝盐 | 1.5 mg |
| 2-苯氧基乙醇 | 3.3 mg（0.6% v/v） |
| 新霉素 | <4 pg |
| 硫酸多黏菌素 B | <4 pg |

Pediacel® 在 3、5 月龄接种 2 剂，在 6、10、14 周龄、或在 2、3、4 月龄、或在 2、4、6 月龄接种 3 剂作为基础免疫，11~19 月龄加强免疫，基础免疫每剂间隔不小于 1 个月，加强免疫应在基础免疫最后 1 剂后不小于 6 个月，这种疫苗使用方便，预充注射器肌内注射，可以与下列常规儿童疫苗同次使用：在 2、3、4 月龄、或 2 和 3 月龄或 2 和 4 月龄与 MCC-TT 或 MCC-CRM 同次使用；在 2、3、4 月龄、或 2 和 3 月龄或 2 和 4 月龄与 PCV7 或 PCV13 同次使用；在 6 和 14 周龄、或 6 月龄或 11~18 月龄与 HBV 疫苗同次使用。在荷兰进行了同次使用 PHiD-CV 与 Pediacel® 的免疫原性、安全性和反应原性的随机对照试验，结果表明，它们的免疫原性和耐受性都好。

在上海监测接种 DTaP-IPV-Hib 后的不良反应，评价其在目标人群中使用的安全性。其方法是以市售的 DTaP-IPV-Hib 作为研究疫苗，在上海市选择 300 名出生后 60~74 天的婴儿，采用主动监测的方

法观察其在 2、3、4 月龄接种后的不良反应。结果表明，接种 DTaP-IPV-Hib 后 0~7 天，注射部位不良反应发生率为 39.1%（349/892），其中严重程度为 3 级的发生率是 1.1%（10/892）；全身不良反应发生率为 56.1%（500/892），其中严重程度为 3 级的发生率是 2.5%（22/892）。随着接种剂次的增加，注射部位红斑和肿胀的报告发生率显著增加，呕吐、异常哭闹、嗜睡、食欲下降和易激惹等全身反应的报告发生率显著下降。因此，2、3、4 月龄婴儿接种DTaP-IPV-Hib 有良好的安全性（孙晓冬等，2014）。中华医学会也制定了这种五联疫苗应用技术指南，主要用于 2 月龄以上婴幼儿和儿童。依据国内临床试验结果，两种推荐免疫程序可任选一种：① 在 2、3、4 月龄进行 3 剂次基础免疫；在 18~24 月龄进行 1 剂加强免疫；1、2、3 剂间每剂次间隔不少于 28 天。在 12 月龄内完成 3 剂次基础免疫。② 在 3、4、5 月龄进行 3 剂次基础免疫；在 18~24 月龄进行 1 剂加强免疫；1、2、3 剂间每剂次间隔不少于 28 天，在 12 月龄内完成 3 剂次基础免疫。每次接种单剂 0.5 mL。接种方法：接种前应将白喉、破伤风、无细胞百日咳及灭活脊髓灰质炎联合疫苗混悬液注入装有 Hib 结合疫苗干粉的西林瓶内复溶（对于无附带针头的预填充注射器，独立的针头必须旋转 1/4 圈后牢固地固定在注射器上），振摇至干粉完全溶解（复溶后的混悬液呈混浊白色属正常现象），复溶后必须立即使用。不应使用其他 Hib 结合疫苗替代原包装内产品。接种途径应采用肌内注射，注射部位为上臂外侧三角肌，对婴儿推荐最佳注射部位为大腿前外侧（中间 1/3 处）（Chinese Prevention Medicine Association，2011）。

### 12.4.1.5 DTP-HB-Hib 五联疫苗

DTP-HB-Hib 有冻干和液体两种类型。冻干型有 DTwP-HepB-Hib（OMPC）和 DTwP-HepB-Hib（PRP-T）两种。在澳大利亚儿童中，对 PRP 与外膜蛋白的结合疫苗（DTwP-Hib）—乙型肝炎疫苗（HB）五联疫苗的免疫效果和接种反应进行了观察。所采用的免疫程序是 2、4、6 月龄和 1.5 岁免疫，共 4 次。结果显示，接种者第 3 针免疫后，98% 的血清 PRP 抗体 ≥1.0 μg·mL$^{-1}$，第 4 针免疫后 PRP 抗体的几何平均滴度增长 27 倍，达到 33 μg·mL$^{-1}$，所有儿童的 PRP 抗体都高于 ≥1.0 μg·mL$^{-1}$。在第 3 针免疫后，乙型肝炎表面抗原的抗体（HBsAg）86%

大于或等于 10 mIU·mL$^{-1}$，平均滴度为 100 mIU·mL$^{-1}$；第 4 针后增长 77 倍，达到 860 mIU·mL$^{-1}$，99% 的儿童的血清滴度 ≥10 mIU·mL$^{-1}$。此外，观察儿童对白喉和破伤风类毒素、百日咳抗原（wP）的免疫应答以及接种不良反应等，与 DTwP 单独注射时期的反应相同。用 DTaP-HB 疫苗将冻干的 Hib 疫苗悬浮后，对 2~3 月龄的儿童进行注射免疫，程序采用 2、4、6 月龄。801 名观察对象中，3 针免疫后 1 月，血清白喉毒素和破伤风毒素抗体 ≥0.1 IU·mL$^{-1}$ 的比例均达 100%；针对百日咳各个不同抗原的抗体几何平均值分别为：PT 抗体，73（64~84）EU·mL$^{-1}$；FHA 抗体，218（191~251）EU·mL$^{-1}$；PRN 抗体，336（278~394）EU·mL$^{-1}$；抗乙型肝炎表面抗原抗体效价 ≥10 mIU·mL$^{-1}$ 的达 98.1%，流感嗜血杆菌 PRP 的抗体效价 ≥0.15 μg·mL$^{-1}$ 和 ≥1.0 μg·mL$^{-1}$ 的分别为 100% 和 84.7%，证明 DTaP-HB 与 Hib 混合使用时有良好的免疫效果（Aristegui et al.，1998）。

液体型为荷兰 Crucell 公司（现在已被美国强生公司收购）生产的 DTwP-HepB-Hib（PRP-CRM197）（Quinvaxem），于 2006 年上市，已使用 2 亿剂量，免疫程序采用 2、4、6 月龄接种。Bar-on 等比较了 1966 年至 2009 年 3 月的 18 个 DTP-HB-Hib 五联疫苗，并比较了 DTP-HB 和 Hib 单独使用的效果。结果表明，联合疫苗对 Hib 和 HB 的免疫应答低，但对其他 3 种成分的免疫原性没有差别，严重的不良反应相似，轻微的不良反应在联合疫苗里更常见（Bar-on et al.，2009；Suarez et al.，2010；Usonis and Bakasenas，1999）。

印度血清研究所有限责任公司（Serum Institute of India Ltd，SIIL）于 2007 年也研制了低成本的 DTwP-HepB + Hib 疫苗（Pentavac），于 2010 年通过 WHO 预认证。2015 年报告了 4 期临床研究结果，将 1510 个 6~8 周印度婴儿按 2 : 1 分成试验组和对照组，对照疫苗用 Tritanrix-HB + Hib（GlaxoSmithKline Beecham），在 6、10、14 周进行 3 剂注射，全程免疫后 1 个月对疫苗安全性进行评价，在这两组里，疫苗引起局部注射部位和全身反应及发生率是相似的（Dalvi et al.，2015）。

### 12.4.1.6 DTaP-HB-IPV 五联疫苗

使用 2、4、6 月龄免疫程序进行婴儿基础免疫。这些婴儿出生时，其母亲 HBsAg 阳性或 HBsAg 状态不清楚。当使用加速免疫程序时,第 1 剂次和第 2 剂次最少间隔时间为 4 周,24 周前不应接种第 3 剂次。此疫苗不能应用于 6 周龄以下的婴儿或 ≥7 岁的儿童。对于 HepB 接种,来源不同生产厂家的 DTaP-HepB-IPV 和 HepB 可以相互使用,对于 IPV 接种,来源不同生产厂家的 DTaP-HepB-IPV 和 IPV 也可以相互使用。它与 Hib 和 PCV 在不同的注射部位同次使用。这种疫苗没有批准用于 IPV 的第 4 针次或 DTaP 第 4 和第 5 针次。此疫苗配方与来自同一厂家的 DTaP 和 HepB 疫苗相同,而 1 型、2 型和 3 型 IPV 来自不同厂家,3 剂 DTaP-HB-IPV 后的免疫应答与单独成分使用时的应答相似。对 1999—2002 年在欧洲和美国进行的 16 个 DTaP-HB-IPV 临床试验的结果进行了总结,其免疫程序采用 2、4、6 月龄、或 2、3、4 月龄、或 6、10、14 月龄,结果表明此疫苗安全、耐受性好,且不能引起明显的严重的不良事件,血清保护率或对疫苗的各个组分的应答率与单独使用的疫苗组分相似(Usonis et al.,1999;Yeh et al.,2001;Partridge et al.,2003;Partridge et al.,2007)。

### 12.4.1.7　含有 DTaP-HBV 的六联疫苗

GSK 公司研制的第一种六联疫苗 DTPa-HBV-IPV-Hib(Infanrix hexa)和赛诺菲巴斯德公司研制的六联疫苗 Hexavax 于 2000 年投入欧洲市场(Puliyel et al.,2018)。2013 年,赛诺菲巴斯德研制的全液体六联疫苗上市(Maman et al.,2015)。

(1) DTPa-HBV-IPV-Hib 联合疫苗(Dhillon et al.,2010)

① 免疫原性:DTPa-HBV-IPV-Hib(Infanrix hexa)是一种吸附无细胞百白破、乙型肝炎、灭活脊髓灰质炎和 b 型流感嗜血杆菌联合疫苗,主要用于婴儿的初免和加强免疫。几个大型的临床研究均显示,Infanrix hexa 疫苗用于年龄小于 2 岁的婴儿初免(一个疗程 2~3 剂量)和加强免疫时,所有类毒素和抗原组分均具有良好的免疫原性。而且它的免疫原性总体与现有的以 DTPa 为基础的 DTPa-HBV-IPV 五联疫苗加单价 HBV 或 Hib 疫苗(DTPa-HBV-IPV 加 Hib 或 DTPa-IPV/Hib 加 HBV 疫苗)的免疫原性相似。Infanrix hexa 疫苗的婴幼儿受试者在初次接种 1 个月后血清中白喉、破伤风和 1、2、3 型脊髓灰质炎病毒的保护性抗体滴度 ≥95%,加强免疫后达到 99.3%,而接种对照疫苗的婴幼儿血清中保护性

抗体滴度为 94.7% 和 100%。在初次接种 1 个月后,疫苗中百日咳的 3 种抗原(百日咳毒素、丝状血凝素和百日咳杆菌黏着素)的应答率均超过 95.7%,加强免疫 1 个月后也还都超过 86.0%。而对照组疫苗初免和加强免疫 1 个月后的应答率分别为 90.3% 和 100%。Infanrix hexa 疫苗同时也诱导了抗 HBsAg 和 PRP 强烈的免疫应答。Infanrix hexa 疫苗受试者在初次免疫 1 个月后抗乙型肝炎表面抗原的血清抗体滴度 ≥96.4%,加强免疫 1 个月后 ≥98.1%,而对照组分别为 82.6% 和 100%。初免后有超过 93.5% 的 Infanrix hexa 疫苗受试者血清抗 PRP 保护性抗体滴度大于 0.15 $\mu$g·mL$^{-1}$(可短期保护),加强免疫后血清抗 PRP 保护性抗体滴度大于 0.15 $\mu$g·mL$^{-1}$ 的受试者比例则上升到 98.7%,对照组比例分别为 92.8% 和 100%。而且初免后有 62.9% 的受试者血清抗 PRP 保护性抗体滴度大于 1.0 $\mu$g·mL$^{-1}$(可长期保护),加强免疫后比例则上升到 98.6%,对照组婴幼儿的相应比例则分别为 66.9% 和 97.1%。

此外,有超过 60% 的 Infanrix hexa 疫苗受试者加强免疫后产生的抗白喉、破伤风毒素、脊髓灰质炎病毒 1、2、3 型抗原、百日咳 FHA 和 PRN 抗原、乙型肝炎和 PRP 血清保护性/血清阳性抗体滴度保护期平均能达到 6 年。加强免疫后,在 4~6 年内仍有 25.4% 到 34.5% 的受试者血清抗 PT 抗体阳性。此外,Infanrix hexa 疫苗还能诱导抗乙型肝炎表面抗原和 Hib 抗原的免疫记忆。在已接种乙型肝炎疫苗的刚出生或者不足满月的婴儿初次免疫 Infanrix hexa 疫苗后,也产生了强烈的 Infanrix hexa 毒素/抗原的免疫应答,尽管这些应答比足月的婴儿要稍低。当与其他的儿童疫苗(Prevenar、Synflorix、Meningitec、NeisVac-C 和 Priorix tetra)一起接种时,Infanrix hexa 疫苗的免疫原性一般都没有改变。

② 疫苗功效:初免和加强免疫 Infanrix hexa 疫苗可以对侵袭性的 Hib 疾病及百日咳起到保护作用。上市 5 年后的市场调查显示,婴儿在接种全程疫苗(1 剂初免,1 剂加强免疫)后没有患侵袭性的 Hib 疾病(估计疫苗效力为 100%)。此外,基于和 Infanrix hexa 有相同无细胞百日咳组分的疫苗 Infanrix 的免疫效果,该疫苗还预期能产生针对百日咳的保护。两项研究显示,初免和加强免疫后 Infanrix 疫苗效力超过 83.9%。并且即使没有加强免疫,只初免也能提供至少 5 年抗百日咳的保护。而且在

完成 3 个剂量的 Infanrix 初免和加强免疫接种后的 7 年追踪调查发现,百日咳的发病率减少到每年 8/100 000,并且这种发病率能保持到 2~5 周岁,而接种前(小于 2 月龄的婴儿)发病率为每年 225/100 000。

③ 反应原性和安全性:Infanrix hexa 疫苗对于小于 2 岁的儿童来说都能耐受,主要的局部和全身性的不良反应都轻微或者为中等程度。对超过 16 000 名受试者的调查研究显示,>38℃ 的发热,接种部位直径<50 mm 的肿胀,疼痛、发红、疲劳、非正常哭闹、易激惹和兴奋等症状在 Infanrix hexa 疫苗婴幼儿受试者中非常普遍(每剂量频率大于1/10)。在两份大型安全性和反应性报告中显示,注射部位发红是在初免和加强免疫 Infanrix hexa 疫苗后最常见的局部症状。嗜睡和高于 38℃ 的发热分别是初免和加强免疫后的主要症状。并且 Infanrix hexa 疫苗受试者的这些局部或者全身症状与对照疫苗(DTPa-IPV-Hib 和 HBV)的婴幼儿症状相似。报告还显示,受试者中 3 级发热的发生概率小于 3.6%,高级别发热的发生概率小于 0.6%,任何大的注射部位反应(超过 50 mm 的肿胀和可见的弥漫性肿胀或者可见增加的注射手臂的肿胀变粗)的发生概率小于 2.6%。

一份来自全球的超过 2800 万剂量 Infanrix hexa 疫苗安全性统计数据显示,出现不良反应事件的频率是很低的,因此,说明该疫苗可以安全使用。此外,在这两份大型安全性和反应性报告中,只有不到 3% 的 Infanrix hexa 疫苗受试者出现严重不良反应,而且其中大多数被认为与该疫苗无关,另外,该疫苗与突然不可预料的死亡也无关。

Infanrix hexa 疫苗在出生时或者未足月但已经接种乙型肝炎疫苗的婴幼儿中也普遍有良好的耐受性,即使在与儿童期需要接种的其他疫苗(Prevenar、Synflorix、Meningitec、NeisVac-C 和 Priorix tetra)同时接种时也一样具有良好的耐受性。

在非洲婴儿 6、10、14 周时注射 DTPa-HBV-IPV-Hib 完成基础免疫,6~18 月龄时注射 DTPa-HBV-IPV-Hib,并同时使用 MMR+V,与对照的疫苗相比,具有好的免疫原性和安全性。这是第一次报道了 DTPa-HBV-IPV-Hib 与 MMR+V 同时使用的Ⅲ期临床试验结果(Madhi et al.,2013)。

2010—2012 年,在芬兰和多米尼加共和国共有 721 名幼儿参加 Ⅰ/Ⅱ 期的 DTPa-HBV-IPV/Hib 临床试验,受试者随机均分成 3 组,于第 2、3、4 个月接种 DTPa-HBV-IPV/Hib(A 组),DATAPa-HBV-IPV/Hib(B 组)和已获准的 DTPa-HBV-IPV/Hib 疫苗(GSK 生产的疫苗,为实验对照组)。A、B 组与实验对照组相比,其非劣效性没有被证明。初始疫苗接种后,大部分婴儿都产生了白喉抗体(100% 婴儿)、破伤风抗体(100%)、乙型肝炎抗体(≥90.5%,跨组)、PRN 抗体(≥88.0%)、脊髓灰质炎病毒抗体 1~3 型(≥90.5%),所有组别中抗百日咳抗原的血清阳转率均是 100%(Vesikari et al.,2017)。

(2)DTaP-IPV-HBV-Hib 联合疫苗(Kitchin,2011)

这是一种全液体的六联疫苗,其抗原由 DTaP-IPV-PRT-T(Pentaxim)疫苗的 5 种抗原和阿根廷 Sanofl Pasteur 利用汉逊酵母表达的一种重组的 HBsAg 组成(Mohanty et al.,2018)。氢氧化铝作为佐剂,不含硫柳汞。由于该疫苗为完全液体,方便了专业保健人员进行免疫接种并减少操作过程中的失误。DTaP2-IPV-HBV-Hib 进行临床研究的目标人群是 6 周的婴儿和 2 岁的幼童,主要是针对发展中国家。在健康的青少年和成年人中显示出很好的耐受性和免疫效果。选取乙型肝炎表面抗原为阴性的母亲的婴幼儿,将其分成两组,分别在 2、4 和 6 月龄时,随机对其接种一剂 DTaP-IPV-HepB-PRP-T 联合疫苗或分别接种 Pentaxim 和 Engerix B Pediatrico(HepB 单价疫苗)。于接种前和接种后 1 个月检查疫苗的抗体效价,根据血清保护率和血清阳转率来评价两个试验组疫苗的优劣。同时,在基础免疫接种后 1 个月对疫苗的安全性做出评价。本研究一共招募了 624 名受试者,每组 312 名,其中 604 名受试者按要求完成了全程免疫的临床试验。每次接种后 1 个月分析受试者中血清保护率、血清阳转率,结果表明,DTaP-IPV-HepB-PRP-T 联合疫苗的效果与同时接种 Pentaxim 和 Engerix B Pediatrico(HepB 单价疫苗)疫苗相当。同时,于每次接种后 1 个月对乙型肝炎抗体的几何平均滴度进行分析,发现接种 DTaP-IPV-HepB-PRP-T 联合疫苗与 HepB 单价疫苗组中,乙型肝炎抗体的几何平均滴度相当。两个试验组中总的不良反应发生率相似。

CT.gov 列出了 DTaP2-IPV-HBV-Hib 的 12 项临床试验;另一种新的研究也已经实施和发表。Ⅰ期临床试验在 60 个 16~19 月龄的阿根廷幼儿中进行。总共 30 名事先已经接种了已注册的 DTwP、

OPV 或 IPV、HBV 和 PRP-T 疫苗的幼儿，使用 DTaP2-IPV-HBV-Hib 作为加强针，而另外 30 名事先接种了上述疫苗的幼儿未接种 DTaP2-IPV-HBV-Hib。首要的目的是证明加强针的安全性状况，尽管免疫原性也在记录范围内。该研究说明，DTaP2-IPV-HBV-Hib 作为加强针剂免疫 2 岁以内的儿童时，有很好的耐受性和很高的免疫原性，有资格进入下一步的临床阶段。624 个婴儿参与的 Ⅱ 期临床研究的结果由相同的作者发表。婴儿在 2、4、6 月龄随机接受了 DTaP2-IPV-HBV-Hib 或市面上可购买到的 DTaP2-IPV/PRP-T 以及乙型肝炎疫苗的免疫。主要目的是证实由 DTaP2-IPV-HBV-Hib 诱导的所有抗原的免疫应答不比市面上可购买到的疫苗所诱导的免疫应答在 3 针免疫 1 个月后低。对 DTaP2-IPV-HBV-Hib 的每种抗原的高血清保护/血清阳转率的检测发现，其相对于市面上可购买到的疫苗而言并不低。特别是，使用 DTaP2-IPV-HBV-Hib 的受试者，获得抗 HBsAg 抗体的滴度大于 10 mIU · mL$^{-1}$ 的受试者比例达到 99.2%（95% CI：97.2 ~ 99.9），相对于使用上市的对照疫苗的受试者的 100%（95% CI：98.6 ~ 100）的抗 HBsAg 抗体滴度，低了 0.8%（95% CI：-2.8 ~ 0.73）。相似的是，对于抗 PRP，使用 DTaP2-IPV-HBV-Hib 的受试者，获得抗 PRP 抗体的滴度大于 0.15 μg · mL$^{-1}$ 的比例达到 94.6%（95% CI：91.1 ~ 97.0），相对于使用上市的对照疫苗的受试者的 97.4%（95% CI：94.7 ~ 99.0）的抗 HBsAg 抗体滴度，低了 2.8%（95% CI：-6.5 ~ 0.63）。

在拉丁美洲，2133 名婴儿在 2、4、6 月龄随机接受了 DTaP2-IPV-HBV-Hib+OPV 对照或上市的 DT-wP-HBV-Hib（Tritanrix-Hep B-Hib™ GSK）+OPV 作为对照。该研究进行了盲评并且主要目的是说明使用 DTaP2-IPV-HBV-Hib+OPV 对照的受试者相对于使用上市的对照疫苗的受试者在 3 次初免疫后并未诱导产生更高的高热发生率［直肠平均温度 ≥ 39.6℃（直肠温度 = 腋下温度 +0.6℃ 或口腔温度 +0.5℃）］。同时，研究也评价了 DTaP2-IPV-HBV-Hib 的整个安全性概况，由对 3 个不同的 DTaP2-IPV-HBV-Hib 批次进行免疫，其抗-HBV 应答是一致的（Mercedes Macas，2012）。在 7 天内的任意剂量下，接种 DTaP2-IPV-HBV-Hib+OPV 对照疫苗的婴儿 4.0%（95% CI：3.0 ~ 5.1）的受试者有高热，而接受上市的对照疫苗的婴儿受试者中，有 5.5%

（95% CI：4.0 ~ 7.5）有高热。风险比为 0.715（95% CI：0.48 ~ 1.066），说明高热发生率在这两组中情况相似。至于总体的安全性概况，在征集的注射部位反应的发生率方面，征集全身性反应和未征集反应的比率在接受 DTaP2-IPV-HBV-Hib+OPV 对照疫苗受试者中均比接受了包含 wP 上市的对照疫苗的受试者低。关于 HBV 组分的批次一致性，100% 受试者对 3 个批次均获得了滴度大于 10 mIU · mL$^{-1}$ 的抗 HBsAg 的抗体滴度。其各自的 GMT 均相似：分别是 1108 mIU · mL$^{-1}$、969 mIU · mL$^{-1}$ 和 1169 mIU · mL$^{-1}$。

研究检查了使用 DTP2-IPV+HPV 在其他免疫程序下的结果，在南非，不管是否接种过乙型肝炎疫苗的新生儿分别在 6、10、14 周接种（推荐的免疫）这种疫苗；在土耳其，于 2、3、4 月龄基础免疫以及 15 ~ 18 月龄加强免疫 1 剂疫苗；在泰国，分别于 2、4、6 月龄基础免疫接种并同次接种 7 价肺炎球菌结合疫苗，都证明该疫苗能产生免疫原性并具有良好的耐受性。

（3）DTaP5-IPV-HBV-Hib 联合疫苗

默克公司和巴斯德研究所合作研发的一种 DTaP5-IPV-HBV-Hib 六联疫苗已经完成在儿童基础免疫和加强免疫的 Ⅱ 期临床试验。其目标人群是 6 周至 2 岁的婴幼儿。这种全液体疫苗正在进行临床评估，其中包含白喉和破伤风毒素，巴斯德研究所的百日咳 5 组分抗原（百日咳毒素、百日咳丝状血凝素、百日咳杆菌黏附素及百日咳菌毛 2 和 3），1、2、3 型脊髓灰质炎灭活疫苗，b 型流感嗜血杆菌多糖结合脑膜炎双球菌外膜蛋白复合体（PRP-OMPC），汉逊酵母表达的重组乙型肝炎表面抗原。后两种抗原由默克公司制造，其余抗原的由巴斯德研究所制造。

CT. gov 列出了 DTaP5-IPV-HBV-Hib 疫苗的 3 个临床试验。还有 1 个 Ⅰ 期临床试验已经实施，其结果也已经发表。Ⅰ 期临床试验在 90 名 15 ~ 18 月龄的加拿大幼儿中进行。研究 3 种疫苗配方：2 种试验性 DTaP5-IPV-HBV-Hib 联合疫苗的配方和 1 种已经批准生产的 DTaP5-IPV-HBV-Hib 对照疫苗。2 种试验性疫苗的配方除了流感嗜血杆菌成分和乙型肝炎表面抗原的量外基本一样，每剂含有 12 μgPRP-T 和 10 μg 乙型肝炎表面抗原（PRP-T12/HBV10），另一种每剂中含有 6 μg PRP-OMPC 和 15 μg 乙型肝炎表面抗原（PRP-OMPC6/HBV15）。30 名幼儿接种 1 种疫苗,目的是弄清疫苗的安全性及其免疫原性(HBV 除外,因为受试者之前并未进行 HBV 的基础免疫)。对两岁孩子进行加强免疫的结果证明,这两种剂型都有良好的耐受性和免疫原性。但是就安全方面来说,六联疫苗制剂配方相似,而且本质上与批准使用的五联产品也没有多大差别。关于免疫原性,对 GMT,就获得的滴度比例 ≥ 1.0 μg·mL⁻¹ 来说,没有发现组间差异。关于 GMT,在 PRP-T12/HBV10 组中抗 PRP GMT 为 40.8 μg·mL⁻¹,而在 PRP-OMPC6/HBV15 组为 9.4 μg·mL⁻¹。在所有组中 GMT 均高于免受疾病侵袭的长期保护水平。

Ⅱ期临床试验剂量研究在 708 名加拿大婴儿中进行,这些婴儿都在 2、3、4 月龄时进行了基础免疫并在 12～14 月龄进行了加强免疫,研究结果已经公布。与先前评估的 PRP-T12/HBV10 和 PRP-OMPC6/HBV15 配方的安全性和免疫原性一样,这项研究评估了每剂含 3 μg PRP-OMPC 和 10 μg HBsAg 的配方(PRP-OMPC3/HBV10)和每剂含 6 μg PRP-OMPC 和 10 μg HBsAg 的配方(PRP-OMPC6/HBV10)。基础免疫后 1 个月,68.7% 的 PRP-T12/HBV10 接种者达到抗—PRP 滴度 ≥ 1.0 μg·mL⁻¹,而接种一种 OMPC 配方可以有 92.8%～95.9% 受试者达到这种程度。对于 HBV,不管 HBsAg 剂量配方和 PRP 结合的特性如何,反应都相似。基础免疫和加强免疫后 1 个月时 GMT 有变化。除了 Hib 反应之外,3 剂量后 PRP-T 的配方对各抗原组分获得的免疫应答均符合其可以接受标准。所有的 PRP-OMPC 配方 3 剂量后对于所有抗原:PRP、HBsAg、百日咳、白喉、破伤风和脊髓灰质炎的免疫原性都达到了预先制定的可接受标准。所有配方的抗原在 4 剂量后免疫应答是可接受的,使得在后期疫苗开发中可以选择加入含 PRP-OMPC 的配方。在所有 4 组中,疫苗具有类似的不良反应和很好的耐受性。注射部位的局部反应发生概率和全身反应范围分别在 86.4%～88.1% 和 82.6%～91.5%。在这些接种 PRP-OMPC 配方的试验组中,伴随 PRP-OMPC 和 HBsAg 剂量的增加,全身反应发生的概率也增加,但无显著性差异。因此为了将来的发展,应选择使用含 PRP-OMPC 最低浓度的配方。

Ⅱ期临床试验同时也在 756 名加拿大婴儿中进行,这些婴儿都在 2、4、6 月龄时进行了基础免疫,在 12～14 月龄加强免疫,研究结果已经公布。这个试验比较了 PRP-T12/HBV10、PRP-OMPC3/HBV10、

PRP-OMPC6/HBV10 和批准的 DTaP5-IPV/Hib 和乙型肝炎疫苗混合使用时的安全性和免疫原性。这项研究比较了抗体对预先设定的可接受性标准的反应率。含 PRP-OMPC 的 3 剂后对所有抗原都达到这个标准。含 PRP-T 的配方不能达到 PRP 配方的 2 组标准。在加强免疫后,所有配方都可以观察到高保护性抗体反应。总体来说,PRP-OMPC3 配方比 PRP-T 配方有更好的免疫原性,比 PRP 或 HBV 含量高的 PRP-OMPC 配方有低的反应原性和相似的免疫原性。因此,需进一步研究 PRP-OMPC3/HBV10。

研究者对 DTaP5-IPV-HBV-Hib 进行 Ⅱ 期临床试验。HBV 组分是用改进工艺生产的,同时给予 PCV-7。该研究中共有 459 名加拿大婴儿作为受试者,随机分为 3 组:第一组,该六联疫苗在 2、4、6、15 月龄进行接种,每次接种后同次给予 PCV-7;第二组,疫苗接种后间隔 1 个月时给予 PCV-7;第三组,接种已批准的 DTaP-IPV/Hib 疫苗,随后同时给予 PCV-7 及 HBV 疫苗。该研究表明,此六联疫苗与 PCV-7 同次接种显示出良好的免疫原性及耐受性。初次免疫后,同次接种 PCV-7 组抗-PRP GMTs 达到 7.14 μg·mL⁻¹(95% CI:5.39～9.47),间隔接种 PCV-7 组抗 PRP GMT 达到 10.56 μg·mL⁻¹(95% CI:8.02～13.90)。其中,受试者抗 PRP 滴度 ≥ 1.0 μg·mL⁻¹ 的比例分别为 92.6% 和 96.7%,抗-HBsAg 反应也较为类似,分别为 730.42 mIU·mL⁻¹(95% CI:536.00～995.35)和 809.22 mIU·mL⁻¹(95% CI:631.04～1037.71)。在第三组中,HBV 疫苗对照所产生的抗体水平为 628.40 mIU·mL⁻¹(95% CI:479.69～823.22)。DTaP5-IPV-HBV-Hib 的 Ⅲ 期临床试验也公布,此六联疫苗对所含抗原的抗体应答不劣于已批准上市的对照疫苗,其安全性除了有轻、中度能自行消退的发热外,其他也类似于对照疫苗(Marshall et al.,2015)。

PCV-7 中血清型抗体 GMT 在六联疫苗同次接种组和已上市批准的疫苗组之间相似。这项研究得出结论是 Ⅱ 期临床试验已经确定了六联疫苗最终配方能和已上市批准的疫苗有相同的安全性和免疫原性,在加强免疫后,也表现出相似的结果(Kitchin,2011)。

在瑞典、意大利和芬兰进行的 DTaP5-IPV-HBV-Hib 的双盲多中心 Ⅲ 期临床试验(NCT01480258)已经完成(Silfverdal et al.,2016)。656 名幼儿作为试

验组,接种 DTaP5-HB-IPV-Hib 疫苗;659 名幼儿为对照组,接种已上市疫苗 Infanrix-hexa(DTPa3-HBV-IPV/Hib),两组均在 2、4、11 或 12 月龄各接种一剂疫苗。两组均在 2、4、11 或 12 月龄时接种肺炎球菌多糖蛋白结合疫苗(PCV13)和人—牛重配五价轮状病毒疫苗(RotaTeq)。初次免疫后,试验组的免疫应答不比对照组差,抗 PRP 免疫应答,试验组要优于对照组。两组不良反应均很低,没有统计学差异。

2011 年 5 月至 2013 年 3 月,在比利时、德国和芬兰共计 40 个临床试验点进行的 DTaP5-IPV-HBV-Hib 的双盲Ⅲ期临床试验(NCT01341639)也已经完成(Vesikari et al.,2017)。健康婴儿被随机分成两组。在 2、3、4 和 12 月龄时,试验组接种在研的六价疫苗(DTap5-HB-IPV-Hib),对照组接种已批准上市的六联疫苗(Infanrix-hexa)(DTPa3-HBV-IPV/Hib)。两组均在 2、3、4 月龄时接种肺炎球菌多糖蛋白结合疫苗(PCV13)和人—牛重配五价轮状病毒疫苗(RotaTeq),在 12 月龄时接种麻疹—腮腺炎—风疹—水痘四联减毒活疫苗(MMRV)。两组均在 13 月龄时再次接种 MMRV。随机分配的两个组中,DTap5-HB-IPV-Hib 研究组共有 628 个受试者,对照组共有 622 个受试者。采用符合方案集(per-proto-col,PP)进行分析,接种 1 剂和 3 剂的 1 个月以后,试验组疫苗的抗原免疫反应不劣于对照组。在 12 月龄接种 DTap5-HB-IPV-Hib 的试验组,对于 MMRV 疫苗反应不劣于对照组。对于不良反应的发病率,包括发热,两组的结果相近。大部分的不良反应都是轻度到中度的,而且都没有引起试验者退出。与疫苗相关的严重不良反应在 DTap5-HB-IPV-Hib 试验组(0.3%)和对照组(0.2%)中发生率极低。

(4)含有 DTaP 的其他六联疫苗

正在研制的六联疫苗是 DTaP3-IPV 与 Hib 疫苗(PRP-T)和 C 群脑膜炎联合疫苗。无细胞百日咳由 PT、FHA 和 PRN 三组分组成。唯一公开的信息就是疫苗(GSK2197870A)的Ⅱ期临床试验是通过 280 个来自英国的受试者来评价的。它与 PCV-7 将在 2、3、4 月龄使用,并与 DTaP5-IPV-Hib 和 MCC-CRM(Menjugate™)以及同次使用 PCV-7 做了比较。在 12 月龄时,这两个组都注射 Hib-MCC-TT 的加强针,在 13 月龄时,注射 PCV-7 或 PCV-13,(Prevnor 13™ pfiler)同时注射麻腮风疫苗(Dhillon,2010)。

### 12.4.1.8　含有 DTaP 的七联疫苗

目前,正在开发的七联疫苗(GSK2202083A)是在其六联疫苗的基础上(GSK2197870A)增加 HB,其目的是预防乙型肝炎。CT. gov 网站上列举了 GSK2202083A 的 4 个Ⅱ期临床试验的情况(Dhillon et al.,2010)。第一个试验计划是在健康婴儿于 3、5、11 月龄进行免疫程序的可行性研究。然而,在登记了 16 个受试者后(原计划有 468 个受试者),由于使用的原因,研究被暂停。试验结果可以从 GSK 公司在临床研究记录上获得,但是仅仅只有与已获许可疫苗相关的数据。其他两个儿童组也正在进行试验。一个在波兰登记了 421 位受试者,用于评价 GSK2202083A 在 2、3、4 月龄免疫规划(与 10 价肺炎球菌结合疫苗同次免疫)并在 12~18 月龄进行加强免疫,另一个在开放、随机的Ⅱ期临床试验(NCT01090453)中,480 个来自德国、法国和加拿大的婴幼儿,于 2、4 和 12 月龄分别接种了七联疫苗或六联疫苗和单价 MenC 疫苗作为对照组,同时接种了 13 价肺炎球菌结合疫苗。第二针接种完 1 个月后、加强免疫前和后 1 月检测抗体水平,同时评估其安全性和不良反应。结果表明,基础免疫 2 针后显示七联疫苗诱导出的 MenC 和 b 型流感嗜血杆菌抗体水平与对照组疫苗相当。进一步分析,基础免疫和加强免疫后,七联疫苗组的 MenC 功能性抗体几何平均滴度相对于六联 MenC 疫苗组较低(1119.5 vs 3200.5、3200.5 和 2653.8),但 Hib 抗体几何平均浓度相对较高(1.594 vs 0.671 μg·mL$^{-1}$、17.678 μg·mL$^{-1}$ 和 13.737 μg·mL$^{-1}$)。虽然两组的脊髓灰质炎免疫应答比预期的相对较低,但是七联疫苗组和六联疫苗组中的抗原都产生了免疫应答,并且两组的安全性和不良反应无差异(Thollot et al.,2014)。

## 12.4.2　以乙型肝炎疫苗为基础的联合疫苗

乙型肝炎病毒是乙型肝炎的病原,其主要传播途径是非胃肠道途径和母婴垂直传播两种。世界上乙型肝炎病毒携带者超过 2 亿。乙型肝炎疫苗是最有效的预防手段。第一代乙型肝炎疫苗是由乙型肝炎病毒携带者血浆中纯化的乙型肝炎病毒表面抗原(HBsAg),再用甲醛灭活后与铝佐剂吸附制成疫苗。第二代乙型肝炎疫苗是基因工程疫苗,是将编码 HBsAg 的基因克隆到酵母菌、哺乳类动物细胞或痘苗病毒中,将这些宿主细胞表达的 HBsAg 进行纯化后，再与铝佐剂吸附制成乙型肝炎疫苗。采用0、1、6月的免疫程序进行全程免疫后，两种乙型肝炎疫苗都能引起良好的保护性免疫应答。

随着HB疫苗的广泛应用，以及疫苗价格的逐渐降低，很多国家已经将HB疫苗纳入儿童常规免疫规划中。由此，开始了以乙型肝炎疫苗为主或含有乙型肝炎疫苗的联合疫苗的研究和应用工作。以乙型肝炎（HB）疫苗为主的联合疫苗，除上述与DTP等的联合疫苗外，还有与流感嗜血杆菌外膜蛋白（OMP）结合疫苗组成的二联疫苗HB-Hib，与甲型肝炎（HA）疫苗组成的二联疫苗（HB-HA），以及与白喉（D）和破伤风（T）类毒素组成的三联疫苗（HB-DT）。

#### 12.4.2.1 HB-Hib联合疫苗

在健康儿童中对HB-Hib联合疫苗（含有HB-sAg 5 μg·mL$^{-1}$，Hib的PRP-OMP 7.5 μg·mL$^{-1}$）和各自单价疫苗的免疫原性等进行了观察。所使用的免疫程序为2、4、12~15月龄接种。结果表明，在6月龄时，也即第2剂次免疫后2个月，对照组和HB-Hib组的PRP的平均抗体滴度分别达到2.5 μg·mL$^{-1}$和2.8 μg·mL$^{-1}$，≥1.0 μg·mL$^{-1}$的比例分别为72%和76%。在第3针加强免疫后，PRP平均抗体滴度达到9.5 μg·mL$^{-1}$和10.2 μg·mL$^{-1}$，≥1.0 μg·mL$^{-1}$的比例分别为92%和93%。联合疫苗和乙型肝炎单价疫苗免疫后，于6月龄时，两组HB抗体滴度≥10 IU·mL$^{-1}$的比例分别为92%和98%，而加强免疫后则达到98%和100%（West et al.，1997；West et al.，2001；Aristides et al.，2008；Doherty et al.，2009；Lee et al.，2011）。

#### 12.4.2.2 HB-HA联合疫苗

HB-HA联合疫苗系用甲肝病毒抗原与重组酿酒酵母表达的乙肝病毒表面抗原（HBsAg）分别经铝佐剂吸附后，按比例混合制成。《中国药典》（三部2010版）对此联合疫苗的抗生素残留量、效力测定、无菌检查、异常毒性检查、细菌内毒素检查及化学检定等项目做了规定。1992年开始在西班牙、比利时、荷兰、瑞士和立陶宛等国家的17~60岁的成年人中进行了HB-HA联合疫苗的临床试验。采用第0、1、6月免疫程序。在第1和第2针免疫后1个月，HA抗体反应分别达到92%和99%以上，第3针免疫后1个月，所有接种者的血清抗体都在保护水

平以上，平均滴度较加强免疫前增强12倍，为5404 mIU·mL$^{-1}$。在第1针免疫后1个月，HB抗体滴度≥10 mIU·mL$^{-1}$的比例占1/3，第2针免疫后占到95%以上，3针免疫后1月占99.7%，抗体滴度则达到4818 mIU·mL$^{-1}$。免疫后24、36和48个月后，HA抗体滴度仍然分别为328、240和211 mIU·mL$^{-1}$，48个月后抗体在保护水平以上的HA和HB分别占100%和95.3%。上述结果说明，接种HB-HA联合疫苗，能够在人群中引起对乙型肝炎和甲型肝炎的免疫保护。Roman等在0、1、6个月时用HB-HA疫苗接种40岁以上的成年人，追踪观察4年，其结果表明，抗-HAV抗体阳性率为97.3%，抗-HBs抗体阳性率为92.8%。Beran等对300名12~15岁青少年按1:1分成0、6个月的2剂量组（HAB_2D组）和0、1、6个月的3剂量组（HAB_3D组）接种HB-HA疫苗，10年后，发现这两组抗-HAV阳性率均为100%，抗-HBs抗体阳性率（≥10 mIU·mL$^{-1}$）分别为85.9%和85.1%。抗-HAV抗体的GMC（HAB_2D:429.3 mIU·mL$^{-1}$；HAB_3D:335.5 mIU·mL$^{-1}$）和抗-HBs抗体的GMC（HAB_2D:50.6 mIU·mL$^{-1}$；HAB_3D:60.1 mIU·mL$^{-1}$）是相似的。没有发生与疫苗相关的严重的不良反应事件，因此，用2剂量免疫程序取代常规的3剂量免疫程序不仅能有效地预防这两种疾病，而且显著地降低成本（Thoelen et al.，1999；Chlibek et al.，2011；Schryver et al.，2011；Burgess et al.，2010；Beran et al.，2010）。

#### 12.4.2.3 HB-DT联合疫苗

在意大利，对290名婴儿进行的HB-DT联合疫苗临床研究中，采用3、5、11月龄的免疫程序。3针免疫后1月，血清中抗体达到保护水平以上的比例，D、T均为100%，而HB为99.6%。D、T和HB的平均抗体滴度分别为2.1 IU·mL$^{-1}$、2.19 IU·mL$^{-1}$、5.3191 IU·mL$^{-1}$；GMP也获得满意的结果，分别为2.17 IU·mL$^{-1}$、2.19 IU·mL$^{-1}$和5319 mIU·mL$^{-1}$（Gabutti，1996）。研究者对210名婴儿HB与DT二联疫苗的混合使用和70名婴儿同次使用效果进行了观察，所用程序同样为3、5、11月龄。虽然混合使用和同次使用的两个组接种反应相同，但是前者的抗-HBs抗体水平却低于后者（Zanetti et al.，1996）。

### 12.4.3 以Men疫苗为基础的联合疫苗

以Men疫苗为基础，可与Hib组成Hib-MenC-

TT、HibMenCY-TT、ACHib 和 9vPnC-MenC 等联合疫苗。

### 12.4.3.1　Hib-MenC-TT 联合疫苗

2011 年，英国药典已颁布了 Hib-MenC-TT 联合疫苗的规程。GSK 公司的 C 群脑膜炎球菌结合疫苗和 Hib 结合疫苗的联合疫苗（商品名为"menitri-ox"），已于 2005 年在英国上市。它主要作为 12~15 月龄儿童的加强剂量使用。研究者评价了健康婴儿在 2、4、6 月龄用 Hib-MenC 和与 DTaP-HBV-IPV 同次使用的免疫原性和反应原性，结果表明他们具有良好的耐受性和免疫原性，也不损害对各自抗原的免疫应答。在 520 名健康婴儿中，于 2、3、4 月龄用 MenC-TT + DTaP-HBV-IPV-Hib，Hib-MenC-TT + DTaP-HBV-IPV 或 MenC-CRM197 + DTaP-HBV-IPV-Hib（Hib 和 MenC 抗原都为 5 μg），Hib-MenC-TT 组和加 DTaP-HBV-IPV 或 MenC-CRM197 加 DTaP-HBV-IPV-Hib（对照），12~15 月龄，用 MenC + DTaP-HBV-IPV-Hib 加强免疫，结果表明基础免疫后，血清保护率没有差别，反应原性和安全性在基础免疫和加强免疫期间是相似的，它能诱导 MenC 和 Hib 应答，与已批准的单价疫苗诱导的免疫应答相当，在 2、3、4 和 12~18 月龄接种 HibMenC-TT 疫苗，有 3 种配方：Hib(2.5 μg)-MenC(5 μg)-MenY(5 μg)-TT（HibMenCY2.5/5/5 或 HibMenCY5/10/10 或 Hib-MenCY5/5/5），与 DTPa-HBV-IPV/Hib 同次使用，具有好的耐受性和免疫原性（Tejedor et al.，2007；Schmitt et al.，2007；Carmona et al.，2010；Habermehl et al.，2010；Ruiz-Contreras et al.，2011）。大多数接种者抗-Hib 和抗-MenC 的水平能维持 3~5 年（Khatami et al.，2012；Booy et al.，2013）。高危成年人也可以接种单剂 Hib-MenC-TT（Findlow et al.，2014）。另一个临床研究观察了在 Hib 初免幼儿中接种 HibMenC-TT 后 5 年抗体的持续性和安全性，结果表明所有儿童抗-PRP 都不低于 0.15 μg·mL$^{-1}$，但是只有 19.0% 的儿童 rSBA-MenC 滴度不低于 1:8，没有疫苗相关的严重不良反应事件（serious adverse event，SAE）被报告，所以在青少年前应加强 MenC 免疫（Booy et al.，2015）。

### 12.4.3.2　HibMenCY-TT 联合疫苗

HibMenCY-TT（Meningococcal Groups C and Y and Haemophilus b Tetanus Toxoid Conjugate Vaccine

T）是以破伤风类毒素（TT）作为载体，主动免疫能预防婴儿免受 Hib 和脑膜炎双球菌血清型 C、Y 引起的入侵性疾病袭击的联合疫苗。该疫苗于 2012 年 10 月在美国批准应用于 6 周龄至 16 月龄儿童，肌内注射。在 2、4、6 和 12 月龄各注射 1 剂，每剂注射 0.5 mL，含有 2.5 μg 的 Hib 多糖和各 5 μg 的 C 群、Y 群多糖，约含总 17.75 μg TT，总蛋白含量约 15.5 μg，该疫苗中含有 Hib 多糖低于目前美国上市的单价 Hib 结合疫苗中的多糖，不含佐剂和防腐剂。发表了 6 个 Ⅱ 期和 1 个 Ⅲ 期临床试验结果（Perrett，2013）。在研发过程中做了 3 种比例的评估，最终确定 HibMenCY-TT2.5:5:5 μg 的比例（即 2.5 μg Hib、5 μg C 群、5μg Y 群），还有 5:5:5 和 5:10:10 的比例，在同一研究中研究了所有比例的免疫原性，其中 2.5:5:5 比例的抗原间的干扰最小。当婴幼儿在 2、4 和 6 月龄接种 HibMenCY-TT 疫苗时，对免疫规划内其他疫苗接种不产生免疫应答干扰现象，包括 7 价肺炎疫苗和百白破—乙型肝炎—脊灰炎五联疫苗。汇总 Ⅲ 期临床试验关于接种 HibMen-CY-TT 疫苗和 Hib-OMP 疫苗比较数据显示，接种 HibMenCY-TT 疫苗后没有削弱 MMR 和 VAR 免疫应答。在婴幼儿研究中，随机选取接种了百白破乙型肝炎脊髓灰质炎联合疫苗和 7 价肺炎疫苗的婴幼儿，在 2、4、6 月龄接种 HibMenCY-TT 和 Hib-TT，接种过 HibMenCY-TT 的婴幼儿在 12~15 月龄时加强 1 剂 HibMenCY-TT，接种过 Hib-TT 的婴幼儿在 12~15 月龄时加强 1 剂 Hib-TT，1 剂 Hib 外膜蛋白或 1 剂 HibMenCY-TT，HibMenCY-TT 和其他脑膜炎结合疫苗比较免疫原性，对婴幼儿接种 3 剂 HibMenCY-TT 后产生的 C 群抗体免疫应答和接种 3 剂 MenC-CRM197 疫苗没有显著性差异。3 剂次后接种 Hib-MenCY-TT 的受试者抗 C 群的杀菌抗体滴度大于 1:128 占 94.4%，而接种 MenC-CRM197 为 96%。另一项研究中显示，接种 3 剂 HibMenCY-TT 产生抗 C 群的杀菌抗体滴度大于 1:8 的比率高于 3~5 岁儿童接种 1 剂四价多糖疫苗（MPSV4）产生的抗体杀菌滴度。另外，接种 HibMenCY-TT 的 hSBA 的几何平均滴度（GMT）明显高，比较接种 HibMenCY-TT 和 MPSV4 的受试者显示 Y 群的 hSBA 有相似的比例情况。

在 Ⅱ 期临床试验中，大多数受试者接种第 1 剂后 1 个月接种第 2 剂时产生抗 C 和 Y 群的保护性抗体。这一数据是非常重要的，因为婴幼儿在 6 月龄以前感染 IDM 疾病的概率非常大,接种第 2 剂后对于抗 C 群的 hSBA 有 95.5% 的抗体滴度大于 1:4,rSBA 有 95.6% 的抗体滴度大于 1:8。对于抗 Y 群的 hSBA 有 89.8% 的抗体滴度大于 1:4。在接种 HibMenCY-TT 第 2 剂和第 3 剂间两种血清型的 GMT 显著性升高,第 3 剂尤为重要。接种 3 剂 HibMenCY-TT 后,97.5%~100% 的受试者抗 C 群的 hSBA 的抗体滴度大于 1:4,95.9%~100% 的受试者抗 C 群的 hSBA 的抗体滴度大于 1:8。91.5%~100% 的受试者抗 Y 群的 hSBA 的抗体滴度大于 1:4,89.4%~100% 的受试者抗 Y 群的 hSBA 的抗体滴度大于 1:8。大多数受试者 C 群抗体持续至 12~15 个月(90.5%~96.0% 的受试者 hSBA 的抗体滴度大于 1:8)。建议第 4 剂作为加强免疫,hSBA 的 GMT 范围由 9 倍提高到大于 18 倍。同样,两项研究显示,大多数受试者抗 Y 群的抗体持久性可至 12~15 个月。90.4%~92.8% 的受试者 hSBA 的抗体滴度大于 1:8(Bryant and Marshall,2011)。

一项评价 C 群和 Y 脑膜炎球菌血清型功能性抗体持久性的研究,主要针对接种 4 剂 HibMenCY-TT 或 12~15 月龄接种 1 剂 HibMenCY-TT 的儿童。儿童接种 1 年后,接种 4 剂 HibMenCY-TT 疫苗的受试者有 96.6% C 群杀菌抗体滴度大于 1:8,有 83.8% 受试者 Y 群杀菌抗体滴度大于 1:8。12~15 月龄接种 1 剂 HibMenCY-TT 后,有 70.8% 的受试者 C 群杀菌抗体滴度大于 1:8,有 66.0% 受试者 Y 群杀菌抗体滴度大于 1:8。数据初步显示,大多数接种 4 剂或 1 剂的儿童 3 年后仍有保护性抗体,有 50% 以上的研究人群其抗体水平可以维持 5 年(Marshall et al.,2013)。在 Ⅱ、Ⅲ 期临床试验中,接种 HibMenCY-TT 疫苗后的免疫原性并不低于上市的单价 Hib-TT 疫苗。接种 3 剂 HibMenCY-TT 疫苗后诱导的 Hib 多糖抗体滴度明显高于接种 3 剂单价 Hib-TT 疫苗后诱导的多糖抗体滴度。大多接种 HibMenCY-TT 疫苗受试者产生的抗体浓度 ≥1.0 μg·mL$^{-1}$。

接种 HibMenCY-TT 疫苗出现的 3 级不良反应症状的发生率(11.5%)明显低于接种单价 Hib-TT 疫苗出现的症状(24.8%),包括注射部位红肿直径>30 mm,肢体疼痛引起的哭闹和 40℃ 高热等症状。接种 HibMenCY-TT 疫苗组出现局部或全身反应症状明显低于其他组。Ⅲ 期临床试验中,接种 Hib-MenCY-TT 疫苗后出现疼痛、发红、肿胀和烦躁症状

发生率明显低于接种单价 Hib-TT 疫苗或 Hib-OMP 疫苗。对美国 8571 名受试者参与的 Ⅲ 期临床试验中的安全数据进行分析,发现接种 HibMenCY-TT 疫苗和对照疫苗后出现的不良反应、严重不良反应、新发慢性疾病、皮疹和急症均相似。

与疫苗相关的严重不良反应事件极为罕见。首次接种 HibMenCY-TT 疫苗后,有 2 名婴幼儿出现 40℃ 高热,经治疗,无后遗症出现。1 名婴儿接种 7 价肺炎疫苗和百白破—乙型肝炎—脊灰炎联合疫苗后接种第 1 剂 HibMenCY-TT 疫苗,出现低血压等症状。接种当天出现肌无力,经治疗,无后遗症出现。随后接种第 4 针 HibMenCY-TT 疫苗,1 例受试者出现发热和中性粒细胞减少,另一例受试者出现血小板减少性紫癜(ITP)。受试者出现 ITP 症状和接种 MMR 疫苗有关。

该疫苗能与已批准肌内注射的其他常规疫苗在不同部位分开同次使用,证实了这种疫苗免疫不能干扰其他常规接种的儿童疫苗。需强调的是,该疫苗与其他疫苗不能在同一注射器里混合。本研究对 7 价肺炎球菌结合疫苗(PCV7)和白喉、破伤风、无细胞百日咳、乙型肝炎、脊髓灰质炎联合疫苗(DTaP-HepB-IPV)分别与 HibMenCY-TT 同次使用的免疫应答进行评估,并与经许可上市的破伤风类毒素结合的 b 型流感嗜血杆菌疫苗(Hib-TT)同次使用的免疫效果进行比较,分别对 2、4、6(n=606)和 12~15(n=366)月龄的婴儿接种。第 3 剂接种后 1 个月,从针对同次使用的含有肺炎链球菌全部血清型的 PCV7 和含有白喉、破伤风、百日咳、乙型肝炎和脊髓灰质炎病毒抗原的 DTaP-HepB-IPV 两种疫苗的抗体应答来看,HibMenCY-TT 不低于 Hib-TT,并且 HibMenCY-TT 给药组受试者的抗破伤风抗体几何平均浓度(GMC)明显高于 Hib-TT 共给药组。一项研究性分析显示,第 4 次接种后,两组间受试者抗肺炎球菌抗体浓度比例 ≥0.2 μg·mL$^{-1}$(Nolan et al.,2011)。

### 12.4.3.3 ACHib 多糖结合疫苗

中国研制的疫苗于 2007—2008 年完成 Ⅰ、Ⅱ 期临床试验,其安全性和免疫原性达到预期要求。2010 年 3 月至 2011 年 4 月完成了 Ⅲ 期临床试验,观察了疫苗的安全性,同时进行了免疫学指标检测。将 1800 名观察对象分为临床试验组和对照组,每组各 900 名,两组又按 3 个年龄段分为 2~5、6~11 和

12~71 月龄组。试验组仅经上臂三角肌肌内注射试验疫苗（ACHib 多糖结合疫苗），对照组分别经左右上臂同时注射两种对照疫苗（A、C 群脑膜炎球菌多糖结合疫苗和 Hib 结合疫苗）。2~5 月龄组免疫 3 针，每剂次剂量为 0.5 mL，每针间隔 1 个月；6~11 月龄组免疫 2 针，每针间隔 1 个月；12~71 月龄组免疫 1 针。分别于免疫前、全程免疫后 30~35 天采集静脉血，分离血清，采用功能性抗体杀菌力法检测 A、C 群脑膜炎球菌血清杀菌抗体滴度，间接用 ELISA 法检测 Hib 抗体水平，并计算抗体阳转率及抗体增长倍数。结果表明，免疫后 3 个年龄段的试验组与对照组血清 A、C 群脑膜炎球菌抗体和 Hib 抗体阳转率差异均无统计学意义（$p > 0.05$）。3 个年龄段试验组与对照组易感和非易感人群 A、C 群脑膜炎球菌抗体滴度差异均无统计学意义（$p > 0.05$），而试验组 Hib 抗体水平低于对照组且差异有统计学意义（$p < 0.001$）（Hu et al.，2015；李亚南等，2012）。2014 年已获生产文号，2015 年获得批签发合格报告。该产品的使用对象为 2 月龄及以上的儿童。

### 12.4.3.4 PCV-Men 联合疫苗

脑膜炎球菌疫苗和肺炎球菌疫苗免疫程序基本一致，因此，研制肺炎球菌—脑膜炎球菌联合疫苗受到世界各国的重视，已成为疫苗开发的热点。

在 9 价肺炎球菌—C 群脑膜炎球菌—CRM197 联合疫苗（9vPnC-MenC）Ⅱ期临床试验中，受试婴幼儿在出生后 2、3、4 月龄分别通过肌内注射接种无细胞百日咳—白喉—破伤风疫苗、b 型流感嗜血杆菌—破伤风类毒素结合疫苗（Hib-TT）、9vPnC-Men（约含有 38.5 μg CRM197）或 Men（15 μg CRM197，9vPnC-Men 和 Men 不同批次）。血清抗体几何平均滴度检测发现，9vPnC-Men 接种组婴儿体内脑膜球菌特异性 C 群、Hib 及白喉抗体滴度明显低于 Men 接种组。若将上述抗体滴度下降原因归咎于载体诱导的表位抑制作用（carrier induced epitopic suppression，CIES）并不完全正确，Hib-TT 结合疫苗使用的是破伤风类毒素载体蛋白，而不是 CRM197。但上述试验中，无细胞百日咳—白喉—破伤风疫苗和 b 型流感嗜血杆菌—破伤风类毒素结合疫苗混合接种也许间接引发了 CIES（Buttery et al.，2005）。无细胞百日咳—白喉—破伤风—Hib—脊髓灰质炎五联疫苗与 9vPnC-Men 或 9vPnC 同次接种后，肺炎球

菌特异性抗体浓度无差别。但无论怎样，以 CRM197 为载体蛋白的肺炎球菌—脑膜炎球菌联合疫苗与其他类型疫苗联合接种所引发的免疫应答需经过长期的研究及监测。9vPnC-Men 临床试验发现，接种疫苗可出现一般局部反应，红斑和肿胀在 9vPnC-Men 或 9vPnC 免疫婴儿中的发生率无差别，而 9vPnC-Men 免疫婴儿疼痛发生率明显高于 9vPnC；在全身反应方面，9vPnC-Men 或 9vPnC 免疫婴儿发热发生率为 64.8% 和 63.0%，咽炎发生率为 17.4% 和 16%，关节炎发生率为 16.5% 和 15.1%，相互之间无显著性差异。但消化不良发生率和支气管痉挛发生率在 9vPnC-Men 接种婴儿中偏高。免疫程序完成后用 ELISA 法检测肺炎球菌血清型的几何平均滴度（GMC）及脑膜炎 C 群血清型杀菌抗体的几何平均滴度（SBA-GMT）分析肺炎球菌血清型 GMC $> 0.35$ μg·mL$^{-1}$ 及脑膜炎 C 群血清型 SBA-GMT 滴度 $\geqslant 1:8$ 的人数百分比，数据显示，所有完成接种的婴儿体内 9vPnC-Men 或 9vPnC 所覆盖的 9 种肺炎球菌血清型 GMC 和脑膜炎 C 群血清型 GMC 及 SBA-GMT 水平明显上升；95% 置信区间下限的 9vPnC-Men 或 9vPnC 接种婴儿体内不同血清型 GMC 比值皆 $> 0.5$；9vPnC-Men 接种者中 59 例脑膜炎 C 群血清型 SBA-GMT 滴度 $\geqslant 1:8$，SBA-GMT 滴度可达到 $1:512$，而 9vPnC 只有 10 例，SBA-GMT 滴度仅为 2.14。结果说明，9vPnC-Men 接种完成后，体内均可对疫苗所覆盖之肺炎球菌和 C 群脑膜炎球菌血清型产生显著的抗体反应，虽然各血清型 GMC 并不尽相同（Sigurdardottir et al.，2008）。

目前，另一种正处于动物试验阶段的肺炎球菌—脑膜炎球菌联合疫苗是 13vPnC-MenB OMV，其由 13 价肺炎球菌血清型和 9 种不同 ProA 蛋白组成的 B 群脑膜炎球菌外膜囊泡所组成。NIH 小鼠试验发现，13vPnC-MenB 接种鼠体内肺炎球菌 4、5、6A、6B、14 和 9V 血清型 GMC 明显高于 13vPnC；13vPnC-MenB 或 NonaMen 接种后，针对 9 种 ProA 的 SBA 相同，如脑膜炎球菌 P1.7,16、P1.5-1,2-2、P1.5-2,10 和 P1.22,14 的 SBA 呈高水平，P1.7-1,1、P1.18-1,3,6 呈中等水平；P1.19,15-1 呈低水平。动物试验结果说明，13vPnC-MenB OMV 可在小鼠体内产生针对疫苗覆盖血清型的理想免疫应答，并且各抗原组分之间不存在相互干扰（van den Dobbelsteen et al.，2007）。

## 12.4.4 以麻疹—腮腺炎—风疹疫苗为基础的联合疫苗

### 12.4.4.1 概述

麻疹—腮腺炎—风疹三联疫苗（MMR）早已研制成功，很多国家已用于常规免疫。近年来，在MMR基础上加入水痘疫苗的研究报道逐渐增多。水痘是一种常见的传染病，其传播力强，因此，大多数人在儿童时期均受过水痘病毒的感染。由于水痘的临床症状轻微，预后良好，且病后能获得牢固持久的免疫，所以长期以来未能引起人们足够的重视。在水痘感染者中，有部分人因病毒未能被彻底清除而潜伏于体内，当机体免疫力下降时，病毒再次被激活即表现为成人的带状疱疹，患者要经受很大的痛苦。自20世纪70年代由Takahashi首先建立的水痘疫苗减毒株——OKA株问世来，其他疫苗株也相继被报道。

我国于20世纪80年代也开始了北京株水痘减毒活疫苗的研制。近年来报道较多的是在MMR基础上加入水痘疫苗即多价减毒活疫苗（MMRV）或在MMR疫苗免疫的同时，给予1剂水痘疫苗接种（MMRV）的临床研究结果。大多数报告认为，无论MMRV或MMR/V都是安全有效的，它们接种后的反应性和免疫效果均与单独使用MMR和水痘疫苗无明显区别。但也有报告指出，MMRV免疫后，水痘病毒产生的抗体水平有偏低现象，可能是由于水痘病毒含量不足所致，在研制MMRV时对水痘病毒的剂量应做进一步研究。

### 12.4.4.2 MMRV的反应性和免疫效果

自20世纪80年代开始，陆续有报道关于在接种MMR疫苗同时接种1剂水痘疫苗或在MMR基础上加入水痘疫苗制成MMRV多联疫苗接种后的反应（Arbeter et al.,1986；Brunell et al.,1988）。在免疫应答方面主要观察发热率和发疹率，并与单独接种MMR组进行比较。结果证明两组无明显区别，即未见加入水痘疫苗后有加重反应的现象。免疫后6周采血检测MMR各病毒成分的抗体反应，两组的抗体阳转率和GMT均无明显区别。虽然MMRV组的水痘抗体水平低于MMRV组，但追踪观察两组受种者，在暴露于水痘流行时均获得了很好的保护。

许多国家采用的MMR/V接种方案不如使用MMRV疫苗更为方便。将240名12月龄婴儿分为3组：MMRV、MMR/V和MMR。接种后观察了局部反应和37.5℃以上的发热率，各组之间无明显区别；于接种后60天采血检测各病毒成分的抗体，结果证明，麻疹、腮腺炎和风疹的抗体阳转率和GMT各组间无明显区别；水痘疫苗的抗体GMT，MMRV组比MMR/V组略低。研究者指出，MMMV中的水痘病毒可能受到一定程度的抑制，需进一步研究如何提高水痘的抗体水平（Nolan et al.,2002）。由于多价疫苗给接种提供了更多的方便，所以推荐使用MMRV疫苗。

### 12.4.4.3 水痘疫苗的免疫策略

水痘疫苗的普遍免疫，目前仍是一个有争议的问题。一些发达国家认为，虽然儿童感染水痘症状轻微，但如果发生在成人则症状严重，而且有部分儿童感染者的水痘病毒会潜伏体内，成人则会发生症状较重的带状疱疹，因而有必要和控制其他传染病一样，将其疫苗接种纳入免疫规划，通过免疫改变水痘的流行状况，阻断其传播。因此，近年来有关水痘疫苗的临床研究报告逐渐增多，多数报告结果对水痘疫苗的使用，无论是单价疫苗或多联疫苗（MMRV）或与MMR同时接种（MMR/V），其安全性和免疫效果均给予了肯定，并认为水痘的普遍免疫是有经济效益的。

一些发展中国家则认为，水痘由于传播性很强，几乎每个人都在儿童时期经受过水痘病毒的感染，其临床症状轻微，预后良好，且病后会产生牢固持久的免疫，因此没有必要进行普遍接种，可采取对青少年水痘抗体阴性者进行免疫以保护个体，避免成人严重水痘的发生。根据上述情况，目前WHO尚未推荐将水痘纳入免疫规划。各国根据本国具体情况采取不同的免疫策略。我国自行研制的MMR联合疫苗已于2002年获准批量生产，预计在不久的将来，我国对MMMV和MMR/V的研究将陆续报道。巴西在1769名12月龄儿童中进行了黄热病疫苗或MMR同次使用或MMR免疫30天后使用黄热病疫苗，研究了对免疫应答的相互干扰作用，结果表明，同次使用有较低的阳转率，风疹97%、黄热病70%、腮腺炎61%；而间隔30天组风疹97%、黄热病87%、腮腺炎71%；麻疹在这两组的阳转率都高达98%。风疹和黄热病GMT约是间隔30天组的3倍，而麻疹和腮腺炎GMT是相似的。这些结果可能对黄热病和 MMR 的基础免疫的建议有影响。

德国研究者系统地总结了 MMRV 的 7 个临床研究资料,2006 年德国在 11～14 月龄和 15～23 月龄儿童里推荐使用两剂量方案(Knuf et al.，2006)。美国 ACIP 推荐常规 12～15 月龄免疫第 1 剂,4～6 岁接种第 2 剂。MMRV 免疫 2 剂量间隔时间可以到 4 周,也可以是 12 周,都表现良好的免疫原性和耐受性(Rümke et al.，2011)。在 3112 名儿童接受第 1 剂 MMRV 中,有 2780 名儿童(89.3%)接种了第 2 剂 MMRV,并对其安全性资料进行分析。总体来说,第 1 剂和第 2 剂后,不少于 1 种不良反应事件的儿童分别占 70.5% 和 57.7%。注射部位红肿和皮疹第 2 剂明显地高于第 1 剂。注射部位疼痛第 1 剂明显地高于第 2 剂。在接种 MMRV 后出现 10 例高热惊厥,其中,8 例发生在接种第 1 剂后,2 例发生在接种第 2 剂后,其发生概率分别为 0.26%(8/3019)和 0.07%(2/2695)(Klopfer et al.，2014)。

### 12.4.5　需要联合疫苗预防的疾病

除了在前面提到的已经使用的疫苗和正在进行临床试验的联合疫苗外,还有许多感染性疾病,目前还没有有效的疫苗来预防。尤其是像疟疾、痢疾、肺炎等传染性或感染性疾病(表 12.7)。这些病原是多血清型或多生活周期,致病及免疫过程复杂易变,因此预示着采用单一抗原预防这些疾病难以达到效果,可能需要依靠多抗原的联合免疫才能完成有效的免疫预防,即需要联合疫苗才能发挥作用。

表 12.7　需要联合疫苗预防的部分传染病

| 病原 | 所致疾病 | 抗原变化 |
| --- | --- | --- |
| 疟原虫 | 疟疾 | 不同生活周期 |
| 登革病毒 | 登革热 | 血清型 |
| 肺炎球菌 | 肺炎、脑炎、中耳炎等 | 血清型 |
| 痢疾杆菌 | 细菌性痢疾 | 血清型 |
| 乙型链球菌 | 化脓性感染 | 血清型和族 |
| 人类免疫缺陷病毒(HIV) | 艾滋病 | 型及变异 |
| 呼吸道合胞病毒 | 喘息性支气管炎 | 血清型 |

## 12.5　联合疫苗展望

尽管受到政策或技术因素的限制,联合疫苗在传染病的预防中,仍然代表着未来疫苗的发展方向。因为联合疫苗所代表的方向是具有一次、多价、高效、覆盖广泛、易于仓储和冷链运输等优点的理想疫苗,所以联合疫苗不仅是《儿童疫苗规划》(Children's Vaccine Initiative，CVI)的目标,而且也是目前包括世界各国政府、预防工作者和疫苗制造厂家都很注重的工作。虽然近年来发展和正在发展许多联合疫苗和(或)联合免疫,但是联合疫苗并未实现适宜所有疫苗的理想目的。在疫苗的制备、评价和使用中,甚至在研发本身尚存在着许多关键问题,有待于进一步研究和解决。这些问题包括联合疫苗技术方面的问题,如何解决有些单价疫苗联合成联合疫苗后,其免疫原性降低的问题,如何增强其免疫原性在保证疫苗抗原发挥最大免疫原性的前提下,如何确定抗原的最低含量,以减少不必要的不良反应;新型佐剂在联合疫苗中的应用,以及与不同抗原间相互作用的研究等;建立更加有效的检测方法,以检测联合疫苗中抗原间的物理和化学等性质的差异;对于尚无与临床保护效果相关的血清学或其他方法评价其效果的疫苗,应寻找和建立确切的手段,便于对该疫苗的实验室和临床效果进行评估;建立对疫苗中所含各种抗原的抗原性、保护效果、安全性以及免疫持续性等指标的检测方法等;联合疫苗剂型问题,研制全液体多联疫苗(如四联、五联、六联和七联疫苗)是一种方向,使用更方便但如何保证其免疫原性不受影响;对于不同厂家疫苗生产的标准化问题等。除以上各种必须考虑的问题外,在发展联合疫苗时,还应该根据疾病的性质,对其他疫苗接种途径,如黏膜(包括口服,呼吸道喷雾等)、母体(母传抗体对婴儿的保护),以及皮肤等不宜引起疼痛,且易于接受和免疫效果好的免疫途径进行研究,以获得理想的免疫预防作用。

### 12.5.1　联合疫苗临床研究方面的问题

确定每种抗原引发临床保护效果的最低血清学指标;如用 ELISA 测定抗-白喉和抗-破伤风抗体 ≥ 0.1 IU·mL$^{-1}$,抗-麻疹抗体 ≥ 150 mIU·mL$^{-1}$,抗-腮腺炎抗体 ≥ 231 mIU·mL$^{-1}$,抗-风疹抗体 ≥ 4

mIU・mL$^{-1}$,抗-PRP≥0.15 μg・mL$^{-1}$(短期保护作用)或≥1.0 μg・mL$^{-1}$(长期保护作用),1、2、3 型脊灰炎病毒≥1:8,抗-HBS≥10 IU・mL$^{-1}$,抗-百日咳抗体(PT、FHA、PRN)≥5 EL.U・mL$^{-1}$,SBA-MenC≥1:8(短期保护作用),SBA-MenC≥1:128(长期保护作用);设立适当的对照组,估计试验样本的大小等;对多个抗原进行临床评价时,设计不同待测抗原间的合理组合;进一步进行第Ⅳ期临床试验等;开展对不同免疫程序的研究,为支持或修订现有联合疫苗的免疫程序提供条件。是否需要将多种不同抗原混合在一个针剂当中取决于临床试验,如果试验结果证明混合后各组分的安全性、免疫原性或有效性没有明显降低,那么这样的混合方式便可取。疫苗临床试验应为前瞻性、随机、双盲试验,并有适当的比较(对照)组。但当对多组分疫苗进行评估时,很难确定合适的对照组。在没有相关数据可用的条件下,若人们希望评估联合疫苗中何种组分免疫原性减弱,那么根据可能的组合数,需要进行 $2^n$ 次临床试验($n$ 为疫苗组数)。此外,某些抗原的注射顺序也对联合疫苗的免疫原性起着至关重要的作用。例如,机体对某些含 Hib 疫苗的免疫应答取决于百日咳疫苗是在其之前或与其同次注射有关。评估诸如这些疫苗组分间的相互作用需要将它们按照不同的顺序进行注射,从而得出结论(Ellis,1999;Blazevic et al.,2011;Skibinski et al.,2011)。

### 12.5.2　联合疫苗的使用问题

不同的生产厂家制造的联合疫苗能否互相使用;重复免疫(superfluous antigens)的问题,如在联合疫苗中包括了接种对象已经使用过的抗原等。免疫实践顾问委员会(ACIP)、美国儿科学会(AAP)和美国家庭医师学会(AAFP)已经意识到某些疫苗可以替换使用:如 DTP(和其各个组分)、IPV、OPV、Hib(只要 3 剂给予)和 HB。因为没有关于来自不同生产商的注册 DTaP 疫苗互换性的数据,ACIP、AAP 和 AAFP 建议同种 DTaP 应使用于整个初免程序;但如果不知道以前使用的疫苗的标识,或者孩子的所在地没有该种疫苗,那么可以使用任何适合孩子免疫状况和要求的注册疫苗。

### 12.5.3　经济问题

许多新疫苗的造价,如 DTaP、Hib、HPV、IPV、肺炎多糖疫苗、脑膜炎多糖结合疫苗、轮状病毒疫苗、乙型肝炎疫苗和甲型肝炎疫苗等,较 DTwP、OPV 等传统疫苗价格昂贵。原因是除去工艺本身的成本外,大部分新疫苗还涉及知识产权问题、开发厂家间有利益冲突等,这对于发展联合疫苗有很大的制约,尤其是在最需要疫苗预防疾病的发展中国家和地区,难以推广实行。为解决上述联合疫苗的技术、临床以及使用等问题,需要大量的经济投入,与其他新疫苗(见表 12.7)的开发工作竞争经济资源。因此,还应该在降低单个疫苗的生产成本方面进行进一步的研究。总之,联合疫苗经过 70 多年的发展,已经取得了一定的成果,但是,距离获得安全、低廉、高效、持久和广谱的传染病预防目标还有很长的路要走。

## 参考文献

李艳萍,张庶民,叶强,等. 2010. 白喉-破伤风-无细胞百日咳-b 型流行性感冒嗜血杆菌联合疫苗对中国婴儿安全性和免疫原性的研究.中国疫苗和免疫 16(2):97-104.

李亚南,梁丽,李艳萍,等. 2012. A、C 群脑膜炎球菌-b 型流感嗜血杆菌多糖结合疫苗免疫学效果观察. 中国生物制品学杂志 25(9):1190-1193.

孙晓冬,黄卓英,李智,等. 2014. 吸附无细胞百日咳-白喉-破伤风-灭活脊髓灰质炎-b 型流行性感冒嗜血杆菌联合疫苗在 2、3、4 月龄婴儿中用于基础免疫的安全性分析.中国疫苗和免疫 20(4):324-329.

张庶民,马霄,侯启明,等. 2004. 吸附百白破乙型肝炎(CHO)四联疫苗接种反应及血清学效果观察. 中国生物制品学杂志 17(5):323-326.

Arbeter AM, Baker L, Starr SE, et al. 1986. Combination measles, mumps, rubella and varicella vaccine. Pediatrics 78(4 Pt 2):742-747.

Aristegui J, DalRe R, Garrote E, et al. 1998. Assessment of the immunogenicity and reactogenicity of a quadrivalent diphtheria, tetanus, acellular pertussis and hepatitis B (DTaP-Hib) vaccine administered in a single injection with *Haemophilus influenza* type B conjugate vaccine, infants at 2, 4 and 6 months of age. Vaccine 16(20):1976-1981.

Aristides Aguilar-Betancourt, Carlos Alberto Gonzalez-Delgado, Cinza-Estevez Z, et al. 2008. Safety and immunogenicity of a combined hepatitis B virus-*Haemophilus influenza* type B vaccine comprising a synthetic antigen in healthy adults. Hum Vaccin 4(1):54-59.

Bar-on ES, Goldberg E, Fraser A, et al. 2009. Combined DTP-HBV-Hib vaccine versus separately administered DTP-HBV and HIb vaccines for primary DTaP-IPV-Hib prevention of diphtheria,tetanus,pertussis,hepatitis B,and Hib. Cochrane Database Syst Rev 8(3):CD005530.

Beran J,Kervyn D,Wertzova V,et al. 2010. Comparision of long term(10 year) immunity of two-and three-dose regimens of a combined hepatitis A and B vaccine in adolescents. Vaccine 28(37):5993-5997.

Bernstein HH,Noriega F. 2011. Immunogenicity and safety of a combined diphtheria,tetanus,5-component acellular pertussis,inactivated poliomyelitis,*Haemophilus* type b conjugate vaccine when administered concurrently with a pneumococcal conjugate vaccine:A randomized,open-label,phase 3 study. Vaccine 29(11):2212-2221.

Blazevic V,Lappalainen S,Nurminen K,et al. 2011. Norovirus VLPs and rotavirus VP6 protein as combined vaccine for childhood gastroenteritis. Vaccine 29(45):8126-8133.

Booy R,Richmond P,Nolan T,et al. 2013. Three-year antibody persistence and safety after a single dose of combined *Haemophilus influenzae* type B (Hib)-*Neisseria meningitidis* serogroup C-tetanus toxoid conjugate vaccine in Hib-primed toddlers. Pediatr Infect Dis J 32(2):169-174.

Booy R, Nolan T, Reynolds G, et al. 2015. Five-year antibody persistence and safety following a single dose of combined *Haemophilus influenzae* type B-*Neisseria meningitidis* serogroup C-tetanus toxoid conjugate vaccine in Hib-primed toddlers. Pediatr Infect Dis J 34(12):1379-1384.

Brunell PA,Norelli VM,Lipton SV,et al. 1988. Combined vaccine against measles,mumps,rubellaan and varicella. Pediatrics 81(6):779-784.

Bryant KA, Marshall GS. 2011. Haemophilus influenzae type B-*Neisseria meningitidis* serogroups C and Y tetanus toxoid conjugate vaccine for infants and toddlers. Expert Rev Vaccin 10(7):941-950.

Burgess MA,McIntyre PB,Hellard M,et al. 2010. Antibody persistence six years after two doses of combined hepatitis A and B. Vaccine 28(10):2222-2226.

Buttery JP,Riddell A,McVernon J,et al. 2005. Immunogenicity and safety of a combination pneumococcal-meningococcal vaccine in infants:A randomized controlled trial. JAMA 293 (14):1751-1758.

Carmona A,Miranda M,Barrio F,et al. 2010. Reactogenicity and immunogenicity of combined *Haemophilus influenzae* type B-meningococcal serogroup C conjugate vaccine booster dose coadministered with measles,mumps,and rubella vaccine. Pediatric Infect Dis J 29(3):269-271.

Chinese Prevention Medicine Association. 2011. Technical guideline for the practice of DTaP-IPV/Hib combination vaccine. Zhonghua Liuxinbingxue Zazhi 32(3):311-315.

Chlibek R, Frand von Sonnenburg, Pierre Van Damme, et al. 2011. Antibody persistence and immune memory 4 years post-vaccination with combined hepatitis A and B vaccine in adults aged over 40 years. J Travel Medicine 18(2):145-148.

Clemens JD,Ferreccio C,Levine MM,et al. 1992. lmpact of *Haemophilus influenza* type B polysaccbaride tetanus protein conjugate vaccine on reponses to concurrenlly administered diphtheria-tetanus-pertussi vaccine. JAMA 267 (5): 673-678.

Cody CL,Baraff LJ,Cherry JD,et al. 1981. Nature and rates of adverse reactions associated with DTP and DT immunizations in infants and children. Pediatr Infect Dis J 31:e126-e132.

Daley MF,Katherine Yihc W,Glanz JM,et al. 2014. Safety of diphtheria,tetanus,acellular pertussis and inactivatedpoliovirus(DTaP-IPV) vaccine. Vaccine 32(25):3019-3024.

Dalvi S,Kulkarni PS,Phadke MA,et al. 2015. A comparative clinical study to assess safety and reactogenicity of a DTwP-HepBCHib vaccine. Hum Vaccin Immunother 11(4):901-907.

Del Giudice G,Rappuoli R,Didierlaurent AM. 2018. Correlates of adjuvanticity:A review on adjuvants in licensed vaccines. Semin Immunol 39:14-21.

Dhillon S. 2010. Spotlight on DTPa-HBV-IPV/Hib vaccine (infanrix hexaTM). Biodrugs 24(5):299-302.

Doherty R,Garland S,Wright M,et al. 2009. Effectiveness of a bivalent *Haemophilus influenzae* type B-hepatitis B vaccine in preventing hepatitis B virus infection among children born to hepatitis be antigen-positive carrier mothers. Pediatr Infect Dis J 28(9):771-781.

Ellis RW. 1999. Combination Vaccincs:Development, Clinical Research,and Approval. New Jersey:Humana Press,107-131.

Embree J,Law B,Voloshen T,et al. 2015. Immunogenicity,safety,and antibody persistence at 3,5 and 10 years postvaccination in adolescents randomized to booster immunization with a combined tetanus,diphtheria,5-component acellular pertussis,and inactivated poliomyelitis vaccine administered with a hepatitis B vaccine concurrently or 1 month apart. Clin Vaccine Immunol 22(3):282-290.

Findlow J,Findlow H,Frankland S,et al. 2014. Evaluation of the safety and immunogenicity in United Kingdom laboratory workers of a combined *Haemophilus influenzae* type B and meningococcal capsular group C conjugate vaccine. Occup Med Toxicol 9:26.

Frampton JE. 2011. DTaP5-IPV-Hib vaccine(pediacelTM). Pediatr Drugs 13(6):401-415.

Gabutti G, Bonanni P, Icardi GC, et al. 1996. Results of two randomized clinical trials of combined diphtheria, tetanus, hepatitis B and diphtheria tetanus acellular pertussis, hepatitis B vaccines. Abstract volume, IX Triennial Symposium on Viral Hepatitis and Liver Disease. Rome, 21-25 April 1996, p. 273.

Habermehl P, Leroux-Roels G, Sänger R, et al. 2010. Combined *Haemophilus influenzae* type B and *Neisseria meningitidis* serogroup C (HibMenC) or serogroup C and Y-tetanus toxoid conjugate (and HibMenCY) vaccines are well-tolerated and immunogenic when administered according to the 2, 3, 4 months schedule with a fourth dose at 12-18 months of age. Hum Vaccin 6(8):640-651.

Halperin SA, Langley JM, Eastwood BJ. 1996. Effect of inactivated poliovirus vaccines in the antibody response to *Bordetella pertussis* antigens when combined with diphtheria-pertussis-tetanus vaccine. Clin Infect Dis 22(1):59-62.

Hu JL, Tao H, Li JX, et al. 2015. Safety and immunogenocity of a novel combined *Haemophilus influenzae* type B-*Neisseria meningitidis* serogroups A and C-tetanus-toxoid conjugate vaccine in healthy Chinese children aged 6 months to 5 years old. Hum Vaccin Immunother 11(5):1120-1128.

Khatami A, Snape MD, John T, et al. 2011. Persistence of immunity following a booster dose of *Haemophilus influenzae* type B-Meningococcal serogroup C glycoconjugate vaccine: Follow-up of a randomized controlled trial. Pediatr Infect Dis J 30(3):197-202.

Khatami A, Snape MD, Wysocki J, et al. 2012. Persistence of antibody response following a booster dose of Hib-MenC-TT glycoconjugate vaccine to five years: A follow-up study. Pediatr Infect Dis J 31(10):1069-1073.

Kitchin NRE. 2011. Review of diphtheria, tetanus and pertussis vaccines in clinical development. Expert Rev Vaccin 10(5):605-615.

Klinge J, Lugauer S, Korn K, et al. 2000. Comparison of immunogenicity and reactogenicity of a measles, mumps and rubella (MMR) vaccine in German children vaccinated at 9-11, 12-14 or 15-17 months of age. Vaccine 18(27):3134-3140.

Klopfer SO, Stek JE, Keith S, et al. 2014. Analysis of safety data in children after receiving two doses of ProQuad® (MMRV). Vaccine 32(52):7154-7160.

Knuf M, Habermehl P, Zepp F, et al. 2006. Immunogenicity and safety of two doses of tetravalent measles-mumps-rubella-varicella vaccine in healthy children. Pediatr Infect Dis J 25(1):12-18.

Kosalaraksa P, Thisyakorn U, Benjaponpitak S, et al. 2011. Immunogenicity and safety study of a new DTaP-IPV-Hep B-PRP-T combined vaccine compared to a licensed DTaP-IPV-Hep B//PRP-T comparator, both concomitantly administered with a 7-valent pneumococcal conjugate vaccine at 2, 4, and 6 months of age in Thai infants. Intern Infect Dis 15:e249-e256.

Kulkarni P, Sapru A, Bavdekar A, et al. 2011. Immunogenicity of two diphtheria-tetanus-whole cell pertussis-hepatitis B vaccines in infants: A comparison trial. Hum Vaccin 7(9):1-4.

Lee AW, Vesikari T, Gilberta CL, et al. 2011. Immunogenicity and safety of a *Haemophilus influenza* B (Hib)-hepatitis B vaccine with a modified process hepatitis B component administered with concomitant pneumococcal conjugate vaccine to infants. Vaccine 29(45):7942-7948.

Macías M, Lanata CF, Zambrano B, et al. 2012. Safety and immunogenicity of an investigational fully liquid hexavalent DTaP-IPV-Hep B-PRP-T vaccine at two, four and six months of age compared with licensed vaccines in Latin America. Pediatr Infect Dis J 31(8):e126-e132.

Madhi SA, Koen A, Cutland C, et al. 2013. Antibody persistence and booster vaccination of a fully liquid hexavalent vaccine coadministered with measles/mumps/rubella and varicella vaccines at 15-18 months of age in healthy South African infants. Pediatr Infect Dis J 32(8):889-897.

Maman K, Zöllner Y, Greco D, et al. 2015. The value of childhood combination vaccines: From beliefs to evidence. Hum Vaccin Immunother 11(9):2132-2141.

Marshall GS, Adams GL, Leonardi ML, et al. 2015. Immunogenicity, safety, and tolerability of a hexavalent vaccine in infants. Pediatrics 136(2):e323-e332.

Marshall GS, Blatter M, Marchant C. 2013. Antibody persistence for up to 5 years after a fourth dose of *Haemophilus influenzae* type B and *Neisseria Meningitidis* serogroups C and Y-Tetanus toxoid conjugate vaccine (HibMenCY-TT) Given at 12-15 months of age. Pediatr Infect Dis J 32(6):662-668.

Miller MA, Meschievitz CK, Ballanco GA, et al. 1995. Safety and immunogenicity of PRP-T combined whth DTP: Excretion of capsular polysaccharide and antibody respose in the immediate post-vaccination period. Pediatrics 95(4):522-527.

Mohanty L, Sharma S, Behera B, et al. 2018. A randomized, open label trial to evaluate and compare the immunogenicity and safety of a novel liquid hexavalent DTwP-Hib/Hep B-IPV (EasySix™) to licensed combination vaccines in healthy infants. Vaccine 36(17):2378-2384.

Nolan T, McIntyre P, Roberton D, et al. 2002. Reactogenicity and immunogenicity of a live attenuated tetravalent measles-mumps-rubella-varicella (MMRV) vaccine. Vaccine 21(3-4):281-289.

Nolan T, Richmond P, Marshall H, et al. 2011. Immunogenicity and safety of an investigational combined *Haemophilus influenzae type B-Neisseria meningitidis* serogroups C and Y-tetanus toxoid conjugate vaccine. Pediatric Infect Dis J 30(3): 190-196.

Paradiso PR, Hogerman DA, Madore DV, et al. 1993. Safety and immunogenicity of a combined diphtheria, tetanus, pertussis and *Haemophilus influenzae* type B vaccine in young infants. Pediatrics 92(6): 827-832.

Partridge S, Yeh SH. 2003. Clinical evaluation of a DTaP-HepB-IPV combined vaccine. Am Manag Care 9 (suppl 1): S13-S22.

Partridge S, Alvey J, Bernstein H, et al. 2007. Safety of a combination diphtheria, tetanus toxoid, acellular pertussis, hepatitis B, and inactivated polio vaccine coadministered with a 7-valent pneumococcal conjugate vaccine and a *Haemophilus influenzae* type B conjugate vaccine. Vaccine 25 (10): 1806-1813.

Perrett KP, Nolan TM, McVernon J. 2013. A licensed combined *Haemophilus influenzae* type B-Serogroups C and Y meningococcal conjugate vaccine. Infect Dis Ther 2: 1-13.

Pichchero ME, Latiolais T, Bernstein DI, et al. 1997. Vaccine antigen interactions after a combination diphtheria-tetanus toxoid-acellular pertussis/purified capsular polysaccharide of *Haemophilus influenzae* type B-tetanus toxoid vaccine in two-, four-and six-month-old infants. Pediatr Infect Dis J 16 (9): 863-870.

Plotkin SA, Liese J, Madhi SA, et al. 2011. A DTaP-IPV/PRP~T vaccine(Pentaxim™): A review of 16 years' clinical experience. Expert Rev Vaccin 10(7): 981-1005.

Poovorawan Y, Theambonnlers A, Sanpavat S, et al. 1999 Comparison study of combined DTPw-w HB vaccine and separate administration of DTPw and HB vaccines in Thai children. Asian Pac J Allergy Immunol 17(2): 113-120.

Puliyel J, Sathyamala C. 2018. Infanrix hexa and sudden death: A review of the periodic safety update reports submitted to the European Medicines Agency. Indian J Med Ethics 3 (1): 43-47.

Reynolds RL, Vidor E. 2014. Fully liquid DTaP-IPV-Hib pediatric combination vaccine (Pediacel): A review of 18 years of clinical experience. Expert Rev Vaccin 13(8): 943-968.

Rümke HC, Loch HP, Hoppenbrouwers K, et al. 2011. Immunogenicity and safety of a measles-mumps-rubella-varicella vaccine following a 4-week or a 12-month interval between two doses. Vaccine 29(22): 3842-3849.

Schmitt HJ, Maechler G, Habermehl P, et al. 2007. Immunogenicity, reactogenicity, and immune memory after primary vaccination with a novel *Haemophilus influenzae-Neisseria meningitidis* serogroup C conjugate vaccine. Clin Vaccin Immunol 14(4): 426-434.

Schryver AD, Verstrepen K, Vandersmissen L, et al. 2011. Comparative immunogenicity of two vaccination schedules of a combined hepatitis A and B vaccine in healthy volunteers. J Viral Hepatitis 18: e5-e10.

Sharma H, Yadav S, Lalwanic S, et al. 2013. Antibody persistence of two pentavalent DTwP-HB-Hib vaccines to the age of 15-18 months, and response to the booster dose of quadrivalent DTwP-Hib vaccine. Vaccine 31(3): 444-447.

Sharma H, Yadav S, Patil V, et al. 2011. A phase III randomized, controlled study to assess and compare the immunogenicity and tolerability of single and multi-dose vial of DTwP-Hib, a fully liquid quadravalent vaccine and their comparision with TETRAct-Hib vaccine in Indian infants aged 6-14 weeks. Vaccine 29(48): 8773-8779.

Sigurdardottir ST, Davidsdottir K, Arason VA, et al. 2008. Safety and immunogenicity of CRM197-conjugated pneumococcal-meningococcal C combination vaccine (9vPnC-MnCC) whether given in two or three primary doses. Vaccine 26 (33): 4178-4186.

Silfverdal SA, Icardi G, Vesikari T, et al. 2016. A Phase III randomized, double-blind, clinical trial of an investigational hexavalent vaccine given at 2, 4, and 11-12 months. Vaccine 34(33): 3810-3816.

Skibinski DAG, Baudner BC, Singh M, et al. 2011. Combination vaccines 3(1): 63-72.

Suarez E, Astrrias EJ, Hilbert AK. 2010. A fully liquid DTPw-HepB-Hib combination vaccine for booster vaccination of toddlers in EI Salvadorl. Rev Panam Salud Publica 27(2): 117-124.

Tejedor JC, Moro M, Ruiz-Contreras J, et al. 2007. Immunogenicity and reactogenicity of primary immunization with a novel combined *Haemophilus influenzae* type B and *Neisseria meningitidis* serogroup C-tetanus toxoid conjugate vaccine coadministered with a diphtheria-tetanus-acellular pertussis-hepatitis B-inactivated poliovirus vaccine at 2, 4 and 6 months. Ped Infect Dis J 26(1): 1-7.

Thisyakorn U, Pancharoen C, Chuenkitmongkol S, et al. 2009. Immunogenicity and safety of a DTaP-IPV//PRP-T vaccine (pentaxim) booster during the second year of life in Thai children primed with an acellular pertussis combined vaccine. Southeast Asian J Trop Med Public Health 40(2): 282-294.

Thoelen S, Van Damme P, Leentvaar-kuypers A, et al. 1997. The first combined vaccine against hepatitis A and B: An overview. Vaccine 17(13-14): 1657-1662.

Thollot F, Scheifele D, Pankow-Culot H, et al. 2014. A randomized study to evaluate the immunogenicity and safety of a heptavalent diphtheria, tetanus, pertussis, hepatitis B, poliomyelitis, *Haemophilus influenzae* b, and meningococcal serogroup C combination vaccine administered to infants at 2, 4 and 12 months of age. Pediatr Infect Dis J 33 ( 12 ) : 1246-1254.

Usonis V, Bakasenas V. 1999. Does concomitant injection of a combined diphtheria -tetanus-acellular pertussis-hepatitis B-inactivated polio virus vaccine influence the reactogenicity and immunogenicity of commercial *Haemophilus influenzae* type B conjugate vaccines? Eur J Pediatr 158 ( 5 ) : 398-402.

Van den Dobbelsteen GP, van Dijken HH, Pillai S, et al. 2007. Immunogenicity of a combination vaccine containing pneumococcal conjugates and meningococcal PorA OMVs. Vaccine 25 ( 13 ) : 2491-2496.

Vesikari T, Rivera L, Korhonen T, et al. 2017. Immunogenicity and safety of primary and booster vaccination with 2 investigational formulations of diphtheria, tetanus and *Haemophilus influenzae* type B antigens in a hexavalent DTPa-HBV-IPV/Hib combination vaccine in comparison with the licensed Infanrix hexa. Hum Vaccin Immunother 13 ( 7 ) : 1505-1515.

Vesikari T, Becker T, Vertruyen AF, et al. 2017. A Phase III randomized, double-blind, clinical trial of an investigational hexavalent vaccine given at two, three, four and twelve months. Pediatr Infect Dis J 36 ( 2 ) : 209-215.

West DJ, Hesly TM, Jonas LC, et al. 1997. Safety and immunogenicity of a bivalent *Haemophilus* type B-hepatits B vaccine in healty infant : Hib-HB vaccine study group. Pediatr infect Dis J 16 ( 6 ) : 593-599.

West DJ, Rabalais GP, Waston B, et al. 2001. Antibody responses of healthy infants to concurrent administration of a bivalent *Haemophilus influenzae* type B-hepatitis B vaccine with diphtheria-tetanus-pertussis, polio and measles-mumps-rubellavaccine. BioDrugs 15 ( 6 ) : 413-418.

Weston WM, Klein NP. 2008. Kinrix™ : A new combination DTaP-IPV vaccine for children aged 4-6 years. Expert Rev Vaccines 7 ( 9 ) : 1390-1320.

White C, Halperin SA, Scheifele DW. 2009. Pediatric combined formulation DTaP-IPV/Hib vaccine. Expert Rev Vaccines 8 ( 7 ) : 831-840.

Yeh SH, Ward JI, Partridges S, et al. 2001. Safety and immunogenicity of a pentavalent diphtheria, tetanus, pertussis, hepatitis B and polio combination vaccine in infants. Pediatr Infect Dis J 20 ( 10 ) : 973-980.

Zanetti A, et al. 1996. Combined DT+HB vaccine. Abstract, 37th Congresso Nattionale della Societa Italiana di Igiene. Medecin Preventive e Sanita Publica. Napoli : Italy.

# 第 *13* 章

# 疫苗的生产质量管理规范

江 华　朱建伟

**本章摘要**

药品的生产质量管理规范(GMP)是世界各国普遍采用的对药品、生物制品包括疫苗在内的生产过程质量管理和生产产品质量管理的法定技术标准。遵循 GMP 就是要求疫苗制造商严格控制生产过程以保证产品的成分、效力和质量。本章全面阐述了 GMP 的形成,在疫苗的研发和生产中的运用,以及包括中国、美国和欧盟各国在内的制药管理规范和指导原则。作者也就新型疫苗的研发和生产技术平台、过程分析技术,包括重组基因技术、不同疫苗的表达和纯化做了详尽的描述。内容涵盖了从研发初始到 Ⅰ、Ⅱ、Ⅲ 期临床试验产品的制备,从生产厂房和设施的设计与验证到产品生产过程的验证。同时,作者对制药过程中与质量管理相关的至关重要的一些新的理念,如质量源于设计(quality by design)和实验设计(design of experiment)做了介绍。

## 13.1 概述

疫苗是关系国家安全和国民卫生健康的特殊战略物资,每个国家都为开发新型的预防或治疗疫苗以及生产和储备各类疫苗倾注了巨大资源。新型疫苗是在现代分子免疫学的理论基础上,运用现代生物技术,在严格的规范生产条件下生产的重组蛋白、重组或灭活的病毒或细菌、类病毒颗粒、质粒DNA以及能够增强疫苗免疫应答的佐剂等。我国近年来每年疫苗市场销售达到百分之十几的年增长率,2016年销售额达到200多亿元人民币。生物医药产业未来有望形成6000亿~8000亿元的市场规模,其中,新型疫苗市场需求旺盛,为提升对重大传染性疾病的防控能力,可产生1000亿~1500亿元的疫苗市场规模。疫苗的安全性一直是新型疫苗研发和生产中的关键问题,除了研发新的更加安全的新品种外,疫苗的生产质量管理规范(Good Manufacturing Practice,GMP)是疫苗生产的质量管理法规,是疫苗安全性的最基本保障。

我国是全球最大的疫苗消费国,有40家左右疫苗生产企业,能生产预防20多种疾病的约50种疫苗。但新型疫苗的品种(如单价疫苗发展成多价疫苗、减毒活疫苗发展成灭活疫苗等)、关键生产技术以及生产的规范管理还和欧美国家有相当大的差距。中国生物制药行业正在通过"千人计划"及其他途径招募来自世界各地的训练有素、经验丰富的技术及生产质量管理的带头人。新的疫苗也正在研发中,有的现在已经上市(Langer,2006)。本章就疫苗生产的规范管理给读者提供一个比较系统的概念和最新的综述。

### 13.1.1 新型疫苗的生产方法

现在市场上销售的疫苗主要有3种:灭活疫苗、减毒活疫苗和基因工程疫苗。灭活疫苗的制备是将提取纯化后的病毒或细菌通过物理或化学方法处理,使其完全丧失活性,进而制成灭活疫苗。灭活疫苗既不会使人感染,又可以促使机体产生抗体,抵御病毒的入侵。灭活疫苗的例子有百日咳疫苗和流脑疫苗等。减毒活疫苗的制备是将病原微生物(细菌或病毒)在人工条件下使其丧失致病性,但仍保留其繁衍能力和免疫原性,以此制成减毒活疫苗。将

减毒活疫苗接种于人体后,人体产生一次亚临床感染,类似一次轻型的人工自然感染过程,从而引起与疾病类似的免疫反应,既不会致病,又可以获得抵御疾病的免疫力。人们往往只需要接种一次,即可产生稳固的免疫力。这类疫苗有脊髓灰质炎疫苗、麻疹疫苗等。基因工程疫苗的制备是利用现代分子生物技术,在微生物系统(大肠杆菌和酵母)、昆虫细胞、哺乳动物细胞或植物细胞表达系统中表达病原体的某些部分(蛋白质等),使之成为具有免疫原性的新型疫苗。大肠杆菌最初在20世纪80年代初开始作为宿主菌用来生产治疗用的人生长激素和人胰岛素等重组蛋白。酵母、昆虫细胞、哺乳动物细胞、植物和动物生产体系已都成功地生产出市场上销售的生物药物,包括疫苗如乙型肝炎疫苗和人乳头状瘤病毒疫苗等。以重组蛋白质作为疫苗产品的原理是,用分子生物学技术将蛋白质的密码序列重组至表达系统,这些遗传信息就会在表达系统中复制扩增,进而合成产物。产物经过发酵及若干步骤的纯化,最终制备成高质量的疫苗产品。

### 13.1.2 cGMP规范管理在新疫苗生产中的应用

药品生产质量管理规范(GMP)是目前世界各国普遍采用的对药品以及特殊的药品——生物制品(包括疫苗)生产过程和最终产品质量的全过程、全方位管理的法定标准,是一部法律法规。它由相应的执法部门如国家药品监督管理局(National Medical Products Administration,NMPA,原CFDA)、美国食品药品监督管理局(Food and Drug Administration,FDA)以及欧洲药品管理局(European Medicines Agency,EMA或EMEA)等根据各国的法律依法执行。GMP是一套确保产品质量的质量管理体系,它提供了一套确保生产过程和设施合理设计、监测和控制的系统,涵盖了所有药品和生物制品(包括疫苗)、原料和成品、药物有效成分、药品制剂添加剂,以及其他的诊断试剂、食品和医用仪器的生产和检测控制。GMP也是一套操作标准系统,是由各国有关部门通过技术要求而制定的指导原则,而药物和生物药品正是在这些原则的指导下进行生产与质量控制。

GMP也称作"cGMP"或"CGMP"。"c"(current)代表"现行的或最新的",提醒生产厂家要运用最先进的技术和生产系统以符合最新法规。遵守cGMP就是要求生物制品制造商严格控制生产过程

以保证产品的成分、效力和质量。每个产品的生产厂家应建立可靠的生产操作程序、产品质量检测程序，并对这些程序做有效验证。实施规范的控制系统将有效地防止产品被杂质污染、样品混淆、质量偏差、失控及其他错误，这也就确保了生物制品符合其质量标准。在许多国家，生物制品的生产若不能符合 GMP 要求会对生产厂家造成非常严重的后果，如撤回产品、罚款，甚至对责任人量刑入狱。

疫苗，作为一种特殊的预防性生物制品，也无例外地应遵循 cGMP 规则。自 1796 年爱德华·詹纳发明天花疫苗（Deklev，1999）和 1885 年路易斯·巴斯德发明狂犬疫苗以来，疫苗接种已经成为很重要的方法，能预防那些每年造成几百万人死亡的疾病（Walsh，2003）。它在 20 世纪最伟大的 10 个公共健康成就中名列第一（Bonanni，1999），而且在降低全球发病率和死亡率方面的贡献冠居首位。20 世纪在美国的多种致死性疾病，尤其是儿童传染病，自从使用了疫苗后，有的已被彻底清除，有的发病率或死亡率降低了 90% 以上。全球疫苗市场现有几十个疫苗产品，还有更多的新产品包括抗各种传染病和癌症的疫苗正在研发中。市场上的疫苗能预防多种疾病、细菌和病毒感染，包括白喉、破伤风、百日咳、脊髓灰质炎、麻疹、腮腺炎、风疹、水痘、乙型肝炎、肺炎、季节性和大流行性流感、天花、霍乱、伤寒，以及 b 型流感嗜血杆菌（Hib）、炭疽杆菌、轮状病毒和人乳头瘤病毒感染。美国 FDA 批准的疫苗产品在 FDA 的网站上公布。我国是疫苗消费大国，国产近 50 种疫苗能够预防约 30 种疾病。它的生产质量体系也日趋接近国际化标准，包括实行疫苗生产的 GMP 管理。

所有疫苗（包括传统和新型疫苗）的生产都在 GMP 管理范围内。任何类型的疫苗，从减毒活疫苗、灭活疫苗、纯化的组分疫苗或亚单位疫苗的传统疫苗，到基因工程疫苗、反求疫苗、病毒样颗粒疫苗、新型抗原运载体、广谱疫苗、多价疫苗、多糖蛋白结合疫苗、DNA 疫苗、治疗癌症的自身免疫疗法疫苗等新型疫苗、疫苗佐剂，以及递送仪器的生产都无一例外地必须严格遵从 cGMP。本章的后面部分还会更多地阐述疫苗生产的 GMP，本章附录中也列出有关疫苗研发生产和测定的相关指南、管理文件供参考。

## 13.1.3 疫苗的质量管理

疫苗的开发和生产比其他生物分子或小分子药物具有更多的困难。第一，灭活或减毒活疫苗的体积和结构复杂性要远比那些相对分子质量不超过 $100 \times 10^3$ 的单个蛋白的生物药物大，大多数病毒的直径大小是几十到 200 纳米，如预防人乳头瘤病毒（human papilloma virus，HPV）的病毒样颗粒（virus-like particle，VLP）疫苗，它的体积是蛋白分子的 10 000 倍（Buckland，2005），这就需要在整个药物开发过程中使用更先进的分析方法检测多组分结构的疫苗。在复杂的生物制品的生产中，生产过程本身决定产品的质量，细胞生长条件可能决定疫苗成分的结构，纯化过程保证最终产品的纯度及安全性，因此，质量管理部门必须对产品的开发及生产这个产品的过程进行严密的监控。第二，不像其他化学药物产品，疫苗主要是用于健康人体的，包括成人和儿童。在美国，每年有约 400 万儿童注射常规疫苗；在我国，每年注射常规疫苗的儿童数目要大得多，因此，疫苗的安全性要求极高。疫苗的申报必须提供包括所有工艺研发及生产的一整套文件，批准上市后的疫苗仍需跟踪观察，继续评估其安全性。最后，由于多种疫苗是从具致病性的细菌或病毒中生产而来的，如百日咳（灭活细菌）、肺结核（减毒细菌）和脊髓灰质炎（灭活或减毒病毒），这对研发和生产工作者来说存在着被感染的潜在危险。有关操作人员在疫苗的研发和生产过程中的安全性必须严加控制，操作方法、仪器检测方法和环境都必须安全和有保障。

虽然疫苗（天花疫苗）于 1805 年已引进我国，但一直到 1910 年肺炎暴发，疫苗才被普遍采用。1949—1980 年，我国开发了一些重要的疫苗产品，包括口服脊髓灰质炎疫苗、全细胞百白破三联疫苗（DTwP）、卡介苗（BCG）、麻疹、脑膜炎双球菌疫苗、乙型脑炎疫苗、白喉类毒素疫苗、破伤风毒素疫苗等。这些疫苗大都为单价疫苗、减毒活疫苗等传统疫苗品种（Liu and Wang，2006），在国际上，这些疫苗越来越多地被联合疫苗和灭活疫苗代替。举例来说，在我国的一类疫苗中还有脊髓灰质炎—卡介苗—麻腮风三联疫苗和乙脑疫苗仍在使用减毒活疫苗，而国外早已换成灭活疫苗。减毒活疫苗有恢复毒性的可能，即使这个概率很低（<1/1 000 000），但在每年接种疫苗达 10 亿剂次的中国，也有上千名儿

童因注射了疫苗而患病或承受了更大的风险。

因此,在疫苗的生产、质量控制、运输储存、市场营销过程中必须严格按照疫苗质量管理的 GMP,GMP 是疫苗产品质量保证的必要条件。

### 13.1.4 FDA、EMA 和 NMPA 等对疫苗生产的要求

对于疫苗在内的药品质量管理应回溯于 1902 年美国的《生物制品管理法案》(Biological Control Act)(也称作《病毒、血清和毒素法》)。在这前一年,圣路易斯地区的 13 个儿童由于注射了被破伤风病菌感染的抗脊髓灰质炎病毒毒素而死亡。《生物制品管理法案》就是针对此事件做出的迅速反应,它要求跨州销售的生产疫苗、血液制品、毒素以及其他产品的厂家必须每年申请执照。当时在美国,政府授权公共健康卫生实验室[Hygienic Laboratory of the Public Health,美国国立卫生研究院(NIH)的前身]和海军医院服务处(Marine Hospital Service)起草法规以控制所有关于疫苗、血液制品、毒素以及其他产品的商业生产行为,旨在保证产品的安全性、纯度和活性。此法案规定了如何惩罚违法行为和吊销营业执照,更重要的是它授予了政府部门为加强法案而发布规章制度的权力。1904 年,13 个销售疫苗的厂家,大多数是生产天花和白喉疫苗,通过审核并获颁执照,公共健康卫生实验室每个月检查一次这些产品以确保其质量。

1955 年,美国的 Salk 研究所成功研制脊髓灰质炎(Polio)疫苗。随后不久即被批准在美国大范围内用于儿童的预防注射。Salk 研究所的疫苗是从非洲绿猴肾组织培养细胞(Vero cell)中生产出来的、用福尔马林灭活的 3 种天然脊髓灰质炎病毒的混合体(1 型 Mahoney、2 型 MEF-1 和 3 型 Saukett)。注射 Salk 疫苗使得血液产生抗体免疫,从而防止脊髓灰质炎病毒的感染并保护运动神经,其有效率达到 70%~90%,该疫苗的面世极大地降低了由脊髓灰质炎病毒引起的死亡率。1953—1957 年,病人数从 35 000 例锐减至 5600 例;1961 年,美国仅有 161 例。然而,就在 1955 年,有 260 例病人由于接种了 Salk 脊髓灰质炎疫苗而感染了脊髓灰质炎,其中有 10 人死亡。追查原因发现,美国加利福尼亚州伯克利的 Cutter 公司制造的疫苗中,有 2 批脊髓灰质炎病毒在生产过程中灭活不彻底。于是,生物产品控制实验室——美国生物制品评审和研究中心(Cen-

ter for Biologics Evaluation and Research,CBER)的前身——暂停了所有脊髓灰质炎疫苗的生产,全面地检查了每个生产厂家的设施和检测疫苗安全性的具体步骤,直至能够确保脊髓灰质炎病毒彻底灭活的更加精确、严格的标准到位后才恢复此疫苗的生产。

1962 年,含有沙利度胺(thalidomide)的安眠药造成了西欧数以千计的缺陷型婴儿的出生。此后,美国 FDA 一方面将此药从市场上全面撤销,另一方面建立了《Kefauver-Harris 修正案》。此修正案第一次要求生产厂家在任何新药上市前提供安全性和有效性的证据,即遵守药品生产质量管理规范,并以新药申请的形式通过 FDA 批准。这是 GMP 的概念第一次被提出并以法律的形式强制性推广于制药工业。

FDA、EMA 和 NMPA 已经通过详细的规程和指导原则将生物药物包括疫苗在内的生产严格地规范化。从研发疫苗到生产的各阶段,这些候选疫苗以及它们的生产厂家都将面临质量规范方面的挑战。从临床前研究、临床样品制备、工艺放大、临床试验、进入市场到上市后改进的各个阶段,都会有质量规范约束。FDA、EMA 和 NMPA 已经制定并出版了疫苗生产各个方面的指南,本章的附录中也将列出欧美的指南性文件供读者参考。

## 13.2 新型疫苗规范生产过程及生产设施

从疫苗的生产技术平台(上游、下游和佐剂等)来说,疫苗的生产和其他生物制品的生产很相似,但又有相当大的区别。第一,疫苗作为预防手段需在全球大范围内接种于人类,因此,疫苗的需求量极大,这要求它的生产量要大。第二,疫苗的研发和生产需要降低成本,以便那些迫切需要疫苗的人和地区(如发展中国家)具有能力购买使用。生产成本低、苛刻的原材料使用和相对简洁的生产过程,这对工艺开发是个挑战。第三,部分疫苗研发和生产必须在几个月内完成,以应对紧急状况下的疫苗需求,如发生禽流感和恐怖活动时。无任何其他的生物药物能够在这么短的时间内开发和生产出来。第四,不少疫苗需要是多价的,这更增加了研发和生产的难度。第五,佐剂的运用使得疫苗生产比其他非疫苗产品更为复杂。第六,作为一个具有相对长历史

的生物产品,有的疫苗质量标准仍是当年批准时的标准(如始于二十世纪四五十年代的从鸡蛋里提纯的季节性流感疫苗),但新型疫苗的标准却应当基于当代的要求和检测手段。尽管不少传统旧疫苗从现代观点来看有待于提高其质量,但基于它们几十年的安全性表现,生产厂家不愿花费财力和人力去更新。因此,不断提高疫苗质量和更新旧品种也将是一个巨大挑战。

疫苗的生产过程是相当繁杂的。一则由于生产过程使用的是生物系统,再则是最终产品的质量要求、产物本身的不稳定性以及大分子的复杂性。因此,质量分析、监测和控制以保证生产产品性质的稳定性、重复性以及产品的高质量就具有相当的挑战性。疫苗工业的生产过程受不同生产方法、生产控制和测定方法的影响而具有不确定性。进而,从质量规范的角度来看,应用过程分析技术(process analytical technology,PAT)来控制生产系统、生产过程和最终产品的质量具有同样的重要性。疫苗从研发开始就应着眼于合理和有效的设计。选择合适的抗原、免疫佐剂和给药方式是疫苗能否成功的基础。疫苗的研发从开始到完成一般要经历七至十多年的时间(Buckland,2005;Struck,1996)。在疫苗开发过程中,还要应用现行实验室质量管理规范(Current Good Laboratory Practice,cGLP)来保证疫苗开发的质量,也是保证疫苗能否通过临床试验最终进入市场的关键。在生产、放大和技术转让中全面遵从cGMP规则是临床产品生产和最终上市的质量保证。图13.1列出了重组疫苗(包括蛋白、核糖核酸和病毒样颗粒疫苗等)最基本的生产过程和一些基本的检测要求。

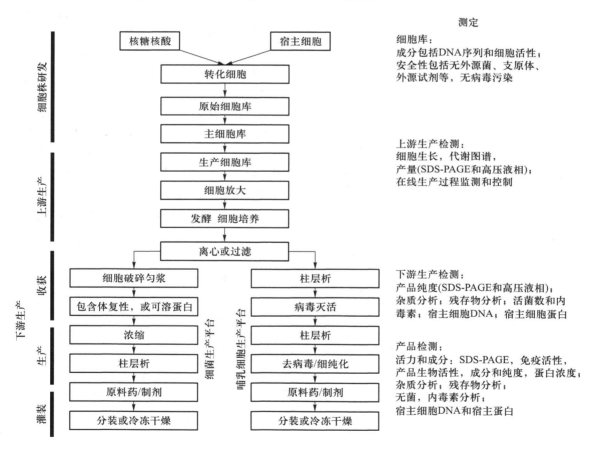

图 13.1 重组蛋白疫苗生产过程

从 DNA 和宿主细胞开始,描述一个典型的从细胞株研发到产品分装的重组蛋白疫苗生产过程。上游工艺结合细菌发酵和哺乳动物细胞培养,而下游则根据表达系统分为两个流程图。细胞库、上游、下游和最终产品的分析测试也与生产流程平行描述。其他疫苗的生产过程具有一定的类似性,可参照此过程疫苗包括了各种属性的生物产品,许多是抗原蛋白(如用乙型肝炎表面抗原蛋白制成的抗乙肝疫苗 Recombivax HB 和 Engerix-B、用流感病毒表面抗原制成的流感疫苗 FluBlok),蛋白疫苗一般由细菌或哺乳动物细胞表达。除了蛋白疫苗外,还有多糖疫苗(肺炎球菌 13 价结合疫苗 Plevnar)、外毒素(白喉、破伤风)疫苗、病毒载体(腺病毒)疫苗、核糖核酸疫苗、多糖蛋白结合疫苗(肺炎球菌 13 价结合苗 Plevnar)、病毒样颗粒疫苗(如抗人乳头瘤病毒疫苗 Gardasil 和 Cervarix)和抗癌疫苗(如 Provenge)。它们的个体差异决定了生产疫苗的复杂性和多样化。它们可从细菌、酵母、昆虫培养细胞、哺乳动物培养细胞或植物中提纯而来。它们的表达和纯化方法及检测各不相同(Ulmer et al., 2006;Buckland, 2005)。

## 13.2.1 新型疫苗生产技术平台

### 13.2.1.1 疫苗生产上游技术平台

重组蛋白疫苗的表达包括微生物发酵和细胞培养(昆虫细胞或哺乳动物细胞)。传统的细菌疫苗直接发酵其病原菌体,例如,肺结核的卡介苗细菌(*Bacillus Calmette-Guerin*, BCG)和百日咳疫苗,纯化多糖疫苗(如肺炎链球菌疫苗),还有纯化外毒素疫苗(如白喉和破伤风疫苗)。重组蛋白疫苗的表达需要多个特别生物合成反应途径,且产物往往对重组细菌株有毒性,因此,不少疫苗不容易在重组细菌体内表达。但非重组菌体在其病原菌体内生长却很容易,而且一般不需要高密度生长。它们的分离纯化方法相对简单,只要收集菌体分离细胞壁上的多糖,或收集分泌的蛋白质(如白喉毒素)。传统病毒疫苗的生产也是直接感染其病原细胞,收集细胞液提取扩增的病毒。在分离致病性细菌体和病毒前一般都先把它们灭活,以避免工作人员在随后的步骤中受感染。

酵母系统已多年应用于工业和生物药物蛋白质的大量生产中。酵母非常容易在基因水平上操纵,有较快的增长速度,也能在合成培养基中得到高细胞密度生长,蛋白表达量高达每升菌液几百毫克到克。酵母可以产生胞内和胞外的两种外源蛋白。酵母细胞属于真核生物,因此,其有着复杂的多细胞生物体的生物学特性并拥有蛋白质翻译后修饰(post-translational modification, PTM)的能力,如 N-糖基化、蛋白加工和脂化。由酵母菌分泌的蛋白质含有很多在特殊糖基化位点的修饰,尤其是大量的甘露糖糖基化,而其糖链结构可能跟其他表达系统(包括人类)不尽相同。这可能会导致酵母系统未必适合那些在体内半衰期短的蛋白质,制成的疫苗免疫原性可能较低。但这因疫苗产品的特性而异。在酵母中制成的重组疫苗有乙型肝炎疫苗和人乳头瘤病毒疫苗,都是从酿酒酵母(*Saccharomice scerevisiae*)中表达而来。毕赤酵母(*Pichia pastoris*)以它能够大量产生胞外产品的特性而近来被新的产品研试所青睐。蛋白酶缺陷的毕赤酵母能提供高细胞密度,拥有超高的表达水平和一个可控制的生产过程,并且具有稳定性和耐久性。不少疫苗已利用毕赤酵母完成了早期临床开发阶段。

昆虫表达系统以其安全性和易操作、高产而被采用(Wang et al., 2006)。大多数昆虫系统用昆虫病毒(baculovirus)来表达外源蛋白质(Kumar et al., 2015;Lamounier et al., 2015)。苜蓿银纹夜蛾核型多角体病毒(AcMNPV)带有 120~150 双链基因组 DNA 的碱基对(Kb),可容纳高达 100 碱基对的外来遗传物质,为单个或多个基因的表达提供了无限的容量。它通常从杆状病毒的表达载体中删除,替代的是一个受多面体启动子控制的人们感兴趣的基因。昆虫与杆状病毒表达系统可以生产 1 g·L⁻¹ 表达蛋白。表达于昆虫细胞的蛋白拥有与哺乳动物细胞类似的蛋白质转译后的修饰(信号肽切割、磷酸化、脂质修饰、糖基化)以及蛋白折叠(二硫键的形成)。昆虫细胞培养(SF9、SF21 和其他细胞)很容易放大其规模,且可在 27℃ 贴壁生长或悬浮培养。杆状病毒只感染昆虫而对人类无致病性。第一个从杆状病毒表达系统生产的产品是针对宫颈癌的病毒样颗粒疫苗(Cervarix™,由英国 GSK 公司生产,2009 年被美国 FDA 批准)。第二个从此系统中表达的抗原蛋白流感疫苗 FluBlok(美国 Protein Sciences 公司生产)于 2013 年被美国 FDA 批准。

不同于早期的从动物器官或组织中提取而来的传统病毒疫苗,现代的病毒疫苗越来越多地从细胞培养中产生(Weigel et al., 2015)。最早的从细胞培养中产生的疫苗是脊髓灰质炎病毒疫苗,由 Enders 于 1949 年在人类非神经细胞中产生。随后 1955 年,Salk 在原代猴肾细胞(primary monkey kidney cell)中成功地研制出灭活脊髓灰质炎病毒疫苗。现在疫苗的生产中采用更多的细胞株,包括非洲绿猴肾细胞(Vero)、Madin-Darby Canine Kidney(MDCK)细胞和 PBS-1 细胞。蛋白疫苗经常使用哺乳动物细胞来表达,这些细胞株能够长时间地高细胞密度生长从而高产量表达蛋白,而且表达出来的蛋白具有与人类相似的蛋白折叠、装配和翻译后修饰。最新的一些人细胞株,如 PER. C6(Johnson & Johnson 公司生产)、HEK293 细胞、AGE1. CR(德国的 ProBiogen 公司生产)和 EB14(法国的 Vivalis 公司生产)能够悬浮生长于无血清培养基中并表达新型疫苗(Genzel and Reichl,2009)。灌注和微载体技术常用于疫苗的哺乳类细胞高密度生产中。不过,哺乳动物细胞株生产高产量的疫苗也存在几个主要的挑战,包括细胞生长缓慢、苛刻的生长需求、动物病毒污染的可能(Zhu,2012)等。构建生产细胞株通常是非常耗时且成本高昂的。到目前为止,还没有为特定病毒疫苗(失活或减毒)专门设计的重组细胞株。相信在下两个十年随着对组织分化了解的加深和生物手段的系统运用,生物工程师会更多更好地理解病毒与细胞的相互作用,从而创造出病毒高表达细胞株。

植物表达系统因其能够大规模放大、上游成本低、不具人类或动物的病原体、并能生产具有所需结构和生物功能的目标蛋白质的优点,近年来被运用于疫苗的研发上(Kashima et al.,2015;Splegel et al.,2015;Matoba,2015)。在植物细胞内也能进行大多数的翻译后修饰,但提取和纯化难度较大。加拿大的 Medicago 公司(2013 年公司的 60% 被日本 Mitsubishi Tanabe Pharma 收购)已报道利用植物(烟叶)生产颗粒样病毒疫苗并成功完成禽流感疫苗的 Ⅱ 期临床试验,并且准备进行禽流感疫苗 Ⅲ 期和季节性流感疫苗 Ⅱ 期的临床试验。

疫苗上游生产流程包括建立种子库、细胞库和细胞在生物反应器生长及表达产物,以及发酵或细胞培养过程结束后的产品回收。上游生产技术除了表达系统为关键因素外,细胞的高密度生长、产物的高表达,以及表达产物的质量都是疫苗生产过程中的关键。

### 13.2.1.2 疫苗生产下游技术平台

疫苗下游制造工艺过程是从有生命的宿主(如植物、细胞、组织)或培养液系统回收和纯化得到疫苗产品。它的第一步是"提取",即将其表达的产物和表达系统分离开来,包括离心(如生产流感疫苗

FluBlok)、过滤(如生产 B 型肝炎疫苗 Recombivax HB 的微滤法)和沉淀等。大规模连续式离心机主要有两种,一种是垂直管状(vertical tubular)离心机,一种是碟片状(disc-type)离心机。垂直管状离心机含有一个旋转的碗状体,一般可容纳 4~10 kg 的菌体,例如,Carr 公司生产的 ViaFug V12 离心机转速达 10 000 xg,每小时可分离 240 L 的菌体培养液。碟片状离心机由一套可旋转的碟片组成,可在 13 000 xg 的离心力下分离菌体和培养液,例如,Alfa Laval 生产的 LAPX404 和 Westfalia 生产的 CSA 6 型离心机。从碟片状离心机分离的菌体较之于从垂直管状离心机分离的菌体含有稍多的水分。微滤法(microfiltration)是另一种具有较长历史的分离方法。它使用了切向流过滤(tangential flow filtration,TFF)原理,使得被分离液体能够高速通过膜层而不堵塞膜孔。膜孔径一般在 0.1~10 μm。主要有 3 种微滤膜:平面(flat sheet)膜、中空纤维(hollow fiber)膜和螺旋状(spiral wound)膜。平面膜系统是由一叠中间有屏膜隔开的平面膜组成。生产平面膜系统的厂家有 Millipore(Pellicon 系列)、Pall(Centrasette 和 Centrastak 系列)和 Sartorius(Sartoflow 系列)。中空纤维膜由一簇含有特定直径和膜孔的纤维组成。通用电气(GE)公司生产的一系列纤维膜被广泛使用。螺旋状膜是由一张长长的平面膜卷成筒状形成,中有分隔膜。它的原理和平面膜非常相似。微滤膜一般由耐用且抗化学腐蚀的聚醚砜或聚砜制成。

若表达产品在细胞质内积累,必须破碎细胞来提取产品。昆虫和哺乳类动物细胞的破碎相对容易,一般用低离子浓度的破碎液即可,有时也加入洗涤剂或表面活性剂帮助提取产品。大多数大肠杆菌、酵母细胞和植物细胞都需要机械匀浆破碎细胞或洗涤剂提取以获得产品(Primrose and Twyman,2004)。细菌(如大肠杆菌)含有细胞壁,较难破碎。革兰氏阴性大肠埃希菌还有一层由脂多糖、磷脂、脂蛋白和肽聚糖组成的外膜,更增加了细胞破壁的难度。机械破碎和酶法都可以用来破碎细菌。肺炎球菌 13 价结合疫苗 Prevnar 是从细菌中表达、用洗涤剂破碎细胞而得的。酵母菌细胞壁是由磷酸甘露糖和 β-葡聚糖组成,其破壁难度更甚。破碎后的初步提取方法有聚乙二醇(PEG)沉淀(如 A 型肝炎疫苗 VAQTA)和离子交换膜或柱捕获法。未来的抗原表达将越来越多地使用基因工程将产品分泌到细

胞外,或让细胞株自身溶解。

疫苗纯度的要求是不能含有任何对产品的安全性、有效性或稳定性有害的成分,尤其是那些会产生不良反应的成分。因此,分离纯化步骤的目的是设法去除这些杂质,减少产品的体积和浓缩最终产品。疫苗纯化方法因种类而异,每个产品都应使用为其量身定制的生产方法,如重组疫苗、病毒样颗粒疫苗和 DNA 疫苗,它们表达于不同的系统,且生产过程大不相同。

一般使用的产品分离纯化技术有超滤、沉淀、层析[包括离子交换、疏水(如流感疫苗 FluBlok,A 型肝炎疫苗 VAQTA)、亲和或分子筛柱层析]。离子交换层析法是液体层析法的一种,依赖于蛋白质和树脂(珠)间电荷—电荷的相互作用来分离杂质。离子交换层析可分为阳离子和阴离子交换层析。在阳离子交换层析中,带正电荷的蛋白质与带负电荷的树脂结合;相反,在阴离子交换层析中,带负电荷的蛋白质与带正电的树脂结合。知道蛋白质的等电点就可以使用不同 pH 的缓冲液对蛋白质的电荷进行调节,以改变蛋白质的电荷。被分离的蛋白质结合在树脂上后,再用平衡缓冲液冲洗掉未结合的物质,然后增加洗脱缓冲液的离子强度或用不同 pH 的缓冲液洗脱结合在层析柱上的蛋白。离子交换树脂是相对便宜的层析介质,因此被广泛用于生物药物蛋白纯化步骤。除了纯化,它还经常被用在浓缩体积、去除病毒和内毒素等步骤。破碎后的革兰氏阴性细菌会带有大量的内毒素(endotoxin),如不被有效清除的话,会让疫苗接种者产生高热反应。它也可以用阴离子或阳离子交换层析来去除,也有发现使用混合式的柱交换层析能够高效地清除内毒素。细胞破碎后的提取液可用核酸酶去除细胞宿主的核糖核酸(RNA)以及脱氧核糖核酸,也可以用离子交换层析柱(或膜)来去除。人乳头瘤病毒疫苗 Gardasil 用强阳离子交换层析柱来纯化其产品(Cook et al.,1999)。流感疫苗 Flublok 用离子交换和疏水层析柱来纯化表面抗原血凝素(hemagglutinin,HA)。

亲和层析分离蛋白是基于蛋白质和耦合在树脂上的抗体(或配体)间的可逆的亲和作用。生物分子蛋白和蛋白间的相互作用,也可能来源于静电相互作用、范德华力和(或)氢键的作用。通过改变 pH 或离子强度可以互逆地将亲和柱上的所要的蛋白洗脱。Merck 公司的 B 型肝炎疫苗 Recombivax 就采用了亲和层析法来纯化表面抗原 HBsAg(Walsh,2003)。由于具有高选择性、高分辨率、高容量,亲和层析法通常可以达到几千倍高的蛋白纯化倍数。然而,虽然用亲和层析法纯化是非常有效和有选择性的,但制备所要的蛋白质抗体并不便宜。因此,亲和层析法对于生产来讲并不是最经济的选择。疏水层析(hydrophobic interaction chromatography,HIC)在生物药物生产上的应用有增加的趋势(Jiang et al.,2013)。由于疏水层析的分子机制依赖于其独特的结构特点,它是另一类与亲和层析、离子交换、凝胶过滤层析不同的层析选择。疏水层析的介质通常有高容量、经济且稳定的特点。蛋白在高盐浓度下吸附,在低盐浓度下洗脱。近年来的混合式柱交换层析,如同时含有离子交换和疏水交换能力的层析柱,能够提供很高的选择性,纯化效率非常高且可以简化纯化过程,因此越来越受到青睐。

疫苗抗原的相对分子质量比其他生物药物大,一般是在 100 000 以上。而病毒/病毒载体和病毒样颗粒的相对分子质量可达 $2\times10^7$(直径 500 nm)。它们的柱层析分离纯化方法是一个挑战。相对一般生物分子而言,大体积的颗粒与层析柱的结合能力较差,因此一般会选用大孔径的树脂。层析交换膜是相对较新的分离技术。它采用大孔径的材料做成膜的物理形状,却像层析树脂一样带有基团。大多数情况下的设计是让杂质结合到膜上而让产品很快地通过,而膜的压力却不会有很大增加。

超滤和渗滤经常用于产物中间体的缓冲液交换和缩小体积。它也使用了切向流过滤(TFF)方法用横向流来减少在膜表面滞留物的堆积。使用正确的分子量截流的切向流过滤膜,所要的蛋白质可以从含有其他蛋白质和其他分子的培养液中分离出来。该操作也用于在制备最终成品制剂时交换缓冲液和调整最终产品的浓度。超滤以及渗滤和微滤膜一样有平面膜、中空纤维膜和螺旋状膜几种,只是膜孔比微滤膜小,为 $(10\sim750)\times10^3$。

产品精制步骤包括了最后一步单元操作以得到高纯度的产品。根据产品和其使用目的,精制包括除去可能危及安全的微量污染物(产品的多聚合体)和产品的无菌操作。这些操作包括在分装前的病毒清除和无菌过滤。下游生产工艺通常占 50%~80% 的总制造成本,因此,下游生产工艺技术的优化被认为是最佳工艺设计中的核心要素之一。每个单元操作应考虑操作容量和效率,从有效去除杂质和成本效益等方面进行优化。在整体工艺设计上,工程师必须考虑各个方面,如去除杂质、层析柱容量、缓冲液的要求、收率、生产时限、工艺的可放大性、自动化、生产线的生产能力及药品法规等,需要在每个单元操作和整体产量、产品在单元操作间的中间体质量和产品原液

的质量方面进行优化,每个步骤的规模应根据设计的整体产量进行调整,每个单元操作应在产物的产量、纯度和稳定性方面进行优化并验证。

一些具有代表性的新型疫苗的表达宿主和提取纯化方法列于表 13.1。

**表 13.1 代表性新型疫苗的表达和纯化过程**

| 表达系统 | | 新疫苗例子 | 表达方法 | 回收提取 | 纯化 |
|---|---|---|---|---|---|
| 细菌 | | 百白破无细胞三联疫苗(DTaP)infarix,由 SmithKline Beecham Biologicais 公司生产,1997 上市。疫苗由白喉毒素 D,破伤风类毒素 T 和三种百日咳抗原(灭活百日咳毒素 P、丝状血凝素和百日咳杆菌黏附素)在无菌条件下混合然后吸附到佐剂氢氧化铝上制备而成(FDA 官方网站,1997) | 白喉毒素(D):在 *Corynebocterium diphtherioe* 中表达;破伤风类毒素(T):在 *Clostridium tetoni* 中表达;三个百日咳抗原:灭活百日咳毒素(PT)、丝状血凝素(FHA)和百日咳杆菌黏附素(pertactin)都在 *Bordetella pertussis* 中表达 | 毒素 D 和 T:甲醛脱毒;超滤渗滤;百日咳毒素 PT 和丝状血凝素 FNA:用羟基磷化石吸附法从发酵液里提取;百日咳杆菌黏附素:用加热处理和氯化钡凝絮法从细胞里提取 | 毒素 D and T:分级盐析,凝胶过滤或透析;PT 和 FHA:疏水层析、亲和力和分子筛层析纯化;pertactin:离子交换、疏水和分子筛层析纯化;PT 用甲醛和戊二酯处理脱毒;FHA 和 pertactin 用甲醛处理脱毒 |
| | | 核糖核酸,尚无上市产品 | 重组基因于大肠杆菌(*E.coli*)中表达 | 碱液或机械破碎法破细胞,凝絮法从细胞里提取 | 分级沉淀(例如用聚乙二醇),或柱层析(包括阴离子、疏水和反相交换层析) |
| 酵母 | *S.cerevisiea* | 乙型肝炎基因工程疫苗 Recombivax HB,Merck 公司生产,1986 批准上市(FDA 官方网站,Recombivax HB,1987) | 重组基因表达技术,诱导表达单个蛋白(乙型肝炎表面抗原 HBsAg) | 微滤法、细胞匀浆,洗涤剂提取 | 微滤法澄清提取液,去除洗涤剂,二氧化硅吸附,疏水层析纯化,超滤、无菌过滤 |
| | *S.cerevisiea* | 抗人乳并没有瘤病毒疫苗 Gardasll,Merck 公司生产,2007 年批准上市(Cook et al.,1999) | 重组基因表达技术,4 种人乳头瘤状病毒 L1 蛋白(6,11,16 和 18),同时表达,体内自我组装成病毒样颗粒,高细胞密度生长,半乳糖诱导启动子控制蛋白诱导表达 | 用洗涤剂破壁提取 | 两步阳离子交换柱层析去除杂质,渗滤,无菌过滤 |
| 昆虫细胞 | Sf9 | 流感疫苗 Flublok,由 Protein Sciences 公司生产,2013 批准上市(Cox and Hollidter,2009) | Sfg 细胞株被带有 HA(hemagglutinin,血球凝集素基因)的昆虫病毒感染而表达 | 离心分离去除细胞,洗涤剂提取蛋白 | 离子交换和疏水交换两步层板分离,两步过滤,除病毒,无菌过滤 |

| 表达系统 | | 新疫苗例子 | 表达方法 | 回收提取 | 纯化 |
|---|---|---|---|---|---|
| 哺乳动物细胞 | Vero | 轮状病毒减毒活疫苗 RotaTeq,由 Merck 公司生产,2006 批准上市(EMA 官方网站,RotaTeq) | Vero 细胞,被含有 5 种人/猪,疏配体病毒分别感染与生产 | 从细胞培养液中微滤提取 | 超滤、无菌过滤 |
| | PER.C6 | Merck HIV 重组疫苗,但Ⅲ期临床试验失败(Iaccino et al.,2008;Xie et al.,2003) | 重组腺病毒 rAD5 分别带有 HIV-1 的 *gag*,*pol* 和 *nef* 基因,感染 PER.C6 细胞,悬浮式细胞培养 | 离心分离细胞,细胞裂解 | 离心,阴离子交换柱层析 |
| 植物 | | 流感病毒样颗粒疫苗,加拿大 Medicago 公司Ⅱ期临床 | 重组基因表达技术,烟草叶中表达 | 从烟叶中提取 | 柱层析纯化 |
| 病人细胞 | | 自身免疫疗法疫苗 Provenge,由 Dendreon 公司生产,2010 年批准上市(Schlom et al.,2007),用于治疗前列腺癌 | 病人自身的白细胞,离心分离病人白细胞,接触常见前列腺癌的抗原 | 与免疫刺激因子结合(如 GM-CSF),细胞培养 | 细胞洗涤,返回病人体内 |

#### 13.2.1.3 多糖蛋白结合疫苗的表达、纯化和化学合成技术

多糖蛋白结合疫苗是由抗原体(细菌多糖)和载体蛋白通过化学修饰而结合的一种高效疫苗。它不但能刺激抗细菌抗体的产生,也能引起 T 细胞依赖型的抗原反应,从而产生长效抗原反应,对 2 岁以下的儿童亦有效(Robbins et al.,1996)。主要的载体蛋白有 5 种,包括破伤风类毒素(TT)、白喉类毒素(DT)、白喉去毒素变异体 197(CRM197)、脑膜炎外膜蛋白(OMP)和流感嗜血杆菌衍生的蛋白 D(PD)(Josefsberg and Buckland,2012)。典型的例子有肺炎链球菌(*Streptococcal pneumoniae*)的多糖和与白喉毒素变异体结合的抗肺炎疫苗(如 Prevnar13)、b 型流感嗜血杆菌(*Haemophilus influenzae* type b,简称 Hib)的多糖与破伤风类毒素结合的疫苗(如 2009 年美国 FDA 批准的由 Sanofi Pasteur 生产的 ActHIB 和 GSK 公司生产的 Hiberix)。多糖和载体蛋白分别从细菌里表达和纯化。抗肺炎疫苗 Prevnar13 的 13 个血清型(serotype)抗原必须从 13 个不同的肺炎球菌里分离纯化出来。它的 CRM197 载体蛋白是从白喉棒状杆菌(*Corynebacterium diphtheria*)C7(β197)菌株在含酪蛋白氨基酸和基础培养基的培养液中发酵而来,经过柱层析纯化,然后与激活

的 13 种多糖结合。生产这样的产品需要至少 1 年的时间,产品的测定和检验也非常复杂。ActHIB 的多糖是从 b 型流感嗜血杆菌(Hib)菌体中用溴化十六烷基三甲铵(cetrimide)沉淀和提取而来。它的载体蛋白是从破伤风梭菌(*Clostridium tetani*)菌体中经硫酸铵沉淀去毒性后的破伤风毒素。激活后的 Hib 多糖与浓缩的破伤风蛋白用碳二亚胺化学反应结合在一起,经制剂和冷冻干燥成为疫苗产品。化学结合时,多糖和载体蛋白必须含有够高的纯度,且摩尔比必须正确,否则结合的效率非常低(不到 20%)(Lee et al.,2009)。新的化学反应试剂,如加腙(hydrozones)到羧基或加肼到氨基能够达到 50% 的结合率(Lees et al.,2006)。

#### 13.2.1.4 疫苗佐剂、制剂

疫苗的另一个与众不同之处是使用免疫佐剂。佐剂能增强重组抗原的免疫性,从而降低对疫苗剂量的要求。常用的佐剂有两种:免疫刺激和免疫载体(Reed et al.,2008)。免疫刺激包括能够刺激免疫反应的细胞因子和细菌外毒素;免疫载体包括微量元素(如铝盐、AS03、AS04)、乳胶(MF59)和脂质体,其作用在于控释抗原和增强特定免疫反应。铝盐类的免疫佐剂常常被使用,在许多上市产品中显示了其巨大的功效(如 Gardsil)。然而,铝盐在引发

CD4 和 CD8 T 细胞反应上还远远不够。诺华公司（Novartis）用的水包油乳胶（MF59，一种角鲨烯乳胶）和 GSK 公司的 AS03 或 AS04（含有单磷酰脂 A）显示了比铝盐在降低剂量上更大的潜力，从而被批准分别用于人体的季节性流感疫苗 Fluad（MF59 佐剂）、禽流感 H5N1 Prepandrix（AS03 佐剂）和抗人乳头瘤病毒疫苗 Cervarix（AS04 佐剂）（Tritto et al.，2009）。单磷酰脂 A 是去毒后的内毒素脂多糖，是 Toll 样受体类似物的第一代产品（Casella and Mitchell，2008）。另有研究发现，如果把流感病毒表面抗原血凝素与鞭毛[TLR5 配体，Toll-like receptor 5]融合，在老鼠体内会呈现更好的免疫原性（Song et al.，2008）。2009 年批准的由澳大利亚 CSL 公司生产的 H1N1 禽流感疫苗使用了一种新的佐剂叫 ISCOMATRIX®。它的成分是皂素（saponin）、胆固醇和磷脂，在特定条件下形成直径为 40~50 nm 的笼状结构。它能够加强和加快抗原的免疫反应，自身纯度很高，而且不带任何动物来源的成分。更多的能够提供强有力且引起长效体液免疫和 T 细胞免疫疫苗的免疫佐剂正在研究中。

在液体状态下，大分子疫苗如病毒样颗粒疫苗容易由于疏水基团的作用而聚合，从而失活并沉淀。因此，许多疫苗产品在室温下不稳定，需要至少保存在 2~8℃。一般需要研究疫苗的降解原理、动力学及热力学以便在制剂过程中加入相应的试剂，如抗氧化剂、表面活性剂等，来延长疫苗的有效期。Merck 公司的 Gardasil 疫苗由于其病毒样颗粒的特性在水溶液中不稳定，因此在生产和保存过程中加入了非离子性的表面活性剂，调整了盐浓度，使得其容器表面的吸附和分子间的聚合降低，防止免疫活性的丢失。它的制剂成分含有 0.32 当量氯化钠、0.01% 聚山梨酯 80（polysorbate 80）、10 mmol 组氨酸，pH 为 6.2（Shi et al.，2007）。但即便如此，液状疫苗其保质期还是不够长，不利于在穷困国家和地区的运输和疫苗接种（接种点无冰箱和冷藏设施）。所以应尽可能首选冷冻干燥和喷雾干燥。不过，冻干法可能会改变产品的性质，影响因素包括 pH 和溶剂浓度，因而可能降低疫苗的免疫活性（Chen et al.，2010）。同时，冻干过程耗时且耗成本，需要较长时间来研究出最合适的方法。

疫苗加入防腐剂以防止细菌和霉菌生长已有70 多年历史。有关多剂量疫苗分装瓶加防腐剂的规定早在 1968 年已在《美国联邦监管条例》（21CFR0.15）中有阐述。

自 1997 年所有疫苗都必须检查防腐剂硫柳汞（thimerosal）的含量以来，现在疫苗生产厂家都避免使用此防腐剂。无细胞百白破三联疫苗（DTaP）和灭活抗脊髓灰质炎疫苗使用了 2-苯氧基乙醇（2-PE）防腐剂（Bae et al.，2009）。抗肺炎球菌疫苗 Prevnar13 用每个剂量 5mg 的 2-苯氧基乙醇（2-PE）来防止微生物感染，有效期能够长达 30 个月（Khandke et al.，2011）。

## 13.2.2 疫苗的生产工艺

从某种意义上来说，新型疫苗主要是运用现代的科学技术（如分子生物学技术）将按预定目标改造过的遗传物质（DNA）以一定的方式（表达载体、病毒载体）在宿主中表达并纯化其产品。它可以是蛋白、减毒病毒、病毒载体、DNA 载体或多糖。这些生物分子还能进一步地以不同结构形式出现，如病毒样颗粒（VLP）、多价疫苗、多连体疫苗与新型蛋白载体共轭的多糖。它们有的可利用新型佐剂来提高免疫原性，或采用新颖的制剂手段提高活性和稳定性。表 13.1 已列出了一些从不同生物体系表达和纯化的工艺。本节将详述几大类新型疫苗从生物宿主中表达和纯化的基本工艺，但不包括体外的修饰、共轭、佐剂，也不包括自身免疫疗法疫苗的生产工艺。

### 13.2.2.1 重组蛋白疫苗的生产工艺

重组蛋白疫苗是利用基因重组技术将目标蛋白克隆到选定的表达质粒中，继而转入相应的宿主内表达和纯化。目前上市的重组蛋白疫苗用到的宿主有酵母和昆虫细胞。多种利用动物细胞进行表达的重组蛋白疫苗也正在进行临床试验。重组蛋白疫苗种类有单个蛋白、单个蛋白或多个蛋白的聚合体。第一个重组蛋白疫苗是 Merck 公司的抗 B 型肝炎疫苗 Recombivax HB，于 1986 年被美国 FDA 批准并上市。紧接着，GSK 公司的类似的抗 B 型肝炎疫苗 Engerix-B 于 1989 被美国 FDA 批准上市。两个重组蛋白疫苗都是从酵母（*S. cerevisiae*）中表达的肝炎表面抗原蛋白（HBsAg）的纳米结构疫苗（后来被认为是病毒样颗粒疫苗），它们代替了以往从感染病人血样中提纯的累赘且不安全的生产方法，它们的问世在疫苗领域是具有革命性的。这两个蛋白都在酵母细胞内表达，发酵后先收获菌体，然后菌体破碎匀浆,用沉淀或渗滤法得到可溶的蛋白部分,紧接着用几步柱层析分离纯化。图 13.2 列出了 Engerix-B 疫苗表达纯化的基本步骤,其中,目标蛋白沉淀后经两步柱层析用氯化铯密度梯度超速离心进一步纯化,然后分子筛柱层析去除氯化铯。最后制剂无菌过滤为产品。2013 年,美国 FDA 批准的 Protein Sciences 公司生产的抗流感疫苗(Flublok)也是重组的单一蛋白疫苗,由流感表面抗原(血球凝集素 HA)组成,从昆虫细胞里表达和纯化(Josefsberg and Buckland,2012)。

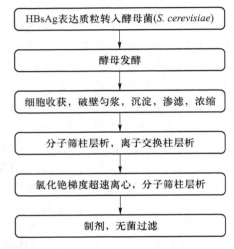

图 13.2 重组蛋白抗 B 型肝炎疫苗 Engerix-B 的生产工艺

### 13.2.2.2 病毒样颗粒疫苗的生产工艺

病毒样颗粒(VLP)疫苗是由一个或多个蛋白以一定比例有机组成的类似于病毒大小和形状的颗粒。它不带有致病的遗传物质(DNA 或 RNA),但却具有诱导体液免疫和细胞免疫的功能,是新型的有效而安全的疫苗。第一个病毒样颗粒疫苗是细胞内自我组装并在体外拆卸重新组装的抗 4 种人乳头瘤病毒(HPV6、HPV11、HPV16 和 HPV18)的 L1 蛋白疫苗,由 Merck 公司生产并于 2006 年被美国 FDA 批准(Buckland,2005)。它是在酵母(S. cerevisiae)中发酵而来,用半乳糖诱导启动子(GAL1)来表达 L1 蛋白并自我组装成病毒样颗粒。它表达于细胞内,所以必须破壁提取,然后用渗滤法换缓冲液系统,经由两步阳离子交换层析去除杂质,拆卸重组装,最后超滤制剂成产品(Shi et al.,2007;Cook et al.,1999;Mach et al.,2006)。另一个病毒样颗粒疫苗 Cervarix 也是抗人乳头瘤病毒(HPV16 和

HPV18)的 L1 蛋白疫苗,由 GSK 公司生产。它是第一个从昆虫细胞表达并生产的重组蛋白疫苗。HPV16 和 HPV18 的 L1 蛋白分别在重组的昆虫病毒系统里表达,用渗透压法提取 L1 蛋白,再经过阳离子交换和羟基磷灰石柱层析柱分离纯化。在纳米过滤、超过滤和无菌过滤后,两个蛋白合并制成疫苗成品。总体来说,VLP 的纯化与病毒颗粒类似,充分利用其颗粒大的物理性质,使用切向流过滤为原理的微滤或超滤快速有效地去除杂质并改变缓冲液体系和达到浓缩效果。另外一个例子是尚在 II 期临床试验的禽流感和季节性流感疫苗(Novavax 公司),也是从昆虫细胞表达和生产的病毒样颗粒疫苗,其生产周期较传统流感疫苗大为缩短,且临床效果显著。它的生产方法在图 13.3 里列出(Hahn et al.,2013)。

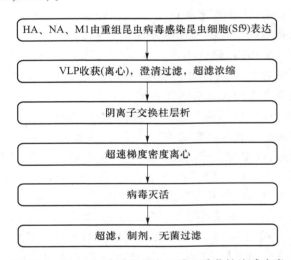

图 13.3 Novavax 公司的抗禽流感和季节性流感病毒样颗粒疫苗生产流程

Novavax 公司的抗禽流感和季节性流感病毒样颗粒疫苗是由 HA(hemagglutinin,血凝素),NA(neuraminidase,神经氨酸酶)和 M1(matrix protein 1,支架蛋白)组成的。3 个蛋白都由重组昆虫病毒感染昆虫细胞表达,它的分离纯化充分利用了其大颗粒的特性

### 13.2.2.3 病毒疫苗的生产工艺

近年来,人们开始使用 DNA 病毒载体系统表达疫苗。这些病毒载体系统包括痘病毒、疱疹病毒和腺病毒在内的 DNA 病毒载体,以及逆转录病毒和黄病毒在内的 RNA 病毒载体。病毒载体能在没有佐剂的情况下同时诱导 T 细胞免疫和体液免疫,并能一次递送一个以上的基因(Geels and Ye,2010;Li et al.,2007)。腺病毒载体因其能高效递送DNA到目标细胞而最被看好。它能够承载大片段DNA，不会插入宿主基因因而不具致癌性。重组腺病毒可以感染PER.C6、HEK293和A549细胞并复制，但由于缺失了E1和其他一些基因，不能在人体里复制和感染。不少临床试验的产品已在尝试使用该方法，如Merck公司用重组腺病毒rAd5表达HIV-1的*Gag*基因（Xie et al.,2003）。虽然它的Ⅲ期临床试验没有证明其对艾滋病毒有预防作用，技术本身却非常有前途。图13.4列出利用腺病毒作为载体生产疫苗的基本工艺流程。

### 13.2.2.4 重组DNA质粒疫苗的生产工艺

重组DNA质粒疫苗携带目的抗原基因转入接种人体，并利用细胞本身的机器来表达目的蛋白。此方法因能够提供较强的且长久的免疫反应，并诱导细胞毒性T淋巴细胞的反应，导致感染细胞调零而用于肿瘤的免疫治疗（Polakova et al.,2009）。尽管到目前为止，只有动物DNA疫苗被批准上市，但已有许多类似的疫苗在不同的人体临床试验阶段（Stuve et al.,2007）。DNA质粒从细菌中发酵而来，质量规范对超螺旋质粒的成分要求较高，生产较具挑战性。超螺旋质粒的大小可能和宿主DNA或开环了的质粒DNA很接近，因此很难分离，纯化工艺相对复杂且成本高。

细菌发酵的菌体一般由离心或过滤与离心结合法来获得。细菌破壁常用的有碱性裂解法、机械破解法和酶解法。阳离子洗涤剂十六烷基三甲基溴

（CTAB）能够选择性沉淀DNA，分离去除的不纯物不但有蛋白质、宿主DNA和RNA、内毒素，还有松弛和变性的质粒，所以备受青睐（Lander et al.,2002）。白沸钙石（gyrolite）因其能选择性地吸附宿主DNA和开环DNA而被选来纯化超螺旋DNA（Winters et al.,2003）。柱层析包括阴离子交换、阳离子交换、疏水离子树脂层析，可用来纯化质粒DNA。最后产品通过切相流过滤浓缩在制剂缓冲液里。DNA质粒在细菌中表达。下游工艺较为复杂，可按条件选择和研发工艺。重组DNA质粒疫苗的生产流程见图13.5（Carnes and Williams,2007；Freitas et al.,2009；Prather et al.,2003；Williams et al.,2009）。

### 13.2.3 新疫苗生产设施及验证

合理的厂房设计和设备仪器的验证最早由美国FDA于1969年提出。对于一个新的厂房来说，调试和验证是保证生产过程的基础。在生产过程验证前，必须具备一个能接受的厂房、设备和仪器以保证生产的实施。为了满足验证要求，生产设施的设计应符合良好生产规范的总体布局、符合人员和物品的流动规定，而验证的公用工程应包括注射用水（water for injection，WFI）、纯蒸汽、纯化水、空调净化系统（HVAC）及温度湿度的控制、高效过滤器（HEPA）、冷冻系统、储存系统、废弃物处理，以及公用系统的监控记录系统。厂房调试是验证的一部分，证明所用仪器和辅助系统都安装合理、操作正常和能达到预期目的。验证则是用记录的文件证明生

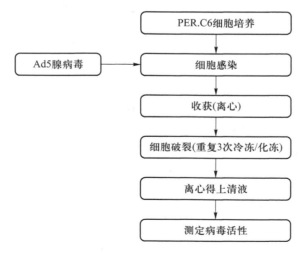

图13.4 利用腺病毒作为表达基因载体来生产疫苗的工艺流程

改造过的腺病毒（Ad5）携带着目的基因通过PER.C6细胞复制，它的分离纯化较为简单

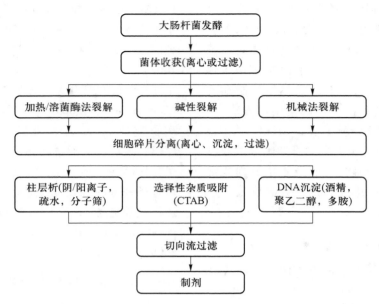

图 13.5　重组 DNA 质粒疫苗的生产工艺

产过程,包括厂房、系统、设备等能够对达到预期的质量目标提供高保证。厂房、公用工程和设备的验证包括设计确认(design qualification,DQ),以及从安装到性能的确认[安装确认(installation qualification,IQ)、运行确认(operation qualification,OQ)、性能确认(performance qualification,PQ)]等这些确认通过了然后进行工艺验证(process validation,PV)。整个验证过程需要有详细的规划和不同专业人才的参与,包括工程、材料、控制系统、自动化系统、质量保证、验证和施工人员,以确保运作、保养、质量控制、安全性和生产的全盘进行。对于不同特性的产品应给予不同的要求,如致病型细菌(如白喉、百日咳)和病毒的生产需要生物安全水平 2(BSL-2)的环境,因此它的厂房和公用工程的设计须满足特定的要求。新型疫苗生产设施应根据 cGMP 的要求及规范生产工艺的需要,具有疫苗生产规范的总体布局,包括符合人员和物品的流向规定、足够的空间、良好的通风、明亮的照明以及安全生产的设施。除此之外,根据生产过程的要求,配置合理的生产设备,包括上游生产用的生物反应器、下游生产用的层析装置、原液分装及产品灌装的设备以及各工艺间的连接管道。

### 13.2.3.1　生产设施的设计及质量要求

新型疫苗生产设施的设计应根据 cGMP 的要求及规范生产工艺的需要进行。在我国,设计院所按照国家制定的有关设计规范,如《医药工业洁净厂房设计规范》(GB50457—2008)进行设计。国际通用的生物药厂设计过程包括概念设计、基础设计和详细设计。在此过程中,通常由用户首先提出项目目标及要求,包括项目范围、生产规模、质量要求、技术要求、公用工程及其他工程要求、资金计划以及时间计划等。同时用户提交尽可能详细的生产工艺流程图给设计方参考。在详细设计过程中,设计部门会画出建筑施工图。施工单位根据施工图施工。施工完毕后组织设备安装,首先进行公用工程的设备安装,然后是生产设备的安装。所安装的设备需经过在生产厂家和在用户安装后两次运转,以确保设备的良好状态。所有的设备按照设计要求安装调试完毕后,进行联动试运行。在联动试运行后,用户可以在符合一系列条件的基础上向当地政府主管部门申请"药品生产许可证",获得生产许可证的生产设施可从事临床前安全评价的药品生产。生产设施的用户进行的验证工作应当符合 NMPA 颁布的 cGMP 要求。

### 13.2.3.2　生产设施和过程的验证

根据各国的药品生产法规部门的指导文件,验证是一个有记录的文件化程序,它提供了一个高度保证:即一个特定的生产过程会持续地生产出满足其预定规格和质量的产品。有效的设施及生产过程验证会充分保证药品质量,即生产的药品应符合其使用目的。

生产设施包括设备验证和工艺验证。设备验证一般包括设计确认（DQ）、安装确认（IQ）、运行确认（OQ）、性能确认（PQ）。生产设施的用户在准备验证时，需要有验证主计划（master validation plan），并以此计划组织验证团队，推进验证进展，完成验证报告。生产设施、设备应定期组织再验证，以确保生产设施、设备保持其性能。在验证和再验证过程中，充分运用风险评估机制，以确定各个环节的验证强度和工作量。以下游生产设备和产品接触的部分为验证重点。

在生产工艺的验证中，除了公用工程验证外，对人体安全使用有直接影响的系统，必须在药品临床使用前验证。验证及验证重点应放在对产品的安全性、有效性、稳定性有影响的关键工艺步骤，包括最终产品（终端）的除菌过滤、清除病毒、去除宿主细胞的 DNA 和多余的蛋白质。有些质量指标难以在最终产品的测试中获得确切结果，对这些项目必须更严格地控制。此外，保护人员和环境的系统是至关重要的，必须在去污的高压灭菌器、高效过滤器（HEPA），以及空调系统等的使用前进行验证。生产设施的验证通常以公用工程的验证开始，包括空调净化系统，洁净生产区（洁净度和温湿度），水系统（纯化水及注射用水），纯蒸汽系统等。只有当生产设施的公用系统完成验证后，才能有效地进行生产设备的验证工作。生产设备的验证重点在无菌操作部分，如高压灭菌设备、超净工作台、无菌分装设备等。

工艺验证的目的是保证具体生产过程依据预先设定的程序进行控制。事先充分考虑工艺过程的变量和可接受的范围，然后确定并测试。工艺验证的形式和程度与产品的使用目的是一致的。所有在临床试验或上市的产品必须在符合 GMP 的条件下生产，因此必须经过验证的过程。虽然验证概念是对任何 GMP 生产的要求，然而 FDA 也认可，在验证资料的准备方面，对一个上市产品和临床样品的生产过程，可要求不同程度的详细信息。例如，直到Ⅲ期临床试验样品的生产前，可能不会需要生产过程和分析方法验证，虽然生产设施需要进行验证。因此，在Ⅲ期临床试验进展前，并不要求制定一个完整的工艺过程验证资料。

## 13.3 疫苗生产规范管理中的技术

前面描述了疫苗生产的各类工艺过程和各种生命系统，如大肠杆菌、酵母、哺乳动物细胞，作为生产生物药物的平台。疫苗的生产过程就是以这样的复杂生命体系为基点的。由于在一个复杂的系统中进行表达、大规模生产过程的工程问题的复杂性、对最终产品的质量要求、大分子产物的复杂性及不稳定性，所以生产过程的质量监控及定性分析对生产过程的重复性和最终产品的质量重现性将有显著影响。质量分析、监测和控制是确保疫苗生产的稳定性和可重复性以及产品的高质量的必要措施。然而，这些方面也存在相当大的挑战。

### 13.3.1 过程分析技术

过程分析技术（PAT）被美国 FDA 定义为在药品生产过程中，通过测量影响关键质量属性（critical quality attributes，CQA）的关键工艺参数（critical process parameters，CPP）来设计、分析和控制药品生产。美国 FDA 概述了过程分析技术的实施指南（*Guidance for Industry PAT* 1 ~ 19，2004），这是新型疫苗的开发和制造中质量保证框架的重要组成部分。过程分析技术的目的是增进了解和控制生产过程，鼓励开发更好的分析方法作为工具来监控生产过程，以及尽量降低在创新药物（疫苗）或创新工艺的开发过程中的风险。产品的质量不能仅仅依赖于最终产品的分析测试来得到保证，更应该依赖于贯穿整个生产过程中的分析方法的设计和中间产品的分析测试。过程分析技术正是由这样的理念转化而来的运行机制，从而在药物生产中保证产品质量，并减少在制造过程中的失误和偏差。过程分析技术作为在生产过程中的控制手段，可以更好地控制和预测关键工艺和产品质量相关的因素。FDA 和业内专家预计，使用 PAT 的优越性包括下列几点：达到更高的最终产品的质量、更高的生产效率、较低的运营成本、更好的加工能力和较少的次品。

PAT 包括物理、化学和生物多方面的检测方法和手段。疫苗产品的全面分析需要快速和可靠的方法，除了常用的蛋白（病毒、DNA）分析方法外，如浓度、聚丙烯酰胺电泳（PAGE）、免疫印迹、酶联免疫吸附测定（ELISA）、高压或超高压液相层析（HPLC/

UPLC）、质谱、圆二色谱（circular dichroism）、红外光谱（FT-IR）、核磁共振（NMR）、流式细胞仪和电子显微镜法（transmission electron microscope）等，其他的相对较新较复杂的分析技术也被使用（Ding et al.，2007）。近年来，超高压液相层析（UPLC）的使用越来越频繁，在重组蛋白的纯度和特性描述上的灵敏度和快速性都优于 HPLC。与之联合的仪器有测定分子量的高分辨率质谱（LC-MS，LC-MS/MS），两者一起能够精确分析氨基酸序列、化学修饰、糖基位置和成分等。动态光散射法（dynamic light scattering，DLS）被用来检测病毒或病毒样颗粒疫苗的大小和聚合情况（Driskell et al.，2011）。表面等离子体共振免疫测定法（surface plasmon resonance immunoassay，SPR）能够测定快速相互作用动力学。还有用于分析变性温度的差示扫描比色法（differential scanning colorimetry，DSC）也被用来比较和检测生物分子在温度变化下的稳定性（Rathore et al.，2010）。

## 13.3.2 质量源于设计的概念和实验设计方法

质量，按照人用药品注册技术要求国际协调会（ICH）指导原则 Q6A 文件的定义是"原料药或药物产品对于其预定用途的可适用性，它包括以下属性：成分、效力和纯度。"近年来，在医药制造业被日益接受的产品质量概念不只是最后产品应符合出厂规格，更是产品整个的生产过程。正所谓过程决定质量。于是，如何合理设计生产过程成了决定质量的关键。质量源于设计（quality by design，QbD）的概念在小分子和一些治疗型的药物生产上早已被接受和广泛采用，近几年来，QbD 正在渗透进入生物大分子包括疫苗领域，其过程分析技术和先进的过程自动化控制技术进一步得到提高。美国 FDA、EMEA 和日本的制药体系都已采用 QbD 策略。ICH 对此有专门的指导文件（见附录）。

ICH Q8（R2）、Q9、Q10 和 Q11 对 QbD 和与之密切相连的实验设计方法与生产过程以及产品控制有原则性的概述。ICH Q8（R2）对 QbD 的定义是：一个从一开始就已制定好目标的、强调对产品和生产过程的理解以及对其过程加以控制的、基于严格的科学和质量风险管理的系统方法。QbD 是设计生产方法的一种哲学思维，它强调产品前期研发的深度和设计空间的重要性，以及之后的对生产和产品的密切监视和即时的产品（或中间体）测定，把加强

对产品和生产过程的理解与质量风险管理结合起来，从而建立一个恰当的控制系统以保证对生产过程的掌控和产品的高质量。

在生物药物研发生产中的 QbD 的具体实施有几个关键步骤[ICH Q8（R2），见图 13.6]。

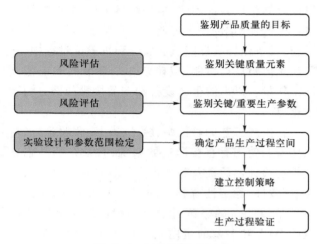

图 13.6 QbD 概念及过程

在产品的质量目标（quality target product profile，QTPP）确定后，用风险评估的方法鉴别关键质量属性（CQA）。关键质量属性是保证所需产品的质量具有在一定限制和范围内的物理、化学、生物以及微生物的性质和特点。风险评估将列出重要的 CQA，然后再一次用风险评估的方法评审关键工艺参数（critical process parameter，CPP）。CPP 是能影响关键质量属性的生产参数。它必须受到监视和控制，以保证生产出来的产品达到预定质量目标。经过风险评估而鉴别出来的关键工艺参数将按其得分依次排列，得分高，重要程度也高。随后，人们设计实验来决定这些参数的变量范围，或称为设计空间（design space）。设计空间是输入变量和生产参数间的多维的相互作用，用来保证产品的质量，它是通过实验设计（design of experiment，DoE）来决定的。DoE 是比传统的一次一个参变数的实验方法（OFAT）更为有效的统计方法。它之所以有效是因为：① 它需要的实验次数比 OFAT 少；② 概括了更广的知识范围。它在下列方面更有效，如搜寻生产参数间的相互作用、避免测定范围窄和次序不够随机的人为因素和使用有效的重复实验等（Rathore and Mhatre，2009；Rathore and Winkle，2009）。有不少的数学模型可用来设计 DoE，其中 JMP 模型被广泛使用。QbD 非常强调对生产过程的控制。控制

策略(或系统)是基于对产品和生产过程的理解为确保质量而计划的控制。控制策略不仅包括对原料药和制剂产品的生产过程和最后产品规格的控制,也是对原料、添加剂、容器和封口、生产仪器以及厂房的控制。光靠控制最终产品的规格是远远不够的。对原料药的质量控制亦有最新的 ICH 指导文件(ICH Q11)。

### 13.3.3 一次性使用技术

一次性使用技术(single use technology)最早于 1990 年引进到生物药物的生产上。它之所以被称为"一次性使用",是因为其使用后弃用的特点。

一次性使用技术的最大优点在于减少交叉感染(交叉感染是生物制品安全性方面的主要风险)。其他优点包括:第一,利用这一技术减少清洁和消毒验证、相关的文件,以及操作上的训练,而这正是最容易受到审查机构警告和开出罚单的地方。减少的清洁和消毒验证也相应减低了人力需求。第二,这一技术减少了生产设备的安装和保养,也就加速了工艺的开发和生产。第三,运行成本降低。对一个采取一次性使用技术的生产厂家,尽管需要一定的场地来存放大量的袋子,但大宗设备和公用工程的需要却会远低于一般工厂,而且操作成本也会有所降低(Kostyukovsky,2007)。

越来越多的公司开始在生产中采取一次性使用技术以缩短生产周期从而获得更大的利润。合同生产公司以及刚起步的小公司也从运用这一技术中获得极大的好处。当一个工艺过程在一个密封系统(在袋中加入原材料、液体以及内装搅拌装置)中进行时,车间空气洁净要求可以降低,几种不同产品也能在同一空气系统中同时进行生产操作。这对需要快速生产多种 GMP 产品的公司来说十分有利。

#### 13.3.3.1 一次性使用技术在研发和生产中的应用

一次性使用技术几乎能应用在生物制品生产的每一步中。最常见的生产步骤有发酵(生物反应器)、收获、分离、切向流过滤、柱层析和无菌灌装。一次性抗低温小瓶被用来在 $-80\,^{\circ}\mathrm{C}$ 或液氮中储存细胞株或细胞库。细胞放大培养能在一次性波浪袋或搅拌式反应器中进行,波浪袋反应器(wave bioreactor)的温和混合方式为动物和昆虫细胞生长提供了低度的切剪力和适量的氧气供给。大型的一次性使

用细胞反应器在 GMP 生产上已达 2000 L(如 GE,Thermo Scientific 和 Sartorius 公司生产),一次性使用感应器(测定溶氧或酸碱度)也可供微生物发酵和细胞培养使用。各式各样的一次性软管可用来传送液体,如缓冲液,培养液和中间产物。在无菌软管连接中,有不同的连接体和连接口供选择。用于储存大体积的缓冲液、培养液或中间产物的一次性袋子体积可达 500 L,若有固体支架支撑的话,其体积可达 2500 L。培养基交换和流加技术能用连续式离心法进行(如 Pneumatic Scale Angelus 公司的 Unifuge 离心机)。细胞分离可用微滤(孔径在 $0.1\,\mu\mathrm{m}$ 以上)或深层膜过滤法进行,一次性的膜层析(如 GE 公司的 Mustang 和 Sartorius 公司的 Sartobind)也可用于产品的回收步骤上,这些膜结合了过滤和层析的特点而被用来快速分离生物产品。尽管一次性层析柱由于价格高而不被广泛采用,市场上还是有类似的已装好的柱产品,叫作即用层析柱(ready to process,RTP),这些分离层析柱可重复使用于同一个产品的纯化上然后丢弃。1990 年前,分离碳水化合物和手性对映体的技术"模拟移动床层析法"(simulated moving bed,SMB)现被应用于生物大分子的纯化,被称为"生物模拟移动床层析技术"(Bio-SMB)。多个分离柱事先装成比一次分离柱要小得多的柱子,受程序控制,整个柱子群是呈连续式的运作,而每根柱子却处在不同的分离阶段,如平衡、上样、洗脱和清洁。柱子中的树脂被高效地利用,因此较正常的层析柱大大降低了树脂的需求量,缓冲液和清洁溶液的体积也相应减少,这些小柱子在多次使用后即可丢弃。无菌和去病毒过滤膜都是一次性的,可随需要选择不同的厂家和合同规格的过滤膜。制成原液后的产品若是量较少的话,大多使用一次性灌装系统来灌装。

#### 13.3.3.2 一次性使用技术的缺点

一次性使用技术也给生产的操作和法规的遵从带来一定的隐患。不那么结实的袋子(或装置组成部分)将是生产操作中最不可靠的部分,这些袋子只能承受每平方英寸不超过 4.5 kg 的压力,大于 500 L 的袋子必须有钢架支撑。袋子上很可能出现有孔、有洞或密封部位泄漏的情况,而一旦这种情况发生,整批生产就可能报废了。这也解释了为什么现在最大的一次性细胞反应器体积不超过 2000 L。使用一次性使用技术的同时也相应产生了可观的固

体垃圾,增加了物料处理的费用。

尽管说清洁验证工作量是被降低了,生产厂家还得在引进一次性使用技术后再检验自行的清洁程序。另一个风险是与一次性容器使用的塑料材料有关的浸出性和萃取性。FDA 和 ICH 指南都强调任何与中间产物和最后产品有直接接触的材料,都不得改变药物产品的安全性、成分、有效性、质量和纯度。可浸出物质是指那些从盛装药物产品的有弹性的或塑料的容器和(或)封闭操作系统中沥滤出来的化合物。可萃取物质是指当有机溶解液接触到这些盛装药物产品的容器或封闭操作系统时从中萃取的化学物质。从塑料里释放的化学物质主要是有机物质。最常见袋子制作法是用多层薄膜结构,聚乙烯(PE)和乙烯—醋酸乙烯(EVA)通常用作最靠近溶液的一层膜,而乙烯—乙烯醇(EVOH)则用作阻隔层。这些塑料薄膜同时含有添加剂,以利于袋子的生产、增加牢固性、优化可操作性和延长其寿命。这些都将增加浸出物和萃取物进入溶液和产品中间体的可能。容器的消毒,包括加热和 γ 射线辐射,以及化学处理会进一步增加浸出性和萃取性物质的量。生产企业应和供应商一起处理接触溶液和中间体的容器或物质的浸出和萃取问题。这些物质的测试方法在美国药典(USP),国际标准化组织(ISO),FDA 及其他机构均有描述(Bennan et al. ,2002)。

### 13.3.4 Ⅰ、Ⅱ、Ⅲ期临床试验产品的质量保证

和其他的生物产品一样,疫苗在上市前必须经历几个产品发展阶段。实验室的研究结果筛选出疫苗候选品种,然后进行小规模的生产,其产品用来临床前研究。一旦临床前实验证明该产品有一定的安全性和药理活性,它就会被考虑做进一步的人体临床试验。临床试验申请必须描述产品的化学性质、生产和控制。工艺开发过程将改进实验室的小规模生产方法,使得其生产工业化,并用于生产 Ⅰ 期临床试验的产品。随着临床试验的继续,包括 Ⅱ 期和 Ⅲ期,生产过程进一步的优化,工艺开发的重点也从小规模转向大规模。大公司和小公司的研发策略不尽相同。很多疫苗从开发到上市得花费 10 年甚至更长时间。图 13.7 描述了 Merck 公司的抗轮状病毒减活疫苗 RotaTeq 的工艺开发情况。RotaTeq 的开发始于 1993 年的"概念证明",包括开发、生产设施的设计、建设和验证,从最早的概念验证实验到Ⅲ期临床试验完成共经历了差不多 10 年时间(Buckland,2005)。本章后面几部分将描述在产品开发不同阶段的重点和质量保证。本章中的质量保证主要遵循全球公认的 ICH 质量保证指南,以及 EMEA 和美国 FDA 的质量标准。

#### 13.3.4.1 从实验室基础研究到工艺开发

在基础实验室里建立的快速的疫苗表达和纯化方法是为了获得适量的样品用于动物试验。这样的生产方法一般不适合大规模生产。举例来说,用摇瓶表达重组疫苗、用离心杯来收获菌体、用超声波方法破碎菌体、用透析袋转换缓冲液等。层析分离柱的清洁和重复使用在产品初期一般还未系统测试过,所用原料的来源和质量也未经仔细评估。用DNA 疫苗的生产举例来说,在实验室里,DNA 质粒

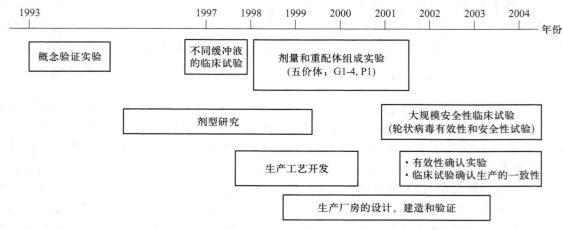

图 13.7 Merck 公司的抗轮状病毒减活疫苗 RotaTeq 的开发生产时间表

是从大肠杆菌里在氨苄青霉素选择下表达的。人用药物应避免用氨苄青霉素作为选择性生长抗生素以防止被注射者对其过敏。实验室的菌体也通常用溶菌酶或苯/氯仿裂解，然后用氯化铯或溴化乙锭密度梯度超速离心来纯化。从安全角度上来说，在生物药物的工业生产中，氯化铯、溴化乙锭等化学物质也是不能被接受的。除了生产方法需要改进外，中间体和最终产品的测定方法也需要在工艺开发的同时建立起来。

### 13.3.4.2 Ⅰ、Ⅱ、Ⅲ期临床疫苗生产工艺开发

工艺开发的目标是评估和优化疫苗产品的表达和生产系统，以保证其能够放大以及生产高质量的产品。质检、临床以及其他部门一起针对产品的用途和剂量，基于对产品的生产和质量的了解制定产品的初步的出厂质量规格（specification）。质量规格可以随着工艺的优化和对产品的进一步了解而更新，但一般趋向于越来越严格。要保证产品的质量，更需要有效地控制生产过程和及时的质量检测。不同阶段工艺的重点不完全相同。不断完善的工艺将支持Ⅰ、Ⅱ和Ⅲ期临床用药的中试规模生产。

**（1）高质量和高产量**

产品质量反映在它的高纯度、有效性和稳定性上。产量是单位体积菌体或细胞培养液中产生的产品数量。生产过程决定质量和产量。产品如何在细胞宿主里表达是一个良好产品的基础。表达率的高低直接影响疫苗的产率和纯度。因此，首先应该评估表达系统是否高产且稳定。以 Merck 公司的宫颈癌疫苗 Gardasil 为例，Merck 公司在其他小公司发现了有效的动物试验结果后买下此能够抗四种人乳头瘤病毒的疫苗技术。然后 Merck 公司将其表达系统改为自己的酿酒酵母，原因是此系统历经许多传代仍能保持产品的高表达和高质量。细胞培养包括培养基的选择和细胞生长条件（高密度细胞生长，补料生长策略等）。生长的 pH、溶氧、细胞浓度、含糖量、代谢物浓度、搅拌速度、收获时间以及它们之间的关系可通过 DoE 来决定和界定。上游生产条件还决定产品的高级结构以及修饰方式和程度。在工艺开发中，搅拌式生物反应器将替代摇瓶和波浪形反应器（但摇瓶和波浪形反应器还是可以用来做种子培养）。生产过程应尽可能避免使用从动物中衍生的原料〔如蛋白胨和血清，因为它们可能含有动物病毒，以及传染性海绵状脑病（TSE）和牛海绵状

脑病（BSE）〕，例如，原始猴肾细胞在 40 多年时间里生产了上百万剂量的脊髓灰质炎疫苗，然而，这些细胞里仍被发现含有猿猴病毒 SV40。细胞库的质量测定是比较严格的。哺乳类动物细胞库的检测指标主要包含身份鉴别、无菌、无支原体和无外源病毒。GMP 生产结束（end of production, EOP）时的细胞也要测定以保证生产过程中没有外源污染。主要的哺乳类动物细胞库和产品测定项目列在表 13.2 中。在建立一个高表达的上游系统时，还必须协同下游纯化系统以确保如此高密度的细胞培养液能够顺利地被纯化并生产出高质量的疫苗。

疫苗生产过程路线在前面内容中有过简要的描述，生产过程可参照图 13.1 重组蛋白疫苗生产过程。疫苗的纯化基于它们特性的不同而改变。第一步较常见的方法是离子交换或亲和层析。一般尽量使用捕获法（capture）或吸附法柱层析来去除主要的而且是大量的杂质，比如 DNA，同时也能降低中间体体积。第二步层析方法可考虑不同的离子交换层析或疏水交换层析方法（HIC），或分子筛层析。它的主要目的是去除不同类型的杂质和那些第一次柱层析未能去除的杂质。Recombivax 疫苗就使用了疏水层析法作为它的第二步纯化方法（Walsh, 2003）。抗人乳头瘤病毒疫苗用了羟基磷灰石柱层析作为第一步，阳离子交换树脂作为第二步纯化方法。根据产品的性质和杂质的情况，很多疫苗还需要第三步的层析以保证尽可能的高纯度。如果可能的话，尽量使用相对便宜且容易操作的树脂。价格耗费不光考虑树脂本身的价位，也要考虑它的重复使用性。层析柱的清洁和保存是直接影响产品的质量和柱的使用寿命以及此步骤的生产成本的一个重要因素。在选择树脂生产厂家时，其信誉和长久性也要考虑在内。

在层析柱之间或最后，切向流过滤是一种能转换缓冲液或浓缩样品的常用方法。在整个纯化过程中，应该尽量避免过酸或过碱的条件，也要防止过热的处理。抗原的结构在其氨基酸序列决定的一级和二级结构的基础上，由离子键、氢键、疏水键和范德华力一起决定其高级结构，因此，它对 pH 和温度敏感。

每个生产步骤都应仔细地检验，以保证所有杂质都被有效地去除，这些杂质包括宿主细胞蛋白质、核糖核酸、脂质、内毒素和外源试剂（病原体，病毒，以及用于纯化而加入的试剂）。对于重组疫苗来说，

表 13.2 新型疫苗生产过程中的质量监控和监测

| 样品 | 质量 | 基本的测定项目或方法 |
|---|---|---|
| 种子的 DNA 载体 | 身份鉴别 | 表达质粒的内切酶图谱正确<br>插入的基因序列与设计一致 |
| MCB/WCB（主细胞库/工作细胞库） | 身份鉴别<br>活细胞率<br>无外源物质<br>产量稳定性 | 培养细胞的纯度,种类身份鉴定,宿主细胞的鉴定,活细胞计数,质粒身份鉴定和限制性内切图谱,DNA 序列,每个细胞的表达量<br>无菌、无霉菌、无支原体、无外源病毒 |
| EOP（生产结束时的细胞） | 身份鉴别<br>纯度 | 培养细胞的纯度,种类身份鉴定,宿主细胞的鉴定,质粒身份鉴定和限制性内切图谱,DNA 的保存度和序列,反转录酶测定,无菌、无霉菌、无支原体、无外源病毒 |
| 产品原液和产品药 | 身份鉴别<br>纯度和污染物质<br>活力<br>安全性 | 物理化学:<br>　外观;紫外光/可见光光谱;还原 SDS-PAGE;等电点聚焦电泳;层析,高压液相;分子筛层析;二硫键连接;多肽图谱加质谱;富利叶红外光谱;圆二色谱;电子显微镜<br>生物活性:<br>　免疫印迹和 ELISA;血清分型;<br>不纯物质:<br>　无菌,细菌限度,内毒素,宿主细胞蛋白和 DNA 测定,外源添加物质(消泡剂,洗涤剂,等)<br>常见不纯物质的浓度规定:<br>　宿主细胞 DNA:<10ng/剂量(口服药除外)(WHO TRS. No.978,2013.ANNEX 1;Josefsberg and Buckland,2012)<br>　DNA 大小:<200 碱基对<br>　宿主细胞蛋白质:<100 ng·mg$^{-1}$(USP<1132>)<br>　内毒素(Brito and Singh,2011):<br>　DNA 疫苗<10 EU·mL$^{-1}$<br>　重组蛋白疫苗<20 EU·mL$^{-1}$<br>　多糖<20 EU·mL$^{-1}$<br>　减毒疫苗<200 EU·mL$^{-1}$<br>　灭活疫苗<500 EU·mL$^{-1}$<br>　类毒素<200,000 EU·mL$^{-1}$ |

一般对内毒素的要求是每个剂量不超过 5 个单位(0.5 ng,大多数疫苗注射体积是 0.5 mL,因此每毫升 10 个单位)(Brito and Singh,2010),对宿主细胞的核糖核酸要求是每个剂量不超过 10 ng(WHO TRS. No. 878,1998,Annex 1)。表 13.2 也列出了产品原液的主要质量要求和常见测定方法。过程分析技术的目的之一是分析抗原的正确构象以确保产品的免疫原性。在工艺开发的早期就应开展过程分析技术的开发。工艺开发和过程分析技术是同步的。

在后期的临床工艺开发阶段中,生产工艺继续被优化。任何大的变化都有可能造成对产品的特性、效价、质量和产量的影响。这些大的生产过程变化,按照美国 FDA 对 Ⅱ 期和 Ⅲ 期临床试验工艺开发的指导原则,应包括培养基的改变以及纯化柱层析方法的改变。这种情况下,变化前后的产品必须有一个彻底全面的分析比较甚至是动物试验比较。应当考虑建立产品中间体的初步验收标准,尤其对那些关键步骤的中间体。不仅是产品的稳定性,中间体的稳定性试验也应展开。

产品生产中使用的化学原料一般至少应该是符合申报国家的药典规格,如中国药典(CP)、美国药典（USP）。能够符合多药典（multi-compendial）的更好，对不同的供应商应在他们原料的质量、价格和供应链上做比较。一般情况下，对那些关键的原料都会考虑一个后备供应商，以防万一。化学浸出物和萃取物（leachable and extractable，L&E）的测定也开始考虑起来，对产品最有影响的 L&E 是最后一步的容器和封盖（container and closure）。这些容器的浸出物和萃取物将直接与制剂后的疫苗一起进入人体，因而必须好好地研究。越晚使用在生产过程中的塑料容器，其 L&E 的测定就越要重视。一次性使用的容器或操作部件几乎应用在每个生产步骤，包括细胞反应器、袋子（装培养液、缓冲液和产品中间体）、软管和过滤膜（深度过滤、带电荷膜层析、无菌过滤和病毒过滤）。交叉感染是被认为生物制品安全性的最大一个威胁，而一次性使用技术能够降低交叉感染的概率。它还能减少清洁步骤和相关的清洁验证和文件，并加快工艺开发和生产的速度（Kostyukovsky，2007）。

（2）重复性高，放大性强且成本低的生产过程

最佳情况下，I 期临床试验疫苗的生产规模必须与上市后的商业产品的生产规模有一定的比例，严格来说它至少是中试生产规模。大多数疫苗相对于单抗和其他产品而言，剂量很低（$\mu$g），因此，几百升体积的培养发酵或细胞培养一般已经能够提供足够的产品量用于不同的临床试验。Merck 公司的抗人乳头瘤病毒疫苗使用了 300L 发酵罐来生产用于 I 期临床试验的产品（Buckland，2005）。这个规模差不多是商业生产规模的 1/10。生物反应器放大过程中一般遵循的原理有：发酵罐或细胞培养罐的高和直径比在放大过程中尽量保持不变，搅拌速度按照一定的 KLa 或叶轮叶尖速度来确定。其他的单元操作也是以 5～10 倍地放大，如菌体（产品）收获和提纯。一般用连续性离心或微滤代替斗式离心法，尽量采用简便易操作的方法避免繁琐的操作程序。层析柱的放大过程中一般保持线性流速和层析柱的高度不变。放大生产很有可能产生出与小规模不一样的产品，例如，b 型流感嗜血杆菌（Hib）结合疫苗（Hib-CV）在它和 DTP（白喉、破伤风类毒素、百日咳广谱疫苗）结合的生产过程中就出现了此类问题。几个生产厂家都发现 Hib-CV 在放大生产后，其抗原性较小规模生产的产品低（Siber，1992）。在这种情况下，即使复杂的生物物理和生物化学分析，以及动物试验也未能预测和发现免疫原性的降低。所以工艺放大亦与过程分析技术紧密相连。

GLP 是用于工艺开发阶段的质量保证规范。它的用意在于建立一个数据质量、可靠性、可验证性和可重复性的基本标准。在工艺开发过程中，实验记录和其他的记录是必须的，包括标准操作程序（standard operation procedure，SOP）、实验计划和报告等。实验室的仪器也应该定期校准和适当维护。

工艺开发中的生产与分析方法、质检质控，以及监管部门（regulatory affair）间必须有很及时的协调。工艺开发部门产生的中间产品和终端产品可由分析方法开发部门测定分析。产品的质量分析项目和指标应由工艺开发部门和分析方法开发部门共同探讨，而且及时与 QA、QC 部门沟通，以让质量保证部门从一开始就参与其中以确保产品质量。QA 和监管部门监视整个开发过程，确保用于生产中间体和最后产品的测定方法的适当性和准确性。生产的每个单元操作、仪器的校准维修和操作都应写在 SOP 里并经 QA 批准。在后期，帮助生产过程验证的每个重要实验都应有一个计划（protocol），详细写明目的和所有使用的方法与应有的数据测定。实验完成后，应写一个实验报告并保存归档。

在疫苗的临床试验中，疫苗产品需要运送到医院、诊所等处给试验者（志愿者）接种，它的包装、标签和运送都是非常重要的。许多国家的监管机构都对包装、制标签以及在国际间运递疫苗有相应的规定，包括美国 FDA 的指南"FDA 关于疫苗标签中的警告、使用说明和其他的预防信息的审查"（2004 年 9 月），美国疾病预防控制中心（CDC）的"疫苗的储存和处理"指南，以及 WHO 的"国际间疫苗的运输和包装"指南（2005）。疫苗的标签应包括使用警告、用法和其他的预防信息。美国 FDA 规定这些都应包含在执照申请中。WHO 的指南把国际间运输的疫苗分成 A、B 和 C 三种。它们的保存温度要求不一样，运输过程中的温度必须有专门设备监视全程。三层包装都要有标签。WHO 还对其他的包括运输路线、文件记录和验收报告等做了详细规定。所有这些都要建立严格的规程并记录下来。

## 13.4 疫苗生产中的 cGMP 运用以及质量管理规范

### 13.4.1 质量管理系统

疫苗生产企业的质量管理依赖于符合 GMP 的质量管理系统（quality management system，QMS）。质量管理系统由多部分有机组合，协调作用，各自发挥功能，组成一体，严格执行 GMP 法规。质量管理系统主要包括两大部门、质量保证和质量控制部门，各自行使必要的功能，确保疫苗产品的质量。

质量保证部门（quality assurance，QA）是质量管理系统的核心部门，包括了组织对员工的 GMP 培训及考核、GMP 审计、GMP 文档管理和 GMP 验证等功能部门。疫苗生产需要在 GMP 方面训练员工，必须定期进行 GMP 训练及考核，以确保员工的素质。质量保证部门对 GMP 生产的各个环节进行审计，从原材料到成品生产，从耗材供货商到产品分析方法，从生产设施内部到外部有关单位都无一遗漏地进行审计并记录备案。在疫苗生产的各个步骤上，审计人员必须在生产的第一线监督 SOP 的执行，任何在 SOP 执行中的偏差必须记录在案，分析其原因以及评估对产品质量的影响。所有的文档包括人员培训、设施验证、供货商的审计、生产设施的环境记录等必须妥善保存，以备政府有关部门或其他单位的随机审计。GMP 验证部门负责验证的准备及实施，起草验证主计划，起草验证规程方案，组织实施验证操作，完成并审核验证报告。

质量控制部门（quality control，QC）是执行质量分析、质量检测、质量控制的职能部门。它承担着原辅材料的分析及质量控制，生产厂区的环境监测，生产过程中间产品及成品的质量分析及控制，对不合格的产品（OOS）进行分析并做出报告。在有些生产厂家，质量控制部门也管理着分析方法的建立以及产品的鉴定。

### 13.4.2 GMP 疫苗生产的规范

#### 13.4.2.1 中国

目前，GMP 已经是在全世界范围内被公认的一个有效的、可操作的、可强制执行的和能确保药物安全性和高质量的体系。在我国，GMP 标准基本与世界卫生组织（WHO）的 GMP 指导原则相近。WHO 的标准从 20 世纪 80 年代引进，于 1999 年强制执行。中国食品药品监督管理总局（CFDA，现为 NMPA）依据《中华人民共和国药品管理法》制定 GMP 标准，并于 1992 年、1998 年和 2010 年内几番修订。但 NMPA 的职责不包括管理工厂自行出口的药物中间体的生产。GMP 的实施应该能够强化中国的制药工业。根据新的 GMP 管理准则，药品生产企业必须设立独立的质量管理部门，以监督生产和产品质量。管理人员必须是制药行业的并拥有经验，而负责质量检测的技术人员必须接受专业培训。不合格的企业缺乏通晓 GMP 的高级管理人员，而且也难以找到训练有素的 GMP 检查员对 GMP 的实施给予公正、客观和准确的评价。一些公司对原卫生部颁发的 GMP 标准的解释含糊不清。Gai 等（2007）的坦诚报道和直率评论讨论了 GMP 对中国制药工业可能的负面影响。然而，这些不健全的 GMP 管理现象近年来正在迅速地得到改观，许多企业通过 GMP 认证，完善了企业内的质量管理，不符合 GMP 标准的制药企业被淘汰，医药行业的结构得到进一步的调整。GMP 的严格实施必将规范中国的医药行业。

研究者观察和分析比较了在用于人类药物产品活性药物成分（API）生产上，中国的 GMP 和 ICH Q7 规则间的差异（Xie，2007）。这一分析报告侧重于准则、人员、质量管理、建筑设施、物料管理和生产管理上的差异。历经 5 年以上几轮修订，在 2011 年 2 月 12 日，原卫生部公布了中国新的药品 GMP 的最终版本。2011 年 3 月 1 日起生效的 2010 年版 GMP 引进了美国和欧盟的许多重要的概念，采纳了 WHO 的许多 GMP 指导原则，极大地提高了中国的 GMP 水准[《药品生产质量管理规范（2010 年修订）》，简称新 GMP]。

新 GMP 的主要变化包括以下内容：① 加强药物生产质量管理体系的建立；② 巩固整体员工素质的要求；③ 细化操作规程，生产记录等文件，如管理规则，以加强指导和经营能力；④ 进一步提高了对应采取措施，以确保药物的安全性。

#### 13.4.2.2 美国

制药和生物制药产业受美国法律的严格控制。美国《联邦食品、药品和化妆品法案》（FDCA）是

1938 年国会通过的一系列法律,授权予美国 FDA 来监督食品、药品和化妆品的安全。大部分包括 GMP 法规在内的药品的相关法规描述于联邦法规第 21 卷。此规定用"当前良好的生产质量管理规范"(cGMP)来描述这些准则。cGMP 的设立有一定的灵活性以便每个制造商能够通过合理的科学设计、加工方法和测试程序来单独决定如何最好地实施必要的控制措施。这些法规的灵活性允许企业使用现代技术和创新的办法,实现更高质量的不断改善。

美国 FDA 用在科学技术和 cGMP 上训练有素的个人检查全球药品制造商的生产设施,其任务是评估这些公司是否是遵循 cGMP 法规。FDA 还依赖于从公众和工业界的潜在缺陷药品报告来评估这些公司。FDA 通常会使用这些报告,以确定有无必要对某一公司视察或调查。被检查的大多数公司都是完全符合 cGMP 的规定的。

如果一家公司不符合 cGMP 法规,根据法律规定,它生产的任何疫苗被将被视为"掺假"。这种掺假意味着该药物是在不遵守 cGMP 的条件下制造的。这并不意味着此药是错的。但即使没有违反特定的法规要求,只要生产过程没有按照行业标准执行,法院在理论上就可能不放行该药物产品。

对于正在使用没有遵从 cGMP 的公司药品的消费者,FDA 通常建议他们不要中断他们的药物治疗,因为这可能会对他们的健康造成严重影响。消费者应设法从他们的健康护理专业人员那里就是否停止或改变疫苗使用获得建议。针对生产过程不符合 FDA 监管标准的公司而采取的监管行动是一项预防措施。通过侧重于生产疫苗的使用程序和进程,FDA 能确保疫苗符合质量标准,从而是安全和有效的。cGMP 违规行为的影响取决于对这些违法行为的性质和所涉及的具体疫苗。在违反 cGMP 原则下生产的疫苗很可能仍然满足其标示的规格,这种疫苗是不安全或无效的可能性是微乎其微的。因此,FDA 建议保健专业人员应就特定情况而论,最好能够平衡风险和收益并为他们的病人做出正确的决定。

美国《食品药品监督管理局现代化法案(1997年)》修订了《联邦食品、药品和化妆品法案》(1938年)。这个法案与 FDA 监管食品、药品、设备和生物制品有关。这些变化以利于 FDA 适应 21 世纪的经营方式的变化。变化的重点在于对技术、贸易和公共健康的复杂性的确认。2003 年 2 月 20 日,食品和药物管理局(FDA)发布了主要涉及药品质量监管的第一份进度报告。经 2 年的倡议,"21 世纪的制药 cGMP:一个基于风险的方法"(制药 cGMP 的倡议)于 2002 年 8 月 21 日推出。它将适用于人类药物、生物药物产品和兽药,它有几个目标:① 鼓励制药行业尽早采用新的技术;② 促进制造业运用现代质量管理技术,以及全面保证药品生产和质量;③ 鼓励实施风险评估,让工业和监管机构把重点放在关键领域;④ 确保监管的审查和检验是基于最先进的制药科学;⑤ 加强 FDA 药品质量监管方案的一致性和协调性,其中一部分是将更高质量的系统方法纳入监管机构的业务流程,以及有关审查和检查活动的监管政策中。

### 13.4.2.3 欧洲

欧洲药品管理局(EMA 或 EMEA)是欧洲医药产品的评审机构。它与美国 FDA 大致平行,但没有 FDA 集权式的风格。EMA 成立于 1995 年,由欧洲联盟和制药业投资,以及会员国间接资金补贴,旨在统一(但不是代替)现有国家药品监管机构的工作。此举意在不仅仅是减少制药公司为赢得各会员国单独批准而花费的为数 350 000 000 元的年度成本,也是消除各国的保护主义倾向,例如,会员国不愿批准那些已在其国内制药公司生产的新药物。欧盟目前每年给世界市场带来大约 1/3 的新药。

每家公司都会对它的合格或需要集中审批的产品向 EMA 提交营销授权申请。人用医药产品委员会(CHMP)或兽用药品委员会(CVMP)对属于它领域的产品进行评估。如果相关委员会的结论是充分证明了其药用产品的质量、安全性和疗效,EMA 将采纳此正面的评价。然后将此结论上呈给欧盟委员会再将其转化为在整个欧盟都有效的营销授权。

CHMP 和 CVMP 有责任在 210 天内做出决定,但如果要求申请人澄清或提供进一步支持数据时,这时间不计算在内。与此相比,美国 FDA 却要花平均 500 天的时间来审批一种药。

### 13.4.2.4 世界卫生组织

世界卫生组织(WHO)版本的 GMP 在全球 100 多个国家,主要在发展中国家被药品监管机构和制药行业所使用。欧盟(EU)、世界卫生组织(WHO)和美国的 FDA 对 GMP 有类似的要求。类似的 GMP 也用于其他国家,如澳大利亚、加拿大、日本、新加坡及其他具有复杂 GMP 要求的国家。在英国,《药品法》(1968)涵盖了 GMP 大多数方面,通常被称为"橙色指南"。它的命名是因为其封面颜色,也被正式称为《药品制造商和推销商的规则和指导》。

自从 ICH 1999 年出版了适用于活性药物成分(API)的 GMP 以来,GMP 现已广泛应用于那些与 ICH 有合约的国家(欧盟、日本和美国),而在另一些国家(如加拿大、澳大利亚和新加坡)则采用 ICH 指导原则来制造和测试具有活性的原料药。

### 13.4.3 新型疫苗的质量要求

生物制药包括疫苗是工业上质量严格受控的领域。疫苗已有 200 多年的历史,其最早的天花和狂犬疫苗是很粗糙地纯化的减毒疫苗。即使是 20 世纪 40 年代开始的流感疫苗也是从鸡蛋里提取的,按现代的质量标准来看是纯度不够高的疫苗。70 年代后期以来,重组 DNA 和融合技术的科学基础发展很快。自 80 年代早期,第一个重组 DNA 药物胰岛素生产以来,全球市场上已有 10 多个重组疫苗产品。这些产品和其他生物产品的广泛性和创新性给监管机构提出了相当大的科学性挑战。在这期间,必须建立管理这些产品的框架以保证它们的质量和安全。对许多国家来说,不管它们是否很早就已经实施了药品注册管理,在 60 年代和 70 年代期间都出现了很大的改进,这是在逐步健全新药安全性、质量和有效性的评估方面的改进,在质量报告和法规方面的改进,以及在控制和指导原则方面的改进。那个时期的制药工业正在日益国际化并寻求全球市场。在这样的背景下,1990 年,形成了人用药品注册技术要求国际协调会(ICH)。

在过去的 25 年中,重组 DNA 技术和细胞杂交技术的进步,导致许多现代生物技术药物的开展。在这段时间内,监管当局认识到了生物制药分子包括疫苗作为产品的复杂性和制造过程对产品质量的影响。为了保证生物药物质量和安全,"生产过程决定产品"和"质量不能由测试产品而得知,应该是设计在和内置于产品的生产之中"已经在生物制药行业中成为一个被广泛接受的概念。换言之,制造过程是一个产品(欧盟官方网站)。

监管机构(包括 FDA、SFDA 和许多欧洲国家的监管机构)被授权进行突击巡查,虽然有一些是事先安排的。FDA 的国内常规检查通常是突击的,但必须按照监管要求在"合理时间"执行。欧洲联盟内是由国家监管机构进行 GMP 检查的。每个检查员进行例行 GMP 检查,以确保疫苗和其他药品生产的安全和正确性。此外,许多国家进行新药物(包括疫苗)上市审批前的 GMP 检查(PAI)。

所有的仪器和设备,包括生产设施、生产系统、制造工艺、分析方法、生产过程控制系统、生产过程分析技术,防止污染、混淆和差错等系统,都必须满足当前工业的专业水平,又称为"顶级水平"或"国家艺术"级的硬件和软件。必须指出的很重要的一点是,cGMP 只是最低要求。许多制药厂在美国和欧盟已经实施了综合性、现代化的质量体系和风险管理方法,均已超过这些最低要求。

GMP 文件与记录保存、员工训练和考核、环境消毒、清洁、设备校验、工艺验证以及投诉处理等已有一系列原则性指导。绝大多数 GMP 的要求是提纲性的,这就给予了生产厂家一定的机动性,能够自己按照实际情况做出最好的操作控制以符合 GMP 标准。GMP 提供的相当的灵活性能够让生产厂家基于自己的商业目标释译 GMP 的要求。

有许多新候选疫苗正在临床试验阶段。它们的成功与否很大程度上取决于能否遵循这些生产原则,以高标准持续生产高质量的疫苗产品。

## 13.5 中国及其他国家监管机构对疫苗生产质量管理指导原则

### 13.5.1 疫苗生产质量管理的指导原则

GMP 对确保高品质的疫苗生产是必不可少的。GMP 指导原则本身并不是法律文件,但解释了 GMP 法规中许多笼统的条文,有利于制造厂家在制造过程的所有阶段中实施 GMP 从而消除可能的、在临床试验中不易发现的风险。对于疫苗产品来说,由于生命体或生物分子的复杂性和有限的分析手段,加之使用疫苗的是大量的健康人群,产品的质量及在生产过程中的控制和规范制度尤为重要。

#### 13.5.1.1 世界卫生组织指导原则

WHO 是严谨的 GMP 原则的强有力支持者,它认为若没有 GMP,生产同样质量的药品是不可能的。WHO 指出了若干项由于不正确遵从 GMP 原则而可能造成的风险,包括产品污染、损害公共健康导致死亡,甚至不正确使用标签以至于病人使用错误的药品。如果没有遵从疫苗生产的 GMP 指导原则,那么用低标准生产出来的疫苗可能会产生严重副反应。因此,生产系统必须同时正确遵从生产疫苗产品的 GMP 原则。以 WHO 的观点,实施 GMP 指导原则是对优质疫苗的一种投资,这将改善个人和整个社会的医疗状况,同时也有益于医药工业和卫生行业。WHO 推荐的 GMP 指导原则已经为一些国家所采用或协调使用,其中有一些国家或机构,包括欧盟,东南亚国家联盟和药品检查协会等,协调使用了 WHO 和它们自己的指导原则。

### 13.5.1.2　美国 FDA 指导原则

美国 FDA 认为,制药的 GMP 指导原则会影响每个美国人。cGMP 指导原则按 FDA 的定义,要求公司以最新的系统和实践来执行。FDA 解释道"十几年前的可谓最先进的防止污染,防止混淆和防止错误的系统和仪器以今天的目光来看已不合适了"。但是 FDA 又强调制药的 GMP 指导原则有一定的弹性使得制造厂家能最恰当地控制生产过程,这是制药工业必须遵从的最低标准。FDA 派出专业人员进行厂房检查为保证规范被正确执行。

### 13.5.1.3　人用药品注册技术要求国际协调会指导原则

人用药品注册技术要求国际协调会(ICH)是人用药品注册的技术要求。它把来自欧盟、日本和美国 3 方面的规范专职人员和工业界专家集合在一起讨论产品注册的科学和技术问题。具体由 6 个单位参加:① 欧盟,有 25 个国家成员,由欧洲药品局负责具体事务;② 欧洲制药工业药协会,由 29 个制药工业协会及 45 家从事研发和生产药品的大公司组成;③ 美国食品药品监督管理局;④ 美国药物研究的生产联合会;⑤ 日本厚生省;⑥ 日本制药工业协会。

协调会的宗旨是通过推荐技术指导和产品注册的统一性来降低新药研发过程中的重复测试。这种协调将更为有效地利用人、动物和物质资源,减少不必要的国际新药研发和注册的延迟,同时确立其质量、安全和有效性的公共健康规范。协调会的指导条例已经为几个国家采纳作为法律文件,但在美国仅限于美国 FDA 用来作为指导文件。

协调会的专题共分 4 个类别,指导条例是以这些类别分别归类编号。与生物药品有关的指导条例大都在质量和安全性两大类中。对制药工业指导的 GMP 条例编号为 Q7A。主要的 ICH 指导条例列于本章附录。

(1)质量方面的技术要求原则

在质量领域的协调成就表现在进行稳定性试验,确定对杂质测定的最低量和基于 GMP 风险管理上的保证药物质量的灵活方法。

(2)安全性方面的技术要求指导原则

协调会形成了一套综合性的安全指导要求。这些技术要求指导条例分析了潜在的风险,如致癌性、遗传毒性和生殖毒性。最近的突破是人用药延迟心室复极化(QT 间期延长)潜在作用的非临床评价指导原则,这已成为近年来撤销药物申报的最重要的原因。

(3)有效性的技术原则

这类原则包括临床试验的有效性方案设计、方案实施与研究报告。它也包括了生物技术生产的新型药物以及运用药物遗传和基因组技术来生产更好的靶向药。

(4)综合类的技术要求原则

这类指导原则包括了所有不适于任何一个诸如质量、安全和有效性类别的原则,如医学术语、通用技术文件(CTD),以及注册资料传递所需的电子代码。

## 13.5.2　药典

药典,从字面上看,"药品-制造",用现代技术来释义,是一本含有鉴定样品成分和制备复方药剂的指南。它是由政府授权者,或医疗和医药行业发布。在更广泛的意义上,它是药品规格的参考书,也是作为生物制剂包括疫苗等的质量规格参考书。

### 13.5.2.1　国际药典

国际药典(IP)包括一系列推荐的药用物质(活性成分和辅料)和剂型的分析和质量规范程序的集合。它作为参考资源,为任何希望建立制药规范要求的世界卫生组织成员提供服务。第一届世界卫生大会(WHA)统一药典专家委员会成立于 1948 年,并于 1950 年首次出版由世界卫生大会批准的《国际药典》。有人建议,《国际药典》的目的不是用作任何一个国家的法律药典,除非该国药典机构采用此药典。

国际药典的基本工作是整体促进药品的安全性和疗效的质量控制。入选国际药典的标准是基于特定疾病的需要以及这些疾病所需要的基本药物,并且同时也是根据目前 WHO 基本药物标准清单来制定的。

自 1979 年以来,出现在 IP 的药物是从世界卫生组织专家委员会的第一次报告中的基本药物遴选清单中选定的。专论提供列于世界卫生组织基本药物标准清单规格中出现的基本药物的鉴定、纯度和含量。大多数的抗生素和合成小分子药物被列入名单,大部分生物制药不在列表中,如天门冬氨酸和血液制品第八因子治疗酶。

最新 IP 版本是第 4 版,卷 1 和卷 2 于 2006 年一起发表。第 1 卷中包含一般注意事项和许多药用物质的专论,第 2 卷包含其余的专论和剂型及放射性药物的制备、分析的方法、试剂部分和指南。这个版本的主要部分加深和更新了第 3 版的 5 个单独章节,并包括了抗逆转录病毒药物的新特定标准。第 4 版 IP 的第 1 补充版公布于 2008 年,补充和修正了专论并修订了的第 1 卷和第 2 卷文本。

### 13.5.2.2 美国药典

美国药典(USP)是一个非政府的,为在美国生产或销售的处方药和非处方药品以及保健产品设定的公共标准权威。美国药典规定对公共卫生至关重要产品的质量、纯度和强度的标准。USP 标准被世界上 130 多个国家和地区认可并使用。

美国药典规定用于药品、食品添加剂、膳食补充剂产品和原料的书面(文件)和实物(参考)标准品。监管机构和制造商使用这些标准品以确保这些产品具有适当的成分、效价、质量、纯度和重现性。

在美国的处方和非处方药品,只要 USP 制定的这些标准存在,必须根据联邦法律规定符合美国药典—国家处方集(USP-NF)的公共标准。许多其他国家使用 USP-NF 作为他们自己的药典或补充他们政府的药典。

USP-NF 是一个公共的药典标准。它包含标准的药品、制剂、原料药、辅料、医疗器械和膳食补充剂。

USP-NF 是美国药典(USP)和国家处方集(NF)正式的汇编组合。特色原料药和制剂的色谱在 USP 里出现。食品添加剂和组分的色谱则以一个单独的章节出现在 USP 里,辅料归在 NF 里。

药典标准包括药品成分或制剂的名称、定义、包装、储存、标签要求和规范。该规范包括一系列的测试、测试的程序和验收标准。这些测试和程序,需要使用正式的 USP 标准品。如果测试的药品或其组分与标准品和其他有关的一般描述相符,其生产出来的药用成分和产品将会符合美国药典规定的浓度、质量和纯度。

在 USP-NF 中,疫苗传统上引用 21 CFR 600-680,除了对产品的描述,还包括包装与储运、到期日期和标签。1997 年,FDA 决定从《联邦法规汇编》(CFR)中删除涉及的具体疫苗项目,目的是协助业界和其他组织发展新疫苗,包括用生物技术生产,以确保纯度、质量和效价,被开发和验证作为疫苗生产的一个组成部分的分析程序在开发阶段是有用的。

### 13.5.2.3 欧洲药典

欧洲理事会的欧洲药典,列出了多种用于欧洲药物生产的活性物质和辅料。它包括 2000 多个具体和一般标准,包括各种化学物质、抗生素、生物物质、人用或兽用疫苗、免疫血清、放射性药物制剂、草药、顺势疗法制剂和顺势疗法的药用原液。它还包含剂型、一般标准、材料和容器、手术缝合线等。此药典描述了 268 种带有图示的一般方法或层析图谱,以及 2210 种试剂。此药典标准是所有在欧洲使用的主要药物的质量标准。在 36 个欧洲药典成员国内销售的所有药品必须符合这些质量标准,使消费者从药店和其他合法供应商获得的产品得到保证。

欧洲药典是由欧洲药品质量管理局(EDQM)制定的,是法国斯特拉斯堡欧洲议会的一部分。它是自 1964 年以来由"欧洲药典公约"创建的。虽然药典常常被视为欧洲理事会中部分协定的一部分,严格地说,它不是一个部分协议。它有一个和其他不同的法律依据,是一项条约的结果。其他都是由部长委员会通过的"法定决议"来决定的。药典用英语和法语由 EDQM 出版,也有正式翻译成德语和西班牙语的版本。

# 附录

**表 13.3　ICH、FDA 和 EMA 关于疫苗生产和制备的指南，以及 GMP 指导文件**

| 类别 | 标题 | 版本 | 日期<br>（月/年） |
|---|---|---|---|
| FDA-（Vaccine Guidance） | Providing Submissions in Electronic Format — Postmarketing Safety Reports for Vaccines | 最终版 | 8/2015 |
| | General Principles for the Development of Vaccines to Protect Against Global Infectious Diseases | 最终版 | 12/2011 |
| | Clinical Considerations for Therapeutic Cancer Vaccines | 最终版 | 10/2011 |
| | Characterization and Qualification of Cell Substrates and Other Biological Materials Used in the Production of Viral Vaccines for Infectious Disease Indications | 最终版 | 2/2010 |
| | Considerations for Plasmid DNA Vaccines for Infectious Disease Indications | 最终版 | 11/2007 |
| | Toxicity Grading Scale for Healthy Adult and Adolescent Volunteers Enrolled in Preventive Vaccine Clinical Trials | 最终版 | 9/2007 |
| | Clinical Data Needed to Support the Licensure of Pandemic Influenza Vaccines | 最终版 | 5/2007 |
| | Development of Preventive HIV Vaccines for Use in Pediatric Populations | 最终版 | 5/2006 |
| | Considerations for Developmental Toxicity Studies for Preventive and Therapeutic Vaccines for Infectious Disease Indications | 最终版 | 2/2006 |
| | FDA Review of Vaccine Labeling Requirements for Warnings, Use Instructions, and Precautionary Information | 最终版 | 10/2004 |
| | Postmarketing Safety Reporting for Human Drug and Biological Products Including Vaccines | 最终版 | 3/2001 |
| | Potency Limits for Standardized Dust Mite and Grass Allergen Vaccines: A Revised Protocol | 最终版 | 10/2000 |
| | Content and Format of Chemistry, Manufacturing and Controls Information and Establishment Description Information for a Vaccine or Related Product | 最终版 | 1/1999 |
| | How to Complete the Vaccine Adverse Event Reporting System Form (VAERS-1) | 最终版 | 9/1998 |
| | Guidance for Industry for the Evaluation of Combination Vaccines for Preventable Diseases: Production, Testing and Clinical Studies | 最终版 | 4/1997 |
| EMA Vaccine Guidance | Guideline on Influenza Vaccines-Quality module | 最终版 | 4/2014 |
| | Influenza Vaccines Prepared from Viruses with the Potential to Cause a Pandemic and Intended for Use Outside of the Core Dossier Context | 最终版 | 1/2007 |
| | Explanatory Note on Immunomodulators for the Guideline on Adjuvants in Vaccines for Human Use | 最终版 | 7/2006 |
| | Guideline on Adjuvants in Vaccines for Human | 最终版 | 1/2005 |
| | Requirements for Vaccine Antigen Master File Certification | 最终版 | 3/2005 |
| ICH-Quality | Q1A（R2）Stability Testing of New Drug Substances and Products | 最终版 | 11/2003 |
| ICH-Quality | Q1C Stability Testing for New Dosage Forms | 最终版 | 5/1997 |
| ICH-Quality | Q1D Bracketing and Matrixing Designs for Stability Testing of New Drug Substances and Products | 最终版 | 1/2003 |

续表

| 类别 | 标题 | 版本 | 日期（月/年） |
|------|------|------|-------------|
| ICH-Quality | Q1E Evaluation of Stability Data | 最终版 | 6/2004 |
| ICH-Quality | Q2A Text on Validation of Analytical Procedures | 最终版 | 3/1995 |
| ICH-Quality | Q2B Validation of Analytical Procedures：Methodology | 最终版 | 5/1997 |
| ICH-Quality | Q3A（R）Impurities in New Drug Substances | 最终版 | 6/2008 |
| ICH-Quality | Q3B（R2）Impurities in New Drug Products（Revision 2） | 第二版 | 8/2006 |
| ICH-Quality | Q3C（R6）Impurities：Guideline for Residual Solvents | 最终版 | 10/2016 |
| ICH-Quality | Q3C Tables and List（Revision 3） | 第三版 | 6/2017 |
| ICH-Quality | Q3C Impurities：Residual Solvents：Maintenance Procedures for the Guidance for Industry Q3C | 步骤/建议 | 7/2017 |
| ICH- Quality | Q4B Evaluation and Recommendation of Pharmacopoeial Texts for Use in the International Conference on Harmonisation Regions | 最终版 | 2/2007 |
| ICH-Quality | Q5A Viral Safety Evaluation of Biotechnology Products Derived From Cell Lines of Human or Animal Origin | 最终版 | 9/1998 |
| ICH- Quality | Q5B Quality of Biotechnological Products：Analysis of the Expression Construct in Cells Used for Production of r-DNA Derived Protein Products | 最终版 | 2/1996 |
| ICH-Quality | Q5C Quality of Biotechnological Products：Stability Testing of Biotechnological/Biological Products | 最终版 | 7/1996 |
| ICH-Quality | Q5D Quality of Biotechnological/Biological Products：Derivation and Characterization of Cell Substrates Used for Production of Biotechnological/Biological Products；Availability | 最终版 | 9/1998 |
| ICH-Quality | Q5E Comparability of Biotechnological/Biological Products Subject to Changes in Their Manufacturing Process | 最终版 | 6/2005 |
| ICH-Quality | Q6A Specifications：Test Procedures and Acceptance Criteria for New Drug Substances and New Drug Products：Chemical Substances | 最终版 | 12/2000 |
| ICH-Quality | Q6B Specifications：Test Procedures and Acceptance Criteria for Biotechnological/Biological Products | 最终版 | 8/1999 |
| ICH-Quality | Q7A Good Manufacturing Practice Guidance for Active Pharmaceutical Ingredients | 最终版 | 8/2001 |
| ICH-Quality | Q8（R2）Pharmaceutical Development | 最终版 | 11/2009 |
| ICH- Quality | Q9 Quality Risk Management | 最终版 | 6/2006 |
| ICH-Quality | Q10 Pharmaceutical Quality System | 最终版 | 4/2009 |
| ICH-Quality | Q8，Q9，and Q10 Questions and Answers | 最终版 | 5/2010 |
| ICH Guidance | Q11 Development and Manufacture of Drug Substances（Chemical Entities and Biotechnological/Biological Entities）Step 4 version | 第四版 | 5/2012 |
| WHO Tech. Report Series | No. 878. 1998 Annex 1. Requirements for the Use of Animal Cells as In vitro Substrates for the Production of Biologicals | 最终版 | 1998 |

| 类别 | 标题 | 版本 | 日期<br>（月/年） |
|---|---|---|---|
| WHO Tech<br>Report Series | Annex 1. 927:31-63. WHO Guidelines on Nonclinical Evaluation of Vaccines | 最终版 | 2005 |
| WHO Guidance | WHO/IVB/05. 23, Guideline of the International Packing and Shipping of Vaccines | 最终版 | 2005 |
| WHO Tech.<br>Report Series | No. 924. Annex4. Guidelines on Viral Inactivation and Removal Procedures Intended to Assure the Viral Safety of Human Blood Plasma Products | 最终版 | 2004 |
| FDA Guidance | Guidance for Industry: General Principle for the Development of Vaccines to Protect Against Global Infectious Disease | 最终版 | 12/2011 |
| FDA Guidance | Guidance for Industry: Content and Format of Chemistry, Manufacturing and Controls Information and Establishment Description Information for a Vaccine or Related Product | 最终版 | 1/1999 |
| FDA Guidance | Guidance for Industry PAT－A Framework for Innovative Pharmaceutical Development, Manufacturing, and Quality Assurance. | 最终版 | 9/2004 |
| FDA Guidance | Guidance for Industry: Considerations for Developmental Toxicity Studies for Preventive and Therapeutic Vaccines for Infectious Disease Indications | 最终版 | 2/2006 |
| FDA Guidance | Characterization and Qualification of Cell Substrates and Other Biological Materials Used in the Production of Viral Vaccines for Infectious Disease Indications | 最终版 | 2/2010 |
| FDA Guidance | Guidance for Industry PAT－A framework for Innovative Pharmaceutical Development, manufacturing, and Quality Assurance | 最终版 | 9/2004 |
| FDA Guidance | Content and Format of Investigational New Drug Applications (INDs) for Phase I Studies of Drugs, Including Well-Characterized, Therapeutic, Biotechnology-derived Products | 最终版 | 11/1995 |
| FDA Guidance | CGMP for Phase I Investigational Drugs | 最终版 | 7/2008 |
| FDA Guidance | INDs for Phase 2 and Phase 3 Studies<br>Chemistry, manufacturing, and Controls Information | 最终版 | 5/2003 |
| FDA Guidance | Process Validation: General Principles and Practices | 第一版 | 1/2011 |
| FDA Guidance | Validation of Chromatographic Methods | 最终版 | 11/1994 |
| FDA Guidance | Bioanalytical Method Validation | 最终版 | 5/2018 |
| FDA Guidance | FDA Review of Vaccine Labeling Requirements for Warnings, Use Instructions, and Precautionary Information | 最终版 | 9/2004 |
| FDA Guidance | Considerations for Plasmid DNA Vaccines for Infectious Disease Indications | 最终版 | 11/2007 |
| EMA Guideline | ICH Guideline Q11 on Development and Manufacture of Drug Substances (Chemical Entities and Biotechnological/Biological Entities) | 最终版 | 4/2011 |
| EMA Guideline | Guideline on Process Validation for the Manufacture of Biotechnology-Derived Active Substances and Data to Be Provided in the Regulatory Submission | 最终版 | 11/2016 |

# 参考文献

Bae KD, Choi J, Jang Y, et al. 2009. Innovative vaccine production technologies: The evolution of value of vaccine production technologies. Arch Pharmacal Res 32(4):465-480.

Bennan J, Bing F, Boone H, et al. 2002. Evaluation of extractable from product-contact surfaces. BioPharm Int 15:22-34.

Bonanni P. 1999. Demographic impact of vaccination: A review. Vaccine 17 (suppl 3):S120-S125.

Brito LA, Singh M. 2010. Acceptable levels of endotoxin in vaccine formulations during preclinical research. J Pharmaceutical Sci 100(1):34-37.

Buckland BC. 2005. The process development challenge for a new vaccine. Nat Med Suppl 4:S16-S19.

Carnes AE, Williams JA. 2007. Plasmid DNA manufacturing technology. Rec Pat Biotechnol 1(2):1-16.

Casella CR, Mitchell TC. 2008. Putting endotoxin to work for us: Monophosphoryl lipid A as a safe and effective vaccine adjuvant. Cell Mol Life Sci 65(20):3231-3240.

Chen D, Kapre S, Goel A, et al. 2010. Thermostable formulations of a hepatitis B vaccine and a meningitis A polysaccharide conjugate vaccine produced by a spray drying method. Vaccine 28:5093-5099.

Cook JC, Joyce JG, George HA, et al. 1999. Purification of virus-like particles of recombinant human papillomavirus type 11 major capsid protein L1 from *Saccharomyces cerevisiae*. Protein Expr Purific 17(3):477-484.

Cox MMJ, Hollidter JR. 2009. FluBlok, a next generation influenza vaccine manufactured in insect cells. Biologicals 37:182-189.

Dekleva ML. 1999. Vaccine Technology. New York: Wiley & Sons, 2611-2617.

Ding X, Becht S, Gu X. 2007. Vaccine characterization using advanced technology. BioPharm International 2007(5).

Driskell JD, Jones CA, Tompkins SM, et al. 2011. One-step assay for detecting influenza virus using dynamic light scattering and gold nanoparticles. Analyst 136:3083-3090.

Freitas S, Canario S, Santos JA, et al. 2009. Alternatives for the intermediate recovery of plasmid DNA: Performance, economic viability and environmental impact. Biotechnology 4:265-278.

Gai RY, Qu XJ, Lou HX, et al. 2007. GMP implementation in China: A double-edged sword for the pharmaceutical industry. Drug Discov Ther 1(1):12-13.

Geels M, Ye K. 2010. Developments in high-yield system expressed vaccines and immunotherapy. Recent Pat Biotechnol J 4(3):189-197.

Genzel Y, Reichl U. 2009. Continuous cell lines as a production system for influencza vaccines. Expert Rev Vaccin 8(12):1681-1692.

Hahn TJ, Courbron D, Hamer M, et al. 2013. Rapid manufacture and release of a GMP batch of avian influenza A (H7N9) virus-like particle vaccine made using recombinant baculovirus-Sf9 insect cell culture technology. BioProcessing 12(2):4-17.

Iaccino E, Schiavone M, Fiume G, et al. 2008. The aftermath of the Merck's HIV vaccine trial. Retroviology 5:56.

Jiang H, Xie Y, Burnette A, et al. 2013. Purification of clinical grade disulfide stabilized antibody fragment variable-psedomonas exotoxin conjugate (dsFv-PE38) expressed in *Escherichia coli*. Appl Microbiol Biotechnol 97:621-632.

Josefsberg J, Buckland B. 2012. Vaccine process technology. Biotechnol Bioeng 109(6):1443-1460.

Kashima K, Yuki Y, Mejima M, et al. 2015. Good manufacturing practices production of a purification-free oral cholera vaccine expressed in transgenic rice plants. Plant Cell Rep:667-679.

Khandke L, Yang C, Krylova K, et al. 2011. Preservative of choice for Prev(e)nar 13TM in a multi-dose formulation. Vaccine 29(41):7144-7153.

Kostyukovsky V. 2007. Disposable technologies for manufacturing of biologics. In: Langer E. Advances in Large-Scale Biopharmaceutical Manufacturing and Scale-Up Production. Washington DC: ASM Press.

Kumar A, Das S, Mullick R, et al. 2015. Immune responses against hepatitis C virus genotype 3a virus-like particles in mice: A novel VLP prime-adenovirus boost strategy. Vaccine 34(8):1115-1125.

Lamounier TA, Oliveira LM, Camargo BR, et al. 2015. Production of Brazilian human norovirus VLPs and comparison of purification methods. Braz J Microbiol 46(4):1265-1268.

Lander RJ, Winters MA, Meacle FJ, et al. 2002. Fractional precipitation of plasmid DNA from lysate by CTAB. Biotechnol Bioeng 79(7):776-784.

Langer ES. 2006. Advances in Biopharmaceutical Technology in China. Society for Industrial Microbiology and BioPlan Associates, Inc.

Lee CH, Kuo WC, Beri S, et al. 2009. Preparation and characterization of a highly immunogenic meningococcal group A conjugate vaccine for use in Africa. Vaccine 27(5):726-732.

Lees A, Sen G, LopezAcosta A. 2006. Versatile and efficient synthesis of protein-polysaccharide conjugate vaccines using aminooxy reagents and oxime chemistry. Vaccine 24(6):

716-729.

Li S, Locker E, Bruder L, et al. 2007. Viral vectors for malaria vaccine development. Vaccine 25(14):2567-2574.

Lopez-Sagaseta J, Malito E, Rappuoli, et al. 2016. Self-assembling protein nanoparticles in the design of vaccines. Comput Struct Biotech J 14:58-68.

Mach H, Volkin DB, Troutman RD, et al. 2006. Disassembly and reassembly of yeast-derived recombinant human papillomavirus virus-like particles (HPV VLPSs). J Pharm Sci 95: 2195-2206.

Matoba N. 2015. N-glycosylation of cholera toxin B subunit: Serendipity for novel plant-made vaccines? Front Plant Sci 22 (6):1132.

Polakova I, Pokorana D, Duskova M, et al. 2009. DNA vaccine against human papillomavirus type modifications of the E6 oncogene. Vaccine 28(6):1506-1513.

Prather KJ, Sagar S, Murphy J, et al. 2003. Industrial scale production of plasmid DNA for vaccine and gene therapy: Plasmid design, production, and purification. Enzym Microb Technol 33:865-883.

Primrose SB, Twyman R. 2004. The large scale manufacture of biopharmaceuticals. In: Primrose SB, Twyman R. Genomics: Applications in Human Biology, Blackwell Science. UK: Oxford.

Rathore AS, Bhambure R, Ghare V. 2010. Process analytical technology (PAT) for biopharmaceutical products. Anal Bioanal Chem 398(1):137-154.

Rathore AS, Mhatre R. 2009. Quality by Design for Biopharmaceuticals: Principles and Case Studies. New York: Wiley & Sons.

Rathore AS, Winkle H. 2009. Quality by design for biopharmaceuticals. Nat Biotechnol 27:26-34.

Reed SG, Bertholet S, Coler RN, et al. 2008. New horizons in adjuvants for vaccine development. Tren Immunol 30:23-32.

Robbins JB, Schneerson R, Anderson P, et al. 1996. The 1996 Albert Lasker Medical Research Awards. Prevention of systemic infections, especially meningitis, caused by *Haemophilus influenzae* type B: Impact on public health and implications for other polysaccharide-based vaccines. JAMA 276 (14):1181-1185.

Schlom J, Arlen PM, Gulley J. 2007. Cancer vaccines: Moving beyond current paradigms. Clin Cancer Res 13:3776-3782.

Shi L, Sings HL, Bryan JT, et al. 2007. GARDASIL: Prophylactic human papillomavirus vaccine development—from bench top to bedside. Clin Pharmacol Ther 81(2):259-264.

Siber G. 1992. Hib-DTP vaccine. Paper presented to the CVI Task Force on Priority Setting and Strategic Plans. Children's Vaccine Initiative, Geneva.

Song L, Nakaar V, Kavita U, et al. 2008. Efficacious recombinant influenza vaccines produced by high yield bacterial expression: A solution to global pandemic and seasonal needs. PLoS One 3(5):e2257.

Spiegel H, Boes A, Voepel N, et al. 2015. Application of a scalable plant transient gene expression platform for Malaria vaccine development. Front Plant Sci 6:1169.

Struck MM. 1996. Vaccine research and product development success rates and development times. Nat Biotechnol 14: 591-593.

Stuve O, Eagar TN, Frohman EM, et al. 2007. DNA plasmid vaccination for multiple sclerosis. Arch Neurol 64 (10):1385-1386.

Tritto E, Mosca F, Gregorio ED. 2009. Mechanism of action of licensed vaccine adjuvants. Vaccine 27(25-26):3331-3334.

Ulmer J, Valley U, Rappuoli R. 2006. Vaccine manufacturing: Challenges and solutions. Nat Biotechnol 24:1377-1383.

USP Guideline for Submitting Requests for Revision to USP-NF. V3.1 April 2007, Vaccine. www.usp.org/sites/default/files/usp_pdf/EN/USPNF/chapter4.pdf

Walsh G. 2003. Biopharmaceuticals Biochemistry and Biotechnology, 2nd Ed. England: John Wiley & Sons Ltd.

Wang K, Holtz KM, Anderson K, et al. 2006. Expression and purification of an influenza hemagglutinin—one step closer to a recombinant protein-based influenza vaccine. Vaccine 24(12):2176-2185.

Weigel T, Solomaier T, Wehmeyer S, et al. 2015. A membrane-based purification process for cell culture-derived influenza A virus. J Biotechnol 220:12-20.

Williams JA, Luke J, Langtry S, et al. 2009. Generic plasmid DNA production platform incorporating low metabolic burden seed-stock and fed-batch fermentation processes. Biotechnol Bioeng 103(6):1129-1143.

Winters MA, Richer JD, Sagar SL, et al. 2003. Plasmid DNA purification by selective calcium silicate adsorption of closely related impurities. Biotechnol Prog 19:440-447.

Xie L, Metallo C, Warren J, et al. 2003. Large-sale propagation of a replication-defective adenovirus vector in stirred-tank bioreactor PER.C6 cell culture under sparging conditions. Biotechnol Bioeng 83(1):45-52.

Xie XD. 2007. The main differences of Chinese GMP and the international GMP ICH-Q7A. J GXP Compl 07:30-39.

Zhu J. 2012. Mammalian cell protein expression for biopharmaceutical production. Biotechnol Adv 30(5):1158-1170.

# 第14章

# 多糖疫苗与多糖蛋白结合疫苗

杜　琳

**本章摘要**

　　在许多病原菌中,位于表面的多糖结构既是细菌的毒力因子,也是保护性抗原,以细菌多糖为目标抗原研制预防性疫苗是细菌性疫苗的一个方向,疫苗类型包括多糖疫苗和多糖结合疫苗。本章介绍了多糖与多糖结合疫苗的基本原理,描述了该类疫苗常用制备方法和检定手段,分析了它的问题和前景,以期对多糖与多糖结合疫苗的认识和开发有所帮助。

## 14.1 概述

在许多病原菌中,位于表面的多糖结构既是细菌的毒力因子,也是保护性抗原。这些多糖包括脑膜炎双球菌、肺炎链球菌、伤寒沙门菌等的荚膜多糖,也包括革兰氏阴性细菌的脂多糖。以细菌多糖为抗原制备疫苗是 20 世纪最伟大的成就之一,成功开发了流脑多糖疫苗、肺炎多糖疫苗、伤寒 Vi 多糖疫苗等。随着技术的进步和对免疫预防机制的深入了解,多糖蛋白结合技术又引领了新一轮的技术革新,先后开发了 b 型流感嗜血杆菌结合疫苗、肺炎球菌结合疫苗、脑膜炎球菌结合疫苗,对降低全球呼吸道感染性疾病的发病率起到巨大作用。目前,伤寒 Vi 结合疫苗在印度成功上市,多个以脂多糖为基础的结合疫苗也处于临床试验的不同阶段。相信随着疫苗研发的推进和涉猎面的扩大,越来越多的多糖疫苗和多糖结合疫苗将会面世,成为人类预防甚至消灭传染病的利器。

## 14.2 多糖及多糖结合疫苗的原理

细菌多糖是病原菌借以逃逸宿主免疫系统的重要物质,也是病原菌侵袭力的重要基础。细菌多糖的作用可大体概括为:① 细菌的结构成分,可防止细菌脱水,保护细菌在恶劣环境中生存;② 帮助细菌黏附并定居于宿主表面;③ 保护病原菌免受宿主免疫细胞的吞噬以及对补体的作用;④ 通过分子拟态(molecular mimicry)逃避宿主免疫系统,如 B 群脑膜炎球菌。作为与宿主直接接触的最外侧物质,多糖是病原菌入侵时宿主首先识别的靶点,因此,针对细菌多糖的特异性抗体基本都是保护性抗体,这也构成了多糖疫苗的理论基础。细菌多糖是相同抗原表位重复组成的线性结构,可以通过直接激活 B 淋巴细胞诱导免疫应答,属于 T 细胞非依赖性抗原(TI抗原),可在健康成人中诱导特异性的免疫应答。

以纯化多糖制备的疫苗,毒性远低于全菌体疫苗,这促进了多糖疫苗的发展。1946 年,4 价肺炎球菌多糖疫苗成为首个问世的多糖疫苗。20 世纪 70 年代以后,随着耐药菌的出现,催生了脑膜炎球菌多糖疫苗和更多价次的肺炎球菌多糖疫苗。1985 年,

b 型流感嗜血杆菌多糖疫苗上市。但多糖抗原在 2 岁以下儿童中的免疫原性不佳,产生的抗体持续期短,亲和力未成熟,也没有加强免疫效果,需要一种更新的技术以应对疾病最高发人群的免疫需求。Landsteiner 和 Van der Scheer(1929)在 20 世纪初就发现小分子物质与蛋白质结合后可转变为免疫原,Avery 与 Goebel(1931)将肺炎球菌 3 型多糖与马的球蛋白结合,制备的结合物可在家兔中诱导出具有生物活性的抗体。1987 年,以结合技术开发的第一个 b 型流感嗜血杆菌结合疫苗问世。

多糖蛋白结合技术是通过化学手段将多糖与蛋白质共价偶联的技术。多糖抗原与蛋白质载体偶联形成的结合物在免疫学特性上发生了明显变化,可将多糖转变为 T 细胞依赖性抗原(TD 抗原),使婴幼儿产生免疫应答,抗体亲和力成熟,并产生免疫记忆。TI 抗原和 TD 抗原的特性见表 14.1。

**表 14.1 TI 抗原与 TD 抗原的特性比较**

| 项目 | TI 抗原 | TD 抗原 |
| --- | --- | --- |
| 代表性抗原 | 多糖 | 蛋白质 |
| 抗原表位 | B 细胞表位 | T 细胞、B 细胞表位 |
| T 细胞协助 | 否 | 是 |
| 激活细胞 | B1 细胞 | B2 细胞 |
| 免疫记忆 | 无 | 有 |
| 应答类型 | 体液免疫 | 体液和细胞免疫 |
| 主要抗体类型 | IgM | 多种 |
| 抗体亲和力 | 低 | 高 |

## 14.3 多糖及结合疫苗的技术发展

### 14.3.1 多糖疫苗的技术发展

多糖疫苗的研制始于肺炎链球菌。1914 年,由于不断发生大叶性肺炎感染,南非金矿矿工采用加热死菌体免疫预防,但这种疫苗接种部位反应大、效果差,逐渐被淘汰。随后的试验发现,肺炎链球菌荚膜多糖对人体具有免疫原性,并开始了多糖疫苗的研究(Ekwurzed et al.,1938)。目前,多糖疫苗的研制主要集中在脑膜炎双球菌、肺炎链球菌等含荚膜多糖的病原菌上(表 14.2)。

表 14.2 常见病原菌多糖结构

| 病原菌 | 群/型 | 多糖结构 |
|---|---|---|
| 流感嗜血杆菌 | a | →4)-β-D-Glc-(1→4)-D-ribitol-(5-PO4→ |
| | b | →3)-β-D-Rib-(1→1)-D-ribitol-(5-PO4→ |
| | c | →4)-β-D-GlcNAc-(1→3)-α-D-Gal-(1-PO4→ |
| | d | →4)-β-D-GlcNAc-(1→3)-β-D-ManNAc-(1→ |
| | e | →3)-β-D-GlcNAc-(1→4)-β-D-ManNAc-(1→ |
| | f | →3)-β-D-GalNAc-(1→4)-α-D-GalNAc-(1-PO4→ |
| 脑膜炎双球菌 | A | →6)-α-D-ManNAc-(1-PO4→<br>（3Ac,85%） |
| | B | →8)-α-D-NeuNAc-(2→ |
| | C | →9)-α-D-NeuNAc-(2→<br>（7/8Ac,85%） |
| | H | →4)-α-D-Gal-(1→2)-glycerol-(3-PO4→ |
| | L | →3)-α-D-GlcNAc-(1→3)-β-D-GlcNAc-(1→3)-α-GlcNAc-(1-PO4→ |
| | X | →4)-α-D-GlcNAc-(1-PO4→ |
| | Y | →6)-α-D-Glc-(1→4)-α-D-NeuNAc-(2→（OAc） |
| | W135 | →6)-α-D-Gal-(1→4)-α-D-NeuNAc-(2→ |
| | Z | →3)-α-D-GalNAc-(1→1)-glycerol-(3-PO4→ |
| | 29E | →7)-β-D-KDO-(1→3)-α-D-GalNAc-(1→ |
| 肺炎链球菌 | 1 | →3)AAT-α-D-Gal-(1→4)-α-D-GalA-(1→3)-α-D-GalA-(1→<br>（Ac,30%） |
| | 2 | α-D-GluA-(1→6)-α-D-Glc<br>1<br>↓<br>2<br>→4)-β-D-Glc-(1→3)-α-L-Rha-(1→3)- α-L-Rha-(1→3)-β-L-Rha-(1→ |
| | 3 | →3)-β-D-GlcA-(1→4)-β-D-Glc-(1→ |
| | 4 | →3)-β-D-ManNAc-(1→3)-α-L-FucNAc-(1→3)-α-D-GalNAc-(1→4)-α-D-Gal2,3(S)Pyr-(1→ |
| | 5 | →4)-β-D-Glc-(1→4)-α-L-FucNAc-(1→3)-β-D-Sug-(1→<br>3<br>↑<br>1<br>α-L-PneNAc-(1→2)-β-D-GlcA |
| | 6B | →2)-α-D-Gal-(1→3)-α-D-Glc-(1→3)-α-L-Rha-(1→4)-D-Ribitol-(5-PO4→ |

| 病原菌 | 群/型 | 多糖结构 |
|---|---|---|

$\beta$-D-Gal

1

↓

2

**7F** →6)-$\alpha$-D-Gal-(1→3)-$\beta$-L-Rha2Ac-(1→4)-$\beta$-D-Glc-(1→3)-$\beta$-D-Gal*NAc*-(1→

4

↑

1

$\alpha$-D-Glc-(1→3)-$\alpha$-L-Rha

**8** →4)-$\beta$-D-GlcA-(1→4)-$\beta$-D-Glc-(1→4)-$\alpha$-D-Glc-(1→4)-$\alpha$-D-Gal-(1→

**9N** →4)-$\alpha$-D-GlcA-(1→3)-$\alpha$-D-Glc-(1→3)-$\beta$-D-ManNAc-(1→4)-$\beta$-D-Glc-(1→4)-$\alpha$-D-GlcNAc-(1→

**9V** →4)-$\alpha$-D-GlcA-(1→3)-$\alpha$-D-Gal-(1→3)-$\beta$-D-ManNAc-(1→4)-$\beta$-D-Glc-(1→4)-$\alpha$-D-Glc-(1→

$\beta$-D-Gal

1

↓

6

**10A** 5)-$\beta$-D-Gal*f*-(1→3)-$\beta$-D-Gal-(1→4)-$\beta$-D-GalNAc-(1→3)-$\alpha$-D-Gal-(1→2)-D-Ribitol-(5-PO4→

3

↑

1

$\beta$-D-Gal*f*

肺炎
链球菌

$\alpha$-D-GalNAc

1

↓

3

**12F** →4)-$\alpha$-L-FucNAc-(1→3)-$\beta$-D-GalNAc-(1→4)-$\beta$-D-ManNAcA-(1→

3

↑

1

$\alpha$-D-Glc-(1→2)-$\alpha$-D-Glc

→6)-$\beta$-D-GlcNAc-(1→3)-$\beta$-D-Gal-(1→4)-$\beta$-D-Glc-(1→

4

↓

1

$\beta$-D-Gal

**14**

→3)-$\beta$-L-Rha-(1→4)-$\beta$-D-Glc-(1→3)-$\alpha$-D-Gal-(1→3)-$\beta$-L-Rha2Ac-(1→4)-$\alpha$-L-Rha-(1→2)-D-Ara-ol-(1-PO4→

4

↑

1

**17F** $\alpha$-D-Gal

| 病原菌 | 群/型 | 多糖结构 |
|---|---|---|

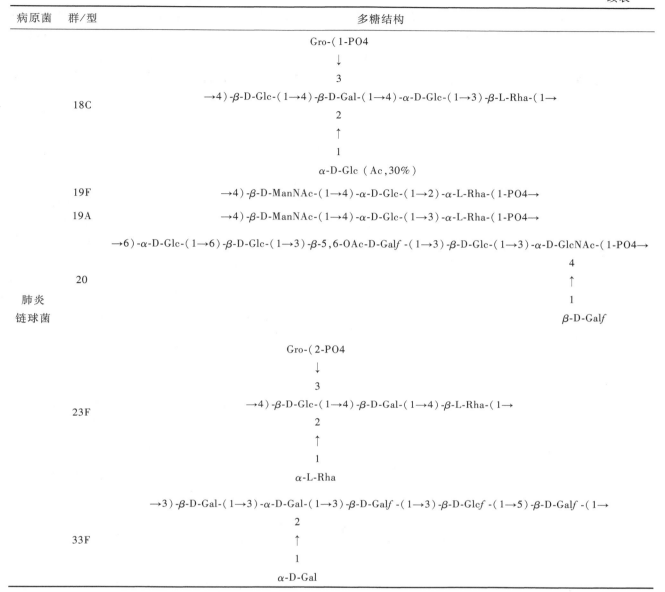

多糖疫苗的制备主要包括细菌培养、多糖纯化、抗原检定等步骤,经过几十年的发展,多糖制备和检测的技术方法和实验手段都有了长足进步。综合培养基逐渐替代了含天然成分的培养基,层析技术的使用也逐渐淘汰了有机溶剂纯化多糖的传统方法,各种新的实验手段越来越多地应用到多糖定性、定量上。本节主要就荚膜多糖纯化技术和检定进行概述。

### 14.3.1.1　多糖纯化策略

细菌荚膜多糖多为酸性黏多糖,在细菌培养过程可游离到培养液中,因此,荚膜多糖的纯化多采用去除菌体后的培养上清液。细菌培养上清液除含有培养基成分和荚膜多糖外,还含有核酸、蛋白质、非荚膜组成的黏性多糖等细菌降解及代谢产物,在一些革兰氏阴性细菌中,还含有残余的脂多糖,实际上,荚膜多糖的纯化过程就是对这些残余物质的去除过程。传统的荚膜多糖纯化工艺主要包括:① 去除菌体,收获培养上清液。常用方法是离心和过滤。② 加入阳离子去污剂沉淀多糖。最常用的阳离子去污剂是十六烷基三甲基溴化铵(cetavlon),能与酸性多糖形成季胺络合物,对中性多糖、核酸、蛋白质也有一定沉淀作用。已上市多糖疫苗产品中,对生产用培养基都有"不应含有与十六烷基三甲基溴化铵能形成沉淀的成分"的规定,是为了尽量避免培养基成分掺入纯化多糖。③ 低浓度有机醇沉淀核酸。最常用的有机醇是乙醇,使用浓度为 25% 左右,但一些细菌的荚膜多糖在较低浓度乙醇中也会沉淀,因此,使用浓度以不沉淀多糖为基准。也有采用核酸酶处理,降解残余核酸。④ 高浓度有机醇沉淀收获多糖。最常用的有机醇是乙醇,使用浓度为 75% 左右。⑤ 苯酚抽提去除蛋白质。也有用 Sevag 法或蛋白酶降解。⑥ 超速离心去除脂多糖。一般认为,100 000g 连续离心 4 h 以上就可沉淀脂多糖,实现与荚膜多糖的分离。⑦ 收获多糖。常用有机溶剂沉淀或冻干等方法。图 14.1 列举了 b 型流感嗜血杆菌荚膜多糖传统纯化工艺。

传统的荚膜多糖纯化工艺是通过有机大分子在不同有机溶剂中的溶解特性而分离,有些也采用了

核酸酶和蛋白酶降解去除这些残余物质。随着环保意识和要求的提高,如苯酚等对环境破坏较大试剂的使用越来越受到限制,需要寻找更安全和有效的手段。酶类作为外源性添加物质,对其来源有一定限制,尤其是人用疫苗基本会控制动物来源成分的使用。层析法是目前最常用的荚膜多糖纯化技术,国内有人以离子交换填料 Capto adhere 纯化了 A 群流脑荚膜多糖,残余蛋白质含量低于 0.2%,符合该产品现行规程的要求(解红艳等,2010),也有人仅通过调整乙醇的浓度,采用分步沉淀纯化出了各检定指标符合现行规程的 A 群、C 群流脑多糖(朱为等,2011),国外也有采用层析法纯化流脑多糖的报道(Pato et al.,2006)。图 14.2 列举了一种层析技术纯化 b 型流感嗜血杆菌荚膜多糖的工艺。

与传统多糖纯化工艺相比,多糖纯化工艺上的

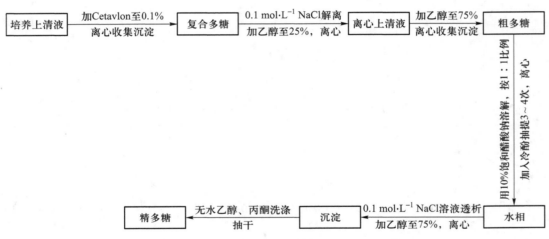

图 14.1　b 型流感嗜血杆菌荚膜多糖纯化工艺简图

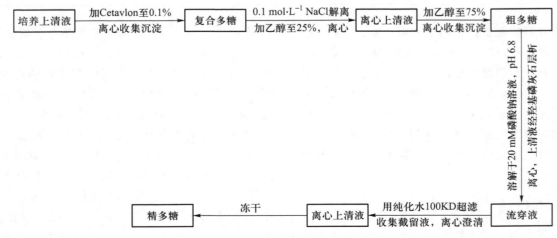

图 14.2　一种 b 型流感嗜血杆菌荚膜多糖层析纯化工艺

改进主要集中于减少甚至摆脱有机溶剂的使用,尤其是苯酚。其他改进还包括技术手段的提高,如用超滤替代透析(任克明等,2013;胡菁等,2012),增加工艺步骤以进一步降低残余物含量等,如增加超速离心步骤,减少脂多糖残余。目前,国内多糖疫苗的生产还基本沿用传统提取工艺,不同厂家对具体的工艺条件进行了优化(尹珊珊等,2009),以超滤替代了层析,有些还在精多糖制备的最后环节,增加了超速离心步骤。

除了上述工艺方法外,利用多糖的其他特性还衍生出了另外一些值得借鉴的纯化方法。例如,利用复合多糖可以溶解于高浓度乙醇的特点制备细菌荚膜多糖,利用在酸性条件下脱氧胆酸钠与蛋白质共沉的特点去除多糖中的蛋白质(任克明等,2013),利用碱性环境可以降解核酸、脂多糖等的特点纯化细菌多糖等。图14.3和图14.4分别列举了一种多糖纯化工艺。

在细菌多糖纯化过程中,除了关注非目标成分的去除外,还需要保证目标成分结构的完整。有些修饰结构与多糖的免疫原性相关,如 A 群脑膜炎球菌多糖(Berry et al.,2002)、伤寒 Vi 多糖(Szu et al.,1991)的 O-乙酰基。O-乙酰基与肺炎链球菌 1 型、11A、15F 和 34 型的免疫原性也有一定相关性(朱学喆,2013),但在 C 群和 Y 群脑膜炎球菌多糖的研究中,脱去 O-乙酰基的多糖却能诱导更强的杀菌抗体应答(Peter et al.,2007)。在 C 群和 W135 群脑膜炎球菌多糖溶液保存过程中,O-乙酰基还有移位现象(Lemercinier and Jones,1996)。这些都反映出多糖修饰的复杂性,而且这些修饰基团在酸性或碱性环境下容易发生变化,甚至脱落,需要在建立多糖纯化工艺中充分考虑并进行检测。

总之,细菌多糖纯化除利用多糖的共性特点外,还需根据特定多糖的特性,有针对性地建立适合特定多糖的工艺,建立的多糖纯化工艺应以简单、能放大、得率可接受、条件相对温和等为要素。随着技术的进步和工艺手段的增加,细菌多糖纯化的方法也呈现多样化趋势(赵海平等,2012)。

### 14.3.1.2 多糖检定

细菌荚膜多糖的检定主要包括定性指标和质量指标,定性指标包括鉴别、特异性糖含量或某种特定元素含量等,质量指标包括残余物含量、分子大小分布等。表14.3列举了细菌荚膜多糖检定基本项目及常用方法。

不同的细菌多糖的质量标准不完全一致,国家还会根据技术发展状况和产品生产企业的实际能力适时完善和提高标准,以保证疫苗产品的安全性和有效性。表 14.4 以 b 型流感嗜血杆菌荚膜多糖的质量标准为例,说明细菌荚膜多糖标准的要求。

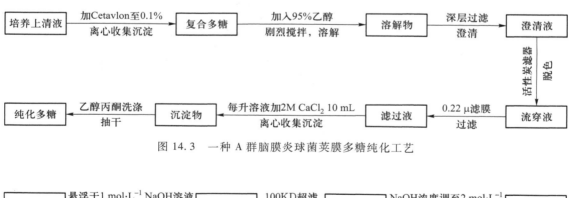

图 14.3　一种 A 群脑膜炎球菌荚膜多糖纯化工艺

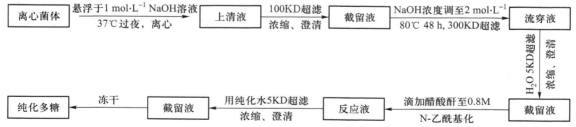

图 14.4　一种 Y 群脑膜炎球菌荚膜多糖纯化工艺

以上检定内容主要针对细菌荚膜多糖原液。以细菌荚膜多糖制备的多糖疫苗终产品检定项目基本包括理化特性、抗原定性及定量、免疫原性和安全性指标。表 14.5 以伤寒 Vi 多糖疫苗为例,列举了多糖疫苗成品的检定项目。

**表 14.3　细菌荚膜多糖检定项目及常用方法**

| 检定项目 | 常用方法 |
|---|---|
| 鉴别 | 通常用血清学反应进行多糖鉴别实验,也采用 NMR 等确定结构 |
| 多糖含量 | 根据特定多糖结构测定特异性糖含量,如磷、唾液酸、甲基戊糖、氨基己糖、核糖等 |
| 分子大小分布 | 采用凝胶过滤或高效液相色谱(HPLC)等适宜方法测定多糖的分子大小分布 |
| 残余蛋白质 | 采用 Lowry 法、BCA 法等方法测定多糖中蛋白杂质的含量 |
| 残余核酸 | 采用紫外线 260 nm 测定等方法测定多糖中核酸杂质含量 |
| 内毒素 | 采用家兔热原试验或鲎试验定量测定方法测定多糖中的热原质及内毒素含量 |

**表 14.4　b 型流感嗜血杆菌荚膜多糖的质量标准要求**

| 检定项目 | 标准要求 | | |
|---|---|---|---|
| | WHO(TRS. 897,2000) | 《欧洲药典》(9.0) | 《中国药典》(2015 版) |
| 鉴别 | 阳性 | 阳性 | 阳性 |
| 分子大小 | 应保持批间一致 | KD≤0.3 的多糖回收率≥50% | KD≤0.5 的多糖回收率≥50% |
| 核糖 | 不低于 32% | 符合规定 | 320~410 mg·g$^{-1}$ |
| 磷含量 | 6.8%~9.0% | 符合规定 | 68~90 mg·g$^{-1}$ |
| 蛋白 | ≤1.0% | ≤1.0% | <10 mg·g$^{-1}$ |
| 核酸 | ≤1.0% | ≤1.0% | <10 mg·g$^{-1}$ |
| 内毒素 | <10 IU·μg$^{-1}$ PRP | <10 IU·μg$^{-1}$ PRP | ≤25 EU·μg$^{-1}$ PRP |

**表 14.5　伤寒 Vi 多糖疫苗成品检定项目及标准**

| 检定项目 | 标准要求 | | |
|---|---|---|---|
| | WHO(TRS. 840,1994) | 《欧洲药典》(9.0) | 《中国药典》(2015 版) |
| 鉴别 | 阳性 | 阳性 | 阳性 |
| 外观 | 符合规定 | 无色澄明液体、无异物 | 无色澄明液体、无异物 |
| O-乙酰基 | — | 0.085×(1±25%)μmol/人剂 | 0.061~0.091 μmol/人剂 |
| 甲醛 | — | ≤0.2g·L$^{-1}$ | — |
| 装量 | — | — | 不低于标识量 |
| pH | 7±0.5 | 6.5~7.5 | 6.5~7.5 |
| 苯酚 | 符合规定 | ≤2.5 g·L$^{-1}$ | ≤3.0 g·L$^{-1}$ |
| 多糖含量 | 25×(1±30%)μg | 25×(1±20%)μg | ≥30 μg/人剂 |
| 无菌检查 | 符合规定 | 符合规定 | 符合规定 |
| 异常毒性 | 符合规定 | — | 符合规定 |
| 渗透压 | — | — | 符合规定 |
| 热原检查 | 多糖 25 μg·kg$^{-1}$家兔 符合规定 | — | 多糖 0.025 μg·kg$^{-1}$家兔 符合规定 |
| 内毒素检查 | — | 符合规定 | 符合规定 |

## 14.3.2 结合疫苗的技术发展

结合疫苗是在多糖疫苗的基础上发展起来的新一代疫苗,解决了多糖疫苗在婴幼儿中免疫原性弱的缺陷,扩大了疫苗使用范围,保护了疾病危害最严重的人群。目前,已上市的结合疫苗产品主要集中在 b 型流感嗜血杆菌结合疫苗、脑膜炎球菌结合疫苗和肺炎球菌结合疫苗上,产生了多种结合技术和方法,在产品检定方法上也取得了进展。

### 14.3.2.1 结合物制备策略

**(1) 多糖修饰**

多糖分子大小是多糖疫苗的一项重要指标,只有达到一定的分子大小,才能在人体内诱导适宜的免疫应答。但在结合疫苗中,只要有适当数量的多糖抗原表位,就足以产生抗体反应。因此,结合疫苗对多糖分子大小的要求,除了免疫原性外,重点考虑结合物制备和纯化的需要,有些结合疫苗制备中,对多糖进行了降解。多糖分子的降解目前常采用酸解、酶解或超声降解,但不是所有的多糖结合物制备都采用降解多糖,降解更多针对的是相对分子质量较大、溶解黏度高的多糖。多糖的降解与否和后期的衍生及结合工艺有一定关系,非降解多糖一般采用多点随机活化,而降解多糖多采用单点或末端活化。多糖修饰活化最常见的方法是氰基化法和高碘酸氧化法,活化后的多糖可以直接与载体蛋白质结合,也可以与桥连剂结合形成衍生物。

方法 1:氰基化法。氰基化法最初采用溴化氰,可与多糖链上的羟基反应,形成 O-CN,再与桥连剂,如己二酰肼(adipic and dihydrazide, ADH)反应形成多糖衍生物。现在的氰基化试剂更多使用 1-氰基-4-二甲氨基-吡啶四氟硼酸(1-cyano-4-dimethyl-aminopyridinium tetrafluoroborate, CDAP),氰基化反应都在碱性条件下进行,CDAP 对多糖的活化效率与 pH 密切相关,最佳 pH 为 9~10,形成的氰酸脂很容易与蛋白质赖氨酸上的 $\varepsilon$-氨基反应,形成 O-烷基异脲。

方法 2:高碘酸氧化法。高碘酸钠可以氧化断裂多糖邻二醇位置的 C—C 键形成醛基,醛基可以与桥连剂或载体蛋白质上的游离氨基反应,形成 $R_1$—CH=N—$R_2$ 结构(Schiff 碱结构),在硼氰化钠的还原下,形成稳定的 $R_1$—CH$_2$—NH—$R_2$ 结构。

**(2) 载体蛋白质选择和修饰**

破伤风类毒素、白喉类毒素、交叉反应物质 197(CRM197)是目前使用最广的载体蛋白质,脑膜炎球菌外膜蛋白(OMPC)和不可分型流感嗜血杆菌 D 蛋白(PD)制备的结合疫苗产品也已上市。但载体蛋白质的选择范围仍然有限,单一的载体蛋白质导致儿童对同种抗原的多次免疫,存在免疫抑制和安全性风险,需要加强新型载体蛋白的研究与应用(谭亚军等,2013;Pichichero,2013)。载体蛋白质选择的依据是安全、易得、质量可控,同时具有良好的载体效应。同样结合方法,不同载体蛋白质制备的结合物在免疫原性上具有一定差异(吴兵等,2006;Tontini et al.,2013),说明载体蛋白质选择的必要性。

由于结合方法的不同,载体蛋白质上的反应基团多是氨基或羧基,可采用化学修饰的方法增加载体蛋白质上的反应基团(图 14.5)。采用琥珀酸酐处理蛋白质,可将赖氨酸上的 $\varepsilon$-氨基以及 N 末端的 $\alpha$-氨基转化为羧基,琥珀酰化蛋白质制备的福氏 2a 痢疾结合疫苗在小鼠中有更好的免疫原性(Pavliakova et al.,1999)。己二酰肼可以与载体蛋白质上的羧基反应,将羧基位点转化为氨基,再与多糖上的活化位点反应,制备结合物,国际上第一个批准上市的 b 型流感嗜血杆菌结合疫苗就是采用了己二酰肼衍生的白喉类毒素为载体蛋白质。也有采用二盐酸肼处理蛋白质后与活化多糖结合的报道(Silveira et al.,2007)。

**(3) 结合方法**

结合反应分为直接结合和桥连结合,直接结合是多糖与蛋白质直接连接,桥连结合在多糖和蛋白质间有桥连剂,由于空间位阻的存在,直接结合的效率不如桥连结合。无论采用何种结合方法,需保证:① 方法可控、重复性好。② 结合键牢靠、稳定。③ 保持多糖和蛋白质的抗原性。④ 因结合反应产生的新位点不影响产品的免疫原性。⑤ 结合物为水溶性。⑥ 残余试剂可清除至接受范围。

直接结合最常用的方法是还原胺法和氰基活化法,桥连结合多采用碳二亚胺[1-ethyl-3-(3-dimethylaminopropyl)carbodiimide,EDAC]介导的氨基与羧基的缩合反应(图 14.6)。有人采用方酸酯法制备结合物(Chernyak et al.,2001;Hou et al.,2008),也有采用其他桥连剂的(Perciani et al.,2013;Huang et al.,2013),还有采用硫醚键连接的(Pawlowski et al.,1999),但还没有产品问世。意大利诺华(Novartis)公司以还原胺法在寡糖的还原端引入氨基,

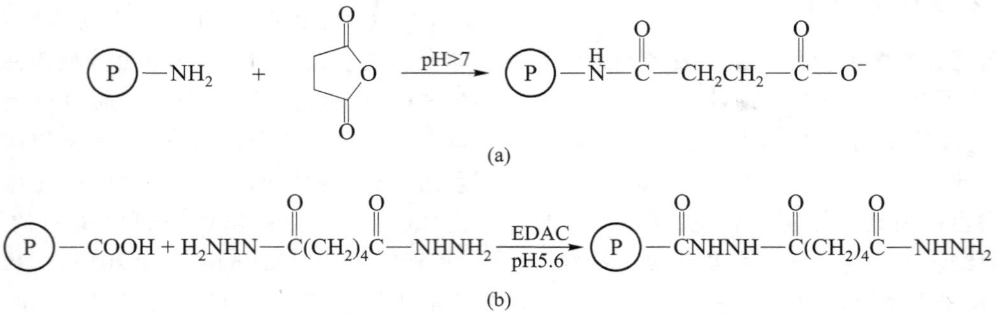

图 14.5　蛋白质修饰反应

（a）琥珀酸酐反应；（b）己二酰肼反应

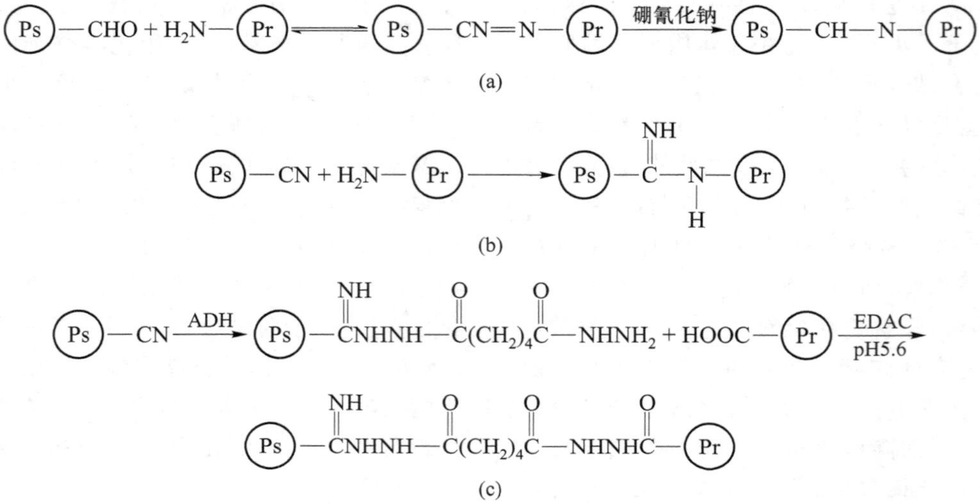

图 14.6　常见结合反应

（a）还原胺法；（b）氰基活化法；（c）桥连结合

再与己二酸 N-羟基琥珀酰亚胺酯（N-hydroxysuccinimide diester of adipic acid, SIDEA）反应引入第二桥联臂，与载体蛋白质反应制备结合物（杜琳和蒋仁生，2013）。

（4）结合物制备举例

① 采用溴化氰制备 b 型流感嗜血杆菌结合物

多糖溶解为 10 mg·mL$^{-1}$，调 pH 至 10.5，按质量比 1∶1 加入溴化氰（乙腈溶解），维持 pH 在 10.5 下反应 6 min，按 1∶1 体积比加入 0.5 M ADH，维持 pH 8.6 反应 30 min 以上，4℃ 搅拌过夜。100KD 超滤去除小分子物质，获得多糖衍生物。

多糖衍生物与破伤风类毒素按 1∶1 质量比混合，反应浓度 10 mg·mL$^{-1}$，调 pH 至 5.6，加入 EDAC 至终浓度 0.02 M，维持 pH 反应 4 h 以上。反应物经 Sepharose 4FF 层析纯化，收获 V$_0$ 附近的吸收峰，即为结合物原液。

② 还原胺法制备 C 群流脑结合物

用 0.1 M 醋酸缓冲液（pH 为 6.5）溶解多糖至 10 mg·mL$^{-1}$，加高碘酸钠至 2.5 mM，避光反应 6 h，甘油终止反应，超滤去除小分子物质。

将活化多糖与破伤风类毒素按质量比 1∶0.5 混合于 0.1 M 碳酸氢钠缓冲液（pH 为 7.5~8.0）中，多糖反应浓度 10 mg·mL$^{-1}$，加入与载体蛋白质等质量的硼氰化钠，反应 3~5 天。反应物经 Sepharose 4FF 层析纯化，收获 V$_0$ 附近的吸收峰，即为结合物原液。

③ 采用 CDAP 制备肺炎球菌 19F 结合物

用 0.2 M 氯化钠溶液溶解多糖至 5 mg·mL$^{-1}$，按质量比 1∶0.75 加入 CDAP（乙腈溶解），反应 1.5 min 后，加入 0.2 M 三乙胺使 pH 为 10.0，继续反应 2 min，按多糖与蛋白质的质量比 1∶0.5 加入破伤风类毒素,维持 pH 为 9.5 反应 1 h 以上,甘油终止反应。反应物经 Sepharose 4FF 层析纯化,收获 $V_0$ 附近的吸收峰,即为结合物原液。

#### 14.3.2.2 结合物检定

结合物检定主要包括结合物特性以及反应试剂的残余状态,对不同的结合物要求基本相同。有些结合反应可能产生独特的结合标志,如特定氨基酸,可作为检定指标以定量分析结合反应的程度。在结合物检定中,还需要证实结合物不再含有未反应的活化基团。表 14.6 列举了结合物原液检定的基本项目及常用方法。

不同细菌多糖的理化特性存在差异,制备的结合物质量标准不可能完全一致,加之不同的产品还可能使用不同的结合工艺,因此,产品的标准多以特定产品的注册标准为准。表 14.7 列举了 4 种不同 b 型流感嗜血杆菌结合物的基本特性和原液质量标准。

表 14.6 结合物原液基本检定项目及常用方法

| 检定项目 | 常用方法 |
| --- | --- |
| 鉴别反应 | 通常用血清学反应进行多糖鉴别试验 |
| 多糖含量 | 采用分光光度计法测定 |
| 蛋白质含量 | 采用化学方法,如 Lowry 法测定 |
| 多糖蛋白比 | 按测定值计算获得 |
| 游离多糖 | 分离后测定结合或游离多糖的含量,分离方法包括沉淀、凝胶过滤、超滤或超离等方法 |
| 游离蛋白质 | 可采用 HPLC、毛细管电泳等适宜方法测定 |
| 分子大小分布 | 采用凝胶过滤或高效液相色谱(HPLC)等适宜方法测定分子大小分布 |
| 残余物含量 | 适宜方法确证反应中使用的试剂(如溴化氰、硼氰化钠、EDAC 等化学试剂)已被清除 |
| 载体蛋白毒性 | 如采用破伤风类毒素和白喉类毒素为载体,应进行毒性试验 |
| 内毒素含量 | 采用鲎试验定量测定方法测定结合物中的内毒素含量 |
| 无菌试验 | 采用国家药典规定的方法 |

表 14.7 4 种 b 型流感嗜血杆菌结合物特性及原液质量标准比较

| 比较项目 | 产品 1 | 产品 2 | 产品 3 | 产品 4 |
| --- | --- | --- | --- | --- |
| 结合方法 | CNBr 活化 | CNBr 活化 | 还原胺法 | 硫醚键连接 |
| 载体蛋白质 | DT | TT | CRM197 | OMP |
| 游离多糖(%) | < 37 | < 20 | < 25 | < 15 |
| 游离蛋白(%) | < 4 | < 1 | < 2 | 不适用 |
| 多糖蛋白比 | 1.25~1.8 | 0.30~0.55 | 0.3~0.7 | 0.05~0.1 |
| 分子大小分布 | <0.75(95%) | <0.2(60%) | 0.3~0.6(50%) | <0.3(85%) |

国内目前批准的 b 型流感嗜血杆菌结合疫苗产品都采用氰基活化法制备结合物,选用的载体蛋白质都是破伤风类毒素,因此,《中国药典》对 b 型流感嗜血杆菌结合疫苗的质量标准都有统一要求(北京智飞绿竹生物制药有限公司采用的活化试剂是 CDAP,在残余物检测上略有不同),表 14.8 列举了《中国药典》(2015 版)中关于 b 型流感嗜血杆菌结合物原液的检定项目和质量标准。

表 14.8　b 型流感嗜血杆菌结合物原液检定项目和质量标准

| 项目 | 检验方法 | 质量标准 |
| --- | --- | --- |
| 鉴别试验 | 免疫双扩散 | 应与相应血清形成明显沉淀线 |
| 多糖含量 | Hib 多糖含量测定法 | ≥28 μg·mL⁻¹ |
| 蛋白质含量 | Lowry 法 | ≥48 μg·mL⁻¹ |
| 多糖与蛋白质的比值 | 计算 | 0.30～0.59 |
| 高分子结合物含量 | 高分子结合物含量测定法 | 应在 80%～100%,或游离糖≤20% |
| 多糖分子大小测定 | 琼脂糖 CL-4B 层析法 | KD≤0.20,回收率≥60% |
| EDAC 残余量 | N. Wilchek 方法 | < 10 μmol·L⁻¹ |
| 无菌检查 | 无菌检查法 | 应符合规定 |
| 细菌内毒素检查 | 细菌内毒素检查法 | ≤5 EU·μg⁻¹ |

表 14.9　结合疫苗基本检定项目及方法

| 检定项目 | 常用方法 |
| --- | --- |
| 鉴别试验 | 通常采用多糖的特异性抗体进行免疫学测定 |
| pH | pH 测定法,应符合注册标准 |
| 装量 | 装量检查法,应不低于标识量 |
| 外观检查 | 目测法,应符合注册标准 |
| 多糖含量 | 采用化学显色、色谱(包括 HPLC)或免疫学方法(如速率比浊法或 ELISA)进行测定 |
| 残留水分 | 冻干制品应采用适宜方法测定水分,残余水分应不超过 3% |
| 内毒素 | 采用家兔热原试验或鲎试验定量测定内毒素含量,应符合注册标准 |
| 佐剂含量 | 佐剂剂型应检测含量,用量应符合国家有关规定。佐剂为铝佐剂,每人用剂量中的含量应不超过 1.25 mg |
| 防腐剂含量 | 若疫苗加入了防腐剂,应采用符合国家规定的方法测定含量,含量应符合注册标准 |
| 无菌试验 | 成品中不得检出细菌或真菌等微生物 |
| 异常毒性试验 | 异常毒性检查法,应符合规定 |

结合物原液可配制单价或多价结合疫苗,结合疫苗可有冻干和液体剂型,液体剂型有含佐剂和不含佐剂的,根据不同的产品产生了不同的检定项目和质量标准。表 14.9 列举了结合疫苗基本的检定项目和检定方法。

国内注册的结合疫苗成品检定项目中通常还有效力试验,多采用小鼠免疫后的特异性抗体检测,要求抗体阳转率达到一定百分比。另外,一些产品还要求游离多糖和游离蛋白质的检测。在内毒素控制上,要求同时开展热原检查和细菌内毒素检查。

## 14.4　问题与前景

多糖疫苗的研究使用已超过半个世纪,结合疫苗的历史也近 30 年,多糖及结合疫苗的使用改变了一些含荚膜病原微生物在人群中的分布,特别是结合疫苗的使用,不仅可以预防病原菌的感染,还可以清除无症状携带者的带菌,形成免疫屏障,尤其对 b 型流感嗜血杆菌、脑膜炎双球菌、肺炎链球菌引起的感染性疾病控制明显(Trotter et al. ,2008)。

多糖及多糖蛋白结合疫苗对人类防治传染病贡献突出,技术也相对成熟。对多糖抗原而言,目前主要的改进点在纯化技术上的突破,使用更环保、更安全的手段大批量纯化多糖是目前研究的一个方向,也有的采用化学合成方式制备细菌多糖(Verez-Bencomo et al. ,2004),还有的采用结构类似的植物多糖制备细菌性疫苗(Szu et al. ,2014),甚至有将细菌多糖合成相关酶的基因克隆到植物中,以在植物中表达细菌多糖(Smith et al. ,2014),但主流仍是从目标菌中纯化多糖抗原。对于结合疫苗而言,最大的难点包括载体蛋白质的多样化、多价疫苗的质量控制、结合效率等。已上市结合疫苗选择的载体蛋白质有限,存在免疫干扰或安全性风险(朱为和郭盛淇,2012;Pobre et al.,2014),开发更多的候选载体蛋白质已经成为共识,已有多个细菌蛋白质被尝试用于结合疫苗的研制(Barazzone et al.,2014;Pauksens et al.,2014)。在多价疫苗的质量控制上,各型多糖的准确定量是最大的难点,目前多采用速率比浊法测定(陈琼等,2013),也采用离子色谱方法(唐静等,2013;Cook et al.,2013),还采用其他免疫化学方法(Saydam et al.,2014),各方法都有各自的优缺点。结合效率主要通过控制结合方法,最大限度地获得质量符合标准的结合物。一般而言,常规还原胺法的多糖回收率在10%左右,溴化氰活化法的回收率在30%左右,CDAP活化法的回收率可达到40%~60%,通过一些实验手段还可以提高多糖的回收率,如对多糖和载体蛋白质进行前期的修饰。在多糖或载体蛋白质上连接桥连剂可以克服结合过程中的空间位阻,提高结合效率,采用长桥连剂制备肺炎球菌结合物不仅有效地克服了空间位阻,并能在小鼠中诱导高滴度的特异性抗体和功能性抗体,产生免疫记忆(Wu et al.,2013)。

多糖及多糖蛋白结合疫苗的成功吸引了众多研究者涉猎其中,研究面也越来越广,除了荚膜多糖制备多糖及结合疫苗外,许多革兰氏阴性病原菌的脂多糖(lipopolysaccharide,LPS)、脂寡糖(lipodigo saccharide,LOS)也成为结合疫苗研究的靶点,一些已进入了临床试验阶段。在结合方法上,除了常见的化学结合外,生物体内合成法也成为结合疫苗的一个研究方向(Terra et al.,2012),有3套糖基化系统(PglB、PglL、PilO)已在大肠杆菌中成功表达,一些生物合成的结合疫苗也开展了人体安全性试验。

可见,随着多糖及多糖蛋白结合疫苗技术的发展,我们的思路更加广阔,手段更加多样,相信在不远的将来,更多的结合疫苗新品种就会出现在我们面前,对控制传染病的发生、保护人体健康起到积极作用。

# 参考文献

陈琼,石继春,王春娥,等.2013.不同解吸附处理对肺炎球菌结合疫苗各型多糖含量检测结果的影响.中国生物制品学杂志 26(8):170-174.

杜琳,蒋仁生.2013.由结合疫苗产品历史沿革带来的思考.微生物学免疫学进展 41(6):66-71.

胡菁,薛红刚,郭蓉,等.2012.超滤法去除A群脑膜炎球菌多糖料液中的苯酚.中国生物制品学杂志 25(4):513-515.

任克明,王玺,张新庄,等.2013.14型肺炎链球菌荚膜多糖纯化工艺中两种去除蛋白方法的比较.微生物学免疫学进展 41(1):23-28.

任克明,张轶,王剑虹,等.2013.响应面法优化14型肺炎链球菌荚膜多糖的超滤工艺.中国生物制品学杂志 26(10):1477-1482.

唐静,贺鹏飞,李茂光,等.2013.高效阴离子交换色谱-积分脉冲安培法测定四价脑膜炎球菌多糖疫苗的多糖含量.中国生物制品学杂志 26(9):118-122.

谭亚军,张庶民,侯启明.2013.多糖蛋白结合疫苗中载体蛋白的研究与应用.中国疫苗和免疫 19(4):355-360.

吴兵,刘芳蕾,杜琳,等.2006.三种不同载体的C群脑膜炎球菌荚膜多糖-蛋白质结合疫苗比较研究.中华微生物学和免疫学杂志 26(11):1042-1047.

解红艳,王济源,刘静,等.2010.层析法去除A群流脑多糖疫苗粗糖中杂蛋白.中国生物工程杂志 30(8):88-92.

尹珊珊,李贵凡,刘学龙,等.2009.b型流感嗜血杆菌荚膜多糖纯化方法的优化.动物医学进展 30(1):50-52.

赵海平,赵志强,谢贵林.2012.细菌荚膜多糖的分离纯化研究进展.微生物学免疫学进展 40(1):72-78.

朱为,郭盛淇.2012.载体蛋白及多种疫苗同时接种对结合疫苗的免疫干扰.国际生物制品学杂志 35(1):31-36.

朱为,荣家康,江元翔,等.2011.A群和C群脑膜炎球菌荚膜多糖提制工艺研究.药物生物技术 1:60-64.

朱学喆.2013.肺炎链球菌疫苗研制进展.微生物学免疫学进展 41(1):58-64.

Avery OT, Goebel WF. 1931. Chemo-immunological studies on conjugated carbohydrate-proteins:V. The immunological specifity of an antigen prepared by combining the capsular polysaccharide of type III pneumococcus with foreign protein. J Exp Med 54(3):437-447.

Barazzone GC, Pinto V, Donnarumma D, et al. 2014. Identification of glycosylated regions in pneumococcal PspA conjugated to serotype 6B capsular polysaccharide. Glycoconj J 31(3):259-269.

Berry DS, Lynn S, Lee CH, et al. 2002. Effect of O-Acetylation of *Neisseria meningitidis* serogroup A capsular polysaccharide on development of functional immune responses. Infect Immun 70(7):3707-3714.

Chernyak A, Karavanov A, Ogawa Y, et al. 2001. Conjugating oligosaccharides to proteins by squaric acid diester chemistry:Rapid monitoring of the progress of conjugation, and recovery of the unused ligand. Carbohydr Res 330:479-486.

Cook MC, Bliu A, Kunkei JP. 2013. Quantitation of serogroups in multivalent polysaccharide-based meningococcal vaccines: Optimization of hydrolysis conditions and chromatographic methods. Vaccine 31(36):3702-3711.

Ekwurzed GM, Simmons JS, Dubin LI, et al. 1938. Studies on immunizing substances in pneumococcal Ⅷ. Report on field tests to determine the prophylatic value of a pneumococcus antigen. Publ Health Rep 53:1877-1893.

Hou SJ, Saksena R, Kovac P. 2008. Preparation of glycoconjugates by dialkyl squarate chemistry revisited. Carbohydr Res 343(2):196-210.

Huang Q, Li D, Kang A, et al. 2013. PEG as a spacer arm markedly increases the immunogenicity of meningococcal group Y polysaccharide conjugate vaccine. J Control Release 172(1):382-389.

Landsteiner K, Van der Scheer J. 1929. Serological differentiation of steric isomers (antigens containing tartaric acids). J Exp Med 50(4):407-417.

Lemercinier X, Jones C. 1996. Full 1H NMR assignment and detailed O-Acetylation patterns of capsular polysaccharides from *Neisseria meningitidis* used in vaccine production. Carbohydr Res 296:83-96.

Pato TP, Barbosa AP, Silva JG. 2006. Purification of capsular polysaccharide from *Neisseria meningitides* serogroup C by liquid chromatography. J Chromatogr B Analyt Technol Biomed Life Sci 832(2):262-267.

Pauksens K, Nilsson AC, Caubet M, et al. 2014. Randomized controlled study of pneumococcal vaccine formulations containing PhtD and dPly proteins with alum or adjuvant system AS02V in elderly adults: Safety and immunogenicity. Clin Vaccine Immunol 21(5):651-660.

Pavliakova D, Chu C, Bystricky S, et al. 1999. Treatment with succinic anhydride improves the immunogenicity of *Shigella flexneri* type 2a O-specific polysaccharide-protein conjugates in mice. Infect Immun 67(10):5526-5529.

Pawlowski A, Kallenius G, Sevnson SB. 1999. A new method of non-cross-linking conjugation of polysaccharides to proteins via thioether bonds for the preparation of saccharide-protein conjugate vaccines. Vaccine 17(11):1474-1483.

Perciani CT, Barazzone GC, Goulart C, et al. 2013. Conjugation of polysaccharide 6B from streptococcus pneumoniae with pneumococcal surface protein A:PspA conformation and its effect on the immune response. Clin Vaccin Immunol 20(6):858-866.

Peter CF, Farley EK, Huang CH, et al. 2007. Protective meningo-

coccal capsular polysaccharide epitopes and the role of O-Acetylation. Clin Vaccin Immunol 14(5):577-584.

Pichichero ME. 2013. Protein carriers of conjugate vaccines: Characteristics, development, and clinical trials. Hum Vaccin Immunother 9(12):2505-2523

Pobre K, Tashani M, Ridda I, et al. 2014. Carrier priming or suppression: Understanding carrier priming enhancement of anti-polysaccharide antibody response to conjugate vaccines. Vaccine 32(13):1423-1430.

Saydam M, Riqsby P, Mawas F. 2014. A novel Enzyme-Linked Immuno-Sorbent Assay (ELISA) for the quantification of total and free polysaccharide in *Haemophilus influenzae* B-Tetanus toxoid conjugate vaccines in monovalent and combined vaccine formulations. Biologicals 42(1):29-33.

Silveira IAFB, Bastos RC, Neto MS, et al. 2007. Characterization and immunogenicity of meningococcal group C conjugate vaccine prepared using hydrazide-activated tetanus toxoid. Vaccine 25(41):7261-7270.

Smith CM, Fry SC, Gough KC, et al. 2014. Recomninant plants provide a new approach to the production of bacterial polysaccharide for vaccines. PLoS One 9(2):e88144.

Szu SC, Li XC, Stone AL, et al. 1991. Relation between structure and immunologic properties of the Vi capsular polysaccharide. Infect Immun 59(12):4555-4561.

Szu SC, Lin KF, Hunt S, et al. 2014. Phase Ⅰ clinical trial of O-caetylated pectin conjugate, a plant polysaccharide based typhoid vaccine. Vaccine 32(22):2618-2622.

Terra VS, Mills DC, Yates LE, et al. 2012. Recent developments in bacterial protein glycan coupling technology and glycoconjugate vaccine design. J Med Microbiol 61(Pt7):919-926.

Tontini M, Berti F, Romano MR, et al. 2013. Comparison of CRM197, diphtheria toxoid and tetanus toxoid as protein carriers for meningococcal glycoconjugate vaccines. Vaccine 31(42):4827-4833.

Trotter CL, Mcvernon J, Ramsay ME, et al. 2008. Optimising the use of conjugate vaccines to prevent disease caused by *Haemophilus influenzae* type B, *Neisseria meningitidis* and *Streptococcus pneumoniae*. Vaccine 26(35):4434-4445.

Verez-Bencomo V, Femandez-Santana V, Hardy E, et al. 2004. A synthetic conjugate polysaccharide vaccine against *Haemophilus influenzae* type B. Science 305(5683):522-525.

Wu D, Ji S, Hu T. 2013. Development of pneumococcal polysaccharide conjugate vaccine with long spacer arm. Vaccine 31(48):5623-5626.

# 第 15 章

# 治疗性疫苗

徐　薇　熊思东

**本章摘要**

　　天花疫苗问世后的 200 年间,应用于健康人群的预防性疫苗一直是疫苗设计的核心。随着多种慢性感染性疾病、肿瘤、自身免疫性疾病、神经系统退行性疾病、代谢疾病的发病率日益增高与临床有效治疗方法的缺失,治疗性疫苗(therapeutic vaccine)的概念在 1995 年被提出,其特殊性在于应用人群为已罹患疾病的免疫状态低下或改变的患者。近 20 年来,治疗性疫苗在新型抗原筛选、分子设计、佐剂研发、新型载体应用与临床试验等方面稳步有序地推进,特别是 2013 年全球首个前列腺癌治疗性疫苗——Sipuleucel-T(Provenge®)的成功上市、2017 年 CAR-T 肿瘤特异性免疫细胞治疗获美国 FDA 批准、即将上市的治疗多发性硬化的 4 肽乙酸盐 GA(Copaxone)的全球应用、有望上市的阿尔茨海默病 β 淀粉样蛋白治疗性疫苗和重症肌无力自身抗原模拟双肽 APL 治疗性疫苗的突破,标志着疫苗的功能和属性已从过去单一预防拓展为预防和治疗,成为临床复杂疾病在手术治疗、药物治疗、放化疗方法外的又一种特异高效、安全、提高患者免疫力的重要选择,为恶性肿瘤、艾滋病、肺结核等重大疾病的防治提供了重要方法。

疫苗（vaccine）正式问世（天花疫苗）的 200 年间，一直是以预防感染性疾病为其主要功能和终极目标。在疾病发生和传播前对于疾病的预防乃至对一种病原体的全球消灭，无疑是控制疾病的最有效方法，因此，全球绝大部分疫苗的研发是以预防性疫苗为首要目标。然而，随着 1995 年治疗性疫苗（therapeutic vaccine）概念的提出、试制及其在人体临床试验的开展，2013 年全球首个前列腺癌治疗性疫苗——Sipuleucel-T（Provenge®）率先成功上市，2017 年 7 月 12 日，全球第一个 CAR-T 肿瘤特异性免疫细胞肿瘤治疗方案获得美国 FDA 批准，标志着治疗性疫苗和肿瘤免疫细胞治疗的里程碑式的突破。自此，疫苗的功能和意义全面涵盖对疾病的预防和治疗两个属性，对于人类健康和生命产生更为深远和重大的影响。

## 15.1　治疗性疫苗的起源与发展历史

世界上首个治疗性疫苗可追溯至 1890 年，纽约外科医生 William Coley 发现一名面部肉瘤患者术后罹患细菌感染，却发生了肿瘤的自发消退；受此启发研制了著名的 Coley 疫苗，即化脓性链球菌和黏质沙雷菌培养物的混合物。将该疫苗直接注射一名 16 岁患腹腔恶性肿瘤的少年的肿瘤局部，患者发生感染并出现发热和颤抖，几个月后肿瘤显著消退。直至 1975 年，上述治疗机制才被阐明为细菌内毒素诱导的巨噬细胞分泌的细胞因子——肿瘤坏死因子（TNF-α）发挥的作用。Coley 疫苗后，很多临床医生尝试了各种细菌"以毒攻毒"的治疗试验，由此发现短小棒状杆菌的免疫增强功能等。20 世纪初，在法国科学家研发 BCG 作为结核疫苗的同时，人们发现活动性肺结核患者的肿瘤罹患率相对较低，由此开创了 BCG 结核疫苗对肿瘤的治疗性试验，成果于 1959 年发表于 *Nature*。迄今，BCG 仍用于膀胱癌等的治疗，其机制并非特异性治疗而是 BCG 的免疫佐剂增强作用。早于 1950 年开始利用肾素—血管紧张素系统进行肾素疫苗治疗性试验，发现可显著降低血压，但后续研究发现，其可导致肾自身免疫性疾病。1967 年，以色列科学家合成了 4 肽乙酸盐 GA（商品名为 Copaxone），通过主动免疫在小鼠、兔、恒河猴体内重建特异性免疫耐受，治疗和缓解多发性硬化（MS）的发生；GA 于 1996 年获美国 FDA 批准，

目前是全球 MS 一线用药。1977 年，通过给猴免疫变形链球菌来源的葡萄糖转移酶、果糖转移酶和糖苷水解酶蛋白，在猴体内可使变形链球菌感染导致的龋齿发生率有效降低 60% 左右。1985 年，Steven Rosenberg 教授首创了著名的患者自体来源淋巴因子激活的杀伤细胞（autologous lymphokine-activated killer cell，LAK）联合 IL-2 治疗转移黑色素瘤，可以说是目前上市的前列腺肿瘤治疗性疫苗 Sipuleucel-T 的设计原型。上述研究虽创新性地提出了治疗性疫苗的设计雏形，但未形成明确的学术理论和概念，在 20 世纪末并未获得实质性突破，预防性疫苗仍是全球疫苗研究的主流。

1995 年，美国加州 Scripps 研究所的 Robert W. Chesnut 教授带领小组在前期研究慢性乙肝患者体内抗核心抗原 $C_{18-27}$ 特异性 CTL 应答低下的基础上，以慢性乙肝为治疗对象，创新性地以 CTL 识别的 CTL 表位为核心、以 Th 细胞表位和佐剂为辅助，设计制备了新型乙肝治疗性合成多肽疫苗"Theradigm-HBV"（图 15.1），I 期临床试验结果发表于 1995 年的 *The Journal of Clinical Investigation*，在全球范围内引发了治疗性疫苗的革命。该疫苗针对乙肝病毒这一类胞内感染病毒，以诱导特异性杀伤性 CD8⁺ CTL 为终极目标，直接以 HBV 核心抗原中的 HLA-A2.1 限制性 CTL 表位 $C_{18-27}$ 为抗原肽，与来自破伤风类毒素 TT 的 Th 细胞多肽串联合成，并化学偶联两条棕榈酸分子为脂类佐剂，成为首个乙肝治疗性疫苗（PAM）2-HTL-CTL。经皮下注射小鼠 10 nM 多肽疫苗 1 次，即可诱导与病毒感染类似的较好的特异性 CTL 应答，且可持续 1 年（55 周）以上。I 期临床试验发现，该疫苗仅有轻微局部皮肤红肿反应，受试者在单次免疫后 2~3 周均诱导出显著的剂量依赖的 CTL 应答，对 50~500 μg 疫苗均出现直线性 CTL 应答增高，其中 80% 为 CD8⁺ T 细胞应答，免疫记忆持续 9 个月以上，疫苗中的 Th 细胞表位多肽和棕榈酸佐剂对于 CTL 应答及其免疫记忆的诱导必不可少（Vitiello et al.，1995；Livingston et al.，1997）。然而，随后的慢性乙肝患者的 II 期临床试验未能诱导如正常患者中诱导的高水平特异性 CTL 应答，原因与 Th 细胞应答受损显著相关（Livingston et al.，1999）。这是疫苗史上首次报道治疗性疫苗的多分子辅助设计和人体免疫效果，首次证实了 CTL 表位多肽诱导特异性 CTL 应答的治疗潜能及 Th 细胞表位对于诱导 CTL 应答及其长期记忆应答的必需性。

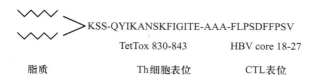

KSS-QYIKANSKFIGITE-AAA-FLPSDFFPSV

TetTox 830-843          HBV core 18-27

脂质          Th细胞表位          CTL表位

图 15.1　首个乙肝治疗性疫苗 Theradigm-HBV 的化学结构示意图

几乎同时，在类风湿关节炎治疗中发现，滑膜内浸润的 IL-2R + 自身反应性 Th1 细胞以高频出现 TCRVβ3、TCRVβ14、TCRVβ17 等取用格局，以 TCRVβ 17 来源的多肽疫苗进行免疫可阻断自身免疫性 T 细胞。Ⅰ期临床试验发现，肌注多肽疫苗可在 60% 患者中降低约 20% 的活化 IL-2+TCRV T 细胞；Ⅱ 期临床试验联用 TCRVβ3、TCRVβ14、TCRVβ17 三种 TCR 多肽疫苗，发现通过诱导 Th2 细胞发挥较好的治疗效果。以相似策略利用自身免疫病炎症局部浸润 Th1 细胞的优势，取用 TCRVβ3 来源的多肽疫苗对数百例类风湿关节炎、多发性硬化、牛皮癣患者进行治疗性免疫，发现具有较好的疗效。

1999 年和 2000 年，*Nature* 连续发表以小脑成分 β 淀粉样蛋白 Aβ42 多肽主动免疫预防和治疗阿尔茨海默病小鼠的报道，标志着治疗性疫苗在退行性脑病中的应用，学术界为之十分振奋（Schenk，2002）。后续临床试验发现，该疫苗虽可显著减少脑部淀粉样蛋白沉积，但约6%的患者诱导了自身

免疫性 T 细胞脑部浸润，导致无菌性脑膜炎，提示自体或同源蛋白作为治疗性疫苗具有诱导自身免疫病理损伤的危险。2005 年，首次报道以 α-synuclein 蛋白免疫可显著减少其在帕金森病（PD）小鼠神经元的沉积，具有治疗 PD 的功效。以上研究均提示，治疗性疫苗可能在将来应用于神经退行性疾病的临床治疗。

2006 年，针对肿瘤患者体内 T 细胞由于 TCR 识别肿瘤特异抗原的有限性和 T 细胞共刺激分子信号的不足而不能高效特异性杀伤肿瘤，Kowolik 等创新性设计了嵌合 T 细胞抗原受体-改造 T 细胞（chimeric antigen receptor-engineered T cell，CAR-T cell）治疗策略，即以单链抗体（single chain antibody fragment，ScFv）形式将肿瘤抗原特异性 TCR 胞外段偶联重要共刺激分子 CD3 或 CD28 的功能片段，将上述 CAR 基因转染改造患者来源 T 细胞并扩增后再行回输患者，显著提高了 T 细胞杀伤肿瘤的特异性、高效性和持久性（图 15.2）。经对 T 细胞亚群的优化、共刺激分子的优化等改进，2012 年，CAR 基因工程改造患者 T 细胞，联合 anti-CTLA-4 单抗（免疫检查点抑制剂）去除调节性 T 细胞抑制作用，显著缓解恶性肿瘤的进展，结果连续发表于 *Science*（Rosenberg and Restifo，2015）。2017 年，全球首个 CAR-T 肿瘤特异性免疫细胞治疗获得美国 FDA 批准，成为肿瘤免疫治疗领域的里程碑式的突破。

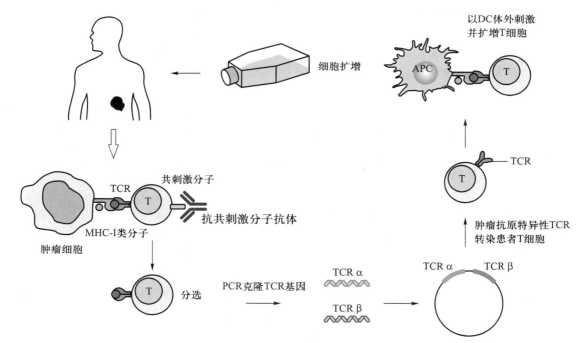

图 15.2　CAR 基因工程改造 T 细胞回输治疗肿瘤患者示意图

CAR-T 治疗策略为:分离肿瘤患者肿瘤浸润或者外周血 T 细胞,可利用肿瘤抗原肽-四聚体流式细胞术或利用肿瘤抗原特异 T 细胞高表达的共刺激分子的抗体分选肿瘤抗原特异性 T 细胞,克隆该 T 细胞的 TCRα 和 β 链,构建为单链抗体(ScFv)或其他基因表达载体;为增强 TCR 激活所需的共刺激信号,将不同的共刺激分子 CD28/4-BB1 等的细胞质肽段基因与 TCR 进行嵌合,称 CAR;CAR 转染改造患者自体 T 细胞,即 CAR-T 细胞。利用患者 DC 体外大量扩增 CAR-T,回输患者,实现经肿瘤特异抗原 TCR 改造的自体 T 细胞治疗。

近年来,治疗性疫苗在多种重要疾病如艾滋病、结核病、慢性乙肝、肿瘤及其他慢性病领域长足进展。目前,结核治疗性疫苗已开展Ⅲ期临床试验;多肽类疫苗即将应用于重症肌无力的治疗;阿尔茨海默病 β 淀粉样蛋白治疗性疫苗或治疗性抗体的应用前景十分光明;高血压和肥胖病治疗性疫苗获得了可喜的进展;龋齿治疗性疫苗即将应用于临床;肺癌治疗性疫苗进入Ⅲ期临床试验,特别是前列腺肿瘤治疗性疫苗 Sipuleucel-T 成功上市、CAR-T 细胞治疗肿瘤以及近年免疫检查点抑制剂(anti-PD1、anti-CTLA4)先后被 FDA 批准,预示着治疗性疫苗的飞跃。

## 15.2 治疗性疫苗的设计原则

针对健康人群的预防性疫苗设计的首要问题是疫苗的安全性与持久性,以及多种疫苗依次免疫的互不干扰。而治疗性疫苗针对的是慢性感染患者或肿瘤患者,疫苗高效性和安全性是最优先考虑的要素。全球迄今未能有效解决的慢性传染性疾病,如艾滋病、肺结核与慢性乙肝分别由胞内感染病原体 HIV、结核分枝杆菌、乙肝病毒慢性感染所介导,上述病原的潜伏感染状态和免疫逃逸机制诱导了宿主特异性免疫耐受;肿瘤患者也通常呈现调节性 T 细胞应答显著增高、特异性免疫应答低下的免疫耐受状态。上述患者的免疫耐受环境下,常规预防性疫苗通常无法成功诱导保护性免疫应答。因此,治疗性疫苗在设计上必须考虑人群免疫低下的特点,在疫苗设计同时,必须考虑对免疫抑制的拮抗、对免疫耐受的打破,使其设计策略、疫苗组分、佐剂悬着和免疫流程都有别于常规预防性疫苗。

### 15.2.1 CTL 应答对于清除胞内感染病原及肿瘤十分关键

针对慢性感染性病原体和肿瘤,特异性抗体可发挥中和游离病原体、抗体介导的调理吞噬和抗体依赖细胞介导的细胞毒作用(ADCC)等次要作用,但真正彻底清除胞内感染病原体和肿瘤细胞,必须依赖于高效的、多特异的和持久的细胞毒性 T 细胞(CTL)及 Th1 细胞应答。CTL 为功能性 T 细胞群体,包括 CD4$^+$T 细胞、CD8$^+$T 细胞、γδ T 细胞和 NK T 细胞等,通过分泌高水平 IFNγ、TNFα 以及穿孔素和颗粒酶实现杀伤;γδT 细胞和 NK T 细胞对于早期及黏膜部位清除肿瘤和胞内感染发挥重要作用。

持久高效的 CTL 应答需要疫苗激活诱导长效记忆性 T 细胞,其中,中央记忆 T 细胞($T_{CM}$)和效应记忆 T 细胞($T_{EM}$)分别担任遗传性和效应性的记忆功能,都是长效 CTL 应答的关键,新近报道的具有更为高效增殖和自我更新的记忆干细胞(T memory stem cell,$T_{SCM}$)的诱导,是维持 $T_{CM}$ 和 $T_{EM}$ 的长效肿瘤监视功能、慢性感染监视、实现治愈目标的关键靶细胞。

诱导高效特异性 CTL 应答,必须有 APC 提呈抗原肽-MHC-Ⅰ类分子复合物的辅助,其中的核心问题是明确病原体优势 CTL 表位、肿瘤特异 CTL 表位,单表位特异 T 细胞应答无法提供免疫保护,需要筛选多个保护 CTL 表位,并以适当方式将多表位联合,有助于诱导多特异性的 CTL 应答。目前最大的障碍是肿瘤特异抗原(TSA)的不明确性与鉴定的困难。而克服慢性感染患者和肿瘤患者体内的免疫耐受的另一个核心问题是如何增强 APC 的功能和 MHC-Ⅰ类分子提呈 CTL 表位肽的效率。

### 15.2.2 高效的 Th 细胞应答对于治疗性疫苗设计非常关键

人类首个乙肝治疗性疫苗(PAM)2-HTL-CTL(Theradigm-HBV)的临床试验发现,尽管健康人群经一次皮下注射免疫即可诱导长效的特异性 CTL 应答,而慢性乙肝患者却未能如愿。究其原因发现,患者体内疫苗特异性 Th 细胞功能显著受损,虽可正常增殖和释放 IL-2,但其抗原刺激后分泌 IL-12 和 IFN-γ 显著减少,而 Th2 细胞分泌 IL-5 增多;进一步发现,患者 T 细胞对于破伤风类毒素(tetanus toxoid,TT)全蛋白刺激的回忆反应显著降低,且与患者HBV 特异性低 CTL 应答直接相关(Livingston et al.,1999)。说明慢性乙肝患者显著受损的 CD4⁺ Th细胞应答及 Th1 细胞向 Th2 细胞偏转,严重抑制高效 CTL 应答的诱导,直接导致治疗性疫苗的无效。随后,在 HBV 转基因乙肝小鼠模型中,通过采用人工合成的全能 Th 细胞表位 PADRE 与 CTL 表位的联合发现,通过诱导高水平 IFN-γ,可打破小鼠的免疫耐受状态,提示高效而持久的 Th 细胞应答所分泌的多种 Th1 型细胞因子对(IFN-γ、TNFα、IL-2)CTL应答诱导、长效激活和维持的必要性和对治疗性疫苗设计的关键性。

### 15. 2. 3　特异性细胞免疫和体液免疫对于免疫保护和治疗不可或缺

　　疫苗的设计初衷是制备一种病原体或肿瘤的模拟物,其含有病原体或肿瘤的全部或部分成分,通过模拟病原体天然感染人体或肿瘤的发生方式人工免疫机体,从而通过诱导特异性免疫应答使机体获得保护力。通常全病毒灭活疫苗可诱导多抗原特异性免疫应答,免疫保护效果相对较高。而在慢性乙肝治疗性疫苗 Theradigm-HBV 的设计中,原意是唤起慢性乙肝患者体内严重受损的核心抗原 C18-27 特异性 CTL 应答,但临床试验发现,第一,Th 细胞应答的不足直接影响 CTL 应答的强度;第二,单表位特异性 CTL 仍不能提供有效的治疗。这提示慢性感染涉及多种免疫应答的缺陷,诱导和增强多抗原特异性 T 细胞应答(包括 Th 应答和 CTL 应答)和体液免疫可能都具有重要的治疗意义。如对于 AIDS,预防性疫苗设计的重点在于中和抗体的诱导,而对于已发生 CD4 T 细胞缺陷的患者,则中和抗体、诱发特异性高效 CTL 和 Th1 细胞应答均不可或缺,且上述免疫还要具备多特异性、高亲和力、长半衰期(免疫记忆)的特点,方能发挥治疗效果。

　　疫苗发展至今已进入第 3 代和第 4 代,通过高通量技术筛选的简化的精细抗原被更多地用于选择新型疫苗的抗原组分,如多糖疫苗、多肽疫苗、核酸疫苗等。然而,就目前成功上市的疫苗而言,发现最有效提供保护的疫苗仍旧是传统的灭活全细胞疫苗、减毒活疫苗或大蛋白疫苗,如脊髓灰质炎疫苗IPV/OPV、预防性乙肝疫苗。多糖疫苗、DNA 疫苗等多面临诱导免疫应答相对较低、不能提供持久保护力的低效问题。抗体的持久应答与浆细胞寿命相

关,浆细胞存活特性在其分化前已决定,取决于滤泡生发中心内获取抗原的 B 细胞与 Tfh 细胞的相互作用。灭活全细胞疫苗或多价蛋白抗原中含有的多个B 细胞表位使 B 细胞的多个 BCR 发生交联,在激活BCR 的同时,可促使 B 细胞通过 BCR 内吞蛋白降解为 T 细胞抗原肽,并经抗原提呈激活 CD4⁺ Tfh 细胞,激活 Tfh 细胞通过共刺激分子和细胞因子充分激活 B 细胞,并促进 BCR 交联、稳定 BCR-抗原肽作用、加强 B-Tfh 细胞作用、促进 B 细胞存活,使特异性抗体应答强烈而持久(图 15.3)。位于病原体表面的多价抗原与单价水溶性抗原相比,其促进 B 细胞摄取和提呈抗原的能力超出百倍,这使得灭活全病毒甲肝疫苗的保护力超过 30 年。而针对单价抗原如破伤风类毒素,仅能发生有限的 Tfh 激活与辅助,BCR 不发生交联,抗体应答的持久性随时间延长显著降低。对于非蛋白类多价抗原疫苗,如肺炎球菌 Pneumovax-23 多糖预防性疫苗,虽通过交联BCR 激活 B 细胞克隆,但因缺乏蛋白 T 细胞表位,无法激活 Th 细胞,其诱导的 Th 细胞不依赖抗体,在健康成人只能维持 3 年且仅提供有限保护,解决方案是必须将多糖交联蛋白载体。相对单价蛋白和多糖抗原,多价蛋白抗原能促使 B 细胞更好获取和交联多个 B 细胞抗原肽,进而促进抗原内吞与 T 细胞抗原肽处理提呈,更有效激活 Tfh 细胞,从而更好地获得来自 Tfh 细胞的必需辅助,因此,具有诱导持久保护性抗体的潜力。

### 15. 2. 4　佐剂应用可显著增强免疫应答的强度和持久性

　　佐剂对于抗原的潴留缓释、激活 APC、增强免疫应答强度、对抗原免疫剂量的省俭效应以及调节Th1/Th2 细胞免疫方向等方面的诸多作用已充分证明,是治疗性疫苗不可或缺的增效成分。目前,已开发了大量新型佐剂,然而已上市佐剂仍十分有限。美国批准了铝盐佐剂和 MPL、AS04(含 MPL);欧洲允许水包油乳化剂 MF59 和 AS03、病毒粒子(virosome)的临床使用。佐剂可显著增加特异性抗体效价,如宫颈癌疫苗 Cervarix(2vHPV,GSK 公司,UK,含氢氧化铝和 AS04 佐剂)和 Gardasil(4vHPV,Merck 公司,USA,含硫酸羟基磷酸铝佐剂)。比较发现,AS04 的使用显著提高 HPV16 和 HPV18 特异性抗体应答,且显著提高特异性记忆 T 细胞、B 细胞应答(Haper and DeMars,2017)。合适佐剂将有选择

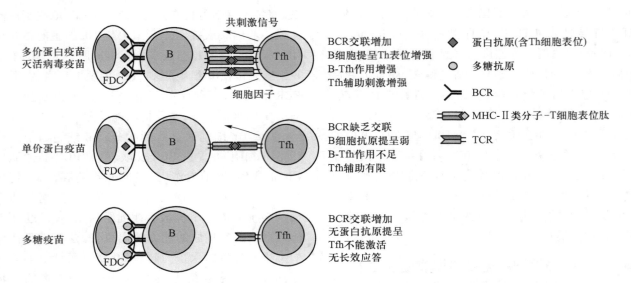

图 15.3　多价蛋白疫苗有利于诱导持久的保护免疫(见书末彩插)

性地显著增强特定抗体应答或 T 细胞应答,对于治疗性疫苗发挥作用很有裨益。

### 15.2.5　治疗性疫苗需要多次加强免疫

天花病毒、麻疹病毒的天然感染可实现终身免疫,但经改造或减毒后的病毒疫苗通常不能达到天然病原体所诱导的持久和高效保护性免疫。如脊髓灰质炎疫苗,无论是灭活疫苗 IPV 还是减毒活疫苗 OPV,都需要若干次加强免疫才能获得终身免疫力。天然天花病毒与牛痘病毒均可通过单次天然感染而获得终身免疫,但广泛使用的改良 Ankara 减毒牛痘疫苗(modified vaccinia Ankara,MVA)基本丧失人细胞复制能力,需要高剂量和至少 3 次免疫才能诱导接近天然牛痘病毒的持久免疫力;仅 2 次免疫则应答高峰期血清转归只有 71%,并在 2 个月内迅速下降至 28%,无法提供长期保护。黄热病减毒疫苗作为公认的免疫应答强效疫苗,WHO 也建议每 10 年加强免疫一次。研究减毒活疫苗在人体的免疫规律发现,其诱导的抗体应答动力学曲线虽与天然病毒类似,但抗体峰值显著低于天然病毒诱导的抗体峰值;同时因其复制力和毒力显著减弱,被宿主免疫系统清除显著加快,使疫苗抗原量不断减少,抗体水平在缓慢下降至平台期后易跌至保护性效价阈值以下,使疫苗保护性丧失。而天然病毒诱导的抗体水平在高峰期和平台期均显著高于减毒疫苗,且始终维持在较高水平,从而提供终身保护。加强免疫可显著上调抗体水平,使疫苗重新获得高于保护阈值

的抗体水平并长效维持(图 15.4)。因此,持久免疫应答并不一定代表持久的免疫保护,加强免疫的意义在于将持久免疫应答的值维持在保护阈值以上,使持久疫苗保护成为可能(Plosker,2013)。

### 15.2.6　治疗性疫苗需要与抗病原体药物、免疫检查点抑制剂联用

对慢性乙肝患者 T 细胞功能的研究发现,慢性乙肝患者存在显著受损的 CD4$^+$ Th 细胞应答、Th2 细胞应答的偏转,与显著降低的 CTL 应答直接相关。其根本机制是循环中持续存在低量 HBV 病毒,以多种免疫机制降低 Th1 细胞应答而增强抑制性 Th2 细胞应答和调节性 T 细胞应答。为此,从源头上抑制病毒复制具有扭转 Th2 细胞免疫的作用。在治疗性疫苗使用过程中,联合使用抗病毒分子药物,对于拮抗病毒的免疫耐受诱导作用和提高治疗性疫苗的效果具有积极的意义。

恶性肿瘤患者体内严重的免疫抑制与免疫耐受状态是疫苗无法有效诱导保护应答及放化疗不能持续进行的主要原因。研究提示,患者 T 细胞、B 细胞及抗原提呈细胞表面显著上调表达的共抑制分子,如 PD-1、PD-L1、CTLA-4 等,是抑制 T 细胞激活与 T 细胞效应的关键原因。在肿瘤治疗同时,应用免疫检查点抑制剂(immune checkpoint inhibitor),如抗 PD-1 单抗(pembrolizumab)和抗 PD-L1 单抗(niv-olumab),可显著增强肿瘤放化疗效果及治疗性疫苗的免疫激活效果(图 15.5)(Strauss et al.,2016),目

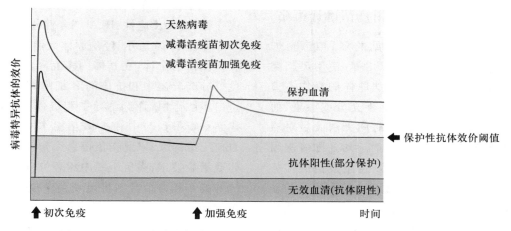

图 15.4 天然病毒感染与减毒活疫苗免疫诱导的中和抗体效价的动力改变

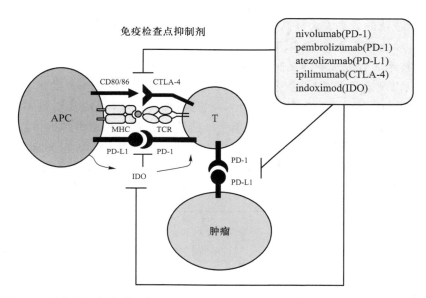

图 15.5 联合使用免疫检查点抑制剂是肿瘤治疗性疫苗激活 T 细胞保护免疫的关键

肿瘤抗原特异性 T 细胞应答的充分激活与效应应答是抗肿瘤免疫治疗和治疗性疫苗的终极目标,然而肿瘤实际微环境不仅诱导了调节性 T 细胞等抑制性免疫应答,还诱导肿瘤细胞和 APC 表面上调表达共抑制分子 PD-L1,以及 T 细胞表面高表达共抑制分子 PD-L1 和 CTLA-4 等,APC 还分泌重要抑制因子 IDO 诱导调节性 T 细胞的分化。目前上市的多种免疫检查点抑制剂在肺癌、黑色素瘤等放化疗和免疫治疗过程中联合使用,可显著增强 T 细胞抗肿瘤活性,增强免疫治疗肿瘤效果

前已成功应用于临床黑色素瘤和非小细胞肺癌等的辅助治疗,并成为当前晚期肿瘤治疗的明星药物。目前,有相当多的检查点抑制剂在临床试验或上市中,年市售额已达十数亿美元。

## 15.3 治疗性疫苗设计的新策略与新思路

治疗性疫苗设计的基本原则是遵从常规预防性

疫苗的设计理念,在此基础上,根据治疗目标与个体的特殊性再附加独特策略。常规疫苗设计理念在近 20 年间随组学时代到来已发生重大的革新:在沿用 19 世纪末期 Louis Pasteur 建立的耗时 10 年以上的病原体鉴定—分离纯化—灭活或减毒—机体接种的疫苗研发基本范例制备传统灭活和减毒疫苗的同时,全新的颠覆性的疫苗设计策略和流程被付诸疫苗研发,包括反向疫苗学设计策略、结构疫苗学策略、计算机疫苗策略和免疫组学策略等。

### 15.3.1 反向疫苗学 2.0 通用疫苗设计策略

当代疫苗设计遭遇过去未见的多种难题：如HIV 和梅毒螺旋体等病原体难以培养、使用灵长类动物制备病原体代价高昂；高危病原体的操作不慎及生产监控不足可导致病原灭活不充分或污染，而造成重大疫苗灾难；漫长的研发时间无法满足对流感、SARS、AIDS 等全球疫情的及时应对。随着基因组、蛋白组、转录组技术的革新，新世纪疫苗的优势抗原和靶基因的确定不再依赖随机选定和盲目的动物试验，而从大数据的计算机分析预测开始，先从特定条件快速筛选和鉴定可能的优势靶抗原，经体内外模型验证，综合其结构及生物功能信息予以改造，进行新型载体、新型佐剂、新型免疫流程的有机组合，使开发治疗性新型疫苗的效率大大提高。

反向疫苗学（reverse vaccinology）2.0，是 20 年前反向疫苗学结合新技术的升级版本。反向疫苗学是从全基因组出发的、以高通量蛋白表达及动物模型筛选疫苗。而反向疫苗学 2.0 则是从全基因组出发的、在高通量蛋白表达基础上，进一步结合人类单克隆 T/B 细胞分离、B 细胞全 BCR 序列的深度测序、蛋白组学和结构信息学，分析抗体—靶抗原相互作用和空间构象以明确抗原的全新疫苗设计流程；

同时，基因组不单纯用于靶抗原的筛选，还用于抗原保守性、交叉反应性、HLA 结合性分析。

如图 15.6 所示，经病原体天然感染或疫苗免疫获得保护的个体，在其体内多克隆激活的 B 细胞中免疫分离分泌中和抗体的 B 细胞克隆，经与病原体蛋白多肽作用，筛选诱导中和抗体的中和表位。结构学分析得到与中和抗体互相作用的中和 B 细胞表位三维构象；以此构象信息为指导，联合合适的载体或组装技术，多价组装中和表位，保证其与中和单抗的高亲和力结合。将该疫苗免疫人体，有望诱导多特异性的、高效的、持久的保护性中和抗体，避免了无关表位的干扰和对免疫细胞的竞争性耗费（Rappuoli et al.，2016）。

2013 年，运用反向疫苗学 2.0 对呼吸道合胞病毒（RSV）保护疫苗抗原的设计和改造获得突破进展。针对 RSV 感染细胞的关键外膜蛋白 F，根据其与感染细胞膜膜融合前后发生显著构象变化、最强中和单抗仅作用于 pre-F 的蛋白顶端的 ∅ 抗原表位，通过结构疫苗学分析，引进 Cys、填充疏水缝隙，改造后的 F 蛋白保留中和抗体作用的 ∅ 表位，同时稳定性大大提高，成为 RSV 新型中和疫苗的抗原候选。该改造 F 蛋白经猴免疫诱导具有保护特性的中和抗体，是 RSV 疾病预防疫苗设计的重要突破。

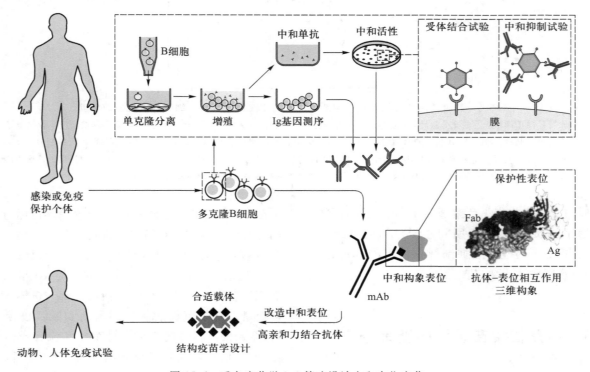

图 15.6 反向疫苗学 2.0 策略设计中和表位疫苗

## 15.3.2　肿瘤和慢性感染治疗性疫苗设计的新策略

### 15.3.2.1　基于 MHC-Ⅰ类分子识别的 CTL 表位肽治疗性疫苗设计

诱导特异性 CTL 是清除胞内感染病原体和肿瘤细胞的关键和终极目标。CTL 主体为 CD8⁺ T 细胞，依赖于 TCR 对宿主 APC 提呈的 MHC-Ⅰ类分子 CTL 表位肽的特异结合识别靶细胞，而效应 CTL 特异性杀伤靶细胞也依赖于 TCR 特异识别感染细胞或肿瘤细胞表面 MHC-Ⅰ类分子病原表位或癌表位（neo-epitope）。诱导及杀伤效应的关键步骤都涉及病毒 CTL 表位或肿瘤癌表位与宿主 MHC-Ⅰ类分子的特异结合及膜表面呈现。MHC-Ⅰ类分子对于 CTL 表位肽的提呈，实质是宿主免疫细胞对感染病原体和肿瘤细胞的发现与警示，是激活抗感染和抗肿瘤免疫的起点，同时提供了免疫攻击的靶点。由此，基于 MHC-Ⅰ类分子提呈 CTL 表位肽的多肽治疗性疫苗设计，最能直接有效地激活特异性 CTL 应答，发挥治疗功能。

正常细胞恶性转化成为肿瘤细胞，相对于正常细胞出现了特定的改变的肿瘤抗原和表位，遗憾的是，迄今鉴定的肿瘤特异性抗原少之又少。研制新型肿瘤治疗性疫苗特异性杀伤肿瘤细胞，必须以确定的肿瘤癌表位为抗原，去除免疫抑制成分。利用癌表位与宿主 MHC-Ⅰ类分子特异结合的特性，可先自患者体内获得 MHC-Ⅰ类分子癌表位复合物，再通过现代 HPLC 和质谱等技术分离和鉴定肿瘤特异性癌表位，通过高效表达和呈现技术，可制备以肿瘤癌表位为基础的多肽疫苗，通过诱导持久高效的癌表位特异性 CTL 应答，清除肿瘤细胞（图 15.7）（Comber and Philip，2014）。

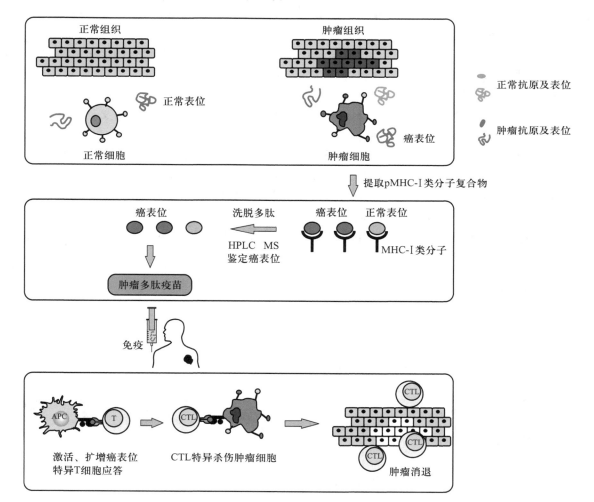

图 15.7　基于 MHC-Ⅰ类分子识别的 CTL 表位肽的治疗性疫苗设计是肿瘤治疗性疫苗设计的主要方向（见书末彩插）

目前有 4 种基于 MHC-Ⅰ类分子提呈 CTL 表位肽的多肽治疗性疫苗设计策略（Gfeller et al.，2016）：肿瘤基因组转染预测、计算机辅助的 CTL 表位基序预测、差异基因组测序联合 MHC 结合癌表位预测和免疫蛋白组学预测。

（1）肿瘤基因组转染预测

20 世纪末，预测黑色素瘤 CTL 表位，均采用将黑色素瘤 cDNA 转染到宿主 APC，胞内表达的肿瘤抗原在细胞质被处理为 CTL 肽并被 MHC-Ⅰ类分子提呈为疫苗候选。以该方法先后鉴定了来源于黑色素瘤 MAGE-1 抗原的 HLA-A1 限制的 CTL 癌表位、来源于酪氨酸激酶的 HLA-A2 限制的 CTL 癌表位和来源于 MART-1 的 HLA-A2 限制的 CTL 癌表位，并证实上述 3 个表位可诱导高效的 CTL 应答。肿瘤基因组转染预测法的缺点为：肿瘤细胞和宿主 APC 具有不同的转录表达调节，相同肿瘤 cDNA 在两种细胞的表达特性不可能一致，所提呈 CTL 表位肽有偏差，会出现假阳性；宿主 APC 具有不同的表达后修饰体系，使最终表达蛋白的特性不同于肿瘤细胞原始蛋白；更为关键的是，宿主 APC 很可能具有与肿瘤细胞不同的蛋白处理系统，则提呈的肿瘤抗原肽有差异，宿主 APC 转染肿瘤 cDNA 所筛选的表位不能等同于真实肿瘤细胞的癌表位。

（2）计算机辅助的 CTL 表位基序预测

CTL 表位具有较为明确的结构特征，即含有 8～11 个氨基酸，其中第 2 和第 9/10 氨基酸为介导与 MHC-Ⅰ类分子沟槽特异性结合的锚定氨基酸（anchor residue），具有疏水和芳香族氨基酸的偏向。根据上述结构信息和氨基酸侧链特性，通过计算机编程，已获得几个基于不同种属 MHC-Ⅰ类分子的 CTL 表位预测程序工具，如 SYFPEI、MHCPred 等。在 CTL 表位预测基础上，通过原始蛋白的蛋白酶剪切可能性分析，可进一步确证 CTL 表位肽。利用该方法，1995 年率先在 Her-2 肿瘤抗原筛选出 HLA-A2 限制的 19 个 CTL 表位肽，经细胞杀伤鉴定了 1 个功能 CTL 肽；1999 年，鉴定了来源于 MUC-1 和癌胚抗原 CEA 的 HLA-A2、HLA-A3 限制的 CTL 表位肽。CTL 表位预测程序因其分析的客观性和计算机预测的快速性而有良好应用前景。然而，计算机理论预测不能完全代表 APC 实际处理和提呈的 CTL 表位；预测表位肽可能因为剪切不正确而不存在；预测表位肽仅有结合 MHC-Ⅰ类分子的潜能，不一定能有效激活 CTL。比较计算机预测和从病毒感染细胞内经质谱分析获得的真实 CTL 表位肽发现，相当数量的预测表位实际上并未被细胞处理和提呈，提示了计算机预测的不准确性和假阳性，但仍不失为从浩瀚数据中初筛 CTL 表位肽的快速方法。

（3）差异基因组测序联合 MHC 结合癌表位预测

为显著提高计算机预测的效率，并提高预测癌表位的正确性，如图 15.8 所示：比对肿瘤组织和正常组织的全外显子测序和 mRNA 测序结果，可重点发掘肿瘤组织所特有的非同义性突变位点、异常表达抗原、不正常 mRNA 剪切体以及表达改变的肿瘤相关抗原等靶基因，上述初筛癌基因再用 MHC-Ⅰ类分子（8—11 氨基酸）、MHC-Ⅱ类分子（14—20 氨基酸）结合性计算机预测其 MHC 结合特性、免疫原性、P-MHC 稳定性、剪切位点、表达水平等，可获得特异性、精确性、功能性显著提升的癌表位库。

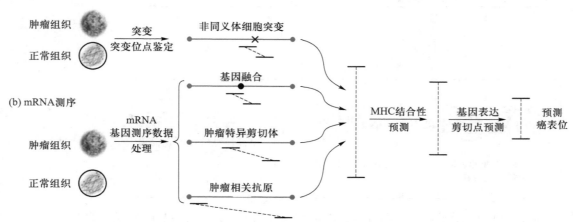

图 15.8　基于差异外显子和 mRNA 基因测序结果的癌表位预测

（4）免疫蛋白组学分析

1990 年，先驱性研究从肿瘤细胞表面提纯 MHC-I 类分子癌表位复合物，将癌表位洗脱以 HPLC 分析，在肿瘤细胞系和流感病毒感染细胞中鉴定了几个肿瘤抗原表位，然而产出率低。随着组学和数据库的应用，从肿瘤细胞或感染细胞纯化 MHC-I 类分子 CTL 表位复合物，而后洗脱 CTL 表位，联合 HPLC-质谱分析鉴定，将所有数据经肿瘤特异性数据库比对检索，可初筛到与肿瘤发生途径相关的多种抗原表位，经体内外系统验证，极大地推动了肿瘤细胞真实癌表位的鉴定与功能确证，称为免疫蛋白组学（immunoproteomics）。其相比前 3 种方法的显著优势是：所洗脱表位是肿瘤细胞或感染细胞天然提呈的癌表位或病毒表位，具有真实激活免疫细胞的生物学潜能，对于治疗性疫苗或免疫治疗设计均有重要应用价值；使用不同 HLA 分子特异性抗体还能区别不同 HLA 限定的 CTL 表位。该法初筛表位中含肿瘤细胞提呈的针对正常细胞成分的表位，需用免疫血清学方法予以排除。

肿瘤 CTL 表位肽治疗性疫苗的设计和临床试验于 1996 年在黑色素瘤中开展，发现 MAGE-1 来源表位肽治疗性疫苗虽诱导了特异性 CD8+ T 细胞应答，但未获得临床治疗效果。为诱导针对多个 CTL 表位的更为宽泛的 T 细胞应答，并克服肿瘤发生中出现的抗原丢失，联合多个 CTL 表位的多表位治疗性疫苗已获得长足进展。由于 CTL 的激活必需 Th 细胞的辅助，在制备多联表位肽疫苗时应考虑联合 CD4+Th 细胞表位，特别是跨越 HLA 的通用 Th 细胞表位，使 CD8+ T 细胞激活实现最佳。但 CD4+ Th 细胞及 CD8+ T 细胞的激活比例、记忆性 T 细胞的激活比例仍需试验优化。

迄今，基于 MHC-I 类分子识别的 CTL 表位肽治疗性疫苗主要在黑色素瘤、结肠癌、乳腺癌、肾癌、非小细胞肺癌等恶性肿瘤中开展临床试验，经佐剂、细胞因子等的联合，效果在不断改进。2007 年，针对 IIb~III 期的黑色素瘤患者的 II 期临床试验中，比较了含有破伤风类毒素 Th 细胞表位、GM-CSF 和 ISV-51 佐剂的 12 联和 4 联 CTL 表位治疗性疫苗经皮内和皮下免疫效果，证实 12 联比 4 联 CTL 表位诱导了显著多特异性和强烈的 IFN-γ+CD8+ T 细胞应答，然而临床治疗效果差异不明显。2009 年进行 115 名 IV 期黑色素瘤患者的 II 期临床试验中发现，3 联 CTL 表位治疗性疫苗免疫不仅诱导了特异性 T

细胞应答，还显著延长了 8 个月的生存期，其中 2 人完全治愈，6 人肿瘤有部分消退。2013 年，15 名 HLA-A2 阳性 III~IV 期的非小细胞肺癌患者进行了双吲哚加氧酶（IDO）表位肽的治疗试验，发现 6 人病情有所稳定，平均生存期相对未治疗组延长了 18 个月。多 CTL 表位治疗性疫苗在卵巢癌、胆管癌、肝癌等晚期患者中均有一定疗效，提示 CTL 表位肽治疗性疫苗具有延缓恶性肿瘤进展和改善患者生存质量的潜能。

综上，基于 MHC-I 类分子识别的 CTL 表位肽治疗性疫苗设计在当前肿瘤治疗性疫苗的研发中占据相当地位，缘于直接靶向激活肿瘤特异性 CTL 应答是清除肿瘤细胞的终极手段。其独特优势为：① 其核心抗原为 CTL 表位肽，直接激活肿瘤特异性 CTL 应答，去除了无关和抑制性序列的干扰；② 可联合多个 CTL 表位，诱导多特异性的广泛 CTL 应答，有利于清除肿瘤和慢性感染细胞；③ 其可联合 CD4+ Th 细胞表位，促进 CTL 的有效诱导；④ 其略过了抗原处理加工为抗原肽的过程，则规避了乳腺癌和 B 淋巴瘤患者出现的蛋白酶体功能低下、肿瘤抗原肽不能良好提呈的问题；⑤ 鉴于人群 HLA 的多态性和识别肿瘤 CTL 表位的高度差异，整合多个具有不同或相似 HLA 限定的 CTL 表位和 Th 细胞表位，可提高人群免疫效果。CTL 表位肽治疗性疫苗的缺点为：① 最主要的，肿瘤细胞恶变的机制未完全阐明，已鉴定的肿瘤特异性抗原和 CTL 表位很少，不同个体的肿瘤特异抗原不完全相同，如何确定和组合真正的 CTL 肽和 Th 细胞肽是一个难题。当前通过免疫蛋白组学方法大规模筛选各肿瘤天然 MHC-I 类分子结合癌表位，筛选个体化癌表位，有助于解决上述难题；② CTL 表位肽疫苗及 DC 荷肽疫苗发现在增强 IFN-γ+T 细胞应答的同时，有诱导调节性 T 细胞的倾向，导致效果不能持久；③ 增强的特异性 CTL 应答在临床试验中不能清除肿瘤。虽然已取得初步临床试验进展，肿瘤特异 CTL 表位的鉴定、组合、优化和佐剂联合是提高其效果的关键。

### 15.3.2.2　基于 DC 荷肽治疗性疫苗的设计

肿瘤发生和病原体慢性感染过程中，往往存在抗原提呈不足，以及 APC 数量和功能的抑制，得不到 DC 有效提呈和共刺激分子协同刺激的肿瘤抗原肽，仍无法诱导功能性 CTL 应答，提示治疗性疫苗在优化靶抗原的同时，必须重视抗原提呈的改善。

20 世纪末首创肿瘤的 LAK 治疗后,基于患者 PBMC 或肿瘤浸润淋巴细胞(TIL)的系列改良扩增治疗方案,均考虑增强 APC(DC)的数量和成熟度,确可增强治疗效果。利用现代免疫蛋白组学方法鉴定的肿瘤癌表位,将其体外作用于 DC,能够优化微环境充分促进 DC 的活化和抗原提呈、活化和增殖,作为肿瘤表位肽负载 DC 疫苗被动回输患者,可有效增强 T 细胞免疫和治疗。全球首个上市的前列腺癌治疗性疫苗——Sipuleucel-T(Provenge®),即是以前列腺酸性磷酸酶(PAP)抗原作用的患者个体化 DC 疫苗。将乳腺导管原位癌患者的 DC,负载来自 Her-2/new 的多 T 细胞表位肽(4 个 Th 细胞表位和 2 个 CTL 表位),再行回输免疫,发现有 85% 的患者诱导了特异性 T 细胞应答,且乳腺癌标志物 Her-2/new 表达显著降低,提示 DC 荷肽治疗性疫苗有消除恶变肿瘤抗原的潜能。除负载抗原肽,还可用电转染等将肿瘤抗原 mRNA 导入 DC 实现更好的胞内肿瘤抗原表达和提呈,如 2010 年比较癌胚抗原 CEA 来源的多肽 CAP-1 负载 DC 或者 CEA mRNA 电转染 DC 作为治疗性疫苗的效果,发现分别可增强 73% 和 40% 特异性 CTL 应答效果。

DC 荷肽治疗性疫苗的最大优势在于兼顾了肿瘤 T 细胞表位肽和增强 DC 提呈两个关键环节,因此相对于单纯肿瘤 CTL 表位肽治疗性疫苗效果更好,而最大缺点在于患者个体化 DC 分离培养等环节技术要求高、复杂昂贵、规范化困难。

### 15.3.2.3 肿瘤异种抗原治疗性疫苗的设计

异种抗原治疗性疫苗(xenoantigen therapeutic vaccine)采用一新颖设计思路:虽然 CTL 表位肽疫苗和 DC 荷肽疫苗理论上可激活肿瘤特异性 T 细胞应答,但肿瘤细胞来源于自身细胞,之所以能逃避免疫监视,正是由于自身抗原诱导的免疫耐受和肿瘤逃逸免疫识别诱导的 DC 和 T 细胞免疫耐受;即使鉴定肿瘤表位肽经 DC 荷肽再回输,仍无法改变患者体内的免疫耐受状态,不足以在体内充分诱导和维持肿瘤特异性 T 细胞免疫。来源于自身抗原的肿瘤特异抗原(TSA)或肿瘤相关抗原(TAA)的免疫原性既然低下,能否采用来源于异种但具同源性的 TSA 或 TAA,来打破免疫耐受呢? 19 世纪 90 年代后期,Overwijk 等将编码黑色素瘤抗原 gp100 的小鼠同源蛋白的牛痘病毒免疫 C57 小鼠发现,无免疫原性,而用编码人 gp100 的痘病毒免疫则显著诱导了

功能性 CTL 应答,且可交叉识别小鼠同源 gp100 抗原;体外扩增该 CTL 回输荷 B16 肿瘤小鼠使肿瘤显著消退。进一步发现,人 gp100 蛋白的 CTL 表位可与小鼠 MHC I 类分子更稳定结合,更好激活 DC 从而打破了小鼠对于 gp100 肿瘤抗原的免疫耐受性,提示了异种肿瘤抗原治疗思路的可行性。后续发现,人源黑色素瘤抗原 gp75 免疫小鼠也可打破对于 gp75 的免疫耐受诱导保护性抗体应答;给几个品系小鼠免疫人脐静脉血管内皮细胞、真皮微血管内皮细胞可显著诱导抗血管内皮细胞抗原的特异性 CD4$^+$ T 细胞和抗体应答,通过破坏肿瘤血管新生而抵抗多种实体肿瘤细胞的攻击,并有治疗荷瘤小鼠的功能。给大鼠肌内注射人源神经胶质瘤膜蛋白 GHP,可显著打破免疫耐受诱导特异性抗体、CD4$^+$ T 细胞及 CTL 应答,使神经胶质瘤细胞发生凋亡而伴随多 T 细胞浸润。

美国 FDA 批准上市的第一个狗用恶性黑色素瘤治疗性疫苗 Oncept® 即为异种抗原治疗性疫苗,其为编码人源的酪氨酸酶的 DNA 疫苗,注射免疫 Ⅱ～Ⅲ期口腔黑色素瘤的狗可通过增强特异交叉抗体显著提高生存,半数以上实验狗平均生存期超过 300 天。

异种肿瘤抗原治疗性疫苗临床试验中,已转移进展的前列腺癌患者注射 2 次自体 DC 负载的小鼠前列腺酸性磷酸酶(PAP)治疗性疫苗,均诱导了 IFN-γ+TNF-α+Th1 细胞应答,52% 诱导了对人 PAP 的交叉 T 细胞应答,28% 疾病趋稳,治疗效果不依赖 PAP 特异性抗体。2005 年,40 名 Ⅲ～Ⅳ期黑色素瘤患者进行小鼠黑色素瘤 B16 和 LLC 细胞提取物治疗性疫苗联用 IL-12 皮下注射 10 次,70% 患者显示了皮肤和 PBMC 对于小鼠 B16 抗原的 DTH 反应,50% 患者对自体黑色素瘤 TAA 抗原产生应答,32 名 Ⅳ期黑色素瘤患者与常规治疗患者相比,3 年生存率(OS)显著由 5.8 个月升至 13.8 个月。对 Ⅳ期结直肠癌患者行相同疫苗治疗,OS 由 7 个月上升至 17 个月;对 Ⅳ期肾癌患者治疗使 OS 由 8 个月升至 20 个月,且疗效持续 5 年。Wolchok 小组自 2005 年至今陆续进行小鼠 gp100 DNA 疫苗的人黑色素瘤患者的治疗性试验,发现可显著增强 gp100$_{280-288}$ 特异性 CTL 及多功能 T 细胞应答,40% 患者诱导了特异性 CTL 应答和表位扩展性应答,OS 显著升至 40 个月以上(Cavallo et al.,2014)。

虽然异种肿瘤抗原治疗性疫苗的临床效果还有

争议,但其诱导交叉反应性 T 细胞应答为肿瘤治疗疫苗设计开辟了新理念:① 利用先进组学和计算机预测手段,比较异种和同种肿瘤表位的 MHC 结合特性予以改造,可显著提高异种肿瘤治疗性疫苗激活 CTL 的疗效;② 自身耐受和已诱导的宿主免疫耐受是自体肿瘤来源抗原疫苗难以奏效的关键原因,而异种肿瘤抗原具有打破免疫耐受的优势;③ 即使异种肿瘤治疗性疫苗诱导的 T 细胞杀伤效果有限,但其诱导的 Th1 细胞免疫有助于改善患者免疫抑制微环境,具有旁观改善效应;④ 利用同种肿瘤表位 prime—异种肿瘤表位 boost 免疫策略,改善免疫途径与剂量可优化异种肿瘤抗原治疗性疫苗的效果。

#### 15.3.2.4 自身免疫病耐受型 DC 治疗性疫苗的设计

肿瘤和慢性感染性疾病的治疗原则是打破免疫耐受,激活特异性抗病毒、抗肿瘤 T 细胞免疫;而自身免疫病患者处于相反状态——免疫过度激活和自身免疫耐受被打破,则自身免疫性治疗性疫苗的设计原则是如何再次重建自身抗原特异性的免疫耐受。耐受诱导的关键是耐受型 DC(tolDC)的诱导扩增,以多种手段诱导耐受型 DC 成为自身免疫病治疗性疫苗设计的重要策略(图 15.9)(Garcia-González et al.,2016)。

#### 15.3.2.5 治疗性疫苗需要持久表达抗原、增强抗原提呈的高效载体(平台)

治疗性疫苗应用的人群是罹患肿瘤和慢性感染的患者,通常存在肿瘤抗原和病原体特异性免疫耐受,如慢性乙肝常伴随对于乙肝表面或核心抗原的免疫耐受,使病毒抗原特异性 T 细胞免疫应答缺如;AIDS 患者由于 CD4$^+$ Th 细胞缺陷而呈现严重免疫抑制,其对 HIV 囊膜蛋白 gp120 等呈免疫耐受状态,而对于其他非 HIV 抗原则仍有一定的免疫反应性。在上述具有免疫抑制和特异性免疫耐受的人体环境内,使用常规疫苗抗原和常规疫苗形式,难以诱导有效的免疫应答。如常规乙肝预防性疫苗 HBsAg 重组蛋白在健康人体内具有非常好的长效免疫保护效果,却无法在慢性乙肝患者体内诱导特异性 CTL 应答。提示接种患者的治疗性疫苗不能采用常规疫苗的形态和抗原组分,而要采用具有长效表达和释放抗原的、增强抗原摄取提呈的并有助于激活免疫

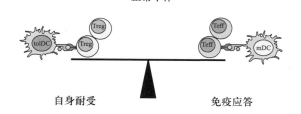

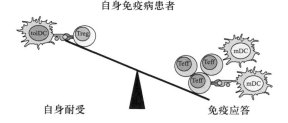

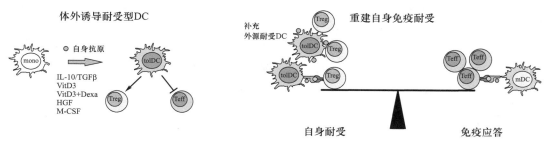

**图 15.9 以耐受型 DC 为基础的自身免疫病治疗疫苗的原理**

自身免疫病发病的根本机制在于自身免疫耐受的打破,特别是耐受型 DC(tolDC)数量和功能的下降,使调节性 T 细胞无法控制激活的 T 细胞应答而发生自我攻击。tolDC 是抗原特异的免疫抑制性 DC 群体,其通过激活并促进自然调节性 T 细胞增殖、诱导适应性调节 T 细胞分化、诱导自身免疫性效应 T 细胞凋亡及无能、诱导 Th2 细胞极化等多种机制诱导和维持免疫耐受。在 tolDC 诱导适应性调节 T 细胞分化中 PD-1/PD-L 发挥关键作用。以恢复 tolDC 为目标,体外以自身抗原和细胞因子诱导扩增 tolDC,并回输患者,有望通过重建免疫耐受而治疗自身免疫病

的疫苗载体(vector)和平台(platform)。

(1)病毒载体和 VLP

目前,在研的 HIV、结核治疗性疫苗优先选择病毒作为其疫苗载体,如著名的减毒牛痘病毒(MVA)、金丝雀痘病毒(ALCAC)和腺病毒(Ad),这些病毒的天然宿主不是人类因而危害性较小,或经改造缺失了毒力因子和复制子从而失去危害,或人群感染率高普遍存在保护性抗体,但保留了病毒高效感染细胞的特性;病毒的天然亲嗜性还有利于疫苗向呼吸道或生殖道等部位定向释放,诱导局部黏膜免疫。病毒载体天然感染特性使感染细胞后可高效释放抗原,特别有利于诱导抗体和 T 细胞应答。

更为安全的载体选择是重组亚病毒颗粒(recombinant subviral particle)或称病毒样颗粒(virus-like particle,VLP)。某些病毒的结构蛋白可自组装为球形核衣壳。利用基因重组技术获得病毒结构蛋白基因,在合适基因调控和酶作用下,可形成无病原体基因、空的甚至丢失结构蛋白的 VLP,其不含病毒基因组,但保留了含多种 B 细胞、T 细胞表位的病毒结构蛋白,可诱导高效的固有免疫、细胞免疫和体液免疫。多价 VLP 系统可包装多种抗原,其病毒颗粒形态有助于 APC 摄取,已成为高效呈现外源抗原、增强保护性免疫的平台技术(Jeong and Seong,2017)。VLP 性质稳定,可负载或包裹多种靶抗原,诱导的免疫应答全面且高效。如 HBsAg 组装的 VLP 系统是目前即将上市的首个疟疾疫苗——RTS,S/AS01(GSK)的载体,该 VLP 表面负载疟原虫环孢子蛋白 CSP 抗原,并偶联佐剂 AS01,Ⅲ期临床试验结果良好。将尼古丁交联于噬菌体 QβVLP,在烟瘾人群进行Ⅰ期和Ⅱ期临床试验,显示了尼古丁特异性免疫和显著的戒断效应。提示 VLP 载体颗粒系统将成为治疗性疫苗的有应用潜力的候选载体。

(2)促进局部 DC 摄取的颗粒多聚物载体

多聚微米颗粒(microparticle)和多聚纳米颗粒(nanoparticle)指生物可降解、生物相容的聚酯。常见微米或纳米多聚物介质包括 VLP 自组装结构蛋白、脂质体、ISCOM、多聚物和不可降解颗粒,其特性与颗粒大小见表 15.1。

**表 15.1　纳米颗粒介质的特性**

| 纳米颗粒种类 | 表达系统 | 负载量 | 颗粒直径尺寸 |
|---|---|---|---|
| VLP | 杆状病毒(Sf9、Sf21) | 20 ~ 80 μg | 55 ~ 60 nm(HPV) |
| | *E. coli* | 50 μg | 100 ~ 200 nm(HIV) |
| | 哺乳动物细胞 | 10 μg | 80 ~ 120 nm(H1N1) |
| 脂质体 | MPLA | 1.26 mg · mL⁻¹ | 50 ~ 500 nm |
| | 磷酸酯 | 0.005 mg · mL⁻¹ | — |
| | 胆固醇 | 0.8 ~ 1 mg · mL⁻¹ | — |
| | 卵磷脂 | 0.2 mg · mL⁻¹ | — |
| ISCOM | 皂苷(quil A) | 1 ~ 10 μg | 40 nm |
| | 磷脂 | 10 μg | — |
| | 磷脂酰乙醇胺 | 30 μg | — |
| | 卵磷脂 | 100 ~ 500 μg | — |
| 不可降解 | 金 | 1 mg · mL⁻¹ | 2 ~ 150 nm |
| | 二氧化硅 | — | 5 ~ 470 nm |
| | 碳 | — | — |
| 多聚物 | PLGA | 42.5 mg · mL⁻¹ | 100 ~ 200 nm |
| | PLA | 10 ~ 50 μg · mL⁻¹ | 800 nm |
| | PGA | — | 1 ~ 5 μm |
| | PHB;chitosan | — | 248 nm |

微米颗粒包括多聚乳酸（poly-lactic，PLA）、多聚乳酸—乙醇酸交酯（poly-lactic co-glycolide，PLG）和多聚乳酸—乙醇酸（poly-lactic co-glycolide acid，PLGA）（Du et al.，2017）。PLG 很早用作手术缝合材料及药物缓释糖衣，其与抗原复合可形成直径 1~10 μm 的颗粒，可潴留和缓释抗原、促进巨噬细胞吞噬和抗原提呈，提呈效率比可溶性抗原增强 100~1000 倍，可显著促进 CTL 应答。抗原可被 PLG 包囊或负载于 PLG 表面，前者有助于保护和缓释抗原，但工艺繁复可能影响抗原性质；后者保留了抗原天然特性、增强抗体的诱导（10~100 倍），但抗原易被降解。PLG 微米颗粒被广泛应用于疫苗制备，但其不溶于水，颗粒微囊化工艺较复杂；若表面负载抗原还需使用表面活性剂。多聚乳酸（PLA）则是不含表面活性剂的阴离子多聚物，可高效负载蛋白抗原如 HIV p24，经皮下免疫恒河猴，与单纯 p24 蛋白加常规佐剂（铝、福氏佐剂）相比，可显著增强 CTL 应答和抗体效价（高达 $10^5$~$10^6$）。而经滴鼻或口服免疫则可显著增强诱导生殖道和肠道 sIgA 等黏膜免疫（Ramezani et al.，2017）。

纳米颗粒的代表为天然阳离子多糖——脱乙酰壳聚糖 [ Poly（1，4-β-D-glucopyranosamine），chitosan ] 及其多种衍生物。chitosan 是几丁质（chitin）的衍生物，具有无毒、生物相容、无免疫原性、无热原反应、生物可降解等优良特性，广泛应用于医药、食

品、生物、材料等领域。chitosan 可与 DNA 或蛋白形成直径 50~500 nm 的纳米颗粒，通过凝集素受体介导的内吞或吞噬作用促进 APC 摄取抗原（图 15.10）。chitosan 本身还具有增强免疫细胞活性的佐剂功能，已被应用于多种蛋白和 DNA 疫苗载体，可显著增强体液免疫与细胞免疫。chitosan 的多种衍生物如三甲基氯化（TMC）、羧甲基（CMC）、寡聚（oligo-chitosan）及甘露糖化壳聚糖等被用于改善其水溶性、毒性和转染效率。研究者制备的 chitosan-DNA 纳米疫苗在小鼠和食蟹猴慢性肺结核模型中可显著增强全身免疫和黏膜免疫，与一线化疗药物联用可显著增强治疗效果（Hong et al.，2017；Wu et al.，2017）。

（3）脂质体（liposome）载体系统

脂质体载体种类繁多，有颗粒状和胶状 2 种，直径从 20 nm 至 10 μm。传统脂质体由两性离子磷酸酯（如磷酸卵磷脂、磷脂酰丝氨酸）和胆固醇组成，形态各异。脂质体可在胃酸条件下维持抗原，但缺乏稳定性及易被血液中网状内皮系统快速清除。脂质体衍生物和改良载体众多。1984 年，将胆固醇、磷脂、皂苷 Quil-A 以 1：1：5 比例混合形成 40 nm 胶束集合，成为著名的免疫刺激复合物——ISCOM。商品化 ISCOMATRIX® 成功应用于流感疫苗的制备，可显著增强呼吸道抗体和 T 细胞应答。又如，奈瑟氏脑膜炎双球菌外膜提取的脂质复合物系统——

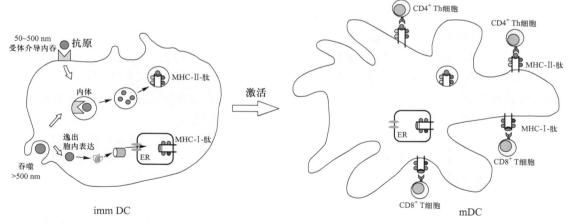

图 15.10　纳米颗粒通过促进 DC 摄取和提呈抗原而影响 T 细胞应答格局（见书末彩插）

直径>500 nm 的颗粒容易经吞噬作用进入 APC；而直径 50~500 nm 的颗粒则容易通过凝集素受体等介导的内吞作用进入 APC，可溶性蛋白抗原的胞饮效率很低。因此，纳米颗粒有助于 DC 对于抗原的摄取。进入 DC 胞内的抗原分别通过 MHC-Ⅱ类和 MHC-Ⅰ类分子提呈途径提呈抗原表位，同时显著激活 DC 的成熟，最终有效促进 CD4⁺ Th 细胞和 CD8⁺ T 细胞应答的激活

脂蛋白体（proteoliposome，PL），PL 含有 LPS、膜孔蛋白和 DNA，可通过 TLR 等激活 APC，增强抗原提呈和 Th1 细胞应答，已有商品化 PL，如 GSK 公司生产的 Protollin™。

针对肿瘤 CTL 肽治疗性疫苗，加拿大 Halifax 公司研发了独特的 DepoVax™（DPX）平台（Karkada et al.，2014），系油包脂质体系统，以卵磷脂、胆固醇（10∶1）与 CTL 表位肽、Th 细胞表位肽和佐剂直接混合，冻干后直接以油脂 Montanide ISA 51（法国 SEPPIC 公司）重悬为均一油脂颗粒，可增强抗原提呈。DPX 载体系统不含水、稳定（4 年以上），临用前简单混合，无需乳化，适用于组装蛋白抗原，单次免疫即可诱导高效抗体和 CTL 应答。利用 DPX 系统，以在乳腺癌和卵巢癌患者标本经蛋白组学洗脱并鉴定的 7 个 HLA-A2 限制性乳腺癌 CTL 表位，联合 TLR 佐剂和通用 Th 细胞表位（TT830-844），研发了新型肿瘤治疗性疫苗 DPX-0907。经 HLA-A * 0201/H2-D$^d$（AAD）转基因小鼠皮下免疫，发现与常规经 ISA51 乳化多肽疫苗相比，单次免疫显著增加 IFN-γ+CD8$^+$ T 细胞比例，3 次免疫更显著增加了 IFN-γ+T 细胞，伴随 IL-10+Tr1 细胞显著降低。对完成一线治疗 3 个月以上的 13 名前列腺癌患者、6 名 Ⅲ～Ⅳ 晚期卵巢癌患者、3 名 Ⅳ 期乳腺癌患者皮下注射 DPX-0907 疫苗 3 次，发现超过 80% 除前列腺癌的晚期肿瘤患者诱导了抗原特异性 T 细胞免疫，其中 82% 产生记忆 CD8$^+$ T 细胞应答，凡 IFN-γ+CD8$^+$T 细胞应答较高者 IFN-γ+CD4$^+$Th 细胞应答也较好。1/3 的乳腺癌和 4/6 的卵巢癌患者在随访 6 个月后保持无疾病进展。还发现，DPX 肿瘤治疗性疫苗与环磷酰胺联用可显著增强特异性 T 细胞应答，保护效果得到提高。

#### 15.3.2.6 治疗性疫苗必需合适的佐剂

治疗性疫苗还需要考虑其应用于免疫低下的患者，调节改善免疫抑制微环境是一个关键问题。佐剂作为非特异性免疫增强剂，不仅对于预防性疫苗起重大作用，其更是治疗性疫苗不可或缺的成分。

佐剂对于治疗性疫苗效果的重要意义如图 15.11 所示，在疫苗抗原被 TCR、BCR 特异性识别时，若缺乏足够的共刺激分子刺激信号、缺乏 APC 分泌的 IFN-γ、IL-12 等辅助，特异性细胞免疫不可能被充分有效活化。APC 上调共刺激分子及细胞因子的分泌，必需 PAMP 固有免疫原对固有免疫受

体 PRR 的激活。与治疗性疫苗偶联的佐剂含有多种 PAMP，在进入人体遭遇 APC（巨噬、DC）后，通过激活 TLR、CLR、RLR、NLR 等各种 PRR，激活信号通路诱导炎症细胞因子的分泌、共刺激分子的表达和 I 型干扰素的分泌，这 3 种效应对于充分激活 T 细胞应答十分关键，并影响了 T 细胞应答向治疗型（Th1 细胞）、炎症损伤型（Th17 细胞）或免疫抑制型（调节性 T 细胞）方向的分化。治疗性疫苗效果的最大化，需要 Th1 细胞免疫的充分激活，则必需功能强大的 Th1 细胞佐剂（Hajam et al.，2017）。

在研制 H5N1 禽流感和 H1N1 甲流疫苗的过程中，发现注射灭活疫苗具有保护效果，而 TLR7-/-小鼠失去免疫保护，提示 TLR7 激活的应答与保护直接相关；体外呼吸道上皮细胞研究证实，5′ppp-ssR-NA 通过作用于 TLR7 激活胞内 RIG-I 和 MDA-5 固有免疫通路而提供免疫保护，提示 TLR7 激动剂 5′ppp-ssRNA 作为流感治疗性疫苗佐剂的必要性。新型腺病毒重组乙肝疫苗（rAdSS1）当以 CpG-ODN 或 poly（I∶C）作为佐剂，发现显著增强 IFN-γ 和 IL-12 分泌的 CD4$^+$ T 细胞和 CD8$^+$ T 细胞应答而提高免疫保护，也提示 TLR3、TLR9 激动剂作为病毒感染治疗性疫苗佐剂的重要意义。

## 15.4 治疗性疫苗的研发现状

### 15.4.1 肿瘤治疗性疫苗研发现状

恶性肿瘤在全球的发病率逐年攀升，近年已占中国大城市人口死亡的 25%～30%。近年肺癌、结直肠癌的男女患病率急剧增加，而女性宫颈癌和乳腺癌的发病率居高不下。自 1980 年以来，前期科学家主要致力于 CTL 多肽类肿瘤治疗性疫苗的研发，而近期则将重点转移至特定肿瘤特异蛋白抗原疫苗并联合新型佐剂。然而，大部分肿瘤治疗性疫苗仍然难逃失败结局。迄今只有一个肿瘤治疗性疫苗获得 FDA 批准。若干肿瘤治疗性疫苗虽然确实诱导了抗原特异性 CD4$^+$ 和 CD8$^+$ T 细胞应答，然而在临床试验中仍未产生积极疗效。其关键问题可能是肿瘤抗原选择的错误，或肿瘤抗原的异质性和多样性所导致；此外，肿瘤微环境复杂的相互作用和抑制性细胞/分子的存在强烈阻碍了疫苗免疫力的诱导和发挥效应。免疫检查点抑制剂如 anti-PD-1 和 anti-

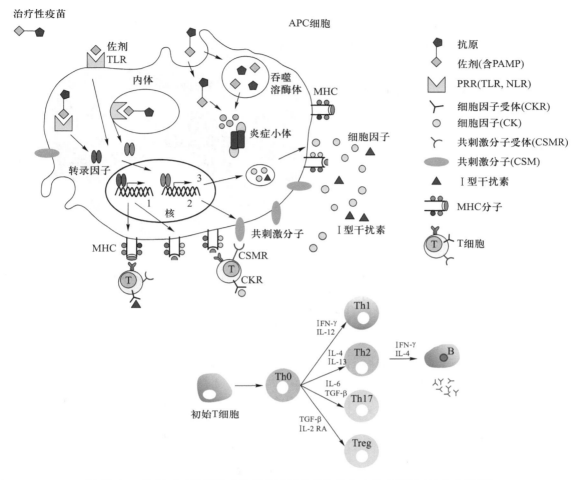

图 15.11 佐剂对于激活治疗性疫苗诱导的 T 细胞免疫的重要性(见书末彩插)

CTLA4 的发现和在肿瘤治疗的应用,为肿瘤疫苗的改进带来新视野,扭转肿瘤微环境的抑制性特性可能提高肿瘤治疗性疫苗的有效性。个体化疫苗也是肿瘤疫苗研制的新方向,但其制备的高度异质性和高昂费用也使其应用受限。科学家仍需积极探索肿瘤治疗性疫苗在患者体内不奏效的真正机制和治疗窗口在何处。

### 15.4.1.1 已上市的前列腺癌治疗性疫苗

前列腺癌治疗性疫苗 Sipuleucel-T(Provenge®,Dendreon)是 2013 年批准的首个临床应用的治疗性疫苗(Madan et al.,2011),是针对前列腺酸性磷酸酶(prostatic acid phosphatase,PAP)癌相关抗原制备的个体化 DC 疫苗。从前列腺癌患者分离外周血单核细胞(PBMC),去除血小板和粒细胞获得 DC。随后与 10 μg·mL⁻¹的 C 端与 GM-CSF 偶联的 PAP 融合蛋白 PA2024 共孵育 40 h,激活 DC 成熟并提呈抗

原,将 5×10⁷ 的 CD54⁺活化 DC 悬液回输患者,0、4、8 周回输 3 次,以激活 T 细胞应答。雄激素剥夺疗法抵抗前列腺癌(CRPC)患者临床试验证实了该疫苗的安全性和有效性,患者癌症进展平均时间(TTP)显著延长甚至超过 1 年;所有患者 T 细胞增殖增强,大部分患者 PAP 特异性抗体增加。转移性 mCRPC 患者Ⅲ期临床试验,采用 0、2 周回输活化细胞,4、8、12 周注射重组 PA2024 蛋白策略发现,前列腺癌特异性抗原 PSA 水平下降 25%~50%,个别患者 PSA 彻底消失,淋巴结转移消退;T 细胞增殖明显,总体生存率(OS)显著改善(25.8 个月 vs 21.7 个月)、半数患者预后改善。Sipuleucel-T 疫苗毒性显著低于化疗药物,批准用于治疗症状轻微或无症状 mCRPC 前列腺癌患者,成为肿瘤免疫治疗史上的里程碑(图 15.12)。但其制备要求极高,单疗程费用近 10 万美元。

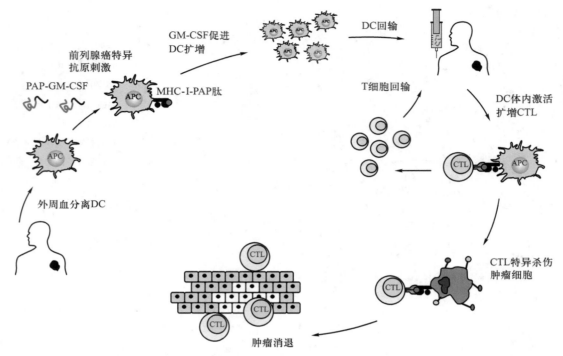

图 15.12　首个肿瘤治疗性疫苗——Sipuleucel-T(Provenge®)的制备(见书末彩插)

自前列腺癌患者外周血分离获得 DC,体外以前列腺癌 TSA-PAP 刺激 DC,使其成熟并通过 GM-CSF 扩增,直接回输 DC
或者体外以 DC 特异激活扩增 T 细胞后回输,患者体内大量增多的 PAP 特异性 CTL 有助于杀伤肿瘤,缓解晚期癌症

### 15.4.1.2　CAR-T 和 CAR-NK 治疗肿瘤的进展

嵌合 T 细胞抗原受体-改造 T 细胞(CAR-T)免疫治疗策略,是当前最为瞩目、发展最快的肿瘤免疫治疗领域(图 15.2)。CAR-T 是以单链抗体(ScFv)形式表达肿瘤抗原特异性 TCR,并在其胞内段偶联重要共刺激分子 CD28 等的功能片段,将 CAR 基因改造患者自身 T 细胞(CAR-T)扩增后再行回输患者,同时联合 anti-CTLA-4 单抗去除 Treg,显著提高了 T 细胞杀伤肿瘤的特异性、高效性和持久性。其优势在于:不仅通过转染肿瘤抗原特异性 TCR 基因策略,解决了患者自体来源 T 细胞最为关键的肿瘤抗原特异性的问题,而且通过 TCR 胞内段偶联重要共刺激分子功能片段,实现肿瘤特异性 T 细胞激活与杀伤效应的高效性和持久性。现今,CAR-T 肿瘤免疫治疗已快速拓展至 CAR-NK、CAR-NK T 甚至 CAR-巨噬细胞等领域(表 15.2),其在联合免疫检查点抑制剂、肿瘤免疫生物治疗的应用前景备受瞩目。但 CAR-T 治疗仍局限于血液来源的肿瘤,而对实体肿瘤的治疗仍不理想(Manning and Nemunaitis,2017)。

以 NK 细胞取代 T 细胞的 CAR-NK 肿瘤治疗策略,基于 NK 细胞在肿瘤治疗领域具有以下优势:① NK 细胞系固有免疫杀伤细胞,不需事先激活,只要细胞表面激活性杀伤受体如 NKG2D 等占主导,通过激活受体传递的信号强度,则发生快速、一线的对肿瘤和病毒感染细胞的杀伤。② 更为有利的是,不同于 T 细胞杀伤的 MHC 限制性,NK 细胞杀伤靶细胞不需要识别 MHC-Ⅰ类分子提呈的抗原肽,而杀伤"mising self"的低表达 MHC-Ⅰ类分子的靶细胞。③ CAR 的改造策略同样奏效于 NK 细胞,将编码肿瘤抗原特异性 TCR 的 ScFv 胞外段与传递信号的 CD3 链偶联,再转染 NK 细胞,可提高 NK 细胞激活的信号强度,并提供 NK 细胞杀伤的特异性;目前已发展多种胞内段共刺激分子信号激活基序的联合改造,以充分优化 NK 细胞识别相应肿瘤抗原后的信号激活与细胞毒作用发挥(图 15.13)(Oberschmidt et al.,2017)。④ NK 细胞的副反应较少,NK 细胞通常不会杀伤非造血来源组织细胞,因此,相较 T 细胞有显著减少的移植物抗宿主应答(GVHD),对患者肝、肾、肺的组织损伤减少。⑤ CAR-T 制备非常复杂耗时,步骤包括先去除患者个体自身 T 细胞本身 TCR,再转染肿瘤特异 ScFv 编码 TCR,事先制备通用的、现成的 CAR-T 细胞产品

**表 15.2　目前临床试验中的 CAR-T 肿瘤免疫治疗**

| 靶向肿瘤抗原 | 肿瘤类型 |
| --- | --- |
| CD19 | B 淋巴瘤 |
| Mesothelin | 间皮瘤、肺癌、乳腺癌 |
| L1-CAM | 神经母细胞瘤 |
| GD2 | 神经母细胞瘤 |
| Lewis Y | 髓系淋巴瘤 |
| EGFRvⅢ | 脑瘤 |
| HER-2 | 结肠癌、肺癌、恶性神经胶质瘤 |
| CD20 | 滤泡和边缘 B 细胞淋巴瘤 |
| CEA | 胃癌、转移腺癌、乳腺癌 |
| MUC-16/IL-12 | 卵巢癌 |
| WT-1 | 急性髓系淋巴瘤、NSCLC、乳腺癌、胰腺癌、卵巢癌 |
| CAIX | 肾癌 |
| FAP | 胸膜间皮瘤 |
| PSMA | 前列腺癌 |
| K 轻链 | B 淋巴瘤、慢性淋巴细胞白血病 |
| CD30 | 霍奇金淋巴瘤、非霍奇金淋巴瘤 |
| HLA-A1/MAGE1 | 黑色素瘤 |
| HLA-A2/NY-ESO-1 | 肉瘤、黑色素瘤 |
| MUC1 | 卵巢癌、乳腺癌、胰腺癌、结直肠癌 |
| VEGFR-2 | 实体肿瘤 |

将是未来的目标;而 NK 细胞因不含 TCR 也不受 MHC 限制,制备通用 CAR-NK 细胞产品更有可能性。⑥ 人外周血 NK 细胞较丰富,纯化分离便宜。⑦ 相对稳定 T 细胞系的难得,多个 NK 细胞系如 NK92、NKL、KHYG-1 等具有稳定的细胞毒活性和分泌细胞因子活性,可略过患者自体提取的繁琐步骤;其中,NK92 细胞的应用潜能最显著。近期,CD5-TCR 改造 NK92 细胞已临床试验用于治疗急性 T 淋巴细胞白血病(T-ALL);CD19-CAR 改造的 NK 细胞已应用于临床治疗慢性脸部细胞白血病(CLL)和急性髓系细胞白血病(AML)及 B 淋巴瘤,CD20-CAR 改造的 NK92 细胞治疗原发 CLL,HER2-CAR 改造的 NK92 细胞和 EGFR-CAR 改造的 NK92 细胞被用于乳腺癌的治疗。⑧ 发现 CD19-CAR 改造的 K562 NK 细胞可通过胞啃(trogocytosis)作用,将 CD19-CAR 传递给患者体内的 NK 细胞。上述优势均赋予 CAR-NK 成为继 CAR-T 后又一重要的 CAR 细胞治疗手段(Bollino and Webb,2017)。

CAR-NK 策略还被用于 HIV 病毒感染的试验性治疗。已发现,HIV 感染可上调组织细胞表面 ULBP1/2 的表达,而其作为配体显著激活 NK 细胞表面激活受体 NKG2D 介导人 NK 细胞的杀伤功能;NK 细胞激活后快速分泌 IFN-γ 的功能高于 CD4$^+$ T 细胞,有助于抗病毒应答。研究还发现,经 CAR 改造的造血干细胞/前体细胞(HSPC)在人源化小鼠

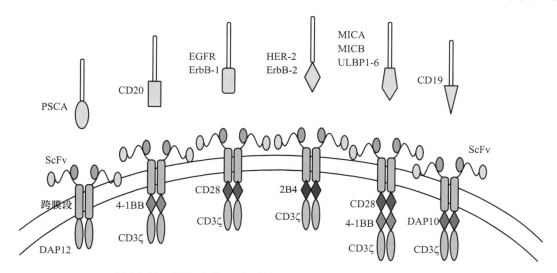

图 15.13　CAR 改造 NK 细胞(CAR-NK)的新进展(见书末彩插)

在 CAR 基因工程改造 NK 细胞技术中,越来越多的肿瘤特异抗原/肿瘤相关抗原-特异性受体通过 ScFv 载体转染 NK 细胞,改造 NK 细胞的肿瘤特异性;更创新的是,NK 细胞的激活主要依赖胞内段信号通路激活,为此,第一代、第二代、第三代胞内信号段改造,分别以 DAP12/CD3ζ 链、4-1BB/CD28/2B4-CD3ζ 链、CD28-4-1BB-CD3ζ 链作为 NK 细胞激活的胞内段,以充分优化 NK 细胞识别相应肿瘤抗原后的信号激活与细胞毒活性

中可自行分化为 NK 细胞,并可显著抑制 HIV 载量,这一策略有助于体内不断补充生存期较短的 NK 细胞(Oberschmidt et al.,2017)。

### 15.4.1.3 黑色素瘤治疗性疫苗

目前,发现并鉴定的黑色素瘤 TSA 和 TAA 相对较多,如黑色素瘤相关抗原 3(melanoma-associated antigen A3,MAGE-A3)等。黑色素瘤治疗性疫苗的研发和临床试验最早进行。1992 年首先研发混合 3 种高表达黑色素瘤相关抗原的黑色素瘤细胞制备的全细胞黑色素瘤疫苗 Canvaxin,然而Ⅲ期临床试验发现无显著治疗效果。随后研发的全细胞裂解疫苗 Melacine,使用减毒细菌内毒素 DETOX 为佐剂,辅助 IFN-γ 治疗,Ⅲ期临床试验也未见显著的生存改善。以黑色瘤高表达的单唾液酸神经节苷脂抗原 GM2 与匙孔血蓝蛋白载体联合 QS21 佐剂制备 GMK 治疗性疫苗,Ⅲ期临床试验无显著治疗效果。HLA-A2 限制性黑色素瘤相关抗原表位肽疫苗 gp100 联合 IL-2 进行Ⅲ期临床试验,发现可提高无进展生存率和总生存率。2009 年,以 3 联 CTL 表位治疗性疫苗进行Ⅳ期黑色素瘤患者的Ⅱ期临床试验不仅诱导了特异性 T 细胞应答,显著延长 8 个月生存期,2 人完全治愈。2012 年,以患者 DC 孵育 HLA-A2/A24 特异性 CTL 表位肽,经 5 个月皮下注射治疗转移性黑色素瘤患者,75% 患者显著增强了功能性 IFN-γ+CD8+ T 细胞应答,1 人出现肿瘤消退。以 300 μg MAGE-A3 蛋白+420 μg CpG 7909+AS01B 佐剂组成的 MAGE-A3 治疗性疫苗在

1345 名手术切除的Ⅲb、Ⅲc 患者体内进行 13 次肌肉注射后发现,治疗组和安慰剂组的无疾病生存期分别为 11.0 和 11.2 个月,提示治疗无效。新型黑色素治疗性疫苗还包括"RNA 突变组"疫苗,即编码黑色素瘤突变抗原肽的合成 RNA 作为疫苗,注射治疗 13 名Ⅲ/Ⅳ期患者,诱导了针对癌症抗原的 T 细胞应答。迄今,黑色素瘤治疗性疫苗的尝试不绝,数千人参与了临床试验,但是很少显示了显著性治疗效果,黑色素瘤治疗性疫苗的前景仍不明确。

### 15.4.1.4 肺癌治疗性疫苗

肺癌已逐渐成为肿瘤的头号杀手,肺癌治疗面临早期诊断差、靶向药物不足、预后差、5 年生存率较低、生存质量差的情况,亟待治疗性疫苗的问世。近年来,应用多种增强抗原提呈、增强共刺激分子、联合佐剂等策略,多种非小细胞肺癌(non small-cell lung cancer,NSCLC)治疗性疫苗已被研制,MAGE-A3、Stimuvax 和 Lukanix 等治疗性疫苗已在Ⅲ期有效性临床试验评估中(表 15.3)。

MAGE-A3 来源于睾丸,也表达于 35% 的Ⅰb 和Ⅱ期 NSCLC 患者和 50% 的Ⅲ期患者,属于恶性诊断指标,鳞癌表达高于腺癌表达。MAGE-A3 含有 CD4+ 和 CD8+ T 细胞表位,能作为 NSCLC 疫苗抗原。2005 年,在手术切除 NSCLC 患者进行 MAGE-A3 蛋白混合 AS02B 佐剂的治疗性试验中,发现可在 50% 患者诱导特异性 CD4+ T 细胞应答;随后在 182 名手术切除的Ⅰb、Ⅱ期 NSCLC 患者进行Ⅱ期临床试验,

**表 15.3　目前非小细胞肺癌治疗性疫苗的临床试验情况**

| 疫苗 | 佐剂 | 靶抗原 | 肺癌患者 | 临床试验 |
|---|---|---|---|---|
| recMAGE-A3 | AS15 | MAGE-A3 | 可切除 NSCLC Ⅰb~Ⅲa 期,表达 MAGE-A3 | MAGRIT,失败停止 |
| PRAME | AS15 | PRAME | 可切除 NSCLC Ⅰa(T1b)~Ⅲa 期,表达 PRAME | PEARL,失败停止 |
| Stimuvax(L-BLP25) | 单磷脂酰 A | MUCI | 不可切除 NSCLC Ⅲ期,一线 RCT 后好转 | START,失败停止 |
| TG4010 | 病毒载体 | MUCI | Ⅲb/Ⅳ期,一线化疗 | |
| CimaVax EGF-Rp64k | Montanide ISA51 | EGF | NSCLC Ⅲb/Ⅳ期,一线 RCT 后好转 | TIME,Ⅲ期临床进行中;Ⅲ期临床可增加总生存期 |
| Lucanix(Belag-enpumatucel-L) | 同种异体细胞 | TGF-β 反义质粒 | NSCLC Ⅲa/(T3N2)期,一线铂 CHT 治疗后好转 | STOP,失败停止 |

发现总生存率没有改善,复发率由43%减少至31%。在2007—2012年进行的2312名手术切除的Ib-Ⅲ期NSCLC患者的"MAGRIT"Ⅲ期临床试验中,27个月内13次肌内注射recMAGE-A3+AS15佐剂(脂质体包裹),虽然该疫苗诱导了抗原特异性CD4$^+$T细胞应答和抗体应答,然而经该疫苗、该疫苗联合常规化疗和安慰剂治疗患者的无疾病生存时间分别为60.5、57.9和58个月,提示该治疗性疫苗无显著疗效。这是迄今为止规模最大的非小细胞肺癌治疗性疫苗的临床试验,以失败告终(Dreno et al.,2018)。

另一种黑色素瘤优势表达抗原(preferentially expressed antigen of melanoma,PRAME)发现在乳腺癌、肾癌、白血病及NSCLC患者中表达,其功能与维甲酸受体PAR信号通路抑制相关。PRAME蛋白肽治疗性疫苗(20~500 g剂量)联合AS15佐剂,在60名手术切除的Ⅰa~Ⅲ期NSCLC患者进行Ⅱ期临床试验,证实可诱导特异性抗体应答和CD4$^+$T细胞应答,但由于对肺癌患者的疗效不显著而被叫停。

MUC1为肿瘤表面高度糖基化的跨膜蛋白,MUC1胞外段糖基化位点及糖基化形式变异导致20氨基酸重复的肿瘤抗原表位的呈现,MUC1肿瘤表位可抵制凋亡和化疗药物,介导免疫抑制。NSCLC患者的高MUC1水平、低MUC1抗体与诊断恶性呈正相关。以MUC1为抗原制备了两种NSCLC治疗性疫苗:L-BLP25(商品名为Stimuvax)和TG4010。L-BLP25为脂质体包裹的含有MUC1核心25肽和MPL佐剂的疫苗,其应用于Ⅲb期和Ⅳ期已接受化疗的患者可诱导特异性T细胞增殖和IFN-γ分泌。在171名已接受一线放化疗治疗的Ⅲb期和Ⅳ期患者的Ⅱb期临床试验中,先注射环磷酰胺有效降低调节性T细胞比例,而后四肢注射疫苗8针以上,发现平均生存期延长4.4个月,Ⅲb期患者平均生存期延长17个月(2倍以上)。L-BLP25已进行两个Ⅲ期临床试验:START和INSPIRE,作为一线放化(顺铂类)疗后稳固治疗(stabilization after first-line therapy)。START试验于2007—2011年对1513名Ⅲ期NSCLC患者进行L-BLP25疫苗治疗,最终总体生存率与安慰剂组无差别,原因为未排除组织不表达或低表达MUC1的患者,且与前期放疗组合排列方式有关,需改进入组队列、免疫评估参数再行临床试验。INSPIRE试验在包括中国在内的亚洲五国进行,程序一致,在一线放(50Gy)化(顺铂之类)疗后稳固治疗(stabilization after first-line therapy),但是

疗效甚微,最终叫停了L-BLP25疫苗。TG4010是表达MUC1和IL-2的减毒牛痘病毒疫苗(MVA-MUC1-IL-2),2012—2014年,对222名未接受任何治疗的Ⅳ期NSCLC患者进行TG4010疫苗联合化疗(顺铂和长春瑞滨)的Ⅱb期临床试验,10$^8$ TG4010每周1次皮下注射,连续6周,随后每3周1次注射直至停止,发现与单纯化疗相比,6个月无进展生存率由35%提升至55%,无进展生存期由5.1个月提升至5.9个月;特别是在75%具有正常初始NK细胞活力的患者,总生存率由11个月显著提升至17个月;在非鳞癌的患者效果更为显著。TG4010治疗性疫苗联合一线化疗的Ⅲ期临床治疗性试验仍在进行中。

CIMAvax为古巴研制的编码人表皮生长因子受体EGFR联合脑膜炎奈瑟球菌转移蛋白和ISA51佐剂的治疗性疫苗,已知血清高EGF水平是诊断差评指标之一,在完成一线化疗的Ⅲb/Ⅳ期患者中进行CIMAvax Ⅱb期临床试验,发现血清EGF水平显著降低且与相应抗体水平相关,凡血清EGF水平降至168 pg·mL$^{-1}$及以下者,总体生存率由5.6个月显著提升至13个月,且年龄是否大于60岁显著影响治疗效果。该疫苗在古巴进行Ⅲ期临床试验发现,对于短期存活和长期存活的NSCLC患者,均有显著提升总体生存时间的效果(6.8月 vs. 8.8月;33.8月 vs. 61.8月)。2012年,古巴研制了模仿肿瘤细胞神经节苷脂抗原的抗独特型抗体的治疗性疫苗Raco-tumomab(1E10,Vaxira®)。神经节苷脂NGcGM3针对正常人体细胞不表达、而在肺癌(NSCLC 96%呈阳性)和乳腺癌细胞表面高表达。Racotumomab是免疫小鼠制备的抗独特型单抗,可模拟NGcGM3,免疫后通过诱导NGcGM3特异性T细胞免疫发挥效应。在对完成放化疗的Ⅲb/Ⅳ期患者进行多次免疫发现,1年和2年生存率分别由22.5%和6.7%提高至40.2%和18.4%。Ⅲ期临床试验发现,该疫苗可延长长期患者的总生存期(33.8月增至61.8月)(Sanchez et al.,2018)。

异基因全肿瘤细胞疫苗Belagenpumatucel-L(Lucanix®)则选用含4种异质性肺癌细胞系(H460、H520、SKLU-1、RH2)同种异体抗原成分的经基因修饰的细胞,转染抗TGFβ2的反义核酸,灭活细胞疫苗经Ⅱ期临床试验发现,皮下注射16针(2.5~5)×10$^7$细胞可有效诱导体液免疫和细胞免疫,2年生存率由18%提高至47%,平均年生存率由11.6个月提至32.5个月。该疫苗随后进行

"STOP"Ⅲ期临床试验,旨在对一线化疗完成后进行治疗补充,但疗效不显著,已被终止。

在非小细胞肺癌治疗性疫苗研制中,临床试验治疗的具体策略(治疗性疫苗与放化疗的时间切入)主要采用三种策略:① 治疗性疫苗如 TG4010 与常规化疗制剂如顺铂联合使用,目前来看,总效果不佳,在化疗导致的淋巴细胞减少情况下应用疫苗似乎不合适。② 完成放化疗治疗后进行治疗性疫苗免疫,起"维持巩固"作用,如 Stimuvax 疫苗,但Ⅲ期临床结果也证实疗效不佳。③ 直接使用佐剂联合的治疗性疫苗,如 MAGE-A3 疫苗其大规模Ⅲ期临床评估最终证实疫苗无效。

### 15.4.1.5 肿瘤治疗性疫苗诱导 T 细胞应答在肿瘤微环境不奏效的机制与应对策略

上述黑色素瘤、非小细胞肺癌治疗性疫苗的诸多Ⅰ—Ⅲ期临床尝试显示治疗效果不理想,但其在某些特征性指标患者人群中,确实增强了特异 T 细胞免疫的诱导。肿瘤治疗性疫苗的屡次失败仍使科学家困惑不已,分析原因包括:① 肿瘤抗原选择的偏差、多种异质性肿瘤抗原的存在。② 肿瘤抗原特异性 T 细胞应答虽被诱导,但未能如愿跨越血管进入肿瘤组织,这可能与肿瘤下调局部血管内皮表面 ICAM-1 等黏附分子相关,也与肿瘤高表达 VEGF 相关,VEGF 同时抑制 T 细胞功能。③ 在肿瘤血管中,血管内皮上调表达关键的 T 细胞检查点抑制分子如 PD-L1、Fas-L 和 IDO(吲哚-双加氧酶),与 T 细胞表面分子结合,诱导 T 细胞的耗竭。而免疫检查点抑制剂(ICI)如 anti-CTLA4,不仅可解除肿瘤微环境对初级激活 T 细胞应答的抑制和耗竭,拓展多特异性 T 细胞应答激活,还有助于阻断调节性 T 细胞的功能。④ 上述 T 细胞检查点抑制分子不抑制肿瘤局部调节性 T 细胞,局部微环境有助于诱生肿瘤局部调节性 T 细胞,抑制免疫效应。⑤ 肿瘤局部三大类免疫抑制细胞——调节性 T 细胞、髓系来源抑制细胞(MDSC)和肿瘤相关巨噬细胞(TAM)——严重干扰了效应 T 细胞的功能发挥:调节性 T 细胞表面高表达 CTLA-4 和 GITA,使用 anti-CTLA-4 单抗和 GITA 拮抗剂,有助于清除调节性 T 细胞或抑制其功能;MDSC 通过高表达精氨酸酶 I,分解精氨酸,抑制 T 细胞增殖。使用柏盐、紫杉烷、代谢抑制剂(吉西他滨、5-氟尿嘧啶)等可显著抑制 MDSC 的数量;TAM 通过分泌 IL-10/TGF-β 等,抑制 T 细胞活化及

功能。anti-CCL2 单抗则可抑制 MDSC 和 TAM 向肿瘤的趋化浸润。⑥ 肿瘤微环境中产生多种抑制性的代谢产物,严重抑制 T 细胞功能发挥:如 Th1 应答的副产物以及 TAM 可诱导上调 IDO,IDO 分解色氨酸,使 T 细胞活化增殖受阻而使调节性 T 细胞分化增加,成为肿瘤微环境重要的代谢检查点(metabolic checkpoint)。因此,IDO 抑制剂以及精氨酸酶抑制剂有助于在代谢环节增强 T 细胞的活化剂效应。⑦ 组学研究发现,肿瘤还通过表观遗传学方式对特定基因组的 DNA 高甲基化/组蛋白去乙酰化,使机体抗原提呈系统中的重要分子(如 MHC-Ⅰ/Ⅱ)、抗原处理系统中的重要分子 TAP1/2 显著下调,从而下调肿瘤抗原表达、抑制抗原提呈、逃逸免疫识别与免疫攻击。使用 DNA 甲基转移酶(DNMT)抑制剂和组蛋白去乙酰化酶(HDAC)抑制剂手段,可通过干扰肿瘤发挥的代谢检查点分子调控,促进肿瘤抗原提呈,同时上调 Th1/CTL/NK 细胞趋化因子表达,从而增强 T 细胞诱导、浸润肿瘤与杀伤肿瘤。在上述考量中,免疫检查点抑制剂与肿瘤疫苗的联合使用,是当前解决肿瘤疫苗低效性的有力手段,其联合的方式和时间非常关键,研究提示,在肿瘤疫苗免疫后若干天予以注射 ICI,有助于显著增强 T 细胞应答的诱导和效应(Malhotra et al., 2017; Vermaelen, 2019)(图 15.14)。

### 15.4.1.6 联合免疫检查点抑制剂的扩展肿瘤抗原谱系的新型肿瘤治疗性疫苗:新的曙光

免疫检查点抑制剂的横空出世,为肿瘤治疗性疫苗的研制带来新的曙光。2017 年,*Nature* 发布了一种新的个体化联合 20 种黑色素瘤患者癌抗原多肽+TLR3 激动剂佐剂[poly-ICLC4(Hiltonol®)]的肿瘤治疗性疫苗,其治疗效果显著。选择 6 名未治疗的Ⅲ b/c 甚至Ⅳ期(肺转移)黑色素瘤患者,经全外显子(whole-exome)、RNA 测序分析突变抗原和计算机预测,针对每个患者个体合成了 HLA 匹配的长 15~20 氨基酸的 13~20 个个体化预测的黑色素瘤抗原长链抗原肽(IMP),混合佐剂,分别在第 1/4/8/15/22 天经皮下注射,随后在 12/22 周进行 2 次加强注射四肢,发现:① 疫苗在患者体内诱导了多功能(TNF-α+IFN-γ+IL-12⁺)特异性 CD4⁺T 细胞和 CD8⁺ T 细胞应答,分别可识别 60% 和 16% 所有预测的 97 个黑色素瘤抗原,且可良好区分突变的癌抗原和自身抗原;② 疫苗注射后 25 个月,4 名患者未见

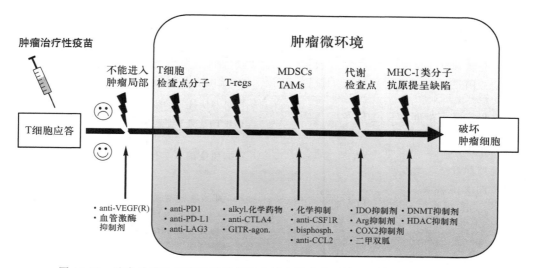

图 15.14　肿瘤治疗性疫苗诱导 T 细胞应答在肿瘤微环境不奏效的若干阻碍环节

复发；③ 2 名治疗前已有肺转移灶的 Ⅳ 期患者，在注射疫苗后进行 anti-PD-1 单抗治疗，肺转移灶完全消失。上述令人振奋的临床试验结果提示，采用个体化测序预测的多肿瘤抗原疫苗，同时联合免疫检查点抑制剂使用，具有良好的抗肿瘤 T 细胞应答诱导能力和治疗效果（Ott et al.，2017；Cebon，2018）。

### 15.4.2　结核治疗性疫苗研发现状

结核治疗性疫苗已获得一定进展，其主要候选为 2 种：RUTI 治疗性疫苗和牛结核分枝杆菌（*M. vaccae*）治疗性疫苗。RUTI 疫苗为应激培养条件获得的西班牙巴塞罗那来源结核分枝杆菌减毒株的主要细菌组分，含有多种潜伏期表达结核抗原，以脂质体组装，Ⅰ 期临床试验证实可诱导针对多种结构抗原和生长相关抗原的 Th1/Th2 细胞应答，还可增强肺局部 IFN-γ+CD8$^+$ T 细胞应答。Ⅱ 期临床试验证实 25 μg 的 RUTI 疫苗皮下接种 HIV+潜伏感染患者诱导的特异性免疫良好，但免疫 3 周后出现无痛结节。Ⅲ 期临床有效性试验开展中，并将 RUTI 过滤去除其副反应。第 2 种结核治疗性疫苗候选为热灭活牛结核分枝杆菌全细菌疫苗，其在小鼠可显著增强 Th1 细胞和 CTL 应答，促进巨噬细胞分泌 IL-12。目前已通过了 Ⅲ 期临床试验，证实在化疗同时以 *M. vaccae* 治疗性疫苗多次皮下接种 TB 患者可增强结核菌清除效果，且在多耐药（MDR）-TB 和 HIV 合并感染结核患者中均发挥一定疗效。我国也积极开展了结核潜伏抗原、结核优势抗原的大规模筛选与重组蛋白疫苗、重组 BCG、DNA 疫苗以及多

种疫苗序贯免疫的动物和临床试验，迄今尚未得到显著优于常规 BCG 疫苗的有效结核疫苗候选。目前来看，慢性肺结核的治疗，不仅是科研问题，还掺杂了地区贫困与医保匮乏、早期诊断和耐药诊断的严重不足、充分和规范治疗的缺乏、耐药结核菌株的地区播散、耐药与难治结核患者的增多、潜伏结核人群及活动性结核患者的免疫应答力不同于健康人群等诸多社会问题和临床治疗规范问题，治疗性疫苗的应用与疗效发挥仍面临困境。目前，在研的结核治疗性疫苗见表 15.4。

### 15.4.3　艾滋病治疗性疫苗研究现状

艾滋病疫苗的研制始终为全球高度重视，然而临床试验结果始终不理想，最大规模的 HIV 预防性疫苗临床试验仅获得 30% 的保护效果，提示艾滋病疫苗研制的艰巨性。在已控制病毒复制的长期无进展艾滋病患者中，可检测到高效的多功能 T 细胞应答，且与免疫保护较相关的多态性基因多位于 *HLA-I* 基因座，提示 T 细胞应答对于控制 HIV 复制、治愈疾病至为关键。目前，在 AIDS 免疫治疗、治疗性疫苗研制方面遭遇的最大困境是仍不能明确 AIDS 进展和疾病有效控制的免疫激活标志物及其与病毒复制的关系。在临床 AIDS 进展过程中跟踪、分析上述免疫标志物的动态变化及其与免疫保护的相关性，是获得明确的 AIDS 保护性免疫的关键，保护性免疫指标取得实质性进展后，治疗性疫苗和免疫治疗手段获得突破的可能性才能增大（Coelho et al.，2016；Vieillard et al.，2016）。

表 15.4　候选的结核治疗性疫苗

| 疫苗 | 数据来源 | 免疫途径 | 免疫应答 | 安全性 |
|---|---|---|---|---|
| 牛结核分枝杆菌 | 伦敦 Immodulon；中国安徽 | 皮内、口服；肌注、口服 | Th1 细胞应答增强 Th2 细胞应答抑制 | 轻微局部反应 |
| RUTI | 巴塞罗那 Archivel | 皮下 | 针对潜伏抗原的混合 Th1/Th2/Th3 细胞应答 | 无超敏反应 |
| 海分枝杆菌 | 中国武汉生物制品研究所 | 皮下 | 双向免疫调节 | 轻微局部反应 |
| 印度 indicus pranii 分枝杆菌 | 印度 Immunvac, Cadila 制药 | 皮下、吸入 | Th1 细胞应答增强 | 无感染人类报道 |
| V5 | 加拿大 Immunitor | 口服 | 临床指标好转,结核相关炎症降低 | 无过度免疫应答 |

### 15.4.3.1　几种候选的艾滋病治疗性疫苗

预防性和治疗性 HIV 疫苗均优先选择减毒痘病毒和腺病毒作为疫苗载体,两种载体具有低廉、复制便宜、细胞质表达和可编码多个外源基因的优点(表 15.5)。以金丝雀痘病毒载体构建的预防性 HIV 疫苗 ALVAC,经泰国地区的 16 402 名健康人接种试验,发现 3 年后 HIV-1 感染概率降低了 31.2%,是迄今唯一产生临床试验效果的艾滋病疫苗。90% 的接种者诱导了 gp120 特异中和抗体,其中 75% 可测 gp120 抗体依赖的细胞毒功能,此外,CD4+ T 细胞应答显著增加。随后开展了 ALVAC 疫苗的治疗性试验,但无显著治疗效果。除金丝雀痘病毒载体外,减毒 Ankara 痘病毒载体(MVA)和 New York 痘病毒载体(NYVAC)也是明星载体,其均缺失复制子,且可表达大量基因产物于感染细胞的细胞质,有利于诱导多抗原特异性 T 细胞应答。以 MVA 为载体的 HIV 疫苗已进行 30 余次临床试验,其中,MVA-B 疫苗 3 次免疫可在 95% 健康人中诱导广谱的多功能 T 细胞应答和 gp120 特异性抗体。以腺病毒 35(Ad35)为载体、Ag85A 为抗原的病毒载体疫苗(AERAS-402),经口服或滴鼻优势诱导黏膜如呼吸道 sIgA 及多功能 T 细胞应答,然而,以 BCG 初免,AERAS-402 经支气管加强免疫,发现虽显著增强肺灌洗液 CD4、CD8+ T 细胞应答,但对高剂量 M. tb 攻毒却未产生保护增强作用。综上,减毒病毒载体构建的 HIV 疫苗模拟病毒天然感染、诱导高效多功能 CD4+/CD8+ T 细胞应答和中和抗体应答,特别是肺呼吸道黏膜应答的优势,理论上极具治疗潜能,也是目前临床试验最多的候选 HIV 治疗性疫苗。然而,病毒载体疫苗所优势诱导的黏膜 T 细胞应答,可能提供感染早期免疫保护,而持久的抗结核免疫保护仍依赖于外周特异性 T 细胞应答的持久诱导和向肺呼吸道的有效迁移。

DNA 疫苗在转染细胞内表达抗原,具有诱导 CTL 的优势,因此适于用作治疗性疫苗。而 DNA 疫苗的免疫原性偏低,在小动物体内免疫原性和保护性较强,但在灵长类大动物体内往往效果不佳,究其原因发现质粒 DNA 的稳定性、递送的有效性及佐剂的选择都非常关键。近年来,随着新型佐剂和递送系统的发明应用,通过提高 DNA 疫苗的大动物免疫原性使其应用为治疗性 HIV 疫苗的可能性不断增加。如 GTU-multi-HIVB 疫苗,编码 Rev、Nef、Tat、Gagp17/p24 以及来自 Pol 和 Env 的 11 个 CTL 表位簇,在 II 期临床治疗性试验中,患者 CD4+ T 细胞显著增加而病毒 mRNA 显著降低,提示 DNA 疫苗治疗艾滋病的潜力。目前,还有 DermaVir LC002、Epimmune 等 DNA 疫苗在 I 期、II 期临床试验中,此外,还有 DNA 初免联合脂肽蛋白 LIPO-5 加强免疫、VSV 载体疫苗加强免疫、MVA 载体疫苗加强免疫等在 I 期或 II 期临床试验中。

蛋白或者多肽类亚单位疫苗,诱导 T 细胞应答的同时具有诱导抗体的优越性,且同时诱导 CD4+ Th 细胞和 CD8+ T 细胞应答,T 细胞应答更持久和高效,兼具稳定性和安全性。含有 Gag 来源的 4 个表位肽的 Vacc-4X 疫苗,免疫后 1 年半仍在 95% 受试者体内诱导 T 细胞应答,免疫 7 年后仍在 95% 和 68% 个体内检测到 CD4+ 和 CD8+ T 细胞应答,其中

表 15.5 候选的艾滋病治疗性疫苗

| 疫苗类型 | 名称 | 疫苗 | 诱导的免疫应答 |
|---|---|---|---|
| 病毒载体疫苗 | ALVAC | 金丝雀痘病毒载体编码 HIV 的 Gag，Pro，CRF01-AE，gp120 | CD4$^+$ T 细胞应答增幅较低，经 HIV-1 感染似乎不能降低病毒载量 |
| | MVA-B | 减毒牛痘病毒载体 MVA-B 编码 clade B 的 gp120-GPN（Gag-Pol-Nef） | 在 95% 志愿者健康人群中诱导了多功能 CD4$^+$ 和 CD8$^+$ T 细胞应答和 Env 特异性抗体 |
| | NYVAC | New York（NY）牛痘病毒载体编码 clade B 的 Gag，Pol，Nef，Nev | 经肌注 10 名 HIV-1 感染并接受抗病毒治疗的患者，均增加了特异性 T 细胞应答，尤其是 Gag 特异性应答 |
| | Ad35-GRIN | Ad35 腺病毒载体编码 Gag，逆转录酶，整合酶，Nef，Nev | 在健康志愿者体内诱导了特异性多功能 T 细胞应答 |
| | AVX101 | 病毒复制子编码 Gag | 在健康志愿者体内诱导有限免疫应答 |
| DNA 疫苗 | PENNVAX DNA | 3 个独立质粒，分别编码 Gag，Env，Pol，辅以编码 IL-12 的质粒 | 在健康志愿者体内经多次免疫诱导了特异性 T 细胞应答 |
| | DermaVir | 质粒，编码 13 个自组装相关的基因和 2 个非功能基因 | 在健康志愿者体内增加了 Gag 特异性 T 细胞应答 |
| | GTU-multi-HIVB | 质粒，融合编码 Rev，Nef，TAT，Gag 和 Pol 及 Env 蛋白中的 CTL 表位簇 | II 期临床试验，在 HIV 感染尚未经抗逆转录病毒治疗（ART）的患者，经皮下或肌注免疫，TNF-α+特异性 CD4$^+$ T 细胞、TNF-α+IFN-γ+CD8$^+$ T 细胞应答增加，且肌注组患者病毒载量降低 0.47 log 单位 |
| DC 疫苗 | DCV2/MANON07-ORVACS | 自体 DC 经灭活 HIV-1 全病毒孵育 | 特异性 T 细胞应答增加，经 HIV 感染后的病毒载量降低 1 log 单位 |
| | mRNA-DC | 编码 Tat，Nef，Rev 的 mRNA 电转 DC | 增加了特异性 CD4$^+$ 和 CD8$^+$ T 细胞应答，但和经 ART 后的疗效持续时间无关，病毒载量似未变 |
| 亚单位疫苗 | Vacc4X | P24 蛋白来源的 HLA-A2 限制的 4 个 T 细胞表位肽 | 在 80%~90% 的感染者体内诱导了 DTH 反应，在 DTH 应答较高个体内，病毒载量较低反应患者有显著改善，且与 CD4$^+$ T 细胞值稳定相关 |
| | VAC-3S | Gp41 蛋白表面 3S 基序多肽 | |
| | 亚优势 HIV 肽联合 CAF01 佐剂 | HLA 超家族限制的多个亚优势 T 细胞表位肽 | 诱导了特异性 T 细胞应答，但对病毒载量无改变 |
| | TAT | TAT 全蛋白 | CD4$^+$ T 和 CD8$^+$ T 细胞应答格局改变，经 ART 患者的试验进行中 |

55% 个体检测到 IFN-γ+CD8$^+$ T 细胞应答，说明了亚单位蛋白或肽类疫苗的长效免疫保护特性。该疫苗与旨在诱导抗 gp120 C5 中和抗体的另一疫苗联用，期望实现增强细胞和体液免疫的双重治疗保护效果。VAC-3S 疫苗，核心抗原为 Gp41 蛋白表面 3S 基序，可与 CD4$^+$ T 细胞表面球形补体 C1q 受体相结合，诱导胞内 NKp44L 的膜表达，其与 NK 细胞表面 NKp44 相互作用，激活 NK 细胞毒作用，杀伤破坏 CD4$^+$ T 细胞，从而使病毒载量增高；以 3S 多肽疫苗免疫灵长类，可显著恢复外周和淋巴结的 CD4$^+$ T 细胞数目，并降低 TNF-α 等炎症水平。I 期临床试验证实了 VAC-3S 的安全性，及其降低 HIV DNA 载量

和增高 CD4$^+$ T 细胞比例的效果; Ⅱ 期临床试验在进行中, 在 90 名病毒受控的 AIDS 患者中比较 VAC-3S 疫苗的 3 种免疫策略的优劣。

以自体 DC 为基础的艾滋病 DC 治疗性疫苗也在不断尝试和改进中, 将 HIV 抗原与自体 DC 孵育并扩增, 体内诱导的 T 细胞应答和病毒清除均可增强, 但个体化疫苗的制备过程复杂, 难以规范, 个体 DC 存在不同程度的免疫抑制, 体外培养代价昂贵, 人群控制艾滋病方面的应用前景不很乐观。

### 15.4.3.2 艾滋病治疗性疫苗需要联用免疫增强剂和潜伏感染阻遏性药物

HIV 感染人体具有复杂感染病程, 为实现长期感染目的, HIV 如同结核分枝杆菌一样会进入潜伏感染 (latent infection) 状态, 旨在以少量复制和胞内隐匿来逃逸免疫识别, 并诱导免疫耐受; 而 HIV 重新激活和复制, 可导致严重的细胞和组织损伤。HIV 感染早期, CD4$^+$ T 细胞内的潜伏 HIV, 被认为与 ART 后的病毒反弹显著相关。无论治疗性疫苗或 ART, 均受 HIV 潜伏感染状态的显著影响: 或因病毒抗原过少激活免疫应答不足, 或者抗病毒治疗不能奏效。为激活潜伏 HIV 的再复制从而提高抗

原提呈与 CTL 激活, 以及对病毒的清除, 一种新药物——组蛋白去乙酰酶 (histone deacetylase, HDAC) 抑制剂, 已进入 Ⅱ 期临床试验, 用于重新激活潜伏感染 HIV 再复制, 从而促进 ART 或治疗性疫苗疗效。组蛋白赖氨酸残基的乙酰化有利于转录因子接近从而促进基因转录, 而 HDAC 通过去乙酰则可抑制转录。抗癫痫药物丙戊酸 (valproic acid) 可抑制 Ⅰ 型和 Ⅱ 型 HDAC, 从而激活 HIV 抗原的转录表达, 使接受 ART 的 AIDS 患者可打破 HIV 潜伏感染。Vorinosta 是美国 FDA 批准使用的 HDAC 抑制剂, 且可抑制结合于 HIV-1 启动子的 HDAC, 用于 ART 治疗 AIDS 患者可显著提高 HIV 在 CD4$^+$ T 细胞的 RNA 表达。总之, HIV 潜伏感染通过隐匿抗原削减 ART 或治疗性疫苗的疗效, 联合使用 HDAC 抑制剂使潜伏 HIV 再激活, 再行 ART 或治疗性疫苗, 可最大限度地清除 HIV 余孽, 达到疗效, 并防止再爆发。如图 15.15 所示, AIDS 治疗性疫苗的应用, 需要联合免疫增强剂、免疫抑制分子的阻断剂、HIV 潜伏感染的阻断剂等, 疫苗接种后在多层次上促进抗原的足量表达、抗原的有效提呈、T 细胞免疫高效激活, 并最终实现对 HIV 的清除。

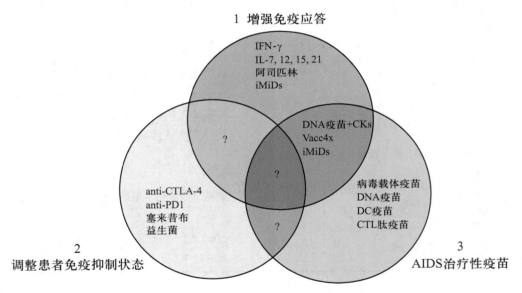

图 15.15　治疗性艾滋病疫苗联合多种免疫治疗手段

AIDS 患者呈现免疫耐受状态, 同时 HIV 常处于"潜伏感染"状态隐匿抗原阻止免疫识别与免疫攻击。为彻底清除 HIV 感染, 有必要联合 AIDS 治疗性疫苗、ART、增强免疫的佐剂/制剂和打破耐受的制剂。在 HIV 病毒复制适当控制的前提下, 以 IFN、IL-12、阿司匹林等促进 DC 成熟和抗原提呈; 以抗共抑制分子 CTLA-4、PD-1 等的单抗来抑制调节性 T 细胞功能和调整 T 细胞的活化特性; 再给予优化载体组装的优化抗原的 AIDS 治疗性疫苗, 则在上述免疫增强的体内微环境中更容易发挥清除病毒的疗效

## 15.4.4 自身免疫病治疗性疫苗

与 AIDS、肺结核、恶性肿瘤完全不同的是，自身免疫性炎症疾病以过度上调和失控的免疫应答为特征，自身抗原打破、免疫耐受激活 DC，诱导炎症性 Th1/Th17/Th22 细胞扩增在局部器官的浸润，久之导致组织炎症性损伤。因此，抑制抗原提呈与 T 细胞（B 细胞）免疫应答、重建对自身抗原的免疫耐受是自身免疫病治疗性疫苗的核心策略。通过多种生物学、药物化学、基因组学手段改造诱导的耐受 DC 作为疫苗，可诱导自身抗原特异性的抑制性 T 细胞（调节性 T 细胞、Th2 细胞等），发挥疗效（图 15.16）。除耐受 DC 疫苗，还有合成多肽疫苗用于治疗自身免疫病，均取得较理想治疗效果。其中，4 肽乙酸盐（glatiramer acetate，GA，商品名为 Copaxone）作为以色列 Teva 公司的明星药物，在治疗多发性硬化方面独占鳌头，2013 年销售额达到 43 亿元。

### 15.4.4.1 多发性硬化——4 肽乙酸盐治疗性疫苗

多发性硬化（multiple sclerosis，MS）是欧美国家高发的自身免疫性疾病，在售的明星药物 4 肽乙酸盐即是一种有效的拮抗剂和治疗性疫苗。GA 是由

45~100 个（L-丙氨酸、L-赖氨酸、L-谷氨酸、L-酪氨酸）4 氨基酸随机排列而成的多聚乙酸盐合成肽，又名 copolymer（Cop1），1967 年由以色列 Weizmann 研究所免疫系的 Michael Sela 合成，证实在小鼠、兔、恒河猴动物模型中均具有治疗缓解实验性变态、反应性脑脊髓炎（experimentally allergic encephalomyelitis，EAE）的功能，20 世纪 70 年代后期进行临床治疗试验证实疗效良好。90 年代证实 Cop1 治疗 MS 的分子机制在于诱导了自身免疫原——髓鞘碱性蛋白（MBP）特异性免疫耐受，并在 3 个层面发挥作用：① Cop1 不经剪切处理即可与多种属的多个 MHC-Ⅱ类分子单倍型高效快速结合，可竞争抑制并快速取代 MBP 和 MOG 肽与 MHC-Ⅱ类分子结合；诱生的抗体、T 细胞与 MBP 和 MOG 合成肽具有高度交叉反应性；② Cop1 具有 TCR 拮抗剂作用，Cop 1-MHC-Ⅱ类分子复合物可抑制 MBP 特异性 TCR 功能；③ Cop1 作用于 TCR 可在中枢和外周诱导 MBP 特异性抑制性 Th2 细胞，促进分泌 IL-4、IL-10 和 TGF-β，回输 Th2 抑制性细胞可治疗 MS，GA 因此也成为一种治疗性疫苗。Cop1 从 3 方面阻断了 MBP 的自身免疫激活，同时重建 MBP 特异性免疫耐受，因此兼具治疗和预防作用。临床试验均证实 GA 治疗 MS 后的复发率可显著降低 30% 以上，中枢神经系统损伤减少30%以上，患者行动受损显著改善。

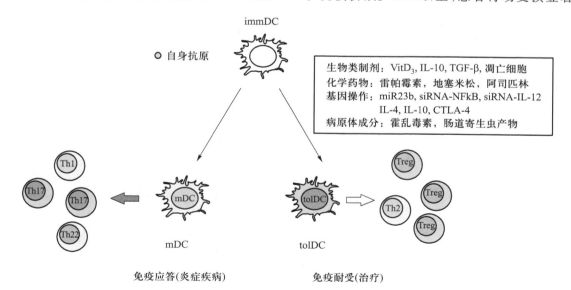

**图 15.16　耐受 DC 疫苗策略治疗自身免疫性疾病**

自身抗原激活未成熟 DC，进而诱导炎症性的 Th1/Th17/Th22 细胞的优势扩增，并在器官局部浸润，久之导致自身免疫病，如类风湿关节炎、多发性硬化等。通过多种生物学、化学、基因组学手段，诱导耐受 DC，通过激活自身抗原特异性调节性 T 细胞、Th2 细胞等，可重建自身抗原耐受，发挥治疗作用

GA 于 1996 年被美国 FDA 批准,经 Teva 公司改良生产后,Copaxone 已成为目前全球治疗复发缓解型 MS(MRMS)的一线用药,在北美、欧盟等 50 余个国家上市,每天约 10 万人服用该药,2014 年销售额近 50 亿元(Spadaro et al.,2017)。

编码人 HBP 全长基因的 DNA 疫苗 BHT-3009,通过诱导 MBP 特异免疫耐受发挥治疗作用,Ⅰ期和Ⅱ期临床试验提示:4 次注射免疫可降低 CD4⁺ T 细胞数目和脑部损伤;诱导的高效价 MBP 特异 IgM 与持续疾病进展的降低显著相关。

### 15.4.4.2　重症肌无力——自身抗原模拟双肽 APL 治疗性疫苗

除 GA 外,以色列 Weizmann 研究所的 Michael Sela 小组在 20 世纪 90 年代开展了另一类多肽对重症肌无力的治疗研究。重症肌无力(myasthenia gravis,MR)患者的乙酰胆碱受体(AchR)成为自身抗原,诱导抗 AchR 抗体,相互作用导致肌肉信号传导抑制而发病,80%~90% 的全身型 MR 可检测到血清 AchR 抗体,抗 AchRα 亚基的自身免疫性 T 细胞也在其中发挥关键作用。为特异性阻断 AchRα 链的自身免疫激活作用,在其中鉴定得到 2 个自身免疫性 T 细胞表位:p195-212、p259-271,进行单一氨基酸点突变获得 p195-212（207Ala）、p259-271（262Lys),上述改变的自身抗原模拟多肽(altered peptide ligand,APL)或两个表位肽随机组合而成的双重 APL,可抑制 MR 自身免疫性 T 细胞增殖。在小鼠实验性 MR 模型中,皮下、口服 APL 进行治疗均可显著降低抗 AchRα 亚基抗体、T 细胞特异性增殖和释放 IL-2、IFN-γ 能力,可显著缓解肌无力病情;机制研究表明,APL 治疗性疫苗诱导了自身抗原特异性 CD25⁺ CTLA4⁺ 调节性 T 细胞。对比 MR 治疗的常规化学药物,APL 疫苗具有有效、特异、副反应少的特点,不久可能用于临床 MR 治疗。

### 15.4.4.3　类风湿关节炎——TCR 多肽治疗性疫苗

类风湿关节炎(rheumatoid arthritis,RA)是关节滑膜抗原诱导的自身免疫性 Th1/Th17 细胞介导的自身免疫疾病,发病广泛,危害大,无法根治。20 世纪 90 年代发现类风湿关节炎滑膜内浸润 IL-2R + 自身反应性 Th1 细胞,并以高频出现

TCRVβ3、TCRVβ14、TCRVβ17 等取用,以 TCRVβ17 来源多肽疫苗进行免疫,其诱导的免疫应答可特异阻断自身免疫性 TCRVβ17 细胞,Ⅰ期临床试验发现,肌注免疫 100 μg 多肽疫苗 2 次,可在 60%~70% 患者中降低 20% 的 IL-2+TCRVβT 细胞;Ⅱ期临床试验联用 TCRVβ3、TCRVβ14、TCRVβ17 三种 TCR 多肽疫苗,发现通过诱导分泌 IL-10 的 Th2 细胞具有较好的疗效。以相似策略将自身免疫病炎症部位浸润 Th1 细胞的优势取用 TCRVβ3 来源多肽疫苗对数百例类风湿关节炎、多发性硬化、牛皮癣患者进行治疗性免疫,证实同样获得较好疗效(Sela,2006)。

## 15.4.5　神经退行性疾病治疗性疫苗

神经退行性疾病是全球老龄化面临的重大问题,包括阿尔茨海默病、帕金森病、多系统萎缩、克—雅二氏综合征、疯牛病等,发病率在老人甚至青年人中不断攀升,危害大,严重加大卫生和养老负担。退行性脑病的主要发病机制是脑内自身蛋白发生变性和折叠错误,诱导其余蛋白变性堆积于脑部,诱导自身免疫产生炎症性脑损伤,从而在脑组织形成淀粉样沉积和菊花样病变斑。近来,已鉴定了几个主要自身脑蛋白,运用主动免疫的方式,在退行性脑病治疗方面已取得重大突破。如在神经退行性疾病发病的较早期进行治疗性疫苗或抗体的干预,则治疗效果将更加显著(Han and Mook-Jung,2014)。

### 15.4.5.1　阿尔茨海默病——β 淀粉样蛋白治疗性疫苗

阿尔茨海默病(Alzheimer's disease,AD)位居美国六大致死病因之一,迄今无任何有效治疗方法。AD 发病与两种自身脑蛋白——β 淀粉样蛋白(amyloidβ,Aβ)和超磷酸化修饰的微管相关蛋白 Tau 形成的神经原纤维缠结(neurofibrillary tangles,NFT)的脑部异常堆积相关(图 15.17)。淀粉样蛋白前体蛋白(APP)的水解多肽片段是 Aβ1~42 肽,Aβ42 肽的异常堆积形成不溶性纤维;Aβ42 二聚、三聚和 12 聚体(Aβ56)都可在 AD 患者脑部和脑脊液中分离到,且 Aβ56 水平与 Tau 水平呈正相关。两种蛋白的堆积方式不同,Aβ42 先在神经细胞内聚集后在细胞外沉积,而 Tau 蛋白在神经细胞外堆积而后因吞噬作用而在细胞内堆积;Aβ42 聚集在早期,而 Tau 形成 NFT 病理在后期出现。基于两种蛋白

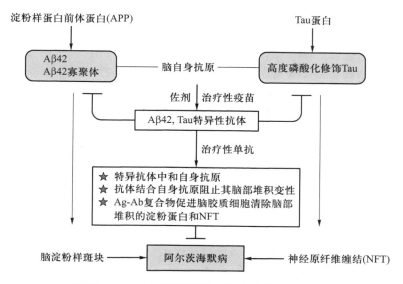

图 15.17　阿尔茨海默病治疗性疫苗的主要原理

阿尔茨海默病(AD)发病与两种脑部自身蛋白相关:β 淀粉样蛋白(amyloidβ)和超磷酸 Tau 蛋白,其水平增高及脑部异常堆积导致 AD。以上述两种自身蛋白来源蛋白肽制备治疗性疫苗进行免疫诱导特异性抗体,或制备单克隆抗体,可通过 3 种机制治疗 AD:①中和抗体结合外周血 Aβ 蛋白形成浓度梯度诱导脑 Aβ42 流出;②中和 β 蛋白抑制其堆积;③抗原抗体复合物经脑部小胶质细胞吞噬清除

的病理作用,其抗体或以两种蛋白进行免疫可能具有治疗 AD 作用。2000 年,*Nature* 连续报道以小脑 β 淀粉样蛋白主动免疫治疗患阿尔茨海默病的小鼠,标志阿尔茨海默病治疗性疫苗的突破性开端。该研究将 Aβ42 肽经腹腔注射 APP 转基因小鼠,发现显著降低 β 淀粉样蛋白水平,缓解脑部老年斑病变;2004 年,Ⅱ期临床试验(AN1792)以 Aβ42 合成肽+QS21 佐剂免疫 AD 患者,发现可有效清除 Aβ42 和小脑病变斑,但仍不能避免痴呆发生;更重要的是,其诱导了特异性 Th1 细胞而引起脑部炎症,从而在 6% 的患者中诱导了脑膜炎,使该多肽治疗性疫苗研发终止。为避免诱导自身免疫副反应,目前的 Aβ42 肽治疗性疫苗都以其中的 B 细胞表位(Aβ1~6 和 Aβ 1~15)为抗原,通过诱导特异性抗体来治疗,已开展 3 个临床试验(CAD106、ACC001 和 Affitope):其中,Aβ1~6 与载体蛋白偶联,成功诱导了特异性抗体并显示安全有效结果,而 Affitope 则是模拟 Aβ1~15 的一段无序列相似性肽段,Ⅱ期临床试验证实其安全性进一步提高(Lambracht-washington and Rosenberg,2013;Busche et al.,2015)。

当前最有前景的 AD 免疫治疗手段是制备抗 Aβ1~42 单克隆抗体而后被动转输,由此彻底解决自身免疫隐患。如 Pfizer 公司的 Bapineuzumab、Lilly 公司的 Solanezumab、Genentech 公司的 Crenezumab 和 Hoffmann La Roche 公司的 Gantenerumab 分别在

Ⅱ期、Ⅲ期临床试验中。bapineuzumab 虽在 Ⅱ期临床试验获得较好结果,却因无显著性治疗效果且发生血管性水肿等,而终止于Ⅲ期临床试验。Solanezumab 和 Crenezumab 两株单抗分别针对 Aβ42 的 13~28 肽段和 11~23 肽段,为人源化小鼠单抗,前者的 Ⅲ期临床效果不显著;Crenezumab 是一类 IgG4 抗体,具有 Th2 细胞型的抗炎特性,如降低通过 Fc 受体结合其他免疫细胞的可能,临床试验显示比其他单抗具有更好地降低脑部微量出血和血管性水肿的优势。Gantenerumab 则是全人源化的 IgG1 类抗体,针对 Aβ 的 3~11 和 19~28 肽段,其特点是不结合可溶性 Aβ42,而结合纤维状堆积的 Aβ42 蛋白,从而促进脑胶质细胞对其吞噬清除,患者使用后发现有 30% 以上的脑部淀粉样病变的减少,疗效显著(Lindström et al.,2014)。

此外,还有从健康人分离纯化的天然抗 Aβ 的免疫球蛋白制剂Ⅳ Ig——Gammagard(Baxter International),经 6 个月多次注射治疗,患者血清抗 Aβ 抗体显著增高,而脑脊液 Aβ 显著降低,美国和德国的 Ⅱ期临床试验证实有效性和安全性较好,目前Ⅲ期临床结果较为复杂,初步提示治疗无显著效果,但仍需进一步的限定人群的治疗验证。

针对 Tau 蛋白发展治疗性疫苗的策略相似,2006 年,以磷酸化的 30 个氨基酸的 Tau 蛋白免疫小鼠,可显著减少可溶性游离 Tau,降低脑部 NFT,

并减少神经退行性病变。同年以 Tau 蛋白混合 CFA 和百日咳毒素(PT)佐剂进行蛋白疫苗免疫,发现诱导了 EAE 状的自身免疫应答,提示 Tau 全长蛋白免疫原性强,可诱导自身免疫;随后以 Tau 蛋白中的短肽的磷酸化肽混合 PT 免疫则避免了副反应。Tau 蛋白在疾病进展不同时间进行不同位点的磷酸化,直接影响其功能和定位。针对疾病晚期的磷酸化位点 Ser422、Ser396/S404 的单克隆抗体 mAb PHF1 的被动输注,可显著改善 Tau 堆积导致的脑部病理改变,显著延迟神经元功能失常。最新研究以 APPβ 的表面分泌酶切割位点特异性抗体 BBS1 使用微型渗透泵经脑室内输注 AD 小鼠,不仅可降低 Aβ 水平及堆积,还通过靶向可磷酸化 Tau 蛋白的 Ser 磷酸酶——GSK3β 酶从而显著降低磷酸化 Tau 蛋白,显著减轻脑部炎症和 AD 病理改变。提示两种 AD 自身蛋白 Aβ 和 Tau 具有紧密的相关性,而 BBS1 单抗可靶向两种蛋白而发挥显著治疗潜能(Rabinovich, 2014)。

2005 年前后, Rosenberg RN 小组以编码 Aβ42 双肽的 DNA 疫苗治疗 AD 小鼠,发现显著下降 42% 小鼠脑部 Aβ42 水平,淀粉斑块病变减少 50%,效果十分显著;随后采用 DNA 疫苗初免—腺病毒载体疫苗加强免疫策略、DNA 疫苗初免—蛋白加强免疫、三质粒免疫系统等,均显示较好的预防和保护效果,其机制与诱导抗 Aβ42 抗体、降低特异性 Th1/Th17 细胞应答相关。以体内电转染装置(EP)辅助的 DNA 疫苗目前完成 Ⅰ 期临床评估(Lambracht-Washington et al. ,2017)。

### 15.4.5.2　帕金森病——α-synuclein 蛋白治疗性疫苗

帕金森病(Parkinson disease,PD)系由遗传、环境(毒物)、老化、病毒细菌感染等多种原因导致的脑黑质丢失多巴胺神经元。PD 患者大脑内的病变自身抗原为纤维凝团状的 α-synuclein 蛋白,与其他蛋白质形成 Lewy 体。阿尔茨海默病、帕金森病、多系统萎缩患者脑内都发现有 Lewy 体。Synuclein 于 1993 年在人类 PD 患者脑部淀粉样斑块中的非 Aβ 蛋白成分中分离到,含 140 个氨基酸,表达于神经突触和细胞核膜,新皮质、海马、嗅球、纹状体和丘脑含量较高,参与神经元的可塑性并在记忆和学习中起作用,其突变型与常染色体显性 PD 的早发、家族性 PD 密切相关。α-synuclein 的错误折叠和排列是帕金森病发病的重要原因(图 15.18)。受 β-淀粉样蛋白治疗性疫苗的启发,2005 年首次以 α-synuclein 蛋白免疫 PD 转基因小鼠,可显著减少其在神经元的沉积,具有治疗功效(Cribb, 2010)。2013 年报道以 α-synuclein 蛋白先行免疫大鼠,后以腺病毒表达的 α-synuclein 蛋白加强免疫,可诱导抗 α-synuclein 抗体和神经元黑质纹状系统内 FoxP3+调节性 T 细胞的浸润,通过诱导 α-synuclein 免疫耐受使大鼠 PD 症状显著改善(Dettmer et al.,2015)。

### 15.4.6　肥胖与糖尿病治疗性疫苗

肥胖(obeisty)已发展为世界性问题,不仅如此,WHO 将肥胖定义为全球导致慢性疾病的 8 个重要因素之一,全球 75% 地域的人口,其肥胖患者死亡率高于非肥胖患者,肥胖与 Ⅱ 型糖尿病发生显著相关,肥胖还促进代谢性疾病发病;肥胖个体对于疫苗的反应性和效果显著降低,系与显著降低的前 B 细胞和未成熟 B 细胞数目相关,从而导致慢性感染的概率显著增加。治疗肥胖具有众多的积极意义。科学家近期研发了治疗肥胖的治疗性疫苗,其靶抗原是显著刺激食欲的荷尔蒙、营养成分吸收的受体等(Na et al. ,2014)。

### 15.4.6.1　靶向激素或营养代谢相关受体的肥胖治疗性疫苗

针对小肠的食欲促进激素——Ghrelin 的治疗性疫苗已进入 Ⅱ 期临床试验。Ghrelin 是一类主要由小肠和大肠表达的肠道肽,是促进食欲的激素之一,也是调节进食时间和饥饿感的调控蛋白,其水平在进食前增高而在进食后降低,其通过促进食欲、增强营养吸收和降低能量消耗 3 种途径促进肥胖。合成 Ghrelin 并偶联肝素免疫小鼠,发现体重、脂肪和血清瘦素(leptin)水平均降低。以非感染病毒载体构建的 Ghrelin 疫苗对肥胖小鼠治疗发现,疫苗显著诱导了抗 Ghrelin 抗体,首次和 3 次免疫后小鼠的营养摄取分别降低至正常的 82% 和 50%,中枢神经系统分泌的最高效刺激食欲的神经肽 Y(neuropeptide Y,NPY)水平显著降低。

肥胖治疗性疫苗"Flab jab"则针对胰腺分泌的生长激素抑制素——somatostatin,该激素通过降低胰岛素分泌和胰高血糖素 glucagon 而对肥胖有促进作用。该疫苗经单次免疫 4 天通过诱导特异性抗体降低小鼠 12% 的体重而不影响进食,但伴随脂肪泄

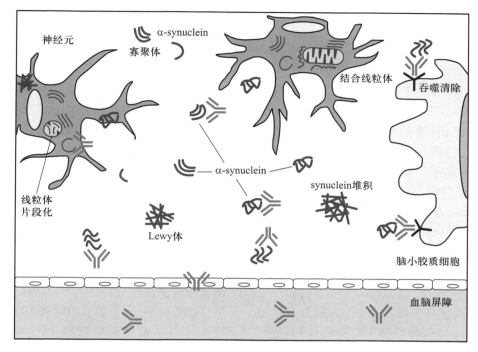

图 15.18　抗 α-synuclein 抗体治疗帕金森病的原理（见书末彩插）

α-synuclein 在神经元内的变性与聚集，与线粒体结合后使线粒体破坏，脑内的聚集与堆积形成
Lewy 体，直接导致帕金森病（PD）的发生。以自身抗原 α-synuclein 为治疗性疫苗，可诱导抗 α-sy-
nuclein 特异性抗体，经由血脑屏障进入脑内，可中和神经元内及胞外游离 α-synuclein，避免其聚
集及堆积，IC 复合物还经 FcR 易被脑小胶质细胞吞噬清除，则可预防及治疗帕金森病

和腹泻等副反应。

在治疗 Ⅱ 型糖尿病疫苗研发中，发现诱导抗 IL-1β 抗体具有治疗作用，将 IL-1β 蛋白偶联于噬菌体 Qβ 制备的病毒样颗粒（VLP），免疫小鼠可显著诱导抗 IL-1β 抗体，具有治疗 Ⅱ 型糖尿病和肥胖的功能（Na et al.，2014）。

### 15.4.6.2　靶向致肥胖病原体的肥胖治疗性疫苗

某些病原体感染具有致肥胖作用，如腺病毒 Ad36 感染可显著增加体重和脂肪。美国流行病学统计发现，30% 的肥胖个体与 11% 的非肥胖个体可检测到抗 Ad36 抗体。前驱试验发现，Ad36 感染小鼠 4 天后的附睾脂肪垫尺寸有增加，感染 90 天呈现体重增加和脂肪慢性炎症；而以灭活 Ad36 免疫小鼠，则其指标均等同于正常小鼠，且无炎症发生。提示基于 Ad36 病毒的肥胖治疗性疫苗具有治疗潜能（Na et al.，2014）。

### 15.4.6.3　异种脂肪细胞治疗性疫苗

利用异种抗原免疫打破免疫耐受的原理，以小鼠成熟脂肪细胞作为疫苗免疫大鼠，能诱导特异性免疫发挥预防和治疗作用。以小鼠 3T3-L1 脂肪细胞经腹腔注射大鼠，同时配合高脂饮食，发现在半年时间内可有效诱导脂肪细胞特异性抗体并具有控制体重、减轻肥胖作用。

### 15.4.6.4　胰高血糖素样肽-1（GLP-1）糖尿病疫苗

胰高血糖素样肽-1（GLP-1）是一种肠促胰岛素，对于血糖维稳十分关键，成为糖尿病疫苗设计的候选靶抗原。GLP-1 促进胰岛素的释放，增进胰岛素敏感性，但被二肽基肽酶 DPP4 快速降解，DPP4 抑制剂是糖尿病临床用药。为此，从 DPP4 蛋白中筛选若干抗原肽，与 KLH 偶联，联合佐剂进行 3 次注射免疫，发现可显著诱导抗 DPP4 抗体从而显著降低血清 DPP4 活性，并可诱导 T 细胞增殖，使糖尿病小鼠免疫后的餐后血糖显著降低。而 DPP4 特异性 T 细胞应答似乎尚不理想，需要改进。

## 15.4.7 高血压治疗性疫苗

高血压已成为中老年常见疾病,尽管高血压药物可较好控制高血压,但长期服药在医药负担、生活质量方面都受影响,研制高血压治疗性疫苗经有限免疫即控制疾病具有重要意义。高血压受肾素—血管紧张素系统控制,利用肾素——血管紧张素系统进行免疫治疗的试验早于 1950 年,肾素疫苗可显著降低血压,但却导致肾自身免疫病;而针对血管紧张素 I 的疫苗(PMD3117)又无临床降血压效果。血管紧张素 II(angiotensin II,Ang II)是高血压的理想靶抗原之一。以 Ang II 为靶抗原,通过与 Qβ 噬菌体 VLP 化学交联制备了 AngQb-Cyt006 高血压疫苗,经 IIa 期临床试验发现,即使诱导了 Ang II 抗体仍不能发挥降血压作用。受 β-淀粉样蛋白治疗性疫苗治疗 AD 导致自身免疫的教训,去除自身抗原中的 T 细胞表位可显著降低诱生自身抗体的危险。Ang II 短肽仅含有 8 个氨基酸的 B 细胞表位,为提供必需的 Th 细胞辅助,将 Ang II 短肽偶联于 KLH 蛋白载体表面,借助载体可诱导 KLH 特异性 CD4+ Th 细胞,辅助 Ang II 特异性 B 细胞的激活,分泌抗 Ang II 特异性抗体(图 15.19)。小鼠试验证明,与 Ang II、Ang II-KLH 相比,仅 Ang II-KLH 疫苗显著诱导了 Ang II 特异性抗体,且无单纯静脉注射 Ang

II 所导致的心肌肥大和纤维化副反应(Nakagami et al.,2014)。

## 15.4.8 高血脂治疗性疫苗

代谢性疾病近年在发达和发展中国家不断攀升,如动脉粥样硬化这一血脂代谢紊乱症(dyslipidemia),患者血浆低密度脂蛋白(LDL)增高而高密度脂蛋白(HDL)降低,通过影响胆固醇吸附血管内膜导致疾病发生。为降低 LDL 且增高 HDL 水平,以 LDL 主要成分——Apolipoprotein B100(ApoB100)、胆固醇酯转移蛋白(cholesterolestertransferprotein,CETP)为抗原,制备了一系列动脉粥样硬化治疗性疫苗。如以 TT 偶联 CETP 制备的 TT-CETP 疫苗,免疫家兔显著降低了 LDL 水平,I、II 期临床试验发现过半人群产生 CETP 特异性抗体,但抗体效价不足,不能显著增高 HDL 水平。已知血浆 Lp(a)[包含高胆固醇 LDL 颗粒和 apoB/Apo(a)]通过结合氧化磷脂、提供胆固醇吸附血管内膜和影响炎性细胞浸润等方面,与心血管疾病、动脉血管疾病发病密切相关。为降低 Lp(a)血浆水平,以 Lp(a)这一脂蛋白体系制备了另一种新型高血脂治疗性疫苗,以 Lp(a)中 kringle IV-样结构域中的重复亲水性氨基酸基序 EAPSEQAPTEQR 为靶抗原,以 HBV 核心抗原 HBcAg 为载体,构建 DNA 疫苗,肌

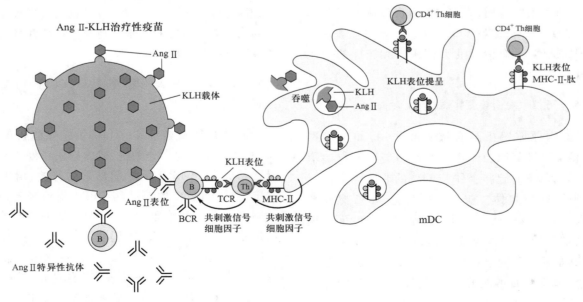

图 15.19 高血压治疗性疫苗 Ang II-KLH 的工作原理

由 Ang II 蛋白制备的高血压治疗性疫苗,其载体蛋白 KLH 经 APC 吞噬处理后,提呈 KLH 抗原表位激活特异性 CD4+ Th 细胞,该 Th 细胞充分活化后,可通过共刺激分子和细胞因子充分激活识别 Ang II 表位的特异性 B 细胞,使 B 细胞分泌 Ang II 特异性抗体,发挥治疗高血压作用

注免疫 Lp(a)转基因小鼠制备的颈动脉结扎模型,可显著诱导抗 apo(a)抗体、降低 Lp(a)沉积、降低内膜吸附的形成。抗 apo(a)抗体通过结合血浆游离的 apo(a)或者 LDL 中的 apo(a)-apoB,可中和 apo(a)和 Lp(a),并降低 Lp(a)的动脉血管壁沉积。然而,该疫苗在降低血浆 Lp(a)方面还不足,有待改进。

### 15.4.9　龋齿治疗性疫苗

WHO 把癌症、心血管疾病和龋齿列为世界三大疾病。龋齿在全球发展中国家的发病率为 50%～91%,中国约 80% 的儿童、50% 的成人、98% 的老年人都患不同程度的龋齿。

变形链球菌(Streptococcus mutans)感染是导致龋齿发生的关键因素。变形链球菌的吸附蛋白(Ag I/II 和 PAC)通过与牙表膜的凝集素作用,吸附于牙齿表面,随后分泌葡萄糖基转移酶(glucosyltransferase,GTF),与细菌相关的葡萄糖结合蛋白(glucose binding protein,GBP)作用而吸引和促进更多细菌前来吸附凝集,而后细菌分泌大量乳酸,分解破坏牙釉质。根据上述关键步骤,可从 4 个切入点进行免疫干预来治疗龋齿:① 在细菌定植前的唾液阶段通过提高黏膜 sIgA 水平清除游离细菌;② 破坏关键的吸附蛋白、GTF、GBP 的功能从而阻断细菌黏附和定植;③ 破坏 GTF 的酶活性,则细菌不能黏附凝集;④ 针对变形链球菌血清型特异多糖抗原,诱导多糖抗体也可通过阻断细菌黏附,发挥防治作用(Shanmugam et al.,2013)。

针对上述原理,20 世纪 70—90 年代中期,进行了多种动物龋齿防治试验。如以 Ag I/II 抗原的 38KD 蛋白进行牙龈局部免疫,在恒河猴体内通过诱导特异 sIgA 有效降低龋齿发生。将变形链球菌 GTF 抗原包裹于脂质体进行口服 I 期临床试验,在年轻人中观察到细菌定植延迟的效果。武汉大学口腔医院樊明文院士制备了一系列编码变形链球菌表面蛋白 PAC、Ag I/II 抗原的龋齿 DNA 疫苗,并尝试以 IL-6、CCL19 等佐剂增强疫苗效果,小鼠、大鼠和猴体都证实在每餐食物含糖量 50% 情况下使龋齿发生率降低 70%,该疫苗已在临床试验中。

另一免疫治疗策略是直接输注抗 GFP、GbpB 等单抗(sIgA 类为佳),青少年人群在多次输注后可保持 2 年以上链球菌的不定植,且口腔细菌被其他共生菌群所取代。1998 年,通过转基因技术使烟草分泌抗变形链球菌吸附蛋白抗体 sIgA,对细菌吸附蛋白的亲和力与小鼠 IgG 相当,但口服后半衰期由 1 天提高至 3 天,因此,健康人群口服后可有效防止链球菌定植约 4 个月。后期还研发了转基因的牛奶抗体。1997 年前后,通过制备鸡抗 GTF 的卵黄抗体(anti-GTF IgY),发现可显著抑制 59% 的变形链球菌吸附,使用 anti-GTF IgY 漱口水可降低口腔的变形链球菌比例。在日本进行健康青年人经口服 anti-GTF IgY 含片的 5 天试验发现,可显著抑制变形链球菌的定植(Koga et al.,2002)。

变形链球菌直接在唾液中复制并定植,因此,诱导黏膜 sIgA 非常有利于在定植前中和细菌。为有效诱导 sIgA,需要选择多种黏膜免疫递送载体和黏膜途径,如以脂质体和 chitosan 等与抗原形成合适大小的缓释颗粒进行滴鼻、舌下、口服和直肠内免疫等,都有利于在黏膜局部增强 sIgA 的诱导,对于预防性龋齿疫苗更为重要。2011 年报道,在证实远缘链球菌(Streptococcus sobrinus)的烯醇酶重组蛋白(rEnolase)混合铝佐剂疫苗具有治疗龋齿作用后,通过给母鼠口服该疫苗不仅在母体还可在分娩乳鼠体内显著增强特异性唾液 sIgA 和 IgG 的诱导,获得新生儿预防龋齿的能力。近期以沙门氏菌或大肠杆菌来源的鞭毛蛋白为佐剂,与龋齿 DNA 疫苗共同免疫或者制备 KF-rPAc 龋齿吸附蛋白重组蛋白疫苗,并在此基础上将鞭毛蛋白 KF 中的可能毒性结构域 D2/D3 置换,制备 KFD-rPAc 重组龋齿疫苗,降低了鞭毛蛋白约 95% 的免疫原性,而显著诱导 PAc 特异性 sIgA 分泌,其防治变形链球菌吸附定植效率超过 60%(Yan,2013)。

综上,变形链球菌等龋齿相关细菌感染的主要时间位于婴儿出牙后的 2 岁左右,而一旦成功定植后很难彻底清除,因此,制备安全高效的妊娠期、婴儿用龋齿预防或治疗性疫苗,可在妊娠期和生命早期有效防止龋齿这一全球高发普发疾病,显著增强口腔健康。

治疗性疫苗超越常规预防性疫苗的框架,是一类精心筛选抗原,精确靶向设计、特异、高效、可以治疗疾病的疫苗,已在肿瘤,自身免疫病,神经退行性疾病,艾滋病、肺结核等感染性疾病,代谢病和龋齿等疾病显示了令人振奋的治疗效果。肿瘤治疗性疫苗联合免疫检查点抑制剂成为放化疗治疗手段之外的重要辅助治疗候选,这对于目前亟待解决的艾滋病、肿瘤等重大疾病的防治具有十分积极的意义。

# 参考文献

Bollino D, Webb TJ. 2017. Chimeric antigen receptor-engineered natural killer and natural killer T cells for cancer immunotherapy. Transl Res 187:32-43.

Brito LA, Malyala P, O'Hagan DT. 2013. Vaccine adjuvant formulations: A pharmaceutical perspective. Semin Immunol 25(2):130-145.

Busche MA, Grienberger C, Keskin AD, et al. 2015. Decreased amyloid-β and increased neuronal hyperactivity by immunotherapy in Alzheimer's models. Nat Neurosci 18(12):1725-1727.

Cardona PJ. 2016. The progress of therapeutic vaccination with regard to tuberculosis. Front Microbiol 7:1536.

Cavallo F, Aurisicchio L, Mancini R, et al. 2014. Xenogene vaccination in the therapy of cancer. Expert Opin Biol Ther 15:1-16.

Cebon J. 2018. Perspective: Cancer vaccines in the era of immune checkpoint blockade. Mamm Genome 29(11-12):703-713.

Coelho AV, de Moura RR, Kamada AJ, et al. 2016. Dendritic cell-based immunotherapies to fight HIV: How far from a success story? A systematic review and meta-analysis. Int J Mol Sci 17(12):E1985.

Comber JD, Philip R. 2014. MHC class I antigen presentation and implications for developing a new generation of therapeutic vaccines. Ther Adv Vaccin 2(3):77-89.

Cribbs DH. 2010. Abeta DNA vaccination for Alzheimer's disease: Focus on disease prevention. CNS Neurol Disord Drug Targets 9(2):207-216.

Dettmer U, Selkoe D, Bartels T, et al. 2015. New insights into cellular α-synuclein homeostasis in health and disease. Curr Opin Neurobiol 36:15-22.

Dreno B, Thompson JF, Smithers BM, et al. 2018. MAGE-A3 immunotherapeutic as adjuvant therapy for patients with resected, MAGE-A3-positive, stage Ⅲ melanoma (DERMA): A double-blind, randomised, placebo-controlled, phase 3 trial. Lancet Oncol 19(7):916-929.

Du J, Zhang YS, Hobson D, et al. 2017. Nanoparticles for immune system targeting. Drug Discov Today 22(9):1295-1301.

Du L, He Y, Zhou Y, et al. 2009. The spike protein of SARS-CoV—a target for vaccine and therapeutic development. Nat Rev Microbiol 7(3):226-236.

García-González P, Ubilla-Olguín G, Catalán D, et al. 2016. Tolerogenic dendritic cells for reprogramming of lymphocyte responses in autoimmunediseases. Autoimmun Rev 15(11):1071-1080.

Gfeller D, Bassani-Sternberg M, Schmidt J, et al. 2016. Current tools for predicting cancer-specific T cell immunity. Oncoimmunology 5(7):e1177691.

Gross CC, Wiendl H. 2013. Dendritic cell vaccination in autoimmune disease. Curr Opin Rheumatol 25(2):268-274.

Hajam IA, Dar PA, Won G, et al. 2017. Bacterial ghosts as adjuvants: Mechanisms and potential. Vet Res 48(1):37.

Han SH, Mook-Jung I. 2014. Diverse molecular targets for therapeutic strategies in Alzheimer's disease. J Korean Med Sci 29(7):893-902.

Harper DM, DeMars LR. 2017. HPV vaccines—a review of the first decade. Gynecol Oncol 146(1):196-204.

Hong SC, Yoo SY, Kim H, et al. 2017. Chitosan-based multifunctional platforms for local delivery of therapeutics. Mar Drugs 15(3):60.

Jagusztyn-Krynicka EK, Dadlez M, Grabowska A, et al. 2009. Proteomic technology in the design of new effective antibacterial vaccines. Expert Rev Proteomics 6(3):315-330.

Jeong H, Seong BL. 2017. Exploiting virus-like particles as innovative vaccines against emerging viral infections. J Microbiol 55(3):220-230.

Karkada M, Berinstein NL, Mansour M. 2014. Therapeutic vaccines and cancer: Focus on DPX-0907. Biologics 10(8):27-38.

Kaufmann SH, Juliana McElrath M, Lewis DJ, et al. 2014. Challenges and responses in human vaccine development. Curr Opin Immunol 28C:18-26.

Koga T, Oho T, Shimazaki Y, et al. 2002. Immunization against dental caries. Vaccine 20(16):2027-2044.

Lambracht-Washington D, Fu M, Frost P, et al. 2017. Evaluation of a DNA Aβ42 vaccine in adult rhesus monkeys (Macaca mulatta): Antibody kinetics and immune profile after intradermal immunization with full-length DNA Aβ42 trimer. Alzheimers Res Ther 9(1):30.

Lambracht-Washington D, Rosenberg RN. 2013. Anti-amyloid beta to tau-based immunization: Developments in immunotherapy for Alzheimer disease. Immunotargets Ther (2):105-114.

Lam SS, Zhou F, Hode T, et al. 2015. Advances in strategies and methodologies in cancer immunotherapy. Discov Med 19(105):293-301.

Lindström V, Ihse E, Fagerqvist T, et al. 2014. Immunotherapy targeting α-synuclein, with relevance for future treatment of Parkinson's disease and other Lewybody disorders. Immunotherapy 6(2):141-153.

Livingston BD, Alexander J, Crimi C, et al. 1999. Altered helper T lymphocyte function associated with chronic hepatitis B virus infection and its role in response to therapeutic vaccination in humans. J Immunol 162(5):3088-3095.

Livingston BD, Crimi C, Grey H, et al. 1997. The hepatitis B virus-specific CTL responses induced in humans by lipopeptide vaccination are comparable to those elicited by acute viral infection. J Immunol 159(3):1383-1392.

Madan RA, Gulley JL. 2011. Sipuleucel-T: Harbinger of a new age of therapeutics for prostate cancer. Expert Rev Vaccin 10(2):141-150.

Malhotra J, Jabbour SK, Aisner J. 2017. Current state of immunotherapy for non-small cell lung cancer. Transl Lung Cancer Res 6(2):196-211.

Manning L, Nemunaitis J. 2017. Harnessing the immune response to target tumors. F1000 Res 6:710.

Monteiro MP. 2014. Obesity vaccines. Hum Vaccin Immunother 10(4):887-895.

Na HN, Kim H, Nam JH. 2014. Prophylactic and therapeutic vaccines for obesity. Clin Exp Vaccin Res 3(1):37-41.

Nakagami H, Koriyama H, Morishita R. 2014. Therapeutic vaccines for hypertension and dyslipidemia. Int Heart J 55(2):96-100.

Oberschmidt O, Kloess S, Koehl U. 2017. Redirected primary human chimeric antigen receptor natural killer cells as an "off-the-shelf immunotherapy" for improvement in cancer treatment. Front Immunol 8:654.

Ott PA, Hu Z, Keskin DB, et al. 2017. An immunogenic personal neoantigen vaccine for patients with melanoma. Nature 547 (7662):217-221.

Ovsyannikova IG, Vierkant RA, Pankratz VS, et al. 2010. Extended LTA, TNF, LST1 and HLA gene haplotypes and their association with rubella vaccine-induced immunity. PLoS One 5(7):e11806.

Plosker GL. 2013. 13-valent pneumococcal conjugate vaccine:A review of its use in infants, children, and adolescents. Paediatr Drugs 15(5):403-423.

Radosević K, Rodriguez A, Lemckert A, et al. 2009. Heterologous prime-boost vaccinations for poverty-related diseases:Advantages and future prospects. Expert Rev Vaccin 8(5):577-592.

Ramezani M, Ebrahimian M, Hashemi M. 2017. Current strategies in the modification of PLGA-based gene delivery system. Curr Med Chem 24(7):728-739.

Rappuoli R, Bottomley MJ, D'Oro U, et al. 2016. Reverse vaccinology 2.0: Human immunology instructs vaccine antigen design. J Exp Med 213(4):469-481.

Rezvani K, Rouce R, Liu E, et al. 2017. Engineering natural killer cells for cancer immunotherapy. Mol Ther 25(8):1769-1781.

Rinaudo CD, Telford JL, Rappuoli R, et al. 2009. Vaccinology in the genome era. J Clin Invest 119(9):2515-2525.

Rosenberg SA, Restifo NP. 2015. Adoptive cell transfer as personalized immunotherapy for human cancer. Science 348 (6230):62-68.

Sahdev P, Ochyl LJ, Moon JJ. 2014. Biomaterials for nanoparticle vaccine delivery systems. Pharm Res 31(10):2563-2582.

Sanchez-Guajardo V, Annibali A, Jensen PH, et al. 2013. α-Synuclein vaccination prevents the accumulation of parkinson disease-like pathologic in clusions in striatum inassociation with regulatory T cell recruitment in a rat model. J Neuropathol Exp Neurol 72(7):624-645.

Sanchez L, Muchene L, Lorenzo-Luaces P, et al. 2018. Differential effects of two therapeutic cancer vaccines on short-and long-term survival populations among patients with advanced lung cancer. Semin Oncol 45(1-2):52-57.

Schenk D. 2002. Amyloid-beta immunotherapy for Alzheimer's disease:The end of the beginning. Nat Rev Neurosci 3:824-828.

Seib KL, Dougan G, Rappuoli R. 2009. The key role of genomics in modern vaccine and drug design for emerging infectious diseases. PLoS Genet 5(10):e1000612.

Sela M. 2006. Immunomodulatory vaccines against autoimmune diseases. Rejuvenation Res 9(1):126-133.

Shanmugam KT, Mastham KMK, Balachander N, et al. 2013. Dental caries vaccine—a possible option? J Clin Diagn Res 7(6):1250-1253.

Smith PL, Tanner H, Dalgleish A. 2014. Developments in HIV-1 immunotherapy and therapeutic vaccination. F1000 Prime Rep 2(6):43.

Spadaro M, Montarolo F, Perga S, et al. 2017. Biological activity of glatiramer acetate on Treg and anti-inflammatory monocytes persists for more than 10 years in responder multiple sclerosis patients. Clin Immunol 181:83-88.

Stamatatos L, Morris L, Burton DR, et al. 2009. Neutralizing antibodies generated during natural HIV-1 infection:Good news for an HIV-1 vaccine? Nat Med 15(8):866-870.

Strauss J, Madan RA, Gulley JL. 2016. Considerations for the combination of anticancer vaccines and immune checkpoint inhibitors. Expert Opin Biol Ther 16(7):895-901.

Van Brussel I, Lee WP, Rombouts M, et al. 2014. Tolerogenic dendritic Cell vaccines to treat autoimmune diseases:Can the unattainable dream turn into reality? Autoimmun Rev 13 (2):138-150.

Vermaelen K. 2019. Vaccine strategies to improve anti-cancer cellular immune responses. Front Immunol 10:Article 8.

Vieillard V, Gharakhanian S, Lucar O, et al. 2016. Perspectives for immunotherapy: Which applications might achieve an HIV functional cure? Oncotarget 7(25):38946-38958.

Vitiello A, Ishioka G, Grey HM, et al. 1995. Development of a lipopeptide-based therapeutic vaccine to treat chronic HBV infection. I. Induction of a primary cytotoxic T lymphocyte response in humans. J Clin Invest 95(1):341-349.

Wu M, Zhao H, Li M, et al. 2017. Intranasal vaccination with mannosylated chitosan formulated DNA vaccine enables robust IgA and cellular response induction in the lungs of mice and improves protection against pulmonary mycobacterial challenge. Frontiers Cell Infect Microbiol 7:445.

Yan H. 2013. Salivary IgA enhancement strategy for development of a nasal-spray anti-caries mucosal vaccine. Sci China Life Sci 56(5):406-413.

Yuan J, Ku GY, Adamow M, et al. 2013. Immunologic responses to xenogeneic tyrosinase DNA vaccine administered by electroporation in patients with malignant melanoma. J Immunother Cancer 18(1):20.

# 第二部分

# 各　论

# 第16章

## 结核病疫苗

范小勇　吴雪琼　李忠明

**本章摘要**

　　结核病是由结核分枝杆菌(*Mycobacterium tuberculosis*,*Mtb*)感染引起的一种严重威胁人类健康的传染病。目前,全世界约有1/3人口(18.6亿)感染 *Mtb*,每年约有800万新增病例,200万人死于结核病。尽管减毒活疫苗——卡介苗(bacillus Calmette-Guerin,BCG)仍在许多国家广泛用于儿童的免疫接种,但其对于成人肺结核的保护效率仍一直存在很大的争议。临床试验结果显示,卡介苗对肺结核的免疫保护力介于0~80%,差异性极大。因此,研究一种保护效力超过BCG的结核病新疫苗势在必行。近十几年来,随着众多分枝杆菌全基因组的陆续诠释以及分子生物学技术的快速发展,且由于结核感染再次受到各国政府的重视,人们通过对 *Mtb* 病原学特征、流行病学、致病机制及保护性免疫应答等多方面的研究,选用 *Mtb* 免疫优势抗原编码基因及蛋白组分或构建重组BCG菌株来研制TB新疫苗。到目前为止,已构建有包括重组亚单位疫苗、DNA疫苗、重组病毒载体疫苗、重组BCG等多种形式的新疫苗,其中不少候选预防和治疗性疫苗已进入Ⅰ/Ⅱ期临床试验。随着对 *Mtb* 感染与免疫理解的不断深入,且通过BCG初始免疫—病毒载体等亚单位疫苗加强免疫策略的应用,相信在不久的将来,人们就能获得可预防或治疗结核病的有效疫苗。

## 16.1 概述

结核病（tuberculosis，TB）是备受世界关注的一种主要公众传染性疾病。目前，全世界约有 1/3 人口（18.6 亿）携带有结核分枝杆菌（*Mycobacterium tuberculosis*，Mtb），每年约有 800 万新增病例，我国大约有活动性结核病人 600 万。根据国家原卫生部公布的 2005 年传染病疫情，在 27 种法定甲、乙类传染病中，肺结核的发病数已经超过乙型肝炎，死亡数也超过了狂犬病，发病数和死亡数均居第一位。而且，耐多药（multidrug-resistant，MDR）菌株和艾滋病（AIDS）的出现使得本就十分严重的结核病疫情变得更加复杂化。

20 世纪上半叶，随着减毒活疫苗卡介苗（bacillus Calmette-Guerin，BCG）的问世以及抗生素和异烟肼、利福平等特效药物的广泛使用，极大程度地控制了结核病的全球疫情和流行。然而，由于结核分枝杆菌特殊的生物学性质，加之近几十年来全世界对结核病的忽视，1990 年以后，全球结核病的发病率迅猛回升。根据世界卫生组织（WHO）最新研究报告指出，每一秒钟就多一名结核病患者，每年大约有 200 万人死于肺结核，其中 95% 来自发展中国家，结核病已经成为全球头号传染病杀手。鉴于在全球范围内，不管是工业发达国家还是发展中国家都出现结核病流行的大回升，WHO 于 1993 年史无前例地宣布"全球结核病紧急状态"，并和国际防痨和肺病联合会（IUATLD）共同倡议将每年的 3 月 24 日作为"世界防治结核病日"（World Tuberculosis Day），以提醒公众加深对结核病的认识。1998 年，世界卫生组织又重申遏制结核病的行动刻不容缓，"世界防治结核病日"也首次成为联合国重要的国际卫生事件。

## 16.2 病原学

结核分枝杆菌，简称结核杆菌，首次由德国科学家 Robert Koch（图 16.1a）于 1882 年从肺结核病人

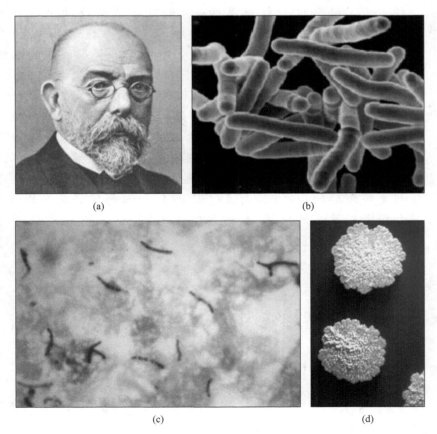

(a)  (b)

(c)  (d)

图 16.1 Robert Koch 与结核分枝杆菌的若干生物学性状（范小勇，2008）（见书末彩插）

（a）Robert Koch；（b）结核杆菌电镜照片；（c）结核杆菌抗酸染色；（d）结核杆菌菌落

的痰液中分离得到，并被证实为结核病的病原菌。结核杆菌隶属放线菌目、分枝杆菌科、分枝杆菌属，是一种不能运动、不产芽孢、专性需氧的短小杆菌。菌体一般细长、略弯曲，端极钝圆，多呈单个或分枝状排列，大小为（1～4）×0.4 μm（图16.1b）。革兰氏染色呈阳性；Ziehl-Neelsen抗酸染色呈红色，非抗酸性细菌则呈蓝色（图16.1c）。结核杆菌的抗酸性主要取决于其胞壁内所含的分枝菌酸残基，亦和其胞壁固有层的完整性有关（李忠明等，2001；闻玉梅，2002）。

结核杆菌为专性需氧菌，营养要求高，须在含有蛋黄、马铃薯、甘油和天冬门素等成分的培养基上才能生长。最适pH为6.5～7.0，最适温度为37°C，一般常用改良罗氏培养基（Löwenstein-Jensen）培养，生长缓慢，其细胞繁殖周期较长，20h增殖一代，培养3～4周后才能形成肉眼可见的菌落。一般来说，菌落较干燥、坚硬、表面呈颗粒状，乳酪色或淡黄色，形似菜花样（图16.1d）。在液体培养基内呈粗糙皱纹状菌膜生长；若加入水溶性脂肪酸，如Tween80，则可降低菌体表面的疏水性，使其呈均匀分散生长，利于遗传操作或药敏试验等（李忠明等，2001；闻玉梅，2002）。

结核杆菌主要通过呼吸道传染，少数也可由消化道和皮肤黏膜的损伤处侵入易感机体。结核杆菌对人的感染力很强，从呼吸道进入2～3个活菌即可引起人的肺部感染。人型结核杆菌可引起多种脏器组织的结核病，其中以肺结核居多，占结核病总数的80%～90%。含菌的飞沫或尘埃经呼吸道侵入肺泡，先被巨噬细胞吞噬，其菌体类脂质等成分能对抗溶酶体酶类的降解作用，使细菌在吞噬细胞内顽强繁殖，最终导致巨噬细胞裂解死亡。释放出来的结核杆菌可在胞外繁殖或再被吞噬，重复上述过程。结核性炎症病变扩散至邻近淋巴结，从而形成原发感染灶。当机体抗感染能力较弱时，原发感染灶恶化，结核杆菌则经气管、淋巴管或血流播散，形成结核性脑膜炎或全身性粟粒状结核。当机体抗感染能力较强时，则原发灶多数趋向自愈，淋巴结病灶逐渐纤维化和钙化。这时候在病灶内的结核杆菌处于休眠期，结核感染处于潜伏期（latency），几年或十几年以后，结核杆菌可重新复燃（reactivation），从而引起成人肺结核。结核杆菌是一种既能够引起急性感染，又能引起无症状潜伏感染的病原菌。据统计，在与活动性结核病人密切接触或暴露于结核杆菌以后，30%左右的人会感染结核杆菌；而在这些感染人群中，只有10%～40%的人会发生原发活动性结核病，其余60%～90%的人则并无结核病的临床症状，处于结核病潜伏期，结核杆菌可在绝大多数人体内存在一辈子而永不发病，只有2%～23%的人会在他们一生中的某一时期，尤其是成年以后，由于其体内结核杆菌重新复燃而患结核病（图16.2）。此外，由艾滋病造成的机体免疫功能低下，使得每年有5%～10%处于结核潜伏期的人群因结核杆菌的重新复燃而引起活动性肺结核。因此，从理论上来讲，一个理想的结核病疫苗应该能够预防来自各方面的结核杆菌感染，包括原发性结核杆菌感染、结核杆菌的复燃和外源性结核杆菌的再感染（李忠明等，2001；闻玉梅，2002）。

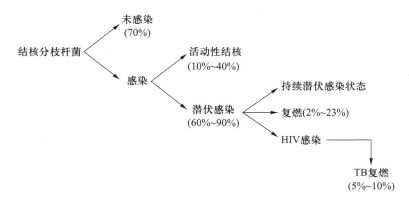

图16.2 结核杆菌的感染、潜伏及复燃（范小勇，2008）

## 16.3　当前结核病的流行病学特点

### 16.3.1　艾滋病合并结核病

最容易对艾滋病（AIDS）患者造成条件致病性感染的是结核杆菌，导致 AIDS 病患者死亡的主要原因是结核病。近年来，对由于艾滋病患者免疫功能低下造成合并结核病的疫情获得了比较好的控制。至 2010 年，全世界 60% 的 AIDS 患者接受过结核杆菌感染的筛查，比 2007 年提高了 4 倍。WHO 建议感染 HIV 的 AIDS 患者服用异烟肼（INH），该预防性治疗措施可以将结核病的发病率降低 80%（Golub et al.，2007）。与此同时，全世界感染 HIV 的结核病患者比例从 2007 年的 16% 提升到了 2010 年的 34%，在短短的 3 年中翻了一倍。当前的问题是，尽管 WHO 建议感染了 HIV 的结核病患者应该立即接受抗病毒治疗，但是却只有 46% 的患者接受了治疗。当前的应对策略是，必须将异烟肼的预防性治疗和尽早开始抗病毒治疗两条措施结合起来实施，才能有效地控制 HIV 和结核杆菌的共感染以及艾滋病合并结核病（HIV/TB co-infection）的疫情。

### 16.3.2　耐多药结核病

耐多药（multidrug-resistant，MDR）结核病的严重疫情是对实施和完成全球控制结核病 60 年规划最大的威胁。对全球耐药结核病流行病学调查结果显示，耐多药结核病在新发病患者中的发病率是 2%，在复治患者中的发病率是 6%。但是根据欧洲 2010 年的调查报告显示，耐多药结核病在新患者中的发病率是 30%，而在复治患者中的发病率是 51%。中国的调查结果则分别是新发患者为 5.7%，复发患者是 25.6%。这种显著的差异主要是由不准确的耐药检测技术造成的。根据 WHO 报告，耐多药结核病的官方病例报告数量已经从 2008 年的 29 000 例增加到了 2010 年的 53 000 例，但这仅代表了实际总数 29 万耐多药病例的 18%。因为对大部分的结核病患者都没有进行耐药性的检测。即便对于已经检测为耐多药的结核病患者，也只有 25% 的患者接受了正确的治疗。2010 年，发现广泛耐药（extensively drug-resistant，XDR）结核病患者的国家从 58 个增加到了 77 个，甚至还在印度等国家发现

了全部耐药（totally drug-resistant，TDR）的病例（Udwadia et al.，2012）。2012 年报道，在初治 MDR 核病患者中 XDR 比例为 8%（Zhao et al.，2012）。因此，在下一个 20 年，必须重视对耐药结核病的诊断和治疗，才能达到基本控制全球结核病的 60 年规划要达到的目标。

### 16.3.3　潜伏性结核感染

据 WHO 统计，全球有 1/3 的 HIV 感染者同时感染结核杆菌。近年来，有研究显示，潜伏性结核感染（latent tuberculosis infection，LTBI）活动或者再活动是活动性结核流行的重要原因。LTBI 是宿主感染结核杆菌后尚未发病的一种特殊状态，以结核菌素皮肤试验（TST）阳性而无活动性结核的临床表现和影像学改变为特征。大多数人在感染结核杆菌后，机体的免疫系统能够控制结核杆菌的复制而不表现出临床症状，但又不能将其彻底清除。最近，已有一些研究结核杆菌潜伏感染谱的报道，涵盖了从有明显结核损伤、损伤部位有活菌、接近活动性结核状态但无临床症状的感染状态到已经完全清除了结核杆菌而无复发概率的状态（Barry et al.，2009）。在机体免疫力低下等情况下，结核杆菌能重新复制，发展成为活动性肺结核并导致相应的临床症状。LTBI 者一生中有 5%～10% 的风险发展成为活动性结核，成为新的传染源。而伴有 HIV 感染的 LTBI 者每年发展为活动性结核的风险为 5%～8%，终生则高达 30%，远高于 HIV 阴性者（Sharma et al.，2005）。因此，潜伏感染的结核杆菌复发可造成结核病的进一步传播，据估计，有 85%～90% 新诊断的活动性肺结核是由结核菌素试验阳性的 LTBI 演变而来。对结核低发病率国家中结核接触者的追踪研究发现，γ-干扰素释放试验（IGRA）用于评价疾病进展的阳性预测值要优于结核菌素皮肤试验（TST）。德国的一项研究对痰抗酸杆菌涂片阳性患者的密切接触者进行了 IGRA 检测，检测结果阳性而又未接受预防性药物治疗的成人中进展为活动性结核的比例为 12.9%，而与之相对应，TST 结果阳性的人群疾病进展率则只有 3.1%。这项研究中，IGRA 阳性者的疾病进展率显著高于其他人群（Diel et al.，2011）。尽管如此，由于 IGRA 的结果不受 BCG 接种的影响，在预测结核进展为活动性疾病的能力上，IGRA 要优于 TST。已有研究显示，早期发现潜伏感染者，并在其发展为活动性结核病前进行治疗，能够

大大降低活动性结核病的发病率。美国公共健康服务机构采用随机对照的方法对 70 000 名不同人群中的 LTBI 者选用 INH 治疗发现，降低活动性结核病发病率为 25% ~ 92%，平均为 60%（O'Grady et al.，2011）。因此，对 LTBI 者进行早期诊断和预防性治疗，既能够减少已感染结核杆菌者的发病机会，又可以通过影响发病、消除潜在的传染源，减少结核杆菌在人群中的传播。对潜伏性结核感染进行早期干预，是控制结核病疫情一项重要而有效的措施。

### 16.3.4 全球结核病控制规划实施 20 年来的成果

自 1990 年 WHO 发布全球结核病疫情紧急状态的警告以来，已经过去了 28 年。通过全世界各国政府和全球各方面机构组织以及科学家的努力，已经基本遏止了全球结核病的严重疫情，达到了预期的目标。截至 2018 年，全球每年新发结核病患者人数约 1000 万，每年死亡的患者平均数为 130 万，与 1990 年相比已经减少了 56%，达到 2015 年减少 50% 的预期目标。自 2000 年以来，在随后的几年中取得了重大进展，记录在案的接受治疗和治愈的人数超过 6000 万人，病例和死亡率稳步下降。2017 年，死于结核病的病人比例为 16%，低于 2000 年的 23%。在世界范围内，结核病发病率正以每年 2% 左右的速度下降。自 2006 年以来，确诊的结核病患者人数已经开始呈下降趋势，但还不能达到在 2035 年结核病的发病率比 2015 年结核病死亡率降低 95%、发病率降低 90% 的目标（Glaziou et al.，2011）。

2017 年，全球报告了 640 万的结核新发患者和复发患者，占到实际预估数的 64%。全球结核病的治疗效果很成功，在 2016 年获得了 82% 的治愈率。简言之，通过这 20 多年的努力，全球结核病控制规划在全世界至少挽救了近 800 万条生命。同时，结核分枝杆菌预防性治疗覆盖范围不断扩大。2017 年，158 个国家报告提供卡介苗接种，其中 120 个国家报告覆盖率至少达到 90%。我国在 1990 年、2000 年和 2010 年 3 次全国性结核病流行病学调查的结果表明，20 年来我国的结核病发病率降低了 50%，死亡率降低了 80%（Raviglione et al.，2012），这在世界上绝大多数的低收入的结核病高发国家中是个例外。但是我国的耐多药结核病疫情却十分严峻，2017 年全球估计有 55.8 万例耐利福平结核病新病例，其中近一半发生在印度（24%）、中国（13%）和俄罗斯（10%）这三个国家，遂需要加大力度进行控制。

## 16.4 发病机制与保护性免疫

结核杆菌主要通过呼吸道传播，细菌经呼吸道进入人体后，被肺泡巨噬细胞所吞噬。与其他细菌逃避吞噬作用的机制不同，结核杆菌直接靶向性的对胞内液泡进行改造使得其适于该菌生存和复制。随后的菌血症使得细菌能够迁移至肺部其他部位以及其他器官。细菌扩散至非肺部淋巴器官后可激起宿主细胞免疫应答并产生迟发型超敏反应。大多数感染细菌均可通过细胞免疫应答被清除，但是一小部分细菌会留存在体内并形成潜伏感染状态。

### 16.4.1 宿主—细菌相互作用

人类罹患肺结核的发病机制可以看成是宿主与结核杆菌相互博弈的过程，在此过程中，二者均有各自的优势，亦皆有弱点。

宿主对结核杆菌感染的应对方法为：先激活巨噬细胞，在感染部位迅速吞噬细菌以抑制其增殖甚至阻断结核杆菌的传播；再消灭未被免疫系统激活的巨噬细胞以防止该类细胞被细菌感染，并在局部形成干酪样组织以抑制细菌在胞内的复制和传播（Schlossberg，2011）。

结核杆菌对抗宿主免疫系统的方法则表现为：① 在未被免疫系统激活的巨噬细胞中，如在从血液中招募至感染组织的单核细胞内，呈对数式地繁殖；② 在细胞外繁殖，如在干酪样坏死组织的液化物里，尤其是在肺空洞内表面的液化酪状物中。

宿主易被结核杆菌攻击的靶点为：① 未被免疫系统激活的巨噬细胞，该类细胞为结核杆菌的胞内感染提供了良好的平台；② 干酪样坏死组织的液化物，该类物质为结核杆菌胞外繁殖的唯一媒介。

结核杆菌对抗宿主免疫系统攻击的弱点为：① 在完全激活的巨噬细胞内无复制能力；② 在固状干酪样组织内无法复制。

### 16.4.2 抗结核保护性免疫

在免疫系统正常的人群中，结核杆菌潜伏在包含多种分化的巨噬细胞的肉芽肿内，被淋巴细胞和其他免疫细胞胞外包围。肉芽肿能够控制结核杆菌感染的扩散并保持免疫细胞的活性。在肉芽肿内部，结核杆菌在巨噬细胞中，或在干酪样坏死组织中生存。细胞免疫应答能够在 90% 的情况下杀死细菌并在感染的局部形成干酪样病变以防止其感染相邻组织，并最终发生纤维性钙化点（Chan，1994）。少数情况下，感染后并不形成干酪样区域，而细菌被认为能够在不易发现的病变中以低代谢活性的胞外复制形式存在。在极少数情况下（5%～10%），干酪样区域可发生液化现象并使得结核杆菌侵入氧气充足的肺部组织导致病程进展。

### 16.4.3　肺结核感染的五个阶段

阶段一：结核杆菌生长被抑制阶段。该阶段中，细菌被感染部位存在的肺泡巨噬细胞（alveolar macrophage，AM）破坏或抑制。然而，有些 AM 并没有破坏或抑制细菌复制的能力，导致结核杆菌在其胞内复制并最终杀死细胞。

阶段二：共生阶段。在该阶段中，细菌在损伤部位或称结核结节（turbercle）中未成熟或未被激活的巨噬细胞内呈对数式地繁殖。这些未成熟巨噬细胞或单核细胞往往是从血液中招募至结核结节中的。这个阶段称为共生阶段，因为细菌在该阶段可在不引起宿主明显损伤的情况下复制，并且大量未成熟巨噬细胞在此时被招募至感染部位。

阶段三：干酪样坏死阶段。由于宿主的免疫系统开始产生对结核杆菌的免疫应答，有活性的结核杆菌数目相对稳定。在该阶段中，免疫应答主要为组织破坏型的迟发型超敏反应（delayed-type hypersensitivity，DTH），可消灭共生阶段中被细菌感染的巨噬细胞。细菌在形成的固状干酪样病变区域内无法复制。包围该区域的为未成熟巨噬细胞（细菌可在细胞内复制）和细胞免疫应答激活的部分激活巨噬细胞。

阶段四：细胞免疫应答的强度决定了病程是否进展为临床症状。如果细胞免疫应答较弱，细菌会从干酪样坏死组织中逃逸并在其周围的未成熟巨噬细胞内继续繁殖。此时，迟发型超敏反应会继续杀死这类被感染的巨噬细胞并导致更大范围的干酪样组织，从而加速了病程进展。如果细胞免疫应答较强，高度激活的巨噬细胞将会包围干酪样坏死部位，使逃逸的细菌无法继续复制，从而使病变不再恶化，形成亚临床阶段。

阶段五：干酪样组织发生液化并打破免疫平衡。在该阶段中，干酪样部位发生液化，细菌首次可在胞外复制并迅速大量增殖。此时，即便是机体产生强烈的细胞免疫应答也无法控制如此大量的细菌。这些细菌在局部产生大量的结核菌素并导致更大规模的 DTH 反应，从而破坏了支气管壁并形成空洞。随后，细菌沿支气管树扩散至肺部其他部位，并随着咳嗽等方式排出体外。该阶段的发生与否取决于抗原载量，即细菌及其产物是否多到足以打破宿主的免疫平衡（Dannenberg，1991；Grosset，2003；Lurie，1964）。

## 16.5　卡介苗

目前，预防结核病唯一有效的疫苗是卡介苗（bacillus Calmette-Guerin，BCG），一种活的减毒牛型结核分枝杆菌（*Mycobacterium bovis*）。由于其良好的安全性以及对儿童重症结核病如粟粒性结核和结核性脑膜炎的显著免疫保护效果，WHO 坚持建议在新生儿中接种 BCG。自 1928 年以来，BCG 至今已在 182 个国家对 40 多亿的儿童进行了接种。根据 WHO 扩大计划免疫的要求，现在每年仍有 1 亿多的新生儿接种 BCG，是目前全球接种最广泛的疫苗之一。然而，BCG 对于成人肺结核的保护效果并不理想，大量的临床试验结果显示，其免疫保护力介于 0～80%，差异性极大，因此，研制和开发结核病新疫苗势在必行（范小勇，2008）。

### 16.5.1　卡介苗的研制历史和使用

1908 年，法国巴斯德研究所的两位科学家 Calmette 和 Guerin 从罹患结核性乳腺炎的奶牛身上分离到一株牛型结核分枝杆菌，并在含胆汁的土豆甘油液体培养基中做连续传代培养的减毒试验，他们将细菌每 3 周传代一次，在传了 39 代后，发现细菌的菌落形态发生了改变。在传代过程中，他们不断测试细菌的毒力，经过 230 次传代和 13 年持之以恒的工作，终于在 1921 年经动物试验证明了这株牛型结核分枝杆菌失去了毒力。更重要的是，用该菌感染牛、豚鼠、小鼠、恒河猴和猩猩都不能恢复其毒力，而且在 30 天后用牛型或人型结核分枝杆菌毒株进行攻击，动物都获得了保护。

1921 年，Weil Halle 医生首次利用 BCG 对一名

法国新生儿进行了试验,在其出生后的第3、5、7天口服 BCG。这名婴儿的母亲在其出生不久即死于结核病,此后也一直和患有结核病的外祖母一起生活,然而由于其接种了 BCG,他终生都没有患结核病。1927年,Calmette 等发表了长达7年的 BCG 临床试验结果。1921—1927年,他对969名儿童口服接种 BCG,这些儿童的母亲大多患有结核病,或者他们的家庭成员中有人患有结核病,经过长期观察,这些儿童的结核病死亡率仅有 3.9%,而在未接种的对照儿童中,结核病的死亡率却高达 23.6%。因此,法国于1928年召开国家科学大会,由 Calmette 和 Guerin 给这株细菌命名为卡介菌(*M. bovis bacillus* Calmette-Guerin),而用该菌制备成的减毒活疫苗则成为卡介苗(bacillus Calmette-Guerin,BCG)。

## 16.5.2 卡介苗的接种与计划免疫

BCG 在早期是通过口服途径免疫的,这种方法在某些地方一直延续到20世纪50年代。然而在口服 BCG 4小时内,Calmette 等观察到血液中有卡介菌,这意味着 BCG 可能引起全身反应,并能黏附或进入小肠的 M 细胞。现在的电镜技术可清晰地显示,口服 BCG 的兔子肠道淋巴组织的 M 细胞中有卡介菌的存在。然而由于胃酸的作用,口服 BCG 的活菌数往往会减少1~2个对数值,这样就需要口服很大剂量,从而易造成 BCG 的安全性问题。例如,口服大剂量 BCG 和子宫颈淋巴结病的发生高度相关,且会对婴儿中耳造成损伤性感染。在中止口服方法前,对皮下和皮内注射以及皮上划痕的接种方法进行了比较,结果表明,皮下注射会引起脓肿,而皮上划痕虽然比皮内注射来得方便和快捷,但需要高浓度的 BCG,且难以确定正确的接种剂量,因而皮内接种 BCG 的方法得以广泛使用。

接种 BCG 2周后开始产生结核菌素阳性反应,6~12周达到高峰,反应的强度和 BCG 的菌种、活菌数以及接种对象的年龄、健康情况和家族基因背景等都有关系。如果接种 BCG 2~3月后结核菌素反应仍呈阴性,则需要重新接种。儿童接种 BCG 后的结核菌素阳性反应的皮肤硬结直径大小为3~19 mm,并可随着时间而消退,绝大部分的儿童在接种 BCG 10年后能转成阴性反应。虽然接种 BCG 后会引起结核菌素阳性反应,然而临床试验证明,这种反应的强度与疫苗对结核感染的免疫保护效果并没有关系。由于结核菌素皮肤试验难以区分是由 BCG 接种还是结核杆菌感染引起的反应,会对临床的结核病诊断带来困难,所以在一些发达国家,如美国和荷兰,不主张对新生儿接种卡介苗。这些国家中,BCG 只用于和结核病人有密切接触的高危人群,或者对膀胱癌患者进行免疫治疗。美国的儿童从未接种过卡介苗,对结核病的控制主要是通过控制结核病传染源和对高危险儿童和成人定期做结核菌素皮试来进行,对于皮试阳性的对象使用 INH 进行预防性治疗,而对于不能服用 INH 又不能避免和活动性结核病人接触的对象,尤其是和具有抗药性结核病人接触,则必须接种卡介苗作为预防措施。对于和结核病人有密切接触的医护人员,以往并不主张接种卡介苗,然而近年来发生了多起医院内条件致病菌的暴发流行,其中有些还是具有耐药性的结核杆菌,因此,美国疾病控制中心(CDC)已建议对这些医护人员接种卡介苗。

不过,对于 HIV 病毒感染患者,卡介苗的接种则需要十分慎重。虽然有报道证实了卡介苗的接种对于感染 HIV 病毒的儿童是安全的,但也有报道从接种卡介苗的 HIV 感染儿童的淋巴结和脑脊液中分离到卡介苗。鉴于卡介苗对 HIV 病毒感染者的副反应并不显著,而该类人群感染结核病的危险性却很大,所以 WHO 建议可对无症状的 HIV 感染者接种卡介苗来预防结核病的发生,但不能给有症状的 AIDS 患者接种卡介苗。

## 16.5.3 卡介苗对结核病防控的作用

对于绝大多数传染病来说,如果能研制出一种有效的疫苗,加之全球性免疫接种计划能得以有效执行,那么这种传染病就有可能从地球上被消灭。其中,天花和牛痘苗,小儿麻痹症和脊髓灰质炎糖丸就是两个典型的案例。显然,卡介苗并不是预防肺结核的有效疫苗,因为卡介苗的使用已超过了半个世纪,接种卡介苗的人数也已超过40亿,然而至今没有一个国家或地区有消灭结核病的可能迹象,甚至结核病的发病率仍在回升。1935年以来,在全球范围内已进行了数十次大规模的卡介苗的临床效力试验,然而卡介苗对肺结核免疫保护力在不同国家质检的差异非常显著,从2%~84%不等。尽管如此,由于对儿童重症结核病如粟粒性结核和结核性脑膜炎的显著免疫保护效果,加上其经过长期验证的安全性,以及生产容易和价格低廉等优点,WHO 仍然积极推行在发展中国家广泛接种卡介苗的计划。发展中国家结核病的发病率较高,快速诊断条件较差,化学治疗不彻底,加之抗药性菌株的流行使得治疗效果不甚理想,因而对刚出生的婴儿尽早接种卡介苗对于控制结核病还是有效果的。实际上,肺结核主要发生在成人,而在儿童和青少年中则较少,这和新生儿接种卡介苗的作用是分不开的。

虽然卡介苗对成人保护效果存在着争议,但其对儿童重症结核病如粟粒性结核和结核性脑膜炎的免疫保护还是十分显著且毋庸置疑的。在数十次的临床实验中,卡介苗对脑膜炎和粟粒性结核的保护效果都很好,其保护力在随机取样的大规模现场试验中波动于 65%~95%,平均为 86%;而在以病例为参考的临床试验中则波动于 61%~84%,平均为 75%。由此可见,卡介苗功效显著,数十年来已拯救了数百万儿童的生命。虽然卡介苗预防成人肺结核的效果并不确定,但仅就预防儿童脑膜炎和粟粒性结核这一点来说,在发展中国家继续推行广泛接种卡介苗的计划仍是有其积极意义的。

### 16.5.4　卡介苗的失效原因分析

目前,有多种假说可以解释卡介苗预防肺结核效力不足和可能的改进策略。直接有关的因素包括疫苗处理和保存不当、卡介苗菌株使用不当等。卡介苗菌株在第一次成功接种后被分发到世界各地,几十年来一直在不同地区实验室进行传代增殖,从而导致了不同子代卡介苗菌株间,或其与原始亲本株间的表型和基因型的差异。尽管这些变异导致的效应不大明晰,但是菌株间的差异可以用来解释不同的卡介苗菌株进行临床试验时出现的不同保护效果。沿着这个思路,Behr 和 Small 认为,卡介苗使用以来可能丢失了许多与保护性免疫有关的基因,从而逐渐变得无效(Behr and Small,1997)。

另外,还有许多假说可以用来解释卡介苗更为根本上的免疫学特征的缺失(Agger and Andersen,2002)(表 16.1)。实验证明,不同类型的 T 细胞参与了抗结核杆菌感染的免疫应答,因而缺乏对 T 细胞混合群的有效刺激,特别是对于 $CD8^+$ T 细胞的诱导,可以解释卡介苗接种导致的免疫水平不足。另外,卡介苗免疫保护力只能维持 10~15 年也是其免疫保护效果下降的一个重要因素。最后,热带地区人群与大量环境分枝杆菌的接触,也被认为是干扰卡介苗接种效果的一个可能因素。

**表 16.1　卡介苗保护效率不足的原因分析及可能的解决办法**

| 不足之处 | 解决办法 |
| --- | --- |
| 卡介苗缺失重要的保护性抗原 | 过表达保护性抗原的重组卡介苗 |
| | 基于特异性抗原的结核杆菌营养缺陷型菌株 |
| 卡介苗不能诱导重要的 T 细胞亚类 | 表达李斯特菌溶菌素的重组卡介苗 |
| | 新的疫苗技术,如 DNA 和病毒载体疫苗 |
| 环境分枝杆菌对卡介苗的干扰 | 蛋白亚单位疫苗或 DNA 和病毒载体疫苗 |
| 卡介苗免疫保护力随时间减弱 | 蛋白亚单位或 DNA/病毒载体疫苗加强免疫 |

## 16.6　结核病新疫苗研制的优化策略

### 16.6.1　卡介苗缺乏重要的保护性抗原——运用基因组学研发合理的疫苗

比较基因组学提供了卡介苗和结核杆菌毒株间差异的重要信息,揭示 BCG 中缺失了许多重要的基因。用 DNA 芯片和比较蛋白组学等技术,发现在结核杆菌毒株存在的 RD1~RD16 区域及其所编码的 129 个可读框(ORF)在 BCG 减毒和反复传代过程中全部缺失。这其中有些基因似乎与毒力相关,其缺失可能导致了 BCG 保护效力的下降(Pym et al.,2002)。因此,从 RD1~RD16 中选择合适的基因重新导入 BCG 中,可能是增强现有 BCG 保护效力的途径之一。RD1 区是所有缺失片段中最具特征的,该基因片段在所有 BCG 菌株和大部分环境分枝杆菌中均缺失,但在结核杆菌复合群的所有菌株中却普遍存在。把 RD1 区重新导入 BCG 构建的 rBCG∷RD1 重组菌株的免疫保护效力要高于 BCG 对照组(Pym et al.,2003)。表达和分泌结核杆菌免疫优势抗原 Ag85B 的重组 BCG(rBCG30)亦能提高其保护水平(Horwitz and Harth,2003)。该研究证实,通过过表达重要抗原基因来改造 BCG 的方式可能是改进结核疫苗质量的重要方法之一。

另一种相反的方法则是通过敲除结核杆菌相关

基因,但保留其所有保护性相关抗原的方法来研制结核杆菌的减毒活疫苗。目前,人们已经建立了许多目的基因敲除的突变株,并且通过单基因破坏的方式验证了其作为减毒活疫苗的可行性。不过,即使改造过的减毒活疫苗研制成功,其在实际应用中所存在的安全性问题仍将是一个必须克服的重大课题。最近的资料表明,疫苗株必要的早期增殖与减毒二者间的最佳平衡至少在理论上是可能的。McKinney 等构建的异柠檬酸裂解酶基因敲除菌株在感染早期能像野生菌株一样增殖,但在慢性感染期却能被迅速地清除(McKinney et al.,2000)。具有如此特征的基因敲除菌株可能是进一步发展减毒活疫苗的有用候选物。

## 16.6.2 加强 T 细胞亚类的最适组合——靶向 CD8⁺ T 细胞

对结核杆菌的保护性免疫主要由细胞介导的免疫应答来完成,其中包括典型的 CD4⁺ T 细胞、CD8⁺ T 细胞和功能尚不十分明确的非典型 CD1 限制性的 αβ T 细胞和 γδ T 细胞等多个 T 细胞亚类。CD4⁺ T 细胞亚类在抗结核杆菌感染的免疫中所发挥的重要作用已为人们所共识,且 AIDS 患者因 CD4⁺ T 细胞受损而对 TB 的易感性增加也从侧面证实了这一点。CD8⁺ T 细胞可通过多种机制在宿主防御结核杆菌感染和潜伏感染中发挥重要作用。BCG 是一种强的 CD4⁺ T 细胞免疫应答诱导剂,但它对 MHC-Ⅰ类分子限制性的 CD8⁺ T 细胞的诱导能力较弱,特别是对初始 CD8⁺ T 细胞活化的能力令人怀疑,这可能是 BCG 的主要缺陷之一。

与 BCG 抗原相比,结核杆菌抗原被认为更易进入宿主细胞质,从而刺激产生更强的 CD8⁺ T 细胞应答。研究发现,结核杆菌感染能促进 MHC-Ⅰ类分子抗原提呈卵白蛋白,而 BCG 感染则不能有效刺激这条途径,这一点即可支持上述假设。Flynn 等(1992)进一步发现,β2 微球蛋白基因破坏的小鼠能控制 BCG 感染而非结核杆菌感染,这就表明了 MHC-Ⅰ类分子限制性应答在控制结核杆菌感染时很重要。因此,利用有效的抗原提呈系统促进 MHC-Ⅰ类分子限制性应答来改造 BCG 疫苗是克服此缺点的策略之一。有鉴于此,德国柏林 Max-Planck 感染生物学研究所的 Kaufmann 小组首先于 1998 年构建了一株分泌李斯特菌溶菌素(listeriolysin)的基因重组 BCG(rBCG∶Hly)菌株,

该蛋白质由李斯特菌分泌,能在感染的宿主细胞中使得该重组菌逃避进入吞噬溶酶体并更易进入细胞质,从而促进 MHC-Ⅰ类分子对抗原的提呈。动物实验结果表明,rBCG∶Hly 能裂解吞噬体膜,使细菌逸入细胞质,选择性诱导细胞免疫应答,特别是 CD8⁺ T 细胞介导的细胞免疫应答(Hess et al.,1998)。2005 年,该研究组又在 rBCG∶Hly 基础上进行改造,构建了较前者更为有效的 rBCGΔUreC∶Hly。由于尿素酶基因被敲除,所以 rBCGΔUreC∶Hly 的 pH 可维持在李斯特溶菌素发挥活性所需的酸性 pH,从而使得疫苗变得更为有效,甚至对结核杆菌家族中广泛流行的北京株基因型的强毒株也有很强的抵抗作用(Fonseca et al.,2001)。

诱导 CD4⁺ T 细胞和 CD8⁺ T 细胞应答间的最佳平衡,也是 DNA 和病毒载体传递系统(如腺病毒和痘苗病毒)令人感兴趣的基础之所在。使用 DNA 疫苗诱导细胞毒性 CD8⁺ T 细胞已在 20 世纪 90 年代初被证实,在随后的甲型流感病毒攻击实验中表现出了保护作用。迄今为止,多种编码分枝杆菌抗原基因的 DNA 疫苗均被证实了其保护水平低于或相仿于 BCG。一般来说,DNA 疫苗可产生细胞免疫和某些体液免疫应答,但其独特的优点还是可产生较强的分泌 IFN-γ 和细胞毒性的 CD8⁺ T 细胞应答。最近研究发现,编码结核杆菌 38 KD 糖脂蛋白中的一个辅助性 T 细胞表位和一个细胞毒性表位的 DNA 疫苗,可诱导出显著的 CD8⁺ T 细胞应答,却未能检出抗 38 KD 蛋白的抗体(Fonseca et al.,2001)。因而,以表位为基础的 DNA 疫苗被认为具有可避免产生有害体液免疫反应的特别功效。Coler 等(2001)近期评估了低相对分子质量免疫优势抗原 TB8.4 的保护作用,将其以 DNA 疫苗或以亚单位蛋白疫苗与不完全弗氏佐剂(IFA)联合使用。结果表明,TB8.4 DNA 疫苗激发了显著的 CD8⁺ T 细胞应答,同时发现亚单位疫苗也可诱导较强的溶细胞活性。同样,病毒载体也显示出了能促进 CD8⁺ T 细胞的有效启动,且已广泛用作抗原提呈系统。

该领域最新的研究进展是运用这些抗原提呈系统和亚单位疫苗间的不同组合,获得 T 细胞的最佳平衡以及持续抗各种传染病的免疫应答。这些研究通常是基于用 DNA 疫苗初次免疫,再用表达该抗原的重组病毒载体系统(如痘苗病毒)加强免疫。在疟疾的小鼠模型中,采用这种异源初免—加强免疫策略,成功地诱导出了较单用 DNA 疫苗重复接种更

高水平的 CD8$^+$ T 细胞应答。目前,基于痘苗病毒、重组蛋白或者 BCG 为增强剂的不同初免—加强免疫方案均被用来检测抗 TB 感染的能力。所有这些方案较单用 DNA 疫苗重复接种相比,均可显著增强免疫原性,使得 CD4$^+$ 和 CD8$^+$ T 细胞应答均得以增强,其获得的免疫保护水平可与 BCG 相当。因此,初免—加强免疫方案是提高疫苗免疫原性(包括 MHC-I 类分子限制性应答)的可行方法之一。基于此,上海市公共卫生临床中心结核感染与免疫课题组在国际上首次利用仙台病毒作为抗结核疫苗载体研究发现,该疫苗的单独免疫或作为 BCG 的加强免疫,能够诱导高水平的 CD8$^+$ T 细胞介导的免疫应答,对于结核菌攻击有较好的保护效力,是一种极具潜力的新型抗结核病疫苗(Hu et al. ,2017)。

### 16.6.3 基于组织定植记忆 T 细胞的疫苗设计

基于组织定植记忆 T 细胞(tissueresident memory T cell,T$_{RM}$)是近年来发现的定植于组织器官内的、有别于中央记忆 T 细胞和效应记忆 T 细胞的一种长效记忆 T 细胞亚群,这部分细胞存在于上皮组织屏障,包括肺、皮肤、生殖道和胃肠道等,不具备跟随血液在机体循环的能力(Schenkel and Masopust,2014)。在病原体入侵后,T$_{RM}$是机体适应性免疫反应的第一道屏障(Clark,2015;Park and Kupper,2015)。

近年来的研究证实,在结核菌感染过程中,T 细胞从血液至感染部位即肺组织的迁移、聚集和定植,对于机体控制感染非常重要。BCG 免疫后,若阻止特异性 T 细胞向肺部位的迁移将降低小鼠抗结核菌感染的抵抗能力(Connor et al. ,2010)。小鼠过继试验研究结果显示,结核菌感染后,抗原特异性 KLRG1$^+$ PD1$^-$CD4$^+$ T 细胞亚群分泌细胞因子 IFN-γ 和 TNF-α 的能力较强,但细胞增殖活性较弱,短暂发挥功能后逐渐凋亡,是短期效应性的细胞亚群;而抗原特异性 KLRG1$^-$ CD4$^+$ T 细胞亚群虽然分泌细胞因子的能力较弱,但其增殖能力更强,是一种记忆细胞亚群,可持续不断地转化为细胞因子分泌能力较强的 KLRG1$^+$ CD4$^+$ T 细胞,从而保持效应性 CD4$^+$ T 细胞数目的稳定,记忆 KLRG1$^-$ CD4$^+$ T 细胞亚群至效应性 KLRG1$^+$ CD4$^+$ T 细胞亚群的分化对维持机体抗结核菌感染免疫杀伤的内稳态非常重要(Reiley et al. ,2010)。而在抗结核疫苗小鼠免疫模型中,保护效果较好的疫苗免疫活化的抗原特异性 CD4$^+$ T 细胞中 KLRG1$^-$细胞群的比例更高,分泌 IL-2 的能力更强,且分泌 IL-2 的 KLRG1$^-$ CD4$^+$ T 细胞高表达记忆细胞的分子标记,提示细胞亚群与抗原特异性 CD4$^+$ T 细胞记忆能力的形成相关(Lindenstrom et al. ,2013;Woodworth et al. ,2014)。最终,小鼠感染模型则证实,抗原特异性的 KLRG1$^+$ CXCR3$^-$ CD4$^+$ T 细胞亚群大多聚集在肺的脉管系统循环以行使杀伤效应,而 KLRG1$^-$ CXCR3$^+$CD4$^+$T 细胞亚群则主要归巢在肺实质中执行记忆功能,即 T$_{RM}$ 记忆细胞亚群(Sakai et al. ,2014)。而 KLRG1 表达缺陷小鼠与野生型小鼠相比,抵抗结核菌感染的能力更强(Cyktor et al. ,2013),提示 KLRG1 的缺失能够加强 T$_{RM}$ 的分化,并增强机体抗结核菌感染的免疫保护能力。另外,潜伏感染人群和活动性结核病人相比,抗原特异性记忆 T 细胞表达更多的 CXCR3 和 CCR6(Lindestam et al. ,2013),提示 T$_{RM}$ 与病程进展相关。综上所述,在结核菌感染中,肺部位的 T$_{RM}$ 与机体的免疫控制和病程进展息息相关。如何提高 T$_{RM}$ 的诱导水平,是抗结核免疫研究,尤其是疫苗研发的重要目标之一(Beverley et al. ,2014)。

2015 年,有研究报道一株亚单位蛋白疫苗可诱导 CD4$^+$ T$_{RM}$(Orr et al. ,2015)。2016 年年底,德国 Kaufmann 课题组发现,BCG 的黏膜免疫与传统的皮下注射相比,诱导 CD4$^+$ T$_{RM}$ 的能力更强,且免疫保护效力更佳(Perdomo et al. ,2016)。上海市公共卫生临床中心则报道了重组仙台病毒载体疫苗 SeV85AB 能够诱导高水平的 CD8$^+$T$_{RM}$,能够于结核菌感染早期在肺组织局部快速启动免疫应答并对结核菌感染进行有效控制(Hu et al. ,2017)。

### 16.6.4 环境分枝杆菌与 BCG 相互作用——克服环境分枝杆菌致敏影响的疫苗设计

存在于周围环境中的一些非致病性分枝杆菌(如鸟分枝杆菌、母牛分枝杆菌和瘰疬分枝杆菌等)对 BCG 免疫可产生重要的影响。在 BCG 临床试验中,大量数据分析显示,研究地点地理位置分布的不同可以解释高达 41% BCG 效力的异质性。热带地区环境分枝杆菌的广泛传播被认为是这些地区 BCG 效力低下的重要因素。相反,环境分枝杆菌流行较低的地区,BCG 的免疫保护力则较高。关于这种干扰的确切机制尚不完全清楚,但有不同的理论解释。Palmer 和 Long（1966）认为，早前暴露于不同环境分枝杆菌的个体可获得不同水平的抗 TB 感染的保护作用，因而掩盖了随后 BCG 接种的保护作用。Hernandez-Pando 等（1997）以动物模型为基础的研究资料表明，个体与高浓度的环境分枝杆菌接触后，可诱导 Th2 细胞型细胞因子的产生，使得免疫反应朝着有害的体液免疫方向转变，从而不能对随后的 BCG 接种产生保护性应答。在马拉维（Malawi）地区，BCG 疫苗的接种被大量研究资料证实不能防御 TB 感染，Brandt 等（2002）将从该地区土壤样本中分离的环境分枝杆菌给小鼠免疫，结果发现，这种"致敏"可抑制 BCG 的早期生长繁殖，使得 BCG 接种后只能诱导产生短暂的免疫应答。然而，这种由环境分枝杆菌刺激产生的抵抗力显然不足以控制日后毒力更强的结核杆菌的感染，却几乎能完全阻断由 BCG 正常接种所产生的抗 TB 攻击的保护作用。上述的这些研究资料均与以往在马拉维地区的观察结果相一致，即该地区对环境分枝杆菌高度致敏的人群接种 BCG 后 IFN-γ 反应显著减少，而在非致敏的英国人群中，同样 BCG 疫苗株的接种却能引起显著的免疫应答。

以小鼠为动物模型，发现了有趣的现象：两种不同亚单位疫苗所提供的保护效力均与是否接触过环境分枝杆菌无关。这个发现清楚地表明，亚单位疫苗不受环境分枝杆菌致敏的影响而能有效刺激保护性 T 细胞应答，而 BCG 的效力则受环境分枝杆菌影响明显，且有赖于其在体内早期增殖的速度。因此，在环境分枝杆菌高度流行地区以蛋白亚单位疫苗或者 DNA 和病毒载体疫苗替代 BCG 接种，可能是克服环境分枝杆菌致敏对 BCG 效力影响的有效途径之一。

## 16.6.5　防止 BCG 效力减弱——加强免疫的作用

一般来说，BCG 接种能使儿童产生高水平抗 TB 感染的免疫保护力，从而避免其重症结核病的发生。然而临床试验资料显示，随着接种后时间的推移，TB 的发病率有所增加。青少年肺结核病例的增加被认为与 BCG 保护作用的减弱有关，且复种 BCG 对其保护力的提高也无济于事。Brooks 等（2001）对 6～8 周龄小鼠接种 BCG，分别在 3 月龄、12 月龄、16 月龄和 20 月龄用相同量的结核杆菌毒株进行气雾攻击，并在攻击后 1 个月内处死动物以观察其肺

部情况来反映 BCG 的保护力。结果发现，3 月龄和 12 月龄鼠的肺部荷菌量可减少 10 倍，能较好地抵抗毒株攻击；而 16 月龄和 20 月龄小鼠的抵抗力则逐渐消失，保护力大幅下降。Sterne 等（1998）在研究中发现，BCG 免疫的个体在接种后 2 年内甚至 10 年内均有保护力，但变化程度大；而一旦超过 10 年，则没有证据显示 BCG 还能提供保护力。一般认为，接种过 BCG 的个体在 10～15 年后 BCG 的保护力逐渐下降，免疫记忆丧失。这大概是由于维持持续性免疫的 CD4[+] 记忆性 T 细胞随时间的延长而回复至幼稚表型，即使对其重新刺激也不能引起记忆反应，故其日后不能再有效地控制结核杆菌感染。

不过，这种逐渐下降的免疫保护力和正在消失的免疫记忆可被一些分枝杆菌候选抗原所增强并得以恢复。大部分人群均接种过 BCG，因此，为了恢复 BCG 的免疫保护力，一种颇具吸引力的策略就是增强既有的免疫应答。小鼠试验结果显示，以 Ag85A 为基础的蛋白亚单位疫苗、痘病毒载体疫苗 MVA85A、腺病毒载体疫苗 AdAg85A 等均能成功地增强 BCG 接种后日益减弱的免疫应答。与 BCG 等活疫苗相比，用几种既定选择抗原所制备的亚单位疫苗可诱导强烈而集中的免疫应答反应，而不受先前暴露于环境分枝杆菌的影响。在这方面，此方案和上述环境分枝杆菌与 BCG 间相互作用的观察结果相一致，强调了用非分枝杆菌载体疫苗对第三世界国家儿童和青少年进行再次接种的意义。

## 16.6.6　基于卡介苗效力不足，探索结核病新疫苗研制的优化策略

为了达到有效控制全球日趋严重的结核病疫情的目的，加之当前在第三世界国家普遍使用的 BCG 疫苗被确证效果不佳，因而需要探索效力优于 BCG 的结核病新型疫苗策略。疫苗技术的日新月异及众多分枝杆菌全基因组序列的阐释必将加速合理疫苗设计策略的发展（图 16.3）。

第一，目前人们已经达成了共识，对环境分枝杆菌未致敏的儿童接种 BCG 疫苗可以很好地保护其免患重症结核病。然而新生儿在接种 10～15 年后，BCG 的保护效力会逐渐下降，因而导致了青少年的 TB 发病率有所增加。在这个时间点上，儿童会因为 BCG 疫苗的接种、环境分枝杆菌的影响、潜伏 TB 的感染等综合因素而变得异常敏感，复种 BCG 亦被证

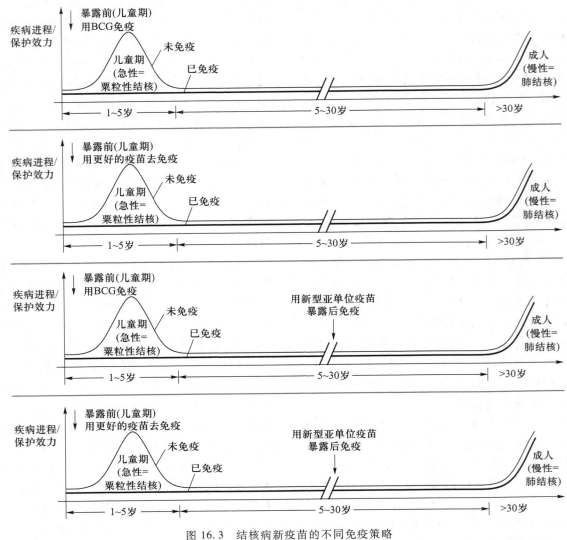

图 16.3　结核病新疫苗的不同免疫策略

粗线表示未经接种个体一生中的 TB 感染情况;细线则表示经过不同的疫苗接种策略(BCG、增强的初种疫苗、BCG-加强疫苗、增强初种疫苗-加强疫苗)免疫后的 TB 感染状态;箭头表示不同疫苗的接种

实不能增强免疫保护效果;然而利用目前的疫苗技术,环境分枝杆菌的致敏或者 BCG 的接种不失为一种良好的初免策略,而选择在 BCG 效力下降且未发病的合适时机,用亚单位疫苗等加强免疫的策略将可能会明显降低结核病的发病率和死亡率。

　　第二,众多分枝杆菌全基因组序列的测定使得人们可以方便地从基因库中选择并克隆自己所感兴趣的结核杆菌免疫优势抗原或毒力基因,从而构建具有超强免疫原性的结核病新疫苗,主要是增强型 rBCG,用其取代现行的 BCG 进行新生儿接种,期望能够诱导产生较 BCG 更长时间的免疫保护力。

　　第三,相对于 BCG 而言,新的疫苗技术,如 DNA 疫苗或病毒载体疫苗,有着无可比拟的优势,它们能够靶向激活特异的免疫系统,定向诱导 CD8$^+$ T 细胞亚类或其他特异的 T 细胞亚类,如果用其加强免疫经 BCG 初免的个体,则可导致疫苗效力的极大提高。

　　另外,BCG 疫苗对大多数模式动物免疫良好,却在人类临床试验中效果不佳,因而结核病新疫苗的效力评估需要在能够模拟导致 BCG 免疫失败的真实生活背景的动物模型上进行。最近基于此概念所建立起来的两个动物模型对于结核病新疫苗的合理设计及其效力评估均具有非常重要的意义。Langermans 等(2001)发现,BCG 能很好地保护食蟹猴对于气管内结核杆菌的攻击,而恒河猴感染后则表现出了和人类十分相近的结核病症状,因而这种对于结核杆菌高度敏感的恒河猴动物模型可用于新型结核病候选疫苗保护力强弱的评估。

## 16.7 预防性结核病新疫苗及其临床试验

### 16.7.1 基因重组卡介苗（recornbinant BCG, rBCG）

卡介苗（BCG）已有长达90多年、40多亿人的临床接种历史，显示了该疫苗良好的安全性，以及对儿童重症结核和肺外结核的免疫保护效果。然而，卡介苗却不能像其他减毒活疫苗，如牛痘苗和麻疹疫苗那样诱导终生免疫，它的免疫保护期限一般只有10~15年。作为一种减毒活疫苗，卡介苗不能诱导终生免疫的原因有很多。随着基因测序技术的日益提高，科学家已经搞清楚了结核杆菌标准菌株（H37Rv）和卡介苗的基因组序列，将两者进行比较的结果显示，卡介苗在长期的传代过程中，丢失了129个可读框（ORF）或结构基因。比较容易被接受的假设是，卡介苗在传代减毒或剔除其毒力因子（virulent factor）的同时，也丢失了一些重要的保护性抗原以及与刺激免疫系统密切相关的主要基因，所以不能诱导终生免疫。在随后十多年的科学研究中，科学家主要采用基因重组的技术，从卡介苗丢失的129种基因中，选择了如ESAT-6和CFP10那样的重要保护性抗原克隆到卡介苗中，或者在卡介苗中过量表达（overexpression）没有丢失的保护性抗原，如Ag85A和Ag85B，并用实验动物模型证明了这种基因重组卡介苗的免疫保护效果优于传统卡介苗。结核杆菌是兼性细胞内寄生菌（facultative intracellularparasites），细菌被巨噬细胞吞噬后，可在细胞内繁殖，当细胞裂解后，释放的细菌又可在细胞外繁殖。凡是细胞内繁殖的微生物，细胞免疫则更为重要，因为细胞免疫是清除受感染的细胞所必需。细胞免疫应答不但主导由CD4介导的IFN-γ和TNF-α的产生，清除含有抗原的感染细胞，而且还激活CD8 T细胞从而直接清除感染病原体的细胞。结核杆菌感染的另一个明显的特点是其激活特异性CD4 T细胞反应明显延迟，这种延迟可归因于感染的始动时间较长，以及从肺部到局部淋巴结的迁移时间较长，而导致延长了结核杆菌在肺部的繁衍并

逃逸了机体免疫系统的有效监控（Wolf et al., 2008）。所以，如何使其所携带的抗原能较快速从吞噬体（phagosome）逃逸和释放，随后进行抗原加工处理则成为疫苗学工作者在发展结核疫苗中要考虑的重要策略之一，因为释放后的抗原才能被抗原提呈细胞摄取接受和进入进一步的免疫刺激反应（Skeiky and Sadoff, 2006）。BCG主要激活CD4 T淋巴细胞亚群，如果将李斯特菌（*Listeria monocytogenes*）菌素（Hly）的基因引入BCG，亦可起到促使吞噬体膜的裂解，进而引起BCG的释放效果，从而可明显地改善BCG保护性抗原组织相容性I类分子（MHC-I类分子）的加工处理，从而激活CD4和CD8两群T淋巴细胞间最有效和合拍的免疫协同作用，达到抵抗结核杆菌感染的最有效的免疫保护效果。

德国科学家Kaufmann等先将能表达李斯特菌溶血素（listeriolysin O, LLO）的Hly基因与编码结核杆菌分泌性抗原Ag85B基因的信号肽融合，然后再利用分枝杆菌穿梭质粒将该融合基因引入BCG，在热休克蛋白hsp60启动子的作用下获得了Hly的高效表达。将这种基因重组BCG与传统BCG相比较，细菌的增殖数量没有增加，而且在小鼠和人巨噬细胞内的存活能力还略有下降，显示了非常可靠的安全性（Hess et al., 1998）。该基因重组BCG能明显地促使蛋白抗原在进入吞噬体（phagosome）后，逃逸吞噬溶酶体（phagolysosome），直接进入细胞质，使得蛋白抗原能被快速和有效地提呈到MHC-I类分子抗原加工处理途径。而传统BCG则会长久地存在于吞噬溶酶体中，不能有效地加工处理抗原，影响了疫苗的免疫保护效果。在通常情况下，吞噬体内的pH是有利于LLO的表达和发挥其穿破吞噬体膜功能的。但是当BCG进入吞噬体以后，它通过分泌尿素酶（ureases）水解尿素而产生二氧化碳和氨，氨会阻止吞噬体的酸化，使pH从5.5提升到6.5，抑制了吞噬体的成熟，不利于LLO的表达和功能发挥。Kaufmann等利用基因工程技术，将卡介苗染色体中编码尿素酶的基因敲除，吞噬体中的pH就能控制在6以下，使得LLO的表达和功能发挥获得了保证，极大地提升了免疫保护力（Grode et al., 2005）。

如果基因重组BCG只是过量表达一些结核杆菌的保护性抗原，只能使肺的荷菌量比传统BCG免疫的动物少0.5 log10左右的菌落形成单位（colony forming unit, CFU）。Kaufmann等用气雾攻击的实验动物小鼠模型证明了能高效表达LLO的基因重组

BCG 可以使小鼠肺荷菌量（CFU）比传统 BCG 少 10 倍或比未接种疫苗的对照组少 100 倍的理想免疫保护效果（Sun et al.，2009）。

除了李斯特菌溶血素 LLO 以外，有些革兰氏阳性细菌也能产生溶菌素，具有穿破吞噬体膜的功能。例如，A 群链球菌能产生链球菌溶菌素 SLO（streptolysin O of group A *Streptococci*）、肉毒杆菌能产生穿孔 PFO（perfringolysin O of *Clostridium perfringens*）。美国全球结核病疫苗基金会（AREAS）研究开发的基因重组卡介苗 AERAS-422 表达的就是 PFO 溶菌素（Kupferschmidt，2011）。由美国加州大学洛杉矶分校研发的过表达结核杆菌 Ag85B 的 rBCG30 已经在美国完成了 I 期临床试验，证明其非常安全。由德国 Kaufmann 教授研发的能表达 LLO 的基因重组卡介苗 VMP1002 在完成了证明了其安全性的 I 期临床试验后，已经于 2011 年进入了 II 期临床试验。但是基因重组卡介苗 AERAS-422 在美国的 I 期临床试验在 2011 年被美国 FDA 因为安全性而叫停终止，因为在接种了疫苗的志愿者中有两位发生了非常疼痛的皮肤疱疹。据专家推测，可能是 AERAS-422 表达的 PFO 溶菌素激活了处于潜伏感染状态的病毒（Hoft et al.，2016；Kaufmann，2011）。

## 16.7.2 用于加强免疫的亚单位/载体疫苗

在已经进入临床试验的新疫苗中，有 7 种是用于增强 BCG 免疫效力的亚单位和载体疫苗，即 BCG 初免—加强免疫疫苗（prime-boost vaccine），其中，4 种为蛋白亚单位疫苗，3 种为病毒载体疫苗。这些加强型疫苗的共同特点是选择了能诱导 T 细胞免疫应答的结核杆菌重要保护性抗原，如 Ag85A、Ag85B、ESAT-6、TB10.4、TB32 和 TB39 等。蛋白亚单位疫苗都采用了 2 种或 3 种抗原的融合或嵌合技术，例如，丹麦血清所研发的 H1 亚单位疫苗是 Ag85B 和 ESAT-6 的融合蛋白，并分别与 IC31 和 CAF01 两种不同的佐剂配伍使用来诱导 Th1 细胞为主的免疫应答。为了避免干扰以 ESAT-6 抗原为基础的诊断试剂检测结果，美国 AERAS 用 TB10.4 替代了 ESAT-6，美国 AREAS 构建的第 3 种 H4 蛋白质亚单位疫苗（AERAS-404）也已完成了 I 期临床试验。第 4 种蛋白亚单位疫苗是由美国 GSK 公司研发的 M72，这是结核杆菌 TB39 和 TB32 两种抗原的嵌合型杂合蛋白，采用的是 GSK 公司自己研发的 QS21 佐剂，值得关注的是该疫苗已经完成了 II 期临床试验（Kaufmann and Gengenbacher，2012）。

用病毒作为载体的加强型疫苗有两种是采取腺病毒作为载体，其优点是诱导 CD8 T 细胞的能力很强。表达 Ag85A 抗原的腺病毒 5 疫苗（AdAg85A）是非复制型的病毒，安全性很好，但是该病毒在人群中的携带率或感染率很高，体内已经存在的抗体有可能影响到疫苗的效力。由美国 AERAS 研发的腺病毒 35 疫苗（AERAS-402）表达的是结核杆菌 Ag85A、Ag85B 和 TB10.4 的融合蛋白，更重要的是，腺病毒 35（Ad35）在发达国家的感染率是 5%，而在发展中国家的感染率为 20%。因此，不会对该疫苗的免疫应答产生太大的影响。第 3 种病毒载体疫苗是由英国牛津大学研发的复制缺陷型的痘苗病毒载体疫苗（MVA85A），该疫苗表达 Ag85A 单一抗原，这个疫苗的动物试验结果很好，在 IIb 期临床试验中显示了诱导 Th1 细胞免疫应答和增强 BCG 效力的理想效果（Kaufmann et al.，2010），然而在非洲进行的 III 期临床试验中，其免疫保护效果和对照组无统计学差异（Tameris et al.，2013）。

## 16.7.3 预防和控制潜伏感染的新疫苗

结核杆菌的潜伏感染是十分严重的问题，全世界约 1/3 的人感染了结核杆菌，其中有 1/10 的人在其一生中会发病。在每年的近 200 万新发结核病患者中，只有 1/3 是通过呼吸道感染结核杆菌引起的，其余 2/3 是机体中原发感染灶中的结核杆菌再激活（reactivation）造成的。因此，如何研究和开发能预防潜伏感染的新型疫苗成为当今是否能达到在 2050 年基本控制结核病这一目标的关键所在。

在丹麦血清研究所的 Andersen 等研究的已经进入临床试验的蛋白亚单位疫苗 H1（Ag85B 和 ESAT-6 融合蛋白）中引入与结核杆菌潜伏感染关联很密切的 Rv2660c 蛋白后，构建的 H56 蛋白亚单位疫苗（Ag85B、ESAT-6 和 Rv2660c 融合蛋白）在潜伏感染实验动物模型中能显著增强 H1 疫苗的免疫保护力，在动物脏器的荷菌量方面可以达到 10 倍的差异（Aagaard et al.，2011），该疫苗的临床试验效果值得期待。

## 16.7.4 结核病新疫苗的临床试验

经过长期和大量的临床前期研究，结核病新疫苗正逐步进入临床试验阶段。鉴于世界上有 1/3 人口已经感染过结核杆菌，发展中国家结核病的高发病率，以及发达国家 HIV/TB 双重感染增多的趋势，从安全性角度考虑,目前,结核病新疫苗的临床试验均选择在没有接种过 BCG,且结核菌素皮试为阴性的人群中进行。临床试验的目的是验证新疫苗的安全性和免疫原性,因而可在获得安全有效的结果以后,再选择在 TB 潜伏感染或有免疫缺陷的人群进行 I 期临床试验。而用于增强 BCG 效果的加强疫苗则可选择在已接种过 BCG 的人群中进行,对能否增强特异性的免疫反应进行观察。

### 16.7.4.1　已经进入临床试验阶段的结核病新疫苗

目前,已有 12 种第一代结核病新疫苗先后完成了 I 期临床试验(表 16.2),结果均显示了不错的免疫原性,其中包括:① 3 种取代卡介苗的预防性初种疫苗(priming vaccine),均为具备提高免疫原性的重组卡介苗;② 3 种表达 1 种或多种 *Mtb* 主要免疫抗原

**表 16.2　进入临床试验的第一代结核病新疫苗**

| 疫苗种类 | 疫苗名称 | 性质描述 | 临床试验阶段 | 开发机构 | 疫苗用途 | 参考文献 |
|---|---|---|---|---|---|---|
| 重组活疫苗 | VPM1002 | 表达李斯特菌溶血素及尿素酶缺陷的重组 BCG | II期 | 德国 Max-Planck 感染生物学研究所 | 预防性初种疫苗 | Grode et al., 2005;Hess et al.,1998 |
| | rBCG30 | 过表达 Ag85B 的重组 BCG | I期 | 美国加州大学 | 同上 | Hoft et al.,2008;Horwitz and Harth,2003 |
| | AFRO-1/AREAS-422 | 表达 PfoA 溶菌/Ag85A/Ag85B/TB10.4 及尿素酶缺陷的重组 BCG | I期被叫停 | 美国 AREAS | 同上 | Kupferschmidt, 2011;Sun et al.,2009b |
| 病毒载体疫苗 | MVA85A | 表达 Ag85A 的重组安卡拉牛痘病毒疫苗 | IIb 期 | 英国牛津大学 | 预防性加强疫苗 | Feng et al.,2001;McShane et al.,2004 |
| | AdAg85A | 表达 Ag85A 的复制缺陷重组腺病毒疫苗 | I期 | 加拿大 McMaster 大学 | 同上 | Santosuosso et al.,2006 |
| | Crucell Ad35/AREAS-402 | 表达 Ag85A/Ag85B/TB10.4 的复制缺陷重组腺病毒疫苗 | IIb 期 | 美国 Crucell/AREAS | 同上 | Abel et al.,2010;Radosevic et al.,2007 |
| 重组蛋白亚单位疫苗 | Hybird-1+IC31 | 重组 Ag85B-ESAT-6 融合蛋白+IC31 佐剂 | I期 | 丹麦哥本哈根血清研究所 | 同上 | van Dissel et al.,2010 |
| | Hybird-1+CAF01 | 重组 Ag85B-ESAT-6 融合蛋白+CAF01 佐剂 | I期 | 丹麦哥本哈根血清研究所 | 同上 | Agger et al.,2008 |
| | Mtb72F | 重组 Rv1196-Rv1025 融合蛋白+AS01/AS02 佐剂 | II期 | 美国 Corixa/GSK 公司 | 同上 | Reed et al.,2009 |
| | AREAS-404 | 重组 Ag85B-TB10.4 融合蛋白+IC31 佐剂 | II期 | 美国 AREAS | 同上 | Dietrich et al.,2005 |
| 灭活疫苗 | RUT1 | 脱毒 *M. tuberculosis* 片段 | II期 | 西班牙 Archivel Farma 公司 | 暴露后治疗性疫苗 | von Reyn et al.,2010 |
| | *M. vaccae* | 灭活 *M. vaccae* | III期 | 加拿大 Immunitor 公司 | 同上 | Vilaplana et al.,2010 |

的重组病毒载体疫苗;③ 4 种与新型佐剂配伍的重组融合蛋白,这两类亚单位疫苗均被用作增强 BCG 免疫效果的预防性加强疫苗(late booster vaccine);④ 2 种灭活或半纯化的分枝杆菌则被用作暴露后的治疗性疫苗(post-exposure therapeutic vaccine)。

**16.7.4.2 已经完成临床前期试验阶段的结核病新疫苗**

另外,尚有多种候选结核病新疫苗也已完成了临床前研究,并有部分正在 GMP 车间进行生产,准备陆续进入 I 期临床试验(表 16.3)。在重组活疫苗中,有 2 株 *Mtb* 突变株加入重组活疫苗的行列,其一为毒力基因簇 RD1 缺失的泛酸营养缺陷株(Larsen et al.,2009),其二为 *phoP*(高毒力的转录调节基因)和 *fad*26(参与 *Mtb* 细胞壁合成的重要基因)双突变菌株(Martin et al.,2006),这些 *Mtb* 突变株均缺失了至少两个独立的代谢必需和/或毒力调控基因,在动物试验中也验证了其良好的安全性及保护效果。这两种活疫苗均用作取代 BCG 的初种疫苗。重组蛋白疫苗中,分枝杆菌肝素结合血凝素(HBHA)在 *Mtb* 播散过程中起着重要作用并具备非

常强的免疫原性,当其免疫接种动物时可诱导与 BCG 相当的免疫保护力并能显著增强 BCG 的初免保护效果(Rouanet et al.,2009)。而 H56 包含早期分泌蛋白 Ag85B 和 ESAT-6 以及营养压力诱导抗原 Rv2660c,与 BCG 单独免疫相比,H56/IC31 加强免疫可有效控制毒株攻击后猕猴的 *Mtb* 感染,减轻其临床症状、肺病变及肺外播散,并显著提高生存率。更为重要的是,在用抗-TNF 抗体治疗后,BCG/H56 免疫猴不会发生潜伏感染的激活,证实了该重组多相疫苗可以同时用来预防活动性结核病及潜伏感染的激活(Aagaard et al.,2011)。

## 16.7.5 新一代结核病新疫苗的研制

目前,还没有任何一种候选疫苗具有彻底清除 *Mtb* 的能力,为了达到 WHO 在 2050 年消灭结核病的宏伟目标,即把全球活动性 TB 发生率降低至 1/100 万以下,新疫苗需要能够清除潜伏感染健康人群中的休眠菌,或者能够阻止 *Mtb* 在未感染人群中的感染。达到此目标的一个最为可能的策略就是利用异源初免—加强免疫策略,即用具有更高活性的 BCG 替代疫苗进行初免,再辅以包含 *Mtb* 不同活动

**表 16.3 完成临床前试验阶段的候选结核病新疫苗**

| 疫苗种类 | 疫苗名称 | 性质描述 | 开发机构 | 疫苗用途 | 参考文献 |
|---|---|---|---|---|---|
| 重组活疫苗 | *MtbΔRD1ΔpanCD* | RD1 缺失的 *Mtb* 泛酸营养缺陷株 | 美国 Albert Einstein 医学院 | 预防性初种疫苗 | Larsen et al.,2009 |
| | MTBVAC | *phoP/fadD26* 基因缺失的 *Mtb* 突变株 | 法国巴斯德研究所 | 同上 | Martin et al.,2006 |
| 重组蛋白亚单位疫苗 | HBHA | BCG 来源的 HBHA 蛋白 | 法国巴斯德研究所 | 预防性加强疫苗 | Rouanet et al.,2009 |
| | H56+IC31 | 重组 Ag85B-ESAT-6-Rv2660 融合蛋白+IC31 佐剂 | 丹麦哥本哈根血清研究所 | 预防性加强或潜伏感染疫苗 | Aagaard et al.,2011 |
| | AEC/BC02 | 重组 Ag85B-ESAT-6-CFP10 融合蛋白+BC02 佐剂 | 中国药品生物制品检定院/重庆智飞生物 | 潜伏感染疫苗 | Lu et al.,2014 |
| DNA 疫苗 | Ag85A | 表达 Ag85A 蛋白的裸质粒 DNA 疫苗 | 北京 309 医院/海规生物 | 暴露后治疗性疫苗 | Liang et al.,2008 |
| | HG85A/B | 表达 Ag85A/B 嵌合蛋白的裸质粒 DNA 疫苗 | 海规生物/北京 309 医院 | 暴露后治疗性疫苗 | Liang et al.,2008 |

期抗原的高效疫苗进行加强免疫（Kaufmann，2007）。BCG不表达休眠期抗原，因此，初种疫苗可以通过基因工程的方式导入休眠抗原编码基因。此外，BCG替代疫苗很可能在出生后立即进行接种，因此，加强疫苗则可考虑在出生的头2年接种第一针，然后分别在青少年和成年期再接种一针。通常第一针加强疫苗要求接种Mtb代谢活跃的早期表达抗原，而在成人阶段则应接种休眠期抗原（Kaufmann，2010）。

继续开发具备无菌免疫或阻止感染发生的新一代新疫苗的原因在于TB和HIV合并感染的高频发生率。HIV已经成为TB再感染的首要驱动因素，而且将同时影响潜伏感染和疫苗接种诱导的免疫反应。也就是说，HIV的感染将破坏疫苗接种的免疫保护效果，而最可行的解决办法就是在HIV感染影响免疫系统前通过疫苗的接种达到清除Mtb的无菌状态，并有助于预防潜伏感染个体的TB复燃或再次感染（Kaufmann，2010）。由于Mtb经呼吸道感染后有少量细菌侵入肺部，如果这些细菌在入侵后能够被立即攻击，则进一步的稳定感染可能会被阻止。其中，可能的免疫学机制包括提高吞噬细胞的细菌摄入能力，宿主细胞摄入细菌后的中和作用，通过封闭必需营养颗粒的摄取诱导病原菌凋亡，激活补体的杀伤等体液效应机制等（Kaufmann，2007）。2015年，一株Mtb减毒疫苗Mtb△sigH的呼吸道免疫能够在恒河猴模型中诱导一定水平的中央记忆T细胞免疫应答和高水平的免疫保护效力，有望进入临床试验阶段（Kaushal et al.，2015）。另外，加拿大Xing Zhou课题组建立了一种使用人源化小鼠评价结核疫苗的模型，良好地模拟了人的临床试验（Yao et al.，2017）。使用该模型进行临床前试验，可极大提高抗结核疫苗进入临床试验阶段的效率。

## 16.8 结核病治疗性疫苗

结核病的治疗以化疗为主，免疫治疗为辅。合理、规律的化疗一般在1~2个月即可杀死病灶内绝大多数结核杆菌，但仍有少量细菌残留，转入休眠状态，尤其是寄生于巨噬细胞内的结核杆菌不易被杀死，需继续治疗3~4个月，甚至更长时间。在抗结核化疗的基础上联合免疫治疗可有效地杀灭残留的结核菌，促进病灶吸收、空洞闭合，因此有可能缩短

疗程，实现"超短程化疗"。此外，由于化疗药物的毒副反应、耐多药结核病的流行，以及人类免疫缺陷病毒的感染、免疫抑制剂的使用和老年性结核病等原因引起的机体免疫功能低下，使难治性结核病增多，抗结核治疗面临巨大的挑战。抗结核免疫主要是细胞介导的免疫反应，体液免疫是否起作用尚有争议，机体的免疫状态与结核病的发生、发展和转归密切相关。免疫治疗可以通过调节或选择性地诱导结核病患者免疫系统蕴藏的潜力，来达到治疗疾病的目的。近年来，通过免疫调节治疗结核病成为研究的热点之一，免疫治疗制剂的研究与开发成为一个十分重要的研究方向（Coler et al.，2013）。

目前国内外结核病治疗性疫苗研究的种类主要有下列3种：灭活疫苗、亚单位疫苗和减毒活疫苗。灭活疫苗是由灭活后的分枝杆菌制备的，其免疫后主要激活CD4[+]T细胞，只能激活少量的CD8[+]T细胞，引起短暂的免疫反应，不能产生持久、有效的免疫保护力，可与化疗联合应用于结核病人的治疗。亚单位疫苗只用Mtb的一部分成分引起机体产生免疫保护反应，主要包括基因疫苗、重组蛋白疫苗或多肽疫苗（加佐剂）、其他纯化的主要成分（如枝菌酸、糖脂等）。减毒活疫苗包括卡介苗、基因重组活疫苗和减毒活疫苗，对结核分枝杆菌或卡介苗进行改良以减少前者的致病力或提高后者的免疫保护力，主要包括表达分枝杆菌T细胞抗原的重组活疫苗、表达细胞因子的重组卡介苗、Mtb减毒活疫苗、其他的弱毒或无毒分枝杆菌活菌苗，可广泛刺激免疫系统，能够有效地刺激CD4[+]和CD8[+]T细胞，主要用于预防，只有少数研究用于治疗（Sela et al.，2002）。

### 16.8.1 灭活疫苗

#### 16.8.1.1 母牛分枝杆菌（*M. vaccae*）菌苗（商品名为微卡菌苗）

母牛分枝杆菌经高温灭活纯化后制成的无细胞免疫调节剂，其活性成分包括以细胞壁为主，还有以蛋白质为主的细胞因子诱导物质，以及具有较强免疫活性的DNA聚合体。临床研究结果表明，微卡菌苗能增强肺结核、结核性胸膜炎患者的细胞免疫功能，提高机体巨噬细胞产生NO、$H_2O_2$的能力，同时也是一个双向免疫调节剂，可调整免疫反应，抑制病理反应，减少组织损伤。与化疗联用能使结核病患

者体重增加,加快痰菌阴转、病灶吸收及空洞缩小、闭合的速度,缩短短程化疗疗程。其不良反应少且较轻微,使用安全,复发率低。目前,该菌苗已在临床应用,作为肺结核的免疫治疗和短程化疗的辅助治疗,尤其对难治性结核病及耐多药结核病有显著疗效(Mwinga et al. ,2002)。

#### 16.8.1.2　草分枝杆菌制剂(商品名为乌体林斯)

灭活的草分枝杆菌制成的免疫调节剂,可显著提高肺结核患者的细胞免疫功能,刺激产生多种细胞因子,促使单核巨噬细胞向病灶部位聚集,吞噬和杀灭结核菌,促进肺结核病灶的吸收好转。在化疗基础上应用乌体林斯辅助治疗复治、难治或耐药结核病患者疗效显著,无明显副反应。

### 16.8.2　亚单位疫苗

#### 16.8.2.1　卡介苗多糖核酸注射液(商品名为斯奇康)

该注射液采用热酚法去掉了卡介苗菌体可诱导迟发型超敏反应的菌体蛋白质,再用乙醇沉淀提取免疫活性较强的菌体脂多糖成分,然后制成灭菌生理盐水溶液。它可增强肺结核患者的细胞免疫和体液免疫功能,促进单核—巨噬细胞系统增生,增强巨噬细胞吞噬与消化能力,显著增强机体内 T 淋巴细胞和自然杀伤细胞功能,激活 T 细胞释放各种淋巴因子,提高 IL-2、IL-2 受体的表达和 IFN-γ 的诱生水平,促进细菌阴转、结核病灶的吸收好转和空洞闭合,提高了联合化疗的疗效。无明显不良反应,使用安全、方便。

#### 16.8.2.2　耻垢分枝杆菌(*M. smegmatis*)菌苗

耻垢分枝杆菌是由非致病性的快生长分枝杆菌经特殊工艺加工而成的无细胞溶菌制剂,含细菌胞壁多糖、菌体蛋白和富含 CpG 片段的核酸等多种有效的免疫调节成分,同时避免了常规灭活细菌类制剂颗粒大、易成团和副反应大等问题,可增强正常动物的 T 淋巴细胞增殖反应和迟发型超敏反应,促进免疫功能低下小鼠 T 淋巴细胞增殖功能的恢复,抑制免疫功能亢进豚鼠的迟发型超敏反应和猪血清致敏小鼠的速发型超敏反应,具有良好的双向免疫调节作用(Sweeney et al. ,2011)。

#### 16.8.2.3　DNA 疫苗

由能引起机体保护性免疫反应的病原体抗原的编码基因和真核表达载体构建而成,它被注入机体后,通过宿主细胞的转录系统表达蛋白抗原,诱导宿主产生细胞免疫应答和体液免疫应答,从而达到预防和治疗疾病的目的。DNA 疫苗不需要任何化学载体,故又称为裸 DNA 疫苗(naked DNA vaccine)。DNA 疫苗可诱导体液免疫和 Th1 细胞型免疫应答,尤其是特异性 CTL 识别、杀伤、破坏被感染的细胞及清除细胞内的病原体,这对于清除寄生于巨噬细胞内的 *Mtb* 非常有意义。

自 1999 年 DNA 疫苗首次用于治疗小鼠结核病以来,已发现多种结核分枝杆菌 DNA 疫苗具有较好的辅助治疗效果,如 hsp65、hsp70、Ag85A、Ag85B 和 MPT64 DNA 疫苗等均可诱导产生高水平的 IFN-γ 和低水平的 IL-4,免疫小鼠的肺、脾菌落计数显著低于对照组。在常规化疗杀死了大部分结核分枝杆菌后,DNA 疫苗能够使体内残余的菌数显著减少。研究结果表明,Ag85A DNA 疫苗用于治疗小鼠耐多药结核病具有相同的效果(Liang et al. ,2008)。此外,Ag85A DNA 疫苗可使小鼠对 Ag85A 蛋白的 IFN-γ 反应增高,可有效地预防结核分枝杆菌的再激活。证明结核杆菌 DNA 疫苗与常规化疗相结合不仅可提高机体免疫力,并可有效地抑制结核杆菌的再激活,提高化疗效果,缩短疗程,从而为结核病尤其是耐药结核病的治疗开辟了新途径。但 ESAT6 DNA 疫苗的治疗效果不是很明显。

虽然 DNA 疫苗在体内表达的微量抗原蛋白能够激发个体的免疫反应,但很多情况下其强度仍弱于活疫苗,一方面是由于疫苗 DNA 的转化效率有限,另一方面也因为 DNA 疫苗在宿主体内不能像活疫苗那样自我复制。目前,寻找合适的免疫佐剂是增强 DNA 疫苗免疫活性的重要手段。目前的研究已表明,某些细胞因子(如 IL-12、IFN-γ、IL-18 等)和共刺激分子能提高 DNA 疫苗的 Th1 细胞型免疫应答水平(Okada et al. ,2011)。将结核杆菌 hsp70 与人共刺激分子 CD80 的编码基因进行拼接重组,制备 hsp70/CD80 嵌合 DNA 疫苗,可诱导较强的特异性 Th1 细胞型免疫反应,肝、脾组织菌落计数显著减少,说明共刺激分子人 CD80 可提高 hsp70 DNA 疫苗对小鼠结核病模型的治疗效果(史小玲等,2004)。采用电导入技术也可以显著提高质粒 DNA

分子进入细胞内的效果,从而明显增强 DNA 疫苗的免疫原性,并使 DNA 用量减少 10 倍。在我国,由上海塔瑞莎生物技术公司研制的电导入器械已经被国家食品药品监督管理总局批准进入临床试验用于 DNA 疫苗的呈递。

解放军第三〇九医院全军结核病研究所和上海海规生物科技有限公司联合研制的结核 Ag85A DNA 治疗性疫苗,已在武汉生物制品研究所正在进行中试,中国食品和药品检定研究院对该疫苗的药效用结核病豚鼠感染模型进行鉴定,治疗效果可达到 33%。国内外尚未见结核 DNA 疫苗进入临床试验的报道。

### 16.8.2.4　重组蛋白疫苗

重组蛋白疫苗是将基因工程表达的蛋白抗原纯化后制成的疫苗。其优点是产量大、纯度高、安全性好、无组织损伤、可反复使用、增强注射以维持效应 T 细胞记忆,但免疫效果较差,需添加佐剂以增强免疫原性。该疫苗研制的关键在于蛋白抗原和佐剂的选择、剂量的确定,抗结核免疫主要是细胞介导的免疫应答,在结核分枝杆菌早期培养滤液(CFP)中有 100 多种蛋白,选择抗原作为亚单位疫苗的主要标准是它们能否诱导 Th1 细胞型的免疫应答,提高细胞免疫功能。目前,用于免疫治疗的重组蛋白疫苗尚在研究中,如 ESAT6 蛋白含多个抗原决定簇,在结核杆菌感染早期可被大多数病人分泌 IFN-γ 的 CD4$^+$ 和 CD8$^+$ T 细胞强烈识别;Mtb8.4 重组蛋白免疫小鼠可诱导强的 CD4$^+$ 和 CD8$^+$ CTL 反应;重组 Ag85 复合物、38 KD 脂蛋白、65 KD 热休克蛋白抗原也都可以诱导人 T 细胞增殖反应,诱导 Th1 细胞型反应(Doherty et al.,2007)。

蛋白疫苗或多肽疫苗不加佐剂在动物体内很难引起免疫反应,同样的抗原加上不同的佐剂诱导的免疫反应、产生的治疗效果也不同,需要有效的蛋白疫苗传递系统以获得持续的记忆免疫反应,能够诱导 Th1 细胞型免疫的免疫佐剂对于增强亚单位疫苗的免疫反应是非常必需的。目前能够诱导细胞免疫应答的佐剂主要有以下几种。

(1)二甲基三十六烷基铵氯化物(dimethyl-dioctadecylammonium,DDA)

DDA 是一个可有效地诱导细胞免疫应答的佐剂,已证明它能够有效地促进短期培养(简称 ST-CFP)和 Ag85B 蛋白诱导细胞免疫应答,但该佐剂却不能有效地促使 ESAT6 产生细胞免疫应答。

(2)MPL 佐剂

MPL 佐剂是一种来源于明尼苏达沙门菌低毒性的去酰基单磷酸类脂 A(3-O-deacylated monophosphoryl lipid A,MPL),已证明它在诱导细胞和体液免疫反应方面具有强的佐剂活性。

(3)DDA/MPL 和 DDA/TDB 佐剂

DDA/MPL 佐剂是一种 DDA 与 MPL 免疫刺激剂混合的亲脂性载体,最近已成功地完成了安全性检测。ESAT6 和 DDA/MPL 佐剂联合免疫可诱导强的 ESAT6 特异的 T 细胞反应。DDA/TDB 佐剂是以同样的技术制备的第二代佐剂,已证明高度有效,并在 4℃ 或室温下具有长的寿命,目前该佐剂正在进行毒性和安全性测试。

(4)RC-529 佐剂

它是一种合成的 ω-氨烃基-2-氨基-2-脱氧-4-二氧磷基-β-D-葡糖吡喃糖苷(ω-aminoalkyl-2-amino-2-deoxy-4-phosphono-β-D-glucopyranoside),在结构上与 MPL 佐剂主要的六酰基成分相关。RC-529 佐剂已在临床前和临床试验阶段证明可加强某些蛋白抗原的体液免疫反应和细胞免疫反应。

(5)CpG ODN

现已知含 CpG 基序的寡聚脱氧核苷酸(oligodeoxynucleotides,ODN),在体内可通过增加 Th1 细胞型细胞因子 IL-12 和 IFN-γ 的分泌,增强细胞免疫应答。

(6)微球体疫苗(microsphere-based vaccine)

它作为疫苗投递系统具有许多优点,装入胶囊内的或联结在微球体表面的抗原均可诱导体液免疫应答和细胞免疫应答,直径为 1~10 μm 的颗粒易于被 DC 和其他 APC 吞噬,抗原被提呈给 MHC-Ⅰ 类和 MHC-Ⅱ 类分子。装入胶囊内的抗原可避免酶降解和快速清除,并可控制抗原的释放。常用的微球体材料(polylactide-co-glycolide,PLG)是一种适合生物的、不会引起排斥反应的、生物能分解的聚合体,作为缝合线已安全应用于人类 30 多年,作为药传递系统也已用于人类 10 多年了。此外,PLG 是无免疫原性的,PLG 微球体疫苗反复免疫不会因为中和抗体反应而影响效力。PLG 相对分子质量和末端化学的变化可产生一系列物理、化学特性,除了可与不同佐剂、赋形剂和稳定剂兼容外,在为新抗原设计微球体形式方面具有很大的弹性。已证明微球体可加强蛋白、多肽和质粒 DNA 在小动物,非人灵长类动物和人类产生免疫反应,是一个有效的疫苗传递系统。Evans 等建立了 Mtb8.4 蛋白微球体,该蛋白微球体平均直径为 2 μm,平均蛋白含量为 0.60%(w/w),装入胶囊有效率为 61%,将其置于 Tris 缓冲液中,2 h 后 Mtb8.4 蛋白的释放率不到 5%,48 h 后不到 10%,持续地、逐步地释放超过 5 周。该疫苗一次免疫就能够诱导比 MPL 佐剂强的细胞免疫应答和体液免疫应答。用 Mtb8.4 蛋白微球体免疫 C57BL/6 小鼠 1 或 2 次,用 Mtb8.4 蛋白刺激其脾细胞可释放高水平的 IFN-γ;Mtb8.4 氨基酸 31—41 和 46—55 已证明含有 $CD8^+$ T 细胞多肽决定簇,用其刺激 $CD8^+$ $IFN-γ^+$ T 细胞 5 h 进行细胞内细胞因子染色显示强的 $CD8^+$ T 细胞免疫反应。用 Mtb8.4 蛋白微球体免疫 C57BL/6 小鼠 1 次后,0.63% 的 $CD3^+$ T 细胞和 1.52% 的 $CD8^+$ T 细胞对 Mtb8.4 多肽决定簇反应;用 Mtb8.4 DNA 免疫小鼠后,0.89% 的 $CD3^+$ T 细胞和 2.18% 的 $CD8^+$ T 细胞细胞内 IFN-γ 阳性;而用 Mtb8.4 蛋白+PBS 或+ MPL 佐剂免疫的小鼠脾细胞几乎不被激活,也未检测到抗 Mtb8.4 $CD8^+$ T 细胞。

美国 GSK 公司研制的 Mtb72f/AS02A 嵌合蛋白疫苗,是由具有高度免疫原性的 Mtb39 和 Mtb32 基因重组构建的相对分子质量为 72 000 的嵌合蛋白,以 MPL 和皂角素 QS21 作为佐剂,豚鼠和猴子试验结果表明,作为 BCG 加强免疫制剂,诱导的保护效力强于单独用 BCG,用于治疗结核病也具有辅助治疗效果,目前在肯尼亚进行 II 期临床试验,正在我国申请 I 期临床试验。丹麦国家血清研究所(SSI)研制的 Ag85B-ESAT6 融合蛋白疫苗以 IC31(寡脱氧核苷酸和多阳离子氨基酸的混合物)作为佐剂,在小鼠和灵长类动物的试验结果均显示其免疫保护力高于单一的 ESAT6 或 Ag85B 蛋白疫苗,可增强 BCG 的免疫保护力,目前在进行 II 期临床试验。AERAS、SSI、Sanofi 和 Intercell 联合研制的 AERAS-404/H4:IC31,是 Ag85B 和 TB10.4 融合蛋白疫苗,以 IC31 为佐剂,已经完成了 I 期临床试验(Norrby et al.,2017)。我国解放军第三○九医院研制的多种类型的蛋白疫苗,中国食品药品检定研究院研制的卡介苗 CpG 复合佐剂-02 系统,目前均处于临床前研究阶段。

### 16.8.2.5　RUTI

RUTI 是 Archivel Farma S. L. 生物技术公司生产的由减毒结核分枝杆菌细胞片段制备的一种治疗性疫苗,它通过脂质体运输,不需要任何佐剂。潜伏感染的细菌存在于肉芽肿中,其中心为坏死灶,泡沫样巨噬细胞围于外层形成一个重要的免疫抑制屏障,尤其是在小鼠结核模型更易形成泡沫样巨噬细胞,这一方面解释了死菌、细菌残骸和表面活性剂处理的动力学,另一方面也说明了潜伏细菌能够逃离肉芽肿并重新生长在边缘,特别是在肺泡中,而使细菌易于播散。在小鼠和豚鼠模型已证明,先短期化疗杀死活跃生长的细菌,清除最外层的泡沫样巨噬细胞,减少局部炎症反应,可避免免疫治疗时 Mtb 抗原引起的 Koch 现象;而后接种 RUTI,可诱导强的多抗原免疫反应,增强 Mtb 分泌性抗原和结构抗原特异的 Th1 细胞免疫反应(CD4 和 CD8 细胞)和体液免疫反应,维持 Th1/Th2/Th3 细胞免疫平衡,可避免短期化疗后非复制细菌的再激活,并诱导杀菌活性,减少剩余的潜伏细菌的再生长,减少新病灶产生的可能性。治疗性疫苗 RUTI 联合化疗治疗结核潜伏感染者,可缩短疗程至一个月,并减少副反应和医疗费用。在西班牙进行的 I 期临床试验显示它具有很好的安全性和免疫原性,未发现局部的或全身的副反应。RUTI 保护性免疫的特征是局部特异的 $CD8^+$ T 细胞积聚和很强的体液免疫反应,强于 BCG。目前正在南非进行 HIV 阴性和阳性的结核潜伏感染者治疗的 II 期临床试验(Vilaplana et al.,2010)。

### 16.8.2.6　甘露聚糖结合凝集素(MBL)

MBL 是钙离子依赖型凝集素家族中的一员,广泛存在于人的肝及血液中,是机体天然免疫的重要组成部分。MBL 制剂对小鼠结核病具有一定的免疫治疗作用,它可识别和结合结核分枝杆菌及感染的细胞,促进吞噬细胞对病原体的吞噬和杀灭,从而使感染小鼠肺部病变范围局限,病变程度减轻,肺和脾组织中结核菌数量减少。

### 16.8.2.7　金葡菌素

金葡菌素是应用生物技术从低毒、高效的金黄色葡萄球菌变异株的代谢产物中提取并精制而成的超抗原制剂,是一种可有效地激活 T 淋巴细胞的免疫调节剂,与化疗联用可提高化疗效果。也有报道应用结核菌素联合抗结核药物治疗肺结核,可显著提高疗效,加速空洞闭合。

### 16.8.3 活疫苗

卡介苗是牛结核分枝杆菌的减毒活疫苗,主要用于结核病的预防。但它具有非特异性免疫增强作用,因此,30多年来一直用于肿瘤(尤其是膀胱癌)的辅助治疗。Moreira等用结核杆菌强毒株气雾感染小鼠5周后,分别用BCG、BCG加其他抗原、分泌小鼠细胞因子的重组BCG和热杀死的结核杆菌免疫小鼠,虽然增加抗原特异性T细胞增殖,但未能减少已感染小鼠肺部的细菌数,并引起较大的肺部肉芽肿。显然,在预先存在结核病灶的部位免疫作用增强会导致病理学改变加剧,感染组织出现炎症、坏死,部分患者临床表现恶化,这可能是结核杆菌及其产物通过巨噬细胞Toll样受体信号诱导$\alpha$肿瘤坏死因子(TNF-$\alpha$)的产生,使感染部位存在过多的TNF-$\alpha$所致。在小鼠动物试验中,肺部肉芽肿体积增大、细胞数增多,同时伴有TNF-$\alpha$ mRNA表达增多。用表达TNF-$\alpha$的重组BCG感染小鼠,在BCG感染部位出现高水平的TNF-$\alpha$,并导致严重的肺病理改变,小鼠存活时间缩短。然而,当结核病人接受抗结核药物治疗后,再反复进行免疫治疗却能够抑制疾病的恶化。应用BCG进行免疫治疗的时机不同可能导致不同的治疗效果,在化疗的同时应用BCG辅助治疗的效果不理想,而在有效抗结核治疗1个月后,再用卡介苗辅助治疗2~3次,在SD大鼠结核病模型中取得较好的疗效,使CD4 T淋巴细胞维持正常水平,CD8 T淋巴细胞增高,大鼠死亡率显著降低。上述研究结果表明,应用分枝杆菌制剂单独免疫结核杆菌感染的动物将导致免疫激活,通过TNF-$\alpha$诱导炎症反应,加重肺病理变化,肺部细菌数并不减少,动物存活期缩短。而在抗结核治疗的同时,给予免疫治疗,不仅可提高机体免疫力,还能够促进肺部细菌的清除,提高化疗效果,缩短疗程,从而为结核病的免疫治疗奠定了基础(Orme,2013)。

免疫治疗作为一种疾病治疗手段,至今已有1个多世纪,只是在近20年随着一批结核免疫调节剂的问世,形成一个较大规模的生物技术产业,在结核病辅助治疗制剂方面取得了突破性的进展,结核病辅助治疗也逐渐被临床所接受,但在临床治疗上并未发生显著变化,并未达到"超短程化疗"的目的。究其原因可能涉及以下3个方面:一是尚未完全阐明结核病的免疫调节机制。结核病从另一个角度来看也是一种免疫疾病,结核免疫反应是一把双刃剑,

如何应用免疫调节手段,从结核抗原致敏到机体免疫应答的各个环节进行免疫调节和免疫干预,促进其生理反应而抑制其病理作用,趋利避害,是今后需要进一步深入研究的方向。二是临床的应用研究尚不够深入。临床前研究时从动物模型上获得了一些基础免疫数据,但小动物和人类的免疫还是有一定的差异,目前临床上免疫制剂的应用不够规范,对免疫制剂的用量、应用时机、疗程、应用对象的免疫状况及对其免疫的影响等尚缺乏深入的研究。三是认识上的问题。临床医生和患者对免疫治疗制剂期望值太高,当它不能像化疗制剂杀灭病原菌快速见效时,可能就会被抛弃。我们要充分认识到它是辅助化疗,主要是改善症状、促进痰菌阴转和空洞闭合,对于消灭潜伏菌是有益的。随着分子生物学和免疫学的发展,免疫治疗手段的逐渐增多,将能够从分子和细胞水平上深入揭示人类结核病的免疫应答机制,解决临床应用的实际问题,免疫治疗学将得到进一步的发展,必将对结核病的防治产生深远的影响。

## 16.9 问题与展望

### 16.9.1 国际上结核病新疫苗临床试验的现状和问题

Koch发现结核杆菌已有100多年的历史,卡介苗的研制与应用也已有90多年,然而结核病的控制仍然是当前人们面临的一个重大挑战。近十几年来,随着众多分枝杆菌全基因组的陆续诠释以及分子生物学技术的快速发展,且由于结核感染再次受到各国政府的重视,结核病新疫苗的研究有了较大的进展。目前,已有12种第一代结核病新疫苗相继完成了I期临床试验,且尚有不下10种疫苗拟进入临床试验阶段。研发进度比较快的是英国牛津大学研制的病毒载体疫苗MVA85A,该疫苗在非洲的III期临床试验结果已经出来,但是结果令人失望,新疫苗对结核病的预防效果与对照组比较没有统计学上的显著差异。2013年3月25—27日,美国全球结核病疫苗基金会(AERAS)等单位在南非开普敦举办了全球第三届结核病疫苗论坛。参加会议的各国专家和学者对该试验失败的原因进行了探讨,如抗原的选择,单抗原和多抗原的差异,载体疫苗不能再次加强注射等。还有一个很重要的原因是临床试验

的观察对象是幼龄儿童,而目前全世界面临的最大威胁是成人肺结核病,所以有专家建议把家庭密切接触者作为观察对象,对数百个家庭中有开放性结核病人的家庭成员进行新疫苗保护效果的观察。因此,目前还不能对病毒载体疫苗 MVA85A 下没有免疫保护效果的武断结论。按照理论推算,应该至少有 20 种疫苗进入临床试验,才有可能筛选出对人体有效的新型结核疫苗。欧盟一项应用豚鼠呼吸道感染动物模型同时评价多个疫苗保护性的研究结果表明,亚单位疫苗单独免疫的保护作用很难超过卡介苗。因此,研究者的兴趣逐渐转向卡介苗初始免疫—其他疫苗(病毒载体疫苗或重组蛋白/佐剂或 DNA 疫苗)加强免疫的策略。该策略对于疫苗免疫效果的提高,尤其是对成人肺结核保护力的增强具有重要意义。虽然当前开发的结核病新疫苗尚不能达到消灭结核病的目标,但这种有益的尝试将使研究者能够积累更多结核病预防和控制的宝贵经验。

## 16.9.2　国内结核病新疫苗研究和开发的策略

在了解了当前国际上结核病新疫苗研究和开发的背景情况下,根据我国的结核病国情,可以采用如下一些策略来研发新型结核病疫苗,把有限的资金投入到关键的研究和开发项目上。

第一,对基因重组卡介苗的研发项目主要采取跟踪国外进展和国际合作模式,可以达到事半功倍的效果。其主要原因有以下几点:① 传统卡介苗非常安全,而且对儿童的重症肺结核有明显的免疫保护效果,因此很难被取代。② 能显著提升卡介苗免疫效力的关键技术很复杂,难度很高,只做一些转入基因的重组卡介苗研究,不能从根本上提升 BCG 的免疫保护效力,而且新生儿的临床试验周期长,投入大,不适合我国的国情。③ AERAS 已经在 2012 年 1 月和国药集团中国生物技术股份有限公司签署了合约,把基因重组卡介苗的菌种和技术无偿转让给中国,目前正在武汉生物制品研究所采用发酵的方法进行培养,等待时机成熟时,可以直接进行临床试验。

第二,结核病的传播主要在于成人肺结核,尤其是耐多药结核病数量的增长速度比较快。因此,研究和开发用于青少年加强免疫的新型疫苗是我国当前的头等大事。用卡介苗来加强免疫已经被证明是失败的,但是可以用结核杆菌的蛋白抗原、病毒载体疫苗技术,以及核酸疫苗或 DNA 疫苗技术等在试验动物模型中证明其对初免卡介苗的增效加强作用。目前处在 II 期临床试验阶段的有 3 种新型疫苗:荷兰 Crucell 公司的 AERAS-402 腺病毒载体疫苗能表达结核杆菌 Ag85A、Ag85B 和卡介苗中没有的 TB10.4 三种抗原,英国牛津大学研发的痘苗病毒 MVA85A/AERAS-485 和美国 GSK 公司的 M72 蛋白疫苗。我国的科学家在这方面正在奋起直追,应该加大投入。复旦大学附属上海市公共卫生临床中心与日本 ID Pharma、海规生物联合开发了表达 Mtb 免疫优势抗原 Ag85A/B 的重组仙台病毒载体疫苗(SeV85AB)。临床前动物试验表明,SeV85AB 经鼻腔接种后能够显著提高小鼠肺部的结核抗原特异性 T 细胞免疫反应,产生与 BCG 相当的保护力并显著增强 BCG 初免的保护效果。此外,作为治疗性疫苗,也获得了与利福平相当的治疗效果,与利福平联用后则能显著增强其疗效,提示 SeV85AB 有望同时用作加强 BCG 免疫的预防性疫苗及暴露后治疗性疫苗(Hu et al.,2017),目前已申请了国家发明专利及 PCT,这也是国际上首次应用仙台病毒载体作为结核疫苗的有益尝试。

第三,加强对治疗性疫苗项目的扶持和投入。我国目前的人口流动性很大,大城市中的新发结核病人有一半左右是外来务工人员,耐药结核病的发病率也很高。治疗性疫苗联合第一线抗结核药物对耐药结核病的治疗有明显的效果。由中国食品药品检定研究院研究的重组亚单位蛋白疫苗 AEC(Ag85B-ESAT6-CFP10)联合卡介苗 CpG 复合佐剂-02 已获得 I 期临床试验批文,拟用于治疗并干预潜伏感染人群并达到降低发病率的目的(Lu et al.,2014),在国际上处于领先地位。而武汉生物制品研究所和解放军三〇九医院联合研究和开发的注射用结核杆菌 Ag85A 质粒 DNA 疫苗已完成临床前研究(Liang et al.,2008),包括疫苗效力试验和大动物的长期安全评估,目前正在申报 I 期临床试验。

第四,结核病的潜伏感染是造成结核病严重疫情的主要原因,当前的主要策略是控制疾病的传播,但是从长远利益来看,研发能控制潜伏感染的新型疫苗才能在真正意义上控制结核病。国际上的研究起步比较晚,由丹麦血清研究所研发的 SSI H56-IC31 蛋白疫苗已经于 2011 年年底进入 I 期临床试验。这种疫苗主要是针对潜伏期的结核杆菌。我国应该鼓励这方面的研究,就像一块刚刚被开垦的处女地,只要努力和持之以恒,应该会有丰盛收获的。

　　总之,针对我国结核病的疫情和国家的经济实力,在采取研发控制结核病的新型疫苗策略上应该把防治成人肺结核病作为重点,达到我国政府利用3个五年计划来降低结核病发病率和死亡率的目标。

### 16.9.3　防治结核病新疫苗的研发成功是控制全球结核病的关键

　　全球结核病控制60年规划的目标是2050年的结核病发病率和死亡率与1990年相比降低50%,以及新发病率<1/100万(Raviglione et al.,2012)。完成这个目标的任务非常艰巨,例如,从2002年开始,结核病的发病率每年递减1.3%的疫情控制成果并不正确,这实际上与全世界人口的增长有关(Marais et al.,2010)。因此,只有联合准确、敏感和快速的新型诊断技术的使用,发现有明显治疗效果的新药和广泛接种超越卡介苗预防效果的新疫苗三者的作用才有可能实现。有专家根据数学模型统计的结果预测,至2050年,由于新型诊断技术的临床使用有可能使结核病的发病率降低13%~42%;发现和应用能缩短药物疗程和对耐多药结核杆菌有药效的新药可能使发病率降低10%~27%;而广泛接种能用于新生儿预防结核病新疫苗的措施则能降低39%~52%的结核病发病率,将这3种措施的效果综合起来判断,能够使结核病的发病率降低71%(Lawn and Churchyard,2009)。如果再加上提高新疫苗接种的覆盖率,研发和使用治疗性疫苗和能控制潜伏感染的药物等附加措施,则可以提高到94%(Golub et al.,2007)。由此可见,防治结核病新疫苗的研发成功是控制全球结核病的关键。我们相信,在全世界科学家的共同努力下,一定能够攻克结核病疫苗研究的难关,研制出安全、有效、经济的新型疫苗,同时制定出合理的疫苗接种方案。只有这样,才能达到全球结核病控制60年规划的目标。

## 参考文献

范小勇.2008.分枝杆菌新型表达系统的建立及其在基因重组卡介苗研究中的应用.博士学位论文.上海:复旦大学.

李忠明,张延龄,徐德启,等.2001.当代新疫苗.北京:高等教育出版社.

史小玲,李晖,钟森,等.2004.Hsp70/CD80嵌合DNA疫苗对结核杆菌的治疗作用.中华传染病杂志22(1):30-33.

闻玉梅.2002.精编现代医学微生物学.上海:复旦大学出版社.

Aagaard C,Hoang T,Dietrich J,et al.2011. A multistage tuberculosis vaccine that confers efficient protection before and after exposure. Nat Med 17(2):189-194.

Abel B,Tameris M,Mansoor N,et al.2010. The novel tuberculosis vaccine,AERAS-402,induces robust and polyfunctional CD4+ and CD8+ T cells in adults. Am J Respir Crit Care Med 181(12):1407-1417.

Agger EM,Rosenkrands I,Hansen J,et al.2008. Cationic liposomes formulated with synthetic mycobacterial cordfactor (CAF01):A versatile adjuvant for vaccines with different immunological requirements. PLoS One 3(9):e3116.

Agger EM,Andersen P.2002. A novel TB vaccine;towards a strategy based on our understanding of BCG failure. Vaccine 21(1-2):7-14.

Barry CR,Boshoff HI,Dartois V,et al.2009. The spectrum of latent tuberculosis:Rethinking the biology and intervention strategies. Nat Rev Microbiol 7(12):845-855.

Behr MA,Small PM.1997. Has BCG attenuated to impotence? Nature 389(6647):133-134.

Beverley PC,Sridhar S,Lalvani A,et al.2014. Harnessing local and systemic immunity for vaccines against tuberculosis. Mucosal Immunol 7(1):20-26.

Brandt L,Feino CJ,Weinreich OA,et al.2002. Failure of the *Mycobacterium bovis* BCG vaccine:Some species of environmental mycobacteria block multiplication of BCG and induction of protective immunity to tuberculosis. Infect Immun 70(2):672-678.

Brooks JV,Frank AA,Keen MA,et al.2001. Boosting vaccine for tuberculosis. Infect Immun 69(4):2714-2717.

Chan JAKS.1994. Immune Mechanisms of Protection in Tuberculosis:Pathogenesis,Protection and Control. Washington DC:ASM Press.

Clark RA.2015. Resident memory T cells in human health and disease. Sci Transl Med 7(269):261-269.

Coler RN,Bertholet S,Pine SO,et al.2013. Therapeutic immunization against *Mycobacterium tuberculosis* is an effective adjunct to antibiotic treatment. J Infect Dis 207(8):1242-1252.

Coler RN,Campos-Neto A,Ovendale P,et al.2001. Vaccination with the T cell antigen Mtb 8.4 protects against challenge with *Mycobacterium tuberculosis*. J Immunol 166(10):6227-6235.

Connor LM,Harvie MC,Rich FJ,et al.2010. A key role for lung-resident memory lymphocytes in protective immune responses after BCG vaccination. Eur J Immunol 40(9): 2482-2492.

Cyktor JC, Carruthers B, Stromberg P, et al. 2013. Killer cell lectin-like receptor G1 deficiency significantly enhances survival after *Mycobacterium tuberculosis* infection. Infect Immun 81(4):1090-1099.

Dannenberg AJ. 1991. Delayed-type hypersensitivity and cell-mediated immunity in the pathogenesis of tuberculosis. Immunol Today 12(7):228-233.

Diel R, Loddenkemper R, Niemann S, et al. 2011. Negative and positive predictive value of a whole-blood interferon-gamma release assay for developing active tuberculosis: An update. Am J Respir Crit Care Med 183(1):88-95.

Dietrich J, Aagaard C, Leah R, et al. 2005. Exchanging ESAT6 with TB10.4 in an Ag85B fusion molecule-based tuberculosis subunit vaccine: Efficient protection and ESAT6-based sensitive monitoring of vaccine efficacy. J Immunol 174(10): 6332-6339.

Doherty TM, Dietrich J, Billeskov R. 2007. Tuberculosis subunit vaccines: From basic science to clinical testing. Expert Opin Biol Ther 7(10):1539-1549.

Feng CG, Blanchard TJ, Smith G, et al. 2001. Induction of CD8$^+$ T-lymphocyte responses to a secreted antigen of *Mycobacterium tuberculosis* by an attenuated vaccinia virus. Immunol Cell Biol 79(6):569-575.

Flynn JL, Goldstein MM, Triebold KJ, et al. 1992. Major histocompatibility complex class I-restricted T cells are required for resistance to *Mycobacterium tuberculosis* infection. PNAS 89(24):12013-12017.

Fonseca DP, Benaissa-Trouw B, van Engelen M, et al. 2001. Induction of cell-mediated immunity against *Mycobacterium tuberculosis* using DNA vaccines encoding cytotoxic and helper T-cell epitopes of the 38-kilodalton protein. Infect Immun 69(8):4839-4845.

Glaziou P, Floyd K, Korenromp EL, et al. 2011. Lives saved by tuberculosis control and prospects for achieving the 2015 global target for reducing tuberculosis mortality. Bull World Health Organ 89(8):573-582.

Golub JE, Saraceni V, Cavalcante SC, et al. 2007. The impact of antiretroviral therapy and isoniazid preventive therapy on tuberculosis incidence in HIV-infected patients in Rio de Janeiro, Brazil. AIDS 21(11):1441-1448.

Grode L, Seiler P, Baumann S, et al. 2005. Increased vaccine efficacy against tuberculosis of recombinant *Mycobacterium bovis* bacille Calmette-Guerin mutants that secrete listeriolysin. J Clin Invest 115(9):2472-2479.

Grosset J. 2003. *Mycobacterium tuberculosis* in the extracellular

compartment: An underestimated adversary. Antimicrob Agents Chemother 47(3):833-836.

Hernandez-Pando R, Pavon L, Arriaga K, et al. 1997. Pathogenesis of tuberculosis in mice exposed to low and high doses of an environmental mycobacterial saprophyte before infection. Infect Immun 65(8):3317-3327.

Hess J, Miko D, Catic A, et al. 1998. *Mycobacterium bovis* bacille Calmette-Guerin strains secreting listeriolysin of *Listeria monocytogenes*. PNAS 95(9):5299-5304.

Hoft DF, Blazevic A, Abate G, et al. 2008. A new recombinant bacille Calmette-Guerin vaccine safely induces significantly enhanced tuberculosis-specific immunity in human volunteers. J Infect Dis 198(10):1491-1501.

Hoft DF, Blazevic A, Selimovic A, et al. 2016. Safety and immunogenicity of the recombinant BCG vaccine AERAS-422 in healthy BCG-naive adults: A randomized, active-controlled, first-in-human Phase 1 trial. EBioMedicine 7:278-286.

Horwitz MA, Harth G. 2003. A new vaccine against tuberculosis affords greater survival after challenge than the current vaccine in the guinea pig model of pulmonary tuberculosis. Infect Immun 71(4):1672-1679.

Hu ZD, Wong KW, Zhao HM, et al. 2017. Sendai virus mucosal vaccination establishes lung-resident memory CD8 T cell immunity and boosts BCG-primed protection against TB in mice. Mol Ther, 25(5):1222-1233.

Kaufmann SH. 2007. The contribution of immunology to the rational design of novel antibacterial vaccines. Nat Rev Microbiol 5(7):491-504.

Kaufmann SH. 2010. Novel tuberculosis vaccination strategies based on understanding the immune response. J Intern Med 267(4):337-353.

Kaufmann SH. 2011. Fact and fiction in tuberculosis vaccine research: 10 years later. Lancet Infect Dis 11(8):633-640.

Kaufmann SH, Hussey G, Lambert PH. 2010. New vaccines for tuberculosis. Lancet 375(9731):2110-2119.

Kaufmann SH, Gengenbacher M. 2012. Recombinant live vaccine candidates against tuberculosis. Curr Opin Biotechnol 23(6):900-907.

Kaushal D, Foreman TW, Gautam US, et al. 2015. Mucosal vaccination with attenuated *Mycobacterium tuberculosis* induces strong central memory responses and protects against tuberculosis. Nat Commun 6:8533.

Kupferschmidt K. 2011. Infectious disease. Taking a new shot at a TB vaccine. Science 334(6062):1488-1490.

Langermans JA, Andersen P, van Soolingen D, et al. 2001. Divergent effect of bacillus Calmette-Guerin(BCG)vaccination on *Mycobacterium tuberculosis* infection in highly related macaque species: Implications for primate models in tuberculosis vaccine research. PNAS 98(20):11497-11502.

Larsen MH, Biermann K, Chen B, et al. 2009. Efficacy and safety of live attenuated persistent and rapidly cleared *Mycobacterium tuberculosis* vaccine candidates in non-human primates. Vaccine 27(34):4709-4717.

Lawn SD, Churchyard G. 2009. Epidemiology of HIV-associated tuberculosis. Curr Opin HIV AIDS 4(4):325-333.

Liang Y, Wu X, Zhang J, et al. 2008. The treatment of mice infected with multi-drug-resistant *Mycobacterium tuberculosis* using DNA vaccines or in combination with rifampin. Vaccine 26(35):4536-4540.

Lindenstrom T, Knudsen NP, Agger EM, et al. 2013. Control of chronic mycobacterium tuberculosis infection by CD4 KLRG1-IL-2-secreting central memory cells. J Immunol 190 (12):6311-6319.

Lindestam AC, Gerasimova A, Mele F, et al. 2013. Memory T cells in latent *Mycobacterium tuberculosis* infection are directed against three antigenic islands and largely contained in a CXCR3 + CCR6 + Th1 subset. PLoS Pathog 9 (1):e1003130.

Lurie MB. 1964. Resistance to Tuberculosis: Experimental Studies in Native and Acquired Defensive Mechanisms. Cambrige MA: Harvard University Press.

Marais BJ, Raviglione MC, Donald PR, et al. 2010. Scale-up of services and research priorities for diagnosis, management, and control of tuberculosis: A call to action. Lancet 375 (9732):2179-2191.

Martin C, Williams A, Hernandez-Pando R, et al. 2006. The live *Mycobacterium tuberculosis* phoP mutant strain is more attenuated than BCG and confers protective immunity against tuberculosis in mice and guinea pigs. Vaccine 24 (17): 3408-3419.

McKinney JD, Honer ZBK, Munoz-Elias EJ, et al. 2000. Persistence of *Mycobacterium tuberculosis* in macrophages and mice requires the glyoxylate shunt enzyme isocitrate lyase. Nature 406(6797):735-738.

McShane H, Pathan AA, Sander CR, et al. 2004. Recombinant modified vaccinia virus Ankara expressing antigen 85A boosts BCG-primed and naturally acquired antimycobacterial immunity in humans. Nat Med 10(11):1240-1244.

Mwinga A, Nunn A, Ngwira B, et al. 2002. *Mycobacterium vaccae* (SRL172) immunotherapy as an adjunct to standard antituberculosis treatment in HIV-infected adults with pulmonary tuberculosis: A randomised placebo-controlled trial. Lancet 360(9339):1050-1055.

Norrby M, Vesikari T, Lindqvist L, et al. 2017. Safety and immunogenicity of the novel H4:IC31 tuberculosis vaccine candidate in BCG-vaccinated adults: Two phase I dose escalation trials. Vaccine 35(12):1652-1661.

O'Grady J, Maeurer M, Mwaba P, et al. 2011. New and improved diagnostics for detection of drug-resistant pulmonary tuberculosis. Curr Opin Pulm Med 17(3):134-141.

Okada M, Kita Y, Nakajima T, et al. 2011. Novel therapeutic vaccine: Granulysin and new DNA vaccine against tuberculosis. Hum Vaccin (Suppl 7):60-67.

Orme IM. 2013. Vaccine development for tuberculosis: Current progress. Drugs 73(10)1015-1024.

Orr MT, Beebe EA, Hudson TE, et al. 2015. Mucosal delivery switches the response to an adjuvanted tuberculosis vaccine from systemic TH1 to tissue-resident TH17 responses without impacting the protective efficacy. Vaccine 33(48): 6570-6578.

Palmer CE, Long MW. 1966. Effects of infection with atypical mycobacteria on BCG vaccination and tuberculosis. Am Rev Respir Dis 94(4):553-568.

Park CO, Kupper TS. 2015. The emerging role of resident memory T cells in protective immunity and inflammatory disease. Nat Med 21(7):688-697.

Perdomo C, Zedler U, Kuhl A, et al. 2016. Mucosal BCG vaccination induces protective lung-resident memory T Cell populations against tuberculosis. MBio,7(6).

Pym AS, Brodin P, Brosch R, et al. 2002. Loss of RD1 contributed to the attenuation of the live tuberculosis vaccines *Mycobacterium bovis* BCG and *Mycobacterium microti*. Mol Microbiol 46(3):709-717.

Pym AS, Brodin P, Majlessi L, et al. 2003. Recombinant BCG exporting ESAT-6 confers enhanced protection against tuberculosis. Nat Med 9(5):533-539.

Radosevic K, Wieland CW, Rodriguez A, et al. 2007. Protective immune responses to a recombinant adenovirus type 35 tuberculosis vaccine in two mouse strains: CD4 and CD8 T cell epitope mapping and role of gamma interferon. Infect Immun 75(8):4105-4115.

Raviglione M, Marais B, Floyd K, et al. 2012. Scaling up interventions to achieve global tuberculosis control: Progress and new developments. Lancet 379(9829):1902-1913.

Raviglione M, Zumla A, Marais B, et al. 2012. A sustainable agenda for tuberculosis control and research. Lancet 379 (9821):1077-1078.

Reed SG, Coler RN, Dalemans W, et al. 2009. Defined tuberculosis vaccine, Mtb72F/AS02A, evidence of protection in cynomolgus monkeys. PNAS 106(7):2301-2306.

Reiley WW, Shafiani S, Wittmer ST, et al. 2010. Distinct functions of antigen-specific CD4 T cells during murine *Mycobacterium tuberculosis* infection. PNAS 107 (45): 19408-19413.

Rouanet C, Debrie AS, Lecher S, et al. 2009. Subcutaneous boosting with heparin binding haemagglutinin increases BCG-induced protection against tuberculosis. Microbes Infect 11 (13):995-1001.

Sakai S, Kauffman KD, Schenkel JM, et al. 2014. Cutting edge: Control of *Mycobacterium tuberculosis* infection by a subset of lung parenchyma-homing CD4 T cells. J Immunol 192 (7):2965-2969.

Santosuosso M, McCormick S, Zhang X, et al. 2006. Intranasal boosting with an adenovirus-vectored vaccine markedly enhances protection by parenteral *Mycobacterium bovis* BCG immunization against pulmonary tuberculosis. Infect Immun 74(8):4634-4643.

Schenkel JM, Masopust D. 2014. Tissue-resident memory T cells. Immunity 41(6):886-897.

Schlossberg D. 2011. Tuberculosis and Nontuberculous Mycobacterial Infections. Washington DC: ASM Press.

Sela M, Arnon R, Schechter B. 2002. Therapeutic vaccines: Realities of today and hopes for the future. Drug Discov Today 7 (12):664-673.

Sharma SK, Mohan A, Kadhiravan T. 2005. HIV-TB coinfection: Epidemiology, diagnosis and management. Indian J Med Res 121(4):550-567.

Skeiky YA, Sadoff JC. 2006. Advances in tuberculosis vaccine strategies. Nat Rev Microbiol 4(6):469-476.

Sterne JA, Rodrigues LC, Guedes IN. 1998. Does the efficacy of BCG decline with time since vaccination? Int J Tuberc Lung Dis 2(3):200-207.

Sun R, Skeiky YA, Izzo A, et al. 2009. Novel recombinant BCG expressing perfringolysin O and the over-expression of key immunodominant antigens; pre-clinical characterization, safety and protection against challenge with *Mycobacterium tuberculosis*. Vaccine 27(33):4412-4423.

Sweeney KA, Dao DN, Goldberg MF, et al. 2011. A recombinant *Mycobacterium smegmatis* induces potent bactericidal immunity against *Mycobacterium tuberculosis*. Nat Med 17(10): 1261-1268.

Udwadia ZF, Amale RA, Ajbani KK, et al. 2012. Totally drug-resistant tuberculosis in India. Clin Infect Dis 54 (4): 579-581.

van Dissel JT, Arend SM, Prins C, et al. 2010. Ag85B-ESAT-6 adjuvanted with IC31 promotes strong and long-lived *Mycobacterium tuberculosis* specific T cell responses in naive human volunteers. Vaccine 28(20):3571-3581.

Vilaplana C, Montane E, Pinto S, et al. 2010. Double-blind, randomized, placebo-controlled Phase I clinical trial of the therapeutical antituberculous vaccine RUTI. Vaccine 28 (4):1106-1116.

von Reyn CF, Mtei L, Arbeit RD, et al. 2010. Prevention of tuberculosis in bacille Calmette-Guerin-primed, HIV-infected adults boosted with an inactivated whole-cell mycobacterial vaccine. AIDS 24(5):675-685.

Wolf AJ, Desvignes L, Linas B, et al. 2008. Initiation of the adaptive immune response to *Mycobacterium tuberculosis* depends on antigen production in the local lymph node, not the lungs. J Exp Med 205(1):105-115.

Woodworth JS, Aagaard CS, Hansen PR, et al. 2014. Protective CD4 T cells targeting cryptic epitopes of *Mycobacterium tuberculosis* resist infection-driven terminal differentiation. J Immunol 192(7):3247-3258.

Yao Y, Lai R, Afkhami S, et al. 2017. A novel virus-vectored respiratory mucosal vaccine enhances anti-tuberculosis immunity in a humanized model system. J Infect Dis 216(1): 135–145.

Zhao Y, Xu S, Wang L, et al. 2012. National survey of drug-resistant tuberculosis in China. N Engl J Med 366 (23): 2161-2170.

# 第17章

# 百日咳疫苗

杨晓明　　胡业勤　　朱德武

**本章摘要**

百日咳是一种由革兰氏阴性的百日咳杆菌（*Bordetella pertussis*）引起的急性呼吸系统传染病，其传染性很强，常引起流行。患儿的年龄越小，病情越重，可因并发肺炎、脑病而死亡。近30年来，由于疫苗的广泛接种，全世界百日咳的流行已大大减少，发病率、病死率亦明显降低。但是最近该病有卷土重来之势，2012年，美国暴发了60年来最严重的百日咳疫情，超过48 000例，其中有18例死亡。同年，英国也暴发了20年来最严重的百日咳疫情，超过9例死亡。伴随着百日咳暴发的还有对使用了30多年的无细胞百日咳疫苗（APV）的质疑。本章将介绍百日咳的流行病学特点、目前市场上百日咳疫苗产品的特点和临床数据分析、近年来对全细胞百日咳疫苗（WPV）和APV的机制研究以及百日咳疫苗未来的发展方向。

## 17.1 概述

百日咳（pertussis，whooping cough）是一种由革兰氏阴性的百日咳杆菌（*Bordetella pertussis*）引起的急性呼吸系统传染病。感染早期仅有轻度咳嗽，与感冒相似，1~2 周后发展为带有吸气性尾声的阵发性痉挛性咳嗽，咳嗽频率和程度均会增加，随后逐渐缓解，全病程较长，如未得到及时有效治疗，病程可持续数月左右，故名百日咳。本病传染性很强，常引起流行。患儿的年龄越小，病情越重，可因并发肺炎、脑病而死亡。近 30 年来，由于疫苗的广泛接种，我国百日咳的流行已大大减少，发病率、病死率亦明显降低。百日咳在我国元、明代医书中已有详细记载，中医称为"鹭鸶吼"。在西方，Guillaume De Baillou 首次记述了 1578 年夏天发生在法国巴黎的一起百日咳暴发疫情，这起疫情主要侵袭婴幼儿，且病死率高（Holmes，1940）。1679 年，pertussis 一词首次被用来描述百日咳，原意指剧烈的咳嗽。1906年，Jules Bordet 和 Octave Gengou 首次由病人痰液中分离并培养出病原菌——百日咳杆菌（Bordet and Gengou，1906）。

百日咳疾病可以通过飞沫传播，6 月龄以内的婴幼儿感染百日咳会引起呼吸暂停和发绀，有 5%~6% 的人会出现肺炎、肺动脉高压和百日咳脑炎等并发症，是引起婴幼儿死亡的一个重要原因（Halasa et al.，2003）。据世界卫生组织（World Health Organization，WHO）估计，2008 年全球约有 16 000 000 百日咳病例，95% 发生在发展中国家，儿童的死亡病例约为 195 000 例（World Health Organization，2011）。百日咳也是青少年和成人咳嗽的一个重要病因，美国疾病预防控制中心统计的数据显示，2004 年共报告 25 827 例百日咳病例，其中 8897 例（34%）为 11~18 岁的青少年，人群发病率为 30/10 万（Broder et al.，2006）。由于曾经接种过百日咳疫苗，青少年和成人常常呈现出无症状感染。多项研究表明，这些无症状的感染者常常是易感儿童的传染源（Bisgard et al.，2004）。百日咳在发病的早期症状不典型，不易诊断，但传染性却很强，所以难以控制传染源和切断传播途径。只有通过预防接种，减少易感人群，提高人群对百日咳的免疫水平，才能达到控制和消灭百日咳的目的。自 20 世纪 30 年代

Medson 等制成全细胞百日咳疫苗以来，已在世界各国使用近 60 年。全细胞百日咳疫苗在预防和控制百日咳中发挥了巨大的作用，使百日咳成为用疫苗可预防的传染病，已列入世界卫生组织推行的扩大免疫计划（EPI）中要控制和消灭的传染病之一。然而，有些国家在百日咳发病率大幅度降低的情况下，接种疫苗后所引起的严重副反应，使人们抵制接种百日咳疫苗，如英国、瑞典和日本等国都因此一度停止了百日咳疫苗的接种，随后这些国家的百日咳发病率急剧上升（Stuart，1979；Romanus et al.，1987；Storsaeter and Olin，1992）。鉴于此种情况，自 20 世纪 70 年代起，对百日咳杆菌展开了更加深入的研究，纯化并研究了包括百日咳毒素、丝状血凝素、百日咳黏附素等近 20 种百日咳菌的生物活性成分。

在上述研究的基础上，日本于 1981 年率先研制成功主要含有百日咳毒素和丝状血凝素的无细胞百日咳疫苗（acellular pertussis vaccine，APV），并替代全细胞百日咳疫苗（whole cell pertussis vaccine，WPV）用于免疫 2 岁以上儿童，并于 1989 年开始用于 3 月龄婴儿的免疫，至今已累计使用了 3000 多万针次的吸附无细胞百日咳、白喉、破伤风联合疫苗（diphtheria，tetanus and acellular pertussis combined vaccine，absorbed，DTaP），使百日咳的发病率重新下降，并且达到历史最低点（Kimura，1991）。20 世纪 90 年代以来，在瑞典、美国、德国、意大利、塞内加尔以及中国等国家，对近 20 种不同的 DTaP 免疫效果、接种反应等进行了临床观察（Edwards et al.，1995）。结果证明，尽管不同 DTaP 的免疫保护率有所差异，但 DTaP 具有与吸附全细胞百日咳、白喉、破伤风联合疫苗（diphtheria，tetanus and whole cell pertussis combined vaccine，absorbed，DTwP）同样的免疫保护效果（Schmitt et al.，1996；Simondon et al.，1997）。此外，不论是日本历年累计的接种反应资料，还是其他国家的临床观察资料，都证明 DTaP 的不良反应明显低于 DTwP。至今已有近 30 个国家批准使用 DTaP 或正在进行 DTaP 的临床评估。目前，百日咳疫苗正处于更新换代的阶段，即新的无细胞疫苗逐步取代传统的全细胞疫苗，与此同时，对无细胞百日咳疫苗也在不断进行改进和完善。

## 17.2 病原学

百日咳的病原菌为百日咳鲍特菌，是一种短小

的、革兰氏阴性的多形性杆菌，Bordet 和 Gengou 在 1906 年用他们首创的 Bordet-Gengou 培养基（包姜培养基）分离出百日咳杆菌，证实为百日咳病原菌。由于百日咳杆菌的生长需要含动物血的培养基，所以早期将百日咳杆菌归为嗜血杆菌属。近年根据血清学和细菌生理学等方面的研究，将百日咳杆菌、副百日咳杆菌（*Bordetalla parapertussis*）、支气管败血性杆菌（*Bordetalla bronchiseptica*）、鸟型鲍特菌（*Bordetalla avium*），还有新近发现的欣茨鲍特菌（*Bordetalla hinzii*）和霍姆鲍特菌（*Bordetella holmesii*），共同归为鲍特菌属（*Bordetella*）（Bjornstad and Harvill, 2005）。它们在遗传学种系进化方面具有亲缘关系。菌属中的不同种间，在寄生宿主、致病性以及产生的生物学活性物质等方面既有一定的共同点，又有很多明显的差异（表 17.1）。鲍特菌属中只有百日咳杆菌能产生百日咳毒素，它也是人类的专性寄生菌；副百日咳杆菌引起人类的类百日咳综合征，通常没有百日咳严重；支气管败血性杆菌主要引起家畜以及考拉等哺乳动物的呼吸系统疾病，近来也有免疫功能低下的患者，如艾滋病患者、器官移植接受免疫抑制剂治疗的患者等感染支气管败血性杆菌的报道。虽然后两者的染色体携带有百日咳毒素基因位点，但由于缺少启动子，转录处于静止状态（Arico and Rappuoli, 1987）。在毒力期，这 3 种病原菌都能产生相似的毒力因子（Mattoo et al., 2001）。霍姆鲍特菌是最近确认的一种百日咳杆菌，它与菌血症、心内膜炎、呼吸系统疾病相关，主要感染免疫抑制的患者（Shepard et al., 2004）。欣茨鲍特菌是从艾滋病患者的血和囊性纤维化患者的呼吸道分泌物中分离出来的（Funke et al., 1996）。

### 17.2.1 百日咳杆菌的形态及生长特性

百日咳杆菌为革兰氏阴性球杆菌，大小为 $(0.5 \sim 1.5)\ \mu m \times (0.2 \sim 0.5)\ \mu m$。新分离的细菌大小均一，呈杆状，多次传代后呈球杆形，衰退时出现丝状，液体培养基中部分呈短链形。有荚膜，无芽孢，无动力，Ⅰ相菌有菌毛。百日咳杆菌的抵抗力很弱，56℃处理 30 min 即可被杀死。

百日咳杆菌为需氧菌，最适生长温度为 35～37℃，最适 pH 为 6.8～7.0。初次分离培养营养要求较高。常用包姜培养基进行培养，其中含去纤维血、甘油、马铃薯浸液和琼脂。培养 2～3 天后，形成

**表 17.1　鲍特菌属的特性**

| 项目 | 百日咳杆菌 | 副百日咳杆菌 | 支气管败血杆菌 | 鸟型鲍特菌 |
|---|---|---|---|---|
| 宿主 | 人类 | 人类、绵羊 | 狗、兔、考拉、（人类） | 鸟类 |
| 分离部位 | 呼吸道 | 呼吸道 | 呼吸道、血液 | 呼吸道 |
| 所致疾病 | 百日咳 | 轻型百日咳 | 咳嗽、鼻炎 | 鼻炎 |
| DNA 中的 G/C(%) | 67.8 | 68.6 | 68.8 | 62.2 |
| 百日咳毒素 | + | − | − | − |
| 丝状血凝素 | + | + | + | − |
| 腺苷酸环化酶/溶血素 | + | + | + | − |
| 纤毛（凝集原 2 和 3） | + | + | + | + |
| 百日咳黏附素 | + | + | + | ? |
| 脂多糖 | + | + | + | + |
| 气管细胞毒素 | + | + | + | + |
| 皮肤坏死毒素 | + | + | + | + |
| 气管定居因子 | + | − | − | + |
| 血清抗性蛋白 | + | ? | ? | ? |

注：+，产生；−，不产生；?，不清楚。

细小灰白色露珠状菌落，边缘整齐，有光泽，半透明。菌落周围有明显的溶血环。百日咳杆菌在适宜的液体培养基中，静止培养 3～5 天后，液体表面形成菌膜。摇瓶震荡培养和发酵罐搅拌培养时呈均匀混浊状，菌浓度可达每毫升 300 亿菌以上。

百日咳杆菌可以发生可逆的光滑—粗糙（R—S）相变异，Ⅰ相菌菌落光滑，有毒力，抗原完整，有免疫原性。在营养不足的培养基中培养传代，则会变成粗糙形Ⅳ相，荚膜、毒力和溶血性消失，无免疫原性。Ⅱ相、Ⅲ相为过渡相。研究表明，这一过程是百日咳毒力基因（*bvg*）调控座位（locus）处发生可逆性移码突变引起，发生这种突变的百日咳杆菌不能产生除 TCT、LPS 和孔蛋白以外的其他毒性成分（表 17.2）。百日咳杆菌不同血清型的变异，即产生凝

集原的能力丢失和恢复,也是由发生在凝集原基因启动子区的移码突变造成的。

### 表 17.2 百日咳杆菌抗原性物质及特性

| 抗原 | 相对分子质量 | 致病机制 | 小鼠保护性 | 人体保护性 |
|---|---|---|---|---|
| 百日咳毒素(PT) | 117 000 | 黏附、侵袭、干扰免疫效应细胞 | + | + |
| 丝状血凝素(FHA) | 90 000～220 000 | 黏附、侵袭 | + | (+) |
| 凝集原 2 | 22 000 | 黏附、侵袭 | + | (+) |
| 凝集原 3 | 20 800 | 黏附、侵袭 | + | (+) |
| 凝集原 6 | 21 500 | 黏附、侵袭 | + | (+) |
| 百日咳黏附素(PRN) | 69 000 | 黏附、侵袭 | + | (+) |
| 腺苷酸环化酶(ACT) | 190 000 | 干扰免疫效应细胞 | + | ? |
| 脂多糖(LPS) | | 引起局部炎症 | － | － |
| 气管细胞毒素(TCT) | 1400 | 破坏气管上皮细胞纤毛 | ? | ? |
| 皮肤坏死毒素(DNT) | 89 000 | 引起局部炎症 | － | － |
| 血清抗性蛋白(BrkA) | 103 000 | ? | ? | ? |

注:+,作用肯定;(+),作用不肯定;－,无作用;?,目前还不清楚。

## 17.2.2 百日咳杆菌产生的抗原物质及其生物学活性

百日咳杆菌在其生长过程中产生十几种抗原。早期根据耐热性(100℃ 2 h)不同,将百日咳 I 相菌抗原分为耐热的菌体(O)抗原和不耐热的表面荚膜(K)抗原。近 30 年来的研究表明,百日咳杆菌不仅产生内毒素和外毒素,而且还产生许多具有不同生物学活性的物质(表 17.2)。

### 17.2.2.1 百日咳毒素

百日咳杆菌是鲍特菌属中唯一能产生百日咳毒素(pertussis toxin,PT)的细菌。PT 是百日咳杆菌的主要致病因子,普遍认为其在诱导临床免疫方面起着重要作用。由于研究和纯化方法以及检测手段等不同,它在早期有不同的命名,如淋巴细胞增多因子(lymphocytosis promoting factor,LPF)、淋巴细胞增多因子血凝素(LPF-hemagglutinogen,LPF-HA)、组织胺致敏因子(histamine sensitizing factor,HSF)、胰岛素激活蛋白(islet activating protein,IAP)、百日咳原(pertussigen)等。

PT 与霍乱、白喉、大肠杆菌等细菌不耐热毒素相似,为 A—B 型结构的毒素。由 S1(相对分子质量为 26 026)、S2(相对分子质量为 21 925)、S3(相对分子质量为 21 873)、S4(相对分子质量为 17 059)、S5(相对分子质量为 11 013)5 个亚单位以 1:1:1:2:1 组成,相对分子质量为 $117 \times 10^3$(Lotch and Keith,1986;Stein et al.,1994)。A 原体(protomer)即 S1 亚单位,由一条肽链组成;B 寡聚体是由 S2—S4 和 S3—S4 两个双亚基以 S5 为桥连接而成。S1 亚单位(A 原体)催化 GTP 结合调节蛋白的 ADP 核糖基化,抑制该蛋白与其受体的结合,阻断由 GTP 调节蛋白介导的信号传导通路,从而使细胞内的 cAMP 水平增高,引起诸多的生物学效应。A 原体具有百日咳毒素的大部分已知生物学活性,包括促使淋巴细胞增多、激活胰岛素细胞、增强组胺敏感性、引起中国仓鼠卵巢细胞聚集生长以及辅助功能(Weiss,1997)。环状的 B 寡聚体主要是帮助百日咳毒素附着于呼吸道纤毛细胞并介导其进入细胞内(Sato and Sato,1991)。此外,它尚有促进 T 淋巴细胞有丝分裂和血小板聚集的作用,该活性是由 B 寡聚体分子上受体结合结构域与细胞表面和钙离子活动相关受体间的相互作用所引起,与 S1 亚单位无关。A 原体的主要酶活性依赖于完整的百日咳毒素分子,也就是说,如果没有 B 寡聚体 A 原体会失去生物学活性。不同类型凝集原(血清型)的百日咳杆菌产生的百日咳毒素具有相同的生物学和血清学特性。

虽然人们对百日咳的发病机制还未完全了解,但百日咳毒素在致病机制方面似乎起着主要作用。首先,它促进百日咳杆菌黏附于呼吸道纤毛上皮细胞;其次,它与细胞毒性有关;最后,它在感染后第 1 周通过抑制中性粒细胞迁移和募集,使病原体避开抗体介导的清除作用,从而加强了病原体在呼吸道的黏附能力(Kirimanjeswara et al.,2005)。可见,百日咳毒素在引起急性感染、延长传染期,甚至是对抗抗体方面都起到了一定作用。

百日咳毒素是百日咳杆菌所产生的诸多生物活性成分中唯一不受争议的保护性抗原。不论是动物试验还是临床试验均肯定百日咳毒素具有良好的免疫保护性，在动物试验中，免疫过 PT 类毒素的小鼠能抵抗脑内攻击和气雾攻击。至今为止，所有已使用或正在进行临床试验的不同类型的无细胞百日咳疫苗中都含有该组分。瑞典的 Goteborg 自 1995 年 6 月开始采用美国 NIAID 生产的仅含单一 PT 成分的无细胞百日咳疫苗大量免疫儿童，以每月该地区百日咳病例数为指标，从 1995 年 6 月的 130 例逐渐下降到 1999 年 6 月的不足 10 例，说明接种 PT 单一组分的疫苗也有可能预防百日咳。

### 17.2.2.2 丝状血凝素

丝状血凝素（filamentous hemagglutinin，FHA）因对红细胞有凝集作用而得名。它是由相对分子质量 $367 \times 10^3$ 的前体经两端修饰、水解后形成的 220KD 成熟蛋白，其形态呈丝状，大小为 2 nm × 100 nm。Reiser 于 1985 年、Mattei 于 1986 年、Brown 于 1987 年分别克隆了 FHA 基因，长约 11 kb，后来 Reman 于 1989 年发现了 FHA 的结构基因（*FHAB*）为 9.783 kb，这是目前发现的原核基因中最大的基因。新鲜制备的 FHA 在 SDS-PAGE 中显示 3 ~ 4 条带，分别为 $220 \times 10^3$、$140 \times 10^3$、$185 \times 10^3$ 和 $98 \times 10^3$。随着储存时间的延长，$220 \times 10^3$ 的条带会消失，新出现 $75 \times 10^3$ 和 $58 \times 10^3$ 的两条带。体外试验显示，丝状血凝素是一种黏附素，有 4 个独立的黏附区域，协助黏附于单核细胞、巨噬细胞、呼吸道纤毛上皮细胞和非纤毛上皮细胞（Tuomanen，1988）。研究还表明，丝状血凝素可能具有免疫调节功能。FHA 与巨噬细胞受体相互作用，通过 IL-10 依赖机制抑制了前炎性细胞因子 IL-18，从而限制保护性 Th1 细胞应答，使病原体免于被清除（McGuirk et al.，2002）。另一项研究显示，丝状血凝素促进了人体单核细胞和呼吸道上皮细胞的炎症反应和凋亡。在体外试验中，缺乏丝状血凝素的突变病原体黏附能力较弱（Tuomanen et al.，1985）。丝状血凝素能使血细胞发生凝集，其血凝活性比 PT 强，胆固醇可抑制此活性。与 PT 的血凝活性不同，经木瓜蛋白酶处理后，FHA 的血凝活性消失。FHA 对体外培养细胞、小鼠和人无毒性。

FHA 的免疫原性较强。在自然感染、全细胞疫苗或含 FHA 的精制疫苗免疫后的抗血清中都能测到 FHA 的抗体。在动物试验中，FHA 和其抗血清或单克隆抗体对受到气雾攻击的小鼠有主动和被动保护作用，但不能抵抗对小鼠的脑腔攻击。如果在 FHA 中加入极少量的、即使是无保护活性的灭活 PT，不仅可以明显促进 FHA 对受气雾攻击小鼠的保护效果，而且对脑腔攻击也具有一定的抵抗作用（He et al.，1994）。在瑞典等国进行的临床试验结果显示，FHA 与 PT 混合使用比 PT 单独使用保护率略高。最近的研究显示，FHA 可能通过与 TLR2 相互作用，激活机体先天性免疫途径，起到免疫保护的作用（Asgarian-Omran et al.，2015；Villarino Romero et al.，2016），因此认为，FHA 也是百日咳疫苗的主要保护性成分之一。

### 17.2.2.3 百日咳黏附素

百日咳黏附素（pertactin，PRN）是所有有毒力的百日咳杆菌产生的一种非纤毛性凝集原，存在于细菌外膜表面，也释放到液体培养基中，其前体由 910 个氨基酸残基构成，相对分子质量为 $93 \times 10^3$，经水解酶在第 32 或 34 位氨基酸残基处切去 N 末端的信号肽序列后变为成熟分子，相对分子质量为 $69 \times 10^3$，因此，早期被称为 69KDa 外膜蛋白（OMP）或 P.69（Brennan et al.，1988）。鲍特菌属中副百日咳杆菌和支气管败血杆菌也产生类似的分子，但相对分子质量不同，为 $68 \times 10^3$ 和 $70 \times 10^3$，它们之间有交叉免疫反应（Novotny et al.，1991）。

Charles 等（1989）已克隆并在大肠杆菌中成功表达了 PRN 的基因，其基因中 G-C 碱基占 70.8%，比例高于百日咳杆菌中由 Vir 调控的其他毒力因子的基因序列中 G-C 碱基 62% 的平均水平；PRN 在百日咳杆菌中的表达受百日咳毒力基因的调控。PRN 分子的第 544 ~ 573 位氨基酸残基间有 5 个连续的脯氨酰—谷氨酰胺—脯氨酰（P—Q—P）重复序列，该结构不仅能被保护性抗体结合，而且也是与真核细胞相结合的部位。在 PRN 分子中还发现有与 FHA 分子中的 R-G-D 三联体相同的氨基酸序列。PRN 能与凝集原 3 的抗血清发生凝集反应，抗 PRN 血清能与凝集原 3 发生凝集反应，其特异性单克隆抗体能与含 1、3、6，1、2、3、4 和 1、2、3、4、6 凝集原的百日咳杆菌发生凝集反应。但氨基酸分析认为，PRN 与凝集原 2 和凝集原 3 不同。不论是自然感染还是疫苗免疫后的人体血清中都能测到 PRN 抗体,甚至在既无百日咳病史和免疫史、又不能测到 PT 和 FHA 抗体的儿童体内仍可测到 PRN 抗体,说明不仅 PRN 的免疫原性很强,而且与副百日咳杆菌和支气管败血杆菌等有交叉免疫反应的可能性(Thomas et al.,1989;Trollfors et al.,1992)。

PRN 与 PT 和 FHA 一同在百日咳杆菌对宿主呼吸系统上皮细胞膜的感染黏附过程中发挥着重要作用。来源于 PRN 的 R-G-D 多肽片段可以阻止百日咳杆菌对 Hela 细胞的侵袭。Strugnell 等证明,经口服或静脉免疫表达百日咳杆菌 PRN 的沙门菌的小鼠能抵抗百日咳杆菌的气雾攻击。PRN 的单克隆抗体在小鼠的气雾攻击被动保护试验中有很高的保护率(Shahin et al.,1990)。而在小鼠的脑腔攻击试验中,PRN 只有与 FHA 同时免疫时才有保护作用(Novotny et al.,1991)。

### 17.2.2.4 菌毛和凝集原

菌毛是鲍特菌属病原体的表面结构,为细丝状的聚合蛋白。其中 2、3 血清型的两种菌毛是临床获得株中最多被观察到的。这两种菌毛的抗体都能以血清特异的方式使百日咳细菌凝集,因此,2、3 型菌毛被认为是重要的凝集原(Meade et al.,1995)。然而,其他表面抗原(如脂多糖和百日咳黏附素)的抗体同样也是凝集原。因此,术语"菌毛"和"凝集原"不是同义词,不能相互替换。鲍特菌属的细菌表面有超过 18 种凝集原,不同菌种的凝集原也有差异。百日咳杆菌具有 8 种凝集原,其中,6 种是其特有的,仅有凝集原 1、凝集原 2、凝集原 3 被认为在致病及免疫应答上起重要作用,以此将 I 相百日咳杆菌分为 1、2、3,1、2 和 1、3 三个血清型,其抗体也被用于血清流行病学研究。体内试验显示,无菌毛的百日咳杆菌菌株没有在小鼠鼻咽部和气管繁殖的能力(Geuijen et al.,1997)。无菌毛的支气管败血性杆菌菌株即使表达丝状血凝素和其他黏附素也无法在动物气管内定居(Cotter et al.,1998)。感染百日咳和接种含菌毛蛋白的疫苗后,血清中可检测到抗菌毛抗体。越来越多的证据显示抗菌毛抗体在临床免疫中的作用,例如,疫苗株和百日咳杆菌流行株的凝集原不匹配会影响全细胞百日咳疫苗的效力。体外试验证据表明,连续培养会使百日咳杆菌的血清型发生改变(Stanbridge and Preston,1974)。另有证据显示,临床发现的百日咳杆菌的血清型也会发生改变(Preston and Stanbridge,1972)。如英国的血清流

行病学数据显示,1941—1953 年,百日咳杆菌循环株含有凝集原 1、凝集原 2、凝集原 3;但是到 1968年,75% 的分离菌株仅含凝集原 1 和凝集原 3。这种现象可能是由于使用了凝集原 3 含量较少的疫苗(Bronne et al.,1976)。在这一时期,一种含有大量凝集原 3 的疫苗会比其他疫苗更有效。随后生产了含有大量凝集原 3 的疫苗,显著增加了预防效果(Preston and Stanbridge,1972)。

人群中的家庭接触研究、小鼠试验模型以及其他体外试验都显示,抗菌毛抗体与百日咳感染的预防密切相关(Willems et al.,1998)。因此,世界卫生组织推荐在全细胞百日咳疫苗中含有 2、3 型菌毛。现在有些无细胞百日咳疫苗中也含有凝集原 2 或凝集原 3,或者两者均有。

### 17.2.2.5 脂多糖

百日咳杆菌的脂多糖(lipopolysaccharide,LPS)具有与其他革兰氏阴性菌产生的脂多糖相同的性质。即对热稳定,有抗原性、热原性和毒性。但它有别于其他细菌来源的 LPS,鲍特菌属的 LPS 又分成脂多糖 I 和脂多糖 II,两者的比例为 2:3,不同的是,脂多糖 I 含有非磷酸化的 KDO(脱氧辛酮糖酸,3-deoxy-D-manno-2-ulosonic acid),而脂多糖 II 的分子是由含有磷酸化的 KDO 多糖与 2 个不同的脂质体,即脂质体 A 和脂质体 X 组成。Allen 等于 1996和 1998 年用转座子突变技术先后分离并克隆了百日咳杆菌、副百日咳杆菌和支气管败血杆菌控制 LPS 合成的基因座位,命名为 wlbpe(LPS biosynthesis of pertussis),包括 waaA、waaC、wlbA ~ L 等 15 个基因,其中 waaA 和 waaC 编码与 LPS 的内核合成有关的酶类。而 wlbA ~ L 与合成连接 B 带形成 A 带的三糖有关。目前,已通过人工突变方法研究了该基因在 LPS 合成中的功能。

LPS 在百日咳杆菌致病过程中的作用还不清楚,可能在局部对组织有损伤。实验动物以及感染后或全细胞疫苗免疫后的人体中都能检测到 LPS 的抗体,说明百日咳杆菌的 LPS 有很好的抗原性,但与免疫保护作用无关(Marr et al.,2010)。LPS 的保护作用不明确,且会导致发热,与 LPF 一同注射后会导致小鼠的脑病,因此早期研究认为,应该从疫苗中去除 LPS(Baraff et al.,1989)。然而随后的研究显示,LPS 能提供一定的保护作用,百日咳疫苗中可以含有低剂量的 LPS 或者 LPS 低毒衍生物

（Geurtsen et al. ,2009；Kubler-Kielb et al. ,2011；Dias et al. ,2013）。

#### 17.2.2.6 腺苷酸环化酶毒素

腺苷酸环化酶毒素（adenylate cyclase toxin，ACT）是由有毒力百日咳杆菌产生的一种蛋白质，该分子有两个相互独立的功能基团。具有腺苷酸环化酶催化活性的结构域，主要存在于分子的氨基末端约 400 个氨基酸的范围内，而羧基端的主要功能是溶血活性。前者能催化三磷酸腺苷变成环状单磷酸腺苷（cAMP），在百日咳感染中，随着细菌被吞噬细胞吞噬，ACT 被释放到吞噬细胞内，受细胞内钙调蛋白的激活而发挥催化作用，使宿主细胞内 cAMP 堆积超过生理水平，抑制免疫效应细胞——吞噬细胞的吞噬功能（Mattoo et al. ,2001）。由 ACT 引起的免疫效应细胞的麻痹（intoxication）不仅导致免疫效应细胞丧失了对百日咳菌的吞噬能力，而且也丧失了对共同存在于呼吸道的其他细菌的吞噬能力（Hewlett and Gordon，1988）。ACT 也能引起淋巴细胞和其他细胞的凋亡。ACT 主要存在于细胞外膜上，有少量的 ACT 释放到培养液中，其相对分子质量为 $70 \times 10^3$。目前，已成功地将 ACT 的基因进行克隆和表达。ACT 分子羧基端的溶血活性是毒力百日咳杆菌在包姜培养基上溶血环的成因。ACT 缺失突变株在乳鼠呼吸道感染模型中无毒力，也失去溶血性，证明 ACT 在百日咳的致病中有重要作用。

在自然感染或疫苗免疫后的血清中都能检测到抗 ACT 的抗体。ACT 有良好的免疫原性，其抗体在小鼠脑腔和呼吸道攻击试验中显示有早期抗感染作用（Arciniega et al. ,1991）。

#### 17.2.2.7 皮肤坏死毒素

皮肤坏死毒素（dermonecrotictoxin，DNT）又称为不耐热毒素（heat labile toxin，HLT）或脾毒素（leinotoxin）。所有鲍特菌属都产生该毒素。DNT 存在于细胞内部，对热不稳定，56℃即可被灭活，所以很难纯化。相对分子质量为 $89 \times 10^3$。纯毒素或细胞裂解液可致死小鼠，在豚鼠和乳鼠可引起皮肤坏死，还能引起豚鼠和小鼠等动物的脾萎缩（Cookson et al. ,1989）。有活性的 DNT 无免疫原性，灭活后的 DNT 无抗百日咳杆菌的作用（Endoh et al. ,1990）。Pullinger 等在 1996 年将 DNT 的基因克隆并在大肠杆菌中表达。Kashimoto 等在 1999 年发现，DNT 分子氨

基端是受体结合结构域，而羧基端是催化活性结构域，催化活性结构域中的半胱氨酸残基是 DNT 催化活性的必需基团。

#### 17.2.2.8 气管毒素

鲍特菌属病原体产生的毒力因子中，只有气管毒素（tracheal cytotoxin，TCT）可以导致呼吸道纤毛上皮麻痹和破坏，是百日咳发病的标志性特征（Cookson et al. ,1989）。所有鲍特菌都产生气管毒素，它是百日咳杆菌细胞壁肽聚糖的一个片段。在体外气管组织和细胞培养研究中发现，它可引起线粒体肿胀、破坏细胞间的紧密连接、挤压纤毛上皮细胞，但几乎不损害非纤毛细胞。另外有试验表明，TCT 能抑制单层仓鼠气管上皮细胞的 DNA 合成，并影响细胞纤毛的活动。TCT 通过诱导白细胞介素 1（IL-1）和诱导一氧化氮（NO）合成酶合成 NO，引起组织病理学的变化（Mattoo et al. ,2001）。

#### 17.2.2.9 鲍特菌属抗杀伤性基因位点框架 A

鲍特菌属抗杀伤性基因位点框架 A（*Bordetella resistance to killing genetic locus frame A*，BrkA）是百日咳杆菌的另一种外膜蛋白，结构与百日咳黏附素相似，保护细菌抵抗经典途径的、依赖性补体介导的杀伤作用（Elder and Harvill，2004）。抗 BrkA 抗体可增强对百日咳杆菌的杀伤作用（Oliver and Fernandez，2001）。在细菌急速增殖期，尽管对补体敏感性的增加可能标志着病原体的清除，但是抗体仍是通过经典途径激活补体所必需的。首次感染后需要经过一段时间才能产生抗体，抗体快速增长后才能发挥杀伤作用。与首次感染相反，如果由于自然感染或接种疫苗已经产生抗体，二次应答可快速产生进而发挥杀伤作用。这可解释接种前后有自然感染史百日咳发病的临床表现较轻的原因（Barnes and Weiss，2002）。

### 17.2.3 百日咳的致病及免疫机制

#### 17.2.3.1 致病机制

百日咳的致病机制可划分为 4 个基本阶段。

黏附阶段：通过呼吸吸入含有病原菌的空气飞沫。百日咳菌进入呼吸系统后，首先通过各种存在于细菌表面的黏附因子，如 FHA、Prn 和 Agg 等，黏附在呼吸道黏膜纤毛上皮细胞的纤毛上。

细菌的增殖阶段：如果没有免疫性排斥，细菌则大量增殖，并沿气管支气管向下呼吸道散播，在新的位置定居。

产生局部病变：随着细菌的繁殖，产生并释放 TCT、ACT、DNT 以及 PT 等毒素在局部发挥作用，引起局部上皮细胞纤毛损伤，分泌物增加，刺激局部产生临床症状，如称为卡他症状的打喷嚏和咳嗽等。

释放毒素和出现系统症状：由于细菌的进一步繁殖和 PT、ACT 等毒素的释放，上皮细胞进一步损伤，甚至死亡，细菌及分泌物不易排出，与毒素等刺激黏膜中的感受器，导致痉挛性咳嗽。PT 等进入循环系统，通过其 B 寡聚体与真核细胞表面受体结合，并将 A 原体导入细胞内，A 原体催化 NAD 的 ADP 核糖体转移到细胞内的 GTP 调节蛋白上，阻断信号传递，使靶细胞内的 cAMP 浓度上升，引起白细胞增多，组织胺敏感性增强，胰岛素分泌增加致使血糖降低等一系列病理性反应。百日咳感染后的脑损伤可能是痉挛性咳嗽引起缺氧、干扰糖代谢，或因 PT 对神经系统的直接影响。但是由于至今还没有百日咳症状的动物模型，所以百日咳杆菌的致病机制仍然不十分清楚。体外研究中观察到，百日咳杆菌属的细菌不仅能侵入吞噬细胞或无吞噬功能的真核细胞内，而且能在其内部生存，但对其进入细胞或被吞噬细胞吞噬后的变化，如是否增殖、存活时间等目前还不是很清楚。

### 17.2.3.2 免疫机制

在百日咳疫苗使用了几十年并取得了良好预防效果的今天，对其如何引起机体免疫反应的机制还是不十分清楚。因为百日咳免疫与白喉和破伤风免疫不同，后两者可在血中检测到相应的保护性抗体，而在有些临床研究中，百日咳疫苗免疫后，虽然能检测到针对相应抗原的抗体，但抗体水平与疫苗的保护效果不甚相关，说明体液免疫不是唯一的保护性免疫反应。有研究发现，显性感染以更高的抗百日咳毒素抗体水平为特征，而无症状感染以更高的抗丝状血凝素的抗体水平为特征。这些数据提示，接种百日咳疫苗，避免发病的作用要大于预防感染的作用（Long et al.，1990）。

近来的研究显示，百日咳的免疫不仅仅是体液免疫，细胞免疫也起着举足轻重的作用（Xu，2015；Gröndahl-Yli-Hannuksela et al.，2016）。细胞免疫应答持续存在，但抗体水平会随时间衰减，详见表

17.3（Zepp et al.，1996）。Millers 等分别于 1993 年和 1998 年在动物试验中观察到，注射 CD4$^+$ Thl 细胞的小鼠在 20 天内可以清除肺内的百日咳杆菌，但此时血清中还测不到抗百日咳杆菌的特异性抗体。缺失 T 细胞的裸鼠不能清除气雾攻击的百日咳杆菌而发生持续性感染。此外还观察到，B 细胞及其产物也参与了肺部百日咳杆菌的清除过程。在百日咳自然感染和疫苗注射引起的免疫过程中有 IFN-γ 的参与。Tran 等在 1999 年追踪 15 名暴露于百日咳患者中的少年，其中，3 个未发病的健康者和 8 个无症状感染者中的 6 人，其外周血中的单核细胞能在体外被 PT、FHA 和 PRN 诱导增生；而另 3 名在后来发展成百日咳病的患者，其血中的单核细胞却不能被诱导增生。这说明，细胞介导的免疫参与了百日咳的免疫过程。调查在芬兰学校发生的一起百日咳暴发的疫情发现，有持久细胞免疫应答的学生对疾病有抵抗力，但抗体水平和保护性无关联，这为细胞免疫在预防百日咳方面起的作用提供了进一步的证据（Tran et al.，1999）。在小鼠气雾攻击试验中，被动注射抗 PT、FHA 或 PRN 抗体可保护小鼠抵御百日咳杆菌的攻击，说明黏膜免疫在百日咳免疫中也扮演着重要角色。自然感染百日咳后能引起血清和分泌性体液免疫应答，而疫苗免疫后只能引起血清免疫应答却不能诱导产生分泌型抗体。

**表 17.3　小于 48 月龄儿童接种无细胞百日咳疫苗后随访队列的 PT 抗体应答和细胞免疫应答**

| 月龄 | 接种后月数 | 免疫球蛋白应答 | | CMI 增殖应答 | |
|---|---|---|---|---|---|
| | | 血清阳性数/总数 | GMT（95%CI） | CMI 阳性数/总数 | SI 均数 |
| 2 | — | 1/19 | 1.3（0.9~1.8） | 0/19 | 1.2（0.3~3） |
| 7 | 1 | 19/19 | 103（103~104） | 4/19 | 2.7（0.3~18.8） |
| 20 | 14 | 8/19 | 6.4（5.7~7.1） | 8/19 | 6.7（0.5~26.3） |
| 48 | 42 | 1/19 | 2.0（1.5~2.6） | 17/19 | 31.5（1~203） |

注：血清阳性定义为血清抗体滴度高于检出限 4 倍以上。刺激指数（SI）是指每分钟被刺激淋巴细胞计数和未被刺激淋巴细胞计数的比率。

## 17.3 流行病学

### 17.3.1 背景

百日咳是严重危害儿童健康和生命的传染病。由于经济状况和疫苗免疫实施的不同,各国百日咳的发病率差异较大(图 17.1)。在经济不发达未实行预防接种的地方,如非洲,发病率为 2000/10 万,5 岁以下儿童的发病率高达 20% ~ 60%。美国在使用百日咳疫苗前,每年有 27 万百日咳病例,而在 1944 年开始使用百日咳单价疫苗,1947 年开始大范围使用百白破混合制剂,到 1976 年百日咳病例下降到历史最低点,全年仅报告 1 010 例。20 世纪 80 年代后,报告病例又开始上升,1980—1989 年共报告 27 826 例,发病率为 1.2/10 万。周期性发病率高峰分别发生在 1983 年、1986 年、1990 年、1993 年、1996 年、2002 年和 2004 年,且峰值逐渐升高(Centers for Disease Control and Prevention, 2002; Broder et al., 2006)。

我国百日咳发病率已由 1978 年开展计划免疫前的 250.96/10 万下降到 1999 年的 1/10 万以下,下降了 99.6%(图 17.2)。2007 年,我国将 DTaP 纳入国家免疫规划,以取代 DTwP 的常规免疫。DTaP 上市后的数据表明,DTaP 具有良好的免疫效果(见表 17.4),我国百日咳发病率一直维持在 1/10 万以下。

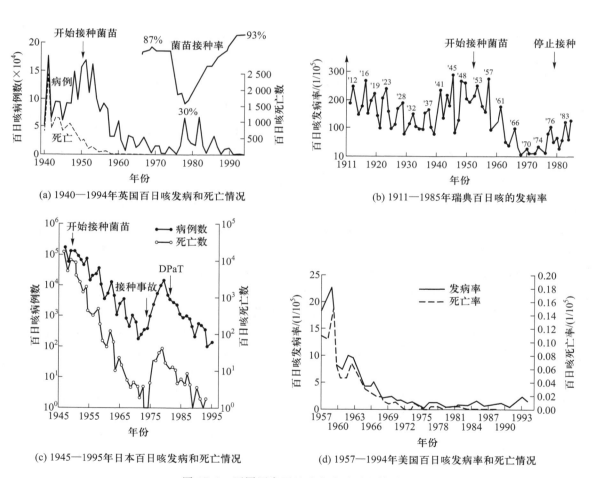

(a) 1940—1994年英国百日咳发病和死亡情况

(b) 1911—1985年瑞典百日咳的发病率

(c) 1945—1995年日本百日咳发病和死亡情况

(d) 1957—1994年美国百日咳发病率和死亡情况

图 17.1 不同国家百日咳发病及死亡情况

图摘自文献 Cherry, 1999;Miller and Gay, 1997；Romanus et al., 1987;Sato and Sato, 1999

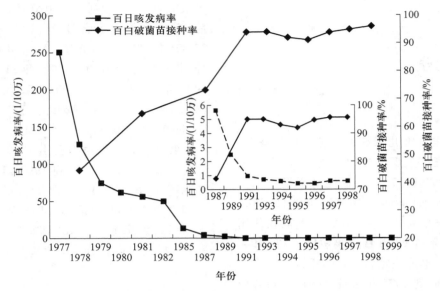

图 17.2 中国百日咳疫苗接种情况和百日咳发病情况

表 17.4 我国近年来百日咳疾病的发病情况

|  | 2007 | 2008 | 2009 | 2010 | 2011 | 2012 | 2013 | 2014 | 2015 | 2016 |
|---|---|---|---|---|---|---|---|---|---|---|
| 发病数 | 2881 | 2387 | 1612 | 1764 | 2517 | 2183 | 1712 | 3408 | 6658 | 5584 |
| 死亡数 | 0 | 1 | 1 | 1 | 2 | 1 | 0 | 2 | 2 | 3 |
| 人口总数/万 | 132 129 | 132 802 | 133 474 | 134 100 | 134 735 | 135 404 | 136 072 | 136 782 | 137 462 | 138 271 |
| 发病率/10 万 | 0.218 0 | 0.179 7 | 0.120 7 | 0.131 5 | 0.186 8 | 0.161 2 | 0.125 8 | 0.249 2 | 0.484 4 | 0.403 8 |

注:法定传染病病例数来自中国疾控中心,人口总数来自中国国家统计局。

1994 年,世界卫生组织估计全球每年百日咳发病 4500 万例,百日咳感染导致 500 万例肺炎、36 万例死亡和 5 万例永久性神经系统并发症(包括永久性脑损伤)(World Health Organization,1996)。2002 年,儿童报告的百日咳病死数为 301 408 例(Crowcroft et al.,2003)。2008 年,世界卫生组织估计全球百日咳发病 1600 万例,其中 95% 在发展中国家,儿童报告病死数为 195 000 例(World Health Organization,2011)。

随着计划免疫在各国的实施,百日咳发病率已明显下降,已不是引起儿童死亡的主要原因。但在未免疫儿童中,百日咳仍然是威胁健康和生命的主要传染病。

### 17.3.2 传染源、传播途径和易感性

百日咳在世界上人口密集的地区呈地方性流行。人是唯一的天然宿主。患者是本病的传染源,在卡他期和痉咳期早期传染性最强,密切接触是其主要的传播方式,距离在 1.5 m 以内对易感者的传染性达 50%~100%,主要以咳嗽和打喷嚏产生的飞沫直接传播,通过飞沫或污染物与灰尘中的病原体间接传播非常少见。

百日咳可发生在任何年龄。出生数周或数月的婴儿对百日咳易感,且病死率最高。易感者暴露于传染源后的发病率在 80%~100%。百日咳的传染性很强:在家庭中的易感者感染率约 90%,学校接触感染率在 50%~80%。来自澳大利亚和美国的报告表明,父母接触在婴儿百日咳传播中起主要作用,全部家庭感染占到婴儿百日咳病例的 76%~83%(Elliott et al.,2004;Wendelboe et al.,2007)。

多年来一直认为,百日咳感染后会产生终生免疫。最近较多的证据显示,百日咳二次发病也不少见(Cherry et al.,1995)。百日咳是否存在慢性带菌者的状态尚未得到证实(Linnemann et al.,1968)。

### 17.3.3　流行特点

百日咳的发病有一定的周期性,随着人群中易感者的增加,每3~5年有一个高峰期。尽管百日咳疫苗的接种大幅度降低了百日咳的发病率,但对其流行的周期性并无影响,仍然是3~5年出现一个发病高峰,说明百日咳在社区的传播循环仍在继续(Cherry et al.,1989;Cherry,1998)。百日咳无明显的季节性,一年四季均可发生,但冬春季多见。女性发病率高于男性,可能与雄性激素有关。

由于计划免疫的实施,百日咳的流行情况也发生了明显的变化。一些国家,大龄儿童和成人百日咳病例的报告有所增多,占百日咳患者的10.2%。来自美国的数据显示,在广泛接种疫苗前,1990—2003年,百日咳病例中,1岁以下婴儿占41%,1~4岁占22%,5~9岁占10%,10岁以上占24%。2001—2003年,10~19岁成为报告病例最多的年龄组,与1997—2000年相比增加了14%,上升到10.9/10万(图17.3)。该情况可能是成人体内由疫苗引发的免疫力下降所致。血清学调查也支持这一结论,Roberson等在澳大利亚对218名18~81岁持续咳嗽1个月以上的成年人的调查发现,其中26%的人血清IgA比对照组增加3倍以上,这是由于疫苗在这些成年人的体内诱导的免疫力几乎消失,所以表现出来的是由感染诱发的黏膜免疫反应。Cherry等总结许多研究后认为,成人持续性咳嗽症状中,有18%~32%是由百日咳菌感染引起。我国百日咳病例的数据也反映了这种变化:天津市2010年报告百日咳发病率是1.04/10万,是1993年以来最高的一年,其中0~5月龄婴儿占59.51%,≥15岁的占17.36%(高志刚等,2011)。最近美国和许多发达国家都出现了百日咳的大暴发,美国疾控中心的数据清晰地反映了这一点(图17.3)。许多研究分析了这次大暴发的原因,主要包括以下几点:首先,公众对百日咳的关注增加和诊断水平的提高,更广泛的PCR检测和血清学检测,提高了百日咳诊断病例的数量;其次,有研究表明,DTaP在保护力上没有DTwP有效,同时在高免疫接种覆盖范围区域,由自然感染导致的加强免疫机会减少;最后,也有可能是百日咳流行病株的变异影响了百日咳疫苗的效力。这些研究都提示加强成人百日咳免疫和研发性能更优良的百日咳疫苗的必要性(Poland,2012;Van der Ark et al.,2012;Liko et al.,2013;Witt et al.,2013;Chiappini et al.,2013;Cherry,2012)。成人百日咳疫苗在百日咳疾病的流行、控制和消灭中的意义,越来越引起人们的重视。

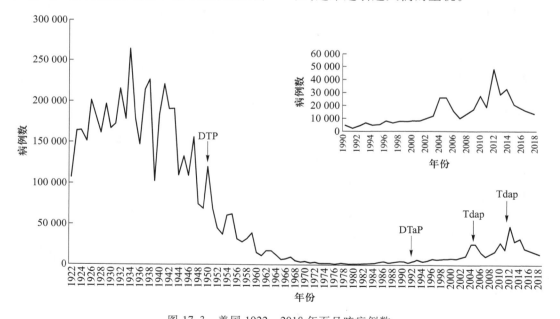

图17.3　美国1922—2018年百日咳病例数

注:根据美国疾控中心数据整理:https://www.cdc.gov/pertussis/surv-reporting.html#surv

## 17.3.4 百日咳的诊断与治疗

百日咳在临床上根据病程分为 3 个阶段,每个阶段约 2 周,潜伏期 10~14 天。第一个阶段称为卡他期,细菌在气管和支气管黏膜表面大量繁殖,刺激呼吸系统,症状轻微,类似感冒,但由于咳嗽、打喷嚏,在飞沫中排出大量细菌,所以这一阶段的传染性很强。第二个阶段为阵发期,除发生典型的痉挛性咳嗽外,由于细菌释放毒素,引起全身症状,如白细胞增多、发热、脑病等。此阶段易发生肺炎等并发症,导致死亡。第三个阶段为恢复期,产生免疫保护性抗体,症状逐渐减轻,直到痊愈。

### 17.3.4.1 百日咳的诊断

世界卫生组织对百日咳的定义为持续至少 21 天痉挛性咳嗽,且能够证实该咳嗽是由百日咳杆菌所引起。这里所说的"证实"是基于实验结果(如百日咳杆菌培养阳性/抗 PT、FHA、FIM-2/FIM-3 IgG 或 IgA 等特异性抗体显著升高)或是存在流行病学联系(如在发病前后 28 天内家庭接触者中有实验室确诊病例)(World Health Organisation, 1991)。确定传染病的致病因子一般可通过病原体的培养、检测病原体的抗原或核酸以及免疫应答产物来实现。确诊百日咳仍然是临床医生所面临的最大困难,特别是对青少年和成人。百日咳诊断主要使用两种方法:细菌学诊断和血清学诊断。

细菌学诊断分为细菌培养和抗原检测两种。从患者鼻咽部培养出百日咳杆菌依然是实验室诊断的"金标准",百日咳杆菌的严格培养特性以及病程中消失较早等,导致经常培养不出病原体(Broome et al., 1979)。治疗前期使用红霉素等、有百日咳疫苗免疫史以及年龄的增长都会导致病原体分离率的下降。抗原检测有明显的优点,其检测对病原体的存活没有要求,因此,在病程后期和抗体出现后可用这种方法检测。直接荧光抗体检测,在严格操作下,可以作为细菌培养和血清学诊断的补充。对于患病率低的传染病,诊断试验的阳性预测相当低,已经被新的检测方法所替代。PCR(聚合酶链式反应)法逐渐应用于检测呼吸道分泌物中的百日咳杆菌特定基因序列。尽管在治疗 5 天后使用培养法不能分离出细菌,但即使延长 1 周用 PCR 法仍可检出(Edelman et al., 1996)。为避免 PCR 法的假阳性,必须使用严格的质量评价程序。用于扩增的百日咳 DNA 区域有 4 个:百日咳毒素基因启动子区域、重复插入序列、膜孔蛋白基因上游 DNA 区域和腺苷酸环化酶毒素基因。其中,以百日咳毒素基因启动子为引物的 PCR 法灵敏性高于以重复插入序列为引物的 PCR 法(He et al., 1996; Knorr et al., 2006)。

血清学检测可以检测抗百日咳抗体病原体成分的抗体水平,被广泛用于儿童尤其是青少年的百日咳研究中(Hallander, 1999)。血清学检测避免了培养法灵敏性低等缺陷,提高了对百日咳疾病谱的认识,特别是证明了免疫史不全的个体可以出现无症状或者轻型、不典型感染。血清学检测可以监控暴发期间的发病情况,同时也可以监测新百日咳疫苗的临床效果。ELISA 法是最常用的检测方法。百日咳诊断的延迟往往导致急性期标本的抗体水平高于恢复期,使得免疫前后血清抗体滴度 4 倍增长的血清学判定标准不可用。将对照选择为正常人群,可以解决标本采集时间延迟带来的问题。人群中计算的百日咳流行率高度依赖于血清学的定义(表17.5)。在百日咳疫苗的现场实验中,血清学检测存在一定的问题,如实验室程序和血清学检测标准对病例诊断有直接影响。另外,血清学检测更适合检测未免疫对照组,近期接种疫苗可以使抗体滴度升高,从而干扰了通过抗体水平增高而进行的判断。选择未包括在疫苗中的百日咳抗原抗体进行评价,可以避免这种干扰。

**表 17.5　符合不同定义的长时间咳嗽
(7~56 天)的青少年和成人**

| 病例定义 | 标准 | 阳性数/检测数 | 流行率/%(95%CI) | 平均年龄/岁(范围) |
|---|---|---|---|---|
| 1 | 百日咳杆菌培养阳性 | 2/440 | 0.5 (0.1~0.8) | 18.4 (18.6~24.1) |
| 2 | PCR 检测阳性 | 3/314 | 1.0 (0.2~3.0) | 24.0 (18.6~37.8) |
| 3 | 抗体滴度 4 倍增长 | 7/393 | 1.8 (0.8~3.8) | 28.14 (18.3~70.6) |
| 4 | 抗体滴度高于对照值 99.99 百分位数值 | 36/440 | 8.3 (5.9~11.2) | 36.6 (14.1~69.4) |
| 5 | GMT 高于对照组 3 倍标准差 | 84/440 | 19.1 (15.6~23.0) | 39.0 (18.3~87.7) |

注:CI,置信区间;GMT,几何平均滴度;PCR,聚合酶链式反应;SD,标准差;包括所有至少采集一种生物学标本的研究对象。

#### 17.3.4.2 百日咳的治疗

新的百日咳治疗指南和暴露后的预防指南已经出版,它阐明了抗生素在百日咳控制中的作用(Tiwari et al.,2005)。这一指南的主要原则是,正确使用抗生素治疗百日咳以及进行暴露后预防,可以清除显性感染者和无症状感染者鼻咽部的百日咳杆菌。另外,在病程早期给予大环内酯类药物(红霉素、阿奇霉素和克拉霉素),可以缩短症状的持续时间,减轻症状以及传染性。对于大环内酯类药物不耐受的患者可以使用复方磺胺甲噁唑(TMP-SMZ)加以替代。值得关注的是,随着大环内酯类药物尤其是红霉素的使用,细菌对抗生素的耐药性正在增加(Centers for Disease Control and Prevention,1995)。

另外,被动免疫可能在百日咳治疗方面起到一定的作用。抗百日咳毒素和丝状血凝素抗体易于通过胎盘。婴儿血清抗体浓度与母体的基本一致。胎传抗体的半衰期约6周,4月龄消失(Van Savage et al.,1990)。胎传抗体高低会影响对全细胞百日咳苗的免疫应答,但对无细胞百日咳疫苗的抗体应答没有影响(Van Savage et al.,1990)。最近的动物模型数据也表明,母体接种百日咳疫苗可提高胎传抗体的水平(Elahi et al.,2006)。这些数据表明,通过母体免疫可以预防婴儿在4月龄前感染百日咳。在百日咳疫苗和抗生素广泛应用前,主要用血清来预防百日咳的传播和缩短病程(World Health Organization,1996),其保护率低或者没有效果。1991年,Granstrom和同事实施了一项百日咳免疫球蛋白的双盲、随机、安慰剂对照组的临床试验,所用免疫球蛋白含有抗百日咳毒素和丝状血凝素(Granstrom et al.,1991),与安慰剂对照组相比,使用百日咳免疫球蛋白可以明显缩短痉咳持续时间(8.7天和20.6天,$p = 0.004\ 1$),然而,马萨诸塞州生物实验室进行的临床试验,使用含抗百日咳毒素的免疫球蛋白,结果显示,所有婴儿耐受,但是与安慰剂组相比无明显差异(Halperin et al.,2007)。

## 17.4 百日咳杆菌遗传学

百日咳杆菌的遗传和变异,在其致病、疫苗的制造和疫苗的免疫中都有很重要的意义。首先,百日咳杆菌毒力的变异与其致病性密切相关,动物试验证明,非毒力百日咳杆菌在小鼠呼吸道中容易被清除,因此,在百日咳杆菌对人呼吸道的感染中,毒力的稳定遗传是其保持致病性和传染性的关键。其次,在早期研究中观察到,含有不同血清型凝集原的百日咳杆菌制成的全细胞百日咳疫苗,只对相应血清型百日咳杆菌的流行有抵抗作用,然而却无法抵抗与疫苗株血清型不同的百日咳杆菌所引起的百日咳。所以在疫苗制造中要求选用具有免疫原性的 I 相百日咳杆菌,并且含有当地流行菌株相同血清型的菌株进行疫苗生产。

### 17.4.1 百日咳杆菌的相变异

早在 1932 年,Lesli 和 Gardner 就观察到,百日咳杆菌会发生光滑型到粗糙型(S—R)的相变异,即由 I 相菌变异到 IV 相菌。I 相菌菌落光滑、有毒力、抗原完整、有免疫原性。而 IV 相菌菌落粗糙,荚膜、毒力和溶血性消失,无免疫原性。II 相和 III 相为过渡相。这种毒力菌丧失产生毒力因子的能力而变成无毒力菌的变化,即由毒力型变为非毒力型,由百日咳杆菌自发突变所致,多发生于细菌在营养不足的培养基中培养传代时。Weiss 和 Falcow 报道,根据菌种的不同,百日咳毒力菌向非毒力菌的突变发生率在 $10^{-6} \sim 10^{-3}$;而由非毒力型向毒力型的回复突变,发生率在 $10^{-6}$ 以下(Weiss et al.,1993)。Goldman 等在研究百日咳杆菌的突变机制时观察到,在 250 株突变菌株中,66% 的菌株不表达任何一种毒力因子,5%~11% 的菌株只表达 FHA,17% 的菌株只表达 PT 和 FHA。因此认为,虽然百日咳杆菌毒力丧失的突变是自发的,但是突变的发生过程并非随机,而是依顺序进行,突变失去毒力因子的顺序是:先失去溶血活性,后 PT,最后是 FHA。Stibitz 等证实,这种变异是负责百日咳杆菌毒力因子表达和调控的毒力基因座位 bvg(Bordetella pertussis virulence gene locus,以前称为 Vir)发生移码突变引起(Stibitz et al.,1989)。变异后的百日咳杆菌以亚遗传稳定状态而存在,因此比较稳定,不易发生回复突变。这种变异造成所有受 bvg 控制的毒力基因产物都不能表达,即典型的 IV 相菌。而 Willems 等的发现阐明了百日咳杆菌的另一种变异,即凝集原 3 阳性(fim 3+)和阴性(fim 3−)的百日咳菌株间的不同,是由于凝集原 3 基因启动子的多聚胞嘧啶区(poly-C)发生了 1~5 个核苷酸的缺失或插入,影响了基因转录的启动（Willems et al. ,1998）。

虽然百日咳杆菌在生产毒力因子的能力丧失等表象上是相同的，但是造成这一现象的原因是不同的。上述两种情况为真正的相变异（phase variation），即Ⅰ相到Ⅳ相的变异，是遗传学的变异，因此，回复突变虽然存在，但发生率很低。另外还有一种截然不同的原因，也会造成百日咳杆菌不能表达毒力因子。百日咳杆菌的毒力基因调控系统，即 BvgA（*Bordetella pertussis* virulence genes activator）和 BvgS（*Bordetella pertussis* virulence genes sensor）双分子调控系统在感受外界环境变化后，对抗原表达进行调控的结果，称为抗原调节（antigenic modulation），而并非真正意义上的基因突变。这是百日咳杆菌本身的一种功能性调节反应，使表达毒力因子的百日咳杆菌（X型）的毒力基因受到调控而暂时停止转录，从而使百日咳杆菌不表达毒力因子（C型）。

### 17.4.2　百日咳杆菌的基因调控

在遗传学方面，对百日咳杆菌所产生各种活性成分的基因表达调控等，也进行了广泛深入的研究。认为在不同环境因素中，百日咳杆菌的毒力型（以前称为 Vir，现称为 Bvg⁺）和非毒力型（Bvg⁻）间的变化，即是否产生致病性毒力因子，如 PT、FHA、PRN、TCT、DNT 等，与百日咳杆菌毒力基因座位（*bvg*）有关。这一座位编码两个基因产物，即 BvgS 和 BvgA。

BvgS 存在于细菌细胞膜中，有跨膜作用，是一种环境感受蛋白质，对细胞外生长环境中的一些信息，如培养基中高浓度（$20\ \text{mmol} \cdot \text{L}^{-1}$）的硫酸镁和尼克酸，以及培养温度（23~27 ℃）等的变化都有感应。这些环境因素消除后，BvgS 分子内第729位的组氨酸残基发生磷酸化，经 BvgS 分子内的一系列变化，再将磷酸基传递给细菌细胞质内的 BvgA，使 BvgA 磷酸化。BvgA 是转录激活蛋白，磷酸化后的 BvgA 对受 bvg 调控的毒力因子基因，如 *ptx*、*fha*、*prn*、*cyaA* 等启动子区域 DNA 的亲和性增强，与这些基因的启动子上游的 DNA 结合，激活 *ptx*、*fha*、*prn*、*cyaA* 等基因的转录，从而翻译产生上述各种毒力因子。

BvgA 和 BvgS 双分子调控系统对毒力基因转录及表达的调控，按调控时相分为两类：一类为早期激活表达基因，如编码丝状血凝素和凝集原的 *fha* 和 *fim* 等基因，其产物与细菌的黏附有关，它们在环境因素诱导，如去除抑制因素后 10 min 内即有转录；而另一类的转录和表达比较迟，如 *ptx* 和 *cyaA* 等基因的转录和表达则发生在 2~4 h 后，*prn* 的转录和表达在 1 h 后。这种差异的意义可能与所涉及蛋白在百日咳感染过程中不同阶段所起的作用有关。

## 17.5　全细胞百日咳疫苗

百日咳是急性传染性疾病，化学疗法如红霉素等只能抑制细菌生长，防止继发感染，但对已经感染的患者无济于事，既不能减轻临床症状又不能缩短病程。因此，近一个世纪以来，人们对如何预防和控制百日咳的努力主要集中在研究和发展疫苗的方向上，取得了辉煌的成绩。

### 17.5.1　全细胞百日咳疫苗的历史

自从1906年分离到百日咳杆菌后，就开始了疫苗的研究工作。早在1914年，美国就发放了第一张全细胞百日咳疫苗的生产许可证，但是鉴于当时对百日咳杆菌本身以及与致病和免疫间的关系了解不多，早期研制疫苗多以经验为主，只是增加疫苗中的细菌含量，使用新鲜、快速增长的菌株作为接种物、改进灭活细菌的方法等。但由于没有百日咳动物模型，所以没有合适的疫苗效果评价手段，血清学检测结果与临床保护率间没有很满意的相关性，加之所用菌种和制造方法不同，所制成的疫苗在临床试验中效果各异，不良反应大，从而未能广泛应用。

Madsen 于20世纪30年代进行的临床试验首次证明了全细胞百日咳疫苗有一定的免疫保护效果（Madsen,1933）。Kendrick 于1947年发明了小鼠脑腔攻击方法测评百日咳疫苗的效力，随后证明疫苗的临床保护效果与小鼠脑腔攻击试验的效力间有相关性，同时证明，疫苗接种后人体血清凝集素抗体水平与对疾病的保护有关（Kendrick et al. ,1947）。Pittman 于1956年创立了用小鼠体重的变化来评估百日咳疫苗的毒性。期间对疫苗的生产工艺进行了许多改进，建立了疫苗的质量标准，至此才制成了具有统一质量标准的灭活全细胞百日咳疫苗，并逐渐推广应用（Pittman,1991）。

为了便于接种，自20世纪40年代初开始了百日咳疫苗与白喉类毒素和破伤风类毒素混合制剂的研究，认为百日咳疫苗对白喉类毒素和破伤风类毒素有佐剂作用。1948年,全细胞百白破联合疫苗(DTwP)首次获得生产许可。用氢氧化铝凝胶吸附DTwP中的抗原,以增强它们的免疫作用,降低疫苗的某些副反应,但同时也会引起硬结、化脓等接种不良反应。

从20世纪30年代开始应用全细胞百日咳疫苗,至今80多年的实践证明,全细胞百日咳疫苗不论是单独使用,还是以DTwP的形式,以及近年来以DTwP为基础的多价联合疫苗的形式使用,都是有效的,在控制和降低儿童百日咳的发病和由其引起的死亡方面发挥了很大的作用。

## 17.5.2 全细胞百日咳疫苗的历史功绩和存在的问题

### 17.5.2.1 免疫效果

不可否认的事实是,自20世纪30年代开始使用全细胞百日咳疫苗以来,尤其是70年代实施计划免疫以来,百日咳的发病率明显下降。在普遍使用疫苗前,美国每年有11.5万~27万病例和5 000~10 000例死亡报告,目前仅有1 200~4 000病例和5~10例死亡。我国百日咳发病率由1978年实施计划免疫前的250.69/10万,下降到1999年的1/10万以下,下降了99.6%。据世界卫生组织估计,每年有约7000万以上的儿童,因受益于接种百日咳疫苗而受到保护,免除了百日咳的肆虐。但由于全菌体百日咳疫苗接种后的严重不良反应,一些国家的人们开始抵制使用疫苗,如英国、瑞典、日本等国的接种率下降,随之又出现了百日咳的流行,重新接种疫苗后发病率又明显下降(图17.1)。这一反复过程不仅说明了百日咳的控制必须依靠百日咳疫苗的预防接种,而且也充分证明了全细胞百日咳疫苗的免疫效果。

### 17.5.2.2 接种不良反应

所有疫苗接种后都有不良反应,只是严重程度有所不同,百日咳疫苗也不例外。尽管全细胞百日咳疫苗的免疫效果是很好的,但接种疫苗后会出现一定的不良反应,有些不良反应还比较严重。与全细胞百日咳疫苗接种相关的不良反应可以分为两大类。一类是常见不良反应,包括局部和全身轻微不良反应,前者如注射局部发生红晕、疼痛、肿胀,在接种全细胞百日咳疫苗后的发生率为50%,后者如发

热、烦躁、嗜睡、厌食等不良反应。另一类为非常见不良反应,如局部有硬结和化脓,血管神经性水肿等,全身不良反应有呕吐、持续哭叫、荨麻疹等,严重的可发生惊厥、虚脱、休克等,极少数人或可引起永久性脑损伤。1988年,由中国药品生物制品检定所组织进行了全细胞百白破疫苗人体接种反应观察,体温38.5℃以上的中强反应6~8 h为1.62%~10.57%,24 h为2.5%~11.5%,48 h为0~3.84%。局部中强反应24 h为0~4.38%,48 h为0~3.22%,72 h为0~2.63%。局部化脓发生率为0.87%。据Cody等1981年比较观察了全细胞百白破疫苗和白破二联疫苗的接种反应(表17.6),不论是局部红肿,发热还是嗜睡、烦躁、厌食等不良反应的发生率,前者都高于后者,说明全细胞百白破疫苗接种后所引起的不良反应中以百日咳疫苗为主。

**表17.6 全细胞百白破疫苗和白破二联疫苗接种后不良反应(Edwards and Mortimer,1994)**

| 不良反应 | DTwP/% | DT/% |
|---|---|---|
| 局部反应 | | |
| 红晕 | 37.4 | 7.6 |
| 肿胀 | 40.7 | 7.6 |
| 疼痛 | 50.9 | 9.9 |
| 全身反应 | | |
| 发热(≥38℃) | 46.9 | 9.3 |
| 嗜睡 | 31.5 | 19.2 |
| 烦躁 | 53.4 | 22.6 |
| 厌食 | 20.9 | 7.0 |
| 呕吐 | 6.2 | 2.6 |
| 持续性哭叫 | 3.1 | 0.7 |
| 癫痫 | 0.06 | — |
| 休克样症状 | 0.06 | — |

注:DT,白喉和破伤风联合疫苗;DTwP,全细胞百日咳疫苗、白喉类毒素、破伤风类毒素联合疫苗。

Cody等的研究中还发现,百日咳疫苗的接种能引起癫痫发作。Riikonen等在芬兰的调查认为,百日咳疫苗接种后抽搐的发生率为4/10万(Riikonen and Donner,1979),但是Bellman等人的研究却不支持这一观点,因为他们认为,一般婴儿抽搐多发生在2~8月龄,而接种疫苗年龄又正在此时段内,所以

抽搐的发生不完全是由接种疫苗所致（Bellman et al.，1983）。关于疫苗与脑损伤的问题，自 1933 年报道接种疫苗后发生的首例急性脑病后，陆续有所报道，但至今尚不能确定。为此，美国、日本、英国等国家进行了多年的观察和研究，均未能确定注射百日咳疫苗与引起脑病间是否有直接的关联。如美国一个脑病调查组在 1976—1979 年对接种疫苗与脑病的关系进行了调查，对 11 例在 18 个月后仍然遗留有症状的患儿进行了分析，以此获得疫苗接种后发生脑病的总体危险性为 1/31 000［95% 置信区间在 1/（54 000~5 310 000）］，但其中 4 例认为是婴幼儿痉挛症，与疫苗注射无关，除去这 4 例后，以所剩 7 例计算的脑病发生的危险性为 1/330 000［95% 置信区间在 1/（50 000~18 000 000）］。在这 7 例中，2 例有病毒感染的证据，另 1 例是雷氏综合征（Reye's syndrome），似乎都与疫苗注射关系不大。最后所剩 4 例中的 3 例在以后的跟踪中，神经损伤症状消失。日本也对多年来发生的 67 例脑病异常反应进行分析后认为，没有 1 例与百日咳疫苗的注射有直接的关系，其中，9 例（13%）肯定与疫苗注射无关，58 例（87%）不能肯定与疫苗注射无关。而英国关于百日咳疫苗接种与神经系统损伤的两次调查结果中，神经系统损伤发生的危险性分别为 1/48 000 和 1/8 134。之所以无法确定疫苗接种后的神经损伤与疫苗有无直接的关系，是因为一方面早期的报道或与其他因素有关而非疫苗因素，另一方面注射疫苗后 7 天内发生神经系统症状，如嗜睡、烦躁、厌食等不良反应的发生率比一般报道所估计的神经系统损伤发生率高，而永久性脑损伤发生率却极低，如前所述在 1/330 000，因此，无法从流行病学角度确定脑病与疫苗接种直接相关。

接种 DTaP 疫苗的不良反应发生率也受疫苗接种程序的影响。英国的 Miller 于 1997 年比较了不同接种程序后认为，2、3、4 月龄接种程序比 3、5、10 月龄接种程序的发热和局部红肿发生率低。此外，Cody 还证明不良反应的发生率和严重程度与疫苗的接种次数呈正比，接种次数越多，不良反应发生率就越高，不良反应也越严重，学龄前的加强免疫接种不良反应发生率最高。

随着全细胞百日咳疫苗的广泛使用，百日咳病例和死亡率大幅度减少，对年轻一代父母来说没有了百日咳对婴幼儿的威胁，反而由于接种疫苗引起的严重不良反应成了社会和临床医生关注的问题，

动摇了该疫苗的应用。如在日本 20 世纪 70 年代初，适龄儿童疫苗接种率为 90%，发病率降低到 0.2~0.3/10 万。期间于 1971—1973 年发生 2 例儿童由于接种全细胞百白破疫苗后死亡，因此暂停了疫苗接种，使 1975 年、1976 年的接种率下降到近 22% 和 10%，随后几年百日咳病例数和死亡数增加了近 20 倍，1979 年发病率突升到 11.3%。同样，在英国，疫苗接种率由 1964—1978 年的 70%~80% 下降到 1978 年的 30%。而瑞典于 1979 年完全停止了全细胞百日咳疫苗的接种（图 17.1）。百日咳疫苗对人类百日咳的预防效果与其引起的严重接种不良反应间的矛盾，迫使人们加快了对无细胞百日咳疫苗的研制步伐。

## 17.6 无细胞百日咳疫苗

### 17.6.1 无细胞百日咳疫苗的发展

早在 1947 年，Pillemer 等人从超声波处理的百日咳杆菌中提取出保护性抗原（PA），发现用人红细胞膜（stramata）吸附后对小鼠的脑腔攻击有良好的保护作用。Feltton 等 1955 年对用高盐浸提后经乙醇处理制成的无细胞百日咳疫苗进行了临床效果观察。Veihl 于 1963 年用磷酸三钠提取出百日咳杆菌能够刺激机体产生凝集素的成分，由美国 Elililly 公司制成商品名为"Tri solgen"的无细胞疫苗出品，一直使用到 1977 年，但疫苗中的具体成分仍然不清楚。

Barta 于 1962 年和 Hemert 于 1964 年分别将酸沉淀后的全细胞百日咳疫苗用去氧胆酸钠和 DNA 酶处理，然后将上清液经 G75 凝胶层析进行分离，制成有保护活性的可溶性疫苗。德国的 Helting 于 1981 年用 1 mol·L$^{-1}$ 的 NaCl 和 6 mol·L$^{-1}$ 的尿素提取保护性抗原，将其吸附于氢氧化铝佐剂后注射小鼠，观察到有保护作用。尽管以上工作都获得了具有一定保护性作用的百日咳杆菌的提取物，但未能获得纯化的组分制成纯化疫苗。

Sato 等人在纯化出 PT 和 FHA 两种保护性抗原的基础上，在世界上第一次制成了含有 PT 和 FHA 两种百日咳杆菌组分的吸附无细胞百日咳疫苗（acellular pertussis vaccine，APV），并与白喉和破伤风类毒素配合成吸附无细胞百白破联合疫苗 DTaP，

于 1981 年首次用于 2 岁以上儿童,进行百日咳的预防。美国食品药品监督管理局于 1992 年批准引进日本生产的 APV 用于学龄前儿童的加强免疫,以减轻接种反应。

20 世纪 80 年代中期,我国孙延龄、刘得铮、何长民和杨晓明等对百日咳杆菌抗原的纯化及免疫原性开展研究,于 1994 年研制出 DTaP,并于 2009 年进入儿童计划免疫,免疫效果好且接种反应轻微。

1986—1993 年,许多国家进行了有关 APV 和 DTaP 的不同规模的临床试验(表 17.7)。自 90 年代以来,已进入了 APV 和 DTaP 的推广应用阶段。

### 17.6.2 无细胞百日咳疫苗的种类

虽然 20 多年来对百日咳杆菌的诸多活性成分

不同的组成和结构等理化性质有了详细的了解,对它们各自的生物学活性和在致病及免疫中的作用也有了一定的研究,但由于百日咳杆菌所产生的成分多达数十种,而且每种成分又有多种不同的生物活性,这些都为了解这些产物在致病和免疫过程中所起的作用带来了困难。

不同实验室所得结论各不相同,至今的研究结果认为,PT、FHA、FIM、PRN 不仅在致病中的不同阶段起重要作用,而且具有一定的免疫保护作用。鉴于此种情况,目前国际上所研制成功,并进行临床免疫效果和接种反应观察的无细胞百日咳疫苗多达 20~30 种。疫苗中所包含百日咳杆菌的抗原种类都各不相同,主要包括百日咳类毒素(PTd)、FHA、PRN、FIM2 和 FIM3 5 种成分,由这些抗原组成成分各异的单组分、双组分、三组分、四组分以及五组分

**表 17.7 已进行临床试验的无细胞百日咳疫苗及特性**

| 国家 | 时间 | 疫苗种类 | 制造厂家 | PT | FHA | Pm | Agg | 针次 | 保护率/% |
|---|---|---|---|---|---|---|---|---|---|
| 瑞典 | 1986—1990 | APV | Biken | 23 | 23 | 0 | 0 | 2 | 92(83~96) |
| | | APV | Biken | 38 | 0 | 0 | 0 | 2 | 79(66~87) |
| 塞内加尔 | 1990—1994 | DTaP | PM | 25 | 25 | 0 | 0 | 3 | 74(52~86) |
| | | DTwP | PM | — | — | — | — | 3 | 91(79~96) |
| 德国 | 1991—1994 | DTaP | L/T | 3.2 | 34.4 | 1.6 | 0.8 | 4 | 82(75~89) |
| | | DTwP | L | — | — | — | — | 4 | 91(86~96) |
| 德国 | 1992—1994 | DTaP | SKB | 25 | 25 | 0 | 0 | 4 | 89(77~95) |
| | | DTwP | BW | — | — | — | — | 4 | 97(83~99) |
| 德国 | 1993—1995 | DTaP | B/CL | 23 | 23 | 0 | 0 | 3 | 82(68~90) |
| | | DTaP | BW | — | — | — | — | 3 | 96(87~99) |
| 瑞典 | 1991—1994 | DTaP | NAV | 40 | 0 | 0 | 0 | 3 | 71(63~78) |
| 瑞典 | 1992—1995 | DTaP | SKB | 25 | 25 | 0 | 0 | 3 | 59(51~66) |
| | | DTaP | CLL | 10 | 10 | 3 | 5 | 3 | 85(81~89) |
| | | DTwP | CLI | — | — | — | — | 3 | 48(37~58) |
| 意大利 | 1992—1993 | DTaP* | CB | 5 | 2.5 | 2.5 | 0 | 3 | 84(76~90) |
| | | DTaP* | SKB | 25 | 25 | 8 | 0 | 3 | 84(76~90) |
| | | DTwP | CLI | — | — | — | — | 3 | 36(14~52) |

注:本表引自:Edwards and Mortimer,1994;Gustafsson et al.,1996;Liese et al.,1997。B/CL = Biken/Connaught Labotatories;BW = Behringwerke;CB = Chiron Biocine;CLI = Connaught Laboratories(美国);CLL = Connaught Laboratories Limited(加拿大);L = Lederle;LT = Lederle/Takeda;NAV = North American Vaccine;PM = Pasteur Merieux;SKB = SmithKline Beecham;* 其中的百日咳毒素为 PT 人工突变体 PT-9K/189G。

表 17.8 国际厂商无细胞百白破疫苗成分表

| 生产者或销售者 | 疫苗 | 每剂中百日咳抗原含量/μg | | | | 白喉类毒素 | 破伤风类毒素 |
| --- | --- | --- | --- | --- | --- | --- | --- |
| | | PTd* | FHA | PRN | FIM | | |
| 赛诺菲巴斯德(加拿大) | Tripacel；Daptacel | 10 | 5 | 3 | 5 | 15 | 5 |
| 赛诺菲巴斯德(加拿大) | HCPDT | 20 | 20 | 3 | 5 | 15 | 5 |
| 赛诺菲巴斯德(法国) | Triavax；Triaxim | 25 | 25 | — | — | 15 | 5 |
| 赛诺菲巴斯德(美国) | Tripedia | 23.4 | 23.4 | — | — | 6.7 | 5 |
| 巴克斯特实验室 | Certiva | 40 | — | — | — | 15 | 6 |
| 凯龙疫苗 | Acelluvax | 5 | 2.5 | 2.5 | — | 25 | 10 |
| 葛兰素史克 | Infanrix | 25 | 25 | 8 | — | 25 | 10 |
| 日本国家卫生院 | NIH-6 | 23.4 | 23.4 | — | — | | |
| 日本国家卫生院 | JNIH-7 | 37.7 | — | — | — | | |
| SmithKline Beecham | SKB-2 | 25 | 25 | — | — | 25 | 10 |
| 惠氏 | Acel-Imune | 3.5 | 35 | 2 | 0.8 | 9 | 5 |

注：* PTd 为百日咳类毒素,有两种,一为化学方法脱毒的 PTd,另一种为人工基因诱变的无毒性 PTd,如凯龙疫苗的 Acelluvax。

无细胞百日咳疫苗(APV)(表 17.8),但是所有 APV 中都包括 PTd。此外,不同疫苗中所用百日咳杆菌各组分的剂量各异,在使用 APV 与白喉和破伤风类毒素混合配制 DTaP 时,白喉和破伤风类毒素的使用剂量也不尽相同,成品疫苗中的吸附剂和防腐剂的种类和用量也不一样。

### 17.6.3 无细胞百日咳疫苗的制备

#### 17.6.3.1 菌种

要求与全细胞疫苗一样,应具有百日咳 I 相菌的特征,但是对凝集原没有特别的规定。日本等国多采用 Tohama I 相菌。加拿大、意大利等国采用地方菌株。我国使用的是在北京分离的 CS 地方株菌株。在 SS 培养基中,表面静置培养条件下,CS 菌株的 PT 和 FHA 的产量均高于 Tohama I 相菌。

#### 17.6.3.2 疫苗制造

液体静置培养工艺:在包姜或 SS 固体培养基上培养 2~3 天的工作菌种,经 1~2 代 SS 液体培养基增菌培养成种子菌,接种于 SS 培养基中,36~37℃ 静置培养 3~5 天后收集培养液。所使用的容器为中性玻璃制成的方形瓶,水平放置时培养基液面的高度在 1.5±0.5 cm 为宜。

液体发酵培养工艺:在包姜或 SS 固体培养基上培养 2~3 天的工作菌种,经 1~2 代 SS 液体培养基进行增菌培养,接种于发酵罐里的 SS 培养基中,在 35~37℃ 下通空气或氧气搅拌培养 30~40 h。有人认为,加入 0.1% 的 2,6-二甲基 B 环状糊精,可提高 PT 的产量,也有以葡聚糖代替环糊精的。为减少培养过程中泡沫的产生,可适当加入消泡剂。

根据目前所使用疫苗的种类,大体可将疫苗抗原的提取方法分为两大类:一类是将 PT 和 FHA 一同从培养液中提取出来,即共纯化(co-purified)百日咳疫苗;另一类是把疫苗中的各个组分分别提取出来,然后再按一定的比例进行混合,即组分(component)百日咳疫苗。前者是由日本的 Sato 等人创制的方法,在日本 6 个生产 DTaP 的厂家中,有 5 家使用此法制造无细胞百日咳疫苗。主要步骤有:① 将液体培养物或上清液,用 50% 饱和度的硫酸铵沉淀百日咳杆菌的保护性抗原,以 PT 和 FHA 为主;② 用含 1 mol·L$^{-1}$氯化钠的磷酸缓冲液(pH 8.0)从盐析沉淀中浸提出可溶性蛋白组分;③ 对浸提物进行 5%~30% 的蔗糖梯度离心,以去除内毒素 LPS 和其他一些杂质;④ 收集富含 PT 和 FHA 的部分。对于具体的工艺,各个厂家为了提高产量,在生产中都有不同的改进。另一类疫苗的制造方法主要是采用离子交换层析、亲和层析、疏水层析、凝胶过滤等不同的方法,对疫苗所需每种成分进行纯化。以 PT 为例,Irons 等用结合珠蛋白、Sekura 等用胎球蛋白为配体,以亲和层析纯化 PT。Sekura 等又利用 PT 对二磷酸腺苷(NAD)的亲和性,采用蓝胶亲和层析(affigel blue)一步法纯化 PT。Skelton 等用丁基琼脂糖(butyl-sepharose)通过疏水作用,在高离子浓度下,由培养上清中吸附 PT 和 FHA,用低离子浓度洗脱,再用胎球蛋白(fetuin)为配体的琼脂糖亲和层析吸附,用 $MgCl_2$ 洗脱 PT(Skelton and Wong,1990)。但是唯一的不足是,大多都借助人或动物的血液产品来纯化 PT,因此增加了对疫苗安全性的担忧。鉴于此,Tan 等于 1991 年发明了珍珠岩和羟基磷灰石两步层析法,从培养上清液中分别纯化出 PT 和 FHA。

对于抗原的解毒,不同生产商所用的方法也各不相同。化学解毒法为主要方法,所用试剂有甲醛、戊二醛、过氧化氢、二甲氨基乙基丙基碳二亚胺、四硝基甲烷等。但以甲醛和戊二醛较普遍,前者多采用少量分次加入,也有解毒时加赖氨酸、明胶、吐温或甘油等使解毒过程比较温和,保证抗原的免疫原性不受损害,防止产生抗原絮凝等现象。戊二醛解毒过程较为剧烈,对抗原的免疫原性损伤较大,不宜控制合适的工作条件。过氧化氢也可用于解毒,通过使 PT 的 ADP-核糖转移酶活性完全失活而达到解毒作用。鉴于化学解毒法的不足,加之分子生物学方面的发展,已经获得人工诱变的无毒性突变 PT,即 rPT。将 PT 基因中编码 S1 亚基上与酶活性有关的第 9 和 189 位氨基酸的密码子进行 AT 定向置换,使其基因产物失去 ATP-核糖转移酶活性而无任何毒性,成为遗传灭活的突变 rPT。其毒性比天然 PT 下降了近 1000 倍,而免疫原性却保持了与天然 PT 一样的水平。这一进展不仅提高了疫苗的安全性,而且也避免了解毒过程中所造成的 PT 损失(Pizza et al.,1989)。

抗原解毒后,将解毒药用透析法或超滤法除去,并将抗原用超声波处理制成均匀悬液。该悬液依据不同的"APV 生产制造规程"所要求的各项指标检定合格后,即成为无细胞百日咳疫苗的原苗。

DTaP 的配制则按"DTaP 生产制造规程"对成品疫苗中各种成分的要求,将无细胞百日咳原苗与白喉和破伤风类毒素配合制成 DTaP。其中,百日咳含蛋白氮 $10\sim18\ \mu g \cdot mL^{-1}$,白喉类毒素 $20\sim30\ Lf \cdot mL^{-1}$,破伤风类毒素 $5\sim10\ Lf \cdot mL^{-1}$,氢氧化铝吸附剂 $1.0\sim1.5\ mg \cdot mL^{-1}$。

## 17.6.4　百日咳疫苗的检定

目前,各生产厂家生产无细胞百日咳疫苗的工艺不同,疫苗所含百日咳杆菌的组分,各个组分的含量,白喉与破伤风类毒素的含量,吸附剂和防腐剂的种类和含量等相差很大,因此,对疫苗的质量控制、效果评价等造成了一定的困难。根据《中国生物制品规程》和《日本生物制品规程》,对无细胞百日咳疫苗生产和质量控制的要求主要如下。

### 17.6.4.1　毒性试验

毒性试验包括 3 种不同的试验。每组用 10 只 $14\sim16\ g$ NIH 小鼠,设待检疫苗 1 组,百日咳毒性参考疫苗 3 组,将 0.5 mL 待检疫苗和 3 倍等间隔稀释的毒性标准疫苗对小鼠进行腹腔注射,然后按下列项目进行观察。

小鼠体重减轻(BWD)试验:称量每组每只小鼠注射前和注射后 $16\sim20\ h$ 的体重,根据体重差计算出待检疫苗相对毒性标准疫苗的体重减轻单位(body weight decreasing toxicity unit,BWDU),规定低于 $10\ BWDU \cdot mL^{-1}$ 为合格。

小鼠白细胞增多(LP)试验:同一批动物,在注射疫苗后 3 日,每组每只小鼠采尾静脉血测定白细胞数,据此计算出待检疫苗相对毒性标准疫苗的白细胞增多单位(leucocytosis promoting toxicity unit,LPU),规定低于 $0.5\ LPU \cdot mL^{-1}$ 为合格。

小鼠组织胺致敏(HS)试验:同一批动物,在注射疫苗后 4 天,给每组每只小鼠腹腔注射 4 mg 盐酸组织胺或磷酸组织胺。注射 30 min 后测定小鼠的直肠温度,据此计算出待检疫苗相对毒性标准疫苗的组织胺致敏单位(histamine sensitizing toxicity unit,HSU),规定低于 $0.8\ LPU \cdot mL^{-1}$ 为合格。也有用组织胺致敏半数致死量(HSD50)来表示此项试验的结果。

毒性逆转试验:将待检疫苗在 37℃ 处理 30 天后,进行毒性试验,BWDU、LPU 和 HSU 均不得高于规定的指标。

### 17.6.4.2　效力试验

此方法为 Kendrick 等于 1947 年创建,通过腹腔免疫小鼠,测试 WPV 免疫 2 周后的效价(APV 疫苗为 3 周)。用百日咳毒力菌株经脑腔攻击感染,观察小鼠的存活。此法又分定量免疫定量攻击和变量免疫定量攻击。定量免疫(4 亿菌)定量攻击($100\times LD_{50}$)的方法计算 $LD_{50}$,50% 动物存活为合格;变量免疫定量攻击计算 $ED_{50}$。目前,我国所用的方法是世界卫生组织推荐的变量免疫定量攻击法,待检疫苗和百日咳效力试验标准疫苗由中国药品生物制品检定所供应,采用变量免疫定量攻击法,用(100~400)×$LD_{50}$剂量的百日咳毒力菌 18323 进行脑腔攻击,记录小鼠存活率,而后根据待检疫苗与标准疫苗的 $ED_{50}$ 计算出待检苗相对标准疫苗的效力单位,以 $IU \cdot mL^{-1}$ 表示,不低于 8 $IU \cdot mL^{-1}$ 为合格。

### 17.6.4.3 无细胞百日咳疫苗原苗的热原试验

采用家兔法,注射量为 1/50 人用剂量的百日咳原苗,热原试验应合格。

### 17.6.4.4 其他检定项目

除上述几项外,在疫苗的制造过程中,从菌种保存,细菌培养到原液,半成品、成品的制造,在每个环节上都有相应的质量要求,如无菌、凝集反应、纯度、原液浓度,吸附剂、防腐剂含量等。

国际生物标准化委员会和世界卫生组织于 1995 年 11 月在意大利罗马起草了《关于无细胞百日咳疫苗生产和质量控制草案》,在此基础上,1998 年制定了《WHO 无细胞百日咳疫苗和无细胞百日咳疫苗、白喉、破伤风类毒素联合疫苗生产和质量控制准则》。与《中国生物制品规程》和《日本生物制品规程》比较,其主要区别如下。

在生产过程中,要求对疫苗所含各组分应有检测手段,如采用酶联免疫吸附试验对 PT、FHA、PRN、FIM 等进行定量监测。在进行减毒前,采用 SDS-PAGE 电泳、非变性 PAGE 电泳和高压液相色谱(HPLC)检测疫苗中各组分的纯度和比例。采用中华仓鼠卵巢细胞(CHO)簇聚试验检测 PT 类毒素的残余毒性,PT 的减毒效果以及减毒后 PTd 的毒性逆转等。采用鲎变形细胞溶解物试验(limulus amoebocyte lysate,LAL)检测疫苗生产过程中原苗中 LPS 残留量。

在动物毒性试验中,该准则推荐使用 HS 法检测疫苗原苗和半成品中 PTd 的毒性,结果可采用 $HSD_{50}$(组织胺致敏半数致死剂量),或组织胺攻击后 24 h 内动物死亡百分率来表示。另外认为,BWD 法和 LP 法对 PT 的毒性不如 CHO 法和 HS 法敏感,因此不推荐使用 BWD 和 LP 两项毒性试验。

效力试验中推荐使用 ELISA 法,即测定用一定剂量疫苗免疫后小鼠体内相应抗体,用 ELISA 单位表示疫苗的效力,或测定不同剂量免疫小鼠后的相应抗体,以引起一半试验小鼠抗体应答的疫苗剂量表示疫苗的效力。总之,与传统的百日咳疫苗效力试验方法,即待检疫苗腹腔免疫、百日咳菌液攻击脑腔后计算相对效力单位的方法相比,有很大的区别。

## 17.6.5 无细胞百日咳疫苗的免疫效果

### 17.6.5.1 免疫程序

在美国、加拿大、澳大利亚、部分亚洲国家和许多欧洲国家,无细胞百日咳疫苗已经完全取代了全细胞百日咳疫苗。下面列出了部分国家或地区的百日咳免疫程序(表 17.9)。

**表 17.9 2006 年 9 月部分国家或地区推荐的百日咳免疫程序**

| 国家或地区 | 基础免疫程序 | 儿童加强剂次 | 青少年加强剂次 |
|---|---|---|---|
| EPI 项目<br>(全球:非洲、中东和亚洲的大部分国家) | 6、10、14 周龄:DTwP | 18 月龄到 4 岁 DTwP | — |
| 北美 | | | |
| 加拿大 | 2、4、6 月龄:DTaP-IPV-Hib | 18 月龄:DTaP-IPV-Hib,<br>4~6 岁:DTaP-IPV | 14~16 岁:Tdap(或 Td) |
| 美国 | 2、4、6 月龄:DTaP 或 DTaP-IPV-HB | 15~18 月龄:DTaP 或 DTaP-Hib,<br>4~6 岁:DTaP | 11 岁:Tdap |
| 欧洲 | | | |
| 法国 | 2、3、4 月龄:DTaP-IPV-Hib 或 DTaP-IPV-Hib-HB | 16~18 月龄:DTaP-IPV-Hib 或 DTaP-IPV-Hib-HB | 11~13 岁:DTaP-IPV |

| 国家或地区 | 基础免疫程序 | 儿童加强剂次 | 青少年加强剂次 |
|---|---|---|---|
| 德国 | 2、3、4 月龄:DTaP-IPV-Hib-HB | 11~14 月龄:DTaP-IPV-Hib-HB,5~6 岁:Tdap | 9~17 岁:TdaP |
| 英国 | 2、3、4 月龄:DTaP-IPV-Hib | 3~5 岁:DTaP-IPV | — |
| 瑞士 | 2、4、6 月龄:DTaP-IPV-Hib-HB | 15~24 月龄:DTaP-IPV-Hib-HB,4~7 岁:DTaP-IPV | 11~15 岁:Tdap |
| 中、南美洲 | | | |
| 阿根廷 | 2、4、6 月龄:DTwP-Hib | 18 月龄:DTwP-Hib,6 岁:DTwP | — |
| 巴西 | 2、4、6 月龄:DTwP-Hib | 15 月龄和 4~6 岁:DTwP | — |
| 智利 | 2、4、6 月龄:DTwP | 18 月龄和 4 岁:DTwP | — |
| 大洋洲 | | | |
| 澳大利亚 | 2、4、6 月龄:DTaP-IPV-HB 或 DTaP-IPV-Hib-HB | 4 岁:DTaP-IPV | 15~17 岁:Tdap |
| 亚洲 | | | |
| 中国 | 3、4、5 月龄:DTwP(DTaP) | 18~24 月龄:DTwP(DTaP) | — |
| 日本 | 3~18 月龄:3 剂 DTaP | 15 月龄:DTaP | — |
| 韩国 | 2、4、6 月龄:DTaP | 15~18 月龄和 4~6 岁:DTaP | — |
| 中国台湾 | 2、4、6 月龄:DTaP | 18 月龄:DTaP | — |

注:数据来源:www.who.int/immunization_monitoring/en/globalsummary/scheduleselect.cfm

　　一般而言,接种 3 剂疫苗可产生保护效果且似乎是必需的,但大部分疫苗和免疫程序为了增强效果都在 15 月龄后再加强 1 剂。免疫程序对疫苗的免疫效果影响很小,在 2、4、6 月龄,3、5、7 月龄或甚至 2、3、4 月龄接种,其效果都差不多。3、5、18 月龄接种的免疫效果在儿童 1 岁半时保护效果稍低,而以后的保护效果较好。

　　第 1 剂疫苗接种可产生少许的保护效果(可能 15%~20%),第 2 剂接种后的效果明显增加,接种第 3 剂后进一步增强(Olin et al.,1997)。这些数据说明,疫苗的保护效果随着接种剂次改变而改变;与无细胞疫苗相比,全细胞疫苗接种第 1 剂后产生的保护效果相对较高,第 2 剂增加的效果较低,第 3 剂后保护效果随时间下降的速度更快。

　　尽管免疫程序对疫苗的保护效果影响不大,但可能影响不良反应的发生率和严重程度。英国实施新的接种程序后,接种全细胞疫苗的不良反应发生率与接种无细胞疫苗的不良反应发生率无明显差异(Miller and Gay,1997)。日本疫苗补偿系统的索赔支付项目提供的资料表明,全细胞疫苗接种年龄由 3 月龄推迟到 2 岁,显著降低了神经系统不良事件的发生率(Noble et al.,1987)。

### 17.6.5.2　免疫效果

　　自 20 世纪 80 年代初无细胞百日咳疫苗问世以来,关于 APV 和 WPV 疫苗免疫效果和安全性的比较一直在不断地探索和研究。日本的 6 家厂商在获得生产许可前对疫苗的毒性、安全性和在小鼠中的保护性进行了大量的研究,各个厂家生产的疫苗组分有所差异,但主要成分为 FHA 和 PTd,以疫苗中两者比例分成两类,即日本大阪大学微生物研究所所属的 Biken 和 Takeda 化工公司为代表的 B 型和 T 型,前者疫苗中含有等量的 FHA 和 PTd,其他 5 家都是 T 型疫苗,除 FHA 和 PTd 外,还含有 Agg 或 PRN,但 FHA 占主要部分。随后,Sato、Aoyama、Kato 和 Mortimer 等分别对 APV 在家庭接触者中的保护效果进行了观察,其保护率分别为 86.6%、82.4%、93.9%、96.0%(表 17.10)。

表 17.10　无细胞百日咳疫苗对家庭密切
接触者的保护效果

| 组别 | 人数 | 发病数 | 发病率/% | 保护效果/% | 报道者 | 时间/年 |
|---|---|---|---|---|---|---|
| 对照组 | 58 | 48 | 82.8 | — | | |
| APV(T) | 36 | 4 | 11.1 | 86.6 | Sato | 1983 |
| WPV | 56 | 8 | 14.3 | 82.8 | | |
| 对照组 | 79 | 47 | 59.5 | — | | |
| APV(B) | 105 | 11 | 10.5 | 82.4 | Aoyama | 1988 |
| WPV | 52 | 7 | 13.5 | 77.3 | | |
| 对照组 | 27 | 17 | 62.9 | — | | |
| APV(T) | 26 | 1 | 3.8 | 93.9 | Kato | 1989 |
| WPV | 33 | 3 | 9.1 | 85.5 | | |
| 对照组 | 37 | 30 | 81.0 | — | Mortimer | 1990 |
| APV(T) | 62 | 2 | 3.2 | 96.0 | | |

注:(T),Taketa 化工公司生产的无细胞百日咳疫苗;(B),Biken 化工公司生产的无细胞百日咳疫苗。

自 1986 年在瑞典对日本生产的两种 APV 进行临床观察开始,国际上在不同地区,对不同厂家生产的各种类型的 APV 的免疫效果进行了临床观察。尽管各个临床试验的设计、样本数、被观察疫苗的种类以及在观察中对临床百日咳诊断的定义都不甚相同,但是所获得的结果都显示,APV 或 DTaP 的保护效率与 WPV 或 DTwP 相同或更高(表 17.10),说明无细胞百日咳疫苗具有良好的免疫保护作用。1986—1995 年,在欧洲和非洲进行的大规模临床试验结果也显示了无细胞百日咳疫苗的有效性(表 17.7)。日本使用 DTaP 近 20 年的经验是无细胞百日咳疫苗保护效果的最好佐证。在日本,1981 年开始使用 DTaP 时,最初只是试用于 2 岁以上儿童,但是由于其接种不良反应轻,所以很快获得了儿科医生的推崇,使接种率达到 80%,到 1988 年已累计使用疫苗 400 万针次,百日咳的发病率和死亡率又重新下降到历史最低点,全年只有 300 例百日咳病例,1 例死亡(图 17.1)。

尽管 APV 使用了很长时间,但是由于百日咳致病机制和免疫机制的复杂性,仍然缺少一种有效的百日咳疫苗保护效果的评价方法。小鼠脑内保护试验结果与全细胞疫苗的临床保护效果相当一致,但该试验不能预测 APV 的效力。Guiso 和其同事发现小鼠鼻内气雾攻击模型结果与 APV 的保护效果一致(Guiso et al.,1999),表明这类试验可以用于候选疫苗的临床前研究。然而,这种方法使用并不普及,目前,国际上仍然使用 ELISA 法(测定小鼠的百日咳毒素和丝状血凝素、PRN、凝集素等的抗体水平)和小鼠脑腔攻击试验法来评估 APV 的效力。尽管一直在寻找 APV 效力的免疫相关物(或替代物),但只取得了部分成功。1992 年,斯德哥尔摩的效力试验(Storsaeter et al.,1998)和德国 Erlangen(Stehr et al.,1998;Elliott et al.,2004)的试验提示:抗 PRN、FIM2/FIM3、PT 抗体的水平可以作为多组分百日咳疫苗保护性的替代标志,但这个结论只适用于临床所评估的特定疫苗,不适用于包含了单组分或两组分等所有 APV。另外,疫苗的效力也与病例的定义有直接关系,病例的定义越严格,保护率越高。

### 17.6.5.3　接种不良反应

与 WPV 接种后发生红晕、肿胀、疼痛等局部不良反应和发热、嗜睡、呕吐、持续性哭叫等全身不良反应相比,APV 接种后所引起的这些不良反应发生率明显降低。Lewis 等对接种 APV 和 WPV 的不良反应进行了比较,APV 的各项不良反应发生率都明显比 WPV 低(表 17.11)(Edwards,1993)。在美国国家变态反应和传染病研究所(NIAID)的组织和多家单位于 1991—1992 年在 6 个不同的临床观察点,对 13 种不同的 DTaP 与 DTwP 进行了接种不良反应和血清学效果的比较观察。Decker 等报道 13 种 DTaP 疫苗间,烦躁、嗜睡、厌食和解热药的使用等指标无差别,但局部红晕、肿胀、疼痛、呕吐等指标各疫苗间有所不同。观察的所有 13 种 DTaP 疫苗的接种不良反应指标除呕吐一项外,其他指标如局部红晕、肿胀和疼痛,全身反应如发热、烦躁、嗜睡、厌食和解热药的使用等指标都低于对照组 DTwP(表 17.12)。

表 17.11　百日咳全细胞疫苗和无细胞疫苗接种
不良反应发生率(Edwards,1993)

| 不良反应 | WPV/% | APV/% |
|---|---|---|
| 局部红晕 | 40 | 8~15 |
| 局部硬结 | 52 | 5~7 |
| 局部肿胀 | 38 | 5 |
| 发热(37.7~38℃) | 46 | 3~8 |
| 发热(>38℃) | 4 | 0.5 |
| 烦躁 | 34 | 10 |

**表 17.12　不同 DTaP 和 DTwP 注射后 3 天内不良反应发生率( Decker et al. ,1995 )**

| 厂家 | 菌苗 APV | 成分 | | 发热(≥ 37.8℃) | 红晕 /% | 肿胀 /% | 疼痛 /% | 烦躁 /% | 嗜睡 /% | 厌食 /% | 呕吐 /% | 用解热药/% |
|------|---------|------|------|----------------|---------|---------|---------|---------|---------|---------|---------|-----------|
|      |         | D* | T* |                |         |         |         |         |         |         |         |           |
| APV | PTd+FHA | 6.7 | 5 | 24.5 | 32.6 | 20.0 | 9.6 | 19.3 | 41.5 | 22.2 | 7.4 | 58.5 |
| PM | PTd+FHA | 15 | 5 | 28.7 | 47.4 | 33.9 | 8.3 | 18.0 | 42.1 | 20.3 | 7.5 | 57.9 |
| SKB | PTd+FHA | 25 | 10 | 21.9 | 33.4 | 27.6 | 6.2 | 17.2 | 37.0 | 17.7 | 10.9 | 53.1 |
| CB | PTd+FHA+PRN | 25 | 10 | 20.6 | 31.0 | 19.9 | 1.6 | 16.7 | 41.3 | 19.0 | 9.5 | 68.3 |
| CLL | PTd+FHA+PRN | 25 | 10 | 31.6 | 39.4 | 30.0 | 10.8 | 15.0 | 46.7 | 19.2 | 18.5 | 63.3 |
| LT | PTd+FHA+PRN+Agg2.3 | 15 | 5 | 32.8 | 36.4 | 26.3 | 5.1 | 18.2 | 42.3 | 19.0 | 18.4 | 52.5 |
| LT | PTd+FHA+PRN+Agg2.3 | 9 | 5 | 19.8 | 26.3 | 15.6 | 3.7 | 14.3 | 40.6 | 24.9 | 13.4 | 52.5 |
| LT | DTwP | 9 | 5 | 60.4 | 72.7 | 60.9 | 40.2 | 41.5 | 62.0 | 35.0 | 13.7 | 83.3 |

注：* :D 为白喉类毒素,T 为破伤风类毒素,剂量为 Lf。CB = Chiron Biocine;CLL = Connaught Laboratories Limited( 加拿大);LT = Lederle/ Takeda;PM = Pasteur Merieux;SKB = SmithKline Beecham。

Sato 等人比较了日本不同时期百日咳疫苗接种后的严重不良反应发生率:1974—1988 年,百日咳疫苗接种后严重不良反应的发生率为 1.1/100 万;1981—1988 年使用 DTaP 疫苗,接种对象为 2 岁或 2 岁以上儿童,严重不良反应的发生率降为 0.24/100 万。说明接种 DTaP 引起的严重不良反应例数有了明显的下降。

另外,局部不良反应的发生率会随着接种次数的增加而增加(Pichichero et al. ,1997);在加强免疫中,使用抗原含量较低的疫苗,可以减少局部反应的发生(Knuf et al. ,2006)。大型效力试验不能确定罕见不良反应发生率,这需要疫苗上市后的检测来确定。无论接种何种疫苗,瞬时接种的而非因果关系的不良事件将继续以其自身的本底发生率发生。在使用无细胞疫苗进行基础免疫和加强免疫的儿童中,不良反应发生率会随着加强剂次的增加而上升,但会低于使用全细胞疫苗进行基础和加强免疫儿童的不良反应发生率。

总之,接种 APV 的不良反应发生率和严重程度均大大低于 WPV,基本解决了 WPV 的不良反应问题,使百日咳疫苗的可接受性大为提高。

**17.6.5.4　我国使用的免疫接种程序以及不良反应和应急处理(《中国药典》三部,2015 年版)**

第一,程序和剂量。臀部或上臂外侧三角肌肌内注射。基础免疫共 3 针,自 3 月龄开始至 18 月龄,每针间隔 4~6 周,每次注射 0.5 mL;加强免疫通常在基础免疫后 18~24 月龄内进行,注射剂量为 0.5 mL。

第二,不良反应。包括常见不良反应、罕见不良反应和极罕见不良反应。

常见不良反应:注射部位可出现红肿、疼痛、发痒;全身反应可有低热、哭闹等,一般不需要处理即可自行缓解。

罕见不良反应:烦躁、厌食、呕吐、精神不振等;重度发热反应,应给予对症处理,以防高热惊厥;局部硬结,1~2 月即可吸收,严重者可伴有淋巴管或淋巴结炎,应及时就诊。

极罕见不良反应:① 局部无菌性化脓:一般需反复抽出脓液,严重时(破溃)扩创清除坏死组织,病程较长,最后可吸收愈合;② 过敏性皮疹:一般在接种疫苗后 72 h 内出现荨麻疹,应及时就诊,给予抗过敏治疗;③ 过敏性休克:一般在注射疫苗后 1 h 发生,应及时抢救,注射肾上腺素进行治疗;④ 过敏性紫癜:出现过敏性紫癜反应时应及时就诊,应用皮质固醇类药物给予抗过敏治疗,治疗不当或不及时有可能并发紫癜性肾炎;⑤ 血管神经性水肿;⑥ 神经系统反应:临床表现为抽搐、痉挛、惊厥、嗜睡及异常哭叫等症状,神经炎及神经根炎,变态反应性脑脊髓炎。

第三,禁忌。已知对该疫苗的任何成分过敏者;患急性疾病、严重慢性疾病、慢性疾病的急性发作期和发热者;患脑病、未控制的癫痫和其他进行性神经系统疾病者;注射百日咳、白喉、破伤风疫苗后发生神经系统反应者。

第四，注意事项。以下情况者慎用：家族和个人有惊厥史者、患慢性疾病者、有癫痫史者、过敏体质者；注射后局部可能有硬结，1~2个月即可吸收，注射第2针时应换另侧部位；备有肾上腺素等药物，以备偶有发生严重过敏反应时急救用；接受注射者在注射后应在现场观察至少30 min；注射第1针后出现高热、惊厥等异常情况者，不再注射第2针。

百日咳疫苗是唯一能有效预防和控制百日咳的方法，WPV在百日咳的预防中发挥了巨大的作用，效果已经得到全世界的公认。据世界卫生组织估计，每年由于接种百日咳疫苗受到保护而避免罹患百日咳的人数达7000万以上。但是它所引起的接种不良反应较为严重，这一问题随着APV的问世和推广应用有望得到解决。许多临床试验已证明，APV在预防百日咳方面，具有与WPV相同的免疫效果。但其接种后的不良反应明显低于WPV所引起的不良反应。目前，包括中国在内，全世界已有近十几个国家批准生产和开始使用以APV为基础配制的DTaP。随着以APV为基础的多联多价疫苗的上市和普及，相信APV在百日咳的预防和控制中必将发挥更加积极的作用。

## 17.7 问题与展望

在预防百日咳疫病，尤其是预防幼儿因患百日咳而死亡的问题上，第一代全细胞百日咳疫苗（WPV）和第二代无细胞百日咳疫苗（APV）已取得很好的效果；但这两代疫苗均存在制约长期有效性的缺点。对WPV来说，主要是反应原性和效力问题；对于APV来说，主要是免疫持久性和对逃逸突变株（escape mutant）的保护性问题，而且这两种疫苗都不能阻止新生儿死于百日咳（Poolman，2014）。

自20世纪早期第一个WPV上市以来，其生产工艺就几乎没有改变，不同的WPV在免疫原性、效力和杂质含量（包括脂多糖）上存在差异性。这种差异性并不能完全以批签发前的检测方法来判断，因为目前推荐的试验（自1940年以来小鼠脑腔攻击模型"Kendrick试验"用于检测百日咳疫苗效力）不能总是保证在人体上的效力，而且"Kendrick试验"的合格标准在全世界并不完全相同。此外，该试验具有技术挑战性，试验所用的参考疫苗的正确使用和校准对结果的影响很大。在过去，一些通过批签

发的低效力疫苗的广泛使用，导致对百日咳疫情的控制降低并在局部出现病情蔓延。显然，一种能够反映WPV效力的改良试验可以减少未来暴发百日咳的风险。为此，小鼠鼻腔攻击模型已被提议作为一种替代方法，它能够区分疫苗的保护效果，而且试验操作更容易。该模型可以提供在百日咳杆菌攻击后基于时间的清除曲线。接受这个模型作为质量放行方法还需要进一步的工作，包括确定参考疫苗和建立接种后可接受的剂量反应。

近年来，在很多已经普及接种APV的国家和地区，如美国、澳大利亚、英国、德国、韩国、东欧和中北美地区，百日咳的发病率都呈上升趋势。现有数据表明，在儿童期接种APV的第1针和加强针引起的免疫反应持续时间有限，与全部或部分接种WPV的人群相比，始终接种APV的人群百日咳发病率增加。对于免疫应答来说，初次免疫尤为重要，初次免疫为WPV的人群会获得更为持久的保护。这可能是由APV的生产工艺决定的，如百日咳类毒素（所有APV中都包含的主要抗原）会在生产的化学脱毒（特别是甲醛）工艺中丧失80%的表面抗原决定簇。化学脱毒降低了PT的免疫原性，使得在随后的加强免疫或遇到百日咳杆菌感染时出现原始抗原变异（original antigenic sin）（如机体受疫苗中的百日咳类毒素抗原决定簇免疫产生的抗体无法抵御野生型菌株）。进一步的研究显示，尽管APV诱导一定程度的细胞免疫（Gröndahl-Yli-Hannuksela et al.，2016；Xu，2015），但免疫应答类型偏移向Th2细胞介导的抗体免疫；而WPV诱导的免疫应答类型则以Th1细胞和Th17细胞为主。APV产生的免疫应答倾向于中和毒素和阻止细菌黏附，不能诱导类似于自然感染后的吞噬杀菌和杀胞内菌的细胞免疫反应是百日咳再现的重要原因之一（Seubert et al.，2014；Sealey et al.，2016；Sabbe et al.，2016）。以狒狒为动物模型的试验显示，免疫过APV的狒狒感染百日咳杆菌后虽然临床症状较轻，却可以作为百日咳杆菌的传染源；而免疫过WPV的狒狒则可以彻底清除体内的百日咳杆菌（Warfel et al.，2012；Warfel and Merkel，2013）。除免疫持久性的问题外，人们还担心使用APV会筛选出疫苗耐受性的百日咳变异株。对1920—2010年全球有代表性的百日咳菌株的分析结果显示，疫苗所包含抗原的编码基因的多态性一直在不停地发生，而评估这些对APV效力的影响还需要更为深入的研究（Bart et al.，2014）。

那么如何解决当前的百日咳问题？尽管有很强的理由支持重新使用 WPV，可是在已使用 APV 的国家一般很难实现，这主要是因为使用 WPV 会增加反应原性。减毒灭活（反应原性更小）的 WPV 很难获得，因为 WPV 的免疫原性和反应原性往往是相关联的。第三代百日咳疫苗可能需要包含更多的纯化抗原组分，在可接受反应原性的条件下，可能会表现出更多样的保护并有提高抵抗基因突变的能力。对当前 APV 的改进应该包括：① 使用基因脱毒 PT（Rappuoli，1999；Seubert et al.，2014；Chiappini et al.，2016）；② 增加抗原种类，如腺苷酸环化酶毒素（Dunne et al.，2010）和脂多糖结合物 BrkA（Marr et al.，2008）来扩宽免疫反应，两者均在小鼠鼻内攻击试验中证明有效；③ 引入新的佐剂，如 CpG 寡核苷酸（Asokanathan et al.，2013；Sugai et al.，2005；Garlapati et al.，2011；Gracia et al.，2011）、蛋白脂质体（Fernández et al.，2013）和纳米颗粒佐剂（Sharma et al.，2012），但是基于安全考虑，对于婴儿使用引入佐剂的第三代百日咳疫苗仍然受到巨大挑战。尽管如此，针对青少年和成年人，新佐剂、抗原提呈系统和疫苗给药途径的研发已经被批准，但这些方法是否能保护婴儿还不得而知。

在第三代百日咳疫苗上市前，还需要改善现有疫苗接种计划和政策，尽可能提高现有疫苗的保护效果（Saadatian-Elahi et al.，2016）。如建议贯穿终生的 APV 加强免疫，对婴儿的密切接触者和特定年龄组（百日咳高发病率的青少年和发病后果最严重的新生儿）进行接种。无论是从执行和预期可达到范围，还是从新生儿免疫接种对后续免疫反应的影响的角度来看，这些方法都面临着挑战（Biggelaara and Poolman，2016）。美国的一项最新研究表明，孕妇接种成人百白破疫苗（DTaP）可以使婴儿出生的最初几个月体内保持很高浓度的百日咳抗体。重要的是，随后接种 DTaP 疫苗的免疫反应并未削弱（Centers for Disease Control and Prevention，2015；Winter et al.，2015）。2012 年 9 月，英国国内未满 3 月龄的婴儿中百日咳患病率为 240/10 万，为了应对国内百日咳的流行，政府推出了一个针对孕妇的临时百日咳免疫计划。到 2013 年年底，一些地区孕妇接种疫苗率高达 60%，婴儿百日咳的死亡率减少到 50/10 万。相比于 1 年前 14 个百日咳死亡病例，2013 年只有 3 个（Dabrera et al.，2015）。

基于现有免疫反应安全、有效和持久性的事实，一些使用 WPV 的国家应该继续使用 WPV（World Health Organization，2015）。使用 APV 国家需要考虑修改政策和免疫计划，以减少百日咳发病率和预防未接种疫苗的婴儿死于百日咳。在这方面，为孕妇接种疫苗是一个有效的解决方案。从长远来看，要提高对百日咳控制的唯一可行方法是使用能够诱导高且持久的效力、低反应原性，且能应对逃逸突变株的第三代百日咳疫苗。

# 参考文献

高志刚，黄海涛，刘勇. 2011. 天津市百日咳发病反弹及流行病学特征改变的影响因素分析. 中国疫苗和免疫 17（3）：212-215.

国家药典委员会. 2015. 中华人民共和国药典. 北京：中国医药科技出版社.

Arciniega JL，Hewlett EL，Johnson FD，et al. 1991. Human sero-logic response to envelope-associated proteins and adenylate cyclase toxin of *Bordetella pertussis*. J Infect Dis 163（1）：135-142.

Arico B，Rappuoli R. 1987. *Bordetella parapertussis* and *Bordetella bronchiseptica* contain transcriptionally silent pertussis toxin genes. J Bacteriol 169（6）：2847-2853.

Asgarian-Omran H，Amirzargar AA，Zeerleder S，et al. 2015. Interaction of *Bordetella pertussis* filamentous hemagglutinin with human TLR2：Identification of the TLR2-binding domain. APMIS 123（2）：156-162.

Asokanathan C，Corbel M，Xing D. 2013. A CpG-containing oligodeoxynucleotide adjuvant for acellular pertussis vaccine improves the protective response against *Bordetella pertussis*. Hum Vaccin Immunother 9（2）：294-300.

Baraff LJ，Manclark CR，Cherry JD，et al. 1989. Analyses of adverse reactions to diphtheria and tetanus toxoids and pertussis vaccine by vaccine lot，endotoxin content，pertussis vaccine potency and percentage of mouse weight gain. Pediatr Infect Dis J 8（8）：502-507.

Barnes MG，Weiss AA. 2002. Growth phase influences complement resistance of *Bordetella pertussis*. Infect Immun 70（1）：403-406.

Bart MJ，Harrisc SR，Advanid A，et al. 2014. Global population structure and evolution of *Bordetella pertussis* and their relationship with vaccination. MBio 5（2）：e01074-14.

Bellman MH，Ross EM，Miller DL. 1983. Infantile spasms and pertussis immunization. Lancet 1：1031-1034.

Biggelaara AH，Poolman JT. 2016. Predicting future trends in the burden of pertussis in the 21st century: Implications for infant pertussis and the success of maternal immunization. Expert Rev Vaccin 15(1):69-80.

Bisgard KM, Pascual FB, Ehresmann KR, et al. 2004. Infant pertussis:Who was the source. Pediatr Infect Dis J 23(11):985-989.

Bjornstad ON, Harvill ET. 2005. Evolution and emergence of *Bordetella* in humans. Trends Microbiol 13(8):355-359.

Bordet J, Gengou O. 1906. Le microbe de la coqueluche. Ann Inst Pasteur(Paris)20:731-741.

Brennan MJ, Li ZM, Shahin RD. 1988. Structural and functional properties of 69-kilodalton outer membrane protein of *Bordetella pertussis*. Tokai J Exp Clin Med 13(Suppl):211-215.

Broder KR, Cortese MM, Iskander JK, et al. 2006. Preventing tetanus, diphtheria, and pertussis among adolescents: Use of tetanus toxoid, reduced diphtheria toxoid and acellular pertussis vaccines. Recommendations of the Advisory Committee on Immunization Practices (ACIP). MMWR Recomm Rep 55(RR-3):1-34.

Bronne-Shanbury C, Miller D, Standfast AF. 1976. The serotypes of *Bordetella pertussis* isolated in Great Britain between 1941 and 1968 and a comparison with the serotypes observed in other countries over this period. J Hyg(Lond)76:265-275.

Broome CV, Fraser DW, English WJ. 1979. Pertussis-diagnostic methods and surveillance. In:Maclark CR, Hill JC. International Symposium on Pertussis, Bethesda, MD: US Department of Health, Education, and Welfare, Public Health Service, National Institutes of Health; DHEW publication No.(NIH)79−1830:19−22.

Centers for Disease Control and Prevention. 1995. Erythromycin-resistant *Bordetella pertussis* Yuma County, Arizona, May-October, 1994. JAMA 273:13-14.

Centers for Disease Control and Prevention. 2002. Pertussis-United States, 1997-2000. Morb Mortal Wkly Rep 51(4):73-76.

Centers for Disease Control and Prevention. 2015. Pertussis and influenza vaccination among insured pregnant women—Wisconsin, 2013-2014. Morb Mortal Wkly Rep 64(27):746-750.

Charles IG, Dougan G, Pickard D. 1989. Molecular cloning and characterization of protective outer membrane protein P. 69 from *Bordetella pertussis*. PNAS 86:3554-3558.

Cherry JD. 1998. Pertussis in adults. Ann Intern Med 188(1):64-66.

Cherry JD. 1999. Epidemiological, clinical, and laboratory aspects of pertussis in adults. Clin Infect Dis 28(Suppl 2):s118-s117.

Cherry JD. 2012. Epidemic pertussis in 2012—the resurgence of a vaccine-preventable disease. N Engl J Med 367(9):785-787.

Cherry JD, Baraff LJ, Hewlett E. 1989. The past, present, and future of pertussis. The role of adults in epidemiology and future control. West J Med 150(3):319-328.

Cherry JD, Beer T, Chartrand SA, et al. 1995. Comparison of values of antibody to *Bordetella pertussis* antigens in young German and American men. Clin Infect Dis 20(5):1871-1874.

Chiappini E, Stival A, Galli L, et al. 2013. Pertussis re-emergence in the post-vaccination era. BMC Infect Dis 13:151.

Sirivichayakul C, Chanthavanich P, Limkittikul K, et al. 2016. safety and immunogenicity of a combined tetanus diphtheria recombinant acellular pertussis vaccine tdap in healthy thai adults. Hum Vaccin Immunother 13(1):136-143.

Cookson BT, Cho HL, Herwaldt LA, et al. 1989. Biological activities and chemical composition of purified tracheal cytotoxin of *Bordetella pertussis*. Infect Immun 57(7):2223-2229.

Cotter PA, Yuk MH, Mattoo S, et al. 1998. Filamentous hemagglutinin of *Bordetella bronchiseptica* is required for efficient establishment of tracheal colonization. Infect Immun 66:5921-5929.

Crowcroft NS, Stein C, Duclos P, et al. 2003. How best to estimate the global burden of pertussis. Lancet Infect Dis 3(7):413-418.

Dabrera G, Amirthalingam G, Andrews N, et al. 2015. A case-control study to estimate the effectiveness of maternal pertussis vaccination in protecting newborn infants in England and Wales, 2012—2013. Clin Infect Dis 60(3):333-337.

Decker MD, Edwards KM, Steinhoff MC. 1995. Comparison of 13 acellular pertussis vaccines: Adverse reaction. Pediatrics 96:557-566.

Dias WO, van der Ark AA, Sakauchi MA, et al. 2013. An improved whole cell pertussis vaccine with reduced content of endotoxin. Hum Vaccin Immunother 9(2):378-387.

Dunne A, Ross PJ, Pospisilova E, et al. 2010. Inflammasome activation by adenylate cyclase toxin directs Th17 responses and protection against *Bordetella pertussis*. J Immunol 185(3):1711-1719.

Edelman K, Nikkari S, Ruuskanen O, et al. 1996. Detection of *Bordetella pertussis* by polymerase chain reaction and culture in the nasopharynx of erythromycin-treated infants with pertussis. Pediatr Infect Dis J 15(1):54-57.

Edwards A, Mortimer Jr. 1994. Pertussis vaccine. In: Plotkin SA, Mortimer. Vaccines. 2nd ed. Philadelphia: Saunders, 91-135.

Edwards KM. 1993. Acellular pertussis vaccines—a solution to the pertussis problem? J Infect Dis 168(1):15-20.

Edwards KM, Meade BD, Decker MD, et al. 1995. Comparison of 13 acellular pertussis vaccines: Overview and serologic response. Pediatrics 96(3 Pt 2):548-557.

Elahi S, Buchanan RM, Babiuk LA, et al. 2006. Maternal immunity provides protection against pertussis in newborn piglets. Infect Immun 74(5):2619-2627.

Elder KD, Harvill ET. 2004. Strain-dependent role of BrkA during Bordetella pertussis infection of the murine respiratory tract. Infect Immun 72(10):5919-5924.

Elliott E, McIntyre P, Ridley G, et al. 2004. National study of infants hospitalized with pertussis in the acellular vaccine era. Pediatr Infect Dis J 23(3):246-252.

Elke L. 2017. Pertussis vaccination in pregnancy:State of the art. Vaccine 35:4453-4456.

Endoh M, Nagai M, Burns DL, et al. 1990. Effects of exogenous agents on the action of Bordetella parapertussis heat-labile toxin on guinea pig skin. Infect Immun 58(5):1456-1460.

Fernández S, Fajardo EM, Mandiarote A, et al. 2013. A proteoliposome formulation derived from Bordetella pertussis induces protection in two murine challenge models. BMC Immunol 14(Suppl 1):S8.

Funke G, Hess T, von Graevenitz A, et al. 1996. Characteristics of Bordetella hinzii strains isolated from a cystic fibrosis patient over a 3-year period. J Clin Microbiol 34(4):966-969.

Garlapati S, Eng NF, Kiros TG, et al. 2011. Immunization with PCEP microparticles containing pertussis toxoid, CpG ODN and a synthetic innate defense regulator peptide induces protective immunity against pertussis. Vaccine 29(38):6540-6548.

Geuijen CA, Willems RJ, Bongaerts M, et al. 1997. Role of the Bordetella pertussis minor fimbrial subunit, FimD, in colonization of the mouse respiratory tract. Infect Immun 65:4222-4228.

Geurtsen J, Dzieciatkowska M, Steeghs L, et al. 2009. Identification of a novel lipopolysaccharide core biosynthesis gene cluster in Bordetella pertussis, and influence of core structure and lipid A glucosamine substitution on endotoxic activity. Infect Immun 77:2602-2611.

Gracia A, Polewicz M, Halperin SA, et al. 2011. Antibody responses in adult and neonatal BALB/c mice to immunization with novel Bordetella pertussis vaccine formulations. Vaccine 29(8):1595-1604.

Granstrom M, Olinder-Nielsen AM, Holmblad P, et al. 1991. Specific immunoglobulin for treatment of whooping cough. Lancet 338(8777):1830-1833.

Gröndahl-Yli-Hannuksela K, Kauko L, Van Der Meeren O, et al. 2016. Pertussis specific cell-mediated immune responses ten years after acellular pertussis booster vaccination in young

adults. Vaccine 34(3):341-349.

Guiso N, Capiau C, Carletti G, et al. 1999. Intranasal murine model of Bordetella pertussis infection. I. Prediction of protection in human infants by acellular vaccines. Vaccine 17(19):2366-2376.

Gustafsson L, Hallander HO, Olin P. 2005. Pertussis surveillance in Sweden:Progress report October 1997—September 2004 with executive summary. Seven Year Report: Swedish Institute for Infectious Disease Control(SMI);June 16.

Gustafsson L, Hallander HO, Olin P, et al. 1996. A controlled trial of a two-component acellular, a five-component acellular,and a whole-cell pertussis vaccine. N Engl J Med 334:349-355.

Hallander HO. 1999. Microbiological and serological diagnosis of pertussis. Clin Infect Dis 28(Suppl 2):s99-s106.

Halperin SA, Vaudry W, Boucher FD, et al. 2007. Is pertussis immune globulin efficacious for the treatment of hospitalized infants with pertussis? No answer yet. Pediatric investigators collaborative network on infections in Canada. Pediatr Infect Dis J 26(1):79-81.

Halasa NB, Barr FE, Johnson JE, et al. 2003. Fatal pulmonary hypertension associated with pertussis in infants:Does extracorporeal membrane oxygenation have a role. Pediatrics 118(6 Pt 1):1874-1878.

He Q, Viljanen MK, Olander RM, et al. 1994. Antibodies to filamentous hemagglutinin of Bordetella pertussis and protection against whooping cough in schoolchildren. J Infect Dis 170(3):705-708.

He Q, Schmidt-Schlapfer G, Just M, et al. 1996. Impact of polymerase chain reaction on clinical pertussis research:Finnish and Swiss experiences. J Infect Dis 174(6):1888-1895.

Hewlett EL, Gordon VM. 1998. Adenylate cyclase toxin of Bordetella pertussis. In:Wardlaw AC, Parton R. Pathogenesis and Immunity in Pertussis. New York:John Wiley,193-209.

Holmes WH. 1940. Bacillary and Rickettsial Infections, Acute and Chronic; A Text-book, Black Death to White Plague. New York:The Macmillan Company,395-398.

Kendrick P, Eldering G, Dixon M. 1947. Mouse protection tests in the study of pertussis vaccine:A comparative series using intercerebral route for challenge. Am J Public Health 37:803-810.

Kimura M. 1991. Japanese clinical experiences with acellular pertussis vaccines. Dev Biol Stand 73:5-9.

Knorr L, Fox JD, Tilley PA, et al. 2006. Evaluation of real-time PCR for diagnosis of Bordetella pertussis infection. BMC Infect Dis 6:62.

Knuf M, Habermehl P, Faber J, et al. 2006. Assessment of nine candidate DTP-vaccines with reduced amount of antigen and/or without adjuvant as a fourth ( booster- ) dose in the second year of life. Vaccine 24( 27-28 ) :5627-5636.

Kirimanjeswara GS, Agosto LM, Kennett MJ, et al. 2005. Pertussis toxin inhibits neutrophil recruitment to delay antibody-mediated clearance of *Bordetella pertussis*. J Clin Invest 115( 18 ) :3594-3601.

Kubler-Kielb J, Vinogradov E, Lagergard T, et al. 2011. Oligosaccharide conjugates of *Bordetella pertussis* and bronchiseptica induce bactericidal antibodies, an addition to pertussis vaccine. PNAS 108( 10 ) :4087-4092.

Liese JG, Meschievitz CK, Harzer E, et al. 1997. Efficacy of a two-component acellular pertussis vaccine in infants. Pediatr Infect Dis J 16( 11 ) :1038-1044.

Liko J, Robison SG, Cieslak PR. 2013. Priming with whole-cell versus acellular pertussis vaccine. N Engl J Med 368( 6 ) : 581-582.

Linnemann Jr CC, Bass JW, Smith MH. 1968. The carrier state in pertussis. Am J Epidemiol 88( 3 ) :422-427.

Long SS, Welkon CJ, Clark JL. 1990. Widespread silent transmission of pertussis in families :Antibody correlates of infection and symptomatology. J Infect Dis 161( 3 ) :480-486.

Lotch C, Keith J. 1986. Pertussis toxin nucleotide sequence and genetic organization. Science 232 :1858-1864.

Madsen T. 1933. Vaccination against whooping cough. JAMA 101 :187-188.

Mattoo S, Foreman-Wykert AK, Cotter PA, et al. 2001. Mechanisms of *Bordetella pathogenesis*. Front Biosci 6 :e168-e186.

Marr N, Oliver DC, Laurent V, et al. 2008. Protective activity of the *Bordetella pertussis* BrkA autotransporter in the murine lung colonization model. Vaccine 26( 34 ) :4306-4311.

Marr N, Hajjar AM, Shah NR, et al. 2010. Substitution of the *Bordetella pertussis* lipid A phosphate groups with glucosamine is required for robust NF-kappaB activation and release of proinflammatory cytokines in cells expressing human but not murine Toll-like receptor 4-MD-2-CD14. Infect Immun 78( 5 ) :2060-2069.

McGuirk P, McCann C, Mills KH. 2002. Pathogen-specific T regulatory 1 cells induced in the respiratory tract by a bacterial molecule that stimulates interleukin 10 production by dendritic cells :A novel strategy for evasion of protective T helper type 1 responses by *Bordetella pertussis*. J Exp Med 195( 2 ) :221-231.

Meade BD, Lynn F, Reed GF, et al. 1995. Relationships between functional assays and enzyme immunoassays as measurements of responses to acellular and whole-cell pertussis vaccines. Pediatrics 96( 3 ) :595-600.

Miller E, Gay NJ. 1997. Epidemiologic determinants of pertussis. Dev Bio Stand 89 :15-23.

Noble GR, Bernier RH, Esber EC, et al. 1987. Acellular and whole-cell pertussis vaccines in Japan. Report of a visit by US scientists. JAMA 257( 10 ) :1351-1356.

Novotny P, Chubb AP, Cownley K. 1991. Biologic and protective properties of the 69-kDa outer membrane protein of *Bordetella pertussis* :A novel formulation for an acellular pertussis vaccine. J Infect Dis 164( 1 ) :114-182.

Olin P, Gustafsson L, Rasmussen F. 1997. Efficacy Trial of Acellular Pertussis Vaccines :Technical Report Trial II, with Results of Preplanned Analysis of Efficacy and Immunogenicity and Safety. Dev Biol Stand 89 :52-54.

Oliver DC, Fernandez RC. 2001. Antibodies to BrkA augment killing of *Bordetella pertussis*. Vaccine 20( 1-2 ) :235-241.

Pichichero ME, Deloria MA, Rennels MB, et al. 1997. A safety and immunogenicity comparison of 18 acellular pertussis vaccines and one whole-cell pertussis vaccine given as a fourth dose in 15-to 20-month-old children. Pediatrics 100 ( 5 ) :772-788.

Pittman M. 1991. History of the development of pertussis vaccine. Dev Biol Stand 73 :13-29.

Pizza M, Covacci A, Bartoloni A, et al. 1989. Mutants of pertussis toxin suitable for vaccine development. Science 246 ( 4929 ) :497-500.

Poland GA. 2012. Pertussis outbreaks and pertussis vaccines : New insights, new concerns, new recommendations? Vaccine 30( 49 ) :6957-6959.

Poolman JT. 2014. Shortcomings of pertussis vaccines :Why we need a third generation vaccine. Expert Rev Vaccines 13 ( 10 ) :1159-1162.

Preston NW, Stanbridge TN. 1972. Efficacy of pertussis vaccines :A brighter horizon. Br Med J 3 :448-451.

Rappuoli R. 1999. The vaccine containing recombinant pertussis toxin induces early and long-lasting protection. Biologicals 27 :99-102.

Riikonen R, Donner M. 1979. Incidence and aetiology of infantile spasms from 1960 to 1976 :A population study in Finland. Dev Med Child Neurol 21 :333-343.

Romanus V, Jonsell R, Bergquist S. 1987. Pertussis in Sweden after the cessation of general immunization in 1979. Pediatr Infect Dis J 6 :364-371.

Saadatian-Elahi M, Plotkin S, Mills KHG, et al. 2016. Pertussis : Biology, epidemiology and prevention. Vaccine 34 : 5819-5926.

Sabbe M, Vandermeulen C. 2016. The resurgence of mu mps and pertussis. Hum Vaccin Immunother 12( 4 ) :955-959.

Sato H, Sato Y. 1991. Relationship between structure and biological and protective activities of pertussis toxin. Dev Biol Stand 73 :181-132.

Sato Y, Sato H. 1999. Development of acellular pertussis vaccines. Biologicals 27:61-69.

Schmitt HJ, von Konig CH, Neiss A, et al. 1996. Efficacy of acellular pertussis vaccine in early childhood after household exposure. JAMA 275(1):37-41.

Sealey KL, Belcher T, Preston A. 2016. *Bordetella pertussis* epidemiology and evolution in the light of pertussis resurgence. Infect Genet Evol 40:136-143.

Seubert A, D'Oro U, Scarselli M, et al. 2014. Genetically detoxified pertussis toxin(PT-9K/129G): Implications for immunization and vaccines. Expert Rev Vaccines 13(10):1191-1204.

Shahin RD, Brennan MJ, Li ZM, et al. 1990. Characterization of the protective capacity and immunogenicity of the 69-kD outer membrane protein of *Bordetella pertussis*. J Exp Med 171(1):63-73.

Sharma S, Mukkur TK, Benson HA, et al. 2012. Enhanced immune response against pertussis toxoid by IgA-loaded chitosan-dextran sulfate nanoparticles. J Pharm Sci Jan 101(1):233-244.

Shepard CW, Daneshvar MI, Kaiser RM, et al. 2004. *Bordetella holmesii* bacteremia: A newly recognized clinical entity among asplenic patients. Clin Infect Dis 38(6):799-804.

Simondon F, Preziosi MP, Yam A, et al. 1997. A randomized double-blind trial comparing a two-component acellular to a whole-cell pertussis vaccine in Senegal. Vaccine 15(15):1606-1618.

Skelton SK, Wong KH. 1990. Simple, efficient purification of filamentous hemagglutinin and pertussis toxin from *Bordetella pertussis* by hydrophobic and affinity interaction. J Clin Microbiol 28(5):1062-1065.

Stanbridge TN, Preston NW. 1974. Variation of serotype in strains of *Bordetella pertussis*. J Hyg(Lond)73:305-310.

Stehr K, Cherry JD, Heininger U, et al. 1998. A comparative efficacy trial in Germany in infants who received the Lederle/Takeda acellular pertussis component DTP(DTaP)vaccine, the Lederle whole-cell component DTP vaccine, or DT vaccine. Pediatrics 101(1 Pt 1):1-11.

Stein PE, Boodhoo A, Armstrong GD. 1994. The crystal structure of pertussis toxin. Structure 2(1):45-57.

Stibitz S, Aaronson W, Monack D. 1989. Phase variation in *Bordetella pertussis* by frameshift mutation in a gene for a novel two-component system. Nature 338(6212):266-269.

Storsaeter J, Olin P. 1992. Relative efficacy of two acellular pertussis vaccines during three years of passive surveillance. Vaccine 10(3):142-144.

Storsaeter J, Hallander HO, Gustafsson L, et al. 1998. Levels of anti-pertussis antibodies related to protection after household exposure to *Bordetella pertussis*. Vaccine 16(20):1907-1916.

Stuart H. 1979. Experiences of pertussis in the United Kingdom. In: International Symposium on Pertussis. Bethesda, MD.

Sugai T, Mori M, Nakazawa M, et al. 2005. A CpG-containing oligodeoxynucleotide as an efficient adjuvant counterbalancing the Th1/Th2 immune response in diphtheria-tetanus-pertussis vaccine. Vaccine 23(46-47):5450-5456.

Thomas MG, Redhead K, Lambert HP. 1989. Human serum antibody responses to *Bordetella pertussis* infection and pertussis vaccination. J Infect Dis 159(2):211-218.

Tiwari T, Murphy TV, Moran J. 2005. Recommended antimicrobial agents for the treatment and postexposure prophylaxis of pertussis: 2005 CDC Guidelines. MMWR Recomm Rep 54(RR-14):1-16.

Tran Minh NN, He Q, Edelman K, et al. 1999. Cell-mediated immune responses to antigens of *Bordetella pertussis* and protection against pertussis in school children. Pediatr Infect Dis J 18(4):366-370.

Trollfors B, Zackrisson G, Taranger J, et al. 1992. Serum antibodies against a 69-kilodalton outer-membrane protein, pertactin, from *Bordetella pertussis* in nonvaccinated children with and without a history of clinical pertussis. J Pediatr 180(6):924-926.

Tuomanen E. 1988. *Bordetella pertussis* adhesins. In: Wardlaw AC, Parton R. Pathogenesis and Immunity in Pertussis. New York: John Wiley and Sons, 75-94.

Tuomanen E, Weiss AA, Rich R, et al. 1985. Filamentous hemagglutinin and pertussis toxin promote adherence of *Bordetella pertussis* to cilia. Dev Biol Stand 61:197-204.

Van Savage J, Decker MD, Edwards KM, et al. 1990. Natural history of pertussis antibody in the infant and effect on vaccine response. J Infect Dis 161(3):487-492.

Van der Ark AA, Hozbor DF, Boog CJ, et al. 2012. Resurgence of pertussis calls for re-evaluation of pertussis animal models. Expert Rev Vaccines 11(9):1121-1137.

Villarino Romero R, Hasan S, Faé K, et al. 2016. *Bordetella pertussis* filamentous hemagglutinin itself does not trigger anti-inflammatory interleukin-10 production by human dendritic cells. Int J Med Microbiol 306(1):38-47.

Warfel JM, Merkel TJ. 2013. *Bordetella pertussis* infection induces a mucosal IL-17 response and long-lived Th17 and Th1 immune memory cells in nonhuman primates. Mucosal Immunol 6(4):787-796.

Warfel JM, Beren J, Kelly VK, et al. 2012. Nonhuman primate model of pertussis. Infect Immun 80(4):1530-1536.

Weiss AA. 1997. Mucosal immune defenses and the response of *Bordetella pertussis*. ASM News 63:22-28.

Weiss AA, Johnson FD, Burns D. 1993. Molecular characterization of an operon required for pertussis toxin secretion. PNAS 90(7):2970-2974.

Wendelboe AM, Njamkepo E, Bourillon A, et al. 2007. Infant pertussis study group. Transmission of *Bordetella pertussis* to young infants. Pediatr Infect Dis J 26(4):293-299.

Willems RJ, Kamerbeek J, Geuijen CA, et al. 1998. The efficacy of a whole cell pertussis vaccine and fimbriae against *Bordetella pertussis* and *Bordetella parapertussis* infections in a respiratory mouse model. Vaccine 16(4):410-416.

Witt MA, Arias L, Katz PH, et al. 2013. Reduced risk of pertussis among persons ever vaccinated with whole cell pertussis vaccine compared to recipients of acellular pertussis vaccines in a large US cohort. Clin Infect Dis 56(9):1848-1854.

Winter K, Zipprich J, Harriman K, et al. 2015. Risk factors associated with infant deaths from pertussis: A case-control study. Clin Infect Dis 61(7):1099-1106.

World Health Organistion. 1991. WHO meeting on case definition of pertussis. In: Who Meeting on Case Definition of Pertussis; January 10-11, Geneva WHO, 1:4-5.

World Health Organization. 1996. Global programme on vaccines. In: State of the World's Vaccines and Immunization. New York.

World Health Organization. 2011. Immunization, vaccines and biologicals: Pertussis.

World Health Organization. 2015. Pertussis vaccines: WHO position paper—September 2015. Weekly Epidemiological Record(WER)90(35):433-460.

Xu Y, Tan Y, Asokanathan C, et al. 2015. Characterization of co-purified acellular pertussis vaccines. Hum Vaccin Immunother 11(2):421-427.

Zepp F, Knuf M, Habermehl P, et al. 1996. Pertussis-specific cell-mediated immunity in infants after vaccination with a tricomponent acellular pertussis vaccine. Infect Immun 64(10):4078-4084.

# 第18章
# 脑膜炎球菌疫苗

薛红刚　黄思佳　郭　蓉　曾令冰

**本章摘要**

　　脑膜炎奈瑟氏球菌为流行性脑脊髓膜炎（简称流脑）的病原菌，流行性脑脊髓膜炎常会由散发或小规模的暴发转变为灾难性的、难以预料的大流行。由奈瑟氏球菌引起的脑脊髓膜炎表现出发病快、病程短、致死率高的特点，即使治疗得当也常伴有严重的后遗症。接种疫苗是预防脑膜炎球菌病的最有效方式。多数侵袭性脑膜炎球菌感染是由含 A、B、C、X、W135 或 Y 群多糖血清型之一的细菌感染引起的。目前，已在全世界广泛使用的疫苗为流行性脑膜炎球菌的 A、C、Y 和 W135 群 4 价多糖疫苗及多糖结合疫苗，B 群流脑疫苗的使用和研究也取得了重大进展。

## 18.1　概述

　　脑膜炎球菌性脑膜炎是一种细菌形式的脑膜炎,由围绕大脑和脊髓的很薄的内皮发生严重感染而造成,患病后进程发展很快,症状很难与其他常见的感染区分,早期出现类似流感的症状,如头痛、恶心和呕吐。脑膜炎球菌病最常见的临床表现是脑膜炎和败血症。该病可对大脑带来严重损害,部分幸存者会形成永久性后遗症,如癫痫、智力迟钝或者是神经性耳聋,若不加治疗,50%的病人将失去生命。因此,应当始终将其作为一个医疗紧急状况来看待。脑膜炎球菌性脑膜炎可通过抗生素治疗,以降低死亡率或发生严重长期问题的风险,但即使立即就医,这些结局也总是难以预料。接种疫苗是预防脑膜炎球菌病的最有效方式。

　　全球脑膜炎球菌倡议会议(GMI)讨论了脑膜炎球菌引起的脑膜炎疾病(MD)及其不断变化的流行病学。会议认为,尽管在许多国家采取免疫,该疫苗成功地减少了脑膜炎发病率(例如,在巴西的 C 群脑膜炎病例,在非洲"脑膜炎地带"的 A 群脑膜炎病例),但出现了新的细菌克隆引起了全球部分地区疾病暴发(例如,在南美洲暴发的 W 群脑膜炎,在尼日利亚和尼日尔暴发的 C 群脑膜炎)。会议重点强调了群体保护的重要性,在携带率最高的人群中提高免疫接种率,以及在免疫应答下降后需加强免疫接种、以促进个体和群体保护的必要性。GMI 关于全球控制脑膜炎球菌疾病的建议得到了更新,包括获得全基因组测序以便进行监测、对菌株类型进行指导以使用疫苗(Borrow et al.,2017)。

## 18.2　病原学

　　脑膜炎奈瑟氏球菌(*Neisseria meninyitidis*,Nm)为流行性脑脊髓膜炎(简称流脑)的病原菌。Nm 是革兰氏阴性双球菌,在急性期或早期患者脑脊髓液中,大多位于中性粒细胞内,呈肾形成双排列,凹面相对。电镜下可以观察到分离的毒性菌株有微荚膜和菌毛。Nm 培养条件要求较高,普通培养基上不生长,在含有血清或血液的培养基上方能生长,如经加热(80℃以上)的血液琼脂培养基(称为巧克力血液培养基)。本菌为专性需氧菌,但初次培养时,在 5%~10% $CO_2$ 的低氧环境中生长最旺盛,最适 pH 为 7.0~7.4,最适温度为 37℃,培养 24~72 h 后,菌落呈圆形,光滑、湿润、透明、微带灰白色;在血清肉汤中也能均匀生长。

　　根据 Nm 的荚膜多糖抗原的不同,已经确定了脑膜炎奈瑟氏球菌的 12 个血清型,其中,有 6 个血清型(A、B、C、W、X 和 Y 群)可引起流行。地理分布及引发疫情的能力因血清型而异。根据 1 级外膜蛋白(PorA)、2 级或 3 级外膜蛋白(PorB)以及脂肪多糖结构可进一步分类。其中,A、B、C、Y、W135 群这 5 个血清型几乎是造成人类患病的主要血清型。Nm 通过气溶胶或直接接触病人及健康携带者的呼吸道分泌物而传播,无动物或环境宿主,易引起流行。有报道表明,不同 Nm 血清型间的多糖胶囊结构可通过鼻咽部携带物很快重组改变,并可通过其他病原体和噬菌体繁殖和适应。虽然寄居在鼻咽部的脑膜炎球菌通常是无害的,但是由于许多因素,包括遗传、病原体和非病原体菌株的变异等,可从无症状携带变成侵袭性疾病。

　　脑膜炎球菌性疾病发病机制的第一步是通过鼻咽部表面上皮细胞上微生物接触,在内皮细胞表面增生扩散,形成菌落,然后穿越黏膜表面进入血流,进入血液的细菌可迅速繁殖形成全身性感染。细菌还可穿越血脑屏障,感染脑脊膜引起脑膜炎。血液中脑膜炎球菌可与补体和凝集机制交互作用,产生强烈炎症反应。脂寡糖是细胞炎症反应的关键诱导物,是引起脑膜炎球菌性疾病的基础。脂寡糖引诱各种细胞因子(如 IL-6 和 TNF-α)分泌,促进趋化因子、自由基和氮氧化物等导致内皮损伤和毛细血管渗漏,引起周围组织坏死和多器官衰竭。脂寡糖含量的高低与脑膜炎球菌性疾病的死亡率相关。

## 18.3　流行病学

　　脑膜炎奈瑟氏球菌能引起脑膜炎、严重败血症等疾病,可带来严重的公共卫生问题,多数国家都给予足够重视,但是还有许多国家,特别是亚洲国家的监测数据尚不完善或者缺乏,因此,全球迄今为止没有可靠的评估数据。

　　多数侵袭性脑膜炎球菌感染是由 A、B、C、X、W135 或 Y 群血清型的细菌感染引起的。这些脑膜炎球菌血清型分布因时间和地理位置的不同,呈地方性和大范围的暴发两种流行形式。全球脑膜炎球菌性疾病年发病率最高的非洲地区,主要由 A 群血清型感染引起,最近还发现了 X 群血清型感染的病例。欧洲一些国家计划免疫接种 C 群脑膜炎球菌结合疫苗,该地区的脑膜炎球菌性疾病的发病率在(0.2~14)/10 万,多数病例由 B 群血清型引起。澳大利亚和新西兰的统计报告病例相似。美洲脑膜炎球菌性疾病的发病率在(0.3~4)/10 万,美国多数病例是由 B、C 和 Y 群血清型引起的,很少病例中显示是由 W135 群引起的。拉丁美洲多数病例由 B 和 C 群引起。现有(不完整的)数据表明,亚洲大部分脑膜炎球菌性疾病是由 A 或 C 群血清型引起的(Verma and Khanna,2012)。

脑膜炎球菌通常寄居在人类鼻咽部而无症状,通过呼吸道飞沫接触传播,健康成年人的携带率为 4%~35%,特别是在一些相对封闭的人群中(如大学生和军队新兵)携带率很高。

虽然脑膜炎球菌性疾病以散发、无相关病例或小型暴发为主,但是在一些地方性流行地区可轮流出现一些不可预测的破坏性大流行。西起塞内加尔、东至埃塞俄比亚的撒哈拉沙漠以南非洲一带的疾病发生率最高,被称为“脑膜炎地带”。该地区居住着 3 亿人口。在干燥季节,从 12 月到次年 6 月是脑膜炎球菌性疾病的发病高峰期,个别地区发病率可高达 1000/10 万以上,1996 年和 2000—2001 年暴发流行。2006—2007 年流行季节,15 个非洲国家总共向 WHO 报告疑似病例 53 438 例,死亡 3 816 例。从哈吉到麦加,在人群拥挤环境下可发生高强度的脑膜炎球菌性疾病的传播。1987 年,由 A 群血清型引起了脑膜炎球菌性疾病的暴发;2001 年,由 W135 群血清型引起暴发的病原体还传播到中国和南美洲。2012 年 1 月 1 日至 3 月 11 日,非洲的贝宁、布基纳法索、乍得、科特迪瓦和加纳等 15 个国家报告了脑膜炎球菌病疫情,共报告疑似脑膜炎病例 6 685 例,其中包括 639 例死亡病例。W135 群在乍得的一个地区引发了疫情,但主要病原体仍为 A 群脑膜炎奈瑟氏球菌。在 2010 年前,80% 的非洲地带流行病是由 A 群脑膜炎球菌引起,A 群脑膜炎球菌估计占“脑膜炎地带”所有病例的 80%~85%,每隔 7~14 年就会出现该疾病的流行。在 2010 年及开展大规模预防性免疫接种活动以后,由 A 群血清型引起的脑膜炎球菌疾病的比例出现了大幅下降。与此同时,尽管由 W、X 和 C 群脑膜炎奈瑟氏球菌等其他脑膜炎球菌性血清型引起的脑膜炎球菌疾病频率较低且规模较小,却依然会引起疾病流行。在 2014 年的疾病流行季,19 个采取强化监测的非洲国家报告了 11 908 例疑似病例,包括 1 146 例死亡,这是自实施强化监测以来通过可以运行的网络(2004 年)报告发生的最低数字。

我国在 1959 年、1967 年和 1977 年曾出现 3 次 A 群脑膜炎奈瑟氏球菌引起的流脑全国大流行。在 2005 年,安徽出现了 C 群脑膜炎奈瑟氏球菌引起的流脑暴发疫情。近年来,我国健康儿童 A 群和 C 群流脑疫苗的免疫接种成功率也有很大提高(叶仁俊和梅茂冬,2013)。

脑膜炎球菌性地方性疾病主要发生在儿童和青少年,3~12 月龄的婴幼儿是最易感人群。脑膜炎球菌性疾病流行也可发生在年龄较大儿童和成年人。人群集聚是一个重大危险因素,吸烟、HIV 感染以及到流行地区旅行都可增加脑膜炎球菌性疾病感染的危险。脑膜炎球菌感染与宿主遗传因素有关,包括与末端血液中补体组分缺乏有关。

在非洲“脑膜炎地带”,WHO 对脑膜炎球菌性流行病的定义是每年每 10 万人口中超过 100 例。流行国家的地方性流行强度分为高、中、低 3 级,对应的发病率分别为>10/10 万,(2~10)/10 万和<2/10 万。“脑膜炎地带”以外的暴发可解释为在预期的地方和时间范围,在相对稳定的人口中侵袭性脑膜炎球菌疾病的实质性增加。

## 18.4　发病机制与免疫应答

脑膜炎奈瑟氏球菌是流行性脑脊髓膜炎的病原菌,人类是其唯一宿主,因此,Nm 表现出对人类鼻咽部高度的适应性,10%~40% 的健康人群都是 Nm 的无临床症状携带者,在脑膜炎暴发性流行时期,无症状携带者比例可高达 70%。但近年来,健康人群的 Nm 带菌率呈现下降趋势(丁瑞春,2013)。这一携带过程可能是暂时性的,根据 Nm 菌株的不同而持续数天到数月。然而,Nm 也有可能突破上皮细胞的屏障作用,从鼻咽部侵入血液循环,引起严重的败血症。在极少数情况下,Nm 可经血流侵入脑脊液,引起化脓性炎症,出现脑膜刺激征和化脓性脑膜炎的脑脊液变化。由 Nm 引起的脑脊髓膜炎表现出发病快、病程短、致死率高的特点,即使治疗得当也常伴有严重的后遗症。

人类固有免疫系统包括一系列完备的固有免疫屏障、分子、细胞,以抗原非特异性方式识别和清除病原体,在抗感染应答的早期起着至关重要的作用,并参与启动适应性免疫应答。但是,Nm 在长期协同进化中以一系列有效机制,避开人类固有免疫系统的阻挡和清除,侵袭进入血液中,导致败血症及脑脊髓膜炎(陈柳和孙强明,2010)。

## 18.4.1 黏膜屏障

鼻咽部上皮细胞排列紧密,形成了固有免疫屏障。Nm 通过菌毛、脂寡糖(LOS)、外膜蛋白等结构黏附于鼻咽部上皮细胞。大多数致病性 Nm 都具有Ⅳ型菌毛(Tfp),通过 Tfp 可结合细胞表面分子(如CD46 等),从而黏附于鼻咽部上皮细胞(Edwards and Apicella,2005)。除 Tfp 外,LOS 和一些外膜蛋白如 Opa、Opc、App、NadA 、NhhA 都参与 Nm 对宿主细胞的黏附(Capecchi et al. , 2005;Sjolinder et al. ,2008)。Tfp 不仅是 Nm 与上皮细胞初步黏附的决定性因素,而且在 Nm 侵入上皮细胞,定植于鼻咽部的过程中起着重要作用。Tfp 赋予 Nm 运动的能力,并且介导 Nm 之间及 Nm 与细胞之间的信号转导,促进细菌聚集和侵入。目前的假说认为,Tfp 介导的信号转导可使得内化的小片 Nm 以穿胞作用通过单层内皮细胞,或者使宿主失去鼻咽部上皮细胞胞间的连接,导致细胞重排,以利于 Nm 侵入(Mikaty et al. ,2009)。另外,一些外膜蛋白如 NhhA 对 Nm 定植也起着重要作用。实验发现,NhhA 缺失突变的 Nm 不能有效定植而被迅速清除。

## 18.4.2 固有免疫分子

### 18.4.2.1 抗菌肽及抗菌蛋白

目前已发现许多家族,如抗菌肽、肽聚糖识别蛋白、铁代谢相关蛋白等。抗菌肽是一类具有抗菌活性的短肽,其杀菌机制被认为是改变病原微生物细胞膜的通透性及稳定性(Hale and Hancock,2007)。

Nm 在感染宿主的多个阶段中都会遇到抗菌肽及蛋白,如在黏附的过程中,Nm 暴露于黏膜表面丰富的抗菌肽中(Hiemstra,2007)。在侵入上皮细胞时,Nm 将遇到细胞间的抗菌肽及上呼吸道组织中定植的巨噬细胞分泌的抗菌肽。血液循环中的中性

粒细胞也会被募集到 Nm 定植的部位,并释放特定组合的抗菌分子,如弹性蛋白酶、乳铁传递蛋白、溶菌酶等(Borregaard et al. ,2007)。研究发现,Nm 对人类抗菌肽 cathelicidins 家族(如 LL-37)和防御素家族具有广泛的抵抗性。Nm 细胞膜上有许多抵抗抗菌肽 cathelicidins 和防御素的表面分子,脂多糖分子的脂质 A 上添加的磷酸乙醇胺基团极大地提高了 Nm 对于抗菌肽的抗性。编码这一修饰过程所需的磷酸乙醇胺转移酶的基因 *lptA* 缺陷型菌株对LL-37 的耐受力比野生型菌株低 10 倍[即 LL-37 对于 *lptA* 缺陷型菌株的最小抑菌浓度(minimun inhibitory concentration,MIC)低于野生型 10 倍]。类似的LL-37 及防御素的 MIC 降低可以在去除荚膜多糖的Nm 菌株中观察到,提示 Nm 的荚膜可在立体空间上阻止抗菌肽对 Nm 外膜的接近,从而抵抗抗菌肽的杀菌作用。研究发现,Nm 具有由 mtrCDE 操纵子编码的外排泵,对于其抵抗抗菌肽的作用非常重要,并且提示 Nm 内部有结合抗菌肽的受体(Spinosa et al. ,2007)。除抗菌肽外,Nm 对其他抗菌蛋白的杀菌作用也有其抵御机制。乳铁传递蛋白是呼吸道黏膜表面的重要固有免疫分子,通过清除或螯合病原微生物生长必需的铁离子来实现杀菌作用。然而,Nm 表达一种表面受体可结合乳铁传递蛋白,并转运铁离子至菌体内,供自身生长代谢。这是 Nm 高度适应人类宿主,利用宿主固有免疫系统服务自身的一个例子。

### 18.4.2.2 补体

补体系统是固有免疫系统中重要的组成部分,尤其在抵抗革兰氏阴性菌的侵袭中起着至关重要的作用。补体系统缺陷者对 Nm 明显易感,表明补体系统在机体抗 Nm 感染的过程中发挥了重要作用。但是实验发现,5%的人血清作用 1 小时即可杀灭大肠埃希菌及福氏志贺菌,但对于 Nm 同样的杀菌效果需 25%甚至 50%的血清浓度。可见 Nm 较其他革兰氏阴性菌,对于补体系统有天然的抵抗性。通过研究这种抗性的分子机制显示,Nm 的荚膜和 LPS是最重要的抗补体系统结构。除此之外,一些外膜蛋白也通过募集补体负调控因子等机制使 Nm 逃避宿主补体系统。

### 18.4.2.3 荚膜

荚膜是 Nm 抵抗宿主补体系统清除的重要结

构,缺少荚膜的菌株对宿主血清的抵抗力明显降低,而上调荚膜表达水平的菌株抵抗宿主血清的能力显著上升(Uria et al.,2008)。目前研究认为,Nm 的多糖荚膜可以阻止膜攻击复合物(membrane attack complex,MAC)插入其外膜导致裂解作用。

#### 18.4.2.4　脂多糖

Nm 的脂多糖缺乏 O 抗原,而以 α、β 两条短糖链替代,单抗分型为 12 型。Nm 表现出模拟宿主自身抗原以逃避宿主免疫系统的特点,例如,其 L3、L7 和 L9 型脂多糖具有 乳糖-N-新四糖抗原,与人血型抗原相同。

#### 18.4.2.5　募集负调控因子

Nm 可通过结合宿主补体系统中的负调控因子来抑制补体活化,如 Nm 外膜主要蛋白 PorA 可募集并结合 C4bp。C4bp 一方面与 C2 竞争 C4b,从而抑制经典途径及 MBL 途径 C3 转化酶(C4b2a)的组装,另一方面还可以促进 I 因子水解 C4b(Jarva et al.,2005)。Nm 通过另一重要的外膜蛋白 fHBP(GNA1870)结合旁路途径负调控因子 fH,逃避补体介导的杀菌作用(Schneider et al.,2006)。fH 能与 C3b 结合,抑制旁路途径 C3 转化酶(C3bBb)的形成,并作为 I 因子的辅助因子水解 C3b。

### 18.4.3　固有免疫细胞

#### 18.4.3.1　吞噬细胞

吞噬细胞是一类骨髓干细胞发育的固有免疫细胞,包括中性粒细胞、单核细胞和巨噬细胞,其不仅具有吞噬杀伤功能,而且参与免疫调节及维持免疫稳态。吞噬细胞通过多种机制杀伤病原体,其中,氧依赖性杀伤机制有重要作用。病原微生物刺激下产生的活性氧簇(reactive oxygen species,ROS)和活性氮簇(reactive nitrogen species,RNS)可以协同作用或相继作用,引起 DNA 损伤及其他细胞毒效应,从而有效地杀灭病原微生物。但 Nm 可通过自身编码的一些酶类减少 ROS 及 RNS 造成的氧化损伤,并且快速修复受损的 DNA。

#### 18.4.3.2　树突状细胞

树突状细胞(dendritic cell,DC)广泛存在于外周组织、黏膜表面及体液中,不仅是机体最强的专职

抗原提呈细胞,活化 T 细胞、B 细胞,启动适应性免疫应答,还可活化 NK 细胞、NK T 细胞,是联系固有免疫与适应性免疫的桥梁。Nm 在定植于鼻咽部黏膜系统并侵袭的过程中都会遭遇 DC。体外实验显示,DC 可以吞噬并杀死野生型 Nm。Nm 可能是通过自身荚膜包被作用及脂多糖的唾液酸化来逃避DC 的识别。被感染的 DC 不仅 IL-10/IL-12 比例发生改变,而且不能上调共刺激分子如 CD40、CD86等的表达(Jones et al.,2007)。Nm 感染后 DC 细胞因子及细胞表面标志的显著异常提示,Nm 可以调节 DC 的发育成熟,从而干扰 DC 的正常功能,阻止适应性免疫的启动。

## 18.5　脑膜炎球菌疫苗的研究现状

细菌的荚膜是细菌侵袭机体的物质基础,丧失了荚膜的细菌往往会失去侵袭能力。多糖是构成细菌荚膜的主要成分,荚膜多糖是多种侵袭性细菌表面的一种抗原物质,同时也是一种重要的保护性抗原。用化学方法提取、纯化细菌荚膜多糖制成多糖组分疫苗是 20 世纪 80 年代以来疫苗发展的重要成就之一,它和乙型肝炎基因工程疫苗一样,均为组分疫苗,是第二次疫苗革命的标志。细菌多糖疫苗对肺炎和流行性脑脊髓膜炎的预防效果十分显著,但年龄小于 2 岁的婴幼儿对多糖疫苗的免疫应答十分低下甚至缺乏。其主要原因可能是细菌多糖是一种非胸腺依赖性抗原(又称非 T 细胞依赖性抗原)。因荚膜多糖是具有重复抗原决定簇的大分子糖,在人体免疫系统中无法与抗原提呈细胞作用,只能直接与 B 细胞反应,在没有 T 辅助细胞的参与下合成抗体,且无记忆细胞形成。

革兰氏阴性细菌细胞壁外膜有一种称为脂多糖的成分,它和细菌荚膜多糖的相似之处是都具有致病性,不同的是荚膜多糖本身没有毒性,而脂多糖是一种对动物和人体具有很大毒性的热稳定物质。脂多糖的化学成分含有脂质和多糖或寡糖,故也称脂多糖或脂寡糖,它们的毒性源自脂质部分。脂多糖或脂寡糖不仅是革兰氏阴性细菌细胞表面的一种主要抗原,而且经实验研究证明,也是一种保护性抗原。如果要将脂多糖作为疫苗或结合疫苗的组成部分,首先要剔除有毒性的类脂 A,然后再与蛋白质载体连接而成结合疫苗。例如,痢疾杆菌脱毒脂多

糖-蛋白质结合疫苗能诱发很好的免疫反应和产生有效的免疫保护效果。

## 18.5.1 多糖疫苗

用化学方法纯化的细菌荚膜多糖疫苗来预防传染病,是疫苗发展史中的重要成就之一,其中,已在全世界广泛使用的多糖疫苗有流行性脑脊髓膜炎球菌的 A、C、Y 和 W135 群 4 价多糖疫苗,以及 23 价肺炎球菌多糖疫苗。大量临床试验的结果表明,接种多糖疫苗后的副反应较小,并且对于预防和控制成人和大年龄儿童的感染性脑膜炎等疾病效果显著,大大降低了发病率。多糖疫苗的免疫血清具有补体介导的杀菌活性和调理作用,能保护实验动物免患菌血症。临床试验显示,免疫后血清中的多糖抗体如能达到一定的浓度,就会有免疫保护力。因此,特异性多糖抗体的水平可作为评价多糖疫苗效力的一项客观指标。在临床试验的过程中发现,多糖疫苗诱导免疫反应的效果与接种者的年龄呈明显的正相关,即年龄小于 2 岁的婴幼儿对多糖疫苗的免疫应答十分低下甚至缺乏。然而问题的严重性在于,这个年龄组的细菌感染率是最高的。

目前,国际上销售的脑膜炎球菌多糖疫苗是根据纯化、热稳定、脑膜炎球菌各血清型的多糖冻干制成的。它们可制成 2 价(A、C 群)、3 价(A、C、W135 群)以及 4 价(A、C、W135、Y 群)疫苗。每支疫苗含有的各群多糖含量(不包含佐剂)为 50 μg。脑膜炎球菌多糖疫苗在年龄 ≥2 岁人群单剂量使用,皮下注射。

### 18.5.1.1 不良反应

脑膜炎球菌多糖疫苗的异常反应通常是轻微的,多数常见的反应是 1~2 天注射部位发生疼痛和红肿,反应率为 4%~56%;短暂性发热<5%,多数为婴儿;全身过敏性反应率(如荨麻疹、哮喘、皮疹等)估计<0.1/10 万,过敏性休克发生率<0.1/10 万;神经病学反应(如癫痫发作、感觉缺失以及感觉异常)也很罕见。除以往严重过敏反应外,疫苗没有任何禁忌证,包括孕妇和免疫缺陷个体也可以接种。

### 18.5.1.2 效力

A 和 C 群脑膜炎球菌多糖疫苗具有很好的免疫原性和临床效果。一项免疫原性的循证医学回顾研究表明,在年龄 ≥2 岁的儿童和成年人中,A 群多糖疫苗短期效果可高达 85%~100%。尽管 A 群多糖疫苗可在 3 月龄婴儿诱导抗体反应,但是一直到 4~5 岁,无法与成年人中的免疫反应相比。C 群多糖疫苗在年龄<2 岁的接种者中免疫原性差,C 群多糖疫苗在婴儿和成年人中证明加强剂量的免疫反应很低。W135 和 Y 群多糖疫苗接种效果是安全的,在成年人和年龄>2 岁儿童中有免疫原性。多价血清型脑膜炎球菌多糖疫苗一起接种,如 2 价、3 价或 4 价,可获得独立的血清型特异性免疫反应。

在包括患者家属和军队新兵等的高危人群免疫研究中证实,脑膜炎球菌多糖疫苗有高保护效果。这些疫苗还成功地使用于疫情暴发地区,但它们在控制鼻咽部脑膜炎球菌的携带上似乎没有作用。对年龄<4 岁儿童接种单剂量疫苗后,特异性抗体和临床保护作用在 2~3 年后迅速下降,而在学校儿童和成年人中,接种单剂量 A 和 C 群多糖疫苗产生的保护作用至少为 3 年。3~5 年后对持续暴露的危险人群包括卫生工作者可加强接种一次。在乌干达非免疫的志愿者中进行了缺乏疫苗情况下减少疫苗剂量的研究,A、W135 和 Y 群疫苗使用不少于全剂量的 1/5,但不包括 C 群疫苗。虽然有些国家如中国、沙特阿拉伯和叙利亚在常规接种计划中采用了脑膜炎球菌多糖疫苗,但是这些疫苗主要用于应对暴发和脑膜炎球菌性基本危险性增加的旅行者,包括旅行朝拜者和免疫缺陷个体,发现都具有防护作用。

ACYW135 群脑膜炎球菌多糖疫苗在我国尚未纳入计划免疫,但已有企业获得了 ACYW135 群脑膜炎球菌多糖疫苗的国家生产文号,产品已生产上市。陈万庚等(2011)发现,浙江天元生物药业股份有限公司生产的 ACYW135 4 价流脑多糖疫苗的不良反应发生率为 7.91%,未发生严重的接种不良反应,低于国外同类疫苗的相关报道。

### 18.5.1.3 脑膜炎球菌多糖疫苗的生产

以 A 群脑膜炎球菌多糖疫苗为例,介绍主要工艺流程(图 18.1)。开启生产用脑膜炎球菌菌种,经适当传代,制备数量适宜的生产用种子。生产用培养基采用改良半综合培养基或经批准的其他适宜培养基。采用培养罐液体培养。在培养过程中取样进行纯菌检查,涂片做革兰染色镜检,如发现污染杂菌,应废弃。于对数生长期的后期或静止期的前期中止培养,取样进行菌液浓度测定及纯菌检查,合格后在收获的培养液中加入甲醛溶液杀菌。杀菌条件

菌种 → 传代(1代、2代) → 种子罐液体培养 → 扩增罐液体培养 → 杀菌、去菌体、收集多糖 → 纯化 →

除菌过滤 → 原液检定 → 半成品配制 → 半成品检定 → 分装 → 冻干 → 成品检定 → 包装 → 成品

图 18.1　脑膜炎球菌多糖疫苗生产工艺流程

以确保杀菌完全又不损伤其多糖抗原为宜。将已杀菌的培养液离心后收集上清液,加入十六烷基三甲基溴化铵,充分混匀,形成沉淀;离心后的沉淀物加入适量氯化钙溶液,使多糖与十六烷基三甲基溴化铵解离;加入乙醇进行提取,获得的沉淀物即为多糖粗制品。将多糖粗制品溶解于 1/10 饱和中性醋酸钠溶液中;按适当比例用冷酚提取数次,离心收集上清液,并用 $0.1\ mol \cdot L^{-1}$ 氯化钙溶液或其他适宜溶液透析或超滤,加入乙醇至终浓度为 75%～80%;离心收集的沉淀物用无水乙醇及丙酮分别洗涤,干燥后用灭菌注射用水溶解沉淀物,除菌过滤后即为多糖原液(提取过程应尽量在 15℃ 以下进行)。

#### 18.5.1.4　脑膜炎球菌多糖疫苗的质量控制

脑膜炎球菌多糖疫苗的原液检定主要包括鉴别试验、化学检定、无菌检查、细菌内毒素检查。

鉴别试验采用免疫双扩散法或其他合适方法。

化学检定包括固体总量、蛋白质含量、核酸含量、O-乙酰基含量、磷含量、唾液酸含量、多糖分子大小测定、苯酚残留量等。

细菌内毒素检查,A、C、Y、W135 群多糖均应不高于规定限值。

半成品检定主要是无菌检查。

成品如果是冻干制品,则外观应为白色疏松体,按标示量加入所附稀释液后应迅速复溶为澄明液体,无异物。水分应不高于 3.0%。

ACYW135 群脑膜炎球菌多糖疫苗质量标准见表 18.1。

### 18.5.2　结合疫苗

为了增强细菌多糖疫苗刺激机体免疫应答反应的能力,Goebel 和 Avery 早于 1929 年就首次成功地用化学方法将肺炎球菌的第 3 型荚膜多糖共价结合至蛋白质载体上,制备成多糖蛋白结合疫苗。这种结合疫苗能大大增强多糖抗原的免疫反应。这是因为具有 TD 特性的蛋白质载体将非胸腺依赖性多糖抗原转变成胸腺依赖性抗原(又称 T 细胞依赖性抗原),从而能启动 T 辅助淋巴细胞产生一系列的免

**表 18.1　ACYW135 群脑膜炎球菌多糖疫苗质量标准**

| | 菌型 | | | |
| --- | --- | --- | --- | --- |
| | A 群 | C 群 | Y 群 | W135 群 |
| 蛋白质含量 /(mg·g$^{-1}$) | <8 | <8 | <10 | <10 |
| 核酸含量 /(mg·g$^{-1}$) | <8 | <8 | <10 | <10 |
| 相对分子质量大小(×10³) | ≤0.4 | ≤0.4 | ≤0.4 | ≤0.4 |
| 磷含量 /(mg·g$^{-1}$) | ≥80 | — | — | — |
| 唾液酸含量 /(mg·g$^{-1}$) | — | ≥800 | ≥560 | ≥560 |
| O-乙酰基含量 /(mmol·g$^{-1}$) | ≥2.0 | ≥1.5 | ≥0.3 | ≥0.3 |
| 固体总量/μg | 50 | 50 | 50 | 50 |

疫增强效应。

必须选择安全有效的蛋白质作为结合疫苗的载体。这种蛋白质必须对人体没有毒性,也不会引起变态反应,同时又能增强多糖的免疫原性,因此可供选择的种类并不多。目前,使用的载体主要为相关蛋白质,如现成的白喉和破伤风类毒素疫苗,经基因突变发生减毒的白喉毒素以及细菌的外膜蛋白质等,而且已经用于临床。蛋白质载体也可以源于与多糖同一的致病菌,如 b 型流感嗜血杆菌多糖结合疫苗可以用该菌的外膜蛋白质作为载体;肺炎球菌多糖结合疫苗可以用肺炎的溶血素蛋白质作为载体,其优点是具有对不同型别的肺炎球菌感染有交叉免疫保护效果。还有一些细菌的毒素蛋白质也可作为载体,如霍乱毒素、霍乱毒素的 B 亚单位和大肠杆菌的不耐热肠毒素,因为它们具有佐剂的效应。另外,还有铜绿假单脆杆菌的外毒素 A、P6 和一些高分子外膜蛋白质,以及不相关的蛋白质,如血清白蛋白等,但是这些蛋白质载体仍处于动物试验阶段,

尚未用于临床。

至今,已经研制成功不同载体蛋白制备的细菌多糖-蛋白结合疫苗。结合疫苗具有以下一些特点:① 能增强婴幼儿对细菌多糖的免疫反应。由于结合疫苗能激活 T 辅助淋巴细胞和形成 T 记忆细胞,重复接种能产生记忆性免疫增强作用,使主要为 IgG 的抗荚膜多糖抗原的抗体水平剧增,婴幼儿接种后能产生较为持久的免疫保护力。② 细菌的多糖蛋白结合疫苗可成为 2 价疫苗。这是因为结合疫苗可同时产生针对多糖和蛋白质载体的抗体反应。例如,于 1987 年经过美国 FDA 审核后批准上市的 b 型流感嗜血杆菌多糖和白喉类毒素偶联的疫苗能够同时预防流感和白喉这两种传染病。③ 能增强老年人和某些免疫功能低下或有缺陷的病人对细菌多糖抗原的免疫反应。老年人的免疫功能随年龄的增大而下降,因此对细菌多糖的免疫应答能力很差。例如,肺炎是老年人的常见病,肺炎多糖和蛋白质的结合疫苗就可以增强疫苗对老年人的免疫保护力。也有报道免疫功能低下的艾滋病患者对结合疫苗产生的抗体反应要远胜于多糖疫苗。结合疫苗也可使一些缺乏对细菌多糖抗原产生免疫反应的个体产生高效价的抗多糖抗原的抗体。④ 结合疫苗含有载体蛋白质,会刺激 T 淋巴细胞的增殖,因而能增强结合疫苗的免疫原性。在动物试验中观察到,给预先接种过破伤风类毒素的动物注射 b 型流感嗜血杆菌多糖和破伤风类毒素结合疫苗,只需要接种一次就能使动物产生达到免疫保护水平的抗 b 型流感嗜血杆菌多糖的抗体。此外,如果将两者混合接种,也能增强对疫苗多糖抗原的免疫反应。但是,如果先接种多糖结合疫苗,再接种破伤风类毒素,仅见破伤风类毒素抗体反应的增强,对疫苗多糖抗原的免疫原性却没有增强作用。

目前,已批准的脑膜炎球菌结合疫苗是单价(A 或 C 群)或 4 价(A、C、W135 和 Y 群)疫苗,也包括 b 型流感嗜血杆菌和脑膜炎奈瑟菌 C 群疫苗的联合疫苗。蛋白结合的这些疫苗由白喉类毒素或非毒性白喉毒素突变体(CRM197)或破伤风类毒素组成。C 群结合疫苗 1999 年由英国率先使用,然后,4 价(A、C、W135 和 Y 群)疫苗和单价 A 群结合疫苗批准使用。许多国家将结合疫苗引入常规接种程序。

所有脑膜炎球菌结合疫苗都有良好的安全报告,无论在临床试验还是在销售后监测,没有发现 1 例严重不良反应案例。疫苗注射部位可发生红、肿、痛现象,通常在接种后第 1 天开始,持续 1~3 天。儿童可有发热或短期烦躁,但通常很少。

### 18.5.2.1 单价 C 群结合疫苗

该疫苗含 10 μg 的 C 群多糖,结合 12.5~25 μg 的载体(白喉类毒素、CRM197 或破伤风类毒素),单剂量不含防腐剂。该疫苗适用于对>2 月龄婴儿、青少年和成年人接种。2~11 月龄婴儿接种 2 剂量(每剂量 0.5 mL),时间间隔至少 2 个月,1 年后加强接种(Pace et al.,2015)。年龄>1 岁儿童通常接种 1 剂量,不必加强接种。健康成年人和青少年的免疫原性研究表明,用 C 群结合疫苗接种 1 个月后的几何平均滴度显著上升,在婴儿和青少年儿童中有高度的免疫原性。C 群结合疫苗和婴幼儿常规疫苗同时接种和单独接种,均可获得较高抗体反应(Poellabauer et al.,2013)。在英格兰的 C 群结合疫苗研究表明,13~19 岁的青少年 97%(95% CI:77~99)、1~2.5 岁的学步儿童 92%(95% CI:65~98)有短期保护效果,这些疫苗的长期效果值得探讨,因为只有 8%~12%在婴儿期完成 3 剂量全程接种的儿童到 4 岁时的兔补体血清杀菌活性血清滴度≥1:8。在 250 名儿童临床试验中,其兔补体血清杀菌活性血清滴度在最初接种后持续观察了 6 年。2 月龄到 6 岁的儿童只有 25%(95% CI:20~30)血清滴度≥1:8。但是加强接种后就有很好的防护效果。加强接种后 1 年,99.6%的检测者兔补体血清杀菌活性血清滴度≥1:8。

在具备监测系统的国家,免疫接种 C 群结合疫苗后 10 年统计显示,C 群脑膜炎球菌疾病发病率显著下降。在大规模接种运动中,英格兰和威尔士将 C 群结合疫苗纳入婴儿常规接种后,即使在婴儿或学步儿童中兔补体血清杀菌活性血清滴度≥1:8 无法长期保持的情况下,仍然控制了 C 群脑膜炎球菌疾病。虽然抗体滴度下降了,但疾病仍然得到控制,因为群体免疫屏障的形成使鼻咽部带菌减少了。在澳大利亚、加拿大和荷兰也观察到类似结果,但是,西班牙因为制订免疫计划时未扩大年龄>5 岁人群,所以群体免疫屏障证据很少。

### 18.5.2.2 单价 A 群结合疫苗

单价 A 群结合疫苗 2010 年批准在非洲"脑膜炎地带"使用。该冻干疫苗每剂含 10 μg A 群多糖,结合破伤风类毒素 10~30 μg,用明矾做佐剂和硫柳汞做防腐剂。单价 A 群结合疫苗适用于对 1~29 岁年龄组人群接种，单剂量肌内注射后会产生很高的 A 群脑膜炎球菌抗体滴度，而且比多糖疫苗诱发的抗体持续时间长，不需要加强接种。以前曾接种单价 A 群多糖疫苗的人群可用结合疫苗加强接种。在布基亚法索、马里和尼日尔的大规模疫苗接种运动中，采用了单价 A 群结合疫苗。非洲"脑膜炎地带"的其他国家也正在引进。

### 18.5.2.3 Hib+C 群脑膜炎结合疫苗的联合疫苗（HibMenC 疫苗）

目前，已经批准使用流感嗜血杆菌和脑膜炎奈瑟氏球菌 C 群抗原结合破伤风类毒素的联合疫苗。临床试验表明，该疫苗是安全的，并可在目标人群中诱发高水平的免疫性。为了持续保护，制造商推荐在 2、4 和 6 月龄接种 3 剂量后，再在 12~15 月龄时加强接种 1 剂量。

### 18.5.2.4 4 价脑膜炎球菌结合疫苗

2005 年，批准使用采用白喉毒素作为载体蛋白的 4 价（A、C、W135、Y 群）脑膜炎球菌结合疫苗 MCV4（A、C、W135、Y 群和白喉毒素）。最初该疫苗只允许对 2~55 岁人群使用 1 剂量，2 剂量系列仅对 9~23 月龄儿童使用。该疫苗为 4 μg，分别是 4 种抗原的血清多糖。2010 年，获得第 2 个 CRM197（A、C、W135、Y 群和 CRM197 群）的 4 价结合疫苗，2010 年 2 月 19 日，美国食品药品监督管理局（Food and Drug Administration, FDA）批准许可一种 4 价（A、C、W135、Y 群）脑膜炎球菌结合疫苗（meningococcal conjugate vaccine, MenACWY）-CRM197［cross reacting material（CRM）of diphtheria toxin, nontoxic variant of diphtheria toxin—白喉毒素的无毒突变体］（Menveo，诺华疫苗和诊断公司）上市（李军宏，2010）。

MenACWY-CRM 是许可接种一剂，在 11~55 岁人群中使用的疫苗。美国免疫实施咨询委员会（Advisory Committee on Immunization Practices, ACIP）对该疫苗上市前在免疫原性和安全性方面的临床试验数据进行了评估。MenACWY-CRM 由两种成分组成：① 结合 CRM197 的冻干 A 群脑膜炎球菌疫苗（MenA），含 10 μg 多糖；② 结合 CRM197 的 C、Y、W135 群脑膜炎球菌结合疫苗，各含 5 μg 多糖，溶于 0.5 mL 的磷酸盐缓冲液中，在注射前与冻

干的 MenA 成分混合。两种成分组合后的疫苗应该立刻使用，也可在<25 ℃条件下保存 8 h。

MenACWY-CRM 疫苗接种途径是三角肌肌内注射。MenACWY-CRM 中含的血清型多聚糖成分，与赛诺菲巴斯德公司的 MCV4（Menactra）含的多聚糖成分相同。在 11~18 岁人群中的研究证明，通过使用人类补体的血清杀菌抗体试验）（serum bactericidal assay using human complement, hSBA）检测 MenACWY-CRM 中的 4 种血清型反应不比 MCV4 差。hSBA 检测显示，A、W135、Y 群血清型反应受试者的比例 MenACWY-CRM 疫苗要高于 MCV4（Stan et al., 2015）。与临床相关的更高的接种后免疫反应尚不清楚，安全性和反应原性的情况可参照 MCV4 疫苗。

加拿大和美国将这两种 4 价疫苗推荐给 11~18 岁青少年常规接种，对 2~55 岁高危人群选择性免疫接种，但美国不推荐 4 价脑膜炎球菌结合疫苗用于 2~10 岁儿童常规免疫（武文娣和刘大卫，2008）。美国还推荐对以往曾接种过疫苗的所有 16 岁青少年加强接种 4 价结合疫苗。免疫缺陷人群的接种剂量和频次还需要进一步研究。美国对 9~23 月龄有免疫缺陷或者高危暴露的儿童推荐间隔 3 个月接种 2 剂量的 4 价疫苗 MCV4，对这些儿童 3 年后加强免疫，以后每 5 年复种一次。每组 423 名 11~18 岁人群的脑膜炎双球菌疫苗 MCV4 和 4 价多糖疫苗的随机对照试验表明，接种 28 天后，≥97% 的接种者两种疫苗 4 种血清型兔补体介导的血清杀菌性抗体（rSBA）几何平均滴度（GMT）≥1∶128。另外，年龄 19~55 岁人群的研究也获得了类似结果。在 2~10 岁儿童中比较了两种 4 价疫苗的安全性和免疫原性（Vesikari et al., 2012）。两种疫苗都有免疫原性和良好的接受性，组间差异无统计学意义；4 价疫苗 MenACWY-CRM 对所有群的应答反应不低于 4 价疫苗 MCV4，而且对 C、W135 和 Y 群的反应还超出。

同时接种 4 价疫苗 MCV4 和伤寒菌苗或者破伤风白喉疫苗，不会妨碍任何一个疫苗的免疫原性。同样，同时接种 4 价疫苗 MenACWY-CRM 和麻疹、腮腺炎、风疹联合疫苗，水痘疫苗，无细胞百白破联合疫苗，人乳头瘤病毒疫苗也未发现血清学干扰。但是，同时接种 4 价疫苗 MCV4 时，发现 7 价肺炎球菌疫苗的免疫原性下降。首次批准的 4 价疫苗的新近效果评估表明，接种后 3~4 年有效率为 80%~90%。

### 18.5.3 B 群脑膜炎球菌疫苗

B 群脑膜炎主要累及婴儿与幼儿,但也可见于较大的儿童与年轻成人(Terry et al.,2015)。在欧洲,尽管通过临床与有效的抗生素治疗,但仍有 8% 的患者死亡,11%~19% 的幸存者终生留有后遗症,包括永久性脑损伤、学习能力丧失与听力丧失。目前,在欧盟的某些地区,如比利时、爱尔兰、西班牙与英国,发病率更高。我国也出现了少数 B 群脑膜炎的患者(贾肇一等,2012)。

2005 年 8 月,葛兰素史克(GSK)公司 B 群脑膜炎球菌疫苗 MenZB 获得了新西兰的上市批准,对 MenZB 进行免疫接种需要 3 剂疫苗,相隔约 6 周(新生儿除外,可与 6 周、3 个月和 5 个月的其他疫苗注射相结合)。截至 2010 年,B 群脑膜炎球菌引起的脑膜炎病例已经不足 30 例,因此,新西兰政府不再提供 MenZB 的接种,但研究者发现,接种 MenZB 疫苗的人相比不接种的人而言感染淋病的可能性较低(41% vs 51%)。因此,Petousis-Harris 博士进行了回顾性研究,认为 MenZB 抑制淋球菌感染从生物学来上说是合理的,脑膜炎球菌和淋球菌是“近亲”,它们的 DNA 序列中有 80%~90% 是相同的,认为能够提供针对淋病免疫反应的疫苗抗原包含在 MenZB 中,新研究为淋病疫苗的发展提供了非常重要的思路(Petousis-Harris et al.,2017)。

2012 年 11 月 19 日,诺华(Novartis)公司 B 群脑膜炎球菌疫苗(Bexsero)获欧盟委员会(EC)批准,用于年龄在 2 个月以上的人群。该疫苗是欧洲首个获批用于预防 B 群脑膜炎的疫苗。英国公共卫生部门(PHE)通过筛查 2015 年 9 月 1 日至 2016 年 6 月 30 日确诊的病例,对疫苗有效性进行了评估;通过比较在过去 4 年里完整接种疫苗和未完全接种疫苗的儿童的发病例数,对疫苗接种影响进行了评估。结果表明,接种双剂的免疫程序在预防婴儿 B 群脑膜炎方面非常有效(Parikh et al.,2016)。2017 年 6 月,辉瑞(Pfizer)公司宣布 B 群脑膜炎球菌疫苗(Trumenba)已被欧盟委员会批准,用于 10 岁及以上人群的主动免疫,预防由 B 群脑膜炎奈瑟菌(MenB)导致的侵袭性脑膜炎球菌病。

2014 年 10 月,美国 FDA 批准了辉瑞公司的 Trumenba 上市,该疫苗用于预防由 B 群脑膜炎球菌引发的脑膜炎。Trumenba 的获批,是根据疫苗对美国 4 株 MenB 流行株产生的血清杀菌免疫反应,用于 10~25 岁群体,预防由 B 群脑膜炎奈瑟菌(MenB)导致的侵袭性脑膜炎球菌病(Gandhi,2016);2015 年 1 月 23 日,美国 FDA 批准了诺华公司的 Bexsero 上市,用于预防 10~25 岁个体中由 MenB 引起的侵袭性脑膜炎球菌病。

## 18.6 B 群流脑疫苗的研究进展

近年来,人们已尝试研制各种类型的疫苗用于 B 群脑膜炎疾病的预防和控制(Gossger et al.,2012)。主要包括蛋白类疫苗、荚膜多糖类疫苗、脂寡糖类疫苗及减毒活疫苗。通常以人补体介导的血清杀菌性抗体(serum bactericidal antibody,SBA)滴度大于等于 1∶4 作为疫苗具有保护性的判定标准。

### 18.6.1 蛋白类疫苗

根据外膜蛋白相对分子质量大小和热稳定性等特点将其分为 5 类,其中 I 类主要为 PorA,具有钙离子选择功能;II/III 类主要为 PorB,所有脑膜炎球菌只表达其中的一类,二者不同时表达于同一菌株;IV 类如 OmpA,稳定表达于大多数菌株;V 类具有高度变异性,主要为细菌侵袭相关蛋白。蛋白类疫苗主要包括外膜囊(out membrane vesicle,OMV)类疫苗和重组的蛋白疫苗。

#### 18.6.1.1 经去垢剂处理的 OMV 类疫苗

脑膜炎球菌细胞的外膜,是由外膜蛋白(OMP)、脂蛋白及脂寡糖组成的高分子复合物,具有免疫原性,在自然状态下呈囊泡状结构,又称为外膜囊(OMV)。Chiron 公司、新西兰卫生部及奥克兰大学联合开发出一种去垢剂处理的 OMV 疫苗(MeNZB),此 OMV 疫苗能够安全有效地控制 B 群脑膜炎疾病的流行,在人群中具有 SBA 反应和调理吞噬活性(Oster et al.,2005)。新西兰 B 群脑膜炎疾病暴发流行时其有效性约为 73%(Kelly et al.,2007),在 6 月龄至 5 岁儿童中保护性可达 80%(Galloway et al.,2009)。然而,PorA 具有极大的抗原变异性。因此,此类 OMV 疫苗只适用于控制特异菌株引起的疾病暴发,不适用于所有 B 群脑膜炎疾病的控制。

荷兰国家公共卫生和环境研究院尝试用 2 个孔

蛋白突变株制备 OMV 疫苗,每个突变株包含 3 种 PorA;另一种用 3 个孔蛋白突变株制备 OMV 疫苗,每个突变株包含 3 种 PorA 的 9 价 OMV 疫苗正处于早期临床试验阶段(Trotter and Ramsay,2007)。Weynants 等制备出由失活的 PorA 突变株经去垢剂处理的 OMV 疫苗,这些突变株经基因工程技术改造,能够大量表达在野生株中微量表达的保守外膜蛋白(Hsf、转铁蛋白 TbpA、奈瑟菌表面蛋白 NspA 及外膜蛋白 OMP85),这种 OMV 疫苗在小鼠体内能产生 SBA 反应(Weynants et al.,2007)。

脑膜炎球菌疾病在婴幼儿中的发病率会随着鼻咽部共生乳糖奈瑟菌的存在而下降(Trotter et al.,2006)。研究发现,通过抽提乳糖奈瑟菌的表面蛋白,制成了不含脑膜炎球菌 PorA 相关蛋白的 OMV 疫苗,在小鼠中不能产生杀菌性抗体,但可以抵抗 B 群脑膜炎球菌的感染(Gorringe et al.,2009)。

### 18.6.1.2 非去垢剂处理的 OMV 类疫苗

研究发现,f 因子结合蛋白(fHbp)及奈瑟氏球菌抗原 2132(GNA2132)可作为 B 群脑膜炎球菌疫苗的候选抗原。为了保留这些抗原,可以考虑采用天然低内毒素活性株或者遗传学方法改造的弱毒性株制备 OMV 疫苗。

有研究者剔除了脑膜炎球菌 LOS 的 *LpxL1* 基因或 *LpxL2* 基因,改造成弱毒性突变株,改造后的类脂 A 不易被人类 Toll 样受体 4(TLR4)识别(Steeghs et al.,2008),其毒性比野生毒株制备的 OMV 疫苗低 100 多倍(Koeberling et al.,2008)。

通过反向疫苗学在 B 群脑膜炎球菌疫苗研制中的应用,发现了一些新的 B 群疫苗候选蛋白抗原。采用基因工程技术构建大量表达这些抗原的突变株与上述遗传学修饰的弱毒性突变株混合制备了非去垢剂处理的 OMV 疫苗,这类疫苗在小鼠体内产生大量特异杀菌性抗体(Koeberling et al.,2009)。Keiser 等通过 *LpxL1* 基因突变和 *synX* 的剔除改造了弱毒性突变株,同时使其大量表达 porA、fHbp 和 OpcA 制备成 OMV 疫苗。Ⅰ 期临床试验结果显示,该疫苗用氢氧化铝佐剂吸附后免疫人体产生了良好的耐受性,未发生严重不良反应,疫苗保护率达 79%(Keiser et al.,2011)。

### 18.6.1.3 重组蛋白疫苗

目前,以重组 fHbp 为抗原的 2 种 B 群脑膜炎球菌疫苗已进入临床研究阶段。一种是 LP2086,由 fHbp 亚家族的 2 种重组脂质蛋白组成,此疫苗的 Ⅱ 期临床试验研究结果显示,其在人体内能产生针对临床特异株的杀菌性抗体(Jiang et al.,2010)。另一种疫苗由 2 种融合蛋白(GNA 2091 与 fHbp 融合;GNA 2132 与 GNA 1030 融合)与重组 NadA 组成(rMenB)(Findlow et al.,2010)。

## 18.6.2 荚膜多糖类疫苗

B 群脑膜炎球菌荚膜多糖免疫原性弱,不能保护由 B 群脑膜炎球菌引起的感染。为了增强 B 群脑膜炎球菌荚膜多糖的免疫原性,Jennings 等将唾液酸残基中的 N-乙酰化基团替换为 N-丙酰化基团,然后与破伤风类毒素(TT)制备成结合物。Ⅰ 期临床试验研究结果显示,此结合物在人体内能产生 IgM 和 IgG 类针对 N-丙酰化多糖的抗体。然而它们只在小鼠体内有杀菌活性,在人体内没有补体介导的 SBA 反应。Moe 等(2005)发现 B 群脑膜炎球菌荚膜多糖去 N-乙酰化后,其唾液酸残基具有的特异表位不再与人类组织发生交叉反应。去 N-乙酰化唾液酸的多聚唾液酸衍生物(de-N-acetyl PSA)与 TT 制备的结合物在小鼠体内产生了高滴度的 IgM 和 IgG 抗体,这些抗体均能与 de-N-acetyl PSA 反应,但不具有杀菌活性。

Robbins 等(2011)通过回顾性研究 B 群脑膜炎球菌的临床病例,他们认为 B 群脑膜炎球菌荚膜多糖免疫原性差主要是荚膜多糖本身特殊的免疫学属性所致,其蛋白结合物以合适的剂量、接种途径、免疫次数免疫新生小鼠和恒河猴能产生 T 细胞依赖的杀菌性抗体。因此,B 群脑膜炎球菌荚膜多糖蛋白结合疫苗将会与其他类结合疫苗一样成为安全有效的 B 群脑膜炎球菌疫苗。

## 18.6.3 脂寡糖类疫苗

脑膜炎球菌的外膜糖脂为短链分枝状聚糖组分,没有 O-特异多糖侧链,只有少数糖基,称为脂寡糖(lipooligosaccharide,LOS)。LOS 作为 B 群脑膜炎球菌疫苗的候选抗原,能产生 SBA 反应或具有调理吞噬活性。LOS 与 TT 结合物能在家兔体内产生杀菌性抗体,其脂寡糖的核心在小鼠体内也能产生杀菌性抗体(Cox et al.,2005)。为了提高 OMV 疫苗中 LOS 的免疫原性,Weynants 等(2009)制备了一种弱内毒素活性的 *LpxL1* KO 突变株,并经基因工程技术修饰,删除了孔蛋白 A 基因,表达短链 LOS,这种包含 2 个 LOS 免疫型的突变 OMV 疫苗,免疫原性较低(Bonvehi et al.,2010)。

## 18.6.4 减毒活疫苗

1998 年 Tanga 等提出,用 DNA 重组技术制备减毒活疫苗经鼻内免疫可预防 B 群脑膜炎疾病。这种减毒活疫苗能够模拟自然免疫,更好地保持菌体蛋白抗原的天然构象,产生的分泌型 IgA 能阻止细菌在黏膜表面黏附。然而,作为减毒活疫苗,其安全性不容忽视。因此,这种疫苗用于临床试验前必须确定其安全性,在人体内(尤其是在婴幼儿体内)既不会引起菌血症也不会变异为野生毒力株。

## 18.6.5 正在开发的疫苗

正在开发的脑膜炎球菌疫苗包括设计用于非洲的一种低成本 ACYW(X)蛋白多糖结合疫苗。该疫苗(NmCV-5),是在英国国际发展部(UK Department for International Development,DFID)、印度血清研究所和 PATH 的支持下开发的,预计于 2020—2022 年投放使用。该疫苗的 I 期临床试验最近在巴尔的摩的马里兰大学疫苗开发中心进行。试验结果表明,该疫苗对所有脑膜炎球菌血清型均可引起高效价的 rSBA,且其安全性和免疫原性也都较好。涵盖 A、C、Y、W 和 B 群血清型的联合疫苗也在开发中。一种方法是结合 A、C、W、Y/CRM197 与 MenB-4C 的偶联形成 5 价疫苗(Dretler et al.,2018)。

# 参考文献

陈柳,孙强明. 2010. 脑膜炎奈瑟氏菌逃避人类固有免疫系统的机制. 国际免疫学杂志 33(3):188-191.

陈万庚,马永法,周爱庆. 2011. 国产 ACYW135 流脑多糖疫苗免疫安全性观察. 现代预防医学 38(24):5131-5132.

丁瑞春. 2013. 云溪区 2011—2012 年健康人群流脑免疫水平和带菌状况调查. 中国公共卫生管理 29(3):374-375.

黄亮,赵丽萍,张治芳,等. 2013. 脑膜炎奈瑟菌的 PCR 快速诊断. 医学动物防治 29(1):13-15.

贾肇一,郭映辉,何宝花,等. 2012. 河北省首例 B 群脑膜炎奈瑟菌感染死亡病例报告. 中国病原生物学杂志 7(12):4-5.

李军宏. 2010. 脑膜炎球菌结合疫苗许可上市及美国免疫实施咨询委员会关于该疫苗的使用指南. 中国疫苗和免疫(3):237.

陆喜颜,刘美真,陈经雕,等. 2013. 12 种抗菌药物对广东省不同血清型脑膜炎奈瑟菌敏感性分析. 华南预防医学 39(3):49-52.

王颖童,孙印旗,贾肇一,等. 2013. 细菌分离培养与实时荧光定量聚合酶链反应用于健康人群脑膜炎奈瑟菌携带率研究. 疾病监测 28(6):443-446.

武文娣. 2008. 美国免疫实施咨询委员会报告:不推荐 4 价脑膜炎球菌结合疫苗用于 2~10 岁儿童常规免疫. 中国疫苗和免疫 14(5):412.

叶仁俊,梅茂冬. 2013. 江苏盐都县健康儿童流脑疫苗免疫成功率调查. 浙江预防医学 25(7):39-40.

Bonvehi P,Boutriau D,Casellas J,et al. 2010. Three doses of an experimental detoxified L3-derived lipooligosaccharide meningococcal vaccine offer good safety but low immunogenicity in healthy young adults. Clin Vaccine Immunol 17(9):1460-1466.

Borregaard N,Sorensen OE,Theilgaard-Monch K. 2007. Neutrophil granules:A library of innate immunity proteins. Trends Immunol 28(8):340-345.

Borrow R,Alarcón P,Carlos J,et al. 2017. The Global Meningococcal Initiative:Global epidemiology, the impact of vaccines on meningococcal disease and the importance of herd protection. Exp Rev Vaccin 16(4):313-328.

Capecchi B,Adu-Bobie J,Di Marcello F,et al. 2005. *Neisseria meningitidis* NadA is a new invasin which promotes bacterial adhesion to and penetration into human epithelial cells. Mol Microbiol 55(3):687-698.

Cox AD,Zou W,Gidney MA,et al. 2005. Candidacy of LPS-based glycoconjugates to prevent invasive meningococcal disease:Developmental chemistry and investigation of immunological responses following immunization of mice and rabbits. Vaccine 23(43):5045-5054.

Dretler AW,Rouphael NG,Stephens DS. 2018. Progress toward the global control of *Neisseria meningitidis*:21st century vaccines,current guidelines,and challenges for future vaccine development. Hum Vaccin Immunother 14(5):1146-1160.

Edwards JL,Apicella MA. 2005. I-domain-containing integrins serve as pilus receptors for *Neisseria gonorrhoeae* adherence to human epithelial cells. Cell Microbiol 7(8):1197-1211.

Findlow J,Borrow R,Snape MD,et al. 2010. Multicenter,open-label,randomized phase II controlled trial of an investigational recombinant meningococcal serogroup B vaccine with and without outer membrane vesicles, administered in infancy. Clin Infect Dis 51(10):1127-1137.

Galloway Y,Stehr-Green P,Mcnicholas A,et al. 2009. Use of an observational cohort study to estimate the effectiveness of the New Zealand group B meningococcal vaccine in children aged under 5 years. Int J Epidemiol 38(2):413-418.

Gandhi A, Balmer P, York LJ. 2016 Characteristics of a new meningococcal serogroup B vaccine, bivalent rLP2086 (MenB-FHbp; Trumenba®). Postgraduate Medicine 128 (6): 548-556.

Gorringe AR, Taylor S, Brookes C, et al. 2009. Phase I safety and immunogenicity study of a candidate meningococcal disease vaccine based on *Neisseria lactamica* outer membrane vesicles. Clin Vaccine Immunol 16(8): 1113-1120.

Gossger N, Snape MD, Yu LM, et al. 2012. Immunogenicity and tolerability of recombinant serogroup B meningococcal vaccine administered with or without routine infant vaccinations according to different immunization schedules: A randomized controlled trial. JAMA 307(6): 573-582.

Hale JD, Hancock RE. 2007. Alternative mechanisms of action of cationic antimicrobial peptides on bacteria. Expert Rev Anti Infect Ther 5(6): 951-959.

Hiemstra PS. 2007. The role of epithelial beta-defensins and cathelicidins in host defense of the lung. Exp Lung Res 33 (10): 537-542.

Jarva H, Ram S, Vogel U, et al. 2005. Binding of the complement inhibitor C4bp to serogroup B *Neisseria meningitidis*. J Immunol 174(10): 6299-6307.

Jiang HQ, Hoiseth SK, Harris SL, et al. 2010. Broad vaccine coverage predicted for a bivalent recombinant factor H binding protein based vaccine to prevent serogroup B meningococcal disease. Vaccine 28(37): 6086-6093.

Jones HE, Uronen-Hansson H, Callard RE, et al. 2007. The differential response of human dendritic cells to live and killed *Neisseria meningitidis*. Cell Microbiol 9(12): 2856-2869.

Keiser PB, Biggs-Cicatelli S, Moran EE, et al. 2011. A phase 1 study of a meningococcal native outer membrane vesicle vaccine made from a group B strain with deleted lpxL1 and synX, over-expressed factor H binding protein, two PorAs and stabilized OpcA expression. Vaccine 29 (7): 1413-1420.

Kelly C, Arnold R, Galloway Y, et al. 2007. A prospective study of the effectiveness of the New Zealand meningococcal B vaccine. Am J Epidemiol 166(7): 817-823.

Koeberling O, Seubert A, Granoff DM. 2008. Bactericidal antibody responses elicited by a meningococcal outer membrane vaccine with overexpressed factor H-binding protein and genetically attenuated endotoxin. J Infect Dis 198(2): 262-270.

Koeberling O, Giuntini S, Seubert A, et al. 2009. Meningococcal outer membrane vesicle vaccines derived from mutant strains engineered to express factor H binding proteins from antigenic variant groups 1 and 2. Clin Vaccine Immunol 16 (2): 156-162.

Mikaty G, Soyer M, Mairey E, et al. 2009. Extracellular bacterial pathogen induces host cell surface reorganization to resist shear stress. PLoS Pathog 5(2): e1000314.

Moe GR, Dave A, Granoff DM. 2005. Epitopes recognized by a nonautoreactive murine anti-N-propionyl meningococcal group B polysaccharide monoclonal antibody. Infect Immun 73(4): 2123-2128.

Oster P, Lennon D, O'Hallahan J, et al. 2005. MeNZB: A safe and highly immunogenic tailor-made vaccine against the New Zealand *Neisseria meningitidis* serogroup B disease epidemic strain. Vaccine 23(17-18): 2191-2196.

Pace D, Khatami A, McKenna J, et al. 2015. Immunogenicity of reduced dose priming schedules of serogroup C meningococcal conjugate vaccine followed by booster at 12 months in infants: Open label randomised controlled trial. BMJ 350: h1554.

Parikh SR, Andrews NJ, Beebeejaun K, et al. 2016. Effectiveness and impact of a reduced infant schedule of 4CMenB vaccine against group B meningococcal disease in England: A national observational cohort study. Lancet 388 (10061): 2775-2782.

Petousis-Harris H, Paynter J, Morgan J, et al. 2017. Effectiveness of a group B outer membrane vesicle meningococcal vaccine against gonorrhoea in New Zealand: A retrospective case-control study. Lancet 6736(17): 31449-31456.

Poellabauer EM, Pavlova BG, Fritsch S, et al. 2013. Single priming dose of meningococcal group C conjugate vaccine (NeisVac-C®) in infants. Vaccine 31(35): 3611-3616.

Robbins JB, Schneerson R, Xie G, et al. 2011. Capsular polysaccharide vaccine for Group B *Neisseria meningitidis*, *Escherichia coli* K1, and *Pasteurella haemolytica* A2. PNAS 108 (44): 17871-17875.

Schneider MC, Exley RM, Chan H, et al. 2006. Functional significance of factor H binding to *Neisseria meningitidis*. J Immunol 176(12): 7566-7575.

Sjolinder H, Eriksson J, Maudsdotter L, et al. 2008. Meningococcal outer membrane protein NhhA is essential for colonization and disease by preventing phagocytosis and complement attack. Infect Immun 76(11): 5412-5420.

Spinosa MR, Progida C, Tala A, et al. 2007. The *Neisseria meningitidis* capsule is important for intracellular survival in human cells. Infect Immun 75(7): 3594-3603.

Stan LB, Shane C, Bikash V, et al. 2015. Antibody persistence 5 year after vaccination at 2 to 10 years of age with Quadrivalent MenACWY-CRM conjugate vaccine, and responses to a booster vaccination. Vaccine 33(18): 2175-2182.

Steeghs L, Keestra AM, van Mourik A, et al. 2008. Differential activation of human and mouse Toll-like receptor 4 by the adjuvant candidate LpxL1 of *Neisseria meningitidis*. Infect Immun 76(8):3801-3807.

Terry N, Miguel OR, James W, et al. 2015. Vaccination with a multicomponent meningococcal B vaccine in prevention of disease in adolescents and young adults. Vaccine 33(36): 4437-4445.

Trotter CL, Gay NJ, Edmunds WJ. 2006. The natural history of meningococcal carriage and disease. Epidemiol Infect 134(3):556-566.

Trotter CL, Ramsay ME. 2007. Vaccination against meningococcal disease in Europe:Review and recommendations for the use of conjugate vaccines. FEMS Microbiol Rev 31(1):101-107.

Uria MJ, Zhang Q, Li Y, et al. 2008. A generic mechanism in *Neisseria meningitidis* for enhanced resistance against bactericidal antibodies. J Exp Med 205(6):1423-1434.

Verma R, Khanna P. 2012. Meningococcal vaccine:A new vaccine to combat meningococcal disease in India. Hum Vaccin Immunother 8(12):1904-1906.

Vesikari T, Forstén A, Boutriau D, et al. 2012. A randomized study to assess the immunogenicity,antibody persistence and safety of a tetravalent meningococcal serogroups A, C, W-135 and Y tetanus toxoid conjugate vaccine in children aged 2-10 years. Hum Vaccin Immunother 8(12):1882-1891.

Weynants VE, Feron CM, Goraj KK, et al. 2007. Additive and synergistic bactericidal activity of antibodies directed against minor outer membrane proteins of *Neisseria meningitidis*. Infect Immun 75(11):5434-5442.

Weynants V, Denoel P, Devos N, et al. 2009. Genetically modified L3,7 and L2 lipooligosaccharides from *Neisseria meningitidis* serogroup B confer a broad cross-bactericidal response. Infect Immun 77(5):2084-2093.

Weekly Epidemiological Record. 2011. 86(47):521-540.

# 第19章
# 流感嗜血杆菌疫苗

靳志刚

**本章摘要**

  从对儿童健康的影响来看,结合疫苗可以说是在 20 世纪里开发的最伟大的疫苗。Hib 结合疫苗的研制、开发和应用的成功经验,推动了预防人类重大疾病,如肺炎、流脑、痢疾、伤寒等的疫苗制剂的飞速发展。Hib 多糖蛋白结合疫苗在发达国家中经过近 30 年的普种,基本消除侵入性 Hib 引起的疾病。然而,尽管儿童疫苗的常规免疫计划已经取得了巨大成果,但许多影响公共健康的疾病目前仍然没有可供使用的疫苗,尤其是在 Hib 疫苗普遍接种的地区,Hia 和 NTHi 疾病的发病报道却有逐渐增多的趋势,而且 Hib 结合疫苗不能对发生 Hia 及 NTHi 疾病的患者产生交叉免疫保护,因此,努力开发 Hia 及 NTHi 疫苗是值得考虑的。同时,包括结合疫苗在内的以降低儿童免疫成本和减少接种次数为目的的联合疫苗正在被逐渐纳入计划免疫中。

## 19.1 概述

Pfeiffer 早在 1892 年就对流感嗜血杆菌(*Haemophilus influenzae*,Hi)进行了描述和报道(Pfeiffer,1892)。40 年后,Pittman 发现,Hi 表面存在 6 种不同的荚膜多糖(a、b、c、d、e 及 f),据此可将 Hi 分成 6 种相应的血清型(a、b、c、d、e、f)(Egan et al.,1892;Pittman,1931;Sutton et al.,1982)。在所有 Hi 引起的侵入性疾病中,b 型流感嗜血杆菌(Haemophilus influenzae type b,Hib)大约占总数的 95%。Hi 感染可造成许多严重的儿童疾病,其中最常见的是脑膜炎、中耳炎和肺炎,往往是引起 6 个月到 1 岁儿童脑膜炎的主要病原。Robbins 等在 20 世纪 80 年代发明了 Hib 结合疫苗,在婴幼儿中普种 Hib 结合疫苗前,幼龄人群 Hib 的阳性检出率为 3%~10%。据世界卫生组织(WHO)估计,2000 年在世界范围内由 Hib 感染而造成的严重病例约有 800 万,其中儿童死亡人数达到 371 000 人(Watt et al.,2009)。大量人群接种试验证明,Hib 多糖蛋白结合疫苗能有效地预防 Hib 引起的疾患,因此,WHO 极力推荐将 Hib 结合疫苗纳入儿童的常规计划免疫中(WHO,2006)。2010 年,在 193 个 WHO 成员国中,有 169 个国家(88%)已将 Hib 结合疫苗列入婴幼儿免疫计划中,全球 1 岁以内儿童能完成 3 针 Hib 结合疫苗免疫的国家占 42%。

## 19.2 b 型流感嗜血杆菌结合疫苗的研制历史及意义

20 世纪儿科学中最重大的发明是多种儿童疫苗。在此期间,疫苗的研制和使用可分为 3 个阶段:①20 世纪初,细菌培养技术的进步,推动了细菌疫苗的开发。其中最成功的是百日咳、白喉、破伤风联合疫苗。②20 世纪 50 年代的病毒技术的突破,产生了脊髓灰质炎、麻疹、腮腺炎、风疹和水痘疫苗。③第三次技术浪潮带来了乙型肝炎、b 型流感嗜血杆菌和肺炎疫苗的问世。

从对儿童健康的影响来看,结合疫苗可以说是 20 世纪里开发的最伟大的疫苗。20 世纪末,Hib、肺炎球菌和脑膜炎双球菌仍然是引起儿童死亡的主要

致病菌。这使得一些科学家对这一类带有荚膜多糖的特殊病原产生了兴趣。其中,主要有 60 年代以后的两个研究团队:在纽约、波士顿的 David Smith 和 Porter Anderson 及在马里兰州毕士大的 John Robbins 和 Rachel Schneerson。Smith 和 Anderson 刚开始只注重对细菌荚膜多糖的研究,并在马萨诸塞州塞勒姆试验了第一个 Hib 疫苗。结果显示,多糖疫苗在 2 岁以上儿童中的保护率是 87%,而在疾病多发人群——婴幼儿中的保护率只有 22%。Robbins 和 Schneerson 在 Oswald 和 Goebel 研究非免疫肺炎荚膜多糖结合到一个载体蛋白(carrier protein)的启发下,开发研制出了第一个真正意义上的多糖蛋白结合疫苗(polysaccharide-protein conjugate vaccine),并详细论述了有关结合疫苗的制备、免疫过程和试验结果(Schneerson et al.,1980;Chu et al.,1983)。Hib 结合疫苗在 1985 年进入临床试验,1987 年被批准在 18 月龄儿童中使用,1990 年在所有年龄段的婴幼儿中开始接种。据统计,1987—1996 年,Hib 结合疫苗在美国广泛接种后,使得由 Hib 引起的侵入性疾病下降了 99%(Bisgard et al.,1998)。因此,John Robbins 荣获了美国拉斯克医学奖、阿尔伯特·沙宾金奖以及 WHO 巴斯德奖,被誉为"结合疫苗之父"。随后,科学家根据 Hib 结合疫苗的经验,相继开发出了肺炎、流脑、痢疾、伤寒等用来预防人类重大疾病的结合疫苗。

20 世纪末,Robbins 博士曾 4 次到访我国,向国内生物界学者讲述、推荐结合疫苗技术。在 Robbins 的大力支持下,兰州生物制品研究所王秉瑞研究室愿意承接此项新技术,于 1998 年专门成立了 Hib 结合疫苗课题攻关小组,率先在 2000 年研制出并报道了中国第一个 Hib 多糖蛋白结合疫苗(靳志刚等,2000),此疫苗在谢贵林等人的努力下很快在 2003 年完成相关的临床试验,并获准生产。中国政府为了感谢 Robbins 博士对中国生物制品事业的无私奉献,授予他 2009 年度"中国政府友谊奖"。

## 19.3 流感嗜血杆菌流行趋势及原因分析

### 19.3.1 流感嗜血杆菌流行趋势

系统性流感嗜血杆菌感染的早期流行病学调查

结果一般只分为"b 型"或"非 b 型"。对非 b 型 Hi 的报道缺乏流行病学资料,例如性别、患者年龄、疾病描述、死亡率。20 世纪 60 年代以后,随着实验室检测(玻片凝集)技术的发展,越来越多地出现了对非 b 型 Hi 流行病学的研究报道。例如,Sell 等人从 1964 年 6 月到 1965 年 10 月对 104 个儿童进行了纵向调查研究发现,a 型流感嗜血杆菌(*Haemophilus influenzae* type a,Hia)也是较常见的致病病原之一,其病原鼻咽分离高峰也是在 1 岁以内(Sell et al.,1973)。过去 20 年,随着 Hib 结合疫苗在发达国家中被纳入常规免疫接种,由 Hib 引起的疾病的发病率和病原鼻咽分离率显著下降,基本消除了 Hib 在儿童中的传播和携带。Hib 结合疫苗在美国的 10 年接种,每年 5 岁以下儿童 Hib 脑膜炎的发病病例从大于 10 000 减少到不足 200。Hib 结合疫苗的普遍接种引起的"群体免疫"效果,也使得未接种疫苗的儿童从中受益。随着由 Hib 引起的疾病在有些人群中消失,研究者发现,其他血清型或未分型流感嗜血杆菌(nontypeable *Haemophilus influenzae*,NTHi)菌株引起的侵入性疾病的病例有上升的趋势(Tsang et al.,2016;Tsang et al.,2017)。例如,在 Hib 结合疫苗免疫计划开始后的 1 年中,巴西的 Hib 脑膜炎发病率降低了 69%,但 Hia 引起的脑膜炎发病率却上升了 8 倍(Ribeiro et al.,2003)。Tsang 等人发现,2000—2004 年,Hib 结合疫苗成功接种后,在 52 例 Hi 引起的侵入性疾病中,一半是由 Hia 引起的,其余最多的致病病原为 NTHi,占 20 例(Tsang et al.,2006)。Gottberg 等人也分析了南非人群在接种 Hib 结合疫苗的 5 年中(1999—2004 年),Hi 引起的侵入性疾病的发病情况。结果发现,由 Hib 引起的 1 岁以下儿童的发病率降低了 65%,而其他非 b 型 Hi 引起的疾病却上升了 68%(Gottberg et al.,2006)。

## 19.3.2 流感嗜血杆菌流行趋势变化的可能原因

在实施常规 Hib 结合疫苗接种的国家中,Hib 引起的疾病基本上得到了控制或消除,但非 b 型或未分型 Hi 对 Hib 的发病替换趋势却引起了人们的关注(Camilli et al.,2015;Jin et al.,2007;Nix et al.,2015)。其中,对 Hia 引起的侵入性 Hi 疾病病例的增多有以下 2 个可能的原因。

### 19.3.2.1 Hia 和 Hib 荚膜多糖分子结构的相似性

根据荚膜多糖的结构(表 19.1)和对不含抗体的补体系统的抵抗力大小,可将 Hi 分为 3 个组:① Hia 和 Hib 的毒力最强,它们的荚膜多糖结构是由中性糖、醇基(核糖醇)和 1 个磷酸二酯键组成;② Hic 和 Hif 具有相对较弱的补体抵抗力和毒力,含有 1 个 N-乙酰化的氨基糖、1 个糖基及 1 个磷酸二酯键;③ Hid 和 Hie 可以被补体很快裂解,含有 1 个重复的 N-乙酰氨基葡萄糖和 N-乙酰氨基醛酸甘露糖(Byrd et al.,1987;Egan et al.,1982)。Sutton 等人发现,在 6 岁龄大鼠腹腔攻毒试验中,Hib 和 Hia 的 50% 有效剂量为 ~1 到 $1 \times 10^2$ 个菌,这比其他型要低数个 Log 单位。用从临床患者中分离的 Hib 或 Hia 菌株在幼鼠鼻腔内进行毒力试验,结果显示,Hib 可导致 55%~90% 的试验大鼠发生菌血症,Hia 也使 35% 的动物出现了菌血症。其他非 b 型 Hi 由于毒力低,不适合做同样的试验(Sutton et al.,1982)。这些结果得到 Zwahlen 等人的进一步证实。他用构建的全部 a、b、c、d、e、f 型荚膜转化株(DNA 从临床分离的各型 Hi 菌株得到;一株荚膜基因缺陷株作为受体),来比较 Hia、Hib、Hic、Hid、Hie、Hif 荚膜转化株的毒力大小。所有的转化株都在 21 日龄大鼠鼻咽腔中持续生存 71 h,但是菌血症只在接种 a、b 和 f 型的动物中被检测到。b 型转化株诱发的脑膜炎比例最高(16/18),接下来是 a 型(9/18)和 f 型(1/18)(Swift et al.,1991;Zwahlen et al.,1989)。这些结果表明,仅仅突变荚膜基因位点 *cap*,就足够改变 Hi 菌株的毒力。也显示,a 和 b 型转化株有相同的基因表现型和 *cap* 遗传型,它们在幼龄大鼠菌血症和脑膜炎模型中具有相同的毒力。

**表 19.1 流感嗜血杆菌的荚膜多糖分子结构**

| 荚膜型 | Hi 荚膜多糖分子结构 |
| --- | --- |
| a | 4)-β-D-Glc-(1→4)-D-ribitol-5-(PO4→ |
| b | 3)-β-D-Rib-(1→1)-D-ribitol-5-(PO4→ |
| c | 4)-β-D-GlcNAc-(1→3)-α-D-Gal-1-(PO4→ |
| d | 4)-β-D-GlcNAc-(1→3)-β-D-ManANAc-(1→ |
| e | 3)-β-D-GlcNAc-(1→4)-β-D-ManANAc-(1→ |
| f | 3)-β-D-GalNAc-(1→4)-α-D-GalNAc-1-(PO4→ |

### 19.3.2.2 部分 IS*1016*-bexA 基因片段的缺失

大多数的 Hi 菌株都有一个复制的荚膜型流感嗜血杆菌 cap 基因位点（cap locus），其侧端有一个插入的序列片段 IS*1016*。这些菌株被归入单一电泳组（single electrophoretic group）（Kroll et al.，1991）。而 cap 位点含有 荚膜基因 bexA（cap gene bexA）到 bexD（Kroll et al.，1990）。最近报道在一些侵入性 Hia 致病菌株中发现存在 IS*1016*-bexA 片段部分丢失的现象（Adderson et al.，2001；Kapogiannis et al.，2005；Kroll et al.，1994）。大多数 a 型 Hi 菌株都是 a(T) 基因型，具有一段完整复制的片段，其中包含着 bex 荚膜基因。突变的菌株变为 a(N) 基因型，表现为某一个 bexA 荚膜基因缺失了 1.2 kb 的部分片段。2005 年，Kapogiannis 报道了 2 例因 bexA 部分缺失而造成的严重的 Hia 侵入性感染的病例。分离的菌株在 PCR 分析中显示有一个 300bp 的扩增子（amplicon）及不同的 Southern blotting 模式（Kapogiannis et al.，2005）。这样的菌株在美国某些人群（纳瓦霍人、白山阿帕奇人、阿拉斯加土著人）中均有增多的趋势，使得以往对 Hib 的关注转到了对 Hia 菌株的检测。从 1998—1999 年的 10 个月中，在犹他州分离出 3 例侵入性 Hia 菌株存在 IS*1016*-bexA 突变（Adderson et al.，2001）。因此，持续监测 Hia 突变菌株是非常必要的。另外，由于 Hib 结合疫苗不能对 Hia 引起的疾病产生交叉免疫，所以，在检测 Hia 菌株突变趋势的同时，开发 Hia 结合疫苗并将其纳入儿童常规计划免疫中，对于降低疾病负担和提高公共健康水平具有重要的意义。

## 19.4 多糖蛋白结合工艺

从第一个多糖蛋白结合疫苗，即"Hib 结合疫苗"被开发出来以后（Schneerson et al.，1980；Chu et al.，1983），多糖与载体蛋白的化学结合工艺日新月异、种类繁多。其中，被开发和应用在 Hi 结合疫苗中的常见结合方法有：① 先用溴化氢活化目标多糖，产生氰酸酯后，再与己二酸二酰肼（ADH）活化的蛋白载体结合。② 溴化氢活化的多糖先与 ADH 反应，然后在碳化二亚铵（EDC）的存在下与蛋白载体连接。Robbins 用此种改进方法提高了结合反应效率和结合物的溶解性，增强了抗体免疫反应水平。

③ 还原胺化法。利用高碘酸盐（periodate）氧化、降解多糖为两端活化的寡糖。然后通过还原胺化（NaCNBH$_3$ 或 NaBH$_4$）将活化的寡糖连接到载体蛋白上。这种方法中，结合物的寡糖与蛋白的比例是影响疫苗诱导产生抗体滴度高低的关键指标。④ 用 1-氰基-4-二甲氨基吡啶四氟硼酸酯（CDAP）替代溴化氢活化多糖，产生氰酸酯键，然后与蛋白载体连接（Lees et al.，1996；Jin et al.，2003；Jin et al.，2005）。建议在与载体蛋白结合前，使用 6-碳连接分子 ADH。使用 CDAP 的优点是其反应相对于溴化氢要温和得多。反应 pH 可以在中性条件下进行。这对结构中以磷酸二酯键为连接的多糖（例如，Hib、A 群流脑）来讲，在活化反应中，可以保持多糖链的相对完整性，避免过多降解。研究表明，利用 CDAP 作为活化剂，可以提高多糖和蛋白的结合产率及在动物中的免疫原性反应（Jin et al.，2003；Jin et al.，2005）。

## 19.5 流感嗜血杆菌结合疫苗的现状

### 19.5.1 Hib 结合疫苗的种类及特性

结合疫苗是将一定相对分子质量大小的荚膜多糖通过不同的化学反应连接到某种载体蛋白上。除了载体蛋白可以通过基因工程（重组蛋白）而获得，整个制备过程一般无须分子生物学技术的介入。Hib 结合疫苗对预防人类重大疾病所做出的卓越贡献，其所采用的核心结合工艺又是在 20 世纪末突飞猛进的生物技术时代产生的，这真是独一无二和令人难以置信的。每种获准生产的结合疫苗中的多糖链长短和大小、载体蛋白特性以及多糖蛋白连接方式都或多或少有所不同。表 19.2 和表 19.3 列出了常见的 Hib 结合疫苗及其组成成分。总的来讲，不同公司生产的 Hib 结合疫苗都具有有效的免疫原性，但它们的免疫效果却不完全一样（Kelly et al.，2004）。一般来讲，结合的多糖相对分子质量越大，免疫原性越好。较短糖链的结合物，需要加入有效佐剂来提高免疫效果和减少接种剂量。但是，结合过程中采用相对分子质量大于 $100×10^3$ 的多糖链会对后续工艺游离多糖及结合物质量检测带来困难，所以结合反应中多糖的相对分子质量大小和疫苗诱导的免疫效果间需要平衡考虑，并要在动物和临床试验中去验证。

### 表 19.2 常见的 Hib 结合疫苗

| 疫苗<br>（来源） | 多糖链<br>相对分子<br>质量大小 | 载体蛋<br>白 ** | 连接<br>分子 | 批准<br>使用年份<br>（仍在使用） |
|---|---|---|---|---|
| ProHIBIT<br>（Connaught） | 中等 | DT | 6-碳 | 1987（否） |
| HibTITER<br>（Wyeth-Lederle） | 小 | CRM197 | 无 | 1990（否） |
| PedvaxHIB<br>（Merck） | 小 | OMP | 硫醚 | 1989（是） |
| ActHIB<br>（Sanofi Pasteur） | 大 | TT | 6-碳 | 1993（是） |
| OmniHIB<br>（GlaxoSmithKline） | 大 | TT | 6-碳 | 1993（是） |
| 呵儿贝<br>（LIBP，CNBG *） | 大 | TT | 6-碳 | 2003（是） |

注：* LIBP，兰州生物制品研究所，CNBG，中国生物技术股份公司；** DT，白喉类毒素；CRM197，基因突变白喉毒素蛋白；OMP，奈瑟氏脑膜炎外膜蛋白复合物；TT，破伤风类毒素。

## 19.5.2 未分型 Hi(NTHi) 和 Hia 结合疫苗

如前所述，随着 Hib 结合疫苗在许多国家和地区被纳入儿童免疫计划中，Hib 引起的侵入性疾病显著下降，但非 b 型，尤其是 Hia 及 NTHi 引起的疾病却呈上升趋势。开发 Hia 和 NTHi 结合疫苗以及将其也纳入现有的免疫计划中，逐渐成为人们关注的课题。

NTHi 是引起急性中耳炎和呼吸道感染的主要病原。急性中耳炎及中耳炎伴随脓液渗出是儿童中最常见的疾病，发病率仅次于普通感冒。在美国，每年用于中耳炎的医疗和手术处理上的花费预计高达（3~4）亿美元。而且在医疗过程中，不适当地使用抗生素会导致多种抗药细菌的出现。目前，还没有 NTHi 疫苗被批准上市。美国国家卫生研究院的 X. Gu 开发出了新一代 NTHi 结合疫苗（Gu et al.，1996；Gu et al.，2003）。她利用 NTHi 表面主要抗原——脂寡糖（lipooligosaccharide，LOS）作为起点，经过无水肼（anhydrous hydrazine）处理，使其毒性降低到临床人体可以接受的水平，形成脱毒脂寡糖（dLOS），然后通过 ADH 按照常规的方法与一个载体蛋白连接。制备的结合疫苗在动物试验中有很强的免疫原性，皮下或肌内注射 2~3 针后，小鼠血清中抗同型 LOS 的 IgG 抗体水平可提高 28~486 倍，家兔 IgG 抗体水平可提高 169~243 倍。当加入 Ribi-700 佐剂，免疫效果会进一步增强。

### 表 19.3 常见 Hib 结合/联合疫苗组成成分

| 疫苗<br>（来源） | 类型<br>（复溶体积） | 多糖<br>/μg | 载体蛋白<br>/μg | 其他成分含量 |
|---|---|---|---|---|
| PedvaxHIB®<br>（Merck） | 单价液体<br>（0.5 mL） | 7.5 | 125 | 0.9% 生理盐水；225 μg 硫酸羟基磷酸铝佐剂 |
| ActHIB®<br>（Sanofi Pasteur）[1] | 单价冻干<br>（0.5 mL） | 10 | 15~30 | 0.4% 生理盐水复溶；42.5 mg 蔗糖；0.6 mg Tris |
| ActHIB®<br>（Sanofi Pasteur）[2] | 多价混合<br>（0.5 mL） | 10 | 15~30 | DTP 疫苗复溶；与 ActHIB 单价苗相同，加上 6.7 Lf DT、5 Lf TT、4 个保护单位的百日咳疫苗、微量柳硫汞 |
| HIBERIX®<br>（GSK） | 单价冻干<br>（0.5 mL） | 10 | 30 | 生理盐水复溶；乳糖和微量残留福尔马林 * |
| COMVAX®<br>（Merck） | 多价联合液体<br>（0.5 mL） | 7.5 | 125 | 5 μg HBsAg、225 μg 硫酸羟基磷酸铝佐剂、35 μg 十水硼酸钠（pH 稳定剂）和 0.9% 氯化钠；微量残留福尔马林 |
| Pentacel®<br>（Sanofi Pasteur） | 多价联合液体<br>（0.5 mL） | 10 | 20 | 20 μg PT、20 μg FHA、5 μg FIM 2 和 FIM3、3 μg PRN、15 Lf DT、5 Lf TT、40D-抗原单位（IPV I 型，Mahoney）、8D-抗原单位（IPV II 型，MEF1）、32D-抗原单位（IPV III 型，Saukett）、5 μg HBsAg、1.5 mg 磷酸铝佐剂、0.6%（v/v）2-苯氧乙醇（非保护剂）、10 ppm 吐温 80、≤50 ng 牛血清白蛋白、微量残留的福尔马林、多黏菌素 B 和新霉素 |

注：1、2，ActHIB 多价混合疫苗：在接种前，由 0.5 mL DTP 疫苗复溶单价冻干疫苗而成；*，疫苗其他成分无发表文献记录。IPV：脊髓灰质炎灭活疫苗。

Hia 结合疫苗的制备与 Hib 结合疫苗基本相同。但 Hia 多糖的相对分子质量较大,在结合物制备过程中,需要对多糖进行降解处理或柱层析纯化。另外,Hia 培养的适宜温度比一般的细菌低 1～2 ℃(未发表)。Hia 结合物的制备可以先制备载体蛋白 ADH 衍生物,然后与 CDAP 活化的多糖进行连接。

总之,如果能将 Hib、NTHi 和 Hia 结合疫苗制备成联合疫苗,并纳入现有的常规免疫程序中,将对预防流感嗜血杆菌引起的疾病(如脑膜炎、肺炎、中耳炎等)的发生,具有重大的公共卫生意义。

### 19.5.3　联合疫苗

20 世纪 80 年代末以后,在美国、新西兰等国家进行了大量的联合疫苗(combination vaccine)的临床研究。其中,主要是用 Hib 结合疫苗与 DPT、DTaP 或 DPT/IPV/HB 疫苗,甚至多价肺炎疫苗制备成为联合疫苗(Li et al.,2017;Falup-Pecurariu et al.,2017;Anh et al.,2016;Plotkin et al.,2014;Dhillon,2010;Johns and Hutter,2010)。目前,常使用的含有 Hib 结合疫苗成分的联合疫苗有:DTaP-HIB,DTaP-HB-HIB,DTaP-HIB-IPV,DTaP-HIB-IPV-HB。结果发现,联合疫苗的免疫抗体应答水平有时会略低于疫苗单独使用时的水平,其差异在各种试验疫苗组中各不相同,但绝对抗体水平一般仍高于保护值。我国在联合疫苗的开发上还处于起步阶段,需要借鉴国外的经验和自身的努力探索,以研制出适合我国儿童使用的联合疫苗。

## 19.6　问题与展望

Hib 多糖蛋白结合疫苗在发达国家中经过近 30 年的普种,使得由 Hib 引起的侵入性疾病基本得到消除。然而,尽管儿童疫苗的常规免疫计划已经取得了巨大成果,但许多影响公共健康的疾病目前仍然没有可供使用的疫苗,尤其是在 Hib 疫苗普遍接种的地区,Hia 和 NTHi 疾病的发病报道却有逐渐增多的趋势。Hib 结合疫苗不能对由 Hia 及 NTHi 引起的疾病的发生产生交叉免疫保护,因此,努力开发 Hia 及 NTHi 单价或联合疫苗,并将其纳入儿童常规计划免疫是值得考虑的。只要研制出的疫苗是安全和可标准化生产的,并能诱导出较强的杀菌抗体滴度水平,根据 Hib 和肺炎结合疫苗的经验,就足以支持其在人群中的获准使用。

## 参考文献

靳志刚,杨辉,田玉珍,等. 2000. b 型流感嗜血杆菌结合疫苗的制备及免疫学特性. 中国生物制品学杂志 13(1):19-22.

Adderson EE,Byington CL,Spencer L,et al. 2001. Invasive serotype a *Haemophilus influenzae* infections with a virulence genotype resembling *Haemophilus influenzae* type b: Emerging pathogen in the vaccine era? Pediatrics 108(1):E18.

Anh DD,Van DMO,Karkada N,et al. 2016. Safety and reactogenicity of the combined diphtheria-tetanus-acellular pertussis-inactivated poliovirus-*Haemophilus influenzae* type b(DTPa-IPV/Hib)vaccine in healthy Vietnamese toddlers:An open-label,phase Ⅲ study. Hum Vaccin Immuother 12(3):655-657.

Bisgard KM,Kao A,Leake J,et al. 1998. *Haemophilus influenzae* invasive disease in the United States,1994—1995:Near disappearance of a vaccine-preventable childhood disease. Emerg Infect Dis 4(2):229-237.

Byrd RA,Egan W,Summers ME,et al. 1987. New n. m. r. spectroscopic approaches for structural of polysaccharides:Application to the *Haemophilus influenzae* type a capsular polysaccharide. Carbohydr Res 166(1):47-58.

Camilli R,Vescio MF,Giufrè M,et al. 2015. Carriage of *Haemophilus influenzae* is associated with pneumococcal vaccination in Italian children. Vaccine 33(36):4559-4564.

Chu C,Schneerson R,Robbins JB,Rastogi S. 1983. Further studies on the immunogenicity of *Haemophilus influenzae* type b and pneumococcal type 6A polysaccharide protein conjugates. Infect Immun 40(1):245-256.

Dhillon S. 2010. DTPa-HBV-IPV/Hib vaccine(Infanrixhexa):A review of its use as primary and booster vaccination. Drugs 70(8):1021-1058.

Egan W,Schneerson R,Werner E. et al. 1982. Structural studies and chemistry of bacterial capsular polysaccharide. Investigations of phosphodiester-linked capsular polysaccharide isolated from *Haemophilus influenzae* types a,b,c and f: NMR spectroscopic identification and chemical modification of endgroups and the nature of base-catalyzed hydrolytic depolymerization. J Am Chem Soc 104:2898-2910.

Falup-Pecurariu O,Man SC,Neamtu ML,et al. 2017. Effects of prophylactic ibuprofen and paracetamol administration on the immunogenicity and reactogenicity of the 10-valent pneumococcal non-typeable *Haemophilus influenzae* protein D conjugated vaccine ( PHiD-CV ) co-administered with DTPa-combined vaccines in children：An open-label，randomized，controlled，non-inferiority trial. Hum Vaccin Immunother 13( 3 )：649-660.

Gottberg AV，Gouvelia LD，Madhi S，et al. 2006. Impact of conjugate *Haemophilus influenzae* type b ( Hib ) vaccine introduction in South Africa. Bulletin WHO 84( 10 )：811-818.

Gu X，Tsai CM，Ueyama T，et al. 1996. Synthesis，characterization，and immunologic properties of detoxified lipooligosaccharide from nontypeable *Haemophilus influenzae* conjugated to proteins. Infect Immun 64( 10 )：4047-4053.

Gu X，Rudy SF，Chu C，et al. 2003. Phase I study of a lipooligosaccharide-based conjugate vaccine against nontypeable *Haemophilus influenzae*. Vaccine 21( 17-18 )：2107-2114.

Jin Z，Chu C，Robbins JB，et al. 2003. Preparation and characterization of group A meningococcal capsular polysaccharide conjugate and evaluation of their immunogenicity in mice. Infect Immun 71( 9 )：5115-5120.

Jin Z，Bohach GA，Shiloach J，et al. 2005. Conjugates of group A and W135 capsular polysaccharides of *Neisseria meningitidis* bound to recombinant staphylococcus aureusenterotoxin C1：Preparation，physicochemical characterization，and immunological properties in mice. Infect Immun 73 ( 12 )：7887-7893.

Jin Z，Romero-Steiner S，Carlone GM，et al. 2007. *Haemophilus influenzae* type a infection and its prevention. Infect Immun 75( 5 )：2650-2654.

Johns TL，Hutter GE. 2010. New combination vaccines：DTaP-IPV( Kinrix )and DTaP-IPV/Hib( Pentacel ). Ann Pharmacother 44( 3 )：515-523.

Kapogiannis BG，Satola S，Keyserling HL，et al. 2005. Invasive infections with *Haemophilus influenzae* serotype a containing an IS1016-bexA partial deletion：Possible associated with virulence. Clin Infect Dis 41( 11 )：e97-103.

Kelly DF，Moxon ER，Polland A. 2004. *Haemophilus influenzae* type b conjugate vaccines. Immnol 113( 2 )：163-174.

Kroll JS，Loynds B，Brophy LN，et al. 1990. The bex locus in encapsulated *Haemophilus influenzae*：A chromosomal region involved in capsule polysaccharide export. Mol Microbiol 4( 11 )：1853-1862.

Kroll JS，Loynds BM，Moxon ER. 1991. The *Haemophilus influenzae* capsulation gene cluster：A compound transposon. Mol Microbiol 5( 6 )：1549-1560.

Kroll JS，Moxon ER，Loynds BM. 1994. Natural genetic transfer of a putative virulence-enhancing mutation to *Haemophilus influenzae* type a. J Infect Dis 169( 3 )：676-679.

Lees A，Nelson BL，Mond JJ. 1996. Activation of soluble poly-saccharide with 1-cyano-4-dimethylaminopyridium tetrafluoroborate for use in protein-polysaccharide conjugate vaccines and immunological reagents. Vaccine 14 ( 3 )：190-198.

Li Y，Li RC，Ye Q，et al. 2017. Safety，immunogenicity and persistence of immune response to the combined diphtheria，tetanus，acellular pertussis，poliovirus and *Haemophilus influenzae* type b conjugate vaccine ( DTPa-IPV/Hib ) administered in Chinese infants. Hum Vaccin Immunother 13( 3 )：588-598.

Nix EB，Williams K，Cox AD，et al. 2015. Naturally acquired antibodies against *Haemophilus influenzae* type a in Aboriginal adults，Canada. Emerg Infect Dis 21( 2 )：273-279.

Pfeiffer R. 1892. VorlaufigeMittheilungenuber die erreger der influenzae. Dtsch Med Wochenschr 18：28. ［In German］

Pittman M. 1931. Variation and type specificity in the bacterial species *Haemophilus influenzae*. J Exper Med 53：471-492.

Plotkin SA，Liese J，Madhi SA，et al. 2014. A DTaP-IPV/PRP~T vaccine( Pentaxim )：A review of 16 years' clinical experience. Expert Rev Vaccines 10( 7 )：981-1005.

Ribeiro GS，Reis JN，Cordeiro SM，et al. 2003. Prevention of *Haemophilus influenzae* type b ( Hib ) meningitis and emergence of serotype replacement with type a strains after introduction of Hib immunization in Brazil. J Infect Dis 187( 1 )：109-116.

Schneerson R，Barrera O，Sutton A，et al. 1980. Preparation，characterization，and immunogenicity of *Haemophilus influenzae* type b polysaccharide-protein conjugates. J Exp Med 152( 2 )：361-369.

Sell SH，Turner DJ，Federspiel CF. 1973. Natural infections with *Haemophilus influenzae* in children：I. Types identified. In：Sell SH，Karzon DT. *Haemophilus influenzae*. Nashville：Vanderbilt University Press，3-12.

Sutton A，Schneerson R，Kendall-Morris S，et al. 1982. Differential complement resistance mediates virulence of *Haemophilus influenzae* type b. Infect Immun 35 ( 1 )：95-104.

Swift AJ，Moxon ER，Zwahlen A，et al. 1991. Complement-mediated serum activities against genetically defined capsular transformants of *Haemophilus influenzae*. Microb Pathog 10( 4 )：261-269.

Tsang RS，Mubareka WS，Sill ML，et al. 2006. Invasive *Haemophilus influenzae* in Manitoba，Canada，in the postvaccination era. J Clin Microbiol 44( 4 )：1530-1535.

Tsang RS，Li YA，Mullen A，et al. 2016. Laboratory characterization of invasive *Haemophilus influenzae* isolates from Nunavut，Canada，2000—2012. Int J Circumpolar Health 75 ( 1 )：29798.

Tsang RS, Ulanova M. 2017. The changing epidemiology of invasive *Haemophilus influenzae* disease: Emergence and global presence of serotype a strains that may require a new vaccine for control. Vaccine 35(33):4270-4275.

Watt JP, Wolfson LJ, O'Brien KL, et al. 2009. Burden of disease caused by *Haemophilus influenzae* type b in children younger than 5 years: Global estimates. Lancet 374(9693): 903-911.

World Health Organization. 2006. WHO Position Paper on *Haemophilus influenzae* type b conjugate vaccines. Weekly Epidemiological Record 81:445-452.

Zwahlen A, Krull JS, Rubin LG, et al. 1989. The molecular basis of pathogenicity in *Haemophilus influenzae*: Comparative virulence of genetically related capsular transformants and correlation with changes at the capsulation locus cap. Microb Pathog 7(3):225-235.

# 第20章
# 肺炎球菌多糖疫苗和肺炎球菌结合疫苗

杨　耀　江　山

**本章摘要**

　　肺炎球菌疾病是由肺炎链球菌(*Streptococcus pneumoniae*,SP)感染引起的严重威胁人类健康的传染病,一直是全球严重的公共卫生问题。尽管抗生素治疗有效,但肺炎球菌疾病的耐药性和持续增加的疾病负担使人们迫切需要安全有效的肺炎疫苗。目前,利用肺炎球菌荚膜多糖抗原,已经开发出针对成年人和老年人的 23 价肺炎球菌多糖疫苗;通过肺炎多糖和蛋白载体化学结合,开发出针对 2 岁以下婴幼儿的 13 价肺炎球菌多糖蛋白结合疫苗。肺炎多糖疫苗特别是结合疫苗的应用,显著降低了 2 岁以下婴幼儿肺炎球菌疾病发生率和病死率。多糖和结合疫苗的广泛应用同时也导致肺炎球菌血清型漂移和新耐药克隆株的流行,一些非疫苗血清型肺炎球菌引起的肺炎球菌疾病逐渐增多。因此,目前的研究方向尝试开发新抗原(包括肺炎球菌全菌体疫苗、DNA 疫苗和蛋白抗原),希望提高血清覆盖率,降低血清型替代疾病风险,并增强疫苗安全性及发挥预防保护作用。

## 20.1 概述

肺炎链球菌(*Streptococcus pneumoniae*,SP)属链球菌属,简称肺炎球菌(pneumococcus),是具有荚膜的革兰氏阳性球菌。根据荚膜成分的差异,目前已分离鉴别出 90 多种肺炎球菌血清型。肺炎球菌在自然界广泛分布,常定植在正常人的鼻咽腔中,但多数不致病或致病力很弱,仅少数型别具有较强的致病力。1881 年,美国的 Sternberg 和法国的 Pasteur 各自在自己实验室从带菌者中分离到了肺炎球菌。

肺炎球菌主要引起肺炎、脑膜炎、中耳炎和败血症等疾病,均是人类常见病,且一直是全球严重的公共卫生问题。肺炎球菌的发病与年龄的相关性曲线呈"U"形,即儿童和老人是感染的高危人群。WHO 估计,每年约有 160 万人死于肺炎球菌感染性疾病,其中包括 70 万~100 万 5 岁以下儿童;此外,人类免疫缺陷病毒感染以及与免疫缺陷相关的其他疾病大大增加了感染肺炎球菌疾病的可能性(WHO position paper,2007)。在中国肺炎球菌感染的疾病中,肺炎占 37.8%,脑膜炎占 33.2%,中耳炎占 29.0%,因肺炎发病导致的菌血症病死率在 25%~29%(Miller et al.,2003;Black et al.,2002)。

在抗生素被发现前,针对荚膜多糖的抗血清是治疗肺炎球菌性肺炎最有效的方法,如果在症状发作的 24 h 内给药,可将病死率降到 5%(Casadevall et al.,1994)。对疫苗抵抗肺炎球菌疾病感染的研究开始于 1911 年,在南非的矿工中首次使用全菌体疫苗进行试验(Wright et al.,1914)。其后,MacLeod 于 1944—1945 年在新兵中使用了 4 价的肺炎球菌多糖疫苗(pneumococcal polysaccharide vaccine, PPV)(Macleod et al.,1945);1946—1948 年,6 价的 PPV 在短时期内得以应用,但其在青霉素开始广泛使用后被搁置下来。随着日益广泛地使用抗生素,肺炎球菌耐药菌株达到 96% 以上,且呈多重耐药性状况(陈泽宇,2007)。亚洲耐药性病原菌监测网络对 11 个亚洲国家进行了监测并得出了结论,检测的所有分离株中有 52.4% 对青霉素不敏感(23% 中度不敏感,29.4% 对青霉素耐药)(Song et al.,2004;Whitney et al.,2004)。

尽管抗生素治疗有效,但肺炎球菌疾病的耐药性和持续增加的疾病负担导致重新开发和使用疫苗的呼声更加迫切。在南非金矿工人中应用 6 价和 13 价的 PPV(Austrian,1977)以及在新几内亚高地居民中应用 14 价 PPV(Riley et al.,1977)的试验显示了疫苗具有很强的抗菌血性肺炎的效力。1977 年,美国 FDA 批准了 14 价的肺炎球菌多糖疫苗;1983 年,23 价肺炎球菌多糖疫苗(PPV-23)在美国上市,对美国、法国、中国等常见血清型的覆盖率均在 85% 以上(Nieminen et al.,1998;Yildirim et al.,2010)。疫苗接种后 2~3 周可产生保护,保护期至少为 5 年。

由于 2 岁以下婴幼儿免疫系统尚未发育成熟,对大多数荚膜多糖抗原应答反应性较弱,仅产生低水平的特异性抗体,对胸腺尚未发育成熟的幼儿及胸腺已经退化的老人几乎没有保护性(Macintyre et al.,2010)。多糖蛋白结合疫苗,通过将多糖抗原从非胸腺依赖性抗原转变成胸腺依赖性抗原,就能在婴幼儿中诱导保护性抗体产生,并且产生免疫记忆反应。2000 年,美国批准惠氏公司 7 价肺炎球菌结合疫苗(7-valent pneumococcal conjugate vaccine, PCV-7)上市。2009 年初,GSK 公司的 10 价肺炎球菌结合疫苗在欧洲上市。2010 年 2 月,美国辉瑞公司宣布其研制的 13 价肺炎球菌结合疫苗(PCV-13)被美国 FDA 批准用于婴幼儿。肺炎球菌结合疫苗的上市,显著降低了婴幼儿中由耐药性肺炎球菌引起的侵袭性疾病的发生率,提高了高危人群的保护力(Grijalva et al.,2008)。

近年来,新的肺炎疫苗的研制目标是降低肺炎疫苗的生产成本,提高疫苗的血清型保护范围。主要研究方向如下:进一步优化肺炎多糖培养基成分,尽量去除动物源性培养基,提高肺炎多糖的质量和产率;优化载体蛋白白喉无毒突变株 CRM197 的表达系统,提高产率;开发肺炎蛋白疫苗,并尝试与结合疫苗联合使用,以扩大疫苗保护的血清型范围;研制全细胞的肺炎灭活疫苗或减毒活疫苗,降低疫苗生产成本;构建针对肺炎的 DNA 疫苗以及开发多种能有效提呈肺炎抗原的工具进行多途径疫苗免疫。所有这一切工作,均是为了让更多国家能负担得起肺炎疫苗的采购和使用,提高肺炎疫苗的接种率和保护率。

## 20.2 病原学

### 20.2.1 细菌形态及生物学特性

肺炎球菌为革兰氏阳性的兼性厌氧菌,菌体呈矛尖状,钝端相对,尖端相背,无鞭毛,不产生芽孢,有荚膜,菌体细胞直径为 0.5~1.25 μm。在痰液和脓液中,有单个存在、成双或短链状排列;在液体培养基中常呈短链状;在血平板上生成灰白、半透明、扁平、带 α-溶血环的菌落,菌落直径为 0.5~1.5 mm (图 20.1)。

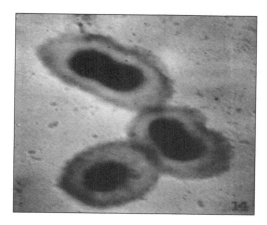

图 20.1　肺炎链球菌(Mudd et al,1943)

肺炎球菌对营养要求高,在含有血液或血清的培养基中才能生长,在 10%CO₂ 的环境生长更好,最适温度为 37.5℃,最适 pH 为 7.4~7.8。过氧化氢是细菌代谢终产物之一。由于肺炎球菌缺乏过氧化氢酶或过氧化氢氧化酶,在生长培养基中加入红细胞可以灭活过氧化氢,提高肺炎球菌生存能力。肺炎球菌在生长后期会产生大量的自溶酶。肺炎球菌自溶酶是一种 L-丙氨酸-N-乙酰胞壁酰胺酶(N-acetylmuramyl-L-alanine amidase),它能切断细胞壁黏肽上 L-丙氨酸-N-乙酰胞壁酸间的连接链,从而破坏细胞壁,促使菌体溶解。

肺炎球菌能发酵葡萄糖、半乳糖、果糖、蔗糖、乳糖、麦芽糖、棉子糖和菊糖等;对甘油、木糖、阿拉伯糖、甘露醇及赤藓糖迟缓发酵或不发酵;不发酵卫茅醇和山梨醇。由于肺炎球菌对乙氢去甲奎宁(奥普托欣)的生长抑制作用敏感,而其他大多数链球菌对此不敏感,所以这种特点被广泛应用于实验室中肺炎球菌与其他链球菌的鉴别。肺炎链球菌能被胆汁或胆盐溶解的特性也可用于常规诊断。

### 20.2.2 抗原结构与功能

肺炎球菌中存在多种抗原成分,各具不同的化学结构,存在于不同的细胞结构中,各有独特的生物学活性。

#### 20.2.2.1 荚膜多糖抗原

肺炎球菌细胞壁外包裹着一层荚膜(capsule),它能保护细菌细胞壁免受各种杀菌物质的损伤,也可保护菌体抗多型核白细胞的吞噬和消化作用,使细菌在体内大量繁殖,导致病理损害。因此,荚膜是肺炎球菌毒力的必需条件,是毒力因子之一。荚膜多糖存在于肺炎球菌的荚膜中,由大量多糖多聚体组成,荚膜多糖不同的抗原性使肺炎球菌分为 90 多个血清型(表 20.1)。抗荚膜多糖的抗体具有保护作用。

#### 20.2.2.2 菌体抗原

(1) C 多糖

C 多糖存在于肺炎球菌细胞壁中,是一种具有种属特异性的多糖成分,为各型菌株所共有。它由含磷酸胆碱成分的核糖醇磷壁酸组成,和溶血性链球菌的族特异 C 多糖相似,但抗原性不同。C 多糖与肺炎球菌和其他链球菌的血清交叉反应性相关,可在炎症反应初期与人类血清中的 β 球蛋白(C 反应蛋白)发生反应,激活替代补体途径。抗 C 多糖抗体存在于所有儿童和成人体内,但对肺炎球菌感染不具保护力(Musher et al.,1990)。

(2) 肺炎球菌溶血素(pneumolysin,Ply)

Ply 是一种位于肺炎球菌细胞内的相对分子质量为 53 的毒素,在细菌生长后期溶菌时即会释放出来。它具有多种生物学活性,能溶解真核细胞,妨碍细胞和免疫系统可溶分子的功能,对宿主造成损害。Ply 可以通过激活补体来增强炎症过程,破坏呼吸道上皮,促使肺炎球菌进入血液,刺激细胞因子产生。不产生溶血素的肺炎球菌变异菌毒力低于母菌,用溶血素免疫小鼠后可延长小鼠被不同血清型的肺炎球菌攻击后的存活时间,因此,溶血素被认为是一个重要的毒力因子(Alonso et al.,1995;Boulnois,1992)。

表 20.1　核磁共振波谱法测定部分型别肺炎球菌荚膜多糖结构

| 血清型 | 结构 |
|---|---|
| 1 | ［3)-α-D-Sug1p-(1→4)-α-D-GalpA-(1→]n+(OAc) |
| 3 | ［4)-β-D-Glcp-(1→3)-β-D-GlcpA-(1→]n |
| 4 | ［3)-β-D-ManpNAc-(1→3)-α-L-FucpNAc-(1→3)-α-D-GalpNAc-(1→4)-α-D-Galp-(2,3-(s)-pyruvate)(1→]n |

5

$$［-4)-\beta\text{-D-Glcp}(1→4)-\alpha\text{-L-FucpNAc}(1→3)-\beta\text{-D-Sug2p}(1→]\text{ n}$$
$$|$$
$$\alpha\text{-L-PnepNAc}(1→2)-\beta\text{-D-GlcpA}(1→3)$$

| 6A | ［2)-α-D-Ga1p-(1→3)-α-D-Glcp-(1→3)-α-L-Rhap-(1→3)-D-ribitol-5-P-(O→]n |
| 6B | ［2)-α-D-Ga1p-(1→3)-α-D-Glcp-(1→3)-α-L-Rhap-(1→4)-D-ribitol-5-P-(O→]n |

7F

$$2\text{-OAc}$$
$$|$$
$$［-6)-\alpha\text{-D-Galp}-(1→3)-\beta\text{-L-Rhap}-(1→4)-\beta\text{-D-Glcp}-(1→3)-\beta\text{-D-GalpNAc}-(1→]\text{ n}$$
$$| \qquad\qquad\qquad\qquad\qquad\qquad\qquad |$$
$$\beta\text{-D-Galp}(1→2) \qquad\qquad \alpha\text{-D-GlcpNAc}-(1→2)-\alpha\text{-L-Rhap}(1→4)$$

9V

$$［-4)-\alpha\text{-D-GlcpA}-(1→3)-\alpha\text{-D-Galp}(1→3)-\beta\text{-D-ManpNAc}-(1→4)-\beta\text{-D-Glcp}(1→4)-\alpha\text{-D-Glcp}-(1→]\text{ n}$$
$$| \qquad\qquad\qquad\qquad\qquad\qquad\qquad |$$
$$2/3\text{-(OAc)} 4/6\text{-(OAc)} \qquad\qquad 2/3\text{-(OAc)}$$

14

$$［-4)-\beta\text{-D-Glcp}-(1→6)-\beta\text{-D-GlcpNAc}(1→3)-\beta\text{-D-Galp}(1→]\text{ n}$$
$$|$$
$$\beta\text{-D-Galp}(1→4)$$

18C

$$\alpha\text{-D-Glcp}(1→2)$$
$$|$$
$$［-4)-\beta\text{-D-Glcp}(1→4)-\beta\text{-D-Galp}(1→4)-\alpha\text{-D-Glcp}(1→3)-\alpha\text{-L-Rhap}(1→]\text{ n }+(OAc)$$
$$|$$
$$\text{Glycerol-1-PO4-3}$$

| 19A | -4)-β-D-ManpNAc(1→4)-α-D-Glcp(1→3)-α-L-Rhap(1→PO4--]n |
| 19F | -4)-β-D-ManpNAc(1→4)-α-D-Glcp(1→2)-α-L-Rhap(1→PO4--]n |

23F

$$\alpha\text{-L-Rhap}(1→2)$$
$$|$$
$$［-4)-\beta\text{-D-Glcp}-(1→4)-\beta\text{-D-Galp}-(1→4)-\beta\text{-L-Rhap}-(1→]\text{ n}$$
$$|$$
$$\text{3-PO4-2-glycerol}$$

注:资料来源:John et al.,2005。

（3）肺炎球菌表面蛋白 A( pneumococcal surface protein A,PspA)

PspA 存在于所有肺炎球菌细胞壁表面,相对分子质量为 67~99。PspA 可能是一个跨膜蛋白,有很强的免疫原性,目前至少有 31 种不同的血清型,不同血清型的 PspA 相对分子质量不同(Paton et al.,1993;Alonso et al.,1995;Yother et al.,1992;Yother and Briles,1992)。PspA 增强肺炎球菌致病力的机制目前并不清楚,认为它可能是通过抑制补体活性来完成的(Alonso et al.,1995)。对 PspA 的结构分析认为,PspA 单克隆抗体的识别位点在氨基端,该区具有高度可变性(Yother et al.,1992)。PspA 的这些特征类似于 A 群链球菌的表面蛋白——M 蛋白。M 蛋白被认为是参与细胞黏附作用的表面蛋白,它介导脂磷壁酸(lipoteichoicacid,LTA)与宿主细胞受体连接(Yother et al.,1992)。PspA 具有免疫原性,用 PspA 的氨基端部分(43kD 蛋白质)制得的疫苗在小鼠中具有良好的抗肺炎球菌感染的作用(Yother and Briles,1992)。

(4)肺炎球菌表面蛋白 C(pneumococcal surface protein C,PspC)

PspC 相当于一种黏附素,存在于大约 75% 的肺炎球菌菌株中,在肺炎球菌发病机制中具有重要作用。它能与可溶性宿主因子(如分泌成分、补体第 3 成分以及补体因子 H)相结合。使用 PspC 分子的富脯氨酸结构域对小鼠进行接种,能防御肺炎球菌菌株的攻击(Brooks-Walter et al.,1999)。

(5)肺炎球菌表面黏附素 A(pneumococcal surface adhesin,PsaA)

PsaA 是一种相对分子质量为 37 的表面脂蛋白,存在于肺炎球菌细胞壁表面,为肺炎球菌毒力的必要成分。1990 年,由 Russell 等人首次通过单克隆抗体发现(Russell et al.,1990)。2000 年,Morrison 等用 PCR 方法进一步确证了目前收集到的 90 个血清型的肺炎球菌均含有 PsaA 的编码基因,而链球菌属的其他菌及与链球菌属相关的其他菌属均不含该基因,从而证实 PsaA 是肺炎球菌的特异性蛋白。PsaA 免疫小鼠后对小鼠有保护作用,但其机制尚不清楚(Russell et al.,1990)。PsaA 与血链球菌的黏附素 SsaB、副血链球菌的黏附素 FimA 的 DNA 序列有高度的同源性,Berry 等人证实了 PspA 是参与黏附于呼吸道表面的肺炎球菌的黏附素(Berry et al.,1996)。

(6)神经氨酸酶和组氨酸三联体蛋白(histidine-triad)

肺炎球菌产生的神经氨酸酶(neuraminidase)在致病过程中发挥了作用。所有的临床分离的肺炎球菌都产生了神经氨酸酶,它能增强肺炎球菌对宿主细胞的黏附(Paton et al.,1993)。神经氨酸酶通过破坏宿主细胞表面或体液中糖脂、糖蛋白末端的唾液酸残基,使宿主受到损害,并暴露出肺炎球菌黏附素的受体,从而增强肺炎球菌对宿主细胞的黏附(Alonso et al.,1995)。

组氨酸三联体蛋白是最近发现的大体相似的肺炎球菌表面暴露蛋白,能保护小鼠抵抗致死性肺炎球菌感染。这些蛋白已被命名为 Php 家族(肺炎球菌组氨酸蛋白:PhpA、PhpB、PhpC)(Zhang et al.,2001)、Pht 家族(肺炎球菌组氨酸三联体:PhtA、PhtB、PhtD 和 PhtE)(Adamou et al.,2001)以及 BVH3 和 BVH11 族系(Hamel et al.,2002)。已经证明,Php、Pht、BVH 家族蛋白在动物模型中具有免疫原性,能够防御肺炎球菌的攻击。

### 20.2.3 肺炎球菌分类

肺炎球菌自 1881 年被发现以来在历史上曾有过很多名称,1884 年,Klein 定名为肺炎微球菌(micrococcus pneumonia);1986 年,Fraenkel 称其为肺炎球菌(pneumococcus);而 Weichselbaum 根据其菌形特点称为肺炎双球菌(Diplococcus pneumonia)。后来研究者一致认为,肺炎球菌的特性和链球菌类似,1974 年在《伯杰士细菌鉴定手册》第 8 版中将其归为链球菌属,定名为肺炎链球菌(Strepcoccus pneumonia)。肺炎链球菌细胞壁中主要多聚物成分是肽聚糖和胆碱-核醇-磷壁质复合物,此复合物是构成肺炎链球菌这个属的特殊物质。

肺炎球菌的荚膜不仅是其毒力的必需条件,而且荚膜多糖有群(型)特异性,是分群(型)的基础。1902 年,Neufeld 发现,肺炎球菌抗血清能使同型的肺炎球菌出现荚膜肿胀反应(quellung reaction)。这个实验至今仍是肺炎球菌分群(型)的经典方法,但是非常耗费人力和时间。近年来出现了新的肺炎球菌分群(型)方法,一种是运用 PCR 检测系统分析荚膜多糖上的 DNA 序列,另一种是用单克隆抗体进行阵列免疫学检测。最新的方法是一种名为 Multibead 检测法,它利用流式微球阵列技术自动、快速地进行肺炎球菌血清型检测。通过这项技术发现了新的血清型 6C 和 11E(Calix and Nahm,2010)。

1944 年,美国学者 Eddy 根据鉴定菌种的顺序,以连续数字命名血清型;而 1978 年,丹麦学者 Mφrch-Lund 把有交叉反应的荚膜血清型归在一个群内,以数字表示"群",以大写英文字母表示"型"。迄今为止,肺炎球菌可分为 46 个群,90 个型。表 20.2 为丹麦和美国肺炎球菌的分类关系。

表 20.2 丹麦和美国肺炎球菌的分类关系

| 丹麦群（型）分类 | 抗原结构式 | 美国型分类 | 丹麦群（型）分类 | 抗原结构式 | 美国型分类 |
|---|---|---|---|---|---|
| 1 | 1a | 1 | 19C | 19a,19c,19f,7h | 59 |
| 2 | 2a | 2 | 20 | 20a,20b,7g | 20 |
| 3 | 3a | 3 | 21 | 21a | 21 |
| 4 | 4a | 4 | 22F | 22a,22b | 22 |
| 5 | 5a | 5 | 22A | 22a,22c | 63 |
| 6A | 6a,6b | 6 | 23F | 23a,23b,18b | 23 |
| 6B | 6a,6c | 26 | 23A | 23a,23c,15a | 46 |
| 7F | 7a,7b | 51 | 23B | 23a,23b,23d | 64 |
| 7a | 7a,7b,7c | 7 | 24F | 24a,24b,24d,7h | 24 |
| 7B | 7a,7d,7e,7h | 48 | 24A | 24a,24c,24d, | 65 |
| 7C | 7a,7d,7f,7g,7h | 50 | 24B | 24a,24b,24e,7h | 60 |
| 8 | 8a | 8 | 25F | 25a,25b | 25 |
| 9A | 9a,9c,9d | 33 | 25A | 25a,25c,38a | * |
| 9L | 9a,9b,9c,9f | 49 | 27 | 27a,27b | 27 |
| 9N | 9a,9b,9e | 9 | 28F | 28a,28b,16b,23d | 78 |
| 9V | 9a,9c,9d,9g | 68 | 28A | 28a,28c,23d | 79 |
| 10F | 10a,10b | 10 | 29 | 29a,29b,13b | 29 |
| 10A | 10a,10c,10d | 34 | 31 | 31a,20b | 31 |
| 10B | 10a,10b,10c,10d,10e | * | 32F | 32a,27b | 32 |
| 10C | 10a,10b,10c,10f | * | 32A | 32a,32b,27b | 67 |
| 11F | 11a,11b,11e,11g | 11 | 33F | 33a,33b,33d | 70 |
| 11A | 11a,11c,11d,11e | 34 | 33A | 33a,33b,33d,20b | 40 |
| 11B | 11a,11b,11f,11g | 76 | 33B | 33a,33c,33d,33f | 42 |
| 11C | 11a,11b,11c,11d,11f | 53 | 33C | 33a,33c,33e | 39 |
| 11D | 11a,11b,11c,11e | * | 33D | 33a,33c,33d,33f,6a | * |
| 12F | 12a,12b,12d | 12 | 34 | 34a,34b | 41 |
| 12A | 12a,12c,12d | 83 | 35F | 35a,35b,34b | 35 |
| 12B | 12a,12b,12c,12e | * | 35A | 35a,35c,20b | 47 |
| 13 | 13a,13b | 13 | 35B | 35a,35c,29b | 66 |
| 14 | 14a | 14 | 35C | 35a,35c,20b,42a | 61 |
| 15F | 15a,15b,15c,15f | 15 | 36 | 36a,9e | 36 |
| 15A | 15a,15c,15d,15g | 30 | 37 | 37a | 37 |
| 15B | 15a,15b,15d,15e,15h | 54 | 38 | 38a,25b | 71 |
| 15C | 15a,15d,15e | 77 | 39 | 39a,10d | 69 |
| 16F | 16a,16b,11d | 16 | 40 | 40a,7g,7h | 45 |
| 16A | 16a,16c | * | 41F | 41a,41b | 38 |
| 17F | 17a,17b | 17 | 41A | 41a | 74 |
| 17A | 17a,17c | 78 | 42 | 42a,20b,35c | 80 |
| 18F | 18a,18b,18c,18f | 18 | 43 | 43a,43b | 75 |
| 18A | 18a,18b,18d | 44 | 44 | 44a,44b,12b,12d | 81 |
| 18B | 18a,18b,18e,18g | 55 | 45 | 45a | 72 |
| 18C | 18a,18b,18c,18e | 56 | 46 | 46a,12c,44b | 73 |
| 19F | 19a,19b,19d | 19 | 47F | 47a,35a,35b | 52 |
| 19A | 19a,19c,19d | 57 | 47A | 47a,43b | 84 |
| 19B | 19a,19c,19e,7h | 58 | 48 | 48a | 82 |

注：* 未定。表格引自：Henrichsen，1995。

## 20.3　流行病学

肺炎球菌是全球儿童和成人致病和致死的主要病原之一。通常由肺炎球菌诱发的严重疾病包括肺炎、脑膜炎和发热性菌血症;由其诱发的中耳炎、鼻窦炎和气管炎更为常见,但感染的临床表现略轻。目前,对疾病负担的差异争议较大,因为肺炎球菌感染流行病学一直呈动态性变化,研究设计存在差异,疾病存在季节差异,以及难以对大多数肺炎进行病因诊断等。2005 年,据 WHO 估计,全球每年约有 160 万人死于肺炎球菌疾病,其中多数是婴儿和老人,包括(70~100)万 5 岁以下儿童(WHO,2008)。

肺炎球菌是儿童与成人社区获得性肺炎(community acquired pneumonia,CAP)的最重要的致病细菌。在美国,每年由肺炎球菌引起的肺炎约有 50 万例,中耳炎约 6 万例,菌血症约 5 万例,脑膜炎(0.5~0.6)万例。在抗生素前时代,肺炎球菌引起的社区获得性肺炎高达 80%。1966—1995 年的 122 项肺炎球菌荟萃分析表明,在 7000 例致病菌诊断明确的社区获得性肺炎中,肺炎球菌约占 2/3。发达国家 CAP 的年发病率为(8~34)/10 万。其中大于 65 岁的老人中,年发病率为(24~85)/10 万。欧洲和美国需要住院治疗的 CAP 成人患者中,30%~50% 是由肺炎球菌引起的疾病。

肺炎球菌引起的侵袭性肺炎球菌疾病(invasive pneumococcal disease,IPD)是指从血液或其他通常无菌的部位分离出肺炎球菌的任何感染(Musher,2001)。在所有菌血症住院患者中,肺炎球菌感染病例占 4%~12%(Javaloyas et al.,2002),在所有社区获得性肺炎住院患者中,5%~10% 有肺炎球菌菌血症。成人肺炎球菌侵袭性感染在冬季常见,其发生与病毒感染、低温和空气污染有关(Kim et al.,1996)。

在发展中国家,正常成人的 IPD 发病率尚不清楚。对阿拉斯加土著人群、亚利桑那州印第安人以及澳大利亚土著进行的基于社区的研究表明,IPD 年发病率在 20~59 岁成人中为(53~178)/10 万,在大于 60 岁老人中则为(121~172)/10 万。功能性或解剖性无脾者(如脾切除者或镰状细胞贫血患者)和免疫功能低下者(如遗传性免疫缺陷、癌症、使用免疫抑制性化疗或艾滋病病毒感染等导致的获得性免疫缺陷)IPD 发病率较高。与同年龄正常人相比,艾滋病病毒感染者 IPD 的发病率可高达 50~100 倍。

我国肺炎球菌的感染虽然屡见不鲜,但是由于诊断方法的限制和抗生素的滥用,长期以来无法统计准确的发病率和病死率。1981—1985 年,由中国药品生物制品检定所负责,组织全国 18 个省、市 29 个单位的协作组,参加世界卫生组织(WHO)"对引起严重感染的肺炎球菌荚膜型的监测"的国际项目,对中国引起患病的肺炎球菌菌型及临床感染做了调查研究。本次研究共分析了 14 个省、市细菌性肺炎 2132 例,占同期儿科住院总数的 28.5%。肺炎球菌肺炎病死率为 16.4%,肺炎球菌脑膜炎病死率为 16%。其中,50 岁以上老人的病死率为 28.2%,儿童病死率为 25.8%。

1981 年 5 月至 1985 年 7 月,在我国从病人不同标本中共分离 712 株肺炎球菌,按 WHO 推荐的丹麦方法和标准进行了分型,分成 42 个型(群),没有发现 40、42 和 47 型。其中 5 型最多,其次是 6、1、19、23、2 及 3 等 8 个型(群),共 453 株,占 63.6%。不同病种的主要血清型不同,肺炎主要为 1、5、14 和 6 型,脑膜炎以 2、5、6、1、27 和 14 型为主,中耳炎则以 19、6、5、23、3 和 14 型为常见(丁绍卿等,1988)。

## 20.4　感染与免疫机制

肺炎球菌通常在人体鼻咽部寄居,从鼻咽部通过呼吸道飞沫进行传播。大多数情况下为无症状携带者,只有一小部分肺炎球菌携带者才会发病。肺炎球菌从鼻咽部局部浸润可引起鼻窦炎,浸润到中耳腔引起中耳炎,或吸入肺部而导致肺炎。此外,肺炎球菌还可导致病死率较高的全身性感染,如菌血症和脑膜炎,或在罕见情况下导致远端病灶感染(如关节、骨和软组织感染)。荚膜多糖是肺炎球菌最重要的毒力因子,但并不是唯一的毒力因子。荚膜可以将细菌内部结构与抗体及补体屏蔽,进而对肺炎球菌具有保护作用,同时还能将结合的调理素与吞噬细胞上的受体分隔开,而且也是补体沉积的屏障。缺少荚膜的肺炎球菌可导致结膜炎,但通常情况下并不具有毒力。肺炎球菌的毒力取决于其特异的血清型,如荚膜多糖的化学组成和分子大小。不同的肺炎球菌荚膜多糖血清型具有不同的毒力,具体取决于肺炎球菌血清型激活替代补体途径的能力、沉积和降解荚膜上补体成分的能力以及拮抗吞噬作用的能力。不同血清型诱导抗体的能力也不同。抗荚膜多糖抗体具有保护作用（Jokinen et al. , 2004；Dagan et al. , 2005）。

## 20.4.1　肺炎球菌感染

### 20.4.1.1　肺炎

肺炎球菌肺炎是由于将有毒力的肺炎球菌吸入事先有损伤的下呼吸道内而引起的。正常的哺乳动物的肺对吸入的细菌感染有高度的抵抗力，吸入的细菌很快会被吞噬细胞从肺泡中清除。由病毒感染、化学或物理因素造成的呼吸道上皮细胞的损伤能导致普通的或局部的肺水肿，从而引起清除机制效力下降，使细菌有可能繁殖从而发展成肺炎。患者肺部病理形态的改变分为 4 个过程：①充血期：肺炎球菌在肺泡内大量繁殖使肺泡充血，炎症通过肺泡孔和细支气管向周围组织扩散；②红色肝变期：病变肺叶中心肺泡内渗出纤维蛋白、多形核白细胞和大量红细胞，肺泡实变不含气体，外观似肝；③灰色肝变期：实变的肺泡内充满大量白细胞并吞噬细菌，出现巨噬细胞，病变处外观呈灰色；④消散期：大部分细菌被吞噬，同时出现荚膜抗体，加强了吞噬作用，肺泡内的分泌物逐步被溶解吸收，部分被咳出，肺泡重新充气，病变消散。肺炎球菌不产生内毒素和外毒素，因此不损害肺泡结构，消散后肺泡组织可完全恢复正常。

### 20.4.1.2　中耳炎

由肺炎球菌引起的中耳炎主要是婴幼儿的疾患。中耳炎的发生无疑与幼小时期缺乏抗肺炎球菌抗体以及欧式管口径小有关系。像肺炎球菌肺炎一样，肺炎球菌性中耳炎也经常发生于病毒感染后。在动物模型中，欧式管上皮细胞受病毒感染而使中耳产生负压，有利于口咽中的肺炎球菌侵入中耳。

### 20.4.1.3　脑膜炎

肺炎球菌脑膜炎可通过不同方式发生（Austrian et al. , 1964），可发生在肺炎和菌血症之后，也可能与持续的菌血症有关，特别是在发展成为心内膜炎的情况下。该病也可能由于中耳或鼻旁窦感染扩大到颅骨的骨结构，最后到脑膜发生感染，引起头痛、嗜睡、发热、呕吐、颈项强直、昏迷等症状。肺炎球菌脑膜炎病死率很高，如及时治疗大多数人可以完全康复，但也有一些患者因细菌侵入带来不可逆的损伤，造成某些后遗症，需终身治疗。

### 20.4.1.4　菌血症

肺炎球菌菌血症在新生儿、2 岁以下的婴幼儿和老年人中发病率较高，大多数菌血症均因肺炎引起。当受感染的脊髓液通过蛛网膜绒毛从蛛网膜下腔流到头部静脉窦时，肺炎球菌进入全身循环引发菌血症（Austrian et al. , 1964）。当少量细菌进入血流时很快会被白细胞清除，一般无症状，但当侵入的细菌量较大、无法清除时，则发生血行感染，引起严重的症状如寒战、高热、恶心、腹痛及腹泻等，引发严重菌血症。

## 20.4.2　机体免疫应答

人体防御肺炎球菌感染的机制包括非免疫学和免疫学两方面。非免疫学的机制如咳嗽反射等清除功能。免疫学机制包括产生足够数量的功能性吞噬细胞和足够浓度的抗体和补体。其中，体液免疫（抗体应答）在肺炎球菌感染的免疫中起着主要作用。

### 20.4.2.1　非特异性免疫

肺内的吞噬细胞，在感染早期抗体尚未形成时，可通过单核吞噬细胞系统表面吞噬作用杀灭细菌，即呼吸道黏膜内皮吞噬细胞可借助于组织的表面作为立足点，来捕捉有荚膜的细菌而将其吞入。这种表面吞噬作用在皮下和肺部的肺炎球菌实验感染时均可发现，在感染后数小时内即可看到有吞噬作用的发生。在组织表面或渗出液中相邻白细胞之间，均可发现白细胞捕捉有荚膜的细菌。

### 20.4.2.2　体液免疫应答

正常机体对肺炎球菌感染的抵抗力较高，即在未经治疗的病例中也有 70% 可自愈。自然恢复依赖于机体产生荚膜多糖型特异性抗体。该抗体在发病的 5～6 天即可产生，且能在体内存在较长时间。有荚膜的肺炎球菌一般不易被吞噬细胞吞噬，但与特异性抗体结合后就易被吞噬，这种能增加吞噬作用的抗体称为免疫调理素。补体也有调理作用，抗原抗体复合物若再与补体结合，就更易被吞噬。特异性抗体或免疫调理素可直接通过其免疫球蛋白分子上的 Fc 片段和吞噬细胞表面的 Fc 受体结合,其 Fab 片段和细菌表面抗原结合后,也可形成免疫复合物而激活补体的经典途径,C3 裂解产物 C3b 与吞噬细胞表面的 C3b 受体结合而间接地发生调理作用。

血清型 1、4 及 25 型荚膜多糖能激活补体的旁路途径,而血清型 2、3、14 及 19 型荚膜多糖不能激活此途径。肺炎球菌荚膜多糖激活补体旁路途径对肺炎球菌感染的免疫力有一定作用,特别是在特异性抗体尚未产生时,机体可能依赖于这种机制使细菌灭活。荚膜多糖对激活补体旁路途径的差异,可能与某些血清型肺炎球菌在人体感染中较常见相关。

肺炎球菌荚膜多糖免疫后的免疫应答主要表现在体液免疫应答方面,对细胞免疫无直接激发作用。

## 20.5 肺炎球菌多糖和结合疫苗研究进展

1882 年,Sternberg 和 Pasteur 经过实验提出,接种疫苗可以预防肺炎球菌感染。1911 年,Wright 开始肺炎球菌全菌体疫苗的研制和接种,成功控制了南非金矿工人中的大叶性肺炎的蔓延(Wright,1914)。Schiemsnn 和 Francis 分别于 1927 年和 1930 年报道了肺炎球菌荚膜多糖疫苗对小鼠的免疫保护作用和对人体的免疫原性,此后,在荚膜多糖的基础上研制疫苗受到重视。1944 年的一项试验是在青年军人中接种包括血清型 1、2、5 和 7 型的 4 价荚膜多糖疫苗(疫苗组和对照组分别为 8586 和 8449 例),其中,疫苗组发生同型肺炎球菌肺炎 4 例,对照组发生疫苗血清型肺炎球菌肺炎 26 例。首次证实了特异性荚膜多糖预防同型肺炎球菌肺炎的作用(Barocchi et al. ,2007)。随后,Kualman 和 Heidelergger 也相继报道了 3 价和 6 价肺炎球菌荚膜多糖疫苗的预防效果。

国内外肺炎球菌血清型分布研究均显示,无论临床分离株和健康者携带株的血清型都集中在 10~20 余种。美国于 1983 年批准使用 23 价肺炎球菌多糖疫苗(PPV-23),该疫苗包括了最常见的 23 个血清型(1、2、3、4、5、6B、7、8、9N、9V、10A、11A、12F、14、15B、17F、18C、19A、19F、20、22F、23F、33F 型),

覆盖美国 90% 流行性肺炎球菌菌株血清型。

多糖疫苗的局限性在于荚膜多糖是非胸腺依赖性抗原,其免疫应答随年龄而异。健康成年人可产生良好的免疫应答,而肺炎球菌感染的高危人群,尤其 2 岁以下婴幼儿不能对疫苗产生有效的保护性抗体应答(O'Brien et al. ,2007)。

1929 年发现,荚膜多糖与蛋白共价结合连接能够提高荚膜多糖的免疫原性。这一理论首先成功应用在 b 型流感嗜血杆菌结合疫苗上(Bisgard et al. ,1998)。2000 年,美国批准惠氏公司 7 价肺炎结合疫苗(PCV-7)上市。该疫苗是由 7 种婴幼儿中最常见的血清型肺炎球菌多糖与白喉无毒突变体蛋白 CRM197 共价结合制成的疫苗。随后,包含更多血清型的 PCV-10 和 PCV-13 相继上市。广泛的临床研究证实,多价肺炎球菌结合疫苗能诱发 T 细胞依赖性免疫应答反应,激活 T 细胞分泌细胞因子,可以增加婴幼儿体内血清抗体效价,激发记忆细胞,诱导机体产生持久性的记忆反应(O'Brien et al. ,2007)。

2007 年,成都生物制品研究所研制的 23 价肺炎球菌多糖疫苗上市。2017 年中国批准美国辉瑞公司的 PCV-13 进口注册。截至目前,国内共有 3 家企业获得 23 价肺炎球菌多糖疫苗生产文号。另有多家国内企业的肺炎结合疫苗正处于临床研究中。

### 20.5.1 肺炎球菌多糖疫苗

#### 20.5.1.1 多糖疫苗生产与质量控制

各个厂家生产 23 价肺炎球菌多糖疫苗所用的生产菌株、培养基、杀菌方法及多糖提取和纯化工艺各不相同,相应的质控标准也有区别。但所用菌种的血清型别都按 WHO 规定的型别进行生产。目前的肺炎球菌多糖疫苗(pneumococcal polysaccharide vaccine,PPV)生产工艺的技术发展趋势着重于培养基的无动物源性化及纯化工艺的无苯酚化研究。

(1)生产种子库建立

通常选用作为生产用菌种的菌株,除应具有其典型的生物学特性外,还应着重于毒力强、荚膜丰厚、产糖量高及免疫原性高,并以能适合大规模培养为依据。

生产用菌种确定后,需根据 23 个血清型分别建立 23 个生产种子库。种子库系统分为原始种子批（primary seed）、主种子批（master seed）和工作种子批（working seed）3 部分。原始种子批应验明其记录、历史、来源和生物学特性，经鉴定菌种特性符合要求后，冻干一定数量并保存。主种子批由原始种子批中取出一支扩增，检定合格后冻干保存。工作种子批由主种子批中取出一支扩增，检定合格后冻干保存。每次生产时由工作种子批取出一支菌种扩增生产，制品生产完毕后该菌种不再保存，下次生产从工作种子批取另一支用于生产。在生产过程中，菌种的传代从工作种子批开始一般不超过 5 代。

国内生产企业 23 价肺炎球菌多糖疫苗生产用菌株由中国食品药品检定研究院、中国医学细菌保藏管理中心分发。经过全面的菌种鉴定、细菌培养和荚膜多糖纯化试验，筛选出培养稳定、收量较高的 23 个型肺炎球菌作为生产用菌株。

（2）多糖疫苗生产

多糖疫苗的生产通常先将菌种接种在固体斜面培养基上，然后经摇瓶、种子罐和大罐三级发酵，杀菌，多糖提取及纯化等步骤分别制成 23 型单型精制多糖，然后按比例配制混合为 23 价肺炎球菌多糖疫苗半成品，再经除菌过滤、分包装等工序制成 23 价肺炎球菌多糖疫苗。成品为无色、透明液体制剂，含 0.25% 苯酚作为防腐剂。本品规格为每剂 0.5 mL，含纯化的 23 型肺炎球菌荚膜多糖各 25 μg。国内 23 价肺炎球菌多糖疫苗生产及检定方法，基本按照《欧洲药典》"肺炎球菌多糖疫苗规程"进行。多糖的纯化工艺主要分为两大类：乙醇分段沉淀法和非乙醇沉淀法（层析法）。乙醇分段沉淀法主要利用 pH、离子强度及乙醇浓度的不同，使不同相对分子质量的杂质与目标多糖分别沉淀，并用苯酚去除多糖中的蛋白杂质，从而收获纯化多糖。层析法主要采用十六烷基三甲基溴化铵（CTAB）沉淀多糖形成多糖复合物，然后通过羟基磷灰石层析填料及活性炭去除多糖中的核酸和蛋白杂质，最终收获纯化多糖（图 20.2）。

（3）多糖疫苗质量控制

多糖疫苗的质控分为单型多糖质控、多糖半成品质控、多糖成品质控。

单型多糖质控包括鉴别试验、核酸含量、蛋白含量、磷、总氮、结构性单糖、内毒素等多项指标。表 20.3 为《欧洲药典》8.8 版中"肺炎球菌多糖疫苗规程"的单型肺炎多糖的质量标准。

多糖半成品的质控主要进行无菌检查和防腐剂试验。

多糖成品疫苗质控包括以下几项：鉴别试验可用速率比浊法进行成品 23 型肺炎多糖的定量检测。每型多糖的含量应在 35~75 μg；pH 应为 6.0~7.5；苯酚含量为 0.22%~0.34%；无菌检查、热原检查及异常毒性试验按照《中国药典》2015 年版进行。同时新的质量标准要求增加对工艺过程进行有机试剂残留量检测。

### 20.5.1.2　多糖疫苗使用指南

（1）接种对象

50 岁及超过 50 岁以上者；2 岁以上患有可增加肺炎球菌感染性疾病危险的慢性疾病者，如心血管疾病、肺部疾患、肝及肾功能受损；免疫缺陷病人，如脾切除者或是由镰状细胞贫血及其他原因引起的脾功能障碍者；患有其他慢性疾病而可能感染肺炎球菌的高危人群（如酒精滥用）及因与糖尿病、慢性脑脊髓液渗漏、免疫抑制等并存而可能引起更严重的肺炎球菌病的患者，或是患有反复发作的上呼吸道疾病，包括中耳炎、鼻旁窦炎等的患者；霍奇金病患者；群体接触密切者，如长时间在寄宿学校、养老院及其他相似场所的人。

（2）免疫程序

基础免疫只需 1 剂，肌内（最好是三角肌部位）或皮下注射。疫苗不能与其他疫苗（如流感疫苗）混合在同一注射器内使用，但可与其他疫苗用不同注射器在另一手臂同时接种。同时接种不会增加不良反应或降低任一疫苗的抗体反应。保护性型特异性抗体一般在接种后第 3 周出现。

冻干菌种开启 ⟶ 菌种扩增 ⟶ 细菌发酵 ⟶ 收获及杀菌 ⟶ 超滤浓缩 ⟶ 分段乙醇沉淀 ⟶ 粗制多糖 ⟶
去蛋白、去核酸 ⟶ 多糖干燥 ⟶ 单型多糖——签发试验 ⟶ 23型多糖混合——签发试验 ⟶
分装、包装 ⟶ 成品——签发试验

图 20.2　23 价肺炎球菌多糖疫苗生产流程

表 20.3 单型肺炎多糖质量标准

| 菌型 | 蛋白/% | 核酸/% | 总氮/% | 总磷/% | 分子量大小 | | 糖醛酸/% | 氨基己糖/% | 甲基戊糖/% | O-乙酰基/% |
|---|---|---|---|---|---|---|---|---|---|---|
| | | | | | CL-4B | CL-2B | | | | |
| 1 | ≤2 | ≤2 | 3.5~6.0 | 0.0~1.5 | ≤0.15 | | | ≥45 | | ≥1.8 |
| 2 | ≤2 | ≤2 | 0.0~1.0 | 0.0~1.0 | ≤0.15 | | | ≥15 | ≥38 | |
| 3 | ≤5 | ≤2 | 0.0~1.0 | 0.0~1.0 | ≤0.15 | | | ≥40 | | |
| 4 | ≤3 | ≤2 | 4.0~6.0 | 0.0~1.5 | ≤0.15 | | | | ≥40 | |
| 5 | ≤7.5 | ≤2 | 2.5~6.0 | ≤2 | | ≤0.60 | | ≥12 | ≥20 | |
| 6B | ≤2 | ≤2 | 0.0~2.0 | 2.5~5.0 | | ≤0.50 | | | ≥15 | |
| 7F | ≤5 | ≤2 | 1.5~4.0 | 0.0~1.0 | ≤0.20 | | | | ≥13 | |
| 8 | ≤2 | ≤2 | 0.0~1.0 | 0.0~1.0 | ≤0.15 | | | ≥25 | | |
| 9N | ≤2 | ≤1 | 2.2~4.0 | 0.0~1.0 | ≤0.20 | | | ≥20 | ≥28 | |
| 9V | ≤2 | ≤2 | 0.5~3.0 | 0.0~1.0 | | ≤0.45 | | ≥15 | ≥13 | |
| 10A | ≤7 | ≤2 | 0.5~3.5 | 1.5~3.5 | | ≤0.65 | | | ≥12 | |
| 11A | ≤3 | ≤2 | 0.0~2.5 | 2.0~5.0 | | ≤0.40 | | | | ≥9 |
| 12F | ≤3 | ≤2 | 3.0~5.0 | 0.0~1.0 | ≤0.25 | | | ≥25 | | |
| 14 | ≤5 | ≤2 | 1.5~4.0 | 0.0~1.0 | ≤0.30 | | | ≥20 | | |
| 15B | ≤3 | ≤2 | 1.0~3.0 | 2.0~4.5 | | ≤0.55 | | ≥15 | | |
| 17F | ≤2 | ≤2 | 0.0~1.5 | 0.0~3.5 | | ≤0.45 | | | ≥20 | |
| 18C | ≤3 | ≤2 | 0.0~1.0 | 2.4~4.9 | ≤0.15 | | | | ≥14 | |
| 19A | ≤2 | ≤2 | 0.6~3.5 | 3.0~7.0 | ≤0.45 | | | ≥12 | ≥20 | |
| 19F | ≤3 | ≤2 | 1.4~3.5 | 3.0~5.5 | ≤0.20 | | | ≥12.5 | ≥20 | |
| 20 | ≤2 | ≤2 | 0.5~2.5 | 1.5~4.0 | | ≤0.60 | | ≥12 | | |
| 22F | ≤2 | ≤2 | 0.0~2.0 | | | ≤0.55 | ≥15 | | ≥25 | |
| 23F | ≤2 | ≤2 | 0.0~1.0 | 3.0~4.5 | ≤0.15 | | | | ≥37 | |
| 33F | ≤2.5 | ≤2 | 0.0~2.0 | 0.0~1.0 | | ≤0.50 | | | | |

（3）不良反应

可能在注射部位出现暂时的疼痛、红肿、硬结和短暂的全身发热等轻微反应，一般均可自行缓解。必要时可给予对症治疗；罕见的不良反应有头痛、不适、虚弱乏力、淋巴结炎、过敏样反应、血清病、关节痛、肌痛、皮疹、荨麻疹；对稳定的特发性血小板减少性紫癜的患者，会极偶然地在接种后的 2~14 天血小板减少复发，并可持续 2 周。在接种肺炎球菌多糖疫苗的人群中，也罕有神经系统异常的报道，如感觉异常、急性神经根病变等，但与其因果关系尚未被证实；因对疫苗成分过敏而引起的急性反应，应注射 1∶1 000 的肾上腺素。

### 20.5.1.3 多糖疫苗安全性和免疫效果

23 价肺炎球菌多糖疫苗已经有几十年的使用经验，无论在严重的速发反应和长期不良后果方面都很安全。肺炎球菌多糖疫苗接种后最常见的不良反应是局部反应。轻度不良反应（如一过性红斑、注射部位疼痛）的发生率为 30%~50%，这些反应通常在疫苗接种后两天消退。发热不是肺炎球菌疫苗接种后的常见反应。皮下接种要比肌内注射的不良反应更常见。第二次接种局部反应更为常见（Jackson et al.，1999）。但最近多项研究对年长成年人在首次接种后至少 5 年复种疫苗的安全性进行了研究，结果显示，人体对疫苗复种具有很好的耐受性（Jackson et al.，2005；Rodriguez and Dyer，1995）。

肺炎球菌多糖疫苗被批准上市以来其有效性一直都有争论，特别是对中老年人的作用方面。评估疫苗的免疫原性通常分为两个部分：通过酶联免疫吸附测定（enzyme-linked immunosorbent assay，ELISA）定量测定血清样本中的肺炎球菌荚膜多糖抗体；用体外调理吞噬试验（opsonophagocytic assay，OPA）血清样本调理吞噬肺炎球菌的能力。目前尚未建立针对成年人和老年人体内产生保护作用的抗体浓度阈值。因此，ELISA 和 OPA 的结果可用于确定成年人免疫接种后发生免疫应答的相对强度，但是这些标志不能用于确定对肺炎球菌感染是否具有抵抗力。

23 价肺炎球菌多糖疫苗免疫成年人和老年人后，可诱导型特异性抗体水平显著增高。几乎所有老年人对至少一个疫苗血清型发生应答，至少有一半以上老年人对至少 15 个血清型发生应答，但仅有 4% 的老年人对所有 23 个疫苗血清型发生应答（Rubins et al.，1999）。个体对各个血清型的应答强度差异很大（Go et al.，1996）。这种差异可能是由遗传因素引起的（Pandey，2000）。肺炎球菌荚膜多糖是 T 细胞非依赖性抗原，在 2 岁以下婴幼儿中诱导的抗体应答通常很弱，但在 2 岁以上的婴幼儿中可产生明显的抗体水平升高。两篇公开文献报道了 2 岁以上耳蜗移植儿童接种肺炎球菌多糖疫苗免疫原性评估结果，接种后所评估的 7 个型 IgG 抗体水平明显升高（Rose et al.，2004；Hey et al.，2005）。

目前，针对成人接种的 23 价肺炎球菌多糖疫苗已在发达国家的老年群体中完成了 3 项对照试验。虽然有一项试验发现，疫苗对高危个体有明显的保护作用，但这些试验均未显示出肺炎球菌多糖疫苗可以抵抗肺炎球菌肺炎、普通肺炎或其引起的死亡（Koivula et al.，1997；Ortqvist et al.，1998；Honkanen et al.，1999）。第一个随机单盲试验在芬兰进行，试验结果于 1997 年发表。在 2800 名受试者中，对流感与肺炎疫苗联合注射与单独注射流感疫苗进行比较，结果显示，肺炎疫苗对于所有原因引起的肺炎或肺炎球菌肺炎没有保护

性。但在一个有 34% 肺炎高危老人的亚组中，疫苗预防肺炎球菌肺炎的效力为 59%（95% CI：6～82）；肺炎的诊断建立在不确定特征的血清学检测基础上，这会降低疫苗的效力。该结果在其他试验或 Meta 分析中没有类似的数据支撑。第二个试验为一项随机双盲试验，受试者是 700 名已在医院接受了社区获得性肺炎治疗的 50～85 岁老人。疫苗对 X 线胸片诊断的肺炎或痰液测试阳性的肺炎球菌肺炎未显示出保护效果。第三个试验是在芬兰进行的，比较 26 000 名 65 岁以上人群中流感疫苗与肺炎疫苗联合接种与流感疫苗单独接种的效果。受试者按照出生日期的奇、偶数进行分组；对于 X 线胸片诊断的肺炎、血清学检测确认的肺炎球菌肺炎或其他原因引起的肺炎，疫苗均没有显示出效果。

对 23 价肺炎球菌多糖疫苗的效力和效果进行综合性的 Meta 分析（Moberley et al.，2008；Huss et al.，2008）发现，总的回顾随机对照试验结果一致，在健康年轻人中 PPV-23 对 IPD 和全因性肺炎具有保护作用，在老年人中对 IPD 也有一定程度的保护作用。但这些试验并未证实在高危人群中对 IPD 和全因性肺炎具有保护作用。在免疫力正常的成人和患有基础疾病但免疫缺陷不严重的人群中，疫苗预防 IPD 的效果为 50%～80%（Conaty et al.，2004；Zhogolev et al.，2004；Mangtani et al.，2003；Butler et al.，1993），此外，在接种 PPV-23 但仍患肺炎的人群中，疾病严重程度和死亡风险可能会有所降低（Mykietiuk et al.，2006；Fisman et al.，2006；Johnstone et al.，2007）。对于有轻度或中度免疫抑制的艾滋病病毒感染者有一定保护作用（Penaranda et al.，2007；Breiman et al.，2000），但对严重的艾滋病病毒感染者似乎无效（Feikin et al.，2004）。

接种 23 价肺炎球菌多糖疫苗产生的荚膜多糖抗体随时间而下降。老年人接种 4～7 年后，抗体滴度降至免疫前水平。抗体滴度下降的临床意义不清。有两项研究评估了 23 价肺炎球菌多糖疫苗诱导临床保护的持续时间。其中一项研究发现，保护效果随年龄（>65 岁）的增加以及接种时间的延长（3～5 年）而下降；另一项研究发现，疫苗效果随着时间的推移（>9 年）一直很稳定，但不同时间保护效果的置信区间很宽（Butler et al.，1993；Shapiro et al.，1991）。在用 23 价肺炎球菌多糖疫苗再接种后

或初免后检测型特异性调理抗体和总的 IgG 抗体应答。再接种组对象在 3～5 年前接种过肺炎球菌多糖疫苗,在第 0 天的 OPK 和 EIA 抗体水平显著高于初免组,与接种 23 价肺炎球菌多糖疫苗的抗体持续性一致。免疫后 30 天,再接种组和初免组检测的血清型调理和 IgG 抗体都显著增加。高的抗体水平能长期持续。5 年后,再接种组和初免组,OPA 和 EIA 平均抗体水平初始应答降低,但仍显著高于初免者在未接种疫苗前的水平(Manoff et al.,2006)。

一些研究表明,部分血清型能在初免后持续保持 4～6 年,7F 和 8 型能保持 10 年(Mufson et al.,1987)。因此,一般无需对免疫功能正常的成年人常规再接种。另外也有研究证明,老年人首次接种疫苗后 4 年以上复种,其抗荚膜多糖抗体水平明显上升(Lackner et al.,2003;Mufson et al.,1991)。美国免疫实施咨询委员会(ACIP)推荐对以下人群进行单剂再接种:患有脾切除和免疫抑制疾病人群,在 5 年内没有接种肺炎球菌疫苗的 65 岁以上老人,65 岁以前只接种过 1 次的老人。ACIP 目前不推荐对所有人群进行常规再接种,因为没有公开发表的信息表明保护的持久性,而且即便再接种也可能不会产生应答。

#### 20.5.1.4 多糖疫苗成本效益

几十年来,尽管进行了多项研究,23 价肺炎球菌多糖疫苗在成人和儿童中的效果仍然难以定论。这是由于侵袭性肺炎球菌感染发病率低,肺炎球菌肺炎的诊断没有准确的标准,所以疫苗对不同年龄、不同基础疾病人群的效力和效果差异很大。在免疫力正常及患有基础疾病但免疫缺陷不严重人群中,多糖疫苗预防 IPD 的效果为 50%～80%。一项针对美国不同地区的众多社区和教学医院中大量患有社区获得性肺炎的患者的研究表明,预先进行肺炎球菌多糖疫苗接种能够降低患者 40%～70% 的住院病死率。同时,进行肺炎球菌多糖疫苗接种还减少其他不良结果以及缩短住院天数。这些效果即使在合并考虑了疾病的严重程度、合并症、其他潜在的混杂变量以及针对接种状态未知组做出种种假设而对模型进行相应修改后,仍然具有统计学和临床意义。这些研究结果对于指导北美地区提高肺炎球菌疫苗的接种率具有重要意义。

该研究结果与先前瑞士和澳大利亚学者观察到的多价肺炎球菌多糖疫苗能够降低成年人中菌血性肺炎球菌疾病的发生,以及降低肺炎相关疾病病死率的结果一致(Hedlund et al.,2003;Wagner et al.,2003)。肺炎球菌菌血症的致死率很高,且疾病的病程很长,即使在治疗过程中引入青霉素或是其他先进的护理方法后,这些现象也没有得到改善(Austrian et al.,1964;Hook et al.,1983;Finland,1979)。被杀死的细菌细胞壁组分的释放导致足以致死的炎症级联反应,可能成为即使在有足够的宿主免疫应答和抗生素治疗的情况下,肺炎球菌性菌血症导致病死率依旧上升的原因。从反应机制上说,预先进行肺炎球菌多糖疫苗接种能够阻止这场"细胞因子风暴",以降低入院最初 72h 内的病死率,同时还能够降低发生呼吸衰竭、脓毒病综合征以及肾衰竭的风险;而这些并发症发生率的降低,则进一步缩短了已接种个体的住院天数。

在成年人中接种肺炎球菌多糖疫苗的卫生经济学分析虽然支持目前的指导方针,但它更多地强调疫苗在降低由肺炎球菌引起疾病的发病率中的作用,而不是改善这些疾病发生后的治疗效果(Mangtani et al.,2005;Sisk et al.,2003)。由肺炎球菌引起的疾病病死率的明显降低再次表明,应大力在美国推广肺炎球菌多糖疫苗接种,以拯救每年数千患者的性命;除此之外,辅助呼吸的减少使用和患者平均住院天数的缩短所节省的费用,也能够与政府花费在预防接种上面的费用持平。来自多项研究的结果表明,接种 23 价肺炎球菌多糖疫苗具备良好的成本效益。这可能是由于接种目标人群后产生明显的间接保护效果,降低了肺炎球菌侵袭性疾病的发病率和住院率。同时在大规模流感爆发时,接种 23 价肺炎球菌多糖疫苗可降低肺炎球菌菌血症和相关并发症的风险(Brundage,2006)。

### 20.5.2 肺炎球菌结合疫苗

肺炎球菌多糖疫苗对 2 岁以下的婴幼儿的免疫原性较差,这是因为多糖抗原属于非胸腺依赖性抗原,只能刺激 B 细胞分泌 IgM,而非 IgG,所以保护效果差且不能产生免疫记忆。将多糖结合到蛋白载体上制成的结合疫苗可以克服婴幼儿对多糖抗原无应答的现象。近年来,研制开发出多种肺炎球菌结合疫苗,其所包含的流行肺炎血清型、使用的蛋白载体及化学合成方法不尽相同。但肺炎球菌结合疫苗克服了多糖疫苗的显著不足,扩大了疫苗的适用范围,提高了保护力。

### 20.5.2.1　结合疫苗研制和产品配方

7 价肺炎球菌结合疫苗（PCV-7）是美国惠氏公司于 2000 年研制开发出的第一个多价肺炎球菌结合疫苗，目前在 70 多个国家已获上市许可。PCV-7 含有血清型 4、6B、9V、14、18C、19F、23F 型的肺炎荚膜多糖，与白喉无毒突变株蛋白 CRM197 共价结合。该疫苗于 2000 年在美国进入婴幼儿的常规免疫计划（Thorburn et al.，2010），并且于 2008 年在我国上市。

肺炎球菌结合疫苗含有血清型 4、9V、14、18C、19F 和 23F 型多糖，含量各 2 μg，6B 型 4 μg，共计 16 μg。PCV-7 中每个血清型细菌都是在以植物大豆胨为基础的培养基中培养，通过离心分离、沉淀、超滤和柱层析法来提纯多糖。多糖通过还原氨化法与 CRM197 蛋白直接共价结合形成单型肺炎多糖蛋白结合物。CRM197 蛋白是一种白喉无毒突变株表达相对分子质量为 56 的蛋白。它从白喉杆菌 C7（β197）的培养物中分离出，并通过超滤、硫酸铵沉淀以及离子交换色谱法提纯。对结合物的质量控制主要包括分析多糖/蛋白比例、分子大小、游离糖及游离蛋白等项目。将 7 种结合物原液混合，并用磷酸铝佐剂吸附后分装制成白色均匀混悬液。PCV-7 没有使用硫柳汞防腐剂，不能在同一注射器内与其他疫苗混用。PCV-7 不耐冷冻，应储存于 2~8 ℃条件下。目前，市售 PCV-7 通常是 1 剂次或 10 剂次包装，疫苗置于单剂、预充式注射器内。

PCV-7 基础免疫为 3 针次肌内注射，每次间隔不少于 4 周，第一次接种时间为 6 周龄或更晚。疫苗可与其他 EPI 疫苗同时接种，但应使用单独的注射器和注射不同的部位。发展中国家在第 6、10 和 14 周龄接种所形成的免疫原性与发达国家在第 2、4 和 6 月龄接种所形成的免疫原性相当。在第 12 月龄后加种加强剂次可改善免疫应答，尤其可能影响肺炎球菌的鼻咽部荷菌量。

PCV-7 包含的血清型覆盖了发达国家的幼儿中 65%~80% 与侵袭性肺炎球菌疾病相关的血清型。然而，该覆盖率在不同的人群中存在较大差异，在许多发展中国家，其覆盖率可能较低。其他具备较广血清型覆盖率的肺炎球菌结合疫苗，包括一种 10 价疫苗和一种 13 价疫苗，分别于 2009 年和 2010 年上市。

GSK 公司开发的 Synflorix 用于预防血清型为 1、4、5、6B、7F、9V、14、18C、19F 和 23F 型肺炎球菌引起的败血症、脑膜炎、肺炎和急性中耳炎（Sartori et al.，2010）。该疫苗包含 10 种血清型肺炎多糖，与蛋白 D、破伤风内毒素及白喉类毒素共价结合制成疫苗。蛋白 D 是不分型流感嗜血杆菌的细胞表面蛋白，可引起 T 细胞帮助促进 B 细胞对多糖抗原产生高亲和力的抗体反应。同时，该疫苗包含的嗜血杆菌蛋白 D 引发的抗体保护还能潜在预防中耳炎。

自从 PCV-7 被常规使用后，美国非 PCV 血清型引发的侵袭性肺炎疾病显著增加。2008 年，一项在 5 岁以下婴幼儿中进行的肺炎球菌疾病调查发现，小于 2% 的侵袭性疾病是由 PCV-7 血清型引发，而 62% 的致病血清型包含在 PCV-13 中，其中血清型 19A 占 43%，其次为 7F 和 3 型（Kaplan et al.，2010；Reinert et al.，2010）。为了进一步扩大血清型覆盖率，美国辉瑞公司于 2010 年初研制开发的 13 价肺炎球菌结合疫苗（包含血清型 1、3、4、5、6A、6B、7F、9V、14、18C、19A、19F 和 23F 型）通过美国 FDA 批准上市。该疫苗增加了近期发病率较高的 6 种血清型肺炎多糖，使其在美国和发展中国家的血清型覆盖率分别达到 90% 和 80% 以上。该疫苗采用的载体蛋白和结合工艺与 PCV-7 相同。每剂 0.5mL，含 1、3、4、5、6A、7F、9V、14、18C、19A、19F 和 23F 型各约 2.2 μg，6B 型 4.4 μg，CRM197 蛋白总量约 34 μg；100 μg 山梨酸酯 80（能提高蛋白可溶性）；295 μg 丁二酸缓冲液和 125 μg 磷酸铝佐剂。建议接种程序为 4 剂，分别在 2、4、6 及 12~15 月龄期间接种。

### 20.5.2.2　结合疫苗工艺和质量评价

#### （1）多糖的处理和修饰

用于结合的各型肺炎球菌多糖分子大小不一，因此，可以在进行氧化或其他化学修饰前进行部分降解多糖。已注册的肺炎结合疫苗和其他候选的肺炎疫苗使用了肺炎多糖和寡糖链。在结合前有多种方法进行多糖修饰，选中的方法应经国家权威机构批准。目前，有类似的方法使用在生产 Hib 结合疫苗上。例如，用高碘酸盐氧化多糖，然后通过还原氨化法将高碘酸氧化多糖连接到载体蛋白的游离氨基上，另外，多糖用溴化氰（CNBr）或化学类似物质随机活化，加入双功能基团能使多糖与蛋白质直接结合或通过二级链接子结合。

（2）载体蛋白

用于制备结合疫苗的载体蛋白通常为细菌类毒素、减毒的白喉毒素和细菌外膜蛋白等。文献报道最多的是破伤风类毒素（TT）和白喉类毒素（DT），其中，以 TT 制备的结合物比用 DT 制备的结合物免疫原性好。但是类毒素作为载体蛋白具有一定的局限性，用福尔马林或戊醛脱毒的类毒素，改变了蛋白结构，影响了免疫原性。此外，体内存在的大量类毒素抗体会影响结合疫苗的免疫应答。使用无毒的毒素蛋白或适宜细菌的外膜蛋白可以避免上述问题。

目前，在已上市的肺炎球菌结合疫苗中使用了白喉无毒突变株蛋白 CRM197、TT、DT 及不分型嗜血杆菌外膜蛋白 D（NTHiPD）。CRM197 相对分子质量约为 58，等电点约为 5.6。CRM197 的无毒特性源于一种无义突变，即胍类变为腺苷，其 A 片段第 52 位甘氨酸变为谷氨酸。不分型嗜血杆菌外膜蛋白 D 是高度保守的表面脂蛋白，相对分子质量为 42，存在于所有的可分型 Hi 和不可分型嗜血杆菌中，是一种具有甘油磷酸二酯酶活性的细菌毒力因子，能导致宿主上皮细胞释放磷酸胆碱，在 Hi 引起呼吸道感染过程中起重要作用。以 NTHiPD 作为载体蛋白的肺炎球菌多糖结合疫苗，不但能预防肺炎球菌中耳炎，而且对 NTHi 引起的急性中耳炎也具有预防作用。

目前，还有很多来源于其他病原微生物的蛋白，如细菌 OMP、大肠杆菌热敏感肠毒素、肺炎球菌溶血素、百日咳毒素、铜绿假单胞菌菌毛、淋球菌 P-3-2 菌毛、乙型肝炎病毒表面抗原等，以及一些与病原微生物无关的蛋白也处于多糖结合疫苗的研究中。

在筛选载体蛋白时应遵循以下基本原则：无毒，安全性好，稳定可靠；具有较强的免疫原性；能够使非胸腺依赖性抗原转化为胸腺依赖性抗原，激发机体的体液免疫和细胞免疫，诱导免疫记忆；

不引起机体产生超敏反应和组织排斥反应。对于每种特定的多糖蛋白结合物来说，载体蛋白和多糖的抗原结构、糖链的长度、化学结合方法、结合后的空间构象等，在疫苗研究过程中均应进行全方位考虑和设计。

（3）结合工艺

多糖与蛋白的结合是利用多糖和蛋白分子中存在的羟基、羧基、半缩醛、氨基/亚氨基、巯基/二硫键等功能基团，通过共价结合进行的。下面主要介绍应用于上市肺炎球菌结合疫苗中的两种化学合成方法：还原氨化法和异脲键连接反应法。

还原氨化法：该反应是制备结合疫苗的主要方法之一。目前，市售的惠氏肺炎球菌结合疫苗采用的就是这一化学结合方法。带有还原末端或经高碘酸钠氧化的多糖与载体蛋白上的氨基（主要是赖氨酸 ε 氨基）反应生成 Schiff 碱，氰硼氢化钠或吡啶硼烷（特异性还原碳氮双键）将其还原，生成稳定的仲胺衍生物（陈泽宇等，2005）。此结合过程十分缓慢，一般需要 6~7 天才能达到平衡。但具有反应条件控制简单、无新抗原物质生成的优点，因此在多肽药物化学修饰领域也被广泛应用。反应过程见图 20.3。惠氏公司多价肺炎球菌结合疫苗主要工艺路线如图 20.4。

异脲键连接反应法：该反应是色谱或层析固相载体最早的修饰方法之一。高 pH 时，溴化氰或 1-氰基-4-二甲氨基-吡啶四氟硼酸（CDAP）与多糖残基上的羟基反应，转化成氰酸酯，载体蛋白或连接臂上的氨基（如己二酰肼）与其迅速反应，形成异脲键（Shafer et al.，2000）。该方法操作简单，容易重复。但是，反应过程中常伴有生成线性或环状的亚胺碳酸酯和亚氨甲酸酯的副反应，当采用有机胺（三乙胺）代替氢氧化钠时，可有效地抑制副产物的生成。因溴化氰有毒，实验操作须在通风橱中进行。异脲键连接反应过程见图 20.5。这一原理是 GSK 公司 PCV-10 结合疫苗反应原理。

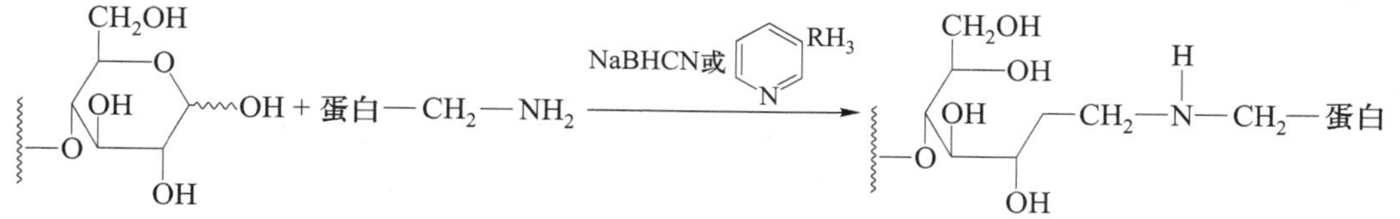

图 20.3　还原氨化法反应原理

肺炎多糖 → 加入高碘酸钠氧化16~20 h → 超滤 → 氧化多糖冻干 → 氧化多糖与载体蛋白混合溶解

→ 加入氰硼氢化钠 → 结合反应 → 加入硼氢化钠 → 终止反应 → 超滤、除菌过滤 → 单型结合物原液 →

多价结合物原液稀释配制、铝佐剂吸附 → 分装、包装 → 成品

图 20.4　多价肺炎球菌结合疫苗工艺流程

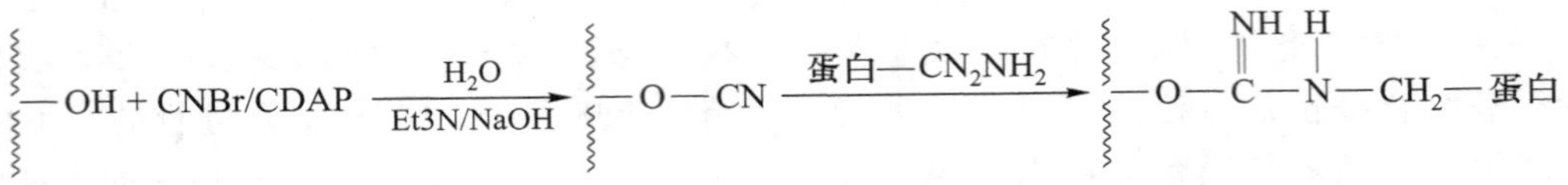

$$\text{\textbackslash—OH} + CNBr/CDAP \xrightarrow[Et3N/NaOH]{H_2O} \text{\textbackslash—O—CN} \xrightarrow{\text{蛋白—}CN_2NH_2} \text{\textbackslash—O—}\overset{NH}{\underset{|}{C}}\text{—}\overset{H}{\underset{|}{N}}\text{—}CH_2\text{—蛋白}$$

图 20.5　异脲键连接反应原理

**（4）质量评价**

多糖蛋白结合物的质量评价包括以下几个方面。

鉴别试验：证明结合物保留血清型特异性。

多糖蛋白比：多糖蛋白比是反映结合物化学稳定性的标志。肺炎球菌结合疫苗通常根据型不同，比例在 0.3~3.0。测定方法包括化学显色法、NMR 等方法。

游离多糖：只有连接到载体蛋白的肺炎球菌多糖，即结合多糖才有临床保护作用。每批结合物都应检测未结合多糖，使其含量控制在国家权威机构依据临床使用过的安全有效疫苗得出的范围内。可采用疏水层析、酸沉淀、载体蛋白特异性抗体沉淀、凝胶过滤和超滤分离未结合多糖。未结合多糖含量可用特定的化学或免疫学方法测定，或者水解后用高效阴离子交换—脉冲安培检测器（HPAEC-PAD）测定。

结合物分子大小分布：每批糖蛋白结合物的相对分子大小应该用适宜结合物相对分子质量的凝胶检测。该方法特别要验证其是否可以充分区别结合物和存在的其他成分。可用 Sepharose CL-2B 凝胶过滤测定分子大小，或者用适当的柱子用高效凝胶过滤色谱（HPSEC）检测。由于多糖蛋白比是一个均值，比例和结合物分子分布特性能够更加证明生产工艺的稳定性。

残留试剂：结合纯化工艺应该去除结合过程中的残留试剂。对残留试剂或结合化学反应产生的副产物如氰化物、EDAC 或其他物质，应该用适当的试验确证其被去除。

其他质量评价还包括安全性（内毒素、异常毒性、无菌检查等）、动物免疫原性评价等。

**20.5.2.3　结合疫苗免疫原性评价指标**

抗荚膜多糖抗体对荚膜细菌导致的疾病具有预防作用。在肺炎球菌感染中，抗体浓度较低的人群（婴幼儿、老年人及免疫缺陷病患者）感染严重肺炎球菌疾病的发病率较高。对接种疫苗后所诱发的抗体进行定量测定和功能评价的最重要的两种血清学方法为 ELISA 法和 OPA 法已经完成或正在进行交叉实验室方法验证。

ELISA 技术最早建立是在 20 世纪 70 年代，这一技术发展很快，应用极广。肺炎球菌抗体 ELISA 方法用包被有肺炎球菌荚膜多糖的塑料孔测定人体结合到塑料孔的 IgG 量。尽管原理简单，但是用 ELISA 法检测的抗体浓度和用 OPA 法检测的功能性抗体活性的关联性很差。这可能是由于检测的多糖中包含了细胞壁多糖和其他肺炎球菌抗原决定物的杂质。为了提高检测的特异性，经过 20 年的研究，肺炎球菌抗体 ELISA 技术取得了两代技术进展。第二代技术血清仅用 C 多糖进行预吸收。最近的第三代技术，血清采用 C 多糖和另外的荚膜多糖，如肺炎球菌 22F 型多糖。第三代 ELISA 检测技术显著提高了抗体浓度和调理吞噬活性的相关性。WHO 已组织完成对该方法交叉实验室验证，并已制定出实验标准操作程序。该方案包括清除抗-C 多糖抗体的吸收步骤，同时用不相关血清型 22F 型多糖来吸收在多糖纯化过程中带入的污染物引发的多反应性抗体，可增加抗荚膜多糖抗体浓度和 OPA 间的相关性（Concepcion et al.，2001；Romero-Steiner et al.，2006）。婴幼儿 IgG 抗体应答主要为 IgG1 亚类。出生后第 2 年进行加强免疫接种后，婴幼儿也开始有 IgG2 亚类抗体。成人对肺炎球菌多糖和结合

疫苗的应答主要为 IgG2 亚类抗体,但两者的 IgG1∶IgG2 比例存在一定差异(Anttila et al.,1999)。

体外调理吞噬试验(OPA)包含人待检血清、目标细菌、家兔补体,并用 HL-60 细胞作为效应细胞,对肺炎球菌的杀灭情况进行定量测定。该方法在证明抗体体内具有保护性方面比 ELISA 法具有更令人满意的优势。例如,PCV-7 显示诱导出高水平的抗-19A 的抗体浓度,期望其能对 19A 型提供交叉保护作用。但是临床结果显示,PCV-7 对 19A 型没有保护性,同时,OPA 结果显示,PCV-7 不能诱导高水平的针对 19A 型的调理吞噬抗体(Lee et al.,2009;Yu et al.,1999)。这可能是由于抗体有足够的亲和力能结合到多糖上,但不能有效地调理吞噬肺炎球菌。随着对高通量和自动分析方法需求的不断增长,已建立了能同时对 7 个肺炎球菌血清型进行检测的 Romero-Steiner 分析法,该方法用荧光染料对细菌杀灭情况进行定量测定(Bieging et al.,2005)。通常情况下,接种结合疫苗的婴幼儿免疫血清中的 IgG 抗体浓度和 OPA 结果间具有很好的关联性(Vidarsson et al.,1998)。

新的肺炎结合疫苗注册需要证明新疫苗的配方相对于已注册疫苗配方的非劣效性。因此,在血清学基础上预测疫苗的有效性就具有非常重要的价值。对肺炎球菌疾病起防御作用的血清学相关标志的确定非常复杂,因为不同血清型以及相关疾病的抗体浓度可能不同,不仅要定量评价抗体浓度,还要分析抗体是否为功能性抗体。最后还要考虑免疫记忆的诱发,因为即使在微弱的抗体应答后也可诱发免疫记忆(Granoff and Lucas,1995)。

2005 年,WHO 出版了新的血清学标准用于参考批准新的肺炎结合疫苗(Jodar et al.,2003;Lee et al.,2003)。这些标准包括在免疫后 4 周能在婴幼儿中诱导至少 0.35 μg·mL$^{-1}$ 的抗型特异性多糖抗体。这个参考值的确定基于在婴幼儿中进行的 3 项 PCV-7 临床试验和第二代 ELISA 技术(仅用 C 多糖吸收)(Klugman et al.,2003;O'Brien et al.,2003;Siber et al.,2007)。并且这个参考值仅预测对群体保护力效果阈值,不是针对个体;同时,该临床试验是针对肺炎侵袭性疾病,而不能用该参考值推测对鼻咽部携带者的保护效果。而且 0.35 μg·mL$^{-1}$ 的阈值相当于第三代 ELISA 技术检测(同时用 C 多糖和非相关型 22F 吸收)0.2 μg·mL$^{-1}$。因此,推测出在婴幼儿中血清学保护性抗体标志阈值:即抗体浓度(GMC)为 0.20~0.35 μg·mL$^{-1}$,相当于 OPA 滴度 1∶8。

成人中尚未建立起保护效力与血清学标志的相关性。大规模使用多糖疫苗免疫成人的保护性效力试验尚未进行。很多没有接种疫苗的老人有很高的肺炎球菌抗体水平。这也表明,老年人中的保护力与抗体调理吞噬能力有更好的相关性,而不仅仅是抗体水平。

#### 20.5.2.4 结合疫苗安全性和有效性

7 价肺炎球菌结合疫苗诱导 T 细胞依赖性反应,能在婴幼儿或免疫缺陷的患者中产生保护性抗体反应,并诱导免疫记忆。另外,该疫苗对全身性感染和黏膜感染都有保护作用,能够预防细菌在鼻咽部定植,从而降低在人群中的传播(CDC,2005)。采用 PCV-7 后,在美国 1 岁以下婴幼儿中,耐青霉素菌株引起的侵袭性肺炎球菌疾病降低了 80%;在其他年龄组中,耐青霉素菌株引起的侵袭性肺炎球菌疾病也有所下降(Grijalva et al.,2008)。

目前,发展中国家关于 PCV-7 免疫接种转归的信息相对较少。不过,在这些国家获得的有关免疫原性和效力的资料与在工业化国家中 PCV-7 使用的情况是相似的。

PCV-7 对急性中耳炎的保护性效力为中度。在芬兰开展的一项研究中,该疫苗对经培养证实的肺炎球菌中耳炎的效力是 34%;对疫苗覆盖的血清型引发的中耳炎的保护性效力则为 57%。然而,如不考虑病因,该疫苗对急性中耳炎的总效力仅为 6%~7%。在美国的一项试验中,对儿童进行了长达 3.5 年的随访,在完成了基础免疫的儿童中常见中耳炎发生的危险减少了 10%~26%。鉴于中耳炎在幼儿中引发大量疾病,PCV-7 所具有的这种中度的效力可形成相当可观的总体效益。

对于由疫苗血清型引发的侵袭性肺炎球菌疾病,疫苗的保护效力在婴儿期 PCV-7 基础免疫后至少可持续 2~3 年。然而,从有关 PCV-7 免疫原性的资料以及其他结合疫苗使用的经验来看,保护期可望持续更长的时间。

PCV-7 已通过在全球不同地区开展的试验中接受了检验,并已被证实是安全的、耐受性好,即便是在 HIV 患儿中也是如此。在美国,已有 2000 多万儿童接种了 PCV-7,上市后监测未见明显不良事件。不过,在注射部位可有轻度肿胀和触痛,在多达

4.7%的接种者中报告过≥39℃的一过性发热。报告未见接种后续针次后不良反应的发生率和严重程度有所上升。PCV-7免疫接种唯一的禁忌证是既往接种该疫苗后出现过严重的过敏反应。

多中心临床试验表明,与PCV-13疫苗相关的不良反应类型、发生率和持续时间均与PCV-7类似。大多数临床试验报道的不良反应,两者间无显著差异(Yeh et al.,2010;Kientinger et al.,2010)。

#### 20.5.2.5 结合疫苗的应用

在世界卫生组织(WHO)和全球疫苗免疫联盟(GAVI)的建议和推动下,肺炎球菌结合疫苗已纳入世界许多国家,特别是低收入国家的国家疫苗免疫计划中(WHO,2012)。截至2012年12月,194个WHO成员方中有86个国家(占44%)将肺炎球菌结合疫苗列入国家免疫项目计划,其中美洲地区占60%,中东地区占50%,欧洲地区占49%,非洲地区占41%,西太平洋地区占33%,这代表有31%的WHO成员方的儿童得到了疫苗保护。肺炎球菌结合疫苗引入常规儿童免疫规划,显著降低了婴幼儿中发生严重肺炎球菌疾病的风险,从而使个人和社区人群获得最大的保护。

近年来,美国的一项经济影响研究表明,在未来10年,13价肺炎球菌结合疫苗将接种近4000万名婴幼儿,花费预计140多亿美元,但也预计可以节约超过110亿美元的医疗花费。因为疫苗接种预防了近10万例侵袭性肺炎感染,90多万例住院性肺炎,190多万例非住院性肺炎,4万例死亡,1400万例单纯的急性中耳炎和170多万例复杂的急性中耳炎。同时,疫苗接种也可节约非医疗费用36亿美元、附加的项目费用34亿美元以及相关的费用共计110亿美元(Rubin et al.,2010)。另外,在加拿大开展的一项药效经济学研究表明,13价肺炎球菌结合疫苗由于其最低的成本和产生与健康相关的最大的效益而被认为是最具费用/效益比的疫苗(Chuck et al.,2010)。

免疫实践委员会(ACIP)推荐没有疫苗禁忌证的2~59月龄婴幼儿均应接种13价肺炎球菌结合疫苗(图20.6)。PCV-13推荐为4剂免疫,接种时间为2、4、6和12~15月龄。第1针可以早在6周龄时接种。由于PCV-13较PCV-7含有更多的6个血清型保护,所以推荐可以用PCV-13完成开始使用PCV-7疫苗的后续接种。另外,推荐用PCV-13对所有24~59月龄的儿童进行单针的加强免疫。尽管PCV-13未被美国FDA批准用于超过6岁的儿童,ACPI仍推荐可以对6~18岁患有功能性或解剖性无脾,或由于HIV感染引起的免疫抑制,脑脊液渗漏,或人工耳蜗植入者进行附加的1剂PCV-13接种,无论他们以前是否接种过PCV-7或者23价肺炎球菌多糖疫苗(CDC,2010)。

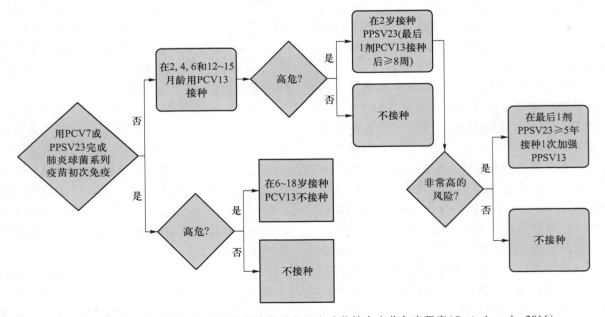

图 20.6 免疫实践委员会(ACIP)推荐给婴幼儿肺炎球菌结合疫苗免疫程序(Berical et al.,2016)

2014年8月,免疫实践委员会(ACIP)推荐所有65岁以上老年人均可接种13价肺炎球菌结合疫苗。这是基于荷兰的一项随机临床试验,其结果显示,PCV-13能预防76%的65岁以上人群肺炎球菌侵袭性感染,以及45%疫苗血清型引起的非侵袭性感染。而该年龄组人群肺炎球菌疾病负担仍然严重(Tomczyk et al.,2014)。

最近的一项系统综述表明,与健康受试者相比,免疫抑制剂治疗的患者对肺炎球菌结合疫苗(PCV)和肺炎球菌多糖疫苗的免疫应答受损。与其他免疫抑制剂相比,肿瘤坏死因子α阻断剂治疗的患者有更好的疗效。低全身皮质类固醇剂量不影响肺炎球菌疫苗的反应。人免疫缺陷病毒和特发性肺纤维化患者接受免疫抑制治疗后会降低肺炎疫苗免疫原性。因此免疫接种应尽可能在免疫抑制药物开始之前进行(Kuronuma and Takahashi,2019)。

## 20.6　总结与展望

尽管肺炎球菌多糖疫苗在年轻健康人群中有良好的保护效果,但对于老年人和婴幼儿等高危人群没有保护性。尽管在疫苗免疫后,老年人中检测出的抗体浓度与年轻成年人相当,但老年人针对所有血清型的调理吞噬活性显著降低(Romero-Steiner et al.,1999)。较低的血清调理吞噬活性与较低的抗体亲和力相关。抗体亲和力在功能性抗体应答中扮演了关键角色,直接决定了疫苗较低的保护性。关于b型流感嗜血杆菌抗体的研究证实了抗体亲和力、良好的特异性、保护效力和特异性V区域及克隆表达的相关性(Scott et al.,1991)。

肺炎球菌结合疫苗对婴幼儿等高危人群有很好的安全性及对侵袭性感染的有效性,但仍然存在几方面的问题:① 结合疫苗只对疫苗血清型肺炎球菌感染具有保护作用。当前临床使用的疫苗配方覆盖了在儿童中流行的75%~90%的血清型。这对于某些地区及某些年龄段的婴幼儿覆盖率尚不理想。② 非疫苗血清型替代疾病的发生会降低根据疫苗血清型疾病减少所观察到的总收益。③ 结合疫苗生产工艺复杂,只有少数公司才能开发生产此类疫苗,使疫苗价格昂贵,阻碍了大规模临床使用。

随着肺炎结合疫苗的使用,由非PCV-7疫苗血清型引起的肺炎球菌疾病的发病率较之前增加了

40%,其中,血清型19A占28.3%(McGee,2007)。最近,Farrell等(2007)研究证明,从美国儿童患者分离的PCV-7血清型比例从2000年的65.5%逐步下降至34.7%和27.0%。同时,呼吸道分离的非PCV-7血清型菌株对常用抗生素耐药及多重耐药株也显著增加。如青霉素耐药株从12.7%上升至16.1%,红霉素耐药株从21.2%上升至31.6%,阿莫西林-克拉维酸耐药株从1.4%上升至5.8%。已接受免疫的儿童中,非疫苗血清型菌株定植率和耐药率也有所增加。因此,除有抗生素选择压力外,多糖疫苗和结合疫苗的广泛应用也可导致肺炎球菌血清型漂移和新耐药克隆株的流行。这一趋势需要关注。

2001—2014年,欧洲一项针对肺炎球菌结合疫苗上市后肺炎球菌鼻咽部定殖的13年研究结果表明,肺炎球菌携带率从71.2%下降至56.2%,其中7价疫苗中的血清型携带从44.5%下降到1.2%。另外6个血清型加上6C型的携带率从17.2%增加到24.3%(2001—2010年)。13价肺炎球菌结合疫苗2010年上市后,上述型别携带率降至3.5%。PCV-13全面使用后,携带最常见的非13价疫苗血清型为15B/C、11A、15A和35B型。青霉素不敏感肺炎球菌菌株从2001年的67.1%下降至2014年的33.1%(Cohen et al.,2015)。2011—2013年,日本的一项关于结合疫苗引入后,肺炎球菌血清型变化的研究也获得类似结果(Akata et al.,2015)。2013年,在老挝采用13价PCV(PCV13)免疫,调查其在5~8周龄和12~23月龄婴幼儿中对肺炎球菌鼻咽部定植的影响。结果显示,12~23月龄婴幼儿中疫苗血清型肺炎球菌鼻咽部携带减少了23%,非疫苗血清型无显著变化。在更小年龄组中无论疫苗血清型或非疫苗血清型携带率均无显著变化(Satzke et al.,2019)。

肺炎球菌血清型构成随着地域、年龄和时间变迁及多糖和结合疫苗使用后的血清漂移,使任何一种多糖和结合疫苗的血清型组成都很难具有普遍适用性。例如,PCV-7在北美和澳大利亚血清覆盖率达到88.7%,在欧洲、非洲和南美洲分别为77.6%、67.3%和63.4%,在亚洲仅为43.1%。为了提高疫苗的覆盖率并加强结合疫苗的免疫原性,已经在开发新型结合疫苗组分和新佐剂(Lee et al.,2001)、评价新的给药途径(如鼻腔免疫)等。同时,多项研究致力于开发新的免疫原(包括肺炎球菌全菌体疫

苗、DNA疫苗和蛋白抗原）。已经证明，一种全菌体疫苗用于小鼠模型时很有效（Oliveira et al.，2006），并计划进入临床试验。肺炎球菌蛋白疫苗是最近几年发展较快的研究领域。其优势在于：蛋白成分具有T细胞依赖性，可用于婴幼儿和老年人中；理论上的覆盖率显著高于结合疫苗；对肺炎球菌鼻咽部定植具有更强的预防保护作用；避免血清型替代疾病风险的发生；生产工艺的简便性使全球范围推广成为可能。

众多肺炎球菌毒力蛋白在肺炎球菌的携带、定植、迁移及黏附侵袭的不同阶段发挥不同毒力作用，它们作为新一代肺炎球菌DNA疫苗的候选抗原，其保守性和免疫原性被进一步评价。因为在大多数肺炎球菌毒力蛋白个体间存在等位基因的变化，针对单一蛋白质的抗体不能识别不同的等位基因，所以使用多种等位基因抗原蛋白或多种抗原蛋白联合，针对肺炎球菌致病的不同阶段，被认为有利于减少肺炎球菌的免疫逃逸（张晓兵等，2007）。目前，研究最多的肺炎球菌相关毒力蛋白主要有PspA、PsaA、Ply、自溶酶（LytA）、胆碱结合蛋白A（CbpA）、Pht家族以及神经酰胺酶（nanA）等，包括新型月光蛋白（moonlight protein）也可加入多组分疫苗配方中以提高疫苗效力（Andre et al.，2017）。

Pht家族及LytA、nanA在细菌毒力中发挥的作用存在争议（Jedrzejas，2001）。其基因疫苗激发的相应抗体效价低，是否能激发异种血清型抗体交叉反应尚不明确。PsaA是肺炎球菌的黏附分子，具有高度保守的基因序列，覆盖所有肺炎球菌血清型。通过阻止Mn离子（补体的充分表达需要Mn离子的参与）的传导过程进而抑制补体与细菌的结合，干扰补体介导的调理吞噬作用。PsaA被认为主要与肺炎球菌鼻咽部定植相关（De et al.，2003）。PspA蛋白是肺炎球菌表面的一种胆碱结合蛋白，主要通过阻断补体旁路途径减少C3b与肺炎球菌结合的数量，进而减少补体介导的调理吞噬作用的效力。PspA是肺炎球菌毒力的必需成分，几乎存在于所有的肺炎球菌血清型中，虽然各型肺炎球菌株中的PspA有很高的变异性，但PspA分子间存在广泛的交叉反应（Miyaji et al.，2003）。Ply是一巯基激活毒素家族中的一员，具有良好的保守性，存在于所有肺炎球菌血清型中，可以干扰肺部纤毛的运动，同时通过抑制补体结合和抑制吞噬细胞吞噬发挥毒力效力。PBD是其点突变后保留免疫原性的减毒性

蛋白（Srivastava et al.，2005；张巧等，2008）。因此，PsaA、PspA和PBD蛋白是3种理想的候选抗原，分别在肺炎链球菌的定植、侵袭的不同阶段发挥重要的毒力作用。

一项Ⅰ期临床试验证明，PspA疫苗对受试者具有良好的安全性，而且会诱发持续性抗体（Briles et al.，2000）。转移到小鼠时，这些抗体能保护小鼠抵抗表达家族1或家族2PspA肺炎球菌的攻击。在人体血清内所诱发的抗体浓度比保护小鼠抵抗致死性感染所需抗体浓度高1000多倍。GSK公司疫苗团队最近对一种化学脱毒的肺炎球菌溶血素（dPly）进行了临床前评价。结果显示，dPly不仅可以保护小鼠在用致死剂量Ply鼻腔攻击后仍能存活，而且可以阻止肺炎球菌在小鼠鼻咽部的定植（Hermand et al.，2017）。

利用灭活无荚膜肺炎球菌作为疫苗（Lu et al.，2010），构建肺炎球菌减毒活疫苗（Roche et al.，2007），表达PspA的C末端DNA疫苗（Miyaji et al.，2002）相关研究工作均在进行，且在小鼠等动物上显示了良好的免疫原性。目前，寡糖转移酶在中国也有公司正在研制4组分重组肺炎蛋白疫苗（PBPV）。其主要成分为3种不同菌株来源的肺炎球菌表面蛋白A（即PspA-5668，PspA-3296和Psp A-RX-1 3种蛋白）和肺炎球菌溶菌素突变体（Ply LD），所用佐剂为氢氧化铝（AH）（韩露等，2015）。

随着抗生素耐药肺炎球菌菌株迅速增长，肺炎球菌结合疫苗高成本和有限的血清型覆盖率，更加迫切需要研发出保护范围更广及大多数国家能负担得起的新疫苗。WHO认为，各国应优先开发安全、有效、价格适中，并能为肺炎球菌疾病提供更广泛保护的肺炎球菌疫苗，积极寻求替代的肺炎球菌疫苗开发策略，为进一步减少肺炎球菌侵袭性疾病的影响而努力。最新研究利用空肠弯曲杆菌N末端连接的糖基化系统与E. coli表达系统联合，可在体内利用寡糖转移酶将多糖和蛋白合成多糖蛋白结合疫苗。这将显著降低多糖蛋白结合疫苗的生产成本，必将开启多糖蛋白结合疫苗生产和应用的新时代（Terra et al.，2012）。

## 参考文献

陈泽宇. 2007. 以肺炎球菌溶血素为载体的中耳炎肺炎球菌

结合疫苗的制备及免疫原性研究. 上海:复旦大学.

陈泽宇,陈兵,王正敏,等. 2005. 肺炎球菌多糖蛋白结合疫苗的研制及其在幼小鼠体内诱导的免疫应答. 中国眼耳鼻喉科杂志 5(5):278-280.

丁绍卿,叶人邦,袁曾麟. 1988. 肺炎链球菌血清学分型的研究.生物制品学杂志 1(1):18-22.

韩露,杨丽霞,司伟雪,等. 2015. 氢氧化铝吸附重组肺炎蛋白疫苗解吸附方法. 中国新药杂志 24(9):998-1001.

张巧,马千里,李奇,等. 2008. 肺炎链球菌黏附素 A 基因疫苗的构建及对小鼠鼻咽部肺炎链球菌携带的防御作用. 第三军医大学学报 30(8):739-742.

张晓兵,廖扬,龚雅丽,等. 2007. 肺炎链球菌临床分离株耐药性及红霉素耐药性相关基因的研究. 重庆医学 36(10):899-900.

Adamou JE, Heinrichs JH, Erwin AL, et al. 2001. Identification and characterization of a novel family of pneumococcal proteins that are protective against sepsis. Infect Immun 69 (2):949-958.

Akata K, Chang B, Yatera K, et al. 2015. Distribution and annual changes in *Streptococcus pneumoniae* serotypes in adult Japanese patients with pneumonia. J Infect Chemother 21(10):723-728.

Alonso De, Velasco E, Verheul AF, et al. 1995. *Streptococcus pneumoniae*: Virulence factors, pathogenesis, and vaccines. Rev microbilo 59(4):591-603.

Andre GO, Converso TR, Politano WR, et al. 2017. Role of *Streptococcus pneumoniae* proteins in evasion of complement-mediated immunity. Front Microbiol 8(224):1-20.

Anttila M, Voutilainen M, Jantti V, et al. 1999. Contribution of serotype-specific IgG concentration, IgG subclasses and relative antibody avidity to opsonophagocytic activity against *Streptococcus pneumoniae*. Clin Exp Immunol 118 (3):402-407.

Austrian R. 1977. Prevention of pneumococcal infection by immunization with capsular polysaccharides of *Streptococcus pneumoniae*: Current status of polyvalent vaccines. Infect Dis 136(Suppl):38-42.

Austrian R, Gold J. 1964. Pneumococcal bacteremia with especial reference to bacteremic pneumococcal pneumonia. Ann Intern Med(60):759-776.

Barocchi MA, Censini S, Rappuoli R. 2007. Vaccines in the era of genomics: The pneumococcal chellenge. Vaccine 25 (16):2963-2973.

Berical AC, Harris D, Dela Cruz CS, et al. 2016. Pneumococcal vaccination strategies. An update and perspective. Ann Am Thorac Soc 13(6):933-944.

Berry AM, Paton JC. 1996. Sequence heterogeneity of PsaA, a 37-kilodalton putative adhesin essential for virulence of *Streptococcus pneumoniae*. Infect Immun 64 (12):5255-5262.

Bieging KT, Rajam G, Holder P, et al. 2005. Fluorescent multivalent opsonophagocytic assay for measurement of functional antibodies to *Streptococcus pneumoniae*. Clin Diagn Lab Immunol 12(10):1238-1242.

Bisgard KM, Kao A, Leake J, et al. 1998. *Haemophilus influenzae* invasive disease in the United States. 1944—1995: Near disappearance of a vaccine-preventable childhood disease. Emerg Infect Dis 4(2):229-237.

Black SB, Shinefield HR, Ling S, et al. 2002. Effectiveness of heptavalent pneumococcal conjugate vaccine in children younger than five years of age for prevention of pneumonia. Pediatr Infect Dis J 21(9):810-815.

Boulnois GJ. 1992. Pneumococcal proteins and the pathogenesis of disease caused by *Streptococcus pneumoniae*. J Gen Microbiol 138(2):249-259.

Breiman RF, Keller DW, Phelan MA, et al. 2000. Evaluation of effectiveness of the 23-valent pneumococcal capsular polysaccharide vaccine for HIV infected patients. Arch Intern Med 160(17):2633-2638.

Briles DE, Hollingshead S, Brooks-Walter A, et al. 2000. The potential to use PspA and other pneumococcal proteins to elicit protection against pneumococcal infection. Vaccine 18 (16):1707-1711.

Brooks-Walter A, Briles DE, Hollingshead SK. 1999. The pspC gene of *Streptococcus pneumoniae* encodes a polymorphic protein, PspC, which elicits cross-reactive antibodies to PspA and provides immunity to pneumococcal bacteremia. Infect Immun 67(12):6533-6542.

Brundage JF. 2006. Interactions between influenza and bacterial respiratory pathogens: Implications for pandemic preparedness. Lancet Infect Dis 6(5):303-312.

Butler JC, Breiman RF, Campbell JF, et al. 1993. Pneumococcal polysaccharide vaccine efficacy. An evaluation of current recommendations. JAMA 270(15):1826-1831.

Calix JJ, Nahm MH. 2010. A new pneumococcal serotype, 11E, has a variably inactivated wcjE gene. J Infect Dis 202(1):29-38.

Casadevall A, Scharff M. 1994. Serum therapy revisited: Animal models of infection and development of passive antibody therapy. Antimicrob Agents Chemother 38(8):1695-1702.

CDC. 2005. Direct and indirect effects of routine vaccination of children with 7-valent pneumococcal conjugate vaccine on incidence of invasive pneumococcal disease—United States, 1998—2003. Morb Mortal Wkly Rep 54(36):893-897.

CDC. 2010. Prevention of pneumococcal diease among infants and children—use of 13-valent pneumococcal conjugate vaccine and 23-valent pneumococcal polysaccharide vaccine. Recommendations of the Advisory Committaee on Immunization Practices(ACIP). Morb Mortal Wkly Rep 59 (RR-11):1-18.

Cohen R,Varon E,Doit C,et al. 2015. A 13-year survey of pneumococcal nasopharyngeal carriage in children with acute otitis media following PCV7 and PCV13 implementation. Vaccine 33(39):5118-5126.

Chuck A, Jacobs P, Tymell G, et al. 2010. Pharmacoeconomic evaluation of 10-and 13-valent pneumococcal conjugate vaccines. Vaccine 28(33):5485-5490.

Conaty S,Watson L, Dinnes J, et al. 2004. The effectiveness of pneumococcal polysaccharide vaccines in adults: A systematic review of observational studies and comparison with results from randomized controlled trials. Vaccine 22 (23-24):3214-3224.

Concepcion NF,Frasch CE. 2001. Pneumococcal type 22F polysaccharide absorption improves the specificity of a pneumococcal-polysaccharide enzyme-linked immunosorbent assay. Clin Diagn Lab Immunol 8(2):266-272.

Dagan R, Givon-Lavi N, Fraser D, et al. 2005. Serum serotype-specific pneumococcal anticapsular immunoglobiulin G concentrations after immunization with a 9-valent conjugate pneumococcal vaccine correlate with nasopharyngeal acquisition of pneumococcus. J Infec Dis 192(3):367-376.

De BK,Woolfitt AR,Barr JR, et al. 2003. Analysis of recombinant acylated pneumococcal surface adhesion A of *Streptococcus pneumoniae* by mass spectrometry. J Biochem Biophys 419(2):147-157.

Esposito S,Tansey S,Thompson A,et al. 2010. Safety and immunogenicity of a 13-valent pneumococcal conjugate vaccine compared to those of a 7-valent pneumococcal conjugate vaccine given as a three-dose series with routine vaccines in healthy infants and toddlers. Clin Vaccine Immunol 17(6): 1017-1026.

Farrell DJ,Klugman KP,Pichichero M. 2007. Increased antimicrobial resistance among nonvaccine serotypes of *Streptococcus pneumoniae* in the pediatric population after the introduction of 7-valent pneumococcal vaccine in the United States. Pediatr Infect Dis J 26(2):123-128.

Feikin DR, Feldman C, Schuchat A, et al. 2004. Global strategies to prevent bacterial pneumonia in adults with HIV disease. Lancet Infect Dis 4(7):445-455.

Finland M. 1979. Pneumonia and pneumococcal infections,with special reference to pneumococcal pneumonia. The 1979 J. Burns Amberson lecture. Am Rev Respir Dis 120(3): 481-502.

Fisman DN,Abrutyn E,Spaude KA,et al. 2006. Prior pneumococcal vaccination is associated with reduced death,complications,and length of stay among hospitalized adults with community-acquired pneumonia. Clin Infect Dis 42(8): 1093-1101.

Go ES, Ballas ZK. 1996. Atnti-pneumococcal antibody response in normal subjects: A meta-analysis. J Allergy Clin Immmunol 98(1):205-215.

Granoff DM,Lucas AH. 1995. Laboratory correlates of protection against *Haemophilus influenza* type b disease. Importance of assessment of antibody avidity and immunologic memory. Ann NY Acad Sci 754(31):278-288.

Grijalva CG, Griffin MR. 2008. Population-based impact of routine infant immunization with pneumoeoccal conjugate vaccine in the USA. Expert Rev Vaccines 7(1):83-95.

Hedlund J,Christenson B,Lundbergh P,et al. 2003. Effects of a large-scale intervention with influenza and 23-valent pneumococcal vaccines in elderly people: A 1-year follow-up. Vaccine 21(25-26):3906-3911.

Henrichsen J. 1995. Six newly recognized types of *Streptococcus pneumoniae*. J Clin Microbiol 33(10):2759-2762.

Hermand P, Vandercammen A, Mertens E, et al. 2017. Preclinical evaluation of a chemically detoxified pneumolysin as pneumococcal vaccine antigen. Hum Vaccin Immunother 13(1):220-228.

Hey C,Rose MA,Kujumdshiev S,et al. 2005. Dose the 23-valent pneumococcal vaccine protect cochlear implant recipients? Laryngoscope 115(9):1586-1590.

Honkanen PO,Keistinen T,Miettinen L,et al. 1999. Incremental effectiveness of pneumococcal vaccine on simultaneously administered influenza vaccine among persons aged 65 years or older. Vaccine 17(20-21):2493-2500.

Hook E, Horton CA, Schaberg DR. 1983. Failure of intensive care unit support to influence mortality from pneumococcal bacteremia. JAMA 249(8):1055-1057.

Javaloyas M, Garcia-Somoza D, Gudiol F. 2002. Epidemiology and prognosis of bacteremia: A 10-y study in a community hospital. Scand J Infect Dis 34(6):436-441.

Jackson LA,Benson P,Sneller VP, et al. 1999. Safety of revaccination with pneumococcal polysaccharide vaccine. JAMA 281(3):243-248.

Jackson LA,Neuzil KM,Whitney CG,et al. 2005. Safety of vary dosages of 7-valent pneumococcal protein conjugate vaccine in seniors previously vaccinated with 23-valent pneumococcal polysaccharide vaccine. Vaccine 23(28): 3697-3703.

Jedrzejas MA. 2001. Pneumococcal virulence factors: Structure and function. J Microbiol Mol Biol Rev 65(2):187-207.

Jodar L,Butler J,Carlone G,et al. 2003. Serological criteria for evaluation and licensure of new pneumococcal conjugate vaccine formulations for use in infants. Vaccine 21 (23): 3265-3272.

John SK, Laskowich ER, Arumugham RG, et al. 2005. Determination of saccharide content in pneumococcal polysaccharides and conjugate vaccines by GC-MSD. Analyt Biochem 347(2):262-274.

Johnstone J, Marrie TJ, Eurich DT, et al. 2007. Effect pneumococcal vaccination in hospitalized adults with community-acquired pneumonia. Arch Int Med 167(18):1938-1943.

Jokinen JT, Ahman H, Kilpi TM, et al. 2004. Concentration of antipneumococcal antibodies as a serological corralate of protection an application to acute otitis media. J Infec Dis 190(3):545-550.

Kaplan SL, Barson WJ, Lin PL, et al. 2010. Serotype 19A is the most common serotype causing invasive pneumococcal infections in children. Pediatrics 125(3):429-436.

Kientinger D, Kueper K, Steul K, et al. 2010. Safety, tolerability and immunologic noninforiority of a 13-valent pneumococcal conjugate vaccine compared to a 7-valent pneumococcal conjugate vaccine given with routin pediatric vaccinations in Germany. Vaccine 28(25):4192-4203.

Kim PE, Musher DM, Glezen WP, et al. 1996. Association of invasive pneumococcal disease with season, atmospheric conditions, air pollution and the isolation of respiratory viruses. Clin Infect Dis 22(1):100-106.

Klugman KP, Madhi SA, Huebner RE, et al. 2003. A trial of a 9-valent pneumococcal conjugate vaccine in children with and those without HIV infection. N Engl J Med 349(14): 1341-1348.

Koivula I, Sten M, Leinonen M, et al. 1997. Clinical efficacy of pneumococcal vaccine in the elderly: A randomised, single blind population-based trial. Am J Med 103(4):281-290.

Kuronuma K, Takahashi H. 2019. Immunogenicity of pneumococcal vaccines in comorbid autoimmune and chronic respiratory diseases. Hum Vaccin Immunotherap 15(4): 859-862.

Lackner TE, Hamilton RG, Hill JJ, et al. 2003. Pneumococcal polysaccharide revaccination: Immunoglbulin G seroconversion, persistence and safety in frail, chronically ill older subjects. J Am Geriatr Soc 51(2):240-245.

Lee CJ, Wang TR, Frasch CE. 2001. Immunogenicity in mice of pneumococcal glycoconjugate vaccines using pneumococcal protein carriers. Vaccine 19(23-24):3216-3225.

Lee LH, Frasch CE, Falk LA, et al. 2003. Correlates of immunity for pneumococcal conjugate vaccines. Vaccine 21(17-18): 2199-2205.

Lee H, Nahm MH, Burton R, et al. 2009. Immune response in infants to the heptavalent pneumococcal conjugate vaccine against vaccine-related serotypes 6A and 19A. Clin Vaccine Immunol 16(3):376-381.

Lisa JM, Kristen EG, Jaime LR, et al. 2013. Impact of 13-valent pneumococcal conjugate vaccine (PCV13) in a pandemic similar to the 2009 H1N1 in the United States. BMC Infect Dis 13(1):229.

Lu YJ, Leiti L, Goncalves VM, et al. 2010. GMP grade pneumococcal whole cell vaccine injected subcutaneously protects mice from nasopharyngeal colonization and fetal aspiration-sepsis. Vaccine 28(47):7468-7475.

Macintyre CR, Egerton T, McCaughey M, et al. 2010. Concomitant administration of zoster and pneumoeoceal vaccines in adults ≥60 years old. Ham Vaccin 6(11):18-26.

Macleod CM, Hodges RG, Heidelberger M, et al. 1945. Prevention of pneumococcal pneumonia by immunization with specific capsular polysaccharides. J Exp Med 82(6): 445-465.

Mangtani P, Cutts F, Hall AJ, et al. 2003. Efficacy of polysaccharide pneumococcal vaccine in adults in more developed countries: The state of evidence. Lancet Infect Dis 3(2): 71-78.

Mangtani P, Roberts JA, Hall AJ, et al. 2005. An economic analysis of a pneumococcal vaccine programme in people aged over 64 years in a developed country setting. Int J Epidemiol 34(3):565-574.

Manoff S, Liss C, Caulfield MJ, et al. 2006. Revaccination with a 23-valent pneumococcal polysaccharide vaccine induces elevated and persistent functional antibody responses in adults ≥65 years of age. Presented at the 12th International Congress on Infectious Diseases, Lisbon, Portugal.

McGee L. 2007. The coming of age of niche vaccines? Effect of vaccines on resistance profiles in *Streptococcus pneumoniae*. Curr Opin Microbiol 10(5):473-478.

Miller E, Andrews N, Waight P, et al. 2003. Bacterial infections. Immune overload, and MMR vaccine. Measles, mumps, and rubella. Arch Dis Child 88(3):222-223.

Miyaji EN, Ferreira DM, Lopes APY, et al. 2002. Analysis of serum cross reactivity and cross rotection elicited by immunization with DNA vaccines against *Streptococcus pneumoniae* expressing PspA fragments from different clades. Infect Immun 70(9):5086-5090.

Miyaji EN, Dias WO, Tanizaki MM, et al. 2003. Protective efficacy of PspA-based DNA vaccines: Contribution of both humoral and cellular immune responses. J FEMS Immunol Med Microbiol 37(1):53-57.

Moberley S, Holden J, Tatham DP, et al. 2013. Vaccines for preventing pneumococcal infection in adults. Cochrane

Database of Systematic Reviews 1:CD000422.

Mudd S, Heinmets F, Anderson TF. 1943. The pneumococcal capsular swelling reaction, studied with the aid of the electron microscope. J Exp Med 78(5):327-332.

Mufson MA, Krause HE, Schiffman G, et al. 1987. Pneumococcal antibody levels one decade after immunization of healthy adults. Am J Med Sci 293(5):279-284.

Mufson MA, Hughey DF, Turner CE, et al. 1991. Revaccination with pneumococcal vaccine of elderly persons 6 years after primary vaccination. Vaccine 9(6):403-407.

Musher DM. 2001. Streptococcus pneumoniae. In: Mandell GL, Bennett JE, Dolin R. Principles and Practice of Infectious Diseases (5th ed). New York: Chchill Livingstone, 2128-2147.

Musher DM, Watson DA, Baughn RE. 1990. Does naturally acquired IgG antibody to cell wall polysaccharide protect human subjects against pneumococcal infection? J Infect Dis 161(4):736-740.

Mykietiuk A, Carratalà J, Dominguez A, et al. 2006. Effect of prior pneumococcal vaccination on clinical outcome of hospitalized adults with community-acquired pneumococcal pneumonia. Eur J Clin Microbiol Infect Dis 25(7):457.

Nabors GS, Braun PA, Herrmann DJ, et al. 2000. Immunization of healthy adults with a single recombinant pneumococcal surface protein A(PspA) variant stimulates broadly cross-reactive antibodies to heterologous PspA molecules. Vaccine 18(17):1743-1754.

Nieminen T, Kayhty H, Virolainen A, et al. 1998. Circulating antibody secreting cell response to arenteral pneumococcal vaccines as an indicator of a salivary IgA antibody response. Vaccine 16(2-3):313-319.

O'Brien KL, Moulton LH, Reid R, et al. 2003. Efficacy and safety of seven-valent conjugate pneumococcal vaccine in American Indian children: Group randomised trial. Lancet 362(9381):355-361.

O'Brien KL, Hochman M, Goldblatt D. 2007. Combined schedules of pneumococcal conjugate and polysaccharide vaccines: Is hyporesponsiveness an issue? Lancet Infect Dis 7(9):597-606.

Oliveira M, Areas A, Campos I, et al. 2006. Induction of systemic and mucosal immune response and decrease of Streptococcus pneumoniae colonization by nasal inoculation of mice with recombinant lactic acid bacteria expressing the Pneumococcal Suface Antigen A(abstract SY11. 07). Presented at: 5th International Symposium on Pneumococci and Pneumococcal Diseases(ISPPD); April 2-6. Alice Spring, Central Australia.

Ortqvist A, Hedlund J, Burman LA, et al. 1998. Randomised trial of 23-valent pneumococcal capsular polysaccharide vaccine in the prevention pneumonia in middle-aged and elderly people. Lancet 351(9100):399-403.

Pandey GP. 2000. Immunoglobulin GM and KM allotypes and vaccine immunity. Vaccine 19:613-617.

Paton JC, Andreo PW, Boulnois GJ, et al. 1993. Molecular analysis of the pathogenicity of Streptococcus pneumoniae: The role of pneumococcal proteins. Annu Rev Microbial 147:89-115.

Peñaranda M, Falco V, Payeras A, et al. 2007. Effectiveness of polysaccharide pneumococcal vaccine in HIV-infected patients: A case-control study. Clin Infect Dis 45(7):e82-87.

Product information. Prevenar 13[pneumococcal 13-valent conjugate vaccine(diphtheria CRM197 protein)]. Philadelphia Wethy pharmaceuticals Inc, a subsidiary of Pfizer Inc, April 2011.

Reinert RR, Jacobs MR, Kaplan SL. 2010. Pneumococcal disease caused by serotype 19A: Review of the literature and implications for future vaccine development. Vaccine 28(26): 4249-4259.

Riley ID, Andrews M, Howard R, et al. 1977. Immunization with polyvalent pneumococcal vaccine. Reduction of adult respiratory mortality in a New Guinea Highlands community. Lancet 1(8026):1338-1341.

Robins JB, Alter M, Loch G, et al. 1999. Determination of antibody responses of elderly adults to all 23 capsular polysaccharides after pneumococcal vaccination. Infect Immun 67(11):5979-5984.

Roche AM, King SJ, Weiser JN, et al. 2007. Live attenuated Streptococcus penumomiae strains induce serotype independent mucosal and systemic protection in mice. Infect Immun 75(5):2469-2475.

Rodriguez R, Dyer PD. 1995. Safety of pneumococcal revaccination. J Gen Intern Med 10(9):511-512.

Romero-Steiner S, Musher DM, Cetron MS, et al. 1999. Reduction in functional antibody activity against Streptococcus pneumoniae in vaccinated elderly individuals highly correlates with decreased IgG antibody avidity. Clin Infect Dis 29(2):281-288.

Romero-Steiner S, Frasch CE, Carlone G, et al. 2006. Use of opsonophagocytosis for serological evaluation of pneumococcal vaccines. Clin Vaccine Immunol 13(2):165-169.

Rose M, Hey C, Kujumdshiev S, et al. 2004. Immunogenicity of pneumococcal vaccination of patients with cochlear implants. J Infect Dis 190:551-557.

Rubins JB, Alter M, Loch J, et al. 1999. Determination of antibody responses of elderly adults to all 23 capsular polysaccharides after pneumococcal vaccination. Infect Immun

67（11）：5979-5984.

Rubin J，McGarry L，Struton D，et al. 2010. Pubilc health and economic impact of the 13-valent pneumococcal conjugate vaccine（PCV13）in the United States. Vaccine 28（48）：7634-7643.

Russell H，Tharpe JA，Wells DE，et al. 1990. Monoclonal antibody recognizing a species-specific protein from *Streptococcus pneumoniae* J Clin Microbial 28（10）：2191-2195.

Sartori AM，de Sodrez PC，Novaes HM. 2010. Cost-effectiveness of introducing the 10-valent pneumococcal conjugate vvaccine into the universal immunization of infants in Brazil. J Epidemiol Community Health.

Satzke C，Dunne EM，Chouammanivong M，et al. 2019. Pneumococcal carriage in vaccine－eligible children and unvaccinated infants in Lao PDR two years following the introduction of the 13－valent pneumococcal conjugate vaccine. Vaccine 37（2）：296－305.

Scott MG，Crimmins DL，McCourt DW，et al. 1991. Clonal characterization of the human IgG antibody repertoire to *Haemphilus influenzae* type b polysaccharide：IV. The less frequently expressed VL are heterogenous. J Immunol 147（11）：4007-4013.

Shafer DE，Toll B，Schuman RF，et al. 2000. Activation of soluble polysaccharides with 1-cyano-4-dimethyl-aminopyridinium tetrafluoroborate（CDAP）for use in protein-polysaccharide conjugate vaccines and immunological reagents. II. Selective crosslinking of proteins to CDAP-activated polysaccharides. Vaccine18（13）：1273-1281.

Shapiro ED，Berg AT，Austrian R，et al. 1991. The protective efficacy of polyvalent pneumococcal polysaccharide vaccine. New Engl J Med 325（21）：1453-1460.

Siber GR，Chang I，Baker S，et al. 2007. Estimating the protective concentration of anti-pneumococcal capsular polysaccharide antibodies. Vaccine 25（19）：3816-3826.

Sisk JE，Whang W，Butler JC，et al. 2003. Cost-effectiveness of vaccination against invasive pneumococcal disease among people 50 through 64 years of age：Role of comorbid conditions and race. Ann Intern Med 138（12）：960-968.

Snape M，Klinger C，Daniels E，et al. 2010. Immunogenicity and reactogenicity of a 13-valent-pneumococcal conjugate vaccine administered at 2，4，and 12 months of age：A double-blind randomized active-controlled trial. Pediatr Infect Dis J 29（12）：e80-90.

Song JH，Jung SI，Ki HK，et al. 2004. Clinical outcomes of pneumococcal pneumonia caused by antibiotic-resistant strains in Asian countries：A study by the Asian Network for Surveillance of Resistant Pathogens. Clin Infect Dis 38（11）：1570-1578.

Srivastava A，Henneke P，Visintin A，et al. 2005. The apoptotic response to pneumolysin is Toll-like receptor 4 dependent and protects against pneumococcal disease. J Infect Immun 73（10）：6479-6487.

Terra VS，Mills DC，Yates LE，et al. 2012. Recent developments in bacterial protein glycan coupling technology and glycoconjugate vaccine design. J Med Microbiol 61（7）：919-926.

Thorburn AN，O'sullivan BJ，Thomas R，et al. 2010. Pneumococcal conjugate vaccine-induced regulatory T cells suppress the development of allergic airways disease. Thorax 65（12）：1053－1060.

Tomczyk S，Bennett NM，Stoecker C，et al. 2014. Use of 13-valent pneumococcal conjugate vaccine and 23-valent pneumococcal polysaccharide vaccine among adults aged ≥ 65 years：Recommendations of the Advisory Committee on Immunization Practices（ACIP）. Morb Mortal Wkly Rep 63（37）：822-825.

Vidarsson G，Sigurdardottir ST，Gudnason T，et al. 1998. Isotypes and opsonophagocytosis of pneumococcus type 6B antibodies elicited in infants and adults by an experimental pneum cococcus type 6B-tetanus toxoid vaccine. Infect Immun 66（6）：2866-2870.

Wagner C，Popp W，Posch M，et al. 2003. Rosenberger-Spitzy，Impact of pneumococcal vaccination on morbidity and mortality of geriatric patients：A case-controlled study. Gerontology 49（4）：246-250.

Whitney CG，Klugman KP. 2004. Vaccines as tools against resistance：The example of pneumococcal conjugate vaccine. Semin Pediatr Infect Dis 15（2）：86-93.

WHO position paper. 2007. Pneumococcal conjugate vaccine for childhood immunization. Wkly Epidemiol Rec 82：93-104.

WHO. 2008. Estimates of Disease Burden and Cost-effectiveness. Geneva.

WHO. 2012. Pneumococcal vaccines：WHO position paper—2012. Wkly Epidemiol Rec 87：129-144.

Yeh S，Gurtman A，Hurley D，et al. 2010. Immunogenicity and safety of 13-valent pneumococcal conjugate vaccine in infants and toddlers. Pediatrics 126（3）：e493-505.

Yildirim I，Hanage WP，Lipsitch M，et al. 2010. Serotype specific invasive capacity and persistent reduction in invasive pneumococcal disease. Vaccine 29（2）：283-288.

Yother J，Briles DE. 1992. Structural properties and evolutionary relationships of PspA，a surface protein of *Streptococcus pneumoniae*，as revealed by sequence analysis. J Bacteriol 174（2）：601-609.

Yother J，Handsome GL，Briles DE. 1992. Truncated forms of PspA that are secreted from *Streptococcus pneumoniae* and their use in functional studies and cloning of the pspA gene. J

Bacteriol 174(2):610-618.

Yu X, Gray B, Chang S, et al. 1999. Immunity to cross-reactive serotypes induced by pneumococcal conjugate vaccines in infants. J Infect Dis180(5):1569-1576.

Zhang Y, Masi AW, Bamiak V, et al. 2001. Recombinant PhpA protein, a unique histidine motif-containing protein from *Streptococcus pneumoniae*, protects mice against intranasal pneumococcal challenge. Infect Immun 69(6):3827-3836.

Zhogolev SD, Ogarkov PI, Mel' nichenko PI. 2004. The prophylaxis of nonhospital pneumonia using 23-valent pneumococcus vaccine in the military collectives. Voen Med Zh 325(12):35-43,96.

# 第 **21** 章
## 小儿中耳炎疫苗

任大宾

**本章摘要**

急性中耳炎是需用抗生素治疗的最普通的儿童细菌感染性疾病。小儿中耳炎发病率高,容易复发,严重者可致传导性耳聋、继发的发声和语言发育迟滞等后遗症。有效预防和治疗急性中耳炎对于儿童健康以及减轻患儿家庭和社会经济负担具有重要意义。中耳炎的病原包括多种呼吸道细菌和病毒。中耳炎是由病毒和细菌感染中耳腔以及由此引起的宿主对感染的免疫反应。目前,尚无专用于预防小儿中耳炎的疫苗。一些预防肺炎球菌、无型性流感嗜血杆菌、流感病毒等病原所致疾病的疫苗可有效降低小儿中耳炎的发病率。针对导致急性中耳炎的细菌和病毒的多个候选疫苗现在正处于临床前研究及临床试验等不同阶段。诱导早期免疫、评价母源性免疫、研究抗原保护效应、阐明急性中耳炎发病机制、在临床试验中评价候选抗原等目标的实现将加快疫苗研究的推进,使中耳炎疫苗早日研发成功,以有效预防小儿中耳炎。

## 21.1 概述

急性中耳炎（acuteotitis media，AOM）是需要用抗生素治疗的最普遍的儿童细菌感染疾病。大约 3/4 的儿童在 3 岁前都至少患过一次急性中耳炎，其中 1/3 会复发。中耳炎在 6 个月内发作 3 次以上或 12 个月内发作 4 次以上定义为复发性中耳炎（Pichichero，2000）。复发性中耳炎可伴有持续的中耳渗出液、传导性耳聋和继发的发声和语言发育迟滞（Pelton et al.，2013）。2006 年，美国一项医疗费用调查数据表明，每位急性中耳炎患儿治疗的平均费用为 350 美元（时值人民币 2800 元），全国的全年费用总额为 28 亿美元（时值人民币约 224 亿元），其中，主要的花费来自父母亲为照顾患儿所付出的时间而产生的间接经济损失（Coker et al.，2010）。因此，有效预防和治疗急性中耳炎对于减轻经济和社会负担具有重要意义。

## 21.2 病原学

中耳炎的病原是多因素的。导致中耳炎流行和慢性化的因素包括上呼吸道病毒和细菌感染、儿童年龄幼小、免疫功能低下、咽鼓管功能障碍等。其中，最重要的因素为上呼吸道病毒和细菌感染（Cripps et al.，2005）。上呼吸道病毒感染引起病毒和细菌经咽鼓管上行到中耳，经常引发急性中耳炎（Klein，1994；Cripps et al.，2003）。肺炎球菌（Streptococcus pneumoniae，占 25% ~ 50%）、无型性流感嗜血杆菌（nontypeable Haemophilus influenzae，NTHi，占 15% ~ 30%）和卡他莫拉菌（Moraxella catarrhalis，占 3% ~ 20%）3 种病原菌在中耳炎的病因中占据首要位置（Klein，1994）。与急性中耳炎风险增加相关的呼吸道病毒主要为 A 型或 B 型流感病毒（influenza virus）、呼吸道合胞病毒（respiratory syncytial virus，RSV）、副流感病毒（parainfluenza virus，PIV）、肠病毒（enterovirus）和腺病毒（adenovirus）等（Cripps et al.，2003）。

## 21.3 流行病学

中耳炎的儿童发病高峰年龄在 6 ~ 18 个月（Greenberg，2001）。小于 1 岁的儿童一般有 10% ~ 20% 会发生复发性中耳炎（Cripps et al.，2005）。这些儿童在 7 岁前几乎有 40% 会发生 6 次以上急性中耳炎，在其 1 岁前有 50% 以上会发生渗出性中耳炎。他们中有 30% ~ 40% 会发生复发性渗出性中耳炎，其中，5% ~ 10% 的发作会持续 12 个月以上（Rosenfeld et al.，2004）。急性中耳炎最常发病于冬季。发达国家对渗出性中耳炎尤为重视。而在大部分发展中国家和地区，急性中耳炎和慢性化脓性中耳炎则更为普遍。过度拥挤、家庭子女较多、较差的卫生条件和营养不良等社会经济不利条件引起中耳炎病原早期和持续在鼻咽部繁殖形成细菌克隆，被认为是慢性化脓性中耳炎在发展中国家流行的主要因素（Cripps et al.，2005）。这部分人群有 90% 会发生至少一次渗出性中耳炎。小于 6 个月的儿童很可能继发复发性慢性渗出性中耳炎。除年幼外，中耳炎频发的风险因素还包括社会经济条件差、上幼儿园、在家中被动吸烟、缺乏母乳喂养和兄弟姐妹中有复发性急性中耳炎病史等（Greenberg，2001）。

## 21.4 发病机制与保护性免疫

中耳炎是一个微生物病毒和细菌入侵、与个体免疫反应相互作用所致的多因素疾病。已知多种中耳炎致病因素均与两个成分相关：① 与削弱的免疫反应相关的宿主因素，如年龄、遗传易感性及特应性；② 与微生物入侵相关的环境因素，如多个兄弟姐妹同胞、入托和寒冷季节等（Rovers，2008）。咽鼓管在中耳炎的发病中起着重要作用，因为它是病原从鼻咽部进入中耳的入口，而且在清除中耳分泌物中发挥重要作用。上呼吸道病毒性感染可导致包括鼻咽部和咽鼓管的上呼吸道黏膜充血、上皮细胞损伤和咽鼓管功能障碍，从而削弱清除中耳分泌物的功能，细胞和黏液碎片在咽鼓管腔集聚，堵塞咽鼓管，中耳压力变为负压。随后，潜在的病原从鼻咽部吸入中耳，引起中耳感染和中耳炎（Rovers et al.，2004；Nokso-Koivisto et al.，2015）。中耳炎是由病毒和细菌感染中耳腔以及由此引起的宿主对感染的反应。流感病毒、呼吸道合胞病毒、副流感病毒和腺病毒是与急性中耳炎密切相关的最重要的几种病毒。研究表明,季节性呼吸道合胞病毒、人间质性肺炎病毒、流感病毒感染与儿童中耳炎的发病增加在时间上相关(Stockmann et al.,2013)。

通常,患急性中耳炎之前或同时总有上呼吸道病毒感染。呼吸道病毒致咽鼓管功能障碍的可能机制之一为通过诱导鼻咽部产生和释放细胞因子和炎症介质,如组胺(histamine)、激肽(bradykinin)、白介素(interleukin)、白三烯(leukotriene)、干扰素(interferon)和肿瘤坏死因子(tumor necrosis factor)。现已发现,在成人志愿者中这些物质多数可引发咽鼓管功能障碍。病毒也可增强细菌繁殖和黏附鼻咽部,并改变宿主免疫防御机制。病毒又可调节宿主免疫功能并增加宿主对继发性细菌感染的易感性。例如,流感病毒对中性粒细胞具有免疫抑制效应,呼吸道合胞病毒和鼻病毒可改变细胞介导的免疫功能(Chonmaitree,2000;Nokso-Koivisto et al.,2015)。

急性中耳炎发病机制包括病毒和细菌复杂的相互作用。研究表明,中耳或中耳外呼吸道伴发病毒感染可使急性细菌性中耳炎的临床过程显著恶化。病毒可干扰抗生素进入中耳渗出液或稀释中耳渗出液中的抗生素浓度。因此,急性病毒感染为促进细菌在鼻咽部生长创造了有利环境。早在鼻咽部繁殖形成克隆的致病菌黏附到上皮细胞,从而侵入中耳。病毒也可诱导局部产生细胞因子和炎症介质,导致细菌感染程度加重和病程延长。另外,病毒也可影响机体免疫和生理反应,延迟细菌从中耳清除(Chonmaitree,2000)。

细菌表面的黏附蛋白如无型性流感嗜血杆菌的高分子质量蛋白(high molecular weight protein,HMW)1、HMW2、P5及Ⅳ型菌毛蛋白(Pili)和卡他莫拉菌(*Moraxella catarrhalis*)的 Mch/Mha、卡他莫拉菌金属蛋白酶(*M. catarrhalis* metalloproteinase,Mcm)A、莫拉菌免疫球蛋白 D 结合蛋白(*Moraxella* IgD-binding protein,MID)/红细胞凝聚素(hemagglutinin,Hag)、广泛的表面蛋白(ubiquitous surface protein,UspA)1、卡他莫拉菌黏附蛋白(*M. catarrhalis*-adherence protein,McaP)及外膜蛋白(outer membrane protein,OMP)CD 等可介导呼吸病原菌黏附到呼吸上皮表面,并进入上皮细胞,发挥致病作用(Murphy et al.,2013)。黏附到细胞表面的细菌可

形成多细胞群落——生物膜(biofilm)。现已证明,肺炎球菌(*S. pneumoniae*)、无型性流感嗜血杆菌和卡他莫拉菌在体外和体内均可形成生物膜。生物膜是慢性和复发性无型性流感嗜血杆菌疾病(主要为中耳炎)的重要作用因子。无型性流感嗜血杆菌的生物膜包括细胞外 DNA、菌毛蛋白和细菌表面含不同长度寡糖链的脂寡糖(lipooligosaccharide,LOS)分子(Murphy et al.,2013)。在生物膜形成中,脂寡糖集群的变迁和生长是由自身诱导物-2(autoinducer-2)群体信号(quorum signal)来协调的。而且,这些群体信号还影响其他中耳病原的生物膜形成和致病的持续性(Armbruster et al.,2010)。更多的证据显示,无型性流感嗜血杆菌生物膜还包括宿主细胞成分,从多方面符合一个渗出物或白细胞细胞外陷阱(neutrophil extracellular trap,NET)的定义。白细胞被无型性流感嗜血杆菌激活,通过利用宿主特异的微生物病原体识别受体(pathogen recognition receptor,PRR)识别细菌成分,从而形成白细胞细胞外陷阱(Juneau et al.,2011)。然而,无型性流感嗜血杆菌并非被杀灭,而是在白细胞细胞外陷阱中生存,所含有的一些促进生物膜形成的表面基团对于抵抗白细胞细胞外陷阱的杀菌效应和被更多赶来的白细胞杀灭很重要(Juneau et al.,2011)。卡他莫拉菌生物膜生长可增加许多基因产物,尤其是那些与能量产生和抵抗先天免疫反应有关的基因产物的表达(Wang et al.,2007)。

研究表明,脂寡糖在介导卡他莫拉菌与上皮细胞黏附和血清抵抗中具有重要作用(Peng et al.,2007)。此外,脂寡糖核心结构和侧链均可诱导人体产生血清抗体(Schwingel et al.,2009)。卡他莫拉菌在生长过程中脱落的外膜囊泡(outer membrane vesicle,OMV)是含有多种外膜成分的复杂结构,可由人上皮细胞内化,诱导炎症反应,如激发 Toll 样受体 2(Toll-like receptor-2,TLR-2)反应和活化 B 淋巴细胞(Murphy et al.,2013)。因此,外膜囊泡可输送抗原到宿主细胞,诱导和介导宿主炎症。此外,*M. catarrhalis* 的外膜囊泡也可抑制补体依赖的无型性流感嗜血杆菌杀灭,提示病原可协作逃避先天免疫并在呼吸道生存(Tan et al.,2007)。

呼吸道上皮细胞是抵抗呼吸道细菌和病毒入侵的第一道防线。其防御机制包括机械性(如黏膜纤毛结构)、先天性[如防御素(defensin)、炎症介质]和获得性/特异性(如抗原特异的免疫记忆)作用。

当呼吸道的细菌和病毒接触呼吸道上皮细胞时,可诱导产生抗微生物物质,如干扰素(interferon,IFN)、乳铁蛋白(lactoferrin)、β-防御素、一氧化氮和化学信号传导物,如细胞因子和趋化因子。这些作用是固有免疫反应的一部分,并可影响特异性免疫系统(Vareille et al.,2011)。尽管这些防御机制可促进清除微生物,但是细菌和病毒可通过复杂的机制逃避机体一系列先天抗微生物防御机制、固有免疫特异免疫反应。许多黏膜上皮的固有免疫功能是由其特异的病原体模式识别受体(pattern recognition receptor,PRR)所介导的。该受体可识别多数微生物所具备的独特的病原体相关分子模式(pathogen-associated molecular pattern,PAMP)结构(Murphy et al.,2013)。

研究显示,耳炎易感(otitis prone,OP)儿童的中耳渗出液中 PRR 如 Toll 样受体 9(Toll-like receptor-9,TLR-9)、核苷酸结合寡聚结构域-1(nucleotidebinding oligomerization domain-1,Nod-1)、Nod-2 和视黄酸诱导基因-1(retinoic acid-inducible gene-1,RIG-1)等 mRNA 表达显著低于非耳炎易感儿童,而两组中耳渗出液中 IgG、IgA 和 IgM 浓度并无差异,PPR mRNA 与抗体之间也无相关,提示 PRR 表达在渗出性中耳炎易感中发挥作用(Kim et al.,2010)。

特异免疫反应也是黏膜防御机制的重要成分。在诱导位点经抗原活化的淋巴细胞可归巢进入黏膜组织,分化成熟为 IgA 分泌浆细胞,发挥防御作用。上呼吸道重要的淋巴组织包括淋巴结、扁桃体和鼻咽相关淋巴组织(nasopharynx-associated lymphoid tissue,NALT)。与其他淋巴组织不同,鼻咽相关淋巴组织是后天发育的,在 Th1 细胞、Th2 细胞和分泌 IgA 的 B 细胞的形成中很重要(Krege et al.,2009)。诱生型一氧化氮合酶(inducible nitric oxide synthase,iNOS)是调节一氧化氮产生的一种酶,为人体气道局部免疫反应的一个关键介质。渗出性中耳炎患儿淋巴结表达低水平诱生型一氧化氮合酶,提示该酶对于预防渗出性中耳炎的发生和发展具有重要作用(Granath et al.,2010)。

## 21.5 小儿中耳炎疫苗

目前,市场上并无专门用于预防小儿中耳炎的疫苗。中耳炎的病原体包括多种呼吸道细菌和病毒,本章分别介绍已在临床使用的和正处于研究开发阶段的预防这些细菌和病毒性疾病的疫苗。

### 21.5.1 细菌类疫苗

下面具体介绍针对小儿中耳炎的 3 个主要病原菌,肺炎球菌(S. pneumoniae)、无型性流感嗜血杆菌(NTHi)和卡他莫拉菌(M. catarrhalis)的现有疫苗及候选疫苗。

#### 21.5.1.1 肺炎球菌疫苗

肺炎球菌多糖结合疫苗是目前唯一对 2 岁以下儿童有效的肺炎球菌疫苗。此处着重介绍用于预防侵袭性肺炎球菌病的肺炎球菌结合疫苗及肺炎球菌蛋白候选疫苗。

(1)肺炎球菌结合疫苗

① 来源

肺炎球菌结合疫苗是为了预防侵袭性肺炎球菌病(如肺炎球菌肺炎、脑膜炎、败血症等)而研究开发、最终获准生产并在临床使用的疫苗。由于肺炎球菌是小儿中耳炎的首要病原,所以肺炎球菌结合疫苗也可被认为是预防小儿中耳炎的疫苗之一。7 价肺炎球菌结合疫苗(pneumococcal conjugate vaccine,PCV)是第一个肺炎球菌结合疫苗,是由 7 种肺炎球菌血清型,即 4、6B、9V、14、18C、19F、23F 型荚膜多糖单独共价连接到无毒的白喉类毒素——交叉反应突变体 β197 蛋白(cross-reactive mutant 197,CRM197)后复合配方而成的结合疫苗。目前,市场上的 PCV-7 是由惠氏公司(Wyeth)[现辉瑞公司(Pfizer)]生产的 Prevnar(在一些国家称为 Prevenar)(Wyeth,2009)。

PCV-10 和 PCV-13 为两个分别含有 10 种和 13 种肺炎球菌血清型多糖的肺炎球菌结合疫苗,近年均已进入临床。二者均包括 PCV-7 的所有血清型和其他致肺炎球菌病的共同血清型。加入 PCV-10 中的血清型为 1、5 和 7F 型。目前,市场上的 PCV-10 是由 GSK 公司生产的 Synflorix(PHiD-CV)。10 个血清型中的 8 个(1、4、5、6B、7F、9V、14、23F 型)都共价连接到一个重组非脂化型无型性流感嗜血杆菌蛋白 D 上。而血清型 18C 和 19F 型则分别连接到破伤风类毒素(tetanus toxoid,TT)和白喉类毒素(diphtheria toxoid,DT)载体蛋白(carrier protein)上(Croxtall et al.,2009;GlaxoSmithKline,2013)。蛋白 D 是一个 $42 \times 10^3$ 无型性流感嗜血杆菌细胞表面脂蛋白,作为肺炎球菌抗原的载体蛋白,可同时引发抗无型性流感嗜血杆菌的免疫反应(Croxtall et al.,2009)。所以,PCV-10 被认为不仅可以保护肺炎球菌所致急性中耳炎,而且可保护无型性流感嗜血杆菌引起的急性中耳炎(Principi et al.,2012)。

PCV-13 在 PCV-10 的基础上加入了 3、6A、19A 三种血清型。目前,市场上的 PCV-13 是由 Pfizer 公司生产的 Prevnar 13,是由 13 种肺炎球菌血清型,即 1、3、4、5、6A、6B、7F、9V、14、18C、19A、19F、23F 型荚膜多糖单独共价结合到 CRM197 蛋白而合成的,于 2010 年 4 月获得美国 FDA 批准上市(Pfizer,2013)。

② 主要生产程序

肺炎球菌结合疫苗的生产方法和程序,因生产公司的不同而有差异,但美国 FDA 制定了统一的检测标准用于鉴定各种肺炎球菌结合疫苗产品的质量和性能。以 Wyeth 公司的 PCV-7 为例,肺炎球菌结合疫苗主要生产程序为:肺炎球菌每种血清型在大豆蛋白胨中培养生长后分离出荚膜多糖;各种血清型多糖经离心、沉淀、超滤和色谱柱进行纯化,再经还原氨基化活化后直接共价连接到载体蛋白,形成糖结合分子;每种糖结合分子经超滤和色谱柱纯化,并经糖蛋白分子比、分子大小、游离糖及游离蛋白分析;各种糖结合分子复合配方后形成肺炎球菌结合疫苗。疫苗强度是由每种糖抗原的量和各种糖结合分子中糖蛋白比决定的(Wyeth,2009)。

③ 接种

英国儿童疫苗接种计划包括起始的 2 月龄与 4 月龄两次免疫和 13 月龄的第 3 次免疫。现在,美国儿童疫苗免疫计划要求所有儿童均需接受 4 次免疫,接种时间依次为:2、4、6 和 12~15 月龄。肺炎球菌结合疫苗均经肌内注射接种。在中国,肺炎球菌结合疫苗接种不属于计划免疫。目前,市场上销售的 7 价肺炎球菌结合疫苗多进口自美国,商品名为沛儿。推荐常规免疫接种程序:3、4、5 月龄进行基础免疫,12~15 月龄加强免疫。根据儿童首次接种月龄,分别采用以下接种程序:

3~6 月龄婴儿:基础免疫接种 3 剂,每剂 0.5 mL。首次接种在 3 月龄,免疫程序为 3、4、5 月龄各 1 剂,每次接种至少间隔 1 个月。建议在 12~15 月龄接种第 4 剂。

7~11 月龄婴儿:基础免疫接种 2 剂,每剂 0.5 mL,每次接种至少间隔 1 个月。建议在 12 月龄

以后接种第 3 剂,与第 2 次接种至少间隔 2 个月。

12~23 月龄幼儿:接种 2 剂,每剂 0.5 mL,每次接种至少间隔 2 个月。

24 月龄至 5 岁儿童:接种 1 剂。

④ 安全性及免疫效果

Prevnar 在获得上市许可前,已接种近 2 万名幼儿,对其不良反应进行了评估。部分儿童在接种后 48 小时内出现 ≥38℃ 的发热。约有 1% 的儿童在注射处会出现皮疹。此外,还可见注射位点水肿、疼痛、发红等炎症反应。有生命危险的过敏反应罕见报道(Wyeth,2009)。注射 Synflorix 最常见的不良反应为昏昏欲睡、食欲不佳、注射处红肿和易怒。2~5 岁儿童可出现 ≥38℃ 的发热。此外,还可出现注射部位有硬结、2 岁以下儿童 ≥39℃ 的发热、腹泻、呕吐等不良反应。有生命危险的过敏反应罕见报道(GlaxoSmithKline,2013)。约有一半儿童注射 Prevnar 13 后出现昏昏欲睡、暂时食欲不佳或注射处温热发红。约 1/3 儿童出现注射处肿胀或轻度发热。约 1/20 儿童可出现 ≥39℃ 的高热。约 4/5 的儿童出现易怒、易激惹(Pfizer,2013)。

在芬兰,一项评价 PCV-7 抗急性中耳炎效力的 FinOM 疫苗试验显示,PCV-7 可预防 6% 的急性中耳炎发作。尽管这一数字较低,但与其他疫苗效力相比,却绝不能忽视(Eskola et al.,2000)。在芬兰,PCV-7 每年可预防 10 000 例 2~24 月龄儿童急性中耳炎发作。假设该疫苗效力在所有年龄组均为 6%,如果广泛应用,它每年可预防芬兰 30 000 例急性中耳炎发作,而在美国则可预防高达 1 500 000 例急性中耳炎发作(Eskola et al.,2000)。另一项日本的研究显示,PCV-7 可降低急性中耳炎的鼓膜切开术治疗例数所占患病总人数的比例,显著减轻了相应的医疗支出和负担。此外,PCV-7 可能也有助于预防 1 岁以内婴幼儿发生严重的中耳炎(Sugino et al.,2015)。来自英国的数据更令人乐观:PCV-7 的应用使 10 岁以下儿童中耳炎发病率降低了 22%,而 PCV-13 的应用使中耳炎发病率降低了 19%,这相当于英格兰和威尔士每年中耳炎的就诊和住院例数分别下降 592 000 和 15 700 例(Lau et al.,2015)。

研究表明,自从 PCV-7 进入临床以来,肺炎球菌疫苗血清型的鼻咽携带率显著下降,但同时也导致鼻咽携带和致急性中耳炎的肺炎球菌血清型替换或分布转变。例如,血清型 6C 首次报道于 2009 年,但现在在美国马萨诸塞州儿童中的携带率已达 3%

（Pelton et al.,2013）。效益费用研究表明，与 PCV-7 和 PCV-10 相比，PCV-13 显著增加了预防肺炎球菌所致疾病的概率。其免疫原性、安全性、耐受性与其效益费用一样是最适的。然而，尽管有这些有利前提，由于已知肺炎球菌荚膜多糖血清型超过 90 种，PCV-13 仍不能被视为预防肺炎球菌疾病的最终配方。一个能够覆盖所有肺炎球菌血清型的新疫苗将是未来肺炎球菌疫苗开发的更高目标。

（2）肺炎球菌蛋白候选疫苗

尽管多糖结合疫苗在极大程度上帮助减轻了肺炎球菌疾病的负担，但全球肺炎球菌血清型分布差异和由于血清型替换所致的疾病增加提示，仅能覆盖有限血清型的疫苗不能提供长期和持续的抗肺炎球菌中耳炎保护。含有保守蛋白抗原的疫苗理论上将不存在血清型替换的问题，可提供不依赖血清型的保护。更重要的是，蛋白疫苗的生产成本将远低于多糖结合疫苗。这对于经济水平低而需求又高的地区将是更好的选择。

① 肺炎球菌组氨酸三联蛋白 D 和 E

肺炎球菌组氨酸三联蛋白 D 和 E（pneumococcal histidine triad protein D/E，Pht D/E）属于肺炎球菌表达的很保守的组氨酸三联蛋白家族（histidine triad family）。它们是含有一个组氨酸三联模体的暴露于肺炎球菌表面的蛋白。肺炎球菌在儿童和成人呼吸道繁殖形成细菌克隆或感染，可诱导产生抗 PhtD 和 PhtE 抗体（Holmlund et al.,2009；Kaur et al.,2011a）。研究显示，PhtD 和 PhtE 主动免疫可保护肺炎球菌繁殖形成细菌克隆、降低动物肺攻击模型中肺内细菌负载量和防止一些血清型致死性攻击所致的小鼠死亡（Godfroid et al.,2011）。Khan 等证明，抗 PhtD 和 PhtE 抗体可防止肺炎球菌利用 PhtD 和 PhtE 黏附素黏附到呼吸上皮细胞（Khan et al.,2012）。

② 肺炎球菌溶血素

肺炎球菌溶血素（pneumolysin）为成孔毒素，是关键的毒力因子和免疫原，在各种血清型肺炎球菌中均存在。天然肺炎球菌溶血素在肺炎球菌表面不表达，但与其毒力相关（Pelton et al.,2013）。儿童和成人固有免疫均可产生抗肺炎球菌溶血素抗体（Kaur et al.,2011a；Kirkham et al.,2017）。Oloo 等以结构为基础，设计了无毒性的肺炎球菌溶血素并保留了其免疫原性和保护性表位（Oloo et al.,2011）。

③ 肺炎球菌表面蛋白 A

肺炎球菌表面蛋白 A（pneumococcal surface protein A，PspA）位于肺炎球菌表面，主要通过与 C-反应蛋白（C-reactive protein，CRP）竞争结合细胞表面磷酸胆碱，抑制补体沉积于细菌表面，从而干扰肺炎球菌激活抗体依赖的补体经典通路活化而发挥致病作用，是肺炎球菌完整毒力的必需成分之一（Mukerji et al.,2012）。实验显示，重组 PspA 免疫人体产生的抗体可保护肺炎球菌致死性感染小鼠。PspA 主动免疫小鼠可诱导产生抗侵袭性感染过程中所表达的特异抗原的抗体，并可有效提供抗侵袭性感染的保护，是一个很有前景的候选疫苗（Swiatlo et al.,2003）。近期研究表明，PspA 在肺炎球菌分离株中序列具有异质性。所以，大量的研究用于找出引发广谱保护性抗体的 PspA 表位。其中，脯氨酸富集区是所有 PspA 的保守性抗原序列。脯氨酸富集区重组片段可引发跨进化分枝菌株间对侵袭性感染的保护性免疫（Daniels et al.,2010）。应用 PspA 作为载体蛋白与 23F 型荚膜多糖合成的结合疫苗免疫小鼠，可增加侵袭性肺炎球菌疾病的生存率。开发该结合疫苗可能是以较少抗原成分增加覆盖血清型的一种方法（Csordas et al.,2008）。

④ 肺炎球菌表面黏附素 A

肺炎球菌表面黏附素 A（pneumococcal surface adhesion A，PsaA）是存在于所有肺炎球菌的金属结合脂蛋白家族成员之一。全长 PsaA 蛋白经口或鼻黏膜免疫，可诱导高滴度血清 IgG 和黏膜 IgA，且可抵抗一系列肺炎球菌菌株所致的细菌繁殖、形成细菌克隆（Wang et al.,2010）。近期，在 Intercell AG 公司（维也纳，奥地利）的帮助下，PsaA 与另两个肺炎球菌蛋白 StkP 及 PcsB 复合配方的多抗原候选疫苗 IC47 已完成 I 期临床试验。

21.5.1.2　无型性流感嗜血杆菌蛋白候选疫苗抗原

近年，对几个无型性流感嗜血杆菌候选蛋白疫苗抗原的研究仍在继续（Khan et al.,2016）。同时对这些抗原在细菌发病机制中的作用、作为疫苗的应用潜力和其在宿主对无型性流感嗜血杆菌免疫反应中作用的研究均取得了长足的进展。理想的无型性流感嗜血杆菌蛋白候选疫苗抗原需具有下列特征：① 表面暴露；② 在临床菌株和分离株中序列保守；③ 具有良好的免疫原性；④ 可诱导保护反应

（Murphy，2015）。下面将围绕这些特征对一些重要的候选抗原逐一介绍。

（1）蛋白 D

蛋白 D 是所有流感嗜血杆菌（H. influenzae）菌株中的一个编码基因漂移有限且高度保守的脂蛋白（Forsgren et al.，2008）。它暴露于细菌表面，是无型性流感嗜血杆菌致呼吸道感染中的一个关键毒力因子，在无型性流感嗜血杆菌发病机制中发挥重要作用。蛋白 D 现已被用作载体蛋白，以合成肺炎球菌多糖蛋白结合疫苗，如 PCV-10 和 11Pn-PD（11 价肺炎球菌多糖蛋白 D 结合疫苗）等，并均已在临床应用。蛋白 D 作为载体蛋白主要是为了避免已知的诸如破伤风类毒素（TT）或白喉类毒素 CRM197 作为载体蛋白时所介导的抑制效应和旁观者干扰效应（Dagan et al.，2008）。此外，在应用含有蛋白 D 的幼儿疫苗和一些动物模型中所积累的积极经验基础上，应用蛋白 D 有望对无型性流感嗜血杆菌所致的感染起到潜在的预防作用（Forsgren et al.，2008）。一项肺炎球菌耳炎效力试验（pneumococcal otitis efficacy trial，POET）评价了 11 价肺炎球菌多糖-无型性流感嗜血杆菌蛋白 D 结合疫苗预防急性中耳炎的效力。POET 首次显示，该结合疫苗对无型性流感嗜血杆菌所致急性中耳炎发生具有预防效力（Prymula et al.，2009）。这些研究表明，应用无型性流感嗜血杆菌的表面蛋白作为疫苗有望有效预防无型性流感嗜血杆菌所致中耳炎（Murphy，2015；Clarke et al.，2017）。

（2）外膜蛋白 P6

外膜蛋白（outer membrane protein，OMP）P6 是一个位于无型性流感嗜血杆菌外膜的高度保守的肽多糖结合脂蛋白（Murphy et al.，2005）。动物试验表明，P6 抗原免疫所产生的杀菌抗体可增强同源和异源菌株的肺清除（Kyd et al.，1995）。Sabirov 等的研究表明，母乳喂养的婴儿抗 P6 特异血清抗体较高，急性中耳炎的发生率相应较低，而这些抗体水平与血清杀菌活性密切相关（Sabirov et al.，2009）。他们之后的研究表明，中耳炎易感儿童在急性期血清抗 P6 抗体较低，而在恢复期血清中，外膜蛋白 P6、外膜蛋白 26 和蛋白 D 抗体水平没有上升反而下降。尽管该现象机制不清，但可能是中耳炎易感儿童感染风险增高的原因（Kaur et al.，2011b）。

（3）外膜蛋白 26

外膜蛋白 26（OMP26）的相对分子质量为 21×10³，因在 SDS-PAGE 中迁移率为 26×10³ 而得名。OMP26 可能为 Skp 蛋白家族成员，参与外膜蛋白和脂寡糖的膜转位（Kyd and Gripps，1998）。Southern blot 实验证明，OMP26 高度保守。OMP26 诱导的免疫反应已有报道。Kaur 等观察到，无型性流感嗜血杆菌自然免疫，鼻咽部繁殖形成细菌克隆或感染呼吸道可使儿童血清中的抗 OMP26 抗体显著升高，而中耳炎易感儿童血清中抗 OMP26 抗体显著低于非中耳炎易感儿童，可能与这一人群潜在的免疫功能不足相关（Kaur et al.，2011b）。

（4）高分子质量蛋白 1/2 和流感嗜血杆菌黏附素

高分子质量蛋白 1/2（high molecular weight protein-1/2，HMW-1/2）和流感嗜血杆菌黏附素（H. influenzae adhesin，Hia）均为高分子质量无型性流感嗜血杆菌黏附蛋白，对无型性流感嗜血杆菌黏附到呼吸上皮很重要（Murphy et al.，2005）。Barenkamp 研究组报道，无型性流感嗜血杆菌黏附素 Hia 是易化吞噬抗体的靶标。这些抗体所识别的共同表位存在于无关的无型性流感嗜血杆菌菌株的 Hia 蛋白上。他们的另一项研究阐明，纯化的 HMW1/HMW2 全身免疫可减轻或清除南美栗鼠（chinchilla）中耳炎。他们进一步构建了可表达原型 HMW1/HMW2 或 Hia 蛋白的重组腺病毒疫苗。之后，该研究经胃肠外或鼻黏膜免疫南美栗鼠证实了这些疫苗的免疫原性（Winter and Barenkamp，2010）。

（5）内毒素

脂寡糖（lipooligosaccharide，LOS）是无型性流感嗜血杆菌外膜的一个重要的表面抗原和毒力因子，但有一定的变异度。在美国国家卫生研究院耳聋和其他交流障碍研究所（National Institute on Deafness and Other Communication Disorder/National Institute of Health，NIDCD/NIH），本章作者所在的研究组筛选了结构相对保守的 LOS 抗原，然后利用脱毒的无型性流感嗜血杆菌脂寡糖（detoxified lipooligosaccharide，dLOS）和作为载体蛋白的破伤风类毒素（TT）合成了无型性流感嗜血杆菌结合疫苗（dLOS-TT），并在经该结合疫苗免疫的小鼠和兔血清中检测到具有杀菌活性的抗体（Gu et al.，1996）。应用 chinchilla 中耳炎模型，本研究组证实，无型性流感嗜血杆菌 dLOS-TT 结合疫苗在体内可发挥显著的保护作用。本研究组进一步的 I 期临床试验在 28 个成人受试者中观察到，该疫苗具有肯定的安全性并可引发人体产生特异抗体(Gu et al.,2003)。

### 21.5.1.3 卡他莫拉菌候选疫苗

卡他莫拉菌(*Moraxella catarrhalis*)是第三位最常见的中耳炎病原体。卡他莫拉菌引起的中耳炎占中耳炎病例总数的 15%~25%。在成人,卡他莫拉菌作为第二大病因,在美国每年引起大约 700 万占总死因第四位的慢性阻塞性肺疾病(chronic obstructive pulmonary disease,COPD)急性加重病例(Murphy et al.,2005)。而且,随着肺炎球菌和无型性流感嗜血杆菌疫苗的开发和应用,二者所致的中耳炎病例数相应减少,而卡他莫拉菌在中耳炎中的相对作用很可能增加,所以持续地监测中耳炎病原学将至关重要。90%的卡他莫拉菌临床分离株可产生 β-内酰胺酶。这可能是卡他莫拉菌临床耐药性增加的主要原因。因此,研发卡他莫拉菌疫苗对于预防和清除卡他莫拉菌感染所致的中耳炎日显重要。目前,卡他莫拉菌疫苗处于候选抗原发现和临床前研究阶段。现就主要的候选抗原做一介绍。

(1)外膜蛋白 CD

外膜蛋白 CD(outer membrane protein CD,OMP CD)相对分子质量为 $45 \times 10^3$,在 SDS-PAGE 中显示为 $60 \times 10^3$。OMP CD 为一热可修饰蛋白,结构属于穿孔素家族蛋白,同时具有黏附素功能。OMP CD 结构高度保守,在细菌表面有丰富的表位表达(Ren and Pichichero,2016)。动物试验表明,OMP CD 免疫可引发体内产生杀菌功能的抗体,并可在小鼠肺攻击模型中显著增强肺内细菌清除率(Becker et al.,2007)。儿童体内的抗 OMP CD 抗体与抗中耳炎感染的保护作用相关。OMP CD 也是 COPD 患者感染和繁殖形成细菌克隆后全身和黏膜免疫反应的靶标。一些 6 岁以下儿童血清抗 OMP CD 抗体与渗出性中耳炎的严重程度呈负相关(Harabuchi et al.,1998)。然而,这些自然产生的抗体是否具有保护性和是否可减少感染的发生,尚需进一步研究。

(2)莫拉菌免疫球蛋白 D 结合蛋白/红细胞凝集素

莫拉菌免疫球蛋白 D 结合蛋白(*Moraxella* IgD-binding protein,MID),又名红细胞凝集素(hemagglutinin,Hag),相对分子质量约为 $200 \times 10^3$,是一个兼具黏附素和血凝素功能的外膜蛋白,可介导卡他莫拉菌黏附于原代培养的人中耳上皮细胞。MID 含有在卡他莫拉菌临床分离株中相对保守的、暴露于

表面的表位(Riesbeck and Nordstrom,2006)。然而,其表达经历相变异(phase variation)。研究显示,COPD 患者康复期血清含有可识别 MID 表面暴露的表位。呼吸道内卡他莫拉菌已清除的患者显示对 MID 有特异的黏膜免疫反应(Murphy et al.,2005)。而且,婴儿唾液中含有抗该蛋白的 IgA 抗体(Meier et al.,2003)。缺乏 MID 的卡他莫拉菌突变体较野生型可被更有效地从肺中清除。与对照组相比,经重组 MID 黏附结构域免疫的小鼠可更快地从肺中清除卡他莫拉菌(Forsgren et al.,2004)。这些观察提示,结合其可黏附中耳上皮的功能,MID 是一个很有前景的卡他莫拉菌候选抗原。

(3)寡肽透化酶 A

Yang 等报道,寡肽透化酶 A(oligopeptide permease A,OppA)的表位表达于卡他莫拉菌表面(Yang et al.,2011)。在从中耳炎和 COPD 患者体内检出的卡他莫拉菌临床分离株中,OppA 高度保守。在小鼠肺清除模型中,重组 OppA 经鼻黏膜免疫可加速从小鼠肺中清除卡他莫拉菌(Yang et al.,2011)。OppA 的免疫原性及其成为疫苗的潜力尚有待进一步研究。

(4)莫拉菌表面蛋白 22、75 和 78

Ruckdeschel 等用基因组探查的方法发现了存在于卡他莫拉菌表面的 3 个蛋白:莫拉菌表面蛋白(*Moraxella* surface proteins 22/75/78,Msp 22/75/78)22、75 和 78(Ruckdeschel et al.,2009)。Msp22 是一种脂蛋白,与细胞色素 C 家族同源,而其功能更倾向于一个参与转运机制的外膜蛋白。Msp75 与琥珀酸半醛脱氢酶显著同源,提示该蛋白定位于细胞质。Msp78 含有一个信号序列,与奈瑟菌无氧诱导的硝酸还原酶 OMP AniA 同源。这 3 种卡他莫拉菌表面蛋白在一些临床分离株中保守。一组 COPD 患者在携带和清除卡他莫拉菌后对这些蛋白产生全身和黏膜抗体反应。Ruckdeschel 等的研究表明,抗重组 Msp22 和 Msp75 抗血清可识别异源菌株上的各自天然蛋白。这些重组蛋白经皮下和鼻黏膜免疫均可增强卡他莫拉菌在小鼠肺清除模型中的清除率(Ruckdeschel et al.,2009)。

(5)卡他莫拉菌黏附蛋白

卡他莫拉菌黏附蛋白(*M. catarrhalis*-adherence protein,McaP),相对分子质量为 $66 \times 10^3$,是一个热可修饰、传统的自转运体蛋白(Lipski et al.,2007)。对卡他莫拉菌菌株的 McaP 序列和蛋白表达分析显

示,该基因物在氨基酸水平高度保守（98%～100% 相同），并在卡他莫拉菌分离株中广泛表达。用预测含有表面暴露表位的 McaP 蛋白片段 51～650 免疫小鼠可诱导产生抗体，且该抗体可结合于卡他莫拉菌表面并显著降低卡他莫拉菌黏附于人肺上皮细胞系 A549 的能力。小鼠抗 McaP 抗体也可使表达 McaP 的大肠杆菌（*Escherichia coli*）与 A549 的结合降低 98%（Lipski et al.，2007）。McaP 作为卡他莫拉菌疫苗抗原的潜力尚需进一步研究。

（6）内毒素

脂寡糖是卡他莫拉菌外膜的一个重要成分和毒力因子。血清学分析显示其主要分为 3 型：A、B 和 C，各占所分析总数的 61%、29% 和 5%（Vaneechoutte et al.，1990）。3 种血清型 LOS 内核相同，高度保守，差异存在于其寡糖侧链（Verduin et al.，2002）。1998—2007 年，作者所在的 NIDCD/NIH 疫苗实验室已成功合成了 A、B 和 C 3 种血清型脱毒的卡他莫拉菌脂寡糖载体蛋白结合疫苗。试验表明，3 种结合疫苗单独免疫小鼠和白兔，均可产生具有杀菌活性的抗体，具有良好的免疫原性和功能活性（Gu et al.，1998；Yu et al.，2005；Yu et al.，2007）。在小鼠肺清除模型中，单一血清型脱毒脂寡糖结合疫苗仅能增强部分血清型菌株的清除率（Jiao et al.，2002）。因此，将 3 种血清型脱毒脂寡糖结合疫苗复合配方为 3 价疫苗，经鼻黏膜免疫小鼠。在小鼠肺清除模型中，该 3 价疫苗可使 3 种血清型的 6 个卡他莫拉菌菌株和临床分离株肺清除率显著增加。同时，复合 3 价疫苗经黏膜免疫可诱导呼吸黏膜分泌抗原特异 IgA、血清中抗原特异 IgG 产生增加和呼吸道黏膜下淋巴细胞增生，并可诱导肺内 Th1 细胞的细胞因子（IL-12 和 IFN-γ）和 Th2 细胞的细胞因子（IL-4）分泌增加，以及全身和局部体液免疫及细胞免疫反应显著增强（Ren et al.，2011a）。这是首次体内试验证明，3 价脱毒脂寡糖结合疫苗可有效免疫 3 种血清型卡他莫拉菌所致的呼吸道感染，为将该疫苗推向临床试验提供了有力的依据。为了克服单独血清型脱毒脂寡糖只能免疫部分血清型菌株的不足，研究者构建了卡他莫拉菌 O35E*lgt5* 突变株。该突变株的脂寡糖在其寡糖侧链上缺少一个半乳糖残基，但保留了其寡糖内核和其他基团表位。应用 O35E*lgt5* 突变株脂寡糖合成的 dLOS-TT 脱毒脂寡糖结合疫苗免疫白兔可使血清中脂寡糖特异抗体水平显著增高，且这

些抗体在体外具有显著的杀菌活性。随后的试验证明，该结合疫苗免疫的兔血清与 20 个 3 种血清型的菌株和临床分离株均有很高的结合活性，而且对这些菌株均显示杀菌活性（Ren et al.，2011b）。所以，O35E*lgt5* 突变株脱毒脂寡糖结合疫苗是一个广谱的卡他莫拉菌疫苗候选抗原，其作为卡他莫拉菌疫苗的潜力尚需进一步的试验证实。

（7）卡他莫拉菌疫苗研究趋势的展望

血清抵抗（serum resistance）是卡他莫拉菌的一个重要发病机制，多个卡他莫拉菌分子如 OMP CD、OMP E、卡他莫拉菌外膜蛋白 B（*Catarrhalis* outer membrane protein B，CopB）、广泛表面蛋白 A（ubiquitous surface protein A，UspA）和 LOS P^k 表位等都参与血清抵抗的形成（de Vries et al.，2009）。所以，从在血清抵抗中起关键作用的分子中筛选疫苗候选抗原，以阻断其对人血清杀灭的抵抗，可能是一个有效的战略（Ren et al.，2016）。卡他莫拉菌是一个黏膜致病菌，阐明血清和黏膜免疫反应在宿主防御中的作用对于疫苗抗原的筛选、测试和效力评价具有重要作用。卡他莫拉菌是一个专性的人体致病菌，接种动物体内后，将很快被清除。所以，目前尚无令人满意的动物模型可模拟卡他莫拉菌所致的人感染性疾病。建立卡他莫拉菌所致呼吸道感染的动物模型将有助于探索其致病机制和评价其疫苗抗原效力。

迄今，尚无卡他莫拉菌疫苗临床试验在美国 FDA 注册，启动临床试验将是卡他莫拉菌疫苗研发进展的里程碑。由于卡他莫拉菌表面抗原表达的异质性（在不同菌株和分离株中有无表达和序列保守程度不同）和相变异（phase variation），单一成分的疫苗抗原很难完全覆盖所有的菌株并诱导体内产生高水平的功能活性抗体和细胞免疫反应，所以，多抗原混合的多成分疫苗将是未来卡他莫拉菌疫苗研发的重点和方向（Ren et al.，2016）。

## 21.5.2 病毒类疫苗

病毒性上呼吸道感染是细菌入侵致急性中耳炎的易患因子。应用抗上呼吸道病毒的疫苗是预防急性中耳炎发病的潜在战略（Pettigrew et al.，2017）。

### 21.5.2.1 流感病毒疫苗

（1）流感病毒疫苗的来源及接种

流感病毒疫苗是每年接种的用于预防该年流行的高度变异的流感病毒感染的疫苗。由于流感病毒

是小儿中耳炎的潜在病原体,所以流感病毒疫苗也可被认为是预防小儿中耳炎的疫苗之一。每一季节性流感病毒疫苗含有的抗原代表 3 或 4 个流感病毒毒株:1 个为 A 型 H1N1 亚型毒株,1 个为 A 型 H3N2 亚型毒株,和 1 或 2 个 B 型毒株。每年,WHO 全球流感监视网络会选择 3 个毒株用于当年的流感病毒疫苗接种。流感病毒疫苗通常在受精鸡卵中生长和生产。3 个所选的毒株单独接种到鸡卵可生产出单价流感病毒疫苗。这些单价疫苗复合配方就成为 3 价疫苗。3 价灭活疫苗(trivalent inactivated vaccine,TIV)一般通过肌内注射接种。而冷适应的流感病毒减毒活疫苗(live attenuated influenza vaccine,LAIV)通过鼻喷雾接种。不推荐 LAIV 用于 2 岁以下和 50 岁以上的人群,但在大于 2 岁以上的儿童中,LAIV 与 TIV 相比可能更有效。美国 CDC 推荐 6 个月以上年龄的所有人都接种季节性流感病毒疫苗。

（2）流感病毒疫苗的安全性及免疫效果

注射型流感病毒疫苗的不良反应有注射局部轻度疼痛、发红和肿胀,发热和其他部位疼痛(CDC,2012a)。鼻喷雾型减毒活疫苗的不良反应可见流涕、鼻塞或咳嗽、发热、头痛等。有生命危险的过敏反应很少见(CDC,2012b)。

季节性流感病毒疫苗接种后 3~4 周,抗体滴度可达到峰值,在之后的 6 个月降低到 50%,然后可保持稳定 2~3 年。儿童和成年人仅接种一次者,保护至少可持续 3 年。

目前认为,接种了 LAIV 预防急性中耳炎的有利反应很可能表现在年龄大于 24 月龄,不伴有并发症的复发性急性中耳炎儿童(Principi et al.,2012)。Jansen 等发现,TIV 与 PCV-7 联合免疫的儿童急性中耳炎的发生次数下降率反而低于仅用 TIV 免疫的儿童(Jansen et al.,2008)。与单独 TIV 免疫相比,联合疫苗的效力降低的原因尚不明确。现有的研究提示,流感疫苗可降低中耳炎的发病率(Norhayati et al.,2015;Trivedi,2016),用于预防急性中耳炎,恰当地选择免疫儿童和疫苗种类可增加预防效能。

### 21.5.2.2 其他病毒疫苗

其他有效的呼吸病毒疫苗也可能降低儿童急性中耳炎的发生率。呼吸道合胞病毒(respiratory syncytial virus,RSV)和副流感病毒(parainfluenza virus,PIV)3 减毒活疫苗、亚单位疫苗和甲醛灭活疫苗都

处于动物试验或临床试验等不同阶段。这些疫苗对急性中耳炎的保护作用尚待研究(Greenberg,2001;Pelton et al.,2013)。

呼吸道合胞病毒是幼儿最普遍的呼吸道病原体。尽管一些减毒活疫苗显示有效的免疫原性,但却有过度减毒或减毒不够、遗传不稳定、引起鼻塞或可高滴度蜕落致 20%~25% 的频率传播至血清阴性对照者等的缺陷(Greenberg,2001)。含有 F 和（或）G 糖蛋白的亚单位疫苗在预防临床疾病中可能有效。与 G 糖蛋白相比,F 糖蛋白显示较低的毒株间抗原变异。纯化的 F 糖蛋白亚单位疫苗(PFP-1 和 PFP-2)效力已在临床试验中经过了评价。与甲醛灭活的 RSV 疫苗相比,PFP-1 和 PFP-2 疫苗安全且具免疫原性,不会诱导增强感染野毒株的疫苗接种者的疾病程度(Groothuis et al.,1998),正在儿童和成年人中进行进一步的亚单位疫苗临床试验。

此外,副流感病毒(PIV)3 候选抗原研究也在进行中。与 RSV 疫苗相似,PIV 减毒活疫苗 cpts 株在动物模型中具有保护作用,但可致幼儿流涕、发生哮鸣等不良反应(Belshe et al.,1992)。

## 21.6 问题与展望

肺炎球菌结合疫苗的临床应用研究显示,尽管难以预见疫苗接种的潜力,其效力大小也尚不确定,但急性中耳炎病例的减少确证了疫苗预防急性中耳炎的效力,同时也揭示了在扩展对更多血清型和病原的保护中尚存在挑战。目前,疫苗接种所面临的一项挑战为,对已患复发性中耳炎的儿童给予肺炎球菌结合疫苗无效。换言之,耳炎易感儿童对疫苗的免疫反应欠佳(Veenhoven et al.,2003)。所以,预防早期发病是减轻儿童期中耳疾病的关键所在,早期诱导免疫与评估早期疾病对后续风险应该是企业和政府的重要研究范围。

尽管发现和鉴定优秀的中耳炎疫苗候选抗原已取得显著进展,然而将这些抗原从动物试验推向临床试验是关键,对预防急性中耳炎的进展至关重要。对于中耳炎多病原的复杂性、疫苗安全性和经济效益的考量是制约疫苗生产企业从事疫苗临床试验一个显著的障碍。

目前,开发的肺炎球菌结合疫苗主要用于预防侵袭性肺炎球菌疾病,如肺炎和菌血症。PCV-10 中

掺入了无型性流感嗜血杆菌蛋白 D 抗原作为载体，将其保护功能扩展至肺炎球菌以外的中耳炎病原。所以，进一步的工作有待明确预防急性中耳炎的价值和如何将这一疫苗战略定位于儿童健康优先考虑项目。这将给企业提供关于这些疫苗是否经济有效和在财政上是否值得投资的指导。

蛋白抗原难以检测其在体内相应的保护效应（保护指标，correlate of protection）业已限制了将中耳炎疫苗候选抗原推向临床试验的进展。葛兰素史克公司（GlaxoSmithKline, Research Triangle Park, North Carolina）的肺炎球菌抗原 PhtD & Intercell AG 公司的 3 价肺炎球菌抗原 IC47 均已完成Ⅰ期临床免疫原性试验并在成人中证实了其有效的免疫反应。然而，由于尚未建立对于急性中耳炎的保护指标和缺乏来自动物试验的保护指标，推进这些蛋白抗原的临床效力试验难度很大，其成功的可能性也难以预料。应该既单独又联合在不同急性中耳炎模型中进行评价候选疫苗。对于在多种动物模型系统中显示显著保护的候选疫苗，候选抗原在疾病中的发病机制应被详细阐明，其保护性抗体作用机制应被澄清，从而明确其免疫反应与保护效应的相关性。这将使免疫原性研究以评价抗体的量和功能为终点，增加临床试验从Ⅰ期进入Ⅱ、Ⅲ期成功的可能性。

中耳炎疫苗未来的研究目标为：① 诱导早期保护性免疫反应；② 评价母源性免疫（maternal immunization）在急性中耳炎预防中的作用；③ 研究急性细菌性中耳炎疫苗保护指标；④ 明确抗原在细菌发病机制中的作用；⑤ 在临床试验中评价候选抗原。实现这些目标需要政府、企业、高校和研究机构等多方面的密切合作。我们相信，随着对急性中耳炎发病机制研究的不断深入和疫苗开发的不断推进，急性中耳炎最终将成为可预防和可控制的疾病。

前美国国立耳聋和交流障碍研究所顾新星博士在本章写作中提供大力帮助，对他表示衷心的感谢！

# 参考文献

Armbruster CE, Hong W, Pang B, et al. 2010. Indirect pathogenicity of *Haemophilus influenzae* and *Moraxella catarrhalis* in polymicrobial otitis media occurs via interspecies quorum signaling. MBio 1(3):e00102-10.

Becker PD, Bertot GM, Souss D, et al. 2007. Intranasal vaccination with recombinant outer membrane protein CD and adamantylamide dipeptide as the mucosal adjuvant enhances pulmonary clearance of *Moraxella catarrhalis* in an experimental murine model. Infect Immun 75(4):1778-1784.

Belshe RB, Karron RA, Newman FK, et al. 1992. Evaluation of a live attenuated, cold-adapted parainfluenza virus type 3 vaccine in children. J Clin Microbiol 30(8):2064-2070.

CDC. 2012a. Influenza Vaccine Inactivated What You Need to Know. Vaccine Information Statement (Interim). Accessed on January 9, 2016.

CDC. 2012b. Influenza Vaccine Live, Intranasal What You Need to Know. Vaccine Information Statement (Interim). Accessed on January 9, 2016.

Chonmaitree T. 2000. Viral and bacterial interaction in acute otitis media. Pediatr Infect Dis J 19(5 Suppl):S24-30.

Clarke C, Bakaletz LO, Ruiz-Guinazu J, et al. 2017. Impact of protein D-containing pneumococcal conjugate vaccines on non-typeable *Haemophilus influenzae* acute otitis media and carriage. Expert Rev Vaccines 16(7):1-14.

Coker TR, Chan LS, Newberry SJ, et al. 2010. Diagnosis, microbial epidemiology, and antibiotic treatment of acute otitis media in children: A systematic review. JAMA 304(19):2161-2169.

Cripps AW, Kyd J. 2003. Bacterial otitis media: Current vaccine development strategies. Immunol Cell Biol 81(1):46-51.

Cripps AW, Otczyk DC, Kyd JM. 2005. Bacterial otitis media: A vaccine preventable disease? Vaccine 23(17-18):2304-2310.

Croxtall JD, Keating GM. 2009. Pneumococcal polysaccharide protein D-conjugate vaccine (Synflorix; PHiD-CV). Paediatr Drugs 11(5):349-357.

Csordas FC, Perciani CT, Darrieux M, et al. 2008. Protection induced by pneumococcal surface protein A (PspA) is enhanced by conjugation to a *Streptococcus pneumoniae* capsular polysaccharide. Vaccine 26(23):2925-2929.

Dagan R, Poolman JT, Zepp F. 2008. Combination vaccines containing DTPa-Hib: Impact of IPV and coadministration of CRM197 conjugates. Expert Rev Vaccines 7(1):97-115.

Daniels CC, Coan P, King J, et al. 2010. The proline-rich region of pneumococcal surface proteins A and C contains surface-accessible epitopes common to all pneumococci and elicits antibody-mediated protection against sepsis. Infect Immun 78(5):2163-2172.

de Vries SP, Bootsma HJ, Hays JP, et al. 2009. Molecular aspects of *Moraxella catarrhalis* pathogenesis. Microbiol Mol Biol

Rev 73(3):389-406.

Eskola J, Kilpi T. 2000. Potential of bacterial vaccines in the prevention of acute otitis media. Pediatr Infect Dis J 19(5 Suppl):S72-78.

Forsgren A, Brant M, Riesbeck K. 2004. Immunization with the truncated adhesin *Moraxella catarrhalis* immunoglobulin D-binding protein (MID764-913) is protective against *M. catarrhalis* in a mouse model of pulmonary clearance. J Infect Dis 190(2):352-355.

Forsgren A, Riesbeck K, Janson H. 2008. Protein D of *Haemophilus influenzae*: A protective nontypeable *H. influenzae* antigen and a carrier for pneumococcal conjugate vaccines. Clin Infect Dis 46(5):726-731.

GlaxoSmithKline. 2013. Synflorix. Product Monograph. Accessed on January 9, 2016.

Godfroid F, Hermand P, Verlant V, et al. 2011. Preclinical evaluation of the Pht proteins as potential cross-protective pneumococcal vaccine antigens. Infect Immun 79(1):238-245.

Granath A, Norrby-Teglund A, Uddman R, et al. 2010. Reduced iNOS expression in adenoids from children with otitis media with effusion. Pediatr Allergy Immunol 21(8):1151-1156.

Greenberg DP. 2001. Update on the development and use of viral and bacterial vaccines for the prevention of acute otitis media. Allergy Asthma Proc 22(6):353-357.

Groothuis JR, King SJ, Hogerman DA, et al. 1998. Safety and immunogenicity of a purified F protein respiratory syncytial virus (PFP-2) vaccine in seropositive children with bronchopulmonary dysplasia. J Infect Dis 177(2):467-469.

Gu XX, Chen J, Barenkamp SJ, et al. 1998. Synthesis and characterization of lipooligosaccharide-based conjugates as vaccine candidates for *Moraxella* (*Branhamella*) *catarrhalis*. Infect Immun 66(5):1891-1897.

Gu XX, Rudy SF, Chu C, et al. 2003. Phase I study of a lipooligosaccharide-based conjugate vaccine against nontypeable *Haemophilus influenzae*. Vaccine 21(17-18):2107-2114.

Gu XX, Tsai CM, Ueyama T, et al. 1996. Synthesis, characterization, and immunologic properties of detoxified lipooligosaccharide from nontypeable *Haemophilus influenzae* conjugated to proteins. Infect Immun 64(10):4047-4053.

Harabuchi Y, Murakata H, Goh M, et al. 1998. Serum antibodies specific to CD outer membrane protein of *Moraxella catarrhalis*, P6 outer membrane protein of non-typeable *Haemophilus influenzae* and capsular polysaccharides of *Streptococcus pneumoniae* in children with otitis media with effusion. Acta Otolaryngol 118(6):826-832.

Holmlund E, Quiambao B, Ollgren J, et al. 2009. Antibodies to pneumococcal proteins PhtD, CbpA, and LytC in Filipino pregnant women and their infants in relation to pneumococcal carriage. Clin Vaccine Immunol 16(6):916-923.

Jansen AG, Sanders EA, Hoes AW, et al. 2008. Effects of influenza plus pneumococcal conjugate vaccination versus influenza vaccination alone in preventing respiratory tract infections in children: A randomized, double-blind, placebo-controlled trial. J Pediatr 153(6):764-770.

Jiao X, Hirano T, Hou Y, et al. 2002. Specific immune responses and enhancement of murine pulmonary clearance of *Moraxella catarrhalis* by intranasal immunization with a detoxified lipooligosaccharide conjugate vaccine. Infect Immun 70(11):5982-5989.

Juneau RA, Pang B, Weimer KE, et al. 2011. Nontypeable *Haemophilus influenzae* initiates formation of neutrophil extracellular traps. Infect Immun 79(1):431-438.

Kaur R, Casey JR, Pichichero ME. 2011a. Serum antibody response to five *Streptococcus pneumoniae* proteins during acute otitis media in otitis-prone and non-otitis-prone children. Pediatr Infect Dis J 30(8):645-650.

Kaur R, Casey JR, Pichichero ME. 2011b. Serum antibody response to three non-typeable *Haemophilus influenzae* outer membrane proteins during acute otitis media and nasopharyngeal colonization in otitis prone and non-otitis prone children. Vaccine 29(5):1023-1028.

Khan MN, Pichichero ME. 2012. Vaccine candidates PhtD and PhtE of *Streptococcus pneumoniae* are adhesins that elicit functional antibodies in humans. Vaccine 30(18):2900-2907.

Khan MN, Ren D, Kaur R, et al. 2016. Developing a vaccine to prevent otitis media caused by nontypeable *Haemophilus influenzae*. Expert Rev Vaccines 15(7):863-878.

Kim MG, Park DC, Shim JS, et al. 2010. TLR-9, NOD-1, NOD-2, RIG-I and immunoglobulins in recurrent otitis media with effusion. Int J Pediatr Otorhinolaryngol 74(12):1425-1429.

Kirkham LS, Wiertsema SP, Corscadden KJ, et al. 2017. Otitis-prone children produce functional antibodies to pneumolysin and pneumococcal polysaccharides. Clin Vaccine Immunol 24(3):e00497-16.

Klein JO. 1994. Otitis media. Clin Infect Dis 19(5):823-833.

Krege J, Seth S, Hardtke S, et al. 2009. Antigen-dependent rescue of nose-associated lymphoid tissue (NALT) development independent of LTbetaR and CXCR5 signaling. Eur J Immunol 39(10):2765-2778.

Kyd JM, Cripps AW. 1998. Potential of a novel protein, OMP26, from nontypeable *Haemophilus influenzae* to enhance pulmonary clearance in a rat model. Infect Immun 66(5):2272-2278.

Kyd JM, Dunkley ML, Cripps AW. 1995. Enhanced respiratory

clearance of nontypeable *Haemophilus influenzae* following mucosal immunization with P6 in a rat model. Infect Immun 63(8):2931-2940.

Lau WC, Murray M, El-Turki A, et al. 2015. Impact of pneumococcal conjugate vaccines on childhood otitis media in the United Kingdom. Vaccine 33(39):5072-5079.

Lipski SL, Akimana C, Timpe JM, et al. 2007. The *Moraxella catarrhalis* autotransporter McaP is a conserved surface protein that mediates adherence to human epithelial cells through its N-terminal passenger domain. Infect Immun 75 (1): 314-324.

Meier PS, Freiburghaus S, Martin A, et al. 2003. Mucosal immune response to specific outer membrane proteins of *Moraxella catarrhalis* in young children. Pediatr Infect Dis J 22(3):256-262.

Mukerji R, Mirza S, Roche AM, et al. 2012. Pneumococcal surface protein A inhibits complement deposition on the pneumococcal surface by competing with the binding of C-reactive protein to cell-surface phosphocholine. J Immunol 189(11):5327-5335.

Murphy TF. 2005. Vaccine development for non-typeable *Haemophilus influenzae* and *Moraxella catarrhalis*:Progress and challenges. Expert Rev Vaccines 4(6):843-853.

Murphy TF. 2015. Vaccines for nontypeable *Haemophilus influenzae*:The future is now. Clin Vaccine Immunol 22(5): 459-466.

Murphy TF, Brauer AL, Grant BJ, et al. 2005. *Moraxella catarrhalis* in chronic obstructive pulmonary disease:Burden of disease and immune response. Am J Respir Crit Care Med 172(2):195-199.

Murphy TF, Chonmaitree T, Barenkamp S, et al. 2013. Panel 5: Microbiology and immunology panel. Otolaryngol Head Neck Surg 148(4 Suppl):E64-89.

Nokso-Koivisto J, Marom T, Chonmaitree T. 2015. Importance of viruses in acute otitis media. Curr Opin Pediatr 27(1): 110-115.

Norhayati MN, Ho JJ, Azman MY. 2015. Influenza vaccines for preventing acute otitis media in infants and children. Cochrane Database Syst Rev 24(3):CD010089.

Oloo EO, Yethon JA, Ochs MM, et al. 2011. Structure-guided antigen engineering yields pneumolysin mutants suitable for vaccination against pneumococcal disease. J Biol Chem 286 (14):12133-12140.

Pelton SI, Pettigrew MM, Barenkamp SJ, et al. 2013. Panel 6: Vaccines. Otolaryngol Head Neck Surg 148 (4 Suppl): E90-101.

Peng D, Hu WG, Choudhury BP, et al. 2007. Role of different moieties from the lipooligosaccharide molecule in biological

activities of the *Moraxella catarrhalis* outer membrane. FEBS J 274(20):5350-5359.

Pettigrew MM, Alderson MR, Bakaletz LO, et al. 2017. Panel 6: Vaccines. Otolaryngol Head Neck Surg 156 (4 Suppl): S76-S87.

Pfizer. 2013. Full prescribing information. http://labeling.pfizer. com/showlabeling.aspx? id = 501. Accessed on January 9,2016.

Pichichero ME. 2000. Recurrent and persistent otitis media. Pediatr Infect Dis J 19(9):911-916.

Principi N, Baggi E, Esposito S. 2012. Prevention of acute otitis media using currently available vaccines. Future Microbiol 7(4):457-465.

Prymula R, Kriz P, Kaliskova E, et al. 2009. Effect of vaccination with pneumococcal capsular polysaccharides conjugated to *Haemophilus influenzae*-derived protein D on nasopharyngeal carriage of *Streptococcus pneumoniae* and *H. influenzae* in children under 2 years of age. Vaccine 28(1):71-78.

Ren D, Pichichero ME. 2016. Vaccine targets against *Moraxella catarrhalis*. Expert Opin Ther Targets 20(1):19-33.

Ren D, Xie H, Zhang W, et al. 2011a. Intranasal immunization of the combined lipooligosaccharide conjugates protects mice from the challenges with three serotypes of *Moraxella catarrhalis*. PLoS One 6(12):e29553.

Ren D, Yu S, Gao S, et al. 2011b. Mutant lipooligosaccharide-based conjugate vaccine demonstrates a broad-spectrum effectiveness against *Moraxella catarrhalis*. Vaccine 29(25): 4210-4217.

Riesbeck K, Nordstrom T. 2006. Structure and immunological action of the human pathogen *Moraxella catarrhalis* IgD-binding protein. Crit Rev Immunol 26(4):353-376.

Rosenfeld RM, Culpepper L, Doyle KJ, et al. 2004. Clinical practice guideline:Otitis media with effusion. Otolaryngol Head Neck Surg 130(5 Suppl):S95-118.

Rovers MM. 2008. The burden of otitis media. Vaccine 26 (Suppl 7):G2-4.

Rovers MM, Schilder AG, Zielhuis GA, et al. 2004. Otitis media. Lancet 363(9407):465-473.

Ruckdeschel EA, Brauer AL, Johnson A, et al. 2009. Characterization of proteins Msp22 and Msp75 as vaccine antigens of *Moraxella catarrhalis*. Vaccine 27(50):7065-7072.

Sabirov A, Casey JR, Murphy TF, et al. 2009. Breast-feeding is associated with a reduced frequency of acute otitis media and high serum antibody levels against NTHi and outer membrane protein vaccine antigen candidate P6. Pediatr Res 66(5):565-570.

Schwingel JM, Edwards KJ, Cox AD, et al. 2009. Use of *Moraxella catarrhalis* lipooligosaccharide mutants to identify specific oligosaccharide epitopes recognized by human serum antibodies. Infect Immun 77(10):4548-4558.

Stockmann C, Ampofo K, Hersh AL, et al. 2013. Seasonality of acute otitis media and the role of respiratory viral activity in children. Pediatr Infect Dis J 32(4):314-319.

Sugino H, Tsumura S, Kunimoto M, et al. 2015. Influence of pneumococcal conjugate vaccine on acute otitis media with severe middle ear inflammation: A retrospective multicenter study. PLoS One 10(9):e0137546.

Swiatlo E, King J, Nabors GS, et al. 2003. Pneumococcal surface protein A is expressed in vivo, and antibodies to PspA are effective for therapy in a murine model of pneumococcal sepsis. Infect Immun 71(12):7149-7153.

Tan TT, Morgelin M, Forsgren A, et al. 2007. *Haemophilus influenzae* survival during complement-mediated attacks is promoted by *Moraxella catarrhalis* outer membrane vesicles. J Infect Dis 195(11):1661-1670.

Trivedi D. 2016. Cochrane review summary: Influenza vaccines for preventing acute otitis media in infants and children. Prim Health Care Res Dev 17(2):105-106.

Vaneechoutte M, Verschraegen G, Claeys G, et al. 1990. Serological typing of *Branhamella catarrhalis* strains on the basis of lipopolysaccharide antigens. J Clin Microbiol 28(2):182-187.

Vareille M, Kieninger E, Edwards MR, et al. 2011. The airway epithelium: Soldier in the fight against respiratory viruses. Clin Microbiol Rev 24(1):210-229.

Veenhoven R, Bogaert D, Uiterwaal C, et al. 2003. Effect of conjugate pneumococcal vaccine followed by polysaccharide pneumococcal vaccine on recurrent acute otitis media: A randomised study. Lancet 361(9376):2189-2195.

Verduin CM, Hol C, Fleer A, et al. 2002. *Moraxella catarrhalis*: From emerging to established pathogen. Clin Microbiol Rev 15(1):125-144.

Wang S, Li Y, Shi H, et al. 2010. Immune responses to recombinant pneumococcal PsaA antigen delivered by a live attenuated *Salmonella* vaccine. Infect Immun 78(7):3258-3271.

Wang W, Reitzer L, Rasko DA, et al. 2007. Metabolic analysis of *Moraxella catarrhalis* and the effect of selected in vitro growth conditions on global gene expression. Infect Immun 75(10):4959-4971.

Winter LE, Barenkamp SJ. 2010. Construction and immunogenicity of recombinant adenovirus vaccines expressing the HMW1, HMW2, or Hia adhesion protein of nontypeable *Haemophilus influenzae*. Clin Vaccine Immunol 17(10):1567-1575.

Wyeth. 2009. Pneumococcal 7-valent conjugate vaccine (diphtheria CRM197 protein) Prevnar®. Accessed on January 9, 2016.

Yang M, Johnson A, Murphy TF. 2011. Characterization and evaluation of the *Moraxella catarrhalis* oligopeptide permease A as a mucosal vaccine antigen. Infect Immun 79(2):846-857.

Yu S, Gu XX. 2005. Synthesis and characterization of lipooligosaccharide-based conjugate vaccines for serotype B *Moraxella catarrhalis*. Infect Immun 73(5):2790-2796.

Yu S, Gu XX. 2007. Biological and immunological characteristics of lipooligosaccharide-based conjugate vaccines for serotype C *Moraxella catarrhalis*. Infect Immun 75(6):2974-2980.

# 第 22 章
# 伤寒与副伤寒疫苗

徐德启　李生迪

**本章摘要**

伤寒是由伤寒血清型沙门菌和甲型、乙型副伤寒血清型沙门菌引起的一种全身性发热性肠道传染病。19 世纪及 20 世纪初曾在世界各地普遍流行,自 20 世纪 40 年代以来,随着社会卫生条件的进步,特别是清洁饮用水的供应保障以及污水排放系统的改善,伤寒的传播在发达国家已基本得到控制,但在许多发展中国家仍然是很严重的公共卫生问题,因此发展伤寒疫苗研究仍然是疫苗学工作者所面对的重要问题。注射用灭活全菌体伤寒疫苗由于较为严重的不良反应已基本停止使用,现阶段口服减毒活疫苗、纯化多糖疫苗及多糖蛋白结合疫苗是研究伤寒及副伤寒疫苗的主要趋势。目前,国际上已批准上市的疫苗主要有 3 种类型,分别为伤寒全菌体灭活疫苗及伤寒副伤寒全菌体联合疫苗、口服伤寒减毒活疫苗(Ty21a 株)和伤寒 Vi 多糖疫苗。近年来流行病学调查指出,在一些国家和地区副伤寒的流行有明显上升趋势,因此积极发展副伤寒疫苗也是疫苗学工作者的当务之急。以伤寒减毒疫苗株作为其他抗原的运载体,可构建双价或多价重组疫苗株,因此可将伤寒减毒疫苗株称为"活载体疫苗"或"活的抗原运载系统",以减毒伤寒沙门菌作为 DNA 疫苗质粒的运载体是当代疫苗学研究中的最新进展。此外,由于具有兼性厌氧、细胞内寄生,特别是在巨噬细胞内存活以及在实体肿瘤组织中高度聚集的特性,沙门菌已成为具有潜在应用价值的抗肿瘤药物的新型运载体。

## 22.1　概述

伤寒（typhoid 或 typhoid fever）是由对人有致病力的伤寒血清型沙门菌（简称伤寒沙门菌，*Salmonella typhi*）引起的一种伴随全身性发热的肠道传染病，又称为肠热症（enteric fever）；而由甲型、乙型副伤寒血清型沙门菌（简称副伤寒沙门菌，*Salmonella paratyphi*）引起的疾病，则称为副伤寒（paratyphoid）。由伤寒与副伤寒引起的疾病统称为伤寒病。

伤寒致病菌主要侵犯机体网状内皮系统、肠道淋巴结及胆囊，并导致广泛的全身性临床症状，主要表现为持续性高热、腹痛、头痛及小肠炎、结肠炎等，更为严重的并发症是肠穿孔和肠出血。肠穿孔发生率为 1.4%～4%，肠出血为常见并发症，发生率为 2.4%～15%，多见于病程发展的第 2～3 周，可出现大便隐血至大量血便。副伤寒沙门菌引起的伤寒病临床表现与由伤寒沙门菌引起的伤寒相似，但一般临床症状较轻，病程较短，病死率较低。伤寒在低龄儿童中多引发腹泻，在其他人群中多引起便秘，在持续发热期间大约有 20% 的患者在胸背部以及腹部可出现玫瑰疹，2 岁以下儿童常见菌血症发生，5 岁以下儿童由于缺乏典型的伤寒症状往往出现误诊和漏诊，因而导致伤寒发病率的统计数值有低于实际发病率的可能。在发病期间，有 50%～70% 的患者可从粪便中分离出伤寒菌，甚至在恢复期粪便排菌持续阳性，大约有 2% 的伤寒患者可转变为慢性携带者，排菌期可长达 1 年之久。

伤寒是全球性的公共卫生问题，19 世纪及 20 世纪初曾在世界各地普遍流行。自 20 世纪 40 年代以来，在发达国家，由于抗生素的使用和社会卫生条件的进步，特别是清洁饮用水的供应保障以及污水排放系统的改善，伤寒的传播已基本得到有效控制，但在大多数发展中国家，伤寒仍然是很严重的公共卫生问题（Ochiai et al.，2008；Crump et al.，2004）。因此，开发新一代伤寒疫苗仍然是疫苗学工作者所面临的问题。

目前，全菌体伤寒沙门菌灭活疫苗由于存在较为严重的不良反应已基本停止使用，因此，现阶段开发口服减毒活疫苗、纯化多糖疫苗和多糖蛋白结合疫苗是伤寒及副伤寒疫苗研究的主要趋势。随着细菌分子生物学的进步，人们对伤寒菌的毒力、侵袭力决定基因与调控基因有了较为深入的了解，并对其主要保护性抗原以及刺激免疫反应的过程与机制进行了广泛研究，这些研究成果对研制和发展新型伤寒疫苗及伤寒减毒活疫苗提供了极其有用的帮助。此外，伤寒沙门菌具有的自身特性，如兼性厌氧、细胞内存活，特别是在巨噬细胞内存活以及在实体肿瘤内集聚等特征，使其成为可以表达各种异源性抗原或携带抗肿瘤药物的良好运载体，这对伤寒减毒疫苗株的研究具有更加广泛的实际意义。由于抗生素的广泛使用，伤寒、副伤寒沙门菌耐药菌株不断增多，由伤寒沙门菌感染引起的致死病例也不断增多，甚至还出现过对某些抗生素耐药的伤寒菌株引起伤寒暴发的情况（Woodward et al.，1948；Mirza et al.，1996）。应该引起重视的是，近年来，伤寒疫苗的应用导致副伤寒的发病率有明显增加趋势，而且主要由食物被非伤寒沙门菌污染引起的人类胃肠炎明显增加，因此，积极开展对副伤寒和非伤寒沙门菌引起疾病的防治也是疫苗研究者所关注的研究方向。

## 22.2　病原学

沙门菌属为革兰氏阴性菌，属肠道菌科（Enterobacteriaceae）。该菌属种类繁多，血清型已达 2500 多种，广泛分布于自然界，包括所有脊椎动物和多种节肢动物中均发现有沙门菌属的细菌。根据 DNA 同源性，沙门菌属分两个种，即肠道沙门菌（*S. enterica*）和邦戈沙门菌（*S. bongori*）。每个种都包括若干亚种与血清型，如肠道沙门菌又分为 5 个亚种（亚种 Ⅰ—Ⅳ 以及 Ⅵ），能感染人类的沙门菌血清型都分布在亚种 Ⅰ，即肠道沙门菌肠道亚种。长期以来，沙门菌血清型的命名采取双名法，由属和种构成。但正确的命名是在属、种后再加上亚种及血清型，如以往称谓的伤寒沙门菌应为伤寒肠道血清型沙门菌（*Salmonella enterica* serovar. *typhi*），并可简称伤寒沙门菌（*Salmonella typhi*），甲型、乙型副伤寒肠道血清型沙门菌（*Salmonella enterica* serovar. *paratyphi* A，B）可分别缩写成甲型、乙型副伤寒沙门菌（*Salmonella paratyhi* A，B）（Brooks et al.，2010；李凡和刘晶星，2011），鼠伤寒血清型沙门菌则可缩写成鼠伤寒沙门菌（*Salmonella typhimurium*）。伤寒及副伤寒沙门菌通常具有动力及侵袭性,为胞内寄生菌,兼性厌氧,无芽孢,有鞭毛和菌毛,不分解乳糖和蔗糖,靛基质反应阴性,VP 试验阴性,但甲基红试验阳性。沙门菌对营养条件要求不高,在普通培养基上可形成中等大小、半透明的光滑型菌落。

在细菌学领域,伤寒沙门菌的生理、遗传、细胞结构、基因结构等方面被研究得比较深入。近年来,人们对沙门菌的侵袭力及致病机制等方面的研究尤其重视,并积累了较多的研究资料。近 20 年来,用于构建减毒疫苗株的母本伤寒野毒株,主要有 Ty2、ISP1820 和 CDC1080。Ty2 株的全基因组序列已发表(Deng et al. ,2003),对其主要致病或毒力相关基因的功能已有较深入的研究,加之该菌株分离时间早于 20 世纪 70 年代,具有不含有耐药性质粒、对抗生素较敏感等特点,因此是用于构建减毒疫苗株的理想母本供体菌株。对人致病而不寄生于动物的肠道沙门菌,按亚种区分主要有:伤寒沙门菌、甲型副伤寒沙门菌、乙型副伤寒沙门菌。而鼠伤寒沙门菌、丙型副伤寒沙门菌、猪霍乱沙门菌和肠炎沙门菌虽然对人体致病,但临床症状轻微,主要对适宜动物致病。

非伤寒沙门菌广泛存在于自然界,感染范围包括哺乳类、爬虫类、鸟类及昆虫类等。有些对动物致病的沙门菌也可传染给人,引起食物中毒或败血症等。沙门菌属抗原构造复杂,有 O、H 抗原、Vi 荚膜多糖(Vi capsular polysaccharide),即 Vi 抗原(Vi antigen)等主要抗原组分。O、H 抗原是用于分型的主要抗原,其中的 O 抗原(O antigen)和 Vi 多糖抗原是用来开发伤寒、副伤寒疫苗的主要保护性抗原。以血清学分类,对人致病的伤寒沙门菌具有 O 抗原 9、12 及 Vi 抗原,而甲型副伤寒沙门菌具有 O 抗原 1、2、12,乙型副伤寒沙门菌具有 O 抗原 1、4、[5] 和 12,这些菌体共同抗原的存在,决定了相互间有一定的交叉免疫反应。菌体抗原是一种细菌脂多糖抗原,常称为 O 多糖(O-polysaccharide)抗原或 O 抗原,由聚合的寡糖链组成,寡糖链附着在核心寡糖(core oligosaccharide)上,后者又经共价键与类脂 A(lipid A)连接,三者共同组成细菌的脂多糖(lipopolysaccharide,LPS)。此外,伤寒沙门菌还携带 D 组 H 抗原。从患者体内新分离的菌株常具有表面荚膜多糖,即 Vi 抗原。Vi 抗原是一种不耐热的聚-N-乙酰-D-半乳糖胺醛酸(N-acetyl galactosaminouronic acid)。已知 Vi 抗原与毒力和致病性密切相关,它

能在菌体表面遮盖 O 抗原使其不能同相应抗体结合,从而阻止巨噬细胞的吞噬功能。因此,构建 O 抗原为主要靶向抗原的减毒疫苗株同时具有 Vi 抗原的表达,并不是好的选择。纯化的 Vi 抗原可用来制备荚膜多糖疫苗。在此值得一提的是一种弗氏柠檬酸杆菌(*Citrobacter freundii*)WR7011 菌株,所产生的荚膜多糖与伤寒沙门菌菌株产生的 Vi 荚膜多糖结构一致,但其荚膜多糖产量可较常规生产株 Ty2 的 Vi 多糖产量增加 3~5 倍,而且该菌株没有致病性,是可用于伤寒荚膜多糖疫苗和多糖蛋白结合疫苗的良好疫苗供体菌株。

伤寒沙门菌菌体表面抗原在传代过程中的研究表明,伤寒沙门菌可出现以下类型的变异:① H-O 变异:细菌失去鞭毛的变异。② S-R 变异:菌落由光滑型变为粗糙型,此时 O 抗原丢失。③ V-W 变异:失去 Vi 抗原的变异。新分离的菌株有 Vi 抗原,经多次传代后易失去 Vi 抗原而变成 W 型菌株,W 型菌株能与抗 O 抗原的血清发生凝集反应,但这种变异中 Vi 抗原的结构基因不一定改变,其转换机制很可能是调节基因的变化所致。④ 位相变异:沙门菌属的 H 抗原有两种,即第 I 相和第 II 相。前者为特异相,用小写英文字母 a、b、c、…、z 表示,z 以后用 $z_1$、$z_2$… 表示;第 II 相为几种沙门菌共有,称非特异相,用 1、2、3… 表示。乙型副伤寒沙门菌为双相菌,具有特异 I 相 b,又有非特异 II 相 1、2 抗原;而伤寒沙门菌为单相菌,只有特异 I 相 d 抗原。乙型副伤寒沙门菌 I 相和 II 相经多次转种传代可以相互转变。

## 22.3 流行病学

伤寒及甲型、乙型副伤寒仍然是目前世界范围内严重的肠道传染病之一。据统计,全世界每年约有 2200 万伤寒病例发生,而死亡病例达 21 万(Crump et al. ,2004)。在世界不同地区,伤寒的发病率有显著的差异,主要高发区为东南亚、非洲及南美洲国家,如印度尼西亚、印度以及尼日利亚等国每年均有较高的伤寒发病率和病死率,在越南一些地区的学龄儿童中,伤寒的发病率可达 478/10 万。这些国家发病率较高的主要原因有:人口增加过快、人群居住较密集、缺乏有效的污水处理系统以及较卫生的饮水供应体系。我国为中等发

病率国家,主要发病区域为贵州、广西、云南、江苏、浙江和新疆,发病以青壮年和学生为主。据原卫计委 2008 年的统计,在每 10 万人中,有 1.18 人感染伤寒和副伤寒。而在发达国家,伤寒发病率则明显降低,如美国每年伤寒的发病人数仅几百例,表明饮水与食品卫生条件的改善是控制该病的主要措施。在发展中国家,伤寒病患者主要为学龄儿童和年轻人(Ochiai et al.,2008),而老年人发病率较低,这可能与因自然重复感染后获得了一定的免疫力有关。

人类虽然是伤寒沙门菌的唯一宿主,但伤寒、副伤寒沙门菌并不是专属寄生菌,该菌可以在食物及水中生存并繁殖,因此传播主要通过饮食及粪-口途径。应强调的是,伤寒、副伤寒沙门菌污染的水源是造成疫区伤寒病流行的主要原因。随着饮水卫生条件的提高和公共卫生条件的改善,特别是伤寒疫苗的应用,伤寒沙门菌感染率逐渐降低。值得注意的是,目前伤寒、副伤寒的流行趋势发生了明显变化,主要表现在副伤寒方面,特别是甲型副伤寒感染率有明显上升的趋势,这在我国和东南亚等国家(如泰国)都有流行病学报告。在一些地区,甲型副伤寒沙门菌已变成了优势流行株,在中国部分地区甲型副伤寒已高达伤寒、副伤寒总发病率的 64%(Fangtham et al.,2008;魏承毓,2005;王汇等,2010)。

近期的一项研究利用我国大陆地区 2011 年伤寒、副伤寒病例报告数据,基于地理信息系统(GIS)进行空间自相关及趋势面分析。结果表明,2011 年累计报告伤寒病例 101 569 例,副伤寒病例 47 965 例,伤寒、副伤寒发病呈现一定的聚集性,云南、广东、广西、海南等为热点区域,趋势面分析得出伤寒、副伤寒发病率由北向南呈上升趋势、由西向东呈下降趋势的结论。伤寒、副伤寒报告病例中男性病例构成比较高,分别占伤寒、副伤寒病例数的 55.40% 和 55.13%,<45 岁人群伤寒病例占报告伤寒病例数的 75.51%,<45 岁人群副伤寒病例占报告副伤寒病例数的 78.01%,农民是伤寒、副伤寒的高发人群(蒋征刚等,2015)。因此,开发副伤寒疫苗已成为疫苗学工作者的当务之急。此外,非伤寒沙门菌对人的威胁亦逐渐增加,仅在美国,不同种类的沙门菌感染每年可达几十万例。非伤寒沙门菌广泛存在于自然界,动物是其主要储存宿主,某些沙门菌如猪霍乱沙门菌(*S. choleraesuis*),也可以感染人并引起严重疾病。而由于食用消毒不彻底的牛奶、鸡蛋或家禽肉类造成食物中毒或感染的报告不断增加。

## 22.4　发病机制与保护性免疫

随着细菌分子生物学技术的不断发展,一些与细菌毒力或侵袭力相关的基因及其相应产物、包括主要保护性抗原的功能正逐渐得到阐明。例如,一对 *phoP/phoQ* 基因及其产物参与调节酸性磷酸酶的合成,促使细菌适应在巨噬细胞内的生存,并抵抗不利的酸性环境,以及参与调节侵入上皮细胞必需的一些因子的活性。已知 *phoP/phoQ* 参与调控 40 多个下游基因(Miller et al.,1989)。*pagC* 基因编码的一种蛋白质,可赋予沙门菌抵抗巨噬细胞吞噬小体内酸性环境的能力,而 *pagC* 基因的激活则受 *phoP/phoQ* 的调节,因此,*phoP* 和 *pagC* 等基因的突变失活可作为重要的减毒手段之一。*cya/crp* 是另一对参与重要代谢调节系统的基因,其中的 *cya* 基因编码腺苷酸环化酶(adenylatecyclase),*crp* 基因编码单磷酸环腺苷酸受体蛋白[cyclic adenosine monophosphate(cAMP)receptor protein]。*cya/crp* 可参与许多基因及操纵子转录的调控,是伤寒沙门菌对人致病的重要因素。因此,针对这对基因的缺失突变可达到明显的减毒作用(Curtiss and Kelly,1987)。*ompR* 基因参与外膜蛋白(outer membrane protein)基因表达的调控;*katF* 基因参与过氧化氢酶产生的调节。一些参与细菌必需的营养成分合成代谢的基因也与细菌的致病性有关,如编码芳香族化合物前体的基因 *aroA*、*aroB* 和 *aroC* 以及编码腺嘌呤的基因 *purA* 等缺失突变株,在志愿者中进行的接种试验中,表现出减毒株的特性(Hone et al.,1992;Tacket et al.,1992a)。*htrA* 为编码一种压力蛋白(stress protein)的基因,该种蛋白具有丝氨酸蛋白酶的功能(Tacket et al.,1997b)。上述基因的突变失活都可作为构建减毒活疫苗的手段。

沙门菌的脂多糖是细菌的内毒素,其中,类脂 A 部分是主要的毒性成分,而其表面多糖是引起主要保护性免疫反应的 O 抗原,又是参与细菌侵袭力的主要因素之一。以鼠伤寒沙门菌感染小鼠为模型,无论缺失核心多糖或只缺失 O 多糖侧链的粗糙型变异株,都表现出无毒株的特点。伤寒沙门菌菌体保护层的 Vi 多糖抗原是保护性抗原之一,同时也是重要的毒力侵袭因子之一。Vi 抗原可以阻止抗体介导的免疫调理作用、增强对过氧化物的抵抗以及阻止补体的激活和补体对抗原的溶解作用。此外，Vi 抗原还可诱导巨噬细胞与上皮细胞的吞噬作用，并以此阻碍嗜中性粒细胞的吞噬作用；另外一个致病因子是溶血素，但只有经人体传代后分离的菌株才具有溶血活性。虽然至今还没有在沙门菌中正式分离出肠毒素基因，但经 DNA 杂交试验却证实存在与大肠杆菌不耐热肠毒素（LT）的同源区，间接说明沙门菌也可能产生 LT 样肠毒素。对致病性而言，除了细菌方面因素以外，宿主的种属特异性也是很重要的影响因素。如伤寒沙门菌对人体可引起致死性伤寒病，但对小鼠则不致病。相反，对小鼠可致死的鼠伤寒沙门菌对人体只引起轻度胃肠炎。一些患有淋巴细胞增生性疾病，如淋巴瘤、白血病、器官移植的患者以及艾滋病患者等极易遭受沙门菌感染，说明细胞介导免疫在控制沙门菌感染中的重要意义。上述资料表明，沙门菌的致病机制是多因素共同参与的复杂过程。

细菌在侵袭肠上皮细胞以后，在没有免疫力的宿主体内，伤寒沙门菌的侵入可吸引巨噬细胞聚集，巨噬细胞吞噬伤寒沙门菌，被吞噬后的细菌不但可以逃避体液免疫系统的抵抗，而且可以防止中性粒细胞的吞噬，并能被巨噬细胞携带到机体其他部位。沙门菌具有在巨噬细胞内存活并增殖的能力，是研究伤寒发病机制和免疫机制的重要环节。侵入的细菌在淋巴系统内进一步扩散，在淋巴系统内大量增殖后可进入血液，从伤寒患者的阳性血液标本中可见，致病菌几乎全部存在于单核细胞内。但在无症状的潜伏期内，大部分细菌定居在巨噬细胞内，细菌大量增殖后患者才出现临床症状，可能是由于巨噬细胞在伤寒沙门菌的刺激下大量释放细胞因子，从而导致其特征性的肝脾肿大和炎症反应的临床表现。这可能与细菌在网状内皮细胞内大量增殖、单核细胞大量聚集以及细胞介导免疫反应的产生有关。细菌在细胞内可生存和增殖很长时间，但也可以继续存留在黏膜相关淋巴组织内或转移到外周淋巴结。在细胞内存留期间亦可经细胞凋亡（apoptosis）过程而被杀死，被吞噬后的细菌抗原可以被加工并经抗原提呈细胞提呈给免疫活性 B 细胞和 T 细胞，刺激机体产生特异性免疫反应。具有特异性免疫反应的 B 细胞和 T 细胞可获得不同的 α4β7 定居受体（homing receptor，HR）模式，口服免疫疫苗后刺激而诱导的免疫活性细胞，能表达对肠

黏膜特异性的定居受体，使其可以从血液循环中再回到黏膜相关淋巴组织内，即归巢特性（homing property），并分化为产生分泌型 IgA 的浆细胞。这种抗体分泌细胞（antibody secretion cells，ASCs）产生的分泌型 IgA 可穿过上皮层到达肠黏膜表面，通过中和作用和交叉联结作用，抵抗致病菌的侵入。在外周淋巴组织内的免疫活性细胞则参与全身免疫反应。了解沙门菌到达肠黏膜表面、侵入黏膜层的相关淋巴组织，以及在巨噬细胞内的生存增殖和抗原加工等过程，对发展伤寒减毒活疫苗具有十分重要的实际意义。

伤寒沙门菌是具有高度侵袭性的细胞内寄生菌，在感染人体以后可刺激机体产生良好的局部黏膜免疫和全身系统免疫，伤寒沙门菌可经多种免疫途径参与机体的保护性反应。例如，肠道分泌型抗体抵抗细菌从黏膜侵入，血清循环抗体可用来预防菌血症的发生，细胞介导免疫可用来清除细胞内的致病菌。由于肠道黏膜系统是伤寒沙门菌侵入机体的主要途径，所以肠道局部黏膜免疫在预防伤寒的发病中起着至关重要的作用。口服减毒活疫苗只引起中等程度的血清循环抗体，但可产生较强的肠道局部黏膜免疫以及全身系统细胞介导免疫。由减毒活疫苗株 Ty21a 引起的细胞介导免疫和 IgA 抗体分泌主要针对 O 和 H 抗原，但并不针对 Vi 抗原，已经用于临床的 Ty21a 减毒活疫苗不含有 Vi 荚膜多糖抗原，但可产生较好的免疫保护效果，其免疫保护效果可持续 7 年以上（Cryz et al.，1993；Olanratmanee et al.，1992）。

## 22.5 伤寒与副伤寒疫苗

目前，国际上批准上市销售的伤寒、副伤寒疫苗包括 3 种类型，分别是伤寒全菌体灭活疫苗及伤寒副伤寒全菌体联合疫苗、伤寒口服减毒活疫苗（Ty21a 株）和伤寒 Vi 多糖疫苗。在国内有伤寒疫苗、伤寒和甲型副伤寒联合疫苗、伤寒甲型和乙型副伤寒联合疫苗、伤寒 Vi 多糖疫苗等药品注册品种。尽管伤寒系列全菌体灭活注射疫苗已有 100 多年的使用历史，并且具有 70%~80% 的保护效果，但每剂含菌体浓度较高及注射后高频出现的全身和局部接种不良反应，基本限制了这类疫苗的推广，现已基本不再使用此类疫苗。伤寒 Vi 多糖疫苗是 20 世纪 80

年代成功开发的伤寒组分疫苗,已在中国及世界部分地区广泛使用了约 30 年,具有良好的安全性和 70% 左右的保护效果。在尼泊尔开展的 5~44 岁人群的临床试验中,伤寒 Vi 多糖疫苗的保护率为 75% (Acharay et al. ,1987),接种 17 个月仍然有 72% 的保护率。同时期在南非开展的另一临床试验中,接种后 21 个月,仍有大约 64% 的保护率(Klugman et al. ,1987)。在国内开展的一项双盲、随机临床试验中,5~30 岁的受种者接种了剂量为 30 μg 的伤寒 Vi 多糖疫苗,经 19 个月的观察后发现,受试的在校学生具有 72%、所有人群具有 69% 的保护率,经血培养证实对伤寒具有保护效果,在接种后第 3 年对同一研究人群开展的随访证明,疫苗约对 50% 的受种者仍具有保护力(王志高等,1997)。然而,伤寒 Vi 多糖为结构简单且相对分子质量较大的同聚多糖链重复单位,属于非胸腺依赖性抗原(thymus independent antigen,TIAg),即多糖抗原,对 5 岁以下的幼儿及儿童免疫不能产生有效的免疫保护。这样也就限制了伤寒 Vi 多糖疫苗在伤寒高发年龄段的使用,有必要通过其他生物学、化学技术手段将胸腺非依赖性的伤寒 Vi 多糖抗原转变为胸腺依赖性抗原(thymus dependent antigen,TDAg),即多糖抗原与蛋白质结合,才能在低年龄组人群中使用,从而促使疫苗研究者开展伤寒 Vi 多糖及副伤寒的 O 特异性多糖与不同载体蛋白结合疫苗的研究。

下面将重点介绍目前国外使用的伤寒 Ty21a 口服减毒活疫苗,并简介现阶段已完成临床前实验室研究,开展申报临床试验和已进行临床试验的伤寒、副伤寒疫苗。

## 22.5.1 伤寒 Ty21a 口服减毒活疫苗

### 22.5.1.1 疫苗株的来源和减毒手段

伤寒 Ty21a 口服减毒活疫苗(*Salmonella typhi* Ty21a oral attenuated live vaccine),是目前唯一被批准使用的口服减毒活疫苗。现主要由 Crucell 公司生产,商品名为 Vivotif。现行 Ty21a 疫苗株(Ty21a vaccine strain)是 20 世纪 70 年代由野型株 Ty2 经化学突变剂处理而获得的突变株。德国学者 Germanier 等于 1975 年首先以亚硝基胍(nitrosoguanidine)处理伤寒沙门菌 Ty2 株,第一次诱变分离出的尿嘧啶核苷二磷酸-半乳糖-4-差向异构酶(UDP-galactose-4-epimerase,GalE),即 UDP-G-异构酶,突

变株返祖率约为 $10^{-7}$。从这种中间型突变株进一步分离出对半乳糖有轻度抵抗的第二代突变株,最后选出无论在体内还是在体外均较稳定的 Ty21a 株,该疫苗在近 30 年的使用实践中没有发现有返祖现象。Ty21a 株至少具有以下几个重要的生物学特征:① GalE 活性完全缺失;② 另外两种勒瓦旁路(Leloir pathway)酶,即半乳糖激酶(galactokinase)和半乳糖-1-磷酸尿苷酰转移酶(galactose-1-phosphate uridyltransferase),活性降低 80% 左右;③ 缺乏 Vi 抗原。

GalE 功能是使 UDP-葡萄糖转变为 UDP-半乳糖时逆转,由于 Ty21a 缺乏 GalE 活性,尿嘧啶二磷酸葡萄糖不能转变为二磷酸半乳糖,导致细胞壁脂多糖的形成受到限制。当在培养基里补充一定浓度的半乳糖时,脂多糖的形成才能继续,但在这种条件下半乳糖的形成是借助另外两种勒瓦旁路酶的协同,即半乳糖激酶和半乳糖-1-磷酸尿苷酰转移酶实现的,但旁路酶活性也明显降低,而且外源性半乳糖浓度过高,可导致其中间代谢产物半乳糖-1-磷酸和 UDP-半乳糖累积,从而引起细胞溶解。因此,在外源性半乳糖的补给控制在一定浓度的情况下,Ty21a 株仍然可以合成脂多糖,并提供足够的免疫原性,在接种疫苗 2~3 天后细菌就被完全清除。因此,Ty21a 疫苗株对接种者既可提供较高的免疫保护力,又有很高的安全性。图 22.1 显示了 Ty21a GalE 突变株半乳糖代谢途径的改变。

如图 22.1 所示,由于 Ty21a 突变株缺乏尿嘧啶核苷二磷酸-半乳糖-4-差向异构酶活性,尿苷二磷酸葡萄糖不能转变为尿苷二磷酸半乳糖。因为只有后者在尿苷二磷酸半乳糖转移酶的作用下才能连接到脂多糖上,所以 Ty21a 株在培养基中没有补充外源性半乳糖的条件下,不能形成完整的脂多糖,在培养基上则形成粗糙型菌落。但是在培养基中补充外源性半乳糖的条件下,半乳糖首先在半乳糖激酶的作用下形成半乳糖-1-磷酸,然后再在半乳糖-1-磷酸-尿苷酰转移酶的作用下转变为尿苷二磷酸半乳糖,Ty21a 株经此种途径仍可形成光滑型菌落,既具有完整 O 抗原的 LPS,也具有免疫原性。但 Ty21a 株的半乳糖激酶以及半乳糖-1-磷酸-尿苷酰转移酶的活性只有母本株的 20%,再加上异构酶缺失,形成的尿苷二磷酸-半乳糖不能逆转为尿苷二磷酸葡萄糖而代谢,因此可造成乳糖-磷酸及尿苷二磷酸-半乳糖的积累,从而导致细菌溶解。这种代谢调控的

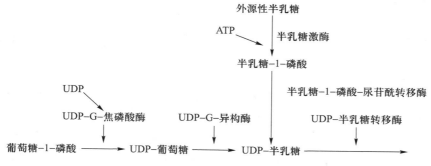

图 22.1　伤寒沙门菌 GalE 突变株葡萄糖与半乳糖参与 LPS 生物合成途径的改变

改变使 Ty21a 株具有明显的生物学特征。

　　自从 Germanie 等于 1975 年获得了 Ty21a 突变株以来,Ty21a 株的减毒机制被认为主要在于 *galE* 基因的突变与 Vi 抗原的丢失。但是,近期的研究资料指出,只有 *galE* 的缺失突变与 Vi 抗原阴性的突变不能完全解释 Ty21a 株的减毒特性,经非特异性化学诱变剂处理产生的其他一些随机突变,亦可能参与了 Ty21a 株的减毒作用。和其他肠道口服减毒活疫苗一样,在一些不发达地区和国家的人群中,其保护效果会明显降低。因此,发展注射途径使用的伤寒 Vi 多糖疫苗是对伤寒口服减毒活疫苗的补充。

　　为阐明 Ty21a 疫苗株的减毒机制,徐德启等已经完成了 Ty21a 全基因组序列分析(Xu et al.,2013)。初步分析结果表明,同野毒株 Ty2 比较,在 Ty21a 株出现的约 600 个单一点突变(单核苷酸多态性,SNP)中,有半数以上为静止型突变,但有 303 个 SNP 导致编码的氨基酸改变。基因芯片分析证实,至少有约 30 个编码基因表达功能下调可能与 Ty21a 株的减毒特征相关,说明 Ty21a 株有多基因突变的存在,其中包括一些调节基因的改变。通过 Ty21a 疫苗株的全基因序列进行深入分析与解读,对进一步开展伤寒疫苗株减毒机制研究与设计新的疫苗株减毒策略具有实际意义。

### 22.5.1.2　生产与检定主要程序

　　Ty21a 减毒活疫苗经过了多年大量的临床使用观察,被证实是目前最安全有效的伤寒口服疫苗,因此,许多国家都在生产该减毒活疫苗,如荷兰 Crucell 公司、英国 Medeva 研究所、意大利的 Chiron-Biocine 疫苗公司以及德国的 Chiron-Behring 研究所等。

　　随着现代生产工艺的改进,Ty21a 疫苗株的大规模发酵培养已不再成为问题。对该疫苗生产质量均一性的保证主要取决于对主代种子批(master seed lot,MSL)和工作种子批(work seed lot,WSL)的严格控制,严格限制种子的传代次数及保证生产中的细菌活菌数。以 Crucell 公司的 Vivotif 疫苗为例,从 1980 年开始生产后,连续 25 年的生产记录统计表明,所用的 MSL 用于生产的仅为 4 批。

　　概要叙述 Ty21a 疫苗的现时生产程序:从工作种子批取出菌种后,首先用小量摇瓶进行菌种活化扩增培养,然后转入种子罐进行菌种扩增。培养一定时间后,再转入生物反应器中进行发酵培养,离心收获细菌。生理盐水充分洗涤菌体,以去除培养基成分,加入含有蔗糖、酮糖醛酸烯醇内酯(ascorbic acid)及某些氨基酸作为冻干保护剂成分,进行冷冻干燥。制备肠溶性胶囊剂型,含保护剂的冷冻干燥菌粉产物与乳糖(lactose)、硬脂酸镁(magnesium stearate)赋形剂混合均匀后,分装入胶囊。每个胶囊应含有 $(2\sim10)\times10^9$ cfu 的总活菌数。冻干技术对活菌数的影响至关重要(Kopecko et al.,2009;Ohtake et al.,2011)。新近发展的泡沫冻干法(foam drying)技术结合几种稳定剂的组合使用(海藻糖、甲硫氨酸、明胶等),可使最后产物的活菌数得到保证,对温度的稳定性也明显提高(Ohtake et al.,2011)。

　　由于疫苗的剂型对机体产生有效的免疫保护反应至关重要,所以疫苗的生产部门曾不断改进 Ty21a 株疫苗的使用剂型,较早的商品化疫苗是将胃酸中和剂碳酸氢钠及冻干疫苗分别制成明胶胶囊剂型,先口服 2 个含碳酸氢钠的胶囊,一定时间后再服用 1 个疫苗胶囊,间隔 1 天,连服 3 次;另一种剂型是以肠衣片代替明胶胶囊,从而省去用于中和的碳酸氢钠。从 1997 年开始,一些国家将液体剂型用于现场,该种剂型由两部分组成,即将冻干疫苗部分与缓冲液部分分别包装,使用前将两部分混合,加水至 100 mL,形成疫苗混悬液后口服。其中冻干疫苗部分的组成为:$(2 \sim 10) \times 10^9$ cfu 细菌、$15 \sim 250$ mg 蔗糖、$0.6 \sim 10$ mg 酮糖醛酸烯醇内酯、$0.8 \sim 15$ mg 数种氨基酸混合物、1.5 g 半乳糖以及 $20 \sim 30$ mg 天冬苯丙二肽酯。缓冲液部分含有:$2.4 \sim 2.9$ g 碳酸氢钠,$1.5 \sim 1.8$ g 酮糖醛烯酯以及 $0.18 \sim 0.22$ g 半乳糖。在美国圣迭戈和智利使用不同剂型的现场观察证实,肠衣片剂型优于明胶剂型,而液体剂型又明显优于其他剂型。

对该疫苗的质量监控,主要侧重于对主代种子批及工作种子批纯度、均质性和遗传表型的监测,包括外源杂菌污染及其他表型和生化方面的改变,如涉及半乳糖代谢的相关酶学检测及 Vi 抗原缺失特性的检测等。应鼓励 PCR 以及对关键基因测序等分子生物学手段的应用,如已知 Ty21a 疫苗株缺失 UDP-半乳糖苷异构酶活性的分子基础在于 *galE* 基因出现了 1 个碱基的缺失和 1 个碱基的突变,而 Vi 荚膜多糖表达的缺失在于 *tviE* 基因出现了 2 个碱基的突变。以上列举的生物学表型或遗传学特征均可作为该减毒疫苗株的主要生物学标志。

### 22.5.1.3　口服免疫和剂量

该疫苗的使用基本遵循口服 3 次免疫的策略,但美国和加拿大实施口服免疫 4 次的策略。要求在餐前 1 小时给药,每隔 1 天口服 1 次,1 周内完成免疫程序。随着 Ty21a 疫苗的剂型不断改进,多次口服接种已不再是难以接受的困难。一次口服免疫剂量一般为 $(2 \sim 10) \times 10^9$ cfu 细菌,但 Forest 等将 Ty21a 疫苗的最低菌体剂量从 $2 \times 10^9$ cfu 增至 $2 \times 10^{11}$ cfu,可使分泌型 IgA(sIgA)及肠源性 IgA 抗体分泌细胞(ASC)水平显著提高。

### 22.5.1.4　疫苗安全性、免疫效果与免疫持久性评价

大规模的临床试验资料证实,Ty21a 疫苗十分安全。对超过 50 万人的疫苗接种者观察数据显示,没有严重的不良反应出现。接受 3 次胶囊或液体剂型免疫后的保护效果分别达到 67% 和 96%,免疫持久性可达 7 年(Levine et al.,1987a;Levine et al.,1989;Black et al.,1990;Levine et al.,1990)。该疫苗在除中国外的多数国家使用已接近 30 年,接种人

数超过 2 亿,其安全性和接种者对其的良好耐受性得到了充分验证。经实验室与临床应用检测证实,伤寒 Ty21a 减毒活疫苗既可引起良好的体液免疫应答,又能引起较好的细胞免疫应答(Kopecko et al.,2009)。

口服 Ty21a 疫苗以后,疫苗株可侵入肠上皮细胞,肠道集合淋巴结及相关淋巴组织中的淋巴细胞首先被激活,并迁移到局部淋巴结内成熟,成熟以后再重新迁移到肠黏膜固有层以及机体其他与黏膜免疫相关的器官,如唾液腺、呼吸道黏膜、泌尿生殖道黏膜与乳腺等。这类从肠道迁移而来的淋巴细胞分泌特异性 IgA 抗体,可在特异性抗原的存在下以酶联免疫斑点试验(enzyme-linked immunospot assay,ELISPOT assay)进行检测。Kantele 等在芬兰志愿者接种试验中证实,肠源性的 IgA 抗体分泌细胞的产生与现场接种保护力试验结果紧密相关。

接种 Ty21a 疫苗后的细胞免疫反应,可用以下几种方式进行检测:① 在可溶性或颗粒性抗原存在的条件下检测淋巴细胞的增殖。② 在特异性抗体的存在下检测单核细胞对沙门菌生长的抑制。检测资料证实,Ty21a 疫苗可刺激机体产生明显的细胞免疫反应,其主要的效应细胞是 $CD4^+$ 淋巴细胞,而其主要的介导抗体是 IgA,特别是 sIgA。③ Ty21a 可以刺激 CD8 细胞毒性 T 细胞以及 IFN-γ T 细胞的产生(Salerno-Goncalves et al.,2002;Salerno-Goncalves et al.,2004)。

在近期的一项研究中,通过检测沙门菌特异性的多功能(MF)$CD8^+$ T 细胞反应,以进一步观察 Ty21a 株是否可以诱发针对甲型副伤寒沙门菌和乙型副伤寒沙门菌引起的肠热症的交叉反应性。Ty21a 诱发的交叉反应性 CMI 具有针对抗 3 种沙门菌血清应答的 $CD8^+$ T 细胞效应($T_{EM}$),并且在较低程度上是由于 $CD8^+$ $CD45RA^+$ $T_{EM}$($T_{EMRA}$)的聚集。这些 $CD8^+$ T 细胞的反应主要由 MF 细胞产生干扰素 C 和巨噬细胞炎性蛋白表达 CD107a 或无抑制 TNF-α 所介导。针对沙门菌特异的 MF 细胞,可以显著表达的肠归巢分子整合素 α4β7。在大多数情况下,类似伤寒、乙型副伤寒具有 MF 反应,但未观察到甲型副伤寒的特异性多功能反应。结果表明,Ty21a 诱发针对沙门菌 MF 细胞的 CMI 反应可能是清除细菌感染的关键,Ty21a 不提供对甲型副伤寒的交叉保护。这些结果将对发展伤寒/副伤寒双价疫苗提供重要的数据(Wahid et al.,2015)。但是新

近文献证实,如果把伤寒的 Vi 生物合成基因丛(*VIB*)整合到甲型副伤寒基因组中,可恢复对人伤寒的交叉保护,这对发展重组双价疫苗意义重大(Xiong et al. ,2017)。

到目前为止,尽管许多实验室发展了多种不同的减毒伤寒沙门菌突变株,但仍然不能取代现有的伤寒 Ty21a 疫苗。

## 22.5.2 发展中的伤寒和副伤寒减毒活疫苗

### 22.5.2.1 构建伤寒减毒活疫苗株的主要策略

随着分子细菌学的发展以及许多其他毒力或毒力相关基因的不断发现,许多研究者仍在不断以改造某些毒力或毒力相关基因来构建新的减毒疫苗株。

Levine 等学者特别强调,应发展以一次口服为基础的减毒疫苗株的构建路线,并提出以下理想的构建标准:① 减毒应在两个不同的基因位点经明确的缺失突变而实现,每一个基因的突变都应该主导其减毒特征;② 人工疫苗株应具有明显的标志,以便同野型株相区别;③ 疫苗株应能适应并经受大规模发酵生产与冻干操作程序;④ 疫苗接种后不能引起明显不良反应;⑤ 单一口服剂量免疫应引起显著

的免疫保护性作用;⑥ 口服疫苗后,只能有较少量的疫苗株体外排泄。

目前研究与构建伤寒减毒活疫苗株主要遵循如下策略:① 定向灭活某些“看家基因”(housekeeping gene);② 定向灭活毒力或相关调节基因。看家基因是指某些负责细胞生命功能的基因,为维持细胞的生命功能,这种基因可连续转录,而且在转录起始部位或附近的基因序列很少发生甲基化现象;毒力基因以及相关调节基因是指直接或间接参与或影响细菌对宿主产生毒性反应的基因。应用重组 DNA 技术,特别是 DNA 同源交换与重组技术是获得基因定向突变或缺失灭活的基本手段。

### 22.5.2.2 发展中的伤寒减毒活疫苗株

开发基因工程减毒活疫苗,最理想的免疫目标是口服 1 剂即可达到理想的免疫效果,这只是疫苗研究者期望获得的口服减毒活疫苗株,通过在肠道内定居而不断增殖来实现的。但实际上这种疫苗株只在肠腔内滞留很短的时间,伤寒沙门菌与大肠杆菌不同,由于自身无定居因子,所以随着肠蠕动排出体外。活疫苗较高的免疫效力似乎与其诱生 T 细胞应答的能力相关。表22.1中列举了近年来实验

**表 22.1 研发中的伤寒口服减毒活疫苗**

| 疫苗候选株 | 减毒/特性 | | | 亲本株 |
|---|---|---|---|---|
| 541Ty | $\Delta aroA$ | $\Delta purA$ | | CDC1080 |
| 543Ty | $\Delta aroA$ | $\Delta purA$ , Vi- | | 541Ty |
| CVD908 | $\Delta aroC$ | $\Delta aroD$ | | Ty2 |
| CVD906 | $\Delta aroC$ | $\Delta aroD$ | | ISP1820 噬菌体型 46 |
| X3927 | $\Delta cya$ | $\Delta crp$ | | Ty2 |
| X4073 | $\Delta cya$ | $\Delta crp$ | $\Delta cdt$ | Ty2 |
| CVD908-htrA | $\Delta aroC$ | $\Delta aroD$ | $\Delta htrA$ | Ty2 |
| CVD906-htrA | $\Delta aroC$ | $\Delta aroD$ | $\Delta htrA$ | Ty2 |
| Ty800 | $\Delta phoP$ | $\Delta phoQ$ | | Ty2 |
| Ty445 | $\Delta phoP$ | $\Delta phoQ$ | $\Delta htrA$ | Ty2 |
| PBCC211 | $\Delta aroA$ | $\Delta aroD$ | | CDC1080 |
| PBCC222 | $\Delta aroA$ | $\Delta aroD$ | $\Delta htrA$ | CDC1080 |
| BRD691 | $\Delta aroA$ | $\Delta aroC$ | | Ty2 |
| BRD1116 | $\Delta aroA$ | $\Delta aroC$ | $\Delta htrA$ | Ty2 |
| CVD909 | $\Delta aroC$ | $\Delta aroD$ | $\Delta htrA$ 组成型 Vi | Ty2 |
| M01ZH09 | $\Delta aroC$ | $\Delta ssaV$ | | Ty2 野生型 |

室研究和已开展临床研究的伤寒减毒活疫苗候选株,包括含有生物合成基因(如 aroC、aroD)和调节蛋白基因(如 phoP、phoQ)突变的菌株。这些疫苗大多数在未免疫过的成人志愿者中具有免疫原性,产生全身免疫的抗 LPS 的 IgG 抗体和黏膜免疫的抗 LPS 的抗体分泌细胞。一些活疫苗株在高剂量水平时,有出现不良反应和潜伏菌血症(silent primary bacteraemia)的情况,因此又开发了一些进一步减毒的减毒活疫苗株,特别是含 aroC、aroD 双突变株或外加编码周质蛋白酶应激反应基因 htrA 的减毒突变株,如 CVD906-htrA 和 CVD908-htrA,使得菌血症的发生率明显降低。

(1)541Ty 株(aroA、purA 缺失突变),543Ty 株(aroA、purA 和 Vi 缺失突变)

Stocker 等首先提出伤寒沙门菌营养缺陷突变株(auxotrophic mutant)可能成为具有足够减毒特性的口服活疫苗株。此后,Edward 与 Stocker 等首先利用转座子 Tn10 对鼠伤寒株 aroA 进行缺失突变,然后利用噬菌体 P22 的转导作用,将这种缺失突变转移到可感染人的伤寒沙门菌 CDC1080 染色体内,从而获得 541Ty 株。以后 Edward 与 Stocker 又增加了 purA 基因突变,又使其成为对腺嘌呤的依赖株;从 541Ty 株中又选出了一株不能表达 Vi 多糖的突变株,称为 543Ty 株(Edwards et al. ,1984;Levine et al. ,1987b)。经 I 期临床试验证实,该疫苗株无严重不良反应,口服后排菌只持续两天即消失;用该疫苗候选株免疫后可引起细胞介导免疫反应,但血清抗体阳转率只能达到 10%;进一步研究证实,可能由于 purA 的突变导致了过度减毒。541Ty 株是由伤寒野型株 CDC1080 经 aroA 及 purA 缺失突变改造而来,由于 aroA 的缺失,导致 541Ty 株必须依赖外源性两种芳香族成分对氨基苯甲酸和二羟基苯甲酸盐的补充才能生长,而人体内却不能提供足够的这两种必需成分,所以该疫苗株在人体内不能繁殖。此外,purA 的基因缺失突变必须要求在外环境中补充腺嘌呤,否则细菌亦不能生存。通过这种营养缺陷机制使该菌株达到减毒目的,但该突变株表现为过度减毒,因此不再继续研究。

(2)CVD908(双 aro 基因突变株)

Hone 等利用 DNA 同源重组技术从 Ty2 野型株构建了 aroC 和 aroD 双缺失突变株 CVD908。临床观察显示,CVD908 株不引起发热反应及其他不良反应,口服剂量为 $5 \times 10^7$ cfu 时则有 50% 接种者出现疫苗株菌血症;当剂量增加为 $5 \times 10^8$ cfu 时,则 100% 的疫苗接种者出现疫苗株菌血症。尽管该疫苗株可以引起较强的细胞免疫反应,但由于较高的疫苗株菌血症存在,对该疫苗株必须进一步修饰改造(Tacket et al. ,1992a;Hone et al. ,1991;Tacket et al. ,1992b)。

(3)CVD908-htrA 疫苗株

Chatfield 等观察到,htrA 基因编码的应激蛋白具有丝氨酸蛋白酶的功能。对 CVD908 株的 htrA 基因进行缺失突变,构建了 CVD908-htrA 株。临床试验结果显示,志愿者接受了 $5 \times 10^7 \sim 5 \times 10^9$ cfu 单一剂量的 CVD908-htrA 疫苗时,耐受性表现同接种 CVD908 疫苗类似。在 22 名接种者中尽管有 2 人出现稀便,但其他人没有出现腹泻,另有 1 人出现低热反应。CVD908-htrA 株具有较强的免疫原性,血清中抗菌体抗原的抗体明显升高,90% ~ 100% 接种者出现肠 IgA 抗体分泌细胞及细胞介导免疫。其免疫学反应与 CVD908 类似,重要的是没有一例疫苗株导致的菌血症。但 CVD908-htrA 疫苗株虽然进入了临床试验观察阶段(Chatfield et al. ,1992;Tacket et al. ,1997;Tacket et al. ,2000),但至今没有得到走向市场的消息。

(4)X3927 疫苗株(cya、crp 双突变)及 X4073 疫苗株(cya、crp、cdt 三突变)

Curtiss 等发现,沙门菌的 cya 基因(腺苷酸环化酶基因)以及 crp 基因(环腺苷酸受体蛋白基因)组成的调节系统可影响到很多基因及操纵子的功能。鼠伤寒沙门菌 cya 及 crp 的缺失突变可以对小鼠减毒并具有保护作用。该研究组对野生型伤寒沙门菌株 Ty2 进行 cya 和 crp 双突变,获得减毒株 X3927,经 I 期临床试验证实了该疫苗株减毒效果不充分,对接种者虽然可引起中等程度的免疫反应,但会出现较严重的发热反应和类似伤寒病的症状,一些接种者还出现疫苗株菌血症(Curtiss and Kelly,1987;Tacket et al. ,1992b;Curtiss et al. ,1994)。为达到进一步减毒的效果,他们又在 cya 和 crp 双基因突变的基础上对 cdt 基因进行缺失突变,cdt 基因编码的产物可参与细菌从肠相关淋巴组织向深部网状内皮系统,如肝、脾和骨髓等部位的扩散能力,所获得的 cya、crp 和 cdt 三基因缺失突变株 X4073,经单一剂量分别为 $5 \times 10^5$、$5 \times 10^6$、$5 \times 10^7$、$5 \times 10^8$ 和 $5 \times 10^9$ cfu 接种健康成人,接种者没有出现严重的不良反应,亦没有菌血症的出现,在 $5 \times 10^8$ cfu 接种组可测得 O 特异性 IgG 抗体、O 特异性 IgA 分泌抗体细胞的产生（Curtiss and Kelly，1987；Kelly et al.，1992；Tacket et al.，1992a）。

（5）PBCC211 疫苗株（$aroA$、$aroD$ 双突变），PBCC222（$aroA$、$aroD$、$htrA$ 三突变）疫苗株

Dilts 等最近发表了用伤寒沙门菌 CDC1080 株经 $aroA$ 及 $aroD$ 双突变构建了 PBCC211 减毒株。在 PBCC211 减毒株的基础上，对 $htrA$ 又进行了缺失突变获得了 PBCC222 的三突变株。临床试验证实，其安全性指标和保护性反应结果分别与 CVD908 和 CVD908-htrA 相类似。当口服给予 PBCC211 疫苗，剂量为 $1×10^7$ cfu 时，在 6 名志愿者中有 1 名出现疫苗株菌血症。但给予 PBCC222，无论是相同剂量或剂量增加至 $10×10^9$ cfu，无一例志愿者出现疫苗株菌血症。尽管如此，该疫苗株仍然没有实现只用单一剂量接种就可达到既安全又有效的理想目标。在现阶段经 I 期临床试验得出的结论是，为保证安全有效，该疫苗候选株仍需遵循低剂量多次免疫的接种程序（Dilts et al.，2000）。

（6）Ty800（$phoP/phoQ$ 突变株）

已知 $phoP/phoQ$ 基因及其产物参与调节酸性磷酸酶的合成，促使细菌适应在巨噬细胞内的生存，并抵抗不利的酸性环境。Hohmann 等首先构建了 $phoP/phoQ$ 缺失突变株 Ty445，该疫苗株还附加有 $htrA$ 基因缺失，$htrA$ 是一种编码周质蛋白酶的应激反应基因。但接种试验表现为过度减毒及较弱的免疫原性。相反，只有 $phoP/phoQ$ 基因缺失的 Ty800 株，经 I 期临床试验证实，给予 $10^7 \sim 10^{10}$ cfu 剂量，可显示出较好的安全性及有效免疫反应，接种者可产生大量的 IgA 抗体分泌细胞，但在接受高剂量时有个别接种者仍然会出现腹泻不良反应。由于 $phoP/phoQ$ 基因参与细菌在巨噬细胞内生存能力的调节，所以进一步深入研究该基因的减毒突变及调节机制，对了解伤寒菌的致病与免疫机制均有重要意义（Hohmann et al.，1997）。

（7）M01ZH09（$aroC$、$ssaV$ 双突变株）

Hindle 等将 Ty2 野毒株进行 $aroC$、$ssaV$ 双突变获得了新的减毒疫苗株 M01ZH09，敲除 $ssaV$ 基因可使其侵袭力明显下降。初步试验证实，经 $5×10^9$ cfu 单一剂量免疫可获得良好的免疫反应。81% 的接种者可产生针对 O 抗原的 IgG 反应，并证实测得针对菌毛抗原的 T 细胞增生反应和 IFN-γ 的产生。在美国和越南的 I、II 期临床试验证实接种者可良好耐受，有轻微发热反应，但未见到疫苗株菌血症（Kirkpatrick et al.，2005；Hindle et al.，2002）。

### 22.5.3　新一代伤寒、副伤寒疫苗

伤寒和甲型、乙型副伤寒沙门菌是仅能引起人类感染伤寒、副伤寒的病原菌。近年来流行病学调查报告证实，在一些东南亚国家和我国西南地区，副伤寒的流行趋势明显上升，因此发展预防副伤寒沙门菌疫苗是疫苗学研究者的当务之急（Fangtham et al.，2008；Crump et al.，2004；魏承毓，2005；王汇等，2010）。伤寒沙门菌以及甲型、乙型副伤寒沙门菌均有 O1、O12 共同抗原，因此，对于全菌体疫苗，三者间有一定的交叉免疫反应。研究资料报告指出，接种伤寒 Ty21a 疫苗后，对甲型、乙型副伤寒可以产生大约 50% 的免疫保护水平（Levine et al.，2007）。目前，一些实验室也在努力开发甲型、乙型副伤寒自身减毒活疫苗和伤寒、副伤寒的多糖蛋白结合疫苗。

甲型副伤寒沙门菌 CMCC50093 株，由 $aroC$ 和 $yncD$ 的缺失构成 SPADD01 减毒的疫苗株。用鼠感染模型来评估所得菌株和野生型菌株的半数致死剂量，SPADD01 的毒力约小于野生型菌株 4 万倍。SPADD01 在小鼠模型中具有优异的免疫原性。小鼠鼻内接种可引起体液和黏膜免疫应答，并且对野生型菌株的致死剂量攻击得到有效保护。在免疫小鼠中也检测到抗甲型副伤寒沙门菌 LPS 的高水平应答和对伤寒沙门菌的交叉反应性的体液免疫低水平应答（Xiong et al.，2015）。

美国马里兰大学与美国过敏及传染病研究所合作的减毒甲型副伤寒 $guaBA$ 缺失突变株、$clpX$ 或 $clpP$ 缺失突变株已经获得较明显的减毒特征。此外，美国 Robbins 实验室在构建甲型副伤寒沙门菌多糖结合疫苗方面已经取得了积极的进展，为增强多糖链的长度和产量，徐德启等同该实验室合作，将 $E. coli$ K12 的 $wzz$ 基因引入到甲型副伤寒沙门菌体内，可明显增加细菌特异性多糖和核心多糖的产量，并提高了多糖的免疫反应。

在肠炎沙门菌毒力蛋白 InvH 对抗伤寒沙门菌的免疫保护性的研究中，认为 InvH，三型分泌系统（TTSS）针状聚合物，在细菌黏附和侵入上皮细胞的角色方面起着重要的作用。在这项研究中，用肠道沙门菌肠炎血清型 $15×10^3$ 的 InvH 重组蛋白免疫小鼠，经第二次免疫后抗体显著上升，可对高剂量的伤寒沙门菌攻击产生免疫保护作用，免疫血清对滴度

为 $2 \times 10^9$ cfu 细菌攻击有保护作用,免疫血清与伤寒沙门菌有显著凝集反应,细菌感染后的血清和 InvH 蛋白免疫反应明显高于对照组。通过重组 InvH 免疫的小鼠用伤寒沙门菌攻击后对脾和脏进行病理组织学检查显示,免疫小鼠肝不受影响,脾中伤寒沙门菌负荷超过肝,以产生抗体。用细菌抗原成分如表面蛋白疫苗接种,证明其是作为减毒活疫苗的一种有效的替代品以及可作为沙门菌感染的诊断工具(Dehghani et al.,2014)。

### 22.5.3.1　伤寒多糖蛋白结合疫苗

伤寒 Vi 荚膜多糖蛋白结合疫苗的研究已经取得了积极的进展。该技术主要将提取纯化的伤寒 Vi 荚膜多糖与不同的载体蛋白质结合,使得 Vi 抗原由非胸腺依赖性抗原转变为胸腺依赖性抗原,多糖抗原会诱生 T 细胞免疫应答,从而改变 Vi 多糖抗原的免疫属性。目前开发研制的伤寒 Vi 多糖结合疫苗,虽然选择的载体蛋白有所不同,但最终目的是提高伤寒 Vi 多糖抗原在低年龄段人群中的有效保护和尽可能使成人的保护免疫效果有所提升。

由美国 NIH 儿童健康与人类发展国家研究所 Robbins 实验室主导的伤寒 Vi-rEPA(Vi 多糖-重组铜绿假单胞菌外毒素 A)结合疫苗证实,机体可产生高滴度的抗 Vi 多糖 IgG 抗体和抗相应载体蛋白的 IgG 抗体,该结合疫苗可提供 91.5% 的保护,优于约 70% 保护率的伤寒 Vi 多糖疫苗,尤其是在临床研究中无一例与疫苗相关的严重不良反应发生。该现场结果表明,伤寒 Vi-rEPA 结合疫苗是安全的,能诱导保护性水平的抗 Vi 抗体,可用于婴幼儿的免疫预防(Thiem et al.,2011)。

伤寒流行国家最近的报告指出,伤寒沙门菌 Vi 阴性株可造成与伤寒 Vi 阳性菌株相同的疾病。基于 Vi 多糖疫苗可能无法保护入侵 Vi 阴性伤寒沙门菌的人群。脂多糖是伤寒沙门菌的菌体外膜的必要成分,其中的 O-特异性多糖(O-SP)是一种保护性抗原。在一项研究中,伤寒 Vi 阴性菌株和 Vi 阳性菌株通过使用的 *fliC-D*(599bp)和 *twiA*(495bp)基因引物双重 PCR 鉴别。通过热酚法分离的伤寒沙门菌 Vi 阴性菌株脂多糖,纯化的 OSP 与载体蛋白结合,以期产生低成本候选结合疫苗在伤寒流行地区使用(Salman et al.,2015)。

伤寒 Vi-CRM197(白喉毒素无毒变异体)由诺华全球健康疫苗研究所(NVGH)研制,2010 年在印度及巴基斯坦开展的临床研究,结果表明,试验组疫苗与对照组均具有良好的安全性。在 II 期临床试验中,12.5 μg 与 5 μg 组血清阳转率为 100%,1.25 μg 组为 95% 的阳转率,但由于该试验低剂量组缺乏明确的试验数据支持,研究结果受到质疑(Pierre et al.,2011)。

在研制伤寒 Vi-rEPA 多糖蛋白结合疫苗的基础上,IVI 在 2010 年开展了以不同生产来源的白喉类毒素为载体蛋白制备的伤寒多糖蛋白结合疫苗(Vi-DT),经免疫学及疫苗理化特性研究,并同伤寒 Vi-rEPA 结合疫苗的免疫原性进行了对比研究。结果表明,这两种不同载体蛋白制备的 Vi 多糖结合疫苗没有显著性差异。但该研究特别指出,利用白喉类毒素(DT)作为伤寒结合疫苗的载体蛋白具有以下明显的优势:① 两种原材料 DT 和伤寒 Vi 多糖的来源均具有生产许可,制备疫苗的原材料安全性可以得到有效保证;② 无须新增生产设备,可以降低生产成本;③ 伤寒 Vi-DT 疫苗的有效免疫,同时可以产生针对白喉的临床保护;④ 可有效简化伤寒 Vi 多糖结合疫苗的申请过程;⑤ 通过发酵培养制备的 DT 与重组表达的载体蛋白相比,前者更具备很有价值的生产成本效益(Cui et al.,2010)。

将肺炎球菌表面蛋白 A(PspA)与伤寒杆菌 Vi 荚膜多糖偶联以制备伤寒疫苗,在预防伤寒的同时有可能提供对肺炎链球菌的广泛免疫保护。该研究利用高产量的生产工艺技术,开发出纯化的 PspA1 和 PspA2 两个载体蛋白,纯化获得的 PspA 与 Vi 多糖偶联后,PspA 和 Vi 多糖均有较高的回收率。针对 PspA2 开发的工艺可以很容易地适应 cGMP 条件下的大规模生产。已有研究结果证实,DT 和 Vi 多糖结合可提高 Vi 多糖的免疫反应,同时可增强 DT 的应答水平。在这项研究中显示,PspA 与 Vi 多糖结合后,增强了抗 PspA 与抗 Vi 多糖的免疫应答水平,PspA 是一个较理想的载体蛋白。这也证明了 Vi 多糖抗原属性改变后的 T 细胞依赖应答特性,该研究认为,由 PspA1、PspA2 与 Vi 多糖结合制备的二价疫苗既可抵御伤寒,并且有预防肺炎球菌疾病的潜力,应考虑在发展中国家使用(Kothari et al.,2015)。

一种 Vi 多糖-破伤风类毒素结合疫苗(Typbar-TCV)对伤寒流行地区开展的一项多中心、两组群、开放标签、双盲、随机对照的 III 期临床试验,对健康婴儿、儿童和成人的安全性和免疫原性进行考察。

Typbar-TCV 是单剂量伤寒 Vi 多糖-破伤风类毒素结合疫苗,适用于 6 月龄以上人群。654 名年龄在 2~45 岁的健康受试者参加了一项双盲、随机对照试验(RCT),接种单剂量 Typbar-TCV 或对照组的 Vi 多糖疫苗(Typbar),其中,327 名年龄在 6~23 个月的受试者接种单剂量 Typbar-TCV 的开放标签试验(OLT),获得单剂量或多剂量免疫的报告。两年后,每组群加强免疫一剂。主要检测项目包括抗体几何平均滴度(GMT)、ELISA 测定免疫后第 42 天血清抗 Vi-IgG 抗体,分析 GMT4 倍升高情况。结果在 RCT 试验中,Typbar-TCV 接种者免疫后的第 42 天,抗 Vi-IgG 抗体比接种 Typbar 更高。Typbar-TCV 具有很强的免疫原性,在 OLT 试验组接种疫苗的两年后,Typbar-TCV 组抗 Vi-IgG 抗体的滴度仍较高。在 RCT 试验中,Typbar 接种者的几何平均亲和力指数(GMAI)为 46%,Typbar-TCV 组有较高的 GMAI,为 60%,OLT 试验中 Typbar-TCV 接种者的 GMAI 为 57%。Typbar-TCV 可以诱导多种 IgG 亚类,在所有年龄段均有加强免疫,无严重的不良事件发生。单剂量 Typbar-TCV 的耐受性良好,并诱导各年龄组产生健壮和持久的血清抗 Vi-IgG 抗体(Mohan et al., 2015)。

国内已开展临床研究的伤寒 Vi-rEPA 结合疫苗,由中国生物兰州生物制品研究所有限责任公司研制,用于制备伤寒 Vi 多糖的菌株为 CMCC50098,载体蛋白为 rEPA,2007—2011 年在江苏省淮安市涟水县开展了Ⅰ期、Ⅱ期、Ⅲ期临床试验,按 0、6 周免疫程序,第 0、4、26 周采血进行安全性及免疫原性效果评价。云南沃森生物技术股份有限公司的李生迪等研制的伤寒 Vi 多糖与白喉类毒素结合的疫苗(Vi-DT),生产用菌株 CMCC50098,也是伤寒 Vi 多糖疫苗的生产用菌株,而制备伤寒 Vi 多糖抗原的提取方法,首次采用了无苯酚抽提的新工艺专利提取技术。该疫苗已完成实验室研究工作和疫苗的动物安全性评价研究,现阶段正在进行药品注册,申请临床试验(吴凯等,2015)。

### 22.5.3.2　副伤寒多糖蛋白结合疫苗

副伤寒沙门菌是一类无荚膜、无芽孢的革兰氏阴性菌,导致人类致伤寒病的副伤寒包括甲型、乙型副伤寒沙门菌。大量的试验研究结果证明,同其他革兰氏阴性细菌一样,副伤寒沙门菌的菌体脂多糖既是毒力因子又是有效的保护性抗原。以 Robbins

教授为首的美国 NIH 的疫苗研究者早在 1992 年就指出,革兰氏阴性肠道细菌的脂多糖经脱毒后,可作为疫苗研究开发的有效抗原成分,针对肠道细菌脂多糖的特异性多糖的型特异血清 IgG 抗体,可以提供保护性的免疫反应(Robbins et al., 1992)。甲型副伤寒多糖与载体蛋白结合的疫苗,最初由美国 Robbins 实验室研究开发,其 LPS 脱毒后的细菌核心多糖-O-特异性多糖与破伤风类毒素经化学方法偶联制备的结合疫苗,在越南进行了临床试验。结果显示,受试者在接种后均无明显局部和全身不良反应发生,而且在儿童组、青少年组和成人组都取得了良好的免疫反应。

在国内,由兰州生物制品研究所有限责任公司研制的甲型副伤寒结合疫苗,选用来自尼泊尔甲型副伤寒患者分离的 NTP-6 株,经全面检定后作为生产用菌株,用于制备甲型副伤寒沙门菌的脂多糖,通过酸水解脱毒后,获得去除类脂 A、无毒的含甲型副伤寒-O-特异性多糖-核心多糖结构的多糖抗原,与 TT 载体蛋白结合而制备疫苗。该疫苗 2006 年在广西开展了Ⅰ期临床试验安全性研究,在疫苗安全性得到充分保障的基础上,2011 年在广西隆安县开展了不同免疫人群、不同免疫剂量的Ⅱ期临床试验,以评价疫苗的安全性和免疫原性。

由云南沃森生物技术股份有限公司李生迪等研制的甲型、乙型副伤寒结合疫苗,生产用菌株选择细菌脂多糖链有优势的 CMCC50073 的甲型副伤寒沙门菌菌株和 CMCC50074 的乙型副伤寒沙门菌菌株,采用专利提取技术可规模化制备多糖抗原,经水解脱毒后获得无毒的细菌核心多糖-O-特异性多糖,载体蛋白均选择破伤风类毒素,为冻干制剂。已完成实验室研究工作和疫苗的动物安全性评价研究,其中的甲型副伤寒结合疫苗在 2017 年已获得准许进行临床试验的批件(吴凯等,2014)。

## 22.6　伤寒沙门菌菌株作为其他疫苗的运载体

以伤寒沙门菌减毒疫苗株作为其他抗原的运载体,可构建二价或多价重组疫苗株,因此可将伤寒沙门菌减毒疫苗株称为"活载体疫苗"(live vector vaccine)或"活的抗原运载系统"(Galen et al., 2009; Moreno et al., 2004)。

以伤寒沙门菌减毒疫苗株作为活载体疫苗具有以下优点：① 伤寒沙门菌减毒疫苗株可经黏膜免疫途径进入免疫系统，即可经口服、鼻内以及肛门等途径接种；② 大量临床现场应用实践证实，已在市场上使用的伤寒减毒疫苗株 Ty21a 具有非常安全的减毒特征；③ 可引起较全面的免疫反应，包括血清抗体、肠道 sIgA 以及包括细胞毒性 T 淋巴细胞反应在内的细胞介导免疫，免疫持久性较长；④ 由于伤寒沙门菌为活的抗原运载系统，无须纯化处理，无须添加佐剂，生产成本较低；⑤ 伤寒沙门菌既可以携带原核表达系统又可以携带真核表达系统质粒。

以伤寒沙门菌运载异源性抗原非常适宜疫苗接种中的"初免-加强免疫"（prime-boost vaccination）（Woodland，2004）。"异源性启动-加强免疫"（heterologous prime-boost vaccination）的免疫加强效果要明显强于"同源性启动-加强免疫"（homologous prime-boost vaccination）。因此，以减毒伤寒沙门菌作为活运载体，特别是作为免疫原性较弱的 DNA 疫苗或其他抗原性较弱的抗原运载体非常具有潜力。至今，已有 35 种以上不同种属的细菌性抗原、15 种以上的病毒性抗原以及 15 种以上的原虫性抗原在伤寒沙门菌中得到有效表达。大多数被表达的异源性抗原均能成功地诱导体液免疫与细胞免疫反应，并能测得 sIgA 抗体。

以减毒伤寒沙门菌作为 DNA 疫苗质粒的运载体，是当代疫苗学研究中的最新进展。由于伤寒沙门菌可以携带 DNA 疫苗质粒直接到达肠道局部黏膜，并由此侵入肠黏膜上皮细胞，在细胞内细菌仍然滞留在核内体（endosome）内。新近报道指出，沙门菌携带的 DNA 疫苗质粒可能经细胞凋亡机制得到释放，然后被抗原提呈细胞所摄取，在其真核细胞启动子的控制下得到较高水平的表达，经口服接种免疫后，可产生同肌内注射相同水平的抗原特异性 $CD8^+$ T 细胞反应。

## 22.7　问题与展望

伤寒仍然是现今社会重要的肠道传染病之一。在没有抗生素的年代里，伤寒的死亡率可高达 10%～20%，由于抗生素的使用，使得伤寒的死亡率已明显降低。但近年来发现对多种抗生素产生耐药的菌株正在明显增加，一些地区的调查资料指出，大

于 80% 的伤寒沙门菌株对青霉素、氯霉素等多种抗生素产生耐药，所以发展伤寒疫苗仍然是预防本病的重要措施。目前使用的伤寒疫苗主要有两种，即伤寒 Vi 多糖疫苗和 Ty21a 减毒活疫苗。灭活全菌体疫苗虽然可以获得较好的免疫效果，但由于存在较严重的不良反应，现在许多国家已停止了使用。Ty21a 减毒活疫苗的免疫保护效果与其不同的使用剂型紧密相关，已证实液体剂型（指冻干制品，用前用特殊处方的液体溶解后口服）可得到最好的保护效果，肠衣片组可获得中等程度的保护，而明胶胶囊附加碳酸氢钠剂型组最次，目前已发展出快速溶解片剂，可更适用于小年龄组使用。由于剂型的改进，再加上生产条件的规范化，Ty21a 减毒活疫苗已在许多国家普遍使用。虽然为了达到较好的免疫反应，Ty21a 疫苗仍然需要 3 次口服剂量免疫接种，但在安全性指标方面现今没有任何一种新型伤寒减毒活疫苗能与之相比。同其他一些口服活疫苗一样，Ty21a 减毒疫苗株的使用也有其一定的局限性，特别是在流行高发地区，由于人群中存在的特殊肠道内环境和基础免疫水平较高的干扰，疫苗株在体内的有限繁殖能力可能受到限制。此外，其他肠道菌的感染，包括某些大肠杆菌及其他种属的沙门菌感染比较密集的地区，由于某些交叉免疫反应的存在，亦可明显降低 Ty21a 株的免疫效果。由此可解释，在某些发展中国家，减毒活疫苗往往出现明显偏低的临床保护效果。

发展中国家儿童的伤寒发病率较高，接种伤寒 Vi 多糖结合疫苗应是较好的选择，如果把纯化的 Vi 多糖结合到某些载体蛋白上（如白喉类毒素、百日咳毒素、霍乱毒素 B 亚单位等），可明显增强免疫反应，因此应取代单纯的伤寒 Vi 多糖疫苗。由于伤寒疫苗的扩大应用，近年来副伤寒的发病率出现明显增加的趋势，而且由于食物污染的动物源性非伤寒沙门菌（nontyphoidal *Salmonellae*）引起的人类胃肠炎也出现明显增加，所以应加强对沙门菌感染多样性的关注。沙门菌引起人类感染可以随时间和地点变化，在亚洲地区，多耐药伤寒沙门菌一直是肠热症的主要病原，但现在伤寒正因多重耐药的甲型副伤寒沙门菌而失去了主导地位。因此，对致病性沙门菌的新型疫苗研发已迫在眉睫，在流行地区，医疗和公共卫生机构的参与是必要的，以便监视和实施控制措施。

目前，国外的一些疫苗学工作者提出，以口服单

剂免疫接种既要达到足够的免疫保护效果，又要达到足够的安全指标，来作为构建减毒活疫苗的理想标准。但这一标准无论在理论上还是在实际上都还有很多争议，因为限定一次接种则必须提供足够的抗原剂量，但现有试验中，减毒活疫苗当超过一定剂量时都会出现不能接受的不良反应。因此，进行2~3次连续免疫的方法，仍是比较现实可行的免疫接种程序。

新近一些令人关注的研究结果是，当沙门菌携带异种抗原到达免疫宿主后，可诱导机体产生对所携带抗原特异性的 MHC-Ⅰ类分子 CD8[+] CTL 免疫反应；沙门菌在进入宿主细胞后，所携带的抗原可经细胞凋亡机制而释放，并被抗原提呈细胞加工后，传递给免疫活性细胞而诱导体液及细胞免疫反应。在沙门菌研究领域中的这一新进展，正在促进人们积极发展用沙门菌携带的 DNA 疫苗（即活载体 DNA 疫苗）进行黏膜免疫接种的研究。

由于沙门菌具有兼性厌氧、细胞内寄生，特别是在巨噬细胞内存活以及在实体肿瘤组织中高度聚集的特性，已成为具有潜在应用价值的抗肿瘤药物的新型运载体（Nallar et al.，2017；Moreno et al.，2010；Xu et al.，2008；Zhang et al.，2007）。

虽然伤寒及副伤寒沙门菌作为主要肠道传染性的致病菌，但由沙门菌引发的侵袭性疾病所导致的全球疾病负担并不被重视。在南亚和东南亚，主要为伤寒和甲型副伤寒血清型沙门菌引起的疾病。在撒哈拉以南的非洲，出现一个非伤寒沙门菌引起的类似疾病，主要的血清型为鼠伤寒沙门菌和肠炎沙门菌。现有预防伤寒的 Ty21a 减毒活疫苗和伤寒 Vi 多糖疫苗在降低幼儿侵袭性沙门菌疾病负担方面并不是最有效的。在新型沙门菌疫苗投入研究数年后，最近在新兴市场的生产商、全球健康疫苗研究机构和学术界的合作中，增加了对该领域的研究力度。与新的多糖结合物伤寒疫苗类似的其他侵袭性血清型疫苗也正在被开发中，包括减毒活疫苗、蛋白质基础的广义膜抗原（generalized module for membrane antigen，GMMA）疫苗。对于沙门菌疫苗的研究领域而言，这是个可以期待的过程（MacLennan et al.，2014）。

# 参考文献

蒋征刚，谢雨豪，顾华，等. 2015. 中国大陆地区 2011 年伤寒、副伤寒疫情 GIS 空间分析. 中国公共卫生（31）：11.

李凡，刘晶星. 2011. 医学微生物学（第 7 版）. 北京：人民卫生出版社.

王汇，刘庆云，谢峥，等. 2010. 伤寒疫苗的研究进展. 微生物学免疫学进展 38（2）：70-74.

吴凯，樊会兰，赵志宏，等. 2015. 伤寒 Vi 多糖与不同载体蛋白制备的结合物的特性分析. 中国生物制品学杂志 05（28）：456-460.

吴凯，樊会兰，赵志宏，等. 2014. 甲型副伤寒沙门菌抗体间接 ELISA 检测方法的建立、验证及初步应用. 中国生物制品学杂志 10（27）：1299-1303.

王志高，周伟忠，史鉴，等. 1997. 伤寒 Vi 多糖菌苗流行病学效果观察. 中华流行病学杂志 18（1）：26-29.

魏承毓. 2005. 我国甲型副伤寒的流行趋势及对防控对策之探讨. 国外医学（流行病学传染病学分册）32（2）：65-67.

Acharya IL, Lowe CU, Thapa R, et al. 1987. Prevention of typhoid fever in Nepal with the Vi capsular polysaccharide of *Salmonella typhi*. A preliminary report. N Engl J Med 317（18）：1101-1104.

Black RE, Levine MM, Ferreccio C, et al. 1990. Efficacy of one or two doses of Ty21a *Salmonella typhi* vaccine in nteric-coated capsules in a controlled field trial. Chil Typh Committ. Vaccine 8（1）：81-84.

Brooks GF, Carroll KC, Butel JS, et al. 2010. Medical Microbiology（25th edition）. Columbus The McGraw-Hill Companies, Inc, 222（213-226）.

Chatfield SN, Strahan K, Pickard D, et al. 1992. Evaluation of *Salmonella typhimurium* strains harbouring defined mutations in htrA and aroA in the murine salmonellosis model. Microb Pathog 12（2）：245-151.

Crump JA, Luby SP, Mintz WD. 2004. The global burden of typhoid fever. Bull World Health Organ 82（5）：346-354.

Cryz SJ Jr., Vanprapar N, Thisyakorn U, et al. 1993. Safety and immunogenicity of *Salmonella typhi* Ty21a vaccine in young Thai children. Infect Immun 61（3）：1249-1151.

Cui C, Carbis R, An SJ, et al. 2010. Physical and chemical characterization and immunologic properties of *Salmonella enterica* serovar typhi capsular polysaccharide-diphtheria toxoid conjugates. Clin Vaccine Immunol 17（1）：73-79.

Curtiss R Ⅲ, Kelly SM. 1987. *Salmonella typhimurium* deletion mutants lacking adenylate cyclase and cyclic AMP receptor protein are avirulent and immunogenic. Infect Immun 55（12）：3035-3043.

Curtiss R Ⅲ, Kelly SM, Tinge SA, et al. 1994. Recombinant *Salmonella* vectors in vaccine development. Develop Biol Standard 82：23-33.

Deng W, Liou SR, Plunkett G Ⅲ, et al. 2003. Comparative genomics of *Salmonella enterica* serovar typhi strains Ty2 and

CT18. J Bacteria 182(7):2330-2337.

Dehghani B,Rasooli I,Jalali-Nadoushan M,et al. 2014. Immuno-protectivity of *Salmonella enterica* serovar Enteritidis virulence protein, InvH, against *Salmonella typhi*. Iran J Basic Med Sci 17(8):560-565.

Dilts DA, Riesenfeld-Orn I, Fulginiti JP, et al. 2000. Phase I clinical trials of aroA, aroD and aroA, aroDhtrA attenuated *S. typhi* vaccines;effect of formulation on safety and immunogenicity. Vaccine 18(15):2473-2484.

Edwards MF, Stocker BAD. 1988. Construction of aroA his pur strains of *Salmonella typhi*. J Bacteriol 170(9):3991-3995.

Fangtham M, Wilde H. 2008. Emergence of *Salmonella paratyphi*: A as a major cause of enteric fever:Needed for early detection, preventive measurers, and effective vaccines. J Travel Med 15(5):344-350.

Galen JE,Pasetti MF,Tennant S,et al. 2009. *Salmonella enterica* serovar typhi live vector vaccines finally come of age. Immun Cell Bio 87(5):400-412.

Germanier R,Furer E. 1975. Isolation and characterization of gal Emutant Ty21a of *Salmonella typhi*:A candidate strain for a live oral typhoid vaccine. J Infect Dis 241(5):553-558.

Germanier R,Furer E. 1971. Immunity in experimental salmonellosis. II. Basis for the avirulence and protective capacity of galE mutants of *Salmonella typhimuriem*. Infect Immun 4(6):663-673.

Hindle Z, Chatfield SN, Phillimore J, et al. 2002. Characterization of *Salmonella enterica* derivatives harboring defined aroC and *Salmonella* pathogenicity island 2 type Ⅲ secretion system (ssaV) mutations by immunization of healthy volunteers. Infect Immun 70(7):3457-3467.

Hohmann EL, Oletta CA, Killeen KP, et al. 1996. phoP/phoQ-deleted *Salmonella typhi* (Ty800) is a safe and immunogenic single-dose typhoid fever vaccine in volunteers. J Infect Dis 173(6):2408-2424.

Hone DM, Harris AM, Chatfield S, et al. 1991. Construction of genetically-defined double aro mutants of *Salmonella typhi*. Vaccine 9(3):810-816.

Hone DM,Tacket C,Harris A,et al. 1992. Evaluation in volunteers of a candidate live oral attenuated *S. typhi* vector vaccine. J Clin Invest 90(1):1-9.

Kelly SM,Bosecker BA,Curtiss RⅢ. 1992. Characterization and protective properties of attenuated mutants of *Salmonella cholerasuis*. Infect Immun 60(11):4881-4890.

Kirkpatrick BD,Tenney KM,Larsson CJ,et al. 2005. The novel oral typhoid vaccine M01ZH09 is well tolerated and highly immunogenic in 2 vaccine presentations. J Infect Dis 192(3):360-366.

Klugman KP,Gilbertson IT,Koornhof HJ,et al. 1987. Protective activity of Vi capsular polysaccharide vaccine against typhoid fever. Lancet 2(8569):1165-1169.

Kopecko DJ, Sieber H, Ures J, et al. 2009. Genetic stability of vaccine strain *Salmonella typhi* Ty21a over 25 years. Int J Med Microbiol 299(4):233-246.

Kothari N, Genschmer KR, Kothari S, et al. 2014. Preparation and testing of a Vi conjugate vaccine using pneumococcal surface protein A (PspA) from *Streptococcus pneumoniae* as the carrier protein. Vaccine 32(43):5755-5760.

Levine MM, Ferreccio C, Black RE, et al. 1987a. Large-scale field trial of Ty21a live oral typhoid vaccine in enteric-coated capsule formulation. Lancet 1(8541):1049-1052.

Levine MM,Herrington D,Murphy JR,et al. 1987b. Safety, infectivity,immunogenicity and in vivo stability of two attenuated auxotrophic mutant strains of *Salmonella typhi*,541Ty and 543Ty, as live oral vaccines in man. J Clin Invest 79(3):888-902.

Levine MM, Taylor DN, Ferreccio C. 1989. Typhoid vaccines come of age. Pediatr Infect Dis J 8(6):374-381.

Levine MM,Ferreccio C,Cryz S,et al. 1990. Comparison of entericcoated capsules and liquid formulation of Ty21a typhoid vaccine inrandomised controlled field trial. Lancet 336(8720):891-894.

Levine MM,Ferreccio C,Black RE,et al. 2007. Ty21a live oral typhoid vaccine and prevention of paratyphoid fever caused by *Salmonella enterica* Serovar Paratyphi B. Clin Infect Dis 45(suppl 1):S24-S28.

Lin FY,Ho VA,Khiem HB,et al. 2001. The efficacy of a *Salmonella typhi* Vi conjugate vaccine in two-to-five-year-old children. N Engl J Med 344(17):1263-1269.

MacLennan CA,Martin LB,Micoli F. 2014. Vaccines against invasive *Salmonella* disease:Current status and future directions. Hum Vaccine Immunother 10(6):1478-1493.

Miller SI,Kukral AM,Mekalanos JJ. 1989. A two-component regulatory system (phoP phoQ) controls *Salmonella typhimurium* virulence. PNAS 86(13):5054-5058.

Mirza SH,Beeching NJ,Hart CA. 1996. Multi-drug resistant typhoid:A global problem. J Med Microbiol 44(5):317-319.

Mohan VK,Varanasi V,Singh A,et al. 2015. Safety and immunogenicity of a Vi polysaccharide-tetanus toxoid conjugate vaccine (Typbar-TCV) in healthy infants, children, and adults in typhoid endemic areas:A multicenter, 2-cohort, open-label, double-blind, randomized controlled phase 3 study. Clin Infect Dis 61(3):393-402.

Moreno M,Kramer MG,Yim L,et al. 2010. *Salmonella* as live trojan horse for vaccine development and cancer gene therapy. Curr Gene Ther 10(1):56-76.

Nallar SC,Xu DQ,Kalvakolanu DV. 2017. Bacteria and genetically modified bacteria as cancer therapeutics: Current advances and challenges. Cytokine (89):160-172.

Ochiai RL, Acosta CJ, Danovaro-Holliday MC, et al. 2008. A study of typhoid fever in five Asian countries: Disease burden and implications for controls. Bull World Health Organ 86(4):260-268.

Ohtake S, Russell M, Saxena A, et al. 2011. Room temperature stabilization of oral, live attenuated *Salmonella enterica* serovar typhi-vectored vaccines. Vaccine 29(15):2761-2771.

Olanratmanee T, Levine MM, Losonsky G, et al. 1992. Safety and immunogenicity of *Salmonella typhi* Ty21a liquid formulation vaccine in 4-to 6-year old Thai children. J Infect Dis 166(2):451-452.

Pang T. 1998. Genetic dynamics of *Salmonella typhi*-diversity in clonality. Trends Microbiol 6(9):339-342.

Pierre VD, Kafeja F, Anemona A, et al. 2011. Safety, immunogenicity and dose ranging of a new Vi-CRM$_{197}$ conjugate vaccine against typhoid fever: Randomized clinical testing in healthy adults. PLoS One 6(9):e25398.

Robbins JB, Chiayung C, Schneerson R. 1992. Hypothesis for vaccine development: Protective immunity to enteric diseases caused by nontyphoidal salmonellae and shigellae may be conferred by serum IgG antibodies to the O-specific polysaccharide of their lipopolysaccharides. Clinic Infect Dis 15:346-361.

Salerno-Goncalves R, Fernandez-Vina M, Lewinsohn DM, et al. 2004. Identification of a human HLA-E-restricted CD8[+] T cell subset in volunteers immunized with *Salmonella enterica* serovar typhi strain Ty21a typhoid vaccine. J Immunol 173 (9):5852-5862.

Salerno-Goncalves R, Pasetti MF, Sztein MB. 2002. Characterization of CD8[(+)] effector T cell responses in volunteers immunized with *Salmonella enterica* serovar typhi strain Ty21a typhoid vaccine. J Immunol 69(4):2196-2203.

Salman M, Ali A, Jabbar A, et al. 2015. Simplest identification, O-specific polysaccharide purification and antigenic evaluation of *Salmonella enterica* serovar Typhi Vi negative isolate. EXCLI J 14:1078-1084.

Tacket CO, Hone DM, Curtiss RI, et al. 1992a. Comparison of the safety and immunogenicity of aroC, aroD and cya, crp *Salmonella typhi* strains in adult volunteers. Infect Immun 60 (2):536-541.

Tacket CO, Hone DM, Losonsky GA, et al. 1992b. Clinical acceptability and immunogenicity of CVD 908 *Salmonella typhi* vaccine strain. Vaccine 10(4):443-446.

Tacket CO, Kelly SM, Schodel F, et al. 1997a. Safety and immunogenicity in humans of an attenuated *Salmonella typhi* vaccine vector strain expressing plasmid-encoded hepatitis B antigens stabilized by the ASD balanced lethal system. Infect Immun 65(8):3381-3385.

Tacket CO, Sztein MB, Losonsky GA, et al. 1997b. Safety of live oral *Salmonella typhi* vaccine strains with deletions in htrA and aroC aroD and immune response in humans. Infect Immun 65(2):452-456.

Tacket CO, Sztein MB, Wasserman SS, et al. 2000. Phase 2 clinical trial of attenuated *Salmonella enterica* serovar typhi oral live vector vaccine CVD 908-htrA in U.S. volunteers. Infect Immun 68(3):1196-1201.

Thiem VD, Lin FY, Canh do G, et al. 2011. The Vi conjugate typhoid vaccine is safe, elicits protective levels of IgG anti-Vi, and is compatible with routine infant vaccines. Clin Vaccine Immunol 18(5):730-735.

Wahid R, Fresnay S, Levine MM, et al. 2015. Immunization with Ty21a live oraltyphoid vaccine elicits crossreactive multifunctional CD8[+] T cell responses against *Salmonella enterica* serovar typhi, *S. paratyphi* A, and *S. paratyphi* B in humans. Mucosal Immunol 8(6):1349-1359.

Woodland DL. 2004. Jump-starting the immune system: Prime-boosting comes of age. Trends Immunol 25(2):98-104.

Woodward TE, Smadel JE, Ley HL, et al. 1948. Preliminary report of the beneficial effect of chloromycetin in the treatment of typhoid fever. Ann Intern Med 29(1):131-134.

Xiong K, Zhu C, Chen Z, et al. 2017. Vi capsular polysaccharide produced by recombinant *Salmonella enterica* serovar paratyphi A confers immunoprotection against infection by *Salmonella enterica* serovar typhi. Front Cell Infect Microbiol 7:1-10.

Xiong K, Chen Z, Zhu C, et al. 2015. Safety and immunogenicity of an attenuated *Salmonella enterica* serovar paratyphi A vaccine candidate. Int J Med Microbiol 305(6):563-571.

Xu DQ, Zhang L, Kopecko D, et al. 2008. Bacterial Delivery of siRNA: New Approach to Solid Tumor Therapy. Methods Mol Biol. 487:161-187.

Xu DQ, John OC, Frédéric P, et al. 2013. Genome sequence of *Salmonella enterica* serovar typhi oral vaccine strain Ty21a. Genome Announc 1(4):e00650-13.

Zhang L, Zhao L, Guo B, et al. 2007. Intratumoral delivery and suppression of prostate tumor growth by attenuated *Salmonella typhimurium* carrying the plasmid based siRNAs. Cancer Research 67(12):5859-5864.

# 第 23 章

## 痢疾疫苗

杜　琳

**本章摘要**

　　细菌性痢疾（bacillary dysentery）（简称菌痢）是人类最常见的肠道传染病之一，全球每年的患者超过 1 亿，绝大多数发生在亚洲地区。菌痢虽可通过抗生素治疗，但随着致病菌耐药率的上升以及多重耐药株的出现，研制和使用疫苗仍不啻为疾病控制最经济和有效的手段。志贺菌是引起菌痢的病原菌，发现已超过百年，但截至目前还未开发出针对性的疫苗产品。志贺菌疫苗的研制思路可归为减毒活疫苗和灭活疫苗两大类，减毒活疫苗模拟菌痢自然感染途径，以基因工程手段减毒的病原菌为疫苗候选株，通过口服免疫方式获得免疫保护，代表性的疫苗候选株包括：CVD 系列、SC 系列、WRS 系列等，均处于临床试验的不同阶段；灭活疫苗中包括全菌体疫苗、亚单位疫苗和结合疫苗，免疫途径包括口服、鼻腔黏膜投递、肌内注射等，是痢疾疫苗研制的一个热点，也基本处于临床试验或临床前研究阶段。志贺菌疫苗虽还没有成功上市，但是是离成功最接近的疫苗，相信随着技术手段的进步和科学知识的发展，志贺菌疫苗研发的堡垒终将被攻克。

## 23.1 概述

细菌性痢疾（bacillary dysentery）（简称菌痢）是人类最常见的肠道传染病之一，以结肠化脓性炎症为主要病变机制，以腹痛、腹泻、发热、里急后重、黏液或脓血便等为主要临床症状，罕见菌血症。志贺菌属（*Shigella*）是引起细菌性痢疾的病原菌，分 4 个血清群：A 群痢疾志贺菌（*S. dysenteriae*）、B 群福氏志贺菌（*S. flexneri*）、C 群鲍氏志贺菌（*S. bodyii*）和 D 群宋内氏志贺菌（*S. sonnei*），其中，A 群又可分为 15 个血清型，B 群分为 15 个血清型，C 群分为 19 个血清型，D 群有 1 个血清型。由痢疾志贺 1 型引起的菌痢最为严重，常常引起暴发流行，有部分患者还能发展为致命的溶血性尿毒综合征（hemolytic uremic syndrome，HUS）。福氏志贺菌和宋内氏志贺菌是引起菌痢的最常见菌型，鲍氏志贺菌和其他痢疾志贺菌引起的病例相对较少。

1896 年，日本细菌学家 Kiyoshi Shiga 在一次痢疾志贺菌引起的菌痢流行中，首次分离并研究了致病菌，命名为痢疾杆菌（Shiga's bacillus）。1899 年，约翰·霍普金斯大学的 Simon Flexner 在马尼拉分离到了另一种痢疾杆菌，后命名为福氏志贺菌。美国的微生物学家 Mark Frederick Boyd 和丹麦的微生物学家 Carl Olaf Sonne 随后又分别分离到了鲍氏志贺菌和宋内氏志贺菌。在痢疾菌分离研究之初，发现许多相互不凝集、甚至生化特性也不同的菌株，命名也相当混乱。直到 1950 年，在巴西里约热内卢召开的第 5 次国际微生物学会议上，才达成一项国际间协议分类，将其命名为志贺菌（*Shigella*），并分为 4 群。

痢疾杆菌的分离和疫苗的开发已超过一个世纪，迄今还没有各方面都理想的疫苗。其间也有 T32、FS 等痢疾疫苗候选株获得局部地区的批准使用，却因种种原因，市场上都已难觅踪迹。由于对菌痢的免疫保护机制了解有限，也缺乏快速准确评判疫苗效果的小动物模型，以及其他原因，细菌性痢疾疫苗研制进展缓慢。但多年的研究让研究者基本洞察了志贺菌的致病机制和分子生物学基础，掌握了更多的疫苗研制方法和免疫学检验技术，细菌性痢疾疫苗研制的思路越来越开阔，也有一些显示出良好的前景。尽管痢疾和其他肠道传染病一样，随着人类文明和社会卫生状况的改善其发病率呈明显降低趋势，但发展安全有效的新型痢疾疫苗仍然是预防痢疾发生的有效手段。

## 23.2 病原学

志贺菌属是一种大小为 $(0.5 \sim 0.7) \times (2 \sim 3) \mu m$ 的革兰阴性杆菌，无荚膜，无鞭毛，不形成芽孢，具有菌毛。细菌营养要求不高，能在普通培养基上生长，为兼性厌氧，最佳生长 pH 为 $7.2 \sim 7.4$，最适生长温度为 37℃，在肠道选择培养基上形成乳糖不发酵菌落，仅宋内氏志贺菌为迟缓发酵乳糖菌落，延长培养时间可转为乳糖阳性。细菌性痢疾主要通过粪-口途径传播，最常见的扩散形式是人和人的传播。在发展中国家，污染的食物和水也是重要传染源，在粪便处理设施不良的地方，苍蝇也可能是一种重要的媒介物。志贺菌感染剂量很低，10~100 个菌即可引起典型菌痢，一般认为人是唯一宿主，虽也有从其他动物分离到该菌的报道。

志贺菌有众多血清型，但致病机制一致，都是经过胃酸、小肠抗菌肽屏障后，通过结肠黏膜滤泡相关上皮细胞（follicle associated epithelium cell，FAE cell），主要是 M 细胞的胞吞转运进入肠道黏膜下淋巴组织，被巨噬细胞吞噬，志贺菌能快速逃离吞噬体并诱导巨噬细胞焦亡（pyroptosis），同时释放细胞因子 IL-1β、IL-18。逃逸的志贺菌从肠上皮细胞的基底侵入细胞并在内复制，通过聚合肌动蛋白扩散到邻近的上皮细胞。在细菌侵入和扩散过程中，三型分泌系统（type three secretion system，TTSS）起到重要作用。此外，释放的细胞因子能募集多形核细胞向炎症部位聚集，破坏上皮细胞间的连接，更有利于志贺菌的侵入。细菌侵入结肠黏膜引起急性坏死性结肠炎，导致发热、脓血便、腹痛等临床症状。志贺菌产生的毒素也会引起一些临床症状，如志贺肠毒素 1（*Shigella* enterotoxin，ShET）和志贺肠毒素 2 可引起水样便，尤其是由痢疾志贺 1 型产生的志贺毒素（Stx）可导致 HUS 等严重症状。Stx 是种细胞毒，可切断真核细胞的 rRNA，阻断蛋白合成，造成细胞死亡。

志贺菌的毒力相关基因多位于毒力大质粒上，含编码 TTSS 的 *mxi-spa* 基因座以及多种效应蛋白相关基因，如 *IpaA-D*、*IpgD* 基因，和细菌的侵袭力相关。在毒力基因表达的分子中,IpaBCD 除有效应分子的作用外,还参与组成 TTSS 针尖处的穿膜复合物孔道。IpaC 还会引发肌动蛋白聚合,形成丝状假足结构(filopodial structure)并最终成为板状伪足结构(lamellipodial structure),通过胞饮作用将细菌吞入。进入细胞并脱离吞噬空泡后,志贺菌通过 VirG/IcsA 介导的肌动蛋白聚合在细胞内及在细胞间移动。这些基因与细菌的感染过程密切相关,是疫苗开发最关注的对象。另外的毒力相关基因包括表达毒力调节因子的基因(Vir 基因座)、质粒维持和稳定基因等,因在疫苗研究中应用较少,不多讨论。另一类疫苗研究相关基因包括细菌存活所必需的,如编码铁摄取系统的基因(iutA 和 iucABCD)、超氧化物歧化酶(sodB)以及某些重要代谢途径中的基因(aroABCD、purE、guaBA 和 dapB)。还有与志贺毒素相关的基因,如位于染色体毒力岛上的 setBA 基因表达志贺肠毒素 1,位于质粒上的 sen 基因表达志贺肠毒素 2。

志贺菌最主要的保护性抗原是菌体 O 抗原,也称菌体抗原,由脂多糖(LPS)构成,是菌体抵抗机体防御系统如调理、吞噬和杀伤所必须。LPS 由类脂 A、核心多糖和 O 特异性多糖侧链 3 部分组成,其中,类脂 A 具有热原活性,是 LPS 的毒性部分,在血中的浓度积累到一定水平,可引起休克和心血管功能衰竭而导致死亡。O 特异性多糖侧链具有种属特异性,是志贺菌血清分群的基础,不同群的志贺菌具有不同的多糖结构重复单位,图 23.1 列举了几个典型的志贺菌多糖重复单位结构。除 LPS 外,Ipa 蛋白、TTSS 结构蛋白、志贺(肠)毒素和一些主要的志贺菌外膜蛋白都是保护性抗原,也被用作志贺疫苗候选物进行研究。

人体感染志贺菌后可诱导一系列的体液及细胞免疫应答,尤其可诱导产生高滴度的针对 O 抗原的特异性血清抗体(Robin et al.,1997)。许多研究也证明,针对 O 抗原的血清抗体在保护中起重要作用(Cohen et al.,1991;Van De Verg et al.,1992)。痢疾的型特异性保护似乎也说明针对 O 抗原的抗体是保护性抗体。Ferreccio 研究了智利圣地亚哥一个 4 岁以下人群的菌痢发病情况发现,菌痢患者对同型菌的再感染有 72% 的抵抗作用,而对异型菌的再感染基本没有抵抗作用(Ferreccio et al.,1991)。动物的免疫攻击试验也证明,动物对同型菌攻击可产生 100% 的抵抗作用,对异型菌的攻击没有抵抗作用(Formal et al.,1991)。但在福氏志贺菌群内,多个型别含有相同的 O 抗原结构骨架,因此,B 群福氏志贺菌中有交叉保护现象存在(Van De Verg et al.,1996),也有人认为,福氏志贺菌 2a、3a 和 6 型免疫就可以保护所有福氏志贺菌血清群(Noriega et al.,1999)。Ipa 蛋白及其他外膜蛋白(如 virG)是另一个在感染人群中引起强烈免疫应答的抗原(Oberhelman et al.,1991),它们高度保守,被期望用于制备广谱疫苗,但现有证据还不能证明这种抗原能提供广谱保护。TTSS、志贺(肠)毒素等也能诱导宿主产生免疫应答,在免疫保护中的作用仍在研究中。志贺菌感染还会诱导细胞免疫应答,正调控 IFN-γ 受体表达,刺激产生一些细胞因子(如 IFN-γ),扩增肠道黏膜上的 T 细胞,尤其是 CD8+ 和 T 细胞受体(TCR)γδ+ T 细胞亚群,但在免疫保护中的作用不详。体液免疫在抗志贺菌感染中的保护作用已被充分肯定,但作用机制还有争议,还不能确定起主导作用的是黏膜中的分泌型 IgA(sIgA)还是血清 IgG,或是两者均有。从细菌感染过程可见,志贺菌感染首先需要与黏膜接触,而黏膜表面会有 sIgA 和扩散到肠道中的 IgG,两种抗体都可以阻止细菌在肠道内的黏附,IgG 还可以通过补体介导的杀菌活性杀灭病原菌。口服含特异性抗体的牛奶可以抵抗志贺菌

-3)-α-L-Rhap-(1-3)-α-L-Rhap-(1-2)-α-D-Galp-(1-3)-α-GlcpNAc-(1-

痢疾志贺 1 型

-2)-α-L-Rhap-(1-2)-α-L-Rhap-(1-3)-α-L-Rhap-β-GlcpNAc-(1-

福氏志贺菌 2a 型

-4)-L-AltpNAcA-(1-3)-α-2-acetamido-4-amino-2,4,6-trideoxy-D-Gal-(1-

宋内氏志贺菌

图 23.1　福氏志贺菌、宋内氏志贺菌及痢疾志贺 1 型菌 O 特异性多糖重复单位组成

Rhap,鼠李糖;GlcNAc,N-乙酰葡萄胺;Gal,半乳糖;2-acetamindo-4-amino-2,4,6-trideoxy-D-galactose,2-乙酰氨基-4-氨基-2,4,6-三脱氧-D-半乳糖

感染,证明了分泌型抗体的作用(Tacket et al.,1992),宋内氏志贺菌结合疫苗在以色列的临床保护效果同样证明血清 IgG 的作用(Cohen et al.,1997)。基于不同的理论基础,志贺菌疫苗的研制思路也呈多样化趋势。

## 23.3 流行病学

志贺菌是肠道致病菌,以粪-口传播途径为主,通过与患者直接接触或食到污染的餐饮而感染,发病主要集中于夏秋季,但散发病例全年可见。生活习惯、生活条件及营养状况会影响患病的概率,年龄也与疾病易感性密切相关,虽然各年龄都可以罹患菌痢,但志贺菌感染人群多是 5 岁以下儿童,尤其是 6 月龄至 2 岁的幼儿,60 岁以上老年人感染也很常见。

细菌性痢疾是一种常见病和多发病。曾报道,全球每年患者达 1.6 亿,造成 110 万人死亡(Kotloff et al.,1999),其中,约 80% 的病例发生在亚洲。为了解近 20 年菌痢发病的变化情况,世界卫生组织委托对亚洲地区 1990—2009 年菌痢报道情况进行分析证明,菌痢的年发病人数在亚洲地区仍高达 1.25 亿,但死亡人数却只有约 1.4 万(Bardhan et al.,2010)。菌痢相关死亡人数的下降可能与多种因素有关,但菌痢的高发是不争的事实。志贺菌属虽然有 50 个血清型,主要流行的血清型仅数个,集中在 B 群和 D 群,占 80% 左右,发达国家以 D 群为主,发展中国家以 B 群为主。由于 B 群中的多个血清型具有共同的 O 抗原骨架,认为痢疾疫苗若包含痢疾志贺 1 型、福氏 2a 型、福氏 3a 型、福氏 6 型和宋内氏志贺菌,就基本可以涵盖所有流行的志贺菌血清型。

我国细菌性痢疾发病状况仍较严重,据疫情监测资料统计,在法定甲、乙类传染病中,菌痢的发病率基本都处于第 4 位,每年发病人数超过 20 万。由于检测手段限制及漏报严重,实际的发病数远高于报告病例,如河南某地 2003 年细菌性痢疾的漏报率达到 98.92%(王淑萍等,2005);河北正定 2002 年的一项调查发现,监测病例是报告病例的 10 倍(张英林等,2006);河南某县 2010 年的调查显示,实际病例是报告病例的 18 倍(李孟磊等,2013)。近年

来,随着人民生活水平的提高和卫生条件的改善,菌痢的发病率大幅下降,但暴发疫情仍层出不穷,在 2008—2011 年,报告的暴发疫情就达到 82 起,发病数 3805 例(常昭瑞等,2012);2012 年,又报告了 12 起暴发疫情(常昭瑞等,2014)。暴发原因以食源性污染为主,多集中于学校和农村,如 2006 年在四川某学校的一起宋内氏志贺菌暴发疫情,导致 1134 名学生中的 937 人发病,罹患率高达 82.6%;在 337 名学生中分离出了致病菌(Xiao et al.,2012)。福氏志贺菌一直是我国菌痢的优势血清群(曹阳等,2013),20 世纪以 F2a 型为主,占到绝大多数;自 20 世纪末,血清型呈现多样化趋势。从 2001—2010 年国内福氏志贺菌血清型分布可见,F2a 型只占 21.5%,F4c、F1a、F2b、X 型变种等血清型大幅上升(Chang et al.,2012)。除了 B 群内部血清型的变化外,宋内氏志贺菌也迅速上升(Qiu et al.,2015),尤其是 2005 年以后,在一些地区甚至成为优势菌群,如 20 世纪 90 年代在河南长葛,宋内氏志贺菌所占比例不足 10%,2010 年的一次流行病学调查分离到的志贺菌全是 D 群(孙会军等,2011)。近来,D 群志贺菌占比的提升在亚洲、拉丁美洲、中东等地区都表现明显(Anderson et al.,2016;Thompson et al.,2015),但在国内一些地区,B 群又有回升的趋势(穆玉姣等,2015)。表 23.1 列举了国内一些地区 2005 年后志贺菌的血清型变化,可以看到 D 群的增长势头,还需要注意的是,西北部地区到目前虽然仍以 B 群为优势菌群,但 D 群所占比例也已明显上升。

菌痢主要通过抗生素治疗,世界卫生组织(WHO)推荐的首选药是环丙沙星,其次为头孢曲松和匹美西林。随着抗生素的使用,志贺菌属的耐药比例逐渐增加,并且出现了多重耐药等情况,增加了细菌性痢疾治疗难度。据统计,2000—2010 年,国内分离的志贺菌对氨苄青霉素的耐药率达到 80% 以上,对复方新诺明和四环素的耐药率也在 80% 以上,对第三代头孢菌素类抗生素的耐药率达到 10% ~30%,对环丙沙星、诺氟沙星等喹诺酮类抗生素的耐药率也达到 20% 左右,对庆大霉素的耐药率在 10% 以上(曹阳等,2013)。耐药率的上升以及多重耐药菌株的出现更促进了对志贺菌疫苗的渴望。

**表 23.1 细菌性痢疾血清型变迁情况**

| 地点 | 时间 | 血清群及型状况 | 参考文献 |
|---|---|---|---|
| 上海市静安区 | 2005—2008 年 | 福氏志贺菌占 48.20%;宋内氏志贺菌占 51.80%。福氏志贺菌在 2005 年和 2006 年以 F4c 型为主,而在 2007 年和 2008 年则逐渐转为以 F2a 型为主 | 李颐等,2011 |
| 上海市闵行区 | 2005—2009 年 | 福氏志贺菌占 65.45%,宋内氏志贺菌 34.55%。福氏志贺菌以 F2a、F4c 和 F1a 型为主 | 施文平等,2011 |
| 北京市 | 2004—2010 年 | 宋内氏志贺菌占 52.4%,福氏志贺菌占 47.0%,痢疾志贺菌和鲍氏志贺菌各占 1.2%。福氏志贺菌以 F4c、F2a、F1a 型为主。宋内氏志贺菌自 2007 年首次超过福氏志贺菌成为优势菌型后,所占比例逐渐加大,2010 年已达到 79.3%。福氏志贺菌也逐步由 F4c 型转向以 F2a 型为主,并伴有其他血清型交替出现 | 曲梅等,2011 |
| 济南市 | 2004—2013 年 | 福氏志贺菌占 75.21%,宋内氏志贺菌占 22.25%,痢疾志贺菌占 1.33%,鲍氏志贺菌占 1.21%。福氏志贺菌比例逐渐下降,宋内氏志贺菌比例逐渐上升,且福氏志贺菌优势菌型也在不断变化 | 常彩云等,2015 |
| 安徽省 | 2005—2011 年 | 福氏志贺菌占 78.50%,宋内氏志贺菌占 21.26%,鲍氏志贺菌占 0.24%。2005 年,宋内氏志贺菌占 14.97%,2009 年占 16.00%,至 2011 年上升为 29.41%。福氏志贺菌优势菌型不断变化,2005 年以 X 型变种为主,2006—2007 年以 F4c 型为主,2010—2011 年 F2a 和 F1a 型成为主要优势菌型 | 吴家兵等,2014 |
| 贵州省 | 2007—2010 年 | 宋内氏志贺菌占 69.86%,福氏志贺菌占 30.14%。在福氏志贺菌中,45.45% 为 F2 型,29.55% 为 F3 型。除 2008 年以福氏志贺菌为主外,其余以宋内氏志贺菌为流行菌型 | 韦小瑜等,2012 |
| 甘肃省 | 2005—2011 年 | 福氏志贺菌占 66.49%,宋内氏志贺菌占 33.12%。在福氏菌株中,以 F2a 型最多,占 41.05%,其次为 F4c,占 36.77%;福氏 X 型变种占 5.84%。至 2011 年,仍以福氏志贺菌为主,其中 F2a 型占 54.39% | 张广业等,2012 |
| 青海省 | 2005—2009 年 | 福氏志贺菌占 78.80%,宋内氏志贺菌占 21.20%。福氏志贺菌中以 X 型变种为主,占 62.76%;其次为 F4a 型,占 14.48% | 张华一等,2012 |
| 新疆维吾尔自治区 | 2009 年 | 基本是福氏志贺菌。其中,F2a 型占 69.79%,F1b 型占 7.25%,F2b 型占 5.74%,F1a 型占 3.63% | 王历等,2012 |

## 23.4 疫苗和疫苗接种

### 23.4.1 细菌性痢疾疫苗研制思路

志贺菌仅人体易感,感染剂量可低至 10 cfu,灵长类动物自然条件下可检出志贺菌,也可以产生与人体类似的临床症状,但感染剂量比人类高数个数量级,需达到 $1 \times 10^9$ cfu 甚至更多,因此,自 1946 年就建立了人体攻击模型以研究志贺菌的感染机制与免疫机制等。小动物模型便宜、简便,但还不成熟。

Sereny 试验可测试志贺菌的侵袭力,常被用于口服活疫苗减毒程度的评判,也有人用于预评估疫苗的效果,但一些 Sereny 试验阴性的候选疫苗株在高剂量时仍可引起人体反应。有人还尝试建立新的评定志贺菌疫苗效果的豚鼠模型(Barman et al.,2011;Shim et al.,2007a),也有人采用小鼠鼻腔攻击模型,还有人采用悉生猪模型(Jeong et al.,2013),但这些模型不能评判疫苗的安全性,模型的有效性也还有待评估,目前采用最多的效果预评判模型仍是猴体或人体攻击模型(Porter et al.,2013)。

由于缺乏有效评判志贺菌疫苗效果的动物模型,志贺菌疫苗的研制思路一直依赖于病原菌与人体的作用情况。早期的试验证明,口服或体外注射志贺菌灭活疫苗都不能诱导有效保护,加之细菌性痢疾确实存在病后免疫,所以认为疫苗的作用途径应该与自然感染途径相类似,口服减毒活菌苗就成为细菌性痢疾疫苗研制首选,也出现了多个很有希望的疫苗候选株。口服疫苗使用方便、人群易接受,但同时也存在着剂量大、易产生耐受、需要克服肠道复杂环境等缺陷,尤其是疫苗效力与安全平衡的把控问题,成为口服减毒活疫苗研制的瓶颈。随着对志贺菌的更深入了解及疫苗研制技术的进步,灭活全菌体、亚单位、结合疫苗等技术手段再次应用到志贺菌疫苗研制中,也获得了一些令人鼓舞的结果(Mani et al. ,2016)。目前,志贺菌疫苗的研制思路可归为减毒活疫苗和灭活疫苗两大类,灭活疫苗中包括全菌体疫苗、组分疫苗和结合疫苗。以下选择一些具有代表性的疫苗候选株介绍志贺菌疫苗的研制状态。

### 23.4.2　志贺菌减毒活疫苗

#### 23.4.2.1　早期的志贺菌减毒活疫苗

早期的志贺菌减毒活疫苗多通过连续的传代和筛选,获得毒力减低的疫苗候选株,通过动物和人体试验得以证明疫苗的安全性和保护效果,最有代表性的是罗马尼亚科学家 Istrati 分离的 F2a 型减毒株 $T_{32}$ 和南斯拉夫科学家 Mel 筛选分离的多个血清型链霉素依赖(SmD)疫苗候选株。

$T_{32}$ 不具侵袭力,现已证明是因为它的侵袭性大质粒中 $ipaBCDA$、$invA$ 和 $virG$ 等与侵袭相关的毒力基因丢失。$T_{32}$ 安全性良好,在罗马尼亚 6 万多人中的观察证明,间隔 3 天、口服 5 剂可产生 81% 的对型保护和 89% 的交叉保护,在国内 11 128 人参加的 7 个现场观察中,$T_{32}$ 也显示了明显的对型和交叉保护效果。我国科学家以 $T_{32}$ 为基础,通过不同技术手段构建了多株 2 价或多价减毒口服痢疾活疫苗,其中,由王秉瑞等研制的口服 2 价痢疾活疫苗 FS 是通过质粒诱动技术将表达宋内氏志贺菌 O 抗原的大质粒转移至 $T_{32}$ 中,构建了同时表达 F2a 型和宋内氏志贺菌的 2 价疫苗候选株。FS 疫苗分别于 1994 年和 1997 年在河南省长葛市开展了保护效果的流行病学观察,观察人数分别为 13 989 人和 26 230 人,在两次观察中,疫苗安全性良好,对 F2a 型的保护率分别为 62.84% 和 61.07%,对宋内氏志贺菌的保护率

分别为 49.30% 和 72.48%,对其他菌型的保护率分别为 47.90% 和 41.89%(涂光理等,1999)。FS 疫苗于 1996 年获得新药证书和试生产文号并上市使用,但由于多种原因,已不再生产,《中国药典》2015 年版也不再收录。依链株是 20 世纪 60 年代中期开发的志贺菌疫苗候选株,没有侵袭力,在南斯拉夫、苏联等地开展过多个临床试验,证明其免疫安全性,可产生 82% ~ 100% 的对型保护。国内也先后组织过 24 个现场调查,效果不一,有 19 个有效,对型保护率为 60% ~ 100%。

这些早期的志贺菌疫苗安全性良好,也产生一定的保护效果,但由于没有侵袭力,一般需要服用 4 ~ 5 次,服苗剂量都需要达到 $1 \times 10^{10}$ cfu 以上,而且疫苗株多是自然突变产生,在减毒机制的认识上也存在不足,依链株还存在遗传稳定性、保护效果不均一等问题,在疫苗生产和质量控制上同样存在困难。为克服上述缺陷,利用最新的 DNA 重组技术和掌握的志贺菌毒力基因知识开发新一代的口服减毒痢疾活疫苗成为必然。

#### 23.4.2.2　开发中的志贺菌减毒活疫苗

为了克服无侵袭力志贺菌疫苗候选株需多次、大量服苗的缺陷,20 世纪 80 年代曾试图通过加载志贺菌抗原到活载体的办法研制疫苗候选株,以得到具一定侵袭力、可在肠道中有限增殖的菌株,加强对肠道的免疫刺激。以大肠杆菌 K12 或伤寒沙门菌减毒株 Ty21a 作为载体,开发了 EcSf 疫苗候选株和 5076-1C 疫苗候选株,这些杂交的疫苗株可以很好寄居于人体肠道组织,但因免疫保护效果有限及缺乏遗传稳定性等,目前已停止研究。随着侵袭性质粒的发现及毒力基因的确定,志贺菌活疫苗的减毒目的和方法更加明晰,由不同的研究团队开发了数个基因背景明确的减毒活疫苗候选株,以下将逐一介绍。

(1)志贺菌减毒活疫苗候选株 CVD 系列

Levine MM 是美国马里兰大学医学院疫苗发展中心(Center of Vaccine Development,CVD)的教授,在肠道疫苗的开发和研究上独树一帜。他领导的研发团队于 1994 年通过基因精确缺失突变获得了 F2a $aroA$/$virG$ 双突变株 CVD1203,$aroA$ 缺失会导致营养缺陷而使细菌不能繁殖,$virG$ 的缺失会使细菌失去细胞内及细胞间的移动能力。豚鼠经两次 $1 \times 10^9$ cfu 剂量的口服免疫,可对野毒株的角结膜攻击

产生大于 80% 的保护。在人体试验中，口服 $1×10^6$、$1×10^8$、$1×10^9$ cfu，可引起 0%、18% 和 72% 的副反应，血清特异性抗体阳转率分别为 30%、45% 和 36%，抗 LPS 的 IgA 特异性抗体分泌细胞（ASC）产生的比率分别为 60%、91% 和 100%，可见，CVD1203 产生的副反应率和免疫原性具有剂量依赖性。

疫苗发展中心的研究者通过 guaB-A 操纵子缺失构建了另一个 F2a 型疫苗候选株 CVD1204。guaB 和 guaA 是两个位于痢疾细菌染色体 54 分处的相邻基因，间隔 69bp，由 guaB 上游的一个启动子控制。guaB 和 guaA 与嘌呤核苷的生物合成有关，其中，guaB 表达嘌呤代谢中的 IMP 脱氢酶，guaA 表达另一与嘌呤代谢有关的 GMP 合成酶，guaB-A 的缺失可使细菌减毒。CVD1205 是在 guaB-A 缺失的基础上，再造成 virG 基因缺失而构建的双突变减毒株。豚鼠鼻腔一次免疫 $10^9$ cfu 菌，可诱导高滴度的抗 LPS 黏膜 IgA 抗体应答，2 周后再免疫一次，可出现明显的加强应答。用 F2a 型野毒株进行角结膜攻击时，100% 的免疫豚鼠均出现保护。考虑到两个志贺氏肠毒素——志贺氏肠毒素 1（ShET1）和志贺氏肠毒素 2（ShET2）可能是引起痢疾早期水样腹泻和侵袭性减毒株人体副反应的首要因素，为了防止疫苗候选株可能引起的副反应，又对表达 ShET1 和 ShET2 的 set 和 sen 基因进行突变构建成了 CVD1207，这个 F2a 型减毒突变株可表达特异性的 LPS，具有一定的上皮细胞侵袭能力，但细胞内增殖和细胞间扩散的能力有限，并且没有肠毒素活性。志愿者一次口服 $1×10^6$、$1×10^7$、$1×10^8$、$1×10^9$ 和 $1×10^{10}$ cfu，低于 $1×10^8$ cfu 剂量以下，所有服苗者均未出现副反应；但在服 $1×10^9$ cfu 的 12 个人中，有一个出现轻度腹泻，另一个有呕吐现象；在服 $1×10^{10}$ cfu 的 5 个人中，1 人出现呕吐和水样便，即在 $1×10^9$ cfu 以上剂量组中，有 17.6% 出现了副反应，该副反应率较 CVD1203 要低许多。CVD1207 诱导的免疫应答是剂量依赖型的，服用剂量越大，免疫应答越强，在服苗剂量 $1×10^7$ cfu 及以上的志愿者中，可检测到 64%~100% 的特异性 IgA 抗体分泌细胞。为了达到更好的安全性和免疫原性间的平衡，减毒的程度也需适当控制，为此，将 CVD1204 缺失 set 和 sen 基因构建了 CVD1208 疫苗候选株，该菌株比 CVD1207 多 virG 基因。在 CVD1204 和 CVD1208 对比的 I 期临床试验中，志愿者一次口服 $1×10^7$、$1×10^8$、$1×10^9$ cfu，CVD1204 组中发生腹泻、发热和菌痢的比例分别是 30%、22% 和 17%，而 CVD1208 组中仅 1 例有副反应，比例为 5%，而且 CVD1208 组针对脂多糖的免疫应答在 3 个剂量中也分别达到了 86%、43% 和 100%（Kotloff et al.，2004）。CVD1208 安全性良好，服用 $1×10^9$ cfu 可诱导满意的免疫应答，但 CVD1208 构建时，采用了含动物源性的培养基，为适应药品的要求，又在大豆培养基上重新构建，命名为 CVD1208S。CVD1208S 的 I 期临床试验结果显示，一次口服 $1×10^8$、$1×10^9$ cfu 的安全性良好，服用 $1×10^9$ cfu 剂量可诱导 100% 的针对脂多糖的免疫应答（Kotloff et al.，2007）。这个结果与 CVD1208 类似，目前正计划开展 CVD1208S 的 II 和 III 期临床试验。为了获得广谱的免疫保护，研究者还以 guaB-A 操纵子突变分别构建了针对 F3a 和 F6 型的减毒株 CVD1213 和 CVD1215，以期与 CVD1208S 共同组成多价疫苗（DeLaine et al.，2016）。

**（2）志贺菌减毒活疫苗候选株 SC 系列**

法国巴斯德研究所的科学家 Sansonetti 等以 F2a 型志贺菌 454 为出发菌，通过 virG 基因和 iuc 基因的突变，构建成了一株具有侵袭力，但在细胞内的增殖和细胞间的扩散能力都大大降低的双突变减毒活疫苗候选株，命名为 SC602。已知 virG 基因是细菌在细胞内和细胞间扩散所必须，iuc 基因编码细菌的铁摄取系统，分别位于侵袭性大质粒和染色体上。SC602 在北美的志愿者中口服 $3×10^8$ 或 $2×10^6$ cfu，绝大多数试验者都会出现明显的菌痢症状，口服 $1×10^4$ cfu，在 12 名志愿者中，有 2 名有轻微腹泻或短暂的发热。对口服一剂 $1×10^4$ cfu 的 7 名志愿者，在服苗后 8 周进行了攻毒试验，另设 7 名对照，攻毒菌为 $2×10^3$ cfu 的 F2a 型毒株，结果显示，所有的对照均出现发热、菌痢或严重腹泻，而服苗者中无一例出现发热、菌痢等严重症状，仅 3 例有轻微腹泻，而这 3 例志愿者在服苗后的抗体滴度明显低于其他人，可见，SC602 可提供 100% 重症保护和 50% 的完全保护。在孟加拉国的一次双盲对照试验中，88 名成人和 79 名儿童（8~10 岁）口服一剂 $1×10^6$、$1×10^5$、$1×10^4$ cfu 或安慰剂，所有服苗人群都未出现胃肠道副反应，但疫苗的免疫刺激效果也不明显（Rahman et al.，2011）。在另一个 12~36 月龄幼儿中开展的试验里，服苗量达到 $1×10^4$~$1×10^6$ cfu，同样未观察到明显副反应和免疫学效果。可见，在发达国家和发展中国家，由于人体胃肠道环境以及对志贺菌的基础抗体水平等存在差异，对疫苗的反应也会产生差别。

SC599 是在 SC595 基础上进一步减毒而构建的痢疾志贺氏 1 型减毒株。SC595 是志贺毒素 A 亚单位缺失的痢疾志贺氏 1 型菌,将它的 *virG/icsA*、*entF*、*fepA* 和 *fes* 基因缺失后,构建了减毒株 SC599,已知 *virG/icsA* 关系到细菌在细胞内和细胞间的运动,*entF*、*fepA* 和 *fes* 基因都与细菌铁摄取有关。在伦敦开展的 I 期临床试验共免疫了 28 名志愿者,免疫剂量为 $1 \times 10^2 \sim 1 \times 10^8$ cfu,有 3 人出现轻微腹部症状,无菌痢等严重副反应,服苗 $1 \times 10^5$ cfu 以上可以诱导相应的免疫应答(Sadorge et al.,2008)。II 期临床试验将 111 人分为 3 组,分别口服安慰剂、$1 \times 10^5$ 或 $1 \times 10^7$ cfu 的细菌,最常见的副反应是腹泻,在 3 个组中的发生率分别为 8%、32%、14%,发热的比率在 3 个组中分别为 2.7%、10.8%、2.8%,另外还有呕吐现象,发生率分别为 5.4%、5.3% 和 2.8%。2 个服苗组都可以诱导明显的特异性抗体形成细胞产生,在 31.6% 和 33.3% 的人群中还可检测到特异性血清 IgA 抗体(Launay et al.,2009)。SC599 的初步试验证明,疫苗安全性良好,产生的副反应以胃肠道反应为主,也可以诱导明显的免疫应答,但疫苗的临床保护效果还需要进一步验证。

(3)志贺菌减毒活疫苗候选株 WRS 系列

美国华尔特·里德陆军研究院(Walter Reed Army Institute of Research)的科学家针对 *virG/icsA* 基因构建志贺菌减毒活疫苗候选株,由于宋内氏志贺菌是发达国家的优势流行菌群,它的疫苗候选株研究就成为首选。已知宋内氏志贺菌很不稳定,虽然只有一个血清型,但会以很高的比例由光滑型(S 型,也称 I 相菌)转变为粗糙型(R 型,也称 II 相菌),这种变化是由宋内氏志贺菌侵袭性大质粒丢失所造成的。由于宋内氏志贺菌表达脂多糖的基因位于大质粒上,大质粒的丢失就会使细菌转变为粗糙型,丧失毒力。粗糙型的菌因为脂多糖的缺失,既没有毒力,也不能诱导保护,因此,宋内氏志贺菌减毒候选株首先要筛选稳定的宋内氏 I 相菌。Hartman 和 Venkatesan 等从 16 株宋内氏志贺菌中筛选到一株稳定的宋内氏 I 相菌,通过 *virG/icsA* 基因的缺失突变,构建了宋内氏志贺菌减毒活疫苗候选株 WRSS1。34 人参加了 I 期临床试验,分别服用安慰剂、$3 \times 10^3$、$3 \times 10^4$、$3 \times 10^5$ 和 $3 \times 10^6$ cfu 剂量,服苗的 6 人中出现了低热或轻度腹泻,占人群的 22%,疫苗免疫原性良好,可诱导特异性抗体分泌细胞和血

清 IgA、IgG 应答。在以色列开展的另一项临床试验中,试验人群分别服用 $5 \times 10^3$、$2 \times 10^4$ 和 $4 \times 10^5$ cfu 剂量,前 2 个剂量组无发热现象,在 30 名受试者中,1 人出现中度腹泻,5 人出现轻度腹泻,在高剂量 15 名受试者中,出现了 2 例低热和 4 例中度腹泻。免疫学检测结果显示,在 3 个剂量组中,疫苗都可以诱导产生针对 LPS 的 IgA 和 IgG 抗体分泌细胞,其中 $2 \times 10^4$ cfu 剂量组安全性和免疫原性间的平衡最好。在泰国成人中单次服用 $1.6 \times 10^4$ cfu 剂量后安全性良好,经人体攻击试验初步计算出的疫苗保护率约为 40%(Pitisuttithum et al.,2016)。WRSS1 免疫原性良好,但副反应仍较高,为克服此缺陷,进一步减毒构建了第二代宋内氏志贺菌减毒活疫苗候选株 WRSS2 和 WRSS3。其中,WRSS2 又缺失了表达肠毒素的 *senA* 与 *senB* 基因,WRSS3 除缺失 *senA* 与 *senB* 基因外,还缺失了 *msbB2* 基因,*msbB2* 基因表达酰基转移酶,它的缺失可改变类脂 A 的酰基化程度,使 LPS 的内毒素活性大幅降低,科学家期望通过上述基因的缺失降低腹泻和发热的发生率。恒河猴试验证明,二代疫苗候选株比 WRSS1 毒性更低,但免疫原性相当,在悉生猪和豚鼠中也获得类似结果(Barnoy et al.,2010)。二代宋内氏志贺菌减毒株的人体临床试验目前还在计划中。

WRSd1 是华尔特里德陆军研究院构建的一株痢疾志贺 1 型减毒活疫苗,是一个 *virG/icsA* 基因和 *stxAB* 基因缺失的双突变的候选株,*stxAB* 基因表达志贺毒素,可致患者罹患 HUS。在 40 人参加的 I 期临床试验中,口服 $1 \times 10^3 \sim 1 \times 10^7$ cfu 剂量,8 人出现了腹泻,所占比例达到 20%,另有 2 人出现呕吐。试验者中,约 2/3 的人可诱导产生针对 LPS 的 IgA 抗体分泌细胞(McKenzie et al.,2008)。可见,WRSd1 有一定的免疫原性,但减毒还不够,借鉴 WRSS1 的改造经验,缺失了可能与志愿者腹泻有关的 *senA* 与 *senB* 基因和与发热有关的 *msbB2* 基因,构建了第二代痢疾志贺菌 1 型减毒株 WRSd3($\triangle virG$,$\triangle stxAB$,$\triangle senA$,$\triangle senB$)和 WRSd5($\triangle virG$,$\triangle stxAB$,$\triangle senA$,$\triangle senB$,$\triangle msbB2$),用同样原理,构建了两株第二代的福氏志贺菌 2a 型减毒株 WRSf2G12($\triangle virG$,$\triangle set$,$\triangle senA$,$\triangle senB$)和 WRSf2G15($\triangle virG$,$\triangle set$,$\triangle senA$,$\triangle senB$,$\triangle msbB2$),豚鼠、恒河猴等动物模型的试验证明,疫苗株安全,也可在体内诱导明显的免疫应答(Ranallo et al.,2012),以上结果为志贺菌二代疫苗候选株奠定了临床基础。

### 23.4.3 志贺菌灭活疫苗

志贺菌灭活疫苗包括全菌体疫苗、亚单位疫苗和结合疫苗,各自基于不同的理论基础和实际经验,获得了一定的结果,也存在着各自的缺陷。截至目前,还没有完全成功者。对已取得的结果分述如下。

#### 23.4.3.1 志贺菌灭活全菌体疫苗

第一次有记载的志贺菌疫苗免疫就是采用加热灭活的志贺菌液皮下接种 1 万余人,20 世纪 40—50 年代又进行过多次试验,证明能产生较高滴度的特异性凝集抗体,但保护效果不佳,尤其是疫苗副反应发生率高、反应严重,因此,灭活全菌体注射疫苗研制思路基本被亚单位疫苗所替代。

口服全菌体灭活疫苗曾在苏联和民主德国开展了大量试验。20 世纪 50 年代,在苏联 10 个城市开展了疫苗保护效果观察,证明效果不理想。民主德国(东德)在 1968—1970 年,用冻融的宋内氏志贺菌体开展了一次口服免疫效果观察后认为,可产生维持 4~6 个月的免疫保护作用,但存在剂量大、保护时间短的缺陷。目前,虽然多数人不认同志贺菌灭活疫苗口服免疫,但也有人认为疫苗效果不好的原因在于有效保护性抗原提呈量不足以及灭活手段不当造成的有效抗原失活,而非口服死菌苗不产生保护。一项家兔和豚鼠口服免疫加热灭活 F2a 型志贺菌的试验表明,疫苗可提供 100% 的保护,免疫检测结果显示,试验动物血清中产生了针对全菌体和外膜蛋白的抗体,研究者认为,针对外膜蛋白的抗体可能在保护中起作用。另一项试验采用含 0.1% 脱氧胆酸钠的 BHI 培养基发酵宋内氏志贺菌,由于胆盐可以增加 Ipa 蛋白的表达,获得的菌体将会含更丰富的外膜蛋白。收获的细菌经 1% 福尔马林灭活后,制备成每剂 1 mL 含菌体 $2×10^{10}$ cfu 的规格,以 3 剂或 5 剂的程序免疫志愿者,共免疫 10 人,其中 3 人服用安慰剂。受试者中没有发热或严重胃肠道副反应,两个服苗组抗体应答情况类似,86% 的受试者出现针对全菌体的血清 IgG 和 IgA 阳转,针对 LPS 的 2 种血清抗体阳转率达到 57%,针对 IpaC 的 2 种血清抗体阳转率为 61%,针对上述 3 种抗原的粪便 IgA 抗体阳转率也分别达到 100%、60% 和 60%(McKenzie et al.,2006)。一项 82 名志愿者参加的口服 sf2aWC 灭活全菌体临床试验可看到与减毒疫苗相当的免疫反应(Chakraborty et al.,2016)。以上结果表明,试验的口服灭活疫苗安全性良好,也能诱导良好的免疫应答,但免疫保护效果还需进一步验证。

#### 23.4.3.2 志贺菌亚单位疫苗

(1)核糖体疫苗

核糖体疫苗,又称核蛋白亚单位疫苗(nucleoprotein subcellular vaccine,NPSV),是核糖体颗粒与无类脂 A 的 O 特异性多糖非共价结合的混合物,由 Youmans 在 20 世纪 60 年代研究结核分枝杆菌疫苗时提出,后在多个疫苗的研发中被采纳,证明对动物具有很强的免疫刺激作用和保护。志贺菌核糖体疫苗通过超声破碎、离心纯化而获得,注射免疫后可诱导产生一系列针对 O 抗原的免疫应答,包括血清 IgG 和黏膜 IgA 抗体应答,豚鼠角结膜攻击模型和恒河猴口服攻击模型都证明了疫苗效果。在小鼠鼻腔攻击模型中,宋内氏志贺菌核糖体疫苗免疫剂量至 0.1 μg 仍然提供良好的保护,而小鼠的安全注射剂量可达到 10 mg。在 20 世纪 80 年代,曾开展过一项 20 人参加的安全性试验,试验人群分别皮下注射 100 μg 和 200 μg 宋内氏志贺菌核糖体疫苗,未观察到发热以及生化和组织学的病理变化,仅注射部位有轻微局部反应,而疫苗可诱导 4 倍以上特异性抗体增长。最近,国际疫苗研究所(IVI)用制备的 F2a 型志贺菌核糖体疫苗免疫小鼠(Shim et al.,2007b),免疫途径分皮下和鼻腔两种,两种途径都可以诱导高效价的血清特异性 IgG 抗体,鼻腔免疫还可以诱导高效价的黏膜 IgA 抗体。攻毒试验证明,鼻腔免疫保护效果优于皮下免疫,鼻腔免疫诱导的分泌型 IgA 在保护中起关键作用。核糖体疫苗在动物中能诱导良好的免疫保护,但作用机制还不完全明了,在产品质量控制上也存在一定难度,也缺乏更多的人体数据,离成为一个产品还很遥远。

(2)外膜囊疫苗

细菌外膜囊(outer membrane vesicle,OMV)是由双层质膜构成的球状体,直径为 50~250 nm,在革兰氏阴性细菌生长过程中自然释放,含细胞外膜和周质组分,富含细菌的各种抗原成分。OMV 作为 B 群流脑疫苗的候选物已研究多年,安全性经过充分论证,也用做如绿脓杆菌、霍乱弧菌、沙门菌、不动杆菌等的疫苗研究。

Camacho 等将福氏志贺菌的 OMV 纯化后,用纳米粒包裹成直径为 197 nm 的球体,将这种纳米粒包裹的与未经包裹的 OMV 以不同途径免疫小鼠。35 天后，用福氏志贺菌鼻腔攻击，经黏膜途径免疫的小鼠，无论是否经纳米粒包裹，都能产生保护；而经皮内免疫的小鼠，纳米粒包裹可将保护率由原来的 20% 提升至 100%。另外，考虑到传统细菌灭活方式可能会影响膜蛋白的结构，进而影响 OMV 的保护效果，研究者采用核酸灭活剂二乙烯亚胺灭活菌体，证明能够彻底杀灭菌体，并且较好地保持了抗原性和免疫原性。为了确认纳米粒的佐剂效果，也为了观察 OMV 疫苗免疫后更长时间的保护，研究者采用鼻腔（10 μg 或 20 μg）或口服（50 μg 或 100 μg）途径免疫小鼠，8 周后攻毒，结果显示，口服免疫者无论是否采用纳米粒包裹，都能产生 100% 保护，而鼻腔免疫者除未包裹的 10 μg 剂量组保护率为 40%，其他组保护率也达到 100%（Camacho et al., 2013）。

印度学者采用鲍氏志贺菌 4 型的 OMV 口服免疫雌性小鼠，120 天后仍能检测到特异性抗体。免疫小鼠子代的攻毒试验显示，对同型菌可提供 100% 的保护，对痢疾志贺菌 1 型、F2a 型、F3a 型、F6 型和宋内氏志贺菌，可提供 81% 的交叉保护（Mitra et al., 2012），该试验不仅证明 OMV 免疫可诱导个体产生免疫应答，诱导的抗体还可传递到下一代产生被动保护。虽然试验也证明志贺菌 OMV 能产生交叉保护，研究者又研制了多价 OMV 混合物，包含志贺毒素缺失的痢疾志贺 1 型、F2a 型、F3a 型、F6 型、鲍氏 4 型和宋内氏志贺菌，以期获得对志贺菌的广谱保护。多价疫苗免疫小鼠后，能产生广谱的免疫应答，在其子代中也能产生被动保护（Mitra et al., 2013）。

OMV 含有的抗原丰富，免疫原性强，但产量受限。已知 tolR 基因缺失的大肠杆菌可大量释放 OMV，以同样原理改造了一株宋内氏志贺菌，每升培养液中可检测到 100 mg 外膜相关蛋白。同时，为了降低 OMV 的潜在毒力，还改造了脂多糖合成或修饰的基因。通过这种方式改造的菌株可以高产 OMV，适合于规模化生产，而且这种技术可以称为通用型技术，适用于几乎所有革兰氏阴性细菌的疫苗研发（Scorza et al., 2012）。

志贺菌 OMV 疫苗是近年才兴起的志贺菌疫苗研制思路，在小鼠模型上显示出良好的安全性和保护效果，但是否适用于人体，还需要大量研究工作证实。

（3）侵袭素复合疫苗

侵袭素复合疫苗（Invaplex）是通过水抽提和离子交换层析制备的一种混合物，含侵袭蛋白 IpaB、IpaC、IpaD 以及 LPS，这些抗原对应的正是痢疾恢复期病人血清中和效价最高的抗体，基本包含了志贺菌最主要的抗原成分。IpaB、IpaC、IpaD 蛋白在志贺菌属中高度保守，而 LPS 具有种属特异性。以 F2a 型的 Invaplex 鼻腔免疫小鼠和豚鼠，能诱导相应的 IgG 和 IgA 抗体应答，豚鼠角结膜攻击模型和小鼠鼻腔攻击模型证明疫苗可产生良好的保护效果，以 F2a 型和宋内氏志贺菌制备的二价 Invaplex 也获得了类似的结果。另有试验发现，Invaplex 还具有黏膜佐剂的功效，对一些弱免疫原性的抗原具有黏膜免疫增强效果。

初期的 Invaplex 在小动物模型中取得良好结果，但纯度有限，经分子筛层析可以分为多个组分，小鼠和豚鼠模型证明，相对分子质量大的是真正有保护活性的，相对分子质量大小为 2～669 MDa，这种又经过分子筛层析纯化的疫苗称为高纯 Invaplex，有效抗原的相对量也有所增加。福氏志贺菌 Invaplex 50 的 I 期临床试验在 32 名志愿者中开展，鼻腔免疫 3 剂，间隔 2 周，免疫剂量 10 μg、50 μg、240 μg、480 μg 不等，结果显示，疫苗安全性良好，50 μg 以上剂量可诱导黏膜和血清抗体应答（Tribble et al., 2010）。另一个 36 名志愿者参加的 I 期临床试验采用相同的免疫程序，免疫剂量 240 μg、480 μg、690 μg 不等，免疫方式采用鼻腔喷雾，疫苗仍显示出良好的安全性，各剂量均可诱导黏膜和血清抗体应答，其中，690 μg 剂量组诱导更好的免疫应答，而且鼻腔喷雾的免疫效果也优于滴鼻免疫（Riddle et al., 2011）。Invaplex 的 II、III 期临床试验正在准备中。

（4）TTSS 蛋白亚单位疫苗

志贺氏菌属按菌体抗原结构可分为 50 个血清型，以菌体抗原为目标研制的疫苗具有型特异性，不能提供广泛保护，为此，寻找相对保守的保护性抗原，开发广谱志贺菌疫苗也成为一个研究方向。三型分泌系统（TTSS）在许多革兰氏阴性细菌毒力侵染中发挥作用，也是志贺菌侵入宿主上皮细胞的一个核心系统，它的组成蛋白质在志贺菌中相对保守，是志贺菌的主要抗原，以它为目标抗原开发志贺菌疫苗是目前的一个研究热点。

在志贺菌 TTSS 中，IpaB、IpaC 和 IpaD 蛋白是最

主要的结构蛋白。以大肠杆菌不耐热肠毒素为佐剂，将 IpaB 和 IpaD 蛋白分别或混合后经鼻腔免疫小鼠，都能诱导强烈的全身及黏膜局部抗体应答，也能诱导 T 细胞介导的免疫应答，尤其以 IpaB 蛋白更明显。用福氏志贺菌和宋内氏志贺菌肺部攻毒，所有免疫组都能产生保护，含 IpaB 蛋白免疫的小鼠保护效果更佳，初步说明 TTSS 结构蛋白可以提供广谱保护。将 IpaB 和 IpaD 蛋白肌内注射免疫小鼠，仍然能产生强烈的血清 IgG 应答和 IL-17 高分泌，但 IgA 应答较弱。以大肠杆菌不耐热肠毒素为佐剂，将 IpaB 和 IpaD 蛋白口服免疫小鼠，可诱导针对 IpaB 蛋白的血清 IgG 和粪便 IgA 应答，但应答强度明显低于鼻腔免疫，对肺部攻毒试验的保护也低于鼻腔免疫（Heine et al.，2013）。也有学者研究了 IpaC 蛋白的免疫保护效果，将重组的 IpaC 蛋白免疫豚鼠，以痢疾志贺菌 1 型角结膜攻毒，证明 IpaC 蛋白可诱导强烈的免疫应答，在豚鼠角结膜攻毒模型上也有明显保护（Malaei et al.，2013）。

TTSS 蛋白亚单位疫苗的研究刚起步，免疫原性和保护效果结论基本源自小动物模型，也还需要大量工作以证明疫苗的人体安全性和有效性。

（5）蛋白体脂多糖疫苗

志贺菌蛋白体脂多糖疫苗是指志贺菌的脂多糖与脑膜炎球菌外膜蛋白体制备的复合物疫苗。C 群脑膜炎球菌外膜蛋白与 F2a 型和宋内氏志贺菌脂多糖制备的蛋白体疫苗口服或鼻腔免疫小鼠后，可诱导血清和黏膜抗 LPS 特异性的抗体应答，再次及第 3 次免疫可诱导强烈的免疫回忆反应。以这种疫苗口服或鼻腔免疫豚鼠后，再以毒菌进行角结膜攻击，免疫豚鼠显示出很好的保护效果，小鼠肺部攻毒模型也显示出明显的保护。霍乱毒素 B 亚单位可增强志贺菌蛋白体脂多糖疫苗的免疫原性。

以 B 群脑膜炎球菌外膜蛋白与 F2a 型志贺菌的 LPS 制备的蛋白体疫苗开展了人体 I 期临床试验。试验选择 18～50 岁成人，鼻腔喷雾免疫 2 剂，间隔 2 周，免疫分为 0.1、0.4、1.0 和 1.5 mg 剂量组。疫苗安全性良好，最常见副反应是鼻塞或流涕，与剂量相关，而且症状轻微，为自限性。疫苗的免疫原性也显示出剂量相关性，尤其是 1.0 和 1.5 mg 剂量组免疫效果良好，可诱导针对福氏 LPS 的 IgA、IgG、IgM 的抗体分泌细胞，血清 IgG、IgA 抗体升高 2～5 倍，IgM 抗体升高 2～3 倍，血清抗体可持续至少 70 天。以上临床结果初步证明了福氏志贺菌蛋白体疫苗的安全性和免疫原性，但过去十多年了，疫苗的进一步试验也未见报道（Camacho et al.，2013）。

### 23.4.3.3　志贺菌结合疫苗

美国国家卫生研究院（NIH）的 Robbins 等借鉴 b 型流感嗜血杆菌结合疫苗、流脑结合疫苗等的成功经验，提出以多糖蛋白结合的形式改变多糖的免疫学特点，发展新一代的志贺菌化学结合疫苗。认为，虽然志贺菌通过肠道黏膜感染，但针对 LPS 的血清抗体可能对这种病原引起的疾病有直接的保护，理由如下：① 痢疾菌的致病力与 LPS 的完全表达直接相关；② 痢疾恢复期病人均能产生针对 LPS 的型特异性免疫保护；③ 有证据表明，血清中的抗体水平与对菌痢感染的保护作用存在一定的关系；④ 血清中的 IgG 可分泌到血管外，肠道内可检测到与 sIgA 相当的 IgG，对防止致病菌侵染肠道黏膜起关键作用；⑤ 自然感染时，人体一般仅接触少量致病菌，一定量的抗体就足以清除；⑥ 血清 IgG 可通过母婴途径传递给婴儿，从而对新生儿和婴幼儿产生保护。

"以 LPS 为目标抗原，采用多糖蛋白结合技术研制包括志贺菌在内的肠道革兰氏阴性细菌的预防制剂"是 Robbins 等的核心思路。LPS 是志贺菌的保护性抗原，由类脂 A、核心多糖和 O-特异性多糖（O-SP）3 部分组成，其中，类脂 A 是内毒素活性部分，O-特异性多糖是抗原决定簇。志贺菌多糖蛋白结合疫苗的基本制备方法包括脂多糖的提取、脱毒、衍生和结合步骤，其中，"提取"采用热酚法、"脱毒"采用酸水解、"衍生"采用氰基活化后与己二酰二肼（ADH）连接、"结合"采用碳二亚胺（EDAC）介导的缩合反应。目前，志贺菌结合疫苗的研制方法也有一定的改进和变通，但人体临床数据基本都由传统方法制备疫苗获得。志贺菌结合疫苗的主要抗原是菌体抗原，具有型特异性，开发的重点集中于"痢疾志贺 1 型结合疫苗""福氏 2a 型结合疫苗"和"宋内氏结合疫苗"，采用的载体蛋白质包括破伤风类毒素（TT）、重组绿脓杆菌外毒素 A（rEPA）和交叉反应物质 9（CRM9）。

痢疾志贺 1 型结合疫苗（TT 为载体）、福氏 2a 型结合疫苗（rEPA 为载体）和宋内氏结合疫苗（rEPA 为载体）以 2.5 μg 多糖剂量皮下免疫小鼠，可诱导明显的血清 IgG 和 IgM 特异性抗体应答，再次免疫有强烈的加强免疫效果，辅以铝佐剂还能增强免疫。上述3种疫苗以每剂25 μg分别肌注免疫了116名18~44岁的美国志愿者,疫苗安全性良好,仅观察到轻微局部副反应和1例37.9℃的体温反应。血清学结果显示,疫苗可诱导明显的特异性IgG、IgM和IgA抗体应答,但6周后的加强免疫未观察到加强效果,铝佐剂也未观察到免疫增强效果。

在192名以色列成人志愿者参加的福氏2a型结合疫苗(rEPA载体)和宋内氏结合疫苗(rEPA载体)的临床试验中,未观察到发热或其他明显的局部反应,免疫后14天,90%的宋内氏结合疫苗免疫者和75%的福氏2a型结合疫苗免疫者抗LPS的血清IgG和IgA有4倍以上升高,但同样,6周后的加强免疫未观察到加强效果。为了观察这两种痢疾结合疫苗在儿童中的安全性和免疫原性,研究者开展了一项4~7岁儿童的临床试验,结果显示,所有受试者中没有一例超过38℃的发热或其他严重局部反应,而受试者中却产生了明显的特异性抗体应答,6周后的加强免疫也出现了明显的加强效果。在获得志贺菌结合疫苗安全性和免疫原性结果后,研究者在以色列军队的18~22岁青年中开展了一项宋内氏结合疫苗随机、双盲对照的Ⅲ期临床试验,共募集1446名志愿者,分为试验组和对照组,共免疫1剂,结果表明,宋内氏结合疫苗可提供74%的保护效果。观察还发现,试验组中感染宋内氏志贺菌的人群,其血清IgG抗体明显低于不感染者,说明血清特异性IgG抗体与保护有相关性。

在对一次志贺菌结合疫苗免疫血清测定时发现,宋内氏结合疫苗免疫人体后,血清特异性IgG抗体由3.8 μg·mL$^{-1}$上升到115.8 μg·mL$^{-1}$,福氏2a型结合疫苗免疫人体后,血清特异性IgG抗体由11.26 μg·mL$^{-1}$上升到126.5 μg·mL$^{-1}$,而且2年后,免疫者的血清抗体仍高于免疫前。为了观察疫苗在儿童中的保护效果,研究者又开展了1~4岁儿童的Ⅲ期临床试验,试验仍设计为随机、双盲、对照试验,分为宋内氏结合疫苗组和福氏2a型结合疫苗组,共入选2799名儿童,免疫2针,间隔6周,观察2年,疫苗显示出良好的安全性,未观察到严重的副反应,约5%的儿童有轻微局部反应,4%的儿童有一过性的体温反应,在2年的观察期中,福氏2a型结合疫苗因病例数太少,未获得保护效果的数据,宋内氏结合疫苗的总体保护率仅为27.5%,但在3~4岁儿童中保护率达到71.1%,疫苗保护与年龄相关,血清学测定也观察到了与年龄相关的抗体应答水平

(Passwell et al.,2010)。

兰州生物制品研究所在国内率先开展痢疾结合疫苗的研究,主要针对F2a型和宋内氏志贺菌血清型,比较研究了不同载体蛋白质的效果,最终确定与国外类似的制备工艺,选择的载体蛋白质也是rEPA。国内制备的志贺菌结合疫苗免疫小鼠后,可诱导产生特异性IgG抗体,并能传递给子代。以F2a型和宋内氏志贺菌两种血清型制备的二价结合疫苗也显示出良好的免疫原性。兰州生物制品研究所研制的福氏2a型结合疫苗和宋内氏结合疫苗于2003年获得临床试验批件并开展临床研究,Ⅰ期临床试验依次在24岁以上、6~14岁和2~5岁人群中展开,未观察到严重副反应,中、轻度副反应发生率低于5%,以体温和局部副反应为主,测试人群免疫后的肝功也未见异常。随后的Ⅱ期临床试验共募集1080名2~60岁健康者,设计为随机双盲对照试验,分为2个疫苗组和安慰剂组,共免疫2针,间隔6周,免疫剂量为25 μg/剂,观察疫苗副反应并采集免疫前和免疫后2周、12周的血样,测定特异性抗体。试验结果表明,两种疫苗安全性良好,仅观察到一过性的体温和局部反应。福氏2a型结合疫苗和宋内氏结合疫苗免疫2周后,特异性抗体的4倍升高比率分别为86.27%和87.46%,12周后抗体的4倍升高比率为79.74%和82.32%,可见两种疫苗在人体中都有良好的安全性和免疫原性。

Robbins等研究发现,将载体蛋白质琥珀酰化后,再与多糖结合,可以提升结合物的得率,增加单位蛋白上的多糖结合数量,获得的结合物在小鼠上有更好的免疫原性。国内也开展过类似试验,获得相同结论。以改良工艺制备了F2a型和宋内氏志贺菌的结合物,载体蛋白采用rEPA或CRM9,152名成人免疫的结果显示,疫苗安全性良好,两种不同载体宋内氏志贺菌结合物免疫人体的免疫学效果相当,载体蛋白质是否经琥珀酰化也对免疫学结果无影响,但琥珀酰化rEPA为载体的福氏2a型志贺菌结合物免疫效果明显优于以CRM9为载体的。虽然各免疫组间的效果有一定差异,但结合物都能诱导高效价的特异性抗体,抗体至26周时,仍显著高于免疫前。在获得上述结果后,试验人员选择以CRM9为载体的宋内氏志贺菌结合物和琥珀酰化rEPA为载体的福氏2a型志贺菌结合物在80名1~4岁儿童中开展了进一步的观察,疫苗安全性良好,免疫后1月,宋内氏志贺菌结合物诱导的4倍特异

性 IgG 抗体增长率达到 92.1%,福氏 2a 型志贺菌结合物达到 85%。免疫 2 年后,特异性抗体仍明显高于免疫前(Passwell et al.,2003)。

志贺菌结合疫苗是在研痢疾疫苗中唯一进入Ⅲ期临床试验的,在 1~4 岁儿童中表现出与年龄相关的保护,尤其是 3 岁以下儿童保护效果差,迫使研究人员提出新的改进。鉴于以单点结合方式制备痢疾志贺菌多糖结合物有更强的免疫原性,使用的多糖是合成的寡糖,研究人员采用水解的寡糖,通过单点连接制备“太阳型”宋内氏志贺菌结合物,这种结合物在乳鼠中的免疫效果明显强于传统结合物(Robbins et al.,2009)。由巴斯德研究所研制的一种合成寡糖制备单点连接福氏 2a 型志贺菌结合物的试验也在进行中(Phalipon et al.,2009)。

除了用化学方法制备志贺菌结合物外,也有研究者尝试通过生物学手段制备结合物(Kampf et al.,2015),他们将空肠弯曲菌的 N-糖基化机制转到大肠杆菌表达体系中,建立起结合物的生物合成技术,如采用空肠弯曲菌的寡糖基转移酶 PglB 将福氏 2a 型志贺菌的 O 多糖转移到绿脓杆菌外毒素无毒突变体上,制备出福氏 2a 型志贺菌的糖结合物。以这种技术制备的痢疾志贺氏 1 型结合物已开展了人体 I 期临床试验(Hatz et al.,2015),研制的福氏 2a 型结合疫苗也进行了 I 期临床试验(Riddle et al.,2016),证明疫苗安全并可诱导明显的针对多糖和载体蛋白的抗体应答。国内学者采用脑膜炎奈瑟菌的 O-糖基化机制开展了类似工作(Pan et al.,2016)。

## 23.5 问题与展望

细菌性痢疾预防疫苗一直是研究者的一个心结:病原菌分离已超过一个世纪,研究者换了数代,但还没有开发出各方面都理想的疫苗。减毒口服活疫苗自 20 世纪 60 年代以来就一直是志贺菌疫苗研究的主流,但一些瓶颈问题始终制约着它的发展,首先是疫苗安全性和效力的平衡。这是具有侵袭力的减毒志贺菌疫苗都存在的问题,剂量大了会出现包括腹泻、甚至菌痢等副反应,剂量小了又缺乏免疫原性,研究者一直试图通过各种毒力基因的突变,获得毒力更低而免疫原性能保持的减毒株,但困难重重,往往在减毒的同时,免疫原性也会下降,迫使增加疫

苗使用剂量,疫苗使用剂量的增加又会造成更多的副反应。其次就是疫苗对人群的适应,由于不同地区以及不同生活水平的人群有不同的基础免疫水平,对志贺菌的敏感度不同。如疫苗免疫后的瑞典志愿者,虽然抗体水平有了大幅提升,但还未达到普通越南人的抗体水平;在孟加拉国使用安全的疫苗剂量,在以色列就会引起腹泻,这些都会造成疫苗在不同地区使用时的安全性和效果差异。最后是疫苗的生产和使用。口服疫苗一般都有剂量大、多次服用的特点,虽然试图通过有一定侵袭力的减毒株来克服,但剂量相对仍较大,对生产造成挑战,而且活疫苗的保存和运输条件都比较苛刻,尤其是志贺菌热稳定性差,对它的使用,特别是在热带及冷链系统不完善的地区,造成困难。

亚单位疫苗是近期志贺菌疫苗研究的一个热点,主要针对的抗原是脂多糖和侵袭性蛋白。已有的试验结果显示,鼻腔喷雾免疫在小动物模型上有良好的效果,初步的人体观察也表现出良好的安全性和免疫原性,只是这类疫苗还基本处于研究的早期,在人体中的有效性还有待观察。另外,鼻腔喷雾的抗原使用量每剂基本在 100 μg 以上,抗原成分的纯化得率又低,疫苗成本将是这类疫苗的一个潜在问题。在质量控制上,以共纯化获得两种抗原会产生较大的批间差异,也需要考虑解决方案。

结合疫苗是在研志贺菌疫苗中进展最快的,已开展了Ⅲ期临床试验,但是对 3 岁以下儿童的保护效果不佳给它蒙上一层阴影。制备工艺复杂,产量低是它的另一个缺陷。

志贺菌疫苗的研制难度很大,可研究者并没有气馁,减毒活疫苗的再构建还在继续,鼻腔喷雾免疫的外膜囊疫苗和侵袭素复合疫苗也充满了希望,结合疫苗虽遇到一些挫折,一些新的改进又很快提出。国际上第一个批准注册的以白喉类毒素为载体的 b 型流感嗜血杆菌结合疫苗在 2 岁以下儿童中免疫效果并不好,但改进的 b 型流感嗜血杆菌结合疫苗可使用到 2 月龄儿童,并在使用地区将这种病原菌引起的侵袭性疾病下降了 90% 以上。临床验证的志贺菌结合疫苗只是一种,采用的载体蛋白质也不认为是最佳(Pier,2007),采用其他的结合方式或者选用其他的载体蛋白质是否会研制出对婴幼儿也有效的志贺菌结合疫苗还不得而知,但所有的尝试已经开始。相信随着技术手段的进步和科学知识的发展,志贺菌疫苗研发的堡垒终将被攻克。

# 参考文献

曹阳,魏殿军,齐书青. 2013. 1989—2010 年全国志贺菌属耐药情况及血清群分布回顾性分析. 天津医药 41（1）：80-82.

常彩云,许华茹,徐淑慧,等. 2015. 2004—2013 年济南市细菌性痢疾流行特征及菌型变迁. 中国病原生物学杂志 10（2）：176-179.

常昭瑞,张静,张伟东,等. 2012. 2008—2011 年我国细菌性痢疾暴发疫情分析. 中国食品卫生杂志 24（6）：554-557.

常昭瑞,孙强正,裴迎新,等. 2014. 2012 年中国大陆地区细菌性痢疾疫情特点与监测结果分析. 疾病监测 29（7）：528-532.

李孟磊,黄丽莉,聂轶飞,等. 2013. 河南省农村社区级腹泻病及细菌性痢疾发病率调查. 现代预防医学 40（4）：750-752.

李颐,罗蓓,胡雪明,等. 2011. 上海市静安区 2005—2008 年分离到的志贺菌血清型分布及耐药性分析. 现代预防医学 38（15）：3089-3094.

穆玉姣,张白帆,赵嘉咏,等. 2015. 2011—2013 年河南省志贺菌病原学监测分析. 现代预防医学 42（8）：1489-1491.

曲梅,刘桂荣,张新,等. 2011. 北京市 2004 年—2010 年志贺菌菌型分布及毒力基因分析. 中国卫生检验杂志 21（8）：1850-1853.

施文平,申惠国,崔劲松,等. 2011. 上海市闵行区 2005—2009 年细菌性痢疾流行特征分析. 上海预防医学杂志 23（9）：419-420.

孙会军,杨新义,李启明,等. 2011. 2010 年长葛市痢疾监测结果分析. 河南预防医学杂志 22（5）：372-374.

涂光理,王建阳,崔长发,等. 1999. 口服福氏 2a 和宋内氏双价痢疾活菌苗双盲对照现场观察. 河南预防医学杂志 10（1）：8-10.

王历,刘清,夏依旦,等. 2009 年新疆细菌性痢疾病原学及耐药性监测分析 新疆医学 42：167-169.

王淑萍,李颖琰,谢婧,等. 2005. 河南省西部某县 2003 年居民法定传染病漏报调查分析. 疾病监测 20（1）：38-39.

韦小瑜,田克诚,游旅,等. 2012. 贵州省 2007—2010 年细菌性痢疾流行特征及病原分析. 实用预防医学 19（8）：1185-1186.

吴家兵,邱兴庆,龚磊,等. 2014. 安徽省 2005—2011 年细菌性痢疾流行状况和病原特征分析. 中国疾病控制杂志 18（8）：722-725.

张广业,于德山,汪鹏,等. 2012. 甘肃省 2005 年—2011 年志贺菌菌型变迁及耐药性监测分析. 中国卫生检验杂志 22（9）：2093-2095.

张华一,王素萍,石燕. 2012. 青海省 2005—2009 年细菌性痢疾监测结果分析. 现代预防医学 39（8）：2052-2059.

张英林,马景臣,张玉伟,等. 2006. 河北省正定县农村地区细菌性痢疾发病率分析. 中国公共卫生 22（6）：732-734.

Anderson M, Sansonetti PJ, Marteyn BS. 2016. *Shigella* diversity and changing landscape：Insights for the twenty-first century. Front Cell Infect Microbiol 6（45）：1-9.

Bardhan P, Faruque AS, Naheed A, et al. 2010. Decrease in shigellosis related deaths without *Shigella* spp.-specific interventions, Asia. Emerg Infect Dis 16（11）：1718-1723.

Barman S, Saha DR, Ramamurthy T, et al. 2011. Development of a new guinea-pig model of shigellosis. FEMS Immunol Med Microbiol 62（3）：304-314.

Barnoy S, Jeong KI, Helm RF, et al. 2010. Characterization of WRSs2 and WRSs3, new second-generation virG（icsA）-based *Shigella sonnei* vaccine candidates with the potential for reduced reactogenicity. Vaccine 28（6）：1642-1654.

Camacho AI, Irache JM, Gamazo C. 2013. Recent progress towards development of a *Shigella* vaccine. Expert Rev Vaccines 12（1）：43-55.

Camacho AI, Irache JM, de Souza J, et al. 2013. Nanoparticle-based vaccine for mucosal protection against *Shigella flexneri* in mice. Vaccine 31（32）：3288-3294.

Chakraborty S, Harro C, DeNearing B, et al. 2016. Evaluation of the safety, tolerability, and immunogenicity of an oral, inactivated whole-cell *Shigella flexneri* 2a vaccine in healthy adult subjects. Clin Vaccine Immunol 23（4）：315-325.

Chang ZL, Lu ST, Chen LH, et al. 2012. Causative species and serotypes of shigellosis in Mainland China：Systematic review and meta-analysis. PLoS One 7（12）：1-7.

Cohen D, Green MS, Block C, et al. 1991. Prospective study of the association between serum antibodies to lipopolysaccharide O antigen and the attack rate of shigellosis. J Clin Microbiol 29（2）：386-389.

Cohen D, Ashkenazi S, Green MS, et al. 1997. Double-blind vaccine controlled randomised efficacy trial of an investigational *Shigella sonnei* conjugate vaccine in young adults. Lancet 349（9049）：155-159.

DeLaine BC, Wu T, Grassel CL, et al. 2016. Characterization of a multicomponent live, attenuated *Shigella flexneri* vaccine. Pathog Dis 74（5）：1-12.

Ferreccio C, Prado V, Ojeda A, et al. 1991. Epidemiologic patterns of acute diarrhea and endemic *Shigella* infections in a poor periurban setting in *Santiago*, Chile. Am J Epidemiol 134（6）：614-627.

Formal SB, Oaks EV, Olsen RE, et al. 1991. Effect of prior infection with virulent *Shigella flexneri* 2a on the resistance of monkeys to subsequent infection with *Shigella sonnei*. J

Infect Dis 164(3):533-537.

Heine SJ, Diaz-McNair J, Martinez-Becerra FJ, et al. 2013. Evaluation of immunogenicity and protective efficacy of orally delivered *Shigella* type III secretion system proteins IpaB and IpaD. Vaccine 31(28):2912-2929.

Hatz CF, Bally B, Rohrer S, et al. 2015. Safety and immunogenicity of a candidate bioconjugate vaccine against *Shigella dysenteriae* type 1 administered to healthy adults: A single blind, partially randomized Phase I study. Vaccine 33(36):4594-4601.

Jeong KI, Venkatesan MM, Barnoy S, et al. 2013. Evaluation of virulent and live *Shigella sonnei* vaccine candidates in a gnotobiotic piglet model. Vaccine 31(37):4039-4046.

Kampf MM, Braun M, Sirena D, et al. 2015. In vivo production of a novel glycoconjugate vaccine against *Shigella flexneri* 2a in recombinant *Escherichia coli*: Identification of stimulating factors for in vivo glycosylation. Microb Cell Fact 14:12.

Kotloff KL, Winickoff JP, Ivanoff B, et al. 1999. Global burden of *Shigella* infections: Implications for vaccine development and implementation of control strategies. Bull World Health Organ 77(8):651-666.

Kotloff KL, Pasetti MF, Barry EM, et al. 2004. Deletion in the *Shigella* enterotoxin genes further attenuates *Shigella flexneri* 2a bearing guanine auxotrophy in a Phase 1 trial of CVD 1204 and CVD 1208. JID 190(10):1745-1754.

Kotloff KL, Simon JK, Pasetti MF, et al. 2007. Safety and immunogenicity of CVD 1208S, a live, oral Δ*guaBA* Δ*sen* Δ*set Shigella flexneri* 2a vaccine grown on animal-free media. Human Vaccine 3(6):268-275.

Launay O, Sadorge C, Jolly N, et al. 2009. Safety and immunogenicity of SC599, an oral live attenuated *Shigella dysenteriae* type-1 vaccine in healthy volunteers: Results of a Phase 2, randomized, double-blind placebo-controlled trial. Vaccine 27(8):1184-1191.

Malaei F, Hesaraki M, Saadati M, et al. 2013. Immunogenicity of a new recombinant IpaC from *Shigella dysenteriae* Type I in guinea pig as a vaccine candidate. Iran J Immunol 10(2):110-117.

Mani S, Wierzba T, Walker RI. 2016. Status of vaccine research and development for *Shigella*. Vaccine 34(26):2887-2894.

McKenzie R, Walker RI, Nabors GS, et al. 2006. Safety and immunogenicity of an oral, inactivated, whole-cell vaccine for *Shigella sonnei*: Preclinical studies and a Phase I trial. Vaccine 24(18):3735-3745.

McKenzie R, Venkatesan MM, Wolf MK, et al. 2008. Safety and immunogenicity of WRSd1, a live attenuated *Shigella dysenteriae* Type 1 vaccine candidate. Vaccine 26(26):3291-3296.

Mitra S, Barman S, Nag D, et al. 2012. Outer membrane vesicles of *Shigella boydii* Type 4 induce passive immunity in neonatal mice. FEMS Immunol Med Microbiol 66(2):240-250.

Mitra S, Chakrabarti MK, Koley H. 2013. Multi-serotype outer membrane vesicles of *Shigellae* confer passive protection to the neonatal mice against shigellosis. Vaccine 31(31):3163-3173.

Noriega FR, Liao FM, Maneval DR, et al. 1999. Strategy for crossprotection among *Shigella flexneri* serotypes. Infect Immun 67(2):782-788.

Oberhelman RA, Kopecko DJ, Salazar-Lindo E, et al. 1991. Prospective study of systemic and mucosal immune responses in dysenteric patients to specific *Shigella* invasion plasmid antigens and lipopolysaccharides. Infect Immun 59(7):2341-2350.

Pan C, Sun P, Liu B, et al. 2016. Biosynthesis of conjugate vaccines using an O-linked glycosylation system. MBio 7(2):e00443-16.

Passwell JH, Ashkenazi S, Harlev E, et al. 2003. Safety and immunogenicity of *Shigella sonnei*-CRM9 and *Shigella flexneri* Type 2a-rEPAsucc conjugate vaccines in one-to four-year-old children. Pediatr Infect Dis J 22(8):701-706.

Passwell JH, Ashkenzi S, Banet-Levi Y, et al. 2010. Age-related efficacy of *Shigella* O-specific polysaccharide conjugates in 1-4-year-old Israeli children. Vaccine 28(10):2231-2235.

Phalipon A, Tanguy M, Grandjean C, et al. 2009. A synthetic carbohydrate-protein conjugate vaccine candidate against *Shigella flexneri* 2a infection. J Immunol 182(4):2241-2247.

Pier GB. 2007. Is *Pseudomonas aeruginosa* exotoxin A a good carrier protein for conjugate vaccines? Human Vaccines 3(2):39-40.

Pitisuttithum P, Islam D, Chamnanchanunt S, et al. 2016. Clinical trial of an oral live *Shigella sonnei* vaccine candidate, WRSS1, in Thai adults. Clin Vaccine Immunol 23(7):564-575.

Porter CK, Thura N, Ranallo RT, et al. 2013. The *Shigella* human challenge model. Epidemiol Infect 141(2):223-232.

Qiu S, Xu X, Yang C, et al. 2015. Shift in serotype distribution of *Shigella* species in China, 2003—2013. Clin Microbiol Infect 21(3):252-256.

Rahman KM, Arifeen SE, Zaman K, et al. 2011. Safety, dose, immunogenicity, and transmissibility of an oral live attenuated *Shigella flexneri* 2a vaccine candidate (SC602) among healthy adults and school children in Matlab, Bangladesh. Vaccine 29(6):1347-1354.

Ranallo RT, Fonseka S, Boren TL, et al. 2012. Two live

attenuated *Shigella flexneri* 2a strains WRSf2G12 and WRSf2G15: A new combination of gene deletions for 2nd generation live attenuated vaccine candidates. Vaccine 30 (34):5159-5171.

Riddle MS, Kaminski RW, Williams C, et al. 2011. Safety and immunogenicity of an intranasal *Shigella flexneri* 2a Invaplex 50 vaccine. Vaccine 29(40):7009-7019.

Riddle MS, Kaminski RW, Di Paolo C, et al. 2016. Safety and immunogenicity of a candidate bioconjugate vaccine against *Shigella flexneri* 2a administered to healthy adults: A single-blind, randomized Phase I study. Clin Vaccine Immunol 23 (12):908-917.

Robbins JB, Kubler-Kielb J, Vinogradov E, et al. 2009. Synthesis, characterization, and immunogenicity in mice of *Shigella sonnei* O-specific oligosaccharide-core-protein conjugates. PNAS 106(19):7974-7978.

Robin G, Cohen D, Orr N, et al. 1997. Characterization and quantitative analysis of serum IgG class and subclass response to *Shigella sonnei* and *Shigella flexneri* 2a lipopolysaccharide following natural *Shigella* infection. J Infect Dis 175(5):1128-1133.

Scorza FB, Colucci AM, Maggiore L, et al. 2012. High yield production process for *Shigella* outer membrane particles. PLoS One 7(6):e35616.

Shim DH, Suzuki T, Chang SY, et al. 2007a. New animal model of shigellosis in the Guinea pig: Its usefulness for protective efficacy studies. J Immunol 178(4):2476-2482.

Shim DH, Chang SY, Park SM, et al. 2007b. Immunogenicity and protective efficacy offered by a ribosomal-based vaccine from *Shigella flexneri* 2a. Vaccine 25(25):4828-4836.

Tacket CO, Binion SB, Bostwick E, et al. 1992. Efficacy of bovine milk immunoglobulin concentrate in preventing illness after *Shigella flexneri* challenge. Am J Trop Med Hyg 47(3):276-283.

Thompson CN, Duy PT, Baker S. 2015. The rising dominance of *Shigella sonnei*: An intercontinental shift in the etiology of bacillary dysentery. PLoS Negl Trop Dis 9(6):1-13.

Tribble D, Kaminski R, Cantrell J, et al. 2010. Safety and immunogenicity of a *Shigella flexneri* 2a Invaplex 50 intranasal vaccine in adult volunteers. Vaccine 28(37):6076-6085.

Van De Verg LL, Herrington DA, Boslego J, et al. 1992. Age-specific prevalence of serum antibodies to the invasion plasmid and lipopolysaccharide antigens of *Shigella* species in Chilean and North American populations. J Infect Dis 166 (1):158-161.

Van De Verg LL, Bendiuk NO, Kotloff K, et al. 1996. Cross-reactivity of *Shigella flexneri* serotype 2a O antigen antibodies following immunization or infection. Vaccine 14 (11): 1062-1068.

Xiao GG, Fan J, Deng JJ, et al. 2012. A school outbreak of *Shigella sonnei* infection in China: Clinical features, antibiotic susceptibility and molecular epidemiology. Indian Pediatrics 49(16):287-290.

# 第 24 章
## 霍乱疫苗

李生迪

**本章摘要**

霍乱是由 O1 群和 O139 群霍乱弧菌经肠道感染而引起的急性脱水和水样腹泻的传染性疾病,严重威胁人类健康,是世界上许多地区重要的公共卫生问题。本章主要介绍霍乱的致病因子、流行情况、霍乱疫苗的研究现状以及对霍乱疫苗未来研究方向的可行性分析。霍乱弧菌主要借助于定居因子而黏附到肠道上皮细胞,经增殖后在多种毒力因子的协同作用下发病。自然感染霍乱可诱导长期免疫,杀菌性应答在免疫保护作用方面具有重要性,霍乱毒素的黏膜佐剂效应能调节自然感染所产生的免疫应答。目前,大部分霍乱疫苗的研究是以灭活疫苗、减毒活疫苗进行口服免疫和霍乱多糖蛋白结合疫苗为基础开展的。现有的口服霍乱灭活疫苗是 rCTB-WCV,该疫苗不良反应发生的比率小,免疫效果较理想,被认为是当今使用比较理想的霍乱疫苗。近来人们对霍乱弧菌功能基因组和比较基因组学的研究更为深入,使得对现行霍乱疫苗的技术改进和临床评价方式成为可能,这有助于开发新一代霍乱疫苗。

## 24.1 概述

霍乱(cholera)是一种古老的危及生命的烈性肠道传染性疾病,由霍乱弧菌(*Vibrio cholerae*)O1 群和 O139 群引起。在水源和食物受到污染、废物处理不当的贫困地区及发展中国家发病率最高,多引起地方性流行和世界多地区暴发流行,导致广泛传播。

霍乱具有发病急、传播迅速、波及面广的特点。临床上以剧烈呕吐、腹泻、排泄大量米泔水样肠内容物,导致脱水、肌痉挛、少尿或无尿为特征,严重者可因水电解质紊乱和周围循环衰竭,并发急性肾功能障碍、代谢性酸中毒而导致休克、死亡。生活在霍乱地方性流行地区的幼龄儿童最易受感染,但其他年龄段的人群也会罹患,在医疗水平低下和治疗措施不及时的情况下,病死率甚高。霍乱在人类发展历史上有过多次世界性的暴发流行,是最常见的国际检疫传染病之一,也是《中华人民共和国传染病防治法》中的甲类传染病之一。

在有关霍乱的历史记载中,以印度恒河三角洲为主的南亚、东南亚国家是霍乱疾病的地方性流行区域。19 世纪初,由于交通日益便利,在通商、朝圣和战争等因素的影响下,霍乱开始从印度恒河三角洲地区向世界各地传播。近两个世纪以来,全世界已经历了 7 次世界性霍乱大流行,而 1961 年始,由 O1 群霍乱弧菌 El Tor 生物型取代古典生物型引起的第 7 次世界性大流行目前仍在继续;至 20 世纪 80 年代初期,虽发病数量逐年减少到大流行的初期水平,但波及的国家却增加了 3 倍。其间,1979 年以来,在孟加拉国流行的主要是古典生物型霍乱;1991 年,霍乱首次在南美洲发现,并在秘鲁广泛流行,流行的菌株为 O1 群霍乱弧菌 El Tor 生物型的 Inaba 型;1992 年,在东南亚发生了 O139 群霍乱的暴发性流行,首先从孟加拉国及印度南部开始,然后很快侵入到邻近的一些亚洲国家,该流行菌株与传统的 O1 群诊断血清不发生凝聚反应,为非 O1 群的 O139 群霍乱弧菌。目前,全世界每年有超过 500 万人因感染霍乱而发病,有(10~12)万人因此病而死亡,霍乱业已成为当今世界最重要的公共卫生问题之一。对霍乱的处理主要依靠水源管理、污物处理、建立安全的公共卫生设施、进行霍乱疫苗的预防接种以降低发病率,临床上给予补液治疗以减轻症状和降低死亡率。

霍乱弧菌是一种导致严重脱水有时甚至是致死性腹泻的危险致病因子,按照世界卫生组织(WHO)的观点,迫切需要能够提供持久抵抗霍乱致病菌、起到保护作用的霍乱疫苗,尤其是这种疫苗能够对 5 岁以下儿童提供有效的免疫保护。虽然霍乱疫苗的研究和预防接种有 100 多年的历史,然而对霍乱保护性免疫机制及抗毒免疫应答的评价尚无明确定论,但对"自然感染霍乱可诱导长期免疫、霍乱毒素的黏膜佐剂效应能调节自然感染所产生的免疫应答及杀菌性应答在免疫保护作用方面具有重要性"的观点达成共识。霍乱弧菌感染保护性免疫的最佳标志是血清杀弧菌抗体,这是一种综合抗体杀菌性的免疫应答,需要抗霍乱弧菌脂多糖特异性抗体、抗菌体蛋白抗体等在补体参与下反应,目前还不清楚血清杀弧菌抗体与抵抗霍乱弧菌感染的保护作用是否相关。为改进霍乱疫苗的研究和疫苗评价方式,需要更好地了解特异性靶位和霍乱的适应性免疫机制,尤其是黏膜免疫应答。由于缺乏有关适应性免疫的细菌性标靶,近年来大部分霍乱疫苗研究是以灭活疫苗或减毒活疫苗进行口服免疫为基础,并使用无毒性的霍乱毒素 B 亚单位作为辅助抗原和佐剂。虽然近期研究的结果提出,灭活全菌体疫苗能诱导短期的免疫,但这些疫苗需要重复剂量的接种,与自然感染霍乱相比较,似乎可提供有限的免疫保护。

在已经开发的减毒活疫苗中,只有 CVD103-HgR 疫苗在流行疫区进行了大规模的效力试验,在印度尼西亚进行的现场观察中,疫苗长期保护率只有 13.5%,虽然结果不理想,但另一流行地区进行的回顾性研究评价中证实,这种疫苗能够在霍乱暴发情况下提供短期的保护。现今使用的是由 WHO 推荐的霍乱口服灭活疫苗 rCTB-WCV,该疫苗不良反应发生的比率小,免疫效果较理想。在孟加拉国现场试验中表明,该疫苗对霍乱的免疫作用至少可持续 3 年;特别有意义的是,在霍乱流行区,危及生命的严重患者可减少 50%,因此被认为是当今使用比较理想的霍乱疫苗,该疫苗同时能对肠毒性腹泻、旅行者腹泻起免疫作用。近来,随着人们对霍乱弧菌功能基因组和比较基因组学的认识和研究更为深入,对现行疫苗的技术改进和对疫苗临床评价方式的改变成为可能,有助于开发新一代霍乱疫苗。

## 24.2　病原学

霍乱弧菌归于弧菌科弧菌属（*Vibrio*）的1属，弧菌属原系按细胞形态划分的属。1966年，国际细菌命名委员会提出此属的定义是：革兰氏染色阴性、单极鞭毛、无芽孢弧菌、吲哚酚氧化酶阳性、发酵葡萄糖、产酸不产气、甘露醇产酸、赖氨酸和鸟氨酸脱羧酶阳性，DNA中G+C分子含量为40%~50%。这一定义强调发酵代谢是弧菌属细菌的基本代谢，排除了非发酵代谢的弧状细菌，本属细菌种类繁多。早在1853年，意大利学者Pacini首次在霍乱死者的肠道内容物中发现了大量的弧形菌，但直到第5次大流行期间的1883年，才由Robert Koch在埃及从霍乱患者排泄物标本中分离出霍乱弧菌的纯培养，首次证实霍乱是由霍乱弧菌引起，称为逗点弧菌（*Vibrio comma*）。几十年后，Pacini的发现得到肯定，霍乱弧菌才称为*Vibrio cholerae*。第6次大流行期间的1905年，在埃及西奈半岛El Tor边境检疫站，Cotschlich从麦加朝圣者的尸体中分离出与霍乱弧菌类似的特殊弧菌株，当时将该霍乱弧菌引起的疾病称为副霍乱，后将该菌株称为El Tor霍乱弧菌。1962年，世界卫生大会将副霍乱列入《国际卫生条例》检疫传染病霍乱项内，并与霍乱同样处理。1966年，国际弧菌命名委员会将先后发现的两种病原性弧菌统称为霍乱弧菌的两个生物型，分别为古典生物型（classical biotype）和El Tor生物型（El Tor biotype）。

霍乱弧菌的分型主要依据血清学、生物学、噬菌体裂解模式、产毒、分子生物学特征以及霍乱弧菌脂多糖链上的O-特异性多糖抗原结构差异等，分为血清群、生物型、血清型。由于不断发现新的霍乱弧菌血清群，目前已有206个霍乱血清群，其中的O1群霍乱弧菌分为两种生物型，即古典型和El Tor型。现已知，弧菌科只有弧菌属1属的O1群、O139群霍乱弧菌引发霍乱流行。近年来，有学者将生物学性状类似霍乱弧菌的某些不凝集弧菌包括在霍乱弧菌科内，并建议分为古典生物型（又称霍乱弧菌型）、El Tor生物型、变形弧菌生物型和易北河生物型（Albensis biotype），后两者不能与O1群霍乱弧菌抗血清发生凝集。但依据国际检疫霍乱传染病的病原诊断要求，仍以检出O1群、O139群血清凝集的霍乱弧菌为准。霍乱弧菌的两个生物型均能与抗菌体抗原的血清抗体产生凝集，同属于O1群。凡不属O1群的其他弧菌，皆为不凝集弧菌（non-agglutinating *vibrio*，NAG *vibrio*），统称非O1群弧菌。1980年，WHO将霍乱弧菌分为O1群霍乱弧菌、O1群不典型霍乱弧菌及非O1群霍乱弧菌，此后多依此命名。

霍乱弧菌长1~3μm，宽0.3~0.6μm，菌体弯曲呈弧形或逗点状。霍乱患者米泔水样粪便标本涂片镜检可以看到，细菌如"鱼群"样排列，革兰氏染色阴性，霍乱弧菌无芽孢。O1群霍乱弧菌菌体表面无荚膜，而O139群有荚膜，菌体一端有单鞭毛，运动活泼。培养时需氧，霍乱弧菌耐碱不耐酸，对培养基的营养要求不高，在pH为8.8~9.0的碱性蛋白胨培养基或碱性琼脂平板上生长良好，形成直径为2mm的圆形、透明的乳白色光滑菌落，因其他肠道细菌在这一pH条件下不易生长，故碱性蛋白胨可作为霍乱弧菌的选择性培养基。霍乱弧菌经多次传代培养后，易失去弧形而呈杆状，长期放置在固体培养基中的菌落易形成介于光滑型与粗糙型之间的皱褶型菌落。根据霍乱弧菌脂多糖链上O-特异性多糖抗原结构的不同，将O1群霍乱弧菌含有的抗原成分区分为共同的特异性抗原A和不同的特异性抗原B和C，据此分为3种血清型：稻叶型（Inaba，原型），含抗原A、C；小川型（Ogawa，异型），含抗原A、B；彦岛型（Hikojima，中间型），含抗原A、B、C。霍乱弧菌所含的B、C抗原可以因弧菌抗原的变异而互相转化，如小川型与稻叶型之间的互相转化。

非O1群霍乱弧菌的鞭毛抗原与O1群相同，而O抗原不同，不被O1群霍乱弧菌多价血清所凝集，一般无致病性，仅少数血清群可引起散发性轻度腹泻。而其中的O139群霍乱弧菌具有特殊性，该霍乱弧菌最初是1992年在孟加拉国和印度东部霍乱流行时发现的新菌株，由于不被非O1群的O2~O138血清群霍乱弧菌诊断血清所凝集，根据致病性、发现地点、排名顺序，命名为非O1群O139群霍乱弧菌（*V. cholerae* O139 Bengal）。O139群霍乱传播快、涉及范围广，当时认为可能会取代O1群霍乱弧菌蔓延到世界各地，是因为O139群霍乱弧菌含有与O1群霍乱弧菌相同的毒素基因，可以引起流行性腹泻。现已知，O139群是O1群霍乱El Tor生物型的基因衍生物，其中，O1群霍乱弧菌表达O抗原的生物合成基因被O139群所取代。WHO要求将其引起的腹泻与 O1 群霍乱弧菌引起的腹泻同样对待（Cholera working group，1993；WHO，1993）。

1992 年还出现了另一种 O1 群霍乱弧菌 El Tor 生物型变异株，该菌株的基因主体框仍为 El Tor 生物型，在亚洲的印度、孟加拉国和非洲的部分地区均有发现，这种新的 El Tor 生物型变异株已取代原先流行的 El Tor 生物型菌株，成为当地主导型霍乱的流行性菌株。

## 24.2.1 霍乱弧菌主要致病因子及保护性抗原

霍乱弧菌主要借助定居因子黏附于肠上皮细胞，无侵袭性，经繁殖后在多种毒力因子的协同作用下发病。霍乱弧菌有耐热的菌体抗原和不耐热的鞭毛抗原，鞭毛抗原为弧菌属所共有，菌体抗原中特异性高的是细菌脂多糖结构链中的 O-特异性多糖部分。多糖结构链中的基本骨架为共有结构，支链为型特异性的，有群特异性、型特异性两种抗原，是霍乱弧菌分群和分型的基础，也是主要的致病因子。霍乱弧菌的菌毛、霍乱毒素等毒力因子在导致霍乱流行中同样起着很重要的协调作用。已知能引起大流行的霍乱弧菌都含有霍乱毒素及一种以上的菌毛。除霍乱毒素和共调菌毛毒素外，还有许多与霍乱弧菌毒力相关的致病因子，这些致病因子导致疾病发生的因素还包括鞭毛运动、黏蛋白溶解酶、黏附素、内毒素和其他毒素的单独或协同作用。

### 24.2.1.1 脂多糖、荚膜多糖

包括 O1 群、O139 群霍乱弧菌菌体表面的脂多糖（lipopolysaccharide，LPS）及 O139 群霍乱弧菌的荚膜多糖（capsular polysaccharide，CPS）。脂多糖是革兰氏阴性细菌细胞壁中的成分之一，对宿主是一种毒性物质，只有当细菌凋亡溶解或用人工方法破坏菌体后才能释放出来，脂多糖位于细胞壁的外层，覆盖于细胞壁的黏肽上，由 O-特异性多糖、核心多糖、类脂 A 组成，为革兰氏阴性细菌细胞壁的主要成分，维持细菌结构的完整性，并保护细菌外膜免受某些化学物质的攻击。O-特异性多糖（O-specific polysaccharide，O-SP）的组成和结构的变化决定了革兰氏阴性细菌细胞表面抗原决定簇的多样性。编码核心多糖的 wav 基因在霍乱不同血清群中高度保守，O-特异性多糖抗原由 rfb 基因编码，决定型特异性；O1 群霍乱弧菌稻叶型和小川型的 LPS 结构有

所不同，表现在多糖重复单位结构链末端单糖 C2 位的甲基（小川型）被羟基（稻叶型）所取代（Villeneuve et al.，2000）。类脂 A 是细菌内毒素活性的重要毒性成分，可引起受感染机体刺激性强烈的热原质反应。在肠道内的细菌 LPS 结合到 CD14/Toll 样受体 4/MD2 的受体形成复合物，可促进炎性细胞分泌多种细胞因子。

细菌的 LPS 既是重要的毒力因子又是重要的保护性抗原，也是致病性的 O1 群霍乱弧菌潜在的重要黏附因子之一，具有较强的免疫原性，可诱导高水平的免疫应答。多数 O139 群霍乱菌株的菌体表面被荚膜多糖所覆盖，对多种抗生素具有抵抗力，使得细菌毒力明显增强，由于荚膜多糖对菌体的遮蔽作用，导致菌体其他一些表面抗原刺激机体产生免疫的功能明显降低。霍乱弧菌的 LPS、CPS 均参与对小肠黏膜上皮细胞的黏附过程，而抗 LPS 与抗 CPS 的 IgG 抗体可完全阻止霍乱弧菌对黏膜的附着，是重要的抗菌抗体组分。霍乱弧菌生长过程中释放的外膜囊泡（outer membrane vesicle，OMV），其主要抗原成分为细菌的脂多糖，提取获得的外膜囊泡，经黏膜免疫后产生的抗体有抵抗霍乱弧菌在肠道黏附定居的作用（Schild et al.，2008）。

O139 群霍乱弧菌的 CPS 是其作为致病菌所特有的表层结构，多糖链具有葡萄糖-半乳糖醛酸-乙酰基葡萄糖（D-GlcpNAC-D-GalpA-D-QuipNAc）为基本骨架结构的重复单位，在其 D-GlcpNAC 的 3、4 位上连接有半乳糖（Colp）和半乳糖磷酸盐（Galp）的二分支结构（Knirel et al.，1995）。以细菌荚膜多糖为基础的 O139 群多糖疫苗正在积极研究开发中，对荚膜多糖的具体化学结构认知和生物学特性分析是 O139 群霍乱多糖蛋白结合疫苗研发的必备条件之一（李生迪等，2001）。

### 24.2.1.2 霍乱毒素

霍乱毒素（cholera toxin，CT）是霍乱弧菌的主要致病因子，同时具有很强的免疫原性和免疫佐剂活性。在黏膜免疫系统中，CT 能刺激黏膜局部产生分泌型 IgA（sIgA）和血清循环的 IgM、IgG 抗体，IgG 抗体可持续数月，而且加强免疫可以产生典型的免疫记忆反应。CT 在霍乱弧菌的对数生长期合成并释放于菌体外，是不耐热的肠毒素，在 56℃、30 min 条件下 CT 结构被破坏，霍乱弧菌分泌的外毒素约 $84 \times 10^3$，具有免疫原性。霍乱毒素经甲醛脱毒后称为类

霍乱原（cholera genoid），免疫人体后产生的抗体可以对抗霍乱毒素的侵袭。CT 是典型的具有 A（CtxA）、B（CtxB）亚单位类型的毒素，表达霍乱毒素的基因位于染色体上整合温和丝状噬菌体 $ctx_\phi$ 基因组内。CT 的每个亚单位都具有特殊的功能，A 亚单位（CTA）相对分子质量为 $27.2 \times 10^3$，由含有 195 个氨基酸的 A1 多肽和含有 45 个氨基酸的 A2 多肽组成，具有特异的酶活性，在细胞内发挥作用，通过极性键及电荷等多种因素的作用与 B 亚单位（CTB）五聚体结合。CTB 负责使完整毒素（holotoxin）同真核细胞上的特异受体结合，每个单体 CTB 含有 103 个氨基酸，相对分子质量为 $11.7 \times 10^3$，CTB 的五聚体通过相互间的 β 片层相互作用而维持其生理构型。在特定条件作用下，蛋白酶使 CTA 裂解成 A1 和 A2，裂解后的 A1 部分作用于腺苷酸环化酶，表现出强烈的酶活性而发挥毒性作用；而 A2 的羧基末端是插入到 CTB 五聚体结构内的部分，对维持 CT 的正常构型发挥作用。CTB 的 5 个寡聚体结构中含 6 个肽段 CTP1—CTP6，其中的 CTP3 具有重要的生物活性。A2 的氨基末端是一个伸出 B 亚单位之外的 α 螺旋与 A1 相连。CTB 与小肠黏膜上皮细胞上的神经节苷脂受体结合后，CTA 脱离 CTB 进入细胞膜。霍乱毒素与大肠杆菌的不耐热肠毒素（heat labile enterotoxin，LT）在结构与功能上极为相似，是目前已知最强烈的致泻性毒素（Spangler et al.，1992）。

CT 在体内的化学标靶腺苷酸环化酶可催化 ATP→cAMP 的反应，这一反应对细胞内许多生理代谢途径提供十分重要的反馈信息，正常情况下取决于刺激信号的不同，该酶呈现激活或失活状态。腺苷酸环化酶受 G 蛋白的调控，G 蛋白与许多效应蛋白在细胞表面上的受体相关，G 蛋白是有 α、β 和 γ 三聚体的亚单位，CT 的 CTA1 具有 ADP 核糖酶转移活性，ADP 核糖部分向 G 蛋白精氨酸残基上转移后，引起腺苷酸环化酶的激活，继而使细胞内 cAMP 水平增加。cAMP 激活依赖于 cAMP 上的蛋白激酶，从而导致蛋白质磷酸化，并因此促使肠道内的离子运输行为发生改变，引起水与电解质的积累。

O139 群与 O1 群霍乱弧菌产生的 CT 同源性为 97.1% ~ 98.6%。O139 群的 CT 与从 O1 群分离的特异性 et 基因探针和 Zot 基因探针的杂交结果为阳性，但与非 O1 群霍乱弧菌分离的耐热肠毒素特异性基因探针杂交结果为阴性。O139 群霍乱弧菌产生 CT 的产量为 80 ng · mL$^{-1}$ 或更高，可以被特异性抗 CT 的 IgG 抗体和抗 CT 多克隆抗体中和，这种由 O139 群霍乱弧菌产生的 CT 对肾上腺皮质细胞系 Y1 细胞的作用与 O1 群霍乱弧菌产生的 CT 一致。用 CT 基因操纵子特异性引物，以 PCR 方法可以从 O139 群霍乱弧菌菌株基因组中扩增出毒素基因，通过表达产生的霍乱样毒素，进行家兔肠襻试验，可以引起肠段积液，从而造成与 O1 群霍乱弧菌相似的水样腹泻。无毒但保留佐剂活性的 CT 突变体可用于霍乱口服疫苗的抗原组分或黏膜佐剂（Yamamoto et al.，1997）。

### 24.2.1.3　共调菌毛毒素

霍乱弧菌不能侵袭肠上皮细胞，弧菌在肠上皮细胞上的黏着过程是致病的重要环节。霍乱弧菌的黏附作用是由多因子决定的，包括共调菌毛毒素（toxin coregulated pilus，TCP）和血凝素（hemagglutinin，HA）。TCP 是重要的黏附因子之一，为丝状噬菌体 CTX$_\phi$ 受体，具有毒力和吸附的 Ⅳ 型菌毛定居因子，可介导霍乱弧菌黏附黏膜肠道上皮细胞，为霍乱弧菌致病的重要毒力因子，但 TCP 单独存在时并不引起腹泻。TCP 蛋白的生物合成途径很复杂，已知至少有 tcpA—tcpI 等 15 个基因定位于 TCP 基因组内，共同编码相对分子质量为 $2.0 \times 10^4$ 的亚单位蛋白，称为 TcpA。TCP 菌毛至少有 9 个基因参与产生 TCP 合成时所需的酶，其基因表现型 TcpA、TcpG 与定居有关，为定居因子。TcpB、TcpI 与蛋白质调节有关，TcpH 为决定菌毛长度的蛋白质，其他基因的作用机制不详。而其中决定 TcpA 亚单位的 tcpA 基因对致病起更加重要的作用（Taylor et al.，1987；Rajanna et al.，2003）。

在志愿者研究中，口服接种 tcpA 基因失活的突变株并不出现腹泻，从排泄物中也未分离到霍乱弧菌 tcpA 基因失活的突变株，间接说明菌毛对细菌在机体内对肠上皮细胞的黏附起很重要的作用。一种观点认为，只能在引起霍乱大流行的菌株或相关菌株中检测到 tcpA 基因的存在，而在非 O1 群、非 O139 群霍乱菌株中没有 tcpA 基因。DNA 序列分析表明，在某些非 O1、非 O139 群菌株中发现的 tcpA 基因，虽然与古典生物型和 El Tor 生物型只有 72% 的同源性，但其 TcpA 的抗血清却缺乏明显的交叉免疫反应，这或许是由自然界中一些毒力基因遗传变异的过渡界限所致（Attridge et al.，1999）。基因序列分析还证实,*tcpA* 基因中除了含有高度保守区以外,还存在一个高度可变区,从而提示致病性的霍乱弧菌在外环境的选择压力下具有潜在的变异趋势。表达 TCP 的基因组在染色体上占据约 35 kb 大小的区域,被认为是一个致病岛区(pathogenicity island,PI),由于在 TCP 的 PI 一端发现可能有整合酶(integrase)基因的存在,说明 TCP 的 PI 同时也可能为噬菌体或噬菌体相关基因表现型。从第 6 次和第 7 次霍乱大流行中分离的大部分菌株中查到的 PI 基因都是非常相似的,但其 *tcpA* 基因却显示 22% DNA 水平上的差异及 16% 蛋白质水平上的差异(Waldor and Mekalanos,1996)。

TcpA 是一种主要的保护性抗原,诱导产生的抗体可以阻断霍乱弧菌黏附在肠道上皮细胞,有效保护宿主免受霍乱弧菌的攻击。过去的观点认为,感染霍乱后无抗 TCP 的免疫应答,这可能是由当时检测技术和方法的局限性造成的,因为 TcpA 的抗原表位识别肽过于短小,不能单独诱导产生较强的免疫反应。通过霍乱弧菌基因组测序的体内诱导性抗原技术,明确了在鉴定出的抗原中 TcpA 是主要定居因子 TCP 的亚单位。该研究还对孟加拉国的一组恢复期霍乱患者抗体进行了评价,并且明确了在自然感染霍乱中有 93% 患者呈现 TcpA 特异性应答(Asaduzzaman et al.,2004;LaRocque et al.,2006)。该研究分析,在以往的研究中,未能证实人类感染霍乱期间 ACP 特异性免疫应答的主要原因,是在 O1 群霍乱弧菌 El Tor 生物型菌株感染的患者中使用了古典生物型的 TcpA 进行免疫检测的缘故(Hall et al.,1991)。

在一项对志愿者的研究中,不产生 TCP 的霍乱弧菌不能在体内定居,口服后的受试者可排出这种细菌,没有腹泻和刺激免疫应答产生。研究者从 O1 群霍乱弧菌中分别克隆出编码 *tcpA* 和 *ctxB* 的结构基因后,以大肠杆菌为载体而表达,通过家兔鼻腔内分别单独和混合免疫纯化的 TcpA 和 CTB,在家兔肠襻试验中进行攻击,单独免疫 TcpA 和 CTB 各提供 41% 和 70% 的针对 O1 群霍乱弧菌攻击的保护。而混合免疫两种抗原,则可提供 100% 的完全保护,免疫后的血清抗 TcpA、抗 CTB 的 IgG 抗体和肠道特异性 sIgA 的抗体滴度均明显高于对照组。免疫 TcpA 和 CTB 的家兔血清杀弧菌抗体水平显著升高,其滴度与保护力相关(Kundo et al.,2009)。TCP 能与 CT 协同调节表达,TCP 的表达受 *toxR* 基因控制,*toxR* 缺失的菌珠则失去肠道定居能力,说明 TCP 亚单位的 TcpA 在霍乱弧菌定居人类肠道中起着重要的作用。除了 TCP 外,还发现许多因子如脂多糖、荚膜多糖、细菌外膜蛋白等,都参与霍乱弧菌对肠上皮细胞的黏附过程。

霍乱弧菌产 TCP 最适宜的培养条件是一种高效产毒的培养基 AKI,培养基的基础成分包括 0.5% NaCl、0.3% $NaHCO_3$、0.4% 酵母浸膏和 1.5% 蛋白胨等,pH 为 7.5±0.1。

### 24.2.1.4 小带联结毒素、辅助霍乱毒素

小带联结毒素(zonulaoccludens toxin,Zot),可使肠黏膜上皮细胞间的连接区结构发生改变,使小肠黏膜上皮细胞的通透性增加,水及电解质向肠腔扩散,从而导致腹泻,该毒素对细胞连接区的作用十分明显。*zot* 基因已经被定位于在 *ctx* 基因的上游,其 DNA 同源性分析显示,同三磷酸腺苷酶(ATPase)有某种程度的同源性,但其具体意义尚不清楚。在 *zot* 基因的上游,有另一个霍乱肠毒素基因表达的毒素,称为辅助霍乱毒素(accessary cholera enterotoxin,Ace)。研究证实,含有克隆的 *ace* 基因株可导致家兔肠段出现液体积聚。对 *ace* 基因 DNA 序列的同源性分析发现,*ace* 基因与一些真核细胞,如人浆膜钙离子、大鼠脑与钙离子运输相关的 ATPase 有较高的同源性。根据 Ace 蛋白质结构推测,Ace 分子可能以多聚体的形式插入到真核细胞膜内,其疏水面朝向脂质双层侧,而亲水面朝向跨膜孔的内侧,可能参与细胞离子通道的形成。Ace 的这一结构与具有 26 个氨基酸残基的金黄色葡萄球菌产生的毒素非常类似。

### 24.2.1.5 外膜蛋白

霍乱弧菌中具有免疫保护作用的抗原之一,是细胞壁上的外膜蛋白(outer membrane protein,Omp),包括 OmpT、OmpU、OmpV 及 OmpW 等,其中由 *irgAb* 编码 $77 \times 10^3$ 的外膜蛋白、*tcpC* 编码对合成 TCP 必需的 $55 \times 10^3$ 的 TcpC 脂蛋白,有助于细菌的黏附作用。一项研究利用核酸探针技术发现,所有的霍乱弧菌中都具有 *ompW* 序列,而其他弧菌和细菌均不包含该序列,表明其具有较好的特异性(Nandi et al.,2000)。不同血清型之间的 *ompW* 序列高度保守,可作为霍乱弧菌遗传标记。OmpW 是一种免疫原,可以诱导机体产生强烈的免疫应答反

应,其抗血清对 O1 群霍乱弧菌的攻击具有 72%的免疫作用,而对含有细菌荚膜多糖的 O139 群霍乱弧菌的攻击,免疫作用只有 18%,因此,OmpW 对 O1 群霍乱疫苗的研制具有重要意义(Das et al. ,1998)。

#### 24.2.1.6　血凝素、溶血素

血凝素根据细菌内部的排列模式分为两种:一种为可溶性血凝素(soluble hemagglutinin,SHA),其 hap 基因能编码具有凝血和水解两种活性的蛋白,精制获得的 SHA 在电镜下呈长丝状多聚体,它是一种含锌离子的金属肽链内切酶,其活性被含锌蛋白酶活性氧酸衍生物的螯合物 zincor 所抑制。霍乱患者恢复期,SHA 抗体滴度升高,可特异性地抑制霍乱弧菌的血凝及黏附作用,该抗体有杀弧菌活性,但对动物不显示保护作用。另一种是与细胞相连的与黏附定居有关的血凝素包括甘露糖和海藻糖抗性血凝素,多见于 El Tor 生物型中的甘露糖敏感血凝素(mannose sensitive hemagglutinin,MSHA),属于 Ⅳ 菌毛的 $17 \times 10^3$ 的蛋白质,决定细菌的凝血活性,具有较好的免疫原性,可作为霍乱疫苗研制中考虑的有效抗原成分。有研究者用抗体分泌细胞(antibody secreting cell,ASC)和淋巴细胞上清液抗体(antibody in lymphocyte supernatant,ALS)的方法进行试验,检测 30 例急性霍乱患者血清和粪便的抗 CtxB 和 MSHA 抗体。结果发现,抗 CtxB 和 MSHA 的 IgA 抗体分泌显著增加。检测敏感性分别是 CtxB 的 ALS 为 69%、ASC 为 81%;MSHA 的 ALS 为 69%、ASC 为 77%(Qader et al. ,2003)。msh 基因簇包含 16 个基因,其中的 mshA—mshD 和 mshQ 是结构基因,这些基因在染色体上构成完整操纵子结构,编码的蛋白质与大肠杆菌的 YhdA 和 MreB 具有同源性。mshA 基因突变对古典生物型的黏附能力没有影响,而使得 El Tor 生物型的黏附能力显著下降,使 O139 群霍乱弧菌的黏附能力彻底消失,mshA 基因序列只存在于 O1 群和 O139 群霍乱弧菌,具有高度保守性(Watnick et al. ,1999)。

霍乱弧菌的溶血素(haemolysin,HLY)对多种红细胞及组织培养中的哺乳类细胞有溶解作用,如给予小鼠注射可导致快速死亡。现已证实,O1 群霍乱弧菌 El Tor 生物型及非 O1 群霍乱弧菌均可产生相同的溶血素/溶细胞素(hemolysin/cytolysin),溶血素基因 hlyA 在 O1 群古典生物型、El Tor 生物型以及非 O1 群霍乱弧菌中均存在。虽然在古典生物型并不能显示溶血活性,但是把从古典生物型 395 菌株分离出的 hlyA 基因再克隆到 E.coli 中,则含有该基因的 E.coli 菌株显示出溶解鸡和家兔红细胞的功能,而不溶解绵羊红细胞。造成这种差异的分子生物学基础尚不完全清楚,可能是在溶血活性阴性的古典生物型菌株中,其 hlyA 基因出现某种缺失,因而导致了功能上的失活。已证实用纯化的 HLY 可导致在家兔肠襻试验中出现肠腔积液,而以基因缺失手段将 ctx 缺失株的 hlyA 基因灭活后进行志愿者接种,仍可出现腹泻,从而间接表明霍乱的腹泻发生是多重因素参与的过程。

#### 24.2.1.7　毒力调节因子

已知有多种毒力调节因子参与霍乱弧菌的毒力调节作用,毒力调节因子中最关键的一个毒力调控蛋白是 ToxR。ToxR 是相对分子质量为 $3.2 \times 10^4$ 的跨膜蛋白,调控蛋白基因 toxR 能与位于 ctxAB 基因上游的 7bp 的 DNA 重复序列结合,并促使 ctxAB 的转录增强,导致 CT 的表达水平增高。ToxR 本身的活性还可与第二个调节因子 ToxS 相互作用而增强,ToxS 是相对分子质量为 $9 \times 10^3$ 的蛋白质,有人认为,ToxS 可以促使 ToxR 从单体变为二聚体,从而促进 toxR 基因同 DNA 结合,发挥活性增强作用。此外,ToxR 与 ToxS 同时还参与控制其他一些毒力相关因子的表达,如 TcpA、OmpT、OmpU 等,其对 OmpU 呈增强表达水平的正调控作用,对 OmpT 则呈负调控作用。热休克蛋白毒力调节的基因 htpG 位于 toxR 基因的上游,受环境温度的影响改变其调节功能。htpG 与 toxR 两个基因相距较近而且转录方向相反,因此两个基因的启动子共用一个 RNA 聚合酶,出现相互竞争抑制作用。当温度较低时,RNA 多聚酶与 toxR 启动子部位部位结合,而使 toxR 基因得到转录;而当温度超过 37℃时,RNA 多聚酶则与 htpG 启动子部位结合,从而抑制 toxR 基因的转录(Mantri et al. ,2006)。

#### 24.2.1.8　痢疾样毒素

根据抗志贺痢疾样毒素抗体可以中和 O1 群霍乱弧菌的毒素、引起 Hela 细胞病变的事实,推测该菌株含有痢疾样毒素(Sanyal et al. ,1983;Saha and Sanyal,1989)。口服减毒活疫苗株 CVD103-HgR 可以产生抗痢疾样毒素的抗体,说明 O1 群霍乱弧菌

株含有痢疾样毒素,但至今尚没有从霍乱弧菌中分离到编码痢疾样毒素的基因。

## 24.2.2 霍乱弧菌致病因子产生的条件因素

已知外环境中的铁离子以及铁离子摄取系统可以参与多种细菌包括霍乱弧菌的毒力调节。当霍乱弧菌在铁离子浓度较低的条件下生长时,可产生一些新的外膜蛋白,而这些新的外膜蛋白在富含铁的培养条件下则不能产生,但在小肠中霍乱弧菌可以诱导产生这类蛋白,说明小肠内处于低铁的环境。霍乱弧菌至少有两种对铁有高亲和力的摄取系统,一种是在铁离子浓度低的环境下产生酚盐类铁的运载体,即弧菌素(vibriobactin),可以结合细胞外的铁离子,并通过特异性受体将其运送到细胞内。这种受体是由 viuA 基因编码的一种外膜蛋白,但弧菌素的产生对细菌的毒力并没有影响,说明还有其他铁离子的运载系统。已知另一种获得铁离子的系统是利用血红素和血红蛋白,因此一些参与血红素或血红蛋白运送的相关因子便可直接影响细胞内外的铁离子环境,从而影响霍乱弧菌的毒力。值得注意的是,外环境对细菌的生长与毒力表达产物的影响同细菌在体内生长存在明显差异。研究指出,某些基因只有在细菌生长于机体内环境下才能表达,而有些基因在体内则完全不表达或表达程度明显降低。霍乱弧菌在体内环境条件下,可表达相对分子质量为 $2.9 \times 10^4 \sim 2 \times 10^5$ 的蛋白质,如在不含铁离子的培养基中培养,大部分霍乱弧菌可能不会诱导产生该蛋白质。

霍乱弧菌的群体感应效应(quorum sensing,Qs)。细菌相互之间存在信息交流,许多细菌都能合成并释放一种被称为自身诱导物质(autoinducer,AI)的信号分子。胞外的 AI 浓度能随细菌密度的增加而增加,达到一个临界浓度时,AI 能启动菌体中相关基因的表达,调控细菌的生物行为,如产生毒素、抗生素、荧光,形成生物膜,生成孢子等,以适应环境的变化,这一现象称为群体感应效应。但只有在细菌生长密度达到一定阈值后才会发生,这一现象称为细胞密度依赖性基因表达(Blokesch,2012)。

研究证实,霍乱弧菌具有其自身特点的群体感应体系,通常 Qs 都是帮助病原菌达到较高细菌浓度后才产生毒素,但霍乱弧菌则恰恰相反,在细菌高浓度时抑制毒素的产生而在低浓度时进行表达,其重要的毒素因子 CT 和 TCP 均受同一调控基因 toxR 的控制。霍乱弧菌的 3 套 Qs 调控体系都共同以 LuxO 作为调控蛋白,luxO 突变株会导致严重的肠内定殖缺陷。第一套体系是高丝氨酸内酯类自体诱导物,称 CAI-l,合成酶为 CqsA;第二、三套体系是 LuxS/AI-2 体系。这 3 种体系都包含一个 LuxR 的同源物 HapR,它能够抑制 CT、TCP 的表达和生物膜的形成,同时激活 Hap 蛋白酶的表达。经磷酸化后被激活的 LuxO 会接着激活由 Hfq 介导的对 hapR mRNA 的降解,阻断 hapR 转录后表达。但在高细菌浓度时,因为无法被磷酸化,LuxO 的不表达导致 HapR 被表达,从而通过抑制 hapA 而间接抑制了 CT 和 TCP 的表达,并直接抑制了生物膜的形成,激活了 Hap 蛋白酶的表达(Perez et al.,2012;Hunter et al.,2013)。

霍乱弧菌是水生环境的天然居民,在转染霍乱毒素编码基因的丝状噬菌体 CTXφ 后转化为病原体。霍乱弧菌的这种产毒转化对基因组的可塑性和流行性风险有明显的影响,但感染的早期阶段尚未得到充分的研究。有学者利用穿过细菌周质的 CTXφ 需要在命名为 pⅢ 的少量外壳蛋白和作为保守的 Tol-Pal 分子运动器的一部分的细菌内膜受体 TolA 之间的结合进行研究。为了深入了解 TolA-pⅢ 复合物,开发了一种名为 Oxi-BTH 的细菌双杂交方法,适用于研究大肠杆菌菌株细胞质中二硫键折叠蛋白质之间的相互作用。结果发现,pⅢ 的四个二硫键中的两个与 TolA 的相互作用是必需的。通过结合 Oxi-BTH 测定、NMR 和遗传研究证明,TolA 和 pⅢ 之间的两个分子间盐桥提供了复杂相互作用的驱动力,涉及两个盐桥之一的 TolA 残基 R325 对于 Tol-Pal 系统发挥正常功能至关重要。结果提示,为了防止宿主逃避,CTXφ 使用一种感染策略,目标是在其自然环境中适合霍乱弧菌所必需的革兰氏阴性细菌的高度保守蛋白(Houot et al.,2017)。

霍乱弧菌对甲壳质素的利用是通过海洋环境中水平基因转移来实现其持久性和不断进化的。霍乱弧菌参与甲壳素二糖壳寡糖吸收和分解代谢的基因由 chb 操纵子编码,孤儿传感器激酶(orphan sensor kinase)ChiS 对于该基因座的调节至关重要。虽然目前对导致 chb 操纵子表达的 ChiS 激活的下游机制知之甚少,但有研究者利用无偏转位突变体筛选方法发现,核苷酸闭塞蛋白 SlmA 是 chb 操纵子的调节子。而以前霍乱弧菌从未涉及 SlmA 基因调控,由于 SlmA 是 TetR 蛋白家族的成员,其通常是转录阻遏物。在体外,*SlmA* 直接与 *chb* 操纵子启动子结合,并且在体内显示出这种相互作用对于该基因座的转录激活和壳寡糖利用是必需的。破坏 *SlmA* 不同功能的点突变后发现,DNA 结合对转录激活至关重要,而不是核型闭塞。这项研究确定了 SlmA 作为霍乱弧菌转录调节因子的新角色,以及其作为细胞分裂因子的作用(Klancher et al.,2017)。

## 24.3 流行病学

霍乱的病原菌包括 O1 群霍乱弧菌的古典生物型、El Tor 生物型的稻叶型和小川型及 O139 群,古典生物型和 El Tor 生物型除个别生物学性状稍有不同外,细菌形态和免疫性基本相同。与古典生物型相比,El Tor 生物型在环境中存活时间更长,引发更多无症状的病例,在排泄物中的量也更大,即便是在无症状患者中也是如此,但在临床及流行病学特征上,两种血清型没有本质差别。霍乱弧菌是否与致病性有关可考虑以下因素:菌株是否产生毒素、血清型别、新的变异株、流行特征、流行季节、当地人群基础免疫水平及卫生习惯等。近海、沿海地区及发生洪水和内涝的地区更易发生霍乱,这是因为微咸水和近海河口是霍乱弧菌的天然贮库,海平面上升及气温升高也会增加霍乱暴发机会。

O1 群、O139 群霍乱弧菌能引起霍乱流行,是因为此类细菌均含有表达 CT 和菌毛等的毒力因子,分别由 *CT* 基因簇及 *TCP* 等毒力基因编码。O139 群霍乱弧菌是 O1 群霍乱弧菌 El Tor 生物型的基因衍生物,是 O1 群 El Tor 生物型的生物合成基因被 O139 群菌株所取代的结果,通过置换编码 O 抗原的基因获得产生荚膜多糖的能力。流行株与非流行株的区别就在于其是否产生霍乱毒素,因此流行菌株一定是毒力株。O1 群和 O139 群均能产生霍乱毒素,并含有相应的毒力基因,所以均能引起霍乱流行。

霍乱的传播主要通过以下方式进行:

(1)经水传播:呈现暴发性流行趋势,受霍乱弧菌污染的水源是传播霍乱的重要因素,患者多沿受到污染的水源附近居住,在水源含菌浓度较低或细菌毒力较弱、人群免疫力较高的地区,可出现散发病例。卫生状况较差地区的江河、河渠、池塘、湖水、井水和海水港湾等极易受到霍乱弧菌的污染。上述地区在夏、秋季,人们若有喝生水,用生水漱口、洗刷食具、浸泡蔬菜和水产品等不良生活习惯,均会增加传播的机会。

(2)经污染的食物传播:霍乱通过食物传播仅次于水,聚集性用餐常可引起暴发,即使已有安全饮用水的地区,也存在有轻型或临床型感染的患者,所以通过污染食物而引起传播的可能性更为突出。

(3)生活接触传播:直接接触患者、带菌者或被霍乱弧菌污染的物品也可出现散发霍乱。接触传播多在人员密集、卫生条件差的情况下发生,常在小范围内引起感染,如出现一户多例现象,但霍乱的传播与食物、水传播不易截然分开,不应只因多发疫源地的出现即断定为日常接触传播。

(4)经媒介昆虫传播:霍乱流行时苍蝇可以带菌,有人曾在染有霍乱的疫船以及疫区中捕获的苍蝇身上检出霍乱弧菌。

自 1817 年以来,全球共发生了 7 次霍乱世界性大流行,前 5 次大流行的病原菌推测是 O1 群霍乱弧菌古典生物型,第 6 次大流行的病原菌则确定是 O1 群古典生物型,而延续至今的第 7 次大流行的病原菌主要为 El Tor 生物型。但其间的 1992 年 10 月始,在孟加拉国、印度东南部霍乱流行的菌株为 O139 群霍乱弧菌,虽然只有一个血清群,但引起的霍乱在临床表现及传播方式上与古典生物型霍乱完全相同,而且不能被 O1 群霍乱弧菌诊断血清所凝集,抗 O1 群霍乱的血清抗体对抵御 O139 群菌株的感染无交叉保护性免疫(Albert et al.,1994)。O139 群霍乱弧菌在自然环境中生存能力比 O1 群霍乱弧菌强,当时有观点认为,O139 群霍乱弧菌可能会取代 O1 群霍乱弧菌,成为引起新的世界性霍乱大流行的菌株,因为 O139 群导致的霍乱疫情在 1992—1994 年迅速蔓延到世界多个国家,尤其是亚洲、非洲、南美洲多国和地区。但现实是,截至目前,O139 群霍乱仍然只是亚洲局部地区的流行菌株,而始于 1961 年的第 7 次世界性大流行仍在继续。

1991 年,首次在南美洲发现霍乱病例;1991—1993 年末,秘鲁广泛流行霍乱,为 O1 群霍乱弧菌 El Tor 生物型的稻叶型。其间共发生 212 642 例霍乱,占南美洲病例总数的 67%;同期内,霍乱流行波及中南美洲 15 个国家,累计病例 731 312 例,死亡 6 323 例,流行过程十分惊人。事实上,霍乱已在南美洲呈地方性流行特点;1979 年以来,在孟加拉国一直流行的古典型霍乱在 1982 年 9 月大量涌现;

1992年在孟加拉国及印度东南部地区发生O139群霍乱流行,相继波及多个东南亚国家。1994年4—5月缅甸发生O139群霍乱暴发,并蔓延至东南亚、非洲、南美洲多个国家或地区,许多国家均有输入性病例报告。事实上,在1992—1994年,O139群霍乱已构成超越国界、洲界的大流行态势。2010年,受海地地震的影响,水源被污染,造成当地霍乱流行。同年,全球霍乱共有550万人发病,12万人丧生,在5岁以下儿童死亡病因中,霍乱占1/5(Aumatell and Torrell,2011)。据WHO的报告,在2007—2009年,全球每年发生178 000~237 000例霍乱病例,4000~6300人因此死亡。2014年7—9月在印度Kalahandi地区发生的霍乱大暴发,从环境中的水样品和腹泻患者中收集直肠拭子样品,分别按照标准技术进行传代培养,明确了致病生物体是O1群霍乱弧菌El Tor生物型的小川型;而DMAMA-PCR测定证实,所有菌株均为海地霍乱弧菌O1群病原菌的变种$CTX_{B7}$,但当地水样品检测结果为霍乱弧菌阴性。该O1群霍乱弧菌对多种抗生素具有抗性。这是自2010年海地霍乱疫情暴发后,全球仅次于海地的大规模霍乱疫情,并首次发现在印度的部分地区霍乱流行株是海地O1群霍乱弧菌的变种(Pal et al.,2017)。

由于监测困难,更有可能出于对经济和社会负面影响存在的顾虑,霍乱的发病率和死亡率可能会有严重的漏报现象存在,实际的霍乱全球发病人数估计每年高达(300~500)万例,并有(10~13)万人因此而死亡(WHO SAGE,2009)。

国内有关霍乱的历史记载中,在第1次世界大流行期间的1820年,霍乱首次传入我国,其后历次的世界大流行中我国均遭侵袭。1924—1948年,我国几乎每年均有霍乱发生,有些年份报告的患者达数万至十余万人,病死率也常高达30%以上。在第7次霍乱世界性大流行中,El Tor生物型逐渐取代了古典生物型而成为流行的主要病原体。霍乱于1961年经广东省阳江市传入我国后,先后发生过3次大流行。第1次流行在1961—1964年;第2次流行在1978—1981年;1981年以后,每年的霍乱发病数都维持在同一水平,但总体呈下降趋势;第3次流行在1993—1995年,其间的1993年5—9月,我国新疆阿克苏及喀什地区的5个县发生了O139群霍乱暴发流行,其中82.5%的病例发生在柯坪县,患者达200例,带菌者为225例,总发病率为1.29/10万,病死率为2%,人群感染率为2.74/10万。自1993年以来,O1群El Tor生物型导致的霍乱在越南及东南亚一些国家全面暴发,我国西南地区也时常受到威胁。上述情况表明,在我国发生的这3次流行,病例数逐次增多,涉及面越来越广,流行时间与亚洲其他地区颇为一致,至今仍保持着大流行的态势。

人是霍乱的主要传染源,由于霍乱感染过程需要较高浓度的致病菌,所以通过人-人直接传播的霍乱病例较少见。通常在外环境中很容易分离到霍乱弧菌,在河流的入海口区域分离到霍乱弧菌的机会则更多,但外环境中的分离物多半是非O1群菌株,即使可分离到O1群霍乱弧菌,也多是CT阴性株。不可否认的是,即使在没有受霍乱患者污染的外环境中也有可能存在产生CT的霍乱菌株。传统观点认为,感染霍乱弧菌的结果或是机体获得治疗及产生免疫而生存,或是因脱水导致死亡,因此没有潜在的霍乱弧菌携带者。但这观点不是绝对的。典型患者的吐泻物中含菌量甚多,对疾病的传播起重要作用;轻型霍乱患者易被忽视,早期感染者不易检出,这两者皆为危险的传染源。在潜伏期的带菌者尚无吐泻,恢复期带菌者排菌时间一般不长,所以患者与带菌者同样是霍乱的传染源。海洋甲壳类生物表面可黏附El Tor生物型霍乱弧菌,弧菌分泌甲壳酶,分解甲壳作为营养而长期存在,当人们进食被致病菌污染的海产品后可造成感染,在机体尚未形成免疫保护时可发病。试验观察,El Tor生物型霍乱弧菌被人工饲养的泥鳅、鳝鱼吞食后,可在其体内生长繁殖,然后排入水中,因此泥鳅、鳝鱼可能成为弧菌的保存宿主散播病原菌,当再食用此类水产即可造成霍乱弧菌感染而发病。

国内霍乱疫情的流行特点,是内陆省区农村以聚餐引起的暴发疫情较多,沿海地区与在不洁小饮食摊点就餐或者生吃、半生吃海产品有关,以多种菌型并存为特点。从引发流行的角度而言,关键在于易感人群的积累和霍乱致病性流行株的存在,特别是突发内涝和洪水蔓延,都有发生霍乱暴发流行的可能。此时,当地常采用给未感染人群普遍预防性服用抗生素的方法来防止霍乱及其他肠道传染病的发生。这种预防性的干预措施,如果在已有疫情存在的情况下或许必要,反之则易导致霍乱弧菌及其他肠道致病菌抗生素耐药菌株的大量增加,盲目滥用抗生素给临床治疗带来延误和困难,造成患者疾病负担加重。这是现阶段加速霍乱疫苗研究及正确使用疫苗面临的主要社会问题。

在广西梧州市，近几年对外环境中的霍乱弧菌的分布情况进行监测，采用分离培养技术及 PCR 法对霍乱弧菌开展筛选。结果发现，该地区外环境中，霍乱弧菌的总阳性率为 2.80%，2009 年最高达 6.34%，2009—2013 年大致呈下降趋势；外环境中水生动物及水样标本中霍乱弧菌的总阳性率分别为 3.61% 和 1.46%；56 株霍乱弧菌包含有 O1 群霍乱小川型、稻叶型、O139 群、非 O1 非 O139 群；PCR 结果显示，CT 和 Zot 均为阴性的有 30 株，CT 阴性、Zot 阳性的有 18 株，CT 阴性而特异基因阳性的有 8 株（蔡周梅等，2015）。

目前，一种针对霍乱致病菌的检测方法可以从一个样品中同时检测 O1 群和 O139 群霍乱弧菌，称为 Vch-UPT-LF 的即时检测（POCT），是基于具有双目标检测模式的转换磷光体技术的侧向流（UPT-LF）测定。虽然应用独立的反应对可使两种 Vch-UPT-LF 检测通道的检测结果更加稳定，但是与单目标测定法相比，敏感性略有下降，从 $10^4$ cfu·mL$^{-1}$ 到 $10^5$ cfu·mL$^{-1}$，但可以维持 4 个数量级的量化范围。检测条带对 7 种与遗传高度相关的弧菌种类和 9 种传播途径与霍乱弧菌相似的食源性物种显示出极好的特异性。两个相邻测试线的合理安排减轻了两个靶标之间定量结果的相互影响，当样品含有高浓度的霍乱弧菌 O1 群和 O139 群时，定量值差异没有超过 1 个数量级。在预孵育条件下，可以在 7 小时内检测到 $1×10^1$ cfu·mL$^{-1}$ 的霍乱弧菌 O1 群或 O139 群，Vch-UPT-LF 测定显示出与实时荧光聚合酶链反应一样高的灵敏度，具有较少假阳性结果。因此，Vch-UPT-LF 作为用于定量检测的双靶标测定法，成为检测和监测霍乱流行菌株的良好候选 POCT 方法（Hao et al.，2017）。

## 24.4 发病机制与保护性免疫

抗霍乱感染的免疫保护作用来自对自然感染的流行病学研究和志愿者被动感染试验研究两个方面。有证据表明，大多数情况下自然感染霍乱后，可预防再次霍乱疾病的发生。在孟加拉国的研究提示，先前有过霍乱感染、体内杀弧菌抗体滴度高的家庭接触者，与体内杀弧菌抗体滴度低的家庭接触者相比，受霍乱感染的危险明显减少，这种感染的保护

可能是生物型特异性的，因为在一项长达 42 个月的研究调查中发现，只有古典生物型才能起到显著的预防作用，感染霍乱后是有保护力的，虽然这种保护力不完全，但至少对古典生物型是如此。霍乱的再感染虽然有报道，但没有在相似条件下与无自然感染患者的发病率进行比较的数据。在对志愿者感染试验下的保护作用证明，已被霍乱感染过的健康志愿者，可预防再次感染霍乱的发生。马里兰大学的研究者用这种方式试验了几种霍乱疫苗的功效：他们将前期感染过 O1 群霍乱弧菌古典生物型的患者，用同型菌株攻击，预防效果可达 100%；而 El Tor 生物型的感染者，同型菌株攻击的预防效果为 90%。用古典生物型试验感染形成的保护可持续至少 3 年之久，而这种保护力在用同源和异源血清型菌株进行攻击都是有效的。感染了 O139 群的志愿者在 3 个月后用同型菌株再感染也证实有免疫力，在此次研究中，一个主要的发现是，先期霍乱的感染影响其后的霍乱弧菌的定居，曾经感染了古典生物型的志愿者使用同菌株再次攻击感染，则不能有效定居，但口服霍乱 El Tor 生物型的志愿者进一步用同型菌株攻击，近 1/3 在其粪便中有该菌的排出。所以，先前感染霍乱者获得完全保护，可能是由于阻止霍乱弧菌在肠道内定居的一种免疫应答形式（Levine et al.，1981）。

人体摄入霍乱弧菌后是否发病，主要取决于机体的免疫水平和摄入霍乱弧菌的活菌浓度。人体的胃黏膜保护屏障起重要作用，若机体分泌正常的胃酸且不被稀释，则可杀灭一定数量的霍乱弧菌而不发病；若曾感染过霍乱或接种过霍乱疫苗，肠道内存在特异性的 IgM、IgG 和 sIgA 抗体，亦能阻止弧菌黏附于肠壁而免于感染。但如果机体因为胃酸分泌减少，或大量饮水、进食后使胃酸稀释，抑或一次性摄入霍乱弧菌的量超过 $10^8～10^9$ cfu 则可致病。霍乱弧菌经胃抵达肠道后通过鞭毛运动以及弧菌产生的蛋白酶作用，穿过肠黏膜上的黏液层，在 TcpA 和霍乱弧菌血凝素的作用下，黏附于小肠上段肠黏膜上皮细胞刷状缘上，并不侵入肠黏膜下层，在小肠微碱性环境中霍乱弧菌进一步繁殖进而产生霍乱毒素。当 CT 与肠黏膜接触后，其 CTB 能识别肠黏膜上皮细胞上的神经节苷脂受体并与之结合。继而，具有酶活性的 CTA 进入肠黏膜细胞内，其中 CTA 能从烟酰胺腺嘌呤二核苷酸（NAD）中转移腺苷二磷酸（ADP）一核糖至靶蛋白鸟苷三磷酸酶（GTP 酶）并

与之结合,从而使 GTP 酶活性受抑制,导致腺苷酸环化酶持续活化,使腺苷三磷酸不断转变为环腺苷酸(cAMP)。细胞内 cAMP 浓度升高刺激肠黏膜隐窝细胞过度分泌水、氯化物及碳酸盐,同时抑制肠绒毛细胞对钠离子和氯离子的吸收,使水和氯化钠等在肠腔积累而引起严重水样腹泻。CT 能促使肠黏膜杯状细胞分泌黏液增多,使腹泻水样便中含大量黏液;此外,腹泻导致的失水使胆汁分泌减少,因而导致腹泻粪便如米泔水样的特殊现象。霍乱毒素的作用机制见图 24.1 所示。

霍乱弧菌自身没有侵袭力,但可被肠道上皮 M 细胞所摄取,然后才能与巨噬细胞和其他淋巴细胞相互作用而引起免疫反应。机体受到感染后,很快产生血清抗体以及肠道 sIgA,血清抗体一般具有杀弧菌活性,而 sIgA 则在抑制霍乱弧菌对肠上皮细胞的黏着与定居方面发挥作用,因此被认为是形成肠道局部黏膜免疫的重要因素之一。肠黏膜免疫系统含有特殊的黏膜相关淋巴样组织(mucosa-associated lymphoid tissue,MALT),当抗原物质与其接触并被吸收之后,可诱导 B、T 淋巴细胞产生保护性免疫应答。在一项研究中,研究者检测了 O1 群霍乱弧菌严重感染者体内 B 细胞和 T 细胞应答水平,以 TcpA、霍乱弧菌外膜制备物及溶血素/溶细胞素蛋白作为抗原,经流式细胞仪检测全血中针对不同抗原的特异性 T 细胞免疫应答水平。结果表明,在感染后的第 7 天会产生 T 细胞记忆反应,早于或与 B 细胞应答同时产生,这说明霍乱弧菌诱发的 T 细胞应答对 B 细胞记忆反应的生产和稳定起着关键的作用(Weil et al.,2009)。霍乱弧菌感染后 sIgA 在肠道内可增高许多倍,故推测 sIgA 是造成肠道免疫机制中的一个重要环节(Rijpkema et al.,1987)。分泌型抗体由浆细胞产生单体 IgA 与同时产生的 J 链和一个分泌成分 Sc 形成一个二聚体,再与肠黏膜上皮细胞合成的糖蛋白形成 sIgA,此种 sIgA 具有穿透力,故可进入肠黏膜附于肠壁,形成肠道局部的免疫保护屏障。

霍乱弧菌与具有侵袭力的伤寒沙门氏菌比较,两者在黏膜免疫反应的应答模式性质上有明显的不同。当口服伤寒 Ty21a 疫苗后,可检测到抗伤寒 9、12 血清型 LPS 特异性抗体分泌细胞,同时血清中的特异性 IgG、IgA 抗体也有明显升高,除此之外,Ty21a 疫苗还可诱导较强的 CD4+ Th1 细胞介导免疫反应,呈现典型的细胞内寄生细菌免疫激活反应的特点,并可引起较长的免疫持久性。与此相反,给予霍乱减毒活疫苗 CVD103-HgR 后,则不能检测到细胞介导免疫反应,而且免疫持久性也较短。在霍乱免疫反应中,其杀弧菌抗体的水平与免疫保护效果具有更明显的相关性,这可能由于霍乱弧菌缺乏侵

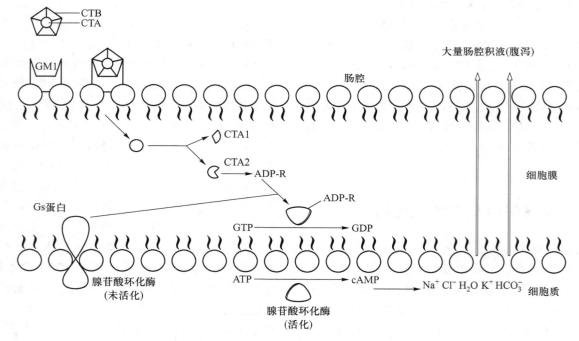

图 24.1 霍乱毒素作用机制示意图

袭能力而不能在细胞内繁殖导致菌血症、引起细胞免疫刺激反应。因此,霍乱免疫反应机制与具备侵袭性的胞内寄生菌相比而言具有明显的差异。

抗 O1 群霍乱弧菌的保护性免疫并不能抵抗 O139 群感染,两者除了含有完全不同的 O 抗原外,血清群的抗原组分也不完全相同,但两者也具有许多一致的其他抗原组分(包括 CT 等)。O139 群霍乱菌体表面 O 抗原是由较低相对分子质量的 LPS 和较高相对分子质量的 CPS 组成。有研究表明,只用纯化的含有 1~2 个重复单位、相对分子质量较低的 O139 群霍乱弧菌 LPS 免疫小鼠,可以保护小鼠免于毒株的攻击,并认为 O139 群的 LPS 部分就足以引起有效的免疫保护。O139 群的荚膜多糖与脂多糖抗原的生物合成均来自共同的相关编码基因,其生物合成途径也是共同的,说明 O139 群的 LPS 与 CPS 具有共同的抗原决定簇表位。同样有研究认为,含有 CPS 的 O139 群霍乱菌株在小鼠试验模型中显示出较强的定居能力和毒性反应,CPS 在诱导免疫的过程中可能发挥更重要的作用,抗 CPS 抗体水平与特异免疫保护效果具有明显的相关性。已知细菌荚膜多糖是有效的免疫原,其与蛋白质载体结合以后其免疫原性可得到明显增强。根据 O139 群霍乱弧菌的这一特点,通过采用 CPS 抗原连接蛋白质载体的结合疫苗,是现阶段研究 O139 群霍乱疫苗的有效途径之一。

美国国家卫生研究院(NIH)Robbins 教授认为,采用多糖或细菌多糖与蛋白载体结合的方法制备的有效抗原,免疫机体后产生抗 LPS 的 IgG 为主的血清循环抗体,对肠道致病菌的感染可提供有效的保护性的免疫应答。这是基于流行病学和临床研究的数据进行综合评估后的分析结果,肠道外途径接种多糖蛋白结合疫苗后,以产生高水平的血清杀弧菌抗体的保护性滴度为前提,同时血清中的抗 LPS 的 IgG 通过小肠上皮细胞间隙可达小肠黏膜的表面,通过血清抗体依赖补体介导的溶菌作用和调理吞噬杀伤作用来实现保护性免疫,并由此途径参与到针对肠道传染性细菌的肠道局部免疫中(Robbins et al.,1992)。而血清杀弧菌抗体的高滴度的阳性现象,可能也与细菌多糖抗原与蛋白结合后的载体蛋白效应相关。

当人体感染霍乱弧菌后,血清中的杀弧菌抗体逐步上升,第 8~10 天达高峰,然后迅速下降,到 2~7 个月下降到发病时的水平。血清抗毒抗体比杀弧

菌抗体出现时间稍晚,1 个月达高峰,以后下降也缓慢,持续 12~18 个月,甚至在 19~25 个月仍可检出。我国学者检测了 6 年来新疆不同地区霍乱患者血清中抗毒抗体水平,结果显示,病后 49~50 个月,尚有 20% 保持阳性水平。研究对 1102 份血清测定分析,病后 2 周杀弧菌抗体和抗毒抗体阳性率达高峰,分别为 45% 和 65%;然后逐渐下降,而在发病后的 1 年和 2 年仍有较高的杀弧菌抗体和抗毒抗体阳性率,霍乱患者病后 8 年的杀弧菌抗体仍显著高于当地未感染霍乱的健康人(周祖木等,1988)。在研究 10 例霍乱自然感染者中,感染后 5 天能测到 IgM 抗毒素抗体,但感染者之间个体差异较大,反应不规律,在正常人血清中又有较高的交叉反应存在。IgA 在感染后第 4 天出现,在正常人血清中交叉反应最小。抗体几何平均滴度在 3 个星期到 1 个月时达高峰,3 个月降至发病初期水平。

综合分析多项研究的报道可以看出,感染霍乱后的血清抗体维持时间不长,但重复感染者少见。感染霍乱后自愈或治愈的患者,一般可获得持久性免疫。而且自有霍乱流行史记载以来,至少已出现了 3 个有明显变异的流行株,由于每个流行菌株都有持续较长的流行周期,且决定主要保护性抗原的编码基因很少再发生较大的变异,霍乱流行株的这一特点对疫苗研发而言是有利条件之一。

对志愿者进行试验性感染的资料显示,经霍乱毒株感染后可以获得较持久的免疫反应。O1 群与 O139 群霍乱流行株之间没有相互交叉的保护反应,而 O1 群古典生物型与 El Tor 生物型之间的相互交叉保护程度也存在差异。Levin 等进一步证实,O1 群古典生物型所引起的试验感染,可导致 100% 接种者对同型霍乱弧菌再感染的免疫保护;而以 El Tor 生物型菌株进行的试验,感染后只引起 90% 接种者对同型菌株再次感染的免疫保护,但如以 El Tor 生物型感染后再以古典生物型菌株进行攻击则几乎得不到保护。El Tor 生物型菌株引起的免疫保护作用比古典生物型菌株微弱,从检查其粪便排菌情况进一步得到证实,被古典生物型攻击过的志愿者,当再次用同型攻击后,从粪便中不再能分离出霍乱弧菌;但以 El Tor 生物型菌株攻击过的志愿者,进行第二次攻击时,则可从 1/3 的试验者粪便标本中分离出相同的霍乱弧菌;以小川型或稻叶型菌株分别感染志愿者,则可获得对两种血清型的交叉免疫保护效果。在对自然霍乱感染的现场观察中,先前

有过 El Tor 生物型菌株感染史的人群中,对同型霍乱的再次感染只有 29% 可得到保护,同试验性感染相比,这一更低的保护率,可能与两次自然感染间隔时间较长有关(Clemens et al.,1990)。

感染霍乱弧菌后的免疫应答,主要针对的是抗菌体表面结构抗原和抗毒素抗体的产生。虽然这两种免疫都很有效,但抗菌抗体更具有保护意义。口服灭活霍乱全菌体疫苗虽然只含有菌体成分,却可以产生保护;而单独使用 CT 类毒素却无保护作用。加入 CTB 和全菌体灭活疫苗同时使用,毒素对抗菌免疫有免疫佐剂的增强效应。应强调的是,尽管霍乱弧菌菌体可引起较强的保护性免疫,但至今对究竟是一种还是多种抗原在引起保护反应方面起决定性作用的问题仍有争论。但事实是抗菌免疫比抗毒免疫更为重要,这说明引起较全面的免疫保护反应需要更多的抗原参与和协同。

O1 群霍乱 El Tor 生物型的 N16961 株,用汞抗性基因取代霍乱染色体上的 ctxAB 基因,构建减毒活疫苗 JBK70 株,不表达 CtxA 和 CtxB,而人体接种后证实,该疫苗株可产生同母本株相类似的可达到 89% 的保护性免疫效果(Kaper et al.,1984),这一事实说明去除霍乱毒素基因后,所获得的减毒株仍会引起有效的免疫保护。大量的临床研究证实,以口服途径给予全菌体灭活疫苗可以获得较好的免疫保护效果,如果全菌体灭活疫苗再加纯化的 CTB 共同免疫,其免疫效果则可以得到进一步的加强,说明 CTB 具有免疫增强作用。虽然有些研究者认为,引起理想的保护反应并不一定必须进行全菌体免疫,而且有人亦证实,用纯化的 LPS 抗原可以把主要的血清杀弧菌抗体吸收掉,但早期以纯化的 LPS 作为抗原制备的霍乱组分疫苗,接种人群后其免疫保护效果一般,而不良反应严重。

在孟加拉国进行的血清流行病学调查并没有发现抗霍乱 LPS 抗体水平与临床保护之间有明显的相关性。实际上,来自孟加拉国的霍乱疫苗现场评估的资料表明,杀弧菌抗体与抗霍乱的保护作用之间的联系可能并不全面,因为与霍乱患者接触的家庭成员在暴露时尽管有高滴度的抗体水平,但其中有些人还会发生霍乱感染。此外,动物试验结果也证实,有些霍乱弧菌的菌体蛋白可引起免疫保护,如菌毛蛋白、细胞相关性血凝素、外膜蛋白和黏附因子等。值得提出的是,霍乱弧菌往往只有在机体内繁殖时,才能表达一些具有免疫原性的毒素蛋白质,而在体外培养的条件下则检测不到这种蛋白保护性抗原的存在。

因此,对于全菌体灭活疫苗,为制备能产生较全面保护性抗原的疫苗,必须注意培养扩增细菌时的技术条件要求,包括培养基成分的选择和提取制备过程中尽量保证菌体细胞表面结构的完整性,在疫苗制备过程中细菌表达的未被处理彻底的残余毒素,其痕量存在或许也有利于免疫效果的提升。

对霍乱感染后或免疫霍乱疫苗后产生保护作用的抗体活性检测,最可靠的方法是补体介导的血清杀菌抗体试验。这是一种经典的血清抗体生物学活性检测方法。具体操作方法是,用一定浓度的霍乱弧菌与不同稀释度的机体产生的综合血清抗体、动物血清补体成分混合后孵育,37℃ 进行杀菌反应一定时间后,再加入有利于细菌生长的培养基,继续孵育细菌一定时间后,在反应液中加入对霍乱弧菌生长代谢产物敏感的化学指示剂,以指示剂的颜色变化判定结果。如果指示剂显色,表明有细菌的代谢产物存在,未杀灭霍乱弧菌;未显色则提示,综合血清抗体对霍乱弧菌有杀菌或抑菌的作用。该检测方法采用 96 孔 U 形板的微量检测方法,可进行多个血清样品的批量检测。杀弧菌抗体试验检测到的抗体活性功能,是抗 LPS 和抗细菌其他表面结构抗原的综合抗体在起作用。但是抗细菌任何单一表面抗原结构的抗体,未被证实在决定保护作用的杀弧菌抗体试验中起关键作用,尽管血清杀弧菌抗体滴度与免疫保护密切相关,但在体内也许还有肠道内存在的 sIgA 实际发挥的黏膜保护作用。

对于霍乱弧菌感染或免疫后机体产生体液免疫的单组分抗体检测,可选择使用单一组分抗原与综合血清抗体中相对应的抗体特异性结合原理来检测分析,多使用酶联免疫吸附测定(ELISA)的方法进行,这样可检测出血清中针对某种抗原特异性的 IgM、IgG 抗体及亚类。感染霍乱后,霍乱的相关毒素总是伴随着霍乱弧菌的体内增殖而产生分泌型表达,而后机体产生抗毒抗体,如抗 CT、抗 TcpA 抗体,所以抗毒抗体相对于抗菌抗体的产生总是滞后的,尽管抗毒抗体的有些成分对发病过程的机体没有保护作用,但对抗菌抗体产生保护性免疫有协同增效作用。同样采用 ELISA 法进行血清循环抗 CT、TcpA 抗体的检测。国内学者曾报道一种诱导及检测成年小鼠抗霍乱毒素浆细胞(Acc)的方法:用免疫荧光法对小鼠组织切片进行染色发现,肠固有层中有大量 Acc 存在,当空肠固有层中的 Acc 密度 ≥ 4000·mm⁻³ 时,小鼠获得抗 CT 的完全保护力。该研究还指出,成年小鼠是研究抗霍乱毒素保护性免疫的理想模型(林远光等,1988)。

## 24.5　霍乱疫苗

霍乱疫苗(cholera vaccine)发展的合理规划应考虑到最需要疫苗人群的实际情况,以及对保护作用至关重要的现代免疫反应理论在实践中的合理应用。霍乱疫苗的接受者主要包含以下人群:发展中国家地方流行区人群,易发霍乱的贫困地区和生活在邻近疫区人群,易发生洪涝灾害地区的人群以及到流行疫区的旅游者。疫苗研究者要以生产廉价的、制备工艺简单的疫苗为主要目的,兼顾方便运输和使用,疫苗使用后应迅速引起保护反应,可应对紧急情况及给予旅游者方便使用,应尽量能够对可能未感染霍乱的儿童使用,应具有持久的保护力和与疫苗相关的最小的不良反应。疫苗首先应具有抗菌免疫作用以及再有霍乱弧菌侵袭时,可抑制霍乱弧菌黏附在肠黏膜表面,这种有效的免疫是由抗菌体抗原和细菌表面结构的其他抗原组分、刺激菌体后产生的肠道 sIgA 抗体和血清循环抗体 IgG 所提供,可用体外的杀弧菌抗体试验方法来检测这些综合抗体水平。肠道黏膜提呈保护性抗体,是免疫后预期产生的最理想的黏膜免疫应答,抗毒抗体虽然对感染早期保护作用不明显,但含霍乱毒素 B 亚单位的疫苗可对抗菌抗体应答的免疫起佐剂增强作用。目前,由于霍乱弧菌对常规的一线抗生素产生耐药性以及对多种药物产生耐药性的现象屡见不鲜,这样可导致霍乱感染者治疗效果不佳、病情加重、继发感染概率升高等问题,所以当务之急是疫苗研究者尽快研制更为有效的预防霍乱的疫苗。

口服和肌注霍乱疫苗分别产生肠道局部黏膜免疫和体液免疫,因此机体对来源不同的抗原所产生相应抗体的方式、时间、能力和抗体滴度水平或许存在一定的差异。对于多糖蛋白结合疫苗,由于有明显的免疫记忆作用,在再次受到适量外源性抗原刺激时,短时间内可以调动机体的 B、T 细胞免疫系统,产生相应的血清循环抗体并分布在肠道黏膜的局部,从而起到杀菌保护作用,这样可以避免细菌繁殖导致霍乱毒素的产生而引起腹泻发生。霍乱的潜伏期平均为 1~3 天,最快数小时可发病,比其他肠道传染性疾病的潜伏期要短很多。持霍乱的群体感应效应观点者指出,霍乱弧菌在肠道内环境中低浓度时可诱导产生霍乱毒素,高浓度则抑制毒素的产生,这或许是感染的霍乱弧菌突破胃黏膜保护屏障后,到达肠道适宜部位的细菌浓度适中,从而很快表达霍乱相关毒素,使得短时间内机体产生严重腹泻而致病。

霍乱弧菌的抗原组分有多种,因此霍乱疫苗的研究经历了漫长而坎坷的道路,如曾经研制了通过肌内注射的非肠道免疫灭活全菌体疫苗、添加有铝佐剂的全菌体灭活疫苗、提纯的霍乱毒素 B 亚单位(CTB)、减毒的 A 亚单位单体、霍乱类毒素、类毒素加灭活全菌体疫苗;口服免疫途径的重组霍乱毒素 B 亚单位(rCTB)加灭活菌体免疫、减毒活疫苗等多种形式的预防免疫制剂。这里对已获准生产的或已授权开展临床试验的疫苗品种逐一进行介绍和评价(表 24.1)。

### 24.5.1　肠道外注射疫苗

霍乱疫苗的研究历史悠久,最早的肠道外免疫的疫苗是由 Robert Koch 在 1884 年发现霍乱致病菌后的 1 年内研制的。通过霍乱疫苗开拓者的努力研制,制备出多种注射用霍乱疫苗,大体分为灭活全菌体疫苗、组分疫苗和多糖蛋白结合疫苗。

#### 24.5.1.1　灭活全菌体疫苗

该疫苗目前仍然是一些国家唯一被允许使用的疫苗,在美国获准生产的是经苯酚灭活的全菌体疫苗。制备灭活疫苗通常采用多菌型混合的原则,在美国是将 O1 群古典生物型的小川型和稻叶型进行联合制备,以 0.5% 苯酚灭活并作为防腐剂,每毫升含 4×10⁹ cfu 全菌体。初次免疫需接种两次,接种剂量视年龄组而异,10 岁以上儿童及成人为 0.5 mL,5~10 岁为 0.3 mL,4~6 岁为 0.2 mL,6 个月以下的婴儿不建议使用。在西方发达国家,当地卫生条件特别是饮水条件的完善,已基本控制了霍乱发生,除了国外驻扎军队及个别的外出旅游者以外,几乎很少有人接种霍乱注射菌苗。该疫苗免疫后的 3~6 个月,保护力约 50%。局部不良反应为注射部位疼痛、红肿、红斑硬结,全身症状主要为发热。由于该疫苗存在免疫效果差、保护期短、不良反应严重等问题,没有被广泛使用。

表 24.1 已批准或在研究开发的不同类型霍乱疫苗概况

| 类型 | 疫苗(菌株类型) | 免疫途径 | 免疫程序 | 研究阶段 |
|---|---|---|---|---|
| 肠道外注射疫苗 | 灭活全菌体疫苗(O1 群古典生物型小川型、El Tor 生物型稻叶型) | 肌注 | 1 剂 | 美国批准生产 |
| | O1 群 O-特异性多糖蛋白结合疫苗 | 肌注 | 2~3 剂 | Ⅰ、Ⅱ期临床试验 |
| 口服灭活疫苗 | 灭活 O1-WCV(热灭活:古典生物型小川型、稻叶型;甲醛灭活:El Tor 生物型稻叶型、古典生物型稻叶型) | 口服 | 2~3 剂 | 瑞典、印度尼西亚、越南、印度生产 |
| | 2 价灭活 O1/O139WCV(古典生物型小川型、El Tor 生物型稻叶型、O139 群) | 口服 | 2~3 剂 | 中国完成 Ⅲ 期临床试验 |
| | rCTB-WCV(O1 群古典生物型稻叶型或 El Tor 生物型小川型) | 口服 | 0、7、28 天 | 中国批准生产 |
| | (O1 群古典生物型稻叶型、El Tor 生物型稻叶型、小川型) | 口服 | 0、7、28 天 | 一些国家已批准 |
| | O139 rCTB -WCV | 口服 | 0、14 天,1 年后加强 | Ⅲ 期临床试验,中国完成Ⅲ期临床试验 |
| | O1/O139 rCTB-WCV(O1 群古典生物型小川型、El Tor 生物型稻叶型、O139 群) | 口服 | 0、14 天,1 年后加强 | Ⅱ、Ⅲ期临床试验 |
| 口服减毒活疫苗 | CVD103-HgR(O1 群古典生物型稻叶型) | 口服 | 1 剂 | 60 多个国家批准使用 |
| | CVD111(O1 群 El Tor 生物型小川型) | 口服 | 1 剂 | Ⅱ期临床试验 |
| | CVD111/CVD103-HgR | 口服 | 1 剂 | Ⅱ期临床试验 |
| | Peru15(O1 群 El Tor 生物型稻叶型) | 口服 | 1 剂 | Ⅱ期临床试验 |
| | CVD112(O139 群) | 口服 | 1 剂 | Ⅱ期临床试验 |
| | Bengal-15(O139 群) | 口服 | 1 剂 | Ⅱ、Ⅲ期临床试验 |
| | 638(O1 群 El Tor 生物型小川型) | 口服 | 1 剂 | 古巴生产 |

为了评估上述注射疫苗对预防霍乱发生及减少死亡率方面的能力及使用后不良反应情况,2008年,Graves 及其同事通过对感染性疾病数据库和参考文献资料的检索,以随机及半随机对照试验作为选择标准,按照注射霍乱疫苗、安慰剂、对照组疫苗或没有进行干预条件进行分组,对成人和儿童接种霍乱疫苗的观察结果进行比较研究。在回顾性调查中,共 16 个临床试验符合数据采集规定,分析结果显示,与安慰剂相比,注射全菌体疫苗可以降低霍乱的死亡率,并能在 12 个月内降低霍乱的感染率,相当于疫苗的有效率为 48%,即使接种 1 针,保护能力将持续两年;加强 1 针后,成人和 5 岁以上儿童将持续 3 年,5 岁以下儿童保护力为 1 年。在安全性方面,相比安慰剂组,注射霍乱疫苗有更高的全身和局部不良反应,但反应并不严重,不会威胁生命。该研究结论认为,注射霍乱疫苗是安全的并相对有效(Graves et al.,2010)。

### 24.5.1.2 组分疫苗

早期是将霍乱弧菌不同抗原组分如 LPS、CT 类毒素等作为注射用组分疫苗进行的试验。该疫苗由 O1 群霍乱弧菌两种生物型的 LPS 分别与 CTA 或 CTB 混合后组成,这种疫苗在临床研究中虽然没有出现像全菌体注射疫苗一样的严重不良反应,但免疫效果一般。

### 24.5.1.3 多糖蛋白结合疫苗

这是开发新一代霍乱疫苗所尝试的方法,利用霍乱弧菌 LPS 和 O139 群的 CPS 具有良好抗原性和免疫原性的特点,同时利用蛋白载体效应以提高霍乱菌体抗原主要成分——脱毒后的 LPS 和 CPS 具有的抗原特性和免疫原性而研发疫苗。基本原理是:多糖抗原与蛋白载体结合后,多糖抗原会诱生 T 细胞免疫应答,导致产生及加强高水平的血清杀弧菌抗体和抗 LPS 的 IgG 抗体,从而起到免疫保护作用,这可能是现阶段霍乱疫苗发展的契机和突破口。该技术主要将霍乱弧菌的 LPS 提取制备后,经不同水解方式将 LPS 脱毒,包括以酸水解去除脂多糖的组分类脂 A,获得无毒性成分的包含有核心多糖结构的 O-特异性多糖(O-SP);另外,为提高 LPS 相对分子质量,采用氨水、NaOH 或无水肼水解 LPS 的脱毒方法,得到去除部分类脂 A 的脱乙酰基 LPS(DeA-LPS)。去除毒性成分后的多糖功能基团通过化学方法,经活化、衍生多糖结构后与蛋白质结合,蛋白质主要起载体作用,从而形成多糖与蛋白相互网状链接的大分子物质。由于霍乱弧菌的 LPS 经脱毒后的 O-SP 仅为 $(4\sim5)\times10^{3}$,$12\sim15$ 个多糖重复单位的线性多聚体,相对分子质量较小,为提高多糖抗原的免疫原性,可利用技术手段,将霍乱弧菌的 O-SP 多糖重复单位通过共价结合,延长多聚体糖链的长度,以期提高细菌 O-SP 的相对分子质量。但这种多糖类抗原物质在免疫学上属非胸腺依赖性抗原(thymus independent antigen,TIAg),刺激低龄幼儿机体产生的免疫应答微弱或无,且主要是 IgM 抗体。通过化学偶联技术,将多糖或合成多糖与不同纯化或重组的蛋白质载体结合,可使霍乱多糖抗原属性增强,成为胸腺依赖性抗原(thymus dependent antigen,TDAg),使得抗原的免疫原性增强和具有免疫记忆应答。霍乱多糖蛋白结合疫苗在越南的现场结果提示,机体可以产生高滴度的抗 LPS 的 IgG 抗体、杀弧菌抗体和抗载体蛋白的 IgG 抗体(Gupta et al.,1992;Gupta et al.,1998)。

有文献报道,将 O1 群稻叶型的 O-SP 与破伤风毒素重链的重组片段结合,制备霍乱多糖蛋白结合疫苗(O-SP:rTTHc),根据疫苗中 $10\sim50$ μg O-SP 含量,通过不同结合物中 O-SP 和 rTTHc 的摩尔浓度比(3:1,5:1,10:1),评估不同的疫苗剂量,摸索适宜铝佐剂效应的免疫途径。结果显示,肌内注射或皮下注射免疫小鼠可产生明显的抗 O-SP 和抗 TT 血清 IgG 应答、杀弧菌抗体和记忆 B 细胞应答。皮下注射发现有针对 O-SP 的肠道黏膜固有层的 IgA

抗体。接受最高剂量(50 μg)疫苗接种的小鼠,记忆 B 细胞和杀弧菌抗体应答减弱。铝佐剂的使用与否对免疫应答没有明显改变。结果表明,一定浓度的霍乱结合疫苗可以诱导小鼠产生记忆反应和保护效力(Sayeed et al.,2015)。

## 24.5.2 口服全菌体疫苗(whole cells vaccine,WCV)

研究者不断认识到黏膜免疫系统在保护机体免受肠道病原体侵袭方面的重要性,大部分疫苗研究者将霍乱疫苗研究的重点放在口服霍乱疫苗上。

### 24.5.2.1 口服灭活疫苗

(1)灭活 O1-WCV

该疫苗最早由瑞典一家疫苗生产企业研制。在孟加拉国开展的试验中曾使用了最初的 O1-WCV(Clemens et al.,1986)。尽管该疫苗对 El Tor 生物型和古典生物型霍乱所提供的短期保护效力要低于含 B 亚单位的全菌体疫苗,但在随访的第 2 年和第 3 年,该疫苗所提供的保护效力与之相当甚至更高(Clemens et al.,1988;Clemens et al.,1990)。1992—1993 年,在越南顺化市发生 O1 群霍乱弧菌 El Tor 生物型暴发,其间开展的一项开放、对照临床试验,对经改良的 O1-WCV 开展了为期 $8\sim10$ 个月的评估。纳入试验的共有 33.4 万人,接种 2 剂后,疫苗对各年龄段人群的保护效力为 $58\%\sim66\%$,且其效力在 $1\sim5$ 岁儿童和成人中的结果很接近。在接种后的 $3\sim5$ 年,该疫苗的总体效力为 $50\%$(Holmgren et al.,1992;WHO SAGE,2009)。1997 年在越南上市的该疫苗是瑞典生产厂家的生产技术转让,生产菌株配方为热灭活的 O1 群古典生物型小川型、稻叶型、甲醛灭活的 El Tor 生物型稻叶型、古典生物型稻叶型,各组分含 $2.5\times10^{10}$ cfu 菌体。明胶、乳糖为冻干保护剂的肠溶胶囊剂型(Trach et al.,1997)。

(2)2 价灭活 O1/O139 WCV

2 价灭活疫苗是在灭活 O1-WCV 基础上,加入甲醛灭活的 O139 群菌株。将最初由瑞典生产的疫苗中所含的 2 个 O1 群霍乱弧菌疫苗株替换为高表达霍乱毒素的 O1 群霍乱菌株古典生物型稻叶型的 569B 菌株后研制而成(Thiem et al.,2006)。经非劣效性试验的考察结果,添加 O139 群霍乱弧菌菌株后获得的 2 价疫苗是安全的,对于 O1 群和 O139 群霍乱弧菌感染霍乱均具备免疫原性（Anh et al.，2007）。完成在印度和越南开展的Ⅱ期和Ⅲ期临床试验后，2009 年在越南、印度及同时面向国际市场推广该疫苗上市，由于 2 价灭活 O1/O139 WCV 的安全性和免疫效果比较理想，被视作安全的疫苗（Mahalanabis et al.，2008）。

国内研发的 2 价霍乱疫苗为中生集团兰州生物制品研究所有限责任公司研制的 2 价灭活霍乱 O1/O139 WCV，生产菌株为霍乱 O1 群的古典生物型小川型 18001 株、El Tor 生物型稻叶型 16012 株及 O139 群的 93-3 株，培养后均采用甲醛灭活方法，每剂含各组分 $5 \times 10^{10}$ cfu 菌体。由于不含 CTB，疫苗生产制备工艺相对简单，以明胶、乳糖为冻干保护剂制备冻干肠溶胶囊剂型。该疫苗于 2008—2009 年在柳州市柳城县完成了Ⅰ、Ⅱa、Ⅱb 和Ⅲ期临床试验。结果显示，该疫苗具有良好的安全性，血清样品分别检测到针对 3 种菌株的抗霍乱 LPS 的 IgG 抗体和针对相对应菌株的血清杀弧菌抗体活性。为比较不同免疫程序的免疫效果，分别按 0、14 天和 0、7、28 天的免疫程序接种。

**（3）霍乱毒素 B 亚单位-全菌体霍乱疫苗（CTB-WCV）**

这种灭活口服疫苗包括加热灭活和甲醛灭活的 O1 群霍乱弧菌古典生物型、El Tor 生物型的小川型、稻叶型混合制剂，一个液体剂量含有 $10^{11}$ 的总菌体浓度和 1 mg 化学方法制备的 CTB。在孟加拉国的临床试验中，该疫苗口服 3 剂后的 6 个月，约有 85% 的保护率；3 年后的保护率仍有超过 60%。当前商业生产多采用基因重组表达的 rCTB，以降低生产成本并能被成人和儿童很好地耐受。秘鲁士兵在服用 2 剂 rCTB-WCV 的 2 周后，血清杀弧菌抗体、抗 CT 的 IgG、IgA 的水平显著增长，抗体阳转率分别为 54%、88%、81%。但在秘鲁利马进行的有安慰剂对照的效力试验中，成人和儿童均采用 0、7 天的免疫程序，12 个月后的结果认为该疫苗无效。不过该临床试验因在观察期间缺乏科学严谨性而受到广泛质疑。后加强免疫一剂后的 1 年观察期中，产生了大约 61% 的有效保护率（Holmgren et al.，1992；Begue et al.，1995）。

在孟加拉国进行为期 3 年的全菌体口服疫苗临床观察与 O1CTB-WCV 的对比试验分析结果，见表 24.2。表中，全菌体疫苗组及含 CTB 疫苗组，在大于 5 岁的年龄组均显示有显著的 3 年保护效果，其中含 CTB 疫苗组只在接种后 1 年内显示较高的保护率，但 1 年以后两组则没有明显差别，甚至 O1-WCV 的保护效果更为明显。该研究指出，含 CTB 的疫苗组对产毒性大肠杆菌 K12 导致的腹泻具有交叉保护机体作用（Clemens et al.，1990）。

**表 24.2 口服灭活全菌体疫苗 3 次接种后 1 年和 3 年免疫保护率的对比**

| 接种后时间 | O1-WCV | | O1 CTB-WCV | |
|---|---|---|---|---|
| | 2~5 岁 | >5 岁 | 2~5 岁 | >5 岁 |
| 1 年 | 31% | 67% | 38% | 78% |
| 2 年 | 24% | 73% | 47% | 61% |
| 3 年 | 2% | 62% | 37% | 40% |

注：从 Clemens 在 1990 年发表的文献资料获得数据。

**（4）O1 rCTB-WCV**

1991 年由瑞典斯德哥尔摩的 SBL VaccinAB 生产上市，目前有多个国家获准生产。该疫苗采用经甲醛溶液和高温灭活的 O1 群霍乱弧菌古典生物型稻叶型、El Tor 生物型的小川型和稻叶型构成。每剂含 $5 \times 10^{10}$ cfu 菌体及 1 mg rCTB 的液体剂型，该疫苗为单剂次西林瓶 3 mL 装量，重碳酸盐缓冲片剂制备，使用前疫苗和缓冲剂混合于饮用水后服用。5 岁以上者，水量为 150 mL；2~5 岁的儿童，水量为 75 mL。疫苗在 2~8℃ 的有效期为 3 年，放置于 37℃ 条件下可保质 1 个月。接种程序和方法：该疫苗用于接种成人和 5 岁以上儿童时，基础免疫为 2 剂次，间隔 ≥7 天（但 <6 周）；对于 2~5 岁的儿童，应接种 3 剂次，间隔 ≥7 天（但 <6 周）。在接种前后 1 小时均应避免摄入食物和饮料。如基础免疫的间隔时间超过 6 周，应重新开始基础免疫程序。完成最后一剂约 1 周后，即可产生保护作用。如果持续存在有霍乱弧菌感染的风险，成人和 5 岁以上儿童可在 2 年后再加强接种一剂。如果基础免疫和加强免疫之间的间隔超过 2 年，必须重新开始基础免疫程序。对于 2~5 岁的儿童，建议每隔 6 个月加强接种一次；如果基础免疫和加强免疫间的间隔超过 6 个月，必须重新开始基础免疫程序，目前该疫苗尚未批准在 2 岁以下儿童中接种使用。

无论是获得上市许可前的研究，还是疫苗上市后继续开展的评价中，O1 rCTB-WCV 均显示出良好的安全性，并且可在孕妇、HIV 感染者和其他免疫功能低下的人员中安全使用。在有 24 万人参与的临床试验中,受种者发生不良事件的概率并不比服用安慰剂的人员高。不良反应事件主要包括轻微的腹部不适、腹痛或腹泻。并认为这些不良反应主要是由对照组也同样服用的碱性缓冲液所致。该疫苗现在已有冻干剂型的肠溶胶囊制剂,从而避免使用胃酸缓冲剂。

国内研制的冻干口服 O1 rCTB-WCV 由中国人民解放军军事医学科学院生物工程研究所马清钧教授等应用遗传工程技术,构建表达 ctxB 的基因克隆,以大肠杆菌为载体,获得了 rCTB 可分泌到胞外的高效表达菌株,用免疫亲和层析技术纯化工程菌表达的具有活性的纯化蛋白 rCTB(熊凌霜等,1990)。该灭活全菌体疫苗以每剂含 1 mg rCTB、5×$10^{10}$ cfu 的 O1 群霍乱弧菌古典生物型稻叶型和 El Tor 生物型小川型菌体组成,在完成了 I 期 24 人、II 期 369 人的临床试验后,1997 年在广东省、福建省的 17~38 岁无霍乱感染的人群中,共计 6 097 人开展大规模 III 期临床试验,按 0、7、28 天免疫程序各服用 1 剂。结果表明,该疫苗具有很好的安全性,不良反应发生率为 0.84%。在服苗后 4 周检测抗 CT 抗体、杀弧菌抗体、抗 O1 霍乱弧菌 LPS 的 IgG 抗体,阳转率均在 83% 以上。12 个月以后检测 3 种抗体水平分别比免疫前高 2.8 倍、4.6 倍和 2.3 倍,说明该疫苗有良好的免疫原性(陈清等,1996)。目前由上海联合赛尔生物工程有限公司以商品名 OraVacs 生产销售,该疫苗首次采用肠溶胶囊冻干制剂,从而避免了液体制剂需同时口服中和胃酸缓冲剂使用的烦琐程序。由于 rCTB 无论是在结构上还是在功能上都与 ETEC 的毒素很相似,并且这两种毒素间还可出现免疫交叉反应。因此,诱导抗不耐热肠毒素免疫的疫苗在一定程度上有预防 ETEC 感染的作用。疫苗免疫程序为 0、7、28 天各服用 1 剂。

(5)O139 rCTB-WCV

由中国人民解放军军事医学科学院生物工程研究所与兰州生物制品研究所有限责任公司联合研制,用 rCTB 和甲醛灭活的 O139 群霍乱弧菌 93-3 株构建,每剂含 1 mg rCTB,菌体为 5×$10^{10}$ cfu 的冻干肠溶胶囊制剂。动物免疫试验结果,显示出良好的免疫效果(刘传暄等,2002)。在山东省高密市开展的 I、II 期临床试验,提示该疫苗有良好的安全性和免疫原性,现已完成在江苏省盐城市扩大的临床 III 期临床试验。

(6)O1/O139 rCTB-WCV

口服 2 价霍乱疫苗,将甲醛灭活的 O139 群霍乱弧菌加到 O1 rCTB-WCV 中。在瑞典成人开展的 I 期临床试验中,服用两剂该疫苗后显示有良好的耐受性和免疫原性,可以观察到显著的杀弧菌抗体效应,其中抗 O1 成分为 83%,抗 O139 成分为 67%。该疫苗可诱发抗菌抗体和抗毒抗体应答。所产生的不良反应与免疫接种 O1 rCTB-WCV 的不良反应发生率相当。

在制造和检定方面,口服灭活疫苗采用种子批系统制备,疫苗包含有古典生物型和/或 El Tor 生物型稻叶型、小川型、O139 群的光滑型菌落培养物,经等比例配制而成,每 1 人用剂量应不低于 8×$10^{9}$ cfu 细菌。制备方法必须证实生产的疫苗与已经过临床研究有效性和安全性评价的疫苗相当,多型菌株制备时应分别进行培养,对制备的菌悬液可通过加热或甲醛、苯酚灭活或使用物理化学相结合的方法灭活;对工作种子批培养代次有限制要求,并为光滑型菌落,以保证细菌表面 LPS 的完整,疫苗原液通过特异性凝集试验进行鉴别试验。疫苗检定内容主要包括以下几个方面:甲醛或苯酚的限量要求;疫苗安全性方面指标包括动物过敏试验、异常毒性试验、无菌检查。抗体产生试验用以检测疫苗诱导豚鼠、家兔或小鼠产生抗体(如凝集抗体、杀弧菌抗体、血凝抗体)的能力,进行试验动物免疫的抗体检测,如各血清型均有显著的抗体应答,可视为疫苗通过检测。

含重组霍乱毒素 B 亚单位的霍乱疫苗,制备 rCTB 的重组菌株和质粒特性及其保藏信息、基因来源应被记录,以确定在保存期间和超过多代次的表达 rCTB 质粒在重组菌株中的稳定性。用各种分析方法确定 rCTB 的特性,包括分子大小、电荷和氨基酸成分的稳定性,通过 N 末端和 C 末端的部分氨基酸序列明确产品性质。对于主代种子批具有的抗生素抗性标记,可在含有相应抗生素的固体培养基上生长,用不含抗生素的液体培养基生产工作种子批,要求来源于工作种子批的培养物,必须和从主代种子批的衍生出的菌株培养物具有相同的特性。检定方面包括以下内容:菌种的鉴别试验如菌落形态、生化特性、分子生物学、免疫学方法可确立主代种子批和工作种子批的一致性;在菌株培育阶段,动态进行 rCTB 的产量、细菌浊度、pH 和生化特性等检查。

对制备的灭活的单价细胞原液,检定内容包括:pH、鉴别试验、细菌浊度检查、无菌试验、进行革兰氏染色涂片的纯菌试验检定、用免疫学方法检测光滑型菌株的 LPS 含量、残留霍乱毒素含量,化学法检测残留甲醛含量。

rCTB 的制备:应遵循制药和重组技术生物制品质量的指导原则,在收获菌体前,检测培养的细菌纯度和浊度,用适当方式收集培养液,用过滤的方法收集 rCTB,透析或超滤方法浓缩,可用柱层析方法纯化,更换缓冲液之前调节收集洗脱液的 pH,rCTB 在适当条件下除菌过滤和保存。

rCTB 的检定项目:包括纯度检测、pH、无菌检查以及明确 rCTB 的总蛋白浓度等,符合要求的可用于半成品制备。

半成品均一混合并通过无菌操作稀释分装制备成品,成品应符合产品限值要求,并通过免疫学方法或分子检测方法确定霍乱的血清型、rCTB 抗原含量检测及鉴别试验;pH、无菌检查、残留抗生素含量、游离甲醛含量和防腐剂含量检测应符合要求,采用免疫学检测方法测定霍乱光滑型 LPS 含量及 rCTB 含量,达到限定指标要求后,方可签发使用。

对于口服灭活疫苗的制备,明确限制细菌扩增的培养代次,在后期纯化及制备菌体的工艺流程中,尽量保证菌体抗原结构的完整性,特别是作为疫苗生产工作种子批菌种的毒力尤为重要,使用强毒力株的菌种,表明菌体表面的抗原结构完整,制备的疫苗对机体的免疫刺激效果比较理想。

WHO 于 2004 年发布的《口服霍乱灭活疫苗的生产及检定准则》中指出,对霍乱疫苗保护力的评价目前尚无国际公认的直接方法,同时也没有能衡量和预测疫苗对人群的作用的动物模型。准则省略了动物效力试验,并强调研究建立适当的检测方法来预测疫苗在人群中的保护力。所以,通过霍乱弧菌菌体表面的各组分特性基团如抗 LPS 的抗体(董思国等,2005)及杀弧菌抗体检测,来判定疫苗免疫动物后产生综合抗体杀菌活性的试验方法,具有疫苗效力检测的实际评价意义。

### 24.5.2.2 口服减毒活疫苗

自 20 世纪 80 年代始,基因工程的飞速发展为构建高效、安全的口服活疫苗提供了理论上的可能。归纳起来,基因工程技术应用于霍乱疫苗研制主要有两大类的技术方向:一类是将克隆的霍乱弧菌具有的有效保护性抗原基因在载体细胞中表达,以期构建基因重组的霍乱疫苗或多价疫苗;一类是将霍乱弧菌毒株主要毒力基因敲除,保留有效表达保护性抗原的基因序列而获得减毒株。

(1) CVD103-HgR

口服重组减毒活疫苗 CVD103-HgR 是多个国家批准使用的疫苗,商品名为 Orochol,但在美国处于临床试验阶段。该疫苗由美国马里兰大学疫苗发展中心 Kepar 教授研究。该疫苗株敲除野生株 O1 群霍乱弧菌古典生物型稻叶型 569B 菌株 94% 编码 CTA1 亚单位的基因,在 hlyA 基因位点插入编码汞抗性基因,具有肠道定居能力和免疫刺激作用。疫苗为液体剂型,免疫 1 剂,每剂含 $5×10^8$ cfu。研发阶段曾在较发达地区开展了随机、对照、双盲的现场观察。给予该疫苗 1 剂免疫后,无论用 O1 群霍乱弧菌任一生物型或血清型进行攻击试验,志愿者均在免疫 8 天后产生保护力,并持续至少 6 个月(Levine et al.,1988)。单剂量免疫和短期产生抗体效应是 CVD103-HgR 的优势。而在印度尼西亚进行的现场观察中,近 6.8 万名儿童和成人接受 1 剂该疫苗和安慰剂。在长达 4 年的免疫效果观察中,总有效率仅为 13.5%,这种在发展中国家临床观察中免疫效果降低的主要原因与志愿者试验相比,可能是杀弧菌抗体滴度较低。为了使发展中国家的儿童和成人获得体内高水平的杀弧菌抗体,需给予高出原 1 剂免疫剂量 10 倍的菌体浓度。而杀弧菌活性低可能是受发展中国家的成人和儿童环境肠病(EE)及肠道菌群种类过多、被寄生虫严重感染、口服时的疫苗异味导致免疫剂量减少及机体营养不良等因素影响,使得疫苗的免疫应答能力有所改变,特别是影响了细胞介导免疫应答。在智利婴儿、印度尼西亚和秘鲁学龄前儿童采用液体剂型进行的安全性及免疫原性试验中,结果提示有良好的耐受性,血清杀弧菌抗体应答为 63%。

CVD103-HgR 疫苗服用后的不良反应包括腹部痉挛、腹痛、腹泻、发热、恶心、厌食等(Levine et al.,1988;Levine and Kaper,1993)。据 WHO 免疫战略咨询专家组(SAGE)霍乱现场文件资料,由于在高发病疫区免疫后或许存在的低保护率水平缘故,目前该疫苗在公共卫生条件较差地区很少使用,多家生产企业减少或停止生产该疫苗(WHO SAGE,2009)。然而近期有对该疫苗重新进行评估的文献报道认为,在发达国家和地区,含 $5×10^8$ cfu 的单一口服剂量 CVD103-HgR 疫苗的血清杀弧菌抗体血清转换率为 88% ~ 97%,使用志愿者免疫血清攻击霍乱野毒株产生的关联疫苗保护力 ≥80%,而对于发展中国家的个人，$5 \times 10^9$ cfu 剂量的 CVD103-HgR 可以产生类似的抗体反应。该评估报告认为，CVD103-HgR 疫苗是除现有的霍乱口服减毒活疫苗外最值得期待的疫苗（Jackson and Chen，2015）。

作为 CVD103-HgR 疫苗制造和检定，生产菌株的来源为 O1 群霍乱弧菌 569B 株，该菌株缺失 CtxA 基因，仅能表达霍乱毒素 B 亚单位而获得的 CVD103 菌株。CVD103-HgR 是进一步衍生改进的具有汞抗性基因的菌株。疫苗制备遵循菌种检定、细菌扩增、收获菌体、稀释配伍、分装、检定检测的工艺流程进行。疫苗用种子批系统制备，主代种子批与工作种子批之间不可超过 1 代，在含有 1.5‰HgCl$_2$ 的琼脂培养基上生长良好，表明细菌具有汞抗活性。主代种子批检定要求为光滑型菌落，血清学特性检查符合 O1 群霍乱弧菌稻叶型，需进行残余霍乱毒素 A 含量限度检测。工作种子批在适宜液体培养基中发酵培养 6~8 小时，培养液中必须无其他微生物污染，采用适宜方式收获菌体，根据光密度值稀释配伍目的培养物。成品检定内容包括：pH、汞抗性鉴别试验、汞残留量检查、活菌计数为每剂含 $5 \times 10^8$ cfu、成品片剂检测水分含量、胶囊剂成品检测水分含量、微生物限度、胶囊崩解时限、装量差异等项目。

（2）Peru-15

Peru-15 是一种无丝状体、无动力的 O1 群霍乱弧菌 El Tor 生物型稻叶型菌株，最初来源于秘鲁株 C6709。编码 ct、ace、zot 的基因与一些侧翼序列被敲除而缺失，并将编码 ctxB 的基因重新插入染色体中，使得负责同源重组的 recA 基因失活，提高了疫苗株的遗传稳定性，该菌株还可以表达具有佐剂效应的 CTB 抗原。在 44 名受试者接受 $2 \times 10^8$ cfu 的菌体剂量免疫后，均无腹泻症状，38 人血清杀弧菌抗体滴度升高 4 倍。其中，5 名志愿者免疫后进行攻击试验，3 人无腹泻症状，2 人仅轻度稀便。研究认为，该候选株具有较好的安全性、免疫原性和保护效果，是很具潜力的疫苗株（Kenner et al.，1995）。

（3）CVD111

CVD111 以 O1 群霍乱弧菌 El Tor 生物型小川型作为疫苗株，发生 ctx、zot、cep 和 ace 基因缺失，而编码 ctxB 的基因和汞抗性标记插入 hlyA 基因中。接受此疫苗的 25 人中有 3 人出现轻微腹泻，有 23 人产生高滴度的杀弧菌抗体。在志愿者用母本株的攻击试验中，免疫保护率为 81%。

（4）CVD111/CVD103-HgR

CVD111/CVD103-HgR 为两个单价 O1 群霍乱疫苗组成的联合疫苗，对在美国的社会志愿者、秘鲁军人和在巴拿马的几百名美国军人开展 II 期临床试验。根据评估结果认为，该疫苗具有良好的安全性和免疫原性。与 CVD103-HgR 疫苗相比，增加 CVD111 疫苗株后，血清杀弧菌抗体阳转率和针对小川型菌株的杀弧菌抗体滴度升高。在秘鲁受试者中所有剂量均有良好的耐受性，但在美国受试者 103 人中有 8 人产生轻微腹泻，该疫苗对发达和发展中地区的人群均可产生抗两种生物型和血清型的抗体。研究认为，既安全又有免疫原性的单剂 2 价口服疫苗是可行的（Taylor et al.，1997）。

（5）638

该疫苗初始菌株为 O1 群霍乱弧菌 El Tor 生物型小川型的 C7258 株，由古巴 Finlay 研究所研发。该菌株发生 ctx、zot、cep 和 ace 基因缺失，还缺失编码反映 CT 阴性的霍乱弧菌菌株的红细胞凝集素/蛋白酶的 hapA 基因（Benitez et al.，1999）。在 I 期临床试验中，免疫了 638 疫苗的 42 名古巴成人志愿者中有 4 人产生腹泻，14 名接受安慰剂中有 1 人产生腹泻。该疫苗可引起显著的杀弧菌抗体滴度及血清抗 LPS 的 IgA 抗体。在口服该疫苗 1 个月后的霍乱野毒株攻击试验中，志愿者中的 12 名疫苗免疫者无腹泻症状，9 名安慰剂服用者中的 7 人出现严重腹泻症状（Garcia et al.，2005；Ryan et al.，2006）。结果显示，该疫苗在志愿者中是安全的，有良好的耐受性和免疫原性。霍乱 638 疫苗已在古巴生产销售（Talavera et al.，2006）。

（6）Bengal-15

该疫苗是由 O139 群霍乱野生株 MO10 菌株派生的，无动力。敲除了 ctxA、ace、zot 和 cep 基因及侧翼的 RSl 和 attRSl 序列进行缺失突变，再把 ctxB 基因克隆到 recA 基因的位置上，并在 htpG 热激蛋白启动子的控制下表达。由此所获得的减毒株称为 Bengal-3，通过随机挑选，把丢失了鞭毛而不具有运动性的克隆株挑选出来，从而获得 Bengal-15 疫苗株（Waldor and Mekalanos，1996）。接受 Bengal-15 一剂免疫，含 $10^6$~$10^8$ cfu 的 20 名志愿者均无腹泻症状。免疫 1 个月后的志愿者攻击试验，疫苗保护效力为 83%（Coster et al.，1995）。

（7）CVD112

CVD112 是由 O139 群霍乱弧菌的 AI1837 菌株，缺失了核心区 ctxAB、zot 和 ace 基因，重新插入表

达 *ctxB* 基因和汞抗性基因到 *hlyA* 中（Waldor and Mekalanos，1996）。在健康成人参与的由疫苗亲本株的野生株 AI1837 攻击试验中的保护效率为 84%。用 $10^6$ cfu 的低剂量免疫时无不良反应发生，但使用 $10^8$ cfu 的高剂量免疫时，6 人中有 3 人发生了腹泻，免疫 1 个月后检测，发现针对 O139 群霍乱弧菌杀弧菌抗体阳转率为 83% ~ 92%（Losonsky et al.，1997；Tacket et al.，1998）。

总体分析，两株减毒的 O139 群口服疫苗 Bengal-15 和 CVD112 疫苗候选株，显示具有非常好的耐受性、免疫原性和针对攻击试验的保护性。

减毒活疫苗的安全性主要是从受试者免疫后是否有恶心、呕吐、腹痛、腹泻（24 小时排便 3 次及以上，且伴随大便性状的改变）、发热、全身或局部的过敏反应等方面进行评价，在服用者的粪便标本中是否能检测到与疫苗株相同的细菌。比较之下，肠道外注射的全菌体灭活疫苗比口服疫苗的局部反应要大、减毒活疫苗比灭活全菌体疫苗的不良反应发生的频率高，同时减毒活疫苗的菌株排泄到外部环境后，存在毒力基因在自然界重新获得的可能性。疫苗的剂型选择也很重要，液体剂型使用碱性缓冲液抗酸剂中和胃酸，使得部分受试者的胃肠道不良反应加重。而肠溶胶囊冻干剂型的灭活全菌体加重组霍乱毒素 B 亚单位疫苗（rCTB-WCV），在服用疫苗时无须服用碱性缓冲液，是现阶段一种很有推广前途和实际应用价值的疫苗。

### 24.5.3　联合疫苗的研究

#### 24.5.3.1　霍乱和伤寒的联合疫苗

将 CVD103-HgR 与一剂的伤寒 Ty21a 口服疫苗联合使用，进行安全性和免疫原性的评价。在其中的一项研究中，有 94% 抗同源菌株稻叶型的杀弧菌抗体滴度有 4 倍升高，对非同源的小川型的杀弧菌抗体为 80%。抗伤寒 LPS 的血清 IgG 抗体与单独使用伤寒 Ty21a 疫苗的免疫效果相当。联合疫苗免疫后无不良反应增强作用。口服联合疫苗志愿者中的 CVD103-HgR 疫苗的作用较单独服用该疫苗者，其杀弧菌抗体滴度和抗体几何平均滴度均明显升高（Cryzjr et al.，1995）。

#### 24.5.3.2　表达载体疫苗

以伤寒沙门菌 Ty21a 为载体，将编码 O1 群霍乱 LPS 的基因片段转化到 Ty21a 中构建的杂交细胞株，是基于弱毒株的沙门菌活载体细胞在肠道内诱导细胞毒性 T 淋巴细胞（CTL）的能力来考虑的，以期产生的霍乱 LPS 抗原更具有免疫原性。在约 500 名志愿者中评价了疫苗的安全性和免疫原性，观察到的不良反应轻微，有 50% 对霍乱 LPS 有血清抗体应答、35% 有杀弧菌抗体应答，抗伤寒沙门菌 LPS 的抗体应答水平达到 90% ~ 100%。作为弱毒沙门菌的表达载体系统，将抗原提呈至机体免疫细胞表面或胞外比胞质内的抗原更易受到宿主免疫系统的识别和摄取。

综上所述，根据经典的霍乱疫苗研究现场，包括由志愿者试验及流行病学研究资料证实，古典生物型引起的初始免疫或临床感染会获得比 El Tor 生物型更佳的保护性免疫（Clemens et al.，1990）。凡是引起霍乱大流行的霍乱毒株都含有 CT，而多于 95% 的外环境霍乱株由于不含有 CT，则不引起霍乱的大流行，给志愿者口服纯化的 CT 可以导致与霍乱疾病类似的严重症状。所以在构建减毒活疫苗时，必须考虑对编码 *ctxAB* 基因决定毒力的部位进行彻底的突变灭活。接种后早期的抗毒免疫可以加强整体抗菌免疫能力，但就机体免疫保护而言，抗菌免疫的重要性远远超过抗毒免疫。下述一些例证充分支持这一结论。接种了全菌体灭活疫苗后，血清中产生的杀弧菌抗体与保护力相关；单纯注射 CT 虽然可产生较高的血清抗毒素抗体，但并不能赋予接种者抵抗霍乱感染的能力。志愿者接种野生型菌株以后，其中 85% ~ 90% 的杀弧菌抗体是由 LPS 抗原引起的，但也有人认为更重要的杀弧菌抗体活性系由 TCP 抗原的刺激而产生。

有学者认为，一次临床性霍乱感染既然可以产生对再次攻击的免疫保护，在理论上讲，减毒活疫苗应经一次接种而获得保护性免疫。然而对所有的减毒活疫苗并不能一概而论，理论和实际上给予单一剂量的减毒活疫苗的确都会产生理想的保护性免疫。在发展中国家或流行疫区内使用活疫苗，如果接种对象普遍已存在主动、被动基础免疫的情况下，减毒活疫苗株的有限增殖，会受到肠道内环境基础抗体水平的限制和干扰，就许多肠道细菌隐性感染者而言，肠道内寄生细菌的同源性较高，多种菌体抗原均可刺激机体产生抗菌免疫，而且其中有些共同菌体抗原对许多不同菌属与菌群之间有交叉免疫现象的存在，再如 CT 与 LT 之间的交叉免疫，不同菌属痢疾样毒素之间的交叉免疫等。这些现象会限制某些活疫苗株在接种宿主体内的繁殖，减毒株自然就失去了作为活疫苗使用的意义，所以在流行高发区使用口服灭活全菌体疫苗或许更具有实际意义。虽然霍乱口服灭活全菌体疫苗可以获得较好的免疫保护效果，但仍然需要较高的接种剂量及较多的接种次数，而口服减毒活疫苗可以克服上述缺点，考虑到其他一些综合因素，减毒活疫苗并不能完全取代灭活全菌体疫苗。

通过黏膜免疫进行口服疫苗的研发，因其面临的独特肠道黏膜环境特性而受到挑战，包括肠道内黏液的存在导致抗原吸收的屏障和抗原可能的降解，黏膜组织对无折叠抗原的无应答反应。另一方面，由于这种抗原不断持续的局部环境刺激会导致机体超免疫应答和免疫耐受的出现，这些现象均由不同个体的肠道黏膜内环境所决定，从而导致疫苗通过黏膜免疫而存在一定的不确定性。重组 DNA 技术不但可以对霍乱弧菌的毒力及免疫原性进行定向改造，同时对疫苗株的遗传稳定性以及遗传标志等都可以加以控制，由于霍乱的动态流行趋势，最佳的疫苗可能需要靶向多种流行株的抗原组分进行构建，并充分考虑肠道局部黏膜免疫体系的环境因素。

环境肠病（environmental enteropathy，EE）是目前一种知之甚少的机体条件因素，是指肠道通透性、吸收和炎症的慢性改变，主要影响幼儿。尽管 EE 免疫机制定义不明，但是 EE 与儿童口服疫苗后的机体反应有关。有一项研究以了解 EE 与口服霍乱疫苗的免疫反应相关的宿主因素为目的，按间隔 14 天接受两剂 WCV 后，为了解机体营养状况与疫苗接种后的关系，检测了孟加拉国 40 名 3~14 岁儿童血液样本和粪便中的 EE 标记物，包括应答霍乱抗原的抗体和记忆 T 细胞免疫、血液中的微量营养素标志物。EE 标记物包括粪便髓过氧化物酶（MPO）、α 抗胰蛋白酶（AAT）和血浆内毒素核心抗体（EndoCab）、肠脂肪酸结合蛋白（i-FABP）和可溶性 CD14（sCD14）。使用 LASSO 正规化的多元线性回归分析来确定主要因素，包括 EE 标记、微量营养素状态、年龄和 HAZ 评分。结果发现，粪便 MPO 与 IgG 抗体对霍乱毒素 B 亚单位的反应、IgA 对 LPS 的反应、血浆 sCD14 和血浆 i-FABP 与 LPS-IgG 反应和与霍乱毒素特异性的记忆 T 细胞反应均呈正相关；而粪便 AAT 与针对霍乱毒素特异性的 IL-10 调节性 T 细胞应答、血浆 EndoCab 与霍乱毒素特异性

记忆 T 细胞应答均呈负相关。总之，在 3~14 岁的儿童群体中，大多数环境肠病的生物标志物与接受 WCV 疫苗接种后的免疫应答呈正相关（Uddin et al.，2016）。

## 24.6 霍乱疫苗的后基因组学研究方案

由于对霍乱感染、发病机制及对霍乱感染免疫学研究认知的不断提高，特别是在霍乱弧菌基因组分子生物学方面取得的研究进展，Heidelberg 在 2000 年公布了 O1 群霍乱弧菌 El Tor 生物型 N16961 株的完整基因组序列。该基因组由 2 条环形染色体构成，它们一起编码 3885 个可读框，涉及基本的细胞功能和病原性的大部分基因位于大染色体上，小染色体则含有较大比例的假拟基因及基因捕捉系统，而这种捕捉系统能获得外源可读框并将其转换成功能性基团，如为抗生素抗性提供了条件，而且对霍乱弧菌演变方面的研究也起主要的作用，已测序的霍乱 N16961 株为许多功能和比较基因组学研究提供了进一步的霍乱疫苗研究基础（Heidelberg et al.，2000）。

通过比较基因组学，一项研究开展了对致病性霍乱弧菌、以前流行的 O1 群霍乱 El Tor 生物型菌株、大流行时的 El Tor 生物型菌株、O139 群以及环境菌株的微阵列技术研究，以相互比较流行霍乱弧菌的序列演变及各菌株之间的遗传方面的基因差异。研究者指出，N16961 株基因只有 1% 是实验菌株所缺少的，这表明超过一个世纪临床所分离的霍乱弧菌具有意想不到的序列保守性，其共包含有 22 个基因，其中许多基因成簇构成染色体区域以形成致病岛，这些基因的存在造就了霍乱第 7 次大流行中 El Tor 生物型菌株流行成功的特性。从现存大流行 El Tor 生物型菌株和古典生物型菌株中共检出的 14 个基因，在以前流行的 El Tor 生物型菌株和环境菌株中未检出，虽然这些大流行株的专有基因涉及霍乱毒素的产生，5 个基因编码假拟蛋白，1 个基因涉及 DNA 的修复，但那些偏向病原性菌株的基因却有可能代表属于药物和疫苗开发的标靶。就疫苗开发而言，以微阵列为基础的比较基因组学有利于快速鉴定霍乱新致病菌的基因元件（Dziejman et al.，2002）。

功能基因组学的应用,多使用霍乱动物模型进行体内表达及特征标记诱变的研究。许多高通量筛选技术已经在动物模型中应用到相关霍乱弧菌生长所需的基因鉴定方面,在体内生长期间所涉及的基因对致病性非常重要,这些基因的产物可能是中和抗体应答的潜在标靶。体内表达技术(invivo expression technology,IVET)是一种启动子捕获报告基因的方法,这种方法被设计成能够鉴别那些在体内模拟环境中被特定激活而加以表达的基因。该方法首次应用是用乳鼠霍乱模型检定出体内表达的 13 种基因融合情况,这些基因的大部分涉及代谢、生物合成和动力,许多基因的功能还没有被鉴定出来。一项采用 IVET 的研究结果是利用 N16961 序列以乳鼠为模型,将总数为 40 个的不同细胞过程所涉及的诱变感染基因鉴别出来,在这些基因中有 9 个可读框缺失而灭活,同亲本株相比较,4 个基因对乳鼠体内定居而言是高度弱化的(Osorio et al.,2005)。与 IVET 互补的是特征标记诱变技术(signature-tagged mutagenesis,STM),是用于鉴定体内诱导性基因的另一种筛选方法。

体内诱导性抗原技术(invivo induced antigen technology,IVIAT)是一种利用细菌基因组测序技术以期鉴定微生物蛋白的方法,而这种被鉴定的蛋白质在人类感染期间是独特表达的且具有免疫原性。该方法的主要优点是不需要动物模型,主要通过恢复期患者的混合血清与全菌体以及体外培养的提取物进行吸收,未被吸收的抗体对感染者而言是独特型抗体,而该抗体可用来检测病原基因组的可诱导表达库,以此鉴定含有体内表达抗原序列的反应性克隆。一项研究通过 IVIAT 鉴定出在体内独特表达的并且具有免疫原性的 16 个霍乱弧菌基因,这些体内诱导性抗原的功能与在致病机制中所起的作用相吻合,包括外膜蛋白、在黏附中所涉及的蛋白、趋化因子及动力,特别有意义的是证明了鉴定出的体内抗原中,TcpA 是定居因子 TCP 的主要亚单位,有很好的抗原性(Asaduzzaman et al.,2004)。

在对动物模型及人感染霍乱弧菌的基因表达序列分析中,DNA 微阵列为一种依据鉴定微生物基因表达、阐明致病性分子机制的基本技术而进一步开发的新技术方法。该技术直接应用到人类宿主的病原微生物的研究中,尤其是毒力因子和候选疫苗抗原的鉴定方面。在一项研究中,通过家兔肠襻试验评价了霍乱弧菌的微生物基因表达模式,对培养基

生长的菌体进行比较时发现,生长在家兔肠段内的霍乱弧菌是处于厌氧及铁离子和营养缺乏的试验条件下。在体内生长期间也观察到存在于霍乱弧菌 2 条染色体其一的小染色体上的基因不成比例的情况,这表明小染色体对霍乱弧菌在宿主环境中的生长方面具有特定的作用(Xu et al.,2003)。另一项研究的结果是霍乱感染的早期——细菌复制活跃、代谢旺盛时期,这时的毒力基因表达是上调的高速表达,包括 TcpA 和溶血素,该研究首次提供了有关人类感染中 TCP 早期表达的直接证据。值得注意的是,缺少高水平表达或差异表达的基因是 ctxAB,即编码霍乱毒素基因。该研究表明,霍乱毒素有可能在尚未表现呕吐、腹泻的感染早期时段就可产生,比如处在较远端小肠内或已接触肠上皮细胞的菌体就可能产生肠毒素。若直接通过十二指肠活检而获得霍乱弧菌的转录型分析研究,可提供人类感染期间主要病原性基因表达的进一步资料,通过直接研究人体不同感染时期霍乱弧菌基因表达状况,就能利用菌体的转录序型鉴别细菌的多种毒力因子,如果其具有免疫原性,早期感染阶段菌体基因产物就高度表达上调,这可能就是有潜力的在保护性免疫中起作用的候选物,研究结果证实了宿主病原体的转录序型作为鉴定疫苗候选物可利用性的有效方案(Sack et al.,2004;LaRocque et al.,2006)。

对于霍乱弧菌而言,未来面临的最大挑战是如何将功能性基因组学和比较性基因组学研究领域所取得的成果转化成预防霍乱的疫苗,这对疾病负担较重的人群,尤其是发展中国家的人群更为重要。

## 24.7 问题与展望

霍乱疫苗的研究,虽然经历了像其他肠道传染性疾病如伤寒、痢疾疫苗相似的研究历程,但至今仍未很好地解决霍乱疾病的发生与预防,这也充分说明预防肠道传染病疫苗研制的难度和复杂性。对于霍乱疫苗的研究,仍需要解决包括基础科学研究、剂型、试验方案和现场管理等问题。

首先,大部分的问题是霍乱减毒活疫苗,进一步的研究工作将在减毒活疫苗和霍乱多糖蛋白结合疫苗中做出选择,而不是灭活全菌体疫苗,因为灭活疫苗最重要的开发已基本完成。理论和实验室研究均认为,霍乱多糖蛋白结合疫苗有很好的应用前景,但

需要解决的主要问题之一是临床试验的有效性评估。同样的问题是减毒霍乱疫苗 CVD103-HgR 的临床结果,在北美洲进行的霍乱弧菌野生株攻击试验有较高的保护效果,但在印度尼西亚的大规模临床研究中却表明缺乏保护性。该疫苗在这两个现场获得截然不同的结果,问题的症结出在哪里?理论上应该对两个现场相矛盾的结果进行全面分析,查找出现问题的原因,包括受试者所处的外在环境状况和个体差异。出现同样的现象是 rCTB-WCV 霍乱口服灭活疫苗的试验结果,在秘鲁的试验,给予两剂免疫后,86%的受试者获得保护;而在另一个试验中,受试者没有受到保护。对这种截然相反的结果,需认真合理地分析试验过程中的诸多干扰因素和问题,否则关于临床研究对霍乱疫苗评估最有效途径的一系列问题将会显现,也会误导霍乱疫苗的研发方向。

其次,疫苗剂型问题尚未很好地解决。口服疫苗的液体剂型口味和液体用量没有解决会影响接种剂量的准确性,尤其是针对幼儿及儿童,但若采用冻干剂型,使用肠溶衣片剂和肠溶胶囊可很好地解决该问题,小型号的肠溶胶囊对儿童服用更方便和容易接受。需注意的是在疫苗制备和冷冻干燥过程中对免疫有效抗原成分的干扰和破坏。同样令人困惑的主要问题是 O1/O139 霍乱 2 价疫苗相对于 O1 群霍乱单价疫苗的必要性,O139 血清群在 20 世纪 90 年代初第一次出现后,曾经认为会很快蔓延至全世界,这样就很快研制了双价的全菌体疫苗。但 O139 群霍乱并没有广泛蔓延,现在仅在孟加拉国和南亚部分地区引起少量霍乱,那么在其他地区是否有必要使用联合疫苗,同时这样也会增加疫苗的生产成本和对使用人群的无意义免疫。

最后,一些基础研究和流行病学的问题依然存在,如缺失 ctx 基因的霍乱弧菌菌株会引起部分人产生轻微腹泻的机制还不清楚;O139 血清群是如何出现的,将来是否还会有新的感染性霍乱弧菌血清群出现,现场观察中受试人群的基础抗体水平阈值多少可以起到保护作用等。已明确的 O1 群霍乱弧菌 El Tor 生物型菌株基因组序列将有助于解决霍乱疫苗研发的基本难题,尽管霍乱疫苗有百年的开发历程,而且目前开发的霍乱疫苗取得了显著的成果,但在霍乱疫苗安全性和广泛使用的有效性方面仍有许多问题有待解决。

时至今日,对霍乱疫苗的研究仍没有得到一个公认的安全性、有效性俱佳的疫苗。许多研究者的

共识是口服灭活全菌体疫苗与减毒活疫苗的发展必须同时进行,而霍乱毒素 B 亚单位与灭活全菌体疫苗相组合,可明显加强霍乱疫苗的抗菌免疫保护反应,霍乱的抗菌免疫与抗毒免疫有协同作用,抗菌免疫起主导作用,尽管保护期为时较短,但无论口服或肠道外途径免疫都能诱导出有效的保护性抗体。而抗毒免疫只能在霍乱弧菌黏附于小肠增殖后,才发挥其继发性的保护和佐剂作用,研究开发的不含霍乱毒素 B 亚单位的全菌体疫苗,就是基于这种免疫原理的认识。应当提出的问题是在霍乱高发地区,疫苗免疫后人群的基础免疫水平、肠道内复杂的环境,以及许多肠道菌群之间一些菌体抗原交叉免疫反应物质的存在对疫苗效力的干扰,因此减毒活疫苗对大多数发展中国家可能并不具现实意义。值得注意的是,至今人们对霍乱新流行株的起源和遗传变异规律仍然不完全清楚,虽然现有技术能跟踪霍乱的流行规律及其流行株变异的发展过程,但仍然不能预测今后是否会出现何种新的变异霍乱菌株。

疫苗研究者在霍乱疫苗研究中虽然历经艰辛,但对霍乱预防性疫苗的开发仍在不懈地进行。针对这些霍乱致病菌的疫苗研究,以免疫接种抗原的性质分为 3 种形式:① 口服灭活疫苗;② 口服减毒活疫苗;③ 肠道外免疫的组分疫苗。多年来针对这 3 种疫苗模式的研究周而复始,或加(有效抗原、各种佐剂)或减(去除毒性组分、毒力基因敲除),但始终没有很好地彻底解决预防霍乱感染问题。理想的霍乱疫苗应该达到以下要求:在使用人群中有很好的安全性、有效性;能诱导机体短时间内产生有效免疫及再次受抗原刺激时可快速产生免疫记忆反应;可单剂使用或与其他疫苗联合;在不同条件下疫苗性质稳定;能去除潜在的无症状带菌者;易进行具有成本效益价值的生产工艺流程和质量控制体系。

现在处于研发阶段的霍乱多糖蛋白结合疫苗,作为新一代霍乱疫苗或许可以达到理想要求。利用细菌表面的脂多糖、荚膜多糖结构抗原与蛋白质载体结合技术,可制备单价或多价联合疫苗,产品的质量可有效控制。虽然婴幼儿不能有效识别结构简单、重复单位过少的霍乱多糖非胸腺依赖性抗原,但对蛋白质这样的胸腺依赖性抗原有良好的免疫反应,细菌多糖通过化学方法结合蛋白质载体后,使得非胸腺依赖性的多糖抗原转化为胸腺依赖性免疫原,这样结合疫苗在成人和婴幼儿中均能刺激保护性抗 LPS 的 IgG 抗体和免疫记忆反应。霍乱多糖蛋

白结合疫苗的试验结果证明,可以产生综合血清杀弧菌抗体,对免疫功能低下和减弱的人群同样有效,虽然这种疫苗为经肠道外途径给予免疫接种,但与疫苗相关的不良反应发生率降低及具有良好的免疫记忆反应,同时避免了口服疫苗进行黏膜免疫时,复杂肠道内环境对疫苗抗原免疫过程的干扰和衰减。这种由一种以上纯化抗原经过非黏膜免疫途径直接有效刺激机体免疫系统,再由循环血清抗体参与到肠道黏膜局部免疫的方式,或许更为有效和经济。现阶段,或许肠道传染性细菌的理想疫苗研究方案是以型特异性多糖 O-SP、CPS 为主要抗原,同时选择同型细菌的菌体蛋白组分如外膜蛋白、TCP 作为辅助抗原及载体蛋白质,经结合构建的多抗原疫苗,并添加重组 CTB 的辅助及佐剂作用,那么其对机体的免疫刺激效果或许更佳。对于目前没有最理想预防霍乱传染病的免疫制剂的现状,随着细菌多糖蛋白结合技术的不断改进和完善,近期对霍乱的有效预防或许成为可能。霍乱疫苗的发展从非肠道免疫途径的菌体疫苗到组分疫苗、口服灭活疫苗、减毒活疫苗再到多糖蛋白结合疫苗。肠道细菌性疫苗朝着更安全、有效、不同菌属之间联合的方向发展。

已完成的对霍乱弧菌基因组测序工作,为以基因组为基础开发抗霍乱弧菌细菌性病原体疫苗的应用打下了基础,这也是未来霍乱疫苗抗原设计研究方案的必然途径。新的基因组序列分析检测技术的不断成熟和完善,为快速进行基因筛选霍乱流行的野毒株提供了便利条件。从疫苗学的观点出发,反向疫苗学方法可以利用到霍乱疫苗研究中。由于细菌完整的基因组表示了编码抗原基因的一组大型储备库,而这些抗原组分可被有选择性地筛选和检测,以期作为疫苗有效抗原的候选物,潜在的细菌表面暴露的抗原组分可以反向进行鉴定。此外,将霍乱弧菌完整注释过的基因组序列可利用性与生物信息学结合在一起,运用逐步成熟的比较基因组学新型学科,可以进行霍乱弧菌不同生物群、型与属的分析比较,并代表一种研究表型、宿主范围以及毒力分子演化方面有区别的疫苗抗原设计方案。通过反向疫苗学和泛基因组反向疫苗学技术,选择不同疫区、不同流行菌株基因组的差异和共同点,经比较分析多种来源菌株的基因组而获得的抗原,是基于它们可以诱导更广谱菌株覆盖率的能力而进行的优先选择,这种研究方案的结果将是一种多组分抗原的联合,通过杀弧菌活性或者是动物模型中所观察到的被动保护试验来进行分析比较。当然这种疫苗设计方案必须不断修正,完善有效抗原组分的舍与得,以期提供新型的能够避免细菌组分从宿主防御机制中逃逸出来的部分抗原。未来采用这种方式获得的霍乱疫苗,或许将最终控制 100 多年来一直困扰人类健康的霍乱疾病。

## 参考文献

陈清,俞守义,王雅贤,等. 1996. 冻干口服霍乱 rCTB-WC 菌苗安全性及免疫原性的人群试验. 中华预防医学杂志 30(6):330-333.

蔡周梅,郭永强,彭美薇,等. 2015. 2009 年—2013 年梧州市外环境霍乱弧菌监测现状评价. 中国卫生检验杂志 25(7):1053-1057.

董思国,陈翠萍,王斌,等. 2005. 霍乱疫苗效力试验替代方法的研究. 药品评价 2(3):196-202.

林远光,佘雪暄,倪斌. 1988. 小鼠肠道抗霍乱毒素浆细胞的诱生及检测. 南京医学院学报 08(04):277-279.

刘传暄,李生迪,袁佩娜,等. 2002. 预防 O139 霍乱 B 亚单位/全菌体口服疫苗的研究. 中国生物制品学杂志 15(2):101-104.

李生迪,张萍,吴朝今,等. 2001. 非 O1 群霍乱弧菌 O139 型荚膜多糖的制备及生物学特性. 中国生物制品学杂志 14(3):146-148.

熊凌霜,马清钧,张艳红. 1990. 工程菌产霍乱肠毒素 B 亚单位的纯化. 生物化学杂志 6(1):27-31.

周祖木,金振伦,林其峰,等. 1988. 埃尔托霍乱隐蔽性的研究. 中华流行病学 9(特刊 3):127-129.

Albert MJ, Alam K, Rahman AS, et al. 1994. Lack of cross-protection against diarrhea due to *Vibrio cholerae* O1 after oral immunization of rabbits with *V. cholerae* O139 Bengal. J Infect Dis 169(3):709-710.

Anh DD, Canh do G, Lopez AL, et al. 2007. Safety and immunogenicity of a reformulated Vietnamese bivalent killed, whole-cell, oral cholera vaccine in adults. Vaccine 25(6):1149-1155.

Asaduzzaman M, Ryan ET, John M, et al. 2004. The major subunit of the toxin-coregulated pilus TcpA induces mucosal and systemic immunoglobulin A immune responses in patients with cholera caused by *Vibrio cholerae* O1 and O139. Infect Immun 72(8):4448-4454.

Attridge SR, Voss E, Manning PA. 1999. Pathogenic and vaccine significance of toxincoregulated pili of *Vibrio cholera* El Tor. J Biotechnol 73(2-3):109-117.

Aumatell CM, Torrell JR. 2011. Review of oral cholera vaccines: Efficacy in young children. Infect Drug Resist 4:155-160.

Begue RE, Castellares G, Cabezas C, et al. 1995. Immunogenicity in Peruvian volunteers of a booster dose of oral cholera vaccine consisting of whole cells plus recombinant B subunit. Infect Immun 63(9):3726-3728.

Benitez JA, Garcia L, Silva A, et al. 1999. Preliminary assessment of the safety and immunogenicity of a new CTX-Phi-negative, hemagglutinin/protease – defective El Tor strain as a cholera vaccine candidate. Infect Immun 67(2): 539-545.

Blokesch M. 2012. A quorum sensing-mediated switch contributes to natural transformation of *Vibrio cholerae*. Mob Genet Elements 2(5):224-227.

Cholera working group. 1993. Large epidemic of cholera-like disease in Bangladesh caused by *Vibrio cholerae* O139 synonym Bengal. Lancet 342(8868):387-390.

Clemens JD, Sack DA, Harris JR, et al. 1986. Field trial of oral cholera vaccines in Bangladesh. Lancet 2(8499):124-127.

Clemens JD, Sack DA, Harris JR, et al. 1988. Cross-protection by B subunit-whole cell cholera vaccine against diarrhea associated with heat-labile toxin-producing enterotoxigenic *Escherichia coli*: Results of a large-scale field trial. J Infect Dis 158(2):372-377.

Clemens JD, Sack DA, Harris JR, et al. 1990. Field trial of oral cholera vaccines in Bangladesh: Results from three-year follow-up. Lancet 335(8684):270-273.

Coster TS, Killeen KP, Waldor MK, et al. 1995. Safety, immunogenicity, and efficacy of live attenuated *Vibrio cholerae* O139 vaccine prototype. Lancet 345 (8955):949-952.

Cryzjr SJ, Que JU, Levine MM, et al. 1995. Salety and immunogenicity of a live oral bivalent typhoid fever (*Salmonella typh1 Ty21a*). Cholera (*Vibrio cholera* CVD103-HgR) vaccine in healthy adults. Infect Immun 63(4):1336-1339.

Das M, Chopra AK, Cantu M, et al. 1998. Antisera to selected outer membrane proteins of *Vibrio cholera* protect against challenge with homologous. FEMS Immuno Med Microbiol 22(4):303-308.

Dziejman M, Balon E, Boyd D, et al. 2002. Comparative genomic analysis *Vibrio cholerae*. Genes that correlate with cholera endemic and pandemic disease. PNAS 99(3):1556-1561.

Garcia L, Jidy MD, Garcia H, et al. 2005. The vaccine candidate *Vibrio cholera* 638 is protective against cholera in healthy volunteers. Infect Immun 73(5):3018-3024.

Graves PM. Deeks JJ, Demicheli V, et al. 2010. Vaccines for preventing cholera: killed whole cell or other subunit vaccines (injected). Cochrane Database Syst Rev 4 (8):CD000974.

Gupta RK, Sau SC, Pinkelstarn RK, et al. 1992. Synthesis characterization and some immunological properties of conjugates composed of the detoxified lipopolysaccharide of *Vibrio cholerae* O1 serotype Inaba bound to cholera toxin. Infect Immun 60(8):3201-3208.

Gupta RK, Taylor DN, Bryla DA, et al. 1998. Phase I evaluation of *Vibrio cholerae* O1, serotype Inaba polysaccharide-cholera toxin conjugates in adult volunteers. Infect Immun 66(7): 3095-3099.

Hall RH, Losonsky G, Silveira AP, et al. 1991. Immunogenicity of *Vibrio cholerae* O1 toxin-coregulated Pili in experimental ang clinical cholera. Infent Immun 59(7):2508-2512.

Hao M, Zhang P, Li B, et al. 2017. Development and evaluation of an up-converting phosphor technology-based lateral flow assay for the rapid, simultaneous detection of *Vibrio cholerae* serogroups O1 and O139. PLoS One 12(6):e0179937.

Heidelberg JF, Eisen JA, Nelson WC, et al. 2000. DNA sequence of both chromosomes of the cholera pathogen *Vibrio cholerae*. Nature 406(6795):477-483.

Holmgren J, Svennerholm AM, Jertborn M, et al. 1992. An oral B subunit: Whole cell vaccine against cholera. Vaccine 10 (13):911-914.

Houot L, Navarro R, Nouailler M, et al. 2017. Electrostatic interactions between the CTX phage minor coat protein and the bacterial host receptor TolA drives the pathogenic conversion of *Vibrio cholerae*. J Biol Chem 292 (33): 13584-13598.

Hunter GA, Vasquez FG, Keener JP. 2013. A mathematical model and quantitative comparison of the small RNA circuit in the *Vibrio harveyi* and *Vibrio cholera* quorum sensing systems. Phys Bio 110(4):46-47.

Jackson SS, Chen WH. 2015. Evidence for CVD 103-HgR as an effective single-dose oral cholera vaccine. Future Microbiol 10(8):1271-1281.

Kaper JB, Lockman H, Baldini MM, et al. 1984. Recombinant nontoxinogenic *Vibrio cholerae* strains as attenuated cholera vaccine candidates. Nature 308(5960):655-658.

Kenner JR, Coster TS, Taylor DN, et al. 1995. Peru-15, an improved live attenuated oral vaccine candidate for *Vibrio cholera* O1. J Infect Dis 172(4):1126-1129.

Klancher CA, Hayes CA, Dalia AB. 2017. The nucleoid occlusion protein SlmA is a direct transcriptional activator of chitobiose utilization in *Vibrio cholerae*. PLoS Genet 13 (7):e1006877.

Kundu J, Mazumder R, Srivastava R, et al. 2009. Intranasal immunization with recombinant toxin-coregulated pilus and cholera toxin B subunit protects rabbits against *Vibrio cholerae* O1 challenge. FEMS Immunol Med Microbiol 56

（2）：179-184.

LaRocque RC,Harris JB,Rgan ET,et al. 2006. Postgenomic approaches to cholera development. Expert Rrv Vaccines 5 （3）：337-346.

Levine MM, Black RE, Clements ML. 1981. Duration of infection-derived immunity to cholera. J Infect Dis 143（6）：818-820.

Levine MM,Kaper JB,Herrington D. 1988. Safety,immunogenicity,and efficacy of recombinant live oral cholera vaccines, CVD 103 and CVD 103-HgR. Lancet 2（8609）：467-470.

Levine MM,Kaper JB. 1993. Live oral vaccines against cholera：An update. Vaccine 11（2）：207-212.

Losonsky GA,Lim Y,Motamedi P,et al. 1997. Vibriocidal antibody responses in North American volunteers exposed to wild-type or vaccine Vibrio cholerae O139：specificity and relevance to immunity. Clin Diagn Lab Immunol 4（3）：264-269.

Mahalanabis D,Lopez AL,Sur D,et al. 2008. Arandomized,placebo controlled trial of the bivalent killed,whole-cell,oral cholera vaccine in adults and children in a cholera endemic area in Kolkata. India PLoS One 3（6）：e2323.

Mantri CK,Mohapatra SS,Ramamyrtby T,et al. 2006. Septaplex PCR assay for rapid identification of Vibrio cholera including detection of virulence andint SXT genes. FEMS Microbiol Lett 65（2）：208-214.

Nandi B, Nandy RK, Mukhopadhyan S, et al. 2000. Rapid method for species-specific identification of Vibrio cholera using primers targeted to gren of the outer membrane protein OmpW. J Clin Microbiol 38（11）：4145-4151.

Osoeio CG,Crawford JA,Michalski J,et al. 2005. Second-generation recombination-based in vivo expression fpr Vibrio cholerae genes induced during infection of the mouse induced small intestine. Infect Immun 739（2）：972-980.

Pal BB,Khuntia HK,Nayak SR,et al. 2017. Vibrio cholerae O1 Ogawa strains carrying the ctxB7 allele caused large cholera outbreak during 2014 in the tribal areas of Odisha,India. Jpn J Infect Dis 70（5）：549-553.

Perez LJ,Ng WL,Marano P,et al. 2012. Role of the CAI-1 fatty acid tail in the Vibrio cholera quorum sensing response. J Med Chem 55（22）：9669-9681.

Qadri F,Ryan ET,Faruque AS,et al. 2003. Antigen-specific immunoglobulin A antibodies secreted from circulating B cells are an effective marker for recent local immune responses in patients with cholera：Comparison to antibody-secreting cell responses and other immunological markers. Infect Immun 71（8）：4808-4814.

Rajanna C, Wang J, Zhang D, et al. 2003. The Vibrio pathogencity island of epidemic Vibrio cholera forma precise extrachromosomal circular excision products. J Bacteriol 185 （23）：6893-6901.

Rijpkema SG, Jansen WH, Gielen H, et al. 1987. Immunoglobulins in bile and serum of the rabbit associated with protection after Vibrio cholerae infection and vaccination. Microb Pathog 3（5）：365-375.

Robbins JB,Chu C,Schneerson R. 1992. Hypothesis for vaccine development：Protective immunity to enteric diseases caused by nontyphoidal salmonellae and shigellae may be conferred by serum IgG Antibodies to the O-specific polysaccharide of their lipopolysaccharides. Clin Infect Dis 15（2）：346-361.

Ryan ET, Calderwood SB, Qadri F. 2006. Live attenuated oral cholera vaccines. Expert Rev Vaccines 5（4）：483-494.

Sack DA, Sack RB, Nair GB, et al. 2004. Cholera. Lancet 363 （9404）：223-233.

Saha S, Sanyal SC. 1989. Immunobiogical relationships among new cholera tosins produced by CT gene-negative strains of Vibrio cholera O1. J Med Microbiol 28（1）：33-37.

Sanyal SC,Alam K,Neoqi PK,et al. 1983. A new cholera toxin. Lancet 1（8337）：1337.

Sayeed MA,Bufano MK,Xu P,et al. 2015. A cholera conjugate vaccine containing O-specific polysaccharide（OSP）of V. cholerae O1 Inaba and recombinant fragment of tetanus toxin heavy chain（OSP：rTTHc）induces serum，memory and lamina proprial responses against OSP and is protective in mice. PLoS Negl Trop Dis 9（7）：e0003881.

Schild S, Nelson EJ, Camilli A. 2008. Immunization with Vibrio cholerae outer membrane vesicles induces protective immunity in mice. Infect Immun 76（10）：4554-4563.

Spangler BD. 1992. Structure and function of cholera toxin and the related Escherichia coli heat-labile enterotoxin. Microbiol Rev 56（4）：622-647.

Tacket CO,Taylor RK,Losonsky G,et al. 1998. Investigation of the roles of toxincoregulated pili and mannose-sensitive hemagglutinin pili in the pathogenesis of Vibrio cholerae O139 infection. Infect Immun 66（22）：692-695.

Talavera A,Año G,García H,et al. 2006. Process development for a Cuban cholera vaccine based on the attenuated strain Vibrio cholerae 638. Vaccine 24（18）：3746-3749.

Taylor RK,Miller VL,Furlong DB,et al. 1987. Use of phoA gene fusions to identify a pilus colonization factor coordinately regulated with cholera toxin. PNAS. 84（9）：2833-2837.

Taylor DN,Tacket CO,Losonsky G,et al. 1997. Evaluation of a bivalent（CVD 103-HgR/CVD 111）live oral cholera vaccine in adult volunteers from the United States and Peru. Infect Immun 65（9）：3852-3856.

Thiem VD,Deen JL,von Seidlein L,et al. 2006. Long-term effectiveness against cholera of oral killed whole-cell vaccine produced in Vietnam. Vaccine 24(20):4297-4303.

Trach DD, Clemens JD, Ke NT, et al. 1997. Field trial of a locally produced, killed, oral cholera vaccine in Vietnam. Lancet 349(9047):231-235.

Uddin MI, Islam S, Nishat NS, et al. 2016. Biomarkers of environmental enteropathy are positively associated with immune responses to an oral cholera vaccine in Bangladeshi children. PLoS Negl Trop Dis 10(11):e0005039.

Villeneuve S, Souchon H, Riottot MM, et al. 2000. Crystal structure of an anti-carbohydrate antibody directed against *Vibrio cholerae* O1 in complex with antigen: Molecular basis for serotype specificity. PNAS 97(15):8433-8438.

Waldor MK, Mekalanos JJ. 1996. Lysogenic conversion by a filamentous phage encoding cholera toxin. Science 272 (5270):1910-1914.

Watnick PI, Fullner KJ, Kolter RA. 1999. A role for the mannose-sensitive hemagglutinin in biofilm formation by *Vibrio cholera* El Tor. J Bacteriol 181(11):3606-3609.

Weil AA, Arifuzzaman M, Bhuiyan TR, et al. 2009. Memory T-cell responses to *Vibrio cholerae* O1 infection. Infect Immun 77(11):5090-5096.

World Health Organization. 1993. Epidemic diarrhea due to *Vibio cholera* non-O1. Wkly Epidem Rec 68:141-145.

World Health Organization, SAGE. 2009. Background paper on the integration of oral cholera vaccines into global cholera control programmes presented to the WHO SAGE 10 (draft document).

Xu Q, Dziejman M, Mekalanos JJ. 2003. Determination of the transcriptome of *Vibrio cholerae* during intraintestinal growth and midexponential phase in vitra. PNAS 100 (3): 1286-1291.

Yamamoto S, Takdea Y, Yamamoto M, et al. 1997. Mucosal in the ADP-ribosyltransferase cleft of cholera toxin lack diarrheagenicity but retain adjuvanticity. J Exp Med 185(7): 1203-1210.

# 第 25 章
# 肠产毒性大肠杆菌疫苗

刘梅影　徐德启

**本章摘要**

腹泻病是全球 5 岁以下儿童第二大感染性致死疾病,发展中国家的儿童尤其易感。肠产毒性大肠杆菌(enterotoxigenic *Escherichia coli*,ETEC)是引起非洲、亚洲、南美洲儿童和去这些地区的旅行者患细菌性腹泻的最常见病原菌,也是发展中国家儿童死亡和营养不良、发育迟缓和认知障碍的主要原因。人体感染 ETEC 后可以获得有效的免疫力,说明疫苗应是预防 ETEC 感染的有效方式,但 ETEC 疫苗的研发进展缓慢。疫苗预防 ETEC 感染的重点在于消除肠毒素的毒性作用、宿主特异性定居因子的黏附作用及大肠杆菌本身的致病作用。现有口服灭活霍乱疫苗因含有与 ETEC 不耐热肠毒素 B 亚单位同源的霍乱毒素 B 亚单位,而对 ETEC 感染患者在短期内有一定的交叉保护作用。第一代口服全菌体灭活疫苗含有主要的定居因子抗原和不耐热肠毒素,虽已经用于部分国家的旅行者接种,但其保护效果存在争议。如何研制出接种方便、价格低廉、能够应用于贫穷国家的新型 ETEC 疫苗仍存在很多困难和障碍。此外,激发出充分的宿主局部黏膜免疫还存在困难,还包括佐剂的选择和疫苗有效投递系统的确认以及评价保护性免疫等问题。随着研究的不断深入和腹泻病支持力度的提高,未来 5~10 年,期望有一个 ETEC 疫苗问世,可以预防发展中国家儿童和去该地区的旅行者的中、重度 ETEC 腹泻。

## 25.1 概述

腹泻病一直是全球的重大健康问题,是 5 岁以下儿童第二大感染性致死疾病,发展中国家的儿童尤其易感(GBD Diarrhoeal Diseases Collaborators,2017;WHO,2013;Black et al.,2010)。我国感染性腹泻的发病率迄今仍居各传染病之首,危害相当严重。目前,除了轮状病毒疫苗、霍乱以及与腹泻相关的伤寒疫苗走入市场外,其他细菌性腹泻疫苗,包括肠产毒性大肠杆菌(enterotoxigenic *Escherichia coli*,ETEC)疫苗的研制进展缓慢。

肠产毒性大肠杆菌是非洲、亚洲、南美洲儿童和去这些地区的旅行者患上细菌性腹泻的最常见病原菌,一部分旅行者会因此中断旅行。遇到洪水、地震等自然灾害时,ETEC 也是导致灾区人民发生腹泻的重要原因。婴幼儿腹泻以及学龄儿童反复发作的慢性腹泻病会导致营养不良、发育迟缓以及认知能力障碍,增加晚年肥胖风险,并进一步增加代谢性疾病和心血管疾病负担,这意味着 ETEC 感染会给数百万人的健康带来严重影响。

ETEC 首先通过定居因子(colonization factor,CF)定居于小肠,然后产生不耐热肠毒素(heat-labile toxin,LT)和(或)耐热肠毒素(heat-stable toxin,ST),扰乱宿主上皮细胞内的液体平衡,使液体和电解质过度分泌,从而导致腹泻。ETEC 感染后,机体可获得一定的抵抗力。已经证明肠毒素和定居因子抗体具有保护性,而且肠道局部免疫力在起保护作用上至关重要。宿主产生的抗黏附免疫可以阻断细菌对上皮细胞的黏附和定居,抗毒素免疫可以中和肠毒素,因此,定居因子抗原(colonization factor antigen,CFA)和肠毒素是目前开发疫苗的重点。

ETEC 菌株众多的 CFA 和 O 血清型,增加了疫苗研发的难度。在进行疫苗设计时,调查清楚不同地区不同人群的 ETEC 优势流行株,尽可能提高所设计疫苗的覆盖率至关重要。另外,还应着重研究怎样诱导和提高肠道局部免疫反应。目前,几种候选疫苗,包括全菌体灭活疫苗、减毒活疫苗和亚单位疫苗,已经在临床试验中进行了评估。其中,全菌体灭活疫苗和减毒活疫苗显示出很好的安全性和免疫原性,正在联合佐剂进行充分的效力评价。随着现代疫苗学的进步,目前急需发展出生产工艺简单、成本低廉、抗原谱广而有效的 ETEC 疫苗。

## 25.2 病原学

### 25.2.1 基本生物学特性

肠产毒性大肠杆菌分类上属于大肠埃希菌(*Escherichia coli*)。大肠埃希菌简称大肠杆菌,属于肠杆菌科(Enterobacteriaceae)埃希菌属(*Escherichia*)。大肠杆菌革兰氏染色阴性,形态为两端钝圆的短杆菌,宽 $0.5 \sim 0.8$ μm,长 $1.0 \sim 3.0$ μm。在普通琼脂培养基上多为光滑型菌落,无色或灰白色、不透明或半透明、圆形、稍隆起、较湿润、表面光滑、有光泽、边缘整齐。有的菌株能形成粗糙型菌落,扁平、干涩、边缘不整齐,在生理盐水中常自凝。在加入绵羊或家兔脱纤维血液的普通营养琼脂培养基上,形成乳白色不透明菌落。

大肠杆菌需氧或兼性厌氧,在有氧及无氧条件下均能良好生长,在氧气充足环境中生长较好,$15 \sim 45$ ℃均可生长,但最适生长温度为 37 ℃,最适 pH 为 $7.0 \sim 7.6$。在普通营养肉汤中呈均匀浑浊状,管底常有点状沉淀,有的菌株能形成轻度菌环。在半固体培养基中,因有鞭毛而沿接种线呈扩散生长。因环境条件不同,有时个别菌体呈近似球杆状或长丝状。菌体一般呈单个散在排列,也可见到成对,少见短链状,在陈旧培养物中表现为多形性。许多菌株具有荚膜(capsule)或微荚膜(microcapsule),不形成芽孢,有菌毛,肠产毒性大肠杆菌的菌毛具有宿主特异性。

大肠杆菌一般能发酵葡萄糖、阿拉伯糖、木糖、麦芽糖、甘露糖、鼠李糖和海藻糖等,发酵糖类时产气或不产气,吲哚试验阳性,不发酵肌醇,一般也不发酵侧金盏花醇。多数菌株发酵乳糖并产酸,据此可以通过鉴别培养基鉴别培养。例如,麦康凯琼脂培养基,大肠杆菌分解其中的乳糖产酸,使培养基中的中性红指示剂显色,从而使菌落呈红色;伊红美蓝(亚甲蓝)琼脂培养基,大肠杆菌分解乳糖产酸而被培养基中酸性染料伊红染成红色,再和碱性染料美蓝指示剂结合,形成紫黑色并带有金属光泽的菌落。

大肠杆菌对外界抵抗力不强,一般加热到 60 ℃ 15 min 即可杀灭,121 ℃ 15~20 min 可有效杀灭。

5%~10%的漂白粉、3%来苏尔、5%石炭酸等水溶液均能迅速杀死大肠杆菌。在干燥环境中易死亡，对低温有一定耐受力，但快速冷冻可使其死亡。

大肠杆菌的耐药机制较为复杂，耐药性质粒的平行转移是大肠杆菌形成不同耐药株进而获得竞争优势并大量生存的重要因素。ETEC 菌株对环丙沙星、萘啶酸、头孢菌素、四环素、氨苄西林、链霉素、甲氧苄啶、红霉素、氨曲南都有不同程度的耐药，而对亚胺培南和美罗培南较敏感。

### 25.2.2 主要抗原结构、保护性抗原及主要毒力基因

#### 25.2.2.1 主要抗原结构

肠产毒性大肠杆菌的主要抗原包括菌体（O）抗原、鞭毛（H）抗原、荚膜（K）抗原和定居因子抗原（CFA）4 种。

O 抗原的化学成分是脂多糖（lipopolysaccharide，LPS），由化学和生物学功能不同的类脂 A、核心多糖与 O 抗原多糖链三部分组成。其中，类脂 A 具有内毒素（endotoxin）特性，O 抗原多糖链则显示菌体抗原的特异性，是大肠杆菌血清学分型的基础。O 抗原耐热，100 ℃或 121 ℃不被灭活。O 抗原与相应抗血清可以发生凝集反应，但相对较慢，呈颗粒状凝集，但在一些不同的 O 血清型之间存在交叉反应，有些 O 抗原又可再分为因子抗原。

鞭毛（flagellin），即 H 抗原，具有良好的免疫原性，可制备高效价的免疫血清，其特异性取决于鞭毛蛋白多肽链上氨基酸的排列顺序和空间构型。H 抗原不耐热，水浴加热 60 ℃以上逐渐被破坏，100℃ 2.5 h 完全被破坏。酸类和乙醇能灭活 H 抗原。ETEC 的 H 抗原与许多大肠杆菌正常菌群的 H 抗原具有极高的相似性，因此不能作为发展疫苗的候选对象。

K 抗原存在于菌体的荚膜或被膜之中，是大肠杆菌表面几种抗原的总称。由于其存在于 O 抗原外面，有一定的屏蔽作用，所以未经处理即可抑制菌株与相应 O 血清的凝集，这在具体检定 O 抗原时要特别注意（使活菌或未加热菌液在其 O 血清中具有 O 不凝集性）。K 抗原免疫动物可以获得相应抗血清。

ETEC 通过毛发样菌毛（fimbria 或 pili）附着于肠腔的肠细胞表面特殊受体，这些菌毛具有菌株特异的抗原性。已经鉴定出 20 种以上的菌毛抗原，称

为大肠杆菌表面抗原（*E. coli* surface antigen，CS）或定居因子抗原，为毛状或纤维状的生物聚合细丝，数百份拷贝表达于菌体表面，主要功能是使 ETEC 黏附和定居在小肠黏膜表面，由于具有较严格的宿主特异性而成为发展疫苗的主要候选对象，但 ETEC 菌株在保存过程中，易丢失定居因子抗原。

ETEC 的 O、K 和 H 抗原主要用于分型，血清型表示方式为 O：K：H，但不是所有菌株都有 K 抗原和 H 抗原，相同 O 血清型的 ETEC 菌株可能含有不同的 H 抗原和 K 抗原，甚至不含 H 抗原和 K 抗原。Wolf（1997）对全球 18 个国家或地区报道的 988 株 ETEC 分离株数据进行了汇总分析，结果显示，有 954 株分离株检测到 78 种 O 血清型，其中 O6、O78、O8、O128 和 O153 最常见，占全部分离株的一半以上；有 730 株分离株检测到 34 种 H 血清型，其中 H12、H16、H21、H45 和 H9 最常见，占全部分离株的一半以上。H 血清型和 O 血清型具有相关性，在肠出血性大肠杆菌中，H7 经常和 O157 一起出现；但 ETEC 分离株中，H7 从来不和 O157 一起出现。经常一起出现的 O：H 组合有：O27：H7、O8：H9、O78/O128：H12、O6：H16、O148：H28、O25：H42 和 O153：H45。H 血清型和定居因子抗原及毒素也有相关性，如 H11、H12、H45 与 CFA/I，H16、H51 与 CFA/II，H20、H42 与 CFA/IV，H20、H45 与 ST，H11、H16 与 LT 及 ST。18 个国家或地区中，有 13 个检测到定居因子为 CFA/I 的 ETEC 菌株，其中 O 抗原 90%为 O78、O153、O128、O126、O127 和 O63，且均为有 LT 或无 LT 的 ST 毒素表型；15 个国家或地区检测到 CFA/II，其中 2/3 是 O6：H16，85%以上是 LT/ST 表型；10 个国家或地区检测到 CFA/IV，没有显著的 O：H 相关性，80%单独表达 ST；4 个国家或地区检测到 CS17，O 抗原主要是 O8：H9 和 O114：H21，CS17 和 O8：H9、CFA/II 常一起出现，CS17 只出现在 LT 表型的 ETEC 菌株。最常见的抗原组合是 O6：H16 CFA/II LT、O153：H45 CFA/I ST、O78：H12 CFA/I ST、O148：H28 CFA/IV ST、O8：H9 CFA/II LTST、O27：H7 CFA/IV ST 和 O169：H2CFA/IV ST。

ETEC 菌株 O 抗原由于其多样性，亦不是发展疫苗的合适选择。

#### 25.2.2.2 保护性抗原和主要毒力基因

ETEC 的保护性抗原包括定居因子抗原

（CFA）、不耐热肠毒素（LT），可能还包括耐热肠毒素（ST），以及其他一些毒力相关抗原。

（1）定居因子抗原

分离自不同地区、不同季节和不同人群的 ETEC 菌株表达各种不同的 CFA，最常见的是 CFA/Ⅰ、CFA/Ⅱ 和 CFA/Ⅳ，分别占分离菌株的 30%、23% 和 21%。CFA/Ⅱ 又包括 CS1、CS2 和 CS3，CS1 和 CS2 从来不单独或一起出现，二者都分别和 CS3 一起出现，85% 的 CS3 和 CS1 或 CS2 一起出现，15% 的 CS3 单独出现。CFA/Ⅳ 又包括 CS4、CS5 和 CS6，CS4 和 CS5 从来不单独或一起出现，二者都分别和 CS6 一起出现，但这种出现占少数，CFA/Ⅳ 表型的 ETEC 菌株大多单独表达 CS6，也有报道 CS6 和其他菌毛类定居因子一起出现。CS4 和 CS5 虽然不常见，但地区分布广泛，其中 CS5 表型和 ST 毒素表型高度相关。近年来，关于 CS8、CS14 和 CS21 的报道也较多，目前仍有相当一部分 ETEC 菌株的 CFA 未知（Wolf，1997；Del Canto et al.，2012；Kharat et al.，2017；Sahl et al.，2017；Li et al.，2017）。

CFA/Ⅰ、CS1、CS2、CS4、CS14、CS17、CS19 和推定的 CF O71（PCFO71）有基因同源性，同属于第 5 类菌毛，由高达 1000 个确定结构的大亚单位组成刚性杆，尖端由一或几个小亚基作为功能黏附部位，如 CFA/Ⅰ 的尖端蛋白为 CfaE，CS1 的尖端蛋白为 CooD。CS3、CS5 和 CS6 各有不同，其中 CS6 由两个亚基轮流交替组成线性纤维。部分 CFA 能够持续性黏附于上皮细胞的结构基础已经研究清楚（Wolf，1997；Anantha et al.，2004；Andersson et al.，2012；Roy et al.，2012；Galkin et al.，2013）。

自然 ETEC 感染、动物试验和人体志愿者攻击试验均支持抗 CFA 免疫具有针对同源 ETEC 的强烈保护。在试验动物模型中，抗 CFA 结构蛋白和尖端蛋白的抗体均能阻止 ETEC 与上皮细胞结合和定居。在兔子的被动保护试验中，针对整个 CFA 的特异性抗血清或单克隆抗体，包括 CFA 结构亚单位和这些亚单位的特异性氨基端区域，均能抵抗 ETEC 感染。而且，抗 CFA 抗体可以与 LT 抗体协同合作抵抗只产生 LT 的同源 ETEC 感染。从孟加拉国的一项试验研究中取得对于 ETEC CFA 具有保护性的强有力证据：在 2 年的观察期内，321 名新生儿中分离出 CFA 阳性 ETEC 菌株的腹泻患儿比例为 66%，显著高于健康幼儿（$p < 0.001$），而且无论是否出现腹泻症状，分离出 CFA 阳性 ETEC 菌株的幼儿都极

少再感染同源 CFA 的 ETEC。在人体志愿者攻击试验模型中也观察到针对同源 ETEC 的保护（Levine et al.，1979；Qadri et al.，2005；Qadri et al.，2007；Svennerholm，2011）。

（2）肠毒素

ETEC 一旦附着于肠道上皮细胞，便产生出耐热肠毒素（ST）和不耐热肠毒素（LT），导致水样腹泻。

LT 表达于 66% 的 ETEC 菌株中，在结构、功能和免疫学特性上均与霍乱毒素（choleratoxin，CT）接近，与之有 82% 的氨基酸同源（WHO，2008）。编码该基因的质粒也可同时包含 ST 和定居因子抗原的基因。LT 相对分子质量为 $86 \times 10^3$，由一个相对分子质量为 $28 \times 10^3$ 的 A 亚单位（LTA）和 5 个相对分子质量为 $11.5 \times 10^3$ 的 B 亚单位（LTB）组成 AB$_5$ 型六聚体蛋白。LTA 与 LTB 五聚体通过非共价键结合。LTA 由 A1 和 A2 两条多肽链通过二硫键相连组成，A1 是毒素的活性部分，呈折叠结构；A2 是与 LTB 五聚体相连的部分，呈螺旋状结构。当连接 A1 与 A2 的二硫键被还原时，具有酶活性的 A1 即被释放出来。LTB 由 2 个 α 螺旋和 6 个 β 片层组成，其 N 端与 C 端之间有一个二硫键，将分子的两个末端连接在一起。5 个 LTB 分子之间通过盐桥和氢键聚合成环状五聚体，是毒素的结合部位，能牢固地与细胞膜上的受体单唾液酸四己糖神经节苷脂（GM1）结合，引发受体的构象变化，通过胞饮作用进入细胞，接着 A 亚单位将烟酰胺腺嘌呤二核苷酸（NAD）中的二磷酸腺苷核糖基（ADP-核糖基）转移到细胞基底膜上的三磷酸鸟苷（GTP）结合蛋白上，使其中的促进性 G 蛋白（Gs 蛋白）的 α 亚基与 β、γ 亚基分开，从而激活细胞基底膜上的腺苷酸环化酶，引起细胞内 cAMP 浓度升高，cAMP 依赖性蛋白激酶 A 被激活，氯离子通道被磷酸化后开启，氯离子分泌量增加。

正常情况下，GTP 通过与 GTP 结合蛋白相结合使腺苷酸环化酶激活，待 GTP 被 GTP 酶水解，激活作用即停止。但是 GTP 结合在含有 ADP-核糖基的 GTP 结合蛋白上就不易被水解，因而延长了腺苷酸环化酶作用的时间，产生的生物效应持续时间也比较长。近年有人还提出了一些新的 LT 致病机制，如 LT 可能通过促进花生四烯酸代谢产物的合成和释放，刺激肠道神经系统及激发肠道炎症反应等途径来影响上皮细胞的分泌功能。

对 LT 的免疫主要是针对其 B 亚单位（LTB），LT 与 CT 的 B 亚单位（CTB）有同源性。动物试验中，LT、LTB 和 CTB 均可诱导产生抗 LT 的抗体，并具有交叉保护性。在流行地区和旅行者中进行的研究也非常支持 LT 抗体具有保护性，口服免疫 CTB 后，可以抵抗只产生 LT 的 ETEC 菌株（Peltola et al.，1991；Lopez-Gigosos et al.，2011；Svennerholm，2011）。

耐热肠毒素（ST）是无免疫原性的小分子多肽，单独表达或与 LT 一起表达，根据其结构和功能可分为 STa 和 STb 两种。STa 高度折叠，由 19 个氨基酸组成（动物性腹泻的 ETEC 菌株表达的类似的 STa 由 18 个氨基酸组成，称为 pSTa，以区别于 STa 或 hSTa），相对分子质量为 $2 \times 10^3$，和人体激素鸟苷蛋白相关，与宿主肠上皮细胞顶膜上的跨膜鸟苷酸环化酶 C 受体结合，激活鸟苷酸环化酶途径，导致细胞内 cGMP 水平升高，氯化物分泌过多，从而导致体液分泌过多。STa 还能打开肠道上皮细胞间紧密连接，从而破坏肠道屏障（Nakashima et al.，2012）。STa 多肽不能诱发免疫反应，但和蛋白如 LTB 或 CTB 共价结合或基因融合以后，就具有了免疫原性。实验动物中已经证实这样的结合物可以诱导产生 STa 中和抗体（Taxt et al.，2010；Liu et al.，2011a；Liu et al.，2011b）。通常所说的 ST 指 STa。

肠产毒性大肠杆菌的染色体有 4700 kb，（G+C）占 48% ~ 52%，包括 4100 个基因（2584 个操纵子），编码 ST、LT 和 CFA 的基因位于质粒上。一个质粒通常同时携带有毒素和定居因子基因，如 CFA/Ⅰ 和 ST、CFA/Ⅱ 和 LT 及 ST、CFA/Ⅳ 和 ST。

（3）其他抗原

试验研究也表明，O 抗原抗体也可抵抗表达同源 O 抗原的 ETEC（Svennerholm，2011），但是 ETEC 的 O 抗原种类太多，根据 O 抗原设计疫苗难度太大。

其他毒力相关抗原和黏附有关。EtpA 是相对分子质量为 $170 \times 10^3$ 的黏附相关蛋白，可以形成分子桥梁介导 ETEC 通过鞭毛与宿主细胞之间的接触反应，编码基因和 EtpBC 一起位于 H10407 株的肠毒素和定居因子质粒上，已经证明在小鼠 ETEC 感染模型中具有保护作用，EtaA 也是质粒编码的黏附相关蛋白，可以降解过多的 EtpA 蛋白，从而调节 ETEC 菌体黏附和肠毒素的释放，同时还可以降解上皮细胞表面黏液层中的黏蛋白 MUC2，从而促进 ETEC 黏附。还有高度保守的基因组编码 YghJ 金属蛋白酶和 EaeH 黏附蛋白，在菌体黏附和肠毒素释放的过程中发挥作用，在恢复期患者血浆中存在大量针对上述四种蛋白的 IgG、IgM 和 IgA 抗体（Roy et al.，2009；Fleckenstein et al.，2014；Luo et al.，2015）。

### 25.2.3 实验室诊断

ETEC 的血清型众多，还有定居因子和肠毒素表型的异质性，使得 ETEC 腹泻的流行病学研究非常复杂。检测 ETEC 肠毒素的方法主要有动物试验、细胞培养和免疫学方法等。ST 检测传统应用乳鼠肠袢肿胀试验，现已有 RIA、ELISA 法检测培养液中的 ST。LT 检测的免疫学方法有 Biken 试验、ELISA、反向 Latx 凝集、葡萄球菌副凝试验等。

要从基因型和表型上对 ETEC 进行诊断，需要研制 ETEC 快速诊断试剂盒，目前，多重 PCR 技术是快速鉴别 ETEC 不同亚型的主要应用手段。哥德堡大学被指定作为 ETEC 诊断和免疫反应的 WHO 合作中心和参照实验室，提供产品、试剂和表达各种毒素、CFA 的参考菌株，以及 ETEC 诊断方法的质量控制。

## 25.3 流行病学

### 25.3.1 疾病流行特点

大肠杆菌主要栖息于人和恒温动物的肠道，以及水、土壤、空气中，其数量取决于人及动物粪便污染的程度。

ETEC 腹泻的典型特征是大量的水样腹泻。潜伏期 1 ~ 2 天，轻度腹泻者仅大便次数稍增多，性状轻微改变，排泄几次稀便后即痊愈；中度腹泻者可有发热、电解质紊乱和酸中毒，病程一般 3 ~ 7 天，也可较长；重度腹泻者体温可持续在 38 ~ 40 ℃，每天腹泻 10 ~ 20 次，常为黄绿色水样便，混有少量黏液，可有腥臭味，也可有牛奶色或米汤水样便，与霍乱基本相似。多有恶心、呕吐，婴幼儿常出现惊厥，由于大量吐、泻，呈明显脱水和酸中毒症状，可出现急性肾衰竭，治疗不及时，婴幼儿患者可发生死亡。

ETEC 腹泻的流行主要发生在热带、亚热带地区和发展中国家,尤其是卫生条件比较落后的地区,主要引起婴幼儿腹泻和旅行者腹泻(diarrhea in travelers,DT),是发展中国家在5岁以下儿童以社区为基础的研究中分离出的最常见肠道病原体,也是发展中国家儿童脱水和营养不良的主要原因,常年均有散发,但以夏秋季为高。

在 ETEC 腹泻高度流行的发展中国家,ETEC 腹泻发病率在2岁以下幼儿中最高,之后随年龄增长有所下降,而住院患者则以10岁以上人群为主。WHO 进行的一项调查5个发展中国家 ETEC 腹泻发病率的多中心研究证实,3岁以下儿童 ETEC 腹泻发病率为11%~18%。

在我国虽然尚缺乏对 ETEC 腹泻系统的流行病学调查资料,但仅从部分的流行病学调查报告中可知,我国 ETEC 腹泻的流行趋势不可忽视,在气候较为温暖的地区发病率不但较高,而且没有季节性差异,但在北方以温暖季节病例数较多。ETEC 的感染与不洁的食物链供应和卫生条件密切相关,一般条件下发病对象以5岁以下儿童为主,但在卫生条件不良的社区可扩展到青年和成人。

在非洲、亚洲和南美洲的旅行者腹泻病例中,1/3~1/2由 ETEC 引起,一部分旅行者会因此中断旅行。在遇到洪水、地震等自然灾害时,ETEC 也是导致灾区发生腹泻的重要原因(WHO,2006;WHO,2009;Lanata et al.,2013;GBD Diarrhoeal Diseases Collaborators,2017)。

### 25.3.2　主要流行环节

ETEC 腹泻主要经粪-口途径传播,患者和带菌者为主要传染源。病原体经口进入机体,然后随粪便排出体外,在外环境中停留后,再经口传入易感者机体并定居于肠道。病原体在外环境中停留之际,有可能通过水、食物、日常生活用品接触及苍蝇、蟑螂等多种因素单一或交错地传播腹泻病,其中水和食物是最常见的传播途径,因此保证饮水卫生和清洁食物链的供应对预防 ETEC 腹泻的流行至关重要。ETEC 普遍存在于发展中国家的地表水源中,如孟加拉国(WHO,2009)。

随着近年来人口频繁流动与旅游事业的迅猛发展,卫生状况差、人口密度高的地区易发生 ETEC 腹泻的暴发和流行。

### 25.3.3　预防对策和措施

改善水质、饮食卫生和清洁环境,以及在婴儿出生后的前6个月内采用纯母乳喂养,能够防止儿童遭受大部分肠道疾病的感染。口服补液对儿童感染者也十分必要,但接种疫苗仍是防止重大疾病和死亡的最经济方式。

## 25.4　现行疫苗及正在发展中的疫苗

人体感染 ETEC 后可获得有效的免疫力。在发展中国家,ETEC 腹泻发病率随年龄增长而降低,有症状 ETEC 感染和无症状 ETEC 感染的比值随年龄增长而降低,初次 ETEC 感染对后来遇到有相同毒素和(或)定居因子表型的 ETEC 再感染可表现出一定的保护关系,都说明了这一点。从发达国家到 ETEC 腹泻流行地区的旅行者如果长期在当地生活,其 ETEC 腹泻发病率也会逐渐下降。因此,疫苗应是预防 ETEC 感染的有效方式。在幼年时期进行 ETEC 疫苗免疫接种是有效的预防策略,从发达国家到发展中国家的旅行者,包括部署的军事部队,构成了 ETEC 疫苗免疫接种的另一个目标人群(WHO,2008)。

疫苗预防 ETEC 感染的重点在于消除肠毒素的毒性作用、宿主特异性菌毛的黏附作用及大肠杆菌本身的致病作用。消除 ETEC 肠毒素的毒性作用,需要以相应肠毒素制备的类毒素作为免疫原,使机体获得具有保护作用的相应循环抗体及分泌型抗体,从而发挥对肠毒素的特异性中和作用。宿主特异性菌毛 CFA/Ⅰ、CFA/Ⅱ和 CFA/Ⅳ,无论是与相应菌体一起,还是经过提取的纯化产物,均能刺激机体产生相应的抗体,尤其有意义的是分泌型 IgA。

### 25.4.1　现行"旅行者腹泻疫苗"

#### 25.4.1.1　霍乱疫苗的交叉保护

ETEC 腹泻和霍乱的发病机制具有许多相似性,有效的口服霍乱疫苗已经研制成功。由于霍乱毒素(CT)和 LT 在结构和免疫学特性上很相似,所以,抗 CT 的抗毒素免疫可以对 LT 表型的 ETEC 菌株感染的人群产生交叉保护。口服灭活霍乱疫苗 Dukoral® 包含霍乱全菌体灭活疫苗和重组霍乱毒素 B 亚单位(rCTB),对 ETEC 腹泻流行地区的原住民和到这些流行地区的旅行者,可以提供50%~70%的保护,抵抗 LT 和 LT/ST 表型 ETEC 腹泻病,虽然保护只持续几个月（Lopez-Gigosos et al.，2011）。据报道，Dukoral® 可以预防约 23% 的腹泻病和约 50% 的 ETEC 腹泻病（Petola et al.，1991；WHO，2009；Scerpella et al.，1995）。口服灭活霍乱疫苗 Dukoral® 已经在 60 多个国家获得注册（Lopez-Gigosos et al.，2011）。

### 25.4.1.2　全菌体灭活疫苗

第一代口服 ETEC 全菌体灭活疫苗由瑞典斯德哥尔摩的瑞典国家细菌学实验室（Swedish National Bacteriological Laboratory，SBL）生产，最初包含 3 株灭活 ETEC 菌株［O78：H12（ST+CFA/Ⅰ）、O139：H28（CS1）和 O6：H16（ST+CS2CS3）］和 rCTB。该疫苗在瑞典成人中显示是安全的，并确认具有免疫原性（Wennerås et al.，1992；Ahrén et al.，1993）。为包含更多的 CFA，该疫苗调整为 5 株菌株，分别是 SBL101（O78：H12，CFA/Ⅰ，ST）、SBL104（O25：H42，CS4 + CS6）、SBL105（O167：H5，CS5 + CS6，ST）、SBL106（O6：H16，CS1）和 SBL107（OR：H6，CS2+CS3），每株菌约 $2 \times 10^{10}$ cfu，5 株共 $1 \times 10^{11}$ cfu，另外还含有 1 mg 重组霍乱毒素 B 亚单位（rCTB），口服接种健康瑞典成人后，所有免疫个体均产生了针对 CTB 的免疫反应（Jertborn et al.，1998；Ahrén et al.，1998）。

尽管 ETEC 疫苗在发展中国家的保护效果还存在争议，但该疫苗已在 13 个国家注册，用于旅行者接种（Plotkin et al.，2011）。

## 25.4.2　发展中的 ETEC 候选疫苗

发展中的 ETEC 候选疫苗，主要包括新一代全菌体灭活疫苗、减毒活疫苗和亚单位疫苗。

### 25.4.2.1　新一代全菌体灭活疫苗

发展新一代 ETEC 全菌体灭活疫苗的重点主要集中在以下 3 个方面：①提高各种 CFA 的表达水平，使其在婴幼儿中具有更高的免疫原性，这样还可以用更少的菌体携带更多剂量的 CFA，减少不良反应发生，尤其是婴幼儿呕吐，估计是由全菌体中的 LPS 所致；②使用 LT 样的类毒素代替 rCTB，从而诱导出特异性更强的 LT 免疫，如 LTB 和 CTB 融合蛋白（LCTBA 融合蛋白）（Lebens et al.，1996）；③评估各种公认的黏膜佐剂。

由斯堪的纳维亚生物公司开发的新一代全菌体灭活疫苗解决了上述 3 个方面的问题。通过重组技术，各种重要 CFA 表达量可以比最初的 SBL 疫苗提高 4～5 倍，包括 CFA/Ⅰ 和 CS1—CS5（Holmgren et al.，2013）。对于非菌毛类定居因子抗原 CS6，天然 ETEC 菌株表达的 CS6 水平较菌毛类 CFA 低。无毒性大肠杆菌过表达的 CS6，可以比以前的疫苗株高 20 倍以上；当以特殊剂量范围的苯酚灭活时，CS6 的抗原性可以完整保留（Tobias et al.，2011）。

其中以第一代 SBL 疫苗为对照，对含有过表达 CFA/Ⅰ 大肠杆菌和 LCTBA 融合蛋白的灭活 ETEC 疫苗进行初步评估，结果显示，疫苗是安全的，免疫后的不良反应很少且比较轻微。分析粪便分泌物中特异性 sIgA 和淋巴细胞上清中的 IgA 证实，多数志愿者可诱导出显著的 LTB 和 CFA/Ⅰ 的肠道和肠派生抗体反应（Lundgren et al.，2013）。

LT 作为口服灭活全菌体或各种病原菌纯化抗原的佐剂作用已经得到公认，但 LT 的肠毒素活性限制了它作为佐剂的应用。一些实验室致力于构建保留佐剂特性的低肠毒素 LT 佐剂，并研制出了双突变 LT（double mutant LT，dmLT）。动物试验数据表明，即使大剂量口服含有 dmLT 的灭活 ETEC 疫苗，小鼠也表现出很好的耐受。在临床试验中也得到了类似结果（Norton et al.，2011；Holmgren et al.，2013；El-Kamary et al.，2013）。

这种新一代全菌体灭活疫苗包含 4 株经过基因改造的菌株，分别表达 CFA/Ⅰ、CS3、CS5 和 CS6，另外还含有 1 mg LCTBA 融合蛋白，并优选 dmLT 为黏膜佐剂。该疫苗在瑞典成人中完成了 Ⅰ 期临床试验，并观察到了黏膜免疫记忆反应（Lundgren et al.，2014；Lundgren et al.，2016）。dmLT 作为佐剂，可以进一步增强针对 CFA 的黏膜免疫反应，下一步将对其在婴幼儿中的安全性和免疫原性及对旅行者的保护效果做进一步评估，其中在孟加拉国 6 月龄至 45 岁人群中的 Ⅰ/Ⅱ 期安全性和免疫原性临床试验已经完成，dmLT 佐剂组检测到了针对更多种抗原的血清 IgA 反应，并且在 2 岁以下人群中针对各抗原的粪便 sIgA 的 4 倍阳转率最高，包括 6～11 月龄和 12～23 月龄婴幼儿（Lundgren et al.，2014；Clinical-Trials. gov，2018a；Akhtar et al.，2019），并且，为了在即将到来的 Ⅲ 期临床试验中进行保护效果评估，对中、重度腹泻的判定标准进行了研究（Wierzba et al.，2017）。

### 25.4.2.2　减毒活疫苗

#### （1）ETEC 减毒活疫苗

此处重点介绍一种新的 ETEC 候选减毒活疫苗，即 ACE527 疫苗。该疫苗包含 3 株减毒活 ETEC 疫苗株，即 ACAM2025（CFA／Ⅰ，LTB）、ACAM2022（CS5/CS6，LTB）和 ACAM2027（CS1/CS2/CS3，LTB），表达 CFA／Ⅰ、CS1、CS2、CS3、CS5 和 CS6，以及 LTB（Harro et al.，2011a；Turner et al.，2011）。这些菌株的 *LT* 和 *ST* 基因和抗生素选择标志均被移除，染色体进行了缺失突变，去除了生物合成芳香族氨基酸所必需的 *aroC* 基因，以及编码外膜蛋白的 *ompC* 和 *ompF* 基因。ACAM2025 株源自 ETEC 野毒株 WS-1858（O71：H-，ST＋EAST1＋CFA／Ⅰ），去除了 *ST* 和 *EAST1* 基因，加入了 *LTB* 基因，并在健康成人志愿者中证明是安全有效的（Turner et al.，2006）；ACAM2022 株源自 WS2773E 株（O141：H5，LT＋ST＋EAST1＋CS5/CS6），删除了所有的毒素基因和细菌抗生素基因，加入了 *LTB* 基因；ACAM2027 株是 WS-3504D 株（O39：H12，LT＋ST＋EAST1＋CS2/CS3）的变异体，所有的毒素基因都被删除，加入了从 PTL-003 获得的 *CS1* 亚单位基因（Turner et al.，2011）。

ACE527 疫苗，在 GMP 条件下生产，和碳酸氢钠缓冲液一起，以 $10^{10}$ 和 $10^{11}$ cfu 两个剂量，对美国成人志愿者进行口服给药，结果两个剂量均耐受，接受低剂量和高剂量 3 株菌的受试者均有 50%～83% 的排毒。和之前在灭活 SBL ETEC 疫苗中显示的一样（Jertborn et al.，2001），免疫反应具有剂量效应，高剂量免疫诱导的免疫反应更高。大多数志愿者出现了针对 LTB 的显著淋巴细胞上清和血清 IgG 反应。82% 的高剂量受试者产生了针对 CFA／Ⅰ 和 CS6 的显著免疫反应，但和其他口服 ETEC 候选疫苗的结果一样，针对 CS3 的反应不高，只有一半受试者观察到（Ahrén et al.，1998；Jertborn et al.，2001；Harro et al.，2011a）。随后，一项双盲、随机、安慰剂对照的 Ⅱb 期临床试验结果显示，当以 H10407（LT/ST，CFA／Ⅰ，O78：H11）攻击患者时，接种者更不易发生腹泻，或腹泻开始后 24 小时内腹泻的量较少，攻击菌株在粪便中的排放量也减少，ACE527 疫苗显著减轻了 ETEC 腹泻的严重程度（Darsley et al.，2012）。基于此，研究者目前正计划在发达国家和发展中国家的其他目标人群中，继续对 ACE527 疫苗的安全性和免疫原性进行评估。

ACE527 疫苗以现代分子生物学技术对 ETEC 野毒株进行了有意义的基因改造和重组，包括对主要毒力相关基因的去除和对具有重要免疫学意义基因的引入。由于 ST 的相对分子质量小，免疫原性弱，所以，该疫苗不包含减毒的 ST 抗原组分。在临床试验中，采用表达 ST 的 H10407 株攻击菌进行保护效果观察，难以真实反映该疫苗的免疫保护效果。尽管如此，添加了 dmLT 佐剂的 ACE527 疫苗以相当于前面 Ⅱ 6 期临床试验十分之一抗原剂量免疫接种成人仍然对中、重度腹泻显示出 65.9% 的保护效果（ClinicalTrials. gov，2019；Tennant et al.，2016；Harro et al.，2019）。下一步应添加减毒的、提高了免疫原性的 ST 抗原组分，或者使用 ST 阴性的临床攻击菌进行保护效果观察。

#### （2）其他减毒活疫苗

减毒霍乱弧菌 Peru-15 株，能够表达大约 30 倍高的 CTB，可以作为霍乱、ETEC 双价疫苗。该菌株在动物体内可诱导出高水平的抗 CTB 抗体，并在细胞培养测定中可以中和 LT 毒素的毒性（Roland et al.，2007）。

美国 Walter Reed 陆军研究院利用的减毒福氏 2a 志贺菌载体 SC608，来源于在人类志愿者中进行过几次临床试验的减毒活疫苗 SC602 株。表达 CFA／Ⅰ 亚单位和 LTB 亚单位的 SC608 鼻腔免疫豚鼠，抵抗了野生型福氏志贺菌的攻击，血清抗体显示出抗毒素（抗 ETEC）活性和凝集活性（抗福氏志贺菌）（WHO，2009）。

### 25.4.2.3　亚单位疫苗

#### （1）LT 类毒素

不具毒性的 LTB 和 CTB 能够与肠黏膜表面上的特异受体结合，诱导出强的肠道黏膜免疫反应，LTB 则可以诱导出比 CTB 更强的针对 LT 的免疫反应。

杂合分子如 LCTBA 融合蛋白，包含 LTB 特异表位和 LTB 与 CTB 的共有表位，可以对霍乱和 LT 表型的 ETEC 都产生抗体反应。因此，在细胞培养试验和试验动物模型中，LCTBA 融合蛋白比 CTB 更能诱导出 LT 中和抗体反应（Lebens et al.，1996）。LCTBA 融合蛋白应用于瑞典的一个成人志愿者 Ⅰ 期临床试验，诱导出比同剂量 rCTB 更高的 LTB 抗体反应（Lundgren et al.，2013）。

不用注射的经皮免疫的观念和贴片技术应用于

ETEC疫苗,是在20世纪90年代后期发展起来的,可以在几乎所有的免疫志愿者中诱导出针对LT的显著血清IgA、IgG反应,以及IgA抗体分泌细胞反应,并对LT表型的ETEC感染可以产生61%的保护,说明经皮免疫途径是一种有效的疫苗投递途径,但对所有ETEC感染所致中、重度腹泻只有34.6%的保护效果,也证明了需要在疫苗配方中添加更多的其他候选抗原成分(Behrens et al.,2014;Riddle et al.,2014)。

（2）ST类毒素

LT免疫可以抵抗LT表型的ETEC感染,却不能抵抗ST表型的ETEC感染,尤其是腹泻患者中分离出的ETEC菌株有2/3表达ST。ST或LT/ST表型ETEC菌株是中低收入国家5岁以下儿童中、重度腹泻的主要病菌之一(Kotloff et al.,2017),所以ST抗原应加入ETEC疫苗抗原组合中。ST为半胱氨酸含量高的小分子多肽,高度折叠,免疫原性弱,ST或其衍生物如果与载体蛋白如LTB、CTB或者CFA亚单位进行化学交联或者基因融合,就具有了免疫原性,但产生的抗ST的免疫不具有典型的中和抗体活性,并且天然的ST融合蛋白还保留ST的毒性(Clements,1990;Boedeker,2005),所以在增强其免疫原性的同时,还需降低其毒性。最近有科学家将第12位氨基酸进行突变后串联在一起与dmLT制备成融合蛋白,经肌内注射后诱导产生了具有中和活性的抗体(Nandre et al.,2016)。

（3）纯化的CFA

纯化的CFA作为口服免疫原,具有制备成本高和对蛋白酶降解敏感的缺点。为防止在胃中降解,可将纯化的CFA包裹到能生物降解的微球中,同时提高在黏膜诱导部位的转运和摄取,但是包装后抗原所诱导的免疫反应一般都不强(Lapa et al.,2008),且需要毫克水平的CFA抗原,因此,微球包装的疫苗配方对ETEC疫苗研发不具有吸引力。

ETEC的一些CFA有同源性,如CFA/I、CS1、CS2、CS4和CS14,CS17和CS19;CFA血清和同源的CFA有交叉反应(Gaastra et al.,2002;Anantha et al.,2004;Svennerholm and Steele,2004)。CFA/I的亚单位CfaE,基因上高度保守(Sincock et al.,2016),可用来发展广谱保护的ETEC抗黏附疫苗。

（4）多表位融合蛋白

多表位融合蛋白通过基于分子生物学、基因组学、信息技术和工程学的合成生物学手段,将有关候选疫苗抗原如定居因子和肠毒素(如CFA/I、CS6、LTB和减毒STa)等的有效抗原表位组合到一起,设计多表位融合蛋白,不仅可以扩大免疫保护的范围,而且可以大大简化候选疫苗的配方组成,降低研制成本和将来的生产成本(Ruan et al.,2015;Zhang et al.,2015;Jeshvaghani et al.,2016;Zeinalzadeh et al.,2017)。美国陆军医学研究和装备司令部已经开展相关临床试验,结果即将公布(ClinicalTrials.gov,2015)。

## 25.5 安全试验及保护效果评估

### 25.5.1 安全试验

人ETEC菌株有很强的宿主特异性,迄今为止还没有找到合适的动物模型来模拟对人体的安全试验。以建议的成人用量口服和鼻饲途径免疫小鼠,无论是全菌体灭活疫苗还是减毒活疫苗,或亚单位疫苗,均表现出一定的耐受。如经口服以外的途径给药,必然出现严重的内毒素反应。因此,一般的安全试验主要在于对生产过程的严格控制并检查外源性因子,包括杂菌和有害物质的污染。现在设计的ETEC疫苗主要以口服给药为主,临床上按照肠道疫苗的基本原则,结合ETEC腹泻的临床症状,进行ETEC疫苗的安全性观察和评价。

### 25.5.2 免疫反应分析方法

对ETEC疫苗的免疫反应测定主要针对LT和LTB的血清反应,许多灭活和减毒活疫苗接种后引起的CFA血清反应非常有限。

由于ETEC为非侵袭性病原体,所以肠道局部抗体反应被认为是保护性免疫反应的主要参考指标,特别是肠道液体中的IgA抗体反应,被认为是更具有意义的反应指标。IgA可在粪便提取物、肠灌洗液中进行检测。

新的替代方法中,通过酶联免疫斑点试验(ELISPOT assay)测定针对特异性CFA和LT的抗体分泌细胞(antibody secreting cell,ASC)反应,在测定ETEC自然感染、ETEC攻击和ETEC候选疫苗株引起的相应反应时非常灵敏,是黏膜免疫反应的替代标志。在近期的研究中,ELISPOT试验又被淋巴细胞上清液抗体(antibody in lymphocyte supernatant,

ALS)测定代替,ALS 测定是一种有用的临床试验测定方法(Chakraborty et al.,2015;Lundgren et al.,2016)。

稳定成熟的免疫学检测方法对于分析免疫反应与保护效果之间的相关性和疫苗评价至关重要。近期,科学家正在发起对免疫检测方法进行统一和标准化的活动,希望能建立抗原和校准品库,并共享试验操作程序,在此基础上,扩大探索性分析方法,如多抗体同时检测代替传统的 ELISA 等(McArthur et al.,2017)。

### 25.5.3 攻击模型和试验设计

评估 ETEC 候选疫苗的保护效果需要合适的动物攻击模型。小鼠不会产生 ETEC 腹泻病,并不是 ETEC 疫苗研究的理想动物;相比之下,兔子、幼猪、非人灵长类对 ETEC 敏感,在感染后会发展为腹泻,这些动物模型应用于 ETEC 疫苗研究已经取得了很大进展。非人灵长类夜猴曾经被用来对福尔马林灭活大肠杆菌候选疫苗的保护效果进行评估(Roberts et al.,1995)。这种动物数量较少,价格昂贵,限制了它作为 ETEC 疫苗研发模型的应用。

#### 25.5.3.1 兔腹泻模型

可移除的肠襻成年兔腹泻(removable intestinal tie-adult rabbit diarrhea,RITARD)模型从 20 世纪 80 年代开始用来研究霍乱和 ETEC 腹泻的发病机制,以及针对腹泻的抗黏附免疫保护(Spira et al.,1981),早期研究主要把 LPS 作为目标抗原,后期研究表明,RITARD 模型在研究 ETEC 的 CFA、CT 或 LT 作为保护性抗原上也非常有用(Svennerholm et al.,1990)。

#### 25.5.3.2 猪模型

和兔子一样,猪,尤其是幼猪天然对 ETEC 腹泻敏感。而且临床上和人感染 ETEC 以后的症状相同(Zhang et al.,2006;Zhang et al.,2008)。另外,猪和人在生理机能、器官发育和免疫系统上都相似。幼猪表达 K88 受体,猪 ETEC 菌株表达 K88 菌毛已是成功的实例,这种系统自 20 世纪 70 年代开始就被用来作为描绘 ETEC 腹泻病特征的模型。

猪模型亦是评估毒素候选疫苗保护效果的最好模型,LT 和 ST 在猪源和人源 ETEC 菌株中高度同源,接种表达人源 ETEC LT 或 ST 的 ETEC 菌株的

猪可发生腹泻(Zhang et al.,2008)。因此,猪模型可以考虑作为疫苗保护效果的参考指标。

#### 25.5.3.3 志愿者攻击试验

人类志愿者攻击应用于肠道疫苗临床试验已经有很长的历史,是评估 ETEC 候选疫苗临床效果的最好模型。但需要注意以下几点:① 疫苗实际上在临床中可能是有效的,只是因为攻击剂量太高,超过了肠道免疫的保护限度,而在志愿者试验中没有显示出保护效果。H10407 菌株在所有常用攻击菌株中是毒力最强的(Porter et al.,2011),约翰·霍普金斯大学已经开展相关方面的研究,探讨 H10407 菌株的攻击剂量能否降低,以避免志愿者攻击试验的"假阴性"(Harro et al.,2011b;ClinicalTrials.gov,2014;Chakraborty et al.,2018);② 既有免疫是影响志愿者试验结果的一个复杂因素,需避免将曾经暴露于 ETEC 的志愿者纳入临床观察病例中。③ 有些人可能因为缺乏受体,而具有天然的抵抗力,保护他们不发生腹泻,这些人对疫苗也会缺乏反应。猪临床研究的数据表明,遗传背景不同的猪表达不同的受体,识别各自特异性 ETEC 菌毛(或黏附素)。只有表达相应识别受体的猪才会被表达相应菌毛的 ETEC 菌株定居,发展为腹泻,而不表达相应识别受体的猪,即使以 ETEC 菌株攻击它们,仍不会发病(Erickson et al.,1994;Francis et al.,1998)。

使用表型和剂量不同的 ETEC 菌株进行人类志愿者攻击模型的临床试验一直都在进行中(ClinicalTrials.gov,2014,2018b,2018c)。同时,科学家发起了对于人感染 ETEC 模型进行标准化控制的活动,希望能够更好地服务于疫苗保护效果评估(Porter et al.,2017)。

## 25.6 问题与展望

虽然提高供水卫生和正确的口服补液疗法可以起到预防和减少 ETEC 腹泻死亡率的作用,但在许多发展中国家并不容易做到(Trainor et al.,2015;GBD Diarrhoeal Diseases Collaborators,2017)。因此,免疫接种仍是降低 ETEC 腹泻流行的最实用途径,但至今尚未有可发挥良好保护作用的 ETEC 疫苗,尤其应用于发展中国家儿童的疫苗。

目前,如何研制出接种方便、价格低廉、能够应

用于贫穷国家的新型 ETEC 疫苗仍存在很多困难和障碍,如 ETEC 流行菌株优势抗原的多样性。由此带来的挑战是疫苗配方中应包含尽可能多的 ETEC 优势流行抗原,并保持每种抗原的表达水平。减毒活疫苗和全菌体灭活候选疫苗的代表——ACE527 和新一代全菌体灭活疫苗尽管已经包含了最多 7 种 CFAs 和 LT 或 CT 的 B 亚单位,但有可能仍需提高,如激发出针对 LT 的 A 亚单位、ST、其他的 CFA(7 种之外的如 CS21)和其他可能的毒力抗原如 EtpA、EatA 等的免疫反应,尤其是在 ETEC 流行菌型众多并会发生漂移的情况下(Zhang et al.,2017;Begum et al.,2014;Sahl et al.,2015;Kharat et al.,2017),需要选择除了 CFA 和肠毒素之外的其他更保守候选抗原纳入疫苗组分中。此外,激发出充分的宿主局部黏膜免疫还存在困难,还包括佐剂的选择和疫苗有效投递系统的确认以及评价保护性免疫等问题。

WHO 积极鼓励发展新的候选 ETEC 疫苗,以及在流行地区儿童中进行现有候选 ETEC 疫苗的临床评价,并且,WHO 还将继续为发展中国家提供支持,使监管机构达到疫苗管理的国际标准。除了旅行者腹泻外,WHO 在全球疫苗行动计划中指出,至 2025 年,全球 5 岁以下儿童腹泻病发病率要降低至 2010 年的 75%,病死率降低至 1‰以下。因此,从免疫规划考虑,发展联合疫苗预防腹泻病可能更加有效(Walker et al.,2017)。

进一步发展理想的动物攻击模型,可以对 ETEC 候选疫苗保护效果进行更好的评估,是疫苗研究成功的关键因素。RITARD 模型已经被证明可以很好地用来评估抗黏附免疫和 LT 免疫保护,幼猪模型是评估毒素免疫的理想模型。

ETEC 候选疫苗最终还是要在人攻击试验和现场效力保护试验中进行评估。良好的现场试验设计、评估方法的标准化、足够大的样本量,将帮助研究者对候选 ETEC 疫苗进行客观评估。

随着研究的不断深入和腹泻病支持力度的提高,期望未来 5~10 年,至少会有一个 ETEC 疫苗问世,可以预防发展中国家儿童和去该地区的旅行者罹患中、重度 ETEC 腹泻。

## 参考文献

Ahrén C, Wennerås C, Holmgren J, et al. 1993. Intestinal antibody response after oral immunization with a prototype cholera B subunit-colonization factor antigen enterotoxigenic *Escherichia coli* vaccine. Vaccine 11(9):929-934.

Ahrén C, Jertborn M, Svennerholm AM, et al. 1998. Testinal immune responses to an inactivated oral enterotoxigenic *Escherichia coli* vaccine and associated immunoglobulin A responses in blood. Infect Immun 66(7):3311-3316.

Akhtar M, Chowdhury MI, Bhuiyan TR, et al. 2019. Evaluation of the safety and immunogenicity of the oral inactivated multivalent enterotoxigenic *Escherichia coli* vaccine ETVAX in Bangladeshi adults in a double-blind, randomized, placebo-controlled Phase I trial using electrochemiluminescence and ELISA assays for immunogenicity analyses. Vaccine 37(37):5645–5656.

Anantha RP, McVeigh AL, Lee LH, et al. 2004. Evolutionary and functional relationships of colonization factor antigen I and other class 5 adhesive fimbriae of enterotoxigenic *Escherichia coli*. Infect Immun 72(12):7190-7201.

Andersson M, Björnham O, Svantesson M, et al. 2012. A structural basis for sustained bacterial adhesion -biomechanical properties of CFA/I Pili. J Mol Biol 415(5):918-928.

Begum YA, Baby NI, Faruque ASG et al. 2014. Shift in phenotypic characteristics of enterotoxigenic *Escherichia coli* (ETEC) isolated from diarrheal patients in Bangladesh. PLoS Negl Trop Dis 8(7):e3031.

Behrens RH, Cramer JP, Jelinek T, et al. 2014. Efficacy and safety of a patch vaccine containing heat-labile toxin from *Escherichia coli* against travellers' diarrhoea:A phase 3, randomised, double-blind, placebo-controlled field trial in travellers from Europe to Mexico and Guatemala. Lancet Infcet Dis 14(3):197-204.

Black RE, Cousens S, Johnson HL, et al. 2010. Global, regional, and national causes of child mortality in 2008:A systematic analysis. Lancet 375(9730):1969-1987.

Boedeker EC. 2005. Vaccines for enterotoxigenic *Escherichia coli*:Current status. Curr Opin Gastroenterol 21(1):15-19.

Chakraborty S, Harro C, DeNearing B, et al. 2018. Impact of lower challenge doses of enterotoxigenic *Escherichia coli* on clinical outcome, intestinal colonization and immune responses in adult volunteers. PLoS Negl Trop Dis 12(4):e0006442.

Clements JD. 1990. Construction of a nontoxic fusion peptide for immunization against *Escherichia coli* strains that produce heat-labile and heat-stable enterotoxins. Infect Immun 58(5):1159-1166.

ClinicalTrials.gov. 2015. A phase 1 dose escalating study of two enterotoxigenic *Escherichia coli* prototype adhesin-based vaccines with or without modified heat-labile enterotoxin by intradermal or transcutaneous immunization. https://clini-caltrials.gov/ct2/show/study/NCT01644565? term = etec

ClinicalTrials.gov. 2018a. A randomized, double-blind, placebo-controlled, dose-escalation study evaluating the safety, tolerability, and immunogenicity of an oral inactivated ETEC vaccine (ETVAX) alone and together with dmLT adjuvant in descending age groups in Bangladesh. https://clinicaltrials.gov/ct2/show/NCT02531802? term = etec

ClinicalTrials.gov. 2018b. Developing a human challenge model for evaluating vaccines against ST-producing enterotoxigenic *Escherichia coli*. https://clinicaltrials. gov/ct2/show/NCT02870751? term = etec

ClinicalTrials.gov. 2018c. Human challenge model refinement for B7A, an enterotoxigenic *Escherichia coli* (ETEC) challenge strain that expresses CS6. https://clinicaltrials. gov/ct2/show/results/NCT02773446? term = etec&rank = 4

ClinicalTrials.gov. 2019. Safety, reactogenicity, tolerability, immunogenicity and efficacy of live attenuated ETEC ACE527 vaccine administered alone or with a double mutant *E. coli* heat labile toxin (dmLT) in healthy adult volunteers. https://clinicaltrials. gov/ct2/show/NCT01739231? term = etec

Darsley MJ, Chakraborty S, DeNearing B. 2012. The oral, live attenuated enterotoxigenic *Escherichia coli* vaccine ACE527 reduces the incidence and severity of diarrhea in a human challenge model of diarrheal disease. Clin Vaccine Immunol 19(12):1921-1931.

Del Canto F, Valenzuela P, Cantero L, et al. 2012. Distribution of classical and nonclassical virulence genes in enterotoxigenic *Escherichia coli* isolates from Chilean children and tRNA gene screening for putative insertion sites for genomic islands. J Clin Microbiol 49(9):3198-3203.

El-Kamary SS, Cohen MB, Bourgeois AL, et al. 2013. Safety and immunogenicity of a single oral dose of recombinant double mutant heat-labile toxin derived from enterotoxigenic *Escherichia coli*. Clin Vaccin Immun 20(11):1764-1770.

Erickson AK, Baker DR, Bosworth BT, et al. 1994. Characterization of porcine intestinal receptors for the K88ac fimbrial adhesin of *Escherichia coli* as mucin-type sialoglycoproteins. Infect Immun 62(12):5404-5410.

Fleckenstein JM, Sheikh A, Qadri F. 2014. Novel antigens for enterotoxigenic *Escherichia coli* (ETEC) vaccines. Expert Rev Vaccines 13(5):631-639.

Francis DH, Grange PA, Zeman DH, et al. 1998. Expression of mucin-type glycoprotein K88 receptors strongly correlates with piglet susceptibility to K88+enterotoxigenic *Escherichia coli*, but adhesion of this bacterium to brush borders does not. Infect Immun 66(9):4050-4055.

Gaastra W, Sommerfelt H, van Dijk L, et al. 2002. Antigenic variation within the subunit protein of members of the colonization factor antigen I group of fimbrial proteins in human enterotoxigenic *Escherichia coli*. Int J Med Microbiol 292(1):43-50.

Galkin VE, Kolappan S, Ng D, et al. 2013. The structure of the CS1 pilus of enterotoxigenic *Escherichia coli* reveals structural polymorphism. J Bacteriol 195(7):1360-1370.

GBD Diarrhoeal Diseases Collaborators. 2017. Estimates of global, regional, and national morbidity, mortality, and aetiologies of diarrhoeal diseases: A systematic analysis for the Global Burden of Disease Study 2015. Lancet Infect Dis 17(9):909-948.

Harro C, Sack D, Bourgeois AL, et al. 2011a. A combination vaccine consisting of three live attenuated enterotoxigenic *Escherichia coli* strains expressing a range of colonization factors and heat-labile toxin subunit B is well tolerated and immunogenic in a placebo-controlled double-blind Phase I trial in healthy adults. Clin Vaccine Immunol 18(12):2118-2127.

Harro C, Chakraborty S, Feller A, et al. 2011b. Refinement of a human challenge model for evaluation of enterotoxigenic *Escherichia coli* vaccines. Clin Vaccine Immunol 18(10):1719-1727.

Harro C, Bourgeois AL, Sack D, et al. 2019. Live attenuated enterotoxigenic *Escherichia coli* (ETEC) vaccine with dmLT adjuvant protects human volunteers against virulent experimental ETEC challenge. Vaccine 37(14):1978-1986.

Holmgren J, Bourgeois L, Carlin N, et al. 2013. Development and preclinical evaluation of safety and immunogenicity of an oral ETEC vaccine containing inactivated *E. coli* bacteria overexpressing colonization factors CFA/I, CS3, CS5 and CS6 combined with a hybrid LT/CT B subunit antigen, administered alone and together with dmLT adjuvant. Vaccine 31(20):2457-2464.

Jertborn M, Ahrén C, Holmgren J, et al. 1998. Safety and immunogenicity of an oral inactivated enterotoxigenic *Escherichia coli* vaccine. Vaccine 16(2-3):255-260.

Jertborn M, Ahrén C, Svennerholm AM. 2001. Dose-dependent circulating immunoglobulin A antibody-secreting cell and serum antibody responses in Swedish volunteers to an oral inactivated enterotoxigenic *Escherichia coli* vaccine. Clin Diagn Lab Immunol 18(2):424-428.

Jeshvaghani FS, Rahjerdi AK, Amani J, et al. 2016. Designing and structure evaluation of multi-Epitope vaccine against ETEC and EHEC: An in silico approach. Protein & Peptide Letters 23(1):33-42.

Kharat VB, Ahmed M, Jiang Z D, et al. 2017. Colonization factors in enterotoxigenic *Escherichia coli* strains in travelers to

Mexico, Guatemala, and India compared with children in Houston, Texas. Am J Trop Med Hyg 96(1):83-87.

Kotloff KL, Platts-Mills JA, Nasrin D, et al. 2017. Global burden of diarrheal diseases among children in developing countries: Incidence, etiology, and insights from new molecular diagnostic techniques. Vaccine 35(49):6783-6789.

Lanata CF, Fischer-Walker CL, Olascoaga AC, et al. 2013. Global causes of diarrheal disease mortality in children, 5 years of age: A systematic review. PLoS One 8(9):e72788.

Lapa JA, Sincock SA, Ananthakrishnan M, et al. 2008. Randomized clinical trial assessing the safety and immunogenicity of oral microencapsulated enterotoxigenic *Escherichia coli* surface antigen 6 with or without heat-labile enterotoxin with mutation R192G. Clin Vaccine Immunol 15(8):1222-1228.

Lebens M, Shahabi V, Backstrom M, et al. 1996. Synthesis of hybrid molecules between heat-labile enterotoxin and cholera toxin B subunits: Potential for use in a broad-spectrum vaccine. Infect Immun 64(6):2144-2150.

Levine MM, Nalin DR, Hoover DL, et al. 1979. Immunity to enterotoxigenic *Escherichia coli*. Infect Immun 23(3):729-736.

Li Y, Luo Q, Shi X, et al. 2017. Phenotypic and genotypic characterization of clinical enterotoxigenic *Escherichia coli* isolates from Shenzhen, China. Foodborne Pathog Dis 14(6):333-340.

Liu M, Ruan X, Zhang C, et al. 2011a. Heat-labile- and heat-stable-toxoid fusions (LTR192G-STaP13F) of human enterotoxigenic *Escherichia coli* elicit neutralizing antitoxin antibodies. Infect Immun 79(10):4002-4009.

Liu M, Zhang C, Mateo K, et al. 2011b. Modified heat-stable toxins (hSTa) of enterotoxigenic *Escherichia coli* lose toxicity but display antigenicity after being genetically fused to heat-labile toxoid LT (R192G). Toxins (Basel) 3(9):1146-1162.

Lopez-Gigosos RM, Plaza E, Diez-Diaz RM, et al. 2011. Vaccination strategies to combat an infectious globe: Oral cholera vaccines. J Glob Infect Dis 3(1):56-62.

Lundgren A, Leach S, Tobias J, et al. 2013. Clinical trial to evaluate safety and immunogenicity of an oral inactivated enterotoxigenic *Escherichia coli* prototype vaccine containing CFA/I overexpressing bacteria and recombinantly produced LTB/CTB hybrid protein. Vaccine 31(8):1163-1170.

Lundgren A, Bourgeois L, Carlin N, et al. 2014. Safety and immunogenicity of an improved oral inactivated multivalent enterotoxigenic *Escherichia coli* (ETEC) vaccine administered alone and together with dmLT adjuvant in a double-blind, randomized, placebo-controlled Phase I study. Vaccine 32(52):7077-7084.

Lundgren A, Jertborn M, Svennerholm AM. 2016. Induction of long term mucosal immunological memory in humans by an oral inactivated multivalent enterotoxigenic *Escherichia coli* vaccine. Vaccine 34(27):3132-3140.

Luo Q, Qadri F, Kansal R, et al. 2015. Conservation and immunogenicity of novel antigens in diverse isolates of enterotoxigenic *Escherichia coli*. PLoS Negl Trop Dis 9(1):e0003446.

McArthur MA, Maciel MJr, Pasetti MF. 2017. Human immune responses against Shigella and enterotoxigenic *E. coli*: Current advances and the path forward. Vaccine 35(49):6803-6806.

Nakashima R, Kamata Y, Nishiawa Y. 2012. Effects of *Escherichia coli* heat-stable enterotoxin and guanylin on the barrier integrity of intestinal epithelial T84 cells. Vet Immunol Immunopathol 152(1-2):78-81.

Nandre RM, Duan Q, Wang Y, et al. 2016. Passive antibodies derived from intramuscularly immunized toxoid fusion 3xSTaN12S-dmLT protect against STa + enterotoxigenic *Escherichia coli* (ETEC) diarrhea in a pig model. Vaccine 35(4):552-556.

Norton EB, Lawson LB, Freytag LC, et al. 2011. Characterization of a mutant *Escherichia coli* heat-labile toxin, LT (R192G/L211A), as a safe and effective oral adjuvant. Clin Vaccine Immunol 18(4):546-551.

Peltola H, Siitonen A, Kyrönseppä H, et al. 1991. Prevention of travellers' diarrhoea by oral B-subunit/whole-cell cholera vaccine. Lancet 338(8778):1285-1289.

Plotkin S, Orenstein W, Offit P. 梁晓峰, 罗凤基, 封多佳, 译. 2011. 疫苗学. 北京: 人民卫生出版社.

Porter CK, Riddle MS, Tribble DR, et al. 2011. A systematic review of experimental infections with enterotoxigenic *Escherichia coli* (ETEC). Vaccine 29(35):5869-5885.

Porter CK, Louis Bourgeois A, Frenck RW, et al. 2017. Developing and utilizing controlled human models of infection. Vaccine 35(49):6813-6818.

Qadri F, Svennerholm AM, Faruque AS, et al. 2005. Enterotoxigenic *Escherichia coli* in developing countries: Epidemiology, microbiology, clinical features, treatment, and prevention. Clin Microbiol Rev 18(3):465-483.

Qadri F, Saha A, Ahmed T, et al. 2007. Disease burden due to enterotoxigenic *Escherichia coli* in the first 2 years of life in an urban community in Bangladesh. Infect Immun 75(8):3961-3968.

Riddle MS, Savarino SJ. 2014. Moving beyond a heat-labile enterotoxin-based vaccine against enterotoxigenic *Escherichia coli*. Lancet Infect Dis 14(3):174-175.

Roberts JA, Kaack MB, Baskin G, et al. 1995. Vaccination with a formalin-killed P-fimbriated *E. coli* whole-cell vaccine prevents renal scarring from pyelonephritis in the non-human primate. Vaccine 13(1):11-16.

Roland KL, Cloninger C, Kochi SK, et al. 2007. Construction and preclinical evaluation of recombinant Peru-15 expressing high levels of the cholera toxin B subunit as a vaccine against enterotoxigenic *Escherichia coli*. Vaccine 25(51): 8574-8584.

Roy K, Hamilton D, Ostmann MM, et al. 2009. Vaccination with EtpA glycoprotein or flagellin protects against colonization with enterotoxigenic *Escherichia coli* in a murine model. Vaccine 27(34):4601-4608.

Roy SP, Rahman MM, Yu XD, et al. 2012. Crystal structure of enterotoxigenic *Escherichia coli* colonization factor CS6 reveals a novel type of functional assembly. Mol Microbiol 86(5):1100-1115.

Ruan X, Sack DA, Zhang W. 2015. Genetic fusions of a CFA/ I/II/IV MEFA (multiepitope fusion antigen) and a toxoid fusion of heat-stable toxin (STa) and heat-labile toxin (LT) of enterotoxigenic *Escherichia coli* (ETEC) retain broad anti-CFA and antitoxin antigenicity. PLoS One 10(3):e0121623.

Sahl JW, Sistrunk JR, Fraser CM, et al. 2015. Examination of the enterotoxigenic *Escherichia coli* population structure during human infection. MBio 6(3):e00501-15.

Scerpella EG, Sanchez JL, Mathewson III JJ, et al. 1995. Safety, immunogenicity, and protective efficacy of the whole-cell/ recombinant B subunit (wc/rbs) oral cholera vaccine against travelers' diarrhea. J Travel Med 2(1):17-22.

Sincock SA, Hall ER, Woods CM, et al. 2016. Immunogenicity of a prototype enterotoxigenic *Escherichia coli* adhesion vaccine in mice and nonhuman primates. Vaccine 34(2):284-291.

Spira WM, Sack RB, Froehlich JL. 1981. Simple adult rabbit model for *Vibrio cholerae* and enterotoxigenic *Escherichia coli* diarrhea. Infect Immun 32(2):739-747.

Svennerholm AM, Wennerås C, Holmgren J, et al. 1990. Roles of different coli surface antigens of colonization factor antigen II in colonization by and protective immunogenicity of enterotoxigenic *Escherichia coli* in rabbits. Infect Immun 58(2): 341-346.

Svennerholm AM, Steele D. 2004. Microbial-gut interactions in health and disease. Progress in enteric vaccine development. Best Pract Res Clin Gastroenterol 18(2):421-445.

Svennerholm AM. 2011. From cholera to enterotoxigenic *Escherichia coli* (ETEC) vaccine development. Indian J Med Res 133:188-196.

Taxt A, Aasland R, Sommerfelt H, et al. 2010. Heat-stable enterotoxin of enterotoxigenic *Escherichia coli* vaccine target.

Infect Immun 78(5):1824-1831.

Tennant SM, Steele AD, Pasetti MF. 2016. Highlights of the 8th International Conference on Vaccines for Enteric Diseases: The Scottish encounter to defeat diarrheal diseases. Clin Vaccine Immunol 23:272-281.

Tobias J, Svennerholm AM, Carlin NI, et al. 2011. Construction of a non-toxigenic *Escherichia coli* oral vaccine strain expressing large amounts of CS6 and inducing strong intestinal and serum anti-CS6 antibody responses in mice. Vaccine 29 (48):8863-8869.

Trainor E, Iturriza-Gomara M, Ngwira B, et al. 2015. Detection of enterotoxigenic *E. coli* in hospitalised children with and without diarrhoea in Blantyre, Malawi. Paediatr Int Child Health 36(2):102-105.

Turner AK, Beavis JC, Stephens JC, et al. 2006. Construction and Phase I clinical evaluation of the safety and immunogenicity of a candidate enterotoxigenic *Escherichia coli* vaccine strain expressing colozization factor antigen CFA/I. Infect Immun 74(2):1062-1071.

Turner AK, Stephens JC, Beavis JC, et al. 2011. Generation and characterization of a live attenuated enterotoxigenic *Escherichia coli* combination vaccine expressing six colonization factors and LTB. Clin Vaccine Immunol 18(12): 2128-2135.

Walker R, Dull P. 2017. Combination vaccine strategies to prevent enteric infections. Vaccine 35(49):6790-6792.

Wennerås C, Svennerholm AM, Ahrén C, et al. 1992. Antibody-secreting cells in human peripheral blood after oral immunization with an inactivated enterotoxigenic *Escherichia coli* vaccine. Infect Immun 60(7):2605-2611.

WHO. 2006. Future directions for research on enterotoxigenic *Escherichia coli* vaccines for developing countries. Wkly Epiderniol Rec 81(11):97-104.

WHO. 2008. Enterotoxigenic *Escherichia coli*: Advances in technical and laboratory aspects of research and development of vaccines.

WHO. 2009. Enterotoxigenic *Escherichia coli* (ETEC).

WHO. 2013. The integrated Global Action Plan for Pneumonia and Diarrhoea (GAPPD). Ending preventable child deaths from pneumonia and diarrhoea by 2025.

Wierzba TF, Bourgis A. 2017. Defining cases of severe pediatric diarrhea for an efficacy trial of an enterotoxigenic *Escherichia coli* (ETEC) vaccine: Report on an international workshop, Washington DC, March 2016. Vaccine 35(4): 503-712.

Wolf MK. 1997. Occurrence, distribution, and associations of O and H serogroups, colonization factor antigens, and toxins of enterotoxigenic *Escherichia coli*. Clin Microbiol Rev 10(4):

569-584.

Zeinalzadeh N, Salmanian AH, Goujani G, et al. 2017. A chimeric protein of CFA/Ⅰ, CS6 subunits and LTB/STa toxoid protects immunized mice against enterotoxigenic *Escherichia coli*. Microbiol Immunol 61(7):272-279.

Zhang C, Iqbal J, Gomez-Duarte OG. 2017. Murine immunization with CS21 pili or LngA major subunit of enterotoxigenic *Escherichia coli* (ETEC) elicits systemic and mucosal immune responses and inhibits ETEC gut colonization. Vet Microbiol 202:90-100.

Zhang W, Berberov EM, Freeling J, et al. 2006. Significance of heat-stable and heat-labile enterotoxins in porcine colibacillosis in an additive model for pathogenicity studies. Ect Immun 74(6):3107-3114.

Zhang W, Robertson DC, Zhang C, et al. 2008. *Escherichia coli* constructs expressing human or porcine enterotoxins induce identical diarrheal diseases in a piglet infection model. Appl Environ Microbiol 74(18):5832-5837.

Zhang W, Sack DA. 2015. Current progress in developing subunit vaccines against enterotoxigenic *Escherichia coli*-associated diarrhea. Clin Vaccine Immunol 22(9):983-991.

# 第 26 章

# 肠出血性大肠杆菌 O157：H7 疫苗

方 瑶 毛旭虎

**本章摘要**

　　肠出血性大肠杆菌（enterohemorrhagic *Escherichia coli*，EHEC）O157：H7 感染严重威胁人类健康，目前缺乏有效的治疗方法，因此研制出有效的疫苗是预防 EHEC O157：H7 感染的重要手段。在过去的几十年，通过对 EHEC O157：H7 病原学特征、流行病学、致病机制及免疫应答等多方面的研究，许多保护性抗原用来研制 EHEC O157：H7 疫苗，到目前为止已有包括多糖结合疫苗、亚单位疫苗、载体疫苗、转基因植物疫苗、细菌 ghost 疫苗等多种形式的疫苗正在研究中。随着动物模型的进一步完善和疫苗技术的不断发展，不久的将来人们一定能获得用于预防 EHEC O157：H7 感染的有效疫苗。

## 26.1　概述

肠出血性大肠杆菌（enterohemorrhagic *Escherichia coli*，EHEC），以前称为肠产 Vero 毒素大肠杆菌（vero cytotoxgenic *E.coli*，VTEC），主要血清型为 O157：H7。EHEC O157：H7 感染可使人患腹泻、出血性结肠炎（hemorrhagic colitis，HC），还可在 5%~10% 的病例中引发溶血性尿毒综合征（hemolytic uremic syndrome，HUS）及血栓性血小板减少紫癜（thrombotic thrombocytopenic purpura，TTP）等严重并发症，甚至导致死亡。EHEC O157：H7 的感染因具有暴发流行趋势、强烈的致病性与致死性以及抗生素治疗可能会加剧病情等特点，已经成为全球性的公共卫生问题。目前，对 EHEC O157：H7 感染尚缺乏有效的防治方法，只能给予对症治疗和适当的抗菌治疗。由于 EHEC O157：H7 感染的暴发流行和治疗上的困难，疫苗研究就显得极为紧迫。近年来，随着基因工程技术、疫苗载体技术的发展以及 EHEC O157：H7 全基因组测序的完成，EHEC O157：H7 疫苗研究也取得长足进步。

## 26.2　病原学

肠出血性大肠杆菌（EHEC）O157：H7 属于肠杆菌科埃希菌属。革兰氏染色阴性，无芽孢，有鞭毛，动力试验呈阳性。其鞭毛抗原丢失后，动力试验呈阴性。EHEC O157：H7 具有较强的耐酸性，pH 为 2.5~3.0，37℃ 可耐受 5 小时；耐低温，能在冰箱内长期生存；在自然界的水中可存活数周至数月，可在最低水活度（Aw）为 0.95 的食物中生长；不耐热，75℃ 1 分钟即被灭活；对氯敏感，被 1 mg·L$^{-1}$ 浓度的余氯杀灭。可在 7~50℃ 的温度下生长，最适生长温度为 33~42℃。EHEC O157：H7 除不发酵或迟缓发酵山梨醇外，其他常见的生化特征与大肠埃希菌基本相似，但也有某些生化反应不完全一致，具有鉴别意义（徐尚荣，2008；卢勉飞等，2014）。EHEC O157：H7 无侵袭力，不产生肠毒素，但是能够产生志贺毒素，该毒素能够抑制宿主细胞蛋白质的合成，造成器官的损害；同时该毒素与 HUS 也是密切相关的。该菌主要定居在宿主肠道黏膜上皮细胞表面，不侵入细胞组织和血液，可引起血性腹泻、出血性结肠炎等疾病，以及 HUS 和 TTP 等严重并发症，对人类的健康造成严重威胁（Alireza et al.，2014）。EHEC O157：H7 繁殖迅速、对不利环境的抵抗力强、产生志贺毒素有较强的致病性，已日益成为一个全球性的公共卫生问题（Nataro and Kaper，1998；廖必英，2013；雷飓等，2014；徐金雷等，2015）。

## 26.3　流行病学

EHEC O157：H7 作为一种致病菌被认识是在 1982 年，当时美国的俄勒冈州和密歇根州先后发生了两起食物中毒事件，中毒人数 47 人，调查人员从 9 名患者的粪便及食物中检出 EHEC O157：H7，都源自同一快餐连锁店出售的汉堡牛肉饼（Riley et al.，1983）。在此之前，该菌一直被看作非致病菌，而且非常罕见。1982 年以后，由该菌引发的食物中毒在美国频频出现，至今美国已记载了此菌引起的暴发流行达 100 多起，其中影响比较大的是 2006 年的毒菠菜事件，导致 200 多人中毒，数人死亡。除美国外，其他一些国家由该菌引起的食物中毒事件也接连不断。已有美洲的加拿大、墨西哥、智利、巴西，欧洲的英国、德国、法国、挪威、荷兰、比利时、爱尔兰、意大利、土耳其，亚洲的日本、中国、韩国、巴基斯坦，大洋洲的澳大利亚，非洲的南非、斯威士兰等国家报告病例。从全世界的流行情况看，基本上是先有散发病例，继而小型暴发，然后发生较大规模的暴发流行。美国自 1982 年以来，已有 40 个州发生 100 多起 EHEC O157：H7 感染暴发，1993 年后半年发生了 15 起，1994 年前半年发生了 20 起。1993 年 1—9 月，美国疾病控制中心（CDC）接到 1734 例病例报告。美国 CDC 估计其国内每年约 1 万人发病，死亡 250 人。加拿大以中西部较多，1991 年在一新垦区 5292 户居民中发现，患腹泻的 521 人中属于 EHEC O157：H7 感染的有 152 人，占腹泻患者的 29%，居民感染率高达 2.9%（Orr et al.，1994）。Waters 等对 1987—1991 年发生于亚伯达、苏格兰地区和加拿大的 EHEC O157：H7 感染情况进行统计后发现，750 万人中共有 1993 例感染性腹泻和 115 例 HUS 患者，死亡 24 例（Waters et al.，1994）。在亚伯达和苏格兰的发病率分别是 12.1/10 万和 2.0/10 万，HUS 占的比例分别是 1/19 和 1/14。

Isoaacson 等报告,1992 年南非与斯威士兰发生数千例病例的水型暴发(Isoaacson et al.,1993),原因是暴雨后牛粪被冲刷入河中,污染居民饮用河水,从 14.3% 的牛粪标本与 18.4% 的水样中检测到 EHEC O157:H7。1996 年 5—8 月,在日本发生了 EHEC O157:H7 的暴发流行,历时 3 个月,波及 40 多个都府县,患者达 9 000 余人,死亡 11 人,引起了全世界的关注。

国外还开展了畜、禽及食品带菌情况的监测。畜禽是 EHEC O157:H7 的重要宿主,国外大部分暴发流行与畜禽类制品有关。1993 年,Zhao 等在美国调查多个奶牛场,发现牛的 EHEC O157:H7 带菌率在 1.5%~5.3%(Zhao et al.,1995)。1987 年,Doyle 和 Schoeni 在加拿大乡镇调查市售肉类发现,EHEC O157:H7 在肉类中的染菌率分别为:猪肉 1.5%、羊肉 2.0%、禽肉 1.5%、牛肉 3.7%(Doyle and Schoeni,1987)。以上各种家畜家禽成为 EHEC O157:H7 的自然宿主,污染的牛肉、牛奶及其制品、鸡肉、羊肉、猪肉、蔬菜、水果、饮料、水、调料等均是传染源。EHEC O157:H7 主要通过食品、饮水传播,人与人的密切接触,甚至在污染的水体中游泳也可传播。传播途径的多样化更加重了其对人类健康的危害性。

我国于 1987 年由权太叔等首次从出血性结肠炎病人粪便中分离到 EHEC O157:H7(权太叔等,1988),此后福建(罗信昌等,2000)、浙江(孟冬梅等,1999)、广东(陈好等,2003;钟逸雯等,2014)、河北(叶青等,2000)、宁夏(陈家齐等,2001)等十几个省、区陆续报道,重庆市区及三峡库区也有 EHEC O157:H7 分离的报道(刘琪等,2002;李优良等,1999)。在动物粪便中,以牛的带菌率最高,其次为羊、猪、鸡。江苏、安徽曾于 1999 年发生 EHEC O157:H7 感染性腹泻暴发流行,患者超过 2 万例,死亡 177 例,流行时间 7 个月(杨晋川等,2002;陆美娟等,2005)。2000 年春夏两季上述地区又发生疫情,并且范围扩大到西部、中原地区,甚至在东北、华北及华东少数地区也发生散发的 EHEC O157:H7 感染(陈家齐等,2001;余滨等,2004;夏俊芳等,2014;戎江瑞等,2014)。

## 26.4 发病机制与保护性抗原

EHEC O157:H7 在临床上易引起出血性结肠炎及溶血性尿毒综合征。出血性结肠炎的主要临床特征是糊状血样便腹泻,并伴有发热,先期常表现为腹部绞痛及水样便。HUS 为 3 种临床症状的总称:急性肾功能衰竭、溶血性贫血和血小板减少症。有些 HUS 患者还可出现血栓性血小板减少性紫癜症状,如中枢神经系统疾病及发热。EHEC O157:H7 致病力强,感染菌量可低于 100 个,病死率达 10% 左右。

### 26.4.1 发病机制

EHEC O157:H7 感染宿主后,定植在宿主肠道黏膜上皮细胞表面,主要通过分泌志贺毒素(Shiga toxin,Stx)和引发宿主细胞黏附及擦拭性损伤(attaching and effacing lesion,A/E lesion)造成宿主严重疾病(徐雪芳等,2013;Craig et al.,2013)。参与 A/E 损伤的致病因子其编码基因主要位于细菌的肠细胞脱落位点(locus of enterocyte effacement,LEE)的致病岛上(Nataro et al.,1998)。LEE 编码产物主要有:三型分泌系统(type three secretion system,TTSS)、分泌型蛋白(Esp)及其分子伴侣、紧密黏附素(intimin)、转位紧密黏附素受体(translocated intimin receptor,Tir)等。EHEC O157:H7 通过 TTSS 将效应因子转入宿主细胞,这些效应分子再与宿主细胞内的信号分子相互作用,经过一些系列的信号传递后最终造成宿主消化道黏膜上皮细胞的肌动蛋白的聚集,形成 A/E 损伤。

志贺毒素为 EHEC 产生的毒素,能使 Vero 细胞产生病变,故称 Vero 毒素;又因与志贺菌的毒素相似,亦称志贺样毒素。志贺毒素在 EHEC 致病过程中起主要作用,有 Stx1 和 Stx2 两种,Stx2 毒性强于 Stx1 很多。有些 EHEC 可产生其中一种,部分也可两种都产生。其具体作用机制为:Stx 与靶细胞结合,通过受体介导的内化,囊泡转运至内质网,在蛋白酶的水解作用下,A 亚单位生成具有 N-糖苷酶活性的 A1 片段,消化 28 SrRNA 的 N-糖苷键,阻止延伸因子 1 依赖的 tRNA 与 60S RNA 的结合,从而抑制肽链的延长而阻止蛋白质的合成。肾上皮细胞富含 Gb3 受体,一旦 Stx 进入血流并转运至肾,可通过直接毒性作用和诱导细胞因子的产生破坏肾内皮细胞并堵塞微管,导致溶血性尿毒综合征等肾损伤的典型病理改变。

### 26.4.2 主要保护性抗原

肠出血性大肠杆菌 O157:H7 的致病因子主要

有黏附素、毒素和溶血素等,它们都可作为保护性抗原。

### 26.4.2.1 黏附性抗原

黏附因子黏附靶细胞是 EHEC O157：H7 致病的关键步骤,用特异的抗黏附素抗体阻断细菌的黏附是控制 EHEC O157：H7 感染的有效方法之一。主要黏附性抗原如下所述。

#### (1) 紧密黏附素

EHEC O157：H7 引起肠上皮细胞黏附及擦拭性损伤的发生与紧密黏附素(intimin,eaeA 基因编码的一种相对分子质量为 $94 \times 10^3$ 的蛋白)的作用关系密切(王明华和李杜娟,2015)。研究证明,抗紧密黏附素血清可以阻断 EHEC 与上皮细胞黏附的作用。Dean 等以 EHEC O157：H7 紧密黏附素免疫妊娠的母猪,分娩后让幼猪吸吮免疫母猪的初乳,然后再以 EHEC O157：H7 感染这些幼猪,2~10 天后解剖发现,这些幼猪可以抵御 EHEC O157：H7 的定植,并且没有肠黏膜的组织病理学损害(Dean et al.,2002)。Son 等进一步克隆了 EHEC O157：H7γ 型紧密黏附素的全基因及其 N、C 端的部分基因,与载体 PET-28a+ 连接后表达了连有 6 个组氨酸残基的融合蛋白,其中 C 端融合蛋白免疫家兔得到的抗血清特异性较好,其单克隆抗体只特异地与 EHEC O157：H7γ 型紧密黏附素反应(Son et al.,2002)。易勇等克隆表达了紧密黏附素 C 端免疫保护性片段,目的蛋白表达量较高,纯化后免疫家兔获得了 1：16 的多抗效价,并且能特异性地凝集 EHEC O157：H7 而不与其他大肠杆菌发生凝集(易勇等,2004;易勇等,2005a)。研究结果显示,EHEC O157：H7 紧密黏附素可以作为极具潜力的疫苗研制备选抗原。

#### (2) 转位紧密黏附素受体

转位紧密黏附素受体(translocated intimin receptor,Tir),是由 EHEC O157：H7 的 tir 基因编码合成,结合于宿主细胞膜上的紧密黏附素受体。紧密黏附素与 Tir 结合引发信号传导,并在其他致病因子的协同作用下产生黏附及擦拭性损伤。阻断紧密黏附素与 Tir 的结合对于避免黏附及擦拭性损伤的发生有重要意义。同时 Li 等研究证明,Tir 具有很强的免疫原性,Tir 诱导的抗体出现早、滴度高、持续时间长(Li et al.,2000)。这表明 Tir 也可以作为疫苗研究的备选抗原。

#### (3) EspA

EHEC O157：H7 TTSS 相关蛋白 EspA 与黏附及擦拭性损伤形成的信号转导有关,形成的管状结构是其他效应蛋白进入宿主细胞的通道(Li et al.,2000;Crepin et al.,2005;Gruenheid et al.,2004)。研究证明,EspA 具有良好的免疫原性和免疫保护性。Potter 等发现,用 EspA 重组蛋白加佐剂皮下接种已感染 EHEC O157：H7 的牛,抗 EspA 抗体滴度比对照组增加 13 倍,粪便中细菌的排泄量显著减少(Potter et al.,2004);Li 等用免疫印迹及 ELISA 技术检测感染过 EHEC O157：H7 人的血清与纯化的 EspA 重组蛋白的免疫反应,结果显示,感染 8 天后病人血清对 EspA 有强烈反应,说明人感染 EHEC O157：H7 后可以产生抗 EspA 抗体(Li et al.,2000)。研究结果表明,EspA 可以作为疫苗研究的备选抗原。

### 26.4.2.2 毒素抗原

用毒素作为保护性抗原研制疫苗的努力主要集中在 EHEC O157：H7 的志贺毒素、脂多糖(lipopolysaccharide,LPS)等方面。很多研究证实,它们都具有较好的免疫原性和免疫反应性。EHEC O157：H7 可以产生两种毒素,分别称为志贺毒素 1(Stx1)和志贺毒素 2(Stx2)。两种毒素均由 1 个 A 亚单位和 5 个 B 亚单位组成,前者具有细胞内毒性,能与 28S rRNA 作用导致蛋白质合成停止,是大肠杆菌 O157：H7 引起临床表现的病理基础;后者具有细胞结合特性,能与具有特定神经酰胺三己糖苷(Gb3)受体的细胞结合,从而引导 A 亚单位发挥作用。多数 EHEC O157：H7 产生 Stx2,而且 Stx2 毒性强于 Stx1,与溶血性尿毒综合征(HUS)及血栓性血小板减少紫癜(TTP)等严重并发症的相关性更为密切(Paola et al.,2001)。在表达方式上,Stx2 为分泌型表达,Stx1 为胞内表达。分泌的 Stx2 通过肠上皮细胞吸收入血,肠黏膜免疫对其具有一定的阻断作用。已有试验证实,StxB 亚单位因能与具有 Gb3 受体的抗原提呈细胞——树突状细胞结合,有助于疫苗抗原的提呈和诱导细胞及体液免疫应答,显示了良好的免疫佐剂活性(Nacilla et al.,2000;Nacilla et al.,2003)。但是由于 Stx2 类毒素具有潜在的毒性,对人来说,采用其作为疫苗抗原具有较大的风险,Paola 等通过动物试验揭示,以基因工程克隆的 Stx2 B 亚单位作为疫苗仍然具有较强的免疫原性和更高的安全性。樊欢等利用 CRISPR/Cas9 基因编辑技术抑制 EHEC O157：H7 Stx2 基因表达获得了 EHEC O157：H7 减毒株(樊欢等，2016)。

脂多糖是 EHEC O157：H7 疫苗研究最早的保护性抗原，EHEC O157：H7 的特异性 O 抗原位于 LPS 的多糖侧链上，可诱导机体产生特异性抗 EHEC O157：H7 抗体，具有较好的免疫原性和免疫保护性。此外，体外试验表明，EHEC O157：H7 LPS 可以加强 Stx 对人血管上皮细胞的细胞毒性，但在体内的作用尚不清楚(Konadu et al.，1999)。

## 26.5 EHEC O157：H7 疫苗

到目前为止，还没有可用于人的 EHEC O157：H7 疫苗问世，但科研工作者一直为研制预防大肠杆菌所致疾病的疫苗而不懈努力。EHEC O157：H7 疫苗的研究主要集中在以下几个方面。

### 26.5.1 多糖结合疫苗

已证实 EHEC O157：H7 的 LPS 是该菌的一种重要的保护性抗原，其中起免疫保护性作用的是 O-特异性多糖(O-specific polysaccharide，O-SP)。O-SP 相对分子质量小，结构简单，因而免疫原性弱，单独刺激机体后诱导产生的血清抗体滴度很低，且再次免疫后无加强应答，故将其与载体蛋白进行化学共价结合，制备成大分子的多糖结合疫苗。国外的 Konadu 等研制的 EHEC O157：H7 O-特异性多糖与重组铜绿假单胞菌外毒素 A 蛋白的结合疫苗于 1998 年进入 I 期临床试验，安全性较好(Konadu et al.，1998)。87 位健康青年志愿者在结合疫苗注射免疫 1 周后，81% 的志愿者产生了高滴度的抗 LPS 抗体，并且抗体滴度持续了 26 周。之后，Konadu 等又将 O-特异性多糖连接到无毒的 Stx1 的 B 亚单位上，结合疫苗免疫小鼠后产生抗 LPS 抗体的同时也可以产生中和 Stx1 的抗体，从而对严重的出血性结肠炎及溶血性尿毒综合征产生免疫(Konadu et al.，1999)。国内兰州生物制品研究所王燕等用同样方法研制的大肠杆菌 O157：H7 O-特异性多糖-重组铜绿假单胞菌外毒素 A 蛋白(O-SP-rEPA)结合疫苗免疫小鼠后产生高滴度的保护性抗体，并且其免疫原性较单一的 O-SP 的免疫原性强，目前该结合疫苗已进入临床研究阶段(王燕等，2004)。

EHEC O157：H7 易感人群是儿童和老人，因此，Ahmed 等对 49 名 2~5 岁的儿童志愿者进行了 O-特异性多糖-重组铜绿假单胞菌外毒素 A 蛋白(O-SP-rEPA)结合疫苗免疫保护性研究，在研究过程中严格监测疫苗所产生的不良反应，并检测免疫后抗 LPS IgG 抗体水平。结果表明，免疫后儿童志愿者无不良反应，免疫 1 周后 81% 的儿童 IgG 抗体水平比对照组增加 4 倍，6 周后所有儿童 IgG 抗体比对照组增加 8 倍；二次加强免疫后没有产生加强应答，26 周后抗体滴度仍持续较高水平(Ahmed et al.，2006)。此试验显示，O-SP-rEPA 结合疫苗对于儿童 EHEC O157：H7 感染具有一定的免疫作用，下一步的研究计划将在新生儿中进行。

### 26.5.2 亚单位疫苗

亚单位疫苗是近年来疫苗研究的主要方向之一，因其菌体本身的亚单位保护性抗原结构简单、成分清楚、安全性好、便于工业化生产等诸多优点而备受关注。亚单位疫苗也是 EHEC O157：H7 疫苗的一个重要方向，国内外有多家实验室在开展此方面的研究。Potter 等研制出防止牛感染 EHEC O157：H7 的新型疫苗，此疫苗是以 Tir 和 EspA 为免疫原制备的，试验表明有效率达 59%(Potter et al.，2004)。之后，Van Donkersgoed 等又在 9 个农场对牛进行了该疫苗的试验研究，结果发现，免疫后粪便中的 O157 菌检出率平均为 5%，但各农场间的波动性很大(0%~90%)，并且该波动性与接种的时间、次数没有显著关系。以 Stx 无毒性突变体为免疫原的疫苗在动物试验中也取得了较好的效果，Wen 等利用基因工程脱毒方法表达获得了 Stx1(Y77S)和 Stx2(R167Q)的类毒素，免疫小鼠后产生了针对同型毒素的中和抗体，同时能起到攻击作用(Wen et al.，2006)。易勇等利用基因重组技术构建了 Stx2B-紧密黏附素 C300 融合蛋白疫苗，以致死剂量的 EHEC O157：H7 超声破菌液对免疫小鼠进行攻毒试验，融合蛋白的免疫保护作用为 65%，与 EHEC O157：H7 全菌灭活抗原的保护水平相当(易勇等，2005b)。目前，该课题组又构建了 Stx2B、紧密黏附素及 EspA 的多价亚单位融合基因工程疫苗，在小鼠定植和致死动物模型中的试验证明同时具有抗定植和抗毒素的作用(程建平等，2005；Gu et al.，2009；Gu et al.，2011)。

### 26.5.3 载体疫苗

减毒鼠伤寒沙门菌具有明显的肠道组织嗜性，能经消化道进入人抗原提呈细胞，是携带抗原的良好载体和天然黏膜免疫佐剂，根据共同黏膜免疫理论，制成口服疫苗，可在口腔、乳腺、生殖道、泪腺等黏膜部位诱发较强的黏膜免疫，减毒鼠伤寒沙门菌本身也有佐剂的作用。另一方面，口服减毒鼠伤寒沙门菌疫苗诱导免疫耐受不需要纯化蛋白，价格低廉，使用方便，而且维持时间长，适合大规模接种。且口服接种的方式安全，可以避免因注射免疫而造成艾滋病病毒及肝炎病毒等的感染（Garmory et al. ，2003；Medina et al. ，2001；Spreng et al. ，2006）。Gu 等采用平衡致死系统构建了稳定表达 EspA/Intim-inC300/Stx2B 的减毒鼠伤寒沙门工程菌，载体疫苗重组菌株口服接种 BALB/c 小鼠后能定植在小鼠的脾、Peyer 小结和回肠，激发机体有效的体液、黏膜和细胞免疫应答。注射抗原加强免疫 1 次，抗体水平能大幅提高。双模免疫能够激发机体有效的回复免疫应答，具有良好的保护性效果（Gu et al. ，2011）。

嗜酸乳杆菌作为一种肠道益生菌，具有较强的肠道定植能力，能有效刺激宿主机体的免疫应答反应。2017 年，Lin 等报道了以嗜酸乳杆菌为载体表达 EspA-Tir 中心区的双价基因工程疫苗，口服免疫小鼠后表现出良好的安全性和针对 EHEC O157：H7 感染的有效免疫（Lin et al. ，2017）。

### 26.5.4 转基因植物疫苗

黏膜是阻挡 EHEC O157：H7 与机体接触的第一道屏障。如何有效启动机体的黏膜免疫就成为预防该菌感染的关键，一个理想的疫苗必须能有效启动机体的黏膜免疫。植物基因转化技术的发展和完善为上述问题的解决提供了途径。与传统的亚单位疫苗表达系统如细菌、酵母和哺乳动物细胞系统相比，植物表达系统具有能有效启动黏膜免疫、安全、生产成本低廉、直接口服、易于储藏运输等优点，是疫苗的发展方向。美国 Judge 等进行了基于转基因烟草的 EHEC O157：H7 紧密黏附素 C 端片段（261个氨基酸）口服疫苗的研究，结果显示，在小鼠试验中能够产生紧密黏附素特异性黏膜免疫应答，并且与对照组相比，小鼠粪便排菌持续时间缩短（Judge et al. ，2004）。

### 26.5.5 细菌菌影（ghost）疫苗

细菌 ghost 为革兰氏阴性菌通过 E 基因和葡萄球菌核酸酶介导细菌核酸降解后余下的细胞空壳。细菌 ghost 保留了天然细胞的形态和结构特点，含有 LPS、脂质 A 和肽聚糖，具有内在的佐剂作用，可作为疫苗抗原或药物的投递系统；同时，ghost 缺乏遗传物质，消除了耐药基因或毒力岛基因的水平转移等引起的潜在危害，是近年发展起来的一种新疫苗技术。2005 年，Mayr 等报道了一种 EHEC O157：H7 ghost 口服疫苗，以该疫苗胃肠外免疫小鼠，不加其他任何佐剂，诱发了强烈的细胞和体液免疫应答。小鼠免疫后 55 天攻毒，保护率达 86%（Mayr et al. ，2005）。

## 26.6 问题与展望

当前疫苗研究的主要问题是 EHEC O157：H7 感染的动物模型还不够成熟：EHEC O157：H7 的易感动物是牛、羊、猪等大型家畜，不适合实验室研究；而常用小型试验动物对 EHEC O157：H7 均不易感，只在幼龄期或经过特殊处理后方可感染。这给疫苗评价带来很大困难。目前，有必要筛选 EHEC O157：H7 的小型实验动物适应株或对菌株进行适当的基因改造，使其易于在某种小型试验动物的肠道定植，以进一步完善动物模型。

目前，EHEC O157：H7 疫苗研究策略多样，但均无突破性进展。以脂多糖为基础的结合疫苗起步早、发展快，但有明显的缺陷——其抗体存在杀菌活性，使其可能具有类似抗生素治疗一样的杀灭细菌、促使菌体破裂释放毒素，增加 HUS 等严重并发症发病率的不利影响。以活细菌为载体的重组疫苗，目前也是采用脂多糖抗原因而存在同样的缺陷，可否采用该菌的其他外膜蛋白值得考虑。以毒力因子为基础的重组亚单位疫苗，保护效力尚有待提高。其他形式的疫苗，如基因突变减毒活疫苗，存在残余毒性的危险。转基因植物疫苗在控制动物带菌方面很有希望。

随着大肠杆菌基因组和蛋白质组学研究的进展，对细菌基因组结构和功能的深入认识将有助于了解此菌的感染和免疫机制，为发展新型大肠杆菌疫苗提供新的策略。可以预见，在不远的将来会有更为安全和有效的该菌疫苗问世,而疫苗将对人类预防和控制 EHEC O157：H7 的感染做出自己的贡献。

# 参考文献

陈好,刘守芝,罗不凡. 2003. O157：H7 大肠杆菌的调查研究. 中国卫生检验杂志 13(4)：498-499.

陈家齐,侯在文,闫立群,等. 2001. 宁夏地区 O157：H7 大肠杆菌分布调查. 中华流行病学杂志 22(5)：399.

陈素良,郭逸秀,李胜奎,等. 2001. O157 感染死亡病例的流行病学调查报告. 现代预防医学 28(2)：169-170,174.

程建平,邹全明,毛旭虎,等. 2005. 肠出血性大肠杆菌 O157：H7 感染动物模型的建立. 中国人兽共患病杂志 21(4)：276-278.

樊欢,吴涛,朱小娟,等. 2016. 利用 CRISPR/Cas9 基因编辑技术抑制肠出血性大肠埃希菌 O157：H7StxII 基因表达. 江苏预防医学 27(5)：520-523.

廖必英. 2013. 肠出血性大肠杆菌 O157：H7 实验室诊断技术进展 (5)：531-532.

雷飏,刘爱平,谢群,等. 2014. 解旋酶依赖性等温扩增快速检测 O157：H7 及其毒力基因的研究. 实用预防医学 21(3)：288-290.

卢勉飞,蔡芷荷,陈霖熙,等. 2014. 大肠杆菌 O157 显色培养基检测效果的评价. 微生物学通报 41(7).

李优良,卜朗文,陈旗,等. 1999. 三峡库区首次从动物体内分离到 O157：H7 大肠杆菌. 预防医学情报杂志 15(2)：110-111.

刘琪,冯翔宇,邓正,等. 2002. 重庆市区大肠杆菌 O157 的生化特点、药物敏感性和致病性. 中国人兽共患病杂志 18(5)：103-106.

陆美娟,胡万富,陶涛,等. 2005. 安徽省 1999—2003 年 O157：H7 大肠杆菌实验监测及其意义. 疾病控制杂志 9(5)：441-443.

罗信昌,张国江,陈璋琴,等. 2000. 1999 年三明市 O157：H7 大肠杆菌监测报告. 中国初级卫生保健 14(5)：26.

孟冬梅,孙建荣,许珂,等. 1999. 浙江省首例肠出血性大肠杆菌 O157：H7 菌株的分离和鉴定. 中国公共卫生 15(4)：346-347.

权太叔,徐建国,范天锐,等. 1988. 首次从出血性结肠炎病人中分离到 O157：H7 大肠杆菌. 中华流行病学杂志 9(4)：24-27.

戎江瑞,陆璐,吴富强,等. 2014. 2011—2012 年宁波市江东区感染性腹泻病原监测分析. 现代预防医学 41(7)：1310-1312.

王燕,吴朝今,杜送田,等. 2004. 大肠杆菌 O157：H7 多糖-重组铜绿假单胞菌外毒素 A 结合疫苗的研制. 中华微生物学和免疫学杂志 24(11)：905-909.

王明华,李杜娟. 2015. 大肠杆菌 O157：H7 紧密黏附素空间结构建模研究. 计算机与应用化学 32(8)：933-937.

夏俊芳,刘芳,刘箐,等. 2014. 可视化抗体阵列快速联合检测大肠杆菌 O157：H7 和鼠伤寒沙门氏菌. 微生物学通报 (07)：1382-1393.

徐金雷,陈熔熔,张晏,等. 2015. 免疫传感器在大肠杆菌 O157：H7 检测中的研究进展. 科技视界 (25)：22-23.

徐雪芳,刘学通,熊衍文,等. 2013. 大肠杆菌 O157：H7 narX 与 narP 缺失株的构建及其对细胞粘附与 A/E 损伤的观察. 中国人兽共患病学报 29(04)：330-334.

徐尚荣. 2008. 大肠杆菌 O157：H7 的生物学特性. 青海畜牧兽医杂志 38(4)：56-57.

杨晋川,景怀琦,万马,等. 2002. 对流行地区的 E. coli O157：H7 病原学分析及研究. 中国公共卫生 18(8)：970-971.

叶青,史明坤,刘波,等. 2000. 河北省 O157：H7 大肠杆菌病原学和流行病学研究. 中国公共卫生 12(7)：613-614.

易勇,邹全明,程建平,等. 2004. 肠出血性大肠杆菌(EHEC)O157：H7 紧密黏附素免疫保护性片段(IntiminC-300)的克隆表达纯化及部分生物学活性研究. 中华微生物学和免疫学杂志 24(5)：16.

易勇,邹全明,程建平,等. 2005a. 肠出血性大肠杆菌 O157：H7 紧密黏附素免疫保护性片段的基因克隆与表达. 中华微生物学和免疫学杂志 25(2)：142-145.

易勇,邹全明,程建平,等. 2005b. Stx2B 与 IntiminC300 融合蛋白的构建、表达及免疫保护研究. 中华微生物学和免疫学杂志 25(3)：227-232.

余滨,熊燕,齐小保,等. 2004. 武汉市 2002—2003 年大肠埃希菌 O157：H7 监测情况. 中国媒介生物学及控制杂志 15(6)：462-464.

钟逸雯,罗可天,刘静. 2014. 2012 年广州市越秀区食品中食源性致病菌污染状况监测. 中国卫生检验杂志 (1)：63-65.

Ahmed A, Li J, Shiloach Y, et al. 2006. Safety and immunogenicity of *Escherichia coli* O157 O-specificpolysac-charide conjugatevaccine in 2-5-year-old children. Infect Dis 193(4)：515-521.

Alireza K, Mahdi AB, Emad M, et al. 2014. Survey on O157：H7 enterohemorrhagic *Escherichia coli* (EHEC) in cattle in Golestan province, Iran. Iranian J Microbiol 6(4)：276-280.

Crepin VF, Shaw R, Abe CM, et al. 2005. Polarity of entero-pathogenic *Escherichia coli* Esp Afilament assembly and pro-tein secretion. J Bacteriol 187(8)：2881-2889.

Dean NEA, Gansheroff LJ, Mills M, et al. 2002. Vaccination of pregnant dams with intimin(O157) protects suckling piglets from *Escherichia coli* O157：H7 infection. Infect Immun 70(5)：2414-2418.

Doyle MP, Schoeni JL. 1987. Isolation of *Escherichia coli* O157：H7 from retail fresh meats and poultry. Appl Environ Microbiol 53(10)：2394-2396.

Garmory HS, Leary SE, Griffin KF, et al. 2003. The use of live attenuated bacteria as a delivery system for heterologous antigens. J Drug Target 11( 8/10)：471-479.

Gruenheid S, Sekirov I, Thomas NA, et al. 2004. Identification and characterization of NleA, a non-LEE encoded type Ⅲ translocated virulence factor of enterohaemorrhagic *Escherichia coli* O157：H7. Mol Microbiol 51(5)：1233-1249.

Gu J, Mao XH, Liu YQ, et al. 2009. Enterohemorrhagic *Escherichia coli* trivalent recombinant vaccine containing EspA, intimin and Stx2 induces strong humoral immune response and confers protection in mice. Microb Infect 11(10)：835-841.

Gu J, Ning Y, Wang H, et al. 2011. Vaccination of attenuated EIS-producing *Salmonella* induces protective immunity against enterohemorrhagic *Escherichia coli* in mice. Vaccine 29(43)：7395-7403.

Gu J, Ning Y, Wang H, et al. 2011. Vaccination of attenuated EIS-producing *Salmonella* induces protective immunity against enterohemorrhagic *Escherichia coli* in mice. Vaccine 29 (2011)：7395-7403.

Isaacson M, Canter PH, Effler P, et al. 1993. Haemorrhagic colitis epidemic in Africa. Lancet 341(8850)：961.

Judge NA, Mason HS, Alison D, et al. 2004. Plant cell-based intimin vaccine given orally to mice primed with intimin reduces time of *Escherichia coli* O157：H7 shedding in feces. Infect Immun 72(1)：168-175.

Konadu E, Donohue-Rolfe A, Calderwood SB, et al. 1999. Syntheses and immunologic properties of *Escherichia coli* O157 O-specific polysaccharide and Shiga toxin 1 B subunit conjugates in mice. Infect Immun 67(11)：6191-6193.

Konadu EY, Parke JC, Tran HT, et al. 1998. Investigational vaccine for *Escherichia coli* O157：Phase 1 study of O157 O-specific polysaccharide *Pseudomonas aeruginosa* recombinant exoprotein A conjugates in adults. Infect Dis 177 ( 2)：383-387.

Li Y, Frey E, Mackenzie AM, et al. 2000. Human response to *Escherichia coli* O157：H7 infection：Antibodies to secreted virulence factors. Infect Immun 68(9)：5090-5095.

Lin R, Zhang Y, Long B, et al. 2017. Oral immunization with recombinant *Lactobacillus acidophilus* expressing espA-Tir-M confers protection against enterohemorrhagic *Escherichia coli* O157：H7 challenge in mice. Front Microbiol 8：417.

Mayr UB, Haller C, HaidingerW, et al. 2005. Bacterial ghosts as an oral vaccine：A single dose of *Escherichia coli* O157：H7 bacterial ghosts protects mice against lethal challenge. Infect

Immun 73(8)：4810-4817.

Medina E, Guzman CA. 2001. Use of live bacterial vaccine vectors for antigen delivery：Potential and limitations. Vaccine 19(13/14)：1573-1580.

Mundy R, Petrovska L, Smollett K, et al. 2004. Identification of a novel *Citrobacter rodentium* type III secreted protein, EspI, and the roles of this and other secreted proteins in infection. Infect Immun 72(4)：2288-2302.

Nacilla H, Emmanuelle B, Sophie B, et al. 2000. The B subunit of Shiga toxin fused to a tumor antigen elicits CTL and targets dendritic cells to allow MHC class I-Restricted presentation of peptides derived from exogenous antigens. J Immunol 165(7)：3301-3308.

Nacilla H, Fabrice B, Mohamed A, et al. 2003. The B subunit of Shiga toxin coupled to full-size antigenic protein elicits humoral and cell-mediated immune responses associated with a Th1-dominant polarization. Intern Immunol 15 ( 10)：1161-1171.

Nataro JP, Kaper JB. 1998. Diarrheagenic *Escherichia coli*. Clin Microbiol Rev 11(1)：142-201.

Orr P, Lorencz B, Brown R, et al. 1994. An outbreak of diarrhea due to verotoxin-producing *Escherichia coli* in the Canadian Northwest Territories. Scand J Infect Dis 26(6)：675-684.

Paola M, George M, Randy J, et al. 2001. Immunoprophylactic potential of cloned Shiga toxin 2 B subunit. Infect Dis 183 (9)：435-443.

Potter AA, Klashinsky S, Li Y, et al. 2004. Decreased shedding of *Escherichia coli* O157：H7 by cattle following vaccination with type III secreted proteins. Vaccine 22(3-4)：362-369.

Riley LW, Remis RS, Helgerson SD, et al. 1983. Hemorrhagic colitis associated with a rare *Escherichia coli* serotype. The New Engl J Med 308(24)：681-685.

Skinner C, McMahon S, Rasooly R, et al. 2013. Purification and characterization Shiga Toxin 2f , an immunologically unrelated subtype of Shiga Toxin 2. PLoS One 8(3)：59760.

Son WG, Graham TA, Gannon VP, et al. 2002. Immunological characterization of *Escherichia coli* O157：H7 intimin gamma 1. Clin Diagn Lab Immuno l9(1)：46-53.

Spreng S, Dietrich G, Weidinger G. 2006. Rational design of *Salmonella* based vaccination strategies. Methods 38 ( 2)：133-143.

Van Donkersgoed J, Hancock D, Rogean D, et al. 2005. *Escherichia coli* O157：H7 vaccine field trial in 9 feedlots in Alberta and Saskatchewan. Can Vet J 46(8)：724-728.

Waters JR, Sharp JC, Dev VJ. 1994. Infection caused by *Escherichia coli* O157：H7 in Alberta, Canada, and in Scotland：A five-year review, 1987—1991. Clin Infect Dis 19(5)：834-843.

Wen SX, Teel LD, Judge NA, et al. 2006. Genetic toxoids of Shiga toxin types 1 and 2 protect mice against homologous but not heterologous toxin challenge. Vaccine 2024 (8): 1142-1148.

Zhao T, Doyle MP, Shere J, et al. 1995. Prevalence of enterohemorrhagic *Escherichia coli* O157 : H7 in a survey of dairy herds. Appl Environ Microbiol 61(4):1290-1293.

# 第27章
# 幽门螺杆菌疫苗

邹全明　　曾　浩

**本章摘要**

　　幽门螺杆菌(*Helicobacter pylori*,*H. pylori*,简称 Hp)生存于人体胃幽门部位,是最常见的细菌病原体之一。这种细菌感染首先引起慢性胃炎,并导致胃溃疡、胃萎缩和十二指肠溃疡,严重者发展为胃癌,引起的感染是最常见的慢性感染之一。全世界科学家在幽门螺杆菌疫苗的研制上进行了不懈的努力,目前已取得了显著的进展,在对其基因组测序以及致病机制的研究基础上,成功地开发了检验与诊断技术。与此同时,我国科学家通过"分子内佐剂黏膜疫苗"设计原理及其技术体系,借助计算机辅助设计与疫苗学理论,研制的"口服重组幽门螺杆菌疫苗"获国家食品药品监督管理总局(现为国家市场监督管理总局)颁布的国家一类新药证书,成为世界上首个获批的幽门螺杆菌疫苗。

## 27.1　概述

在 20 世纪 80 年代以前，一直认为消化性疾病是非感染性疾病，"无酸无溃疡"的定律决定着临床医师对这类患者的诊断、治疗与预防。然而，幽门螺杆菌（*Helicobacter pylori*，*H. pylori*，简称 Hp）的发现从本质上更新了这一定律，并成为人类胃肠病防治与研究史上的一次革命。1982 年，澳大利亚 Marshall 及 Warren 首次从患者胃黏膜活检标本中分离、培养出幽门螺杆菌，接着 Marshall 医师亲自吞服该菌进行感染试验，结果证实，幽门螺杆菌感染可引起胃炎（Warren and Marshall，1983）。Marshall 及 Warren 也因发现了幽门螺杆菌以及这种细菌在胃炎和胃溃疡等疾病中的作用，被授予 2005 年诺贝尔生理学或医学奖。

## 27.2　病原学

### 27.2.1　幽门螺杆菌的生物学特性

#### 27.2.1.1　形态学

幽门螺杆菌为革兰氏阴性细菌，呈弯曲、S 形或海鸥形，长 2.5~4.0 μm，宽 0.5~1.0 μm。在胃黏膜上皮细胞表面常呈螺旋状或弧形，在固体培养基上有时会出现杆状或圆球状。在电子显微镜下，菌体的一端有 2~6 根鞭毛，鞭毛长 2~5 μm。

#### 27.2.1.2　培养特性

幽门螺杆菌属于微需氧菌，稳定生长需要 5%~8% 的氧气、10% 的二氧化碳和 85% 的氮气，在空气和绝对无氧条件下均不能生长。从临床标本中分离培养幽门螺杆菌需补充适量的二氧化碳，且培养环境相对湿度要保持在 95% 以上。幽门螺杆菌培养的最适温度为 35~37℃，营养条件要求也较高，需要精氨酸、组氨酸、亮氨酸、异亮氨酸、甲硫氨酸、苯丙氨酸、缬氨酸等必需氨基酸，有些菌株尚需要丙氨酸或丝氨酸。葡萄糖可能仍然是幽门螺杆菌能量和碳源的重要来源之一。许多固体培养基都能用于幽门螺杆菌的分离培养，包括哥伦比亚琼脂、心脑浸液琼

脂等，但都必须加入一定量的马、羊、人全血或胎牛血清作为补充营养成分。幽门螺杆菌培养的最适 pH 为中性或弱碱性。幽门螺杆菌生长缓慢，培养时间较长，通常需 3~5 天甚至 1 周。典型幽门螺杆菌培养菌落为圆形、无色、透明的露滴状，直径 1~2 mm，开始呈针尖样，以后菌落稍大呈灰白色。为了避免杂菌的生长，在培养基中常需加入万古霉素、两性霉素、多黏菌素、甲氧苄啶等抗生素。幽门螺杆菌在液体培养基中也可以生长，但生长更加困难，这可能由于在液体里面更难保证菌体必需的微需氧环境和营养物质的稳定，以及有害产物的持续扩散。

#### 27.2.1.3　生化反应

幽门螺杆菌生化反应及生物学特性详见表 27.1。

表 27.1　Hp 生化反应及生物学特性

| 生化反应及生物学特性 | Hp | 生化反应及生物学特性 | Hp |
| --- | --- | --- | --- |
| 尿素酶 | + | 精氨酸氨肽酶 | + |
| 氧化酶 | + | 组氨酸氨肽酶 | + |
| 触酶 | + | 亮氨酸氨肽酶 | + |
| 硫化氢产生 | − | 含 1% 甘油生长 | − |
| G+C 含量 | 37% | 1.5% NaCl 生长 | − |
| 硝酸盐还原 | − | 42℃生长 | − |
| 马尿酸水解 | − | 37℃生长 | + |
| 碱性磷酸酶 | + | 25℃生长 | − |

注：+，阳性；−，阴性。

#### 27.2.1.4　抵抗力

与其他细菌相比，Hp 有一定的耐酸性，尿素对 Hp 可起到保护作用，1% 胆盐可抑制 Hp 生长。

#### 27.2.1.5　耐药性

随着幽门螺杆菌根除治疗的广泛开展，Hp 对抗生素的耐药率逐年上升，并成为含质子泵抑制剂（PPI）三联疗法根除率下降以及根除治疗失败的主要原因。中国 Hp 菌株对甲硝唑和克拉霉素的耐药率高达 80% 以上，并已开始对阿莫西林产生耐药。

#### 27.2.1.6　幽门螺杆菌的基因组及分型

1997 年，Jean 和 Owen 等人首次完成了第一株

Hp 基因组的全序列测定工作,该 Hp 的代码为 26695,来源于慢性胃炎患者。1999 年,又由 Alm 和 Ling 等人完成了来源于十二指肠球部溃疡患者的 J99 菌株的测序工作(Alm et al.,1999)。目前已有 7 株幽门螺杆菌的全基因序列被测定,第三军医大学邹全明课题组 2012 年也完成了我国第一株幽门螺杆菌的全基因序列测定(Guo et al.,2012)。幽门螺杆菌其染色体大小为 1.60~1.72 mb,G+C 含量为 34.1%~37.5%。对 Hp 全基因组序列的分析可进一步加深对 Hp 的致病性、耐酸性、抗原变异和微需氧特性的了解和致病机制的阐明,也可对 Hp 的遗传多态性与疾病表征的相关性进行更广泛的评估,为 Hp 流行病学研究及其预防、控制和治疗提供理论指导。

Hp 根据 *CagA* 基因(cytotoxin associated gene A)和 *VacA* 基因(vacuolating cytotoxin gene A)及蛋白表达的不同,将菌株分为 3 型:Ⅰ型含 *CagA* 基因并表达,具有较强的细胞毒性,与消化性溃疡及胃癌有关;Ⅱ型不含 *CagA* 基因,不表达 CagA 蛋白和 VacA 蛋白,细胞毒性较弱,感染后只引起慢性浅表性胃炎;中间型仅单独表达 CagA 蛋白或 VacA 蛋白。研究显示,Hp 菌株感染时若含 *CagA* 基因,则胃的炎症增加,引起十二指肠溃疡和胃癌的危险性增大(范工学和夏华向,1997;胡伏莲和周殿元,2009;Asaka et al.,2015)

### 27.2.2　幽门螺杆菌主要抗原

Hp 疫苗的研究重点之一就是候选抗原的筛选。目前经筛选并在动物模型中得到验证的 Hp 保护性抗原有数种,主要包括尿素酶、黏附素、空泡毒素、毒素相关抗原、过氧化氢酶、热激蛋白及其他一些蛋白成分(Mirzaei et al.,2017)。

#### 27.2.2.1　尿素酶

尿素酶(urease,Ure)在 Hp 定植感染过程中有分解尿素、中和胃酸的作用,对 Hp 的致病性具有重要意义。一般认为,分解尿素产生的氨可以中和盐酸,这一过程的低酸和高 pH 使细菌能够顺利穿过胃黏液层,到达近中性的黏膜表面。Ure 分布在 Hp 的表面,占全菌蛋白的 5%~10%,它由 A、B 两个亚单位组成,呈六聚体,几乎所有 Hp 菌株均能产生 Ure,且氨基酸同源性很高,因此,Ure 作为 Hp 疫苗抗原具有显著的优势。据统计,选择尿素酶作为疫苗抗原的研究报道占 Hp 疫苗研究文献总数的 70% 以上,因此,尿素酶已成为 Hp 疫苗的首选亚单位抗原。

#### 27.2.2.2　黏附素

黏附素(adhesin)是由 Hp 产生于菌体表面并和胃上皮细胞发生特异性黏附而引起病理损害的一组蛋白分子。目前已发现有 N-乙酰神经氨酰乳糖结合原纤维血凝素(HpaA)、胞外酶 S 样黏附素、一种 $31×10^3$ 的黏附因子、一种 $19.6×10^3$ 的毛状蛋白和 Lewis B 血型抗原结合黏附素(BabA)等。由于这些黏附素在 Hp 定植过程中发挥重要作用且均存在于外膜,以它们作为免疫原进行疫苗开发也得到了较多关注(Hu et al.,2016)。

#### 27.2.2.3　热激蛋白

热激蛋白(heat shock protein,Hsp)是 Hp 应激时所产生的一种蛋白分子,分 A 和 B 两个亚单位。它有独特的镍结合区,在镍参与尿毒酶的功能上起协同作用。动物试验表明,重组 HspA 和 HspB 亚单位免疫动物可产生一定的保护效果。然而,由于 Hp 的 Hsp 属于 Hsp60 蛋白家庭,它与人体 Hsp60 蛋白具有较高的同源性和交叉反应性,可诱导抗人胃上皮细胞的自身抗体,造成胃上皮组织的炎症反应和损伤。所以,用 Hsp 作为 Hp 疫苗保护性抗原的有效性和安全性尚需进一步研究。

#### 27.2.2.4　其他

如过氧化氢酶(catalase,KatA)、空泡毒素(VacA)、细胞毒素相关抗原 A(CagA)、中性粒细胞激活蛋白(neutrophil-activating protein,NAP)等。

## 27.3　流行病学

Hp 嗜寄居于人类,但蒙古沙鼠、小鼠等实验动物亦可被 Hp 感染。在自然环境中,人是唯一传染源,主要通过粪-口传播或口-口传播。

幽门螺杆菌感染是最常见的慢性感染之一,全世界人群中平均约 50% 的人有幽门螺杆菌感染。2004 年,中国十余省区数十万人的流行病学调查资料显示,幽门螺杆菌感染率>54%。尽管大多数感染者平时无任何症状,但约有 30% 的感染者发展为慢性胃炎,10%~20%的人可发展为消化性溃疡(胃溃疡和十二指肠溃疡),还有一部分感染者可在慢性活动性胃炎的基础上,出现胃黏膜萎缩和肠上皮化生,其中有少数人还可发展为胃癌。Hp 在我国人群中的感染表现为农村高于城市,成人高于儿童,胃癌高发区高于胃癌低发区,性别之间、民族之间的Hp 感染率无显著差异(池肇春,2008)。

对人群的大量血清流行病学调查资料显示,Hp感染率随年龄上升,上升的模式有两大类。第一类为儿童期易感型,儿童期为感染率剧增期,每年以3%~10%的速度急剧上升,至 10 岁有 40%~60%人受感染,以后感染速度减慢,每年以 0.5%~1%速度缓增,至 50 岁左右感染率基本上不增,进入平坦期,发展中国家属这一类型。第二类为感染均衡型,感染率随年龄增加的速度在儿童和成年期基本一致,以每年 0.5%~1%速度上升,有些地区 50 岁以后感染率非但不进入平坦期,而且还明显增高。经调查证实,这是所谓出生队列(birth cohort)现象,这些地区过去战乱时感染率高,这代人在儿童期受感染,把高感染率带到现在,发达国家属这一类型(胡伏莲和周殿元,2009)。

## 27.4 致病机制

### 27.4.1 幽门螺杆菌的致病因子及致病作用

Hp 致病因子很多,按其致病机制及其特点大致分成四大类:① 与 Hp 定植有关的致病因子;② 以损伤胃黏膜为主的致病因子;③ 与炎症和免疫损伤有关的致病因子;④ 其他致病因子。

定植因子是 Hp 感染的首要条件。Hp 本身的动力装置、黏附特性、有毒性作用的酶以及多种毒素既有利于其定植,也有助于 Hp 在高酸环境下存活。Hp 产生的尿素酶在 Hp 的致病机制中起十分重要的作用。Hp 能水解尿素释放出氨($NH_3$),直接对胃黏膜造成损伤,而 Hp 本身在其产生的"氨云"包绕之中则免受胃酸、胃蛋白酶的侵袭,使其在很低的pH 环境中得以生存。

Hp 的基因多态性是造成 Hp 感染后不同临床结局的主要原因,它包括 VacA 基因(空泡细胞毒素基因)和 CagA 基因(细胞毒性相关基因)及相应基因表达的蛋白质。几乎所有 Hp 菌株均有 VacA 基因,但只有 50%~60%的菌株对细胞出现空泡毒素,并依此将 Hp 分为 tox⁺ 和 tox⁻ 菌株,Hp tox⁺ 表达VacA 蛋白。VacA 基因包括两个显著多变的区域,即 s 区信号序列和 m 区中间序列,所有 Hp 菌株的 s区分为 s1a、s1b、s1c、s2;m 区分为 m1a、m1b、m2 三型。由不同信号序列和不同中间序列而构成的不同Hp VacA 基因型,不但与 Hp 的毒力水平有关,而且有地区差异,其中以 s1a/m1 型空泡毒性最强,s1/m2 次之,而 s2/m2 则无细胞毒性。VacA 基因多态性在世界各地和我国不同地区都有所不同,我国是以 s1a/m2 为主。了解不同国家、地区、民族的 HpVacA 基因型毒力差异及其与相关疾病的关系,对于临床上实施不同的针对性治疗措施具有一定意义。

Hp 的 VacA 基因编码产生相对分子质量为 $87×10^3$ 的空泡细胞毒素(vaculating cytotoxin A,VacA)。VacA 作为 Hp 的主要毒力因子之一,在酸性环境作用下,可与靶细胞膜上的特异性受体蛋白酪氨酸磷酸酶结合作用于靶细胞的 $Na^+$,$K^+$-ATP 酶,使离子蛋白功能紊乱,破坏细胞的正常功能,并进入靶细胞内诱发细胞溶酶体及内质网损伤,造成细胞空泡变性;而且还直接损伤胃黏膜,抑制上皮细胞损伤修复,干扰细胞信号转导,引起细胞凋亡。同时 VacA还影响 $H^+$,$K^+$-ATP 酶,进而影响壁细胞的泌酸功能。另外,VacA 在膜上形成的孔道可作为尿素分子的一种被动转运子,促进尿素透过胃黏膜上皮进入腔内,为 Hp 的生存和定植创造了条件。VacA 可使宿主上皮细胞空泡形成、皱缩,最终死亡,与临床疾病的严重程度有密切关系。

CagA 基因只存在于具有空泡细胞毒素的菌株中,编码的蛋白为 CagA 蛋白。CagA 蛋白与毒素表达密切相关,与 VacA 的合成、修饰、转运有关。CagA 可使 Hp 表达大量的 LewisX 和 LewisY 蛋白,使黏膜局部排斥反应减轻,有利于 Hp 在胃黏膜的长久定居;而且 CagA 的表达与胃黏膜中 Hp 密度呈正相关,即 CagA⁺ 的菌株更易在胃黏膜定植,引起更严重的胃炎。CagA 基因同 Hp 其他基因一样,具有显著的多态性,这表现在不同地区的 CagA 基因显著不同。

Hp 毒素与 Hp 的其他致病因子如脂多糖、热激蛋白(Hsp)、中性粒细胞活化蛋白(Hp-NAP)、蛋白酶、脂酶、磷脂酶 $A_2$ 等共同作用,对胃黏膜产生局部的炎症反应和免疫反应,使胃黏膜遭受炎症和免疫损伤,而损害的胃黏膜则更容易遭受胃酸、胃蛋白酶的侵袭。因此,Hp 通过各种致炎因子导致炎症反应。

### 27.4.2　幽门螺杆菌的致病机制

目前,已经确认 Hp 与慢性胃炎、消化性溃疡病、胃癌、胃黏膜相关性淋巴组织(mucosa-associated lymphoid tissue, MALT)淋巴瘤密切相关(Eidt and Stolte,1995;Grgov et al.,2015)。

Hp 感染导致胃十二指肠黏膜损伤的机制十分复杂,有关的学说主要有以下 4 种。

漏屋顶学说:Goodwin 把发炎的胃黏膜比喻为漏雨的屋顶,无雨则暂时干燥,意思是说无胃酸就无溃疡。在给予抗分泌药之后,胃酸抑制,溃疡愈合,但只能获得短期的疗效,因为终究没有把漏雨的屋顶修好,没有改变溃疡病的自然病程。消化性溃疡的自然病程中溃疡复发率>70%。如果针对与炎症及与溃疡有关的 Hp 治疗(根除 Hp),则溃疡不易复发。所以只有通过黏膜修复才能达到溃疡病治愈的目的。

促胃液素相关学说:Levi 提出,Hp 周围的"氨云"可使胃窦部 pH 增高,胃窦部促胃液素反馈性释放增加,因而胃酸分泌增加,在十二指肠溃疡的形成中起重要作用。对于 Hp 相关性十二指肠溃疡,如果能够真正根除 Hp,溃疡是不应该复发的,再感染的发生率很低,西方国家治愈率每年为 1% 左右。

胃上皮化生学说:Hp 通过定植于十二指肠内的胃化生上皮,引起黏膜损伤并导致十二指肠溃疡形成。Hp 释放的毒素及其激发的免疫反应导致十二指肠炎症的产生。炎症黏膜对其他致溃疡因子的攻击耐受力下降导致溃疡的发生,或者重度炎症本身导致溃疡产生。在十二指肠内,Hp 仅在胃上皮化生部位附着定植,此为本学说的一个有力证据。

介质冲洗学说:已经证实,Hp 感染导致多种炎性介质的释放,这些炎性介质在胃排空时冲至十二指肠而导致十二指肠黏膜损伤。加上 Hp 可以定植于有胃上皮化生的十二指肠黏膜,这就解释了 Hp 主要存在于胃窦,但可以导致十二指肠溃疡的发生。

Hp 不仅与上胃肠道疾病有关,也与胃肠道外疾病有关。Hp 感染可以引起全身的免疫反应和慢性炎症反应,诱导大量的炎症介质、细胞因子和急性反应物释放,这可能是它引起胃肠道外疾病的病理生理基础,这种联系可能是以炎性介质的激活或诱导自身免疫反应为特征的。近年来发现,Hp 与许多胃肠道外疾病也有一定关系。目前认为,与 Hp 感染关系最为肯定的胃肠道外疾病是缺铁性贫血和特发性血小板减少性紫癜,欧洲新近的 Maastricht-3 共识认为,对伴有 Hp 感染的缺铁性贫血和特发性血小板减少性紫癜患者应行 Hp 的根除治疗。此外,Hp 感染在冠心病、高血压、脑血管疾病、免疫性疾病、营养代谢性疾病和皮肤病等疾病的发病中也可能起一定作用。

### 27.4.3　幽门螺杆菌感染引起的免疫炎症反应及宿主基因多态性

Hp 感染后与宿主相互作用,介导机体对细菌的免疫反应而导致 IL-6、IL-8、TNF 等一系列细胞因子表达上调,这些细胞因子构成一个复杂的炎性免疫调节网络,并通过旁分泌、内分泌等途径作用于 B 淋巴细胞、NK 细胞、巨噬细胞,使其在胃黏膜局部增殖、分化、激活,产生特异性和非特异性免疫反应,损伤局部组织,导致胃肠疾病的发生。最近研究表明,Hp 感染后可导致 Th17 细胞明显增多,通过调节 Th1 细胞因子而促进胃炎的发生与发展(Shi et al.,2010;Kronsteiner et al.,2013;Bhuiyan et al.,2014)。

对 Hp 相关性胃炎与细胞因子多态性的研究发现,致炎因子 IL-1 多态性(IL-1RN * 2/IL-1B-511T/-31C)与 IL-1B 表达增加、炎症加重及肠化生、萎缩性胃炎发生率有关。IL-10-1082G/-819C/-592C 等位基因(GCC 单倍体)携带者黏膜 IL-10 mRNA 水平高于 ATA 单倍体型携带者,并且与毒性更大的 CagA$^+$、VacAs1$^+$ 和 babA2$^+$ Hp 菌株建群有关。IL-1B-511T 增加胃酸和胃黏膜异常增生的危险性。同时也有研究显示,Hp 阳性携带者 TNF-α308G/G 的个体十二指肠溃疡发生率高于携带者 TNF-α308G/A 或 APA 的个体。TNF-α 的基因多态性增加胃癌发生的危险,说明细胞因子多态性在 Hp 感染的发生及结局中起着作用(胡伏莲和周殿元,2009)。

HLA 基因多态性与 Hp 易感性及 Hp 感染的结局也有大量研究认为,不同宿主 Hp 感染危险性的变化与 HLA 等位基因有关,HLA 能够产生蛋白质,这些蛋白质能够影响炎性反应的严重程度,导致不同临床结果的产生。有研究显示,HLA-DQA1 * 0102 基因在 Hp 阳性萎缩性胃炎患者中比 Hp 阳性浅表性胃炎患者及正常对照组低,其在 Hp 阳性肠型胃腺癌中的分布也显著降低,提示 HLA-DQA1 * 0102

基因可能与抵御 Hp 感染有关。我国的研究显示，HLA-I 类等位基因的多态性可能与山东临朐地区 Hp 感染有关，*CW * 15* 基因可能是 Hp 的易感基因，*A * 02、B * 15、CW * 08* 是保护基因，而与 HLA-II 类等位基因的多态性可能无关。对台湾胃癌患者研究发现，*HLA-DQB1 * 0301* 基因可能是抵御 Hp 感染的保护性基因，*HLA-DQB1 * 0602* 基因则可能是胃癌的易感基因。还有研究表明，Hp 阳性患者胃上皮 HLA-DR 抗原表达较 Hp 阴性患者更显著，Hp 定植密度与 HLA-DR 抗原表达程度呈正相关，感染 CagA⁺菌株患者较 CagA⁻菌株患者 HLA-DR 抗原表达更显著。

## 27.5 检测与诊断

检测幽门螺杆菌的方法很多，临床上较为常用的有 ¹³C 尿素呼气试验、细菌分离培养、胃黏膜组织切片染色、快速尿素酶试验、ELSIA 检测血清 Hp 抗体和粪便 Hp 抗原检测等（童明庆，2006）。

### 27.5.1 ¹³C 尿素呼气试验

¹³C 尿素呼气试验原理：Hp 中富含尿素酶，尿素酶可将尿素分解成氨气和二氧化碳。当服用含有 ¹³C 标记的尿素试剂后，如果患者胃内存在 Hp 感染，其尿素酶即可将 ¹³C 尿素分解为 ¹³CO₂ 和氨气，¹³CO₂ 进入血液循环经肺排出，其呼出的气体中 ¹³C 量将会增加，通过高灵敏度的质谱仪或红外光谱仪精确地测定呼气中 ¹³C/¹²C 值，即可达到诊断幽门螺杆菌感染及其感染程度的目的。

由于口服的 ¹³C 尿素到达胃后呈均匀分布，只要在 ¹³C 尿素接触的部位存在着 Hp 感染，就可灵敏地检测到。该方法仅呼气 2 次便可迅速明确有无 Hp 感染，准确性、特异性、敏感性都很高，且具有无创性、无不良反应等优点，WHO 将其推荐为检测 Hp 的"金标准"，尤其适用于老人、妇女、儿童等人群，也特别适用于 Hp 根治疗效的重复检测。

### 27.5.2 细菌分离培养

幽门螺杆菌培养阳性是诊断 Hp 感染的"金标准"。对胃镜检查中的临床活检标本进行 Hp 的分离培养，可采用厌氧袋或小型通气罐（1.5 L）代替厌氧培养箱，设备和技术较为简便，易于推广。但 Hp 培养阳性率并不高，操作检验时间久，需要 3~5 天才能报告结果。

### 27.5.3 组织切片染色法

胃镜检查中的活检组织经特殊染色后观察，被认为是诊断 Hp 感染准确可靠的方法。该法特异性较好，但有的方法较烦琐（如 Warthin-Starry 银染色），且易受菌体分布不均匀及其他革兰阴性杆菌存在的影响。

### 27.5.4 快速尿素酶试验

快速尿素酶试验用于胃镜检查中的活检组织诊断 Hp 感染，试验试剂包括尿素、pH 指示剂（酚红）、缓冲液和防腐剂。在酸性条件下，当 pH ≤ 6.8 时，酚红指示剂呈黄褐色，如果活检标本中有 Hp，Hp 的尿素酶分解尿素产生 NH₃ 使试剂 pH 升至 ≥ 8.4，这时酚红指示剂由黄或橙色变为红或紫红色。由于胃内环境仅适于螺杆菌大量定植，胃液中其他产生尿素酶的杂菌含量少，活性低，改变试剂中 pH 的能力被缓冲液所缓冲，不致使试剂变色而出现假阳性结果。目前常用的尿素酶试剂在与胃镜活检标本接触几分钟后便可显色，称为快速尿素酶试验。尿素酶试验具有快速、简便的优点，特别适合基层医院推广使用。但快速尿素酶试验属于间接试验，标本大小、细菌多少、反应时间、温度和湿度均可影响试验结果。

### 27.5.5 ELISA 检测血清抗体

通过检测血清中幽门螺杆菌特异性的抗体来间接诊断幽门螺杆菌的感染。ELISA 检测血清抗体的特异性和诊断效率均在 80% 以上，且血清学方法具有无创伤和重复性好的优点。由于绝大多数 Hp 感染者可无症状（虽然胃黏膜组织学可能有炎性改变），少部分有功能性消化不良症状的患者也可无 Hp 感染；Hp 感染后抗体出现需要半年左右的时间，早期查抗体，易出现假阴性，而失去最佳治疗时机；Hp 被根除后，抗体下降缓慢，1~2 年才能转阴，可能会使患者接受过度治疗，造成医疗资源浪费。因此，血清学检测对 Hp 感染的治疗指导意义不大，具有一定的局限性，该法主要用于该菌感染的流行病学调查。

### 27.5.6 粪便 Hp 抗原检测试验

粪便 Hp 抗原检测试验也是一种非侵入性检查

方法。由于 Hp 定植于胃上皮细胞表面,随着胃黏膜上皮的快速更新脱落,Hp 也随之脱落,并通过胃肠道从粪便排出。粪便 Hp 抗原检测试验是基于快速层析免疫技术,采用抗 Hp 抗体作为捕捉和检测抗体,特异性诊断人体内 Hp 的感染。该方法操作简便、省时,不需要昂贵的仪器。

### 27.5.7 常用 Hp 检测方法的比较

Hp 感染诊断标准原则上要求可靠、简单,以便于实施和推广。常用 Hp 检测方法的敏感性和特异性比较见表 27.2。

**表 27.2 常用 Hp 检测方法的敏感性及特异性比较**

| 检测项目 | 敏感性/% * | 特异性/% * |
| --- | --- | --- |
| 现症感染的诊断方法 | | |
| 细菌培养 | 70~92 | 100 |
| 组织学检查(Warthin-Starry 银染或改良 Giemsa 染色) | 93~99 | 95~99 |
| 尿素呼气试验# | 90~99 | 89~99 |
| 快速尿素酶试验# | 75~98 | 70~98 |
| 粪便抗原检测 | 89~96 | 87~94 |
| 曾经感染的诊断方法 | | |
| 血清 Hp 抗体 | 88~99 | 86~99 |

注:* ,一些文献报告的结果,实施时可因技术、试剂的不同而有很大差异;#,两者均为尿素酶依赖试验。

根据中华医学会消化病学分会《幽门螺杆菌共识意见(2003 安徽桐城)》,幽门螺杆菌的临床诊断标准为:以上方法中任一项现症感染诊断方法阳性可诊断为 Hp 感染;科研诊断标准为:细菌培养阳性或其他任两项阳性。血清 Hp 抗体单项检查可用于大样本流行病学调查。根除 Hp 疗效判断:用于明确 Hp 是否根除的复查应在根除治疗结束至少 4 周后进行。建议选用非侵入性的尿素呼气试验或粪便抗原检测。如临床疾病有必要进行内镜复查,也可用胃黏膜活检标本检测 Hp,此时应同时取胃窦、胃体黏膜检测。临床判断可仅用快速尿素酶试验;科研判断应再加另一基于活检标本的检查,两种方法均阴性可作为 Hp 根除的依据。

## 27.6 幽门螺杆菌疫苗

### 27.6.1 疫苗对预防和控制幽门螺杆菌感染及其引起的相关疾病的意义

目前临床上主要应用抗生素加铋剂或 H⁺ 拮抗剂治疗幽门螺杆菌感染,但存在较多不足:① 疗效不稳定,易复发;② 易产生耐药性;③ 毒副反应大;④ 医疗费用高;⑤ 最大的缺陷在于不能通过抗生素治疗而最终彻底消灭幽门螺杆菌。由于幽门螺杆菌在胃内栖居部位的特殊性,以及对一些抗生素容易产生耐药性,单纯依靠药物根除幽门螺杆菌并不是一件易事,况且人群中幽门螺杆菌感染率较高,也不可能对所有的幽门螺杆菌感染者使用抗生素进行幽门螺杆菌根除治疗。所以,对幽门螺杆菌感染所致的胃、十二指肠疾病的防治难度仍很大,必须寻找新的有效途径。

人类与病原微生物的长期斗争的历史表明,有效控制和彻底消灭某种传染病的最佳途径是疫苗接种。耐药苗株不断增多以及发展中国家幽门螺杆菌感染率不断增高的事实,使我们更寄希望于幽门螺杆菌疫苗。

早在 1991 年,Czinn 及 Nedrud 即获得了免疫接种具有保护性的试验结果,提示建立一种免疫接种方案以预防幽门螺杆菌感染及其相关疾病是有可能的(Czinn and Nedrud,1991)。猫螺杆菌小鼠动物模型的建立使得验证这一假设成为可能(Chen et al.,1992;Marchetti et al.,1995)。更有意义的是,Hp 疫苗不单具有预防作用,还同时具有显著的治疗效果。Doidge 等用粉碎的猫螺杆菌或幽门螺杆菌加 CT 经口接种小鼠能根除已感染的细菌。Corthesy-Theulas 等亦证实了这一发现,且均未观察到病变加重情况。这标志着选择有效的保护性抗原及佐剂在幽门螺杆菌感染的人群中施行治疗性免疫接种是能够成功的。

疫苗控制 Hp 感染不仅能克服现行抗生素疗法存在的毒副反应等不足,而且在个人防治费用上将大幅度降低,群体防治效果更佳。因此,发展有效幽门螺杆菌疫苗对预防和控制幽门螺杆菌感染、大幅降低幽门螺杆菌相关性疾病具有重大社会效益和经济效益。

## 27.6.2　幽门螺杆菌疫苗研究概述

自从幽门螺杆菌被发现开始,人们就对Hp疫苗给予了极大的关注,全世界科学家在幽门螺杆菌疫苗的研制上进行了不懈的努力,目前已取得了显著的进展(Bagirova et al.,2017)。特别是随着幽门螺杆菌全基因组测序工作的完成,包括尿素酶在内的众多幽门螺杆菌保护性抗原得到应用,如黏附素、空泡毒素(VacA)、毒素相关抗原(CagA)、中性粒细胞激活蛋白(NAP)、过氧化氢酶、热激蛋白A(HspA)及其他一些蛋白成分;加上幽门螺杆菌感染与免疫的机制逐渐被揭示,新型黏膜佐剂型疫苗、聚合物微粒疫苗或减毒沙门菌载体疫苗技术发展,它们能将幽门螺杆菌的保护性抗原投递到机体黏膜表面,进而诱发机体特异的体液和细胞免疫(Del Giudice et al.,2009;Rupnow et al.,2009)。在接种途径方面,幽门螺杆菌黏膜疫苗以口腔、鼻腔和直肠这3种途径为主,尤其是口服接种途径更优(Ikewaki et al.,2000;Veiga et al.,2015;Zeng et al.,2015)。许多研究表明,无论是幽门螺杆菌全菌破碎物还是重组亚单位抗原成分如Ure、HspA、VacA或过氧化氢酶等,结合黏膜佐剂(大肠杆菌不耐热肠毒素或霍乱毒素及其亚单位)或其他投递方式经口腔或胃内黏膜接种后可获得有效的保护性免疫(Banerjee et al.,2002;Sougioultzis et al.,2002;Hinc et al.,2014;Sjokvist et al.,2013)。

## 27.6.3　国外幽门螺杆菌疫苗研究

### 27.6.3.1　Hp全菌疫苗

2001年,Kotloff等首次报道了Hp全菌疫苗的人体志愿者试验(Kotloff et al.,2001)。该试验采用随机双盲设计,共有41名健康成年人志愿者参与,接种方式为口服,3次,$2.5 \times 10^6$、$2.5 \times 10^8$、$2.5 \times 10^{10}$ cfu甲醛灭活的全菌3个剂量组均同时以25 μg大肠杆菌不耐热肠毒素(heat-labile toxin,LT)的突变体(LTR192G)作为黏膜佐剂。结果:$2.5 \times 10^{10}$ cfu的全菌免疫后,在唾液和粪便中可检测到Hp特异性的系统和黏膜局部抗体(包括sIgA),同时在循环血液和胃活检组织中可检测到特异性抗体分泌细胞(antibody secretory cell),尤其是在Hp感染阴性者;另外,在幽门螺杆菌阳性志愿者中未观察到Hp的根除,25 μg的LTR192G使6名志愿者发生了腹泻。

HELIVAX为Antex Biologics公司研制的一种灭活的多价全菌疫苗(Malfertheiner et al.,2008),用于预防和治疗幽门螺杆菌感染,2003年美国FDA批准其进入Ⅱ期临床试验。公司计划通过两项临床试验对此疫苗进行评价,一项试验评价疫苗的预防性作用,另一项临床试验评价疫苗的疗效。在其临床前的预防性动物试验模型中,HELIVAX显示出100%的预防Hp感染的作用。两项临床试验将探讨疫苗引起的黏膜免疫应答作用及减少被感染的受试患者体内Hp的生物负荷量。两项试验均是随机开放标签试验,共有80名患者在美国多个临床中心接受相关的研究。已完成的Ⅰ期安全性及免疫原性试验显示,疫苗不会引起严重不良反应,无论在未感染还是已感染无症状患者体内,疫苗均可引起对Hp的免疫应答。有关Ⅱ期临床试验的结果目前还未见报道。

### 27.6.3.2　以沙门菌为载体的基因工程Hp疫苗

以沙门菌为载体的基因工程Hp疫苗目前仅有志愿者人体试验文献报道,未见获准进入临床研究的报道。

1999年,DiPetrillo等报道,表达Hp尿素酶的减毒沙门菌免疫志愿者未观察到严重副反应,说明志愿者获得了良好的针对沙门菌抗原的黏膜免疫应答,但对Hp尿素酶没有应答(DiPetrillo et al.,1999)。2000年,Angelakopoulos等用鼠伤寒杆菌为载体重复同样的研究,同样表明安全性良好,且6个志愿者中3人产生了抗Hp尿素酶抗体(Angelako-poulos and Hohmann,2000)。Bumann等(2001)也进行了相似的人体志愿者试验。

### 27.6.3.3　以尿素酶作为抗原制备的Hp疫苗

1999年,*Gastroenterology*报道了由Orovax公司资助开发、Michetti等研制的重组尿素酶(rUre)加LT的治疗性Hp疫苗的临床试验(Michetti et al.,1999)。26个志愿者(Hp感染阳性)被随机进行双盲试验,每隔1周口服rUre+LT,其剂量分别为180 mg、60 mg和20 mg rUre和5 μg LT,共4次,同时设立LT组与安慰剂组。在免疫后各周进行毒副反应及免疫反应评估,分别于免疫后第1个月及第6个月使用内镜采集标本评估组织学及进行细菌定量培养试验。结果:试验组抗rUre IgA水平均显著增加,但在LT及安慰剂组未见任何变化;与安慰剂组比较,试验组抗 rUre IgA ASC 数量明显增加[(38.9±13.6)×$10^6$·$L^{-1}$ 与(5.4±3.1)×$10^6$·$L^{-1}$,$p$=0.018],免疫后可明显减少 Hp 菌落定植数,其中低剂量尿素酶组(20 mg)细菌数量减少得更多,但未观察到完全清除 Hp 的效果。此外,67%(16/24)试验者发生因 LT 引起的腹泻。该研究的最后总结为重组 Hp 尿素酶加 LT 对于 Hp 感染者来讲具有良好的耐受性及免疫原性,但需进一步改进与调整抗原与佐剂的配伍方式。

2008 年,Novartis 报道完成了 NAP、CagA 和 VacA 三亚单位(简称 HP3)的 I 期临床试验(NCT00613665),并开始开展有效性临床研究。

另外,Acambis/Aventis Pasteur 公司宣布,其开发的以尿素酶作为抗原制备的 Hp 疫苗也进入了 II 期临床试验阶段,Iomai 公司开发的应用靶控输注(target-controlled infusion,TCI)技术给药的幽门螺杆菌疫苗进入了 I 期临床试验阶段,但未见此两家公司的临床试验资料。

## 27.6.4　国内幽门螺杆菌疫苗研究

我国作为 Hp 高感染率和胃癌高发区以及 Hp 疫苗最大的潜在市场,若成功研制具有自主知识产权的 Hp 疫苗,成为防治 Hp 感染的生物制剂,具有十分重大的社会效益和经济效益。

由于 Hp 大规模培养困难,粗制抗原中可能存在潜在致癌物等有害成分,大大制约了全菌疫苗的研究进展。基因工程亚单位疫苗成分明确、安全,易于生产、质控及应用,是 Hp 疫苗的一个主攻方向。

第三军医大学与安徽芜湖康卫生物科技有限公司从 1995 年起开展 Hp 基因工程疫苗的研究。由于 Hp 在感染方式、免疫应答、致病机制等方面具有与众不同的特殊性,Hp 自然感染人体主要诱发以 Th1 细胞型炎症反应为主的免疫应答,在血液中产生高水平 IgG 抗体,却无法防止 Hp 对人体的再感染,诱导以特异性 sIgA 抗体为主的 Th2 细胞型黏膜免疫应答可以有效地预防 Hp 感染。本项目运用生物信息学表位预测、表位肽合成与步移、免疫 DC 负载特异性抗原鉴定等技术,从 Hp 的 1600 余个候选疫苗抗原中筛选鉴定出了外膜蛋白 UreB 的免疫保护性抗原优势表位。在此基础上,提出了“分子内佐剂黏膜疫苗”设计原理及其技术体系,借助计算机辅助设计与疫苗学理论,综合分析黏膜佐剂(LTB)与疫苗抗原活性中心的空间构象,优化佐剂

与疫苗相连接的连接基序,避免空间位阻产生,确保所构建重组疫苗既具有良好免疫原性又有高效黏膜免疫佐剂活性,构建筛选获得了疫苗抗原(UreB)与佐剂(LTB)天然一体的重组 Hp 亚单位分子内佐剂疫苗工程菌株,具有易于质控、生产方便、成本低等优点。每一个疫苗抗原分子均有与之相连的分子内黏膜佐剂,从而特异性地高效激发 Th2 细胞型局部黏膜免疫应答,产生特异性抗体,发挥预防 Hp 感染的功效。进一步完成了高密度发酵及疫苗蛋白的大规模纯化工艺,建立了长期、稳定的动物感染模型,按照 1 类新生物制品要求完成了相关的临床前研究,2003 年 5 月,“口服重组幽门螺杆菌疫苗”获准进入 I、II 期临床试验(临床批件号 2003L01782)。2003 年 8 月至 2004 年 3 月完成了 I、II 期临床试验,2004 年 12 月获准进入 III 期临床试验(临床批件号 2004L04702 号)。2004 年 12 月至 2006 年 9 月,对该制品完成了 III 期临床试验。2009 年,我国自主研制的口服重组幽门螺杆菌疫苗获国家食品药品监督管理总局(现为国家市场监督管理总局)颁布的新药证书,成为世界上首个获批的幽门螺杆菌疫苗。

## 27.6.5　口服重组幽门螺杆菌疫苗

### 27.6.5.1　成分、性状、接种对象等

(1)成分和性状

本品疫苗主要成分为基因工程技术制备的幽门螺杆菌尿素酶亚单位与免疫佐剂的融合蛋白(下称疫苗蛋白),经纯化后,加入稳定剂冷冻干燥制成。

本品疫苗为白色疏松体,加水复溶后为澄明溶液。

(2)接种对象

本品适用于 6~15 岁未感染幽门螺杆菌的易感人群。

(3)作用与用途

目前流行病学及病原学研究证实,幽门螺杆菌是慢性胃炎和消化性溃疡(胃溃疡、十二指肠溃疡)的重要致病因子,是胃黏膜相关淋巴组织(MALT)淋巴瘤重要的致病因素,与胃癌的发生有关。1994 年,世界卫生组织将幽门螺杆菌列为一级致癌因子(carcinogen grade I)。

接种本疫苗后,可刺激机体产生抗幽门螺杆菌的免疫力,用于预防幽门螺杆菌感染及其所致相关疾病。

（4）免疫程序和剂量

本品推荐免疫程序：分别于第 0、14 和 28 天各免疫接种 1 剂，共 3 剂。用法用量：服用本品前，先须口服 80 mL 胃酸中和液，然后立即口服 30 mL 的疫苗。目前本疫苗的持续保护时间、加强免疫的时间和剂量尚未确定。

### 27.6.5.2　Ⅰ、Ⅱ、Ⅲ期临床试验有效性

本品共有 5000 余人参加了Ⅰ、Ⅱ、Ⅲ期临床试验。其中，关键性Ⅲ期临床试验中，对 6~15 岁未感染幽门螺杆菌的 4000 余例儿童进行了随机双盲安慰剂对照的临床研究。

以本疫苗预防幽门螺杆菌感染作为主要有效性指标进行评价，同时观察疫苗的免疫原性及其安全性。幽门螺杆菌感染的诊断按中华医学会消化病学分会《幽门螺杆菌共识意见（2003 安徽桐城）》中的科研诊断标准实施，定义为同时符合：① $^{13}$C 尿素呼气试验阳性；② 血清幽门螺杆菌抗体检测阳性。

在Ⅲ期临床试验中，本品预防幽门螺杆菌感染 1 年期的保护效力 FAS 集和 PPS 集点估计值均为 71.8%（95% 置信区间：50%~85%）；免疫后 1 年试验组感染率/对照组感染率（$RR$）结果均为 0.28（95% 置信区间：0.15~0.50），感染率组间比较有统计学显著性差异（$p<0.0001$），提示本品与安慰剂相比可降低幽门螺杆菌感染的发生率。

试验中还对约 800 名（PPS 集）受试者进行了免疫原性评估，采用 ELISA 法分别测定了血清 UreB 特异性 IgG 抗体和唾液 UreB 特异性 sIgA 抗体。在本次试验中将 1∶200 作为血清 UreB 特异性 IgG 抗体保护性水平的预测标准，将 1∶8 作为唾液 UreB 特异性 sIgA 抗体保护性水平的预测标准。3 针免疫后 12 个月时，试验疫苗组特异性血清 IgG 抗体和唾液 sIgA 抗体的阳转率与安慰剂对照组相比有统计学显著性差异。

### 27.6.5.3　接种的安全性

共 2718 名 6~15 岁的健康儿童服用本品，参加了Ⅰ、Ⅱ、Ⅲ期临床试验。按国际医学科学组织委员会（CIOMS）不良反应发生率的分类进行描述，即很常见（≥10%）、常见（≥1% 且 <10%）、偶见（≥0.1% 且<1%）、罕见（≥0.01%且<0.1%）、非常罕见（<0.01%）。主要不良反应：全身性不良反应偶见发热、头晕、头痛；局部胃肠道的不良反应偶见呕吐、腹胀、腹痛。

在Ⅲ期临床试验全程服苗期间及免疫后 4 周的随访过程中，试验组有 25 例共发生 44 次与研究疫苗有关的不良事件，发生率为 1.13%。以严重程度递减方式表述如下：

全身性不良反应：偶见发热（0.36%）、头痛/头晕（0.36%）。

胃肠道的不良反应：偶见呕吐（0.41%）、腹胀（0.32%）、腹痛（0.18%）。

在临床研究中所观察到的以上不良反应程度均为轻度，未观察到严重的全身不良反应和局部（胃肠道）不良反应。

### 27.6.5.4　检定和质量控制

口服重组幽门螺杆菌疫苗主要成分为重组表达的幽门螺杆菌尿素酶亚单位（UreB）与大肠杆菌不耐热肠毒素 B（LTB）的融合蛋白（rLTB-UreB），相对分子质量约 $75\times10^3$，等电点为 5.0~7.0，最大吸收峰波长为 280±3 nm。rLTB-UreB 能有效地刺激机体产生 UreB 的抗体，并表现出良好的抗原性和结合 GM1 神经节苷脂的活性。

口服重组幽门螺杆菌疫苗原液和半成品以及成品的质量检测方法和标准详见表 27.3 和表 27.4。

**表 27.3　口服重组幽门螺杆菌疫苗原液和半成品质量检测方法和结果**

| 检测项目 | 检测方法 | 检测结果 |
|---|---|---|
| 原液检定 | | |
| 相对分子质量 | SDS-PAGE 电泳 | $75\times10^3$ ±10% |
| | （银染和考马斯亮蓝染色） | |
| 纯度 | SDS-PAGE 电泳 | >80% |
| | （银染和考马斯亮蓝染色） | |
| | RP-HPLC | >80% |
| 一般理化性质 | | |
| 等电点 | 薄板电泳 | 5.0~7.0 |
| 紫外光谱扫描分析 | 连续紫外分光光度吸收 | （280±3）nm |
| 特异性分析 | | |
| 鉴别试验（抗原性） | 免疫印迹法 | 阳性 |

应浓度调配待用。

② 将试验小鼠随机均分为两组，每组 15 只。免疫接种组分别于第 0、1、2 和 4 周每只小鼠口服灌胃 150 μg 疫苗（0.3 mL）；未免疫接种对照组灌胃等量生理盐水。每次灌胃前 30 min 每只小鼠灌胃 0.3 mL 胃酸中和液。

③ 用脑心浸液血琼脂平板复苏幽门螺杆菌 SS1 菌株，增菌后用脑心浸液血清肉汤振荡培养，22 h 后收集菌液，离心浓缩，使最终菌液浓度达到 $1.0 \times 10^9 \, cfu \cdot mL^{-1}$。

④ 末次免疫后 9 天给所有小鼠断食、断水 24 h 后，每只灌胃培养菌液 0.5 mL，共灌胃 2 次，2 次灌胃间隔时间为 6 h。

⑤ 攻毒后 2 周剖杀小鼠，取小鼠一半胃黏膜组织涂布脑心浸液血琼脂平板，微需氧条件（85% $N_2$，5% $O_2$，10% $CO_2$）下培养 3~7 天，每天开罐检查，如有可疑菌落生长，通过菌落特点、细菌形态及染色性、尿素酶试验进行幽门螺杆菌鉴定；将另一半胃黏膜组织分别进行尿素酶试验及直接涂片，革兰染色镜检有无幽门螺杆菌存在。

（3）结果判定与免疫保护率计算

① 若培养的平板上出现圆形、半透明、湿润的可疑小菌落，并经涂片、革兰染色镜检见革兰阴性螺杆状细菌且尿素酶试验阳性，则判定该只小鼠有幽门螺杆菌定植感染。

② 若胃黏膜直接涂片染色镜检见革兰阴性螺杆状细菌且尿素酶试验阳性，亦判定该只小鼠有幽门螺杆菌定植感染。

③ 判定本试验结果有效的前提条件为未免疫接种对照组感染率达到 80% 以上，且每组小鼠存活数为 12 只以上。

$$感染率（\%）= \frac{组感染小鼠数}{每组存活小鼠数} \times 100\%$$

$$保护率（\%）= \frac{未免疫接种对照组感染率 - 免疫接种组感染率}{未免疫接种对照组感染率} \times 100\%$$

| 检测项目 | 检测方法 | 检测结果 |
|---|---|---|
| | | 续表 |
| 肽图分析 | 胰蛋白酶 HPLC 法 | 3 批样品图形一致 |
| N 末端氨基酸序列 | Edman 降解法 | 与预期一致 |
| 残余物质检测 | | |
| 残余氨苄西林 | 抑菌法 | 阴性 |
| 半成品检定 | | |
| 无菌试验 | 培养瓶法 | 无菌 |

**表 27.4　口服重组幽门螺杆菌疫苗成品质量检测方法和结果**

| 检测项目 | 检测方法 | 检测结果 |
|---|---|---|
| 外观、溶解度 | 直接观察 | 白色或微黄色疏松体，加水溶解后无不溶性沉淀物 |
| 酸碱度 | pH 仪测定 | pH：10.0±0.5 |
| 水分测定 | 费休法 | <3% |
| 蛋白含量 | Lowry 法 | 标示量的 80%~150% |
| 无菌试验 | 培养瓶法 | 无菌 |
| 鉴别试验（抗原性） | 免疫印迹法 | 阳性 |
| 免疫力试验 | BALB/c 小鼠动物试验 | 免疫保护率>80% |

附：疫苗免疫力试验

（1）试验材料

① 实验动物：18~22 g 雌性未孕 BALB/c 小鼠 30 只。

② 胃酸中和液：将 Hanks 液和 7.5% 碳酸氢钠溶液按 4∶1 比例混合。

③ 幽门螺杆菌菌株：幽门螺杆菌 SS1 株（*Helicobacter pylori* sydney strain 1，幽门螺杆菌 SS1）。

④ 幽门螺杆菌培养基：脑心浸液血琼脂平板和脑心浸液血清肉汤。

⑤ 微需氧培养条件：5% $O_2$，10% $CO_2$，85% $N_2$，37℃。

（2）试验步骤

① 将待检疫苗样品用纯化水溶解，并稀释到相

## 27.7　问题与展望

综上所述，虽然幽门螺杆菌疫苗研究已取得了

突破性进展,但其保护率仍有待进一步提高。未来研究将主要围绕几个方面进行:① 充分利用已完成测序的幽门螺杆菌基因组信息和蛋白质组学以及生物信息学技术,挖掘和筛选特异性更高、保护性更强的抗原;② 寻找安全性更高和更能激发人体胃肠道黏膜免疫应答的新型佐剂;③ 应用纳米等技术,研制靶向、缓释的疫苗投递方式,增加有效性维持时间;④ 从细菌、宿主两方面研究幽门螺杆菌感染与免疫的机制,为新一代幽门螺杆菌疫苗研制提供科学的理论基础。

## 参考文献

池肇春. 2008. 幽门螺杆菌及其相关疾病进展. 北京:军事医学科学出版社.

范工学,夏华向. 1997. 幽门螺杆菌感染——基础与临床. 长沙:湖南科学出版社.

国家药典委员会. 2005. 中华人民共和国药典三部. 北京:化学工业出版社.

胡伏莲,周殿元. 2009. 幽门螺杆菌感染的基础与临床. 第 3 版. 北京:科学出版社.

童明庆. 2006. 临床检验病原生物学. 北京:高等教育出版社.

Alm RA, Ling LS, Moir DT, et al. 1999. Genomic-sequence comparison of two unrelated isolates of the human gastric pathogen *Helicobacter pylori*. Nature 397(6715):176-180.

Angelakopoulos H, Hohmann EL. 2000. Pilot study of phoP/phoQ-deleted *Salmonella enterica* serovar typhimurium expressing *Helicobacter pylori* urease in adult volunteers. Infect Immun 68(4):2135-2141.

Asaka M, Mabe K, Matsushima R, et al. 2015. *Helicobacter pylori* eradication to eliminate gastric cancer: The Japanese strategy. Gastroenterol Clin North Am 44(3):639-648.

Bagirova M, Allahverdiyev AM, Abamor ES, et al. 2017. An overview of challenges to eradication of *Helicobacter pylori* infection and future prospects. Eur Rev Med Pharmacol Sci 21(9):2199-2219.

Banerjee S, Medina FA, Nichols R, et al. 2002. Safety and efficacy of low dose *Escherichia coli* enterotoxin adjuvant for urease based oral immunisation against *Helicobacter pylori* in healthy volunteers. Gut 51(5):634-640.

Bhuiyan TR, Islam MM, Uddin T, et al. 2014. Th1 and Th17 responses to *Helicobacter pylori* in Bangladeshi infants, children and adults. PLoS One 9(4):e93943.

Bumann D, Metzger WG, Mansouri E, et al. 2001. Safety and immunogenicity of live recombinant *Salmonella enterica* serovear *Typhi* Ty21a expressing urease A and B from *Helicobacter pylori* in human volunteers. Vaccine 20(5-6):845-852.

Chen M, Lee A, Hazell S. 1992. Immunisation against gastric helicobacter infection in a mouse/*Helicobacter felis* model. Lancet 339(8801):1120-1121.

Czinn SJ, Nedrud JG. 1991. Oral immunization against *Helicobacter pylori*. Infect Immun 59(7):2359-2363.

Del Giudice G, Malfertheiner P, Rappuoli R. 2009. Development of vaccines against *Helicobacter pylori*. Expert Rev Vaccines 8(8):1037-1049.

DiPetrillo MD, Tibbetts T, Kleanthous H, et al. 1999. Safety and immunogenicity of phoP/phoQ-deleted *Salmonella typhi* expressing *Helicobacter pylori* urease in adult volunteers. Vaccine 18(5-6):449-459.

Eidt S, Stolte M. 1995. The significance of *Helicobacter pylori* in relation to gastric cancer and lymphoma. Eur J Gastroenterol Hepato 7(4):318-321.

Grgov S, Katic V, Krstic M, et al. 2015. Treatment of low-grade gastric MALT lymphoma using *Helicobacter pylori* eradication. Vojnosanit Pregl 72(5):431-436.

Guo Y, Guo G, Zou Q, et al. 2012. Genome of *Helicobacter pylori* strain XZ274, an isolate from a tibetan patient with gastric cancer in China. J Bacteriol 194(15):4146-4147.

Hinc K, Stasilojc M, Piatek I, et al. 2014. Mucosal adjuvant activity of IL-2 presenting spores of bacillus subtilis in a murine model of *Helicobacter pylori* vaccination. PLos One 9(4):e95187.

Hu J, Chen L, Yang W, et al. 2016. Systematic identification of immunodominant CD4+ T cell responses to HpaA in *Helicobacter pylori* infected individuals. Oncotarget 7(34):54380-54391.

Ikewaki J, Nishizono A, Goto T, et al. 2000. Therapeutic oral vaccination induces mucosal immune response sufficient to eliminate long-term *Helicobacter pylori* infection. Microbiol Immunol 44(1):29-39.

Kotloff KL, Sztein MB, Wasserman SS, et al. 2001. Safety and immunogenicity of oral inactivated whole-cell *Helicobacter pylori* vaccine with adjuvant among volunteers with of without subclinical infection. Infect Immun 69(6):3581-3590.

Kronsteiner B, Bassaganya-Riera J, Philipson C, et al. 2013. *Helicobacter pylori* infection in a pig model is dominated by Th1 and cytotoxic CD8+ T cell responses. Infect Immun 81(10):3803-3813.

Malfertheiner P, Schultze V, Rosenkranz B, et al. 2008. Safety and immunogenicity of an intramuscular *Helicobacter pylori* vaccine in noninfected volunteers:A phase I study. Gastroenterology 135(3):787-795.

Marchetti M, Arico B, Burroni D, et al. 1995. Development of a mouse model of *Helicobacter pylori* infection that mimics human disease. Science 267(5204):1655-1658.

Michetti P, Kreiss C, Kotloff KL, et al. 1999. Oral immunization with urease and *Escherichia coli* heat-labile enterotoxin in safe and immunogenic in *Helicobacter pylori*-infected adults. Gastroenterology 116(4):804-812.

Mirzaei N, Poursina F, Moghim S, et al. 2017. The study of *H. pylori* putative candidate factors for single- and multi-component vaccine development. Crit Rev Microbiol 43(5): 631-650.

Rupnow MF, Chang AH, Shachter RD, et al. 2009. Cost-effectiveness of a potential prophylactic *Helicobacter pylori* vaccine in the United States. J Infect Dis 200(8): 1311-1317.

Shi Y, Liu XF, Zou QM, et al. 2010. *Helicobacter pylori*-induced Th17 responses modulate Th1 cell responses, benefit bacterial growth, and contribute to pathology in mice. J Immunol 184(9):5121-5129.

Sjokvist OL, Flach CF, Clements J, Holmgren J, Raghavan S. 2013. A double mutant heat-labile toxin from *Escherichia coli*, LT(R192G/L211A), is an effective mucosal adjuvant for vaccination against *Helicobacter pylori* infection. Infect Immun 81(5):1532-1540.

Sougioultzis S, Lee CK, Alsahli M, et al. 2002. Safety and efficacy of *E. coli* enterotoxin adjuvant for urease-based rectal immunization against *Helicobacter pylori*. Vaccine 21 (3-4):194-201.

Veiga N, Pereira C, Resende C, et al. 2015. Oral and gastric *Helicobacter pylori*: Effects and associations. PLoS One 10 (5):e126923.

Warren JR, Marshall B. 1983. Unidentified curved bacilli on gastric epithelium in active chronic gastritis. Lancet 1(8336): 1273-1275.

Zeng M, Mao XH, Li JX, et al. 2015 . Efficacy, safety, and immunogenicity of an oral recombinant *Helicobacter pylori* vaccine in children in China: A randomised, double-blind, placebo-controlled, phase 3 trial. Lancet 386(10002):1457-1464.

# 第28章

# 炭疽疫苗

王秉翔

**本章摘要**

炭疽(anthrax)是由炭疽杆菌(*Bacillus anthracis*)引起的一种人畜共患的烈性传染病。由于炭疽的病原是芽胞菌,所以会持续污染环境,并被恐怖主义利用。炭疽杆菌是细菌学建立初期即予以描述的细菌,营养要求不高,抗原成分复杂,毒力因子众多,分类集中,变异较少。炭疽在世界各地广泛、散在流行,不易根除。130年前,巴斯德首先开始通过实验手段得到减毒炭疽杆菌并用于动物和人以预防炭疽,到目前为止,国际上现行的炭疽疫苗仍主要分为减毒炭疽杆菌活芽胞疫苗和减毒炭疽杆菌培养上清佐剂疫苗。中国的减毒炭疽杆菌活芽胞疫苗(A16R)研究背景清晰,遗传性能稳定。美国的以保护性抗原(PA)为主的炭疽氢氧化铝吸附疫苗(AVA)生产稳定,近年不断取得研究数据。这两类疫苗都具有安全性和保护效力方面的缺点,在进一步理解炭疽的分子病理机制和深入了解炭疽疫苗评价方法的基础上研发第二代疫苗很有必要。

## 28.1 概述

炭疽(anthrax)是由炭疽杆菌(*Bacillus anthracis*)引起的一种人畜共患的传染病,对农业和人类造成严重损害。炭疽原发流行常在畜间,主要易感动物为羊、牛、马等食草家畜。死于炭疽的动物尸体血液不凝固,常随自然孔道出血排出大量病菌。炭疽杆菌在有氧条件下能形成芽胞(spore)(芽胞指细菌生成的休眠体,与真菌形成的芽孢不同。——编者注),在自然界土壤中可存活数十年,并仍保持很强的致病力。人患炭疽大多由于屠宰病畜,或因接触炭疽杆菌污染的环境,如染疫皮毛、土壤或吸入染菌气溶胶。由于感染途径不同,临床上可分为皮肤型、胃肠型和吸入感染型。皮肤型炭疽占大多数,主要表现为裸露部位皮肤炭疽痈,常有淋巴管及附近淋巴结炎,严重者可继发败血症;胃肠型炭疽较少见,除有发热、胃肠症状外,常有血尿和血便,预后不良;吸入感染型炭疽起病急,初期类似感冒,容易误诊,很快出现严重肺部感染症状,有咳嗽胸痛、黏性血痰、胸膜炎,病死率高(Turnbull,2008)。

炭疽是一种古老的传染病,炭疽杆菌是细菌学中发现最早的病原菌之一,微生物学先驱 Pasteur、Koch、Mechnikoff 和其他人通过对炭疽的研究建立了许多传染病防治的基本原则(董树林和王秉翔,2004)。100 多年来对炭疽和炭疽杆菌的研究伴随着生物学和生物技术的发展一直走在前列。这方面研究经久不衰的原因在于:炭疽杆菌具有多种细菌结构,是较好的细菌研究模型;炭疽发病广泛分布于世界各地,不易根除,发达国家也不例外;炭疽杆菌是自然界中可找到的最好的生物武器,战争中多次被使用,恐怖主义组织和为了反对恐怖主义的国家和政府,都投入了大量的人力、财力和物力对此进行研究和试验。

炭疽的防治首先应重视畜间免疫预防,加强疫情监测,坚持焚毁炭疽动物尸体,彻底消除环境污染,严禁屠宰病畜和销售病畜肉等综合性预防措施。人类免疫接种只针对特定人群,是综合预防措施之一。

## 28.2 病原学

### 28.2.1 炭疽芽胞杆菌分类学

对炭疽杆菌的观察和描述始于细菌学建立的初期,但是对这一重要的人类和动物共患病病原的分类在某种程度上易引起争论。

炭疽杆菌(*Bacillus anthracis*)属于芽胞杆菌科(Bacilluceae),需氧芽胞杆菌属(*Bacillus*),故又称为炭疽芽胞杆菌。需氧芽胞杆菌属是形成单个内生芽胞(single endospore)的革兰氏阳性杆菌属,系由德国细菌学家 Ferdinand Cohn 于 1872 年创建(*Encyclopedia of World Biography*,2010 年由 Gale Group 出版)。此后的 100 年间,先后主要通过炭疽杆菌、枯草杆菌(*Bacillus subtilis*)、蜡样杆菌(*Bacillus cereus*)、苏云金杆菌(*Bacillus thuringiensis*)等的酶类和相应噬菌体(γ-phage)的研究,对炭疽杆菌的分类形成过不同的认识,一般有 3 种观点。临床微生物学家认为,炭疽杆菌病原性特殊,是一个独立种(species);另一种观点认为,炭疽杆菌是蜡样杆菌的变种或亚种(subspecies);还有一种观点认为,蜡样杆菌、苏云金杆菌、蕈状杆菌以及极丑杆菌是炭疽杆菌的亚种。

近几十年,人们从分子生物学方面对炭疽杆菌分类已能做出结论。Bohm 等用 G+C 含量测定和 DNA-DNA 杂交研究了 10 株炭疽杆菌强或弱毒菌株、17 株蜡样杆菌和 1 株蕈状杆菌分型株及 1 株苏云金杆菌分型株之间的关系(Bohm et al.,1990)。其 DNA 的 G+C 含量用热变性温度法($Tm$)检测,以 *E. coli* 的 DNA(G+C 含量 50.9)作标准,$Tm$ 值读取采用图解和计算机分析两种方法,计算公式为 $(G+C)=2.44 \times (Tm-69.4)$。炭疽杆菌为 34.1% ~ 36.0%(图解法)和 32.8% ~ 34.9%(计算机分析法),苏云金分型株为 34.3%(图解法)和 33.3%(计算机分析法);蜡样杆菌为 34.7% ~ 36.9%(图解法)和 33.4% ~ 35.5%(计算机分析法),苏云金分型株为 35.0%(图解法)和 33.4%(计算机分析法);蕈状分型株为 35.1%(图解法)和 33.7%(计算机分析法),苏云金分型株为 35.0%(图解法)和 33.6%(计算机分析法)。说明它们有密切关系,但这不能说明种的关系,因为还有序列问题。DNA-DNA 同源性是用分光光度法测热变性 DNA 样本的复性率。DNA 同源性分数（%）=［4×Vm'-（Va'+Vb'）］× 100/（2×Va'×Vb'）。式中，Va'、Vb' 分别为 A 和 B 菌株 DNA 复性率；Vm' 为菌株（A+B）DNA 混合物复性率。炭疽杆菌本组内的同源性为 90%～99%，种内 DNA 同源性应大于 70%，亚种间的同源性为 60%～70%。炭疽杆菌与其他菌间未有高于 59% 的同源性，因此无论选用何种标准，炭疽杆菌应视为独立种。

## 28.2.2 炭疽疫苗菌株

### 28.2.2.1 来源

19 世纪 80 年代，巴斯德（Pasteur）和格林菲尔德（Greenfield）相继对炭疽杆菌进行了减毒，并逐渐发展为牲畜疫苗。曾于 20 世纪 10 年代使用过早期的人用炭疽疫苗（推测是活疫苗），但没有发现什么优点。Sterne 于 20 世纪 30 年代开发了活的减毒菌株，得以在世界范围内家畜中广泛使用。苏联研究人员研制了类似的疫苗用于动物和人。我国研究人员将从炭疽病死动物（驴）分离的 A16 菌株经紫外线照射诱变，选育得到无荚膜水肿型弱毒菌株 A16R 株。检测证明此株能分解动物蛋白，但免疫原性较好、残余毒力弱（杨叔雅等，1958）。1959—1962 年，原卫生部兰州生物制品研究所董树林等对 A16R 弱毒株的生物学特性、免疫原性、弱毒遗传稳定性等进行全面鉴定，于 1962 年正式获得批准生产人用炭疽 A16R 活芽胞疫苗，用于人体皮肤划痕接种，一直延续生产至今（皮上划痕人用炭疽活疫苗）。1946 年，Gladstone 确定炭疽杆菌培养物中的保护性抗原（PA）组分是一种有效的疫苗。Belton 和 Strange 提高了 PA 产量以适合大规模生产，形成了英国现用的炭疽铝沉淀疫苗（anthrax vaccine precipitated，AVP）。Wright 及同事使用相似的技术将前者发展为美国的炭疽氢氧化铝吸附疫苗（anthrax vaccine adsorbed，AVA）。皮上划痕人用炭疽活疫苗和炭疽铝吸附疫苗使用的减毒菌株都是 Sterne 型菌株（董树林和王秉翔，2004）。

### 28.2.2.2 种类

炭疽活疫苗、炭疽菌培养上清液铝吸附疫苗、未来可能的第二代炭疽保护性抗原组分疫苗所使用的菌株都是炭疽杆菌减毒菌株。炭疽杆菌的毒力取决于它的两个毒力因子，即氨基酸间以 γ-键相连接的聚-D-谷氨酰（γD-PGA）荚膜和被称为炭疽毒素的由 3 个蛋白质组分构成的外毒素。炭疽杆菌的荚膜是一种侵袭因子，在体内可以抵抗细胞的吞噬作用，在引起感染的过程中起重要作用。炭疽杆菌外毒素也可通过使巨噬细胞失活而引起感染，但主要作用是造成严重的组织水肿和动物的死亡。

自 1881 年 Pasteur 首创炭疽活疫苗以来，迄今已有 130 多年的历史。Pasteur 当年用 42～43℃高温培养炭疽杆菌，使其毒力减弱，将培养 15～20 天的减毒株制成 I 号疫苗，培养 10～12 天的减毒株制成 II 号疫苗。这是因为消除了产生毒素的能力而达到了减毒的效果。Sterne 于 1939 年分离到无荚膜而产毒素的减毒株，试验免疫效果颇佳，世界各国使用至今。

### 28.2.2.3 减毒过程

现在知道，炭疽杆菌强毒菌株含有两个大质粒，编码毒素的基因位于 pX01 质粒（184.5 kb），与合成荚膜相关的基因位于 pX02 质粒（95.3 kb）。毒力需要两种质粒的存在，缺少 pX01 则不产生毒素，即为弱毒菌，缺少 pX02 则不形成荚膜，比野生型菌毒力低 $10^5$ 倍。过去从强毒菌中消除其中一个质粒的方法是：在 42.5℃ 培养，连续传代 10 次可消除 pX01 质粒；在含新生霉素（novobiocin）培养基上培养，或在含胃蛋白酶或胰蛋白酶培养基上培养数代可消除 pX02 质粒（王秉翔等，2004）。

一般将这两类减毒（或称弱毒）炭疽杆菌称作 Pasteur 型和 Sterne 型炭疽杆菌，也有既不能产生毒素也不能产生荚膜的无毒型炭疽杆菌（王秉翔等，2004）。

### 28.2.2.4 遗传稳定性

炭疽杆菌疫苗菌株的遗传比较稳定。以皮上划痕人用炭疽活芽胞疫苗 A16R 菌株为例，自使用半个世纪以来一直以冻干或 50% 甘油状态下 4℃上下保藏，其培养特性、芽胞形成、生化反应、毒性和免疫力没有发生变化。近年，已通过全基因组 DNA 序列测定工作将生产用各级种子批的基础数据保存下来，从核酸层面供未来比对和研究使用。

## 28.2.3 炭疽杆菌主要抗原结构

炭疽杆菌在整个繁殖周期中所形成或产生的所有结构或分子都可能形成炭疽杆菌抗原，其中对于炭疽菌的免疫学鉴别、炭疽的免疫学诊断、预防和治疗具有作用的抗原称为其主要抗原,这些主要抗原包括四类:芽胞抗原、菌体抗原、荚膜抗原、毒素抗原。

### 28.2.3.1 芽胞抗原

对炭疽杆菌芽胞抗原的研究比较少,对其化学性质的了解也不是很多。一般芽胞从内到外的构造是:芽胞核心(core)、内膜(inner membrane)、芽胞壁(spore wall)、皮质层(cortex)、外膜(outer membrane)、芽胞壳(coat protein)、芽胞外衣(exosporium),见图 28.1。其主要成分——芽胞核心是炭疽杆菌繁殖体细胞(vegetative cell)的原生质体,内外膜由原细胞膜转化,芽胞壁为细胞壁,皮质层由特殊肽聚糖构成,芽胞壳类似角蛋白(keratin),芽胞外衣由脂蛋白和糖类组成,芽胞含水量极低(Liu et al.,2004)。

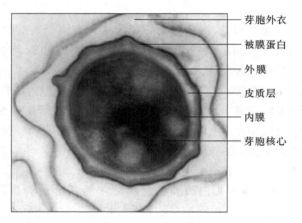

图 28.1　炭疽杆菌芽胞构造

（图中标注：芽胞外衣、被膜蛋白、外膜、皮质层、内膜、芽胞核心）

炭疽杆菌内生芽胞是炭疽的感染颗粒。芽胞是休眠期细菌形态,应该说是炭疽芽胞杆菌自然生活史中的一种生存方式,但是它却保存着炭疽杆菌的所有生命活动的遗传信息。芽胞可抵抗恶劣环境几十年,这种能力常使其被配制成生物武器使用。用全基因组 DNA 微矩阵法探测在生长和芽胞形成过程中炭疽杆菌的基因表达,用多维色谱和纵列质谱测定成熟炭疽芽胞的蛋白质组(750 多个蛋白)进行综合分析,可以发现,一部分炭疽杆菌基因组(约36%)以生长期依赖性方式受到调节,这种调节在细胞从对数生长到芽胞形成过程中被标记为 5 个严格的基因表达波;大量数据的比较揭示,虽然负责芽胞组装和成熟的基因在不连续的各阶段受到紧密的调节,但在芽胞中发现的许多成分的表达贯穿于甚至在芽胞形成之前,说明在芽胞形成过程中的基因表

达可能主要与芽胞的生理结构有关,而与后续的芽胞成分的合成无关。芽胞也包含一类特异性蛋白质,但不是明确与代谢和保护有关的蛋白质(Driks,2009)。

芽胞抗原具有免疫保护作用,能与 PA 协同激起动物的保护性免疫反应。接种同一种减毒活疫苗的芽胞与接种其繁殖体细胞相比,动物的抗芽胞外衣抗体(anti-exosporium antibody)和对抗强毒菌攻击的保护率有极大差距,甚至 PA 抗体水平和抗芽胞核心抗体(anti-core antibody)滴度也有很大差距。接种炭疽杆菌的福尔马林灭活芽胞(FIS)+PA 或 FIS 都可使小鼠和豚鼠产生抗攻击保护,小鼠免疫 PA 或 FIS+PA 后血清的毒素中和活性相同(Brossier et al.,2002)。在探寻炭疽活疫苗家兔免疫力与血清抗芽胞抗体水平的关系研究中,用"皮上划痕人用炭疽活疫苗"免疫家兔,以特定制备的炭疽芽胞抗原用 ELISA 法检测血清抗炭疽芽胞 IgG 抗体水平,并用强毒炭疽杆菌攻击进行效力试验。免疫家兔血清几何平均抗芽胞 IgG 滴度在免疫后 1 个月内持续升高,14 天达到 206,28 天时达到 776,这时其抵抗 20 MLD 毒菌攻击的保护率为 80%。说明有 PA 和芽胞的减毒炭疽活疫苗在接种后,抗炭疽芽胞 IgG 水平一般应在滴度 200 就有较满意的协同保护力(王秉翔等,2003)。芽胞抗原是炭疽杆菌中重要的保护抗原,在未来的疫苗研究中应当考虑将其作为疫苗成分之一。

### 28.2.3.2 菌体抗原

炭疽杆菌的菌体抗原有多糖和蛋白质等抗原。

细胞壁中的肽聚糖(peptidoglycan)、氨基葡糖(glycosamine)等多种化学组分物质,在琼脂凝胶扩散试验中至少有 5 种抗原抗体沉淀带,可统称为多糖抗原。多糖组分包括半乳糖、葡糖胺、甘露糖胺、乳酪酸和总己糖等。多糖抗原耐热性强,经煮沸 10 分钟或流通蒸汽消毒仍不失去其抗原性。对炭疽营养性细胞壁多糖抗原的分析研究证明,菌体多糖抗原免疫动物后不能产生保护作用,但其滤过性抗原可与相应的抗血清呈现特异性沉淀反应。可用多糖抗原制造动物血清,通过 Ascoli 氏热沉淀反应试验(Ascoli's test)检测皮毛等畜产品和土壤是否被炭疽杆菌所污染。

其他一些蛋白质也有一定的免疫保护作用,但都不是很强(Stepanov et al.,1996;Beznosov et al.,1997)。

### 28.2.3.3 荚膜抗原

在机体内和含动物血清的培养基内,炭疽杆菌可形成丰厚的荚膜物质,在含有 0.9% $NaHCO_3$ 的培养基内,于 20% $CO_2$ 条件下培养 24~48 h 也能产生大量荚膜物质。自 Ivanovics 的研究证明炭疽杆菌的荚膜物质为 D-谷氨酸多肽,Hanby 等进一步研究了提纯的荚膜物质的化学结构,证明荚膜物质是由一种长链分子的 D-谷氨酸残基所组成,含有 50~100 个 D-谷氨酸残基的 α-多肽键,由 γ-肽键相连接。加温 100℃荚膜抗原完全失去活性(王秉翔等,2005)。

一般而言,荚膜是弱免疫原或非免疫原,用以免疫动物如豚鼠、家兔和绵羊,不能使动物获得免疫保护,证明炭疽杆菌荚膜物质是一种非保护性抗原。也许是它对抗原提呈细胞的蛋白分解作用的抵抗性,以及简单而又重复的结构使其成为非 T 细胞依赖性抗原,与非 T 细胞依赖性多糖有许多共性,即高相对分子质量、重复表位、体内抗降解、与蛋白质结合成复合体可增强免疫原性(Garufi et al.,2012)。

尽管 γD-PGA 是弱免疫原,但在机体感染时,可以诱导产生抗体。用 γD-PGA 的蛋白结合物或福尔马林处理的 γD-PGA 也可诱导产生抗体。家兔高效价抗荚膜血清可用于炭疽杆菌诊断,做荚膜肿胀试验,或标记荧光抗体用以检测细菌荚膜。荚膜抗体主要为 IgG,其识别的表位最少需要 4 个 γ-肽键连接 D-谷氨酸。

### 28.2.3.4 毒素抗原

炭疽杆菌培养物滤液中含有毒素抗原,细菌在机体内繁殖亦能产生毒素。从 Koch 进行早期研究时就猜测毒素在炭疽致病机制中所起的作用,但是直到 1954 年,Smith 和 Keppie 证明,将实验室感染豚鼠的除菌血浆注射到其他动物中可致死,这个观点才确定发表。20 世纪 50 年代和 60 年代做了大量工作研究毒素在疾病和免疫中的作用。自 20 世纪 80 年代中期以来,对毒素的分子生物学的理解有了很大提高,但其在致病机制中的确切作用仍不清晰。炭疽被定性为由产生弱毒素的大型细菌所引起的疾病。尽管研究者很清楚炭疽是一种侵袭性疾病,但是与其他细菌毒素相比,静脉注射炭疽致死毒素相对较弱,但是致死毒素和水肿毒素对致病是必不可少的,并认为毒素在通过破坏宿主防御体系从

而导致疾病发生中很重要(Reeves et al.,2013)。

PA 是炭疽杆菌中具有特征性的抗原,整个 PA 分子有 23 个表位,数十年来普遍认为 PA 是主要和基本的免疫原。近十余年生物技术和生化制备技术大大促进了对 PA 免疫原性的研究,用 PA 全组分抗原或 PA63 多肽片段免疫动物均具免疫保护作用,是炭疽杆菌有效的保护性抗原。

## 28.2.4 炭疽杆菌的变异

在自然情况下,炭疽杆菌为强毒菌株,能形成芽胞、产生毒素和形成典型的荚膜,典型的炭疽杆菌主要是因为具有两个大质粒(pX01 和 pX02)使其能够产生毒素和形成荚膜而具备毒性,其基因型称为 $cap^+$ $tox^+$ 型。

在不利的环境条件下,炭疽杆菌可能发生某种质粒型变异(图 28.2)。如在 42℃ 以上环境条件下生存,可能有部分菌体会失去毒素质粒(pX01),蜕变为只形成荚膜的无毒素原型($cap^+$ $tox^-$)菌株。这一类炭疽菌变异,主要由巴斯德发现并发展为动物和人类炭疽疫苗,一般也称为 Pasteur 型菌株。若在感染过程中病人使用抗生素治疗,在新生霉素(novobiocin)作用下,可使炭疽杆菌失去荚膜质粒(pX02),变成无荚膜的毒素原型($cap^-$ $tox^+$)菌株。这一类炭疽菌变异,主要由斯特恩发现并发展为动物和人类炭疽疫苗,一般也称为 Sterne 型菌株。在通过人和/或动物胃肠道时,由于胃酶和胰酶的消化裂解作用,也可能使炭疽杆菌失去荚膜质粒(pX02),而变成无荚膜的毒素原型菌株($cap^-$ $tox^+$)菌株(Dong and Wang,1995)。若环境条件具备上述各种不利因素,也有可能使炭疽杆菌失去 pX01 和 pX02 两种质粒,变为完全无毒菌株($cap^-$ $tox^-$)(Turnbull et al.,2004)。以上所述变异是炭疽杆菌

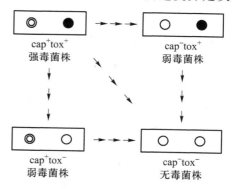

图 28.2 炭疽杆菌质粒型变异模式

的最主要变异类型,在病原学、生态学、疫苗学研究中具有重要的作用,其他类型的变异均不很重要。

除此以外,在有青霉素的条件下,炭疽杆菌可能形成 L 型,在机体以外则不易分离到,在病人治疗后期,可能有机会检出炭疽杆菌的 L 型。在人工培养基上加青霉素可以抑制细菌生长,也可见到炭疽杆菌的 L 型(Jensen and Kleemeyer,1953),L 型呈圆珠状,在炭疽杆菌鉴别试验中常用作串珠试验。

### 28.2.5 炭疽杆菌的保护性抗原

前面所述的炭疽杆菌主要抗原都是广义上而言炭疽的保护性抗原。炭疽感染可进行人为分期。早期,细菌芽胞进攻机体,经受巨噬细胞快速吞噬,在细胞内发芽并被释放进入血流。中期,细菌细胞在血流中爆炸性生长,主动表达毒力因子。晚期,毒素刺激巨噬细胞产生细胞因子,诱导宿主细胞的致死性休克。炭疽杆菌的致病机制复杂,繁殖、产生毒性物质非常快,毒素和荚膜都发挥强烈的毒性作用,如果在感染的不同阶段对其芽孢、菌体、荚膜、毒素实施免疫干扰,都具有一定的机体抗感染保护作用。但针对不同抗原的抗体可在不同的阶段、从不同的角度发挥作用,据认为针对毒素的抗体是最重要的抗体,其中针对炭疽毒素成分之一被称作炭疽保护性抗原(PA)的抗体有"举一反三"的作用。

### 28.2.6 炭疽杆菌毒力基因

炭疽杆菌的毒力取决于它的两个毒力因子,以 γ-键相连接的聚-D-谷氨酰荚膜和被称为炭疽毒素的由 3 个蛋白质组分构成的外毒素。炭疽杆菌的荚膜是一种侵袭因子,在体内可以抵抗细胞的吞噬作用,在引起感染的过程中起重要作用,在体外能掩盖噬菌体受体,防止噬菌体的裂解。然而遗憾的是,它与肺炎球菌的荚膜多糖不同,免疫保护性比较弱,因而不能作为疫苗。炭疽杆菌外毒素也可通过使巨噬细胞失活而引起感染,但主要作用是造成严重的组织水肿和动物的死亡。炭疽毒素是炭疽杆菌最重要的毒力因子,也是一种研究蛋白酶配体与真核靶细胞相互作用的良好模型。它的 3 种组分分别称为保护性抗原(protective antigen,PA)、致死因子(lethal factor,LF)和水肿因子(edema factor,EF)。这些单独的组分都无毒性,只有成对结合才能获得毒素活性。PA+LF 静脉注射能造成动物的死亡,称致死毒素(lethal toxin,LT);PA+EF 皮下注射可造成水肿,

称水肿毒素(edema toxin,ET)。

近年的研究工作证明,PA 结合于真核细胞受体,介导 LF 和 EF 内吞进入细胞质。EF 是腺苷环化酶(adenylate cyclase),将 ATP 转化为 cAMP 达到非生理性高浓度,造成代谢混乱。LF 被证明是一种金属蛋白酶,裂解有丝分裂原活化的蛋白激酶激酶(mitogen-activated protein kinase kinase,MAPKK 或 MEK),包括 MEK1 和 MEK2。炭疽毒素可视为一种 Gill 所描述过的 A/B 模型,A 是催化多肽,具有酶的活性,而 B 是受体结合区。PA 结合于受体,为 B 结构,而 LF 和 EF 是替换性 A 结构。大多数毒素行使功能以单一多肽基础上的分体形式起作用。已知类似于致死毒素的其他毒素有一组梭菌毒素(clostridium toxin),类似于水肿毒素的其他毒素有百日咳杆菌(*Bordetella pertussis*)的腺苷酸环化酶。

#### 28.2.6.1 毒力因子的结构基因

炭疽杆菌毒性菌株含有两个大质粒,编码毒素的基因位于 pX01 质粒(184.5 kb),与合成荚膜相关的基因位于 pX02 质粒(95.3 kb)。毒力需要两种质粒的存在,缺少 pX01 则不产生毒素,即为弱毒菌;缺少 pX02 则不形成荚膜,比野生型菌毒力低 $10^5$ 倍。炭疽杆菌还能产生许多其他分泌型和细胞质内的物质,如卵磷脂(phospholipase)、蛋白酶和一种硫醇活化的溶血素(thiol-activated haemolysin),对动物宿主有潜在毒性,但不能证明其中任何一种与致病有关,或它们为质粒所编码。对这些大质粒都已做了物理定性,得到了限制性内切酶图谱,并确定了复制起始位点。

科学家又相继对 pX01 质粒上编码 PA、LF 和 EF 的基因和 pX02 质粒上的与荚膜合成相关的基因进行了克隆以及核酸序列测定。已知保护性抗原基因 *pag* 全序列为 4,235 bp,致死因子基因 *lef* 全序列为 3,631 bp,水肿因子基因 *cya* 全序列为 2,990 bp,荚膜基因 *cap* 全序列为 3,244 bp。

在 pX01 质粒上,3 种编码毒力因子基因的 G+C 含量大约都是 30%,类似于炭疽杆菌基因组 DNA(35% G+C)。每个基因 ATG 启动编码的上游是一个恰当定位的核糖体结合位点,PA 和 LF 基因为 AAAGGAG,EF 基因为 AAAGGAGGT。每个基因都带有一个典型的 29~33 个氨基酸的信号肽序列,在一个丙氨酸或甘氨酸后发生裂解。推测这 3 种基因的可读框(ORF)终止于 TAA 密码。跟在 PA 基因

之后是一反向重复序列,可能起转录终止作用,但 LF 和 EF 区未见类似结构(Zakowska et al.,2012)。

pX02 质粒上的 cap 基因有 A、B、C 3 个可读框,B' 可读框在 B 内。基因编码的产物有 4 种主要蛋白质:CapA(相对分子质量为 $4.6 \times 10^4$),CapB(相对分子质量为 $4.4 \times 10^4$),CapB'(相对分子质量为 $2.0 \times 10^4$)和 CapC(相对分子质量为 $1.6 \times 10^4$)。C 为疏水性蛋白质,A 和 B 的氨基端有 20 个疏水性氨基酸。

#### 28.2.6.2 毒力基因的调节

炭疽杆菌荚膜和毒素蛋白质的合成在精制培养基和高浓度 $CO_2$(5% 或更高)时才被诱导,在合成培养基中加入重碳酸盐对炭疽杆菌毒素的产生是完全必要的。重碳酸盐和 $CO_2$ 都是在转录水平上对 3 种毒素基因的表达进行调控。它们加强 pag 转录是借 atxA 基因的存在。atxA 位于 pX01 质粒上的 cya 和 pag 基因之间,但以相反方向转录,它通过生成 AtxA 蛋白(相对分子质量为 $5.6 \times 10^4$)发挥作用。pag 有 2 个转录起始位点 P1 和 P2,而 lef 和 cya 只有 1 个转录起始位点;pag 序列中有 1 个不完全二分体对称的 58 bp 区,推测 pag 中的 -35 区域为 atxA 调节起始位点。atxA 的调节使 P1 的 5' 端转录水平增加至少 10 倍。如在 pX01 中造成 atxA 插入失活,会降低细菌生成这 3 种毒素蛋白质的数量。构建无 atxA 的突变体并用含 atxA 的质粒补充,发现有 atxA 的原菌体在空气中生长时,即在低 $CO_2$ 的条件下,pag、cya 和 lef 的 mRNA 量减少,无 atxA 突变体即使在高 $CO_2$ 浓度中生长,也测不到这 3 种基因的 mRNA。证明 3 种毒素基因的表达都受 $CO_2$ 影响,而且在转录水平上受调节。

毒素基因表达的调节不是通过 atxA 的 mRNA 转录和 AtxA 蛋白表达变化来调节的,实验中 atxA 本身的转录和翻译不受 $CO_2$ 浓度影响。可能 $CO_2$ 浓度是通过影响 AtxA 蛋白的功能或其他基因产物来调节毒素基因。进一步的研究提示,atxA 可能是炭疽杆菌基因表达的总调节子,因为 pX01 质粒上有至少 10 个基因的转录需要 atxA 的调节(Reeves et al.,2013)。

## 28.3 流行病学

### 28.3.1 炭疽流行特点

当今的炭疽已不似昔日猖獗,由于炭疽杆菌本身的特点,以及人类社会与科学的发展和进步,当今炭疽的流行呈现以下特点,并对此形成以下的共识。

**全球性存在**:真正多年未发生炭疽的地区可能只有格陵兰,而高发病率国家和地区有非洲的马达加斯加、赞比亚、埃塞俄比亚、乍得、尼日尔、加纳、科特迪瓦、利比亚、塞拉利昂、几内亚、塞内加尔和南非的克鲁格国家公园(Kruger National Park)等,亚洲的柬埔寨、蒙古、哈萨克斯坦、吉尔吉斯斯坦、塔吉克斯坦、阿塞拜疆、土耳其,欧洲的希腊、西班牙,中美洲的危地马拉等国家和地区。我国属中度发病率国家。

**不易根除性**:炭疽是人畜共患病。炭疽杆菌形成芽胞以后可数十年长期存活于土壤、草木和骨骼之中。某地区流行炭疽并有动物死亡,会造成污染而反复数年发生疫情。英、美于 1942—1943 年曾在格伦纳德岛(Gruinard Island)进行过炭疽杆菌杀伤力试验;英国国防部经过调查后于 1979—1987 年进行了消除污染的试验,共用了 280 t 甲醛才得以将 $4.1 \text{ hm}^2$($0.041 \text{ km}^2$)范围内的炭疽杆菌消灭干净。

**散发性**:炭疽以散发性流行为主,偶有局部流行。这与世界各国,特别是世界卫生组织(WHO)近几十年的流行病学调查、疫情监测、流行控制和发展经济有密不可分的关系。

**移动性**:炭疽流行呈此起彼伏态势,或一处发现流行后,于近期或同时在几十千米外又发现一处流行。我国西藏昌都地区于 1989 年前后多处流行炭疽、南非克鲁格国家公园于 1990—1991 年曾多点大面积暴发流行炭疽、法国的比利牛斯山区和阿尔卑斯山区于 1997 年的一个多月时间内大面积流行炭疽都呈现这种特点,这可能是动物迁移所致。

**人为播散性**:炭疽作为生物武器的研究始于 90 多年以前,战争和恐怖主义行动造成外来病原的流行。日本在侵华期间(1940—1944 年)曾在我国的福建、江西、浙江、云南、湖南、内蒙古等地撒布炭疽、鼠疫、霍乱等细菌,在我国东北建 731 细菌部队,以人体做试验。在朝鲜战争期间(1952—1953 年),美军在朝鲜和我国东北的新民、安东、宽甸、临江等地撒布过大量细菌,造成多起肺炭疽感染死亡。1979 年,苏联斯维尔德洛夫斯克(Sverdlovsk)的军队微生物设施中发生炭疽芽胞泄露,造成至少 79 人感染,69 人死亡。20 世纪 90 年代末期,联合国对伊拉克的生物武器核查确信其具有炭疽生物武器。日本奥姆真理教(Aum Shinrikyo)除了于 1995 年在东京地铁站使用沙林毒气以外,还至少 8 次在东京各处撒布了炭疽和肉毒气溶胶。2001 年,美国"9·11"恐怖袭击事件发生后不久,有人匿名向美国国会议员办公室及政府部门等邮寄含炭疽粉末的邮件,造成 5 人死亡,至少 17 人患病。历史的经验值得注意,加强防范性措施是十分必要的。

炭疽的流行历来具有以农牧业型为主,以多雨的秋季为主,无年龄、性别和民族差异,而以接触机会多者发病为主的特点。

在中华人民共和国成立以前,羊、牛、马等畜间炭疽发病不断,但缺乏系统资料;中华人民共和国成立以来虽有所控制,但仍有局部地区的暴发流行。散在炭疽病例的分布很广泛,炭疽的发病率在 1950—1970 年持续居高不下,以 1966 年发病率最高($0.65×10^{-5}$)。1980 年以后发病逐年明显下降,2001 年至今的年发病数都在 200~1000 例,死亡数很少。炭疽在我国的主要地理分布位于西部 10 个省(自治区、直辖市)和东北三省(疫情通报)。

### 28.3.2 炭疽杆菌分子流行病学研究

炭疽杆菌的遗传物质包括细菌染色体和两个大质粒。Simonson 等和 Van Ert 等的研究报告中,对 7 株炭疽杆菌的全基因组测序发现罕见的单核苷酸多态性(SNP)位点,然后建立了 SNP 分析演化模型,对来源于 42 个国家的 1 033 株炭疽菌进行基因分型得出,这些菌株分为 3 个主要系(A、B、C),进一步细分成 12 个克隆子-谱系或子系,最后分为 221 个独特 MLVA 15 基因型。这种罕见的基因变异记录了炭疽的进化过程,炭疽基因型是多样性的。A 组基因型在全球范围内广泛分布,而 B 和 C 基因型的谱系因时间、空间的不同分布在不同的地区,见图 28.3(Simonson et al.,2009;Van Ert et al.,2007)。

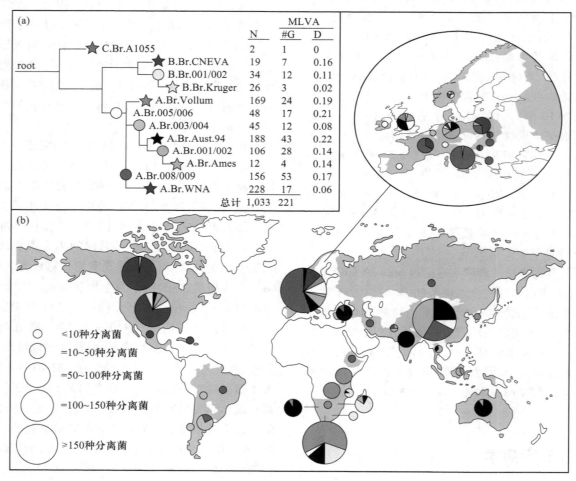

图 28.3 炭疽杆菌株系的世界分布:1 033 株分离菌之间的种系和地理关系

### 28.3.3 炭疽主要流行环节

炭疽是在全世界各大洲广泛分布的传染病,主要影响食草动物。它能长期存在、不被根除的特性,以及它的流行特色,无不与炭疽杆菌自身特点有关。

炭疽杆菌在环境和材料中保持:炭疽杆菌形成芽胞即可在土壤中、草料中、皮毛中长期保存下来,在合适的环境条件下发芽繁殖、在被摄入后或接触后侵入感染动物和人。

炭疽杆菌在自然界繁殖:炭疽杆菌在外界环境中只要有合适的温度、湿度和营养,就可以生长繁殖,在不适宜的环境下死亡或形成芽胞。

动物感染炭疽造成再污染:食草动物感染炭疽一般是由于摄入了污染炭疽芽胞的土壤、草料、水源,杂食动物和食肉动物感染炭疽一般是由于摄入了感染炭疽的动物。感染炭疽的动物体内繁殖大量炭疽杆菌,在自然界中死亡使污染的区域加重、扩大。

人类生产生活活动罹患炭疽:人类在饲养、宰杀动物,处理、加工动物产品,甚至旅游、狩猎过程中都有可能接触污染了炭疽杆菌的产品、材料而造成感染。

人类恶意行为致使暴发:即战争和生物恐怖主义行径。

### 28.3.4 炭疽杆菌自然宿主与人的关系

炭疽杆菌进入动物或人体内形成战争关系,或被消灭清除,或生长繁殖发生疾病,或在机体积累清除能力以后予以清除。这种战争关系时间非常短暂,炭疽杆菌不会在体内长期保持,换言之,动物机体从来不是炭疽杆菌的长期宿主、储存宿主。

### 28.3.5 炭疽杆菌感染及炭疽毒素的细胞受体

炭疽杆菌分泌三个组分并构成两组 AB 类型外毒素,帮助炭疽杆菌进攻宿主的免疫系统,在系统感染中杀死宿主。其中两个组分以酶的方式作用于哺乳动物细胞质中的底物。水肿因子(EF)是钙依赖性腺苷环化酶,将细胞质中的 ATP 催化为 cAMP,通过包括抑制吞噬作用等一系列机制影响宿主防御。致死因子(LF)是锌依赖性金属蛋白酶,裂解并灭活促分裂原活化的蛋白激酶激酶(MAPKK),以未知机制造成巨噬细胞溶解。保护性抗原(PA)结合于细胞受体,介导向细胞质中提呈上述两个酶组分(Liu et al.,2013)。

中毒作用的第一步包含 PA 的 $83 \times 10^3$ 形式(PA83)结合到细胞表面受体,通过经受三呋喃基二氢咪唑(furin)裂解作用形成 $63 \times 10^3$ PA 亚单位(PA63)。PA63 自发地组装成一个七聚体环,或称前孔,它能够与至少 3 个分子 EF 或 LF 相结合。在细胞表面的 PA63 的寡聚化与受体的集簇化和毒素复合体的内化相联系。内噬作用后,毒素复合体被转运到一个酸性内涵体区域,低 pH 诱导 PA 七聚体构型发生改变,这将导致其插入内涵体膜,并将 EF 和 LF 转位进入细胞质(Liu et al.,2013)。

以前的研究显示,与 PA 结合的受体是一种广泛存在的蛋白,在细胞表面以中量表达。例如,在 CHO-K1 细胞和巨噬细胞系上每细胞分别有 $10^4$ 和 $3 \times 10^4$ 个受体。截至目前,已发现哺乳动物细胞膜上有两种炭疽毒素的受体(Liu et al.,2013)。一种是由肿瘤内皮标记 8(TEM8)基因编码的细胞表面蛋白,已命名为炭疽毒素受体 1(ATR1),或称 ATR1/TEM8。一种是由毛细血管形态发生基因 2(CMG2)所编码的细胞表面蛋白,称炭疽毒素受体 2(ATR2/CMG2)。近来也有报道整合素 β1 也可以做炭疽毒素受体,可能与一些细胞表面蛋白与已知的炭疽毒素受体作为共同受体促进毒素入胞有关(Martchenko et al.,2010)。

ATR1/TEM8 可直接结合 PA 并导致细胞中毒。ATR1 由肿瘤内皮标记 8(TEM8)基因编码,各种组织中均有表达[①],但是在结肠肿瘤的血管系统中水平有所增加。ATR1/TEM8 的生理功能还不十分清楚。研究发现,鼠 TEM8 同源物的表达在发育中鼠胚胎的血管系统中是正调节的,这一点暗示了这种基因在新生血管形成方面有一些作用。ATR1/TEM8 的氨基酸结构分 4 个区域,即信号肽区、细胞外主基、跨膜区和细胞质尾区。其中,信号肽区有 27 个氨基酸,细胞外主基区有 293 个氨基酸,跨膜区有 23 个氨基酸,细胞质尾区在不同异构体中从几十到数百个氨基酸长度不同(图 28.4)。ATR1/TEM8 最值得留意的特点是在它的细胞外主基区氨基酸残基 44~216 为 von Willebrand 因子 A 主基

---

[①] 见 National Center for Biotechnology Information(NCBI)UniGene cluster Hs. 8966;www. ncbi. nlm. nih. gov/entrez/query. fcgi? db=unigene.

（VWA 主基）或称整合素插入主基（I 主基）。VWA/I 主基在蛋白质相互作用方面是非常重要的，特别是构成配体连接位点，见于细胞外基质或细胞黏连蛋白如 α 整合素等。通常，VWA/I 主基包含一个金属离子依赖性黏连位点（MIDAS；DX-DXS...T...D，X 为任意氨基酸），螯合一个对配体连接起关键作用的二价阳离子，这段结构在 ATR1/TEM8 中是非常保守的。已证实 ATR/TEM8 的 MI-DAS 对于受体与 PA 之间的二价阳离子依赖性相互作用是必不可少的。

```
TEM8    1 MATAERRALG IGFQWLSLAT LVLICAG QGG RREDGGPACY GGFDLYFILD
ATR     1 MATAERRALG IGFQWLSLAT LVLICAG QGG RREDGGPACY GGFDLYFILD
TEM8   51 KSGSVLHHWN EIYYFVEQLA HKFISPQLRM SFIVFSTRGT TLMKLTEDRE
ATR    51 KSGSVLHHWN EIYYFVEQLA HKFISPQLRM SFI VFSTRGT TLMKLTEDRE
TEM8  101 QIRQGLEELQ KVLPGGDTYM HEGFERASEQ IYYENRQGYR TASVIIALTD
ATR   101 QIRQGLEELQ KVLPGGDTYM HEGFERASEQ IYYENRQGYR TASVIIALTD
TEM8  151 GELHEDLFFY SEREANRSRD LGAIVYCGV KDFNETQLAR IADSKDHVFP
ATR   151 GELHEDLFFY SEREANRSRD LGAIVY CGV KDFNETQLAR IADSKDHVFP
TEM8  201 VNDGFQALQG IIHSILKKSC IEILAAEPST ICAGESFQVV VRGNGFRHAR
ATR   201 VNDGFQALQG IIHSILKKSC IEILAAEPST ICAGESFQVV VRGNGFRHAR
TEM8  251 NVDRVLCSFK INDSVTLNEK PFSVEDTYLL CPAPILKEVG MKAALQVSMN
ATR   251 NVDRVLCSFK INDSVTLNEK PFSVEDTYLL CPAPILKEVG MKAALQVSMN
TEM8  301 DGLSFISSSV IITTTHCSDG SILAIALLIL FLLLALALLW WFWPLCCTVI
ATR   301 DGLSFISSSV IITTTHCSDG SILAIALLIL FLLLALALLW WFWPLCCTVI
TEM8  351 IKEVPPPPAE ESEEEDDDGL PKKKWPTVDA SYYGGRGVGG IKRMEVRWGE
ATR   351 IKEVPPPPAE ESEENKIK
TEM8  401 KGSTEEGAKL EKAKNARVKM PEQEYEFPEP RNLNNNMRRP SSPRKWYSPI
TEM8  451 KGKLDALWVL LRKGYDRVSV MRPQPGDTGR CINFTRVKNN QPAKYPLNNA
TEM8  501 YHTSSPPPAP IYTPPPPAPH CPPPPPSAPT PPIPSPPSTL PPPPQAPPPN
TEM8  551 RAPPPSRPPP RPSV
```

图 28.4　TEM8 和 CHO-K1 细胞 ATR 的氨基酸序列
下划线区域为信号序列，灰底区域为跨膜主基。细胞质尾长度差异很大

至少有 3 种不同的 ATR/TEM8 蛋白异构体曾

被描述过，它们产生于交替重叠的 mRNA 转录（叠接变体 1-3，或 sv1-3）（图 28.4）。ATR/TEM8 sv1 和 sv2（分别见 GenBank accession nos. NP_115584 和 NP_444262）起 ATR 作用，而推测 sv3 蛋白（GenBank accession nos. NP_060623）无此作用。ATR/TEM8 sv1 和 sv2 都是 I 型膜蛋白，具有相同信号肽、细胞外区域和推测的跨膜主基。然而，这些蛋白有不同长度的细胞质尾（sv1 较长，约 200 aa），说明细胞质尾对 PA 结合、毒素摄取、转位或中毒作用无大意义。将一系列短细胞质尾 TEM8 突变体转染入 PA 受体缺失的 CHO 细胞系，所有细胞质尾短化的 TEM8 突变体经 PA 结合、处理、寡聚体形成和将 LF 蛋白转位入细胞质等过程确定，都可以发挥 PA 受体的功能。

CMG2 基因的表达受到人类胎盘组织的限制。然而，从 NCBI 获得的 EST 数据表明，这种基因可在各种不同的组织中表达（NCBI UniGene cluster Hs.5897）。CMG2 的确切功能还不知道，但是它的 VWA/I 主基可以有选择地结合到 IV 型胶原和基板上，提示这些是它在体内的天然配体。CMG2 最初被鉴定为一种在人类脐静脉内皮细胞中高水平表达的基因，被诱导促成在三维胶原基质中的毛细血管形成。CMG2 是迄今为止描述过的与 ATR/TEM8 最相似的蛋白，它们之间有平行的特征，其中包括信号肽、VWA/I 主基和 I 型跨膜区。CMG2 和 ATR/TEM8 这两种蛋白的序列，总氨基酸共享 40%，VWA/I 主基内 60% 氨基酸相同（图 28.5）。

```
ATR/TEM8   44 DLYFILD KSGSVLHHWN EIYYFVEQLA HKFISPQLRM SFIVFSTRGT

CMG2       44 DLYFVLDKSGSVANNWI EIYNFVQQLA ERFVSPEMRL SFIVFSSQAT


ATR/TEM8   91 TLMKLTEDRE QIRQGLEELQ KVLPGGDTYM HEGFERASEQ IYYENRQGYR

CMG2       91 IILPLTGDRG KISKGLEDLK RVSPVGETYI HEGLKLANEQ IQKAG--GLK


ATR/TEM8  141 TASVIIALTD GELHEDLFFY SEREANRSRD LGAIVYCVGV KDFNETQLAR

CMG2      139 TSSIIIALTD GKLDGLVPSY AEKEAKISRS LGASVYCVGV LDFEQAQLER


ATR/TEM8  191 IADSKDHVFP VNDGFQALQG IIHSIL

CMG2      189 IADSKEQVFP VKGGFQALKG IINSIL
```

图 28.5　ATR/TEM8 和 CMG2 的 VWA/I 主基的高度同源性
相同氨基酸用灰底显示，5 个 MIDAS 的氨基酸用黑框标注，ATR/TEM8 上推测的 N 连接糖基化点以下划线注明

已经鉴定或预测出，几种不同的 CMG2 蛋白异构体是由交替重叠的 mRNA 转录所编码的。过去已描述 CMG2 为 386-aa 蛋白。荧光显微镜研究已做出结论，CMG2$^{386}$ 异构体主要在细胞的内质网中而不是在细胞质膜中表达。此外，CMG 有一个不同于 CMG2$^{386}$ 的未定性 488-aa 异构体（CMG2$^{488}$），在 VWA/I 主基和跨膜区之间包括一个 100-aa 近膜区域，其 C 末端含有 12 个替换氨基酸。NCBI 的"ACEMBLYYU 计划"给基因组 DNA 序列定位现有的 mRNA 和 EST 数据，预测所有可能的基因转录模型，提示还有另外两种长度为 322 和 489aa 的潜在 CMG2 蛋白异构体。推测 CMG2$^{322}$ 是没有跨膜主基的分泌蛋白，CMG2$^{489}$ 等同于 CMG2$^{488}$，只是 C 末端 13 个氨基酸与 CMG2$^{386}$ 相同[①]。

二价阳离子对于 PA-CMG2 相互作用的关系提示，受体的 MIDAS 参与结合 PA。

ATR/TEM8 的 MIDAS 显示对相互作用是很重要的，对这个小区的第一个残基（Asp-50）进行位点特异性突变后就剥夺了 PA 结合和中毒作用。然而，尽管在这两种受体间有相似之处，但是它们似乎对于支持 PA 相互作用有不同的二价阳离子需要。在 ATR/TEM8 VWA/I 主基，$Mn^{2+}$ 对于支持 PA 结合的作用大，而 $Mg^{2+}$ 处于中等水平，$Ca^{2+}$ 则不支持结合。当对 CMG2 进行分析时，$Ca^{2+}$ 和 $Mn^{2+}$ 存在时观察到最高水平的结合，$Mg^{2+}$ 存在时只观察到中间水平的结合。尽管这些数据暗示在 PA-ATR/TEM8 与 PA-CMG2 相互作用之间很可能有细微的不同，但是仍可看到在不同情况下哪种金属离子最有生理作用。

在细胞表面，PA 与受体的结合和蛋白裂解处理非常快，每个过程在 5 分钟内即达到稳定期。PA63 寡聚化启动了受体介导的内化作用。PA 七聚体造成浆膜上特异性胆固醇和富糖脂微基团的脂漂移是内化作用所必需的。

用溶解性的 ATR/TEM8 VWA/I 主基与重组 PA 以 3∶1 比例预结合，然后再与细胞作用，可以阻止细胞受到的中毒作用，显示 VWA/I 主基可作为抗毒素治疗炭疽的前景。CMG2 VWA/I 主基的溶解形式在与 PA 以 3∶1 比例使用时也可以有效地阻止培育细胞的中毒作用。这些数据显示，炭疽毒素受体的 VWA/I 主基可能成为一种新的有潜力的炭疽抗毒素，而且毒素受体和 PA 的结合可以作为治疗

炭疽的靶目标（王秉翔等，2004）。

通过蛋白相互作用研究显示，在 PA 蛋白质的一端锚定在 CMG2 上后，PA 的结构收紧，PA 之间的非共价键结合加强，形成的球状蛋白更稳定（Mullangi et al.，2014）。这个发现提示，可以将 CMG2 用于未来的新型炭疽疫苗中以提高 PA 的稳定性。

## 28.4 疫苗和疫苗接种

当今兽用和人用疫苗都有减毒活疫苗和培养液上清佐剂疫苗两种。经过药物评审批准使用的人用炭疽疫苗有俄罗斯和中国的减毒活疫苗，以及美国和英国的培养液上清佐剂疫苗。

现行的传统减毒活疫苗和铝胶吸附培养液上清疫苗的免疫保护效果虽然都还不错，但是疫苗接种的副反应都比较大，尤其是有效免疫保护力的持续时间比较短，需要每年进行加强性免疫接种（表28.1）。

**表 28.1　现行人用炭疽疫苗**

| | 减毒活疫苗 | 铝胶吸附培养液上清疫苗 |
|---|---|---|
| 疫苗的类型 | A16R 或 СТИ-1 活疫苗株 | Sterne 和 V770-NP1-R 减毒菌株（pX01$^+$pX02$^-$）培养上清除菌滤液，吸附于氢氧化铝、磷酸铝 |
| 接种方法 | 皮上划痕 | 肌内或皮下注射 |
| 缺点 | 免疫效果不确定<br>不良反应大<br>需每年加强免疫 | 成分性质不确定<br>不良反应大<br>18 个月期间 6 次免疫，每年加强免疫 |

### 28.4.1　皮上划痕人用炭疽活疫苗

苏联首先于 1954 年筛选出人用减毒活疫苗 СТИ-1，并投入临床使用。该菌株有毒素无荚膜。中国杨叔雅等（1958）将自炭疽病死动物（驴）分离的 A16 菌株经紫外线照射诱变，选育得到无荚膜水肿型弱毒菌株 A16R 株。经检测证明，此株能分解动物蛋白，但免疫原性较好、残余毒力弱。经原卫生部兰州生物制品研究所（1959—1962）对 A16R 弱毒株的生物学特性、免疫原性、弱毒遗传稳定性等进行

---

① 见 NCBI 的 AceView locus 118429；www.ncbi.nlm.nih.gov/IEB/Research/Acembly/

全面鉴定,于 1962 年正式批准生产人用炭疽 A16R 活芽孢苗,用于人体皮肤划痕接种。菌株 A16R 有毒素无荚膜,必须形成芽孢。在上臂外侧划"#"字皮上接种疫苗,应每年加强接种一次。人群血清学效果观察证明,免疫后 3 个月抗体水平达到高峰,6 个月开始降低,1 年已经很低。免疫效果的流行病学观察资料不多,根据 1956—1959 年临床试验的研究资料,疫苗的免疫保护率大约为 82.28%。

#### 28.4.1.1 制备系统

皮上划痕人用炭疽活疫苗[anthrax vaccine (live) for percutaneous scarification]采用传统的活细菌培养、收获疫苗制备系统,要求将完整存活的减毒疫苗细菌芽胞接种进入人体刺激机体产生抗炭疽免疫应答,所以在菌种建立和保藏、细菌培养和收获、疫苗配制和分装、疫苗保存和运输,甚至疫苗接种的各个环节上,细菌的本质和存活数量都是至关重要的。

将 A16R 疫苗菌株在牛肉消化液固体培养基上培养,置 33~34℃ 培养 3~4 天,取样检查,芽胞形成率达到 80% 以上即可收获于 50% 甘油生理盐水中,然后配制到疫苗要求的浓度。

#### 28.4.1.2 制备基质

皮上划痕人用炭疽活疫苗制造所用菌种为无荚膜、有水肿、具有一定残余毒力的炭疽芽胞杆菌弱毒菌株 A16R,生产用培养基采用牛肉汁琼脂(pH 为 7.2~7.4)或经批准的其他培养基。

#### 28.4.1.3 剂型和稳定剂

皮上划痕人用炭疽活疫苗为液体剂型,上述培养物芽胞收获、配制在 50% 甘油生理盐水中,疫苗应于 2~8℃ 避光保存和运输。

#### 28.4.1.4 免疫接种程序

皮上划痕人用炭疽活疫苗采用皮上划痕接种。每 1 次人用剂量含菌 $2.0 \times 10^8$,含活菌数不低于 $8.0 \times 10^7$ cfu。用消毒注射器吸取疫苗,在上臂外侧三角肌附着处滴 2 滴,间隔 3~4 cm,划痕时用手将皮肤绷紧,用消毒划痕针在每滴疫苗处作"#"字划痕,每条痕长为 1~1.5 cm,划破表皮以出现间断小血点为宜。用同一划痕针反复涂压,使疫苗充分进入划痕处。接种后局部至少应裸露 5~10 分钟,然后用消毒干棉球擦净。

每次接种后 24 小时划痕部位无任何反应者应重新接种。本疫苗接种程序为 1 剂,但应每年接种。根据预防类别选择接种时间,预防农业、畜牧业类型应选择雨季前接种。

### 28.4.2 其他炭疽疫苗

苏联及其以后的独联体国家从 1953 年开始为人群使用一种由活芽胞悬液组成的疫苗,以卫生技术研究所(Sanitary-Technical Institute)命名为 STI-1。这个菌株与兽用疫苗使用的 Sterne 菌株相似,为无荚膜形成株。虽然这种疫苗以引起严重副反应而著称,但其研制者声称其耐受性相当好,并表现出一定程度上的保护力。这种疫苗可能由 Tbilisi 疫苗和血清科学研究所(Tbilisi,格鲁吉亚)、微生物研究所[Kirov(Vyatka),俄罗斯]和其他一些地方生产,皮上划痕接种含 $(1.3~4) \times 10^8$ 芽胞的 10~20 μL 液滴或皮下注射接种。初次接种 21 天后接种第二剂量,每年加强(董树林和王秉翔,2004)。

美国的注册人用炭疽疫苗是炭疽吸附疫苗(anthrax vaccine adsorbed,AVA,BioThrax),由 Emergent Biosolutions 公司(密歇根州兰辛市)生产,本质为一株无荚膜形成、非蛋白水解型炭疽杆菌减毒菌株(V770-NP1-R)的微需氧培养物的除菌过滤液。认为主要含有 PA 的这种无细胞培养滤过液,使吸附于氢氧化铝,最终制品每 0.5 mL 剂量中含氢氧化铝不超过 2.4 mg。作为防腐剂使用的甲醛终浓度不超过 0.02%,苄索氯铵不超过 0.0025%。当前制品含量标准要求总蛋白为 5~20 μg·mL$^{-1}$,要求在汇集 12 个亚批后,经十二烷基磺酸钠-聚丙烯酰胺凝胶电泳(SDS-PAGE)的密度测定分析检测,至少 35% 为 $83 \times 10^3$ 的 PA。尚不清楚 PA 是否以其可转运 LF 的天然形式存在。

20 世纪 80 年代,Lansing 生产的某些批次制品似乎含有少量 LF 和较少量的 EF,这是通过接种动物中所诱导的抗体应答而检测到的,在有限的人类接种者观察中没有报告这种现象。免疫印迹分析没有发现可检测到的 EF。酶联免疫吸附试验(ELISA)研究发现,LF 以 10~30 ng·mL$^{-1}$ 的含量存在于吸附前的发酵滤液中。小鼠巨噬细胞细胞毒性试验分析表明,LF 是以无生物学活性的状态存在。虽然很清楚 PA 自身是一种有效的免疫原,但仍不知道在某些批次疫苗中存在的少量 LF 或 EF 是否对疫苗的保护效力有贡献。

Emergent Biosolutions 疫苗的效力试验执行方式是对免疫过的豚鼠以致死剂量的芽胞进行非肠道攻击来评价其生物学活性。疫苗保存于 2~8℃。建议接种程序为第 0、2、4 周皮下注射 0.5 mL,随后在第 6、12、18 月加强 0.5 mL。肌内注射和减少剂量的免疫原性研究正在进行中。建议持续暴露者每年额外加强免疫。在效力试验成功后,疫苗的有效期为 3 年(Friedlander et al.,2011)。评价 AVA 疫苗安全性的工作和探索新的免疫程序也在不断研究中(Bernstein et al.,2014;King et al.,2015;Schiffer et al.,2015;Quinn et al.,2016;Bardenheier et al.,2016;Conlin et al.,2017)。多项临床试验认为,过去所怀疑的诸如类风湿关节炎、系统性红斑狼疮等自身免疫疾病风险,妊娠期接种的新生儿缺陷风险等,基本得不到差异显著性支持。0、1、6 个月 3 剂初免,12 个月以后用 1~3 剂加强免疫,在临床试验分析以后可能会成为今后的主要接种程序。

英国开发的另一种相似的疫苗是炭疽沉淀疫苗(anthrax vaccine precipitated,AVP),由应用微生物研究中心(Centre for Applied Microbiological Research)生产,20 世纪 50 年代早期首次用于人体,1979 年在英国注册。这种疫苗是通过用硫酸铝钾沉淀无荚膜形成减毒 Sterne 株 34F₂ 的变异株的除菌无细胞培养滤液而生产出来的。据称,这种疫苗中 LF 和 EF 存在的水平高于美国 20 世纪 80 年代那些批次疫苗中所发现的含量。这种疫苗以硫柳汞作为防腐剂。英国疫苗免疫程序为第 0、3、6 周 3 次肌内注射 0.5 mL 剂量,第 3 次免疫后 6 个月加强一个剂量。随后每年加强一个剂量(Friedlander et al.,2011)。

## 28.5 安全试验和保护效果

活疫苗要有免疫力必须保留部分残留毒力,但如果残留毒力过强可能导致不良反应,特异性毒性检查是皮上划痕人用炭疽活疫苗重要的安全性试验。本试验用 2.0~2.5 kg 家兔 5 只,每只皮下注射 2.5×10⁸·mL⁻¹ 菌悬液 1 mL。注射后观察 10 天,注射部位可有水肿,动物应全部存活;如有死亡,加倍动物复试;如仍有死亡,判为不合格。

炭疽活疫苗在动物试验中证明有很好的保护效果,如用豚鼠、家兔、绵羊和猴子做免疫力试验,无论皮下注射、皮肤划痕或气雾免疫,用强毒菌 10~20 MLD 攻击,均有较好保护效果。但在人群免疫中则缺乏近几十年的流行病学效果资料,这主要因为:① 炭疽的人群发病率很低;② 偶尔有局部地区暴发流行,很难预测选准观察点;③ 不易获得有足够数量的现场观察资料。

从免疫学效果方面看,炭疽疫苗的免疫学效果评价方法主要有:皮肤变态反应检查接种后的机体细胞免疫状态,间接凝集试验(间接血凝或乳胶凝集)检查菌体抗体,ELISA 检查 PA 抗体。这些方法对评价疫苗效果有一定参考意义。兰州生物制品研究所曾用乳胶凝集试验,以超声破碎菌体抗原测定 A16R 活疫苗气雾免疫后的抗体水平,家兔免疫后 1 周的抗体阳性率为 100%,人群气雾免疫 1 月后的抗体阳性率为 87.5%。试验以血清凝集滴度 1:2 以上判为阳性,血清抗体滴度是否与保护力有平行关系未能得知。

从流行病学效果方面看,降低发病率是所有疫苗效果的最终评价。皮上划痕人用炭疽活疫苗的流行病学效果资料不多,仅据河北省某市统计,1956—1959 年 6 月共发生炭疽 38 例,其中接种 CTИ-1 活疫苗者 2848 人中共发生 8 例,未接种者 1899 人中共发生 30 例,保护率为 82.27%。内蒙古防疫站于 1962—1964 年在某旗接种 A16R 活疫苗 12 486 人,接种率达 60%,观察期间共发生人间炭疽 5 例,其中 4 例未接种过疫苗,1 例接种者患吸入感染型炭疽,虽接种过疫苗但未被保护。1965—1967 年,兰州生物制品研究所与内蒙古防疫站协作,在该旗接种 A16R 活疫苗 22 000 人,未接种者 17 286 人作为对照,对照人群共发生炭疽 5 例,接种人群无人发病,其中虽有 12 人曾参加处理炭疽病死牲畜但也无一人发病。前后 5 年观察结果证明,活疫苗划痕接种后人群保护率可达 80%~100%,但对吸入感染型炭疽的保护效果不佳(董树林和王秉翔,2004)。

## 28.6 不良反应和处理方法

炭疽活疫苗在我国 20 世纪 80 年代以前使用比较多,曾接种过 1000 万人次以上,近二、三十年接种很少。A16R 疫苗接种观察资料不多,过去大量接种未见严重不良反应,绝大多数为轻度到中度不良反应。接种后 24 小时内,在注射部位可出现疼痛和触痛,注射局部红肿浸润轻、中度反应,多数情况 2~3 天内自行消失。接种疫苗后全身可出现一过性发热反应,其中大多数为轻度发热,持续 1~2 天后可自行缓解,一般不需处理,对于中度发热反应或发热时间超过 48 小时者,可给予对症处理。罕见和极罕见不良反应有严重发热、淋巴结肿大、血管神经性水肿,应给予对症处理。

以 PA 为基础的无细胞炭疽疫苗早期的人群现场试验的研究显示,在最初 3 针系列皮下注射期间,全身反应和明显的局部反应发生率分别为 0.7% 和 2.4%。加强剂量时所收集的记录分别增加到 1.3% 和 2.7%。更详细的研究表明,局部反应发生频率一直上升到第 5 剂接种,随后下降。全身反应的发生率为 0.2%,明显局部反应的总体发生率为 2.8%。全身反应包括 1~2 天轻度全身肌肉疼痛、轻微头痛、轻到中度不适。大部分局部反应轻微,包括直径 1~2 cm 的红斑和轻微局部压痛,第 1 天可出现,1~2 天后即消失。明显的局部反应包括硬结、直径大于 5 cm 的红斑、水肿、瘙痒、局部发热和压痛。这些反应绝大多数出现于接种 1~2 天后,通常持续 2~3 天后消失。极罕见的情况下会有大范围水肿并从三角肌扩展到前臂。注射部位小而无痛的小结也可观察到,持续几周,但很少见。所有局部反应均可消退,没有并发症。回顾分析发现,女性注射部位反应的风险高于男性。经过几十年的生产改进,美国、英国的疫苗质量有了提高,但不良反应一直饱受诟病。

## 28.7 问题与展望

### 28.7.1 现存问题

炭疽活疫苗和以 PA 为主要成分的无细胞炭疽疫苗都只能算第一代炭疽疫苗,因为它们都直接来自弱毒炭疽菌培养物,成分复杂。

当前使用的各种炭疽疫苗都存在不同程度的不良反应,没有足够的证据表明它们有很好的有效性,也没有足够的证据表明当前使用的炭疽疫苗的免疫程序非常合理。

"皮上划痕人用炭疽活疫苗"应保证种子批的研究和保藏,提高疫苗制造全过程的质量控制和质量控制方法。比如,改进疫苗收获工艺提高细菌活菌率,并提高疫苗在有效期内的活菌数;通过选择性培养基和选择性方法简化纯菌检查中对污染的判断,积极利用现代化测定技术探测活细菌数量。

### 28.7.2 发展第二代疫苗的必要性

研发新型炭疽疫苗是必然趋势,当前有最重要进展的是重组炭疽杆菌保护性抗原组分疫苗。"皮上划痕人用炭疽活疫苗"属于较早研制的疫苗,技术落后,安全性较差,有效性不明确。当前的各种无细胞炭疽疫苗因为有很多问题所以很不理想,这些疫苗由不完全精制的培养上清液吸附于氢氧化铝或经磷酸铝沉淀组成。因为只有部分定量的疫苗 PA 成分或其他组分,所以其纯度不完全明了,其标准是利用在动物效力试验中的生物学活性来确定的。正在从事的研究将确定皮下(而非肌内)使用这种氢氧化铝吸附疫苗与注射部位和全身反应观察率之间关联的程度。过去注册的接种程序并不是最佳的,在这个程序中,6 剂接种需要 18 个月以上的时间,然后还要每年加强接种。一种简单的接种程序已经批准,但还有一些更实用的接种程序正处于经过临床试验的评价中(Quinn et al.,2016)。虽然有证据证明,这种疫苗抵抗某些菌株对啮齿类动物的腹腔攻击的效力不如另一些菌株,但这种疫苗可保护恒河猴抵抗所有试验菌株(包括在啮齿动物中克服了抵抗的菌株)的更强力的气溶胶攻击。因此很明显,理想的炭疽疫苗应是更充分精制的、低反应原性的、能够在 30 天内产生长期免疫的疫苗。

进一步理解炭疽的分子病理机制、PA 的结构及其与 LF 和 EF 的相互作用,有望使开发改进型疫苗得到更显著的进展。例如,在受体结合结构域、蛋白酶敏感性结构域或分子的其他部分中的遗传限制性突变,可能形成低反应原性的 PA 产品,单独使用或与水肿或致死因子组成复合体使用。以类似的方式,水肿或致死因子的突变体也可以用于评价与 PA 的无毒复合体。在实验动物中的证据表明,非氢氧化铝佐剂即使单剂注射也可以显著增强 PA 的保护效力,用微荚膜的新配方或透皮途径使用也可能是有价值的研究。

几种以重组 PA 为主要成分的候选疫苗可保护恒河猴抵抗吸入性攻击。这些疫苗处于开发的最先进的阶段,正在人群中执行 II 期临床试验。美国政府针对上述疫苗之一的一项合同于 2006 年末被取消,部分归因于产品稳定性方面的难题。

不过只开发单一 PA 成分的疫苗可能还是具有一定的风险。PA 疫苗主要诱导体液免疫应答,相比之下,炭疽感染和活菌疫苗可诱导 CD4$^+$ T 细胞应答的各类细胞因子生成(Ingram et al.,2015)。有研究通过观测小鼠心肌蛋白(cTnI)、肝 ALT 和 AST 显示,免疫炭疽 PA 的小鼠控制了炭疽攻击的心血管毒性,却不能控制致死毒素造成的肝毒性(Devera et al.,2015)。而在 AVP 疫苗免疫者的应答中已证明,致死引子(LF)形成的抗体也对致死毒素中和试验的效果具有贡献(Dumas et al.,2017)。

另一个方向就是开发新型人用活疫苗,因为已有多份报道证明,活疫苗保护实验动物优于当前的注册人用 PA 疫苗。将活疫苗用于人类的先例一直见于俄罗斯和我国。已知的能保护动物抵抗炭疽的活疫苗包括芳香族复合物依赖性(aromatic compound-dependent)、毒素原性、非产荚膜性炭疽杆菌株,以及经构建只含有克隆 PA 基因的炭疽杆菌、枯草杆菌、沙门菌和痘苗病毒。总之,使用 PA 与 LF 或 EF 的其他方向还涉及非复制型 DNA 疫苗、病毒复制子、腺病毒载体和含有 PA 和 LF 灭活突变产物的炭疽杆菌减毒株。

鉴定除毒素 PA 之外可能对保护有贡献的抗原的尝试始终没有停止。芽胞组分和荚膜已经被证明可在一些小动物模型中提供额外保护。此外,当前的炭疽杆菌基因组测序有望促进寻找各种新的疫苗候选物以及治疗靶点。

虽然这些努力尚处于试验阶段,但是它们有可能引领我们生产出较低反应原性、较少接种剂次、提供较全面长久免疫的疫苗。

## 参考文献

董树林. 2007. 炭疽. 见:赵铠,章以浩,李河民. 医学生物制品学(第 2 版). 北京:人民卫生出版社.

董树林,王秉翔. 2004. 炭疽. 西安:陕西科技出版社.

国家药典委员会. 2015. 中华人民共和国药典(2015 年版)三部. 北京:中国医药科技出版社.

王秉翔,董树林. 2005. 炭疽杆菌荚膜研究进展. 微生物学免疫学进展,33(3):74-78.

王秉翔,韩少波,尤明强,等. 2003. 炭疽活疫苗家兔免疫力与血清抗芽胞 IgG 关系的研究. 微生物学免疫学进展 31(4):5-8.

王秉翔,彭玉芬,韩少波,等. 2004. 一株炭疽杆菌无毒株的建立. 中国人兽共患病杂志 20(4):332,333,340.

王秉翔,尤明强,董树林. 2004. 炭疽毒素的细胞受体. 微生物学免疫学进展 32(2):44-47.

杨叔雅,马贤凯,庄汉澜. 1958. 自国内强毒炭疽杆菌中一株变异疫苗菌株的获得. 军事医学杂志 1958(4):286-295.

Bardenheier BH, Duffy J, Duderstadt SK, et al. 2016. Anthrax vaccine and the risk of rheumatoid arthritis and systemic lupus Erythematosus in the U.S. military:A case-control study. Mil Med 181(10):1348-1356.

Bernstein DI, Jackson L, Patel SM, et al. 2014. Immunogenicity and safety of four different dosing regimens of anthrax vaccine adsorbed for post-exposure prophylaxis for anthrax in adults. Vaccine 32(47):6284-6293.

Beznosov MV, Petrov GA, Sorkin IUI, et al. 1997. The isolation of the surface antigen from vegetative cells of *Bacillus anthracis* STI-1 and study of its protective properties. Zh Mikrobiol Epidemiol Immunobiol(1):9-13.

Bohm R, Spath G. 1990. The taxonomy of *Bacillus anthracis* according to DNA-DNA hybridization and G+C content. Salisbury Medical Bulletin 68(Special supplement):29-31.

Brossier F, Martine Levy, Michèle Mock. 2002. Anthrax spores make an essential contribution to vaccine efficacy. Infect Immun,70(2):661-664.

Conlin AMS, Sevick CJ, Gumbs GR, et al. 2017. Safety of inadvertent anthrax vaccination during pregnancy:An analysis of birth defects in the U.S. military population,2003—2010. Vaccine 35(34):4414-4420.

Devera TS, Prusator DK, Joshi SK, et al. 2015. Immunization of mice with anthrax protective antigen limits cardiotoxicity but not hepatotoxicity following lethal toxin challenge. Toxins(Basel) 7(7):2371-2384.

Dong S, Wang BX. 1995. *Bacillus anthracis*:Identificaion of isolated avirulent strains,and attenuation of virulent strains by digestive enzymes. International Workshop on Anthrax,p94-95,Winchester,England.

Driks A. 2009. The *Bacillus anthracis* spore. Mol Aspects Med 30(6):368-373.

Dumas EK, Garman L, Cuthbertson H, et al. 2017. Lethal factor antibodies contribute to lethal toxin neutralization in recipients of anthrax vaccine precipitated. Vaccine 35(26):3416-3422.

Ferdinand Cohn in the Encyclopedia of World Biography, published by Gale Group(2010).

Friedlander AM, Grabenstein JD, Brachman PS. 2011. Anthrax vaccines. In:Vaccines,6th edition. Amsterdam:Elsevier.

Garufi G, Wang YT, Oh SY, et al. 2012. Sortase-conjugation generates a capsule vaccine that protects guinea pigs against

*Bacillus anthracis*. Vaccine 30(23):3435-3444.

Ingram RJ, Ascough S, Reynolds CJ, et al. 2015. Natural cutaneous anthrax infection, but not vaccination, induces a CD4(+) T cell response involving diverse cytokines. Cell Bio Sci 5:20.

Jensen J, Kleemeyer H. 1953. Bacterial differential diagnosis of the anthrax by means of a new specific test called the string-of-perls-test. Zentralbl Bakteriol Orig 159(8):494-500.

King JC Jr, Gao Y, Quinn CP, et al. 2015. Evaluation of anthrax vaccine safety in 18 to 20 year olds: A first step towards age de-escalation studies in adolescents. Vaccine 33 (21): 2470-2476.

Liu H, Bergman NH, Thomason B, et al. 2004. Formation and composition of the *Bacillus anthracis* endospore. J Bacteriol 186(1):164-178.

Liu SH, Zhang Y, Hoover B, et al. 2013. The receptors that mediate the direct lethality of anthrax toxin. Toxins 5(1):1-8.

Martchenko M, Jeong SY, Cohen SN. 2010. Heterodimeric integrin complexes containing β1-integrin promote internalization and lethality of anthrax toxin. PNAS 107: 15583-15588.

Mullangi V, Mamillapalli S, Anderson DJ, et al. 2014. Long-range stabilization of anthrax protective antigen upon binding to CMG2. Biochemistry 53(38):6084-6091.

Quinn CP, Sabourin CL, Schiffer JM, et al. 2016. Humoral and cell-mediated immune responses to alternate booster schedules of anthrax vaccine adsorbed in humans. Clin Vaccine Immunol 23(4):326-338.

Reeves C, Charles-Horvath P, Kitajewski J. 2013. Studies in mice reveal a role for anthrax toxin receptors in matrix metallo-proteinase function and extracellular matrix homeostasis. Toxins 5(2):315-326.

Schiffer JM, Chen L, Dalton S, et al. 2015. Bridging non-human primate correlates of protection to reassess the anthrax vaccine adsorbed booster schedule in humans. Vaccine 33 (31):3709-3716.

Simonson TS, Okinaka RT, Wang BX, et al. 2009. *Bacillus anthracis* in China and its relationship to worldwide lineages. BMC Microbiology 9:71-74.

Stepanov AV, Marinin LI, Pomerantsev AP, et al. 1996. Development of novel vaccines against anthrax in man. J Biotechnol 44(1-3):155-160.

Turnbull PCB, Sirianni NM, LeBron CI, et al. 2004. MICs of selected antibiotics for *Bacillus anthracis*, *Bacillus cereus*, *Bacillus thuringiensis*, and *Bacillus mycoides* from a range of clinical and environmental sources as determined by the E test. J Clin Microbiol 42(8):3626-3634.

Turnbull PCB. 2008. Anthrax in Humans and Animals, 4th edition. World Health Organization.

Van Ert MN, Easterday WR, Huynh LY, et al. 2007. Global genetic population structure of *Bacillus anthracis*. PLoS One 2 (5):e461.

Zakowska D, Bartoszcze M, Niemcewicz M, et al. 2012. New aspects of the infection mechanisms of *Bacillus anthracis*. Ann Agric Environ Med 19(4):613-618.

# 第29章

# 鼠疫疫苗

俞东征

**本章摘要**

鼠疫耶尔森菌是导致人类烈性传染病肺鼠疫的病原菌,曾造成数次世界性大流行。鼠疫作为烈性传染病的性质并未改变,即使在现代的医疗和卫生条件下,仍然可能发生鼠疫的严重流行,再加上历史上曾被用于战争和反恐,安全有效的新型鼠疫疫苗再一次成为疫苗发展的热点。鼠疫菌死疫苗曾在控制鼠疫的流行中发挥了重要的作用,但是在未来的疫苗发展方向中不能排斥减毒活疫苗的研究和开发,而且研究的重点是能预防大规模肺鼠疫传播的疫苗。以细菌、病毒和质粒为载体的鼠疫疫苗是目前研究的热点,而鼠疫菌的 F1 和 V 抗原是最重要的疫苗保护性抗原,能诱导特异的体液和细胞免疫应答。随着病毒载体疫苗的出现,人们开始考虑从根本上解决自然疫源性问题。这种疫苗最初用于控制狂犬病,如果能用疫苗免疫的方法控制旱獭中的鼠疫,人类不仅能够消灭天花这样的纯人类传染病,还有可能消灭像鼠疫这样的自然疫源性疾病。

## 29.1 概述

### 29.1.1 鼠疫是一种烈性传染病

鼠疫耶尔森菌（简称鼠疫菌）属于肠杆菌科。这一科中的绝大多数成员是或曾经是人与动物正常肠道菌群的组成部分，从肠道排出后能以自营菌的形式存在于自然界。致病成员多引起消化系统疾病，部分可侵入机体的内环境，引起全身性感染。鼠疫耶尔森菌可能是这一科中唯一的专性寄生菌、专性全身致病菌，是只以疾病传播形式存在的细菌。

鼠疫菌在进化过程中获得了三种质粒和一个毒力岛（virulence island），使其获得了极强的致病能力。首先是在进入体内后，能够对抗吞噬细胞的吞噬和补体的杀伤作用，然后夺取体内稀有的营养物质迅速增殖，最后通过细菌表达的表面蛋白质产生对宿主细胞的杀伤作用。当然，鼠疫菌在进化过程中也失去了一些作为肠杆菌的特征：不再表达大多数肠杆菌具有的肠毒素，因而不再形成一般形式的腹泻；表面的脂多糖失去了末端的多糖侧链，也不再形成鞭毛，从而失去了改变菌体与鞭毛抗原逃避免疫的能力；大多数黏附基因突变失活，因而不再具有主动进入宿主机体的能力。

鼠疫是一种烈性传染病。人或动物感染鼠疫后，鼠疫菌能在机体内迅速增殖，在数日内达到 $10^{11}$ cfu 数量水平。这些细菌能够到达全身几乎所有组织，造成大量的细胞死亡，从而造成全身性器官衰竭。侵犯肺的结果是为细菌提供了一条有效的排出通路，从而使疾病能够在人与人间迅速传播。这就是鼠疫能够造成数次世界性大流行的原因。

近年来，人类的鼠疫已较少出现，但作为烈性传染病的性质并未改变。鼠疫的病程进展极快，在大量吸入的条件下，4 个小时即足以致命。因此，只要发生误诊，或治疗稍有延误，就可能导致病人死亡。无论是何种临床类型的鼠疫，病人在死亡前常转化为肺鼠疫，感染周围的人甚至医护人员。因此，即使在现代的医疗和卫生条件下，仍然可能发生鼠疫的严重流行。

### 29.1.2 鼠疫又是一种自然疫源性疾病

鼠疫虽然在人类中有相当悠久的流行历史，曾经夺去无数人的生命，然而，在一般情况下，这种疾病并不保持在人群中。人类鼠疫的每一次流行，都必须由动物重新传入。鼠疫原是啮齿动物间的疾病，可能在地球上还没有人类的时候，这种疾病就已经存在于一定的动物群落之中。能够保持这种疾病存在的动物，称为宿主。而在宿主间传播疾病的节肢动物，主要是寄生于宿主体表或巢穴中的蚤类，称为媒介。鼠疫菌及其宿主与媒介，连同维持宿主与媒介生存的自然条件，构成了维持鼠疫在地球上长期存在的生态体系，称为鼠疫自然疫源地。自然疫源地并不依赖人类，在没有人类居住的地方，鼠疫同样可以存在。人类进入这样的地区，就可能感染鼠疫。

鼠疫的自然疫源地并不是固定不变的地理区域。具备鼠疫存在条件的地方，鼠疫未必正在流行。一些类型的鼠疫自然疫源地具有相对稳定的核心地区，动物间流行猛烈的时候，疫源地可以扩展到非常广阔的区域；另一些类型的鼠疫自然疫源地则像燎原的野火一样，随着宿主种群密度的上升，不停地移动；还有一些疫源地，鼠疫的流行会出现数十年甚至更长时间的间歇，目前还不知道鼠疫菌在间歇时期内以什么样的形式存在。就全球而言，鼠疫存在于自南纬 40° 至北纬 47° 的带状区域内，而我国则是世界上鼠疫自然疫源地面积最大、结构最复杂、动物间鼠疫最活跃的国家。

鼠疫虽然名为鼠疫，但不是所有的啮齿动物，或所有的"鼠类"都可罹患。只有一些特定种类的啮齿动物才能维持鼠疫的长期存在，称为主要储存宿主；而它们的主要寄生蚤类，包括在主要储存宿主间传播鼠疫的种类和将鼠疫传播到其他生物的种类，则称为主要媒介。控制鼠疫的长期实践，特别是对我国鼠疫自然疫源地的观察表明，在具有不同自然条件，相互间相对隔离的区域内，鼠疫自然疫源地由不同的主要储存宿主和主要媒介维持，因而可以划分为不同的类型。不同的鼠疫自然疫源地的一个突出表现是，流行的鼠疫菌型各不相同，它们的致病能力以及对人类的威胁也就有所不同。在我国，存在着比"黑死病"更具威胁的鼠疫，也存在病死率并不高于流行性感冒的鼠疫，甚至还存在着从未发现人类感染的鼠疫。对于这样不同的鼠疫自然疫源地，当然需要采取不同的控制手段。

### 29.1.3　鼠疫仍可作为生物武器

鼠疫可能是人类历史上第一个在战争中用于攻击的生物手段。1347 年,在鞑靼人对克里米亚卡法城的围城战役中,就曾用抛石机将死于鼠疫的尸体抛入城中,试图引起城内鼠疫流行。现代意义的生物战由第一次世界大战开始,而在第二次世界大战中,生物攻击已有明确记载——日本侵略者对我国的宁波和常德进行鼠疫攻击,造成大量民众死亡。在朝鲜战争期间,美国也在朝鲜以及我国投掷带有鼠疫菌的物品、昆虫及鼠类。其后,由于战术上难以控制,鼠疫逐渐从第一线的生物武器中退出,但在一些大国保持的生物武器名录中,鼠疫菌仍在其内。

随着现代恐怖主义出现,鼠疫作为一种生物攻击手段再次受到关注。鼠疫难以防护,能够形成长期存在的疫源地,正适合恐怖主义的需要。在当前世界上最主要的恐怖主义集团活动的地区,鼠疫菌随处可得,储存和使用也不需要高精的技术条件,这些都使鼠疫生物恐怖攻击成为一种实际的威胁。

现代生物技术已经可以对鼠疫菌进行有效的改造,删除或修饰其 F1 抗原仍能保持其致病能力。但以目前的技术难以检测,目前的疫苗不能保护。鼠疫菌也可产生多重耐药性,从而无法用目前常用的抗生素控制。任何敌对势力都可以掌握这样的手段,从而使鼠疫袭击成为真正的全球性威胁。

鼠疫的这些特点,决定了鼠疫疫苗未来的发展与使用(Sha et al.,2016)。

## 29.2　疫苗在鼠疫控制中的作用

学界对疫苗在鼠疫控制中作用的认识,经历过重大的转折。

耶尔森在 1894 年发现鼠疫菌的时候,第三次鼠疫世界大流行正在香港肆虐。那时候鼠疫仍然是一种不治之症。任何一种抗生素都还没有问世,任何一种治疗方法都不能阻止鼠疫患者最终死亡。然而,当时人类已经对免疫有了朦胧的认识,发现那些感染了鼠疫而又侥幸逃生的人,将不会再次感染。在香港流行期间,甚至在更早的黑死病期间,人们对这样的人奉若神明,只能依靠他们来照护鼠疫病人。当时认为,发展疫苗是制止鼠疫的唯一出路,因此,鼠疫菌一经发现,早期的疫苗研制工作就立即开始。

20 世纪 20—30 年代,鼠疫仍在全世界猛烈流行,人们正在努力使用新发展的疫苗控制鼠疫的蔓延。那时候人们认为,疫苗是有效的。且不说是否能够通过随机对照的方式客观地证明疫苗对鼠疫流行的控制效果,只要看到疫苗投入使用之后,鼠疫的流行即开始减弱,并逐渐归于平息,那就是令人鼓舞的结果。那个时代发展的疫苗,奠定了其后数十年内广泛应用的基础。受到狂犬病、天花等疾病控制效果的鼓舞,人们认为鼠疫也可以通过广泛接种疫苗加以控制,甚至最终归于消灭。

到 20 世纪 50 年代末,鼠疫流行在全世界范围内趋于缓和,通过海运蔓延到全世界的大规模人间流行已经停止,余下的只是鼠疫自然疫源地范围内的偶然感染和小规模暴发。学界对鼠疫疫苗作用的看法开始发生改变。那时候,人们已经认识到,由于鼠疫自然疫源的性质,鼠疫不可能通过在人类中接种疫苗归于消灭。同时也逐渐觉察到,自从鼠疫成为一种少见的疾病,疫苗接种常常只是一种浪费。人间流行开始时接种,免疫保护作用到流行平息时还不能发生;若在无流行时接种,却很可能遇不到鼠疫流行。因此,到了 20 世纪 70—80 年代,业内已经在考虑,疫苗不再作为群众性鼠疫控制手段,只在实验室工作者等高暴露人群中作为辅助的保护措施使用。在这个时期内,已经有多种抗生素可供应用,完全可以解决数量有限的鼠疫患者接触者的预防感染问题。

1994 年在印度发生了苏拉特鼠疫事件,又一次改变了学界的看法。这一事件说明,即使在现代的卫生条件下,鼠疫仍有可能发展成大规模的流行。苏拉特有 240 万人口,发生鼠疫后 160 万人逃散,把鼠疫传播到印度的 11 个邦及邻近国家,需要保护的人口达到数亿。这根本不可能有这样多的抗菌药物对如此巨大的人群实行保护,也不可能有这样多的人力资源去分发这样大量的药品。可能的解决办法只有一个,那就是疫苗接种。

现代恐怖主义的出现更坚定了这种看法。虽然自 1950 年朝鲜战争以来还没有发生过实际的鼠疫攻击,但鼠疫的存在表明这绝不仅仅是一种理论上的威胁。鼠疫攻击一旦发生,就会污染人口众多的广大地区,也只有依靠广泛接种疫苗才可能对抗。

因此,在经历了一个停滞时期后,鼠疫疫苗再一次成为疫苗发展的热点(Tao et al.,2017)。

## 29.3 鼠疫疫苗发展史

### 29.3.1 灭活疫苗

受到康复者不再感染的启发,鼠疫菌刚被发现,人们就在考虑杀死鼠疫菌将其作为疫苗对健康人加以保护,这就是全菌灭活疫苗的发端。

最早的灭活疫苗为 Haffkine 在 1897 年制备的"哈夫金淋巴液",只是从鼠疫病人肿大的淋巴结中抽取的组织,经加热杀死其中的鼠疫菌后直接用于预防接种。在印度鼠疫猛烈流行的条件下经过大规模使用,被认为对腺鼠疫流行具有有效的控制作用(Smiley,2008a)。20 世纪中叶,Meyer 等开始使用酚杀灭肉汤培养物中的鼠疫菌,成为"精制"哈夫金疫苗(Meyer,1970)。到 1970 年,换用具有 4 倍 F1 浓度的 195/P 株,成为第一个获得美国药学会许可证的 USP 疫苗(Cavanaugh,1974)。

人们一度认为,使用强毒的鼠疫菌制备的疫苗,具有最完整的抗原结构,应该具有最好的保护作用。鼠疫菌是被杀死的,安全性应该没有问题。但实际使用的结果却表明,这种疫苗不能对肺鼠疫产生免疫作用,而且存在严重的不良反应。后来曾经研究过使用弱毒的 EV76S 和 A1122 来生产类似的全菌灭活疫苗,虽较安全但效果却没有改进。

根据在海外服役的美军使用灭活鼠疫疫苗 30 年的经验,专家认为,USP 疫苗基本上没有效果。接种疫苗的人员仍可能罹患肺鼠疫,而由于美军的着装阻止了跳蚤的叮咬,未接种疫苗的人员也不发生腺鼠疫。加之烦琐的疫苗接种和难以接受的不良反应,于 1999 年停止生产 USP 疫苗。

至此,世界上已经没有使用鼠疫的全菌灭活疫苗的国家。

### 29.3.2 减毒活疫苗

#### 29.3.2.1 EV76

从发现鼠疫菌后不久,人们就已经开始尝试降低鼠疫菌的毒力。那时候的努力,主要是在高温培养或其他不利的生长条件下,对鼠疫菌反复传代,等候其毒力下降。Yersin、Kolle 和 Otto 等都曾经获得过疫苗菌株,但没有应用于临床。人类使用活疫苗

在 1907 年始于菲律宾,未能证实其效果。唯一在全世界范围内广泛使用的是 1926 年 Girard 和 Robic 在马达加斯加研发的 EV76。该菌原是从病人中分离的一株强毒的鼠疫菌,EV 是病人姓名的缩写。经高温传代后获得的后代培养物中,第 76 株出现毒力明显下降。动物试验显示出对抗鼠疫的免疫作用,志愿者试验证实不良反应在可以容忍的范围之内,从而开始在当地的鼠疫流行中试用。当时,马达加斯加的鼠疫流行十分猛烈,第一年试用的结果发现,流行在疫苗接种区域内迅速平息。后来又做了区域对照试验发现,试验区的流行较快停止(Girard,1963)。这使 EV76 成为一项振奋人心的发现,并逐渐为其他国家所接受。目前,世界上仍有一些国家,如印度尼西亚、马尔加什、越南,欧洲的部分国家以及我国仍在使用减毒活疫苗,使用的全是 EV76 的后代。

在这之后,又有 Otten 的 Tjiwidej 株、俄罗斯的 1-17 株和 Burrows 的 MP23 株,前两株进行过现场试用,但都没有 EV76 使用广泛。

EV76 投入使用的时候,人们并不了解其减毒的原因,但已明确了解,这并不是一个无毒株,而且保留着相当高的残余毒力。甚至认为,正是这种能够引起"轻型"鼠疫的能力,才是该疫苗具有良好的免疫保护作用的原因。其他国家引入这一菌株的时候,也都进行了进一步减毒的工作。

苏联在 1936 年建立了 EV76 的子菌株 EV NI-IEG。经过 15 次传代后未发现毒力返祖的现象。70 年来在俄罗斯等国家接种超过 1000 万人次,也未引起过疫苗造成的鼠疫(Feodorova and Corbel,2009)。我国在 1953 年由苏联引入 EV 疫苗,应该也是属于 EV NIIEG 的后代。然而,我国在引入初期,发现这种疫苗仍然具有非常强的不良反应,接种疫苗的人常发热超过 39℃,甚至需要卧床休息,一个星期都不能工作。我国现在使用的 EV 疫苗已经不再是原来的苏联菌株,而是经过重新选育的子培养物。这种 EV 疫苗的接种方法由皮下注射改为皮上划痕,几乎没有任何不良反应。然而,新选育的 EV 疫苗投入使用的时候,大规模的鼠疫流行在我国已经停止,现场控制鼠疫的效果没有得到验证。长期的鼠疫防治实践中积累的资料表明,我国的 EV 疫苗效果其实并不理想。在内蒙古的追踪调查显示,接种疫苗后的抗体阳转率还不到 20%。还有明确的证据表明,确有在接种疫苗后仍然罹患鼠疫的病例。

最近,尤元海等使用微点阵分析并经 PCR 扩增证实,我国的 EV 疫苗株与疫源地中流行的鼠疫菌株比较,缺失了 15 个基因(You et al.,2012)。可惜微点阵研究不能显示点突变,也无法探知被插入序列打断的基因,因而还不能肯定我国的 EV 疫苗进一步减毒的原因。目前,还没有原始 EV76 和我国疫苗菌株的全基因组测序资料,因而仍不能确定 EV76 的 Pgm 阴性特征是由于 102kb 毒力岛全部删除,还是其中的个别基因突变造成;也不能确定我国的 EV 疫苗与原始的 EV76 相比,究竟增加了哪些减毒突变。

### 29.3.2.2 EV76 的残余毒力问题

从 EV76 开始,残余毒力就是一个引人关注的问题。该菌株的发现者之一,就是疫苗安全性试验的第一个志愿者,在接种了 10 倍于后来的免疫剂量之后,出现严重发热,以及许多类似于正在流行的鼠疫的症状。后来,这种疫苗又在兔子和骆驼,以及非洲绿猴中引起过致命的鼠疫。

按照现在的认识,这种疫苗引发鼠疫有 3 种可能的原因。

第一种可能是疫苗中混有强毒的细菌。EV76 是长期传代产生的。在早期细菌学技术不完善的条件下,可能在减毒的培养物中混有少量强毒的细菌,免疫接种后在宿主的筛选压力下强毒的细菌繁殖起来,造成典型的鼠疫疾病过程。早期的 EV76 疫苗在豚鼠和小白鼠中传代后,可选出 Pgm 阳性的毒力返祖株,表明确实存在这种可能性。EV NIIEG 出现后的实践说明在现代细菌技术条件下,完全可以避免这种意外。

第二种可能性是格里菲斯效应,这种情况常出现在大鼠、骆驼和大沙鼠等对鼠疫耐受性相对较高的动物。在鼠疫防治实践中已多次发现,在没有鼠疫流行的地方捕获的外表健康的动物,实际带菌或仍然携带着已经死亡的鼠疫菌。在这种动物中接种疫苗,残留的鼠疫菌 102 kb 毒力岛的片段会转化注入的疫苗细菌,使其恢复成强毒的状态。由于接种的疫苗细菌数量巨大,被接种动物会在疫苗接种后迅速发病甚至导致死亡,其全身各器官中可分离到强毒的,也就是 Pgm 阳性的细菌。

第三种可能性是鼠疫由疫苗菌株本身造成,这种情况最可能出现在对鼠疫高度敏感的动物中,如非洲绿猴。与前两种情况明显区别的是,动物死亡后分离的细菌并不恢复成强毒的状态,而重新分离的细菌接种小鼠等实验动物时仍可以产生正常的免疫。

鼠疫菌的毒力决定因子确定之后回顾发现,EV76 的减毒是由于 Pgm 阴性所致。Pgm 性状定位于一个长 102 kb、两端均为 IS100 插入序列的毒力岛上。该毒力岛的完整删除、部分删除或个别基因的突变都可以导致 Pgm 转为阴性。给小鼠皮下注射 Pgm 阴性菌株时并不引起疾病,但如果通过静脉途径注入则可导致典型的鼠疫。动物死亡后,可在全身各器官中分离到仍然为 Pgm 阴性的鼠疫菌(Une and Brubaker,1984)。这不是 EV76 株的独特现象,最近对来源于 KIM 的 KIM D27 研究表明,102 kb 毒力岛的完整删除也具有同样的残余毒力水平(Quenee et al.,2008)。

研究表明,对于 EV76 这样的菌株,发病过程与免疫产生好像是一种速度的竞赛。由小鼠的尾静脉注入 EV76 数十个菌体即可导致死亡。注射半小时后,细菌即可在血液或脾中出现,而在第三日末,如果脾中细菌的数量达不到 $10^6$ cfu 水平,其后数量将趋于下降,动物产生免疫而痊愈;若超过这一水平,则细菌将继续增殖,动物将无可避免地归于死亡。增加接种量,免疫产生的速度也加快,仍然是第三日末体内的细菌数量决定动物的命运。但若通过皮下注射的方式接种,则细菌主要停留在注射局部,到达重要器官的时间大为延迟,永远达不到 $10^6$ cfu 水平。

因此,如果对特别敏感的动物接种 EV76,免疫发生将跟不上细菌增殖的速度,这就是实验动物死亡的原因。同理,如果使用吸入等方式实行免疫,那么细菌进入血液,到达要害器官的速度也会加快,也有导致鼠疫的危险。

这样看来,增加新的减毒突变,进一步延缓细菌在体内的增殖速度,是降低 EV76 的残余毒力水平、改善疫苗安全性的途径。

## 29.4 鼠疫疫苗近期研究进展

### 29.4.1 抗原成分疫苗

#### 29.4.1.1 F1 抗原与 V 抗原

在早期的疫苗研究中,灭活疫苗的支持者认为完整的抗原结构能够提供较好的免疫原性,随着免疫实践的进展,人们逐渐认识到,并不是所有的抗原都能引起保护性的免疫作用。为了降低疫苗的不良反应,开始考虑不使用完整的细菌,而是提取能够产生保护性免疫的抗原成分作为疫苗。

最先发现并得到深入研究的抗原,理所当然地成为抗原成分疫苗的组成成分。近年来对抗原成分疫苗的研究,绝大多数都由鼠疫菌的 F1 和 V 两种抗原组成。

Baker 等于 1952 年就提取并研究了鼠疫菌的 F1 抗原(Baker et al.,1952)。使用硫酸铵分段盐析,当达到 33% 饱和度时,这种抗原就会沉淀下来,因而被称为"第一段"(fraction Ⅰ),抗原也因此得名。后来的研究表明,这种抗原是鼠疫菌表达最丰富的抗原,37 ℃ 生长时,能够附着在鼠疫菌体表面形成一层很厚的"封套",因而具有很强的免疫原性。感染鼠疫后存活的人或动物,其体内产生的主要是针对 F1 抗原的抗体,而在许多种类的鼠疫宿主中,这种抗体达到一定滴度,就可以对抗鼠疫菌的再度攻击。用分子生物学技术了解到,这种抗原由鼠疫菌的 pMT 质粒编码。操纵子中包括 4 个基因;*caf1* 为该抗原的结构基因;第二个基因编码伴行蛋白,帮助 F1 抗原分泌到菌体之外;另一个编码锚固蛋白,使 F1 抗原沉积在菌体表面形成封套;还有一个调节基因与上述 3 个基因方向相反(Galyov et al.,1990)。

在疫苗发展早期,F1 抗原就已经被作为疫苗的研究对象(Ehrenkranz and Meyer,1955),在灭活全菌疫苗停止使用后,F1 抗原也是首选的抗原成分疫苗(Andrews et al.,1996)。然而,F1 抗原作为疫苗具有一些难以解释的不确定性。首先,在不同动物中免疫效果很不相同:在小鼠中能形成有效免疫,而在豚鼠中免疫效果很差。其次,大量的 F1 抗原具有免疫抑制作用:接种 0.05 mg 抗原时能够产生良好的抗体反应和保护作用,而接种 5 mg 抗原则不能显示免疫反应。最后,接种可溶性 F1 抗原后再次接种,有发生 Ⅰ 型超敏反应的危险。而最根本的是,具有高滴度抗 F1 抗体的动物,可能因感染 F1 阴性的鼠疫菌株而死亡。因此,人们考虑在抗原成分疫苗中加入另一种抗原。

1956 年,Burrows 和 Bacon 在研究鼠疫菌的抗吞噬作用时发现了另一种抗原,由于该抗原与鼠疫菌的毒力密切相关,故称为毒力(virulence)抗原

(Burrows and Bacon,1956)。后来,Brubaker 和 Surgalla 发现,这种抗原的产生与鼠疫菌的另一种特征,即在 37℃ 和低钙离子环境下停止生长有关。此后,一般均以草酸镁平板试验来代表这种抗原存在与否(Brubaker and Surgalla,1964)。20 世纪 80 年代开始,研究编码这些抗原的基因发现,V 抗原在鼠疫菌的 pCD 质粒上,是一个复杂的调节系统的组成部分。这一系统由出现在鼠疫菌表面的细胞毒性蛋白(Yops)、将 Yops 输送到细菌表面的 Ⅲ 型分泌系统(T3SS),以及包括 V 抗原在内的一系列调节蛋白质组成(Perry et al.,1986)。T3SS 将该系统中的一种蛋白质 YscF 输送到细菌表面,组装成为一种"针头"样的结构,而 V 抗原构成的环状结构装配在"针头"的顶端。这种结构将细胞毒性的 Yops"注射"进入宿主细胞,还必须依赖鼠疫菌两种外膜蛋白 YopB 和 YopD(Titball and Williamson,2001)。然而,只有针对 V 抗原的抗体,而不是针对 YscF、YopB 和 YopD 的抗体,才具有阻断这种"注射"的作用(Quenee and Schneewind,2009)。

### 29.4.1.2　重组抗原成分疫苗

F1 抗原作为疫苗的抗原成分最初由鼠疫菌中获得。鼠疫菌表达的大量 F1 抗原,可以由菌体,也可以由培养的上清液中用很简单的方法提取。弱毒的鼠疫菌如 EV76,F1 抗原的含量甚至高过许多野生的鼠疫菌株,提取的安全性也不成问题。仅使用提取的 F1 抗原免疫动物,就可以获得优于全菌灭活疫苗的保护效果。如果再加上 V 抗原,免疫效果还可能有进一步的提高。然而,V 抗原不稳定,在提取过程中即大部分灭活。后来发现,如果将 V 抗原连接于其他的蛋白质之后,稳定性将大为改善(Nakajima et al.,1995)。因此,最初就开始使用重组表达的 V 抗原作为疫苗成分(Leary et al.,1995)。

研究表明,V 抗原的免疫原性并不完全依赖其空间结构,其 168～275 氨基酸残基构成的肽段就是一个重要的保护性免疫表位。因此,重组表达不影响其免疫保护作用。然而,天然的 V 抗原会触发 IL-10 释放,抑制宿主的防御机制,缺失 271～300 氨基酸残基的 V10 有同样的免疫原性,但消除了免疫抑制的不良反应(Cornelius et al.,2008)。此外,对标签蛋白及连接方式的选择,有利于融合蛋白质的提纯和切割(Quenee et al.,2011)。

既然疫苗成分中需要 F1 抗原,那么采取 F1-V

融合蛋白的形式就是一种合理的选择。然而鼠疫菌F1抗原的正确表达需要操纵子中其他基因产物的协助，如果将这些基因一同克隆，转化大肠杆菌，F1抗原就会出现在大肠杆菌的表面，并显示与鼠疫菌蛋白质同样的免疫保护作用（Miller et al.，1998）。将 caf1 与 lcrV 基因连接起来表达的F1-V融合蛋白，可以完全保护动物抵抗鼠疫菌 CO92 株 761 $LD_{50}$ 攻击，而对于 F1 阴性鼠疫菌的攻击，融合蛋白的保护效果与单纯的 V 抗原一样好（Heath et al.，1998）。

近来，还有其他成分疫苗的研究。既然 V 抗原并不是具有细胞毒性的效应蛋白质，细菌的其他成分是不是也会有免疫保护作用？例如，YopB 和 YopD 为构成转运机构的跨膜蛋白质，YopE 为效应蛋白之一，YscF 为构成对真核细胞的"针头"的主要成分。克隆与表达这些蛋白质发现，这些蛋白质均显示一定的免疫保护作用，但保护效果均不如 V 抗原（Ivanov et al.，2008；Matson et al.，2005）。

研究中的其他保护性抗原还有 PsaA，传统称为 pH6 抗原，是 Ben-Efraim 等于 1961 年发现的、鼠疫菌在酸性环境中生长时表达的一种蛋白质，能在鼠疫菌表面形成纤毛样结构。在这种抗原的研究中，Galvan 等建立了一种使用弱毒鼠疫菌的肺鼠疫模型，可以在较低安全等级的实验室中进行。攻击试验期间，小鼠每日给予铁右旋糖酐 10 mg，并在 2~3 h 后再经鼻给予 2 mg KIM5（pgm 阴性鼠疫菌株）进行鼻腔攻击。在这种模型上，小鼠将在 72 h 内全数死亡，肺中出现大量凝集的细菌；而 PsaA 蛋白质加佐剂免疫 2 次后，用 21 $LD_{50}$ KIM5 攻击，保护率达 80%（Galvan et al.，2010）。

#### 29.4.1.3 佐剂

可溶性蛋白质作为疫苗时，很难产生有效的免疫作用，必须加用佐剂，才可能有较好的免疫保护效果。传统的福氏佐剂会引起严重的组织损伤，尽管在一些试验研究中仍偶有出现，现已不再实际使用。另一类以氢氧化铝为基础的传统佐剂，适用于皮下接种免疫，但不能用于对抗肺鼠疫的气溶胶或鼻腔接种方式。

近年来发展的佐剂有适合于黏膜使用的 Protollin，依赖于 Toll 样受体的 Sigma 佐剂系统（一种单磷脂酰类脂 A 加二白喉菌酸海藻糖油-水悬液）和 CpG，前者激活 TLR4，后者激活 TLR9，均诱导 Th1

细胞类型的免疫反应，而 ADP-核糖酰内毒素则可引起 Th1 细胞和 Th2 细胞较平衡的反应。

鼠疫菌在 37℃ 生长时，类脂 A 由 8 乙酰形式转变为 4 乙酰形式，不能激活 TLR4。因此，内毒素来源的佐剂应该有较好的作用。使用氨烷基谷氨酰胺 4 磷酸（AGPs）作为鼻腔使用的佐剂，没有细菌类脂 A 的毒性，可以在小鼠肺组织中诱生高水平的 TNF-α、IL-12p70 和 INF-γ。V 抗原与 F1 抗原单独免疫时，产生的免疫保护作用微不足道；而加用上述佐剂时，能抵抗鼠疫菌 CO92 株 100 $LD_{50}$ 攻击，一次免疫即可大部分保护，2 次免疫则全数保护（Airhart et al.，2008）。

使用佐剂还有防止发生变态反应的作用。Meyer 等早年使用可溶性 F1 抗原进行免疫时发现，重复注射会引起 I 型超敏反应（又称速发型超敏反应），导致实验动物死亡。然而，在近年来进行的抗原成分疫苗研究中，从未出现过这种现象。这可能是因为，重组的 F1 抗原是由大量单体连接而成的细长纤维样结构，与抗原结合后可阻塞重要器官中的毛细血管；而如果与佐剂一同使用，抗原便成为平铺在佐剂微滴表面的抗原单体（Soliakov et al.，2010），这样就避免了产生危险的 I 型超敏反应。

### 29.4.2 细菌载体减毒活疫苗

EV76 主要由于其较高的残余毒力引起难以容忍的不良反应，才没有得到更广泛的应用。然而，在整个细菌疫苗领域中，活疫苗的效果总是优于灭活疫苗。近年来，构建新型减毒活疫苗的工作仍在进行，而最初的努力集中于发现能够使鼠疫菌进一步减毒的新的毒力决定因子。

#### 29.4.2.1 鼠疫菌毒力决定基因

鼠疫菌的毒力决定因子，并不是导致鼠疫菌致病的所有因子，而是那些能够失去、而且失去后会导致毒力下降的因子。因此，最初发现的 4 种鼠疫菌主要的毒力决定因子，都是鼠疫菌在进化过程中获得的、在自然条件下失去的基因组结构：编码 F1 抗原的 caf1 基因位于 pMT 质粒中；包括 V 抗原的 Lcr 基因簇位于 pCD 质粒中；表达鼠疫菌素 Pst 及胞质素元活化因子 Pla 的基因位于 pPCP 质粒中；而 Pgm 因子代表的铁离子获取能力，则位于 102kb 毒力岛中。

由于这些结构基因在鼠疫菌中的稳定性不同，

自发失去这些毒力决定因子的频率及方式各不相同。对 Pgm 因子的研究表明，有 4 种不同的形式可能失去毒力：由于 102kb 毒力岛两端的 IS100 造成毒力岛完整剪切；毒力岛部分缺失；个别基因突变以及不明原因的突变。其他 3 种毒力决定因子多少也存在这些情况。在鼠疫菌中，pCD 质粒和 102kb 毒力岛很不稳定，因此，V 抗原与 Pgm 因子最常缺失，并以整个结构缺失的形式为主。pPCP 质粒可在低温下失去，Pst 代表的毒力下降可能是由于同时失去了促进蚤体内菌栓形成及哺乳动物体内鼠疫菌播散的 pla 基因。鼠疫菌失去 pCD 质粒后，pMT 质粒会变得高度稳定，F1 抗原合成能力的丧失最常是插入序列插入的结果。

　　失去这些毒力决定因子的后果也不相同。鼠疫菌失去 pCD 质粒造成毒力完全丧失；失去 102kb 毒力岛或失去 pPCP 质粒有条件地减毒，当通过皮下途径进入动物机体时，这两种突变残留着低水平的毒力，然而，若通过静脉注入或通过鼻腔吸入，将会引起与自然鼠疫类似的致死疾病，$LD_{50}$ 只有轻微上升；而失去 F1 抗原时，减毒是宿主特异性的，在小鼠中 F1-菌株的毒力与野生株几乎相当，而在豚鼠中，毒力则明显下降，目前还不知道，F1-菌株对人类毒力如何。

　　鼠疫菌主要毒力决定因子的这些性质，决定了它们作为疫苗的前途。F1 抗原和 V 抗原是疫苗中必须具有的因素，不能删除以构成减毒活疫苗；Pgm 较 Pst 更容易失去，因而成为早期的 EV76 减毒的基础。

　　随着基因操作能力的进步，近年来开始搜索那些在自然条件下不容易失去，或者失去后难以定位的毒力决定因子，探究删除或者修饰这些基因从而构成新的减毒活疫苗的可能性。

### 29.4.2.2　搜索新的减毒位点

（1）降低 Pgm-类型疫苗的残余毒力

　　从理论上讲，psa 并不是一种构成抗原成分疫苗的理想组成部分，因为鼠疫菌最初进入人或动物机体时，并不表达这一基因，而当这一抗原表达时，细菌已处于吞噬体内，与免疫机制相隔绝。所以，删除与该蛋白质表达有关的基因，可能比利用这种抗原构成疫苗具有更好的免疫保护作用。在转座子插入研究中，发现插入在 psaA 基因前方时，细菌失去这种抗原的表达能力，同时毒力下降。psaA 阴性鼠

疫菌 $LD_{50}$ 为 $9×10^3$ cfu，而其亲本株则为 $4.2×10^1$ cfu（Lindler et al.，1990）。psa 是一个多顺反子基因簇，以 psaEFABC 的方式一同转录（Lindler and Tall，1993），可以通过敲除 psaA 表达的控制基因 rovA，从而降低 psaA 的表达。从野生型鼠疫菌 CO92 中实际敲除该基因，皮下途径免疫时 $LD_{50}$ 升高 80 倍（Cathelyn et al.，2006），显然不足以作为疫苗使用。直接在 psa 基因簇中造成非移码删节，也不能对抗肺鼠疫产生保护作用（Robinson et al.，2009）。但在 Pgm- 的 KIM5 基础上敲除 rovA 基因，$LD_{50}$ 在减毒的基础上升高 100 倍，则可明显降低 EV76 类型疫苗的残余毒力。

　　降低 Pgm-类型疫苗残余毒力的其他尝试还有删除 pla 基因（Welkos et al.，2002）。

（2）减少 Lcr 细胞毒性

　　在 Lcr 系统中，V 抗原是主要的保护性抗原，也是唯一一种大量分泌进入周围介质的蛋白质，而 Yops 却具有强大的细胞毒性。Yops 通过 3 种方式起作用：YopE、YopH、YopO、YpkA、YopT 通过肌动蛋白解聚破坏细胞结构；YopJ 阻碍产生细胞因子引起凋亡；YopM 抵抗固有免疫机制。删除个别的 yop 基因而保留其他 Lcr 反应成分的免疫原性就成了发展新型减毒活疫苗的努力方向（DiMezzo et al.，2009）。删除 yopH 可以降低鼠疫菌毒力，可能成为疫苗（Bubeck and Dube，2007）。在小肠结肠炎耶尔森菌中，YopJ 的同源蛋白质称为 YopP。删除鼠疫菌的 yopJ 并不能造成减毒，但过度表达 YopP 却能减毒。在鼠疫菌 Kimberley53 株中，删除 yopJ 并转入大量表达 YopP 的质粒，皮下注射小鼠 $1×10^6$ cfu 不致死，但静脉或鼻腔给予时则有强毒性。以 $1×10^4$ cfu 皮下免疫，可以很快产生免疫保护作用，72 小时后即以约 65 $LD_{50}$ 静脉攻击，小鼠全数存活（Zauberman et al.，2009）。Yops 跨膜转运需要能量，只能依靠 yscN 表达的 ATP 酶提供能量。删除 yscN 可以造成一定程度的减毒，但免疫保护作用不理想（Bozue et al.，2012）。其原因是 ΔyscN 不表达 V 抗原，估计 V 抗原的转运也需要同样的能量来源。

（3）改变细菌表面结构

　　在所有的革兰氏阴性杆菌中，脂多糖构成的内毒素都是致病的重要原因。鼠疫菌没有 O 抗原，而 LPS 中的类脂 A 部分在感染过程中改变，在 26℃ 生长时，与其他肠杆菌相同为 8 乙酰形式，但在 37℃ 生长时转变成为 4 乙酰形式，阻止这种转变即造成

毒力下降。克隆产生 8 乙酰形式的大肠杆菌 *lpxL* 基因,转化 Pgm 阴性的 KIM 株,对抗强毒株经鼻腔攻击,不仅可以保护正常小鼠,还能保护不产生抗体的 B 细胞缺陷小鼠(Szaba et al.,2009)。

在鼠疫菌的致病机制中,细菌表面除内毒素而外,还有一些位于外膜上的脂蛋白。其中 Lpp 量特别大。在肠杆菌科中,Lpp 可引发败血症休克,也能引起肿瘤坏死因子 TNF-α 和白细胞介素 IL-6 产生。不像其他肠杆菌,耶尔森菌只有 1 拷贝 *Lpp* 基因,这一基因的缺失可造成鼠疫菌减毒,腹腔内注射毒力由 $LD_{50}$ = 340 cfu 上升至 $5 \times 10^7$ cfu 全数存活(Sha et al.,2008)。Δlpp 菌株进入宿主机体后,在肺、肝、脾等器官中不仅细菌的数量分布不同,而且显示不同的转录谱,在炎症、细胞因子信号和细胞凋亡等方面都显示转录差异(Galindo et al.,2009)。

鼠疫菌还有一种与脂蛋白有关的减毒形式。曾经在 Kimberley53 株中发现,*pcm* 基因被 Tn5 微小转座子打断后高度减毒。然而,研究发现 *pcm* 的减毒是由于转录的极性作用,在 *pcm* 位点中唯一能导致减毒的是其下游的 *nlpD* 基因,编码脂蛋白可能与细胞壁形成与维持有关。删除 *nlpD* 基因后,无论皮下还是鼻腔接种,$10^7$ cfu 不致死。免疫保护作用不理想,对抗 10 $LD_{50}$ 鼻腔攻击,保护力最高只达 82%,然而,也高于 EV76 的保护作用(Tidhar et al.,2009)。

(4)其他减毒位点

细菌在不利环境压力下产生一种独特的核苷酸 ppGpp,在沙门菌中发现,Δ*relA* 菌株中没有这种反应,该基因受 spoT 调节。在鼠疫菌中构建了 Δ*relA* 和 Δ*spoT*,在氨基酸饥饿条件下,野生鼠疫菌积累 ppGpp 而 *relA* 缺失株不能积累;在醛耗尽条件下,野生株和 Δ*relA* 株 ppGpp 大量出现而 Δ*relA*Δ*spoT* 株则否。Δ*relA*Δ*spoT* 株在 37℃ 生长时,Pla、LcrH 和 LcrV 合成也较野生株下降,$5.8 \times 10^5$ cfu 攻击小鼠仅 50% 感染死亡。Δ*relA*Δ*spoT* 株免疫后 35 天,皮下免疫时 $1.5 \times 10^5$ cfu 攻击全数保护,而鼻腔免疫时 $2.0 \times 10^5$ cfu 攻击,保护率为 60%(Sun et al.,2009)。

(5)鼠疫菌以外的细菌载体

理论上,鼠疫菌不是一种构成疫苗的理想细菌,这是因为它在进化过程中失去了大部分与侵袭有关的基因。在自然界,鼠疫主要依靠蚤类叮咬传播,因而,作为疫苗,注射是最有效的形式,而目前流行的鼻腔免疫,实际上大部分细菌不能进入细支气管以下的呼吸道。作为鼠疫菌祖先的肠杆菌作为疫苗更

有优势,由于其侵袭能力经口给予即可顺利地进入机体的内环境,同时刺激黏膜免疫。

假结核菌是鼠疫菌最近的祖先,然而也是一种对人类致病的细菌。因此,作为疫苗载体必须事先减毒。已有研究表明,删除野生假结核菌的毒力岛 *yopK* 和 *PsaA*,可以成为一种稳定的无毒疫苗载体,小鼠接受 $10^8$ cfu 没有发病迹象。含有包括 *caf1M*、*caf1A* 和 *caf1* 基因的质粒的疫苗,口服后 20 日仍可由粪便中检出,在肠系膜淋巴结中数量呈进行性下降,10 日后仍观察到少量,但疫苗菌不能播散到深部器官(如脾)。经口免疫的小鼠,可对抗高达 3300$LD_{50}$ 鼠疫菌野生菌株的攻击(Derbise et al.,2012)。

由于假结核菌与鼠疫菌基因组结构的高度近似性,假结核菌构成的鼠疫疫苗实际上与鼠疫的减毒活疫苗没有多少本质的区别,然而,以其他细菌为载体的鼠疫疫苗则是减毒活疫苗与抗原成分疫苗的结合。曾研究过以乳球菌为载体的疫苗,但大多数这方面的研究都集中在利用已经确定的鼠伤寒或伤寒沙门菌的无毒菌株,来表达鼠疫菌的抗原(Sizemore et al.,2012;Ramirez et al.,2009)。

多数研究利用这些载体表达鼠疫菌的 F1 和 V 抗原,已经可以在载体菌表面形成 F1 抗原的荚膜并表达 V 抗原成为细胞质内可溶性蛋白质(Yang et al.,2007)。可能表达的其他抗原还有 PsaA(Torres-Escobar et al.,2010a)、HmuR 和 Psn(Branger et al.,2010)。遗憾的是,这些研究多数只进行到以质粒表达鼠疫菌抗原的阶段,而其保护效果多数不能令人满意(Sun et al.,2011;Torres-Escobar et al.,2010b)。

## 29.4.3 非细菌载体鼠疫疫苗

### 29.4.3.1 病毒载体

作为表达鼠疫菌抗原的重组疫苗,病毒作为载体有独到的优势。病毒具有主动进入宿主机体的能力,可以使抗原直接到达抗原提呈细胞;病毒没有细胞结构,不存在抗原表达后的跨膜转运问题;病毒可以在宿主机体内存在一定时间,可以减少免疫剂量和免疫次数。正因为病毒的这些特征,在病毒性疾病中免疫预防取得的效果远高于细菌性疾病。这使研究者考虑使用病毒载体来构建鼠疫疫苗。

用作疫苗的病毒载体均为已证实对人类无害的

重组病毒。已经使用过腺病毒（Boyer et al.，2010）、囊泡胃炎病毒 VSV（Chattopadhyay et al.，2008）和痘病毒（Bhattacharya et al.，2010）构建鼠疫疫苗，表达的鼠疫菌抗原为 F1 抗原和 V 抗原两种。抗原可能在细菌中表达，提呈后包裹进入病毒衣壳，也可以采取基因操作，将鼠疫菌抗原的基因连接在病毒基因组中。特别值得注意的是一种浣熊痘病毒，黏膜途径给予可以引起免疫反应，在多种动物中使用未见不良反应，表达 F1 抗原的疫苗保护小鼠抵抗高达 $4.8 \times 10^3$ cfu 腹腔攻击，加入表达 V 抗原疫苗后，抵抗 $5 \times 10^7$ cfu 攻击，保护率为 89%。这种疫苗还可以加入食饵中用于免疫草原犬鼠，$10^5$ cfu 攻击全数保护而 $1.3 \times 10^5$ cfu 攻击，保护率为 56%（Rocke et al.，2010）。

使用病毒载体还可以构成一种特殊形式的疫苗，无需抗原刺激直接产生免疫反应。首先取得 V 抗原的单克隆抗体，将抗体重链与轻链的基因序列与腺病毒载体连接，获得直接表达抗 V 抗原抗体的病毒颗粒。以这种病毒免疫小鼠后，1 日内抗体即可出现，3 日到达高峰，然后下降，可保持 12 周。鼻腔攻击小鼠，这种疫苗可对抗 $5 \times 10^5$ cfu 鼠疫菌（9090 $LD_{50}$）攻击。鼠疫菌攻击后 6 小时给予这种疫苗仍可显示一定的保护效果，但 24 小时后免疫，即不再有保护作用（Sofer-Podesta et al.，2009）。

### 29.4.3.2　核酸载体

最早发现，将病原体的核酸粉碎后注入动物机体，也会引起一定程度的免疫反应。后来发现，这种免疫是由于病原体核酸转化了宿主细胞，表达了病原体的抗原所致。于是便有了目前意义的核酸疫苗，将具有保护性免疫作用的抗原基因，克隆到可以进入宿主细胞的质粒中，可以在宿主机体内表达病原微生物的抗原。

然而，在鼠疫疫苗研究中，这种类型疫苗的发展却不很顺利。将鼠疫菌 V 与 F1 抗原的基因与 LTN 基因连接，免疫后以 100 $LD_{50}$ 鼠疫菌攻击，存活率为 40%~60%，甚至低于不含鼠疫菌抗原的质粒（Yamanaka et al.，2010）。

由于鼠疫菌的 V 抗原有抑制 IL-10 释放的作用，从而抑制细胞免疫。将 V 抗原基因与 IL-12 连接，试图增强细胞免疫的效果。尽管 3 次免疫 3 次加强，对鼠疫菌 100 $LD_{50}$ 攻击保护率仍只有 50%（Yamanaka et al.，2009）。

由于 DNA 疫苗需要在哺乳动物宿主体内表达，而真核细胞与原核细胞某些氨基酸的常用密码子不同，将鼠疫菌抗原基因的密码子优化之后，情况有所改善。含 V 抗原基因的疫苗可对抗 240 $LD_{50}$（$8 \times 10^4$ cfu）攻击，但含 F1 抗原、*Pla*、*Ysc* 基因的疫苗效果仍然不好（Wang et al.，2010）。

与炭疽的 DNA 疫苗联合使用，可以改善含鼠疫菌 V 抗原和 F1 抗原基因的疫苗的效果，但仍然不足以对抗 8 $LD_{50}$ 鼠疫菌的攻击（Albrecht et al.，2012）。

### 29.4.3.3　植物载体

细菌抗原不仅能够通过病毒和宿主细胞表达，也可以在植物中表达，因此，植物也能够成为疫苗载体。植物虽然也是活的生物，但却不能进入动物或人类的内环境，因此，以植物为载体的疫苗实质上与活疫苗有根本的区别，反而更加接近抗原成分疫苗。

许多植物可以制造经口免疫疫苗，如马铃薯、番茄、香蕉、紫花苜蓿和玉米等，作为鼠疫疫苗，现已获得表达 F1-V 融合蛋白的番茄植株，表达的鼠疫菌抗原可达总可溶蛋白的 4%~10% 或冻干番茄汁中 $0.6 \sim 1.7$ mg·$g^{-1}$。在小鼠中已经显示一定程度的免疫效果，以 20 $LD_{50}$ 鼠疫菌攻击，存活率达 50%（Alvarez and Cardineau，2010）。

## 29.5　鼠疫疫苗发展前景分析

在最近 10 年中，已经新发展了许多种不同类型的鼠疫疫苗，然而，却只有很少的种类获得了 I 期或 II 期临床试验许可，没有一种能够正式生产投入使用（Williamson，2009；Smiley，2008b）。这是由于目前在全世界范围内，鼠疫只是散发，不可能通过现场应用来确定这些新疫苗制止流行的效果，所以，目前鼠疫疫苗发展的关键，并不在于发展更多的新疫苗类型，而是迫切需要证明疫苗有效的方法。

### 29.5.1　疫苗效果考核方法

#### 29.5.1.1　灵长类动物模型

医学伦理学不允许使用鼠疫菌攻击人类，以检验疫苗的保护效果，这就需要鼠疫的疾病模型。小鼠感染鼠疫之后，会发生与人类近似的疾病过程，但在疫苗效果考核中,却出现了似是而非的情况:我国使用的 EV 疫苗在实际使用中效果并不理想,确实出现过接种疫苗后仍然感染鼠疫的病例,然而,这种疫苗在小鼠模型中的表现却十分优良,仅需一次免疫,即可 100% 保护至少 100 $LD_{50}$ 强毒鼠疫菌的攻击。人们从逻辑上希望,为解决这一问题,可采用进化上更接近人类的动物来制作鼠疫疾病模型。然而,灵长类动物的鼠疫模型研究却不顺利,恒河猴对鼠疫感受性过低,与人类相差明显;而非洲绿猴却过于敏感,接种鼠疫疫苗即引起致命的鼠疫感染。

近年来,人们发现短尾猴具有适于作为鼠疫模型的感受性,经测定鼠疫强毒菌气溶胶攻击的 $LD_{50}$ 为 24cfu。感染后出现的临床表现为体温升高,继而出现血压升高,心搏与呼吸加速,濒死时进入休克状态;而最终能存活的动物,除较短时间体温升高外,其他均不出现。最终死亡的动物出现明显的血液浓缩表现,但白细胞总数不高。天冬氨酸转氨酶明显升高而丙氨酸转氨酶与胆红素明显下降,然而,肝、肾同样有明显的病理改变(Warren et al.,2011)。疾病模型中鼠疫菌的研究表明,败血症在 70 小时后开始出现,继而在肺与支气管淋巴结中可出现大量细菌。RT-PCR 测定鼠疫菌 16SrRNA 基因片段的结果,与鼠疫菌分离结果相一致,可以反映各器官与组织中的细菌载量。72 小时细胞介素与趋化因子开始上升,但只能在肺组织中检出(Koster et al.,2010)。

在我国,短尾猴不是易于获得的物种,因此使用猕猴作为鼠疫模型进行疫苗的免疫保护试验。使用的攻击菌株为鼠疫菌 141 株,小鼠皮下免疫时,$LD_{50}$ 为 5.6 cfu,但在猕猴模型上却需要使用 $6 \times 10^6$ cfu 的剂量攻击,才能保证非免疫的对照组全数死亡(Qiu et al.,2010)。尽管死后剖检出现典型的鼠疫病理改变(Tian et al.,2011),但这种猕猴对鼠疫的感受性仍然过低,很难认为可以代表人类鼠疫的疾病过程和免疫保护状态。

尽管短尾猴模型较为接近鼠疫的真实过程,但也只是接近于小鼠鼠疫,我们仍然不知道短尾猴模型是否能够反映人类中的疾病过程。这是因为在人类的鼠疫感染中,根本不存在这样详尽的观察和试验数据,更不可能获得未经治疗的鼠疫自然过程资料,无法加以比较。可是,我们确实已经知道,在不同种类的灵长类动物中,鼠疫的过程是如此不同,因此,仅根据灵长类动物在进化上接近人类,就认为其鼠疫过程也接近人类,这种逻辑不成立。

### 29.5.1.2 细胞模型

其实还存在着另一种逻辑推断:如果免疫能够保护人类来源的细胞,就可能保护人类个体。鼠疫细胞模型的研究,就是从这种推论开始的。现在已经知道,多细胞的生物个体,并不是细胞构成的联邦,没有任何一种细胞在与鼠疫菌接触时的表现可以完整地代表人类个体中的鼠疫过程。然而,对细胞鼠疫模型的研究,可以解析个体中的疾病过程,使我们能够理解动物模型中的鼠疫表现。

在鼠疫的疾病过程中,鼠疫菌造成宿主细胞死亡是鼠疫疾病表现的根本原因。目前,对细胞的死亡过程已经有了更深入的进展,坏死被认为是细胞死亡后的组织学后果,而细胞走向死亡可能有多种不同的途径(Fink and Cookson,2005)。鼠疫具有一种两阶段的疾病过程,在鼠疫菌侵入宿主机体的早期,通过细菌表面的脂多糖以及Ⅲ型分泌系统递送的 YopJ,引起宿主细胞凋亡(Bergshaken and Cookson,2009)。在这一阶段中,炎症反应受到抑制,宿主的免疫机制不能发挥作用,鼠疫菌在侵入部位增殖。可能是由于鼠疫菌在宿主体温条件下表面结构的变化,约 48 小时后疾病进入第二阶段,宿主细胞损伤和死亡转为炎变(pyroptosis)为主,细胞释放大量炎性介素,刺激细胞免疫反应(Bergsbaken et al.,2009)。鼠疫的细胞模型,应当以识别细胞损伤以致死亡的形式为核心。

细胞生物学的发展,已经为建立鼠疫的细胞模型提供了许多可以应用的技术。如以荧光染色识别细胞内菌而以非通透染料如台盼蓝识别细胞外菌,凋亡特征性的 DNA 梯级和 PS 外露,以及使用流式细胞计对带有各种特征的细胞进行分类、计数与收集等,可以显示在动物模型中无法显示的疾病过程。也有一些研究目标在于鼠疫感染过程中释放至细胞外的成分,如各种炎性细胞介素及细胞死亡后泄漏的细胞内酶类,可以为动物模型中的疾病过程提供更精确的解释。

然而,到目前为止,鼠疫细胞模型的研究还只是一些零散的资料。当然也有了一些有意义的发现。例如,在人类与小鼠来源的细胞中,鼠疫菌脂多糖刺激细胞介素产生的能力明显不同(Matsuura et al.,2010);不同来源的细胞疾病过程的后果不同,如胱天蛋白酶 1(caspase-1)导致巨噬细胞炎变,但在上皮细胞中却刺激类脂产生和膜修复,防止细胞死亡;还有已经熟知的 28 ℃与 37 ℃生长的鼠疫菌引起的细胞反应不同。这些发现都表明,我们需要建立的是一个包括不同种属、不同来源、原代细胞与已建立的细胞系以及不同刺激物的鼠疫细胞模型体系。

实现这样的细胞疾病模型体系,还需要重新梳理一些细胞生物学发展早期建立的观念。例如,现在仍有一些研究继续采用抗生素杀灭细胞外菌,从而估计细胞内杀菌效果的经典方法。然而,已经证明鼠疫菌对细胞具有杀伤效果,半小时内就可以从细胞内逸出,这样,逸出的鼠疫菌实际上是被试验系统中的抗生素杀死的。再如人们一直认为,鼠疫菌在巨噬细胞内增殖,依靠巨噬细胞到达全身各主要器官。然而,已有试验证明,留在巨噬细胞内繁殖的鼠疫菌,都是缺失了 pCD 质粒因而无毒力的鼠疫菌,不是鼠疫疾病的原因。因此,现在需要利用新发展的,更加精确的技术,对细胞模型中观察到的结果重新做出解释。

### 29.5.1.3　回归小型啮齿动物模型

鼠疫原是啮齿动物的疾病,因此,在小型啮齿动物如小鼠中的鼠疫模型,应该是反映了鼠疫疾病的自然状态。在过去的年代里,由于技术限制,死亡是这种疾病模型能够观察的唯一指标。然而,衡量疫苗对人类的保护效果,却以是否发病为指标。这可能是造成疫苗实际使用与其在动物模型中表现间差异的根本原因。如果能在小型啮齿动物的鼠疫模型中,较为精确地观察攻击后鼠疫疾病的发展过程,或许能够估计人类经过免疫,再受到感染后是否终将发病。

通过对细胞鼠疫模型的研究,有可能筛选到一批可以在整体中观察的疾病指标。通过对细胞模型和各种动物模型中这些指标的动态观察,可以估计体内哪些种类的细胞,损伤到什么程度,以及这些损伤与疾病最终归宿间有何联系。目前我国每年都有鼠疫发生,如果能在疾病的临床过程中观察这些指标,经过一段时间的积累,就可以发现人类疾病与动物疾病间的差异,并找到通过动物疾病模型估计疫苗对人类保护作用的方法。

器官与组织中的细菌载量试验,可以较为准确地反映鼠疫疾病过程中鼠疫菌的增殖,在依靠细菌培养计数的年代,只有杀死动物才能进行这样的试验。今天,有荧光定量 PCR 可以计数各种组织中鼠疫菌的核酸,有精确的免疫学技术可以测定血液及尿液中鼠疫菌特异抗原的含量,这就有可能在动物模型中,精确地测定攻击后鼠疫菌的分布和增殖动态,从而估计鼠疫的发病与存活的条件。鼠疫菌引起的细胞炎变导致细胞介素释放,许多介素已经可以在整体模型中连续测定。通过比较,也可以建立免疫与疾病状态与模型的预后之间的关系。鼠疫疾病与死亡的根本原因是体内大量细胞的死亡,细胞死亡时造成细胞内容物泄漏。其中的酶类由于酶促反应的放大作用易于测定,乳酸脱氢酶、碱性磷酸酶、丙氨酸或天冬氨酸转氨酶等的测定已经过了多年的临床实践。通过对这些指标的观察,可以将动物模型中的疾病过程,与人类的疾病联系起来。

这样,我们就能够回到小型啮齿动物,如小鼠或豚鼠的鼠疫模型,在没有人间鼠疫流行的条件下来估计疫苗对人类的保护作用。

### 29.5.2　未来疫苗发展方向

如果要问未来真正能够控制鼠疫流行的疫苗是什么样子,当前的决定因素还不是关于疫苗的科学研究,而是卫生行政当局的态度。

#### 29.5.2.1　中国会颁布活疫苗禁令吗?

在美国和其他一些国家,实际上存在着对发展活疫苗的禁令,或至少是规定了一种活疫苗无法达到的许可条件。我国现在还不存在这样的禁令,以往发展的各种活疫苗仍然在广泛使用。那么,我国在不久的将来会发布这样的禁令,从而造成只有灭活疫苗才可能发展的局面吗?

应该认为,"活疫苗禁令"是过去时代的产物。在疫苗发展的早期,确实存在着作为疫苗的菌、毒株恢复毒力,从而造成"疫苗相关病例"的许多实例,禁止使用活疫苗,也确实阻止了这种危险。然而,这样的时代已经过去了。

在今天的细菌学和病毒学技术中,作为疫苗的菌株或毒株都是来自一个菌落或一个空斑的后代,不再存在疫苗株中混杂着强毒菌的可能性。现在的细菌或病毒疫苗,也不再有依靠自然突变选育的种类,因而不再有经过简单的反向突变或互补突变恢复毒力的可能性。在细菌或病毒中,只要出现了较长的删节,除非经过其他来源的填补,不可能自发地恢复毒力。

至少在鼠疫疫苗的发展中,我们也不再畏惧格里菲斯效应。人类鼠疫不存在健康带菌现象,因而很少有机会补足 EV 疫苗缺失的 102 kb 毒力岛。即使错误地在已感染者中接种了疫苗,由于还存在着其他突变,恢复毒力的菌株也不可能传播下去。这就是 EV 疫苗在我国使用了 50 年,从未发生过疫苗相关病例的原因。更何况,如果未来的疫苗不使用鼠疫菌作为载体,那就连格里菲斯效应的基础也不再存在,完全可以在肺鼠疫病人的接触者中使用。

事实上,美国的态度已经在开始转变。正是因为"活疫苗禁令",美国在面临着恐怖主义威胁时却没有鼠疫疫苗可用。历史上几乎所有因疫苗而被成功控制的疾病,使用的都是减毒活疫苗,而一些已经被控制的疾病,在改用灭活疫苗后,也已经出现发病率重新上升的迹象。因此,至少在美军中,已有人提出,"尽管存在缺点,已有充足的证据表明,应当认为鼠疫减毒活疫苗是一种潜在的候选疫苗"(Smiley,2008b;Zawberman et al.,2017)。

在这种情况下,我国将不会、也不应该发布这样的禁令。

### 29.5.2.2 发展对抗肺鼠疫的疫苗

我国的鼠疫防治实践表明,对鼠疫自然疫源地内的居民实行普遍接种,并不是控制鼠疫的有效方法。因此,应对腺鼠疫的疫苗并无广泛使用的必要。发展鼠疫疫苗,主要为了应对类似苏拉特事件那样的大规模肺鼠疫传播事件。我国目前使用的 EV 疫苗,还不足以提供有效的保护对抗肺鼠疫,因此,我国也有研制新疫苗的必要。

肺鼠疫与腺鼠疫的区别,不仅在于感染的途径不同,最根本的还在于感染剂量的差异。一只菌栓蚤能够输出的鼠疫菌数量为 $10^3 \sim 10^4$ cfu,能够对这一水平的鼠疫菌攻击产生保护作用,就可以对抗腺鼠疫。然而,动物在鼠疫濒死阶段,血液中的鼠疫菌可超过 $10^8$ cfu·mL$^{-1}$,肺鼠疫病人咳嗽时喷出的鼠疫菌大致也在这一水平,一个唾液微滴中含有的细菌,可轻易超过 $10^5$ cfu。因此,疫苗至少需要能够对抗 1000 LD$_{50}$ 鼠疫菌攻击,才有可能在肺鼠疫传播时产生保护作用。

肺鼠疫的特征还在于传播速度非常快。一次人间的肺鼠疫流行,通常持续时间都在 20 日以内。超过这一时间,接触者多已开始发病,而受到威胁的人群继续受到感染的危险就明显下降了。因此,用疫苗用来应对突发事件时,要求其能够迅速产生保护效果。只需要一次免疫,7 日内即可显示保护效果的疫苗,才有可能阻止肺鼠疫的传播。

当然,如果疫苗能够在呼吸道内诱生高水平的分泌型 IgA,即可以延缓最初 3 日内鼠疫菌在肺组织内的增殖,显然对机体产生免疫保护作用有利。因而,能够以吸入方式给予,应该是能够对抗肺鼠疫的疫苗性质。不过,已有研究表明,经其他方式给予,只要能够对抗喷雾或滴鼻形式的鼠疫菌攻击,也可能产生有效的保护作用。

那么,什么样的鼠疫疫苗,能够达到这些要求?

### 29.5.2.3 未来的疫苗形式分析

目前,发展得最充分的是含有鼠疫菌 F1 抗原和 V 抗原成分的疫苗与良好的佐剂联合使用,保护率已经可以达到 EV76 的同等水平。然而,这种类型的疫苗都需要多次免疫与加强免疫,通常在数十日后才能发挥免疫保护作用,因此,是否能够有效地对抗肺鼠疫仍然存在疑问(Verma and Tuteja,2016)。此外,如果没有可靠的鼠疫模型证明新疫苗的保护效果远超过 EV76 疫苗,就没有可能在市场上取代现有的疫苗。

EV76 类型,即仅缺失 102 kb 毒力岛的疫苗,残余毒力过强,以吸入方式给予不安全。而且,以目前的保护力水平推断,还不能可靠地对抗肺鼠疫。新的减毒活疫苗应在 EV76 基础上进一步删除其他的毒力决定基因,以获得残余毒力低与保护效果好的最适当平衡。美国等国家弃用 EV76 的主要原因在于不能接受其不良反应,而我国的 EV 疫苗不良反应极为轻微,只是保护效果存在疑问。因此,这方面的研究仍有必要进行,至少需要测定巴斯德研究所的 EV76 原株与我国目前使用的 EV 疫苗的全基因组序列,通过比较找到残余毒力与保护效果差异的原因。

利用假结核菌作为鼠疫疫苗的载体,已经显示了良好的苗头。然而,假结核菌的基因组与鼠疫菌十分接近,因此表达鼠疫菌抗原的假结核菌实际上可以看作具有毒力缺陷的鼠疫菌。对于这样的疫苗,格里菲斯效应仍可发生,表达 F1 抗原等于弥补了假结核菌缺失的一个质粒,那么,在鼠疫流行过程中补足另一个质粒的可能性就明显增加了。这样的疫苗,也像目前的 EV 疫苗一样,不应该用于肺鼠疫病人的接触者。至于以沙门菌或其他细菌作为载体的疫苗,目前尚有很大差距。

病毒作为载体,特别是浣熊痘病毒作为载体的疫苗,已经接近对抗肺鼠疫疫苗的上述要求,具有最为光明的前景。这种疫苗,还需要进一步研究能否在人类中使用。

核酸疫苗曾经背负着很大的期望,既然保护性抗原由人体细胞表达,有可能成为具有持久保护作用的疫苗。然而,至少在鼠疫疫苗的研究中,核酸疫苗并未显示人们希望的前景。这是因为,人体细胞受到质粒转化表达鼠疫菌抗原后,就具有了异体的性质,成为人体免疫系统的攻击对象。这就意味着,这种疫苗必然具有强烈的不良反应,而且免疫的持续时间不可能很长。在目前的研究阶段,这种疫苗的保护效果还远不及抗原成分疫苗,因此还没有进入人体安全性试验阶段。这种类型的疫苗能否最终达到对抗肺鼠疫的要求,是十分可疑的。

至于以植物作为疫苗载体,注定将成为一种非提纯的抗原成分疫苗。使用这种疫苗进行口服免疫,效果很难达到对抗肺鼠疫的要求。而精制这种疫苗,使用其他的接种途径,则又失去了植物可以口服的优点。因此,除非用于免疫疫源动物,这种类型的疫苗很难有应用前景。

#### 29.5.2.4　未来的疫苗应该包括哪些鼠疫菌抗原

如果说病毒载体的鼠疫疫苗具有最光明的发展前景,而病毒作为载体的容量有限,通常一种疫苗只能携带一种鼠疫菌抗原。那么,这种疫苗应该包括多少种鼠疫菌抗原呢?

现在已不再认为疫苗能够表达的抗原谱越完整,其免疫保护作用就越强大。已有的研究结果表明,只包含 F1 抗原的疫苗,就已经具有相当良好的效果,再加上 V 抗原,还可以进一步提高,而其他抗原的贡献,目前还远不及这两种抗原。

实际上,F1 抗原和 V 抗原引起的免疫,代表了细菌免疫的两个主要方面。

F1 抗原引起的免疫是杀菌免疫。在自然条件下,鼠疫菌侵入宿主机体后,很快就在整个细菌的表面被覆了厚厚一层 F1 抗原构成的封套,F1 抗原能够通过 C3 途径激活补体,但形成的终末复合物却达不到细菌的外膜,没有杀菌作用。而针对 F1 抗原的抗体形成后,等于在细菌表面建立了补体的稳定立足点,通过 C1 途径激活的补体,即可产生杀菌作用,延缓了细菌在感染部位的增殖,待到细胞免疫开始发挥作用,才可能将细菌彻底清除。

而 V 抗原引起的是抗毒免疫。V 抗原通过三型分泌系统出现在鼠疫菌表面一种纤毛的尖端,将细胞毒性的 Yops 导入宿主细胞引起细胞凋亡。抗 V 抗体可以阻断这种过程,从而保护部分细胞,缩短鼠疫感染的早期凋亡阶段,促使细胞免疫更快发生作用,缩短了鼠疫菌在各器官组织中的增殖时间,也就对整个机体发挥了保护作用。

尽管携带 F1 抗原基因的质粒可能失去,但在全世界的鼠疫自然疫源地中,流行的鼠疫菌株全部为 F1 抗原阳性。因此,在自然条件下,疫苗中只含有 F1 一种抗原就足够了。然而,现在已经表明,至少在小鼠中,缺失 F1 抗原的鼠疫菌具有完整的毒力,那就也有可能感染人类产生致命的疾病。将不含天然状态 F1 抗原的鼠疫菌作为生物武器是完全可能的,因此,对抗生物袭击的鼠疫疫苗中应该包含 V 抗原。

#### 29.5.2.5　我国应该发展保护动物的鼠疫疫苗吗?

迄今为止的疫苗实践,均着眼于保护人类和家养动物,对鼠类这样数量的野生动物使用疫苗,曾被认为是不可能的。随着病毒载体疫苗的出现,人们开始考虑从根本上解决自然疫源性问题。这种疫苗最初用于控制狂犬病,接着又考虑用于对抗鼠疫(Abott et al.,2012)。

黑尾草原犬鼠(*Cynomys ludovicianus*)曾是北美数量最多的哺乳动物,也是鼠疫的主要储存宿主。多年来随着草原开垦、毒杀和鼠疫的消耗,目前的数量大为减少。而黑尾草原犬鼠又是一种濒临灭绝的、有价值的经济动物黑足雪貂(*Mustela nigripes*)的主要食物,黑尾草原犬鼠数量锐减虽不能根除鼠疫,却导致黑足雪貂趋于灭绝。于是,人们考虑用疫苗控制黑尾草原犬鼠中的鼠疫以挽救黑足雪貂的命运。

黑尾草原犬鼠可以自行摄取人工布放的食饵。在食饵中加入表达鼠疫菌 F1 抗原的浣熊痘病毒疫苗,观察到只要摄取食饵 2 次,就可以使 40% 以上的动物可以对抗(3260 cfu)$LD_{50}$ 鼠疫强毒菌的攻击(Rocke et al.,2008)。这意味着,如果在自然界能够达到这样的保护效果,即可能中断动物间的鼠疫流行。

在我国的西部地区,鼠疫由旱獭保存并传播,这是一种容易在人类中引起肺鼠疫,引起很高的病死率和快速传播危险的类型。多年来,杀灭旱獭只是徒然破坏了这种经济动物的资源,却不能消除甚至缩小鼠疫疫源地。黑尾草原犬鼠提供了一种启示:能不能也用免疫的方法控制旱獭中的鼠疫?

在旱獭中控制鼠疫,病毒载体的疫苗仍应为首选,植物载体虽然也能形成口服疫苗,但作为疫苗的植物不可能在旱獭洞口自发生长,若人工投放食饵,自然还是病毒疫苗更为方便可靠。在动物间实行免疫还存在另一个问题,如果不能区分免疫引起的抗体与感染引起的抗体,将给鼠疫调查带来极大的困难。使用病毒载体的疫苗本身即解决了这一问题,针对病毒自身蛋白质的抗体将成为区分免疫与感染的指标。

这种设想还有一些问题需要解决。生活在自然界的旱獭不食用目前采用的任何人工诱饵,找到适合旱獭的食饵或找到在旱獭喜食的新鲜植物上布放疫苗的方法,需要大量的研究工作。我们现在也不知道,浣熊痘病毒的感染谱是否包括旱獭,因此,发展适用于旱獭的疫苗实际上需要从头做起。当然,如果这一切成为现实,还需要建立有效的方法实地考核疫苗阻断疫源地内鼠疫流行的效果。

无论如何,这都是一种诱人的前景。这意味着大规模的疫苗接种,不仅能够消灭天花这样的纯人类传染病,也还有可能消灭像鼠疫这样的自然疫源性疾病。

# 参考文献

Abott RC, Osorio JE, Bunck CM, et al. 2012. Sylvatic plague vaccine: A new tool for conservation of threatened and endangered species? Eco Health 9(3):243-250.

Airhart CL, Rohde HN, Hovde CJ, et al. 2008. Lipid A mimetics are potent adjuvants for an intranasal pneumonic plague vaccine. Vaccine 26(44):5554-5561.

Albrecht MT, Livingston BD, Pesce JT, et al. 2012. Electroporation of a multivalent DNA vaccine cocktail elicits a protective immune response against anthrax and plague. Vaccine 30(32):4872-4883.

Alvarez ML, Cardineau GA. 2010. Prevention of bubonic and pneumonic plague using plant-derived vaccines. Biotech Adv 28(1):184-196.

Andrews GP, Heath GD, Anderson GW Jr, et al. 1996. Fraction 1 capsular antigen (F1) purification from Yersinia pestis CO92 and from an Eschrichia coli recombinant strain and efficacy against lethal plague challenge. Infect Immun 64(6):2180-2187.

Baker EE, Sommer H, Foster LE, et al. 1952. Studies on immunization against plague I: The isolation and characterization of the soluble antigen of Pasteurella pestis. J Immunol 68(2):131-145.

Bergshaken T, Cookson BT. 2009. Innate immune response during Yersinia infection: Crical modulation of cell death mechanisms through phagocyte activation. J Leuko Biol 86(5):1153-1158.

Bergsbaken T, Fink SL, Cookson BT. 2009. Pyroptosis: Host cell death and inflammation. Nat Rev Microbiol 7(2):99-109.

Bhattacharya D, Mecsas J, Hu LT. 2010. Development of a vaccinia virus based reservoir-targeted vaccine against Yersinia pestis. Vaccine 28(48):7683-7689.

Boyer JL, Sofer-Podesta C, Ang J, et al. 2010. Protective immunity against a lethal respiratory Yersinia pestis challenge induced by V antigen or the F1 capsular antigen incorporated into adenovirus capsid. Human Gene Therapy 21(7):891-901.

Bozue J, Cote CK, Webster W, et al. 2012. A Yersinia pestis YscN ATPase mutant functions as a live attenuated vaccine against bubonic plague in mice. EFMS Microb Lett 332(2):113-121.

Branger CG, Sun W, Torres-Escobar A, et al. 2010. Evaluation of Psn, HmuR and a modified LcrV protein delivered to mice by live attenuated Salmonella as a vaccine against bubonic and pneumonic Yersinia pestis challenge. Vaccine 29(2):274-282.

Brubaker RR, Surgalla MJ. 1964. The effect of Ca++ and Mg++ on lysis growth and production of virulence antigens by Pasteurella pestis. J Infect Dis 114:13-25.

Bubeck SS, Dube PH. 2007. Yersinia pestis CO92 delta yopH is a potent live, attenuated plague vaccine. Clin Vaccine Immunol 14(9):1235-1238.

Burrows TW, Bacon GA. 1956. The basis of virulence in Pasteurella pestis: An antigen determining virulence. Britsh J Exp Path 37(5):481-493.

Cathelyn JS, Crosby SD, Lathem WW, et al. 2006. RovA, a global regulator of Yersinia pestis, specifically required for bubonic plague. PNAS 103(36):13514-13519.

Cavanaugh DC. 1974. Plague immunization V: Indirect evidence for the efficacy of plague vaccine. J Infect Dis 129(Suppl):S37-S40.

Chattopadhyay A, Park S, Delmas G, et al. 2008. Single-dose, virus-vectored vaccine protection against Yersinia pestis challenge:CD4+ cells are required at the time of challenge for optimal protection. Vaccine 26(50):6329-6337.

Cornelius CA,Quenee LE,Overheim KA,et al. 2008. Immunization weith recombinant V10 pretects cynomolgus macaques from lethal pneumonic plague. Infect Immun 76 (12): 5588-5597.

Derbise AD, Marin AC, Ave P, et al. 2012. An encapsulated *Yersinia pseudotuberculosis* is a highly efficient vaccine against pneumonic plague. PLoS Negl Trop Dis 6 (2):e1528.

DiMezzo TL,Ruthel G,Brueggemann EE,et al. 2009. In vitro intracellular trafficking of virulence antigen during infection by *Yersinia pestis*. PLoS One 4(7):e6281.

Ehrenkranz NJ,Meyer KF. 1955. Studies on immunization against plague Ⅷ:Study of three immunizing preparations in protecting primates against pneumonic plague. J Infect Dis 96(2): 138-144.

Feodorova VA,Corbel MJ. 2009. Prospects for new plague vaccines. Expert Reiews 8(12):1721-1738.

Fink SL,Cookson BT. 2005. Apoptosis,pyroptosis,and necrosis: Mechanistic description of dead and dying eukaryotic cells. Infect Immun 73(4):1907-1916.

Galindo CL,Moen ST,Kozlova EV,et al.2009. Comparative analyses of transcriptional profiles in mouse organs using a pneumonic plague model after infection with wild-type *Yersinia pestis* CO92 and its Braun lipoprotein mutant. Comp Funct Genomics 2009:914762.

Galvan EM,Nair MKM,Chen H,et al. 2010. Biosafety level 2 model of pneumonic plague and protection studies with F1 and Psa. Infect Immun 78(8):3443-3453.

Galyov EE,Smirnov OY,Karlishev AV,et al. 1990. Nucleotide sequence of the *Yersinia pestis* gene encoding F1 antigen and the primary structure of the protein. EFBS Lett 277(1-2): 230-232.

Girard G. 1963. Immunity in plague:Results of 30 years work on the "*Pasteurella pestis* EV (Girard and Robic) Strain. Biol Med (Paris) 52:631-731.

Heath DG,Anderson GW Jr,Mauro JM,et al. 1998. Protection against experimental bubonic and pneumonic plague by a recombinant capsular F1-V antigen fusion protein vaccine. Vaccine 16(11-12):1131-1137.

Ivanov MI,Noel BL,Rampersaud R,et al. 2008. Vaccination of mice with a Yop translocon complex elicits antibodies that are protective against infection with F1-*Yersinia pestis*. Infect Immun 76(11):5181-5190.

Koster F, Perlin DS, Park S, et al. 2010. Milestones in progression of primary pneumonic plague in cynomolgus macaques. Infect Immun 78(7):2946-2955.

Leary SE,Milliamson ED,Griffin KF,et al. 1995. Active immunization with recombinant V antigen from *Yersinia pestis* protects mice against plague. Infect Immun 63(8):2854-2858.

Lindler LE,Klempner MS,Straley SC. 1990. *Yersinia pestis* pH 6 antigen:Genetic,biochemical,and virulence characterization of a protein involved in the pathogenesis of bubonic plague. Infect Immun 58(8):2577-2596.

Lindler LE, Tall BD. 1993. *Yersinia pestis* pH 6 antigen forms fimbriae and is induced by intracellular association with macrophages. Mol Microbiol 8(2):311-324.

Matson JS,Durick KA,Bradley DS,et al. 2005. Immunization of mice with YscF provides protection from *Yersinia pestis* infections. BMC Microbiol 5:38.

Matsuura M,Takahashi H,Watanabe H,et al. 2010. Immunomodulatory effects of *Yersinia pestis* lipopolysaccharides on human macrophages. Clin Vaccine Immunol 17(1):49-55.

Meyer KF. 1970. Effectiveness of live or killed plague vaccine in man. Bull World Health Organ 42(5):653-666.

Miller J,Willamson ED,Lakey JH,et al. 1998. Macromolecular organisation of recombinant *Yersinia pestis* F1 antigen and the effect of structure on immunogenicity. FEMS Immunol Med Microbiol 21(3):213-222.

Nakajima R,Motin VL,Brubaker RR. 1995. Suppression of cytokines by protein A-V antigen fusion peptide and restoration of synthesis by active immunization. Infect Immun 63(8): 3021-3029.

Perry RD,Harmon PA,Bowmer SA,et al. 1986. A low-Ca$^{2+}$ response operon encodes the V antigen of *Yersinia pestis*. Infect Immun 54(2):428-434.

Qiu Y,Liu Y,Qi Z,et al. 2010. Comparison of immunological responses of plague vaccines F1 + rV270 and EV76 in Chinese-origin rhesus macaque, *Macaca mulatta*. Scand J Immunol 72(5):425-433.

Quenee LE,Cornelius CA,Cilrtti NA,et al. 2008. *Yersinia pestis* caf1 variants and the limits of plague vaccine protection. Infect Immun 76(5):2025-2036.

Quenee LE,Schneewind O. 2009. Plague vaccines and the molecular basis of immunity against *Yersinia pestis*. Hum Vaccin 5(12):817-823.

Quenee LE,Ciletti NA,Elli D,et al. 2011. Prevention of pneumonic plague in mice,Guinea pigs and non-human primates with clinical grade rV10,rV10-2 or F1-V vaccines. Vaccine 29(38):6572-6583.

Ramirez K,Capozzo AV,Lloyd SA,et al. 2009. Mucosally delivered *Salmonella typhi* expressing the *Yersinia pestis* F1 antigen elicits mucosal and systemic immunity early in life and primes the neonatal immune system for a vigorous anamnestic response to parenteral F1 boost. J Immunol 182

（2）：1211-1222.

Robinson JB，Telepnev MV，Zudina IV，et al. 2009. Evaluation of a *Yersinia pestis* mutant impaired in a thermoregulated type VI-like secretion system in flea，macrophage and murine models. Microb Pathig 47（5）：243-251.

Rocke TE，Smith SR，Stinchcomb DT，et al. 2008. Immunization of black-tailed prairie dog against plague through consumption of vaccine-laden baits. J Wild Dis 44（4）：930-937.

Rocke TE，Iams KP，Dawe S，et al. 2010. Further development of raccoon poxvirus-vectored vaccines against plague（*Yersinia pestis*）. Vaccine 28（2）：338-344.

Sha J，Agar SL，Baze WB，et al. 2008. Braun lipoprotein（Lpp）contributes to virulence of Yersiniae：Potential role of Lpp in inducing bubonic and pneumonic plague. Infect Immun 76（4）：1390-1409.

Sha J，Kirtley ML，Klages C，et al. 2016. A replication-defective human type 5 adenovirus-based trivalent vaccine confers complete protection against plague in mice and nonhuman primates. Clin Vaccine Immunol 23（7）：586-600.

Sizemore DR，Warner EA，Lawrence JA，et al. 2012. Construction and screening of attenuated DphoP/Q *Salmonella typhimurium* vectored plague vaccine candidates. Human Vaccines 8（3）：371-383.

Smiley ST. 2008a. Immune defense against pnueumonic plague. Immun Rev 225：256-271.

Smiley ST. 2008b. Current challenges in the development of vaccines for pneumonic plague. Expert Rev Vaccines 7（2）：209-221.

Sofer-Podesta C，Ang J，Hackett NR，et al. 2009. Adenovirus-mediated delivery of an anti-V antigen monoclonal antibody protects mice against a lethal *Yersinia pestis* challenge. Infect Immun 77（4）：1561-1568.

Soliakov A，Harris JR，Watkinson A，et al. 2010. The structure of *Yersinia pestis* Caf1 polymer in free and adjuvant bound states. Vaccine 28（35）：5746-5754.

Sun W，Roland KL，Branger CG，et al. 2009. The role of relA and spoT in *Yersinia pestis* KIM5+ pathogenicity. PLoS One 4（8）：e6720.

Sun W，Roland KL，Curtiss Ⅲ R. 2011. Developing live vaccines against *Yersinia pestis*. J Infect Dev Ctries 5（9）：614-627.

Szaba FM，Kummer LW，Wilhelm LB，et al. 2009. D27-pLpxL，an avirulent strain of *Yersinia pestis*，primes T cells that protect against pneumonic plague. Infect Immun 77（10）：4295-4304.

Tao P，Mahalingam M，Zhu J，et al. 2017. A bivalent Anthrax-Plague vaccinethat can protect against two tier-1 bioterror pathogens，*Bacillus anthracis* and *Yersinia pestis*. Front Im-

munol 8：1-13.

Tian G，Qiu Y，Qi Z，et al. 2011. Histopathological observation of immunized rhesus macaques with plague vaccines after subcutaneous infection of *Yersinia pestis*. PLoS One 6（4）：e19260.

Tidhar A，Flashner Y，Cohen S，et al. 2009. The NlpD lipoprotein is a novel *Yersinia pestis* virulence factor essential for the development of plague. PLoS One 4（9）：e7023.

Titball RW，Williamson ED. 2001. Vaccination against bubonic and pneumonic plague. Vaccine 19（30）：4175-4184.

Torres-Escobar A，Juarez-Rodriguez MD，Curtiss Ⅲ R. 2010a. Biogenesis of *Yersinia pestis* PsaA recombinant attenuated *Salmonella typhimurium* vaccine（RASV）strain. FEMS Microb Lett 302（2）：106-113.

Torres-Escobar A，Juarez-Rodriguez MD，Branger CG，et al. 2010b. Evaluation of the humoral immune response in mice orally vaccinated with live recombinant attenuated *Salmonella enterica* delivering a secreted form of *Yersinia pestis* PsaA. Vaccine 28（36）：5810-5816.

Une T，Brubaker RR. 1984. In vivo comparison of avirulent Vwa- and Pgm- or Pstr phenotypes of yersiniae. Infect Immun 43（3）：895-900.

Verma SK，Tuteja U. 2016. Plague vaccine development：Current research and future trends. Front Immunol 7：602.

Wang S，Mboudjeka I，Goguen JD，et al. 2010. Antigen engineering can play a critical role in the protective immunity elicited by *Yersinia pestis* DNA vaccines. Vaccine 28（8）：2011-2019.

Warren R，Lockman H，Barnewall R，et al. 2011. *Cynomolgus macaque* model for pneumoni plague. Microb Pathog 50（10）：12-22.

Welkos S，Pitt ML，Martinez M，et al. 2002. Determination of the virulence of the pigmentation-deficient and pigmentation-/plasminogen activator deficient strains of *Yersinia pestis* in nonhuman primate and mouse models of pneumonic plague. Vaccine 20（17-18）：2206-2214.

Williamson ED. 2009. Plague. Vaccine 27（Suppl 4）：D56-D60.

Yamanaka H，Hoyt T，Bowen R. et al. 2009. An IL-12 DNA vaccine co-expressing *Yersinia pestis* antigens protects against pneumonic plague. Vaccine 27（1）：80-87.

Yamanaka H，Hoyt T，Yang X，et al. 2010. A parenteral DNA vaccine protects against pneumonic plague. Vaccine 28（18）：3219-3230.

Yang X，Hinnebusch BJ，Trunkle T，et al. 2007. Oral vaccination with *Salmonella* simultaneously expressing *Yersinia pestis* F1 and V antigens protects against bubonic and pneumonic plague. J Immunol 178（2）：1059-1067.

You YH，Wang P，Wang YH，et al. 2012. Comparative genomic

analysis of gene variations of two Chinese *Yersinia pestis* isolates from vaccine strain EV76. Biom Env Sci 25（4）：440-448.

Zauberman A，Tidhar A，Levy Y，et al. 2009. *Yersinia pestis* endowed with increased cytotoxicity is avirulent in a bubonic plague model and induces rapid protection against pneumonic plague. PLoS One 4（6）：e5938.

Zauberman A，Vagima Y，Tidhar A，et al. 2017. Host iron nutritional immunity induced by a live *Yersinia pestis* vaccine strain is associated with immediate protection against plague. Front Cellul Infect Mictobiol 7：1-12.

# 第 *30* 章

## 甲型肝炎疫苗

易　力　谢忠平

**本章摘要**

　　本章围绕甲型肝炎疫苗相关知识所展开,从甲型肝炎病毒的病原学(甲型肝炎病毒的生物学特性、病毒形态、基因结构、理化特性等内容)、流行病学(甲型肝炎患病的传染源、传播途径、易感人群及我国的发病时期及分布情况等内容)、发病机制及其疫苗的免疫原性(甲型肝炎的发病机制,人体对甲型肝炎病毒的免疫反应及自身免疫保护机制等内容)、疫苗的生产质控(我国目前所使用的各类型甲型肝炎疫苗的研发、生产、质控、使用等情况)、安全性与不良反应(我国目前使用的各类型甲型肝炎疫苗所出现的不良反应及其疫苗本身的安全性问题)等几方面进行叙述。最后对甲型肝炎防治、疫苗研究的发展及所面对的问题进行阐述。

# 30.1　概述

1988 年,上海发生了一起震惊全国的甲型肝炎大流行疫情,发病人数高达 310 746 人,死亡 47 人,直接经济损失超过 10 亿元人民币,是我国历史上最大的一次甲型肝炎大流行疫情。经调查,引起这次甲型肝炎大流行的罪魁祸首是被甲型肝炎病毒(hepatitis A virus,HAV)污染的毛蚶。毛蚶、牡蛎、文蛤等生活在近海下水道口,通过滤过大量海水获取食物,同时富集 HAV 含量约 100 倍,并携带较长时间。我国沿海地区居民常有生食或半生食(仅用开水烫)毛蚶、泥蚶等习惯,则因感染海产中的 HAV 而罹患甲型肝炎。

甲型肝炎(简称甲肝)是一种传统的传染性疾病,是由甲型肝炎病毒经粪-口途径传播引起的急性或慢性肝脏性疾病。甲型肝炎一般起病较急,多有怕冷、发热、无力、吃饭不香、想吐、尿色发黄、黄疸等表现,病程一般 2~3 个月,预后较好。也有病情加重引起死亡,总病死率为 0.1%~0.2%。甲型肝炎不易根治,迄今无特效药物治疗,常以中西医结合、对症和支持疗法,效果良好(陈紫榕,2012)。

甲型肝炎疫苗是目前预防该病最有效、最经济、最安全的方法。虽然目前一些发达国家发病率很低,但在落后、卫生条件差的国家和地区仍存在甲肝的流行或暴发的可能。实现全球消灭甲型肝炎的目标还需进一步的努力。因此,对甲型肝炎疫苗的研究具有更加广泛和深层次的意义。

# 30.2　病原学

甲型肝炎病毒(hepatitis A virus,HAV)在 1983 年被国际病毒分类委员会(International Committee on Taxonomy of Viruses,ICTV)归类为小 RNA 病毒科(Picornaviridae)肠道病毒属 72 型。随后的研究发现,HAV 的生物学性状与肠道病毒属的其他病毒存在明显差别,因此 1993 年,HAV 被 ICTV 单列为小 RNA 病毒科嗜肝病毒属(*Hepatovirus*)(陈紫榕,2012;姚集鲁,1995;朱永红和夏永艳,1995)。

## 30.2.1　生物学特性

甲型肝炎病毒与肠道病毒相比,RNA 基因组核苷酸序列和多肽氨基酸序列有较大差异,且基因组中 GC 含量(分别为 38% 和 46%)有较大差异;HAV 缺少或仅含少量 VP4;HAV 在胞内增殖缓慢(数周)且不易引起细胞病变,其他肠道病毒的复制周期仅需数天,且易引起细胞病变;HAV 适应在人二倍体细胞(KMB17 和 2BS)中培养,但不产生致细胞病变效应(CPE),其在细胞质复制过程不影响宿主细胞的代谢活动,可通过带毒细胞连续传代,需裂解细胞收获 HAV;有明显的嗜肝性。

HAV 的自然宿主仅限于人及几种非人灵长类,以人最为敏感,肝转氨酶上升最多。自然感染的猴体分离的 HAV 与人类 HAV 在抗原性上很接近,但其基因显示高度异源性,至少有 4 个基因型。

HAV 具有较高的免疫原性,诱导中和抗体的抗原位点在病毒衣壳蛋白区。HAV 只有一个血清型,各地病毒株间均能交叉保护。机体感染 HAV 可获得高效免疫力,通常可终身免疫。体液免疫可提供完全的保护作用,可通过被动转输使机体获得免疫力;母体抗体通过胎盘输入胎儿可持续至出生后一年半左右(陈紫榕,2012;姚集鲁,1995;朱永红和夏永艳,1995;井申荣和姜述德,2000)。

## 30.2.2　形态

甲型肝炎病毒颗粒为球形,直径 27~32 nm,呈二十面体立体对称,无包膜和突起。电镜下可见实心和空心两种颗粒存在。实心颗粒为成熟的病毒颗粒,由衣壳蛋白和 RNA 基因组构成,有感染性;空心颗粒只有衣壳蛋白,不含核酸,无感染性但有抗原性(陈紫榕,2012),见图 30.1。实心与空心颗粒的免疫原性相似。

### 30.2.2.1　基因结构

甲型肝炎病毒基因组为单股线状正链 RNA(+ssRNA),长度约为 7478 bp,由 5′ 末端非编码区(5′-noncoding region,5′ NCR)、编码区(coding region)、3′ 末端非编码区(3′-noncoding region,3′ NCR)和 poly(A)尾构成。5′ NCR 是基因组的起始区,全长 734 bp,占基因组的 10%,具有高度有序的结构,是基因组中最保守的序列,对决定病毒感染的宿主细胞种类有着至关重要的作用。5′ NCR 内含有的内

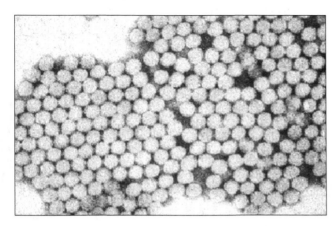

图 30.1 HAV 电镜图,图中可见完整成熟的
病毒体(颗粒饱满)(陈紫榕,2012)

部核糖体结合位点(internal ribosome entry site,IRES)直接与 40S 核糖体结合可启动 HAV 蛋白翻译。编码区只有一个可读框(open reading frame,ORF),分为 P1、P2、P3 三个功能区(图 30.2)。

P1 区可进一步分为 1A、1B、1C、1D 4 个区,分别编码 VP4、VP2、VP3、VP1 4 种病毒衣壳蛋白。其中,VP1、VP2 和 VP3 为病毒衣壳蛋白的主要成分,具有免疫原性,可诱导中和抗体。而 VP4 多肽缺失或很少,一般检测不到。

P2 区编码 2A、2B 和 2C 三种非结构蛋白。其中,2A 与 VP1 以 VP1-2A 形式产生,在病毒组装的后期,VP1-2A 被加工为成熟的 VP1 衣壳蛋白。2B、2C 可能与病毒的毒力、感染性有关,2B、2C 以及 5′NCR 区的突变与病毒的快速生长相关。Emerso 等(1991,1992)认为,P2 区基因由野生型向减毒型突变,决定了 HAV 体外复制增殖的高效性,并鉴定了

2B、2C 基因区内与细胞适应相关的核酸位点。HAV 经基质细胞培养适应,同时形成减毒株。病毒嵌合体构建实验也证实,HAV 的毒力基因为 VP1/2A、2C(Raychaudhuri et al.,1998;Emerson et al.,2002),毒力相关基因簇与细胞适应相关的核酸位点基本一致,均位于 P2 区。

P3 区编码 3A、3B、3C 和 3D 蛋白。3B 蛋白为病毒基因组连接蛋白(viral genome-linked protein,VPg),又称引物蛋白(primer protein),与病毒基因组 5′ NCR 的 5′端结合,具有启动病毒 RNA 复制、稳定病毒核酸构型、保护病毒核酸免遭细胞内核酸酶破坏的作用。3C 蛋白(3C$^{pro}$)是蛋白加工酶,将 HAV 编码的单一的多聚蛋白进行剪切加工为具有功能的结构和非结构蛋白。3D 蛋白(3D$^{pol}$)是依赖 RNA 的 RNA 聚合酶。

3′NCR 区位于编码区之后,包括 63 个核苷酸和一个 poly(A)尾,可能与 HAV 的 RNA 稳定性有关。

HAV 只有一个血清型。1992 年,Robertson 等(1992)建立了 HAV 的基因分型模式,通过对病毒可读框内 VP1/2A 区 168 个核苷酸进行比较,将 HAV 分为 7 个基因型(Ⅰ~Ⅶ型,型间序列差异在 15%~25%)及 4 个亚型(ⅠA、ⅠB、ⅢA、ⅢB,差异在 7.5%~15%),非人灵长类亦有 4 个型(Ⅲ、Ⅳ、Ⅴ、Ⅵ),人源 HAV 有 Ⅰ、Ⅱ、Ⅲ 和 Ⅳ型,各型间核苷酸差异性为 15%~20%,同一亚型的地方流行株核苷酸异源性低于 3%。Ⅰ型和Ⅲ型还可以分为 ⅠA 和 ⅠB、ⅢA 和 ⅢB 两个亚型,其中又以 ⅠA、ⅠB 分布广、数量大,占人源株的 67% 和 13%。我国是 HAV 高流行区,主要分布 ⅠA 和 ⅠB 亚型(刘国栋等,2003;陈勇等,2000;Cohen et al.,1989)。

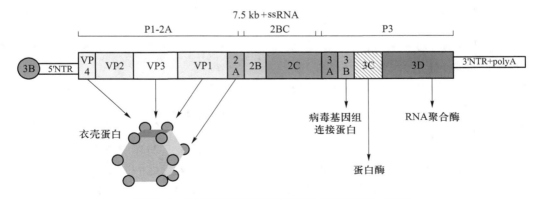

图 30.2 HAV 基因组及编码的蛋白质(陈紫榕,2012)

目前,我国用于甲型肝炎疫苗生产的疫苗株有 H2 株、吕 8 株、L-A-1 株及 TZ-84 株,对 4 个疫苗株进行基因组序列分析及毒力序列对比的结果如下。

首先,H2 病毒株及 H2 疫苗病毒与 HM-175(野生型原型株)的减毒株 HM-175/7MK-5 的同源性最高,均为 100%,属于 IB 亚型。H2 病毒株与 HM-175 减毒株 HM-175/7MK-5 相比:VP1/2A、2B、2C 同源性均为 100%,P2 区基因完全相同。H2 成品疫苗病毒与其亲本毒种 H2 病毒株及 HM-175/7MK-5 相比:VP1/2A、2B 同源性均为 100%,2C 区发生 2 个核苷酸变异(刘建生等,2008;徐冬蕾等,2005;陈勇和杨能宇,1996;黄小琴和周德久,1998;陈勇等,1995)。

其次,HAV 吕 8 株(分离于 1988 年上海甲肝暴发流行时的患者大便)与 HM-175/ 7MK- 5 相比,VP1/2A 结合处 168 个核苷酸的核苷酸/氨基酸同源性最高为 98%/96%,属于ⅠB 亚型(毛群颖等,2002)。

再次,L-A-1 株 ORF 长 6675 个核苷酸,编码 2225 个氨基酸。该株与国际代表株 MBB 株和 HM-175 野毒株的核苷酸同源性分别为 98.00% 和 94.00%,氨基酸同源性分别为 98.51% 和 98.65%。与其他细胞适应株、细胞病变株及减毒株相比发现,L-A-1 株 5′NCR 区核苷酸 152、591、646、687 处的突变和 180~181 处插入 11 个核苷酸以及 2B 区的 nt 3889(aa 1052 Val)处的突变是病毒适应宿主细胞的分子基础;2C 区的 nt 4185(aa 1152 Lys)处的突变可能参与病毒的减毒过程;3A 区缺失 6 个核苷酸(nt 5020~5025)从而导致两个氨基酸(Asn、Asp)缺失,是病毒适应细胞快速增殖的分子基础。L-A-1 株属于ⅠB 亚型(田厚文等,1994;曹经瑗和郭可謇,2001;姜春来和王鹏富,2002;姜春来和王鹏富,2004)。

最后,TZ-84 株与 HM-175 株核苷酸序列和氨基酸序列的同源性也很高,分别为 96.9% 和 98.4%,有 35 个氨基酸变异。5′NCR 中 ntl52 处 A→G 突变,是 HAV 适应细胞的标志。灭活疫苗所用毒种(26 代)与早代病毒(4 代)在 nt 2933~3387 区域,有 1 个核苷酸突变(nt 2964,A→G),导致了 1 个氨基酸改变(aa 744,E→G),说明 TZ-84 株遗传稳定性较高,但在培养传代过程中有一定变异。TZ-84 株基因组序列长度为 7477 个核苷酸,其中 5′NCR 为 733 个核苷酸;ORF 为 6681 个核苷酸,编码 2227 个氨基酸;3′NCR 为 63 个核苷酸。TZ-84 株属于ⅠB 基因亚型(崔俊生和张华远,2001)。

#### 30.2.2.2 理化特性

甲型肝炎病毒无脂蛋白外膜,对有机溶剂的抵抗力较其他小 RNA 病毒强。病毒颗粒的核酸含量为 29%,不含脂类。成熟的病毒颗粒在 CsCl 溶液的浮力密度为 1.33 g·cm$^{-3}$,在蔗糖溶液中的沉降系数为 150~160S;空心颗粒的浮力密度为 1.29 g·cm$^{-3}$,沉降系数为 75~90S。

HAV 能在病人的大便、血液、胆汁及肝细胞中生存。外界环境存活能力很强,在清水、污水和土壤中 12 周后仍有 0.1%~3.2%存活;在海水及海水沉积物中 25℃ 3 个月还分别有 0.1%和 2%存活;在东方牡蛎中 12~24 ℃ 5 天有 >10%存活。将 20%粪便涂于塑料表面干燥后,25 ℃ 7 天、14 天及 30 天仍分别有 14%、4.6% 及 0.4%存活。HAV 耐酸碱,在 pH 为 2~10 时稳定。HAV 对甲醛(福尔马林)、氨、紫外线敏感;对高温敏感,Mg$^{2+}$ 或 Ca$^{2+}$ 可以增加 HAV 对热的抵抗力(井申荣和姜述德,2000)。

HAV 对外界环境温度的抵抗能力见表 30.1。

**表 30.1　HAV 对外界环境温度的抵抗能力**

| 温度 | 稳定性 |
| --- | --- |
| −20℃ 以下 | 稳定达数年 |
| 4℃ | 稳定数月 |
| 50℃ | 稳定 1 h |
| 60℃,1 h | 大部分稳定 |
| 60℃,10 h | 大部分灭活 |
| 98~100℃,5 min | 全部灭活 |

HAV 的灭活方法有 5 种:高压蒸汽灭菌(121℃,20 min);煮沸 5 min;干热灭菌(180℃,60 min);UV(1.1 W,1 min);甲醛(1:4000,37℃,72 h)等。

## 30.3　流行病学

甲型肝炎是与环境卫生和个人卫生水平相关的世界范围传染病之一(Dontsenko et al.,2011),世界各地都有发病,年发病数>200 万人。经济欠发达国家,特别是热带、亚热带地区,幼儿期普遍受感染。甲型肝炎是由 HAV 感染引起的一种急性、自限性传染病,不会转为慢性和慢性带毒状态。HAV感染人体后在肝中增殖,由粪便大量排出,也少量出现在唾液中,感染第5天可在粪便中检出,第2~4周(潜伏期后期)排毒达高峰,这时传染性最强。甲肝的潜伏期一般为15~45天,平均为30天。临床表现与感染者年龄相关,5岁以内幼儿90%无明显症状,青少年约25%有临床症状,成年人则90%以上症状明显;同时与病毒株毒力和感染病毒量有关。慢性活动性乙肝或丙肝患者重叠感染HAV可致严重症状。

HAV只有一种血清型,中和抗原氨基酸序列高度保守,主要位于结构蛋白VP1及VP3区,中和抗原位点变异可产生免疫逃逸株。

我国有多种基因型的HAV病毒株流行,但主要流行的为IA、IB亚型。全年可发病,呈现春季高发,但发病的流行高峰不明显,并出现逐年缓解的现象。虽甲肝的发病率逐年降低,但由于经济发展不平衡,甲肝的高流行区和低流行区交错存在,外环境HAV还广泛散在,不时引起甲肝暴发、流行(表30.2)(康来仪等,1989;胡孟冬等,1993;康来仪,1989;庄昉成等,2001)。

**表30.2　2004—2016年我国甲型肝炎发病、死亡数据统计表**

| 全国 | 发病数 | 死亡数 | 发病率<br>(/10万) | 死亡率<br>(/10万) |
|---|---|---|---|---|
| 2016 | 21285 | 5 | 1.5528 | 0.0004 |
| 2015 | 22667 | 10 | 1.6637 | 0.0007 |
| 2014 | 25969 | 8 | 1.9163 | 0.0006 |
| 2013 | 22244 | 2 | 1.6428 | 0.0001 |
| 2012 | 24453 | 5 | 1.8149 | 0.0004 |
| 2011 | 31456 | 13 | 2.3459 | 0.001 |
| 2010 | 35277 | 4 | 2.643 | 0.0003 |
| 2009 | 43841 | 21 | 3.3012 | 0.0016 |
| 2008 | 56052 | 10 | 4.2422 | 0.0008 |
| 2007 | 77135 | 29 | 5.8681 | 0.0022 |
| 2006 | 68667 | 37 | 5.2515 | 0.0028 |
| 2005 | 73349 | 43 | 5.6428 | 0.0033 |
| 2004 | 93587 | 40 | 7.1997 | 0.0031 |

注:数据来源于中国疾病预防控制中心公共卫生科学数据中心。

下面将从传染源、传播途径、易感人群、诊断方法等几方面对甲型肝炎进行论述(唐鸿志,1988;谭顺等,2010;李忠仁,2010)。

## 30.3.1　传染源

甲型肝炎传染源包括感染HAV后出现明显临床症状和体征的显性感染患者、肝功能明显异常的亚临床感染者(无明显临床表现,但转氨酶升高和抗HAV IgM阳性)和隐性感染者(抗HAV IgM阳性)等。

甲型肝炎显性感染患者又分为急性黄疸型和无黄疸型甲肝两种。急性黄疸型甲肝患者在传染性最强的黄疸前期一般不易确诊,是重要的传染源;低滴度排毒可持续几周,在转氨酶达高峰前排毒即终止;在出现黄疸后8天内的粪便和3天内的血液均有传染性,粪便HAV阳性率为30%~60%;发病第3、4周及以后的患者无传染性。急性无黄疸型肝炎病人比黄疸型多,占病例总数的50%~90%,也是重要的传染源。

亚临床感染者感染HAV后未出现临床症状,但肝功能异常,HAV IgM阳性或HAV IgG有4倍或以上效价升高。隐性感染者既无临床症状,也无肝功能异常,但有HAV IgM阳性或HAV IgG4倍或以上效价升高,或从粪便中可检出HAV。

甲肝流行时,亚临床感染者数量众多。浙江省医学科学院在2起甲肝暴发的接触者中调查证明,甲肝显性、亚临床和隐性感染者的比例分别为21.3%、46.8%和31.9%,其中,亚临床和隐性感染者接近80%。北京大学医学部(原北京医科大学)调查发现,甲肝显性感染与亚临床感染患者的比例为1∶3.5。因此,亚临床和隐性感染甲肝患者是重要的甲型肝炎传播人群。

## 30.3.2　传播途径

甲型肝炎经粪-口途径传播,最主要方式是人与人之间的密切接触和食用受污染食物或水。甲肝隐性感染者较多,病毒抵抗力及环境生存能力又强,各种被病人粪便污染的食物、水和物品均可传播甲肝。卫生条件很差的地区,日常生活接触是甲肝散发或局部流行的主要传播方式。卫生条件较好地区,感染HAV人群年龄后移,易感人群聚集,食物或水源污染可能造成大量的甲肝临床病例,引起急性重型肝炎。

### 30.3.2.1　食物

最容易受HAV污染的食物为水产品,如牡蛎、毛蚶、蛤类、蟹等，以及蔬菜、水果等。毛蚶可使 HAV 浓缩数倍，并可存活 6 个月之久。如果食物在制备过程中受到处于甲肝潜伏期后期或亚临床感染状态的炊事员的污染，如用手准备冷盘、色拉、生菜或用含 HAV 的井水或河水清洗生食，也可引起甲肝暴发。由于 HAV 不能在细胞外增殖，其感染不同于细菌性食物中毒，罹患率高低取决于感染 HAV（即进食污染食物）的剂量。1988 年，上海市甲型肝炎大流行不仅与生食毛蚶有关，且发病程度与进食毛蚶的数量呈剂量关系。

甲型肝炎经食物传播的特征有：发病与不洁饮食史有关，即不吃不干净食物的人一般不发病，发病的人一定是吃了不干净的东西，但吃了不干净东西的人又不一定会发病，总之，吃了不干净食物的人发病率明显高于不吃不干净食物的人；不洁食物食用时间距离暴发间隔时间符合甲肝的潜伏期（15～45 天）；病人分布与不洁食物分布范围一致；去除不洁食物因素后流行或暴发即可平息，但往往有一个接触型余波。

#### 30.3.2.2　水

HAV 对饮用水源的污染可引起甲肝暴发流行。在农村暴雨或洪水后的甲肝流行，常见于水井、溪水、河水或水塘受到粪便污染。公用供水系统及游泳池污染所致甲肝流行也有报道。

甲型肝炎经水传播的特征：患者发病前 30 天左右均有饮生水史；多在夏、秋季发生；如水源小剂量不断污染，病例终年不断；如系一次大量水源污染，则可形成暴发；病例分布与供水范围相一致，有饮用同一水源史。

#### 30.3.2.3　接触及生活习惯

日常生活接触是甲肝极为重要的传播方式。主要通过被患者粪便污染的手、用具、餐具、玩具、衣物等直接或间接经口传播。如托儿所、幼儿园、学校和军队中的发病率较高，且常发生在卫生条件差、居住拥挤的地方。

甲型肝炎经接触传播的特征：在一个地区发病连续不断，整个流行过程较长，常有几个流行波，但流行峰不太高。由于存在大量无症状隐性感染者传染源，难以发现传染源；流行强度受卫生水平左右，卫生水平高流行强度低，反之流行强度高；改善卫生条件后流行可以逐渐平息。

很多分析关注到甲肝疫苗接种使得甲型肝炎发病率下降，关注到甲型肝炎发病率的下降不能完全归功于疫苗接种。学者认为，从全人群角度来看，甲型肝炎发病率从 1.43/10 万下降到了 0.42/10 万，下降幅度为 70.63%；而甲型肝炎调整发病率由 0.98/10 万下降到了 2014 年的 0.76/10 万，下降幅度仅为 22.45%，甲肝疫苗接种对甲型肝炎发病率的贡献不如生活习惯的改变，主要原因：一是甲肝疫苗接种成人覆盖率低；二是扩免前为收费疫苗，受到费用影响接种率较低，扩免后主要覆盖 1.5 岁以下儿童，覆盖年龄范围较小；三是甲肝疫苗大规模应用的时间还比较短，大部分受种者还未达到高发年龄组；四是接种覆盖人群不是甲型肝炎发病的主要年龄组人群，提示良好的生活习惯有助于甲型肝炎传播的控制（李淑芳等，2016）。

#### 30.3.2.4　其他

HAV 感染后病毒血症期短暂，经血传播的可能性很小，但近年来亦有经血或血制品传播的报道；HAV 母婴传播也有报道。甲型肝炎虽然主要通过粪-口途径传播，但具体的传播方式比较复杂，有时一个地区甲型肝炎的流行可能有多种传播途径同时存在，因此必须通过流行病学调查分析方法查清传播途径，从而采取针对性措施。

### 30.3.3　易感人群

人类对甲型肝炎病毒普遍易感，一次感染患病可获得持久的免疫力。感染 HAV 的临床显性或不显性感染患者，均可从血清中查到抗 HAV，其滴度在病后 2～3 个月达到高峰。即使体内抗 HAV 抗体降至基础值，既往感染患者再接触病毒仍可通过免疫回忆反应迅速产生保护性抗体。

#### 30.3.3.1　诊断方法

疑似病例具以下 4 项条件之一者可确诊为甲肝患者：血清抗 HAV IgM 阳性；急性恢复期血清抗 HAV IgG 滴度呈 4 倍升高；免疫电镜在粪便中检出直径 27 nm HAV 颗粒；甲型肝炎发病过程（潜伏期—前驱期—黄疸期—恢复期）符合图 30.3。

#### 30.3.3.2　地区分布

（1）全球流行情况

甲肝是世界流行的传染病，全世界每年约 140

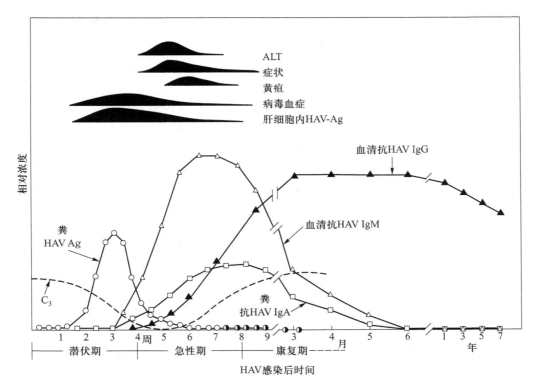

图 30.3 HAV 感染的临床、病毒学和免疫学过程（陈紫榕，2012）

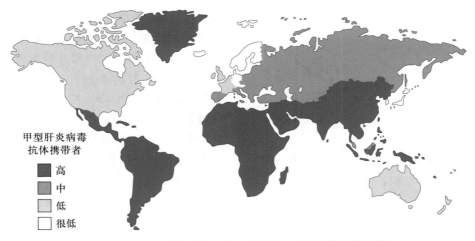

甲型肝炎病毒
抗体携带者

■ 高
▨ 中
▤ 低
□ 很低

图 30.4 HAV 感染在全球的地理分布（中国甲肝控制现状）

万甲肝病例，年卫生耗费 15 亿~30 亿美元。甲肝实际发病率比报告数高 3~10 倍。全球分为高、中、低和很低流行区（图 30.4、表 30.3），我国仍属高流行区。地方性流行水平与各地区卫生状况密切相关。HAV 感染血清流行病学模式见图 30.5。全球甲肝暴发简介见表 30.4。

（2）中国的流行情况

我国甲肝发病呈下降趋势，但在学校及局部地区仍有暴发和流行（图 30.6、图 30.7、图 30.8）。各地区发病水平差异较大，高发省份集中在西部地区。发病年龄以 5~9 岁年龄组较其他年龄组稍高。10 余年统计发现，甲肝发病周期不明显，全年均有发病。甲肝高发地区有明显的周期性和季节性流行特征，但周期性和间隔并不一致，多呈 6~7 年或 8~9 年出现一次流行。当今卫生条件有所改善，周期性不如过去明显。季节性高峰各地区有所不同。一般多发生于秋末冬初，但也报道夏季和早秋发病率升高。

**表 30.3 世界不同地区甲肝流行状况**

| 流行状况 | 发病比率 | 感染高发年龄 | 传播方式 | 国家或地区分布 |
|---|---|---|---|---|
| 高 | 低，亚临床感染多 | 儿童早期 | 密切接触，但暴发流行不常见 | 亚洲、非洲、南美洲不发达的大部分对区 |
| 中 | 高，症状明显 | 少儿、青年时期 | 密切接触，食源、水源暴发多见 | 发展中国家的城市，发达国家的较贫困地区 |
| 低 | 低，症状明显 | 青壮年 | 密切接触，可见食源、水源暴发 | 北美、西欧、大洋洲诸国 |
| 很低 | 很低 | 成人 | 旅游和药瘾注射暴发流行罕见 | 北欧诸国和日本 |

**表 30.4 全球甲型肝炎暴发简介**

| 年份 | 地点 | 传播途径 | 发病人数 |
|---|---|---|---|
| 1988 年 | 中国上海市 | 进食污染的毛蚶 | 38 万人 |
| 1997 年 | 美国密歇根州 | 进食污染的草莓 | 260 人 |
| 2003 年 | 美国宾夕法尼亚州 | 进食污染的洋葱 | 946 人 |
| 2005 年 | 俄罗斯 | 饮用污染的啤酒 | 642 人 |
| 2006 年 | 中国江西某高校 | 进食污染的食品 | 129 人 |
| 2008 年 | 中国贵阳市 | 饮用污染的桶装水 | 330 人 |
| 2008 年 | 中国广西南宁两所中学 | 饮用污染的饮用水 | 200 人 |

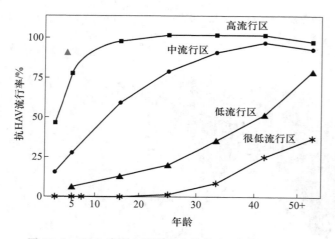

图 30.5　HAV 感染血清流行病学模式（陈紫榕，2012）

城市地区流行较低，农村地区 HAV 感染随年龄增长而升高，3 周岁儿童感染率开始跃升，10 岁儿童的 HAV 流行率已接近人群流行高峰。儿童多为隐性感染，成人则为显性感染。城、乡间差异最大的年龄段为 5~15 岁青少年，30 岁以上感染曲线显示城市与农村呈平行状态。

现阶段，病毒性肝炎通常可分为甲型病毒性肝炎、乙型病毒性肝炎、丙型病毒性肝炎、丁型病毒性肝炎以及戊型病毒性肝炎，各种分型的病毒性肝炎之间不存在交叉性的免疫，患者可能会同时感染多种分型的病毒性肝炎，也可能会先后感染多种分型

的病毒性肝炎，导致临床症状呈重叠式的加重。有研究者对 2013 年 1 月至 2015 年 10 月某院收治的 80 例病毒性肝炎患者进行回顾性分析后发现，80 例病毒性肝炎患者中，所占比例从高至低依次为乙型病毒性肝炎、甲型病毒性肝炎、丙型病毒性肝炎、丁型病毒性肝炎、戊型病毒性肝炎，因此，临床上应重点加强对乙型及甲型病毒性肝炎的控制。

根据病毒性肝炎的发病情况，可采取以下几个方面的措施进行预防和控制：①接种疫苗：现阶段，对病毒性肝炎的防控以疫苗接种为主，通过接种相关的病毒疫苗，可提高机体对肝炎病毒的抵抗力（张基建，2003；孙百军等，2003；梁晓峰，2010；温红伟等，2004；夏宪照和居正华，1994；随海田等，2007；郑徽等，2007；刘燕敏等，2010；忻亚娟等，1998；王志文，2016；赵久芳，2013；Chung et al.，2011；王杰等，2013）。

影响我国甲型肝炎流行因素包括：基础卫生设施缺乏、人群免疫水平低下、食品问题、不良卫生习惯与行为、人口流动、缺乏足够的肝炎流行信息。近年来我国学校突发甲肝疫情情况见表 30.5。图 30.6、图 30.7 和图 30.8 显示，我国 1991—2012 年甲肝的流行变化显著，显性感染病例已由儿童转向成人；随经济和卫生水平提高，多省份甲肝感染年龄不断上升，但青少年作为易感人群，且由于其具有聚集性，临床症状病例仍有增多的情况。经济发展的不平衡使暴发危险将长期存在（陈琳等，2012）。

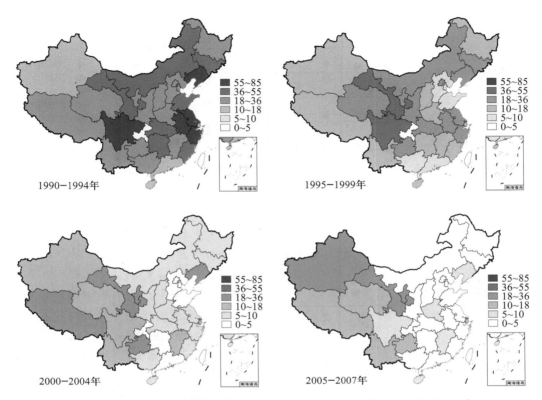

图 30.6　我国分省甲肝发病情况(1990—2007 年)[图中数字为发病率(%)]

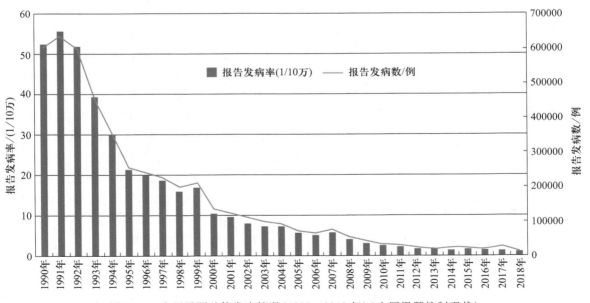

图 30.7　我国甲肝总体发病情况(1990—2018 年)(中国甲肝控制现状)

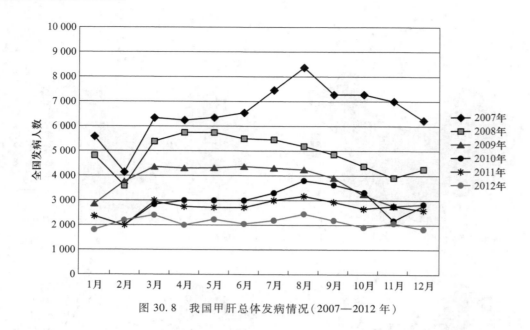

图 30.8　我国甲肝总体发病情况（2007—2012 年）

表 30.5　近年来我国学校突发甲肝疫情情况统计

| 年份 | 总起数 | 学校疫情数 | 学校疫情所占比例/% | 发病人数 | 占暴发甲肝比例/% |
|---|---|---|---|---|---|
| 2004 | 26 | 13 | 50.00 | 1006 | 43.91 |
| 2005 | 33 | 22 | 66.67 | 875 | 42.46 |
| 2006 | 43 | 40 | 93.02 | 1788 | 97.92 |
| 2007 | 50 | 34 | 68.00 | 1550 | 51.00 |
| 2008 | 42 | 32 | 76.19 | 2003 | 78.67 |
| 2009 | 23 | 13 | 56.52 | 620 | 84.47 |

## 30.4　发病机制与保护性免疫

### 30.4.1　甲型肝炎的发病机制

病毒性甲型肝炎（简称甲型肝炎）是由 HAV 感染所致的肝炎疾病。目前，甲型肝炎的发病机制尚未充分阐明，已知 HAV 在肝细胞的复制并不裂解肝细胞；感染导致的肝细胞功能改变、HAV 诱导的免疫病理效应，是甲型肝炎发病的主要原因。

HAV 主要经粪–口途径感染，但 HAV 经口摄入后如何到达肝并致肝炎，迄今尚不清楚。灵长类动物模型显示，HAV 先在口咽部或小肠上皮增殖，继而经门脉或淋巴循环进入肝，在肝细胞内增殖。已

证实 HAV 体外肝细胞内增殖缓慢并不直接引起细胞损害，故其致病机制多与机体免疫应答介导的肝损伤相关。现应用狝猴作为 HAV 感染模型发现，大剂型病毒感染后 1 周，肝组织呈轻度炎症和少量局灶性坏死，此时肝功能异常但病情稳定；当动物血清出现特异性抗体时病情加剧，肝组织出现明显炎症和门脉周围细胞坏死。推论早期肝炎是 HAV 的直接破坏肝细胞作用，而随后主要的肝病理改变是免疫病理损害（唐鸿志，1988）。

HAV 病毒侵染机体并在肝细胞复制后，可释放病毒颗粒，此过程伴随 HAV 抗原（HAAg）的出现，机体针对 HAAg 诱导特异性免疫应答，在清除 HAV 的同时，对感染细胞及邻近细胞可造成免疫损伤。其具体机制有：细胞毒性 T 细胞（CTL）和 NK 细胞对感染肝细胞的杀伤；由抗 HAAg 抗体（HAAb）介导的细胞损伤，如抗体联合补体介导的细胞毒作用、抗体依赖细胞介导的细胞毒作用（ADCC）；由 HAAb-HAAg 免疫复合物局部沉积介导的炎症。而由此导致的肝细胞组织学改变包括：肝小叶内炎症和肝细胞的变性坏死，汇管区及小叶周边区的炎性浸润。

### 30.4.2　甲型肝炎的保护性免疫

甲型肝炎显性感染患者可产生抗 HAV 的 lgM 和 lgG 抗体，而亚临床感染或隐性感染患者可产生抗 HAV 的 IgM 抗体。其中，抗 HAV 特异性血清 IgG 可维持多年，对同型病毒的再感染具有终身免

疫保护力。因此,针对 HAV 的主要保护性免疫力为抗 HAV 抗原的特异性血清 IgG 抗体。

## 30.5 甲型肝炎疫苗

甲型肝炎疫苗主要有灭活疫苗与减毒活疫苗两种,国际上最早使用的是甲型肝炎灭活疫苗,包括儿童与成人两种剂型,20 世纪 90 年代初期在比利时、美国、法国和瑞士等国家相继研制成功并正式投产。而甲型肝炎减毒活疫苗为我国自主研制,目前仅限于在我国应用,剂型由液体注射剂升级换代为冻干粉针注射剂。我国目前是以冻干甲型肝炎减毒活疫苗使用为主,灭活甲肝疫苗为辅。

我国最早使用的甲型肝炎疫苗是甲型肝炎减毒活疫苗,由中国医学科学院医学生物学研究所在 1992 年研制成功并获得国家药监部门批准上市,为液体注射剂;为保证更好的稳定性,后升级换代为冻干型减毒活疫苗,由长春生物制品研究所有限责任公司与浙江普康生物技术股份有限公司率先研制成功,于 2000 年获得国家药监部门批准上市;随后,长春长生生物科技股份有限公司研制的冻干甲型肝炎减毒活疫苗于 2001 年上市;中国医学科学院医学生物学研究所研制的冻干甲型肝炎减毒活疫苗于 2006 年批准上市(Mao et al. ,1989;刘景晔等,2002;刘景晔等,2001;楼锦新,1996;谢忠平等,1999;柴少爱等,1989;高峰和刘崇柏,1989;董德祥和曹逸云,2001;庄昉成,2003;李光谱等,2002;杨净思等,2001)。

随后我国又自主研制了甲型肝炎灭活疫苗,北京科兴生物制品有限公司首次研发成功,于 2002 年批准上市;中国医学科学院医学生物学研究所研制的甲型肝炎灭活疫苗于 2003 年上市;上海泽润生物科技有限公司研制的甲型肝炎灭活疫苗于 2009 年上市(韩剑秋和焦永真,1993;陈统球等,2008;谢忠平等,2010)。

我国还批准了一些发达国家生产的甲型肝炎疫苗,美国默沙东公司(Merck Sharp & Dohme Corp)研制的甲型肝炎灭活疫苗于 2000 年第一个在我国获得进口生物制品注册批准;随后,GSK 公司研制的甲型肝炎灭活疫苗于 2002 年获得我国批准;2004 年,西班牙 BBL 公司(Berna Biotech Ltd)研制的甲型肝炎灭活疫苗获批;2010 年,法国赛诺菲巴斯德

(巴维信)研制的甲型肝炎灭活疫苗获批;瑞士(Crucell Switzerland AG,爱巴苏)研制的甲型肝炎灭活疫苗于 2012 年获批。

目前,我国使用的甲型肝炎疫苗主要是 4 家生产厂家的冻干减毒活疫苗和 3 家生产厂家的灭活疫苗,5 家国外生产厂家的甲型肝炎灭活疫苗,中国医学科学院医学生物学研究所原可同时生产减毒活疫苗和灭活疫苗,是我国甲型肝炎疫苗主要的生产厂家,该研究所的甲型肝炎灭活疫苗目前已以技术转移的方式,转为由艾美康淮生物制药(江苏)有限公司进行生产。

本节将重点介绍我国甲型肝炎疫苗的情况,包括研发历程、目前使用的 2 种甲型肝炎疫苗 4 种剂型的种类划分情况、上市疫苗的制检管理、疫苗免疫接种程序,全面介绍目前批准上市的甲型肝炎疫苗从研发历程到接种使用的各方面情况。

### 30.5.1 甲型肝炎疫苗株的研发历程

甲型肝炎灭活疫苗首先由欧美研制成功,整个研制过程经历了狨猴体内 HAV 增殖研究(1967 年)、HAV 种属的确定(1974—1975 年)、诊断试验和甲肝血清流行病学的发展(1974—1975 年)及甲型肝炎灭活疫苗效果证实(1976 年)、细胞培养技术成功增殖甲型肝炎病毒(1979 年)等一系列重要过程。随后,比利时、法国、德国、日本等国先后开始了甲型肝炎灭活疫苗的研制和临床应用。我国原卫生部下属研究所自主分离选育了适宜甲型肝炎灭活疫苗生产用的疫苗株吕 8 株、TZ-84 株,于 1999 年首次生产甲肝灭活疫苗。我国自主研制的甲型肝炎减毒活疫苗使用的疫苗株有 H2 株和 L-A-1 株,于 1995 年首次获准用于疫苗生产,并先行在全国进行减毒甲肝疫苗的接种。总之,我国选用的 4 个疫苗株二十多年来在甲型肝炎疫苗产品的使用证实其具有良好的安全性、遗传稳定性和免疫原性。

#### 30.5.1.1 疫苗株的来源和选育

(1)我国甲型肝炎灭活疫苗制备用吕 8 株的来源和选育

1988 年初,上海甲型肝炎流行时,由中国医学科学院医学生物学研究所从南通市吕泗镇甲型肝炎患者早期粪便标本中,通过制备病毒悬液,在 KMB17 细胞进行分离培养基适应传代,第 10 代病毒感染性滴度(7.0~7.75 $LogTCID_{50} \cdot mL^{-1}$)及抗原

滴度(512)达到疫苗生产要求,选取作为疫苗株,将其不超过第 24 代的病毒冻存为原始代次的疫苗株,用于后来甲型肝炎灭活疫苗的研制及生产。由于疫苗株分离于 1988 年上海甲型肝炎暴发流行时的患者大便,该患者是南通市吕泗镇人,标本编号为 8,故起名为吕 8(L8)株(陈统球等,1996)。

吕 8 株具有如下特点:病毒滴度高;感染性滴度达 7.0~−8.3 LgCCID$_{50}$·mL$^{-1}$;传代次数稳定:使用代次为 24~36 代;如图 30.9 显示该疫苗株选育前后的电镜观察结果,从病毒形态外观上观察,具有良好的遗传稳定性。

(2) 我国甲型肝炎灭活疫苗制备用 TZ-84 株的来源和选育

1984 年,从河北省唐山农村甲型肝炎暴发流行村姓张的甲型肝炎患者早期粪便标本中,制备病毒悬液,在 2BS 细胞上进行分离培养基适应传代,第 10 代选育出适合疫苗生产的病毒株,选取作为疫苗株,将其不超过第 20 代的病毒冻存作为原始代次的疫苗株,用于后来甲型肝炎灭活疫苗的研制及生产(尹卫东等,1986)。

(3) 我国甲型肝炎减毒活疫苗制备用 H2 株的来源和选育

1978 年,由浙江省医学科学院从杭州附近农村一肝炎暴发点的一位 12 岁甲型肝炎男性患者(T086)粪便标本中收集病毒,收集于黄疸出现前一周,制备病毒悬液。在 KMB17 细胞与 MERN 细胞株上进行分离培养基适应传代,并在恒河猴安全性试验中选育出第 5 代适合疫苗生产的病毒株,选取作为疫苗株,将其不超过第 7 代的病毒冻存作为原

始代次的疫苗株,用于后来甲型肝炎减毒活疫苗的研制及生产(毛江森等,1997;董德祥和曹逸云,2001;柴少爱等,1989)。

(4) 我国甲型肝炎减毒活疫苗制备用 L-A-1 株的来源和选育

1988 年,从黑龙江省 2 岁甲型肝炎男性患者(黄疸型)急性期粪便标本中制备病毒悬液。在 2BS 细胞上进行分离培养基适应传代,第 6 代选育出适合疫苗生产的病毒株,选取作为疫苗株,将其不超过第 17 代病毒冻存作为原始代次的疫苗株,用于后来甲型肝炎减毒活疫苗的研制及生产(焦永真等,1988)。

(5) 国外甲型肝炎灭活疫苗制备用疫苗株的情况

国外甲型肝炎灭活疫苗生产用的毒株有 HM-175 株、CR326F 株等。HM-175 株分离自澳大利亚甲型肝炎患者,经 BS-1 细胞传代,再适应于人二倍体细胞 MRC-5。CR326F 株分离自哥斯达黎加患者粪便,35℃条件下经 FRhK6、MRC-5 细胞传代获得。

### 30.5.1.2　传代细胞株

目前,我国生产的冻干甲型肝炎减毒活疫苗与甲型肝炎灭活疫苗使用的细胞基质主要有 KMB17、2BS、Vero 细胞株。其中,中国医学科学院医学生物学研究所与浙江普康生物技术股份有限公司生产的甲型肝炎疫苗使用 KMB17 细胞株,北京科兴生物制品有限公司、长春生物制品研究所及长春长生生物科技股份有限公司生产的甲型肝炎疫苗使用 2BS 细胞株,上海泽润生物科技有限公司生产的甲型肝炎疫苗使用 Vero 细胞株(戴永祥等,1985;昆明医学

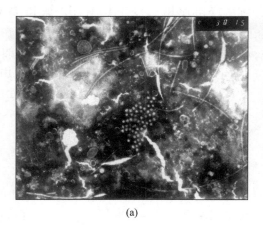 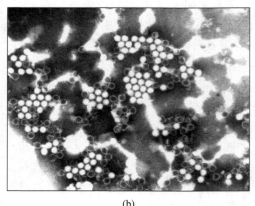

(a)　　　　　　　　　　　　　　　　　　(b)

图 30.9　甲肝病毒电镜观察结果(陈统球等 1996 年在人二倍体细胞上分离和适应的甲型肝炎病毒株)

(a) 大便中甲肝病毒免疫电镜观察照片;(b)精制甲肝病毒直接电镜观察结果

生物研究所防治室代用品研究组，1974）。

（1）KMB17 细胞株

二倍体细胞 KMB17 株由中国医学科学院医学生物学研究所 1970 年初建立，取自 4 月龄女胎的肺组织，引产自 20 岁健康孕妇，其表型正常，双亲系三代无肿瘤及先天性或遗传性疾病史。细胞株从人胚肺组织上分离出来，在体外培养 9 个月，共传 67 代，相当于 70PD，传代中生长动态符合二倍体细胞株的有限生命期特性，染色体稳定，保持正常女性细胞特征。各项指标与 W1-38 和 MRC-5 接近，无细菌、霉菌、支原体和病毒外源因子的污染，无致瘤性，将其第 6 代细胞冻存于液氮中作为原始代次细胞，是经我国药监部门批准的可用于生物制品研制的细胞株（郭仁等，1981）。

目前使用该细胞株的包括：中国医学科学院医学生物学研究所用于冻干甲型肝炎减毒活疫苗及甲型肝炎灭活疫苗的生产；浙江普康生物技术股份有限公司用于冻干甲型肝炎减毒活疫苗的生产。

（2）2BS 细胞株

二倍体细胞 2BS 株由原卫生部北京生物制品研究所建立，取自 3 月龄女婴胎儿的肺组织，经分离培养，无细菌、霉菌、支原体和病毒外源因子的污染，无致瘤性，将其第 14 代细胞冻存于液氮中作为原始代次细胞，是经我国药监部门批准的可用于生物制品研制的细胞株（辛忠等，2004；梁本等，2014）。

目前，将该细胞株用于甲型肝炎疫苗生产的单位包括：北京科兴生物制品有限公司用于甲型肝炎灭活疫苗的生产；长春生物制品研究所有限责任公司及长春长生生物科技股份有限公司用于冻干甲型肝炎减毒活疫苗的生产。

（3）Vero 细胞株

由 Yasumura 和 Kawakita 二位学者于 1962 年从一非洲绿猴肾组织分离培养获得，并根据质控要求建立，该细胞株由 WHO 保存及管理，Vero 细胞主细胞库为 Passage 134，保存在欧洲动物细胞收藏中心（ECACC），是国际上公认的可用于生物制品研制的细胞株。

## 30.5.2 甲型肝炎疫苗研发历程

### 30.5.2.1 甲型肝炎减毒活疫苗研发历程

（1）甲型肝炎减毒活疫苗（液体注射剂）研发历程

1985 年，中国医学科学院医学生物学研究所与浙江省医学科学院、中国药品生物制品检定所合作共同开发研究甲型肝炎减毒活疫苗。在浙江省医学科学院先前研究工作的基础上，中国医学科学院医学生物学研究所利用动物优势及早年研制脊灰活疫苗的经验，初步建立甲型肝炎动物模型，用恒河猴对已有的几株甲型肝炎病毒株进行毒种筛选，选出了 H2M20K5 减毒株（简称 H2 株）作为活疫苗毒种。

1987 年，用此毒株制备的试验性疫苗进行了少量人体观察，证明安全有效。

1988 年 7 月，原卫生部组织的专家技术鉴定一致认为，此项成果是甲型肝炎防病领域中的一项重大突破。

1988 年 11 月，原卫生部决定由中国医学科学院医学生物学研究所进行中试生产，研究建立大规模生产工艺技术及生产流程。

1990 年，完成疫苗中试生产任务，制订活疫苗生产及检定规程。

1991 年 4 月起，先后在湖南等 7 个省（市）进行了数十万人体扩大使用观察，结果表明活疫苗无任何不良反应，具有良好的免疫学效果。

1991 年 11 月，通过原卫生部药品评审委员会技术评审。

1992 年 3 月，中国医学科学院医学生物学研究所首先获得原卫生部颁发的甲型肝炎减毒活疫苗（液体注射剂）新药证书及生产文号（试）。

1996 年，中国医学科学院医学生物学研究所与浙江省医学科学院共同获得原卫生部颁发的甲型肝炎减毒活疫苗（液体注射剂）生产文号（准），至此，我国自主研制的甲型肝炎减毒活疫苗（液体注射剂）获得批准上市使用，用于预防甲型肝炎传播，是我国甲型肝炎疾病防控具有里程碑的事件。

（2）冻干甲型肝炎减毒活疫苗研发历程

甲型肝炎减毒活疫苗（液体注射剂）存在质量波动及稳定性较差的缺点，必须在冷冻情况下储运，且保存期短，使运输和使用受到很大限制。为提高疫苗稳定性，我国各疫苗研发单位自主研制冻干甲型肝炎减毒活疫苗作为升级换代产品。活病毒冻干粉剂具有更好的保护性和稳定性，4℃环境下可保存 2 年，克服了减毒活疫苗（液体注射剂）稳定性差的缺点。

首先是长春生物制品研究所有限责任公司与浙江普康生物技术股份有限公司，率先在甲型肝炎减毒活疫苗（液体注射剂）基础上，加入稳定剂，将疫苗进行冷冻干燥，研制成功冻干甲型肝炎减毒活疫苗，并于 2000 年获得国家药监部门批准上市；随后，长春长生生物科技股份有限公司研制的冻干甲型肝炎减毒活疫苗于 2001 年上市；中国医学科学院医学生物学研究所研制的冻干甲型肝炎减毒活疫苗（商品名为维赛瑞吉）于 2006 年上市。至此，我国甲型肝炎减毒活疫苗（液体注射剂）完全由冻干甲型肝炎减毒活疫苗所替代。

冻干甲型肝炎减毒活疫苗的优点：① 抗体水平高，免疫后 13 个月抗体平均水平高达 1609 mIU·mL$^{-1}$。② 有效期长达 18~24 个月。③ 热稳定性增加。④ 2~8 ℃保存，方便储存和运输。⑤ 疫苗保护剂不含人血组分，大大降低了外源因子污染的可能性，安全性增加。

（3）甲型肝炎减毒活疫苗免疫效果

自 1992 年甲型肝炎减毒活疫苗在我国开始使用以来，目前累计使用超过亿人，主要用于甲型肝炎的高发区及高危人群。该疫苗的特点和疗效为：① 该活疫苗可模拟病毒自然感染，可诱导高效的血清抗体、细胞免疫、干扰素、肠道免疫。肠道免疫可阻断野毒株病毒传播。② 抗体诱导率可达 95%；流行病学保护效果可达 95%~100%。③ 保护作用持久，一针免疫至少保护 10 年，二针免疫可达终身保护。④ 对人体十分安全，无副反应，毒力不会返祖。⑤ 是一个安全有效的减毒活疫苗产品。

#### 30.5.2.2 甲型肝炎灭活疫苗研发历程

在我国甲型肝炎减毒活疫苗研制成功并投入使用的基础上，借鉴国际上甲型肝炎疫苗的研制主流，兼顾疫苗安全性，我国开始自主研制甲型肝炎灭活疫苗。

HAV 病毒株仍选用中国医学科学院医学生物学研究所分离选育的吕 8 株和原卫生部北京生物制品研究所分离选育的 TZ-84 疫苗株，两株对人二倍体细胞（KMB17 及 2BS 细胞株）有良好的传代增殖适应性，可进行病毒的扩增。

1996 年，甲型肝炎灭活疫苗被列入国家"九五"重点攻关项目，随后两家研究单位建立了自己的毒种种子库、细胞种子库，利用减毒疫苗的成熟经验和技术进行甲型肝炎灭活疫苗的研制，并开展临床研究。1999 年 12 月，北京科兴生物制品有限公司获甲型肝炎灭活疫苗生物制品新药证书。2002 年，北

京科兴生物制品有限公司研制的甲型肝炎灭活疫苗获得国家药监部门批准，是我国第一个研制成功并获得国家药监部门批准上市的甲型肝炎灭活疫苗；2003 年，中国医学科学院医学生物学研究所研制的甲型肝炎灭活疫苗也获批上市；2009 年，上海泽润生物科技有限公司研制的甲型肝炎灭活疫苗也获批准。

甲型肝炎灭活疫苗的特性为：① 抗体阳转率高，可达 95%。② 不存在病毒毒力返祖可能，且排除了疫苗株病毒随受种者粪便在自然界循环传播的可能。③ 在 2~8 ℃条件下有效期达 3 年。④ 稳定性好，在 37 ℃条件可存放 3 周，在 45 ℃条件下保存 1 周效价无明显损失。

### 30.5.3 目前上市的疫苗及其制检管理

#### 30.5.3.1 上市的甲型肝炎疫苗

目前国内上市的甲型肝炎疫苗具体情况见表 30.6。

#### 30.5.3.2 我国自主研制的甲型肝炎疫苗制检管理

我国 2000 年版《中国生物制品规程》收载了"甲型肝炎减毒活疫苗制造及检定规程"。自 2000 年版《中华人民共和国药典》（简称《中国药典》）二部开始收载"甲型肝炎减毒活疫苗"；2005 年版《中国药典》三部增加收载了"冻干甲型肝炎减毒活疫苗"；2010 年版《中国药典》三部删去了"甲型肝炎减毒活疫苗"，增加收载了"甲型肝炎灭活疫苗（人二倍体细胞）"；2015 年版《中国药典》三部收载了"冻干甲型肝炎减毒活疫苗"与"甲型肝炎灭活疫苗（人二倍体细胞）"。

2008 年版《欧洲药典》（6.0 版）收载了"甲型肝炎疫苗（灭活，吸附）"和"甲型肝炎疫苗（灭活，病毒体）"，其中"病毒体"（virosome）系指一种人工构建的病毒亚载体，可作为佐剂。2009 版《英国药典》收载了"甲型肝炎疫苗（灭活，吸附）"和"甲型肝炎疫苗（灭活，病毒体）"。2010 年版《美国药典》（32 版）中未见甲型肝炎疫苗收载。

（1）甲型肝炎减毒活疫苗（液体注射剂）制检管理

① 产品概述

本品系用甲型肝炎病毒株（H2 株和 L-A-1 株及批准的疫苗株）接种人二倍体细胞（KMB17、2BS 及

表 30.6　目前国内上市的甲肝疫苗生产厂家及其规格

| 产品名称 | 生产厂家 | 产品规格 |
| --- | --- | --- |
| 冻干甲型肝炎减毒活疫苗 | 中国医学科学院医学生物学研究所<br>浙江普康生物技术股份有限公司<br>长春长生生物科技股份有限公司<br>长春生物制品研究所有限责任公司 | 复溶后每瓶 1.0 mL,每 1 次人用剂量为 1.0 mL,含甲型肝炎活病毒应不低于 6.50 LgCCID$_{50}$ |
| 甲型肝炎灭活疫苗 | 艾美康淮生物制药(江苏)有限公司(中国医学科学院医学生物学研究所研发,技术转移) | 本品每瓶 0.5 mL,每 1 次儿童用剂量为 0.5 mL,其中含甲型肝炎病毒抗原 320 EU<br><br>本品每瓶 1.0 mL,每 1 次成人用剂量为 1.0 mL,其中含甲型肝炎病毒抗原 640 EU |
| | 北京科兴生物制品有限公司 | 每支 0.5 mL,每 1 次儿童用剂量为 0.5 mL,含甲型肝炎病毒抗原 250 U<br><br>每支 1.0 mL,每 1 次成人用剂量为 1.0 mL,含甲型肝炎病毒抗原 500 U |
| | 上海泽润生物科技有限公司 | 6~15 岁人群用剂量:800 EU · (0.5mL)$^{-1}$<br>16 岁以上人群用剂量:1600 EU · mL$^{-1}$ |
| | 赛诺菲巴斯德 | 0.5 mL/支(预填充注射器) |
| | GSK 公司 | 每支 720 EU · 0.5mL$^{-1}$ |
| | Crucell Switzerland AG | 每支每 1 人份 24 IU · 0.5mL$^{-1}$ |
| 甲型肝炎纯化灭活疫苗 | Merck & Co. Inc. [包装厂名称:Merck Sharp & Dohme (Australia) Pty. Ltd.] | 每支 25 U · 0.5mL$^{-1}$<br>每支 50 U · mL$^{-1}$ |
| | Berna Biotech Ltd (包装厂名称:Berna Biotech Espana S. A.) | 每支每 1 人份 24 IU · 0.5mL$^{-1}$ |

批准的细胞株),经病毒培养、病毒收获、病毒释放,稀配制成。为透明、澄明无异物液体。主要成分为甲型肝炎减毒活病毒。

② 甲型肝炎减毒活疫苗(液体注射剂)生产工艺

细胞制备:冷冻保存的经批准用于疫苗生产的细胞,经复苏培养后按一定比例连续传代至适宜代次,用于接种甲型肝炎病毒。细胞制备的培养液为含适宜浓度新生牛血清的 MEM 或 Earle 液。可加入最低有效抑菌浓度的抗生素,控制培养过程中的微生物污染,在生产过程中使用抗生素应符合 2015 年版《中国药典》三部的有关规定。新生牛血清应来源于无牛海绵状脑病地区的健康牛群,其质量应符合要求,且甲型肝炎抗体检测应为阴性。生产末期,取不接种病毒的细胞作为对照细胞进行外源因子检查,应符合规定。

病毒接种和培养:根据制备的生产用细胞数量及确定的 MOI,取适量经批准用于疫苗生产的疫苗株工作种子批毒种融化后接种细胞悬液。为保证生产工艺的一致性,同一工作种子批毒种应按同一 MOI 接种。病毒接种后于适宜的温度下培养一定时间,培养期间可根据细胞生长情况决定是否更换维持液,维持液为含适宜浓度新生牛血清的 MEM 或 Earle 液。病毒接种和培养过程中不得使用任何抗生素。

病毒收获:病毒培养至增殖高峰期后,用 PBS 或其他适宜的平衡盐溶液清洗以除去培养时引入的牛血清,用适宜浓度的胰蛋白酶或其他适宜方法消化含甲型肝炎病毒的细胞,经离心或过滤的方法收集后为病毒收获物。

病毒释放:病毒收获物经冻融和(或)超声波或其他适宜方法处理收获的病毒后,合并为均一的病毒液即为原液。

半成品配制:检定合格的原液按规定的同一病毒滴度进行稀配,可加入适宜的稳定剂,即为半成品。

成品分装:半成品按照其规格进行分装,即为甲型肝炎减毒活疫苗成品。

③ 甲型肝炎减毒活疫苗(液体注射剂)检定

● 病毒收获液检定

病毒滴定:供试品 10 倍系列稀释,选取至少 3 个稀释度接种人二倍体细胞,培养收获病毒,用酶联免疫法测定,病毒滴度应不低于 6.5 LgCCID$_{50}$·mL$^{-1}$。

无菌及支原体检查。

● 原液检定

病毒滴定:同病毒收获液检定,病毒滴度应不低于 6.5 LgCCID$_{50}$·mL$^{-1}$。

无菌及支原体检查。

● 半成品检定

无菌检查。

● 成品检定

鉴别试验:2015 年版《中国药典》三部要求采用酶联免疫方法检测,阳性结果仅证明制品中有相应病毒抗原存在。

外观:应为透明、澄明、无异物液体。

抗生素残留量:2015 年版《中国药典》三部增订间接竞争 ELISA 法测定抗生素残留量,生产过程中加入抗生素的应进行该项检查。在酶标板微孔条上预包被偶联抗原,供试品中的抗生素和微孔条上预包被的偶联抗原竞争相应抗生素抗体,加入酶标二抗后,用 TMB 底物显色,供试品吸收值与抗生素的含量呈负相关,与标准曲线比较再乘以其对应的稀释倍数,即可得出供试品中抗生素的含量,结果每剂应不高于 50 ng。

牛血清白蛋白残留量:牛血清白蛋白残留量每剂应不高于 50 ng。

病毒滴定:取 3~5 瓶供试品混匀,10 倍系列稀释,选取至少 3 个稀释度接种人二倍体细胞,培养收获病毒,用酶联免疫法测定,病毒滴度每剂应不低于 6.5 LgCCID$_{50}$。

热稳定性试验:于 37℃ 放置 72 h,按病毒滴度检测方法,病毒滴度下降应不高于 0.5 Lg。

无菌检查。

异常毒性检查:异常毒性试验是生物制品的非特异性毒性的通用安全试验,检查生物制品中是否污染外源性毒性物质以及是否存在意外的不安全因素,包括小鼠试验和豚鼠试验。将供试品温度平衡至室温,按照规定的给药途径缓慢注入动物体内,试验中应设同批动物空白对照,观察期内,动物全部健存且无异常反应,到期时每只动物体重增加,则判定试验成立。

(2)冻干甲型肝炎减毒活疫苗制检管理

① 产品概述

本品系用甲型肝炎病毒株(H2 株和 L-A-1 株及批准的疫苗株)接种人二倍体细胞(KMB17、2BS 及批准的细胞株),经病毒培养、病毒收获、病毒抽提、稀配和冻干制成。为乳酪色疏松体,复溶后为澄明液体。主要成分为甲型肝炎减毒活病毒。

② 冻干甲型肝炎减毒活疫苗的生产工艺

细胞制备:同甲型肝炎减毒活疫苗(液体注射剂)。

病毒接种和培养:同甲型肝炎减毒后疫苗(液体注射剂)。

病毒收获:同甲型肝炎减毒活疫苗(液体注射剂)。

病毒提取:检定合格的病毒收获物经冻融和(或)超声波或其他适宜方法处理收获病毒后,用三氯甲烷抽提以提取甲型肝炎病毒,收集合并上层水相即为原液。

甲型肝炎病毒对三氯甲烷耐受,这是使用三氯甲烷进行提取的前提。三氯甲烷可使绝大多数蛋白变性沉淀出来,从而获得很高的蛋白去除率,同时也可结合一部分脂类物质。抽提后,甲型肝炎病毒存在于水相,脂类物质存在于有机相,而变性蛋白存在于两相界面处,可使用离心方法使不同相充分分离,并减少三氯甲烷在水相中的残留。2010 年版《中国药典》三部增订了毛细管柱顶空进样气相色谱法代替比色法用于三氯甲烷残留量测定,并执行《中国药典》二部“残留溶剂测定法”中对三氯甲烷的限量标准,不得高于 0.006%。

原液保存:于 2~8℃ 保存。应根据具体产品生产工艺的特点及其产品稳定性情况进行储存管理,目前规定原液效期一般为 3~6 个月。

半成品配制:检定合格的原液按规定的同一病毒滴度进行稀配,并加入适宜的冻干稳定剂,即为半成品。

分装冻干:半成品按照其规格进行分装,使用经批准的冻干程序进行产品冷冻干燥，即为冻干甲型肝炎减毒活疫苗成品。

③ 冻干甲型肝炎减毒活疫苗检定

● 病毒收获液检定

病毒滴定：供试品 10 倍系列稀释，选取至少 3 个稀释度接种人二倍体细胞，培养收获病毒，用酶联免疫法测定，病毒滴度应不低于 7.0 LgCCID$_{50}$·mL$^{-1}$。

无菌及支原体检查。

● 原液检定

病毒滴定：同病毒收获液检定。

无菌及支原体检查。

● 半成品检定

无菌检查。

● 成品检定

鉴别试验：2015 年版《中国药典》三部要求采用酶联免疫方法检测，阳性结果仅证明制品中有相应病毒抗原存在。

外观：应为乳酪色疏松体，复溶后为澄明液体，无异物。

水分：采用费休氏法，应不高于 3.0%。

三氯甲烷残留量：2010 年版《中国药典》三部采用气相色谱法测定三氯甲烷残留量，同时采用电子捕获检测器（ECD）以得到高的灵敏度，三氯甲烷残留量标准按照药典二部残留溶剂测定法的标准执行，应不高于 0.006%。

抗生素残留量：2015 年版《中国药典》三部增订间接竞争 ELISA 法测定抗生素残留量，生产过程中加入抗生素的应进行该项检查。在酶标板微孔条上预包被偶联抗原，供试品中的抗生素和微孔条上预包被的偶联抗原竞争相应抗生素抗体。加入酶标二抗后，用 TMB 底物显色，供试品吸收值与抗生素的含量呈负相关，与标准曲线比较再乘以其对应的稀释倍数，即可得出供试品中抗生素的含量。结果每剂应不高于 50 ng。

牛血清白蛋白残留量：采用酶联免疫法检测。使用厂家自行研制的抗 BSA 单克隆抗体作为包被用抗体，酶标抗 BSA 多抗为检测抗体，以高灵敏度的 TMB 为显色底物，组成双抗体夹心 ELISA 检测试剂盒。

WHO 规程和《欧洲药典》均规定动物血清白蛋白每剂应不高于 50 ng。2015 年版《中国药典》三部规定，冻干甲型肝炎减毒活疫苗中牛血清白蛋白残留量每剂应不高于 50 ng。

病毒滴定：取 3～5 瓶供试品混匀，10 倍系列稀释，选取至少 3 个稀释度接种人二倍体细胞，培养收获病毒，用酶联免疫法测定，病毒滴度每剂应不低于 6.5 LgCCID$_{50}$。

热稳定性试验：于 37℃ 放置 72 h，按病毒滴度检测方法，病毒滴度应不低于每剂 6.5 LgCCID$_{50}$，病毒滴度下降应不高于 0.5 Lg。

无菌检查：应采用膜过滤法进行检测。制品中含有防腐剂的应采用适宜的方法，消除抑菌剂的作用后进行检测。

异常毒性检查：同甲型肝炎减毒活疫苗（液体注射剂）。

（3）甲型肝炎灭活疫苗制检管理

① 产品概述：本品系用甲型肝炎病毒株（吕 8 株、TZ-84 株及批准的疫苗株）接种人二倍体细胞（KMB17、2BS 及批准的细胞株），经病毒培养、病毒收获、病毒纯化、病毒灭活和铝吸附制成。为微乳白色混悬液体，可因沉淀而分层，易摇散，含有防腐剂。主要成分为灭活的甲型肝炎病毒抗原。

② 甲型肝炎灭活疫苗生产工艺

细胞制备：同甲型肝炎减毒活疫苗（液体注射剂）。

病毒接种和培养：同甲型肝炎减毒活疫苗（液体注射剂）。

病毒收获：病毒培养至增殖高峰期后，用 PBS 或其他适宜的平衡盐溶液清洗以除去培养时引入的牛血清，用适宜浓度的胰蛋白酶或其他适宜方法消化含甲型肝炎病毒的细胞，经离心或过滤的方法收集后为病毒收获物。也可不经消化，使用含去氧胆酸钠或其他适宜表面活性剂成分的裂解液直接在培养容器内裂解细胞使病毒释放，经离心或过滤收集释放的病毒。

病毒提取：检定合格的病毒收获物经冻融和（或）超声波或其他适宜方法处理收获病毒后，用三氯甲烷抽提以提取甲型肝炎病毒。

三氯甲烷为限制使用的第二类有机溶剂，目前病毒类制品中仅甲型肝炎疫苗生产过程中使用三氯甲烷提取病毒，因此企业宜开展采用其他工艺或其他安全试剂替代三氯甲烷进行病毒提取的相关研究。在目前生产工艺尚无法取代的情况下，应进一步严格控制三氯甲烷残留量。2010 年版《中国药典》三部增订了毛细管柱顶空进样气相色谱法代替比色法用于三氯甲烷残留量测定，并执行《中国药典》二部"残留溶剂测定法"中对三氯甲烷的限量标准,即不得高于 0.006%。

根据具体的生产工艺,可在三氯甲烷抽提前或后,向病毒液中加入适宜浓度的聚乙二醇 6000(PEG6000)并调节至适当 pH,在 2~8℃下对病毒进行沉淀过夜,离心收集沉淀后以磷酸盐缓冲液重溶提取病毒。

病毒纯化:采用柱色谱法或其他适宜方法进行纯化。由于蛋白浓度直接影响纯化效果,所以应控制纯化前病毒液的蛋白质含量,以保证纯化工艺的效果与工艺验证的效果一致。纯化前病毒超滤浓缩的倍数应根据浓缩后蛋白质含量的限度范围确定。同时,根据生产验证的结果,制定合理的工艺参数,对于保证工艺的稳定性具有重要的意义。对于采用柱色谱法进行纯化的,应规定色谱柱的介质、每次上样量、流速、洗脱液、检测波长、收集峰或在什么吸收值范围内收集。洗脱液中为保证洗脱效果,可添加适宜浓度的聚山梨酯 80 帮助蛋白质洗脱,再通过超滤法将其去除。

纯化后应将病毒液超滤浓缩至确定的蛋白质含量范围内,并取样进行抗原含量测定,保证病毒灭活操作的有效进行。

病毒灭活:甲型肝炎病毒灭活通常在纯化后进行,避免病毒收获物中大量蛋白和杂质成分对灭活工艺的干扰,有利于保证灭活工艺效果和工艺的稳定性。同时,经过纯化后病毒液体积大大降低,可减少病毒灭活验证试验检测样品的数量,抽样检测的结果更具有代表性。WHO 指南即规定,甲型肝炎病毒灭活应在纯化后进行。

甲型肝炎病毒灭活前应进行除菌过滤,可去除纯化过程有可能进入的细菌或霉菌、病毒聚集体或其他可能影响灭活效果的干扰物质。过滤后新的病毒聚集体开始形成,因此最好在除菌过滤后 24 小时内开始灭活,为保证灭活效果,可在灭活过程中再进行一次过滤。

目前批准上市的甲型肝炎灭活疫苗均采用甲醛作为灭活剂,甲醛对病毒核酸和病毒蛋白质都有破坏作用。蛋白质浓度对甲醛的灭活效果至关重要,所以病毒灭活应在规定的蛋白质含量范围内进行。

将过滤后的甲型肝炎病毒液,加入终浓度为 250 μg·mL⁻¹ 的甲醛,于 37±1℃ 灭活 12 天。此方法借鉴于甲醛灭活脊髓灰质炎病毒的方法。甲型肝炎病毒在终浓度为 250 μg·mL⁻¹ 的甲醛作用下,呈现一条立度很大、几乎垂直下降的灭活曲线,37℃ 作用 24 h 病毒滴度下降达 5 个对数,实际灭活处理时间 12 天远远超过甲型肝炎病毒的生存理论极限。多年实践证明,该工艺可确保甲型肝炎病毒被彻底有效灭活。灭活工艺各参数应控制得当,特别是甲醛的浓度,以避免灭活工艺对病毒抗原的损伤,影响制品的免疫效果。

病毒灭活后应立即取样进行病毒灭活验证试验,如不能立即进行试验,且样品保存不当,则检测结果无法真实反映出灭活工艺的效果。除进行病毒灭活验证试验外,《欧洲药典》还要求在灭活过程结束后检查灭活液中游离甲醛含量是否仍然足够。

原液保存:于 2~8℃ 保存。因原液中含有灭活终浓度的甲醛,故其保存效期不宜过长,应根据具体产品生产工艺的特点及其产品稳定性情况进行储存管理,目前规定原液效期一般为 3~6 个月。

半成品配制:检定合格的原液在进行半成品配制前可通过加入亚硫酸氢钠进行中和甲醛,或使用生理盐水对铝吸附形成的沉淀进行反复洗涤除去甲醛。进行铝吸附前,可根据生产工艺需要适当稀释,以保证铝吸附效果。可使用先加入硫酸铝钾,再加入氢氧化钠滴定至规定 pH 的方法进行铝吸附,也可直接加入氢氧化铝佐剂,使用前一种方法时应控制硫酸根离子含量。病毒原液经铝吸附后,应按规定的抗原含量进行稀释,以保证疫苗批间一致性。可加入适宜浓度的 2-苯氧乙醇或其他批准的辅料作为防腐剂,即为半成品。

成品分装:半成品按照其规格进行分装,即为甲型肝炎灭活疫苗成品。

③ 甲型肝炎灭活疫苗检定

● 病毒收获液检定

抗原含量:采用 ELISA 双抗体夹心法测定甲型肝炎抗原含量。首先将特异性甲型肝炎抗体包被到酶标板上形成固相抗体,然后加入参比品、样品,与固相抗体形成固相抗原抗体复合物,最后加入酶标抗体,样品中的甲型肝炎抗原与酶标抗体发生特异性结合,当加入酶底物时出现呈色反应,酶标仪在适当波长测定参比品及样品的 OD 值,以量反应平行线法计算抗原含量。

无菌及支原体检查。

● 原液检定

抗原含量:同病毒收获物检定。

蛋白质含量:采用 Lowry 法进行蛋白质含量测

定,本法用于微量蛋白质的含量测定。蛋白质在碱性溶液中可形成铜-蛋白质复合物,此复合物加入酚试剂后,产生蓝色化合物,该蓝色化合物在 650 nm 处的吸光度与蛋白质含量呈正比,根据供试品的吸光度,计算供试品的蛋白质含量。

病毒灭活验证试验:作为灭活疫苗,病毒灭活验证是最重要的安全性指标,疫苗中不得有任何活病毒的存在。2015 年版药典中规定的病毒灭活验证是在灭活程序结束后,分别以病毒灭活容器立即取样检验。灭活后病毒液稀释至一定的抗原含量,接种人二倍体细胞,同时设阳性对照,置于 33~35℃ 培养适宜时间收获,同法盲传 2 代,用酶联免疫法检测甲型肝炎病毒,应为阴性。

牛血清白蛋白残留量:采用酶联免疫法检测。使用厂家自行研制的抗 BSA 单克隆抗体作为包被用抗体,酶标抗 BSA 多抗为检测抗体,以高灵敏度的 TMB 为显色底物,组成双抗体夹心 ELISA 检测试剂盒。

WHO 规程和《欧洲药典》均规定,动物血清白蛋白每剂应不高于 50 ng。按照 2015 年版《中国药典》三部规定,甲型肝炎灭活疫苗牛血清白蛋白残留量在原液阶段进行检测,要求应不高于 100 ng·mL$^{-1}$;而冻干甲型肝炎减毒活疫苗在成品中进行检测,要求牛血清白蛋白残留量每剂应不高于 50 ng。

无菌检查。

去氧胆酸钠残留量(根据生产工艺):采用去氧胆酸钠作为细胞裂解剂的应严格控制其残留量。将供试品与去氧胆酸钠标准溶液置酸性条件下,于 387 nm 波长处测定吸收值,采用对照品法计算供试品中去氧胆酸钠的残留量,应不高于 20 μg·mL$^{-1}$。

聚山梨酯 80 残留量(根据生产工艺):生产过程中使用聚山梨酯 80 的,应严格控制其残留量。聚山梨酯 80 中的聚乙氧基和铵钴硫氰酸盐反应生成蓝色复合物,可溶于二氯甲烷,在波长 620 nm 处测定溶有聚山梨酯 80 的二氯甲烷液的吸光度,同时用二氯甲烷作空白对照,以聚山梨酯 80 系列浓度对其相应的吸光度作直线回归,将供试品吸光度代入直线回归方程即求得供试品聚山梨酯 80 的含量,残留量应不高于 20 μg·mL$^{-1}$。

● 半成品检定

pH 测定:应为 5.5~7.0。

氢氧化铝吸附效果测定:采用酶联免疫法检测吸附后上清液中甲型肝炎抗原含量。计算方法为:

上清液占抗原总含量百分比=上清液抗原含量/样品抗原总含量×100%,其中,上清液抗原含量按实际检测抗原含量计算,样品抗原含量按吸附前的理论值计算,结果应小于 5%。

铝含量测定:本方法使用过量的乙二胺四乙酸二钠与铝离子发生反应,再用锌滴定液滴定剩余的乙二胺四乙酸二钠,根据锌滴定液的消耗量,计算出供试品中氢氧化铝(或磷酸铝)的含量。WHO 规程和《欧洲药典》均规定,铝含量每剂不得超过 1.25 mg,2015 年版《中国药典》三部规定,铝含量应不高于 1.20 mg·mL$^{-1}$。

无菌检查。

聚乙二醇 6000 残留量(根据生产工艺):生产过程中加入聚乙二醇 6000 的,应严格控制其残留量。依据聚乙二醇与钡离子和碘离子形成复合物(1∶1),用比色法测定聚乙二醇含量。将供试品溶液吸光度代入聚乙二醇对照品溶液的直线回归方程,计算出供试品溶液中聚乙二醇的含量,残留量应小于 10 μg·mL$^{-1}$。比色过程应在试剂加入后的 15~45 分钟内完成,否则将会影响结果。本法的灵敏度随被测聚乙二醇的相对分子质量的增加而提高。

● 成品检定

鉴别试验:2015 年版《中国药典》三部要求采用酶联免疫方法检测,阳性结果仅证明制品中有相应病毒抗原存在。

外观:试剂应为微乳白色混悬液体,可因沉淀而分层,易摇散,不应有摇不散的块状物,且试剂内无异物。

装量:2015 年版《中国药典》三部增加了甲型肝炎灭活疫苗的装量检查。取供试品 5 瓶(支),每瓶(支)装量均不得低于其标示量。对于预装式注射器,取供试品 5 支(瓶),供试品与所配注射器、针头或活塞装配后将供试品缓慢连续注入容器(不排尽针头中的液体),每支(瓶)装量应不低于标示量。

pH:同半成品检定。

铝含量:同半成品检定。

游离甲醛含量:依据品红亚硫酸在酸性溶液中能与甲醛生成紫色复合物,用比色法测定游离甲醛含量。以甲醛对照品溶液的浓度对相应的吸光度做直线回归,将供试品溶液的吸光度代入直线回归方程,计算供试品中的游离甲醛含量。对照品溶液和供试品溶液与品红亚硫酸溶液的显色时间有时不一致,测定时,显色慢者应酌情早加品红亚硫酸溶液。游离甲醛含量应不高于 $50\mu g \cdot mL^{-1}$,《欧洲药典》和《英国药典》均规定,游离甲醛含量不得超过 0.2 $g \cdot L^{-1}$。

三氯甲烷残留量:2005 年版《中国药典》三部规定,三氯甲烷残留量测定使用比色法,残留量应不高于 0.1%,但此方法无法确切地反映出三氯甲烷残留量。2010 年版《中国药典》三部采用气相色谱法测定三氯甲烷残留量,同时采用电子捕获检测器(ECD)以得到高的灵敏度,三氯甲烷残留量标准按照药典二部残留溶剂测定法的标准执行,应不高于 0.006%。

2-苯氧乙醇含量:采用高效液相色谱法进行 2-苯氧乙醇含量测定。供试品中 2-苯氧乙醇含量(mg·$mL^{-1}$)=(供试品峰面积÷标准品峰面积)×供试品稀释倍数×标准品浓度(mg·$mL^{-1}$)。2-苯氧乙醇含量应为 4.0~6.0 mg·$mL^{-1}$。

体外相对效力测定:2010 年版《中国药典》三部采用体外方法替代动物试验用于相对效力测定。铝吸附疫苗参比品和供试品在解离液及振荡条件下解离,释放出游离甲型肝炎抗原,用酶联免疫方法测定参比品和供试品中的甲型肝炎抗原含量,并以参比疫苗为标准计算供试品相对效力,应不低于 0.75。

抗生素残留量:2015 年版药典三部增订间接竞争 ELISA 法测定抗生素残留量,生产过程中加入抗生素的应进行该项检查。在酶标板微孔条上预包被偶联抗原,供试品中的抗生素和微孔条上预包被的偶联抗原竞争相应抗生素抗体,加入酶标二抗后,用 TMB 底物显色,供试品吸收值与抗生素的含量呈负相关,与标准曲线比较再乘以其对应的稀释倍数,即可得出供试品中抗生素的含量,结果应不高于每剂 50 ng。

无菌检查:应采用膜过滤法进行检测。制品中含有防腐剂的应采用适宜的方法,消除抑菌剂的作用后进行检测。

细菌内毒素检查:采用凝胶限量试验进行细菌内毒素检查,该法系通过鲎试剂与内毒素产生凝集反应的原理来检测或半定量内毒素。内毒素为外源性致热原,它可激活中性粒细胞等,使之释放出一种内源性热原质,作用于体温调节中枢引起发热。WHO 规程和《欧洲药典》中该项指标要求控制在 100 EU·$mL^{-1}$ 以下。由于国内目前的该项指标控制在很低的程度,2015 年版药典三部将该项指标由原来的每剂不高于 100 EU 修订为不高于 10 EU·$mL^{-1}$。

异常毒性检查:同甲型肝炎减毒活疫苗(液体注射剂)。

### 30.5.4 甲型肝炎疫苗免疫接种程序

#### 30.5.4.1 疫苗效期规定

甲型肝炎灭活疫苗与冻干甲型肝炎减毒活疫苗应按批准的最适温度保存,运输应符合冷链规定。效期规定由 2015 年版《中国药典》"自疫苗检定合格之日起"改为"自生产之日起",即半成品配制日起,使效期更为严格,缩短了成品检定周期,使疫苗在效期内应用更有保证。甲型肝炎灭活疫苗有效期通常达 3 年,冻干甲型肝炎减毒活疫苗有效期通常为 18 个月,不同制品按各自批准的有效期执行。

#### 30.5.4.2 疫苗规格规定

目前,国内批准的冻干甲型肝炎减毒活疫苗规格较为统一,均为复溶后每瓶 1.0 mL,每 1 次人用剂量为 1.0 mL,含甲型肝炎活病毒应不低于 6.50 $LgCCID_{50}$。

对甲型肝炎灭活疫苗,国内批准的规格为每瓶(支)0.5 mL 或 1.0 mL。每 1 次成人剂量为 1.0 mL(16 岁及以上成人用),每 1 次儿童剂量为 0.5 mL(1~15 岁儿童用)。国外甲型肝炎灭活疫苗也多用成人剂量 1.0 mL,儿童剂量 0.5 mL,但不同产品在儿童与成人剂量的适用年龄范围有差别,有的规定 2~17 岁人群使用儿童剂量,18 岁及以上使用成人剂量,或 1~18 岁人群使用儿童剂量,19 岁及以上使用成人剂量,亦有未划分儿童和成人剂量的产品。

由于目前甲型肝炎灭活疫苗尚无统一的国际标准品,各企业所使用的抗原量单位不统一,所以,自 2010 年版《中国药典》三部规定,成人剂量和儿童剂量含甲型肝炎病毒抗原按各制品批准的执行。

#### 30.5.4.3 疫苗免疫程序和剂量

冻干甲型肝炎减毒活疫苗免疫程序和剂量相对统一。

甲肝疫苗加强免疫后可产生高滴度抗体使 95% 接种者的保护效率延长至 20 年以上。各种甲肝灭活疫苗在免疫程序上有一定差异。国内批准产品的两次接种间隔为 6 个月,国外有产品建议在初次接种后 6~12 个月进行加强免疫,亦有产品建议在 6~18 个月后加强免疫。部分国外产品对其与不同种甲肝灭活疫苗交替应用于初次免疫和加强免疫进行了临床研究,表明不同种灭活疫苗的交替使用不会影响免疫效果(Goubaup et al., 1992;刘洪斌等,2001;刘怀风等,2009)。

**30.5.4.4 甲型肝炎灭活疫苗与冻干甲型肝炎减毒活疫苗免疫程序(表 30.7)**

表 30.7 目前国内甲肝疫苗的接种情况总结

| 项目 | 甲型肝炎灭活疫苗 | 冻干甲型肝炎减毒活疫苗 |
|---|---|---|
| 免疫程序 | 2 剂初次免疫后,间隔 6~12 个月加强免疫 1 剂疫苗 | 1 剂 |
| 接种部位 | 上臂三角肌肌内注射 | 上臂外侧三角肌附着处皮下注射 |
| 接种对象 | 1~16 周岁(含 16 周岁)使用儿童剂量 16 周岁以上(不含 16 周岁)使用成人剂量 | 1 岁半以上的甲型肝炎易感者 |
| 有效期 | 36 个月 | 18 个月 |

## 30.5.5 甲型肝炎疫苗的免疫策略

### 30.5.5.1 儿童免疫策略

儿童接种甲肝疫苗按照《扩大国家免疫规划实施方案》,凡没得过甲肝的儿童,且无发热、肝脾肿大、急性传染病、免疫缺陷病的均可接种甲肝疫苗,接种 1 针其保护率可达 95%。儿童开展甲肝计划免疫接种在人群形成免疫屏障,对预防和控制甲肝发病具有较好的流行病学效果。

### 30.5.5.2 重点人群免疫策略

重点人群接种甲肝疫苗要在开展甲肝抗体水平监测基础上进行,开展 1~14 岁人群甲肝疫苗的免疫接种,同时鼓励大年龄人群接种甲肝疫苗,加强重点人群免疫接种。针对甲肝流行特点,可制定加强免疫接种策略。根据抗体滴度存在随着时间推移逐渐消退的可能,需要考虑加强免疫(孙波,2016;倪文思,2014;郑惠平,2015;黎燕君等,2013;张忠心,2013)。

## 30.5.6 我国甲肝疫苗的免疫保护作用

甲型肝炎主要经粪–口传播,HAV 易污染水产品和土壤、水源等环境,我国甲型肝炎病毒携带者人群数量大,这些都给甲肝的预防控制带来难度。除改善环境和卫生条件、管理传染源、提高人们卫生意识等综合措施外,预防甲肝最有效的手段是加强主动免疫、预防接种甲型肝炎疫苗。目前应用的甲肝疫苗有两种:甲肝减毒活疫苗和甲肝灭活疫苗。我国 20 世纪 90 年代初期广泛使用甲肝减毒活疫苗,目前主要使用减毒和灭活两种疫苗。

我国甲肝疫苗生产用毒株均为自行分离鉴定,基因型属于 I B 亚型,与我国主要流行的 I A、I B 病毒基因亚型相近,通过将遗传稳定的毒株接种于人二倍体细胞培养、纯化获得,能有效诱导受种者血液抗体产生,进而保护受种者不被 HAV 感染。受种人群特异抗体的高低决定甲肝的流行强度。当人群抗 HAV 水平低于 40%,如有传染源输入并存在传播条件即可流行;当人群抗 HAV 水平达到 80% 左右,即使存在传染源与传播因素,流行也可终止。

对我国甲型肝炎灭活疫苗的安全性和保护效果进行恒河猴动物试验发现,吕 8 株和 H2 株疫苗接种后动物无不良反应;接种后 2~46 周血清 ALT 无异常升高;肝组织无病理改变;接种后 7~30 天内粪便均未检出 HAV。接种疫苗后 2 周,恒河猴 100% 诱导抗体,4 周抗体效价为 374.8~937.0 mIU·$mL^{-1}$,加强后 2 周抗体效价迅速升高 10 倍以上。提示甲型肝炎灭活疫苗具有较好的安全性和保护效果。甲肝减毒活疫苗免疫后 1~2 个月的抗 HAV 阳性率为 22.3%,而后以甲肝灭活疫苗加强免疫的研究发现,对 1 年内接种过甲肝减毒疫苗、但抗体呈阴性的 1~10 岁的 70 名儿童接种 1 剂灭活疫苗进行加强免疫,1 个月后抗 HAV 阳转率达 100%,表明国产灭活疫苗可有效提高甲肝减毒疫苗的保护效果(方辉等,2003;庄成等,2001;刘洪斌等,2001;刘怀风等,2009;汪萱怡等,2000;张之伦等,2011;张秀春等,2002;陈嘉和王余琼,2005;商庆龙等,2012;梁华庆,2007;Goubaup et al.,1992;吴冰冰和左志平,2015)。

甲肝灭活疫苗(Vero 细胞)在 2 岁以上中国健康人群同样具有良好的免疫原性和安全性,采用 0、6 个月免疫程序接种甲肝灭活疫苗(Vero 细胞)1 个月后,成人剂量和儿童剂量组的抗体阳转率分别为

99.61%和99.53%,抗体GMC分别为8009.72 mIU·mL$^{-1}$和4178.13 mIU·mL$^{-1}$;对照的甲肝灭活疫苗(人二倍体细胞)阳转率为99.41%和100.00%,GMC分别为7642.83 mIU·mL$^{-1}$和8655.88 mIU·mL$^{-1}$,免疫原性结果与既往的文献报道一致。在安全性方面,两种甲肝灭活疫苗的成人不良反应发生率为32.41%(Vero细胞)和35.56%(人二倍体细胞),儿童不良反应发生率为53.61%(Vero细胞)和53.33%(人二倍体细胞),组间无统计学差别。不良反应发生率高于临床研究文献报道,可能与研究实施过程中的质量控制标准有关(黄腾等,2016)。

我国国产甲肝减毒活疫苗的免疫效果良好。对广西蒙山县和浙江台州市椒江区的部分学龄前及学龄儿童对甲肝减毒活疫苗的安全性和免疫原性进行研究。结果证实具有良好的安全性;同时接种疫苗后2个月抗体阳转率为99.1%~100.0%,抗体滴度达1607 mIU·mL$^{-1}$。抗体水平的高低与免疫持久性有密切关系,为探讨国产规范化甲肝减毒活疫苗的不同免疫程序诱导的抗体持续保护时间,龚健等对曾接种滴度为10 TCID$_{50}$(0、6或0、12个月程序)甲肝减毒活疫苗的156名6~9岁儿童检测免疫后3年内血清抗体。结果发现,两种免疫程序诱导的抗体水平变化趋势相同,抗体达峰值后呈先急后缓的下降;免疫3年后仍有97%儿童检出较高水平的抗体(抗HAV IgG>450 mIU·mL$^{-1}$),提示两次甲肝减毒疫苗免疫程序的免疫保护性良好(张英林等,2001;龚健等,2002;中华医学会传染病与寄生虫学分会和肝病学分会,2001;许国章等,2008)。

从疫苗的安全性、有效性、持久性综合评估,我国自主研发的甲型肝炎疫苗上市使用至今,减毒活疫苗和灭活疫苗均具有良好的安全性,并能有效刺激受种者机体产生特异性保护性抗体。流行病学的监测数据也显示,甲肝的发病率逐年降低,这和甲肝疫苗的使用有着密切的联系(梁晓峰,2010;温红伟等,2004;夏宪照和居正华,1994;庄防成等,2007;吴冰冰和左志平,2015)。

## 30.6 疫苗不良反应及安全性

预防接种是指根据传染病预防控制规划,利用预防性生物制品,按照规定的免疫程序,由合格的接种技术人员,给适宜的接种对象进行接种,提高人群免疫水平,以达到预防和控制传染病发生和流行的目的。生物制品作为一种抗原或者抗体进入人体后,除产生有益于机体的免疫应答外,还可能产生发生概率极低的不良反应,因此无一种疫苗是绝对安全的。世界卫生组织(WHO)将预防接种后发生的、由预防接种引起的任何医学事件定义为预防接种不良事件。我国与之对应的概念是疑似预防接种异常反应(adverse events following immunization, AEFI),即预防接种过程中或接种后发生的可能造成受种者机体组织器官功能损害、且怀疑与预防接种有关的反应,按发生原因可将其分为不良反应(一般反应和异常反应)、偶合症、疫苗质量事故、实施差错事故、心因性反应。其中,一般反应由疫苗本身固有特性引起;异常反应指合格的疫苗在实施规范接种过程中或者接种后造成受种者机体组织器官功能损害、相关各方均无过错的药品不良反应,由疫苗固有原因和个体因素引起,病情相对较重,但发生率极低。因此,一般反应和异常反应的发生率是评价疫苗安全性的主要指标之一(邓志红等,2007)。

为了规范预防接种的操作过程,减少因AEFI对免疫规划项目的负面影响,WHO及各国都在疫苗安全性监测方面做了很多有益的工作。由于疫苗在上市许可之前的临床试验(最多的观察人数为10 000人)观察时间短,通常只能评估一般的、轻微的不良反应,难以评估疫苗潜在的、罕见的、严重的不良反应,所以需要开展上市后大规模的监测安全性评估。WHO于1968年建立了AEFI监测系统,有60多个国家参加,疫苗专用不良反应监测系统收集数据的国家在不断增加,目前有美国、澳大利亚、加拿大、印度等。我国自2005年始在WHO支持下,在10个省开展AEFI试点监测系统并逐步在全国推广。AEFI监测系统为评价疫苗的安全性提供了真实可信的数据保证,为大规模长期观察疫苗的AEFI提供了基础。

### 30.6.1 AEFI的分类标准、相关概念和调查计算公式

甲型肝炎疫苗的AEFI是指在接种减毒活疫苗株或灭活疫苗株后发生的怀疑与预防接种有关的不良反应或事件。需报告的AEFI包括发热(腋温≥37.6℃)、局部红肿(直径>2.5 cm),局部硬结(直径>2.5 cm)、无菌性脓肿、过敏性反应(过敏性休克、过敏性皮疹、过敏性紫癜、血小板减少性紫癜、局部过

敏反应、血管性水肿等）、神经系统反应［热性惊厥、多发性神经炎、吉兰-巴雷综合征（Guillain-Barre syndrome，GBS）、臂丛神经炎、癫痫、脑病、脑炎和脑膜炎等］、局部化脓性感染（局部脓肿、淋巴管炎和淋巴结炎、蜂窝织炎）、全身化脓性感染（毒血症、败血症、脓毒血症）、晕厥、癔症等。

### 30.6.1.1 分类标准及相关概念

（1）分类标准

不良反应：是预防接种过程中或以后发生的，被认为是由预防接种引起的有关的不良反应，包括：① 一般反应：在预防接种后发生的，由疫苗本身所固有的特性引起的，对机体只会造成一过性生理功能障碍的反应，主要有发热、局部红肿、硬结，同时可能伴有全身不适、倦怠、食欲不振、乏力等症状。在上述需报告的 AEFI 中，可能属于一般反应的包括发热（腋温≥37.6℃）、局部红肿（直径>2.5 cm）、局部硬结（直径>2.5 cm）。② 异常反应：合格的疫苗在实施规范预防接种过程中或预防接种后造成受种者机体组织器官、功能损害，相关各方均无过错的药品不良反应。在上述需报告的 AEFI 中，可能属于异常反应的 AEFI 包括无菌性脓肿、过敏性反应、神经系统反应。

疫苗质量事故：由于疫苗在生产过程中质量不合格，预防接种后造成受种者机体组织器官、功能损害。

实施差错事故：由于在预防接种实施过程中违反预防接种工作规范、免疫程序、疫苗使用指导原则、预防接种方案造成受种者机体组织器官、功能损害。在上述需要报告的 AEFI 中，可能属于实施差错事故的 AEFI 包括局部化脓性感染和全身化脓性感染。

偶合症：受种者在预防接种时处于某种疾病的潜伏期或者前驱期，预防接种后偶合发病。

心因性反应：在预防接种实施过程中或预防接种后，因受种者心理因素发生的个体或者群体性反应。在上述需报告的 AEFI 中，属于心因性反应的 AEFI 包括晕厥和癔症。

（2）相关概念

严重不良反应：因接种甲型肝炎疫苗后导致的死亡、威胁生命、造成永久残疾或导致住院等不良反应。严重不良反应包括发热（腋温≥38.6℃）、局部红肿（直径>5 cm），硬结（直径>5 cm）等一般反应；无菌性脓肿、过敏反应［过敏性休克、过敏性皮疹、

过敏性紫癜、血小板减少性紫癜、阿瑟（Arthus）反应、血管性水肿、其他过敏反应］、神经系统反应（热性惊厥、多发性神经炎、GBS、臂丛神经炎、癫痫、脑病、脑炎和脑膜炎）等异常反应；但不包括偶合症、心因性反应、疫苗质量事故、实施差错事故和其他一般反应。

聚集性反应：乙型肝炎疫苗聚集性反应是指同一企业的同品种同批号的乙肝疫苗，发生≥2 例相同临床损害的严重不良反应。

常见乙肝疫苗 AEFI 诊断原则：按照原卫生部《预防接种工作规范》附件三，对乙肝疫苗 AEFI 进行临床诊断。

调查内容：① 减毒活疫苗株和灭活疫苗株 AEFI 个案信息：包括乙肝疫苗 AEFI 个案的基本信息、流行病学及临床信息、报告及调查情况等。② 减毒活疫苗株和灭活疫苗株后发生预防接种信息：包括减毒活疫苗株和灭活疫苗株分地区的预防接种剂次数。

资料收集：医疗机构和接种单位发现 AEFI 后，填写 AEFI 报告卡，向所在地的县级疾病预防控制中心（CDC）报告，县级 CDC 经核实属于报告范围的乙肝疫苗 AEFI 后，再将报告卡数据通过全国 AEFI 监测信息报告系统进行网络报告。所有属于报告范围的 AEFI 由县级 CDC 组织调查，填写 AEFI 个案调查表，及时通过全国 AEFI 监测信息报告系统进行网络报告。对于严重 AEFI 或其他需要调查诊断的 AEFI，由 CDC 组织调查诊断专家组进行 AEFI 因果关系评价和核查诊断。

### 30.6.1.2 调查计算公式

某类型疫苗反应发生率（/100 万）=某类型疫苗的反应发生数/同期该类型疫苗接种剂次数×100 万；

某类型疫苗构成比（%）=某疫苗发生数/同期全部该种类疫苗反应发生数×100%；

某企业聚集性反应发生率（100 万）=某时期某企业发生聚集性反应的起数/同期该企业的接种剂次数×100 万剂次。

## 30.6.2 甲型肝炎疫苗的不良反应评价

### 30.6.2.1 甲型肝炎疫苗不良反应主要表现

除药典三部各论中使用说明书所列的常见不良反应、罕见的不良反应以及极罕见的不良反应外，国

外产品使用说明书中还列出了其他不良反应报告，包括：① 全身性不良反应：疲乏、不适、发热、腹痛、食欲不振。② 消化系统疾病：腹泻、恶心、呕吐。③ 神经系统疾病：头痛、头晕。④ 呼吸系统疾病：咽炎、上呼吸道感染、咳嗽、鼻塞。⑤ 肌肉骨骼系统疾病：肌痛、臂痛、背痛、强直、关节痛。⑥ 罕见中央和外周神经系统炎症病变，包括上行性麻痹直至呼吸麻痹，如 GBS。罕见急性感染性多神经炎，小脑共济失调。在极少病例中，出现过敏反应包括变态反应、惊厥。个别病例中偶然会发生肝酶类的轻微升高。

### 30.6.2.2 减毒活疫苗株和灭活疫苗株的不良反应比较

在甲肝疫苗不良反应报道中以变态反应居多，其临床表现和损害程度也不相同。

**（1）变态反应**

李霞等报道了接种减毒活疫苗株引起湿疹。霍现山等报道了接种减毒活疫苗株 1 剂后 <24 h 面部及颈部出现大面积荨麻疹，均治愈。也有发生接种减毒活疫苗株 2 天后诱发血管神经性水肿和坏死性筋膜炎的报道。接种灭活疫苗株后偶发过敏反应，如过敏性皮疹、过敏性紫癜等，但过敏性休克罕见。

**（2）关节反应**

国内外均有甲肝疫苗引起关节损害的病例报道。国外报道了接种灭活疫苗株第 2 剂次 7 个月后引起关节痛、发热，症状均在 1 个月内消失。国内黄慧明等报道接种灭活疫苗株 3 天后出现变态反应性关节炎，可能是产生免疫复合物沉积至四肢关节腔导致炎症性反应。发生关节损害的多为灭活疫苗株。未见减毒活疫苗株引起关节反应的报道。

**（3）神经系统损害**

George 等报道注射灭活疫苗株不到 3 小时出现头痛、视力障碍、疲劳、呕吐、认知能力和行为改变等神经症状，研究者认为可能为灭活疫苗株不慎注入血管，导致氢氧化、磷酸、硫酸铝急性中毒，极为罕见。

朱向军等报道接种减毒活疫苗株 10 分钟后出现群体性癔症反应，表现为头晕、头痛、抽搐、面色苍白等，送入医院镇静治疗后好转，可能与精神因素有关。国外灭活疫苗株说明书中曾标明，可能偶然发生中枢和外周神经系统反应，如吉兰－巴雷综合征等，但不能肯定其与疫苗有因果关系。

**（4）消化系统**

陈海娜等报道了注射减毒活疫苗株引起胃肠道异常反应：2 例患者在注射甲肝疫苗 9 小时后，开始出现发热、腹痛、恶心、呕吐症状，患者在注射疫苗的当天和前一天没有吃不干净的食物。查体肝脾未及，化验肝功能正常。文献也见接种减毒活疫苗致类肝炎反应的病例，并在对症治疗后 1 周内好转。引起类肝炎反应的原因考虑为患者的特异体质，仅为个案，因同批疫苗接种者中未发生类似病例。

### 30.6.2.3 不良反应发生的原因

**（1）疫苗毒株**

制造疫苗所用毒株特性明显影响疫苗的免疫效果和接种后的安全性，不同毒株有其固有的生物学特性，如毒力、菌体蛋白和代谢产物等。国内目前使用的减毒活疫苗株有 H2 株疫苗、L-A-1 减毒活疫苗株等；文献显示，H2 株和 L-A-1 减毒活疫苗株发生一般反应较少，未发现严重不良反应。灭活疫苗株如 TZ-84 和吕 8 株未见不良报道。

**（2）疫苗的生产工艺**

减毒活疫苗株系不同条件传代的减毒株，并在体外用特定细胞株繁殖后提纯，对肝细胞没有破坏作用，可在定向变异过程中控制病毒变异，减少不良反应发生率。灭活疫苗株系纯化病毒经甲醛灭活、氢氧化铝吸附分装，病毒本身无活性，但氢氧化铝是引起灭活疫苗株发生不良反应的主要原因，如局部疼痛和硬结，此外微量和痕量残留成分也是灭活疫苗株造成不良反应的原因。

**（3）疫苗的附加物**

我国国产甲肝疫苗常用硫酸庆大霉素控制污染，美国批准使用的甲肝疫苗使用新霉素控制污染，因此对此两种药物过敏的接种对象，可能引起过敏反应。铝佐剂与注射部位的结节、肉芽肿和红斑有关。安全性回顾性研究发现，与其他疫苗相比，铝佐剂疫苗在幼儿（<18 个月龄）中引起较多的红斑和硬结，在大龄儿童中则引起较多的局部疼痛。

**（4）疫苗禁忌证掌握不全**

违反任何禁忌都有发生不良反应的危险，发生概率和反应严重程度随甲肝疫苗的类型和禁忌证的性质而异，因此，违反特殊禁忌证比违反一般禁忌证发生严重不良反应的可能性和严重程度要大。如有过敏史或过敏体质的人，注射疫苗易发生过敏反应，且随着剂次的增加反应程度加大，接种第 1 剂次疫苗过敏后应尽量避免继续接种。

（5）接种剂量和次数

同一种疫苗在不同年龄的接种对象所使用的剂量不同，大部分疫苗所使用的剂量随年龄增大而增加。不良反应随接种次数增加而增多，主要为红肿、发热和过敏性反应，可能原因与个体的免疫机制有关。一次大剂量的灭活疫苗免疫不如多次小剂量的免疫效果好，因此推荐接种灭活疫苗株 >2 剂次。减毒活疫苗株接种相当于轻度自然感染一次，并获得较强甚至终身免疫，因此推荐接种 1 剂次。

## 30.6.3　甲型肝炎疫苗的安全性评价

甲型肝炎病毒在我国人群的总感染率为80.9%，原卫生部于 2007 年 12 月 29 日印发了《扩大国家免疫规划实施方案》，将甲型肝炎纳入了国家免疫规划，成为适龄儿童常规接种的疫苗之一。我国目前同时应用甲肝减毒活疫苗（hepatitis A vaccine，live）和甲型肝炎灭活疫苗（hepatitis A inactivated vaccine）。两种疫苗在上市前的 I—Ⅲ期临床试验中，安全性良好，未发现严重不良反应；计划免疫接种中不良反应少，局部反应较常见（红肿、疼痛、硬结等），全身反应如发热、头痛、烦躁等较为少见，中、重度反应罕见，如过敏反应、热性惊厥等发生率为 $10^{-4} \sim 10^{-3}$。但是人群样本量不够大，国内外文献又缺少对两种类型甲肝疫苗安全性的评价与比较，因此需要上市后大规模的安全性监测（訾梅和蔡皓东，2006；庄昉成等，2003；陈胤忠等，2009；胡云章等，2000；马景臣等，1999；黄贵彪等，2003；张晓曙等，2012；任爱国等，2001；李艳萍等，2003；徐志一，2002）。

自 1992 年减毒活疫苗株在全国推广使用后，中国控制甲肝已取得显著的成就。国产减毒活疫苗株以其安全、保护率高和价格远低于进口产品而受到经济不发达地区广大群众的欢迎。

## 30.6.4　甲型肝炎疫苗的安全性保障

### 30.6.4.1　甲型肝炎减毒活疫苗的安全性保障

毒种基因序列分析：疫苗株基因发生变异，不同于野毒株。在进行的猴体试验中显示无肝细胞损伤。在较高温度（37℃）二倍体细胞连续传 5 代，经猴体试验表明，毒力没有任何返祖现象。

减毒活疫苗接种后一般反应轻微，免疫后谷丙转氨酶（ALT）无异常升高，仅少数接种者出现抗HAV IgM 轻度升高。

减毒株排毒明显减少，口服传染力消失，导致减毒株难以传播给接触者，推断在非接种人群中发生疫苗相关性甲型肝炎的可能性极小。

疫苗的毒力返祖问题至今尚未有发现。在接种点自疫苗使用至今的观察中，未发现可疑的由于毒力返祖而引起的甲型肝炎病例。

研究发现，减毒活疫苗株（L-A-1 株）0～12 个月免疫程序组产生的抗体滴度峰值（3463 IU·L$^{-1}$）高于 0～6 个月免疫程序组（1204 IU·L$^{-1}$），与国内减毒活疫苗株 H2 株的观察结果一致。龚健等随访 2年结果也表明，国产减毒活疫苗株（L-A-1 株）和进口甲型肝炎灭活疫苗的 1 针免疫均不能达到 100%的抗体阳转率，接种 2 针后的免疫效果则相近。无论是 0～6 个月还是 0～12 个月的免疫程序，高剂量或低剂量，都能 100% 诱生血清抗体；加强免疫后 1个月达到效价高峰。提示国产减毒活疫苗株具有良好的免疫原性和回忆反应，加强免疫可提高疫苗的保护效果和时限（汪萱怡等，2000）。研究中使用冻干减毒活疫苗株分别接种 564 人，在整个观察期间，所有观察对象未见有中、强反应及其他临床反应发生，肝酶均无异常升高，表明冻干剂型与现有液体剂型减毒活疫苗株同样具有良好的安全性（龚建等，2002）。

### 30.6.4.2　甲型肝炎灭活疫苗的安全性保障

接种部位无明显的局部反应亦无不良的全身反应，免疫后 2 个月血清 ALT 无异常，疫苗具有可靠的安全性，抗体反应良好。灭活疫苗生产用毒株基本或完全减毒，1∶4000 甲醛 37℃灭活 12 天。多次纯化，杂蛋白含量极低。副反应发生率很低。一般为全身低热反应，局部红肿、疼痛反应等。虽然成人的不良反应较儿童明显些，但都是轻度和暂时的，24小时消退。

## 30.6.5　甲型肝炎疫苗禁忌

已知对该疫苗所含任何成分，包括辅料、甲醛过敏者禁忌使用。如产品制备过程中加入抗生素的，应明确抗生素的种类，并明确过敏者禁忌。国外产品说明书还注明在首次使用该产品后有过敏反应者，不应再次使用。

2015 年版《中国药典》三部规定,妊娠期妇女禁止使用甲肝灭活疫苗。目前,国内外尚无报道妊娠期妇女使用甲肝灭活疫苗对胎儿会产生何种危害,国外产品说明书中提出未在动物和妊娠期妇女中进行对照试验或尚无足够妊娠期使用数据和动物生殖研究。尽管甲肝灭活疫苗对胎儿的危险性可以忽略不计,但只有必要时才在妊娠过程中接种甲肝灭活疫苗。

### 30.6.6 甲型肝炎疫苗注意事项

国外使用说明书在此项下还包括以下内容:① 对于免疫低下者,包括患有免疫系统疾病者、接受免疫治疗或使用免疫抑制剂者、恶性肿瘤患者以及血液透析患者,接种甲肝灭活疫苗可能会降低免疫应答;② 并不是所有接种疫苗者都能产生相应的保护;③ 由于甲型肝炎潜伏期长(20～50 天),接种疫苗时接种对象可能已处于潜伏期,在这种情况下接种疫苗能否预防甲型肝炎尚不明确;④ 甲肝灭活疫苗可以和伤寒、黄热病、注射型霍乱或破伤风疫苗联合应用,不会干扰疫苗的免疫应答;⑤ 疫苗注射前应充分振摇使之混匀;⑥ 本品通常为上臂三角肌肌内注射,但对于血小板减少症或出血性疾病患者,肌内注射可导致这些患者发生出血,此时疫苗应在上臂皮下注射。本品在任何情况下不能静脉或皮内注射。

### 30.6.7 小结

甲肝减毒活疫苗株使用十余年已经证实具有极佳的免疫保护效果,其优点在于免疫一次就能获得持久的乃至终生的免疫力,免疫保护作用持久,诱导的免疫应答全面,包括体液免疫和细胞免疫,且活疫苗价格低廉,可大量推广使用,大规模使用更适于人群建立免疫屏障,冻干减毒活疫苗在 4～8℃ 保存期达 18 个月。减毒活疫苗的安全性隐患在于:接种疫苗后经粪便排毒可能引起水平传播;排出的疫苗病毒是否会在长期循环生存后产生毒力返祖尚难定论。甲肝灭活疫苗具有免疫原性强、免疫后能迅速诱导高水平血清抗体、疫苗稳定性好、无毒力返祖等优势,但存在制备工艺复杂、价格高、需接种两次、经济负担相应增大的缺点。我国已经把甲肝疫苗纳入了儿童计划免疫,为有效预防控制甲肝,可以根据不同地区不同条件,选择不同类型的甲肝疫苗。两种甲肝疫苗大规模人群免疫后的安全性评价仍旧十分必要。

## 30.7 发展、问题与展望

除常规使用的冻干甲型肝炎减毒活疫苗和甲型肝炎灭活疫苗外,联合疫苗成为另一发展方向,已研发成功上市的主要是甲型、乙型肝炎联合疫苗,目前对接种甲型、乙型肝炎联合疫苗免疫后甲型肝炎的免疫效果也非常理想。除此,在研的甲型肝炎联合疫苗还包括腮腺炎疫苗、百白破疫苗、b 型流感嗜血杆菌、灭活脊髓灰质炎疫苗 IPV 等。接种甲型肝炎联合疫苗、简化免疫程序是今后甲型肝炎疫苗发展的一个方向(刘灿磊等,2014)。

近 10 年来,有关 HAV 分子生物学和免疫学进展飞速,甲肝基因工程疫苗也在研制过程中,研制策略包括:合成多肽、原核或真核细胞表达 HAV 蛋白制备亚单位疫苗、活载体疫苗、合成病毒疫苗、病毒空颗粒等。由于合成肽、亚单位疫苗等存在蛋白构象依赖性限定,其抗原性比不上传统疫苗,且代价昂贵。病毒空颗粒仅由 HAV 结构蛋白组成,无任何内部遗传物质,最为安全,可用于免疫低下人群。目前看来,传统的甲肝减毒活疫苗和甲肝灭活疫苗仍是预防甲肝的首选(丁福和孟继鸿,2002;庄昉成和毛江森,2004;杨晓明,2009;李青等,2012)。

此外,一些新的检验及质控方法的研究,也使得甲型肝炎疫苗的安全性得到保证,如新的灭活验证检验方法、病毒感染性滴度检测方法等;使用新的佐剂也会提高免疫应答反应,如硫酸软骨素 B 佐剂、壳寡糖佐剂等(刘令九等,2015;夏青娟等,2015;王陈芸等,2015;李萍等,2015)。结合 2015 年版《中国药典》进行的动态浊度法检测冻干甲型肝炎减毒活疫苗细菌内毒素含量的研究,也取得与凝胶法一致的检测准确性(曾艳等,2016)。

针对甲型肝炎在发展中国家或高流行区国家人群携带者比例高、10 岁前已普遍感染 HAV 的情况,不需要进行大规模的疫苗免疫;低流行区的发达国家,对特殊高危人群(滥用毒品者、同性恋男性、外出旅行者等)建议接种甲肝疫苗;1 岁以下儿童存在被动获得母体抗体的干扰,免疫效果不稳定,应对 1 岁以上儿童进行常规免疫;中等流行地区常发生周期性暴发,可通过常规免疫控制甲肝;对小而相对封闭的社区,如能在暴发早期迅速接种疫苗且达到高覆盖率,也对控制甲肝流行十分有效。

Jeffrey 等学者在对 1990—2013 年全球病毒性肝炎的研究发现,因病毒性肝炎所致的死亡率和伤残调整生命年(disability adjusted life year,DALY)与其他主要传染性疾病(包括腹泻、结核和疟疾)相比明显上升。1990—2013 年,病毒性肝炎所致死亡的绝对数值大幅度上升 63%,DALY 升高 34%。甲型肝炎是唯一的 DALY 明显下降的病毒性肝炎,下降率达 36%。导致下降的原因一方面是人口年龄结构改变,但更为重要的原因是疫苗接种以及供水卫生的改善(孟庆华,2016;Stanaway et al.,2016)。

据《2015 年英国甲型、乙型和丙型肝炎管理指南》推荐意见,主要是为甲型、乙型和丙型肝炎在临床实践中提供最佳的诊断、管理及干预。其主要用于英国泌尿生殖医学(UK Genitourinary Medicine,UGM)/性健康专业,但也适用于其他有关性传播疾病感染(sexually transmitted infection,STI)的评估部门,如综合性病/避孕的性健康服务和其他专业的委托机构,包括全科医疗机构。本指南适用于所有的医疗保健专业人员(包括医生、护士和健康顾问),也将有助于管理人员和性健康服务者了解性传播疾病知识。

指南的目的是帮助性健康诊疗机构提高服务质量,从而改善患者的性健康,为成年患者(包括青少年)提供最佳的关于防治病毒性肝炎的实践建议(江勇等,2016)。

## 30.7.1 甲型肝炎防控存在的问题

### 30.7.1.1 疫情监测工作不足

疫情监测工作不足包括:筛查不及时;未能做到定期筛查聚集性病例。

### 30.7.1.2 病例报告问题

病例报告问题包括:实验室确诊病例少,疫情报告中多为临床诊断病例;临床症状不明显病例失察;归为未分型病毒性肝炎;漏报;人群抗 HAV 血清流调数据相对陈旧。

总体而言,HAV 只有 1 个血清型,且全球分离的 HAV 毒株其核苷酸序列的同源性很高,遗传稳定性好,除人及少数灵长目动物外,无其他宿主报道。在理论上,甲肝是一种可用疫苗消灭的疾病。我国目前使用的两种甲型肝炎疫苗十分安全、有效,有望在不久的将来消灭或者完全控制甲型肝炎这一传染病。

## 30.7.2 消灭病毒性肝炎计划

### 30.7.2.1 全球消除病毒性肝炎策略

全球消灭病毒性肝炎策略的愿景是建立一个无病毒性肝炎传播,且每例病毒性肝炎患者均可获得安全、能支付、有效的预防、关怀和治疗服务的世界,其目标是到 2030 年消除病毒性肝炎这一严重的公共卫生威胁,使 HBV 和 HCV 新感染减少 90%;因慢性乙型肝炎和丙型肝炎所致死亡减少 65%。为达到上述目标,该策略要求至 2020 年和 2030 年在病毒性肝炎的防治方面达到的目标见表 30.8。最近联合国将消除病毒性肝炎列入千年持续发展目标之一。虽然我国在病毒性肝炎防治方面取得了不俗的成就,但病毒性肝炎仍是一个严重公共卫生问题,全国慢性 HBV 感染者为 7460 万例,慢性乙型肝炎约 2800 万例,其中 740 万例急需抗病毒治疗;慢性 HCV 感染者 886 万例,其中 250 万例急需抗病毒治疗;每年新发甲型肝炎约 2 万例,新发戊型肝炎(2~3)万例。因此,我国应继续加强病毒性肝炎的防治工作,努力达到 WHO 提出的全球消除病毒性肝炎策略的要求,实现健康中国 2020!

**表 30.8  2020 年和 2030 年各项防治措施达到的目标**

| 干预措施 | 2030 年 | 2020 年 | 2015 年 |
|---|---|---|---|
| 新生儿乙肝疫苗免疫 | 90% | 90% | 82% |
| 新生儿首针及时接种 | 90% | 50% | 38% |
| 安全注射 | 90% | 50%覆盖率 | 5% |
| 有害暴露减少* | 300(75%覆盖率) | 200(50%覆盖率) | 20% |
| 检测 | 90% | 30% | <5% |
| 乙肝治疗 | 80% | 治疗 800 万例,其中乙肝 500 万例,丙肝 300 万例 | <1% |
| 丙肝治疗 | 80% | | <1% |

注:*给注射毒品者提供一次性注射器数量。

### 30.7.2.2 消除病毒性肝炎的联合宣言

WHO 将 2030 年之前消除病毒性肝炎作为工作

目标。建议美国肝病协会（AASLD）、欧洲肝脏研究协会（EASL）、亚太肝脏研究协会（APASL）、拉丁美洲肝脏研究协会（ALEH）这四大肝脏疾病主要专业组织敦促政府部门、医疗保健机构和非政府组织采取下列行动计划：①充分认识到病毒性肝炎给公共卫生健康所带来的疾病负担，制定有效的计划以降低其影响。②开展和建设基础数据平台，以评估病毒性肝炎给公共健康带来的影响。③制定实践指南，对免疫预防、筛查、诊断和治疗做出推荐。④开发并实施包括对所有新生儿进行乙型肝炎病毒感染预防接种在内的综合性肝炎预防计划。⑤确定危险人群并对这些人群进行乙型肝炎、丙型肝炎病毒感染筛查。⑥采用简便易行且成本低廉的筛查和诊断方法。⑦根据公认的实践指南诊断和治疗慢性乙型肝炎、丙型肝炎患者，并给予资金支持。其目标是逐步降低并最终消除病毒性肝炎所造成的卫生负担。⑧对基于患者及普通人群的相关实验室研究给予支持。

# 参考文献

曹经瑗，郭可謇. 2001. 中国甲型肝炎病毒龙甲株全基因序列的 cDNA 克隆及序列分析. 中华实验和临床病毒学杂志 15(4)：384-386.

柴少爱，张杭春，余佩华，等. 1989. 甲型肝炎病毒 H2 减毒株的某些生物学性质. 病毒学报 5(1)：95-96.

陈嘉，王余琼. 2005. 甲型肝炎灭活疫苗与减毒活疫苗的免疫效果分析. 齐齐哈尔医学院学报 26(7)：753-754.

陈琳，陈立，盛望，等. 2012. 甲型肝炎疫苗应用现状及研究进展. 医学综述 18(17)：2802-2804.

陈统球，褚嘉祐，张华远，等. 2008. 甲型肝炎灭活疫苗的研制和应用. 云南科技管理(3)：48.

陈统球，钟光六，阳选祥，等. 1996. 在人二倍体细胞上分离和适应的甲型肝炎病毒株. 中国医学科学院学报 18(1)：29-32.

陈胤忠，崔颖杰，汤权，等. 2009. 冻干甲型肝炎减毒活疫苗的接种反应及免疫原性观察. 中国生物制品学杂志 22(9)：914-916.

陈勇，柴少爱，洪艳，等. 1995. 甲肝病毒减毒活疫苗（H2 株）的 cDNA 克隆及序列分析. 浙江省医学科学院学报(1)：3-14.

陈勇，洪艳，杨莲华，等. 2000. 中国五省市甲型肝炎病毒基因分型的研究. 病毒学报 16(4)：309-312.

陈勇，杨能宇. 1996. 甲型肝炎病毒活疫苗 H2 减毒株全基因

文库的建立. 中国医学杂志 76(5)：342-344.

陈紫榕. 2012. 病毒性肝炎. 北京：人民卫生出版社.

崔俊生，张华远. 2001. 甲型肝炎病毒（TZ-84 株）基因组序列分析及基因分型. 中国计划免疫杂志(4)：222-223.

戴永祥，管政德，胡晓玉，等. 1985. 人二倍体细胞 KMB-17 株和 MRC-5 株生物学性质比较. 动物学研究 6(4)：314-318.

邓志红，胡世雄，谭红专，等. 2007. 甲型病毒性肝炎暴发疫情预警方法研究. 现代预防医学 34(19)：3759-3760.

丁福，孟继鸿. 2002. 甲型乙型肝炎联合疫苗研究进展. 国外医学病毒学分册 9(1)：4-7.

董德祥，曹逸云. 2001. 甲型肝炎减毒活疫苗（H2 株）的开发研究. 中国计划免疫 7(3)：178-182.

范奕，彭广萍，何加芬. 2014. 成人和儿童接种甲型肝炎灭活疫苗（Vero 细胞）安全性和免疫原性研究. 江西医药 49(12)：1579-1580.

方辉，孙苿，林宏. 2003. 中国人群中甲型肝炎总抗体水平及其免疫性的研究. 江西医学检验 21(1)：1-2.

高峰，刘崇柏. 1989. 甲型肝炎病毒感染 2BS 细胞后培养液中甲肝病毒的研究. 病毒学报 5(1)：20-23.

龚健，罗东，刘景晔，等. 2002. 国产甲肝减毒活疫苗（IA-1 株）与进口甲肝灭活疫苗的 2 年免疫效果比较. 中国公共卫生 18(12)：1412-1413.

郭仁，曹逸云，代振洲，等. 1981. 人二倍体细胞株 KMB-17 的特性. 中国医学科学院学报 3(4)：227-230.

韩剑秋，焦永真. 1993. 甲型肝炎灭活疫苗. 国外医学预防、诊断、治疗用生物制品分册 16(5)：197-200.

何会琦，张雅兰. 2015. 健康儿童国产和进口甲型肝炎灭活疫苗接种不良反应和免疫持久性比较研究. 中国疫苗和免疫 21(6)：643-646.

胡孟冬. 1993. 甲型肝炎减毒活疫苗人体接种观察. 中华预防医学杂志 27(2)：65-68.

胡云章，邵聪文，侯宗柳，等. 2000. 冻干甲型肝炎灭活疫苗免疫原性与安全性研究. 云南大学学报 22(3)：237-240.

黄贵彪，万宗举，李荣成，等. 2003. 国产冻干甲型肝炎减毒活疫苗的安全性与免疫原性观察. 中华流行病学杂志 24(4)：328-329.

黄腾，李艳萍，万宗举，等. 2016. 甲肝灭活疫苗（Vero 细胞）在 2 岁以上中国健康人群的免疫原性和安全性研究. 应用预防医学 22(3)：193-201.

黄小琴，周德久. 1998. 甲肝减毒活疫苗（H2 株）接种后 HAV 的毒力和基因型. 中国生物制品学杂志 11(4)：200-203.

江勇，王赜煜（译），韩涛（审校）. 2016. 2015 年英国甲型、乙型和丙型肝炎管理指南. J Clin Hepatol 32(4)：633-638.

姜春来，王鹏富. 2002. 甲型肝炎病毒（L-A-1）基因型分析. 中国生物制品学杂志 15(5)：272-274.

姜春来，王鹏富. 2004. 甲肝减毒活疫苗 L-A-1 疫苗株的核酸序列测定与比较分析. 中华实验和临床病毒学杂志 18

(4):360-362.

焦永真,邵焕英,王宪明,等. 1988. 用人胚肺二倍体细胞(2BS和SL7)分离甲型肝炎病毒. 病毒学报 4(2):127-130.

井申荣,姜述德. 2000. 甲型肝炎病毒的分子生物学研究进展.《国外医学·流行病学传染病学分册》27(5):197-201.

康来仪,周廷魁,傅廷源,等. 1989. 1988年春上海地区甲型肝炎的暴发流行. 上海医学 12(2):64-65.

康来仪. 1989. 上海地区1988年春甲型肝炎暴发流行和流行病学调查. 中华传染病学杂志 7(1):26-32.

昆明医学生物研究所防治室代用品研究组. 1974. 人二倍体细胞株(KMB-13)的建立及其生物学性质的初步观察. 遗传学报 1(2):148-155.

黎燕君,卫敏航,王凤梅,等. 2013. 校园甲型肝炎流行的特点及预防措施的分析. 中国医药指南 11(20):126-127.

李光谱,刘景晔,王鹏富,等. 2002. 甲型肝炎减毒活疫苗冻干保护剂的研究. 中国生物制品学杂志 15(6):361-362.

李萍,孙静,王陈芸,等. 2015. 壳寡糖佐剂对甲型肝炎病毒疫苗诱导小鼠体液免疫应答的影响. 中国生物制品学杂志 28(5):475-478.

李青,秦献奎,费宇彤,等. 2012. 免疫球蛋白预防甲型肝炎的系统评价. 循证医学 12(4):224-229.

李淑芳,左志平,李浩,等. 2016. 甲型肝炎疫苗接种的流行病学效果评价. 医学动物防制 32(2):222-226.

李艳萍,李荣成,杨进业,等. 2003. 国产甲型肝炎灭活疫苗的安全性与免疫原性初步观察. 广西预防医学 9(3):132-135.

李忠仁. 2010. 甲型肝炎暴发流行调查分析. 中外医疗(23):72.

梁本,王佳凤,侯良玉,等. 2014. 人二倍体细胞(2BS株)细胞库的建立及生物学特性鉴定. 中国生物制品学杂志 27(11):1384–1387.

梁华庆. 2007. 甲型肝炎疫苗及其免疫效果概况. 右江医学 35(4):448-450.

梁晓峰. 2010. 我国病毒性肝炎流行特征及对策. 临床肝胆病杂志 26(6):561-564.

刘灿磊,姚军,施海云,等. 2014. 甲型乙型肝炎联合疫苗免疫后的甲肝免疫效果观察. 浙江预防医学 26(12):1189-1192.

刘崇柏,任银海,张玉成,等. 2002. 国产甲型肝炎灭活疫苗在儿童中应用的安全性、免疫原性和免疫程序研究. 中国计划免疫 8(1):1-3.

刘国栋,胡凝珠,梁燕,等. 2003. 中国部分地区甲型肝炎病毒基因型分析. 中国生物制品学杂志 16(2):82-86.

刘洪斌,马景臣,孟宗达,等. 2001. 甲型肝炎减毒活疫苗和灭活疫苗不同免疫程序效果对比研究. 中国计划免疫 7(5):253-255.

刘怀风,张新江,张建立,等. 2009. 甲型肝炎减毒活疫苗与灭活疫苗不同免疫程序免疫后7年血清学效果观察. 中国疫苗和免疫 15(4):300-303.

刘建生,侯宗柳,马绍辉,等. 2008. 甲型肝炎减毒活疫苗H2减毒株P2区基因序列测定与特征分析. 中国疫苗和免疫 14(1):17-20.

刘景晔,李光普,谢宝生,等. 2001. 冻干甲型肝炎减毒活疫苗稳定性研究. 中国计划免疫 7(1):36-37.

刘景晔,李光普,谢宝生,等. 2002. 冻干甲型肝炎减毒活疫苗的研制. 中国生物制品学杂志 15(3):167-170.

刘令九,徐晓霞,王桂荣,等. 2015. 一种甲型肝炎灭活疫苗灭活验证试验方法的建立. 微生物学免疫学进展 43(4):26-30.

刘燕敏,陈园生,崔富强,等. 2010. 中国2004—2009年甲型病毒性肝炎流行病学特征分析. 中国疫苗和免疫 16(5):453-456.

楼锦新. 1996. 甲肝减毒活疫苗研究与使用中的一些问题. 中国信息导报(10):7-8.

马景臣,张勇,韩常全,等. 1999. 规范化H2株甲型肝炎减毒活疫苗安全性及免疫原性研究. 中国计划免疫 5(5):283-285.

毛江森,董德祥,陈念良,等. 1997. 甲型肝炎减毒活疫苗毒种. 中国新技术新产品精选 (1):40.

毛群颖,张华远,万宗举,等. 2002. 甲型肝炎病毒吕8株基因型的研究. 中华微生物学和免疫学杂志 22(3):41-43.

孟庆华. 2016. 病毒性肝炎研究现状及未来. 肝癌电子杂志 3(2):1-3.

倪文思. 2014. 宁夏甲肝流行特征及其防控策略研究. 银川:宁夏医科大学.

任爱国,马俊荣,冯福民,等. 2001. 国产甲型肝炎灭活疫苗的安全性和免疫原性研究. 中华实验和临床病毒学杂志 15(4):357-359.

商庆龙,张国民,滕旭,等. 2012. 甲型肝炎疫苗的应用与接种效果评价. 中国疫苗和免疫 18(3):268-271.

隨海田,梁晓峰,殷大鹏,等. 2007. 中国1990—2006年甲型病毒性肝炎流行病学特征分析. 中国计划免疫 13(5):466-469.

孙百军,刘庆军,郎爽,等. 2003. 免疫接种对甲型肝炎流行特征的影响. 现代预防医学 30(2):242-243.

孙波. 2016. 甲型肝炎的流行病学特征及甲型肝炎疫苗的应用研究. 中国卫生产业－预防医学与公共卫生 2016:79-80.

谭顺,谭文婷,刘明,等. 2010. 176例甲型肝炎临床特征分析. 第三军医大学学报 32(22):2409-2412.

唐鸿志. 1988. 甲型病毒性肝炎的发病机理. 安徽医学 9(5):2-3.

田厚文,郭可謇,刘崇柏. 1994. 甲型肝炎病毒龙甲株结构区基因cDNA序列分析及其克隆. 病毒学报 (4):300-307.

汪萱怡,孟宗达,李荣成,等. 2000. 甲型肝炎减毒活疫苗与灭活疫苗免疫效果的比较. 中华医学杂志 80(6):422-424.

王陈芸,孙静,李萍,等. 2015. 硫酸软骨素 B 佐剂对甲型肝炎病毒疫苗诱导小鼠体液免疫应答的影响. 中国生物制品学杂志 28(4):344-347.

王杰,鲁凤民,庄辉,等. 2013. 我国 2002—2011 年病毒性肝炎的流行趋势. 中华肝脏病杂志 21(8):561-564.

王志文. 2016. 病毒性肝炎预防控制效果措施及分析. 中国卫生产业-预防医学与公共卫生 2016:68-70.

温红伟,韩灿宇,胡君,等. 2004. 农村甲型肝炎疫点的流行病学分析. 疾病监测 19(10):379-381.

吴冰冰,左志平. 2015. 甲型肝炎减毒活疫苗的应用及其免疫原性评价. 中国生物制品学杂志 28(2):204-207.

席建军. 2016. 1~14 岁儿童接种甲型病毒性肝炎疫苗后甲型病毒性肝炎的流行病学效果研究. 临床医药实践 25(2):117-119.

夏青娟,徐艳玲,李树林,等. 2015. 细胞培养/链特异性 RT-PCR 方法检测甲型肝炎减毒活疫苗病毒滴度. 中国生物制品学杂志 28(4):398-401.

夏宪照,居正华. 1994. 使用甲肝疫苗的有关问题. 预防医学情报杂志 10(1):8-11.

谢汝瑛,毛江森. 1989. 甲型肝炎病原学的研究. 浙江医学 11(1):24-25.

谢忠平,李华,李文忠,等. 1999. 甲肝疫苗感染性滴度检测条件的优化. 中国公共卫生 15(10):935-936.

谢忠平,龙润乡,李华,等. 2010. 甲型肝炎灭活疫苗体外相对效力检测方法的研究及应用. 医学研究杂志 39(1):50-52.

辛忠,刘建华,岳丹,等. 2004. 人胚肺二倍体细胞 2BS 株的不同细胞系对甲肝病毒的敏感性. 中国生物制品学杂志 17(4):223-224.

忻亚娟,庄昉成,毛江森. 1998. 中国的甲型肝炎流行及控制. 中国公共卫生 14(10):579-580.

忻亚娟,庄昉成,姜立民. 2009. 冻干甲型肝炎减毒活疫苗诱导的人体特异性免疫应答. 中国生物制品学杂志 22(2):180-182.

徐冬蕾,刘建生,孟明耀,等. 2005. 甲型肝炎减毒活疫苗(H2 株)和灭活疫苗(L8 株)诱导小鼠体液及细胞免疫应答. 中国生物制品学杂志 18(3):229-231.

徐志一. 2002. 甲型肝炎减毒活疫苗保护效果与应用策略研究. 中华流行病学杂志 23(5):394-396.

许国章,陈耀荣,姜立民,等. 2008. 冻干甲肝减毒活疫苗免疫原性及持久性分析. 中国公共卫生 24(11):1407-1408.

杨净思,胡云章,蒋国润,等. 2001. 甲型肝炎减毒活疫苗生产中病毒释放的最佳方法探索. 中国公共卫生 17(8):688-697.

杨晓明. 2009. 生物制品的现状和发展前景. 上海预防医学杂志 21(7):351-353.

姚集鲁. 1995. 甲型肝炎病原学研究概况. 广东医学杂志

(5):47-50.

尹卫东,詹美云,李成明,等. 1986. 用人胚肺二倍体细胞株分离一株甲型肝炎病毒. 病毒学报 2(3):209-214.

曾艳,孙阳,蓝燕,等. 2016. 动态浊度法检测冻干甲型肝炎减毒活疫苗细菌内毒素含量的研究. 微生物学杂志 36(4):62-66.

张基建. 2003. 甲型肝炎疫苗人群免疫研究. 中国误诊学杂志 3(6):846-848.

张晓曙,安婧,刘建锋,等. 2012. 国产甲型肝炎减毒活疫苗和灭活疫苗安全性评价. 中国疫苗和免疫 18(4):302-306.

张晓曙,安婧,刘建锋,等. 2012. 国产甲型肝炎减毒活疫苗和灭活疫苗安全性评价. 中国疫苗和免疫 18(4):302-306.

张秀春,韩莉莉,邢玉兰,等. 2002. 甲型肝炎灭活疫苗及减毒活疫苗对不同人群免疫效果的研究. 中国计划免疫 8(5):254-257.

张英林,马景臣,吴淑慧,等. 2001. 甲型肝炎减毒活疫苗 0、12 个月免疫程序效果观察. 中国计划免疫 7(3):144-145.

张之伦,朱向军,王旭,等. 2011. 甲型肝炎灭活疫苗和冻干减毒活疫苗接种后 1 年的免疫原性研究. 中国病毒病杂志 1(1):64-66.

张忠心. 2013. 安徽黄山市甲肝流行病学调查及免疫策略研究. 北京:中国疾病预防控制中心.

赵久芳. 2013. 病毒性肝炎的预防及其疫苗应用. 求医问药 11(11):331.

郑徽,卢永,王富珍,等. 2007. 中国 2004—2006 年甲型病毒性肝炎疫情分析. 中国计划免疫 13(4):336-340.

郑惠平. 2015. 许昌市甲型病毒性肝炎疫苗纳入免疫规划后的甲肝流行特征分析. 微生物学免疫学进展 43(6):40-43.

中华医学会传染病与寄生虫病学分会,肝病学分会. 2001. 病毒性肝炎防治方案. 中华传染病杂志 19(1):56-62.

朱永红,夏永艳. 1995. 甲型肝炎病原学研究进展. 《国外医学·流行病学传染病学分册》22(2):49-53.

庄成,钱汶,忻亚娟,等. 2001. 甲肝减毒活疫苗(H2 株)二针法免疫效果观察. 浙江预防医学 13(3):3-4.

庄昉成,柴少爱,陈念良,等. 2003. 冻干甲型肝炎减毒活疫苗 H2 株的安全性和免疫原性研究. 中国计划免疫 9(6):337-339.

庄昉成,杜晋彪,毛江森. 2007. 预防甲型肝炎的疫苗及其比较. 中国计划免疫 13(1):79-83.

庄昉成,姜器,龚岳平,等. 2001. 甲型肝炎减毒活疫苗(H2 株)10 年流行病学效果观察. 中华流行病学杂志 22(3):188-190.

庄昉成,毛江森. 2004. 中国控制甲型肝炎之前景. 中国计划免疫 10(3):171-173.

庄昉成. 2003. 甲型肝炎减毒活疫苗的研究. 中国处方药 (8):34-35.

訾梅,蔡皓东. 2006. 甲肝疫苗的不良反应综合报道. 药物流行病学杂志 15(4):218-222.

左志平. 2015. 保定市两种甲型肝炎疫苗安全性和有效性的比较.中国生物制品学杂志 28(4):383-389.

Berger R,Just M,Althaus B. 1993. Time course of hepatitis A antibody production after active, passive and active / passive immunisation:The results are highly dependent on the antibody test system used. J Virol Methods 43(3):287-297.

Cen Y,Mao JS,Hong Y,et al. 2001. Genetic analysis of wild-type hepatitis A virus strains. Chinese Medical Journal 114(4):422-423.

Chung HY,Lee HH,Kim K,et al. 2011. Expression of a recombinant chimeric protein of hepatitis A virus VP1-Fcusing a replicating vector based on beet curly top viruslt in tobacco leaves and its immunogenicity in mice. Plant Cell Reports 30(8):1513-1521.

Cohen JI,Rosenblum B,Feinstone SM,et al. 1989. Attenuation and cell culture adaptation of HAV:A genetic analysis with HAV cDNA. J Virol 63(12):5364-5371.

Dontsenko I,Kerbo N,Pullmann J,et al. 2011. Preliminary report on an ongoing outbreak of hepatitis A in Estonia, 2011. Euro Surveillance Bulletin Europeen sur les Maladies Transmissibles 16(42):19996.

Emerson SU,Huang YK,McRill C,et al. 1992. Mutation in both 2Band 2C genes of hepatit is A virus are involved in adaptation to growth in cell culture. J Virol 66(2):650-654.

Emerson SU,Huang YK,Nguyen H,et al. 2002. Identification of VP1/2A and 2C as virulen cegenes of hepatitis A virua and demonstration of genetic in stability of 2C. J Virol 76(17):8551-8559.

Emerson SU,Mcrill C,Ros enblum B,et al. 1991. Mutations responsible for adaptation of hepatitis A virus to efficient growth in cell culture. J Virol 65(9):4882-4886.

Goubau P,Van Gerven V,Safary A,et al. 1992. Effect of virus strain and antigen dose on immunogenicity and reactogenicity of an inactivated hepatitis A vaccine. Vaccine 10(supp11):s114-s117.

Mao JS,Dong DX,Zhang HY,et al. 1989. Primary study of attenuated live hepatitis A vaccine(H2strain)in humans. J Inf Dis 159(4):621.

Raychaudhuri G,Govindarajan S,Shapiro M,et al. 1998. Utilization of chimeras between human (HM-175) and simian (AGM- 27) strains of hepatitis A virus to study the molecular basis of virulence. J Virol 72(9):7467-7475.

Robertson BH,Khanna B,Nainan OV,et al. 1991. Epidemiologic patterns of wild-type hepatitis A virus determined by genetic variation. J Inf Dis 163(2):286-292.

Robertson BH,Jansen RW,Khanna B,et al. 1992. Genetic relatedness of hepatit is A virus strains recovered from different geographical regions. J Gen Virol 73(pt6):1365-1377.

Stanaway JD,FlaxmanAD,Naghavi M,et al. 2016. The global burden of viral hepatitis from 1990 to 2013:Findings from the global burden of disease study. Lancet 388(10049):1081-1088.

# 第31章
## 乙型肝炎疫苗

梁争论　何　鹏

**本章摘要**

乙型肝炎病毒感染是目前最为严重的公共卫生问题之一。世界卫生组织估计,全世界曾经有 20 亿人感染过 HBV,其中 2.57 亿以上为慢性感染。临床上应用的治疗乙型肝炎(简称乙肝)的药物包括干扰素、核苷类似物等,然而现有的治疗方法多价格高昂,常伴有严重的不良反应,且无法治愈慢性乙肝,解除患者痛苦,因此,接种乙肝疫苗是目前最为有效的控制乙肝的手段。目前已上市(或曾经上市)的乙肝疫苗主要有两类:血源疫苗和重组疫苗。不同种类乙肝疫苗免疫可达到相近的免疫保护效果。目前,全世界已有数以亿计的人使用过重组乙肝疫苗,其安全性已被世界所公认。然而,现有乙肝疫苗仍存在一些不足之处,如接种低、无应答等。国内外正在研制的新型乙肝疫苗主要包括新剂型与新型佐剂疫苗、联合疫苗、DNA 疫苗、合成肽疫苗、口服疫苗、治疗性乙肝疫苗、含其他蛋白序列的重组乙肝疫苗等。

## 31.1　概述

自 1964 年美国科学家首次在澳大利亚土著人血清中发现"澳大利亚抗原"（Blumberg et al.，1965），并确定其为乙型肝炎（hepatitis B，乙肝）的病毒标志物以来，人类与乙肝病毒（hepatitis B virus，HBV）的艰苦卓绝的斗争已经持续了 50 余年，且仍未获得胜利。半个多世纪来，研究者利用分子生物学和免疫学等手段对乙肝和 HBV 进行了广泛深入的研究，在乙肝的预防和治疗方面均取得了长足的认识和突破。尽管如此，HBV 感染仍然是目前最为严重的公共卫生问题之一。据世界卫生组织（WHO）估计，全世界有 20 亿人曾感染过 HBV，其中 2.57 亿以上为慢性感染，处于肝硬化和肝细胞癌（hepatocellular carcinoma，HCC）的高度风险中。2015 年有 88.7 万人死于急性或慢性乙肝（WHO，2015；WHO，2018），肝硬化和 HCC 每年在全球可导致 50 万～70 万人死亡。我国是 HBV 感染的高危区，尽管近年已通过乙肝疫苗的广泛接种有效地控制了 HBV 的传播，但由于我国人口基数巨大，仍存在庞大的感染群体；特别是我国有超过 1 亿长期携带 HBV 的慢性感染者，不能通过接种疫苗获得免疫保护；我国慢性乙肝患者达 2 000 万，是导致肝硬化和肝癌的主要群体。HBV 感染严重危害人类健康，同时引发一系列社会和经济问题。目前，临床上应用的乙肝治疗药物包括干扰素、核苷类似物等，然而现有治疗手段仍然无法彻底治愈慢性乙肝，解除患者痛苦。因此，对于 HBV 的研究，尤其是病毒致病机制研究、新型疫苗研制以及新型抗病毒药物的开发仍然任重而道远。

## 31.2　病原学

### 31.2.1　HBV 的基因组结构

HBV 属于嗜肝 DNA 病毒科（Hepadnaviridae），是一种带有包膜的 DNA 病毒，完整的 HBV 颗粒直径大小约为 42 nm，具有独特的基因组结构和生物学特性。HBV 的基因组含 3 200 个碱基对，是目前所知最小的 DNA 病毒之一。其基因组为松弛的环状部分双链 DNA，具有一条完整的负链和一条不完全闭合的正链。HBV 基因组共编码 7 种蛋白，其中包膜蛋白基因（preS1/preS2/S-ORF）编码 3 种乙肝表面抗原（hepatitis B surface antigen，HBsAg）蛋白，包括大蛋白（LHBs，L）、中蛋白（MHBs，M）以及主蛋白（SHBs，S）；衣壳蛋白基因（preC/C-ORF）编码乙肝核心抗原（hepatitis B core antigen，HBcAg）和乙肝 e 抗原（hepatitis B envelope antigen，HBeAg）；聚合酶基因（P-ORF）编码带有反转录酶功能的聚合酶（polymerase）；X 基因（X-ORF）编码乙肝 x 蛋白（hepatitis B x protein，HBx）（Mahoney，1999；Pan et al.，2005；田晓晨和闻玉梅，2010）。

### 31.2.2　HBV 的感染和复制

HBV 仅感染表达 HBV 特异受体的肝细胞，且具有较严格的种属特异性，因此人类 HBV 仅可感染人类、黑猩猩和树鼩的肝细胞，不能感染小鼠肝细胞，乙肝小鼠模型的缺乏是限制乙肝动物研究的最大障碍。人类 HBV 的特异肝细胞受体是病毒进入肝细胞的关键步骤，也是攻克乙肝的重要靶点。这一世纪难题最近由我国北京生命科学研究所李文辉教授课题组破解，通过树鼩感染模型证实，胆汁酸受体［钠离子牛磺胆酸共转运多肽（Na$^+$/taurocholate cotransporting polypeptide，NTCP）］是 HBV 和丁型肝炎病毒（HDV）的特异受体。随后，中山大学王一鸣、高志良教授课题组通过慢性乙肝患者研究证实，NTCP 是 HBV 的肝细胞受体，并证实我国南方人群普遍存在该受体的变异，使感染率下降 13％。该乙肝特异肝细胞受体的破解使转基因动物研究乙肝的发病机制成为可能。

HBV 在肝细胞内的复制过程较为复杂，包含一个由 RNA 中间体到 DNA 的反转录过程。成熟 HBV 颗粒（Dane particle）感染人体以后，在肝细胞表面 NTCP 受体的介导下，病毒包膜与细胞膜发生融合，病毒核衣壳被释放入细胞中。胞质内，病毒进一步脱去衣壳蛋白，暴露出松弛环状的基因组 DNA，并将其转运入细胞核。随后，在宿主细胞 DNA 聚合酶的作用下，HBV 基因组不完整的双链 DNA 被修复成为共价闭合环状 DNA（covalently closed circular DNA，cccDNA）。cccDNA 是病毒复制及转录的模板，可转录出包括病毒前基因组 RNA（pregenomic RNA，pgRNA）在内的一系列基因组和亚基因组产物。随后，病毒利用宿主胞内的蛋白翻译系统将亚基因组转录产物翻译成为病毒的表面抗原、核心抗原、e 抗原、X 蛋白以及聚合酶蛋白等。新合成的 HBV 衣壳蛋白将病毒 pgRNA 与病毒聚合酶蛋白包裹在一起组装成核衣壳,并在病毒核衣壳中启动反转录过程,在病毒反转录酶的作用下,以 pgRNA 为模板合成子代病毒基因组。反转录过程完成后,病毒核衣壳会在肝细胞的内质网中包裹病毒包膜蛋白,然后通过细胞的囊泡运输系统分泌到胞外,产生新的病毒,开始新一轮的感染(WHO,2012)。

### 31.2.3 HBV 表面抗原(HBsAg)

HBV 除了通过上述的复制过程产生成熟的病毒 Dane 颗粒以外,还能合成并分泌大量的不含基因组的亚病毒颗粒。亚病毒颗粒直径约 22 nm,形状为球形或管状,主要由病毒的包膜蛋白以及宿主细胞来源的脂质成分组成,其中不包含病毒的基因组和衣壳蛋白,主要成分为 HBsAg。在 HBV 感染患者的血清中,HBsAg 亚病毒颗粒的含量远远超过 Dane 颗粒,其血清浓度可达 $10^{12} \cdot \text{mL}^{-1}$,是 Dane 颗粒的 10 000～1 000 000 倍。在部分患者体内,即使在检测不到病毒 DNA 的情况下,HBsAg 亚病毒颗粒仍能持续大量存在,这种独特现象为 HBV 所特有,迄今未在其他病毒中发现。推测 HBsAg 在 HBV 感染过程中具有特殊的作用,在乙肝的发病机制中扮演了重要的角色。然而迄今为止,仍不清楚病毒包膜蛋白如此大量且持续性表达的生物学意义,对其在 HBV 感染和乙肝发病机制中的作用也知之甚少。

乙肝患者的彻底治愈标准是血清 HBsAg 彻底消失,如何自患者血清中清除 HBsAg 是当前临床治疗乙肝的未解难点。HBsAg 中含有中和性乙肝抗原决定簇,被称为"a"抗原决定簇,在所有型别的 HBV 中均存在,为 HBV 的主要抗原决定簇。它和另外两种 HBsAg 抗原决定簇 d/y 和 w/r 组合,决定了 HBV 的 4 种血清学亚型:adw、adr、ayw 和 ayr。如果在这种抗原决定簇内部,尤其是在第 137～147 位氨基酸区域发生了特定的氨基酸突变,可导致"a"抗原决定簇无法通过常规试剂查出,也不能被疫苗诱导的保护性抗体所识别,而导致病毒的逃逸。从理论上来讲,接种乙肝疫苗或使用抗病毒药物疗法的选择压力可能有利于这些 HBV 突变体的复制,使其成为优势株,但它们在临床上可能具有的重要性仍不清楚,其公共卫生意义迄今也仍未得到证实。

### 31.2.4 HBV 的致病机制

与其他很多病毒不同,HBV 的复制相对比较温和,并不表现出直接的细胞毒作用,病毒本身不会直接对肝细胞造成很大的破坏,即 HBV 感染造成的肝损伤并不是来源于病毒的直接裂解作用。有关 HBV 感染后致肝的炎性损伤的分子机制,较为认可的观点是机体诱导的特异性 T 细胞免疫应答持续攻击感染了病毒的肝组织所造成,且主要为免疫介导的炎症损伤。HBV 感染肝细胞释放 HBsAg 抗原及病毒颗粒后,被免疫系统识别,激活特异性免疫应答,产生大量的特异性及非特异性的免疫细胞和免疫分子,在清除胞外病毒的同时,大量损伤被病毒感染的肝细胞,其中 T 细胞应答是乙肝免疫损伤的主要原因。HBV 感染的最终转归取决于免疫系统与病毒相互"较量"的结果。如机体的免疫系统强力、高效并高度特异,诱导的固有免疫与适应性免疫最终能够高效特异地清除病毒,就能恢复健康;但如免疫力低下或免疫应答的特异性显著低下或免疫应答的方向发生不利的偏离[辅助性 T 细胞 2(Th2 细胞)],则无法有效清除病毒,同时可造成广泛的非特异性组织损伤,长此以往则发展为慢性肝炎,且免疫系统会以一种低水平的方式持续地攻击肝,造成一种长期的、慢性的肝炎性损伤(田晓晨和闻玉梅,2010)。

### 31.2.5 HBV 感染的转归

急性 HBV 感染类似其他普通病毒感染,患者出现一过性的肝损伤,临床抗病毒治疗后可治愈。而慢性乙肝的发展则是一个非常复杂的过程,可分为急性肝炎、免疫耐受、免疫激活、HBeAg 转阴后非活动性携带阶段、再次激活和隐匿感染 6 个阶段,或仅经历其中若干阶段。其中,非活动阶段和再次激活的反复发作促使肝癌的发生。每一阶段的病情由 HBV 复制与宿主免疫状态的消长对决所决定。慢性乙肝的复杂性使其发病机制迄今未被完全阐明。

HBV 感染的转归与宿主年龄、免疫状态密切相关,包括急性乙肝、慢性乙肝、肝硬化和肝细胞癌。急性乙肝见于约 1% 的围生期 HBV 感染、10% 的幼年期(1～5 岁)HBV 感染和 30% 的其他年龄段(>5 岁)HBV 感染。在急性乙肝中,0.1%～0.6% 的病例可发生暴发型肝炎,其病死率约为 70%。HBV 感染慢性化的可能性取决于人受感染时的年龄,发生率与年龄呈负相关,幼儿时期感染 HBV 者转为慢性感染的可能性最大。1 岁以内感染 HBV 的婴儿约 90%会转为慢性乙肝;1~4 岁受感染儿童约 30%~50%会转为慢性感染;健康成年人感染 HBV 后,约 90%在 6 个月内会自行痊愈并清除病毒。

急性乙肝是否会转为慢性与症状的严重程度无关,有症状或无症状感染者进展至慢性感染的概率并无差异。慢性 HBV 感染者有 15%~25%会因罹患 HBV 相关的肝硬化和 HCC 而过早死亡,在童年受 HBV 慢性感染者,成年后约 25%会死于乙肝引起的肝癌或肝硬化。

### 31.2.6　乙肝的诊断及各种乙肝标志物的意义

多数人在 HBV 急性感染期无任何症状,部分患者可有急性临床表现,包括皮肤和眼睛发黄(黄疸),尿色深,极度疲劳,恶心、呕吐和腹痛等,症状可持续数周。临床鉴别诊断乙肝必须通过实验室检测。血液学检测法辅助诊断和监测乙肝患者,也可区分急性感染和慢性感染。

从血清学的角度看,急性 HBV 感染的特征是存在 HBsAg 和抗核心抗原 IgM 抗体(即 IgM 型抗-HBc)。HBV 感染初期大量复制,患者血清亦可能呈乙肝 e 抗原(HBeAg)阳性。如机体免疫系统占据上风,则感染数周后诱导出抗-HBsAg 抗体(抗-HBs),随之 HBsAg 被清除。HBsAg(可同时伴有或不伴有 HBeAg)持续存在(>6 个月)是慢性 HBV 感染的特征,同时是进展为肝癌的主要危险性标志。HBeAg 的存在提示 HBV 携带者具有高度的传染性。慢性 HBV 感染者每年约有 10%的 HBeAg 转阴,并出现抗-HBe,标志着病毒已转入低复制期。在未经治疗的慢性乙肝病例中,每年约有 1%的人 HBsAg 自然消失,提示痊愈。抗-HBs 和抗-HBc 也是常见的乙肝相关检测指标。抗-HBs 阳性表明受检者曾感染过 HBV,但已从急性感染中恢复并已清除此病毒;或表明受检者曾接种过乙肝疫苗。如抗-HBc 检测结果为阳性,则表明受检者最近或过去受过 HBV 感染。如 HBsAg 与抗-HBc 均阳性,通常表明受检者为慢性乙肝患者(Shiina et al.,1991)。

### 31.2.7　乙肝的治疗

乙肝的治疗方法包括抗病毒、免疫调节、改善肝功能和抗肝纤维化等综合治疗。目前临床最主要的措施为抗病毒治疗,长期使用 α 干扰素和核苷酸类

似物进行联合治疗可在 40%~50%的慢性 HBV 感染病例中实现对病毒复制的抑制,但仍有相当一部分患者效果欠佳,且会产生药物不良反应。例如,核苷酸类似物拉米夫定可抑制 HBV 复制,但存在停药后病毒反跳现象,且可能诱导 HBV 突变体产生。新型抗病毒药物如替诺福韦或恩替卡韦等价格较高,普及率不足。此外,HBV 感染的发现和诊断一直是防治乙肝的重要阻碍,WHO 根据 2017 年进行的调查估计,全球 HBV 感染者仅 9%左右能够得到血清学诊断确诊(WHO,2017)。因此,彻底治愈慢性乙肝,在可预见的时间内尚无法实现。预防性疫苗接种仍是控制乙肝的最有效策略。

## 31.3　流行病学

### 31.3.1　HBV 的传播

人类和猩猩是 HBV 的宿主。HBV 传染性极强,可因皮肤或黏膜暴露于受感染者血液或其他体液(如精液或阴道分泌物)而传播。HBV 的传播途径与人类免疫缺陷病毒(HIV)相同,包括母婴传播、儿童间传播、不安全注射、输血和性接触等,但 HBV 的传染性比 HIV 强 50~100 倍。HBV 在体外至少可存活 7 天,在此期间如进入未接种乙肝疫苗者的体内依然可造成感染。HBV 不通过受污染的食品或水传播,不通过接触传播。

垂直传播是婴幼儿期感染 HBV 的主要传播途径,以母婴传播为主。父婴传播主要通过生殖细胞传播,但并不多见(黄建民等,1999)。母婴传播途径包括宫内传播、分娩时传播和产后传播。乙肝疫苗和高效价乙肝免疫球蛋白(HBIG)的主动、被动联合免疫对生产时和产后 HBV 传播的阻断率可达 70%~90%,但对宫内感染效果较差。研究认为,宫内感染造成新生儿接种乙肝疫苗失败的可能原因有:外周血单个核细胞(PBMC)的感染、胚胎期感染等,其中 PBMC 感染是造成新生儿接种乙肝疫苗失败的主要原因(朱科伦等,1995;Yue et al.,2002)。

发展中国家与发达国家 HBV 的传播模式有所不同。发展中国家常见的 HBV 传播模式包括围生期感染(分娩时由母亲传给新生儿)、幼儿期感染(与受感染家人密切接触而感染)、不安全注射、不安全输血、未加保护的性接触;而在许多发达国家

（如在西欧和北美），HBV 感染多通过性活动和注射毒品而在青年人中传播。美国成年人 HBV 感染主要发生在高危人群，2005 年急性乙肝高发人群为 25～45 岁的成年人，39.0% 为异性性传播，24.0% 为同性性传播，16.0% 系静脉内注射毒品传播，其他途径不详（刘学恩等，2008）。

由于许多国家已在儿童中普及乙肝疫苗计划免疫，而成年人较少自发主动接种乙肝疫苗；且乙肝主要经血液和体液传播，成年人暴露于以上因素的概率更大，导致成年人已经成为 HBV 感染的多发群体。我国政府 1992 年制定了乙肝的免疫策略，将免疫接种纳入计划免疫程序，明确了疫苗的接种目的和对象，重点免疫新生儿，其次为 1～5 岁幼儿及其他高危人群。章一丰等报道，在所有的急性乙肝病例中，20～49 岁人群占 71.44%，且发病比例随年龄增长有上升趋势（章一丰等，2008）。因此，我国要预防 HBV 在人群中的传播，除进一步完善乙肝疫苗计划免疫外，还有必要进行乙肝疫苗扩大免疫，对计划免疫以外的人群，如未接种或未全程接种乙肝疫苗的儿童、青少年以及青壮年等进行乙肝疫苗免疫。

## 31.3.2 流行病学和公共卫生

HBV 感染在全球都有分布，但 HBsAg 阳性率在全球的差异很大。WHO 使用特定地理区域内普通人群的 HBsAg 阳性率来描述乙肝的流行状况，根据 HBsAg 阳性率将全球划分为乙肝高、中、低流行区。HBsAg 阳性率≥8% 的区域为乙肝高发地区，一些乙肝高发地区高达 20% 的人口可能存在 HBV 慢性感染。慢性 HBV 感染的高度流行地区主要分布在撒哈拉沙漠以南的非洲、东南亚、东地中海国家、太平洋南部和西部岛屿、亚马孙内陆盆地以及加勒比海部分地区；HBsAg 阳性率为 2%～7% 的区域为乙肝中度流行地区，主要包括南亚－中亚和南亚－西亚、东欧和南欧、俄罗斯和大多数中南美国家；HBsAg 阳性率<2% 的区域为乙肝低度流行地区，包括澳大利亚、新西兰、北欧和西欧以及北美等地区。

在 HBV 高发区，最常见的传播途径是母婴传播及幼儿期的儿童间传播。在 HBV 低流行国家，性传播和使用被污染针头（尤其是静脉药瘾者）是主要的传播途径。即便在乙肝低度流行地区，围生期传播仍可占 HBV 相关死亡的 15%。

## 31.3.3 已上市的主要乙肝疫苗

目前已上市（或曾经上市）的乙肝疫苗主要有两类：血源疫苗和重组疫苗。

### 31.3.3.1 血源性乙肝疫苗

血源性乙肝疫苗是最早获批准的乙肝疫苗，通过采集 HBsAg 携带者的血浆，分离、纯化 HBsAg 制成。Krugman 等（1971）首次证明将乙肝患者血浆中的 22 nm 病毒表面抗原颗粒加热后接种黑猩猩，可诱导黑猩猩体内产生针对 HBV 的保护性抗体，能够使其抵抗 HBV 的攻击。此后各国相继开展了乙肝血源疫苗的研制。20 世纪 70 年代后期，Maupas 等（1976）研制出利用无症状 HBV 携带者血浆提取 HBsAg 而制备的血源性乙肝疫苗。1982 年，美、法两国正式批准血源性乙肝疫苗上市。我国于 20 世纪 80 年代由北京生物制品研究所牵头研制成功血源性乙肝疫苗，1985 年获得生产许可，并正式批量生产。血源性乙肝疫苗经过 10 余年、数亿人份的大规模人群接种，证明其具有良好的免疫原性，在预防 HBV 感染方面发挥了巨大作用（吴维寿等，2005）。然而，生产血源性乙肝疫苗需要大量的 HBsAg 携带者血浆，且成本较高，故逐渐停止使用。我国于 1998 年停止生产血源性乙肝疫苗，并于 2000 年停止使用。

### 31.3.3.2 基因工程乙肝疫苗

随着分子生物学技术的发展，可通过基因工程技术在其他生物体内大量表达 HBsAg。相对于血源性乙肝疫苗，基因工程乙肝疫苗大大提高了乙肝疫苗规模化生产的能力；纯度较高，疫苗内不含人血清成分和任何其他动物源性蛋白质，更安全；同时其制备较容易，可大批量生产。因此，重组乙肝疫苗上市后迅速得到普及应用。利用重组技术生产的乙肝疫苗是全球第一个基因工程疫苗。

重组乙肝疫苗是将 HBV 的 S 基因插入表达载体中，将载体导入酵母或中国仓鼠卵巢（CHO）细胞等表达系统中进一步表达 HBsAg 蛋白。1982 年，Valenzuela 等首先将 adw 亚型的 HBsAg 基因置于乙醇脱氢酶 1（ADH 1）启动子下，以质粒为载体在酿酒酵母中表达成功（Valenzuela et al.，1982）。目前全世界应用最广泛的基因工程乙肝疫苗是由美国默沙东公司（MSD）在 1984 年研制成功并于 1986 年上市的重组酵母乙肝疫苗（McAleer et al.，1984），为含 226 个氨基酸的 S 基因产物。我国于 1995 年引进美国 Merck 公司的重组酿酒酵母乙肝疫苗生产工艺,由北京生物制品研究所和深圳康泰生物制品股份有限公司生产,曾接种于大量人群,降低了我国人群 HBsAg 阳性率。2004 年,由大连汉信生物制药有限公司研发的重组汉逊酵母乙肝疫苗批准上市。我国应用毕赤酵母表达的乙肝疫苗已进入临床试验阶段。此外,含前 s1/前 s2 和 s 抗原成分的酿酒酵母疫苗也处于申报阶段。

　　除重组酵母系统外,还有以哺乳动物细胞表达系统生产的乙肝疫苗。最早应用的细胞是中国仓鼠卵巢细胞(CHO)。CHO 乙肝疫苗由猴病毒 SV40 启动子控制表达 HBsAg,同时以二氢叶酸脱氢酶基因作为扩增筛选基因,获得高效表达 HBsAg 的细胞株用于生产(任贵方等,1987)。我国和法国曾分别上市 CHO 乙肝疫苗(卫江波,2013;Shouval,2003)。我国目前使用的 CHO 乙肝疫苗于 1992 年由长春生物制品研究所为主研制成功,仅含有 HBsAg;法国CHO 乙肝疫苗则含有 HBsAg 和前 s2 抗原。哺乳动物细胞系统的优势在于,其表达的 HBsAg 更接近天然形式,产物的分离纯化也较简单。CHO 重组乙肝疫苗(10 μg/剂)诱导抗-HBs 的水平高于重组酵母乙肝疫苗(5 μg/剂)(梁争论等,2002),但在动物实验中,相同剂量(3 μg/只)CHO 重组乙肝疫苗诱导小鼠产生的细胞免疫水平则低于重组酵母乙肝疫苗(何鹏等,2011;胡忠玉等,2008)。

## 31.4　乙肝疫苗的接种

### 31.4.1　乙肝疫苗的计划免疫

　　WHO 指出,为控制 HBV 相关的疾病,最有效的预防措施是在婴儿中实施统一的免疫接种,能够逐渐减少乙肝高发区 HBV 相关慢性肝炎、肝硬化和 HCC(WHO,2017)。WHO 于 1992 年建议,所有国家无论 HBV 流行率高低,均应在 1997 年底前将新生儿和青少年的乙肝疫苗接种纳入国家计划免疫。尽管计划免疫推行的速度低于预期,2015 年的WHO 数据表明,全球已有 185 个国家(95%)将乙肝疫苗纳入儿童免疫规划(WHO,2017)。近年来,随乙肝疫苗价格在发展中国家的大幅下降,乙肝疫苗有望进一步推广到许多 HBV 感染高发区。乙肝疫苗的计划免疫已在许多国家得到了令人信服的效果;然而,某些国家选择不开展常规免疫接种,如乙

肝流行率极低的国家通过不同经济学模型进行经济评估认为,大规模接种乙肝疫苗不符合成本效益原则,代之以对孕妇开展 HBsAg 筛查,并对 HBsAg 阳性孕妇所生婴儿进行免疫接种。WHO 认为,这一策略不适用于乙肝高发的发展中国家。

### 31.4.2　不同地区计划免疫的实施与效果

#### 31.4.2.1　西太平洋地区

　　西太平洋地区(西太地区)由 36 个国家和地区组成,每年约有 27.8 万例 HBV 感染相关的死亡,其中 90% 以上是由于母婴传播或儿童时期感染 HBV 所引起的慢性肝病。其中只有 2 个国家 HBsAg 流行率低于 2.0%,22 个国家 HBsAg 流行率高于8.0%。截至 2001 年底,西太地区所有国家均将乙肝疫苗纳入计划免疫。据 2006 年统计,在乙肝疫苗计划免疫前不同国家和地区 HBsAg 阳性率分别为:日本 0.3%、韩国 3.4%、新加坡 5.0%～10.0%、中国台湾 10.0%～20.0%、泰国 2.5%;实施乙肝疫苗计划免疫后,HBsAg 阳性率明显下降,分别降至:日本0.03%、韩国 0.9%、新加坡 < 1.0%、中国台湾0.8%～1.7%、泰国 0.7%(刘学恩等,2008)。

　　中国原卫生部 1992 年将乙肝疫苗纳入计划免疫,对所有新生儿按 0、1、6 个月(出生后 24 小时以内,1 个月和 6 个月)免疫程序免疫 3 次,学龄儿童和高危人群也按 0、1、6 个月程序接种。陈园生等利用 2002 年中国居民营养与健康状况调查保留的血清样本进行 HBV 血清学标志物检测显示,3～12 岁儿童,城市 HBsAg 阳性率、HBV 感染流行率分别为2.07%、8.17%,农村分别为 8.17%、39.04%;接种乙肝疫苗的儿童,城市 HBsAg 阳性率、HBV 感染流行率分别为 1.96%、19.61%,农村分别为 6.65%、37.70%;未接种乙肝疫苗的儿童,城市 HBsAg 阳性率、HBV 感染流行率分别为 2.39%、48.73%,农村分别为 10.84%、49.87%。与 1992 年中国病毒性肝炎血清流行病学调查结果(HBsAg 阳性率城市、农村分别为 7.60%、12.60%)相比,3～12 岁儿童城市、农村 HBsAg 阳性率均有不同程度下降,充分说明乙肝疫苗纳入计划免疫后预防乙肝效果显著,但城乡差别仍较明显(陈园生等,2006)。

#### 31.4.2.2　美国

　　美国最初的免疫策略是对高危人群(如医务人

员、男同性恋人群、静脉毒瘾者、血液透析患者、有多个性伴侣人群)以及 HBsAg 阳性母亲所生的新生儿接种乙肝疫苗。后来发现,该免疫策略对降低人群 HBV 感染率无明显效果。因此自 20 世纪 80 年代末起,美国逐步采取综合免疫策略:自 1988 年起筛查所有孕妇,对 HBsAg 阳性母亲所生婴儿进行暴露后免疫预防(乙肝疫苗+乙肝免疫球蛋白);并分别于 1992 年、1995 年、1999 年将所有新生儿、未免疫的青少年、未免疫的 18 岁以下儿童和青少年列入乙肝疫苗常规免疫。2005 年,美国免疫实施咨询委员会(ACIP)发布成年人的免疫策略,对以前未接种乙肝疫苗的高危人群进行免疫。美国之前每年有 2.4 万名儿童围生期感染 HBV;HBsAg 阳性和 HBeAg 阴性母亲所生的新生儿有 5.0%~20.0% 感染 HBV,HBsAg 和 HBeAg 双阳性母亲所生的新生儿有 70.0%~90.0% 感染 HBV;每年约 1.6 万名 10 岁以下儿童通过其双亲、兄弟姐妹或同伴接触,经破损皮肤黏膜由血液或体液接触感染 HBV。从 1994—2005 年,美国急性乙肝发病率下降 78.0%,由 8.5/10 万降至 1.9/10 万,19 岁以下青少年、儿童的发病率下降 96.0%(2.4/10 万降至 0.1/10 万);19 岁以上成年人的发病率下降 76.0%(9.9/10 万降至 2.4/10 万)(刘学恩等,2008)。

### 31.4.2.3 欧洲

除荷兰、英国等几个国家外,大多数欧洲国家均采纳 WHO 建议实施新生儿和青少年计划免疫。意大利是第一个实施计划免疫的欧洲国家,自 1992 年起乙肝疫苗平均免疫覆盖率高于 90%,许多地区达到 95% 以上,意大利 Campania 地区的一个高流行区 Afragola 自 1983 年开始实施乙肝疫苗计划免疫,15 年后急性乙肝发病率由 63/10 万降至 0.3/10 万,HBsAg 流行率由 13.4% 降至 3.7%,HBV 相关慢性肝病由 48% 降至 18%,英国属 HBV 低流行区,HBV 阳性率低于 0.5%,因此,采取对高危人群和 HBsAg 阳性母亲所生新生儿进行乙肝疫苗免疫策略(刘学恩等,2008)。

## 31.4.3 疫苗接种方案

乙肝疫苗既有单价配方,也有和其他疫苗[如全细胞百白破疫苗(DTwP)、无细胞百白破疫苗(DTaP)、流感嗜血杆菌疫苗(Hib)、甲肝疫苗和脊髓灰质炎灭活疫苗(IPV)]固定配方的联合疫苗。

由于联合疫苗中其他抗原目前尚未获准在出生时使用,因此对新生儿仅可使用单价乙肝疫苗。

乙肝疫苗接种方案非常灵活,WHO 提供了多种备选方案,可将乙肝疫苗纳入现有的国家免疫规划,无须专门接种。不同方案的选用取决于各国的流行病学状况和国家免疫规划的总体考虑。WHO 建议,在制订预防 HBV 围生期传播的国家策略时,应考虑围生期传播对该国总体疾病负担的相对影响,并考虑在出生时接种首剂乙肝疫苗的可行性。不论采取何种方案,两针乙肝疫苗间推荐的最小间隔为 4 周,较长的间隔可有助于增加最终的抗-HBs 抗体滴度,但无助于提高抗体的血清阳转率(WHO,2018)。

WHO 推荐的疫苗接种方案可分为出生时接种和出生时不接种的方案。前者要求婴儿出生时接种第 1 针乙肝疫苗,然后在接种第 1 针和第 3 针吸附百日咳、白喉破伤风联合疫苗(DTP,简称百白破)时分别接种乙肝疫苗的第 2 针和第 3 针;另外也可采用 4 剂次接种方案,即出生时接种第 1 针乙肝疫苗,此后再接种 3 个剂次,后 3 针可接种单价乙肝疫苗,也可接种乙肝联合疫苗[如与 DTP 和(或)Hib 联合],其接种时间可参照联合疫苗的通用方案,以方便接种、不易漏种为原则。如采用出生时不接种乙肝疫苗的方案,既可使用单价乙肝疫苗,也可使用与 DTP 和(或)Hib 的联合疫苗。

对于早产儿,WHO 建议采用出生时即接种乙肝疫苗的方案。但如果婴儿的出生体重<2000 g,其出生时接种的第 1 剂乙肝疫苗不应计入基础免疫,此后还应再额外接种 3 针乙肝疫苗。

在乙肝高发国家(HBsAg 阳性率≥8%),HBV 的主要传播途径为母婴传播和幼年期(<5 岁)由儿童间传播。WHO 建议采用在出生时即接种乙肝疫苗的方案,该方案对于 HBV 母婴传播的阻断成功率>90%。婴儿出生后应尽快(在 24 小时内)接种乙肝疫苗。

HBV 中度(HBsAg 阳性率 2%~7%)或低度流行(HBsAg 阳性率<2%)的国家,仍有一部分慢性感染是在幼儿期传播后获得,因此也应在婴儿中开展常规乙肝疫苗接种。对于乙肝低度流行的国家来说,尽管对所有孕妇开展 HBsAg 筛查并仅对 HBsAg 阳性母亲所生婴儿在出生时接种乙肝疫苗不失为一种备选方案,但由于许多高危孕产妇产前往往不会前往诊所接受检查,这种策略可能只是部分有效。

一般而言,对在医院内出生的婴儿接种乙肝疫苗较为容易。随着预充式单剂疫苗注射装置的问世,卫生保健工作者和助产人员能更方便地为在家中出生的婴儿接种疫苗。

### 31.4.4　疫苗剂量和接种方法

乙肝疫苗的免疫剂量应根据具体的疫苗制品和受接种者的年龄而定。在多数情况下,婴儿和青少年接种的剂量是成年人的一半。新生儿和 2 岁以内幼儿的接种部位为大腿前部外侧肌内,大龄儿童和成年人则为上臂三角肌中部肌内注射。WHO 不建议臀部或皮内注射乙肝疫苗,因臀部接种诱导的保护性抗体水平较低,且手法不当的可能发生坐骨神经损伤;而皮内注射接种乙肝疫苗在人体中诱导的免疫应答亦不太可靠,在儿童中更为明显。乙肝疫苗不会干扰其他疫苗诱导的免疫应答,反之亦然,因此,婴儿出生时同时接种乙肝疫苗和卡介苗是安全的,第 2、3 针乙肝疫苗也可与其他计划免疫的疫苗同时接种,不同疫苗诱导的免疫应答不会互相干扰。但如果使用非固定配方的联合疫苗,则乙肝疫苗与其他疫苗同时使用时应在不同部位接种。

### 31.4.5　免疫应答和加强免疫研究

健康人接种 3 针乙肝疫苗即可,不需要进行加强免疫(Middleman AB et al.,2014;Zuckerman et al.,2017)。而另外一些研究者认为,接种乙肝疫苗者的抗-HBs 抗体水平随时间延长而下降,因此存在感染 HBV 的潜在危险性,推荐加强免疫。我国学者对是否需要加强免疫的观点也不统一。董红军等对901 名完成乙肝疫苗基础免疫的 5 岁儿童进行 1 针加强免疫,同时以 398 名未加强免疫的儿童作为对照,5 年随访结果显示,加强免疫组儿童抗-HBs 水平在短期内明显升高,且抗体阳转持续时间延长,但对儿童后续是否发生 HBV 感染无明显影响,两组儿童的 HBsAg 和抗-HBc 阳性率无显著性差异,认为儿童完成乙肝疫苗基础免疫后 10 年内无须普遍实施加强免疫(董红军等,2002)。安建会等追踪观察乙肝酵母疫苗全程免疫后 10 年儿童抗-HBs 变化情况发现,不加强免疫儿童的抗-HBs 阳性率及 GMT 水平逐年下降,而基础免疫后 5 年和 10 年对抗-HBs阴转儿童加强免疫 1 针乙肝疫苗使抗-HBs 阳转率均达到 100%,说明酵母乙肝疫苗免疫后诱导良好的免疫记忆,免疫后 10 年无须加强(安建会等,2005)。李艳萍等选取 273 名母亲为 HBsAg 和

HBeAg 双阳性的儿童,使用基因重组酵母乙肝疫苗全程免疫后进行 9 年随访观察,181 人中累计 12 人HBsAg 阳转,其中 8 人为抗体持续低于 10 mIU·mL$^{-1}$或无应答,提示母亲为 HBsAg 和 HBeAg 双阳性的儿童,尤其是基础免疫时为低应答和无应答者需要加强免疫(李艳萍等,2005)。

### 31.4.6　疫苗接种后的检测

接种乙肝疫苗后并不一定需要进行抗体检测,对于部分特殊人群,如条件具备,有必要通过检测获得免疫应答的信息:① HBsAg 阳性孕妇所产婴儿;② 免疫功能低下者;③ 有职业性感染乙肝危险的人员;④ HBsAg 阳性者的性伴侣。检测抗-HBs 抗体应选用定量检测方法,以确定抗-HBs 抗体水平是否具有保护性(>10 mIU·mL$^{-1}$)。成年人应在完成疫苗全程接种后 1~2 个月接受检测;对于 HBsAg 阳性孕妇所产婴儿,可在完成全程疫苗免疫程序后 8~15 个月龄时采血检测。初次免疫后抗体阴性者应适当随访,以判断是否需要加强免疫。

### 31.4.7　针对乙肝的被动免疫

使用乙肝免疫球蛋白(hepatitis B immunoglobulin,HBIG)能够暂时获得针对 HBV 的被动免疫力,可用于暴露后的应急预防。HBIG 预防适用于:① HBsAg 阳性孕妇所产的新生儿;② 皮肤或黏膜暴露于 HBV 感染者的血液或体液者;③ 与 HBV 感染者发生性接触后;④ 行肝移植手术后保护患者免于复发 HBV 感染。一般认为,HBIG 应作为乙肝疫苗的一种补充手段使用。

### 31.4.8　成年人接种乙肝疫苗的研究

随着计划免疫的推行,乙肝疫苗在婴儿和儿童中的接种率不断提高,但其在高危成年人群(包括具有职业暴露风险的卫生专业人员)中的使用率依然偏低。一方面是由于乙肝疫苗全程免疫需要 3针,容易漏种而导致全程免疫完成率偏低;另一方面是由于部分发展中国家缺乏成年人免疫接种的经费。针对特殊的场所(如监狱、性病门诊、戒毒中心和针具交换项目)对高危成年人开展常规免疫接种具有较好的成本效益比。

WHO 认为,对年龄较大的人群(包括青少年和成年人)开展初始强化免疫的必要性取决于各国HBV 感染的流行病学基线状况,尤其是减少 HBV

相关急性疾病的相对重要性。在乙肝高度流行的国家，因大龄儿童和成年人多数早已被病毒感染，大规模的婴儿常规免疫接种的确可迅速减少 HBV 的感染和传播，而对年龄较大人群进行初始强化免疫作用比较有限；在乙肝中度或低度流行的国家，大龄儿童、青少年和成年人感染较多，可将针对青少年的初始强化免疫策略作为常规计划免疫接种的补充。如经济条件允许，还可在目标人群中加入高危人群，如接触血液或血液制品的医务工作者、透析患者、监狱囚犯、注射吸毒者、慢性 HBV 感染者的家属和性接触者及有多个性伴侣者。但应注意，只有在婴儿免疫接种规划保证的基础上才可以考虑开展初始强化免疫（WHO，2015；Strikas et al.，2015）。

## 31.5　乙肝疫苗的保护效果及不良反应

乙肝疫苗的保护效力与其诱导的抗-HBs 抗体水平相关。在完成基础免疫（3 针）的最后一针后 1~3 个月，如接种者抗-HBs 抗体滴度 ≥ 10 mIU · mL$^{-1}$，即可视为已对 HBV 具备了立即的和长期的抵御能力。对于婴儿期曾接种过乙肝疫苗的大龄儿童，已证实乙肝疫苗具备预防其发生 HCC 的临床效力（WHO，2012）。

对于 95% 的婴儿、儿童和年轻人，全程疫苗免疫后可诱导保护性抗体；如受接种者超过 40 岁，完成 3 针初种后产生保护性抗体的比例降至 90%；超过 60 岁人群，仅 65%~75% 完成基础免疫后产生保护性抗体。低体重（<2 000 g）早产儿在出生后接种乙肝疫苗可能反应不佳；然而，所有早产儿无论其出生体重或胎龄，出生满 1 个月后都可诱生充分的免疫应答。免疫抑制性疾病患者（如晚期 HIV 感染、慢性肝病、慢性肾衰竭和糖尿病等）可造成对乙肝疫苗反应性的降低。

我国"八五""九五"期间，曾对不同种类国产和进口基因重组乙肝疫苗进行免疫原性和免疫效果的比较研究，证明乙肝疫苗具有较高的母婴阻断保护效果。北京生物制品研究所生产的血源疫苗（30 μg/剂）的保护率为 86.6%，酵母基因重组疫苗（5 μg/剂）为 86.7%；长春生物制品研究所生产的 CHO 基因重组疫苗（20 μg/剂）为 80.0%；深圳康泰生物技术有限公司生产的酵母基因重组疫苗（5 μg/剂）为 90.0%。可见，不同种类的乙肝疫苗免疫均可达到相近的保护效果（刘学恩等，2008）。

乙肝疫苗的安全性是所有人共同关心的问题。截至目前，全世界已有数以亿计的人使用过重组乙肝疫苗，其安全性已被世界所公认。但接种过程中由于接种部位、操作手法及个体反应的不同，部分人接种后会出现一些不良反应（Duclos，2003）。最常见的不良反应是注射部位疼痛和低热，也可发生头痛、头晕和胃肠道症状等，一般较轻，无须处理，24~48 小时内可自行消退。儿童和婴幼儿中不良反应低于成年人，疫苗的不良反应发生例数与接种人群基数密切相关（胡忠玉等，2014）。近年来有研究称，接种乙肝疫苗可能会导致多发性硬化、白血病、巨噬细胞肌筋膜炎、风湿性关节炎等严重不良事件发生，WHO 1999 年专门组织成立了全球疫苗安全咨询委员会（Global Advisory Committee on Vaccine Safety，GACVS），负责对全球重要的疫苗安全问题做出迅速、有效、独立和科学严谨的反应。GACVS 经调查后认为，不支持接种乙肝疫苗与上述不良反应之间有必然的因果关系；临床研究也得出与 GACVS 相同的结论。在有安慰剂对照的研究中，除局部疼痛外，乙肝疫苗接种组中报告的不良反应事件（如肌痛和一过性发热）并不比安慰剂组多（儿童中不良事件发生率 <10%，成年人中为 30%）。有关乙肝疫苗严重过敏反应的报告非常罕见。现有资料并未表明乙肝疫苗与吉兰-巴雷综合征（脱髓鞘性疾病，如多发性硬化）之间存在因果关系，亦无流行病学资料支持乙肝疫苗接种与慢性疲劳综合征、风湿性关节炎、自身免疫病、哮喘、婴儿猝死综合征、糖尿病之间存在因果关系。

## 31.6　问题

### 31.6.1　目前乙肝疫苗存在的问题

经过数十年的实践证明，人群接种乙肝疫苗已获得了较好的免疫效果，乙肝疫苗的大规模接种对阻断 HBV 母婴传播，降低急性乙肝发病率和病死率，预防乙肝慢性感染及向肝硬化、肝癌方向发展取得了显著成效。但现有乙肝疫苗仍存在一些不足之处：① 健康人群接种乙肝疫苗后，有 5%~10% 的人不产生保护性抗体或抗体水平很低，即所谓的低、无应答（Sjogren，2005）；② 乙肝疫苗全程免疫共需要接种三针，容易造成漏种而不能完成全程免疫；③ 现有的乙肝疫苗多为仅含 s 抗原的产物，*HBV S* 基因变异株以弱势准种形式广泛存在，长期、大范围推广乙肝疫苗具有免疫选择 HBsAg 基因变异株的作用，基因变异株有可能在免疫后人群中流行而成为新的公共卫生问题。

## 31.6.2 乙肝疫苗低、无应答

被动和主动免疫试验研究结果表明，乙肝保护性抗体（抗-HBs）≥10 mIU·mL$^{-1}$ 为预防 HBV 感染的最低水平。然而按照 0—1—6 个月免疫程序完成 3 针疫苗接种后，约有 10% 的成年人和 5% 的婴幼儿、儿童、青少年无法产生足够水平的抗-HBs。通常将完成全程免疫后抗-HBs<10 mIU·mL$^{-1}$ 者称为乙肝疫苗无应答，将抗-HBs 在 10～100 mIU·mL$^{-1}$ 者称为乙肝疫苗低应答。疫苗无应答人群仍是 HBV 的易感人群（Zuckerman，2006）。造成乙肝疫苗无应答的原因较为复杂，可分为接种者自身原因和外部原因，人群年龄、体重指数、性别、免疫功能状况、烟酒史等可影响免疫效果，如年轻者比年老者更能够对乙肝疫苗产生良好应答，非肥胖者比肥胖者更容易产生较高的抗-HBs 保护性水平，女性的抗体阳转率和抗体滴度高于男性；此外，无应答还可能具有遗传因素。从疫苗因素来看，导致无应答产生的原因可能与疫苗种类、接种剂量、接种途径、接种策略等相关。然而乙肝疫苗无应答的具体机制迄今仍未完全明确（梁争论等，2004；Wang et al.，2017b）。

### 31.6.2.1 遗传相关因素

接种者自身因素中显著影响疫苗效果的首先是人类白细胞抗原（human leukocyte antigen，HLA），特别是 HLA Ⅱ 类基因区的 *DP*、*DQ*、*DR* 基因的多态性（Zuckerman，2006；张军楠等，2013；Xu et al.，2017）。

许多学者开展了 HLA 多态性与乙肝疫苗反应性的相关性研究，陆续发现一些与乙肝疫苗免疫应答有关的基因和多态性位点。*HLA* 是人体多态性最多的基因群，因直接影响抗原识别从而显著影响免疫应答和免疫调控（Lin et al.，2008）。在 Ⅰ 类（HLA-A、HLA-B、HLA-C 等）、Ⅱ 类（HLA-DP、HLA-DQ、HLA-DR 等）和Ⅲ类（C2、C4 等）*HLA* 基因中，Ⅱ 类为免疫应答基因（*Ir* 基因），决定个体对抗原免疫

应答反应性的差异，主要由 *HLA-DR* 基因负责（McDermott et al.，1997）。1981 年，Walker 等首先提出，乙肝疫苗应答受到 HLA 关联的免疫应答基因的控制（Walker et al.，1981）。此后，Desombere 等发现，低、无应答与 *HLA-DRB1\*07*、*DPB1\*0301*、*DQB1\*02* 基因呈正相关，与 *HLA-DRB1\*010*、*DR5*、*DPB1\*040*、*DQB1\*0301* 和 *DQB1\*0501* 呈负相关（Desombere et al.，1998）。McDermott 等（1997）发现，*HLA-DRB1\*07* 和 *DQB1\*02* 基因与低、无应答的关联程度最高，两种基因之间的连锁不平衡也与低、无应答有关。*HLA-DRB1\*07* 被认为与 HBV 感染的持续存在及病毒高复制状态有关，其机制可能为在胸腺分化过程中，*HLA-DRB1\*07* 通过诱导调节 HBV 特异 T 细胞受体的免疫耐受，导致接种乙肝疫苗后的 T 细胞应答低下，进而影响 B 细胞激活与抗体分泌（韦颖华等，2009）。*DQB1\*02* 基因导致疫苗接种低、无应答相关的机制，可能是不能有效提呈载体表位给 Th 细胞，从而不能使 Th 细胞活化，进而影响 B 细胞激活与抗-HBs 的水平。Albayrak 等（2011）选择 25 位无应答者与 43 位高应答者，通过 HLA 分子分型比较发现，无应答者中 HLA-A11 和 HLA-A24 显著升高，而 HLA-CW6 显著降低。Milich 等（2010）对 *HLA* 基因与乙肝疫苗免疫应答的关系进行了较为全面的分析认为，*HLA* 三类基因中均存在调控乙肝疫苗免疫应答的基因，这些基因通过单独或者连锁单元型方式起作用。

单核苷酸多态性（SNP）也是目前乙肝疫苗接种低、无应答研究的热靶点之一。目前已发现的与乙肝疫苗接种低、无应答相关的 SNP 主要集中在白细胞介素（interleukin，IL）、Toll 样受体（Toll-like receptor，TLR）及细胞分化因子等。Chen 等（2011）在研究 TLR 基因对乙肝疫苗免疫应答的影响时发现，无应答和应答者的 IL-4、IL-4 受体、IL-13 及 *TLR-2* 基因的 SNP 位点的改变有显著性差异，无应答者 IL-1β 内含子的 AG 单体型出现的频率显著高于应答者。Yucesoy 等（2002）研究发现，IL-1β 的 SNP 位点的改变与免疫应答有关，通过 *PCR-RFLP* 基因分型显示，IL-1β 等位基因的变异会提高抗-HBs 抗体滴度，且可促进 T 细胞增殖。Pan 等（2012）研究发现，IL-12A 和 IL-12B 的 SNP 位点改变在乙肝疫苗免疫应答中起重要作用，低应答者 IL-12A 的 TT 基因型和 IL-12B 的 CTCTAA/CTCTAA 基因型出现的频率显著高于高应答者。Ryckman 等（2010）发现，CD44

和 CD58 分子基因多态性的改变会影响机体对乙肝疫苗接种的应答。CD44 是细胞表面的糖蛋白分子，通过影响 IFN-γ 的表达来参与淋巴细胞的激活、归巢和再循环，而 CD58 同其他 T 细胞共刺激分子共同参与 T 细胞的增殖与分化。

### 31.6.2.2　免疫系统缺陷

（1）T 细胞缺陷

① 辅助性 T 细胞（Th 细胞）与细胞因子

Th 细胞通过分泌细胞因子从而促进免疫细胞的增殖分化及其免疫效应的发挥等，具有协助体液免疫和细胞免疫的功能。不同环境下，Th 细胞分为 Th1、Th2、Th9 和 Th17 等细胞，Th1 细胞主要分泌 IFN-γ、IL-2 等，参与细胞免疫应答；Th2 细胞主要分泌 IL-4、IL-5、IL-10 等，辅助 B 细胞活化，产生抗体，参与体液免疫应答。Th 细胞数量的减少、分泌细胞因功能的不足或者活化失败，可能是导致乙肝疫苗低、无应答的重要机制（Hsu et al.，1996）。Larsen 等（2000）发现，高应答者的 PBMC 能对 HBsAg 产生 Th1 和 Th2 型细胞因子应答；而低应答者的 PBMC 则不分泌 Th1 型细胞因子，仅产生短暂且微弱的 Th2 型细胞因子应答。李曦然等（2011）研究发现，乙肝疫苗无应答者与应答者在 Th1 细胞数上有明显差别，乙肝疫苗无应答者 Th1 细胞数明显减少，导致 IFN-γ 分泌量下降，从而造成对乙肝疫苗的无应答。此外，有学者在研究 HBV 宫内感染儿童接种乙肝疫苗免疫失败时发现，HBV 宫内感染儿童接种乙肝疫苗无反应组 PBMC 的膜白细胞介素-2 受体（mIL-2R）表达水平明显低于有反应组（于广军等，1998；Yue et al.，2002）；但分泌型 IL-2R 水平明显高于反应组，推测分泌型 IL-2R 是一种 IL-12 的免疫拮抗剂，可减少 T 细胞的自分泌效应，也是乙肝疫苗无反应的可能机制之一（Manoussakis et al.，1989）。

② 调节性 T 细胞（Tr 细胞，Treg）

Tr 细胞是一类具有免疫抑制功能的 T 细胞，它能够抑制 T 细胞的活化和增殖及 B 细胞分泌抗体，对于维持机体对自身抗原的免疫耐受和免疫应答稳态具有非常重要的作用。Roukens 等（2011）研究发现，Tr 细胞过度表达是乙肝疫苗低、无应答的一个重要机制。杨燕等（2009）发现，乙肝疫苗无应答者外周血 Tr 细胞的 PD-1 分子表达率显著高于应答者，推测 Tr 细胞及其调节分子也是疫苗无反应的调控机制。

③ T 细胞受体基因克隆化改变

乙肝疫苗活化 B 细胞需要 Th2 细胞的辅助，而 TCR 在抗原特异性刺激后的特异性基因重排可导致 Vβ 基因区域发生克隆化改变。研究发现，乙肝疫苗正常应答者在 TCR β 链的 Vβ2、Vβ8、Vβ9、Vβ11 和 Vβ17 共 5 个基因家族上发生单克隆改变的频率显著高于无应答者，提示乙肝疫苗诱导以上 Vβ 基因的克隆化改变有利于特异性 CD4$^+$T 细胞的活化及抗-HBs 的产生（宋玉国等，2011）。

（2）B 细胞缺陷

Valats 等（2010）研究发现，尽管应答者和无应答者在初始 B 细胞、记忆 B 细胞亚型的数量上无显著差异，但应答者分泌特异性抗-HBs IgG 抗体的效应 B 细胞数量高于无应答者，推测无应答者记忆 B 细胞的成熟及抗体类别转换等功能存在障碍，从而导致效应 B 细胞分泌 IgG 抗体的能力降低。

（3）抗原提呈缺陷

HBsAg 为胸腺依赖性抗原，其诱导抗体必需抗原提呈细胞提呈抗原，激活 Th 细胞。Milich 等（2003）推测，乙肝疫苗无应答状态可能与抗原提呈缺陷有关，无应答者的抗原提呈细胞不能有效地摄取和处理 HBsAg，或细胞表面 MHC Ⅱ 类分子表达缺陷，导致其提呈抗原肽不足，从而影响了 CD4$^+$T 细胞的活化。但 Salazar 等（1995）研究则认为，乙肝疫苗应答者和无应答者具有相似的抗原提呈功能，造成无应答的原因主要是无应答者体内 HBsAg 特异性的 Th 细胞功能缺陷。

（4）协同刺激分子

T 细胞表面的 CD28 分子与 APC 细胞表面的共刺激分子 CD80/CD86 作用，提供 T 细胞活化必需的第二信号。乙肝疫苗低、无应答者的 PBMC 体外经 HBsAg 刺激 48 小时后，细胞表面 CD80/CD86 的表达显著低于高应答者，但 T 细胞 CD28 分子水平与高应答者并无显著性差异（黄茵等，2002），推测共刺激分子 CD80 和 CD86 表达不足，导致 T 细胞未被充分活化，也可导致对乙肝疫苗无应答。

（5）HBV 隐性感染

HBV 隐性感染是乙肝疫苗接种后低、无应答的主要影响因素之一。HBV 以极低病毒剂量隐蔽存在于机体，导致 ELISA 方法检测 HBsAg 阴性，但聚合酶链反应（PCR）法检测 HBV DNA 则为阳性。胡丹标等（2008）研究表明，低、无应答者 HBV 隐性感染率显著高于免疫应答者，HBV 隐性感染与低、无应答具有相关性。

### 31.6.2.3 其他因素

有研究表明,使用同类疫苗按相同剂量和程序接种儿童和成年人,其抗-HBs 阳转率有显著性差异。儿童注射乙肝疫苗的应答率高于成年人,且在成年人中乙肝疫苗接种后低、无应答率有随年龄增大而增高的趋势(蒋汝刚等,2011)。Dinelli 等(2008)发现,肥胖者的淋巴细胞增殖能力较正常者低;减重后,T 细胞免疫应答能力、$CD4^+T$ 细胞和自然杀伤细胞(NK 细胞)数量增加。研究还发现,吸烟、饮酒者的乙肝疫苗无应答率较高(Wood et al.,1993);免疫缺陷病患者、应用免疫抑制剂及进行血液透析等患者,对乙肝疫苗免疫应答能力差,低、无应答率高(Sjogren et al.,2005)。近年来,人们对如何使无应答者产生保护性抗体做了许多尝试,包括改变疫苗种类、增加接种剂量、增加针次、改变接种途径、优化佐剂使用等,已取得了一定的效果(梁争论等,2004;de Silva et al.,2014)。

## 31.7 乙肝疫苗的研究进展

随着科技的不断进步,近年来,国内外学者对乙肝疫苗进行了大量的研究,试图开发各种新型疫苗,以提高免疫效果。目前,国内外正在研制的新型乙肝疫苗主要有:新剂型与新型佐剂疫苗、联合疫苗、DNA 疫苗、合成肽疫苗、口服疫苗、治疗性疫苗、含其他蛋白序列的重组乙肝疫苗等,这些新型乙肝疫苗大多处于研究阶段。

### 31.7.1 新剂型与新型佐剂疫苗

我国深圳康泰生物制品股份有限公司研发的 60 μg 酿酒酵母乙肝疫苗已于 2010 年上市,主要用途是针对常规乙肝疫苗接种后低、无应答人群进行预防性接种,临床试验结果显示,对无应答人群,60 μg 组免疫后抗体水平及阳转率显著高于 10 μg 和 30 μg 剂量组。

目前乙肝疫苗广泛使用铝盐作为佐剂,传统的铝佐剂乙肝疫苗需要在一定时间内多次注射,导致部分疫苗接种者依从性下降,较难完成全程接种。因此,脂质体乙肝疫苗、粒细胞巨噬细胞集落刺激因子佐剂乙肝疫苗、植物佐剂乙肝疫苗、免疫激活序列佐剂乙肝疫苗和微球投递佐剂系统乙肝疫苗等多种新型佐剂乙肝疫苗不断进入研发领域,以期取代传统的铝佐剂疫苗,但是新型佐剂疫苗的稳定性、有效性及安全性尚须进一步验证(Hunter,2002;Wang et al.,2017a)。自美国食品药品监督管理局(FDA)批准使用聚乳酸(polylactide,PLA)及聚乙交酯(polyglycollide,PLG)等生物降解型的聚合物以来,长效缓释微球及埋植剂等作为佐剂得到了迅速发展,目前正在研究中的乙肝疫苗控释制剂主要是微球或其他微粒制剂,试图通过一次接种疫苗,使抗原在体内连续释放数周甚至数月,由此诱导产生持续的高水平抗体。Feng 和 Yin 等用复乳法制备 HBsAg-乳酸/乙醇酸共聚物(PLGA)疫苗微球,分别经皮下注射和肌内注射免疫 BALB/c 小鼠和兔,结果显示,PLGA 微球在小鼠体内主要引发体液免疫应答,其中单剂注射 HBsAg-PLGA50/50 微球疫苗在免疫早期产生较高免疫应答水平,6 周后降低,单剂注射 HBsAg-PLGA50/50 微球及 HBsAg-PLGA75/25 微球后产生的免疫应答在 18 周内与铝佐剂疫苗相当($p > 0.05$)。PLGA 微球作为乙肝疫苗的长效缓释可生物降解载体,具有一定的潜在优势(Feng et al.,2006;Yin et al.,2007)。

### 31.7.2 联合疫苗

联合疫苗是将多种疫苗的成分制备于同一针剂中,包括多疾病联合疫苗和单疾病多型别联合疫苗。多疾病联合疫苗联合多个不同的疫苗,预防多种疾病;而单疾病多型别联合疫苗一般包括同一种细菌或病毒的不同亚型或血清型。乙肝疫苗可与其他疫苗的成分(尤其是儿童期疫苗)组合成为联合疫苗,仅注射一种疫苗即可达到 2 种或多种疫苗的免疫保护效果。国内外已经开发出诸如百白破-乙肝联合疫苗、甲乙肝联合疫苗等多种联合疫苗(Diez-Delgado et al.,1997;Prymula et al.,2007)。联合疫苗具有减少接种次数、减轻接种痛苦、降低接种费用等优点,并经研究证实具有良好的免疫原性和反应原性(WHO,2018)。

Knoll 等在研究甲乙肝联合疫苗时发现,在甲肝、乙肝抗体均为阴性的受试者中,接种联合疫苗者的乙肝抗体反应优于单价乙肝疫苗,在 16 个已存在甲肝抗体的受试者中,接种联合疫苗者的抗-HBs 滴度显著高于接种单价疫苗者(GMTs 分别为 18 288 $IU \cdot mL^{-1}$ 和 8 813 $IU \cdot mL^{-1}$)。推测联合疫苗中的甲肝成分类似佐剂,通过促进细胞因子分泌等可发挥强烈的免疫增强作用(Knoll et al.,2000)。

### 31.7.3 DNA 疫苗

DNA 疫苗是现代疫苗研究的新热点。它通过质粒或逆转录病毒载体把病毒基因运送入宿主细胞,在细胞内部利用宿主的表达系统加工合成病毒蛋白成分,从而引起特异性的细胞毒性 T 细胞(CTL)和 Th 细胞反应。由于 CTL 能识别不同的抗原表位,有利于克服病毒的免疫突变,打破免疫耐受。现正处于研究中的乙肝 DNA 疫苗有:编码 HBsAg 的 DNA 疫苗、编码 HBsAg/pre-s1(pre-s2)的 DNA 疫苗、编码 HBcAg 或 HBeAg 的反转录病毒载体等,这些疫苗在动物实验中均可诱发特异性抗体反应。

乙肝 DNA 疫苗与传统疫苗相比,有许多独特的优点:① 在宿主体内表达抗原的过程与自然感染相似;② 可诱导较全面的免疫应答,具有预防和治疗作用;③ 应答时间长,并可同时通过核酸或糖蛋白抗原来加强应答;④ DNA 疫苗可诱导交叉保护,对不同亚型的 HBV 有交叉防御作用;⑤ 多样化的接种途径,如皮内注射、皮下注射、肌内注射、基因枪注射以及口服、喷雾接种(He et al.,2007)。Davis 等(1996)用编码前 s2/s 蛋白的 DNA 重组质粒肌内注射免疫 2 只黑猩猩,诱生了特异性抗-HBs 应答,所产生的抗-HBs 初期为 IgM,其后为 IgG(主要为 IgGl),每只黑猩猩注射 2 mg DNA,注射 1 次后,抗-HBs 为 300 mIU·mL$^{-1}$,而注射 4 次后抗-HBs 则高达 14 000 mIU·mL$^{-1}$。与另外 23 只接受不同乙肝蛋白疫苗的黑猩猩相比,DNA 疫苗的效果好,诱导的免疫力持续时间长。目前,乙肝 DNA 疫苗应用面临的主要问题是目的基因表达效率较低,作为核酸制品理论上存在一定的安全性问题,纯化等下游工艺仍不成熟。如果上述问题得以解决,乙肝 DNA 疫苗在未来将具有巨大的应用潜力。

### 31.7.4 合成肽疫苗

乙肝合成肽疫苗是在解析 HBV 抗原的表位图谱及其精细构效关系,通过分子设计并加以修饰和改造,设计出的能诱发理想免疫反应的人工合成抗原肽。此种疫苗具有确定的化学成分,纯度较高,安全性较好,不仅能诱发体液免疫和细胞免疫,清除细胞内感染的 HBV,还可能使基因工程疫苗免疫无应答者产生抗体。目前存在的主要问题为合成肽分子较小,免疫原性很弱,需要选择合适的载体协助其产生免疫(Vitiello et al.,1995)。

### 31.7.5 口服疫苗

表达 HBsAg 的转基因植物作为可食用疫苗来诱导黏膜免疫,也是乙肝疫苗发展的方向之一,如马铃薯乙肝疫苗、番茄乙肝疫苗、香蕉乙肝疫苗等(Lou et al.,2007)。

转基因植物生产口服疫苗的常见方式为:以分子生物学方法获得目的抗原基因,将目的抗原基因插入合适的表达载体中,通过微生物介导转化或基因枪法使目的基因导入植物基因组中,对转基因再生植株进行诱导、分化,通过检测植物中的蛋白表达水平与免疫原性,筛选得到理想的生产用植株(Sala et al.,2003)。Arntzen 等利用转基因技术将美国临床使用的 HBsAg 基因导入烟草并使之表达,转基因烟草中 HBsAg 的表达水平为总可溶蛋白的 0.01%。Mason 等(1992)从转基因烟草的叶子中提取 HBsAg 之后,将该重组 HBsAg 疫苗注入小鼠胃内,诱导小鼠产生了 IgM、IgG 和 T 细胞增殖。

### 31.7.6 治疗性疫苗

法国巴斯德研究所的 Mancini 等(1993)使用 CHO 细胞表达的 Pre-s2/s 抗原或酵母菌表达的重组 HBsAg 作为免疫原,在 HBsAg 转基因鼠中进行了治疗性实验研究,有一定效果,但在临床试验中,无论用 CHO 细胞表达的 pre-s2/s 抗原或酵母菌表达的重组 HBsAg 均未能显著降低血清 HBV DNA。20 世纪 90 年代中期以来,美国研究者使用 HBcAg 合成肽交联佐剂作为治疗性疫苗,在转基因鼠中虽有较好效果,但在黑猩猩中结果并不理想。此外,葛兰素史克、Chiron 等公司也在 90 年代中后期开展了乙肝治疗性疫苗的研制,其路线均为用不同佐剂提高 HBsAg 的免疫原性(闻玉梅等,1999)。

目前已有报道的治疗性乙肝疫苗研究包括复旦大学研究的抗原抗体复合物治疗性乙肝疫苗、第三军医大学研制的合成肽乙肝疫苗、解放军传染病中心研究的蛋白型治疗性乙肝疫苗等,分别进入不同阶段的临床研究,其中复旦大学研制的抗原抗体复合物治疗性乙肝疫苗已经结束了 Ⅲ 期临床研究(卫江波,2013)。

目前,治疗性乙肝疫苗主要有以下几种研究方向:① 突破对于 HBsAg 的耐受;② 增强抗原提呈细胞的功能或促进 DC-T 细胞间的相互作用;③ 促进 HBV 特异性杀伤细胞的作用。

尽管治疗性疫苗具有较好的前景,但由于其研发历史较短,又针对免疫力降低的乙肝患者,仍有很多问题和难点需要突破:① 与抗微生物药物相比,缺少临床研究经验;② 缺少适当的动物模型;③ 缺少明确的治疗终点(闻玉梅,2013)。

### 31.7.7　含其他蛋白序列的重组乙肝疫苗

已上市的乙肝疫苗多数均只含 HBsAg 蛋白,而目前乙肝疫苗的研究热点之一是包含 s 抗原和 pre-s 抗原的重组乙肝疫苗(Elhanan et al.,2018)。pre-s 含前 s1 和前 s2 两部分,含有肝细胞结合序列和高效 T 细胞表位,pre-s2 抗原免疫原性较 HBsAg 强,而 pre-s1 抗原可增强 HBsAg 免疫原性,因而含有 HB-Vpre-s2 和 pre-s1 抗原成分或 HBV *S* 基因变异株核心蛋白成分的各种新型重组乙肝疫苗具有更强的免疫原性,能诱导更高效的免疫应答,并有望打破免疫耐受,清除 HBV(Young et al.,2001a;Young et al.,2001b)。Hui 等在 Vero 细胞中表达了含前 s1(21~47)和前 s2(120~146)优势表位的 s 蛋白,得到的杂合蛋白能以颗粒形式有效分泌,且同时具有 s、pre-s1 和 pre-s2 抗原性,在 BALB/c 小鼠中能诱导较强的抗体反应(Hui et al.,1999)。美国学者用 CY-1899T 细胞疫苗(含有 HBcAg18~27 CTL 表位)免疫 90 名慢性乙肝患者,虽然可诱生低度的 CTL 应答,但最高仅为 10 个裂解单位,未能清除病毒。临床研究显示,这一候选疫苗虽无严重不良反应,但对改善肝功能或降低病毒抗原均无显著作用。

## 31.8　我国乙肝疫苗现状及其质量控制

### 31.8.1　我国乙肝疫苗现状

2005 年,我国颁布了《疫苗流通和预防接种管理条例》后,实现了对新生儿免费接种乙肝疫苗,从而极大提高了我国乙肝疫苗的接种率,2005 年出生的儿童乙肝疫苗全程接种率达到 90% 以上。我国自 2002 年开始启动乙肝疫苗国家批签发,对在国内销售的每一批乙肝疫苗由国家监管部门进行生产的批记录审核和样品检验,取得批签发合格证书的疫苗方可上市。近年来,我国乙肝疫苗批签发的数量每年为 400 余批,数量均在 1 亿剂以上,其中 80% 以上为酵母疫苗。在我国,乙肝疫苗的推广应用取得了极大的成就,5 岁以下儿童中 HBsAg 阳性率已降至 1% 以下,与 1992 年相比,我国 HBsAg 携带者约减少 1 600 万~3 000 万人,感染 HBV 的人数减少了 2 亿人左右(Liang et al.,2009)。目前,我国共有 6 家乙肝疫苗生产企业,包括 2 家汉逊酵母乙肝疫苗企业、2 家酿酒酵母乙肝疫苗企业和 2 家重组 CHO 细胞乙肝疫苗企业(梁争论,2013)。

### 31.8.2　我国乙肝疫苗研发进展

近年来,在国家传染病重大专项和重大新药创制等课题的资助下,我国疫苗企业和研发机构开展了多种新型和新剂型乙肝疫苗的研发。目前主要的研发方向包括新剂型乙肝疫苗、新型表达系统(如甲基营养型汉逊酵母、毕赤酵母)乙肝疫苗、含其他蛋白序列的乙肝疫苗、采用新型佐剂(如 CpG)的乙肝疫苗,以及治疗性乙肝疫苗等。新剂型乙肝疫苗包括用于新生儿、儿童及青少年人群的 10 μg/剂酿酒酵母乙肝疫苗,北京天坛生物制品股份公司(北京天坛公司)、深圳康泰生物制品股份公司(深圳康泰公司)研制的用于成年人群的 20 μg/剂酿酒酵母疫苗(宋继萍等,2014),深圳康泰公司研制的用于无应答人群的 60 μg/剂酿酒酵母乙肝疫苗等。临床试验表明,60 μg/剂酿酒酵母乙肝疫苗在常规疫苗免疫无应答人群中诱导的抗体阳转率可达到 90% 左右。含其他蛋白序列的乙肝疫苗包括成都生物制品研究所有限责任公司研制的含前 s1 和前 s2 抗原的酵母乙肝疫苗。新型表达系统乙肝疫苗包括大连汉信生物制药有限公司、北京民海生物科技有限公司、北京天坛公司、云南沃森生物技术股份有限公司(云南沃森公司)研制的汉逊酵母乙肝疫苗,珠海健康元生物医药有限公司研制的毕赤酵母乙肝疫苗。新型佐剂乙肝疫苗包括云南沃森公司研制的新型 CpG 佐剂汉逊酵母疫苗。此外,新型乙肝疫苗还包括北京微谷生物医药有限公司等单位联合研制的鼻腔喷雾型乙肝疫苗和免疫复合物增强型乙肝疫苗(梁争论,2013)。

## 31.8.3 乙肝疫苗质量控制

### 31.8.3.1 乙肝疫苗免疫效果评价

临床试验是乙肝疫苗免疫效果评价的重要手段,包括上市前和上市后临床试验。疫苗的上市前临床试验分为Ⅰ~Ⅲ期,其中Ⅰ期临床试验主要考核疫苗的安全性,Ⅱ期临床试验进行疫苗的剂量探讨以及免疫原性研究,Ⅲ期临床试验为考核疫苗免疫效果的关键研究。上市后临床试验是对已上市疫苗进行大量人群的有效性和安全性评价,探讨疫苗在大量目标人群常规使用状态下的情况,以期获得疫苗的人群流行病学保护效果,发现罕见及严重不良反应,进行成本效益分析,为国家的相关免疫策略提供依据。乙肝疫苗上市后进行的临床试验类型包括:疫苗Ⅳ期临床试验,疫苗上市后再评价,各地疾病预防控制机构、科研单位、疫苗生产单位对疫苗的效果和安全性进行的研究等。其中Ⅳ期临床试验主要针对乙肝疫苗的安全性、保护效果和成本效益进行研究,此外,还包括对乙肝疫苗免疫剂量、免疫程序、增加适用人群等方面的研究,对已上市乙肝疫苗在实际应用人群中的保护效果、不良反应报告、卫生经济学等进行综合评价,对乙肝疫苗是否符合安全、有效、经济的原则做出科学判断(梁争论,2010)。

### 31.8.3.2 存在的问题

（1）临床试验技术规范的制定

国家食品药品监督管理总局要求疫苗生产企业在疫苗上市后开展Ⅳ期临床试验,而乙肝疫苗上市后再评价尚缺乏详细的指导原则;如何制定乙肝疫苗临床试验技术规范,使实施的临床试验既符合相关法规,又体现科学和合理性,是目前亟待解决的问题(梁争论,2013)。

（2）疫苗评价的标准化

我国乙肝疫苗免疫效果评价多为地方疾病控制中心或其他科研机构进行的乙肝疫苗效果考核,其中试验方法、诊断试剂等评价指标缺乏规范和标准化,导致不同地区、单位、时间研究结果的可比性较差,不利于乙肝的防控工作。

（3）疫苗临床试验的效力终点

乙肝疫苗Ⅲ期临床试验的终点为新生儿母婴传播阻断保护率指标,但其实施较为困难:① 由于人群乙肝疫苗免疫率的上升,难以筛查到足够数量的

HBsAg及HBeAg阳性孕妇用于母婴阻断研究。自我国1992年实施乙肝疫苗计划免疫以来,孕妇的乙肝疫苗接种率逐渐升高,该人群中HBsAg与HBeAg双阳性人数大为减少,难以筛选到足够的试验样本,而应用HBsAg单阳性孕妇进行母婴传播阻断研究,所得到的结果无法与现有结果相比较;② 由于乙肝免疫球蛋白可显著提高乙肝疫苗的母婴传播阻断效果,我国《慢性乙型肝炎防治指南》2015年版中提出,对HBsAg阳性母亲的新生儿,应在出生后24小时内尽早(最好在出生后12小时)注射乙肝免疫球蛋白,同时在不同部位接种乙肝疫苗,以提高母婴阻断传播的效果。鉴于该指南的要求,在乙肝疫苗临床试验中不能单独用疫苗进行试验,否则难以获得不同剂型疫苗或不同类型疫苗的阻断效果的差异。鉴于以上原因,目前研究者正在研究应用HBsAg等免疫原性指标替代传统母婴阻断效力的评价方法。

（4）新剂型疫苗的临床试验标准

我国研制的新剂型乙肝疫苗多为增加HBsAg剂量,如酵母疫苗5 μg/剂增加到10 μg/剂,10 μg/剂增加到20 μg/剂,而高剂量乙肝疫苗在国外已应用多年,已获得充分的免疫原性和安全性资料。我国由于缺乏相应的技术规范,对于增加剂量的乙肝疫苗进行临床试验仍需依据新药的相关要求,需耗费大量的人力、物力和时间。

### 31.8.3.3 我国乙肝疫苗质量标准的提高

疫苗质量标准的水平是疫苗安全性和免疫效果的重要保障,经过多年的努力,目前我国乙肝疫苗的质量标准已基本达到国际水平。《中国药典》2010年版、2015年版三部中对于乙肝疫苗各论相继进行了多处修订:2010年版在种子批检测项目中,增加了对酵母菌株目的基因核酸序列检测、活菌率、抗原表达率检测等项目,对CHO疫苗的细胞染色体检查、目的蛋白鉴别等项目,以保证疫苗生产株的遗传稳定性;在疫苗生产工艺的关键环节,新增了对于疫苗原液氨基酸序列、培养物以及原液保存时间、点配置等方面的要求;通过对关键工艺加强控制,保证了疫苗质量的一致性和剂量的准确性;将酿酒酵母疫苗半成品、成品中细菌内毒素标准由小于10 EU·mL$^{-1}$提高到小于5 EU·mL$^{-1}$;在CHO细胞疫苗原液与半成品检定指标中,增加了细菌内毒素检定项,成品指标中增加了抗生素残留检定项,标准为每剂应低于50 ng。《中国药典》2015年版将CHO细胞

疫苗原液细菌内毒素标准由小于 10 EU·10μg⁻¹蛋白质提高到小于 5 EU·10μg⁻¹蛋白质,在其半成品标准中新增了吸附完全性检定项目。以上乙肝疫苗质控标准的修订和提高,较大地提高了对我国乙肝疫苗质量的要求,对保证乙肝疫苗免疫人群的安全具有重要意义。此外,结合《中国药典》2020 版规程的起草工作,疫苗质控部门已在建立乙肝疫苗比活性、制品中脂质和糖含量的检测方法和标准品,并结合新疫苗研发和上市的进程,在药典中计划增加含前 s 成分乙肝疫苗以及其他系统表达的疫苗制品的相关规定。

## 31.9　乙肝疫苗发展展望

综上所述,第一个血源乙肝疫苗应用迄今已经有 40 余年的历史,由少数国家应用发展到世界上大多数国家将其列入计划免疫,并在有效控制 HBV 感染和传播方面取得巨大成效。乙肝疫苗发展还存在一些未解的关键问题,如对乙肝病毒携带者的乙肝疫苗研制、对慢性乙肝患者的治疗性乙肝疫苗的突破、预防性乙肝疫苗在免疫健康人群后的无应答问题等。就乙肝疫苗本身的制备工艺而言,联合疫苗和多抗原乙肝疫苗有望替代现在广为使用的单一抗原重组乙肝疫苗;治疗性乙肝疫苗的继续研发及与现有抗 HBV 药物的联合应用,将是慢性乙肝临床治疗的新手段;新型佐剂与递送系统将显著增强疫苗效果。未来有发展前景的乙肝疫苗包括针对现有疫苗无应答者的新型乙肝疫苗、新佐剂乙肝疫苗、治疗性疫苗、口服(黏膜)乙肝疫苗等。

## 参考文献

安建会,邢秀生,闫以让,等. 2005. 重组乙型肝炎疫苗(酵母)免疫后 10 年的抗体持久性及免疫记忆观察. 中国计划免疫 11(6):470-472.

陈园生,梁晓峰,陈丽娟,等. 2006. 中国儿童乙型肝炎疫苗预防接种效果分析. 中国计划免疫 12(2):84-87.

董红军,周爱民,曹品元,等. 2002. 乙型肝炎疫苗加强免疫效果评价. 中国计划免疫 8(3):150-153.

何鹏,胡忠玉,梁争论,等. 2011. 不同种类乙型肝炎疫苗诱导小鼠细胞因子水平的比较. 中国生物制品学杂志 24(9):1075-1078.

胡丹标,刘世科,赵丽丽,等. 2008. 重组乙型肝炎疫苗(酵母)10μg 成人免疫失败因素探讨. 中国疫苗和免疫 14(4):326-328.

胡忠玉,何鹏,方鑫,等. 2008. 不同种类乙型肝炎重组疫苗诱导免疫应答特点比较. 中华流行病学杂志 29(8):810-814.

胡忠玉,何鹏,邱少辉,等. 2014. 我国病毒性疫苗质量状况与管理. 中国药物评价 31(1):51-55.

黄建民,黄天华,邱焕英,等. 1999. 乙型肝炎病毒对精子染色体的影响. 癌变畸变突变 11(2):72-74.

黄茵,陈智,徐承槐,等. 2002. 乙肝疫苗无、弱应答与 B7-CD28 及 IL-12、IL-10 的相关性. 免疫学杂志 6(3):452-455.

蒋汝刚,付翔,周静,等. 2011. 成年人接种乙肝疫苗后无(弱)应答状况及其影响因素分析. 中华疾病控制杂志 15(3):210-212.

李曦然,黄晓晖,马文革,等. 2011. 乙肝疫苗无、弱应答者与有应答者血清中 IFN-γ 水平比较. 应用预防医学 17(5):288-289.

李艳萍,李荣成,杨进业. 2005. 重组(酵母)乙型肝炎疫苗阻断乙型肝炎病毒母婴传播和加强免疫效果——9 年随访观察. 中国计划免疫 11(2):83-85.

梁争论. 2010. 乙型肝炎疫苗免疫效果评价的方法和指标. 中华检验医学杂志 33(8):798-800.

梁争论. 2013. 我国乙型肝炎疫苗研究和应用进展. 中华微生物学和免疫学杂志 33(1):11-14.

梁争论,李河民,吴小音,等. 2002. 中国乙型肝炎疫苗免疫效果和免疫机理的研究进展. 中华实验和临床病毒学杂志 16(1):91-93.

梁争论,李河民,张华远. 2004. 接种乙型肝炎疫苗无/低应答与 HLA 关联的研究进展. 微生物学免疫学进展 32(4):54-57.

刘学恩,庄辉. 2008. 乙型肝炎疫苗免疫研究进展. 中华流行病学杂志 29(9):941-944.

任贵方,张一鸣,阮薇,等. 1987. 乙型肝炎表面抗原基因在中国地鼠卵巢细胞中的高效表达及纯化抗原免疫原性的研究. 病毒学报 3:313-320.

宋继萍,康国栋,王亚龙,等. 2014. 20 微克重组乙型肝炎疫苗(酿酒酵母)在 ≥16 岁低/无应答人群中的免疫原性和安全性. 中国疫苗和免疫 20(4):299-304.

宋玉国,熊英,宋宇,等. 2011. 乙肝疫苗无应答者 CD4⁺ T 细胞 TCR Vβ 基因克隆化特征的研究. 中国免疫学杂志 12:1059-1061,1065.

田晓晨,闻玉梅. 2010. 剖析乙肝病毒的包膜——乙肝表面抗原的生物学功能及其致病机制. 自然杂志 32(6):314-317.

韦颖华,吴继周,吴健林,等. 2009. HLA-DRB1⁺07,13 等位基因对乙肝疫苗免疫效果影响的研究. 中国免疫学杂志

11:996-998,1002.

卫江波. 2013. 乙型肝炎疫苗发展简史. 中华微生物学和免疫学杂志 33(1):2.

闻玉梅,何丽芳,瞿涤,等. 1999. 重组治疗性乙型肝炎疫苗(YIC)的实验研究. 中国工程科学 1(1):38-42.

闻玉梅. 2003. 治疗性乙型肝炎疫苗的基础与应用研究. 中华肝脏病杂志 11(9):519-520.

闻玉梅. 2013. 对发展乙型肝炎预防性与治疗性疫苗的思考与建议. 中华微生物学和免疫学杂志 33(1):1-2.

吴维寿,孙超美,姜铭波,等.2005. 乙型肝炎免疫预防持续效果探讨(18 年随访结果). 中国计划免疫 11(3):204-207.

杨燕,杨塈. 2009. 乙肝疫苗无应答者外周血 Treg 细胞的 PD-1 表达研究. 现代医药卫生 18:2737-2738.

于广军,朱启. 1998. HBV 宫内感染儿童接种乙型肝炎疫苗免疫失败与 IL-2 及其受体的关系. 中华传染病杂志 3(16):23 -25 .

张军楠,方鑫,梁争论. 2013. 接种乙型肝炎疫苗后无/低应答影响因素及对策的研究进展. 微生物学免疫学进展 41(2):61-65.

章一丰,陈洁,潘南燕,等. 2008. 社区居民乙肝病毒感染情况分析. 医学研究杂志 37(3):96-98.

朱科伦,马佩球,范玉娴,等. 1995. 乙肝病毒宫内感染的高危因素. 中华妇产科杂志 30(2):80-82.

Albayrak A,Ertek M,Tasyaran MA,et al. 2011. Role of HLA allele polymorphism in chronic hepatitis B virus infection and HBV vaccine sensitivity in patients from eastern Turkey. Biochem Genet 49(3-4):258-269 .

Blumberg BS,Alter HJ,Visnich S. 1965. A "New" Antigen in Leukemia Sera. JAMA 15 (191) :541-546.

Chen J,Liang Z,Lu F,et al. 2011. Toll-like receptors and cytokines/cytokine receptors polymorphisms associate with non-response to hepatitis B vaccine. Vaccine 29 (4) :706-711.

Davis HL,Meluskie MJ,Gerin JL,et al. 1996. DNA vaccine for hepatitis B:Evidence for immunogenicity in chimpanzes and cornparison with other vaccines.PNAS 93(14):7213-7218.

de Silva TI,Green ST,Cole J,et al. 2014. Successful use of Fendrix in HIV-infected non-responders to standard hepatitis B vaccines. J Infect 68(4):397-399.

Desombere I,Willems A,Leroux-Roels G. 1998. Response to hepatitis B vaccine:Multiple HLA genes are involved. Tissue Antigens 51(6):593-604.

Diez-Delgado J,Dal-Ré R,Llorente M,et al. 1997. Hepatitis B component does not interfere with the immune response to diphtheria,tetanus and whole-cell *Bordetella pertussis* components of a quadrivalent ( DTPw-HB) vaccine:A controlled trial in healthy infants. Vaccine 15(12-13):1418-1422.

Dinelli MI,Moraes-Pinto MI. 2008. Seroconvertion to hepatitis B vaccine after weight reduction in obese non-responder. Rev Inst Med Trop Sao Paulo 50(2):129-130.

Duclos P. 2003. Safety of immunization and adverse events following vaccination against hepatitis B. J Hepatol 39( Suppl 1):S83-S88.

Elhanan E,Boaz M,Schwartz I,et al. 2018. A randomized,controlled clinical trial to evaluate the immunogenicity of a PreS/S hepatitis B vaccine Sci-B-Vac™, as compared to Engerix B®,among vaccine naïve and vaccine non-responder dialysis patients. Clin Exp Nephrol 22(1):151-158.

Feng L,Zhou XJ,Wang SC,et al. 2006. Immunogenicity of single-dose HBsAg-PLGA controlled release microspheres in mice.Acta Pharmaceutiea Siniea 41(2):132-137.

He F, Tang H, Liu L, et al. 2007. Immunoprotection role of a hepatitis B virus DNA vaccine responsible to BALB/c mice. Sichuan Da Xue Xue BaoYi Xue Ban 38(4):613-617.

Hsu HY,Chang MH,Hsieh RP,et al. 1996. Humoral and cellular immune responses to hepatitis B vaccination in hepatitis B surface antigen-carrier children who cleared serum-hepatitis B surface antigen. Hepatology 24(6):1355-1360.

Hui J,Li G,Kong Y,et al.1999. Expression and characterization of chimeric hepatitis B surface antigen particles carrying preS epitopes.J Biotechnol 72(2):49-59.

Hunter RL. 2002. Overview of vaccine adjuvants:Present and future. Vaccine 20( Suppl 3):S7-S12.

Knoll A,Hottntrager B,Kainz J,et al. 2000. Immunogenicity of a combined hepatitis A and B vaccine in healthy young adults. Vaccine 18(19):2029-2032.

Krugman S,Giles JP,Hammond J. 1971. Viral hepatitis,type B (MS-2 strain) prevention with specific hepatitis B immune serum globulin. JAMA 218(11):1665-1670.

Larsen CE,Xu J,Lee S,et al. 2000. Complex cytokine responses to hepatitis B surface antigen and tetanus toxoid in responders,non-responders and subjects naive to hepatitis B surface antigen. Vaccine 18(26):3021-3030.

Liang XF,Bi SL,Yang WZ,et al. 2009. Epidemiological serosurvey of hepatitis B in China-declining HBV prevalence due to Hepatitis B vaccination. Vaccine 27(4):6550-6557.

Lin HH,Liao HW,Lin SK,et al. 2008. HLA and response to booster hepatitis B vaccination in anti-HBs-seronegative adolescents who had received primary infantile vaccination. Vaccine 26(27-28):3414-3420 .

Lou XM,Yao QH,Zhang Z,et al. 2007. Expression of the human hepatitis B virus large surface antigen gene in transgenic tomato plants. Clin Vaccine Immunol 14(4):464-469.

Mahoney FJ. 1999. Update on diagnosis, management, and prevention of hepatitis B virus infection. Clin Microbiol Rev 12

（2）：351-366.

Mancini M，Hadchouel M，Tiollais P. 1993. Induction of anti-hepatitis B surface antigen（HBsAg）antibodies in HBsAg producing transgenic mice：A possible way of circumventing "nonresponse" to HBsAg. J Med Virol 39（1）：67-74.

Manoussakis MN，Papadopoulos GK，Drosos AA，et al. 1989. Soluble interleukin 2 receptor molecules in the serum of patients with autoimmune diseases. Clin Immunol Immunopathol 50（3）：321-332.

Mason HS，Lam DK，Arntzen CJ，et al. 1992. Expression of hepatitis B surface antigen in transgenic plants. PNAS 89（24）：11745-11749.

Maupas P，Goudeau A，Coursaget P，et al. 1976. Immunisation against hepatitis B in man. Lancet 1（7974）：1367-1370.

McAleer WJ，Buynak EB，Maigetter RZ，et al. 1984. Human hepatitis B vaccine from recombinant yeast. Nature 307 （5947）：178-180.

McDermott AB，Zuckerman JN，Sabin CA，et al. 1997. Contribution of human leukocyte antigens to the antibody response to hepatitis B vaccination. Tissue Antigens 50（1）：8-14.

Michel ML，Tiollais P. 2010. Hepatitis B vaccines：Protective efficacy and therapeutic potential. Pathol Biol（Paris）58：288-295.

Middleman AB，Baker C，Kozinetz CA，et al. 2014. Duration of protection after infant hepatitis B vaccination series. Pediatrics 133（6）：e1500- e1507.

Milich DR，L eroux-Roels GG. 2003. Immunogenetics of the response to HBsAg vaccination. Autoimmun Rev 2：248-257.

Mormile MDR. 2017. Hepatitis B vaccine non response：A predictor of latent autoimmunity？Med Hypotheses 104：45-47.

Pan CQ，Zhang JX. 2005. Natural history and clinical consequences of hepatitis B virus infection. Int J Med Sci 2（1）：36-40.

Pan LP，Zhang W，Liang ZL，et al. 2012. Association between polymorphisms of the cytokine and cytokine receptor genes and immune response to hepatitis B vaccination in a Chinese han population. J Med Vriol 84（1）：26-33 .

Prymula R，David MP，Lefevre I，et al. 2007. The immunogenicity and reactogenicity of a new DTPw-HBV vaccine as a primary and booster vaccination course in healthy infants. Hum Vaccin 3（4）：121-126.

Roukens AH，Visser LG. 2011. Hepatitis B vaccination strategy in vaccine low and non-responders：A matter of quantity of quality？Hum Vaccin 7（6）：654-657.

Ryckman KK，Fielding K，Hill AV，et al. 2010. Host genetic factors and vaccine-induced immunity to HBV infection：Haplotype analysis. PLoS One 5（8）：12273.

Sala F，Manuela RM，Barbante A，et al. 2003. Vaccine antigen production in transgenic plants：Strategies，gene constructs and perspectives. Vaccine 21（8）：803-808.

Salazar M，Deulofeut H，Granja C，et al. 1995. Normal HBsAg presentation and T-cell defect in the immune response of nonresponders. Immunogenetics 41（6）：366-374.

Shiina S，Fujino H，Kawabe T，et al. 1991. Relationship of HBsAg subtypes with HBeAg/anti-HBe status and chronic liver disease. Part II：Evaluation of epidemiological factors and suspected risk factors of liver dysfunction. Am J Gastroenterol 86（7）：872-875.

Shouval D. Hepatitis B vaccines. 2003. J Hepatol 39（Suppl 1）：S70-S76.

Sjogren MH. 2005. Prevention of hepatitis B in nonresponders to initial hepatitis B virus vaccination. Am J Med 118（Suppl 10 A）：S34-S39.

Strikas RA，Centers for Disease Control and Prevention（CDC），Advisory Committee on Immunization Practices（ACIP），et al. 2015. Advisory committee on immunization practices recommended immunization schedules for persons aged 0 through 18 years-United States，2015. MMWR Morb Mortal Wkly Rep 64（4）：93-94.

Valats JC，Tuaillon E，Funakoshi N，et al. 2010. Investigation of memory B cell responses to hepatitis B surface antigen in health care workers considered as non-responders to vaccination. Vaccine 28（39）：6411-6416.

Valenzuela P，Angellica M，Willian JR. 1982. Synthesis and assembly of hepatitis B virus surface antigen particles in yeast. Nature 298（5872）：347-350.

Vitiello A，Ishioka G，Grey HM，et al.1995. Development of a lipopeptide-based therapeutic vaccine to treat chronic HBV infection. I. Induction of a primary cytotoxic T lymphocyte response in humans.J Clin Invest 95（1）：341-348.

Walker WG，Hillis WD，Hillis A. 1981. Hepatitis B infection in patients with end stage renal disease：Some characteristics and consequences. Trans Am Clin Climatol Assoc 92：142-151.

Wang J，Liu R，Liu B，et al. 2017a. Systems Pharmacology-based strategy to screen new adjuvant for hepatitis B vaccine from Traditional Chinese Medicine *Ophiocordyceps sinensis*. Sci Rep 7：44788.

Wang J，He Y，Jin D，et al. 2017b. No response to hepatitis B vaccine in infants born to HBsAg（+）mothers is associated to the transplacental transfer of HBsAg. Infect Dis（Lond）49（8）：576-583.

Wood RC，MacDonald KL，White KE，et al. 1993. Risk factors for lack of detectable antibody following hepatitis B vaccination of Minnesota health care workers. JAMA 270（24）：2935-2939.

World Health Organization(WHO). 2009. Hepatitis B vaccines. WHO Position Paper. Weekly Epidemiological Review 40: 405-420.

World Health Organization (WHO). 2015. Guidelines for the prevention, care and treatment of persons with chronic hepatitis B infection. http://www. who. int/hepatitis/publications/hepatitis-b-guidelines/en/.

World Health Organization. 2017. Hepatitis B vaccines. WHO Position Paper. Weekly Epidemiological Record. No 27, 2017, 92, 369-392. https://apps. who. int/iris/bitstream/handle/10665/255841/WER9227.pdf? sequence=1.

World Health Organization. 2018. Hepatitis B. Key facts. https://www. who. int/en/news-room/fact-sheets/detail/hepatitis-b.

Xu B, Zhu D, Bi Y, et al. 2007. Minimal association of alleles of human leukocyte antigen class II gene and long-term antibody response to hepatitis B vaccine vaccinated during infancy. Vaccine 35(18):2457-2462.

Yin WG, Xu W. 2007. Preparation and investigation of HBsAg loaded poly (lactic-co-glycolic acid) microspheres. China Tropical Medicine 7(10):121-125.

Young MD, Rosenthal MH, Dickson B, et al. 2001a. A multi-center controlled study of rapid hepatitis B vaccination using a novel triple antigen recombinant vaccine. Vaccine 19(25-26):3437-3443.

Young MD, Schneider DL, Zuckerman AJ, et al. 2001b. Adult hepatitis B vaccination using a novel triple antigen recombinant vaccine. Hepatology 34(2):372-376.

Yucesoy B, Sleijffers A, Kashon M, et al. 2002. IL-1beta gene polymorphisms influence hepatitis B vaccination. Vaccine 20(25-26):3193-3196.

Yue Y, Meng J, Zhang S. 2002. Mechanism of peripheral blood mononuclear cell invasion by HBV on artificial immunization in new borns. Chin Med J(Engl) 115(9):1380-1382.

Zanetti A, Desole MG, Romanò L, et al. 2017. Safety and immune response to a challenge dose of hepatitis B vaccine in healthy children primed 10 years earlier with hexavalent vaccines in a 3,5,11-month schedule:An open-label, controlled, multicentre trial in Italy. Vaccine 35(32):4034-4040.

Zuckerman JN. 2006. Protective efficacy, immunotherapeutic potential, and safety of hepatitis B vaccines. J Med Virol 78(2):169-177.

# 第 **32** 章
## 丙型肝炎疫苗

杨晓明　李　举　黄仕和

**本章摘要**

　　丙型肝炎是由丙型肝炎病毒(hepatitis C virus,HCV)感染引起的严重威胁人类健康的传染病,感染者占全球总人数的2%~3%,目前暂无针对性的治疗手段,研制有效的疫苗是预防HCV的重要手段。在过去的几十年里,全球丙型肝炎专家通过对HCV病原学特征、流行病学、致病机制及免疫应答等多方面的研究,选用HCV基因及蛋白组分来研制丙型肝炎疫苗,至目前,包括重组亚单位疫苗、DNA疫苗、多肽和表位疫苗、重组病毒载体疫苗、重组痘病毒载体以及病毒样颗粒等多种形式的丙型肝炎疫苗,并且很多候选预防和治疗型疫苗进入了Ⅰ/Ⅱ期临床试验。随着对HCV细胞培养体系研究的不断深入,不久的将来即使不能阻止HCV急性感染,至少能获得可预防或治疗丙型肝炎的有效疫苗。

## 32.1 概述

丙型肝炎是由丙型肝炎病毒（hepatitis C virus，HCV）感染引起的严重威胁人类健康的传染病，目前全球 HCV 携带者约有 1.7 亿，占总人数的 2%～3%（Verstrepen et al.，2015）。尽管从 20 世纪 90 年代以来，通过筛查捐献血液、改善预防传播手段，HCV 感染的发病率急剧下降，但是每年全球仍有 300 万～400 万新增感染者（Roohvand et al.，2012）。因为 HCV 的急性感染通常没有临床症状，所以导致早期确诊的困难，而慢性感染会引发肝硬化，且肝衰竭和肝癌的发生率达到 3%～4%。全世界 27% 的肝硬化患者以及 25% 的肝癌患者是由于感染 HCV 导致（Alter，2007）。我国 HCV 人群感染率为 3.2%，感染人数约为 3 800 万（廖小玲和戚中田，2005）。另外，40%～50% 的肝移植患者发病与 HCV 感染有关。因此，HCV 感染导致的肝炎等相关疾病将成为最近 10 年继 HIV 之后人类健康面临的最大挑战之一。

目前，治疗丙型肝炎的标准疗法是基于聚乙二醇修饰的 IFN-α 和病毒核苷酸类似物利巴韦林等，但仅对 50%～60% 的患者有效（依赖于患者年龄及感染病毒的型别）（Manns et al.，2006），且药物价格昂贵，治疗时间长，并有严重不良反应，这就决定了这种治疗方式不可能普遍和长期使用；特别是发展中国家以及新兴国家，有限的医疗支出限制了先进治疗方法的应用。接种疫苗是迄今预防病毒感染最成功的方法，并且具有高性价比。而在临床研究中发现，自然感染 HCV 可诱发机体产生有效的免疫反应，并且有相当比例的感染者（20%～35%）能够在首次感染的 6～9 个月内自发清除病毒，再次暴露时，诱发慢性感染的概率也比较低。这些数据说明，HCV 感染后能够诱发机体产生自然免疫，并且不同 HCV 基因型的感染能够产生交叉保护（Zingaretti et al.，2014）。同时有研究显示，针对特定 HCV 基因型的疫苗不能满足 HCV 异源基因型再感染后的免疫所需，因此，制备预防不同 HCV 基因型的交叉保护疫苗具有重要意义（Islam et al.，2017）。通过模型研究也证明，接种丙型肝炎疫苗是一种有效并具有实际意义的手段，尤其是在慢性 HCV 发病率高的地区，即便是适度覆盖低效的疫苗也能够使发病率

有效降低。因此，研制有效的丙型肝炎疫苗有望成为防控丙型肝炎最为有效的途径（Scott et al.，2015）。

理想的丙型肝炎疫苗不仅要能防止病毒传播，而且要能够预防已感染人群向慢性肝炎方向发展，同时还需对现存的不同病毒亚型有广泛的交叉保护作用。但由于 HCV RNA 聚合酶缺乏校对功能，病毒变异率高，尤其位于包膜糖蛋白 E2 的中和抗原位点存在高变区，致使传统的以产生保护性抗体为主的疫苗研发面临重重困难。近年来，随着对 HCV 中和表位以及 T 细胞免疫在清除 HCV 过程中作用机制研究的深入，在丙型肝炎疫苗研发方面取得了很大进展，一些预防和治疗性疫苗已经进入临床研究阶段（表 32.1）（Torresi et al.，2011）。

## 32.2 病原学

HCV 是黄病毒科（Flaviviridae）的丙型肝炎病毒属（*Hepacivirus*）唯一成员。病毒颗粒为直径 30～60 nm 的球形结构，有包膜和刺突。病毒的沉降系数为 140s，浮力密度为 1.08～1.11 g·mL$^{-1}$（Hiiikata et al.，1993）。颗粒内包裹一条长约 9.6 kb 的单股正链 RNA，病毒基因组作为信使 RNA（messenger RNA，mRNA），翻译病毒蛋白并作为 RNA 复制的模板。基因组的 5′端和 3′端各有一个非编码区（non-coding region，NCR），为病毒 RNA 复制和翻译所需，其中 5′端含有内部核糖体进入位点（internal ribosome entry site，IRES），结合宿主 40S 的核糖体亚基而无须其他细胞翻译起始因子，是翻译的起始点（Pestova et al.，1998）。非编码区之间编码一个可读框（open reading frame，ORF），几乎涵盖了整个 HCV 基因组，翻译成一个编码 3 010 或 3 011 个氨基酸的多肽前体蛋白，该前体蛋白被宿主和病毒自身蛋白酶加工为 3 种结构蛋白（核心蛋白 C，包膜蛋白 E1、E2）和 7 种非结构蛋白［NS1（p7）、NS2、NS3、NS4a、NS4b、NS5a、NS5b］（Roohvand et al.，2012；Dunaeva et al.，2006）。结构蛋白构成病毒粒子，非结构蛋白与病毒复制有关。结构基因 C 区编码 191 个氨基酸组成的 HCV 核心蛋白（P22），相对分子质量为 22×10$^3$，与 RNA 结合构成病毒核衣壳；与 HCV 的 C 区基因紧密相邻的 E1 编码 192 个氨基酸的 HCV 包膜蛋白（GP33），相对分子质量约为 33×10$^3$；E2/NS1 区编码 344 个氨基酸的包膜糖蛋白（补体

表 32.1　预防类和治疗类丙型肝炎疫苗临床研究概况

| 疫苗 | 免疫原性 | 接种物 | 结果 | 临床阶段 | 临床文号 |
|---|---|---|---|---|---|
| 预防性疫苗 | | | | | |
| E1/E2 疫苗 | | 重组 E1/E2 | 完成 | Ⅰ 期临床、随机、单盲、安慰剂 | NCT00500747 |
| 治疗性疫苗 | | | | | |
| Pevion Biotech Ltd. | | 多肽 | 完成 | Ⅰ 期临床 | NCT00445419 |
| Intercell AG | 诱导产生 HCV 特异性 T 细胞应答,病毒载量轻微下降 | IC41 具有多聚精氨酸的 HCV 多肽疫苗 | 完成 | Ⅱ 期临床 | NCT00602784 |
| Intercell AG | HCV 特异性 T 细胞应答,只有一位病人病毒载量下降 | IC41 具有多聚精氨酸的 HCV 多肽疫苗 | 完成 | Ⅱ 期临床 | NCT00601770 |
| GlobeImmune | 与安慰剂组比较,ALT 下降,并且病毒载量下降到 −1.4log | GI-5005;灭活的重组啤酒酵母表达的 NS3 核心融合蛋白 | 完成 | Ⅰ 期临床 | NCT00124215 |
| GlobeImmune | 与传统治疗相比,病毒应答率下降 | GI-5005、聚乙二醇干扰素和利巴韦林 | 完成 | Ⅱ 期临床 | NCT00606086 |
| Tripep | 安全,对病毒载量有短暂影响 | 电穿孔注射 CHRONVAC-C® DNA 疫苗 | 进行中 | Ⅰ/Ⅱa 期临床 | NCT00563173 |
| OS. C-35 多肽 | 个性化定制多肽免疫,对肝细胞癌患者安全,具有强应答 | 注射核心蛋白的 35-44 (C-35)多肽和肿瘤相关抗原的多肽 | 完成 | Ⅱ 期临床 | UMIN000005634 |
| 转基因 (Transgene) | 产生 T 细胞应答(对 IFN-γ 的 ELISpot 检测),并且病毒载量下降到 1.5log | TG4040 MVA 病毒携带并表达非结构蛋白(NS3、NS4 和 NS5B) | 完成 | Ⅰ 期临床 | NCT00529321 |

固定蛋白),相对分子质量约为 $72×10^3$(GP72),由 E1 和 E2/NS1 编码的 HCV 膜蛋白介导病毒进入宿主细胞,但是这些糖蛋白的高度变异使得迄今仍无法在 HCV 感染者中确定中和抗体及保护抗体,即使在糖蛋白 E2 中的一段高度保守的序列(氨基酸 412~423)也具有构象易变性,使得病毒易于逃避宿主的体液免疫反应(Meola et al., 2015),这些均为丙型肝炎疫苗的研究带来了一定的困难。非结构基因编码区 NS2,相对分子质量为 $23×10^3$,可能是与膜结合相关的疏水性蛋白。NS3 区相对分子质量为 $60×10^3$,其 3′端 2/3 区主要编码三磷酸核苷结合螺旋酶,5′端 1/3 区主要编码病毒精氨酸蛋白酶。螺旋酶可能在复制中参与 RNA 解旋,蛋白酶则在病毒前体蛋白的非结构蛋白切割中发挥作用。NS4 区相

对分子质量为 $52×10^3$,可能为膜结合蛋白。NS5 区,编码依赖 RNA 的 RNA 聚合酶,将病毒正链 RNA 转录为反义 RNA,作为 mRNA 和基因组 RNA 的模板(黄文林,2002)。

　　HCV 基因组呈现高度异质性,全世界均可分离到 HCV 的多种基因型。根据基因组核苷酸序列的同源性差异程度,可将 HCV 分为基因型(30%~35%)、基因亚型(20%~25%)、分离株(5%~9%)和准种(1%~5%)(Simmonds, 2004),其中基因型有 6 种及多种亚型(Hino et al., 2000),每种 HCV 基因型的 ORF 的长度存在着 31%~34% 的特异性差别,这种基因型的多态性主要是由于病毒 RNA-依赖的聚合酶(NS5b)在 HCV 复制过程中缺少校对功能,因此 HCV 在同一个体内不断进化,进而形成相近而

又不同的基因亚型（Farci et al.，2000）。目前，国际上推荐使用统一的 Simmonds 系统对 HCV 的基因型进行命名，按照 2005 年达成的 HCV 基因型命名规则共识，以阿拉伯数字表示 HCV 基因型，以小写的英文字母表示基因的亚型（如 1a、2b、3c 等）（张瑞等，2006）。

　　HCV 基因型的分布存在地理性差异。基因型 1a 是第一个被鉴定的，多见于美国；基因型 1b 不仅广泛分布于亚洲各国，在美国、欧洲等国家和地区的感染病例也较多。基因型 2a 和 2b 占全球 HCV 基因型的 10%～30%，遍布于北美洲、欧洲、中国和日本等地；而基因型 2c 仅在意大利北部被发现。基因型 3 在印度半岛、东南亚和印度尼西亚较为突出，其中 3a 主要在北欧、美国等国家和地区的药物注射者中流行，通常与基因型 1a 混合感染。基因型 4 分布在非洲中北部和地中海东部国家（埃及、意大利）。基因型 5 在南非占主导地位（39.2%）。基因型 6 主要集中在东南亚的一些国家，以及我国的大陆西南边境、港澳和台湾地区，近年，基因型 6a 在香港年轻的静脉注射毒品者中流行，流行率高达 60%。HCV 1～6 型在我国大陆均有分布，其中 1b 和 2a 基因型最为常见，且以 1b 型为主，占 70%～80%，在南方城市其感染率占 90% 以上；从南向北，2a 型逐渐增多（徐少保等，2009）。某些地区有 1a、2b 和 3b 型的报道，6 型主要见于香港和澳门地区，而在华南、西南等南方边境省份 HCV 基因型分布具有一定的特殊性。

## 32.3　流行病学

　　根据 WHO 的报告，全球约有 1.7 亿人感染 HCV，75%～85% 的初次感染者会发展成慢性肝炎，其中至少 20% 会导致肝硬化和肝癌（Seeff，2002），每年有 35 万余人死于与丙型肝炎相关的肝疾病（Zingaretti et al.，2014）。预计到 2020 年，将有超过 1 百万人产生 HCV 相关的肝硬化、肝功能失调或肝癌等病症（Jacobson et al.，2010）。由于一些地区（如 71% 的非洲国家）的流行病学统计难以获得，因此上述数据很可能被低估。在非洲等地区由于卫生条件欠缺，对输血和 HCV 的监控受限，HCV 的感染率很可能更高。

　　HCV 在全球范围内广泛分布，包含了几乎所有

年龄、性别和种族，但是 HCV 具有一定的区域特异性。由于免疫选择压力，致使病毒基因型快速地进行适应性改变，例如北欧 HCV 抗体阳性率小于 1.0%，而北非则大于 2.9%。澳大利亚 HCV 的慢性感染者有 40 万，美国有 1 400 万，中东有 1 600 万，欧洲有 1 750 万，非洲为 2 800 万，亚洲为 8 300 万（Lavanchy，2011）。根据公布的数据，非洲、亚洲和欧洲南部等地区有较高的 HCV 流行率，北美洲、西欧和东南亚 HCV 抗体呈阳性的比例小于 2.5%，东欧血清阳性率为 1.5%～5%，西太平洋地区为 2.5%～4.9%，中东和中亚的阳性比例为 1%～12%（Lauer and Walker，2001）。其中 HCV 抗体阳性率最低的国家是英国，为 0.001%～0.01%；而最为严重的是埃及，22% 的人能够检测出 HCV 抗体（Frank et al，2000），并且 27% 的肝硬化和 25% 的肝癌与 HCV 感染相关。中国 HCV 阳性率为 3.2%，有超过 3 000 万例感染者（刘丽君等，2007）。根据国家疾病预防控制中心（CDC）传染病例报告系统显示，2012 年度全国共报告新增丙型肝炎病例 201622 例，死亡人数为 108，近几年来，我国的 HCV 感染引起的丙型肝炎发病率呈现逐年上升的趋势。

　　HCV 感染者具有不同的年龄分布特征，美国 2/3 的感染者都在 30～49 岁，20 岁以下的感染率低于平均水平，50 岁以上的感染率则高于平均水平，说明 HCV 在美国的传播主要发生在过去的 20～40 年，并且主要发生在青年人中（Armstrong et al.，2006）；而在我国，HCV 感染者大多超过 50 岁，说明病毒感染主要发生在 40～60 年前。另外，如意大利、中国和日本等国家，HCV 的感染同时具有很高的地域特征，一些地区的感染率比平均水平高 20 倍。

　　丙型肝炎的主要传播途径是血液传播，如输血或血制品、静脉吸毒、医源性感染和职业暴露等方面。在未开展无偿献血和血样品 HCV 筛查前，输血或血制品是传播丙型肝炎的主要途径。目前发达国家基本上已不存在因输血或血制品而感染 HCV，静脉吸毒和共用针具成为最主要的感染途径，例如在美国和澳大利亚，吸毒引起的 HCV 感染比例分别高达 68% 和 80%。在发展中国家，污染的医疗注射和输血是感染 HCV 的主要因素。例如埃及，在控制血吸虫病疫情时重复使用注射器，造成丙型肝炎大流行，成为全球丙型肝炎的高流行区。发展中国家 43% 的输血没有对血液传播疾病进行足够的检测，

包括 HCV 检测。另外,长期接触 HCV 污染注射器的医护人员感染的比例为 0.3%,感染 HCV 的孕妇将病毒传染给胎儿的比例为 2.7% ~ 8.4%,与 HCV 感染者性交以及滥交也是感染 HCV 的重要危险因素,但是与其他性传播途径的病毒相比,性接触传染率较低(Shepard et al. ,2005)。

## 32.4 发病机制及免疫应答

### 32.4.1 HCV 的发病机制

HCV 感染机体后,15% 的感染者表现为急性肝炎,85% 的感染者进入慢性感染阶段。患者临床表现复杂,从无临床症状的慢性感染到严重的慢性肝炎,进而产生肝硬化和肝癌。由于目前缺乏病毒有效的体外繁殖系统以及动物模型,对 HCV 的发病机制还不是非常清楚。

#### 32.4.1.1 HCV 的直接致病机制

HCV 存在直接致病作用:丙型肝炎患者血清中的 HCV RNA 含量和 HCV 抗原的出现与血清谷丙转氨酶[又称丙氨酸转氨酶(alanine aminotransferase,ALT)]水平呈正相关,HCV 复制常伴随肝细胞损伤。HCV RNA 复制过程中存在复制中间体即负链 RNA,检测负链 RNA 可直接反映 HCV 复制状态。肝组织中除了正链 RNA,还有负链 RNA,说明肝是 HCV 复制的主要场所,也可能是 HCV 感染时肝细胞损伤较为突出的重要原因。HCV 的直接致病作用可能是病毒在肝细胞中复制,引起肝细胞结构和功能的改变,甚至干扰肝细胞蛋白质的合成,从而造成肝细胞的变性、坏死。

#### 32.4.1.2 HCV 的免疫损伤机制

目前认为,HCV 感染后主要是由于机体免疫反应导致肝损伤,特别是如 CD8[+]T 细胞介导的异常细胞免疫导致的病理损伤,原因如下:① 病毒初次感染时,肝细胞损伤与宿主免疫反应的强弱相关,与病毒的感染和复制无关;② HCV 不是胞溶性病毒,但能够在肝硬化患者体内诱导产生多种细胞因子和生长因子,介导对肝细胞的进一步损伤;③ 对慢性 HCV 感染者进行免疫抑制后,转氨酶会出现一过性正常化,但随之又剧增,间接证明了肝损伤由免疫介

导;④ 肝细胞损伤与炎症浸润有关(Chisari et al. ,1999)。在慢性丙型肝炎中,存在两种免疫介导肝细胞损伤效应:抗原特异性 CTL 介导的肝细胞损伤和单核细胞分泌细胞因子介导的非特异性肝损伤效应。HCV 可调节细胞因子合成或改变靶细胞对这些细胞因子的敏感性。上述免疫机制均可在 HCV 感染诱导的肝细胞损伤中发挥一定作用,且可增强 HCV 的致细胞病变作用。

#### 32.4.1.3 HCV 的慢性感染机制

丙型肝炎慢性化的机制非常复杂,受病毒的感染机制和宿主的免疫功能两方面的影响。首先,HCV 不同准种存在多种高变区 1(HVR1)的突变体,产生新的抗原表位,当宿主针对表位产生应答时,HVR1 继续变异,如此循环形成持续感染。新的变种一方面影响抗体和 T 细胞的特异性识别,另外一方面也能改变主要组织相容性复合体(major histocompatibility complex,MHC)和 T 细胞受体(T cell receptor,TCR)的结合力,破坏宿主的体液免疫和细胞免疫功能,逃避宿主的免疫监控而不能被有效地清除,导致 HCV 在宿主体内持续存在,形成慢性感染。其次是 HCV 的泛嗜性,HCV 不仅能够在肝细胞内复制,还能在其他细胞内复制,可侵袭各种肝外组织和器官引起肝外组织病变,称为泛嗜性。有研究认为,这些肝外组织 HCV 感染属"伴随"状态,其意义可能在于储存病毒,为肝组织的反复感染提供病毒来源(秦俭等,2000)。Roque-Monso 等(2005)的研究说明,外周血单核细胞是 HCV 独立的复制场所。HCV 能在外周血单核细胞中复制,并能在肝外组织中储存,是导致免疫系统损害和慢性 HCV 持续感染的机制之一。另外,病毒能够通过降低白细胞介素-2 型(interleukin-2,IL-2)受体与 IL-2 表达的阈值,激活大量非特异性 T 细胞等多种方式(程广霞等,2008),作为逃避机体免疫应答机制的策略,支持 HCV 的持续感染。

### 32.4.2 HCV 的免疫应答

经过多年的研究,目前已经形成了一些针对 HCV 持续感染方面的免疫理论共识,大多数急性感染患者体内都形成了很强且广泛的 HCV 特异性适应性免疫,可有效清除病毒颗粒(Lechner et al. ,2000)。然而在适应性免疫后,病毒仍在一些患者体内存留,这也反映出其他抗病毒机制的重要性

（Klenerman et al. ，2012）。

### 32.4.2.1 固有免疫

与其他病毒性感染类似，固有免疫系统——由巨噬细胞、自然杀伤细胞（NK 细胞）、补体和可溶性抗病毒因子（如 IFN 等）在抵抗 HCV 感染方面发挥非常重要的作用（Randall et al. ，2008）。然而研究显示，HCV 能通过多种机制抑制早期的固有免疫反应，最为显著的是改变下游 IFN 的表达或下调 NK 细胞活性（Li et al. ，2013；Cheent et al. ，2011）。最近对 HCV 的研究也说明，宿主固有免疫对清除 HCV 的重要性（Heim，2013；Buchanan et al. ，2015）。干扰素-λ3 基因的单核苷酸多态性显示，其与自发性清除 HCV 相关，且 HCV 1 型基因型患者在标准治疗的过程中，此位点的基因型是对持续病毒学应答（sustained virus response，SVR）最有效的警示器（Naggie et al. ，2012）。但 IFN 在控制 HCV 感染中的总体功能还不清楚。

固有免疫反应在抗 HCV 感染中发挥重要作用，但是由于固有免疫缺乏特异性，因此很难将其应用到疫苗研发中。然而，可以应用佐剂或载体引发固有免疫反应以增强疫苗的适应性免疫。

### 32.4.2.2 HCV 的体液免疫应答

中和抗体能够提供针对多种病毒感染的中和性保护力，是大多数预防疫苗成功的基础。人乳头瘤病毒疫苗和乙肝病毒疫苗产生有效的中和抗体，说明疫苗能够对慢性感染的病毒诱导产生有效的抗体。

通常 HCV 感染后 7~8 周，可检测到病毒特异性抗体，但目前尚未完全了解抗体是否中和 HCV 感染。针对 HCV 结构蛋白和非结构蛋白的循环型抗体能够在所有患者体内检测到，且患者体内病毒载量的下降与快速诱导的高滴度交叉中和抗体相关，但是大多数患者所产生的抗体并非中和性的或特异性的（Logvinoff et al. ，2004）。大多 HCV 序列多态性集中在高变区，如重要的抗体靶点 E2 的高变区 1（hypervariable region 1，HVR1），这就意味着抗体仅能对单一的病毒株具有保护作用，病毒很容易通过变异而逃逸（Hahn et al. ，2007）。此外，病毒的细胞间直接传播，病毒颗粒与脂蛋白形成复合体，以及主要组织相容性复合体（MHC）的表达下调也是 HCV 逃避保护性免疫的机制。对于病毒包膜糖蛋白中的

序列变异，可设计针对病毒保守表位、病毒包膜结构以及结合新的佐剂制剂，以引起强烈而持久的体液和细胞免疫应答（Thomas et al. ，2018）。因此，如果疫苗的保护力主要由抗体诱导，则必须要能够产生很强并且对全球不同流行株具有广泛交叉反应的抗体。

由于病毒在患者体内不断变异以逃逸特异性中和抗体的杀伤作用，因此即便诱导了抗体，HCV 仍可存留于体内，这说明诱导中和抗体对于理想的丙型肝炎疫苗不是必需的。黑猩猩和人类能够在无抗体的情况下清除 HCV 感染，且 HCV 特异性细胞免疫能够在未感染人群中检测到（Post et al. ，2004；Abdelwahab et al. ，2012）。另外，免疫球蛋白过少的患者、抗体反应缺陷患者也发现能够清除 HCV（Semmo，2006）。

### 32.4.2.3 HCV 的细胞免疫应答

很多证据证明，T 细胞在抑制 HCV 感染中发挥重要作用（Holz et al. ，2015；Shoukry et al. ，2003），并且 CD4⁺Th 细胞与 HCV 急性感染患者的康复相关。黑猩猩在 HCV 感染后，产生了针对病毒的特异性 CD8⁺ CTL（Cooper et al. ，1999）。HCV 特异性 CD4⁺ Th 和 CD8⁺ CTL 应答对于 HCV 急性感染的康复具有重要作用。另一项对无临床症状的急性感染患者的研究发现，患者感染病毒后不久就在外周血中激活 HCV 特异性 CD8⁺ T 细胞，此后患者体内产生分泌 IFN-γ 的 HCV 特异性 CD8⁺ T 细胞，使病毒滴度下降 5 log（Thimme et al. ，2001）。在黑猩猩模型中，有限感染 HCV 后，如果缺失 CD4⁺ 或 CD8⁺ T 细胞，病毒会持续存在（Grakoui et al. ，2003）。研究发现，病毒感染早期能够产生 CD4⁺Th 细胞和 CD8⁺ T 细胞应答，但在 HCV 慢性感染中，不缺乏早期的细胞免疫，只是持续时间比较短，且所发挥的作用不足以控制 HCV（Gerlach et al. ，1999）。

黑猩猩感染 HCV，抗体发挥中和作用之后，CD8⁺ T 细胞诱导延长了黑猩猩在康复期产生的病毒血症，且之后的病毒清除与 HCV 特异性 CD8⁺ T 细胞相关（Shoukry et al. ，2003）。研究显示，CD4⁺ Th 细胞激活是清除病毒的先决条件，当 CD4⁺T 细胞反应低下或衰退时，患者会重复产生病毒血症。Kaplan 等（2007）发现，能够完全清除 HCV 颗粒的急性感染患者均产生了高效的病毒特异性 CD4⁺ T 细胞反应，并诱导 IFN-γ T 细胞反应；而仅产生

CD8$^+$T 细胞反应和中和抗体的患者,则不能完全清除 HCV 病毒颗粒。病毒载量的下降往往与 CD4$^+$T 细胞和 CD8$^+$T 细胞免疫的上升以及 IFN-γ 的表达相关。然而,对 HCV 特异性 CD4$^+$T 细胞和 CD8$^+$T 细胞应答的免疫保护力以及作用机制方面尚需要进一步研究。

## 32.5 疫苗研究进展

由于缺乏有效的 HCV 培养系统,因此,无法制备灭活或者减毒的丙型肝炎疫苗,只有选用 HCV 基因及蛋白组分来研制新疫苗。到目前为止,丙型肝炎疫苗包括重组亚单位疫苗(亚单位疫苗),诱导针对 gpE1 和 gpE2 包膜蛋白的中和抗体,以及 CD4$^+$Th 细胞和 CD8$^+$CTL 免疫及其分泌的细胞因子 IFN-γ 等。各种类型的质粒 DNA 疫苗均可引起针对编码抗原的特异性体液免疫和细胞免疫。研制的丙型肝炎新型疫苗还包括多肽疫苗、载体疫苗(腺病毒、MVA、甲病毒)和病毒样颗粒(virus like particle,VLP)疫苗等。

### 32.5.1 重组蛋白亚单位疫苗

重组蛋白疫苗的优势在于不含病原体或可遗传物质。HCV 蛋白基因已经被克隆并插入不同载体,进入大肠埃希菌、酵母或哺乳动物细胞进行重组蛋白的表达,如 HCV 包膜糖蛋白 E1 和 E2 两种蛋白,被用作诱导中和抗体的候选疫苗靶抗原。Innogenetics 公司研制开发的 HCV 预防候选疫苗含 C 末端缺失的重组 E1 蛋白联合氢氧化铝佐剂,疫苗在健康受试者体内诱导产生高效价抗 E1 蛋白抗体,比 HCV 感染者高(Leroux-Roels et al.,2004)。Choo 等(1994)最早用 HeLa 细胞感染重组的牛痘病毒,表达含有 C-gpE1-gpE2-p7-NS2 基因框,从而合成 gpE1-gpE2 异二聚体,模拟病毒的包膜结构,结合油包水佐剂肌肉免疫黑猩猩,产生针对 E1 和 E2 的抗体和 CD4$^+$T 细胞免疫;用同型 HCV 进行攻毒试验,大部分对照猩猩均发展为慢性感染,而 E1/E2 免疫的黑猩猩体内的 HCV 量明显降低,7 只黑猩猩中有 5 只检测不到 HCV,另外 2 只发展为急性感染。2010 年,Frey 等研究的 E1/E2 蛋白联合 MF59 佐剂制备的预防性疫苗,在 I 期临床研究(随机,双盲,安慰剂对照)中,对 60 名健康的 HCV 阴性成年受试者进行免疫,结果证实,疫苗的安全性和耐受性良好,多数接种对象产生了中和抗体,对 E1/E2 抗原均产生了淋巴细胞增殖反应,产生能够中和 HCV 的抗体(Frey et al.,2010)。

Novartis 公司用酵母克隆出 HCV 保守的核心蛋白,包裹在免疫刺激物复合体(immunostimulating complex,ISCOM)内,形成核心蛋白 ISCOMATRIX 疫苗,以诱导更为有效的细胞免疫,如 CD8$^+$CTL 反应。ISCOM 由皂素、胆固醇和磷脂形成一个 40nm 的笼状微粒结构,核心蛋白以静电相互作用吸附于 ISCOMATRIX 表面,产生了 1mm 颗粒状疫苗。这种大颗粒免疫原能够更好地被 APC 摄取、吞噬、降解和提呈。Polakos 等(2001)对恒河猴的免疫研究表明,除产生较强的核心蛋白特异性 CD4$^+$T 细胞和 CD8$^+$T 细胞反应之外,核心蛋白 ISCOMATRIX 疫苗还可诱导长期 CTL 反应(免疫后可持续 1 年)。2009 年,该疫苗的 I 期临床研究(双盲,安慰剂对照,剂量递增)显示,除一名参与者之外,其余均产生了抗体和 T 细胞因子(Drane et al.,2009)。但在最高给药剂量下,只有 25% 的人检测到 CD8$^+$T 细胞反应。HCV 核心蛋白 ISCOMATRIX 丙型肝炎疫苗尚需要在临床试验中进一步评估其效果。

综上所述,HCV 重组免疫原相对安全,耐受性良好(低毒),并可诱导交叉反应中和抗体。但是,重组抗原一般诱导 Th2 型细胞免疫,介导的细胞免疫较弱,特别是 CD8$^+$CTL 免疫反应较弱。为了诱导较强的 T 细胞反应,必须联合适合高效的 Th1 细胞佐剂来增强免疫,以提高丙型肝炎重组亚单位疫苗的免疫效果。目前,包括基于矿物油的乳剂佐剂(montanide)、胞嘧啶硫代鸟嘌呤寡核苷酸以及 Toll 样受体 9(Toll-like receptor 9,TLR9)激动剂等一系列新型佐剂与 HCV 抗原配合发展的候选疫苗已经进入临床前研究阶段。

### 32.5.2 DNA 疫苗

将裸露 DNA 或 RNA 通过肌内注射或皮下注射免疫,能够在体内有效表达所编码的抗原,从而诱导特异性体液免疫和细胞免疫。由于 DNA 疫苗具有操作简单、表达量高等特点,近年来很多研究探讨了 DNA 疫苗作为抗 HCV 感染治疗性疫苗的可能。DNA 疫苗能模仿 HCV 蛋白在细胞内的产生过程,能同时诱导体液与 Th1 型细胞免疫,有助于抵抗 HCV 感染,是近年 HCV 实验性疫苗研制最为活跃的领域。制备 HCV DNA 疫苗的主要思路是将编码 HCV 蛋白的质粒通过不同途径转染进入组织细胞和 APC，使表达的靶抗原模拟天然状态提呈并激活 T 细胞应答，T 细胞进入肝清除病毒。2009 年研发出一种由人巨细胞病毒启动子调控的 HCV NS 3/4A 的 DNA 疫苗（ChronVac-C）（Sallberg et al.，2009），已经进入 I / II a 的临床阶段，具有很好的安全性和耐受性，可有效降低病人的病毒载量，且产生 HCV 特异性 T 细胞反应。Alvarez-Lajonchere 及同事研发了另外一种 DNA 治疗性 HCV 疫苗——CIGB-230（Alvarez-Lajonchere et al.，2009），目前在进行 I 期临床研究。CIGB-230 是表达 HCV 结构蛋白和核心蛋白 DNA 的质粒，对传统治疗方式无效的患者在进行间隔 4 周的 6 次疫苗接种后，大部分接种者的中和抗体和 HCV 核心抗原特异性 T 细胞数量均有所上升，且接近 50% 的患者肝组织的纤维化降低，因此，CIGB-230 疫苗可能对慢性感染 HCV 的患者具有治疗作用。2017 年研发的 HCV DNA 候选疫苗 VGX-6150，含有三个 HCV 非结构蛋白 NS3、NS4、NS5 的编码质粒和细胞因子 IL-28B 的编码质粒。临床前研究证明，VGX-6150 不仅引发广泛的细胞免疫，且具有良好的安全性（Lee et al.，2017）。

DNA 疫苗的缺点是免疫原性较弱，不足以防御高致病性病原的侵袭，是影响其应用的主要障碍。目前采用多种手段，如插入 GM-CSF 或 IL-23 等（Hartoonian et al.，2009）细胞因子或共刺激分子（Lee et al.，1998）、体内电转法以提高 DNA 疫苗的效率。在对免疫编码 HCV NS 蛋白（NS3-NS5B）的 DNA 质粒的小鼠和猕猴的研究中发现，体内电转具有诱导广泛而持久的 $CD4^+T$ 细胞和 $CD8^+T$ 细胞反应的作用（Capone et al.，2006）；采用自我复制的病毒复制子（Frelin et al.，2004）以及加入 CpG 佐剂（Ma et al.，2002）等，也有人采用增强抗原蛋白体加工及靶向抗原提呈，对抗原基因进行改造，如融合表达、密码子偏性、改变细胞内定位等，从而提高 DNA 疫苗的效率。

### 32.5.3 多肽和表位疫苗

多肽和表位疫苗主要诱导 T 细胞免疫，通过杀伤靶细胞和分泌细胞因子以清除病毒感染。由于 HCV 感染产生的抗体主要针对 E2 的 HVR I 区，而 HVR I 具有高突变和异质性的特点，导致中和抗体并不能长效中和病毒。因此，$CD4^+T$ 细胞和 $CD8^+T$

细胞介导的 Th 细胞和 CTL 应答在抗 HCV 感染过程中显得极其重要。通过合成 T 细胞表位肽，联合多个有保护作用的 T 细胞表位，有助于诱导多特异性 T 细胞应答清除病毒。

目前，研制较成功的治疗性 HCV 多肽疫苗为 IC41，其含有 HCV1 型和 2 型的核心蛋白、NS3 以及 NS4 序列中保守的 5 段 T 细胞表位，这些肽段在大多数流行的 HCV1a、1b 和 2 基因型中高度保守，辅以 L-多聚精氨酸为佐剂（Wedemeyer et al.，2005）。在 I 期临床试验中免疫 128 位 HLA-A2 阳性的健康受试者，证明具有很好的安全性和耐受性，表现出了很强的剂量依赖性 T 细胞免疫，且 L-多聚精氨酸对产生功能性 $IFN-\gamma^+T$ 细胞非常重要（Firbas et al.，2006）。随后对一系列难治者（接受标准的干扰素治疗没有效果）的 I b 和 II 期临床研究表明，IC41 能够诱导 58% 的患者产生 HCV 特异性 Th1 细胞/CTL1 反应，但对病毒量影响较小，仅 3 名 T 细胞反应最强患者的 HCV RNA 水平短暂下降。近期一项高剂量 IC41 疫苗的临床研究显示，免疫反应有所增强，其潜能有待进一步评估。

近几年，日本卡鲁姆大学研制的另外两个肽段疫苗也进入临床研究阶段。第一种疫苗被称为"个性化"疫苗，包括 4 个 $HCV CD8^+A24$ 的肽段结合弗氏佐剂，注射给 12 个感染 HCV-1b 的难治患者，虽然大多数患者产生了肽特异性 T 细胞反应（第 7 针接种后），但血清 ALT 和病毒载量呈剂量依赖性减少的分别只有 5 例和 3 例（Yutani et al.，2007）。第二种疫苗是合成 HCV 核心蛋白保守的 T 细胞表位肽段（氨基酸：35-44，YLLPRRGPRL），配以 montanide ISA51 佐剂制成疫苗（Yutani et al.，2009），I 期临床研究证明安全。然而，尽管 60% 患者（15/25）的肽特异性 $CD8^+T$ 细胞反应有所增加，但第 12 针疫苗接种后病毒载量下降的只有 2 例，提示疫苗需要进一步优化。

HCV 多肽和表位疫苗目前安全性和耐受性良好，但其诱导免疫反应的能力有待进一步优化。与 HCV 亚单位疫苗及 DNA 疫苗类似，佐剂和载体系统的使用有助于改善疫苗效果。IC41 疫苗 I / II 期试验表明，HCV 肽段及表位疫苗作为治疗性疫苗，或在联合治疗中加以应用（与标准干扰素疗法联合使用），有非常好的前景。

### 32.5.4 重组病毒载体疫苗

重组病毒载体能有效地将外源 DNA 导入宿主

细胞并使之高效表达,因模拟病毒天然感染而使表达效率很高,且这些病毒通过改造不具有致病性或复制性。重组腺病毒和痘苗病毒载体已用于抗 HCV 感染的疫苗研制(Makimura et al.,1996)。

#### 32.5.4.1 重组腺病毒载体

重组腺病毒载体具有很好的病毒载体特征,在非人类灵长类动物中能够有效诱导 CD4⁺T 细胞和 CD8⁺T 细胞反应。腺病毒能够安全表达大片段外源基因(10 kbp)。重组腺病毒载体用于丙型肝炎疫苗研究具有很多优势(秦山和赵连三,2001):① 可以感染肝细胞;② 可以经口服给药;③ 某些腺病毒载体(如 Ad7 等)在美国已被批准使用了很久,安全可靠;④ 常用的重组腺病毒是一种复制缺陷病毒,E1及 F2 基因区段已被切除,可插入更大的外源 DNA 片段。早期将 HCV-C、E1 及 E2 基因导入重组腺病毒后接种小鼠,诱导出了针对 C、E1 及 E2 的特异性抗体(Makimura et al.,1996)。Folgori 等(2006)利用重组腺病毒与 T 细胞联合免疫黑猩猩发现,其体内 CD8⁺T 细胞在急性感染期大量增殖,可清除部分HCV 并获得交叉免疫保护。2011 年,Mikkelsen 等报道了一个编码 HCV NS3 蛋白(Ad-NS3)并融合 MHC-Ⅱ类分子恒定区(Ad-IiNS3)的腺病毒疫苗(Mikkelsen et al.,2011),与单独使用 Ad-NS3 相比,将 Ad-IiNS3 接种 BALB/c 或 C57BL/6 小鼠,可诱导更强的、长期的、多功能 NS3-特异性 CD8⁺ T 细胞反应,并能产生 IFN-γ、TNF-α 和 IL-2 等细胞因子。此外,T 细胞表面 CD27 和 CD127 表达增高(提示为记忆 CD8⁺ T 细胞的长期生存和维持)。2012 年,Barnes 等利用黑猩猩腺病毒 3(ChAd3)和腺病毒 6表达了 HCV 的 NS 区(Barnes et al.,2012),Ⅰ期临床试验发现,所有接受最高剂量免疫的 10 位患者产生 IFN-γ 的 T 细胞反应超过 1 000/10⁶ PBMCs[(443 ~ 4 263)/10⁶ PBMCs]。其他编码 NS3/NS4 和 NS4/NS5 区域的 HCV 腺病毒载体疫苗也相继有报道。2014 年,Chmielewska 等用人腺病毒 6(Ad6)表达了全长 HCV E1E2 和截断的 HCV E2 蛋白,研究表明,能够诱导小鼠和豚鼠产生 T 细胞反应以及 Th1 细胞型 IgG 抗体,最为重要的是,免疫血清能够中和多种 HCV 株,并且在少数研究对象中发现能够抑制 HCV 在细胞间的传递(Chmielewska et al.,2014)。von Delft 等(2018)利用 HCV 基因亚型间的保守基因区域构建了编码 HCV 保守性免疫原的猿猴腺病毒疫苗载体 ChAdOx,其涵盖 1a 和 1b 亚型,基因型 1 和 3 等。该保守片段 HCV 腺病毒载体疫苗含有多种 T 细胞表位,可诱导 CD4⁺T 细胞及 CD8⁺T 细胞产生 IFN-γ 和 TNF-α,并且在临床前模型中具有高度免疫原性。这些研究表明,重组腺病毒载体疫苗在丙型肝炎疫苗研发中具有很好的应用价值。但腺病毒载体疫苗具有单次免疫诱导载体抗体的缺点,插入外源基因表达时间短,降低了感染效率,目的基因蛋白与宿主细胞各成分的相互作用也有待进一步讨论(付娟娟等,2011)。

#### 32.5.4.2 重组痘苗病毒载体

重组痘苗病毒载体,尤其是非复制型痘苗病毒载体因有在人群安全使用的记录,且能诱导较强的外源基因表达及细胞免疫应答,应用于丙型肝炎实验性疫苗具有较大的潜能。1993 年,美国 Chiron 公司用丙型肝炎的 E1/E2 构建成功重组痘苗病毒载体(Choo et al.,1994),加佐剂对 7 只黑猩猩进行静脉注射免疫后,5 只产生较强的体液免疫反应,而对照组的 5 只均发生 HCV 感染,试验组的另 2 只黑猩猩产生一过性 HCV 感染,表明重组痘苗病毒疫苗在预防 HCV 感染中有良好效果。2007 年,Transgene 公司研制出一个基于 T 细胞的多抗原丙型肝炎疫苗 TG4040(Fournillier et al.,2007),其中含有编码 HCV 1b 毒株 NS 蛋白(NS3-NS5B)的重组痘苗病毒载体。以这种疫苗免疫 BALB/c、HLA-A2 和 HLA-B7 转基因小鼠,可在体内引起持久的 T 细胞交叉反应。TG4040 疫苗对 15 例慢性 HCV 感染者的 Ⅰ 期临床研究表明,有 40% 的患者(以前没有抗病毒治疗背景)病毒载量下降并伴有 IFN-γ 分泌型 T 细胞增殖。当然,重组痘苗病毒作为载体虽然得到了广泛的应用,但是在接种后可能出现并发症(如脑炎、皮肤病变损伤等),尤其是在免疫抑制的人群,这些问题影响了重组痘苗病毒载体疫苗的应用(付娟娟等,2011)。

### 32.5.5 病毒样颗粒

与线性重组蛋白或合成多肽相比,VLP 具备与天然病毒类似的空间结构,不含病毒基因,保留了较好的免疫原性,去除了危险性,在免疫小鼠和非人类灵长类动物时显示了比 DNA 疫苗和合成蛋白疫苗具有更强的免疫原性(Baumert et al.,1999)。以 VLP 为基础的丙型肝炎疫苗,能够集合中和抗体表位和特异性 T 细胞表位,可利用昆虫细胞表达系统等表达组装。VLP 保持了 HCV 天然结构蛋白,且抗原负载量高,直径纳米级(40~60 nm)的结构有助于激活抗原提呈细胞(廖小玲等,2005)。然而,VLP 单独表达 E2 抗原不能在灵长类动物中产生保护性抗体(Torresi et al.,2011),因此,VLP 需要 E1 和 E2 中和表位。Baumert 等(1998)用昆虫系统表达 C-gpE1-gpE2 基因,产生了 40~60 nm 的 VLP,以该颗粒免疫小鼠后产生的 E2 抗体能识别来自不同 HCV 亚型的 E2 蛋白,并产生了特异的细胞免疫。VLP 的免疫原性有赖于其自身完整性。利用重组杆状病毒表达 HCV 的结构蛋白基因,包括核心蛋白、E1 和 E2,已证明能够在小鼠和非人类灵长类动物体内诱导体液免疫和细胞免疫(Murata et al.,2003;Jeong et al.,2004)。Blanchard 等(2002)用塞姆利基森林病毒(Semliki forest virus)系统在哺乳动物细胞中表达 VLP,然而 VLP 在内质网腔分泌功能受限。编码 E1 和 E2 基因的 VLP 在黑猩猩体内能诱导有效的特异性 T 细胞免疫,针对核心抗原、E1 和 E2 的淋巴细胞增殖反应,并能够很快清除同株病毒的攻击(Elmowalid et al.,2007)。2012 年,Chua 等(2012)用哺乳动物细胞表达的 HCV-VLP,并加入以 Toll 样受体 2(TLR2)配体脂肽,以促进 DC 摄取,促进免疫小鼠体内特异性抗体分泌。2016 年,Earnest-Silveira 等(2016)用重组腺病毒表达系统将 1a、1b、2a 或 3a 4 种不同亚型的 E1 和 E2 蛋白在 Huh7 细胞表达,从而使 HCV 四价 VLP 疫苗成为可能。Christiansen 等(2018)通过哺乳动物实验表明,丙型肝炎四价 VLP 疫苗在两次无佐剂免疫后具有强免疫原性。与针对 HCV E1 和 E2 蛋白的 DNA 疫苗相比,VLP 在小鼠中产生了更强的 $CD4^+$T 细胞和颗粒酶 B 反应。其所诱导的广泛体液免疫及细胞免疫应答,是预防 HCV 感染所必需的。VLP 疫苗还可以联合高活性抗病毒药物共同使用,为消除 HCV 提供实质性补充。

HCV 的 VLP 具有以下特点:① 能够诱导针对 HCV 结构蛋白的特异性体液免疫和细胞免疫;② 刺激机体内树突状细胞(DC)的成熟;③ 在黑猩猩体内引起特异性 CTL 免疫;④ 与重组蛋白和 DNA 疫苗相比,免疫原性更强。因此,VLP 为丙型肝炎疫苗的研制提供了一种很有希望的方向。

## 32.6 HCV 细胞培养研究进展

实验室培养 HCV 非常困难,感染性较低,且效率不高。最早用人或黑猩猩的原代肝细胞培养 HCV,之后采用人胚肝细胞获得成功,但这些系统仅能够通过 RT-PCR 扩增技术证明存在 HCV 复制(Iacovacci et al.,1997)。有研究证明,成年人原代肝细胞能够在体外感染 HCV,并且连续培养病毒 4 个月(Rumin et al.,1999)。HCV 能够在人 T 细胞和 B 细胞系 HPBMa 10-2 以及 Daudi 中进行适应培养,通过不断更新培养基,去除培养基上清中分泌的 IFN,在培养 1 年后,仍能得到感染性病毒(Nakajima et al.,1996)。另外,HCV 慢性感染乳鼠脑细胞能够产生病毒,并且在细胞系中诱导细胞病变效应(Deriabin et al.,1997)。HCV 的体外培养虽取得一定进展,但仍需要改进细胞培养系统。

### 32.6.1 HCV 的亚基因组复制子系统

1999 年,对 HCV 的研究产生了一项重大进步——复制子系统(Lohman et al.,1999)。在此复制子系统中,能够通过人肝癌细胞系 Huh-7 对 HCV 复制和病毒与细胞的相互关系进行研究。第一个双顺反子亚基因组复制子是从一个慢性 HCV 感染者获得的 RNA,将完整的可读框通过逆转录 PCR(RT-PCR)扩增为含有重复序列的两个片段。分析每个片段的多个克隆,建立位点特异性的基因型 1b。这一复制子含有 HCV 5′端非编码区、核心蛋白前 12 个氨基酸,以及新霉素磷酸转移酶(neo)编码区(具有遗传霉素抗性),由 HCV IRES 控制选择性抗生素标志物,以便获得含有大量 HCV RNA 和病毒蛋白的稳定细胞克隆;另外,该复制子还有由心肌脑炎病毒(encephalomyocarditis virus,EMCV)的 IRES 转录的 HCV NS 蛋白,与 HCV 3′转录区连接。构建的复制子转染人肝癌细胞系 Huh-7 细胞,通过遗传霉素抗性筛选,获得携带有高水平复制 RNA 与病毒蛋白的 Huh-7 细胞克隆。并且对复制子后续的研究发现,HCV NS 蛋白含有适应性突变,使复制子 RNA 的复制水平比一般的体外细胞模型高 5 个数量级。

### 32.6.2　HCV 复制的细胞系

近年来,对 HCV 生长所需细胞系的研究取得很大进步。在对含有 HCV 复制子的 Huh-7 细胞进行 IFN-α 耐受试验发现,大部分细胞中的复制子 RNA 被清除,最终筛选出对 IFN 耐受的细胞系 Huh-7.5(Blight et al.,2002),这一细胞系使 HCV 的复制比在 Huh-7 细胞中更高,机制尚不明确,可能与一些基因缺失有关。HCV RNA 除能够在 Huh-7 细胞系中高水平复制外,目前还发现能够在 HeLa、HEK293、HepG2 和小鼠肝癌细胞中复制(Date et al.,2004;Zhu et al.,2003),说明 HCV 的复制并不仅限于肝细胞。

### 32.6.3　HCV 全基因组复制子

虽然亚基因组复制子的研究获得了成功,但最终目的是为了建立可以产生感染性 HCV 病毒颗粒的细胞培养系统。Pietschmann、Ikeda 和 Blight 等先后报道了全基因组复制子系统(Pietschmann et al.,2002;Ikeda et al.,2002;Blight et al.,2003),这些全基因组复制子与亚基因组复制子的差别在于,用 HCV 的全长基因组替换了亚基因组复制子的 NS3-5B。虽然全基因组复制子能够产生病毒所有基因,但不能产生具有感染性的病毒颗粒。其原因可能是全基因组复制子产生了适应性突变,干扰了病毒的形成和释放。以下试验能够证明这种假说,插入 HCV 全长 Con1 株基因组的复制子在细胞培养中产生的适应性突变,能够增加病毒在细胞中的复制,但在黑猩猩体内不能产生感染性病毒颗粒(Bukh et al.,2002)。虽然复制子系统为研究病毒复制等方面提供了非常好的平台,但其弊端包括不能产生有感染性的病毒颗粒,需要适应性突变,而这种适应性突变在自然条件下不能产生等。

### 32.6.4　HCV 感染性病毒颗粒

研究表明,亚基因组复制子 JFH1 基因型 2a 株可转染 Huh7 细胞株,产生分泌型病毒颗粒,病毒密度为 1.15~1.17g · mL$^{-1}$,是直径为 55 nm 的球形颗粒,病毒能够被 CD81 特异性抗体和 HCV 慢性感染患者的免疫球蛋白中和。这一系统为研究病毒复制周期和抗病毒策略提供了很好的工具(Wakita et al.,2005)。Lindenbach 等(2005)将 NS2 区取代复制子 JFH1 中的核心蛋白区,产生新型复制子 J6-JFH1 或 Jc1。此病毒产生的滴度高于复制子 JFH1,并且病毒能够被糖蛋白 E2 单克隆抗体中和。病毒进入细胞依赖于细胞表面的 HCV 受体 CD81,病毒的复制能够被 IFN-α 以及其他 HCV 特异性抗病毒成分抑制。

上述的细胞模型、基因组复制子、HCV 感染性病毒颗粒等系统的成功建立,为 HCV 发病机制及治疗提供了初步研究基础。但是,不同细胞模型具有重复性差及无法产生感染性病毒颗粒等缺点,导致对 HCV 感染的机制及治疗手段的研究进入停滞阶段。随后建立的 HCV 复制子和 HCV 感染性病毒颗粒系统能较好地用于对 HCV 细胞培养系统的研究,该系统能产生高滴度的病毒颗粒,对研究 HCV 起到很重要的作用。只是目前在 HCV 体外细胞培养系统方面技术还不够成熟,需要进一步优化完善。

## 32.7　总结与展望

丙型肝炎以其快速的传染率、与慢性肝炎和肝癌的高度相关性及高昂的治疗费用,使得研发有效的丙型肝炎疫苗变得非常迫切。由于 HCV 感染机体后可产生强的细胞免疫和体液免疫,有效的疫苗设计需要在了解病毒传染复制特点的基础上,模拟天然病毒感染过程,制备预防和治疗性丙型肝炎疫苗。自 1989 年 HCV 获得基因克隆以来,人们一直在致力于疫苗的研究,但进展缓慢,其原因主要为:一是 HCV 感染力弱,除黑猩猩外无理想的实验动物模型;二是 HCV 复制力差,用各种动物细胞难于体外传代培养;三是 HCV 基因具有高度变异性,序列的变异率高达 10%,尤其是包膜糖蛋白 gpE2 含有高可变区。HCV 通过不断地变异逃避宿主免疫系统的识别,以及 HCV 编码的一些蛋白(如核心蛋白和 NS 蛋白)与 HCV 的致癌性有关,因此抗原的选择受限。丙型肝炎疫苗至今没有研制成功。

在过去 10 年里,HCV 领域的基础知识和研究手段均获得了重大进展(Fauvelle et al.,2016)。现在已有很多研究表明,病毒介导的中和抗体对病毒载量的控制有明显作用,但是细胞免疫可不依赖于中和抗体清除病毒,因此新型丙型肝炎疫苗的研制,需要综合考虑中和抗体的诱导和 T 细胞应答的增强。目前,很多候选预防和治疗性丙型肝炎疫苗在进行 Ⅰ／Ⅱ 期临床试验,预示着不久的将来,即使不能阻止 HCV 急性感染,至少能获得可预防或治疗丙型肝炎的有效疫苗。

# 参考文献

程广霞,杨玉然,张玲. 2008. 丙型肝炎病毒感染慢性化机制研究进展. 医学综述 14(24):3740-3743.

付娟娟,朱武洋,殷建忠,等. 2011. 丙型肝炎重组病毒载体疫苗的研究进展. 中华实验和临床病毒学杂志 25(4):313-317.

黄文林. 2002. 分子病毒学. 北京:人民卫生出版社.

廖小玲,戚中田. 2005. 丙型肝炎疫苗的研究进展. 免疫学杂志 21(3):S25-S31.

刘丽君,魏来. 2007. 丙型肝炎病毒的流行病学. 传染病信息 20:261-264.

秦俭,旷正新,李清,等. 2000. 丙型肝炎的发病机制. 山西医药杂志 29(6):483-484.

秦山,赵连三. 2001. 丙型肝炎疫苗的研究现状. 世界华人消化杂志 9(3):342-346.

徐少保,熊自忠,高人焘,等. 2009. 丙型肝炎病毒基因型的研究进展. 安徽医药 13(8):869-873.

张瑞,杜绍财. 2006. 丙型肝炎病毒基因分型的研究进展. 中华检验医学杂志 29:469-471.

Abdelwahab SF, Zakaria Z, Sobhy M, et al. 2012. Hepatitis C virus-multispecific T-cell responses without viremia or seroconversion among egyptian health care workers at high risk of infection. Clin Vaccin Immunol 19(5):780-786.

Alter MJ. 2007. Epidemiology of hepatitis C virus infection. World J Gastroenterol 13(17):2436-2441.

Alvarez-Lajonchere L, Shoukry N, Gra B, et al. 2009. Immunogenicity of CIGB-230, a therapeutic DNA vaccine preparation, in HCV-chronically infected individuals in a Phase I clinical trial. J Viral Hepat 16(3):156-167.

Armstrong GL, Wasley A, Simard EP, et al. 2006. The prevalence of hepatitis C virus infection in the United States, 1999 through 2002. Ann Intern Med 144(10):705-714.

Barnes E, Folgori A, Capone S, et al. 2012. Novel adenovirus-based vaccines induce broad and sustained T cell responses to HCV in man. Sci Transl Med 4(115):115ra1.

Baumert TF, Ito S, Wong DT, et al. 1998. Hepatitis C virus structural proteins assemble into viruslike particles in insect cells. J Virol 72(5):3827-3836.

Baumert TF, Vergalla J, Satoi J, et al. 1999. Hepatitis C virus-like particles synthesized in insect cells as a potential vaccine candidate. Gastroenterology 117(6):1397-1407.

Blanchard E, Brand D, Trassard S, et al. 2002. Hepatitis C virus-like particle morphogenesis. J Virol 76(8):4073-4079.

Blight KJ, McKeating JA, Rice CM. 2002. Highly permissive cell lines for subgenomic and genomic hepatitis C virus RNA replication. J Virol 76(24):13001-13014.

Blight KJ, McKeating JA, Macotrigiano J, et al. 2003. Efficient replication of hepatitis C virus genotype 1a RNAs in cell culture. J Virol 77(5):3181-3190.

Buchanan R, Hydes T, Khakoo SI. 2015. Innate and adaptive genetic pathways in HCV infection. Tissue Antigens 85(4):231-240.

Bukh J, Pietschmann T, Lohmann V, et al. 2002. Mutations that permit efficient replication of hepatitis C virus RNA in Huh-7 cells prevent productive replication in chimpanzees. PNAS 99(22):14416-14421.

Capone S, Zampaglione I, Vitelli A, et al. 2006. Modulation of the immune response induced by gene electrotransfer of a hepatitis C virus DNA vaccine in nonhuman primates. J Immunol 177(10):7462-7471.

Chmielewska AM, Naddeo M, Capone S, et al. 2014. Combined adenovirus vector and hepatitis C virus envelope protein prime-boost regimen elicits T cell and neutralizing antibody immune responses. J Virol 88(10):5502-5510.

Date T, Kato T, Miyamoto M, et al. 2004. Genotype 2a hepatitis C virus subgenomic replicon can replicate in HepG2 and IMY-N9 cells. J Biol Chem 279(21):22371-22376.

Cheent K, Khakoo SI. 2011. Natural killer cells and hepatitis C: Action and reaction. Gut 60:268-278.

Chisari A, Chisari FV. 1999. Pathogenesis of chronic hepatitis C: Immunological features of hepatic injury and viral persistence. Hepatology 30(3):595-601.

Choo QL, Kuo G, Ralston R, et al. 1994. Vaccination of chimpanzees against infection by the hepatitis C virus. PNAS 91(4):1294-1298.

Christiansen D, Earnest-Silveira L, Chua B, et al. 2018. Immunological responses following administration of a genotype 1a/1b/2/3a quadrivalent HCV VLP vaccine. J Sci Rep 8(1):6483.

Chua BY, Johnson D, Tan A, et al. 2012. Hepatitis C VLPs delivered to dendritic cells by a TLR2 targeting lipopeptide results in enhanced antibody and cell-mediated responses. PLoS One 7(10):e47492.

Cooper S, Erickson AL, Adams EJ, et al. 1999. Analysis of a successful immune response against hepatitis C virus. Immunity 10(4):439-449.

Deriabin PG, Viazov SO, Isaeva EI, et al. 1997. Persistence of hepatitis C virus in newborn mice brain cell culture. Vopr Virusol 42(6):254-258.

Drane D, Maraskovsky E, Gibson R, et al. 2009. A phase I study in healthy volunteers Priming of CD4$^+$ and CD8$^+$ T cell responses using a HCV core ISCOMATRIX vaccine. Hum Vaccin 5(3):151-157.

Dunaeva NV, Esaulenko EV. 2006, Structural and functional organization of hepatitis C virus genome. Voprosy Virusologii 51(2):10-14.

Earnest-Silveira L, Christiansen D, Herrmann S, et al. 2016. Large scale production of a mammalian cell derived quadrivalent hepatitis C virus like particle vaccine. Virol Meth 236:87-92.

Elmowalid GA, Qiao M, Jeong S-H, et al. 2007. Immunization with hepatitis C virus-like particles results in control of hepatitis C virus infection in chimpanzees. PNAS 104(20):8427-8432.

Farci P, Shimoda A, Coiana A, et al. 2000. The outcome of acute hepatitis C predicted by the evolution of the viral quasispecies. Science 288(5464):339-344.

Fauvelle C, Che CC, Keck Z, et al. 2016. Hepatitis C virus vaccine candidates inducing protective neutralizing antibodies. Expert Rev Vaccin 15(12):1535-1544.

Firbas C, Jilma B, Tauber E, et al. 2006. Immunogenicity and safety of a novel therapeutic hepatitis C virus (HCV) peptide vaccine:A randomized, placebo controlled trial for dose optimization in 128 healthy subjects. Vaccine 24(20):4343-4353.

Frank C, Mohamed MK, Strickland GT, et al. 2000. The role of parenteral antischistosomal therapy in the spread of hepatitis C virus in Egypt. Lancet 355(9207):887-891.

Frelin L, Ahlen G, Alheim M, et al. 2004. Codon optimization and mRNA amplification effectively enhances the immunogenicity of the hepatitis C virus nonstructural 3/4A gene. Gene Threapy 11(6):522-533.

Frey SE, Houghton M, Coates S, et al. 2010. Safety and immunogenicity of HCV E1E2 vaccine adjuvanted with MF59 administered to healthy adults. Vaccine 28(38):6367-6373.

Folgori A, Capone S, Ruggeri L, et al. 2006. A T-cell HCV vaccine eliciting effective immunity against heterologous virus challenge in chimpanzees. Nat Med 12(2):190-197.

Fournillier A, Gerossier E, Evlashev A, et al. 2007. An accelerated vaccine schedule with a poly-antigenic hepatitis C virus MVA-based candidate vaccine induces potent, long lasting and in vivo cross-reactive T cell responses. Vaccine 25(42):7339-7353.

Fuerst TR , Pierce BG , Keck ZY, et al. 2018. Designing a B cell-based vaccine against a highly variable hepatitis C virus. R Fron Microbiol 8:2692.

Gerlach JT, Diepolder HM, Jung MC, et al. 1999. Recurrence of hepatitis C virus after loss of virus-specific CD4$^+$ T-cell response in acute hepatitis C. Gastroenterology 117:933-941.

Grakoui A, Shoukry NH, Woollard DJ, et al. 2003. HCV persistence and immune evasion in the absence of memory T cell help. Science 302(5645):659-662.

Hahn von T, Yoon JC, Alter H, et al. 2007. Hepatitis C virus continuously escapes from neutralizing antibody and T-cell responses during chronic infection in vivo. Gastroenterology 132(2):667-678.

Hartoonian C, Ebtekar M, Soleimanjahi H, et al. 2009. Effect of immunological adjuvants: GM-CSF ( granulocyte-monocyte colony stimulating factor) and IL-23 (interleukin-23) on immune responses generated against hepatitis C virus core DNA vaccine. Cytokine 46(1):43-50.

Heim MH. 2013. Innate immunity and HCV. J Hepatol 58(3):564-574.

Hiiikata M, Shimizu YK, Kato H, et al. 1993. Equilibrium centrifugation studies of hepatitis C virus:Evidence for cireulating immune complexes. J Virol 67(4):1953-1958.

Hino K, Yamaguchi Y, Fujiwara D, et al. 2000. Hepatitis C virus quasispecies and response to interferon therapy in patients with chronic heatitis C:A prospective study. J Viral Hepat 7(1):36-42.

Holz L, Rehermann B. 2015, T cell responses in hepatitis C virus infection:Historical overview and goals for future research. Antiviral Res 114:96-105.

Iacovacci S, Manzin A, Barca S, et al. 1997. Molecular characterization and dynamics of hepatitis C virus replication in human fetal hepatocytes infected in vitro. Hepatology 26(5):1328-1337.

Ikeda M, Yi M, Li K, et al. 2002. Selectable subgenomic and genome-length dicistronic RNAs derived from an infectious molecular clone of the HCV-N strain of hepatitis C virus replicate efficiently in cultured Huh-7 cells. J Virol 76(6):2997-3006.

Islam N, Krajden M, Shoveller J, et al. 2017. Hepatitis C cross-genotype immunity and implications for vaccine development. J Sci Rep 7(1):12326.

Jacobson IM, Davis GL. El-Serag H, et al. 2010. Prevalence and challenges of liver diseases in patients with chronic hepatitis C virus infection. Clinical Gastroenterology and Hepatology 8:924-933.

Jeong SH, Qiao M, Nascimbeni M, et al. 2004. Immunization with hepatitis C virus-like particles induces humoral and cellular immune responses in nonhuman primates. J Virol 78:6995-7003.

Klenerman P, Thimme R. 2012. T cell responses in hepatitis C:The good, the bad and the unconventional. Gut 61(8):1226-1234.

Kaplan DE, Sugimoto K, Newton K, et al. 2007. Discordant role of CD4 T-cell response relative to neutralizing antibody and CD8 T-cell responses in acute hepatitis C. Gastroenterology 132(2):654-666.

Lauer GM, Walker BD. 2001. Hepatitis C virus infection. N Engl J Med 345(1):41-52.

Lavanchy D. 2011. Evolving epidemiology of hepatitis C virus. Clin Microbiol Infect 17:107-115.

Lechner F, Wong DK, Dunbar PR, et al. 2000. Analysis of successful immune responses in persons infected with hepatitis C virus. J Exp Med 191(9):1499-1512.

Lee H, Jeong M, Oh J. 2017. Preclinical evaluation of multi antigenic HCV DNA vaccine for the prevention of Hepatitis C virusinfection. Sci Rep 7:43531.

Lee SW, Cno JH, Sung YC. 1998. Optimal induction of hepatitis C virus envelope-specific immunity by bicistronic palsmid DNA inoculation with the granulovyte colony-stimulating factor gene. J Virol 72(10):8430-8436.

Leroux-Roels G, Depla E, Hulstaert F, et al. 2004. A candidate vaccine based on the hepatitis C E1 protein:Tolerability and immunogenicity in healthy volunteers. Vaccine 22(23-24): 3080-3086.

Li K, Lemon SM. 2013. Innate immune responses in hepatitis C virus infection. Semin Immunopathol 35:53-72.

Lindenbach BD, Evans MJ, Syder AJ, et al. 2005. Complete replication of hepatitis C virus in cell culture. Science 309 (5734):623-626.

Logvinoff C, Major ME, Oldach D, et al. 2004. Neutralizing antibody response during acute and chronic hepatitis C virus infection. PNAS 101(27):10149-10154.

Ma X, Forns X, Gutierrez R, et al. 2002. DNA-based vaccination against hepatitis C virus (HCV) effect of expressing different forms of HCV E2 protein and use of CpG-optimized vectors in mice. Vaccine 20(27-28):3263-3271.

Makimura M, Miyake S, Akino N, et al. 1996. Induction of antibodies against structural proteins of hepatitis C virus in mice using recombinant adenovirus. Vaccine 14(1):28-36.

Manns MP, Wedemeyer H, Cornberg M. 2006. Treating viral hepatitis C: Efficacy, side effects, and complications. Gut 55 (9):1350-1359.

Meola A, Tarr AW, England P, et al. 2015. Structural flexibility of a conserved antigenic region in hepatitis C virus glycoprotein e2 recognized by broadly neutralizing antibodies. J Virol 89(4):2170-2181.

Mikkelsen M, Holst PJ, Bukh J, et al. 2011. Enhanced and sustained CD8[+] T cell responses with an adenoviral vector-based hepatitis C virus vaccine encoding NS3 linked to the MHC class II chaperone protein invariant chain. J Immunol 186(4):2355-2364.

Murata K, Lechmann M, Qiao M, et al. 2003. Immunization with hepatitis C virus-like particles protects mice from recombinant hepatitis C virus-vaccinia infection. PNAS 100(11): 6753-6758.

Naggie S, Osinusi A, Katsounas A, et al. 2012. Dysregulation of innate immunity in hepatitis C virus genotype 1 IL28B-unfavorable genotype patients:Impaired viral kinetics and therapeutic response. Hepatology 56(2):444-454.

Nakajima N, Hijikata M, Yoshikura H, et al. 1996. Characterization of long-term cultures of hepatitis C virus. J Virol 70 (5):3325-3329.

Pestova TV, Shatsky IN, Fletcher SP, et al. 1998. A prokaryotic-like mode of cytoplasmic eukaryotic ribosome binding to the initiation codon during internal translation initiation of hepatitis C and classical swine fever virus RNAs. Genes Dev 12 (1):67-83.

Pietschmann T, Lohmann V, Kaul A, et al. 2002. Persistent and transient replication of full-length hepatitis C virus genomes in cell culture. J Virol 76(8):4008-4021.

Polakos NK, Drane D, Cox J, et al. 2001. Characterization of hepatitis C virus core-specific immune responses primed in rhesus macaques by a nonclassical ISCOM vaccine. J Immunol 166(5):3589-3598.

Post JJ, Pan Y, Freeman AJ, et al. 2004. Clearance of hepatitis C viremia associated with cellular immunity in the absence of seroconversion in the hepatitis C incidence and transmission in prisons study cohort. J Infect Dis 189(10):1846-1855.

Randall RE, Goodbourn S. 2008. Interferons and viruses:An interplay between induction, signalling, antiviral responses and virus countermeasures. J Gen Virol 89(1):1-47.

Roque-Monso AM, Ducoulombier D, Di Liberto G, et al. 2005. Compartmentalizafion of hepatitis C virus genotypes between plasma and peripheral blood mononuclear cells. J Virol 79 (10):6349-6357.

Roohvand F, Kossari N. 2012. Advances in hepatitis C virus vaccines, part two:Advances in hepatitis C virus vaccine formulations and modalities. Patents 22(4):391-415.

Rumin S, Berthillon P, Tanaka E, et al. 1999. Dynamic analysis of hepatitis C virus replication and quasispecies selection in long-term cultures of adult human hepatocytes infected in vitro. J Gen Virol 80 ( Pt 11):3007-3018.

Sallberg M, Frelin L, Diepolder HM, et al. 2009. A first clinical trial of therapeutic vaccination using naked DNA delivered by in vivo electroporation shows antiviral effects in patients with chronic hepatitis C. J Hepatol 50:S18.

Scott N, McBryde E, Vickerman P, et al. 2015. The role of a hepatitis C virus vaccine:Modelling the benefits alongside direct-acting antiviral treatments. BMC Medicine 13(1):198.

Seeff LB. 2002. Natural history of chronic hepatitis C. Hepatology 36(5 Suppl 1):S35-S36.

Semmo N. 2006. Maintenance of HCV-specific T-cell responses in antibody-deficient patients a decade after early therapy. Blood 107(11):4570-4571.

Shoukry NH, Grakoui A, Houghton M, et al. 2003. Memory CD8$^+$ T cells are required for protection from persistent hepatitis C virus infection. J Exp Med 197(12):1645-1655.

Simmonds P. 2004. Genetic diversity and evolution of hepatitis C virus-15 years on. J Gen Virol 85(Pt11):3173-3188.

Shepard CW, Finelli L, Alter MJ. 2005. Global epidemiology of hepatitis C virus infection. Lancet Infect Dis 5(9):558-567.

Shoukry NH, Grakoui A, Houghton M, et al. 2003. Memory CD8$^+$ T cells are required for protection from persistent hepatitis C virus infection. J Exp Med 197(12):1645-1655.

Thimme R, Oldach D, Chang KM, et al. 2001. Determinants of viral clearance and persistence during acute hepatitis C virus infection. J Exp Med 194(10):1395-1406.

Torresi J, Johnson D, Wedemeyer H. 2011. Progress in the development of preventive and therapeutic vaccines for hepatitis C virus. J Hepatol 54(6):1273-1285.

Wakita T, Pietschmann T, Kato T, et al. 2005. Production of infectious hepatitis C virus in tissue culture from a cloned viral genome. Nat Med 11(7):791-796.

Verstrepen BE, Boonstra A, Koopman G. 2015. Immune mechanisms of vaccine induced protection against chronic hepatitis C virus infection in chimpanzees. World J Hepatol 7(1):53-69.

von Delft A, Donnison TA, José Lourenço, et al. 2018. The generation of a simian adenoviral vectored HCV vaccine encoding genetically conserved gene segments to target multiple HCV genotypes. Vaccine 36(2):313-321.

Wedemeyer H, Berg T, Manns MP, et al. 2005. Induction of the TH1/TC1 type immunity in chronic hepatitis C non-responder patients with the therapeutic peptide vaccine IC41. J Hepatol 42(Suppl 2):A19.

Yutani S, Yamada A, Yoshida K, et al. 2007. Phase I clinical study of a personalized peptide vaccination for patients infected with hepatitis C virus (HCV) 1b who failed to respond to interferon-based therapy. Vaccine 25(42):7429-7435.

Yutani S, Komatsu N, Shichijo S, et al. 2009. Phase I clinical study of a peptide vaccination for hepatitis C virus-infected patients with different human leukocyte antigen-class I-A alleles. Cancer Sci 100(10):1935-1942.

Zhu Q, Guo JT, Seeger C. 2003. Replication of hepatitis C virus subgenomes in nonhepatic epithelial and mouse hepatoma cells. J Virol 77(17):9204-9210.

Zingaretti C, De Francesco R, Abrignani S. 2014. Why is it so difficult to develop a hepatitis C virus preventive vaccine? Clin Microbiol Infect 20(Suppl 5):103-109.

# 第33章
# 戊型肝炎疫苗

潘晖榕　吴　婷　李少伟　夏宁邵

**本章摘要**

戊型肝炎(戊肝)是由戊型肝炎病毒引起的一种非甲非乙型病毒性肝炎。戊肝主要在亚非拉等发展中国家流行,但在欧美等发达国家也有散发病例。戊肝病毒(HEV)是一种非包膜单股正链 RNA 病毒,具有 4 种基因型,仅有 1 种血清型,所以有望研究出对 HEV 各基因型均有保护性的疫苗。因 HEV 尚无合适的细胞培养系,目前,对戊肝疫苗的研究开发主要集中于基因工程疫苗。戊肝病毒可读框 2(ORF2)含有重要的中和抗原表位,目前已有 ORF2 许多片段在不同表达系统中成功表达,如原核生物、昆虫、酵母、植物细胞等表达系统,且表达产物均具有一定的免疫原性。其中,基于大肠埃希菌表达的类病毒颗粒(VLP)疫苗 HEV239 已通过大规模的 III 期临床试验验证其安全有效性,于 2012 年获准上市,成为预防戊肝的最有效手段。

## 33.1　概述

戊型肝炎（hepatitis E，HE，简称"戊肝"）是主要的病毒性肝炎之一，症状与甲型肝炎类似，多数呈自限性，但症状更重，病死率更高，特别是孕妇的病死率可高达 20%（Begum et al.，2009）。慢性肝病患者合并戊肝感染易引发肝衰竭，病死率达 70%（Peron et al.，2007）。戊肝由戊型肝炎病毒（hepatitis E virus，HEV，简称"戊肝病毒"）感染导致，主要通过肠道传播，亦可通过输血或垂直途径传播（Khuroo and Kamili，2009）。戊肝可见大的暴发流行，近半个世纪以来，文献记载万例以上的戊肝大暴发近 10 起，其中规模最大的一次发生于 1986—1988 年的我国新疆，共发病 119 280 例，死亡 705 人，其中有 414 名孕妇（Zhuang et al.，1991）。由于人们对 HEV 的了解仍很有限，诊断试剂的灵敏度和特异性都较低，长期以来，戊肝处于一种被忽视的状态。进入 21 世纪以来，由于对戊肝病毒保护性中和表位和结构研究的深入开展，戊肝诊断试剂质量的大幅度提高及广泛使用，越来越多的戊肝病例被确诊，人们惊奇地发现，全球有 1/3 人口曾感染过 HEV（Emerson and Purcell，2003；Aspinall et al.，2016）。2013 年，世界卫生组织（WHO）发布的数据表明，全球每年大约有 2 000 万人感染 HEV，300 多万急性戊肝病例，5.7 万例与戊肝有关的死亡[①]。由此可见，戊肝已经成为一种严重威胁人类健康的新发传染病。

目前临床还没有能够有效改变戊肝病程的治疗方案，因此，预防是最有效的控制方法。全球第一个戊肝疫苗于 2012 年 10 月在我国上市，疫苗可有效诱导血清中和抗体，并具有良好的免疫保护，是戊肝防控的历史性的突破（Li et al.，2015；Li et al.，2015；Wu et al.，2012）。如何更好地应用戊肝疫苗有效预防戊肝将成为今后一段时间戊肝防控工作中的重点。

## 33.2　病原学

第一次对戊肝的病原学鉴定是 1983 年 Balayan 等通过对一名志愿者的研究而发现（Balayan et al.，1983）。该志愿者摄取一非甲非乙肝炎（ET-NAN-BH）患者的粪便污染物后出现急性肝炎症状。利用免疫电镜在患者的急性期粪便和康复期血清中发现一类直径约 27 nm（27～34 nm 的范围）的无包膜病毒颗粒。该病毒可成功感染食蟹猴。1990 年，Reyes 等在成功地将 ET-NANBH 患者粪便悬液中的病毒样颗粒（VLP）感染非人类灵长类动物以及使用胆汁作为 VLP 来源以克隆病毒基因组后（Reyes et al.，1990），ET-NANBH 病毒得到了最终鉴定，被命名为戊型肝炎病毒（hepatitis E Virus，HEV）。

天然 HEV 为球状颗粒，直径为 27～34 nm。存在实心和空心两种颗粒。HEV 为表面有裂痕的正二十面体颗粒，酒石酸钾-甘油密度梯度为 1.29 g·cm$^{-3}$，沉降系数为 183S，空心颗粒则为 165S。HEV 主要存在于小肠，表明其在酸性和弱碱性环境中较稳定（Bradley，1990；Bradley et al.，1987）。

HEV 在形态和生物学特性上与杯状病毒科（Caliciviridae）成员诺瓦克病毒相似，曾经被归为杯状病毒科中相对独立的一个种类（Krawczynski，1993）。然而，其基因组 ORF3 的排列方式与杯状病毒科成员有着明显不同，却与风疹病毒（rubella virus）极为相似（Xi et al.，1990）。此外，HEV 基因组 ORF2 的长度及编码基因组 ORF1 产物的相关功能蛋白结构域的排列方式等亦与杯状病毒不同（Berke and Matson，2000）。因此直至 1999 年，HEV 才被归类为肝炎病毒科戊型肝炎病毒属戊型肝炎病毒种（Pringle，1999）。

目前已有缅甸株、墨西哥株、巴基斯坦株和中国株 HEV 的全基因组被完整克隆测序，分析发现，HEV 基因组为线性单股正链 RNA，基因组全长约 7.2 kb，5′端带帽结构，其后为非结构基因区、结构基因区和 3′末端 poly（A）结构。HEV 基因组含 3 个可读框（ORF），此外，HEV 还有两个基因组外的亚基因组 mRNA，大小分别为 3.7 kb 和 2.0 kb，均由基因组外的互补链产生，同源性对应于基因组的 3′端。不同来源的戊肝毒株的基因结构存在一定的差异。

HEV 三个 ORF 中，ORF1 最大，起始于 HEV 基因组第 28 nt，延伸至 5 107 nt，编码一个含有 1 693 个氨基酸的多肽，可识别出甲基转移酶、木瓜酶样蛋

---

[①] http://www.who.int/mediacentre/factsheets/fs280/zh/index.html

白酶、解旋酶、RNA 依赖的 RNA 聚合酶,此外,还存在碱基配对的超可变区域。在 ORF1 的 5′ 端有 27 bp 的非编码区(NCR)(Magden et al.,2001;Parvez,2017)。

ORF2 开始于 5 147 位碱基,含 1 980 个核苷酸,编码含有 660 个氨基酸的多肽,推测为病毒主要结构蛋白,组成病毒衣壳。ORF2 编码的蛋白(PORF2)是一个相对分子质量为 $88×10^3$ 的糖蛋白,其 N 端带有信号肽,引导其进入内质网。PORF2 先以前体形式合成,然后经过信号肽的剪切以及在三个潜在的糖基化位点进行糖基化,变为成熟蛋白。这在无包膜病毒的衣壳蛋白合成上是比较少见的。体外试验表明,PORF2 是边翻译边转运至内质网,在细胞内和细胞表面均有存在(Zafrullah et al.,1999)。

ORF3 共含 369 个碱基,编码含有 123 个氨基酸的小肽,相对分子质量约为 $13.4×10^3$。在哺乳动物细胞中表达的 PORF3 仅见于细胞质,无糖基化(尽管在 PORF3 上有一个潜在的 N-糖基化位点),无信号肽,是一个细胞骨架连接蛋白,但其生物学功能还不清楚。ORF2 与 ORF3、ORF1 共转染哺乳动物细胞,未见到彼此间的相互影响,体内、体外试验均未见 PORF2 与 PORF3 的相互结合,提示 PORF3 并不参与组成病毒衣壳。但另有文献报道,认为 PORF3 可能作为病毒颗粒组装的细胞骨架锚定位点(Zafrullah et al.,1997;Ding et al.,2017)。

对各种 HEV 毒株的 ORF2、ORF3 氨基酸序列进行分析发现,中国、巴基斯坦、俄罗斯西南部、缅甸等亚洲地区的毒株的同源性通常在 97%～99%,而与墨西哥株同源性在 92%～93%,与由天然感染的猪身上分离出的毒株(Meng 株)的同源性在 90%～92%,而 Meng 株与墨西哥株的同源性为 83%,根据 HEV 其他区段进行的系统进化分析也得到类似结果。目前参照诺瓦克病毒的分类标准(Ando et al.,2000),通常将感染哺乳动物的 HEV 分为 4 个基因型:1 型为以缅甸株为代表的亚洲和非洲株;2 型主要为墨西哥株,包括尼日利亚株(Schlauder and Mushahwar,2001);3 型包括美国株、希腊株、意大利株、阿根廷株以及来自美国猪的病毒株(Pina et al.,2000;Schlauder et al.,1998;Schlauder et al.,1999;Schlauder et al.,2000;Worm et al.,2000);4 型为新近发现的不同于 1 型的中国株和中国台湾株(Schlauder and Mushahwar,2001)。

近来各国学者的研究表明,猪不仅可以被 3 型病毒感染,还可被 4 型病毒感染,这在印度、中国、日本、加拿大等国均有存在(Arankalle et al.,2002;Nishizawa et al.,2003;Takahashi et al.,2003;Yoo et al.,2001)。有证据说明,无论是 3 型或是 4 型的猪 HEV 都可以传染人类。Hsieh 等研究台湾猪 HEV 和人 HEV 时发现,两者均为 4 型病毒,且发现猪场饲养员、猪肉商和一般人群血清 HEV 抗体 IgG 的阳性率分别为 26.7%、15% 和 8%(Hsieh et al.,1999),提示猪 HEV 可能是寄生于动物的人戊肝的病原体。HEV 除感染人类和猪之外,也可感染其他动物,包括羊、牛、鸡、鼠、野猴和圈养猴在内的动物体内都可测出抗 HEV 的抗体。

## 33.3　流行病学

20 世纪 80 年代以来,HEV 在亚洲、非洲、南美洲的发展中国家流行,中国、印度、缅甸、尼泊尔、阿富汗、巴基斯坦、印度尼西亚、泰国、黎巴嫩、苏联、阿尔及利亚、突尼斯、埃塞俄比亚、苏丹、索马里、乍得、象牙海岸以及中美洲的墨西哥等地均发生过暴发流行,部分发病人数在数千至数万例(图 33.1)。戊肝作为一种肠道传染病在一些发展中国家可占到急性病毒性肝炎的 50%(Datta et al.,1987)。在水源清洁、卫生设施良好的欧美等发达国家仅有散发病例,尚无大规模暴发和流行报道,且病例多集中于外来移居者或旅行者。

我国自 1982 年起即发现戊肝病例,至今先后已有 11 次戊肝流行的报道,其中 5 次为水型流行,6 次为食物型暴发。最大的一次暴发流行于 1986 年 9 月—1988 年 4 月发生在新疆南部的和田、喀什和克孜勒苏三地州,波及 23 个县市,持续 20 多个月,经历了两个流行峰,共发病 119 280 例,造成了严重危害,引起社会广泛的关注(曹学义等,1989)。此外,几乎在我国所有省(区、市)均有散发性戊肝病例发生,占临床肝炎的 15%～20%。对我国华南地区 8 个社区的流行病学调查结果显示,人群中戊肝抗体阳性率高达 40%,反映出我国人群普遍存在戊肝感染(Li et al.,2006)。根据原卫生部公布全国法定传染病疫情概况,每年报告的戊肝病例数呈现逐年上升的趋势。2012 年,全年报告戊肝病例数 27 271 例,死亡 28 例,已经超过了甲肝的发病人数及死亡人数。

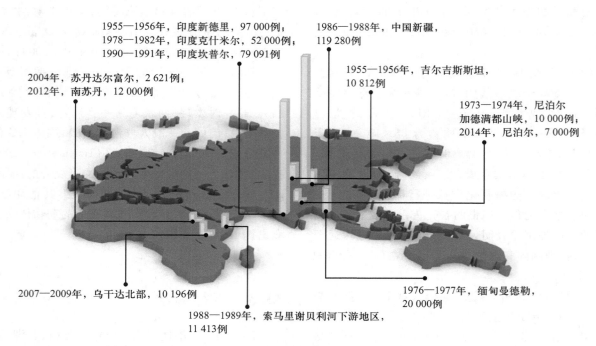

图 33.1 历史上的大规模戊型肝炎暴发流行

图中标注：

1955—1956年，印度新德里，97 000例；
1978—1982年，印度克什米尔，52 000例；
1990—1991年，印度坎普尔，79 091例

1986—1988年，中国新疆，
119 280例

2004年，苏丹达尔富尔，2 621例；
2012年，南苏丹，12 000例

1955—1956年，吉尔吉斯斯坦，
10 812例

1973—1974年，尼泊尔
加德满都山峡，10 000例；
2014年，尼泊尔，7 000例

2007—2009年，乌干达北部，10 196例

1976—1977年，缅甸曼德勒，
20 000例

1988—1989年，索马里谢贝利河下游地区，
11 413例

## 33.4 发病机制与保护性免疫

对志愿者和动物感染过程的观察发现，HEV 经口感染后，原发性复制部位可能在肠道，经血流侵入肝，在肝细胞胞质内复制并释放入胆汁和血流，然后排入肠道。HEV 感染人后的潜伏期为 2~9 周，平均 40 天。在潜伏期末及急性期初传染性最强（Emerson and Purcell,2003）。

戊肝是自限性疾病，一般不发展为慢性。感染 HEV 后多表现为亚临床型感染，临床型感染病例在感染后 1~3 周即可从血液和粪便中检出病毒。本病多见于青壮年，男性发病率高于女性，孕妇易感性高，重症者较多，且早产、死胎率高，晚期妊娠者病死率亦较高。戊肝的临床表现与其他急性肝炎相似，但黄疸较为多见，病情较重（表 33.1）。病死率高于甲肝，孕妇戊肝的病死率可高达 20%，其机制尚未阐明（Tsega et al.,1993；Perez-Gracia et al.,2017）。

研究发现，在实验条件下 HEV 感染过程可分为两个时期：第一期是感染初期，HEV 在肝细胞内开始复制，此期轻微的肝病症状可能是病毒的直接作用或免疫介导损伤的结果；第二期是免疫应答期，此

表 33.1 戊肝患者的临床症状

| 症状 | 百分比/% |
| --- | --- |
| 黄疸 | ~100 |
| 不舒服 | ~100 |
| 厌食 | 66~100 |
| 腹部疼痛 | 37~82 |
| 肝大 | 10~85 |
| 恶心，呕吐 | 29~100 |
| 发热 | 23~97 |
| 瘙痒 | 14~59 |

时病毒开始被清除，但肝细胞病理改变较严重，关于它们之间的相互关系还不明确，可能与宿主的免疫应答有关。

戊肝的病理改变类似甲肝，有淤胆型和普通型之分。淤胆型的特点主要是小胆管胆汁淤积和肝细胞腺体样变；肝细胞变性和坏死较少见；主要浸润细胞是淋巴细胞，但小叶和门静脉内仍可见较多的多核细胞浸润。普通型肝炎肝小叶内细胞灶性坏死、气球样变、嗜酸性变及嗜酸性小体形成较多见；坏死灶内有明显的单核巨噬细胞、淋巴细胞及增生的库普弗细胞浸润。经免疫组织化学检查，浸润细胞大

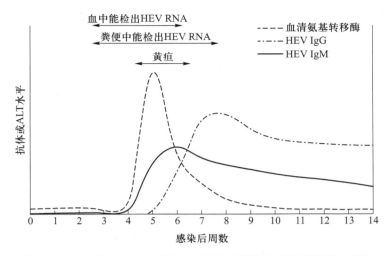

图 33.2　急性戊型肝炎各事件出现的先后顺序和各指标的消长情况

多为 CD8$^+$T 细胞，NK 细胞也相对较多，不少含 HEV 颗粒的肝细胞并无变性，故认为 HEV 对肝细胞无直接致病性。电镜检查发现，有肝细胞肿胀及细胞器损坏，小胆管及其上皮广泛增生，由于胆汁淤积和吞噬溶酶体作用可呈现脂肪样变；HEV 颗粒散在于细胞质基质中，淋巴细胞常与这些细胞密切接触，表明本病肝细胞损伤可能与免疫介导作用有关。HEV 感染是否导致肝外表现以及是否与自身免疫病有关，目前尚不明确。

在实验感染猴中观察到的感染进程与人相似（图 33.2）。HEV 最早出现于肝，一般紧接出现病毒血症。病毒在胆汁中积累到一个相对较高的浓度后从粪便排出。HEV 是否在肠道复制及粪便中的病毒是否都来自肝目前仍不清楚。肝异常一般早于病毒血症和粪便排毒，通常紧随体液免疫反应出现。肝炎生化指标的出现平行于肝组织病理的改变。氨基转移酶的升高一般为单峰型，但双峰型也有报道，其峰值一般出现于感染后 3~8 周。血清和粪便中病毒载量的高峰一般出现于急性期早期或先于急性期（Kamar et al. ,2012）。

HEV-IgG 抗体无家庭聚集性，且二次病例发生率低于 5%，而 HEV 的二次病例发生率高于 15%，与之相对应的是 HEV 能在水中存活且造成成千上万例病例，这一矛盾提示，引发临床型戊肝可能需要较大的病毒量。Corwin 等（1996）的研究显示了这种剂量-效应关系的可能性。在印度尼西亚，居住于河流上游的居民的罹患率要高于下游居民，可能是因为在这条狭窄的、水流缓慢的河流上游病毒浓度较高。另外，在降水稀少地区由于病毒不被稀释，其散发感染危险性似乎也更高。

抗 HEV-IgM 抗体在患者出现临床症状时出现，持续 2~3 个月（Chauhan et al. ,1993）。抗 HEV-IgG 抗体紧随 IgM 抗体阳转，其滴度在急性期上升，在恢复期下降。抗 HEV-IgG 通常能持续数年，有报道，47% 的患者 IgG 抗体能持续 14 年以上（Clayson et al. ,1995）。

各地毒株在 ORF2 氨基酸序列上的高度同源性造成了 HEV 血清学上的相似性，目前多数看法认为，世界各地 HEV 均为同一血清型，在各基因型病毒间的交叉保护实验也证实了这一点。Arankalle 等（1999）对 5 年前感染过 HEV 的恒河猴静脉攻击异型 HEV，证实低滴度的 HEV-IgG 抗体仍能保护实验猴，避免了异型毒株的再感染。Meng 等（1998）利用体外中和实验发现，感染 HEV 的病人血清具有中和同型和异型病毒的能力。

## 33.5　戊肝疫苗

HEV 的细胞培养和组织培养均未成功，目前还没有找到体外培养大量病毒的手段，因此，传统灭活疫苗和减毒活疫苗的研制工作均难以开展，目前预防性疫苗的设计思路为通过基因工程手段制备重组疫苗或 DNA 疫苗。目前唯一的戊肝疫苗即为基因工程重组疫苗，本章将重点介绍基因工程重组戊肝疫苗。

国内外学者对于戊肝疫苗开发的尝试主要是通过各类外源表达系统进行亚单位疫苗或 DNA 疫苗形式的研究,幸运的是,HEV 衣壳主要是由单一的结构蛋白构成的,大大简化了基因工程疫苗的研制过程。

### 33.5.1　重组戊肝疫苗的早期探索

HEV 是一种无包膜病毒,衣壳由 ORF2 编码蛋白组成,感染机体可诱发特异性抗体。研究表明,HEV 衣壳蛋白含有主要的免疫优势表位,其中某些表位具有中和活性,因此成为亚单位基因工程疫苗的首选区段(Zhang et al.,2012)。

1993 年,Purdy 等(1993)首先报道了以大肠埃希菌系统表达含有缅甸株 ORF2 C 端 2/3(aa225-660)的重组蛋白 trpE-C2,采用铝佐剂,50 μg/针分别于 0 天、30 天静脉免疫 4 只食蟹猴,2 只为空白佐剂对照。在免疫 4 周后采血进行免疫印迹检测,结果均未测出抗体。然而,对其中 2 只猴以无佐剂不溶性重组蛋白(80 μg/只)继续进行第三次免疫,4 周后抗体阳转(WB)。将 6 只实验猴分为两组,每组含 3 针免疫、2 针免疫和对照各 1 只,第一组以缅甸毒株攻击,第二组以墨西哥毒株攻击。结果显示:① 免疫组 ALT 一直维持正常水平,对照组 ALT 则较攻毒前呈 6~10 倍升高;② 应用免疫荧光法检测肝活检标本,攻击缅甸毒株的 3 针免疫猴未见 HEV 抗原存在,其余均见肝细胞内 HEV 抗原存在;③ 攻击缅甸毒株的 3 针免疫猴未见粪便排毒,其余均陆续见粪便排毒。尽管该研究规模很小,但提示 ORF2 来源的重组蛋白在野生型毒株攻击时能阻止病毒性肝炎生化指标的出现,对一些实验猴可提供完全保护。

应用昆虫杆状病毒表达系统(SF9 细胞)表达 HEV ORF2 的 aa112-607 片段,获得具有良好活性的 $55 \times 10^3$ 蛋白,将该蛋白纯化至 99% 纯度以上,以铝佐剂吸附,按每剂量 50 μg、10 μg、2 μg、0.4 μg、0 μg(对照)5 组分别在 0 天、28 天 2 针免疫恒河猴,每组 4 只,最后一针后 4 周以 30 万 MID50 同型病毒(SAR-55 株)攻击,结果免疫组 16 只猴均不发病,肝活检仅 1 只 2 μg 组和 1 只 0.4 μg 组出现轻微病理改变;虽然免疫组避免了肝炎,但均无法避免感染,在所有 16 只免疫猴中均出现了粪便排毒,除 1 只 50 μg 组和 1 只 10 μg 组外均出现了病毒血症,而且在大多数猴中虽然排毒量有所下降,但排毒时间并

无明显缩短。另以 $2 \times 50$ μg 免疫 4 只恒河猴,最后一针后 4 周以 10 万 MID50 异型病毒(墨西哥株 Mex-14)攻击,结果与同型毒株攻击结果类似,4 只免疫猴均未见 ALT 升高及肝病理改变,但仅 1 只未查见粪便排毒和病毒血症,其余 3 只均有粪便排毒和病毒血症,虽然排毒量有明显下降,但排毒时间并无明显缩短。据作者分析,这批实验猴子完全保护效果较前次为差,可能与所用病毒量有较大关系,本次实验用的同型病毒量达 30 万 MID50,而前次实验仅用了 1 000~10 000 MID50 的病毒量。另值得注意的是,在攻毒前,从 0.4 μg 到 50 μg 组的血清抗体滴度并无明显差别(Howitt et al.,2006)。

用重组杆状病毒制备的缅甸株 ORF2 $62 \times 10^3$ 蛋白(aa 112-660)为二聚体,用高效液相色谱-质谱联用仪(LC-MS)将二聚体解离,得到相对分子质量分别为 $56.5 \times 10^3$ 和 $58.1 \times 10^3$ 的多肽,经蛋白质肽谱分析,该两个多肽的 N 端同为 aa 112,C 端分别为 aa 637 和 aa 652,其中 $56.5 \times 10^3$ 蛋白具有很好的免疫反应性(Li et al.,2005c)。

### 33.5.2　基于大肠埃希菌表达系统的重组 戊型肝炎疫苗

2001 年,发现用 GST 融合表达载体在大肠埃希菌中表达 HEV ORF2 aa394-606(该片段被命名为 E2)时,获得的 GST-E2 融合蛋白能够自发形成同源二聚体;用凝血酶切除 GST-E2 上的 GST 片段后,E2 蛋白仍能形成二聚体,热处理或尿素处理 E2 蛋白,可使二聚体完全解聚成单体;蛋白质印迹法发现,戊肝患者血清对 E2 二聚体的反应性比单体强约 320 倍。用蛋白印迹试验检测多份急性期或恢复期戊肝患者血清对 E2 抗原的反应性,结果发现,急性期、恢复期血清对 E2 的二聚体均有很强反应,但仅部分急性期血清对 E2 单体有反应,而恢复期血清对 E2 单体几乎均无反应(Anderson et al.,1999;Zhang et al.,2001)。

用 E2 蛋白免疫恒河猴,纯化后以弗氏佐剂,按 0 天、10 天、30 天的方案 10 μg/针的剂量免疫 3 只恒河猴,在第 2 周抗体阳转,第 6 周时 1 只滴度达 1:100 000,另 2 只滴度 1:20 000,此时以 $10^6$ PCR 滴度的 HEV 粪悬液攻击。对照组 3 只均出现血清氨基转移酶(ALT)升高,抗体阳转,粪便持续排毒 1 个月以上;疫苗组无一发病,未检出非疫苗来源的抗体,其中 1 只始终未检出粪便排毒,另 2 只仅出现短

暂排毒。以一份 E2 免疫后猴血清(滴度 1 : 20 000)与 $10^3$ PCR 滴度的病毒混匀后感染 2 只恒河猴,结果对照组 2 只均持续排毒 3 周以上,抗体阳转,1 只 ALT 明显升高;而抗体中和组 2 猴始终未检出粪便排毒,抗 NE2 抗体缓慢下降,ALT 正常。这些结果表明,E2 蛋白可诱导具有保护性的中和抗体。

进一步研究发现,高纯度的 E2 抗原(纯度>98%)吸附于氢氧化铝佐剂,在小鼠和猴子体内的免疫原性低下,难以诱导高滴度的保护性抗体,无法满足作为疫苗的要求。因此,需要改造 E2 抗原的聚合形式,以增强其免疫原性,颗粒性的含有 E2 片段的病毒样颗粒(VLP)成为研究的目标(He et al.,2004;Li et al.,2004;Li et al.,2005a;Xia et al.,2004)。

利用昆虫细胞表达 HEV ORF2 的 aa112-607 区域,可获得 HEV 的 VLP,表明该区域包含了 HEV VLP 形成的全部结构域。冰冻电镜重建 HEV VLP 的三维结构显示,VLP 的基本结构为衣壳蛋白的二聚体(Li et al.,2005c;Li et al.,1997)。

系统研究 E2 蛋白的二聚体形成和进一步组装成为 VLP 的关键结构域。利用 PCR 引物合成基因的方法,在 E2 基因(HEV ORF2 aa394-606)的基础上,先后将 N 端延伸至 ORF2 的 aa 390、aa 380、aa 368 位置,利用 GSW3000 分子筛层析柱在高效液相层析(HPLC)中观察复性后产物的滞留时间,结果发现,aa368-606 蛋白(命名为 HEV 239)的滞留时间明显短于 E2,相当于>$5×10^5$ 的分子,提示其有可能形成了颗粒。将 HEV 239 复性后于透射电镜、原子力显微镜下观察,结果均可见大量 VLP。用动态光散射技术测量溶液中 HEV 239 的平均水化分子半径为 13.25 nm。这些充分表明,大肠埃希菌表达的 HEV 239 形成了 VLP,从而在国际上首次利用原核表达系统获得了 HEV 的 VLP(Li et al.,2005a)。

用 2 μg 纯化的 HEV 239 与 2 μg 纯化的 NE2 抗原平行免疫 BALB/c 小鼠,结果加弗氏佐剂的 NE2 抗原免疫的小鼠在第 14 天有 1 只阳转,在第 21 天另一只阳转,而有 1 只始终不阳转;而不加任何佐剂的 HEV 239 疫苗免疫的小鼠在第 14 天时全部阳转,加铝佐剂的 HEV 239 疫苗免疫的小鼠在第 10 天时全部阳转,表明 HEV 239 疫苗的免疫原性较 NE2 抗原有了显著的提高(表 33.2)。同时用 2 μg

商品化 HBsAg 疫苗免疫 3 只 BALB/c 小鼠,仅 1 只在第 3 周阳转(Li et al.,2005b)。

**表 33.2　HEV 239 疫苗对小鼠的免疫原性**

| | 抗体阳转日 | 高峰周 | 高峰滴度 |
|---|---|---|---|
| HEV 239 免疫,2 μg | | | |
| 无佐剂组 | | | |
| B1 | 10 天 | 5 周 | 1 : $10^5$ |
| B2 | 2 周 | 4 周 | 1 : $10^4$ |
| B3 | 2 周 | 6 周 | 1 : $10^5$ |
| 铝佐剂组 | | | |
| B4 | 2 周 | 5 周 | 1 : $10^5$ |
| B5 | 2 周 | 4 周 | 1 : $10^4$ |
| B6 | 2 周 | 4 周 | 1 : $10^4$ |
| NE2 抗原免疫,2 μg,弗氏佐剂 | | | |
| B7 | 未阳转 | | |
| B8 | 3 周 | | |
| B9 | 2 周 | | |
| 商业 HBsAg 疫苗,2 μg,Al 佐剂 | | | |
| B10 | 未阳转 | | |
| B11 | 3 周 | | |
| B12 | 未阳转 | | |

为了评估 HEV 239 疫苗对恒河猴动物模型的保护效果,用不同剂量的吸附于氢氧化铝佐剂的 HEV 239 疫苗免疫两组恒河猴,0 天、28 天 2 针免疫后 3 周分别以 $10^4$、$10^7$ 基因组剂量的基因 1 型或 4 型的 HEV 病毒进行攻击。免疫组的恒河猴在感染前全部 HEV 抗体阳转,对照组全部无 HEV 特异抗体生成。在 $10^7$ 基因组剂量攻击组中,受到基因 1 型病毒攻击的 2 只对照猴和受到基因 4 型病毒攻击的全部 3 只对照猴的血清 ALT 水平显著升高。病毒攻击 1 周后,所有对照猴均出现粪便排毒,持续 2~5 周,随着抗体阳转而削弱。免疫猴无一发生肝炎,仅有 3 只出现粪便排毒,且排毒时间明显缩短,抗 HEV 抗体滴度比对照组高出 4 倍多,说明在高滴度 HEV 攻击下,HEV 239 疫苗可以完全预防肝炎的发生,并部分预防病毒感染(表 33.3)。在 $10^4$ 基因组剂量组中,所有对照猴在病毒攻击 1 周后均出现粪便排毒,持续 1~6 周,随着抗体阳转而削弱,相比

表 33.3　HEV 239 疫苗保护恒河猴抵抗 $10^7$ 基因组剂量基因 1 型或基因 4 型 HEV 感染

| 分组<br>(免疫量) | 病毒<br>基因型 | 恒河猴<br>编号 | HEV 抗体滴度<br>(感染前) | | ALT<br>(峰值/<br>感染前) | 排毒时间<br>/周 | 抗体应答 |
| --- | --- | --- | --- | --- | --- | --- | --- |
| | | | 1/滴度 | IU | | | |
| 2×0 g | 1 | 25 | <10 | <2 | 5.2 | 5 | + |
| | | 26 | <10 | <2 | 1.4 | 5 | + |
| | | 27 | <10 | <2 | 2.7 | 4 | + |
| 2×0 g | 4 | 31 | <10 | <2 | 4.0 | 2 | + |
| | | 32 | <10 | <2 | 3.6 | 5 | + |
| | | 33 | | <2 | 8.5 | 4 | + |
| 2×5 g | 1 | 1 | 40 200 | 961 | 1.3 | 3 | + |
| | | 2 | 47 800 | 1 052 | 1.1 | 0 | − |
| | | 3 | 7 900 | 435 | 0.6 | 0 | − |
| 2×10 g | 1 | 7 | 8 700 | 368 | 1.1 | 1 | + |
| | | 8 | 145 200 | 2 504 | 0.8 | 0 | − |
| | | 9 | 68 100 | 2 498 | 1.6 | 0 | − |
| 2×20 g | 1 | 19 | 51 900 | 1 284 | 1.6 | 0 | − |
| | | 20 | 9 200 | 530 | 1.7 | 0 | − |
| | | 21 | 47 400 | 1 339 | 1.4 | 0 | − |
| 2×10 g | 4 | 13 | 46 000 | 1 503 | 1.1 | 0 | − |
| | | 14 | 5 200 | 196 | 1.2 | 1 | + |
| | | 15 | 58 300 | 1 351 | 1.7 | 0 | − |

于对照组,所有免疫猴无一发生粪便排毒,即无一发生 HEV 感染或病毒性肝炎,说明不同剂量的 HEV 239 疫苗对较低滴度的 HEV 攻击,可起到完全的防病毒感染的保护作用。总之,HEV 239 疫苗在恒河猴的肝炎发病模型和感染模型中均具有良好的保护效果(表 33.4)(Li et al.,2005b)。

总之,大肠埃希菌系统获得的 HEV 239 疫苗具有良好的免疫反应性和免疫原性,可以保护受到 HEV 攻击的动物免受病毒感染或避免感染后的戊肝,因此,HEV 239 疫苗是一种理想的戊肝疫苗形式。

在此研究的基础上,研究者建立了 HEV 239 疫苗的商业化生产工艺:

采用商品化大肠埃希菌株作为宿主菌。表达载体为自行构建的 pTO-T7 原核表达载体,该表达载体携带 pMB1 复制子和卡那抗性选择基因(kan),目的基因的表达由 T7 启动子控制。目的基因 HEV 239 编码 HEV 基因 I 型结构蛋白 ORF2 的 aa 368-606,插入于载体中间。所表达的重组蛋白含 240 个氨基酸,相对分子质量为 $26×10^3$,不带其他融合多肽。

目的蛋白主要以包含体形式表达,表达量能够达到菌体总蛋白的 20% 以上。以高压匀浆破碎菌体,离心收集包含体。而后通过洗涤包含体,以去除杂质。洗涤后包含体以高浓度尿素溶解,进一步进行层析,使所得抗原纯度在 95% 以上。纯化后的抗原采用超滤系统进行复性,而后进一步对复性后蛋白进行颗粒筛选,以提高抗原颗粒的均一度。经过筛选的抗原平均水化半径在 13 nm 左右,颗粒丰度在 98% 以上。最终纯化的颗粒性抗原平均回收率约为包含体重组蛋白的 20%。以铝佐剂吸附纯化的 HEV 239,吸附率在 99% 以上。抗原终浓度为 60 $μg·mL^{-1}$。

表 33.4　HEV 239 疫苗保护恒河猴抵抗 $10^4$ 基因组剂量基因 1 型或基因 4 型 HEV 感染

| 分组<br>（免疫量） | 病毒<br>基因型 | 恒河猴<br>编号 | HEV 抗体滴度<br>（感染前） | | ALT<br>（峰值/感染前） | 排毒时间<br>/周 | 抗体应答 |
|---|---|---|---|---|---|---|---|
| | | | 1/滴度 | IU | | | |
| 2×0 g | 1 | 28 | <10 | <2 | 1.8 | 5 | + |
| | | 29 | <10 | <2 | 4.6 | 6 | + |
| | | 30 | <10 | <2 | 0.8 | 4 | + |
| 2×0 g | 4 | 34 | <10 | <2 | 0.9 | 1 | + |
| | | 35 | <10 | <2 | 1.1 | 4 | + |
| | | 36 | <10 | <2 | 1.3 | 4 | + |
| 2×5 g | 1 | 4 | 67 800 | 1 617 | 1.3 | 0 | − |
| | | 5 | 71 800 | 2 338 | 1.0 | 0 | − |
| | | 6 | 5 500 | 186 | 1.8 | 0 | − |
| 2×10 g | 1 | 10 | 51 600 | 1 104 | 1.2 | 0 | − |
| | | 11 | 61 800 | 1 949 | 1.7 | 0 | − |
| | | 12 | 43 200 | 960 | 0.7 | 0 | − |
| 2×20 g | 1 | 22 | 44 300 | 1 377 | 1.8 | 0 | − |
| | | 23 | 61 400 | 3 314 | 1.6 | 0 | − |
| | | 24 | 84 300 | 2 498 | 1.5 | 0 | − |
| 2 × 10 g | 4 | 16 | 41 900 | 1 012 | 1.8 | 0 | − |
| | | 17 | 59 700 | 2 520 | 0.8 | 0 | − |
| | | 18 | 66 500 | 316 | 1.5 | 0 | − |

于 2005 年 1 月—2006 年 6 月，在广西开展了 HEV 239 疫苗随机、对照 Ⅱ 期临床试验，共入组血清 HEV 抗体阴性的 457 名成年人和 155 名学生。457 名成年人随机分成 3 组，A 组在 0、1、6 个月接种 3 针 20 μg HEV 239 疫苗，B 组在 0、6 个月接种 2 针 20 μg HEV 239 疫苗，C 组在 0、1、6 个月接种 3 针 5 μg 商品化乙肝疫苗。分别在 0、2、6、7、13 个月和 0、1、6、7、13 个月采集 3 针和 2 针剂量组受试者血清。155 名学生按 2∶2∶2∶1 比例随机分成 4 组，在 0、1、6 个月分别接种 3 针 10 μg、20 μg、30 μg 或 40 μg 剂量的 HEV 239 疫苗，在 0、2、6、7、13 个月采集各组受试者血清。结果表明，该制品安全性良好，没有疫苗相关的严重不良事件发生，血清 GMC 水平随疫苗蛋白含量（10 μg 到 40 μg）的升高而升高。10 μg 剂量组与 20 μg、30 μg、40 μg 剂量组间抗 HEV-IgG 抗体几何平均浓度（GMC）差异有统计学

意义，20 μg、30 μg、40 μg 剂量组间差异并不显著（Zhang et al.，2009）。综合考虑安全性和免疫原性因素，最终选择 30 μg 剂量 0、1、6 个月程序进行 Ⅲ 期临床试验。

Ⅲ 期临床研究于 2007 年 8 月在江苏省东台市启动，是对 16~65 岁健康人群开展的单中心、随机、双盲、安慰剂（乙肝疫苗）对照的临床试验。对照疫苗为商业化酵母表达的 5 μg 乙肝疫苗，与试验疫苗的剂型相同，同时采用完全相同的内外包装。试验分为两个阶段进行。第一阶段计划招募 2 000 人，以进一步验证拟于第二阶段采用的免疫剂量和免疫程序，观察安全性和免疫原性；第二阶段计划招募 100 000 人，评价疫苗对戊肝的预防效果，并扩大观察戊肝疫苗的安全性及免疫原性（Zhu et al.，2010）。

试验共招募 122 179 名志愿者，经筛选并有效

接种第 1 针的人数共 112 604 人,全程接种 97 356 人,全程接种率为 86.46%;其中试验组和对照组有效接种第 1 针各 56 302 人。第一阶段共入组 2 645 名受试者(试验组 1 316 人,对照组 1 329 人),男女性别比为 0.70∶1,平均年龄为 44.82 岁。第二阶段共含 109 959 名受试者(试验组 54 986 人,对照组 54 973 人),男女性别比为 0.77∶1,平均年龄为 44.12 岁。两阶段试验组和对照组的人口学特征和免疫前抗体基线特征的差别均无统计学意义(Zhu et al.,2010)。

### 33.5.2.1 安全性评价

对 2 645 名受试者在接种每针次疫苗后均进行系统性安全性观察。结果显示,试验组的总体预期不良反应发生率(29.79%)高于对照组(23.85%)。无论试验组还是对照组,预期不良反应均以 1 级反应为主(占 84.49%),而 3 级及以上不良反应仅占 1.83%;试验组的 1 级不良反应率和 2 级不良反应率略高于对照组,而 3 级及以上的不良反应率在两组间的差别无统计学意义。试验组局部不良反应率(13.45%)高于对照组(7.07%),而全身不良反应发生率(20.29%)与对照组(23.85%)的差别无统计学意义。在局部不良反应中,试验组和对照组均以 1 级反应为主(87.45%),3 级及以上的局部不良反应率在两组间的差别无统计学意义。试验组与对照组的全身不良反应同样以 1 级为主(85.47%)。试验组和对照组的局部不良反应均以接种部位疼痛、肿胀和瘙痒较为常见,全身不良反应以发热、疲倦乏力和头痛较为常见,其余不良反应类型均不足 1%。无论试验组还是对照组,女性受试者的局部不良反应率和全身不良反应发生率均高于男性。

对 109 959 名受试者(试验组 54 986 人,对照组 54 973 人)的每针后 3 天内的自动报告安全性观察数据显示,试验组的总体预期不良反应发生率(4.56%)高于对照组(3.66%)。无论试验组还是对照组,预期不良反应均以 1 级反应为主(占 73.46%),而 3 级及以上不良反应仅占 4.63%。试验组局部不良反应率(2.79%)高于对照组(1.91%),而全身不良反应发生率(1.94%)与对照组(1.90%)的差别无统计学意义(p>0.05)。在具体的反应类型上,受试疫苗以接种部位疼痛为主

(发生率为 2.08%),高于对照组(发生率为 1.37%),其余不良反应类型均不足 1%。

未见与疫苗相关的异常反应、偶合反应及严重不良事件发生。在疫苗接种后 4.5 年的长期安全性观察中,试验组的严重不良事件发生率(6 174,10.97%)与对照组(6 006,10.67%)的差别无统计学意义(p=0.11)(Zhang et al.,2015),且均与疫苗接种无关,提示受试疫苗具有良好的安全性。

### 33.5.2.2 免疫原性评价

受试疫苗全程免疫后 1 个月,受试者戊肝 IgG 抗体阳转率为 98.69%(95% 置信区间:98.35% ~ 98.97%);免疫后平均抗体水平为 19.02 $WU \cdot mL^{-1}$(95% 置信区间:18.62 ~ 19.43 $WU \cdot mL^{-1}$);免疫后抗体平均增长倍数为 139.27 倍(95% 置信区间:134.01 ~ 144.74 倍)。提示受试疫苗具有较好的免疫原性。

### 33.5.2.3 免疫持久性分析

免疫前阴性的受试者全程免疫受试疫苗后 1 个月(7m)、7 个月(13m)和 49 个月(55m)[①]抗体阳性率分别为 100.00%、100.00% 和 87%,抗体水平分别为 17.92 $WU \cdot mL^{-1}$、4.02 $WU \cdot mL^{-1}$ 和 0.27 $WU \cdot mL^{-1}$。提示受试疫苗在全程免疫后 4 年时仍能保持较高的戊肝 IgG 抗体阳性率。

### 33.5.2.4 预防戊型肝炎的效果评价

按照与葛兰素史克公司 Ⅱ 期临床试验中相同的病例诊断标准,在接种 3 针疫苗的符合方案集(per-protocol set)人群中,自 7 个月(全程接种后 1 个月)至 55 个月,共发生 48 个戊肝病例,其中 3 例发生于戊肝疫苗组,45 例发生于对照组,疫苗保护率为 93.3%(95% 置信区间:78.6% ~ 97.9%)。而在调整的意向性分析集(modified intention-to-treat)中,自接种日期起(0~55 m)共确诊了 60 例戊肝病例,疫苗保护率为 86.8%(95% 置信区间:71.0% ~ 94.0%)。无论在男性还是女性受试者中,或是在中青年(16~49 岁)及中老年(50~65 岁)受试者中,对照组与试验组的戊肝发病密度的差别都具有统计学意义,提示受试疫苗在不同性别、不同年龄人群中均具有对戊肝的预防作用。

---

① 括号内的数值表示首次接种后的月数。

## 33.6 问题与展望

戊肝是长期被忽视的一种重要病毒性肝炎。过去 10 年，随着研究的深入和诊断技术的进步，国内外对这一疾病的理解和认识发生了重大变化。戊肝已从仅仅流行于欠发达地区的"穷人病"，发展为分布于全球并造成重要疾病负担的"常见病"。目前我国戊肝的临床诊断率与实际感染率严重不符。原卫生部疫情监测数据中，戊肝报告病例的增长和我国市场上戊肝诊断试剂盒使用量的增长密切相关，而目前国内戊肝诊断试剂盒的销量仅为甲肝试剂的1/5，提示仍有大量的戊肝病例被漏诊（Zhao et al.，2013b）。如何有效地加强戊肝的诊断、预防和治疗，值得当前我国医务工作者尤其是传染病医师认真思考并付诸医学实践。

上市后的疫苗的保护效果、安全性评估以及如何更好地推广戊肝疫苗接种，使其能够在最需要戊肝疫苗保护的欠发达地区（如非洲、东南亚）得到更为广泛的应用，并切实预防戊肝的发生，是目前面临的巨大挑战。现已上市的戊肝疫苗为成年人疫苗，适用于 16 岁及以上人群，如何尽快开发出适合于儿童应用的戊肝疫苗，使得儿童同样能够免于戊肝的威胁也是今后需要重点开展的工作。

## 参考文献

曹学义，马学政，刘玉璋. 1989. 新疆南部地区肠道传播的非甲非乙型肝炎的流行病学研究. 中国公共卫生学报 8 (4):193-199.

Anderson DA, Li F, Riddell M, et al. 1999. ELISA for IgG-class antibody to hepatitis E virus based on a highly conserved, conformational epitope expressed in *Escherichia coli*. J Virol Met 81(1-2):131-142.

Ando T, Noel JS, Fankhauser RL. 2000. Genetic classification of "Norwalk-like viruses". J Infect Dis 181 (Suppl 2):S336-S348.

Arankalle VA, Chadha MS, Chobe LP. 1999. Long-term serological follow up and cross-challenge studies in rhesus monkeys experimentally infected with hepatitis E virus. J Hepatology 30(2):199-204.

Arankalle VA, Chobe LP, Joshi MV, et al. 2002. Human and swine hepatitis E viruses from Western India belong to different genotypes. J Hepatology 36(3):417-425.

Aspinall EJ, Couturier E, Faber M, et al. 2017. Hepatitis E virus infection in Europe:Surveillance and descriptive epidemiology of confirmed cases, 2005 to 2015. Euro Surveill 22 (26):doi 10.2807/1560-7917.

Balayan MS, Andjaparidze AG, Savinskaya SS, et al. 1983. Evidence for a virus in non-A, non-B hepatitis transmitted via the fecal-oral route. Intervirology 20(1):23-31.

Begum N, Devi SG, Husain SA, et al. 2009. Seroprevalence of subclinical HEV infection in pregnant women from north India:A hospital based study. The Indian J Med Res 130(6):709-713.

Berke T, Matson DO. 2000. Reclassification of the Caliciviridae into distinct genera and exclusion of hepatitis E virus from the family on the basis of comparative phylogenetic analysis. Arch Virol 145(7):1421-1436.

Bradley DW. 1990. Enterically-transmitted non-A, non-B hepatitis. Brit Med Bull 46(2):442-461.

Bradley DW, Krawczynski K, Cook EH, et al. 1987. Enterically transmitted non-A, non-B hepatitis:Serial passage of disease in cynomolgus macaques and tamarins and recovery of disease-associated 27-to 34-nm viruslike particles. PNAS 84 (17):6277-6281.

Chauhan A, Jameel S, Dilawari JB, et al. 1993. Hepatitis E virus transmission to a volunteer. Lancet 341 (8838):149-150.

Clayson ET, Myint KS, Snitbhan R, et al. 1995. Viremia, fecal shedding, and IgM and IgG responses in patients with hepatitis E. J Infectious Diseases 172(4):927-933.

Corwin AL, Khiem HB, Clayson ET, et al. 1996. A waterborne outbreak of hepatitis E virus transmission in southwestern Vietnam. Am J Trop Med Hygiene 54(6):559-562.

Datta R, Panda S, Tandon B, et al. 1987. Acute sporadic non-A, non-B viral hepatitis of adults in India—Epidemiological and immunological studies. J Gastroenterol Hepatol 2(4):333-345.

Emerson SU, Purcell RH. 2003. Hepatitis E virus. Rev Med Virol 13(3):145-154.

He ZQ, Zhang J, Li SW, et al. 2004. Particulate recombinant hepatitis E virus capsid protein and its antigenicity and immunogenicity. Chinese J Biotechnol 20(2):262-268.

Howitt RL, Beever RE, Pearson MN, et al. 2006. Genome characterization of a flexuous rod-shaped mycovirus, *Botrytis* virus X, reveals high amino acid identity to genes from plant "potex-like" viruses. Arch Virol 151(3):563-579.

Hsieh SY, Meng XJ, Wu YH, et al. 1999. Identity of a novel swine hepatitis E virus in Taiwan forming a monophyletic group with Taiwan isolates of human hepatitis E virus. J Clin Microbiol 37(12):3828-3834.

Kamar N,Bendall R,Legrand-Abravanel F,et al. 2012. Hepatitis E. Lancet 379(9835):2477-2488.

Khuroo MS,Kamili S. 2009. Clinical course and duration of viremia in vertically transmitted hepatitis E virus (HEV) infection in babies born to HEV-infected mothers. J Viral Hepatitis 16(7):519-523.

Krawczynski K. 1993. Hepatitis E. Hepatology 17(5):932-941.

Li RC,Ge SX,Li YP,et al. 2006. Seroprevalence of hepatitis E virus infection,rural southern People's Republic of China. Emerg Infect Dis 12(11):1682-1688.

Li SW,Zhang J,Xia NSh. 2015. Lessons from hepatitis E vaccine design. Curr Opin Virol 11:130-136.

Li SW,He ZQ,Wang YB,et al. 2004. Interface domain of hepatitis E virus capsid protein homodimer. Chinese J Biotechnol 20(1):90-98.

Li SW,Zhang J,He ZQ,et al. 2005a. Mutational analysis of essential interactions involved in the assembly of hepatitis E virus capsid. J Biol Chem 280(5):3400-3406.

Li SW,Zhang J,Li YM,et al. 2005b. A bacterially expressed particulate hepatitis E vaccine:Antigenicity,immunogenicity and protectivity on primates. Vaccine 23(22):2893-2901.

Li SW,Zhao Q,Wu T,et al. 2015. The development of a recombinant hepatitis E vaccine HEV 239. Hum Vaccin Immunother 11(4):908-914.

Li TC,Takeda N,Miyamura T,et al. 2005c. Essential elements of the capsid protein for self-assembly into empty virus-like particles of hepatitis E virus. J Virol 79(20):12999-13006.

Li TC,Yamakawa Y,Suzuki K,et al. 1997. Expression and self-assembly of empty virus-like particles of hepatitis E virus. J Virol 71(10):7207-7213.

Magden J,Takeda N,Li T,et al. 2001. Virus-specific mRNA capping enzyme encoded by hepatitis E virus. J Virol 75(14):6249-6255.

Meng J, Pillot J, Dai X,et al. 1998. Neutralization of different geographic strains of the hepatitis E virus with anti-hepatitis E virus-positive serum samples obtained from different sources. Virology 249(2):316-324.

Nishizawa T,Takahashi M,Mizuo H,et al. 2003. Characterization of Japanese swine and human hepatitis E virus isolates of genotype IV with 99 % identity over the entire genome. J Gen Virol 84(Pt 5):1245-1251.

Parvez MK. 2017. The hepatitis E virus nonstructural polyprotein. Fut Microbiol 12:915-924.

Perez-Gracia M T,Suay-Garcia B,Mateos-Lindemann ML. 2017. Hepatitis E and pregnancy:Current state. Rev Med Virol: doi 10.1002/mv.1929.

Peron JM,Bureau C,Poirson H,et al. 2007. Fulminant liver failure from acute autochthonous hepatitis E in France:Description of seven patients with acute hepatitis E and encephalopathy. J Viral Hepatitis 14(5):298-303.

Pina S,Buti M,Cotrina M,et al. 2000. HEV identified in serum from humans with acute hepatitis and in sewage of animal origin in Spain. J Hepatol 33(5):826-833.

Pringle CR. 1999. The universal system of virus taxonomy,updated to include the new proposals ratified by the International Committee on Taxonomy of Viruses during 1998. Arch Virol 144(2):421-429.

Purdy MA,McCaustland KA,Krawczynski K,et al. 1993. Preliminary evidence that a trpE-HEV fusion protein protects *Cynomolgus macaques* against challenge with wild-type hepatitis E virus (HEV). J Med Virol 41(1):90-94.

Reyes GR,Purdy MA,Kim JP,et al. 1990. Isolation of a cDNA from the virus responsible for enterically transmitted non-A, non-B hepatitis. Science 247(4948):1335-1339.

Schlauder GG,Dawson GJ,Erker JC,et al. 1998. The sequence and phylogenetic analysis of a novel hepatitis E virus isolated from a patient with acute hepatitis reported in the United States. J Gen Virol 79 ( Pt3):447-456.

Schlauder GG,Desai SM,Zanetti AR,et al. 1999. Novel hepatitis E virus (HEV) isolates from Europe:Evidence for additional genotypes of HEV. J Med Virol 57(3):243-251.

Schlauder GG,Frider B,Sookoian S,et al. 2000. Identification of 2 novel isolates of hepatitis E virus in Argentina. J Infect Dis 182(1):294-297.

Schlauder GG,Mushahwar IK. 2001. Genetic heterogeneity of hepatitis E virus. J Med Virol 65(2):282-292.

Takahashi M,Nishizawa T,Miyajima H,et al. 2003. Swine hepatitis E virus strains in Japan form four phylogenetic clusters comparable with those of Japanese isolates of human hepatitis E virus. J Gen Virol 84(Pt 4):851-862.

Tsega E,Krawczynski K,Hansson BG,et al. 1993. Hepatitis E virus infection in pregnancy in Ethiopia. Ethiopian Med J 31(3):173-181.

Worm HC,Schlauder GG,Wurzer H,et al. 2000. Identification of a novel variant of hepatitis E virus in Austria:Sequence, phylogenetic and serological analysis. J General Virol 81(Pt 12):2885-2890.

Wu T,Li SW,Zhang J,et al. 2012. Hepatitis E vaccine development:A 14 year odyssey. Hum Vaccin Immunother 8(6):823-827.

Xi JN,Graham DY,Wang KN,et al. 1990. Norwalk virus genome cloning and characterization. Science 250(4987):1580-1583.

Xia NS,Zhang J,Zheng YJ,et al. 2004. Transfusion of plasma

from a blood donor induced hepatitis E in rhesus monkey. Vox Sanguinis 86(1):45-47.

Yoo D, Willson P, Pei Y, et al. 2001. Prevalence of hepatitis E virus antibodies in Canadian swine herds and identification of a novel variant of swine hepatitis E virus. Clin Diagn Labor Immunol 8(6):1213-1219.

Zafrullah M, Ozdener MH, Kumar R, et al. 1999. Mutational analysis of glycosylation, membrane translocation, and cell surface expression of the hepatitis E virus ORF2 protein. J Virol 73(5):4074-4082.

Zafrullah M, Ozdener MH, Panda SK, et al. 1997. The ORF3 protein of hepatitis E virus is a phosphoprotein that associates with the cytoskeleton. J Virol 71(12):9045-9053.

Ding Q, Heller B, Capuccino JM, et al. 2017. Hepatitis E virus ORF3 is a functional ion channel required for release of infectious particles. PNAS 114(5):1147-1152.

Zhang J, Li SW, Wu T, et al. 2012. Hepatitis E virus: Neutralizing sites, diagnosis, and protective immunity. Rev Med Virol 22(5):339-349.

Zhang J, Liu CB, Li RC, et al. 2009. Randomized-controlled phase II clinical trial of a bacterially expressed recombinant hepatitis E vaccine. Vaccine 27(12):1869-1874.

Zhang J, Zhang XF, Huang SJ, et al. 2015. Long-term efficacy of a hepatitis E vaccine. N Engl J Med 372(23):2265-2266.

Zhang JZ, Ng MH, Xia NS, et al. 2001. Conformational antigenic determinants generated by interactions between a bacterially expressed recombinant peptide of the hepatitis E virus structural protein. J Med Virol 64(2):125-132.

Zhao Q, Li S, Yu H, et al. 2013a. Virus-like particle-based human vaccines: Quality assessment based on structural and functional properties. Tren Biotechnol 31(11):654-663.

Zhao Q, Zhang J, Wu T, et al. 2013b. Antigenic determinants of hepatitis E virus and vaccine-induced immunogenicity and efficacy. J Gastroenterol 48(2):159-168.

Zhu FC, Zhang J, Zhang XF, et al. 2010. Efficacy and safety of a recombinant hepatitis E vaccine in healthy adults: A large-scale, randomised, double-blind placebo-controlled, phase 3 trial. Lancet 376(9744):895-902.

Zhuang H, Cao XY, Liu CB, et al. 1991. Epidemiology of hepatitis E in China. Gastroenterologia Japonica 26 (Suppl 3): 135-138.

# 第34章
## 脊髓灰质炎疫苗

周振歆　谢忠平

**本章摘要**

　　脊髓灰质炎是一种古老的疾病,其发生至少可追溯到公元前1403—公元前1365年,是由脊髓灰质炎病毒引起的急性肠道病毒性传染病。随着工业革命引起的城市化,脊髓灰质炎呈现流行趋势,部分病人留下永久的肢体瘫痪,甚至产生呼吸肌麻痹而死亡。该病严重危害儿童、青少年乃至成年人健康。本章从病原学、流行病学、发病机制、免疫反应及临床反应等方面介绍脊髓灰质炎病毒,同时介绍脊髓灰质炎疫苗的发展历史,包括疫苗的免疫原性、保护效果、安全性、不良反应和疫苗的接种策略等,以及目前国内外疫苗的使用情况和发展中的疫苗情况等内容。1988年,世界卫生大会决议确立"截至2000年全球消灭脊髓灰质炎"的目标,但未能实现;2013年,世界卫生大会又通过了《2013—2018年全球消灭脊髓灰质炎终结战略计划》,目前已是2019年,为实现这一目标,我们仍需付出不懈的努力。

## 34.1 概述

脊髓灰质炎是一种古老的疾病,是由脊髓灰质炎病毒引起的急性肠道病毒性传染病,主要通过粪-口途径传播。由于病毒侵害脊髓灰质前角细胞,临床上出现肢体急性弛缓性麻痹(acute flaccid paralysis,AFP),部分患者留下永久的肢体瘫痪等后遗症,甚至引起呼吸肌麻痹而死亡,严重危害儿童、青少年乃至成年人健康,给患者和家庭以及社会造成非常严重的后果。脊髓灰质炎至今仍无有效的治疗手段,实践证明,疫苗是目前预防该病最有效、最经济、最安全的方法。自全球消灭脊髓灰质炎行动启动以来,脊髓灰质炎病例数量减少了 99% 以上,从 1988 年的约 35 万例下降到 2018 年的 33 例,全世界只有阿富汗及巴基斯坦 2 个国家仍有脊髓灰质炎野病毒流行,但要达到全球消灭脊髓灰质炎的目标,还需要进一步的努力。

## 34.2 病原学

### 34.2.1 病毒的大小、形态、结构及其他物理性质

脊髓灰质炎病毒(poliovirus,PV)属于微小核糖核酸病毒族的肠道病毒属,1979 年国际病毒命名委员会(International Committee on Nomenclature Viruses,ICNV)将其大小确定为 24~30 nm。脊髓灰质炎病毒的中心部为 RNA 核心,外面包裹着蛋白质衣壳,构成毒粒,无包膜。毒粒表面的蛋白质有 60 个亚基,呈 20 面体结构。衣壳蛋白的亚基是壳粒。这些蛋白质亚基呈对称性排列。Summers 等发现,衣壳蛋白由 4 种多肽构成,即 VP1、VP2、VP3 和 VP4(Summers et al.,1965)。Maizel 及 Summers 测出它们的相对分子质量分别为 $35 \times 10^3$、$28 \times 10^3$、$24 \times 10^3$、$5 \times 10^3 \sim 6 \times 10^3$(Maizel and Summers,1968)。Granbouban 和 Girard(1969)及 Tannock 等(1970)测出毒粒的相对分子质量为 $6.8 \times 10^6$,RNA 为单股线型,其相对分子质量约 $2.6 \times 10^6$。脊髓灰质炎病毒有三个型别,分别为 I、II、III型。

1955 年,Schwerdt 及 Schaffer 完善了脊髓灰质炎病毒提纯的方法,他们在 MEF-1 的提纯制品中,获得了脊髓灰质炎病毒的结晶体,这是动物病毒第一次获得结晶体,随后他们又获得了 Mahoney 及 Saukett 株的结晶(Schwerdt and Schaffer,1955)。1960 年,Levintow 和 Darnell 提纯获得了 I 型脊髓灰质炎病毒晶体(Levintow and Darnell,1960);1961 年,Charney 等发明了一种新的提纯脊髓灰质炎病毒的方法,又将 III 型 Saukett 病毒结晶出来(Charney et al.,1961a)。

除了病毒的大小、形态、相对分子质量以及结晶等性质之外,对脊髓灰质炎病毒的密度、沉降系数等问题也有研究。1955 年,Gard 发现,脊髓灰质炎病毒沉降系数大部分在 150~195S(S,Sverdberg 单位)(Gard,1955)。1958 年,Schwerdt 用超速离心分析法测出三个型别脊髓灰质炎病毒的沉降系数在 157~160S(Schwerdt,1958)。在重水与水的混合液中用超速离心分析法测定每型脊髓灰质炎病毒的密度为 1.56~1.62(Schwerdt and Schaffer,1955)。

### 34.2.2 病毒的化学组成

用紫外线吸收光谱研究高度提纯的脊髓灰质炎病毒材料结果显示,脊髓灰质炎病毒是一种核蛋白质。吸光系数最大是 260 nm,最小是 241 nm。三个型别脊髓灰质炎病毒(Mahoney、MEF-1、Saukett)的紫外线吸收光谱相似(Schwerdt and Schaffer,1955)。

除核酸中所含的戊糖外,脊髓灰质炎病毒不含其他糖类,且脊髓灰质炎病毒对脂溶性的溶媒有很强的抵抗力,病毒颗粒的密度高,故推测其或者不含脂质,或者含量极小(顾方舟,1984)。

脊髓灰质炎病毒的 RNA 为单股正链 RNA,约含 7 500 个核苷酸。1957 年,Colter 等(1957)发现脊髓灰质炎病毒的 RNA 具有感染性。脊髓灰质炎病毒的 RNA 分子在化学上有两个不同的末端(3′末端和 5′末端)。1972 年,Armstrong 等(1972)发现,在 3′末端约有 75 个腺苷酸组成的一列独特的顺序,即多聚腺苷酸,Yogo 和 Wimmer 指出,poly-A 构成脊髓灰质炎病毒 RNA 的 3′末端(Yogo and Wimmer,1972)。RNA 的 5′末端与病毒末端结合蛋白(viral protein genome-linked,VPg)连接。

之前提到脊髓灰质炎病毒蛋白质有 4 条主要条带,每条带即一个多肽:VP1、VP2、VP3 和 VP4。在病毒颗粒蛋白质之间不是共价键结合。Katagiri 等发现,病毒颗粒轻度变形后,VP4 从含有 VP1、VP2、

VP3 的结构中丢失,或者 VP2 和 VP4 从只剩有 VP1 和 VP3 的结构中分离出来(Katagiri et al.,1971)。

1976 年,Wouters 报道了脊髓灰质炎病毒毒粒衣壳多肽的氨基酸组成。三个大的多肽(VP1、VP2 和 VP3),其氨基酸组成极其相似,均含有半胱氨酸,VP2 的赖氨酸含量明显较低,而 VP3 的蛋氨酸含量明显高;但最小的多肽(VP4)丙氨酸含量较高,苏氨酸和脯氨酸较低,这明显不同于其他三个大的多肽(Wouters,1976)。

### 34.2.3　病毒的理化特性

脊髓灰质炎病毒对热敏感,Salk 和 Bennett 证明,加热后的脊髓灰质炎病毒与抗体结合的能力遭到破坏(Salk and Ward,1957);Koch 发现,脊髓灰质炎病毒的 RNA 对热的抵抗力比完整病毒强(Koch,1960)。Pohjanpelto(1958)发现,脊髓灰质炎病毒用 1-胱氨酸或 1-半胱氨酸处理后可增强病毒对热的稳定性;French 及 Armstrong 证实了他的发现(French and Armstrong,1960)。

如果在灭活温度下加入 1 mol·L$^{-1}$ 浓度的 MgCl$_2$ 即可对脊髓灰质炎病毒起到保护作用,因为 Mg$^{2+}$ 对病毒衣壳子粒间的连接键起稳定作用,因此 MgCl$_2$ 常被用作脊髓灰质炎活疫苗的保护剂。在 −70℃ 病毒活力可长期保存,−20℃ 保存长达数年,4℃ 保存数周,室温保存数天(顾方舟,1984)。

早在 1916 年 Flexner 就证明,日光可以很快杀死脊髓灰质炎病毒;1945 年,Milzer 等第一次报告用紫外线灭活的方法制造脊髓灰质炎疫苗(Milzer et al.,1945),他们发现 4% 的 Lansing 株鼠脑及脊髓组织悬液经紫外线照射 1 秒,病毒即完全灭活,但可保留原有的抗原性质。从此,紫外线灭活脊髓灰质炎病毒的方法有了较大的发展。但是,关于紫外线照射下脊髓灰质炎病毒的灭活曲线每个人得到的结果很不一样,灭活速度随时间而减慢,此外,持续接受照射后,病毒对紫外线照射的抵抗力会增加,使得灭活速度及效力发生改变(Dulbecco and Voge,1955;Fogh,1955;Taylor et al.,1957)。所以,用紫外线照射灭活脊髓灰质炎病毒制备疫苗的方式存在明显的不可控性。

化学品如 0.3% 甲醛、0.1 氯化铵、0.3 ~ 0.5ppm[①] 自由残留氯对脊髓灰质炎病毒能迅速灭

---

① 1ppm = 10$^{-6}$。

---

活;氧化剂如 1% 高锰酸钾、1% 过氧化氢溶液也能灭活该病毒;70% 乙醇、5% 甲酚对脊髓灰质炎病毒无杀灭作用;病毒对氯仿、乙醚有抵抗能力;胍能将脊髓灰质炎病毒衣壳结构全部分解为可溶性多肽,培养液中加入胍浓度在 1 mmol·L$^{-1}$ 以上,能强力抑制脊髓灰质炎病毒在细胞内的合成。尿素能将病毒颗粒降解为前衣壳亚结构。脊髓灰质炎病毒具有较高的稳定性,如在 pH3、37℃ 3 ~ 4 小时环境下,感染性滴度不受影响。抗生素和化学治疗药物对脊髓灰质炎病毒无效(顾方舟,1984)。

### 34.2.4　病毒的抗原组成

从 1909 年发现脊髓灰质炎病毒一直到 1931 年,没有人提出脊髓灰质炎病毒的抗原性是否存在差别的问题。Burnet 及 MacNamara 在实验中发现,MV 株感染的猴痊愈后,脑内注射另一株仍可发病,故脊髓灰质炎病毒中可能存在不同抗原型别问题(Burnet and MacNamara,1931)。1940 年,Lennette 和 Gordon(1940)又一次证明了 Burnet 及 MacNamara 的结果,但研究的毒株数量太少,不能分型。Kessel 和 Pait(1950)用交叉保护试验及血清中和试验,研究了较多的毒株抗原性差异问题。1948 年,美国脊髓灰质炎基金会成立了脊髓灰质炎病毒型别鉴定委员会,对 100 株脊髓灰质炎病毒分别在 4 个研究室进行鉴定,该工作 1951 年结束,确定 Brunhilde 为 I 型代表株,Lansing 为 II 型代表株,Leon 为 III 型代表株,在世界很多实验室也采用 Mahoney(I 型)、MEF-1(II 型)及 Saukett(III 型)作为代表株(或称为标准强毒株)来鉴定其他脊髓灰质炎毒株(顾方舟,1984)。

脊髓灰质炎病毒 3 个型别之间可发生重组,主要与同时应用三价脊髓灰质炎减毒活疫苗(trivalent poliomyelitis vaccine in dragee candy,tOPV)有关,口服 tOPV 后病毒在人肠道内复制时,3 个型的疫苗株病毒有可能同时感染一个细胞并在病毒复制时发生基因重组。若关键性核苷酸位点突变及基因重组,两者单独或共同作用,可能会引起疫苗株神经毒力回复突变(戴振威和刘丹青,2003)。脊髓灰质炎病毒重组现象同型之间可以发生,不同型之间也可发生,甚至脊髓灰质炎病毒与其他肠道病毒之间也可发生,如从疫苗相关的麻痹型脊髓灰质炎(vaccine-associated paralytic poliomyelitis，VAPP）患者及健康服疫苗者中分离的Ⅲ型疫苗株出现了Ⅲ型疫苗株VP1区的基因与非脊髓灰质炎肠道病毒 3D 区的基因重组病毒（Nomoto et al.，1988；Kohara et al.，1988；李杰等，1997；张礼壁等，1998）。

从血清学性状来看，任何一个型都含有两种抗原。Hummeler 和 Tumilowicz 发现，病毒在自然条件下感染细胞、加热或紫外线照射，毒粒降解而产生空衣壳，称 H（或 C）抗原；另一种是完整的病毒毒粒，称 N（或 D）抗原（Hummeler and Tumilowicz，1960）。Katagiri 等（1967）指出，在病毒形态结构上，C 抗原就是缺乏 RNA 的空衣壳，D 抗原则是具有 RNA 的完整毒粒。C 抗原无感染性，是一种耐热的抗原成分，它与脊髓灰质炎病毒三型血清均呈互补体结合阳性反应。D 抗原有感染性，它与免疫原性有较好的一致关系，可作为脊髓灰质炎病毒灭活疫苗效力的体外测定指标。Hummeler 等（1962）用 C 抗原免疫动物所获得的血清同 C 抗原反应，滴度很高，但血清中无抗 D 抗原的抗体，也无中和抗体。Maizel 等（1967）指出，自然或人工产生的空衣壳没有衣壳蛋白质 VP4 部分。Breindl（1971）认为，D 抗原即为 VP4，是病毒衣壳结合中和抗体的部位。天然脊髓灰质炎病毒在自然界不稳定，经细胞感染、加热、紫外线照射、碱变性、毒力降解等处理后，其 VP4 消失，抗原性随之改变，从具有中和免疫原性的 D 抗原变为无中和免疫原性的 C 抗原（Arya and Agarwal，2009）。采用分子生物学技术来分析脊髓灰质炎病毒三型病毒之间的抗原关系，可以看到病毒蛋白多肽经过聚丙烯酰胺凝胶电泳，向硝基纤维素膜转移（蛋白质印迹法）后，分离出的衣壳蛋白（VP1、VP2、VP3）用免疫沉淀法和免疫学研究都证明，在型与型之间存在广泛的交叉反应。

## 34.2.5　病毒的繁殖

脊髓灰质炎病毒的繁殖过程分为以下几个阶段：① 病毒感染开始，即第一阶段，在传统上称为吸附、穿入、脱衣（或隐蔽）；② 病毒的复制（RNA 复制和蛋白质合成）及成熟（装配）；③ 病毒的释放。病毒复制由一个过程渐变为下一过程，有的甚至同时进行。脊髓灰质炎病毒吸附到敏感细胞上，随之就失去感染性，发生"脱衣"现象；病毒颗粒就进入细胞质内，并开始活动，合成蛋白质和复制 RNA；感染 3~4 小时，细胞内开始积累新的、成熟的病毒颗粒。

这个成熟过程在感染后 7~9 小时内完成。病毒释放在感染后 5 小时开始，释放过程直到感染后 18~24 小时才能完成。一个繁殖周期，单个 Hela 细胞能产生 $1.5 \times 10^5$ 个脊髓灰质炎毒粒（顾方舟，1984）。

### 34.2.5.1　吸附、穿入、脱衣

病毒与细胞开始结合，同病毒与带电物质表面的结合一样，依赖粒子强度和 pH 的条件。Bachtold 等（1957）发现，$Ca^{2+}$ 及 $Mg^{2+}$ 对猴肾细胞吸附脊髓灰质炎病毒是很重要的，最适宜浓度为 $10^{-8}$ mol·$L^{-1}$。不同温度（37℃，1℃）对吸附病毒的速度并无明显影响。后来也有其他发现证明，在相同浓度的 $Ca^{2+}$ 及 $Mg^{2+}$ 溶液中，若 Hela 细胞是悬浮培养，吸附的速率就稍慢些。也有科学家认为，$Ca^{2+}$ 及 $Mg^{2+}$ 对细胞吸附病毒并不需要，而 $Na^+$ 却可以促进 Hela 细胞吸附脊髓灰质炎病毒，且温度对悬浮细胞吸附病毒的速率并无影响，但在单层细胞上，0℃ 和 37℃ 对病毒吸附就有显著影响等。因此，细胞吸附脊髓灰质炎病毒可能是一种需要阳离子参与的静电现象（顾方舟，1984）。

1974 年，Lonberg-Holm 和 Philipson（1974）对病毒吸附到细胞上的状况做了描述：毒粒与细胞表面随意部位冲撞，碰撞 $10^4$~$10^8$ 次，使得细胞上一受体同毒粒上一决定簇之间互补结合，这可能有培养液中离子的帮助。在敏感细胞特异敏感部位，可能有 $10^4$~$10^5$ 之多。毒粒贴附于细胞，然而不能确认为感染。由于开始的结合是"松散的"或者是"可逆的"，毒粒能离开细胞表面；一些细胞结合毒粒进行到较牢固程度即呈"不可逆"结合。这种牢固结合包含有多部位的吸附。例如，脊髓灰质炎病毒达到多价吸附需要原始部位以外的其他受体来补充。Lonberg-Holm 和 Philipson 对脊髓灰质炎病毒的受体进行测试发现，每个敏感细胞约有 $10^4$ 个。

Holland 和 Hoyer（1962）指出，病毒之所以能吸附在细胞上是因为细胞膜上有病毒受体，细胞受体有特异性。Levitt 和 Crowell（1967）深入研究了敏感细胞上的受体发现，受体是处于动态的，受体物质常常脱落到细胞培养液中。

Howes 和 Melnick（1957）、Darnell（1958）、Mclaren 等（1959）发现，病毒一旦附着于细胞后，绝大部分病毒很快就丧失了感染性。Holland 和 Mclaren（1959）在无细胞系统中研究了脊髓灰质炎

病毒吸附及脱衣现象,证实病毒的脱衣与细胞的完整性无关。Holland(1961)进一步研究指出,吸附脊髓灰质炎病毒的受体在细胞内部的量多于细胞表面,受体主要在细胞匀浆的微粒体部分。于是设想脊髓灰质炎病毒的脱衣与受体接触后就发生,Quersin-Thiry 的工作支持了这个设想(Quersin-Thiry,1958)。1962 年,Holland 和 Hoyer(1962)的报告说明病毒的脱衣发生在细胞膜上,且与温度有密切关系。Darnall 和 Levintow(1960)认为,脱衣和穿入是两个独立的、各自的过程,病毒被吸附后,首先发生"穿入",然后病毒 RNA 才释放出来。

### 34.2.5.2　病毒的复制

脊髓灰质炎病毒是由单一的 RNA 分子及 60 个蛋白质亚基构成的,除此之外不含其他物质,因此,脊髓灰质炎病毒是研究动物病毒在细胞内复制的较合适对象。脊髓灰质炎病毒的 RNA 单独就可以发生感染,并可以产生完全的病毒,这说明 RNA 不仅可以复制自己,还可以翻译病毒蛋白质。Franklin 和 Baltimore(1962)指出,脊髓灰质炎病毒整个繁殖周期仅限于细胞质中,而不是细胞核中。Crocker 等(1964)将细胞核移除,病毒仍能在其中繁殖。Mosser 等(1972)指出,病毒 RNA 复制、蛋白质合成和病毒颗粒装配都与质膜密切关联,有各自的场所,但又相互协调。

脊髓灰质炎病毒复制时间过程差异很大,取决于毒株特性、宿主细胞类型、细胞营养状况和病毒的感染量等因素。温度对脊髓灰质炎病毒的合成有重要的影响。

脊髓灰质炎病毒在受感染的细胞质中繁殖,病毒 RNA 必须执行两种基本功能:一是作为 mRNA 以翻译蛋白质;二是病毒 RNA 必须作为模板,在复制酶的参与下合成一个新 RNA 分子,成为互补。原病毒 RNA 称为正链 RNA,在细胞中新合成的互补 RNA 称为负链 RNA。负链 RNA 又作为模板,合成正链的新病毒 RNA。下面分别介绍病毒蛋白质的翻译和病毒 RNA 的复制(顾方舟,1984)。

（1）病毒蛋白质的翻译

脊髓灰质炎病毒蛋白质的合成先是病毒 RNA 分子 5′端吸附到 45S 核糖体亚基上,然后立即开始合成蛋白质。由于病毒 RNA 本身就是 mRNA,所以不需病毒 RNA 转录。受病毒感染的细胞中含有非常巨大的、由 20～40 个核糖体聚集的多聚核糖体,

它沿着整个 mRNA 分子长度分布,其碱基组成与病毒 RNA 相同,是合成病毒蛋白质的地方。

在脊髓灰质炎病毒 RNA 分子上没有"标点"。这不同于某些细菌病毒的多顺反子信使,它只有两个点,一个是"起动"点,一个是"停止"点。所以,核糖体在 RNA 的 5′末端吸附之后,合成就沿着分子整个长度进行,直到遇到靠近 3′端的 75 个腺嘌呤顺序为止,这就形成了一个具有相对分子质量 $25×10^4$ 的巨大多肽链。它再经过复杂的、多层次的裂解,生成多种功能蛋白,其中有些是蛋白酶,能对多肽链进行水解,以至于最终产生出病毒结构蛋白 VP1、VP2、VP3、VP4 和 VPg;有些为聚合酶,如 RNA 聚合酶可以复制出病毒核酸还有一些起到抑制宿主细胞正常代谢功能的酶,如宿主细胞 mRNA 转录抑制酶等。

（2）病毒 RNA 的复制

一旦感染性 RNA 分子已经合成出来,聚合酶就会以病毒 RNA(正链)为模板转录成互补 RNA(负链)。酶先吸附到病毒 RNA 3′端的 poly-A(多聚腺苷酸)的末尾部,沿着正链 RNA 链复制出一负链,这个负链 5′末端有一个互补 poly-U(多聚尿苷酸)顺序(50～200 个)。每个负链形成后,它就又作为一种模板同时转录出多个新的正链 RNA 来,此即为新生成的子代病毒 RNA 链。如此反复地通过中间体的生成,就不断地复制出许多子代病毒 RNA 链。

一个新合成的病毒 RNA 分子有的被装配进衣壳形成新的病毒粒子,有的作为模板以合成双链中间体,有的作为 mRNA 移动到宿主细胞多核糖体上进行翻译。约在细胞被感染 3 小时后,病毒子代开始在细胞中出现。

### 34.2.5.3　病毒的装配

脊髓灰质炎病毒衣壳由 60 个蛋白亚基组成。每个多聚蛋白裂解成 VP0、VP1 和 VP3,这三个裂解产物以非共价键保持永久结合,成为一个 5S(相对分子质量 $1×10^5$)的"未成熟原体"。单体在体内不到 5 分钟就形成 14S 的五聚体。12 个五聚体集结成 74S 的空衣壳(或称原衣壳)。这些原衣壳在毒粒装配上是基本前体(Jacobson and Baltimore,1968)。病毒 RNA 进入原衣壳而形成 125～150S 的原毒粒。当 VP0 裂解成 VP2 和 VP4 时,由原毒粒形成完整的毒粒,在电子显微镜下很容易见到,它游离于细胞质中,偶尔聚成结晶。

#### 34.2.5.4 病毒的释放

脊髓灰质炎病毒在细胞内的发育过程最后一步就是病毒的成熟与释放。病毒成熟的过程就是蛋白质围绕 RNA 结合的过程。

Lwoff 等研究脊髓灰质炎病毒从单个猴肾细胞内释放的结果指出，大部分病毒在 1 小时内就释放完毕，但是，单个细胞的结果与细胞群体的结果不同。病毒从细胞群体内释放往往要延续到 12~18 小时，甚至更长时间（Lwoff et al.，1955），但 Dunnebacke 及 William 用羊膜细胞研究的结果显示，脊髓灰质炎病毒有三种不同的方式：在一定时间内陆续释放，多次"爆炸"，以及一次"爆炸"（Dunnebacke and William，1962）。Mayor 和 Jordan（1962）用细胞化学、荧光抗体技术及超薄切片的方法，研究 Ⅰ、Ⅱ 型脊髓灰质炎病毒株从猴肾细胞中释放的过程发现，受感染细胞在 30℃ 中可以形成圆形的、直径 25 nm 的病毒颗粒，但不释放出来；在 37℃ 培养细胞时，细胞质中则不能发现这种病毒颗粒，故病毒释放与温度有密切关系。

### 34.2.6 病毒的致病性及病毒的特征

#### 34.2.6.1 病毒的致病性

一直以来，猴子是研究脊髓灰质炎比较理想的实验动物。猴子对脊髓灰质炎的敏感性随猴的种类、接种途径以及毒株而不同。脑内及脊髓内接种是最敏感的方法，其他途径如腹腔、肌内、皮下、皮内、鼻内注射皆可引起恒河猴发病，但不如脑内注射结果稳定。对猴子胃肠道感染的敏感性研究得较多，毒株不同，口服感染结果也有不同。猴子感染脊髓灰质炎病毒后症状表现不一。口服后，发病的潜伏期在 10~12 天，最初症状为体温升高，其出现早晚不一致（8~19 天），精神状态也各异，有的表现为烦躁、全身颤抖，有的则失去平时的活泼，声音变弱。有的病程发展快，发热次日，颈、背或上下肢肌力显著减弱，在一天内就完全麻痹；有的病程发展较慢，发热后 6 天才出现肢体麻痹；也有的猴既不发热，也不颤抖，突然麻痹。脑内、皮下、鼻腔内注射病毒后，一般在第 7~14 天发生麻痹（顾方舟，1984）。

在 1909 年确定脊髓灰质炎的病原后 30 年中，猴子一直是研究该病的唯一实验动物，直到 1939 年，Armstrong（1939）打破了这个概念，他将 Lansing 株（Ⅱ 型）病毒适应到棉鼠，并进一步适应到小鼠。随后，又有科学家将 Leon（Ⅲ 型）和 Ⅰ 型病毒适应于小白鼠（Krech，1954a；Krech，1954b）。对棉鼠最敏感的途径是脑内注射，但其他途径，如鼻内、腹腔、胃内注射及口服皆可引起棉鼠发病，只是不规律，潜伏期脑内为 3~8 天，其他途径为 2~7 天（Armstrong，1939）。小白鼠脑内及脊髓内注射对某些毒株敏感，棉鼠及小白鼠发病的潜伏期平均为 2~10 天，最长可达 93 天。麻痹以后肢最为多见（一侧或两侧），麻痹出现后 12~48 小时即发生呼吸衰竭而死亡（Krech，1954a；Krech，1954b）。

1952 年以前，有人研究过脊髓灰质炎病毒能否在鸡胚中繁殖，但都未成功。1952—1954 年，Cox、Cabass、Roca-Garcia 等才成功将适应田鼠乳鼠的 MEF-1 病毒接种于鸡胚；直至 1949 年 Enders 等（1949）发现，人皮肤肌肉组织的成纤维细胞可被脊髓灰质炎病毒破坏并产生病变，病毒可以繁殖，故以上的实验动物在脊髓灰质炎研究工作中就不再占据唯一重要的位置了，而且这一发现使脊髓灰质炎的研究工作、疫苗生产乃至整个病毒学发展出现一个重大的变革。随着组织培养技术的发展，人们发现，人及其他灵长类的多种细胞对脊髓灰质炎病毒都有敏感性，可以产生明显的病变。其中，人肾及猴肾原代细胞、Hela 细胞、Hep-2 细胞和 Vero 细胞、人及猴二倍体细胞经常用于脊髓灰质炎病毒的研究。猴肾细胞及人二倍体细胞被用于脊髓灰质炎疫苗的生产。

Dunnebacke（1956）研究了脊髓灰质炎病毒在体外引起细胞产生病理的变化，将病变过程分为 4 个时期，首先是核膜发生皱缩，细胞质无明显改变，随后核的轮廓变为锯齿状，收缩并移向一边，有时核的一部分突入细胞质呈一个嗜酸性块状物，Tenenbaum（1957）用荧光吖啶染色证明为 DNA。这个时期内核仁始终可见，细胞质着色较深，出现许多小空泡，Howes 和 Reissing（1956）报道，这些空泡逐渐移向边缘，此时可能就发生病毒释放。病变的第三个时期整个细胞变圆，核质成为一个不定型的、深染的一块，位于细胞边缘，细胞中央出现一个着色浅的区域。Barski 等（1955）认为，这是病毒所在之处。第四阶段，细胞由培养容器表面脱落，此时已有 95% 的病毒释放出来。Ackermann 等（1954）报道，在感染的晚期，细胞质内出现嗜碱性颗粒，具有抗原性质。Buckley（1957）认为，这是病毒抗原。

#### 34.2.6.2 病毒的特征

之前已经提过,同型脊髓灰质炎病毒在抗原性质上存在差异,这种性质称为抗原特征,另外,脊髓灰质炎病毒还有许多别的特征,如 N-特征、S-特征、d-特征、MS-特征、T-特征、A-特征、m-特征、PG-特征、Aa 特征等,其中以 T-特征及 d-特征研究得最多,实际应用也较广泛,尤其 T-特征更与猴神经毒力试验结果具有关联性。

T-特征(温度特征:rct/40 或 RCT 试验):不同毒株在 36℃ 及 40℃ 中繁殖滴度不同。强毒株在这两种温度中没有很大差别,而弱毒株在 36℃ 中可以正常繁殖,40℃ 中繁殖即受抑制(Lwoff and Lwoff,1958)。

d-特征(空斑特征):在琼脂覆盖下,由于营养性琼脂中 $NaHCO_3$ 浓度不同,不同毒株在同一时间内产生空斑的数目也不同。弱毒株在低浓度 $NaHCO_3$ 中,空斑数比在高浓度 $NaHCO_3$ 中要少 1 000~1 000 000 倍,而强毒株则无差别(Vogt et al.,1957)。

## 34.3 流行病学

### 34.3.1 全球脊髓灰质炎流行情况简介

脊髓灰质炎的发生至少可追溯到公元前 1403—公元前 1365 年,其考古证据来自一块埃及石碑,石碑上呈现了一个手握拐杖、腿部呈脊髓灰质炎式残疾的祭司。1789 年,英国的 Underwood 医生首次描述了脊髓灰质炎的临床特征;1840 年,德国 Heine 医生系统研究了脊髓灰质炎的致病条件,但受当时研究条件的限制,未能进一步确认脊髓灰质炎的病因;1909 年,Landsteiner 和 Popper 首次从一名麻痹型脊髓灰质炎患儿死亡后的中枢神经系统组织,通过猴子接种,分离到该病的病原体,即脊髓灰质炎病毒;1949 年,Enders 等(1949)用人胚胎的皮肤肌肉成纤维细胞培养脊髓灰质炎病毒获得成功;1954 年,Dulbecco 及 Vogt(1954)又发明了空斑技术。

随着工业革命引起城市化进程,脊髓灰质炎呈现流行趋势,分别于 1887 年、1905 年、1911 年在瑞典斯德哥尔摩暴发了几次小规模的流行。第一次脊髓灰质炎大流行于 1916 年在纽约暴发,在纽约报告的 9 000 多例病例中,死亡 2 343 例。同年,美国共有 27 000 例脊髓灰质炎病例,死亡 6 000 例,其中大多是儿童。此后,脊髓灰质炎在 20 世纪频繁暴发,1952 年是迄今为止疫情最严重的一年,仅美国报告的病例就达 57 628 例。50 年代末至 60 年代期间,每年报道病例数高达 1 万~3 万,该病的流行不断发生(周振欣等,2013)。

1988 年第 41 届世界卫生大会上,166 个成员方的代表一致通过了"2000 年在全球完全消灭脊髓灰质炎"的目标,据统计,1988 年全球脊髓灰质炎发病例数为 3.5 万例。1991 年 9 月,秘鲁报告了美洲区最后 1 例本土脊髓灰质炎病例。1994 年 8 月,经国际消灭脊髓灰质炎证实委员会证实并宣布美洲区实现了无脊髓灰质炎目标,到 1994 年,全球有 6 个地区已无脊髓灰质炎病例发生。1995 年,全球报告脊髓灰质炎病例 6 179 例,比 1988 年的 3.5 万例下降了 82%,较 1994 年的 8 635 例下降 28%。欧洲区的土耳其于 1998 年 11 月报告最后 1 例脊髓灰质炎,该区之后已无脊髓灰质炎病人。1999 年全球报道了最后一例由 Ⅱ型脊髓灰质炎野病毒(wild poliovirus,WPV)引起的病例,WHO 6 个区域中的 3 个已经消除了 Ⅰ 型和 Ⅲ 型 WPV,在其他 3 个区域脊髓灰质炎病例也已急剧下降(>99%)。继美洲区宣布无脊髓灰质炎后,西太平洋地区 37 个国家或地区也于 2000 年 10 月 29 日在日本京都市召开会议,证实并宣布西太平洋地区实现了消灭脊髓灰质炎的目标。2001 年病例数为 497 例。到 2005 年,除阿富汗、印度、尼日利亚、巴基斯坦 4 个国家外,Ⅰ 型和 Ⅲ 型 WPV 的本土传播已在全球被阻断。2009 年,脊髓灰质炎病例数有所增加,达到 1 604 例,2010 年为 921 例;到 2011 年,全球共报道了脊髓灰质炎病例 650 例。发病国家数也呈下降的趋势,已从发病初期的 125 个降至 2002 年的 10 个;但随后有增加的趋势,2010 年发病国家达到 20 个(汪海波等,2012)。2012 年 11 月后再未分离到 Ⅲ 型 WPV,然而尼日利亚、阿富汗和巴基斯坦 3 个国家脊髓灰质炎的传播从来就没有停止过(WHO,2010;Kraan et al.,2017)。在 2015 年 9 月 27 日至 2016 年 9 月 27 日,尼日利亚归为非本土流行国家。2017 年脊髓灰质炎发病病例为 22 例,发病国家为阿富汗和巴基斯坦;2018 年发病病例为 33 例(杨宏和王华庆,2018)。

我国是从 1882 年开始有脊髓灰质炎病例的记

录。在脊髓灰质炎疫苗问世以前，几乎所有的儿童都会有感染脊髓灰质炎的可能。我国从1961年开始服用脊髓灰质炎疫苗，1964年普及到全国农村。对21个能提供系统资料的省（自治区、直辖市）分析，大规模服用脊髓灰质炎疫苗的1966—1970年，脊髓灰质炎平均发病率为1.94/10万，比起未服疫苗的1956—1960年降低了40.3%，比广泛服疫苗前的1961—1965年降低了55%；1976—1980年的年平均发病率已降为0.7/10万（顾方舟，1984）。2000年10月，世界卫生组织西太平洋地区宣布我国为无脊髓灰质炎地域，标志着我国已达到无脊髓灰质炎目标。

尽管全世界脊髓灰质炎的发病数量急速下降，但2000年世界卫生大会所确定的最初目标没有能够实现。而从2002年开始，21个原先没有脊髓灰质炎流行的国家，由于从仍然流行的地区，主要是尼日利亚输入了Ⅰ型WPV而再次出现了脊髓灰质炎流行。2005年，全球范围内有6个国家有WPV的流行，其中有3个国家与我国新疆接壤。2006年，全球WPV所致的脊髓灰质炎病例1997例，印度尼西亚、也门等一些已经消灭脊髓灰质炎的国家也相继发生了输入性WPV的传播，造成局部地区脊髓灰质炎的暴发流行。亚洲国家中，孟加拉国重新出现WPV所致病例4例，其余与我国接壤的阿富汗、印度及巴基斯坦亦仍有流行。特别是在2010年，已经宣布无脊髓灰质炎状态的塔吉克斯坦和欧洲区的俄罗斯相继出现了Ⅰ型WPV的输入病例（CDC，2010a），这两个国家均与我国有较广的陆地接壤，使我国的脊髓灰质炎防控工作面临严峻的形势。2011年8月，在我国新疆和田地区出现了4例巴基斯坦输入的Ⅰ型WPV，截至2012年3月累计报告病例21例（和田13例，喀什6例，巴州1例，阿克苏1例）；2011年年底至2012年年初，我国四川省阿坝州发生4例Ⅱ型脊髓灰质炎疫苗衍生株（vaccine-derived poliovirus，VDPV）病例。

## 34.3.2 脊髓灰质炎的流行因素

### 34.3.2.1 脊髓灰质炎流行的季节性

脊髓灰质炎是一种有明显季节性的流行病。不同地区季节分布有其规律性，在北半球，流行或发病大部分在夏、秋两季（7—10月），南半球多在1—5月，赤道附近全年均可流行。美国在广泛服用疫苗前每年都有大量脊髓灰质炎病例，流行高峰地区发生在8月中旬，北部及西部地区稍向后移，在9月中旬。一个地区每年的流行高峰可有不同，有时大的流行可延续至冬季（顾方舟，1984）。

自从使用疫苗预防该病以来，脊髓灰质炎发病季节有了较大的变化。在计划免疫良好的地区，已经没有明显的发病季节高峰。Paccaud（1979）比较了1956—1957年及1965—1969年南、北半球及赤道地带脊髓灰质炎发病季节分布发现，1956—1957年赤道地带发病无明显季节性，北纬35°以北脊髓灰质炎最多发生在7—10月，而南纬25°以南此病最多在1—5月，1965—1969年统计表明，北半球和南半球的季节性分布曲线已趋于平坦，Paccaud认为，这个流行病学特征的改变是由于这些国家广泛而连续进行免疫的结果。

对脊髓灰质炎流行的季节性有很多解释，例如，Gear（1955）认为与雨量有关，并推测与蔬菜及水果的收成有关，蔬菜和水果可能含有某种刺激消化道黏膜的物质，能使脊髓灰质炎病毒易于透过黏膜进入血液。也有不少人怀疑与苍蝇有关，但苍蝇的繁殖期与此病的流行高峰不相符，难以解释其在引起流行中的作用。Hemmes等（1960）从空气湿度与脊髓灰质炎病毒存活力之间的关系来解释此病的季节性。1961年，Armstrong提出某些病毒性疾病的季节性，可能与黏膜分泌物能抑制自然的病毒感染有关（Armstrong，1961）。冬季呼吸道的黏膜分泌物较夏季多，因而可对肠道病毒产生抑制作用。也有人认为，夏秋季的气候条件提供了儿童相互接触的机会，对脊髓灰质炎病毒在人群及自然界中广泛传播有利。

### 34.3.2.2 脊髓灰质炎患者的年龄及性别分布

脊髓灰质炎的另一流行特征是患者的年龄分布。由于6月龄至4岁儿童缺乏自然感染抗体，最易感染，故而又将脊髓灰质炎称为"小儿麻痹症"。但是，在20世纪40—50年代以后，有些国家脊髓灰质炎的平均发病年龄逐渐增高。Takatsu等（1973）报道，日本服用脊髓灰质炎活疫苗前（1957—1961年）及服疫苗后（1962—1968年）患者年龄变化情况，服疫苗前0~4岁组患者占82.5%，5~9岁组占10.6%，10~14岁组占3.2%，15~19岁组占1.5%，20岁以上占2.2%；服用疫苗后，上述各年龄组患者比例分别为47.5%、15%、13.4%、9.9%及14.1%，由此看出,大年龄组患者比例显著增高。1972 年,在苏格兰发生 4 例麻痹型脊髓灰质炎,其年龄分别为 13 岁、35 岁、37 岁和 57 岁。加拿大安大略州 1962—1971 年只发生 2 例患者,分别为 12 岁和 16 岁(Subrahmanyan et al.,1973)。然而,Paccaud(1979)对各个国家脊髓灰质炎患者的发病年龄进行统计发现,与先前资料有很大不同,在热带地区人口密集的不发达国家,婴幼儿仍然是脊髓灰质炎病毒侵犯的主要对象,4 岁以上的儿童已经具有了 Ⅲ 型脊髓灰质炎抗体;在温带地区,脊髓灰质炎的发病不是以婴幼儿为主,而是以青少年及成年人为主。Paccaud 推断,在工业化国家,由于疫苗的大规模使用,不仅降低了脊髓灰质炎的发病率,而且使发病年龄后移。现代的观点认为,社会经济状况、卫生条件及人群免疫水平的差异是影响发病年龄组成的关键因素。

患者年龄与脊髓灰质炎的临床严重程度及病死率有明显关系。易感的成年人感染病毒后发病率高,麻痹症状严重,病死率高。对于脊髓灰质炎患者的性别分布,据各国统计资料,发病率及致死率均为男性略高于女性,但也有例外情况,如加拿大 1952 年的流行,15 岁以下的患者男性占多数,但 15~19 岁患者男女几乎相等,而 20 岁以上则以女性居多(顾方舟,1984)。

## 34.4　发病机制、免疫反应及临床表现

### 34.4.1　发病机制

在卫生条件较差的地区,脊髓灰质炎病毒主要通过粪-口途径传播;而在卫生标准较高的地区,口-口途径为主要的传播方式。不过,在大多数地区,脊髓灰质炎是以两者兼有的方式传播的。

脊髓灰质炎病毒繁殖的原发部位是消化道的黏膜上皮及淋巴组织,但上、下消化道对病毒的敏感性在各种灵长类又有所不同。Sabin 指出,爪哇猴的上消化道的敏感性比下消化道强,而人正相反(Sabin,1955;Sabin,1956a)。另外,不同脊髓灰质炎毒株在消化道的繁殖能力也各异,通常来讲,嗜神经性弱的病毒一般只局限在消化道及局部淋巴结繁殖,不进入血液散布到全身;但是嗜神经性强的毒株不一定都有强的消化道繁殖力(顾方舟,1984)。

Bodian(1955)认为,脊髓灰质炎病毒在扁桃体及 Peyer 小结繁殖后,病毒释放到血液中呈现病毒血症,并由血液通过血脑屏障进入中枢神经系统。而 Sabin(1955)认为,不同毒力的毒株产生病毒血症的能力不同,毒力弱的毒株只在消化道繁殖,但不产生明显的病毒血症。血液中的病毒不能直接进入中枢神经系统,而是通过另外两种途径进入中枢神经系统:一是由消化道病毒繁殖最盛的部分,沿神经纤维侵入局部神经节再到中枢神经系统;二是血液中病毒进入某种神经外组织并繁殖,由此沿神经末梢进入神经节再到中枢神经系统。

免疫功能正常者一旦被脊髓灰质炎病毒感染,机体通过体液免疫(循环抗体)应答和黏膜免疫(分泌免疫球蛋白 A)应答形成保护性免疫力。如果存在抗脊髓灰质炎病毒中和抗体,则可以确认机体对脊髓灰质炎病毒具有抵抗力。不过,由一种血清型病毒诱导的免疫力对另外其他两种血清型病毒无免疫作用。黏膜免疫可减少脊髓灰质炎病毒的复制和排出(脱落),从而对其传播形成潜在的屏障。B 细胞相关免疫缺陷者在感染脊髓灰质炎病毒后,出现麻痹型临床表现的危险性较大(WHO,2010b)。

麻痹型脊髓灰质炎主要是因为血液中的病毒沿着外围神经纤维传播到中枢神经系统,并在脊髓的前角细胞(运动神经元)中复制,导致该处细胞广泛变性、坏死,病损的神经细胞出现染色质溶解,尼氏体从细胞质中消失,嗜伊红包含体在核内出现,神经细胞皱缩死亡,被巨噬细胞吞噬消灭等现象,另外还会出现毛细血管周围伴有明显的单核细胞炎症反应,肠道淋巴滤泡及 Peyer 小结增生及炎症,心肌间质细胞浸润等现象。中枢神经细胞的破坏直接影响到周围神经及随意肌的运动能力,受其影响的肌肉可出现暂时性或永久性麻痹,具体取决于运动神经受损的程度和范围。在一些罕见的病例中,脊髓灰质炎病毒可破坏延髓细胞,导致呼吸麻痹甚至呼吸骤停。麻痹型脊髓灰质炎的典型神经症状是四肢(尤其是下肢)出现急性弛缓性麻痹,这通常是不对称的,且知觉仍可保持完整。持续的麻痹及由此产生的畸形是脊髓灰质炎常见的后遗症。麻痹型病例的病死率在 2%~20%,如延髓受累病死率可急剧升高,尤其是青少年和成年人(WHO,2010b)。

### 34.4.2　免疫反应及临床表现

在脊髓灰质炎感染早期中和抗体即开始产生,

当病毒侵犯到神经系统时,中和抗体滴度升高,发病后 2~3 周中和抗体效价达到高峰,1~2 年内略有下降,然后长期保持。不显性感染也产生中和抗体。中和抗体不仅可以保护感染者免遭同型脊髓灰质炎病毒的再次感染,且对异型脊髓灰质炎病毒也有低保护力,尤其在 I 型与 II 型病毒之间的交叉保护现象更明显。脊髓灰质炎病毒含有两种抗原,即 D 抗原和 C 抗原;在感染过程中 C 抗体产生较早,急性期血清中用补体结合反应可查出,病程 1~2 周时下降;随后出现 D 抗体,它在 2 个月内达到高峰,平均延续到 2 年内。母体抗体可经胎盘传递给胎儿,婴儿出生 6 个月后所获母体抗体逐渐消失。被动免疫抗体只能维持 3~5 周。

脊髓灰质炎病毒感染后,其临床表现各有不同。病毒经过 7~10 天(范围:4~35 天)的潜伏期,约 24% 的感染者可出现发热、头痛和咽喉痛等临床症状(常被认为是小病小痛)。有不到 1% 的脊髓灰质炎病毒感染者可发生麻痹型脊髓灰质炎,这是由于脊髓灰质炎病毒进入中枢神经系统后,当累及脊髓灰质炎患者脊髓腰膨大前角运动神经细胞时,会造成肌群松弛、萎缩;如果累及颅下神经及脊髓颈区前角神经细胞,则会造成咽、软腭、声带麻痹,呼吸麻痹,甚至危及生命。延髓型病损是比较少见的。另外一种临床类型称非麻痹型(又称无菌性脑膜炎型),临床表现为患者具有典型的无菌性脑膜炎症状,下肢、颈或背疼痛,可查出有轻度颈僵直及脑膜刺激症状,脑脊液淋巴细胞增多。在脊髓灰质炎流行期,这一类患者较多见,但必须经过实验室诊断确定,以与细菌性感染、柯萨奇病毒、艾柯病毒感染相区别,后三者在临床上也会呈现无菌性脑膜炎症状。

## 34.5　疫苗

### 34.5.1　历史

在组织培养技术应用于脊髓灰质炎疫苗研究之前,对该病毒的性质了解不清,在一个相当长的时期内,脊髓灰质炎的自动免疫研究一直进展迟缓,直到 1952 年,脊髓灰质炎的发病机制才基本清楚。顾方舟在《脊髓灰质炎》一书中提到,在 1910—1950 年的 40 年中,脊髓灰质炎免疫预防研究中比较突出的是 Brodie 及 Kolmer 等人的脊髓灰质炎灭活疫苗

(inactivated poliovirus vaccine,IPV)及丙种球蛋白的被动免疫(顾方舟,1984)。

1934—1935 年,Brodie 及 Kolmer 相继制成了脊髓灰质炎灭活疫苗,疫苗注射后都能使抗体水平有所增加,但后来发现,这两种疫苗中均含有活病毒,注射后存在发病的危险性,故此项研究未再继续进行。后来,Cohn 等(1944,1946)发明了丙种球蛋白,Stokes 在啮齿动物体上也证明,胎盘球蛋白有预防脊髓灰质炎的效果,此后人们对脊髓灰质炎的自动免疫又重新燃起了希望(Stokes,1944)。但丙种球蛋白引起的免疫力维持时间短,而且价格昂贵,不能作为脊髓灰质炎的大规模预防接种。

1952 年,Salk 开始研究用 4% 甲醛(福尔马林)灭活组织培养液中的脊髓灰质炎病毒来制造疫苗,并在接下来的 5 年中逐步建立并改进了制造及检定组织培养灭活疫苗的方法(Salk et al.,1954;Salk,1956a;Salk,1956b)。为了评价 Salk 灭活疫苗的流行病学效果,1954 年美国组织了一次大规模的免疫接种试验(Francis,1957),试验肯定了 Salk 疫苗的安全性及流行病学效果。随后,许多学者也进一步验证了 Salk 灭活疫苗的免疫效果,均获得比较满意的结果(Chin and Marine,1961)。

然而,经过多年观察亦发现,Salk 灭活疫苗虽能降低发病率,但在控制脊髓灰质炎流行方面,效果未能尽善尽美,其主要原因将在 34.5.2.1 小节中介绍。1978 年,Van Wezel 等(1978)报告用灌注消化法制备原代猴肾细胞,并用微载体培养,制备了浓缩纯化的三价脊髓灰质炎灭活疫苗,该方法制备的疫苗不仅使猴子的需用数量大为减少,同时提高了疫苗质量。

1950 开始,Koprowski、Cox、Sabin 等科学家开始研究口服脊髓灰质炎减毒活疫苗(live oral poliovirus vaccine,OPV),Koprowski 等采用啮齿动物传代适应的方法(Koprowski et al.,1952;Koprowski et al.,1954;Koprowski,1955),Cox 领导的美国 Lederle 病毒研究室从鸡胚适应开始(Roca-Garcia et al.,1952;Cabasso et al.,1952;Cabasso et al.,1954),Sabin(1956b)用组织培养技术进行减毒株筛选,虽然三位科学家采用的方法不同,但最后都使用了 Dulbecco 和 Vogt(1954)的空斑技术,将选得的毒株进一步筛选和纯化,但由于毒株来源及适应过程不同,各人对减毒株的选择标准不同,3 种活疫苗毒株的性质也有较大差异。1960 年,Melnick 和 Benyesh-Melnick

经过对比发现,Sabin 毒株的减毒程度较其他毒株要好;1961 年,Payne 提出,Sabin Ⅲ 型减毒株的免疫原性及减毒的稳定性不如 Ⅰ、Ⅱ 两型。1965 年,Simon 研究发现,USOL-Dbac 株的减毒程度较 Sabin 的 Leon12a1b 株及 Koprowski 的 WM-3 株更好(Simon,1965)。1967 年,中国医学科学院医学生物学研究所从健康儿童粪便中分离出 4 株Ⅲ型脊髓灰质炎野毒株进行毒种育选试验,挑选出 3 个体外特征比较理想的减毒变异株,经过 T-特征、d-特征、猴体神经毒力试验及免疫原性试验等比较,最后发现,中Ⅲ 2 株最为理想,其嗜神经毒力程度低,其他生物学性质亦符合减毒疫苗株安全性的要求(昆明医学生物学研究所Ⅲ型毒种协作组,1976)。

1959 年,Sabin 脊髓灰质炎减毒活疫苗单价制剂(monovalent oral poliovirus vaccine,mOPV)获得上市许可,三价制剂于 1963 年获得上市许可。尽管从 20 世纪 50 年代初脊髓灰质炎疫苗研究成功上市后,选择 IPV 或 OPV 哪种疫苗用于脊髓灰质炎常规免疫就一直存在争议(Mateen et al.,2013),然而 1976 年,世界卫生组织(WHO)在研究对 8 个国家 1970—1974 年进行的与疫苗有关病例的调查结果时就已经指出:"Sabin 脊髓灰质炎口服减毒活疫苗是当今使用的最安全的疫苗之一。"(顾方舟,1984)早期引进脊髓灰质炎疫苗接种的大多数国家用 OPV 取代了 IPV,原因在于 OPV 接种方便,适合在大规模接种活动中使用,诱导肠道黏膜免疫的能力更强,生产成本也较低。1974 年,WHO 建议在扩大免疫规划(Expand Program on Immunization,EPI)中纳入 OPV;1988 年,世界卫生大会确定了在 2000 年消灭脊髓灰质炎的目标,OPV 又一次成为首选疫苗。基于脊髓灰质炎消灭所取得的进展,许多发达国家的常规免疫接种规划中近年来已不再使用 OPV 而改用 IPV,其主要目的是要消除 VAPP 所造成的疾病负担。

## 34.5.2 上市的疫苗

1954 年,Salk 研制成功脊髓灰质炎灭活疫苗,并在美国及欧洲使用,取得了较好的免疫效果。1956 年,Sabin 等又成功地研制出口服脊髓灰质炎减毒活疫苗。1958 年,Sabin 发表了脊髓灰质炎减毒活疫苗的制造及检定方法资料。自此以后,一些国家如苏联、匈牙利等根据其方法亦开始了活疫苗生产,积累了很多经验。随后,Sabin 活疫苗在全球儿童中使用,使脊髓灰质炎发病率大幅度下降。

### 34.5.2.1 脊髓灰质炎灭活疫苗(IPV)

之前提到,Salk 在 1952 年开始研究用福尔马林灭活组织培养液中的脊髓灰质炎病毒来制造疫苗,并在接下来的 5 年中逐步建立并改进了制造及检定组织培养灭活疫苗的方法。许多动物试验及大量人体观察结果证明,此种灭活疫苗具有良好的免疫原性。Salk 等还研究了疫苗的注射剂量、次数以及间隔时间对产生中和抗体的影响,确定每人肌内注射三型混合疫苗 3 次,每次 1 mL。第 1、2 次间隔 1 个月,第 2、3 次间隔 6 个月(Salk,1955a;Salk,1955b)。

为了评价 Salk 灭活疫苗的流行病学效果,1954 年在美国组织了一次大规模的免疫接种试验,试验肯定了 Salk 疫苗的安全性及流行病学效果。然而,在 Salk 灭活疫苗制造初期,曾经发生过一次惊人的事故(Langmuir et al.,1956),美国加利福尼亚大学伯克利分校的卡特实验室制备的脊髓灰质炎疫苗提供给 12 万名儿童使用后,4 万人感染、113 人终生瘫痪、5 人死亡,经调查为病毒未完全灭活所致。

随后,许多学者也进一步验证了 Salk 灭活疫苗的免疫效果,均获得比较满意的结果(Chin and Marine,1961;Marine et al.,1961)。Melnick(1978)报道,美国在未使用疫苗前的 1951—1955 年,平均每年脊髓灰质炎的病例数为 21 000 例;而广泛注射 Salk 疫苗后的 1956—1961 年,年平均病例数则降为 2 500 例左右。在使用 Salk 灭活疫苗的一些小国家,如瑞典、芬兰、荷兰等则取得更为显著的效果。在这些国家,几乎 100% 的儿童都接受了广泛而规范的免疫,新患病例近乎绝迹。法国赛诺菲巴斯德公司研制的 IPV,自 1980 年以来在 40 多个国家进行了 100 多例临床试验,IPV 无论单独使用还是与其他疫苗联合使用,除短暂的轻微局部红斑(0.5%~1%)、硬结(3%~11%)和触痛(14%~29%)之外,没有任何其他经证实的不良事件。其高免疫原性及良好的安全性已得到广泛证实,并获得了 WHO 的认可(陈静等,2009;WHO,2017)。

Salk 灭活疫苗的保护率与注射次数有密切关系。据 Olin 报道,注射 2 针的保护率为 82.5%,注射 3 针为 95.8%(Olin,1961)。Salk 指出,1959 年美国共出现 5 267 名麻痹型脊髓灰质炎患者,0~4 岁占 2 269 名,其中 1 508 名未注射疫苗,发病率为 32.1/10 万人口;注射 1 针的共 234 人,发病率为

18.2/10万人口；注射2针的共209人，发病率为
5.8/10万人口；注射3针的267人，发病率为3.6/
10万人口；注射4针的51名，发病率为1.4/10万人
口（Salk，1960）。

然而，经过多年观察亦发现，Salk疫苗虽能降低
发病率，但在控制脊髓灰质炎流行方面，效果还不满
意。美国是使用Salk疫苗最广泛的国家之一。自
1955—1959年已注射过3亿多人次，1956年及1957
年发病率迅速下降；但1958、1959年虽然仍在继续
使用Salk疫苗，发病率却未再降低。1959年的流行
共发生麻痹型患者5 267例，其中例（3 401 67%）未
接种过疫苗，939例（17.8%）注射过1次或2次，
750例（14.2%）注射过3次，177例（3.4%）注射过
4次。这些数据虽然说明灭活疫苗有一定效果，但
在注射过3~4次的人中，仍有相当一部分人患病。
匈牙利在1957—1959年已有90%18岁以下的人接
受了3次Salk疫苗注射，但1959年的流行数据表
明，虽然3年中采取了全面的接种，却并未收到理想
的预防效果。1959年患者人数达1 830例，发病率
为18.3/10万人口，仅次于1957年的大流行。此种
情况在其他国家也有报告，如加拿大、以色列等（顾
方舟，1984）。

Salk灭活疫苗的免疫效果不够理想的原因可归
结为6点（顾方舟，1984）：

① 制造早期，不同批的疫苗免疫原性差异很大
（Murray，1961）。② 灭活疫苗中Ⅰ、Ⅲ型免疫原性
低，而各地流行又大多以Ⅰ型为主。③ Salk疫苗抗
体在人体内的维持时间不定。Salk认为，中和抗体
在注射3次后可维持5~6年不变（Salk，1960）；但
Brown等观察139名儿童发现，在加强免疫（第3
针）后2年，三个型中和抗体平均滴度下降4倍
（Brown et al.，1958）。一时间对Salk疫苗引起的抗
体维持时间很难做出一致的评价。于是，Dane和
Dick建议，在第3针注射后1年再接种第4针
（Dane and Dick，1961）。Charney等主张采用剔除
疫苗，即将病毒浓缩245倍后灭活制成，但提纯疫苗
成本高，价格贵，难以普遍推广（Charney et al.，
1961b）。④ Salk疫苗只能产生体液免疫，而肠道对
脊髓灰质炎病毒仍敏感，因而不能阻止自然界野病
毒在人群中的传播（Fox et al.，1958）。⑤ 疫苗制造
及检定方法复杂，所需各种原材料价格很贵，需用猴
子量大。⑥ 疫苗使用方法复杂，不宜于大规模免疫
接种，每个免疫对象很难在1年内完成3次注射，4

次就更加困难了。

Salk IPV是由经筛选的WPV株制成，即Maho-
ney株（SalkⅠ型）、MEF1株（SalkⅡ型）和Saukett
株（SalkⅢ型），在Vero细胞系或人二倍体细胞中培
养。获取的病毒成分用甲醛灭活。最终的疫苗混合
液经过配制后，含有至少40U的Ⅰ型、8U的Ⅱ型和
32U的Ⅲ型D抗原（D抗原仅在完整的脊髓灰质炎
病毒颗粒表达，用于调配三价IPV所含各病毒的浓
度）。所有不同配方的IPV在抗原性上都要强于第
一代灭活脊髓灰质炎疫苗，它们有时也被称为增强
效力的IPV。IPV含有痕量甲醛、链霉素、新霉素和
多黏菌素B。有些IPV配方含有苯氧乙醇（0.5%）
作为防腐剂，但均未使用硫柳汞（因其与IPV的抗
原性不兼容）或佐剂（WHO，2017）。

### 34.5.2.2 脊髓灰质炎减毒活疫苗（OPV）

Sabin OPV含有减毒活脊髓灰质炎病毒，该病
毒是用WPV株在非人类细胞中经过传代培养后筛
选得到的，有3个血清型（SabinⅠ、SabinⅡ和Sabin
Ⅲ）。经减毒后，脊髓灰质炎病毒的神经毒性大大
降低，传播能力也明显下降。

1978年，Melnick（1978）对减毒活疫苗的优缺
点进行了总结，认为减毒活疫苗的优点为：① 与自
然感染类似，可产生体液免疫及肠道免疫；② 产生
的免疫是终身的；③ 在大多数服疫苗者中可迅速形
成抗体；④ 口服免疫较注射更容易被免疫者接受；
⑤ 免疫时不需要经过严格训练的工作人员；⑥ 加
稳定剂后在无冷藏或冰冻的现场条件下可保持其效
力；⑦ 在流行期使用，不仅能迅速产生抗体，且能很
快感染肠道而阻断病毒传播；⑧ 疫苗制造及使用较
经济，不需要连续加强免疫；⑨ 能用人细胞制备，可
不依赖猴子，也减少了猴病毒污染。其缺点为：
① 疫苗病毒是活病毒，可突变；② 疫苗病毒繁殖后
可扩散给家庭中的接触者；③ 疫苗病毒子代也可传
播给未曾服疫苗者；④ 在某些热带国家，服疫苗者
抗原反应率令人不满意，需要反复免疫；⑤ 有免疫
缺陷患者及家庭成员以及做免疫抑制治疗的患者，
禁忌使用灭活疫苗。

我国在1959年开始试用Sabin活疫苗，顾方舟
等在北京2 000名6~7岁儿童中进行观察，并研究
了疫苗的免疫学反应，结果证明安全有效。1958
年，我国原卫生部决定在云南昆明建立中国医学科
学院医学生物学研究所专门从事脊髓灰质炎疫苗研

究及生产,并于 1960 年 4 月试制脊髓灰质炎活疫苗成功,随即在 12 个城市中进行了大规模的口服免疫及流行病学、免疫学效果观察,均获得了良好结果(顾方舟等,1961)。从 1960 年至今,该所已向全国儿童免疫提供了 60 多亿人份的疫苗,包括脊髓灰质炎减毒活疫苗糖丸(猴肾细胞)和口服脊髓灰质炎减毒活疫苗(猴肾细胞)。1985 年,北京生物制品研究所开始生产脊髓灰质炎减毒活疫苗(二倍体细胞)糖丸。

2015 版《中华人民共和国药典》(简称 2015 版《药典》)注明,脊髓灰质炎减毒活疫苗是将脊髓灰质炎病毒 I、II、III 型减毒株分别接种于原代猴肾细胞(或人二倍体细胞),经培养、收获病毒液后制成单价或三价疫苗,用于预防脊髓灰质炎。

中国医学科学院医学生物学研究所生产脊髓灰质炎减毒活疫苗(OPV)使用的毒种为脊髓灰质炎病毒 Sabin I 型、Sabin II 型和中 III₂ 株。I、II 型 Sabin 株主种子来源于 WHO,III 型脊髓灰质炎病毒减毒株中 III₂ 株为该所于 1969 年成功选育出的 III 型减毒株,原始病毒和主种子病毒均由该所研制。1969—1970 年,该所先后逐渐扩大进行了 4 次人体服用观察,以确定中 III₂ 株疫苗减毒株的安全性、免疫原性及遗传稳定性(中国医学科学院医学生物学研究所 III 型毒种协作组,1976)。结果显示,中 III₂ 株安全有效,具有良好的遗传稳定性。1971 年,原卫生部正式批准中 III₂ 用于疫苗生产。

根据 WHO 的要求,标准的 OPV 病毒滴度为:I 型,每剂病毒含量为 $\geq 10^{6.0}$ 的感染单位;II 型,每剂病毒含量为 $\geq 10^{5.0}$ 的感染单位;III 型,每剂病毒含量为 $\geq 10^{5.8}$ 的感染单位。tOPV 在许多国家用于常规免疫或补充免疫接种;除此之外,自 2005 年以后,部分国家也批准 mOPV(I 型的 mOPV1、II 型的 mOPV2 和 III 型的 mOPV3)上市销售,但一般 mOPV2 主要用作储备疫苗。2009 年,I 型和 III 型两价脊髓灰质炎减毒活疫苗(bivalent oral poliovirus vaccine,bOPV)获得了上市许可,目前,国际上已有多家 bOPV 的生产厂家,如印度的 Bharat 生物技术国际有限公司和 Panacea 生物技术有限公司、印度尼西亚的 PT Bio Farma(Persero)公司以及我国中国医学科学院医学生物学研究所、北京北生研生物制品有限公司等。

目前尚无含 OPV 成分的联合疫苗获得上市许可。不过,在发达国家和发展中国家,OPV 通常都是与其他疫苗(如卡介苗、百白破疫苗、乙肝疫苗、麻疹疫苗、b 型流感嗜血杆菌疫苗和轮状病毒疫苗)同时接种。根据 Benson 等、Cameron 等研究发现,OPV 与其他疫苗同时接种时,尚无证据表明会影响其疫苗效果或增加不良反应发生率(Benson et al.,1963;Cameron et al.,2006)。曾经有报道称,OPV 与轮状病毒疫苗联合使用时,在接种第一剂次 OPV 后,轮状病毒疫苗的免疫反应受到干扰,但完成 OPV 全部接种程序人群中未见此类报道,而整个过程中 OPV 的免疫反应未受到影响,也未见同时服用补充维生素 A 和 tOPV 之间产生免疫干扰(Halsey and Galazka,1985;WHO,2016a)。

OPV 是一种对热极其敏感的疫苗,必须保持冷冻状态;或者在解冻后,在 2~8℃ 下冷藏(WHO,2016a)。

(1)脊髓灰质炎减毒活疫苗的安全性和不良反应

为了保证在大规模免疫中人群的安全性,生产出来的脊髓灰质炎病毒活疫苗需要经过一系列严格的检定,除一般疫苗所需的无菌试验、病毒滴度外,还需检查猴子及猴肾细胞中可能含有的致病因子项目,如麻疹病毒、B 病毒、其他猴病毒、淋巴细胞性脉络丛脑膜炎病毒、Coxsackie 病毒、结核分枝杆菌等。此外,还需要对使用人群进行大量的服用观察及流行病学调查。

使用脊髓灰质炎减毒活疫苗初期及此后几十年中,各国对疫苗的安全性进行了大量的流行病学观察,证明此疫苗确实是安全有效的,自 1959 年开始服用脊髓灰质炎活减毒疫苗至今,脊髓灰质炎发病率得到了有效的控制。然而,使用 OPV 后确实存在一些不良反应事件,包括常见不良反应和极罕见不良反应。

常见不良反应,如个别人有轻度发热反应、恶心、呕吐、腹泻和皮疹,此类情况一般不需要特殊处理,必要时可对症治疗。极罕见不良反应,如之前提到的 VAPP,此不良反应尤其需要予以重点关注。

VAPP 是指因机体免疫缺陷、免疫低下或其他原因,在接种或接触 OPV 后而发生脊髓灰质炎症状的病例(Duintjer Tebbens et al.,2005)。通常认为,VAPP 是由疫苗相关脊髓灰质炎病毒(vaccine associated poliovirus,VAPV)引起的急性弛缓性麻痹,病人一般在服疫苗后 4~30 天内出现麻痹,其临床特征与脊髓灰质炎野病毒感染相似,从病人大便中分离的脊髓灰质炎病毒,用酶联免疫试验(enzyme linked immunosorbent assay,ELISA)和限制性片段长度多态性(restriction fragment length polymorphism, RFLP)分析发现与 Sabin 株无差异。

最早报道 VAPP 的是美国的 Terry,1962 年,美国在一些非脊髓灰质炎流行地区广泛使用 I 型和 III 型 OPV 之后发生 18 例脊髓灰质炎,认为与服疫苗有关。同年,美国公共卫生署的军医署组织了一个 OPV 特别咨询委员会对此进行多次讨论,结论认为,此 18 例患者"可能由于服用疫苗所引起",其中服 III 型疫苗者 11 例,服 I 型疫苗者 7 例,绝大多数患者为成年人(Henderson et al.,1964)。

大量监测资料表明,引起 VAPP 的疫苗病毒血清型有所不同,服疫苗者 VAPP 以 III 型最多(占全部 VAPP 病例的 60%),I 型次之,II 型最少,混合型疫苗病毒引起的也较常见,尤以 II+III 型为最多见;接触者 VAPP 以 II 型最多,III 型次之。有统计表明,服疫苗者 VAPP 中 I、II 和 III 型病毒分别占 3.1%、18.8% 和 37.5%,混合型占 40.6%;接触者病例中,I、II、III 型病毒分别占 8%,混合型占 24%。服疫苗者 VAPP 多发生于 1 岁以下儿童,而接触者 VAPP 多发生于 20 岁以上未服或未全程免疫 OPV 的成年人。有文献报道,VAPP 的发生可能与疫苗毒株抗原漂移、毒力回升和基因重组有关(迮文远,1997)。

大多数 VAPP 的发病与首次或第 2 次接种 OPV 有关,据 Nkowane 等(1987)报道,第 1 次接种 OPV 发生 VAPP 的概率为 1/52 万,第 2 次为 1/230 万,第 3 次更为罕见。美国监测资料表明,首次服疫苗者 VAPP 发生率是再次服疫苗者的 9.7 倍。1988 年,因接触 OPV 服疫苗者而感染发病的概率为 1/340 万~1/670 万。

VAPP 病例在临床上与 WPV 导致的脊髓灰质炎很难分辨,但可经实验室分析进行鉴别。在使用 OPV 的国家,VAPP 的发生率约为每年 4/100 万出生队列(Geneva,2002)。1997 年之前,美国约每 75 万儿童在接种首剂 OPV 后可发生 1 例 VAPP(Alexander et al.,2004)。我国部分省(自治区、直辖市)亦有 VAPP 发生率的报告,河北、北京、上海、山东等省(市)报告的 VAPP 总发生率为 0.41/100 万剂~1.7/100 万剂(罗会明等,2014)。在发达国家,接种后续剂次 OPV 后,VAPP 的发生率可急剧下降(减少了 10 倍以上);而在发展中国家,下降幅度较为平缓,

可能是因为疫苗的有效性稍逊(WHO,2010b)。

Sabin 疫苗病毒可在 OPV 接种率较低的人群中传播,它们可获得 WPV 的神经毒性和传播能力。作为疫苗衍生脊髓灰质炎病毒的循环(circulating vaccine-derived poliovirus,cVDPV),可导致脊髓灰质炎病例的暴发(Kew et al.,2005)。在近 10 年的报道中,超过 94% 的 VDPV 病例由 cVDPV II 型引发(Jorba et al.,2016)。在每次事件发生时,免疫接种率低都是潜在的危险因素,且一般是通过使用 OPV 控制暴发。这些 cVDPV 事件证实,当前仍有必要达到和保持高脊髓灰质炎疫苗接种率。

在少数患有免疫缺陷综合征的个体中,Sabin 病毒可长期复制,导致脊髓灰质炎疫苗衍生株感染的问题。VDPV 感染主要发生在未免疫的人群中,与是否服 OPV 无关,可发生人与人之间的持续传播而出现成群病例,常为永久性麻痹,与脊髓灰质炎野病毒引起的病例难以区别。从病人大便中分离的脊髓灰质炎病毒,用 ELISA 和 RFLP 分析与 Sabin 株有差异,其核苷酸序列与 Sabin 株的差异>1%,证明其神经毒力已恢复。WHO 消灭脊髓灰质炎证实委员会认为,对 VDPV 病例应与脊髓灰质炎野病毒引起的病例一样对待,消灭脊髓灰质炎不仅要消灭脊髓灰质炎野病毒,还要消灭 VDPV 引起的脊髓灰质炎(张礼壁等,2001)。廖香琼等(2016)认为,应更新 VDPV 的实验室检测技术和应用最新监测模型,高度关注实验检测中的假阴性结果,报道并总结假阴性 VDPV,有利于日后对监测实验进行改进。Houy(2015)的研究模型证明,最后发生麻痹感染的日期对于估计隐性感染和消灭脊髓灰质炎非常重要。Kalkowska 等(2015)通过模型发现了传播阻断后病例搜索未发现的 PV 循环,说明在发现最后 1 例脊髓灰质炎病例后维持数年高人群免疫力和高质量的监测对于实现全球无脊髓灰质炎至关重要。

(2)疫苗的免疫原性和保护效果

20 世纪 50—60 年代,各国科学家对儿童服用 Sabin 单价脊髓灰质炎减毒活疫苗后的抗体阳转率进行统计,结果显示,II 型阳转率为 83.3%~100%,较 I 型高(70.7%~100%),III 型与 I 型相仿(顾方舟,1984)。阳转率或 4 倍增长率的高低与测定中和抗体的时间有重要关系。服 I 型疫苗后 1 个月测定,抗体的阳转率为 73.5%;至 3 个月再测时,阳转率增至 100%。另外,有些科学家还认为,抗体阳转率与年龄亦有关系(顾方舟,1984)。

1972 年，董德祥等报道中国医学科学院医学生物学研究所在 1965—1970 年与云南、吉林、安徽、山东、河南等省卫生防疫站协作，对服用单价疫苗后的中和抗体阳转率进行了多次调查，结果为 Ⅰ 型 76%~91.1%，平均 80.2%；Ⅱ 型 75.6%~98.4%，平均 88.3%；Ⅲ 型 72.3%~100%，平均 78.9%。

服疫苗前已有抗体的儿童，服活疫苗抗体可以继续有所增长，但其增长率及增长的抗体效价与服疫苗前抗体效价高低有很大关系。如服疫苗前抗体效价在 1:4~1:16 时，则增长的百分率可高达 80%~100%；如果抗体效价已在 1:64 以上，则增长率仅有 20%~60%（顾方舟，1984）。服疫苗后中和抗体产生的时间一般都在 1 周左右，绝大部分接种时不具有免疫力的受种者可通过鼻咽分泌物和粪便排出病毒。在未受保护的人群中，这些来自疫苗的病毒可轻易地在家庭内外传播，不经意中对不具免疫力的人形成保护力或对已具有免疫力的人产生加强免疫。虽然不经意的传播可扩大 OPV 对公共卫生的影响（当然这可以视为该疫苗的一个优势），但与此同时，cVDPV 也可经由同一途径传播。然而，服疫苗剂量和服用方案都会对中和抗体的产生有所影响。Sabin 报道，服用疫苗前抗体阴性的儿童，口服 10 000 半数组织细胞感染量（tissue culture infective dose，$TCID_{50}$）活疫苗病毒即可引起肠道感染（Sabin，1956b）；但 Katz 和 Plotkin 报道，易感儿只要 10~50 $TCID_{50}$ 疫苗病毒即可产生感染（Katz and Plotkin，1967）。鉴于三个型别疫苗同时服用会发生干扰现象，Sabin 建议将三型疫苗分开服用，次序为 Ⅰ—Ⅲ—Ⅱ（Sabin et al.，1958）。其他科学家对其他服用方案（Ⅰ—Ⅱ—Ⅲ、Ⅲ—Ⅰ—Ⅱ、Ⅰ—Ⅲ—Ⅱ、Ⅱ—Ⅰ—Ⅲ、Ⅲ—Ⅰ—Ⅱ 以及 Ⅰ—Ⅰ+Ⅲ—Ⅰ+Ⅱ+Ⅲ）进行比较发现，血清学效果并无显著差别，但 Форнош 及 Талош 在 1963 年报道他们的研究结果，服用次序对 Ⅰ 及 Ⅲ 型的抗体产生有一定影响。首先服 Ⅰ 型，其百分率为 83%，Ⅱ—Ⅲ—Ⅰ 时则为 100%；至于 Ⅲ 型，Ⅰ—Ⅲ—Ⅱ 为 75%，Ⅱ—Ⅲ—Ⅰ 为 69%，Ⅱ—Ⅰ—Ⅲ 则为 91%。1960 年，Курносова 及 Жилова 曾研究两价及三价疫苗的血清学反应认为，服用一次两价疫苗（Ⅱ+Ⅲ）或三价疫苗其效果较单型分服差，建议采用 Ⅰ—Ⅱ+Ⅲ—Ⅰ+Ⅱ+Ⅲ 的方案，每次间隔 1 个月，剂量为 10 万 $TCID_{50}$（顾方舟，1984）。Horstmann 等报道，Ⅰ—Ⅲ—Ⅱ、Ⅰ—Ⅱ+Ⅲ 及三价疫苗两次服用的效果相似，抗体阳转率分别

为 Ⅰ 型 95%，Ⅱ 型 98%，Ⅲ 型 86%（Horstmann et al.，1961）。

为了减少服疫苗次数及因种种原因漏服某型疫苗的可能性，从 20 世纪 60 年代初开始，有很多人进行脊髓灰质炎三价减毒活疫苗免疫效果的研究。结果显示，三价疫苗一次服用的效果不够满意，Ⅰ、Ⅲ 型受到明显干扰，尤其是 Ⅲ 型。如果连续服用 3 次，则抗体增长率可稳固地达到 85%~100%（Wehrle，1967）。三价疫苗中每型疫苗病毒剂量对免疫效果有很大影响，一般以 Ⅰ 型 $10^{6.0}$、Ⅱ 型 $10^{5.0}$、Ⅲ 型 $10^{5.5}$ $TCID_{50}$ 或空斑形成单位（plaque forming unit，PFU）的剂量加以配比，可获得满意的免疫效果。

三价脊髓灰质炎疫苗的保护效力已在不同的流行病学环境中进行过评价。例如，在中国台湾和阿曼开展的大规模病例对照研究表明，在接种 3 剂次的 tOPV 后，现场效力可达到 90% 以上（Kim-Farley et al.，1984；Sutter et al.，1991）。在其他地理区域（如印度），该疫苗的效力要低一些（Patriarca et al.，1991）。曾在印度一个有 16 万居民、脊髓灰质炎高度流行的小镇中对 62% 的 0~4 岁儿童开展过脉冲式的大规模免疫接种，其后脊髓灰质炎的发生率降低了近 100%，这部分可归因于群体免疫效应（John et al.，1983）。

我国根据原卫生部对国家计划免疫总体规划的要求，自 1985 年开始逐步改用按我国自行配比剂量生产的脊髓灰质炎三价活疫苗，并先后在我国地处亚热带地区的广西、温带地区的湖南以及安徽等地进行免疫接种效果观察。试验结果表明，由我国自行配比的脊髓灰质炎三价活疫苗向 2 岁以下儿童三次投服后，肠道中 Ⅲ 型脊髓灰质炎病毒的排毒率为 56%~95%，接种 1 个月后中和抗体阳转率达 80%~100%，服疫苗后无明显临床反应，与国际使用的脊髓灰质炎三价活疫苗免疫方案所得结果相似。然而服用活疫苗经过一段时期后，血液内中和抗体水平会有不同程度的下降，部分儿童抗体会消失（Cabasso et al.，1966；Melnick et al.，1969）。

之前提到，全球于 1999 年发现最后 1 例因 Ⅱ 型 WPV 所致的麻痹型脊髓灰质炎病例后，未再检测到 Ⅱ 型 WPV。2009 年，消灭脊髓灰质炎咨询委员会针对阿富汗本土主要流行 Ⅰ 型和 Ⅲ 型 WPV，同时也为减少疫苗接种剂次，建议阿富汗使用 bOPV。作为首个使用 bOPV 的国家，阿富汗向流行区提供了 280 万人份的 bOPV。2009 年 bOPV 产量为 100 万

人份,2010 年已升至 9 亿人份,这标志着 bOPV 将作为根除脊髓灰质炎斗争中一个极其关键的工具并将被广泛使用(CDC et al.,2010)。2011 年 10 月 27 日,WHO 在日内瓦召开脊髓灰质炎疫苗生产厂家第十届会议,会议介绍了目前脊髓灰质炎流行的背景情况以及新形势下脊髓灰质炎疫苗的应用趋势,建议在强化免疫的同时,全球广泛引入 bOPV(CDC,2010b)。根据对脊髓灰质炎疫苗接种后的血清分析发现,使用 tOPV 后诱导的 Ⅰ 型血清阳转率是 51.5%,Ⅲ 型血清阳转率是 49.5%;而使用 bOPV 疫苗免疫后,Ⅰ 型血清阳转率是 79.5%,Ⅲ 型血清阳转率是 78%(CDC,2010b;CDC et al.,2010),有资料显示,这是由于没有了 Ⅱ 型病毒的干扰,疫苗产品中 Ⅰ 型和 Ⅲ 型病毒诱导的免疫应答反应增强的结果(李卫东和董德祥,1998)。2008 年在印度进行的一项接种评价中也证实了这一点(Sutter et al.,2010)。

（3）影响减毒活疫苗的流行病学效果的因素

综合世界各国使用活疫苗预防脊髓灰质炎的经验说明,活疫苗确实有降低脊髓灰质炎发病率的显著效果,为进一步控制并基本消灭此病提供了有效的武器。活疫苗的应用还改变了脊髓灰质炎的流行规律,削平了固有的流行季节高峰,打破了城乡之间发病率的差异,改变了患者的年龄组成,提高了人群抗体水平,使自然界中传播的脊髓灰质炎病毒基本销声匿迹。但是,服用活疫苗后流行病学效果的好坏与所采取的措施是否得当有密切关系,包括服用率、服疫苗进度、服用方案等方面的内容(顾方舟,1984)。

服用率的高低是决定效果好坏的主要因素之一。根据近几十年来我国及其他一些国家的实践证明,如能将应该服疫苗人群的服用率达 90% 或以上,则可取得十分明显的流行病学效果。

为了获得更好的免疫效果,必须要求在尽可能短的时期内完成大规模的人群免疫,特别是在首次免疫时。短时间、快速度的大规模免疫对利用活疫苗控制脊髓灰质炎流行尤为明显。据报道,1958 年在尼加拉瓜首都马那瓜市流行 Ⅱ 型脊髓灰质炎,发病率达 44.1/10 万人口。该市采用快速接种办法,在 12 天内对 98% 的 2 个月~10 岁儿童进行了 Ⅱ 型疫苗免疫,以后又服用了 Ⅲ 型和 Ⅰ 型疫苗。在完成 Ⅱ 型疫苗服用后,发病率迅速下降,在 3 个型别疫苗接种后 8 个月中未发现 1 例患者(顾方舟,1984)。

如前所述,使用不同的免疫方案所取得的免疫效果可以有很大差异。各地应根据当地的脊髓灰质炎发病情况、患者年龄分布、气候地理情况、人群免疫水平等因素,确定适合本地的服用方案和服用对象。针对全球消灭脊髓灰质炎进程中所面临的严峻形势,2005 年 9 月 29 日至 30 日,WHO 和联合国儿童基金会(United Nations International Children's Emergency Fund,UNICEF)在日内瓦联合召开了第四届疫苗厂家及国家协调机构的正式咨询会议。讨论的主要议题包括:① 全球脊髓灰质炎目前的形势、免疫状况、疫苗的使用策略,以及在发展中国家进行与疫苗采购相关的 GMP 预认证;② 丰富疫苗规格,便于疾病防控;③ 在发展中国家继续疫苗采购的相关财政分析,与全球免疫策略相关的政策及财政问题等。WHO 和 UNICEF 认为,加强 OPV 免疫,尤其是 OPV 免疫的实际覆盖率,是防止脊髓灰质炎抬头的重要措施之一;另外,加强 bOPV 和 mOPV 的开发,使其尽快上市,用于各地具有针对性的脊髓灰质炎的局部加强免疫。

（4）疫苗的接种

从 20 世纪 60 年代大规模服用 Sabin 疫苗以来,在服疫苗方案上最早以 Ⅰ—Ⅲ—Ⅱ 型为主,每型间隔 1 个月。以后推广先服 Ⅰ 型,4~8 周后继服 Ⅱ+Ⅲ 型的方案,这主要因为 Ⅰ 型是造成脊髓灰质炎流行的最常见致病毒株,且又易受 Ⅱ 型所干扰,因此将 Ⅰ 型单独服用。20 世纪 60 年代中后期,欧美一些国家广泛使用三价疫苗,一般连续 3 次,每次间隔 4~8 周。

WHO 对脊髓灰质炎疫苗的接种程序提出了相应的建议,建议 3 剂 OPV 基础免疫程序应根据国家免疫规划的时间来进行,如在 6 周龄、10 周龄、14 周龄,或在 2 月龄、4 月龄和 6 月龄各接种 1 次。此外,如脊髓灰质炎病毒输入风险为"极高"或"高",或传播的潜力也为"高"或"中等",则应在婴儿出生后尽早接种 1 剂次(WHO,2017)。

对于旅行者的免疫接种:居住在脊髓灰质炎流行国家或区域的人员出国前,应该完成符合国家脊髓灰质炎疫苗接种方案的全程接种,并在旅行的 4 周~12 个月内接种 1 剂 IPV 或 bOPV,以强化肠道黏膜免疫力,降低感染脊髓灰质炎病毒的风险。一些无脊髓灰质炎流行国家可能要求来自脊髓灰质炎流行国家的旅行者必须接种脊髓灰质炎疫苗,以此获得入境签证,也可能要求旅行者在抵达时额外接种 1 剂次,或两者同时实施。到脊髓灰质炎流行国家旅行者应根据本国免疫方案进行接种(WHO,2017)。

2015 年前我国使用的疫苗主要为 OPV,其疫苗剂型主要有糖丸剂型及液体滴剂两种。一次服用单价疫苗后 1 个月,各型中和抗体阳转率可达 80%~90%。过去采用 Ⅰ—Ⅲ—Ⅱ 型分服或者 Ⅰ—Ⅱ+Ⅲ 型方案,后来主要使用三价 Ⅰ+Ⅱ+Ⅲ 型疫苗,基础免疫 3 次,首次免疫从 2 月龄开始,连续口服 3 次,每次间隔 4~6 周,4 岁再加强免疫 1 次。其他年龄组在需要时也可以服用。

2016 年 5 月 1 日以后,我国停止使用 tOPV,改用 bOPV,并将 IPV 纳入国家免疫规划,具体情况见第 34.5.2.3 节。

### 34.5.2.3 国内外疫苗的使用情况

为了预防脊髓灰质炎,国外既使用 OPV 也使用 IPV,包括单独接种 OPV、单独接种 IPV 以及交替接种 OPV 和 IPV 三种方式。

在维持高疫苗接种率和 WPV 输入及传播风险均极低的国家,才考虑单独接种 IPV。IPV 通常通过肌内注射,因为它比皮下注射反应小。IPV 可作为联合疫苗组分。3 剂次 IPV 基础免疫从 2 月龄开始接种。如果更早开始基础免疫程序(如采用 6、10 和 14 周龄接种方案),那么间隔 ≥6 个月进行强化免疫(4 剂次方案)(WHO,2017)。

2014 年初,WHO 已不再推荐只接种 OPV 的免疫策略,而是建议在疫苗接种率高(如 90%~95%)和输入风险低的国家,可采用 IPV-OPV 序贯免疫程序(WHO,2016a;WHO,2017)。过去 15 年间,中欧/东欧、中东、远东和非洲南部的许多国家都采用先接种 1~3 剂 IPV 再接种 2~3 剂次 OPV 的序贯接种方案(Publication,2010)。例如,丹麦使用先接种 3 剂次 IPV 再接种 3 剂次 OPV 的方案(Magnus and Petersen,1984),匈牙利采用先接种 1 剂次 IPV 再接种 3 剂次 OPV 的方案(Dömök,1984),美国采用先接种 2 剂次 IPV 再接种 2 剂次 OPV 的方案(Alexander et al.,2004)。匈牙利和美国在第一针接种 IPV 的儿童中未观测到 VAPP 的发生(WHO,2003)。WHO 推荐的方式为 IPV 在 2 月龄(如 3 剂次 IPV-bOPV-bOPV 程序),或在 2 月龄和 3~4 月龄接种;随后再至少接种 2 剂次 bOPV(如 4 剂次 IPV-IPV-OPV-OPV 程序)。基础免疫各剂次间应间隔 4~8

周,具体取决于儿童早期暴露于脊髓灰质炎病毒的风险(WHO,2017)。

2013 年 5 月,第 66 届世界卫生大会通过了《2013—2018 年全球消灭脊髓灰质炎终结战略计划》的决议,提出在全球确认完全消灭 Ⅱ 型、Ⅲ 型脊髓灰质炎病毒感染病例后将最早于 2016 年全面停止使用 tOPV,逐步撤出 Ⅱ 型 OPV,转向使用 bOPV,2019—2020 年停止使用 bOPV(袁瑗,2013)。同时,为了应对因 Ⅱ 型 OPV 撤出后未免疫人群的 Ⅱ 型免疫力下降而可能导致重新出现的脊髓灰质炎病例,要求所有目前使用 OPV 的 126 个国家,于 2015 年 10 月在常规免疫程序中引入至少 1 剂 IPV,在一定程度上增强 Ⅱ 型免疫空白,而且,可以减少 VAPP 的发生率,这将是全球公共卫生事业发展史上所面临的一个巨大挑战(车艳春和李琦涵,2015)。

WHO 统计数据显示,截至 2016 年 5 月 12 日,2015 年报告使用 OPV 的 155 个国家和地区均已停用 tOPV;截至 2016 年 8 月 31 日,194 个成员方中,173 个(89%)将 IPV 纳入了国家免疫规划;但由于 IPV 产能不足,20 个国家不得不延迟引入 IPV,29 个既往已经采用 IPV 的国家和地区也出现 IPV 供应不足的情况(Hampton et al.,2016)。鉴于 IPV 全球短缺的情况,WHO 免疫战略咨询专家组鼓励各国采用 2 次皮内注射分次剂量 IPV(fractional dose of inactivated polivirus vaccine,fIPV),代替单次肌内注射全剂量 IPV 的接种方法(WHO,2016b)。在古巴开展的一项研究显示,皮内注射 1/5 全剂量 IPV 的 4~8 月龄婴儿,单次接种后 90% 以上出现免疫应答激发,2 次接种后 93% 以上出现血清抗体阳转(Resik et al.,2013);与肌内注射全剂量 IPV 组比较,2 次皮内注射 1/5 剂量组的不良反应发生数较多,但主要为轻微的局部硬结,无严重反应。斯里兰卡、印度已采用这一策略(Hampton et al.,2016)。

我国也于 2015 年开始,在北京、天津、湖北、吉林和宁夏全省市、区及广东的部分城市开展 1 剂 IPV+3 剂 OPV 的试点工作,为将 IPV 纳入全国扩大免疫规划提供先行经验。2016 年 4 月 29 日,响应 WHO 的决议,原国家卫生计划生育委员会下发通知(国卫发明电〔2016〕34 号),全国范围内自 2016 年 5 月 1 日起停用 tOPV,改用 bOPV,并将 IPV 纳入国家免疫规划。由此,我国的脊髓灰质炎疫苗免疫程序调整为"1+3"模式,即:2 月龄接种 1 剂次 IPV,3、4 月龄及 4 周岁各接种 1 剂次 bOPV。此外,国卫发明电［2016］34 号中还规定，脊髓灰质炎疫苗转换初期的过渡期，如遇 IPV 供应不足，首剂可用 bOPV 代替，后续剂次需补充一剂 IPV。据悉，我国计划在 2019 年采用 2 剂 IPV＋2 剂 bOPV 的免疫策略，但具体全国范围内实施的日期尚未确定。我国 IPV 和 bOPV 的生产情况详见第 34.5.3 节。2013 年，在智利开展的比较 IPV-bOPV 序贯接种与全程 IPV 接种免疫原性的非劣性研究结果显示，序贯接种 IPV-bOPV 与全程接种 IPV 相比，Ⅰ型和Ⅲ型脊髓灰质炎病毒中和抗体阳转率无显著性差异，且保护性抗体水平在三剂免疫后均很高，但是 IPV-bOPV 序贯接种可以提高婴儿针对Ⅱ型脊髓灰质炎病毒的肠道免疫力，提示 IPV-bOPV 序贯免疫程序可能存在一定的交叉保护作用（O'Ryan et al.，2015）。另外，针对 IPV-OPV 和 OPV-IPV 两种程序，有研究显示，就血清阳转率而言，其效果相近，但美国及匈牙利等国家的经验表明，严格遵从全程 IPV-OPV 序贯接种，方能最大程度减少 VAPP 的发生。

### 34.5.3　发展中的疫苗

#### 34.5.3.1　Sabin 株脊髓灰质炎灭活疫苗（Sabin IPV）

几十年来，脊髓灰质炎的免疫在预防人类疾病上已经做出了卓越的贡献。灭活疫苗和减毒活疫苗的广泛使用，大幅度地降低了脊髓灰质炎的发病率，证明这两种疫苗都是安全有效的，但经过多年的使用实践也看出，两者各有利弊。之前也有提到，IPV 能降低脊髓灰质炎的发病率，安全性好，但需要注射，而且要多次加强，加之其价格昂贵，不能广泛免疫，而且不能达到完全控制脊髓灰质炎的目的，所以早期引进脊髓灰质炎疫苗接种的大多数国家用 OPV 取代了 IPV，原因在于 OPV 接种方便，适合在大规模接种活动中使用，诱导肠道黏膜免疫的能力更强，生产成本也较低。1974 年，WHO 建议在扩大免疫规划中纳入 OPV；1988 年，世界卫生大会确定在 2000 年消灭脊髓灰质炎的目标，OPV 又一次成为首选疫苗。

然而，近期一些国家出于防止 VAPP 和 VDPV 的目的引进 IPV（Dutta，2008），但在某些地区，引进 IPV 是为了弥补现有的免疫缺口，甚至是通过接种联合疫苗来优化其他抗原的免疫接种。随着全球消灭脊髓灰质炎工作不断取得进展，WPV 输入风险有

所下降，引进 IPV 就显得尤为必要。美国从 1997 年由常规使用 OPV 改为 IPV-OPV 并用的接种方案，2000 年又改为仅使用 IPV 的方案，其后 VAPP 病例迅速消失。

截至 2007 年，全球有 6 个厂商在生产 IPV，但所使用的生产毒种均为野毒株。用野毒株生产 IPV 需达到生物安全水平 3 级（BSL-3）的要求，全世界消灭脊髓灰质炎后，甚至 BSL-4 的条件亦非绝对保证。疫苗生产厂家难以达到如此严格的生物安全要求（Marshall et al.，2007），因而 WHO 鼓励新疫苗厂家研发减毒株 Sabin IPV（Saraswathy Subramaniam et al.，2014；WHO，2014）。

中国医学科学院医学生物学研究所自主研发的 Sabin IPV 已于 2015 年 1 月获得药品注册批件，2015 年 7 月正式投入市场。北京北生研生物制品有限公司生产的 Sabin IPV 也于 2017 年 9 月上市。

中国医学科学院医学生物学研究所 Sabin IPV 是用减毒株脊髓灰质炎病毒Ⅰ型 Sabin 株、Ⅱ型 Sabin 株和Ⅲ型 Pfizer 株，分别接种 Vero 细胞，经病毒培养、收获、浓缩、纯化、灭活、按比例混合后制成三价疫苗。脊髓灰质炎病毒Ⅰ、Ⅱ型 Sabin 株主种子批的传代水平为 SO＋1，保存在德国 Behringwerke AG、Marburg/Lahn。脊髓灰质炎病毒Ⅲ型 Pfizer 株为 Pfizer 公司从Ⅲ型 Sabin 株 SO＋2 的 RNA 经蚀斑纯化制备的，命名为 RSO1，保存在法国 Merieux 研究所。用法用量为首次免疫从 2 月龄开始，连续 3 次，每次间隔至少 1 个月，18 月龄时加强免疫 1 次。每次每剂量 0.5 mL。于上臂三角肌处肌内注射。

北京北生研生物制品有限公司生产的 Sabin IPV 使用的毒株为 WHO 提供的 Sabin 株脊髓灰质炎Ⅰ、Ⅱ、Ⅲ型毒株。

目前国内外正在进行 Sabin IPV 研发的有：荷兰 Intravacc 公司、日本 Biken 公司、印度 Biological E 公司、印尼 PT Bio Farma 公司以及北京天坛生物制品股份有限公司、北京科兴生物制品有限公司、北京民海生物科技有限公司、中国生物技术集团公司武汉生物制品研究所等。荷兰 Intravacc 公司在初步完成Ⅰ期临床研究的基础上（Verdijk et al.，2011），将生产技术转让给发展中国家的脊髓灰质炎疫苗生产厂家。

Kraan 等（2017）认为，采用黏膜表面接种疫苗比传统肌内针剂注射接种有着更好的潜在优势。其中一个优势就是诱导血清和黏膜的免疫反应，黏膜

免疫反应可提供病毒侵入的防护机制。鼻腔和舌下Sabin IPV 的免疫接种诱导了系统性脊髓灰质炎血清免疫球蛋白在大鼠体内的脊髓灰质炎病毒中和反应。加佐剂疫苗鼻腔给药的方式比通过肌内注射的方式能产生更高的脊髓灰质炎病毒 III 型中和抗体。因此,研究优化后的灭活脊髓灰质炎疫苗对于完成消除任务和消除之后的使用也是很有必要的。

### 34.5.3.2 二价脊髓灰质炎减毒活疫苗(bOPV)

目前 bOPV 是将脊髓灰质炎病毒 I、III 型减毒株分别接种于人二倍体细胞(或其他适宜的细胞),经培养、收获病毒液后制成双价疫苗,用于预防脊髓灰质炎。

2017 年 5 月 1 日,使用了 50 年的 tOPV 糖丸正式退出历史舞台,我国开始实施新的脊髓灰质炎疫苗免疫策略,停用 tOPV,改用 bOPV 代替,并将 IPV 纳入国家免疫规划。

北京北生研生物制品有限公司的 bOPV 滴剂于 2015 年 11 月通过 GMP 认证,并于 2017 年 12 月通过 WHO 预认证。中国医学科学院医学生物学研究所于 2018 年 11 月获得 bOPV 液苗和糖丸药品注册批件和 GMP 证书。目前我国有 2 家 bOPV 生产商。

李娟等(2017)对北京市二价脊髓灰质炎减毒活疫苗引入前后不同基础免疫程序效果和疫苗效价进行了分析,分别在北京市两个区选择完成基础免疫后 4~8 周的婴儿,采集血标本以检测脊髓灰质炎病毒中和抗体,同时采集不同储运环节的疫苗标本以检测疫苗效价。2014 年和 2016 年分别调查儿童 72 人和 68 人,2014 年基础免疫后 I、III 型脊髓灰质炎病毒中和抗体阳性率分别为 98.61% 和 100%,抗体效价 1:[中位数(四分位数间距)]分别为 1 536(1 024~1 536)、1 536(512~1 536);2016 年基础免疫后 I 型、III 型脊髓灰质炎病毒中和抗体阳性率均为 100%,抗体效价(1:)分别为 1 024(512~1 536)、1 536(1 024~1 536)。2014 年和 2016 年 I、III 型脊髓灰质炎病毒中和抗体分布均有显著性差异(I 型:$\chi^2 = 8.77, p = 0.038$;III 型:$\chi^2 = 16.76, p = 0.001$)。2014 年 tOPV 的平均滴度为 $(6.1 \pm 0.1)$ $\lg CCID_{50}$/剂,2016 年 bOPV 的平均滴度为 $(6.9 \pm 0.21)$ $\lg CCID_{50}$/剂 $(t = -7.76, p < 0.001)$。得出的结论为:新疫苗 bOPV 引入后,IPV-bOPV 序贯免疫程序的基础免疫效果与引入前的 tOPV 全程和 IPV-tOPV 序贯免疫程序效果一样好;储运各环节疫苗效

价均合格,冷链运转良好。

中国医学科学院医学生物学研究所研制的 bOPV 糖丸及 bOPV 滴剂在与 Sabin IPV 续贯免疫的临床研究结果显示,具有较好的免疫效果(刘小畅等,2018)。

### 34.5.3.3 IPV 联合疫苗

联合疫苗具有预防多种目标疾病、减少接种针次、简化免疫程序、提高接种率的优点,为广大家长和儿童乐于接受,而且节约各种费用,有利于扩大免疫规划的推广等优越性,所以制备联合疫苗是当今世界疫苗研究的发展方向(Halperin et al.,2009)。

联合疫苗的发展开始于吸附百日咳、白喉、破伤风(diphtheria,tetanus and pertussis,DTP,简称百白破联合疫苗),全球儿童疫苗行动计划将以百白破为基础的联合疫苗列为优先开发项目。日本于 1981 年率先研制成功无细胞百白破疫苗(DTaP),最初,日本的 DTaP 抗原成分的生产工艺为共纯化,其主要成分为百日咳毒素(pertussis toxin,PT)和丝状血凝素(filamentous haemagglutinin,FHA)。随后,在欧美一些国家以及日本又相继开发了百日咳组分疫苗,即将百日咳抗原成分分别纯化,然后按一定比例混合制备而成,可更好地控制百白破疫苗抗原组分的组成、含量和质量。由于 DTaP 联合疫苗的人群血清学效果和人群保护率与全细胞百白破疫苗(DTwP)相近,且不良反应明显低于 DTwP,因此近年来,DTaP 联合疫苗被广泛用于儿童的预防接种。2007 年,中国政府将 DTaP 纳入国家免疫规划,以取代吸附 DTwP 的常规免疫(Kitchin et al.,2007)。

国外脊髓灰质炎疫苗的使用已逐步由 OPV 变为 IPV,而且在欧洲和北美几乎不单独使用 IPV,而是使用 DTP-IPV 四联疫苗。然而,事实上 DTP 和 IPV 联合疫苗早在 OPV 上市前已研制成功,只不过由于稍后的 OPV 上市使 DTP-IPV 联合疫苗的使用范围缩小,仅在欧洲多国使用。1960 年,Bordt 等比较了 DTP、IPV 和 DTP-IPV,结果显示,联合疫苗的中和抗体应答优于单种疫苗。尽管 DTP-IPV 联合疫苗对百日咳和脊髓灰质炎组分的抗体应答可能实际上低于 DTP 和 IPV 的联合使用,然而其阳转率和绝对抗体水平仍保持较高水平。联合疫苗中对白喉、破伤风类毒素的抗体水平也略低于单种疫苗,但阳转率较高,故实际影响微小(Black et al.,2006)。

Weston 和 Klein(2008)对葛兰素史克公司的

DTaP-IPV 进行实验研究表明, DTaP-IPV 可以用于 4~6 岁儿童的第 5 针 DTaP 和第 4 针 IPV 的加强免疫, 具有与单独的 DTaP 和 IPV 相似的免疫原性和安全性, 均能诱导机体产生对白喉、破伤风、百日咳和脊髓灰质炎的特异性抗体。

1997 年起, 加拿大及欧洲一些国家开始使用 DTaP-IPV/Hib 五联疫苗, DTaP-IPV/Hib 是在 DTaP-IPV 的基础上加上 Hib 冻干制剂制备而成, 临用前混合使用。目前已有二十多个国家将 DTaP-IPV/Hib 五联疫苗用于计划免疫的初次免疫和 18 月龄的加强免疫。在美国, 目前使用的联合疫苗主要为葛兰素史克公司生产的 5 价 DTaP-HepB-IPV 联合疫苗和赛诺菲巴斯德公司生产的 5 价 DTaP-IPV/Hib 疫苗。已在欧洲上市的 6 价 DTaP-HepB-Hib/IPV 联合疫苗在美国未通过审核, 主要原因是联合疫苗中的 Hib 抗体效价下降 (White et al., 2009)。

Tichmann-Schumann 等 (2005) 将 DTaP-HepB-Hib/IPV 联合疫苗与 7 价肺炎球菌多糖结合疫苗同时免疫, 经 3 针基础免疫和 1 针加强免疫后, 与分别接种组相比, 针对几种抗原的抗体效价均有所下降, 但对于疫苗血清反应保护率的影响很小, 其保护率达 96.8%~100%。对于两者同时免疫产生的不良反应也有多种报道, 有研究显示, 与分别接种组相比, 同时免疫组不良反应的发生率高, 尤其是发热反应 (Knuf et al., 2006), 但也有研究表明, DTaP-HepB-Hib/IPV 与肺炎球菌或脑膜炎球菌结合疫苗联合免疫不会产生负面影响 (Tozzi et al., 2007)。DTaP-HepB-Hib/IPV 与 C 群脑膜炎球菌疫苗联合免疫也显示出良好的耐受性和免疫原性 (Schmitt et al., 2007)。此外, DTaP-IPV/Hib 与脑膜炎球菌联合免疫结果表明, 对抗体的反应无负面影响 (Haiperin et al., 2002)。

然而, 国内外的疫苗生产厂家尚未完全研发出 DTaP-Sabin IPV, 该新型疫苗如研发成功, 在生物安全性及疫苗不良反应等方面将优于现有产品, 而且 DTaP-Sabin IPV 可进一步推进 Sabin IPV 的使用, 对全球包括中国最终消灭脊髓灰质炎和预防百白破有重要意义, 并可为进一步开发以 DTaP-Sabin IPV 为基础的多价联合疫苗打下良好基础, 国内外正在进行 DTaP-Sabin IPV 研制的厂家主要有中国医学科学院医学生物学研究所和北京北生研生物制品有限公司。

## 34.6　发展与展望

回顾历史, 自 1988 年以来, 全球消灭脊髓灰质炎的战略从各方面都取得了巨大的成就。WHO 美洲区于 1985 年确立 "1990 年消灭脊髓灰质炎" 的目标。美洲最后一例 WPV 发生于秘鲁 (1991 年), 国际认证委员会于 1994 年证实, 美洲区无本土 WPV 病例 (CDC, 2001)。

1988 年, 世界卫生大会决议确立 "截至 2000 年全球消灭脊髓灰质炎" 的目标。然而至 2000 年, 并未实现该目标, 但发生脊髓灰质炎流行的国家数及脊髓灰质炎发病率迅速下降。脊髓灰质炎流行的国家明显减少: 1988 年全球有 125 个国家发生了脊髓灰质炎流行, 2006 年后仅阿富汗、印度、尼日利亚和巴基斯坦 4 个国家发生脊髓灰质炎流行 (即从未中断本土 WPV 的传播)。脊髓灰质炎发病率下降了 99% 以上, 1988 年全球发病 35 万例, 2009 年只有 1 595 例, 并于 1999 年全球消灭了 Ⅱ 型 WPV, 但 2003 年后全球消灭脊髓灰质炎进度停滞不前, 甚至出现反弹情况, 个别国家和地区无力控制脊髓灰质炎暴发, 致使病例传播至多个已消灭脊髓灰质炎的国家 (WHO, 2006)。个别学者甚至对消灭脊髓灰质炎的目标提出了质疑 (Arita et al., 2006)。

为此, WHO 对消灭脊髓灰质炎采取了新的策略。2007 年 2 月, WHO 总干事陈冯富珍博士组织召开了紧急磋商会议, 确定加强脊髓灰质炎消灭工作: "应在每个有 WPV 流行的国家, 广泛申请和使用新的疫苗工具和策略, 并令其领导重新做出承诺。" 基于对消灭脊髓灰质炎短期和长期风险的认识, 2008 年 5 月 WHO 通过了 "WHO61.1 号决议", 敦促还在受脊髓灰质炎影响的成员方, 在每一轮强化免疫活动中, 确保每名儿童都接种疫苗, 并要求在适当时候总干事设置最终停止使用 OPV 进行常规免疫的日期。2008 年底, 2 个独立咨询机构得出的结论是, 加强脊髓灰质炎消灭工作已经证明, 目前技术、财政和流行国家的重点地区实施等方面所存在的问题和挑战是可以克服的。因此, 一个新的 2009—2013 年策略计划得到认可。WHO 制定的 5 年总目标是到 2013 年年底, 在高质量监测情况下, 作为常规和强化免疫活动的结果, 全球至少 24 个月无脊髓灰质炎 WPV 传播。具体目标为到 2009 年年底,阻止印度 I 型 WPV 传播,阻止非洲所有长期暴发疫情,更新 WHO 国际旅行和健康状况;到 2010 年底,阻止亚洲(印度、巴基斯坦、阿富汗)所有脊髓灰质炎病毒传播,阻止尼日利亚 I 型 WPV 传播和其他非洲国家所有 WPV 传播,世界卫生大会评估防止脊髓灰质炎国际传播潜在的疫苗需求;到 2011 年底,阻止 III 型 WPV 在尼日利亚传播。到 2012 年底和到 2013 年底,6 个月内检测无新 cVDPVs,2013 年 4 月,共有 19 例脊髓灰质炎报告病例,比 2012 年同期减少了 60%。

2013 年 5 月,在与广泛的利益攸关方进行深入协商后,第 66 届世界卫生大会通过了《2013—2018 年全球消灭脊髓灰质炎终结战略计划》。该计划借鉴了印度 2012 年初成功消除脊髓灰质炎的经验,总结了关于传播性疫苗衍生脊髓灰质炎病毒风险的最新知识,并补充了在剩余的脊髓灰质炎流行国(阿富汗、巴基斯坦和尼日利亚)实行的专门紧急行动计划,包括在不安全地区设法为儿童接种疫苗,并提出到 2014 年底在全球范围阻断 WPV 传播;2015 年 10 月底,所有成员方至少使用 1 剂 IPV;到 2016 年停用 OPV 中的 II 型组成部分,使用 bOPV;到 2018 年,完成全球消灭脊髓灰质炎以及所有麻痹型脊髓灰质炎,包括 WPV、VAPP 和 VDPV 病例后,全部使用 IPV。

根据 WHO 数据统计,2014 年报告了 359 个由 WPV 引起的麻痹型脊髓灰质炎病例,其传播分布在 9 个国家,分别是巴基斯坦、阿富汗、尼日利亚、赤道几内亚、喀麦隆、伊拉克、叙利亚、埃塞俄比亚和索马里;2015 年报道了 74 例脊髓灰质炎病例,其传播地理分布在巴基斯坦和阿富汗;截至 2016 年,仍有 37 例脊髓灰质炎病例,主要分布在阿富汗、巴基斯坦和尼日利亚。由 cVDPVs 引起的麻痹型脊髓灰质炎病例数量也有所下降,较 2014 年报道的 56 例相比,2015 年报道了 32 例,主要分布在 7 个国家,分别是巴基斯坦、老挝、马达加斯加、缅甸、乌克兰、尼日利亚和几内亚;2016 年仍有 5 例,主要来自老挝、巴基斯坦和乌克兰(WHO,2017)。

目前已是 2019 年,要实现全球消灭脊髓灰质炎的目标,仍需要不懈地努力。

# 参考文献

车艳春,李琦涵.2015.脊髓灰质炎灭活疫苗的研究进展与临床应用.中国新药杂志 24(12):1364-1368.

陈静,蒋强华,卢洪波,等.2009.吸附无细胞百白破-重组乙型肝炎(CHO 细胞)联合疫苗的中试工艺.中国生物制品学杂志 22(10):990-992.

戴振威,刘丹青.2003.脊髓灰质炎病毒疫苗株与疫苗衍生株的流行病学意义及对策.安徽预防医学杂志 9(4):261-263.

顾方舟.1984.脊髓灰质炎.上海:上海科学技术出版社.

顾方舟,毛江森,李雪东,等.1961.7 岁以下小儿口服脊髓灰质炎三型混合减毒活疫苗的血清学反应.中华医学杂志 47(7):423-428.

昆明医学生物学研究所 III 型毒种协作组.1976.脊髓灰质炎 III 型新毒种的研究——I III 型新毒株中 III2 的选育.微生物学报 16(1):41-47.

李杰,米山彻夫,张礼壁,等.1997.中国脊髓灰质炎病毒疫苗株基因特征及其神经毒力的初步观察.病毒学报 13(3):202-204.

李娟,张朱佳子,赵丹,等.2017.北京市二价脊髓灰质炎减毒活疫苗引入前后不同基础免疫程序效果和疫苗效价分析.中国疫苗和免疫 23(6):613-616.

李卫东,董德祥.1998.从 TOPV 中去除 II 型株对其安全性和效果影响的评价.国外医学预防、诊断、治疗用生物制品分册 21(5):200-203.

廖香琼,杨婷,兰亚佳.2016.脊髓灰质炎口服疫苗衍生病毒流行特征及应对策略.现代预防医学 43(5):773-775.

刘小畅,黄腾,车艳春,等.2018.婴儿脊灰母传抗体对 Sabin 株脊髓灰质炎灭活疫苗不同序贯免疫接种程序效果的影响.微生物学免疫学进展 46(3):1-7.

罗会明,余文周,温宁,等.2014.中国脊髓灰质炎疫苗使用历史回顾及免疫策略调整建议.中国疫苗和免疫 20(2):172-175.

汪海波,罗会明,温宁.2012.全球脊髓灰质炎流行情况分析及对我国防范脊髓灰质炎野病毒输入对策的启示.中国疫苗和免疫 18(1):81-86.

杨宏,王华庆.2018.人类距离实现消灭脊髓灰质炎的目标还有一公里——消灭脊髓灰质炎进展和挑战.中国疫苗和免疫 24(3):354-359.

袁瑗.2013.2013—2018 年消灭脊髓灰质炎最后阶段战略计划.国际生物制品学杂志 36(5):267-270.

迮文远.1997.计划免疫学.上海:上海科学技术文献出版社.

张礼壁,李杰,侯晓辉,等.1998.我国急性弛缓性麻痹病例中脊髓灰质炎病毒的性状的分析.中国计划免疫 4(5):247-254.

张礼壁,侯晓辉,朱晖,等.2001.脊髓灰质炎疫苗重组株病毒在我国的循环及其致病性.中国计划免疫 7(3):125-128.

周振欣,谢忠平,易力,等.2013.全球脊髓灰质炎流行现状和应对措施.国际生物制品学杂志 36(2):66-69.

Ackermann WW, Rabson A, Kurtz H. 1954. Growth characteristics of poliomyelitis virus in HeLa cell cultures; lack of parallelism in cellular injury and virus increase. J Exp Med 100 (5):437-450.

Alexander LN, Seward JF, Santibanez TA, et al. 2004. Vaccine policy changes and epidemiology of poliomyelitis in the United States. JAMA 292(14):1696-1701.

Arita I, Nakane M, Fenner F. 2006. Is polio Eradication realistic? Science 312(5775):852-854.

Armstrong C. 1939. The experimental transmission of poliomyelits to the eastern cotton rat, *sigmodon hispidus hispidus*. Public Health Rep 54(38):1719-1720.

Armstrong C. 1961. Poliomyelitis: A possible relationship of weather to the gastrointestinal route of infection. Am J Public Health Nations 51(8):1174-1181.

Armstrong JA, Edmonds M, Nakazato H, et al. 1972. Polyadenylic acid sequences in the virion RNA of poliovirus and eastern equine Encephalitis virus. Science 176(4034):526-528.

Arya SC, Agarwal N. 2009. Prospective inactivated or live poliovirus vaccine effectiveness in the 21st century. Expert Rev Vaccin 8(2):127-130.

Bachtold JG, Bubel HC, Gebhardt LP. 1957. The primary interaction of poliomyelitis virus with host cells of tissue culture origin. Virology 4(3):582-589.

Barski G, Robineaux R, Mendo M, et al. 1955. Evolution of the cellular lesion induced by poliomyelitis virus in vitro as studied with phase contrast microcinematography. Ann N Y Acad Sci 61(4):899-901.

Benson PF, Butler NR, Costello JM, et al. 1963. Vaccination in infancy with oral poliomyelitis vaccine and diphtheria, tetanus, pertussis vaccine. Br Med J 1(5331):641-643.

Black S, Friedland LR, Schuind A, et al. 2006. Immunogenicity and safety of a combined DTaP-IPV vaccine compared with separate DTaP and IPV vaccines when administered as preschool booster doses with a second dose of MMR vaccine to healthy children aged 4~6years. Vaccine 24(35-36):6163-6171.

Bodian D. 1955. Emerging concept of poliomyelitis infection. Science 122(3159):105-108.

Breindl M. 1971. VP4, the D-reactive part of poliovirus. Virology 46(3):962-964.

Brown GC, Smith DC, Prothro WB, et al. 1958. Duration of seroimmunity after poliomyelitis vaccination. JAMA 166(16):1960-1963.

Buckley SM. 1957. Cytopathology of poliomyelitis virus in tissue culture fluorescent antibody and tinctorial studies. Am J Pathol 33(4):691-707.

Burnet FM, MacNamara J. 1931. Immunological differences between strains of poliomyelitic virus. Brit J Exp Pathol 12(2):57-61.

Cabasso VJ, Stebbins MR, Dutcher RM, et al. 1952. Poliomyelitis. III. Propagation of MEFI strain of poliomyelitis virus in developing chick embryo by allantoic cavity inoculation. Proc Soc Exp Biol Med 81(2):525-529.

Cabasso VJ, Stennins MR, Cox HR. 1954. Poliomyelitis. IV. Some cultural and other characteristics of chick-embryo-adapted type II strain of poliomyelitis virus. Proc Soc Exp Biol Med 85(1):167-171.

Cabasso VJ, Nozell H, Ruegsegger JM, et al. 1966. Poliovirus antiboby three years after oral trivalent vaccine (Sabin strains). J Pediatr 68(2):199-203.

Cameron JC, Walsh D, Finlayson AR, et al. 2006. Oral polio vaccine and intussusceptions: A data linkage study using records for vaccination and hospitalization. Am J Epidemiol 163(6):528-533.

CDC. 2001. Certification of poliomyelitis eradication-Western Pacific Region, October 2000. MMWR 50(1):1-3.

CDC. 2010a. Outbreaks following wild poliovirus importations—Europe, Africa, and Asia, January 2009-September 2010. MMWR 59(43):1393-1399.

CDC. 2010b. Progress toward interruption of wild poliovirus transmission—worldwide, 2009. MMWR 59(18):545-550.

CDC, ROTARY, UNICEF, et al. 2010. Afghanistan first in world to use new vaccine against polio-Critical step as global eradication effort faces entrenched challenges. Neurosciences (Riyadh) 15(3):223-224.

Charney J, Machlowitz R, Alfred A, et al. 1961a. The concentration and purification of poliomyelitis virus by the use of nucleic acid precipitation. Virology 15(3):269-280.

Charney J, Tytell AA, Machlowitz RA, et al. 1961b. Development of a purified poliomyelitis virus vaccine. JAMA 177(9):591-595.

Chin TDY, Marine WM. 1961. The changing pattern of poliomyelitis observed in two urban epidemics. Public Health Rep 76(7):553-563.

Cohn EJ, Strong LE, Hughes WL, et al. 1946. Preparation and properties of serum and plasma proteins; a system for the separation into fractions of the protein and lipoprotein components of biological tissues and fluids. J Am Chem Soc 68(3):459-475.

Cohn EJ, Oncley JL, Strong LE, et al. 1944. Chemical, clinical, and immunological studies on the products of human plasma fractionation. I. The characterization of the protein fractions of human plasma. J Clin Invest 23(4):417-432.

Colter JS, Bird HH, Moyer AW, et al. 1957. Infectivity of ribonucleic acid isolated from virus-infected tissues. Virology 4 (3):522-532.

Crocker TT, Pfent E, Spendloce R, et al. 1964. Poliovirus: Growth in non-nucleate cytoplasm. Science 145 (3630): 401-403.

Dane DS, Dick GW. 1961. Antibody to poliovirus in a well-immunised community. Lancet 1(7188):1217-1219.

Darnell JE. 1958. Adsorption and maturation of poliovirus in singly and multiply infected HeLa cells. J Exp Med 107(5): 633-641.

Darnall JE, Levintow L. 1960. Poliovirus protein: Source of amino acids and time course of synthesis. J Biol Chem 235:74-77.

Dömök I. 1984. Experiences associated with the use of live poliovirus vaccine in Hungary, 1959—1982. Rev Infect Dis 6 (suppl 2):S413-S418.

Duintjer Tebbens RJ, Pallansch MA, Kew OM, et al. 2005. A dynamic model of poliomyelit is outbreaks: Learning from the past to help in form the future. Am J Epidemiol 162(4): 358-372.

Dulbecco R, Vogt M. 1954. Plaque formation and isolation of pure lines with poliomyelitis viruses. J Exp Med 99(2): 167-182.

Dulbecco R, Voge M. 1955. Biological properties of poliomyelitis viruses as studied by the plaque technique. Ann N Y Acad Sci 61(4):790-800.

Dunnebacke TH. 1956. Correlation of the stage of cytopathic change with the release of poliomyelitis virus. Virology 2 (3):399-410.

Dunnebacke TH, William RC. 1962. The maturation and release of infectious polio and Coxsackie viruses in individual tissue cultured cells. Arch Gesamte Virusforsch 11(4):583-591.

Dutta A. 2008. Epidemiology of poliomyelitis-options and update. Vaccine 26(45):5767-5773.

Enders JF, Weller TH, Robbins FC. 1949. Cultivation of the lansing strain of poliomyelitis virus in cultures of various human embryonic tissues. Science 109(2822):85-87.

Fogh J. 1955. Ultraviolet light inactivation of poliomyelitis virus. Proc Soc Exp Biol Med 89(3):464-465.

Fox J, Gelfand HM, Leblanc DR, et al. 1958. The influence of natural and artificially induced immunity on alimentary infections with polioviruses. Am J Public Health Nations Health 48(9):1181-1192.

Francis T. 1957. Symposium on controlled vaccine field trials: Poliomyelitis. Am J Public Health Nations Health 47(3): 283-287.

Franklin RM, Baltimore D. 1962. Patterns of macromolecular synthesis in normal and cirus-infected mammalian cells. Cold Spring Harb Symp Quant Biol 27:175-198.

French RC, Armstrong RE. 1960. Thermal inactivation of MEFl poliovirus. Can J Microbiol 6:175-181.

Gard S. 1955. The virus of poliomyelitis: physical and chemical aspects. Monogr Ser World Health Organ 26:215-235.

Gear JH. 1955. Poliomyelitis in the underdeveloped areas of the world. Monogr Ser World Health Organ 26:31-58.

Geneva. 2002. Risk assessment: Frequency and burden of VAPP, cVDPV and iVDPV. Report of the Interim Meeting of the Technical Consultative Group (TCG) on the Global Eradication of Poliomyelitis 11:13-14.

Granbouban N, Girard M. 1969. Molecular weight of poliovirus ribonucleic acid. J Virology 4(4):475-479.

Halperin SA, Tapiero B, Diaz-Mitoma F, et al. 2009. Safety and immunogenicity of a hexavalent diphtheria-tetanus-acellular pertussis-inactivated poliovirus-*Haemophilus influenzae* b conjugate-hepatitis B vaccine at 2,3,4 and 12-14 months of age. Vaccine 27(19):2540-2547.

Hampton LM, Farrell M, Ramirez-Gonzalez A, et al. 2016. Cessation of trivalent oral poliovirus vaccine and introduction of inactivated poliovirus vaccine—Worldwide 2016. MMWR 65(35):934-938.

Haiperin SA, McDonald J, Samson L, et al. 2002. Simultaneous administration of meningococcal C conjugate vaccine and diphtheria a-tetanus-acelular pertussis-inactivated poliovirus-*Haemophilus influenzae* type b conjugate vaccine in children: A randomized double-blind study. Clin Invest Med 25 (6):243-251.

Halsey N, Galazka A. 1985. The efficacy of DPT and oral poliomyelitis immunization schedules initiated from birth to 12 weeks of age. Bull World Health Organ 63(6):1151-1169.

Hemmes JH, Winkler KC, Kool SM, et al. 1960. Virus survival as a seasonal factor in influenza and polimyelitis. Nature 28 (1):430-431.

Henderson DA, Witte JJ, Morris L, et al. 1964. Paralytic disease associated with oral polio vaccines. JAMA 190(1):41-48.

Holland JJ. 1961. Receptor affinities as major determinants of enterovirus tissue tropisms in humans. Virology 15(3):312-326.

Holland JJ, Mclaren LC. 1959. The mammalian cell-virus relationship. II. Adsorption, reception, and eclipse of poliovirus by HeLa cells. J Exp Med 109(5):487-504.

Holland JJ, Hoyer BH. 1962. Early stages of enterovirus infection. Cold Spring Harbor Symp Quant Biol 27(7):101-112.

Horstmann DM, Paul JR, Mccrea MG, et al. 1961. Immunization of preschool children with oral poliovirus vaccine (Sabin). JAMA 178(7):693-701.

Houy N. 2015. The probability of undetected wild poliovirus circulation: Can we do better? J Theor Biol 382:272-278.

Howes DW, Reissing JL. 1956. Sequence of morphological changes in epithelial cell cultures infected with poliovirus. J Exp Med 104(3):289-304.

Howes DW, Melnick JL. 1957. The growth cycle of poliovirus in monkey kidney cells. I. Maturation and release of virus in monolayer cultures. Virology 4(1):97-108.

Hummeler K, Tumilowicz JJ. 1960. Studies on the complement-fixing antigens of poliomeylitis. II. Preparation of type-specific anti-N and anti-H indicator sera. J Immunol 84(6):630-634.

Hummeler K, Anderson TF, Brown RA, et al. 1962. Identification of poliovirus particles of different antigenicity by specific agglutination as seen in the electron microscope. Virology 16(1):84-90.

Jacobson MF, Baltimore D. 1968. Morphogenesis of poliovirus. I. Association of the viral RNA with coat protein. J Mol Biol 33(2):369-378.

John TJ, Pandian R, Gadomski A, et al. 1983. Control of poliomyelitis by pulse immunisation in Vellore, India. Br Med J 286(6358):31-32.

Jorba J, Diop OM, Iber J, et al. 2016. Update on vaccine-derived polioviruses—worldwide, January 2015—May 2016. MMWR 65(30):763-769.

Kalkowska DA, Duintjer Tebbens RJ, Pallansch MA, et al. 2015. Modeling undetected live poliovirus circulation after apparent interruption of transmission: implications for surveillance and vaccination. BMC Infect Dis 15(1):55-66.

Katagiri S, Hinuma Y, Ishida N. 1967. Biophysical properties of poliovirus particles irradiated with ultraviolet light. Virology 32(2):337-343.

Katagiri S, Aikawa S, Hinuma Y, et al. 1971. Stepwise degradation of poliovirus capsid by alkaline treatment. J Gen Virol 13(1):101-109.

Katz M, Plotkin SA. 1967. Minimal infective dose of attenuated poliovirus for man. Am J Public Health Nations Health 57(10):1837-1840.

Kessel JF, Pait CF. 1950. Immunologic groups of poliomyelitis viruses. Am J Hyg 51(1):76-84.

Kew OM, Sutter RW, de Gourville EM, et al. 2005. Vaccine-derived polioviruses and the endgame strategy for global polio eradication. Ann Rev Microbiol 59(1):587-635.

Kim-Farley RJ, Rutherford G, Lichfield P, et al. 1984. Outbreak of paralytic poliomyelitis, Taiwan. Lancet 2(8415):1322-1324.

Kitchin NRE, Southern J, Morris R, et al. 2007. Evaluation of a diphtheria-tetanus-acellular pertussis-inactivated poliovirus-*Haemophilus influenzae* type b vaccine given concurrently with meningococcal group C conjugate vaccine at 2,3 and 4 months of age. Arch Dis Child 92(1):11-16.

Knuf M, Habermehl P, Cimino C, et al. 2006. Immunogenicity, reactogenicity and safety of a 7-valent pneumococcal conjugate vaccine(PCV7)concurrently administered with a DTPa-HBV-IPV/Hib combination vaccine in healthy infants. Vaccine 24(22):4727-4736.

Koch G. 1960. Influence of assay conditions on infectivity of heated poliovirus. Virology 12(4):601-603.

Kohara M, Abe S, Komatsu T, et al. 1988. A reconmbinat virus between the Sabin 1 and Sabin 3 vaccine strains of poliovirus as a possible candidate for a new type 3 poliovirus live vaccine strain. J virol 62(8):2828-2835.

Koprowski H. 1955. Immunization of man against poliomyelitis with attenuated preparations of living virus. Ann N Y Acad Sci 61(4):1039-1049.

Koprowski H, Jervis GA, Norton TW. 1952. Immune responses in human volunteers upon oral administration of a rodent-adapted strain of poliomyelitis virus. Am J Hyg 55(1):108-124.

Koprowski H, Jervis GA, Norton TW, et al. 1954. Adaptation of type I strain of poliomyelitis virus to mice and cotton rats. Proc Soc Exp Biol Med 86(2):238-244.

Kraan H, Soema P, Amorij JP, et al. 2017. Intranasal and sublingual delivery of inactivated polio vaccine. Vaccine 35(20):2647-2653.

Krech U. 1954a. Intracerebral adaptation to mice of the Leon strain of type 3 poliomyelitis virus. Proc Soc Exp Biol Med 85(2):344-346.

Krech U. 1954b. Susceptibility of mice to infection with the Mahoney strain of type 1 poliomyelitis virus. Proc Soc Exp Biol Med 86(1):192-194.

Langmuir AD, Nathanson N, Hall WJ. 1956. Surveillance of poliomyelitis in the United States in 1955. Am J Public Health Nations Health 46(1):75-88.

Lennette EH, Gordon FB. 1940. Poliomyelitis virus and deficiently medullated nerves. J Bacteriol 39:64.

Levintow L, Darnell JE. 1960. A simplified procedure for purification of large amounts of poliovirus: characterization and amino acid analysis of Type 1 poliovirus. J Biol Chem 235:70-73.

Levitt NH, Crowell RL. 1967. Comparative studies of the regeneration of HeLa cell receptors for poliovirus T1 and coxsackievirus B3. J Virol 1(4):693-700.

Lonberg-Holm K, Philipson L. 1974. Early interaction between animal viruses and cells. Monogr Virol 9(9):1-148.

Lwoff A, Lwoff M. 1958. Inhibition of the development of poliomyelitis virus at 39 degrees and the problem of the role of hyperthermia in the evolution of viral infections. C R Hebd Seances Acad Sci 246(1):190-192.

Lwoff A, Dulbecco R, Vogt M, et al. 1955. Kinetics of the release of poliomyelitis virus from single cells. Virology 1(1):128-139.

Maizel JV, Summers DF. 1968. Evidence for differences in size and composition of the poliovirus-specific polypeptides in infected HeLa cells. Virology 36(1):48-54.

Magnus HV, Petersen I. 1984. Vaccination with inactivated poliovirus vaccine and oral poliovirus vaccine in Denmark. Rev Infect Dis 6(suppl 2):S471-S474.

Maizel JV, Phillips BA, Summers DF, et al. 1967. Composition of artificially produced and naturally occurring empty capsids of poliovirus type 1. Virology 32(4):692-699.

Marine WM, Chin TD, Gravelle CR, et al. 1961. Effectiveness of Salk vaccine in reducing nonparalytic poliomyelitis in a large urban epidemic. N Engl J Med 264(18):903-907.

Marshall GS, Happe LE, Linacsek OE, et al. 2007. Use of combination vaccines is associated with improved coverage rates. Pediatr Infect Dis J 26(6):496-500.

Mateen FJ, Shinohara RT, Sutter RW. 2013. Oral and inactivated poliovirus vaccines in the newborn: A review. Vaccine 31(21):2517-2524.

Mayor HD, Jordan LE. 1962. Formation of poliovirus in monkey kidney tissue culture cells. Virology 16(3):325-333.

McLaren LC, Holland JJ, Syverton JT. 1959. The mammalian cell-virus relationship. I. Attachment of poliovirus to cultivated cells of primate and non-primate origin. J Exp Med 109(5):475-485.

Melnick JL. 1978. Advantages and disadvantages of killed and live poliomyelitis vaccines. Bull World Health Organ 56(1):21-38.

Melnick JL, Burkhardt M, Taber LH, et al. 1969. Developing gap in immunity to poliomyelitis in an urban area. JAMA 209(8):1181-1185.

Milzer A, Oppenheimer F, Levinson SO. 1945. A new method for the production of potent inactivated vaccines with ultraviolet irradiation. J Immunol 50(6):331-340.

Mosser AG, Caliguiri LA, Tamm I. 1972. Incorporation of lipid precursors into cytoplasmic membranes of poliovirus-infected HeLa cells. Virology 47(1):39-47.

Murray R. 1961. The standardization of potency of poliomyelitis vaccine. Papers and Disc of the 5th International Poliomyelitis Conference: 176-185.

Nkowane BM, Wassilak SG, Orenstein WA, et al. 1987. Vaccine-associated paralytic poliomyelitis United States: 1973 through 1984. JAMA 257(10):1335-1340.

Nomoto A, Iizuka N, Kohara M, et al. 1988. Strategy for construction of live picornavirus vaccines. Vaccine 6(2):134-137.

Olin G. 1961. Protective efficacy of inactivated polio virus vaccines: Swedish experiences. Papers and Disc of the 5th International Poliomyelitis Conference. 114-119.

O'Ryan M, Bandyopadhyay AS, Villena R, et al. 2015. Inactivated poliovirus vaccine given alone or in a sequential schedule with bivalent oral poliovirus vaccine in Chilean infants: A randomized, controlled, open-label, phase 4, non-inferiority study. Lancet Infect Dis 15(11):1273-1282.

Paccaud MF. 1979. World trends in poliomyelitis morbidity and mortality, 1951-1975. World Health Stat Q 32(3):198-224.

Patriarca PA, Wright PF, John TJ, et al. 1991. Factors affecting the immunogenicity of OPV in developing countries: Review. Rev Infect Dis 13(5):926-939.

Pohjanpelto P. 1958. Stabilization of poliovirus by cystine. Virology 6(2):472-487.

Publication W. 2010. Polio vaccines and polio immunization in the pre-eradication era: WHO position paper-recommendations. Vaccine 28(43):6943-6944.

Quersin-Thiry L. 1958. Action of anticellular sera on virus infections. I. Influence on homologous tissue cultures infected with various viruses. J Immunol 81(3):253-260.

Resik S, Tejeda A, Sutter RW, et al. 2013. Priming after a fractional dose of inactivated poliovirus vaccine. N Engl J Med 368(5):416-424.

Roca-Garcia M, Moyer AW, Cox HR. 1952. Poliomyelitis. II. Propagation of MEFI strain of poliomyelitis virus in developing chick embryo by yolk sac inoculation. Proc Soc Exp Biol Med 81(2):519-525.

Sabin AB. 1955. Behavior of chimpanzee avirulent poliomyelitis viruses in experimentally infected human volunteers. Am J Med Sci. 230(1):1-8.

Sabin AB. 1956a. Pathogenesis of poliomyelitis; reappraisal in the light of new data. Science 123(3209):1151-1157.

Sabin AB. 1956b. Present status of attenuated live-virus poliomyelitis vaccine. JAMA 162(18):1589-1596.

Sabin AB, Krumbiegel ER, Wigand R. 1958. ECHO type 9 virus disease. virologically controlled clinical and epidemiologic observations during 1957 epidemic in Milwaukee with notes on concurrent similar diseases associated with Coxsackie and other ECHO viruses. Am J Dis Child 96(2):197-219.

Salk JE. 1955a. A concept of the mechanism of immunity for preventing paralysis in poliomyelitis. Ann N Y Acad Sci 61(4):1023-1038.

Salk JE. 1955b. Considerations in the preparation and use of poliomyelitis virus vaccine. JAMA 158(14):1239-1348.

Salk JE. 1956a. Antigenic potency of poliomyelitis vaccine; influence on degree and duration of vaccine effect. JAMA 162(16):1451-1459.

Salk JE. 1956b. Poliomyelitis vaccine in the fall of 1955. Am J

Public Health Nations Health 46(1):1-14.

Salk JE. 1960. Persistence of immunity following administristration of formalin-treated polivirus vaccine. Lancet 276 (7153):715-723.

Salk JE,Krech U,Youngner JS,et al. 1954. Formaldehyde treatment and safety testing of experimental poliomyelitis vaccines. Am J Public Health Nations Health 44(5):563-570.

Salk JE,Ward EN. 1957. Some characteristics of a continuously propagating cell derived from monkey heart tissue. Science 126(3287):1338-1339.

Saraswathy Subramaniam TS, Apandi MA, Jahis R, et al. 2014. Viral aetiology of acute flaccid paralysis surveillance cases, before and after vaccine policy change from oral polio vaccine to inactivated polio vaccine. J Trop Med 2014:1-6.

Schmitt HJ,Maechler G,Habermehl P, et al. 2007. Immunogenicity, reactogenicity, and immune memory after primary vaccination with a novel *Haemophilus influenzae-Nesseria meningitidis* serogroup C conjugate vaccine. Clin Vaccine Immunol 14(4):426-434.

Schwerdt CE. 1958. Studies of purified polio viruses. Papers and Disc of the 4th International Poliomyelitis Conference 298-305.

Schwerdt CE,Schaffer FL. 1955. Some physical and chemical properties of purified poliomyelitis virus preparations. Ann N Y Acad Sci 61(4):740-753.

Simon J. 1965. Properties of a new attenuated type 3 poliovirus II Nneurovirulence tests on monkeys. Arch Gesamte Virusforsch 15(2):220-233.

Stokes J. 1944. The use of immune bodies in the treatment of certain infectious diseases ( virus and rickettsial diseases ) caused by intracellular parasites:With emphasis on the need for early diagnostic criteria of infection. Yale J Biol Med 16 (5):415-424.

Subrahmanyan TP,Lesiak JM,Appleton F,et al. 1973. Paralytic poliomyelitis in Ontario:Laboratory studies of two recent cases. Bull WHO 49(3):245-250.

Summers DF,Maizel JV,Darnell JE,et al. 1965. Evidence for virus-specific noncapsid proteins in poliovirus-infected HeLa cells. PNAS 54(2):505-513.

Sutter RW,Pateiarca PA,Cochi SL,et al. 1991. Outbreak of paralytic poliomyelitis in Oman:Evidence for widespread transmission among fully vaccinated children. Lancet 338 (8769):715-720.

Sutter RW,John TJ,Jain H,et al. 2010. Immunogenicity of bivalent types 1 and 3 oral poliovirus vaccine:A randomised, double-blind, controlled trial. Lancet 376 (9753):1682-1688.

Takatsu T,Tagaya I,Hirayama M,et al. 1973. Poliomyelitis in Japan during the period 1962-68 after the introduction of mass vaccination with Sabin vaccine. Bull World Health Organ 49(2):129-137.

Tannock GA,Gibbs AJ,Cooper PD. 1970. A re-examination of the molecular weight of poliovirus RNA. Biochem Biophys Res Commun 38(2):298-304.

Taylor AR,Kay WW,Mclean IW,et al. 1957. Effects of ultraviolet light on poliomyelitis virus. J Immunol 78(1):45-54.

Tenenbaum E. 1957. Changes in cellular nucleic acids during infection with poliomyelitis virus as studied by fluorescence microscopy. Nature 180(4594):1044.

Tichmann-Schumann I,Soemantri P,Behre U,et al. 2005. Immunogenicity and reactogenicity of four doses of diphtheria-tetanus-three-component acellular pertussis-hepatitis B-inactivated polio virus-Haemophilus influenzae type B vaccines coadministered with 7-valent pneumococcal conjugate vaccine. Pediatr Infect Dis J 24(1):70-77.

Tozzi AE, Azzari C, Bartolozzi G, et al. 2007. Can hexavalent vaccines be simultaneously administered with pneumococcal or meningococcal conjugate vaccine. Hum Vaccine 3 (6): 252-259.

Van Wezel AL,Van Steenis G,Hannik CA,et al. 1978. New approach to the production of concentrated and purified inactivated polio and rabies tissue culture vaccines. Dev Biol Stand 41:159-168.

Verdijk P, Rots NY, Bakker WAM. 2011. Clinical development of a novel inactivated poliomyelitis vaccine based on attenuated Sabin poliovirus strains. Expert Rev Vaccin 10(5): 635-644.

Vogt M,Dulbecco R,Wenner HA. 1957. Mutants of poliomyelitis viruses with reduced efficiency of plating in acid medium and reduced neuropathogenicity. Virology 4(1):141-155.

Wehrle PF. 1967. Immunization against poliomyelitis. Arch Environ Hlth 15(4):485-490.

Weston WM,Klein NP. 2008. Kinrix:A new combination DTaP-IPV vaccine for children aged 4~6 years. Expert Rev Vaccin 7(9):1309-1320.

White C,Halperin SA,Scheifele DW. 2009. Pediatric combined formulation DTaP-IPV/Hib vaccine. Expert Rev Vaccin 8 (7):831-840.

WHO. 2003. Introduction of inactivated poliovirus vaccine into oral polio-virus vaccine-using countries. Wkly Epidemiol Rec 78(28):241-252.

WHO. 2006. Inactivated poliovirus vaccine following oral poliovirus vaccine cessation. Wkly Epidemiol Rec 81(15):137-143.

WHO. 2010a. Progress towards interruption of wild poliovirus transmission worldwide, 2009. Wkly Epidemiol Rec 85

（20）:177-184.

WHO. 2010b, Polio vaccine and polio immunization in the pre-eradication era:WHO position paper. WER 85（23）:213-228.

WHO. 2014. Polio vaccines:WHO position paper. Wkly Epidemiol Rec 89（9）:73-92.

WHO. 2016a. Polio vaccines:WHO position paper-March. Wkly Epidemiol Rec 91（12）:145-168.

WHO. 2016b. Weekly epidemiological record. Wkly Epidemiol Rec 91（21）:265-284.

WHO. 2017. Polio vaccines:WHO position paper, March 2016-recommendations. Vaccine 35(9) :1197-1199.

Wouters M. 1976. Amino acid composition of the poliovirus capsid polypeptides isolated as fluorescamine conjugates. J Gen Virol 33（3）:529-533.

Yogo Y,Wimmer E. 1972. Polyadenylic acid at the 3'-terminus of poliovirus RNA. PNAS 69（7）:1877-1882.

# 第 **35** 章
## 轮状病毒疫苗

杨晓明　徐葛林　段　凯

**本章摘要**

　　轮状病毒性胃肠炎是由轮状病毒所致的急性消化道传染病,主要临床症状以呕吐、水样腹泻伴低热为主,严重者导致脱水、电解质紊乱,可在数小时内恶化或导致死亡。目前没有有效的治疗方法,因此研制有效的疫苗是预防轮状病毒的重要手段。在过去的几十年,通过对轮状病毒病原学特征、流行病学、致病机制及免疫应答等多方面的研究,先后采用动物轮状病毒株、基因重配、天然分离减毒株方式研制出人用轮状病毒疫苗,到目前为止已有包括人-牛重配轮状病毒疫苗、人-猴重配轮状病毒疫苗、人-羊重配轮状病毒疫苗以及减毒人轮状病毒疫苗正在进行临床试验或已上市,有效预防了轮状病毒引起的婴幼儿腹泻。

## 35.1 概述

轮状病毒性胃肠炎(rotavirus gastroenteritis)是由轮状病毒(rotavirus,RV)所致的急性消化道传染病,主要临床症状以呕吐、水样腹泻伴低热为主,严重者导致脱水、电解质紊乱,可在数小时内恶化或导致死亡。轮状病毒感染是造成全世界范围内儿童发生严重急性腹泻的主要病因(马芳军等,2012;张丽杰和方安,2007),3 月龄儿童初次感染轮状病毒通常是中度或严重的腹泻,再次接触病毒导致中度腹泻或无症状的感染(Angel et al.,1998)。轮状病毒的传播方式尚不清楚,全世界所有儿童在其生命早期被轮状病毒感染的现象提示,轮状病毒似乎并非通过粪便污染的食物和饮用水传播,最可能是通过人与人之间的接触或暴露在空气中的飞沫而传播。在小鼠模型中,已报道了通过空气传播导致的鼠轮状病毒传染性腹泻(Bányai et al.,2009)。

虽然发展中国家婴幼儿每年胃肠炎腹泻的发生次数多于发达国家,但轮状病毒腹泻导致婴幼儿住院的比例与发达国家没有较大差别(Buttery et al.,2011a)。显然,无论国家的经济状况如何,轮状病毒都是导致威胁生命的胃肠炎的最主要病原体。全世界估计每年因轮状病毒腹泻导致 453 000 名 5 岁龄以下儿童的死亡,但不同国家病死率差异很大,超过 85% 的死亡发生在低收入的亚洲、非洲、南美洲等国家(Ciarlet and Estes,1999)。轮状病毒占全球所有原因引起腹泻住院病例的 40% 以上。目前尚无针对轮状病毒的特效治疗手段,一般采用补水、补盐等被动治疗方式,防止脱水现象的发生。发展轮状病毒疫苗仍是预防轮状病毒感染的主要手段。

## 35.2 病原学

轮状病毒属呼肠孤病毒科(Reoviridae)轮状病毒属。成熟的病毒颗粒直径为 65~75 nm,无囊膜,在电镜下呈车轮状,轮状病毒由此而得名(Bishop et al.,1973)。轮状病毒有三层衣壳,最里层的核心衣壳含 VP1、VP2、VP3 和病毒基因组,中壳由辐射状排列的 VP6 构成,而外壳由糖蛋白 VP7 和棘突状 VP4 组成。轮状病毒的基因组有 11 个不连续的双

链 RNA 节段,分别编码病毒的 6 个结构蛋白(VP1~VP4、VP6、VP7)和 6 个非结构蛋白(NSP1~NSP6)。VP6 占病毒蛋白总量的 51%,构成病毒的中壳,是轮状病毒组共同抗原和亚组特异性抗原。根据 VP6 的不同,轮状病毒可以分为 7 个组,依次为 A~G 组。目前已发现 A、B、C 组均可以感染人,其中 A 组为最主要致婴幼儿腹泻的轮状病毒组。轮状病毒分类系统主要是 VP7 和 VP4 的血清型(分别称 G 型和 P 型),现已鉴定了 35 种 G 型和 50 种 P 型。VP7 和 VP4 构成轮状病毒的外壳,是轮状病毒型特异性抗原,可引起机体产生中和抗体。VP7 为糖蛋白,位于病毒最外层,与诱导机体产生主要的病毒特异性中和抗体应答有关。通过比对大量不同 A 组轮状病毒的氨基酸序列,在 VP7 全序列中确定了 9 个可变区(VR)VR1~VR9(Hoshino et al.,1994)。3 个主要的抗原区 A(aa 87~101)、B(aa 142~152)、C(aa 208~221)分别属于 VR5、VR7、VR8,它们是轮状病毒主要的中和作用位点(DyallSmith et al.,1986)。随后,相继发现另外 3 个抗原区,即 D(aa 291)(Coulson et al.,1991)、E(aa 190)(Dunn et al.,1993)以及 F(aa 235~242)。VP7 的 6 个抗原区中,A、C、F 区以及 B、E 区在蛋白质一级结构中距离遥远,但在空间构象中借助分子间的二硫键而彼此相互靠近。这些抗原区含有免疫显性表位位点(分别为氨基酸 94、96、147、148、190、208、211、213、238 和 291 位)(Green and Kapikian,1992),这些单个位点上的氨基酸替换会导致病毒改变抗原性,产生免疫逃避。

在轮状病毒复制循环期间,VP1-VP3 复合物与 dsRNA 形成十二面体的复制中间体结构,VP2 构成支架包裹中间体形成病毒粒子,在病毒粒子内进行 dsRNA 以及蛋白质的合成(Prasad et al.,1996),在病毒装配期间,VP6 与病毒粒子暴露在外表面的 VP2 结合形成双层壳(DLP)(Estes and Cohen,1989)。冷冻电镜图像显示,一小部分 VP2 蛋白向核内部延伸形成五角形结构(Prasad et al.,1996),生化研究证明了 VP2 蛋白表面向内突起的片段位于蛋白氨基端,直接与 VP1-VP2-RNAs 连接,推测这种连接会触发 VP1(RNA 依赖性 RNA 聚合酶)催化 RNA 的合成(Labbe et al.,1994)。轮状病毒 VP3 结构蛋白由 g3 基因编码。在轮状病毒内衣壳层中,VP3 与 VP2 形成的复合物以及包裹的 11 个病毒 dsRNA 基因片段组成亚核心,它们与 VP2 一起形成轮状病毒的内衣壳(Prasad and Chiu,1994)。VP3

在病毒核内主要与病毒体基因相连（McCrae and Faulkner,1981），主要的功能是作为鸟苷酸转移酶，通过病毒体相关的 RNA 转录酶活性对合成的病毒体 mRNA 5′端加帽。在早期针对酶活性位点基序的研究中发现，哺乳动物呼肠孤病毒 GMP 与 KPTNG 序列中的赖氨酸 226（K 226）结合（Fausnaugh and Shatkin,1990）。在随后的试验中发现，K 226 的诱变并不能消除转移酶活性（Luongo et al.,2000）。Jonathan P Cook 通过比对大量序列发现，K 383 和 K 541 周围的序列（分别为 KxTAMDxExP 和 KxxGNNH）在不同动物、人类 A 组和 C 组轮状病毒中是高度保守的，为潜在的酶活性位点（Cook and McCrae,2004）。其中 TAMD 序列是酪蛋白激酶 II 磷酸化位点（Cook et al.,2004）。

在轮状病毒中含量最多（51%）的 VP6 蛋白以三聚体的形式构成轮状病毒的中衣壳层，是病毒主要的结构成分。VP6 具有组、亚组特异性，根据 VP6 的这一特性将轮状病毒分为 A~G 组，其中 A 组轮状病毒又分为 4 个亚组（SG）SG I、SG II、SG I / II 以及非 SG I / II，大多数的物种属于 SG I（以猴 RRV 株为代表）或 SG II 病毒（以人 Wa 株为代表）（Estes and Cohen,1989）。VP6 含有的 A 组轮状病毒特异性表位位于 4 个区域（aa 32~64、155~167、208~294、380~397）（Kohli et al.,1993），172、305、315、296~299 氨基酸属于亚组特异性表位（Lopez et al.,1994）。Tang 等人通过对不同物种 VP6 氨基酸比对，进一步发现了与亚组特异性相关的 20 个氨基酸位点，其中 305 或 315 单个氨基酸的替换可改变亚组的特异性（Tang et al.,1997）。

由于 VP6 是主要的轮状病毒蛋白，在病毒感染期间也能诱导机体产生免疫。与 VP7 诱导的特异性抗体免疫应答不同的是，VP6 诱导的主要为 T 细胞应答。在已建立的小鼠模型中，利用不同 VP6 片段免疫的小鼠均产生了有效的保护，这种保护与 CD4⁺ T 细胞的应答有关，而不是抗体（Choi et al.,2000）。另外，由于 VP6 在 A 组轮状病毒中高度保守（90%氨基酸同源性），因此，VP6 诱导的保护可以对抗所有同组轮状病毒的感染。

轮状病毒在婴幼儿中的感染部位主要局限于小肠绒毛膜顶端的肠上皮细胞。在天然状况下，轮状病毒的感染具有明显的宿主特异性，很少发生跨物种的交叉感染。这种宿主特异性主要由病毒外壳蛋白 VP4 与细胞表面特异性受体的相互作用决定。

VP4 蛋白的功能包括胰蛋白酶处理后增加病毒感染力、血凝反应、结合受体和穿入细胞的能力（Crawford et al.,2001；Lopez and Arias,2006）。胰蛋白酶在 VP4 蛋白 3 个相邻的精氨酸（R 231、R 241、R 247）位点上将其剪切为 VP8（aa 1~231）和 VP5（aa 248~776），形成突刺状结构（Arias et al.,1996；Clark et al.,1981）。其中 VP5 构成突刺的主体，VP8 形成远端圆形小体（Pesavento et al.,2005）。VP8 是制备亚单位疫苗的主要靶目标选择部位。

天然的轮状病毒或活轮状病毒疫苗诱导机体产生保护的机制尚不明确，但推测血清特异性中和抗体在保护中起到了关键作用，即针对轮状病毒产生的保护是因为抗体能够识别病毒外衣壳表面 Vp4 或 VP7 血清特异性中和表位（Ward,2003）。

A 组轮状病毒末端序列是相对保守的。其病毒 mRNA 含有 5′-甲基化帽结构，但缺乏 3′-poly(A)尾（Estes and Cohen,1989）。3′末端保守序列是 NSP3 促进病毒蛋白翻译的结合部位（Poncet,2003），同时 3′、5′末端的序列也是病毒 RdRP（VP1 聚合酶）序列特异性识别部位和结合 mRNA 进行复制与转录的顺式作用的元件（Chen and Patton,2001）。尤其是对于 dsRNA 的合成,3′末端的保守序列 CC 对于形成负链起始复合物至关重要（Tortorici et al.,2003；Chen and Patton,1998）。如果 3′、5′末端的保守序列发生突变，RNA 作为模板进行 dsRNA 合成的能力将受到抑制（Chen and Patton,1998）。大量的测序结果均显示，病毒 A 组轮状病毒 mRNA 开始于 5′-GGC(U/A)-3′，以 5′-UGUGACC-3′结束。序列两端高度保守，很少例外（Kearney et al.,2004；Mitchell and Both,1990）。NSP4 为内质网的穿膜蛋白，与病毒外衣壳装配和病毒从内质网出芽有关。近年来人们发现，NSP4 和病毒的致病力有一定关系，将它视为病毒的肠毒素。肠毒素的活性位于 NSP4 的 114~135 氨基酸肽链，此肽链可导致肠黏膜上皮细胞内钙浓度增加，使上皮细胞分泌增多，发生腹泻（Angel et al.,1998）。

## 35.3　流行病学

轮状病毒是引起婴幼儿严重胃肠炎的最主要病原。全球 5 岁以下住院的腹泻患儿中，有 20%~50%是轮状病毒肠炎患儿，该病毒每年导致超过 50 万的 5 岁以下儿童死亡，其中大部分发生在发展中国家。人轮状病毒广泛存在于世界各地,在世界上轮状病毒性肠炎全年均有发病,以秋冬寒冷干燥季节更多见,但在热带地区轮状病毒性肠炎的季节性不明显。中国轮状病毒腹泻以秋冬季为流行高峰,主要流行时间从 10 月到次年 2 月。在美国全国性调查中发现,季节性轮状病毒活性的发生呈一种渐进性模式,即轮状病毒的流行开始于 10—12 月的西南部,结束于 4—5 月的东北部(Torok et al. ,1997)。

不同地区不同时间流行的 A 组轮状病毒 G 血清会有所差别,同一地区也可以存在多种 G 血清型轮状病毒的传播,而罕见型别的比例在不断增加或成为优势流行株。轮状病毒经常出现不同毒株的基因组重配,这些重配可能发生在同一物种来源的毒株,也可能发生在异源毒株之间,导致以前无症状感染的毒株引起严重腹泻,并成为主要流行株。全球不同地区流行病学调查表明,P1A[8]G1、P1B[4]G2、P1A[8]G3、P1A[8]G4、P1A[8]G9 是人轮状病毒(HRV)最常见的优势流行株。世界范围优势流行株为 G1~G4,G9 血清型,但是对于具体的国家和地区来说又有些新的变化。例如,2000 年 7 月—2001 年 5 月澳大利亚流行病学检测显示,主要流行株为 G1、G9、G2、G4 型(Paul et al. ,2001),而其 1980—1993 年则依次为 G1、G2、G4、G3 型(Gilbert and Greenberg,1998)。根据 1979—2005 年我国报道的轮状病毒感染病例统计,我国总体上流行株以 G1 血清型为主,2001 年以后则以 G3 型为主。P 基因型则以 P[8]型为主(Angel et al. ,1998)。武汉地区 1994 年流行株为 G2 型,1995 年为 G1 型,2002—2003 年则为 G3 型,2005—2006 年流行株仍为 G3 型,但 G3 型的比例有所下降。此外,罕见型别的比例在不断增加或成为优势流行株,例如,几年前还罕见的 G9 型,目前已经迅速成为一些国家和地区包括中国的优势流行株。而 G8P[6]型在 1997—1998 年成为马拉维的优势株(Cunliffe et al. ,2002)。轮状病毒疫苗接种对其基因型多样性是有影响的,作者比较分析了澳大利亚 20 年的检测资料后发现,在 1995—2006 年疫苗接种前时代,G1P[8]为优势基因型;2007—2015 年引入疫苗后,使用 RotaTeq 的州和地区以 G12P[8]为优势,使用 Rotarix 的州和地区以 G3P[8]和 G2P[4]为优势(Susie et al. ,2018)。

轮状病毒急性腹泻期患者与无症状带毒者是主要的传染源。患者急性期粪便中有大量的病毒颗粒,病毒可持续排毒 4~8 天,极少数可长达 18~42

天。病毒可以在手上残存数小时,在玩具残存数天,被带毒粪便污染的手、物体表面都可能成为轮状病毒的传染源而加剧它的传播。轮状病毒在环境中比较稳定,不易自然死亡,也有报道轮状病毒可以通过水源传播。但目前发达国家与欠发达国家中,轮状病毒感染的发病率是近似的,表明提高卫生水平似乎对于轮状病毒的控制是无效的。由于目前对轮状病毒感染尚无特效治疗,疫苗的研制无疑是一个很好的对策,而一种有效的疫苗必须包括与流行地区抗原性相同的病毒株,这就使得血清型和基因型的确定在疫苗研制、评估及监测中显得尤为重要。

轮状病毒宿主范围十分广泛,包括人和牛、猪、马、兔、鹿、狗、鼠、猴、猫、鸡等多种动物。从出生到老年都可以感染轮状病毒,但主要易感人群为 6~24 月龄儿童,以 9~12 月龄发病率最高。

轮状病毒感染具有较强的种属特异性,同一种属来源的轮状病毒基因组同源性远高于异源病毒(Takeshi and Yasutaka,2008)。但一些研究表明,人群中检测出动物源性的轮状病毒,人轮状病毒和动物轮状病毒基因组也显示出非同源的基因组重配,提示轮状病毒存在跨物种传播(Cook et al. ,2004)。轮状病毒在体内仅感染小肠绒毛顶端的肠细胞,表明感染过程需要特异性的细胞受体。目前的研究认为,轮状病毒感染是多种受体介导的病毒感染机制。这些受体成分包括唾液酸、整合素和热应激同源蛋白 70(Isa et al. ,2008)。

## 35.4 致病与免疫机制

轮状病毒主要在成熟的小肠绒毛上皮细胞表面复制,除局部损伤以外,轮状病毒的感染还存在急性期的病毒血症。轮状病毒外壳的刺突蛋白 VP4 是起吸附作用的蛋白,但是轮状病毒利用细胞受体产生复制性感染的机制至今未知。残留在细胞表面的唾液酸(SA)可能起作用,但使用经过唾液酸苷酶处理的 MA104 单层细胞,通过免疫荧光法检测发现,只有部分是 SA 依赖性的(Ciarlet and Estes,1999)。

虽然目前轮状病毒的致病及免疫机制尚未完全清楚,但根据已经发表的研究成果,其可能的机制可概括如下:针对 VP7 和(或)VP4 的中和抗体可阻止病毒吸附和侵入,同时包括病毒的清除;当机体不能阻止病毒侵入时,轮状病毒在肠上皮细胞内复制,造成肠上皮细胞膜蛋白代谢发生改变,引起吸收不良型或渗透型腹泻。同时也引起细胞内钙离子浓度增加,破坏细胞骨架和细胞间的紧密连接,增加细胞的通透性;通过肠上皮细胞转胞吞作用分泌的抗 VP6 蛋白 IgA 抗体可以抑制细胞内复制的轮状病毒;分泌细胞因子的病毒特异性 T 细胞同样能够抑制病毒复制;如果病毒复制没有停止,复制中的 RV 产生非结构蛋白 4(non structure protein 4,NSP4),它是一种毒素,能够引起分泌型非囊性纤维化穿膜传导调节蛋白(cystic fibrosis transmembrane conductance regulator,CFTCR)介导的腹泻。抗 NSP4 抗体亦可能有针对上述两种机制的潜在抑制效果。在感染后期,轮状病毒杀死宿主细胞,进一步加重吸收不良型或渗透型腹泻。

在成年小鼠中,感染同源鼠轮状病毒后,CD8$^+$T 细胞有清除感染早期病毒的作用。CD4$^+$T 细胞有着重要但不是必需的作用,它能够在肠道中产生轮状病毒特异性 IgA 抗体,是对轮状病毒起长期保护作用的首要因子。大量研究证明,轮状病毒感染包含病毒血症阶段,可以在小鼠体内观察到小肠和全身性的轮状病毒特异性 B 细胞应答(Franco et al.,2006)。然而,似乎只有小肠的轮状病毒特异性浆细胞才有抗病毒作用,提示对于轮状病毒起保护作用的是黏膜抗体而非系统性抗体。

最近的研究拓展了幼鼠针对轮状病毒的 T 细胞应答和免疫力方面的知识。一方面,幼鼠免疫同源鼠轮状病毒后,CD4$^+$T 细胞和 CD8$^+$T 细胞应答似乎很弱,特别是 CD4$^+$T 细胞;另一方面,幼鼠经过肠道免疫重组 VP6 轮状病毒疫苗后,对于轮状病毒的保护力似乎有所下降,这种疫苗的特点是需要 T 细胞的诱导(Van Cott et al.,2006)。用类似 VP6 轮状病毒疫苗免疫新生猪同样缺乏保护作用(Arias et al.,1996),但它可以有效地保护成鼠,这可以部分归咎于新生小猪、免疫系统不成熟。值得关注的是,口服不同种属的猴轮状病毒(rhesus rotavirus,RRV)疫苗在幼鼠中诱导的中和抗体水平要低于成鼠,并且鼠 RV 没有诱导出任何中和抗体,可见,当幼年动物感染同源 RV 后产生的中和抗体相对较弱。因为在啮齿类动物中,不同种属的 RRV 在全身性复制比同源的鼠轮状病毒复制更有效,同种属轮状病毒比不同种属轮状病毒的免疫原性要低,可能是由于其在小肠耐受环境中有优先定位的缘故(Mowat et al.,2004)。

天然的轮状病毒或活轮状病毒疫苗诱导机体产生保护的机制尚不明确,但一般认为,血清特异性中和抗体在保护中起到了关键作用。目前,轮状病毒血清 IgA 抗体应答被用作口服轮状病毒疫苗免疫原性的评价指标。总之,轮状病毒疫苗免疫可产生不同的保护性应答,这取决于疫苗的接种途径及疫苗的类型(减毒的活疫苗还是非复制疫苗)。

## 35.5 轮状病毒疫苗及其研发

轮状病毒疫苗接种能有效地减少由轮状病毒引起的相关住院治疗及由于腹泻而导致的病死率(Burnett et al.,2017;Pietsch and Liebert,2018)。轮状病毒疫苗的研制经历过非人轮状病毒疫苗、人 - 动物重配轮状病毒疫苗以及减毒人轮状病毒疫苗试验阶段,由于非人轮状病毒疫苗临床试验效果不佳,已逐渐被淘汰,取而代之的是人 - 牛重配轮状病毒疫苗以及减毒人轮状病毒疫苗。近年来,一些新型的轮状病毒疫苗正在研制中(Burnet et al.,2018)。

### 35.5.1 非人轮状病毒

#### 35.5.1.1 牛 RIT4237 株

第一个进行临床评估的轮状病毒疫苗株是牛 NCDV(G6P1)株(Mebus et al.,1971),该株在人临床试验中被命名为 RIT4237 疫苗株。病毒通过在牛细胞培养 200 代后高度减毒,婴幼儿的接种剂量为 108 CCID$_{50}$/剂。50%~70% 的接种者通过轮状病毒特异性 ELISA 法检测到血清中 IgG 或 IgA,或者通过中和作用检测到黏膜免疫应答(Vesikari et al.,1983;Vesikari et al.,1985)。在 2 周龄前婴幼儿中未发现不良反应。在芬兰对 6~12 月龄婴幼儿进行的两次 RIT4237 有效性试验中,对抗所有轮状病毒腹泻的保护率分别为 50%、58%,对抗严重腹泻的保护率分别为 88%、82%。随后在其他地方进行的有效性试验中,只观察到很少或无保护性。由于有效性不高,RIT4237 不再使用。

#### 35.5.1.2 牛 WC3 株

牛 WC3(G6P5)株 1981 年分离于小牛腹泻样本并经 12 次非洲绿猴肾细胞(AGMK)传代,在美国的临床试验中,71%~100% 的婴幼儿血清中出现了病毒特异性中和抗体应答,这种应答主要是针对同型病毒（G6）（Clark et al. ,1986）。最初在费城评估有效性的双盲试验中，当天然病毒为 G1P8 时，WC3 疫苗降低了 76% 的发病率，对中度和严重腹泻的有效性达到 100%。随后在辛辛那提市进行的有效性试验中，100% 接种疫苗的婴幼儿形成了 WC3-特异性中和抗体，但都没有产生对 G1 轮状病毒的有效保护（Bernstein et al. ,1990）。之后在中非民主共和国进行的有效性试验中，WC3 几无保护性；上海的实验结果表明，其有效性仅为 50%。由于其不稳定的保护能力，WC3 未进一步用作疫苗候选株。

### 35.5.1.3　猴 RRV 株

第三个在婴幼儿中试验的动物源轮状病毒是恒河猴轮状病毒疫苗 RRV（G3P3），病毒分离于腹泻的幼猴，经 16 次细胞培养传代后作为疫苗候选株进行试验。虽然 RRV 属于 G3 血清型，但 VP7 蛋白与人 G3 毒株仅部分同源（Nishikawa et al. ,1989）。RRV 在 2~12 岁的儿童中既安全又有免疫原性（Kapikian et al. ,1985），但 5~20 月龄的婴幼儿接种后观察到持续发热（Losonsky et al. ,1986）。调整 RRV 剂量后，接种新生儿时无发热反应（Clark et al. ,1988）。RRV 在临床试验中有效性的差异很大。在芬兰和瑞典，RRV 对所有轮状病毒腹泻产生了部分保护（38%~48%），但对于严重腹泻的保护性更高（67%~80%）（Vesikari et al. ,1990；Gothefors et al. ,1989）。然而在美国进行的试验只观察到低水平的保护。所有这些试验中攻击病毒均为优势株 G1 血清型病毒。在委内瑞拉，当攻击的天然病毒株为同型 G3 血清型时，对所有的轮状病毒腹泻以及严重腹泻的保护率分别提高到 65% 和 100%（Flores et al. ,1987）。

### 35.5.1.4　羊 LLR 株

兰州所羊轮状病毒疫苗（Lanzhou lamb rotavirus，LLR）由兰州生物制品研究所生产并于 2000 年在我国许可上市。LLR 是 1985 年从羊中分离的轮状病毒（G2P10），在原代牛肾细胞中传代制备而成。该疫苗为液体剂型，每剂 3 mL 含 105.5 感染颗粒，在 2~24 月龄儿童中口服单剂量疫苗。在早期有效性试验中，1 506 名疫苗接种者中出现 2 例轮状病毒腹泻，1 583 名安慰剂接受者中出现 8 例（73% 有效性）。由于临床试验数据不多，该疫苗对轮状病毒腹泻的保护效果有待进一步观察。

## 35.5.2　动物-人重配轮状病毒

### 35.5.2.1　猴（RRV 株）-人重配轮状病毒（Rotashield）

轮状病毒编码基因由 11 个 RNA 节段组成，Rotashield 是 4 价轮状病毒疫苗，以 RRV 为亲本株，其编码 VP7 基因片段分别由人 D1 株、DS1 株和 ST3 株 VP7 基因片段取代而成为 G1、G2、G4 重配株，加上 RRV 亲本株（G3）构成 4 价轮状病毒疫苗。病毒经 Vero 细胞制备，冻干而成，并配有中和胃酸的缓冲液，为 3 剂口服接种的疫苗。接受疫苗的儿童为 6~7 月龄，口服 3 剂，两剂间隔 3 周服用。通过检测病毒特异性血清 IgA 或直接抗 RRV 的中和抗体发现，90% 的儿童形成了免疫应答（Rennels et al. ,1996）。在临床试验中，当攻击的毒株是 G3 株时，含有 RRV（G3 血清型）的 4 价 RRV-重配株明显比 G1 单价 RRV-重配株提供了更好的保护，表明用含多种血清型的疫苗提供更广泛保护的策略是正确的，也为发展多价疫苗提供了进一步的证据（Santosham et al. ,1997）。在有效性试验中，低剂量的 RRV-人重配疫苗在发展中国家的有效性略低（48%~68%）（Lanata et al. ,1996）。高剂量的 RRV-人重配疫苗在委内瑞拉（对中度和严重腹泻的免疫率分别为 48%、88%）和美国（对中度和严重腹泻的免疫率分别为 57%、82%）的有效性无显著差异。至 1999 年 7 月为止，30 万儿童服用 RRV-人重配疫苗后，发生了 15 例肠套叠（intussusception）。虽然美国每年出现 2 000 例肠套叠，但这 15 例仍高于预期，疫苗随即被暂停使用并于 3 个月后召回（Perez-Schael et al. ,1997）。

### 35.5.2.2　牛（WC3 株）-人重配轮状病毒（Rota Teq）

默克公司生产的 Rota Teq 牛（WC3）-人重配轮状病毒疫苗于 2006 年 2 月在美国上市，并在欧洲地区和其他几个国家纳入常规疫苗接种计划。Rota Teq 是从人、牛亲本株发展而来的 5 价疫苗，包含 4 价牛（WC3）-人重配株，以 WC 株为亲本株，VP7 基因分别由人 G1、G2、G3 和 G4 的 VP7 基因取代，VP4 基因为 P5 血清型。第 5 个重配株中，VP7 来自 WC3（G6），VP4 被人株 VP4 基因取代为 P8。重配株中，人株 G1、G2、G3、G4 和 P8 的亲本株分别为

WI79、SC2、WI78、Bricout B 和 WI79（Clark et al.，2006）。该疫苗在 Vero 细胞上制备而成，为含有抗酸剂的液体疫苗，可以中和婴儿部分胃酸，保护轮状病毒疫苗不被胃酸破坏，抵达肠道，发挥作用。每剂疫苗 2 mL，重配株的病毒含量为 $2.0 \times 10^6 \sim 2.8 \times 10^6$。口服活疫苗推荐的给药年龄分别为 2、4、6 月龄（3 剂口服）（Parashar et al.，2006）。Rota Teq 可以和百白破（DTP）、流感嗜血杆菌疫苗（Hib）、脊髓灰质炎灭活疫苗（IPV）、乙肝疫苗、肺炎结合疫苗、口服脊髓灰质炎疫苗（OPV）联合免疫，不会对上述疫苗免疫效果产生干扰作用，但 OPV 略微降低轮状病毒疫苗的免疫效果。

用不同成分的单价疫苗免疫婴幼儿后发现，与单纯人轮状病毒疫苗相比，动物-人轮状病毒重配株（有关 VP4 和 VP7）诱导的抗人轮状病毒免疫应答更有效（Clark et al.，1992，1996，1990a）。与口服 2 剂单价疫苗相比，3 剂诱导的血清中和抗体应答率更高（大于 70%）（Clark et al.，1996；Clark et al.，2004），且未观察到不良反应（Clark et al.，1990；Treanor et al.，1995；Clark et al.，2004；Ward et al.，2004）。在不同浓度的 5 价 WC3-人重配疫苗和 4 价重配株、P8 单价重配疫苗的有效性试验中，所有试验组均具有免疫原性和保护性。P8 重配株对 G 抗原（VP7）没有保护（对 G1 特异性中和抗体应答率仅为 3.6%，与安慰剂组的 1.1%应答率类似），而缺少 P8 的 4 价重配株与高浓度的 5 价重配株的有效性类似（分别为 74%、68%）。再次证明了 G 抗原（VP7）在诱导血清抗体和保护中是主要的构成成分（Vesikari et al.，2006）。

Rota Teq 在不同国家和地区的临床有效性观察结果不尽相同，美国和芬兰的临床试验表明，其对轮状病毒引起的严重胃肠炎的有效性达到 98%，但在肯尼亚和马里的有效性为 39%，在孟加拉国和越南的有效性分别为 42.7%和 68.1%[帕斯适宜卫生科技组织（PATH）轮状病毒疫苗技术平台会资料]。

由于之前在 Rotashield 的 RRV-人重配疫苗临床试验中发现疫苗与肠套叠有关，开始在发达国家近 70 000 名婴幼儿中对 Rota Teq 安全性进行评估，结果证明，Rota Teq 疫苗与肠套叠无关，并为其疫苗有效性提供了充足的数据。

### 35.5.2.3　牛（UK 株）-人重配轮状病毒

由美国国家卫生研究院（NIH）Kapikian 博士制备的牛（UK 株）-人重配轮状病毒，包括 G1、G2、G3、G4、G8 和 G9 血清型病毒，以 UK 株为亲本株，VP7 基因分别由人 G1、G2、G3、G4、G8 和 G9 的 VP7 基因取代。在 PATH 的支持下，印度血清研究所和武汉生物制品研究所有限责任公司分别研发 5 价（G1、G2、G3、G4 和 G9 血清型）（BRV-PV，Rotasiil）和 6 价液体剂型轮状病毒疫苗，后者正在进行Ⅲ期临床试验。Rotasiil 对预防严重性轮状病毒性胃肠炎（rotavirus gastroenteritis，RVGE）是有效的，印度已批准使用。冻干的 BRV-PV 是热稳定性疫苗，在 25℃或以下能贮存 30 个月（Naik et al.，2017）。随后也研制液体 LBRV-PV 并进行一期临床研究，结果表明，这种疫苗在成年人里是安全的并有较好的耐受性（Anil et al.，2018）。

### 35.5.2.4　人-羊（LLR）重配轮状病毒

兰州生物制品研究所有限责任公司在已上市的 LLR 株轮状病毒疫苗的基础上，将人轮状病毒 VP7 基因插入，制成重配的 G2、G3、G4 三价轮状病毒疫苗，在 Vero 细胞上增殖培养，目前已经完成临床试验，正在申请新药注册。

### 35.5.2.5　天然人-牛重配株（116E）

新生儿疫苗候选株 116E（G9P10）分离于印度无症状的婴幼儿，116E 的 VP4 为天然重配的牛轮状病毒株，其他的基因片段来自人。在已完成的Ⅰ期临床试验中，疫苗无不良反应。以血清 IgA 增加 4 倍为免疫原性指标，安慰剂组中血清阳转率为 20%，116E 组为 73%；疫苗接种后 3~7 天收集的粪便样本中，安慰剂组与 116E 组的排毒率分别为 6%、40%（WHO，2007）。2014 年在印度完成临床研究，结果表明，对轮状病毒导致的严重胃肠炎第 1 年有效性为 56.4%，第 2 年有效性 48.9%。该疫苗（ROTAVAC）2014 年已在印度上市。在印度健康婴儿里同时用或不用缓冲剂进行 116 疫苗的多中心、随机单盲的Ⅳ期临床观察，评价其免疫原性。结果表明，在不使用缓冲剂时，口服 0.5 mL 剂 ROTA-VAC 的情况下，表现出很好的耐受性和免疫原性。

## 35.5.3　减毒人轮状病毒疫苗

### 35.5.3.1　RotaRIX

RotaRIX 是一种单价两剂口服轮状病毒疫苗，

由葛兰素史克公司开发,毒株为人轮状病毒株 G1P[8],病毒经过数代组织培养减毒而成。该疫苗在 Vero 细胞上增殖,早期的 RotaRIX 是冻干制剂,之后发展为含有抗酸剂的液体剂型。RotaRIX 分 2 次服用,首次服用在 6~12 周龄完成,与第 2 次的间隔时间至少 4 周。RotaRIX 在欧洲多个国家进行了Ⅲ期临床试验,结果表明,该疫苗对重症胃肠炎的保护作用为 96%(95% 置信区间:90%~99%),对任何程度胃肠炎的保护作用为 87%(95% 置信区间:80%~92%)。2007 年在澳大利亚中部的临床数据表明,RotaRIX 对确诊的轮状病毒感染的保护效力为 85%(对 G9P[8]的保护效力为 84%),对所有严重胃肠炎的免疫作用为 83%,对任何程度胃肠炎的免疫作用为 78%。2005 年 RotaRIX 在墨西哥上市,随后在全球许多国家得到生产许可。在欧洲进行的大规模保护效力试验表明,RotaRIX 对机体在 G2P[4]引起严重轮状病毒腹泻的情况下产生了有统计学意义的保护作用(86%;95% 置信区间:24%~99%;67%,95% 置信区间:15%~87%)。然而,RotaRIX 的临床试验结果亦存在区域性差异,在马拉维的临床试验中,RotaRIX 的有效性仅为 49%;在南非的有效性为 72%。在我国的临床试验表明,RotaRIX 对轮状病毒导致的严重胃肠炎的有效性为 72%(95% 置信区间:54.1%~83.6%)(Li et al.,2014)。其与计划免疫疫苗同时使用,相互之间未发现干扰现象(Li et al.,2016)。

### 35.5.3.2　人新生儿株 RV3

RV3(G3P6)株于 1977 年分离于墨尔本隐性感染轮状病毒的 4~5 天龄健康婴儿。RV3 的抗原表位与 G1、G9 血清型病毒具有交叉反应。早期的Ⅱ期临床试验中,46% 的婴幼儿产生了免疫应答,对严重腹泻的免疫率为 54%,且 RV3 安全性良好。随后,通过适应 Vero 细胞培养提高了病毒滴度以增加疫苗的免疫原性。此外,越南 Polyvac 公司研制的人减毒株 G1P[8]轮状病毒疫苗 Rotavin-M1,于 2012 年完成临床Ⅲ期试验,2014 年已在越南上市。新近,RV3-BB 在印度尼西亚采用新生儿免疫程序进行接种,结果表明,这种疫苗能有效地预防 RVGE(Bines et al.,2018)。

上市和准备上市的轮状病毒疫苗中,除 LLR 株是在牛肾细胞中增殖以外,其余都在 Vero 细胞上增殖而成,采用细胞工厂大规模培养基质,有利于生产过程的控制。Vero 细胞作为病毒性疫苗生长基质,

得到广泛应用;作为注射用灭活疫苗各国家和地区对 Vero 细胞 DNA 残留量做了规定,WHO 和欧盟规定不超过 10 ng/剂,我国规定不超过 100 pg/剂;但是作为口服疫苗,其安全性远远高于注射疫苗,WHO 规定口服疫苗中 Vero 细胞 DNA 限度不超过 100 μg/剂。轮状病毒全病毒灭活疫苗的有效性和性价比仍有待确定。

### 35.5.4　正在研制的其他疫苗

现在正在进行临床研究前研究的有轮状病毒灭活疫苗(inactivated rotavirus vaccine, IRV)(Shahrudin et al.,2018)、VLP(Groome et al.,2017)和重组亚基疫苗(Rota et al.,2018)。

## 35.6　轮状病毒疫苗与肠套叠

全球首个上市的轮状病毒疫苗 Rotashield(5 价人-恒河猴重配轮状病毒疫苗),在上市后不良反应评价过程中发现有增加婴幼儿发生肠套叠的风险,因此 Rotashield 上市后不久被召回。临床上常见的是急性肠套叠,以 4~10 个月婴儿多见,2 岁以后随年龄增长发病逐年减少。婴幼儿中肠套叠发生率存在区域性。大多数亚洲国家明显高于其他地区,欧洲和美洲发达国家肠套叠发生率较低,南美以及非洲、欧洲的低收入国家肠套叠发生率略高于发达国家。表 35.1 列有部分亚洲国家及地区婴儿肠套叠发生率。

表 35.1　部分亚洲国家及地区婴幼儿肠套叠发生率

| 国家及地区 | 1 岁以内婴儿肠套叠发生率/[例/(每 10 万人/年)] |
| --- | --- |
| 印度尼西亚 | 18 |
| 马来西亚 | 17.8 |
| 乌兹别克斯坦 | 23 |
| 泰国 | 19.7~47.8 |
| 新加坡 | 26~39.9 |
| 中国台湾 | 68.4 |
| 中国香港 | 88.2 |
| 孟加拉国 | 97 |
| 日本 | 180~190 |
| 韩国 | 236(2 岁以内) |
| 越南 | 302 |

婴幼儿肠套叠发生在 3 月龄后,6~8 月龄开始出现高峰,1 岁以后开始下降,轮状病毒感染主要集中在 6~24 月龄婴幼儿中,轮状病毒感染与肠套叠的发生之间存在部分重叠,但肠套叠高峰期出现的更早(图 35.1)。肠套叠患者和健康婴幼儿腹泻样本中轮状病毒阳性率未发现显著差异。Velazquez 等发现,墨西哥 1 岁以下婴幼儿中与肠套叠发生率强相关的风险因素并非轮状病毒感染,而是腺病毒105,有人推测,细菌性肠炎是肠套叠的诱因(Cade et al.,2010)。

在 Rotashield 因肠套叠退市后,Simonsen 从美国 CDC 疾病控制数据库中对 Rotashield 相关的肠套叠病例进行了再分析。研究发现,38% 的婴幼儿首剂接种年龄大于 90 天,占整个肠套叠病例的 80%。而初次接种年龄小于 2 月龄的婴幼儿并发肠套叠的病例仅占 20%。该项研究表明,如果严格按照 2、4、6 月龄的接种计划可降低肠套叠的发生率(Simonsen et al.,2005)。然而,Tai 利用计算机模拟两种不同接种时间(初次接种年龄限定为 60~89 天或 1 岁)的模型比较肠套叠发生率发现,两种接种计划的肠套叠发生率是相似的(分别为 4.59 例/10 000 剂和 4.76 例/100 000 剂),没有显著差异(Tai et al.,2006)。RotaRIX 和 Rota Teq 在澳大利亚及墨西哥进行的上市后监测数据表明,每 100 000 人增加 1~2 例肠套叠,发病率比 Roteshield 低 5~10 倍(Buttery et al.,2011b)。

为了消除肠套叠风险,Kapikian 提出改变轮状病毒疫苗接种计划至新生儿期(0~4 周龄接种第 1 剂,4~8 周龄接种第 2 剂),在肠套叠高峰期(3 月龄)出现之前完成全部接种程序。澳大利亚、印度和墨西哥的研究已经证明,在新生期或婴幼儿早期感染天然轮状病毒可诱导机体产生对嗣后轮状病毒腹泻的保护。

## 35.7 问题与展望

Rota Teq 和 RotaRIX 在发达国家如美国、欧洲国家、澳大利亚以及部分南美洲国家的使用中证实,这两种疫苗在减少严重轮状病毒腹泻方面具有相同的免疫效果;但这两种疫苗在非洲、亚洲和南美洲一些低收入的国家中,其保护效果则相对较差,并且在不同地区和国家也出现保护效果不尽相同的趋势。例如,Rota Teq 疫苗在加纳、肯尼亚和越南对严重轮状病毒腹泻可产生 60%~80% 的免疫效果,但在孟加拉国其免疫率只有 46%。RotaRIX 疫苗在南美洲为 80%,在南非为 70%,而在马拉维其免疫率则只有 49%,这一现象可能与社会经济状况直接相关(Madhi et al.,2010)。在发展中国家人群肠道内的其他感染,来自母体的轮状病毒抗体水平,以及一些国家和地区儿童营养不良发生的概率较高等,可能会干扰免疫效果。此外,已证明轮状病毒疫苗对常见的流行株(G1~G4,G9)有保护作用,但还未对非流行株的保护效果做出评价。

针对发展中国家活疫苗的保护效果偏低现象,在发展轮状活疫苗的同时,应考虑发展灭活疫苗、病

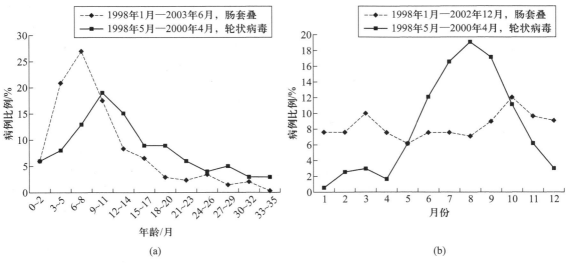

图 35.1 1998—2003 年新西兰儿童肠套叠和轮状病毒感染的年龄分布(a)、季节分布(b)

毒样颗粒（VLP）疫苗或抗原表位的亚单位疫苗等，后者可避开肠道内其他感染对免疫效果的干扰。此外，乳酸杆菌可能是一种潜在的轮状病毒疫苗佐剂，并可解决发展中国家轮状病毒疫苗免疫效果，服用乳酸杆菌可能会有所帮助。

# 参考文献

马芳军, 王春霞, 梁雪岩, 等. 2012. 兰州市 2009—2011 年 A 群轮状病毒流行情况分析. 中国初级卫生保健 26(8): 34-36.

张丽杰, 方安. 2007. 中国婴幼儿轮状病毒腹泻的流行病学和疾病负担研究进展. 中国计划免疫 2:032.

Abramson JS, Baker CJ, Fisher MC, et al. 1999. Possible association of intussusception with rotavirus vaccination. American Academy of Pediatrics. Committee on Infectious Diseases. Pediatrics 104:575.

Angel J, Tang B, Feng N, et al. 1998. Studies of the role for NSP4 in the pathogenesis of homologous murine rotavirus diarrhea. J Infect Dis 177(2):455-458.

Anil K, Desai S, Bhamare C, et al. 2018. Safety and tolerability of a liquid bovine rotavirus pentavalent vaccine(LBRV-PV) in adults. Vaccine 36(12):1542-1544.

Arias CF, Romero P, Alvarez V, et al. 1996. Trypsin activation pathway of rotavirus infectivity. J Virol 70(9):5832-5839.

Bányai K, Bogdán A, Domonkos G, et al. 2009. Genetic diversity and zoonotic potential of human rotavirus strains, 2003—2006, Hungary. J Med Virol 81(2):362-370.

Bernstein DI, Smith VE, Sander DS, et al. 1990. Evaluation of WC3 rotavirus vaccine and correlates of protection in healthy infants. J Infect Dis 162(5):1055-1062.

Bernstein DI, Glass RI, Rodgers G, et al. 1995. Evaluation of rhesus rotavirus monovalent and tetravalent reassortant vaccines in US children. US Rotavirus Vaccine Efficacy Group. JAMA 273(15):1191-1196.

Bines JE, Thobari A, Satria CD, et al. 2018. Human neonatal rotavirus vaccine(RV3-BB) to target rotavirus from birth. New Engl J Med 378(8):719-730.

Bishop Rf, Davidson GP, Holmes IH, et al. 1973. Virus particle in epithelia cells of duodenal mucosa from children with acute non-bacterial gastroenteritis. Lancet 2(7841):1281-1283.

Burnet E, Parashar U, Tate J. 2018. Rotavirus vaccines: Effectiveness, safety, and future directions. Paediatr Drugs 20(3):223-233.

Burnett E, Jonesteller CL, Tate JE, et al. 2017. Global impact of rotavirus vaccination on childhood hospitalizations and mortality from diarrhea. J Infect Dis 215(11):1666-1672.

Buttery JP, Danchin MH, Lee KJ, et al. 2011a. Intussusception following rotavirus vaccine administration: Post-marketing surveillance in the National Immunization Program in Australia. Vaccine 29(16):3061-3066.

Buttery JP, Lambert SB, Grimwood K, et al. 2011b. Reduction in rotavirus-associated acute gastroenteritis following introduction of rotavirus vaccine into Australia's National Childhood vaccine schedule. Paediat Infect Dis J 30(Suppl 1):S25-S29.

Cade M, Nylund MD, Lee A, et al. 2010. Baterial enteritis as a risk factor for childhood intussuscetion: A retrospective Cohort study. J Paediatr.156(5):761-765.

Chen D, Patton JD. 1998. Rotavirus RNA replication requires a single-stranded 3′ end for efficient minus-strand synthesis. J Virol 72(9):7387-7396.

Chen D, Patton JT. 2000. De novo synthesis of minus strand RNA by the rotavirus RNA polymerase in a cell-free system involves a novel mechanism of initiation. RNA 6(10):1455-1467.

Choi AH, Basu M, McNeal MM, et al. 2000. Functional mapping of protective domains and epitopes in the rotavirus VP6 protein. J Virol 74(24):11574-11580.

Ciarlet M, Estes MK. 1999. Human and most animal rotavirus strains do not require the presence of sialic acid on the cell surface for efficient infectivity. J Gen Virol. 80 (Pt 4): 943-948.

Clark SM, Roth JR, Clark ML, et al. 1981. Trypsin enhancement of rotavirus infectivity: Mechanism of enhancement. J Virol 39(3):816-822.

Clark HF, Furukawa T, Bell LM, et al. 1986. Immune response of infants and children to low-passage bovine rotavirus (strain WC3). Am J Dis Child 140(4):350-356.

Clark HF, Borian FE, Bell LM, et al. 1988. Protective effect of WC3 vaccine against rotavirus diarrhea in infants during a predominantly serotype 1 rotavirus season. J Infect Dis 158(3):570-587.

Clark HF, Borian FE, Plotkin SA. 1990a. Immune protection of infants against rotavirus gastroenteritis by a serotype 1 reassortant of bovine rotavirus WC3. J Infect Dis 161(6):1099-1104.

Clark HF, Borian FE, Modesto K, et al. 1990b. Serotype 1 reassortant of bovine rotavirus WC3, strain WI79-9, induces a polytypic antibody response in infants. Vaccine 8(4):327-332.

Clark HF, Welsko D, Offit PA. 1992. Infant responses to bovine WC3 reassortants containing human rotavirus VP7, VP4, or VP7 and VP4. Abstracts of the 32nd Interscience Conference on Antimicrobial Agents and Chemotherapy, Anaheim, CA, Oct 11:14343.

Clark HF, Offit PA, Ellis RW, et al. 1996a. WC3 reassortant vaccines in children. Arch Virol (Suppl 12):187-198.

Clark HF, Offit PA, Ellis RW, et al. 1996b. The development of multivalent bovine rotavirus (strain WC3) reassortant vaccine for infants. J Infect Dis 174 (Suppl 1):S73-S80.

Clark HF, Bernstein DI, Dennehy PH, et al. 2004a. Safety, efficacy, and immunogenicity of a live, quadrivalent human-bovine reassortant rotavirus vaccine in healthy infants. J Pediatr 144(2):184-190.

Clark HF, Lawley D, Shrager D, et al. 2004b. Infant immune response to human rotavirus serotype G1 vaccine candidate reassortant WI79-9:Different dose response patterns to virus surface proteins VP7 and VP4. Pediatr Infect Dis J 23(3):206-211.

Clark HF, Offit PA, Plotkin SA, et al. 2006. The new pentavalent rotavirus vaccine composed of bovine (strain WC3) -human rotavirus reassortants. Pediatr Infect Dis J 25(7):577-583.

Coldiron ME, Guindo O, Makarimi R, et al. 2018. Safety of a heat-stable rotavirus vaccine among children in Niger:Data from a phase 3, randomized, double-blind, placebo-controlled trial. Vaccine 36(25):3674-3680.

Cook JP, McCrae MA. 2004. Sequence analysis of the guanylyltransferase (VP3) of group A rotaviruses. J Gen Virol 85 (4):929-932.

Cook N, Bridger J, Kendall K, et al. 2004. The zoonotic potential of rotavirus. J Infect 48(4):289-302.

Coulson BS, Kirkwood C. 1991. Relation of VP7 amino acid sequence to monoclonal antibody neutralization of rotavirus and rotavirus monotype. J Virol 65(11):5968-5974.

Crawford SE, Mukherjee SK, Estes MK, et al. 2001. Trypsin cleavage stabilizes the rotavirus VP4 spike. J Virol 75 (13):6052-6061.

Cunliffe NA, Rogerson S, Dove W, et al. 2002. Detection and characterization of rotaviruses in hospitalized neonates in Blantyre, Malawi. J Clin Microbiol 40(4):1534-1537.

De MP, Zissis G, Butzler JP, et al. 1986. Failure of live, attenuated oral rotavirus vaccine. Lancet 2:108.

Dunn SJ, Ward RL, McNeal MM, et al. 1993. Identification of a new neutralization epitope on VP7 of human serotype 2 rotavirus and evidence for electropherotype differences caused by single nucleotide substitutions. Virology 197(1):397-404.

Dyall-Smith ML, Lazdins I. 1986. Location of the major antigenic sites involved in rotavirus serotype-specific neutralization. PNAS 83(10):3465-3468.

Ella R, Bobba R, Muralidhar S, et al. 2018. A Phase 4, multicentre, randomized, single-blind clinical trial to evaluatethe immunogenicity of the live, attenuated, oral rotavirus vaccine (116E), ROTAVAC®, administered simultaneously with or without the buffering agent in healthy infants in India. Hum

Vaccin Immunother 14(7):1791-1799.

Estes MK, Cohen J. 1989. Rotavirus gene structure and function. Microbiol Rev 53(4):410-419.

Fausnaugh J, Shatkin AJ. 1990. Active site localization in a viral mRNA capping enzyme. J Biol Chem 265(13):7669-7672.

Flores J, Daoud G, Daoud N. 1988. Reactogenicity and antigenicity of rhesus rotavirus vaccine (MMU-18006) in newborn infants in Venezuela. Pediatr Infect Dis J 7(11):776-780.

Flores J, Perez-Schael I, Gonzalez M, et al. 1987. Protection against severe rotavirus diarrhoea by rhesus rotavirus vaccine in Venezuelan infants. Lancet 1(8538):882-884.

Franco MA, Angel J, Greenberg HB. 2006. Immunity and correlates of protection for rotavirus vaccines. Vaccine 24(15): 2718-2731.

Gilbert JM, Greenberg HB. 1998. Cleavage of rhesus rotavirus VP4 after arginine 247 is essential for rotavirus-like particle-induced fusion from without. J Virol 72(6):5323-5327.

Gilliland SM, Forrest L, Carre H. Finding of PCV DNA sequences in rotavirus vaccine call to order and opening remarks. FDA Center for Biological Evaluation and Research. May 7, 2010.

Global Alliance for Vaccine and Immunization. 2001. Rotavirus vaccine development and introduction in developing countries:Preparing a global agenda. Geneva:World Health Organization:14-15.

Gothefors LG, Wadell G, Juto P, et al. 1989. Prolonged efficacy of rhesus rotavirus vaccine in Swedish children. J Infect Dis 159(4):753-757.

Green KY, Kapikian AZ. 1992. Identification of VP7 epitopes associated with protection against human rotavirus illness or shedding in volunteers. J Virol 66(1):548-553.

Hanlon P, Hanlon L, Marsh V, et al. 1987. Trial of an attenuated bovine rotavirus vaccine (RIT 4237) in Gambian infants. Lancet 1(8546):1342-1345.

Hoshino Y, Nishkawa K, Benfield DA, et al. 1994. Mapping of antigenic sites involved in serotype-cross-reactive neutralization on group A rotavirus outercapsid glycoprotein VP7. Virology 199(1):233-237.

Isa P, Gutiérrez M, Arias CF, et al. 2008. Rotavirus cell entry. Fut Virol 3(2):135-146.

Jiang B, Gentsch JR, Glass RI, et al. 2008. Inactivated rotavirus vaccines:A priority for accelerated vaccine development. Vaccine 26(52):6754-6758.

Joensuu J, Koskenniemi E, Pang XL, et al. 1997. Randomised placebo-controlled trial of rhesus-human reassorttant rotavirus vaccine for prevention for severe rotavirus gastroenteritis. Lancet 350(9086):1205-1209.

Kapikian AZ, Midthun K, Hoshino Y. 1985. Rhesus Rotavirus:A

Candidate Vaccine for Prevention of Human Rotavirus Disease. Cold Spring Harbor Laboratory Press:357-367.

Kearney K, Chen D, Taraporewala ZF, et al. 2004. Cell-line-induced mutation of the rotavirus genome alters expression of an IRF3-interacting protein. EMBO J 23(40):4072-4081.

Kohli E, Maurice L, Bourgeois C, et al. 1993. Epitope mapping of the major inner capsid protein of group A rotavirus using peptide synthesis. Virology 194(1):110-116.

Labbe M, Baudoux P, Charpilienne A, et al. 1994. Identification of the nucleic acid binding domain of the rotavirus VP2 protein. J Gen Virol 75 ( Pt 12):3423-3430.

Lanata CF, Midthun K, Black RE, et al. 1996. Safety, immunogenicity, and protective efficacy of one and three doses of the tetravalent rhesus rotavirus vaccine in infants in Lima, Peru. J Infect Dis 174(2):268-275.

Li RC, Huang T, Li YP, et al. 2014. Human rotavirus vaccine (RIX4414) efficacy in the first two years of life. Hum Vaccin Immunother 10(1):2687-2694.

Li RC, Huang T, Li YP, et al. 2016. Immunogenicity and reactogenicity of the human rotavirus vaccine, RIX4414 oral suspension, when co-administered with routing childhood vaccines in Chinese infants. Hum vaccin Immunother 12(3):785-793.

Linhares AC, Gabbay YB, Mascarenhas JD, et al. 1996. Immunogenicity, safety and efficacy of tetravalent rhesus-human, reassortant rotavirus vaccine in Belem, Brazil. Bull World Health Organ 74(5):491-500.

Lopez S, Arias CF. 2006. Early steps in rotavirus cell entry. Curr Top Microbiol Immunol 309:39-66.

Lopez S, Espinosa R, Greenberg HB, et al. 1994. Mapping the subgroup epitopes of rotavirus protein VP6. Virology 204 (1):153-162.

Losonsky GA, Rennels WB, Kapikian AZ, et al. 1986. Safety, infectivity, transmissibility and immunogenicity of rhesus rotavirus vaccine (MMU 18006) in infants. Pediatr Infect Dis 5 (1):25-29.

Luongo CL, Reinisch KM, Harrison SC, et al. 2000. Identification of the guanylyltransferase region and active site in reovirus mRNA capping protein lambda 2. J Biol Chem 275(4):2804-2810.

Lu X, McDonald SM, Tortorici MA, et al. 2008. Mechanism for coordinated RNA packaging and genome replication by rotavirus polymerase VP1. Structure 16(11):1678-1688.

Madhi SA, Cunliffe NA, Steele D, et al. 2010. Effect of human rotavirus vaccine on severe diarrhea in African infants. N Engl J Med 362(4):289-298.

McCrae MA, Faulkner-Valle GP. 1981. Molecular biology of rotaviruses. I. Characterization of basic growth parameters and pattern of macromolecular synthesis. J Virol 39(2):490-496.

Mebus CA, Kono M, Underdahl NR, et al. 1971. Cell culture propagation of neonatal calf diarrhea (scours) virus. Can Vet J 12:69-72.

Mitchell DB, Both GW. 1990. Completion of the genomic sequence of the simian rotavirus SA11:Nucleotide sequences of segments 1,2, and 3. Virology 177(1):324-331.

MMWR Morb. 1999. Intussusception among recipients of rotavirus vaccine—United States, 1998—1999. Mortal Wkly Rep 48:577-581.

Mowat AM, Millington OR, Chirdo FG. 2004. Anatomical and cellular basis of immunity and tolerance in the intestine. J Pediatr Gastroenterol Nutr 39(Suppl 3):S723-S724.

Naik SP, Zade JK, Sabale RN, et al. 2017. Stability of heat stable, live attenuated rotavirus vaccine(Rotasiil). Vaccine 35 (22):2962-2967.

Nishikawa K, Hoshino Y, Taniguchi K, et al. 1989. Rotavirus VP7 neutralization epitopes of serotype 3 strains. Virology 171(2):503-515.

Parashar UD, Alexander JP, Glass RI. 2006. Prevention of rotavirus gastroenteritis among infants and children. Recommendations of the Advisory Committee on Immunization Practices (ACIP). MMWR Recomm Rep 55:1-13.

Paul Masendycz, Nada Bogdanovic-Sakran, Carl Kirkwood, et al. 2001. Report of the Australian rotavirus surveillance program, 2000/2001. Commun Dis Intell 25(3):143-146.

Perez-Schael I, Guntinas MJ, Perez M, et al. 1997. Efficacy of the rhesus rotavirus-based quadrivalent vaccine in infants and young children in Venezuela. N Engl J Med 337(17):1181-1187.

Pesavento JB, Crawford SE, Roberts E, et al. 2005. pH-induced conformational change of the rotavirus VP4 spike:Implications for cell entry and antibody neutralization. J Virol 79 (13):8572-8580.

Pietsch C, Liebert UG. 2018. Rotavirus vaccine effectiveness in preventing hospitalizations due to gastroenteritis:A descriptive epidemiological study from Germany. Clin Microbiol Infec 25(1):102-106.

Poncet D. 2003. Translation of rotavirus mRNAs in the infected cell. Rev Med Virol 9:185-205.

Prasad BV, Chiu W. 1994. Structure of rotavirus. Curr Top Microbiol Immunol 185:9-29.

Prasad BV, Rothnagel R, Zeng CQ, et al. 1996. Visualization of ordered genomic RNA and localization of transcriptional complexes in rotavirus. Nature 382(6590):471-473.

Rennels MB, Glass RI, Dennehy PH, et al. 1996. Safety and efficacy of high-dose rhesus-human reassortant rotavirus vaccines-report of the National Multicenter Trial. United States

Rotavirus Vaccine Efficacy Group. Pediatrics 97(1):7-13.

Rota RP, Palacios CA, Temprana FT, et al. 2018. Evaluation of the immunogenicity of a recombinant HSV-1 Vector expressing human C rotavirus VP6 protein. J Virol Meth 256:24-31.

Santosham M, Letson GM, Wolff M, et al. 1991. A field study of the safety and efficacy of two candidate rotavirus vaccines in a Native American population. J Infect Dis 163(3):483-487.

Santosham M, Moulton LH, Reid R, et al. 1997. Efficacy and safety of high-dose rhesus-human reassortant rotavirus vaccine in Native American populations. J Pediatr 131(4):632-638.

Shahrudin S, Chen C, David SC, et al. 2018. Gamma-irradiated rotavirus:A possible whole virus inactivated vaccine. PLOS One 13(6):eo198182.

Simonsen L, Viboud C, Elixhauser A, et al. 2005. More on RotaShield and intussusception:The role of age at the time of vaccination. J Infect Dis 192 (Supp 11):S36-S43.

Susie SF, Kirkwood S, Cowley D. 2018. The impact of rotavirus vsccine on genotype diversity:A comprehensive analysis of 2 decades of Australian surveillance data. J Infect Dis 218 (4):546-554.

Tai JH, Curns AT, Parashar UD, et al. 2006. Rotavirus vaccination and intussusception:Can we decrease temporally associated background cases of intussusception by restricting the vaccination schedule? Pediatrics 118(2):e258-e264.

Takeshi Tsugawa, Yasutaka Hoshino. 2008. Whole genome sequence and phylogenetic analyses reveal human rotavirus G3P[3] strains Ro1845 and HCR3A are examples of direct virion transmission of canine/feline rotaviruses to humans. Virology 380(2):344.

Tang B, Gilbert JM, Matsui SM, et al. 1997. Comparison of the rotavirus gene 6 from different species by sequence analysis and localization of subgroup-specific epitopes using site-directed mutagenesis.Virology 237(1):89-96.

Taniguchi K, Hoshino Y, Nishikawa K, et al. 1988. Cross-reactive and serotype-specific neutralization epitopes on VP7 of human rotavirus:Nucleotide sequence analysis of antigenic mutants selected with monoclonal antibodies. J Virol 62 (6):1870-1874.

Torok, thomas J MD, Lilgore, et al. 1997. Visualizing geographic and temporal trends in rotavirus activity in the United States, 1991 to 1996. Pediatr Infect Dis J 16(10):941-946.

Treanor JJ, Clark HF, Pichichero M, et al. 1995. Evaluation of the protective efficacy of a serotype 1 bovine-human rotavirus reassortant vaccine in infants. Paediatr Infect Dis J 14 (4):301-307.

VanCott JL, Prada AE, McNeal MM, et al. 2006. Mice develop effective but delayed protective immune responses when im-munized as neonates either intranasally with nonliving VP6/LT(R192G) or orally with live rhesus rotavirus vaccine candidates. J Virol 80(10):4949-4961.

Velazquez FR, Luna G, Cedillo R, et al. 2004. Natural rotavirus infection is not associated to intussusception in Mexican children. Pediatr. Infect Dis J 23(10 suppl):S173-S178.

Vesikari T, Isolauri E, Delem A, et al. 1983. Immunogenicity and safety of live oral attenuated bovine rotavirus vaccine strain RIT 4237 in adults and young children. Lancet 2(8354):807-811.

Vesikari T, Isolauri E, D'Hondt E, et al. 1984. Protection of infants against rotavirus diarrhoea by RIT 4237 attenuated bovine rotavirus strain vaccine. Lancet 1(8384):977-981.

Vesikari T, Isolauri E, Delem A, et al. 1985. Clinical efficacy of the RIT 4237 live attenuated bovine rotavirus vaccine in infants vaccinated before a rotavirus epidemic. J Pediatr 107 (2):189-194.

Vesikari T, Clark HF, Offit PA, et al. 2006b. Effects of the potency and composition of the multivalent human-bovine (WC3) reassortant rotavirus vaccine on efficacy, safety and immunogenicity in healthy infants. Vaccine 24(22):4821-4829.

Vesikari T, Rautanen T, Varis T, et al. 1990. Rhesus Rotavirus candidate vaccine. Clinical trial in children vaccinated between 2 and 5 months of age. Am J Dis Child 144(3):285-289.

Vesikari T, Matson DO, Dennehy P, et al. 2006a. Safety and efficacy of a pentavalent human-bovine (WC3) reassortant rotavirus vaccine. N Engl J Med 354(1):23-33.

Ward RL. 2003. Possible mechanisms of protection elicited by candidate rotavirus vaccines as determined with the adult mouse model. Viral Immunol 16(1):17-24.

Ward RL, Bernstein DI, Smith VE, et al. 2004. Rotavirus immunoglobulin a responses stimulated by each of 3 doses of a quadrivalent human/bovine reassortant rotavirus vaccine. J Infect Dis 189(12):2290-2293.

Ward RL, Knowlton DR, Greenberg HB, et al. 1990. Serum-neutralizing antibody to VP4 and VP7 proteins in infants following vaccination with WC3 bovine rotavirus. J Virol 64(6):2687-2691.

WHO. 2007. Rotavirus vaccines:Evaluating clinical trial data and guiding future research for rotavinus vaccines. Wkly Epidemiol Rec 83(43):385-388.

Zaman K, Dang DA, Victor JC, et al. 2010. Efficacy of pentavalent rotavirus vaccine against severe rotavirus gastroenteritis in infants in developing countries in Asia:A randomised, double-blind, placebo-controlled trial. Lancet 376(9741):615-623.

# 第 **36** 章
## 流行性感冒病毒疫苗

陈　则

**本章摘要**

　　流感是威胁人类健康并导致死亡的重要病因之一,预防流感最安全有效的措施是疫苗接种。60 余年来,传统流感疫苗在流感预防中起到了重要作用,但新型流感疫苗及其关键技术的研发仍然是全世界面临的巨大挑战。近年来,随着人们对流感病毒感染与免疫、致病机制、传播机制等分子病毒学基础的深入研究,以及基因工程技术的发展,疫苗技术逐渐成熟。新型流感疫苗研究与开发取得了很多重要的实质性进展,新型流感减毒活疫苗、基于细胞培养的流感疫苗、流感基因工程疫苗、流感通用疫苗以及新型佐剂疫苗等多种不同形式的流感疫苗层出不穷,有的已经进入 Ⅰ/Ⅱ/Ⅲ 期临床试验或获批上市。随着研究的进一步推进,将有更多的新型流感疫苗获批上市,为人类预防流感和大流感提供支撑。

流行性感冒病毒（influenza virus），简称流感病毒，能引起急性呼吸道传染病，其发病急、传染性强、传播速度快，是引起人类死亡的主要病因之一。在甲、乙、丙3个型别的流感病毒中，甲型流感病毒的感染范围极为广泛且危害最大，常在人群中以季节性流行的形式出现，并能引起世界范围内的流感大流行。自20世纪以来，已先后发生5次全球流感大流行，很多人丧失了生命，而且每年的小流行也夺去了许多小孩和老人的生命，造成严重的社会问题。除了感染人以外，流感病毒也在动物中广泛存在，能引起猪、鸡、马等动物流感流行和导致动物大量死亡，造成巨大经济损失。因为流感病毒易突变，所以虽然科学技术突飞猛进，人类至今无法征服流感，接种流感疫苗仍是预防季节性流感的唯一有效措施。本章将就流感病毒病毒学特征、临床特征及其预防等做一些探讨。

## 36.1 流感病毒与流感

### 36.1.1 流感病毒的生物学特征

#### 36.1.1.1 基本特征

流感病毒属正黏病毒科，是有包膜的单股负链RNA病毒（陈则，2006）。根据流感病毒内部核蛋白（NP）和基质蛋白（M）的不同可将流感病毒分为甲（A）、乙（B）、丙（C）3型，其中，甲型流感病毒又可根据流感病毒表面蛋白血凝素（hemagglutinin，HA）和神经氨酸酶（neuraminidase，NA）的抗原性不同分为许多血清亚型。甲型流感病毒已发现的HA有18个亚型（H1～H18），NA有11个亚型（N1～N11）。其中，H17、H18以及N10和N11是近年从蝙蝠中分离得到的（Yi et al.，2014；Tong et al.，2013；Aca et al.，2019）。而乙型和丙型流感病毒无亚型之分。此外，2016年，国际病毒分类委员会（International Committee on Taxonomy of Viruses，ICTV）批准命名了一种新病毒——D型流感病毒，同A、B和C型流感病毒存在一定的差异。该病毒2011年由科学家从一头患病猪身上分离获得，后来又发现，牛是D型流感病毒的原始宿主，该病毒是否会对人体致病目前尚未知（South Dakota State University，2016）。流感病毒具有多形性，典型的流感病毒粒子呈球形，

直径为80～120 nm。

A型流感病毒全基因组由8个节段的单股负链RNA组成，分别编码8种结构蛋白（PB2、PB1、PA、HA、NP、NA、M1和M2）和4种非结构蛋白（NS1、NEP、PB1-F2和N40），12种蛋白各自发挥着不同的功能；B型流感病毒也有8个RNA节段；而C型流感病毒有7个RNA节段，共编码9种蛋白（Nakatsu et al.，2018）。流感病毒是一种有包膜的病毒，其包膜来自宿主细胞的双层类脂膜，并由双层类脂膜、糖蛋白突起和基质蛋白组成。在电镜下可以观察到，流感病毒表面有蛋白突起，分别为HA、NA和M2三种表面蛋白（C型流感病毒只有HA和M2两种膜蛋白）。病毒包膜内为病毒基因组与病毒RNA聚合酶PB1、PB2、PA亚单位以及NP形成的具有特定空间构象的结构，称为病毒核糖核蛋白复合体（vRNPs），具有依赖RNA的RNA聚合酶活性，病毒每一节段RNA都是以不同的核糖核蛋白复合体形式存在。

#### 36.1.1.2 流感病毒变异

A型流感病毒具有高度变异性，主要表现在其表面蛋白HA与NA的抗原漂移（antigenic drift）和抗原转变（antigenic shift）。抗原漂移是发生在某个亚型之内HA或NA点突变的积蓄，引起新的流行。抗原转变则是指一个全新的HA或NA亚型的出现，可引发流感大流行。另外有研究表明，流感病毒内部蛋白质的突变也会引起流感病毒毒力的改变或使得病毒逃避宿主免疫系统的识别，从而增强了病毒的致病能力。

### 36.1.2 流感病毒命名规则

为了便于相互交流和研究，世界卫生组织1980年规定了流感病毒命名规则：型别/宿主名称/分离地区/编号/分离年份（HA和NA亚型），若宿主是人则可省略。如A/California/7/2009（H1N1），即甲型流感病毒，宿主是人，在2009年从美国加利福尼亚州分离，编号为7，属于H1N1亚型；又如，A/Chicken/Jiangsu/7/2002（H9N2），即甲型流感病毒，宿主是鸡，于2002年从江苏分离，编号为7，属于H9N2亚型。B型和C型流感病毒命名方法同A型，但无亚型划分。

## 36.1.3 流感的流行病学

### 36.1.3.1 流行特征

流感是一种常见的急性呼吸道传染病，其发病率占急性呼吸道疾病首位。一年四季均可发病，以冬春季为主，我国南方在夏秋季也可流行。流感常常突然发生，蔓延迅速，3 周左右达高峰，发病率高，流行期较短，为 6~8 周。在 A、B、C 3 个型别的流感病毒中，A 型流感病毒的危害最大，常在人群中以暴发流行的形式出现，可导致全球的流感大流行。B 型流感病毒流行规模比 A 型流感病毒小得多，C 型流感病毒极少引起流行。

### 36.1.3.2 流行病学

（1）自然宿主和种间传播

患者和病毒携带者为主要传染源，动物亦可为中间或者储存宿主。

A 型流感病毒在自然界广泛存在，从人、猪、马等哺乳动物及水鸟等各种鸟类中都能分离到 A 型流感病毒。特别是在鸟类，所有的 HA 和 NA 亚型均能分离到。所有分离到的 A 型流感病毒经分子进化学和种系发生学解析证明，均起源于水禽类，故认为野生的水禽是所有鸟类或哺乳动物流感病毒的原始储存库，而且充分证明流感病毒能跨种族传播。早前人们认为，我国南方是流感病毒发源地之一，据认为，西伯利亚的野鸭每年冬天南下，将其所携带的流感病毒传至南方的野鸭、家禽，再传给猪，然后由猪传播至人；而且中国南方农村是小农经济模型，人、猪、家禽往往同居一室，更滋长了流感跨种族流行的概率。但是，自从 1997 年中国香港首次发现禽流感病毒 H5N1 感染人后，又发现禽流感病毒 H9N2、H7N7 以及 2013 年禽流感 H7N9 感染人，从而人们发现，流感病毒也可以直接通过禽传播至人，由此对流感病毒的传播又有了进一步的认识。

B 型流感病毒发现于 1940 年，过去一直认为它只感染人的呼吸道，且其流行规模比 A 型流感病毒小得多（Dumm et al.，2019）。B 型流感病毒的起源及其是否有自然储存源至今未知。荷兰科学家 Osterhaus 等 2000 年在 *Science* 上首次报道了在荷兰海滩的海豹身上分离到了 B 型流感病毒，推测 B 型流感病毒可能起源于海豹，海豹可能是 B 型流感病毒的动物储存源（Osterhaus，2000）。

C 型流感也是感染人的病毒，但极少引起流行，主要以散在的形式存在，也能感染动物。

D 型流感首次发现于患病猪体内，后来发现牛是 D 型流感的原始宿主，该病毒是否会对人体致病目前尚未知。

（2）传播途径

流感病毒主要由飞沫通过呼吸道传播。

（3）易感人群

人们对流感病毒普遍易感，病后有一定免疫力。

## 36.1.4 临床表现与发病机制

### 36.1.4.1 临床表现

一般来说，流感发病前均有 1~3 天的潜伏期，发热伴随着疲倦、头痛、肌肉痛。流感区别于其他呼吸道感染最显著的症状就是高热，可达 41℃，但一般在 38~40℃，持续 2~3 天，有时可持续 1 个月。婴幼儿有时呈双峰热，当热度退下来后，全身症状也随着急速消失，但咳嗽、流涕等呼吸道病症反而增强，持续 1~2 周后一般可痊愈。婴幼儿可有恶心、呕吐、腹痛、腹泻等消化道症状。症状的轻重与病毒的毒力、患者的年龄及免疫状态有关。婴幼儿、高龄者、支气管哮喘及其他肺部疾病或心脏病患者等高危人群容易诱发并发症，常见的并发症有中耳炎、肺炎、心肌炎、脑炎等。

### 36.1.4.2 发病机制

流感病毒的致病性具有多基因相关性，这些基因与病毒入侵的宿主种类、组织嗜性及病毒的复制能力、抗宿主免疫系统攻击的能力等相关。流感病毒经吸附、侵入等过程感染呼吸道上皮细胞进而感染相邻细胞，病毒得以在肺内传播。在病毒复制过程中，病毒基因编码的蛋白 NS1 能抑制宿主的天然抗病毒免疫并引起宿主细胞凋亡；流感病毒在呼吸道的感染和复制可下调宿主细胞蛋白合成，引起细胞损伤和细胞凋亡；病毒感染后，呼吸道黏膜上皮细胞和免疫细胞迅速合成炎性细胞因子、趋化因子等（尤其是高致病性禽流感病毒 H5N1 感染后）；病毒感染导致的呼吸道损伤也增加了继发性细菌感染的风险。因而，病毒在肺内快速复制，造成宿主细胞死亡和病毒扩散、炎性细胞因子释放及继发细菌性感染等，是流感病毒主要的致病机制。

### 36.1.5 实验室诊断

根据临床表现并结合流行病学史可以初步诊断流感,实验室检测可鉴别、诊断流感与其他呼吸道病毒感染,并可鉴别流感病毒型别或毒株。病毒分离是流感实验室诊断的"金标准"。在发病 3 日内取患者标本接种于鸡胚或 MDCK 细胞等活体系统中进行培养,培养后进行血凝试验,并用已知抗血清进行血凝抑制试验(hemagglutination inhibitiontest,HIT)以判定培养液中是否含有流感病毒。但因该方法操作程序繁杂、周期长、对实验人员和条件要求相对较高等,限制了其推广应用。目前,通过核酸扩增检测流感病毒基因组是流感实验室诊断的最常用方法,该法包括反转录-聚合酶链反应法(reverse transcription-polymerase chain reaction,RT-PCR)、实时定量 PCR(quantitative real-time Q-PCR)和核酸序列扩增法(nuclear acid sequence-based amplification,NASBA)等。应用多种免疫检测技术检测流感病毒的特异性抗原成分(如 NP)也是流感病毒实验室诊断的有效方法。另外,中和试验(neutralization test,NT)、血凝抑制试验、神经氨酸酶抑制试验(neura-minidase inhibition test,NIT)和酶联免疫吸附试验(enzyme-linked immunosorbent assay,ELISA)等血清学检查也具有辅助诊断作用,还可作为回顾性诊断,对于流行病学调查具意义。

## 36.2 传统流感疫苗的应用与新型流感疫苗的挑战

疫苗接种是目前预防流感的唯一有效措施,基于鸡胚培养的全病毒灭活疫苗、裂解疫苗以及亚单位疫苗是当前世界范围内广泛使用的 3 种类型的季节性流感病毒疫苗,这 3 种疫苗均是由甲型 H1N1、H3N2 及 B 型流感病毒流行株(或相似株)的单价疫苗原液混合制备而成的 3 价疫苗。其中,裂解疫苗由于接种后不良反应发生率低、免疫效果好,是现用季节性流感疫苗的主流产品。另外,过去 20 年中,2 种截然不同的 B 型流感病毒株系(Victorian 和 Yamagata)在不同的季节循环交替流行,使得人们很难预测当季哪种 B 型病毒株系会占主导地位,从而使得 3 价流感疫苗与 B 型流感病毒间产生了一定程度的不匹配,导致流感发病率的提升。自 2013—

2014 年北半球流感季节起,世界卫生组织开始同时推荐 3 价和 4 价流感疫苗组分。截至目前,包括葛兰素史克和赛诺菲巴斯德等在内的多个疫苗公司研制的 4 价流感疫苗均已获批上市,该疫苗由甲型 H1N1、H3N2 以及两个 B 型病毒株(Victorian 和 Yamagata)制备而成(Ray et al.,2017;Gresset-Bour-geois et al,2018)。

流感疫苗的应用可以追溯到 20 世纪 40 年代,1941 年,第一支基于鸡胚培养的福尔马林灭活的流感病毒全病毒灭活疫苗在美国被批准使用,并于 1945 年在美国率先上市。然而,由于当时全病毒灭活疫苗纯化工艺不成熟,疫苗接种后不良反应极为严重。直到 20 世纪 60 年代,区带离心法在流感病毒纯化中的应用才使得流感病毒灭活疫苗的质量水平有了较大水平的提高,该纯化方法也一直沿用至今。1968 年,当时的赛诺菲巴斯德公司在国际上率先研制出流感裂解疫苗。裂解疫苗是在流感全病毒灭活疫苗的基础上,选择适当的裂解剂将病毒进行裂解后去除病毒自身的大分子蛋白与核酸,仅保留抗原有效成分 HA 和 NA 以及部分 NP 和 M 制备而成。病毒有效成分纯度相对较高的流感裂解疫苗可有效降低接种不良反应,安全性好,免疫原性较高。1976 年,第三代流感疫苗即流感亚单位疫苗在裂解疫苗的基础上被成功开发出来,相对于流感裂解疫苗,亚单位疫苗则是进一步去除了病毒的内部蛋白,只含有纯度较高的 HA 和 NA 成分,临床研究证实,该疫苗比前两种疫苗具有更好的安全性。但亚单位疫苗的免疫原性相对较低,必须配合适宜的佐剂方可达到较为理想的效果,部分新型佐剂已经在增强流感亚单位疫苗免疫原性中得到了应用,其中以油乳剂为基础的 MF59 佐剂流感疫苗已在全球 20 多个国家及地区获得了批准(Hauser et al.,2019)。另外,亚单位疫苗的生产成本也相对较高,不利于在大规模接种中普及应用,特别是难以在经济能力相对较差的发展中国家广泛使用。

虽然传统流感疫苗在流感预防中起到了重要作用,但其仍存在诸多不足,如疫苗在儿童、老年人、慢性病患者等高危人群中提供的保护率相对较低;适用于疫苗生产的病毒株的制备和鉴定以及疫苗生产工艺复杂、周期较长;鸡胚潜在的外源致病微生物污染风险以及大量鸡胚需求的来源受限(尤其在禽流感暴发期间);疫苗保护效果严重受制于疫苗株与流行株表面抗原匹配程度的影响;应对未知病毒流行能力不足等。这些问题一直成为限制全球流感疫苗产能扩大、品质提高和应急生产的瓶颈（Dhakal et al.，2019）。特别是近年来，高致病性 H5N1 禽流感病毒的局部暴发和新甲型 H1N1 流感病毒的全球大流行以及人感染 H7N9、H10N8 和 H5N6 等新发禽流感病例的出现，严重威胁到人类健康，新型流感疫苗及其技术的研发是全世界面临的巨大挑战（Watanabe et al.，2014；Zhang et al.，2011；Chen et al.，2014；Yang et al.，2015；Nuñez et al.，2019）。

随着人们对流感病毒感染与免疫、致病机制、传播机制等分子病毒学基础的深入研究，以及近年来基因工程技术的发展和疫苗技术的逐渐成熟，新型流感疫苗研究与开发取得了很多重要的实质性进展。当前新型流感疫苗及其技术工艺的研发主要围绕在缩短疫苗研发与生产周期、提高应急生产能力、提高疫苗免疫原性与保护效率、改进疫苗递送方式以及增强疫苗免疫保护谱等方面。

## 36.3 流感病毒减毒活疫苗

流感病毒减毒活疫苗（live attenuated influenza vaccine，LAIV）保留了野生毒株具有的免疫活性成分，通过自然或基因操作方法去除或减弱其致病能力。疫苗通过自然感染途径进入机体并在体内复制，刺激机体产生保护性免疫，却不引起流感症状。与传统灭活疫苗相比，流感病毒减毒活疫苗采用更为简单、经济而且与自然感染途径一致的鼻内喷雾方式免疫接种；减毒活疫苗能诱导产生细胞免疫应答和黏膜局部免疫应答；免疫效应持续时间更长，能够对抗原漂移的病毒株有一定的交叉保护作用（Chen and Subbarao，2009；Wang et al.，2018）。

### 36.3.1 传统冷适应性流感病毒减毒活疫苗

目前，应用流感病毒减毒活疫苗的国家有俄罗斯和美国等，其中俄罗斯地区的流感病毒减毒活疫苗已成功使用多年，研究表明，该疫苗安全有效，在成人和大于 3 岁儿童中免疫 1 次可以产生良好的保护。另外一种流感病毒减毒活疫苗 FluMist® 则是在 2003 年由 FDA 批准在美国上市，用于 5~49 岁人群流感的预防，并于 2007 年由 FDA 批准将其适用人群扩大至 2~49 岁。

#### 36.3.1.1 冷适应性流感病毒减毒活疫苗的研制

20 世纪 60 年代，密歇根大学的 Maassab 等人首先制备并分离得到了流感病毒冷适应株（cold adapted strain），并将该冷适应株命名为 ca A/Ann arbor/6/60（H2N2）（Maassab，1968）。该冷适应株具有如下特性：① 冷适应性（cold-adapted，ca），即冷适应毒株在 25℃ 可正常复制，与其在 33℃ 条件下复制时的病毒滴度相差在 100 倍以内；② 温度敏感性（temperature sensitive），即冷适应毒株在 38℃ 和 39℃ 生长受抑制；③ 减毒性（attenuated），小鼠和雪貂动物模型试验证明，ca A/Ann arbor/6/60 高度减毒且遗传稳定，冷适应毒株在雪貂下呼吸道中不能有效复制，也不能使雪貂产生流感样疾病。在 A 型流感冷适应株研制成功后，Maassab 与其同事用同样方法分离并制备了 B 型流感冷适应毒株，将其命名为 ca B/Ann arbor/1/66，该毒株与 A 型流感冷适应株特性类似，具有冷适应性、温度敏感性和减毒性（Beare et al.，1971）。随后的研究表明，这种表型与流感病毒的内部蛋白如 PB2、PB1、NP 等蛋白的某些氨基酸变异有关。因此，以 ca A/Ann arbor/6/60 和 ca B/Ann arbor/1/66 为骨架，将其与每年 WHO 推荐的流行株进行重配，即可将冷适应株的冷适应性、温度敏感性和减毒性传递给疫苗株，用于流感冷适应减毒活疫苗的生产。这种疫苗开发策略可以称为"6：2"重组，其中，2 代表流行株的主要病毒表面抗原（HA 和 NA），6 代表来源于冷适应供体株的其他 6 个基因（图 36.1）。以上两株冷适应减毒株也就成为 FluMist® 的疫苗株骨架。

FluMist® 是第一个减毒活流感疫苗（MedImmune 公司制造，2003 年），也是在美国市场上销售的第一个通过鼻腔给药的疫苗。在 2011 年，该疫苗被欧洲药品管理局批准，并冠名为 Fluenz 在欧盟使用。FluMist® 是利用反向遗传技术来生产的冷适应性 3 价流感减毒活疫苗。临床试验证明，该疫苗在成年人和儿童中都具有良好的安全性和有效性，可以有效地引起人体的免疫应答，预防流感病毒的感染。

#### 36.3.1.2 冷适应性流感病毒减毒活疫苗在人体内诱导的免疫应答

冷适应性流感病毒减毒活疫苗通过在上呼吸道复制而刺激机体产生有效的免疫应答。通过滴鼻途

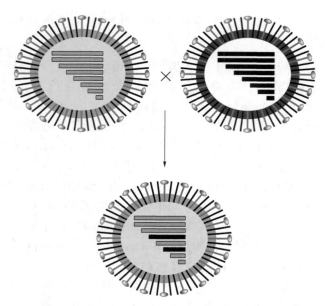

图 36.1 减毒活流感病毒"6：2"重组策略示意图

径免疫 LAIV，其产生的免疫反应与野生型流感病毒自然感染而引起的多种免疫机制相仿，但并不引起疾病相关的典型症状。许多研究已经证明，滴鼻免疫 LAIV，不仅能诱导产生流感病毒特异性的分泌型 IgA 抗体和血清 IgG 抗体，以及 T 细胞反应，而且能提供针对不同亚型的流感病毒的交叉保护（Ghorbani et al.，2019）。LAIV 也能产生强大的记忆效应，包括 T 细胞活化和募集，进而产生趋化因子和细胞因子参与，迅速清除病毒。在免疫后也产生针对保守的核心蛋白表位的 CD4[+] 和 CD8[+] T 细胞反应，而产生的非中和抗体（抗 M 抗体或抗 NP 抗体）则能加快异源毒株病毒的清除。异亚型免疫力主要是由 T 细胞和非中和抗体提供，它并不能阻止感染，但是能限制病毒复制，并极大地降低疾病的严重程度和死亡率。但因减毒活疫苗激发了相对复杂的免疫反应，用传统疫苗的评价指标并不能完全反映疫苗的有效性。目前还没有针对减毒活疫苗诱导产生的分泌型抗体、细胞免疫应答等的标准化测定和评价方法。

### 36.3.1.3 冷适应性流感病毒减毒活疫苗的临床效果评价

截至 20 世纪 90 年代中期，单价或双价减毒活疫苗已经在多项临床研究中进行了安全性和保护性的评价，累计受试者超过了 15 000 名，这些研究均证明了疫苗的安全性和有效性。目前在世界各地已

开展了数十项关于 3 价流感病毒减毒活疫苗有效性的临床研究，研究结果均表明，减毒活疫苗可有效预防流感病毒（A/H1N1、A/H3N2 和 B）感染，与安慰剂对照组比较，减毒活疫苗在儿童中的保护性可达 73%～93%（Belshe et al.，2007；Esposito et al.，2012）。同时值得注意的是，尽管 1997—1998 年，季节性流感疫苗中 A/Wuhan/359/95（H3N2）疫苗株与当年流行株 A/Sydney/05/97（H3N2）并不相匹配，但在减毒活疫苗接种组中可观察到的流感病例比灭活疫苗组减少 79%，对变异株的保护作用超过 85%。另两项分别以经常患有呼吸道感染的儿童和患有哮喘的大龄儿童为受试对象的临床研究结果均证实，减毒活疫苗比灭活疫苗更为有效。成人组的临床研究结果则证实，减毒活疫苗和灭活疫苗具有类似的保护效果。另外，Nichol 等人证实，减毒活疫苗在 4561 名 18～64 岁健康工作人群中的鼻腔免疫是安全有效的，并能提供一定的交叉保护作用（Nichol and Mendelman，2004）。类似的大量临床研究结果均表明，流感减毒活疫苗具有良好的保护效果，并可以提供一定的交叉保护作用。

### 36.3.2 基于反向遗传学技术的流感病毒减毒活疫苗的研制

反向遗传学（reverse genetics）技术的出现大大推动了减毒活疫苗的发展。近年来，借助反向遗传学技术，以冷适应减毒株为背景或以病毒基因定向改造为策略，拯救重配流感病毒减毒活疫苗株，进而研发新一代的流感病毒减毒活疫苗成为当今流感疫苗研究的热点。

#### 36.3.2.1 反向遗传学技术在传统冷适应性流感病毒减毒活疫苗株制备中的应用

流感疫苗生产的首个环节就是疫苗株的研制，当前人用流感病毒减毒活疫苗株需通过传统的"6：2"重组技术产生，该操作过程耗时费力。而反向遗传学技术只需将带有流行毒株 HA 和 NA 基因的转录/表达载体和包含冷适应株内部基因的转录/表达载体共转染细胞，拯救所得病毒就能得到所需要的疫苗株，大量实验证实，这是一个快速有效获得减毒活疫苗候选株的方法。Suguitan 等在对高致病性禽流感病毒 H5N1 的 HA 裂解位点进行缺失突变操作后，将突变的 *HA* 与 *NA* 基因克隆进转录/表达载体 pAD3000，与已构建好的含有冷适应病毒株内

部 6 个基因的质粒混合,共转染细胞后拯救得到 H5N1 减毒活疫苗候选株(Suguitan et al.,2006)。实验证实,此候选疫苗株在体外具有冷适应性和温度敏感性,在体内对鸡、小鼠和雪貂等动物不致病,不仅可诱导产生针对同亚型病毒的免疫应答,而且可对抗原突变株产生交叉保护作用。Min 等也已利用反向遗传技术拯救得到高致病性禽流感 H7N7 减毒活疫苗候选株,并在动物试验中证明了其有效性(Min et al.,2010)。基于反向遗传学技术获得的减毒疫苗株所制备的减毒活疫苗的安全性和有效性已经在临床前研究中得以证明,更进一步的评价目前尚在进行之中。利用反向遗传学技术可拯救获得细胞适应的冷适应性减毒活疫苗候选株,这也将为基于细胞大规模生产流感病毒减毒活疫苗提供一个快速、安全、有效的疫苗株制备策略。

#### 36.3.2.2 复制缺陷型流感病毒减毒活疫苗

复制缺陷型流感减毒活疫苗是反向遗传学在流感疫苗研制中开辟的另一个研究领域。随着流感病毒致病分子机制研究的深入,利用反向遗传学技术对病毒复制或致病相关基因进行修饰加工,可获得在体内生长受抑的复制缺陷型病毒,经筛选可获得具有遗传稳定的流感病毒减毒活疫苗候选株。

流感病毒 NS1 蛋白可以有效抑制机体干扰素介导的抗病毒效应。2000 年,Talon 等将流感病毒 PR8 的 NS1 片段截短,仅保留 N 端的 99 个氨基酸,大大降低了 NS1 对干扰素的抑制作用(Talon et al.,2000)。利用反向遗传学技术拯救的突变病毒在鸡胚和小鼠中生长明显减弱,免疫小鼠获得了对野生型流感病毒的免疫作用。这一策略在 B 型流感病毒疫苗研制中也得到了很好的应用,基于对 NS1 进行改造而开发的不同亚型的候选流感病毒减毒活疫苗已经完成了相关临床前研究,I 期临床试行正在进行中。

流感病毒 M1 蛋白在病毒核糖核蛋白体复合物的形成及核输出中起着关键作用。Liu 等对 M1 蛋白 RNA 结合域处的氨基酸进行一系列突变,利用反向遗传学技术拯救出多个突变病毒,对其进行研究分析发现,101、105 位氨基酸突变后影响 RNPs 的核输出与病毒繁殖,突变病毒呈现出明显的温度敏感特性,其在体外生长滴度与野生株相似,但在小鼠体内生长受到明显抑制且毒力降低(Liu and Ye,2005)。攻毒试验表明,它不仅可对高致死剂量的

同亚型病毒产生完全保护,同时还可对异亚型病毒 H3N2 与 H5N1 提供交叉保护作用。

在病毒组装和致病过程中,M2 的胞质尾也被证实具有重要作用。基于 M2 蛋白在病毒生命周期中的基本功能,Watanabe 等制备了 M2 截短型 H5N1(A/Vietnam/1203/04)LAIV 候选毒株,该毒株删除了 M2 胞质尾的 11 个氨基酸以及 HA 的裂解位点,命名为 M2del11-HAavir 病毒(Watanabe et al.,2008)。该 M2del11-HAavir 病毒能保护小鼠对抗致死剂量的同源(A/Vietnam/1203/04)和异源[A/Indonesia/7/2005(H5N1)]病毒的攻击。

流感病毒 RNA 聚合酶是由 PB1、PB2 和 PA 亚基组成的异三聚体。在禽流感病毒的复制和感染的过程中,流感病毒 RNA 聚合酶发挥了至关重要的作用,它负责行使病毒基因组 RNA 的复制以及病毒 mRNA 转录等多方面功能。Song 等重配了一个 LAIV 候选病毒,包含来自 A/VN/1203/04 病毒的 *H5 HA*(删除了裂解位点)和 *N1* 基因,以及来自 A/Puerto Rico/8/34 病毒的内部基因片段(Song et al.,2007)。此外,在该毒株中引入 5 个突变:3 个在 *PB1* 基因上(K391E、E581G、A661T)的突变、1 个在 *PB2* 基因上(N265S)的突变和 1 个在 *NP* 基因上(D34G)的突变,使得该毒株具有温度敏感特性。免疫一次该 LAIV 候选毒株,能给 4 周龄鸡 60% 以上的保护和给 9~12 周龄鸡 100% 的保护。另外,Victor 等研发了复制缺陷的 *PB2* 敲除型(PB2-KO)流感病毒,该重组病毒在野生型细胞中复制缺陷,但在 AX4/PB2 细胞(能稳定表达 PB2 蛋白)中能复制达到高滴度,在其他细胞中几乎不能复制,具有较好的安全性(Victor et al.,2012)。免疫该 PB2-KO 流感病毒的小鼠的血清、洗鼻液和支气管肺泡灌洗液中的 IgG 和 IgA 抗体水平均高于免疫传统灭活疫苗小鼠的。高致死剂量的流感病毒进行攻毒,所有免疫 PB2-KO 流感病毒的小鼠均存活。这些结果证实该重组病毒的安全性和作为 LAIV 的可行性。

对流感病毒蛋白进行科学合理的改造是开发减毒活疫苗候选株的有效策略之一。目前已有多种通过对单一蛋白或多种蛋白联合改造获得的流感减毒株的报道,主要改造靶点除了 NS1、M1 蛋白外,还有 M2、NS2 和 PB1 等蛋白。这些研究为开发安全有效的流感病毒减毒活疫苗,特别是具有交叉保护作用的应对流感大流行的减毒活疫苗提供了一个新选择。

## 36.4 基于细胞培养的流感疫苗

传统流感疫苗制备工艺绝大部分都是依赖于鸡胚,但是该工艺存在着不足之处,特别是在禽流感流行期间,可能会因为鸡的大量感染死亡而导致疫苗制备原料缺乏,存在着一定的隐患。相对于鸡胚培养,基于细胞培养的流感疫苗在多个方面有巨大优势,主要体现在:摆脱了对鸡胚的依赖;病毒在细胞中传代突变概率低,疫苗抗原性更接近自然流行株;可快速进行病毒扩增;采用相对密闭的生物反应器系统,降低了被微生物污染和化学污染的危险,操作可控,易于自动化、规模化;不含卵清蛋白。因此,研制可以摆脱对鸡胚的依赖、实现快速化生产、具有高产量、高质量的基于细胞培养的流感疫苗(cell-based influenza vaccine)已经成为目前流感疫苗研制的新方向和未来流感疫苗生产的新趋势。

### 36.4.1 细胞基质

流感疫苗生产用细胞基质的选择既要满足流感病毒生长特性的要求又要有应用于疫苗商业化生产的可行性(表 36.1)。目前,用于流感疫苗研发的细胞系主要有非洲绿猴肾细胞(African green monkey kidney cell,Vero cell)、犬肾传代细胞(madin darby canine kidney cell,MDCK)和 PER. C6 细胞系等,其中基于前两种细胞基质的流感疫苗已经上市,基于 PER. C6 细胞系生产的流感疫苗已进入临床研究。最近有研究报道,一些禽类细胞系也可以较好地进行多种亚型流感病毒的扩增,如永生型鸡胚肾细胞 PBS-1、鸭胚胎干细胞 EB66、鸭胚原代细胞 DuckCelt-T17、栖鸭视网膜细胞株 AGE1. CR(CR)和 AGE1. CR. pIX 等,这些细胞均具有成为流感疫苗生产用基质的潜能(Genzel and Reichl,2009;Lohr et al.,2009;Perdue et al.,2011;Milián et al.,2015;Petiot et al.,2017;White et al.,2018;Gränicher et al.,2019)。

### 36.4.2 疫苗生产工艺研究

实现细胞的高密度、大规模培养和病毒的高滴度扩增是基于细胞培养的流感疫苗生产的关键步骤,目前工业化生产中进行大规模培养的方式主要有两种:微载体贴壁培养系统和悬浮培养系统。微

载体培养是利用微载体为细胞提供一个较大的固体基质表面,使细胞在其表面附着生长,采用微载体贴壁技术在生物反应器中培养,获得高细胞密度可达 $10^6$ 个·mL$^{-1}$ 以上。Baxter 公司利用微载体 Cytodex1 和 Cytodex3 在生物反应器中成功进行了 6000 L 规模的 Vero 细胞培养,细胞密度达到了(2~3)×$10^6$ 个·mL$^{-1}$(Barrett et al.,2009)。悬浮培养则是指细胞在相应的培养容器中自由悬浮生长的过程,悬浮细胞呈单个细胞生长,取样简单,不需另外添加供细胞贴壁因子,工艺相对简单,易放大。对于本身贴壁依赖性的细胞来说则需要事先按照一定的程序将其驯化为悬浮培养。MDCK33016-PF 正是 Novartis 公司通过驯化获得的无血清悬浮培养适应的 MDCK 细胞株,该细胞株已经在搅拌槽式反应器实现了 1000 L 以上规模的培养,并成功用于该公司季节性流感疫苗和大流行流感疫苗的生产(Bruckhoff,2011;Gregersen et al.,2011)。无论选择哪种培养方式,其中都涉及复杂的工艺摸索与优化过程,包括细胞培养条件优化与调控、病毒扩增工艺参数研究、生物反应器放大以及操作技术优化等。在实现病毒大规模高滴度扩增以后即进入下游纯化阶段,由于病毒培养方式的改变,传统的密度梯度离心法纯化获得的疫苗难以达到相关质量标准的要求,所以对来源于细胞培养的流感病毒则需要相对较多的程序来去除疫苗中的残余宿主蛋白、宿主 DNA 等非有效成分。一般来说,收获的细胞上清需要先通过离心和过滤以除去细胞碎片(或微载体),然后再进行灭活处理(可选用福尔马林或 β-丙内酯灭活),并进行超滤浓缩。随后,病毒将在一步或多步层析分离后得以进一步纯化(Kalbfuss et al.,2007)。Kalbfuss 等人联合利用分子筛层析和离子交换层析分离法进行病毒纯化后,大大提高了抗原收获率和宿主蛋白与 DNA 去除率(Kalbfuss et al.,2007)。Opitz 等人对一种卫矛属植物来源的凝集素(*Euonymus europaeus* lectin)进行一定的处理后制备成凝集素亲和介质,进行了 MDCK 细胞来源的流感病毒的亲和层析法纯化,结果表明,该亲和层析法比传统亲和层析法具有更高的效果,HA 回收率、宿主蛋白以及残余 DNA 去除率都达到了理想水平,有望成为基于细胞培养的流感疫苗纯化的新方法(Opitz et al.,2009)。在通过一系列的方法对病毒进行纯化后即可以根据生产要求,选择合适的方法对病毒进行裂解、超提纯以制备裂解疫苗或亚单位疫苗。

表 36.1 细胞基质种类及其特点

| 细胞基质 | 来源 | 特点 | 疫苗 |
|---|---|---|---|
| Vero 细胞 | 正常成年非洲绿猴肾细胞 | 该细胞系是 WHO 和《中国药典》允许的疫苗生产细胞系,已经用于多种病毒类疫苗的生产。研究表明,Vero 细胞接种流感病毒收获滴度可达 $10^8 \sim 10^9$ TCID$_{50}$ · mL$^{-1}$ | 由 Baxter 开发的基于 Vero 细胞的 H1N1 大流行灭活疫苗(Celvapan)已经于 2009 年获得批准上市。其 3 价季节性流感病毒裂解疫苗(Preflucel)也于 2011 年获欧盟批准在其成员国上市 |
| MDCK 细胞 | 成年雌性 cocker spaniel 犬的肾细胞 | MDCK 细胞在胰酶存在的条件下对流感病毒的敏感性与鸡胚相似,是目前用于甲型、乙型流感病毒分离、扩增和感染性滴度检测的主要细胞系。有研究表明,MDCK 细胞在 1L 的生物反应器中细胞密度可达到 $1.5 \times 10^6$ 个 · mL$^{-1}$,接种 H5N1 流感病毒后病毒滴度可达到 $10^8 \sim 10^9$ TCID$_{50}$ · mL$^{-1}$ | 目前,Novartis、葛兰素史克、Solvay 以及 MedImmune 公司均采用 MDCK 细胞进行多种流感疫苗的开发,其中 Novartis 开发的 3 价季节性流感亚单位疫苗(Optaflu)和 H1N1 大流行裂解疫苗(Celtura)也分别于 2007 年和 2009 年获得欧盟批准并成功上市,2012 年 11 月,其 3 价季节性流感亚单位疫苗(Fluvax)也获 FDA 批准在美国上市 |
| PER. C6 细胞系 | 原代培养的人胚成视网膜细胞 | PER. C6$^®$ 细胞来自原代培养的人胚成视网膜细胞株,因转染了 5 型腺病毒的 E1 小基因而成为永生型细胞。该细胞能够在无血清、无动物来源蛋白的培养基中悬浮培养,细胞密度可以达到 $10^7$ 个 · mL$^{-1}$ 以上,且流感病毒滴度可达到 $10^{10}$ TCID$_{50}$ · mL$^{-1}$,获得的病毒产量相对比其他细胞产量要高 | 赛诺菲巴斯德目前正与拥有 PER. C6$^®$ 细胞株及其培养技术的荷兰 Crucell 公司合作开发基于 PER. C6 细胞的流感疫苗,已经进入临床研究阶段 |
| PBS-1 | 永生型鸡胚肾细胞 | 可以在微载体表面生长并对多株 A 型和 B 型流感病毒均具有较好的敏感性,它在不需要胰酶的情况下可实现流感病毒野毒株的高滴度扩增($>10^7$ PFU · mL$^{-1}$) | — |
| AGE1. CR (CR)、AGE1. CR. pIX | 栖鸭视网膜细胞 | 带有 5 型腺病毒的 E1 和 pIX 基因,均来源于鸭的传代细胞,其培养后细胞密度可达到 $(3.0 \sim 7.7) \times 10^6$ 个 · mL$^{-1}$,感染流感病毒 A/PR/8/34 后测得 HA 为 2.5 LgHA · $(100 \mu L)^{-1}$ | — |

近年来,随着层析技术的发展,一些新的层析介质开始应用到细胞基质来源流感疫苗的纯化制备中,如膜层析技术(如硫酸纤维素+耐盐阴离子交换膜吸附剂),整体柱(monith)以及复合介质(capto core 700)等,尽管这些新方法让整个工艺变得更高效便捷,但是单步层析处理仍很难达到产品的质量标准,层析方法和层析条件的选择和优化还需进行大量细致的研究工作(Weigel et al., 2016; Tseng et al., 2017)。

## 36.4.3 临床研究进展

基于细胞培养的流感疫苗的安全性、免疫原性以及保护效果已经在多项临床研究中进行了评价。已公布的临床研究结果表明,基于细胞培养的流感疫苗,包括多种形式的 3 价季节性流感疫苗以及 H5N1 或 H1N1 大流行疫苗,其在耐受性、安全性和免疫原性上与基于鸡胚培养的流感疫苗基本相当。Optaflu 作为第一个获得欧盟批准并成功上市的季节性流感亚单位疫苗,率先在德国开展了 I 和 II 期临床试验。I 期临床试验对 40 名 18~40 岁健康成人进行接种,在 II 期临床试验中对 200 名健康成人和老年人进行了接种,两次试验中均采用了该公司生产的来源于鸡胚的季节性流感疫苗 Agrippal 作为对照。结果显示,两种疫苗在不同人群接种 7 天后的局部与全身反应以及接种 22 天的各项不良反应发生率均没有显著差异,安全性和耐受性良好。血清检测结果显示,在血清阳转率(seroconversion rate)、几何平均滴度(geometric mean titer,GMT)增长倍数以及血清保护率(seroprotection rate)3 项指标上两种疫苗也没有显著差异,均符合欧洲人用医疗产品委员会(Committee for Medicinal Products for Human Use,CHMP)规定的标准,两种疫苗的免疫原性相当。随后在不同地区开展的各项临床研究中均提示,基于 MDCK 细胞的流感疫苗与基于鸡胚来源的流感疫苗具有相同的安全性和免疫原性。仅在一项由 1300 名成年受试者和 1354 名老年人参与的 III 期临床试验中发现,MDCK 来源的季节性流感疫苗在成年人和老年人中接种后的局部疼痛发生率稍高于鸡胚来源的流感疫苗,其他安全性和免疫原性数据与鸡胚来源的疫苗均相当。多项不同类型的基于 Vero 细胞的 H5N1 和季节性疫苗临床研究结果也均显示,源于细胞的流感疫苗与传统鸡胚生产的流感疫苗具有相同的安全性和免疫原性(Chan and Tambyah,2012)。另外,基于其他细胞(PER. C6)的单价或季节性流感疫苗处于临床研究的不同阶段(Cox et al. ,2009)。

鉴于基于细胞培养的流感疫苗的巨大优势,其已经被认为是新一代流感疫苗的主力。但就当前情况来看,该项疫苗生产技术还尚未完全成熟。大规模细胞培养、病毒增殖等上游技术工艺能力不足,尚有优化和升级空间;高回收率的疫苗纯化与精制技术有待进一步提高。另外,基于细胞培养的流感病毒减毒活疫苗的开发也将成为细胞来源的流感疫苗研制的重要部分。随着各项研究的深入,在一个稳定、可控、易于规模化的细胞高密度培养和病毒高滴度扩增平台和相对成熟的下游纯化工艺建立之后,基于细胞来源的流感疫苗生产技术将会得到更大范围的推广和普及。

## 36.5　流感基因工程疫苗

流感基因工程疫苗(genetic engineering influenza vaccine)是利用分子生物学原理和技术,将流感病毒基因片段(或表位序列)克隆入合适的表达载体,在体外表达病毒抗原后经纯化制备而成的疫苗,或将能够表达病毒抗原的活的重组载体本身制成的疫苗。

### 36.5.1　流感病毒核酸疫苗

流感病毒核酸疫苗(DNA 疫苗)是指将含有流感病毒基因的表达质粒,通过肌内注射、基因枪注射等方法将其导入机体内,在机体内表达抗原蛋白,从而激发机体免疫系统产生针对流感病毒编码蛋白的特异性免疫应答反应(Chen,2004)。1993 年,Ulmer 等发现,小鼠肌内注射编码 A 型流感病毒(A/PR/8/34)核蛋白(NP)的载体质粒后,其产生的 CTL 可有效保护小鼠抵抗另一亚型流感病毒(A/HK/68)的攻击(Ulmer et al. ,1993)。此项研究开辟了核酸疫苗特别是流感病毒核酸疫苗研究的新纪元。DNA 疫苗具有生产制备工艺简单、储藏运输简便等优点,并具有同时诱导体液免疫和细胞免疫的潜能,因此近年来,DNA 疫苗作为一种新型的疫苗而得到广泛的研究(Douglas and Whalen,2006)。

#### 36.5.1.1　流感病毒核酸疫苗的研制

HA 是流感病毒的主要保护性抗原,其免疫原性较强,是目前研究最多的流感 DNA 疫苗抗原。研究表明,基于不同亚型流感病毒 HA 的 DNA 疫苗在使用基因枪或电击免疫的情况下均可以诱导小鼠产生较高滴度的抗体并能够为小鼠提供抗同源病毒攻击的能力,抗体可持续存在 1.5 年。研究发现,小鼠在给予 1 剂 100 μg 的 HA DNA 疫苗 7 天后,即可完全保护小鼠免受高致病性禽流感病毒 H5N1 的致死量攻击(Chen et al. ,1998)。Ban 等人采用滴鼻免疫编码 HA 的 DNA 疫苗后诱导小鼠产生了良好的体液免疫和黏膜局部免疫应答(Ban et al. ,1997)。NA 作为流感病毒的膜蛋白之一,研究者对基于 NA 的 DNA 疫苗也进行了较多的研究。多项研究表明,基于 NA 的 DNA 疫苗可以有效地保护小鼠抵抗同源病毒的攻击。研究者利用基因枪的方法免疫来源于 H3N2 的 NA DNA 疫苗,结果发现,该 NA DNA 疫苗能有效地对抗来自同源病毒或同亚型内变异株的致死剂量攻击,但对异亚型病毒 H1N1 却不具有保护作用(Chen et al.,2000)。鉴于人 H1N1 流感病毒(huN1)和禽流感 H5N1(avN1)的 NA 血清型相同,Sandbulte 课题组对免疫 huN1 能否对 H5N1 提供交叉保护进行了验证,结果表明,来源于 A/PR/8/34(H1N1)的 NA DNA 疫苗能对 H5N1 病毒提供部分交叉保护作用(Sandbulte et al.,2007)。作者的研究小组将 H5N1 病毒的 *HA*、*NA*、*M1*、*M2* 和 *NP* 基因分别克隆入表达载体(pCAGGS)中,比较了不同的表达质粒在 BALB/c 小鼠中的免疫保护能力(表 36.2)(Chen et al.,2009)。研究结果表明,用 HA DNA 疫苗免疫 1 次,小鼠的存活率为 100%;用 NA DNA 疫苗免疫 1 次,小鼠的存活率为 80%,免疫 2 次,小鼠的存活率为 100%。用流感 NP DNA 单独免疫小鼠 3 次,只有 60%~80% 存活。用 M1 DNA 免疫小鼠 5 次后,只有 25% 小鼠存活;而用 M2 DNA 免疫小鼠 5 次后,并无保护作用。M1 和 NP DNA 混

合物能保护 95% 小鼠免受同型病毒攻击,用异亚型 H1N1(PR8)病毒攻击后,有 80% 小鼠存活。而且,同型保护可以持续至少 6 个月。可见,*HA* 和 *NA* 是流感病毒基因中具有最好免疫原性的两个基因,*HA* 的保护效果略好于 *NA*。其次是 *NP* 基因和 *M1* 基因,*NP* 的保护效果好于 *M1* 基因。*M2* 基因不能有效地保护小鼠。

选择流感病毒保守基因为靶点,通过 DNA 疫苗同时诱导针对保守蛋白的体液免疫和细胞免疫应答则可以提供对不同株流感病毒的交叉保护作用。日本学者 Okuda 等将表达 PR8 M1 和 M2 蛋白的质粒免疫小鼠,能较好地抵抗同源病毒(PR8)和异亚型病毒(A/WSN/33)(H1N1)的致死量攻击,在随后的研究中他们也证明了 T 细胞反应在保护性免疫中的重要作用(Okuda et al.,2001)。

尽管免疫单个基因的 DNA 疫苗已经取得比较好的效果,但是为了进一步加强 DNA 疫苗产生的免疫应答能够针对多种流感病毒,不同基因联合的 DNA 疫苗也进行了广泛深入的研究。研究显示,相比单基因 DNA 疫苗,多个基因联合的 DNA 疫苗能产生针对多个基因的免疫应答,从而达到更好的免

**表 36.2　编码 H5N1 流感病毒蛋白的质粒免疫小鼠后其抗体水平及保护作用**

| 质粒 DNA | 免疫次数 | 抗体滴度 ($2^n$) | HI 抗体滴度 | NI 抗体滴度 ($2^n$) | H5N1 流感病毒攻毒后的保护作用 | | |
|---|---|---|---|---|---|---|---|
| | | | | | 肺部病毒滴度 /($\log_{10}$ TCID$_{50}$ · mL$^{-1}$) | 体重丢失率/% | 存活小鼠/检测小鼠 |
| HA | 1 | 19.0 ± 0.0 | 10.0 ± 0.0 | — | 1.7 ± 0.1 | 5.8 ± 0.9 | 20/20 |
| NA | 1 | — | — | 5.2 ± 0.7 | 2.8 ± 0.2 | 15.9 ± 2.5 | 16/20 |
| | 2 | | | 7.5 ± 0.2 | 1.5 ± 0.0 | 3.8 ± 0.6 | 20/20 |
| M1 | 3 | 21.5 ± 0.7 | — | — | 5.7 ± 0.3 | 30.7 ± 4.8 | 0/20 |
| | 4 | 22.0 ± 0.7 | | | 5.4 ± 0.2 | 34.9 ± 5.7 | 3/20 |
| | 5 | 23.0 ± 1.4 | | | 5.0 ± 0.2 | 29.9 ± 4.4 | 5/20 |
| M2 | 3 | 7.5±0.7 | — | — | 5.5±0.3 | 30.1±4.5 | 0/20 |
| | 4 | 8.0±0.0 | | | 5.4±0.2 | 34.9±5.7 | 1/20 |
| | 5 | 8.5±0.7 | | | 5.3±0.4 | 30.9±4.7 | 1/20 |
| NP | 3 | 12.5±0.7 | — | — | 5.3±0.0 | 23.1±3.7 | 12/20 |
| | 4 | 13.0±0.0 | | | 5.3±0.4 | 21.1±3.3 | 12/20 |
| | 5 | 14.5±0.7 | | | 4.7±0.1 | 17.4±2.8 | 17/20 |
| 对照 | 0 | <2 | — | — | 5.9±0.4 | 41.8±6.3 | 0/20 |

疫效果。然而需要注意的是,Heinen 等(2002)在将 NP 与 M2e 以融合形式构建 DNA 疫苗免疫猪时,他们惊奇地发现,在攻毒后免疫组产生了比阴性组更为严重的感染症状,疫苗接种后加快了实验动物的死亡。这项研究提示,在以流感多抗原联合进行 DNA 疫苗免疫时,抗原的组合设计和安全性问题还需要进一步研究。

### 36.5.1.2 流感 DNA 疫苗的分子佐剂和 DNA 疫苗免疫策略

流感 DNA 疫苗在小鼠模型中取得了令人鼓舞的试验结果,但多数研究表明,DNA 疫苗直接注射大型动物后其引发的免疫应答相对较弱,达不到预期水平。为解决 DNA 疫苗在以后人体应用中可能出现的免疫原性较低的问题,研究者在 DNA 疫苗的分子佐剂和 DNA 疫苗免疫策略改进等问题上进行了大量研究。通过在流感 DNA 疫苗中引入补体成分 C1q、CpG 免疫刺激序列、共刺激分子 CD40L、趋化因子 CCL27 和 CCL28、Toll 样受体(Toll-like receptor,TLR)、衔接蛋白 TRIF 和 MyD88、细胞因子佐剂(IFN-γ、IL-12、IL-2、IL-6、IL-15、GM-CSF)以及分枝杆菌胞壁酰二肽和单纯疱疹病毒 VP22 蛋白等,均可以在一定程度上增强疫苗的免疫应答水平和保护能力。另外,新型免疫策略在流感 DNA 疫苗中的应用也能在一定程度上提高疫苗的免疫应答水平。大量研究表明,DNA 初免-蛋白疫苗/复制型病毒载体疫苗加强免疫策略可以有效地提高疫苗诱导的免疫应答水平,基于这种异源初免-加强策略(heterologous prime-boost strategy)的流感 DNA 疫苗在小鼠模型、非人灵长类动物以及人体临床研究中都得到了广泛应用(Ismail et al.,2008)。

### 36.5.1.3 流感 DNA 疫苗的临床研究

截至目前,已经有数十项流感 DNA 疫苗的临床研究正在开展中,这些候选疫苗包括 3 价季节性流感 DNA 疫苗、单价流感大流行疫苗(H5N1、H1N1)、通用流感疫苗以及基于不同免疫策略的流感 DNA 疫苗等。2006 年,来自英国 PowderJect 公司的 Drape 等研究人员率先报道了他们在健康成年人群中开展的流感 DNA 疫苗的 I 期临床试验结果,该试验用疫苗为基于流感病毒 A/Panama/2007/99(H3N2)HA 的单价 DNA 疫苗,采用颗粒介导的表皮递送(particle mediated epidermal delivery,PMED)

方式进行接种。该试验初步研究了流感 DNA 疫苗应用于人体时的安全性和免疫原性,为流感 DNA 疫苗在人体上的应用迈出了重要的一步。2009 年,Jones 等(2009)首次报道流感 DNA 疫苗对人体有保护作用,也就是 PowderJect 公司开展的 I b 期临床试验结果。试验中,27 名受试者在通过 PMED 法接种 4 mg 表达 HA 的 3 价 DNA 疫苗后,于第 56 天用 A/Panama/2007/99 病毒鼻内攻击。试验结果表明,疫苗能够在人体内诱导良好的免疫反应,安全性良好,攻毒后有效降低了受试者的流感发病率。在由美国的 Vical 公司开展的一项 H5N1 DNA 疫苗的 I 期临床试验中,103 名受试者分别在第 0、21 天被给予 1 剂不同剂量(0.1 mg、0.5 mg 和 1 mg)Vaxfectin® 佐剂化的单价 A/Vietnam/1203/04(H5N1)HA DNA 疫苗或表达 HA、NP 与 M2 蛋白的 3 价 DNA 疫苗。结果显示,不同剂量的两种疫苗具有良好的耐受性,接种者均未见严重不良反应。

虽然流感 DNA 疫苗的安全性和有效性已经在众多研究中得到证明,其保护效果不逊于传统的灭活疫苗,但截至目前仍然没有用于人体的流感 DNA 疫苗被批准上市,主要原因在于作为一种全新的疫苗形式,DNA 疫苗的安全性和在大动物中免疫原性不足等一系列问题还没有彻底解决。鉴于 DNA 疫苗在生产周期短、成本低、储藏运输简单、接种途径多样、安全有效等方面的优势,在通过更加深入的研究和人体临床评价之后,流感 DNA 疫苗将有可能会获得批准上市,并在人类预防流感特别是在大流行的紧急预防中发挥重要作用。

## 36.5.2 重组亚单位疫苗

流感重组亚单位疫苗(recombinant subunit vaccine)是通过选择合适的表达系统(如大肠杆菌、酵母、哺乳动物细胞或杆状病毒等)表达流感病毒抗原蛋白(或其表位),如 HA、NA、NP、M1 等蛋白,将表达产物经纯化后按照一定工艺制备成为疫苗。由于其易于大规模生产、可快速生产且成本低廉等特点,受到了很多疫苗研发人员的青睐,特别是在流感大流行期间,借助成熟的分子生物技术和生物发酵技术,即可在短时间内研制并生产出大量的流感疫苗以满足大规模接种之需。目前,基于不同靶抗原的流感基因工程亚单位疫苗的有效性已经在多项研究中得以证实。

### 36.5.2.1　基于 HA 的重组亚单位疫苗

HA 蛋白是流感病毒重要的表面抗原,以 HA 为靶抗原的流感病毒基因工程疫苗是目前研究最多的基因工程疫苗。由于 HA 在病毒中以三聚体糖蛋白的形式存在,抗原 HA 必须在真核表达系统中表达,以保证 HA 的正常糖基化或正确折叠。但研究表明,对 HA 基因进行一定的修饰或改造后,从原核系统中制备的多聚体或寡聚体形式的 HA 疫苗也可在动物模型中诱导产生良好的保护效果。早在 20 世纪 70 年代,就有研究人员通过碱萃取法从全病毒中提取了大量的流感病毒表面抗原 HA 和 NA,并证实它们能在实验动物中诱导产生有效的特异性抗体。Petersson 等(2010)通过鸡胚制备获得了源于 A/Panama/2007/99(H3N2)或者 A/New Caledonia/20/99(H1N1)菌株的流感病毒抗原 HA,并与全病毒疫苗比较后发现,这种流感疫苗主要能诱导体液免疫。Chen 等(2019)使用中国仓鼠卵巢细胞(CHO)表达重组 H7 抗原,同时评估了 PELC 和 CpG 的新型组合佐剂和 rH7 抗原在小鼠中的免疫应答,结果表明,rH7 抗原能够在小鼠中诱导高滴度的中和抗体,并在活病毒攻击后赋予保护作用。目前利用大肠杆菌、酵母、哺乳动物细胞以及植物细胞表达系统表达的 HA(或 HA1、HA2 亚基)的流感亚单位疫苗均有报道。

FluBlok 是由 Protein Sciences 公司所开发的一种 3 价季节性流感疫苗,该疫苗是利用杆状病毒昆虫细胞表达系统分别表达 A/Solomon Islands/3/06(H1N1)、A/Wisconsin/67/05(H3N2)和 B/Malaysia/2506/04(B/Victoria)3 株病毒的全长 HA 经纯化后混合制备而成(Cox and Hollister, 2009)。自 2004 年开始,FluBlok 已经相继在 3633 名健康成人和老年人群中开展了 4 项临床研究,并于 2008 年全部完成。结果显示,FluBlok 在各年龄组人群中都具有良好的安全性,在无佐剂的情况下即可诱导良好的免疫应答。FluBlok 也于 2013 年 1 月获得美国 FDA 批准上市用于预防 18～49 岁成人季节性流感,该疫苗也是第一个获得批准上市的流感基因工程重组亚单位疫苗(Buckland, 2015)。FluBlok 在小龄儿童中的免疫原性则相对较差,尚待进一步临床评价。

VAX125 或 STF2. HA1(SI)是由 VaxInnate 公司开发的一种单价流感疫苗,是将流感病毒 A/Solomon Islands/3/2006(H1N1)的 HA1 与细菌的鞭毛蛋白在大肠杆菌中融合表达制备而成(Treanor et al., 2010)。鞭毛蛋白能与人固有免疫细胞表面的 Toll 样受体 5(Toll-like receptor 5, TLR5)结合,激活固有免疫反应,从而增强了机体对抗原 HA1 的免疫应答。该疫苗于 2008 年在 128 名 18～49 岁的健康人群中开展了不同剂量组疫苗的Ⅰ期临床试验,结果显示,该疫苗在接种人体后具有良好的耐受性和安全性,受试者无严重不良反应。

### 36.5.2.2　基于 NA 的重组亚单位疫苗

NA 蛋白是流感病毒表面的另一个重要抗原,尽管 NA 特异性抗体不具有中和病毒的作用,不能阻止病毒感染,但具有抑制病毒复制及扩散等作用。研究表明,NA 特异性抗体可以提供针对流感病毒的保护性免疫。另外,科学家还从不同亚型流感病毒神经氨酸酶的氨基酸序列比对中发现,NA 中有一些具有重要功能结构域的氨基酸序列高度保守,NA 的交叉保护潜能随后即被试验所证实。NA 也因此成为流感病毒亚单位疫苗的一个重要候选抗原。尽管如此,目前基于 NA 亚单位疫苗的研究更多的是倾向于将此作为基于 HA 的亚单位疫苗的辅助成分。Bosch 等(2010)利用哺乳动物表达系统分别制备了 2009 年甲型 H1N1 流感病毒可溶性的 HA 的三聚体蛋白[sHA(3)]和 NA 的四聚体蛋白[sNA(4)],并在雪貂动物模型中对其有效性进行了评价。结果显示,给予单一的两剂 3.75 μg 配合佐剂的重组蛋白疫苗 sHA(3)或 sNA(4)免疫后即可诱导产生较强的免疫应答,两者共同免疫时,sNA(4)还能显著增强 sHA(3)的抗体反应。在攻毒保护试验中,两种蛋白却呈现出不同的保护机制,sHA(3)单独免疫能够显著降低病毒感染后雪貂肺部病毒滴度,而 sNA(4)单独免疫却使雪貂体重丢失率降低、肺部病理损伤减轻等。两种蛋白共同免疫可产生最优的保护作用。此外,Broecker 等(2019)研究发现,通过改变 NA 的茎部区域能够增强 NA 蛋白的免疫原性并可以改善流感病毒疫苗的功效,可能有助于提高疫苗预防效果。因而,把 NA 成分作为流感疫苗的一个组分能节省疫苗抗原用量并能提高疫苗的广谱保护能力。

## 36.5.3　病毒样颗粒疫苗

病毒样颗粒(virus-like particle, VLP)是由病毒的 1 种或多种结构蛋白(一般为衣壳蛋白)自行装配而成的类似病毒粒子完整结构的颗粒。多种病毒的结构蛋白(如流感病毒的基质蛋白 M1、HIV 的核心蛋白 Gag、HBV 的核心抗原 HBcAg、HPV 的主要衣壳蛋白 L1 等)都具有自行组装成病毒样颗粒的功能(Haynes, 2009)。病毒样颗粒在形态结构上与原始病毒粒子相似,具有很强的免疫原性。另外,病毒样颗粒本身缺少遗传物质,不能自主复制,也不具有感染性,因而具有良好的安全性。更重要的是,VLP 在结构上允许外源基因片段的插入并能在各种不同的表达系统中自动组装成嵌合型病毒样颗粒,从而将外源性抗原(或表位)高密度展示在其表面。鉴于此,病毒样颗粒无论是其本身作为一种疫苗形式,还是作为一种新型疫苗递送载体,都成为新型疫苗开发的一个热点,部分病毒样颗粒疫苗已经成功上市。流感病毒样颗粒疫苗就是通过选择合适的载体蛋白,利用基因工程技术制备能够展示流感病毒保护性抗原(如 HA、NA、M2 等蛋白或其表位)的病毒样颗粒。目前,以 HA 和(或)NA 为靶抗原的流感 VLP 疫苗主要有 3 类:基于 M1 蛋白的病毒样颗粒疫苗、基于 Gag 蛋白的假病毒样颗粒疫苗以及基于 HA 的植物来源的病毒样颗粒疫苗。

### 36.5.3.1 基于 M1 蛋白的流感病毒样颗粒疫苗

Latham 等(2001)利用昆虫细胞-杆状病毒表达系统首次成功获得了流感病毒样颗粒,他们将一个共表达流感病毒 A/Udorn/72(H3N2)M1、M2、HA 和 NA 蛋白的杆状病毒表达载体转染 sf9 细胞后,在细胞培养上清检测到了病毒样颗粒的存在,并发现该颗粒与原始病毒在形态上极为相似,而且颗粒表面也存在 HA 和 NA 蛋白。Pushko 等(2005,2007)将 HA、NA 和 M1 三个基因重组到同一杆状病毒载体中,在昆虫细胞中成功表达流感病毒 A/HongKong/1073/99(H9N2)的病毒样颗粒。随后,研究者利用昆虫细胞-杆状病毒系统,成功制备了包括 A/Fujian/411/2002(H3N2)、A/PR/8/34(H1N1)、1918 H1N1 病毒和高致病性 H5N1 禽流感病毒等在内的多株流感病毒的 VLP(Bright et al.,2007)。Galarza 等(2005)首次将 VLP 作为一种候选流感疫苗并对其免疫原性进行评价,他们制备了基于 A/Udorn/72(H3N2)HA 和 M1 的 VLP,给予小鼠两次肌内注射或滴鼻免疫含 1 μg HA(用 SDS-PAGE 后光密度扫描法确定 HA 含量)的 VLP,结果

发现,VLP 诱导的 HA 特异性抗体水平与亚致死量病毒感染后产生的抗体水平相当,并能有效保护小鼠抵抗 $5LD_{50}$ 的 A/Hong Kong/68(H3N2)病毒的攻击,这说明流感病毒 VLP 具有良好的免疫原性并能够有效诱导保护性免疫。目前,科学家已在小鼠、雪貂和非人灵长类动物等中对多种不同形式的 VLP 疫苗进行了研究,如对 2 价或 3 价 VLP 疫苗及配以多种不同佐剂的 VLP 疫苗的免疫原性、VLP 疫苗的交叉保护性和免疫持久性、VLP 疫苗的多种免疫途径的比较进行研究等(Ren et al.,2018)。基于 M1 蛋白的 VLP 疫苗的免疫原性也随着研究的深入进一步证实,成为取得进展最大的流感病毒样颗粒疫苗。由美国 Novavax 公司利用昆虫细胞-杆状病毒表达系统制备的 H5N1 VLP、2009 H1N1 VLP 和 2008—2009 年 3 价季节性流感病毒 VLP 疫苗均已进入或完成 II 期临床试验。其中,在 2009 年开展的季节性流感病毒 VLP 疫苗的 II 期临床试验中,220 名 18~49 岁的健康人群被随机分为 3 组,分别给予 15 μg/剂、60 μg/剂 VLP 疫苗以及 PBS 肌内注射,接种 21 天后的血清学结果显示,15 μg 和 60 μg 组针对不同病毒的血凝抑制抗体阳转率分别为 H1N1:57% 和 66%;H3N2:86% 和 81%;B 型:62% 和 67%。其他各项血清学指标均达到相关标准。另外,通过 ELISPOT 检测 IFN-γ 显示,两个剂量组疫苗均可在人体诱导良好的细胞免疫应答。目前,基于 M1 蛋白的 VLP 疫苗更进一步的临床研究正在开展中。

### 36.5.3.2 基于 Gag 蛋白的假病毒样颗粒

假病毒样颗粒是指该颗粒的衣壳蛋白来源于一种病毒,而包膜上抗原来源于另一种病毒。假病毒样颗粒通过将表达靶抗原和颗粒衣壳蛋白的真核表达质粒共转染细胞而获得。Szécsi 等(2006)以鼠白血病病毒(murine leukemia virus, MLV)的 Gag 蛋白为病毒样颗粒的衣壳蛋白,首次成功制备了嵌合有流感病毒 HA、NA 和 M2 蛋白的假病毒样颗粒,并证实在小鼠腹腔注射该假病毒样颗粒后可诱导产生高滴度的中和抗体。此后,Haynes 等(2009,2019)在昆虫细胞-杆状病毒表达系统中也成功制备了 MLV-Gag VLP,且昆虫细胞-杆状病毒表达系统比哺乳动物细胞表达系统制备的假病毒样颗粒量更多。针对不同亚型的病毒的 MLV-Gag VLP 疫苗在小鼠、雪貂等动物模型中的研究结果均显示,MLV-

Gag VLP 疫苗与基于 M1 蛋白的 VLP 疫苗具有类似的免疫原性,在无佐剂的情况下即可诱导高水平的免疫应答并能提供有效保护。

### 36.5.3.3  基于 HA 的植物来源的 VLP 疫苗

植物来源的 VLP 是近年来才发展起来的一种特殊的 VLP。2008 年,D'Aoust 等将流感病毒 *HA* 基因通过农杆菌渗入法转化本塞姆烟草(*Nicotiana benthamiana* plant)后,在植物叶片中成功提取到了一种新型的病毒样颗粒,并证实该病毒样颗粒是 HA 大量聚集于烟草细胞膜非质体凹陷处后组装而成的高分子质量结构(D'Aoust et al.,2009,2010)。动物试验显示,小鼠在给予 1 剂 0.1 μg 的 VLP 肌内注射后即可产生与昆虫细胞-杆状病毒系统中获得的 VLP 相当水平的免疫应答,两剂 0.5 μg 的 VLP 免疫后即可保护小鼠免受来自相同亚型但不同分支的流感病毒致死量攻击。至今,包括 2009 新甲型 H1N1 流感病毒在内的多种病毒的植物表达 VLP 均已成功制备,并在动物试验中显示了巨大潜能。2009 年 9 月,加拿大的 Medicago 公司对这种基于植物来源的 H5N1 VLP 疫苗开展一项按照随机双盲安慰剂对照以及剂量递增(5 μg、10 μg 和 20 μg)设计的 I 期临床试验。研究者对 48 名 16~60 岁的健康志愿者接种两剂 VLP 疫苗,并对疫苗在人体的安全性、耐受性以及诱导的免疫应答水平进行全面评价,疫苗安全性较好,且在疫苗接种后 6 个月,大多数受试者维持高血凝抑制抗体滴度并能诱导 HA 特异性的多功能 CD4 T 细胞(Pillet et al.,2016)。II 期临床试验表明,安全性结果与前述研究相似,在更高剂量组(30 μg)诱导了更强烈的抗体应答(Pillet et al.,2019)。目前 III 期临床试验正在实施。

流感病毒样颗粒疫苗具有构建快速、易于规模化生产及较强免疫原性的优点,尤其是 VLP 疫苗在动物试验中所显示的诱导交叉保护性免疫的潜能可能为开发广谱流感疫苗提供一个新选择。尽管如此,在 VLP 疫苗的研发中仍有些重要的理论和技术问题需要解决,如哺乳动物细胞或昆虫细胞宿主细胞蛋白残留、机体的抗颗粒衣壳蛋白的免疫应答、合适疫苗配方的选择等。

## 36.5.4  重组载体疫苗

重组载体疫苗(recombinant vector vaccine)能够以模拟病原体自然感染的方式进入机体,在体内表达目标抗原并激发全面、有效、持久的免疫应答,是理想疫苗的设计形式之一。流感重组载体疫苗主要包括重组细菌载体疫苗和病毒载体疫苗,其中以病毒载体疫苗研究最多、进展最快。

### 36.5.4.1  腺病毒载体疫苗

腺病毒有宿主范围广泛及对人体的低致病性、病毒基因组相对容易操作、允许插入的外源基因容量大、病毒扩增速度快、病毒颗粒比较稳定、冻干后不需冷藏等优点。目前已经成为最常用的病毒载体之一。在人类腺病毒的 50 多个血清型中,5 型腺病毒(Ad5)来源的重组载体被广泛地用于疫苗或基因治疗药物的临床研究中。目前已有大量研究表明,多种表达流感病毒保护性抗原的复制型或复制缺陷型的腺病毒载体疫苗均能诱导产生良好的免疫应答并具有保护性。Wesley 等(2004)利用 Ad5 为载体构建了表达猪流感病毒 H3N2 HA 和 NP 的复制缺陷型重组腺病毒,免疫 1 次后就能够保护动物免于致死量病毒的攻击。一种表达高致病性禽流感 H5N1 的 HA 的重组腺病毒载体可以在小鼠体内诱导出细胞免疫和体液免疫,并能完全保护小鼠和鸡免受致死量病毒感染。另外,Hoelscher 等(2006)的研究表明,表达 H5N1 HA 的腺病毒免疫小鼠后可获得长久持续的免疫,至少可以在 1 年内提供针对致死量的病毒的保护。一项 H5N1 疫苗的 I 期临床试验结果显示,受试者在通过鼻腔喷雾或皮肤贴片途径给予 1 剂复制缺陷型腺病毒载体疫苗后,疫苗具有良好的安全性和耐受性,通过鼻腔喷雾接种在无佐剂的情况下诱导产生了良好的免疫应答。此外,腺病毒载体疫苗作为一种疫苗形式,在流感病毒 DNA 疫苗的增效研究中亦有广泛应用,基于 DNA 疫苗初免—腺病毒载体疫苗加强免疫策略在以不同抗原为靶点的流感疫苗中都显示出较好的保护效果,甚至诱导产生了广谱保护作用。目前,已经有多项基于腺病毒载体的 H5H1 疫苗进入了 I 期或 II 期临床试验。

重组人腺病毒载体疫苗在实验动物体内取得较好的免疫效果,但是在多数人体内存在的不同程度的针对载体的抗体势必会影响疫苗抗原在体内诱导的免疫应答,或限制载体疫苗的多次接种,这是当前腺病毒载体疫苗研究中所面临的一个主要问题。尽管这种抗载体效应对疫苗有效性的具体影响程度还不是很清楚,研究者还是在减少抗载体免疫效应上做了不少工作,包括对载体进行化学修饰和改造、构建嵌合病毒载体、开发新型非人类腺病毒载体等。随着研究的深入,在对腺病毒载体进行不断改进和完善后,基于不同腺病毒载体的流感疫苗将为人类提供一种简单、高效、经济、安全的方式,在不需要通过对流感病毒进行大规模扩增的情况下即可生产大量的疫苗以遏制流感流行或大流行。

### 36.5.4.2 痘病毒载体疫苗

人类在使用牛痘病毒消除了天花之后,就尝试将其作为一种新的载体。牛痘病毒具有成为理想载体的多个特性:易于操作,费用低廉,可以容纳较大外源 DNA 的插入,可以冻干,口服后可以诱导黏膜和系统性的免疫反应。然而,牛痘疫苗接种后使得人体内已经有了针对牛痘病毒的抗体,这可能会影响针对外源蛋白的免疫反应的诱导。为此,科学家对来源于其他物种的与牛痘病毒相似但无交叉反应的痘病毒进行了研究,如金丝雀痘病毒和鸡痘病毒。与重组牛痘疫苗相比,这些重组载体在人体内诱导的免疫反应相对较弱;另外,这些痘病毒载体疫苗接种后在人群中的传播和循环对于免疫力极度低下者也是一个潜在的威胁。为了解决这个问题,新型的复制缺陷型的减毒牛痘病毒,如安卡拉病毒株,成为痘病毒载体疫苗的主要载体。重组改良型痘苗病毒安卡拉株(modified vaccinia virus Ankara,MVA)是高度减毒的复制缺陷型牛痘病毒,在生物安全一级实验室条件下即可进行操作。MVA 作为疫苗载体的安全性和有效性已经在多种人或动物的病毒性疾病研究中得到证实,包括流感病毒。1994 年,表达流感病毒 A/PR/8/34(H1N1)的 HA 和 NP 基因的重组 MVA(MVA HA-NP)即被成功构建,动物试验表明,小鼠在给予 1 次 $10^8$ PFU 的重组 MVA 免疫后诱导产生强烈的抗体反应和 CTL 反应,仅免疫 1 次 $10^5$ PFU 的重组 MVA HA-NP 可以在 4 周后提供针对 PR8 病毒致死量攻击的保护。同样的重组 MVA 载体疫苗还可以通过口服给药的方式诱导针对流感病毒的保护性免疫,研究表明,给予小鼠灌胃免疫 2 次 MVA HA-NP 可以诱导出良好的血清 IgG 和黏膜局部 IgA,并可以在上、下呼吸道提供针对流感病毒攻击的保护。另外,MVA HA-NP 免疫后还可以产生良好的针对 NP 的 CTL 并有效促进了异亚型病毒感染后的恢复。目前,已经有包括高致病性禽流感 H5N1、2009 H1N1 大流感在内的多种亚型流感的重

组 MVA 载体疫苗开展了临床前研究并取得了理想效果,表达流感病毒 HA 或其他靶抗原的重组 MVA 成为诱导流感保护免疫极具前景的疫苗形式。

### 36.5.4.3 水疱性口炎病毒载体疫苗

水疱性口炎病毒(vesicular stomatitis virus,VSV)属于弹状病毒科水疱病毒属,是有包膜的单股负链 RNA 病毒。VSV 可以自然感染马、牛和猪等家畜并引起发病,但却很少感染人,人偶尔感染 VSV 后通常也无明显症状。VSV 在人群中的低感染率和低致病性赋予了其作为一种新型人用病毒载体的潜能。VSV 作为一种疫苗载体在多种疫苗研究中都得到广泛应用。Kretzschmar 等(1997)在 VSV 的 G 基因上、下游分别插入流感病毒的 HA 和 NA 基因,利用反向遗传学技术成功获得表达 HA/NA 蛋白的重组 VSV,并证明嵌合于重组病毒表面的 HA 和 NA 均具有完整的生物学活性。在另外一项研究中,该课题组还发现,小鼠在给予 1 剂表达流感病毒 HA 的重组 VSV 病毒滴鼻后就可以诱导高水平的中和抗体,并成功保护了小鼠抵抗致死量病毒的攻击(Roberts et al.,1998);另外,该课题组还通过将 VSV 病毒 G 蛋白的胞内区截短或去除而对病毒进行了减毒,同时这也消除了载体接种后产生的抗载体抗体反应(Roberts et al.,1999)。随后,基于这种活的减毒的可复制的病毒载体疫苗在流感中开展了更加深入的研究,表达高致病性禽流感 H5N1 HA 的重组 VSV 已被证明可以在小鼠体内诱导出高水平的中和抗体并能成功抵抗同源病毒攻击,值得提出的是,该重组载体疫苗还诱导产生了针对同亚型内进化分支上较远的多株 H5 病毒的交叉中和抗体,并能在免疫后 1 年内提供对多株病毒的全部保护。多项研究结果显示,基于 VSV 的流感疫苗是一种具有巨大潜力的流感(或大流行流感)疫苗。

### 36.5.4.4 甲病毒复制子疫苗

单股正链 RNA 病毒的 RNA 具有感染性,可自我复制,在保留了病毒复制酶基因,用外源基因取代病毒结构蛋白基因后即可形成具有一次感染能力并实现外源蛋白高水平表达的 RNA 复制子疫苗(RNA replicon vaccine)。用于 RNA 复制子疫苗的最常用载体是甲病毒,基于甲病毒的 RNA 复制子疫苗不会产生能够复制的感染性病毒粒子,也不会与细胞基因组发生整合,不受体内已有载体抗体的干扰,可以

诱导机体产生良好的系统性免疫应答和黏膜免疫应答（Abente et al.，2019）。Pushko 等人利用减毒的委内瑞拉马脑炎病毒的基因骨架构建了表达流感 HA 的复制子疫苗并在小鼠中证明了其有效性。Hubby 等（2007）分别在小鼠、家兔和猕猴中完成了表达流感病毒 A/Wyoming/03/2003（H3N2）HA 和 NA 的复制子疫苗的临床前研究，初步证明了来源于委内瑞拉马脑炎病毒的流感复制子疫苗具有较好的安全性和免疫原性。这种由 AlphaVax 开发的表达流感 A/Wyoming/03/2003 HA 的复制子疫苗目前已经分别在成年人和老年健康人群中开展了 Ⅰ／Ⅱ期临床试验。

病毒载体疫苗由于其独特的优势，已经成为新型流感疫苗研究的热门，除以上介绍的病毒载体外，基于杆状病毒、新城疫病毒、腺相关病毒以及流感病毒本身为载体的流感疫苗均已在动物试验中显示了一定潜力。随着研究的深入和大规模临床研究的开展，这种摆脱鸡胚限制、无需佐剂、快速的、易于操作和控制的疫苗研发与生产技术将在新一代流感疫苗中占有重要地位。

## 36.6　流感通用疫苗

流感通用疫苗（universal influenza vaccine，UIV）也是一类使用基因工程技术方法制备而成的流感疫苗，它是针对流感基因中高度保守的基因序列或者表位等设计制备而成的疫苗，接种后可诱导机体产生针对多种流感病毒（包括同亚型和不同亚型）病毒株的保护性免疫。目前使用的流感灭活疫苗的保护效果受到疫苗株与流行株表面抗原匹配程度的影响，因而开发能够诱导广谱和持久免疫的流感通用疫苗已经成为流感疫苗研发的重要方向（Du et al.，2010）。近年来，流感通用疫苗的开发取得了较大进展，不同形式的流感通用疫苗已经在动物模型中显示出巨大潜力，部分候选疫苗已经进入了临床研究，为将来及时有效地控制突发流行的甲型流感病毒引起的流感大流行带来了新希望。

### 36.6.1　基于 *M* 基因的流感疫苗开发

编码基质蛋白（M）的是 RNA 片段 7，至少编码 M1、M2 两种蛋白。M1 是流感病毒的主要结构蛋白，其在流感病毒中是高度保守的蛋白，它参与病毒

生活周期的几个环节，因此利用流感病毒 M1 蛋白来研究通用流感疫苗是一个重要的方向。近几年对 M1 蛋白表位进行大量研究，采用蛋白酶水解分析不同肽段对单抗的免疫反应性差异，分析发现，M1 蛋白近氨基端 1/3 区域与病毒类脂层结合，近羧基端 2/3 区域与核糖核蛋白结合。A/WSN/33（H1N1）流感病毒株 *M1* 基因的 8—89、80—109、129—164 位氨基酸区域至少各存在一个 B 细胞表位，其 89—141 位氨基酸区域内至少存在 2 个 B 细胞表位，存在 2 个 RNA 结合位点（Ye et al.，1989）。羧基端 QAYQKRMGVQMQRFK 多肽构成 CD4$^+$ T 细胞表位，A/PR8/34（H1N1）流感病毒株 *M1* 基因的 58—66 位（GILGFVFTL）氨基酸构成 CD8$^+$ 细胞毒性 T 细胞表位，63—70 位（FVFTLTVPS）氨基酸构成 CD4$^+$ T 细胞表位。Alan 等人就曾构建了含有流感基因 *M1*、*NS1*、*NP*、*PB1* 和 *PA* 等 T 细胞表位的重组痘病毒（recombinant vaccinia virus）后发现，能增加流感病毒特异性 IFN-γ 分泌型脾细胞的数量，且含有多种表位的此种重组病毒制备的流感疫苗能保护宿主免受流感病毒的感染。*M* 基因在流感病毒中是高度保守的，因而近来一些研究小组已经开展了针对 *M* 基因作为广谱疫苗的研究。在很长一段时间里，研究者都是通过 DNA 疫苗的形式来研究 *M* 基因作为广谱疫苗的免疫效果，但相对 DNA 疫苗而言，重组亚单位蛋白疫苗具有更加安全、可靠等优越性。以前一直没有关于 M 蛋白疫苗的相关报道，研究者实验室表达并纯化出 M1 蛋白作为亚单位疫苗，首次发现单独免疫 M1 蛋白也可以诱导抵抗一部分同型病毒，具有一定的保护效果。同时，研究者也发现在添加佐剂的情况下，M1 蛋白也可以对小鼠提供 100% 保护来抵抗同源病毒 H9N2 以及异源病毒 H5N1 的攻击（Sui et al.，2009a）。因此，M1 蛋白是制备广谱流感病毒疫苗的一个潜在抗原。

M2 蛋白首先是被 Lamb 等人发现的，它是一种多功能蛋白，具有离子通道的作用，它的改变直接影响病毒复制的过程（Lamb et al.，1981）。M2 蛋白结构相当保守，其 N 末端的 24 个氨基酸组成 M2 的胞外区（M2e）高度保守，尤其是位于其 N 末端 2~9 位的表位（SLLTEVET）在所有的甲型流感病毒中都未曾发生变异。M2e 因为其氨基酸序列高度保守而引起研究人员的关注。M2 蛋白是甲型流感病毒的三种表面抗原之一，关于 M2 免疫反应与抗流感免疫的研究，早在 1988 年 Zebedee 等就率先在体外证明

针对 M2 蛋白的单克隆抗体可以抑制病毒在细胞中的复制（Zebedee and Lamb，1988）；随后 Treanor 等通过抗体过继实验证明，针对 M2 蛋白的特异性单克隆抗体在小鼠体内能够抑制流感病毒的复制（Treanor et al.，1990）。随着研究的深入，M2（或 M2e）特异性免疫反应与流感病毒保护性免疫的关系也被多项研究所证实。鉴于 M2 蛋白的高度保守性以及其作为流感病毒的保护性抗原的一种，M2 蛋白被认为是待开发的、可刺激机体产生对不同流感变异株都具有交叉保护效果的通用疫苗的主要靶点。目前，已经有多种不同形式的基于 M2 蛋白的流感疫苗在动物模型中得到了验证，主要包括重组蛋白疫苗、DNA 疫苗以及病毒载体疫苗等。相对于全长 M2 蛋白，M2e 蛋白的免疫原性则较差，因此在选择以 M2e 为靶点时需要在疫苗设计上进行一定的修饰或优化。而且，研究者发现，用 sM2 蛋白与佐剂一起免疫能保护小鼠抵抗致死剂量的同源病毒的攻击（Sui et al.，2009b）。研究结果发现，15 μg sM2 与壳聚糖一起进行滴鼻免疫可以完全保护小鼠免受同源病毒的攻击，同时能分别保护 90% 和 30% 的小鼠免受异亚型病毒 H1N1 和 H5N1 流感病毒的攻击。关于 M2e 特异性免疫应答介导免疫保护的机制，目前的研究结果主要认为是 M2e 特异性抗体可与被感染细胞膜上的 M2 蛋白结合，并通过 Fc 受体或补体受体介导抗体依赖的细胞介导的细胞毒性作用、抗体依赖的细胞介导的吞噬作用和补体依赖的细胞毒性作用等机制清除病毒感染细胞。也有研究推测，这种交叉保护作用可能是由高度保守的 M2 蛋白诱导的细胞调节免疫反应提供的，也可能是与呼吸道黏膜部位产生的高滴度 IgA 抗体有关（Sui et al.，2010b；Deng et al.，2015）。

目前，报道的若干基于 M2 或者 M2e 的通用流感疫苗研究概况见表 36.3，包括利用杆状病毒表达流感病毒的 M2 蛋白，M2 的胞外区基因（23 个氨基酸）与乙肝病毒的核心抗原基因（5~183 位氨基酸）融合表达 M2e-HBc 等（Schotsaert et al.，2009）。其中，科学家研究的最主要问题就是如何将正常情况下没有免疫原性或者免疫原性较弱的 M2e-peptide 转变成为高免疫原性的疫苗。他们采用遗传学或者化学的方法将其构建在一个合适的载体上，如病毒样颗粒（VLP）、乙肝病毒核心抗原（HBc）和化学偶联基团（GST、KLH、OMPC、MAP 和 liposomal 等）等。例如，M2e 多肽构建在 HBc 亚单位上进行接种可以产生相对较高的免疫原性，而且 M2e-HBc 能在 *E. coli* 中高效表达。另外，英国和美国的科学家将乙肝核心蛋白或者鞭毛蛋白等与 M2 抗原偶联，能增强疫苗抗原产生的抗体反应，其不需要佐剂便能得到很好的保护和持久的免疫作用。这些 M2 蛋白经腹腔或经鼻腔免疫后不但能抵抗同型毒株的攻击，还能提供交叉保护，抵抗异型病毒的攻击。另外，Mozdzanowska、Fan 和 Zou 等人研究了基于 M2 的多肽疫苗，虽然这种疫苗纯度高、稳定，但是由于它只能线性表达，不能折叠，故免疫原性差（Fan et al.，2014；Mozdzanowska et al.，2007；Zou et al.，2017）。

表 36.3　基于 M2 或者 M2e 的通用流感疫苗研究概况

| 候选疫苗名称 | 靶抗原 | 载体（分子佐剂、锚定序列） | 融合形式 | 动物模型 | 佐剂 | 攻毒病毒株亚型 |
|---|---|---|---|---|---|---|
| Bac-M2 | M2 | — | — | 小鼠 | 弗氏佐剂 | H2N2<br>H3N2<br>B |
| M2e-HBc<br>M2e-HBc-particle 1818 | M2e | 乙肝病毒核心抗原 | 基因重组 | 小鼠 | 无佐剂<br>CTA1-DD | H3N2 |
| GST-M2e | M2e | GST | 化学偶联和基因重组 | 小鼠 | — | H1N1<br>H2N2<br>H3N2 |

续表

| 候选疫苗名称 | 靶抗原 | 载体（分子佐剂、锚定序列） | 融合形式 | 动物模型 | 佐剂 | 攻毒病毒株亚型 |
|---|---|---|---|---|---|---|
| M2e-KLH<br>M2e-OMPC | M2e | 匙孔血蓝蛋白和 B 群脑膜炎奈瑟菌外膜蛋白复合物（OMPC） | 化学偶联 | 小鼠<br>雪貂<br>猕猴 | QS-21 | H1N1<br>H3N1 |
| M2e-MAP | M2e | — | 化学偶联 | 小鼠 | CpG-ODN<br>CT | H3N2 |
| liposomal-M2eA | M2e | 脂质体 | 化学偶联 | 小鼠 | — | H1N1,H5N1,<br>H6N2 H9N2 |
| M2-DNA<br>M2-Ad | M2 | — | — | 小鼠 | — | H1N1<br>H5N1 |
| PapMV-CP-M2e | M2e | 番木瓜花叶病毒外壳蛋白 | 基因重组 | 小鼠 | AL 佐剂 | H1N1 |
| CTA1-M2e-DD<br>CTA1-3M2e-DD | M2e | CTA1-DD | 基因重组 | 小鼠 | — | H3N2 |
| M2e-tGCN4 | M2e | CN4 亮氨酸拉链区 | 基因重组 | 小鼠 | 海藻糖 + 单磷酰脂质 A 佐剂；铝佐剂；CTA1-DD | H3N2 |
| M2-HPV VLP | M2e | 人乳头瘤病毒 L1 蛋白 | 化学偶联 | 小鼠 | AL 佐剂 | H1N1<br>H3N2 |
| Qbeta-VLP-M2 | M2 | Qβ 噬菌体 | 基因重组 | 小鼠 | — | H1N1 |
| STF2.4xM2e | M2e | 鞭毛蛋白 | 基因重组 | 小鼠 | — | H1N1 |
| LBM2eHBc⁺ | M2e | HBcAg 主要免疫显性区域 | 基因重组 | 小鼠 | LTB（融合表位） | — |
| 活载体疫苗 | M2e | 减毒沙门菌 | 基因重组 | 小鼠 | — | H1N1 |
| H5N1-M2e-MAP | M2e | — | 化学偶联 | 小鼠 | 弗氏佐剂<br>铝佐剂 | H5N1<br>H1N1<br>H9N2 |
| SM2 | M2-跨膜区 | — | 基因重组 | 小鼠 | 壳聚糖 | H1N1<br>H5N1 |
| M2e-ASP-1<br>M2e3-ASP-1 | M2e | ASP（分子佐剂） | 基因重组 | 小鼠 | — | 多株 H5N1 |

## 36.6.2　基于 NP 基因的流感疫苗开发

A 型流感的内部蛋白 NP 因其高度保守性，是受研究者青睐的候选通用疫苗组成部分。流感病毒核蛋白（NP）具有型特异性，是流感病毒型别划分的主要依据之一，其序列非常保守，在病毒进化过程中变异率很低，同型流感病毒 NP 蛋白的氨基酸相似性在 90% 以上。NP 蛋白参与病毒 RNA 复制，对病毒基因组的复制非常关键。流感病毒感染机体后，NP 是细胞毒性 T 淋巴细胞识别的主要抗原，CTL 通过识别病毒感染细胞表面 MHC-Ⅰ类分子提呈的 NP 抗原肽后杀伤病毒感染的细胞，从而清除病毒，针对 NP 的具有交叉反应能力的细胞毒性 T 淋巴细胞（CTL）在控制病毒感染方面有重要作用。Gschoesser 等在体外试验中发现，当 IL-2 存在时，重组流感病毒 NP 蛋白可以诱导人 CD4⁺ 和 CD8⁺ T 细胞增生（Gschoesser et al.，2002）。B 型流感病毒 NP 与 A 型流感病毒 NP 之间没有联系，但 B 型流感病毒 NP 在 rNP 中具有 A 型流感病毒 NP 同样的功能。众多研究发现，基于 NP 的 DNA 疫苗和病毒载体疫苗不仅可以针对同型流感病毒提供保护，而且可以部分抵抗异型流感病毒的攻击，由于 NP 抗体不具有中和病毒的作用，这些保护作用主要是由 CTL 介导的杀伤作用来实现。研究者研究发现，60%～80% 小鼠至少单独免疫 NP DNA 疫苗 3 次后才能抵抗致死剂量同源流感病毒的攻击。

以 NP 为靶点的流感广谱疫苗在动物模型研究中已有很多成功报道，然而采用重组痘病毒（recombinant vaccinia virus）、牛痘病毒（fowlpox）或腺病毒（adenovirus）等构建的基于 NP 病毒的载体疫苗以及 DNA 疫苗，接种后产生的免疫原性都比较弱（Roose et al.，2009）。1987 年，Wraith 等研究者就从鸡胚细胞培养的流感病毒 X31（H3N2）中纯化出 NP 蛋白，通过腹腔注射方式免疫小鼠，结果发现，NP 蛋白能够诱导产生具有交叉反应活性的 CTL，该 CTL 反应能够保护 75% 的小鼠抵御异亚型流感病毒 A/PR/8/34（H1N1）的致死性攻击（Wraith et al.，1987）。Tamura 等（1996）进而证实，昆虫细胞表达的来自 A/PR/8/34 的 rNP 通过滴鼻方式免疫小鼠后，可以加快小鼠清除鼻腔内的同型病毒，从而促进小鼠感染后的恢复。研究者发现，用 100 μg NP 蛋白滴鼻免疫小鼠 3 次可以提供部分的保护作用，推测这种进行滴鼻免疫的疫苗可以诱导鼻黏膜免疫反应和细胞调节免疫反应，并能加速清除小鼠滴鼻部位的流感病毒，促进机体的恢复，因此具有控制新的流感病毒大暴发的潜能（Guo et al.，2010）。但是，现在也有研究认为，NP 特异性的 IgG 抗体也可能具有抗病毒活性。LaMere 等研究者通过腹腔注射的方式在病毒感染前 3 天开始将 NP 免疫血清转移到空白 C57BL/6 小鼠中，共注射 5 次，每天 1 次，每次每只 400 μL。之后发现，小鼠体内 NP 特异性的 IgG 抗体滴度在注射几次后有明显增加。这些注射了 NP 血清的 C57BL/6 小鼠与对照组相比其肺部病毒显著减少。因此他们认为，高滴度的 NP 抗体在病毒感染早期可能具有抗病毒作用。在 BALB/c 小鼠中，Lapuente 等（2018）比较了编码甲型流感病毒来源的抗原血凝素（HA）和核蛋白（NP）的 E1/E3 缺失的 Ad19a 载体对最常用的 Ad5 载体的免疫原性和功效。鼻内施用腺病毒载体并在肺和脾中诱导可检测的抗原特异性 T 细胞应答以及强烈的抗体应答。

研究者也尝试采用 NP 和其他的保守基因同时使用的方法，来提高保护效果。基于此，研究者设计了多种不同形式的以 NP 为靶抗原的疫苗，包括设计各异的 DNA 疫苗、昆虫细胞-杆状病毒系统表达和原核表达的基因工程疫苗、病毒载体疫苗等，均可诱导一定的异亚型免疫应答。尽管如此，这些疫苗对流感病毒的交叉保护作用尚有一些不足，需要在疫苗设计或免疫策略上进行更进一步优化，其中，基于 NP 的 DNA 初免-腺病毒载体加强免疫策略大大提高了疫苗的交叉保护能力。目前，单独以 NP 为靶点的通用疫苗尚无临床试验的科学报道。

### 36.6.3 基于 HA 保守区域的通用流感疫苗

血凝素（HA）是流感病毒重要表面抗原，流感病毒 RNA 片段 4 编码流感病毒的主要膜蛋白 HA，包括 HA1 和 HA2 两个亚基。虽然 HA 蛋白具有高度可变性，但是它仍然还有一些保守的序列，HA1 亚基的某些区域，如 193—199 位氨基酸 QNPTTYI、N 端的 42—75 位氨基酸区域能被有效识别，且相对比较保守（Donis and Cox，2011），因而认为，HA1 蛋白也可以作为流感通用疫苗研制的一个潜在靶标。与 HA 的受体结合 HA1 亚基相比，具有融合活性的 HA2 亚基序列相对更加保守，且具有一定的免疫原性，被认为是较好的通用疫苗成分。HA2 亚基的 N 端融合肽，特别是前 11 位氨基酸，在所有已知的流感亚型中是非常保守的，且氨基酸替换较少，因而制备含有高度保守的 HA2 亚基的基因工程产物在流感大流行准备期间是一个比较好的策略。目前，利用大肠杆菌、酵母、哺乳动物细胞以及植物细胞表达系统表达的 HA（或 HA1、HA2 亚基）的流感亚单位疫苗均有报道（表 36.4），其中采用的疫苗候选序列主要包含以下几个方面：利用生物信息学技术预测不同流感病毒之间共有的 HA 序列、保守性的融合肽附近的抗体表位、保守性的 HA1 和 HA2 裂解位点的抗体表位、HA 三聚体茎部序列等。

表 36.4　HA 的通用疫苗

| 疫苗名称 | 靶抗原 | 疫苗制备 | 佐剂 | 动物模型 | 攻毒毒株 | 保护机制 |
|---|---|---|---|---|---|---|
| HA1-con | 预测通用 HA 序列 | 腺病毒表达 HA1-con | — | 小鼠 | 多种 H1N1 | 免疫后的血清抗体可以对多种病毒显示出 HI 作用 |
| pCHA5 DNA 疫苗 | 预测通用 HA 序列 | DNA 疫苗 | — | 小鼠 | 多种 H5N1 | 免疫血清对多种病毒具有 HI 活性和中和病毒的能力 |
| IP、FP3 等 | HA 裂解位点 | 合成肽 | CFA/IFA | 小鼠 | H1N1 (PR8) | 未阐述 |
| HA0-OMPC | HA 裂解位点 19 位氨基酸 | 合成肽化学偶联于 OMPC | QS21 | 小鼠 | 多种 B 型流感 | 针对 HA 裂解位点抗体 |
| DNA+TIV/Ad HA | 全长 HA | DNA 疫苗, 季节性 TIV | — | 小鼠 雪貂 猴子 | 多种 H1N1 | 针对 HA 茎部广谱中和抗体 |
| LAH-KLH | HA2:76—130 位氨基酸 | 化学偶联于 KLH | CFA IFA | 小鼠 | H1N1 H3N2 H5N1 | 针对 HA 茎部广谱中和抗体 |
| 去头部的 HA | 去除头部 236—873 位氨基酸的 HA (H2) | 使用 CV-1 细胞表达后免疫该转染细胞 | — | 小鼠 | H1N1 | 可能是 HA 保守的构象表位发挥保护性作用 |
| 去头部的 HA | 去掉 HA 头部 52—277 位氨基酸的 HA | 针对该部位的 DNA 疫苗+VLP | CFA | 小鼠 | H1N1 (PR8) | 未阐述 |
| HA1HA0HA6、HA1HA6 | HA 茎部保守序列 | 重组蛋白 | CpG-ODN | 小鼠 | H1N1 (PR8) | 诱导 CR6261 样抗体产生 |
| VLP-264 | HA2 39—58 位氨基酸 | 展示在 FHV 表面 | — | 小鼠 | H1N1 (PR8) | 不能抵御致死剂量 PR8 病毒攻击 |
| HA1-38 位氨基酸 | HA 融合肽序列 | 化学偶联于 LAH | FCA | 小鼠 | H1N1 H3N2 | 针对融合肽部位抗体 |

注:KLH,钥孔血蓝蛋白;OMPC,脑膜炎双球菌外膜蛋白;TIV,三价灭活疫苗;LAH,长 α 螺旋;CFA,弗氏完全试剂;IFA,弗氏不完全试剂;CpG,胞嘧啶-磷酸-鸟嘌呤;VLP,病毒样颗粒;FHV,兽棚病毒;CpG-ODN,富含非甲基化碱基 CG 的寡核苷酸链。

### 36.6.3.1　针对 HA 保守表位构建的疫苗

研究证实,在同一亚型内的流感病毒 HA1 亚基中存在一些保守表位,如在当前 H5N1 流行株中,其 HA1 亚基的第 193—199 位的 7 个氨基酸高度保守,可以被针对该表位的单克隆抗体所识别。还有研究证实,针对 H5N1 病毒 HA1 亚基 N 端 42—47 位氨基酸的单抗可以识别并中和当前在亚洲流行的所有 H5N1 病毒株。这些研究显示,基于 HA1 亚基保守表位亦可以作为通用疫苗的新靶点,但针对此靶点的疫苗还没有进入相关临床试验阶段。

研究者发现,位于 HA 裂解位点附近的氨基酸序列较为保守,且存在一些保守性的细胞表位。因而,Horvath 等研究者利用 HA 裂解位点部位保守氨基酸序列构建的 IP、FP3 等合成肽疫苗,辅以佐剂免疫小鼠后可以在一定程度上保护小鼠抵挡同型 H1N1(PR8)病毒的攻击,但是保护作用较弱,HA 裂解位点附近的保护性细胞表位可能参与保护,但是其具体保护机制未知。

Bianchi 等(2005)基于 B 型流感 HA0 裂解位点处氨基酸序列的保守性,将该处的 19 个氨基酸融合到脑膜炎双球菌包膜蛋白上以增加免疫原性。免疫

小鼠后结果显示,该疫苗可以保护小鼠抵挡不同的
B 型流感病毒株的攻毒。与此同时,基于 H3 型病
毒的 HA0 裂解位点构建的疫苗除了可以保护同型
病毒攻击外,在一定程度上也可以保护异亚型的 H1
以及 B 型流感病毒的攻击,并且过继保护试验初步
证实是特异性的抗体介导的保护性作用。

此外,也有采用 H5N1 流感病毒的其他 HA 表
位(如 HA 307—319 位氨基酸,HA 354—372 位氨基
酸,HA 91—108 位氨基酸等)与内部保守蛋白 NP
和 M1 一起构建的多表位疫苗,在动物模型中也证
实其具有一定的保护作用。总的来说,这些利用
HA 上的单个表位构建的疫苗虽然具有一定的保护
性作用,但是保护效果不够理想,这可能是由于这些
单个表位不足以发挥强大的保护作用,其保护效果
的提升可能还需要 HA 的其他基序共同参与。

### 36.6.3.2　针对 HA 共有序列构建的疫苗

运用系统发育分析(phylogenetic analysis),采用
流感病毒进化 HA 共有保守序列构建 HA1-con 腺病
毒载体疫苗免疫动物后,可以在一定程度上保护小
鼠抵抗多种致死量流感病毒的攻击,其免疫后的血
清抗体可以产生针对多种流感病毒的(血凝抑制
HI)作用,并且也能诱导良好的特异性细胞免疫应
答。采用类似方法构建的 pCHA5 DNA 疫苗,可以
保护小鼠抵抗多种 H5N1 病毒株的攻击,更重要的
是,免疫后血清显示出针对多种病毒的 HI 活性和广
谱中和病毒作用。这些基于流感病毒共有的 HA 序
列构建的疫苗初步显示出交叉保护作用,但是其保
护机制未完全阐明。

### 32.6.3.3　利用 HA 茎部构建的疫苗

自从大量针对 HA 茎部的广谱中和抗体发现之
后,围绕着如何诱导产生这些保护性抗体的疫苗的
研究日益出现,这些疫苗设计不再像以前那样简单
地围绕着一些保守的具有保护性的 HA 表位或氨基
酸序列构建疫苗,而是具有针对性地以诱导这些保
护性的广谱性抗体产生为最终目的。的确,近年来
采取的各种疫苗设计手段有效地诱导了这些广谱中
和抗体的产生,在动物模型中这些疫苗也能够引起
保护性的免疫应答,进而达到预防流感的作用。

首先,研究证明,多种针对 HA2 保守区域的单
克隆抗体(如 C179、12D1)可以与不同亚型的流感
病毒 HA2 结合,通过阻止病毒感染时 HA 蛋白的构

象改变而阻止病毒与宿主细胞膜融合过程,进而有
效阻止病毒感染。尽管先前科学家鉴定出多株作用
于 HA 茎部保守表位的具有广谱中和能力的抗体并
进行了详细的结构分析,但是一直没有找到有效的
疫苗设计或免疫策略来诱导机体产生这些具有广谱
中和能力以抵抗流感病毒的感染。日本大阪大学的
Sagawa 等(1996)继发现抗体 C179 之后,用细胞表
达去掉头部的 H2N2 HA,证实其能够结合抗体
C179,将该免疫原免疫小鼠后发现,其能在一定程
度上保护小鼠抵挡致死剂量异亚型 H1N1 流感病毒
的攻击,而表达 HA 全长的免疫对照组却没有针对
异亚型流感病毒的机体保护作用;与此同时,热处理
该细胞表达的去头部的 HA 后(构象表位遭到破
坏)将其再次免疫小鼠,却没有类似异亚型流感保
护作用,这说明该构象表位诱导的抗体可能对异亚
型流感病毒感染发挥保护作用。

早期文献显示,以流感病毒的 HA2 作为免疫
原,虽然不能阻止病毒感染小鼠,但是 HA2 诱导的
抗体却可以在一定程度上发挥保护性作用并且加快
肺内流感病毒的清除。此外,Varecková 等研究显
示,针对 HA2 的抗体具有抑制膜融合的能力,并能
够抑制一定程度的流感病毒感染小鼠,他们将一株
HA 融合肽部位的 CF2 抗体的结合表位体外连接到
KLH 上,可以在一定程度上保护小鼠抵挡致死剂量
病毒的攻击。

Steel 等(2010)将 PR8 或是 HK68(H3N2)的
HA 单体去掉头部序列(52—277 位氨基酸)的 HA
序列作为靶抗原,然后通过 DNA 疫苗初免—VLP 疫
苗加强免疫的方式免疫小鼠。结果显示,疫苗免疫
之后可以保护小鼠抵挡致死剂量同型流感病毒的攻
击,更重要的是,他们发现上述疫苗免疫后血清具有
结合多种流感病毒的能力。尽管他们没有明确地阐
明这些血清抗体是否针对 HA 茎部区域以及是否具
有中和病毒的能力,但是这说明了基于 HA 保守序
列作为通用疫苗的可行性。此外,该课题组又筛选
到一株作用于 HA 茎部的 12D1 单抗,其结合位点位
于 HA2 76—106 位氨基酸(Wang et al.,2010)。化
学合成该抗体结合序列并连接到钥孔血蓝蛋白
(KLH)上,辅以佐剂免疫后能够保护小鼠抵挡同型
病毒致死剂量的攻击,部分保护小鼠抵挡异亚型
H5N1 病毒的攻击。该疫苗的免疫血清可以与同型
HK68(H3)HA,以及异源 H1、H2、H5 和 H7 病毒的
HA 结合。

Bommakanti 等（2010）设计了基于 HA2 的多种免疫原载体并在大肠杆菌中进行表达，经动物试验后发现，其中两种重组抗原在小鼠体内能产生很高的免疫原性，而且能保护小鼠免受同源病毒的攻击。Bommakanti 等使用最新蛋白质分析与结构预测方法，在突变 HA2 序列中引入突变并增加部分 HA1，从而首次在大肠表达系统里表达出中性 pH 下的 HA2 构象，并命名为 HA6。结果显示，利用此方法表达的 HA2 具有很好的免疫原性，免疫小鼠后能够保护小鼠抵挡致死剂量同型病毒的攻击，但是不能保护异亚型的 H1 流感病毒的攻击；此外，依据另一株 A/Phil/2/82（H3N2）病毒的 HA 氨基酸序列构建 HA6a，将其作为免疫原免疫小鼠之后，也能够抵抗致死剂量 A/HK/68（H3N2）流感病毒的感染。更重要的是，早期研究确定的针对 HA 茎部的广谱中和抗体 12D1 能够很好地结合 HA6，而且进一步试验显示，HA6 抗血清可以竞争 12D1 结合 HA。这些试验结果充分证实，HA6 免疫原可以诱导 12D1 样的 HA 广谱中和抗体产生。

Wei 等（2010）使用小鼠、雪貂和猴子等动物模型，利用编码 H1N1 HA 的 DNA 疫苗初免，继而再用 3 价季节性流感灭活疫苗或是腺病毒载体表达的 HA 加强免疫的方式成功地诱导了针对 HA 的广谱中和抗体，这些血清可以结合并中和 1934—2007 年所有的 H1N1 病毒；并且该疫苗可以保护小鼠和雪貂抵挡多种致死剂量 H1N1 病毒的攻击；最重要的是，他们还确定了该疫苗诱导的血清抗体所结合的部位位于 HA 茎部区域，而且与早期确定的 HA 茎部抗体 C179 具有竞争结合 HA 的能力。此项研究首次报道针对 HA 茎部的广谱性 HA 中和抗体是可以通过疫苗的方式所诱导产生的，这项研究进一步说明基于 HA 开发具有交叉保护能力的通用疫苗是可行的。

Bommakanti 等（2010）基于早期对 HA2 疫苗的研究选取 CR6261 广谱中和抗体表位，并采取氨基酸突变的方法充分暴露隐藏在 HA 三聚体内部的抗体表位而设计了 HA1HA0HA6、HA1HA6 重组蛋白疫苗。该疫苗在一定程度上保护小鼠抵挡致死剂量 PR8 流感病毒的攻击，也可以降低感染后的肺内病毒滴度；此外，疫苗诱导的血清抗体可以结合多种流感病毒，虽然使用微量中和试验未检测到其具有中和多种病毒的能力，但是可以与 CR6261 广谱中和抗体竞争结合 HA，这些说明该疫苗可能诱导产生

的 CR6261 样抗体参与流感病毒感染后的保护。

Schneemann 等（2012）选取位于广谱中和抗体 CR6261 结合位点的 HA2 上的 α 螺旋，将其融合到 FHV（flock house virus）而构建病毒样颗粒（VLP）。疫苗免疫小鼠后，血清可以结合多种流感病毒，但是不能保护小鼠抵挡致死剂量 PR8 病毒感染，可能单独的 20 个氨基酸的 HA2α 螺旋不足以诱导广谱的中和抗体产生，可能还需要额外地插入其他的 CR6261 抗体表位。

研究者实验室分别将 PR8 H1N1 和 H7N9 病毒的 HA2 的长 α 螺旋区作为抗原表位插入 HBcAg 的主要免疫优势区，利用大肠杆菌表达系统表达制备了 VLP 疫苗，两种 VLP 疫苗在辅以黏膜佐剂的情况下免疫小鼠可以诱导良好的系统性免疫和黏膜局部免疫应答，并能够有效介导对同源病毒以及对 H9N2、H5N1 和 H3N2 等异亚型病毒的保护作用，为基于 HA 茎部保守区域的通用流感疫苗设计提供参考（Chen et al.，2015；Zheng et al.，2016）。

综上，近年来针对众多流感病毒 HA 共有表位的广谱中和抗体的发现极大地丰富了研究者对于 HA 中和抗体的认识，鉴于其本身广谱中和病毒的能力，以及在动物模型和人体中发挥着应对多种病毒的保护性作用，或许可以为开发出具有广谱交叉保护作用的通用流感疫苗提供新思路。值得肯定的是，针对流感病毒 HA 广谱中和抗体以及基于 HA 保守序列为靶点构建的疫苗学相关研究极大地促进了流感通用疫苗的研究与开发，使得研究者对流感的治疗和预防有了新的认识，并为有效应对流感病毒提供了全新的研究方向。其中，一些良好的试验结果使研究者更加坚定了流感通用疫苗研究与开发是今后流感疫苗研究的一个重要目标。

## 36.6.4 基于 NA 基因的流感疫苗开发

流感病毒神经氨酸酶（NA）蛋白是流感表面抗原之一，NA 蛋白由病毒 RNA 片段 6 编码，其主要作用是清除 HA、NA 和感染细胞表面的唾液酸，对病毒粒子的释放以及防止病毒粒子的聚集很重要。NA 作为流感病毒的膜蛋白之一，一直以来研究者对基于 NA 的流感疫苗也进行了较多的研究。多项研究表明，基于 NA 的 DNA 疫苗可以有效地保护小鼠抵抗同源病毒的攻击。早在 20 世纪 90 年代，就有研究者构建了一系列基于 PR8 病毒 HA、NA 和 NP 基因的 DNA 疫苗，并用基因枪的方法免疫不同

株系的小鼠［BALB/c（H-2$^d$），B10（H-2$^b$）and C3H（H-2$^k$）］，结果发现，用流感病毒感染后，NA DNA 疫苗对所有这 3 种小鼠都能提供保护作用，而 NP 则不能，基于此，研究者开始思考是否可以利用 *NA* 基因的特性，将其作为流感通用疫苗的一个抗原组分，用于预防流感在遗传异质人群中的传播感染。

随后，研究者还从不同亚型流感病毒神经氨酸酶的氨基酸序列比对中发现，*NA* 中有一些具有重要功能结构域的氨基酸序列高度保守。一些研究者曾将 NA 亚型归为 3 类：第一类是 N1、N5 和 N8，第二类是 N7 和 N9，第三类是 N2。这 3 个类别间的不同亚型的流感病毒 *NA* 基因间具有 40%～46% 同源性，而同一类别中不同亚型的流感病毒 *NA* 基因间的同源性则升至 54%～68%，同一亚型流感病毒 *NA* 基因间的同源性则高达 90%。可见，*NA* 基因在同一亚型的不同病毒株间具有较高的同源性，在异亚型流感病毒株中同源性则相对要低一些。*NA* 基因在流感病毒演变过程中受到的免疫压力相对较小，相比 *HA* 基因，其变异要少，因而越来越多的研究者开始将 NA 作为流感病毒通用疫苗的一个重要候选抗原进行研究，NA 的交叉保护潜能随后即被试验所证实。研究者利用基因枪的方法免疫来源于 H3N2 的 NA DNA 疫苗，结果发现，该 NA DNA 疫苗能有效地对抗来自同源病毒或同亚型内变异株的致死剂量攻击，但对异亚型病毒 H1N1 却不具有保护作用。鉴于人 H1N1 流感病毒（huN1）和禽流感 H5N1（avN1）的 NA 血清型相同，Sandbulte 等（2007）对免疫 huN1 能否对 H5N1 提供交叉保护进行了验证，结果表明，来源于 A/PR/8/34（H1N1）的 NA DNA 疫苗能对 H5N1 病毒提供部分交叉保护作用。

虽然目前已经有一些针对 *NA* 的流感通用疫苗研究，但是针对 *NA* 内部保守序列的流感通用疫苗研究还相对较少。而且，研究人员发现，最佳的保护机制是用两种抗原复合物进行免疫，研究发现多聚的 HA 和 NA 外功能区是极好的疫苗成分，而且它们能方便、快速和安全地被大量生产出来。因而，把 NA 成分作为流感疫苗的一个组分能节省疫苗抗原用量并能提高疫苗广谱保护能力。另外，基于 *HA* 和（或）*NA* 表位的合成肽疫苗近年来也有较多研究。

### 36.6.5 基于多种蛋白（或表位）联合的通用流感疫苗

然而研究发现，单独使用 M1、M2 或者 NP 所诱导的抗体不足以中和病毒，将流感病毒两种或者两种以上混合后的基因免疫小鼠，其效果好于单一核酸疫苗，而普通的 M 或者 NP 蛋白无法对小鼠提供保护性中和抗体。一种理想的疫苗最好能够激起机体全面的免疫应答，包括体液免疫应答、细胞免疫应答甚至固有免疫应答，为充分调动机体的抗病毒免疫能力，进一步提高通用疫苗的保护效率，研究者试图通过将多种靶抗原联合的形式来达到期望的目的。

Donnelly 等（1997）构建了来自不同病毒株的 HA、M1 和 NP 蛋白融合的 DNA 疫苗，免疫雪貂后可以有效保护来自抗原漂移突变株病毒的致死量攻击；Levi 等（1996）将甲型流感病毒来自 HA91～108（B 细胞表位）、NP55～69（Th 细胞表位）和 NP 147～158（CD8$^+$ T 细胞表位）的 3 种表位串联后与沙门菌鞭毛蛋白融合表达制备成多肽，经滴鼻免疫 BALB/c 小鼠后能够有效抵御不同亚型流感病毒的攻击；Zhou 等（2010）利用两种腺病毒载体将来自 3 种不同病毒株的 M2e 与 NP 融合表达构建病毒载体疫苗，免疫小鼠后诱导了强烈的免疫应答，并成功保护了来自不同亚型病毒的高剂量攻击。研究者的研究和其他多项研究也表明，将流感病毒内部蛋白（NP 和 M1）的 DNA 疫苗与 HA 肌内注射共同免疫小鼠，能够诱导较好的异亚型免疫。

迄今为止，还没有一个通用疫苗能达到当前传统灭活疫苗的保护水平。接种通用疫苗以后，流感病毒仍然会进入体内，引起肺部感染。它们所诱导的抗体和细胞免疫只能清除已经感染的细胞，使感染不易扩散，但不能阻止感染。虽然能降低死亡率，但不能有效地降低流感的发病率。因此，能否利用流感病毒中比较保守的几个基因研制联合疫苗以达到稳定长效的保护效果是目前人们最为关注的。基于多种蛋白（或表位）联合的不同的疫苗设计涵括了基因工程亚单位疫苗、DNA 疫苗、病毒载体疫苗等多种疫苗，但无论如何，其设计初衷都是希望疫苗能够激发出全面的免疫应答以对抗来自不同亚型的流感病毒攻击。

### 36.6.6 流感通用疫苗的临床试验

流感疫苗的安全性和有效性必须通过随机对照临床试验来确定（表 36.5）。20 世纪 90 年代开始，Sanofi-Aventis 旗下的 Acambis 公司便开始了流感通用疫苗的开发，他们率先将乙肝病毒核心蛋白（HBcAg）

表 36.5　基于 M 或者 NP 的通用流感疫苗临床研究情况

| 疫苗名称<br>（疫苗类型） | 年龄 | 人数 | 试验设计<br>（免疫方式） | 题目 | 临床试验阶段 |
|---|---|---|---|---|---|
| ACAM-FLU-A<br>（VLP） | 18～40 岁 | 79 | 随机的、安慰剂对照、双盲试验（肌内注射） | 重组 M2e A 型流感疫苗在健康人群中的安全性试验（FLU-A） | Ⅰ期临床 |
| VAX102<br>（STF2.4xM2e）<br>（蛋白质） | 18～49 岁 | 80 | 多通道的、双盲法、随机的、安慰剂对照试验（肌内注射） | VAX102 通用流感疫苗在健康人群中的安全性和免疫原性试验 | Ⅰ期临床 |
| Multimeric-001<br>（蛋白质） | 18～49 岁<br>55～57 岁 | 60 | 随机的、单盲法、安慰剂对照试验（肌内注射） | 流感疫苗（Multimeric-001）的双剂量安全性试验 | Ⅰ期临床<br>Ⅱ期临床 |
| N8295（protein） | 18～40 岁 | 54 | 随机的、安慰剂对照试验（肌内注射） | N8295 与寡聚核苷酸免疫刺激序列（ISS）结合的含有 M2e 和 NP 抗原的流感通用疫苗的临床评估 | Ⅰ期临床 |
| MVA-NP+M1<br>（VLP） | 18～70 岁<br>18～50 岁 | 58<br>27 | 非随机的、平行分配、标签公开试验（肌内注射） | 新流感疫苗候选疫苗 MVA-NP+M1 在健康人群中的安全性和免疫原性评估试验 | Ⅰ期临床<br>Ⅱ期临床 |
| VGX-3400<br>（DNA） | 20～39 岁<br>男性 | 30 | 非随机的、平行分配、标签公开试验（肌内注射） | H5N1 禽流感病毒质粒 DNA 疫苗 VGX-3400 用电穿孔方法免疫健康男性成人的临床研究 | Ⅰ期临床 |

与 M2e 在大肠杆菌中进行融合表达，利用 HBcAg 可以自组装成病毒样颗粒的特性，将 M2e 展示在病毒样颗粒表面，病毒样颗粒经纯化制备成候选疫苗，这种叫 ACAM-FLU-A 的疫苗因此也成为全球第一个进入临床试验的流感通用疫苗。他们首先在小鼠中进行了临床前试验以便检测基于 M2e 的疫苗是否能保护 H5N1 禽流感病毒 2004 越南株的攻击。结果发现，H5N1 病毒在安慰剂对照组中是致命性的，但是在疫苗免疫组中则有 70% 的保护。该疫苗于 2007 年 6 月在美国进行由 79 名 18～40 周岁健康志愿者参加的 Ⅰ 期临床试验，共设置 4 个组别（ACAM-FLU-A 加氢氧化铝佐剂组，ACAM-FLU-A 加 QS-21 佐剂组，单独 ACAM-FLU-A 组和安慰剂组）进行肌内注射两针，间隔 12 个月。结果表明，该疫苗不仅安全，而且具有良好的免疫原性。同时，观察所有的免疫组发现，ACAM-FLU-A 加 QS-21 佐剂组产生的免疫反应最高，在这个组中，受试者血清转化率为 90%。接种人群中没有观察到严重的不良反应事件。

VAX102（STF2.4xM2e）是由美国 VaxInnate 公司开发的基于 M2e 的候选疫苗，该疫苗是通过将 M2e 与鞭毛蛋白融合表达，由于鞭毛蛋白能够与人体固有免疫细胞表面的 Toll 样受体 5（Toll-like receptor 5，TLR5）结合，激活固有免疫反应进而增强机体对疫苗抗原 M2e 产生的免疫反应。该疫苗于 2007 年 9 月进行了 Ⅰ 期临床试验，试验结果显示，该疫苗安全和耐受性良好，并在人体内诱导良好的免疫应答。另外，多项基于 M2（或 M2e）的流感通用疫苗已经完成临床前研究，其相关临床研究也将陆续开展。

Multimeric-001 是来自以色列的 BiondVax 公司开发的一种候选通用疫苗，该疫苗是将来自于流感病毒 HA、NP 与 M 蛋白的保守的线性表位在大肠杆菌中进行融合表达后纯化制备。Multimeric-001 分别于 2009 年和 2010 年在 18～49 周岁的健康成人和 55～75 周岁健康老年人群中进行了 Ⅰ、Ⅱ 期临床试验，两项临床试验结果均表明，该疫苗具有好的安全性，接种健康人体后能够产生良好的体液和细胞免疫应答。目前，该疫苗已经进入多项临床研究，已经完成 Ⅱ 期临床试验，正在开展 Ⅲ 期临床试验。

N8295 是美国的 Dynavax 公司研发的一种候选通用疫苗，该疫苗联合利用 NP 和 M2e 蛋白为靶点，是将 8 个拷贝的 M2e 和一个 NP 在大肠杆菌中进行融合表达，产物经纯化后再将其与一段具有免疫刺激效应的寡聚核苷酸结合，再一起形成 M2e/NP-ISS 制备而成，因为该段免疫刺激序列作为 TLR-9 的激动剂，可以增强机体的固有免疫应答，从而增强了疫苗诱导的免疫应答。该疫苗于 2010 年 7 月进入由 40 名志愿者参加的 I 期临床试验。

MVA-NP+M1 是由牛津大学设计的一种以重组修饰的 Ankara 痘病毒（MVA）为载体，插入了流感病毒 M1 和 NP 分子而构成载体疫苗，重组病毒经鸡胚成纤维细胞扩增后纯化制备成疫苗。该疫苗于 2008 年 8 月在 18~50 岁健康人群中进行了 I 期临床试验，接种后 6 个月的观察结果显示，MVA-NP+M1 在人体内安全性良好，并能够诱导较强的免疫应答，尤其是细胞免疫应答。目前正在开展的 II a 期临床试验将会对 12 名受试者在肌内注射一剂疫苗 1 个月后进行攻毒试验，以评价疫苗在人体的保护效果。

VGX-3400 疫苗是由美国 VGX 公司开发的一种 DNA 疫苗，该疫苗联合利用了禽流感病毒 H5N1 不同种系分支中 *HA*、*NA*、*M2e-NP* 基因的共同序列作为靶点构建成 DNA 疫苗。VGX-3400 疫苗已于 2010 年 8 月在 30 位受试者中开展了 I 期临床试验，通过该项试验对两剂不同剂量的 VGX-3400 疫苗在接种健康成人后安全性与免疫原性进行评价。

综上所述，流感通用疫苗的策略理论上具有很吸引人的优点，而且研究人员对候选通用疫苗的多方面研究也证实了其可行性。这些通用疫苗，其序列高度保守，成分明确，不需要培养致病性病毒，也不需要较高生物安全的厂房。同时，用基因工程技术生产的疫苗成本低廉，产量高，易于大规模生产，而且不需要更换病毒株，因而能解决流感疫苗频繁更换毒株的问题。在没有匹配的病毒株疫苗的情况下，这种方法可能会有效地控制新病毒株的流行。

## 36.7　流感疫苗佐剂

佐剂作为一种免疫调节剂或免疫增强剂，在配合疫苗使用时具有增强疫苗免疫原性、优化免疫应答、减少抗原用量或接种次数、提高疫苗在人群中

（包括免疫能力减弱人群）的接种效力、改进疫苗递送途径等多种功能。研究表明，辅以新型佐剂的流感疫苗还可以诱导产生更强更广谱的免疫反应（Guy，2007）。因此，开发针对流感疫苗的有效免疫佐剂具有重要意义。

### 36.7.1　铝盐佐剂

铝盐是第一个通过美国 FDA 批准，并在多种人用疫苗中使用超过 70 年的佐剂。铝盐佐剂具有很好的安全性，能够诱导较强的抗体反应。虽然铝盐佐剂已被应用多年，但是其作用机制尚未完全弄清楚。其可能是通过与抗原形成颗粒状，增加抗原在注射局部被 APC 有效地捕获，从而表现出抗原提呈效应。一些研究表明，铝盐佐剂同时还具有免疫刺激作用，肌内注射铝盐佐剂，可在接种部位诱导局部炎性环境，主要表现为招募血液细胞和炎性单核细胞。至今，铝盐佐剂仍然是使用最为广泛的人用佐剂，然而，铝盐佐剂对于当前广泛使用的流感裂解疫苗和亚单位疫苗的免疫增强作用却并不十分明显，同时铝盐佐剂也存在增强细胞免疫应答的能力不足、易发生不良反应等缺陷。近年来，各大疫苗公司都积极开展了新型佐剂的开发，多种安全有效的流感疫苗新型佐剂在欧盟国家已经逐步成功上市或处于不同阶段的临床评价中。

### 36.7.2　油乳剂

油乳剂作为一种佐剂在疫苗中应用已有很长的历史，然而出于对传统的基于矿物油的水包油型和油包水型佐剂的安全性和耐受性考虑，这些佐剂并不适合在人群中广泛应用。目前，基于可生物降解的角鲨烯油的新一代水包油乳剂在流感疫苗开发中得到了广泛应用，主要包括 MF59、AS03、AF03 佐剂。

在欧洲及一些国家，以角鲨烯为基础的水包油型佐剂 MF59，被批准应用于人类疫苗。在流感疫苗 Fluad 中应用超过 10 年，Fluad 已经在累计超过 2600 名不同年龄组的志愿者（主要为 65 岁以上人群）中进行了安全性和免疫原性的临床评价，结果均表明，辅以 MF59 佐剂的 3 价流感疫苗具有比传统疫苗更好的耐受性和免疫原性。MF59 可诱导趋化因子分泌，增强巨噬细胞和中性粒细胞向接种部位的集中，增强 DC 和巨噬细胞对疫苗的捕获，促进 DC 的增殖、成熟和迁移，从而增强疫苗诱导产生的

免疫应答。MF59 在 3 价和单价流感疫苗中都有广泛的研究,Novartis 生产的以 MF59 为佐剂的季节性流感亚单位疫苗(Fluad®)于 1997 年获得欧盟批准用于 65 岁以上老年人流感的预防,至今已在近 30 个国家获得批准并上市(El Sahly,2010)。2015 年 11 月,美国 FDA 批准 Fluad 上市,继而成为 FDA 批准的第一个含佐剂的季节性流感疫苗。

AS03 佐剂是由 GSK 公司开发的一种用于 H5N1 大流行疫苗的水包油型佐剂。在最先开展的一项 H5N1 疫苗临床研究中,研究者对不同剂量的 A/Vietnam/1194/2004 NIBRG-14 裂解疫苗在健康成人中诱导产生的免疫应答水平进行了评价,结果显示,受试者在给予两剂 3.8 μg 的 AS03 佐剂疫苗肌内注射后就可以诱导良好的免疫应答,相关指标达到了 CHMP 和 FDA 的规定标准。与此同时,研究者还发现,77% 的受试者在接种佐剂疫苗后还产生针对不同分支病毒株的交叉中和抗体。随后,AS03 佐剂化 H5N1 疫苗在儿童和老年人群中的良好免疫原性也被多项临床研究所证实。由 GSK 公司生产的含 3.75 μg HA 的 H5N1 大流行疫苗(Pandemrix™)、大流行前疫苗(Prepandrix™)以及 H1N1 大流行疫苗(Arepanrix™)已经获得了欧盟批准。基于 AS03 佐剂的季节性流感疫苗在老年人群中的临床研究目前正在进行中。

AF03 佐剂是由赛诺菲巴斯德公司为 H5N1 大流行流感疫苗开发的一种新型佐剂,在 Ⅰ 期临床试验中有 251 名 18~40 岁的健康志愿者参与了疫苗接种,试验结果显示,受试者在给予两剂 1.9 μg HA 的佐剂疫苗后,机体产生的免疫应答指标即可达到 CHMP 规定的相应标准。佐剂疫苗诱导产生的针对不同分支病毒的交叉反应性抗体也在临床试验中被证实。目前辅以 AF03 的 H5N1 疫苗已经进入 Ⅱ 期临床试验阶段。2009 年,赛诺菲巴斯德公司分别在 3~17 岁、18~59 岁、60 岁以上人群中进行了甲型 H1N1 大流行疫苗的临床研究,试验结果显示,AF03 佐剂疫苗具有良好的安全性和耐受性,所有年龄组受试者在给予 1 剂含 3.8 μg HA 的 AF03 佐剂疫苗后即可达到良好的保护效果(分别为 94%、93% 和 83%),该佐剂疫苗(Humenza®)也获得了欧盟批准。有一点需要指出的是,临床研究表明,油乳剂的使用在一定程度上也增加了疫苗接种后的局部反应性,如局部疼痛、发热、红斑、硬结等,不过以上反应都是可以接受的轻、中度的一过性反应,而其他全身不良反应和长期不良反应目前尚无报道。

## 36.7.3 内源性佐剂

富含非甲基化碱基 CG 的寡核苷酸链(CpG- oligodeoxynucleotides,CpG-ODN)是一种免疫增强剂,具有免疫刺激活性。它通过与树突状细胞和 B 细胞表面的 TLR9 作用,诱导细胞免疫和体液免疫,产生多种细胞因子和细胞表面黏附分子。CpG-ODN 可以与机体 TLR 结合而激活固有免疫应答,因此亦可称为是 TLR 激动剂型佐剂。目前,已有多种基于 TLR 激动剂的新型佐剂流感疫苗(包括传统疫苗、重组亚单位疫苗)进入临床研究阶段,更多新型的 TLR 激动剂也在开发中。抗菌肽类以及细胞因子与趋化因子,如 IL-1、IL-2、IL-12、GM-CSF、IL-15、IL-6、TNF-α、CCL27 等在传统和新型流感疫苗中也都有广泛的研究。

## 36.7.4 生物源性佐剂

### 36.7.4.1 皂苷类佐剂

皂苷是植物中广泛存在的一类重要的生物活性物质,早在 1920 年,研究者就发现来自皂树的三萜式皂苷具有良好的免疫刺激作用。目前,用于流感疫苗研究的皂苷类佐剂主要是以一种从南美皂树树皮中提取的皂苷分子 Quil A 为基础成分,包括免疫刺激复合物(immunestimulating complex,ISCOM)和 QS-21 佐剂两种。

ISCOM 是一类以 Quil A、胆固醇和磷脂为主的复合型佐剂,在 ISCOM 基质中,这 3 种佐剂成分可形成 1 个直径在 30~40 nm 的稳定的网状结构,并通过疏水键与疫苗抗原结合最终形成具有较高免疫活性的脂质小泡。临床前研究表明,基于 ISCOM 佐剂的流感裂解疫苗可以在多种不同的动物模型中诱导良好的体液免疫应答和细胞免疫应答,并能够通过疫苗诱导产生的交叉反应性 CTL 反应介导针对不同亚型病毒株的交叉保护。在一项年轻成年志愿者参加的临床研究中,研究者发现,ISCOM 佐剂疫苗组受试者在接种后产生了比无佐剂疫苗组更快、更高的抗体应答以及更强的淋巴细胞体外增殖活性。另外,佐剂疫苗组还诱导产生了高水平的 CTL 反应。目前,多种通过肌内注射和经鼻免疫的 ISCOM 佐剂流感疫苗正在临床研究中。

QS-21 佐剂是纯化获得的高纯度的 Quil A 分

子,QS-21 既保留了 Quil A 良好的佐剂作用,又极大地提高了安全性。动物试验证明,QS-21 佐剂可以有效增强流感疫苗诱导的免疫应答,并诱导 Th1 细胞偏向型免疫。但人体试验研究表明,QS-21 佐剂在增强 3 价流感灭活疫苗诱导产生的体液和细胞免疫应答方面并没有太多优势,而且在接种后还引起了较高的注射局部疼痛和肌肉疼痛发生率。尽管如此,目前 QS-21 还是被认为是一种新型候选佐剂并在流感疫苗中进行进一步临床研究。

### 36.7.4.2　肠毒素类佐剂

霍乱毒素(cholera toxin,CT)和大肠杆菌不耐热肠毒素(heat-labile enterotoxins,LT)是两种来源于微生物产物的有效黏膜免疫佐剂,作为目前已知的作用最强的黏膜免疫佐剂,CT 和 LT 在流感疫苗中的佐剂效应已经被大量研究所证实。目前,研究发现这些佐剂添加入疫苗后通过滴鼻免疫能诱导混合的 Th1/Th2 细胞型免疫反应,其作用靶位点是神经节苷脂受体,作用于几乎所有的带核细胞,包括神经细胞。研究者发现,原核系统表达纯化的 rNP 蛋白作为亚单位疫苗,并辅以佐剂 CTB*(CTB 中加入 0.2%CT)滴鼻免疫小鼠,可以诱发广泛的 A 型病毒的保护性免疫,可以完全保护小鼠抵抗同源病毒的攻击以及异亚型禽流感 H5N1 和 H9N2 病毒的攻击。然而,两种佐剂的潜在毒性作用在一定程度上限制了其在人体中的应用。目前,研究者已经成功通过改变 CT 和 LT 的个别氨基酸获得了减毒或无毒的变种毒素,如 CTA1-DD、LTK63、LTR192G、LTR72 等,已经在多种不同类型的流感疫苗中进行了临床前或临床评价。

### 36.7.4.3　生物可降解聚合物类佐剂

一些具有免疫刺激作用的天然可降解聚合物,如甲壳素(chitin)、壳聚糖(chitosan,CH)及其衍生物,糖类聚合物(香菇多糖、茯苓多糖等)等也能对流感疫苗产生一定的免疫增强作用,因而现在人们开始对此类佐剂进行了广泛研究。研究发现,壳聚糖一般用于黏膜提呈和免疫佐剂使用,在流感、百日咳、白喉、破伤风等疫苗的动物试验研究中,均证明其能增强系统性和局部性的抗体反应。壳聚糖已被证明具有许多优良特性:无毒性、生物黏附性、生物降解性,对人体无刺激性和过敏反应,FDA 已批准将壳聚糖用于药物、食品中。

鉴于一些天然可降解聚合物能增强疫苗的免疫效果,研究者开始合成生物可降解聚合物作为新型佐剂,比如,聚乙交酯丙交酯(PLG)、聚乳酸聚乙醇酸(PLGA)、聚乙二醇的聚乳酸(PEG-PLA)、聚原酸酯(POE)和 α-半乳糖基神经酰胺及其类似物等。

### 36.7.4.4　脂多糖类佐剂

来自革兰氏阴性菌细胞的脂多糖 LPS 可以与机体 TLR 结合而激活固有免疫应答,因此亦可称为是 TLR 激动剂型佐剂。因其具有较强的毒性,阻碍了其在人体的应用。LPS 的脂质体 A 是其具有佐剂作用的结构域,经过改造的 LPS 如单磷酰脂质 A(monophosphoryl lipid A,MPL),在动物和人体内具有很好的佐剂效应,MPL 往往和递送系统如铝佐剂同时使用。最近,一种新型的合成的 TLR4 配体 E6020,结构稳定,其骨架结构为氮酰化脂肪族,与其他 TLR4 配体相比,制备和纯化简单,在动物试验中具有很好的安全性和免疫刺激作用,与 TLR4 结合后,能促进细胞因子的分泌、抗原提呈和 APC 迁移至引流淋巴结中的 T 细胞区域。目前,已有多种基于 TLR 激动剂的新型佐剂流感疫苗(包括传统疫苗、重组亚单位疫苗)进入临床研究阶段,更多新型的 TLR 激动剂也在开发中。

### 36.7.4.5　脂质体类佐剂

脂质体(liposome)是一种天然脂质小体,而人工合成的脂质体则是包裹着水相介质的双分子磷脂单层或多层微环体,具有包裹、吸附以及镶嵌多种类型抗原的特征,并可以将其携带的抗原定向提呈给合适的免疫细胞,增强疫苗抗原诱导的免疫应答。由荷兰 Crucell 公司开发的流感病毒类病毒体(virosome)疫苗就是将从病毒纯化获得的流感病毒 HA 和(或)NA 定向地插入双层脂质球(卵磷脂和脑磷脂)膜中,实现 HA 和(或)NA 的表面重构并保持了两者的天然状态和自然活性,类似于完整的流感病毒颗粒。临床研究表明,该疫苗在不同人群中均可诱导良好的免疫应答,类病毒体疫苗(Inflexal® V)已于 1997 年获得批准,也是唯一被许可用于全年龄段(6 月龄以上)的佐剂流感疫苗,已在 43 个国家注册使用。目前,基于多种脂质体结构的流感类病毒体疫苗处于开发中,如 B30-MDP、革兰氏阳性增强基质(GEM)。Saluja 等将 GEM 佐剂添加入 HA 流感通用疫苗中并免疫小鼠后发现,这种添加了 GEM

颗粒的佐剂能增强流感疫苗的免疫反应。进行加强免疫后,滴鼻免疫 GEM 亚单位疫苗产生的血清水平经 HI 滴度检测发现与常规肌内免疫水平相当。

综上所述,虽然佐剂已经被广泛使用在各种流感疫苗研究中,但佐剂的安全性和有效性仍然是制约其进入临床应用的一个重要因素。多种新型候选佐剂的安全性和有效性已经在临床前或前期临床研究中得到了初步确认。随着对佐剂作用分子机制研究的深入、佐剂评价体系的完善以及各项临床研究的顺利推进,更多来源广泛、制备简单、安全、有效的新型的人用流感疫苗佐剂将获得批准,佐剂疫苗也将在人类控制流感流行特别是未来流感大流行防控工作中作出重要贡献。

## 36.8 总结与展望

半个多世纪以来,研究者在流感疫苗及其技术研发上取得了一系列突破性的进展。特别值得一提的是在 2009 年 H1N1 大流行防控工作中,我国科学家成功迅速地研制了 H1N1 疫苗应对流感流行,这也是人类第一次成功利用疫苗控制流感大流行的范例。尽管流感基因工程疫苗、DNA 疫苗、通用疫苗、新型佐剂疫苗等尚处于临床前研发或临床研究阶段,随着技术进步和临床研究的推进,这些简易化、快速化、易于规模化的流感疫苗生产技术平台一旦发展成熟,将会大大提高人类对于未来流感大流行的防控能力。此外,虽然科学技术突飞猛进,但是由于流感病毒容易发生突变,且流感病毒有广泛的动物储存源,这些动物又和人类的生活有密切的关系,所以人类至今无法有效控制流感。特别近年来,人感染 H7N9、H10N8、H5N6 等新型流感病毒的不断出现,注定了人类抗击流感将是长期而艰苦的工作。笔者期待通过流感传播和致病机制的深入解析,进一步明确基因工程疫苗、通用疫苗等新型疫苗的作用机制,研发具有有效性和安全性的新型流感疫苗,最终逐步战胜流感。

## 参考文献

陈则. 2006. 流行性感冒病毒. 见:黄文林,等. 分子病毒学. 2 版. 北京:人民卫生出版社,431-460.

Abente EJ, Rajao DS, Gauger PC, et al. 2019. Alphavirus-vectored hemagglutinin subunit vaccine provides partial protection against heterologous challenge in pigs. Vaccine 37 (11):1533-1539.

Aca C, Lgb G, Moreira-Soto A, et al. 2019. Bat influenza A (HL18NL11) virus in fruit bats, Brazil. Emerg Infect Dis 25(2):333-337.

Amorsolo L, Suguitan Jr, McAuliffe J, et al. 2006. Live, attenuated influenza A H5N1 candidate vaccines provide broad cross-protection in mice and ferrets. PLoS Med 3 (9):e360.

Atmar RL, Keitel WA. 2009. Adjuvants for pandemic influenza vaccines. Curr Top Microbiol Immunol 333:323-344.

Ban EM, van Ginkel FW, Simecka JW, et al. 1997. Mucosal immunization with DNA encoding influenza hemagglutinin. Vaccine 15(8):811-813.

Barrett PN, Mundt W, Kistner O, et al. 2009. Vero cell platform in vaccine production:Moving towards cell culture-based viral vaccines. Expert Rev Vaccines 8(5):607-618.

Beare AS, Maassab HF, Tyrrell DA, et al. 1971. A comparative study of attenuated influenza viruses. Bull World Health Organ 44(5):593-598.

Belshe RB, Edwards KM, Vesikari T, et al. 2007. Live attenuated versus inactivated influenza vaccine in infants and young children. New Engl J Med 356(7):685-696.

Bianchi E, Liang X, Ingallinella P, et al. 2005. Universal influenza B vaccine based on the maturational cleavage site of the hemagglutinin precursor. J Virol 79(12):7380-7388.

Bommakanti G, Citron MP, Hepler RW, et al. 2010. Design of an HA2-based *Escherichia coli* expressed influenza immunogen that protects mice from pathogenic challenge. PNAS 107 (31):13701-13706.

Bosch BJ, Bodewes R, de Vries RP, et al. 2010. Recombinant soluble, multimeric HA and NA exhibit distinctive types of protection against pandemic swine-origin 2009 A (H1N1) influenza virus infection in ferrets. J Virol 84 (19): 10366-10374.

Briese T, Palacios G, Kokoris M, et al. 2005. Diagnostic system for rapid and sensitive differential detection of pathogens. Emerg Infect Dis 11(2):310-313.

Bright RA, Carter DM, Daniluk S, et al. 2007. Influenza virus-like particles elicit broader immune responses than whole virion inactivated influenza virus or recombinant hemagglutinin. Vaccine 25(19):3871-3878.

Broecker F, Zheng A, Suntrongwong N, et al. 2019. Extending the stalk enhances immunogenicity of the influenza virus neuraminidase. J Virol doi:10.1128/JVI.00840-19.

Bruckhoff B. 2011. The production of influenza vaccines from

MDCK cell cultures. Pharm Unserer Zeit 40(2):140-142.

Buckland BC. 2015. The development and manufacture of influenza vaccines. Hum Vaccin Immunother 11(6):1357-1360.

Chan CY, Tambyah PA. 2012. Preflucel®: A Vero-cell culture-derived trivalent influenza vaccine. Expert Rev Vaccines 11 (7):759-773.

Chen GL, Subbarao K. 2009. Live attenuated vaccines for pandemic influenza. Curr Top Microbiol Immunol 333:109-132.

Chen H, Yuan H, Gao R, et al. 2014. Clinical and epidemiological characteristics of a fatal case of avian influenza A H10N8 virus infection: A descriptive study. Lancet 383(9918):714-721.

Chen Q, Kuang H, Wang H, et al. 2009. Comparing the ability of a series of viral protein-expressing plasmid DNAs to protect against H5N1 influenza virus. Virus Genes 38(1):30-38.

Chen S, Zheng D, Li C, et al. 2015. Protection against multiple subtypes of influenza viruses by virus-like particle vaccines based on a hemagglutinin conserved epitope. Biomed Res Int 2015(5):901817.

Chen TH, Liu WC, Chen IC, et al. 2019. Recombinant hemagglutinin produced from Chinese Hamster Ovary (CHO) stable cell clones and a PELC/CpG combination adjuvant for H7N9 subunit vaccine development. Vaccine pii: S0264-410X(19)30247.

Chen Z. 2004. Influenza DNA vaccine: An update. Chin Med J (Engl) 117(1):125-132.

Chen Z, Kadowaki S, Hagiwara Y, et al. 2000. Cross-protection against a lethal influenza virus infection by DNA vaccine to neuraminidase. Vaccine 18(28):3214-3122.

Chen Z, Sahashi Y, Matsuo K, et al. 1998. Comparison of the ability of viral protein-expressing plasmid DNAs to protect against influenza. Vaccine 16(16):1544-1549.

Cox MM, Hollister JR. 2009. FluBlok, a next generation influenza vaccine manufactured in insect cells. Biologicals 37(3): 182-189.

Cox RJ, Madhun AS, Hauge S, et al. 2009. A phase I clinical trial of a PER. C6 cell grown influenza H7 virus vaccine. Vaccine 27(13):1889-1897.

D'Aoust MA, Couture MM, Charland N, et al. 2010. The production of hemagglutinin-based virus-like particles in plants: A rapid, efficient and safe response to pandemic influenza. Plant Biotechnol J 8(5):607-619.

D'Aoust MA, Lavoie PO, Couture MM, et al. 2009. Influenza virus-like particles produced by transient expression in *Nicotiana benthamiana* induce a protective immune response against a lethal viral challenge in mice. Plant Biotech J 6(9):930-940.

Deng L, Cho K J, Fiers W, et al. 2015. M2e-based universal influenza A vaccines. Vaccines 3(45):105-136.

Dhakal S, Klein SL. 2019. Host factors impact vaccine efficacy: Implications for seasonal and universal influenza vaccine programs. J Virol JVI. 00797-19.

Donis RO, Cox NJ. 2011. Prospecting the influenza hemagglutinin to develop universal vaccines. Clin Infect Dis 52(8):1010-1012.

Donnelly JJ, Friedman A, Ulmer JB, et al. 1997. Further protection against antigenic drift of influenza virus in a ferret model by DNA vaccination. Vaccine 15(8):865-868

Douglas B, Whalen R. 2006. DNA Vaccines: Methods and Protocols. 2nd ed. Totowa: Humana Press, 37-64.

Du L, Zhou Y, Jiang S. 2010. Research and development of universal influenza vaccines. Microbes Infect 12(4):280-286.

Dumm RE, Heaton NS. 2019. The Development and Use of Reporter Influenza B Virus. Viruses 11(8):PMID31404985.

El Sahly H. 2010. MF59™ as a vaccine adjuvant: A review of safety and immunogenicity. Expert Rev Vaccines 9(10): 1135-1141.

Esposito S, Montinaro V, Groppali E, et al. 2012. Live attenuated intranasal influenza vaccine. Hum Vaccines 8:1-5.

Fichera E, Felnerova D, Mischler R, et al. 2009. New strategies to overcome the drawbacks of currently available flu vaccines. Adv Exp Med Biol 655:243-252.

Galarza JM, Latham T, Cupo A. 2005. Virus-like particle (VLP) vaccine conferred complete protection against a lethal influenza virus challenge. Viral Immunol 18(1):244-251.

Genzel Y, Reichl U. 2009. Continuous cell lines as a production system for influenza vaccines. Expert Rev Vaccines 8(12): 1681-1692.

Ghorbani A, Ngunjiri JM, Xia M, et al. 2019. Heterosubtypic protection against avian influenza virus by live attenuated and chimeric norovirus P-particle-M2e vaccines in chickens. Vaccine 37(10):1356-1364.

Gränicher G, Coronel J, Pralow A, et al. 2019. Efficient influenza A virus production in high cell density using the novel porcine suspension cell line PBG.PK2.1. Vaccine pii: S0264-410X(19)30481-5.

Gregersen JP, Schmitt HJ, Trusheim H, et al. 2011. Safety of MDCK cell culture-based influenza vaccines. Future Microbiol 6(2):143-152.

Gresset-Bourgeois V, Leventhal PS, Stéphanie P, et al. 2018. Quadrivalent inactivated influenza vaccine (VaxigripTetraTM). Exp Rev Vaccines 17(1):1-11.

Gschoesser C, Almanzar G, Hainz U, et al. 2002. CD4+ and CD8+ mediated cellular immune response to recombinant influenza nucleoprotein. Vaccine 20:3731-3738.

Guo L, Zheng M, Ding Y, et al. 2010. Protection against multiple influenza A subtypes by intranasal administration of recombinant nucleoprotein. Arch Virol 155(11):1765-1775.

Guy B. 2007. The perfect mix: Recent progress in adjuvant research. Nat Rev Microbiol 5(7):505-517.

Hauser MI, Muscatello DJ, Soh ACY, et al. 2019. An indirect comparison meta-analysis of AS03 and MF59 adjuvants in pandemic influenzaA(H1N1)pdm09 vaccines. Vaccine 37 (31):4246-4255.

Haynes JR, Dokken L, Wiley JA, et al. 2009. Influenza-pseudotyped Gag virus-like particle vaccines provide broad protection against highly pathogenic avian influenza challenge. Vaccine 27(4):530-541.

Haynes JR. 2009. Influenza virus-like particle vaccines. Expert Rev Vaccines 8(4):435-445.

Heinen PP, Rijsewijk FA, Boerluijtze EAD, et al. 2002. Vaccination of pigs with a DNA construct expressing an influenza virus M2-nucleoprotein fusion protein exacerbates disease after challenge with influenza A virus. J Gen Virol 83(8): 1851-1859.

Herzog C, Hartmann K, Künzi V, et al. 2009. Eleven years of Inflexal V—a virosomal adjuvanted influenza vaccine. Vaccine 27(33):4381-4387.

Hoelscher MA, Garg S, Bangari DS, et al. 2006. Development of adenoviral-vector-based pandemic influenza vaccine against antigenically distinct human H5N1 strains in mice. Lancet 367(9509):475-481.

Holmgren J, Czerkinsky C, Eriksson K, et al. 2003. Mucosal immunisation and adjuvants: A brief overview of recent advances and challenges. Vaccine 21(Suppl2):S89-S95.

Hubby B, Talarico T, Maughan M, et al. 2007. Development and preclinical evaluation of an alphavirus replicon vaccine for influenza. Vaccine 25(48):8180-8189.

Ismail NM, El-Deeb AH, Emara MM, et al. 2018. Prime-boost vaccination strategy against avian influenza and Newcastle disease viruses reduces shedding of the challenge viruses. Virus Dis 29(7):1-9.

Jones S, Evans K, Mcelwaine-Johnn H, et al. 2009. DNA vaccination protects against an influenza challenge in a double-blind randomised placebo-controlled phase 1b clinical trial. Vaccine 27(18):2506-2512.

Kalbfuss B, Wolff M, Morenweiser R, et al. 2007. Purification of cell culture-derived human influenza A virus by size-exclusion and anion-exchange chromatography. Biotechnol Bioeng 96(5):932-944.

Kamps BS, Hoffmann C, Preiser W. 2006. Influenza Report 2006. Paris: Flying Publisher, 87-169.

Kang SM, Pushko P, Bright RA, et al. 2009. Influenza virus-like particles as pandemic vaccines. Curr Top Microbiol Immunol 333:269-289.

Kim JH, Jacob J. 2009. DNA vaccines against influenza viruses. Curr Top Microbiol Immunol 333:197-210.

Knipe DM, Howley PM. 2007. Fields Virology. 5th ed. Lippincott: Williams & Wilkins, 1647-1732.

Kopecky-Bromberg SA, Palese P. 2009. Recombinant vectors as influenza vaccines. Curr Top Microbiol Immunol 333(333): 243-267.

Kretzschmar E, Buonocore L, Schnell MJ, et al. 1997. High-efficiency incorporation of functional influenza virus glycoproteins into recombinant vesicular stomatitis viruses. J Virol 71(8):5982-5989.

Lamb RA, Lai CJ, Choppin PW. 1981. Sequences of mRNAs derived from genome RNA segment 7 of influenza virus: Colinear and interrupted mRNAs code for overlapping proteins. PNAS 78(7):4170-4174.

Lapuente D, Ruzsics Z, Thirion C, et al. 2018. Evaluation of adenovirus 19a as a novel vector for mucosal vaccination against influenza A viruses. Vaccine 36(19):2712-2720.

Latham T, Galarza JM. 2001. Formation of wild-type and chimeric influenza virus-like particles following simultaneous expression of only four structural proteins. J Virol 75(13):6154-6165.

Leroux-Roels G. 2009. Prepandemic H5N1 influenza vaccine adjuvanted with AS03: A review of the pre-clinical and clinical data. Expert Opin Biol Ther 9(8):1057-1071.

Levi R. 1996. Synthetic recombinant influenza vaccine induces efficient long-term immunity and cross-strain protection. Vaccine 14(1):85-92.

Liu T, Ye Z. 2005. Attenuating mutations of the matrix gene of influenza A/WSN/33 virus. J Virol 79(3):1918-1923.

Lohr V, Rath A, Genzel Y, et al. 2009. New avian suspension cell lines provide production of influenza virus and MVA in serum-free media: Studies on growth, metabolism and virus propagation. Vaccine 27(36):4975-4982.

Lundgren B. 2010. Process development for cell-based influenza vaccine. BioProcess International 8(7):74-75.

Maassab HF. 1968. Plaque formation of influenza virus at 25 degrees C. Nature 219(5154):645-646.

Milián E, Kamen AA. 2015. Current and emerging cell culture manufacturing technologies for influenza vaccines. Biomed Res Int 2015:1-11.

Min J, Vogel L, Matsuoka Y, et al. 2010. A live attenuated H7N7 candidate vaccine virus induces neutralizing antibody that confers protection from challenge in mice, ferrets, and monkeys. J Virol 84(22):11950-11960.

Mozdzanowska K, Zharikova D, Cudic M, et al. 2007. Roles of adjuvant and route of vaccination in antibody response and protection engendered by a synthetic matrix protein 2-based influenza A virus vaccine in the mouse. Virol J 4(1):118.

Nakatsu S, Murakami S, Shindo K, et al. 2018. Influenza C and D viruses package eight organized ribonucleoprotein complexes. J Virol 92(6):JVI.02084-17.

Nichol KL, Mendelman P. 2004. Influence of clinical case definitions with differing levels of sensitivity and specificity on estimates of the relative and absolute health benefits of influenza vaccination among healthy working adults and implications for economic analyses. Virus Res 103(1-2):3-8.

Nuñez IA, Ross TM. 2019. A review of H5Nx avian influenza viruses. Therap Adv Vaccin Immunoth 7:2515135518821625.

Okuda K, Ihata A, Watabe S, et al. 2001. Protective immunity against influenza A virus induced by immunization with DNA plasmid containinginfluenza M gene. Vaccine 19(27):3681-3691.

Opitz L, Hohlweg J, Reichl U, et al. 2009. Purification of cell culture-derived influenza virus A/Puerto Rico/8/34 by membrane-based immobilized metal affinity chromatography. J Virol Methods 161(2):312-316.

Osterhaus AD. 2000. Influenza B virus in seals. Science 288(5468):1051-1053.

Perdue ML, Arnold F, Li S, et al. 2011. The future of cell culture-based influenza vaccine production. Expert Rev Vaccines 10(8):1183-1194.

Petersson P, Hedenskog M, Alves D, et al. 2010. The Eurocine L3 adjuvants with subunit influenza antigens induce protective immunity in mice after intranasal vaccination. Vaccine 28(39):6491-6497.

Petiot E, Proust A, Traversier A, et al. 2017. Influenza viruses production:Evaluation of a novel avian cell line DuckCelt-T17. Vaccine 36(22):3101-3111.

Pillet S, Aubin É, Trépanier S, et al. 2016. A plant-derived quadrivalent virus like particle influenza vaccine induces cross-reactive antibody and T cell response in healthy adults. Clin Immunol 168:72-87.

Pillet S, Couillard J, Trépanier S, et al. 2019. Immunogenicity and safety of a quadrivalent plant-derived virus like particle influenza vaccine candidate—two randomized Phase II clinical trials in 18 to 49 and ≥50 years old adults. PLoS One 14(6):e0216533.

Pushko P, Tumpey TM, Bu F, et al. 2005. Influenza virus-like particles comprised of the HA, NA, and M1 proteins of H9N2 influenza virus induce protective immune responses in BALB/c mice. Vaccine 23(50):5751-5759.

Pushko P, Tumpey TM, Hoeven NV, et al. 2007. Evaluation of influenza virus-like particles and Novasome adjuvant as candidate vaccine for avian influenza. Vaccine 25(21):4283-4290.

Rappuoli R, Giudice GD. 2010. Influenza Vaccines for the Future. 2nd ed. Germany:Springer,273-358.

Ray R, Dos SG, Buck PO, et al. 2017. A review of the value of quadrivalent influenza vaccines and their potential contribution to influenza control. Human Vaccines & Immunotherapeutics 13(7):1640-1652.

Ren Z, Zhao Y, Liu J, et al. 2018. Inclusion of membrane-anchored LTB or flagellin protein in H5N1 virus-like particles enhances protective responses following intramuscular and oral immunization of mice. Vaccine 36(40):5990-5998.

Rimmelzwaan GF, Sutter G. 2009. Candidate influenza vaccines based on recombinant modified vaccinia virus Ankara. Expert Rev Vaccines 8(4):447-454.

Roberts A, Buonocore L, Price R, et al. 1999. Attenuated vesicular stomatitis viruses as vaccine vectors. J Virol 73(5):3723-3732.

Roberts A, Kretzschmar E, Perkins AS, et al. 1998. Vaccination with a recombinant vesicular stomatitis virus expressing an influenza virus hemagglutinin provides complete protection from influenza virus challenge. J Virol 72(6):4704-4711.

Roose K, Fiers W, Saelens X. 2009. Pandemic preparedness:Toward a universal influenza vaccine. Drug News Perspect 22(2):80-92.

Saelens X. 2008. The influenza matrix protein 2 as a vaccine target. Future Virology 3(2):167-178.

Sagawa H, Ohshima A, Kato I, et al. 1996. The immunological activity of a deletion mutant of influenza virus haemagglutinin lacking the globular region. J Gen Virol 77(Pt 7):1483-1487.

Sandbulte MR, Jimenez GS, Boon AC, et al. 2007. Cross-reactive neuraminidase antibodies afford partial protection against H5N1 in mice and are present in unexposed humans. PLoS Med 4(2):e59.

Schijns VE, Lavelle EC. 2011. Trends in vaccine adjuvants. Expert Rev Vaccines 10(4):539-550.

Schneemann A, Speir JA, Tan GS, et al. 2012. A virus-like particle that elicits cross-reactive antibodies to the conserved stem of influenza virus hemagglutinin. J Virol 86(21):11686-11697.

Schotsaert M, De Filette M, Fiers W, et al. 2009. Universal M2 ectodomain-based influenza A vaccines:Preclinical and clinical developments. Expert Rev Vaccines 8(4):499-508.

Schwartz JA, Buonocore L, Suguitan AL Jr, et al. 2010. Potent vesicular stomatitis virus-based avian influenza vaccines provide long-term sterilizing immunity against heterologous challenge. J Virol 84(9):4611-4618.

Song H, Nieto GR, Perez DR. 2007. A new generation of modified live-attenuated avian influenza viruses using a two-strategy combination as potential vaccine candidates. J Virol 81(17):9238-9248.

South Dakota State University. 2016. New virus gets official name, influenza D. ScienceDaily, 1 September 2016.

Steel J, Lowen AC, Wang TT, et al. 2010. Influenza virus vaccine based on the conserved hemagglutinin stalk domain. mBio 1(1):e00018-10-e00018-10.

Stropkovská A, Janulíková J, Varecková E. 2010. Trends in development of the influenza vaccine with broader cross-protection. Acta Virol 54(1):7-19.

Sui Z, Chen Q, Fang F, et al. 2010a. Cross-protection against influenza virus infection by intranasal administration of M1-based vaccine with chitosan as an adjuvant. Vaccine 28(48):7690-7698.

Sui Z, Chen Q, Wu R, et al. 2010b. Cross-protection against influenza virus infection by intranasal administration of M2-based vaccine with chitosan as an adjuvant. Arch Virol 155(4):535-544.

Szécsi J, Boson B, Johnsson P, et al. 2006. Induction of neutralising antibodies by virus-like particles harbouring surface proteins from highly pathogenic H5N1 and H7N1 influenza viruses. Virol J 3(1):70.

Talon J, Salvatore M, O'Neill RE, et al. 2000. Influenza A and B viruses expressing altered NS1 proteins: A vaccine approach. PNAS 97(8):4309-4314.

Tamura S, Miyata K, Matsuo K, et al. 1996. Acceleration of influenza virus clearance by Th1 cells in the nasal site of mice immunized intranasally with adjuvant-combined recombinant nucleoprotein. J Immunol 156(10):3892-3900.

Tong S, Zhu X, Li Y, et al. 2013. New world bats harbor diverse influenza a viruses. Plos Pathogens 9(10):1078-1084.

Treanor JJ, Taylor DN, Tussey L, et al. 2010. Safety and immunogenicity of a recombinant hemagglutinin influenza-flagellin fusion vaccine (VAX125) in healthy young adults. Vaccine 28(52):8268-8274.

Treanor JJ, Tierney EL, Zebedee SL, et al. 1990. Passively transferred monoclonal antibody to the M2 protein inhibits influenza A virus replication in mice. J Virol 64:1375-1377.

Tseng YF, Weng TC, Lai CC, et al. 2017. A fast and efficient purification platform for cell-based influenza viruses by flow-through chromatography. Vaccine 36(22):3146-3152.

Ulmer J, Donnelly J, Parker S, et al. 1993. Heterologous protection against influenza by injection of DNA encoding a viral protein. Science 259(5102):1745-1749.

Victor ST, Watanabe S, Katsura H, et al. 2012. A replication-incompetent PB2-knockout influenza A virus vaccine vector. J Virol 86(8):4123-4128.

Voeten JT, Bestebroer TM, Nieuwkoop NJ, et al. 2000. Antigenic drift in the influenza A virus (H3N2) nucleoprotein and escape from recognition by cytotoxic T lymphocytes. J Virol 74(15):6800-6807.

Wang M, Wei Y, Pu J, et al. 2018. Cross-immunity of a H9N2 live attenuated influenza vaccine against H5N2 highly pathogenic avian influenza virus in chickens. Veterin Microbiol 220:57-66.

Wang TT, Tan GS, Hai R, et al. 2010. Broadly protective monoclonal antibodies against H3 influenza viruses following sequential immunization with different hemagglutinins. PLoS Pathogens 6(2):e1000796.

Watanabe T, Watanabe S, Maher EA, et al. 2014. Pandemic potential of avian influenza A (H7N9) viruses. Trends Microbiol 22(11):623-631.

Wei CJ, Boyington JC, Mctamney PM, et al. 2010. Induction of broadly neutralizing H1N1 influenza antibodies by vaccination. Science 329(5995):1060-1064.

Weigel T, Solomaier T, Wehmeyer S, et al. 2016. A membrane-based purification process for cell culture-derived influenza A virus. J Biotechnol 220:12-20.

Wesley RD, Min T, Lager KM. 2004. Protection of weaned pigs by vaccination with human adenovirus 5 recombinant viruses expressing the hemagglutinin and the nucleoprotein of H3N2 swine influenza virus. Vaccine 22(25):3427-3434.

White KM, Ayllon J, Mena I, et al. 2018. Influenza B virus reverse genetic backbones with improved growth properties in the EB66 cell line as basis for vaccine seed virus generation. Vaccine 36(9):1146-1153.

Wise HM, Foeglein A, Sun J, et al. 2009. A complicated message: Identification of a novel PB1-related protein translated from influenza A virus segment 2 mRNA. J Virol 83(16):8021-8031.

Wraith DC, Vessey AE, Askonas BA. 1987. Purified influenza virus nucleoprotein protects mice from lethal infection. J Gen Virol 68(pt2)(2):433-440.

Yang ZF, Mok CK, Peiris JS, et al. 2015. Human infection with a novel avian influenza A(H5N6) virus. N Engl J Med 373(5):487-489.

Ye ZP, Baylor NW, Wagner RR. 1989. Transcription-inhibition and RNA-binding domains of influenza A virus matrix protein mapped with anti-idiotypic antibodies and synthetic peptides. J Virol 63(9):3586-3594.

Yi, S, Ying W, Wei Z, et al. 2014. Enabling the "host jump": Structural determinants of receptor-binding specificity in influenza a viruses. Nat Rev Microbiol 12(12):822-831.

Zebedee SL, Lamb RA. 1988. Influenza A virus M2 protein: Monoclonal antibody restriction of virus growth and detection of M2 in virions. J Virol 62(8):2762-2772.

Zhang H, Bing X, Chen Q, et al. 2011. Characterization of an H10N8 influenza virus isolated from Dongting Lake wetland. Virol J 8(42):doi:10.1186/1743-422X-8-42.

Zheng D, Chen S, Qu D, et al. 2016. Influenza H7N9 LAH-HBc virus-like particle vaccine with adjuvant protects mice against homologous and heterologous influenza viruses. Vac-cine 34(51):6464-6471.

Zhou D, Wu TL, Lasaro MO, et al. 2010. A universal influenza A vaccine based on adenovirus expressing matrix-2 ectodomain and nucleoprotein protects mice from lethal challenge. Mol Ther 18(12):2182-2189.

Zou P, Li Y, Huang J, et al. 2017. Self-assembly polymerization enhances the immunogenicity of influenza M2e peptide. Mi-crob Infect 19(12):648-654.

# 第37章

# 水痘疫苗与带状疱疹疫苗

郑晓丽　沈红杰

**本章摘要**

　　水痘和带状疱疹是由水痘-带状疱疹病毒感染所引起的两种不同的疾病。水痘为自限性疾病,病愈后可获得终身免疫,但水痘痊愈后,感染的水痘-带状疱疹病毒会以一种潜伏的状态存在于神经节内,当机体免疫功能下降时,水痘-带状疱疹病毒可被再次激活而发生带状疱疹。

　　在过去的几十年里,科研人员对水痘-带状疱疹病毒病原学特征、流行病学、发病机制、免疫应答等进行了深入探讨,并在此基础上开展了水痘、带状疱疹预防性疫苗的研究。水痘减毒活疫苗在中国、日本、韩国、美国等多个国家获准使用多年,疫苗的预防效果已经得到了充分的验证。普遍接种水痘疫苗,使婴幼儿中水痘疫苗接种的覆盖率逐渐上升,对小儿水痘的预防起到了很重要的作用,但疫苗株是否会在接种后潜伏体内引起带状疱疹的问题逐渐引起人们的关注。按此观点预测,水痘疫苗的大量接种可能会引起带状疱疹的发生率及致残率大幅度上升。目前已有报道Oka株疫苗潜伏感染引起带状疱疹发生的案例。2006年,美国FDA批准了默克公司的新型带状疱疹疫苗Zostavax上市,用于预防60岁以上老年人带状疱疹的发生,但Zostavax仍然是Oka株减毒活疫苗。由于人们对活疫苗毒株安全性的担忧,发展灭活疫苗和(或)亚单位疫苗已经提到日程上来。灭活疫苗安全性虽然较好,但是其免疫原性较低;重组亚单位疫苗安全性好、成本低廉,配以适当佐剂,可望成为新型水痘-带状疱疹疫苗。目前,国外大型疫苗企业已在开发重组亚单位疫苗方面取得了长足进展,重组亚单位疫苗将有希望作为新型水痘-带状疱疹疫苗在不久的将来问世。我国对带状疱疹疫苗的研发起步较晚。随着我国老年人数量的增加,加强新型带状疱疹疫苗的研发势在必行。

适应人群扩大至 50 岁及以上的成人。

## 37.1 概述

水痘(varicella,chickenpox)和带状疱疹(herpes zoster,HZ)是由水痘-带状疱疹病毒(varicella-zoster virus,VZV)感染所引起的两种不同的疾病。水痘-带状疱疹病毒初次感染时引起水痘,是一种以婴幼儿发病为主的急性传染病,发热及成批出现周身性红色斑丘疹、疱疹、痂疹为其发病特征。水痘的发生具有明显季节性,以冬春两季多见。其传染力强,易感儿发病率可达 95% 以上,而且学龄前儿童多见。在未接种疫苗的温带地区,到 40 岁时 VZV 的感染率几乎为 100%。水痘虽为自限性疾病,一般预后良好,病愈后可获得终身免疫,但是水痘痊愈后,感染的 VZV 会以一种潜伏的状态存在于神经节内,当 VZV 特异性的细胞介导免疫反应(cell mediated immunological reaction,CMIR)减弱时,VZV 被再次激活就会发生带状疱疹。带状疱疹多见于老年人及免疫缺陷、免疫低下人群,以沿单侧感觉神经分布的簇集性带状小水疱为临床特征,常伴有明显的疼痛及感觉异常,而病程较长的疱疹后神经痛更是给患者带来巨大病痛折磨及经济损失。因此,发展可用于预防 VZV 感染的疫苗显得尤为重要。1974 年,日本大阪大学获得了 Oka 减毒株,1995 年,Oka 株减毒活疫苗在美国通过 FDA 批准用于水痘的预防。目前,Oka 株减毒活疫苗已经被多个国家用于水痘的预防;2006 年,美国 FDA 批准了默克公司的新型带状疱疹疫苗(Zostavax)上市,用于预防 60 岁以上老年人带状疱疹的发生;2011 年,FDA 将 Zostavax

## 37.2 病原学

水痘-带状疱疹病毒属于疱疹病毒科 α 疱疹病毒亚科(subfamily α Herpesvirunae)。病毒为直径在 180~200 nm 的球形颗粒,核心由双线性 DNA 组成,蛋白衣壳为二十面体对称,由 162 个壳粒组成。核心与核衣壳组成病毒的核心,直径为 80~100 nm。核衣壳外有一层被膜及包膜双层膜,包膜上有包膜糖蛋白(李凡和刘晶星,2011)。电镜下的水痘-带状疱疹病毒见图 37.1。

VZV 只有一种血清型,但是在不同的流行地区却有不同的基因型。Loparev 等对 ORF22 中 447bp 基因片段中的 6 个单核苷酸多态性位点进行分析,将 VZV 分为 3 种不同的基因型:E 型(欧洲)、J 型(日本)和 M 型(masaic)。另外一种基因分型的方法,是对 5 种糖蛋白及 IE62 的 6 个基因片段进行分析,将 VZV 分为 4 种基因型,即 A 型(欧洲和北美洲)、B 型(亚洲)、C 型(重组型)、D 型(欧洲和北美洲)(Wagenaar et al.,2003)。Barrett-Muir 等利用 ORF1、ORF21、ORF50、ORF54 中的单核苷酸多态性分析,可将 VZV 分为以下 4 型:A 型(非洲、亚洲),B 型和 C 型(欧洲及北美洲),J 型(日本)。Schmidt-chanasit 等分析了 ORF51 中 1990 bp 片段的单核苷酸多态性,将病毒株分为 A、B、C、D 4 种基因型,这种分型方式可以有效地将德国流行的 VZV 野毒株与疫苗株区别开来。VZV 的基因分型有助于了解 VZV 感染的流行病学特征(如致病病毒的地理分布、

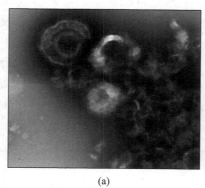
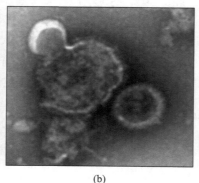

(a)　　　　　　　　　　　　(b)

图 37.1　水痘-带状疱疹病毒电镜图:(a) 完整病毒;(b) 无包膜病毒

病毒感染的来源和传播途径）以及评价水痘减毒活疫苗的使用对 VZV 感染流行病学特征的影响，并为防止病毒感染的暴发流行提供依据。虽然目前已经证实，疫苗株内含有多种基因型，但是疫苗株内所有的基因型均含有相同的 42 个单核苷酸点突变，可用于区别野毒株。其中位于 ORF62 的 3 个点突变（分别位于基因组的 10 626 bp、107 252 bp、108 111 bp）可用于区别 Oka 株及所有的野毒株，同时还可以采用限制性内切核酸酶酶解分析的方式区别 Oka 株及所有的野毒株。例如，Oka 株 DNA 经 *Hpa* I 或 *Eco*R I 消化后经琼脂糖凝胶电泳可以产生特征性的 K 或 P 片段（Hayakawa et al. , 1986）。但是这种方法存在缺陷，首先运用此方法需要病毒培养得到足够量的病毒基因组，比较费时；其次目前流行株可能含有与经 *Hpa* I 酶切产生的 K 片段大小相等的片段。Chisato moric 等利用 PCR 技术扩增基因组 R2 区并用 *Pst* I 酶切，Oka 株不含有 *Pst* I 酶切位点，而野毒株中含有 *Pst* I 酶切位点，经核酸电泳可鉴别野毒株和疫苗株。

VZV 基因组大小为 125 000 bp 左右，G+C 含量为 46.02%，基因组的相对分子质量为 $80×10^6$（Dumas，1980）；基因组 DNA 由共价键相连的 L 和 S 片段组成，两侧为反向重复的 TR 和 IR（Davison and Scott，1986）。基因组含有 73 个可读框，至少编码 69 种蛋白。水痘-带状疱疹病毒（VZV）基因至少编码 9 种糖蛋白：gE、gB、gH、gI、gC、gL、gK、gM 和 gN，这些糖蛋白主要存在于病毒囊膜和感染细胞表面，与病毒的致病性和免疫原性有着密切关系。

gE（也称 gpI）由 ORF68 编码，相对分子质量为 $(60～98)×10^3$，具有典型的 I 型跨膜蛋白结构。VZV 的 9 种糖蛋白中，gE 在病毒囊膜和感染细胞表面表达量最高，它不仅是免疫系统最先识别的糖蛋白，而且可以诱导产生中和抗体和细胞介导的免疫应答，因此成为制备病毒亚单位疫苗和 DNA 疫苗的主要候选抗原。gE 对于病毒侵入细胞以及在细胞间的传播相当重要，而且会影响 VZV 的复制。gE N 端保守区的不同区域分别在病毒复制、病毒在细胞间传播以及再次形成包膜中起到重要作用。gE 还可以通过非共价键与 gI 连接形成复合物，具有与 IgG 的 Fc 段结合的能力。研究发现，gE 蛋白（D150N）的突变可以加速病毒在细胞与细胞间的感染（Charles et al. , 2004）。

gB（gp II）由 ORF31 编码，成熟型相对分子质量为 $14×10^4$，在 VZV 糖蛋白中的含量仅次于 gE。gB 在 VZV 整个生命周期都会表达，对病毒的复制十分重要。同时，gB 能引起广泛的免疫应答，既能诱导产生依赖补体或不依赖补体的中和抗体，又能诱导 T、B 淋巴细胞增殖。此外，gB 能促进感染细胞融合，与病毒侵入细胞及在细胞间传播有关，是 VZV 感染早期及恢复期表达的主要抗原。VZV 与单纯疱疹病毒 1（（herpes simplex virus 1，HSV-1）的 gB 具有高度保守性，可能与 VZV 和 HSV-1 的免疫交叉反应性有关。

gH（gpIII）由 ORF37 编码，相对分子质量为 $118×10^3$，能促进病毒感染细胞膜的融合及促进病毒在细胞间的传播，还具有较好的免疫原性，可诱导产生不依赖补体的中和抗体和促进淋巴细胞增殖，通过淋巴细胞增殖实验发现 gH 免疫原性比 gE 强。

gI（gpVI）由 ORF67 编码，相对分子质量为 $60×10^4$，虽然在病毒培养过程中 gI 不起作用，但在病毒感染机体时能够影响病毒的毒力。gI 可与 gE 结合成复合物作用于 Fc 受体，可促进病毒在神经元间的传播。gI 具有一定的免疫原性，研究发现，感染 VZV 后几十年，仍可在体外检测到相当高的由 $CD4^+$ T 细胞产生的 VZV gI 特异性 γ 干扰素（IFN-γ）应答。

gC（gpV）由 ORF14 编码，相对分子质量为 $(95～108)×10^3$。VZV gC 与单纯疱疹病毒的 gC 具有高度的同源性，在不同 VZV 株间 gC 表达量的差异也很小。通过基因突变去掉 gC 后，VZV 在体外的生长速率与正常病毒相同，并且在相同浓度范围内都能被肝磷脂抑制，这表明，VZV 在体外复制并不依赖于 gC 的表达，但研究发现，gC 会影响病毒侵入人体。

gL（gpVI）由 ORF60 编码，相对分子质量为 $(18～20)×10^3$。VZV gL 可与未成熟的 gH 结合成复合物，促进 gH 的翻译后加工和转运。gL 与 gH 形成的复合物能促进感染细胞的融合及多核细胞的形成。VZV gL 还能影响病毒在体外的复制能力。

gK 由 ORF5 编码。在疱疹病毒属具有保守性，与 VZV 感染活性及胞质内病毒颗粒的形成有关，同时能促进感染细胞的融合。gK 较难诱导机体产生特异性抗体，这可能与其高度的疏水结构有关，也正因为这一点限制了对它的深入研究。

gM 及 gN 由 ORF50 和 ORF9A 编码，在疱疹病毒属具有高度保守性。到目前为止，关于 VZV gM

及 gN 的研究很少。近来研究表明,虽然 gM 不是 VZV 复制所必需的,但是删除 VZV 的 gM 会影响病毒噬斑的形成及病毒在细胞间的传播,预测 gM 可能起到加强其他包膜糖蛋白融合活性的作用。与其他疱疹病毒通过二硫键形成 gM/gN 复合体不同,gM 的 42 位缬氨酸和 301 位甘氨酸在形成 gM/gN 复合体时具有重要作用。同时如果破坏 ORF9A 基因,可以影响病毒合胞体的形成,这说明病毒合胞体的形成与 gM/gN 复合体有关(Yamaaishi et al. ,2008)。

除了上述几种重要的糖蛋白外,VZV 还编码多种调节蛋白,在病毒的复制、细胞间感染及潜伏感染中起重要作用。如由 ORF62 编码的 IE62,相对分子质量为 $140×10^3$,作为病毒基因转录的反式激活调节因子,可以有效激活 VZV 基因的表达,同时还是核衣壳组成的重要成分(Perera et al. ,2004)。在病毒感染早期,该蛋白集聚在细胞核内,可以激活病毒基因表达。在病毒潜伏期,磷酸化的 IE62 主要集聚在细胞质内,从而阻止了由 IE62 引起的基因表达。由 ORF66 编码的蛋白激酶(PK-66)可以使 IE62 磷酸化,阻止 IE62 向细胞核的转移(Randal et al. ,2008)。ORF36 编码的胸苷激酶可以将脱氧胸苷磷酸化为胸苷酸,这种酶对于病毒在细胞内的生长并不重要,但它却是抗病毒药物阿昔洛韦的作用位点。但是随着阿昔洛韦的应用,ORF36 的 288 位丝氨酸替换为亮氨酸,这种替换并不影响胸苷激酶的磷酸化作用,却影响了阿昔洛韦抗病毒的作用位点,产生了耐药性。还有一些其他的结构蛋白和调节蛋白在病毒复制及感染中发挥重要作用,此处不再一一列举。

## 37.3　流行病学

水痘是一种常见的婴幼儿病毒性疾病。在全球范围均有发病,温带地区较之热带地区流行更甚,在温带地区水痘的发病具有明显的季节性,以冬末春初多见。VZV 是唯一经由呼吸道传播的人类疱疹病毒。水痘或者带状疱疹患者可以作为传染源,通过病毒污染的灰尘、衣服或用具传染给接触者。儿童接触者感染率约 90%,家庭内接触感染率达 80%~90%。1995 年之前,美国每年大约发生 400 万水痘病例,每年因该病住院人数达 11 000 人,其中死亡 100 人。水痘患者中 32% 为 1~4 岁儿童,50% 为 5~

9 岁儿童,0~6 月龄婴儿因有母传抗体保护,发病率较低,20 岁以上尚未感染水痘者仅占 8%。在荷兰,非疫苗免疫区域 VZV 原发感染达到 97%,大多数人口在 5 岁之前感染该病毒。对 2004—2008 年荷兰感染水痘-带状疱疹病毒患者的研究表明,0~1 岁婴幼儿的发病率为 465.5/10 000;1~4 岁儿童的发病率为 610.8/10 000;5~9 岁儿童发病率则下降到 153.5/10 000;>10 岁儿童的发病率为 8.3/10 000。水痘患者并发症的发病率为 34.9%,大多数患者的并发症主要为上呼吸道感染,大约有一半的患者接受药物治疗。另据日本一组 6134 例病例报告,发病年龄<1 岁者占 6.4%,<5 岁者占 63.4%,<9 岁者占 94.7%,30~40 岁人群普遍具有免疫力。

水痘虽然好发于 2~10 岁儿童,但是成年人感染水痘及其并发症死亡率是儿童的 30~40 倍。水痘感染后大多为显性感染,96% 的感染者出现明显的临床症状,只有 4% 的感染者为无明显症状的隐性感染。

妇女妊娠期间 VZV 感染率较低,但是一旦感染则会产生危及母体及胎儿的严重疾病,妊娠期妇女发生肺炎的比例高达 20%,死亡率高达 14%。如果母亲在分娩前 5 天或分娩后 2 天患水痘,由于缺少母体来源的抗体以及相对不成熟的免疫系统,有 17%~30% 的新生儿会发生严重的水痘感染。

水痘疫苗的大面积接种已经使水痘的发病率、疾病严重程度发生了变化。据相关资料显示,美国水痘疫苗的接种率由 1997 年的 26% 上升到 2006 年的 89%,部分地区报告的接种率超过 90%。随着疫苗接种率的升高,美国水痘的发病率、住院率及死亡率均出现明显下降,其中水痘发病率减少 57%~90%,住院率减少 75%~88%,病死率的减少超过 74%。索罗丹等研究了水痘疫苗对北京市托幼园所和中小学校水痘流行特征的影响,结果表明,疫苗的免疫使得水痘的高发年龄后移,无免疫史的病例发病年龄高峰在 4 岁,有免疫史的病例发病年龄高峰为 6 岁(索罗丹等,2012)。

带状疱疹可以发生于任何曾经被 VZV 感染过的个体,此病表现为散发性,且无季节流行性。带状疱疹是一种典型的与高龄及细胞免疫抑制相关的疾病,并且随着年龄的增加,带状疱疹的发病率逐渐上升而且病情也逐渐严重。

美国及英国的流行病学数据显示,每年有 0.13%~0.14% 的人患带状疱疹,80 岁以上的人群患病率接近1%;美国每年大约有100万人发生带状疱疹,60岁人口的发病率为5‰~6.5‰,70岁人口的发病率为8‰~11‰。荷兰的一项研究表明,带状疱疹的发病率随着年龄的增加而升高,<60岁的发病率为32.8/10 000;60~64岁的发病率为93.1/10 000;>65岁的发病率为113.2/10 000,并发症的发生率为32.9/10 000,其中疱疹后神经痛比较常见。

因疾病或用药并发细胞免疫被抑制者(艾滋病、恶性淋巴瘤、骨髓或器官移植、自身免疫力异常或接受免疫抑制治疗等患者),HZ发病的风险较免疫功能正常者高。淋巴细胞癌或白血病患者带状疱疹的发生比一般的成人要高5倍,30%~50%的成人及25%的儿童在骨髓移植后3个月发生带状疱疹;带状疱疹可随时发生于HIV患者,这些人群比普通人群的患病率要高10~20倍。但是接受水痘疫苗的白血病患儿的带状疱疹患病率(2%)远低于受野毒株感染的患病率(15%);风湿患者及与免疫相关的疾病(类风湿和克罗恩病)患者的HZ的发病风险提高1.5~2倍。此外,心理精神压力大等并发的免疫异常也是发病的危险因素。

妇女妊娠后期感染,可导致胎儿发生水痘,一般在出生前已恢复,胎儿出生时不具有明显的临床症状,不易查出,但是在婴幼儿时期有直接发生带状疱疹的倾向。

在带状疱疹发生时,VZV的复制激发了机体对VZV的免疫,HZ病愈后机体获得了预防再次发生HZ的免疫力,但是个别患者亦可以罹患二次甚至多次HZ。研究表明,85岁的老年人,有85%经历过带状疱疹,但是只有1%的患者会第二次患该病。另在一项带状疱疹的预防研究中,642名安慰剂接受者,只有2名受试者患第二次带状疱疹(Hope-Simpson,1965)。

## 37.4 发病机制与保护性免疫

### 37.4.1 原发感染(水痘)的发病机制

VZV易感者吸入患者的呼吸道分泌物或者直接接触破损的皮肤后,VZV与上呼吸道黏膜接触,经过2~4天短暂的静止后,病毒迁移至局部的淋巴结感染CD4⁺T细胞;受感染的CD4⁺T细胞在4~6天后进入血液发生第一次病毒血症,并将病毒播散

于肝、脾及其他的组织器官并在这些组织持续复制,经多个繁殖周期后发生第二次病毒血症,此时病毒颗粒播散于血管内皮细胞,并经毛细血管迁移至上皮细胞。第二次病毒血症通常于出疹前5天发生,持续到发生皮损后1天。感染的上皮细胞病变特征为细胞变大、细胞内包含体和多核巨细胞形成。多核巨细胞是由于VZV糖蛋白介导的上皮细胞融合,基底层及鳞状细胞层的水肿液不断集聚使得未受累的角质层被撑起形成的透明水疱,水疱内含有大量的病毒颗粒。随着多核粒细胞和单核细胞的渗入,水疱变为脓疱,此时疱液内的病毒颗粒也逐渐减少,疱疹液逐渐被吸收,旧上皮细胞脱落结痂,新的上皮细胞产生。

近年来,随着分子生物学的发展,人们尝试在分子水平解释VZV感染的发病机制。VZV病毒感染体外细胞可以调节众多的信号通路,而在体内感染时,这些调节途径的效应对于感染的皮肤细胞的分化又是尤为重要的。VZV可以通过抑制干扰素调节因子IRF3和转录活化蛋白STAT1来下调包括干扰素在内的抗病毒因子的表达,促进疾病的发生。通过研究表明,VZV可以触发离体细胞或SCID鼠皮肤移植感染细胞内STAT3的磷酸化。磷酸化的STAT3可以拮抗STAT1的作用,使病毒在皮肤细胞内复制,同时还通过诱导抗凋亡蛋白Survivin的表达,增强病毒的感染性。在实验中,STAT3磷酸化的小分子抑制剂或者直接使用Survivin的抑制剂可以明显限制VZV在细胞间的传播,减少甚至阻滞感染性子代病毒的产生。在原发感染的人扁桃体T细胞内,磷酸化的STAT3表达上调,抑制STAT3的活化则可以显著地降低T细胞感染(Sen et al.,2012)。

### 37.4.2 带状疱疹的发病机制

疱疹病毒感染的特征之一就是潜伏感染,即在宿主内以一种无复制的状态存在。原发性感染时,在黏膜及皮肤复制的病毒颗粒可通过神经轴突逆向传送至感觉神经元;或者通过感染扁桃体T细胞由血源性途径到达感觉神经节。在感觉神经节内,病毒潜伏存在于神经元细胞及卫星细胞。病毒在潜伏期间不表现任何症状,但是机体出现免疫力低下或免疫力缺陷时,病毒会被再次激活。病毒一旦被再次激活就会引起烈性感染,无症状的再激活比较罕见。VZV潜伏感染的机制目前仍不太清楚,但是病毒的再激活与VZV特异性T细胞介导的免疫反应

降低密切相关。当 VZV 特异性细胞介导的免疫反应降低时，VZV 大量复制并在神经节内广泛分布，引起神经元的凋亡以及炎症反应，出现前驱性的神经疼痛及感觉异常。之后，VZV 沿着感觉神经下行至该神经所控制的皮区，形成沿皮区的呈带状分布的特征性疱疹即带状疱疹（Kennedy and Cohrs，2010）。当侵犯至三叉神经眼支可引起角膜溃疡，侵犯面神经则引起面瘫，偶有脑炎发生。

### 37.4.3　机体的保护性免疫

　　VZV 在原发感染时，宿主首先通过机体的固有免疫系统，利用自然杀伤细胞（NK 细胞）溶解 VZV 感染细胞以及单核细胞，产生 IFN-α 抑制病毒增殖，另外 NK 细胞也可以通过分泌颗粒溶解酶来破坏 VZV 的感染。试验表明，阻断 IFN-α 的作用可以加速病毒在细胞间的播散，免疫缺陷儿童在皮肤病变出现 72 小时内肌内注射 α 干扰素可以有效减轻病毒的症状。固有免疫不但可以对侵入黏膜的 VZV 迅速应答，同时还可以激发机体适应性免疫。VZV 在入侵机体时的免疫逃逸机制有效地抑制了 MHC-Ⅰ 和 MHC-Ⅱ 类分子对 T 细胞的抗原提呈作用，有效地延迟了机体的适应性免疫，因此，在病毒潜伏期无法检测到 VZV 特异性的体液免疫和细胞免疫，而是要到皮疹出现后才出现适应免疫。对患者皮疹后 1、2、3 天分别检测，VZV 特异性 T 细胞免疫的出现率分别为 12%、31%、47%。VZV 特异性 T 细胞可以溶解表达 gE 及 IE62 的靶细胞，其他病毒蛋白也有可能被 VZV 特异性 T 细胞识别。对于原发性感染，适应性免疫还包括 B 细胞增殖及其所产生的 IgM 和 IgG。水痘感染后数天或数周内可在血清中检测到 VZV 特异性 IgM。在出现症状的极早期，大多数在出现症状的 3~4 天可检测 VZV 特异性 IgA。患水痘后 14 个月，仍有部分患者可检测到 IgA 存在。鼻咽部 VZV 特异性 IgA 在 1 周内均显示应答，第 3 周达高峰，以后逐渐下降。自然感染患者在出现皮疹及其他症状后 4 天内，一般可用膜抗原免疫荧光抗体法（fluorescent antibody to membrane antigen，FA-MA）检测到 VZV 特异性 IgG，该抗体在感染后 4~8 周达到高峰，可持续数年甚至数十年。体液免疫产生的 IgG 可以与病毒蛋白结合，起到中和病毒的作用，还可以通过抗体依赖的细胞毒作用杀灭病毒。而带状疱疹患者也可以检测这些抗体，但是这些抗体的高低与是否患病无关，并且抗体较高患者往往

疾病表现更为严重，因此患带状疱疹时，细胞免疫发挥更重要的作用。对于健康个体，病毒特异性 T 淋巴细胞 CD4 及 CD8 记忆细胞可持续数年。记忆细胞之所以持续数年，一方面是由于对其他水痘及带状疱疹患者的再接触，另一方面是由于内源性潜伏的 VZV 亚临床症状的再激活。CD4+ T 细胞提供辅助作用，以便在患水痘后产生并维持针对 VZV 抗原的体液免疫应答。

## 37.5　目前的水痘与带状疱疹疫苗

　　目前，用于预防 VZV 感染的有两种疫苗，即水痘疫苗（varicella vaccine）和带状疱疹疫苗（herpes zoster vaccine），这两种疫苗均为减毒的活疫苗，使用同一疫苗株。水痘疫苗可以刺激机体产生 VZV 特异性的体液和细胞介导免疫反应，尤其是 CD8+ T 细胞。由疫苗免疫所产生的记忆细胞可以保护机体免受 VZV 再暴露后的感染。带状疱疹疫苗可以激发随年龄增加而逐渐减弱的 VZV 特异性细胞介导的免疫反应。本节从疫苗生产到免疫效果及持久性做如下陈述。

### 37.5.1　VZV 疫苗生产用细胞及毒种

　　VZV 疫苗生产用细胞为人二倍体细胞 2BS 株、MRC-5 株或经批准的其他细胞株。

　　WHO 公认的水痘减毒活疫苗为 Oka 减毒株，它于 1974 年由日本 Takahashi 博士减毒获得。Takahashi 博士最初从一名 3 岁儿童 Oka 的水痘水疱液中分离获得了一株水痘病毒，即 Oka 水痘病毒株，之后于 34 ℃ 在人胚肺成纤维细胞（human embryonic lung fibroblast，HELF）内连续培养 11 代，又于 37 ℃ 在豚鼠成纤维细胞（guinea pig embryo fibroblast，GPEF）内培养 12 代。用收获的病毒在儿童体内做适宜性试验证实获得 Oka 减毒株。测试过的病毒再于人胚肺二倍体细胞（WI-38）中传 3 代，即获得现在所用的 Oka 减毒株。2006 年，由 Merck 公司开发的用于预防带状疱疹的新型疫苗也是用 Oka 株进行生产的，只是在病毒滴度上高于水痘疫苗的 14 倍。除此之外，1984 年 4 月 7 日，由北京生物制品研究所从北京地区一名 4 岁水痘患儿的水疱液中分离获得并研制的北京株 VZV84-7，目前已通过国家食品药品监督管理总局的批准用于水痘疫苗

的生产。韩国从 33 月龄的水痘患儿中分离 VZV 病毒并在人胚肺成纤维细胞中传代 10 次，豚鼠胚胎细胞中传代 12 次，再经人胚肺成纤维细胞传代 5 次，得到减毒株 MAV06。该毒株自 1994 年就用于水痘疫苗 suduvax 的生产（Kim et al.，2011）。

## 37.5.2 疫苗制备过程

### 37.5.2.1 原液制备

首先培养用于疫苗生产的人二倍体细胞 2BS 株、MRC-5 株或经批准的其他细胞株，培养液为含适量灭能新生牛血清或胎牛血清的 MEM 或其他适宜的培养液，待细胞生长为致密单层后，将毒种按一定的 MOI 接种细胞（同一工作种子批毒种按同一 MOI 接种），置于 35±1 ℃ 条件下培养适宜的时间。当出现一定程度的病变时，弃去培养液，用不少于原培养液量的洗涤液洗涤细胞表面，并换以维持液继续培养。病变达到所需程度后采用适当方法收集感染细胞，并加入适宜的稳定剂为病毒收获物。病毒收获物进行无菌检查并于 -60 ℃ 以下保存，保存时间应按批准的时间执行。将感染细胞冻融后，采用超声波或其他适宜的方法破碎感染细胞，经离心或其他适宜方法去除细胞碎片，收集含有病毒的上清液。将来源于同一细胞批的病毒上清液合并即为原液。

### 37.5.2.2 半成品

将原液按规定的同一病毒滴度进行适当稀释，加入适宜稳定剂即为半成品。

### 37.5.2.3 成品

分批应符合《中国生物制品规程》中"生物制品分批规程"规定；分装及冻干应符合《中国生物制品规程》中"生物制品分装和冻干规程"；每次 1 人用剂量为 0.5 mL，含水痘-带状疱疹活病毒应不低于 3.3 Lg PFU；带状疱疹疫苗含水痘-带状疱疹活病毒应不低于 4.3 Lg PFU。

## 37.5.3 水痘疫苗安全性、免疫效果与免疫持久性评价

水痘疫苗的接种对象为水痘易感人群，1 岁以上的儿童、青少年及成人均可接种，也可以用于水痘易感者的接触后应急接种。水痘疫苗接种的最适年龄为 12～24 月龄。日本和其他一些国家接种 1 剂疫苗；而美国对青少年和成人接种 2 剂疫苗（间隔 4～8 周），13 岁以下儿童只接种 1 剂疫苗。

目前，市售的水痘疫苗是主要以 VZV Oka 株为基础的，并在中国、日本、韩国、美国等多个国家获准使用多年，疫苗的安全性已经得到了充分的验证。至 2000 年，美国疫苗不良反应报告系统共收到不良反应 7963 例，不良反应的发生率为 5.0/10 000。偶有报道与疫苗接种相关的严重不良反应，如脑炎、共济失调、多形红斑、Stevens-Johnson 综合征、肺炎、血小板减少症、癫痫等。有些反应病例已证实是由野生型 VZV 或其他病原因子引起，多数病例的资料不足以确定与疫苗接种的直接因果关系。日本学者对 6 年内 8429 名疫苗使用者的免疫后 6 周内观察表明，出现不良反应的有 580 例，其中发热 >37℃ 的有 2.8%，注射部位皮疹的有 1.8%，免疫后三天内免疫部位红肿的有 3.1%。在观察期间无严重的不良反应发生，接种者无带状疱疹发生（Asano et al.，1996）。使用长春祈健生物制品有限公司生产的冻干水痘减毒活疫苗，按照随机双盲对照临床试验原则，将入选的 5192 名观察对象分为试验组和对照组，其中试验组 2593 人，接种水痘疫苗；对照组 2599 人，接种麻疹-流行性腮腺炎联合减毒活疫苗；接种后 30 min 和 6、24、48、72 小时及 7、14、21、28 天进行随访，有 2 人注射部位局部出现轻微红晕，其他接种者无不适或其他反应。疫苗株病毒传播给健康易感者的状况少见，但也有报道在接种者出现疫苗相关皮疹时，疫苗株病毒可经由破损皮肤传播给密切接触者（肖作奎等，2011）。2000 年，我国亦对国产水痘疫苗病毒的传播性进行了研究，并未发现水痘疫苗株病毒传播给其密切接触者。

日本对 2565 名接种者采取免疫吸附凝集试验分析其血清阳转率，阳转率达到 91.5%，抗体的几何平均滴度为 12.2。在接触 VZV 后 3 天内接种水痘疫苗，接触后保护率至少为 90%。对我国上海市部分地区儿童水痘疫苗免疫后流行病学效果观察显示，1999—2005 年，接种组水痘发病率为 1.00%，未接种组为 4.35%，明显高于接种组。按水痘疫苗接种时间分别统计（1999—2001 年接种人数较少，故合并成 1 年统计），接种水痘疫苗后每年未接种组水痘发病率均明显高于接种组。水痘疫苗免疫接种后的总体保护率为 77.0%，各年接种保护率在 67.9%～90.3%。接种水痘疫苗人群中发生水痘

（突破性水痘）的严重程度明显低于未接种疫苗者。在日本，突破性水痘的发生率为 6.2% ~ 12.3%，多发生于免疫后 6 个月至免疫后 3 年；265 名出现临床症状的接种者，32% 发生于 1 月至 1 年，42% 发生于 1~2 年，19% 发生于 2~3 年。接种 1 剂疫苗的儿童每年水痘突破率为 0.12% ~ 2.3%。对 1~12 岁健康儿童接种 1 或 2 剂水痘疫苗的随访观察表明，疫苗有效率约为 94%（1 剂）和 98%（2 剂）。由于成人接种 1 剂疫苗后的血清阳转率一般，间隔 4 周后进行二次免疫，两针免疫后血清抗体阳转率为 97% ~ 99%。同时有资料表明，水痘疫苗在免疫缺陷儿童中有良好的耐受性和免疫原性，疫苗接种可降低该人群水痘的发生，而且突破性水痘病例症状也较轻微。宋立志、肖作奎等用长春祈健生物制品有限公司生产的疫苗免疫受种者，并分别在接种时和接种后 1 个月采集静脉血，检测血清水痘抗体阳转率为 100%；免疫前抗体 GMT 为 1:2.64，免疫后 GMT 为 1:52.98，说明国产疫苗具有良好的免疫原性。经追踪随访，试验组水痘发病率为 2.70‰，对照组为 14.24‰，水痘减毒活疫苗的保护率为 81.04%，说明水痘疫苗具有良好的流行病学保护效果。

据日本学者报道，接种水痘疫苗后抗水痘免疫力可持续 20 年。美国学者报道过，儿童期水痘疫苗接种后 7 ~ 10 年，对 VZV 感染的防御率为 70% ~ 90%，对严重疾病的防御率 >95%；对 Oka 株减毒活疫苗（Zostavax）免疫后随访观察表明，疫苗接种者在免疫后 6 年血清抗体阳性率为 100%，对 VZV 感染的防御率为 83% ~ 93%，对严重疾病的防御率为 100%；人群的水痘疫苗免疫覆盖率低，野生型 VZV 的继续传播可能导致接种后加强作用（Kuter et al.，1991）。因此，仅由水痘疫苗诱生的长期保护作用现在还难以评价。

### 37.5.4　带状疱疹疫苗安全性、免疫效果与免疫持久性评价

美国预防接种专家委员会（Advisory Committee of Immunization Practices，ACIP）建议，带状疱疹疫苗接种对象为年龄 60 岁以上、健康或无免疫不良或禁忌的慢性病患者，包括曾经患过 HZ 者，建议只需接种一剂来预防 HZ 发病和带状疱疹后神经痛（PHN）。免疫缺陷状态的患者（如淋巴细胞白血病、AIDS 等）及妊娠期妇女为禁忌人群。虽然没有推荐疫苗用于免疫缺陷的病人，但是现有的带状疱疹疫苗可以用于一些免疫抑制比较轻微的患者，如 VZV 血清学阳性且 CD4 T 细胞计数大于 200 细胞·mL⁻¹ 的 HIV 患者，甚至类风湿关节炎，银屑病，接受低剂量化疗药物甲氨蝶呤、甾类或肿瘤坏死因子抑制剂者。

带状疱疹疫苗具有良好的耐受性，同时不具有引起带状疱疹的潜在危险性（Oxman and Levin，2008）。最常见的不良反应有接种部位红肿热痛、瘙痒、损伤，有时伴有头痛。带状疱疹预防性研究表明，带状疱疹疫苗免疫后 42 天内接种部位水痘样皮疹的发生率为 0.1%，红斑为 36%，局部疼痛或触痛为 35%，肿胀为 25%、瘙痒为 7%。疫苗相关的严重的不良反应在疫苗组与对照组无明显区别，均 < 0.1%；带状疱疹疫苗可以使 PHN 的发生率减少 66.5%，而且在免疫组内发生带状疱疹的患者其不适及疼痛感也明显降低，疱疹后神经痛的发生率也更低（Oxman et al.，2005）。HZ 疫苗免疫后 2 周，ELISPOT 检测到应答高峰，到第 6 周疫苗组应答反应高于对照组 2 倍，在免疫后 1 年所有检测值均有下降，但是为期 3 年的研究证明，免疫后仍然比免疫前水平要高出 50%。HZ 疫苗免疫效果在不同年龄组表现不同。在低年龄组，带状疱疹疫苗的使用可以有效减少带状疱疹的发病；而在高年龄组则表现为减少 PHN 的发生及降低疾病的严重性。曾对 38 546 名 60 岁及以上的美国老人进行为期 3 年的追踪研究，接种 HZ 疫苗后的高年龄组发病率比低年龄组高，60~69 岁组发病率减少了 63.9%，而 >70 岁组发病率仅减少了 37.6%。但接种疫苗者出现慢性疼痛的风险与低年龄组无差别，60 ~ 69 岁组 PHN 的发生减少了 65.7%，>70 岁组 PHN 的发生减少了 66.8%。由于高龄组带状疱疹的频发性、严重性及疱疹后神经痛的多发性，带状疱疹疫苗的绝对效益在高年龄组更为明显（Simberkoff et al.，2010）。关于 HZ 疫苗的两针免疫，Joost 等对 60 岁及 60 岁以上受试者接种两剂疫苗（间隔 6 周），结果显示，2 剂接种后具有较好的安全性，但是并未见 VZV 特异性的免疫水平高于 1 剂接种（Joost et al.，2012）。对 22 439 名 50 ~ 59 岁人群进行的随机、双盲、安慰剂对照研究表明，HZ 疫苗对 50 ~ 59 岁老年人具有良好的保护性及安全性（Kenneth et al.，2012）。抑郁症患者对 HZ 疫苗所激发的 VZV 特异性的细胞免疫反应较弱，抗抑郁药物的使用与 VZV 特异性的细胞免疫反应正常化密切相关。

Schmader 等观察了接种后 3.3~7.8 年的带状疱疹疫苗的效力,结果显示,带状疱疹疫苗接种后 5 年依然具有免疫效力(Schmader et al.,2012)。Morrison 等的研究表明,在疫苗接种后 10 年依然能降低带状疱疹的疾病负担,但其减少带状疱疹发生的效力只能维持 8 年(Morrison et al.,2015)。而免疫力减弱可能使他们容易患带状疱疹和带状疱疹后神经痛,一个可能的解决方案是在 10 年后给予一个加强剂量。最近的一项 Ⅲ 期临床试验发现,在接种带状疱疹 10 年后再次接种疫苗进行加强免疫,加强组与初次接种组比较抗体滴度相近,但细胞免疫应答水平明显高于初次接种组。以上研究结果提示,在初次免疫后的适当时间间隔内,可以给予加强剂量预防带状疱疹发生(Levin et al.,2016)。

## 37.5.5　其他水痘疫苗

MMRV 疫苗为麻疹、风疹,腮腺炎及水痘的联合疫苗。目前,有 Merck 和 GSK 两家公司生产 MMRV 疫苗:Merck 公司生产的 ProQuad,于 2005 年通过 FDA 批准用于 12 月龄至 12 岁儿童的免疫;GSK 公司生产的 Priorix Tetrais 在德国和澳大利亚批准上市,对 12 月龄至 12 周岁进行免疫,用于对这 4 种疾病的预防。2 针免疫时建议第 1 剂在 12~15 月龄时接种,第 2 剂在 4~6 岁时接种。13 岁及以上需要防护这些疾病的人应该分别接受 MMR 和水痘疫苗。免疫禁忌证为:对 MMR 或水痘疫苗发生危及生命的过敏反应者;对明胶、鸡蛋或抗生素过敏者;患有艾滋病或影响免疫系统的其他疾病;正在接受会影响人体免疫系统的药物治疗两周或以上,如高剂量的口服类固醇。严重的疫苗不良反应比较少见,一般可见较轻的不良反应,如发热、轻微的皮疹、脸颊或颈部的腺体肿大（罕见）。由发热引起的癫痫在 MMRV 疫苗组的发生率比 MMR 与水痘疫苗分别免疫时要高,而且发热性癫痫通常会发生在 2 岁以下首次接种者,在接种第 2 剂后较少发生。MMRV 疫苗免疫后血清抗体的阳转率及其滴度与使用 MMR 与水痘疫苗分别免疫的效果相当,MMRV 具有良好的免疫原性,免疫后 3 年仍具有较高免疫力(Czajka et al.,2009)。

## 37.6　发展中的 VZV 疫苗

### 37.6.1　灭活疫苗

采用 56℃ 灭活 7 天的 Oka 株 VZV 疫苗及未经灭活的 Oka 株疫苗免疫老年人,可以发现两种疫苗均可以刺激机体产生明显的体液免疫及细胞免疫(Levinea et al.,2000)。用热灭活的减毒活疫苗免疫骨髓移植的患者发现,灭活的 Oka 株疫苗可以激发 VZV-CMI,减少骨髓移植患者带状疱疹的发生率(Redman et al.,1997)。免疫功能缺陷者,如恶性血液病、晚期艾滋病患者等,其带状疱疹的发生率比健康人高出几倍(Kost et al.,1996),接种灭活或亚单位带状疱疹疫苗是较安全的预防手段。一项临床试验评价了灭活带状疱疹疫苗在抗 CD20 单克隆抗体治疗的恶性血液病患者的安全性和免疫原性,结果显示其具有良好的耐受性,并可以诱导明显的 VZV 特异性 T 细胞免疫应答(Parrino et al.,2017)

### 37.6.2　亚单位疫苗

将收获的 VZV 感染的 MRC-5 细胞经裂解剂裂解,甲醛灭活,再经蔗糖超速离心及丙酮沉淀制备疫苗,该疫苗保留了 VZV 蛋白的免疫原性,同时将病毒 DNA 的量控制在了 20 pg/250 μg 以下;对家兔进行免疫,可见血清抗体产生且未见明显的不良反应;对 5 名疫苗受试者的 6~10 年的随访调查也未见 VZV 感染及不良反应发生。Vafai 利用痘病毒表达了一种含有 511 个氨基酸残基的 gE 糖蛋白,这种糖蛋白在动物模型及人体均可以诱导明显的中和抗体的产生(Vafai,1995)。利用重组的 VZV gE 和 gI 或 gE-gI 复合物免疫豚鼠,免疫后可以使机体产生高效价的抗体及细胞免疫反应,而且在结膜及玻璃体中均可检测到 VZV 特异性的抗体。利用基因重组表达 gE-IE63,通过 CHO 细胞分泌,得到了可溶性 gE 和融合性 IE63,实验证明,重组 gE-IE63 可刺激机体产生体液和细胞免疫,是一种有潜力的亚单位疫苗候选物(Jacquet et al.,2002)。GSK 公司的带状疱疹疫苗 HZ/su 利用基因重组 gE 糖蛋白及佐剂系统 ASO1B 结合,用以预防带状疱疹发生,一项 Ⅲ 期临床试验结果显示,接种此疫苗可以使带状疱疹患病风险降低 97.2%(Lal et al.,2015),这款候选疫苗可能会为带状疱疹的预防提供一个重要选择。

### 37.6.3　Oka 株疫苗作为其他疫苗的载体

　　Shiraki 将 HIV 的 *Env* 基因插入到 Oka 株疫苗的病毒基因组内,该重组病毒的免疫试验表明,动物既可产生针对 HIV 的抗体又可以产生针对 VZV 的抗体。将乙肝病毒的表面抗原基因加入 Oka 株疫苗内,免疫慢性乙肝患者,可以诱发 Th1 细胞型的细胞免疫反应,有助于改善慢性乙肝患者的免疫状态（Kamiyama et al.,2000）。

## 37.7　问题与展望

　　水痘疫苗的普遍接种,使婴幼儿中水痘疫苗的覆盖率逐渐上升,对小儿水痘的预防起到了很重要的作用,但疫苗株是否会在接种后潜伏体内引起带状疱疹的问题逐渐引起人们的关注,按此观点预测,水痘疫苗的大量接种可能会引起带状疱疹的发生率及致残率大幅度上升,目前已有报道 Oka 株疫苗潜伏感染引起带状疱疹发生的案例,因此有必要开发一种新型疫苗以克服这种令人担忧的后果。目前对灭活疫苗和（或）亚单位疫苗的研究已经出现了新进展。灭活疫苗安全性虽然较好但是其免疫原性较低;而重组亚单位疫苗将有希望作为新型水痘-带状疱疹疫苗在不久的将来问世。

## 参考文献

李凡,刘晶星. 2011. 医学微生物学（第 7 版）. 北京:人民卫生出版社.

宋立志,陈海平,沈心亮,等. 2011. 冻干水痘减毒活疫苗现场流行病学保护效果研究（Ⅱ）. 中国疫苗和免疫 17（1）:7-9.

索罗丹,卢莉,吴疆,等. 2012. 疫苗接种对北京市托幼园所和中小学校水痘流行特征的影响. 中华预防医学杂志 46（1）:46-49.

肖作奎,过琴媛,宋立志,等. 2011. 冻干水痘减毒活疫苗的安全性和免疫原性研究. 中国疫苗和免疫 17（1）:193-195.

Arvin AM. 2008. Humoral and cellular immunity to varicella-zoster virus:An Overview. J Infect Dis 197（2）:S58-S60.

Asano Y. 1996. Varicella vaccine:The Japanese experience. J Infect Dis 174（3）:310-313.

Barrett-Muir W,Scott FT,Aaby P,et al. 2003. Genetic variation of varicella-zoster virus:Evidence for geographical separation of strains. J Med Virol 70（1）:S42-S47.

Charles G,Shaun T,Geoff P,et al. 2004. Complete DNA sequence analyses of the first two varicella-zoster virus glycoprotein E（D150N）mutant viruses found in North America:Evolution of genotypes with an accelerated cell spread phenotype. J Virol 78（3）:6799-6807.

Chisato M,Rie T,Michiaki Takahashi TT,et al. 1998. Identification of the oka strain of the live attenuated varicella vaccine from other clinical isolates by molecular epidemiologic analysis. J Infect Dis 178（1）:35-38.

Cohrs RJ,Gilden DH,Kinchington PR,et al. 2008. Varicella-zoster virus gene 66 transcription and translation in latently infected human ganglia. J Virol 77（12）:6660-6665.

Czajka H,Schuster V,Zepp F,et al. 2009. A combined measles,mumps,rubella and varicella vaccine（Priorix-Tetra）:Immunogenicity and safety profile. Vaccine 27（47）:6504-6511.

Daviesl J,Hallworth A,McLeish P,et al. 1994. Characterization and immunogenicity of a candidate sub-unit vaccine against varicella-zoster virus. Med Microbiol Immunol 183（2）:105-117.

Davison AJ,Scott JE. 1986. The complete DNA sequence of varicella-zoster virus. J Gen Virol 67（Pt9）:1759-1816.

Dumas A,Geelen M,Maris WJ,et al. 1980. Infectivity and molecular weight of varicella-zoster virus DNA. J Gen Virol 47（1）:233-235.

Hata A,Asanuma H,Rinki M,et al. 2002. Use of an inactivated varicella vaccine in recipients of hematopoietic-cell transplants. N EngI J Med 347（1）:26-34.

Hayakawa Y,Yamamoto T,Yamanishi K,et al. 1986. Analysis of varicella-zoster virus DNAs of clinical isolates by endonuclease HpaI. J Gen Virol 67（Pt9）:1817-1829.

Hope-Simpson RE. 1965. The nature of herpes zoster:A long-term studyand a new hypothesis. Proc R Soc Med 58（1）:9-20.

Insinga RP,Itzler RF,Pellissier JM,et al. 2005. The incidence of herpes zoster in a United States administrative database. J Gen Intern Med 20（8）:748-753.

Jacquet A,Haumont M,Massaer M,et al. 2002. Immunogenicity of a recombinant varicella-zoster virus gE-IE63 fusion protein,a putative vaccine candidate against primary infection and zoster reactivation. Vaccine 20（11-12）:1593-1602.

Joost NV,Joep MAL,Stephen KT,et al. 2012. Safety,tolerability,and immunogenicity after 1 and 2 doses of zoster vaccine in healthy adults ≥ 60 years of age. Vaccine 30（5）:904-910.

Kamiyama T,Sato H,Takahara T,et al. 2000. Novel immunogenicity of oka varicella vaccine vector expressing hepatitis B surface antigen. J Infect Dis 181(3):1158-1161.

Kapsenberk JG. 1964. Possible antigenic relationship between varicellazostervirus and herpes simplex virus. Arch Ges Virus Forsch 15(1):67-73.

Kennedy PG, Cohrs RJ. 2010. Varicella-zoster virus human ganglionic latency:A current summary. J Neuro Virol 16(6): 411-418.

Kim JI, Jung GS, Kim YY, et al. 2011. Sequencing andcharacterization of varicella-zoster virus vaccine strain SuduVax. Virol J 8(1):547-555.

Kost RG, Straus SE. 1996. Postherpetic neuralgia-pathogenesis, treatment, and prevention. N Engl J Med 335(1):32-42.

Kuter BJ, Weibel RE, Guess HA, et al. 1991. Oka/Merck varicella vaccine in healthy children:Final report of a 2-year efficacy study and 7-year follow-up studies. Vaccine 9(9) 643-647.

Lal H, Cunningham AL, Godeaux O, et al. 2015. Efficacy of an adjuvanted herpes zoster subunit vaccine in older adults. N Engl J Med 372(22):2087-2096.

Levin MJ, Schmader KE, Pang L, et al. 2016. Cellular and humoral responses to a second dose of herpes zoster vaccine administered 10 years after the first dose among older adults. J Infect Dis 213(1):14-22.

Levinea MJ, Ellisonb MC, Zerbeb GO, et al. 2000. Comparison of a live attenuated and an inactivated varicella vaccine to boost the varicella-specific immune response in seropositive people 55 years of age and older. Vaccine 18 (25): 2915-2920.

Loparev VN, Gonzalez A, Deleon-Carnes M, et al. 2004. Global identification of three majorgenotypes of varicella-zoster virus:Longitudinal clustering and strategies forgenotyping. J Virol 78(15):8349-8358.

Lowry PW, Koropchak CM, Choi CY, et al. 1997. The synthesis and immunogenicity of varicella-zoster virus glycoprotein E and immediate-early protein (IE62) expressed in recombinant herpes simplex virus-1. Antiviral Res 33(3):187-200.

Michael RI, Myron JL, Mark L. et al. 2013. Varicella-Zoster virus-specific immune responses to a herpes zoster vaccine in elderly recipients with major depression and the impact of antidepressant medications. Clin Infect Dis 56 (8):1085-1093.

Morrison VA, Johnson GR, Schmader KE, et al. 2015. Long-term persistence of zoster vaccine efficacy. Clin Infect Dis 60 (6):900-909.

Oxman MN, Levin MJ, Johnson GR, et al. 2005. A vaccine to prevent herpeszoster and postherpetic neuralgia in older adults. N Engl J Med 352(22):2271-2284.

Oxman MN, Levin MJ. 2008. Shingles prevention study group. Vaccination against herpes zoster and postherpetic neuralgia. J Infect Dis 197(suppl 2):S228-S236.

Parrino J, McNeil SA, Lawrence SJ, et al. 2017. Safety and immunogenicity of inactivated varicella-zoster virus vaccine in adults with hematologic malignancies receiving treatment with anti-CD20 monoclonal antibodies. Vaccine 35 (14): 1764-1769.

Perera LP, Mosca JD, Ruyechan WT, et al. 1993. A major transactivator of varicella-zoster virus, the immediate-early protein IE62, contains a potent N-terminal activation domain. J Virol 67(8):4474-4483.

Redman RL, Nader S, Zerboni L, et al. 1997. Early reconstitution of immunity and decreased severity of herpes zoster in bone marrow transplant recipients immunized with inactivated varicella vaccine. J Infect Dis 176(3):578-585.

Schmader KE, Levin MJ, Gnann JW Jr, et al. 2012. Efficacy, safety, and tolerability of herpes zoster vaccine in persons aged 50-59 years. Clin Infect Dis 54(7):922-928.

Schmader KE, Oxman MN, Levin MJ, et al. 2012. Persistence of the efficacy of zoster vaccine in the Shingles Prevention Study and the short-term persistence substudy. Clin Infect Dis 55(10):1320-1328.

Sen N, Che XB, Rajamania J, et al. 2012. Signal transducer and activator of transcription 3 (STAT3), and survivin induction by varicella-zoster virus promote replication and skin pathogenesis. PNAS 109(2):600-605.

Simberkoff MS, Arbeit RD, Johnson GR, et al. 2010. Safety of herpes zoster vaccine in the shingles prevention study:A randomized trial. Ann Intern Med 152(9):545-554.

Sperber SJ, Smith BV, Hayden FG. 1992. Serologic response and reactogenicity to booster immunization of healthy seropositive adults with live or inactivated varicella vaccine. Antiviral Res 17(3):214-222.

Vafai A. 1995. Boosting immune response with a candidate varicella-zoster virus glycoprotein subunit vaccine. Vaccine 13 (14):1336-1338.

Wagenaar TR, Chow VT, Buranathai C, et al. 2003. The out of Africa Model of varicella-zoster virus evolution:Single nucleotide polymorphisms and private alleles distinguish Asian clades from European/North American clades. Vaccine 21 (11-12):1072-1081.

Yamagishi Y, Sadaoka T, Yoshii H, et al. 2008. Varicella-zoster virus glycoprotein M:Homolog is glycosylated, is expressed on the viral envelope, and functions in virus cell-to-cell spread. J Virol 82(2):795.

# 第38章
## 人乳头瘤病毒疫苗

魏旻希　吴　婷　李少伟　夏宁邵

**本章摘要**

　　人乳头瘤病毒（human papillomavirus，HPV）是一类 DNA 病毒，通过感染人的表皮及黏膜上皮诱导产生疣状增生乃至良、恶性肿瘤，尤其与女性宫颈癌密切相关。研究已表明，高危型 HPV 长期持续感染是诱发宫颈癌的首要因素。宫颈癌是全球巨大的医疗负担，预防 HPV 感染及其导致的疾病显得尤为重要。已有多种不同作用机制的 HPV 疫苗进入临床前研究，而病毒样颗粒疫苗是目前预防用疫苗的主要形式，其中Gardasil®、Cervarix® 和 Gardasil® 9 在国外上市，Cervarix® 和 Gardasil® 分别于 2016 年 7 月和 2017 年 5 月在我国获批上市。国内已有 2 种国产HPV 候选疫苗先后进入了 Ⅲ 期临床试验。同时，HPV 疫苗仍然面临免疫型别有限、价格昂贵等问题，因此，如何获得低成本、能够免疫更多型别且抗原含量低的通用型预防性疫苗将是下一代 HPV 疫苗的研究重点。

## 38.1 概述

人乳头瘤病毒（human papillomavirus，HPV）是一类无包膜的 DNA 病毒，能感染人的表皮及黏膜上皮细胞，从而诱导产生疣状增生乃至良、恶性肿瘤。HPV 属乳头瘤病毒科（Papillomaviridae）。至今已在大部分哺乳动物和部分禽类中发现有乳头瘤病毒感染。在不同动物乳头瘤病毒中可发现有交叉感染，如牛乳头瘤病毒（bovine papillomavirus，BPV）1 型、2 型，绵羊乳头瘤病毒和欧洲麋鹿乳头瘤病毒可诱发仓鼠产生肿瘤，但至今尚无人乳头瘤病毒致癌的动物模型。

在众多恶性肿瘤中，女性宫颈癌与 HPV 关系最为密切，世界范围内每年宫颈癌新发病例约 52 万，其中 86% 的病例发生在发展中国家。中国每年宫颈癌新发病例约 6 万，死亡病例约 3 万。此外，HPV 还与阴道癌、外阴癌、阴茎癌、肛门癌及口咽部癌症等有着高度的相关性。

除恶性肿瘤外，HPV 感染还能引起上皮组织的多种良性的细胞增生，如尖锐湿疣、复发性乳头瘤等。其中，尖锐湿疣是一种相当常见的性传播疾病。虽然该疾病为良性病变，但是具有反复发作、不易痊愈的特点，往往给患者带来沉重的心理压力和经济负担。

虽然疣状病变及相关疾病早在古希腊与古罗马的文献中就有记载，但直到 20 世纪初，这些疾病才逐渐与 HPV 联系起来。但由于 HPV 感染具有严格的宿主特异性与组织特异性，无法建立合适的动物试验模型，也无法在体外大量培养，从而限制了 HPV 以及相关疾病的研究进展。

随着生物学技术的飞速发展，人们对于 HPV 的认识不断深入，其与人类疾病的关系也不断被揭示：进入 20 世纪 80 年代，引起人生殖器黏膜疣的 HPV 型别首先被发现（de Villiers et al.，1981；Gissmann et al.，1983），进而 zur Hausen 成功地从宫颈癌组织中分离出 HPV16 和 HPV18 病毒株（Boshart et al.，1984；Durst et al.，1983），从而阐明了某些型别 HPV 感染与宫颈癌发生的密切关系。这一发现使得人们对病毒能引起肿瘤有了更加深入的认识，HPV 的研究也引起了更多研究者的重视，更加关注这一类能够诱发癌症的病毒的研究，使得该领域有了突飞猛

进的发展。zur Hausen 也因为这项突破性的发现获得了 2008 年诺贝尔生理学或医学奖。

1991 年，Frazer 等人发现，在体外表达 HPV L1 蛋白在特定条件下可以自发形成与病毒颗粒结构高度一致的病毒样颗粒（virus-like particle，VLP），这种病毒样颗粒具有良好的免疫原性，可以诱导中和抗体的产生，是一种理想的 HPV 疫苗形式。该发现标志着 HPV 研究从理论积累进入了应用开发的全新领域（Zhou et al.，1991）。2006 年，世界上第一种 HPV 疫苗产品 Gardasil® 的上市标志着 HPV 研究上的又一里程碑式的突破，并促使了 VLP 技术开发新型疫苗的快速发展。预计在今后很长一段时间内，HPV 及其 VLP 疫苗的研究仍然是病毒学和疫苗学研究领域的一大热点。

## 38.2 人乳头瘤病毒的生物学

HPV 属于乳头瘤病毒科（Papillomaviridae）乳头瘤病毒属（*Papillomavirus*）（de Villiers et al.，2004），是一类无包膜的、嗜上皮组织的小双链 DNA 病毒。在电镜下，呈现 $T=7$ 的二十面体结构。

### 38.2.1 人乳头瘤病毒的基因组结构与蛋白功能

HPV 的基因组有 7.2~8 kb，包含有 8 个可读框，编码 6 个早期蛋白（E1、E2、E4、E5、E6、E7）和 2 个晚期蛋白（L1、L2），以及 1 个长调控区（long control region，LCR），调控病毒的复制与转录（Frazer，2004），如图 38.1。

大多 HPV 病毒基因组编码 6 个早期蛋白，其中，E1、E2 蛋白表达于病毒感染复制的早期，对复制和转录起调节的作用；E4 蛋白则在病毒繁殖的晚期表达，协助病毒成熟；而 E5、E6、E7 是 HPV 的癌蛋白，与细胞的转化密切相关。

E5、E6 和 E7 三者编码基因均为病毒癌基因，在病毒的生活周期中共同起着重要的作用（Zheng et al.，2006）。其中，E6 蛋白由 151 个氨基酸组成，相对分子质量约为 $18\times10^3$。该蛋白的主要结构为两个锌指结构，每个锌指结构的基础是 Cys-X-X-Cys，为所有 HPV 型别 E6 蛋白所共有。E6 蛋白转化细胞的机制相当复杂，可以通过多个细胞通路对细胞的生长特性进行调节从而导致细胞永生化。但

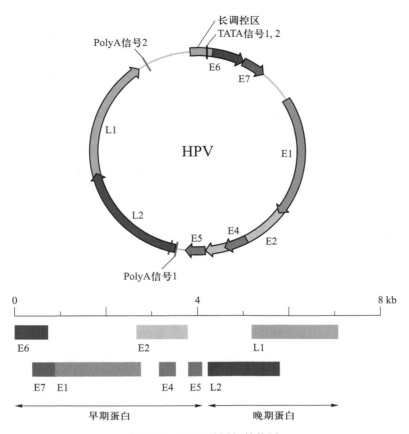

图 38.1　HPV 基因组结构图

是,目前研究最深入也是最重要的一条途径就是促进抑癌蛋白 P53 的降解。E6 蛋白可以通过 C 末端结合 P53 蛋白,从而促进泛素连接酶 E3p、E6 相关蛋白(E6AP)对 P53 蛋白的降解。在上述过程中,E6 蛋白与 P53 的结合是其发挥功能的关键。致癌型与非致癌型 HPV 的 E6 蛋白在性质上的差异主要体现在其与 P53 的结合活性上(Narisawa-Saito et al.,2007)。E6 蛋白除了可以直接促进 P53 蛋白降解外,还可以使得 P53 蛋白滞留于细胞质,阻止其进入细胞核,从而抑制 P53 的正常功能。E7 蛋白由 98 个氨基酸组成,相对分子质量约为 $10^4$,是 HPV 的重要转化蛋白。在 E7 蛋白上,具有一段序列为 LXCXE 的保守结合域。通过该区域,E7 蛋白能够与 pRB 家族蛋白结合,抑制其活性,从而使细胞进入 S 期。最近研究还发现,E7 蛋白可以激活钙离子依赖蛋白酶,直接降解 pRB(Liu et al.,2006)。E5 蛋白是一种具有疏水特性的膜结合蛋白,与 E6、E7 蛋白失活负性细胞周期调节因子不同,其通过上调细胞生长因子受体的活性而发挥作用(Kim et al.,2006)。E5、E6、E7 蛋白在病毒的生活周期中相互

协调,共同发挥重要作用,并且 E5 蛋白对于 E6、E7 蛋白的致癌活性也有增强作用。

目前,已有多种证据表明,早期蛋白相互协同作用,共同调控病毒的复制、转录和转化功能。此外,由于 HPV 的 E5、E6、E7 蛋白在发生癌变的细胞中持续表达,多种宫颈癌的治疗性疫苗均以上述 3 个蛋白作为靶分子。然而,E6、E7 蛋白的编码基因虽然由两个顺反子(cistron)组成,却是由一个转录子转录得到的,E6 蛋白的基因敲除亦可导致 E7 蛋白功能的丧失。

晚期基因区(L 区)长约 3000 bp,编码 2 个病毒衣壳蛋白,即主要衣壳蛋白 L1 和次要衣壳蛋白 L2,两种蛋白共同组成病毒的衣壳,与病毒入胞密切相关。

L1 衣壳蛋白是 HPV 衣壳蛋白的主要成分,基因全长约 1.5 kb,蛋白表观相对分子质量为(55～60)$\times 10^3$,占病毒衣壳蛋白总量的 80%～90%。L1 蛋白可以在体外独自组装成病毒样颗粒。其病毒样颗粒由 72 个壳粒以 $T = 7$ 的二十面体形式组装而成(Baker et al.,1991;Wolf et al.,2010)。

结构研究结果表明,HPV16 L1 的三级结构核心是由 20~382 位氨基酸残基所组成的一个典型的"果冻卷"状 β 折叠桶。β 折叠桶中,含有两组各由 4 条 β 片层组成的反向平行的结构,该 8 个 β 片层结构分别以字母 B~I 命名。在各个 β 片层之间由 B-C、C-D、D-E、E-F、F-G 和 H-I 环状连接肽连接。其中的 D-E、F-G、H-I 3 个连接肽具有较大的柔性,明显突出于 β 折叠桶的外表面,是 HPV L1 蛋白抗原表位的主要分布区域(Bishop et al.,2007;Chen et al.,2000)。

5 个 L1 蛋白紧密接触,结合形成 14 埃的中空的圆台形五聚体,而五聚体进一步通过从五聚体结构中伸出的 L1 蛋白 C 端的 α 螺旋区域,与另一五聚体的 E-F 环相互作用,由 $Cys^{428}$ 与相对应的 L1 蛋白上的 $Cys^{175}$ 形成二硫键,连接两个五聚体,最终组装成 VLP(Baker et al.,1991)。

另一晚期蛋白 L2 蛋白与 L1 蛋白一样,均作为结构蛋白参与病毒颗粒的形成(Favre,1975)。L1、L2 蛋白以 5∶1 的比例共同组成病毒颗粒,其中,L2 蛋白位于五聚体中心的长轴上(Buck et al.,2008)。但是,在 VLP 的组装中,是否有 L2 蛋白参加并不会对 VLP 的形成产生影响。目前的研究认为,虽然 L2 蛋白在 HPV 病毒颗粒形成中的作用不如 L1 蛋白重要,但其可能在病毒基因组 DNA 的包装中起到主要作用。此外,L2 蛋白可能还参与了病毒侵入宿主细胞的多个步骤(Holmgren et al.,2005;Roden et al.,1996)。早期的研究认为,HPV L2 蛋白在病毒的衣壳中含量少,而且可能结构上处于被包埋的情况,因此,其免疫原性弱,并不是一个良好的疫苗候选分子。但是,最新的研究表明,HPV L2 蛋白的一些被包埋表位可能在病毒感染过程中暴露,从而诱导中和抗体(Carter et al.,1993)。这些表位与 L1 蛋白不同,大多为线性表位,可以方便地进行移植、重建;此外,这些表位所诱导的抗体具有显著的交叉中和活性,能够中和不同型别的 HPV。目前,已鉴定出多个 HPV L2 蛋白中和表位,根据这些表位所制备的多肽疫苗以及表位疫苗在动物试验中能够诱导出较为广谱的中和抗体,显示了良好的应用前景(Day et al.,2008;Kondo et al.,2007;Wang et al.,2015)。

## 38.2.2 人乳头瘤病毒的分型与分类

由于 HPV 缺少可靠的细胞培养模型以及血清标志物,所以 HPV 的命名与分类主要依据其宿主特异性以及基因组序列(Orth et al.,1978)。目前,HPV 的分类主要是基于 L1 基因以及早期基因 E1 和 E2 的同源性,依次分为不同的类(genus)、种(specie)、型(type)、亚型(sub-type)以及型内变异(variant)。按此分类原则,HPV 主要存在于以希腊字母命名的 alpha、beta、gamma、mu 以及 nu 5 类中,其中,alpha 类的 HPV 主要引起生殖道黏膜病变,被称为嗜生殖道黏膜型。能够引起恶性肿瘤的 HPV 型别大部分分布于 alpha 类中的 5、6、7、9、11 种,其中较为常见的 HPV16 属于 9 种,HPV18 属于 7 种(Matsukura et al.,2008;Munoz et al.,2003)。而主要引起生殖器疣的 HPV6、HPV11 属于 10 种。目前,已知的 HPV 型别已经达到 170 种,其中,有 120 多种 HPV 型别的全基因序列测定已经完成,其余的 HPV 型别的部分基因序列也得到了测定(de Villiers et al.,2013)。

此外,世界癌症研究组织(International Agency for Research on Cancer,IARC)依据 HPV 致病力或致癌危险性大小,将其(主要为嗜生殖道黏膜型)分为 1 类(group 1)、2A 类(group 2A)、2B 类(group 2B)和 3 类(growp 3),其中,1 类和 2A 类共 13 种型别被认为是致癌型,感染后主要引起宫颈、阴道、外阴、阴茎、肛门和口咽部上皮的非典型增生,逐渐发展为上皮内瘤变、原位癌,严重的将进一步演变为侵袭性癌。2B 类和 3 类为非致癌型,感染主要引起良性病变,常见的为肛门外生殖器尖锐湿疣及复发性呼吸道乳头瘤(IARC,2012)。

## 38.2.3 HPV 的感染以及致病机制

HPV 能感染皮肤和黏膜组织,特别是脚、手、生殖器和口腔部位,病毒经伤口(包括皮肤上小的割伤和擦伤,以及性活动引起的微小损伤)进入基底层细胞(特别是干细胞)。

HPV 完整生活周期需要伴随着分化细胞特异的遗传调控。HPV 感染存在于宿主受损的表皮或黏膜上皮中。HPV 通过 L1 蛋白吸附宿主细胞表面并发生构象变化,随后由 L2 蛋白介导入细胞(Day et al.,2003)。病毒进入细胞后在胞内体中解聚,L2 蛋白携带基因组从胞内体中逃逸后进入细胞核完成感染(Day et al.,2004,Aksoy et al.,2017)。但 HPV 感染后并不裂解基底层细胞,而是伴随着细胞的分裂分化向上迁移进行病毒基因的复制和表达。首先,宿主细胞中的细胞因子结合到病毒 LCR 内的

URR(upstream regulatory region,上游调控区),启动病毒早期基因的转录和表达,病毒基因组在 E1、E2 蛋白的支持下,依靠宿主细胞的复制系统进行复制。而早期蛋白 E5、E6 和 E7 蛋白将激活处于非复制周期的成熟角质细胞,使其恢复分裂能力,有利于 HPV 的基因持续复制和表达。其次,当携带着病毒基因组的角质细胞到达上皮的表层,病毒 E5、E6 和 E7 基因的表达被上调,导致大量的 E6、E7 蛋白表达。同时,晚期病毒基因表达被启动,除表达 L1 和 L2 结构蛋白外还表达位于早期区的 E4 蛋白。最后,L1 和 L2 蛋白在 E4 蛋白的帮助下包裹病毒基因装配成新的病毒颗粒,成熟的病毒颗粒从上皮的表层释放,同时分化细胞脱落,完成 HPV 整个生活周期。如此,病毒的生活周期与靶细胞从基底细胞分化为终末鳞状上皮细胞的过程在时间和空间上保持着高度同步。

HPV 感染细胞后,为了维持病毒基因的复制与表达,早期蛋白对非复制周期的角质细胞进行激活,导致细胞生长分化失去控制,引起多种乳头瘤病毒感染特有的皮肤变厚(或疣);而在高危型 HPV 中,甚至会进一步引起细胞癌变(Munger et al.,2004)。

HPV 的致癌与病毒基因组的整合和 E6、E7 蛋白的过度表达有关。在感染的初期,HPV 是以游离状态存在的,但如果 HPV 未被清除而发展成持续感染,HPV 持续复制的基因则会整合到宿主基因组中。整合导致了 E2 蛋白可读框的失活,E6、E7 蛋白转化作用亦受 E2 蛋白的调控,E2 蛋白失活后丧失了抑制 E6 和 E7 蛋白转录的功能,导致 E6 和 E7 蛋白的进一步过度表达(Parish et al.,2006)。如前所述,过表达的 E6、E7 蛋白在 E5 蛋白辅助下,通过复杂的胞内机制使细胞永生化,发生癌变。

## 38.3　人乳头瘤病毒感染的流行病学

几乎所有的宫颈癌、90% 的肛门癌、70% 的阴道癌、40% 的外阴癌、50% 阴茎癌和 20%～60% 的口咽部癌症均由 HPV 感染引起。致癌型 HPV 如 HPV16、HPV18 等的感染常引起生殖器的恶性肿瘤,尤其与重度宫颈上皮内瘤变(cervical intraepithelial neoplasia,CIN)以及浸润性宫颈癌之间密切相关;非致癌型 HPV 如 HPV6 和 HPV11 等的感染可引起轻度生殖器上皮内瘤变、尖锐湿疣和

复发性呼吸道乳头瘤。世界上有超过 23 亿的 15 岁以上女性面临罹患宫颈癌的危险。每年有近 52 万女性被诊断患有宫颈癌,近 28 万人因此丧失性命。宫颈癌已成为世界上 15～44 岁女性人群中的第三大癌症(Bruni et al.,2016a)。我国有近 5 亿的 15 岁以上女性面临罹患宫颈癌的危险。每年有超过 6 万女性被诊断患有宫颈癌,3 万多人因此丧失性命。宫颈癌已成为中国 15～44 岁女性人群中的第二大癌症(Bruni et al.,2016b)。

HPV 在宫颈部位的感染已有较多研究,但由于每个研究招募对象、采样方法及检测方法的不同,全球范围内不同研究很难直接比较。一项纳入了 157 879 名女性的 Meta 分析结果显示,世界范围内宫颈细胞学正常的女性 HPV 感染率为 10.4%,不同地区感染率由高到低依次为:非洲(22.1%)、中美洲和墨西哥(20.4%)、北美洲(不含墨西哥,11.3%)、欧洲(8.1%)和亚洲(8.1%)。不同地区 HPV 感染的年龄趋势也有差异,其中,亚洲地区 HPV 感染与年龄呈负相关,而其余地区均呈现双峰趋势,即小于 25 岁组 HPV 感染率较高,之后随着年龄下降,但在 45～54 岁或大于 54 岁组出现了第二高峰(de Sanjosé et al.,2008)。一项合并我国 17 个人群的研究结果显示,我国女性宫颈部位致癌型 HPV 的感染率为 17.7%,不同地区的感染率及感染的年龄分布曲线存在差异(Zhao et al.,2012)。

女性生殖道感染 HPV 后,有 5% 的概率发生生殖道疣,25% 的可能性发生宫颈上皮内瘤变,小于 1% 的人发生宫颈癌。但是多数人乳头瘤病毒感染是一过性的,其中,非致癌型 HPV 感染清除的中位时间是 8.2 个月,而致癌型则长达 13.5 个月,但多数 HPV 感染会在 2 年内自然消退,只有持续性人乳头瘤病毒感染才可能引发宫颈上皮内瘤变(CIN)或宫颈癌。

近 10 年,关于 HPV 在男性中感染的研究增多,但多数为欧美等发达地区的报道,我国的数据较少。其中,一项在我国河南省农村地区进行的研究表明,男性生殖器致癌型 HPV 感染率为 6.3%(He et al.,2013);而另外一项研究,在广西柳州地区同时招募了男性和女性,结果显示,女性致癌型 HPV 感染率为 18.7%,而男性仅为 9.4%(Wei et al.,2016)。由于 HPV 主要通过性接触传播,未来明确男、女性感染自然史的差异对于预防乃至消除 HPV 感染至关重要。

HPV 主要通过直接接触感染者的病损部位或间接接触被病毒污染的物品而传播。在成年人中，生殖器 HPV 感染通常是通过与有感染者发生性关系而传播。新生儿也可在通过产道时受感染，从而引起复发性呼吸道乳头瘤。

人乳头瘤病毒感染的危险因素包括行为危险因素、免疫因素、遗传易感性和卫生条件等诸多方面，其中，性伴侣数、性交频率和性伴侣是否患有生殖道疣等与 HPV 感染密切相关。因此，培养健康生活方式和习惯、洁身自好、杜绝不洁性交、使用避孕工具以及接种 HPV 疫苗等均有助于预防 HPV 感染。

由于人群的居住区域、年龄等因素的不同，人乳头瘤病毒感染的型别各异，致癌率也不尽相同。2011 年 5 月，原卫生部宣告启动了世界最大规模人乳头瘤病毒（HPV）数据收集——"中国人乳头瘤病毒（HPV）数据库"，通过筛查和积累 HPV 不同型别感染的数据，以及收录有关 HPV 研究及与 HPV 相关的癌症最新研究进展，为相关决策部门及临床医生提供重要的科技支撑。

## 38.4　人乳头瘤病毒的感染与免疫

HPV 感染在人群中非常普遍，但仅有 10% 不到的感染者会成为持续感染者，而其中又有极少部分的感染病例会进一步发展成为恶性病变（Rodriguez et al. ，2007；Schlecht et al. ，2003；Woodman et al. ，2001）。这表明，人体的免疫系统在清除体内的 HPV 并防止受感染的细胞发生恶变发挥了重要作用。

临床数据表明，特异性细胞免疫在 HPV 感染的清除、HPV 所致病变的消退过程中起到重要的作用。而人免疫缺陷病毒（HIV）感染者以及接受免疫抑制治疗病人中，HPV 的感染率上升以及 HPV 相关肿瘤的患病风险增加也从另外一个角度证实了该观点（Zimmermmann et al. ，2012）。进一步的研究表明，这些特异性细胞免疫的靶标一般认为是 E2、E6 以及 E7 蛋白。

依赖 MHC-Ⅰ类分子的 CD8⁺ T 细胞介导的 CTL 作用是特异性细胞免疫的主要组成部分。通过对已清除 HPV16 感染的患者进行观察均能发现针对 HPV16 E6 和 E7 蛋白的细胞免疫反应，而反观一些发生 HPV 相关恶性病变的患者，其中 50% 可以发现针对 E6 和 E7 蛋白的 CTL（cytotoxic T lymphocyte）反应缺失（Scott et al. ，1999）。相关研究表明，针对 E2、E6 和 E7 蛋白的细胞免疫反应可以有效阻止病毒基因组的整合（Hudelist et al. ，2004）。目前，已有多个位于 E6 和 E7 蛋白上的 CTL 表位被发现，这些表位成为 HPV 治疗性疫苗的主要靶点（Davidson et al. ，2004；Inoue et al. ，2011；Kaufmann et al. ，2007）。CD4⁺ T 细胞则是通过识别抗原提呈细胞上 MHC-Ⅱ类分子所提呈的抗原多肽被激活，而发挥抗 HPV 作用的。其中，针对 HPV E6 和 E7 蛋白的迟发型超敏反应（delayed type hypersensitivity，DTH）是 HPV 特异性的 CD4⁺ T 细胞免疫的主要组成部分（Hopfl et al. ，2000）。CD4⁺ 迟发型超敏反应性 T 淋巴细胞（delayed type hypersensitivity T lymphocyte）所释放的 IL-2、IFN-γ 和 TNF-α 等炎症细胞因子除了可以直接杀伤 HPV 感染细胞外，还可以吸引巨噬细胞等炎症细胞聚集于局部，引发局部炎症反应，从而消灭病变细胞（Velders et al. ，2003）。此外，CD4⁺ T 细胞的另一重要作用就是对细胞免疫和体液免疫进行调节。研究发现，如果缺少 CD4⁺ T 细胞免疫（如艾滋病患者），HPV 特异性的 CTL 反应也会较弱，更重要的是这些 CTL 反应缺少免疫记忆效应（von Herrath et al. ，1996）。

相比细胞免疫，体液免疫对预防 HPV 感染的作用更为重要。在 HPV 的既往感染者中可以检测到针对 L1、L2、E6 等多种蛋白的抗体，其中，L1 蛋白在病毒中的比例最高（90%），因此，产生的占绝大多数的抗体是针对 L1 蛋白的抗体。L1 蛋白抗体大多识别 L1 蛋白暴露于衣壳表面的构象型表位，具有中和活性的抗体能结合游离的病毒颗粒，在防止 HPV 感染中起到重要的作用，但这些抗体大多是型特异性的，难以对多个型别产生交叉保护。HPV 抗体的主要型别有 IgG 以及 IgA。IgG 主要分布于血清中，但是也可透过血管壁进入血管周围的组织中。而 IgA 又分为血清型 IgA 和分泌型 IgA。此前的研究认为，在黏膜组织（呼吸道、消化道、泌尿生殖道等）中，IgA 能比 IgG 发挥更大的作用。

而应答产生的抗体类型以 IgG 为主，有数据显示，HPV16、HPV6 或 HPV18 感染的女性中有 54%～69% 血清抗 L1 IgG 阳转（Kirnbauer et al. ，1994；Matsumoto et al. ，2003；Wikstrom et al. ，1995）。而 HPV L1 特异性 IgA 的阳转率仅为 30% 左右，而且约在感染后 13 个月才能产生，而 IgG 阳转只需 8～9 个月。

但 IgA 维持时间与 IgG 类似,至少达到 36 个月(Lu et al.,2010)。

研究表明,在抗 HPV 的体液免疫中,以 IgG 类为主的血清抗体的作用最为关键,而非以 IgA 为主的黏膜抗体。动物乳头瘤病毒(PV)模型试验证实,血清 L1 抗体阳性个体可以有效防止病毒的再次感染;而进一步通过被动免疫试验证实,一个体的抗血清能对另一个体产生良好的保护作用(Breitburd et al.,1995;Christensen et al.,1996)。HPV16 VLP 疫苗的临床试验的结果也进一步证明,血清 IgG 水平与保护效果密切相关(Koutsky et al.,2002)。具体到某一个体来说,抗 HPV 的血清抗体可以透过血管壁在局部的上皮组织中达到一个较高的浓度,当 HPV 通过皮肤黏膜上皮的细微伤口接触到角质上皮的基底细胞时,位于上皮组织中的 IgG 即能与 HPV 结合,发挥中和作用(Nardelli-Haefliger et al.,2003)。而局部黏膜所分泌的 IgA 虽然也可以有效地中和游离 HPV 颗粒,但并非必需的保护抗体。通过 HPV11 VLP 疫苗的动物试验发现,产生保护性抗体的接种个体中只有 50% 左右的宫颈部位为 HPV 特异性 IgA 阳性,而所有个体均能检测到一定滴度的 HPV 特异性 IgG 类,因此可以认为,IgG 类在抗 HPV 感染中起到主要作用,而非 IgA 类抗体(Fife et al.,2004;Lowe et al.,1997)。

# 38.5 人乳头瘤病毒疫苗的研究进展

## 38.5.1 预防性人乳头瘤病毒疫苗

### 38.5.1.1 国内外预防性疫苗研究现状

同其他传染性疾病一样,预防 HPV 感染最有效的手段是接种预防性 HPV 疫苗。但由于 HPV 具有严格的种属特异性和组织特异性,对宿主细胞的分化状态要求严格,难以在其他动物中繁殖或进行体外培养,所以 HPV 疫苗无法采用体外培养病原体、再进行减毒或灭活步骤制成疫苗的传统方法,现在已上市的以及研制中的 HPV 疫苗大多属于基因工程病毒样颗粒疫苗。与传统疫苗形式相比,HPV 的 L1 蛋白形成的 VLP 在结构上与天然 HPV 衣壳高度相似,保留了 HPV 绝大部分中和表位,具有良好的免疫原性;但不含有病毒的任何基因组成分,不存在

致癌的可能,从而充分保证了疫苗的安全性。目前,已有 3 个该类型的 HPV 疫苗上市,分别是默克(Merck)公司的 HPV6、HPV11、HPV16、HPV18 4 价疫苗 Gardasil®,葛兰素史克(GSK)公司的 HPV16、HPV18 2 价疫苗 Cervarix® 和 Merck 公司的 HPV6、HPV11、HPV16、HPV18、HPV31、HPV33、HPV45、HPV52、HPV58 9 价疫苗 Gardasil® 9。

Merck 公司的 4 价疫苗包含 2 种针对宫颈癌的型别,即 HPV16 和 HPV18 以及针对尖锐湿疣的型别 HPV6 和 HPV11。该疫苗使用的是酿酒酵母表达系统,每剂疫苗含有 HPV6、HPV11、HPV16、HPV18 VLPs 的量分别为 20 μg、40 μg、40 μg、20 μg,其适用人群为 9～45 岁女性人群,接种方式为肌内注射,免疫程序为 0、2、6 个月。在该疫苗上市之后,Merck 公司又成功开发了第二代 HPV 疫苗——HPV 9 价疫苗,其 HPV6、HPV11、HPV16、HPV18、HPV31、HPV33、HPV45、HPV52、HPV58 VLPs 的量分别为 30 μg、40 μg、60 μg、40 μg、20 μg、20 μg、20 μg、20 μg、20 μg,该疫苗已经于 2014 年在美国获批上市(Signorelli et al.,2017;Saraiya et al.,2017)。

GSK 公司开发的 HPV 2 价疫苗仅针对致癌型别 HPV16 和 HPV18,与 Merck 的 4 价疫苗不同,它使用 C 端截短的 L1 蛋白基因,采用杆状病毒-昆虫细胞系统进行表达,但同样使用多步层析,体外解聚再组装的步骤形成了均匀一致的 VLP。GSK 公司使用的佐剂是 AS04,该佐剂在原有的 Al 佐剂基础上加入了单磷酰脂质 A(monophos phoryl lipid A,MPL A)。MPL 是一种内毒素的磷酸修饰物,具有毒性,但也被证明具有很好的佐剂效应,而 MPL 经磷酸化改造后可以保留其佐剂特性而使得内毒素毒性减至最低。该疫苗是首个应用杆状病毒-昆虫细胞系统以及首个应用 AS04 佐剂的人用疫苗。该疫苗 HPV16、HPV18 VLPs 的剂量分别为 20 μg、20 μg,免疫程序为 0、1、6 个月(Chatterjee,2014)。

在我国,Cervarix® 和 Gardasil® 分别于 2016 年 7 月和 2017 年 5 月获批上市。目前,我国也有多家单位在进行 HPV L1 VLP 疫苗的研究,仅有两个 HPV 疫苗进入Ⅲ期临床试验。其中,以厦门大学和厦门万泰沧海生物技术有限公司联合研制的 HPV16、HPV18 2 价疫苗(Cecolin®)进度最快,已于 2012 年底率先进入Ⅲ期临床试验(Hu et al.,2014;Zhao et al.,2014;Herrero et al.,2015;Wu et al.,2014)。上

海泽润生物技术有限公司研发的 HPV16、HPV18 疫苗也于 2014 年 11 月进入Ⅲ期临床试验。

与国外上市的疫苗不同，Cecolin® 采用了大肠杆菌表达系统。与酵母细胞、杆状病毒-昆虫细胞表达系统相比，大肠杆菌表达系统具有生长周期短、生产规模易于放大的显著优势，已经在重组蛋白制品的生产中得到了广泛的应用。但是如果将该表达系统应用在 HPV 疫苗开发中则需要克服 HPV L1 VLP 的折叠、组装等关键性技术难题。该疫苗研制单位突破了上述技术难点，成功开发了出第一种国产 HPV16、HPV18 2 价疫苗。同时，利用相关技术进一步开发了预防尖锐湿疣等相关疾病的 HPV6、HPV11 2 价疫苗并进入临床试验阶段。目前，在我国有多个 HPV 的第二代 HPV 疫苗——HPV 9 价疫苗正处于临床试验的申报阶段。

除了 HPV L1 VLP 疫苗外，也曾经有多个实验室尝试使用 L1 蛋白的五聚体壳粒作为疫苗抗原，该抗原具有制作成本低、稳定性好的优点，而且其主要抗原表位分布可能与 VLP 类似，但由于其与 VLP 在尺寸上存在着较大差距，有研究结果表明，L1 五聚体免疫产生的保护性抗体滴度要比 VLP 产生的低约 100 倍，所以难以成为理想的第二代疫苗抗原（Thones et al., 2008）。

另外，还有以 HPV L2 为候选抗原进行广谱疫苗研制的研究。有研究结果表明，虽然使用 L1、L2 VLP 免疫时，机体主要产生针对 L1 蛋白的特异性抗体，但是使用 L2 蛋白单独免疫时，可以产生显著的 L2 蛋白型间交叉中和抗体，在动物模型中可以保护 PV 的感染。有一项评价 HPV 16 L2（氨基酸位点为 108~120）多肽作为疫苗的免疫原性研究中，在接种了该多肽的受试者体内可以检测到针对 L2 蛋白的交叉中和抗体。虽然 L2 蛋白包含多个广谱中和表位，使其具有成为广谱 HPV 预防疫苗的潜能，但与 L1 VLP 疫苗相比，其诱导产生的抗体滴度较低，因此限制了其在疫苗研发上的应用（Rubio et al., 2009；Tumban et al., 2011；Yoon et al., 2012）。许多研究者希望能通过佐剂或使用 L2 蛋白广谱表位的表位疫苗形式弥补 L2 蛋白免疫原性上的缺陷，更好地发挥其广谱预防 HPV 的作用。此外，还有 HPV 的核酸疫苗、载体疫苗等（Rubio et al., 2009；Tumban et al., 2011；Yoon et al., 2012）。

#### 38.5.1.2 预防性人乳头瘤病毒疫苗生产与检定主要程序

HPV 疫苗是继乙型肝炎疫苗之后第二个基因工程重组 VLP 疫苗，同样采用的是体外重组表达 HPV L1 蛋白，经过纯化并组装成 VLP，吸附佐剂并最后配制成多价疫苗的制备方式。与乙肝疫苗略有不同的是，HPV 疫苗制备过程中大多都有一个重组装的步骤，以实现 VLP 的均一性，此外，GSK 公司在研发 HPV 疫苗时，首次采用了昆虫细胞-杆状病毒表达系统制备 L1 蛋白。以下以昆虫细胞-杆状病毒表达系统为例，简述 HPV 疫苗的研制过程。

首先需要构建能够表达各型 L1 蛋白的杆状病毒株：利用 PCR 技术，从不同型 HPV 阳性病理组织获取各型 L1 核酸序列。将获得的 L1 核酸序列通过克隆技术构建各型 L1 蛋白 pFastBacTM1 转移载体，再进一步构建 Bacmid-HPV L1 的穿梭质粒。将该穿梭质粒转染拟尺蠖（HighFive™）细胞（以下简称 Hi5 细胞），获得能够表达 L1 蛋白的杆状病毒株。该病毒株可通过再感染细胞进行扩增（Volpers et al., 1994）。

生产疫苗时，将 Hi5 细胞进行发酵培养，培养至一定规模（密度约为 35 000 细胞·mL$^{-1}$）后，加入杆状病毒株[0.3 的感染复数（multiplicity of infection, MOI）]进行感染，表达 L1 蛋白，在感染后约 72 h 收获细胞。将收获的细胞使用均质设备破碎后，通过切向流设备进行浓缩及交换缓冲液，先浓缩去除约 90% 的培养基，并将 L1 蛋白的缓冲液交换至低渗的缓冲液中（20 mM Tris, pH8.5），而后，再使用切向流过滤，对含有 L1 蛋白的粗产品进行澄清。在澄清后的 L1 蛋白溶液中加入 β-巯基乙醇（4%, $w/w$），使 L1 蛋白的 VLP 均分解为壳粒（五聚体）。此后，依次使用 2 步的阴离子交换层析[（二甲基氨基乙基（DMAE）、三甲基氨基乙基（TMAE）]、羟基磷灰石层析，接着将层析后的样品进行过滤，将过滤后的样品使用切向流设备交换缓冲液，以去除 β-巯基乙醇，使 L1 蛋白组装成 VLP。然后再进一步地通过辛基疏水层析（HPV 18）或 DMAE 阴离子交换层析（HPV 16）。最后对层析后的样品进行除菌过滤，获得纯化后的 HPV 16 或 HPV 18 的 L1 VLP。配制疫苗时，将 HPV 16 或 HPV 18 的 L1 VLP 吸附至 Al(OH)$_3$ 佐剂上，最后还可加入佐剂 MPL 进行混合，制成疫苗（Deschuyteneer et al., 2010）。

Merck 公司的 Gardasil® 研制采用的是酿酒酵母表达系统,首先将 HPV 基因经密码子优化成最适合酵母表达的密码子,在酵母中能高效表达,而后经超滤、离子交换层析、羟基磷灰石层析等步骤纯化,可以在体外解聚再组装形成均匀一致的 VLP(Mach et al.,2006)。随后将 VLP 吸附到 Merck 公司独有的铝佐剂 AAHS 上制成疫苗(Caulfield et al.,2007)。

厦门大学和厦门万泰沧海生物技术有限公司研制的 Cecolin® 则采用大肠杆菌表达系统表达 L1 蛋白,同样也通过多步层析纯化,在体外解聚再组装形成均匀一致的 VLP,而后吸附到铝佐剂上制成疫苗(Wang et al.,2017;Pan et al.,2017)。

在疫苗检定方面,HPV 疫苗与传统的疫苗(灭活疫苗和减毒疫苗)差别较大,而与重组蛋白制品比较接近,如原液的蛋白纯度(SDS-PAGE 法)、宿主蛋白残留量(ELISA 法)、内毒素残留量(鲎试剂法)、核酸残留量(荧光染色法)等检定。除此之外,由于 HPV 疫苗的活性成分是大尺度的 L1 蛋白形成的 VLP,所以原液的颗粒性、生物活性及疫苗的效力检测就显得尤为重要。

检测原液颗粒性的常用技术有透射电子显微镜(transmission electron microscope,TEM)、动态光散射(dynamic light scattering,DLS)和高效液相分子筛色谱(high performance size exclusion liquid chromatography,HPSEC)(Wang et al.,2017;Pan et al.,2017;Li et al.,2017)。其中,透射电子显微镜技术可用于观察 HPV 原液中病毒样颗粒的形貌,监控其是否组装良好,以图像软件测量其直径大小。动态光散射技术对疫苗原液中的病毒样颗粒进行检测,可获得溶液中的颗粒大小和分布的信息。高效液相分子筛色谱可用于测量病毒样颗粒的保留时间,从而监测样品的均一性和不同生产批次间的稳定性。虽然其无法直接得到粒径大小,但通过检测其组分的保留时间就可以得到其相对尺寸的数据,同时观察其峰型的对称性、是否存在其他保留时间的组分等,就可以获得是否发生颗粒聚集或颗粒崩解等重要信息。

检测原液的生物活性通常使用双抗体夹心 ELISA 的检测方法,需要制备各种针对性的单克隆抗体,这些抗体靶向某些暴露在蛋白表面的线性表位、特定的决定疫苗效力的中和表位以及疫苗组分维持正确组装方式的构象特征,它们将被制作成标准品或检测试剂盒的原料用于疫苗的质量控制,

常用于疫苗质量控制的单抗有 V5(HPV16)、J4(HPV18)等(Christensen et al.,1991)。

疫苗效力是评价疫苗的重要指标,由于体液免疫对于预防 HPV 感染的作用则最为重要,所以 HPV 抗体的检测是疫苗效力评价的重要手段。目前,国内外采用的 HPV 型特异性抗体检测方法主要有 3 种:假病毒中和试验(pseudovirion-based neutralization assay,PBNA)、基于病毒样颗粒抗原的酶联免疫吸附测定法(virus-likeparticle based enzyme-linked immunosorbent assay,VLP-ELISA)和单表位中和单抗竞争抑制酶免法(competitive luminex immunoassay,cLIA)。其中,假病毒中和试验是国内外公认的抗-HPV16、抗-HPV18 抗体检测的金标准方法。该方法由 Schiller 教授等建立,通过构建含有 *L1* 基因、*L2* 基因和报告基因(荧光蛋白等)的质粒,共转染 293FT 或者 293TT 细胞,细胞中表达出的 L1 与 L2 蛋白组装成病毒颗粒并包裹报告基因形成 HPV 假病毒,使用不同浓度的待测抗体、血清,与假病毒混合后感染 293FT 或 293TT 细胞,如果抗体不足以完全抑制假病毒的感染,假病毒就能感染细胞,表达报告基因,通过检测该信号的强度就能判定抗体或血清对 HPV 感染的抑制效果,如图 38.2(Pastrana et al.,2004;Buck et al.,2004)。

### 38.5.1.3  安全性、免疫效果与免疫持久性评价

在上市前,Gardasil® 先后共进行了十余次临床试验,其中 12 000 余名 16~26 岁的女性参与了名为 FUTURE Ⅰ 和 FUTURE Ⅱ 的随机双盲多中心的 Ⅲ 期临床试验,随访 4~5 年后数据显示,该疫苗对相应型别 HPV 持续感染、型相关 CIN Ⅱ、CIN Ⅲ 级和原位癌的保护率为 100%(76%~100%),对相应 HPV 型别引起的肛门及外生殖器病变(包括生殖器疣和阴道、外阴瘤样病变)保护率为 100%(88%~100%)。在各项临床试验中,疫苗均显示出良好的安全性:疫苗组和对照组的不良反应发生率相当,未见与疫苗相关的严重不良反应和不良事件,也未观察到疫苗对孕妇或新生儿的影响。此外,在男性、26~45 岁及 9~17 岁的女性人群中进行的临床试验亦获得了相似的结果。在疫苗上市后的长期监测中,该疫苗也显示了很好的安全性与有效性(Popadiuk et al.,2012)。

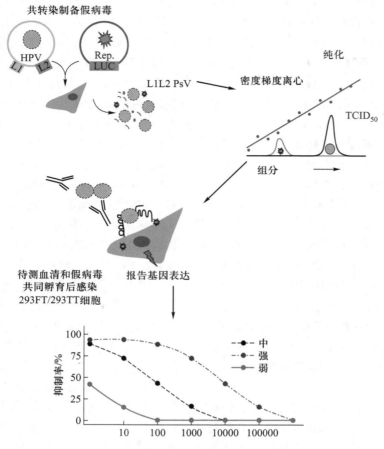

图 38.2 假病毒中和试验原理(见书末彩插)

与 Gardasil® 相比,GSK 公司的 Cervarix® 开展了更大规模、更多中心的 Ⅲ 期临床试验,有亚、欧、美洲的 14 个国家约 18 000 人参与了该临床试验。试验结果同样显示了该疫苗也具有很好的安全性与有效性,对 HPV16、HPV18 持续感染的保护率为 96%(75%~100%),对与 HPV16、HPV18 相关 CIN 的保护率达到 100%(42.4%~100%)。在接种 54 个月后,免疫人群中 HPV16、HPV18 抗体阳性率仍有 98%(Ault,2007;Giannini et al.,2006)。随访研究发现,疫苗所诱导的抗体水平在免疫完成 4 年后依然维持较高水平(Harper et al.,2006)。在安全性方面,试验中未出现接种相关的死亡、妊娠和出生缺陷方面的数据,但不良反应发生率相对 Gardasil® 较高(Inglis et al.,2006)。

随着 HPV 与相关疾病以及预防性疫苗研究的不断深入,越来越多的研究数据支持 HPV 持续性感染(6 个月以上)可作为预防性宫颈癌疫苗有效性评估的终点。同时,由于上述两种疫苗在全球 170 余个国家的广泛应用,且在 60 多个国家被纳入国家免疫规划,在临床试验中应用安慰剂对照疫苗可能不符合伦理标准,在这种情况下可以采用免疫学指标作为临床研究的终点。针对上述问题,世界卫生组织(WHO)于 2015 年 10 月颁布了重组 HPV VLP 疫苗质量、安全性和效力研究的最新指导原则[①]。采用合理的有效性评估终点可加速未来疫苗的开发及应用(Lowy et al.,2015)。

Merck 公司的第二代 9 价疫苗 Gardasil® 9 包含 7 种高危型和 2 种低危型 HPV L1 VLP,在 14 000 余名 16~26 岁年轻女性中评价其保护性及安全性。临床试验结果表明,该疫苗对于由 HPV31、HPV33、HPV45、HPV52、HPV58 导致的宫颈、阴道和外阴癌前病变的保护率为 97%,且 Gardasil® 9 诱导的对于 HPV6、HPV11、HPV16、HPV18 4 个型别的免疫应答非劣于 4 价疫苗 Gardasil®。Gardasil® 9 接种组的

① http://www.who.int/biologicals/HPV_Post-ECBS_ZHOU_(CLEAN)_28102015.pdf? ua=1

局部不良反应率（90.8%）略高于 Gardasil® 组（85.1%），两组的总体不良反应率相近（Joura et al.，2015）。

## 38.5.2 发展中的治疗性人乳头瘤病毒疫苗

尽管已经有了多种针对肛门生殖器疣和Ⅲ级以上皮内瘤变和相关癌症患者进行治疗的手段和方案，但鲜有得到治愈的病例。而 HPV 作为首个发现的一种癌症的唯一病原体，针对 HPV 进行免疫治疗，研制治疗性疫苗已成为又一个研究热点，有望成为人类攻克癌症治疗的第一个突破口。

正在研发中的 HPV 治疗性疫苗种类众多，但靶抗原均选择了 HPV 早期蛋白，尤其是 E6、E7 这两个癌蛋白。这是由于癌蛋白在 HPV 感染与病变组织中持续表达，而在正常组织中不表达，同时，其持续表达对诱导和维持细胞的恶性表型是必需的。此外，E2 蛋白是一个转录激活调节因子，有 DNA 结合特性，有人也将 E2 蛋白作为靶抗原进行研究（Albarran et al.，2007；Garcia-Hernandez et al.，2006）。

目前的 HPV 治疗性疫苗形式主要包括：嵌合 VLP 疫苗、多肽疫苗、蛋白载体疫苗等蛋白类疫苗以及 DNA 疫苗、病毒载体疫苗等核酸类疫苗。它们在动物试验中都显示了良好的效果，但到了临床试验中结果却不尽相同。其中，以单纯的 E6、E7 蛋白甚至其中的部分肽段作为免疫原的蛋白疫苗和多肽疫苗免疫原性低下，即使在患者接受了高剂量接种，部分 HPV 多肽疫苗临床试验产生了 E6 或 E7 蛋白特异的 CTL 反应，但是对于相关肿瘤的发生和发展没有抑制效果（Kenter et al.，2008；Muderspach et al.，2000；Steller et al.，1998；van Driel et al.，1999）。而嵌合 VLP 疫苗，是利用 HPV L1 VLP 良好的免疫原性作为展示平台，将 E6 或 E7 蛋白主要的抗原表位移植到 VLP 表面，以期获得预防和治疗兼备的疫苗（Kaufmann et al.，2007），然而临床结果表明，嵌合 VLP 疫苗主要产生体液免疫应答，细胞免疫应答不明显，而且初次免疫产生的 L1 抗体将对再次免疫时的免疫增强作用产生抑制，也无明显的治疗效果。与其效果类似的还有蛋白载体疫苗，使用其他的载体蛋白增强 E6、E7 蛋白抗原的表位的免疫原性，如 E7 蛋白同 Hsp65 融合的疫苗 SGN-00101（Einstein et al.，2007），将 L2、E6 和 E7 蛋白融合的疫苗（TA-CIN）（de Jong et al.，2002）以及 HPV16 E6、E7 蛋白与 ISCOMATRIX 佐剂的疫苗（Frazer et al.，2004；

Manfredi et al.，2016）等。蛋白类疫苗共同的缺点是无法诱导产生足够的细胞免疫应答，这可能是与蛋白抗原在体内主要以外源抗原进行抗原提呈加工，结合 MHC-Ⅱ类分子的免疫激活途径有关。反观 DNA 疫苗和病毒载体疫苗，其核酸抗原可进入细胞而作为内源性抗原进行提呈，激活细胞免疫途径，所以更有可能成为候选的 HPV 治疗性疫苗。DNA 疫苗由于体内半衰期短而免疫原性较低，一种命名为 ZYC101 的疫苗将 HPV16、HPV18 的 E6、E7 编码片段 DNA 质粒包裹在脂质体中，对 165 名患者进行了临床试验，患者的可接受性良好，并且在低于 25 岁患者中治疗效果佳，然而年龄超过 25 岁的人群中治疗效果不明显。病毒载体疫苗主要采用已作为疫苗的病毒（如 BCG 痘苗）作为载体，将 E6、E7 等抗原基因插入其基因组而制成疫苗，但临床试验中由于大部分患者可能曾接种过 BCG 或痘苗产生了抗体，影响了病毒载体疫苗的免疫应答（Baldwin et al.，2003；Davidson et al.，2003；Garcia et al.，2004；Kaufmann et al.，2002；Trimble et al.，2015）。核酸类疫苗虽然大多都能产生特异性的细胞免疫，但细胞免疫与肿瘤的消退及病程进展几乎无相关性，而且病毒核酸又可能发生重组反而增加了致癌风险也不容忽视。

## 38.6 问题与展望

虽然已经上市的 3 种 HPV 疫苗已被证明具有对 HPV 感染和相关病变的良好保护效果，但是，由于尖锐湿疣与宫颈癌等疾病在女性一生中都可能发生，产生严重的危害，所以疫苗免疫的持久性是人们所关心的一个问题。但由于还无法确定能有效阻止 HPV 感染的最低抗体保护水平，疫苗的保护力最终能维持的时间长度尚难确定。从 Merck 公司的 4 价疫苗和 GSK 公司的 2 价疫苗的Ⅲ期临床试验后的继续随访的研究数据显示，虽然在免疫程序完成后，接种对象中的血清抗体滴度随着时间的推移有所下降，但是在初次接种疫苗的 5～7 年后，绝大部分个体的抗体滴度依然高于自然感染的抗体平均滴度。即使在部分抗体滴度较低的个体中也未观察到 HPV 感染相关的病变。此外，该研究还发现，疫苗的接种还能够诱导较强的免疫记忆效应，因此可以认为该疫苗具有长期有效性（Olsson et al.，2007；

Reisinger et al. ,2007；Villa et al. ,2006）。

　　HPV 感染主要流行区分布在非洲、拉丁美洲等发展中国家和经济较落后地区。目前,虽然已上市的 HPV 疫苗均被证实具有良好的免疫效果,但是,这些疫苗均采用真核表达系统,其高昂的售价成为了制约上述产品在广大发展中国家推广的瓶颈。以 Merck 公司的 4 价疫苗为例,该产品每一剂量的售价达 120 美元,远远超出了大部分发展中国家妇女的经济承受能力。因此,如何降低疫苗的成本,也是当前 HPV 疫苗亟须解决的问题之一（Fesenfeld et al. ,2013；Elfstrom et al. ,2014）。

　　HPV 型别众多,引起恶性肿瘤的型别至少有 13 种,而无论是 Merck 公司的 4 价疫苗还是 GSK 公司的 2 价疫苗都只涵盖 HPV16 和 HPV18 这 2 个高危型,因此,其被认为只能提供对 HPV16、HPV18 的保护。虽然 HPV16 和 HPV18 在大部分国家和地区都为最主要的致癌型别,但即使是分布比例最高的地区,由这两型引起的宫颈癌也不足 70%,而分布较低的地区,此两个型别只导致约 60% 的宫颈癌（Clifford et al. ,2006；Clifford et al. ,2003；Correnti et al. ,2011；Moodley et al. ,2010；Schuchat, 2015）。Merck 公司的 9 价疫苗包含了 7 个 HPV 高危型别,能够预防约 90% 的宫颈癌,但其是多个型别 HPV L1 VLP 的混合物,每剂抗原含量高达 270 μg,不利于进一步研制 HPV 与其他疫苗的联合疫苗（Schiller et al. ,2015）。

　　因此,如何获得低成本、广谱且抗原含量低的通用型预防性疫苗将是下一代 HPV 疫苗的研究重点。

# 参考文献

Aksoy P , Gottschalk EY , Meneses PI. 2017. HPV entry into cells. Mutat Res 772：13-22.

Albarran YCA , de la Garza A , Cruz Quiroz BJ , et al. 2007. MVA E2 recombinant vaccine in the treatment of human papillomavirus infection in men presenting intraurethral flat condyloma：A phase Ⅰ/Ⅱ study. BioDrugs 21（1）：47-59.

Ault KA. 2007. Long-term efficacy of human papillomavirus vaccination. Gynecol Oncol 107（2 Suppl）：S27-S30.

Baker TS , Newcomb WW , Olson NH , et al. 1991. Structures of bovine and human papillomaviruses. Analysis by cryoelectron microscopy and three-dimensional image reconstruction. Biophys J 60（6）：1445-1456.

Baldwin PJ , van der Burg SH , Boswell CM , et al. 2003. Vaccinia-expressed human papillomavirus 16 and 18 e6 and e7 as a therapeutic vaccination for vulval and vaginal intraepithelial neoplasia. Clin Cancer Res 9（14）：5205-5213.

Bishop B , Dasgupta J , Klein M , et al. 2007. Crystal structures of four types of human papillomavirus L1 capsid proteins：Understanding the specificity of neutralizing monoclonal antibodies. J Biol Chem 282（43）：31803-31811.

Boshart M , Gissmann L , Ikenberg H , et al. 1984. A new type of papillomavirus DNA , its presence in genital cancer biopsies and in cell lines derived from cervical cancer. Embo J 3（5）：1151-1157.

Breitburd F , Kirnbauer R , Hubbert NL , et al. 1995. Immunization with viruslike particles from cottontail rabbit papillomavirus（CRPV）can protect against experimental CRPV infection. J Virol 69（6）：3959-3963.

Bruni L , Barrionuevo-Rosas L , Albero G , et al. 2016a. ICO Information Centre on HPV and Cancer（HPV Information Centre）. Human Papillomavirus and Related Diseases in the World.

Bruni L , Barrionuevo-Rosas L , Albero G , et al. 2016b. ICO Information Centre on HPV and Cancer（HPV Information Centre）. Human Papillomavirus and Related Diseases in China.

Buck CB , Pastrana DV , Lowy DR , et al. 2004. Efficient intracellular assembly of papillomaviral vectors. J Virol 78（2）：751-757.

Buck CB , Cheng N , Thompson CD , et al. 2008. Arrangement of L2 within the papillomavirus capsid. J Virol 82（11）：5190-5197.

Carter JJ , Hagensee M , Taflin MC , et al. 1993. HPV-1 capsids expressed in vitro detect human serum antibodies associated with foot warts. Virology 195（2）：456-462.

Caulfield MJ , Shi L , Wang S , et al. 2007. Effect of alternative aluminum adjuvants on the absorption and immunogenicity of HPV16 L1 VLPs in mice. Hum Vaccin 3（4）：139-145.

Chen XS , Garcea RL , Goldberg I , et al. 2000. Structure of small virus-like particles assembled from the L1 protein of human papillomavirus 16. Mol Cell 5（3）：557-567.

Chatterjee A. 2014. The next generation of HPV vaccines：Nonavalent vaccine V503 on the horizon. Expert Rev Vaccines 13（11）：1279-1290.

Christensen ND , Kreider JW , Kan NC , et al. 1991. The open reading frame L2 of cottontail rabbit papillomavirus contains antibody-inducing neutralizing epitopes. Virology 181（2）：572-579.

Christensen ND , Reed CA , Cladel NM , et al. 1996. Immunization with viruslike particles induces long-term protection of rabbits against challenge with cottontail rabbit papillomavirus. J

Virol 70(2):960-965.

Clifford G, Franceschi S, Diaz M, et al. 2006. Chapter 3：HPV type-distribution in women with and without cervical neoplastic diseases. Vaccine 24 (Suppl 3):S3/26-34.

Clifford GM, Smith JS, Plummer M, et al. 2003. Human papillomavirus types in invasive cervical cancer worldwide：A meta-analysis. Br J Cancer 88(1):63-73.

Correnti M, Medina F, Cavazza ME, et al. 2011. Human papillomavirus (HPV) type distribution in cervical carcinoma, low-grade, and high-grade squamous intraepithelial lesions in Venezuelan women. Gynecol Oncol 121(3):527-531.

Davidson EJ, Boswell CM, Sehr P, et al. 2003. Immunological and clinical responses in women with vulval intraepithelial neoplasia vaccinated with a vaccinia virus encoding human papillomavirus 16/18 oncoproteins. Cancer Res 63 (18): 6032-6041.

Davidson EJ, Faulkner RL, Sehr P, et al. 2004. Effect of TA-CIN (HPV 16 L2E6E7) booster immunisation in vulval intraepithelial neoplasia patients previously vaccinated with TA-HPV (vaccinia virus encoding HPV 16/18 E6E7). Vaccine 22(21-22):2722-2729.

Day PM, Baker CC, Lowy DR, et al. 2004. Establishment of papillomavirus infection is enhanced by promyelocytic leukemia protein (PML) expression. PNAS 101(39):14252-14257.

Day PM, Gambhira R, Roden RB, et al. 2008. Mechanisms of human papillomavirus type 16 neutralization by l2 cross-neutralizing and l1 type-specific antibodies. J Virol 82 (9): 4638-4646.

Day PM, Lowy DR, Schiller JT. 2003. Papillomaviruses infect cells via a clathrin-dependent pathway. Virology 307(1): 1-11.

Deschuyteneer M, Elouahabi A, Plainchamp D, et al. 2010. Molecular and structural characterization of the L1 virus-like particles that are used as vaccine antigens in Cervarix™, the AS04-adjuvanted HPV-16 and -18 cervical cancer vaccine. Hum Vaccin 6(5):407-419.

de Jong A, O'Neill T, Khan AY, et al. 2002. Enhancement of human papillomavirus (HPV) type 16 E6 and E7-specific T-cell immunity in healthy volunteers through vaccination with TA-CIN, an HPV16 L2E7E6 fusion protein vaccine. Vaccine 20(29-30):3456-3464.

de Sanjosé S, Diaz M, Castellsagué X, et al. 2007. Worldwide prevalence and genotype distribution of cervical human papillomavirus DNA in women with normal cytology：A meta-analysis. Lancet Infect Dis 7 (7):453-459.

de Villiers EM. 2013. Cross-roads in the classification of papillomaviruses. Virology 445(1-2):2-10.

de Villiers EM, Fauquet C, Broker TR, et al. 2004. Classification of papillomaviruses. Virology 324(1):17-27.

de Villiers EM, Gissmann L, zur Hausen H. 1981. Molecular cloning of viral DNA from human genital warts. J Virol 40(3): 932-935.

Durst M, Gissmann L, Ikenberg H, et al. 1983. A papillomavirus DNA from a cervical carcinoma and its prevalence in cancer biopsy samples from different geographic regions. PNAS 80 (12):3812-3815.

Einstein MH, Kadish AS, Burk RD, et al. 2007. Heat shock fusion protein-based immunotherapy for treatment of cervical intraepithelial neoplasia III. Gynecol Oncol 106 (3): 453-460.

Elfstrom KM, Herweijer E, Sundstrom K, et al. 2014. Current cervical cancer prevention strategies including cervical screening and prophylactic human papillomavirus vaccination：A review. Curr Opin Oncol 26(1):120-129.

Favre M. 1975. Structural polypeptides of rabbit, bovine, and human papillomaviruses. J Virol 15(5):1239-1247.

Fesenfeld M, Hutubessy R, Jit M. 2013. Cost-effectiveness of human papillomavirus vaccination in low and middle income countries：A systematic review. Vaccine 31 (37): 3786-3804.

Fife KH, Wheeler CM, Koutsky LA, et al. 2004. Dose-ranging studies of the safety and immunogenicity of human papillomavirus Type 11 and Type 16 virus-like particle candidate vaccines in young healthy women. Vaccine 22 (21-22): 2943-2952.

Frazer IH. 2004. Prevention of cervical cancer through papillomavirus vaccination. Nat Rev Immunol 4(1):46-54.

Frazer IH, Quinn M, Nicklin JL, et al. 2004. Phase 1 study of HPV16-specific immunotherapy with E6E7 fusion protein and ISCOMATRIX adjuvant in women with cervical intraepithelial neoplasia. Vaccine 23(2):172-181.

Garcia-Hernandez E, Gonzalez-Sanchez JL, Andrade-Manzano A, et al. 2006. Regression of papilloma high-grade lesions (CIN 2 and CIN 3) is stimulated by therapeutic vaccination with MVA E2 recombinant vaccine. Cancer Gene Ther 13 (6):592-597.

Garcia F, Petry KU, Muderspach L, et al. 2004. ZYC101a for treatment of high-grade cervical intraepithelial neoplasia：A randomized controlled trial. Obstet Gynecol 103 (2): 317-326.

Giannini SL, Hanon E, Moris P, et al. 2006. Enhanced humoral and memory B cellular immunity using HPV16/18 L1 VLP vaccine formulated with the MPL/aluminium salt combination (AS04) compared to aluminium salt only. Vaccine 24(33-34):5937-5949.

Gissmann L, Wolnik L, Ikenberg H, et al. 1983. Human papillomavirus types 6 and 11 DNA sequences in genital and laryngeal papillomas and in some cervical cancers. PNAS 80 (2):560-563.

Harper DM, Franco EL, Wheeler CM, et al. 2006. Sustained efficacy up to 4. 5 years of a bivalent L1 virus-like particle vaccine against human papillomavirus types 16 and 18: Follow-up from a randomised control trial. Lancet 367 (9518): 1247-1255.

Herrero R, González P, Markowitz LE, et al. 2015. Present status of human papillomavirus vaccine development and implementation. Lancet Oncol 16(5):e206-216.

He Z, Liu Y, Sun Y, et al. 2013. Human papillomavirus genital infections among men, China, 2007—2009. Emerg Infect Dis 19(6):992-995.

Holmgren SC, Patterson NA, Ozbun MA, et al. 2005. The minor capsid protein L2 contributes to two steps in the human papillomavirus type 31 life cycle. J Virol 79(7):3938-3948.

Hopfl R, Heim K, Christensen N, et al. 2000. Spontaneous regression of CIN and delayed-type hypersensitivity to HPV-16 oncoprotein E7. Lancet 356(9246):1985-1986.

Hudelist G, Manavi M, Pischinger KI, et al. 2004. Physical state and expression of HPV DNA in benign and dysplastic cervical tissue: Different levels of viral integration are correlated with lesion grade. Gynecol Oncol 92(3):873-880.

Hu YM, Huang SJ, Chu K, et al. 2014. Safety of an *Escherichia coli*-expressed bivalent human papillomavirus (types 16 and 18) L1 virus-like particle vaccine: An open-label phase I clinical trial. Hum Vaccin Immunother 10(2):469-475.

Inglis S, Shaw A, Koenig S. 2006. Chapter 11: HPV vaccines: Commercial Research & Development. Vaccine 24 (Suppl 3):S99-S105.

Inoue S, Nakao M, Nomura K, et al. 2011. Increased number of judo therapy facilities in Japan and changes in their geographical distribution. BMC Health Serv Res 11:48. doi: 10. 1186/1472-6963-11-48.

International Agency for Research on Cancer (IARC). 2012. Biological Agents. Volume 100 B. A Review of Human Carcinogens:1-441.

Joura EA, Giuliano AR, Iversen OE, et al. 2015. A 9-valent HPV vaccine against infection and intraepithelial neoplasia in women. N Engl J Med 372(8):711-723.

Kaufmann AM, Nieland JD, Jochmus I, et al. 2007. Vaccination trial with HPV16 L1E7 chimeric virus-like particles in women suffering from high grade cervical intraepithelial neoplasia (CIN 2/3). Int J Cancer 121(12):2794-2800.

Kaufmann AM, Nieland JD, Jochmus I, et al. 2007. Vaccination trial with HPV16 L1E7 chimeric virus-like particles in women suffering from high grade cervical intraepithelial neo-

plasia (CIN 2/3). Int J Cancer 121(12):2794-2800.

Kaufmann AM, Stern PL, Rankin EM, et al. 2002. Safety and immunogenicity of TA-HPV, a recombinant vaccinia virus expressing modified human papillomavirus (HPV)-16 and HPV-18 E6 and E7 genes, in women with progressive cervical cancer. Clin Cancer Res 8(12):3676-3685.

Kenter GG, Welters MJ, Valentijn AR, et al. 2008. Phase I immunotherapeutic trial with long peptides spanning the E6 and E7 sequences of high-risk human papillomavirus 16 in end-stage cervical cancer patients shows low toxicity and robust immunogenicity. Clin Cancer Res 14(1):169-177.

Kiatiyosnusorn R, Suprasert P, Srisomboon J, et al. 2010. High-grade histologic lesions in women with low-grade squamous intraepithelial lesion cytology from a region of Thailand with a high incidence of cervical cancer. Int J Gynaecol Obstet 110(2):133-136.

Kim SH, Juhnn YS, Kang S, et al. 2006. Human papillomavirus 16 E5 up-regulates the expression of vascular endothelial growth factor through the activation of epidermal growth factor receptor, MEK/ERK1,2 and PI3K/Akt. Cell Mol Life Sci 63(7-8):930-938.

Kirnbauer R, Hubbert NL, Wheeler CM, et al. 1994. A virus-like particle enzyme-linked immunosorbent assay detects serum antibodies in a majority of women infected with human papillomavirus type 16. J Natl Cancer Inst 86(7):494-499.

Kondo K, Ishii Y, Ochi H, et al. 2007. Neutralization of HPV16, 18,31, and 58 pseudovirions with antisera induced by immunizing rabbits with synthetic peptides representing segments of the HPV16 minor capsid protein L2 surface region. Virology 358(2):266-272.

Koutsky LA, Ault KA, Wheeler CM, et al. 2002. A controlled trial of a human papillomavirus type 16 vaccine. N Engl J Med 347(21):1645-1651.

Li M, Wang X, Cao L, et al. 2016. Quantitative and epitope-specific antigenicity analysis of the human papillomavirus 6 capsid protein in aqueous solution or when adsorbed on particulate adjuvants. Vaccine 34(37):4422-4428.

Liu X, Clements A, Zhao K, et al. 2006. Structure of the human Papillomavirus E7 oncoprotein and its mechanism for inactivation of the retinoblastoma tumor suppressor. J Biol Chem 281(1):578-586.

Lowe RS, Brown DR, Bryan JT, et al. 1997. Human papillomavirus type 11 (HPV-11) neutralizing antibodies in the serum and genital mucosal secretions of African green monkeys immunized with HPV-11 virus-like particles expressed in yeast. J Infect Dis 176(5):1141-1145.

Lowy DR, Herrero R, Hildesheim A, et al. 2015. Primary endpoints for future prophylactic human papillomavirus vaccine trials: Towards infection and immunobridging. Lancet Oncol 16(5): e226-233.

Lu B, Hagensee ME, Lee JH, et al. 2010. Epidemiologic factors associated with seropositivity to human papillomavirus type 16 and 18 virus-like particles and risk of subsequent infection in men. Cancer Epidemiol Biomarkers Prev 19 (2): 511-516.

Mach H, Volkin DB, Troutman RD, et al. 2006. Disassembly and reassembly of yeast-derived recombinant human papillomavirus virus-like particles (HPV VLPs). J Pharm Sci 95 (10): 2195-2206.

Manfredi F, di Bonito P, Ridolfi B, et al. 2016. The CD8(+) T cell-mediated immunity induced by HPV-E6 uploaded in engineered exosomes is improved by ISCOMATRIXTM adjuvant. Vaccines (Basel) 4(4): 1-15.

Matsukura T, Sugase M. 2008. Pitfalls in the epidemiologic classification of human papillomavirus types associated with cervical cancer using polymerase chain reaction: Driver and passenger. Int J Gynecol Cancer 18(5): 1042-1050.

Matsumoto K, Yoshikawa H, Yasugi T, et al. 2003. IgG antibodies to human papillomavirus 16, 52, 58, and 6 L1 capsids: Case-control study of cervical intraepithelial neoplasia in Japan. J Med Virol 69(3): 441-446.

Moodley M, Lindeque G, Connolly C. 2010. Human papillomavirus (HPV)-type distribution in relation to oral contraceptive use in women with cervical intraepithelial neoplasia, Durban, South Africa. Eur J Gynaecol Oncol 31(3): 278-283.

Muderspach L, Wilczynski S, Roman L, et al. 2000. A phase I trial of a human papillomavirus (HPV) peptide vaccine for women with high-grade cervical and vulvar intraepithelial neoplasia who are HPV 16 positive. Clin Cancer Res 6(9): 3406-3416.

Munger K, Baldwin A, Edwards KM, et al. 2004. Mechanisms of human papillomavirus-induced oncogenesis. J Virol 78 (21): 11451-11460.

Munoz N, Bosch FX, de Sanjose S, et al. 2003. Epidemiologic classification of human papillomavirus types associated with cervical cancer. N Engl J Med 348(6): 518-527.

Munoz N, Castellsague X, de Gonzalez AB, et al. 2006. Chapter 1: HPV in the etiology of human cancer. Vaccine 24(S3): S1-S10.

Nardelli-Haefliger D, Wirthner D, Schiller JT, et al. 2003. Specific antibody levels at the cervix during the menstrual cycle of women vaccinated with human papillomavirus 16 virus-like particles. J Natl Cancer Inst 95(15): 1128-1137.

Narisawa-Saito M, Kiyono T. 2007. Basic mechanisms of high-risk human papillomavirus-induced carcinogenesis: Roles of E6 and E7 proteins. Cancer Sci 98(10): 1505-1511.

Olsson SE, Villa LL, Costa RL, et al. 2007. Induction of immune memory following administration of a prophylactic quadrivalent human papillomavirus (HPV) types 6/11/16/18 L1 virus-like particle (VLP) vaccine. Vaccine 25(26): 4931-4939.

Orth G, Jablonska S, Favre M, et al. 1978. Characterization of two types of human papillomaviruses in lesions of epidermodysplasia verruciformis. PNAS 75(3): 1537-1541.

Pan H, Li Z, Wang J, et al. 2017. Bacterially expressed human papillomavirus type 6 and 11 bivalent vaccine: Characterization, antigenicity and immunogenicity. Vaccine 35(24): 3222-3231.

Parish JL, Kowalczyk A, Chen HT, et al. 2006. E2 proteins from high- and low-risk human papillomavirus types differ in their ability to bind p53 and induce apoptotic cell death. J Virol 80(9): 4580-4590.

Pastrana DV, Buck CB, Pang YY, et al. 2004. Reactivity of human sera in a sensitive, high-throughput pseudovirus-based papillomavirus neutralization assay for HPV16 and HPV18. Virology 321(2): 205-216.

Popadiuk C, Stankiewicz A, Dickinson J, et al. 2012. Invasive cervical cancer incidence and mortality among canadian women aged 15 to 29 and the impact of screening. J Obstet Gynaecol Can 34(12): 1167-1176.

Thones N, Herreiner A, Schadlich L, et al. 2008. A direct comparison of human papillomavirus type 16 L1 particles reveals a lower immunogenicity of capsomeres than viruslike particles with respect to the induced antibody response. J Virol 82(11): 5472-5485.

Rahkola P, Vaisanen-Tommiska M, Hiltunen-Back E, et al. 2011. Cervical nitric oxide release in Chlamydia trachomatis and high-risk human papillomavirus infection. Acta Obstet Gynecol Scand 90(9): 961-965.

Reisinger KS, Block SL, Lazcano-Ponce E, et al. 2007. Safety and persistent immunogenicity of a quadrivalent human papillomavirus types 6, 11, 16, 18 L1 virus-like particle vaccine in preadolescents and adolescents: A randomized controlled trial. Pediatr Infect Dis J 26(3): 201-209.

Roden RB, Greenstone HL, Kirnbauer R, et al. 1996. In vitro generation and type-specific neutralization of a human papillomavirus type 16 virion pseudotype. J Virol 70(9): 5875-5883.

Rodriguez AC, Burk R, Herrero R, et al. 2007. The natural history of human papillomavirus infection and cervical intraepithelial neoplasia among young women in the Guanacaste cohort shortly after initiation of sexual life. Sex Transm Dis 34(7): 494-502.

Rubio I, Bolchi A, Moretto N, et al. 2009. Potent anti-HPV immune responses induced by tandem repeats of the HPV16 L2 (20-38) peptide displayed on bacterial thioredoxin. Vaccine 27(13):1949-1956.

Saraiya M, Unger ER, Thompson TD, et al. 2015. US assessment of HPV types in cancers: Implications for current and 9-valent HPV vaccines. J Natl Cancer Inst 107(6):djv086.

Schiller JT, Müller M. 2015. Next generation prophylactic human papillomavirus vaccines. Lancet Oncol 16(5):e217-225.

Schlecht NF, Platt RW, Negassa A, et al. 2003. Modeling the time dependence of the association between human papillomavirus infection and cervical cancer precursor lesions. Am J Epidemiol 158(9):878-886.

Schuchat A. 2015. HPV "coverage". N Engl J Med 372(8):775-776.

Scott M, Stites DP, Moscicki AB. 1999. Th1 cytokine patterns in cervical human papillomavirus infection. Clin Diagn Lab Immunol 6(5):751-755.

Signorelli C, Odone A, Ciorba V, et al. 2017. Human papillomavirus 9-valent vaccine for cancer prevention: A systematic review of the available evidence. Epidemiol Infect 145(10):1962-1982.

Steller MA, Gurski KJ, Murakami M, et al. 1998. Cell-mediated immunological responses in cervical and vaginal cancer patients immunized with a lipidated epitope of human papillomavirus type 16 E7. Clin Cancer Res 4(9):2103-2109.

Tumban E, Peabody J, Peabody DS, et al. 2011. A pan-HPV vaccine based on bacteriophage PP7 VLPs displaying broadly cross-neutralizing epitopes from the HPV minor capsid protein, L2. PLoS One 6(8):e23310.

Trimble CL, Morrow MP, Kraynyak KA, et al. 2015. Safety, efficacy, and immunogenicity of VGX-3100, a therapeutic synthetic DNA vaccine targeting human papillomavirus 16 and 18 E6 and E7 proteins for cervical intraepithelial neoplasia 2/3: A randomised, double-blind, placebo-controlled phase 2b trial. Lancet 386(10008):2078-2088.

van Driel WJ, Ressing ME, Kenter GG, et al. 1999. Vaccination with HPV16 peptides of patients with advanced cervical carcinoma: Clinical evaluation of a phase I-II trial. Eur J Cancer 35(6):946-952.

Velders MP, Markiewicz MA, Eiben GL, et al. 2003. CD4+ T cell matters in tumor immunity. Int Rev Immunol 22(2):113-140.

Villa LL, Ault KA, Giuliano AR, et al. 2006. Immunologic responses following administration of a vaccine targeting human papillomavirus Types 6,11,16, and 18. Vaccine 24(27-28):5571-5583.

Volpers C, Schirmacher P, Streeck RE, et al. 1994. Assembly of the major and the minor capsid protein of human papillomavirus type 33 into virus-like particles and tubular structures in insect cells. Virology 200(2):504-512.

von Herrath MG, Yokoyama M, Dockter J, et al. 1996. CD4-deficient mice have reduced levels of memory cytotoxic T lymphocytes after immunization and show diminished resistance to subsequent virus challenge. J Virol 70(2):1072-1079.

Waheed MT, Thones N, Muller M, et al. 2011. Transplastomic expression of a modified human papillomavirus L1 protein leading to the assembly of capsomeres in tobacco: A step towards cost-effective second-generation vaccines. Transgenic Res 20(2):271-282.

Wang D, Fan F, Li Z, et al. 2017. Stop codon mutagenesis for homogenous expression of human papillomavirus L1 protein in *Escherichia coli*. Protein Expr Purif 133:110-120.

Wei FX, Yin K, Wu X, et al. 2016. Human papillomavirus prevalence and associated factors in women and men in south China: A population-based study. Emerg Microbes Infect 5(11):e119.

WHO. Recommendations to assure the quality, safety and efficacy of recombinant human papillomavirus virus-like particle vaccines, Replacement of: TRS 962, Annex 1.

Wikstrom A, van Doornum GJ, Quint WG, et al. 1995. Identification of human papillomavirus seroconversions. J Gen Virol 76 (Pt 3):529-539.

Wolf M, Garcea RL, Grigorieff N, et al. 2010. Subunit interactions in bovine papillomavirus. PNAS 107(14):6298-6303.

Woodman CB, Collins S, Winter H, et al. 2001. Natural history of cervical human papillomavirus infection in young women: A longitudinal cohort study. Lancet 357(9271):1831-1836.

Wu T, Hu YM, Li J, et al. 2015. Immunogenicity and safety of an *E. coli*-produced bivalent human papillomavirus (type 16 and 18) vaccine: A randomized controlled phase 2 clinical trial. Vaccine 33(32):3940-3946.

Yoon SW, Lee TY, Kim SJ, et al. 2012. Oral administration of HPV-16 L2 displayed on *Lactobacillus casei* induces systematic and mucosal cross-neutralizing effects in Balb/c mice. Vaccine 30(22):3286-3294.

Zhao FH, Lewkowitz AK, Hu SY, et al. 2012. Prevalence of human papillomavirus and cervical intraepithelial neoplasia in China: A pooled analysis of 17 population-based studies. Int J Cancer 131(12):2929-2938.

Zhao H, Lin ZJ, Huang SJ, et al. 2014. Correlation between ELISA and pseudovirion-based neutralisation assay for detecting antibodies against human papillomavirus acquired by natural infection or by vaccination. Hum Vaccin Immunother 10(3):740-746.

Zheng ZM, Baker CC. 2006. Papillomavirus genome structure, expression, and post-transcriptional regulation. Front Biosci 11:2286-2302.

Zhou J, Sun XY, Stenzel DJ, et al. 1991. Expression of vaccinia recombinant HPV 16 L1 and L2 ORF proteins in epithelial cells is sufficient for assembly of HPV virion-like particles.

Virology 185(1):251-257.

Zimmermmann JB, Gobbi H, Alves MJ, et al. 2012. Langerhans cell density in cervical intraepithelial neoplasia associated with human papillomavirus infection in HIV-infected and HIV-noninfected Brazilian women. Int J Gynecol Cancer 22 (8):1291-1296.

# 第 **39** 章
# 人呼吸道合胞病毒疫苗

崔广林　钱　渊

**本章摘要**

　　人呼吸道合胞病毒是儿童急性下呼吸道感染的最重要的病毒性病原,然而至今没有研发出安全有效的疫苗上市。深入揭示病毒表面的吸附蛋白和融合蛋白的功能,将为该病毒疫苗的研发提供重要的信息。针对不同的目标人群,所考虑的安全性和有效性问题也不同,因此应该采取不同的疫苗策略。当前研发的减毒活疫苗需要对其多种突变体进行测试以确保绝对的安全性。重组技术为构建病毒抗原和表达载体提供了极大的灵活性,然而重组蛋白疫苗需要精巧的表位设计和筛选。反向遗传学技术是研发重组活病毒载体疫苗的有力工具。如何构建合适的动物模型并选择合适的受试人群是该病毒疫苗研发过程中需要解决的问题。F蛋白纳米颗粒疫苗已经进入Ⅲ期临床试验。人呼吸道合胞病毒变异快,研发出在全球范围内安全有效的疫苗需要进一步的努力,且指日可待。

## 39.1　概述

人呼吸道合胞病毒（human respiratory syncytial virus, hRSV）是儿童急性下呼吸道感染的最重要的病毒性病原（Collins and Crowe, 2007）。据估计，2005 年 hRSV 在全球引起了 66 000～199 000 死亡病例（Nair et al., 2010）。首次感染 hRSV 引起的症状通常比较严重，而再次感染却比较轻微；再次感染的风险度与体内中和抗体的滴度呈负相关。这表明，由初次感染产生的免疫反应可显著降低 hRSV 感染的发病率和死亡率，这也是 hRSV 疫苗研发的可能性依据（Welliver, 2008）。半个多世纪以来，致力于研发 hRSV 疫苗的研究者都希望疫苗能在无不良反应的前提下模拟出或者促进固有免疫反应，然而，至今没有研发出安全有效的 hRSV 疫苗上市。在此，本章重点讨论研发 hRSV 疫苗必须克服的困难以及最近的研究进展。

## 39.2　hRSV 的基因和结构

hRSV 是单股负链病毒目副黏液病毒科肺病毒属的一员，分为 A、B 两个抗原亚型。其基因组全长 15 222 个核苷酸（A2 株），主要编码 11 个蛋白质（图 39.1，表 39.1）。hRSV 的基因组 RNA 有无帽子结构和多聚腺苷酸尾（Poly-A），并与 4 个蛋白相结合：核蛋白（nucleoprotein, N）、磷蛋白（phosphoprotein, P）、大聚合酶亚基和转录延伸因子 M2-1。基因组 RNA 的 3′端存在一个由 44 个核苷酸组成的基因外引导区，紧随其后的是病毒蛋白质的编码基因：3′-NS1-NS2-N-P-M-SH-G-F-M2-L-5′。紧接 L 基因之后的是由 155 个核苷酸组成的基因外尾区。编码基因占了 88% 的病毒基因组 RNA。前 8 个编码基因是非重叠的，由 1～52 个核苷酸组成的基因间区隔开。最后 2 个编码基因（M2 和 L）间有 68 个核苷酸重叠。L 基因的起始信号位于 M2 基因内。

在病毒编码的蛋白中，仅吸附蛋白（attachment glycoprotein, G 蛋白）和融合糖蛋白（fusion protein, F 蛋白）可以诱导机体产生中和抗体，两者是疫苗研发的重要靶标蛋白。F 蛋白负责病毒包膜与宿主细胞膜的融合，并在体外培养的细胞中引起细胞融合现象。F 蛋白基因在 A 和 B 两亚型之间较保守。单独表达 F 蛋白的病毒并不能很好地形成细胞融合，只有联合表达三种跨膜表面蛋白（F、G 和 SH）才能有效地形成细胞融合。F 蛋白是典型的 I 型跨膜糖蛋白。F 蛋白首先合成 F0 前体，该前体被细胞内特异的胰蛋白酶样的内切蛋白酶裂解为 F1 和 F2 两个亚基，并以二硫键相连。病毒中 F 蛋白是由 F1 亚单位寡聚体反应形成的四聚体，这些寡聚体形成电镜下所见的病毒表面"刺突"。多数的候选疫苗是针对 F 蛋白而设计的，因为 F 蛋白在诱导中和抗体水平、保护性免疫水平、hRSV 毒株间的保守性以及交叉保护方面比 G 蛋白好。最近研究者报道了结合有特异性抗体的 F 蛋白的晶体结构，这对疫苗设计有重大的指导意义（McLellan et al., 2013）。

G 蛋白的主要功能是联合 F 蛋白介导病毒与宿主细胞的吸附，其基因在 A 和 B 两亚型之间存在较大的多态性。G 蛋白是 II 型跨膜糖蛋白，分为胞内区、跨膜区和胞外区。胞外区含有两个高变区，这两个高变区被 13 个高度保守的氨基酸所隔开。分泌型 G 蛋白是缺少 N 端锚定区的 G 蛋白，有报道认为，细胞在感染 24 小时后释放的 G 蛋白中 80% 是分泌型的。分泌型 G 蛋白可能具有破坏中和抗体和抑制固有免疫的作用。G 蛋白是 hRSV 两亚型之间序列差异最大的蛋白。在 A 和 B 亚型的原型毒株之间，G 蛋白的氨基酸相似性仅为 53%。G 蛋白的高变区存在许多 N 连接的和 O 连接的糖基化位点，糖基化的发生不仅增加了 G 蛋白的相对分子质量，而且改变了 G 蛋白的抗原性质。而根据 G 蛋白第二高变区的序列进行进化分析，目前已经将 A 亚型分为 11 个基因型，将 B 亚型分为 20 个基因型（Cui et al., 2013）。G 蛋白基因多态性的意义至今研究得仍不透彻。B 亚型中 BA 基因型的 G 蛋白基因胞外第二高变区存在 60nt 重复序列片段插入。最新研究表明，BA 基因型毒株有更强的吸附和适应宿主细胞的能力（Hotard et al., 2015）。与 BA 基因型类似，A 亚型中 ON1 基因型的 G 蛋白基因胞外第二高变区存在 72nt 重复序列片段插入，该基因型从 2012 年年底发现以来，至今已经在全球广泛流行，并有取代其他基因型的趋势（Cui et al., 2015）。深入研究 G 蛋白的功能将为开发针对 G 蛋白的疫苗提供重要信息。

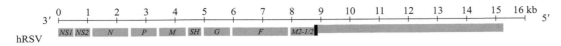

图 39.1 hRSV 基因组 RNA 线性示意图

表 39.1 hRSV 编码的蛋白质

| 蛋白 | 相对分子质量 (×10³)(根据聚丙烯酰胺凝胶电泳估计) | 蛋白相关信息 |
|---|---|---|
| NS1 | 13.8 | 推测的非结构蛋白;主要阻碍干扰素的诱导;其次阻碍干扰素的信号转导通路;删除该基因的病毒有活力但是毒力减弱 |
| NS2 | 14.5 | 推测的非结构蛋白;主要阻碍干扰素的信号转导通路;其次阻碍干扰素的诱导;删除该基因的病毒有活力但是毒力减弱 |
| N | 45 | 主要的核衣壳蛋白;紧密结合病毒基因组 RNA 和复制中间体 RNA |
| P | 33 | 核衣壳相关蛋白;聚合酶辅助因子;与单体 N 蛋白形成可溶性复合体 |
| M | 25 | 位于包膜内表面;对病毒颗粒的形态发生重要 |
| SH | 7.5~60 | 跨膜表面蛋白;N 连接的糖基化和多聚乳糖胺聚糖修饰;功能未知;敲除该基因的病毒毒力轻微减弱 |
| G | 90 | 跨膜表面蛋白;N 连接和 O 连接的糖基化修饰;主要的吸附蛋白;删除该基因的病毒有活力但是毒力减弱 |
| F(F0) | 70 | 跨膜表面蛋白;N 连接的糖基化;在病毒穿透和合胞形成中介导包膜的融合;F0 前体被裂解为二硫键连接的 F1(48×10³)和 F2(26×10³)亚基 |
| M2-1 | 22 | 核衣壳相关蛋白;重要的转录延伸和抗终止因子 |
| M2-2 | 11 | 不确定是否为非结构蛋白;含量少;主要功能是改变 RNA 合成和转录之间的平衡;删除该基因的病毒有活力但是毒力减弱 |
| L | 250 | 核衣壳相关蛋白;主要的聚合酶组分;含有聚合酶催化结构域 |

## 39.3 流行病学

几乎所有的儿童在 2 岁以前都感染过 hRSV,且其中 50% 的儿童感染过两次。在温带地区 hRSV 的流行季主要是在秋末、冬季和早春,而热带地区的流行季主要是在雨季。每个流行季都会检出 A 和 B 两种亚型,但总以其中一个亚型占主导。有的新基因型会在某一地区导致大暴发(Shobugawa et al.,2009)。有的基因型(如 BA 基因型)会取代先前的型别而成为全球流行的主导型别(Trento et al.,2010)。新基因型的检出很常见,但基因型的血清学意义有待更为深入的研究。

人是 hRSV 仅知的宿主。hRSV 是通过含有病毒的鼻咽分泌物传播的,因此,hRSV 传播的必要条件是密切接触已经感染的人或被病毒污染的物体表面。hRSV 可以在硬物表面存活数小时,因此是医院内感染(特别是儿科病房内)的主要呼吸道疾病病原。

## 39.4 hRSV 疫苗的种类和研发策略

一般来说,研发病毒疫苗通常有以下方法:① 灭活病毒;② 鉴定出一种含有相似抗原的感染其他物种的病毒,而这个病毒对人类安全(Jennerian 方法);③ 弱化病毒(减毒株);④ 使用重组技术表达病毒抗原。由于 20 世纪 60 年代时研究福尔马林灭活的 RSV 疫苗(formalin-inactivated RSV,FI-RSV)

的惨痛教训,研究者在选择灭活毒株作为 hRSV 疫苗时相当谨慎。探讨 FI-RSV 疫苗导致严重后果的原因也是当前研究者关注的焦点。因为牛 RSV（bRSV）和 hRSV 的抗原匹配程度不够高,Jennerian 方法没有被进一步研究。第三和第四种方法是当代 hRSV 疫苗研究的重点,本节将重点讨论。

疫苗资源库（vaccine resource library,VRL）截至 2017 年 3 月 3 日统计的有关 hRSV 疫苗试验进展如图 39.2 所示。限于篇幅,仅讨论部分疫苗。

此外,hRSV 感染的临床和流行病学特点表明,疫苗接种的目标人群至少有 4 类:0~6 月龄的婴儿、6~24 月龄的儿童、孕妇和>65 岁的老年人。针对不同的目标人群,所考虑的安全性和有效性问题也不同,进而采取不同的疫苗策略（表 39.2）。这对成功研发 hRSV 疫苗也很重要。

根据 hRSV 感染的特点,成功的 hRSV 疫苗应该:① 在存在母传抗体的新生儿身上仍具有良好的免疫原性;② 能够达到或超过初次感染所产生的对下呼吸道感染的抵抗力;③ 可以保护 A、B 两个亚型的感染;④ 在免疫后继发的自然感染中不会产生致病作用。

### 39.4.1　减毒活疫苗

hRSV 减毒活疫苗具有很多优点:① 减毒活疫苗可以同时提供上、下呼吸道的保护作用;② 减毒活疫苗可能在存在母传抗体时感染新生儿;③ 用减毒活疫苗免疫血清阴性的新生儿不会在再次感染 hRSV 后产生病情加重情况。然而减毒活疫苗面临两个问题,一是其免疫原性可能较野毒株弱（减毒过度）,产生的保护性免疫将更不完善;二是疫苗株的代偿性突变。

通过冷适应方法使病毒株的毒力减弱是 hRSV 疫苗研发的一个策略。此项研究的早期产品是 cpts-248/404（Wright et al.,2000）。然而,它在幼儿中造成了上呼吸道堵塞症状。最近,反向遗传学技术作为强大的工具使操纵病毒基因组和构建病毒颗粒成为可能。研究者通过进一步的突变并敲除小疏水蛋白基因（small hydrophobic,SH）,获得了一个较为满意的产品:cpts-248/404/1030/ΔSH 疫苗（Schickli et al.,2012）。对这个候选疫苗进行临床研究发现,接种免疫后人的鼻咽洗液中带有部分缺失温度敏感性表型的病毒,这些病毒通常是 L（large）

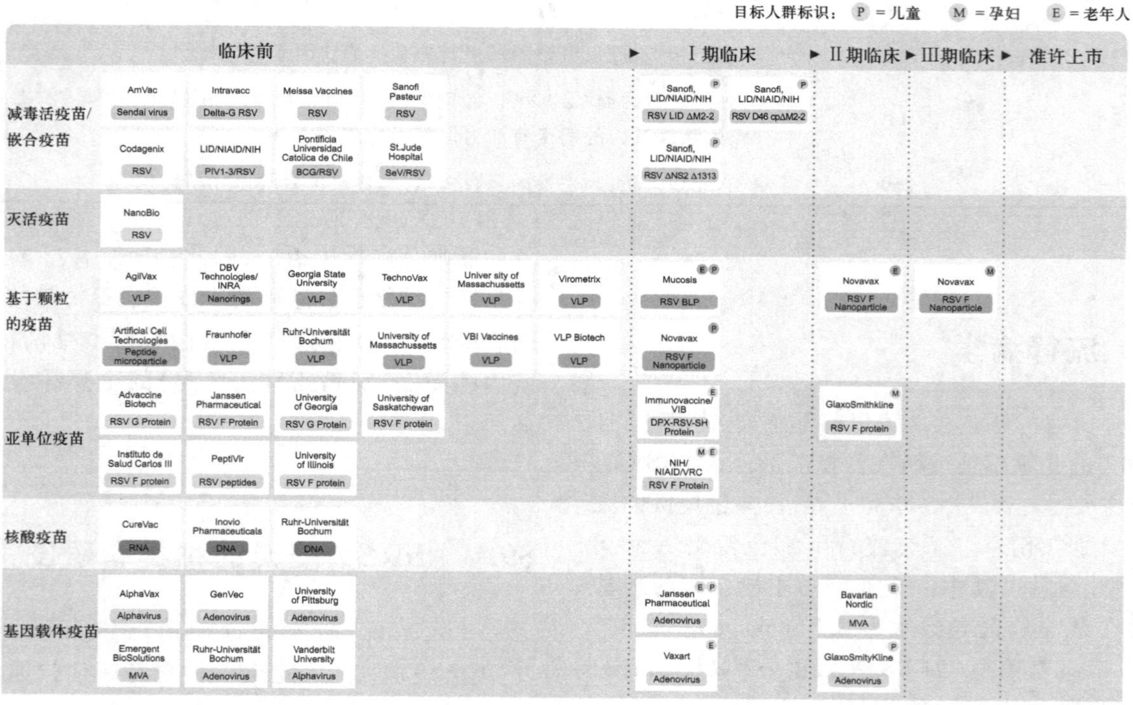

目标人群标识：　P = 儿童　M = 孕妇　E = 老年人

| 分类 | 临床前 | | | | | | Ⅰ期临床 | Ⅱ期临床 | Ⅲ期临床 | 准许上市 |
|---|---|---|---|---|---|---|---|---|---|---|
| 减毒活疫苗/嵌合疫苗 | AmVac — Sendai virus | Intravacc — Delta-G RSV | Meissa Vaccines — RSV | Sanofi Pasteur — RSV | | | Sanofi, LID/NIAID/NIH — RSV LID ΔM2-2 (P) | Sanofi, LID/NIAID/NIH — RSV D46 cpΔM2-2 (P) | | |
| | Codagenix — RSV | LID/NIAID/NIH — PIV1-3/RSV | Pontificia Universidad Catolica de Chile — BCG/RSV | St.Jude Hospital — SeV/RSV | | | Sanofi, LID/NIAID/NIH — RSV ΔNS2 Δ1313 | | | |
| 灭活疫苗 | NanoBio — RSV | | | | | | | | | |
| 基于颗粒的疫苗 | AgiIVax — VLP | DBV Technologies/INRA — Nanorings | Georgia State University — VLP | TechnoVax — VLP | University of Massachussetts | Virometrix — VLP | Mucosls — RSV BLP (E P) | Novavax — RSV F Nanoparticle (E) | | Novavax — RSV F Nanoparticle (M) |
| | Artificial Cell Technologies — Peptide microparticle | Fraunhofer — VLP | Ruhr-Universität Bochum — VLP | University of Massachussetts — VLP | VBI Vaccines — VLP | VLP Biotech — VLP | Novavax — RSV F Nanoparticle | | | |
| 亚单位疫苗 | Advaccine Biotech — RSV G Protein | Janssen Pharmaceutical — RSV F Protein | University of Georgia — RSV G Protein | University of Saskatchewan — RSV F protein | | | Immunovaccine/VIB — DPX-RSV-SH Protein (E P) | GlaxoSmithKline — RSV F protein (M) | | |
| | Instituto de Salud Carlos III — RSV F protein | PeptiVir — RSV peptides | University of Illinois — RSV F protein | | | | NIH/NIAID/VRC — RSV F Protein (M E) | | | |
| 核酸疫苗 | CureVac — RNA | Inovio Pharmaceuticals — DNA | Ruhr-Universität Bochum — DNA | | | | | | | |
| 基因载体疫苗 | AlphaVax — Alphavirus | GenVec — Adenovirus | University of Pittsburg — Adenovirus | | | | Janssen Pharmaceutical — Adenovirus (E P) | Bavarian Nordic — MVA (E) | | |
| | Emergent BioSolutions — MVA | Ruhr-Universität Bochum — Adenovirus | Vanderbilt University — Alphavirus | | | | Vaxart — Adenovirus (P) | GlaxoSmithKline — Adenovirus | | |

图 39.2　正在研发和用于临床试验的 hRSV 疫苗（截至 2017 年 3 月 3 日）。此图源自 PATH①

---

① http://www.path.org/vaccineresources/details.php? i=1562

**表 39.2　hRSV 疫苗的目标人群及疫苗策略**

| 目标人群 | 相关信息 | 免疫目标 | 障碍与挑战 | 主要疫苗策略 |
|---|---|---|---|---|
| 0~6 月龄婴儿 | 与 hRSV 感染相关的住院率最高 | 阻止严重的感染并发症 | 母源抗体的存在干扰疫苗的免疫原性;不成熟的免疫系统;易感染 hRSV;疫苗易引起相关疾病;FI-RSV 疫苗失败的教训 | ① 减毒活疫苗<br>② 活嵌合病毒载体疫苗<br>③ 基因载体疫苗 |
| 6~24 月龄儿童 | 此年龄段仍有部分儿童未感染过 hRSV;母源抗体减少;因免疫系统较为成熟,不易患严重的 hRSV 疾病 | 阻止严重的感染并发症,减少家庭内接触传播 | 与新生儿相比,临床试验的终点很难获得;疫苗易在未感染过 hRSV 的儿童中引起相关疾病;FI-RSV 疫苗失败的教训 | ① 基因载体疫苗<br>② 减毒活疫苗<br>③ 活嵌合病毒载体疫苗<br>④ 重组蛋白疫苗(抗体阴性儿童) |
| 孕妇 | 较高的中和抗体水平对婴儿有保护作用 | 使胎儿被动获得抗体保护;阻断母婴传播 | 经历多重感染可能会限制免疫接种的效果;需要足够量的抗体;如何量化中和抗体水平和保护程度之间的关系 | ① 重组亚单位疫苗(联用佐剂)<br>② 含有 VLP(病毒样颗粒) |
| >65 岁的老年人 | 老年人免疫系统衰退,易患 hRSV 相关的疾病 | 加强和促进已有的免疫水平,阻止严重的感染并发症 | 经历多重感染可能会限制免疫接种的效果;诊断难度大;缺少明确的疾病严重程度指标 | ① 重组亚单位疫苗(联用新型佐剂)<br>② 含有 VLP<br>③ 基因载体疫苗(联用亚单位疫苗) |

基因 1321 位点发生了络氨酸/天冬酰胺替换。研究者通过在 1321 位点引入替代的弱化密码子而创造一种回复耐受性病毒以解决上述突变问题。然而,他们之后在 1313 位点又发现了补偿性突变,进而又敲除了 1313 位点(Δ1313)以构建一个安全的疫苗。当把 Δ1313 和 ΔNS2 进行联合构建并在递增的温度中测试时,研究者又发现了一个代偿性突变:I1314T。最终,研究者设计了一个新的突变组合(ΔNS2/Δ1313/1314L),相比于已用于 I 期临床试验的 ΔNS2/Δ1313(Luongo et al.,2013)(图 39.2),其作为候选疫苗可能更值得人们期待。由此看来,研发 hRSV 减毒活疫苗需要对多种突变体进行测试以确保绝对的安全性。而另外一些研究者瞄准特殊的病毒蛋白序列。如 G 蛋白中央保守区存在一个 CX3C 的趋化因子基序,CX3C 与趋化因子受体 CX3CR1 的结合在病毒感染宿主细胞的过程中发挥了重要作用。Boyoglu-Barnum 等研究发现,将减毒活疫苗中的 CX3C 插入突变为 CX4C 后,疫苗的安全性和有效性得到了很大的改善(Boyoglu-Barnum et al.,2017)。

许多减毒 hRSV 疫苗正在进行临床试验。当前,敲除 M2-2 基因的 hRSV 疫苗正在血清学阳性及阴性儿童中进行 I 期临床试验的安全性和免疫原性评估(图 39.2)。rA2cpΔNS2、rA2cp248/404ΔNS2 和 rA2cp530/1009ΔNS2 是敲除 NS2 基因的活 hRSV 疫苗,但被证实减毒过度。

无论是通过冷适应或宿主适应获得的减毒活疫苗,还是通过反向遗传学技术开发的基因工程减毒活疫苗,都需要特别关心两个问题。一是减毒活疫苗中的代偿性突变可能引起疾病发生,并导致体内副反应发生的频率上升。二是关于生产和储存运输的问题,因为 hRSV 对温度的变化很敏感,生产并保存大量的弱毒株较为困难。

### 39.4.2　重组蛋白疫苗

重组技术为构建 hRSV 抗原和表达其载体提供了极大的灵活性。hRSV 重组疫苗技术针对的蛋白是 G 和 F,因为它们可以产生中和抗体及 T 细胞反应。F 蛋白最引人关注是因为它具有保守性。而最近也有研究者对小疏水蛋白 SH 感兴趣。Novartis 正在研发一种 hRSV-F 蛋白三聚体,其可诱导产生中和抗体并可以保护棉鼠免受 hRSV 感染。许多研究者致力于用疫苗蛋白来模拟整个抗原蛋白,以充分利用多克隆 B 细胞反应和 T 细胞反应在识别和对抗病原时的作用(Zhan et al.,2007)。

表位以外的区域可影响蛋白的空间折叠、转录后修饰以及抗原加工,而病毒的 B 细胞和 T 细胞表位总是依赖于结构和空间的构象。因此,与重组蛋白疫苗的一个蛋白片段的一个构象发生反应的免疫细胞未必能识别病毒中构象改变了的但片段相似的蛋白。这也是为什么重组 F 蛋白激发的抗体滴度很高,而中和活性很低的原因。这种重组 F 蛋白在存在母源抗体的新生儿中其免疫原性将更低。但重组 F 蛋白疫苗可用来提高已感染过 hRSV 个体的抗体水平,且效果较减毒活疫苗更好,因为活疫苗在血清阳性的个体中的复制会受到抑制。不难理解,hRSV 重组蛋白疫苗具有如下缺点:很难在新生儿期给予足够的剂量以激发有效的保护性抗体;激发的低中和抗体不能提供有效的免疫保护;母传抗体对其有抑制作用;激发的细胞和体液免疫反应同 FI-RSV 疫苗相似,存在潜在的致病作用。因此,hRSV 重组蛋白疫苗目前还不能在血清抗体阴性的人群中应用。

多数重组蛋白疫苗都与佐剂和递呈颗粒(如纳米颗粒)联合使用。现有的佐剂包括 W805EC、铝、单磷酰脂质(monophosphoryl lipid A,MPLA)、胞壁酸二肽(MDP)、天然宿主防御肽、CpG 寡脱氧核苷酸(ODN)和聚磷腈(polyphosphazenes)。聚磷腈是一种合成的含有无机磷原子和氮原子交替排列的水溶性多聚物。佐剂在某些情况下可以触发细胞分子的合成(TLR)以激活固有免疫和适应性免疫。例如,MPL、CpG ODN 和 MDP 分别是 TLR-4、TLR-9 和 NOD2 的配体。W805EC 既是佐剂,也是一种病毒灭活剂。虽然可供选择的佐剂很多,美国 FDA 批准的佐剂却很有限(铝和 MPL)。目前也研发了联合脂质体、纳米颗粒或微颗粒配制的混合物来提呈 hRSV 蛋白、肽和佐剂。例如,一种分泌型三聚体 F 蛋白与 TLR 拮抗物(CpG ODN)、天然防御调节肽和聚磷腈混合为纳米颗粒或微颗粒可诱导出 hRSV 疫苗的保护性免疫反应(Garlapati et al.,2012)。

在此介绍一下最近特别引人关注的亚单位疫苗——RSV-F 纳米颗粒。2014 年 9 月,Novavax 公司报道其研发的 RSV-F 亚单位疫苗可以刺激机体产生针对 RSV 的中和抗体。在狒狒体内的试验表

明,母体产生的抗体可以通过胎盘,但是母传抗体未能显著保护胎儿(Welliver et al.,2014)。同样的结果也出现在了母羊和羊羔的试验上(Garg et al.,2016)。抱着谨慎和乐观的态度,以上述试验为基础,Novavax 公司于 2016 年 2 月完成了 RSV-F 纳米颗粒的 Ⅱ 期临床试验(Glenn et al.,2016)。这次试验的受试者是 18~35 岁的育龄妇女(非妊娠且不在哺乳期)。试验的结果表明,RSV-F 纳米颗粒对受试人群是安全的,并可以刺激机体产生保护性的抗体以降低 hRSV 感染。但是,Novavax 公司此次试验并没有说明该疫苗是否可以引起机体产生黏膜的 IgA 中和抗体。进一步研究疫苗的 IgA 反应是非常重要的,因为 hRSV 可以逃避 IgA 的 B 细胞记忆(Habibi et al.,2015)。能够刺激机体产生黏膜的 IgA 中和抗体或者建立长期的 IgA 的 B 细胞记忆,是 hRSV 疫苗保护机体不被再次感染的关键因素。尽管 RSV-F 纳米颗粒疫苗已经进入 Ⅲ 期临床试验(图 39.2),人们对其的研究和改进仍在继续。

### 39.4.3 有复制能力的重组病毒载体疫苗

反向遗传学技术是研发重组活病毒载体疫苗的有力工具。其中,MEDI-534 疫苗在临床试验中取得了很大进展。这个有复制能力的疫苗,可以表达 hRSV-F 蛋白。而其表达构架是基于牛副流感病毒 3 型设计的,其原有的 F 蛋白和 HN 蛋白被人副流感病毒(the human parainfluenza virus,hpⅣ)3 型的 F 蛋白和 HN 蛋白所替代。MEDI-534 已经在非人灵长类和 6~24 月龄的幼儿中进行了临床试验。在免疫受试者中,其诱导了特异的抗体反应(Tang et al.,2008)。

另一个有前景的候选疫苗是 St. Jude 利用反向遗传学技术研发的重组可复制疫苗 SeVRSV。仙台病毒(SeV)是鼠副流感病毒 1 型,与人副流感病毒 1 型在序列和抗原方面相似,其可作为疫苗的构架。仙台病毒在人中没有引起过疾病,这归因于仙台病毒对人 I 型干扰素特异敏感。在小动物中仅通过鼻内接种 SeVRSV,数天内就可诱导 B 细胞和 T 细胞免疫反应,且无须加强免疫就可维持终生。SeVRSV 重组子携带 hRSV-F 基因并在感染的细胞中可以表达 F 蛋白。SeVRSV 在棉鼠中可保护其免受 hRSV-A 和 hRSV-B 的感染。SeVRSV 与其他基于 SeV 研发的疫苗联合免疫,可保护受试者免受 hRSV、hPIV-

1、hPIV-2 和 hPIV-3 的感染。与非重组 SeV 相比，SeVRSV 作为疫苗可完全且安全地保护非洲绿猴下呼吸道免受 hRSV 的感染（Jones et al.，2012）。与 hRSV 减毒活疫苗相比，基于 SeV 研发的疫苗在温度敏感性以及大量培养获得的难易程度方面都有优势，这非常有利于疫苗的生产和运输。

## 39.5 研发 hRSV 疫苗的障碍与策略

### 39.5.1 揭示 FI-RSV 疫苗引起死亡的原因

1966—1967 年，对 FI-RSV 疫苗进行临床试验时，发现接种过 FI-RSV 疫苗的婴幼儿在再次感染 hRSV 后出现了更严重的临床病症甚至死亡，其原因却很少了解。由此造成的畏惧一直阻碍着 hRSV 疫苗的进一步研究。

FI-RSV 疫苗引起再次感染后死亡的原因是一个讨论的焦点。一个可能的原因是：对 hRSV 进行福尔马林处理，改变了病毒的膜蛋白，这使得疫苗引起的抗体反应没有中和野生型 hRSV 的效应。CD8$^+$ T 细胞是病毒感染的细胞的经典杀手，总是被内源性病毒抗原更好地诱导产生，而这种灭活疫苗可能不能诱导强烈的 CD8$^+$ T 细胞产生。在缺乏强大的中和抗体和 CD8$^+$ T 细胞的前提下，hRSV 在下呼吸道持续存在并诱导侵袭性 CD4$^+$ T 细胞和细胞因子反应。hRSV 的过度复制以及持续的炎症反应会导致幼儿小气道阻塞，危及生命。

究竟是哪一部分免疫细胞或效应分子引起的疾病，现在仍存在争议。用于研究 FI-RSV 疫苗临床结局的鼠模型证明 hRSV-G 特异性 CD4$^+$ Th2 细胞和嗜酸性粒细胞（eosinophil）与疾病相关。另外的一些鼠试验表明，抑制 IL-4 和 IL-10 Th2 细胞因子可消除肺部的组织病理改变（Connors et al.，1994）。尽管 T 细胞在 hRSV 暴露时主要协助 B 细胞和细胞毒性 T 淋巴细胞发挥功能，一些研究者认为，应当避免诱导产生 Th2 细胞和其他的任何 hRSV 特异性的 T 细胞。而其他一些研究者对接种 FI-RSV 疫苗死亡者的尸检发现大量的中性粒细胞而不是嗜酸性粒细胞，这说明 FI-RSV 在人和鼠中引起的反应不同。在解决这些争论前，研究者必须为候选疫苗制定"去"和"留"的标准，尤其是当临床研究针对的是儿童时。深度的数据分析可能是一个解决办法，它

揭示出免疫系统的复杂性，且每个淋巴细胞亚群无须绝对地定义为有益或有害。正如多数感染 hRSV 的成人一样，包括 B 细胞、CD4$^+$ Th 细胞和 CD8$^+$ 细胞毒性 T 淋巴细胞在内的适应性免疫和固有免疫效应分子协同发挥功能介导清除病毒和病毒感染的细胞。最近，有研究者以小鼠为模型发现 FI-RSV 疫苗引起的疾病增强与调节性 T 细胞（Treg）向疾病部位选择性趋化有关（Loebbermann et al.，2013）。也有研究者以棉鼠为模型发现非病毒抗原在 FI-RSV 疫苗引起的疾病增强中起到了驱动作用，细胞培养中的污染物就是驱动因子之一（Shaw et al.，2013）。

### 39.5.2 动物疾病模型

缺少合适的动物疾病模型也是一个很大的困难。对候选疫苗进行临床前的测试通常首先在小动物然后在非人灵长类中进行。小动物通常是仓鼠、BALB/c 小鼠和棉鼠。非人灵长类通常是非洲绿猴、恒河猴和黑猩猩。但是没有动物模型可以完全预测出人的免疫反应和疾病的原因。在非人灵长类中测试安全的 hRSV 减毒活疫苗，在血清抗体阴性的儿童中却不一定是安全的。在决定何时及如何从临床前试验转移到临床试验时，必须全面合理分析动物试验的数据，并选择合适的临床受试人群。

### 39.5.3 选择合适的受试人群

研发 hRSV 疫苗的另外一个问题是如何选择合适的受试人群。由于 FI-RSV 疫苗的教训，在年幼儿中进行疫苗研究总是有顾虑。一个合理的可能是在血清抗体阳性的成人中（包括老年人）进行测试。而评估疫苗的安全性和有效性是一个复杂的问题，如果能够把控其中的很多混杂变量，将大大促进疫苗的研发。首先，由于年长个体血清阳性转化程度不同，针对接种后引起的免疫反应可能很难预测。那些先前存在较高免疫反应的个体预计在接种后会表现出抗体水平剧增，但也会快速地清除疫苗的载体和抗原以至于免疫细胞很少有机会被再激活。其次，疫苗的安全性数据很难预测，因为在较大的成人中存在重复和无关的疾病并发症。最后，那些饮食质量较差或代谢较差的个体在针对呼吸道病毒疫苗的免疫反应方面通常存在缺陷。如果能综合考虑以上因素，在成人中进行 hRSV 疫苗试验是可行的，但

是需要招募足够数量的受试者以确保疫苗评估的合理性。最近有研究者提议 hRSV 疫苗的研究应在血清学阴性的至少 6 月龄的儿童中进行最好,而不是在婴儿和成人中进行(Graham,2012)。

### 39.5.4 疫苗试验

针对不同的人群研发不同的 hRSV 疫苗都有着各自的障碍和挑战(表 39.2)。然而,所有的疫苗在获得上市许可前都必须经过严格的临床试验。这个过程相当耗时和昂贵,有时也会因为资源的缺少而终止。由于 hRSV 感染和其他一些病毒感染的临床症状相同或相似,评估疫苗对临床终点的影响没有很好的特异性指标。最近,Caerta 等开发了一个用于评估患儿感染 hRSV 后疾病严重程度的打分系统(Caerta et al.,2017)。一个更精确的对疾病严重程度度量的方法有助于评估疫苗的安全性和有效性,进而加快研发进程并节省物力、财力。

## 39.6 展望

半个世纪以来,hRSV 疫苗的研究工作取得了较大的突破,然而至今仍未有安全可靠的疫苗问世。利用经典的生物学方法制备出有效的减毒活疫苗较为困难,而反向遗传学技术的发展使得人们操控和改造病毒变得容易,该技术不仅是减毒活疫苗也是活病毒载体疫苗的强有力工具。基于 F 蛋白的纳米颗粒疫苗已经进入 III 期临床试验。尽管困难重重,但是现在的人类已经比过去任何时候都更接近成功研制 hRSV 疫苗。

## 参考文献

Boyoglu-Barnum S,Todd S,Meng J,et al. 2017. Mutating the CX3C motif in the G protein should make a live respiratory syncytial virus vaccine safer and more effective. J Virol 91 (10):e02059-16.

Caerta MT,Qiu X,Tesini B,et al. 2017. Development of a global respiratory severity score for respiratory syncytial virus infection in infants. J Infect Dis 215(1):751-756.

Collins PL,Crowe JE. 2007. Respiratory syncytial virus and metapneumovirus. In:Knipe DM,Howley PM. Fields Virology. 5th ed. Philadelphia:Wolters Kluwer Health/Lippincott Williams & Wilkins,1602-1646.

Connors M,Giese NA,Kulkarni AB,et al. 1994. Enhanced pulmonary histopathology induced by respiratory syncytial virus (RSV) challenge of formalin-inactivated RSV-immunized BALB/c mice is abrogated by depletion of interleukin-4 (IL-4) and IL-10. J Virol 68(8):5321-5325.

Cui G,Qian Y,Zhu R,et al. 2013. Emerging human respiratory syncytial virus genotype ON1 found in infants with pneumonia in Beijing, China. Emerg Microbes Infect 2 (4):e22.

Cui G,Zhu R,Deng J,et al. 2015. Rapid replacement of prevailing genotype of human respiratory syncytial virus by genotype ON1 in Beijing, 2012—2014. Infect Genet Evol 33:163-168.

Garg R,Latimer L,Wang Y,et al. 2016. Maternal immunization with respiratory syncytial virus fusion protein formulated with a novel combination adjuvant provides protection from RSV in newborn lambs. Vaccine 34(2):261-269.

Garlapati S,Garg R,Brownlie R,et al. 2012. Enhanced immune responses and protection by vaccination with respiratory syncytial virus fusion protein formulated with CpG oligodeoxynucleotide and innate defense regulator peptide in polyphosphazene microparticles. Vaccine 30(35):5206-5214.

Glenn GM,Fries LF,Thomas DN,et al. 2016. A randomized, blinded, controlled, dose-ranging study of a respiratory syncytial virus recombinant fusion (F) nanoparticle vaccine in healthy women of childbearing age. J Infect Dis 213(3): 411-422.

Graham BS. 2012. Future of RSV vaccine development. Presented at the 8th Respiratory Syncytial Virus Symposium,Santa Fe, NM,USA.

Habibi MS,Jozwik A,Makris S,et al. 2015. Impaired antibody-mediated protection and defective IgA B-cell memory in experimental infection of adults with respiratory syncytial virus. Am J Respir Crit Care Med 191:1040-1049.

Hotard AL,Laikhter E,Brooks K,et al. 2015. Functional analysis of the 60-nucleotide duplication in the respiratory syncytial virus buenos aires strain attachment glycoprotein. J Virol 89 (16):8258-8266.

Jones BG,Sealy RE,Rudraraju R,et al. 2012. Sendai virus-based RSV vaccine protects African green monkeys from RSV infection. Vaccine 30(5):959-968.

Loebbermann J,Durant L,Thornton H,et al. 2013. Defective immunoregulation in RSV vaccine-augmented viral lung disease restored by selective chemoattraction of regulatory T cells. PNAS 110(8):2987-2992.

Luongo C,Winter CC,Collins PL,et al. 2013. Respiratory syncytial virus modified by deletions of the NS2 gene and amino acid S1313 of the L polymerase protein is a temperature-sensitive, live-attenuated vaccine candidate that is phenotypically stable at physiological temperature. J Virol 87(4): 1985-1996.

McLellan JS, Chen M, Leung S, et al. 2013. Structure of RSV fusion glycoprotein trimer bound to a prefusion-specific neutralizing antibody. Science 340(6136):1113-1117.

Nair H, Nokes DJ, Gessner BD, et al. Global burden of acute lower respiratory infections due to respiratory syncytial virus in young children: A systematic review and meta-analysis. Lancet 375(9725):1545-1555.

Schickli JH, Kaur J, Tang RS. 2012. Nonclinical phenotypic and genotypic analyses of a Phase 1 pediatric respiratory syncytial virus vaccine candidate MEDI-559 (rA2cp248/404/1030DeltaSH) at permissive and non-permissive temperatures. Virus Res 169(1):38-47.

Shaw CA, Galarneau J-R, Bowenkamp KE, et al. 2013. The role of non-viral antigens in the cotton rat model of respiratory syncytial virus vaccine-enhanced disease. Vaccine 31(2):306-312.

Shobugawa Y, Saito R, Sano Y, et al. 2009. Emerging genotypes of human respiratory syncytial virus subgroup A among patients in Japan. J Clin Microbiol 47(8):2475-2482.

Tang RS, Spaete RR, Thompson MW, et al. 2008. Development of a PIV-vectored RSV vaccine: Preclinical evaluation of safety, toxicity, and enhanced disease and initial clinical testing in healthy adults. Vaccine 26(50):6373-6382.

Trento A, Casas I, Calderon A, et al. 2010. Ten years of global evolution of the human respiratory syncytial virus BA genotype with a 60-nucleotide duplication in the G protein gene. J Virol 84(15):7500-7512.

Welliver RC. 2008. The immune response to respiratory syncytial virus infection: Friend or foe? Clin Rev Allergy Immunol 34(2):163-173.

Welliver RSr, Papin J, Wolf R, et al. 2014. Maternal immunization of pregnant baboons with the RSV F nanoparticle vaccine protects infant baboons challenged with respiratory syncytial virus in a comparable manner to infants prophylaxed with palivizumab. Abstr 54th Intersci Conf Antimicrob Agents Chemother, abstr 1-649.

Wright PF, Karron RA, Belshe RB, et al. 2000. Evaluation of a live, cold-passaged, temperature-sensitive, respiratory syncytial virus vaccine candidate in infancy. J Infect Dis 182(5):1331-1342.

Zhan X, Hurwitz JL, Krishnamurthy S, et al. 2007. Respiratory syncytial virus (RSV) fusion protein expressed by recombinant Sendai virus elicits B-cell and T-cell responses in cotton rats and confers protection against RSV subtypes A and B. Vaccine 25(52):8782-8793.

# 第 *40* 章

# 狂犬病疫苗

严家新　　李玉华

**本章摘要**

狂犬病是由狂犬病病毒引起的人畜共患病,发病后死亡率几乎100%。狂犬病病毒基因1型,广泛分布于全世界的家养或野生哺乳动物中,世界上绝大多数狂犬病病例都由此型病毒引起,目前市面上所有的人用和兽用疫苗生产用毒株都来源于此类病毒。人的狂犬病99%以上是被患病的狗(少数为猫)咬伤或抓伤而引起。世界上第一种预防人狂犬病的疫苗是由法国微生物学家巴斯德等人于1885年研发成功的。该疫苗是继天花疫苗之后,人类发明的第二种重要的疫苗。目前,国内外使用的狂犬病疫苗株基本可归纳为以下3种类型:① 巴斯德毒株;② Flury 株;③ ERA/SAD 株及它们的衍生株。国内使用的疫苗株:① aG 株,与国外使用的上述3种疫苗株的亲缘关系相互很接近,属于同一个系统进化分支;② CTN-1 株,与前述4种疫苗株在基因序列上有一定区别,而与近30年来在中国流行的街毒株亲缘关系更为密切,可归类为另一个分支。目前,细胞培养狂犬病疫苗(CCRV)是 WHO 推荐的全球预防狂犬病最有效的疫苗。当今市场上的狂犬病疫苗可用于狂犬病的暴露前或暴露后预防。由于人狂犬病最主要的传染源是犬,可以通过为犬类接种疫苗以消除犬类以及人群中的狂犬病;这也是预防人类狂犬病最具成本效益的战略。

## 40.1　概述

狂犬病是一种人畜共患病,是由狂犬病病毒(rabies virus,RABV)引发的以侵袭中枢神经系统为主的急性传染病,发病后死亡率几乎达 100%。所有的哺乳类动物都对狂犬病病毒易感,但该病的主要储存宿主只局限于哺乳动物纲中的食肉目和翼手目这两个目,包括狗、猫、狐狸、豺、狼、貉、臭鼬、浣熊、猫鼬和蝙蝠等。该病可以从上述储存宿主动物传播给其他哺乳动物及人类。在自然界,上述储存宿主之外的其他哺乳动物,如鼠和兔,只是在极偶然的情况下才可能被感染,可统称为偶然宿主,它们通常不构成该病毒的传染源。人的狂犬病 99% 以上是因被患病的狗(少数为猫)咬伤或抓伤而引起。该病也可通过感染性物质(通常为唾液)直接接触受害者的黏膜或新近破损的皮肤传染,但非常罕见。人类偶尔也会因被某些野生哺乳动物咬伤或抓挠而感染。病毒吸入、接种未彻底灭活的疫苗或者通过移植受感染的角膜、组织和器官也可能造成感染,但极为罕见(WHO,2013;Jackson,2013)。狂犬病的传播途径和症状很特殊,不易与其他疾病混淆,因而在医学和一般文献中,狂犬病比任何其他传染病所能明确跟踪的年代都要久远;有关病毒病的历史记载以狂犬病的记载为最早,也最可靠。人是由哺乳动物进化而来,可以推测,狂犬病的历史比人类的历史更加悠久(严家新,1994)。

目前,全球每年约有 5.9 万人死于狂犬病。大部分的人狂犬病病例发生在非洲、亚洲和拉丁美洲。目前所有发达国家和部分发展中国家都已基本消除了狂犬病,对狂犬病的恐惧已成为历史。美国每年发生的少数几个病例的传染源主要为蝙蝠(Hampson et al,2015;Crowcroft et al.,2015)。人用和兽用狂犬病疫苗在狂犬病的预防和消除中起重要作用。世界上第一种可预防人类狂犬病的疫苗,是由法国微生物学家巴斯德等人于 1885 年研发成功的。该疫苗是继天花疫苗之后,人类发明的第二种重要疫苗,它为预防和控制狂犬病奠定了基础,也为后续其他疫苗的研发指明了方向。与许多其他病毒感染不同的是,目前对狂犬病尽管不能治疗,但能借助于疫苗有效地进行预防与控制。狂犬病通常有长达数周甚至数月的潜伏期,所以即使在暴露于病毒之后,若能及时规范处理伤口,或配合使用抗狂犬病免疫球蛋白,及时接种疫苗,预防通常也是非常有效的。

由于人类狂犬病最主要的传染源是犬,可以通过为犬类接种疫苗以消除犬类以及人群中的狂犬病;这也是预防人类狂犬病最具成本效益的战略。对于非洲和亚洲很多地区而言,通过控制家犬狂犬病预防人类狂犬病,是一个现实的目标。如果考虑到未来可以节省人类预防治疗狂犬病的费用,优先发展兽用疫苗以期达到控制人类狂犬病的目标,无论在经济上还是在社会效益上都是最合理的举措(WHO,2013;Clavijo et al.,2013)。

## 40.2　病原学

### 40.2.1　狂犬病病毒的结构和功能

狂犬病病毒属于单股负链病毒目(Mononegaviruses)、弹状病毒科(Rhabdoviridae)、狂犬病病毒属(Lyssavirus)。狂犬病病毒颗粒为子弹形状,长 100~300 nm,直径 75 nm,是一种有包膜的病毒,内含 12 kb 长、不分节段的单股负链 RNA 基因组。其单个基因组编码 5 种结构蛋白,从 3′ 到 5′ 端依次排列为核蛋白(N)、磷蛋白(P)、基质蛋白(M)、表面糖蛋白(G)和 RNA 多聚酶(L)(WHO,2013)。

N、P 和 L 蛋白以非共价键结合到病毒颗粒 RNA 上,产生的核糖核蛋白(RNP)复合物在病毒颗粒中形成一种螺旋卷曲的核壳体(nucleocapsid)结构。核壳体确保基因组在胞质中的转录和复制,RNP 的晶体结构已经确立。核壳体将 RNA 隔离,并将其与细胞环境屏蔽。由 N、P、L 蛋白和负链基因组 RNA 构成的核糖核蛋白复合体在建立免疫记忆和持久免疫方面起重要作用。狂犬病病毒的 G 蛋白是一种三聚体,相对分子质量约 $67\times10^3$,可识别易感细胞膜上特定的病毒受体;是诱导病毒中和抗体(virus-neutralizing antibody,VNA)的主要抗原,可以诱导机体产生对狂犬病病毒致命感染的免疫(Gaudin,1992),G 蛋白同时含有毒力决定簇。编码 G 蛋白的基因是第一个被克隆和测序的狂犬病病毒基因,从核苷酸序列中可以推导出其编码含 524 个氨基酸的多肽,其中包括由 19 个氨基酸构成的信号肽序列。在位点 333 的精氨酸对病毒毒力具有重要作用,它与神经侵袭力和跨突触传播能力相关,能使病毒在神经系统中扩散的速度更快。

对狂犬病病毒变异株序列的常规分析结果表明，引起临床表现为狂躁型和麻痹型狂犬病的病毒间在基因序列上并无区别。尽管 G 基因对病毒毒力和减毒具有重要作用，但狂犬病病毒的致病性是由多个基因决定的，如 P 基因编码的 P 蛋白会干扰宿主干扰素的产生。应用反向遗传学技术可以对狂犬病病毒的毒力决定基因进行更详细的分析。狂犬病病毒减毒株的 G 蛋白和 M 蛋白的变异可促进细胞凋亡的发生。狂犬病病毒基因组 RNA 与核蛋白紧密结合在一起，可以在先天固有免疫应答中获得保护。曾采用不同方法比较纯化的天然完整的 G 蛋白和 G 蛋白的较小片段的免疫活性（G 蛋白的这些小片段可以是从转录不完整的缺损颗粒中自然产生的，也可以是通过化学裂解的产物），这对确定免疫接种后狂犬病病毒中和抗体（RVNA）产生的结构基础有帮助。中和抗体对预防病毒感染起着重要作用（Jackson，2013）。T 辅助细胞对抗体诱导和产生也是必需的，免疫接种可直接诱导产生接针对 N 蛋白的溶细胞性 T 细胞，此类 T 细胞在病毒进入中枢神经系统（CNS）之前会杀死受感染的非神经细胞。但溶细胞性 T 细胞应答在病毒的自然感染中可能会受到抑制（Moore et al.，2006）。

与其他 RNA 病毒一样，狂犬病病毒以"准种"的状态存在，即每一种狂犬病病毒实际上都是由一系列基因序列相近而又不完全相同的突变体构成。系统进化分析提示，所有狂犬病病毒最初都来源于蝙蝠。狂犬病病毒从欧洲到美洲的转移可能发生在美洲殖民地化的时代，当时该病毒已经存在于蝙蝠，随后才出现在犬等食肉哺乳动物中，但是相关证据并不完全（Rupprecht and Plotkin，2018）。

## 40.2.2 狂犬病病毒属的分类

截至 2013 年，共发现有 14 种病毒归属于狂犬病病毒属（*Lyssavirus*）。其中有 7 种已确定基因型（gene type，GP），有 7 种的基因型尚待正式确定。这 14 种病毒的分类和简介见表 40.1（Dietzgen et al.，2012；WHO，2013）。

基因 1 型狂犬病病毒是传统的狂犬病病毒，广泛分布于全世界的家养或野生哺乳动物中，世界上绝大多数狂犬病病例都由此类病毒引起。目前市面上所有的人用和兽用疫苗生产用毒株也都来源于此类病毒。

狂犬病病毒的储存宿主共有十余种。除储存宿主外，在特殊条件下所有哺乳动物都可感染狂犬病毒，这些哺乳动物被称为偶然宿主。

蝙蝠是狂犬病病毒最重要的储存宿主：这 14 种狂犬病病毒中，除莫科拉（Mokola）病毒和伊科马（Ikoma）病毒的宿主尚未确定以外，另 12 种病毒全都来源于蝙蝠（Davis et al.，2006）。这 12 种在蝙蝠中发现的病毒中，只有基因 1 型狂犬病病毒（RABV）的储存宿主（也可称为自然宿主）可以是其他多种哺乳动物（主要是食肉动物），另 11 种病毒只在蝙蝠中发现，即蝙蝠是这 11 种病毒唯一的储存宿主（Nel，2005）。

属于狂犬病病毒属的所有已知基因型的病毒，都已证实（如 ABLV、DUVV、EBLV、MOKV）或预期（如 ARAV、KHUV、IRKV、WCBV 和 SHIBV）可使人患致命的狂犬病样脑炎。根据基因构成、血清学交叉反应和对动物致病性的不同，狂犬病病毒已确定的 7 种基因型可划分为 2 个遗传谱系（phylogroup）：基因 1、4、5、6 和 7 型属于遗传谱系 I；基因 2 和 3 型属于遗传谱系 II。在接种现有针对遗传谱系 I 的狂犬病疫苗后，所诱导的针对遗传谱系 II 病毒的免疫水平取决于这种病毒与 RABV 相比在遗传上差异的程度。对现有狂犬病疫苗或免疫球蛋白针对新发现的狂犬样病毒所能提供的保护水平，目前尚未进行完整的评估，其所提供的保护作用可能降低甚至基本无效（Kuzmin et al.，2010；Freuling et al.，2011）。在核壳体水平，狂犬病病毒之间有着广泛的抗原交叉反应，主要是由 N 蛋白的序列保守性所决定，因此人们可以使用类似的免疫荧光诊断试剂。

狂犬病病毒分类的最重要的界定标准是完整 N 基因核苷酸序列同源性，据此，一些作者建议将 Lagos 蝙蝠病毒进一步分成几种基因型（Dietzgen et al.，2012）。

携带主要抗原部位的 G 蛋白的胞外段（ectodomain）更加易变；同一遗传谱系内的狂犬病病毒之间能够交叉中和（胞外段的氨基酸一致性>74%），但不同遗传谱系之间交叉中和反应较低（胞外段的氨基酸一致性<62%）（Horton et al.，2010）。

西高加索蝙蝠病毒（WCBV）是系统进化树中与其他基因型病毒差异最大的，它与基因 2 型和 3 型也只有有限的相关性。有人建议将它归类为遗传谱系 III。新近发现的伊科马狂犬病病毒（IKOV）也可能属于遗传谱系 III。

表 40.1　狂犬病病毒属的分类

| 遗传谱系 | 基因型 | 中文名称 | 英文名称 | 简称 | 地理分布 | 致死人数 | 序号 |
|---|---|---|---|---|---|---|---|
| I | 1 | 狂犬病病毒 | rabies virus | RABV | 感染全球除澳大利亚、南极洲和若干岛屿的所有陆生哺乳动物，以及美洲的蝙蝠 | 每年数万 | 1 |
| | 7 | 澳大利亚蝙蝠狂犬病病毒； | Australian bat lyssavirus | ABLV | 澳大利亚（可能包括附近的若干岛屿） | 2 | 2 |
| | 5 | 欧洲蝙蝠狂犬病病毒 1 型 | European bat lyssavirus type 1 | EBLV-1 | 从西班牙到乌克兰的欧洲大部分地区 | 数个 | 3 |
| | 6 | 欧洲蝙蝠狂犬病病毒 2 型 | European bat lyssavirus type 2 | EBLV-2 | 西北欧 | 2 | 4 |
| | ？ | 苦盏病毒 | Khujand virus | KHUV | 中亚 | 0 | 5 |
| | ？ | 阿拉万病毒 | Aravan virus | ARAV | | 0 | 6 |
| | ？ | 波克罗蝙蝠病毒 | Bokeloh bat virus | BBLV | 法国、德国 | 0 | 7 |
| | 4 | 伊尔库特病毒 | Irkut virus | IRKV | 东亚 | 1 | 8 |
| | ？ | 杜文黑基病毒 | Duvenhage virus | DUVV | 撒哈拉沙漠以南非洲地区 | 3 | 9 |
| II | 2 | 拉各斯蝙蝠病毒 | Lagos bat virus | LBV | 撒哈拉沙漠以南非洲地区 | 0 | 10 |
| | 3 | 莫科拉病毒 | Mokola virus | MOKV | | 2 | 11 |
| | ？ | 希莫尼蝙蝠病毒 | Shimoni bat virus | SHIBV | 肯尼亚 | 0 | 12 |
| III | ？ | 西高加索蝙蝠病毒 | West Caucasian bat virus | WCBV | 东南欧 | 0 | 13 |
| | ？ | 伊科马狂犬病病毒 | Ikoma lyssavirus | IKOV | 坦桑尼亚 | 0 | 14 |

注：表中？表示尚未确定。

有资料证明，根据基因序列所得到的系统进化分析结果与免疫学交叉反应的结果有时并不一致，例如，针对西高加索蝙蝠病毒的抗体也表现出对基因 1 型病毒的中和活性。所以还需要有更充分的生物学实验数据来阐明不同基因型狂犬病病毒之间的抗原交叉保护作用（WHO，2013）。

### 40.2.3　我国暂时没有必要开发广谱狂犬病病毒疫苗

蝙蝠是狂犬病病毒最重要的储存宿主，基因 1 型以外的狂犬病病毒绝大多数都来源于蝙蝠。目前全球由于生态环境遭到破坏，约有一半的蝙蝠种类处于濒危或高危状态。根据现有资料，目前在全世界因蝙蝠而引发狂犬病的概率很小。在我国，特别是在人口稠密的东部和中部广大地区，蝙蝠的生存空间越来越小，数量急剧下降，发生蝙蝠伤人事件的

概率已微乎其微。我国迄今尚无蝙蝠狂犬病病毒感染人类的直接证据。此外，目前在我国也未发现对现有狂犬病疫苗可能效果较差的新型狂犬病病毒。

在我国，引起犬和人狂犬病的狂犬病病毒全部属于基因 1 型，每年造成约 2000 人死亡，因此暂时没有必要去开发广谱的狂犬病病毒疫苗（严家新，2009）。我国 CDC 发布疫情信息显示，近几年我国人狂犬病死亡人数有所下降，2015 年首次低于 1000 人，但仍有 500 多例。

尽管携带狂犬病病毒的蝙蝠所占的比例很小，但蝙蝠毕竟存在传播疾病的可能性，所以我们应当尽量避免与蝙蝠直接接触。万一担心暴露于蝙蝠后可能感染狂犬病，应及时彻底清洗伤口并及时接种狂犬病疫苗。当前的人用狂犬病疫苗在绝大多数情况下都是有效的。

## 40.3 流行病学

狂犬病存在于全球除南极洲之外的所有大陆。据不完全（显然是低估的）统计，每年至少有5.9万人死于狂犬病，导致数十亿美元的经济损失。95%以上的死亡病例发生在亚洲、非洲。印度每年约有2万人死于狂犬病（人群风险率约为2/10万），非洲每年约有2.4万人死于狂犬病（人群风险率约为4/10万）。被疑似患有狂犬病的动物咬伤的受害者中，16岁以下儿童占40%~60%，其中多数是男童（WHO，2013；Hampson et al.，2015）。

虽然所有哺乳动物在不同程度上都对狂犬病易感，但该病的主要储存宿主都属于食肉目和翼手目。其中，食肉目动物主要包括犬科（犬、狼、狐狸、山犬和豺类）、猫科（猫）、浣熊科（浣熊）、麝猫类（猫鼬）和臭鼬科（臭鼬），翼手目动物则包括西半球的吸血蝙蝠等多种蝙蝠。在全球范围内，99%的人类狂犬病死亡病例由疯犬引起。人类由于接触狗和猫以外的其他野生宿主后患狂犬病死亡的情况极为罕见。

人类狂犬病病例，特别是麻痹型狂犬病病例（可能占具有狂犬病临床表现的病例总数的30%），经常被误诊为疟疾或吉兰-巴雷综合征（GBS）等其他脑炎疾病，从而可能使人们低估狂犬病对全球的真正危害。

每年全世界共有2500多万人在接受狂犬病暴露后的预防治疗。估计此项治疗每年挽救了32.7万人的生命。因咬伤而出现人传人的情况虽然在理论上有可能，但几乎从未得到科学的证实。吸入含有病毒颗粒的气溶胶或通过移植已感染病毒的器官有可能感染狂犬病，但极为罕见。因住地或职业性质而可能持续、频繁或较多接触狂犬病病毒的任何人员也面临风险。在可能不太容易立即获得适当医疗服务的农村地区从事密集户外活动的旅行者，不论停留多久，也应被视为高风险者，最好能预防性接种狂犬病疫苗。

在工业化国家以及拉丁美洲国家的大多数城市化地区，通过给家养犬接种疫苗和实施其他防控措施，人类狂犬病已经或接近消除（Noah et al.，1998）。在泰国等一些亚洲国家，通过给犬大规模接种疫苗和给人进行普遍的暴露后免疫，死于狂犬病的人数已大幅度降低。世界卫生组织（WHO）已

正式提出倡议："拉丁美洲国家到2015年要消除人和狗群中的狂犬病，东南亚国家到2020年要消除经犬传播的人类狂犬病"（Lembo et al.，2011）。2015年12月，WHO、世界动物卫生组织（Office International Des Epizooties，OIE）、联合国粮农组织（FAO）以及狂犬病控制全球联盟（GARC）共同倡议2030年前在全球消除狂犬病（Lancet Editorial，2015）。为实现这一目标，单纯加大人用疫苗接种的策略需要修正，由政府指导对家犬普遍实行强制性疫苗接种势在必行。

## 40.4 发病机制与疫苗免疫应答

### 40.4.1 发病机制

人类狂犬病是迄今报告过的病死率最高的传染病。包括人类在内的多种哺乳动物在被狂犬病病毒感染后，均可导致严重的进行性脑炎，结果都是不可避免地导致宿主死亡（Hemachudha et al.，2002）。病毒通常通过患狂犬病动物的带毒唾液进入咬伤伤口。病毒不能穿过没有损伤的完好皮肤，在极偶然的情况下个体也可能经黏膜接触而感染狂犬病。根据动物的种类，运动和感觉神经纤维都可能受累。高度嗜神经的狂犬病病毒在肌肉组织中复制，或直接进入周围神经，再通过运动神经元的终板和轴突到达中枢神经系统（CNS）。病毒粒子以运输小泡为载体，排他性地只沿着运动神经元轴突，以逆向运输方式快速到达中枢神经系统，而不被感觉或交感神经末梢所摄取。病毒也可以通过穿透性伤口直接进入外周的运动神经元轴突（Ugolini，2008，2011；Hemachudha et al.，2002）。某些来源于蝙蝠的病毒变种具有嗜皮肤特性，这些病毒的繁殖也可发生在感觉神经内（Ugolini，2011）。根据侵入体内的病毒数量、伤口位点运动神经元终板的密度以及病毒入口与中枢神经系统的距离，病毒潜伏期为5天到1年不等（一般为2~3个月，极少超过1年）（Hemachudha et al.，2013）。肌肉特异性微小RNA（micro-RNA）可能通过抑制病毒在肌肉中的转录和复制而影响潜伏期（Israsena et al.，2011）。病毒的移动速度取决于病毒是向心方向的逆轴突运输还是离心方向的传播。在向心方向的逆轴突运输中，病毒移动速度较快，为每天5~100mm甚至更快；因为

处于不同距离（如分别为 10 μm 和 2 cm）、具有相同突触顺序的神经元群体，也可能同时被感染。相反，离心方向的传播速度较慢，这可能是由于离心方向的传播是通过被动扩散而非主动转运介导的（Hemachudha et al.，2013）。第一阶段的向心方向的移动会导致病毒在中枢神经系统内广泛的跨神经元转移，并且通过最初感染的运动神经元与脊髓中枢神经元之间的中央连接（central connection）感染脊神经后根神经节（dorsal root ganglia）（Hemachudha et al.，2013）。一旦病毒到达大脑，就迅速复制并扩散。病毒从中枢神经系统通过离心方向的顺轴浆流动缓慢进入前根（ventral root）以及与受感染的背根神经结相联系的外周感觉神经的轴突，从而导致肌梭、皮肤、毛囊以及其他非神经组织，如唾液腺、心肌、肺和腹部内脏器官受到感染（Ugolini，2011；Hemachudha et al.，2013）。

到临床发病时，病毒已广泛分布于中枢神经系统以及神经以外的器官中（Hemachudha et al.，2006），但通常不会诱导出可检测到的免疫反应。未接种过疫苗的个体在发病第 10 天或之后（在采取积极的重症监护措施的情况下）首先在血清中可检测到抗体，随后抗体水平可能快速升高，甚至达到接种疫苗不可能达到的高滴度。抗体也可能稍后出现在脑脊液（CSF）中，CSF 中抗体的滴度可能远比从循环血液中渗入 CSF 时的预期水平高，因此如在临床病例中检测到 CSF 中的抗体滴度很高，可支持临床狂犬病的诊断。随着病毒在 CNS 的扩散，主要的临床体征都与病毒引起的脑脊髓脊神经根炎有关。可以观察到 2 种主要临床表现，即狂躁型和麻痹型。两者都不能与狂犬病病毒在 CNS 内特定的解剖定位相联系，但麻痹型狂犬病的虚弱无力是周围神经功能障碍引起的。在狂躁型狂犬病患者中，电生理学研究显示，即使临床上未出现虚弱表现时，前角细胞障碍就已经发生。如果没有重症监护，病人会在出现神经系统体征后 1~5 天死亡。

死于狂犬病的大多数人在临死前都会对该病毒产生特异性抗体，尤其是早先曾经接种过疫苗者，然而这种应答不能避免患者死亡，甚至会加快死亡。近期的研究提示，炎症性应答与以下过程有关，即打开血脑屏障、传递抗体、在 CNS 中产生 B 细胞。然而，该应答或者不曾发生，或者发生太晚，以致不能产生疗效，不能避免患者死亡。尚无明确证据显示，在狂犬病病毒感染的病人中存在免疫抑制或加速死亡（早死）的现象（Laothamatas et al.，2011）。

已发现的具有非典型临床症状和（或）非典型神经影像学特征的狂犬病病例数正在增加（Shantavasinkul et al.，2010）。尚不明确是由于非典型病毒变种，还是由于宿主的特殊免疫反应，或者是由于大剂量的病毒接种（如来自被狂犬病病毒感染的捐赠者的器官移植）所致。如果没有重症监护，病人会在临床症状出现后的 2 周内死亡（Hemachudha et al.，2013）。

### 40.4.2 疫苗免疫应答

试验已经证明，灭活的狂犬病疫苗可以引起细胞毒性 T 淋巴细胞的增殖，但仅有细胞毒性 T 淋巴细胞并不能防止狂犬病，因为去除 CD8$^+$ T 细胞并不影响接种过疫苗的动物的抗病能力及存活率。研究显示，狂犬病灭活疫苗能采用主要组织相容性复合体 II 类（HC-II）机制，同时刺激 B 细胞及 CD4$^+$ T 细胞，并通过引发一系列免疫应答来提供保护作用；这些免疫应答包括激活淋巴细胞、CD4$^+$ 抗体分泌型浆细胞以及产生中和抗体，中和抗体可迁移至神经系统实质内。CD4$^+$ T 细胞的激活最终将导致能识别并清除狂犬病病毒的 RVNA 的产生，因此，CD4$^+$ T 细胞在保护暴露于狂犬病病毒的病人的过程中起主要作用（Horowitz et al.，2010；Briggs et al.，2011）。

对接种狂犬病疫苗后体液免疫和细胞免疫反应的免疫学特征进行研究，包括 17 名健康人和 5 名罹患 B 细胞和 T 细胞联合免疫缺陷症的病人。在所有健康人中，酶联免疫吸附试验（ELISA）检测结果表明，初次接种疫苗 1 周后，免疫球蛋白 IgM 水平明显上升；2 周之后，IgG（IgG1 和 IgG3）和 IgA 也明显上升。在同一项研究中，在一次疫苗加强接种后，IgG 水平的增长（加强接种后 1 周检测）较之初次系列接种后明显加快。总之，IgG1 是狂犬病疫苗初次以及加强接种之后血清中 IgG 的主要亚型。另外 5 名患联合免疫缺陷病的病人在经同样程序接种后，他们的体液和细胞免疫反应水平出现多项异常（Johnson et al.，2010）。

将有毒力的狂犬病病毒接种到模型动物，病毒可能在接种部位（通常在肌肉组织）复制，也可能不经复制而直接进入分布在伤口附近的外周神经。狂犬病病毒一旦进入神经元，则有可能被中和，虽然早期研究认为这种可能性较低。到目前为止，狂犬病的发病机制还没有完全研究清楚，在病毒暴露发生几天甚至几个月后才进行暴露后预防有时也会有效,说明 RVNA 也可能将狂犬病病毒从中枢神经系统(CNS)中清除(Mclean et al.,2011)。

狂犬病疫苗接种后,在受试人血清中除了可检测到针对 G 蛋白的抗体之外,还有针对其他蛋白(特别是 N 蛋白)的抗体。已发表的研究报告显示,针对 N 蛋白的抗体不能中和狂犬病病毒,因此,这些专门"抗 N"的抗体在保护性体液免疫的发展中不大可能起重要作用,但 N 蛋白对诱导细胞免疫可能发挥作用。目前,病毒的非中和抗体在疾病免疫保护中的作用还不完全明了。目前并没有确定对人狂犬病具有保护作用的特定的 RVNA 水平,虽然 WHO 建议将抗体水平 0.5 IU·mL$^{-1}$作为疫苗接种后具有足够免疫应答的证据(Jackson,2013)。

### 40.4.3　狂犬病仍只能预防,不能治疗

研究者正在寻找治疗已出现狂犬病症状患者的方法。但可以肯定的是,高剂量的狂犬病免疫球蛋白、干扰素或者抗病毒药,如病毒唑(ribavirin)等,都是无效的。

2004 年,美国一个从未接种过狂犬病疫苗的女孩被蝙蝠咬伤后出现狂犬病症状,对其进行了高剂量氯胺酮(katamine)、苯巴比妥和抗病毒药治疗。她最终存活了下来并且不伴有任何神经系统缺陷(Willoughby et al.,2005)。值得一提的是,与大多数其他狂犬病患者不同,该女孩感染后体内较早产生了 RVNA,不能从她的皮肤和唾液中分离出病毒。但用相似的昏迷诱导疗法在后续的病例中都失败了,提示该女孩的康复可能与其及时的免疫应答和感染病毒的特异性有关,而与治疗方法无关。

其他治疗方法,如接种减毒活疫苗来诱导细胞免疫应答、免疫介体、微小 RNA 和抗病毒药物,都在进行动物试验。到目前为止,所有这些治疗方法都未进入临床试验,而且其中大部分治疗方法对于资源贫乏国家来说费用太高(Jackson,2013)。

另外一种选择就是在狂犬病发病率高的发展中国家把狂犬病疫苗接种纳入儿童免疫规划里(WHO,2013)。

## 40.5　症状和诊断

### 40.5.1　狂犬病的症状和临床诊断

目前,尚无可靠的检测手段可在出现临床症状前诊断人是否感染狂犬病。狂犬病的前驱症状没有特异性。早期局部症状包括感觉异常、瘙痒和病毒侵入位点的疼痛,这些症状被认为是局部感觉性神经节的感染和发炎的结果(WHO,2013)。狂犬病最初的临床表现常为发热,伤口原因不明的颤痛、刺痛或灼痛感。随着病毒在 CNS 的扩散,人行为表现异常,以躁动和波动性意识障碍为特征。病人感觉过度敏感,异常的攻击性行为和性行为,受到触觉、听觉、视觉或嗅觉刺激后的痉挛,出现怕风、恐水、呼吸困难、吞咽困难、唾液腺过度分泌等。几乎所有以兴奋为主的狂犬病患者都会在某个阶段出现这种痉挛,中间交替出现清醒或烦躁、错乱和自主神经功能紊乱等体征。数天后患者可因心搏呼吸停止而昏迷死亡。若不出现恐水、怕风等特异性的狂犬病体征,也很难做出临床诊断(Dodet et al.,2001)。

麻痹型狂犬病占人类狂犬病病例总数的 30%,表现为麻痹、吉兰-巴雷综合征或其他非典型的临床表现;疾病过程比较安静,兴奋较不明显;伴有四肢瘫痪和括约肌功能障碍。早期典型体征包括叩诊部位的肌肉水肿(通常在胸部、三角肌部位和大腿部)以及毛发直立。病程通常比狂躁型狂犬病长,但最终也必然会导致死亡。麻痹型狂犬病常常被误诊,因此造成低估该病的发病率(Rupprecht and Plotkin,2018)。

### 40.5.2　狂犬病的实验室诊断

仅靠临床表现(症状)诊断狂犬病比较困难,也不可靠。只有实验室检查才能确诊狂犬病(Meslin et al.,1996;Dacheux et al.,2010;卫生部传染病标准专业委员会,2008;WHO,2013)。

#### 40.5.2.1　狂犬病实验室生物安全要求

狂犬病是目前已知的传染病中病死率最高的。因此,在从事狂犬病病毒的实验工作中,安全至关重要。WHO 认为,"对诊断和动物处理等常规的实验室活动,生物安全Ⅱ级的措施就足够了",相关实验

可在 P2 实验室进行（WHO，2013；Meslin et al.，1996）。在某些情况下，如生产大量浓缩病毒、进行会产生气溶胶的操作，可考虑采用生物安全Ⅲ级（P3 级）。所有涉及感染性物质工作的国家安全指南，都应该得到遵守。

#### 40.5.2.2 动物和人类狂犬病的死后诊断技术

（1）抗原检测

狂犬病实验室诊断的金标准是在进行动物和人尸检时，通过荧光抗体（FA）试验检测脑组织中是否存在狂犬病病毒抗原。荧光抗体（FA）技术是一种快速而敏感的方法，其准确度依赖于检查人员的专业经验、抗狂犬病共轭抗体的质量以及荧光显微镜的质量。该检查是在组织印片、涂片或冷冻切片经过狂犬病抗血清处理或结合了异硫氰酸酯荧光素的球蛋白后，对其在紫外线下进行显微镜检查。为提高本检测方法的敏感性，建议用脑干、丘脑、小脑和海马（Ammon 角）组织样本的印片（或涂片）。用酶联免疫吸附试验（ELISA）检测狂犬病病毒核壳体抗原在有些实验室已经使用了多年。该法速度快，结果能基本满足定性的要求，可用于流行病学调查，但用于病例诊断则可能提供不出可靠的定量结果。

（2）病毒分离

要确认抗原检测试验的结果和进一步明确毒株的特性，可能有必要进行病毒分离。可通过成神经细胞瘤细胞或小鼠颅内接种进行病毒分离。

（3）分子生物学检测

聚合酶链反应（PCR）或其他扩增技术的敏感性最高，在常规的狂犬病尸检中的应用已越来越广泛。开展 PCR 试验需要有严格质量控制措施和分子生物学方面的专业经验（Meslin et al.，1996）。

#### 40.5.2.3 人类狂犬病活体诊断技术

狂犬病诊断技术的敏感性根据疾病的阶段、抗体状态、间歇排毒的性质和技术人员的培训情况而有很大差异。阳性结果指示有狂犬病，但阴性结果不一定能排除外感染的可能。不推荐仅为诊断狂犬病而进行脑活检。

（1）抗原检测

荧光抗体（FA）技术：可以通过对狂犬病临床病人的皮肤活检物进行 FA 试验而检测病毒抗原。检查结果与病人的抗体状态无关。在病程早期，大量

的狂犬病病人的皮肤样本呈 FA 阳性。皮肤活检物通常取自颈后部，内有含周围神经的毛囊。应至少检查 20 个切片，以检测毛囊基部周围是否有狂犬病病毒核壳体形成的包含体。皮肤活检样本的质量很重要。由于需要有冷冻切片机来制备组织切片，所以此技术虽然敏感，但并非在所有场合都实用。

对大多数临床场所来说，角膜印片的 FA 试验可靠性极低，因此不推荐使用。

（2）分子技术检测

PCR 和核酸扩增试验（nucleic acid amplification test，NAT）进行分子学检测的敏感性最高。狂犬病病毒 RNA 可在几种生物体液和样本（如唾液、脑脊液、泪液、皮肤活检样本和尿）中检出。由于病毒排出的间歇性，应对液体样本（如唾液和尿）进行连续多次检测。这些技术可产生假阳性或假阴性结果，因此应与其他常规技术联合使用。

（3）抗体滴定

未经免疫之病人的血清或脑脊液中的中和抗体，可以通过快速荧光灶抑制试验（RFFIT）或荧光抗体病毒中和（FAVN）试验等病毒中和试验来测量。如采取重症监护措施延长病人的生命，临床症状出现后平均 8 天，血清中才会出现 RVNA。脑脊液中很少发现 RVNA。血清和脑脊液内的抗体应答很难预测，在发病后第 2 周前罕有检出。

国际上正在开发应用纯化狂犬病糖蛋白的酶联免疫吸附试验（ELISA），来确定血清中的抗糖蛋白抗体水平。已有文献报道，在 ELISA 检测中如果用全病毒而不是纯化的 G 蛋白作为包被抗原，则交叉反应可能增加，从而增加假阳性的发生率。

未接种过狂犬病疫苗病人的如抗体检测结果为阳性，表明有狂犬病病毒感染，但阴性结果不一定能排除感染的可能（Meslin et al.，1996）。

## 40.6 狂犬病疫苗

### 40.6.1 狂犬病疫苗发展历程

狂犬病疫苗经历了从神经组织疫苗（nerve tissue vaccine，NTV）到细胞培养狂犬病疫苗（cell culture rabies vaccine，CCRV）的历程，至今已有 128 年的历史，相继经历了不灭活的 NTV（19 世纪 80 年代）、灭活的 NTV（20 世纪初）和 CCRV（20 世纪 60

年代）等过程（Wu et al.,2011）。

1885年，法国微生物学家巴斯德等人研发了世界上第一种可预防人类狂犬病的疫苗。巴斯德将患狂犬病死去的兔子脊髓抽出后自然干燥，发现自然干燥的时间越长，脊髓的毒性就越小。他将放置了14天的患狂犬病而死的兔子脊髓注射给其他兔子，结果这些兔子随后都能抵御狂犬病病毒的攻击，即便再注射含有病毒的唾液，也不会患狂犬病了（Wiktor,1985）。

在巴斯德开创性研究后的70多年中，只有神经组织疫苗（NTV）可使用。对NTV制备方法的改进主要由Fermi和Semple完成，他们使用苯酚部分或完全灭活病毒。巴斯德时代，人们就已经认识到含大脑组织的神经组织疫苗的不良反应，以后证实这种反应可能与神经组织中的髓磷质（myelin）相关。与"巴斯德法则"相反，除了疫苗中有髓鞘组织而引起的神经并发症外，固定病毒也可能对人类致病；接种神经组织疫苗可引起高达3‰~8‰的变态反应性脑脊髓炎。之后人们用了75年的时间才证明，免疫后部分患者的瘫痪是由灭活不完全的疫苗株病毒引起的（Rupprecht and Plotkin,2018）。

1956年，Fuenzalida及其同事使用新生小鼠大脑制备无髓鞘疫苗，部分拉丁美洲国家在21世纪初仍在使用这种疫苗。鸭胚疫苗（duck embryo vaccine,DEV）使用在鸭胚中繁殖的病毒制备，大大减少了免疫后不良反应的发生和严重程度，但是鸭胚疫苗的免疫原性比神经组织疫苗弱。因此，人们迫切需要一种具有高免疫原性的狂犬病疫苗，在小剂量应用时也安全、有效，可以用于基础免疫以及暴露后预防。

2004年，WHO狂犬病专家磋商会强烈建议停止使用神经组织疫苗，用纯化的细胞培养狂犬病疫苗（CCRV）替代；这些疫苗的暴露前和暴露后的抗体应答率均>99%，与狂犬病免疫球蛋白（RIG）或抗狂犬病血清联合使用，对暴露后高危人群预防狂犬病发生的有效率几乎是100%（WHO,2005）。

20世纪80年代，我国研制的含有氢氧化铝佐剂的原代地鼠肾细胞疫苗取代羊脑疫苗，由于疫苗未经浓缩和纯化，抗原量少、纯度低，虽然较羊脑疫苗大大降低了副反应，不再出现变态反应性脑脊髓炎，但人体应用后效果不甚理想。1993年开始使用浓缩3~5倍的地鼠肾细胞疫苗，但大面积应用后发现副反应很大，主要原因是疫苗没有经过纯化，杂质含量较高。1999年，经纯化的地鼠肾细胞疫苗和Vero细胞疫苗相继在我国上市（王继麟和严家新,2001）。

## 40.6.2 狂犬病疫苗制造概要

狂犬病疫苗是将狂犬病病毒以适宜的病毒感染量接种细胞后，在适宜的温度下培养一定时间后，收获病毒液；经浓缩、灭活、纯化后，加入一定量的稳定剂制成液体或冻干剂型（Meslin et al.,1996），用于预防狂犬病的疫苗。

## 40.6.3 疫苗生产用细胞

为了解决神经组织狂犬病疫苗中神经组织引发的安全性问题，Kissling于1958年首先尝试使用原代地鼠肾细胞培养狂犬病病毒（Kissling,1958）。1950—1960年，开发了鸡胚和鸭胚来源的狂犬病病毒组织疫苗。1960—1980年，还开发了基于原代牛和狗肾细胞、纯化鸭胚细胞和纯化鸡胚细胞的狂犬病疫苗。1961年，Hayfick等人建立了人二倍体细胞株WI-38（Hayfick et al.,1961）后，1974年人二倍体狂犬病疫苗（WI-38、MRC-5）获得批准，WHO推荐作为狂犬病疫苗的金标准（Hayfick,1984）。1962年，Yasumura和Kawikata开发了Vero细胞系，1985年，使用Vero细胞生产的狂犬病疫苗PVRV获得批准（Fournier et al.,1985）。

当代狂犬病疫苗生产用细胞主要包括以下几种。

### 40.6.3.1 原代地鼠肾细胞

原代地鼠肾细胞疫苗（primary hamster kidney cell culture vaccine,PHKCV）是第一种被批准的细胞培养狂犬病病疫苗（CCRV）。狂犬病毒街毒株和固定毒株于1958年在原代地鼠肾细胞中培养成功。1968年，加拿大批准使用狂犬病病毒固定毒株CL-60[来源于美国亚拉巴马州达弗林街（SAD）分离株]的PHKCV。自1971年起，苏联使用Vnukovo-32毒株（SAD株为在PHKC适应后的衍生株）生产PHKCV（Sureau,1987）。1980年，中国武汉生物制品研究所林放涛教授领导的小组率先研制成功含铝佐剂的PHKCV，毒株为北京aG株，使用甲醛灭活。早期产品中最终的成品含有0.01%硫柳汞、10 mg人血白蛋白和氢氧化铝佐剂。我国于1980年批准PHKCV的使用后，完全取代了Semple型狂犬病神经组织疫苗,使我国狂犬病疫苗的生产赶上了国际先进水平(Lin et al.,1983)。在随后的 20 多年里,我国生产的 PHKCV 曾是当时世界上累计生产量最大的狂犬病疫苗,高峰年份每年产销量超过 500 万人份。21 世纪以来的产品去除了佐剂,经进一步纯化、浓缩,制备成冻干剂型,并以 5 剂免疫方案进行应用。据报道,PHKCV 耐受性良好,可以对证实的狂犬病病毒暴露后患者产生保护作用(Lin,1990)。

地鼠肾细胞的制备:选用 10～14 日龄来自清洁级或清洁级以上地鼠,无菌取肾,剪碎,经胰蛋白酶消化,分散细胞,接种培养瓶,用适宜的培养液进行培养。来源于同一批地鼠、同一容器消化制备的地鼠肾细胞为一个细胞消化批。源自同一批地鼠、于同一天制备的多个细胞消化批为一个细胞批。

生产用地鼠应该来自封闭群,2015 版《中国药典》三部要求制备毒种的地鼠应来自 SPF 级,单次病毒收获液制备可以用清洁级地鼠。清洁级地鼠需要排除沙门菌、多杀巴斯德杆菌、支气管鲍特杆菌、泰泽病原体、仙台病毒、淋巴细胞脉络丛脑炎病毒、体外寄生虫、弓形虫全部蠕虫的感染。WHO 要求用于生产的地鼠应是 SPF 级。SPF 级地鼠的详细要求见《流行性乙型脑炎减毒活疫苗》标准注释和 2015 版《中国药典》通则 3602(国家药典委员会,2015)。

### 40.6.3.2 人二倍体细胞

第一株人二倍体细胞(human diploid cell,HDC)株 WI-38 建立于 1961 年。美国费城 Wistar 研究所的工作人员用狂犬病病毒 CVS-24 在 WI-38 细胞内增殖,以避免使用原代组织培养产生的问题,如对动物蛋白过敏(Hayflick and Moorheed,1961)。约 2 年后,狂犬病病毒 PV 株、PM 株、HEP 株和 LEP 株在 HDC 中能成功持续感染(Wiktor et al.,1964)。1974 年 12 月,法国批准狂犬病病毒人二倍体疫苗(HDCV)上市,随后美国在 1980 年 6 月也批准了该疫苗(Bernard et al.,1982)。HDCV 是第一种浓缩和冻干的无任何佐剂的狂犬病疫苗,含有人血白蛋白作为稳定剂。HDCV 被 WHO 推荐为金标准参考疫苗。与 DEV、乳鼠大脑或成年动物神经组织疫苗比较,HDCV 可以在试验动物和人类中诱发更强烈的免疫应答,较少引起不良反应。迄今为止,仅有极个别的短暂的神经性麻痹疾病案例可能与接种 HDCV 有某种相关性。

目前,HDCV 使用 MRC-5 人胚成纤维细胞进行

生产,用 Pitman-Moor L503 3M 株接种。收获含有病毒的上清液,使用超滤法或超速离心法浓缩 10～20 倍,在病毒灭活前达到大约 $10^7$ 半数致死剂量的滴度,病毒灭活则使用 β-丙内酯。使用 NIH 方法在小鼠中检测疫苗效价,每剂至少为 2.5 IU。

二倍体细胞株,包括 WI-38、MRC-5 和 FRhL-2,分裂能力有限(有限寿命是连续传代约 50 次),之后细胞衰老,这种现象称为"Hayflick 极限"。HDCV 成本仍然很高,主要在发达国家使用。2014 年,中国 HDCV 也获批准上市(蔡勇等,2015)。

### 40.6.3.3 Vero 细胞

Vero 细胞(传代细胞)系来源于非洲绿猴肾细胞,于 1962 年建立。Vero 细胞支持狂犬病病毒属多种基因型病毒的感染。1978 年,美国监管当局接受连续传代细胞系用于人用生物制品的生产(Petricciani et al.,2008)。20 世纪 70 年代晚期和 80 年代早期,曾以 Vero 细胞为基质生产商业用灭活脊髓灰质炎疫苗。20 世纪 80 年代早期,以 Vero 细胞为基质生产狂犬病疫苗(Roumiantzeff et al.,1984;Suntharasamai et al.,1986)。1985 年,欧洲批准法国 Sanofi Pasteur 研制的纯化的 Vero 细胞狂犬病疫苗(purified Vero cell culture rabies vaccine,PVRV),并在欧洲和很多发展中国家,如印度和中国获得批准并大量生产。Vero 细胞的一个优点是可以在微载体上生长和感染,并在发酵罐中培养,可以规模化生产。

永生细胞系具有几乎无限的生长能力,并且易于大规模培养用于工业生产,但可能被认为具有潜在的致癌性。多年来,Vero 细胞狂犬病疫苗得到 WHO 和欧盟的肯定,在全球范围内广泛使用,美国在近期也允许该疫苗进入美国市场。

WHO 参考 Vero 细胞库是 134 代,推荐用于生产的最大工作细胞代次是 150 代,研究显示,Vero 细胞传到 169 代仍无致瘤性。

### 40.6.3.4 纯化鸡胚细胞

有人将 Novartis(Chiron Behring)公司制造的纯化鸡胚细胞培养疫苗(purified chick embryo-cell culture vaccine,PCECV)和 HDCV 对动物和人类的暴露后保护效果进行了评估比较后发现,两种疫苗产生的保护作用没有显著差异。为了制备 PCECV,研究者将 Flury LEP-C25 病毒株在原代鸡胚成纤维细

胞中培养。用 0.025%β-丙内酯灭活,然后使用密度梯度离心法浓缩并纯化。真空冻干疫苗含有处理过的明胶作为稳定剂。PCECV 已在全世界注册(包括美国),并且已经使用了 8000 万剂。复溶研究显示,用水复溶后的疫苗在冰箱中至少 1 周内可以保持稳定(王月等,2012)。

在美国、德国、英国、泰国、克罗地亚和印度,人们对 PCECV 进行了广泛的试验。第一种纯化鸡胚细胞培养疫苗 Rabipur 于 1984 年在德国获准注册,在过去的 30 多年超过 60 个国家使用的临床经验表明,该疫苗具有良好的免疫原性,既有效又安全。印度使用 PCECV 已经超过 10 年,疫苗的耐受性良好;其中,在 1375 名使用者中只有 4% 报告有反应,尽管也曾观察到一些荨麻疹病例。疫苗的免疫原性良好,暴露后预防的中和抗体几何平均滴度(GMT)约为 4 IU,只有 0.9% 的患者其抗体滴度低于 1 IU(Giesen et al.,2015;Recuenco et al.,2017)。

### 40.6.4　疫苗生产用毒株

目前,人用狂犬病疫苗都是灭活的,理论上讲,任何狂犬病病毒株都可以用来制备疫苗。实际上,现代人用狂犬病疫苗必须经过浓缩和纯化,如使用强毒株将对生产者构成严重生物安全问题(CDC,1977)。此外,与减毒株相比,强毒株的病毒产量通常较低。

人用狂犬病疫苗生产用毒株应经过适应、减毒,具有稳定的生物学特性。毒株应具有包括毒株来源和后续的传代谱系资料等历史资料,并经国家药品管理部门批准。

对世界各地流行的狂犬病病毒街毒株和疫苗生产中所用的代表性疫苗株的基因组序列进行系统进化分析表明,目前所有上市疫苗所用毒株都属于基因 1 型狂犬病病毒。100 多年来,世界各地流行的代表性狂犬病病毒街毒株尽管也有微小的差别或变异,目前用不同疫苗株生产的疫苗在中国和世界各地的效果未见明显差别。各国已批准使用的疫苗总体上来讲都能有效预防这些病毒的感染(孟胜利等,2009)。

#### 40.6.4.1　国外疫苗生产使用的三个主要毒株系列

国外使用的疫苗株全部可归类到巴斯德毒株(PAS、PM、PV)、Flury LEP 和 HEP 株、ERA/SAD 株及它们的衍生株这三个系列中。这些毒株都已完全适应在体内和体外培养。

PAS 株于 1882 年分离到,是最古老的狂犬病病毒疫苗株(Pasteur,1884),用于制备神经组织疫苗(NTV)。此病毒株仅在兔细胞传代 300 代。随后泛美人畜共患病中心出现著名的 PV 株,虽然没有文件记载的确切来源,但可能来源于 PAS 株(Sacramento et al.,1992)。动物研究中使用的标准攻毒株 CVS 来源于 PV 株。此外,普遍认为,PM 株也来源于 PAS 株。PV-2061 株,更准确地说为 PAS-2061 株,是 PV 株(或 PAS 株)在兔脑传至 2061代。已适应于 Vero 细胞、原代狗肾细胞、人二倍体细胞。PAS 株及其衍生株已经用于大量人用狂犬病疫苗制备,不包括原代地鼠肾细胞疫苗(PHKCV)和纯化鸡胚细胞疫苗(PCECV)。然而,PV 株(或 PAS 株)及其衍生株的残余毒力仍然是个严重的生物安全性问题。Fermi 疫苗使用 PV 株,1960 年在巴西的一次事故中直接导致至少 18 人死于狂犬病(Pará,1965)。

Flury 株于 1939 年在美国佐治亚州分离到,在鸡胚细胞上传代减毒。LEP 病毒株和 HEP 病毒株的开发原本是期望能代替 NTV,但使用全鸡胚开发出人用狂犬病疫苗的尝试最终失败。随后开发的纯化鸡胚细胞疫苗使用的 LEP-c25 病毒株是来源于兽用疫苗株 LEP-c23。

SAD 株于 1935 年在美国亚拉巴马州分离到。其衍生株 CL-60 和 Vnukovo-32 已经在加拿大和俄罗斯用于原代地鼠肾细胞疫苗的制备。许多 SAD株的减毒衍生株,如 ERA 株、SAD-B19 株、SAG-1 株和 SAG-2 株,已经广泛用在狂犬病减毒活疫苗中,用于野生动物的口服免疫,或狗和其他动物的注射免疫接种(Fehlner-Gardiner et al.,2008;Follmann et al.,1996)。

#### 40.6.4.2　国内疫苗生产使用的疫苗株

除了引进上述毒株外,国内使用有自主知识产权的毒株主要有 2 种(俞永新,2009)。

aG 株于 1931 年分离自北京捕杀的犬脑,经兔脑连传 50 代,地鼠肾细胞传 55 代,后来又在豚鼠脑与单层细胞培养交替传代而得到。后又适应 BHK-21 细胞、地鼠肾细胞和 Vero 细胞,命名为北京株狂犬病固定毒。1980 年以前,我国曾以此毒株作为羊脑疫苗的生产毒株。aG 株与国外使用的 3 个系列的疫苗株的亲缘关系相互都很接近,属于同一个系统进化分支。

CTN-1 株于 1956 年分离自山东省死于狂犬病的患者脑组织。经小白鼠脑内连续传 56 代后,经检定证实为狂犬病固定毒,又经人二倍体细胞 KMB-17 株连续传 50 代以上。将 CTN-1 株在 Vero 细胞上传代适应,获得生产用的狂犬病病毒固定毒 CTN-1 株。1982 年获原卫生部同意将此毒株扩大使用。1984 年,WHO 狂犬病专家委员会第七次报告中,认可该毒株为狂犬病病毒固定毒株,列为可用于生产疫苗的病毒株。2005 年,WHO 狂犬病专家委员会再次确认该毒株为符合要求的狂犬病疫苗生产用疫苗株。CTN-1 株与前述 4 类疫苗株有一定区别,而与近 30 年来在中国流行的街毒株亲缘关系更接近,可归类为另一个分支(明平刚等,2006;Zhang et al.,2009)。

### 40.6.4.3　疫苗生产用毒种的质量控制和检定

疫苗生产用毒种必须确保来源合理、清晰,代次明确。应建立相应的种子库。

毒种的检定主要包括鉴别试验、病毒滴定、无菌检查、支原体检查、病毒外源因子检查、免疫原性检查等。

## 40.6.5　疫苗生产及质量控制

除了细胞培养人用疫苗制备工艺和质量控制的通用要求(如无菌检查、外源因子检查、外观、装量、pH、异常毒性检查、细菌内毒素含量、蛋白质含量检查、热稳定性试验、抗生素残留量检查、牛血清白蛋白残留量、稳定剂添加、游离甲醛含量、硫柳汞含量、冻干成品含水量检测等)之外,对人用狂犬病疫苗生产过程中重要的质量控制要求和检定方法说明如下(国家药典委员会,2015)。

### 40.6.5.1　病毒纯化

灭活后的病毒液采用柱层析、蔗糖密度梯度离心等适宜的方法纯化,纯化后可加入适量人血白蛋白或其他适宜的稳定剂即为原液。

### 40.6.5.2　病毒灭活

常用病毒灭活剂包括 β-丙内酯(β-propiolactone,β-PL)和甲醛。β-PL 通过降解核酸来灭活病毒,而不直接作用于蛋白。β-PL 为含有四元环的烷化剂,分子式为 $C_3H_4O_2$,能与包括核酸在内的许多亲和物质反应,主要通过核酸或蛋白酶的羟基,以及氨基酸等基团进行烷化反应,即这些基团的 H 原子被烷基取代的反应,β-PL 对核酸的反应主要与嘌呤和嘧啶残基结构的修饰有关,特别是针对鸟嘌呤的 1 位和 7 位氮原子以及腺嘌呤的 3 位氮原子的修饰,如此被 β-PL 修饰的鸟嘌呤被聚合酶错读成腺嘌呤,将导致 DNA 链复制时由原来的 G-C 配对误译成 A-T,从而阻止新的活病毒复制。在高浓度 β-PL 作用下,烷基化嘌呤诱导 DNA 脱嘌呤,从而导致糖苷键断裂,破坏 DNA 链的完整性。它还可以诱导 DNA 链打开缺口,使 DNA 和蛋白质之间以及双螺旋结构 DNA 链之间发生交联而发挥病毒灭活作用。甲醛灭活原理是甲醛使微生物的蛋白质、核酸变性,导致死亡,但不明显影响其免疫原性。用甲醛灭活时间长,一般需要在 37~39℃ 处理 24 h 以上或更长时间,温度与灭活时间呈反比,并且灭活的效果易受温度、pH、甲醛浓度等因素影响。残留的游离甲醛若随疫苗注入机体,会产生刺激性反应。2015 版《中国药典》三部规定,病毒收获液中按 1∶4 000 的比例加入 β-丙内酯或者终浓度 200 μg·mL⁻¹ 加入甲醛灭活。该方法应证明具有灭活病毒的能力,但不破坏其免疫原性。《欧洲药典》7.0 规定,若使用 β-丙内酯灭活病毒,浓度在任何情况下不得超过 1∶3500。WHO 规定,β-丙内酯浓度在 1∶(3500~5000),2~8℃ 至少灭活 24 h(EDQM,2010)。

### 40.6.5.3　病毒灭活验证试验

灭活工艺结束时应立即取样进行病毒灭活验证试验。2015 版《中国药典》三部规定,试验采用生产用毒株敏感的细胞中连续传代扩增三代,将样品混合后小鼠脑内接种,无动物死亡则判定灭活试验符合规定。如不能立即进行试验,试验用样品应保存在 -60℃ 以下冻存,并应验证该条件不影响样品中可能残留病毒活力。

WHO 和《欧洲药典》7.0 要求,接种相当于不少于 25 个人用剂量的灭活病毒悬液至与疫苗生产相同类型的细胞培养物。每 7 天传代一次,总共培养 21 天后,再用免疫荧光试验检测细胞培养物中的狂犬病毒。若未检测到狂犬病毒,则病毒灭活符合要求。与动物试验相比,细胞培养法缩短了检测时间且不存在免疫系统的干扰,根据细胞内荧光灶的有无即可直接证明样品中是否存在活病毒,避免了小鼠间个体差异的影响,使检测结果具有更好的灵敏度和重复性(EDQM,2010)。

### 40.6.5.4　疫苗效价测定

目前,WHO 认可的测定人用狂犬病疫苗的金标准方法为 NIH 小鼠法。中国的人用狂犬病疫苗效价的国家标准分为放行标准和效期内标准:放行标准为每剂不低于 4.0 IU,效期内标准为每剂不低于 2.5 IU。如企业标准高于国家标准则应按企业标准执行。

小鼠攻击试验有许多缺点:不仅昂贵、耗时,而且须使用大量小鼠,违背了动物保护原则;且因小鼠很难避免个体差异,导致结果不稳定。最近,《欧洲药典》已批准使用一种血清学效力检测法(serological potency assay,SPA)作为上述攻击试验的替代检测。SPA 是基于使用改进的快速荧光灶抑制试验(mRFFIT)来测定接种小鼠体内的狂犬中和抗体滴度。目前,该方法能够测定的疫苗效价的下限是每剂 1 IU(Servat et al.,2015)。

## 40.7　狂犬病的暴露后预防(PEP)

绝大多数病毒病都是只能预防,不能治疗,相应的疫苗必须提前接种才可能发挥作用。狂犬病的暴露后预防(post-exposure prophylaxis,PEP)在本质上仍然是预防,但由于狂犬病病毒的潜伏期相对较长,即使病人以前从未接种过疫苗,在暴露于该病毒之后再实施 PEP,在绝大多数情况下仍能防止临床疾病的出现。不过对于某些严重的暴露,特别是伤口离 CNS 距离较近的暴露,须同时在伤口局部接种免疫球蛋白才能确保预防效果。

### 40.7.1　WHO 推荐狂犬病 PEP 三项措施

第一,伤口处理:以化学或物理手段清除感染局部的狂犬病病毒是有效的防护措施。建议采用的处理程序包括立即用肥皂和水、洗涤剂、消毒剂或可杀死狂犬病病毒的其他溶液彻底冲洗和清洗伤口 15 min 以上。最好能获得专业人员的帮助。

第二,主动免疫:使用符合 WHO 标准的有效疫苗进行全程接种;依据不同的治疗方案和给药途径,在 14~28 天的期间内接种疫苗。

第三,被动免疫:如病人属于Ⅲ级(严重)暴露,

应在接种第一针疫苗的同时(最迟在此后 1 周内)在所有伤口局部浸润式注射适量的狂犬病病毒免疫球蛋白(RIG)。

暴露于狂犬病病毒的后果取决于多种因素,包括:暴露位置及严重程度,进入伤口的病毒量及其型别(基因型或血清型),以及接种是否及时、是否严格遵照 WHO(2013)关于 PEP 的建议。

病人的固有免疫(基础免疫系统产生的非特异抗病作用)和适应性免疫(高度特异、系统的细胞和体液免疫)都参与发挥保护作用。除了对伤口的物理和化学处理措施以外,PEP 主要的免疫学目的是中和并清除暴露时侵入病人体内的狂犬病病毒。为达此目的,需要以最快速度增加 RVNA 的数量。因此,一个关键问题是,保护性免疫反应当能确保尽快产生直接针对狂犬病病毒 G 蛋白的 RVNA。RVNA 水平几乎总是能在初次接种后的 7~14 天达到足以被检测到的浓度(适应性或主动免疫)。

不过,由于人类狂犬病无例外地是致命的,疫苗接种方案中尽早接种 RIG(被动免疫)的目的是提供补充的保护作用,尤其是对于严重和(或)多处受伤的病人。

决定是否需要开始暴露后预防时应考虑的因素有:接触或损伤的性质,发生接触的地区或该动物的来源地区是否存在狂犬病,能否取得该动物进行实验室检查或观察,动物的种类;该动物的临床状况,该动物的接种史,所用疫苗的种类和接种时间。

由于狂犬病是致死性疾病,所以,发生狂犬病暴露后接种疫苗无任何禁忌证。人类狂犬病可有较长的潜伏期,因此,即使是对在可能的狂犬病暴露后 8 个月甚至更久才来就医治疗的人,也应该像新近发生暴露的人一样,给予诊断和治疗。只要接种完成后仍未发病,未来就不会再发病。

对 PEP 中的主动免疫和被动免疫,随后将有专门的说明。

### 40.7.2　在不同暴露程度下推荐的 PEP 措施

特别注意:考虑执行十日观察法时,如果犬或猫是来自低风险地区,表面健康且能被置于观察之下,可推迟开始治疗的时间;如果犬或猫是来自流行地区,则必须在尽快接种第 1 针疫苗之后再执行十日观察法(表 40.2)。

**表 40.2 WHO 推荐的 PEP 措施（WHO，2013）**

| 暴露于疑似患狂犬病动物的程度 | 暴露类型 | PEP 措施 |
|---|---|---|
| Ⅰ级：触摸或饲喂动物，动物舔触处的皮肤完整 | 未暴露 | 不用采取措施 |
| Ⅱ级：动物轻咬裸露皮肤，或无出血的轻微抓伤或擦伤 | 轻微暴露 | 立即对伤口进行局部处理和接种疫苗* |
| Ⅲ级：一处或多处穿透性皮肤咬伤或抓伤，动物舔触处的皮肤有破损；动物舔触处的黏膜被唾液污染，或暴露于蝙蝠 | 严重暴露 | 立即对伤口进行局部处理、注射抗狂犬病免疫球蛋白（RIG）并接种疫苗* |

注：* 执行十日观察法：如果动物在 10 天的观察期内保持健康，或经可靠的实验室使用正确的诊断技术证实动物为狂犬病阴性，则可终止治疗。

### 40.7.3 暴露后预防（PEP）的疫苗接种方案

5 针方案（最经典、应用最广泛的方案）：于第 0、3、7、14 和 28 天肌内接种 1 mL 或 0.5 mL 疫苗（用量取决于疫苗类型）。

4 针方案（2-1-1 方案）（目前在世界各地有取代 5 针方案的趋势）：第 0 天在左右三角肌内各注射 1 针，然后在第 7 天和 21 天时分别注射 1 针。

4 针方案（5 减 1 方案）：于第 0、3、7 和 14 天肌内接种 1 mL 或 0.5 mL 疫苗（即经典的 5 针方案省略最后 1 针）。此方案有取代 5 针方案的趋势。

接种方法：肌内接种，对 2 岁及以上儿童和成人，应在上臂三角肌处注射；对不满 2 岁儿童，在大腿前外侧处注射。特别提醒：不应在臀部注射（可能吸收慢，影响抗体及时产生）（WHO，2010）。

## 40.8 暴露前预防接种（PrEP）

### 40.8.1 PrEP 的对象

因居住地或职业而持续、频繁暴露于狂犬病病毒的高危人群（如从事狂犬病病毒或其他狂犬病样病毒研究的实验室工作人员、兽医、动物工作者）和在狂犬病高危地区从事野外活动的旅行者，由于很难及时获得适当的医疗护理，所以无论停留时间长短，都应当实施暴露前预防接种（pre-exposure prophylaxis，PrEP）（Warrell，2012）。

在狂犬病流行地区生活或旅行的儿童也处于危险中。患狂犬病的人群中 15 岁以下儿童和少年所占比例平均可能高达 40%。WHO 提倡在狂犬病高发地区的儿童和少年中进行狂犬病 PrEP。

### 40.8.2 PrEP 方案（3 针方案）

PrEP 应当分别在第 0、7 和 21（或 28）天肌内接种 1 mL 或 0.5 mL 疫苗（用量取决于疫苗类型）。

WHO 最新建议：上述第 3 针也可省略。

## 40.9 免疫球蛋白的应用

### 40.9.1 狂犬病免疫球蛋白的适用对象

WHO 建议，对于狂犬病病毒的Ⅲ级暴露，即一处或多处皮肤的穿透性（出血性）咬伤或抓伤，或被可疑的疯动物的唾液污染黏膜，不仅应立即接种疫苗进行主动免疫，而且应同时在伤口周围浸润注射狂犬病免疫球蛋白（rabies immunoglobuline，RIG）进行被动免疫，以获得快速的保护作用。

头部、手部等神经密集分布的部位被咬伤，以及伤口较深或较多的病人最易被感染，最需要注射 RIG。虽然单独接种疫苗能够挽救大部分病人，但某些病人仍需要立即接受被动免疫才能够生还（Both et al.，2012）。

最近对 AIDS 病人的研究还表明，一些 CD4 细胞数量很低的病人疫苗免疫后中和抗体产生很慢或不产生。因此，WHO 狂犬病专家委员会建议，对免疫力低下的病人即使是Ⅱ级暴露也应联合应用 RIG（Thisyakorn et al.，2000）。

RIG 终生只能使用一次。再次暴露后只需加强接种疫苗 1~2 针，而不再需要接种 RIG。

### 40.9.2 RIG 的作用机制

RIG 是一种被动免疫制剂，主要含 RVNA。它无须机体应答，就能够立即以中和方式直接杀灭进入体内的狂犬病病毒。因此，在被疯动物咬伤的伤口周围立即注射 RIG 将提升针对狂犬病的保护水平。

RIG 的作用就是在疫苗通常能够诱导机体主动

产生必要数量的抗体(7天)之前,在患者的暴露部位立即提供被动保护。由于狂犬病是死亡率100%的高度致死性疾病,所以所有属于 WHO 定义为Ⅲ级的暴露病人,都应在穿透皮肤的伤口内或黏膜上使用 RIG。

但 RIG 作用维持的时间不长,经过较短的半衰期就会降解或被机体清除,即 RIG 具有作用快速但短暂的特点。而疫苗产生作用虽然需要一定时间,但它诱生的抗体一旦开始产生,就能在较长时间内持续产生,并维持较长的时间,即具有持续性。所以狂犬病完整的 PEP 措施包括结合使用疫苗和 RIG;两者协同作用,才能提供全程的保护作用。

图40.1 显示 RIG 的作用原理。WHO 确认的抗狂犬病血清阳转标准为 0.5 IU·mL$^{-1}$,即血清中抗 RV 的抗体滴度达到 0.5 IU·mL$^{-1}$ 才说明具有足够的保护力。单纯注射疫苗通常至少要到7天以后才能获得足够的保护力,RIG 的作用就是填补第 0~7 天这个时间段保护力的空白,在这段时间即时提供保护作用(俞永新,2009)。

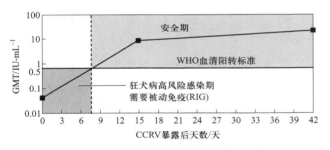

图40.1 CCRV 暴露后免疫程序的第 0,3,7,14,28 天及 >28 天 RV 抗体滴度的变化

### 40.9.3 RIG 的作用

目前常用的两种 RIG 为人狂犬病免疫球蛋白(HRIG)和马狂犬病免疫球蛋白(ERIG)。应优先选用 HRIG。HRIG 是经过严格筛选供体和清除病毒污染(包括人免疫缺陷病毒和肝炎病毒等)等处理后纯化而制成的,基本上不会引发严重副反应。但由于 HRIG 价格昂贵、供应不足,并不是所有需要的病人都能得到这种能够挽救生命的产品。马狂犬病免疫球蛋白(ERIG)或其 F(ab′)2 片段产品在人体内的清除速度较快,但较易获得,且价格较低。大多数按新工艺生产的 ERIG 制剂效价高、纯度高、安全,但它们对人体而言属于异源蛋白,仍有可能引起包括过敏性反应在内的严重不良反应(发生率为 1/

4.5万);只有经过训练并有相应设备能处理此类副反应的医务人员,才能使用 ERIG。

HRIG 和 ERIG 的优缺点比较见表40.3。

表40.3 人狂犬病免疫球蛋白(HRIG)和马狂犬病免疫球蛋白(ERIG)的优缺点比较

| 项目 | HRIG | ERIG |
|---|---|---|
| 伦理 | 存在伦理道德问题 | 无伦理道德问题 |
| 制备抗原 | 免疫用制备抗原要求高 | 制备抗原较容易 |
| 来源 | 来源受限 | 来源充足 |
| 感染风险 | 理论上存在感染 HIV、HCV、HBV 等血源性病毒的风险 | 无血源性病毒感染的风险 |
| 不良反应 | 几乎无不良反应 | 有过敏反应甚至血清病的风险 |
| 价格 | 价格高 | 价格较低 |
| 半衰期 | 21 天 | 14 天 |

### 40.9.4 RIG 的使用方法

在解剖学上可能的情况下(避免引发筋膜间隙综合征),所有的 RIG 应浸润式注射到被疯动物咬伤的伤口内或周围,以中和在咬伤时侵入并存在于组织中的狂犬病毒。尽量不要忽略任何微小的伤口(WHO,2010)。

RIG 只需注射一次,并应在 PEP 启动后尽快注射(首剂疫苗接种7天后不宜再注射 RIG)。

HRIG 的最大使用剂量为 20 IU·kg$^{-1}$ 体重,ERIG 和 F(ab′)2 片段产品的剂量则为 40 IU·kg$^{-1}$ 体重。

RIG 应稀释至足够供所有伤口使用的量,以供安全有效地浸润。RIC 要预先计划好,不要有剩余,不要在伤口以外部位使用。

### 40.9.5 单克隆抗体

人狂犬病免疫球蛋白(HRIG)或马狂犬病免疫球蛋白(ERIG)在发展中国家仍供应短缺或价格昂贵,或存在安全性问题,中和狂犬病毒的单克隆抗体(monoclonal antibody,McAb)可以在人-小鼠杂交细胞中生产,可能用于替代供应不足的 HRIG。美国费城和美国 CDC 的研究者创造了一种 3 个单克隆抗体的混合制剂。Crucell 公司研制了两种互补抗体,这两种抗体直接拮抗 G 蛋白上的两种抗原决定

簇。两种抗体称为 CR57 和 CR4098,联合用于叙利亚仓鼠检测其拮抗狂犬病的效果,并与 HRIG 对比。单克隆抗体高效地中和了 26 种狂犬病病毒,同时疫苗接种的免疫原性并没有受到抑制,结果保护了仓鼠免受强毒力狂犬病病毒的攻击(Nagarajan et al.,2008)。中国华北制药公司获得的人源抗狂犬病毒单克隆抗体也进行了 II 期临床试验。两种抗体联合应用也可以中和逃逸变异株。单克隆抗体可能很快就会进入商业用途。单克隆抗体在植物中表达为单链或双链抗体,可以降低生产成本。

## 40.10 疫苗的有效性和持久性

### 40.10.1 PEP 的有效性

细胞培养狂犬病疫苗(CCRV)的开发和广泛使用极大地提高了 PEP 的安全性和有效性(effectiveness)。失败的狂犬病 PEP 仅发生在发展中国家的个别病人中,但是此类案例的大多数据报告都在某种程度上违背了 WHO 推荐的 PEP 治疗方案(Rupprecht and Plotkin,2018)。与 PEP 失败有关的原因包括:推迟寻求治疗、未进行或未适当进行首次伤口处理、未进行或未适当进行免疫球蛋白(RIG)接种、未浸润式注射 RIG 就缝合伤口或狂犬病疫苗质量差。

#### 40.10.1.1 CCRV 效力的直接和间接证据

采用正确的 CCRV 接种程序,可对几乎所有的健康受种者诱导足够高的 RVNA 滴度(≥0.5 IU·mL$^{-1}$)。暴露前体内中和抗体滴度达到这一水平者无一例发生狂犬病(WHO,2005)。在暴露于狂犬病病毒后,如能立即接种疫苗并正确处理伤口,且同时注射狂犬病 RIG,几乎可 100% 地预防狂犬病发生,即便是在高危暴露的情况下也是如此。如果 PEP 过迟或未能正确完成,就有可能导致死亡,尤其当咬伤部位神经密布,如头、颈部,或多处受伤时。但如在接种完疫苗后能检测到抗体时还未发病,则以后再不会发病。

一些研究者为 CCRV(必要时与 RIG 联合使用)的效力提供了直接证据:据报道,有 47 名被患狂犬病的狗或狼咬过的患者在注射了 HDCV 后,没有患狂犬病(Bahmanyar et al.,1976)。在泰国,

在对皮内注射了 PCECV 的 113 名 III 级暴露者进行了 1 年的随访,没有观察到狂犬病病例(Quiambao et al.,2005)。在进行了肌内或皮内接种 PVRV 的 566 名被证实与患有狂犬病的动物接触过的泰国孩子中,没有发现狂犬病病例(Chutivongse et al.,1988)。

同样,在我国有 171 名严重的狂犬病暴露患者在暴露后接种了 PVRV,他们在 6 个月后仍存活。很多其他领域的研究也被用来对皮内或肌内接种 PVRV 在狂犬病病毒 PEP 中的临床效果进行评估。在各自的随访期间没有发现狂犬病病例(俞永新,2009)。大量的血清学研究为 CCRV(必要时同时使用 RIG)的效力提供了间接证据。

迄今为止,在中和抗体浓度达到或高于 0.5 IU·mL$^{-1}$ 的个体中,从未报告过狂犬病病例。健康个体在完成了 WHO 推荐的免疫接种程序后,抗体滴度高于这个最低值时,实际上可达到 100% 保护(WHO,2005)。已有足够的数据证实,暴露后如能及时局部处理伤口并及时按程序接种疫苗,可获得可信的保护效果。

#### 40.10.1.2 判断狂犬病疫苗效力的简单实用的标准

实际上疫苗接种失败多数都出现在第 1 针开始后的 20 天之内,主要是头面部被严重咬伤的患者。如果过了这个时间还未发病,以后再发病的可能性几乎不存在。

对患狂犬病的风险或疫苗效力可采用一个简单实用的判断标准:只要在发病前全程接种完了疫苗,产生了抗体,体内(包括 CNS 内)就不可能再有狂犬病病毒"潜伏",就不会再发病。

### 40.10.2 狂犬病疫苗的免疫持久性

接种 CCRV 后,免疫记忆的发展是针对狂犬病在人体建立长期持久免疫的关键。RVNA 检测是确认狂犬病的暴露前预防(PrEP)或 PEP 后免疫反应的最简便方法。关于病人初次接受疫苗接种(PrEP 或 PEP)的剂量数与循环系统中 RVNA 长期维持之间的关系,已进行了多项临床试验和回顾性研究(Hampson et al.,2011)。

在一项回顾性研究中,用 Kaplan-Meier 生存分析来评估 875 名病人初次接受人二倍体细胞疫苗(HDCV)后抗体长期持续的情况。病人分别经肌内途径(IM)或经皮内途径(ID)进行 3 剂 PrEP 系

列接种,或 5 剂(IM)PEP 系列接种。在初次接种后长达 9 年的时间里,未再接受加强注射,在不同时间间隔从病人获取血液样本进行测试。结果显示,与经皮内途径接种疫苗的病人相比,循环系统中可检测到的 RVNA 在经肌内途径接种疫苗的病人中持续的时间较长,约 80% 经肌内途径接种疫苗的病人在初次疫苗接种 9 年后依然可检出 RVNA 滴度。

对体液免疫反应持续时间的评估,选择在 2～14 年以前已经进行过初次 PrEP 或 PEP 系列接种的 18 名曾使用 HDCV 或纯化鸡胚细胞疫苗(PCECV)病人中进行。研究结果显示,所有病人均有可检出的 RVNA 滴度,其中最早进行的初次疫苗接种是在 14 年以前。

已发表的资料表明,病人即使只进行了 PrEP 或 PEP 的初次系列预防接种,而未在初次接种 1 年后再进行加强免疫接种,其循环系统中的 RVNA 持续的时间也相当长;对于接受了 PrEP 初次系列疫苗接种,并在 1 年后进行了加强免疫接种的病人,有很多研究报告证明,他们体内已经获得了更长期的持续的 RVNA。

另一项研究则证实,实行狂犬疫苗接种不会对其他疫苗的接种效果造成影响(Rupprecht and Plotkin,2018)。

#### 40.10.2.1 疫苗加强接种后的免疫回忆反应

图 40.2 为预防性接种 3 针狂犬病疫苗,然后在 1 年后加强接种 1～2 针,所引发的中和抗体滴度变化示意图(Rupprecht and Plotkin,2018)。

从图 40.2 中可见,肌内接种 3 针(或 5 针)疫苗后,1 个月内中和抗体滴度高峰值平均可达 10 IU·mL$^{-1}$。以后半年内先快速下降,随后缓慢下降,到第 12 个月时平均中和抗体滴度仍大于 1 IU·mL$^{-1}$。此时加强 1～2 针后,平均中和抗体滴度几乎是立即超过 20 IU·mL$^{-1}$。有研究证明,加强免疫后 7 天,100% 的受试者显示抗体水平升高 5 倍。

所以凡过去接种过 3 针(或以上)疫苗的接种者,再次暴露后加强接种 1～2 针即可。而且凡以前接种过 3 针(或以上)疫苗者,以后永远没必要再接种狂犬病免疫球蛋白。有数据证明,超过 20 年前曾接种过疫苗者,再次加强的效果仍然非常好。

从图中可见,接种 3 针狂犬病疫苗后,半年内抗体滴度都远远高于最小适宜滴度,通常没必要检测

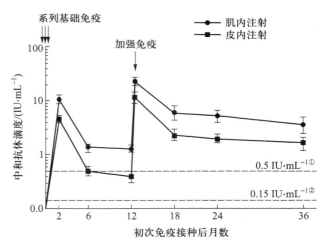

图 40.2　疫苗基础免疫和加强接种后的中和抗体滴度变化示意图

① WHO 定义的最小适宜滴度;② 美国 CDC 定义的最小适宜滴度
(经许可引自 Rupprecht and Plotkin,2018)

抗体;加强接种后,有效保护期在 3 年以上。对于有感染狂犬病风险的人,如果后来暴露于狂犬病,有以下两个理由支持对他们进行暴露前免疫接种(PrEP)(WHO,2013):① 在进行完整的 PEP 时,1～2 剂疫苗的加强接种就能迅速引发免疫回忆反应,从而可减少疫苗剂量和就医次数;② 不需要再接种狂犬病免疫球蛋白。

有免疫接种史个人的 PEP 接种方案(2 针方案):对于先前应用细胞培养疫苗进行过全程暴露前或 PEP 的个人,无论过了多久,再次暴露后,只需在仔细进行伤口清洗和消毒后,分别于第 0 天和第 3 天给予肌内(或皮内)注射 1 剂疫苗就足够了。所有进行加强接种的病例都不需注射狂犬病免疫球蛋白。加强针剂可以肌内注射也可以在降低剂量的情况下皮内注射。

已发表的一些临床试验提供的数据确认,一个以前接种过疫苗的人会对 1 剂或多剂狂犬病疫苗的加强接种迅速产生反应,即使最初的 PrEP 或 PEP 系列接种是在几年前进行的;不管初始疫苗接种是通过肌内还是皮内途径;也不依赖于以前接种过疫苗的人是否还有可检测到的 RVNA。

另一项研究指出,5～10 年前曾接受疫苗接种的病人与超过 10 年前接受疫苗接种的病人在再次接受加强免疫后,两者之间抗体水平没有显著性差异(Rupprecht and Plotkin,2018)。

#### 40.10.2.2 疫苗定期加强接种的适用对象

无论是出于暴露前或 PEP 的目的,已接受狂犬病疫苗全程基础免疫者都没有必要定期接种加强剂次。

定期进行加强接种仅推荐用于因职业原因而有持续、频繁或较高的风险暴露于狂犬病的人群(CDC,2008)。

#### 40.10.2.3 定期进行加强接种的时机和方案

关于上述需要定期加强接种的适用对象,在初次接种后何时应当进行常规加强剂量接种的建议各不相同(1~5 年)。然而,一些最近发表的临床试验表明,已接受 3~5 剂狂犬病 CCV 初次系列接种者,会有长达数十年的持久免疫,在加强接种后,可引发出更好的免疫回忆反应。最近有一个相关的生存案例,该病人在不知情的情况下进行了肝移植手术,而肝的供体后来被确诊为狂犬病患者,该接受已感染肝移植的病人却存活了下来,而接受同一个供体另外两个肾和胰腺移植的人,都在移植手术进行后 3 周内死于狂犬病所致脑炎。进一步调查显示,该接受肝移植的存活者在童年时曾接种过狂犬病疫苗(Jackson,2013)。

从事活狂犬病病毒相关研究或疫苗生产的人员,都应该定期(每隔 6~24 个月,具体视风险评估结果而定)检测抗体水平,以避免不必要的加强接种。仅当狂犬病中和抗体滴度低于 0.5 IU · mL$^{-1}$ 时,才推荐进行加强接种(CDC,2008)。实际上他们多数是在首次预防性接种 3 针疫苗后,1 年后加强 1 针,以后每 3~5 年再加强 1 针。

## 40.11 疫苗的不良反应和禁忌证

早先使用的神经组织疫苗(NTV)经常引起较严重的不良反应(adverse reaction),而且免疫原性弱于细胞培养狂犬病疫苗(CCRV)。因此,WHO 不推荐生产和使用神经组织疫苗。国内自 1980 年以后已全面推广了 CCRV。

一般而言,CCRV 是安全的疫苗,严重的不良事件主要是过敏或神经症状,实际上较为罕见(Rupprecht and Plotkin,2018)。

对于暴露前预防,对疫苗中任何成分有严重反

应史应视为接种同种疫苗的禁忌证。

因为狂犬病是一种致命性疾病,所以对高危暴露者进行 PEP 没有禁忌证。对各种可能的严重过敏反应,要进行主动的预防并做好各种应急准备。

### 40.11.1 普通群体的不良反应

#### 40.11.1.1 一般性不良反应

相关研究通常报告 35%~45% 的受试者在注射部位发生局部反应,可出现一过性的红斑、疼痛、肿胀(采用皮内接种通常较采用肌内接种更严重)。常见的轻微的全身反应通常发生在 10%~15% 的受试者中,包括一过性发热、头痛、头晕、肌痛、全身乏力、荨麻疹、皮疹和胃肠道症状。

曾大规模测试人二倍体细胞疫苗(HDCV)对美国兽医学生接种后的安全性和免疫原性,在超过 1770 名志愿者中观察到的不良反应及发生率如下:明显的手臂酸痛(15%~25%);头痛(5%~8%);抑郁、恶心,或两者兼而有之(2%~5%);过敏性水肿(0.1%)。

在另一项对暴露后接种者的研究中,21% 有局部反应,3.6% 有发热,7% 有头痛,5% 有恶心。最常见的局部反应是红斑、疼痛和硬结。这些结果已被近期的研究证实。当 HDCV 接种给儿童时,他们的心理问题可能比成人少,所以对副反应的主诉较少。

美国疫苗不良事件报告系统(VAERS)被动收集同一疫苗的数据。头痛是报告的最突出的症状。神经性反应似乎与疫苗无关,报告的其他反应通常是不严重的。

一项研究将鸭胚疫苗(PDEV)与 Vero 细胞疫苗(PVRV)及 PCECV 进行了比较,副反应无明显差异。PCECV 在泰国儿童中与日本脑炎疫苗同时接种也显示是安全的(Rupprecht and Plotkin,2018)。

#### 40.11.1.2 过敏反应

HDCV 在美国获得批准并广泛使用后,开始出现过敏反应的报告,主要出现在进行加强免疫之后(Fishbein et al.,1993)。

接种者副反应的总发生率是 0.11%,但在加强接种后,发生率上升到 6%。10% 的报告病例发生 I 型(IgE)过敏性反应,全部发生在初次系列接种的过程中(1 万次接种中发生 1 例),但在加强接种后 2~21 天发生的大多数是Ⅲ型超敏反应(IgG、IgM)。

这些反应被归因于人血白蛋白的抗原性,因为在疫苗生产过程中,在使用 β-丙内酯灭活病毒时,添加了人血白蛋白作为稳定剂,这增加了白蛋白形成免疫复合物的能力。

幸运的是,呼吸道症状通常很轻微,从未发生死亡病例。抗组胺剂、肾上腺素以及偶尔应用的类固醇药物都可成功地处置这些反应,症状通常都在 2~3 天缓解。

较新的疫苗在生产过程中使用了额外的纯化步骤以去除人血白蛋白。用这些疫苗进行加强接种后极少发生全身反应。

据报道,美国疫苗不良事件报告系统(VAERS)收集到 20 例接种 PCECV 后可能与疫苗相关的过敏反应报告。

有严重过敏史的个体更容易对狂犬病疫苗产生过敏反应。这些个体进行免疫接种时,应预防性使用抗组胺药物,并准备肾上腺素。如果在按程序接种多剂疫苗的中途发生过敏反应,则在后续接种时应向患者提供不同组织来源的替代疫苗,例如,如果对 HDCV 有过敏反应,则提供 PVRV 或 PCECV。

然而,只有发生预先用药不能控制的非常严重的反应时,才需要考虑中断狂犬病疫苗的免疫接种。使用类固醇治疗可能控制过敏,但也可能抑制 RVNA 应答。相应地,如果使用了类固醇,则应在最后 1 剂疫苗注射后测定 RVNA 滴度。因其他疾病而接受免疫抑制治疗的患者也应在免疫后检测 RVNA 水平,以证实对疫苗产生了充分的抗体应答。如果滴度不足,则应注射加强疫苗。

### 40.11.1.3 神经系统反应

在数以百万计的 HDCV 接种者中,共报告了 5 例发生 CNS 疾病,包括短暂性神经麻痹性疾病吉兰 - 巴雷综合征。这些疾病的基础发生率就是每年每 10 万人 1 例,这个发生率太低,可能与接种疫苗无因果关系。

在泰国,从原来使用 NTV 改为使用 CCRV 后,导致神经系统并发症的发病率从 155 人中 1 例下降到 5 万人中少于 1 例(Rupprecht and Plotkin,2018)。

## 40.11.2 狂犬病疫苗无禁忌证

狂犬病是病死率最高的传染病,但感染狂犬病病毒后迅速接受 WHO 推荐的 PEP 方案后极少发生死亡,这证明 CCRV 是世界上免疫保护效果最好的疫苗之一。现代人用狂犬病疫苗是灭活疫苗,不良反应轻微,从该病可导致 100% 死亡率的概念出发,暴露后疫苗免疫反应无禁忌证。

下面举例分析几种特殊群体对该疫苗的免疫反应和注意事项。

### 40.11.2.1 免疫功能低下者

狂犬病疫苗几乎在所有人群中均具有很高的免疫原性,但 CD4$^+$ 细胞计数极低的人群可能例外(Deshpande et al. ,2001)。在一项研究中,研究者选择了人类免疫缺陷病毒(HIV)感染的成年人群进行 CCRV 的免疫反应调查,在 CD4$^+$ 细胞计数低于 400 的有症状的 HIV 感染病人中,在接受了 PEP 方案,即分别于第 0、3、7、14 和 30 天肌内注射 5 剂疫苗后,只有 57% 的病人产生了高于 0.5 IU·mL$^{-1}$ 的 RVNA。另一项研究中,10 名 CD4$^+$ 细胞计数在 25~472 的 HIV 感染成年病人接受了一项多点皮内接种 PEP 方案,他们分别于 0、3 和 7 天皮内接种了 4 剂 CCRV,第 28 和 90 天分别皮内接种 2 剂 CCRV("4-4-4-0-2-2")。该项研究报告指出,10 名受试者的免疫反应均低于预期;其中,2 名病人的 RVNA 滴度在第 14 天还没有超过 0.5 IU·mL$^{-1}$;1 名病人在第 30 天还没有超过 0.5 IU·mL$^{-1}$。

在另一项研究中,研究者对 13 名 HIV 感染、CD4$^+$ 细胞计数低于正常值的儿童采用 3 剂肌内注射 CCRV 的 PrEP 方案,然后检测其免疫反应,并与 9 名未感染儿童的免疫反应进行对比。在该项研究中,与对照组相比,CD4$^+$ 细胞计数低于正常值 15% 的儿童的 RVNA 滴度明显偏低,13 名 HIV 感染儿童中的 4 名未产生可以检测到的 RVNA。

在近期的一项研究中,研究者对进行过高活性抗反转录病毒治疗(HAART)的 HIV 感染受试者进行 CCRV 接种,并检测免疫反应,结果显示,在这些 HIV 感染时间较长的病人血清中的 IgG 和 IgM 滴度比正常值偏低。然而,该项研究也显示,这些接受过 HAART 的病人中的 63% 在疫苗初次接种 5 年后仍有可检测到的抗体滴度。

另一项研究评估了免疫抑制病人中一种更加有效的接种程序。受试者包括两组 HIV 阳性病人,一组的 CD4$^+$ 细胞计数低于 200,另一组高于 200。每名受试者接受一种改良的 8 位点复合皮内接种 PEP 方案,该方案包括分别于第 0、3、7、14 和 30 天时 8 点皮内注射 CCRV。所有受试者均有抗体滴度高于

$0.5\ IU \cdot mL^{-1}$ 的反应。也有报道显示,所有接受实体器官移植后进行免疫抑制治疗的儿童,在暴露于狂犬病病毒后接受 PEP 方案,均有成功的免疫反应。

免疫功能低下者(包括 AIDS 患者)如发生 Ⅱ 级和 Ⅲ 级暴露,应全程肌内接种 5 剂次 CCRV,同时进行综合性伤口处理和局部浸润注射人狂犬病免疫球蛋白。

如条件允许,在接种后 2~4 周时应检测 RVNA 反应,以评估是否需要进行额外的疫苗接种。

#### 40.11.2.2 服用疟疾治疗药物氯喹的病人

此类病人经皮内途径接种狂犬病疫苗时,产生的抗体滴度较低。因此,此类病人应采用肌内内途径接种疫苗(Rupprecht and Plotkin,2018)。

#### 40.11.2.3 婴幼儿和老年人

据研究报告,在无特别的免疫抑制的状况下,婴幼儿和老年人对狂犬病疫苗的免疫反应是足够的。

已发表的一份报告综合了对不同年龄受试者的免疫反应进行检测的两项研究,结果都表明,老年个体在接种疫苗后 RVNA 水平偏低。在该报告述及的一项研究中,年龄为 11~25 岁的 260 名受试者的 PEP 处置包括接种 6 针疫苗,并将他们与接受同样处置的 50 岁以上的人进行比较。在这项研究中,有 52% 以上的 50 岁以上成年人与年轻人相比,RVNA 滴度显著降低。

另一项研究涉及 875 名病人,年龄为 2~74 岁,分别接受 PEP 或 PrEP,分别按年龄和性别进行分组比较,结果所产生的 RVNA 没有显著差异。

在确认为营养不良 1~4 级的儿童中,针对狂犬病 PEP 产生的免疫反应也是足够的(Rupprecht and Plotkin,2018)。

#### 40.11.2.4 孕妇

狂犬病 PEP 对孕妇不是禁忌,在该群体中具有免疫原性、高度有效而且安全。狂犬病 PEP 在应用于孕妇时不应有顾忌,因为它是一种拯救生命的疫苗。对 202 例泰国妊娠妇女进行的随访表明,接种狂犬病疫苗并没有增加并发症和畸形胎儿的发生率。对新生儿进行免疫接种似乎没有必要,但凡进行了免疫接种的都获得成功(Abazeed et al.,2007)。

尚无报告表明孕妇由于采用包括 CCRV 接种在内的 PEP 而引起流产或对胎儿产生其他伤害。

### 40.12 发展中的新型狂犬病疫苗

狂犬病疫苗的发展可分为四代,目前全球广泛使用的狂犬病疫苗属于第三代,若干新开发的疫苗属于第四代(Rupprecht and Plotkin,2018)。第一代狂犬病疫苗是神经组织疫苗(NTV),是 100 多年前法国巴斯德最早开发的疫苗。按今天的标准,此类疫苗副反应大、效果差,但制造简便、成本很低。WHO 早已建议禁止使用此类疫苗;中国早在 30 多年前已停用,目前全球仅少数极端贫困地区仍在使用。第二代狂犬病疫苗是禽胚疫苗,如鸭胚疫苗(DEV)和纯化鸭胚疫苗(PDEV)。第三代狂犬病疫苗是细胞培养狂犬病疫苗(CCRV),如人二倍体细胞疫苗(HDCV)、纯化 Vero 细胞狂犬病疫苗(PVRV)、纯化鸡胚细胞培养疫苗(PCECV)。第四代狂犬病疫苗应包括一些正在研发的新型疫苗,可概括如下。

已证实,针对狂犬病病毒糖蛋白的中和抗体在狂犬病的免疫反应中占主导地位,因此,一些新型疫苗的发展主要集中于对糖蛋白新型表达系统的建立。如以痘苗病毒和金丝雀痘病毒作为载体表达狂犬病病毒 G 蛋白,对这两种痘苗重组病毒已经进行了人体试验。使用这两种载体间隔 1 个月进行 2 次注射可以提高 RVNA 的水平,但是其 RVNA 水平低于以相同间隔注射 HDCV 产生的 RVNA 水平。第 3 剂载体注射可以产生显著的加强效果,对之前接受过载体或 HDCV 的人群均有效。此外,亦有利用腺病毒以及非致病性弹状病毒以及副流感病毒等作为狂犬病病毒糖蛋白运载体的研究报道。以上所有试验疫苗均可以保护小鼠免受狂犬病病毒攻击(Huang et al.,2015)。但是除了金丝雀痘病毒重组狂犬病疫苗,其他疫苗均尚未在人类中进行试验,对现行第三代狂犬病疫苗尚不构成挑战。

人们构建的含有狂犬病病毒 G 糖蛋白基因的互补 DNA 的质粒疫苗,对野生型病毒攻击的保护作用已经在小鼠、狗、猫和猴子中得到证实。最近的一项研究中,单次注射 100 μg 表达狂犬病 G 蛋白的 DNA 可以在 1 年后仍旧保护受病毒攻击的犬。单次肌内注射后 1 年,DNA 免疫接种的猴子也可以受到保护（Rupprecht and Plotkin，2018；Garg et al.，2017）。

反向遗传学（reverse genetics）的出现使人们能够通过改造病毒基因组，如通过删除 M 或者 P 基因序列来构建高减毒株成为可能，同时也可以通过 G 蛋白基因突变来达到建立新型重组疫苗株的目的。通过反向遗传学手段构建的可以是新型减毒活疫苗。目前成功的例子有 SADB19，是从美国一株病毒 SAD 株改造而来（Conzelmann et al.，1994）。经过缺失突变后的病毒是复制缺陷型，一般不会造成安全问题，而 G 基因突变型病毒仍然具有复制能力，如用来生产活疫苗可能构成安全问题，如能证实不具返祖能力，可用于兽用疫苗。此外按成本效益的观点，减毒活疫苗的缺点之一是生长慢，从而影响产量和最终成本（解庭波等，2010）。

美国费城杰斐逊大学的 Dietzschold 利用反向遗传学技术改造狂犬病病毒，开发出高度减毒的狂犬病活病毒疫苗。该疫苗与以往的狂犬病疫苗相比，效力更高而且高度安全，甚至有可能用于狂犬病发病后的早期治疗（Faber et al.，2009；解庭波等，2010）。中国采用减毒株进行的相关研究也取得良好结果，例如，已证明狂犬病病毒弱毒 SRV9 株在暴露于街毒后的小鼠中具有治疗潜力（黄飞等，2013）。

皮卡（PolyIC）佐剂狂犬病疫苗已取得很大新进展，具有很大的潜力，是我国发明的新型佐剂疫苗。该佐剂疫苗可减少抗原用量，增强细胞免疫和体液免疫应答，特别是能产生早期的细胞免疫应答，从而提高传统狂犬病疫苗的保护效果（李茂光等，2010）。

另有两种技术可能用于廉价狂犬病疫苗的生产，即 G 蛋白在转基因植物中的表达和基因重组植物病毒的增殖，这两种技术生产的疫苗都可以口服应用。转基因植物也可能是生产注射用狂犬病抗原的良好基质。然而，植物中的抗原浓度可能不足以产生保护作用以及提供对狂犬病的长期免疫作用（Modelska et al.，1998；Rosales-Mendoza，2015）。

## 40.13 公共卫生问题

目前，全球每年仍至少有 5.9 万人因狂犬病而死亡，多数发生在亚洲和非洲。WHO 多年来反复强调，要"协调全球努力，共同防控狂犬病"，并指明了防控狂犬病的正确方向：消除犬狂犬病可显著减少人暴露于狂犬病病毒中。对家犬大规模接种狂犬病疫苗是控制和消除犬狂犬病唯一的，也是最符合成本效益原则的干预措施。

要成功控制狂犬病，尚有待于其他措施，如加强犬只管理；强制性报告人和动物狂犬病，确保具备可靠的诊断设施和程序，开展尸体剖检以确定疑似狂犬病感染者的死因，改进参与狂犬病防控的全体公共部门之间的协调（WHO，2013）。

目前，中国防控狂犬病的局面是：一方面，某些媒体和舆论对狂犬病风险的夸大或误导使许多人对狂犬病过度恐慌，导致盲目过量注射疫苗。全球几乎 80% 的狂犬病疫苗被中国人接种了，相关社会财富的支出每年超过 100 亿元。但由于相关动物的免疫和管理迟迟未得到改善，作为主要传染源的狗群中的狂犬病迟迟得不到控制，中国近年来每年人狂犬病的平均死亡人数仍高达约 2000 人，在全球占第二位（严家新，2009）。

### 40.13.1 动物的狂犬病免疫接种

人们从巴斯德研究狂犬病开始就认为，人类狂犬病的预防大部分可通过对犬进行免疫接种来实现。但直到 20 世纪早期，人们才制定出切实可行并获得成功的犬用动物疫苗。

1921 年，第一次大规模使用的犬用疫苗是一种改良 Semple 疫苗，实践证明这种疫苗可以有效地控制犬狂犬病。

1945 年，Johnson 证明，单剂注射高效苯酚灭活的疫苗可以保护犬免于狂犬病病毒野毒株的攻击，该疫苗有效期超过 1 年。当时这种疫苗是唯一用来控制犬、猫和其他家养动物所使用的狂犬病疫苗。

1948 年，Koprowski 介绍了改进的活病毒疫苗，是将病人脑组织中分离到的病毒株连续传代，使病毒对犬的致病性丧失，获得对犬安全的减毒株（Flury LEP）。以后继续在含胚鸡蛋中传代获得的进一步减毒株称为 Flury HEP。Flury LEP 和 Flury HEP 曾在世界各地被用于各种家用动物的免疫。但是到 20 世纪 70 年代，美国停止了使用减毒 Flury 病毒疫苗。

1964 年，加拿大的研究人员从美国引进了减毒株 ERA。ERA 疫苗可以提供良好的免疫，持续时间至少达 3 年。但是疫苗在猫和其他动物中引起了几例狂犬病,导致疫苗停止使用,该案列说明,狂犬病减毒活疫苗在动物中使用也存在很大风险。

20 世纪 80 年代,欧洲和美国广泛使用新生小鼠的脑组织或细胞培养灭活疫苗用于动物免疫,但是现今在美国只使用细胞培养灭活疫苗或基因重组活疫苗。南美和泰国部分地区的经验证明,通过对动物实施免疫接种来控制犬狂犬病是消除人类狂犬病的一种成功的策略(Slate et al.,2005)。

对野生动物采用口服免疫以预防狂犬病:用 SADB19 减毒株加入食饵中对狐狸进行免疫接种,100% 的狐狸获得免疫,这种方法已经广泛用于德国和中欧的其他国家。但是,因为 SAD B19 病毒株残留有对啮齿类动物的致病性,所以人们制造了毒性更小的病毒株,即 SAG2。

人们用基因重组技术构建的含有 G 蛋白重组痘苗病毒 V-RG 加入食饵中由动物摄食,对多种动物包括红狐和浣熊实施免疫,证实了 V-RG 疫苗的安全性和有效性。

在美国,有两种狂犬病疫苗可用于家养动物:灭活病毒疫苗和金丝雀痘病毒基因重组疫苗。两种疫苗都需要在 1~3 年后进行加强免疫。

通过口服应用的新兽用狂犬病疫苗可以保护犬免受狂犬病病毒的攻击,这种疫苗对发展中国家尤其有意义(Rupprecht and Plotkin,2018)。

## 40.13.2 人狂犬病的免疫接种

目前,每年因假定狂犬病暴露而免疫接种的人数达到了 2500 万,接种者主要分布在亚洲。但大部分疫苗接种者免疫前并没有确认是被真正的疯犬所咬。然而,人们观察被狂犬病动物咬伤的未治疗患者发现,狂犬病发生率波动在 3%~80%,这主要取决于咬伤的部位和严重程度。在美国,每年(3~4)万免疫接种的人群中,只有相对较少的一部分有患狂犬病的风险。而注射有效疫苗结合抗血清应用的个体则很少发生狂犬病,证明了狂犬病疫苗或疫苗加血清用于狂犬病预防的效果。1989 年,在美国得克萨斯州的调查中发现,在咬伤人的动物中,有 34% 的臭鼬、19% 的狐狸和 15% 的蝙蝠经实验室检测确认有狂犬病感染,说明该地区人们有患狂犬病的巨大风险(WHO,2013;Clavijo et al.,2013)。

目前,对人狂犬病的有效控制得益于对暴露人群的及时免疫接种。发展中国家狂犬病发病的风险相对更大,因此,发展中国家迫切需要价廉的狂犬病疫苗和相关使用知识的普及(Hampson et al.,2011)。

## 40.14 问题与展望

在发达国家,家养动物的狂犬病已得到有效控制,对新的人用狂犬病疫苗的兴趣正在降低。但在狂犬病流行的广大发展中国家,对防控狂犬病的生物制品的需求仍然是迫切的。

目前,市场上使用的细胞培养狂犬病疫苗(CCRV)是 WHO 推荐的全球预防狂犬病最有效的疫苗。几十年的经验已经证明,当代狂犬病疫苗是安全有效的,不良反应微乎其微,而且与全球儿童疫苗接种的抗原和时间表可以兼容。

但目前人用狂犬病疫苗生产成本仍然较高,对于发展中国家的使用者来讲,该疫苗价格昂贵,而且需多次重复接种,使用不便。动物狂犬病疫苗主要接种途径也是肌内注射,兽医在接种时面临的危险性大,而且疫苗价格偏高,推广难度大。

目前,狂犬病在全球的发展中国家每年消耗数十亿美元的防治经费,但仍有数万人因狂犬病而死亡,而且狂犬病在全球的流行范围仍在继续扩大。

新的更安全有效的下一代狂犬疫苗正在开发之中,如通过反向遗传手段开发的新型重组疫苗、DNA 疫苗、以植物为表达载体的疫苗以及重组病毒载体疫苗等,这些新型疫苗的研发应继续得到更多的重视。如果不断出现新的狂犬病病毒(尤其是在蝙蝠中),则需要发展保护范围更广的狂犬病疫苗,如多价疫苗。对新的疫苗载体、新型佐剂以及与不同类型疫苗相关的免疫机制的研究都有待加强(Rupprecht et al.,2018;Crowcroft et al.,2015;Anna Ondrejková et al.,2017)。

新的狂犬病被动免疫制品,如针对狂犬病病毒抗原的单克隆抗体,目前正在进行临床试验,或正在进行临床前评估,有望为全球提供廉价的被动免疫制剂。

减少剂量、可以在 1 周内完成的 PEP 和暴露前预防(PrEP)方案目前也正在进行评估,可能为简化接种程序、降低病人的负担提供新的解决方案。

在暴露前对特定的高风险(非职业)人群进行预防性接种也是一种可行的选择。现在人们正在研究是否要在狂犬病流行区域对儿童进行常规暴露前免疫接种。

由于人狂犬病最主要的传染源是犬，要一劳永逸地彻底消除人群中的狂犬病，必须从源头上解决问题：即通过对狗和其他动物进行疫苗接种来构建保护屏障，从而有效防止人狂犬病的发生。对狗实施大规模疫苗接种是预防人狂犬病最有效的方式，是最具成本效益的战略（Rupprecht and Plotkin，2018）。这也是发达国家成功解决狂犬病问题最基本的经验。

为从根本上控制狂犬病，必须实施综合的狂犬病控制策略：要优先实施动物狂犬病控制方案，兼顾对人的暴露后预防（PEP）和暴露前预防（PrEP），普及公共卫生教育，以及加强非营利组织和政府层面的通力合作。这是达到彻底消除狂犬病目标的必由之路（严家新，2009）。

# 参考文献

蔡勇，周蓉，李声友，等. 2015. 国产冻干人用狂犬病疫苗（人二倍体细胞）的安全性及免疫原性观察. 中国生物制品学杂志 28（5）：510-513.

国家药典委员会. 2015. 中华人民共和国药典. 2015 年版，三部. 北京：中国医药科技出版社.

黄飞，李莹莹，李芸，等. 2013. 狂犬病弱毒 SRV9 对街毒暴露小鼠的治疗效果. 中国兽医学报 33（4）：566-570.

李茂光，俞永新，李加，等. 2010. Poly IC 佐剂狂犬病疫苗诱导小鼠的免疫应答. 中国生物制品学杂志 23（8）：852-856.

明平刚，孙文，徐葛林，等. 2006. 中国狂犬病毒疫苗株 CTN-1-V 三个代次的 GP 基因序列分析. 中国生物制品学杂志 19（3）：217-219.

孟胜利，徐葛林，吴杰，等. 2009. 中国 12 株狂犬病街毒株 G 基因序列测定与分析. 中国人兽共患病学报 25（6）：497-501.

王继麟，严家新. 2001. 人用狂犬病疫苗的过去、现在和未来. 中华流行病杂志 22（1）：23-25.

王月，黄思佳，严家新. 2012. 现代狂犬病疫苗生产用细胞和毒种：现状和前景. 国际生物制品学杂志 35（5）：237-241.

卫生部传染病标准专业委员会. 2008. 卫生行业标准：狂犬病诊断标准（WS281-2008）. 北京：人民卫生出版社.

解庭波，唐芳，严家新. 2010. 新型狂犬病减毒活疫苗研究的重大突破. 国际生物制品学杂志 33（3）：144-147.

严家新. 1994. 狂犬病流行简史. 中华医史杂志 14（4）：196-199.

严家新. 2009. 中国何时能消灭狂犬病. 环球科学（11）：87.

俞永新. 2009. 狂犬病和狂犬病疫苗. 第二版. 北京：中国医药科技出版社.

Abazeed ME, Cinti S. 2007. Rabies prophylaxis for pregnant women. Emerg Infect Dis 13（12）：1966-1967.

Anna Ondrejková, Judit Süli, Jarmila Harvanová, et al. 2017. Antioxidative protection of squalene adjuvant and rabies vaccine with adjuvant. Biol Pharm Bull 40（7）：1029-1034.

Ashwathnarayana DH, Madhusudana SN, Sampath G, et al. 2009. A comparative study on the safety and immunogenicity of purified duck embryo vaccine（PDEV, Vaxirab）with purified chick embryo cell vaccine（PCEC, Rabipur）and purified Vero cell rabies vaccine（PVRV, Verorab）. Vaccine 28（1）：148-151.

Bahmanyar M, Fayaz A, Nour-Salehi S, et al. 1976. Successful protection of humans exposed to rabies infection. Postexposure treatment with the new human diploid cell rabies vaccine and antirabies serum. JAMA 236（24）：2751-2754.

Bernard KW, Smith PW, Kader FJ, et al. 1982. Neuroparalytic illness and human diploid cell rabies vaccine. JAMA 248（23）：3136-3138.

Both L, Banyard AC, van Dolleweerd C, et al. 2012. Passive immunity in the prevention of rabies. Lancet Infect Dis 12（5）：397-407.

Briggs DJ, Banzhoff A, Nicolay U, et al. 2000. Antibody response of patients after postexposure rabies vaccination with small intradermal doses of purified chick embryo cell vaccine or purified Vero cell rabies vaccine. Bull World Health Organ 78（5）：693-698.

CDC（Centers for Disease Control and Prevention）. 1977. Rabies in a laboratory worker—New York. MMWR 26（22）：183-184.

CDC. 2008. Human rabies prevention—United States, 2008：Recommendations of the Advisory Committee on Immunization Practices. MMWR Recomm Rep 57（RR-3）：1-28.

Chutivongse S, Supich C, Wilde H. 1988. Acceptability and efficacy of purified vero-cell rabies vaccine in Thai children exposed to rabies. Asia-Pacific Journal of Public Health 2（3）：179-184.

Clavijo A, Del Rio Vilas VJ, Mayen FL, et al. 2013. Gains and future road map for the elimination of dog-transmitted rabies in the Americas. Am J Trop Med Hyg 89（6）：1040-1042.

Conzelmann KK, Schnell M. 1994. Rescue of synthetic genome RNA analogs of rabies virus by plasmid encoded proteins. J Virol 68（2）：713-719.

Crowcroft NS, Thampi N. 2015. The prevention and management of rabies. BMJ 350：g7827.

Dacheux L, Wacharapluesadee S, Hemachudha T, et al. 2010.

More accurate insight into the incidence of human rabies in developing countries through validated laboratory techniques. PLoS Negl Trop Dis 4:e765.

Davis PL, Bourhy H, Holms EC. 2006. The evolutionary history and dynamics of bat rabies virus. Infect Genet Evol 6(6): 464-473.

Deshpande A, Briggs D. 2001. Rabies Vaccination in Immuno-suppressed Patients. Paris: Merieux Foundation. World Health Organization.

Dietzgen RG, Calisher CH, Kurath G, et al. 2012. Family Rhabdoviridae. In: King AMQ, Adams MJ, Carstens EB, et al. Virus Taxonomy: Classification and Nomenclature of Viruses—Nineth Report of the International Committee on Taxonomy of Viruses. San Diego: Elsevier.

Dodet B, Meslin FX, Heseltine E. 2001. Clinical aspects of human rabies. In: Fourth International Symposium on Rabies Control in Asia. Paris, France. World Health Organization.

EDQM (European Directorate for the Quality of Medicines). 2010. European Pharmacopoeia 7th edition.

Faber M, Li J, Kean RB, et al. 2009. Effective preexposure and postexposure prophylaxis of rabies with a highly attenuated recombinant rabies virus. PNAS 106(27):11300-11305.

Fehlner-Gardiner C, Nadin-Davis S, Armstrong J, et al. 2008. ERA vaccine-derived cases of rabies in wildlife and domestic animals in Ontario, Canada, 1989—2004. J Wildl Dis 44(1):71-85.

Fishbein DB, Yenne KM, Dreesen DW, et al. 1993. Risk factors for systemic hypersensitivity reactions after booster vaccinations with human diploid cell rabies vaccine: A nationwide prospective study. Vaccine 11(14):1390-1394.

Follmann EH, Ritter DG, Baer GM. 1996. Evaluation of the safety of two attenuated oral rabies vaccines, SAG1 and SAG2, in six Arctic mammals. Vaccine 14(4):270-273.

Fournier P, Montagnon B, Vincent-Falquet JC, et al. 1985. A new vaccine produced from rabies virus cultivated on Vero cells. In: Vodopija I, Nicholson KG, Smerdel S, et al. Improvements in Rabies Post-Exposure Treatment. Zagreb: Institute of Public Health.

Freuling C, Beer M, Contraths FJ, et al. 2011. Novel *Lyssavirus* in Natterer's bat, Germany. Emerg Infect Dis 17 (8): 1519-1522.

Garg R, Kaur M, Saxena A, 2017. Alum adjuvanted rabies DNA vaccine confers 80% protection against lethal 50 LD50 rabies challenge virus standard strain. Mol Immunol 85: 166-173.

Gaudin Y, Ruigrok RW, Tuffereau C, et al. 1992. Rabies virus glycoprotein is a trimer. Virology 187(2):627-632.

Giesen A, Gniel D, Malerczyk C. 2015. 30 years of rabies vaccination with Rabipur: A summary of clinical data and global experience. Exp Rev Vaccines 14(3):351-367.

Hampson K, Coudeville L, Lembo T, et al. 2015. Estimating the global burden of endemic canine rabies. PLoS Negl Trop Dis 9(4):e0003709.

Hampson K, Cleaveland S, Briggs D. 2011. Evaluation of cost-effective strategies for rabies post-exposure vaccination in low-income countries. PLoS Negl Trop Dis 5:e982.

Hayflick L. 1984. The coming of age of WI-38. Adv Cell Culture 3(1):303-316.

Hayflick L, Moorhead PS. 1961. The serial cultivation of human diploid cell strains. Exp Cell Res 25(3):585-621.

Hemachudha T, Laothamatas J, Rupprecht CE. 2002. Human rabies: A disease of complex neuropathogenetic mechanisms and diagnostic challenges. Lancet Neurol 1(2):101-109.

Horowitz A, Behrens RH, Okell L, et al. 2010. NK cells as effectors of acquired immune responses: Effector CD4$^+$ T cell-dependent activation of NK cells following vaccination. J Immunol 185(5):2808-2818.

Horton DL, McElhinney LM, Marston DA, et al. 2010. Quantifying antigenic relationships among the lyssaviruses. J Virol 84(22):11841-11848.

Huang Y, Chen Z, Huang J, et al. 2015. Parainfluenza virus 5 expressing the G protein of rabies virus protects mice after rabies virus infection. J Virol 89(6):3427-3429.

Israsena N, Mahavihakanont A, Hemachudha T. 2011. Rabies virus infection and microRNAs. Adv Virus Res, 79: 329-344.

Jackson A. 2013. Rabies (Third Edition). Beijing: Elsevier Beijing Limited.

Johnson N, Cunningham AF, Fooks AR. 2010. The immune response to rabies virus infection and vaccination. Vaccine 28 (23):3896-3901.

Kissling RE. 1958. Growth of rabies virus in nonnervous tissue culture. Proc Soc Exp Biol Med 98(2):223-225.

Kuzmin IV, Mayer AE, Niezgoda M, et al. 2010. Shimoni bat virus, a new representative of the *Lyssavirus* genus. Virus Res 149(2):197-210.

Lancet Editorial. 2015. Time to eliminate rabies. The Lancet 386 (10012):2446.

Laothamatas J, Sungkarat W, Hemachudha T. 2011. Neuroimaging in rabies. Adv Virus Res 79:309-327.

Lembo T, Attlan M, Bourhy H, et al. 2011. Renewed global partnerships and redesigned roadmaps for rabies prevention and control. Vet Med Int 2011:923149.

Lin F, Zeng F, Lu L, et al. 1983. The primary hamster kidney cell rabies vaccine: Adaptation of viral strain, production of vaccine, and pre- and postexposure treatment. J Infect Dis 147

（3）:467-473.

Lin F. 1990. The protective effects of the large-scale use of PHKC rabies vaccine in humans in China. Bull World Health Organ 68(4):449-454.

Mclean, Hwong Q, WHO. 2011. Rabies: The immunological basis for immunization series, module 17: Rabies Switzerland: World Health Organization.

Meslin FX, Kaplan MM, Koprowski H. 1996. Laboratory Techniques in Rabies. Fourth edition. Geneva WHO Press.

Modelska A, Dietzschold B, Sleysh N, et al. 1998. Immunization against rabies with plant-derived antigen. PNAS 95（5）: 2481-2485.

Moore SM, Wilkerson MJ, Davis RD, et al. 2006. Detection of cellular immunity to rabies antigens in human vaccines. J Clin Immunol 26(6):533-545.

Morris J, Crowcroft N. 2006. Pre-exposure rabies booster vaccinations: A literature review. Dev Biol（Basel）125: 205-215.

Nagarajan T, Rupprecht CE, Dessain SK, et al. 2008. Human monoclonal antibody and vaccine approaches to prevent human rabies. Curr Top Microbiol Immunol 317(1):67-101.

Nel LH. 2005. Vaccines for lyssaviruses other than rabies. Expert Rev Vaccines 4(4):533-540.

Noah DL, Drenzek CL, Smith JS, et al. 1998. Epidemiology of human rabies in the United States, 1980 to 1996. Ann Intern Med 128(11):922-930.

Pará M. 1965. An outbreak of post-vaccinal rabies（Rage de Laboratoire）in Fortaleza, Brazil, in 1960: Residual fixed virus as the etiological agent. Bull Org mond Santé/ Bull World Health Organ 33(2):177-182.

Pasteur M. 1884. M. Pasteur on the virus of rabies, medical progress: medicine. JAMA 3:40-41.

Petricciani J, Sheets R. 2008. An overview of animal cell substrates for biological products. Biologicals 36(6):359-362.

Plotkin S, Orenstein W, Offit P. 2011. Vaccines. Fifth Edition. 梁晓峰等译. 北京:人民卫生出版社.

Quiambao BP, Dimaano EM, Ambas C, et al. 2005. Reducing the cost of post-exposure rabies prophylaxis: Efficacy of 0.1 mL PCEC rabies vaccine administered intradermally using the Thai Red Cross post-exposure regimen in patients severely exposed to laboratory-confirmed rabid animals. Vaccine 23（14）:1709-1714.

Ranney M, Partridge R, Jay GD, et al. 2006. Rabies antibody seroprotection rates among travelers in Nepal: "Rabies seroprotection in travelers". J Travel Med 13(6):329-333.

Recuenco S, Warnock E, Osinubi MOV, et al. 2017. A single center, open label study of intradermal administration of an inactivated purified chick embryo cell culture rabies virus vaccine in adults. Vaccine 35（2017）: 4315-4320.

Rosales-Mendoza S. 2015. Current developments and future prospects for plant-made biopharmaceuticals against rabies. Mol Biotechnol 57（10）:869-879.

Roumiantzeff M, Ajjan N, Branche R, et al. 1984. Rabies vaccine produced in cell culture: Production and control and clinical results. In: Kurstak FL. Applied Virology. USA: Academic Press.

Rupprecht C, Plotkin S. 2018. Rabies vaccines. In: Plotkin S, Orenstein W, Offit P. Vaccines. Philadelphia: Elsevier Inc.

Sacramento D, Badrane H, Bourhy H, et al. 1992. Molecular epidemiology of rabies virus in France: Comparison with vaccine strains. J Gen Virol 73（pt 5）（1）:1149-1158.

Sehgal S, Bhattacharya D, Bhardwaj M. 1995. Ten year longitudinal study of efficacy and safety of purified chick embryo cell vaccine for pre- and post-exposure prophylaxis of rabies in Indian population. J Commun Dis 27(1):36-43.

Servat A, Kempff S, Brogat V, et al. 2015. A step forward in the quality control testing of inactivated rabies vaccines—extensive evaluation of European vaccines by using alternative methods to the in vivo potency tests. ATLA 43(1):19-27.

Shantavasinkul P, Tantawichien T, Jaijaroensup W, et al. 2010. A 4-site, single-visit intradermal postexposure prophylaxis regimen for previously vaccinated patients: Experiences with > 5000 patients. Clin Infect Dis 51(9):1070-1072.

Slate D, Rupprecht CE, Rooney JA, et al. 2005. Status of oral rabies vaccination in wild carnivores in the United States. Virus Res 111(1):68-76.

Suntharasamai P, Chaiprasithikul P, Wasi C, et al. 1994. A simplified and economical intradermal regimen of purified chick embryo cell rabies vaccine for postexposure prophylaxis. Vaccine 12(6):508-512.

Suntharasamai P, Chanthavanich P, Warrell MJ, et al. 1986. Purified Vero cell rabies vaccine and human diploid cell strain vaccine: Comparison of neutralizing antibody responses to post-exposure regimens. J Hyg 96(3):483-489.

Sureau P. 1987. Rabies vaccine production in animal cell cultures. Adv Biochem Eng Biotechnol 34:111-128.

Thisyakorn U, Pancharoen C, Ruxrungtham K, et al. 2000. Safety and immunogenicity of preexposure rabies vaccination in children infected with human immunodeficiency virus type 1. Clin Infect Dis 30(1):218.

Ugolini G. 2008. Use of rabies virus as a transneuronal tracer of neuronal connections: Implications for the understanding of rabies pathogenesis. Developments in Biologicals（Basel）131:493-506.

Ugolini G. 2011. Rabies virus as a transneuronal tracer of neuronal connections. Adv Virus Res 79:165-202.

Warrell M. 2012. Current rabies vaccines and prophylaxis schedules: Preventing rabies before and after exposure. Travel Med Infect Dis 10(1):1-15.

WHO (World Health Organization). 1992. WHO Expert Committee on Rabies, Eighth Report (WHO Technical Report Series No. 824). Geneva:WHO Press.

WHO. 2005. WHO Expert Consultation on Rabies, First Report (WHO Technical Report Series No. 931). Geneva: WHO Press.

WHO. 2010. WHO position paper on rabies vaccines. Vaccine 28 (44):369-373.

WHO. 2013. WHO Expert Consultation on Rabies, Second Report (WHO Technical Report Series No. 982). Geneva: WHO Press.

Wiktor T. 1985. Historical aspects of rabies treatment. In: Koprowski H, Plotkin SA. World's Debt to Pasteur. New York: Alan R. Liss.

Wiktor TJ, Fernandes MV, Koprowski H. 1964. Cultivation of rabies virus in human diploid cell strain WI-38. J Immunol 93 (3):353-366.

Willoughby Jr RE, Tieves KS, Hoffman GM, et al. 2005. Survival after treatment of rabies with induction of coma. N Engl J Med 352(24):2508-2514.

Wu X, Smith TG, Rupprecht CE. 2011. From brain passage to cell adaptation:The road of human rabies vaccine development. Expert Rev Vaccines 10(11):1597-1608.

Zhang YZ, Xiong CL, Lin XD, et al. 2009. Genetic diversity of Chinese rabies viruses:Evidence for the presence of two distinct clades in China. Infect Gen Evol 9(1):87-96.

# 第 41 章
## 流行性乙型脑炎疫苗

俞永新　李玉华

**本章摘要**

　　流行性乙型脑炎（乙脑）是由蚊虫传播的一种急性传染病，主要在亚洲流行。每年约有 67900 病例，75% 发生在 <15 岁儿童，疾病的病死率为 20%～30%，生存者发生后遗症的概率为 30%～50%。因此，乙脑是重要的公共健康问题。但乙脑是可预防的疾病。在一些国家如日本、韩国等通过疫苗计划免疫预防已经控制了疾病的流行。

　　当前有 3 种经 WHO 推荐可应用的疫苗，即中国生产的 $SA_{14}$-14-2 减毒活疫苗、国外生产的 Vero 细胞灭活疫苗和乙脑/黄热病嵌合体活疫苗。其中，$SA_{14}$-14-2 减毒活疫苗已纳入我国国家免疫规划用疫苗，并在国外 10 多个国家获得进口许可证和实际应用，于 2013 年取得 WHO 预认证并已纳入全球疫苗免疫联盟（GAVI）的疫苗采购名单。其他 2 种疫苗主要用于西方国家进入亚洲等乙脑流行区的成年人，对儿童的免疫也在进行之中，但这 2 种疫苗的价格均较昂贵。控制乙脑应对流行区 <14 岁儿童进行大面积预防接种，疫苗用量大。我国成都生物制品研究所提供价廉的疫苗。GAVI 在财政上给予资助将为亚洲控制乙脑提供有利条件。

## 41.1 概述

流行性乙型脑炎在国际上统称为日本脑炎（Japanese encephalitis），以往称日本乙型脑炎（Japanese B encephalitis），在我国称流行性乙型脑炎（乙脑），英文名称与国际相同，即 Japanese encephalitis。该病最早在日本发现，1871 年对这种病在临床上才有初步认识，1924 年在日本大流行时才被认为是一种新的独特的传染病。为了与当时在日本流行的一种昏睡型脑炎相区别，称后者为甲型脑炎，前者为乙型脑炎。1935 年，日本学者从病死者脑组织分离到病毒，发现其抗原性不同于美国的圣路易脑炎病毒，首次确定了本病的病原。1946 年，日本厚生省确定该病为法定传染病，并统称为日本脑炎。本病是由病毒引起的由媒介蚊虫传播的人畜共患的急性传染病，主要侵犯神经组织引起脑炎，只有人和马受病毒自然感染后发生脑炎的临床症状。疾病发生有严格的季节性，一般在夏秋季，曾称为"夏秋脑炎"。主要流行国家在苏联远东地区及亚洲的大多数国家，近年来该病已波及南太平洋和澳大利亚。我国于1938—1940 年用血清学和病毒分离的方法确诊了乙脑病例的存在。乙脑病毒感染人体后少数可出现临床症状。主要表现为全身不适、头痛，伴有恶心、呕吐、持续高热，体温在 39～40℃ 及以上，昏睡和昏迷，惊厥或抽搐也常见，多数病例都有颈项强直。脑膜刺激征阳性及颅内压增高，受影响肢体出现痉挛、麻痹，有的出现呼吸衰竭。少数病人有失语、痴呆、肢体瘫痪等症状，经积极治疗可能在 6 个月内恢复。6 个月未转正常，较难恢复者称后遗症。该病病死率在国外为 20%～40%，国内已由 20 世纪 50 年代的 50% 降至当前的 10% 以下。

出现临床症状的病人，据统计约为 1∶（250～1 000）。据世界卫生组织统计，全球每年发生有临床症状的乙脑病例约为 50 000 人，引起 10 000～15 000 病人脑炎死亡，在存活的人中 30%～50% 患有长久性的神经学症状。但据调查，对乙脑病例存在普遍低估，而估计的病例每年高达 175 000 例，因此，乙脑对人类特别是儿童的危害性极大。预防乙脑的最有效手段是疫苗接种（WHO, 2006）。以往除我国外，包括西方国家在内，普遍应用小鼠脑组织纯化后制成鼠脑灭活疫苗，但这种疫苗因残余脑组织成分偶尔会发生急性播散性脑脊髓炎和过敏反应。2005 年在日本发生 1 例接种后严重不良反应病例，引起日本政府高度重视，世界卫生组织和很多国家也很关注。日本政府决定暂停使用这种疫苗。2006年，日本停止生产这种疫苗；2009 年，美国停止鼠脑疫苗用于成年人的预防免疫，而批准对 ≥17 岁者以 Vero 细胞培养的灭活疫苗（IXIARO）取代之（Fischer et al. , 2010）。

## 41.2 病原学

乙脑病毒（JEV）属黄病毒科，病毒毒粒呈球形，直径约 40 nm，相对分子质量为 $4.2 \times 10^6$，颗粒外有一层薄的包膜，表面有突起，包膜内有一致密的核心部分即核衣壳，直径为 30 nm，呈二十面体结构，由衣壳蛋白 C 包绕 RNA 而成。乙脑病毒的基因组为单股正链 RNA，裸露的病毒 RNA 有感染性，RNA 全长为 10 976 个核苷酸，5′端 95 个核苷酸和 3′端 588 个核苷酸为非编码区。仅含 1 个可读框（ORF），从 96 位 ATG 起始，内含 10 296 个核苷酸，编码 1 个全长为 3432 个氨基酸的多蛋白前体。RNA 本身就是病毒特异性 mRNA，直接由 ORF 编码这个多蛋白前体。RNA 5′端有一I型帽子结构，形成 m7GPPPAmP。3′端未发现有 Poly A 尾，而是一个十分保守的核苷酸序列。基因组 5′端约 1/5 部分编码病毒结构蛋白 C、M、E，3′端约 4/5 部分编码 7 种非结构蛋白（nonstructural protein），顺序为 $NS_1$、$NS_{2a}$、$NS_{2b}$、$NS_3$、$NS_{4a}$、$NS_{4b}$、$NS_5$。对不同国家和地区分离的毒株进行基因分析比较，未发现地理间差别，Ni 等（1995a）对 10 株乙脑毒株的 5′非编码区和全部结构区基因的 2434 核苷酸测序，结果表明，核苷酸和氨基酸的差别分别为 0.9%～4.6% 和 0.4%～4.2%，在 5′非编码区只有 2 个核苷酸差异。而 $P_3$ 株的氨基酸差别最大，为 4.2%。根据 PreM 或 E 区序列分析，可分为 4 个（Ⅰ～Ⅳ）或 5 个（Ⅰ～Ⅴ）基因型。第Ⅲ基因型病毒分布最广，在日本、中国、韩国等亚洲许多国家都有流行。Ⅳ型病毒仅发生在印度尼西亚，而Ⅴ型病毒（Muar）仅在马来西亚发现。我国的乙脑病毒基因型在 20 世纪 70 年代前都是第Ⅲ型基因，2001 年从上海市采集的三带喙库蚊中首次分离到 7 株基因Ⅰ型病毒（王环宇等，2004）。但以后发现，1977 年和 1979 年从云南省蚊虫分离到的 2 株也属基因Ⅰ型(Wang et al. ,2007;王静林等,2008),因此推测我国基因Ⅰ型出现的最早时间应为1977年。近年来,国内分离到的乙脑病毒越来越多的是属基因Ⅰ型。另外,2009年我国也在西藏林芝地区蚊虫中分离到1株病毒(XZ20934)属基因Ⅴ型(Li et al. ,2011)。

我国分离株Ⅰ型和Ⅲ型间核苷酸、氨基酸同源性分别为88%~89%和97%~98%。氨基酸同源性很高。Ⅰ型和Ⅲ型毒株与疫苗株SA$_{14}$-14-2株(基因Ⅲ型)的核苷酸同源性分别为88%和97%,氨基酸同源性均为97%以上。提示用Ⅲ型疫苗株制备的疫苗可以保护当前流行的不同基因型乙脑病毒(陈柠和俞永新,2013)。进一步对全球不同地区不同年代分离的92株乙脑病毒的E区基因做全序列分析,结果显示,Ⅰ~Ⅳ型病毒的核苷酸差异很小,可归纳为一个基因群(Ⅰ型),而Ⅴ型病毒(Muar)与其他型差异大(27%),应为另一个基因群(Ⅱ型)。因此,所有乙脑病毒株只能分为2个不同的基因群(Tsarev et al. ,2000)。根据已明确3个血清型的脊髓灰质炎病毒和4个血清型的登革热病毒分析,脊髓灰质炎病毒3个血清型间的氨基酸差异最小为18%,登革热病毒4个血清型间最小为22%,然而乙脑毒株间的氨基酸差异除1株外仅为≤6%,因此认为乙型脑炎病毒只有1个血清型,这一结论也与血清学的试验结果相一致。

乙脑病毒有明显的嗜神经特性,脑内接种小白鼠、金黄地鼠、猴、马、绵羊、山羊等动物均引起典型的神经系统症状。小白鼠和恒河猴脑内感染乙脑病毒的敏感性相似,LD$_{50}$可高达10$^{8.0}$·mL$^{-1}$。但神经外途径接种除小白鼠外其他动物均不敏感,小白鼠的敏感性也随年龄的增加而降低,通常2周龄以内小白鼠经皮下感染仍有较高的敏感性,但3周龄不太敏感。不同毒株对小白鼠脑内感染的敏感性没有大的差异,但皮下感染则差异很大,如P$_3$株,A$_2$(P$_1$)株LD$_{50}$可高达10$^{7.0}$·mL$^{-1}$左右,而有的毒株如Nakayama、M47株,LD$_{50}$则低至10$^{2.0}$·mL$^{-1}$左右(李河民等,1959)。进一步研究发现,从病人脑分离的毒株的皮下毒力普遍较高(黄祯祥等,1958;陈柠和俞永新,2013;刘欣玉等,2008),对近年来国内分离的乙脑毒株进行研究也发现类似的现象。对毒力低的M47株和脑内繁殖力强的SA4株通过病毒全基因序列测序并与GenBank的乙脑毒株进行比对发现,M47株的E-29位存在独特的氨基酸改变(S-

R),SA4株存在17个独特的氨基酸差异,分析这些位点可能是神经内和神经外毒力强弱差异的分子基础(刘欣玉等,2014a;刘欣玉等,2010b)。

乙脑病毒在细胞培养传代后皮下毒力很容易降低和消失,但脑内毒力下降很慢且不容易完全丧失(李河民和俞永新,1962;俞永新等,1962)。

乙脑病毒的蛋白包括衣壳蛋白C、前膜蛋白PreM、包膜蛋白E、3种结构蛋白和7种非结构蛋白(NS$_1$、NS$_{2a}$、NS$_{2b}$、NS$_3$、NS$_{4a}$、NS$_{4b}$、NS$_5$)。其中,E蛋白是乙脑病毒的重要抗原成分,它具有病毒与细胞受体的结合、特异性膜融合以及诱生病毒中和、血凝抑制和抗融合抗体的作用,因此E蛋白与病毒毒力、致病性和免疫保护性密切相关。非结构蛋白为病毒的酶或调节蛋白,与病毒复制和生物合成有关。在7种非结构蛋白中,NS$_1$虽不能诱导产生中和抗体,但诱生的NS$_1$抗体具有结合细胞表面的抗原和补体、裂解感染细胞的作用,诱导产生细胞免疫。NS$_3$具有蛋白酶和解旋酶功能,NS$_5$为依赖RNA的RNA多聚酶,与病毒复制相关,而NS$_{2b}$可能与NS$_3$以复合物形式存在,对NS$_3$的蛋白酶功能起作用。其余非结构蛋白的功能尚不太清楚。

虽然乙脑病毒的抗原性较稳定,较少变异,至今也只有1个血清型,但不同地区不同时间分离的病毒株之间也发现一定的抗原性和免疫原性差异。如日本Nakayama疫苗免疫的人血清对Nakayama病毒的中和抗体明显高于对北京株或其他野毒株,特别是对中国台湾地区分离的2株病毒则更低。而当用单克隆抗体分析时则能发现某些单一抗原位点上的差异。用5株乙脑特异性单抗对27株乙脑毒株进行抗原性分析,其中24株分离自1935—1979年日本不同地区,3株分离自东南亚国家。结果发现,可以将这些毒株分为4个抗原组,其中大多数新分离的日本毒株不同于1935年和1959年分离的Nakayama株和JaGAr 01株,而1952年分离自新加坡的Mura株则与所有毒株均有差别,单独成为一个组(Kobayashi et al. ,1984)。20世纪50年代曾对当时国内分离的10株乙脑病毒株进行抗原性和免疫性研究发现,毒株间存在抗原性明显差别。其中,从广东分离的广谭(KT)株,其抗原性与其他毒株差异大(李河民等,1959;刘欣玉等,2014b)。最近进一步用交叉中和试验和全基因序列分析发现,KT株E蛋白区的E-62位组氨酸(H)突变为精氨酸(R),可能是抗原性差异的分子基础。

## 41.3 流行病学

乙脑主要在亚洲广大地区流行，从最南北纬 8° 左右至最北纬 50°左右、东经 65°~135°的广大地区，在 20 世纪前半叶，乙脑主要在亚洲的日本、朝鲜和中国等温带地区形成长期性流行。1948—1966 年，日本每年发生 1000~5000 病例、50%死亡；韩国自 1949 年发生 5616 病例、死亡 2729 人的暴发流行后，每 2~3 年复发一次暴发流行，1958 年发生一次最大的暴发流行，报告病例 6897 人。20 世纪 60 年代开始，该病逐渐扩大到其他亚洲国家，泰国北部自 1969 年发生 685 例乙脑病例以后，每年在这一地区发生数千例；1979 年以后，越南每年发生 2000~3000 病例，河内附近的北部三角洲地区乙脑发病率高达 20/10 万以上；老挝、柬埔寨也有类似的发病率；1973 年以后，乙脑在印度不同地区也有流行，1989 年全国病例多达 6489 例；以后证实乙脑在更西部的巴基斯坦也有流行。在尼泊尔 1997 年一次暴发流行中，报告 2336 病例。近年来，乙脑病例继续扩大到以往无乙脑的地区和国家。1990 年，西太平洋马里亚纳群岛中的美属塞班岛首次报告乙脑流行，该岛居住的 4 万居民中发生 10 例病人；1995 年，澳大利亚的 Badu 岛首次发生 3 例确诊为乙脑的病人，并证实为当地库蚊引起的病毒传播；1998 年在该岛又发生 1 例；1998 年在澳大利亚大陆发生首例乙脑病人。

我国从 20 世纪 50 年代开始，乙脑的发病率逐年升高，至 1957 年出现第一个高峰年，发病 3 万多人，随后逐年下降，1963 年以后发病人数又急剧上升，1965—1966 年和 1971—1972 年出现二次高峰，病例分别达到约 15 万和 17 万人，疫区也扩大至北方和西北等地区，如哈尔滨、内蒙古和甘肃等地。1975 年以后全国病例又呈下降趋势，每年由(5~7)万降至(2~3)万，近年来病例下降至每年 1 万多例。但各省市的差异较大，一些省市的发病率已降至 1/10 万以下，但个别省(市)如河南、四川、贵州、重庆等发病率仍高达(2~3)10 万，并仍有一些地区发生暴发流行。到目前为止，全国除新疆、青海、西藏无病例报告外，均有乙脑病例发生。乙脑的流行在热带地区无明显的季节性，全年均可出现流行或散发，而在温带和亚热带地区则有严格的季节性，这是由于蚊虫的繁殖、活动及病毒在蚊体内的增殖均需一定的温度。

蚊虫是乙脑的重要传播媒介。能传播本病的蚊种很多，至目前为止，世界范围内分离到乙脑病毒的蚊种有 5 属(库蚊属、按蚊属、伊蚊属、曼蚊属和阿蚊属)共 30 余种，我国有 20 余种。主要带毒蚊种有三带喙库蚊、二带喙库蚊、致乏库蚊、淡色库蚊。从三带喙库蚊分离到的病毒最多，约占毒株总数的 90%，自然感染率也很高，为 1：(200~2 000)。该种也是乙脑疫区内优势蚊种之一，在农村，数量上常居首位，其季节消长与乙脑的流行相吻合。除蚊虫外，福建、广州从台湾蠛蠓分离到多株乙脑病毒。在当地，它们比蚊的密度还高，其繁殖活动季节、吸血习性与乙脑流行吻合。

猪是我国数量最多的家畜，猪感染乙脑病毒无临床表现，但抗体阳转率很高，孕猪感染后容易流产和死胎，公猪容易得睾丸炎。猪的自然感染高峰比人乙脑流行高峰早 3~4 周。自然感染的猪，血内病毒滴度可达 $10^{3.0}MLD_{50}$。由于猪能产生较高水平的病毒血症(viremia)，与三带喙库蚊关系密切，而且自然感染高峰又早于人乙脑流行，每年因屠宰致使种群更新快，所以具备主要扩散宿主的条件。马感染的发病率比人高 10 倍以上，但高峰期与人无明显不同，且马的病毒血症水平较低，不具备主要扩散宿主的条件。牛被蚊虫叮咬的概率很高，但不发病，病毒血症低也不具备传播病毒作用。

## 41.4 疫苗分类

目前，经 WHO 认可并在全球一些国家应用的疫苗主要有 3 类，包括我国生产的 $SA_{14}$-14-2 株减毒活疫苗、奥地利生产的 Vero 细胞灭活疫苗(IXIARO)和巴斯德公司生产的乙脑/黄热病嵌合体(JE-CV)活疫苗(Halstead et al.，2010)。

### 41.4.1 乙型脑炎减毒活疫苗

乙脑 $SA_{14}$-14-2 株减毒活疫苗为我国独创，1989 年获新药证书并由成都生物制品研究所投产，以后武汉和兰州生物制品研究所相继投产。疫苗除在国内大规模应用外，近年来已出口到韩国、尼泊尔、印度、泰国等国家，年出口量超过 3000 万剂量。大量人群应用后表明疫苗十分安全，未发现与疫苗相关的脑炎病例,也经国内外不同乙脑流行区证明预防效果显著(俞永新等,1962;李河民等,1966;俞永新等,1973;俞永新等,1981)。

#### 41.4.1.1 减毒株的减毒历史

SA$_{14}$-14-2减毒株毒种的母株SA$_{14}$是1954年汪美先教授从西安一种库蚊幼虫分离得到的,在小鼠脑内传11代。20世纪50年代末,原卫生部生物制品检定所的科研人员将SA$_{14}$株进行神经毒力减弱,使其达到符合制备减毒活疫苗的标准。其减毒过程不是采用传统的单一体外细胞培养传代的模式,而采用具有创新性的二步减毒和二次提高免疫性的新技术。概括如下:毒力减弱的第一步虽采用传统的细胞连续传代法,但不是通常的低温培养,而是在36~37℃的温度下培养,SA$_{14}$株病毒经原代地鼠肾细胞培养100代后,空斑纯化(plaque purification)3次,获得神经毒力显著减弱的SA$_{14}$-12-1-7株(对小鼠的脑内致病力由母株的8.0 log LD$_{50}$降到1.0 log LD$_{50}$左右),但弱毒特征很不稳定,在地鼠肾细胞传2~3代或小鼠脑内传1代后毒力恢复至接近其母株SA$_{14}$的毒力水平。在继续空斑纯化2次无法克服其毒力返祖现象后,采用第二步的毒力减毒措施,即更换原来体外减毒方法,改为体内非神经组织内传代进一步减毒方法。将SA$_{14}$-12-1-7株通过小白鼠脾和皮下组织各传1代,其中分别再经空斑纯化筛选,获得一株对小鼠脑内接种完全不致病、脑内传5代后毒力无返祖的高度减毒而稳定的克隆株,命名为SA$_{14}$-9-7株。SA$_{14}$-9-7株经人体接种后虽然十分安全,但抗体阳转率很低,仅约10%。为提高其免疫原性,采用病毒在体内非神经组织增强其复制能力的另一创新性手段,即第一次将SA$_{14}$-9-7株通过地鼠口服感染后取脾分离病毒的方法传6代,获得免疫力在人体提高的SA$_{14}$-5-3株(在乙脑流行区接种人体后的抗体阳转率为86.2%,在非流行区为62%);第二次将SA$_{14}$-5-3株经乳鼠皮下组织和淋巴结传代5代和2次空斑纯化,最后选育出SA$_{14}$-14-2株,其免疫原性较SA$_{14}$-5-3株增强,达到在乙脑非疫区的中和抗体(neutralizing antibody)阳转率为92.3%,明显优于SA$_{14}$-5-3株疫苗,而其减毒特性仍保持高度减弱和稳定水平。在纯化筛选过程中以小鼠脑内接种未致病为毒力减毒的指标,以小鼠脑内返传毒力未返强为弱毒稳定的指标,以动物免疫1针后诱生中和抗体(抗体滴度≥1:10)并对乙脑野

毒株攻击具有显著保护力(90%以上)为免疫性良好的指标。共通过14次空斑纯化,从100多个空斑病毒中筛选而获得(表41.1)(俞永新,2006;Yu,2013;俞永新,2018)。

**表41.1 乙脑SA$_{14}$-14-2减毒株的选育历史**

| 选育过程 | 毒株名称 |
| --- | --- |
| SA$_{14}$乙脑野毒株,小鼠脑内传11代 | SA$_{14}$(母株) |
| 原代地鼠肾细胞(PHK)传100代,空斑纯化3次 | SA$_{14}$-12-1-7 |
| 空斑纯化2次 | SA$_{14}$-17-4 |
| 小白鼠腹腔传1代,取脾,空斑挑选和纯化4次 | SA$_{14}$-9 |
| 小白鼠皮下传1代,取皮下组织,空斑纯化1次 | SA$_{14}$-9-7 |
| 地鼠口服传6代,取脾,空斑纯化2次 | SA$_{14}$-5-3 |
| 乳鼠皮下传5代,取皮肤和皮下组织,空斑纯化2次 | SA$_{14}$-14-2 PHK |

#### 41.4.1.2 弱毒株的生物学和基因特征

与原SA$_{14}$母株的毒力比较,对2周半龄小鼠和2~3 kg幼龄恒河猴的脑内毒力由≥10$^{9.0}$·mL$^{-1}$降低至0,小鼠皮下接种同时脑内空针注射的毒力由10$^{8.5}$·mL$^{-1}$降低至0(凌静萍等,2000),对裸鼠皮下或腹腔接种毒力>10$^{7.0}$·mL$^{-1}$到病毒无致病性(俞永新等,1995)。SA$_{14}$-14-2株在单层细胞上出现的空斑(≤1 mm)小于SA$_{14}$母株(2~3 mm)。无温度敏感(temperature sensitive)特征。对热稳定性高,在50℃加热2~4 h,病毒未完全灭活,与SA$_{14}$母株无差别(俞永新等,1986)。以相同病毒量(4.0 log pfu)腹腔感染豚鼠后,SA$_{14}$-14-2株未产生病毒血症,而其他4株乙脑野毒株包括SA$_{14}$母株均产生持续2天的病毒血症(刘欣玉等,2010a)。另外还发现在BHK21细胞培养内,SA$_{14}$-14-2株生长较SA$_{14}$株缓慢,形成较小空斑。特别是SA$_{14}$-14-2株不同于SA$_{14}$株病毒,在细胞培养液内未能检测到一种较NS$_1$蛋白多52个氨基酸的~58×10$^3$蛋白(NS$_1$'),在NS$_{2a}$内合成。序列分析SA$_{14}$-14-2株在3599位存在1个G→A的沉默替换,因而不能合成NS$_1$'。实验表明,NS$_1$'的缺少与SA$_{14}$-14-2毒力减弱有关(Yun et al.,2016)。

对 SA$_{14}$-14-2 弱毒株的基因分析发现,与 SA$_{14}$ 强毒株比较,两毒株之间的 RNA 指纹图至少存在 9 个寡核苷酸斑点的差别,表明 JEV 减毒株发生了基因突变。进一步对 RNA 全序列测定,结果表明,JEV 强毒株 SA$_{14}$ 和减毒株 SA$_{14}$-14-2 基因组长度均为 10 976 个核苷酸,两者之间存在 57～66 个碱基差别,导致它所编码的 JEV 减毒株多蛋白前体 24～31 个氨基酸发生改变。除 PreM 以外,所有的病毒蛋白都发生了错义突变(missense mutation),其中以外膜蛋白 E 氨基酸突变率最高,有 8 个氨基酸发生了突变,占蛋白氨基酸总数(500)的 1.6%,错义突变率最高为 73%。其他各蛋白编码基因的核苷酸突变率和蛋白氨基酸突变率则较低,在 C、NS$_1$、NS$_{2a}$、NS$_{2b}$、NS$_3$、NS$_{4a}$、NS$_{4b}$、NS$_5$ 分别只有 1、3、2、2、4、1、1、2 个氨基酸突变(Aihara et al.,1991;曾明等,2001)。因此,E 区的 8 个氨基酸突变可能与毒力减弱的关系最大。Ni 等(1995b)曾经比较 3 个弱毒株(SA$_{14}$-14-2 疫苗株、SA$_{14}$-14-2 PDK 株和 SA$_{14}$-2-8 株)与 SA$_{14}$ 亲本株和另 2 株野毒株的基因差别发现,弱毒株与野毒株间有 7 个共同的氨基酸变异,即 E 区 4 个(E-138、E-176、E-351 和 E-439),NS 区 3 个(NS$_{2b}$-63、NS$_3$-105 和 NS$_{4b}$-106),可能这 7 个氨基酸替代是毒力减弱的关键。以上结果表明,SA$_{14}$-14-2 株的核苷酸发生了多处(50 多处)变化。进一步将 SA$_{14}$-14-2 株通过乳鼠脑内回传,回传后的病毒与原株病毒全基因序列分析对比(李静等,2011)或通过核苷酸位点回复突变、动物毒力测定等研究(Yang et al.,2017)发现,SA$_{14}$-14-2 株病毒结构基因中 E 蛋白区 E-107 和 E-138 位氨基酸是与毒力密切相关的重要位点,非结构区的个别位点对神经毒力减弱也

起一定的协同作用。检测 SA$_{14}$-14-2 株病毒群体的一致性,通过 3 批乙脑疫苗 3 次空斑纯化的 24 个空斑病毒进行表型和 E 区基因测序的分析发现,各株的表型特征如空斑形态,病毒繁殖滴度未见变化,24 株中仅发现 7 株的核苷酸与疫苗株差异。其中仅 2 株的氨基酸发生改变,但变化位点与疫苗株病毒不同,不是 SA$_{14}$-14-2 株中与毒力相关的 8 个氨基酸,而且对小鼠脑内无致病性。结果说明,乙脑 SA$_{14}$-14-2 株病毒中未发现乙脑野毒株的病毒基因序列,具有良好的病毒均一性(杨邦玲等,2014)。

### 41.4.1.3 减毒株的免疫原性

小鼠试验证实,SA$_{14}$-14-2 PHK 株一次免疫后产生的中和抗体滴度为 640,明显高于 SA$_{14}$ 系的其他减毒株(表 41.2)(Wills et al.,1993)。小鼠免疫 1 针后 14 天,血清中可测出中和抗体(60)、血抑抗体(22.2)和补体结合抗体(11.2),用免疫印迹法还可测出抗 NS$_1$ 抗体,以乙脑强毒株 100 LD$_{50}$ 脑内攻击,保护率为 90%(Lee et al.,1995)。

通过与 SA$_{14}$-14-2 株的全基因序列对比和核苷酸位点突变实验的比较发现,在 E 区内的 177、264、279 和 315 位氨基酸与免疫性密切相关,是重要的分子基础,其中 E-264 和 E-315 关系最大(Li et al.,2017)。

活疫苗能产生很强的免疫回忆反应,豚鼠免疫一针后用乙脑野毒株进行感染攻击,虽然攻击前的中和抗体很低(<10),但攻击后在短时间内(5～7 天)抗体急剧上升至高水平(128～512),同时完全抑制病毒血症的产生(贾丽丽等,1995b)(表41.3)。

**表 41.2 不同减毒疫苗株在 BALB/c 小鼠的体液免疫应答**

| 疫苗株 | 不同剂量(log pfu)免疫后 14 天 | | | | 不同剂量(log pfu)免疫后 28 天 | | | |
|---|---|---|---|---|---|---|---|---|
| | 3 | | 6 | | 3 | | 6 | |
| | N | HAI | N | HAI | N | HAI | N | HAI |
| SA$_{14}$-14-2(PHK) | 320 | 320 | 640 | 80 | 320 | NT | 640 | 320 |
| SA$_{14}$-14-2(PDK) | <20 | 40 | 80 | 320 | <20 | 160 | 80 | NT |
| SA$_{14}$-2-8 | 80 | NT | 160 | NT | 160 | NT | 160 | NT |
| SA$_{14}$-5-3 | 40 | NT | 80 | NT | 160 | NT | 160 | NT |

注:N,中和抗体滴度,对同株病毒 50%空斑抑制;HAI,血凝抑制滴度,对同株病毒抑制 4HA 单位;NT,未测。

**表 41.3　SA$_{14}$-14-2 疫苗免疫的豚鼠经乙脑野毒株攻击后的病毒血症和抗体水平应答**

| 疫苗 | 实验次数 | 攻击后不同天的病毒血症和中和抗体水平 ||||||||||||| 
| | | 0 || 2 || 3 || 4 || 5 || 7 || 14 |
| | | Ab | V | Ab | V | Ab | V | Ab | V | Ab | V | Ab | V | Ab |
| SA$_{14}$-14-2 | 1 | <4~4$^c$ | 0/2a | <4~4 | ND | ND | ND | ND | 0/2 | 256 | 0/2 | 1024 | ND | 2048 |
| | 2 | <4~16 | 0/3 | <4~~16 | 0/3 | <4~16 | 0/3 | 16~64 | ND | ND | 0/3 | 128~1024 | ND | 1024~2048 |
| 未免疫（对照） | 1 | <4 | 3/3 (2.1~2.8)$^b$ | <4 | ND | ND | ND | ND | 0/3 | <4 | 0/3 | <4~8 | ND | 32~64 |
| | 2 | <4 | 4/4 (2.0~2.7) | <4 | 4/4 (1.7~2.8) | <4 | 2/2 (1.0~1.7) | <4 | ND | ND | 0/4 | 8 | ND | 128 |

注：V,病毒血症；Ab,中和抗体；a,病毒血症阳性数/试验数；b,病毒血症滴度 log pfu·mL$^{-1}$；c,中和抗体滴度（50%空斑减少的血清最高稀释度。

活疫苗具有广谱的抗原性和免疫原性。小鼠试验证实,减毒活疫苗免疫 1 针,较灭活疫苗免疫 2 针对国内不同地区分离株具有更广谱的免疫效果(俞永新等,1989),并对日本、泰国、越南、印度、印度尼西亚、菲律宾等 11 种乙脑野毒株均有很高的免疫效果,免疫率在 90%~100%(贾丽丽等,2000)。SA$_{14}$-14-2 株的多克隆抗体对分离自印度、越南、尼泊尔、印度尼西亚、泰国、日本等不同地区、不同时间、不同宿主的 14 株乙脑野毒株均有很高滴度的血凝抑制(HI)和中和抗体(Wills et al.,1992)。特别是对当前国内流行的 I、III 型基因型野毒株以及东南亚一些国家的乙脑分离株均有显著免疫作用(Liu et al.,2011)(表 41.4)。另外,疫苗免疫人体后对乙脑 I、II、III 基因型病毒均产生很高的中和抗体,阳转率高达 90%~94%(张磊等,2017;刘欣玉等,2019)。

另外还发现,活疫苗具有明显的细胞免疫作用,与灭活疫苗明显不同。以活疫苗免疫 1 针的小鼠脾细胞转输给受体鼠,后者可以抗乙脑强毒 P$_3$ 株的腹腔攻击,保护率为 44%,而国产地鼠肾细胞灭活疫苗 2 针免疫的脾细胞则无保护作用(0%)(贾丽丽等,1992);活疫苗免疫小鼠后诱导的细胞毒性 T 淋巴细胞(CTL)均值为 79.2%,而灭活疫苗仅为 29%,与对照组正常小鼠的 24.6% 相似,表明活疫苗有较强的特异性 CTL 活性(李玉华等,1999);小白鼠接种活疫苗 1 针和灭活鼠脑疫苗免疫 2 针后,虽然在

**表 41.4　活疫苗对不同基因型乙脑毒株的保护效果**

| 序号 | 攻击毒株$^a$ | 基因型 | 免疫剂量/pfu |||| 攻击剂量(log LD$_{50}$) |
| | | | 2340 | 234 | 23 | 对照 | |
| 1 | SH-53 | I | 10/10$^b$ | 10/10 | 9/10 | 2/10 | 3.58 |
| 2 | SH-101 | I | 10/10 | 10/10 | 10/10 | 2/10 | 3.17 |
| 3 | LN02-102 | I | 10/10 | 8/10 | 4/10 | 1/10 | 3.84 |
| 4 | SH03-127 | I | 10/10 | 8/10 | 7/10 | 2/10 | 3.71 |
| 5 | HN04-11 | I | 10/10 | 9/10 | 5/10 | 2/10 | 2.75 |
| 6 | SC04-17 | I | 10/10 | 9/10 | 10/10 | 2/10 | 4.00 |
| 7 | SH05-24 | I | 10/10 | 9/10 | 9/10 | 2/10 | 3.77 |
| 8 | 02-29 | III | 10/10 | 10/10 | 7/10 | 2/10 | 3.50 |
| 9 | 02-41 | III | 10/10 | 10/10 | 6/10 | 2/10 | 4.50 |
| 10 | HLJ02-134 | III | 9/9 | 10/10 | 6/10 | 2/10 | 2.88 |
| 11 | HLJ02-144 | III | 10/10 | 8/10 | 4/10 | 0/10 | 3.00 |
| 12 | DL04-06 | III | 10/10 | 9/10 | 9/10 | 2/10 | 3.24 |
| 13 | P$_3$ | III | 9/10 | 9/10 | 9/10 | 1/10 | 3.78 |
| 14 | SA$_{14}$ | III | 9/10 | 10/10 | 9/10 | 2/10 | 3.65 |
| 15 | SA$_4$ | III | 10/10 | 10/10 | 4/10 | 2/10 | 3.42 |
| 16 | KT | III | 10/10 | 10/10 | 5/10 | 1/10 | 3.31 |

注：a,小白鼠以不同剂量免疫 1 针后 14 天用不同毒株腹腔攻击；b,存活鼠数/攻击鼠数。

攻击前的中和抗体水平并无差别,但脑内攻击后的保护率有显著差异,活疫苗为 80%,而灭活疫苗仅为 30%,很可能是细胞免疫起主导作用(王志伟等,1999)。

动物试验还显示,$SA_{14}$-14-2 活疫苗较灭活疫苗免疫小鼠产生更高频数的分泌干扰素(IFN-γ)和白细胞介素 2(IL-2)的 T 淋巴细胞(李茂光等,2010)(表 41.5);减毒活疫苗在小鼠中可有效诱导 $NS_3$-1 和 $NS_3$-2 抗原特异性 T 淋巴细胞应答,较灭活疫苗产生更高频数的分泌 IFN-γ 的 T 淋巴细胞(叶琳等,2009)。$SA_{14}$-14-2 病毒的非结构蛋白 $NS_1$ 对小鼠具有主动和被动免疫的保护作用(徐宏山等,2010)(表 41.6)。

**表 41.5　$SA_{14}$-14-2 活疫苗和灭活疫苗免疫小鼠后的 ELISPOT 试验、保护效果和中和抗体应答**

| 疫苗 | 免疫剂量/ (log pfu· $mL^{-1}$) | ELISPOT 试验 | | 保护效果 | 中和抗体 |
| --- | --- | --- | --- | --- | --- |
| | | IFN-γ | IL-2 | | |
| $SA_{14}$-14-2 活疫苗 | 6.31 | 10/10[a] | 10/10[b] | 10/10[c] | 40[d] |
| | 3.31 | 10/10 | 10/10 | 9/10 | 40 |
| | 2.31 | 9/10 | 10/10 | 5/10 | 10 |
| $SA_{14}$-14-2 灭活疫苗 | 原液 | 2/10 | 4/10 | 8/10 | 40 |
| 对照 | — | 0/10 | 0/10 | 0/10 | 10 |

注:a,IFN-γ 阳性数/试验鼠数;b,IL-2 阳性数/试验鼠数;c,存活数/试验鼠数;d,50% 空斑抑制的最高血清稀释度。

另外,动物试验还表明,$SA_{14}$-14-2 病毒能在小鼠骨髓树突细胞(bmDC)内复制,促进 DC 成熟,上调 CD40、CD80、CD83 和 MHC-Ⅰ 类分子,刺激产生干扰素(IFN-α)、单核(MCP-1/CCL2)、α-肿瘤坏死因子(TNF-α)和白细胞介素-6(IL-6),同时,免疫抑制潜能细胞的分化和扩散被削弱,表明 $SA_{14}$-14-2 病毒的感染能够活化 T 细胞,诱生抗病毒的免疫而不是免疫抑制(Li et al.,2011)。

人体观察结果显示,$SA_{14}$-14-2 活疫苗免疫对象(34 名)诱生的细胞和化学因子如 IL-8、MCP-1、MIP-α 和 MIP-1-β 显著高于未免疫对照者,IL-6 在免疫对象中检测到 64%,而无 1 例在未免疫者中检测到。表明以上几种因子在 $SA_{14}$-14-2 活疫苗的免疫中起重要作用(Zhang et al.,2012)。

**表 41.6　$SA_{14}$-14-2 $NS_1$ 免疫豚鼠后对乙脑野毒株攻击的病毒血症抑制**

| 试验组别 | 动物编号 | 攻击后不同天血清内的病毒量/(pfu·$mL^{-1}$) | | | | | | |
| --- | --- | --- | --- | --- | --- | --- | --- | --- |
| | | 0 | 1 | 3 | 5 | 7 | 10 | 14 |
| $SA_{14}$-14-2 $NS_1$ | 1 | 0[a] | 0 | 0 | 0 | 0 | 0 | 0 |
| | 2 | 0 | 0 | 0 | 0 | 0 | 0 | 0 |
| | 3 | 0 | 0 | 2.5 | 0 | 0 | 0 | 0 |
| | 4 | 0 | 7.5 | 20 | 0 | 0 | 0 | 0 |
| | 5 | 0 | 17.5 | 145 | 15 | 0 | 0 | 0 |
| 未免疫对照 | 1 | 0 | 7.5 | >579 | 208 | 0 | 0 | 0 |
| | 2 | 0 | 47.5 | 260 | 0 | 0 | 0 | 0 |
| | 3 | 0 | 22.5 | 318 | 230 | 2.5 | 0 | 0 |
| | 4 | 0 | 7.5 | 225 | 0 | 0 | 0 | 0 |
| | 5 | 0 | 0 | >750 | ND | ND | ND | ND |

注:ND,未检测;a,血清原液中未检出病毒。

### 41.4.1.4　弱毒株生物学和基因的稳定性

将早代病毒 $HKC_5$ 在幼鼠脑内连续传 5 代,各代的脑内毒力波动在 0.7~3.7 log $LD_{50}$·$(0.03\ mL)^{-1}$,神经外的皮下途径感染时各代小鼠均未发病(俞永新等,1981)。将 $SA_{14}$-14-2 早代病毒($HKC_8$)在原代地鼠肾细胞继续传至 17~23 代,其对小白鼠脑内和皮下感染仍无致病力;又经乳鼠脑内传一代后的病毒毒力与早代病毒回传乳鼠后的毒力相似(王寿贵等,1990;贾丽丽等,1992b)。以上结果表明,$SA_{14}$-14-2 弱毒株的弱毒特征相当稳定,虽然脑内连续传代,对皮下感染仍无致病力,尽管脑内毒力有一定升高,但与强毒株的脑内毒力[≥8.0 log $TCID_{50}$·$(0.03\ mL)^{-1}$]比较仍相差甚远。另外在 Vero 细胞连续传 12 代仍保持对小鼠脑内无致病性的弱毒特征(Yang et al.,2014),均无毒力返祖现象,表明 $SA_{14}$-14-2 株的弱毒力表型是稳定的。

将不同代次病毒的与毒力密切相关的 E 区基因进行比较,结果发现,$SA_{14}$-14-2 早代病毒 E 区 8 个突变氨基酸,在地鼠肾细胞内传 17 代的病毒中仍保持稳定不变,虽然另外发生 2 个氨基酸变化,但不是强毒株所具有的(范行良等,2002),因此无回复突变发生。以地鼠肾细胞传代制备的主种子、工作种子和疫苗病毒株的 E 基因或全长基因进行测序比较结果表明,该 8 个关键基因位点均未发生改变(李玉华等,2003;Liu et al.,2018)。另有研究将地鼠肾细胞传 22 代的晚代病毒与原始株病毒进行全长核苷酸序列的测定比对,结果仅发生 8 处核苷酸突变,导致 4 处氨基酸改变,其中 2 个是回复突变(NS₃-343 W→R,NS₄ₐ-27 T→I),都不是 E 区的关键基因,其核苷酸和氨基酸与原始株的同源性分别高达 99.30% 和 99.88%(表 41.7)(许乐燕等,2008)。另外在 Vero 细胞传 12 代后全长基因中仅发生一处与毒力无关的氨基酸突变(C-66,Ser-Leu)(Yang et al.,2014),表明 SA₁₄-14-2 株在细胞多次传代,其全长基因十分稳定。另外,为了解 SA₁₄-14-2 株是否能通过蚊虫传播,以及通过蚊虫传代后的子代病毒能否发生神经毒力和主要减毒基因的回复突变,将病毒经乙脑传播主要媒介——三带喙库蚊和致倦库蚊口腔感染,结果以 6.0 log pfu 病毒口腔感染 15 组 345 只的蚊虫均为阴性,病毒不能在蚊体内复制(表 41.8)(章域震等,2005a)。经胸腔感染,病毒虽能复制,但复制能力较乙脑野毒株低,子代病毒对小鼠脑内仍无致病性,E 区基因仅发生 1 处非回复突变而 8 个重要氨基酸未发生突变(表 41.9)(章域震等,2005b;刘志文等,2007)。表明减毒株病毒无通过蚊虫传播的能力,子代病毒无回复突变,消除了人们担心的乙脑减毒活疫苗免疫人体后会造成环境污染的疑虑。

**表 41.7 SA₁₄-14-2 原始毒株与地鼠肾细胞传 22 代病毒的全基因氨基酸比较**

| 位点 | | | | | 发生突变位点 |
| aa | nt | SA₁₄ | SA₁₄-14-2 原始株 | 传代株 | |
|---|---|---|---|---|---|
| C-65 | 292 | L | S | S | — |
| E-107 | 1296 | L | F | F | — |
| E-138 | 1389 | E | K | K | — |
| E-176 | 1503 | I | V | V | — |
| E-177 | 1506 | T | A | A | — |
| E-264 | 1769 | Q | H | H | — |
| E-279 | 1813 | K | M | M | — |
| E-315 | 1921 | A | V | V | — |
| E-389 | 2142 | D | D | N | 随机 |

续表

| 位点 | | | | | 发生突变位点 |
| aa | nt | SA₁₄ | SA₁₄-14-2 原始株 | 传代株 | |
|---|---|---|---|---|---|
| E-439 | 2293 | K | R | R | — |
| NS₁-292 | 3351 | G | S | S | — |
| NS₁-339 | 3493 | R | M | M | — |
| NS₁-351 | 3528 | D | H | H | — |
| NS₁-354 | 3539 | N | K | K | — |
| NS₁-392 | 3652 | A | V | V | — |
| NS₂ᵦ-63 | 4403 | E | D | D | — |
| NS₂ᵦ-65 | 4408 | D | G | G | — |
| NS₃-59 | 4782 | M | V | V | — |
| NS₃-73 | 4825 | R | K | K | — |
| NS₃-105 | 4921 | A | G | G | — |
| NS₃-343 | 5634 | R | W | R | 回复 |
| NS₄ₐ-27 | 6634 | I | T | I | 回复 |
| NS₄ᵦ-106 | 7227 | I | V | V | — |
| NS₅-386 | 8832 | H | Y | Y | — |
| NS₅-636 | 9593 | Q | Q | H | 随机 |
| NS₅-671 | 9688 | V | A | A | — |

注:一,并未发生突变。

**表 41.8 SA₁₄-14-2 株和野毒株 Nakayama 经口腔感染三带喙库蚊的结果**

| 病毒株 | 餐食中病毒量/(log pfu · mL⁻¹)[a] | 试验组数 | 试验蚊总数 | 病毒分离阳性数 |
|---|---|---|---|---|
| SA₁₄-14-2 | 6.06 | 15 | 345 (15~39)[b] | 0(0%) |
| | 6.18 | 34 | 573 (10~39) | 1(3.13%) (1.24)[c] |
| Nakayama | 7.85 | 14 | 215 (11~26) | 10(71.43%) (3.33~4.79) |

注:a,用于经口感染的棉花球中所含病毒量;b,每组蚊虫数;c,阳性蚊悬液内病毒滴度(log pfu · mL⁻¹)。

**表41.9 SA₁₄-14-2株经三带喙库蚊胸腔感染传1代后的病毒毒力和E区基因序列**

| 病毒 | 病毒滴度/(pfu·mL⁻¹) | 毒力测定 | | | | E区基因序列 | |
| --- | --- | --- | --- | --- | --- | --- | --- |
| | | 乳鼠 | | 2.5周龄小鼠 | | 突变 | 相似性 |
| | | 叮咬 | ic | ic | sc | | |
| SA₁₄-14-2 M-1ᵃ | 10⁴·² | 0/16ᶜ | 0/16 | | | | |
| M-1C-1ᵇ | 10⁷·² | | | 0/10 | 0/10 0/8ᵈ | E-447 (A→G) | 99.9% |

注:a,蚊虫胸腔内传1代;b,蚊虫胸腔内传1代,BHK₂₁传1代;c,死亡数/试验数;d,回复突变数/E区8个减毒氨基酸。ic(intracerebral),脑内接种;sc(subcutaneous),皮下接种。

#### 41.4.1.5 疫苗的临床应用

##### (1)疫苗的安全性

疫苗在取得生产文号前曾在乙脑非流行区黑龙江省齐齐哈尔市、河北省张家口市对几十至1000多名小龄儿童进行安全性观察,未发现与疫苗相关的病例(敖坚等,1983;Yu et al.,1988)。之后又在云南省5个地区对50多万1~15岁儿童进行临床观察,未发现疫苗引起的高热或神经学症状等不良反应。疫苗取得文号后又于1994—1996年在湖北省对近6万名1~6岁儿童进行观察,亦未发现疫苗引起的异常反应及脑炎或疑似脑炎病例。局部出现轻微的红润反应的比例为0.46%~2.65%,个别出现38℃或以下的低热反应,时间无规律性,无一定的潜伏期,持续时间1~2天(表41.10)(马文信等,1993;黄佐林等,1998)。

为了验证SA₁₄-14-2活疫苗的安全性,美国研究人员与华西医科大学联合在成都市对13 266名1~2岁儿童接种活疫苗,另以12 951名同龄未接种儿童作为对照,进行1个月的全面观察。结果两组均未发生中枢神经系统疾患,其他一般性症状表现两组无差别(表41.11)(Liu et al.,1997)。

以后在韩国、尼泊尔、印度、柬埔寨、泰国等的大面积接种中,也未发现与疫苗接种有关的严重不良反应,世界卫生组织全球疫苗安全顾问委员会对SA₁₄-14-2疫苗的安全性评价认为,疫苗不良反应轻微,无神经学不良反应,是十分安全的(WHO,2005;WHO,2008)。最近美国学者通过亚洲不同国家的

16次临床资料得出的结论是,自1988年以来在全球应用7亿剂SA14-14-2疫苗,并没有发现报告的严重不良反应与疫苗有关的足够证据(Ginsburg et al.,2017)。

**表41.10 乙脑活疫苗对儿童的安全性**

| 次数 | 地点 | 接种对象 | | 发热例数/例 | | 中枢神经系统疾患 |
| --- | --- | --- | --- | --- | --- | --- |
| | | 儿童数/例 | 年龄/岁 | 37.6~38.5℃ | ≥38.6℃ | |
| 1 | 黑龙江 | 85 | 8~12 | 0 | 0 | 未发现 |
| 2 | 河北 | 47 | 5~6 | 0 | 0 | 未发现 |
| | | 979 | 7~12 | 未测 | | 未发现 |
| 3 | 云南 | 816 | 1~6 | 18ᵃ | 0 | 未发现 |
| | | 588 512 | 1~15 | 未测 | | 未发现 |
| 4 | 湖北 | 1964 | 1~6 | 22ᵇ | 3ᶜ | 未发现 |
| | | 60 000 | 1~10 | 未测 | | 未发现 |

注:a,自6~8 h至21天分散发生,持续1~2天;b,17例发生在接种后2天内,余5例分散发生,持续1~2天;c,发生在接种后2天内。

**表41.11 乙脑活疫苗免疫后随访30天的不良反应人数(所占比例%)(1~3岁)**

| 不良反应 | 免疫组(13 266人) | 未接种组(12 951人) | 危险组 |
| --- | --- | --- | --- |
| 脑炎 | 0 | 0 | — |
| 脑膜炎 | 0 | 0 | — |
| 住院 | 82(0.6) | 114(0.9) | 0.7 |
| 严重过敏 | 0 | 0 | — |
| 癫痫 | 14(0.1) | 15(0.1) | 0.91 |
| 发热≥3天 | 357(2.7) | 442(3.4) | 0.79 |
| 腹泻 | 12(0.1) | 11(0.1) | 1.06 |
| 上呼吸道感染 | 292(2.2) | 353(2.7) | 0.81 |
| 气管炎 | 38(0.3) | 44(0.3) | 0.84 |

##### (2)疫苗的免疫性和保护效果

疫苗的中和抗体应答曾在乙脑非流行区和流行程度不同的地区对幼儿(8月龄至12岁)进行过多次血清学研究,测定方法采用空斑减少中和试验,试验用毒株用基因Ⅲ型野毒株P₃或P₁株。结果显示,居住在乙脑非流行区的黑龙江省齐齐哈尔市、河北省张家口市和吉林省敦化市的儿童,接种活疫苗1针后的抗体阳转率分别为92%、85%~100%和92%~100%(敖坚等,1983;Yu et al.,1988;马文信

等,1993;贾丽丽等,1997);居住在乙脑低流行区的中国北京市、韩国首尔市、菲律宾马尼拉市和泰国曼谷市的儿童,阳转率分别为91%、96%、92%和95%(张合润等,2002;Sohn et al.,1999;Gatchalian et al.,2008;Chotpitayasunondh et al.,2011);居住在乙脑高发区的安徽省蒙城县儿童的阳转率或4倍增长率为95%(贾丽丽等,1995a)。表明疫苗具有良好的免疫性(表41.12)。

**表41.12　乙脑活疫苗在不同地区儿童的抗体应答(一针免疫)**

| 观察地点 | 年份 | 儿童年龄 | 接种人数 | 阳转人数 | 阳转率/% | 抗体平均滴度(GMT) |
|---|---|---|---|---|---|---|
| 黑龙江齐齐哈尔市 | 1979 | 8~12岁 | 13 | 12 | 92.3 | 58 |
| 河北张家口市 | 1985 | 7~8岁 | 33 | 33 | 100 | 32~35 |
| 河北张家口市 | 1988 | 8~9岁 | 39 | 33 | 84.6 | 22.7 |
| 吉林敦化市 | 1995 | 13~15岁 | 26[a] | 24 | 92.3 | 27 |
| | 1995 | | 29[a] | 29 | 100 | 31 |
| 北京市 | 2002 | 1~2岁 | 69 | 63 | 91.3 | 20 |
| 韩国首尔市 | 1999 | 1~3岁 | 68 | 65 | 96 | 188 |
| 菲律宾马尼拉市 | 2008 | 2~9月龄 | 88 | 81 | 92.1 | 279 |
| 泰国曼谷市 | 2011 | 9~15月龄 | 140 | 133 | 95.0 | 122 |
| 安徽蒙城县 | 1995 | 5~6岁 | 19 | 18 | 95.0 | 25 |

注:a,接种疫苗批号不同。

在泰国对SA$_{14}$-14-2疫苗与JE-CV嵌合疫苗的免疫应答进行过比较,结果发现,两种疫苗免疫1针后24天,抗体阳转率均为99.2%,GMT分别为370和507。抗体水平在6个月时均下降约4倍,但至12个月时仍保持稳定(Feroldi et al.,2014)。最近在印度对1075名≥15岁成年人中进行SA$_{14}$-14-2疫苗的安全性和免疫性观察,结果仅发现4人有轻度不良反应。免疫后20天,免疫前抗体阴性者85.5%抗体阳转,免疫前抗体中度阳性者60%抗体4倍增长,免疫后1年仍有95.5%接种者保持抗体保护水平(Khan et al.,2016)。

对以往注射过鼠脑疫苗的国家是否可以用

SA$_{14}$-14-2疫苗作为加强免疫,在斯里兰卡进行过观察,虽然大部分儿童已存在乙脑抗体,但仍有少数抗体阴性儿童。当接种1针SA$_{14}$-14-2疫苗后28天,48.8% 2岁儿童和40.8% 5岁儿童的抗体阳转或4倍增长。抗体水平GMT分别由697升高至3175或由926升高至2776,接种疫苗后没有发生严重不良反应。因此,建议在其他亚洲国家可以用乙脑活疫苗替代鼠脑疫苗免疫(Wijesinghe et al.,2016)。

另外,在乙脑、登革热同时流行区,对SA$_{14}$-14-2疫苗免疫后的细胞免疫应答进行研究,结果显示,63%(10/16)接种者中和抗体阳转,GMT为18.5,87%(13/15)T细胞IFN-γ应答阳性。而其中4名与登革病毒和其他黄病毒具有交叉T细胞反应。试验表明,在乙脑、登革热同时流行区内SA$_{14}$-14-2株乙脑病毒对成年人的T细胞IFN-γ免疫原性较中和抗体应答更强。而且发现,乙脑病毒与登革病毒间具有交叉T细胞反应,提示有可能发展一种对两种病毒均有保护效果的新一代疫苗(Turtle et al.,2017)。

曾在国内乙脑流行地区对疫苗的保护效果进行过大规模免疫观察。在云南地区,与未免疫儿童对比,1针免疫后保护率为95.7%(王家龙等,1993)。当年免疫1针,次年加强1针,结果在免疫前和免疫后3~5年,乙脑发病率明显下降65%~86%(陈品全等,1992;周本立等,1999)。在四川成都曾对每年常规的儿童接种乙脑疫苗后,按病例配对统计进行回顾性效果调查,结果发现接种1针的保护率为80%,2针为98%(Hennessy et al.,1996),在重庆以同法进行效果的观察,结果发现接种1针保护率为93%(唐文革等,2003)。在印度,2007年对9300万儿童接种乙脑活疫苗,对20名确诊病例按配对统计,当年保护效果为94.5%(Kumar et al.,2009)(表41.13)。

**表41.13　乙脑活苗在不同地区的人群保护效果和持久性**

| 观察地点 | 观察时间 | 年龄/岁 | 注射针次/次 | 确认病例 | 保护效果/% |
|---|---|---|---|---|---|
| 中国成都 | 当年(1996) | 5~6 | 1 | — | 80 |
| | | | 2 | — | 98 |
| 中国重庆 | 当年(2000) | 1~6 | 1 | 20 | 93.0 |
| 印度 | 当年(2007) | 1~15 | 1 | 20 | 94.5 |
| | 当年(1999) | 1~15 | 1 | 20 | 99.3 |
| 尼泊尔 | 第1年(2000) | 1~15 | 1 | 35 | 98.5 |
| | 第5年(2004) | 1~15 | 1 | 20 | 96.2 |

1999 年,在尼泊尔 3 个地区对 16 万 1~16 岁儿童接种活疫苗,每人 1 针,通过乙脑流行季节,在接种率 79.9% 的地区病例很少(49 人),而接种率低(18% 和 34%)的 2 个地区病例很多(2084 人)。在住院临床诊断为乙脑的 227 病人中无 1 例有乙脑活疫苗接种史。经 IgM 确诊的 20 例病人中亦无 1 例有疫苗接种史。按病例配对的方法分析疫苗的保护效果为 99.3%(Bista et al.,2001),保护效果十分显著。1999 年后,在尼泊尔又进行保护效果的持久性调查,同时抽取部分儿童进行中和抗体检查。结果显示,保护效果按病例配对统计,第 1、2、5 年分别为 99.3%、98.5% 和 96.2%(Bista et al.,2001;Tandan et al.,2007)(表 41.13),表明乙脑活疫苗的保护效果至少可达 5 年。而检测到中和抗体水平时如按 ≥1:10 为阳转,则其持久时间显示较短(第 1 次免疫后 4 年,阳转率为 89.9%;第 5 年为 63.8%)。但在第 5 年时,对接种过乙脑活疫苗 1 针而抗体阴性的 17 名儿童加强接种 1 针后 7 天,抗体迅速增长,阳转率为 76.5%(13/17),GMT 很高(168.52),而同时对未接种过疫苗的抗体阴性儿童 47 名同样接种活疫苗 1 针,则在 7 天时的抗体全部为阴性(Sohn et al.,2008)。表明尽管抗体下降至 <1:10,但仍然有很高的保护效果(96.2%),即如果这些对象再暴露于乙脑病毒后,能够刺激免疫记忆细胞(7 天前)迅速产生有效的免疫应答,以阻止病毒侵入神经系统而得到保护。其机制与上述豚鼠试验中虽然攻击前抗体阴性,但感染后抗体迅速增长并有效抑制病毒血症的结果相似。

之后由尼泊尔卫生部门联合美国疾病预防与控制中心等几个单位对 2004—2014 年在尼泊尔 31 个地区开展乙脑活疫苗大规模免疫后对控制乙脑疾病的影响进行了评估。结果显示,大规模接种后在 24 个地区乙脑确诊病例的发生率为 0.7/10 万,较如果未接种疫苗的预计病例发生率下降 78%,避免了约 3011 名乙脑病例的发生。另外,对无实验室确诊为乙脑的临床急性脑炎综合征(AES)病例,发生率下降 59%,避免了约 9497 AES 病例的发生。而特别是在 4 个高危地区的病例下降率尤其明显,确诊病例和 AES 病例均下降 84%。该研究结果有力说明,规模应用 $SA_{14}$-14-2 乙脑活疫苗将大大降低乙脑病例的发生率(Upreti et al.,2013,2017)。

我国也曾在江西永丰县对活疫苗接种后的儿童进行了连续 11 年的效果观察,1989 年对 1~10 岁儿童进行普种,次年开始每年对该县 1 岁儿童初免 1 针,2 岁儿童加强免疫 1 针,接种率在 85% 以上,共接种乙脑活疫苗 182 715 人次。1989—1999 年的观察结果表明:① 乙脑活疫苗接种后近期和 11 年内,未出现不良反应。② 疫苗使总发病率显著下降,由活疫苗接种前的 21.89/10 万下降到 11 年后的 2/10 万左右。③ 11 年间共发生乙脑病例 138 例,其中有接种史者 9 例,无接种史者 129 例,保护率为 98.99%。而在最后 5 年内免疫组儿童的发病人数仍然很低(周本立等,2001)。

以上结果表明,活疫苗不但安全,而且免疫性、保护性和持久性均良好。

## 41.4.2 Vero 细胞灭活疫苗

以 Vero 细胞为基质培养乙脑病毒制备灭活疫苗。Vero 细胞可以用单层培养也可以在微载体上用发酵罐大量培养。经实验,乙脑病毒在 Vero 细胞上能很快适应,病毒滴度高达 7.0 log $LD_{50} \cdot mL^{-1}$,并且可以多次收获病毒液。病毒液经福尔马林灭活后保持良好的抗原性。经浓缩纯化后,细胞残余 DNA 和牛血清含量均符合 WHO 要求。在日本有两个厂家研究这类疫苗,均用北京株即 Beijing-1 株制备。我国的北京天坛生物制品股份有限公司和辽宁成大生物股份有限公司均用 $P_3$ 株制备,疫苗已取得生产文号,并在国内少量应用。

另外,当前国外应用最多的一种 Vero 细胞灭活疫苗称 IXIARO 疫苗(或称 $IC_{51}$ 疫苗)。该疫苗由奥地利 Valneva 公司(以前的 Intercell Biomedical)生产,用中国的 $SA_{14}$-14-2 减毒株,经美国 Eckels 等和中国食品药品检定研究院俞永新在美国泛特里军事医学研究所(WRAQ)实验室用不同细胞传代适应,最后选原代狗肾细胞适应 8 代的病毒作为原始毒种(Eckels et al.,1988)。用于疫苗生产前再经 Vero 细胞传 4 代作为主毒种,传 5 代作为生产用毒种。疫苗生产用转瓶培养 Vero 细胞和病毒,分别于第 3、5、7、9 天各收病毒上清液一次,混合后澄清,超速离心。为去除 Vero 细胞 DNA,将浓缩病毒液用终浓度为 2 $mg \cdot mL^{-1}$ 的鱼精蛋白处理,再经蔗糖梯度区带离心纯化,处理后的病毒液用终浓度为 1:2000 福尔马林灭活,细胞 DNA 残留量为 2 $pg \cdot mL^{-1}$。疫苗最后加 0.1% 氢氧化铝佐剂吸附,疫苗在小鼠的免疫保护效价为 $ED_{50}$ 2.6 ng,疫苗注射量为每人份 0.5 mL,内含 6.0 μg 乙脑病毒蛋白和 0.1% 氢氧化铝佐剂,不含明胶、抗生素和硫柳汞(Srivastava et al.,2001)。

安全性结果:曾经对 3258 名成年人(其中 IC$_{51}$ 2283 名,乙脑鼠脑纯化疫苗 JE-VAX338 名和安慰剂 637 名)进行过 6 个月的安全性观察和比较。结果表明,一般不良反应比例:IC$_{51}$22%,JE-VAX18%,安慰剂 24%;严重不良反应比例:IC$_{51}$1.9%,JE-VAX1.5%,安慰剂 2.4%。12 个月时,在 180 人的比较结果中,IC$_{51}$ 的安全性与 JE-VAX 疫苗无差异。表明 IC$_{51}$ 灭活疫苗的安全性不比鼠脑疫苗和安慰剂高。

免疫性结果:在美国、奥地利和德国对 18 岁以上成年人进行与鼠脑纯化疫苗 JE-VAX 的非劣性比较。首次免疫后 56 天采血,用 SA$_{14}$-14-2 疫苗株测中和抗体,空斑减少(PRNT$_{50}$)≥1∶10 为阳性。IC$_{51}$疫苗(6 μg 接种 2 针,间隔 4 周)共接种 181 人,抗体阳转 179 人,阳转率为 99%,GMT 为 311;JE-VAX 疫苗(3 针)接种 82 人,抗体阳转 80 人,阳转率为 98%,GMT 为 100。GMT 不比 JE-VAX 疫苗差。在免疫后 12 个月时对 IC$_{51}$疫苗继续观察,其抗体阳转率为 83%,GMT 为 41(Schuller et al.,2008)。但是在西欧和北欧的另一次观察中,接种 2 针后 6 个月抗体阳转率只有 83%(96/116),12 个月时只有 58%(67/116),24 个月时只有 48%(56/116)。对其中 16 名在 11 个月时和 24 名在 23 个月时抗体已降至阴性者,给予加强免疫 1 针,1 月后则抗体水平全部升至≥1∶10,GMT 升高至 676 和 2496(Dubischar et al.,2010)。显示 2 针免疫后加强 1 针免疫很有必要。进一步对 1~3 岁儿童的观察在印度进行(Kaltenbock et al.,2010),以 6 μg 和 3 μg 剂量各 2 针(0、28 天)接种 IC$_{51}$疫苗和 3 针(0、7、28 天)接种鼠脑纯化疫苗 JenceVac(韩国十字会生产),共 3 组进行比较。全程接种后 28 天,接种 IC$_{51}$疫苗的 6 μg(21 人)和 3 μg(23 人)及接种鼠脑纯化疫苗 JenceVac(11 人)的抗体阳转率分别为 95%、96% 和 91%,GMT 分别为 218、201 和 230,3 组间无统计学差异,进一步观察计划在印度继续进行。

### 41.4.3 乙脑/黄热病(JE/YF)嵌合体活疫苗

嵌合体活疫苗(chimera vaccine)是采用重组 DNA 技术,以对人体安全有效的减毒活疫苗株 DNA 为基因骨架(back-borne),将另一株病毒的保护性蛋白基因片段与其相应部位基因替换而产生的嵌合体病毒制成的疫苗。

已知黄热病(yellow fever,YF)17D 活疫苗在全球已广泛应用 60 年并证明其对人体安全有效,我国的乙脑 SA$_{14}$-14-2 株在国内外已广泛应用 20 多年也已证明对人体十分安全有效。将乙脑 SA$_{14}$-14-2 株具有免疫保护的关键蛋白基因片段(PreM 和 E)与黄热病 17D 株病毒的相关部位基因替换而产生 JE/YF 嵌合病毒,用它作为生产用毒种在 Vero 细胞培养制成的疫苗即为目前赛诺菲巴斯德正在研发并已在个别国家注册应用的一种新型乙脑活疫苗,称为 JE-CV(IMOJEV)。该嵌合体病毒最早由 Chamber 等(1999)构建,将 SA$_{14}$-14-2 株和分离自日本的乙脑病毒野毒株 Nakayama 的 PreM-E 分别与 YF-17D cDNA 的相应基因替换而构成两种嵌合体,前者为 YF-17D/JE-SA$_{14}$-14-2,简称 YF/JE-S;后者为 YF-17D/JE-Nakayama,简称 YF/JE-N。小鼠试验显示,YF/JE-S 以 6.0 log pfu 病毒对 4 周龄小鼠脑内感染不致病,保留 SA$_{14}$-14-2 原株的弱毒特性,较 YF-17D 原株的毒力(4.0 log pfu 病毒对小鼠 100% 死亡)更低。而 YF/JE-N 的脑内毒力与 Nakayama 原株相似,对小鼠脑内仍有很强的毒力(2.0 log pfu 全部死亡)。早期的 JE-CV 是未经空斑纯化的毒种,制成的液体疫苗进行Ⅰ、Ⅱ期临床试验;以后的 JE-CV 疫苗生产毒种是在无牛血清培养的 Vero 细胞传代适应,并经空斑纯化。临床前动物试验表明,JE-CV 具有良好的安全性、免疫原性和遗传稳定性,小白鼠和恒河猴脑内或皮下接种 JE-CV 病毒不引起动物致病,较其母株 YF-17D 毒力弱;皮下接种 1 针疫苗后产生短暂的低病毒血症,并能保护其他乙脑野毒株的脑内攻击。

疫苗的安全性结果:JE-CV 与日本鼠脑灭活疫苗 JE-VAX 比较,局部不良反应包括注射部位疼痛、红肿、痒、肿胀,JE-VAX 组均高于 JE-CV 组(p<0.001),总的反应率 JE-VAX 组(82.2%)亦高于 JE-CV 组(67.6%)。用生理盐水为安慰剂对照观察中,总反应率 JE-CV 与安慰剂对照组无统计学差异(p=0.2)。与灭活疫苗的安全性观察比较,未发现与疫苗相关的严重不良反应,一般反应发生率两种疫苗未显示显著差别。

疫苗的免疫性结果:Ⅰ期临床试验在 18~84 岁成人中进行,对 36 名志愿者(黄热病病毒抗体阳性和阴性者各 18 名)进行观察,志愿者对疫苗株的抗体全部阳转,GMT 在 129~327,但黄热病毒抗体阳性者的抗体水平高于阴性者。80%个体产生低滴度病毒血症,与黄热病疫苗免疫的对象相似。Ⅱ期临床试验以不同剂量疫苗观察疫苗的安全性和有效病毒量,以 1.8～5.8 log pfu·(0.5 ml)$^{-1}$病毒疫苗接种,结果未发生不良反应,各免疫组的抗体阳转率均在 90%以上,未见剂量差异。另外观察到在初次免疫后 30 天,加强免疫 1 针并没有提高抗体水平的作用,以往接种过黄热病疫苗者对 JE-CV 疫苗的抗体应答无影响,但预先接种 JE-CV 疫苗对黄热病疫苗的免疫有影响;交叉中和试验的结果显示,对疫苗株的中和抗体水平高于对其他乙脑野毒株的抗体水平(Monath et al.,2000)。

对成年人进行随机、双盲的 5 年观察(Nasveld et al.,2010),选择健康 18～55 岁成年人 202 名分为 2 组,其中一组(101 人)先注射 JE-CV,28 天后注射疫苗稀释液(安慰剂);另一组(101 人)先注射稀释液,28 天后注射 JE-CV。免疫应答结果为:以 JE-CV 疫苗株为中和试验毒种测试的抗体阳转率,在接种一针后 28 天、6 个月、12 个月、24 个月、60 个月后分别为 98%(194/197)、97%(185/191)、95%(72/76)、90%(64/71)、93%(43/46),其中在 6 个月时抗体阳性者到 60 个月仍有 87%抗体阳性。然而抗体水平对其他 4 个基因型乙脑野毒株较低,如接种 1 针后 28 天对疫苗株的抗体阳转率为 98%,GMT 为 317,而对其他 4 个基因型野毒株的阳转率仅为 77%～97%,GMT 为 54～216,对 4 个野毒株抗体全部阳性者只有 85%。接种后 60 个月时,对疫苗株的抗体阳性率为 93%,GMT 为 62;而对 Beijing-1 株(Ⅲ型)为 63%,GMT 为 20;对 TVP-826 株(Ⅰ型)为 78%,GMT 为 44。

之后又对小年龄儿童进行安全性和免疫性观察(Chokephaibulkit et al.,2010),血清学观察结果显示,以往接种过 2 针鼠脑疫苗的 97 名儿童,免疫后 28 天的中和抗体阳转率,对 JE-CV 疫苗株为 93%,对其他 4 株野毒株分别为:TVP-826 株(Ⅰ型)89%;B103418 株(Ⅱ型)89%;Beijing-1 株(Ⅲ型)90%;JKT9092/TVP-6265 株(Ⅳ型)91%。以往乙脑抗体阴性的 12～24 月龄儿童的血清,对疫苗株和以上不同病毒株的保护性中和抗体阳转率分别为 96%、97%、96%、97%和 70%。对 2 组儿童的抗体持久时间进行比较,血清用 JE-CV 病毒测定,在接种后 28 天、7 个月和 1 年 3 个时间点中,3～5 岁儿童的抗体阳性率分别为 100%、100%和 97%,GMT 分别为

2708、1055 和 454;而 1～2 岁儿童的阳性率分别为 96%、87%和 84%,GMT 分别为 296、69.5 和 62.3,小年龄组儿童的抗体水平较大年龄组下降快。病毒血症的检测结果:在 98 名 12～24 月龄儿童中检测到 5 例低病毒血症阳性(20 pfu·mL$^{-1}$),50 名大龄儿童均为阴性。

但该疫苗抗原成分不是乙脑病毒的全病毒,其非结构区(NS)蛋白基因是黄热病病毒。虽然疫苗诱生的中和抗体良好,但黄热病病毒的 NS 蛋白能否产生针对乙脑病毒的细胞免疫仍未确定,而细胞免疫对疫苗的保护作用十分重要。登革热嵌合疫苗也是用黄热病病毒为基因骨架构成的,最近疫苗在泰国和亚洲其他国家、美洲几个国家大面积免疫预防接种后,抗体应答水平虽然满意,对登革热 4 个血清型病毒的阳转率均可达 90%以上,但临床的保护效果仅为 30%～64%(Halstead,2013;Flipse et al.,2015)。乙脑 JE-CV 嵌合活疫苗与登革热嵌合体疫苗相似,其预防的实际效果有待进一步验证。

## 41.5 乙脑减毒活疫苗的生产和质量控制

### 41.5.1 疫苗生产

生产用细胞基质为原代地鼠肾细胞,动物来源必须是无特殊病原(SPF)地鼠,由生产单位建立动物种群。制备细胞时选用 10～14 日龄地鼠,无菌取肾,剪碎,经胰蛋白酶消化,用细胞培养液分散细胞,制成细胞悬液,分种于细胞培养瓶内,置(37±1)℃培养。细胞生长成致密单层后接种病毒,继续培养 2～4 天,出现细胞病变时收获病毒液。细胞上清病毒培养液经沉淀、过滤去除细胞碎片后加入适宜稳定剂冻干。

### 41.5.2 质量控制

#### 41.5.2.1 生产用毒种的质量控制

(1)传代代次的限定

生产用毒种为 SA$_{14}$-14-2 减毒株,毒种的传代代次应控制在一定的范围内,原始种子批传代应不超过第 6 代,主种子批不超过第 8 代,工作种子批不超过第 9 代,生产的疫苗应不超过第 10 代。

（2）鉴别试验

将毒种做 10 倍系列稀释,取适宜稀释程度病毒液分别与非同源乙脑特异性免疫血清和乙脑抗体阴性血清等量混合,置 37℃ 水浴 90 min 后,接种原代地鼠肾单层细胞或 $BHK_{21}$ 细胞进行中和作用,观察 5~7 天判定结果,中和指数应大于 1000。

（3）病毒量滴定

将毒种做 10 倍系列稀释,至少取 3 个适宜稀释度病毒液,分别接种 $BHK_{21}$ 细胞,用蚀斑法进行滴定。冻干毒种批病毒滴度应不低于 5.7 log pfu·$mL^{-1}$,液体毒种应不低于 7.2 log pfu·$mL^{-1}$。

（4）遗传稳定性检定

用于制备疫苗的工作种子批应进行病毒 E 蛋白基因核苷酸序列测定,验证其遗传稳定性。$SA_{14}$-14-2 减毒株的全基因发生 57~66 个核苷酸和 24~31 个氨基酸变化,其中 E 蛋白基因区的 8 个与毒力减弱（neuroattenuation）密切相关的关键位点氨基酸（E-107,苯丙氨酸;E-138,赖氨酸;E-176,缬氨酸;E-177,丙氨酸;E-264,组氨酸;E-279,甲硫氨酸;E-315,缬氨酸;E-439,精氨酸）应不能发生改变。另外,E 蛋白基因核苷酸序列与基因库中登录的病毒基因序列的同源性应不低于 99.6%。

（5）神经毒力检定

猴体神经毒力检定:以不低于 6.7 log pfu·$mL^{-1}$ 主种子批毒种,分别注射 10 只恒河猴的两侧丘脑各 0.5 mL,腰部脊髓内 0.2 mL。观察 21 天应无特异性乙脑发病症状,组织学检查仅表现为以炎症反应为特征的病理变化,而以 3.0 log pfu·$mL^{-1}$ 的 $SA_{14}$ 毒株以同法接种的 4 只猴,应全部死亡。组织学检查表现为神经细胞坏死、较少炎症反应的特征。

小白鼠脑内毒力检定:以不低于 5.7 log pfu·$mL^{-1}$ 种子批毒种,分别脑内和皮下接种小白鼠:① 脑内接种 12~14 g 小鼠 10 只,每只脑内接种 0.03 mL,观察 14 天,小鼠应健存。如有个别小鼠于接种 3 天后出现发病症状,则应检查发病小鼠是否是因弱毒返祖毒力增强引起的（方法同"毒力返祖试验"）。② 皮下注射 10~12 g 小鼠 10 只,每只 0.1 mL,同时,右侧脑内空刺激,破坏其血脑屏障。观察 14 天,小鼠应健存。

毒力返祖（reversion to neurovirulence）试验:以种子批毒种接种 3~5 日龄乳小白鼠 10 只,每只脑内注射 0.02 mL。当乳鼠发生典型乙脑发病症状时,将乳鼠处死 3 只,取脑制成 10% 脑悬液,以 12~14 g小鼠测其脑内毒力,其毒力（以 $LD_{50}$ 表示）应较其母株 $SA_{14}$ 株对小鼠的脑内毒力（6.0~7.0 log $LD_{50}$·$(0.03\ mL)^{-1}$ 至少低 3 个对数,即 ≤3.0 log $LD_{50}$·$(0.03\ mL)^{-1}$,该结果可认为弱毒株毒力无毒力返祖（杨邦玲等,2014）。

（6）免疫原性检定

将毒种悬液稀释成不同 PFU 病毒量（以 $10^{-3}$、$10^{-4}$、$10^{-5}$ 为宜）的病毒液,分别免疫体重为 10~12 g 小鼠 10 只,每只皮下注射 0.1 mL,免疫 1 次,免疫后 14 天用乙脑野毒株（$P_3$）腹腔攻击,每只 0.3 mL,攻击病毒量应不低于 500 腹腔感染的 $LD_{50}$。同时每只小鼠脑内接种病毒稀释液 0.03 mL,观察 14 天。结果对乙脑野毒株病毒攻击的最小有效病毒剂量（$ED_{50}$）应 ≤3.0 log pfu·$(0.1\ mL)^{-1}$。攻击对照组小鼠死亡率应不低于 80%。

#### 41.5.2.2　成品检定

（1）鉴别检定

方法和结果判定同第 41.5.2.1（2）节。

（2）病毒滴度检定

方法按第 41.5.2.1（3）节进行。病毒滴度应不低于 5.7 log pfu·$mL^{-1}$。

（3）热稳定检定

与病毒滴定同时进行,将疫苗置于 37℃ 放置 7 天。病毒滴度应不低于 5.7 log pfu·$mL^{-1}$,滴度下降应不高于 1.0 log。

（4）安全性检定

小鼠脑内致病力试验:试验方法和判定结果同第 41.5.2.1（5）节中的"小白鼠脑内毒力检定"。

乳鼠传代返祖试验:试验方法和结果判定同第 41.5.2.1（5）节中的"毒力返祖试验"。

（5）其他检定

按 2015 年版《中华人民共和国药典》三部进行。

牛血清白蛋白残留量每剂应不高于 30 ng;抗生素残留量每剂应不高于 50 ng。

## 41.6　总结与展望

近年来,几种新型乙型脑炎疫苗正在迅速发展并得到应用。这些疫苗包括我国生产的 $SA_{14}$-14-2 减毒活疫苗和国外生产的 Vero 细胞灭活疫苗和 CV

嵌合体活疫苗。其中,乙脑 SA$_{14}$-14-2 原株病毒生产的活疫苗在生产工艺和质量控制水平上已有显著改进和提高。对国内外普遍关心的疫苗弱毒毒力返祖和环境污染的问题,已通过病毒在鼠脑和多次细胞传代以及蚊虫感染试验等证实其表型和基因型等遗传稳定性均十分稳定,无毒力返祖和在自然界传播的可能。特别是活疫苗的免疫机制方面,通过动物试验和人体观察证实细胞免疫的重要作用,表明尽管抗体水平低下但保护力仍存在。而大规模应用的临床实践又证实了疫苗的安全性、免疫性和免疫持久性良好。在美国适宜卫生科技组织(PATH)的大力支持和赞助下,成都生物制品研究所有限责任公司生产的乙脑减毒活疫苗于 2013 年 10 月 9 日通过 WHO 的预认证,进入联合国采购机构的药品采购清单(王春梅,2013;袁瑗等,2014)。专家们认为,当前有 3 种疫苗可供应用,其中特别是成都生物制品研究所有限责任公司生产的疫苗已通过 WHO 预认证,并答应以廉价提供疫苗(Hills et al. ,2014)。而全球疫苗免疫联盟(GAVI)则同意对乙脑项目提供经济资助。因此,现在是亚洲控制乙脑、拯救数以百万儿童生命的良好时机。

另外,乙脑和麻疹的儿童免疫程序接近,接种年龄均在 8 个月至 1 岁。因此,研究乙脑/麻疹二联活疫苗意义大且可行,国内成都和武汉的生物制品公司很早就开始进行该联合疫苗的实验室全面研究,包括猴体试验,表明联合疫苗安全,无相互干扰(俞永新,2012;李萍萍等,2014)。这两种疫苗在菲律宾和斯里兰卡也进行过对儿童的同时接种,结果抗体应答水平不低于单独疫苗接种,无相互干扰现象。安全性方面,局部和全身不良反应均很轻(Gatchalian et al. ,2008;Wijesing et al. ,2014;俞永新,2012)。WHO 全球安全评价委员会于 2005 年和 2007 年两次会议均对在菲律宾进行的乙脑和麻疹两种疫苗同时接种的结果很满意并建议进一步研究观察(WHO,2005;WHO,2008),最近,WHO 对乙脑疫苗的意见书(WHO,2015)也再次提出,乙脑疫苗与其他常规疫苗联合应用是可接受的。这两种疫苗的联合接种不但大大减少疫苗本身和接种的费用,更重要的是有利于这两种疫苗的扩大免疫,提高接种率,是十分有意义且亟待开发的一种新型联合疫苗。

最后,已知猪是乙脑病毒的扩增宿主,病毒通过仔猪体内复制增殖提高血液中的病毒血症后,再通过蚊虫将病毒传染给人。已有试验显示,SA$_{14}$-14-2 株活疫苗对猪有十分显著的预防乙脑感染作用(俞永新,2012)。目前,已有多个农业部门生产 SA14-14-2 株活疫苗,年产量达 6000 多万头份,用于预防猪感染乙脑病毒引起的流产和睾丸炎,因此,扩大仔猪的免疫、减弱猪作为乙脑病毒扩增宿主的作用,将有利于人乙脑的控制或消除,应该大力提倡。

## 参考文献

敖坚,俞永新,吴惠英,等. 1983. 一株免疫原性进一步提高的乙脑活疫苗减毒株的选育.II. SA14-14-2 减毒株活疫苗对人体的安全性及免疫原性. 中华微生物学和免疫学杂志 3(4):245-248.

陈柠,俞永新. 2013. 中国流行性乙型脑炎病毒表型和基因型的研究进展. 病毒学报 29(4):457-464.

陈品全,周本立,马文信. 1992. SA14-14-2 株乙型脑炎疫苗流行病学效果观察. 中国生物制品学杂志 41(03):135-137.

范行良,俞永新,李德富,等. 2002. 乙型脑炎病毒野毒株及其不同株减毒株 E 蛋白基因序列比较. 中国病毒学 17(3):216-220.

黄佐林,李新国,吴季南. 1998. 流行性乙型脑炎减毒活疫苗接种反应观察. 中国人兽共患病杂志 14(2):60-61.

黄祯祥,戴莹. 1958. 从人、猪及蚊体内分离的流行性乙型脑炎病毒株的致死力. 微生物学报 6(1):42-46.

贾丽丽,俞永新,Tsai TF,等. 2000. 流行性乙型脑炎减毒活疫苗对国内外不同野毒株的免疫性. 中国生物制品学杂志 13(4):208-210.

贾丽丽,俞永新,王寿贵,等. 1997. 流行性乙型脑炎减毒活疫苗 SA14-14-2 在非疫区内儿童的免疫应答. 中华流行病学杂志 18(1-A):219-221.

贾丽丽,郑铮,郭玉鹏,等. 1992b. 流行性乙型脑炎减毒活疫苗生产毒株(SA14-14-2)的稳定性研究. 中国生物制品学杂志 5(4):174-176.

贾丽丽,郑铮,俞永新,等. 1992a. 流行性乙型脑炎减毒活疫苗(SA14-14-2)免疫机制的研究. 中华微生物学和免疫学杂志 12(6):364-366.

贾丽丽,郑铮,俞永新,等. 1995a. 流行性乙型脑炎流行区内儿童接种乙脑减毒活疫苗后的免疫应答. 中国人兽共患病杂志 11(6):343-344.

贾丽丽,郑铮,王志伟,等. 1995b. 乙型脑炎减毒活疫苗(SA14-14-2)在豚鼠体内保护作用的免疫机制的研究. 微生物免疫学进展 23(2):73-76.

李河民,俞永新. 1959. 流行性乙型脑炎病毒若干生物学性质研究.微生物学报 7(1-2):48-54.

李河民,俞永新.1962.流行性乙型脑炎病毒的变异.Ⅱ:不同毒株通过鸡胚组织培养后的毒力变异.微生物学报 8(3):251-259.

李河民,俞永新,张挺秀.1959.1945—1956 年在国内各地分离的流行性乙型脑炎病毒的生物学特性.全国急性传染病学术会议资料选编 下册:312-320.

李河民,俞永新,敖坚,等.1966.流行性乙型脑炎病毒的变异Ⅳ.SA14-A 株蚀斑病毒的致病力和免疫力.微生物学报 12(1):41-49.

李静,俞永新,安琪,等.2011.乙型脑炎病毒减毒活疫苗株(SA14-14-2)神经毒力减弱的分子基础.中国病毒病杂志 1(1):51-57.

李茂光,俞永新,刘欣玉,等.2010.SA14-14-2 株流行性乙型脑炎减毒活疫苗与灭活疫苗诱导小鼠细胞免疫应答的比较研究.中国疫苗和免疫 16(4):334-339.

李玉华,李海玲,吴永林.2003.流行性乙型脑炎病毒疫苗株 SA14-14-2 基因稳定性研究.中华微生物学和免疫学杂志 23(11):858-861.

李玉华,李声友,王洪彬,等.1999.乙型脑炎活疫苗与灭活疫苗诱导小鼠体液和细胞免疫应答的比较.中国生物制品学杂志 12(4):229-230.

李萍萍,易玲,刘胜,等.2014.麻疹-流行性腮腺炎-流行性乙型脑炎联合减毒活疫苗的研究.中国疫苗和免疫 20(5):389-393.

凌静萍,朱荫耕,杜桂枝,等.2000.流行性乙型脑炎强毒株和弱毒疫苗株 SA14-14-2 对猴子和小鼠的致病性和病理学研究.微生物学免疫学进展 28(4):1-4.

刘欣玉,鲁旭,赵丹华,等.2019.乙型脑炎减毒活疫苗对中国主要流行基因型毒株的免疫效果.中国生物制品学杂志 32(9):1006-1009.

刘欣玉,俞永新,李茂光,等.2008.我国新分离乙型脑炎病毒株毒力特征研究.病毒学报 24(6):427-431。

刘欣玉,俞永新,徐宏山,等.2010a.乙型脑炎野毒株和弱毒株(SA14-14-2)在豚鼠体内的病毒血症比较试验.中华实验和临床病毒学杂志 24(5):343-345.

刘欣玉,俞永新,岳广智,等.2010b.一株强神经毒力乙脑病毒株的生物学及其分子特征.病毒学报 26(4):265-270.

刘欣玉,俞永新,贾丽丽,等.2014a.一株特殊抗原性乙脑毒株的分子生物学特征研究.中国病原生物学杂志 9(5):385-388.

刘欣玉,俞永新,贾丽丽,等.2014b.低神经外毒力乙脑病毒 M47 株的分子生物学特征.中国生物制品学杂志 27(8):985-989.

刘志文,俞永新,张海林,等.2007.乙型脑炎减毒活疫苗病 SA14-14-2 株经三带喙库蚊胸腔接种后的生物学和分子生物学特性.中国生物制品学杂志 20(6):419-421.

马文信,俞永新,王寿贵,等.1993.流行性乙型脑炎活疫苗大面积人体接种的安全性和血清学效果观察.中国生物制品学杂志 6(4):188-191.

唐文革,赵代虹,周爽.2003.流行性乙型脑炎减毒活疫苗效果的病例对照研究.中国计划免疫 9(04):213-214.

王春梅.2013.我国首个疫苗产品通过 WHO 预认证,进入联合国采购清单.中国医药报 192:1.

王环宇,付士红,李晓宇,等.2004.我国首次分离到基因Ⅰ型乙型脑炎病毒.中华微生物学和免疫学杂志 24:843-849.

王家龙,那家琴,赵寿生.1993.流行性乙型脑炎活疫苗流行病学效果观察.中国生物制品学杂志 6(01):36-37.

王静林,张海林,周济华,等.2008.云南省乙型脑炎病毒基因分型研究.中华实验和临床病毒学杂志 22(2):87-90.

王寿贵,杨洪举,邓远运,等.1990.乙型脑炎 14-2 株冻干活疫苗的生产研究.病毒学报 6(1):38-43.

王志伟,贾丽丽,岳广智,等.1999.国内外 3 种乙脑疫苗在小鼠体内的保护力比较.中国公共卫生学报 18(2):69-71.

徐宏山,俞永新,贾丽丽,等.2010.乙型脑炎病毒 SA14-14-2 株 NS1 和 E 蛋白的原核表达及其免疫原性.中国生物制品学杂志 23(2):118-123.

许乐燕,徐闻青,徐帆洪,等.2008.乙型脑炎病毒 SA14-14-2 减毒疫苗株的生物学和基因稳定性.中国生物制品学杂志 21(10):833-837.

叶琳,张鹏艳,郑庆纹,等.2009.乙型脑炎减毒活疫苗诱导小鼠的细胞免疫应答.中国生物制品学杂志 22(11):1099-1101.

杨邦玲,王洪强,王凯,等.2014.乙型脑炎减毒活疫苗毒力稳定性分析.中国生物制品学杂志 27(12):1512-1516.

俞永新.2006.流行性乙型脑炎减毒活疫苗的发展和应用.上海预防医学杂志 18(3):110-112.

俞永新.2012.基于 SA14-14-2 减毒株的新型乙型脑炎疫苗的研究进展.中国病毒病杂志 2(3):161-168.

俞永新.2018.中国乙型脑炎病毒株的毒力变异和减毒活疫苗的研究.中华实验和临床病毒学杂志 32(5):449-457.

俞永新,敖坚,雷文绪,等.1962.流行性乙型脑炎病毒的变异.Ⅲ.通过地鼠肾细胞后对小白鼠及恒河猴的毒力和免疫力.微生物学报 8(3):260-268.

俞永新,敖坚,朱荫耕,等.1973.流行性乙型脑炎病毒的变异——Ⅴ.活疫苗弱毒株的生物学特性.微生物学报 13(1):16-24.

俞永新,汪金凤.1986.流行性乙型脑炎病毒 SA14-14-2 弱毒株某些体外特征的研究.病毒学报 2(3):197-201.

俞永新,汪金凤,张国铭,等.1985.流行性乙型脑炎强毒株和 SA14-14-2 弱毒株对裸鼠的致病性和免疫性实验研究.病毒学报 3:203-209.

俞永新,武佩芬,敖坚,等.1981.一株免疫性进一步提高的乙脑活疫苗减毒株的选育.I.SA14-14-2 弱毒株的某些生物学特性.中华微生物学和免疫学杂志 1(2):77-84.

俞永新,张国铭,郑铮. 1989. 流行性乙型脑炎(乙脑)活疫苗和灭活疫苗对不同乙脑毒株的免疫性. 病毒学报 5(2):106-110.

袁瑗,章健康. 2014. GAVI 为乙型脑炎疫苗开启资助申请窗口. 国际生物制品学杂志 37(4):203-204.

曾明,俞永新,董关木,等. 2001. 乙型脑炎病毒减毒活疫苗生产株 SA14-14-2 基因组全序列的测定. 中华微生物学和免疫学杂志 21(5):535-539.

张合润,王凌云,陈丽娟. 2002. 流行性乙型脑炎减毒活疫苗与灭活疫苗免疫效果及人体接种反应观察. 中国计划免疫 8(05):248-250.

张磊,罗静,王静,等. 2017. 乙型脑炎减毒活疫苗对不同基因型乙型脑炎病毒的免疫效果.中国生物学杂志 30(5):459-461,466.

章域震,张海林,俞永新,等. 2005a. 三带喙库蚊和致倦库蚊经口感染乙型脑炎病毒疫苗 SA14-14-2 株的研究. 中国人兽共患病杂志 21(7):584-587.

章域震,张海林,俞永新,等. 2005b. 三带喙库蚊和致倦库蚊胸腔接种乙型脑炎病毒减毒活疫苗 SA14-14-2 株的研究. 中华实验和临床病毒学杂志 19(4):344-346.

周本立,贾丽丽,许先兰,等. 1999. 流行性乙型脑炎减毒活疫苗大面积接种后安全性和流行病学效果的 5 年观察. 中华流行病学杂志 20(1):38-41.

周本立,张岷,陈品全. 2001. 流行性乙型脑炎活疫苗 11 年的流行病学效果. 中国生物制品学杂志 14(03):183-185.

Aihara S, Rao CM, Yu YX, et al. 1991. Identification of mutations that occurred on the genome of Japanese encephalitis virus during the attenuation process. Virus Genes 5(2):95-109.

Bista MB, Banerjee MK, Shin SH, et al. 2001. Efficacy of single-dose SA14-14-2 vaccine against Japanese encephalitis: A case control study. Lancet 358(9284):791-795.

Chambers TJ, Nestorowicz A, Mason PW, et al. 1999. Yellow fever/Japanese encephalitis chimeric viruses: Construction and biological properties. J Virol 73(4):3095-3101.

Chokephaibulkit K, Sirivichayakul C, Thisyakorn U, et al. 2010. Safety and immunogenicity of a single administration of live-attenuated Japanese encephalitis vaccine in previously primed 2-to 5-year-olds and naive 12-to 24-montholds: Multicenter randomized controlled trial. Pediatr Infect Dis J 29(12):1111-1117.

Chotpitayasunondh T, Sohn YM, Yoksan S, et al. 2011. Immunizing children aged 9 to 15 months with live attenuated SA14-14-2 Japanese encephalitis vaccine in Thailand. J Med Assoc Thai 94(3):195-197.

Dubischar-Kastner K, Kaltenboeck A, Klingler A, et al. 2010. Safety analysis of a Vero-cell culture derived Japanese encephalitis vaccine IXIARO(IC51), in 6 months of follow-up. Vaccine 28(39):6463-6469.

Eckels KH, Yu YX, Dubois DR, et al. 1988. Japanese encephalitis virus live-attenuated vaccine, Chinese strain SA14-14-2: Adaptation to primary canine kidney cell cultures and preparation of a vaccine for human use. Vaccine 6(6):513-518.

Feroldi E, Pancharoen C, Kosalaraksa P, et al. 2014. Primary immunization of infants and toddlers in Thailand with Japanese encephalitis chimeric virus vaccine in comparison with SA14-14-2: A randomized study of immunogenicity and safety. Pediatr Infect Dis J 33(6):643-649.

Fischer M, Lindsey N, Staples JE, et al. 2010. Japanese encephalitis vaccines: Recommendations of the Advisory Committee on Immunization Practices(ACIP). MMWR Recomm Rep 59:1-27.

Flipse J, Smit JM. 2015. The complexity of a dengue vaccine: A review of the human antibody response. Plos Neglected Tropical Diseases 9(6):1-18.

Gatchalian S, Yao Y, Zhou B, et al. 2008. Comparison of the immunogenicity and safety of measles vaccine administered alone or with live, attenuated Japanese encephalitis SA14-14-2 vaccine in Philippine infants. Vaccine 26(18):2234-2241.

Ginsburg AS, Megham A, Halstead SB, et al. 2017. Use of the live attenuated Japanese encephalitis vaccine SA14－14－2 in children: A review of safety and tolerability studies. Hum Vacc Immunother 13(34):2222-2231.

Halstead SB. 2013. Identifying protective dengue vaccines: Guide to mastering an empirical process. Vaccine 31(41):4501-4507.

Halstead SB, Thomas SJ. 2010. Japanese encephalitis: New options for active immunization. Clin Infect Dis 50(8):1155-1164.

Hennessy S, Liu ZL, Tsai TF, et al. 1996. Effectiveness of live-attenuated Japanese encephalitis vaccine(SA14-14-2): A case control study. Lancet 347(9015):1583-1587.

Hills S, Martin R, Fischer M, et al. 2014. Control of Japanese encephalitis in Asia: The time is now. Exper Rev Anti Infect Ther 12(8):901-904.

Khan SA, Kakati S, Dutta P, et al. 2016. Immunogenicity and safety of a single dose of live-attenuated Japanese encephalitis vaccine SA14-14-2 in adults. Indian J Med Rec 144(6):886-892.

Kaltenbock A, Dubischar-Kastner K, Schuller E, et al. 2010. Immunogenicity and safety of IXIARO(IC51) in a Phase Ⅱ study in healthy Indian children between 1 and 3 years of age. Vaccine 28(3):834-839.

Kobayashi Y, Hasegawa H, Oyama T, et al. 1984. Antigenic analysis of Japanese encephalitis virus by using monoclonal antibodies. Infect Immun 44(1):117-123.

Kumar R,Rizvi A. 2009. Effectiveness of one dose of SA14-14-2 vaccine against Japanese encephalitis. N Engl J Med 360(14):1465-1466.

Lee T,Komiya T,Watanabe K,et al. 1995. Immune response in mice infected with the attenuated Japanese encephalitis vaccine strain SA14-14-2. Acta Virol 39(3):161-164.

Li YH,Fu Y,Liu XY,et al. 2017. The molecular determinants governing the immunogenicity of Japanese encephalitis live attenuated vaccines. Signal Transduct Target Ther 2:e17005.

Li MH,Fu SH,Chen WX,et al. 2011. Genotype V Japanese encephalitis virus is emerging. PLoS Negl Trop Dis 5(7):e1231.

Li YM,Ye J,Yang XH,et al. 2011. Infection of mouse bone marrow-derived dendritic cells by live attenuated Japanese encephalitis virus induces cells maturation and triggers T cells activation. Vaccine 29(4):855-862.

Liu X, Zhao D, Jia L, et al. 2018. Genetic and neuroattenuation phenotype characteristics and their stabilities of SA14-14-2 vaccine seed virus. Vaccine 36(31):4650-4656.

Liu XY,Yu YX,Li MG,et al. 2011. Study on the protective efficacy of SA14-14-2 attenuated Japanese encephalitis against different JE virus isolates circulating in China. Vaccine 29(11):2127-2130.

Liu ZL,Hennessy S,Strom BL,et al. 1997. Short-term safety of live attenuated Japanese encephalitis vaccine(SA14-14-2):Results of a randomized trial with 26,239 subjects. J Infect Dis 176(5):1366-1369.

Monath TP,Levenbook I,Soike K,et al. 2000. Chimeric yellow fever virus 17D-Japanese encephalitis virus vaccine:Dose-response effectiveness and extended safety testing in rhesus monkeys. J Virol 74(4):1742-1751.

Nasveld PE,Ebringer A,Elmes N,et al. 2010. Long term immunogenicity of live attenuated Japanese encephalitis chimeric virus vaccine:Randomized,double-blind,5-year Phase Ⅱ study in healthy adults. Hum Vaccine 6(10):1038-1046.

Ni H,Barrett AD. 1995a. Nucleotide and deduced amino acid sequence of the structural protein genes of Japanese encephalitis viruses from different geographical locations. J Gen Virol 76(2):401-407.

Ni H,Chang GJ,Xie H,et al. 1995b. Molecular basis of attenuation of neurovirulence of wild-type Japanese encephalitis virus strain SA14. J Gen Virol 76(2):409-413.

Schuller E,Jilma B,Voicu V,et al. 2008. Long-term immunogenicity of the new Vero cell-derived,inactivated Japanese encephalitis virus vaccine IC51 six and 12 month results of a multicenter follow-up Phase 3 study. Vaccine 26(34):4382-4386.

Sohn YM,Park MS,Rho HO,et al. 1999. Primary and booster immune responses to SA14-14-2 Japanese encephalitis vaccine in Korean infants. Vaccine 17(18):2259-2264.

Sohn YM,Tandan JB. 2008. A 5-year follow-up of antibody response in children vaccinated with single dose of live attenuated SA14-14-2 Japanese encephalitis vaccine:Immunogenicity and anamnestic responses. Vaccine 26(13):1638-1643.

Srivastava AK,Putnak JR,Lee SH,et al. 2001. A purified inactivated Japanese encephalitis virus vaccine made in Vero cells. Vaccine 19(31):4557-4565.

Turtle L, Tatullo F, Bali T, et al. 2017. Cellular immune responses to live attenuated Japanese encephalitis(JE) vaccine SA14-14-2 in adults in a JE/Dengue co-endemic area. Plos Negl Trop Dis 11(1):e0005263.

Tandan JB,Ohrr H,Sohn YM,et al. 2007. Single dose of SA14-14-2 vaccine provides long-term protection against Japanese encephalitis:A case-control study in Nepalese children 5 years after immunization. Vaccine 25(27):5041-5045.

Torresi J,McCarthy K,Feroldi E,et al. 2010. Immunogenicity, safety and tolerability in adults of a new single-dose,live attenuated vaccine against Japanese encephalitis:Randomized controlled Phase 3 trials. Vaccine 28(50):7993-8000.

Tsarev SA,Sanders ML,Vaughn DW,et al. 2000. Phylogenetic analysis suggests only one serotype of Japanese encephalitis virus. Vaccine 18(suppl. 2):33-35.

Upreti SR,Janusz KB,Schluter WW,et al. 2013. Estimation of the impact of a Japanese encephalitis immunization program with live, attenuated SA14-14-2 vaccine in Nepal. Am J Trop Med Hyg 88(3):464-468.

Upreti SR, Lindsey NP, Bohara R, et al. 2017. Updated estimation of the impact of a Japanese encephalitis immunization program with live, attenuated SA14-14-2 vaccine in Nepal. Plos Negl Trop Dis 11(9): e0005866.

Wang HY,Tonohiko T,Fu SH,et al. 2007. Molecular epidemiologic analysis of Japanese encephalitis virus in China. J Gen Virol 88:885-894.

Wijesinghe PR,Abeysinghe MR,Yoksan S,et al. 2016. Immunogenicity of live attenuated Japanese encephalitis SA14-14-2 vaccine among Sri Lankan children with previous receipt of inactivated JE vaccine. Vaccine 34(48):5923-5928.

Wills MR,Sil BK,Cao JX,et al. 1992. Antigenic characterization of the live attenuated Japanese encephalitis vaccine virus SA14-14-2:A comparison with isolates of the virus covering a wide geographic area. Vaccine 10(12):861-872.

Wills MR,Singh BK,Debnath NC,et al. 1993. Immunogenicity

of wild-type and vaccine strains of Japanese encephalitis virus and the effect of haplotype restriction on murine immune responses. Vaccine 11(7):761-766.

Wijesinghe PR, Abeysinghe MRN, Yoksan S, et al. 2014. Safety and immunogenicity of live-attenuated Japanese encephalitis SA14-14-2 vaccine co-administered with measles vaccine in 9-month-old infants in Sri Lanka. Vaccine 32(37): 4751-4757.

WHO. 2005. Global Advisory Committee on vaccine safety, 9-10 June 2005. Weekly Epidemiol Rec 80(28):242-247.

WHO. 2006. Japanese encephalitis vaccines. Weekly Epidemiol Rec 25(34/35):331-340.

World Health Organization. 2008. Global Advisory Committee on vaccine safety, 12-13 December 2007. Weekly Epidemiol Rec 83(4):37-34.

World Health Organization. 2015. Japanese encephalitis vaccine: WHO position paper. Weekly Epidemiological Rec (9):6688.

Yang J, Yang H, Li Z, et al. 2017. Envelope protein mutations L107F and E138K are important for neurovirulence attenuation for Japanese encephalitis virus SA14-14-2 strain. Viruses 9(1):E20. doi:10. 3390/v9010020.

Yang D, Li XF, Ye Q, et al. 2014. Characterization of live-attenuated Japanese encephalitis vaccine virus SA14-14-2. Vaccine 32(23):2675-2681.

Yu YX. 2010. Phenotypic and genotypic characteristics of Japanese encephalitis attenuated live vaccine virus SA14-14-2 and their stabilities. Vaccine 28(21):3635-3641.

Yu YX. 2013. Development of Japanese encephalitis attenuated live vaccine virus SA14-14-2 and its characteristics. In: Tkachev S. Encephalitis. Croatia:InTech press, 181-206.

Yu YX, Zhang GM, Guo YP, et al. 1988. Safety of a live-attenuated Japanese encephalitis virus vaccine (SA14-14-2) for children. Am J Trop Med Hyg 39(2):214-217.

Yun SI, Song BH, Polejaeva IA, et al. 2016. Comparison of the live-attenuated Japanese encephalitis vaccine SA14-14-2 strain with its pre-attenuated virulent parent SA14 strain: Similarities and differences in vitro and in vivo. J Gen Virol 97(10):2575-2591.

Zhang JS, Zhao QM, Zuo SQ, et al. 2012. Cytokine and chemokine responses to Japanese encephalitis live attenuated vaccine in a human population. Intern J Infect Dis 16(4):285-288.

# 第 42 章

## 黄热病疫苗

徐程林　董关木

**本章摘要**

黄热病是由黄热病病毒以蚊子为传播媒介,在中、南美洲和非洲大陆热带地区野生丛林中的猴与蚊子之间以及城市环境的人与蚊子之间持续循环存在,并不时在非洲疫区导致暴发流行的一种自然疫源性传染病。全球每年估计发生黄热病病例 20 万,病死数估计为 3 万。17D 疫苗是世界范围内广泛使用的也是唯一的黄热病疫苗,该疫苗是以黄热病病毒 17D 株毒种在鸡胚中生产的减毒活疫苗,已有超过 70 年的历史,一针阳转率可达 95% 以上,且免疫持久性在 10 年以上,并具有良好的安全性。包括我国在内,目前全世界共有 6 个国家的 5 个厂家生产黄热病疫苗。近年随着对 17D 疫苗罕见但严重不良反应的日益关切,灭活疫苗的研制也已开展。

## 42.1　概述

黄热病是由黄热病病毒引起的在中、南美洲和非洲大陆热带地区流行的一种自然疫源性传染病。全球每年估计发生黄热病病例 20 万,病死数估计为 3 万(WHO,1992)。

黄热病病毒以蚊子作为传播媒介在猴之间、猴与人之间以及人与人之间传播。大部分因蚊子叮咬而感染黄热病病毒的感染者不会发病,没有症状,少数感染者在 3~6 天的潜伏期后发生高热、头痛、全身肌痛,以及恶心、呕吐等急性期症状,其中的大多数仍可完全康复。但是约有 15% 的具有急性期症状的感染者随着病程的发展,可出现蛋白尿、少尿或无尿、黄疸,以及全身性出血等严重症状,其中20%~50% 的患者最终因肝、肾衰竭而死亡。近年黄热病抗病毒药物治疗研究虽有所进展(Julander,2013),但迄今仍无有效的临床治疗手段,接种疫苗是唯一有效的黄热病防治措施。由于黄热病病毒以蚊子为媒介在野生丛林中的猴与蚊子之间以及城市环境的人与蚊子之间持续循环存在,并不时在非洲疫区导致暴发流行,接种疫苗对于控制疫区黄热病流行和预防旅行者感染十分重要。17D 疫苗是世界范围内广泛使用的也是唯一的黄热病疫苗,该疫苗是以黄热病病毒 17D 株毒种在鸡胚中生产的减毒活疫苗,已有超过 70 年的历史,一针免疫保护率可达 95% 以上,且免疫持久性在 10 年以上,并具有良好的安全性(Monath,1999)。

包括我国在内,目前全世界共有 6 个国家的 5 个厂家生产黄热病疫苗,法国、塞内加尔、巴西和俄罗斯生产的黄热病疫苗通过了世界卫生组织的疫苗供应商资质预审,可以由联合国相关机构采购供应全球。美国和中国生产的黄热病疫苗仅供本国旅行者、外交人员和军队接种使用。

## 42.2　黄热病的流行与控制

黄热病流行主要发生在非洲和南美洲的热带及亚热带地区。非洲黄热病主要表现为乡村和城市未免疫人群中小规模的暴发甚至严重的流行,南美洲黄热病主要是丛林地区的偶然感染。1988—2007

年,上报 WHO 的黄热病病例报告总计 26 356 例,其中,23 056 例(87%)来自撒哈拉以南非洲地区,3300 例(13%)来自南美洲。

全球现有约 47 个非洲和南美洲国家的总计超过 9 亿人口处于黄热病疫区内(WHO,2016),其中包括 34 个非洲国家的 5 亿人和 13 个南美洲国家的 4 亿人。存在黄热病风险的国家详见表 42.1。

表 42.1　存在黄热病发生风险的国家

| 洲 | | 国家 |
| --- | --- | --- |
| 非洲 | 西非 | 贝宁、布基纳法索、科特迪瓦、赤道几内亚、冈比亚、加纳、几内亚、几内亚-比绍、利比里亚、马里、毛里塔尼亚、尼日尔、尼日利亚、圣多美与普林西比共和国、塞内加尔、塞拉利昂、多哥 |
| | 中非 | 安哥拉、布隆迪、喀麦隆、中非共和国、乍得、刚果共和国、刚果民主共和国、加蓬、卢旺达、赞比亚 |
| | 东非 | 埃塞俄比亚、肯尼亚、索马里、苏丹、坦桑尼亚、乌干达、厄立特里亚 |
| 美洲 | 中美洲 | 巴拿马 |
| | 南美洲 | 阿根廷、玻利维亚、巴西、哥伦比亚、厄瓜多尔、圭亚那、巴拉圭、法属圭亚那、秘鲁、苏里南、特立尼达和多巴哥、委内瑞拉 |

据 WHO 估算,全球每年约发生黄热病 20 万例,病死 3 万例(WHO,1992)。由于非洲疫区国家病例报告系统并不发达,所以黄热病全球每年的实际发病情况很可能存在低估的情况。一项关于非洲疫区国家黄热病评估报告显示,非洲每年的黄热病病例在(84~170)万人,造成(2.9~6)万人死亡(WHO,2013)。另一篇评估报告估算了非洲 2013 年的黄热病发病情况,伴有发热、黄疸或出血的黄热病病例总数为 13 万,包括 7.8 万死亡病例(Garske et al.,2014)。

非洲地区近年来通过大规模预防性接种,黄热病流行的控制成效显著,至 2015 年已没有黄热病病例报告。然而 2016 年在安哥拉首都罗安达和刚果民主共和国首都金沙萨的暴发流行提示,在这类黄热病流行风险不是很高的国家,大规模预防性接种也是必要的(WHO,2017)。

### 42.2.1　黄热病病毒的传播

　　黄热病病毒的自然宿主为猴等灵长类动物,由几个不同种属的伊蚊和趋血蚊传播,引起城市中黄热病暴发流行的媒介蚊主要是埃及伊蚊。黄热病病毒经蚊媒在猴之间、猴与人之间以及人与人之间的传播存在 3 种模式,即丛林型、中间型和城市型(图42.1)。

　　丛林型传播是指南美洲和非洲热带雨林地区的黄热病病毒在南美趋血蚊或非洲伊蚊等栖息于丛林中的野生蚊种和非人灵长类动物(如猴)之间的自然循环状态下偶然传播给进入丛林的人类的一种传播模式。在丛林中被偶然感染的人类再进入城市则有可能造成城市中黄热病的暴发和流行。目前,南美洲报告的病例主要由这种模式的黄热病病毒传播引起,常发生于在丛林中工作(如伐木)的未接种过黄热病疫苗的年轻人(PAHO,1985)。

　　中间型传播只存在于非洲,是由辛普森伊蚊等在丛林边缘地带和人类村落中两栖的半野生蚊种将黄热病病毒由非人灵长类动物直接传播给居住在丛林边缘地带村落中的人类或在村民与村民之间传播的一种传播模式。这种模式的传播可不时在人类村落中引起小规模的黄热病暴发,这也是目前非洲最常见的黄热病暴发类型。村落里年龄较大的成员一般都已具有自然获得或接种疫苗获得的黄热病免疫而不会感染,而尚未接种过疫苗的儿童是这种传播类型的主要受害者(Monath et al.,1980)。村落中的黄热病病毒感染者如果进入黄热病非免疫人口密集的城市地区,则可能将黄热病病毒带入城市并经城市型传播模式发展为大规模的流行。

　　城市型传播是在黄热病非免疫人口密集的城市里,由城市中本地繁衍栖息的埃及伊蚊在人与人之间传播黄热病病毒而导致大规模流行的一种传播模式。

　　许多因素会影响黄热病病毒的传播,但总体上来说气候环境中温、湿度的升高以及降雨的增加等都会导致蚊子数量的增加,进而增加病毒的传播和循环。在南美洲,黄热病发病率在降雨、温度、湿度增加的月份最高(1—5 月)(Monath et al.,2002)。而在西非的丛林边缘地带,黄热病活动情况在雨季中期(约 8 月)增加并在旱季早期(10 月)达到峰值。由于城市里繁衍的埃及伊蚊会在积水的容器里随处滋生,埃及伊蚊的活动和消长模式与降雨情况关系不大,所以埃及伊蚊作为媒介传播的城市型黄热病暴发也会发生在旱季(Beeuwkes et al.,1933)。

### 42.2.2　黄热病的流行特点

　　在南美洲热带地区和撒哈拉以南非洲地区发生的黄热病呈地方性和间歇性流行。这些地区的黄热病绝大多数属于丛林型或中间型传播。城市型传播

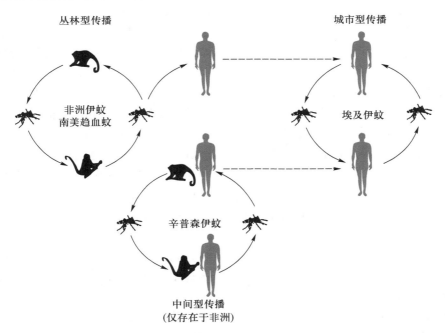

丛林型传播

城市型传播

非洲伊蚊
南美趋血蚊

埃及伊蚊

辛普森伊蚊

中间型传播
(仅存在于非洲)

图 42.1　黄热病病毒的传播模式

主要发生在西非,偶见于南美洲。

西非的黄热病流行呈现周期性暴发的特点,经常在人口密集的城市中发生大流行。大流行期间,感染黄热病病毒的人口可达 30%,其中 3%~4% 的人会产生黄热病的临床症状(Nasidi et al.,1989)。相对于西非的周期性暴发,仅有少数暴发报告来自中非和东非,产生这种地区间差异的流行病学原因目前尚不明确,可能与西非的人口和媒介蚊的密集程度较大以及两地黄热病病毒流行株基因型上的差异等因素有关。自 2008 年以来,在过去很少有病例报告的中非国家(如中非共和国、刚果共和国和乍得),黄热病病例数呈现增多的趋势(WHO,2009),不过这可能并非当地黄热病流行态势真的发生了变化,而只是近年来这些国家黄热病监测水平提高的结果。

在南美洲,黄热病病毒传播主要发生在人口稀少的丛林地区,绝大多数黄热病病例报告来自奥里诺科河、亚马孙河和阿拉瓜亚河流域和邻近的草原,秘鲁和玻利维亚是南美洲近 20 年来累计报告黄热病病例最多的国家(Vasconcelos et al.,2003)。近年南美洲的黄热病疫区有扩大的情况,以前巴西绝大多数病例报告来自亚马孙和巴西西部,自 2007 年开始来自巴西南部和东部省份的病例报告有所增加,同时与巴西南部邻近的、自 20 世纪 70 年代开始就不再有黄热病病例报告的阿根廷及巴拉圭北部地区也重新出现了黄热病病例(PAHO,2009)。除此以外,埃及伊蚊在南美洲的许多城市中心大量繁殖也将增加南美洲黄热病城市暴发的危险性。2015 年报告给 WHO 的 73 例黄热病均来自南美洲,其中巴西 9 例,秘鲁 64 例(WHO,2016)。

黄热病虽然在 2016 年以前从未在中东地区、亚洲和太平洋地区发生过,但这些地区拥有密集的黄热病易感人群和广泛分布的埃及伊蚊,因此这些地区存在黄热病传入的风险。非疫区国家要求来自黄热病疫区的入境旅游者提供黄热病疫苗接种证明,是这些地区减少黄热病传入风险的手段之一(Gershman et al.,2009)。试验性的研究结果表明,从亚洲不同地区捕集到的埃及伊蚊可以将黄热病病毒传播给猴子或新生小鼠(Bres,1986)。但为何黄热病病毒从未在非洲和南美洲以外地区传播的原因尚待进一步研究。也许不同地理区域的埃及伊蚊在基因水平上的差异阻止了黄热病病毒在亚洲的传播,但这只是假说,尚无法证实(Calisher and Woodall,2016)。

我国在 2016 年暴发自安哥拉的 11 例黄热病输入病例(其中 6 例死亡)是黄热病首次在亚洲发生的报道,受到高度关注。安哥拉的这次暴发始于 2015 年 10 月,次年 2 月发展至高峰,持续至 6 月平息。该输入性黄热病案例的原因推测为在安哥拉工作的未经黄热病疫苗免疫接种的我国工人感染黄热病病毒后乘飞机回国发病。所有病例均得到了妥善的隔离和治疗,未发现继发病例(Barrett,2017)。本次输入性黄热病案例也给我国旅游及劳务人员免疫接种率低的现状以及履行国际卫生条例中黄热病疫苗接种规定的必要性提出了警示。据估算,我国未来至少需要 50 万剂的黄热病疫苗来覆盖所有前往疫区国家的劳务、公务、旅游者的免疫接种(Smith and Leong,2017)。

## 42.2.3　黄热病预防和控制

黄热病防控措施中最为重要的方法是接种疫苗。在疫苗接种覆盖率低的地区,快速识别黄热病暴发并通过免疫接种控制疫情扩散,对于防止黄热病的流行很重要,整个疫区高危人群的疫苗接种覆盖率必须达到 60%~80% 才能有效阻止疫情的扩散。既可以通过婴幼儿的常规免疫接种提高免疫覆盖率,也可以通过独立的大规模接种来实现。WHO 强烈建议推行黄热病疫苗的儿童常规免疫。

为防止黄热病扩散到非洲或南美洲以外的地区,《国际卫生条例》(International Health Regulations,IHR)规定,从非洲或南美洲去往亚洲的旅行者必须持有黄热病疫苗的免疫接种证明方可入境,如果因特殊的医疗状况没有接种黄热病疫苗,也必须由相关的政府机构出具证明。

快速有效的黄热病疫情监测和黄热病疫苗的应急接种是控制黄热病暴发的基本手段。然而确实存在无法有效监测的情况,估计黄热病病例的实际发生数是目前报告的全球病例数的 10~250 倍。WHO 建议,在每个有黄热病发生风险的国家至少建立一个国家实验室以开展黄热病血样的基础性检测工作。在未接种疫苗人群中发生一例黄热病确诊病例即应定义为一次暴发,要对该病例的所有关联地区进行调查,尤其是那些免疫接种覆盖率高的地区。调查团队应对暴发进行评估并实施应急措施和制定长期免疫策略。

WHO 一直致力于全球黄热病的预防与控制,是国际疫苗储备协调组(Internatioal Coordinating Group,ICG)的秘书机构。ICG 为确保高危国家黄热病暴发的快速应急响应,始终保有一定量的黄热病疫苗应急接种库存。黄热病行动计划(Yellow Fever Initiative,YFI)是一个由 WHO 领导的、由联合国儿童基金会(United Nations International Children's Fund,UNICEF)及各国政府支持的全球性黄热病疫苗预防接种行动,特别是疫情突出的 12 个非洲国家。该行动计划推荐的黄热病疫苗接种行动包括:在 9 月龄以上儿童中实施黄热病疫苗的常规接种,在高危地区所有 9 月龄以上人口中实施黄热病疫苗大规模接种,以及维持高效的黄热病监测和应急响应能力。2007—2010 年,贝宁、布基纳法索、喀麦隆、中非共和国、几内亚、利比里亚、马里、塞内加尔、塞拉利昂、多哥这 10 个国家完成了黄热病疫苗的预防性大规模接种。一项评估显示,非洲 2006—2012 年的黄热病疫苗大规模接种使相应地区减少了 27% 的发病和死亡,个别国家最高减少了 82%(Garske et al.,2014)。

经过多年的防控,虽然取得了 2015 年非洲地区没有黄热病病例报告的成就,但是在 2016 年安哥拉和刚果民主共和国发生的主要城市暴发案例也提示 WHO 重新审视此前的黄热病行动计划(2012—2020),并为此推出新的全球黄热病防控战略计划 EYE(Eliminate Yellow fever Epidemics)。该计划旨在通过 5 年内 13 亿人次的免疫接种,达到 2026 年在全球消除黄热病流行的目标(WHO,2017a)。这是一个令人激动和雄心勃勃的计划,自黄热病疫苗诞生至今的 75 年间免疫接种人次的总和才 6.5 亿,而该计划将在短短 5 年内实现 13 亿人次的免疫接种,让我们拭目以待。

## 42.3 黄热病病毒病原学

黄热病病毒是属于黄病毒家族成员的一个虫媒病毒,该家族包含 70 多个成员,大多为虫媒病毒,其中比较有名的还有乙型脑炎病毒和登革热病毒。黄热病病毒抵抗力较弱,可被脂类溶剂(如乙醚或三氯甲烷)处理,56℃ 30 min 加热或紫外线照射等方法灭活。

基于序列分析的结果,黄热病病毒可以至少分为 7 个基因型,其中 5 个基因型在非洲,2 个基因型在南美洲。黄热病病毒不同基因型间的抗原性并无差异,由同一原始毒株减毒而来的 17D 黄热病疫苗对非洲和南美洲大陆上的所有基因型的黄热病病毒

都能够有效预防。

### 42.3.1 黄热病病毒的结构

黄热病病毒颗粒直径约 40 nm,一条单股正链 RNA 与衣壳蛋白(C)形成二十面体结构的核衣壳,源自宿主细胞膜的双层脂蛋白外膜包被核衣壳形成病毒颗粒,包膜上镶嵌有双体结构包膜糖蛋白(E)和膜蛋白(M)。糖蛋白 E 是黄热病病毒表面的主要组分并具有与细胞表面受体结合、在低 pH 环境下进行病毒颗粒的组装和融合以及免疫原性等多种生物活性。

细胞内已装配完毕等待释放的黄热病病毒颗粒结构和释放至胞外的病毒颗粒结构在包膜蛋白上有所不同(图 42.2)。处于胞内的黄热病病毒颗粒包膜中的 M 蛋白以前体形式(prM)和 E 蛋白形成异质二聚体,防止 E 蛋白在胞内酸性环境中发生不可逆的构象变化,prM 蛋白裂解为 M 蛋白引发 E 蛋白重排形成 E 蛋白二聚体后,成熟的黄热病病毒颗粒释放至胞外。

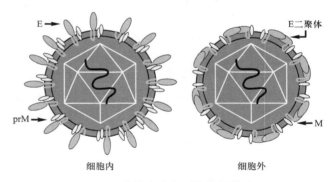

图 42.2 黄热病病毒颗粒结构模式图

黄热病病毒基因组为一条约 11 kb 的单股正链 RNA(图 42.3)。黄热病病毒基因组在 5′ 端有一个帽子结构,这与宿主的信使 RNA(messenger RNA,mRNA)是相同的,但不同的是它在 3′ 端没有像宿主 mRNA 那样的 Poly A 尾巴,而是形成一个非常稳定高度保守的发卡结构,作用是稳定基因组并为启动 RNA 翻译及合成提供信号(Brinton et al.,1986)。所有的病毒蛋白均在同一个可读框下编码,产生一个聚合蛋白后被裂解为各个功能蛋白。组成病毒颗粒的结构蛋白(C、M 和 E)由 5′ 端 1/4 的基因组编码,而组成病毒复制酶的非结构蛋白($NS_1$、$NS_{2a}$、$NS_{2b}$、$NS_3$、$NS_{4a}$、$NS_{4b}$ 和 $NS_5$)由其余 3/4 的基因组编码(Rice et al.,1985)。

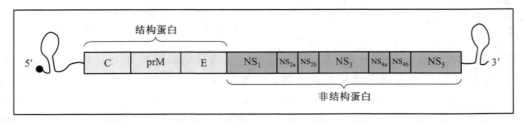

图 42.3　黄热病病毒基因组结构

## 42.3.2　黄热病病毒的复制

细胞外的黄热病病毒颗粒通过与宿主细胞表面的未知受体相互作用而与宿主细胞发生结合,随后通过受体介导的细胞吞噬作用进入宿主细胞。在细胞吞噬体内的低 pH 环境下,病毒包膜表面的 E 蛋白发生构象重排,帮助病毒脂质包膜和细胞吞噬体膜发生融合后将病毒核衣壳释放到宿主细胞细胞质中。

核衣壳进入细胞质后解体,病毒基因组立即开始翻译和复制。翻译产物裂解后,产生的 7 个非结构蛋白形成病毒复制酶。该复制酶可以识别病毒基因组 RNA 3′端的次级结构,具有 RNA 依赖的 RNA 聚合酶功能的非结构蛋白 NS₅ 开始根据基因组模板合成全长的负链 RNA。负链 RNA 随后被迅速转录产生子代的正链 RNA 基因组。

细胞在感染后 3~6 小时可以检测到黄热病病毒 RNA 的合成,这个时间的长短在不同的细胞类型和黄热病病毒株有所不同,子代病毒颗粒大约在 12 小时内产生。

黄热病病毒颗粒在宿主细胞的内质网中组装,与 C 蛋白形成的病毒 RNA 复合物被包装到含有 M 蛋白前体和 E 蛋白异质二聚体的内质网双层脂质膜内形成不具感染性的未成熟病毒颗粒,M 蛋白前体保护 E 蛋白在细胞内的酸性环境中不会发生不可逆的构象变化,M 蛋白前体随后裂解为 M 蛋白引发 E 蛋白重排促使病毒颗粒成熟具备感染性。宿主细胞内完成组装的病毒颗粒由一种小泡结构转运到宿主细胞膜内表面,与细胞膜融合后通过细胞外吐作用将病毒颗粒释放到细胞外,从而完成整个复制过程(Gardner et al.,2010)。

## 42.4　黄热病疫苗生产与质控

20 世纪 30 年代早期,黄热病疫苗曾历经死毒疫苗阶段和嗜神经性鼠脑固定毒加免疫血清混合使用两个阶段,两者先后因免疫效果不佳和免疫血清安全隐患等原因相继停用。1933 年以后,17D 鸡胚疫苗和 Dakar 鼠脑疫苗两种减毒活疫苗研制成功。Dakar 鼠脑减毒活疫苗因接种后常发生较严重副反应未能推广使用,而 17D 鸡胚减毒活疫苗由于效果良好,反应轻微,当时为很多国家采用。

自 20 世纪 40 年代以来,使用鸡胚生产的 17D 减毒活疫苗一直是全球范围内唯一的黄热病疫苗。该疫苗为 Theiler 和 Smith 于 1937 年研制成功。巴西、中国、法国、塞内加尔、美国、澳大利亚、荷兰、德国、俄罗斯、哥伦比亚、南非、英国、印度这 13 个国家曾经生产过 17D 黄热病疫苗,中国自 1953 年开始至今已累计生产数百万剂。

### 42.4.1　17D 毒种的历史

目前,全世界所有用于黄热病疫苗生产的毒种均来自 Theiler 和 Smith 于 1937 年研制成功的 17D 株黄热病病毒减毒株。该毒株减毒之前的原始野毒株于 1927 年从加纳一位名叫 Asibi 的黄热病患者血液中分离得到,遂将该原始野毒株命名为 Asibi 株。该病毒首先经这名患者的外周血接种恒河猴腹腔传递第 1 代,随后交替使用蚊子叮咬、皮下接种、感染蚊子悬液注射、卷尾猴腹腔注射等方法在猴体内连续传代至第 54 代。1933 年 12 月开始对该株黄热病病毒进行体外培养传代。首先在含 10% 猴血清的剪碎的鼠全胚中培养 18 代,然后在含猴血清的剪碎的鸡全胚中培养 58 代,再在剪碎的去掉脑和脊髓的鸡胚中连续传代至第 176 代获得 17D 原始减毒疫苗株。随后该减毒株继续在鸡胚中连续传代,不同代次水平的毒种流传到不同国家用于黄热病疫苗生产。17D 黄热病疫苗株病毒的传代谱系情况详见图 42.4。

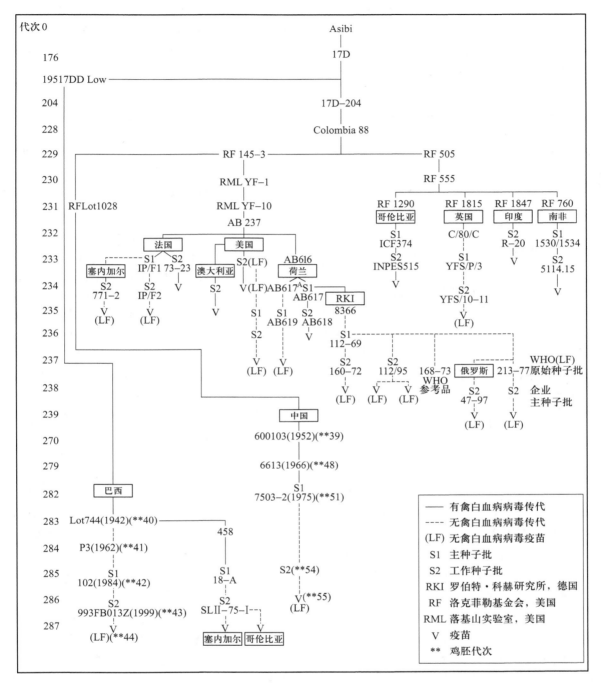

图 42.4　17D 黄热病疫苗株病毒传代谱系图

　　17D 黄热病病毒的第 195 代分支流传到巴西被命名为 17DD 亚株,后经继续传代至第 285 代建立了巴西 17D 黄热病疫苗生产用主代病毒种子使用至今,因此,巴西生产的黄热病疫苗也被称为 17DD 疫苗。

　　17D 黄热病病毒主干继续传代至第 204 代命名为 17D-204 亚株,巴西以外的其他黄热病疫苗生产

国家的病毒种子均来源于 17D-204 亚株,这些黄热病疫苗也统称为 17D-204 疫苗。17D-204 毒株继续传代至第 222 代时在鸡胚中制备了一批疫苗(NY75)。该批疫苗被送到位于哥伦比亚首都波哥大的黄热病实验室,在鸡胚中又传了几代后于 1940 年返回美国洛克菲勒研究所,该疫苗称为 Colombia 88。以该批疫苗为基础在美国洛克菲勒研究所或落

基山实验室(美国国家卫生研究院,NIH)再经小代次传代后分别在法国、美国、澳大利亚、荷兰、德国、哥伦比亚、南非、英国、印度、中国等国家继续进行鸡胚传代并相继建立了病毒种子批系统,用于黄热病疫苗生产。

20 世纪 70—80 年代,由于意识到制备黄热病疫苗毒种的鸡胚可能存在禽白血病病毒(avian leucosis virus,ALV)污染,许多疫苗生产厂家都制备了无 ALV 的 17D 黄热病病毒种子批以去除这一内源性的逆转录病毒污染风险。德国的罗伯特·科赫研究所(The Robert Koch Institute,RKI)代表 WHO 建立了一株新的 17D-204 疫苗生产种子批,命名为213/77 或 17D-213,经证实没有 ALV 污染,代次为第 237 代。该毒种可以向 WHO 申请获得。

全球范围内现在可以使用的黄热病疫苗生产用毒种仅限于 17D-204 和 17DD,这些毒种都有清晰的传代历史和完整的记录,并经临床前和临床研究充分证明了安全性。WHO 黄热病疫苗规程规定,只有这两个亚株制备的种子批方可被各国药品管理局批准用于黄热病疫苗的生产(WHO,2010)。

## 42.4.2 生产用种子批系统

### 42.4.2.1 毒力和免疫原性

17D 毒种建立过程中,在第 89—114 代,传代株的猴体神经毒力降低并失去了嗜内脏性;在第 114—176 代,其小鼠神经毒力降低。采用非脑内外周途径接种猴子不会发生脑炎,脑内接种的猴子会出现相关的组织病理学改变,但仅 5% ~ 10% 发展为脑炎。试验动物产生中和抗体,可以抵抗 Asibi 病毒的攻击。

但是,在 20 世纪 30 年代末至 40 年代初 17D 黄热病疫苗的早期使用阶段,曾经发现过一些与 17D 株在传代过程中减毒不足或减毒过深相关的问题。减毒过深的疫苗在猴体试验中表现出低病毒血症和低免疫原性,而减毒不足者则在猴体产生较高的脑炎发生率或早发且延时的发热情况(Monath,1999)。虽然在 1945 年通过建立病毒种子批解决了这些问题,但以猴体试验检验 17D 疫苗病毒的嗜内脏性、嗜神经性和免疫原性的要求一直延续至今。

2000 年版《中国生物制品规程》规定,黄热病疫苗主种子批或工作种子批应进行猴体和小鼠神经毒力试验和效价测定。每次至少用 10 只黄热病病毒

抗体阴性的易感猴,每侧丘脑 0.25 mL(5000 ~ 50 000 LD$_{50}$),注射后第 2、4、6 天各采血 1 次分离血清,分别做 10 倍系列稀释,以原血清及 $10^{-3}$ ~ $10^{-1}$ 稀释度的血清分别脑内注射体重 10 ~ 12 g 小鼠 6 只,每只 0.03 mL,观察 21 天,检查病毒量,均不得超过 2.0 lg LD$_{50}$(4 天以内死亡的小鼠不计算在内)。猴子经注射后 2 ~ 4 周再采血 1 次,分离血清做中和抗体测定,10 只猴中应至少有 9 只猴血清中和抗体阳性,其中和效价应不低于 1∶10。在 1 个月的观察期中,发现脑炎症状或因此而死亡的猴子不得超过1 只。

嗜内脏性检查的原理为,猴体脑内注射疫苗病毒一定时间后由于试验猴发生病毒血症,采集外周血,用小鼠 LD$_{50}$法观察试验猴血清中的病毒载量不得超过一定的标准以间接控制疫苗病毒的嗜内脏性。病毒血症情况并不能完全代表该病毒的嗜内脏性,实际上多数黄热病疫苗接种者都会产生短暂的病毒血症,但通过观察病毒血症的强度可以在一定程度上检验样品中的疫苗病毒是否存在毒力回复的情况。由于目前世界范围内尚无合适的动物模型可以直接对嗜内脏性进行检查,猴体试验仍是唯一方法。

猴体试验方面,《中国生物制品规程》方法与WHO 规程方法基本相同,在嗜内脏性检查和免疫原性检查判定标准上略严于 WHO 规程,在嗜神经性检查上有所不同,仅观察试验猴脑炎症状或死亡情况判定结果,未采纳 WHO 规程中同时接种 10 只对照猴并将试验猴与对照猴对比打分的方法。

### 42.4.2.2 基因序列分析

近 20 年来对黄热病野病毒和相关减毒株所做的许多基因组序列分析为黄热病病毒的毒力基础和减毒机制提供了一些分子水平的依据。将 17D-204、17DD 和 17D-213 这 3 个黄热病疫苗病毒减毒株的全基因序列和 Asibi 株原始野毒全基因序列对比后发现,17D 减毒株的衣壳蛋白序列和 5′端非编码区序列与 Asibi 病毒相同,但共有分布在整个基因组中的 20 个氨基酸与野毒株不同(表 42.2)。

虽然目前掌握的这些黄热病病毒减毒前后基因组序列上的差异数据尚不足以揭示该疫苗减毒的分子机制,但是病毒基因序列分析作为一种控制疫苗产品质量的手段正日益受到重视。WHO 已在新修订的黄热病减毒活疫苗规程中对序列测定进行了规

定（WHO,2010），《中国药典》2015年版也在其疫苗总论中进行了相应的规定。

**表42.2　17D黄热病疫苗株与Asibi野毒株**
**氨基酸序列差异比较**

| 核酸位点 | 编码基因 | 氨基酸位点 | Asibi | 17DD, 17D-204, 17D-213 |
|---|---|---|---|---|
| 854 | M | 36 | Leu | Phe |
| 1127 | E | 52 | Gly | Arg |
| 1482 | | 170 | Ala | Val |
| 1491 | | 173 | Thr | Ile |
| 1572 | | 200 | Lys | Thr |
| 1870 | | 299 | Met | Ile |
| 1887 | | 305 | Ser | Phe |
| 2112 | | 380 | Thr | Arg |
| 2193 | | 407 | Ala | Val |
| 3371 | NS$_1$ | 307 | Ile | Val |
| 3860 | NS$_{2A}$ | 118 | Met | Val |
| 4007 | | 167 | Thr | Ala |
| 4022 | | 172 | Thr | Ala |
| 4056 | | 183 | Ser | Phe |
| 4505 | NS$_{2B}$ | 109 | Ile | Leu |
| 6023 | NS$_3$ | 485 | Asp | Asn |
| 6876 | NS$_{4A}$ | 146 | Val | Ala |
| 7171 | NS$_{4B}$ | 95 | Ile | Met |
| 10142 | NS$_5$ | 836 | Glu | Lys |
| 10338 | | 900 | Pro | Leu |
| 10367 | 3′端非编码区 | — | U | C |
| 10418 | | — | U | C |
| 10800 | | — | G | A |
| 10847 | | — | A | C |

对中国黄热病疫苗生产用减毒株与WHO黄热病疫苗标准株的基因序列测定并与GenBank中收录的其他相关黄热病17D疫苗株和野毒株进行比对分析（李静等,2000）结果显示，中国黄热病疫苗生产株与WHO黄热病疫苗标准株间的核苷酸序列并未发生较大变异，核苷酸和氨基酸的同源性均约

99%，其重要病毒抗原E蛋白也未发生较大突变，但发现E区与毒力密切相关的173位氨基酸存在回复突变。

由于17D疫苗株没有经过空斑纯化，并非单一生物学克隆，其中含有不同大小空斑毒株的异质性亚群，这些亚群对小鼠的神经毒力也不相同。经空斑纯化获得的一个17D疫苗变异株，在E-173位点氨基酸变异为野生型表位。17D疫苗的空斑大小变异株的相对比率随着传代培养而变化。对一种17D疫苗（Arilvax，英国）的序列一致性分析结果表明，在结构基因、非结构基因和3′端非编码区存在12个核苷酸异质性，而17DD二级种子及其制备的疫苗批在结构基因和非结构基因中存在4个核苷酸异质性，这些都说明了黄热病疫苗是一个突变体集合。

鉴于17D疫苗自制备代次稳定以来良好的安全性记录，基因型和表型的异质性不会有什么安全性问题，事实上对疫苗还可能具有积极作用。17D病毒株的空斑变异体没有表现出超过疫苗株本身的小鼠神经毒力，因此在人体的复制过程中变异体的比例变化可能也不会改变其毒力（Monath et al.,2013）。

#### 42.4.2.3　毒种的代次控制

1937—1941年在纽约和巴西的洛克菲勒基金会实验室进行的早期黄热病疫苗生产阶段，使用了原始17D株在200代左右传代水平的多个亚株作为毒种，其中包括17D$_2$、17D$_3$、17D-NY、17D-204、17DD、EP等（Monath,1999）。这些疫苗在1938—1941年的一些临床研究结果揭示了17D黄热病疫苗毒种代次控制的重要性。

17DDHigh（305—395代）和17D$_2$（220代）亚株显示过度减毒，人体接种后阳转率低，猴体接种后仅有很低的病毒血症和免疫原性，因此，最低20代的鸡胚传代就有可能使黄热病疫苗病毒丧失免疫原性。更为重要的是，另一些亚株与疫苗接种后脑炎有所关联。1941年的黄热病疫苗接种后脑炎事件中，疫苗均由17D-NY 104亚株生产，巴西调查了5万多名接种者后发现，共导致273例（0.5%）严重反应，其中199例（0.36%）有中枢神经系统症状和1例脑炎死亡病例。

在19 000多名接种者中对所有高反应性疫苗批（包括EP、17D$_3$、17D-NY 310、17D-NY 104等亚株生产）进行的一项临床观察结果显示，5~14岁的儿童更易发生接种后脑炎，一般接种后9~12天发生。

17D-NY 104 亚株疫苗接种后脑炎的发生率最高
（13‰）。该亚株在猴体神经毒力试验中也显示出
最高的脑炎致病力。其他亚株（17D-NY 310 和
17D₃）也与接种后脑炎有关，但发生率较 17D-NY
104 亚株疫苗低。

为控制 17D 疫苗病毒连续传代后的不良生物
学性状改变，Rio de Janeiro 实验室于 1941 年建立了
一套种子批系统，制备了一级种子批和二级种子批，
二级种子批用于生产疫苗。两级种子均经全面检
定，二级种子至疫苗生产仅限 1 代。该系统自 1942
年开始为多数疫苗厂家采用并于 1945 年由联合国
救济与康复管理机构（United Nations Relief and Re-
habilitation Administration，UNRRA）建立正式标准。
1957 年，WHO 黄热病疫苗规程进一步对种子批进
行了规范，并规定疫苗生产必须基于该种子批系统。

WHO 黄热病疫苗规程规定，主种子与工作种子
之间仅允许相差 1 代，虽然未规定种子批代次限定，
但要求有疫苗毒种在传代历史、安全性、有效性方面
的资料确认。只有历史来源清晰、传代减毒过程明
了、减毒效果和免疫原性已经由临床人体观察证实
了的毒种才可以批准使用。各国实际的黄热病疫苗
毒种代次情况是，来源于同一原始株 17D 的各亚株
中，巴西的 17DD 亚株工作种子为 286 代，中国的
17D-204 亚株工作种子为 285 代，其他欧美及非洲
国家的 17D-204 亚株均不超过 239 代，详见图 42.4。

《中国生物制品规程》中未规定黄热病疫苗毒
种及疫苗的代次限制，但自 1975 年中国的黄热病疫
苗种子批系统建立以来一直按主种子批 282 代和工
作种子批 285 代执行。经过 30 多年 100 万人份以
上的临床使用，没有中枢神经系统不良反应的报告，
也未发现接种后感染黄热病的情况，具有良好的安
全性和有效性（王桂秋等，2007）。

## 42.4.3 生产工艺

17D 黄热病疫苗的基本生产流程如图 42.5 所
示，工作种子批病毒每胚按适宜病毒量 0.2 mL 接种
7~9 日龄的 SPF（specific pathogen free，无特定病原
体）鸡胚卵黄囊，适宜温度培养 3~4 天后，无菌收获
鸡胚组织。一个生产班次接种的鸡胚组织收获物经
无菌检查合格后合并，经研磨匀浆后低速离心获取
上清，合并上清液成为原液。原液经检定合格后合
并，可经适当稀释配制为半成品。半成品立即分装
冻干后即为成品。

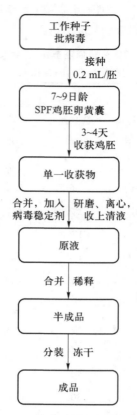

图 42.5　17D 黄热病疫苗生产工艺流程图

### 42.4.3.1 生产用鸡胚

17D 黄热病疫苗采用 SPF 含胚鸡蛋进行病毒培
养。含胚鸡蛋作为黄热病疫苗生产的重要原料必须
进行严格的外源因子污染控制，含胚鸡蛋必须来自
封闭的 SPF 鸡群。鸡群监测的病原体种类和检测
方法需经国家药品监督管理局或动物管理机构批
准。收载于《中华人民共和国药典》（简称《中国药
典》）的中国 SPF 鸡群病原体监测的有关规定与
WHO 黄热病疫苗规程所列的病原体相比略有差异，
除两者都要求检测的禽腺病毒等 13 种病毒和鸡白
痢沙门菌等 4 种细菌外，WHO 规程还要求检测禽肾
炎病毒、减蛋综合征病毒以及禽分枝杆菌、鸡沙门菌
和沙门氏菌，而《中国药典》选做的多杀巴斯德菌在
WHO 规程中则没有要求（WHO，2010）。

SPF 鸡群刚建立时，该鸡群的每只鸡都必须采
血检测特定病毒和细菌的感染情况。鸡群建立后，
每间隔 1 周对一定比例的饲养鸡采血监测特定病原
体。通常的检测方法为免疫学方法，监测鸡群血清
中相关病原体的抗体情况。病原体检测也可使用培
养法或聚合酶链式反应（polymerase chain reaction，

PCR)等其他方法。鸡群中发生任何死亡情况必须进行调查以确定死因,排除病毒或细菌等感染因子所致。

来自 SPF 鸡群的鸡蛋在用于生产前除确认其 SPF 监测合格报告外,在黄热病疫苗生产中还需要对胚龄进行控制并进行灯检和外源因子检查。

胚龄是指受精卵(鸡蛋)经历适宜温度和湿度孵化的天数,以日表示。一般使用鸡胚细胞或鸡胚直接接种培养生产的病毒性疫苗,如麻疹疫苗、腮腺炎疫苗、流感疫苗等,均采用 9～11 日龄鸡胚。而 17D 黄热病疫苗的豚鼠过敏试验结果显示,自胚龄小于 13 日的鸡胚收获的疫苗样品,其过敏反应程度较轻,而胚龄大者则较重。因此,黄热病疫苗病毒的收获时间限定在 12 日胚龄或以下,兼顾 3～4 天的病毒培养时间,黄热病疫苗的生产用鸡胚胚龄一般为 7～9 日。

为获得适宜胚龄的鸡蛋孵育过程称为前孵。前孵可以由黄热病疫苗的生产厂家进行,也可以由鸡胚供应商进行,孵育好的含胚鸡蛋由疫苗生产厂家直接购进。但疫苗厂家无法对后一种方式的鸡胚孵育过程进行直接的监控,通过灯检只能剔除死胚和活力不足者,对于孵育过程中温、湿度或其他因素变化对整批鸡胚内在质量产生的影响无法控制,进而可能影响疫苗病毒的培养。尽管两种方式都可行,似乎由疫苗生产厂家直接控制生产用鸡胚批的孵育过程更为可靠。

无论前孵是由疫苗生产厂家还是鸡胚供应商完成,未经孵育的受精卵或孵育完成的适龄鸡胚在由疫苗生产厂家购进后都需要进行灯检以剔除死亡、失活、破损的鸡胚,挑选大小适宜、血管清晰的活胚进行孵育或用于接种疫苗病毒。

对于外源因子污染的控制,除了前述的生产用鸡胚 SPF 鸡群的相应控制要求外,每批生产用鸡胚还应在孵育后抽取一定比例的样品,抽取的鸡胚样品不接种病毒,模拟生产过程培养,并对这些样品鸡胚进行外源因子检查。如果不是由黄热病疫苗生产厂家直接监测提供生产用鸡蛋的 SPF 鸡群,则每批鸡蛋除了要有供货商提供的 SPF 证书和鸡群监测合格结果报告单外,还要做以下检测:每批鸡蛋抽取 2%,但最少 20 只最多 50 只,不接种病毒,与接种病毒的疫苗生产鸡胚平行培养,病毒收获时未接种鸡胚按工艺方法同样加工处理,其加工物(模拟单一收获物)应经检测证明没有血吸附病毒污染,没

有 ALV 及其他外源因子污染。

### 42.4.3.2 原液制备

原液制备工艺的确定首先应根据鸡胚情况、毒种性质和培养时间找到能够产生最佳病毒收获量和稳定性的 17D 疫苗株病毒每胚病毒接种量。Tannock 等(1980)在一项黄热病疫苗工艺研究中比较了不同接种量和病毒产量之间的关系,结果发现,以 200 pfu、2000 pfu 和 20 000 pfu 接种 7 日龄鸡胚卵黄囊,4 天后每胚病毒产量均在 7.0 lg pfu 左右,无显著性差异。该研究还显示 7 日龄接种和 6 日龄、8 日龄比较后未发现病毒收获量有差异。同样,33℃、35℃和 37℃环境下继续培养,亦未发现病毒收获量上存在差异。

鸡胚病毒接种量工艺摸索完成后,应尽量保持鸡胚质量以及毒种性质的批间一致性,以保持每胚病毒接种量不变的情况下获得疫苗批生产的一致性。如果启用新的工作种子批,毒种性质多少会发生变化,此时应进行接种培养试验重新确定每胚病毒接种量。由于鸡胚种群不同、毒种来源上的差异以及小鼠 $LD_{50}$ 试验的非标准化,不同黄热病疫苗生产厂家的每胚病毒接种量可能差异很大。但同一生产厂家不同工作种子批间,该接种量不应有大的差异。

接种病毒后的鸡胚培养到期后应及时收获,应对每枚鸡蛋进行灯检选取血管清晰、活动正常的鸡胚进行收获,剔除死亡鸡胚。将蛋壳由气室处打开,使气室膜充分暴露,捞出鸡胚去掉鸡胚头部,无菌收集后冻存等待研磨及离心处理。由于在神经组织中培养制造的疫苗必须有效去除髓鞘蛋白以避免脑脊髓炎不良反应,黄热病疫苗病毒虽不是直接接种神经组织培养,但完整鸡胚的脑部含有大量神经组织,并且黄热病疫苗生产没有纯化工艺,所以应在收获时去除鸡胚的头部,去除鸡胚头部不会对黄热病疫苗病毒的收获量产生影响(Tannock et al.,1980)。

收获的鸡胚组织在进入匀浆工序之前,应等待无菌检查结果,无菌检查合格者方可合并研磨匀浆。1976 年版的 WHO 规程曾主张鸡胚收获后应立即匀浆离心(WHO,1976),离心后收获的上清液作为单一收获液冻存在 -60℃以下。对比试验数据显示,在没有保护剂存在的前提下,如果鸡胚直接匀浆离心再冻存和先冻存再匀浆离心相比,先匀浆后冻存的病毒稳定性明显弱于先冻存后匀浆者,但是如果

有保护剂存在则没有影响（Tannock et al.，1980）。另外，如果收获后直接进入匀浆工序会使可能存在的个别污染鸡胚合并至匀浆工序进而导致单一收获液的污染，而鸡胚收获前的灯检工序也只能判断鸡胚的存活及活动情况，不能控制污染。所以，在鸡胚收获后进行组织匀浆之前，应以无菌检查试验控制各组收获物的污染，废弃无菌检查阳性的收获组。1998 年版的 WHO 规程未再强调鸡胚收获后立即匀浆的生产要求（WHO，1998）。

此外，为保持病毒活力，在等待无菌检查结果期间应将收获物以完整鸡胚组织的形式冻存在-20℃以下。生产经验显示，以整鸡胚形式冻存的情况下，黄热病疫苗病毒的稳定性好于以离心后上清液冻存的情况。以整鸡胚形式冻存，冻存温度可以在-20℃以下水平，融解后匀浆离心，病毒活力也不会产生明显丢失。但是以离心后上清液形式冻存，即使有匀浆工序阶段加入的病毒稳定剂的保护，也必须冻存于-60℃以下，并且仅可冻融 1 次，2 次冻融将使病毒活力明显下降（de Souza et al.，1987）。

从收获的鸡胚组织中提取黄热病疫苗病毒时，应将无菌检查合格的鸡胚组织合并，在研磨器内研磨匀浆后离心，收集上清即为原液。离心工序的目的是去除组织匀浆中的大块组织碎片，该工序的作用仅为将组织匀浆进行低速离心澄清，虽可有效降低总蛋白含量，但由于并非纯化工艺，对鸡胚来源的杂质蛋白去除效果有限。曾有采用原代鸡胚细胞培养制备黄热病减毒活疫苗的研究以寻求鸡胚杂蛋白的降低但并不成功，原因是在鸡胚细胞上传代后疫苗出现毒力的改变，并且病毒产量低（Monath，1999）。

受病毒稳定性和收率的影响，黄热病疫苗病毒提取没有超滤、柱层析、超速离心等纯化工艺，仅为鸡胚组织匀浆和低速离心去除大块组织碎片，目前，世界范围内尚无黄热病疫苗纯化工艺应用的报道。因此，17D 黄热病疫苗中来自鸡胚组织的杂蛋白残留水平较高。一项研究结果显示，美国生产的 17D 黄热病疫苗每剂含有 7.8 μg 卵清蛋白（OBrien et al.，1971）。

黄热病疫苗病毒脱离鸡胚组织的保护后如果没有病毒稳定剂的存在很易失活，对热非常敏感。病毒单一收获液、原液等必须冻存于-60℃以下，其保存期因各生产厂家的毒种性质，加工工艺和病毒稳定剂配方不尽相同而存在差异。稳定剂可使黄热病

疫苗的热稳定性大幅提升，多个实验室的研究结果表明，乳糖、山梨醇、组氨酸和丙氨酸等冻干保护剂可以明显提升黄热病疫苗的热稳定性。经保护剂稳定的黄热病疫苗货架期可在-20℃或 4℃长达 2 年。在对收获的鸡胚进行匀浆操作时必须加入病毒稳定剂，可大大提高疫苗病毒对匀浆离心冻干等工艺过程以及较高温度环境的耐受能力。根据黄热病疫苗成品检定数据统计，含稳定剂的冻干产品 37℃ 2 周病毒滴度下降平均在 0.5 lg 水平，不超过 0.7 lg。而无稳定剂存在的黄热病疫苗成品放置 37℃ 2 周后病毒滴度平均下降 1.5 lg。

由于各厂家的工艺和配方有所差异，各家黄热病疫苗在稳定性上有较大差异。一项有 12 个黄热病疫苗生产厂家参加的稳定性协作研究结果表明，37℃ 存放下有些厂家的疫苗在放置 14 天后仍有至少 1000 pfu 的效价，而另一些厂家的疫苗在 1~5 天后效价基本损失完了。该协作试验结束后，WHO 建立了对黄热病疫苗热稳定性进行控制的质量标准。疫苗必须在 37℃ 放置 2 周后仍保有至少 1000 个小鼠 $LD_{50}$ 或相当的 pfu 效价，并且效价下降不能超过 1 个 lg。但即使有保护剂的存在，冻干的成品黄热病疫苗复溶后仍很容易失活。有研究表明，有保护剂的冻干黄热病疫苗如果用预冷的稀释液复溶后，放置在冰浴中效价可保持最多 3 h，但是如果用 37℃ 的稀释液复溶，疫苗效价会在 1 h 内损失殆尽（WHO，1999）。

### 42.4.4 疫苗检定

#### 42.4.4.1 效价检定

黄热病疫苗效价测定方法包括小鼠 $LD_{50}$ 法和细胞培养空斑法两种方法。两种方法并行应用多年，具有一定的历史原因。

1947 年，Fox 等利用小鼠脑内注射建立小鼠 $LD_{50}$ 法测定黄热病疫苗效价，1957 年，该法纳入 WHO 规程沿用多年。1976 年，WHO 规程建议黄热病疫苗效价测定可以使用更为可靠的细胞培养空斑法进行病毒滴定。此后效价测定方法一直是小鼠 $LD_{50}$ 法和细胞培养空斑法两者并行。由于小鼠 $LD_{50}$ 法存在动物品系影响及体内试验不易标准化等弱点，细胞培养空斑法病毒滴定逐步成为黄热病疫苗效价测定的主要方法。

小鼠 $LD_{50}$ 法效价测定的原理为利用黄热病疫

苗病毒对于小鼠脑内接种的致死性与接种病毒量之间存在一定的量效关系,以样品对小鼠致死性的高低来表示其中所含的病毒剂量。将10倍系列稀释的黄热病疫苗病毒样品分组进行小鼠脑内接种,每稀释度至少6只,观察21天后,可以将各稀释度组小鼠的存活与死亡情况代入公式计算单位体积样品中含有多少个半数致死剂量($LD_{50}$)的疫苗病毒。

细胞培养空斑法测定黄热病疫苗效价,其原理顾名思义即以单位体积样品中疫苗病毒在单层贴壁细胞培养上形成的病毒空斑数量来表示样品中所含的病毒剂量。用于接种病毒样品的培养细胞一般为Vero细胞。在细胞培养板中贴壁生长的Vero细胞上接种系列稀释的病毒样品,孵育1 h后样品中的病毒颗粒完成对Vero细胞的吸附过程,加入凝胶状的羧甲基纤维素覆盖物使单颗病毒限制在其吸附的原位复制并向周边细胞感染扩增从而形成空斑。孵育培养到期后倾去覆盖物,将细胞培养物染色后可见清晰空斑,1个空斑计数为1个空斑形成单位(pfu)。1个pfu可以简单理解为1个活病毒颗粒,但实际情况是1个以上病毒颗粒如果聚团也仅能观察到一个空斑,而1个病毒颗粒复制后的子代病毒如果脱离原位漂移到其他位点再吸附复制形成克隆,则会产生2个空斑。不过总体而言,pfu还是能够比较直观和准确地反映样品中活病毒颗粒的含量。

WHO在其1998年版《黄热病疫苗规程》中已经将中间品的病毒滴定方法规定为细胞培养空斑法,但成品效价标准仍以不低于1000个小鼠$LD_{50}$表示,并规定如果以细胞培养空斑法测定效价,则以pfu为单位表示的效价结果应至少相当于1000个小鼠$LD_{50}$,并要求各生产厂家应建立$LD_{50}$和pfu两者之间的关联关系(WHO,1998)。《中国生物制品规程》中黄热病疫苗小鼠$LD_{50}$和pfu效价标准之间的差异为0.3 lg,两者之间的关联关系研究显示,pfu比小鼠$LD_{50}$的比率平均为5.8(李淑云等,2000)。

小鼠$LD_{50}$法和细胞培养空斑法相比,后者具有结果相对直观、精确,容易标准化,不同实验室之间的检测结果可比性较好等优势。即便如此,由于缺少统一的国际标准品,细胞培养空斑法仍旧存在检定结果无法标化的问题。各国黄热病疫苗检定实验室之间的效价测定结果会因为细胞系、培养液系统、试验条件、病毒生物学特性等个性化方面的差异而

有所不同。据WHO开展的一项国际协作研究结果显示,同一黄热病疫苗国际标准品(标示效价4.5 lg IU),在全世界12家实验室进行病毒滴定,同一实验室不同次试验,最低值和最高值之间相差最大的为0.9 lg pfu,而不同实验室之间,最低值和最高值之间相差最大为1.72 lg pfu。这种情况也在一定程度上导致世界范围内黄热病疫苗各生产厂家疫苗效价放行标准存在较大差异。

各国实验室虽建立了自身的小鼠$LD_{50}$法和细胞培养空斑法之间的关联关系,但没有通过国际协作试验得到有效的分析和验证。生产企业和国家检定实验室之间也会出现两法之间的关联关系不一致,将严重影响疫苗效价的统一。为此,WHO委托英国国家生物制品检定所(NIBSC)于2003年制作了一批17D-204亚株来源的黄热病疫苗效价国际参考品,标示效价为4.5 lg IU。经包括中国在内的各个国家检定实验室和生产厂家协作标定后,于2008年经ECBS批准以WHO1998版《黄热病疫苗规程》补充文件的形式颁布实施,并规定以国际单位(IU)取代原黄热病疫苗效价的小鼠$LD_{50}$标准,即黄热病疫苗成品效价从原来的"应不低于3.0 lg $LD_{50}$"变更为"应不低于3.0 lg IU"。

### 42.4.4.2 安全性检定

除了无菌检查、支原体检查、异常毒性试验、细菌内毒素含量等常规的安全性检定项目以外,由于黄热病疫苗有在普通鸡胚上的毒种传代历史以及鸡胚制备疫苗的生产工艺,该疫苗在病毒种子批检定中设定了禽白血病病毒检测并设定了成品中鸡卵清蛋白的限量测定项目。

(1)ALV检定

鉴于早期17D株毒种制备过程用于传代的鸡胚并无来自SPF鸡群的要求,禽白血病病毒(avian leukosis virus,ALV)的感染并未加以控制,20世纪70—80年代发现制备黄热病疫苗的鸡胚组织中污染有ALV以后,许多疫苗生产企业均制备了无ALV污染的病毒种子批以去除这一内源性的逆转录病毒污染。由于即便是SPF鸡群也不能完全杜绝ALV的感染,所以新制备的黄热病疫苗病毒种子批必须经检验证明无ALV污染。

ALV是一种可导致禽类发生多种肿瘤性疾病的逆转录病毒,在普通鸡群中感染率很高,主要危害养鸡业,目前尚无证据表明该病毒可感染人类或危

害人类健康,但由于其作为逆转录肿瘤病毒具有潜在的基因整合与致瘤性,为安全起见,具有禽类组织传代历史的疫苗病毒种子批应为 ALV 阴性。

病毒种子批 ALV 检测主要采用 SPF 鸡胚培养结合血清学检测的传统方法。其原理主要是通过接种鸡胚传代培养将样品中可能存在的微量 ALV 扩增至一定水平,然后对含病毒的鸡胚组织样本采用间接免疫荧光(IFA)、酶联免疫吸附试验(ELISA)等方法检测其中的 ALV 抗原。由于采用组织培养扩增法与特异性免疫学方法相结合的手段检测,敏感性和特异性均较高。近年来也有采用直接 PCR 或 RT-PCR 等分子生物学方法检测 ALV,但仅作为传统方法的辅助,在充分验证之前尚不能作为正式方法使用。

（2）卵清蛋白检定

卵清蛋白因其具有较强的过敏原性而作为鸡胚杂蛋白残留量的指示指标成为黄热病疫苗成品检定的关键项目之一。目前通用的检定方法为 ELISA 法,敏感性和特异性均较高。由于自病毒培养收获后的鸡胚中进行病毒提取的工艺较为简单,仅为研磨离心提取上清,所以黄热病疫苗中的卵清蛋白残留量水平较高。据报道,巴西生产的黄热病疫苗卵清蛋白残留量水平每剂在 5 mg 以下(Camacho et al.,2004);美国生产的黄热病疫苗卵清蛋白残留量水平每剂在 10 μg 以下(Obrien et al.,1971);我国生产的黄热病疫苗卵清蛋白残留量可以控制在每剂 30 μg 以下水平。WHO 在《黄热病疫苗规程》中未规定卵清蛋白的残留量限值,仅在卵清蛋白检定项下规定由各国药品监督管理局自行批准。

## 42.5 黄热病疫苗临床使用

目前,全世界有包括我国在内的 6 个国家的 5 个厂家生产黄热病疫苗,包括赛诺菲巴斯德在法国(Stamaril)和美国(YF-VAX)的两个生产厂、位于塞内加尔首都达喀尔的巴斯德研究所、俄罗斯的 Chumakov 研究所、中国北京的天坛生物制品股份有限公司和巴西的 Bio-Manguinhos。这些厂家生产的黄热病疫苗全部为鸡胚卵黄囊接种培养工艺生产的冻干产品。

### 42.5.1 制剂及免疫接种

黄热病疫苗冻干注射剂主要成分为 17D 黄热病疫苗病毒,氨基酸、糖、山梨醇、明胶等病毒稳定剂和冻干保护剂,外观为白色疏松体。不同生产厂家的黄热病疫苗制剂因无机盐成分略有差异在注射前使用灭菌注射用水或注射用生理盐水进行复溶,疫苗复溶后为无色透明或微浊液体,每剂 0.5 mL,每瓶可为 1 剂或 5 剂。黄热病疫苗可在 -20℃ 以下或 2~8℃ 保存,有效期 2 年。多剂分装的疫苗复溶后应在 1 h 内用完,否则应废弃不得继续使用。

除了标准的 0.5 mL 剂量以外,WHO 于 2017 年推荐了最低不少于 0.1 mL 的剂量,用于应对大规模接种或应急接种中黄热病疫苗短缺的情况。该剂量是 WHO 基于黄热病疫苗优异的免疫原性数据制定,并仅限于大规模或应急接种中 10 人份每支装量以下的黄热病疫苗以标示体积稀释液复溶后的情形。详情请参考 WHO 黄热病疫苗立场文件修正案(WHO,2017b)。

黄热病疫苗首选皮下接种,也可肌内注射。接种后应至少观察 15 min,并备好 1:1000 肾上腺素以防严重过敏反应的急救注射。应向疫苗接种者说明可能的过敏反应症状和表现(如荨麻疹、血管水肿、皮疹、呼吸困难、支气管痉挛、喉头水肿、哮喘等),并告知一旦出现此类症状应尽快就医。

在和其他疫苗同时接种黄热病疫苗时,如在另一接种部位同日接种其他疫苗,应当考虑免疫干扰问题。目前尚无证据表明,灭活疫苗和黄热病疫苗之间存在免疫应答干扰,可以和黄热病疫苗同时接种或在黄热病疫苗接种前后任何时间接种。由于病毒性减毒活疫苗之间可能发生干扰,在一种病毒性活疫苗接种后的 30 天内接种另一种病毒性活病毒疫苗可能导致针对前者的免疫应答受损,所以黄热病疫苗应考虑在其他减毒活疫苗接种的同时接种或间隔 30 天以上再接种。

目前,已经证实和黄热病疫苗同时接种后不会发生免疫应答干扰情况或安全性方面问题的疫苗包括:卡介苗、白喉疫苗、甲肝疫苗、乙肝疫苗、流感疫苗、麻疹疫苗、脑膜炎球菌疫苗、百日咳疫苗、脊髓灰质炎疫苗、天花疫苗、破伤风疫苗、伤寒多糖疫苗、伤寒口服疫苗。目前尚未观察到和黄热病疫苗之间存在免疫应答干扰的疫苗包括:狂犬病疫苗、人乳头瘤病毒疫苗、乙型脑炎疫苗、流感减毒活疫苗、水痘疫苗(CDC,2010)。

## 42.5.2 免疫效果

总体来说,黄热病疫苗诱导的抗体应答较黄热病野病毒感染诱导的抗体略晚,并且产生的抗体滴度也低一些,初次接种者常常会发生低水平的疫苗株病毒血症,通常发生在接种后 3~7 天并持续 1~3 天,至 IgM 抗体产生后衰减。80%~100% 的黄热病疫苗接种者会在接种后 10 天内产生中和抗体,99% 以上的接种者会在接种后 28 天以内产生中和抗体(Monath et al.,2008)。

最初于 1938 年在巴西近 60 000 名受试者中对 17D 黄热病疫苗进行的免疫观察结果显示,中和抗体在接种后 7~21 天产生,阳转率为 95%。接种后第 5、6、7 天可以自多数受试者血液中分离到疫苗株病毒。Monath 等 1971 年关于黄热病疫苗免疫抗体产生的研究结果显示,中和抗体在第 8 天产生,血凝抑制抗体约在第 12 天开始出现,第 14 天滴度在 1:(10~40),随后维持或微降,IgM 抗体在第 8~9 天开始出现,14~17 天滴度达峰值,随后缓慢下降。在接种后的最初 4~6 周,IgM 抗体滴度是 IgG 抗体滴度的 16~256 倍。IgG 抗体于接种后 10~17 天出现,随后滴度水平保持平稳或略有升高趋势。IgA 抗体出现时间与 IgG 抗体基本相同,但接种后 80 天普遍消失(Monath,1999)。

大部分早期的黄热病疫苗接种人体观察都是在成人当中进行的,并且许多研究工作使用的抗体检测方法没有经过标准化,尤其是小鼠保护性试验。在儿童中进行的免疫观察研究结果见表 42.3,共包括在 6 个非洲国家进行的儿童免疫效果观察(WHO,1993),受试儿童年龄分布在 4~59 月龄,均皮下接种 1 剂 0.5 mL 黄热病疫苗,利用空斑减少中和试验检测中和抗体,结果确证了黄热病疫苗在儿童中的血清阳转率也在 90% 以上。

1 剂黄热病疫苗的免疫持久性可达 10 年以上甚至终生免疫。接种后 16~19 年,92%~97% 的接种者仍有保护水平的中和抗体(Rosenzweig et al.,1963)。1980 年在美国二战老兵中进行的一项免疫持久性研究结果表明,1 剂黄热病疫苗接种后 30~35 年,80.6% 的人血清中和抗体仍为阳性(Poland et al.,1981)。

**表 42.3 黄热病疫苗儿童中和抗体阳转率观察结果**

| 国家 | 月龄 | 阳转率/% | 疫苗 |
|---|---|---|---|
| 喀麦隆 | 6~10 | 63/68(93) | 巴斯德(法国)17D |
| | 6~10 | 68/71(96) | 巴斯德(法国)17D接种前混合麻疹疫苗 |
| 中非共和国 | 12~59 | 198/209(95) | 巴斯德(法国)17D |
| 科特迪瓦 | 5~10 | 103/108(95) | |
| 马里 | 4~8 | 50/52(96) | 巴斯德(法国)17D |
| | 12~24 | 18/19(95) | |
| | 4~8 | 51/55(93) | 巴斯德(法国)17D联合麻疹冻干疫苗 |
| | 12~24 | 39/41(95) | |
| 尼日利亚 | 6~23 | 85/88(97) | 美国 17D,与天花、麻疹疫苗同时不同部位接种 |
| | 6~23 | 73/77(95) | 美国 17D,与天花、麻疹、百白破疫苗同时不同部位接种 |
| 塞内加尔 | 9~35 | 97/105(92) | 巴斯德(塞内加尔)17D,与麻疹、百白破-灭活脊灰、乙肝疫苗同时不同部位接种 |
| | 9~35 | 73/78(94) | 巴斯德(塞内加尔)17D,与麻疹、百白破-灭活脊灰疫苗同时不同部位接种 |

WHO 的免疫策略咨询专家组(Strategic Advisory Group of Experts,SAGE)和美国 CDC 的免疫咨询委员会(Advisory Committee on Immunization Practices,ACIP)已分别于 2013 年 4 月和 2015 年 2 月作出黄热病疫苗仅需 1 剂免疫、不必加强免疫的接种策略,沿用了数十年的每 10 年需加强 1 剂的规定随即成为历史(WHO,2015;Staples et al.,2015)。

该疫苗具有长期免疫持久性的机制目前尚不清楚,推测可能与疫苗病毒的持续感染有关。已有研究表明,17D 黄热病病毒可以在人类细胞培养中形成持续感染。一株人巨噬细胞和人外周血单核细胞被持续感染后,可以不断产生有活性的 17D 黄热病病毒颗粒,但不出现细胞病变。另外,在对一株 17D 黄热病病毒变异株的研究中发现,该病毒可在鼠脑中形成持久的无症状感染。这些现象加上在 17D 黄热病疫苗接种者中 IgM 持久出现的情况提示,黄热病疫苗具有长期免疫持久性的原因可能与疫苗病毒形成慢性持续感染或在体内形成抗原储存库有关(Monath,1999)。

　　至今尚无黄热病疫苗免疫保护效果人体观察研究的报道,目前仅有一些间接的研究结果提示,黄热病疫苗具有良好的免疫保护效果。Buyheb 等在南美洲哥伦比亚的几个城市中对黄热病疫苗免疫效果的调查结果显示,1934—1942 年,未接种疫苗的人群中发生黄热病 599 例,其中 344 例经血清学试验或病毒分离得到确诊;而在接种了黄热病疫苗的 60 万人中,仅 1 例接种后 5 天发病,并且可能系潜伏期内接种,疫苗未能发挥作用(王桂秋 等,2007)。一项研究对比了在 1986 年尼日利亚的一次流行中黄热病疫苗接种人群和非接种人群的黄热病发病率,估计该疫苗保护率在 85% 左右(Monath et al.,2008)。迄今,世界范围内只有 5 例已经接种了黄热病疫苗的个体发生黄热病的报告,但是这些个案中的患者是否得到了有效的黄热病疫苗免疫尚不得而知。这些数据表明,17D 黄热病疫苗能够对接种人群形成有效保护。

　　健康人很少会在黄热病疫苗免疫后发生中和抗体应答失败,初次免疫失败率一般在 1% 左右(Monath et al.,2002)。免疫应答失败可能与妊娠及人类免疫缺陷病毒(human immunodeficiency virus,HIV)感染等个体因素有关。

　　一项临床研究结果显示,只有 39% 的妊娠妇女接种黄热病疫苗后产生了血清阳转(Nasidi et al.,1993),这可能是由于妊娠期人体免疫状态的改变所致,提示妊娠期接种了黄热病疫苗的妇女在妊娠结束后可能需要再次进行免疫接种。然而另一项研究结果显示,441 名在妊娠前 3 个月内接种了黄热病疫苗的妇女中有 425 人(98%)产生了特异性中和抗体(Suzano et al.,2006)。因此,为确保免疫效果,应对妊娠期接种了黄热病疫苗的妇女进行中和抗体滴度检测以判断她们是否有必要在妊娠结束后再次进行免疫接种。

HIV 感染者在接种黄热病疫苗后可发生不良免疫应答。一项回顾性人群对比研究显示,接种 1 年内 HIV 感染者中产生黄热病病毒中和抗体的人数显著少于非 HIV 感染者(83% 和 97%,$p = 0.01$)(Veit et al.,2009)。另一项稍早的研究显示,只有 17% 的 HIV 感染婴儿在接种黄热病疫苗后 10 个月内产生了中和抗体,而对照组则有 74% 的非 HIV 感染婴儿产生了中和抗体(Sibailly et al.,1997)。

### 42.5.3　不良反应

　　黄热病疫苗免疫接种后,10%~30% 的接种者在 1~2 天会有头痛、肌痛、低热等全身反应,局部反应包括注射部位疼痛、肿胀、红斑或发热等,可持续 1 周。这些不良反应一般都很轻微,只有大约 1% 的接种者日常生活会因此受到影响。

　　除了这些常见的轻微不良反应外,黄热病疫苗接种后偶尔也会出现过敏反应,如皮疹、荨麻疹或哮喘等。黄热病疫苗中的多种成分具有过敏原性,包括来源于鸡胚的蛋白质和作为冻干赋形剂的明胶成分等。以荨麻疹和呼吸系统症状(如呼吸困难、支气管痉挛或喉头水肿)为特征的 I 型超敏反应(又称速发型超敏反应)主要发生在对鸡蛋或其他疫苗成分有过敏史者,较为罕见。在没有疫苗成分过敏史的接种者也会发生过敏反应,发生率为(0.8~1.8)/10 万(Lindsey et al.,2008;Kelso et al.,1999)。

　　和常规的疫苗接种不良反应相比,黄热病疫苗具有两种独特的罕见不良反应,一种称为黄热病疫苗相关嗜神经疾病(yellow fever vaccine-associated neurotropic disease,YEL-AND),表现为脑炎或其他神经系统疾病;另一种称为黄热病疫苗相关嗜内脏疾病(yellow fever vaccine-associated viscerotropic disease,YEL-AVD),表现为高热、出血及多脏器衰竭。

　　黄热病疫苗相关嗜神经疾病(YEL-AND)表现为一系列较为明显的临床症状,包括脑膜脑炎、吉兰-巴雷综合征、急性播散性脑脊髓炎以及延髓麻痹等。脑膜脑炎可能是由于黄热病疫苗病毒直接侵袭中枢神经系统导致脑膜和(或)大脑感染所致,其他神经系统疾病(吉兰-巴雷综合征和急性播散性脑脊髓炎)则可能是由于机体产生了和黄热病疫苗存在交叉反应的抗神经组织抗体和(或)杀伤性 T 细胞,发生自身免疫破坏中枢或外周神经组织所致。

　　临床上对 YEL-AND 的诊断依赖特异性检验。对于脑膜炎或脑炎病例,无论是用培养法还是用核酸扩增法在脑脊液中检出黄热病疫苗病毒都可确诊。由于黄热病病毒 IgM 抗体通常不会透过血脑屏障,在脑脊液中发现这一抗体可认为是中枢神经系统感染的证据,所以在脑脊液中检出黄热病病毒 IgM 抗体也支持诊断。对于其他自身免疫性质的 YEL-AND 目前尚无特异性诊断方法,需要结合病史及黄热病疫苗接种情况进行综合判断。

YEL-AND 虽然严重但很少致死,1945—2001 年共报道 26 例黄热病疫苗接种后确诊或疑似脑炎,这 26 名患者中 24 人康复且无后遗症,2 人死亡。一名 3 岁女童在 1965 年接种黄热病疫苗后发生脑炎病死,自该患者大脑内分离的黄热病疫苗病毒经基因序列分析显示,病毒外膜蛋白的基因序列存在变异,并且该疫苗病毒在猴体试验中表现出较高的神经毒力(Jennings et al.,1994)。另一死亡病例为一 53 岁男性 HIV 感染者,该患者在接种疫苗 3 天后开始发热和感觉不适,第 5 天发展成脑病,第 9 天死亡(Kengskul et al.,2002)。

YEL-AND 发生率各家报道不一,欧美的疫苗不良反应监测系统数据统计估计的发生率为(0.25～0.4)/10 万,2010 年巴西发表的疫苗上市后监测数据系统估计发生率为 1.1/10 万,而在 8 个非洲黄热病疫区国家 2007—2010 年大规模预防性接种过程中,YEL-AND 的发生率仅为 0.016/10 万。2014 年巴西的一项回顾性数据分析显示,2007—2012 年大规模黄热病疫苗接种共发生 67 例 YEL-AND,总发生率为 0.83/10 万,5～9 岁年龄组发生风险最高(Martins et al.,2014)。

黄热病疫苗相关嗜内脏疾病(YEL-AVD)最早于 2001 年首次见诸报道,开始曾被称为发热及多器官衰竭,后正式命名为 YEL-AVD。YEL-AVD 的临床表现很像自然感染的黄热病,疫苗病毒持续增殖并在患者体内各个器官播散。患者典型症状是疫苗接种后 1 周内出现发热和其他非特异性的临床表现和体征(包括头痛、不适、肌痛、恶心、呕吐或腹泻等),随着病情的发展,可出现黄疸和异常的临床化验结果(如血小板减少和转氨酶、总胆红素、肌酐升高等)。病情严重的患者会发生低血压、出血、肾衰竭和呼吸系统衰竭,并有可能出现横纹肌溶解和播散性血管内凝血等少见的并发症。YEL-AVD 的病死率很高,可达 60% 以上。

黄热病疫苗病毒特异性的实验室检验可以诊断 YEL-AVD。可以检测患者血清内的疫苗病毒滴度和 RNA 拷贝数情况。死亡病例可进行尸检,利用免疫组化试验检测组织标本中的黄热病病毒抗原,也可利用 RT-PCR 扩增从冷冻组织中提取的 RNA 来证实疫苗病毒的存在并排除黄热病野病毒感染(Belsher et al.,2007)。

YEL-AVD 的总体发生率估计为(0.3～0.4)/10 万,在 60 岁以上人群中的发生率为(1.4～1.8)/10 万(Lindsey et al.,2008;Khromava et al.,2005)。美国 2014 年的一项回顾性数据分析再次报道了(0.3～0.4)/10 万的 YEL-AVD 发生率(Seligman,2014)。从现有的病例资料分析来看,YEL-AVD 只发生在初次免疫接种者,至今尚无第 2 剂接种者发生 YEL-AVD 的报告。

2011 年的一项研究发现,与较为年轻的黄热病疫苗接种者相比,老年人在接种黄热病疫苗后更易产生疫苗病毒血症,血液中疫苗病毒 RNA 拷贝数也更高(Roukens et al.,2011)。这一研究还发现老年人的抗体应答也相对比较迟缓。这些现象似乎提示,黄热病疫苗老年接种者 YEL-AVD 发生率较高可能与他们抗体应答较为迟缓以及病毒血症的增强有关。虽然 YEL-AVD 在 60 岁以上人群中的发生率较高,但总体来看风险是很低的,因此,WHO 对于 60 岁以上未接种过黄热病疫苗者仍推荐接种,但在接种前需要评估接种者感染黄热病的风险(包括所在疫区、季节、暴露时间、日常活动,以及当地黄热病病毒传播情况等)和疫苗接种后发生严重不良反应的潜在风险(包括年龄、健康状况、药物使用情况等),做出是否接种疫苗的权衡。

在最初报告的 23 名 YEL-AVD 患者中,4 名患者(17%)有胸腺肿瘤病史并切除了胸腺(Barwick,2004)。2003 年,美国对黄热病疫苗说明书进行了修订,将胸腺疾病病史加入黄热病疫苗的接种禁忌证中,此后未再出现有胸腺疾病病史的 YEL-AVD 新增病例报告。

截至 2010 年 2 月,全世界有 14 个国家(澳大利亚、比利时、巴西、中国、哥伦比亚、厄瓜多尔、法国、德国、日本、秘鲁、西班牙、瑞士、英国、美国)报告 YEL-AVD 共 57 例,绝大多数为散发病例,相关的黄热病疫苗生产厂家和批号各不相同。其中只有 1 个 YEL-AVD 聚集性案例,涉及同一批号黄热病疫苗的 5 例疑似病例,其中 4 名死亡患者确诊为 YEL-AVD(Whittembury et al.,2009)。这一聚集性案例发生在 2007 年秘鲁的一次黄热病疫苗大规模接种后,根据疫苗接种量计算的该次 YEL-AVD 总发生率为 7.9/10 万,而与特殊批号疫苗相关的发生率则为 11.7/10 万,远高于常规发生率。随后进行的彻底调查并未发现相关批号的黄热病疫苗有异常,疫苗本身质量没有问题,且同批半成品配制的其他 9 批黄热病疫苗并未发现 YEL-AVD 病例,也未在这 5 名 YEL-AVD 患者身上发现共同的风险因素,自患者分离的疫苗病毒经序列分析也没有发现变异的情况。这次 YEL-AVD 聚集性案例的原因尚不清楚。

## 42.6 展望

70 多年前研制成功的 17D 黄热病疫苗目前仍是世界范围内唯一获准上市的黄热病疫苗,具有良好的安全性、有效性和免疫持久性且价格低廉。至今全球已经使用了超过 5 亿剂次的 17D 黄热病疫苗,在黄热病的防控和疫区旅游者保护方面具有不可替代的地位。由于该减毒活疫苗存在 YEL-AND 和 YEL-AVD 这两种虽然罕见但十分严重的不良反应,近年来黄热病灭活疫苗的研制已经开始并逐渐受到关注。

据 Gaspar 报道,采用压力法(4℃下 310 MPa 静态液压持续 3 h)灭活的 17DD 疫苗病毒脑内注射 20 只小鼠后,试验组小鼠全部存活,而对照组脑内注射了 17DD 活疫苗病毒的 20 只小鼠全部死亡。该试验观察到,虽然灭活的 17DD 疫苗病毒在小鼠体内诱生的中和抗体水平低于活疫苗病毒组,但足以成功保护试验组小鼠的 17DD 活疫苗病毒脑内攻击(Gaspar et al.,2008)。

据 Monath 报道,采用 β-丙内酯灭活 17D 黄热病病毒并经氢氧化铝吸附后制成全病毒灭活疫苗。细胞培养空斑试验结果显示,该灭活疫苗不具感染活性。注射大鼠后虽然在注射部位、淋巴结和脾观察到炎症,但没有观察到影响该灭活疫苗进行人体观察的安全性问题。所有接种了该灭活疫苗的大鼠均产生了中和抗体,对小鼠和地鼠也具有免疫原性。该灭活疫苗在地鼠体内诱生的中和抗体与 17D 活疫苗诱生的水平相当或更高,并且能够保护地鼠抵抗黄热病野病毒攻击。在猴体免疫原性试验中观察到,3 只试验猴接种 1 剂灭活疫苗后,其中 2 只在第 21 天产生了高滴度的中和抗体。在另外 3 只试验猴中观察到,2 剂灭活疫苗接种后 3 只试验猴在第 21 天全部产生了高滴度的中和抗体。该灭活疫苗已进入人体临床研究阶段(Monath et al.,2010)。

2015 年的一项研究报道显示,Vero 细胞培养的 17DD 黄热病疫苗病毒经 β-丙内酯灭活后氢氧化铝吸附,以每剂 2 μg 免疫 C57BL/6 小鼠 3 针,以 PRNT50 测定中和抗体滴度阳性,并在 17DD 病毒脑内攻击后全部存活(Pereira et al.,2015)。

和 17D 活疫苗相比,黄热病灭活疫苗的优势主要在于安全性更可靠。理论上,灭活疫苗没有活疫苗接种后 YEL-AND 和 YEL-AVD 的发生风险,此外采用 Vero 细胞生产的黄热病灭活疫苗在降低过敏反应风险上也应该比含有鸡胚和明胶成分的活疫苗具有优势。对于前往黄热病疫区的旅行者或去往入境国有黄热病疫苗接种要求的旅行者,尤其是 6 月龄以下婴儿和免疫抑制者等不能接种 17D 活疫苗的人群,以及 17D 活疫苗接种后发生严重不良反应风险较高的 60 岁以上人群,可以选择使用灭活疫苗。如果在大规模预防性接种或暴发应急接种中使用黄热病灭活疫苗可以考虑给普通人群使用 17D 活疫苗,而在少数不良反应风险较高的特殊人群中使用灭活疫苗。

和 17D 活疫苗相比,黄热病灭活疫苗的劣势主要在于成本较高。采用现代化工艺生产的黄热病灭活疫苗其制造成本将大大高于减毒活疫苗,此外,虽然黄热病灭活疫苗在动物体内具有较好的免疫原性,但黄热病灭活疫苗的免疫持久性很可能无法和 17D 减毒活疫苗相媲美,如果要达到可接受的免疫持久性很可能必须增加针次,这些都将使未来的黄热病灭活疫苗难以适应全球普及的需要。

综合起来判断,即便未来的黄热病灭活疫苗获得批准,其适用范围也将局限于那些对疫苗价格不敏感而更在意接种安全性的国际旅行者。即使未来在全球黄热病防控中需要像消灭脊髓灰质炎那样使用灭活疫苗替代活疫苗,能否成功也将最终取决于黄热病灭活疫苗的制造成本或价格能否降至可接受的水平。

## 参考文献

李静,俞永新,董关木,等. 2009. 中国黄热疫苗减毒株和世界卫生组织黄热疫苗标准株基因全序列分析. 中国疫苗与免疫 (2):145-151.

李淑云,黄浩,刘瑜瑄,等. 2000. 应用蚀斑法滴定 17D 黄热疫苗效力. 中国生物制品学杂志 13(3):180-182.

王桂秋,张永福. 2007. 黄热病疫苗. 见:赵铠,章以浩,李河民. 医学生物制品学(第二版). 北京:人民卫生出版社, 955-962

Barrett ADT. 2017. Yellow fever live attenuated vaccine:A very successful live attenuated vaccine but still we have problems controlling the disease. Vaccine 35(44):5951-5955.

Barwick R. 2004. History of thymoma and yellow fever vaccination. Lancet 364(9438):936.

Beeuwkes H,Kerr JA,Wethersbee AA. 1933. Observations on the bionomics and comparative prevalence of the vectors of yellow fever and other domestic mosquiteos of West Africa, and the epidemiological significance of seasonal variations. Trans R Soc Trop Med Hyg 26:425-447.

Belsher JL,Gay P,Brinton M,et al. 2007. Fatal multiorgan failure due to yellow fever vaccine-associated viserotropic disease. Vaccine 25(50):8480-8485.

Bres PLJ. 1986. A centry of progress in combating yellow fever. Bull WHO 64:775-786.

Brinton MA,Fernandez AV,Dispoto JH. 1986. The 3'-nucleotides of flavivirus genomic RNA form a conserved secondary structure. Virology 153(1):113-121.

Camacho LAB,Freire MS,Leal MLF,et al. 2004. Immunogenicity of WHO-17D and Brazilian 17DD yellow fever vaccines:A randomized trial. Rev Saude Publica 38(5):671-678.

Calisher CH,Woodall JP. 2016. Yellow fever—more a policy and planning problem than a biological one. Emerg Infect Dis 22(10):1859-1860.

CDC. 2010. Yellow fever vaccine,recommendations of the Advisory Committee on Immunization Practices(ACIP). MMWR 59(7):1-27.

de Souza LO,de Almeida Guimaraes SSD,de Carvalho R. 1987. Studies on yellow fever vaccine. I. Quanlity-control parameters. J Biol Stand 15(4):323-329.

Gardner CL,Ryman KD. 2010. Yellow fever:A reemerging threat. Clin Lab Med 30(1):237-260.

Garske T,Van Kerkhove MD,Yactayo S,et al. 2014. Yellow fever in Africa:Estimating the burden of disease and impact of mass vaccination from outbreak and serological data. PLoS Med 11(5):e1001638.

Gaspar LP,Mendes YS,Yamamura AMY,et al. 2008. Pressure-inactivated yellow fever 17DD virus:Implications for vaccine development. J Virol Methods 150(1-2):57-62.

Gershman M,Schroeder B,Staples JE. 2009. Yellow fever. In:Brunette GW,Kozarsky PE,Magill AJ,et al. CDC Health Information for International Travel 2010. Atlanta,GA:US Department of Health and Human Services,Public Health Service,CDC.

Jennings AD,Gibson CA,Miller BR,et al. 1994. Analysis of a yellow fever virus isolated from a fatal case of vaccine-associated human encephalitis. J Infect Dis 169(3):512-518.

Julander JG. 2013. Experimental therapies for yellow fever. Antiviral Res 97(2):169-179.

Kelso JM,Mootrey GT,Tsai TF. 1999. Anaphylaxis from yellow fever vaccine. J Allergy Clin Immunol 103(4):698-701.

Kengsakul K,Sathirapongsasuti K,Punyagupta S. 2002. Fatal myeloencephalitis following yellow fever vaccination in a case with HIV infection. J Med Assoc Thai 85(1):131-134.

Khromava AY,Eidex RB,Weld LH,et al. 2005. Yellow fever vaccine:An updated assessment of advaced age as arisk factor for serious adverse events. Vaccine 23(25):3256-3263.

Lindsey NP,Schroeder BA,Miller ER,et al. 2008. Adverse event reports following yellow fever vaccination. Vaccine 26(48):6077-6082.

Martins Rde M,Pavão AL,de Oliveira PM,et al. 2014. Adverse events following yellow fever immunization:Report and analysis of 67 neurological cases in Brazil. Vaccine 32(49):6676-6682.

Monath TP. 1999. Chapter 34 Yellow fever. In:Stanley AP,Walter AO. Vaccines(3rd ed). Pennsylvania:WB Saunders,815-879.

Monath TP,Cetron MS. 2002. Prevention of yellow fever in persons traveling to the tropics. Clin Infect Dis 34(10):1369-1378.

Monath TP,Craven RB,Adjukiewicz A,et al. 1980. Yellow fever in the Gambia,1978-1979:Epidemiologic aspects with observations on the occurrence of Orungo virus infections. Am J Trop Med Hyg(5):912-928.

Monath TP,Nichols R,Archambault WT,et al. 2002. Comparative safety and immunogenicity of two yellow fever 17D vaccines(ARILVAX and YF-VAX)in a phase III multicenter,double-blind clinical trial. Am J Trop Med Hyg 66(5):533-541.

Monath TP,Cetrion MS,Teuwen DE. 2008. Yellow fever vaccine. In:Plotkin SA,Orenstein WA,Offit PA. Vaccines(5th ed). Philadelphia,PA:Saunders Elsevier,959-1055.

Monath TP,Lee CK,Julander JG,et al. 2010. Inactivated yellow fever 17D vaccine:Development and nonclinical safety,immunogenicity and protective activity. Vaccine 28(22):3827-3840.

Monath TP,Gershman M,Staples JE,et al. 2013. Chapter 38 Yellow fever vaccine. In:Plotkin SA,Orenstein WA,Offit PA. Vaccines(6th ed). Philadelphia,PA:Elsevier,

870-967.

Nasidi A,Monath TP,DeCock K,et al. 1989. Urban yellow fever epidemic in western Nigeria,1978. Trans R Soc Trop Med Hyg 83(3):401-406.

Nasidi A,Monath TP,Vandenberg J,et al. 1993. Yellow fever vaccination and pregnacy:A four-year prospective study. Trans R Soc Trop Med Hyg 87(2):337-339.

OBrien TC,Maloney CJ,Tauraso NM. 1971. Quantitation of residual host protein in chicken embryo-derived vaccine by radial immunodiffusion. Appl Microbiol 21:780.

PAHO. 1985. Yellow fever in the Americas. Bull Pan Am Health Organ 19:209-212.

PAHO. 2009. Pan American Health Organization. Regional update on yellow fever in the Americas,http://new.paho.org/hq/index.php? option = com_content&task = view&id = 1191&Itemid = 259.

Pereira RC,Silva AN,Souza MC,et al. 2015. An inactivated yellow fever 17DD vaccine cultivated in Vero cell cultures. Vaccine 33(35):4261-4268.

Poland JD,Calisher CH,Monath TP,et al. 1981. Persistence of neutralizing antibody 30-35 years after immunization with 17D yellow fever vaccine. Bull World Heakth Organ 59(6):895-900.

Rice CM,Lenches EM,Eddy SR,et al. 1985. Nucleotide sequence of yellow fever virus:Implications for flavivirus gene expression and evolution. Science 229(4715):726-733.

Rosenzweig EC,Babione RW,Wisseman Jr CL. 1963. Immunological studies with group B arthropod-borne viruse. Ⅳ. Persistence of yellow fever antibodies following vaccination with 17D strain yellow fever vaccine. Am J Trop Med Hyg 12:230-235.

Roukens AH,Soonawala D,Joosten SA,et al. 2011. Elderly subjects have a delayed antibody response and prolonged viraemia following yellow fever vaccination:A prospective controlled cohort study. PLoS One 6(12):e27753.

Seligman SJ. 2014. Risk groups for yellow fever vaccine-associated viscerotropic disease(YEL-AVD). Vaccine 32(44):5769-5775.

Sibailly TS,Wiktor SZ,Tsai TF,et al. 1997. Poor antibody responce to yellow fever vaccination in children infected with human immunodeficency virus type 1. Pediatr Infect Dis J 16(12):1177-1179.

Smith AW,Leong WY. 2017. Importation of yellow fever into China:Assessing travel patterns. Trav Med 24(4):1-4.

Staples JE,Bocchini JA Jr,Rubin L,et al. 2015. Yellow fever vaccine booster doses:Recommendations of the Advisory Committee on immunization practices. MMWR 64(23):647-650.

Suzano CE,Amaral E,Sato HK,et al. 2006. The effects of yellow fever immunization(17D) inadvertently used in early pregnancy during a mass campaign in Brazil. Vaccine 24(9):1421-1426.

Tannock GA,Wark MC,Hair CG. 1980. The development of an improved experimental yellow fever vaccine. J Biol Stand 8(1):23-24.

Vasconcelos PF. 2003. Yellow fever. Rev Soc Bras Med Trop 36(2):275-293.

Veit O,Niedrig M,Chapuis-Tailard C,et al. 2009. Immunogenicity and safety of yellow fever vaccination for 102 HIV-infected patients. Clin Infect Dis 48(5):659-666.

Whittembury A,Ramirez G,Hernandez H,et al. 2009. Viscerotropic disease following yellow fever vaccination in Peru. Vaccine 27(43):5974-5981.

WHO. 1976. Expert Committee on Biological Standardization, Requirements for yellow fever vaccine. WHO Tech Rep Set:594.

WHO. 1992. Division of Epidemiological Surveilance and Health Situation and Trend Assessment. Geneva:Global Health Situation and Projections:Estimates.

WHO. 1993. WHO/EPI/GEN/93. 18,The Immunological Basis for Immunization Series,Module 8,Yellow Fever.

WHO. 1998. Requirements for yellow fever vaccine(Requirements for Biological Substances No. 3). In:World Health Organization Expert Committee on Biological Standardization. 46th Report. Geneva. WHO Technical Report Series,No. 872

WHO. 2009. Yellow fvevr in the Central African Republic.

WHO. 2010. Recommendations to assure the quality,safety and efficacy of live attenuated yellow fever vaccines.

WHO. 2013. Vaccines and vaccination against yellow fever WHO Position Paper—June 2013. Weekly Epidemiological Record 2013,88(27):381-388.

WHO. 2015. Vaccines and vaccination against yellow fever: WHO Position Paper, June 2013—recommendations. Vaccine 33(1):76-77.

WHO. 2016. Yellow fever in Africa and South America,2015. Weekly Epidem Rec 91(32):381-388.

WHO. 2017a. Eliminate Yellow fever Epidemics(EYE):A global strategy,2017-2026. Weekly Epidem Rec 92(16):193-204.

WHO. 2017b. WHO position on the use of fractional doses-June 2017. Wkly Epidemiol Rec 93(25):345-350.

# 第 43 章
# 肾综合征出血热疫苗

董关木

**本章摘要**

　　肾综合征出血热由汉坦病毒所致,是以发热、低血压、全身广泛出血、少尿或多尿等肾功能损伤为临床特征的自然疫源性急性病毒性传染病。汉坦病毒以鼠类等啮齿动物为主要储存宿主和传染源。汉坦病毒的基因组为含有大、中、小 3 个片段的分节段单股负链 RNA 病毒,目前已至少确定有 35 个血清或基因型。本章重点介绍了国内外肾综合征出血热疫苗的研究历程、进展和应用概况,并对汉坦病毒进化进行了预测,对研制新血清型别疫苗的必要性等进行了展望。

## 43.1 概述

肾综合征出血热（hemorrhagic fever with renal syndrome，HFRS）是由汉坦病毒（Hantavirus，HV）引起，以鼠类等啮齿动物为主要储存宿主和传染源，可通过多种途径传播、严重危害人类健康的自然疫源性急性病毒性传染病。临床上以发热、低血压、全身广泛出血、少尿或多尿等肾功能损伤为特征。我国20世纪50—90年代末，共报告肾综合征出血热患者1 346 821例，死亡45 349例，年均病死率为3.37%。HFRS严重危害我国人民身体健康和生命安全，是我国重点防治的传染病之一。

本病于1930年在黑龙江沿岸的中俄交界地区首次被发现，1935年后在我国东北北部地区的侵华日军中发生暴发流行，病死率高达30%以上。当时由于呈地区性散发流行，并依据发病地区地名曾将该病称为"二道岗热""孙吴热""黑河热""虎林热"等，在俄罗斯远东地区称传染性出血性肾病（也称Churilof病）。由于病因不明也曾将其称为不典型性猩红热、战壕肾炎等（白雪帆和徐志凯，2013）。

20世纪40年代早期，Shiro Kasahara等日本学者确认黑线姬鼠为肾综合征出血热病毒的储存宿主，耶氏厉螨为传播媒介，对疾病本质取得了进一步认识（Shiro，2007）。1976年，韩国李镐旺在Hantaan河畔捕获的黑线姬鼠肺组织中分离到朝鲜出血热病毒（Korea hemorrhagic fever virus，KHFV），并于1978年证实为引起流行性出血热的病原体，从而命名为汉坦（Hantaan）病毒，其原型株为76-118株（Lee et al.，1978）。我国学者宋干和严玉辰相继于1981年分别用非疫区的黑线姬鼠感染疫区黑线姬鼠肺组织传代分离出血热病毒获得成功，当时称流行性出血热病毒（epidemic haemorrhagic fever virus，EHFV），之后在褐家鼠等多种啮齿类动物中分离得到病毒（宋干等，1982；严玉辰等，1982）。

现将该病毒归类于布尼亚病毒科（Bunyaviridae）汉坦病毒属（Hantavirus）。至今，汉坦病毒感染人体主要引起两类综合征。一种是广泛分布于欧亚大陆的以发热、出血、肾功能损害和免疫功能紊乱为突出表现的肾综合征出血热（HFRS），流行于世界上30多个国家和地区，其疫源地遍布五大洲的80多个国家和地区；另一种综合征是最早于1993年春季在美国西南四角地区发生暴发流行，以肺浸润及肺间质水肿迅速发展为呼吸窘迫、衰竭为特征的汉坦病毒肺综合征（Hantavirus pulmonary syndrome，HPS），其病死率曾高达60%以上。近年来，北美的加拿大、巴西、巴拉圭、阿根廷、玻利维亚等南美洲国家以及德国、南斯拉夫、瑞典和比利时等欧洲国家亦有HPS的报道。

最初，该病在中国和日本被称为流行性出血热（epidemic hemorrhagic fever，EHF）；在朝鲜和韩国被称为朝鲜出血热（Korean hemorrhagic fever，KHF）；在苏联被称为远东出血热或出血性肾病肾炎（hemorrhagic nephroso-nephritis，HNN）；在欧洲一些国家则被称为流行性肾病（nephro-pathia epidemica，NE）。1982年，世界卫生组织肾综合征出血热工作小组在日本东京召开的工作会议上建议将其统一命名为HFRS（WHO，1983）。我国原卫生部于1994年规定统一命名为肾综合征出血热。中国是目前世界上HFRS疫情最严重的国家，具有流行范围广、发病人数多、病死率较高的特点。

我国自20世纪80年代初汉坦病毒分离成功即开始疫苗的研发，主要有使用地鼠肾原代细胞、沙鼠肾原代细胞、鸡胚原代细胞培养疫苗以及乳小鼠脑组织纯化疫苗等。细胞培养疫苗曾经历病毒原液的粗制疫苗到现在的浓缩纯化疫苗过程。地鼠肾原代细胞、沙鼠肾原代细胞和乳小鼠脑组织纯化疫苗曾经行143 581人的大面积、持续4年的安全性和防病效果的考核。这些疫苗的平均保护率分别为97.61%、93.77%和94.30%。不良反应发生率分别为1.57%、0.56%和3.26%。4年观察期内疫苗接种组累计观察到17例患者与对照组累计观察到362例患者比较，疾病临床类型无差异。另有119例疫苗接种者，以间接免疫荧光试验检测证实，其再次自然感染了HV后，未出现临床症状。这些证据表明，灭活疫苗不会导致抗体依赖性免疫（感染）增强反应（antibody dependent enhancement）（陈化新等，1999a）。

## 43.2 病原学

汉坦病毒属（Hantavirus）是1987年第5届国际病毒分类委员会确认的布尼亚病毒科（Bunyaviridae）的一个新属（Calisher et al.，1991）。为避免属与型的混淆,我国将该病毒属命名为"汉坦病毒属"(*Hantavirus*),血清 I 型原型病毒命名为"汉滩病毒"(Hantaan virus),血清 II 型命名为"汉城病毒"(Seoul virus)。国际病毒分类委员会提出用汉坦病毒核酸分子结构特征和核苷酸序列变异分型的建议,即不同汉坦病毒的型或种应至少有一个基因片段的核苷酸序列与其他已知的汉坦病毒的核苷酸差异大于 25%;同型间的不同亚型或亚种,至少有一个基因片段的核苷酸序列与其他已知的汉坦病毒的核苷酸存在 5%~24% 的差异;定义同一亚型全部基因片段的核苷酸差异小于 4%,目前为止至少有 35 个血清型或基因型被确定。

### 43.2.1 汉坦病毒的理化性状

汉坦病毒除具有布尼亚病毒科病毒的基本特点外,还具有与该科其他病毒属不同的特点,主要是病毒颗粒体积较大,呈相对多形性,在感染的细胞内有多发性的特征性包含体,细胞表面有一层同质浓厚的病毒抗原层。该病毒基因组为负链单链 RNA,分 3 个分别命名为大、中和小分节段(L、M 和 S)的独立片段,分别编码依赖 RNA 的 RNA 聚合酶(polymerase,P),具有中和活性的糖蛋白(gluco protein)Gn 和 Gc 以及核蛋白(nucleoprotein,N)等,编码 3 个结构蛋白和 1 个非结构蛋白(图 43.1)。此外,该病毒还有独特的组织嗜性及致病性,表现为对毛细血管内皮细胞及免疫相关细胞有较强的嗜性和侵袭力,从而引起肾综合征出血热;或对肺组织有较强的嗜性及侵袭力,引起汉坦病毒肺综合征。

### 43.2.2 汉坦病毒的形态结构

从感染细胞培养上清中纯化得到的病毒进行负染,或利用病毒感染的培养细胞制成超薄切片,即可通过电镜或免疫电镜技术很好地观察到汉坦病毒的形态结构特征。

成熟的汉坦病毒颗粒绝大部分位于细胞间隙,在细胞内很少有成熟(完整)的病毒颗粒。成熟的汉坦病毒颗粒具有多形性,呈圆形或卵圆形,大小也不尽一致,直径 75~210 nm,平均直径为 122 nm,病毒颗粒有双层脂质囊膜,囊膜表面有由 Gn 和 Gc 糖蛋白组成的突起,每一突起长度约为 6 nm,这些突起形成了很多规则的方格状形态。囊膜内有疏松的带有粗颗粒的丝状内含物,是由病毒核壳蛋白、RNA 聚合酶和病毒核酸组成的核衣壳。在汉坦病毒感染

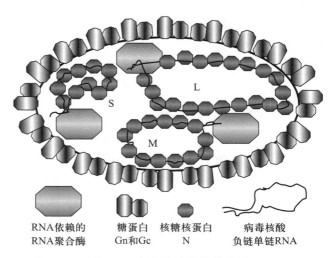

图 43.1 汉坦病毒结构模式图
S、M 和 L 分别表示病毒小、中和大 3 个核酸片段

的细胞内可见到为数较多、形态不一(丝状、颗粒状、颗粒丝状、小泡状等)的包含体,主要由病毒的核壳蛋白组成。图 43.2 为我国分离的 R22 株病毒经地鼠肾细胞培养的超薄切片透射电子显微镜图像。

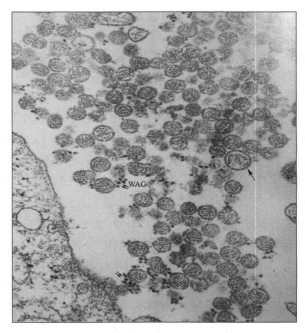

图 43.2 肾综合征出血热病毒 R22 株超薄切片透射电子显微镜下形态结构(洪涛,1988)
R22 株出血热病毒在感染细胞间隙里的大量病毒颗粒,显示大量病毒颗粒释放到细胞外。病毒形态显示具有双层外膜,外膜附着大量短而不规则纤突,内含螺旋状病毒核蛋白成分(放大倍数 90 000)

## 43.2.3 汉坦病毒的基因组及其编码蛋白的特性

### 43.2.3.1 汉坦病毒的基因组

不同血清型汉坦病毒的 S、M、L 3 个片段的末端 14 个核苷酸序列高度保守,3′端为 AUCAUCAU-CUUGAGG,5′末端为 UAGUAGUAGGACUCG。这些互补序列可使病毒基因组 RNA 通过非共价的碱基配对形成环状或柄状结构,从而保持 RNA 的稳定性,并可能与病毒的复制和装配有关。

### 43.2.3.2 S 片段结构及编码的蛋白

汉坦病毒 S 片段全长为 1.6~2.0 kb(大部分病毒株为 1.7 kb 左右)。辛诺柏病毒(Sin Nombre virus,SNV)具有相对较长的 S 片段,主要是因为其 cDNA 末端的非编码区有重复序列。产生重复序列的原因可能是病毒 RNA 聚合酶在合成 RNA 时发生了脱离和再结合的重复过程,有关这些重复序列的功能尚不清楚。汉坦病毒的 S 片段 3′端近 1/3 长的序列是非编码区,不同型别汉坦病毒 S 片段的差异主要在于该非编码区,但它的功能目前尚不清楚。所有汉坦病毒 S 片段的编码区长度基本接近,约 1300 个碱基,含有 1 个长的可读框,编码相对分子质量接近 $50 \times 10^3$ 的病毒核壳蛋白。汉坦病毒 76-118 株的 S 片段还能编码 1 个相对分子质量为 $6 \times 10^3$ 的多肽。它和核壳蛋白在同一可读框上,并紧接在核壳蛋白的终止密码子后面。但在病毒感染的细胞中不能发现该蛋白,并且在其他汉坦病毒中也并未发现该序列。SNV 的 S 片段也含有 1 个 192 个核苷酸的潜在可读框,编码 63 个氨基酸的多肽,其相对分子质量约为 $7.6 \times 10^3$。普马拉病毒(Puumala virus,PUUV)和希望山病毒(Prospect Hill virus,PHV)同样具有表达相对分子质量为 $(10 \sim 11) \times 10^3$ 蛋白的潜在编码区。虽然存在有上述这些潜在的编码区,但到目前为止,在汉坦病毒感染细胞的 S 片段表达产物中,并未发现除病毒核壳蛋白以外的其他编码蛋白。

汉坦病毒 S 片段的变异程度介于 M 片段与 L 片段之间,不同型别的汉坦病毒 S 片段序列的同源性在 50%~80%。S 片段各区域的变异程度也不同,其 3′端与 5′末端较为保守,而中段则缺少保守性。

### 43.2.3.3 M 片段结构及编码蛋白

汉坦病毒的 M 片段全长在 3.6~3.7 kb,只含有 1 个可读框,可编码大小为 1132~1184 个氨基酸的糖蛋白前体(glucose protein precursor,GPP),该前体翻译后可水解为 N 末端和 C 末端的两个糖蛋白 Gn 和 Gc。所有型别的汉坦病毒 Gn 糖蛋白的 C 末端均具有一个相同的保守性氨基酸序列(WAASA),该序列是 GPC 的裂解位点,保守序列的最后一个丙氨酸(A)残基是信号酶的作用位点,在细胞内信号肽酶的介导下,GPC 水解为 Gn 和 Gc。1987 年,Schmaljiohn 等报道了 HFRS 76-118 株 mRNA 的核酸全长序列,建立了 cDNA 文库,证明此 M 片段 cDNA 具有布尼亚病毒科所共有的 5′和 3′末端互补的特点,M 片段由 3616 个碱基组成,可编码 1136 个氨基酸残基;其碱基组成为:29.9% 的 A、17.9% 的 G、21.4% 的 C 和 30.8% 的 U。对 M 片段 cDNA 的潜在可读框的分析表明,此 cDNA 为单一的可读框,可编码 Gn 和 Gc 两种糖蛋白,以前分别称 G1 和 G2,现称 Gn 和 Gc,意为分别位于基因组的 N 末端和 C 末端,取代 G1 和 G2 的称谓。对病毒 Gn 和 Gc 氨基酸序列分析表明,起始于 95~97 碱基的短肽是针对 Gn;起始于 1985~1987 碱基的短肽是针对 Gc。研究者还人工合成了 588~614 和 1127~1135 两个短肽,并制备了合成肽的兔抗血清,用放射免疫沉淀试验证明,抗 588~614 短肽抗体与 Gn 发生特异性反应,而抗 1127~1135 短肽抗体与 Gc 发生特异性反应(Schmaljiohn et al.,1987)。

由于 Gc 位于可读框的 3′端,所以可确定 Gc 的基因位点是从 649 到 1127—1135,相对分子质量约为 $53.7 \times 10^3$;Gn 的基因位点位于 19 到 588~614,相对分子质量约为 $64 \times 10^3$。这一结果与非糖基化的 Gn 和 Gc 预计相对分子质量相同。按血清学方法至少可将 HFRSV 分为 4 个血清型,分析各血清型之间基因差异,对于深入研究 HFRSV 及其疫苗有着重要意义。1990 年,Arikawa 等建立了大鼠型 SR11 株的 M 片段 cDNA 文库,证明其可读框结构与 76-118 株相同。对 3 个血清型的 M 片段进行了比较(Arikawa et al.,1990;Giebel et al.,1989)发现,SR-11 和 76-118 之间的碱基有 70% 的同源性,Gn 氨基酸有 82% 同源性。3 个毒株间的 Gn 同源性为 43%,Gc 同源性为 55%。这些资料表明,不同型毒株间可能有共同的抗原位点,为研制基因工程疫苗及诊断制剂提供了基础。

由于 HFRSV 包膜糖蛋白是具有中和活性的抗原,可诱导机体产生中和抗体,对于研究亚单位疫苗具有重要意义。所以近年来,国内外学者对 Gn 和 Gc 糖蛋白进行了广泛研究。Luanne 等(1984)采用放射免疫沉淀法首先证明了 76-118 株的 4 种蛋白成分,相对分子质量分别为 $45 \times 10^3$、$56 \times 10^3$、$72 \times 10^3$ 及 $200 \times 10^3$。$^3$H-氨基葡萄糖标记病毒蛋白表明,$56 \times 10^3$ 和 $72 \times 10^3$ 两个蛋白为糖蛋白。Dantas 等用特异性单克隆抗体(monoclonal antibody,McAb)对多株 HFRSV 的抗原进行分析表明,Gn 和 Gc 均为中和性抗体的靶抗原,具有血凝活性的抗原决定簇主要在 Gc 糖蛋白上。与血凝抑制活性和中和活性相关的抗原决定簇是分别存在的,即两者不是由同一抗原决定簇所决定(Dantas et al.,1986)。Arikawa 等采用 24 株针对 Gn(6 株)和 Gc(18 株)的 McAb,用 ELISA 竞争活性对 Gn 和 Gc 抗原位点的表面构型和功能进行了分析。结果共鉴定出 9 个抗原决定簇,其中 2 个位于 Gn 上,7 个位于 Gc 上,除了 Gn 上的 1 个位点外,其余 8 个位点均有血凝活性;但只有 3 个位点有中和作用,其中 1 个在 Gn 上,2 个在 Gc 上。这些结果说明,有些血凝位点可能与病毒的中和作用无关。Arikawa 等(1992)用针对 Gn 和 Gc 的 McAb 与 4 个血清型代表株进行反应,结果发现,针对 Gc 的 McAb 大部分(13/18)可与各血清型的病毒反应,而针对 Gn 的 6 株 McAb 中,只有 1 株能与 3 个血清型的病毒反应,这一结果提示,Gc 糖蛋白上存在各血清型间共同的抗原位点。通过对氨基酸序列分析发现,Gc 在各血清型间有同源性,进一步证明了在 Gc 蛋白上可能有共同抗原位点。从病毒 M 片段序列分析表明,Gn 上有 5 个糖基化位点,其中 4 个有高度的保守性;Gc 上有 2 个糖基化位点,其中 1 个有保守性。另外还发现,Gn 和 Gc 半胱氨酸残基高度保守。这些保守成分可能与维持不同毒株间 Gn 和 Gc 具有相同的结构和功能有关,对保证 Gn 和 Gc 抗原决定簇的共性起作用。这种不同型间的共同的抗原位点对于研制广谱疫苗无疑有重要意义。Pensiero 等(1988)成功地将 M 片段与牛痘病毒进行重组,建立了含 M 片段的 vMP2 重组体,用 vMP2 免疫小鼠可以产生中和抗体;用 vMP2 感染 CV-1 细胞,可在细胞内检测到特异性抗原。用 Gc 特异性 McAb 或兔抗 Gn 和 Gc 多克隆抗体检测 vMP2 感染的 CV-1 细胞,发现抗原定位与高尔基体相关,而与细胞膜和细胞核无关,因此推测 HFRSV 与布尼亚病毒科的其他成员一样,先将合成的 Gn、Gc 未糖基化的蛋白运至高尔基体膜上以后再糖基化,装配完毕的核衣壳通过细胞高尔基体膜而获得带有 Gn、Gc 的包膜,成为成熟的病毒颗粒。

### 43.2.3.4　L 片段及编码蛋白

汉坦病毒 L 片段全长 6.3~6.5 kb,含有 1 个可读框,从 36~39 位核苷酸 AUG(起始密码)到 6490 或 6504 位核苷酸 UAA(终止密码),编码 2150~2156 个氨基酸组成的蛋白,相对分子质量约为 $250 \times 10^3$。目前研究表明,L 片段只编码 1 种蛋白质,即 RNA 聚合酶,汉坦病毒 L 片段编码的 RNA 聚合酶是病毒核酸复制和转录的最重要因素。在进化过程中,L 片段比 S、M 片段都更为保守,L 片段上存在 6 个比较保守的区域,分别命名为 Premotif A、Motif A、Motif B、Motif C、Motif D 和 Motif E,它们被称为聚合酶元件(Delarue et al.,1990)。但与核壳蛋白不同的是,保守序列在整个 RNA 聚合酶上是散在分布的,没有型特异的区域。同型间不同株汉坦病毒的 L 片段核苷酸序列的同源性超过 85%,编码的氨基酸序列同源性超过 94%。HTN、SEO 以及 PUU 等不同型别间汉坦病毒的 L 片段核苷酸序列的同源性也可达 69.2%~77.4%,编码氨基酸序列的同源性为 74%~89%。显示汉坦病毒 RNA 聚合酶较病毒结构蛋白更具保守性。

已知 13 个布尼亚病毒科和沙粒病毒科的成员,以及 14 个其他的分节段或不分节段的 RNA 病毒的 RNA 聚合酶元件的序列中均存在着高度保守的同源性。但是与病毒糖蛋白及核衣壳蛋白不同,由于 RNA 聚合酶分子结构很大(相对分子质量约 $250 \times 10^3$)及缺乏特异性抗体,目前对汉坦病毒的 RNA 聚合酶还知之甚少。Kukkonen 等(2004)应用原核表达系统对图拉病毒(Tula virus,TULV)L 片段的部分区域进行表达,并免疫兔得到抗 TULV 血清,应用此血清第一次检测到 TULV 感染细胞中的 RNA 聚合酶。同时应用 T7 聚合酶表达系统,对 RNA 聚合酶和绿色荧光蛋白融合蛋白进行表达发现,RNA 聚合酶是位于细胞核周的相对分子质量约 $250 \times 10^3$ 的膜相关蛋白质(张野等,2007)。

### 43.2.4 汉坦病毒与宿主动物的共进化及不同型别的关系

#### 43.2.4.1 啮齿动物宿主生态环境对 HV 进化的影响

用 HV 的 M 或 S 基因序列及相对应宿主的线粒体基因构建系统发生树,鼠亚科、田鼠亚科、棉鼠亚科分别相对应于 3 组 HV,而且每一血清型 P 基因型的 HV 相对应 1 种或少数几种密切相关的啮齿动物,表现出 HV 在长期适应啮齿动物遗传环境的过程中与宿主形成了共进化,此即为共进化理论(高娜等,2008)。化石预测啮齿目和食虫目的分化时间为 1 亿年,按共进化理论,啮齿目和食虫目随后按各自的方向与 HV 共进化,所有鼠种均有携带 HV 的可能。但是携带 HV 的鼠种必须分布广泛、数量丰富,且在当地的啮齿动物类群中占支配地位。这就导致 HV 更适合在大而连贯的啮齿动物群落间实现鼠至鼠的传播;而分布分散的小群落就受到了限制,还可能导致它的消失。由此可以解释全球啮齿动物共有 443 个属 2021 个种,而携带 HV 的啮齿动物只有少数(Plyusnin et al.,1996),相应 HV 也只有 30 余种血清型(表 43.1)或基因型。地理和生态的隔离不仅导致啮齿动物种群的分离和亚种的形成,也反映相应 HV 基因型的形成和分化。例如,后冰期消退时期,芬诺斯堪地亚地区欧洲棕背䶄的再度回退通过两条路线到达瑞典中部,一条是南部路线通过丹麦和瑞典南部(曾有陆地连通两地),另外一条是东部路线经由俄罗斯西部和芬兰进入,这样在瑞典中部形成欧洲棕背䶄(也包括其他动物种群)的生态交错区,存在欧洲棕背䶄南部类型和北部类型。而由欧洲棕背䶄携带的 PUUV 在此区域也相应分属两支。这表明引起宿主动物进化的因素必定影响着相关 HV 的进化(Heyman et al.,2011)。另外还有反映 HV 基因型小范围的地理聚集现象,如类普马拉病毒中国抚松株与北海道亚型核蛋白氨基酸水平差异在 3%左右,而与芬兰亚型差异接近 9%。地理距离对它的基因型的差异做出了很大贡献,但是病毒基因型的形成对自然发生地的地理距离依赖仍很有限。

另外,溢出现象发生在啮齿动物群落向一个新的地理区域扩散时竞争并寻求合适的生态位的生态背景下,但也只有在原始宿主与其他鼠种密度都高的情况下才有可能发生。1993 年,辛诺柏病毒在美国的新墨西哥州、亚利桑那州和科罗拉多州啮齿动物的感染率是 30%,溢出至其他啮齿动物种类的数目是 10 种。相比内华达州的鹿鼠(*Peromyscus maniculatus*)的感染率是 12.5%,溢出只发生在与它同属的松子鼠(*P. true*)上(Rowe et al.,1995)。这样,溢出在属内发生比较容易,在属间发生的概率较小,从生态学角度解释是更容易发生在和带病毒鼠种处于同一个生态环境下的啮齿动物中。溢出给 HV 的进化与多样性形成还提供了另外一个机会,即宿主转换事件的发生。宿主转换的发生扩大了 HV 的宿主种类,并在适应新宿主的过程中进一步增加了 HV 的遗传多样性。如欧亚大陆田鼠亚科啮齿动物携带的哈巴罗夫斯克病毒(Khabarovsk virus,KHAV)、托普格拉弗夫病毒(Topografov virus,TOPV)以及 PUUV 间发生过复杂的宿主转换现象。在南美洲,由小耳米鼠(*Oligoryzomys microtis*)携带的里约曼墨病毒(Rio Mamore virus,RIOMV)被认为是由草原暮鼠(*Calomys laucha*)携带的黑拉古那病毒(Laguna Negra virus,LANV)发生了宿主转换而形成的。综上所述,宿主动物的种类决定了它所携带的 HV 型别,对宿主动物及相应病毒的监测与流行病学调查对预测 HV 的流行及其防治具有十分重要的指导意义。我国是受 HFRS 危害最为严重的国家,长期的监测与流行病学研究基本查清了 HFRS 的疫区分布、疫区的类型以及流行特征,明确了 HV 宿主动物的种类及其分布,为 HFRS 的防治起到了重要作用。

目前,我国已在 38 种啮齿动物中检测到 HV 的抗原或抗体(陈化新等,1999),而至今仅发现 6 个型的 HV,因此进一步调查研究 HV 相关啮齿动物的生态环境、分布,不仅能探明我国是否存在国外已发现或新型的 HV,而且有助于 HFRS 的预防和控制。

#### 43.2.4.2 汉坦病毒的型别

采用空斑减少中和试验(plaque reduce neutralization test,PRNT)的血清学方法和分子生物学方法,目前至少可将汉坦病毒分为 34 个不同的血清或基因型别,主要包括汉滩病毒、汉城病毒、多布拉伐-贝尔格莱德病毒、普马拉病毒、泰国病毒、希望山病毒、索托帕拉亚病毒以及辛诺柏病毒等。目前已知并已划分的不同型别的汉坦病毒及地区分布、致病性和相关宿主见表 43.1。目前已明确 HTNV、SEOV、DOBV、THAIV 及 PUUV 等为 HFRS 的病原,SNV 等为 HPS 的病原,而 PHV 及 TPMV 等对人的致病作用尚不清楚。迄今为止,从我国不同疫区、不同宿主动物及患者分离出的汉坦病毒仅限于 HTNV 和 SEOV。

**表 43.1　不同型别的汉坦病毒及其地理分布、致病性和相关宿主**

| | | 病毒名 | | | |
|---|---|---|---|---|---|
| 汉坦病毒种类 | | 病毒名缩写 | 流行地区 | 所致疾病 | 宿主名称（啮齿动物） |
| Rodentia, subfamily Murinae 啮齿目 鼠亚科 | 1　Hantaan virus 汉滩病毒 | HTNV | 亚洲 俄罗斯远东 | HFRS | 黑线姬鼠（*Apodemus agrarius*） 大林姬鼠（*Apodemus peninsulae*） 社鼠（*Niviventer confucianus*） |
| | 2　Dobrava-Belgrade virus 多布拉伐-贝尔格莱德病毒 | DOBV | 巴尔干半岛 欧洲 | HFRS | 黄喉姬鼠（*Apodemus flavicollis*） 黑线姬鼠（*Apodemus agrarius*） 大林姬鼠（*Apodemus peninsulae*） |
| | 3　Saaremaa 萨累玛 | SAA | 欧洲 | HFRS | 黑线姬鼠（西方型）（*Apodemus agrarius*） |
| | 4　Seoul virus 汉城病毒 | SEOV | 全球（以亚洲为主） | HFRS | 黄毛鼠（罗赛鼠）（*Rattus losea*） 褐家鼠（大家鼠）（*Rattus norvegicus*） 黑家鼠（*Rattus rattus*） |
| | 5　Thailand virus 泰国病毒 | THAIV | 泰国 | 可能致 HFRS | 印度板齿鼠（*Bandicota indica*） |
| | 6　Amur virus 阿穆尔病毒 | | 俄罗斯 | HFRS | 大林姬鼠（*Apodemus peninsulae*） |
| | 7　Leaky virus 利开病毒 | | 美国、墨西哥 | 未知 | 小家鼠（*Mus musculus*） |
| Rodentia subfamily Arvicolinae 啮齿目 田鼠亚科 | 8　Puumala virus 普马拉病毒 | PUUV | 欧洲、中国、韩国、日本、俄罗斯远东 | HFRS | 欧洲棕背䶄（*Myodes glareolus*） 滇绒鼠（*Eothenomys regulus*） 棕背䶄（*Myodes rufocanus*） |
| | 9　Prospect Hill virus 希望山病毒 | PHV | 美国、加拿大 | 未知 | 橙腹草原田鼠（*Microtus ochrogaster*） 草甸田鼠（*Microtus pennsylvanicus*） |
| | 10　Topografov virus 托普格拉弗夫病毒 | TOPV | 俄罗斯北极地区 | 可能致 HFRS | （西伯利亚旅鼠）（*Lemmus sibiricus*） |
| | 11　Khabarovsk virus 哈巴罗夫斯克病毒 | KHAV | 俄罗斯远东地区 | 未知 | 东方田鼠（*Microtus fortis*） |
| | 12　Isla Vista virus 阿司拉维斯塔病毒 | ISLAV | 美国西部、墨西哥 | 未知 | 加州小耳田鼠（*Microtus californicus*） |
| | 13　Tula virus 图拉病毒 | TULV | 欧洲 | 可能致 HFRS | 普通田鼠（*Microtus arvalis*） 普通田鼠亚种（*Microtus rossiaemeridionalis*） |

| | 汉坦病毒种类 | | 病毒名缩写 | 流行地区 | 所致疾病 | 宿主名称（啮齿动物） |
|---|---|---|---|---|---|---|
| | 14 | Sin Nombre virus<br>辛诺柏病毒 | SNV | 美国中西部、加拿大 | HPS | 白足鼠（*Peromyscus leucopus*）<br>鹿白足鼠（*Peromyscus maniculatus*） |
| | | New York virus<br>纽约病毒 | NYV | 美国东部 | HPS | 白足鼠（*Peromyscus leucopus*） |
| | 15 | Limestone Canyon virus<br>石灰石峡谷病毒 | | 美国西部 | 未知 | 刷鼠（*Peromyscus boylii*） |
| | 16 | Bayou virus<br>长沼病毒 | BAYV | 美国东南部 | HPS | 沼泽米鼠（*Oryzomys palustris*） |
| | 17 | Black Creek Canal virus<br>黑港渠病毒 | BCCV | 美国佛罗里达州 | HPS | 刚毛棉鼠（*Sigmodon hispidus*） |
| | 18 | Muleshoe virus<br>穆莱寿病毒 | MULV | 美国南部、墨西哥 | 未知 | 刚毛棉鼠（*Sigmodon hispidus*） |
| | 19 | Cano Delgadito virus<br>德噶替图谷病毒 | CADV | 委内瑞拉 | 未知 | 苏里南棉鼠（*Sigmodon alstoni*） |
| Neotominae and Sigmodontinae<br>林鼠和棉鼠亚科 | 20 | Andes virus<br>安第斯病毒 | ANDV | 阿根廷 | HPS | 长尾米鼠（*Oligoryzomys longicaudatus*） |
| | 21 | Pergamino virus<br>珀伽米诺病毒 | | 阿根廷中部 | 未知 | 南美原鼠（*Akodon azarae*） |
| | 22 | Maciel virus<br>玛可尔病毒 | | 阿根廷中部 | 未知 | 暗色雷鼠（*Bolomys obscurus*） |
| | 23 | Laguna Negra virus<br>黑拉古那病毒 | LANV | 巴西 | HPS | 草原暮鼠（*Calomys laucha*） |
| | 24 | Araraquara virus | | 巴西 | HPS | 毛雷鼠（*Bolomys lasiurus*） |
| | 25 | Rio Mamore virus<br>里约曼墨病毒 | RIOMV | 巴西 | 与 HPS 相关 | 小耳米鼠（*Oligoryzomys microtis Oligoryzomys*） |
| | 26 | Choclo virus<br>乔高病毒 | | 巴拿马 | HPS | 棕黄米鼠（*Oligoryzomys fulvescens*） |
| | 27 | Calabazo virus<br>卡拉巴佐病毒 | | 巴拿马 | 未知 | 甘蔗鼠（*Zygodontomys brevicauda*） |
| | 28 | El Moro Canyon virus | ELMCV | 里约热内卢 | 未知 | 大耳禾鼠（*Reithrodontomys megalotis*） |
| | 29 | Rio Segundo virus<br>里约赛琨多病毒 | RIOSV | | 未知 | 墨西哥仓鼠（*Reithrodontomys mexicanus*） |
| | 30 | Maporal virus<br>马坡咯病毒 | | 委内瑞拉 | 未知 | 棕黄米鼠（*Oligoryzomys fulvescens*） |

续表

| 汉坦病毒种类 | | 病毒名称 | 病毒名缩写 | 流行地区 | 所致疾病 | 宿主名称(啮齿动物) |
|---|---|---|---|---|---|---|
| Soricomorpha, family Soricidae, subfamily Crocidurinae 鼩形目 鼩鼱科 麝鼩亚科 | 31 | Thottapalayam virus 索托帕拉亚病毒 | TPMV | 印度、东南亚 | 未知 | 鼩鼱 (Suncus murinus) |
| | 32 | Castelo dos Sonhos virus 卡斯特罗桑斯病毒 | | 巴西 | HPS | 侏儒米鼠(Pygmy rice rat) |
| | 33 | Juquituba virus 茹基徒巴病毒 | JUV | 巴西 | HPS | 黑足米鼠(Oligoryzomys nigripes) |
| | 34 | Sangassou virus 桑加苏病毒 | | 非洲 | 未知 | 非洲木鼠(Hylomycus simus) |

## 43.2.5 汉坦病毒的变异

汉坦病毒是分节段的 RNA 病毒,这类病毒容易发生变异。在基因水平,分节段 RNA 病毒的变异包括核苷酸的点突变、核苷酸的缺失变异、基因的节段内重组以及基因的片段间重配等。这些核苷酸变异不仅可使病毒的表型发生变异,有些还可使病毒的生物学特性发生变化。病毒的毒力变异是最值得研究和重视的变异之一,人们希望能够从毒力变异的病毒中筛选出减毒株以制备减毒活疫苗。在 HTNV 和 PUUV 均发现了中和抗体逃逸株,通过对逃逸株和非逃逸株 M 片段的核酸序列进行分析比较发现,病毒通过一个核苷酸的变化导致了一个氨基酸的改变,从而使该病毒株未与中和性 McAb 反应,这也是病毒在自然界获得生存和进化的方式之一。由于病毒与中和性 McAb 结合的位点(中和抗原位点)通常与病毒的致病性有关,所以这些对中和性 McAb 逃逸的病毒株的毒力往往也已经降低。Isegawa 等(1994)采用空斑筛选,从 HTNV 76-118 株中获得了对乳鼠高致死和不致病的病毒各一株,并测定了其 L、M、S 片段的序列,与原型株比较后发现,S 片段有 6 个碱基改变,M 片段有 12 个碱基改变,L 片段则有 8 个碱基改变。Isegawa 认为,上述变异中的 M 片段 3410 位的核苷酸残基由 A 变为 G 使 1124 位的氨基酸残基由色氨酸突变为甘氨

酸,从而导致了该病毒株的毒力变异。在上述的强毒株中,通过筛选空斑的方法选出对乳鼠毒力不同的两株病毒。为了解与病毒毒力有关的核苷酸变化,对该两株病毒的核酸序列进行测定。结果显示,L、M 和 S 片段的编码区仅发生无氨基酸变异的核苷酸无义突变。只发现弱毒株 L 片段 5′和 3′末端有数个碱基缺失。国内邱建明等(1996)采用空斑法从 HTNV A9 株中筛选到毒力与亲代病毒不同的病毒株,包括弱毒株和强毒株,比较了强、弱毒株的一些生物学特性,结果发现,强、弱毒株对环磷酰胺预处理的小鼠致死毒力不同,两株病毒对小鼠外周血淋巴细胞和巨噬细胞的感染力也不同,但两株病毒接种小鼠均可产生滴度较高的中和抗体。

分节段的 RNA 病毒可以发生基因片段的重配(reassortment),布尼亚病毒也有基因重配发生,目前已证实,SNV 可以在自然条件下发生基因重配。但是迄今为止,尚未发现汉坦病毒的不同型别病毒之间的基因重配。推测其原因,一是汉坦病毒核壳蛋白与病毒基因组 RNA 的结合可能具有型特异性,核壳蛋白不能与异型病毒 RNA 形成核衣壳;二是病毒 RNA 聚合酶可能只能识别同型病毒的 RNA 模板,不能与异型病毒的 RNA 模板结合转录成新的 RNA。尽管如此,尚不能完全排除某些型别的汉坦病毒之间的基因发生重配。基因片段重配在分节段 RNA 病毒的研究中具有重要意义。基因重配将不

可避免地改变病毒的抗原性,导致新病毒的暴发流行。在实验室进行基因重配实验中,有可能获得低致病力的新病毒株,用来制备减毒活疫苗;如果发生异型病毒间的基因重配,也会给病毒核酸、抗原及抗体的检测带来一定的麻烦。

## 43.3 流行病学

### 43.3.1 传播途径

目前认为,汉坦病毒可能的传播途径主要为动物源性传播(包括通过呼吸道、消化道和伤口途径)、虫媒(螨、蜱等节肢动物媒介)传播和垂直(胎盘)传播。其中,动物源性传播是主要的传播途径,即携带病毒的动物通过唾液、尿、粪便等排出病毒污染环境,人或动物通过呼吸道、消化道摄入或直接接触感染动物受到传染。在动物试验中,有证据表明,革螨和恙螨可通过吸血传播汉坦病毒,但这种传播方式对人类感染的作用还有待证实。感染病毒的孕妇可能经胎盘将病毒传给胎儿,我国曾多起报道在HFRS孕妇流产死婴的脾、肝中分离到HV,证实垂直传播的存在(王翠林等,1996;杨为松等,1987)。实验研究亦有证据表明,可以建立携带病毒的孕鼠将病毒传给胎鼠的实验模型。另外,虽然能够从HFRS患者的血、尿中分离到病毒,但国内至今尚未见人与人之间水平传播HFRS的报道。然而,最近在阿根廷暴发的HPS发现存在有人与人之间的水平传播(Lazaro et al.,2007)。

人类感染HV最常见的传播方式是吸入啮齿动物排泄物气溶胶所致;然而,开放性伤口、啮齿动物咬伤、污染食物的摄入也可能是传播方式之一。地鼠通过肠道感染(灌胃方式)可以实现实验室感染,支持汉坦病毒通过受污染的食物染病的途径(Hooper et al.,2008)。

### 43.3.2 易感人群

汉坦病毒虽不分男女老幼均可致病,但以从事不同工作的男性成年人居多。该人群的发病占优势,主要是与职业暴露于病毒风险因素有关。其中包括农业、林业工人和军人(Abu Sin et al.,2007)。在许多流行地区,HV传播具有与当地啮齿动物密度密切相关的季节性高峰。目前有40多个国家和地区报告有HV流行,其主要的流行区分布在中国、朝鲜半岛、俄罗斯、欧洲和美洲。另外,有少数港口城市出现HFRS的散发病例。其可能是由轮船的交通运输携带有SEOV的家鼠至另一港口所致。

### 43.3.3 全球流行概况

肾综合征出血热在中国是一个较为重要的健康问题。据估计,1950—1997年的近50年共报告125万病例,其中44 300人死亡(Yan et al.,2007)。韩国在1997—2006年报道HFRS病例3 039例(Disweb,2007)。且在2004—2006年,疾病一直呈上升趋势,每年的病例数均超过400例。李镐旺等报道朝鲜仅1996年的HFRS病例有316例(Lee,1996),虽然无近年的资料报道,但依据其地理地貌和生态环境,其HFRS的流行不容乐观。1978—1997年,俄罗斯远东地区报告HFRS病例4 442例(Tkachenko et al.,1998)。亚洲其他一些国家和地区,包括澳大利亚、斐济、印度、印度尼西亚、日本、马来西亚、蒙古、缅甸、新加坡、斯里兰卡、泰国、越南等国家以及中国台湾和中国香港地区等均有散发的HFRS病例报告,或血清抗体阳性的流行病学证据证明HV的存在,并可能导致阴性感染。在这些国家和地区通常以姬鼠携带HV,而以褐家鼠携带SEOV。

自1978年以来,俄罗斯每年均报告许多HFRS病例。1978—1997年的20年间,俄罗斯西部曾发生109 082例HFRS。在个别特殊地区还形成较大规模的暴发流行。如巴什基尔地区(Bashkiria)在1993年和1997年HFRS发病率分别达到150/10万和287/10万(Tkachenko et al.,1998);2007年在沃罗涅日(Voronezh)和利佩茨克(Lipetsk)城镇附近的暴发就报告病例3 000多例。俄罗斯的出血热病例与中国和韩国一样大多发生在农村地区,但在城市同样可形成暴发流行。在俄罗斯西部大部分的肾综合征出血热由棕背鮃携带的PUUV引起,在俄罗斯由PUUV引起的HFRS的病死率(0.4%)较芬兰和瑞典(0.1%)等北欧地区严重(Tkachenko et al.,1998)。白俄罗斯、爱沙尼亚、格鲁吉亚、拉脱维亚、立陶宛、波兰、罗马尼亚、乌克兰等国家,均有散发病例的报告。

2003年资料显示,欧洲每年报告HFRS病例5例以上的共有12个国家(Vapalahti et al.,2003);报告偶发病例或具有血清流行病学感染HTNV的国家包括奥地利、捷克、英国、葡萄牙、瑞士等。这些国家的 HFRS 病例非常可能漏诊，因为该病症状相对于亚洲的病例显得较为轻微。比利时的一项研究报告显示，人群中 HTNV 的血清阳性率是 3.8%，远高于诊断病例数。在西欧和北欧地区以芬兰和瑞典流行最为严重，每年的病例报告数分别超过 1 000 和300 例，其次是德国、法国和比利时，每年约 100 例。2005 年，在比利时、法国、荷兰、卢森堡和德国曾出现 PUUV 较大的暴发流行，导致 1 114 人罹患疾病（Heyman et al.，2007）。然而，2015 年在荷兰首次用中和抗体检测的方法证实在啮齿动物中分离到SEOV（Jenny et al.，2015）。南欧和巴尔干地区的所有国家都有 HFRS 病例报告，巴尔干地区的重症HFRS 通常由黄颈姬鼠携带的 DOBV 所致。PUUV也同样在该地区的啮齿动物中持续循环和传播。

虽然在美洲发现的 HPS 较为少见，但该疾病的症状在所有汉坦病毒引起的疾病中最为严重，引起HPS 的病毒也是所有 HTNV 中致病性最强。HPS与 HFRS 一样主要侵袭农村地区的男性成人（CDC，2007）。HPS 自美国西南部的"四角"地区首次暴发以来，已经有大约 465 病例，病死率达 35% 以上。近来，WHO 依据美国 CDC 健康预警网络（Health Alert Network，HAN）数据，在美国伊利诺伊州、威斯康星州和科罗拉多州暴发 11 例汉城型肾综合征出血热病例（WHO，2017）。在加拿大亦累计报告病例超过 100例。北美地区的 HPS 大多由鹿鼠携带的 SNV 感染所致，另外还有佛罗里达州的刚毛棉鼠携带的 BCCV、沼泽米鼠携带的 BAYV 和白足鼠携带的 NYV 导致 HPS。

在中美洲仅有巴拿马报告 HPS 病例，Azuero 半岛的啮齿小动物的抗 HTNV 抗体阳性率达 30% 以上（Armien et al.，2004），在巴拿马与人疾病相关的HTNV 感染主要是由棕黄米鼠所携带的乔高病毒所致（Vincent et al.，2000）。在南美洲，包括阿根廷、玻利维亚、巴西、智利、哥伦比亚、巴拉圭、乌拉圭和委内瑞拉等多个国家存在 HTNV 的流行，主要是由长尾米鼠携带的 ANDV 所致的 HPS，而智利和阿根廷报告许多与 ANDV 相关病毒引起的 HPS 病例。以黑足侏儒米鼠和黑足米鼠（也称长尾小啸鼠）为宿主动物的 JUV 引起的病例大多数分布于巴西。应特别关注的是，ANDV 是到目前已知的可在人与人之间传播的 HTNV，已在阿根廷发现许多起聚集性病例暴发事件（Lazaro et al.，2007）。

## 43.4　HFRS 疫苗的保护性免疫学基础

### 43.4.1　体液免疫应答

在汉坦病毒感染期间，机体的 B 细胞正向调节IgA、IgE、IgG 和 IgM 所有免疫球蛋白（Ig）的同型抗体（Bostik et al.，2000；Groen et al.，1994）。IgA 和IgE 抗体滴度通常在感染的急性期增高明显，而 IgM和 IgG 在急性期早期或急性期期间出现，且 IgG 滴度进入恢复期后可持续增加。虽然在感染过程中，可以发现抗 HPS 和 HFRS 病毒的 N、Gn 和 Gc 糖蛋白的特异性 IgM 抗体，但以抗 N 蛋白的特异性 IgM占主导。同样，N 蛋白是可被 IgG 识别的最常见的病毒蛋白，这也是汉坦病毒感染过程中所产生的最丰富的免疫球蛋白。抗汉坦病毒表面 Gn 和 Gc 糖蛋白抗体证实具有中和活性，但抗 N 蛋白或聚合酶的抗体则没有令人信服的证据表明可中和病毒。虽然抗 N 蛋白的特异性抗体中和病毒的能力不能完全排除。Yoshimatsu 等（1993）以小鼠作为动物模型，将 N 蛋白特异性抗体被动输注乳小鼠后用HFRS 病毒攻击，可延迟试验小鼠的死亡时间。感染 SNV 引起 HPS 的病人，在入院初期具有高水平中和抗体者，其疾病症状和病程相对温和，这表明，高滴度的中和抗体可以减轻疾病。轻症病例的中和抗体滴度往往小于 1∶800，而重症病例的抗体滴度往往大于 1∶800。用恢复期病人血清、接种疫苗的动物血清或单克隆抗体进行的被动转移试验均支持中和抗体具有保护 HTNV 感染的结论。但尽管用动物做疫苗保护性试验的研究表明，中和抗体足以提供病毒感染的保护，但它们不是唯一的保护因素。例如，将仓鼠预先感染不同的 HTNV、SEOV、DOBV、PUUV 或 SNV，这些仓鼠虽然检测不到抗 ANDV 的交叉中和抗体，但仍然能保护仓鼠免受 ANDV 的致死性攻击。

N 蛋白和（或）糖蛋白同样能提供细胞免疫应答。Wood 等（2005）用纯化的 N 蛋白免疫实验动物可以有效地刺激 T 细胞免疫应答，并证明可以保护没有中和抗体的动物模型。另外，HFRS 病人的血清和血小板上可发现免疫复合物，但补体和细胞的Fc 受体在体内的抗体介导的保护中发挥着何种作用尚不清楚。但在体外的空斑减少中和试验中加入补体,可增强待测血清中的中和抗体活性数倍。在感染 PUUV 的病人中,由经典途径激活补体的病例其病况更严重。

### 43.4.2 细胞免疫应答

汉坦病毒感染后人体的细胞免疫应答的作用尚无明确定义。实验室的免疫缺陷小鼠在感染 HV 的试验模型中,CD4$^+$ 和 CD8$^+$ T 淋巴细胞已证明可保护 HV 感染。在其他模型中,观察到产生与特异性 HTNV 抗原有关的 IFN-γ 的 CD8$^+$ 的 T 细胞和病毒抗原量的强烈相关性。在这些模型中,几乎检测不到病毒 N 蛋白,但可检测到大量表达 IFN-γ 的 CD8$^+$ T 细胞(Araki et al.,2003)。然而令人遗憾的是,啮齿类实验动物感染 HTNV 病毒不同于人类,它不造成显著的疾病过程。而汉坦病毒感染人类诱导强烈的免疫反应是导致严重病理过程的最主要的原因之一。HFRS 病人的病程中证实,循环 T 细胞数量升高,感染 PUUV 急性期患者的活检组织中发现大量活化的主要以 CD8$^+$ 的 T 淋巴细胞。

同样可在 HPS 病人的肺组织呈现分泌细胞因子的细胞数量的增加。对于控制 HV 感染和病程进展,机体出现 CD8 细胞毒性 T 细胞和 CD4 辅助 T 细胞(Th1 和 Th2)是非常重要的指标。CD8$^+$ T 细胞具有 Gn、Gc 和 N 蛋白的抗原表位,N 蛋白特异性的 CD8$^+$ T 细胞最为丰富。PUUV 和 HV 感染患者可依据 Th1 细胞(TNF-α、IFN-γ 和 IgG3)和 Th2(IL-6、IL-10 和 IgG1)的升高反应和促炎性细胞因子(如 IFN-α 和 IL-1)的水平升高进行辅助诊断。

### 43.4.3 免疫记忆反应

到目前为止,再次感染汉坦病毒的风险几乎没有报道,这可能是由于感染汉坦病毒后的特异性体液和细胞免疫长期记忆的形成。Valdivieso 等(2006)的研究表明,HPS 患者感染后的中和抗体维持已达 11 年之久。而还有报道曾在病人血清中连续检测到高滴度的抗 PUUV 的 IgG 中和抗体超过 20 年。此外 Van 等(2002)报道,对 PUUV 的记忆 CD4$^+$ 和 CD8$^+$ T 细胞可以持续几十年,其抗原表位的存在频率高达(100~300)/10$^6$ 表位。此外,考虑到一些 T 细胞的 N 蛋白抗原表位的交叉反应性以及中和抗体交叉反应。因此,推测当某一型别的汉坦病毒感染或疫苗接种后可有效保护其他型别的汉坦病毒的再感染。这为研发疫苗和进行疫苗接种预防汉坦病毒感染性疾病提供了最基本的免疫学依据。

## 43.5 我国 HFRS 疫苗

### 43.5.1 国内现行疫苗的研究现状

目前,我国应用的肾综合征出血热疫苗均为灭活全病毒疫苗。其中以原代细胞为生产基质的有沙鼠或地鼠肾原代细胞疫苗(Ⅰ型、Ⅱ型和双价),传代细胞为生产基质的疫苗有 Vero 细胞纯化疫苗,另外早期还有乳小鼠脑纯化疫苗(Ⅰ型,现已停产和停止应用)。这些疫苗都已大批量规模化生产,并已建立了国家标准。

#### 43.5.1.1 沙鼠肾原代细胞疫苗

用分离自 HFRS 病人血清的 Ⅰ 型 Z$_{10}$ 株和分离自褐家鼠的 Z$_{37}$ 株为生产毒种,使用长爪沙鼠(*Meriones unguiculatus*)肾原代细胞为培养基质,接种病毒培养后收获病毒液经 β-丙内酯灭活,加入 Al(OH)$_3$ 佐剂制成 Ⅰ 型和 Ⅱ 型单价疫苗,或将两种单价疫苗等量混合后制成双价疫苗。Z$_{10}$ 株和 Z$_{37}$ 株是从国内分离的众多病毒株中经反复比较后选择所得,该毒株在沙鼠肾细胞中繁殖滴度高,经 β-丙内酯灭活后不破坏血凝素,制成的疫苗产生中和抗体效价高,免疫动物和人体后保护性好。疫苗免疫家兔、长爪沙鼠后,用相同血清型 HV 攻击,对动物有明显保护作用;用异型血清型 HV 攻击也有一定保护。免疫动物可产生对同型病毒较高的中和抗体,滴度可达 1:(20~160),对异型病毒攻击也有一定的交叉中和反应。

#### 43.5.1.2 地鼠肾原代细胞疫苗

用褐家鼠肺中分离的 Ⅱ 型 HV L$_{99}$ 株,经地鼠肾细胞连续传代使病毒滴度在细胞培养体系达到 8.5 lg LD$_{50}$·mL$^{-1}$ 以上。病毒接种细胞后培养至病毒复制高峰时收获病毒液,经浓缩纯化后甲醛灭活,加 0.5 mg·mL$^{-1}$ Al(OH)$_3$ 为佐剂而成。该疫苗虽测不到血凝素,但免疫动物和人体能产生较高的中和抗体。疫苗免疫地鼠、家兔后再经同型病毒攻击,对动物有明显的保护作用;对 Ⅰ 型病毒的攻击也有较好的免疫效果。疫苗免疫小鼠有明显的诱导细胞毒性 T 淋巴细胞活性的作用和提高小鼠淋巴细胞增殖。

### 43.5.1.3 Vero 细胞纯化疫苗

由于我国生产原代细胞培养疫苗所用的动物均为开放式饲养,外源的病毒和微生物污染控制困难,使原代细胞培养疫苗存在潜在的不安全因素,目前已有多家企业正着力研究以 Vero 细胞为基质的传代细胞纯化疫苗。我国目前已上市和完成临床研究的 Vero 细胞肾综合征出血热纯化疫苗为血清 I 型和 II 型的双价疫苗。根据实验室检定资料和动物试验证明,该疫苗具有很好的安全性和有效性,应用前景较好。

## 43.5.2 生产用病毒种子批的特性及质控要点

### 43.5.2.1 I 型肾综合征出血热疫苗用毒种

（1）Z₁₀ 株

1982 年 11 月 27 日分离自 HFRS 疫区的浙江省嵊县（现嵊州市）出血热病人陈姓患者急性期第 3 天的血清。将患者血清接种捕获于非 HFRS 疫区的正常黑线姬鼠,15 天后取鼠肺用免疫荧光试验（immunofluorescence assay，IFA）检测呈阳性结果的肺组织,再在正常黑线姬鼠连续盲传 3 代后所得,并定名为 $Z_{10}$ P3;将 $Z_{10}$ P3 接种沙鼠脑内并连续盲传 4 代,继而适应到小鼠脑连续 10 代后经全面检定,符合人用疫苗毒种要求建立鼠脑原始及主种子批。原始种子为小鼠脑第 10 代,主种子批传代应不超过第 13 代,主种子批毒种接种沙鼠肾原代细胞制备工作子批。工作种子批传代应不超过第 18 代。

（2）LR1 毒株

1983 年在陕西省长安县 HFRS 疫区捕获的黑线姬鼠,取肺做 IFA 检测 HFRS 抗原阳性,用该肺组织制成悬液直接接种 ICR 乳小鼠,9～10 天选择出现发病症状的小鼠,解剖取脑组织连续在 ICR 乳小鼠传代 16 代,经鉴定后确定为疫苗生产用毒种。

（3）84Fli 株

1983 年 11 月分离自陕西省西安市 HFRS 疫区住院孕妇患者因患 HFRS 流产的死婴肝组织（郝程程等,2017）,接种 Vero 细胞后盲传 3 代,经鉴定为 HFRS 病毒 I 型。后继续在 Vero 细胞传代至 7 代,转种乳鼠脑 2 代后适应于地鼠肾原代细胞 13 代,经

检定符合人用疫苗毒种要求确立为原始毒种;工作种子为原代地鼠肾细胞毒种 16 代。

（4）SD9805 株

1998 年 12 月分离自山东省招远县 HFRS 患者的急性期第 5 天的血清,将患者血清直接接种 Vero 细胞连续传 3 代;用 4 株组特异性单抗和 4 株型特异性单抗以及 3 株 I 型和 3 株 II 型免疫血清进行交叉中和试验,证明该毒株为 I 型 HFRS 病毒;继续在 Vero 细胞适应传代,经检定符合人用疫苗毒种的要求并建立毒种批,用于 Vero 细胞纯化疫苗的生产。

### 43.5.2.2 II 型肾综合征出血热疫苗用毒种

（1）L₉₉ 毒株

1983 年在江西省宜丰县野外捕捉到的罗赛鼠肺标本,用特异性抗 HFRS 的单抗标记的免疫荧光抗体检测肺标本显示抗原阳性,肺标本用 Eagle 培养液制成 10% 的肺悬液接种 Vero E6 细胞,接种第 1 代的 22 天 IFA 检测抗原阳性,继续培养至 33 天 IFA 结果显示强阳性,测定病毒滴度 $TCID_{50}$ 达 $10^{5.5}$ · $mL^{-1}$;继续在 Vero E6 细胞中传代,每 7 天传代一次,至 5 代,病毒滴度达 $10^{6.5}$ · $mL^{-1}$。之后将该病毒株适应到地鼠肾原代细胞至 13 代建立原始种子批;主种子批为第 16 代,工作种子批为第 20 代。

（2）Z₃₇ 毒株

1989 年 11 月温州市郊野捕捉到的褐家鼠取肺标本经冷冻切片免疫荧光染色检测证实 HFRS 抗原阳性,用该鼠肺标本制成悬液接种乳小鼠脑连续传代 7 代,每代脑腔接种后约 7 天至小鼠发病,感染病毒的小鼠脑悬液在幼沙鼠脑内滴定病毒滴度 $LD_{50}$ 每克脑可达 $lg^{8.5}$ 以上;病毒样品经 Vero E6 细胞感染后的 IFA 检测,病毒滴度 $TCID_{50}$ 每克脑为 $10^{7.5}$。鼠脑第 7 代毒种接种沙鼠肾原代细胞挑斑纯化,扩增后样品接种乳鼠脑,制成 10% 乳鼠脑悬液,冻干后为原始毒种批。该病毒株制成疫苗免疫家兔后血清做血凝抑制试验测定,对 I 型和 II 型病毒的血凝抑制效价分别为 1:20 和 1:160,证实该毒株为血清 II 型,用第 6 代毒种感染沙鼠肾细胞培养 10 天的细胞上清血凝素滴度为 1:128。$Z_{37}$ 株原始毒种为第 11 代;由主种子批毒种接种沙鼠肾原代细胞制备的工作种子批不超过第 16 代。

（3）HB9908 株

1999 年 4 月分离自河北省保定市 HFRS 患者急性期第 2 天的血清,将患者血清直接接种 Vero 细胞

连续盲传 3 代;用 4 株组特异性单抗和 4 株型特异性单抗以及 3 株Ⅰ型和 3 株Ⅱ型免疫血清进行交叉中和试验,结果证明,该毒株为Ⅱ型 HFRS 病毒;继续在 Vero 细胞中适应传代,经检定符合人用疫苗毒种的要求并建立毒种批。用于 Vero 细胞纯化疫苗的生产。我国已正式批准生产的出血热疫苗所用毒株见表 43.2 所示。

### 43.5.3　生产用细胞

肾综合征出血热疫苗所用的生产细胞基质主要有原代细胞和传代细胞,前者如沙鼠肾原代细胞,后者如 Vero 细胞。疫苗的质量控制不仅仅是对终产品的质量控制,而是对包括原材料、中间产品、终产品以及生产全过程的质量控制。细胞基质作为主要原材料,其质量的优劣,直接影响疫苗的质量和产量。用于疫苗生产的细胞基质,应特别关注其可能存在的外源因子污染和细胞本身的特点和特性。

#### 43.5.3.1　原代细胞

我国获得证书上市的肾综合征出血热疫苗中的原浙江天元生物药业有限公司采用沙鼠肾原代细胞,长春生物制品研究所采用地鼠肾原代细胞。原代细胞的优点是其属正常组织细胞,没有 DNA 突变,无致肿瘤性。原代细胞的缺点主要是潜在的病毒等外源因子污染,来自不同个体动物的细胞质量和敏感性有差异。鉴于原代细胞的上述优缺点,现行《中国药典》规定,生产减毒活疫苗的动物应为 SPF 级;生产灭活疫苗的动物应为清洁级或清洁级以上;采用 SPF 级动物制备的原代细胞或适用疫苗生产且建立细胞库体系传代细胞以及二倍体细胞是作为生产灭活疫苗用细胞基质的发展方向。

#### 43.5.3.2　传代细胞

选择适合在 Vero 细胞上复制优良的毒株是疫苗生产的关键。为使原本适应鼠脑的病毒株适应 Vero 细胞,解燕乡等(2000)在 16 株病毒中根据抗原含量、病毒复制峰值时间等综合指标筛选到 $L_{99}$ 和 84FLi 两株疫苗候选株。采用终末稀释的方式将病毒在 Vero 细胞上连续传代,第 5 代后选出病毒滴度稳定(大约 $10^{7.0}$ pfu·mL$^{-1}$)、达到峰值时间短(7~10 天)的毒株。毒株再返回乳鼠脑传代,鼠脑毒种再在 Vero 细胞传 2 代作为种子毒种,第 4 代病毒建成生产种子批,并对其进行内源或外源因子、无菌试验、过敏原及支原体等检测。

表 43.2　我国获得注册生产 HFRS 疫苗用毒株一览表

| 毒株名称 | 血清型别 | 分离地 | 分离时间 | 分离用原始材料 | 原始毒种代次 | 制备疫苗类型 | 生产企业 |
|---|---|---|---|---|---|---|---|
| $Z_{10}$ | Ⅰ | 浙江省嵊县 | 1982 年 11 月 | 患者血清 | 12 代 | 沙鼠肾原代细胞 | 浙江天元生物药业有限公司[a] |
| LR1 | Ⅰ | 陕西省长安县 | 1983 年 | 黑线姬鼠肺 | 16 代 | 乳鼠脑纯化 | 兰州生物制品研究所[b] |
| SD9805 | Ⅰ | 山东省招远县 | 1998 年 12 月 | 患者血清 | | Vero 细胞 | 无锡罗益生物制药公司 |
| A16 | Ⅰ | 陕西省长安县 | | 黑线姬鼠肺 | 12 代 | 鸡胚细胞 | |
| 84Fli | Ⅰ | 陕西省西安市 | 1983 年 11 月 | 流产胎儿肝 | 13 代 | 地鼠肾原代细胞 | 沈阳百奥生物技术公司[c] |
| $Z_{37}$ | Ⅱ | 温州市郊野 | 1989 年 11 月 | 褐家鼠肺 | 11 代 | 沙鼠肾原代细胞 | 浙江天元生物药业有限公司 |
| $L_{99}$ | Ⅱ | 江西省宜丰县 | 1983 年 | 罗赛鼠肺 | 13 代 | 地鼠肾原代细胞 | 长春生物制品研究所,沈阳百奥生物技术公司 |
| HB9908 | Ⅱ | 河北省保定市 | 1999 年 4 月 | 患者血清 | | Vero 细胞 | 无锡罗益生物制药有限公司 |

注:a,浙江天元生物药业有限公司的肾综合征出血热疫苗业务已转入浙江普康生物技术股份有限公司;b,兰州生物制品研究所的乳鼠脑纯化疫苗已停止生产和销售;c,沈阳百奥生物技术公司已注销。

## 43.5.4　肾综合征出血热疫苗生产工艺简述

### 43.5.4.1　沙鼠肾原代细胞疫苗

浙江天元生物药业有限公司用血清 I 型 $Z_{10}$ 株 HV 或 II 型 $Z_{37}$ 株病毒;用已经人工驯养可大量繁殖的长爪沙鼠肾制备原代细胞,分别生产 I 型和 II 型单价疫苗;其疫苗生产工艺为:无菌获取长爪沙鼠肾→制备原代单层细胞(转瓶生产工艺)→毒种接种细胞→收获细胞培养液和感染细胞→用超声波破碎细胞→连续流离心机离心去细胞杂质→1∶4 000 β-丙内酯灭活→加入 0.5 mg·mL$^{-1}$ 的氢氧化铝佐剂吸附制成。

双价疫苗则由单价疫苗按 1∶1 配制后加氢氧化铝佐剂吸附制成。I 型或 II 型单价疫苗免疫家兔、长爪沙鼠后,用同型病毒攻击动物,有明显保护作用;用异型病毒攻击也能产生部分免疫(董关木等,1998)。免疫家兔产生对同型病毒的中和抗体均可大于 1∶(10~40)。

### 43.5.4.2　地鼠肾细胞疫苗

长春生物制品研究所用血清 II 型 $L_{99}$ 株 HV,以地鼠肾原代细胞生产 II 型单价疫苗,其疫苗生产工艺为:无菌获取地鼠肾→制备原代单层细胞(转瓶生产工艺)→毒种接种细胞→收获培养液和感染细胞→用超声波破碎细胞→离心去细胞杂质→1∶4 000 甲醛灭活→加入 0.7 mg·mL$^{-1}$ 的氢氧化铝佐剂吸附制成。疫苗免疫地鼠、家兔后,经 II 型病毒攻击,对动物有明显的保护作用;免疫家兔产生对同型病毒的中和抗体均可达到 1∶(10~40)。

### 43.5.4.3　Vero 细胞疫苗

由于 Vero 细胞具有较稳定的遗传特性,可建立质量高度控制的细胞库系统,并已被 WHO 推荐应用于各种人用疫苗的细胞基质;从理论上讲,该细胞可无限扩增,从而成为广泛用于疫苗生产的传代细胞之一。近年来,我国用 Vero 细胞研制 HFRS 疫苗不仅被列入国家支持课题,在多个科研机构和生产企业的通力合作和努力下,已取得了许多成果,研制的疫苗经临床考核已取得国家批准的生产文号,并已于 2003 年上市使用。

现行肾综合征出血热细胞培养疫苗分为单价和双价,单价疫苗为 I 型和 II 型,我国的细胞培养疫苗所用的细胞基质较多样,有沙鼠肾原代细胞、地鼠肾原代细胞和 Vero 细胞等。细胞培养疫苗不管细胞种类各异,生产工艺和生产步骤基本相同,双价疫苗是在单价疫苗完成原液制备后以相应的比率配比而成,细胞培养疫苗的生产工艺见图 43.3。

## 43.5.5　疫苗生产过程的质量控制

肾综合征出血热疫苗的质量控制除对生产用毒种和细胞基质的控制外,还包括对生产过程中细胞培养基的特性和使用、毒种接种与细胞数量的比例和产物收获的质量、灭活效果验证及评价、生产过程中添加物的残留量、佐剂的质量和各阶段产物储存条件及时间等的控制。对生产用毒种及细胞基质均需严格按照《中国药典》三部相关的总则要求执行。

### 43.5.5.1　细胞培养基的特性和应用

疫苗生产过程的关键工艺之一为原代或者传代细胞的大规模培养并获得符合规定质量的细胞及数量,其中所涉及的原、辅材料主要就是细胞培养基,而细胞培养基中重要成分之一的动物血清既影响细胞的生产和质量,又关系到成品疫苗中的残留而影响疫苗使用的安全。加强原、辅材料的质量控制是保证生物制品安全性和有效性的重要手段。对原、辅材料的质量控制,除了对其支持细胞增殖能力的控制之外,还应考虑是否含有动物来源成分从而引起的外源病毒污染的安全性问题。目前,使用不含有任何动物来源成分的原、辅材料进行疫苗生产是疫苗生产领域的发展趋势。

细胞培养基作为疫苗制品生产的另一种主要原材料,因此,病毒疫苗生产用细胞培养液应采用化学成分明确的材料制备,并验证生产用细胞的适应性。对使用无动物源性血清培养基的,应详细分析所有替代物及添加物质的来源、属性和数量比率等参数对细胞的影响。疫苗生产用培养基中不得使用人血清。使用生物源性材料,应检测外源性因子污染,包括细菌和真菌、支原体、分枝杆菌以及病毒。对生产过程中添加的具有潜在毒性的外源物质,应对后续工艺去除效果进行验证,残留物检测及限度应符合相关规定。

肾综合征出血热疫苗生产过程中,接种病毒后的细胞维持阶段,所使用的维持液不得添加动物血清,以减少动物血清对疫苗成品质量的影响。但目前应用无血清培养基生产疫苗的研究中,为了获得

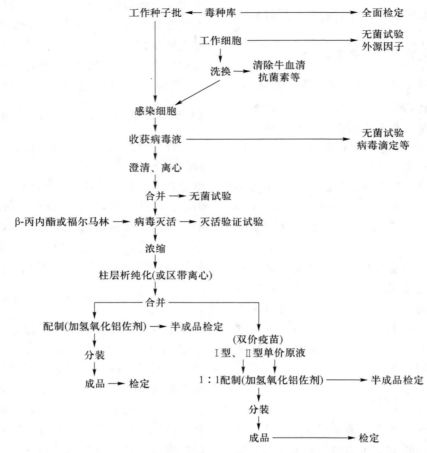

图 43.3　沙鼠、地鼠肾原代细胞 Vero 细胞疫苗生产的简要工艺流程

细胞的正常扩增,往往需要添加某些生长激素如重组胰岛素、转铁蛋白、牛血清白蛋白等蛋白或动物来源成分物质。由于成品疫苗不可能将这些添加物完全去除,它们将直接进入疫苗最终产物,直接影响人们用药安全,对使用无血清培养基的这些不利因素应当予以重视。

### 43.5.5.2　毒种接种比例和产物收获的质量控制

在疫苗生产过程中对所用毒种代次、毒种接种量、收获次数、灭活工艺及验证、半成品配制、分批等要求,现行《中国药典》均有明确的规定和要求。病毒接种量通常按病毒与细胞比例或者按 MOI 的最佳参数、细胞培养和病毒培养的最佳温度、培养时间和收获时间等条件确定,以期获得最高的病毒产量。

病毒的接种和细胞培养:当细胞生长成致密单层后,接种出血热病毒,置适宜温度培养一定时间后,弃去培养液,用灭菌 PBS 或其他适宜洗液洗去

牛血清,之后加入不含牛血清的维持液以维持细胞的生理活动,使病毒能在正常生产的细胞内最大量地复制且病毒液中的牛血清含量达到最低限度,细胞培养体系置 33~35℃ 继续培养一定时间后进入收获工序。目前国内生产双价肾综合征出血热灭活疫苗(Vero 细胞培养体系)的病毒接种细胞量为 0.002~0.02 MOI,地鼠肾原代细胞培养体系的病毒接种量为 0.01~0.1 MOI,沙鼠肾原代细胞培养体系的病毒接种量为 0.02~0.2 MOI。

### 43.5.5.3　生产过程中添加物的残留量控制

疫苗有许多自身特点,如生产过程中多采用动物、生物组织或细胞、人血白蛋白等作为生产原材料。原料、辅料以及半成品、成品在生产、纯化、加工过程中可能引入的生物源污染,制剂组分的聚合或降解产物,成品中防腐剂的引入等外源物质残留虽然在制剂中含量甚微,但若大量使用或使用不当或疫苗接种者有过敏因素存在时,均可引发不良反应。

因此,必须针对疫苗生产过程的具体情况建立有害物质残留检测和质量控制的标准和方法。肾综合征出血热疫苗生产过程中对于添加物的质量控制主要有牛血清白蛋白残留、硫柳汞防腐剂残留、抗生素残留和宿主蛋白残留量检测等,其中,Vero 细胞生产的双价肾综合征出血热疫苗中还涉及宿主细胞 DNA 残留的潜在风险因素。

#### 43.5.5.4 佐剂的质量控制和各阶段产物储存条件及时间

新型疫苗应用的佐剂包括 3 类:分别为目前常用的氢氧化铝佐剂;批准用于某些疫苗的佐剂如 MF59 等;新开发研制尚未用于疫苗特别是预防性疫苗的佐剂如 CpG 等。一般情况下,抗原量及免疫原性能满足免疫保护的需要,则不使用佐剂为宜。目前,肾综合征出血热疫苗所采用的佐剂均为氢氧化铝佐剂,应根据疫苗抗原的免疫原性、抗原与佐剂最优配比等综合考虑。应注意不同种类抗原与氢氧化铝佐剂制备疫苗后,氢氧化铝佐剂对抗原的免疫增强作用可能有所差异,甚至不同制备批的氢氧化铝佐剂之间也有不同。

传统病毒性疫苗的有效成分主要是病毒的蛋白抗原,由蛋白抗原制成的疫苗对周围环境表现为很敏感,在确定疫苗的有效期,即实际货架储存期限内,用来证实其稳定性的任何一种已确定的试验方案、检测方法均须考虑到这些特性。对周围环境因素如温度变化、光照、运输过程中的震动、容器的密封程度等;疫苗最终容器内的氧含量、液体疫苗中的离子强度,水分残留等特别敏感。为了确保疫苗蛋白抗原的生物活性并避免受各种因素而降解,严格储存条件和冷链运输是必要的。

疫苗稳定性评价应包括对成品以及需要放置的各种中间产物在生产、运输以及储存过程中有可能暴露的所有条件下的稳定性因素,以此为依据设定产品将要放置的条件(如温度、光照度、湿度等),以及在这种条件下将要放置的时间。因此,要使一种研发中的疫苗成功获得批准,其相应的长期实际条件下的稳定性验证和获得正确的数据是其关键因素之一。

### 43.5.6 疫苗检定及质量控制

#### 43.5.6.1 疫苗的成分、理化特性及免疫原性

肾综合征出血热疫苗均为灭活全病毒纯化疫苗,早期的为单价疫苗(Ⅰ型或Ⅱ型),双价疫苗为Ⅰ型和Ⅱ型经抗原量及其免疫原性等综合因素考量后以适当比率混合配置而成。疫苗因添加了氢氧化铝佐剂,从而其外观为微乳白色混悬液,久放形成可摇散的沉淀,应无异物。

根据疫苗生产的不同细胞基质,国外的肾综合征出血热疫苗分为大或小鼠乳鼠脑纯化疫苗。我国有地鼠或沙鼠肾原代细胞疫苗,Vero 传代细胞疫苗。目前,国内上市的所有肾综合征出血热疫苗均为液体剂型,每剂 1 mL。其中,地鼠肾细胞疫苗含有Ⅰ型 PS-6 株和Ⅱ型 $L_{99}$ 株病毒抗原;沙鼠肾原代细胞疫苗含有Ⅰ型 $Z_{10}$ 株和Ⅱ型 $Z_{37}$ 株病毒抗原;Vero 传代细胞疫苗含有Ⅰ型的 SD9805 株和Ⅱ型的 HB9908 株病毒抗原。所有疫苗均含有氢氧化铝佐剂、适量的抗生素、硫柳汞防腐剂、灭活剂以及维持酸碱和渗透压平衡的无机盐类,各成品疫苗中的实际成分组成和各成分的含量可参看疫苗使用说明书。

商品化疫苗的免疫原性检验通常以其最低效价作为评价标准判定可否上市的依据。肾综合征出血热疫苗的效价检测方法为:将成品疫苗经肌内途径免疫白色新西兰品系家兔 4 只,每只免疫 2 次,每次 1 剂,间隔 7 天,第 1 剂免疫后的 4 周采集外周血分离血清以空斑减少中和试验测定中和抗体滴度。疫苗的效价标准为:4 只家兔分别对Ⅰ型(76-118 株)和Ⅱ型(Seoul 株)毒株的中和抗体均达到 1:10 或以上。

#### 43.5.6.2 质量控制要点及质量标准

肾综合征出血热疫苗的生产工艺共性于通常的细胞培养病毒性疫苗。首先制备质量优良的细胞基质是基础条件,其次应获得足够量的病毒抗原,因此对原液的制备需要设定关键技术参数,主要包括:① 病毒与细胞的接种比例或者 MOI 的最佳参数、细胞培养和病毒培养的最佳温度、最适培养时间和病毒收获时间等条件。② 灭活剂的选择和依据。③ 灭活程序及效果的验证。④ 原液的浓缩和抗原的提取纯化等工艺。

双价肾综合征出血热疫苗在生产时需分段分别生产Ⅰ型和Ⅱ型疫苗原液,这在生产的统筹安排和相应某一先行生产的型别原液之储存条件和时间的确定尤为重要,使其配置的双价疫苗具备对两个血清型的有效性呈现良好的匹配。并在配制成品疫苗

时对两个型的原液做出正确精准的抗原效价,也是获得合格成品疫苗的关键控制点之一。

### 43.5.6.3 肾综合征出血热疫苗质量检定方法

肾综合征出血热疫苗的质量检验主要由 3 部分组成:病毒收获液检定,单价原液检定,半成品检定和成品检定(表 43.3)。

(1)病毒收获液检定

肾综合征出血热疫苗病毒液制备时可依据细胞培养体系的生长情况而采取多次收获,但每次病毒收获液应单独合并后进行检定。① 病毒滴定:取样作 10 倍系列稀释,接种 Vero-E6 细胞进行病毒滴定,用免疫荧光法检测,各型单次病毒收获液中病毒滴度应不低于 $6.0 \lg CCID_{50} \cdot mL^{-1}$。② 无菌验证和支原体检测:按照《中国药典》规定的方法和标准执行。③ 病毒灭活验证试验:目前我国用于疫苗生产的病毒毒种均视为强毒,没有进行减毒指标的检测,因此疫苗的病毒灭活必须完全以确保使用的安全,灭活验证试验为取经灭活后样品,透析 24 h 以去除灭活剂对细胞的影响,透析后样品接种对 HFRS 病毒敏感的 Vero-E6 细胞,培养 10 天,取细胞做特异性 IFA 检测病毒抗原,如此连续传代 3 次,3 代细胞 IFA 均阴性,证明疫苗中无活病毒存在。在做灭活验证试验时应设立阳性对照,以确定使用的特异性荧光抗体是否符合特异性和敏感性的要求。

(2)单价原液检定

① 抗原含量测定:采用酶联免疫法,单次病毒收获液中病毒抗原量应不低于 1:64。经浓缩纯化后的单价原液的病毒抗原量应不低于 1:512。② 总蛋白含量:按《中国药典》通则规定的方法测定,要求不高于 80 $\mu g \cdot mL^{-1}$。③ 牛血清白蛋白残留量:按《中国药典》通则规定的方法测定,要求不高于 50 $ng \cdot mL^{-1}$。总蛋白含量和牛血清残留未设置在成品中检验是为了排除受氢氧化铝佐剂的干扰和影响。

(3)成品检定

疫苗的成品检定包括理化检验、残留物检验、效价测定等项目,以控制和保证上市疫苗的安全有效。理化检验及残留物检验见表 43.3。

效价测定:家兔肌内注射疫苗 2 剂,间隔 1 周,每批疫苗免疫 4 只家兔,第 1 次注射后 4 周采血分离血清用 PRNT 方法测定中和抗体。要求 4 只家兔

**表 43.3　HFRS 疫苗的质量检定项目及标准**

| | 检定项目 | 质量标准 |
|---|---|---|
| 病毒收获液检定 | 病毒滴定 | $\geqslant 6.5 \lg CCID_{50} \cdot mL^{-1}$ |
| | 无菌验证 | 应无菌生长 |
| | 支原体检测 | 应无支原体生长 |
| | 抗原含量(ELISA) | $\geqslant 1:64$;$\geqslant 1:512$(沙鼠肾细胞疫苗) |
| | | 盲传 3 代,IFA 应阴性 |
| | 病毒灭活验证试验 | $\leqslant 160\ \mu g \cdot mL^{-1}$(Vero 细胞疫苗) |
| 单价原液检定 | 总蛋白含量 | $\leqslant 80\ \mu g \cdot mL^{-1}$(地鼠或沙鼠肾细胞疫苗) |
| | 抗原含量 | $\geqslant 1:512$ |
| | 无菌检查 | 应无细菌生长 |
| | Vero 细胞残余 DNA | 每剂 $\leqslant 100$ pg(Vero 细胞疫苗) |
| | Vero 细胞或地鼠肾细胞宿主蛋白残留 | 每剂 $\leqslant 2\ \mu g$(Vero 细胞疫苗)<br>每剂 $\leqslant 12\ \mu g$(地鼠肾细胞疫苗) |
| | 牛血清白蛋白残留量 | 每剂 $\leqslant 50$ ng |
| 半成品检定 | 无菌试验 | 应无细菌生长 |
| 成品检定 | 物理检查 | 白混浊液体,久放可形成能摇散的沉淀 |
| | pH | 7.2~8.0 |
| | 氢氧化铝含量(mg·mL$^{-1}$) | $\leqslant 0.6$(Vero 细胞疫苗)<br>$\leqslant 0.7$(地鼠或沙鼠肾细胞疫苗) |
| | 硫柳汞含量(mg·mL$^{-1}$) | $\leqslant 0.05$(Vero 细胞疫苗)<br>$\leqslant 0.07$(地鼠或沙鼠肾细胞疫苗) |
| | 效价测定 | 4 只家兔的中和抗体均应不低于 1:10 |
| | 热稳定性试验 | 37℃ 放置 7 天后进行效价测定,4 只家兔的中和抗体均应不低于 1:10 |
| | 抗生素残留量(ELISA) | 每剂 $\leqslant 50$ ng |
| | 无菌试验 | 应无细菌生长 |
| | 异常毒性试验(小鼠试验) | 小鼠应健在,体重增加 |
| | 异常毒性试验(豚鼠试验) | 豚鼠应健在,体重增加 |
| | 细菌内毒素检查(凝胶限度试验) | 每剂 $\leqslant 50$ EU |

的中和抗体滴度均不低于 1：10。做效价测定所用的攻击毒Ⅰ型疫苗为 76-118 株，Ⅱ型疫苗为 Seoul 株，双价疫苗则须两株病毒进行抗体测定，4 只家兔均应对Ⅰ型和Ⅱ型出血热病毒的中和抗体滴度 ≥ 1：10，其中不少于 2 只家兔 ≥1：20；有效期内每只家兔均 ≥1：10。

热稳定性试验：疫苗的效价不但在出厂时须达到要求，更重要的是在全程效期内其效价都能达到要求，为保证疫苗的稳定性，规定该疫苗在出厂时应做热稳定性试验，方法为 37℃放置 7 天后做效价测定，应仍能达到规定的抗体水平。以保证疫苗在效期内使用的有效性。

（4）特殊的安全性检验

传代细胞的基因组由于具有致肿瘤的潜在风险，利用传代细胞生产的疫苗其残留宿主细胞 DNA 成为疫苗安全的焦点之一。而疫苗中的宿主细胞残留蛋白则是引起受种者过敏性不良反应的主要原因。为了有效控制疫苗中的宿主细胞残留蛋白和宿主细胞残余 DNA，研究者进行深入的研究，以期能精准地检测。

宿主细胞残留蛋白（host cell protein，HCP）是指疫苗成品中残留的生产用细胞基质蛋白。这类蛋白成分复杂，且由于生产过程及纯化工艺的不同而发生变化。HCP 在生物制品中的残留量不仅是对制品批与批间的一致性，而且是衡量生物制品质量的一个重要指标（Leslie，1995）。因此，疫苗成品中设立该残留的适宜限定值和建立灵敏、正确和精准的检测方法是非常重要的。我国的众多疫苗研发、生产企业和专业检定机构经大数据广泛研究和验证，建立了对地鼠肾细胞、Vero 细胞宿主蛋白的双抗夹心 ELISA 检测方法。并建立了商品化的标准品蛋白及抗体。对于应用除地鼠肾细胞和 Vero 细胞以外的其他细胞生产的疫苗，生产者应建立这类细胞的内部参考品和检测方法，以及残留的限定值标准。内部参考品的建立一般分为两种，一种是对全宿主细胞蛋白而制备，称为一般 HCP（generic HCP），即细胞裂解物；另外一种是特殊工艺 HCP（specific-product HCP），是由空表达载体与宿主细胞一起，在完全模拟生产的条件下得到的蛋白。对于宿主细胞蛋白检测的一个重要方面就是抗特定 HCP 抗体的制备，由于细胞在生产疫苗过程中的死亡、裂解等事件所释放的蛋白种类复杂，数量众多，为了要保证尽可能将全部蛋白能被制备的抗体所识别，所以为制

备抗体而免疫动物用的抗原蛋白应与生产疫苗时产生的残留蛋白尽可能一致，以便用该抗体制备的检测试剂和方法能真实地检测到疫苗中残存的 HCP。目前，我国对 HCP 在疫苗中残留量的上限进行了规定，但是相关研究工作还相对滞后，现有许多检测方法水平较低，难以满足科研及市场发展需要，而且尚无沙鼠肾细胞宿主残留蛋白检测方法或试剂盒的研制报道。

Vero 宿主细胞残余 DNA 量测定：Vero 细胞用于疫苗虽有许多优点，但由于是传代细胞系存有致肿瘤的潜在风险性，所以细胞残余 DNA 含量须达到设定的最低风险标准。20 世纪 80 年代美国 FDA 确定为每剂 10 pg 以下，而欧盟、WHO、我国均确定为每剂 100 pg 以下。90 年代后期，WHO 根据回顾性调查认为细胞残余 DNA 的致瘤性危险因素被夸大了，从而推荐为每剂不大于 10 ng。我国虽在 2000 年版《中国生物制品规程》中对传代细胞生产的疫苗，其宿主细胞残余 DNA 的标准也曾一度定为每剂 10 ng。但考虑到疫苗的使用为健康人群，尤其是儿童，对安全性应从严考虑，故我国目前以 Vero 细胞的为基质的疫苗，DNA 残留标准均为每剂不高于 100 pg。由于目前测定 DNA 量均为斑点杂交法，该方法的影响因素较多，但最关键的是在建立 DNA 标准时应将标准样品以与待检样品相同的方法和步骤处理（Cao et al.，2012），这是获得正确结果的手段之一。

对于我国企业采用 Vero 细胞生产疫苗，需按照注册申请的拟定注册标准（参见 2004.3.12 刊登在 CDE 网站的《关于对预防用生物制品注册标准的理解和拟定原则的考虑》），其中包括 Vero 细胞残余 DNA 量及总蛋白残余量，建议在拟定注册标准时做如下考虑：一是加强去除细胞 DNA 和去除杂蛋白（细胞蛋白）的工艺研究，最大限度地降低残余 DNA 量和总蛋白含量。尤其是用于婴幼儿的疫苗（如 IPV、乙型脑炎疫苗等），最好能控制在每剂残余 DNA 量 ≤10 pg，总蛋白含量 ≤10 μg；二是对于达不到每剂残余 DNA 量 ≤10 pg，总蛋白含量 ≤10 μg 的产品，不建议在 2 岁以下婴幼儿人群中使用。

43.5.6.4 评价疫苗效力试验方法改进

现行《中国药典》（三部）中对 HFRS 疫苗效力评价采用免疫 4 只家兔后测中和抗体水平为依据，

要求 4 只家兔必须全部大于 1：10，但按这种方法检定疫苗不能区分批间的差异，不能确定疫苗的 $ED_{50}$，无法评价疫苗的质量状况。另外，由于在疫苗接种后中和抗体不高的情况下，防病效果仍然较好，所以对疫苗的免疫机制、疫苗效力的检测方法和评价标准应进一步研究。

### 43.5.6.5  疫苗效力试验用参考品的研发

目前，肾综合征出血热疫苗的检定尚无国家或国际参考品，因此在疫苗的效力试验中动物的质量、健康情况、环境以及中和试验用攻击毒的滴度、细胞等材料均会影响结果的正确性、可靠性和一致性。因此，应建立疫苗效力试验用参考品，以校正上述可能偏离检验结果的因素。

## 43.5.7  新血清型病毒的监测和疫苗开发

尽管现行的多种双价灭活疫苗实际应用显示明显的效果，但至今我国仍然只有两种型别病毒的疫苗。虽然我国目前只发现 2 个血清型，但汉坦病毒在国内外已发现至少 34 个血清或基因型。因此，我国不能排除其他血清型别存在的可能；韩国、朝鲜和俄罗斯远东地区都与我国接壤，且在我国东北地区存在 PUUV 储存宿主棕背䶄，刘刚等也在我国内蒙古等地检测到 PUUV 存在的信息和证据（刘刚等，2002）。

无论是沙鼠或地鼠肾细胞单价疫苗在人体接种后，均表现对同型病毒的中和抗体阳转率为 90%～100%，而对另一血清型病毒的中和抗体阳转率仅为 30%～40%。实验室疫苗效力检定结果也表明，两种疫苗的动物免疫血清都只对同型病毒攻击有中和作用。虽然疫苗免疫动物后直接攻击的保护力试验两型之间的交叉保护作用较中和抗体的交叉反应强，但对同型病毒的保护作用还是明显高于对另一型的保护。因此，应严密监测本病的血清学流行趋势，必要时应进一步开发新出现型别的疫苗。

## 43.5.8  国外已获证书的疫苗

### 43.5.8.1  韩国乳大鼠脑、乳小鼠脑纯化疫苗

用分离自人血的 ROK84-105 株 HTNV 型 HV，经感染乳大鼠脑或乳小鼠脑经区带密度梯度离心纯化制备而成。该纯化疫苗工艺流程是参照了日本

Biken 流行性乙型脑炎鼠脑纯化疫苗工艺改进而成的：感染鼠脑→悬液上清液→甲醛灭活→鱼精蛋白处理→超速离心（密度梯度）纯化→加氢氧化铝佐剂制成（图 43.4）。疫苗抗原量用 ELISA 检测可达 1：（5120～10240）（Lee et al.，1990）。

### 43.5.8.2  朝鲜乳大鼠、乳地鼠脑纯化疫苗

用分离自黑线姬鼠的 821 株 HTNV，经感染乳大鼠或乳地鼠脑，参考日本流行性乙型脑炎鼠脑纯化疫苗生产规程改进制备而成。疫苗抗原量 RPHA 1：（256～5120）；纯化疫苗的核衣壳蛋白（nucleocapsid protein，NP）含量为 8～13 $\mu g \cdot mL^{-1}$（金洛济等，1991）。

## 43.6  疫苗的应用研究

## 43.6.1  疫苗的安全性

肾综合征出血热疫苗自 1991 年开始应用以来，对疫苗的安全性和有效性已积累了丰富的资料。结果表明，基础免疫 3 针的沙鼠肾细胞单价疫苗和地鼠肾细胞单价疫苗中强度不良反应发生率分别为 0.03%～0.22% 和 1.43%～1.23%。基础免疫 2 针的双价疫苗中强度不良反应发生率为 0.00%。乳鼠脑纯化疫苗不良反应发生率为 3.61%。HFRS 灭活疫苗的使用是安全的，这些不良反应无论是局部还是全身反应均较轻微。

同时排除了疫苗可能导致的抗体依赖免疫（感染）增强反应（antibody dependent enhancement，ADE）。据陈化新教授主持的"中国肾综合征出血热疫苗大规模应用研究"课题显示，166 016 人接种肾综合征出血热疫苗后，6 年内均未出现抗体依赖免疫（感染）增强反应的病例。研究发现，疫苗接种组发生肾综合征出血热的患者有 21 例，对照组患者有 640 例；疫苗接种组 21 例患者的临床症状程度其轻度、中度、重度的比率分别为 52.4%、38.1%、9.5%；而对照组患者临床症状程度其轻度、中度、重度的比率为 43.2%、33.4%、23.4%；显示未接种疫苗的人群重型病人的比率较接种疫苗组高。反之，未接种疫苗的人群轻型病人的比率较接种疫苗组低；有力地佐证肾综合征出血热疫苗不会导致抗体依赖免疫（感染）增强反应（陈化新等，1999a）。

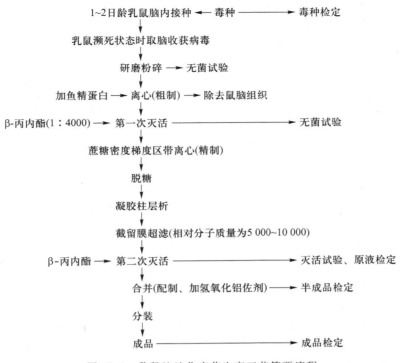

图 43.4 乳鼠脑纯化疫苗生产工艺简要流程

疫苗接种者流行季节的发病高峰前和发病高峰后双份血清特异性 IgG 抗体滴度测定结果发现,疫苗接种组有 119 人在流行季节发病高峰后血清特异性 IgG 抗体滴度呈 4 倍升高或特异性 IgG 抗体由阴性转为阳性(提示再次感染 HV),该组人群也均未出现临床症状。自 1994 年以来,在全国 18 个省、自治区、直辖市肾综合征出血热疫区应用约 1700 万人份疫苗,未发现抗体依赖免疫(感染)增强反应的病例。进一步证明了肾综合征出血热疫苗的安全性。

### 43.6.2 疫苗血清学效果的评价

Ⅰ 型沙鼠肾细胞疫苗基础免疫 3 针后 14 天、1 年(加强前)、加强后 14 天中和抗体阳性率分别为 70.00%、50.00%、91.18%。基础免疫后第 2 年、第 3 年中和抗体阳性率分别为 58.97%、38.89%。Ⅰ 型鼠脑纯化疫苗基础免疫 3 针后 14 天、1 年(加强前)、加强后 14 天中和抗体阳性率平均分别为 53.09%、9.80% 和 61.76%。Ⅱ 型地鼠肾细胞疫苗基础免疫 3 针后 14 天、1 年(加强前)、加强后 14 天中和抗体阳性率平均分别为 80.92%、10.16%、80.47%。基础免疫后第 2 年、第 3 年中和抗体阳性率平均分别为 44.90%、43.96%。到第 6 年虽然中

和抗体阳性率下降到仅为 1.61%;但防病效果仍达到 97% 以上,显示该疫苗的免疫机制并非单一的体液免疫作用。

韩国绿十字公司生产的 Hantavax™ 乳鼠脑纯化疫苗在南斯拉夫使用,以 0、1 和 6 个月各免疫 1 剂,结果表明,在 2 针基础免疫以后的中和抗体阳性率为 67%~76%,至 6 个月时已下降到 13%。该疫苗在韩国自 1991 年使用以来肾综合征出血热发病率已显著下降。同样显示疫苗在中和抗体不高的情况下,仍具有较好的保护作用。沙鼠肾细胞双价灭活疫苗基础免疫 2 针后 14 天、180 天(加强前)、加强后 14 天,中和抗体阳转率对 Ⅰ 型分别达到 100%、63.16% 和 94.74%;对 Ⅱ 型分别为 84.21%、63.16% 和 94.74%(董关木等,1998)。

### 43.6.3 疫苗的防病效果

Ⅰ 型乳鼠脑纯化疫苗、Ⅱ 型地鼠肾细胞疫苗、Ⅰ 型沙鼠肾细胞疫苗基础免疫后持续观察 6 年,总保护率达到 92.41%、97.44% 和 97.43%。在黑龙江省嫩江县,Ⅰ 型肾综合征出血热高发病率(206.98/10 万,1998 年)疫区的长福乡高发人群(16~60 岁)中,1999 年 9 月用 Ⅰ 型沙鼠肾细胞疫苗,基础免疫 3 针(0、7、28 天),接种覆盖率达 75.38%,当年(到 2000

年 9 月)降低发病率 70.47%。在肾综合征出血热高发的黑龙江农垦 290 农场、857 农场和嘉荫农场,1996—2000 年的 5 年,肾综合征出血热疫苗免疫覆盖率分别达到 56%、65% 和 72%;3 个农场 1998—2000 年出血热发病率,各自分别比 1995—1997 年的发病率下降 60.06%、78.60% 和 86.33%(陈化新等,1999b)。韩国的 Cho 和 Hjelle 等也分别报道自1991 年接种乳鼠脑纯化疫苗以来,虽然该疫苗接种后人群中和抗体阳转率并不理想,但 HFRS 的发病率下降了 45%(Cho et al. ,2002;Hjelle,2002)。

### 43.6.4 免疫剂量和免疫程序的研究

我国肾综合征出血热疫苗一直采用基础免疫为3 针(即 0、7 或 14 和 28 天各注射一剂,为 1.0 mL),第 2 年加强 1 针的免疫程序。该免疫程序能较好地产生特异性中和抗体,但注射针次较多,大面积预防接种造成较大的困难。为此,进行了免疫程序调整的研究,以浙江天元生物药业公司生产的双价疫苗分别在北京市和山东省进行的 0、7、28 天各注射1.0 mL 的 3 针免疫程序与 0、14 天或 0、28 天各注射 1.0 mL 的 2 针免疫程序,6 个月时加强 1 次的对比研究。结果显示:0、14 天 2 针基础免疫的中和抗体阳转率对血清 I 型和血清 II 型分别为 100% 和90%。0、28 天组虽对血清 II 型阳转率稍低,但对血清 I 型的阳转率达到 100%。

长春生物制品研究所研制的地鼠肾细胞纯化疫苗临床研究同样证明 3 针基础免疫与 2 针基础免疫的 PRNT 抗体阳转率相似(Dong et al. ,2007)。3 针基础免疫后对 I 型病毒 76-118 株的 PRNT 抗体阳转率为 93.33%,对 II 型病毒 UR 株为 92.22%;2 针基础免疫后的 PRNT 抗体阳转率对 I 型病毒为87.38% ,对 II 型病毒 UR 株为 89.32%($p>0.05$)。韩国的研究资料也表明,他们用 2 针基础免疫(间隔 15 天或 30 天)后 4 周测 PRNT 中和抗体的阳转率分别为 67.6% 和 91.5%,GMT 为 16,该抗体在基础免疫后的 3 个月开始下降,至 6 个月时已下降到最低水平。但可维持 1 年,基础免疫后 1 年加强 1剂,PRNT 中和抗体的阳性率可升高达 90.6%,GMP为 106.1;加强后 6 个月中和抗体的阳性率为79.2%,GMT 为 32.1;因此,他们认为基础免疫后的6 个月应加强 1 针。在南斯拉夫进行的另外一项研究中也得到了同样的结果;他们认为基础免疫后 6个月加强 1 针应属 3 针免疫程序,以 0、1 和 6 个月

各 1 剂其抗体阳转率可达 100%,且抗体维持时间长,滴度又高。

这些资料和我国观察到的结果相一致,在 2001年 9 月由中国生物制品标准化委员会办公室主持的肾综合征出血热疫苗免疫程序调整讨论会议形成的纪要中,明确将原 3 针基础免疫程序更改为 2 针基础免疫,第 6 个月后加强 1 剂的免疫程序。该免疫程序已获得国家药品监督管理局的批准。为了确保免疫效果,同时要求将原疫苗的效力试验的质量标准由 4 只家兔免疫后 3 只血清中和抗体 $\geqslant 1:10$ 提高为 4 只家兔均应 $\geqslant 1:10$。

## 43.7 新型出血热疫苗的研究现状

新型疫苗是采用生物化学合成技术、人工变异技术、分子微生物学技术、基因工程技术等现代生物技术为基础进行尝试的疫苗,其有别于传统常规疫苗。肾综合征出血热在国内外进行大量包括基因工程亚单位疫苗、重组疫苗、合成肽疫苗、基因工程载体疫苗、核酸疫苗等的研究,表 43.4 列举近年来的研究信息,包括选择的不同血清型病毒、不同研发技术、不同动物保护模型以及抗体检测方法及是否产生有效保护中和抗体等。

### 43.7.1 嵌合疫苗和病毒样颗粒疫苗

该疫苗是以重组乙肝病毒核心抗原的二十面体病毒样颗粒(VLP)作为携带非感染性外源性抗原决定簇为基础(Pumpens et al. ,2001)。重组乙型肝炎病毒核心颗粒用于汉坦病毒以及多种细菌和病毒的抗原决定簇载体,该 VLP 已确认可以在 N 末端,c/e1 区和 C 末端的适当位置插入包括各种免疫优势表位的汉坦病毒外源基因。据报道,这些嵌合体疫苗插入的外源基因具有以下特点:① 外源基因的插入不干扰核心样颗粒形成的信息;② 插入的外源基因暴露在粒子的表面,使其具有高度的抗原性和免疫原性;③ 插入的外源基因能诱导保护性免疫反应(Koletzki et al. ,2000)。

欧洲的研究人员已经成功获得乙肝病毒样颗粒—普马拉病毒嵌合体,他们将普马拉病毒 CG18-20 株的核衣壳蛋白的 1—45 位氨基酸的片段插入到乙肝核心抗原病毒样颗粒的免疫显性 c/e1 区中,并免疫河岸田鼠,用普马拉病毒进行攻击试验证明

**表 43.4　经小动物模型验证的汉坦病毒亚单位疫苗一览表**

| 疫苗 | 病毒型别 | 免疫途经及程序 | 检测方法和结果 | 实验动物 | 保护效果 | 报道年份 |
|---|---|---|---|---|---|---|
| 蛋白类 | | | | | | |
| 杆状病毒表达 Np | HTNV | 肌注 3 剂,间隔 4 周 | Np-ELISA | 地鼠 | 保护 | Schmaljohn et al,1990 |
| 杆状病毒表达 Gn | HTNV | 肌注 2 剂,间隔 4 周 | PRNT(阴性) | 地鼠 | 多数保护 | Schmaljohn et al. ,1990 |
| 杆状病毒表达 Gc | HTNV | 肌注 2 剂,间隔 4 周 | PRNT(阴性) | 地鼠 | 部分保护 | Schmaljohn et al. ,1990 |
| 杆状病毒表达 Gn/Gc | HTNV | 肌注 2 剂,间隔 4 周 | PRNT(阳性) | 地鼠 | 保护 | Schmaljohn et al. ,1990 |
| 杆状病毒表达 | PUUV | 皮下 3 剂,间隔 4 周 | NP-ELISA | 岸田鼠 | 保护 | Lundkvist et al. ,1996 |
| Np+佐剂大肠杆菌表达 | PUUV | 肌注 2 剂,间隔 3 周 | Np-ELISA | 岸田鼠 | 保护 | Lundkvist et al. ,1996 |
| Np+佐剂 | PUUV | 皮下 3 剂,间隔 3 周 | Np-ELISA | 岸田鼠 | 保护(PUUV) | Nicacio et al. ,2002 |
| | TOPV | 皮下 3 剂,间隔 3 周 | Np-ELISA | 岸田鼠 | 保护(PUUV) | Nicacio et al. ,2002 |
| | ANDV | 皮下 3 剂,间隔 3 周 | Np-ELISA | 岸田鼠 | 部分保护(PUUV) | Nicacio et al. ,2002 |
| | DOBV | 皮下 3 剂,间隔 3 周 | Np-ELISA | 岸田鼠 | 部分保护(PUUV) | Nicacio et al. ,2002 |
| | DOBV | 皮下 3 剂,间隔 3 周 | Np-ELISA | 小鼠 | 部分保护(PUUV) | Klingstrom et al. ,2004 |
| 酵母菌表达 NP+佐剂 | PUUV | 肌注 3 剂,间隔 1 周 | Np-ELISA | 岸田鼠 | 保护 | Dargeviciute et al. ,2002 |
| | DOBV | 皮下 3 剂,间隔 1 周 | Np-ELISA | 小鼠 | 未实验 | Geldmacher et al. ,2004a |
| 病毒样颗粒(VLP) | | | | | | |
| 乙型肝炎病毒-NP 蛋白肽嵌合颗粒+佐剂 | PUUV | 皮下 3 剂,间隔 3 周 | Np-ELISA | 岸田鼠 | 部分保护 | Ulrich et al. ,1999 |
| | PUUV | 腹腔+皮下,间隔 10 天 | Np-ELISA | 小鼠 | 未实验 | Geldmacher et al. ,2004b |
| | DOBV | 腹腔+皮下,间隔 10 天 | Np-ELISA | 小鼠 | 未实验 | Geldmacher et al. ,2004b |

| 疫苗 | 病毒型别 | 免疫途经及程序 | 检测方法和结果 | 实验动物 | 保护效果 | 报道年份 |
|---|---|---|---|---|---|---|
| 多瘤病毒-Np 蛋白肽嵌合颗粒+佐剂 | HTNV | 腹腔+皮下，间隔 10 天 | Np-ELISA | 小鼠 | 未实验 | Geldmacher et al. , 2004b |
| | PUUV | 皮下 3 剂，间隔 4 周 | Np-ELISA | 小鼠 | 未实验 | Gedvilaite et al. , 2004 |
| 伪狂犬病毒-Gn/Gc+佐剂 | HTNV, HV | 皮下 3 剂，间隔 2~3 周 | PRNT（阳性） | 小鼠 | 保护 | Lee et al. , 2006 |
| 活病毒载体 | | | | | | |
| Np-重组痘苗 | HTNV | 1 剂划痕，1 剂腹腔间隔 4 周 | NP-ELISA | 地鼠 | 未实验 | Schmaljohn et al. , 1990 |
| | SEOV | 皮下 2 剂，间隔 4 周 | NP-ELISA | 豚鼠 | 多数保护 | Xu et al. , 1992 |
| Gn-重组痘苗 | HTNV | 1 剂划痕，1 剂腹腔间隔 4 周 | PRNT（阴性） | 地鼠 | 未实验 | Schmaljohn et al. , 1990 |
| Gc-重组痘苗 | HTNV | 1 剂划痕，1 剂腹腔间隔 4 周 | PRNT（阴性） | 地鼠 | 多数保护 | Schmaljohn et al. , 1990 |
| Gn/Gc-重组痘苗 | HTNV | 1 剂划痕，1 剂腹腔间隔 4 周 | PRNT（阳性） | 地鼠 | 保护 | Schmaljohn et al. , 1990 |
| | SEOV | 皮下 2 剂，间隔 4 周 | PRNT（阳性） | 沙鼠 | 保护 | Xu et al. , 1992 |
| NP/Gn/Gc-重组痘苗 | HTNV | 肌注 2 剂，间隔 30 天 | PRNT（阳性） | 地鼠 | 保护 | Chu et al. , 1995 |
| Gn-巨细胞病毒 | SNV | 腹腔 2 剂，间隔 1 年 | Gn-ELISA | 鹿鼠 | 未实验 | Rizvanov et al. , 2003 |
| 包装复制子 | | | | | | |
| Sindbis-NP 复制子 | SEOV | 皮下 3 剂，间隔 4 周 | NP-ELISA | 地鼠 | 未实验 | Kamrud et al. , 1999 |
| Sindbis-Gn/Gc 复制子 | SEOV | 皮下 3 剂，间隔 4 周 | PRNT（阳性） | 地鼠 | 部分保护 | Kamrud et al. , 1999 |
| DNA 质粒 | | | | | | |
| DNA-launched Sindbis replicon NP | SEOV | 基因枪 3 剂，间隔 3 周 | NP-ELISA | 地鼠 | 部分保护 | Kamrud et al. , 1999 |
| DNA-launched Sindbis replicon Gn /Gc | SEOV | 基因枪 3 剂，间隔 3 周 | PRNT（阳性） | 地鼠 | 保护 | Kamrud et al. , 1999 |

续表

| 疫苗 | 病毒型别 | 免疫途经及程序 | 检测方法和结果 | 实验动物 | 保护效果 | 报道年份 |
|------|----------|------------------|------------------|----------|----------|----------|
| 截短分泌表达 NP，DNA 疫苗 | PUUV | 肌注 4 剂，间隔 3 周 | NP-ELISA | 小鼠 | 部分保护 | Bucht et al.，2001 |
| 表达 NP-DNA 疫苗 | SEOV | 基因枪 3 剂，间隔 4 周 | NP-ELISA | 地鼠 | 无保护 | Hooper et al.，1999 |
| | SNV | 肌注 3 剂，间隔 3 周 | 复制检测 | 鹿鼠 | 部分保护 | Bharadwaj et al.，2002 |
| | PUUV | 肌注 4 剂，间隔 3 周 | NP-ELISA | 小鼠 | 部分保护 | Bucht et al.，2001 |
| | SEOV | 基因枪 5 剂，间隔 2 周 | NP-ELISA | 小鼠 | 未实验 | Lindkvist et al.，2007 |
| | PUUV | 基因枪 5 剂，间隔 2 周 | NP-ELISA | 小鼠 | 未实验 | Lindkvist et al.，2007 |
| | SNV | 基因枪 5 剂，间隔 2 周 | NP-ELISA | 小鼠 | 未实验 | Lindkvist et al.，2007 |
| 表达 Gn 或 Gc 多肽疫苗 | SNV | 肌注 3 剂，间隔 3 周 | 复制检测 | 鹿鼠 | 无/保护 | Bharadwaj et al.，2002 |
| Gn/Gc DNA 疫苗 | SEOV | 基因枪 3 剂，间隔 4 周 | PRNT（阳性） | 地鼠 | 保护 | Hooper et al.，1999 |
| | HTNV | 基因枪 3 剂，间隔 3 周 | PRNT（阳性） | 地鼠 | 保护 | Hooper et al.，2001 |
| | ANDV | 基因枪 3 剂，间隔 3 周 | 未检测 | 地鼠 | 无保护 | Custer et al.，2003 |
| | ANDV | 电穿孔 2 剂，间隔 4 周 | PRNT（阳性） | 家兔 | 未实验 | Hooper et al.，2008 |

注：Np-ELISA 以抗病毒核蛋白的抗体包被以检测病毒核蛋白为目的的 ELISA；Gn-ELISA，以抗病毒糖蛋白的抗体包被以检测病毒糖蛋白为目的的 ELISA；PRNT，空斑减少中和试验以检测病毒中和抗体；复制检测，表达目的蛋白的载体能否在实验动物体内复制。

其具有保护效果。另外，他们还将普马拉病毒 CG18-20 株的 75—119 位氨基酸插入乙型肝炎病毒核心抗原 VLP 的 C 末端，也显示具有保护性。Geldmacher 等（2005）的试验显示，乙肝 VLP 携带 Dobrava-Belgrade 病毒、汉滩病毒或普马拉病毒等汉坦病毒核衣壳蛋白氨基端的 120 个氨基酸，即使不使用佐剂均可使实验小鼠产生较高的免疫应答。核衣壳诱导的特异性抗体呈较强的免疫交叉反应和种类齐全的 IgG 亚类。此外，先前存在的核衣壳特异性抗体并不会消除对核衣壳抗原特异性免疫反应的诱导。另外，仓鼠多瘤病毒衍生的 VLP 携带的普马拉病毒核衣壳蛋白（不含佐剂）也可以激发强烈的抗体反应（Gedvilait et al.，2004）。用 HV 攻击用活

的重组病毒（牛痘病毒和相关痘病毒或鹿鼠巨细胞病毒）免疫的实验动物可以得到有效的保护（Rizvanov et al.，2006）。利用这种方法研发的疫苗最关键的缺点是接受疫苗接种的个体会产生抗载体病毒抗体。但表达汉坦病毒核壳蛋白和 Gn/Gc 糖蛋白的重组痘苗病毒疫苗的 I 期临床试验发现，由于先前存在痘苗病毒抗体，仅有 50% 的志愿者接种 2 剂后能产生特异性中和抗体，然而对痘苗病毒抗体阴性的志愿者接种 2 剂重组疫苗后则 100% 均产生了特异性中和抗体。另一种方法是利用人重组复制缺陷型腺病毒 5 型，表达 Sin Nombre 病毒特异性核衣壳抗原表位和特异性细胞毒性 T 细胞表位。但没有证据表明具有病毒攻击的保护效果。包含汉

坦病毒包膜糖蛋白 Gn 和 Gc 的重组腺病毒 5 型,接种 BALB/c 小鼠 2 剂,免疫小鼠全部产生了抗汉坦病毒的特异性中和抗体,3 剂免疫以后显示具有对汉坦病毒致死性攻击的完全保护(Lee et al. ,2006)。

### 43.7.2 重组蛋白疫苗

考虑到汉坦病毒对自然环境的污染和有气溶胶感染的风险,对大多数汉坦病毒的操作至少需要在生物安全 3 级条件下进行。生产汉坦病毒疫苗遭遇的这一困难可以通过研发亚单位蛋白疫苗的方案来解决。现有资料显示,已有许多关于病毒核壳蛋白和 Gn/Gc 糖蛋白亚单位疫苗较强抗原性的研究。此外,还提出了利用 DNA 重组技术表达蛋白质来研发汉坦病毒亚单位疫苗(Maes et al. ,2006;Maes et al. ,2008)。有足够的证据表明,无论是膜糖蛋白或核壳蛋白均能诱导免疫保护,以及 Gn 和 Gc 糖蛋白能够诱导病毒中和抗体,而核壳蛋白是汉坦病毒的内部结构蛋白,最大的可能是它提供了细胞毒性 T 淋巴细胞活性,从而使机体得到有效的保护。利用重组技术产生的病毒蛋白抗原,不管是全长蛋白还是片段,均可以添加佐剂来增加免疫原性和保护效果,如氢氧化铝、汉坦病毒 G 蛋白基因与人 IL-12 基因共表达产物(Xiong et al. ,2007)或热激蛋白 70 等。用特殊的方法改造融合基因(例如,截断病毒核壳蛋白后与 P40 基因的融合)的重组体 2 次免疫小鼠后显示具有完全的攻击保护效果。病毒的核壳蛋白在病毒的复制和装配过程中起到多个关键作用,还是激发人体和小鼠体液免疫应答的主要抗原之一,可能是触发了抗体依赖性细胞毒性 T 细胞活性。此外,还发现,核壳蛋白由于非常保守,可诱导不同型之间的高度交叉性抗体反应,很可能因为核壳蛋白是一种内部蛋白,它所遭受的免疫压力远比病毒糖蛋白呈现在表面而小得多所致(Tischler et al. ,2008)。因此,核壳蛋白在不同的汉坦病毒型别中很保守。但是,至今尚没有证据表明,汉坦病毒 RNA 依赖的 RNA 聚合酶(L 片段)在汉坦病毒感染期间可诱导免疫反应。

### 43.7.3 DNA 疫苗

核酸疫苗或 DNA 疫苗,通常以质粒 DNA 或线性 DNA 为基础,已被证实为研发各种病毒疫苗有效策略。许多研究表明,裸 DNA 注射机体可有效刺激产生免疫应答,而由基因疫苗编码的蛋白抗原可保持更长效的免疫应答。基于 DNA 的疫苗,不仅相对安全,而且具有诱导细胞毒性 T 细胞和抗体的能力,因此是当前疫苗研发的深远的战略理念。同时,DNA 疫苗还提供了一个简单的研发多价疫苗的途径。一些研究小组利用全长或部分片段的核衣壳蛋白、膜糖蛋白基因,研究了安第斯病毒、普马拉病毒、汉城病毒和辛诺柏病毒等 DNA 质粒疫苗(Zhang et al. ,2007;Hooper et al. ,2008)。这些质粒疫苗显示在仓鼠、小鼠或猕猴等试验模型中具有保护效果,均能诱导出对核衣壳蛋白或膜糖蛋白 Gn 和 Gc 的特异性抗体的强烈反应。此外,构建能表达膜糖蛋白 Gn 和 Gc 的质粒能诱导研究人员渴望的中和抗体反应。构建的辛诺柏病毒、普马拉病毒、汉城病毒全长核衣壳蛋白表达质粒显示具有交叉免疫反应。用表达安第斯病毒 M 片段的 DNA 疫苗接种恒河猴也具有与其他包括辛诺柏等 HPS 相关病毒的高活性交叉中和抗体。表达 M 片段蛋白的 DNA 疫苗免疫家兔产生高水平抗体,将该抗体被动输注叙利亚仓鼠,再用安第斯病毒经鼻腔滴鼻攻击,结果能完全保护动物。Boudreau 等报道,将 PUUV 和(或)NADV 的 M 片段 Gn 和 Gc DNA 片段插入 pWRG7077 质粒,分别单独或联合注射进行的 I 期临床试验显示,对 HV 或 PUUV 的中和抗体阳性率分别为 30% 和 44%,而联合注射的受试者对两型别病毒的中和抗体阳性率可达 56%(Boudreau et al. ,2012)。在另一个研究中,将免疫调节蛋白如热激蛋白 70 或 IL-12 与汉坦病毒全长 S 片段的 DNA 融合表达,可以增加 C57Bl/6 小鼠的体液免疫和细胞免疫应答。病毒(辛德毕斯病毒)复制子也被评估可以作为以 DNA 为基础疫苗研究的方法。利用甲病毒复制子的结构蛋白基因可被外源基因取代。这些复制子可以在有缺陷的辅助 RNA 共转染后并形成病毒样颗粒释放到细胞外。甲病毒复制子提供了一个不使用完全具有复制能力的病毒而使目的外源基因进入宿主细胞的方法。辛德毕斯病毒复制子包装表达的汉城病毒核衣壳蛋白或膜蛋白 Gn 和 Gc 分别免疫叙利亚仓鼠,结果显示当仅表达核衣壳蛋白时,实验仓鼠产生了特异性抗核衣壳蛋白抗体,但不能保护病毒的攻击。只有与携带 Gn/Gc 糖蛋白的复制子免疫仓鼠,才可以诱导产生中和抗体,并具备保护经汉城病毒攻击的能力(Kamrud et al. ,1999)。Schmaljohn 等报道,他们将 HV 和 PUUV 的包膜糖蛋白构建的质粒 DNA 疫苗进行了 I 期临床试验,使用电打孔技术以肌内途经分别以 HV 或 PUUV 和 HV 加 PUUV 联合 3 种疫苗免疫,接种程序为 0、28 和 54 天各免疫 2mg。结果显示,3 种疫苗均未发生严重不良事件,且均产生了抗 HV 和 PUUV 的中和抗体(Schmaljohn et al.,2013)。

## 43.8　结语与展望

　　尽管汉坦病毒在全球传播至少有 13 病毒型别可以引起疾病,但在全球大部分地区汉坦病毒在人间的传播较为罕见,发病率也非常低。然而,汉坦病毒被视为是具有高病死率的病原体,该病的病死率从不到 1% 的所谓"温和"型的普马拉病毒引起 NE,到由病死率为 6%～15% 多布拉伐-贝尔格莱德病毒和汉滩病毒引起肾综合征出血热,再到病死率超过 35% 的由新世界汉坦病毒引起的肺综合征出血热。汉坦病毒系统发育和流行病学与各病毒各自的啮齿动物储存宿主的种类密切相关,并且都经历了长期的协同进化。从过去的十年间发表众多疫苗相关的研究资料显示,可以通过接种疫苗预防汉坦病毒感染,尤其是随着 DNA 疫苗和重组技术的成功应用并且取得了非常可喜的成果以来。但是研究人员目前面临的另一个挑战是在某一地理区域内或一个国家有不同型别的汉坦病毒的循环,需要对是否对人类构成致病性,或致病性的严重程度进行甄别。最近,发现和报道了一系列未知的新出现的汉坦病毒。与啮齿动物传播的种类数相比,这些病毒在系统发育上更彼此不同。随着这些新的蝙蝠等食虫动物传播汉坦病毒的发现,已确认了 28 种汉坦病毒(第 22 届国际病毒种类认可委员会增加了 6 个新的食虫动物传播的汉坦病毒种)。但是,这些新发现的食虫动物传播汉坦病毒是否引起相关疾病,特别是在特定的地域还为时过早,需要进一步观察、监测、确认。随着对汉坦病毒 RNA 序列检测技术的发展,更多新的汉坦病毒型别极有可能被发现,这对无论是在那些已经知道有汉坦病毒循环的地区,或是尚无汉坦病毒流行资料的地区都很有意义。当然这些资料和研究成果都将对汉坦病毒疫苗的发展产生影响(Klempa et al.,2007;Song et al.,2007;Arai et al.,2008)。此外,阐明不同病毒型别和病毒株间的免疫交叉反应和交叉保护更加重要。汉坦病毒系统发生

所形成独立的组群以及它们同一系统发生组的成员间的交叉反应和交叉保护性很高。汉坦病毒疫苗的发展也必须从地理学角度考虑。总的来说,汉坦病毒疫苗必须至少含有 3 种不同的型别的抗原成分方可覆盖目前流行的全部致病汉坦病毒。我国虽然至今尚未分离到 PUUV 的资料报道,但已在不同地区发现该病毒存在的证据,因此,目前我国上市的双价肾综合征出血热疫苗能否有效保护潜在新型病毒的威胁,同样是巨大挑战。此外,具体的生产技术应认真选择,能使该疫苗可以比较容易地适应现有技术应用于汉坦病毒疫苗的生产(Maes et al.,2009)。

　　对于汉坦病毒的全球范围分布和汉坦病毒在全球大部分地区呈低感染发生率的格局,即使在未来适宜的疫苗能研发成功,用疫苗免疫人群建立免疫屏障预防汉坦病毒感染在疾病高发地区是极好的策略;但是否真正适用于全球范围,还存在明显的怀疑。另一个问题是,对于疫苗研发和生产的机构来说,汉坦病毒疫苗的商业价值没有吸引力。

　　可能在未来几年对于汉坦病毒疫苗的应用情势将变得紧迫起来。例如,在欧洲,从局部和有限的疾病暴发态势来分析,NE 的年发病率在欧洲有上升趋势。一些新的流行病学资料显示疾病与全球气候变暖有关,自 2000 年以来的本病观察资料显示呈上升趋势,而且预测将来可能会不断增强。在美国,已报告了大约 500 例 HPS 病例,该病具有感染风险的人口超过 3 亿。在中国和韩国,可适用的灭活疫苗已成功应用,根据确定的资料认为疫苗的应用减少了肾综合征出血热的发病率,虽然这些结果仍存在争议。诚然,接种疫苗对于大多数国家和地区来说,是预防汉坦病毒感染和疾病流行的选择策略。

## 参考文献

白雪帆,徐志凯.2003.肾综合征出血热(第 1 版).北京:人民卫生出版社,11.

陈化新,罗成旺,陈富,等.1999a.中国肾综合征出血热监测研究.中国公共卫生 15(7):616-623.

陈化新,罗兆庄,张家驹.1999b.肾综合征出血热疫苗预防效果和免疫策略研究.中国公共卫生 15(7):561-568.

董关木,安祺,朱智勇,等.1998.原代沙鼠肾细胞流行性出血热双价疫苗临床观察与免疫学效果研究.中华微生物学和免疫学杂志 18(6):453-456.

高娜,陈化新,邹洋,等.2008.欧亚大陆汉坦病毒与啮齿动物

间的生态学关系. 中国媒介生物学及控制杂志 19(4)：373-376.

郝程程,廖辉,王文娟,等. 2016. 肾综合征出血热病毒 84-Fli 株单克隆抗体的制备及鉴定. 中国生物制品学杂志 30 (1)：90-92.

洪涛. 1988. 流行性出血热图谱. 北京：科学出版社,44.

解燕乡,马本江,杭长寿. 2000. 汉坦病毒在 Vero 细胞上的适应传代及疫苗候选株的选育. 中华微生物学和免疫学杂志 20(6)：527-530.

金洛济,俞春爱,金永门,等. 1991. 朝鲜人民民主主义共和国肾综合征出血热的特异性预防. 中华实验和临床病毒学杂志 5(4)：487-492.

刘刚,李川,扈光伟,等. 2002. 在我国发现普马拉(Puumala) 型汉坦病毒. 中华实验和临床病毒学杂志 17：55-57.

邱建明,石晓宏. 1996. 汉坦病毒 A9 株 M 基因片段核苷酸序列的测定及分析. 中华微生物学和免疫学杂志 16(6)：390-394.

宋干,杭长寿,裴学昭,等. 1982. 用非疫区黑线姬鼠分离到流行性出血热病原因子. 中国医学科学院学报 4(1)：73.

卫生部. 1994. "关于流行性出血热及其病原、型别统一命名和译名的规定". 卫生部卫疾控急发(1994)23 号.

王翠林,吴世英,于学文. 1996. 从肾综合征出血热患者流产胎儿脾脏中分离出肾综合征出血热病毒. 中华传染病杂志 14(4)：229-230.

杨为松,白宪光,张文彬. 1987. 流行性出血热病毒经人体胎盘传播及其在人胎部分脏器定位的研究. 中国公共卫生 6(2)：85-89.

严玉辰,刘学礼,陈化新,等. 1982. 流行性出血热病原因子在 A-549 细胞内的繁殖传代. 中国医学科学院学报 14：67.

张野,李新红,黄长形,等. 2007. 汉滩病毒 84FLi 株 L 片段全长 cDNA 克隆的构建及鉴定. 生物技术通讯 18(6)：905-907.

国家药典委员会. 2010. 中华人民共和国药典. 2010 年版(三部). 北京：中国医药科技出版社,98-106

Abu Sin M, Stark K, Van Treeck U, et al. 2007. Risk factors for hantavirus infection in Germany, 2005. Emerg Infect Dis 13 (9)：1364-1366.

Arai S, Bennett SN, Sumibcay L, et al. 2008. Phylogenetically distinct hantaviruses in the masked shrew(*Sorex cinereus*) and dusky shrew(*Sorex monticolus*) in the United States. Am J Trop Med Hyg 78(2)：348-351.

Araki K, Yoshimatsu K, Lee BH, et al. 2003. Hantavirus-specific CD8⁻ T-cell responses in newborn mice persistently infected with Hantaan virus. J Virol 77(15)：8408-8417.

Arikawa J, Lapenotiere HF, Iacono-Connors L, et al. 1990. Coding properties of the S and the M genome segments of Sapporo rat virus：Comparison to other causative agents of hemorrhagic fever with renal syndrome. Virology 176(1)：114-125.

Arikawa J, Yao JS, Yoshimatsu K, et al. 1992. Protective role of antigenic sites on the envelope protein of Hantaan virus defined by monoclonal antibodies. Arch Virol 126(1-4)：271-281.

Bharadwaj M, Mirowsky K, Ye C, et al. 2002. Genetic vaccines protect against Sin Nombre hantavirus challenge in the deer mouse(*Peromyscus maniculatus*). J Gen Virol 83(7)：1745-1751.

Bostik P, Winter J, Ksiazek TG, et al. 2000. Sin nombre virus (SNV)Ig isotype antibody response during acute and convalescent phases of hantavirus pulmonary syndrome. Emerg Infect Dis 6(2)：184-187.

Boudreau EF, Josleyn M, Ullman D, et al. 2012. A Phase 1 clinical trial of Hantaan virus and Puumala virus M-segment DNA vaccines for hemorrhagic fever with renal syndrome. Vaccine 30(11)：1951-1958.

Bucht G, Sjolander KB, Eriksson S, et al. 2001. Modifying the cellular transport of DNA-based vaccines alters the immune response to hantavirus nucleocapsid protein. Vaccine 19 (28-29)：3820-3829.

Calisher CH. 1991. Bunyaviridae. In：Francki RIB. Classification and Nomenclature of Viruses. Fifth Report of the International Committee on Taxonomy of Viruses. New York：Springer-Verlag,273-283.

Cao SC, Dong GM, Tang JR, et al. 2012. Development of a Vero cell DNA reference standard for residual DNA measurement in China. Human Vaccines & Immunotherapeutics 9(2)：413-419.

CDC. 2007. All about Hantaviruses. Centers for Disease Control and Prevention. http://www.cdc.gov/ncidod/diseases/hanta/hps/. Accessed in 2007.

Cho HW, Howard CR, Lee HW. 2002. Review of an inactivated vaccine against hantaviruses. Intervirology 45(4-6)：328-333.

Chu YK, Jennings GB, Schmaljohn CS. 1995. A vaccinia virus-vectored Hantaan virus vaccine protects hamsters from challenge with Hantaan and Seoul viruses but not Puumala virus. J Virol 1(69)：6417-6423.

Custer DM, Thompson E, Schmaljohn CS, et al. 2003. Active and passive vaccination against hantavirus pulmonary syndrome with Andes virus M genome segmentbased DNA vaccine. J Virol 77(18)：9894-9905.

Dantas JR, Okuno Y, Asada H, et al. 1986. Characterization of glycoproteins of viruses causing hemorrhagic fever with renal syndrome(HFRS)using monoclonal antibodies. Virology 151(2)：379-384.

Dargeviciute A, Brus Sjölander K, Sasnauskas K, et al. 2002.

Yeast-expressed Puumala hantavirus nucleocapsid protein induces protection in a bank vole model. Vaccine 20(29-30):3523-3531.

Delarue M,Poch O,Tordo N,et al. 1990. An attempt to unify the structure of polymerase. Protein Eng 3(6):461-467.

Dong GM, Liang HL, An Q, et al. 2007. Safety and immunogenicity of bivalent inactivated vaccine against haemorrhagic fever with renal syndrome in a phase Ⅱ trial on healthy Chinese volunteers. Int J Biotechn 9(3):261-266.

Gedvilaite A,Zvirbliene A,Staniulis J,et al. 2004. Segments of Puumala hantavirus nucleocapsid protein inserted into chimeric polyomavirus-derived virus-like particles induce a strong immune response in mice. Viral Immunol 17(1):51-68.

Geldmacher A,Schmaler M,Kruger DH,et al. 2004a. Yeast-pressed hantavirus Dobrava nucleocapsid protein induces a strong, long-lasting, and highly cross-reactive immune response in mice. Viral Immunol 17(1):115-122.

Geldmacher A,Skrastina D,Petrovskis I,et al. 2004b. An amino-terminal segment of hantavirus nucleocapsid protein presented on hepatitis B virus core particles induces a strong and highly crossreactive antibody response in mice. Virology 323:108-119.

Geldmacher A,Skrastina D,Borisova G,et al. 2005. A hantavirus nucleocapsid protein segment exposed on hepatitis B virus core particles is highly immunogenic in mice when applied without adjuvants or in the presence of pre-existing anti-core antibodies. Vaccine 23(30):3973-3983.

Giebel LB,Stohwasser R,Zöller L,et al. 1989. Determination of the coding capacity of the M genome segment of nephropathia epidemica virus strain Hällnäs B1 by molecular cloning and nucleotide sequence analysis. Virology 172(2):498-505.

Groen J,Gerding M,Jordans JG,et al. 1994. Class and subclass distribution of hantavirus-specific serumantibodies at different times after the onset of nephropathia epidemica. J Med Virol 43(1):39-43.

Heyman P,Ceianu CS,Christova I,et al. 2011. A five-year perspective on the situation of haemorrhagic fever with renal syndrome and status of the hantavirus reservoirs in Europe, 2005-2010. Euro Surveill 16(36):1-8.

Heyman P, Cochez C, Ducoffre G, et al. 2007. Haemorrhagic fever with renal syndrome:An analysis of the outbreaks in Belgium,France,Germany,the Netherlands and Luxembourg in 2005. Euro Surveill 12(5):E15-16.

Hjelle B. 2002. Vaccines against hantaviruses. Expert Rev Vaccines 1(3):373-384.

Hooper JW,Ferro AM,Wahl JV. 2008. Immune serum produced by DNA vaccination protects hamsters against lethal respiratory challenge with Andes virus. J Virol 82(3):1332-1338.

Hooper JW, Kamrud KI, Elgh F, et al. 1999. DNA vaccination with hantavirus M segment elicits neutralizing antibodies and protects against seoul virus infection. Virology 255(2):269-278.

Hooper JW, Li D. 2001. Vaccines against hantaviruses. Curr Top Microbiol Immunol 256:171-191.

Hullinghorst RL, Steer A. 1953. Pathology of Epidemic hemorrhagic fever. Ann Inter Med 38(1):77-101.

Isegawa Y,Tanishita O,Ueda S,et al. 1994. Association of serine in position 1124 of Hantaan virus glycoprotein with virulence in mice. J Gen Virol 75(11):3273-3278.

Jenny VC,Mare L,Karin S,et al. 2015. First evidence of Seoul hantavirus in the wild rat population in the Netherlands. Infect Ecol Epidem. 5:2721-2725.

Kamrud KI,Hooper JW,Elgh F,et al. 1999. Comparison of the protective efficacy of naked DNA,DNA-based Sindbis replicon,and packaged Sindbis replicon vectors expressing hantavirus structural genes in hamsters. Virology 263(1):209-219.

Klempa B,Fichet-Calvet E,Lecompte E,et al. 2007. Novel hantavirus sequences in shrew guinea. Emerg Infect Dis 13(3):520-522.

Klingstrom J,Maljkovic I,Zuber B,et al. 2004. Vaccination of C57/BL6 mice with Dobrava hantavirus nucleocapsid protein in Freund's adjuvant induced partial protection against challenge. Vaccine 22(29-30):4029-4034.

Koletzki D, Lundkvist A, Sjolander KB, et al. 2000. Puumala (PUU)hantavirus strain differences and insertion positions in the hepatitis B virus core antigen influence B-cell immunogenicity and protective potential of core-derived particles. Virology 276(2):364-375.

Kukkonen SK, Vaheri A, Plyusnin A. 2004. Tula hantavirus L protein is a 250 kDa perinuclear membrance-associated protein. J Gen Virol 85(5):1181-1189.

Lazaro ME, Cantoni GE, Calanni LM, et al. 2007. Clusters of hantavirus infection, southern Argentina. Emerg Infect Dis 13(1):104-110.

Lee BH,Yoshimatsu K,Araki K,et al. 2006. A pseudotype vesicular stomatitis virus containing Hantaan virus envelope glycoproteins G1 and G2 as an alternative to hantavirus vaccine in mice. Vaccine 24(15):2928-2934.

Lee HW. 1990. Field trial of an inactivated vaccine against haemorrhagic fever with renal syndrome in humans. Arch Virol (suppl 1):35-47.

Lee HW. 1996. Hantaviruses:An emerging disease. Phil J Microbiol Infect Dis 25:S19-S24.

Lee HW, Lee PM, Johnson KM. 1978. Isolation of the etiologic agent of Koran hemorrhagic fever. J Infect Dis 137(3): 298-308.

Leslie CE. 1995. Host cell contaminant protein assay development for recombinant biopharmaceuticals. J Chromat A 705(1): 105-114.

Lindkvist M, Lahti K, Lilliehook B, et al. 2007. Cross-reactive immune responses in mice after genetic vaccination with cD-NA encoding hantavirus nucleocapsid proteins. Vaccine 25 (9):1690-1699.

Luanne HE, Michael PK, Joseph BM. 1984. Hantaan virus: Identification of virion proteins. J Gen Vrol 65(8):1285-1293.

Lundkvist A, Vapalahti O, Plyusnin A, et al. 1996. Characterization of Tula virus antigenic determinants defined by monoclonal antibodies raised against baculovirus-expressed nucleocapsid protein. Virus Res 45(1):29-44.

Maes P, Clement J, Cauwe B, et al. 2008. Truncated recombinant Puumala virus nucleocapsid proteins protect mice against challenge in vivo. Viral Immunol 21(1):49-60.

Maes P, Clement J, Van Ranst M. 2009. Recent approaches in hantavirus vaccine development. Expert Rev Vaccines 8 (1):67-76.

Maes P, Keyaerts E, Bonnet V, et al. 2006. Truncated recombinant Dobrava hantavirus nucleocapsid proteins induce strong, long-lasting immune responses in mice. Intervirology 49 (5):253-260.

Nicacio C, Gonzalez DVM, Padula P, et al. 2002. Cross-protection against challenge with Puumala virus after immunization with nucleocapsid proteins from different hantaviruses. J Virol 76(13):6669-6677.

Pensiero MN, Jennings GB, Schmaljohn CS, et al. 1988. Expression of the Hantaan virus M genome segment by using a vaccinia virus recombinant. J Virol 62(3):696-702.

Plyusnin A, Vapalahti O, Vaheri A. 1996. Hantaviruses: Genome structure, expression and evolution. J Gen Virol 77(11): 2677-2687.

Pumpens P, Grens E. 2001. HBV core particles as a carrier for B cell/T cell epitopes. Intervirology 44(2-3):98-114.

Rowe JE, St Jeor SC, Riolo J, et al. 1995. Coexistence of several novel hantaviruses in rodents indigenous to North America. Virology 213(1):122-130.

Rizvanov AA, Khaiboullina SF, van Geelen AG, et al. 2006. Replication and immunoactivity of the recombinant Peromyscus maniculatus cytomegalovirus expressing hantavirus G1 glycoprotein in vivo and in vitro. Vaccine 24(3):327-334.

Rizvanov AA, van Geelen AG, Morzunov S, et al. 2003. Generation of a recombinant cytomegalovirus for expression of a hantavirus glycoprotein. J Virol 77(22):12203-12210.

Schmaljohn CS, Schmaljohn AL, Dalrymple JM. 1987. Hantaan virus M RNA: Coding strategy, nucleotide sequence, and gene order. Virology 157(1):31-39.

Schmaljohn CS, Chu YK, Schmaljohn AL, et al. 1990. Antigenic subunits of Hantaan virus expressed by baculovirus and vaccinia virus recombinants. J Virol 64(7):3162-3170.

Schmaljohn CS, Hannaman D, Moon JE, et al. 2013. Phase 1 clinical study of DNA vaccine for Hantaan virus and Puumala virus delivered by intramuscular electroporation. IX International conference on HFRS HPS & Hantaviruses. June 5-7. 2013. Beijing China. P11.

Shiro K. 2007. Exhibition of the 27th General Assembly of The Japan Medical Congress: War & Medicine the Prospectus. The 27th General Assembly of The Japan Medical Congress in Osaka in 2007.

Song JW, Kang HJ, Song KJ, et al. 2007. Newfound hantavirus in Chinese mole shrew, Vietnam. Emerg Infect Dis 13(11): 1784-1787.

Tischler ND, Rosemblatt M, Valenzuela PD. 2008. Characterization of cross-reactive and serotype-specific epitopes on the nucleocapsid proteins of hantaviruses. Virus Res 135(1):1-9.

Tkachenko E, Dekonenko A, Ivanov A. 1998. Hemorrhagic fever with renal syndrome and hantaviruses in Russia. In: Saluzzo JF, Dodet B. Emergence and Control of Rodent-Borne Viral Diseases(Hantaviral and Arenal Diseases). Veyrier-du-lac, Annecy, France: Elsevier.

Ulrich R, Koletzki D, Lachmann S, et al. 1999. New chimaeric hepatitis B virus core particles carrying hantavirus(serotype Puumala) epitopes: Immunogenicity and protection against virus challenge. J Biotechnol 73(2-3):141-153.

Valdivieso F, Vial P, Ferres M, et al. 2006. Neutralizing antibodies in survivors of Sin Nombre and Andes hantavirus infection. Emerg Infect Dis 12(1):166-168.

Van Epps HL, Terajima M, Mustonen J, et al. 2002. Long-lived memory T lymphocyte responses after hantavirus infection. J Exp Med 196(5):579-588.

Vapalahti O, Mustonen J, Lundkvist A, et al. 2003. Hantavirus infections in Europe. Lancet Infect Dis 3(10):653-661.

Vincent MJ, Quiroz E, Gracia F, et al. 2000. Hantavirus pulmonary syndrome in Panama: Identification of novel hantaviruses and their likely reservoirs. Virology 277(1): 14-19.

WHO. 1983. Haemorrhagic fever with renal syndrome: Memorandum from a WHO meeting bulletin of the world health organization 61:269-275

WHO. 2017. Seoul virus—United States of America and Canada. Disease outbreak news 20 February 2017. http://www. who. int/csr/don/20-february-2017-seoulvirus-usa-and-canada/en/

Wood GJ, Chun EY, Kim KH, et al. 2005. Analysis of immune responses against nucleocapsid protein of the Hantaan virus elicited by virus infection or DNA vaccination. J Microbiol 43:537-545.

Xiong Y, Yuan Y, Jia M, et al. 2007. Stable expression of hantavirus H8205 strain G1/IL-2 gene and immune protection of the fusion gene. J Huazhong Univ Sci Technolog Med Sci 27 (2):124-127.

Xu X, Ruo SL, Mccormick JB, et al. 1992. Immunity to hantavirus challenge in Meriones unguiculatus induced by vaccinia-vectored viral proteins. Am J Trop Med Hyg 47 (4):397-404.

Yan L, Fang LQ, Huang HG, et al. 2007. Landscape elements and Hantaan virus-related hemorrhagic fever with renal syndrome, People's Republic of China. Emerg Infect Dis 13 (9):1301-1306.

Yoshimatsu K, Yoo YC, Yoshida R, et al. 1993. Protective immunity of Hantaan virus nucleocapsid and envelope protein studied using baculovirus-expressed proteins. Arch Virol 130(3-4):365-376.

Zhang FL, Wu XA, Luo W, et al. 2007. The expression and genetic immunization of chimeric fragment of Hantaan virus M and S segments. Biochem Biophys Res Commun 354(4): 858-863.

# 第44章

# 手足口病疫苗

李秀玲　郭会杰

**本章摘要**

手足口病是由多种肠道病毒引起的一种急性传染病,多发生于儿童。引起手足口病的主要病原为肠道病毒71型(EV71)和柯萨奇病毒A组16型(CVA16)。柯萨奇病毒A组16型感染导致的临床症状一般比较温和,肠道病毒71型感染则可引起严重中枢神经系统症状,包括无菌性脑脊髓膜炎、脑炎、急性弛缓性麻痹、肺水肿等。目前,手足口病已经成为我国以及东南亚等国家和地区的严重公共卫生问题,尚无特异性治疗方法,主要以对症支持治疗为主,因此,优先研发特异性的针对EV71和(或)CVA16的疫苗,对控制手足口病的流行意义重大。研究者对手足口病的病原学、流行病学、免疫和病理等多方面进行了深入研究,针对肠道病毒71型和柯萨奇病毒A组16型研制全病毒灭活疫苗、减毒活疫苗、基因工程疫苗等多种疫苗。其中,肠道病毒71型灭活疫苗已经完成了Ⅰ、Ⅱ、Ⅲ期临床试验,结果显示,该疫苗具有良好的安全性、对EV71所致手足口病和其他疾病具有较好的保护作用,并且已获批上市。其他类型手足口病相关疫苗的研究仍处于临床前研究阶段。

## 44.1 概述

手足口病(hand,foot and mouth disease,HFMD)是由多种肠道病毒引起的一种急性传染病,多发生于儿童。大多数患者症状轻微,主要表现为发热、手足口部皮疹、咽炎和疱疹性咽峡炎等症状,其中以手、足、口腔等部位皮肤黏膜的皮疹、疱疹、溃疡为典型表现,大多数患者发病 3~6 天后自愈,极少数患者可出现无菌性脑脊髓膜炎、脑炎、急性弛缓性麻痹等严重神经系统并发症。严重神经系统并发症多发生于 5 岁以下婴幼儿,尤其是感染肠道病毒 71 型(enterovirus 71,EV71)者。手足口病并非新发的传染病,新西兰学者于 1957 年首次报道该病,并于 1958 年首次分离出柯萨奇病毒,证实该病由柯萨奇病毒引起,1959 年该病被命名为"手足口病"。随后,世界多国先后报道了手足口病的发生。早期发现的手足口病病原体主要为柯萨奇病毒 A 组 16 型(Coxsackievirus A16,CVA16),直到 1969 年,EV71 首次被确认。此后,EV71 和 CVA16 感染交替出现,成为手足口病的主要病原体。

与以往周期性、间歇性暴发趋势不同,近年来手足口病表现为连续暴发流行,如 1997 年马来西亚出现 2628 例,1998 年我国台湾地区出现近 130 000 例,新加坡和澳大利亚出现近千例手足口病暴发流行,目前在亚太地区持续出现轻度至中度的手足口病暴发流行。手足口病呈现季节性流行特点,在春季和初夏迅速出现一个流行高峰,在秋季出现第二次流行。1981 年,上海首次暴发手足口病,随后北京、河北、天津、山东等十余个省、市相继有手足口病的报道。从 2007 年开始,我国大陆手足口病呈现高流行态势、病例迅速增加,引起了社会的广泛关注。国家卫生健康委员会已于 2008 年 5 月 2 日将手足口病纳入到了法定报告管理的丙类传染病。

目前,手足口病已经成为我国以及东南亚等国家和地区的严重公共卫生问题,尚无特异性治疗方法,主要以对症支持治疗为主,因此应优先研发特异性的针对 EV71 和(或)CVA16 的疫苗,有效控制手足口病的流行。

## 44.2 病原学

小 RNA 病毒科肠道病毒属病毒多达 70 多种,包括脊髓灰质炎病毒、柯萨奇病毒、埃可病毒和新型肠道病毒等,其中引起手足口病的病毒有 20 余种,如柯萨奇病毒 A 组(Coxsackievirus A,CVA)的 2、4、5、7、9、10、16 型等和 B 组(Coxsackievirus B,CVB)的 1、2、3、4、5 型等,EV71、埃可病毒的某些血清型等,以 EV71 及 CVA16 最为常见,是目前我国手足口病的主要病原。CVA16 感染导致的临床症状一般比较温和,EV71 感染则可引起严重中枢神经系统症状(Wang et al. ,1999;Jia et al. ,2010),包括无菌性脑脊髓膜炎、脑炎、急性弛缓性麻痹、肺水肿等,可致婴幼儿死亡。

肠道病毒颗粒为二十面体立体对称的球形结构,由核酸和蛋白衣壳构成,无包膜和突起,直径为 20~30 nm。病毒基因组为单股正链 RNA,长约 7.5 kb(King et al. ,2000;Mcminn et al. ,2002)。5′端非编码区(5′-UTR)共价结合一个相对分子质量约为 $7×10^3$ 的小分子蛋白 VPg,VPg 通过酪氨酸残基与病毒 RNA 5′末端的 pUpU 以磷酸二酯键结合。VPg 的功能目前尚不完全清楚,可能在启动病毒 RNA 合成和病毒装配中起重要作用(Shimu,1999)。3′端非编码区(3′-UTR)带有一段 65~100 nt 的腺苷酸残基(poly A)尾,poly A 尾与病毒感染性有关;中间为一个连续可读框,可编码一个含约 2200 个氨基酸的大分子多聚蛋白,该多聚蛋白可进一步水解成 P1、P2、P3 三个前体蛋白,P1 前体蛋白编码 VP1、VP2、VP3、VP4 四个病毒衣壳蛋白,P2 和 P3 前体蛋白编码 7 个非结构蛋白(2A、2B、2C 和 3A、3B、3C、3D)。病毒结构蛋白包括 VP1、VP2、VP3 和 VP4,相对分子质量分别为 $34×10^3$、$30×10^3$、$26×10^3$、$7×10^3$,主要参与构成蛋白衣壳。其中,VP1、VP2 和 VP3 蛋白均暴露在病毒衣壳的表面,带中和抗原型特异性抗原位点;VP4 位于衣壳内部,与病毒基因组脱壳有关。VP1 蛋白在病毒表面形成的峡谷样结构(canyon)是受体分子结合的位点(图 44.1)。病毒非结构蛋白包括依赖 RNA 的 RNA 聚合酶和蛋白酶等,与病毒的复制包装有关。病毒 RNA 具有感染性,但完整的裸露 RNA 的感染性仅为病毒颗粒的 1/100 万。

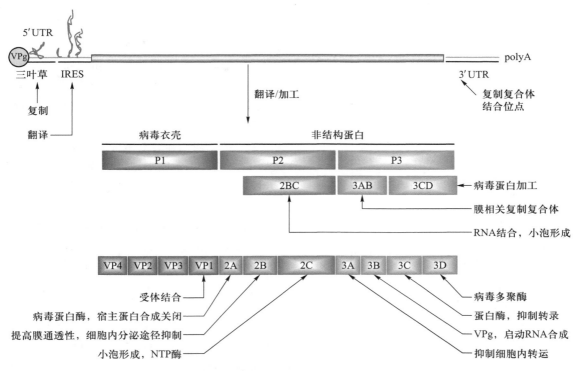

图 44.1　肠道病毒基因组、蛋白产物及其主要功能示意图

UTR,非编码区;IRES,Internal ribosome entry site,内源性核糖体结合位点

与其他单股正链 RNA 病毒一样,肠道病毒与敏感细胞的特异性受体结合后,吸附到细胞膜上,病毒脱衣壳,其核酸进入细胞质,与核糖体结合启动病毒复制、蛋白翻译和加工,最终完成病毒颗粒的组装和释放。

由于没有类脂性包膜,肠道病毒生存能力较强,对乙醚、脱氧胆酸盐、去污剂、弱酸等具有抵抗力,对70% 乙醇和 5% 甲酚皂溶液不敏感;但对紫外线、干燥、氧化剂(如 1% 高锰酸钾、1% 过氧化氢、含氯消毒剂等)、强碱、甲醛和碘酒等比较敏感,在上述条件下,病毒很快就被灭活。病毒对温度敏感,56℃以上高温失去活性,在 4℃ 可存活 1 年,−20℃ 可长期保存。

EV71 只有 1 个血清型,但根据 VP1 基因核苷酸序列的差异,可将 EV71 分为 A、B、C 3 个基因型,其中 B 和 C 基因型又进一步分为 B1、B2、B3、B4、B5以及 C1、C2、C3、C4、C5 亚型。EV71 核苷酸序列同源性分析表明,同一型内毒株间序列同源性大于88%,而不同型间毒株的同源性为 80.3%～83.5%,3 个基因型所有毒株的氨基酸同源性大于 94%(Brown et al.,1999)。EV71 基因型/亚型的变化具有明显的时间和地域特征。A 型仅包括 1970 年在

美国加利福尼亚分离到的原型株 BrCr-Ca-70 株;1972—1988 年在澳大利亚和美国、1994 年在哥伦比亚和 1997 年在马来西亚分离的 EV71 毒株属于 B型,自 1988 年以后,美国出现其主要流行毒株 B 型逐渐被 C 型所取代的趋势;加拿大、澳大利亚以及我国台湾地区 EV71 的主要流行毒株属于 C 型(Tian et al.,2004)。

亚太地区近年来流行的 EV71 属于 B3、B4、C1和 C2 亚型,中国大陆地区除 1997 年从黑龙江分离到 1 株 C3 亚型毒株外,目前流行的 EV71 均属于C4 亚型,提示 C4 亚型在我国大陆有较广泛的分布和传播。EV71 各个基因型/亚型流行的地理和年代分布见表 44.1。EV71 亚型变化的具体原因并不清楚,可能是病毒自身的进化以及病毒与宿主之间相互作用的结果。因此,在疫苗候选株的选择上,应优先选择 C4 亚型,并进行与其他毒株的交叉保护性研究。

柯萨奇病毒目前已有 30 个血清型(A1～A24、B1～B6),CVA16 是柯萨奇病毒中最常见的血清型。关于 CVA16 的基因型和亚型的划分目前尚无规定。有学者基于 VP4 序列将 CVA16 分为 A、B、C 3 个基因型,并认为 20 世纪 90 年代后亚洲流行的 CVA16

表 44.1　EV71 各个基因型/亚型流行的地理和年代分布

| 基因型/亚型 | 流行国家/地区 | 流行年份 |
|---|---|---|
| A | 美国 | 1970 |
| B1 | 美国、澳大利亚、中国台湾、匈牙利、保加利亚、日本 | 1972—1987 |
| B2 | 美国 | 1981—1987 |
| B3 | 马来西亚、澳大利亚、新加坡 | 1997—1999 |
| B4 | 马来西亚、新加坡、中国台湾、日本 | 1997—2002 |
| B5 | 马来西亚、中国台湾、日本、文莱 | 2003—2008 |
| C1 | 美国、澳大利亚、马来西亚、新加坡、越南、泰国、日本、德国、荷兰 | 1986—2005 |
| C2 | 美国、澳大利亚、日本、中国台湾、德国、荷兰 | 1995—2008 |
| C3 | 中国、韩国 | 1997、2003 |
| C4 | 中国、越南、日本、泰国、匈牙利、奥地利、荷兰、韩国 | 1998—2010 |
| C5 | 越南、中国台湾 | 2005—2007 |

出现了 C 基因型,并逐步取代 B 基因型,成为主要流行株(Li et al.,2005)。随后,日本学者基于 VP4 序列对日本的 CVA16 流行株进行了系统进化分析,也将 CVA16 分为 A、B、C 3 个基因型,其中 C 型进一步分为 C1、C2、C3 亚型(Iwai et al.,2009)。但也有学者基于 VP1 序列将 CVA16 进行了系统进化分析,分为 A、B 两个基因型,B 基因型又分为 B1 和 B2 亚型(Perera et al.,2007)。中国学者沿用此分型方法,并将 B2 亚型又分为 B2a、B2b 和 B2c,并认为 Li 等所描述的 CVA16 的 B 和 C 基因型同属于 CVA16 B 基因型(Zong et al.,2011)。不同的分型规则,可能对 CVA16 分子流行病学研究、疫苗株的选择等造成一定障碍,因此,CVA16 基因型的划分方法亟待统一。

## 44.3　流行病学

　　人类肠道病毒在自然界广泛存在,人是其已知的唯一宿主。在流行病学研究中,有关肠道病毒流行的标志,一般以发生具有充分特征性的临床综合征病例为基础,有些临床综合征与某些肠道病毒血清型或其亚组呈高度相关。手足口病是一组以手、足、口腔等部位的皮疹或疱疹为主要症状的临床综合征,此综合征和 EV71、CVA16 等肠道病毒高度相关。但不同的肠道病毒可引起相同的临床综合征,同一型病毒也可引起多种不同的临床综合征。因此,手足口病的诊断需综合临床症状和病原学检测来确定。

　　手足口病为全球性疾病,世界大部分国家和地区均有报道,一年四季均可发病,夏、秋季多见,冬季发病较少,以 2~3 年为一个流行周期,潜伏期为 2~7 天。患者主要为学龄前儿童,尤以 ≤3 岁年龄组发病率最高(Lee et al.,2009),该病流行期间,可发生幼儿园和托儿所集体感染和家庭聚集发病现象,成人大多已通过隐性感染获得相应抗体。手足口病患者、隐性感染者和无症状带毒者为该病流行的主要传染源。该病主要经粪-口、疱疹液、唾液,以及和污染的手、毛巾、玩具等密切接触等途径传播(Wong et al.,2010),临床表现为口腔黏膜、手和足等多部位疱疹,少数可引起无菌性脑脊髓膜炎、脑炎、心肌炎、急性弛缓性麻痹、肺水肿和心功能衰竭等严重并发症(Qiu,2008;Wang et al.,2004)。肠道病毒传染性强、隐性感染比例大、传播途径复杂、传播速度快,在短时间内可造成较大范围的流行,疫情控制难度大。该病潜伏期一般为 2~7 天,没有明显的前驱症状,多数病人突然起病。发病前数天,感染者咽部与粪便就可检出病毒,通常以发病后 1 周内传染性最强。

　　自 1957 年在新西兰首次报道手足口病后,早期发现的引起手足口病的病原体主要为 CVA16,1969 年在美国加利福尼亚州首次分离出 EV71 病毒 BrCr-Ca-70 株以来,EV71 和 CVA16 交替流行,成为手足口病的主要病原体(李兰娟,2008)。1981 年,我国上海首次报道手足口病疫情,1983 年天津发生了由 CVA16 引发的手足口病,1995 年我国中国科学院武汉病毒研究所从手足口病患者中分离了 2 株 EV71。EV71 和 CVA16 感染后引起的手足口病在临床上常难以区分,需通过病原学检测确认。多重感染是肠道病毒感染的常见现象,通过儿童 EV71 和 CVA16 流行病学调查显示,部分人群中存在 EV71 和 CVA16 双抗体阳性,且双阳性率随年龄增高呈显著增高趋势(毛群颖等,2009)。历史上共出现 3 次大的 EV71 感染暴发流行:① 1975 年保加利亚 EV71 大流行,共有 705 名患儿受到感染,其中

149 例发生了急性弛缓性麻痹,44 例死亡;② 1997 年马来西亚 EV71 流行,共有 2628 例发病,39 例发生了急性脊髓灰质炎样麻痹或无菌性脑脊髓膜炎,30 多例患儿死亡(Lum et al.,1998);③ 1998 年我国台湾地区 EV71 暴发流行,共发生 129 106 例手足口病和红斑疹,其中 405 例为严重的中枢神经系统感染,78 例患儿死亡,死亡原因主要为中枢神经系统感染所导致的肺水肿和出血(83%)(Komatsu et al.,1999)。

EV71 的流行在同一时期不同地域间,临床症状也有较大差别。20 世纪 70 年代在欧洲暴发的 EV71 流行中,患者症状主要表现为脑炎和脊髓灰质样麻痹,手足口症状很少见(Lum et al.,1998)。而同期日本流行的 EV71,主要表现为手足口症状,中枢神经系统感染的比例较少,而且症状较轻(Brown et al.,1999)。在 1998 年我国台湾 EV71 大流行中,手足口症状患者占 45.13%,手足口症状患者中同时出现中枢神经系统症状的占 70%(Wang et al.,1999)。另有报道表明,同样在 1998 年我国台湾 EV71 流行中,中枢神经系统感染者中有 80% 同时患手足口病,而同期在澳大利亚的流行中这个比例仅为 7%(McMinn et al.,2001)。这些流行病学特点值得关注和研究,可以为准确把握病毒的流行进化特征和防范提供依据。

近年来,手足口病的流行在我国呈上升趋势。2008 年安徽阜阳暴发手足口病,感染数万名儿童,死亡 50 多例,短期内迅速蔓延至全国大多数地区,引起社会广泛关注。国家卫生健康委员会已于 2008 年 5 月 2 日起,将该病列为丙类传染病管理。根据卫生健康委员会的"全国法定报告传染病疫情通报",2008 年,全国共报告手足口病 488 955 例,死亡 126 例;2009 年,全国共报告手足口病 1 155 525 例,死亡 353 例;2010 年,全国共报告手足口病 1 774 669 例,死亡 905 例;2011 年,全国共报告手足口病 1 619 706 例,死亡 509 例;2012 年,全国共报告手足口病 2 168 737 例,死亡 567 例;2013 年,全国共报告手足口病 1 828 377 例,死亡 252 例;2014 年,全国共报告手足口病 2 778 861 例,死亡 501 例;2015 年,全国共报告手足口病 1 997 371 例,死亡 129 例;2016 年,全国共报告手足口病 2 442 138 例,死亡 195 例。手足口病报告例数和死亡例数,均占据丙类传染病的前列。

## 44.4　免疫与病理

引起手足口病的肠道病毒的发病机制主要为通过两次病毒血症引起全身多系统、多器官受累。第一次病毒血症:病毒通过消化道或呼吸道进入机体内,侵入局部黏膜,在该处上皮细胞及附近淋巴组织内停留增殖,当病毒增殖到一定程度后进入血液循环,形成病毒血症。第二次病毒血症:病毒经血液循环侵入附近的单核吞噬细胞系统、深层淋巴结、肝、脾、骨髓等组织大量繁殖后再次进入血液循环,并再次引起病毒血症。病毒可由原发病灶经淋巴管扩散至局部淋巴结以及血液循环侵入其他器官或组织,如中枢神经系统、皮肤黏膜、心脏、肺、肝、胰、肌肉等,引起各种病变及出现相应的临床症状。

虽然由肠道病毒(如脊髓灰质炎病毒)导致的神经疾病病理已经在很多研究论文中被大量阐述,但是 EV71 感染引起的并发症,其致病的分子机制尚不完全清楚。目前,关于 EV71 感染的致病机制主要有以下几种。

### 44.4.1　EV71 感染导致神经细胞凋亡

病毒直接侵犯神经细胞,特别是大量病毒在体内复制造成细胞破坏可能是主要原因之一。EV71 感染后,神经细胞出现磷脂酰丝氨酸从细胞膜内外翻至细胞膜外,作为细胞凋亡早期的标志性分子之一,磷脂酰丝氨酸外翻表明 EV71 感染能够诱导神经细胞凋亡,EV71 感染细胞后,通过依赖于 Caspase-9 活化的线粒体途径诱导细胞凋亡(Chang et al.,2004)。另有研究表明,EV71 通过活化蛋白激酶 Cdk5 诱导神经细胞凋亡,其可能参与了 EV71 所致的神经病理损伤(Chen et al.,2007)。Li 等(2002)研究发现,EV71 3C 蛋白酶是细胞凋亡的诱导因子,能够活化 Caspase 从而诱导细胞凋亡。

### 44.4.2　EV71 感染引起免疫功能紊乱

EV71 感染能够诱导宿主淋巴细胞受损、自身免疫反应失衡,由此产生的细胞因子风暴可能是 EV71 感染引起致死性症状的主要原因。

研究者对 EV71 感染者研究发现,感染后 1 天中和抗体阳性率达到 80%,体液免疫反应似乎在不同临床症状出现前已被诱导(Yang et al.,2011)。

因此推测，EV71 感染者体内的中和抗体水平与其发病严重程度无直接的关系。临床研究发现，由 EV71 引起的肺水肿患者体内淋巴细胞减少，细胞免疫低下（Chang et al.，2006）；进一步的研究发现，EV71 感染引起的并发症患者脑脊液中白细胞增多，在 EV71 感染引起的中枢神经系统疾病患者中有明显的炎症因子浸润（Wang et al.，2003）。

EV71 能够侵入人 T 淋巴细胞系（Jurkat）、巨噬细胞系（THP-1）以及人外周血单核细胞，并能够诱导这些细胞分泌前炎症因子（如 TNF-α、MIF 等）；EV71 同样能感染人树突状细胞，并促使 DC 合成和分泌 IL-6、IL-12、TNF-α 等炎症因子；以往的研究已证实，EV71 可直接感染淋巴细胞，通过 Fas/FasL 途径诱导其凋亡（Chen et al.，2006）。

EV71 感染引起重症患者细胞免疫功能低下。Wang 等研究 EV71 感染不同病症患者[无明显症状、中枢神经系统病变（CNS）、神经源性肺水肿（PE）]，结果发现，随着病情的加重，淋巴细胞增殖指数以及 CD3$^+$ T 细胞、CD4$^+$ T 细胞、CD8$^+$ T 细胞及 NK 细胞不断降低，但是其中和抗体水平却无显著差异（Wang et al.，2003）。付丹等（2009）将 EV71 感染患儿根据病情轻重分为 HFMD、中枢神经系统病变（central nervous system disease，CNSD）、中枢神经系统病变伴自主神经功能失调（autonomic nervous system dysregulation，ANSD）及肺水肿组，观察 EV71 感染患儿免疫功能变化。结果发现，随病情危重程度加重，外周血淋巴细胞绝对计数明显减少，CD3$^+$ T 细胞、CD4$^+$ T 细胞、CD8$^+$ T 细胞及 NK 细胞逐渐降低。CD14$^+$ 单核细胞表面抗原 HLA-DR 的表达在抗原提呈和免疫应答中起重要作用，HLA-DR 表达减少将阻碍抗原提呈，从而导致 T 细胞失能；临床研究发现，HLA-DR 表达与 EV71 感染后的发病严重呈负相关，重症患者 HLA-DR 表达水平低下，尤以肺水肿组最为明显。提示 EV71 感染使淋巴细胞受损，抑制机体的细胞免疫作用，从而导致严重症状。EV71 感染引起淋巴细胞降低，机制尚不完全清楚，Chen 等（2006）的初步研究表明，EV71 能直接感染淋巴细胞，并诱导其凋亡。

CD4$^+$CD25$^+$Foxp3 Treg、Th17 细胞是一类具有免疫调节作用的 T 细胞亚群，可通过细胞接触机制或细胞因子抑制机制抑制抗原提呈细胞或 T 细胞活化，调控过度免疫反应。Th17 细胞是新近被命名的产生 IL-17 的 CD4$^+$ T 细胞，通过自分泌前炎症细胞因子，或通过分泌 IL-17 诱导单核/巨噬细胞、内皮细胞产生多种前炎症细胞因子及趋化因子，参与机体炎症反应或自身免疫反应。已有报道，CD4$^+$CD25$^+$Foxp3 Treg 细胞/Th17 细胞平衡失调与多种炎症反应或自身免疫反应有关。我国学者对 EV71 感染者体内的这类细胞进行了积极探索，观察到随病情进展，CD4$^+$CD25$^+$Foxp3 Treg 细胞数量逐步减少，肺水肿组其数量仅为正常对照组的 25% 左右，而 Th17 细胞则逐步增多，肺水肿组 Th17 细胞增多达对照组的 4 倍。EV71 感染导致 CD4$^+$CD25$^+$Foxp3 Treg 细胞/Th17 细胞失衡的机制仍不清楚，这是否与 EV71 感染引起的自身免疫反应紊乱以及由此产生过度的炎症反应有关还有待进一步研究。

### 44.4.3 细胞因子在 EV71 感染致病中的作用

细胞因子水平和疾病的严重程度密切相关，对 EV71 感染者研究发现，其血清中细胞因子水平较高，IL-6、TNF-α、IFN-γ 表达上调。对肺水肿和自主神经功能失调（autonomic nerve dysfunction，ANS）的患者进行对比发现，ANS 患者体内的 IL-6 和 IFN-γ 水平显著高于无明显症状的肺水肿患者，而 TNF-α、IL-2 以及 IL-4 水平却无显著差别（Lin et al.，2003）。IL-6 是具有致炎和抗炎双重作用的细胞因子，主要由巨噬细胞和 T 细胞产生，能够活化 B 细胞和 T 细胞。在 EV71 感染引起的肺水肿及自主神经功能失调患者的脑脊液中，IL-6 高水平表达（Wang et al.，2007）。有文献报道，EV71 感染可诱导不同类型的细胞，如树突状细胞、内皮细胞和人恶性胚胎横纹肌瘤细胞（RD 细胞）分泌 IL-6（Liang et al.，2004）。以往的研究认为，IL-6 能够通过降低 EV71 感染小鼠后的病毒载量从而降低其致死率，发挥免疫保护作用。但是，同时有研究发现，EV71 感染后被动给予小鼠 IL-6 中和抗体，能够显著改善临床症状，提高成活率（Khong et al.，2011）。所以关于 IL-6 在 EV71 病理发展中的角色有待进一步研究。

肺水肿在 EV71 感染引起的并发症中病情较严重，病死率极高，在临床研究上备受关注。先前 Lin 等（2003）的研究已经表明：IL-1β、IL-6、IL-10、IL-13、TNF-α 和 IFN-γ 在 EV71 感染者肺水肿的发展中起着重要的促进作用。Huang 等（2011）对这一结论进行了进一步验证，在 EV71 感染动物模型中，对感染 EV71 的小鼠被动注射 IL-6、IL-10、IL-13、IFN-γ，结果诱导类似于肺水肿的症状。IL-6和IFN-γ能够通过作用于内皮细胞以及其炎症效应促进肺水肿的发生，另外，在小鼠过敏性皮炎模型中，这些细胞因子在其毛细血管的生成以及通透性方面也非常重要（Chen et al.，2008）。最近的动物研究确实证明IL-6能够促使组织损伤以及致死性病理的产生（Khong et al.，2011）。IL-13是哮喘的关键作用因子，能够直接诱发高原反应、肺部黏液的过度分泌，使肺部血管通透性增加以及平滑肌扩张，从而引起肺功能失调，造成呼吸障碍。Huang等（2011）在EV71感染动物模型中证明了这一结论，结果表明，过高水平的IL-13会导致小鼠肺部功能障碍。临床上对肺水肿患者血液动力学的研究表明，EV71感染引起的肺水肿患者心脏功能、肺部流体静压以及血压均正常，病理检查结果也未发现心肌层坏死和钙化。肺水肿患者外周血中IFN-γ诱导蛋白IL-10及MCP-1、IL-8水平显著高于无明显症状患者（Wang et al.，2008）；基于这些研究结果推测，可能是机体感染EV71后的自身免疫反应失衡，如炎症因子、趋化因子的高反应性，引起肺部血管通透性增加，最终导致肺水肿的发生。

## 44.4.4 宿主在EV71致病机制中的作用

细胞毒性T淋巴细胞相关抗原4（cytotoxic T lymphocyte-associated antigen-4，CTLA-4）是T细胞上的一种跨膜受体，与CD28共同享有B7分子配体，CTLA-4与B7分子结合后诱导T细胞无反应性，参与免疫反应的负调节。另有一些研究表明，某些基因（CTLA-4第49位）的多态性和一些感染性疾病或自身免疫病有密切的关系。例如，趋化因子受体（CCR），尤其是CCR5的多态性和HIV感染的效率密切相关。CD40L也称gp39、肿瘤坏死因子相关激活蛋白（TNF-associated activation protein，TRAP）或T细胞-B细胞活化分子（T cell-B cell-activating molecule，T-BAM），主要表达于活化的CD4$^+$T细胞表面，部分表达于活化的CD8$^+$T细胞、嗜碱性粒细胞、肥大细胞、NK细胞表面，是促进B细胞活化及功能发挥的重要分子。B细胞表面的CD40与T细胞表面CD40L交联能够促进B细胞分泌抗体类别转换，促进细胞因子的释放。研究者对EV71感染后引起的脑脊髓膜炎以及非脑脊髓膜炎患者相关研究中发现，其CTLA-4基因多态性有明显不同。在EV71感染所致脑膜炎患者中，其CTLA-4第49位多态性位点多为G/G，而非脑脊髓膜炎患者多为G/G或A/A，

其外周血T淋巴细胞活化后表面分子CD40L表达水平明显低于无明显症状感染者（Yang et al.，2001）。推测EV71感染后的细胞免疫反应情况与病情的严重程度有相关性。

病毒感染机体后能引起多种免疫反应以抑制病毒的扩散。固有免疫应答是宿主抵御病原微生物入侵的第一道防线，并启动和参与适应性免疫应答。随后，特异性免疫反应完全清除入侵的病原。固有免疫应答往往是病原相关分子模式识别受体途径的活化，从而刺激I型干扰素的产生等。I型IFN主要包括白细胞分泌的IFN-α和成纤维细胞分泌的IFN-β，在抗病毒过程中发挥着重要作用。研究表明，IFN-α和IFN-β对感染EV71的新生鼠有很好的治疗作用。动物试验中上调IFN-α的表达，能够显著降低EV71感染率（Liu et al.，2005）。机体抗病毒感染的特异性免疫应答主要分为体液免疫应答和细胞免疫应答两个方面。年龄是EV71感染机体一个重要的危险因素，婴幼儿易被其感染，并较易引起严重症状，推测这一现象可能与婴幼儿免疫系统发育不完全有关（Chang et al.，2007）。EV71感染后，胸腺淋巴细胞中高水平表达IL-2、IL-4，提示EV71能够活化Th1细胞以及Th2细胞型免疫反应（Chung et al.，2008）。有文献报道，6—11月龄婴幼儿EV71感染率较高，发病较严重，同时有研究者对新生儿EV71中和抗体水平的研究发现，母传抗体在6—11月龄婴幼儿中阳性率仅为1%（Chen et al.，2007），可能是6—11月龄婴幼儿对EV71易感的一个原因。以EV71灭活疫苗免疫母鼠，在乳鼠出生后对其进行攻毒，乳鼠可得到有效保护。另有文献报道，B细胞缺陷鼠注射EV71特异性抗体后，进行EV71攻击，其发病严重程度明显降低、存活率显著提高（Lin et al.，2009）。CD4$^+$T细胞、CD8$^+$T细胞缺陷小鼠感染EV71后，其各组织器官病毒载量、发病严重程度显著高于野生型小鼠，存活率显著低于野生型小鼠，提示EV71感染后诱导的细胞免疫反应能够通过减少组织病毒载量，降低小鼠发病严重程度，提高小鼠存活率。

目前，对EV71中和抗体的种类、产生和消长规律尚不十分明确。理论上，EV71与其他肠道病毒抗体产生规律相似。肠道病毒初次感染机体后，在血清能维持到特异性抗体之前有一段延迟期，一般持续3~5天，之后血清中可出现IgM抗体，维持时间约为1个月，血清IgG抗体一般于感染后10~14

天出现,并可长期维持,这两种类型的抗体都能抑制病毒的局部扩散、清除病毒血症,并抑制原发病灶中病毒播散至其他易感组织和器官。对感染 EV71 的猕猴体内中和抗体、EV71 特异性 IgG、IgM 进行动态观察发现,中和抗体在感染后第 14~21 天达到峰值,然后逐渐下降;再次攻击 EV71 后,中和抗体迅速增高,再次产生免疫应答。

## 44.5 疫苗研究进展

脊髓灰质炎疫苗在全球范围内控制和根除同为肠道病毒属的脊髓灰质炎病毒感染引起的脊髓灰质炎中取得巨大成效(Siegrist,2001),为研制手足口病疫苗控制手足口病大规模流行提供了可借鉴的思路。手足口病发病人群的血清流行病学调查资料显示,人群感染后产生的 EV71 中和抗体可有效预防 EV71 的再次感染。EV71 流行前后人群抗体水平研究结果表明,6 月龄以下婴幼儿可获得母传抗体,死亡和严重病例少,其他年龄组死亡和严重病例数与流行前抗体阳性率呈反比;流行后,6 月龄至 3 岁龄组中和抗体阳性率明显升高(Chang et al.,2002),EV71 感染或免疫动物后产生的抗体具有病毒中和活性(Wu et al.,2001;Chung et al.,2006;Chung et al.,2008),提示 EV71 中和抗体具有保护作用,为 EV71 疫苗研究提供了依据。

自 1998 年我国台湾地区手足口病大流行后,中国以及新加坡等国家先后开始进行相关疫苗的研究,相对于 EV71 感染而言,CVA16 感染所导致的手足口病症状较轻,因此,手足口病疫苗的研制目前主要集中在 EV71 疫苗研究上,疫苗研究的种类包括灭活疫苗、重组疫苗、多肽疫苗和减毒活疫苗等几个方面,目前中国有三家企业已完成灭活疫苗临床试验研究(Zhu et al.,2013;Zhu et al.,2014;Li et al.,2014),并先后获批上市,成为全球范围内首个手足口病相关疫苗。其他类型 EV71 疫苗,如重组病毒样颗粒(VLP)疫苗的研究也取得较大进展,目前已完成临床前研究。

### 44.5.1 EV71 疫苗

#### 44.5.1.1 EV71 灭活疫苗

EV71 可经热处理(56℃ 30 min)灭活,此灭活

病毒免疫小鼠后可诱导产生 4 种亚型的 IgG 抗体和 T 辅助细胞免疫反应,产生有效的免疫保护效果。抗体被动免疫新生小鼠,对致死剂量病毒感染仍具有一定的保护效果,与 VP1 DNA 疫苗和 VP1 重组蛋白疫苗等基因工程疫苗相比,灭活疫苗更具潜力(Arita et al.,2005)。Lin 等(2002)将其从一名 8 岁患儿脊髓中分离到的 EV71 病毒株在 Vero 细胞中适应传代后获得一株实验室适应株 YN3-4a,其可在 Vero 细胞中大量增殖,空斑大、病变明显,滴度可达 $10^{10}$ TCID$_{50}$ · mL$^{-1}$,在新生鼠中具有较低的 LD$_{50}$,提示 Vero 细胞可作为 EV71 灭活疫苗研制的细胞基质。Liu 等(2007)采用无血清微载体 Vero 细胞培养技术制备灭活疫苗,也可获得较高产量的病毒,免疫小鼠后可以诱导产生较高活性的中和抗体,并可保护小鼠抵抗致死剂量的病毒攻击。

灭活疫苗由于细胞基质、生产工艺和质量控制等方面均较为成熟,如选择应用较为广泛的 Vero 细胞或二倍体细胞作为细胞基质,在技术方面可操作性强,目前,中国有 3 家企业采取不同来源的毒株以及不同工艺进行 EV71 灭活疫苗的研发,已完成临床前和Ⅰ、Ⅱ、Ⅲ期临床试验研究。疫苗生产采用的毒株主要为国内流行的 C4 型毒株,由我国手足口病高发区患者的采集标本分离和筛选而来,疫苗株的筛选按照国家药品监督管理部门修订的《预防用疫苗临床前研究技术指导原则》要求,通过 10 株以上的候选株,经过交叉免疫比较后筛选 2~3 株进行建库、工艺适应性和免疫原性评价比较,从而确定用于生产的疫苗株,所选疫苗株对不同基因型和基因亚型毒株具有交叉免疫中和活性。疫苗生产用细胞基质为 Vero 细胞或人二倍体细胞 KMB17 株,其中 Vero 细胞和 KMB17 株已分别成功应用于乙型脑炎灭活疫苗和甲型肝炎灭活疫苗的生产。疫苗生产用 EV71 毒株在二倍体细胞或 Vero 细胞上适应传代和增殖后,收获病毒,经灭活、浓缩、层析过滤、吸附氢氧化铝佐剂后制备成灭活疫苗。临床前动物安全性评价研究结果表明,EV71 灭活疫苗在小鼠、豚鼠和食蟹猴中均具有较好的安全性。

中国食品药品检定研究院对各企业生产制备的 EV71 灭活疫苗原液和成品疫苗进行动物免疫评价研究(毛群颖等,2010),结果显示,相同抗原含量的疫苗原液免疫小鼠 1 针后,抗体阳性率在 83.3%~90%,抗体效价在 1:(34.9~45.9),2 针免疫后,抗体阳性率均为 100%,抗体效价在 1:(139.4~

285.7）。相同抗原含量 126U 的成品疫苗,1 针和 2 针免疫后,中和抗体阳性率分别为 76.7%～83.3%、100%,抗体效价分别为 1：（33.0～53.6）、1：（111.3～357.3）。Foo 等（2007）通过乳鼠攻毒试验发现,1：32 的 EV71 中和抗体便可保护 80% 接受致死剂量攻击的乳鼠。通过对比可发现,各企业的 EV71 疫苗,1 针免疫即可诱导小鼠产生高于 1：32 效价的中和抗体,2 针免疫后所诱导产生的中和抗体是乳鼠保护水平的数倍乃至数十倍。我国目前已有企业完成了 EV71 灭活疫苗临床试验研究,并获得生产注册批件（Mao et al., 2016; Zhou et al., 2016）。Ⅰ期临床试验共计接种约 800 人,比较了不同剂量疫苗在不同年龄组人群中的耐受性和安全性,结果显示,EV71 灭活疫苗具有较好的安全性和免疫原性。Ⅱ期临床试验共计接种约 2400 人,进一步验证了该疫苗的安全性,疫苗 2 针接种后中和抗体应答呈现良好的剂量效应关系。Ⅲ期临床试验共计接种 30 000 余人,结果显示,EV71 灭活疫苗在婴幼儿中具有良好的安全性和免疫原性,对 EV71 所致疾病和 EV71 所致手足口病的保护率分别大于 80% 和 90%,对 EV71 所致住院病例和重症病例保护率可达 100%。虽然 3 家企业的所用的毒株、生产工艺和免疫剂量不同,但其临床试验结果均显示 EV71 灭活疫苗具有良好的安全性、对 EV71 所致疾病和 EV71 所致手足口病具有较好的保护作用,同时拥有良好的批间一致性和免疫持久性（Liang and Wang, 2014）。2 年期的免疫持久性研究结果显示,该疫苗依然具有较高的保护性抗体水平和较好的保护效果（Wei et al., 2017）。近期报道的结果显示,疫苗接种后 5 年期保护率仍可达到 85%,保护效果持久性良好（Hu et al., 2018）。

台湾卫生研究院疫苗研发中心采用 E59 株（B4 基因亚型）病毒以 Vero 细胞为基质生产的 EV71 灭活疫苗已在 60 名 20～60 岁健康成人中完成了Ⅰ期临床试验研究,对 AlPO₄ 佐剂吸附的 EV71 全病毒灭活疫苗接种 2 剂后的免疫原性和安全性进行了评价（Cheng et al., 2013）。试验采用开放设计,共分为两个疫苗剂量组:A05 组（5 μg EV71 抗原+150 μg AlPO₄ 佐剂）、B10 组（10 μg EV71 抗原+300 μg Al-PO₄ 佐剂）,分别于 0、21 天接种两次。采集接种后 0、21、42 天血清进行中和抗体检测。结果显示,疫苗接种后无严重不良事件发生,最常见的副反应为接种部位轻微疼痛。第 1 针接种后,90% 的接种者

中和抗体水平呈 4 倍以上增长,2 针接种后中和抗体水平 4 倍以上增长率无明显增加。接种后 21、42 天,5 μg 剂量组血清抗体阳转率（免疫前中和抗体水平低于 1：8 者,免疫后抗体高于 1：16 为血清阳转;免疫前中和抗体水平高于 1：8 者,免疫后抗体 4 倍以上增长为血清阳转）分别为 86.7% 和 93.1%。10 μg 剂量组分别为 92.9% 和 96.3%。1 针免疫后 21 天,A05、B10 组血清中和抗体水平分别为 408.6、517.9,抗体增长倍数分别为 113.8、126.2;2 针免疫后 21 天,A05、B10 组血清中和抗体水平分别为 428.5、586.3,抗体增长倍数分别为 70.6、120.9。

### 44.5.1.2　EV71 减毒活疫苗

由于 EV71 毒力位点尚未阐明,减毒活疫苗的研发受到限制,目前均处在实验室研究阶段。Arita 等（2005）参考脊灰病毒温度敏感株的特点,从 EV71 原型株 BrCr-Ca-70 株（A 基因型）开发出一种温度敏感的减毒株 EV71（S1-3'）,其神经毒性和传染性都有所降低,接种猕猴后仅表现出温和的非致死性神经系统症状,如震颤等。采集免疫攻毒组猕猴血清检测其中和活性发现,以 A 基因型免疫血清与其他不同基因型 EV71 存在广谱的交叉中和活性。虽然实验研究提示该疫苗株可以作为有效的免疫原,但通过静脉注射接种时会导致轻微的神经系统疾病,显然不能成为成熟的减毒疫苗株。目前已有研究发现了某些毒力相关位点,然而,人们对 EV71 感染分子致病性仍知之甚少。与毒力相关的特定位点确定相当困难,因为毒力决定簇在 EV71 基因组中并非单一位点,病毒的毒力是多个位点共同作用决定的;复杂的宿主因素,如宿主抵抗力水平的差异以及宿主对肠道病毒属内的不同病毒存在免疫交叉保护反应等,成为其研究的障碍。此外,减毒株疫苗还存在毒力回复等遗传稳定性风险,这在口服脊髓灰质炎减毒活疫苗的使用中一直是令人困扰的难题。因此,还需进一步的分子生物学研究明确 EV71 的毒力位点并筛选出有效稳定的减毒疫苗株。此外,还需对 EV71 减毒活疫苗的免疫途径进行研究,并开发出敏感的动物模型对此进行评价,只有解决这些问题,EV71 减毒活疫苗才能得到很好的开发和应用。

### 44.5.1.3　基因工程疫苗

（1）病毒样颗粒疫苗

病毒样颗粒（virus-like particle, VLP）是中空的

病毒颗粒,具有完整的蛋白成分但缺少病毒核酸,可以模拟原始病毒的结构和构型,且不具有感染病毒的风险,可诱导有效的中和抗体和细胞免疫,因此是一种有效的候选疫苗类型。有研究者采用杆状病毒-昆虫细胞表达系统构建并纯化了 EV71 病毒样颗粒,并利用纯化的 VLP 免疫小鼠,经过对总 IgG 水平及中和活性的检测发现,VLP 能够引起长效的体液免疫应答,并且表现出显著的细胞增殖和高水平 IFN-γ、IL-2、IL-4,表明 VLP 免疫接种可诱导 Th1 和 Th2 细胞型免疫应答。母鼠经过 VLP 免疫后,乳鼠能够经受 1000 LD$_{50}$ 的攻击(Chung et al.,2008)。国内某企业利用汉逊酵母表达系统制备研制的重组 EV71 VLP 疫苗,免疫动物显示较好的免疫原性和保护性效果,并建立了相应的质控和检测方法,完成了安全性评价试验,目前已进入临床试验阶段。

(2)重组亚单位疫苗

EV71 结构蛋白由 VP1—VP4 四种蛋白组成,其刺激中和抗体产生的抗原决定簇主要位于 VP1,因此亚单位疫苗研究主要集中在 VP1 上(Chen et al.,2006;Zhou et al.,2008)。Wu 等(2001)分别用灭活疫苗、VP1 DNA 疫苗和重组 VP1 蛋白亚单位疫苗免疫母鼠,对其乳鼠进行毒株攻击。结果发现,与 VP1 DNA 亚单位疫苗和重组 VP1 蛋白亚单位疫苗相比,灭活疫苗可使乳鼠耐受更高剂量的病毒攻击,能激发更广泛的免疫反应,包括总 IgG、4 种 IgG 亚型和 T 辅助细胞的免疫反应。有学者运用转基因小鼠来产生并从乳汁中分泌高水平的 EV71 VP1 衣壳蛋白,而该蛋白能调控 α-乳清蛋白的启动因子和 α-酪蛋白领头链序列而产生抗病毒作用,提示含 EV71 VP1 衣壳蛋白的乳汁可能作为一种口服疫苗具有一定的潜力(Chen et al.,2008)。

### 44.5.1.4 多肽疫苗

多肽疫苗以其明确界定的表位,刺激机体产生有效、特异的保护应答,并且具有生产安全、方便、稳定的优势,近年来发展迅速,赢得了人们的青睐。Foo 等(2008)对 VP1 原始序列进行肽探针扫描,发现位于 VP1 的 C 端的 SP55(第 163—177 位氨基酸)、SP70(第 208—222 位氨基酸)两肽在体外微量中和试验中能中和 EV71 病毒,诱发所产生的特异性抗体 IgG 滴度与灭活病毒相当;其中 SP70 在多株具有代表性的异源 EV71 毒株中高度保守,能够对其他亚型的 EV71 毒株提供交叉保护,可以作为抗

EV71 合成肽疫苗候选。然而在对 SP70 免疫血清的保护效果评价中发现,抗 SP70 血清不能 100% 保护乳鼠免受 EV71 毒株的攻击,而与之对应的灭活全病毒免疫获得的抗 EV71 血清,则能 100% 保护乳鼠免受 EV71 毒株的攻击。与完整的 EV71 抗原相比,SP70 获得的免疫效果不够理想,可能的原因是 SP70 的相对分子质量小,结构简单,仅含有线性表位且数量少。今后的 EV71 多肽疫苗研究需在蛋白载体和佐剂的选择上进行尝试,以提高多肽的免疫原性。

还有学者对核酸疫苗进行了积极探索,希望能够制备具有刺激免疫记忆、有免疫佐剂作用、简单高效安全的核酸疫苗。有学者提出使用细胞因子基因佐剂是增强核酸疫苗免疫效应的重要方法,而目前用于 DNA 疫苗的细胞因子基因佐剂主要有 IFN-γ、IL-12、IL-2、IL-4 和粒细胞-巨噬细胞集落刺激因子(GM-CSF)等,能否将这种方法运用到核酸疫苗以增强其免疫效应,还有待于进一步探索。

## 44.5.2 CVA16 疫苗

由于手足口病中重症病例多由 EV71 引起,所以关于手足口病的疫苗主要集中于 EV71 的研究。尽管 CVA16 多数引起的病症较轻,通常以发热和手、足、口腔等部位黏膜疱疹为主要特征,但最近一些研究发现,CVA16 也能和 EV71 一样引起严重的并发症,如脑干脑膜炎、弛缓性麻痹、心肌炎、肺炎等(Legay et al.,2007;Goto et al.,2009;Xing et al.,2014)。CVA16 虽然多引起轻症的手足口病,但其多与 EV71 混合或交替流行,增大了 RNA 病毒的基因重配概率,也增大了混合感染的可能性,为手足口病的预防带来了复杂性(Zhao et al.,2011)。有研究显示,CVA16 和 EV71 混合感染更易导致中枢神经系统症状并发症,并且疾病严重程度更重(张伟等,2011)。因此,仅仅 EV71 单价疫苗不能有效地防治重症手足口病,对 CVA16 疫苗的研究,也已经成为手足口病疫苗研究的重点。和 EV71 疫苗一样,研究者也对 CVA16 灭活疫苗、病毒样颗粒疫苗、VP1 亚单位疫苗进行了探索研究。Cai 等(2013)利用 β-丙内酯灭活的 CVA16 毒株免疫小鼠,可检测到特异抗体反应和 IFN 型-T 细胞反应,小鼠免疫血清可中和 CVA16,被动注射免疫血清后小鼠可免受致死剂量 CVA16 攻击,结果提示 CVA16 灭活疫苗具有良好的免疫原性。Liu 等(2012)构建含 CVA16

P1 和 3C、3D 非结构蛋白片段的杆状病毒载体，并在昆虫细胞中表达，获得含有 VP0、VP1、VP3 蛋白片段成分的病毒样颗粒。该病毒样颗粒免疫小鼠后，可诱导产生特异性中和抗体，被动注射免疫血清后小鼠可免受致死剂量的 CVA16 攻击，提示 CVA16 病毒样颗粒具有良好的免疫原性和安全性。Shi 等（2013）通过试验发现了 6 条具有中和活性多肽，免疫小鼠后可诱导产生特异性抗体，通过免疫荧光和 Western blot 检测发现免疫血清可与 CVA16 蛋白特异性结合，其中 PEP71 片段（第 211—225 位氨基酸）和 EV71 中的 SP70 片段（第 208—222 位氨基酸）部分重叠，提示了该区域可能存在较为保守的中和位点。CVA16 多肽免疫血清可体外中和同源和异源的 CVA16 病毒株，提示了该多肽具有中和活性，可作为疫苗的候选。随着 EV71 灭活疫苗的成功，CVA16 灭活疫苗研究也取得重大进展，目前已有国内企业完成了 CA16 单价、EV71-CA16 2 价灭活疫苗的临床前研究，并申请临床研究。其他类型疫苗，如以 EV71、CA16 为基础的多价手足口病 VLP 疫苗，均显示具有较好的动物免疫原性和保护效果（Zhang et al.，2018），是非常有潜力的候选疫苗。

## 44.6　问题与展望

　　手足口病是一种由多种病原体感染导致的以手、足、口腔部位疱疹为特征的综合征，也可伴有或单独表现为发热、心肌炎、肺水肿、急性无菌性脑膜炎、脑膜脑炎、脑炎、脑干脑炎、急性弛缓性麻痹或脊髓灰质样瘫痪、吉兰-巴雷综合征，因此给临床上及时准确地诊断带来了困难。目前，对手足口病的诊断主要根据临床表现、实验室咽肛拭子标本的核酸检测以及血清学特异性抗体检测来判断。核酸检测和抗体检测一般需要在具有相当条件的实验室进行，在标本转运和交接过程中，可能会延误病例的判断。研制快速、方便的病原检测手段也将是手足口病防治的重点。

　　目前对 EV71 和 CVA16 等的病原学、病毒的感染及致病机制等尚缺乏深入了解，病毒的型别与毒力的关系，不同型别间交叉保护能力缺乏系统研究。手足口病已经流行多年，而近年来由 EV71 感染所致的手足口病出现暴发流行和众多的严重病例和高死亡率，其原因尚不明确。EV71、CVA16 的型别转换是否会引起其病毒毒力的增强，因而造成严重病例增多还有待研究。由于缺乏确切的流行病学调查资料，疫苗最佳接种目标人群和剂量的确定也会受到一定影响。

　　EV71 和 CVA16 核苷酸同源型高达 80%，也有学者认为二者间有交叉保护性（Wu et al.，2007），通过试验发现，小鼠免疫 CVA16 后，可轻微抵抗 EV71 的感染。Hagiwara 等（1978）通过交叉免疫荧光试验和免疫扩散试验发现 EV71 和 CVA16 拥有共同的抗原决定簇，无 EV71 抗体的患儿感染 CVA16 后能产生针对 EV71 的抗体。但大多数研究并未发现二者间有交叉反应性，动物实验中也未发现交叉中和作用。因此，单价疫苗仅可用于其特定病原体的预防，一种疫苗难以控制引起手足口病的所有病原体，需要研制针对不同病原体的多种疫苗，以达到全面控制手足口病的目的。手足口病的病原主要是 EV71 和 CVA16，除此之外，还有 CA4、CA5、CA6、CA9、CA10、CB2、CB10 等病原体，近年来，CA6、CA10 占手足口病病原体比例有所增加。因此，现在手足口病疫苗的研发策略也应随着病原谱的改变而做出相应调整，加快多价手足口病疫苗的研究。

　　建立感染动物模型对揭示病毒感染机体的免疫和病理反应机制非常重要。在 EV71 感染动物模型中，新生猕猴是动物中肠道病毒感染的敏感性模型，但是其发病不典型且费用较高，不适合大规模的研究；小鼠中也只有 <7 日龄乳鼠对 EV71 易感（Dong et al.，2011；Bek et al.，2011）。CVA16 感染动物模型与 EV71 感染动物模型类似，也只有 <7 日龄乳鼠易感且有典型症状（Mao et al.，2012）。EV71 受体——清道夫受体 B2（scavenger receptor B2，SCARB2）与 P-选择素糖蛋白配体-1（P selectin glycoprotein ligand 1，PSGL-1）的发现（Yamayoshi et al.，2009；Nishimura et al.，2009），为 EV71 致病机制研究带来了新的思路。Lin 等（2013）建立了 SCARB2 的转基因小鼠动物模型，提高了小鼠对病毒的敏感性，EV71 和 CVA16 病毒攻击可导致麻痹和死亡等疾病表现并可检测到炎症细胞因子的产生，为 EV71 和 CVA16 疫苗的研发提供了有效的动物模型。

　　总之，为促进手足口病疫苗的研究与应用，仍需继续加强手足口病相关基础研究如流行病学、致病机制、保护机制及临床诊断与治疗等方面的研究。

# 参考文献

付丹,李成荣,何颜霞,等. 2009. 肠道病毒 71 型感染患儿免疫功能探讨. 中华儿科杂志 47(11):829-834.

李兰娟. 2008. 手足口病. 第 1 版. 杭州:浙江科学技术出版社,9-40.

毛群颖,郭增兵,姚昕,等. 2010. 新型肠道病毒 71 型疫苗免疫原性研究. 见:2010 年中国药学大会暨第十届中国药师周论文集.

毛群颖,杨再伟,于翔,等. 2009. 开封农村地区婴幼儿中肠道病毒 71 型和柯萨奇病毒 A 组 16 型中和抗体水平和流行趋势. 中国生物制品学杂志 22(9):911-913.

张伟,王玉光,杨朝辉,等. 2011. 肠道病毒 71 型与克萨奇 A 组 16 型混合感染致手足口病并发中枢神经系统感染临床分析. 中国全科医学 14(10):3341-3346.

Arita M,Shimizu H,Nagata N,et al. 2005. Temperature sensitive mutants of enterovirus 71 show attenuation in cynomolgus monkeys. J Gen Virol 86(5):1391-1401.

Bek EJ,Hussain KM,Phuerktes P,et al. 2011. Formalin-inactived vaccine provokes cross-protective immunity in a mouse model of human enterovrius 71 infection. Vaccine 29(29-30):4829-4838.

Brown BA,Oberste MS,Alexander JP,et al. 1999. Molecular epidemiology and evolution of enterovirus 71 strains isolated from 1970 to 1998. J Virol 73(12):9969-9975.

Cai Y,Liu Q,Huang X,et al. 2013. Active immunization with a Coxsackievirus A16 experimental inactivated vaccine induces neutralizing antibodies and protects mice against lethal infection. Vaccine 31(18):2215-2221 .

Chang LY,Hsiung CA,Lu CY,et al. 2006. Status of cellular rather than humoral immunity is correlated with clinical outcome of enterovirus 71. Pediatr Res 60(4):466-471.

Chang LY,King CC,Hsu KH,et al. 2002. Risk factors of Enterovirus 71 infection and associated hand,foot,and mouth disease/herpangina in children during an epidemic in Taiwan. Pediatrics 109(6):e88.

Chang LY,Lee CY,Kao CL,et al. 2007. Hand,foot and mouth disease complicated with central nervous system involvement in Taiwan in 1980－1981. J Formos Med Assoc 106(2):173-176.

Chen HF,Chang MH,Chiang BL,et al. 2006. Oral immunization of mice using transgenic tomato fruit expressing VP1 protein from enterovirus 71. Vaccine 24(15):2944-2951.

Chen HL,Huang JY,Chu TW,et al. 2008. Expression of VP1 protein in the milk of transgenic mice:A potential oral vaccine protects against enterovirus 71 infection. Vaccine 26(23):2882-2889.

Chen L,Marble DJ,Agha R,et al. 2008. The progression of inflammation parallels the dermal angiogenesis in a keratin 14 IL-4-transgenic model of atopic dermatitis. Microcirculation 15(1):49-64.

Chen LC,Shyu HW,Chen SH,et al. 2006. Entervorus 71 infection induces Fas ligand expression and apotosis of Jurkat cells. J Med Virol 78(6):780-786.

Chen SC,Chang HL,Yan TR,et al. 2007. An eight-year study of epidemiologic features of enterovirus 71 infection in Taiwan. Am J Trop Med Hyg 77(1):188-191.

Chen TC,Lai YK,Yu CK,et al. 2007. Enterovirus 71 triggering of neuronal apoptosis through activation of Abl-Cdk5 signaling. Cell Microbiol 9(11):2676-2688.

Cheng A,Fung CP,Liu CC,et al. 2013. A Phase I,randomized,open-label study to evaluate the safety and immunogenicity of an enterovirus 71 vaccine. Vaccine 31(20):2471-2476.

Chung YC,Ho MS,Wu JC,et al. 2008. Immunization with virus-like particles of enterovirus 71 elicits potent immune responses and protects mice against lethal challenge. Vaccine 26(15):1855-1862.

Chung YC,Huang JH,Lai CW,et al. 2006. Expression,purification and characterization of Enterovirus 71 virus like particles. World J Gastroenterol 12(6):921-927.

Dong C,Liu L,Zhao H,et al. 2011. Immunoprotection elicited by an enterovirus type 71 experimental inactive vaccine in mice and rhesus monkeys. Vaccine 29(37):6269-6275.

Foo DG,Alonso S,Chow VT,et al. 2007. Passive protection against lethal enterovirus 71 infection in newborn mice by neutralizing antibodies elicited by a synthetic peptide. Microbes Infect 9(11):1299-1306.

Foo DG,Ang RX,Alonso S,et al. 2008. Identification of immunodominant VP1 linear epitope of enterovirus 71(EV71) using synthetic peptides for detecting human anti-EV71 IgG antibodies in Western blots. Clin Microbiol Infect 14(3):286-288.

Goto K,Sanefuji M,Kusuhara K,et al. 2009. Rhombencephalitis and coxsackievirus A16. Emerg Infect Dis 15(10):1689-1691.

Hagiwara A,Tagaya I,Yoneyama T. 1978. Common antigen between Coxsakievirus A16 and Enterovirus 71. Microbiol Immunol 22(2):81-88 .

Hu YM,Zeng G,Chu K,et al. 2018. Five-year immunity persistence following immunization with inactivated enterovirus 71 type(EV71) vaccine in healthy children:A further observation. Hum Vaccin Immunother 14(6):1517-1523.

Huang SW,Lee YP,Hung YT,et al. 2011. Exogenous

interleukin-6, interleukin-13, and interferon-gamma provoke pulmonary abnormality with mild edema in enterovirus 71-infected mice. Respiratory Research 12(1):147.

Iwai M, Masaki A, Hasegawa S, et al. 2009. Genetic changes of coxsackievirus A16 and enterovirus 71 isolated from hand, foot, and mouth disease patients in Toyama, Japan between 1981 and 2007. Jpn J Infect Dis 62(4):254-259.

Jia CS, Liu JN, Li WB, et al. 2010. The cross-reactivity of the enterovirus 71 to human brain tissue and identification of the cross-reactivity related fragments. Virol 7(1):47-50.

Khong WX, Foo DG, Trasti SL, et al. 2011. Sustained high levels of interleukin-6 contribute to the pathogenesis of enterovirus 71 in a neonate mouse model. J Virol 85(7):3067-3076.

King AMQ, Brown F, Christian P, et al. 2000. Virus Taxonomy. Seventh Report of the International Committee for the Taxonomy of Viruses. New York: Academic Press.

Komatsu K, Shimizu Y, Takeuchi Y, et al. 1999. Outbreak of severe neurologic involvement associated with enterovirus 71 infection. Pediatr Neurol 20(1):17-23.

Lee TC, Guo HR, Su HJ, et al. 2009. Diseases caused by enterovirus 71 infection. Pediatr Infect Dis 28(10):904-910.

Legay F, Leveque N, Gacouin A, et al. 2007. Fatal coxsackievirus A16 pneumonitis in adults. Emerg Infect Dis 13(7):1084-1086.

Li L, He Y, Yang H, et al. 2005. Genetic characteristics of human Enterovirus 71 and coxsackievirus A16 circulating from 1999 to 2004 in Shenzhen, People's Republic of China. J Clin Microbiol 43(8):3835-3839.

Li RC, Liu LD, Mo ZJ, et al. 2014. An inactivated enterovirus 71 vaccine in healthy children. N Engl J Med 370(9):829-837.

Liang CC, Sun MJ, Lei HY, et al. 2004. Human endothelial cell activation and apoptosis induced by enterovirus 71 infection. J Med Virol 74(4):597-603.

Liang ZL, Wang JZ. 2014. EV71 vaccine, an invaluable gift for children. Clin Transl Immunology 3(10):e28.

Lin JY, Chen TC, Weng KF, et al. 2009. Viral and host proteins involved in picornavirus life cycle. Biomed Sci 16:103.

Lin TY, Hsia SH, Huang YC, et al. 2003. Proinflammatory cytokine reactions in enterovirus 71 infections of the central nervous system. Clin Infect Dis 36(3):269-274.

Lin YC, Wu CN, Shih SR, et al. 2002. Characterization of a Vero cell-adapted virulent strain of enterovirus 71 suitable for use as a vaccine candidate. Vaccine 20(19-20):2445-2493.

Lin YW, Chang KC, Kao CM, et al. 2009. Lymphocyte and antibody responses reduce enterovirus 71 lethality in mice by decreasing tissue viral loads. J Virol 83(13):6477-6483.

Lin YW, Yu SL, Shao HY, et al. 2013. Human SCARB2

transgenic mice as an infectious animal model for enterovirus 71. PLoS One 8(2):e57591.

Liu CC, Lian WC, Butler M, et al. 2007. High immunogenic enterovirus 71 strain and its production using serum-free microcarrier Vero cell culture. Vaccine 25(1-2):19-24.

Liu ML, Lee YP, Wang YF, et al. 2005. Type I interferons protect mice against enterovirus 71 infection. J Gen Virol 86(12):3263-3269.

Liu Q, Yan K, Feng Y, et al. 2012. A virus-like particle vaccine for coxsackievirus A16 potently elicits neutralizing antibodies that protect mice against lethal challenge. Vaccine 30(47):6642-6648.

Lum LC, Wong KT, Lam SK, et al. 1998. Neurogenic pulmonary oedema and enterovirus 71 encephalomyelitis. Lancet 352(9137):1391-1395.

Mao Q, Wang Y, Gao R, et al. 2012. A neonatal mouse model of coxsackievirus A16 for vaccine evaluation. J Virol 86(22):11967-11976.

Mao QY, Wang YP, Bian LL, et al. 2016. EV71 vaccine, a new tool to control outbreaks of hand, foot and mouth disease (HFMD). Expert Rev Vaccines 15(5):599-606.

McMinn PC, Stratov I, Nagarajan L, et al. 2001. Neurological manifestations of enterovirus 71 infection in children during a hand, foot and mouth disease outbreak in Western Australia. Clin Infect Dis 32(2):236-242.

Mcminn PC. 2002. An overview of the evolution of enterovirus 71 and its clinical and public health significance. FEMS Microbiol Rev 26(1):91-107.

Nishimura Y, Shimojima M, Tano Y, et al. 2009. Human P-selectin glycoprotein ligand-1 is a functional receptor for enterovirus 71. Nat Med 15(6):794-797.

Perera D, Yusof MA, Podin Y, et al. 2007. Molecular phylogeny of modern coxsackievirus A16. Arch Virol 152(6):1201-1208.

Qiu J. 2008. Enterovirus 71 infection: A new threat to global public health? Lancet 7(10):868-869.

Shi J, Huang X, Liu Q, et al. 2013. Identification of conserved neutralizing linear epitopes within the VP1 protein of coxsackievirus A16. Vaccine 31(17):2130-2136.

Shimu H. 1999. Enterovirus 71 from fatal and non-fatal cases of hand-foot-and-mouth disease Epidemics in Malaysia, Japan and Taiwan in 1997-1998. JPn J Infect Dis 52(1):12-15.

Siegrist CA. 2001. Neonatal and early life vaccinology. Vaccine 19(25-26):3331-3346.

Tian B, Duan HS, Rong YB, et al. 2004. Progress of research on molecular epidemiology of enterovirus 71. Virologica Sinica 19(4):426-429.

Wang CY, Li Lu, Wu MH, et al. 2004. Fatal coxsackievirus A16 infection. Pediatr Infect Dis 23(3):275-276.

Wang SM, Lei HY, Huang KJ, et al. 2003. Pathogenesis of enterovirus 71 brainstem encephalitis in pediatric patients: Roles of cytokines and cellular immune activation in patients with pulmonary edema. J Infect Dis 188(4): 564-570.

Wang SM, Lei HY, Su LY, et al. 2007. Cerebrospinal fluid cytokines in enterovirus 71 brain stem encephalitis and echovirus meningitis infections of varying severity. Clin Microbiol Infect 13(7):677-682.

Wang SM, Lei HY, Yu CK, et al. 2008. Acute chemokine response in the blood and cerebrospinal fluid of children with enterovirus 71-associated brainstem encephalitis. J Infect Dis 198(7):1002-1006.

Wang SM, Liu CC, Tseng HW, et al. 1999. Clinical spectrum of enterovirus 71 infection in children in southern Taiwan, with an emphasis on neurological complications. Clin Infect Dis 29(1):184-190.

Wei M, Meng F, Wang S, et al. 2017. 2-year efficacy, immunogenicity, and safety of vigoo enterovirus 71 vaccine in healthy Chinese children: A randomized open-label study. J Infect Dis 215(1):56-63.

Wong SS, Yip CC, Lau SK, et al. 2010. Human enterovirus 71 and hand, foot and mouth disease. Epidemiol Infect 138 (8):1071-1089.

Wu CN, Lin YC, Fann C, et al. 2001. Protection against lethal enterovirus 71 infection in newborn mice by passive immunization with subunit VP1 vaccines and inactivated virus. Vaccine 20(5-6):895-904.

Wu TC, Wang YF, Lee YP, et al. 2007. Immunity to avirulent enterovirus 71 and coxsackie A16 virus protects against enterovirus 71 infection in mice. J Virol 81 (19): 10310-10315.

Xing W, Liao Q, Viboud C, et al. 2014. Hand, foot, and mouth disease in China, 2008-12: An epidemiological study. Lancet Infect Dis 14(4):308-318.

Yamayoshi S, Yamashita Y, Li J, et al. 2009. Scavenger receptor B2 is a cellular receptor for enterovirus 71. Nat Med 15 (6):798-801.

Yang C, Deng C, Wan J, et al. 2011. Neutralizing antibody response in the patients with hand, foot and mouth disease to enterovirus 71 and its clinical implications. Virol J 8(1): 306-311.

Yang KD, Yang MY, Li CC, et al. 2001. Altered cellular but not humoral reactions in children with complicated enterovirus 71 infections in Taiwan. J Infect Dis 183(6):850-856.

Zhang W, Dai WL, Zhang C, et al. 2018. A virus-like particle-based tetravalent vaccine for hand, foot, and mouth disease elicits broad and balanced protective immunity. Emerg Microbes Infect 7(1):94.

Zhao K, Han X, Wang G, et al. 2011. Circulating coxsackievirus A16 identified as recombinant type A human enterovirus, China. Emerg Infect Dis 17(8):1537-1540.

Zhou BP, Liu WL, Xie JJ, et al. 2008. Expression of recombinant VP1 protein of enterovirus 71 and development of serological assay for detection of EV71 infection. Zhong Hua Shi Yan He Lin Chuang Bing Du Xue Za Zhi 22(6): 492-494.

Zhou Y, Li JX, Jin PF, et al. 2016. Enterovirus 71: A whole virion inactivated enterovirus 71 vaccine. Expert Rev Vaccines 15(7):803-813.

Zhu FC, Meng FY, Li JX, et al. 2013. Efficacy, safety, and immunology of an inactivated alum-adjuvant enterovirus 71 vaccine in children in China: A multicentre, randomised, double-blind, placebo-controlled, phase 3 trial. Lancet 381 (9882):2024-2032.

Zhu FC, Xu WB, Xia JL, et al. 2014. Efficacy safety, and immunogenicity of an enterovirus vaccine in China. N Engl J Med 370(11):818-828.

Zong WP, He YQ, Yu SY, et al. 2011. Molecular phylogeny of coxsackievirus A16 in Shenzhen, China, from 2005 to 2009. J Clin Microbiol 49(4):1659-1661.

# 第 45 章

# 埃博拉疫苗

陈　薇　侯利华

**本章摘要**

　　埃博拉病毒属于丝状病毒科,可引起人和其他灵长类动物发生高致死率出血热。埃博拉病毒感染引起的疾病称为埃博拉病毒病,主要流行于非洲,2014 年在西非几内亚、利比里亚和塞拉利昂等国暴发大规模疫情,导致 1 万多人死亡。多种埃博拉疫苗包括 DNA 疫苗、非复制型和可复制型的病毒载体疫苗进入临床试验阶段。

## 45.1　概述

　　埃博拉病毒（Ebola virus）属于丝状病毒科，可引起人和其他灵长类动物发生出血热。1976年首次发现于苏丹南部和刚果民主共和国的埃博拉河地区，由此得名（Bowen et al.，1977）。发病者出现发热、呕吐、腹泻、体内外出血，脑、肝、肾功能损害等症状，死亡率高达50%～90%，埃博拉病毒感染引起的疾病在2014年以前被称为"埃博拉出血热"（Ebola hemorrhagic fever）（Colebunders et al.，2000）。2014年，西非埃博拉疫情暴发之后，世界卫生组织和美国疾病预防控制中心将其更名为埃博拉病毒病（Ebola virus disease，EVD）。

　　EVD的潜伏期通常为2～21天，平均4～10天。早期症状类似流感，包括发热、疲劳、头痛、肌痛、恶心、呕吐、腹泻等。随着疾病的进展，体内外可呈现出血症状，包括皮下、脏器、消化道出血等。与其他出血热病毒［马尔堡病毒（Marburg virus，MARV）、拉萨热病毒］感染者相似，EVD患者还可能出现记忆力减退、中枢神经系统功能紊乱、大量脱发等症状。该病预后极差，约50%的患者可能死于弥散性血管内凝血（disseminated intravascular coagulation，DIC）、感染性休克及多器官功能障碍综合征（multiple organ dysfunction syndrome，MODS）等（Sanchez et al.，2006）。尽管目前EVD的临床经过相对明确，然而由于取材困难、疫情暴发地区偏远、研究条件要求高等原因，埃博拉病毒的致病机制尚不清楚。

　　埃博拉病毒病是在1976年同时暴发的两起疫情中首次出现的，一起在现在的南苏丹恩扎拉，另一起在刚果民主共和国扬布库。后者发生在位于埃博拉河附近的一处村庄，该病由此得名。2014—2016年在西非出现的疫情是1976年首次发现埃博拉病毒以来发生的最大且最复杂的埃博拉疫情。这次疫情出现的病例和死亡数字超过了所有其他疫情的总和。疫情还在国家之间蔓延，首先在几内亚发生，随后通过陆路边界传到塞拉利昂和利比里亚（WHO，2017）。

　　许多实验室和制药公司进行埃博拉疫苗和治疗药物的研发，这些疫苗包括DNA疫苗、亚单位疫苗、非复制型和可复制型病毒载体疫苗。一些DNA疫苗或者基于活病毒载体的疫苗已经进入临床研究阶段。针对埃博拉病毒的特异性治疗药物如Zmapp抗体、法匹拉韦（Favipiravir）以及反义核酸药物AVI6002也进入临床研究阶段。

## 45.2　病原学

### 45.2.1　形态

　　埃博拉病毒属（Ebolavirus）与马尔堡病毒属（Marburgvirus）和奎瓦病毒属（Cuevavirus）同归为丝状病毒科。埃博拉病毒为单股负链、不分节段、有囊膜的RNA病毒，在电子显微镜下，该病毒一般呈现线形结构，也可能出现"U"字、"6"字形，缠绕、环状或分枝状等多种形态。病毒直径80 nm左右，但长度变化很大，一般为1 000 nm，最长可达14 000 nm。成熟的病毒体由位于中心的核衣壳和外面的包膜构成，位于病毒体中心的核衣壳蛋白由螺旋状缠绕的负链核糖核酸与核蛋白（nucleoprotein，NP）、病毒蛋白VP35和VP30、RNA依赖的RNA聚合酶（L）组成。病毒包膜上的糖蛋白（glycoprotein，GP）为跨膜蛋白，形成三聚体刺突（Sanchez et al.，2006）。

　　埃博拉病毒在室温下稳定，在室温及4℃存放1个月后，感染性无明显变化，但在60℃条件下60 min可被杀死，还可以通过紫外线、γ射线、煮沸灭活5 min等方式灭活病毒，也可用次氯酸钠和消毒剂来灭活埃博拉病毒（Chepurnov et al.，2003）。

### 45.2.2　分型

　　目前已发现的埃博拉病毒属包括5个亚种：扎伊尔型埃博拉病毒（Zaire ebolavirus，EBOV）、苏丹型埃博拉病毒（Sudan ebolavirus，SUDV）、塔伊森林型埃博拉病毒［Taï Forest ebolavirus（TAFV），又叫科特迪瓦型或象牙海岸型］、本迪布焦型埃博拉病毒（Bundibugyoe ebolavirus，BDBV）和莱斯顿型埃博拉病毒（Reston ebolavirus，RESTV）（Bukreyev et al.，2014）。前4种埃博拉病毒都有感染人类并导致类似临床症状的报道，目前仅在非洲发现。其中，扎伊尔型埃博拉病毒对人致病性最强，苏丹型埃博拉病毒次之。不包括2014年暴发的西非扎伊尔型埃博拉疫情，以往疫情中，扎伊尔型埃博拉病毒引起的病死率为44%～90%；苏丹型埃博拉病毒引起的病死率为41%～71%；本迪布焦型埃博拉病毒引发两起疫情,病死率分别是 25% 和 51%;塔伊森林型埃博拉病毒只有 1 例病例,未死亡(Le Guenno et al.,1995)。莱斯顿型埃博拉病毒可以感染人类,但至今尚无引起疾病或死亡的报道(Miranda et al.,2011)。

### 45.2.3 基因组

埃博拉病毒基因组大小约 19 kb,是迄今为止最长的单股负链 RNA 病毒基因组。埃博拉病毒基因组编码 7 个结构蛋白和 2 个非结构蛋白。基因顺序为 3′ 端-NP-VP35-VP40-GP-VP30-VP24-L-5′ 端,两端的非编码区含有重要的信号以调节病毒转录、复制和新病毒颗粒包装,每 1 种蛋白均由单独的 mRNA 所编码(Sanchez et al.,2006)。

基因组所编码的蛋白中,NP 是核衣壳蛋白,VP30 和 VP35 是病毒结构蛋白,VP35 具有拮抗 I 型干扰素的作用(Basler et al.,2000),VP24 和 VP40 与病毒的成熟释放有关,前者是小型膜蛋白,后者构成病毒基质蛋白(Noda et al.,2002)。RNA 依赖的 RNA 聚合酶(L)是病毒基因组转录成信使 RNA 所必需的酶,它对病毒基因组的复制也有重要作用。GP 是跨膜糖蛋白,与病毒的入侵过程及细胞毒性有关,目前的研究也表明,GP 是埃博拉病毒的保护性抗原(Yang et al.,2000)。另外,具有与 GP 相同的转录模板,但是通过病毒自身转录编辑产生的可溶性糖蛋白(sGP),与跨膜 GP 有相同的 N 端。sGP 可以与宿主免疫细胞相互作用,抑制这些细胞的活化,降低对病毒的固有免疫反应(Yang et al.,1998)。

埃博拉病毒的进化速率约为 $7×10^{-4}$ 突变·位点$^{-1}$·年$^{-1}$。自 1976 年发现 EBOV 以来,40 多年里积累了大量的突变(Carroll et al.,2013)。目前已发现的 EBOV 病毒株都由 1976 年的毒株突变而来。但是全基因组测序分析显示,2014 年西非疫情的几内亚毒株(EBOV/H. sap/GIN/14/Mak)与 1976 年已发现的刚果民主共和国 EBOV 病毒株的同源性只有 97%,并形成独立进化支,该毒株与刚果民主共和国和加蓬 EBOV 平行进化,源自共同祖先,并非由其他两国传入几内亚(Kuhn et al.,2014;Baize et al.,2014)。然而,仍有德国科学家认为,引发 2014 年西非疫情的病毒株可能来源于中非(Calvignac-Spencer et al.,2014)。

## 45.3 流行病学

### 45.3.1 流行概况

1976 年,扎伊尔(现刚果民主共和国)的扬布库和苏丹的恩扎拉分别暴发了出血热疫情,在这两个地区 EBOV 和 SUDV 首次分别被分离,并以扬布库村庄所在的埃博拉河命名(WHO,1976)。在这以后的 EVD 暴发中,绝大多数是由这两种病毒引起的。EBOV 感染首次暴发造成 318 人感染,280 人死亡,病死率高达 88%。此后,EBOV 感染陆续在非洲刚果共和国和加蓬等国家暴发,每次暴发的病例不均,但死亡率高达 44%~90%。2014 年,西非几内亚、利比里亚和塞拉利昂暴发大规模流行,造成 28 000 多人感染,11 000 多人死亡。同时,欧美国家发生多例输入性感染。2017 年,刚果民主共和国再次暴发埃博拉疫情,8 人感染,4 人死亡(WHO,2017)。

截至 2017 年 7 月,非洲已暴发过 7 次由苏丹型埃博拉病毒引起的疫情,其中 3 次在苏丹,4 次在乌干达,死亡人数 426 例,死亡率为 54%。1994 年,瑞士人在科特迪瓦的死亡黑猩猩中分离到 TAFV,截至目前,在人类中 TAFV 引起 1 人发病,并最终治愈(Le Guenno et al.,1995)。2007 年,在乌干达西部分离出了 BDBV(Towner et al.,2008)。BDBV 有过两次流行,共造成 66 人死亡,死亡率为 32%(MacNeil et al.,2010;Albariño et al.,2013)。1989 年,RESTV 首次在菲律宾的猕猴中发现(Jahrling et al.,1990),2008 年首次在菲律宾的猪中分离到该型病毒(Barrette et al.,2009)。人类暴露于 RESTV 感染的灵长类动物中可能被感染,但该病毒并不引起人类明显的疾病(Miranda et al.,2011)。

EVD 患者在人群中广泛分布,男性和女性、从婴儿至老人均易感染埃博拉病毒,但以成年人多见。

### 45.3.2 流行季节和地区

从以往 EVD 流行月份上看,EVD 流行无时间分布规律,全年均有发病。以往的疫情中,埃博拉病毒(EBOV、SUDV 和 BDBV)引起的 EVD 常在降雨减少或雨季快结束时暴发,而由 SUDV 引起的 EVD 一般常在湿润季节里暴发。但由埃博拉病毒引起的

2014 年 EVD 病例增加最快的是雨季的 8—10 月。

除 RESTV 在菲律宾被检出外,2014 年以前 EVD 主要发生于撒哈拉以南的非洲地区,尤其在中非的热带雨林地区。EVD 曾在非洲中南部的刚果民主共和国、刚果共和国、加蓬、乌干达和东北部的苏丹流行,1996 年在南非也曾出现过 1 例 EVD 患者(Groseth et al.,2007)。但 2014 年,EVD 疫情首先在西非的几内亚暴发,后逐步扩散到利比里亚、塞拉利昂和尼日利亚,并且有向其他地区蔓延的趋势。以前暴发的 EVD 疫情大多在局部地区,而 2014 年 EVD 疫情扩散到大城市,几内亚、利比里亚和塞拉利昂的首都均出现了大量病例,呈现全国蔓延趋势(Bogoch et al.,2015)。EVD 在偏远农村高发,虽然与落后的卫生水平及民众对卫生知识的缺乏有关,但更重要的原因可能是居住于偏远农村的人由于其居住环境或生活习惯更容易接触到埃博拉病毒宿主而被感染。

### 45.3.3 传播途径

EVD 是人畜共患传染病,埃博拉病毒不仅在人类中引起流行,灵长类和其他一些哺乳动物也被认为对该病毒易感。大猩猩、黑猩猩及黑背麂羚感染埃博拉病毒后可出现与人类相似的症状,且具有很高的病死率,所以它们可能是埃博拉病毒的终宿主,而不是其自然宿主(Lahm et al.,2007)。埃博拉病毒的自然宿主有哪些,至今尚未有确切定论,现阶段普遍认为,果蝠是埃博拉病毒的原始宿主(Marí Saéz et al.,2014)。人类多因接触感染动物或其尸体而感染埃博拉病毒。主流观点认为,埃博拉病毒在人与人之间的传播是通过直接接触传播,易感人群通过直接接触感染者的体液(血液、唾液)或者污染的衣物等物品而被感染(Gasillas et al.,2003)。除了感染者的血液和唾液中含有病毒、具有传染性之外,研究发现,感染者精液和尿液中也可以检测到病毒,推测埃博拉病毒也可能通过性行为传播(Jeffs et al.,2006)。在 466 例幸存者的跟踪调查中,63% 的幸存者 12 个月后仍检测出埃博拉病毒,最长 565 天后仍可检出埃博拉病毒(Soka et al.,2016)。还有研究提示,埃博拉病毒也可能通过空气飞沫传播(Osterholm et al.,2015)。

## 45.4 发病机制

### 45.4.1 病毒感染

埃博拉病毒进入体内后,首先感染单核细胞、树突状细胞及巨噬细胞(淋巴组织内网状细胞及肝内库普弗细胞),这些细胞能够支持病毒的复制,并且是病毒持续攻击的对象。随之受累的是肝和肾上腺的实质细胞和内皮细胞,最终感染上皮细胞(Geisbert et al.,2003)。病毒在宿主细胞内复制,其组分及病毒颗粒以囊泡形式存在,成熟后以出芽的形式释放,这一过程有助于病毒逃避宿主的免疫监视。病毒对靶细胞的感染具体包括:① 受到感染的单核细胞和巨噬细胞释放多种细胞因子和趋化因子,包括肿瘤坏死因子(TNF)、白细胞介素-1β(IL-1β)、活性氧和一氧化氮等,引起单核细胞和巨噬细胞的聚集,并激活中性粒细胞,进一步扩大炎症反应。同时,受到感染的单核细胞和巨噬细胞表达多种与凝血功能异常密切相关的细胞因子,因此,单核细胞和巨噬细胞不仅无法清除埃博拉病毒,反而协助病毒增殖,并将病毒转运、扩散至宿主全身。② 埃博拉病毒可在重要的抗原提呈细胞,如树突状细胞内完成增殖。③ 通过糖蛋白或病毒感染,可直接破坏细胞结构,损伤肝、肾上腺皮质、脾等组织器官(Bray et al.,2005)。人类和非人灵长类动物感染后,肝出现不同程度灶状坏死,引发凝血功能障碍,肾上腺皮质细胞坏死,导致血管血压调节障碍(Martins et al.,2015)。

以人类埃博拉病毒感染者样本为实验材料的研究内容较少。对比研究急性期和恢复期的细胞因子水平后发现,在感染早期,幸存者体内包括 IL-1β、TNF-α、IL-6、巨噬细胞炎症蛋白(macrophage inflammatory protein,MIP)MIP-1a 和 MIP-lb 在内的细胞因子水平显著上升,而恢复期这些细胞因子的水平下降。与之相反,死亡者体内细胞因子水平在急性期升高不明显,而疾病晚期则明显增加,死亡者的体内存在细胞因子风暴的现象,包括 IL-2、IL-10、TNF-α、IFN-γ 在内的细胞因子水平均显著升高,疾病晚期免疫系统的过度活化可能是死亡原因(Villinger et al.,1999)。EVD 患者的重要死亡原因是疾病早期固有免疫和适应性免疫处于抑制状态,而疾病晚期出现异常的细胞因子风暴,最终出现休克、MODS 等并发症(Baize et al.,1999)。

## 45.4.2　病毒引起免疫抑制

　　埃博拉病毒进入体内后,首先感染单核巨噬细胞及树突状细胞,被感染的树突状细胞成熟受到抑制,从而使机体无法激发 T 细胞免疫应答;另外,埃博拉病毒本身虽不感染 T 淋巴细胞,却可以通过 Fas/FasL 途径导致 T 淋巴细胞凋亡,致使 CD4[+] 和 CD8[+] T 淋巴细胞大量锐减(Gupta et al.,2007)。病毒蛋白对机体免疫功能也有显著影响,如 VP24 中止了蛋白信号转导和活化因子 1(protein signal transduction and activating factor 1,STAT1)在细胞核内积聚过程,通过阻止 I 型干扰素的信号抑制干扰素产生(Reid et al.,2006);病毒蛋白 VP35 通过阻断干扰素调节因子 3(interferon regulatory factor 3,IRF-3)的活性,抑制多条干扰素信号通路,进而抑制宿主细胞的先天抗病毒反应(Basler et al.,2003)。

　　综上,病毒感染通过多种机制破坏了固有免疫和适应性免疫的功能,使得机体处于免疫抑制状态,不能限制病毒在体内的复制和播散,病毒大量复制引发高病毒血症,导致机体出现细胞因子风暴,最终致死。若机体在感染初期能够诱导产生炎性反应,及时清除病毒,则患者可能幸存。所以感染初期免疫水平与病毒感染的严重程度密切相关,是决定疾病转归的重要因素。

## 45.4.3　血管损伤

　　EVD 的另一病理改变是血管损伤引起的结缔组织出血。埃博拉病毒感染引起的出血大都是由于血管通透性增加而发生的渗出性出血。其机制可能有:① 埃博拉病毒具有泛嗜细胞性,多种组织细胞均可被感染,因而器官受损。临床研究证明,EVD 患者肝、肾受累最重。肝是凝血因子一个重要来源,肝受损直接导致凝血因子合成下降。另外,体外试验也证明病毒感染肝细胞可下调凝血相关产物的表达,说明病毒致肝损害,凝血因子合成减少是埃博拉病毒感染后出血的重要原因之一(Kash et al.,2006)。② 细胞因子风暴及其引发的一氧化氮的大量释放,均可直接改变内皮细胞形态和功能,甚至破坏血管,增加血管通透性。细胞因子中,TNF-α 可通过多个机制促进血管通透性增加,它可通过与特定的内皮细胞受体结合,激活内皮细胞,进而增加内皮细胞的通透性(Horvath et al.,1988);在埃博拉病毒感染导致的凝血障碍机制中,免疫病理反应介导的内皮细胞功能障碍可能占重要地位,细胞因子风暴刺激组织因子的表达,启动凝血级联反应,最终导致 DIC。③ 病毒能够直接破坏血管内皮细胞,其重要机制之一是 GP 可直接与内皮细胞结合导致内皮细胞的表面分子下调表达、附着力下降,严重者内皮细胞死亡,以上病理变化均可导致血管通透性增加,引起出血(Yang et al.,2000);另外,埃博拉病毒的 GP 与巨噬细胞结合,随之启动细胞信号通路,影响宿主细胞基因特别是炎性反应因子相关基因的表达水平,后者在调控感染后机体免疫应答强度的同时,也影响内皮细胞的功能和通透性,进而成为出血的另一重要原因(Wahl-Jensen et al.,2011)。

## 45.4.4　EVD 的治疗及其治疗药物

　　目前尚无批准的药物用于 EVD 患者的治疗,治疗方法以对症和支持治疗为主,主要包括:维持水、电解质平衡,补充体液和电解质;预防和控制出血;维持血氧及血压平衡;及时控制继发感染;治疗肾功能衰竭和出血、DIC 等并发症。目前有一些药物在动物试验以及初步的临床应用中显示出了较好的效果。

　　Zmapp 抗体是美国和加拿大共同开发的一种抗埃博拉病毒新药,由 3 种人源化单克隆抗体组成,这 3 个抗体均锚定于 GP。研究表明,即使在感染 5 天后出现严重症状时使用 Zmapp 抗体,也能起到很好的保护作用(Qiu et al.,2014)。在 2014 年西非埃博拉疫情中,Zmapp 抗体已经用于少数感染者的治疗,疗效不错。一个来源于埃博拉病毒感染者的单个抗体在感染后 5 天给药,可以保护食蟹猴免受埃博拉病毒攻击(Corti et al.,2016)。

　　2014 年 9 月,美国 FDA 批准加拿大制药商 Tekmira 公司研制的 TKM-Ebola 药物可在紧急情况下用于确诊或者疑似感染埃博拉病毒的患者。TKM-Ebola 也成为全球第 2 个可用于 EVD 治疗的药物。TKM-Ebola 属于基因治疗药物,是一种靶向埃博拉病毒 RNA 多聚酶的小干扰 RNA,通过抑制埃博拉病毒相关基因 VP24 和 VP35,使致病基因"沉默"而起作用。在感染后 30~60 分钟给药,对感染扎伊尔型埃博拉病毒的猴子保护率为 60% 或者 100%(Warren et al.,2010)。但其安全性有一定问题,

FDA 批准其仅用于 EVD 患者治疗。

法匹拉韦（Favipiravir，或称 T-705）原本是应用于抗流感病毒的药物，在小鼠模型中发现，法匹拉韦能够保护小鼠免受埃博拉病毒的感染，由于没有经过非人灵长类（non-human primate，NHP）动物保护试验以及人类相关研究，法匹拉韦能否抗埃博拉病毒感染尚不明确（Oestereich et al.，2014）。WHO 目前并未推荐该药用于 EVD 的治疗。

## 45.5　埃博拉疫苗的发展

从发现埃博拉病毒之后，许多实验室和制药公司就开展了埃博拉疫苗的研发，这些疫苗包括灭活疫苗、DNA 疫苗、亚单位疫苗、非复制型和可复制型病毒载体疫苗等，多个疫苗进入临床研究。研究表明，抗体水平在疫苗的保护中起着关键作用（Marzi and Feldmann，2014）。

### 45.5.1　灭活疫苗和亚单位疫苗

灭活疫苗和亚单位疫苗是最先尝试的疫苗种类。虽然灭活疫苗在豚鼠试验中有效，但 NHP 动物接种灭活疫苗时无效（Geisbert et al.，2000）。传统亚单位疫苗在啮齿动物模型中也只显示了部分保护性（Mellquist-Riemenschneider et al.，2003）。

病毒样颗粒（VLP）疫苗已在多种疫苗上验证了其有效性。埃博拉 VLP 疫苗包括了埃博拉病毒的 VP40 和 GP，有时也会加入 NP。细胞中表达的 VP40 可生成 VLP，并从细胞中出芽。啮齿动物的研究显示，含有 VP40 和 GP 的 VLP 能 100% 预防埃博拉病毒感染。NHP 动物接种含有 GP、VP、VP40 和 RIBI 佐剂的 VLP 疫苗 3 次后，体内会诱导有效免疫应答，可抵抗致命埃博拉病毒的攻击（Warfield et al.，2007）。与病毒载体疫苗相比，VLP 疫苗是一种更安全的疫苗。此外，VLP 疫苗有高度免疫原性，能同时诱导体液免疫和细胞免疫反应。

在豚鼠模型中，通过免疫嵌合 VLP（EBOV-GP/MARV-VP40）或混合埃博拉病毒及 MARV 病毒样颗粒，可检测到对埃博拉病毒和 MARV 感染患者的交叉保护作用（Swenson et al.，2005）。虽然埃博拉 VLP 疫苗的保护机制尚未被完全确定，但通过研究人乳头瘤病毒疫苗发现，体液免疫反应可能是保护作用的关键。2014 年西非埃博拉疫情之后，美国

Novavax 公司研制的包含 EBOV-GP 的 VLP 疫苗在啮齿动物和 NHP 动物上验证了其有效性。

### 45.5.2　DNA 疫苗

对于首次出现或者反复出现的病原体，DNA 疫苗的优势在于快速适应新的病原、无感染性以及容易制备。针对埃博拉病毒，编码 GP 和 NP 的 DNA 疫苗经过 4 次免疫后，在小鼠体内有 100% 保护性。3 次免疫后对豚鼠有部分保护作用。特别值得注意的是，存活下来的动物 50% 患上病毒血症（Riemenschneider et al.，2003）。至于 NHP 动物，尚无单独接种 DNA 疫苗的数据，但 DNA 和重组 5 型人腺病毒（rAd5）载体结合的免疫能够达到 100% 保护（Sullivan et al.，2000）。

丝状病毒科 DNA 疫苗采用肌间电穿孔法，使接种更大剂量的 DNA 成为可能。接种了 2 或 3 种的混合质粒（其编码 EBOV-GP、SUDV-GP 和 MARV-GP），或某一单独质粒的小鼠，达到了 100% 的保护效果。通过 ELISA 检测到了抗原特异性 IgG 应答（Grant-Klein et al.，2012），但疫苗剂量并未显著影响体液免疫应答的程度。接下来采用优化的 EBOV-GP、SUDV-GP 与 MARV-GP 组合质粒的初免-加强免疫法证明，该 DNA 疫苗能保护豚鼠免受致死剂量的 EBOV 的攻击（Shedlock et al.，2013）。DNA 疫苗的进一步发展还是要先检测它在 NHP 动物中的保护效果。

针对埃博拉病毒，已有由美国主持的两项 DNA 疫苗进入临床研究，分别是在 2003 年（NCT00072605）和 2009 年（NCT00997607），临床研究结果显示，疫苗在人体内是安全的，但免疫原性有待进一步提高（Martin et al.，2006；Kibuuka et al.，2014）。在乌干达进行的临床研究中，只有约一半的受试者产生了针对 GP 的抗体反应或者 T 细胞反应（Kibuuka et al.，2014）。

### 45.5.3　非复制型病毒载体疫苗

#### 45.5.3.1　重组腺病毒载体疫苗

2000 年，Sullivan 等人首次提出，将表达的 EBOV-GP 的复制缺陷型 Ad5 重组载体（Ad5/EBOV-GP）作为疫苗。Ad5/EBOV-GP 首先用来加强 DNA 初免疫苗，对 NHP 动物有 100% 保护（Sullivan et al.，2000）。后续证明免疫 1 次 Ad5/

EBOV-GP,28 天后就能在 NHP 动物上有 100% 的保护效果(Sullivan et al.,2003)。Wong 等证明,在啮齿动物和猴体内 Ad5 重组载体埃博拉疫苗保护的关键成分是埃博拉病毒 GP 特异性的抗体(Wong et al.,2012)。

Ad5 载体疫苗在人体使用上有一个重要问题,即某些人群身上存在对 Ad5 60%~90% 的预存免疫(Mast et al.,2010)。对啮齿动物和 NHP 动物进行的试验证明,预存免疫会大幅度减弱疫苗的保护功效。为解决这一问题,科学家已经开始着手改善其免疫途径或疫苗载体,试验证明,经口、鼻或气管免疫的疫苗能够降低预存免疫,而不影响疫苗对这种致命病毒的功效,T 细胞反应的刺激也得以大大提高(Croyle et al.,2008;Choi et al.,2012)。此外,加大疫苗剂量也能克服 NHP 动物对特异性 Ad5 的预存免疫(Pratt et al.,2010)。另外,科学家也在努力把 Ad5 载体替换为其他血清型腺病毒,如 Ad26 和 Ad35,使人体对其不具有或仅有少量的预存免疫(Geisbert et al., 2011);或是把 Ad5 载体转化为 NHP 动物特有的腺病毒,如黑猩猩的 Ad3 和 Ad21(Kobinger et al.,2006)。目前,Ad26 和 Ad35 已经应用于埃博拉病毒疫苗的研制,并且在 NHP 动物上实现了良好的保护作用,但免疫剂量或者免疫次数要高于 Ad5 载体(Geisbert et al.,2011)。编码埃博拉病毒糖蛋白的黑猩猩 Ad3-EBO 疫苗,在 NHP 动物模型中具有安全性和保护性(Stanley et al.,2014)。

#### 45.5.3.2 基于甲病毒的埃博拉疫苗

委内瑞拉马脑脊髓炎病毒(Venezuelan equine encephalitis virus,VEEV)是一种甲病毒,将 VEEV 减毒株的包膜蛋白基因被 EBOV-GP 基因或(和)NP 基因替换,为复制缺陷型病毒。在小鼠模型中,表达 EBOV-NP 的 VEEV 疫苗具有 100% 的保护性;此外表达 EBOV-GP 和 EBOV-NP 组合的载体疫苗免疫后,小鼠保护率达 100%(Pushko et al.,2000)。在食蟹猴保护试验中,接种 1 剂 $10^{10}$ 病毒颗粒的 VEEV/EBOV-GP 和 VEEV/EBOV-NP 混合载体疫苗能够达到 100% 保护。不过对 SUDV 的气溶胶感染,1 剂疫苗还不够,必须要 2 剂(Herbert et al.,2013)。目前该疫苗生产还存在潜在的问题,还需要大量试验以证明疫苗的保护机制。

#### 45.5.3.3 重组 EBOVΔVP30

RNA 病毒的反向遗传学系统的发展,使得研究者在这些病毒上发现基因多样性变异。2008 年,Halfmann 和同事建立了 EBOV 的重组体。EBOV 基因组的必需基因——VP30(一种病毒特异性转录激活因子)被删除,最终得到的重组病毒 EBOVΔVP30 失去了复制能力(Halfmann et al.,2008)。这一重组型病毒的安全性已经通过了对 EBOV 感染具有高度敏感性的 STAT1⁻/⁻ 小鼠进行的评估。这些动物感染 EBOVΔVP30 后并没有出现病症、引发病毒血症或致死。接种含 EBOV△VP30 疫苗后的 BALB/c 小鼠会产生强烈的 EBOV-GP 抗体和 EBOV-NP CTL 反应,且所有动物都在致命的 EBOV 攻击下存活下来。此外,这种疫苗在豚鼠上可以达到 100% 的保护效果,但在 NHP 动物上的有效性目前还无法确定(Halfmann et al.,2009)。

EBOVΔVP30 是一种值得研究的疫苗,其载体非常接近野生型 EBOV,具有其所有特征,但不含可以引起特异性 EBOV 免疫反应的 VP30 蛋白。然而,科学家还考虑到,这种病毒与野生型 EBOV 具有 95% 的相似性,仅缺少了 VP30 基因。目前无证据表明 EBOV 复制过程会导致 VP30 重组为野生型病毒基因组。

### 45.5.4 复制型疫苗载体

#### 45.5.4.1 重组水疱性口炎病毒载体

水疱性口炎病毒(vesicular stomatitis virus,VSV)是弹状病毒科的一种,基于这种病毒的反向遗传学开发了一种大有前景的 EBOV 疫苗。最近被用于 EBOV 疫苗的载体缺少 VSV 糖蛋白(G)、亲神经性和病毒致病性决定簇,就像一个减毒的印第安纳血清型 VSV。在普通人中几乎没有预存免疫。VSV-ZEBOV 载体编码 EBOV-GP 取代 VSV-G 作为免疫原,这种疫苗病毒是减毒的,能产生高度免疫原,接种人仅是经历了暂时的 VSV 病毒血症。

VSV-ZEBOV 疫苗在 NHP 动物试验中显示在接种 1 剂疫苗 4 周后,保护率达到 100%,动物不会产生 EBOV 病毒血症(Jones et al.,2005)。接种该疫苗后,利用气溶胶方式攻击,NHP 动物也可得到保护(Geisbert et al.,2008)。这个平台通过构建相应 G 蛋白的载体扩展到所有已知 EBOV 物种。为了防御多种 EBOV 和 MARV,将单一重组病毒混合并免疫 NHP 动物,动物能免受 3 种 EBOV 和 MARV 的致命威胁,证明能够实现交叉保护(Geisbert et al., 2009)。

针对 VSV-ZEBOV 疫苗抗 EBOV 感染的保护机制,研究发现,EBOV-GP 特异性的 IgG 血清水平与存活率有关。在接种 VSV-ZEBOV 疫苗后,清除了 NHP 动物中的 CD4$^+$ T 细胞,会导致动物中缺少抗原特异性抗体从而丧失保护能力(Marzi et al., 2013)。T 细胞反应的保护能力还不清楚,但 EBOV-GP 特异性 IgG 显然起着至关重要的作用。

### 45.5.4.2 重组痘病毒疫苗载体

痘病毒(vaccinia)属于痘毒病科的正痘病毒,是一种带有单一、线性、长 130~300 kb 双链 DNA 的包膜病毒。基于经过修饰的 Vaccinia Ankara 痘病毒载体(MVA)的疫苗通过同源 DNA 重组产生,以 EBOV 为例,一些 EBOV 基因被选为单抗原:GP、sGP、NP、VP35、VP40。在豚鼠保护试验中,只有表达 GP 的痘病毒(MVA-EBO)表现出部分保护性能,其余载体都未能起到任何保护作用。存活的豚鼠未出现病毒血症,后面还做了 NHP 动物保护试验,但没有显示出保护活性(Geisbert et al., 2002)。另一项研究表明,在首次接种 chAd3-EBO 疫苗的 10 个月后,利用痘病毒载体疫苗 MVA-EBO 进行加强,在 NHP 动物上达到了 100% 的保护效果(Stanley et al., 2014)。

### 45.5.4.3 重组巨细胞病毒疫苗载体

构建能够表达一个位于 EBOV-NP(43—54 位氨基酸)上的细胞毒性 T 淋巴细胞(CTL)抗原表位的一种重组小鼠巨细胞病毒(CMV),免疫 1 次之后,在小鼠体内可检测到对 EBOV-NP 抗原的 CTL 反应。随后,C57BL/6 小鼠接种了 2 剂 CMV/EBOV-NP 疫苗,用致命剂量 EBOV 攻击,小鼠可以存活(Tsuda et al., 2011)。这些数据表明了 CTL 反应在防止致命 EBOV 感染中所起的作用,但是需要通过更多 CMV 敏感的 NHP 动物试验来证明。

### 45.5.4.4 重组副黏病毒载体

人副流感病毒 3(human parainfluenza viruses 3,HPIV3)是一种常见的呼吸道病原体,重组 HPIV3 已用于婴儿对抗 HPIV3 和麻疹感染的双价疫苗的研究。将 HPIV3/EBOV-GP 或 HPIV3/EBOV-GP/NP 滴注试验豚鼠鼻内,存活率达到 100%(Bukreyev et al., 2006)。在 NHP 动物中,要达到 100% 保护,需要滴鼻免疫 2 次(Bukreyev et al., 2007)。像 Ad5 载体疫苗一样,HPIV3 也有预存免疫的问题。为了降低预存免疫的影响,通过删除 HPIV3 的 F 和 HN 基因来改造疫苗载体,这些基因是 HPIV3 特异性体液免疫反应的主要靶标。使用这种新型 rHPIV3△F△HN/EBOV-GP 免疫的豚鼠能够抵抗 EBOV 的致命攻击。但没有数据证明,基于 HPIV3 的第 2 代疫苗在 NHP 动物上具有保护效果。

HPIV3 载体的主要优点是其无针注射的潜力,容易大量生产,且可能有利于对呼吸道感染产生免疫。与其他疫苗相似,诱导抗体反应似乎与存活率相关,但人体的预存免疫是个主要问题。

新城疫病毒(newcastle disease virus,NDV)是一种在人体没有预存免疫的禽类副黏病毒。NHP 动物接种了这种表达 EBOV-GP 的重组病毒(NDV/EBOV-GP),尽管肺部 EBOV-GP 特异性 IgA 抗体中,来源于两种病毒载体产生的 GP 中和抗体滴度相同,但与 HPIV3/EBOV-GP 疫苗相比,抗原特异性的 IgG 反应未达到相同水平(DiNapoli et al., 2010)。总体来说,NDV/EBOV-GP 疫苗可能比基于 HPIV3 疫苗的免疫原性更低,这种疫苗还未在 NHP 动物上进行评价。

### 45.5.4.5 基于狂犬病病毒载体的疫苗

一种能够既预防狂犬病又预防埃博拉出血热的双价疫苗(RABV/EBOV-GP),基于 RABV SAD B19 株建立,将 RABV 的 G 蛋白突变成为神经毒力低的蛋白,同时表达 EBOV-GP,免疫后可以使小鼠免于 RABV 和 EBOV 的攻击,100% 存活下来(Papaneri et al., 2012)。在恒河猴免疫 1 次后攻毒,显示了 100% 的保护性。但在另一项研究中,免疫另外两个 RABV/EBOV-GP 疫苗只达到了 50% 的保护率。预存免疫并不会影响疫苗的效果,但目前尚无动物保护试验的结果(Blaney et al., 2013)。研究表明,该疫苗的抗体在动物保护中起关键作用。在非洲发展一个既能预防埃博拉病毒病又能预防狂犬病的疫苗是很有应用前景的。

## 45.5.5 疫苗临床研究

2014 年西非埃博拉病毒病疫情暴发前,只有美国研发的 Ad5 载体埃博拉疫苗和 DNA 埃博拉疫苗进入临床研究（Ledgerwooda et al.，2011；Martin et al.，2006；Kibuuka et al.，2014），而在 2014 年疫情暴发后，有多种疫苗进入临床研究并报告了其临床研究结果。

VSV-ZEBOV 由加拿大国家微生物实验室研制，与美国纽琳基因公司联合进行临床研究，后又被美国默克公司收购。2014 年后，在美国、瑞士、马里等地开展了多个Ⅰ期临床试验，在瑞士日内瓦进行的临床试验由于受试者出现了关节疼痛等副反应而于 2014 年 12 月暂停，这些症状不经治疗能够缓解，后经评估后，临床试验重新启动（Agnandji et al.，2016）。2014 年西非埃博拉病毒病疫情暴发后，VSV-ZEBOV 进入临床试验阶段，在美国、欧洲等地进行了临床Ⅰ期试验，后又在西非国家（几内亚、塞拉利昂）开展大规模的Ⅲ期临床试验。这是一项涉及 11 841 人的临床试验，在接种疫苗的 5837 人中，接种后 10 天（含）以上没有出现埃博拉病毒病病例记录。相对而言，在没有接种疫苗的人员中，接种后 10 天（含）以上发生了 23 例病例，证明疫苗具有 100% 的保护作用（Henao-Restrepo et al.，2016）。这次临床试验选用的是环围接种试验方案，某些环形圈里的人员在发现病例后不久即得到接种，另有一些圈里的人员则在延迟 3 周后获得接种，通过不同环形圈的发病人数来评价疫苗的保护效力。

由我国研发的基于 Ad5 载体的埃博拉疫苗（Ad5-EBOV）也报道了其Ⅰ期和Ⅱ期临床试验结果。Ⅰ期临床试验研究结果显示，1 针高剂量 Ad5-EBOV 在 14 天时就能激发 GP 特异的体液免疫和 T 细胞反应来抵抗埃博拉病毒感染（Zhu et al.，2015），基础免疫 6 个月后，再使用同源疫苗进行加强免疫，会激发强烈而持久的抗体水平（Li et al.，2017）。该疫苗在塞拉利昂开展了入组 500 名受试者的Ⅱ期临床试验，结果表明，该疫苗安全性和免疫原性良好（Zhu et al.，2017）

3 型黑猩猩腺病毒疫苗（ChAd3-EBO-Z）类型为复制缺陷型重组腺病毒，在人体内不能持续复制，由美国国家过敏症和传染病研究所（NIAID）研制，目前由该研究所与英国制药企业葛兰素史克（GSK）公司合作开发（Ledgerwood et al.，2014；Ewer et al.，2015）。疫苗没有发现安全性问题；个别受试者出现了短暂发热、凝血酶原时间延长和高胆红素血症；高剂量中，所有受试者均产生了 T 细胞反应和抗

体，免疫反应具有剂量依赖性。当剂量为 $2\times10^{11}$ vp 时，GP 特异的抗体水平与已报道的 NHP 动物试验中疫苗诱导的保护性免疫的范围相关（Ledgerwood et al.，2014）。ChAd3-EBO-Z 与痘病毒载体埃博拉疫苗（MVA-BN-Filo）进行初免-加强免疫的临床研究显示，这种免疫策略安全性好，加强免疫后，抗体水平大幅度升高（Tapia et al.，2016）。

美国强生公司进行了 Ad26-EBO 与 MVA-EBO 疫苗的临床研究，采用了初免-加强免疫策略，Ⅰ期临床试验结果显示，疫苗的安全性和免疫原性良好（Milligan et al.，2016）。

美国 Novavax 公司开发了埃博拉纳米颗粒疫苗，该疫苗由 GP 组成，免疫程序为 2 针，同时使用了该公司自主研发的佐剂 Matrix-M™，前期研究表明，该佐剂比常规使用的铝佐剂抗体滴度提高 10～100 倍。临床研究中受试者注射 2 次疫苗后抗体水平达到高峰（NCT02370589）。

## 45.6　问题与展望

在 2014 年西非埃博拉病毒病疫情暴发之前，埃博拉病毒病疫情只是零星出现在非洲大陆上；但 2014 年的埃博拉病毒病疫情造成了 28 000 多人感染，11 000 多人死亡，埃博拉病毒感染者首次走出了非洲，进入了美洲、欧洲国家，引起了世界瞩目的公共卫生事件。2014 年西非埃博拉病毒病疫情暴发后，美国、加拿大和中国等国立即启动了埃博拉疫苗的研究，并且迅速推进到Ⅲ期临床试验阶段，VSV-ZEBOV 疫苗更是在Ⅲ期临床试验中验证了其保护性。埃博拉疫苗应当作为一种国家储备疫苗，一旦有疫情时给高危人群进行接种，进行相关研究的科研人员也应当有疫苗的保护。目前，研究最多的还是扎伊尔型埃博拉疫苗，长远来看，发展包括 EBOV、SUDV 和 MARV 的多价疫苗将会有更好的前景。

## 参考文献

李昱，任翔，刘翟，等. 2014. 埃博拉病毒病：流行病学、生态学、诊断、治疗及控制. 科技导报 32(24)：15-24.
Agnandji ST，Huttner A，Zinser ME，et al. 2016. Phase 1 trials of

rVSV Ebola vaccine in Africa and Europe. N Engl J Med 374(17):1647-1660.

Albarino CG, Shoemaker T, Khristova ML, et al. 2013. Genomic analysis of filoviruses associated with four viral hemorrhagic fever outbreaks in Uganda and the Democratic Republic of the Congo in 2012. Virology 442(2):97-100.

Baize S, Leroy EM, Georges-Ccourbot MC, et al. 1999. Defective humoral responses and extensive intravascular apoptosis are associated with fatal outcome in Ebola virus-infected patients. Nat Med 5(4):423-426.

Baize S, Pannetier D, Oestereich L, et al. 2014. Emergence of Zaire Ebola virus disease in Guinea. N Engl J Med 371(15):1418-1425.

Barrette RW, Metwally SA, Rowland JM, et al. 2009. Discovery of swine as a host for the Reston ebolavirus. Science 325(5937):204-206.

Basler CF, Wang X, Muhlberger E, et al. 2000. The Ebola virus VP35 protein functions as a type I IFN antagonist. PNAS 97(22):12289-12294.

Basler CF, Mikulasova A, Martinez-Sobrido L, et al. 2003. The Ebola virus VP35 protein inhibits activation of interferon regulatory factor 3. J Virol 77:7945-7956.

Blaney JE, Marzi A, Willet M, et al. 2013. Antibody quality and protection from lethal Ebola virus challenge in nonhuman primates immunized with rabies virus based bivalent vaccine. PLoS Pathog 9(5):e1003389.

Bogoch II, Creatore MI, Cetron MS, et al. 2015. Assessment of the potential for international dissemination of Ebola virus via commercial air travel during the 2014 west African outbreak. Lancet 385(9962):29-35.

Bowen ET, Lloyd WJ, Harris GS, et al. 1977. Viral haemorrhagic fever in southern Sudan and northern Zaire. Preliminary studies on the aetiological agent. Lancet 309(8011):571-573.

Bray M, Geisbert TW. 2005. Ebola virus: The role of macrophages and dendritic cells in the pathogenesis of Ebola hemorrhagic fever. Int J Biochem Cell Biol 37(8):1560-1566.

Bukreyev A, Yang L, Zaki SR, et al. 2006. A single intranasal inoculation with a paramyxovirus-vectored vaccine protects guinea pigs against a lethal-dose Ebola virus challenge. J Virol 80(5):2267-2279.

Bukreyev A, Rollin PE, Tate MK, et al. 2007. Successful topical respiratory tract immunization of primates against Ebola virus. J Virol 81(12):6379-6388.

Bukreyev A, Chandran K, Dolnik O, et al. 2014. Discussions and decisions of the 2012-2014 International Committee on Taxonomy of Viruses(ICTV) Filoviridae Study Group, January 2012-June 2013. Arch Virol 159(4):821-830.

Calvignac-Spencer S, Schulze JM, Zickmann F, et al. 2014. Clock rooting further demonstrates that Guinea 2014 EBOV is a member of the Zaïre lineage. PLoS Curr 6:doi:10.1371/currents.outbreaks.c0e035c86d 721668a6ad7353f7f6fe86.

Carroll SA, Towner JS, Sealy TK, et al. 2013. Molecular evolution of viruses of the family Filoviridae based on 97 whole-genome sequences. J Virol 87(5):2608-2616.

Chepurnov AA, Bakulina LF, Dadaeva AA, et al. 2003. Inactivation of Ebola virus with a surfactant nanoemulsion. Acta Trop 87(3):315-320.

Choi JH, Schafer SC, Zhang L. 2012. A single sublingual dose of an adenovirus-based vaccine protects against lethal Ebola challenge in mice and guinea pigs. Mol Pharm 9(1):156-167.

Colebunders R, Borcher M. 2000. Ebola haemorrhagic fever—a review. J Infect 40(1):16-20.

Corti D, Misasi J, Mulangu S, et al. 2016. Protective monotherapy against lethal Ebola virus infection by a potently neutralizing antibody. Science 351(6279):1339-1342.

Croyle MA, Patel A, Tran KN, et al. 2008. Nasal delivery of an adenovirus-based vaccine bypasses pre-existing immunity to the vaccine carrier and improves the immune response in mice. PLoS One 3(10):e3548.

DiNapoli JM, Yang L, Samal SK, et al. 2010. Respiratory tract immunization of non-human primates with a Newcastle disease virus-vectored vaccine candidate against Ebola virus elicits a neutralizing antibody response. Vaccine 29(1):17-25.

Ewer K, Rampling T, Venkatraman N, et al. 2015. A monovalent chimpanzee adenovirus Ebola vaccine—preliminary report. N Engl J Med 374(17):1635-1646.

Gasillas AM, Nyamathi AM, Sosa A, et al. 2003. A current review of Ebola virus:Pathogenesis, clinical presentation, and diagnostic assessment. Biol Res Nur 4(4):268-275.

Geisbert TW, Pushko P, Anderson K, et al. 2002. Evaluation in nonhuman primates of vaccines against Ebola virus. Emerg Infect Dis 8(5):503-507.

Geisbert TW, Hensley LE, Larsen T, et al. 2003. Pathogenesis of Ebola haemorrhagic fever in cynomolgus macaques: Evidence that dendritic cells are early and sustained targets of infection. Am J Pathol 163(6):2347-2370.

Geisbert TW, Daddario-Dicaprio KM, Geisbert JB, et al. 2008. Vesicular stomatitis virus-based vaccines protect nonhuman primates against aerosol challenge with Ebola and Marburg viruses. Vaccine 26(52):6894-6900.

Geisbert TW, Geisbert JB, Leung A, et al. 2009. Single-injection vaccine protects nonhuman primates against infection with

Marburg virus and three species of Ebola virus. J Virol 83 (14):7296-7304.

Geisbert TW, Bailey M, Hensley L, et al. 2011. Recombinant adenovirus serotype 26 (Ad26) and Ad35 vaccine vectors bypass immunity to Ad5 and protect nonhuman primates against Ebolavirus challenge. J Virol 85(9):4222-4233.

Grant-Klein RJ, Van Deusen NM, Badger CV, et al. 2012. A multiagent filovirus DNA vaccine delivered by intramuscular electroporation completely protects mice from Ebola and Marburg virus challenge. Hum Vaccin Immunother 8(11):1703-1706.

Groseth A, Feldman H, Strong JE. 2007. The ecology of Ebola virus. Trends Microbiol 15(9):408-416.

Gupta M, Spiropoulou C, Rollin PE. 2007. Ebola virus infection of human PBMCs causes massive death of macrophages, CD4 and CD8 T cell sub-populations in vitro. Virology 364 (1):45-54.

Halfmann P, Kim JH, Ebihara H, et al. 2008. Generation of biologically contained Ebola viruses. PNAS 105 (4):1129-1133.

Halfmann P, Ebihara H, Marzi A, et al. 2009. Replication-deficient ebolavirus as a vaccine candidate. J Virol 83(8):3810-3815.

Henao-Restrepo AM, Camacho A, Longini IM. 2016. Efficacy and effectiveness of an rVSV-vectored vaccine in preventing Ebola virus disease:Final results from the Guinea ring vaccination, open-label, cluster-randomised trial(Ebola Ça Suffit!). The Lancet 389(10068):505-518.

Herbert AS, Kuehne AI, Barth JF, et al. 2013. Venezuelan equine encephalitis replicon particle vaccine protects nonhuman primates from ebolavirus intramuscular and aerosol challenge. J Virol 87(9):4952-4964.

Horvath CJ, Ferro TJ, Jesmok G, et al. 1988. Recombinant tumor necrosis factor increases pulmonary vascular permeability independent of neutrophils.PNAS 85(23):9219-9223.

Jahrling PB, Geisbert TW, Dalgard DW, et al. 1990. Preliminary report:Isolation of Ebola virus from monkeys imported to USA. Lancet 335(8688):502-505.

Jeffs B. 2006. A clinical guide to haemorrhegic fever:Eboal, Marburg and Lassa. Trop Doct 36(1):1-4.

Jones SM, Feldmann H, Stroher U, et al. 2005. Live attenuated recombinant vaccine protects nonhuman primates against Ebola and Marburg viruses. Nat Med 11(7):786-790.

Kash JC, Muhlberger E, Carter V, et al.2006. Global suppression of the host antiviral response by Ebola and Marburg viruses:Increased antagonism of the type I interferon response is associated with enhanced virulence. J Virol 80 (6):3009-3020.

Kibuuka H, Berkowitz NM, Millard M, et al. 2014. Safety and immunogenicity of Ebola virus and Marburg virus glycoprotein DNA vaccines assessed separately and concomitantly in healthy Ugandan adults:A phase 1b, randomised, double-blind, placebo-controlled clinical trial. Lancet 385(9977):1545-1554.

Kobinger GP, Feldmann H, Zhi Y, et al. 2006. Chimpanzee adenovirus vaccine protects against Zaire Ebola virus. Virology 346(2):394-401.

Kuhn JH, Andersen KG, Baize S, et al. 2014. Nomenclature-and database-compatible names for the two Ebola virus variants that emerged in Guinea and the Democratic Republic of the Congo in 2014. Viruses 6:4760-4799.

Lahm SA, Kombila M, Swanepoel R, et al. 2007. Morbidity and mortality of wild animals in relation to out breaks of Ebola haemorrhagic fever in Garbon, 1994—2003. Trans R Soc Trop Med Hyg 101(1):64-78.

Le Guenno B, Formenty P, Wyers M, et al. 1995. Isolation and partial characterization of a new strain of Ebola virus. Lancet 345(8960):1271-1274.

Ledgerwooda JE, Costnera P, Desai N, et al. 2011. A replication defective recombinant Ad5 vaccine expressing Ebola virus GP is safe and immunogenic in healthy adults. Vaccine 29:304-313.

Ledgerwood JE, Daphne DA, Stanley DA, et al. 2014. Chimpanzee adenovirus vector Ebola vaccine—preliminary report. N Engl J Med 376(10):928-938.

Li JX, Hou LH, Meng FY, et al. 2017. Immunity duration of a recombinant adenovirus type-5 vector-based Ebola vaccine and a homologous prime-boost immunisation in healthy adults in China:Final report of a randomised, double-blind, placebo-controlled, phase 1 trial. Lancet Glob Health 5:e324-334.

MacNeil A, Farnon EC, Wamala J, et al. 2010. Proportion of deaths and clinical features in Bundibugyo Ebola virus infection, Uganda. Emerg Infect Dis 16(12):1969-1672.

Marí Saéz A, Weiss S, Nowak K, et al. 2014. Investigating the zoonotic origin of the West African Ebola epidemic. EMBO Mol Med 7(1):17-23.

Martin JE, Sullivan NJ, Enama ME, et al. 2006. A DNA vaccine for Ebola virus is safe and immunogenic in a phase I clinical trial. Clin Vaccine Immunol 13(11):1267-1277.

Martins K, Cooper C, Warren T, et al. 2015. Characterization of clinical and immunological parameters during Ebola virus infection of rhesus macaques. Viral Immunol 28(1):32-41.

Marzi A, Engelmann F, Feldmann F, et al. 2013. Antibodies are necessary for rVSV/ZEBOVGP-mediated protection against lethal Ebola virus challenge in nonhuman primates. PNAS

110(5):1893-1898.

Marzi A,Feldmann H. 2014. Ebola virus vaccines:An overview of current approaches. Expert Rev Vaccines 13 ( 4 ): 521-531.

Mast TC,Kierstead L,Gupta SB,et al. 2010. International epidemiology of human pre-existing adenovirus( Ad) type-5, type-6, type-26 and type-36 neutralizing antibodies:Correlates of high Ad5 titers and implications for potential HIV vaccine trials. Vaccine 28(4):950-957.

Mellquist-Riemenschneider JL, Garrison AR, Geisbert JB, et al. 2003. Comparison of the protective efficacy of DNA and baculovirus-derived protein vaccines for EBOLA virus in guinea pigs. Virus Res 92(2):187-193.

Milligan ID,Gibani MM,Sewell R,et al. 2016. Safety and immunogenicity of novel adenovirus type 26 and modified vaccinia Ankara-vectored Ebola vaccines a randomized clinical trial. JAMA 315(15):1610-1623.

Miranda ME,Miranda NL. 2011. Reston ebolavirus in human and animals in Philippines:A review. J Infect Dis 204 ( Suppl 3):S757-S760.

Noda T, Sagara H, Suzuki E, et al. 2002. Ebola virus VP40 drives the formation of virus-like filamentous particles along with GP. J Virol 76(10):4855-4865.

Oestereich L,Lüdtke A,Wurr S,et al. 2014. Successful treatment of advanced Ebola virus infection with T-705(favipiravir)in a small animal model. Antiviral Res 105:17-21.

Osterholm MT,Moore KA,Kelley NS,et al. 2015. Transmission of Ebola viruses:What we know and what we do not know. mBio 6(2):e00137-15.

Papaneri AB, Wirblich C, Cooper K. 2012. Further characterization of the immune response in mice to inactivated and live rabies vaccines expressing Ebola virus glycoprotein. Vaccine 30(43):6136-6141.

Pratt WD,Wang D,Nichols DK,et al. 2010. Protection of nonhuman primates against two species of Ebola virus infection with a single complex adenovirus vector. Clin Vaccine Immunol 17(4):572-581.

Pushko P,Bray M,Ludwig GV, et al. 2000. Recombinant RNA replicons derived from attenuated Venezuelan equine encephalitis virus protect guinea pigs and mice from Ebola hemorrhagic fever virus. Vaccine 19(1):142-153.

Qiu X, Wong G, Audet J, et al. 2014. Reversion of advanced Ebola virus disease in nonhuman primates with ZMapp. Nature 514:47-54.

Reid SP,Leung LW,Hartman AL,et al. 2006. Ebola virus VP24 binds karyopherin α1 and blocks STAT1 nuclear accumulation. J Virol 80(11):5156-5167.

Riemenschneider J,Garrison A,Geisbert J,et al. 2003. Comparison of individual and combination DNA vaccines for *B. anthracis*, Ebola virus, Marburg virus and Venezuelan equine encephalitis virus. Vaccine 21:4071-4080.

Sanchez A,Geisbert TW,Feldmann H. 2006 Filoviridae:Marburg and Ebola viruses. In:Knipe DM,Howley PM. Ieldsvirology. Philadelphia, PA, USA:Lippincott Williams & Wilkins, 1409-1448.

Shedlock DJ,Aviles J,Talbott KT,et al. 2013. Induction of broad cytotoxic T cells by protective DNA vaccination against Marburg and Ebola. Mol Ther 21(7):1432-1444.

Soka MJ , Choi MJ, Baller A, et al. 2016. Prevention of sexual transmission of Ebola in Liberia through a national semen testing and counselling programme for survivors:An analysis of Ebola virus RNA results and behavioural data. Lancet Glob Health 4:e736-743.

Stanley DA,Honko AN,Asiedu1 C,et al. 2014. Chimpanzee adenovirus vaccine generates acute and durable protective immunity against ebolavirus challenge. Nat Med 20 ( 10 ): 1126-1129.

Sullivan NJ,Sanchez A,Rolli PE,et al. 2000. Development of a preventive vaccine for Ebola virus infection in primates. Nature 408(6949):605-609.

Sullivan NJ, Geisbert TW, Geisbert JB, et al. 2003. Accelerated vaccination for Ebola virus haemorrhagic fever in nonhuman primates. Nature 424:681-684.

Swenson DL, Warfield KL, Negley DL, et al. 2005. Virus-like particles exhibit potential as a pan-filovirus vaccine for both Ebola and Marburg viral infections. Vaccine 23 ( 23 ): 3033-3042.

Tapia MD,Sow SO,Lyke KL,et al. 2016. Use of ChAd3-EBO-Z Ebola virus vaccine in Malian and US adults,and boosting of Malian adults with MVA-BN-Filo:A phase 1, single-blind,randomised trial,A phase 1b,open-label and double-blind, dose-escalation trial, and a nested, randomised, double-blind,placebo-controlled trial. Lancet Infect Dis 16 ( 1 ):31-42.

Towner JS, Sealy TK, Khristova ML, et al. 2008. Newly-discovered Ebola virus associated with hemorrhagic fever outbreak in Uganda. PLoS Pathog 4(11):e1000212.

Tsuda Y,Caposio P,Parkins CJ,et al. 2011. A replicating cytomegalovirus-based vaccine encoding a single Ebola virus nucleoprotein CTL epitope confers protection against Ebola virus. PLoS Negl Trop Dis 5(8):e1275.

Villinger F,Rollin PE,Brar SS,et al. 1999. Markedly elevated levels of interferon ( IFN )-gamma, IFN-alpha, interleukin ( IL )-2, IL-10, and tumor necrosis factor-alpha associated with fatal Ebola virus infection.J Infect Dis 179(Suppl 1): S188-191.

Wahl-Jensen V, Kurz S, Feldmann F, et al. 2011. Ebola virion attachment and entry into human macrophages profoundly efects early cellular gene expression. PLoS Neglected Trop Dis 5(10):e1359.

Warfield KL, Swenson DL, Olinger GG, et al. 2007. Ebola virus-like particle-based vaccine rotects nonhuman primates against lethal Ebola virus challenge. J Infect Dis 196(Suppl 2):S430-S437.

Warren TK, Warfield KL, Wells J, et al. 2010. Advanced antisense therapies for postexposure protection against lethal filovirus infections. Nat Med 16(9):991-994.

West TE, von Saint André-von Arnim A. 2014. Clinical presentation and management of severe Ebola virus disease. Ann Am Thorac Soc 11(9):1341-1350.

Wong G, Richardson JS, Pillet S, et al. 2012. Immune parameters correlate with protection against Ebola virus infection in rodents and nonhuman primates. Sci Transl Med 4(158):158ra46.

World Health Organization. 1976. Ebola haemorrhagic fever in Sudan. Bull World Health Organ 56:247-293.

Yang ZY, Delgado R, Xu L, et al. 1998. Distinct cellular interactions of secreted and transmembrane Ebola virus glycoproteins. Science 279(5353):1034-1037.

Yang ZY, Duckers HJ, Sullivan NJ, et al. 2000. Identification of the Ebola virus glycoprotein as the main viral determinant of vascular cell cytotoxicity and injury. Nat Med 6(8):886-889.

Zhu FC, Hou LH, Li JX, et al. 2015. Safety and immunogenicity of a novel recombinant adenovirus type-5 vector-based Ebola vaccine in healthy adults in China: Preliminary report of a randomised, double-blind, placebo-controlled, phase 1 trial. The Lancet 385:2272-2279.

Zhu FC, Wurie AH, Hou LH, et al. 2017. Safety and immunogenicity of a recombinant adenovirus type-5 vector-based Ebola vaccine in healthy adults in Sierra Leone: A single-centre, randomised, double-blind, placebo-controlled, phase 2 trial. The Lancet 389:621-628.

# 第 **46** 章

# 登革疫苗

秦成峰

**本章摘要**

　　登革病毒感染导致的登革热是一种严重的急性虫媒病毒病,广泛流行于热带、亚热带一百多个国家和地区。据最新统计,全球每年有接近 4 亿人感染登革病毒,其中约 50 万人出现严重的登革出血热和登革休克综合征,接近 2 万人死亡,是目前世界上分布最广、感染人数最多的虫媒病毒性疾病。由于临床上缺乏有效的治疗手段和抗病毒药物,登革疫苗一直被列为公共卫生领域的优先研究对象。经过全球科学家近 60 年的努力,对登革病毒的分子生物学、致病机制和免疫保护机制等研究取得一系列重要进展,先后有多种不同形式的登革疫苗候选进入临床试验阶段,其中赛诺菲巴斯德公司研制的四价嵌合减毒活疫苗率先在亚洲和拉丁美洲完成Ⅲ期临床试验,获得了登革疫苗有效性的直接证据,成为全球首个注册的登革疫苗。

## 46.1 概述

登革病毒（dengue virus，DENV）是一种重要的虫媒病毒，主要通过蚊媒叮咬传播，人类感染后可出现一系列截然不同的临床表现，一般可分为温和的登革热（dengue fever）、严重的登革出血热（dengue hemorrhagic fever）和登革休克综合征（dengue shock syndrome）。登革热传播速度快，发病率高，极易导致暴发流行，历史上多次暴发上百万人的大流行。登革出血热和登革休克综合征病情严重，病死率高，临床上缺乏有效的防治手段和特效药物。

自 18 世纪下半叶正式报道登革热至今，已有两个多世纪的历史。最初，登革热只在少数处于热带和亚热带地区的国家流行。近 30 年来，随着全球经济一体化程度的加快和气候的持续变暖，加上登革病毒传播媒介的扩散速度加快、范围变广，登革热在世界范围内迅速蔓延。目前，登革病毒主要流行于东南亚、西太平洋地区、美洲、地中海东部和非洲的一百多个国家和地区。据最新统计，全球每年有接近 4 亿人感染登革病毒，其中约 50 万人出现严重的登革出血热和登革休克综合征，近 2 万人死亡，对人类健康构成严重威胁（Gubler，2004；Guzman and Kouri，2002；Bhatt et al.，2013）。

根据世界银行和世界卫生组织统计，登革热在一些地区的危害与艾滋病、肺结核和肝炎等重大传染病类似（Gubler and Meltzer，1999）。尤其是在热带地区的发展中国家，随着城市人口不断增长，登革热暴发、流行频率正逐年增高。在东南亚和南太平洋地区，登革热已成为儿童住院和死亡的主要原因，是威胁热带和亚热带地区人类健康的最主要的蚊媒病毒病。在南美洲，它与疟疾一样严重，逐渐成为影响公共卫生安全的主要威胁。在我国，登革热主要流行于东南沿海地区，我国原卫生部将登革热列为法定报告乙类传染病。

登革疫苗的研究历来受到重视。早在 20 世纪 50 年代，登革病毒被成功分离之后，研究人员就开展了灭活和减毒活疫苗的研究。世界卫生组织与有关机构专门成立了登革疫苗研发指导委员会，盖茨基金会等国际组织亦将登革疫苗列为研究重点，以推动全球登革疫苗的研发。

近年来，随着基因组学、分子生物学及疫苗学相关学科技术的发展，登革疫苗的研究取得了很大进展，多个候选疫苗进入临床研究阶段，尤其是赛诺菲巴斯德公司的四价嵌合减毒活疫苗 CYD-TDV 已经先后完成多个Ⅲ期临床研究，并于 2015 年底正式获得注册批准，先后在墨西哥、菲律宾、巴西等 6 个国家上市销售，为人类有效预防登革病毒感染带来了希望。

## 46.2 病原学

登革病毒是登革热和登革出血热的病原体，根据抗原性不同分为 4 个血清型。登革病毒为黄病毒科（Flavivirade）黄热病病毒属（*Flavivirus*）重要成员。黄病毒科是一个大家族，包括 70 多种病毒，其中多数成员可导致人和动物发病。黄病毒科包括 3 个病毒属：黄病毒属、瘟病毒属（*Pestivirus*）和肝炎病毒属（*Hepacivirus*）。在黄病毒属成员中除了登革 1~4 型病毒之外，还包括黄热病病毒、西尼罗病毒、寨卡病毒、日本脑炎病毒、蜱传脑炎病毒和圣路易脑炎病毒等。

登革病毒为球形颗粒，直径为 45~55 nm，核心直径为 25~30 nm，毒粒包膜的外表面是一些长 5~10 nm 的突起物。成熟的病毒颗粒内部含有具感染性的单股正链 RNA 分子，与衣壳蛋白 C 共同构成核衣壳。核衣壳外面包有一脂双层膜，膜内镶嵌着包膜糖蛋白 E 和膜蛋白 M。成熟的毒粒约含 6% RNA，66% 蛋白质，17% 脂质和 9% 糖类。脂质和糖成分的含量随其宿主而异。

登革病毒具有血凝活性，可凝集鸡或鹅红细胞。登革病毒在环境中的耐受力较差，脂溶剂（如乙醚、氯仿）和脱氧胆酸钠、脲、β-丙内酯、醛、离子型和非离子型去污剂、酯酶以及多种蛋白水解酶均可将病毒灭活。紫外线照射、X 线辐射或在 56℃ 加热 30 min 可将病毒灭活。病毒颗粒在蔗糖溶液中的沉降系数为 175~218 S，取决于宿主细胞的来源；浮力密度在氯化铯中为 1.22~1.24 g·cm⁻²，在蔗糖中为 1.18~1.20 g·cm⁻²。

登革病毒的基因组为单股正链 RNA，长约 11 kb，内部为单一的可读框，可依次编码 3 种结构蛋白（C、prM/M 和 E）和 7 种非结构蛋白（$NS_1$、$NS_{2a}$、$NS_{2b}$、$NS_3$、$NS_{4a}$、$NS_{4b}$ 和 $NS_5$）。结构蛋白主要参与病毒与宿主细胞的吸附及病毒颗粒的组装，其中 E 蛋白被认为是最主要的保护性抗原;非结构蛋白则主要在病毒基因组的复制和翻译过程中发挥重要作用。基因组 5′-和 3′-两端为非编码区(UTR),存在多个保守的线性序列及二级结构,可通过参与基因组环化及与病毒和宿主蛋白的相互作用来调控病毒基因组复制和翻译的起始与转换。其中 5′-UTR 长约 100 nt,具有 I 型帽子结构,起始核苷酸为保守的 5′-AG。5′-UTR 的一级线性序列在登革 1~4 型病毒中高度保守,该区可形成 2 个保守的茎环(stem-loop,SL)结构。登革病毒 3′-UTR 的长度在黄病毒属各成员中最短,约为 400 nt。基因组 3′-末端无多腺苷酸尾,而是一个完全保守的 6 nt(5′-GGUUCU-3′)序列,其中 3′-最末端的 $CU_{OH}$ 在黄病毒中高度保守,可能与基因组 5′-末端高度保守的 AG 共同在基因组复制中发挥作用。

登革病毒 4 个血清型间核苷酸序列差异很大,而型内病毒间的差异较小,从分子进化角度对不同时期、不同地域的登革病毒株基因组序列进行分析,可将血清型内病毒进一步分为不同的基因型。基因型与毒株的地理分布有关,而且同一血清型内不同的基因型可能具有不同的毒力。

登革病毒可在多种原代和传代细胞(包括哺乳类和昆虫类细胞)中增殖和培养。当采用高感染剂量的病毒感染细胞时,3~6 天后病毒滴度即可达到峰值。蚊子细胞系对登革病毒感染高度敏感,白纹伊蚊 C6/36 细胞、假盾伊蚊 AP-61 细胞和马来闭壳龟巨蚊 TRA-284 细胞等广泛用于登革病毒的分离,病毒滴度可达 $10^8 \sim 10^9$ pfu·$mL^{-1}$。常用的哺乳类细胞系包括猴肾细胞 LLC-MK2 和 Vero、金黄地鼠肾细胞 BHK-21、恒河猴胎肺细胞 FRhL 和原代狗肾细胞 PDK。登革病毒在许多种原代和传代细胞上增殖,产生细胞病变,并形成空斑。病毒感染细胞的主要变化是粗面内质网膜的增生和变大。当产生细胞病变时,一般可观察到细胞折光性增强和变圆,有时细胞发生融合。细胞病变很大程度上取决于细胞种类、病毒的血清型、毒株及其传代史。病毒增殖的速度、病毒的滴度,以及细胞病变的程度,空斑的大小和数量,随病毒和宿主的不同而异,也受培养条件的影响。LLC-MK2 和 BHK-21 细胞系常用于空斑试验和空斑减少中和测定。

自然界中存在的 4 个血清型登革病毒间具有广泛的交叉反应,但缺乏交叉保护,登革病毒感染后只对同型病毒产生免疫力,对异型病毒保护效果差。

病毒感染 3 天后人体内出现 IgM 抗体,30~60 天后下降,同时产生 IgG 抗体,并可测出血凝抑制、补体结合和中和抗体。当二次感染其他型登革病毒时,这种抗体可能与新感染的病毒形成免疫复合物而引起症状更为严重的登革出血热和登革休克综合征。

登革病毒的急性感染者产生两种类型的免疫应答。初次感染的免疫应答是对黄病毒属病毒无免疫力的人,其抗体上升较慢,抗体水平较低,并具有相对单一的型特异性;二次感染若发生在曾感染过黄病毒属病毒的人,其抗体滴度上升较快,抗体水平亦高,并与很多黄病毒抗原有交叉反应。

## 46.3  流行病学

20 世纪中叶之前,由于交通运输的不便,登革热仅存于少数伊蚊广泛分布的热带和亚热带地区。第二次世界大战期间,军人的频繁流动为病毒向新地区扩散提供了条件,致使原本在东南亚和太平洋地区流行的登革热开始向全球播散,逐渐成为威胁全球人类健康的重要传染病之一。

登革热的全球扩散,其原因较为复杂。首先,根据人口统计学观点,城市化建设的加快与人口的过度增长导致了无计划的城市建设,造成城市饮水、排水及废物管理不善,从而使蚊虫媒介的密度大增;第二,公共卫生基础设施的薄弱使政府不得不将有限的人力、物力放在突发公共卫生事件的应急反应上,对登革热一般采取被动监测,延误了防控时机;第三,不断发展的旅游业和航空业以及生态环境的改变使登革病毒及其传播媒介的分布范围不断扩大;第四,登革病毒时常发生变异,使人群不断失去免疫力;第五,目前尚无有效的登革疫苗和药物,大多登革热流行国家的蚊虫控制措施很难大规模实施,最终造成了目前登革热流行的猖獗。

登革热的传播和流行需要传染源、传染途径和易感人群这三个基本条件同时存在,并受社会和自然因素的影响和制约。人类和非人灵长类动物是登革病毒感染的自然宿主。非人灵长类动物包括黑猩猩、猕猴、长臂猿、恒河猴和狒狒等,这些猴类被登革病毒感染后产生的病毒血症与人类相似,但感染后无明显的临床症状,持续时间 1~2 天。在马来西亚和西非,可以从热带雨林中的猴类和蚊虫体内分离到登革病毒,表明存在<u>丛林型自然循环</u>。因此,在丛林型疫源地地区，猴类动物是主要的传染源和自然宿主。猴类动物感染了登革病毒后产生病毒血症，此时蚊虫叮咬被感染的猴类，即能把病毒传染给另外的猴，这样就造成了猴-蚊-猴循环。Yuwono等分别对马来西亚、越南、柬埔寨等森林中的猴血清进行了调查，结果发现，其血清中登革病毒中和抗体阳性率分别为 87.2%、49.5% 和 34.3%（Yuwono et al.，1984）。这些数据表明，猴类在储存和传播登革病毒中起着重要的作用。在丛林型疫源地地区，由于传播媒介既吸猴血也嗜人血，当易感者进入这种疫源地时即可受到感染，实现从猴到人的传播。

在城市型疫源地内，隐性感染者和病人是主要的传染源和宿主。病人在发病前1天和发病后5天内为病毒血症期，传染性最强，此时能够从病人血清中分离到病毒。人的病毒血症期最长可持续6~12天。如果此时蚊虫叮咬了病人再叮咬健康人，即可把病毒传播开来。在登革热发展为地方性流行的地区，如东南亚和西太平洋地区的一些城市，登革热可在易感者和媒介蚊虫之间形成有效的人-蚊-人循环，免疫力低下的外来者极易受到感染，当地儿童的发病率也比较高。因此，人和猴均可作为登革病毒的自然宿主，病毒血症期的病人或猴可作为传染源。

登革病毒的传播媒介为埃及伊蚊（Aedes aegypti）和白纹伊蚊（Aedes albopictus）。伊蚊广泛分布在全世界热带及亚热带地区，一般认为，埃及伊蚊是城市型登革热的主要传播媒介，而白纹伊蚊是丛林型和农村地区登革热的主要传播媒介。当雌蚊叮咬了病毒血症期的病人或猴以后，病毒在蚊虫唾液腺内增殖，经过6~8天的潜伏期，病毒分布到蚊子全身，再次吸血时病毒随唾液腺进入易感者体内，把病毒传播给健康人。在热带地区，一只成年雌蚊可以把病毒传播给数十人。伊蚊感染后母体无任何病变，可终身携带和传播病毒，并能够通过卵传播给后代。

埃及伊蚊属于覆蚊亚属，与白纹伊蚊在背板图纹上有明显区别。一般主要分布在北纬22°以南和南纬22°以北的地区，包括我国海南省、福建省、广东雷州半岛、广西钦州地区和台湾南部地区。埃及伊蚊是一种严格家栖蚊种，嗜吸人血，且多在白昼活动。幼虫主要滋生在室内和住房周围的容器积水中，与人类活动关系密切。埃及伊蚊受感染后，在22~30℃气温下，要经过8~14天才具有传染性；低于16℃时病毒不能在蚊体内繁殖，因此也就不能引起新的感染。埃及伊蚊主要在白天叮咬人，在疾病流行时带毒率较高，是传播能力最强的蚊种。

白纹伊蚊是登革病毒的第二个重要传播媒介，目前主要分布在亚洲热带、亚热带和部分温带地区，近年来已传播到北美洲、南美洲、欧洲和非洲大陆，引起国际社会的高度重视。在我国，它的分布北起辽宁沈阳，西北到陕西，南至海南省，是长江以南最常见的伊蚊。在无埃及伊蚊的地区，白纹伊蚊可能是当地登革热流行的唯一或主要传播媒介，如在缅甸、老挝、印度尼西亚及我国广东和海南局部地区。

登革热和登革出血热的分布与媒介分布相一致，主要分布在全球的热带和亚热带地区。凡有媒介伊蚊的地区均可发生本病的流行。目前，主要包括东南亚、西太平洋、加勒比海、美洲和非洲等地区的大约100多个国家和地区。东南亚和西太平洋地区是本病流行最严重的地区，大多数国家同时存在3~4个血清型登革病毒的流行。中南美洲和加勒比海地区登革病毒的4个血清型相继流行，并出现登革出血热和登革休克综合征病例。

人类对登革病毒普遍易感。人类感染某一血清型登革病毒后，可获得针对该型病毒较持久的免疫力，一般可持续1~4年；但对异型病毒感染仅有短暂的免疫力。因此，受过某一型登革病毒感染的人并不能被保护不受异型登革病毒感染，而且，在发生第二次感染时，还可能引起登革出血热和登革休克综合征。也可出现同时感染两种血清型登革病毒的情况。短期内连续感染两种血清型登革病毒后，再次感染第三或第四型登革病毒而发生临床症状者较罕见。

登革热初次暴发时，可使大量人群发病，如1928年在希腊流行时，有近80%的人被感染（Louis，2012）。1980年，我国海南海口等地首次暴发登革热时，发病率接近30%。同年，广东、海南和广西流行区居民中登革抗体阳性率分别为85.3%、76.7%~90.7%和52.5%，感染率极高（秦鄂德等，2008）。登革出血热的发病率比登革热低，但病死率较高，尤其是儿童。在过去的五十多年里，包括东南亚地区、西太平洋和美洲地区登革出血热病例总数达到500多万，死亡人数达8万，严重威胁着人类的健康。

登革热在任何年龄阶段皆可发病，但不同地区存在一定差异。不同年龄阶段，登革热的临床表现、严重程度等不尽相同。东南亚地区发病多数为15岁以下儿童，泰国的登革出血热多发于5~8岁儿童,古巴则以成年人居多。初次暴发登革热时,一般以青少年和成人为主。对巴西某地登革热流行情况的统计学分析显示,年龄与临床登革热密切相关,儿童初次感染登革病毒后出现临床症状的概率较低,随着年龄的增长,青少年及成年人初次感染更易出现临床症状。早期研究认为,泰国儿童与成年女性受感染概率超过成年男性,这可能与她们更多时间待在室内有关。然而来自马来西亚的统计数字表明,男性发病率要高于女性。我国从婴儿到老人均有发病,其中以儿童和青壮年患病率最高。性别分布未见明显差异,男女几乎各占一半。我国广东省统计 11 570 例登革热病例,其中男性 5 840 人,女性 5 736 人,性别、年龄不详的 274 例。各年龄组均有发病,其中 15~50 岁病例最多。

登革出血热和登革休克综合征多局限于儿童,最敏感的年龄是 8~10 岁。1981 年,古巴流行时年龄分布为 2~40 岁,但住院患者的年龄分布为 8~11 岁最多,12 岁以上患者明显减少。并且所有登革出血热抗体产生的顺序都是先产生登革 1 型抗体,再产生登革 2 型抗体。儿童比成年人更容易发生登革出血热的原因可能是,儿童更容易形成细胞因子介导的血管通透性增高。

## 46.4 临床表现与致病机制

登革病毒感染引起的疾病谱临床症状变化很大,包括无症状感染、一般性发热和较温和的登革热以及病死率很高的登革出血热和登革休克综合征。这些临床变化既与个体的年龄、性别、免疫水平和营养状况等因素有关,又受病毒毒力、型别等因素的影响。登革热是登革病毒感染的最普遍症状,临床症状以发热、斑疹和轻微出血为主,多数患者经对症治疗可痊愈;登革出血热和登革休克综合征的临床表现更为严重,患者血管通透性增加,出现全身性的血管损伤,同时大多伴有血小板减少、凝血紊乱等,导致大量出血,引起低血压和休克等症状。

登革出血热有两个最主要的病理生理表现,一是血管通透性增加,导致血管腔隙失血,失血过多即可导致血液浓稠度增加,出现低血压和其他休克症状;二是血小板减少症,凝血功能失调和血管改变的止血失衡。从登革出血热的死亡病例中可见到死者周身性血管损坏,导致出血及血管对血浆蛋白通透

性增高,其中血浆外渗造成低血容量性休克。可从血液中检测到病毒-抗体免疫复合物。补体 C3 和 C5 的水平极度下降。活检可见免疫复合物所致的血管性肾炎。自脾中可检出抗登革病毒 IgG 抗体,表明继发性的免疫应答被激发,免疫复合物可反复损害血管内皮细胞,造成血管病变,从而导致血小板被破坏。淋巴组织的 B 细胞系统活动增强,浆细胞和淋巴母细胞系细胞活动增强以及生发中心的活跃,表现出单核巨噬细胞系统对病毒感染的强烈反应。纤维蛋白凝血因子 II 和 X 减少,凝血机制发生障碍;凝血酶原以及部分凝血酶作用时间延长,推测与肝功能受损有关。

登革出血热患者由于出血过多等原因可导致休克等一系列症状,进一步发展为登革休克综合征,病死率很高,几乎 80% 的登革休克综合征患者出现凝血异常,有弥散性血管内凝血。患者出现血小板减少、部分凝血激酶时间延长、纤维蛋白原水平降低和纤维蛋白原降解产物增加,约 1/3 的休克病例出现胃肠道出血。在肝显示肝细胞局灶性坏死和水肿,嗜酸性小体和库普弗细胞透明坏死。

登革出血热/登革休克综合征发病的确切机制目前仍存在一定争议。抗体依赖性感染增强作用(antibody-dependent enhancement,ADE)导致的免疫病理损伤可能起主要作用;也有学者认为,登革出血热是由病毒变异产生强毒株或者强毒基因型感染所导致;同时,交叉反应 T 细胞介导的免疫病理损伤也被认为是登革出血热发生的重要原因。此外,还有研究发现,人类白细胞抗原多态性及其他易感基因等因素可能也参与了登革出血热/登革休克综合征的发病过程(Gubler,1998;Pang et al.,2006)。

ADE 学说认为,初次感染某一血清型登革病毒所诱导的抗体仅能中和该血清型登革病毒;当异型登革病毒再次感染时,初次感染登革病毒所诱导产生的抗体或亚中和抗体可与二次感染登革病毒形成抗原-抗体免疫复合物,病毒非但不能被中和,反而能够利用 IgG 抗体的 Fc 段与单核巨噬细胞表面的 Fcγ 受体(FcγR)结合,增强对宿主细胞的感染能力;被感染的单核巨噬细胞又进一步被机体的免疫清除反应和一些内源性刺激物所激活,如裂解补体 3b(C3b)和淋巴因子等,释放出 C3 酶、血管通透因子和凝血活化酶,进而导致弥散性血管内凝血、休克等一系列病理过程。1 岁以下登革出血热/登革休克综合征患儿则被发现其母亲多为登革病毒感染

者,因此被认为是通过母体获得了登革病毒抗体,在异型登革病毒感染下发生 ADE 作用,从而引起登革出血热/登革休克综合征。

## 46.5　登革疫苗的发展

理想的登革疫苗应该能够诱导均衡的免疫反应,能够同时对 4 种血清型病毒的攻击提供长期有效的免疫;同时考虑到登革热的流行主要分布在热带、亚热带等相对落后地区,疫苗生产和免疫成本应相对低廉,适宜在发展中国家推广。经过研究人员的多年努力,先后有多种不同形式的候选疫苗进入临床研究阶段(表 46.1)。

表 46.1　目前进入临床研究阶段的登革疫苗

| 疫苗类型(商品名) | 研制单位 | 研究进度 |
| --- | --- | --- |
| 四价嵌合减毒活疫苗(CYD-TDV) | 赛诺菲巴斯德公司 | 批准上市 |
| 四价嵌合减毒活疫苗(DENVax) | 武田公司 | Ⅱ 期临床 |
| 四价嵌合减毒活疫苗(TetraVax-DV) | 美国国家卫生研究院/巴西布坦坦研究所 | Ⅲ 期临床 |
| 重组亚单位疫苗(V180) | 默克公司 | Ⅱ 期临床 |
| DNA 疫苗(Vaxfectin) | 美国海军医学研究中心 | Ⅰ 期临床 |
| 灭活疫苗(DPIV-001) | 葛兰素史克公司 | Ⅰ 期临床 |

### 46.5.1　灭活疫苗

登革灭活疫苗早在 20 世纪中期就进行了尝试,但是由于当时大量培养病毒困难、病毒产量较低等原因,一度进展缓慢。美国沃特里德陆军研究所(WRAIR)利用 FRhL-2 细胞系制备了第一个基于体外细胞培养技术的登革病毒灭活疫苗。将该灭活疫苗辅以佐剂经皮下途径免疫 ICR 鼠,可诱导产生登革病毒特异中和抗体的免疫效果;加强免疫后亦可诱导小鼠产生抗致死剂量的登革 2 型病毒攻击的免疫保护。在此基础上,进一步筛选获得了能在 Vero 细胞中增殖的登革病毒适应株,经 0.5% 甲醛、22℃ 灭活 84 h 后,可满足登革灭活疫苗工业化生产以及

生产基质安全性的要求。将该疫苗以明矾佐剂免疫 ICR 鼠后,可检测到中和抗体。进一步在恒河猴中观察该灭活疫苗的免疫保护作用,结果显示,灭活疫苗仅能在部分猴体中诱导产生低滴度的中和抗体,约 40% 的猴未出现适应性免疫应答,加强免疫后可诱导一定的免疫保护。虽然登革灭活疫苗在小鼠和猴中均可诱导免疫应答和免疫保护,但免疫原性较差,无法诱导细胞免疫,免疫效果受限于佐剂、接种次数等免疫程序,且难以诱导产生长期的免疫应答。同时生产成本相对较高,不利于在流行区推广。因此,尽管已有灭活疫苗进入临床研究阶段,但其发展前景并不被看好。

### 46.5.2　传统减毒活疫苗

传统减毒途径是将病毒在非宿主细胞或动物体内连续传代使其减毒。潜在的登革减毒疫苗株不会导致动物及人发病,而又保留诱导免疫应答的能力。登革减毒株的减毒标志主要包括空斑变小,温度敏感,不产生细胞病变,无法感染人单核细胞以及乳鼠神经毒力降低等。

早在 20 世纪 80 年代,泰国玛希隆大学和美国沃特里德陆军研究所等通过连续传代减毒的方法,分别获得了多株减毒株,如登革 1 型病毒 45AZ5 减毒株(Edelman et al. ,1994;McKee et al. ,1987)、登革 2 型病毒 16681 减毒株(Bhamarapravati et al. ,1987)和登革 4 型病毒 341750 CARIB 减毒株(Hoke et al. ,1990;Marchette et al. ,1990)等。登革 2 型病毒 16681 减毒株是在原代狗肾细胞(PDK 细胞)中连续传代所获得的,对其基因组分析的结果显示,其基因组 5′-UTR 和 NS1/3 蛋白编码序列均发生突变而导致病毒毒力下降(Butrapet et al. ,2000)。在 Ⅰ 期临床试验中,16681 减毒株可在志愿者中诱导特异的 $CD4^+$ 和 $CD8^+$ T 细胞免疫应答的细胞记忆。对 10 名志愿者经皮下注射接种 $10^4$ pfu 减毒株,诱导的中和抗体可维持长达 2 年,但个别志愿者出现较轻微的症状(Vaughn et al. ,1996)。

登革 4 型病毒 341750 CARIB 减毒株是美国沃特里德陆军研究所将病毒在原代狗肾细胞中连续传 30 代后获得的,对猴体无感染性(Marchette et al. ,1990)。该减毒株免疫猴体可诱导产生中和抗体,并能抵抗同型登革病毒致死剂量的攻击。在临床试验中,减毒株免疫志愿者均可诱导产生中和抗体,但以 $10^5$ pfu 剂量免疫人体时,63% 的个体出现了病毒

血症,体温有轻微上升。而以 $10^4$ pfu 剂量接种志愿者,则均未出现症状。这表明,该减毒株依然存在对人体的致病力,减少接种剂量可在一定程度上避免这一问题(Hoke et al.,1990)。其他一些研究机构,如夏威夷大学也通过 PDK 细胞传代获得登革 1 型、2 型和 4 型减毒株,均可诱导猴体产生中和抗体和免疫保护(Halstead et al.,2003)。

传统的通过细胞传代减毒的方法研制周期长,并且减毒效率低或因过于减毒而丧失有效的免疫原性,一些减毒株免疫志愿者后仍可导致登革热病症的出现,减毒效果差。如登革 1 型病毒 45AZ5 减毒株,经 30 次传代可产生小空斑,且对温度敏感,但接种人体后仍可引起登革热病症,产生的病毒血症持续长达 12~19 天,而且自患者体内分离到的毒株仍产生大空斑,对温度也不敏感(McKee et al.,1987)。因此,这种传统的减毒技术难以满足目前减毒疫苗研制的需要,上述减毒活疫苗的临床试验已全部终止。

### 46.5.3　基因工程减毒活疫苗

随着病毒基因组测序及反向遗传学技术的成熟,基因工程减毒活疫苗逐渐取代了传统减毒方法。目前,采用这类方法已经获得了很多比较理想的减毒疫苗候选株,显示出良好的应用前景。

#### 46.5.3.1　基因突变减毒活疫苗

随着登革病毒感染性全长 cDNA 克隆的构建成功,以及对病毒基因组中毒力相关位点的深入研究,通过定点诱变或缺失突变对病毒进行定向减毒成为可能。目前在登革病毒结构和非结构蛋白中已发现多个可能的毒力相关位点,对其进行定点诱变可获得减毒的疫苗候选株。Pryor 等(1998)对登革病毒 *prM-E* 信号肽裂解位点进行突变,获得了乳鼠神经毒力减弱的毒株,小鼠实验具有良好的免疫原性。对登革病毒的非结构蛋白基因 *NS₃* 和 *NS₅* 的定点突变也获得了空斑减小的病毒减毒株(Hanley et al.,2002;Matusan et al.,2001)。

登革病毒基因组非编码区与其基因组复制调控功能密切相关,毒力回复突变的概率较小。因此,以登革病毒基因组 UTR 作为减毒靶标的研究逐渐受到重视。Cahour 等(1995)构建了一系列登革 4 型病毒 5′-UTR 缺失突变株,结果发现,长茎环结构区域的缺失突变为致死性的,而其他环状和短茎环结构区域的缺失突变则可有效减毒,但病毒的复制和翻译能力均有所下降。相对于 5′-UTR 而言,3′-UTR 的突变对病毒增殖的影响较弱,逐渐成为构建减毒活疫苗的重要靶标。Men 等(1996)构建的一系列 3′-UTR 缺失的突变株,病毒的复制能力下降,在 LLC-MK2 细胞上出斑时间延长,在 C6/36 细胞中形成的空斑也小于野生病毒。猴体实验表明,这些缺失突变病毒可诱导与野生病毒类似的免疫应答反应。

美国国家卫生研究院过敏与传染病研究所(NIAID)传染病实验室构建了登革 4 型病毒 3′-UTR 缺失 30 个核苷酸(10478—10507 位)的突变株 rDEN4Δ30。该突变株具有明显的减毒特征,在恒河猴体内仅产生较弱的病毒血症,在 SCID-HuH-7 小鼠模型中的增殖能力显著降低(Men et al.,1996)。临床试验表明,以 $10^5$ pfu 剂量接种后,所有志愿者均产生了登革特异中和抗体,平均效价为 1:580,但部分出现了轻微症状。继续降低免疫剂量,分别以 $10^3$、$10^2$ 和 10 pfu 三个剂量免疫志愿者时,仍产生了良好的免疫应答,中和抗体效价高达 1:380;接种者均无不良反应,也未出现登革热相关病症(Durbin et al.,2001)。考虑到减毒株仍可在人体产生轻微的症状,该研究小组进一步筛选了温度敏感减毒株 rDEN4Δ30-4995,该毒株在 *NS₃* 蛋白基因 4995 nt 处存在核苷酸突变,较 rDEN4Δ30 具有更低的乳鼠神经毒力(Blaney et al.,2001;Wright et al.,2009)。

登革病毒非结构蛋白 NS₅ 的甲基转移酶在病毒基因组帽子甲基化过程中发挥重要的作用,也可作为潜在减毒的靶标。军事医学科学院微生物流行病研究所与新加坡诺华热带病研究所等单位合作,通过反向遗传学的方法成功获得了 2′O-甲基转移酶功能缺失的登革 1 型和 2 型病毒减毒株。该突变病毒能够在 Vero 细胞中高效复制,在小鼠和恒河猴中均显示出明确的减毒特征,单剂量免疫小鼠和猴体后可诱导机体产生有效的免疫应答,对野生型登革病毒感染导致的病毒血症具有完全的保护作用,显示出很好的发展前景(Züst et al.,2013)。

#### 46.5.3.2　重组嵌合减毒活疫苗

黄热病病毒具有类似的基因组和毒粒结构,对不同血清型或不同种属病毒的基因组进行嵌合,利用嵌合基因组间的不协调而降低毒力是构建减毒株的有效途径之一。利用不同的减毒株作为骨架,已经先后构建成功多种不同类型和嵌合减毒登革疫苗株。

美国疾病预防与控制中心利用登革 2 型病毒减毒疫苗株 PDK-53 作为嵌合骨架,构建获得了登革病毒嵌合减毒疫苗(2/1、2/3 和 2/4)。将上述嵌合病毒与登革 2 型病毒减毒疫苗株 PDK-53 混合免疫 AG129 小鼠,可诱导针对 4 个血清型的特异中和抗体,抗体水平与单价嵌合病毒免疫相同,未出现不同血清间的免疫干扰(Osorio et al. ,2011)。在哥伦比亚和美国进行的 I 期临床研究证实,不同剂量下均具有可靠的安全性,并能诱导针对所有 4 型登革病毒特异的中和抗体(Osorio et al. , 2014;George et al. ,2015)。目前该疫苗 DENVax 已转让日本武田公司(Takeda),并进入 II 期临床研究阶段。

美国国家卫生研究院过敏与传染病研究所(NIAID)以登革 4 型病毒减毒株为骨架,将登革 1 型 WP 株和登革 2 型 NGC 株的 *C-prM-E* 基因替换 4 型病毒相应区段,获得了登革 1/4 型和 2/4 型嵌合病毒。这种型间嵌合的策略可有效降低病毒的增殖能力。在此基础上,他们还构建了登革 3/4 型嵌合病毒。将登革 1/4 型嵌合毒株和 2/4 型嵌合毒株分别或混合免疫恒河猴,结果表明,不论单价还是混合免疫,均可诱导产生血清型特异的中和抗体,并能抵抗野生型登革 1 型和 2 型病毒的攻击(Lai et al. , 1998)。美国国家卫生研究院过敏与传染病研究所利用此前构建的登革 4 型病毒 3′-UTR 的 30 nt 缺失减毒株作为骨架,将其 *prM-E* 基因用登革 2 型病毒 NGC 株相应基因替换,获得了嵌合病毒 rDEN2/4Δ30。其在小鼠和恒河猴中高度减毒,将该嵌合病毒免疫人群后,所有接种者血清均呈现抗体阳性,并以较高抗体滴度持续 6 个月以上(Durbin et al. , 2006;Whitehead et al. ,2003)。目前,美国国家卫生研究院正与巴西疫苗巨头布坦坦研究所合作,就上述策略研发的四价登革疫苗 TetraVax-DV 开展临床研究。

我国自主研发的乙脑减毒活疫苗 $SA_{14}$-14-2 是另一个成功的减毒活疫苗,全球接种人口超过 4 亿,表现出良好的安全性和有效性。军事医学科学院微生物流行病研究所与成都生物制品研究所等有关单位合作,成功建立了该疫苗株 $SA_{14}$-14-2 的反向遗传学系统,并成功构建了乙脑/登革 2 型嵌合病毒。该嵌合病毒的乳鼠神经毒力显著降低,高剂量接种猴

体后也未产生病毒血症,具有明确的减毒特征和遗传稳定性;免疫小鼠及恒河猴后均能够诱导特异的保护性免疫应答,显示出良好的应用前景(Li et al. , 2013)。

黄热病疫苗 17D(YF17D)是目前最为成功的黄热病病毒减毒活疫苗之一,赛诺菲巴斯德公司以其为骨架发展的嵌合登革疫苗 CYD 率先完成了规模超过 3 万人的 III 期临床试验,首次获得了登革疫苗有效性的直接证据。CYD 以 YF17D 为骨架分别将登革病毒 1~4 型病毒的 *prM-E* 基因进行替换,获得的 4 种血清型登革病毒嵌合减毒株具备明确的减毒特征,接种猴体后可诱导产生中和抗体和完全的免疫保护,I 期和 II 期临床试验获得了其在人群中的安全性数据(Guy et al. , 2011;Sabchareon et al. , 2012)。2014 年,在亚太地区 5 个国家(印度尼西亚、越南、马来西亚、菲律宾和泰国)10 275 名健康儿童的 III 期临床试验结果表明,所有受试儿童接受三剂疫苗免疫后 25 个月内,正常儿童登革热发病率为 4.1%,而疫苗接种人群发病率仅为 1.8%,疫苗的总体保护效率为 56.5%。更为重要的是,登革热导致的住院率缩减 67%,同时 80% 的登革出血热病例得到保护(Capeding et al. ,2014)。2015 年,在拉丁美洲的临床 III 期试验也获得了类似的结果,疫苗总体有效率达到 60.8%(Villar et al. ,2015)。2015 年底,全球首个登革热疫苗正式在墨西哥批准上市,并先后在菲律宾、巴西等 6 个国家获得批准,为预防登革热提供了有力武器。

### 46.5.4 重组亚单位疫苗

相比灭活疫苗和减毒疫苗,重组亚单位疫苗的安全性更为理想,也越来越受到生物制药公司的青睐。登革病毒的保护性抗原主要是包膜蛋白 E、膜蛋白 M 和非结构蛋白 $NS_1$。E 蛋白具有多种 B 细胞表位和 T 细胞表位,诱导产生的抗体可产生血凝抑制作用和中和作用。$NS_1$ 蛋白可诱导产生特异抗体,抵御致死病毒的攻击。目前研究中的重组亚单位疫苗多用 E 蛋白和 $NS_1$ 蛋白作为靶标。不同类型的表达系统先后被应用于登革病毒亚单位疫苗的研究,如大肠埃希菌表达系统、杆状病毒表达系统、酵母表达系统以及哺乳动物细胞表达系统。

使用不同表达系统获得的重组抗原尽管在产量、纯度、工艺、成分等方面不尽相同,但实验室研究表明,多数抗原具有良好的免疫原性和免疫保护作

用。美国夏威夷生物科技公司在果蝇 S2 细胞内高效表达登革病毒 N 端 80% 的 E 蛋白,重组蛋白具有类似天然的构象。免疫小鼠后可有效诱导中和抗体的产生,在猴感染模型中可有效保护登革病毒感染诱导的病毒血症,具良好的免疫原性和免疫保护作用(Coller et al. ,2011)。目前,该亚单位疫苗 V180 已转让默克公司,并进入 Ⅱ 期临床试验阶段(Martínez et al. ,2012)。

登革病毒的包膜 E 蛋白与 prM 蛋白共表达时,可折叠为正确的空间结构,形成类似病毒粒子的多聚体颗粒——病毒样颗粒,也称为亚病毒颗粒。在病毒样颗粒中,重组包膜 E 蛋白更接近天然 E 蛋白分子的空间构象及抗原结构,其免疫原性远高于其他重组蛋白。目前,使用不同的表达系统先后获得了不同类型的登革病毒样颗粒。Sugrue 等利用酵母系统获得了直径为 30 nm 的登革 2 型病毒的病毒样颗粒,免疫兔后可诱导产生高效价中和抗体(Sugrue et al. ,1997;Tan et al. ,2007)。酵母或昆虫细胞表达的病毒样颗粒免疫原性较差,因而目前主要通过哺乳动物细胞获得病毒样颗粒。Konishi 等(2003)在 CHO-K1 细胞中高效制备了登革病毒的病毒样颗粒,将其免疫小鼠后可产生较高水平的中和抗体,并能诱导免疫记忆,提高免疫剂量可显著提高抗体水平,而达到自然感染的免疫应答水平。病毒样颗粒疫苗具有很好的热稳定性和免疫原性;但是哺乳动物细胞表达产量较低,很大程度上限制了病毒样颗粒疫苗的发展。

## 46.5.5 病毒载体疫苗

在登革疫苗研究中对病毒载体进行了大量的研究和探讨,包括痘苗病毒、腺病毒、麻疹病毒和细胞病毒等载体,被先后应用于登革疫苗的实验研究。Bray 等(1989)将登革病毒 prM 和 M 蛋白在痘苗病毒中重组表达,被免疫小鼠能够抵抗致死剂量登革病毒的攻击。而含 prM-E 基因的重组痘苗病毒的免疫保护效果要优于仅含包膜 E 基因以及 prM/M 基因的重组痘苗病毒。

Men 等使用高度减毒的痘苗病毒 Ankara 株表达登革 2 型病毒缺失 20% 羧基端的 E 蛋白(即 80% E 蛋白),重组 MVA 肌内注射恒河猴后,初次免疫后第 4 周加强免疫 1 次,可诱导低水平的抗体反应和部分免疫保护;4 周后再次加强免疫时,抗体水平大大提高,并能诱导完全的免疫保护(Men et al. ,

2000)。尽管痘苗病毒载体的安全性较好,但其自身抗原成分过于复杂,易引起非特异性免疫应答。而且当外源抗原蛋白表达效率低或未能胞外表达时,免疫反应会非常微弱。最近几年未见基于痘苗病毒的登革疫苗的进一步报道。

人 5 型腺病毒(HAd5)是应用最为广泛的腺病毒载体,目前已有多种基于人 5 型腺病毒的疫苗进入临床研究,如埃博拉和 HIV 疫苗。Jaiswal 等将登革 2 型病毒的 E 蛋白基因通过同源重组插入 HAd5 基因组 E1 区获得了重组腺病毒,免疫小鼠后可诱导产生特异中和抗体和 Th1 细胞免疫应答(Jaiswal et al. ,2003)。进一步将登革 2 型和 4 型病毒的 E 蛋白 Ⅲ 区串联克隆至腺病毒载体,免疫小鼠后可诱导同时针对这 2 个血清型的中和抗体和 T 细胞反应。此后有报道将 4 个血清型的 $prM\text{-}E\text{-}NS_1$ 基因克隆至腺病毒载体中,也同样观察到病毒蛋白的高效表达,并能在小鼠中诱导分别针对 4 个血清型特异的体液和细胞免疫应答(Holman et al. ,2007;Khanam et al. ,2006;Khanam et al. ,2009;Raviprakash et al. ,2008)。

## 46.5.6 DNA 疫苗

DNA 疫苗可诱导完整有效的体液免疫和细胞免疫应答,且具有易制备、易存储、安全性好的优点,接种于人体后可被肌细胞、树突状细胞或上皮细胞摄取,在细胞内获得表达并分泌至胞外;也可直接被抗原提呈继而激活特异的免疫应答,这一过程与登革病毒经蚊虫叮咬感染人体引发的免疫应答途径相似。近几年登革 DNA 疫苗发展迅速,其中一些疫苗已进入临床阶段。

美国海军医学研究中心(NMRC)成功构建了表达登革病毒 prM-E 基因的 DNA 疫苗,其中登革 1 型病毒 DNA 疫苗 Vaxfectin 已完成临床 Ⅰ 期试验。对 22 名健康人肌内注射不同剂量 DNA 疫苗,结果仅在高剂量组 5 名接种对象(41.6%)中可检测出登革病毒的中和抗体,低剂量组内未检测到。剂量对 DNA 疫苗的免疫效果具有重要影响(Beckett et al. ,2011;Kochel et al. ,2000;Raviprakash et al. ,2000)。Konishi 等采用含有登革 2 型病毒 prM-E 重组质粒免疫小鼠时发现,每只 100 μg 的剂量才可诱导产生中和抗体和免疫记忆,而每只 10 μg 和 1 μg 的剂量则不能诱导有效的免疫应答(Konishi et al. ,2000)。其他一些研究也表明,当免疫剂量较小时,免疫效果很差,免疫应答持续时间较短。

很多研究对提高 DNA 疫苗免疫效率的途径进行了探索。其中,采用免疫刺激序列(immunostimulatory sequence,ISS)和以含有细胞因子的质粒 DNA 作为佐剂是提高登革 DNA 疫苗免疫原性常用的方法。Porter 等对 CpG 对登革 DNA 疫苗的免疫刺激效果进行了研究。他们采用在氨苄西林抗性基因中含有 CpG 基序的 pUC19 质粒与构建的含登革 *prM-E*(92%)的重组质粒共免疫。结果发现,相对于原先每只 200 μg 的免疫剂量,在 CpG 共免疫下仅需每只 3.1 μg 的重组质粒即可诱导足够的抗体水平。将重组质粒以 12.5 g 剂量免疫小鼠,在 CpG 辅佐下,可产生部分免疫保护,保护率达 60%。相对于高剂量未能产生免疫保护的情况,而低剂量的重组质粒在 CpG 共免疫下产生的免疫保护效果充分说明了 CpG 对登革 DNA 疫苗的免疫刺激作用(Porter et al.,1998)。

细胞因子可调节 DNA 疫苗的免疫反应。Raviprakash 等将 *prM-E* 重组质粒与含 GM-CSF 细胞因子的重组质粒共免疫,其体液免疫应答显著增强,中和抗体水平有显著提高(Raviprakash et al.,2001)。猴体实验显示,虽然体液免疫应答没有显著增长,但免疫保护效率大为提高,野生型登革病毒攻击后几乎未产生病毒血症(Raviprakash et al.,2003)。Wu 等将含登革 2 型病毒 $NS_1$ 基因的重组质粒与 IL-12 共免疫,亦发现免疫保护效率获得增强(Wu et al.,2003)。

有研究采用 DNA 疫苗初次免疫后,再以亚单位疫苗进行加强免疫的策略,亦能起到一定的免疫增强效果。Konishi 等用登革 2 型 *prM-E* 重组质粒免疫小鼠后,以哺乳动物细胞重组表达的 *prM-E* 蛋白加强免疫,所诱导的中和抗体水平是单纯质粒 DNA 免疫抗体水平的 8 倍(Konishi et al.,2003)。Mellado-Sanchez 等采用含 *E* 或 $NS_1$ 基因质粒初次免疫,以 GST 融合 E 蛋白或 $NS_1$ 蛋白加强免疫的策略,也观察到中和抗体水平的显著提高,抗体效价达到 1:780,而单纯质粒或蛋白免疫后其中和抗体效价最高仅 1:150(Mellado-Sanchez et al.,2005)。

## 46.6 挑战与展望

登革疫苗研发的主要挑战在于:① 登革热主要流行于热带地区和发展中国家,发达国家及医药企业对其重视不够,相对艾滋病等疾病的疫苗研发总体投入不足;② 4 种血清型登革病毒在世界范围内交替流行或共流行,不同型别间广泛存在交叉反应,但缺乏交叉保护;③ 重症登革热的致病机制仍不十分清楚,缺乏理想的疫苗评价模型和可靠的疫苗效力评价方法。最近 30 年来,随着登革病毒在全球范围内的不断扩散,世界各国对登革热及其疫苗研发的重视程度普遍提高,世界卫生组织、盖茨基金会等国际组织均将登革疫苗的研发列入优先研究项目,赛诺菲巴斯德、葛兰素史克、诺华等国际生物医药公司均先后启动登革疫苗项目,为登革疫苗研究带来新的契机。

近年来,登革疫苗研究终于取得重大突破,赛诺菲巴斯德公司旗下的四价嵌合减毒活疫苗 CYD-TDV 尽管保护效果并不十分理想,疫苗的总体有效率仅在 60% 左右,但毫无疑问,首个商业化登革疫苗的问世无疑为新型登革疫苗的研发注入了新的动力,许多生物制药公司重新启动了登革疫苗项目。随着基础研究的不断进展和更多临床试验数据的获得,更加安全、有效、廉价的登革疫苗有望在不远的将来不断问世,为有效控制登革热发挥重要作用。

## 参考文献

秦鄂德,秦成峰,姜涛,等. 2008. 登革病毒与登革病毒病. 北京:科学出版社.

Bhatt S,Gething PW,Brady OJ,et al. 2013. The global distribution and burden of dengue. Nature 496:504-507.

Beckett CG,Tjaden J,Burgess T,et al. 2011. Evaluation of a prototype dengue-1 DNA vaccine in a Phase 1 clinical trial. Vaccine 29(5):960-968.

Bhamarapravati N,Yoksan S,Chayaniyayothin T,et al. 1987. Immunization with a live attenuated dengue-2-virus candidate vaccine(16681-PDK 53):Clinical, immunological and biological responses in adult volunteers. Bull World Health Organ 65(2):189-195.

Blaney JE Jr,Durbin AP,Murphy BR,et al. 2006. Development of a live attenuated dengue virus vaccine using reverse genetics. Viral Immunol 19(1):10-32.

Blaney JE Jr,Johnson DH,Firestone CY,et al. 2001. Chemical mutagenesis of dengue virus type 4 yields mutant viruses which are temperature sensitive in Vero cells or human liver cells and attenuated in mice. J Virol 75(20):9731-9740.

Bray M, Zhao BT, Markoff L, et al. 1989. Mice immunized with recombinant vaccinia virus expressing dengue 4 virus structural proteins with or without nonstructural protein NS₁ are protected against fatal dengue virus encephalitis. J Virol 63 (6):2853-2856.

Butrapet S, Huang CY, Pierro DJ, et al. 2000. Attenuation markers of a candidate dengue type 2 vaccine virus, strain 16681(PDK-53), are defined by mutations in the 5′ noncoding region and nonstructural proteins 1 and 3. J Virol 74 (7):3011-3019.

Cahour A, Pletnev A, Vazielle-Falcoz M, et al. 1995. Growth-restricted dengue virus mutants containing deletions in the 5′ noncoding region of the RNA genome. Virology 207 (1): 68-76.

Capeding MR, Tran NH, Hadinegoro SR, et al. 2014. Clinical efficacy and safety of a novel tetravalent dengue vaccine in healthy children in Asia: A phase 3, randomised, observer-masked, placebo-controlled trial. Lancet 384:1358-1365.

Coller B AG, Clements DE, Bett AJ, et al. 2011. The development of recombinant subunit envelope-based vaccines to protect against dengue virus induced disease. Vaccine 29(42):7267-7275.

Durbin AP, Karron RA, Sun W, et al. 2001. Attenuation and immunogenicity in humans of a live dengue virus type-4 vaccine candidate with a 30 nucleotide deletion in its 3′-untranslated region. Am J Trop Med Hyg 65(5):405-413.

Durbin AP, McArthur JH, Marron JA, et al. 2006. rDEN2/4, a live attenuated chimeric dengue serotype 2 vaccine, is safe and highly immunogenic in healthy dengue-naïve adults. Hum Vaccines 2(6):255-260.

Edelman R, Tacket CO, Wasserman SS, et al. 1994. A live attenuated dengue-1 vaccine candidate(45AZ5) passaged in primary dog kidney cell culture is attenuated and immunogenic for humans. J Infect Dis 170(6):1448-1455.

Ferguson NM, Rodríguez-Barraquer I, Dorigatti I, et al. 2016. Benefits and risks of the Sanofi-Pasteur dengue vaccine: Modeling optimal deployment. Science 353 (6303): 1033-1036.

George SL, Wong MA, Dube TJ, et al. 2015. Safety and immunogenicity of a live attenuated tetravalent dengue vaccine candidate in flavivirus-naive adults: A randomized, double-blinded phase 1 clinical trial. J Infect Dis 212(7):1032-1041.

Gubler DJ. 1998. Dengue and dengue hemorrhagic fever. Clin Microbiol Rev 11(3):480-496.

Gubler DJ. 2004. The changing epidemiology of yellow fever and dengue, 1900 to 2003: Full circle? Comp Immunol Microbiol Infect Dis 27:319-330.

Gubler DJ, Meltzer M. 1999. Impact of dengue/dengue hemorrhagic fever on the developing world. Adv Virus Res 53: 35-70.

Guy B, Barrere B, Malinowski C, et al. 2011. From research to phase III: Preclinical, industrial and clinical development of the Sanofi Pasteur tetravalent dengue vaccine. Vaccine 29 (42):7229-7241.

Guy B, Briand O, Lang J, et al. 2015. Development of the Sanofi Pasteur tetravalent dengue vaccine: One more step forward. Vaccine 33(50):7100-7111.

Guzman MG, Kouri G. 2002. Dengue: An update. Lancet Infect Dis 2:33-42.

Hadinegoro SR, Arredondo-García JL, Capeding MR, et al. 2015. Efficacy and long-term safety of a dengue vaccine in regions of endemic disease. N Engl J Med 373(13):1195-1206.

Halstead SB, Marchette NJ. 2003. Biologic properties of dengue viruses following serial passage in primary dog kidney cells: Studies at the University of Hawaii. Am J Trop Med Hyg 69 (6 Suppl):5-11.

Hanley KA, Lee JJ, Blaney JE Jr, et al. 2002. Paired charge-to-alanine mutagenesis of dengue virus type 4 NS5 generates mutants with temperature-sensitive, host range, and mouse attenuation phenotypes. J Virol 76(2):525-531.

Hoke CH Jr, Malinoski FJ, Eckels KH, et al. 1990. Preparation of an attenuated dengue 4(341750 Carib) virus vaccine. Ⅱ. Safety and immunogenicity in humans. Am J Trop Med Hyg 43(2):219-226.

Holman DH, Wang D, Raviprakash K, et al. 2007. Two complex, adenovirus-based vaccines that together induce immune responses to all four dengue virus serotypes. Clin Vaccine Immunol 14(2):182-189.

Jaiswal S, Khanna N, Swaminathan S. 2003. Replication-defective adenoviral vaccine vector for the induction of immune responses to dengue virus type 2. J Virol 77 (23): 12907-12913.

Khanam S, Khanna N, Swaminathan S. 2006. Induction of neutralizing antibodies and T cell responses by dengue virus type 2 envelope domain Ⅲ encoded by plasmid and adenoviral vectors. Vaccine 24(42-43):6513-6525.

Khanam S, Pilankatta R, Khanna N, et al. 2009. An adenovirus type 5 (AdV5) vector encoding an envelope domain Ⅲ-based tetravalent antigen elicits immune responses against all four dengue viruses in the presence of prior AdV5 immunity. Vaccine 27(43):6011-6021.

Kochel TJ, Raviprakash K, Hayes CG, et al. 2000. A dengue virus serotype-1 DNA vaccine induces virus neutralizing antibodies and provides protection from viral challenge in Aotus monkeys. Vaccine 18(27):3166-3173.

Konishi E, Fujii A. 2002. Dengue type 2 virus subviral extracellular particles produced by a stably transfected mammalian cell line and their evaluation for a subunit vaccine. Vaccine 20(7-8):1058-1067.

Konishi E, Terazawa A, Imoto JI. 2003. Simultaneous immunization with DNA and protein vaccines against Japanese encephalitis or dengue synergistically increases their own abilities to induce neutralizing antibody in mice. Vaccine 21(17-18):1826-1832.

Konishi E, Yamaoka M, Kurane I, et al. 2000. A DNA vaccine expressing dengue type 2 viruspremembrane and envelope genes induces neutralizing antibody and memory B cells in mice. Vaccine 18(11-12):1133-1139.

Lai CJ, Bray M, Men R, et al. 1998. Evaluation of molecular strategies to develop a live dengue vaccine. Clin Diagn Virol 10(2-3):173-179.

Li XF, Deng YQ, Yang HQ, et al. 2013. A chimeric dengue virus vaccine using Japanese encephalitis virus vaccine strain SA14-14-2 as backbone is immunogenic and protective against either parental virus in mice and nonhuman primates. J Virol 87(24):13694-13705.

Louis C. 2012. Daily newspaper view of dengue fever epidemic, Athens, Greece, 1927-1931. Emerg Infect Dis 18:78-82.

Marchette NJ, Dubois DR, Larsen LK, et al. 1990. Preparation of an attenuated dengue 4 (341750 Carib) virus vaccine. I. Pre-clinical studies. Am J Trop Med Hyg 43(2):212-218.

Martínez CA, Giulietti AM, Rodríguez Talou J. 2012. Research advances in plant-made flavivirus antigens. Biotechnol Adv 30(6):1493-1505.

Matusan AE, Pryor MJ, Davidson AD, et al. 2001. Mutagenesis of the dengue virus type 2 $NS_3$ protein within and outside helicase motifs: Effects on enzyme activity and virus replication. J Virol 75(20):9633-9643.

McKee KT Jr, Bancroft WH, Eckels KH, et al. 1987. Lack of attenuation of a candidate dengue 1 vaccine (45AZ5) in human volunteers. Am J Trop Med Hyg 36(2):435-442.

Mellado-Sanchez G, Garcia-Cordero J, Luria-Perez R, et al. 2005. DNA priming E and $NS_1$ constructs—homologous proteins boosting immunization strategy to improve immune response against dengue in mice. Viral Immunol 18(4):709-721.

Men R, Bray M, Clark D, et al. 1996. Dengue type 4 virus mutants containing deletions in the 3′ noncoding region of the RNA genome: Analysis of growth restriction in cell culture and altered viremia pattern and immunogenicity in rhesus monkeys. J Virol 70(6):3930-3937.

Men R, Wyatt L, Tokimatsu I, et al. 2000. Immunization of rhesus monkeys with a recombinant of modified vaccinia virus Ankara expressing a truncated envelope glycoprotein of dengue type 2 virus induced resistance to dengue type 2 virus chal-

lenge. Vaccine 18(27):3113-3122.

Murrell S, Wu SC, Butler M. 2011. Review of dengue virus and the development of a vaccine. Biotechnol Adv 29(2):239-247.

Osorio JE, Huang CYH, Kinney RM, et al. 2011. Development of DENVax: A chimeric dengue-2 PDK-53-based tetravalent vaccine for protection against dengue fever. Vaccine 29(42):7251-7260.

Osorio JE, Velez ID, Thomson C, et al. 2014. Safety and immunogenicity of a recombinant live attenuated tetravalent dengue vaccine(DENVax) in flavivirus-naive healthy adults in Colombia: A randomisd, place-controlled, phase 1 study. Lancet Infect Dis 14(9):830-838.

Pang T, Cardosa MJ, Guzman MG. 2006. Of cascades and perfect storms: The immunopathogenesis of dengue haemorrhagic fever-dengue shock syndrome(DHF/DSS). Immunol Cell Biol 85(1):43-45.

Porter KR, Kochel TJ, Wu SJ, et al. 1998. Protective efficacy of a dengue 2 DNA vaccine in mice and the effect of CpGimmuno-stimulatory motifs on antibody responses. Arch Virol 143(5):997-1003.

Pryor MJ, Gualano RC, Lin B, et al. 1998. Growth restriction of dengue virus type 2 by site-specific mutagenesis of virus-encoded glycoproteins. J Gen Virol 79(11):2631-2639.

Raviprakash K, Ewing D, Simmons M, et al. 2003. Needle-free Biojector injection of a dengue virus type 1 DNA vaccine with human immunostimulatory sequences and the GM-CSF gene increases immunogenicity and protection from virus challenge in Aotus monkeys. Virology 315(2):345-352.

Raviprakash K, Kochel TJ, Ewing D, et al. 2000. Immunogenicity of dengue virus type 1 DNA vaccines expressing truncated and full length envelope protein. Vaccine 18(22):2426-2434.

Raviprakash K, Marques E, Ewing D, et al. 2001. Synergistic neutralizing antibody response to a dengue virus type 2 DNA vaccine by incorporation of lysosome-associated membrane protein sequences and use of plasmid expressing GM-CSF. Virology 290(1):74-82.

Raviprakash K, Wang D, Ewing D, et al. 2008. A tetravalent dengue vaccine based on a complex adenovirus vector provides significant protection in rhesus monkeys against all four serotypes of dengue virus. J Virol 82(14):6927-6934.

Sabchareon A, Wallace D, Sirivichayakul C, et al. 2012. Protective efficacy of the recombinant, live-attenuated, CYD tetravalent dengue vaccine in Thai schoolchildren: A randomised, controlled phase 2b trial. Lancet 380(9853):1559-1567.

Sugrue RJ, Fu J, Howe J, et al. 1997. Expression of the dengue virus structural proteins in Pichiapastoris leads to the generation of virus-like particles. J Gen Virol 78(8):1861-1866.

Tan BH, Fu J, Sugrue R. 2007. Characterization of the dengue virus envelope glycoprotein expressed in pichiapastoris. In Sugrue R. Glycovirology Protocols, vol. 379. Humana Press, 163-176.

Vaughn DW, Hoke CH Jr, Yoksan S, et al. 1996. Testing of a dengue 2 live-attenuated vaccine(strain 16681 PDK 53)in ten American volunteers. Vaccine 14(4):329-336.

Villar L, Dayan GH, Arredondo-García JL, et al. 2015. Efficacy of a tetravalent dengue vaccine in children in Latin America. N Engl J Med 372(2):113-123.

Whitehead SS, Hanley KA, Blaney JE Jr, et al. 2003. Substitution of the structural genes of dengue virus type 4 with those of type 2 results in chimeric vaccine candidates which are attenuated for mosquitoes, mice, and rhesus monkeys. Vaccine 21(27-30):4307-4316.

WHO. 2009. Dengue:Guidelines for diagnosis, treatment, prevention and control. Geneva:World Health Organization.

Wright PF, Durbin AP, Whitehead SS, et al. 2009. Phase 1 trial of the dengue virus type 4 vaccine candidate rDEN4﹛Delta﹜30-4995 in healthy adult volunteers. Am J Trop Med Hyg 81(5):834-841.

Wu SF, Liao CL, Lin YL, et al. 2003. Evaluation of protective efficacy and immune mechanisms of using a non-structural protein NS1 in DNA vaccine against dengue 2 virus in mice. Vaccine 21(25-26):3919-3929.

Yuwono J, Suharyono W, Koiman I, et al. 1984. Seroepidemiological survey on dengue and Japanese encephalitis virus infections in Asian monkeys. Southeast Asian J Trop Med Public Health 15(2):194-200.

Züst R, Dong HP, Li XF, et al. 2013. Rational design of a live attenuated dengue vaccine:2'-o-methyltransferase mutants are highly attenuated and immunogenic in mice and macaques. PLoS Pathog 9(8):e1003521.

# 第 **47** 章

# 艾滋病疫苗

*邵一鸣　刘　颖*

**本章摘要**

　　艾滋病是由人类免疫缺陷病毒（human immunodeficiency virus，HIV）感染引起的、以 CD4$^+$ 细胞显著减少以及机会性感染和癌症的发生为特征的传染性疾病。高效抗逆转录病毒治疗（highly active antiretroviral therapy，HAART）是目前针对 HIV 感染最有效的治疗方法。但 HAART 治疗昂贵的费用、耐药株的出现以及复杂的服药过程使部分病人不能按时服药而导致治疗失败。研制安全有效的艾滋病疫苗是全世界的共同目标。在过去的 30 多年里，科学家通过对 HIV 病原学、流行病学、致病机制及免疫应答等多方面进行研究，研发了重组亚单位疫苗、病毒样颗粒疫苗、DNA 疫苗、多肽和表位疫苗、重组病毒载体疫苗等多种形式的艾滋病候选疫苗，开展了 300 多项临床试验。尽管目前仅有 RV144 Ⅱb 期临床试验显示，疫苗有 31% 的保护效果，但随着对 HIV 致病机制和免疫保护机制的进一步研究，未来仍有可能研制出更有效的艾滋病疫苗。

## 47.1 概述

获得性免疫缺陷综合征(acquired immune deficiency syndrome, AIDS, 简称艾滋病), 是由人类免疫缺陷病毒(human immunodeficiency virus, HIV)感染引起的、以 CD4$^+$细胞显著减少以及机会性感染和癌症的发生为特征的传染性疾病。个体感染 HIV 后的 1~4 周将出现急性反转录病毒综合征, 主要表现为头痛、肌肉痛、咽喉痛、发热、淋巴结肿大, 躯干以及四肢出现无瘙痒性红色斑疹(McMillan et al., 1989; Rabeneck et al., 1990; Kahn and Walker, 1998)。一些感染者还可能出现口腔念珠菌感染, 食管、肛肠或阴道溃疡, 肺炎, 腹泻, 以及中枢神经系统病变(Carne et al., 1985; Ho et al., 1985; Rabeneck et al., 1990; Routy et al., 2000)。这些症状通常持续 1~3 周, 淋巴腺病、嗜睡和不适可持续几个月。以上症状消失后即进入数月到数年的无症状期。此时, HIV 并未被机体清除而是进入潜伏感染, 导致 CD4$^+$细胞数缓慢、持续下降。从感染 HIV 直至发展为艾滋病的平均时间是 8~10 年。当 CD4$^+$细胞计数低于 200 个·mm$^{-3}$时, 即表明病程进入艾滋病期(Eyster et al., 1987)。HIV 感染者的机会性感染风险增高, 包括肺孢子菌肺炎、脑弓形虫病、隐孢子虫病、结核病、淋巴瘤和卡波西肉瘤等。而 HIV 相关临床症状会更为普遍, 通常也更严重。如未进行抗病毒治疗, 感染者极可能在 2 年内重叠另一种艾滋病指征性疾病或死亡。高效抗反转录病毒治疗(highly active antiretroviral therapy, HAART)俗称"鸡尾酒疗法", 是目前针对 HIV 感染最有效的治疗方法, 但只能抑制病毒复制, 而无法将 HIV 从体内清除。HAART 治疗昂贵的费用、耐药株的出现以及复杂的服药过程使部分患者不能按时服药而导致治疗失败。人类消灭天花、基本消灭脊髓灰质炎以及控制麻疹的历史经验证明, 疫苗是控制疾病流行最经济、最有效的手段。研制安全有效的艾滋病疫苗是全世界的共同目标。

## 47.2 病原学

### 47.2.1 HIV 的发现

已经确证的艾滋病致病病原体有两种:免疫缺陷病毒Ⅰ型(HIV-1)和Ⅱ型(HIV-2)。两者均属于反转录病毒科慢病毒属, 都能够导致疾病, 但 HIV-1 致病性更高且传播更加迅速(Barré-Sinoussi et al., 1983; Levy et al., 1984; Popovic et al., 1984; Marlink et al., 1994)。首次发现反转录病毒可引起艾滋病是在 1983 年, 当时巴斯德研究所的 Barré-Sinoussi 及其同事从一名持续性淋巴腺病综合征(PGL)患者的淋巴结中分离到含反转录酶的病毒(Barré-Sinoussi et al., 1983)。因分离到的反转录病毒与人 T 细胞白血病病毒(human T cell leukemia virus, HTLV)相似, 许多研究人员认为分离到的病毒是已发现的反转录病毒中的一员。但种种证据表明, 艾滋病患者特征性的 CD4$^+$T 细胞减少不能用 HTLV 感染来解释。Montagnier 与同事的进一步研究表明, 这些被称为淋巴结病相关病毒(lymphadenopathy associated virus, LAV)的病原体, 在 CD4$^+$细胞中生长可达到很高滴度, 并可将其杀死(Montagnier et al., 1984)。1984 年, Gallo 和助手报道了与 HTLV 不同的另一种人类反转录病毒, 命名为 HTLV-Ⅲ(Gallo et al., 1984)。同时, Levy 及同事也报道了命名为艾滋病相关反转录病毒(Levy and Hoffman, 1984)。这三种病毒很快被确认为同属反转录病毒科, 而它们的性质提示为慢病毒家族。1986 年, 国际病毒分类委员会将其命名为人类免疫缺陷病毒, 简称 HIV(Coffin et al., 1986)。在发现 HIV-1 后不久, 人们在西非发现了另一型病毒 HIV-2。HIV-2 与 HIV-1 毒株的序列差异大于 55%, 并且两者的抗原也有显著差异。HIV-2 的传播能力和致病力都要弱于 HIV-1。由于导致全球艾滋病流行的主要病原体是 HIV-1, 而 HIV-2 仅限于西非和中非的部分地区, 因此本章节论述的艾滋病疫苗均是针对 HIV-1。

### 47.2.2 HIV 的基因组结构

HIV 病毒粒子包含一个由 1 200 个衣壳蛋白分子构成的锥形病毒衣壳, 镶嵌 75 个高度糖基化蛋白 gp160 三聚体的包膜和由基质蛋白(p17gag)形成的支架。HIV 基因组是含有 2 个拷贝的单链 RNA 分子, 每条 RNA 分子 9.5 kb, 包括中间编码区和两端的末端重复序列。HIV-1 的基因分为三大类:① 结构基因 *gag*(核心蛋白)、*pol*(反转录酶)和 *env*(gp160), 它们是所有反转录病毒都具有的基础基因;② 调控基因 *tat* 和 *rev*;③ 功能仍然不明的附属基因,如 *nef*、*vpr*、*vpu* 和 *vif*。

　　*env* 基因编码 gp160 膜蛋白,是病毒颗粒包膜的刺突蛋白。gp160 在高尔基体中被剪切为 gp41 和 gp120,两者通过非共价键结合。gp41 将刺突蛋白锚定在病毒胞膜上,保持刺突蛋白三聚体形态,并在病毒与细胞膜融合的过程中发挥重要作用。gp120 携带了重要的病毒抗原决定簇,能与宿主细胞表面的 CD4 受体和 CCR-5 或 CXCR-4 辅助受体相结合。gp120 是高度糖基化的蛋白,相对分子质量 $120\times10^3$ 的分子中含有约 $50\times10^3$ 的糖基,包括高甘露醇和唾液酸。

　　*Gag-pol* 基因转录为 *gag* 或者 *gag-pol* mRNA,它们翻译的产物分别为 Pr55gag 和 p160gag-pol,又最终剪切产生基质蛋白(matrix protein,MA)、病毒衣壳蛋白(capsid protein,CA)、核衣壳蛋白(nucleocapsid,NC)和 p1、p2、p6 内部蛋白。HIV-1 核壳蛋白与病毒 RNA 基因组紧密结合,参与 RNA 病毒基因组的包装和感染。*pol* 基因编码了关键的病毒酶:病毒反转录酶和病毒整合酶,后者可以协助病毒 cDNA 整合入宿主细胞基因组中。这些酶都可以作为抗病毒治疗的作用靶点。

　　*tat* 基因编码反式激活蛋白,该蛋白与新生 RNA 分子 5-末端由 59 个碱基构成的柄-环状 Tat 反式激活元件(trans-activation response element,TAR)结合,防止早期的 mRNA 转录终止,从而使病毒 mRNA 产量提高上百倍。*rev* 基因编码的蛋白能使未剪切的或单剪切的 *gag*、*pol* 和 *env* mRNA 从胞核运出,从而激活病毒结构基因表达。*nef* 基因早期被认为是编码负调控因子,现在被认为是编码 $(25\sim34)\times10^3$ 的肉豆蔻酰化蛋白,作为重要的毒力因子,其在维持高病毒载量方面发挥了一定的作用。*vif*、*vpu* 和 *vpr* 的确切作用和重要性仍不十分清楚。

### 47.2.3　HIV 的变异

　　HIV 是高度变异的 RNA 病毒,由于反转录酶(reverse transcriptase,RT)非常容易出错,造成基因组很容易发生变异。据估计,每个病毒每个复制周期会产生 1 个碱基的突变。依据病毒全基因组测序结果,HIV-1 可分为 M 组(主要组)、O 组(外围组)和 N 组(非 M 非 O 组)。M 组包括 9 个亚型,分别命名为 A、B、C、D、F、G、H、J 和 K。不同亚型 HIV-1 的膜蛋白氨基酸至少有 20% 的差异,Gag 蛋白至少有 15% 的差异,亚型内的异源性一般不超过 10%。

HIV-1 的亚型分布具有明显的地域性。例如,西非 80% 是 A 亚型,东非有 30% 是 A 亚型;B 亚型主要流行在欧美;C 亚型占全球 HIV 感染者的 60%,主要流行于东非和南亚。不同亚型 HIV-1 的发病机制或传播能力有所不同。例如,A 亚型的垂直传播危险性要高于 D 亚型,但感染 A 亚型的个体的疾病进展慢于感染非 A 亚型毒株的个体慢。A、C、D 和 E 亚型在异性间传播效率高,B 亚型在同性恋和吸毒人群中更易传播。

　　造成 HIV-1 基因多样性的另一个重要原因是亚型之间的基因重组。当一个个体感染了不同亚型毒株,病毒就可能在体内发生重组。这些重组毒株被称为流行重组型(circulating recombinant form,CRF),并按照发现的先后顺序编号。截至 2013 年 8 月,HIV 基因数据库公布 61 种流行重组型(CRF01~CRF61)。

　　HIV-1 基因的多样性给疾病治疗和疫苗研制提出了一个特殊问题,因此,HIV 的分子流行病学研究对研发艾滋病疫苗十分重要。

## 47.3　HIV 流行病学

### 47.3.1　全球艾滋病的流行现状

　　根据世界卫生组织(WHO)和联合国艾滋病规划署(UNAIDS)公布的数字,2018 年全球尚存活的 HIV 感染者估计约 3 790 万例(成年人约 3 620 万,15 岁以下儿童 170 万),其中 170 万是新发感染病例,新发感染病例较 2001 年的 340 万下降 50%。同时艾滋病死亡病例也呈现下降趋势,由 2005 年的 230 万下降至 2018 年的 77 万。全球各地区 HIV/AIDS 分布情况见表 47.1。

### 47.3.2　中国艾滋病的流行状况

　　HIV/AIDS 在 1985 年传入我国,在经历了 1985—1988 年的输入散发期和 1989—1994 年的局部流行期后,自 1995 年后进入了广泛流行期。截至 2018 年 12 月,我国报告现存活 HIV 感染者 861 042 例,死亡 275 874 例。2018 年共报告新发现 HIV 感染者/AIDS 病人 148 589 例,男女比例为 3.2∶1(中国疾病预防控制中心性病艾滋病预防控制中心和性病控制中心 2018)。我国艾滋病流行具有以下几个

表 47.1 HIV/AIDS 的地区分布(2016 年,WHO,UNAIDS)

| | HIV 感染的成年人和儿童/百万 | 新感染的成年人和儿童/百万 | 死于 HIV/AIDS 的成年人和儿童/百万 |
|---|---|---|---|
| 东部和南部非洲 | 20.6(18.2~23.2) | 0.8(0.62~1.0) | 0.31(0.23~0.40) |
| 西部和中部非洲 | 5.0(4.0~6.3) | 0.28(0.18~0.42) | 0.16(0.11~0.23) |
| 中东和北部非洲 | 0.24(0.16~0.39) | 0.02(0.0085~0.04) | 0.008(0.0048~0.014) |
| 亚太地区 | 5.9(5.1~7.1) | 0.31(0.27~0.38) | 0.20(0.16~0.29) |
| 拉丁美洲 | 1.9(1.6~2.4) | 0.1(0.079~0.13) | 0.035(0.025~0.046) |
| 加勒比海地区 | 0.34(0.29~0.39) | 0.016(0.011~0.024) | 0.0067(0.0051~0.0091) |
| 东欧和中亚 | 1.7(1.5~1.9) | 0.15(0.14~0.16) | 0.038(0.028~0.048) |
| 西欧、中欧和北美 | 2.2(1.9~2.4) | 0.068(0.058~0.077) | 0.013(0.0094~0.016) |
| 总计 | 37.9(32.7~44.0) | 1.7(1.4~2.3) | 0.77(0.57~1.1) |

特点:① 全国总体疫情呈低流行,局部地区严重。② HIV 的传播以性途径传播为主,男男同性传播构成比上升明显,已从 2005 年的 2.5% 上升至 2013 年的 20.8%。③ 感染人群多样化。男男性行为人群艾滋病感染人数增加迅速,青年学生和 50 岁以上老年感染者增加较快,低档暗娼的 HIV 感染率较高。④ 随着检测力度的加大,检测人次数和感染者及病人数同步上升(郝阳等,2014)。

## 47.4 HIV 致病机制及感染免疫

### 47.4.1 HIV 与细胞相互作用

HIV 的传播需要病毒与细胞表面受体相互作用,从而使病毒衣壳穿过细胞膜进入细胞。CD4 分子是 HIV 的主要细胞受体,这解释了为何 HIV 优先在 CD4[+] 淋巴细胞中复制。HIV 膜蛋白 gp120 首先附着于细胞表面的 CD4 分子,随后 gp120 发生构象改变,gp120 的另一区域与细胞表面的辅助受体 CXCR4 或 CCR5 结合。gp120 的构象进一步发生变化,导致 gp41 的融合结构域暴露并与细胞膜相互作用。非 pH 依赖性的病毒细胞融合随后发生,病毒核衣壳进入细胞。

许多 CD4[-] 的细胞也可以被 HIV 感染,包括人皮肤成纤维细胞、髓成纤维细胞、宫颈上皮细胞、NK 细胞等。究竟是何种细胞表面分子介导病毒进入 CD4[-] 细胞尚不清楚,但很可能是融合受体(Tateno et al.,1989)或辅助受体(Delézay et al.,1997;Reeves

et al.,1999)。CD4[-] 细胞内病毒复制的水平一般很低,但可检测到。病毒复制受限的部分原因是病毒进入细胞的效率低,通常初始感染的细胞不到 1%(Brack-Werner et al.,1992)。HIV 除了以游离病毒颗粒形式进入细胞,还可以通过细胞与细胞的直接接触进行传播,据估计,细胞间 HIV 转移导致的感染比游离病毒感染高 100 倍(Sato et al.,1992)。

### 47.4.2 HIV 感染的天然免疫

天然免疫是机体对抗微生物感染的第一道防线。由于能在病原微生物进入机体和机体损伤的第一时间做出反应,天然免疫在阻止 HIV 感染和持续控制感染中起着重要作用。

树突状细胞参与多个 HIV 感染过程。树突状细胞存在于生殖道黏膜,因此可能是最先被 HIV 感染的细胞。树突状细胞主要以内吞方式摄取 HIV 病毒颗粒,并且 C 型凝集素样受体能促进这种内吞作用。C 型凝集素样受体与 HIV 的相互作用可能有两种过程:① 发生内吞而不感染,病毒在降解前保持短时间的感染性(6~12 小时)(Turville et al.,2004);② 直接感染,病毒在感染 24 小时后不断地被树突状细胞传播。树突状细胞将病毒转移至淋巴结,在那里感染 T 细胞和启动 HIV 特异性 CD4[+] 和 CD8[+] T 细胞反应。激活的浆细胞样树突状细胞是主要的 I 型干扰素产生细胞(Liu,2005),当感染 HIV 的 CD4[+] 细胞与浆细胞样树突状细胞共培养,浆细胞样树突状细胞产生的 IFN-α 能抑制 CD4[+] 细胞中病毒的复制(Schmidt et al.,2005)。当浆细胞样树突状细胞与来源于 HIV 感染者的 CD8+ 细胞共培养时,能观察到 CD8+ 细胞非细胞毒性抗病毒反应(CD8+ cell noncytotoxic anti-HIV response, CNAR)的增强(Levy et al., 2003)。更重要的是,感染 HIV 的长期不进展者与进展者相比,血液中有更高水平的浆细胞样树突状细胞(Levy et al., 2003)。

自然杀伤细胞是天然免疫系统的一个重要组成部分,通过非 MHC 限制性途径识别并杀伤被病毒感染的细胞。有证据表明,HIV 的 Tat、Vpu 和 Nef 蛋白能下调 MHC-Ⅰ类分子,保护 HIV 感染细胞免于 CD8+ 细胞的杀伤作用,但这种 MHC 的下调却可能使感染细胞被 NK 细胞识别并杀伤(Kamp et al., 2000)。NK 细胞可以产生 β-趋化因子和其他阻止 HIV-1 感染的可溶性因子(Fehniger et al., 1998),也能通过抗体依赖细胞介导的细胞毒作用(ADCC)清除 HIV 感染细胞(Yefenof et al., 1991)。γδ T 细胞也具有效应细胞的功能,激活后可以表达 CCR7,并且迁移到 HIV 感染的淋巴结,显示出抗 HIV 活性(Brandes et al., 2005; Moser and Brandes, 2006)。

除免疫细胞外,还有一些可溶性的天然因子也具有抗 HIV 感染作用,如甘露糖结合凝集素能通过调理作用与 HIV 相互作用(Ying et al., 2004);抗 Tat 蛋白的 IgM 抗体能阻断 Tat 诱导的细胞凋亡等(Rodman et al., 1999; Rodman et al., 2001)。

### 47.4.3 HIV 感染的获得性免疫

#### 47.4.3.1 体液免疫

HIV 特异性抗体不仅通过多种途径影响 HIV-1 的复制,也驱动了病毒膜蛋白的进化。HIV-1 中和抗体能结合无细胞病毒,阻止其感染宿主靶细胞,从而阻断下一轮复制;特异性结合抗体能通过抗体依赖细胞介导的细胞毒作用(ADCC)、抗体依赖细胞介导的病毒抑制作用(ADCVI)以及补体调理作用杀死 HIV 感染细胞。

HIV 感染后 1 周内,在血液中可检测出 HIV 抗原-抗体复合物(Tomaras et al., 2008)。几天后出现抗 gp41 抗体,抗 gp120 抗体则在几周后出现。此时产生的结合抗体未检测到任何影响病毒血症的作用,对膜蛋白也无选择压力(Keele et al., 2008)。针对自身感染病毒的中和抗体在几个月后出现,但不能中和来自其他个体的异源病毒(Gray et al., 2007)。部分感染者在数年后产生了能中和异源毒株的广谱中和抗体(broadly neutralizing antibody, bNab)(Simek et al., 2009; Gray et al., 2011)。目前尚不清楚为何仅有部分感染者产生 bNab,但 bNab 的产生可能与感染时间、病毒亚型及宿主有关。长时间的病毒刺激是产生 bNab 所必需的(Euler et al., 2010; Gray et al., 2011),C 亚型和 A 亚型病毒感染者较 B 亚型病毒感染者能产生更广谱、更高滴度的 bNab(Brown et al., 2008; Dreja et al., 2010)。近年来,从 HIV 感染者体内分离到许多具有广谱中和活性的单克隆抗体,如 b12、4E10、2F5、2G12、VRC01 以及 PG9/16 样抗体。这些抗体主要针对膜蛋白的 CD4 结合区、MPER 等保守区域。在中和抗体的免疫压力下,病毒会发生免疫逃逸,导致感染者的血清仅能中和较早期的病毒,而不能中和同时期的病毒。

除中和抗体之外,HIV 特异性结合抗体在控制病毒复制方面也发挥了重要作用。gp120 和 gp41 蛋白的特异性抗体能结合感染细胞表面的 HIV 抗原(Rook et al., 1987; Ljunggren et al., 1989),NK 细胞、巨噬细胞、树突状细胞、γδ T 细胞和中性粒细胞能识别被抗原抗体包被的细胞,通过释放穿孔素溶解细胞杀死细胞(即 ADCC)或诱导细胞凋亡抑制病毒复制(即 ADCVI)。有研究表明,ADCC/ADCVI 能保护恒河猴免于猴免疫缺陷病毒 SIV 或人-猴嵌合免疫缺陷病毒 SHIV 感染(Hessell et al., 2007),"精英控制者"体内的 ADCC 反应要高于慢性进展者(Lambotte et al., 2009)。

补体在天然和获得性免疫反应中发挥重要作用。研究表明,某些具有中和或非中和作用的抗体可以与补体结合裂解 HIV 病毒(Spear et al., 1990)。在加入高水平的补体后,中和抗体的抗病毒滴度可以增加到原来的 10 倍(Spear et al., 1992)。

#### 47.4.3.2 细胞免疫

并非所有的 HIV 感染者都会进展到 AIDS 期,大约有 0.2% 的感染者能在长达十多年的时间里将病毒载量控制在 50 个拷贝·mL$^{-1}$ 以下,这些感染者被称为"精英控制者"(elite controller, EC)或"长期不进展者"(long term non-progressors, LTNP)(Migueles et al., 2002; Deeks and Walker, 2007)。通过对 LTNP 的队列研究,人们发现了一些与 HIV 控制有关的细胞免疫。

有研究发现,来自 LTNP 的 CD8⁺T 细胞不需要预激活,就能在体外抑制 HIV 复制,提示 LTPN 体内有能快速诱导抗病毒效应的 HIV 特异性 CD8⁺T 细胞。这种病毒抑制作用不仅依赖于细胞间的接触,而且是由针对 HIV-1 Gag 蛋白的 CD8⁺T 细胞介导的(Sáez-Cirión et al. ,2009;Julg et al. ,2010)。虽然目前还不清楚 HIV 特异性 CD8⁺T 细胞的哪种功能与 HIV 控制或保护性有关,但来自 ECs 的效应 CD8⁺T 细胞能上调颗粒酶 B 表达并将其高效传递给 CD4⁺T 靶细胞,这一特性与高细胞毒活性相关(Migueles et al. ,2008)。此外,部分来自 LTNP 的 CD8⁺T 细胞是多功能的 T 细胞,能同时分泌 IL-2、IFN-γ、TNF-α、MIP-1β 以及脱粒酶(Betts et al. ,2006;Ferre et al. ,2009),表明 CD8⁺T 的功能越多,可能抗病毒能力越强。然而,并非所有的 ECs 都有强大的 CD8⁺ 细胞免疫应答,部分 SIV 感染的恒河猴能很好地控制病毒复制,但却没有强大的 CD8⁺ T 细胞抗病毒应答(Vojnov et al. ,2010),这些证据表明,多功能 CD8⁺T 细胞与控制 HIV 复制的关系还不明确。

来自 EC 的 CD4⁺T 细胞在 HIV 特异性刺激后能分泌 IL-2,具有很高的增殖潜能(Younes et al. ,2003;Potter et al. ,2007),且未出现典型的免疫耗竭现象,如多功能丧失、负调控分子细胞毒性 T 细胞抗原-4(CTLA-4)、程序性死亡-1(PD-1)表达增多等(Deeks and Walker,2007;Kaufmann et al. ,2007)。虽然 CD4⁺T 细胞的这些特性是 HIV 控制的结果而非原因(Tilton et al. ,2007),但来自 EC 的 CD4⁺T 细胞在数量和质量上均不同于药物治疗的病人(他们的病毒载量也很低),最主要的区别在于分泌 IFN-γ CD4⁺T 细胞的比例(Potter et al. ,2007;Guihot et al. ,2010)。还不清楚 CD4⁺T 细胞是否能杀死感染细胞、控制病毒复制,但有实验显示,能控制 SIV 复制的恒河猴体内的 CD4 细胞克隆,能够抑制 SIV 在自体巨噬细胞内复制(Sacha et al. ,2009);EC 的 IL-21 水平(CD4⁺T 细胞分泌)高于进展者(Iannello et al. ,2010)。这些证据提示,CD4⁺T 细胞不仅仅是 HIV 的靶细胞,它也可能具有抗病毒功能。

综上所述,与 HIV 控制有关的 T 细胞反应是具有强大增殖潜能,多功能、高细胞毒性和高亲和性的 T 细胞。而高亲和性 T 细胞与慢性病毒感染密切相关。因此,提高 T 细胞反应的亲和性可能成为未来疫苗研究的主要目标之一。

## 47.5 艾滋病疫苗

艾滋病疫苗是当今人类面临的最难攻克的疫苗之一,科学界已经为之奋斗了 30 多年,至今未有重大突破。从早期使用重组膜蛋白 gp120 诱导 HIV 特异性抗体,到诱导细胞免疫反应的细胞毒性 T 细胞(CTL)疫苗设计,到再次回归抗体疫苗的设计。疫苗研究策略的不断变化反映了科学界对 HIV 保护性免疫反应的认知在不断深入,体液免疫和细胞免疫对于预防 HIV 感染、控制疾病进展都非常重要。因此,有效的艾滋病疫苗应该能诱导很强的天然免疫及 HIV 特异性细胞免疫和体液免疫,免疫反应能长期持续存在于血液及阴道、直肠和口腔黏膜部位。不同种类的疫苗诱导不同的免疫应答,灭活疫苗和亚单位疫苗主要诱导体液免疫,诱导细胞免疫反应的能力很弱;减毒疫苗和载体疫苗则能同时诱导体液和细胞免疫。

### 47.5.1 诱导体液免疫为主的疫苗

#### 47.5.1.1 灭活疫苗

灭活疫苗是经热灭活或化学灭活的完整病毒颗粒,能够诱导较强的体液免疫反应。对于以中和抗体为主要免疫保护机制的病原来说,灭活疫苗有一定的优势。但对 HIV 而言,无论热灭活还是化学灭活都很难完全灭活病毒的核酸。这些核酸具有感染性,并可能形成具有整合能力的前病毒。即使是作为治疗性疫苗,也不能排除疫苗核酸与感染者体内病毒基因组发生重组而产生毒力更强的重组毒株的可能性。因此,灭活的艾滋病疫苗要研制成功在目前看来还非常遥远。

#### 47.5.1.2 亚单位疫苗

HIV Env 蛋白是唯一病毒编码、呈现在病毒和感染细胞表面、能与抗体相互作用的抗原,因此,疫苗必须包含 Env 抗原才能诱导保护性抗体。HIV-1 gp120 单体蛋白是第一代艾滋病疫苗的主要形式,针对该蛋白先后开展了 20 多项临床研究,其中包括 2 项Ⅲ期临床试验。然而,gp120 单体蛋白诱导的中和抗体只能中和同源的或相近的 T 细胞适应株,不能中和临床分离株(Fouts et al. ,2002),Ⅲ期临床试验也以失败而告终。近年来,人们陆续从 HIV 感染者体内分离了一些广谱中和单克隆抗体(broadly neutralizing monoclonal antibody,bNmAb),发现了 bNmAb 针对的 Env 蛋白保守表位,如 gp120 上的 CD4 结合位点、V3 环的高糖基化区、gp120 三聚体顶端的 V1V2 表位以及 gp41 的 MPER 区(Walker et al.,2009;Corti et al.,2010;Bonsignori et al.,2011;Scheid et al.,2011)。基于 bNmAb 的原子水平结构信息,科学家尝试设计能模拟 bNmAb 表位的最小表位结构。由于大多数 bNmAb 表位都是构象型的不连续表位,给结构设计带来了很大的困难。通过使用芯片模型设计的分子"脚手架"来固定表位,能一定程度地克服上述困难,构建了一些模拟表位,如 MPER 2F5(Ofek et al.,2010)和 4E10(Correia et al.,2010;Correia et al.,2011)、CD4 结合位点 b12bNmAb 的模拟表位(Azoitei et al.,2011)。但这些模拟表位并未在动物体内诱导出相应的广谱中和抗体,说明体外的抗原性并不等同于体内的免疫原性,反向疫苗学研究还需要克服很多障碍(Van Regenmortel,2011;Klasse et al.,2012;Van Regenmortel,2012;Van Regenmortel,2014)。

病毒和感染细胞表面的 Env 三聚体是中和抗体的唯一目标,因此将完整的 Env 三聚体作为疫苗抗原是合乎逻辑的设计。HIV-1 gp140 或 gp160 三聚体蛋白诱导中和抗体的能力要优于 gp120 单体蛋白,但对疫苗而言,抗体的强度和广度仍然不够(Grundner et al.,2005;Li et al.,2006;Kang et al.,2009)。科学家们在提高三聚体的同质性和稳定性方面做了很多尝试,在抗原 C 末端添加促进三聚体形成的结构,删除 gp41 和 gp120 之间的切割位点都能提高稳定性,但抗原却不能折叠成天然的三聚体结构。而用二硫键连接 gp120 和 gp41 稳定三聚体的方法是有效的,SOSIP gp140 三聚体是蛋白酶切割的可溶性三聚体,通过分子内二硫键连接 gp120 和 gp41,同时在 gp41 进行了一个氨基酸替换(I559P),SOSIP 三聚体的结构和抗原性都与天然 Env 相似(Harris et al.,2011)。在 DNA 疫苗初次免疫,SOSIP gp140 三聚体蛋白加强免疫后诱导了更高滴度的中和抗体,但是对于异源实验室分离株的中和活性仍然很弱(Sanders et al.,2015)。此外,SOSIP gp140 三聚体因表达量低且不稳定,需要工艺复杂的纯化方法,生产成本较高。最近,有科学家提出了一种全新的膜蛋白 UFO 三聚体(uncleaved prefusion-optimized trimer)设计方案,极大提高了膜蛋白三聚体的产量、纯度和稳定性。不同于基于随机氨基酸突变设计理念的 SOSIP gp140,UFO 设计方案是基于对 HIV 膜蛋白三聚体多重亚稳定性(metastability)的深刻理解,对 HIV Env 序列的 HR1 区域进行改造,使 SOSIP gp140 三聚体稳定在免疫系统容易识别的融合前状态(Kong et al.,2016)。

### 47.5.1.3 多肽疫苗

目前合成多肽疫苗的研究大部分集中在膜蛋白的 V3 环。将 HIV-1 V3 环部分序列与 gp120 主要 T 辅助细胞免疫表位、gp41 融合位点或分支的聚赖氨酸分子(MAP)相连接,可以在多种动物诱导持久的抗 HIV 中和抗体和辅助性 T 细胞反应。联合生物医学公司(United Biomedical Inc,UBI)研发的合成多肽 V3 疫苗 1993 年在中国开始了临床试验,这也是中国开展的第一个艾滋病疫苗临床试验,但该疫苗仅能诱导株特异性的中和抗体。更多的研究证实,天然膜蛋白上的构象性表位才能诱导广谱的中和抗体,而非 V3 环的线性表位。

### 47.5.1.4 病毒样颗粒(VLP)疫苗

近几年,VLP 疫苗受到越来越多的关注,首先是该疫苗形式最安全,不携带任何病毒核酸;其次,作为纳米级颗粒很容易被抗原提呈细胞直接摄取,不但能诱导体液免疫,还能够被 MHC-I 类途径呈递从而诱导特异性 T 细胞免疫;再者,VLP 表面的 HIV Env 蛋白以类似天然状态三聚体形式存在,有利于诱导针对原代分离株的广泛交叉中和抗体。此外,VLP 还可以通过黏膜途径进行有效免疫(Doan et al.,2005)。虽然 VLP 疫苗在安全性和免疫原性方面都具有显著的优势,但是进入临床试验阶段的 HIV VLP 疫苗却很少(Doan et al.,2005)。目前处于临床前研究的 HIV VLP 疫苗种类很多,预计在不久的将来,将会有一系列的这类疫苗进入临床研究阶段。

## 47.5.2 诱导细胞免疫为主的疫苗

### 47.5.2.1 减毒活疫苗

减毒活疫苗诱导 HIV 特异性免疫反应的能力要远远高于灭活疫苗和亚单位疫苗。Ron Desrosiers 等发现,缺失 *nef* 基因的 SIV 减毒活疫苗能有效保护恒河猴免于致病性野生 SIV 的感染（Daniel et al. ,1992）。但 3 年后,Ruth Ruprecht 等多次发现,这种减毒活疫苗存在安全性问题,该疫苗能感染新生猴和成年猴,并最终进展为艾滋病（Ruprecht et al. , 1996;Baba et al. , 1999;Ruprecht, 1999;Hofmann-Lehmann et al. ,2003）。这些发现使得减毒活疫苗至今未进入临床试验,但减毒活疫苗作为一种模型,能够最大限度地重现病毒复制过程,有助于阐明 HIV 保护性免疫机制。

### 47.5.2.2　DNA 疫苗

DNA 疫苗是指把携带抗原编码基因的双链 DNA 分子（主要指质粒 DNA 分子）直接注射到体内,通过在体内表达抗原蛋白诱导机体产生免疫反应的疫苗形式（Wolff et al. ,1990;Donnelly et al. , 1997）。直接注射 DNA 疫苗能诱导均衡的体液和细胞免疫反应和持久的免疫记忆（Boyer et al. ,1997）。但 DNA 疫苗单独使用的免疫原性较弱,通常作为初次免疫组分与其他种类的疫苗（如活载体疫苗或蛋白疫苗）进行联合免疫。DNA 疫苗的临床试验始于 1996 年,至今已完成几十项 DNA 疫苗临床研究,未发现严重不良反应的报道。目前正在进行的艾滋病疫苗临床研究中,有 1/3 左右包含 DNA 疫苗组分。

### 47.5.2.3　非复制型病毒载体疫苗

非复制型病毒载体由于不能在体内形成感染性子代病毒颗粒,因而被认为是很安全的。但是从临床前研究和临床试验的结果看,这类载体也存在明显的不足,主要是免疫原性较弱,而且免疫效果很容易受宿主体内预存的抗载体免疫反应的影响。目前用于艾滋病疫苗研究的非复制型载体主要为痘病毒载体,包括修饰的痘苗病毒安卡拉株（modified vaccinia virus Ankara,MVA）、金丝雀痘病毒（Avipoxvirus canarypox, ALVAC）和 NYVAC（缺失 18 个 ORF 的 Copenhagen 株）。泰国开展的 RV144 Ⅱb 期临床试验测试的就是表达 HIV-1 *gag*、*pol* 和 *env* 基因的 ALVAC 载体疫苗和 gp120 蛋白疫苗。此外,非复制型的腺病毒载体能够诱导很强的针对载体和外源基因的细胞和体液免疫应答,曾被广泛用于基因治疗和疫苗研究（Lubeck et al. ,1997;Gomez-Roman and Robert-Guroff,2003）,但腺病毒载体的主要缺点是其基因组比较小,外源基因容量有限,不利于发展多价

疫苗。此外,正常人群中普遍存在针对腺病毒（尤其是 5 型腺病毒,Ad5）的免疫反应,这可能会严重影响该类载体疫苗的免疫效果（Gomez-Roman and Robert-Guroff,2003）。

### 47.5.2.4　复制型病毒载体疫苗

复制型载体疫苗不但能够在体内持续表达目的抗原,而且能够更有效地激活体内天然抗感染信号通路,因而这类疫苗诱导的免疫反应更强,免疫记忆更加持久。由于人体能产生很强的载体特异性免疫应答,并最终清除病毒载体,因此病毒载体只能在体内进行有限代次的复制,在安全性方面是有保障的。痘苗病毒载体是迄今为止艾滋病疫苗研究中应用最广泛、人体试验进行得最多的病毒载体。痘苗病毒载体的优点很多:① 诱导的免疫反应均衡,不但能诱导很强的体液免疫、细胞免疫,还可以用于发展黏膜途径的疫苗;② 外源基因容量大,可插入多个外源基因,是构建多价疫苗的理想载体;③ 病毒的生活史在细胞质中完成,其基因组 DNA 不进入细胞核,因而无致癌性。复制型痘苗病毒载体疫苗在 1993 年开展了第一项临床试验,表达 HIV-1 膜蛋白的重组痘苗病毒与 gp160 蛋白疫苗联合免疫,在人体诱导的 HIV 特异性细胞免疫长达 18 个月,有 54% 的接种者产生了中和抗体（Cooney et al. , 1991）。然而在随后的十多年间,由于过度关注疫苗的安全性,复制型载体疫苗的研究几近停滞。直至 2006 年,中国疾病预防控制中心和北京生物制品研究所联合研制的以复制型天坛痘苗病毒为载体的艾滋病疫苗 rTV 获准进入临床试验。Ⅰ 期临床试验结果显示,rTV 在人体具有良好的安全性和耐受性,并于 2014 年完成 Ⅱa 期临床试验。近年来,国际上活载体艾滋病疫苗的研究重点已从非复制型转向复制型,越来越多的实验室开始在 HIV 疫苗中使用免疫原性更强的复制型病毒载体,包括麻疹病毒（MV）、水疱性口炎病毒（VSV）、仙台病毒（SeV）、腺病毒（Ad）和痘病毒等。目前,VSV、MV、SeV 和 Ad4 已完成 Ⅰ 期临床试验（Clarke et al. ,2014;Rabinovich et al. ,2014）。Ad26 和 Ad35 联合免疫已进入 Ⅱ 期临床试验,初步分析结果显示,该疫苗的耐受性好,能产生针对 HIV 的体液和细胞免疫应答（Walsh et al. ,2016;Baden et al. ,2016）。复制型腺病毒载体较非复制型腺病毒载体艾滋病疫苗具有更好的免疫原性,对于宿主体内预先存在的抗载体免疫的敏

感性也有所降低(Alexander et al.,2013)。

### 47.5.3 治疗性艾滋病疫苗

治疗性艾滋病疫苗也是近年来开展较多的一个研究方向,该类疫苗目的在于诱导出抗 HIV 保护性免疫反应并清除 HIV 病毒储存库。治疗性疫苗主要分为灭活疫苗、亚单位疫苗、DNA 载体疫苗、病毒载体疫苗和近来较为流行的树突状细胞疫苗。Remune 公司的灭活 HIV-1 疫苗是最早开展临床试验的治疗性疫苗(Churdboonchar et al.,2000)。治疗组的 CD4 细胞数和 HIV 特异性免疫显著高于对照组(Sukeepaisarncharoen et al.,2001)。此后 4 年的随访还发现,接种疫苗能够延缓感染者进展为 AIDS 的时间(Chantratita et al.,2004)。该类疫苗尚在发展之中,在已经开展的临床试验中,真正能够诱导出病毒特异性的 CD4⁺T 细胞和 CD8⁺T 细胞反应并降低感染者体内病毒载量的疫苗并不多,主要有病毒载体疫苗(如 ALVAC-HIV vCP1433、HIV-1 nef-expressing MVA)和采用感染者自身病毒抗原致敏的树突状细胞疫苗。其中,效果较好的是 Lipo-6T 疫苗与 ALVAC-HIV vCP1433 疫苗联合使用。ALVAC-HIV vCP1433 表达 HIV gp120、gp41、p55 和可诱导杀伤 T 细胞反应的 pol 和 nef 细胞免疫表位;Lipo-6T 疫苗则包含破伤风类毒素 TT830-843 Ⅱ型限制性 CD4 表位及 Gag、Nef 和 Pol 区的特定肽段。实验组中有 24% 的感染者降低了病毒调定点,而对照组只有 5%(Goujard et al.,2007)。由于对控制 HIV 复制的免疫机制尚不明确,缺乏相关的理论基础,研发有效的治疗性疫苗仍然有较长的路要走。

### 47.5.4 艾滋病疫苗研究的经验

30 多年的艾滋病疫苗研究史可分为 3 个发展阶段。第一阶段(1988—2003 年)以诱导中和抗体为主要特点,疫苗形式以单一组分的 gp120 或 gp160 蛋白亚单位疫苗为主。然而 VAX004(gp120 B/B)和 VAX003(gp20 B/E)两项 Ⅲ 期临床试验结果显示,单一蛋白组分疫苗仅能诱导 HIV 特异性结合抗体,无法有效诱导中和抗体(Flynn et al.,2005;Pitisuttithum et al.,2006)。此后蛋白疫苗研究走入低谷。第二阶段(1995—2007 年)以活化抗原特异的 T 细胞反应为主要目的。在此阶段,科学界逐渐认识到 CTL 免疫反应在抑制 HIV 复制方面发挥着重要作用,研究重点转向了诱导 T 细胞免疫的 DNA 疫苗和病毒载体疫苗,特别是痘病毒载体和腺病毒载体。默克公司的 MRKAd5 HIV-1gag/pol/nef 疫苗在 2004 年开始 STEP 临床试验,结果发现,疫苗不仅没有保护效果,反而增加了腺病毒中和抗体阳性志愿者感染 HIV 的风险(Duerr et al.,2012)。STEP 临床试验的失败使人们重新审视艾滋病疫苗的研究策略,回归基础研究,拓宽研究思路。第三阶段(2008 年至今)是一个反思和创新的时期,科学界对艾滋病疫苗的复杂性有了更加深刻的认识。疫苗研究注重诱导均衡的体液和细胞免疫反应,DNA 疫苗、病毒载体疫苗和蛋白亚单位疫苗联合使用成为艾滋病疫苗发展的主流方向;提出了免疫原优化等新的疫苗研究设计;勇于采用复制型活载体疫苗的技术路线;除中和抗体之外也重视其他各类抗体。2009 年的 RV144 临床试验结果给疫苗界带来了希望和信心。RV144 是由跨国公司、美国军队与泰国卫生部合作,使用 Vaxgen 公司的 AIDSVAX® B/E gp120 蛋白疫苗和 Aventis Pasteur 公司的重组金丝雀痘病毒 ALVAC® 联合免疫,在泰国开展的 Ⅱ b 期临床试验。对招募的 16 000 多名志愿者进行了为期 3 年的观察随访,结果显示,该疫苗预防 HIV 感染的保护率为 31%(Rerks-Ngarm et al.,2009)。尽管该疫苗因保护率太低未获美国 FDA 批准上市,也无价值用于预防,但这是 30 年的疫苗研究首次证明,预防性艾滋病疫苗的目标并非遥不可及。

### 47.5.5 艾滋病疫苗面临的挑战和未来发展方向

RV144 临床试验的结果令人振奋,但距离成功的疫苗还有很长的距离,未来疫苗的研究方向值得深入探讨。不过,通过对比分析以前失败疫苗临床试验样本,也许可以预测未来艾滋病疫苗的发展方向。

#### 47.5.5.1 免疫原性和保护性的关系

尽管 MRKAd5 HIV-1 疫苗在大多数接种者都诱导了 IFN-γ ELISPOT 反应,却没有降低 HIV 感染风险;RV144 试验仅有 20% 的接种者 IFN-γ ELISPOT 反应阳性,却提供了 31% 的保护率。因此,ELISPOT 和 ICS 不应该是疫苗效力评价的唯一标准,更多标准化的检测方法应该应用于疫苗评价,如淋巴细胞增殖、黏膜免疫、体外病毒抑制试验、ADCC、非中和抗体亲和力等。

### 47.5.5.2　动物模型

在灵长类动物模型中,高剂量静脉攻毒是最常用的评价疫苗保护效果的方法。MRKAd5 HIV-1 疫苗免疫恒河猴后,通过静脉途径攻毒,结果显示疫苗没有保护效果,与 STEP 临床试验结果一致。而 AL-VAC-HIV 与 AIDSVAX® B/E 联合免疫恒河猴后,采用少量多次黏膜途径攻毒,疫苗显示部分保护效果。少量多次黏膜攻毒方式实际上更接近 HIV 自然感染状态,近期研究显示,采用此种攻毒方法,疫苗诱导针对同源或异源毒株的保护性免疫是可能的。因此,疫苗研究迫切需要构建更多适用于黏膜攻毒的 SHIV,使之成为设计筛选疫苗的工具之一(Hessell et al.,2009)。在小动物模型中,由于小鼠、家兔和豚鼠体内抗体的结构与人不完全一致,从而影响了表位识别。例如,它们的抗体没有长 CDR3 环,而在人体发现的几种 bNmAb 具有此种结构(Haynes et al.,2012)。因此,采用这些模型进行抗体疫苗初级筛选是不完全可靠的,人源化小鼠模型可以部分克服这些困难,但人源化小鼠存在免疫缺陷,对有赖于健全的免疫系统发挥作用的免疫测试还需要更多的探索。

### 47.5.5.3　诱导广谱的细胞免疫应答

保守表位疫苗和嵌合表位疫苗是两种新型的抗原。基于多个 HIV-1 亚型毒株的保守区构建疫苗,目的在于将免疫反应的靶标集中在不易发生突变从而逃逸 CD8⁺T 细胞反应的表位。保守表位序列已被构建到多种载体并已进入临床试验阶段(Létourneau et al.,2007)。嵌合表位的设计则是通过生物信息学方法对大量的 HIV-1 序列进行计算,系统筛选、优化出能覆盖流行毒株的表位。表达 HIV-1 gag/pol/env 的嵌合表位的重组腺病毒 Ad26 在恒河猴诱导的 T 细胞反应较单一亚型序列或一致序列疫苗更广谱(Barouch et al.,2010)。载体选择对于诱导广谱细胞免疫也非常重要。复制型载体正逐渐被艾滋病疫苗界所接受。复制型载体疫苗能模拟 SIV 减毒活疫苗而安全性大大提高,并在黏膜部位诱导 SIV 特异性免疫反应(Pusch,1991;Excler et al.,2010)。但针对病毒载体的免疫应答通常强于针对 HIV 抗原的免疫应答,这可能是发展复制型载体面临的问题。复制型载体疫苗和异源载体初免-加强免疫策略是否能克服体内预存、针对载体

的免疫应答还需要进一步的研究。

### 47.5.5.4　诱导广谱中和抗体

所有已知 bNmAb 均能识别 HIV 的隐性表位,但这些表位序列插入免疫原后却无法诱导出 bNmAb,分析原因可能有以下几点:① 疫苗抗原没有正确提呈这些表位,如:MPER 模拟肽不能在溶液中形成正确构象,因此不能在 B 细胞表面正确提呈(Kim et al.,2011)。② 自身的交叉反应。4E10 和 2F5 抗体借助它们 CDR3 样环顶端的疏水氨基酸与脂质结合,共同形成表位肽,这样抗体内部的相互作用导致 B 细胞耐受(Yang et al.,2013)。③ 表位识别有严格的空间限制,识别 V1V2 表位的 PG9,识别 V3 表位的 PGT 都有较长的 CDR3 环,只有具有这种特殊结构的抗体才能接触位于隐蔽位置的表位(Sattentau,2011)。④ 很多 bNmAb 识别的表位都包括糖基,如要在疫苗中呈现这种糖基-肽结构,需要先进的化学合成技术以及精细的“脚手架”肽设计,至今这一技术还未实现突破。因此,诱导广谱中和抗体仍有赖于更深入的基础研究和生物技术的发展。近年的研究发现,bNmAb 和病毒在同一感染个体内存在共进化关系,传播/奠基病毒(transmitted/founder virus,T/F virus)的膜蛋白对诱导 bNmAb 的产生起着关键作用(Liao et al.,2013;Gao et al.,2014)。这一发现有可能成为艾滋病疫苗研究新的生长点。

### 47.5.5.5　基于 RV144 的临床试验研究

在泰国 RV144 临床试验宣布取得 31% 的保护效果后不久,P5 计划(痘病毒-蛋白-公共机构-私企合作计划,Pox Protein Public-Private Partnership,P5)成员决定在南非开展 HVTN 097 临床试验,重复 RV144 试验,验证 RV144 疫苗的免疫保护效果(Gray et al.,2014)。HVTN 097 使用表达 C 亚型 *Env* 基因的重组 ALVAC 和双价 C 亚型 gp120,采用 MF59® 和 ASO1B 两种佐剂,有望提高组合疫苗的免疫原性。

### 47.5.5.6　VRC01 单克隆抗体的应用

从“精英控制者”体内分离的单克隆广谱中和抗体 VRC01 不仅能在体外广谱中和 HIV 毒株,也能保护动物免于 SHIV 的感染(Wu et al.,2012;Pegu et al.,2014)。VRC01 的发现,使人们看到了 bNmAb 作为治疗性疫苗和被动免疫疫苗的希望。正在进行的 HVTN 703 Ⅱ b 期临床试验将测试 VRC01 在男同性恋人群中预防 HIV 感染的效果（Gray et al.，2016）。在 HIV 慢性感染者中，单次注射 VRC01 能降低血液中的病毒载量，对部分 HAART 治疗患者，能延迟病毒载量反跳的时间。VRC01 与其他药物相结合的治疗方案正在进行深入研究（Bar et al.，2016；Lynch et al.，2015）。

# 参考文献

中国疾病预防控制中心性病艾滋病预防控制中心,性病控制中心. 2018. 全国艾滋病性病/性病/丙肝综合防治数据信息年报 138：1.

郝阳,孙新华,夏刚,等. 2014."四免一关怀"政策实施 10 年中国艾滋病防治主要进展. 中国艾滋病性病 20（4）：5.

Azoitei ML, Correia BE, Andrew BYE, et al. 2011. Computation-guided backbone grafting of a discontinuous motif onto a protein scaffold. Science 334（6054）：373-376.

Alexander J, Mendy J, Vang L, et al. 2013. Pre-clinical development of a recombinant, replication-competent adenovirus serotype 4 vector vaccine expressing HIV-1 envelope 1086 clade C. PLoS One 8（12）：e82380.

Baba TW, Liska V, Khimani AH, et al. 1999. Live attenuated, multiply deleted simian immunodeficiency virus causes AIDS in infant and adult macaques. Nat Med 5（2）：194-203.

Baden LR, Karita E, Mutua G, et al. 2016. Assessment of the safety and immunogenicity of 2 novel vaccine platforms for HIV-1 prevention：A randomized trial. Ann Intern Med 164（5）：313-322.

Bar KJ, Sneller MC, Harrison LJ, et al. 2016. Effect of HIV antibody VRC01 on viral rebound after treatment interruption. N Engl J Med 375（21）：2037-2050.

Barouch D H, O'Brien K L, Simmons N L, et al. 2010. Mosaic HIV-1 vaccines expand the breadth and depth of cellular immune responses in rhesus monkeys. Nat Med 16（3）：319-323.

Barré-Sinoussi F, Chermann JC, Rey F, et al. 1983. Isolation of a T-lymphotropic retrovirus from a patient at risk for acquired immune deficiency syndrome（AIDS）. Science 220（4599）：868-871.

Betts MR, Nason MC, West SM, et al. 2006. HIV nonprogressors preferentially maintain highly functional HIV-specific CD8[+] T cells. Blood 107（12）：4781-4789.

Bonsignori M, Hwang KK, Chen X, et al. 2011. Analysis of a clonal lineage of HIV-1 envelope V2/V3 conformational epitope-specific broadly neutralizing antibodies and their inferred unmutated common ancestors. J Virol 85（19）：9998-10009.

Boyer JD, Ugen KE, Wang B, et al. 1997. Protection of chimpanzees from high-dose heterologous HIV-1 challenge by DNA vaccination. Nat Med 3（5）：526-532.

Brack-Werner R, Kleinschmidt A, Ludvigsen A, et al. 1992. Infection of human brain cells by HIV-1：Restricted virus production in chronically infected human glial cell lines. AIDS 6（3）：273-285.

Brandes M, Willimann K, Moser B, et al. 2005. Professional antigen-presentation function by human gammadelta T Cells. Science 309（5732）：264-268.

Brown BK, Wieczorek Lindsay, Sanders-Buell Eric, et al. 2008. Cross-clade neutralization patterns among HIV-1 strains from the six major clades of the pandemic evaluated and compared in two different models. Virology 375（2）：529-538.

Carne CA, Tedder RS, Smith A, et al. 1985. Acute encephalopathy coincident with seroconversion for anti-HTLV-Ⅲ. Lancet 2（8466）：1206-1208.

Chantratita W, Sukeepaisarncharoen W, Chandeying V, et al. 2004. Delayed progression to AIDS in volunteers treated with long-term HIV-1 Immunogen（REMUNE）therapy in Thailand. HIV Med 5（5）：317-325.

Churdboonchart V, Sakondhavat C, Kulpradist S, et al. 2000. A double-blind, adjuvant-controlled trial of human immunodeficiency virus type 1（HIV-1）immunogen（Remune）monotherapy in asymptomatic, HIV-1-infected thai subjects with CD4-cell counts of >300. Clin Diagn Lab Immunol 7（5）：728-733.

Clarke DK, Nasar F, Chong S, et al. 2014. Neurovirulence and immunogenicity of attenuated recombinant vesicular stomatitis viruses in nonhuman primates. J Virol 88（12）：6690-6701.

Coffin J, Haase A, Levy JA, et al. 1986. Human immunodeficiency viruses. Science 232（4751）：697.

Cooney EL, Collier AC, Greenberg PD, et al. 1991. Safety of and immunological response to a recombinant vaccinia virus vaccine expressing HIV envelope glycoprotein. Lancet 337（8741）：567-572.

Correia BE, Andrew BYE, Friend DJ, et al. 2011. Computational protein design using flexible backbone remodeling and resurfacing：Case studies in structure-based antigen design. J Mol Biol 405（1）：284-297.

Correia B E, Ban Yih-EnA, Holmes M A, et al. 2010. Computational design of epitope-scaffolds allows induction of anti-bodies specific for a poorly immunogenic HIV vaccine epitope. Structure 18(9):1116-1126.

Corti D, Langedijk JPM, Hinz A, et al. 2010. Analysis of memory B cell responses and isolation of novel monoclonal antibod-ies with neutralizing breadth from HIV-1-infected individu-als. PLoS One 5(1):e8805.

Daniel MD, Kirchhoff F, Czajak SC, et al. 1992. Protective effects of a live attenuated SIV vaccine with a deletion in the nef gene. Science 258(5090):1938-1941.

Deeks SG, Walker BD. 2007. Human immunodeficiency virus controllers:Mechanisms of durable virus control in the ab-sence of antiretroviral therapy. Immunity 27(3):406-416.

Delézay O, Koch N, Yahi N, et al. 1997. Co-expression of CX-CR4/fusin and galactosylceramide in the human intestinal epithelial cell line HT-29. AIDS 11(11):1311-1318.

Doan LX, Li M, Chen CY, et al. 2005. Virus-like particles as HIV-1 vaccines. Rev Med Virol 15(2):75-88.

Donnelly JJ, Ulmer JB, Shiver JW, et al. 1997. DNA vaccines. Annu Rev Immunol 15:617-648.

Dreja H, O'Sullivan E, Pade C, et al. 2010. Neutralization activ-ity in a geographically diverse East London cohort of human immunodeficiency virus type 1-infected patients:Clade C in-fection results in a stronger and broader humoral immune re-sponse than clade B infection. J Gen Virol 91(Pt 11):2794-2803.

Duerr A, Huang YD, Buchbinder S, et al. 2012. Extended fol-low-up confirms early vaccine-enhanced risk of HIV acqui-sition and demonstrates waning effect over time among par-ticipants in a randomized trial of recombinant adenovirus HIV vaccine(Step Study). J Infect Dis 206(2):258-266.

Euler Z, van Gils MJ, Bunnik EM, et al. 2010. Cross-reactive neutralizing humoral immunity does not protect from HIV type 1 disease progression. J Infect Dis 201(7):1045-1053.

Excler JL, Parks CL, Acklomd J, et al. 2010. Replicating viral vectors as HIV vaccines:Summary report from the IAVI-sponsored satellite symposium at the AIDS vaccine 2009 conference. Biologicals 38(4):511-521.

Eyster ME, Gail MH, Ballard JO, et al. 1987. Natural history of human immunodeficiency virus infections in hemophiliacs:Effects of T-cell subsets, platelet counts, and age. Ann In-tern Med 107(1):1-6.

Fehniger TA, Herbein G, Yu H, et al. 1998. Natural killer cells from HIV-1[+] patients produce C-C chemokines and inhibit HIV-1 infection. J Immunol 161(11):6433-6438.

Ferre AL, Hunt PW, Critchfield JW, et al. 2009. Mucosal im-mune responses to HIV-1 in elite controllers:A potential correlate of immune control. Blood 113(17):3978-3989.

Flynn NM, Forthal DN, Harro CD, et al. 2005. Placebo-controlled phase 3 trial of a recombinant glycoprotein 120 vaccine to prevent HIV-1 infection. J Infect Dis 191(5):654-665.

Fouts T, Godfrey K, Bobb K, et al. 2002. Crosslinked HIV-1 en-velope-CD4 receptor complexes elicit broadly cross-reactive neutralizing antibodies in rhesus macaques. PNAS 99(18):11842-11847.

Gao F, Bonsignori M, Liao HX, et al. 2014. Cooperation of B cell lineages in induction of HIV-1-broadly neutralizing antibod-ies. Cell 58(3):481-491.

Gallo RC, Salahuddin SZ, Popovic M, et al. 1984. Frequent de-tection and isolation of cytopathic retroviruses(HTLV-III) from patients with AIDS and at risk for AIDS. Science 224(4648):500-503.

Gray GE, Andersen-Nissen E, Grunenberg N, et al. 2014. HVTN 097:Evaluation of the RV144 vaccine regimen in HIV unin-fected South African adults. AIDS Research and Human Retroviruses 30(SI):A33-34.

Gray GE, Laher F, Lazarus E, et al. 2016. Approaches to prevent-ative and therapeutic HIV vaccines. Curr Opin Virol 17:104-109.

Gomez-Roman VR, Robert-Guroff M. 2003. Adenoviruses as vec-tors for HIV vaccines. AIDS Rev 5(3):178-185.

Goujard C, Marcellin F, Hendel CH, et al. 2007. Interruption of antiretroviral therapy initiated during primary HIV-1 infec-tion:Impact of a therapeutic vaccination strategy combined with interleukin(IL)-2 compared with IL-2 alone in the ANRS 095 Randomized Study. AIDS Res Hum Retroviruses 23(9):1105-1113.

Gray ES, Madiga MC, Hermanus T, et al. 2011. The neutraliza-tion breadth of HIV-1 develops incrementally over four years and is associated with CD4[+] T cell decline and high viral load during acute infection. J Virol 85(10):4828-4840.

Gray ES, Moore PL, Choge IA, et al. 2007. Neutralizing antibody responses in acute human immunodeficiency virus type 1 subtype C infection. J Virol 81(12):6187-6196.

Grundner C, Li Y, Louder M, et al. 2005. Analysis of the neutral-izing antibody response elicited in rabbits by repeated inoc-ulation with trimeric HIV-1 envelope glycoproteins. Virology 331(1):33-46.

Guihot A, Tubiana R, Breton G, et al. 2010. Immune and virolog-ical benefits of 10 years of permanent viral control with an-tiretroviral therapy. AIDS 24(4):614-617.

Harris A, Borgnia MJ, Shi D, et al. 2011. Trimeric HIV-1 glyco-protein gp140 immunogens and native HIV-1 envelope gly-coproteins display the same closed and open quaternary mo-lecular architectures. PNAS 108(28):11440-11445.

Haynes BF, Kelsoe G, Harrison C, et al. 2012. B-cell-lineage immunogen design in vaccine development with HIV-1 as a case study. Nat Biotechnol 30(5):423-433.

Hessell AJ, Hangartner L, Hunter M, et al. 2007. Fc receptor but not complement binding is important in antibody protection against HIV. Nature 449(7158):101-104.

Hessell AJ, Poignard P, Hunter M, et al. 2009. Effective, low-titer antibody protection against low-dose repeated mucosal SHIV challenge in macaques. Nat Med 15(8):951-954.

Ho DD, Rota TR, Schooley RT, et al. 1985. Isolation of HTLV-III from cerebrospinal fluid and neural tissues of patients with neurologic syndromes related to the acquired immunodeficiency syndrome. N Engl J Med 313(24):1493-1497.

Hofmann-Lehmann R, Vlasak J, Williams AL, et al. 2003. Live attenuated, nef-deleted SIV is pathogenic in most adult macaques after prolonged observation. AIDS 17(2):157-166.

Iannello Alexandre, Boulassel Mohamed-Rachid, Samarani Suzanne, et al. 2010. Dynamics and consequences of IL-21 production in HIV-infected individuals: A longitudinal and cross-sectional study. J Immunol 184(1):114-126.

Julg B, Williams K, Reddy SL, et al. 2010. Enhanced anti-HIV functional activity associated with gag-specific CD8 T-cell responses. J Virol 84(11):5540-5549.

Kahn JO, Walker BD. 1998. Acute human immunodeficiency virus type 1 infection. N Engl J Med 339(1):33-39.

Kamp W, Berk M, Visser CJ B, et al. 2000. Mechanisms of HIV-1 to escape from the host immune surveillance. Eur J Clin Invest 30(8):740-746.

Kang YK, Andjelic S, Binley JM, et al. 2009. Structural and immunogenicity studies of a cleaved, stabilized envelope trimer derived from subtype A HIV-1. Vaccine 27(37):5120-5132.

Kaufmann DE, Kavanagh DG, Pereyra F, et al. 2007. Upregulation of CTLA-4 by HIV-specific CD4$^+$ T cells correlates with disease progression and defines a reversible immune dysfunction. Nat Immunol 8(11):1246-1254.

Keele BF, Giorgi EE, Salazar-Gonzalez JF, et al. 2008. Identification and characterization of transmitted and early founder virus envelopes in primary HIV-1 infection. PNAS 105(21):7552-7557.

Kim MK, Sun ZYJ, Rand KD, et al. 2011. Antibody mechanics on a membrane-bound HIV segment essential for GP41-targeted viral neutralization. Nat Struct Mol Biol 18(11):1235-1243.

Klasse PJ, Sanders Rogier, Cerutti Andrea, et al. 2012. How can HIV-type-1-Env immunogenicity be improved to facilitate antibody-based vaccine development? AIDS Res Hum Retroviruses 28(1):1-15.

Kong L, He LL, de Val N, et al. 2016. Uncleaved prefusion-opti-mized gp140 trimers derived from analysis of HIV-1 envelope. Nat Commun(28)7:12040.

Lambotte O, Ferrari G, Moog C, et al. 2009. Heterogeneous neutralizing antibody and antibody-dependent cell cytotoxicity responses in HIV-1 elite controllers. AIDS 23(8):897-906.

Létourneau S, Im E-J, Mashishi T, et al. 2007. Design and preclinical evaluation of a universal HIV-1 vaccine. PLoS One 2(10):e984.

Levy JA. 2003. The search for the CD8$^+$ cell anti-HIV factor (CAF). Trends Immunol 24(12):628-632.

Levy J, Hoffman ADA, Kramer SM, et al. 1984. Isolation of lymphocytopathic retroviruses from San Francisco patients with AIDS. Science 225(4664):840-842.

Levy Jay A, Scott Iain, Mackewicz Carl. 2003. Protection from HIV/AIDS: The importance of innate immunity. Clin Immunol 108(3):167-174.

Liao HX, Lynch R, Zhou T, et al. 2013. Co-evolution of a broadly neutralizing HIV-1 antibody and founder virus. Nature 496 (7446):469-476.

Li Y, Svehla K, Mathy NL, et al. 2006. Characterization of antibody responses elicited by human immunodeficiency virus type 1 primary isolate trimeric and monomeric envelope glycoproteins in selected adjuvants. J Virol 80(3):1414-1426.

Liu YJ. 2005. IPC: Professional type 1 interferon-producing cells and plasmacytoid dendritic cell precursors. Annu Rev Immunol 23:275-306.

Ljunggren K, Biberfeld G, Jondal M, et al. 1989. Antibody-dependent cellular cytotoxicity detects type-and strain-specific antigens among human immunodeficiency virus types 1 and 2 and simian immunodeficiency virus SIVmac isolates. J Virol 63(8):3376-3381.

Lubeck MD, Natuk R, Myagkikh M, et al. 1997. Long-term protection of chimpanzees against high-dose HIV-1 challenge induced by immunization. Nat Med 3(6):651-658.

Lynch RM, Boritz E, Coates EE, et al. 2015. Virologic effects of broadly neutralizing antibody VRC01 administration during chronic HIV-1 infection. Sci Transl Med 7(319):319ra206.

Marlink R, Kanki P, Thior I, et al. 1994. Reduced rate of disease development after HIV-2 infection as compared to HIV-1. Science 265(5178):1587-1590.

McMillan A, Bishop PE, Aw D, et al. 1989. Immunohistology of the skin rash associated with acute HIV infection. AIDS 3(5):309-312.

Migueles SA, Laborico AC, Shupert WL, et al. 2002. HIV-specific CD8$^+$ T cell proliferation is coupled to perforin expression and is maintained in nonprogressors. Nat Immunol 3(11):1061-1068.

Migueles SA, Osborne CM, Royce C, et al. 2008. Lytic granule loading of CD8$^+$ T cells is required for HIV-infected cell elimination associated with immune control. Immunity 29 (6):1009-1021.

Montagnier L, Gruest J, Chamaret S, et al. 1984. Adaptation of lymphadenopathy associated virus (LAV) to replication in EBV-transformed B lymphoblastoid cell lines. Science 225 (4657):63-66.

Moser B, Brandes M. 2006. Gammadelta T cells: An alternative type of professional APC. Trends Immunol 27(3):112-118.

Ofek G, Guenaga FJ, Schief WR, et al. 2010. Elicitation of structure-specific antibodies by epitope scaffolds. PNAS 107 (42):17880-17887.

Pegu A, Yang ZY, Boyington JC, et al. 2014. Neutralizing antibodies to HIV-1 envelope protect more effectively in vivo than those to the CD4 receptor. Sci Transl Med 6(243): 243ra88.

Pitisuttithum P, Gilbert P, Gurwith M, et al. 2006. Randomized, double-blind, placebo-controlled efficacy trial of a bivalent recombinant glycoprotein 120 HIV-1 vaccine among injection drug users in Bangkok, Thailand. J Infect Dis 194 (12):1661-1671.

Popovic M, Sarngadharan MG, Read E, et al. 1984. Detection, isolation, and continuous production of cytopathic retroviruses(HTLV-III) from patients with AIDS and pre-AIDS. Science 224(4648):497-500.

Potter SJ, Lacabaratz C, Lambotte O, et al. 2007. Preserved central memory and activated effector memory CD4$^+$ T-cell subsets in human immunodeficiency virus controllers: An ANRS EP36 study. J Virol 81(24):13904-13915.

Pusch HH. 1991. Development of an electronic calculator for gestational age in prenatal care. Gynakol Rundsch 31(1): 1-6.

Rabeneck L, Popovic M, Gartner S, et al. 1990. Acute HIV infection presenting with painful swallowing and esophageal ulcers. JAMA 263(17):2318-2322.

Rabinovich S, Powell RL, Lindsay RW, et al. 2014. A novel, live-attenuated vesicular stomatitis virus vector displaying conformationally intact, functional HIV-1 envelope trimers that elicits potent cellular and humoral responses in mice. PLoS One 9(9):e106597.

Reeves JD, Hibbitts S, Simmons G, et al. 1999. Primary human immunodeficiency virus type 2(HIV-2) isolates infect CD4-negative cells via CCR5 and CXCR4: Comparison with HIV-1 and simian immunodeficiency virus and relevance to cell tropism in vivo. J Virol 73(9):7795-7804.

Rerks-Ngarm S, Pitisuttithum P, Nitayaphan S, et al. 2009. Vaccination with ALVAC and AIDSVAX to prevent HIV-1 infection in Thailand. N Engl J Med 361(23):2209-2220.

Rodman TC, Lutton JD, Jiang S, et al. 2001. Circulating natural IgM antibodies and their corresponding human cord blood cell-derived Mabs specifically combat the Tat protein of HIV. Exp Hematol 29(8):1004-1009.

Rodman TC, Sullivan JJ, Bai X, et al. 1999. The human uniqueness of HIV: Innate immunity and the viral Tat protein. Hum Immunol 60(8):631-639.

Rook AH, Lane HC, Folks T, et al. 1987. Sera from HTLV-III/LAV antibody-positive individuals mediate antibody-dependent cellular cytotoxicity against HTLV-III/LAV-infected T cells. J Immunol 138(4):1064-1067.

Routy JP, Vanhems P, Rouleau D, et al. 2000. Comparison of clinical features of acute HIV-1 infection in patients infected sexually or through injection drug use. The investigators of the Quebec primary HIV infection study. J Acquir Immune Defic Syndr 24(5):425-432.

Ruprecht RM. 1999. Live attenuated AIDS viruses as vaccines: Promise or peril? Immunol Rev 170:135-149.

Ruprecht RM, Baba TW, Liska V, et al. 1996. Attenuated HIV vaccine: Caveats. Science 271(5257):1790-1792.

Sáez-Cirión A, Sinet M, Shin SY, et al. 2009. Heterogeneity in HIV suppression by CD8 T cells from HIV controllers: Association with Gag-specific CD8 T cell responses. J Immunol 182(12):7828-7837.

Sacha JB, Giraldo-Vela JP, Buechler MB, et al. 2009. Gag-and Nef-specific CD4$^+$ T cells recognize and inhibit SIV replication in infected macrophages early after infection. PNAS 106 (24):9791-9796.

Sanders RW, van Gils MJ, Derking R, et al. 2015. HIV-1 vaccines. HIV-1 neutralizing antibodies induced by native-like envelope trimers. Science 349(6244):aac4423.

Sato H, Orenstein J, Dimitrov D, et al. 1992. Cell-to-cell spread of HIV-1 occurs within minutes and may not involve the participation of virus particles. Virology 186(2):712-724.

Sattentau QJ. 2011. Vaccinology: A sweet cleft in HIV's armour. Nature 480(7377):324-325.

Scheid JF, Mouquet H, Ueberheide B, et al. 2011. Sequence and structural convergence of broad and potent HIV antibodies that mimic CD4 binding. Science 333(6049):1633-1637.

Schmidt B, Ashlock BM, Foster H, et al. 2005. HIV-infected cells are major inducers of plasmacytoid dendritic cell interferon production, maturation, and migration. Virology 343(2): 256-266.

Simek MD, Rida W, Priddy FH, et al. 2009. Human immunodeficiency virus type 1 elite neutralizers: Individuals with broad and potent neutralizing activity identified by using a high-throughput neutralization assay together with an analytical selection algorithm. J Virol 83(14):7337-7348.

Spear GT, Carlson JR, Jennings MB, et al. 1992. Complement-mediated, antibody-dependent neutralizing titers of sera from asymptomatic and symptomatic HIV-infected individuals. AIDS 6(9):1047.

Spear GT, Sullivan BL, Landay AL, et al. 1990. Neutralization of human immunodeficiency virus type 1 by complement occurs by viral lysis. J Virol 64(12):5869-5873.

Sukeepaisarncharoen W, Churdboonchart V, Kulpradist S, et al. 2001. Long-term follow-up of HIV-1-infected Thai patients immunized with Remune monotherapy. HIV Clin Trials 2(5):391-398.

Tateno M, Gonzalez-Scarano F, Levy JA. 1989. Human immunodeficiency virus can infect CD4-negative human fibroblastoid cells. PNAS 86(11):4287-4290.

Tilton JC, Luskin MR, Johnson AJ, et al. 2007. Changes in paracrine interleukin-2 requirement, CCR7 expression, frequency, and cytokine secretion of human immunodeficiency virus-specific CD4$^+$ T cells are a consequence of antigen load. J Virol 81(6):2713-2725.

Tomaras GD, Yates NL, Liu PH, et al. 2008. Initial B-cell responses to transmitted human immunodeficiency virus type 1: Virion-binding immunoglobulin M (IgM) and IgG antibodies followed by plasma anti-gp41 antibodies with ineffective control of initial viremia. J Virol 82(24):12449-12463.

Turville SG, Santos JJ, Frank I, et al. 2004. Immunodeficiency virus uptake, turnover, and 2-phase transfer in human dendritic cells. Blood 103(6):2170-2179.

Van Regenmortel MHV. 2011. Limitations to the structure-based design of HIV-1 vaccine immunogens. J Mol Recognit 24(5):741-753.

Van Regenmortel MHV. 2012. Requirements for empirical immunogenicity trials, rather than structure-based design, for developing an effective HIV vaccine. Arch Virol 157(1):1-20.

Van Regenmortel MHV. 2014. An outdated notion of antibody specificity is one of the major detrimental assumptions of the structure-based reverse vaccinology paradigm, which prevented it from helping to develop an effective HIV-1 vaccine. Front Immunol 5:593.

Vojnov L, Reed JS, Weisgrau KL, et al. 2010. Effective simian immunodeficiency virus-specific CD8$^+$ T cells lack an easily detectable, shared characteristic. J Virol 84(2):753-764.

Walker LM, Phogat SK, Chan-Hui P-Y, et al. 2009. Broad and potent neutralizing antibodies from an African donor reveal a new HIV-1 vaccine target. Science 326(5950):285-289.

Walsh SR, Moodie Z, Fiore-Gartland AJ, et al. Vaccination with heterologous HIV-1 envelope sequences and heterologous adenovirus vectors increases T-cell responses to conserved regions: HVTN 083. 2016. J Infect Dis 213(4):541-550.

WHO, UNAIDS. 2019. UNAIDS data 2019:16.

Wolff JA, Malone RW, Williams P, et al. 1990. Direct gene transfer into mouse muscle in vivo. Science 247(4949 Pt 1):1465-1468.

Wu X, Wang C, O'Dell S, et al. 2012. Selection pressure on HIV-1 envelope by broadly neutralizing antibodies to the conserved CD4-binding site. J Virol 86:5844-5856.

Yang G, Holl MT, Liu Y, et al. 2013. Identification of autoantigens recognized by the 2F5 and 4E10 broadly neutralizing HIV-1 antibodies. J Exp Med 210(2):241-256.

Yefenof E, Magyarlaki T, Fenyo EM, et al. 1991. Alternative complement pathway activation by HIV infected cells: C3 fixation does not lead to complement lysis but enhances NK sensitivity. Int Immunol 3(4):395-401.

Ying HY, Ji X, Hart ML, et al. 2004. Interaction of mannose-binding lectin with HIV type 1 is sufficient for virus opsonization but not neutralization. AIDS Res Hum Retroviruses 20(3):327-335.

Younes SA, Yassine DB, Dumont AR, et al. 2003. HIV-1 viremia prevents the establishment of interleukin 2-producing HIV-specific memory CD4$^+$ T cells endowed with proliferative capacity. J Exp Med 198(12):1909-1922.

# 第 *48* 章
## 单纯疱疹病毒疫苗

姜春来　刘　微　吴浩飞　许四宏　黄仕和

**本章摘要**

生殖器疱疹(GH)在全球范围内已经成为流行率最高的性传播疾病之一,因其可在生殖器部位形成疼痛性疱疹损害,近年来已引起人们的广泛关注。单纯疱疹病毒(HSV)是引发 GH 最主要的病原体,据世界卫生组织统计,截至 2003 年,全球 15~49 岁的 HSV 感染者已达 5.36 亿,约占该年龄段总人口的 16%。HSV-2 是典型的嗜神经病毒,一旦感染终身潜伏于宿主体内,目前没有任何有效药物可以将其清除,所以开发有效的 HSV 疫苗是控制病毒传播最有效的手段。目前进入临床研究阶段的 HSV 疫苗有多种形式,包括灭活疫苗、减毒疫苗、重组亚单位疫苗和核酸疫苗等多种形式,但因其临床试验结果不理想,并没有一种 HSV 疫苗被批准上市。随着对病毒感染和免疫机制研究的日趋深入,我们有理由相信,在不久的将来会诞生一种有效的 HSV 疫苗,解决人们的病痛。

## 48.1 概述

单纯疱疹病毒(herpes simplex virus, HSV)是目前全球流行率最高的病毒之一,作为典型的嗜神经病毒,一旦感染将终身潜伏于宿主体内,没有任何有效药物可以将其清除,所以开发有效的 HSV 疫苗是控制病毒传播最有效的手段。目前进入临床研究阶段的 HSV 疫苗有多种形式,包括灭活疫苗、减毒疫苗、重组亚单位疫苗和核酸疫苗等,但因其临床试验结果不理想并没有一种 HSV 疫苗被批准上市。随着对病毒感染和免疫机理研究的日趋深入,我们有理由相信在不久的将来会诞生一支有效的 HSV 疫苗,解决人们的病痛。

## 48.2 病原学

单纯疱疹病毒所属的疱疹病毒科(Herpesviridae),是一类感染脊椎动物的病毒,分为 α、β、γ 三个亚科,目前发现的疱疹病毒家族成员有 100 多种,其中可以感染人的有 8 种,分别是单纯疱疹病毒 1 型(herpes simplex virus-1, HSV-1)、单纯疱疹病毒 2 型(herpes simplex virus-2, HSV-2)、水痘-带状疱疹病毒(varicella-herpes zoster virus, VZV)、EB 病毒(Epstein-Barr virus, EBV)、巨细胞病毒(cytomegalovirus, CMV)、人类疱疹病毒 6 型(HHV-6)、人类疱疹病毒 7 型(HHV-7)和人类疱疹病毒 8 型(HHV-8)。

有关人单纯疱疹病毒的感染实例,从古希腊时期开始就有记载,公元前 2 世纪的罗马诗人 Juvenal 所描述生殖器上的"疮"可能就是疱疹。而在相同的时代,罗马医师 Herodotus 亦曾描述过"冷疮"(cold sore)。1736 年,法国国王路易十五的医生也准确地描述了生殖器疱疹的发病过程。直到 20 世纪初期,人们才逐渐确定疱疹是由病毒感染所引起的。

单纯疱疹病毒是典型的嗜神经病毒,具有潜伏感染的特点,一旦感染,病毒无法清除,终身携带。单纯疱疹病毒感染分为三种:原发感染(primary infection)、非原发感染/初始感染(non-primary/initial

① T,三角形剖分数。

infection)和复发感染(recurrent infection)。HSV-1 通常主要引起口面部的感染,是新生儿期以后的小儿疱疹性脑炎的主要病原体,且其侵犯常累及颞叶内侧、额叶下部、邻近的岛叶及扣带回。一般认为,70%~80% 的患者感染 HSV-2 后临床无症状;但也有学者指出,20% 的患者为无症状,20% 的患者有典型症状(水疱、溃疡),60% 的患者为非典型症状(形式多种多样,如丘疹、裂隙、红斑等)。月经、紫外线照射、怀孕、避孕药、饮食、发作区域受到摩擦(包括性生活、口交或自慰等行为过于频繁)、压力、其他疾病以及高温等都可能促使疱疹复发。鉴于 HSV-1 主要与口唇感染有关,病毒更容易接近和侵入脑部,所以 95% 以上的疱疹病毒性脑炎均为 HSV-1 感染所致;而 HSV-2 主要引起生殖系统感染,产妇常将病毒垂直传播给新生儿。目前能有效治疗单纯疱疹病毒的药物主要有:阿昔洛韦、伐昔洛韦和泛昔洛韦(Kaewpoowat et al. ,2016)。但是,迄今为止没有任何可以彻底治愈单纯疱疹病毒的药物或治疗方法,单纯疱疹病毒感染已经成为广泛的公共卫生问题,严重威胁着人类的健康。

单纯疱疹病毒属于 α 疱疹病毒亚科,是双链 DNA 病毒,外形呈二十面体对称球形,$T^{①} = 16$,直径约 200 nm。病毒由 4 部分组成:病毒 DNA 核心(core)、围绕核心的病毒衣壳(capsid)、非结构蛋白形成的被膜(tegument)和包膜(envelope)。

病毒基因组由长片段单一序列(unique sequence of long component, UL)和短片段单一序列(unique sequence of short component, US)相互连接而成,UL 和 US 的两端有反向重复序列(repeats flanking the UL、RL, repeats flanking the US、RS)。根据目前的研究,病毒基因组编码 74 个可读框,其中 18 种非结构蛋白参与病毒合成核苷酸,30 多种结构蛋白参与病毒识别,侵染宿主细胞。在被 HSV 感染的细胞中,发现以下三种形式的病毒衣壳:A 型、B 型和 C 型,C 型衣壳含有病毒 DNA,A 型和 B 型衣壳不含病毒 DNA,但是 B 型衣壳具有包装 DNA 的能力,能感染宿主细胞。病毒衣壳由 162 个壳微粒组成,包括 12 个五邻体和 150 个六邻体(Schrag et al. ,1989)。病毒衣壳主要由 4 种病毒蛋白组成:VP5(UL19 编码)、VP26(UL35 编码)、VP23(UL18 编码)和 VP19C(UL38 编码)。VP5 是主要的衣壳蛋白,每个五邻体含有 5 个 VP5 蛋白分子,每个六邻体含有 6 个 VP5 蛋白分子;其他为次要衣壳蛋白 VP26,位于每个六邻体 VP5 亚基的环状结构上(Chen et al.,2001)。一个 VP19C 蛋白分子和两个 VP23 蛋白分子共同形成三联体结构(Okoye et al.,2006)。衣壳还包含 UL6 蛋白,它可以形成包装病毒 DNA 的孔道,UL16 和 UL26 与病毒 DNA 包装入衣壳相关。

被膜是指包膜与衣壳表面之间的不定形区域,由至少 20 种病毒蛋白组成。最重要的被膜蛋白包括 VP16,也被称为 α 转录诱导因子(αTIF),由 UL48 基因编码,包括核心区和转录激活区(White et al.,1992);病毒宿主终止蛋白 VHS 由 UL41 编码,具有核酸酶活性(Strom and Frenkel,1987;Smiley,2004);VP22 蛋白由 UL49 编码,有研究表明,它具有在细胞间传播的能力(Elliott and O'Hare,1999;Phelan et al.,1998);VP1-2 蛋白由 UL36 编码,在病毒入侵宿主细胞时释放病毒 DNA 过程中发挥重要作用。另外,单纯疱疹病毒还包括其他被膜蛋白,如 VP11/12(UL46 编码)、VP13/14(UL47 编码)、US9 编码蛋白、US10 编码蛋白和 US11 编码蛋白等。

HSV-2 的包膜具有典型的脂质双分子层结构,表面具有至少 11 种糖蛋白,这些糖蛋白与病毒吸附、释放,控制病毒从细胞核膜出芽释放及诱导细胞融合相关,它们包括 gB(UL27 编码)、gC(UL44 编码)、gD(US6 编码)、gE(US8 编码)、gG(US4 编码)、gH(UL22 编码)、gI(US7 编码)、gL(UL1 编码)和 gM(UL11 编码),尚未证实 gJ 和 gN 的存在。gB 蛋白由胞外区、胞内区和跨膜区组成,胞外区具有中和抗体识别位点,跨膜区与病毒锚定和在细胞中转移相关(Rux et al.,2002);gC 蛋白通过其 N 端的功能区与补体系统中的 C3b 结合,帮助病毒逃逸宿主的免疫系统;gD 蛋白具有 4 个功能区(FR1~FR4),一个单克隆抗体识别位点和 4 个半胱氨酸富集区(CRD1~CRD4);gH 和 gL 以异源二聚体的形式存在于病毒包膜表面;gG 蛋白参与病毒在宿主神经系统中的复制。其中 gB、gD 和 gH/gL 在介导病毒吸附,侵染宿主细胞过程中是必需的。

## 48.3　流行病学

根据国际病毒分类学委员会(International Committee on Taxonomy of Viruses,ICTV)的病毒分类标准,将单纯疱疹病毒分为两个血清型:Ⅰ型单纯疱疹病毒(HSV-1)和Ⅱ型单纯疱疹病毒(HSV-2)。HSV-1 通常感染眼、脸、口部,主要引起口唇疱疹、咽炎、角膜结膜炎和散发性脑炎等;HSV-2 通过性传播,主要引起生殖器疱疹,并与女性的外阴癌、宫颈癌有关。HSV-1、HSV-2 初次感染对免疫力较强的患者并无明显症状,但病毒可能在感觉性神经节潜伏终身,这种嗜神经的特点促使了该病毒的蔓延(Groves et al.,2016)。在发达国家,HSV-1 眼部感染是失明的主要病因,同时随着病毒反复激活而伴有渐进生成瘢痕以及角膜混浊。

分娩期母亲感染 HSV-2 会导致新生儿疱疹甚至死亡,而怀孕后才感染的母亲将病毒传给婴儿的风险最大,因为阴道液中的病毒滴度更高以及胎盘传递时缺乏 HSV 特异性 IgG。许多研究评估了针对孕妇的筛查方案,包括 HSV-2 阳性孕妇的病毒预防手段,以及剖宫产阻断对新生儿的传播。然而,所有的方案都没有显示出明显的预防效果。

最近研究发现,HSV-2 能够增加 1~3 倍人类免疫缺陷病毒(HIV)的感染率,目前全球约有 5 亿人感染,每年新增感染 230 万人(Freeman et al.,2009)。在 HSV-2 血清阳性率高的国家,有 50% 的艾滋病感染是源自早期的生殖器疱疹病毒感染。艾滋病感染风险的增加并不是由于 HSV 感染破坏了生殖器黏膜的完整性,因为无症状的 HSV-2 感染仍伴有艾滋病感染风险的增加;而是由于潜伏的 HSV-2 感染导致了抗原特异性 CD4$^+$T 细胞群局部聚集,从而增加了 HIV 感染风险(Suazo et al.,2015)。

2015 年 1 月世界卫生组织公布的最新全球流行病学调查报告显示,截至 2012 年,全球 4 亿多 15~49 岁年龄段的人群感染 HSV-2,每年新增病例近 2 000 万,已成为全球范围内最普遍的病毒感染之一。15~19 岁人群的血清阳性率是 4.6%,而随着性活动的增加,20~24 岁人群的血清阳性率迅速上升,达到 7.8%,这也说明了性传播是 HSV-2 型病毒的主要传播方式。45~49 岁人群的血清阳性率最高,达到 17%。在全球范围内,非洲地区的 HSV-2 流行率最高,占全球所有阳性人群的 32.3%,其中,以 30~34 岁人群感染率最高;东南亚地区流行率也相对较高,达到 17.9%;北美洲地区流行率达 16.8%;欧洲地区流行率相对较低,不到 10%。无论在任何地区,不同人群中 HSV-2 的血清阳性率有很大的差别。

## 48.4 发病机制与免疫应答

HSV 可以通过多种途径感染宿主,其中以黏膜感染最为常见。病毒通过身体接触,感染口腔和生殖器上皮细胞,特别是非角质化的上皮细胞。HSV 感染的细胞类型包括上皮细胞、成纤维细胞、淋巴细胞以及神经元在内的多种细胞,感染的起始阶段表现为病毒颗粒与被感染细胞表面的糖蛋白相互作用。病毒颗粒进入细胞是一个复杂的过程,需要细胞表面的受体和病毒包膜糖蛋白参与(Eisenberg et al. ,2011)。最初的相互作用是细胞表面的硫酸乙酰肝素与糖蛋白 gC 发生非特异性结合使病毒聚集于细胞表面,随后是细胞受体与糖蛋白 gD 发生特异性结合。已确定 HSV 受体为疱疹病毒入侵介质(herpesvirus entry mediator, HVEM)和连接素-1(Connolly et al. ,2011)。随后,病毒包膜与宿主细胞的脂质膜发生融合,并释放病毒衣壳进入细胞质。糖蛋白 gB 很可能介导病毒和细胞膜之间的融合,但这个过程还需要异源二聚体 gH/gL 复合物参与。与其他同科病毒不同,如水痘带状疱疹病毒(VZV)和宿主细胞膜接触与融合由单一蛋白介导,HSV 编码多种糖蛋白共同介导其进入宿主细胞。其中,一部分糖蛋白是必要蛋白,而另一部分糖蛋白则参与提高感染效率,并非必要蛋白(Thellman et al. ,2017)。HSV 进入宿主细胞有多种方式,其中入侵的经典方式是在 pH 为中性的条件下,病毒颗粒直接与宿主细胞细胞膜融合。然而,被感染细胞的电镜照片显示,宿主细胞细胞质内的病毒颗粒包膜仍然存在。随后的研究证实,HSV 感染在不同 pH 环境下均可通过内吞途径介导。经典方式和内吞方式都需要 4 种蛋白介导:gB、gH、gL 和 gD。

一旦释放到细胞质中,病毒衣壳沿着微管运输到微管组织中心,之后到达核膜。随后,病毒释放遗传物质进入宿主细胞核,完成转录、DNA 复制、衣壳组装、DNA 包装和包膜的包裹。

HSV 基因表达按先后顺序分为立即早期基因(IE)、早期基因(E)和晚期基因(L)3 种,立即早期基因(ICP0、ICP4、ICP22、ICP27 和 ICP47)编码调控蛋白,对细胞和病毒的基因表达都具有调节作用,早期基因编码产物参与病毒 DNA 复制,晚期基因编码结构蛋白和包膜蛋白等。病毒 DNA 经过加工后包装进入核衣壳,形成成熟的衣壳结构,从内质网获得囊膜后,可经出芽方式从感染细胞表面释放,形成新的子代病毒。

感染者在无症状的情况下,能通过身体接触将 HSV 传染给其他人。一些研究发现,HSV 的传播通常没有前驱症状,直到出现临床症状的复发时才被察觉,因此很难控制病毒的水平传播。病毒也会垂直传播,如果孕妇在妊娠期感染 HSV-2,会将病毒传染给婴儿。由于感染者在无症状时能传播病毒,因此需要治疗性疫苗以抑制病毒释放。综上说明,在 HSV 疫苗研究领域有两方面亟须考虑:一是如何预防病毒在未感染人群中的传播;二是将已感染人群的免疫提高,使感染个体不能产生复发症状而且无症状时不能释放病毒。HSV 感染的组织由于炎症细胞的聚集,可产生一种或多种形式的溃疡。原发感染一般不产生症状,病毒粒子扩散感染感觉神经元,通过轴突到达中枢神经节,在神经细胞的细胞核里潜伏并周期性再活化。在病毒再激活阶段,HSV 沿神经细胞轴突下行至神经末梢,感染上皮细胞。病毒通过皮肤、黏膜的直接接触进入机体,甚至病毒在潜伏期间,无症状的携带者仍然排出病毒粒子可以感染其他人。潜伏病毒的再活化是导致 HSV 复发的根本原因,有研究表明,HSV 潜伏感染的建立和维持与 HSV 的潜伏相关转录因子(latency-associated transcripts, LAT)有关,病毒在潜伏过程中,所有控制病毒复制的基因都被关闭,只合成 LAT miRNA,它可以阻遏激活病毒复制过程所需的蛋白,使病毒处于休眠状态,在病毒潜伏环境发生改变后,病毒会产生大量信使 RNA 阻断 miRNA 的作用,最终病毒开始合成蛋白激活病毒复制(BenMohamed et al. ,2015)。

HSV-2 首次感染机体时,先天免疫系统是机体防御 HSV 入侵的第一道屏障,免疫细胞通过 Toll 样受体特异性地识别病原微生物中保守的病原分子模式等来启动一系列细胞信号通路,产生一系列细胞因子,进而病毒被天然杀伤细胞和巨噬细胞等清除(Chan et al. ,2011)。目前,在已经发现的 11 个 TLRs 家族成员中,TLR9 和 TLR3 可以识别 HSV-2 并激发免疫反应。TLR9 主要在 B 细胞、浆细胞来源的树突状细胞(plasmacytoid dendritic cell, pDC)等免疫细胞中表达,由胞外区、跨膜区和胞内区组成,胞外区有一个富含亮氨酸的重复序列(leucine-rich repeats, LRRs)和一个富含半胱氨酸的重复序列

（cysteine-rich repeats，CRRs），它们是 TLR9 与 CpG 基序的直接作用位点。pDC 通过 TLR9 特异性识别 HSV-2，可以分泌 I 类干扰素（interferon，IFN）如 IFN-α 和 IFN-β，IFN-α 又能刺激产生 IL-15，进而使 NK 细胞活化增殖，活化的 NK 细胞通过释放穿孔素、粒酶 B 诱导被 HSV-2 感染的靶细胞凋亡。另外 NK 细胞还产生了一种十分重要的效应因子 IFN-γ，它可以激活编码诱导型一氧化氮合酶（inducible nitric oxide synthase，iNOS）的基因，iNOS 催化氧化巨噬细胞（macrophage），DC 细胞核上皮细胞中的 L-精氨酸生成的一系列产物能够干扰病毒的复制。

对于在黏膜表面产生感染的病原体，与保护性作用相关的成分可能是局部产生的 IgA 或者 IgG 抗体，它们可以通过胞移作用从血液中转移到黏膜表面，这种机制与抵抗流感病毒的保护作用类似。对于一种复杂的病原体，如 HSV-2，许多免疫作用可能同时发挥对机体的保护作用。水痘疫苗为有效控制人类疱疹病毒提供了一个成功的案例。体液免疫与细胞免疫共同产生保护性作用，说明免疫反应中多个成分的重要性。

病毒抗原经 MHC 分子提呈，诱导机体产生获得性免疫应答，包括细胞介导的免疫应答和体液免疫应答，它们都是通过免疫细胞表面的受体特异性识别病毒抗原决定簇来实现的。在体液免疫方面，由 B 细胞产生的病毒特异性抗体可以介导巨噬细胞的吞噬作用，另外，抗体也可以通过激活补体系统达到清除病毒的目的。新近试验证明，高效的 HSV-1 疫苗通过体液免疫能阻断病毒的致病作用并预防角膜免疫病理作用（Royer et al.，2016）。在细胞免疫方面，CD4⁺ T 细胞和 CD8⁺ T 细胞是最主要的效应细胞，尤其是 CD8⁺ T 细胞对清除潜伏 HSV 起着至关重要的作用，而 CD4⁺ T 通过产生细胞因子，引发局部炎症反应和细胞毒性免疫应答。

## 48.5　疫苗的研制

单纯疱疹病毒一旦感染，伴随宿主终身，无法清除，目前已经在临床上用于治疗 HSV 的抗病毒药物（如阿昔洛韦等核苷类药物），只能减轻感染患者受感染的症状，并不能阻止病毒建立潜伏感染，并且会造成病毒胸苷激酶（thymidine kinase，TK）突变，而产生耐药株。因此开发有效的针对 HSV-2 的疫苗，

是目前防治病毒最有效、经济的手段。HSV 疫苗研究始于 19 世纪 20 年代，至今仍没有一种疫苗被批准上市。如表 48.1 所示，在过去的几十年，随着免疫学和细胞技术的发展，逐渐演化出很多新的疫苗形式和免疫策略。科学家们不断在前人研究的基础上寻找疫苗失败的原因，希望能够更深入地探讨 HSV 本身的免疫机制问题，进而寻找更有效的疫苗研究方法。例如，一些研究者寻找无症状患者和有症状患者识别的 T 细胞表位的区别，这是新的研究领域，但是到目前为止还没有找到识别表位的不同。

### 48.5.1　灭活疫苗和减毒活疫苗

最早的 HSV 疫苗来自甲醛处理的病毒感染动物组织和紫外线灭活鸡胚培养的病毒，但是没有取得明显的持续免疫效果，使疱疹病毒疫苗研究进展缓慢。19 世纪 80 年代研发出由灭活多株病毒混合而成的疫苗，保加利亚研究者将临床分离的 5 株 HSV-2 免疫兔子，再通过超声波破碎感染细胞，研制出 F. HSV-2V（PRK）疫苗。对接种了 2~4 剂疫苗的 55 名患者连续观察 6 年，发现有 HSV-1 免疫原性，并且使 HSV-2 的感染率降低 5.4%。但是由于这次临床试验没有采用双盲、随机的方法，因此实验结果很难有说服力，而且由于灭活不完全，这种疫苗具有潜在的致癌性。

减毒活疫苗被认为能够诱导更广的免疫效果，因此有多种 HSV 减毒活疫苗进行了试验。例如，ICP10ΔPK 疫苗可对豚鼠产生保护，并具有一定的治疗效果，由于 ICP10ΔPK 删除了核苷酸还原酶 ICP10 中的蛋白激酶结构域，该结构域能够激活 Th2 细胞途径免疫应答并且是病毒复制和潜伏激活所必需的，因此该疫苗安全性更高。路易斯安那州立大学制备的减毒 HSV 疫苗免疫豚鼠后，可明显减轻生殖道损伤情况和炎症反应（Stanfield et al.，2018）。

Bernstein 团队开发的 HSV-1 减毒疫苗 VC2 免疫豚鼠后，进行 HSV-2 攻毒发现，免疫组豚鼠生殖器疱疹的症状明显减轻，病毒复发率和背根神经节中的病毒滴度均有降低（Bernstein et al.，2019）。

### 48.5.2　复制缺陷型疫苗

复制缺陷型疫苗是指删除了某些参与病毒复制周期的基因的病毒突变株，在补偿细胞系中制备得到的活病毒疫苗。它具有单轮复制能力，且不具有

**表 48.1 目前 HSV 的候选疫苗的发展现状（Christine et al. ,2016）**

| 候选疫苗名称 | 制药公司 | 平台/抗原 | 临床前 | Ⅰ期 | Ⅱ期 | Ⅲ期 |
|---|---|---|---|---|---|---|
| GEN-003 | Genocea | 亚单位疫苗:gD2/ICP4 与 M2 基质佐剂 | | | X(T) | |
| HerpV | Agenus | 32 种 35 残基肽,与 HSP、QS-21 佐剂混合 | | | X(T) | |
| 密码子优化的核酸疫苗 | Admedus | DNA 疫苗:gD2 密码子优化/泛素标记 | | | X(T) | |
| VCL-HB01/HM01 | Vical | DNA 疫苗:gD2 +/−UL46/Vaxfectin | | | X(T) | |
| HSV529 | Sanofi | 删除 UL5 和 UL29 复制缺陷型 HSV-2 | | X(P&T) | | |
| gD2/gC2/gE2 | | 亚单位疫苗:gD2/gC2/gE2 | X | | | |
| HSV-2 0NLS | | 删除 ICP0 的减毒且有复制能力的 HSV-2 | X | | | |
| HF10 | | 突变为 UL43、UL49.5、UL55、56、LAT 减毒、复制能力的 HSV-1 | X | | | |
| ΔgD2 | | gD2 中删除的减毒的 HSV-2 | X | | | |
| AD472 | | 突变为 g34.5、UL43.5、UL55-56、US10、US11、US12 的 HSV-2 | X | | | |
| CJ2-gD2 | | 非复制 gD2 显性负 HSV-2 | X | | | |
| Prime-pull 策略 | | 先用减毒 HSV-2 启动（prime）,随后用局部阴道的 CXCL9/CXCL10 拉出 | X | | | |
| 灭活 HSV-2 MPL /铝 | | 甲醛灭活的 HSV-2 | X | | | |
| HSV-1 糖蛋白 B 慢病毒载体 | | 表达 gB1 的慢病毒载体 | X | | | |
| gB1s-NISV | | 含重组 HSV-1 gB 的鼻内非离子表面活性剂囊泡 | X | | | |

注:X,√;T,治疗性;P,预防性。

任何感染性。近年来,复制缺陷型 HSV 疫苗的研究有了一定进展,它提供了另一种安全的治疗型疫苗策略。2006 年,*IE* 基因缺失的复制缺陷型 HSV-1 重组病毒被证明能够高效表达外源基因,并且在小鼠体内产生比较强的体液免疫应答。令人感兴趣的是,这种缺陷型重组病毒作为一种疫苗载体不仅能够高表达外源基因,还具有促使树突状细胞向淋巴结归巢的作用。一种表达大肠埃希菌 β-半乳糖苷酶的 HSV 重组体在免疫小鼠后,能产生持久的 β-半乳糖苷酶特异性 IgC 和 CD8+ T 细胞应答。Da Costa 等报道了一种 UL5/UL29 基因双缺失的 HSV-2 突变株 dl5-29,该突变株具有较强的免疫原性,与重组亚单位疫苗相比,可以刺激机体产生更强的抗体滴度,在减轻复发感染和降低病毒核酸载量等方面优于 DNA 疫苗。Dudek 等对 dl5-29 株进行了改造,删除了 UL41 基因,得到 dl5-29-41L 突变株,导致 dl5-29-

41L 候选病毒株在小鼠模型中提高了对 HSV-1 的免疫原性,对小鼠的保护长达 7 个月。一项对删除主要糖蛋白 gH 的 HSV-2 非感染性单周期病毒（DISC）疫苗进行的随机、多中心、安慰剂对照的临床试验结果表明,该突变体能够降低生殖性 HSV-2 的复发。每年有 6 次或 6 次以上生殖器疱疹复发的患者,在 0 和 8,或 0、4 和 8,或 0、2、4 和 8 周接种免疫后观察 1 年,DISC 疫苗没有任何的安全问题,但是在生殖器疱疹复发的平均时间、平均人数以及复发后治愈时间上,接受免疫的人群与安慰剂对照组没有统计学差异,所以此疫苗对改进男女性生殖器疾病没有临床效果。目前对 DISC 疫苗的研究重点又重新回到预防性疫苗的使用上。

为了克服 HSV 的免疫逃逸,BioVex 公司删除了病毒的部分基因,研制出减毒 HSV 疫苗——ImmunoVex。删除的基因包括 gC 基因以及编码阻止干扰素（IFN）反应和抗原提呈给 CD8$^+$ T 细胞的病毒蛋白基因。删除基因下调了主要相容性复合体（MHC）的提呈、树突状细胞的活性和 IFN 反应。豚鼠免疫两针 ImmunoVex 后显示具有保护性，目前疫苗正进行 I 期临床试验。另外，AuRix Biotech 公司研制的 ICP10 基因突变的复制缺陷型 HSV-2 减毒活疫苗已进入 II 期临床试验。

### 48.5.3 亚单位疫苗

目前对 HSV 亚单位疫苗研究较多。在进行的一项 HSV 疫苗的双盲、安慰剂对照临床试验中，使用从感染 HSV-2 的鸡成纤维细胞中纯化出的抗原制备的 HSV 疫苗。在 3 次免疫后，采用 ELISA 方法检测到极低滴度的抗 HSV-2 gB2 和 gD2 的抗体。疫苗没能诱导中和抗体，同时对于伴侣已经感染了生殖器疱疹的高危人群，该疫苗也没能产生足够的保护作用。预防 HSV 感染的这个主要目标没有达成。

随后，大规模的安慰剂对照、双盲 HSV 疫苗临床试验开始，分别以 HSV-2 gD2 为抗原的亚单位疫苗（GSK 公司），以 gD2 和 gB2 为抗原的疫苗（Chiron 公司），以及以 gD2 和 ICP4.2 为抗原的亚单位疫苗 GEN-003（Genocea 公司）。gD2 和 gB2 在病毒进入体内时起到关键作用，同时它们也表达在病毒的包膜上，使得它们能与中和抗体结合。Chiron 公司招募 HSV-2 血清阴性的患者进入多中心临床试验评估重组的 gB2 和 gD2 抗原免疫效果：每位患者注射 30 μg 抗原，与一种油水混合佐剂 MF59 共同接种受试者，免疫程序是 6 个月内注射 3 针。这两次实验的结果出现在同一份 Chiron 公司的研究报告中。一项研究招募了 HSV-2 感染者的 HSV-2 阴性血清的伴侣，另一项研究招募到性传播疾病门诊就诊的 HSV-2 呈阴性的就诊者。这两项研究主要用于评判疱疹感染时间，感染包括发生或者没有发生生殖器官损伤的患者。其中感染的判定标准是疱疹抗原的阳转率，这里的抗原和疫苗中所含有的抗原不是同一种抗原。两项研究共同的分析结果说明，实验组和安慰剂对照组相比，在前 5 个月中实验组的感染率要低 50%。但是就整个研究而言，尽管疫苗诱导了高滴度的中和抗体，然而疫苗产生的效果并不理想。

在 2002 年和 2012 年，GSK 公司的研究人员进行了多中心、双盲、随机的临床试验。该试验使用的剂型为重组 gD2 抗原与 AS04 佐剂结合而成，其中 AS04 佐剂是由明矾与 3-O-脱酰基-单磷酰脂质 A（MPL）组成。2002 年的研究结果报道了性伴侣患有生殖器疱疹的受试者的免疫状况。在第一次临床试验中，受试人群为 HSV-1 和 HSV-2 血清阴性，而在第二次临床试验中，受试人群包括 HSV-1 和 HSV-2 血清阴性和阳性。第一项研究的主要评价标准是评估所有受试者生殖器损伤情况，第二项研究的主要评价标准是评估血清 HSV-1 和 HSV-2 阴性的女性受试者生殖器损伤。在 6 个月的时间内注射 3 针 gD2 疫苗，每次注射 20 μg。在所有这些临床试验中，疫苗都没有产生足够的保护作用；但是分析显示，疫苗在 74% 的 HSV-1 和 HSV-2 双阴性的女性中产生了有效的保护，疫苗对于血清呈 HSV 阳性的男性和女性均不能提供保护作用。

根据之前的研究结果，研究人员猜测，HSV 疫苗的保护效果在男性和女性中可能不同。2012 年，针对 18～30 岁的 HSV-1 和 HSV-2 双阴性的女性进行的 Herpevac 临床研究开始。本次临床试验人群与前期试验人群有所不同。在前期试验中，试验对象为 HSV-2 感染情况不同的夫妇，这些夫妇可用于直接比较两种试验的不同。本次试验的对象分别在第 0、1、6 个月注射疫苗，疫苗是由重组的 gD2 蛋白 20 μg 和佐剂 MPL 组成的。主要的评价标准是观察第一次免疫后的第 2 个月和第 20 个月之间，由 HSV-1 和 HSV-2 引起的生殖道病变情况。结果显示，疫苗的整体保护力只有 20%。疫苗能够诱导出中和抗体，但是滴度很低，并且在第 16 个月，滴度已经无法检测。但是疫苗对 HSV-1 感染（生殖道或者口腔）有 35% 的保护作用。这个发现是十分重要的，因为在原发生殖道疱疹中 HSV-1 比 HSV-2 更加常见。

在第三次免疫 1 个月后，取 Herpevac 临床研究受试者的血清进行分析，结果表明，HSV-1 的抗体滴度比 HSV-2 要高 3.5 倍，这很好地解释了 Herpevac 临床研究的结果。HSV-2 上的包膜糖蛋白对于保护其 gD2 蛋白免受中和抗体的作用相比于 HSV-1 上的包膜糖蛋白保护作用更加有效。根据在 Herpevac 临床研究中受试者体内低滴度的中和抗体，研究者提出一个问题：是否 20 μg 的 gD2 抗原免疫剂量过少。但是在一项 gD2 抗原免疫剂量为 20、40、80 μg 的研究中，各浓度刺激产生的中和抗体滴度和细胞免疫应答并没有显著性的差异。从而得出结论：

① gD2 抗原>80 μg 时才能产生抗 HSV-2 的保护作用；② 重组疫苗中 gD2 抗原的 1—281 位蛋白可能不足以产生足够的保护作用；③ MPL 可能不是一种理想的佐剂，需要开发不同的佐剂用于 HSV 疫苗的研究。

一项针对治疗性 HSV-2 疫苗 GEN-003 的双盲、对照、剂量递增的 I／Ⅱa 期临床试验招募了 150 位未发病的中至重度 HSV-2 感染志愿者，旨在评价 GEN-003 的安全性、耐受性及免疫应答能力。研究结果显示，该疫苗能够激起强而持久的 B 细胞及 T 细胞免疫应答，且对疾病严重程度及病毒排毒有明显的缓解作用（Bernstein et al.，2017）。

宾夕法尼亚大学开发的三价 HSV-2 疫苗（gC2、gD2、gE2）可以刺激恒河猴产生强 CD4$^+$T 细胞免疫应答，分泌高水平 IL-2、IFN-γ 和 TNF-α，但是没有检测到 CD8$^+$ T 细胞免疫应答。在豚鼠的保护率达 100%，与对照组相比降低生殖道损伤至 1% 以下，病毒滴度至 2%（Awasthi et al.，2017）。在 2019 年，Bernstein 团队又设计了新的免疫策略，以 3 价 HSV-2 疫苗（gC2，gD2，gE2）联合免疫诱导剂——咪喹莫特免疫豚鼠后与对照组对比，可有效抑制病毒的复发率（5%~11% vs. 29%）（Bernstein et al.，2019）。

### 48.5.4 DNA 疫苗

DNA 疫苗是将含有病毒基因的重组 DNA 质粒接种于体内并表达相应病毒蛋白从而诱导免疫反应的疫苗形式。最初的 HSV DNA 疫苗研究集中于 gD 和 gB 蛋白，或单独使用，或联合使用，或者使用 DNA 疫苗的"初次－加强免疫"程序，之后再使用重组蛋白疫苗来增强（Fotouhi et al.，2008）。2000 年的一项研究发现，联合免疫细胞因子 IL-8 和 RANTES cDNA 比单独接种 gD 疫苗有更好的效果。Vical 公司（圣迭戈，加利福尼亚州，美国）自主研发的 DNA 疫苗，编码包括了 gD2 的全长序列，并加入一个专有的阳离子类脂的佐剂 Vaxfectin，表现出了很强的保护力（Shlapobersky et al.，2012）。Vaxfectin 佐剂的 HSV-2 DNA 疫苗也在豚鼠模型中进行了研究（Veselenak et al.，2012），这一研究评估了 HSV-2 UL46 及 UL47 与 gD2 联用的效果。与对照组相比，接种疫苗有效地减少了病毒在生殖道的复制，完全抵抗了 HSV 生殖道原发和复发感染，并且减少了在脊神经背根神经节潜伏存在的 HSV-2

DNA。在那些已感染但还处于潜伏期的动物中这一疫苗也能减少复发率。另一项包含 gD、gB 和 ICP27 三种抗原的 DNA 疫苗在小鼠模型中进行评估，结果显示，这种保护力比单独免疫 gD2 和 gB2 DNA 疫苗更高，这可能是 ICP27 增强了 T 细胞免疫应答（Bright et al.，2012）。5 种剂量增加的 HSV-2 DNA 疫苗，即 COR1，皮内注射到 HSV 1 和 2 血清阴性的健康个体。COR1 被证实安全且耐受性良好，与疫苗相关的不良事件轻微（Dutton et al.，2016）。总之，HSV-2 DNA 疫苗仍是一个研究热点，目前已经有部分 DNA 疫苗进入 I 期临床试验（Nelson et al.，2013）。

另一项关于 DNA 疫苗的研究是将表达 gD 的质粒载体（pgD2）与表达 gD 的重组牛痘 Ankara 病毒（MVA-gD2）联合使用，MVA-gD2 初次免疫，pgD2 或 MVA-gD2 加强免疫，结果显示，gD2 的特异性抗体和 HSV-2 中和抗体明显增加，说明使用 MVA 和质粒 DNA 载体的初次免疫－加强免疫方法增强了针对 HSV-2 的体液和细胞免疫应答。研究者又对质粒和 MVA gD2 表达载体采用无针注射（biojector）进行免疫，与基因枪注射质粒 DNA 相比具有更强的免疫应答，并且能够产生更广的同型应答。对小鼠采用初次免疫－加强免疫的方法，能够提高 T 细胞数量和应答程度；对人采用首次免疫 pDNA 再加强免疫重组牛痘病毒的方法，能够产生 CD4$^+$ 和 CD8$^+$ T 细胞免疫应答。

### 48.5.5 肽疫苗

肽疫苗又称为表位疫苗，是近年来发展的一种比较新颖的 HSV 疫苗，所选的肽段一般为 HSV 特异性的 B 细胞和 T 细胞表位。HerpV 疫苗含有 HSV-2 的 32 个肽段，并与人 Hsc70 蛋白非共价结合形成复合体，这些肽段包含了与 HSV-2 病毒复制相关的 22 个蛋白质。最近在 I 期临床试验中随机分为 4 组：HerpV+QS-21（皂素佐剂）、HerpV、QS-21 和对照组。试验结果显示，HerpV 具有良好的安全性和耐受性，接受 HerpV+QS-21 免疫的 HSV-2 阳性的受试者体内对 HSV-2 抗原产生很强的 CD4$^+$ 和 CD8$^+$ T 细胞免疫反应。说明肽段疫苗能够在 HSV-2 阳性患者体内产生强的细胞免疫应答（McAllister and Schleiss，2014）。

## 48.6 疫苗研究新进展

根据 2012 年 Hutchinson 肿瘤研究中心的报告，目前 HSV 治疗性疫苗没能获得成功的主要原因是将研究重点放在了病毒的复制和病毒蛋白表达，并没有关注根除潜伏的病毒基因组。报告重点介绍了核酸内切酶，研究人员利用核酸内切酶剪切潜伏病毒在体内的基因组。这种酶具有高度准确性，在病毒潜伏基因组的主要位点准确切割。同时，不精确的非同源末端连接分子（NHEJ）可破坏病毒重要的蛋白。目前正在研究的 DNA 剪切酶包括锌指内切酶、转录激活因子样效应物核酸酶（TALENs）和归巢内切酶等。另一项对潜伏病毒基因组的研究也正在进行，一种新型的阳离子脂质性佐剂——Vaxfectin 应用到疫苗研究中，在小鼠攻读模型中，免疫了 Vaxfectin-gD2 pDNA 的小鼠 40% 没有检测出 HSV-2 病毒基因组。

另一项新型策略是针对病毒蛋白的细胞免疫应答。目前有很多研究是关于 HSV-1 和 HSV-2 包膜糖蛋白介导的细胞免疫应答的。Pisa 大学利用猫科免疫缺陷病毒（FIV）携载 *gB1* 基因构建的重组病毒载体疫苗，对 HSV-1 和 HSV-2 的保护率分别达到 100% 和 75%。早稻田大学的研究者研究的减毒天花病毒 LC16m8 携载 HSV-2 *gB* 和 *gD* 基因的重组病毒载体疫苗对雄性小鼠的保护率达 100%，对雌性小鼠的保护率达 60%（Natsumi et al.，2018）。瑞典的一项研究利用糖蛋白 gG 与 CpG 佐剂联用作为一种有前景的疫苗，检测这些小鼠血清结果表明，由巨噬细胞介导的、抗体依赖的细胞毒作用和抗体依赖补体介导的溶细胞作用。IC31® 为佐剂的 gD 疫苗免疫小鼠后，以致死剂量的 HSV-2 进行阴道攻毒，存活率可达到 80%~100%，同时能够降低生殖系统的损伤程度和病毒的复制。南京医科大学研制的 HSV-2 糖蛋白表位 gB2466-473、gC2216-223、gE2483-491、gG2572-579 和 gI2286-295 能够刺激小鼠产生中和抗体。表达 gD2 的新型复制缺陷型病毒 CJ2-gD2，在临床前试验中表现出良好的免疫原性，诱导 HSV-2 特异性记忆 CD4[+] 和 CD8[+] T 细胞免疫应答。CJ2-gD2 能够如野生 HSV-2 感染一样高效表达 gD2，但在相同感染复数感染细胞时，病毒含量下降 150 倍。

一种采用 DNA 疫苗初次免疫，灭活 HSV-2（FI-HSV2）加强免疫的免疫策略，以豚鼠为模型进行保护力研究，实验分为两组，每组初次免疫都含有编码 gD2 的胞外部分（gD2t）基因，第一组还含有解旋酶（UL5）、DNA 聚合酶（UL30）基因，第二组还含有单链 DNA 连接蛋白（UL29）和引发酶（UL52）基因；两组都以 AS04 为佐剂来加强免疫效果。试验结果显示，阴性对照组的所有豚鼠都产生复发损伤，而 UL5、UL30、gD2t DNA-FI-HSV2 实验组复发损伤降低 97%，并且在脊后根神经节中的 HSV-2 DNA 载量最低。因此，这种初次免疫-加强免疫的免疫策略可能是一种预防 HSV-2 的新方法。

最近公开了另一个有趣的新疫苗策略称为"prime 和 pull"（Shin and Iwasaki，2012）。是用减毒的 HSV-2 株免疫小鼠，随后以趋化因子 CXCL9 和 CXCL10 对阴道黏膜单一局部施药，明显在病灶处募集了更多的病毒特异性效应记忆 T 细胞，使得小鼠在致死剂量病毒攻毒下生存率明显提高。虽然这种策略可能很难在实施人体试验，但是对于 HSV 免疫局部 CMI 首要的基本验证是非常重要的。

HSV 疫苗的其他策略同样考虑了免疫逃逸的问题。HSV 立即早期蛋白 ICP47 不仅抑制 CD8[+] T 细胞对感染细胞的识别，而且还与转运蛋白 TAP 结合，阻止抗原肽转运到内质网，从而不能与 MHC-I 类结合形成复合物，导致病毒不被 CD8[+] T 细胞识别，进而逃避机体免疫系统的监控。另外，HSV 在未成熟阶段感染树突状细胞（DCs），可下调黏附素和共刺激因子。研究发现，HSV-2 感染人单核细胞来源的树突状细胞使其凋亡，没有感染的树突状细胞能够吞噬细胞碎片并交叉提呈抗原。因此，病毒感染树突状细胞后，未感染的树突状细胞将抗原交叉提呈给淋巴结的 T 细胞，从而引起免疫应答。

## 48.7 疫苗的动物模型

研究 HSV 感染的动物模型，对进一步了解病毒的关键病理生理学机制起着重要作用（Dasgupta and BenMohamed，2011）。小鼠和豚鼠是生殖器疱疹疫苗最好的动物模型。但是，在这些动物模型上产生良好作用的候选疫苗在人体试验中并没有产生很好的效果。研究新的动物模型可能加速疫苗的开发。

小鼠生殖道感染模型相比于豚鼠模型来说更有优势,因为基因敲除的小鼠能够用于研究先天性免疫和获得性免疫,同时在免疫和受感染动物中有非常好的反应原,能够用于进行 T 细胞免疫应答的研究。鼠类模型的缺点是使用醋酸甲羟孕酮处理过的小鼠的生殖道黏膜会变薄,这样会提高 HSV-2 病毒的感染能力,同时削弱 T 细胞和树突状细胞的作用。HSV-2 的生殖道感染对于未经免疫的小鼠经常是致命的,这与人类感染 HSV-2 的情况不尽相同,因为只要感染 HSV-2 的人免疫系统是正常的,那么感染者就不会有生命危险。

然而,对于人类与小鼠来说,HSV 感染有很大的区别。原发性 HSV 感染不能在小鼠中建立一个持续性的、显著的潜在感染,而在人体中却是可以的。因此,小鼠不能作为研究 HSV 复发感染的模型。豚鼠可以在生殖道建立延迟和自发复发感染,虽然在生理学上与人更相似,但豚鼠模型面临一些不足,导致其很难进行深入研究。

## 48.8 总结与前景

HSV 感染在世界范围内都非常普遍,它不仅产生原发性感染,还存在潜伏感染和复发性感染,感染机体后可长期潜伏在骶神经。近年来由 HSV 引发的生殖器疱疹的发生率不断上升,目前没有能够控制其复发的特效药,因此开发有效的 HSV 疫苗,对于预防和控制病毒的传播具有重要意义。多年来,科学家一直致力于 HSV 疫苗的研究,但是至今仍未有一种疫苗被批准上市。这主要是由于对 HSV 的感染机制和免疫学特征缺乏了解。经过多年研究,国内外学者已经达成一致意见,体液免疫对阻止 HSV-2 的感染和清除是远远不够的,未来 HSV-2 疫苗的研究方向是必须诱导机体产生足够强的细胞免疫应答。

目前研究者希望从有临床症状和无临床症状的疱疹患者体内分离得到的 HSV 特异性的 T 细胞中获得所有它们可以识别的表位,用于疫苗抗原设计,目的是可以诱导局部记忆性 T 细胞,并联合新型佐剂,利用"初次免疫–加强免疫"等方法提高 HSV 疫苗的保护力。总之,在 HSV 疫苗领域需要更具创新性的方法以克服传统疫苗的不足。由于对 HSV 的感染机制和免疫机制缺乏深入的了解,HSV 疫苗的问世可能需要 10 年甚至更长的时间,这需要更多的研究者参与到这个领域中来,共同完成 HSV 疫苗的研究来造福人类。

## 参考文献

Awasthi S, Hook LM, Shaw CE, et al. 2017. Friedman HM: An HSV-2 trivalent vaccine is immunogenic in rhesus macaques and highly efficacious in Guinea pigs. PLoS Pathog 13(1): e1006141.

BenMohamed L, Osorio N, Srivastava R, et al. 2015. Decreased reactivation of a herpes simplex virus type 1 (HSV-1) latency-associated transcript (LAT) mutant using the in vivo mouse UV-B model of induced reactivation. J Neurovirol 21 (5):508-517.

Berman PW, Vogt PE, Gregory T, et al. 1988. Efficacy of recombinant glycoprotein D subunit vaccines on the development of primary, recurrent, and latent genital infections with herpes simplex virus type 2 in guinea pigs. J Infect Dis 157 (5):897-902.

Bernstein DI, Cardin RD, Bravo FJ, et al. 2019. Successful application of prime and pull strategy for a therapeutic HSV vaccine. NPJ Vaccines 4:33.

Bernstein DI, Pullum DA, Cardin RD, et al. 2019. The HSV-1 live attenuated VC2 vaccine provides protection against HSV-2 genital infection in the guinea pig model of genital herpes. Vaccine 37:61-68.

Bernstein DI, Wald A, Warren T, et al. 2017. Therapeutic vaccine for genital herpes simplex virus-2 infection: findings from a randomized trial. J Infect Dis 215(6):856-864.

Bright H, Perez DL, Christy C, et al. 2012. The efficacy of HSV-2 vaccines based on gD and gB is enhanced by the addition of ICP27. Vaccine 30(52):7529-7535.

Bolland S, Pierce SK. 2015. Ups and downs in the search for a herpes simplex virus vaccine. eLife 4:e06883.

Chan T, Barra NG, Lee AJ, et al. 2011. Innate and adaptive immunity against herpes simplex virus type 2 in the genital mucosa. J ReprodImmunol 88(2):210-218.

Chen DH, Jakana J, McNab D, et al. 2001. The pattern of tegument-capsid interaction in the herpes simplex virus type 1 virion is not influenced by the small hexon-associated protein VP26. J Virol 75(23):11863-11867.

Christine J, Gottlieb SL, Wald A. 2016. Status of vaccine research and development of vaccines for herpes simplex virus. Vaccine 34(26):2948-2952.

Connolly SA, Jackson JO, Jardetzky TS, et al. 2011. Fusing structure and function：A structural view of the herpesvirus entry machinery. Nat Rev Microbiol 9(5)：369-381.

Dasgupta G，BenMohamed L. 2011. Of mice and not humans：How reliable are animal models for evaluation of herpes CD8 (+)-T cell-epitopes-based immunotherapeutic vaccine candidates? Vaccine 29(35)：5824-5836.

Dropulic LK，Cohen JI. 2012. The challenge of developing a herpes simplex virus 2 vaccine. Expert Rev Vaccines 11(12)：1429-1440.

Dutton JL，Woo WP，Chandra J，et al. 2016. An escalating dose study to assess the safety，tolerability and immunogenicity of a herpes simplex virus DNA vaccine，COR-1. Hum Vacc Immunother 12(12)：3079-3088.

Eisenberg RJ，Heldwein EE，Cohen GH，et al. 2011. Recent progress in understanding herpes simplex virus entry：Relationship of structure to function. In：Weller SK. Alphaherpesviruses. Molecular Virology. Norfolk，UK：Caister Academic Press，131-152.

Elliott G，O'Hare P 1999. Live-cell analysis of a green fluorescent protein-tagged herpes simplex virus infection. J Virol 73(5)：4110-4119.

Fotouhi F，Soleimanjahi H，Roostaee MH，et al. 2008. Enhancement of protective humoral immune responses against herpes simplex virus-2 in DNA-immunized guineapigs using protein boosting. FEMS Immunol Med Microbiol 54(1)：18-26.

Freeman EE，White RG，Bakker R，et al. 2009. Population-level effect of potential HSV2 prophylactic vaccines on HIV incidence in sub-Saharan Africa. Vaccine 27(6)：940-946.

Groves MJ. 2016. Genital herpes：A review. Am Fam Physician 93(11)：928-934.

Herr W. 1998. The herpes simplex virus VP16-induced complex：Mechanisms of combinatorial transcriptional regulation. Cold Spring Harb Symp Quant Biol 63：599-607.

Kaewpoowat Q，Salazar L，Aguilera E，et al. 2016. Herpes simplex and varicella zoster CNS infections：Clinical presentations，treatments and outcomes. Infection 44(3)：337-345.

McAllister SC，Schleiss MR. 2014. Prospects and perspectives for development of a vaccine against herpes simplex virus infections. Expert Rev Vaccines 13(11)：1349-1360.

Nelson J，Rodriguez S，Finlayson N，et al. 2013. Antibiotic-free production of a herpes simplex virus 2 DNA vaccine in a high yield cGMP process. Hum Vaccin Immunother 9(10)：2211-2215.

Omura N，Yoshikawa T，Fujii H，et al. 2018. A novel system for constructing a recombinant highly-attenuated vaccinia virus strain(LC16m8) expressing foreign genes and its application for the generation of LC16m8-based vaccines against herpes simplex virus 2. Jpn J Infect Dis 71(3)：229-233.

Okoye ME，Sexton GL，Huang E，et al. 2006. Functional analysis of the triplex proteins(VP19C and VP23)of herpes simplex virus type 1. J Virol 80(2)：929-940.

Phelan A，Elliott G，O'Hare P. 1998. Intercellular delivery of functional p53 by the herpesvirusprotein VP22. Nat Biotechnol 16(5)：440-443.

Petro C，González PA，Cheshenko N，et al. 2015. Herpes simplex type 2 virus deleted in glycoprotein D protects against vaginal，skin and neural disease. eLife 4：06054.

Royer DJ，Gurung HR，Jinkins JK，et al. 2016. A highly efficacious herpes simplex virus 1vaccine blocks viral pathogenesis and prevents corneal immunopathology via humoral immunity. J Virol 90(11)：5514-5529.

Rux AH，Lou H，Lambris JD，et al. 2002. Kinetic analysis of glycoprotein C of herpes simplex virus types 1 and 2 binding to heparin，heparan sulfate，and complement component C3b. Virology 294(2)：324-332.

Shin H，Iwasaki A. 2012. A vaccine strategy that protects against genital herpes by establishing local memory T cells. Nature 491(7424)：463-467.

Shlapobersky M，Marshak JO，Dong L，et al. 2012.Vaxfectin-adjuvanted plasmid DNA vaccine improves protection andimmunogenicity in a murine model of genital herpes infection. J Gen Virol 93(Pt 6)：1305-1315.

Smiley JR. 2004. Herpes simplex virus virion host shutoff protein：Immune evasion mediated by a viral RNase? J Virol 78(3)：1063-1068.

Stanfield BA，Rider PJF，Caskey J，et al. 2018. Intramuscular vaccination of guinea pigs with the live-attenuated human herpes simplex vaccine VC2 stimulates a transcriptional profile of vaginal Th17 and regulatory Tr1 responses. Vaccine 36(20)：2842-2849.

Strom T，Frenkel N. 1987. Effects of herpes simplex virus on mRNA stability. J Virol 61(7)：2198-2207.

Suazo PA，Tognarelli EI，Kalergis AM，et al. 2015. Herpes simplex virus 2 infection：Molecular association with HIV and novel microbicides to prevent disease. Med Microbiol Immunol 204(2)：161-176.

Thellman NM，Triezenberg SJ. 2017. Herpes simplex virus establishment，maintenance，and reactivation：In vitro modeling of latency. Pathogens 6(3)：E28.

Thornton B，Griffiths JB，Walkland A. 1981. Herpes simplex vaccine using cell membrane associated antigen in an animal model. DevBiol Stand 50：201-206.

Veselenak RL，Shlapobersky M，Pyles RB，et al. 2012. A Vaxfectin®-adjuvanted HSV-2 plasmid DNA vaccine is effective for prophylactic and therapeutic use in the guinea pig model of genital herpes. Vaccine 30(49)：7046-7451.

White J,Brou C,Wu J,et al. 1992. The acidic transcriptional activator GAL-VP16 acts on preformed template-committed complexes. EMBO J 11(6):2229-2240.

Wizel B,Persson J,Thorn K,et al. 2012. Nasal and skin delivery of IC31® -adjuvanted recombinant HSV-2 gD protein confers protection against genital herpes. Vaccine 30(29):4361-4368.

# 第 *49* 章
# 巨细胞病毒疫苗

邱创钧

**本章摘要**

人巨细胞病毒(human cytomegalovirus, HCMV)的感染普遍存在,通常无特殊症状。然而在胎儿、器官移植患者及艾滋病患者等高风险人群中会造成与 HCMV 相关的严重疾病,因此迫切需要研制有效的疫苗。在过去的 20 年,通过对 HCMV 病原学特征、流行病学、致病机制及免疫应答等多方面的研究,选用 HCMV 基因及蛋白组来研制 HCMV 疫苗,到目前为止已经研究和开发出包括基因重组减毒活疫苗、重组亚单位疫苗、多肽和表位疫苗、致密体疫苗、重组病毒载体疫苗以及 DNA 疫苗等多种形式的疫苗,其中一些疫苗已进入 Ⅰ/Ⅱ 期临床试验。随着许多 HCMV 生物学研究及动物实验的新进展,HCMV 疫苗的开发已经找到新的目标和靶点,不久的将来即使不能阻止 HCMV 感染,但至少能获得可预防或治疗 HCMV 疾病的有效疫苗。

## 49.1 概述

人巨细胞病毒（human cytomegalovirus，HCMV）在人群中感染十分普遍，在发达国家，HCMV 感染率约为 60%，而在发展中国家其感染率可高达 90%。大多数人在一生中会被 HCMV 感染，检测数据显示，30% ~ 70% 的成年人在某段时间曾感染 HCMV。通常情况下，这种感染不引起任何症状，只有少数被感染者感到不适，有类似传染性单核细胞增多症（mononucleosis）的发热或疲劳。HCMV 造成孕妇先天性病毒感染（congenital viral infection）的比例为 0.7% ~ 4.1%。据有关资料显示，在发达国家先天性病毒感染的婴儿中有 10% ~ 15% 会引起神经发育疾病，如听觉丧失、肝脾肿大和智能障碍等。在免疫失调的高危人群中，如器官移植患者和艾滋病患者，可造成致命的疾病——肺炎、肝炎和视网膜炎。

HCMV 像其他疱疹病毒（herpesvirus）一样，原发感染后，会潜伏在人体内，如肾脏、心脏和大血管管壁等地方。除此以外，在巨噬细胞（macrophage）中也会发现潜伏的巨细胞病毒。潜伏期的 HCMV 会受到情绪、环境、健康状况尤其是免疫失调的影响而活化，造成疾病的复发。

由于 b 型流感嗜血杆菌（*Haemophilus influenzae* b）和先天性风疹（congenital rubella）疫苗已在美国实施，能够有效防止儿童感染这两种病菌而造成中枢神经损害（central nervous system damage，CNS）。但是目前无 HCMV 疫苗，儿童先天性感染 HCMV 之后，由此造成的中枢神经损害比前两者引起的 CNS 损伤更多。为了大众健康的需要，研制有效的 HCMV 疫苗很重要。40 年以来，实体器官和造血干细胞移植取得了巨大成功，再加上艾滋病病毒的流行，感染 HCMV 的患者人数逐渐增加。在以上的高风险的人群中，感染 HCMV 的患者多数出现症状，对医疗和经济造成很大影响，然而，对 HCMV 疫苗的这种迫切需要，在过去的 40 年并没有得到满足。美国国家卫生研究院医学研究所 1999 年报道，治疗 HCMV 引起疾病的医疗花费估计达 4 亿。为了提高生活质量及节省医疗开支，HCMV 疫苗已成为最高优先发展的疫苗之一。另外，巨细胞病毒在动脉粥样硬化（atherosclerosis）（High，1999）、免疫衰老（im- munosenescence）（Vasto et al.，2007）和自身免疫病（autoimmune disease）（Newkirk et al.，2001）的发生发展中扮演重要角色，因此，开发 HCMV 疫苗有潜在的经济和社会利益。

## 49.2 病原学

### 49.2.1 人巨细胞病毒的形态结构

Weller、Smith 和 Rowe 三个实验室在 1956 年、1957 年分别分离出人巨细胞病毒。由于病毒感染后细胞增大、产生细胞病变作用（cytopathic effect），Weller 将其命名为巨细胞病毒。巨细胞病毒属于人类疱疹病毒 5 型（human herpesvirus type 5，HHV-5），是一种普遍存在的乙型疱疹病毒（beta-herpes- virus）（表 49.1）。

病毒颗粒（virion）具有电子致密核心，其外围是由衣壳蛋白构成的二十面体的核衣壳，内含一段双链线性 DNA，在核衣壳外还具有一层被膜（tegu- ment），最后被脂质双层的包膜（envelope）糖蛋白所包围而组成（图 49.1）。成熟病毒粒子直径为 150 ~ 200 nm。被膜区含有主要的结构蛋白，包括含量最高的被膜磷酸蛋白（phosphoprotein，pp）pp65（UL83）、具有反式激活因子（transactivator）作用的被膜磷酸蛋白 pp71（UL82）、与病毒粒子成熟相关的蛋白-被膜磷酸蛋白 pp150（UL32）、相对分子质量最大的被膜蛋白（UL48）以及被膜磷酸蛋白 pp28（UL99）（Varnum et al.，2004）等多种结构蛋白。此外，被膜区也包含少量的细胞和病毒的 RNA（Ter- hune et al.，2004）。这些被膜蛋白的功能包括病毒结构、病毒颗粒成熟期间的装配、感染期间病毒颗粒的去组装，以及病毒感染后调节宿主细胞。包膜糖蛋白至少包含 20 种糖蛋白，其功能涉及细胞的附着和穿透，这些糖蛋白包括 gB、gH、gL、gM、gN 和 gO 包膜糖蛋白（Varnum et al.，2004）。

在体外细胞培养环境下，巨细胞病毒感染后细胞能产生具感染性病毒粒子（infectious virion）和两种不具感染性的病毒粒子：不具感染性包膜颗粒（noninfectious enveloped particle）和致密体（dense body，DB）。不具感染性包膜颗粒是有缺陷的病毒颗粒，含有不成熟的衣壳且缺乏 DNA，但含有病毒的构架（scaffolding）/组装蛋白。DB 是包膜颗粒，缺乏

表 49.1 人类疱疹病毒的分类

| 疱疹病毒 | 大小/kb | 一般缩写 | 正式缩写 |
|---|---|---|---|
| 甲型疱疹病毒（alpha-herpesvirus） | | | |
| 单纯疱疹病毒 1 型（herpes simplex virus type 1） | 152 | HSV-1 | HHV-1 |
| 单纯疱疹病毒 2 型（herpes simplex virus type 2） | 155 | HSV-2 | HHV-2 |
| 水痘-带状疱疹病毒（varicella-zoster virus） | 125 | VZV | HHV-3 |
| 乙型疱疹病毒（beta-herpesvirus） | | | |
| 巨细胞病毒（cytomegalovirus） | 227~236 | HCMV | HHV-5 |
| 人类疱疹病毒 6 型（human herpesvirus type 6） | 159~162 | HHV-6 | HHV-6 |
| 人类疱疹病毒 7 型（human herpesvirus type 7） | 144~153 | HHV-7 | HHV-7 |
| 丙型疱疹病毒（gamma-herpesvirus） | | | |
| 艾伯斯坦-巴尔病毒（Epstein-Barr virus） | 172~173 | EBV | HHV-4 |
| 卡波西肉瘤病毒（Kaposi's sarcoma-associated virus） | 134~138 | KSHV | HHV-8 |

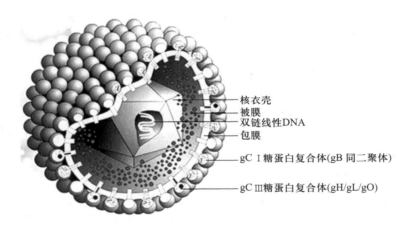

核衣壳
被膜
双链线性DNA
包膜
gC I 糖蛋白复合体(gB 同二聚体)
gC III 糖蛋白复合体(gH/gL/gO)

图 49.1 HCMV 颗粒的虚拟三维空间模型：病毒各种组成

组装衣壳蛋白和病毒的 DNA，但包含几个被膜蛋白，其中 ppUL83（pp65 抗原）是数量最多的被膜蛋白。三种形式病毒的相对产量取决于在细胞培养传代的次数和病毒的菌株种类。

## 49.2.2 人巨细胞病毒基因结构及蛋白组成

在所有疱疹病毒中，HCMV 基因组是最大的，具有较高的 G+C 的含量（57%），类似 1 型单纯疱疹病毒，它包含一个长独特区（unique long region，UL）、一个短独特区（unique short region，US）和重复排列区。在长独特区的两端各接反向重复区，一个是末端重复序列（terminal repeat L，TRL），另外一个是内部重复序列（internal repeat L，IRL），从而构成 TRL-UL-IRL。在短独特区的两端也相似地各接反向重复区，一个是内部重复序列（internal repeat S，IRS），另外一个是末端重复序列（terminal repeat S，TRS），从而构成 IRS-US-TRS。由此，整体基因组配置产生 TRL-UL-IRL-IRS-US-TRS（图 49.2）。在独特区的两侧反向重复区（TRL 和 IRL，TRS 和 IRS）引导 UL 及 US 区的反转。由于每个长独特区和短独特区可以有两个方向排列，因此子代病毒可产生 4 种异构体的基因组（图 49.2）。UL 及 US 区域的反转，是被处于基因组末端的直接重复序列（direct repeat sequences）和 UL-US 交界处的反向重复单元（inverted repeat element）介导的，因为它含有顺式包装作用（cis-acting packaging），是切断复制 DNA 所需的，因此能够促进基因组的异构化。

病毒 AD169 是唯一已完成 DNA 序列测定的

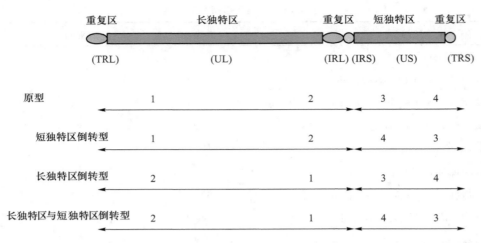

图 49.2　HCMV 基因组 4 种异构体的结构

HCMV 实验病毒株,分析它的 230 000 bp 基因组,整个基因组编码大约 225 个可读框(Chee et al., 1990; Novotny et al., 2001)。根据它们长独特区、短独特区或重复区,这些 ORF 依顺序被命名,例如 IRL1 到 IRL13, ORF UL1 到 UL150, US1 到 US36。在 Towne 和 Toledo 实验病毒株中发现额外的 ORF,其中 Toledo 实验病毒株以及临床分离株的重复序列 IRL 被删除,取而代之的是一个 15 kb 的 UL 区,其中包含 19 个额外的 ORF, AD169 株基因组不存在这 19 个额外的 ORF(Cha et al., 1996)。在 Towne 实验病毒株基因组 UL-IRL 交界处中的一小段被 4.7 kb 的 UL 区取代,包含 4 个额外的 ORF,在 AD169 株基因组不存在这 4 个额外的 ORF,其中一个 ORF 与 Toledo 实验病毒株的 ORF 相似(Cha et al., 1996)。

比较 AD169 株的序列与其他疱疹病毒基因组显示,40 多个 ORF 的蛋白产物与甲型疱疹病毒(alpha-herpesvirus)和丙型疱疹病毒(gamma-herpesvirus)蛋白质编码具有很高的相似性(Chee et al., 1990; Karlin et al., 1994),此蛋白质相似性进一步提供了 α、β、γ 三大类疱疹病毒是共同起源的证据。在这些保守的可读框(conserved ORF)中,有 25% 参与病毒 DNA 代谢和复制相关的功能,剩余的 75% 被认为是参与病毒颗粒的成熟和组织的结构。

完整的具感染性病毒粒子含有 30 多个病毒蛋白,其中 4 个蛋白构成病毒衣壳,即 pUL46、pUL48.5、pUL85 和 pUL86,这 4 个衣壳蛋白与 UL80 编码的 3 个蛋白负责病毒粒子成熟的功能。

另外,30 多个病毒蛋白中也包括 6 个包膜的磷脂糖蛋白, gpUL55(gB)、gpUL73(gN)、gpUL74(gO)、gpUL75(gH)、gpUL100(gM)和 gpUL115(gL),这些糖蛋白在病毒进入宿主细胞、病毒在细胞与细胞之间传播及病毒粒子的成熟过程扮演重要角色。突变或删除编码 gB、gH、gL 和 gM 的基因,造成病毒不产生具感染性的后代,这些糖蛋白对病毒生产复制起着很重要的功能。这 6 个病毒的糖蛋白在疱疹病毒中高度保守,形成 3 种复合体: gC Ⅰ(gB 同二聚体)、gC Ⅱ(gM 和 gN)和 gC Ⅲ(gH, gL 和 gO)复合体(表 49.2)(Gretch et al., 1988),病毒至少需要 gC Ⅰ 及 gC Ⅲ 复合体才能进入细胞内。gC Ⅰ 是由同型糖蛋白 B(gB)二聚体分子组成; gC Ⅲ 是由异型 gH、gL 和 gO 低聚体组成。gB 是个不可少的糖蛋白,是病毒结合细胞的关键蛋白,因为它是主要的细胞表面硫酸乙酰肝素蛋白聚糖(heparan sulfate proteoglycan)的结合糖蛋白,它也参与了病毒进入细胞、细胞与细胞间的传播和病毒与细胞的融合。因为 gB 在病毒粒子中的高含量及诱发中和抗体的能力,它一直被作为亚单位疫苗的选择。在病毒通过病毒包膜和细胞膜之间融合,病毒内吞作用(endocytosis)进入细胞的最后阶段, gC Ⅲ 复合物是必需的,这三个复合体都能诱导中和抗体。病毒基因编码 gB、gH 和 gN,被检测为高度多形态基因座(polymorphic locus),可用在临床分离病毒株的基因型分类上。

剩下的 20 多个病毒被膜蛋白位于衣壳和包膜结构之间(Baldick et al., 1996),它们参与子代病毒粒子的成熟并影响病毒的早期感染阶段,如去组装病毒颗粒,释放病毒的 DNA 并调控病毒和细胞基

**表 49.2　巨细胞病毒包膜糖蛋白**

| 包膜内复合体 | 基因组的位置 | 蛋白质组成 |
| --- | --- | --- |
| gC I | UL55 | gB 二聚体 |
| gC II | UL100 | gM |
| | UL73 | gN |
| gC III | UL75 | gH |
| | UL115 | gL |
| | UL74 | gO |

因。大部分被膜蛋白被磷酸化（phosphorylation），并具有高度免疫原性。含量最多的被膜蛋白是 pp65（UL83）和 pp150（UL32），在病毒血症检测中，pp65 由于其高含量，可作为临床上 HCMV 感染快速诊断的靶抗原。被膜蛋白 ppUL69 和 pp71（UL82）在病毒和细胞基因的表达上发挥重要的调控作用，事实上，它们是病毒基因表达的反式激活因子，能扰乱宿主细胞生理周期，以增加病毒复制。在病毒感染宿主细胞后，如果病毒进入溶裂期（lytic cycle），这些病毒蛋白基因依据时间先后表达，在 0～2 h，立即早期（immediate early，IE）基因（如 IE1、IE2）首先表达，其蛋白负责调节作用，控制病毒早期（early，E）基因和宿主基因表达。接着在 2～24 h，早期基因表达，其蛋白负责病毒 DNA 复制。最后，晚期（late，L）基因在 24 h 以后表达，其蛋白如核蛋白、被膜蛋白及包膜糖蛋白构成病毒粒子的结构。

## 49.2.3　人巨细胞病毒的增殖

过去 50 多年，人皮肤或胚胎肺纤维细胞（human skin or embryonic lung fibroblasts，HELF）被认为是从临床样品中分离的且在体外能繁殖 HCMV 株的标准类型细胞。例如 AD169、Towne 及 Toledo 实验室适应株感染人的纤维细胞后，病毒能够在实验室大量繁殖，从而利用增殖后的病毒做些 HCMV 基础研究。经过多年的研究，HCMV 可在多种类型的细胞中进行完整的复制，如血管的内皮细胞（endothelial cell，EC）、单核细胞衍生的树突状细胞（dentritic cell，DC）、巨噬细胞、平滑肌细胞（smooth muscle cell）、视网膜色素上皮细胞（retinal pigment epithelial cell）、肾上皮细胞（kidney epithelial cell）、肝细胞（hepatocyte）、人滋养层细胞（human trophoblast cell）、脑细胞和人脐静脉内皮细胞（human umbilical vein endothelial cell，HUVEC）。然而，如果临床分

离株要像实验室适应株一样大量获得，必须经过 HUVEC 适应培养，方可完成。

HCMV 在不同种类的细胞及组织中进行复制和传播的能力对 HCMV 疾病病理学和流行病学的研究很重要。2004 年，哈恩及其同事初步确定了 HCMV 进入细胞类型特异性的机制（Hahn et al.，2004）。这项研究是将内皮细胞趋向性（endotheliotropic）的病毒株克隆到细菌人工染色体（bacterial artificial chromosome，BAC）载体中，发现病毒的三个基因（UL128、UL130 和 UL131A），其编码蛋白是病毒附着和进入内皮细胞及白细胞重要的蛋白（Hahn et al.，2004）。随后还发现，这些内皮细胞及白细胞趋向性的编码蛋白也是负责 HCMV 进入树突状细胞和上皮细胞的病毒蛋白（Wang et al.，2005）。AD169、Towne 和 Toledo 实验病毒株已经失去 UL128、UL130、UL131A 基因或者这些基因发生突变，造成这些实验适应病毒株只能在人纤维细胞感染增殖，不能在内皮细胞和上皮细胞感染增殖。病毒进入上皮细胞和内皮细胞不但依赖 gH/gL/pUL131A/pUL130/pUL128 五聚体复合体（pentamer complex，PC），还需要内吞作用并依赖于内吞体酸化（endosome acidification）（Ryckman et al.，2006）。与此不同的是，实验株和临床分离株的 HCMV 进入纤维细胞需要 gH/gL/gO/三聚体或 gH/gL 复合体，病毒包膜直接与细胞膜融合不需要内吞体酸化，pUL131A-pUL128 可能有助于病毒在内皮细胞和纤维细胞传播，而 gO 是病毒在纤维细胞与细胞间的传播所需（Jiang et al.，2008）。此外发现，gB 和 gH/gL 具有调解上皮细胞与细胞间的融合的功能，而 pUL131A-pUL128 并不能提高细胞间的融合（Vanarsdall et al.，2008）。

## 49.3　流行病学

HCMV 只有直接接触人体体液才会被感染，通过接触空气或悬浮微粒途径不会被感染。主要的传播途径有：口腔、性接触和血液等。

经口腔传播，首先被感染的细胞会是鼻咽部的上皮细胞（epithelium）；经性接触传播，首先被感染的会是生殖道的上皮细胞；经血液传播，首先被感染的是内皮细胞，接着是各部位白细胞。病毒通过血液传播后会停留在唾液腺、肾、肝和乳腺等，从而可

以从这些器官的分泌物(如唾液、尿液和奶汁)分离或检测到病毒。经血液传播后,可以通过病毒血症(viremia)检测到血液中的感染性病毒;在抗原血症(antigenemia)患者的外周血多形核白细胞(perpheral blood polymorphonuclear leukocyte,PMNL)和单核细胞(monocyte)的核内能检测到 pp65 抗原;也可以检测到血液中的病毒 DNA、病毒晚期 RNA 以及病毒 IE 检测到 HCMV(Boeckh et al.,1998)。一旦原发性感染的急性期被宿主免疫反应控制,病毒就进入潜伏期,潜伏在细胞内。

感染 HCMV 后,传染性的 HCMV 可能会存在于人体分泌液中长达几个月甚至数年,通常会存在于尿液、唾液、泪液、精液、子宫颈分泌物等人体腺体分泌液中。

HCMV 能成功地在人体寄生,形成传染源。潜伏在人体内的病毒能够以水平传播方式,从一个个体传播给另一个个体,或者以垂直传播方式,从母亲传播给婴儿。

通过密切接触体液的水平传播方式,发生在性伴侣之间、托儿所的儿童之间以及学龄前儿童与照顾他们的亲人之间。HCMV 在不同人群之间的感染率不同(Mocarski et al.,2007)(表 49.3)。根据报道,在性病诊所的性病患者及性行为活跃的青少年中,HCMV 感染的比例相当高(Chandler et al.,1985)。

**表 49.3　巨细胞病毒在各种人群的感染率**

| 人群 | 感染率/% |
| --- | --- |
| 性病诊所妇女 | 37 |
| 青春期女性 | 13.8 |
| 托儿所员工 | 7.9~20 |
| 医院员工 | |
| 　里士满,弗吉尼亚州(Richmond,VA) | 2 |
| 　伯明翰,亚拉巴马州(Birmingham,AL) | 2.2 |
| 孕妇 | |
| 　中等收入 | 2.5 |
| 　低等收入 | 6.8 |
| 父母分泌物含有巨细胞病毒的小孩 | |
| 　0~12 月龄 | 47 |
| 　小于 18 月龄 | 32 |
| 　19 月龄~6 岁 | 13 |

HCMV 的传播也经常发生于儿童聚集的地方,如托儿所等。HCMV 可在感染者的唾液和尿液中释放多年,HCMV 持续在儿童、家长或托儿所工作者传染蔓延,可以有 7%~20% 的感染率。如果家长在有病毒释放的托儿所参加幼儿照顾及幼儿的家长会,有 45% 的人感染。在感染 HCMV 的住院病人中,1%~30% 的尿液或唾液样品中能检测到 HCMV,然而在医院的工作人员未发现 HCMV 的感染,这是因为医院的工作人员通过洗手避免接触体液及消毒等常规医疗工作方式都能有效预防 HCMV 的感染。

在 12~49 岁的女性中,HCMV 感染比较常见,血清阳性率可达 45%~100%。为了比较各地区感染 HCMV 的程度,每个国家抽取 500 位育龄女性进行检测,结果显示,HCMV 感染率往往在南美洲、非洲和亚洲地区最高(Cannon et al.,2010)。部分欧洲国家,例如意大利和瑞典以及中东地区的土耳其和以色列,HCMV 血清阳性率也很高(表 49.4)。西欧和美国的 HCMV 血清阳性率最低,美国各地的 HCMV 的血清阳性率差别很大,不同的州与州之间差异甚至可高达 30%(Cannon et al.,2010)。

年龄风险因素的研究结果显示,HCMV 血清阳性率一般随着年龄的增长而增高(Cannon et al.,2010)。但是有一个研究的结果显示,小于 6 月龄的婴儿血清阳性率明显高于大年龄的孩子,这可能因为婴儿从母体获得了被动性抗体。评估种族因素的研究中,非白人群体 HCMV 血清阳性率为 20%~30%,高于白人群体,甚至有一些非白人群体血清阳性率接近 100%(Cannon et al.,2010)。

性别因素比较研究的结果显示,在大多数情况下,女性 HCMV 血清阳性比例比男性高,但差异不大,HCMV 血清阳性率在性别上影响因素很小(Cannon et al.,2010)。社会地位因素比较研究发现,社会地位低的人群 HCMV 血清阳性率通常高于社会地位高的人群,其阳性率能够达到 10%~30%(Cannon et al.,2010)。

垂直传播方式在感染中扮演了很重要的角色,HCMV 能够由母亲传染给胎儿或新生儿,主要发生在妊娠期(gestation)、分娩期(intrapartum)和哺乳期。

妇女妊娠期前和妊娠期的感染:妇女在妊娠期前复发感染(recurrent infection)以及在妊娠期原发感染(primary infection)的 HCMV 都能经胎盘感染胎儿。在妊娠期前重复感染的妇女是胎儿先天性

表 49.4　巨细胞病毒感染育龄女性的血清阳性率

| 研究地点 | 年份 | 人群 | 人数 | 血清阳性率/% |
|---|---|---|---|---|
| 安卡拉，土耳其 | 1995 | 15~49 岁女性 | 745 | 99 |
| 科托努，贝宁 | 1993 | 孕妇 | 211 | 97 |
| 首尔，韩国 | 1989—1991 | 产前诊所 | 575 | 96 |
| 仙台，日本 | 1976—1990 | 产前诊所 | 10 218 | 95 |
| 圣保罗，巴西 | | 孕妇，社会经济地位中间层 | 427 | 67 |
| | | 孕妇，社会经济地位较低层 | 79 | 84 |
| 意大利北部 | 1987—1994 | 女性，孕妇或住院的病人 | 19 043 | 72 |
| 赫尔辛基，芬兰 | 1992—1994 | 女性，产前诊所 | 1 088 | 71 |
| 伯明翰，美国 | 1978—1984 | 产前，社会经济地位中间层 | 12 140 | 54 |
| | | 产前，社会经济地位较低层 | 4 078 | 77 |
| 格勒诺布尔，法国 | | 女性，产前诊所 | 1 018 | 52 |

HCMV 的直接感染源，生下的子女都会被感染病毒。研究发现，非洲的女性在性成熟前几乎都感染了 HCMV，所以在非洲地区先天性 HCMV 的感染率比较高。

妇女在妊娠期的感染率是 0.7%~4.1%，社会经济地位低的年轻未婚女性感染率会更高（Boppana et al.，1999）。在妊娠期原发感染时，HCMV 经胎盘传给胎儿的感染率是 20%~40%（Boppana et al.，1999），没有确切的数据可以证明在妊娠期的哪个时期会影响到感染率。

分娩期感染 HCMV 会涉及病毒在何处排毒（shedding），大约 10% 的妇女在接近分娩时，HCMV 从阴道或子宫颈分泌出来，新生儿的感染率为 2%~28%。感染 HCMV 的年轻妇女从生殖道分泌出 HCMV 比较常见，30 岁以上的中年妇女很少见。如果 HCMV 是在分娩时从母体生殖道分泌出来的，新生儿的感染率可高达 50%。感染了 HCMV 的新生儿，在 3 周龄前检测不到病毒，通常自 6 周龄开始分泌病毒。

母乳是母婴传播病毒最常见的途径，在血清 HCMV 呈阳性的妇女中，有 30% 的妇女乳汁中能分离出病毒。研究显示，HCMV 传染到哺乳的婴儿与母乳喂养时间以及母乳中存在的病毒有关。血清 HCMV 阳性的妇女用母乳喂养婴儿少于 1 个月的，没有发现婴儿被 HCMV 感染；而母乳喂养婴儿超过 1 个月时，HCMV 的感染率为 39%。总体来看，血清 HCMV 呈阳性的妇女母乳喂养婴儿到 1 岁 HCMV 的感染率为 25%。如果血清 HCMV 呈阳性的妇女母乳中可以检测到病毒，则有 69% 的婴儿会受到感染；血清 HCMV 阳性的母亲，但是母乳病毒检测呈阴性，只有 10% 的婴儿会受到感染。

总之，HCMV 可通过以上几种途径在不同人体和群体之间的传播，日常活动和接触也会造成一定的传播。生活中一定要注意日常卫生，避免不必要的感染。

## 49.4　机体对人巨细胞病毒感染的免疫应答

HCMV 感染人体后，可以产生特异性的免疫应答，包括体液免疫和细胞免疫。

机体感染 HCMV 后获得抗 HCMV 抗体，这是临床上对抗 HCMV 疾病的最重要的免疫保护应答，机体的血清中大多数都有 gB 抗体和 gH 抗体。在 HCMV 呈阳性的病人中，能产生特异性中和 gB 抗体的患者高达 70%（Britt et al.，1990）。gB 抗体和 gH 抗体与抗 HCMV 其他结构蛋白的抗体相比，产生时间比较晚。

HCMV 的 gB 是 1 个二聚体蛋白，gB（1—907 位氨基酸）经弗林蛋白酶裂解成两个亚单位 gp55 和 gp116（Britt et al.，1986）。gp55 含有跨膜结构域（transmembrane domain，TM）和细胞质区的尾端蛋白，gp116 含有 gB N 端部位的蛋白，包含融合二聚体的序列。gB 含有三个抗原结构域，目前对其中的抗原结构域 1（antigenic domain-1，AD-1）和抗原结构域 2（antigenic domain-2，AD-2）研究比较多。AD-1 位于 gp55 上，AD-2 位于 gp116 上。在临床上分离出来的 HCMV 这两个部位非常恒定，AD-1 含有 80 个氨基酸，位置处在 gB 氨基酸 560～640（560—640 位氨基酸）上，诱导主要的针对 gB 的免疫应答，虽然 AD-1 不同的位点都能诱导产生抗 AD-1 的抗体，但是抗体的中和效果较差。抗 AD-2（50—77 位氨基酸）的抗体，中和作用的效果非常好，但这些抗体很少在自然感染或在接种 gB 蛋白疫苗后产生。从 HCMV 阳性的健康志愿者的血清分离到的 B 细胞单克隆中和抗体，又发现了两个抗原结构域 AD-4（121—131 位氨基酸及 344—438 位氨基酸）和 AD-5（133—343 位氨基酸），相应的抗体免疫应答需要进一步研究（Potzsch et al.，2011）。

在 HCMV 呈阳性的人群中，亦含 gH 抗体，中和抗体的程度可高达 58%。研究发现，gH 只有与 gL 共同表达时，才可以传送到细胞表面，推测病毒与细胞受体结合后，gH/gL 能启动病毒包膜与细胞膜的融合，可成为 gB 的活化剂。

从 HCMV 呈阳性健康志愿者的血清中获得超免疫球蛋白（hyperimmune globulin，HIG），其中的 gH 抗体能阻止病毒感染纤维细胞，其作用比 gB 抗体强。gH/gL 还与 UL128、UL130 和 UL131A 形成五聚体的复合体，阻止病毒感染其他类型的细胞，如内皮细胞、白细胞、上皮细胞、树突状细胞和单核细胞等（Hahn et al.，2004；Straschewski et al.，2011；Wang et al.，2005）。利用昆虫表达系统制备的基因重组 gH 抗原，可用于检测 HCMV 呈阳性的 gH 抗体。原发感染与重复感染有所不同，根据检测 gH 基因序列，能够显示出孕妇在妊娠期重复感染时出现的 HCMV 新病毒株。

野生型 HCMV 进入内皮和上皮细胞时，需要 UL131A-UL128 蛋白和 gH/gL 糖蛋白形成复合体。对 18 位原发 HCMV 感染的孕妇进行跟踪调查，使用内皮细胞检测孕妇血清中抗 UL131A-UL128/gH/gL 或 UL131A-UL128 复合体的中和抗体，几何平均滴度为 10～15，中和抗体的活性在感染后 10 天出现，3 个月后达到最高滴度 1：545，然后缓慢下降；使用纤维细胞检测抗 gH 和 gB 的中和抗体，几何平均滴度也为 10～15，中和抗体的活性在感染后 3 个月出现，6 个月后达到最高滴度 1：16，然后缓慢下降。使用内皮细胞测出的中和抗体，抗 UL131A-UL128/gH/gL 或 UL131A-UL128 复合体滴度高，而且出现时间较早；使用纤维细胞测出的中和抗体，抗 gH 和 gB 滴度低，且出现较晚（Gerna et al.，2008）。

孕妇在怀孕前感染 HCMV，产生的免疫力并不能有效防止 HCMV 经胎盘感染胎儿，所以，其胎儿先天性 HCMV 感染率会相当高。根据 HCMV 血清抗体和体内分泌出来的 HCMV，怀孕前感染 HCMV 超过一年以上的孕妇，其胎儿有 2% 先天性 HCMV 感染率或者更高。临床证据显示，人体对 HCMV 的免疫力有利人体预防 HCMV 引起的疾病，但是保护程度有差别，产妇的免疫力并不能完全预防胎儿感染 HCMV。

对 HCMV 原发感染的孕妇产下的 125 位婴儿与 HCMV 重复感染孕妇产下的 64 位婴儿进行的患病率比较，评估婴儿的听力、视力及认知能力。结果显示，重复感染的孕妇产下有先天性 HCMV 感染的婴儿，患有较少的中枢神经损伤，而且损伤情况比较轻微。在 4 年 7 个月后跟踪随访，原发感染的孕妇产下的婴儿出现一个或多个后遗症的概率为 25%；重复感染的孕妇产下的婴儿出现后遗症的概率仅为 8%；前者有 13% 精神障碍疾病，后者没有精神障碍疾病；前者有 15% 感应神经性听力损失，后者仅有 5%。前者有 8% 双侧听力损失，后者没有（Fowler et al.，1992）。根据这些结果，疫苗可以与自然获得性免疫具有相同的免疫保护作用，可以减少先天性 HCMV 感染胎儿的死亡率和罹病率。

此外，在两年半的时间里对 3 000 位妇女进行研究，从她们第一次怀孕到再次怀孕产下婴儿分析，约有 25% 的血清 HCMV 呈阴性的妇女感染 HCMV，并且 HCMV 阴性的孕妇比 HCMV 阳性的孕妇所生下胎儿 HCMV 感染率高出 3 倍。孕前的免疫力可减少先天性巨细胞病毒感染，妊娠期之间间隔时间比较长，先天性巨细胞病毒感染率相对较低。这结果显示了自然感染 HCMV 的获得性免疫力，对 HCMV 的亲和力（avidity）比较强，可降低胎儿先天性 HCMV 感染的危险。

另外，采用高效价抗病毒免疫球蛋白的被动免疫，不仅可预防先天性 HCMV 的感染，而且可预防器官移植患者感染 HCMV。Nigro 等人在 2005 年的研究中，使用孕妇感染 HCMV 的抗病毒免疫球蛋白进行治疗性和预防性的临床研究，在两组试验中静脉注射不同的剂量。治疗组 31 名使用抗病毒免疫球蛋白的妇女中只有 1 名产妇生下的婴儿感染了 HCMV；对照组 14 名未使用抗病毒免疫球蛋白的妇女中，有 7 名产妇生下的婴儿感染了 HCMV 并致疾病（Nigro et al.，2005）。在预防组中，37 名妇女在妊娠期间接受抗病毒免疫球蛋白，其中 6 名婴儿感染先天性 HCMV，为 16%；47 名妇女没有接受抗病毒免疫球蛋白，其中 19 名婴儿感染先天性 HCMV，为 40%。体液免疫能保护与预防胎儿感染 HCMV 引起相关的疾病（Nigro et al.，2005）。高危妊娠妇女中的随机对照免疫球蛋白试验进一步验证，被动免疫保护作用是必要的。器官移植患者在接受移植期间，容易感染 HCMV 并引起严重的 HCMV 疾病，这些患者在移植前的血清中都没有抗 HCMV 抗体，但在移植后会引起有症状的 HCMV 疾病。如果血清 HCMV 阴性的肾移植患者接受了血清 HCMV 阳性者的肾捐赠，那么 HCMV 免疫球蛋白的被动免疫可降低移植患者的 HCMV 疾病。

一些临床研究结果表明，中和抗体参与对抗 HCMV 感染与预防 HCMV 疾病有关，但目前无法确定中和抗体的浓度在什么范围才有保护作用。通常这种被动免疫的血清具有交叉中和抗体能力，可对抗不同种的 HCMV，然而血清中和能力对不同种的 HCMV 有不同效果，即使有中和抗体也有可能重复感染不同种的 HCMV。至于其他 HCMV 蛋白产生的抗体，如被膜磷酸蛋白 pp150（UL32）、pp28（UL99）、pp71（UL82）、pp65（UL83）结构蛋白和 pp53（UL44）非结构蛋白的抗体也可从大多数 HC-MV 阳性者的血清被测出，目前还不清楚这些抗体的免疫保护功能。

除了先天性 HCMV 感染外，严重的 HCMV 感染多来自细胞免疫失调的患者，这说明细胞免疫对控制 HCMV 的感染相当重要。在器官移植患者和艾滋病患者中，HCMV 感染后发病率和病死率随着细胞免疫功能降低而增加。如果免疫失调患者的 $CD4^+$ 细胞数目少于 $100 \cdot mm^{-3}$，会成为诱发 HCMV 疾病的主要危险因素之一（Salmon-Ceron et al.，2000）。在体外，HCMV 蛋白（包括 gB、gH、pp65 及 1E1 等）能刺激 $CD4^+$ 细胞数量增加和增强细胞因子反应。在对专一性 $CD8^+$ T 细胞的研究表明，HCMV 蛋白 pp65 和 1E1 是主要的细胞毒 T 细胞（cytotoxic T lymphocyte，CTL）的靶标。

对过继传输（adoptive transfer）的研究显示，从骨髓移植患者分离出来的具有 HCMV 专一性的细胞毒 T 细胞反应，经由试管中刺激增殖（Walter et al.，1995）。等到患者移植器官后，间断地输入这些增殖的 CTL，可以控制患者免于 HCMV 感染而引起的疾病。尤其对容易引起 HCMV 疾病的高危患者，如果存在 $CD4^+$ T 细胞反应，$CD8^+$ CTL 可以预防 HCMV 引起的疾病。通过 HCMV 蛋白分析和临床上观察，人体体液免疫和细胞免疫对预防 HCMV 疾病同等重要。

## 49.5　实验动物测试巨细胞病毒疫苗免疫保护力

虽然 CMV 病毒能感染哺乳类动物，但 CMV 非常专一性。HCMV 不会感染其他动物。研究发现，没有其他动物像人类经胎盘途径感染 HCMV 而产生先天性 CMV 疾病。但动物模型是很好的工具，可用来测试 CMV 免疫反应的成分和特定 CMV 蛋白，检测其主动和被动免疫以对抗 CMV 感染而引起疾病。在小鼠模型中，不论用抗 gB 的单株抗体的被动免疫还是用牛痘病毒（vaccinia）作为载体表达 gB 的免疫都能保护动物对抗小鼠 CMV（MCMV）致命的攻击。利用体外刺激 $CD8^+$CTL 增殖，能被动免疫保护小鼠对抗 CMV 的攻击。豚鼠（guinea pig，GP）是最好的先天性感染的动物模型，因为豚鼠胎盘具有类似人体的滋胚层（trophoblast layer）（Griffith et al.，1985）。妊娠期，豚鼠 CMV 可经胎盘急性感染幼鼠。Harrison 等科学家利用亲合性纯化出来的豚鼠 CMV 包膜糖蛋白复合体免疫豚鼠后，可测出复合物抗体、中和抗体及淋巴细胞增殖反应（Harrison et al.，1995）。怀孕母豚鼠免疫后，在妊娠期接受豚鼠 CMV 攻击，免疫的母豚鼠仅含有较少的病毒，而产下的幼豚鼠先天性 CMV 的感染率大大降低。另外，免疫的母豚鼠产下的幼豚鼠体重较高，死亡率较低。进一步用豚鼠 CMV gB 主动和被动免疫豚鼠，都能降低幼豚鼠先天性豚鼠 CMV 感染率和死亡率。动物模型实验证明，CMV 疫苗在具有正常免疫系统的动物中能预防先天性 CMV 感染及其引起的疾病。

## 49.6 人巨细胞病毒疫苗的研究和开发

### 49.6.1 减毒活疫苗

20 世纪 70 年代,有两个实验室首先用减毒活疫苗预防 HCMV 感染。英国科学家使用的是从实验室培养出来的 AD-169 减毒活疫苗(Elek et al., 1974),免疫接种过健康成年人,但是没有进行进一步研究报告。美国 Plotkin 等科学家使用从先天性感染新生儿分离出来的病毒,经减毒后获得了 Towne 活疫苗,病毒在细胞培养中经过多次接种传代,降低了毒性后进行 I 期临床试验。用人胚肺成纤维细胞(MRC-5)培养病毒到 125 代,再经空斑分离出三个克隆,然后混合在一起,再进行培养,得到 128 代(Plotkin et al., 1976)的病毒对健康成年人进行鼻腔接种和皮下(subcutaneous, SC)注射或肌内(intramuscular, IM)注射。实验结果证明,鼻腔接种无效,皮下或肌内注射接种后的 1~2 天,病理切片检查可发现注射局部存有病毒,2 周后接种部位出现红斑和硬结,可持续 1 周,但是没有全身性不良反应,而且在接种者的血、唾液和尿液中均找不到病毒。免疫接种后的第 4 周,在血液中出现中和抗体,并同正常人在自然感染后的反应一样,但是抗体的效价较低;免疫接种后的第 1 周或第 2 周出现了淋巴细胞增殖反应,此外,CTL 也可以被检测出来,但是持续的时间没有自然感染后的长,并于免疫接种 1 年后消失。

为了进一步证明 Towne 活疫苗的有效性和安全性,有研究给肾移植者接种疫苗(Glazer et al., 1979),结果患者产生的抗体和细胞免疫应答比较差,对预防 HCMV 感染无效。然而,减轻症状的效果能够达到 85%;更重要的是,这种减毒活疫苗不会在患者体内恢复毒力,显示出它有较理想的安全性。在另一项研究中,用传代少且有致病性的 Toledo 病毒株感染已接种了疫苗的健康志愿者。结果显示,接种了 Towne 活疫苗者比未接种者更能耐受致病性 Toledo 病毒株的攻击(Plotkin et al., 1989)。但自然血清病毒呈阳性者比接种 Towne 活疫苗者的免疫保护效果高出 5~10 倍。然而,令人失望的是,幼儿园试验结果表明,接种 Towne 活疫苗的成年妇女,病毒从幼儿传播给 HCMV 呈阴性的妇女有 40%,但是在接种与未接种疫苗的妇女中无显著差异。

研究显示,接种疫苗产生的中和病毒抗体滴度比自然感染产生的滴度低 10~20 倍(Adler et al., 1995)。同时显示,能中和 HCMV 的中和性抗体水平高低与其感染率相关,但是尚不清楚需要多高的中和性抗体水平才能预防 CMV 的感染和降低发病率。

由于实验株 Towne 本身的缺陷,在接种 Towne 活疫苗后,可能与 CD4[+] 和 CD8[+] 细胞反应引起特异性 γ 干扰素(IFN-γ)不足有关(Jacobson et al., 2006a)。在改善 Towne 活疫苗免疫原性的研究策略中,利用重组人白细胞介素 12(recombinant human interleukin-12, rhIL-12)与 Towne 共同接种。在 I 期临床试验中,测试 Towne 活疫苗与 rhIL-12 佐剂的免疫原性和安全性:随机选择 HCMV 血清阴性健康志愿者,渐增 rhIL-12 的剂量,抗 HCMV gB 滴度的增高与此有关,而且可改善特异性 CD4[+] T 细胞增殖反应(Jacobsen et al., 2006b)。针对 pp65 抗原的研究显示,在接种 Towne 活疫苗后,给予 0.5 μg 或更高的 rhIL-12 剂量,受试者的 CD8[+] T 细胞产生 IFN-γ 反应的比例增多(p = 0.009)。用 2 μg rhIL-12 剂量的佐剂时,疫苗仍然很安全,没有在受试者的血与尿中检测到 Towne 病毒。

为提高 Towne 活疫苗的免疫原性,在某区域的核酸序列,相应地取代 Towne 菌株的基因组,能获得一系列的基因重组疫苗。后来发现,Towne 和 AD169 减毒活疫苗缺乏五聚体复合体(PC),是介导病毒进入宿主上皮细胞和内皮细胞的受体,是 HCMV 体液免疫应答重要的糖蛋白。默克 V160(Merck V160)是基于 AD169 背景、经过五聚体修复后的减毒活疫苗。V160 是复制缺陷型或非感染性单周期(disabled infectious single-cycle, DISC)HCMV 疫苗。V160 在小鼠、兔子和非人灵长类动物中能诱导针对五聚体的抗体反应和 T 细胞反应(Wang et al., 2016)。进一步研究 V160 疫苗免疫接种恒河猴(rhesus macaque)后血清中的抗体中和位点(Ha et al., 2017)发现,V160 疫苗能诱导出不同的抗体,抗病毒的抗体对五聚体有多个中和位点,其质量属性与 HCMV 高免疫球蛋白的质量属性相当。此外,这些免疫血清可以抵抗不同的 HCMV 临床分离株的病毒活性,并产生针对位点特异性的抗体应答。在分析预防先天性 HCMV 感染的疫苗效果中,评估这种对位点特异性的抗体应答可望成为一种有效的工具。

大剂量或者多次重复接种减毒活疫苗可能提高中和性抗体的水平和增强细胞免疫应答,能够预防孕妇感染 HCMV,且能阻止 HCMV 经子宫传染给小孩。由此可知,采用 HCMV 减毒活疫苗免疫方法,是一种创新的方法,对预防 HCMV 感染具有重要的意义。

### 49.6.2 基因重组减毒活疫苗

一种理想的病毒减毒活疫苗应该是:产量高、方便生产、在人体内特别对免疫功能低下人群没有毒性、能诱导较强的免疫应答、可预防病毒引起的相关疾病。使用细菌人工染色体(BAC)载体在大肠埃希菌中克隆减毒病毒,可更便利、快速地删除调节宿主免疫反应的病毒基因(Cicin-Sain et al., 2007)。为了检测这种方法,研究人员将野生型病毒通过 BAC 诱变,删除了 31.2 kb 的基因序列,产生了总共缺失 32 个基因的重组病毒(Cicin-Sain et al., 2007)。这种减毒病毒已经失去了 MHC-1 的呈递和调节免疫功能的 NK 细胞反应(Cicin-Sain et al., 2007)。重组减毒病毒在体外缺失了野生型病毒的复制功能。在 BALB/c 小鼠体内,重组减毒病毒没有毒性,甚至对 MCMV 最敏感的严重联合免疫缺陷(severe combined immune deficency, SCID)小鼠,其体内已经缺乏 NK 细胞、B 细胞和 T 细胞,减毒病毒在这种小鼠体内也没有毒性。重组减毒病毒不但能诱导小鼠的 MCMV 特异性抗体和细胞毒性 T 细胞免疫应答,而且也保护小鼠不被野生型病毒感染(Cicin-Sain et al., 2007)。

根据早期 Towne 活疫苗的研究,经多次传代减毒的 Towne 活疫苗和传代次数少而仍然有毒力的 Toledo 疫苗,这两种疫苗的生物学研究背景完全不同。

美国的科学家首先证明这两个病毒的基因不同,Towne 病毒疫苗株的基因组在 ULb 区域缺失一个 13 kb 的 DNA 片段,含有 19 个基因可读框,其中的一个基因趋化因子 α 可能与病毒的致病机制有关。

美国 MedImmune 公司的研究人员尝试验证 Towne 活疫苗的安全性和野生型的 HCMV 的免疫原性是否能够完全结合时,使用 Towne 株与低传代 Toledo 株构建了重组病毒基因组。先用这种基因重组减毒活疫苗接种健康志愿者,再用野生型 HCMV 攻击,进行临床试验(Plotkin et al., 1989)。

病毒基因重组减毒活疫苗是根据 Towne 缺失的 DNA 序列而设计的,利用来自 Towne 和 Toledo 互相重叠的 Cosmid,Towne 基因组的特定区域被 Toledo 基因组的共衬区(co-liner region)取代(图 49.3)。

四种嵌合体中每种基因重组病毒保留了 Toledo 基因组整个遗传信息,每种重组病毒代表一段 Towne 缺失区域(Mocarski et al., 1996),这些 Towne/Toledo 嵌合体(chimera)保留 Toledo 的一部分但不是全部突变,应该有助于减弱 Toledo 疫苗毒性,因此推测比 Towne 活疫苗有更强的免疫原性。

重组病毒的复制是在人胚肺成纤维细胞(MRC)培养液中培养,复制后的病毒免疫反应表现都是一样。这显示出重组病毒继承了原来病毒的免疫反应表现。在 4 种候选疫苗的 I 期临床试验中(Heineman et al., 2006),对 HCMV 血清阳性的受试者进行安慰剂对照、双盲试验,结果表明,这种疫苗是安全的,在受试者中未发现病毒。所以,在 I 期临床试验中很难看出疫苗的效果。在 HCMV 血清呈阳性受试者中,4 种不同的 Towne/Toledo 嵌合体疫苗测试后的效果不明显。所以,再次进行临床试验时,改为血清阴性的受试者(Adler et al., 2016)。2011 年至 2014 年招收了 36 名年龄在 22~56 岁的受试者。将免疫缺陷或具有丙型肝炎病毒、乙型肝炎病毒表面抗原或人类免疫缺陷病毒(HIV)的抗体呈阳性者排除在外,HCMV 血清阴性受试者被分成 4 组,每组 9 名,每组接种一种嵌合体疫苗,每组分 3 种皮下注射剂量,分别为 10 pfu、100 pfu、1 000 pfu,每个剂量免疫 3 人。

在接种疫苗后的第 12 周和第 52 周,对受试者做安全性评价和血清抗体阳转的免疫原性检测。所有受试者中没有发现严重的局部或全身反应,尿液或唾液中也未检测出 HCMV。

用嵌合体 1 免疫后,9 名受试者中有 1 名血清阳转,血清阳转者接受了 100 pfu 剂量免疫;在嵌合体 2 免疫后,9 名受试者中有 3 个血清阳转,其中 1 名接受了 100 pfu 剂量,2 名接受了 1 000 pfu 剂量;用嵌合体 3 免疫后,9 名受试者中没有血清阳转者;用嵌合体 4 免疫后,9 名受试者中有 7 名血清阳转,其中 1 名接受了 10 pfu 剂量,3 名接受 100 pfu 剂量,3 名接受 1 000 pfu 剂量。在 11 名血清阳转受试者中,可检测到的中和抗体活性水平都很低,1 名嵌

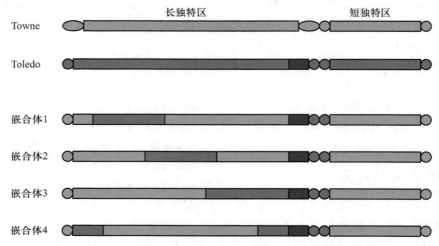

图 49.3 Towne、Toledo 的 HCMV 实验病毒株及 4 种嵌合体减毒活疫苗的基因组结构（见书末彩插）

合体 4 受试者中检测到 CD4[+] T 细胞反应,7 名嵌合体 2 或 4 受试者中可检测到对 IE1 的 CD8[+] T 细胞反应。总之,4 种嵌合体都是安全的,不会在体液中排泄病毒,其中嵌合体 4 的免疫原性最强。对这 4 种嵌合体疫苗还需要更多的测试和评估,因为嵌合体 4 的 10 pfu 剂量受试者血清阳转滴度不高,持续时间不长。将来在 4 种嵌合体疫苗受试者试验中,最有可能使用较高剂量以便于确定最佳剂量。

### 49.6.3 亚单位疫苗

#### 49.6.3.1 包膜糖蛋白疫苗

目前有许多病毒的蛋白质被用来研究和开发 HCMV 的亚单位疫苗,如能诱导中和抗体的包膜糖蛋白 B(gB)、gC Ⅱ 和 gC Ⅲ 以及能诱导细胞毒性 T 淋巴细胞的 pp65 和 IE1 等(表 49.5)。其中被研究最多的是 gB,在被 HCMV 感染的患者血清中,含有 40%～70% 的抗糖蛋白 B 的中和抗体(Britte et al., 1990)。用从豚鼠 CMV 分离出来的 gB 来免疫母豚鼠,可以避免新生豚鼠感染病毒(Schleiss et al., 2004),这说明了 gB 是很好的候选疫苗。

由于 HCMV 在体外的细胞培养条件下无法达到很高的浓度,所以制备大量纯化天然的 gB 受到限制,科研人员已经研发出利用 DNA 重组的病毒来高效表达 gB,从而解决了 HCMV 亚单位疫苗的产量问题。美国诺华制药公司的科学家将编码 HCMV gB 的 N 端 676 个氨基酸和 C 端的 131 个氨基酸的 DNA 序列插入到中国大鼠卵巢细胞的染色体中,能持续表达 gB 的基因,从而能大量产生 gB。然而用

该纯化的 gB 蛋白质免疫动物,其免疫原性很差。后来研究人员将 gB 和 MF59 佐剂混合后再进行免疫,就能克服这种亚单位疫苗免疫原性低的缺点。

gB 亚单位疫苗已经在血清 HCMV 阴性的志愿者中进行了多次 Ⅰ 期临床试验,测试其安全性和免疫原性(Frey et al., 1999)。将 5 μg、30 μg 和 100 μg 的 gB 与 MF59 佐剂混合使用或者用氢氧化铝佐剂与 100 μg 的 gB 混合使用。受试者接种疫苗后的第 30 天和第 180 天加强免疫,共免疫 3 次,并在第三次免疫后的 2 周检测特异性的 gB 抗体。临床试验结果显示,使用 30 μg 的 gB 和 MF59 佐剂产生的 gB 抗体效价最高,使用 100 μg 的 gB 和铝佐剂产生的抗体效价最低。有意义的是,疫苗诱导产生的 HCMV 中和抗体的几何平均滴度约在 1:60,与自然感染 HCMV 的成年人血清中的滴度一样。所有受试者接种 6 个月后,抗 gB 抗体的水平在体内均在下降,但 30 μg 的 gB 加 MF59 佐剂产生抗体的水平比用 100 μg 的 gB 加铝佐剂诱导产生抗体的水平高。

在初次免疫 360 天后第 4 剂加强免疫,抗 gB 的抗体和 gB 中和抗体的水平显著升高。健康人接种三次 gB 疫苗以后,如果感染 CMV 会立刻增加抗 gB 抗体和 gB 中和抗体的水平。第 4 剂免疫接种 6 个月以后,中和抗体的几何平均滴度还能维持在 1:60 的水平。临床试验的重复性结果证明,gB 亚单位疫苗和 MF59 佐剂合用能提高免疫原性,而且最佳剂量在 5～30 μg,在第 4 剂免疫后 6 个月,中和抗体的水平还维持在与 HCMV 自然感染一样的滴度,显示将来的 HCMV 疫苗应该含有 gB 成分。20 μg 的 gB 剂量和 MF59 佐剂也在血清病毒阴性的 12～35 月龄

表 49.5 研究和开发 HCMV 新疫苗的病毒候选蛋白质

| 蛋白 | 功能 | 人体的免疫反应 |
|------|------|----------------|
| 晚期(late, L)蛋白 | | |
| gB(UL55) | 包膜糖蛋白:负责病毒附着,侵入细胞,细胞之间传播及病毒释出 | 中和抗体 |
| gC Ⅱ | | |
| gM(UL75)/ gN(UL73) | 包膜糖蛋白:负责病毒侵入细胞和细胞之间传播 | 中和抗体 |
| gC Ⅲ | | |
| gH(UL75)/gI(UL115)/gO(UL74) | 包膜糖蛋白:负责病毒侵入细胞和细胞之间传播 | 中和抗体 |
| UL128-131A | 分泌蛋白:与 gH/gL 糖蛋白形成复合体,负责上皮及内皮细胞趋向性 | 中和抗体 |
| pp65(UL83) | 被膜磷酸蛋白:主要结构蛋白,逃避宿主的免疫攻击 | 细胞毒性 T 细胞 |
| pp150(UL32)/pp28(UL99) | 被膜磷酸蛋白:主要结构蛋白;负责病毒颗粒装配和排出细胞外 | 细胞毒性 T 细胞 |
| 早期蛋白 | | |
| pp50(UL44) | DNA 合成酶亚蛋白:负责病毒 DNA 复制 | 细胞毒性 T 细胞 |
| 立即早期蛋白 | | |
| IE1(UL123) | 立即早期蛋白:调节病毒复制 | 细胞毒性 T 细胞 |
| IE2(UL122) | 立即早期蛋白:调节细胞/病毒基因表达 | 细胞毒性 T 细胞 |

的幼儿中进行了安全性和免疫原性测试,结果表明,疫苗产生的抗体反应优于成年人,发生不良反应也很少。

gB 亚单位疫苗 Ⅱ 期临床试验的对象是血清 HCMV 阴性的育龄妇女,进行安慰剂对照、随机、双盲临床试验(Pass et al. , 2009)。用 20 μg 的 gB 剂量和 13.25 mg 的 MF59 佐剂疫苗接种 225 名孕期妇女 3 次,同时给另外 231 名育龄妇女接种安慰剂作为对照组,分别在她们怀孕 0 个月、1 个月和 6 个月进行疫苗接种。接种 1 年后,共有 49 人确认感染,疫苗组的 225 人中有 18 人感染(8%),而对照组的 216 人中有 31 人感染(14%)。在 42 个月期间对她们进行监测,每 3 个月监测她们体内病毒蛋白的 IgG 抗体,以及使用病毒培养或免疫分析来确认被病毒感染的妇女。用 Kaplan-Meier 法分析 42 个月的临床试验结果显示,在疫苗组中未感染 HCMV 的人数多于安慰剂组妇女($p = 0.02$),根据这次临床试验,gB/MF59 疫苗的有效性是 50%,95% 置信区间为 7%~73%,而且接种疫苗的效果在 12~15 周的孕期妇女中最有效。孕期妇女产下的婴儿中有先天性感染的,疫苗组有 1 人,而安慰剂组有 3 人。疫苗

组和安慰剂组相比,会出现较多的局部反应,如疼痛、红斑、硬结、发热以及全身性反应,如寒战、关节痛和肌肉痛等,但是没有发生更严重的不良反应。

gB 疫苗在人群中预防 HCMV 感染总体效果用 HCMV 基本再生数(basic reproductive number, $Ro$)表示,例如 $Ro$ 为 1.7~2.5,意味着一个群体接触到 HCMV 感染后,只有 1.7~2.5 的个体会被感染(Colungnati et al. , 2007)。根据"群体免疫"(herd immunity)的计算预测,如果原发感染人群有 50%($Ro = 1.7$)或 60%($Ro = 2.5$)的免疫保护效果,就可以在该社区避免 HCMV 的流行。因此在 Ⅱ 期临床研究中,gB 疫苗的 50% 有效性就可能足以预防 HCMV 在社区内的传播(Pass et al. , 2009)。

此外,在 140 位血清 HCMV 阴性和血清 HCMV 呈阳性的肝肾移植患者中,进行了 gB/MF59 的 Ⅱ 期临床试验,主要测试疫苗的安全性和免疫原性,并监测患者病毒血症和使用抗病毒药物的结果(Griffiths et al. , 2011)。这项研究采用医疗标准:如果移植患者每毫升血液中的 HCMV 超过 3 000 个基因组量,就使用抗病毒药物。注射疫苗时间分别为:移植前 0 个月、1 个月和 6 个月。血清病毒 HCMV 阴性

和血清阳性肝肾移植患者使用疫苗剂量为 20 μg 的 gB 和 9.75 mg 的 MF59，对照组使用生理盐水。两次疫苗接种，足以增加 gB 抗体的滴度（$p<0.000\,1$）。然而两次疫苗接种，只有血清 HCMV 阳性肝肾移植患者中和抗体增加（$p=0.003\,7$）。移植后，再接种疫苗的患者能产生特异性 gB 抗体，降低了 HCMV 在患者血液中的持续时间（$p=0.002\,2$）（Griffiths et al.，2011）。血清 HCMV 阴性肝肾移植患者接受血清 HCMV 阳性捐献者的器官时，给他们接种疫苗，移植后 HCMV（>200 个 DNA·mL$^{-1}$）在血液中持续时间较短（$p=0.048$），而且抗病毒药物使用时间也较短（$p=0.028\,7$）（Griffiths et al.，2011）。注射部位疼痛是最常见的不良反应（$p\leqslant0.038$），局部疼痛的严重程度与注射剂次没有关联。

虽然 gB 的亚单位疫苗诱导的中和抗体能够阻止病毒感染纤维细胞，但由于其形成的合胞体结构不同于自然病毒感染细胞融合后的 gB 结构，所以 gB 诱导产生的抗体不能有效中和病毒自然感染的上皮细胞。

而基于 gB 抗原的包膜病毒样颗粒（enveloped virus-like particle，eVLP）的亚单位疫苗可以改善诱导的中和抗体活性，有效阻止病毒感染。关于 eVLP，将在第 49.6.6 小节中进行详细描述。将水疱性口炎病毒（vesicular stomatitis virus，VSV）的 G 蛋白与 gB 融合，利用莫洛尼鼠白血病病毒（Moloney murine leukaemia virus，MLV）表达该融合蛋白（gB-G eVLP）（Kirchmeier et al.，2014）。与利用可溶性 gB 蛋白免疫相比，该融合蛋白免疫接种小鼠后诱导的中和抗体能够更加有效地防止病毒感染上皮细胞。抗体结合滴度以及 T 辅助细胞反应检测表明，高滴度的中和抗体反应不是由于 gB-G eVLP 的免疫原性强引起的，而是由于以 gB-G eVLP 这种形式来呈现的 gB-G 产生了不同于可溶性重组 gB 蛋白的独特的抗原结构，而这种独特的结构更类似于病毒的自然感染，因此更易于诱导高滴度的中和抗体。这种方法应用于 HCMV 候选疫苗的研究和开发是非常有潜力和前景的。

其他一些 HCMV 包膜糖蛋白，如 gCII 复合体的 gM 与 gN、gCIII 复合体的 gH/gL 已在其他动物中进行测试，可望人体进行临床试验，如果免疫保护效果类似 gB 或更好，这些包膜糖蛋白将成为有更好效果的亚单位疫苗。

### 49.6.3.2 多肽疫苗

原发性 HCMV 感染后，由于 CD4$^+$ T 细胞和 CD8$^+$ T 细胞对病毒的有效控制，HCMV 长期潜伏在感染者体内。然而当 T 细胞的功能受到干扰或抑制的时候，就可能触发并激活潜伏的 HCMV 而引起 HCMV 相关的疾病。基于 T 细胞主导的免疫控制，通过过继转输的病毒特异性 T 细胞可以减少同种异体干细胞移植（allogeneic stem cell transplant，alloSCT）患者的发病，可以获得与使用抗病毒药更昔洛韦（ganciclovir，GCV）的相同效果。pp65 与 IE1 抗原在 HCMV 感染后能诱导 T 细胞免疫应答，鉴定 HCMV 的抗原决定簇推动了多肽疫苗的发展（Diamond et al.，1997）。

初期的 HCMV 多肽疫苗是在小鼠试验中鉴定出人类淋巴细胞抗原（human lymphocyte antigen，HLA）的 T 细胞抗原表位，定制了 pp65 多肽疫苗（495—503 位氨基酸残基）与 pan-DR T 辅助抗原表位融合，能够在 HLA 转基因的小鼠中诱导 CTL 反应，而且多肽疫苗可以共价脂化（covalent lipidation），不需要佐剂（Diamond et al.，1997）就能增强免疫原性。虽然多肽的方法提供了特异和安全的疫苗，适用于很大的族群。但是 HLA 型是未知的或者特定抗原不能被稀有的 HLA 型识别，多肽的单一抗原表位被认可的范围很有限。研究发现，使用多个表位决定簇或全长蛋白，可能有利于多肽疫苗的使用。多抗原表位（polyepitope）的病毒多肽疫苗可经不同的载体，包括病毒、核酸和蛋白来投递，而且已在小鼠与人体测试了多肽疫苗的免疫原性。

Zhong 等人首先测试多抗原表位疫苗。他们从 8 个病毒抗原——IE1、IE2、pp50、pp65、pp150、gB、gH 和 DNase 中选择出 46 个多抗原决定簇，与来自胞外区片段的 gB 蛋白连接到腺病毒 Ad-gBCMVpoly（Zhong et al.，2008），这些 HLA Ⅰ 类和 Ⅱ 类 T 细胞多抗原决定簇共价连接到 gB 胞外结构域的抗原，使病毒多肽和 gB 蛋白质作为单一的融合蛋白表达。设计 Ad-gBCMVpoly 是为了引起广泛的病毒特异性免疫反应，使用这种嵌合体疫苗免疫，不但能在小鼠体内诱导出中和抗体反应和病毒特异性 CD4$^+$ 和 CD8$^+$ T 细胞反应，而且可强烈抵抗带有 gB 和 IE1 抗原的牛痘病毒感染。

由于不同的族群有特异的人类白细胞抗原，针对中国人设计了特异 HLA-多抗原表位 HCMV 疫苗,Zhao 等从 15 个病毒抗原——IE1、IE2、pp28、pp71、pp50、pp65、pp150、gB、gH、US2、US3、US6、US11、UL16 和 UL18 中选择出 83 个多抗原表位和 92% 中国人中都有的 14 个 HLAI 及 7 个 HLA II 等位基因连接到 Ad5F35 病毒,构建成 Ad5F35-CTL Th 细胞重组病毒(Zhao et al.,2012)。这种基因重组病毒感染外周血单核细胞(peripheral blood mononuclear cell,PBMC)后,虽然会引起轻微的细胞病变,但能够有效地在外周血单核细胞表达,也能进行加工和抗原提呈。Ad5F35-CTL Th 细胞刺激 HCMV 特异性的细胞毒性 T 细胞,表现出很强的杀伤细胞活性,并伴有 IFN-γ 的产生和升高。

在多肽疫苗的 I 期临床试验中有两个 HCMV 多肽疫苗。用 HLA A*0201 pp65$_{405-503}$的细胞毒性 CD8$^+$T 细胞表位(cytotoxic CD8$^+$ T cell epitope)融合到 2 个不同的 T 辅助细胞表位(T-helper epitope),一个是合成的泛 DR 表位(synthetic Pan DR epitope,PADRE),另一个是破伤风的辅助性 T 细胞表位(tetanus helper T cell epitope)(LaRosa et al.,2012)。

在 HLA A*0201 pp65$_{405-503}$健康志愿者中进行临床安全评价和测试 pp65 抗原引起的 T 细胞能力。在这两种多肽疫苗中加或不加 CpG7909(也称为 PF03512676 佐剂),组成了 4 种不同种的疫苗。分别以 0.5 mg、2.5 mg 和 10 mg 的递增剂量给 58 名 18~55 岁的健康成人接种疫苗,四次接种时间分别在 0 天、21 天、42 天和 63 天。接种者会产生显著的不良反应,尤其是接种了佐剂疫苗者的不良反应较严重。最常见的局部反应是在注射部位有疼痛或过敏性反应,还有全身反应为疲劳、肌痛、头痛和呈现流行性感冒样的症状。在 32 名接种了加佐剂多肽疫苗的志愿者中,有 6 名表现严重不良反应(LaRosa et al.,2012)。监测证明,不良反应与 pp65 抗原特异性免疫没有相关性。测定四聚体结合和干扰素表达的免疫反应时,如果体内产生的免疫反应超过了免疫前基线的 3 倍,就被认为是阳性结果。在没有佐剂的情况下,pp65 多肽疫苗不会诱导表位特异性 T 细胞反应。接种含佐剂的多肽疫苗在抗原表位的特异性 T 细胞计数的高基线时(>0.2%),血清病毒呈阴性接种者没有提高免疫力。然而,接种者在抗原表位的特异性 T 细胞计数的低基线时(<0.2%),血清病毒呈阳性反应的接种者,有 10 名接种了 PADRE-pp65 肽疫苗,其中 3 名接种者表现表位特异性免疫反应增强;另外 7 名接种破伤风病毒-pp65

多肽疫苗者中有 5 名表现表位特异性免疫反应增强。

除了对健康志愿者进行试验之外,多肽疫苗还在 HCMV 血清阳性的造血干细胞移植(hematopoietic stem cell transplant,HSCT)患者中进行了 I 期临床试验(Nakamura et al.,2016)。多肽疫苗(CMVPepVax)是 HCMV pp65 的细胞毒性 CD8$^+$ T 细胞表位疫苗,由破伤风 T 辅助表位及 PF03512676 佐剂所组成,所接种的患者血清 HCMV 阳性,且 HLA A*0201 pp65$_{405-503}$呈阳性,年龄在 18~75 岁,并且接受匹配相关或不相关供体的 HSCT。

2012—2014 年,有 36 名 HSCT 受试者被随机编入组。对 18 例患者进行 CMVPepVax 治疗,疫苗接种后 HSCT 患者无不良反应,没有发生急性移植物抗宿主病(graft versus host disease,GVHD),也没有发生严重的不良反应。

## 49.6.4 致密体疫苗

致密体(dense body,DB)疫苗为尚处于研发阶段的新型 HCMV 疫苗,它是在细胞培养过程中复制出来的包膜缺陷病毒,不含 HCMV 的 DNA,其结构包括具有免疫原性的病毒包膜糖蛋白和大量的 pp65 蛋白。DB 疫苗具有免疫原性,却不具传染性的病毒,因此疫苗接种者不会有感染病毒的风险,疫苗的安全性能得到保障。DB 疫苗免疫含人 HLA-A2.K 的转基因的小鼠,能诱导产生病毒中和抗体和 T 细胞应答,且病毒的基因不会被表达。这种非感染性病毒颗粒的致密体已经被 MedImmune 公司作为候选疫苗(Cayatte et al.,2013;Schneider-Ohrum et al.,2016)。使用多种制备方法从 Towne 感染的细胞中纯化出来的致密体含有 HCMV 病毒的 gB 和其他包膜糖蛋白及分泌蛋白(Gogesch et al.,2019),在动物实验中可以诱导出持续的中和抗体和细胞免疫应答,而且抗体能预防临床病毒株 VR1814 感染成纤维细胞和上皮细胞。这种疫苗尚未进入人体临床试验,但未来可能是一个非常不错的选择。

## 49.6.5 病毒载体 CMV 疫苗

### 49.6.5.1 金丝雀痘病毒载体

金丝雀痘病毒(canarypox virus)可作为基因重组疫苗的载体,其优点是可以容纳很大的外源 DNA。感染了哺乳动物细胞的病毒只能有限地表达其早期基因,病毒不会在细胞内复制,也不具有感染性,能够诱导体液和细胞免疫应答,在健康人或免疫失调症患者中不会产生任何临床症状。利用该病毒作为载体与 gB 构建成 Canarypox-gB 的基因重组疫苗免疫小鼠和豚鼠,都能诱导抗体和细胞毒 T 细胞应答(Gönczöl et al. , 1995)。

对该疫苗已经进行了三次 Ⅰ 期临床试验。第一次试验是在法国,给 CMV 阴性志愿者接种 3 剂,并没有引起明显的抗 gB 抗体和中和抗体的滴度(Adler et al. , 1999)。第二次试验是在美国,这次使用不同的免疫方法:首先是用 Canarypox-gB 进行初次免疫,再用 Towne 减毒活疫苗加强免疫(Adler et al. , 1999),对照组是用 Canarypox 表达的狂犬疫苗糖蛋白初次免疫,再用 Towne 减毒活疫苗加强免疫。实验组初次免疫后 2 个月 gB 抗体稍有增加,但是不产生中和性抗体;然而在用 Towne 加强免疫 1 个月后,抗 gB 的几何平均滴度是 1∶38 802,对照组的几何平均滴度是 1∶1 345($p < 0.000\ 1$)。中和抗体的几何平均滴度是 1∶207,对照组的几何平均滴度是 1∶23($p < 0.000\ 1$)。如果用 Canarypox-gB 初免,

Towne 减毒活疫苗加强免疫,3 个月后检测接种者体内的中和抗体,产生的抗体效价比血清 HCMV 阳性的患者还要高(1∶259 和 1∶79,$p = 0.008$)。而且在 Towne 减毒活疫苗加强免疫后,gB 抗体最早在 7 天后增高,中和抗体最早在 14 天后增高,但是对照组的抗 gB 和中和抗体都要到加强免疫后的 30 天才会增加。因此,Canarypox-gB 初次免疫经 Towne 减毒活疫苗加强免疫能够诱导很强的中和抗体。至于其他 HCMV 的抗原(如 pp65),也用 Canarypox 作为载体进行 Ⅰ 期临床试验。对血清 HCMV 阴性 21 名成年志愿者,分别于 0 个月、1 个月、3 个月和 6 个月随机接种 Canarypox-pp65 抗原疫苗或安慰剂。在接种 2 剂疫苗后,就能检测到针对 pp65 抗原的特异性 CD8$^+$ CTL 免疫反应,而且在接种疫苗后的 12 个月和 26 个月,仍然能在所有受试者中检测到特异性的免疫反应。Canarypox-pp65 抗原疫苗不但能诱导 HCMV 特异性的 CD8$^+$ CTL,而且能诱导辅助性 T 细胞和抗体产生(表 49.6)(Berencsi et al. , 2001)。金丝雀痘病毒 gB 基因重组疫苗的第三次 Ⅰ 期临床试验的情况将在第 49.6.8 节中进行描述。

表 49.6 处于临床试验评估阶段的巨细胞病毒疫苗

| 疫苗 | 安全性和免疫原性 | 疗效和评论 |
| --- | --- | --- |
| Towne 减毒活疫苗 | 安全且耐受性良好 | 减少肾移植病毒感染引起的疾病 |
| | 没有产生病毒血症或不会潜伏在宿主体内 | 在攻击病毒研究中减少病毒感染 |
| | 诱导细胞介导的免疫和抗体 | 在托儿所对母亲病毒感染没有预防作用 |
| Towne/Toledo 嵌合体疫苗 | 血清病毒阳性受试者很安全 | 仅在血清病毒阳性受试者评估 |
| | 血清病毒阳性受试者没有产生病毒血症 | 血清阳转上有差异 |
| 糖蛋白 gB/ MF59 | 安全但有局部不良反应 | 减少年轻妇女病毒的感染(功效 50%) |
| | 诱导中和抗体 | 器官移植病人中和抗体增加及病毒血症的持续时间降低 |
| | | 另外第二阶段药效试验正在进行中,对象是年轻女性(12~18 岁) |
| 甲病毒复制子载体 gB 和 pp65/IE1 | 安全但局部不良反应 诱导中和抗体 | 可能会计划进一步的试验 诱导 CD4$^+$ 和 CD8$^+$ T 细胞,包括多功能性 T 细胞 |
| 金丝雀痘病毒载体 pp65 和 gB | 安全但有局部不良反应 pp65 诱导长期持久的 CD8$^+$ T 细胞 | 未知 gB 免疫原性较差但初免 gB、加免 Towne 减毒活疫苗后增加免疫原性 |
| DNA 疫苗 gB 和 pp65+ | 安全但有局部不良反应 | 少数接种者诱导抗体和 T 细胞产生 可能会计划进一步的试验泊洛沙姆 CRL1005 |

### 49.6.5.2　水疱性口炎病毒载体

HCMV 可经唾液、性接触、胎盘转移、输血和器官移植感染机体,而鼻、口腔和生殖器黏膜是 HCMV 水平感染的主要途径。

水疱性口炎病毒(vesicular stomatitis virus, VSV)作为疫苗的载体可以在黏膜表面诱导很强的体液免疫和细胞免疫,使得重组水疱性口炎病毒(rVSV)成为有吸引力的载体,可用来发展新型 HCMV 疫苗。在小鼠模型中测试到了活的 rVSV 载体能表达 MCMV 的 gB 蛋白(Wilson et al., 2008)。为了评估黏膜 rVSV-GB 疫苗预防 MCMV 感染的疗效,用单一剂量的 rVSV-gB 经小鼠鼻腔免疫,在免疫 4 周后,腹腔注射活 MCMV 到小鼠体内,在所有免疫小鼠血清中均产生了 gB 的抗体。与未接种疫苗的小鼠相比,在用 MCMV 攻击后,免疫 rVSV-gB 的小鼠中诱导出的中和抗体反应可降低肺组织中的病毒量。用 rVSV-gB 免疫小鼠后的脾细胞产生 gB 特异性 CD8$^+$ IFN-γ 反应,表明 rVSV-gB 疫苗能够产生细胞免疫应答,且不良反应小,不需要医疗处理。这个动物实验的安全性和免疫原性的结果能够支持进一步的临床试验。

### 49.6.5.3　修饰的安卡拉痘苗病毒载体

修饰的安卡拉痘苗病毒(modified vaccinia virus Ankara, MVA)已经发展成为一个更安全的痘苗病毒株,可作为一种安全有效的抗原投递系统(Sutter and Moss, 1992)。MVA 作为载体最大特点为可容纳较大的外源基因。MVA 经过多次培养传代和 6 次主要基因组的删除(Sutter and Moss, 1992),可插入 HCMV 多个基因而不影响 MVA 的复制和包装。根据 AD169 序列构建的 gB-MVA 是一种能表达分泌型 gB 的疫苗(Wang et al., 2004)。在临床前研究中,分别于 0 周、3 周和 24 周小鼠肌肉或皮下接种 gB-MVA,其剂量为 5×10$^7$,能产生高滴度的 gB 中和抗体,相当于 gB/佐剂亚单位疫苗免疫后或在人类自然感染 HCMV 后产生的滴度(Frey et al., 1999)。初次免疫 MVA 或牛痘病毒的小鼠,在 gB-MVA 加强免疫后产生的 gB 特异性抗体,与 gB-MVA 接种小鼠后产生的 gB 特异性抗体水平相似,意味着 gB-MVA 可用于已经接种过天花疫苗的人群(Wang et al., 2004)。

已用小鼠模型进行 MVA 多价 HCMV 疫苗研究,其中 MVA 表达 gB、pp65 和 IE1 外显子 4(exon4)三价疫苗(Wang et al., 2006),在免疫小鼠(BALB/c)后,能诱导很强的抗 gB 体液和细胞免疫应答,而且在健康者的外周血单核细胞中产生 pp65 和 IE1 特异性细胞毒性 T 细胞的反应。同样地用表达 pp65 和 IE1(exon 4)的 MVA 疫苗免疫 HLA A2.1Tg 小鼠(HHDII),能产生很强的细胞免疫应答。也能在 HCMV 阳性捐赠者的 PBMCs 中诱导出很强的 pp65 和 IE1 特异性记忆性 T 细胞反应。这些特性可使用 MVA 疫苗来产生抗原特异性 T 细胞,作为过继转疗(adoptive transfer therapy)或者在移植患者中进行初次免疫和加强免疫。

在多数血清 HCMV 阳性但是无症状的成年人中可发现,IE2 能刺激很强的 CD8$^+$ T 细胞和一个较弱的 CD4$^+$ T 细胞记忆反应(Wang et al., 2008)。利用 IE2 能诱发很强细胞免疫应答这一特点使其作为 HCMV 治疗型疫苗。构建了 MVA 能表达 pp65 和 IE1(exon 4)/IE2(exon 5)融合蛋白的 MVA 疫苗。在 MVA 成功表达的主要免疫抗原实验中,把 MVA 疫苗作用于包含有多个 HLA 等基因位点的转基因小鼠里,结果显示,在表达人类 HLA A2 或 B7、但不表达鼠类 MHC-1 的转基因小鼠体内,能刺激三种抗原产生 CD4$^+$ T 细胞和 CD8$^+$ T 细胞亚群免疫反应。

研究人员用恒河猴模型进行了 MVA 疫苗预防 CMV 感染的试验(Yue et al., 2008),在这项研究中,MVA 能表达恒河猴巨细胞病毒的 gB、pp65-2 和 IE1 的同系物。实验中,将恒河猴分成事先接种带有相同抗原的 DNA 疫苗和事先不接种带有相同抗原的 DNA 疫苗两组,进行实验。在第一次用 MVA 疫苗加强免疫后,前一组恒河猴比后一组恒河猴产生的免疫作用更早,而且具有更强的抗体和细胞免疫应答。再用 MVA 疫苗做第二次加强免疫后,不论有没有 DNA 疫苗初次免疫,两个疫苗组的 MVAgB 和 pp65-2 抗体滴度与中和抗体反应均相似,MVApp65-2 和 IE1 产生的特异性 CD4$^+$ T 细胞和 CD8$^+$ T 细胞的水平也无显著差异。但是在 MVA 组中没有检测到抗 IE1 的抗体。比较两种疫苗组和对照组的血浆病毒载量,两种疫苗组的血浆病毒载量降低了(Yue et al., 2008)。上述实验数据表明,用来构建 HCMV 疫苗的 MVA 载体是预防 HCMV 感染及相关疾病的一种较好的载体。

参与 HCMV 侵入上皮细胞或内皮细胞的蛋白质 gH、gL、UL128、UL130 和 UL131A 能形成 gH/gL

五聚体复合体（gH/gL-pentamer complex，gH/gL-PC）。利用 MVA 可容纳较大外源基因的特性，将五聚体构建到 MVA 载体上（MVA-gH/gL-PC）。使用小鼠和恒河猴进行疫苗效力试验（Wussow et al.，2014），给动物免疫接种三次后，血清中和抗体滴度可以阻止 50% 的病毒感染人的内皮细胞和纤维细胞。五聚体疫苗（MVA-gH/gL-PC）诱导的中和抗体应答要显著高于对照组的 3 种非五聚体：MVA-gH/gL、MVA-UL128-UL131A 和 MVA-gB。另外，产生的抗体反应较持久，而且能够有效地阻止 HCMV 感染巨噬细胞，这种细胞从胎盘里分离得到。

从免疫接种后的猴子唾液中也能够检测到中和抗体，血清抗体峰值能够达到 HCMV 感染后诱导的高免疫球蛋白的中和抗体滴度。利用 MVA 作为载体，同时递送 5 个外源基因，诱导的强烈体液免疫应答可以有效阻止病毒感染内皮细胞、胎盘巨噬细胞、纤维细胞（Wussow et al.，2014）和胎盘滋养叶细胞（cytotrophoblast）（Chiuppesi et al.，2015）。

### 49.6.5.4　甲病毒复制子载体

甲病毒复制子载体（alphavirus replicon vector）已被用来预防和治疗多种传染病及癌症（Rayner et al.，2002）。这种病毒样的复制子颗粒（virus-like replicon particle，VRP）来自委内瑞拉马脑炎减毒株（Venezuelan equine encephalitis virus），也被用来开发 HCMV 的疫苗。甲病毒的复制子同金丝雀痘病毒载体一样，不会在细胞中复制和传播缺陷病毒，能在树突状细胞中表达外源蛋白，并引起体液免疫和细胞免疫应答，在很多动物疾病模型中能抵抗病毒的攻击（Rayner et al.，2002）。AlphaVax 构建的 AVX601 两种复制子载体，能表达 pp65-IE1 和 gB 的融合蛋白，接种小鼠，可产生高滴度的中和抗体和较强的 T 细胞反应（Reap et al.，2007）。

在预防先天性感染的豚鼠模型中，豚鼠怀孕前接种了表达豚鼠 CMV GP83（即与 HCMV pp65 蛋白同源）的甲病毒复制子，产下的 32 只幼豚鼠中有 4 只死亡，死亡率为 13%；而接种非表达的甲病毒复制子，产下 21 只幼豚鼠有 12 只死亡，死亡率为 57%（$p < 0.001$）（Schleiss et al.，2007）。结果显示，经由甲病毒复制子表达 HCMV pp65 蛋白同源物的细胞免疫应答，可以防止豚鼠先天性巨细胞病毒感染和疾病。

在随机、双盲 I 期临床试验中，给血清 HCMV 阴性的受试者接种不同剂量的疫苗，在第 1 组接种较低剂量的 AVX601 疫苗（$1 \times 10^7$ 感染剂量），第 2 组接种高剂量 AVX601 疫苗（$1 \times 10^8$ 感染剂量）（Berstein et al.，2009）。16 名志愿者接种疫苗和 4 名志愿者接种安慰剂，并于 0 周、8 周和 24 周由肌内或皮下注射。结果显示，该疫苗的安全性良好，注射部位发红、肿胀、疼痛仅见于皮下接种者，肌肉酸痛是唯一的全身性不良反应。

在末次接种疫苗后第 4 周产生的抗体滴度最高，在高剂量组的所有受试者中均产生了中和抗体，低剂量组有 93% 的受试者产生中和抗体（Berstein et al.，2009）。中和抗体的平均效价是血清 HCMV 阳性健康人群的血清几何平均滴度的一半。接种疫苗后的 6 个月，接受高剂量者有 75% 产生中和抗体，接受低剂量者有 53% 产生中和抗体，中和抗体效价为血清 HCMV 阳性健康人群的 15%（Berstein et al.，2009）。利用 IFN-γ 酶联免疫斑点（ELISPOT）测出对疫苗抗原的细胞免疫应答，产生 T 细胞应答最强的是 pp65 抗原，其次是 gB，然后是 IE1，但差异不显著。能够观察到多功能性的 T 细胞反应，包括抗原特异的 CD8[+] T 细胞和 CD4[+] T 细胞。主要针对 pp65 抗原的 IFN-γ[+]/TNF-α[+] T 细胞产生 CD8[+] T 细胞应答。CD4[+] T 细胞包括 IFN-γ[+] IL-2[+] 细胞的应答是针对所有的疫苗抗原。这些甲病毒复制子疫苗能针对 3 种抗原诱导出中和抗体和多功能 T 细胞免疫应答，从而保护人类免于病毒感染和疾病。

### 49.6.5.5　复制缺陷型腺病毒载体

用复制缺陷型腺病毒（replication-deficient adenovirus）表达 MCMV gB 或 gH，在小鼠鼻内免疫后获得类似 rVSV 疫苗诱导的全身和黏膜免疫反应。新的腺病毒载体被修饰为改良型腺病毒 Ad5F35，它是 Ad5 和 Ad35 两个纤维基因混合后取代 Ad5 的载体。改良型 Ad5F35 比传统的 Ad5 载体具有更广的细胞趋向性和容纳外来 DNA 的能力，而不影响病毒的生长率和滴度（Mizuguchi and Hayakawa，2002）。该病毒在人类造血干细胞、树突状细胞和骨髓间充质干细胞中表现出很高的转导效率（transduction efficiency），转导细胞后产生微小的病变。它能够经人类 CD46 细胞受体转导细胞。根据 AD169 序列构建的 Ad5F35-AD-1 能在体外转导健康人外周血单个核细胞，其表达相当高（Zhao et al.，2009）。由于 AD-1 部位在不同 HCMV 毒株之间非常恒定,所以 Ad5F35 表达的 AD-1 能诱导中和抗体,中和临床上不同 HCMV 毒株。多肽疫苗可经不同的载体传递,在第 49.6.3.2 小节中提及使用复制缺陷型腺病毒构建成多抗原表位的疫苗,不仅在小鼠体内诱发中和抗体反应及病毒特异性 CD4$^+$ T 细胞和 CD8$^+$ T 细胞反应,而且能刺激人体 PBMC 产生 HCMV 特异性的 CTL,表现出很强的杀伤细胞活性及产生 IFN-γ。由于改良型腺病毒无法在人类细胞中复制,所以比较安全。鉴于病毒 Ad5F35 的安全性和有效性,其成为构建 HCMV 疫苗理想的载体。改良型腺病毒已通过美国食品药品监督管理局批准进行人体试验。

#### 49.6.5.6 重组淋巴细胞性脉络丛脑膜炎病毒载体

淋巴细胞性脉络丛脑膜炎病毒(lymphocytic choriomeningitis virus,LCMV)是自然树突状细胞趋向性的病毒,病毒感染后产生保护性 CD8$^+$ T 细胞免疫应答。病毒可使用 BHK-21 或 293T 细胞合成病毒糖蛋白,并且可以利用编码疫苗抗原基因代替 LCMV gp 的基因,从而产生复制缺陷型疫苗载体(Flatz et al.,2010)。这些重组淋巴细胞性脉络丛脑膜炎病毒(recombinant lymphocytic choriomeningitis virus,rLCMV)疫苗能诱导 CTL 反应,其效力不低于重组腺病毒 5 型或重组痘苗病毒引起的反应。与重组腺病毒 5 型不同,rLCMV 不会诱导抗载体特异性免疫反应,有利于再次注射载体以加强免疫。另外,rLCMV 还能诱导 T 辅助 1 型 CD4$^+$ T 细胞免疫应答和保护性中和抗体,并且该病毒在人类血清中的阳性率很低。这些特征表明,rLCMV 可作为抗传染性疾病和癌症的疫苗平台。

### 49.6.6 包膜病毒样颗粒病毒疫苗

包膜病毒样颗粒(eVLP)是模拟野生型病毒但不具有病毒基因组的蛋白质结构的病毒颗粒,这种无感染性的病毒颗粒很安全。该技术采用人胚胎肾细胞(human embryonic kidney,HEK),通过共转染的莫洛尼鼠白血病病毒(MLV)gag 与疫苗免疫原 HCMV gB 的两种质粒 DNA 进入 HEK 细胞中产生 eVLPgB。免疫原 HCMV gB 能在 eVLP 中表达,且在 HEK 细胞中表达的 gB 还会经过糖基化(glycosylation)的修饰。在小鼠研究中,使用两种 gB 变体的 eVLP:第一类 gB,由编码细胞外结构域、跨膜结构域

(TM)和 gB 的胞质结构域三部分(906 个氨基酸)构建而成;第二类 gB-G,仅由编码胞外部分的 gB 的截短序列(752 个氨基酸)与水疱性口炎病毒(VSV)G 蛋白的 TM 和胞质结构域融合构成(Kirchmeier et al.,2014)。与接种相同剂量的可溶性重组 gB 诱导 BALB/c 小鼠产生抗体滴度相比,两种 eVLP 疫苗诱导的中和抗体滴度高出 10 倍,且抗体能抑制病毒感染成纤维细胞和上皮细胞。该疫苗 VBI-1501A 的 I 期临床试验于 2016 年开始,在 18～40 岁的 125 名健康 CMV 血清阴性的志愿者中,比较接种 4 种疫苗剂量的安全性和免疫原性,其剂量为:含磷酸铝的 0.5 μg gB、2 μg gB、不含磷酸铝的 1.0 μg gB 及安慰剂,其受试结果尚未报道。

另一种是 HCMV gB 和 pp65 的 eVLP 疫苗。采用同样的方法将莫洛尼鼠白血病 gag-pp65 融合的质粒 DNA 与 HCMV gB 的质粒 DNA 共同转染到人胚胎肾细胞中,制备的 eVLP CMV 可作为治疗性疫苗。该治疗性疫苗与 GM-CSF 合用治疗 HCMV 相关胶质母细胞瘤多形性的疾病(Soare et al.,2016)。

### 49.6.7 初次免疫和加强免疫疫苗

在研究开发 HIV 疫苗时发现初次免疫和加强免疫策略能使抗体和细胞免疫应答优于单次免疫的方法(Tartaglia et al.,1998)。使用 Canarypox-gB 疫苗首次评估了 HCMV 初次免疫和加强免疫策略的效果。当只用 2 剂 Canarypox-gB 疫苗免疫时,只能诱导出微弱的 gB 抗体反应;但随后加强免疫 Towne 减毒活疫苗,与对照组用 Canarypox 狂犬病毒蛋白(Canarypox-R)初次免疫、随后再用 Towne 减毒活疫苗加强免疫的结果相比较,用 Canarypox-gB 初免和 Towne 减毒活疫苗加强免疫的实验组产生了较高的中和抗体,gB 抗体的滴度高,持续时间更长(Adler et al.,1999)。

初次免疫和加强免疫的方法扩展到 DNA 疫苗的应用。用 DNA 疫苗初次免疫、灭活全病毒疫苗加强免疫策略已在小鼠和灵长类动物中进行了评估。在小鼠实验中,初次免疫质粒 DNA 疫苗,然后用甲醛灭活 MCMV 加强免疫后,用病毒攻击小鼠后检测小鼠的脾脏和唾液腺中的病毒,结果显示,病毒数目减少。同样,初次免疫能表达恒河猴巨细胞病毒(rhesus CMV,RhCMV)gB、IE1 和 pp65 抗原的 DNA 疫苗,然后加强免疫用甲醛灭活的 RhCMV,能

诱导抗原特异性 CD4$^+$ T 细胞和 CD8$^+$ T 细胞反应和中和抗体，在 RhCMV 恒河猴的病毒攻击部位，病毒复制的数量相对减少。

在血清 HCMV 呈阴性的健康志愿者中进行了评估初次免疫和加强免疫的 I 期临床试验，(Jacobson et al.，2009)。用含有巨细胞病毒基因 pp65、IE1 和 gB 的 VCL-CT02 DNA 疫苗初次免疫，然后再用 Towne 减毒活疫苗加强免疫，60% 的受试者中产生的 pp65 抗原 T 细胞反应和 gB 抗体反应的平均时间是 14 天，而对照组受试者为 28 天，意味着初次免疫和加强免疫方法能更快速诱导抗原特异性反应（$p < 0.05$，log-rank 检验）。虽然单独的 DNA 疫苗免疫原性较弱，但是证明了 DNA 疫苗有记忆性免疫。这种记忆性的免疫，在初次免疫 DNA 后再接种 Towne 减毒活疫苗，会出现更早（Jacobson et al.，2009）。

### 49.6.8 联合疫苗

Canarypox-gB 疫苗第三次临床试验是联合免疫（Bernstein et al.，2002）。共分三组免疫：第一组用 gB/MF59 免疫接种三次；第二组用 Canarypox-gB 初次免疫两次，再用 gB/MF59 加强免疫两次；第三组用两种 Canarypox-gB 和 gB/MF59 疫苗同时联合免疫三次。

实验结果显示，第二组的接种者产生的免疫反应比较快，但是三组接种者都能产生高滴度的抗 gB 抗体和中和性抗 gB 的抗体。第二组的初免和加强免疫策略并没有显示出优于第一组亚单位疫苗免疫的效果，这也许是 gB/MF59 亚单位疫苗对人体的免疫原性太强，以至于掩盖了用 Canarypox-gB 初免的效果。这三种免疫方法都能诱导辅助性 T 淋巴细胞的反应，增强淋巴细胞增殖反应和 γ 干扰素的产生（Bernstein et al.，2002）。

### 49.6.9 巨细胞病毒的 DNA 疫苗

在 20 世纪 90 年代初发现了核酸疫苗（即 DNA 疫苗）能够引起体液免疫和细胞免疫应答，再加上 DNA 疫苗的通用性、安全性、生产工艺的简单和易重复性，引起科学界尤其是疫苗研究者极大的兴趣。DNA 疫苗的本质是质粒 DNA，其主要结构是：质粒复制起点和抗生素基因的质粒骨架，以及真核启动子控制下的病原体的基因和转录终止序列的转录装置。这一革命性的技术已在动物实验模型被证明是

有效的，而且一些兽用 DNA 疫苗产品已被批准上市。HCMV 的 DNA 疫苗在动物实验中的使用结果显示，它不能诱导出足够高的抗体水平。虽然对 gB 抗体滴度不高而使用在保护孕妇的胎儿被感染仍有争议，但 DNA 疫苗易构建多个抗原及基因佐剂，以增加疫苗的有效性。例如编码 gH/gL/gO 或 gM/gN 复合体，能诱导复合体中和抗体，抑制 HCMV 与细胞的融合或其他机制。同样除了 pp65 与 IE1，还有其他 HCMV 特异性 CD8$^+$ T 细胞免疫的靶标。构建多靶标 DNA 疫苗可以诱导出更强的体液和细胞免疫应答。

#### 49.6.9.1 巨细胞病毒 DNA 疫苗的发展

预防 HCMV 感染的 DNA 疫苗最初是利用 HCMV 的 pp65 基因构建而成，两种 DNA 疫苗的载体上分别构建不同的启动子：一种 DNA 疫苗是用人的 β-肌动蛋白启动子（beta-actin promoter），另一种 DNA 疫苗是用 HCMV 极早期启动子（HCMV IE promoter）（Pande et al.，1995）。将这些质粒肌内注射到 BALB/c 小鼠内，在第二次接种 100 μg 质粒之后，约 60% 的小鼠产生抗 pp65 的抗体滴度，HCMV 极早期启动子载体明显高于 β-肌动蛋白启动子载体，这个结果可能是由于 HCMV 极早期启动子表达 pp65 抗原较多。pp65 的 DNA 疫苗在动物实验里很成功，虽然未能刺激产生细胞免疫，但是 DNA 疫苗开启了巨细胞病毒疫苗学的新领域，也提供了日后如何利用载体来调节免疫反应以抵抗病毒感染的思路。

#### 49.6.9.2 巨细胞病毒 DNA 疫苗在动物的保护效果

为了进一步证明巨细胞病毒 DNA 疫苗能保护动物对抗病毒感染，研究人员使用 MCMV 的极早期蛋白基因 *IE1*（MCMV pp89）构建成 pcDNA-89 DNA 疫苗（González Armas et al.，1996）。在 BALB/c 小鼠模型中接种三次 50 μg pcDNA-89DNA 疫苗，对照组接种空载体 pcDNA/amp。免疫接种 DNA 疫苗 2 周后，共有 6 组进行 MCMV K181 株攻击。其中 4 组接种了 pcDNA-89DNA 疫苗的小鼠中，有 63% 的动物能够抵抗致死剂量的病毒攻击，而对照组只有 18%。在另外 2 组试验中，接种 pcDNA-89DNA 疫苗组和对照组都没有保护作用。用非致死剂量的病毒攻击，6 组的结果非常一致，pcDNA-89DNA 疫苗免

疫小鼠的脾脏和唾液腺中的病毒数量比对照组显著减少。在病毒复制的高峰时间，pcDNA-89DNA疫苗免疫小鼠脾脏的病毒数量降低了18～63倍，而在唾液腺中降低了24～48倍。尽管这些DNA免疫小鼠血清转化率较低，但在接种后7周的小鼠产生了细胞毒性T细胞反应。

科学家在另外的研究中评估是否有其他的MCMV抗原能够有助于抗MCMV感染。共测试了11个DNA编码MCMV同源的HCMV蛋白：被膜（M32、M48、M56、M82、M83、M69和M99），衣壳（M85和M86）和非结构抗原（IE1-pp89和M84），只有IE1-pp89和M84能免疫保护小鼠抵抗MCMV的攻击，类似表达HCMVpp65蛋白用基因*M84*所构建的DNA疫苗，能抑制病毒在小鼠的脾脏内增殖，也能与IE1-pp89协同增强保护小鼠抵抗MCMV的攻击（Morello et al.，2000）。研究者还陆续找到其他病毒蛋白，如gp34能抑制病毒在小鼠脾脏内增殖，并且gp34与IE1-pp89及M84联合接种后，小鼠抵抗MCMV的攻击优于pp89及M84疫苗。另外还发现，单个接种DNA疫苗的小鼠不能抵抗MCMV的攻击，构建编码不同MCMV基因的10种DNA疫苗联合接种时，小鼠能够抵抗MCMV的攻击。联合DNA疫苗免疫能给予小鼠一定程度的保护作用。后来又使用编码MCMV基因的1种DNA疫苗联合免疫接种，再用甲醛灭活MCMV加强免疫后，小鼠能抵抗经常规途径或鼻腔黏膜途径的病毒攻击，降低小鼠体内的病毒滴度。至于其他的HCMV蛋白抗原，如表达gCⅡ、gM和gN抗原的DNA疫苗，给小鼠和兔免疫接种也被证明具有免疫原性。联合接种gN和gM的DNA疫苗，能诱导gM和gCⅡ的抗体，中和抗体滴度比单独接种gM或gN疫苗要高，诱导的中和抗体不但可以中和AD169同源病毒株，还能中和Towne及Davis异源病毒株。

### 49.6.9.3 具有体液与细胞免疫的巨细胞病毒DNA疫苗

虽然中和抗体的体液免疫和CD8$^+$T细胞的细胞免疫都能降低病毒在小鼠内增殖，然而有效的病毒疫苗应该能够同时诱导体液和细胞免疫反应。利用鸡尾酒DNA病毒疫苗的方法，将Towne减毒活疫苗的糖蛋白gB和pp65两种基因分别克隆到同样的载体（Endrész et al.，1999），小鼠免疫两种DNA疫苗后，其血清中能产生抗gB和pp65的中和性抗体，

同时能产生抗pp65细胞毒T细胞免疫应答。100%的小鼠都会产生抗pp65的抗体，比首次试验的结果高出40%，这种差异可能是使用不同的载体或者不同的免疫方法引起的。

构建gB DNA疫苗的DNA来自两种不同大小的基因，一种是全长*gB*基因，包括跨细胞膜及胞质结构区，另一种是缺乏这个区的分泌型的*gB*片段基因。给小鼠免疫接种gB DNA疫苗，用*gB*片段基因构建的DNA疫苗诱导的抗gB抗体和中和性抗体的滴度都比用全基因构建的DNA疫苗高。前者产生的是IgG1亚类，后者产生的是IgG2亚类。人IgG1亚类的功能类似小鼠IgG2，所以小鼠IgG2的中和性抗体的活性与人的IgG1有一致的相关性。研究人员认为，产生不同亚类的抗体是由于抗原提呈机制不同，全长*gB*基因产生的抗原可能经专业的抗原提呈细胞进行加工处理，而分泌型*gB*片段基因产生的抗原是经非专职性的抗原提呈细胞的途径。由全基因gB和pp65 DNA疫苗在小鼠体内产生的抗体可以维持31周，虽然没有测出特异性gB的细胞毒T淋巴细胞免疫应答活性，但是在接种pp65 DNA疫苗的小鼠中有80%能产生细胞毒T细胞免疫应答。

从这项研究的结果显示，用两种不同的病毒基因分别克隆到相同的载体，给小鼠同时接种两种不同的DNA疫苗后，在动物体内并没有显示互相竞争和干扰的免疫反应，这种不同基因的DNA疫苗的混合使用为将来研究和开发多价DNA疫苗提供了基础。用猴子CMV模型来评价表达gB-pp65抗原的DNA疫苗（Yue et al.，2007），给猴子接种表达分泌型的RhCMVgB/pp65DNA疫苗，或者接种gB/pp65/病毒IL-10 DNA疫苗，结果表明，除在猴子体内产生了抗gB和pp65抗体以外，还产生了pp65细胞免疫应答。从静脉攻击病毒，接种了两种DNA疫苗的猴子都降低了病毒高峰滴度。

### 49.6.9.4 增强CMV DNA疫苗的免疫反应

研究人员尝试多种方法以增强CMV的DNA疫苗的免疫反应，包括同时使用免疫调节因子、脂质体和佐剂（Endrész et al.，2001；Temperton et al.，2003）。在预防或治疗疫苗的应用上，这些增强DNA疫苗免疫力的某些方法的缺点是未被美国食品药品监督管理局批准可用于人体。目前唯一能批准使用于临床上的是磷酸铝胶佐剂（aluminium phosphate gel adjuvant）。它能增强 DNA 疫苗的免疫反应。给小鼠初次免疫接种 gB DNA 疫苗后,在第 5 周再进行第二次加强免疫,测出小鼠体内的 IgG 抗体滴度的几何平均数,添加佐剂的 DNA 疫苗组是 1∶5 120,而没有用佐剂的动物是 1∶640。在第 10 周再进行第二次加强免疫,添加佐剂的 DNA 疫苗是 1∶17 800,而没用佐剂的是 1∶8 900(p = 0.04)(Temperton et al. , 2003)。

在 BALB/c 小鼠的实验中,用 100 μg 的 gB DNA 疫苗免疫小鼠,然后在第 2 周和第 4 周两次加强免疫 DNA 疫苗。在第二次加强免疫后的 1~2 周,IgM 抗体的几何平均滴度是 1∶54;而在第二次加强免疫后的 3 周,IgM 抗体滴度的几何平均值是 1∶260。免疫 gB DNA 疫苗的小鼠也能产生中和抗体反应,而且在第二次加强免疫后,小鼠的 CMV 感染率降低了 74.5%。

除了磷酸铝胶佐剂外,还可以使用靶向促凋亡基因(pro-apoptotic gene)的小干扰 RNA(small interfering RNA, siRNA)佐剂来改善 DNA 疫苗的功效 (Liu et al. ,2017)。利用 B 细胞淋巴瘤 2 同源拮抗剂杀手(B cell lymphoma 2 homologous antagonist killer,BAK)和 BCL-2 相关 X 蛋白(BCL-2 associated X protein,BAX)的 siRNA 的能力,能提高巨细胞病毒疫苗的功效。

将实验 BALB/c 小鼠分 4 组,每组 18 只。第一组小鼠未免疫;第二组小鼠免疫 pcDNA 3.1 pp65 和 BAK+BAX siRNA;第三组小鼠免疫 pcDNA 3.1 pp65 和对照 siRNA;第四组小鼠免疫对照 pcDNA 3.1 和 BAK + BAX siRNA。每隔 3 周加强免疫一次。通过酶联免疫斑点检测评估 CMV 特异性小鼠脾细胞 γ 干扰素(IFN-γ)的分泌。在末次免疫后 2 周进行体内细胞毒性 T 细胞测定。在用致死剂量的 CMV 攻击小鼠后,记录体重、脾和唾液腺中的病毒滴度以及存活率。脾细胞分泌 IFN-γ 量,第二组小鼠显著高于第三组小鼠(p<0.05)。病毒攻击后,第二组小鼠脾和唾液腺中的病毒滴度显著低于第三组小鼠(p<0.05),另外,第三组和第二组小鼠比其他组存活时间更长,在用 CMV 攻击 21 天后,第三组和第二组小鼠存活率分别为 66% 和 100%,且这些小鼠的体重减轻较少(p<0.05)。从小鼠实验得知,靶向 BAK 和 BAX 的 siRNA 佐剂改善了 CMV pp65 DNA 疫苗的功效。

### 49.6.10　CMV mRNA 疫苗

现在推荐研制 CMV mRNA 疫苗的方法有: ① 合成自体扩增表达 pp65-IE-1 构建体和 gB 接种猕猴,能诱导中和抗体和 T 细胞应答。② mRNA 疫苗与编码 gB 和 PC 脂纳米颗粒同时接种到 NHP,能诱导强的中和作用。③ 基于 mRNA 的含 pp65、gB 和 PC 多抗原疫苗,能表现强烈的体液和细胞免疫应答,但是,对 pp56 mRNA 产生的免疫应答能被 HCMV 抗原所抑制(John et al. , 2018)。

## 49.7　展望

gB/MF59 亚单位疫苗于 2009 年在保护年轻妇女避免病毒感染方面获得了开创性的研究成果。但是疫苗总体保护率只有 50%,远低于妇女在妊娠期间被病毒感染的风险。将来需进一步研究一种预防先天性巨细胞病毒的感染更有效的疫苗。

移植患者 HCMV DNA 疫苗的免疫保护效果比妊娠妇女更差。免疫抑制疗法或清髓性治疗降低了体内存在的免疫力和对抗原的免疫反应。然而,移植患者接种 HCMV DNA 疫苗后能减少病毒血症的发生,减少病毒持续时间和病毒数量。虽已完成了 HCMV DNA 疫苗 Ⅱ 期临床试验,但是 HCMV DNA 疫苗与其他 DNA 疫苗一样面临着许多挑战。比如第一次 HCMV DNA 疫苗临床试验结果显示,DNA 疫苗自身的免疫原性较弱,需要加佐剂(泊洛沙姆和苯扎氯铵)以增强 HCMV DNA 疫苗的免疫反应,而且注射剂量比较大,每剂需为 1 mg 或 5 mg 质粒 DNA,以获得足够的免疫反应。在动物试验中已得到许多经验以增强 HCMV 疫苗的免疫反应方法,如使用免疫调节因子、脂质体和佐剂等。更好地使用微量 DNA 及采用新的投递方式是今后发展 DNA 疫苗的主要方向,如电转染技术以达到最好的免疫效力。

疫苗的临床试验结果显示,gB/MF59 是一种预防 HCMV 的有效疫苗,它能在所有的接种人群中产生中和抗体,更重要的是对器官移植患者有临床疗效,可以与 Towne 减毒活疫苗相媲美。表达 gB 和 pp65 抗原的 DNA 疫苗能诱导 T 细胞免疫应答,在造血干细胞移植患者中显示出部分的疗效。一种理想的 HCMV 疫苗可能必须同时能诱导出细胞和体液免疫。在目前的临床试验中,只有甲病毒复制子为载体的疫苗可以同时诱导这两种免疫反应,虽然诱导出的抗体滴度比 gB/MF59 低,但也已完成了其安全性和免疫原性的临床试验。虽然 gB/MF59 疫苗诱导的中和抗体滴度能超出血清 HCMV 阳性的抗体,但从疫苗试验的结果可以看出,HCMV 疫苗还需要改进。以往大都使用纤维细胞来测定中和抗体,后来的临床试验中用上皮细胞来测定的结果显示,在接种 gB/MF59 疫苗者的血清中,中和抗体的滴度比自然感染病毒后恢复期者的血清低 15 倍(Cui et al.,2008),而且发现,中和上皮细胞病毒感染的滴度与 gH/gL/UL128/UL130/UL131A 复合体的抗体有关(Fouts et al.,2012),并在抗复合体的抗体中发现非常强效的中和单克隆抗体(Macagno et al.,2010)。

在另外一项研究中,为了确定抗巨细胞病毒高免疫球蛋白中和抗体的组成,使用纯化 HCMV 抗原(gB、gH/gL、gH/gL/UL128/UL130/UL131A)来中和高免球蛋中的抗体。在针对 gH/gL/UL128/UL130/UL131A 复杂的中和抗体中,gH 特异性抗体的作用超过了 gB 特异性抗体(Fouts et al.,2012)。为了证明这个假设,Lilja 等科学家使用表达 gH/gL 的甲病毒复制子免疫小鼠,发现 gH/gL 引起的抗体反应在质量上有明显的提高,阻止病毒对纤维细胞或上皮细胞的感染优于 gB 产生的抗体(Lilja and Mason,2012)。这些结果显示,gH/gL 是一种可以增强 gB/MF59 疫苗的抗原。另外还需要改进的是 gB/MF59 疫苗的持续性免疫反应,因为接种了 4 剂的 gB/MF59 疫苗,接种疫苗者体内的抗体在 1 年后降低很多,相应的对 HCMV 阴性妇女的保护作用也降低了。

给年轻妇女接种疫苗,要保护她们预防 HCMV 感染及疾病,一旦妇女发生妊娠,短暂性抗体的免疫反应就足以有效保护孕妇防止 HCMV 感染及疾病。使用佐剂或者病毒,以及其他载体的疫苗,刺激 CD4$^+$辅助性 T 细胞反应,可以延长抗体持续性的免疫反应。最好的例子是由葛兰素史克(GSK)公司开发的带状疱疹病毒(VZV)亚单位疫苗,该疫苗基于 VZV 蛋白 gE 与 AS01 佐剂合用。在 Ⅲ 期临床试验中,它引发了强大的抗体反应和持久的 CD4$^+$ T 细胞反应,在 50 岁以上的成年人中,预防 VZV 的效率为 97.2%;在 70 岁以上的成年人中,预防 VZV 的效率为 89.8%(Lal et al.,2015;Cunningham et al.,2016)。这可能是所有疱疹病毒中,包括 HCMV 在内的最理想的亚单位疫苗。另外一些方法是结合亚单位疫苗及载体投递的抗原;初免载体投递抗原的疫苗诱导辅助性 T 细胞反应,然后加强免疫蛋白疫苗来诱导体液免疫应答;载体诱导辅助性 T 细胞反应能持续体液免疫应答。虽然初免和加强免疫的方法在 HCMV 的疫苗试验中还没有取得成功,但在动物模型中产生了良好的效果,值得进一步研究。

尽管 gB、pp65 和 IE1 抗原的疫苗在 HCMV 感染的动物模型及人体临床试验中使用的比较多,它们能够诱导体液和细胞免疫应答,但是还可能存在更好的病毒抗原或者辅助性的抗原。根据多种生物学研究及动物试验的新进展,已经找到新的 HCMV 疫苗靶标,特别是那些参与进入上皮细胞或内皮细胞的病毒 gH/gL/UL128/UL130/UL131A 蛋白质,另外,激活细胞蛋白激酶(dsRNA-activated protein kinase,PKR)的功能是关闭蛋白质合成,能抑制病毒的复制,包括 HCMV 参与抑制 PKR 活化的 TRS1 和 IRS1 蛋白质(Marshall et al.,2009)。这些蛋白质可被用来设计新的疫苗。

研制成功一种能预防 HCMV 感染的安全有效和生产成本低的疫苗是令人期待的。HCMV 的理想疫苗是能诱导保护性体液应答和细胞免疫应答。需要找到适当的抗原,在人体内能够持续引起中和抗体和发挥最有效的细胞毒性反应,而没有潜伏性病毒感染的风险。最佳的 HCMV 疫苗不但可以在健康生育年龄的女性使用,而且也可在器官移植及免疫功能低下的患者中使用。

总之,将来研制新型 HCMV 疫苗的方向是:① 重组三聚体 HCMV gB 及 PC;② 转基因 DISC HCMV 疫苗;③ 病毒载体 HCMV 疫苗;④ eVLP HCMV 疫苗;⑤ RNA HCMV 疫苗(Cui and Snapperpe,2019)。

# 参考文献

Adler SP,Manganello AM,Lee R,et al. 2016. A phase 1 study of 4 live,recombinant human cytomegalovirus Towne/Toledo chimera vaccines in cytomegalovirus-seronegative men. J Infect Dis 214(9):1341-1348.

Adler SP,Plotkin SA,Gonczol E,et al. 1999. A canarypox vector expressing cytomegalovirus(CMV) glycoprotein B primes for antibody responses to a live attenuated CMV vaccine(Towne). J Infect Dis 180(3):843-846.

Adler SP,Starr SE,Plotkin SA,et al. 1995. Immunity induced by primary human cytomegalovirus infection protects against secondary infection among women of childbearing age. J Infect Dis 171(1):26-32.

Baldick CJ, Shenk T. 1996. Proteins associated with purified human cytomegalovirus particles. J Virol 70(9):6097-6105.

Berencsi K, Gyulai Z, Gönczöl E, et al. 2001. A canarypox vector-expressing cytomegalovirus (CMV) phosphoprotein 65 induces long-lasting cytotoxic T cell responses in human CMV-seronegative subjects. J Infect Dis 183(8):1171-1179.

Bernstein DI, Reap EA, Katen K, et al. 2009. Randomized, double-blind, phase 1 trial of an alphavirus replicon vaccine for cytomegalovirus in CMV seronegative adult volunteers. Vaccine 28(2):484-493.

Bernstein DI, Schleiss MR, Berencsi K, et al. 2002. Effect of previous or simultaneous immunization with canarypox expressing cytomegalovirus(CMV) glycoprotein B(gB) on response to subunit gB vaccine plus MF59 in healthy CMV-seronegative adults. J Infect Dis 185(5):686-690.

Boeckh M, Boivin G. 1998. Quantitation of cytomegalovirus: Methodologic aspects and clinical applications. Clin Microbiol Rev 11(3):533-554.

Boppana SB, Pass RF. 1999. Cytomegalovirus. In: Jeffries DJ, Hudson CN. Viral Infections in Obstetrics and Gynaecology. New York: Arnold,35-56.

Boppana SB, Rivera LB, Fowler KB, et al. 2001. Intrauterine transmission of cytomegalovirus to infants of women with preconceptional immunity. N Engl J Med 344(18):1366-1371.

Britt WJ, Auger D. 1986. Synthesis and processing of the envelope gp 55-116 complex of human cytomegalovirus. J Virol 58(1):185-191.

Britt WJ, Vugler L, Butfiloski EJ, et al. 1990. Cell surface expression of human cytomegalovirus (HCMV) gp 55-116 (gB): Use of HCMV-recombinant vaccinia virus-infected cells in analysis of the human neutralizing antibody response. J Virol 64(3):1079-1085.

Cannon MJ, Schmid DS, Hyde TB. 2010. Review of cytomegalovirus seroprevalence and demographic characteristics associated with infection. Rev Med Virol 20(4):202-213.

Cayatte C, Schneider-Ohrum K, Wang Z, et al. 2013. Cytomegalovirus vaccine strain towne-derived dense bodies induce broad cellular immune responses and neutralizing antibodies that prevent infection of fibroblasts and epithelial cells. J Virol 87(20):11107-11120.

Cha TA, Tom E, Kemble GW, et al. 1996. Human cytomegalovirus clinical isolates carry at least 19 genes not found in laboratory strains. J Virol 70(1):78-83.

Chandler SH, Holmes KK, Wentworth BB, et al. 1985.The epidemiology of cytomegaloviral infection in women attending a sexually transmitted disease clinic. J Infect Dis 152(3):597-605.

Chee MS, Bankier AT, Beck S, et al. 1990. Analysis of the protein-coding content of human cytomegalovirus strain AD169. Curr Top Microbiol Immunol 154:125-169.

Chiuppesi F, Wussow F, Johnson E, et al. 2015. Vaccine-derived neutralizing antibodies to the human cytomegalovirus gH/gL pentamer potently block primary cytotrophoblast Infection. J Virol 89(23):11884-11898.

Cicin-Sain L, Bubic I, Schnee M, et al. 2007. Targeted deletion of regions rich in immune-evasive genes from the cytomegalovirus genome as a novel vaccine strategy. J Virol 81(24): 13825-13834.

Colugnati FA, Staras SA, Dollard SC, et al. 2007. Incidence of cytomegalovirus infection among the general population and pregnant women in the United States. BMC Infect Dis 7:71.

Cui XL, Snapperpe CM. 2019. Development of novel vaccines against human cytomegalovirus. Human Vaccines & Immunotherapeutics, doi:10.1080/21645515.2019.1593729.

Cui X, Meza BP, Adler SP, et al. 2008. Cytomegalovirus vaccines fail to induce epithelial entry neutralizing antibodies comparable to natural infection. Vaccine 26(45):5760-5766.

Cunningham AL, Lal H, Kovac M, et al. 2016. Efficacy of the Herpes Zoster subunit vaccine in adults 70 years of age or older. N Engl J Med 375:1019-1032.

Diamond DJ, York J, Sun JY, et al. 1997. Development of a candidate HLA A* 0201 restricted peptide-based vaccine against human cytomegalovirus infection. Blood 90(5): 1751-1767.

Elek SD, Stern H. 1974. Development of a vaccine against mental retardation caused by cytomegalovirus infection in utero. Lancet 1(7845):1-5.

Endrész V, Burián K, Berencsi K, et al. 2001. Optimization of DNA immunization against human cytomegalovirus. Vaccine 19(28-29):3972-3980.

Endrész V, Kari L, Berencsi K, et al. 1999. Induction of human cytomegalovirus(HCMV)-glycoprotein B(gB)-specific neutralizing antibody and phosphoprotein 65 (pp65)-specific cytotoxic T lymphocyte responses by naked DNA immunization.Vaccine 17(1):50-58.

Flatz L, Hegazy AN, Bergthaler A, et al. 2010. Development of replication-defective lymphocytic choriomeningitis virus vectors for the induction of potent CD8+ T cell immunity. Nat Med 16(3):339-345.

Fouts AE, Chan P, Stephan JP, et al. 2012. Antibodies against the gH/gL/UL128/UL130/UL131 complex comprise the majority of the anti-CMV neutralizing antibody response in CMV-HIG. J Virol 86(13):7444-7447.

Fowler KB, Stagno S, Pass RF. 2004. Interval between births and risk of congenital cytomegalovirus infection. Clin Infect Dis 38(7):1035-1037.

Frey SE, Harrison C, Pass RF, et al. 1999. Effects of antigen dose and immunization regimens on antibody responses to a cytomegalovirus glycoprotein B subunit vaccine. J Infect Dis 180(5):1700-1703.

Genini E, Percivalle E, Sarasini A, et al. 2011. Serum antibody response to the gH/gL/pUL128-131 five-protein complex of human cytomegalovirus(HCMV) in primary and reactivated HCMV infections. J Clin Virol 52(2):113-118.

Gerna G, Sarasini A, Patrone M, et al. 2008. Human cytomegalovirus serum neutralizing antibodies block virus infection of endothelial/epithelial cells, but not fibroblasts, early during primary infection. J Gen Virol 89(Pt 4):853-865.

Glazer JP, Friedman HM, Grossman RA, et al. 1979. Live cytomegalovirus vaccination of renal transplant candidates. A preliminary trial. Ann Intern Med 91(5):676-683.

Gogesch P, Penner I, Krauter S, et al. 2019. Production strategies for pentamer-positive subviral dense bodies as a safe human cytomegalovirus vaccine. Vaccine 7(3): doi: 10.3390/7030104.

Gönczöl E, Berensci K, Pincus S, et al. 1995. Preclinical evaluation of an ALVAC(canarypox)—human cytomegalovirus glycoprotein B vaccine candidate. Vaccine 13(12): 1080-1085.

González Armas JC, Morello CS, Cranmer LD, et al. 1996. DNA immunization confers protection against murine cytomegalovirus infection. J Virol 70(11):7921-7928.

Gretch DR, Kari B, Rasmussen L, et al. 1988. Identification and characterization of three distinct families of glycoprotein complexes in the envelopes of human cytomegalovirus. J Virol 62(3):875-881.

Griffith BP, McCormick SR, Fong CK, et al. 1985. The placenta as a site of cytomegalovirus infection in guinea pigs. J Virol 55(2):402-409.

Griffiths PD, Stanton A, McCarrell E, et al. 2011. Cytomegalovirus glycoprotein-B vaccine with MF59 adjuvant in transplant recipients: A phase 2 randomised placebo-controlled trial. Lancet 377(9773):1256-1263.

Ha S, Li F, Troutman MC, et al. 2017. Neutralization of diverse human cytomegalovirus strains conferred by antibodies targeting viral gH/gL/pUL128-131 pentameric complex. J Virol 91(7): e02033-16.

Hahn G, Revello MG, Patrone M, et al. 2004. Human cytomegalovirus UL131-128 genes are indispensable for virus growth in endothelial cells and virus transfer to leukocytes. J Virol 78(18): 10023-10033.

Harrison CJ, Britt WJ, Chapman NM, et al. 1995. Reduced congenital cytomegalovirus(CMV) infection after maternal immunization with a guinea pig CMV glycoprotein before gestational primary CMV infection in the guinea pig model. J Infect Dis 172(5):1212-1220.

Heineman TC, Schleiss M, Bernstein DI, et al. 2006. A phase 1 study of 4 live, recombinant human cytomegalovirus Towne/Toledo chimeric vaccines. J Infect Dis 193(10): 1350-1360.

High KP. 1999. Atherosclerosis and infection due to *Chlamydia pneumoniaeor* cytomegalovirus: Weighing the evidence. Clin Infect Dis 28(4):746-749.

Jacobson MA, Adler SP, Sinclair E, et al. 2009. A CMV DNA vaccine primes for memory immune responses to live-attenuated CMV(Towne strain). Vaccine 27(10):1540-1548.

Jacobson MA, Sinclair E, Bredt B, et al. 2006a. Antigen-specific T cell responses induced by Towne cytomegalovirus (CMV) vaccine in CMV seronegative vaccine recipients. J Clin Virol 35(3):332-337.

Jacobson MA, Sinclair E, Bredt B, et al. 2006b. Safety and immunogenicity of Towne cytomegalovirus vaccine with or without adjuvant recombinant interleukin-12. Vaccine 24 (25):5311-5319.

Jiang XJ, Adler B, Sampaio KL, et al. 2008. UL74 of human cytomegalovirus contributes to virus release bypromoting secondary envelopment of virions. J Virol 82(6): 2802-2812.

John S, Yuzhkov O, Woods A, et al. 2018. Multi-antigenic human cytomegalovirus mRNA vaccines that elicit potent humoral and cell-mediated immunity. Vaccine 36(12):1689-1699.

Karlin S, Mocarski ES, Schachtel GA. 1994. Molecular evolution of herpesviruses: Genomic and protein sequence comparisons. J Virol 68(3):1886-1902.

Kharfan-Dabaja MA, Boeckh M, Wilck MB, et al. 2012. A novel therapeutic cytomegalovirus DNA vaccine in allogeneic haemopoietic stem-cell transplantation: A randomised, double-blind, placebo-controlled, phase 2 trial. Lancet Infect Dis 12(4):290-299.

Kirchmeier M, Fluckiger AC, Soare C, et al. 2014. Enveloped virus-like particle expression of human cytomegalovirus glycoprotein B antigen induces antibodies with potent and broad neutralizing activity. Clin Vaccine Immunol 21(2): 174-180.

Knox GE, Pass RF, Reynolds DW, et al. 1979. Comparative prevalence of subclinical cytomegalovirus and herpes simplex virus infections in the genital and urinary tracts of low income, urban females. J Infect Dis 140(3):419-422.

La Rosa C, Longmate J, Lacey SF, et al. 2012. Clinical evaluation of safety and immunogenicity of PADRE-cytomegalovirus(CMV) and tetanus-CMV fusion peptide vaccines with or without PF03512676 adjuvant. J Infect Dis 205(8):1294-1304.

Lal H, Cunningham AL, Godeaux O, et al. 2015. Efficacy of an adjuvanted herpes zoster subunit vaccine in older adults. N Engl J Med 372:2087-2096.

Lilja AE, Mason PW. 2012. The next generation recombinant human cytomegalovirus vaccine candidates-beyond gB. Vaccine 30(49):6980-6990.

Liu J, Feng K,Lu Z,et al. 2017. Improvement of cytomegalovirus pp65 DNA vaccine efficacy by co-administration of siRNAs targeting BAK and BAX. Exp Ther Med. 13:3275-3280.

Macagno A, Bernasconi NL, Vanzetta F, et al. 2010. Isolation of human monoclonal antibodies that potently neutralize human cytomegalovirus infection by targeting different epitopes on the gH/gL/UL128-131A complex. J Virol 84(2):1005-1013.

Marshall EE, Bierle CJ, Brune W, et al. 2009. Essential role for either TRS1 or IRS1 in human cytomegalovirus replication. J Virol 83(9):4112-4120.

Mizuguchi H, Hayakawa T. 2002. Adenovirus vectors containing chimeric type 5 and type 35 fiber proteins exhibit altered and expanded tropism and increase the size limit of foreign genes. Gene 285(1-2):69-77.

Mocarski ES, Kemble GW. 1996. Recombinant cytomegaloviruses for study of replication and pathogenesis. Intervirology 39 (5-6):320-330.

Mocarski ES, Shank T, Pass RF. 2007. Cytomegaloviruses. In: Knipe DM,Howley PM, Griffin DE, et al., Fields Virology, 5th ed., vol. 2. Philadelphia, PA:Lippincott Williams & Wilkins,2701-2772.

Morello CS, Cranmer L, Spector DH. 2000. Suppression of murine cytomegalovirus(MCMV) replication with a DNA vaccine encoding MCMV M84(a homolog of human cytomegalovirus pp65). J Virol 74(8):3696-3708.

Nakamura R, Rosa CL, Longmate J, et al. 2016. Viraemia, immunogenicity, and survival outcomes of cytomegalovirus chimeric epitope vaccine supplemented with PF03512676 (CMVPepVax) in allogeneic haemopoietic stemcell transplantation: Randomised phase 1b trial. Lancet Haematol 3(2):e87-98.

Newkirk MM, van Venrooij WJ, Marshall GS. 2001. Autoimmune response to U1 small nuclear ribonucleoprotein(U1 snRNP) associated with cytomegalovirus infection. Arthritis Res 3(4):253-258.

Nigro G, Adler SP, La Torre R, et al. 2005. Passive immunization during pregnancy for congenital cytomegalovirus infection. N Engl J Med 353(13):1350-1362.

Novotny J, Rigoutsos I, Coleman D, et al. 2001. In silico structural and functional analysis of the human cytomegalovirus (HHV5) genome. J Mol Biol 310(5):1151-1166.

Pande H, Campo K, Tanamachi B, et al. 1995. Direct DNA immunization of mice with plasmid DNA encoding the tegument protein pp65(ppUL83) of human cytomegalovirus induces high levels of circulating antibody to the encoded protein. Scand J Infect Dis(Suppl 99):117-120.

Pass RF, Zhang C, Evans A, et al. 2009.Vaccine prevention of maternal cytomegalovirus infection. N Engl J Med 360 (12):1191-1199.

Pepperl S, Munster J, Mach M,et al. 2000. Dense bodies of human cytomegalovirus induce both humoral and cellular immune responses in the absence of viral gene expression. J Virol 74(13):6132-6146.

Plotkin SA, Farquhar J, Hornberger E. 1976. Clinical trials of immunization with the Towne 125 strain of human cytomegalovirus. J Infect Dis 134(5):470-475.

Plotkin SA, Starr SE, Friedman HM, et al. 1989. Protective effects of Towne cytomegalovirus vaccine against low-passage cytomegalovirus administered as a challenge. J Infect Dis 159(5):860-865.

Potzsch S, Spindler N, Wiegers AK, et al. 2011. B cell repertoire analysis identifies new antigenic domains on glycoprotein B of human cytomegalovirus which are target of neutralizing antibodies. PLoS Pathog 7(8):e1002172.

Rayner JO, Dryga SA, Kamrud KI. 2002. Alphavirus vectors and vaccination. Rev Med Virol 12(5):279-296.

Reap EA, Dryga SA, Morris J, et al. 2007. Cellular and humoral immune responses to alphavirus replicon vaccines expressing cytomegalovirus pp65, IE1, and gB proteins. Clin Vaccine Immunol 14(6):748-755.

Ryckman BJ, Jarvis MA, Drummond DD, et al. 2006. Human cytomegalovirus entry into epithelial and endothelial cells depends on genes UL128 to UL150 and occurs by endocytosis and low-pH fusion. J Virol 80(2):710-722.

Salmon-Ceron D, Mazeron MC, Chaput S, et al. 2000. Plasma cytomegalovirus DNA, pp65 antigenaemia and a low CD4[+] cell count remain risk factors for cytomegalovirus disease in patients receiving highly active antiretroviral therapy. AIDS 14(8):1041-1049.

Schleiss MR, Bourne N, Stroup G, et al. 2004. Protection against congenital cytomegalovirus(CMV) infection and disease in guinea pigs conferred by a purified recombinant glycoprotein B(gB) vaccine. J Infect Dis 189(8):1374-1381.

Schleiss MR, Lacayo JC, Belkaid Y, et al. 2007. Preconceptual administration of an alphavirus replicon UL83 (pp65 homolog) vaccine induces humoral and cellular immunity and improves pregnancy outcome in the guinea pig model of congenital cytomegalovirus infection. J Infect Dis 195(6):789-798.

Schneider-Ohrum K, Cayatte C, Liu Y, et al. 2016. Production of cytomegalovirus dense bodies by scalable bioprocess methods maintains immunogenicity and improves neutralizing antibody titers. J Virol 90(22):10133-10144.

Soare C, Ahmed T, Fluckiger A, et al. 2016. CMV gB/pp65 eVLPs formulated with GM-CSF as a therapeutic vaccine against GBM. Abstracts of the Keystone Cancer Vaccine Symposium.

Straschewski S, Patrone M, Walther P, et al. 2011. Protein pUL128 of human cytomegalovirus is necessary for monocyte infection and blocking of migration. J Virol 85(10):5150-5158.

Sutter G, Moss B. 1992. Nonreplicating vaccinia vector efficiently expresses recombinant genes. PNAS 89(22):10847-10851.

Tartaglia J, Excler JL, El Habib R, et al. 1998. Canarypox virus-based vaccines:Prime-booststrategies to induce cell-mediated and humoral immunity against HIV. AIDS Res Hum Retroviruses(Suppl.3):S291-S298.

Temperton NJ, Quenelle DC, Lawson KM, et al. 2003. Enhancement of humoral immune responses to a human cytomegalovirus DNA vaccine:Adjuvant effects of aluminum phosphate and CpG oligodeoxynucleotides. J Med Virol 70(1):86-90.

Terhune SS, Schroer J, Shenk T. 2004. RNAs are packaged into human cytomegalovirus virions in proportion to their intracellular concentration. J Virol 78(19):10390-10398.

Vanarsdall AL, Ryckman BJ, Chase MC, et al. 2008. Human cytomegalovirus glycoproteins gB and gH/gL mediate epithelial cell-cell fusion when expressed either in cis or in trans. J Virol 82(23):11837-11850.

Varnum SM, Streblow DN, Monroe ME, et al. 2004. Identification of proteins in human cytomegalovirus (HCMV) particles:The HCMV proteome. J Virol 78(20):10960-10966.

Vasto S, Colonna-Romano G, Larbi A, et al. 2007. Role of persistent CMV infection in configuring T cell immunity in the elderly. Immun Ageing 4:2.

Walter EA, Greenberg PD, Gilbert MJ, et al. 1995. Reconstitution of cellular immunity against cytomegalovirus in recipients of allogeneic bone marrow by transfer of T-cell clones from the donor. N Engl J Med 333(16):1038-1044.

Wang D, Freed DC, He X, et al. 2016. A replication-defective human cytomegalovirus vaccine for prevention of congenital infection. Sci Transl Med 8:362ra145.

Wang Z, La Rosa C, Lacey SF, et al. 2006. Attenuated poxvirus expressing three immunodominant CMV antigens as a vaccine strategy for CMV infection. J Clin Virol 35(3):324-331.

Wang Z, La Rosa C, Maas R, et al. 2004. Recombinant modified vaccinia virus Ankara expressing a soluble form of glycoprotein B causes durable immunity and neutralizing antibodies against multiple strains of human cytomegalovirus. J Virol 78(8):3965-3976.

Wang Z, Zhou W, Srivastava T, et al. 2008. A fusion protein of HCMV IE1 exon4 and IE2 exon5 stimulates potent cellular immunity in an MVA vaccine vector. Virology 377(2):379-390.

Wang D, Shenk T. 2005. Human cytomegalovirus UL131 open reading frame is required for epithelial cell tropism. J Virol 79(16):10330-10338.

Wilson SR, Wilson JH, Buonocore L, et al. 2008. Intranasal immunization with recombinant vesicular stomatitis virus expressing murine cytomegalovirus glycoprotein B induces humoral and cellular immunity. Comp Med 58(2):129-139.

Wloch MK, Smith LR, Boutsaboualoy S, et al. 2008. Safety and immunogenicity of a bivalent cytomegalovirus DNA vaccine in healthy adult subjects. J Infect Dis 197(12):1634-1642.

Wussow F, Chiuppesi F, Martinez J, et al. 2014. Human cytomegalovirus vaccine based on the envelope gH/gL pentamer complex. PLoS Pathog 10(11):e1004524.

Yue Y, Kaur A, Eberhardt MK, et al. 2007. Immunogenicity and protective efficacy of DNA vaccines expressing rhesus cytomegalovirus glycoprotein B, phosphoprotein 65-2, and viral interleukin-10 in rhesus macaques. J Virol 81(3):1095-1109.

Yue Y, Wang Z, Abel K, et al. 2008. Evaluation of recombinant modified vaccinia Ankara virus-based rhesus cytomegalovirus vaccines in rhesus macaques. Med Microbiol Immunol 197(2):117-123.

Zhao P, Ma D, Yan S, et al. 2009. Towards a novel vaccine against human cytomegalovirus based on a chimeric Ad5F35 adenovirus vector expressing the immunodominant antigenic domain 1 epitope. Intervirology 52(1):35-42.

Zhao P, Ma D, Yu S, et al. 2012. The development of Chinese specific human cytomegalovirus polyepitope recombinant vaccine. Antiviral Research 93(2):260-269.

Zhong J, Rist M, Cooper L, et al. 2008. Induction of pluripotent protective immunity following immunisation with a chimeric vaccine against human cytomegalovirus. PLoS One 3(9):e3256.

# 第50章
## 衣原体疫苗

魏 博

**本章摘要**

　　衣原体感染导致的性传播疾病是严重的公共健康危害之一,通过疫苗免疫接种预防疾病发生是最经济有效的手段。然而迄今为止,尚无可有效预防衣原体感染的疫苗问世。有效的疫苗需要诱导针对衣原体感染过程中不同抗原的保护性免疫反应,而衣原体感染过程及其与宿主相互作用的复杂性增加了疫苗研发的难度。对衣原体感染病原学、流行病学以及免疫致病和保护机制的深入研究将是衣原体疫苗研发成功的关键。更好地理解沙眼衣原体感染过程中的致病机制和宿主免疫反应包括保护性和病理性免疫反应机制,将极大地促进衣原体疫苗的研发。

　　针对衣原体的特异性抗体既有保护性也有病理性致病作用。识别主要外膜蛋白上暴露表位的抗体,可中和衣原体的感染性并与保护性免疫力相关,其他一些保护性抗原也逐渐得以发现。针对衣原体抗原的 Th1 细胞免疫反应,尤其是产生 IFN-$\gamma$ 的 CD4 T 细胞,在抗感染免疫中发挥着重要的作用。衣原体侵入黏膜表皮细胞的感染特点和生殖道黏膜的免疫学特性决定了衣原体疫苗必须同时诱导局部黏膜和系统性保护免疫力。合理地设计衣原体疫苗组成及呈递系统,尤其是开发黏膜呈递疫苗将会是今后衣原体疫苗研究与开发的重点。

## 50.1 概述

衣原体是革兰氏阴性细胞内生长的病原微生物,可导致眼部、泌尿生殖道和肺部感染。由衣原体感染所导致的疾病已成为严重的社会经济及公共卫生负担(Eagley and Timms,2000)。近年来,衣原体感染导致的性传播疾病在许多发达国家出现明显增多趋势,因此,对衣原体感染相关疾病的防治也逐渐受到重视。衣原体生殖系统感染导致的疾病已被列入21世纪需要重点防治的疾病之一,我国最新发布的性病防治管理办法也已将生殖道衣原体感染作为重点防治的性传播疾病之一。

通过疫苗免疫接种预防疾病发生是传染病防控措施中最经济有效的手段,多年来,科学家们围绕衣原体疫苗的研究与开发已做了许多工作并取得一定进展,但迄今为止,尚无可有效预防衣原体感染的疫苗问世。在此,将简要概述衣原体疫苗研究相关的衣原体感染病原学、流行病学以及免疫致病和保护机制,回顾衣原体疫苗研发的历史并展望其前景。

## 50.2 病原学

衣原体归细菌类,分类属立克次体纲衣原体科。它广泛寄生于人类、哺乳动物及鸟类,但仅少数有致病性。感染人导致疾病的主要有沙眼衣原体、肺炎衣原体和鹦鹉热肺炎衣原体。衣原体具有与病毒类似的特性,只能在细胞内生长,对热敏感但耐低温。其大小介于细菌和病毒之间,起初曾被认定为病毒。20世纪50年代,我国学者汤飞凡领导的研究小组用鸡胚细胞培养的方法首次成功地从沙眼病人临床样品中分离培养了沙眼病原体(Tang et al.,1957a;Tang et al.,1957b;Tang et al.,1958),从而极大地推动了衣原体领域的研究。

衣原体是细胞内寄生菌,其繁殖依赖于宿主细胞,衣原体的繁殖经过在形态学上可以截然区分为双时相发育循环周期:代谢缓慢有感染性的原体(elementary body)和在细胞内生长代谢活跃无感染性的网状体(reticulate body,RB)(AbdelRahman and Belland,2005)。衣原体感染宿主细胞的过程首先是具感染性的衣原体原体吸附于黏膜表皮细胞表面并通过细胞内吞作用进入细胞内,然后汇集在有包膜包裹的包含体内完成向网状体的发育增殖,这个过程可以逃逸宿主细胞蛋白溶解酶的溶解并处于内质网处。网状体的增殖过程在48~72小时后停滞,出现核聚集浓缩,并逐渐转化为有感染性的原体。原体被释放出细胞后感染新的靶细胞继续感染循环过程。大量的研究已经揭示了衣原体繁殖周期的特性及其所产生蛋白和参与细胞内转运的过程(Wyrick,2000)。由于衣原体繁殖不同阶段产生不同抗原并可能在感染细胞内外不同的部位出现,其诱导的免疫反应就有所不同。原体和网状体的结构抗原(包括蛋白和脂多糖)均位于包含体内,一些可作为疫苗组分的重要衣原体抗原被分泌在包含体膜上,与一些宿主细胞调节分子相互作用。衣原体还可以可溶性蛋白形式分泌蛋白至包含体外影响宿主细胞功能。具感染性的原体感染新的靶细胞后可释放产生抗原物质至细胞外环境中,促进细胞吞噬和进一步刺激免疫反应。

针对疫苗研发而言,一种有效的疫苗需要诱导能阻断衣原体发育过程中不同抗原的保护性免疫反应,从而阻断病原体的繁育增殖。而衣原体感染过程的复杂性就增加了其疫苗研发的难度。

## 50.3 流行病学

沙眼衣原体感染主要导致结膜炎和呼吸道炎症,严重者导致肺炎。引起呼吸道感染的主要为肺炎衣原体及鹦鹉热衣原体,肺炎衣原体引起急性呼吸道感染,以肺炎多见,也可致气管炎、支气管炎、咽炎等。鹦鹉热衣原体为野生鸟类及家畜自然感染,在动物和禽类引起不同种类的疾病并可经呼吸道传染给人类,发生呼吸道感染和肺炎。

沙眼衣原体含大约15个血清型或基因型,分别被命名为血清型 A~K 以及血清型 L1~L3,这些血清型的命名以外膜蛋白抗原型和序列变化(OMP,ompA)为依据(Stephens and Kuo,1984;Yuan et al.,1989)。ompA 基因编码的衣原体主要外膜蛋白(MOMP)具有抗原性变异并广泛存在于衣原体表面(Stephens et al.,1987)。根据抗 MOMP 蛋白单克隆抗体识别位点可将不同的衣原体菌株进行血清学分型(Wang et al.,1985)。感染人眼部而致盲的沙眼衣原体血清型主要是 A、B、Ba 和 C。沙眼在许多发展中国家和地区流行,主要经直接或间接接触传播,即眼-眼或眼-手-眼的途径传播。该病发病缓慢,早期出现眼睑结膜急性或亚急性炎症,表现为流泪、有黏液脓性分泌物、结膜充血等症状与体征。后期转变成慢性,出现结膜瘢痕、眼睑内翻、倒睫、角膜血管翳引起的角膜损害,以致影响视力,最后导致失明。据统计,沙眼衣原体感染居全球致盲病因的首位(Ghaem-Maghami and Lewis,1999)。

沙眼衣原体导致的泌尿生殖道感染主要由血清型 D—K 引起。血清型 D、E、F 和 Ia 衣原体是全球主要流行菌株(Rodriguez et al.,1993;Spaargaren et al.,2004;Dean et al.,1995;Kuo et al.,1983),每年有超过 9000 万生殖道衣原体感染的新发病例。子宫颈和尿样品中分离的菌株主要为血清型 E(Barnes,1987)。不同种族、年龄组和地区感染人群中衣原体菌株血清型会有差异(Millman et al.,2004;Lan et al.,1995),因此,了解地区主要流行株的血清型对疫苗研发至关重要。泌尿生殖道衣原体感染经性接触传播,男性患者多表现为尿道炎(Brunham and Rey-Ladino,2005;Peipert,2003),通常有排尿疼痛困难和泌尿道分泌物,不经治疗可缓解,但多数转变成慢性,周期性加重,并可继发慢性前列腺炎、睾丸炎等。衣原体感染对生殖器官和性神经反应末梢造成损害,使得性神经对有效刺激不敏感,导致男性性功能下降。在女性中,衣原体感染引起盆腔炎症性疾患(包括尿道炎、宫颈炎、附件炎等)。常出现不规律血尿、盆腔不适感和慢性下腹疼痛等症状(Peipert,2003;Brunham et al.,1988)。衣原体感染输卵管造成输卵管组织炎症损伤可形成瘢痕堵塞,最终导致不孕不育(Patton et al.,1994;Budrys et al.,2012)。值得注意的是,如果对衣原体感染进行早期诊断从而开展抗菌治疗会很有效,但高达 60% 的无症状感染者在确诊前可能已出现不可逆的炎症损伤并发症。有高达 40% 未经治疗的泌尿生殖道感染妇女出现盆腔炎症和输卵管堵塞导致的不孕症(Schachter,1985)。

沙眼衣原体血清型 L1、L2、L3 导致性病淋巴肉芽肿(LGV)(Thomson et al.,2008),LGV 通过性接触传播(Chen and Stephens,1994)。它通常在淋巴组织形成具有侵蚀性的溃疡性衣原体感染病灶。在男性体内常侵犯腹股沟淋巴结,引起化脓性淋巴结炎和慢性 LGV;在女性体内可侵犯会阴、肛门、直肠,出现会阴-肛门-直肠组织狭窄。生殖道衣原体感染患者会出现溃疡性黏膜损伤等而更易发生HIV、HPV 等相关感染疾病(Alberts et al.,2013)。

生殖道衣原体感染的发病数在全球范围内呈上升趋势。由于衣原体感染率和感染后相关疾病发生率较高,对性活跃期高危妇女人群开展衣原体筛查很有必要。目前,衣原体感染导致的性传播疾病在我国尚未被列入需监控传染病中;受衣原体临床检测方法普及程度的影响,临床也未将其列入健康筛查项目。我国目前缺乏衣原体感染相关的准确数据,但衣原体导致的沙眼疾患和妇女健康问题在医疗水平薄弱的地区是一个普遍的现象,而大多数的衣原体感染人群无明显临床症状(Morrison et al.,2000;Jatapai et al.,2013),因而常会被忽视,得不到及时的诊断和治疗而导致慢性炎症和不可逆的组织损伤,这就更增加了衣原体感染的危害。因此,在我国控制衣原体感染更具有紧迫性。

## 50.4 免疫反应

衣原体感染细胞后抑制宿主细胞代谢,溶解破坏感染细胞并释放蛋白溶解酶等代谢产物,引起导致组织损伤的病理性炎症反应并刺激机体免疫反应。通过衣原体感染模型的研究,目前对清除衣原体感染及抵抗再次感染的保护性免疫机制已有一定的了解。

### 50.4.1 体液免疫

动物模型通常被用于研究生殖系统衣原体感染以及相关的免疫反应机制。有研究表明,B 细胞缺失小鼠能够建立针对衣原体生殖道感染的免疫(Johasson et al.,1997;Su et al.,1997),说明抗体的保护作用有限。由于衣原体感染发生在黏膜界面,黏膜分泌型抗体将会在控制衣原体泌尿生殖道感染中发挥一定作用。然而,在 IFN 受体缺失但可产生黏膜IgA 的小鼠模型中(Cotter et al.,1997),衣原体感染未能被清除,说明黏膜 IgA 在保护性免疫中的作用可能有限。但 IgA 缺陷小鼠中衣原体感染更严重,表明黏膜分泌型抗体在控制感染中仍然发挥着作用(Murthy et al.,2004)。大量的研究表明,衣原体特异性抗体既有保护性也有病理性致病作用,血清抗体水平通常与保护性免疫反应不相关,而与发病的严重程度相关(Ghaem-Maghami et al.,1997;

Mestecky et al. ,2010)。例如,在衣原体感染导致多种并发症的患者中,有高滴度的针对多种衣原体抗原的血清抗体。在活动期衣原体感染妇女中,通常可检测到针对衣原体原体或某种蛋白的血清 IgG 和生殖道黏膜 IgA 抗体(Agrawal et al. ,2007a;Pate et al. ,2001;Ghaem-Maghami et al. ,2003)。虽然尚未证实在这些感染者体内(包括宫颈内分泌物中)出现的抗体是否与保护性免疫力相关,然而,抗体的出现可作为衣原体感染的诊断依据(Agrawal et al. ,2007b)。进一步分析并明确抗体介导的保护性免疫反应及相关抗原将在疫苗研发中发挥重要作用。

体液免疫在抗衣原体感染中的作用还取决于抗体所识别的抗原和抗原表位,识别主要外膜蛋白上暴露表位的抗体在细胞培养和动物模型中可中和衣原体的感染性并与保护性免疫力相关。相反,识别其他伴侣蛋白的抗体与病理反应相关。近年来,有研究采用高通量的蛋白分析技术分析衣原体基因组表达蛋白与泌尿生殖道感染患者血清的抗体反应谱,并进一步结合临床症状进行关联性分析,以确定引起保护性和病理性免疫反应的衣原体蛋白(Rockey et al. ,2009)。相信通过此类高通量抗原筛选系统的分析,会发现更多的与保护性体液免疫反应相关的抗原,从而应用于疫苗的研发。

## 50.4.2 细胞免疫

细胞介导的免疫是抵抗衣原体感染中主要的保护性免疫反应。在衣原体感染后出现各种 T 细胞,包括 CD4 T 细胞,CD8 T 细胞和自然杀伤 NK T 细胞,现有研究证据表明,CD4 T 细胞与衣原体感染中的保护性免疫力密切相关。Th1 细胞及其产生的 IFN-γ 在控制衣原体感染中发挥着重要作用(Su and Caldwell,1995;Rank and Whittum-Hudson,2010;Farris et al. ,2010;Murphey et al. ,2006;Morrison et al. ,2000),而 Th2 细胞与病理反应相关。原因是 Th2 类型 CD4 T 细胞可能因产生抑制 Th1 细胞的细胞因子(如 IL-10 等)而抑制 Th1 细胞的抗感染免疫功能,促进感染导致免疫病理损伤(Brunham,2013;Yang et al. ,1999)。有研究表明,缺乏 CD4 T 细胞免疫功能的 TCR α/β 和 MHC-Ⅱ缺陷小鼠不能有效地抵御衣原体感染,而缺失 MHC-I 和穿孔蛋白的小鼠则仍然具有抵抗衣原体感染的免疫力,说明是 CD4 T 细胞而非 CD8 T 细胞发挥着保护性免疫作用,CD4 T 细胞可能通过其所产生的细胞因子发挥

作用。Th1 细胞激活后所产生的细胞因子,尤其是 IFN-γ 和 IL-12,在抗衣原体感染免疫中起重要的作用(Cotter et al. ,1997;Perry et al. ,1997;Naglak et al. ,2016)。在 IFN-γ 及其受体缺失的小鼠中,衣原体容易造成系统性感染,在给予外源性 IFN-γ 后感染水平减低。将鼠衣原体亚单位疫苗经鼻腔黏膜途径免疫小鼠诱导了广谱的针对泌尿生殖道感染的保护性免疫反应,其疫苗保护力与表达 IFN-γ 和 TNF-α 的多功能 CD4 T 细胞的水平相关,因此,产生 IFN-γ 并共表达 TNF-α 的 CD4 T 细胞也可能是保护性免疫反应的最佳效应细胞(Olsen et al. ,2010)。

尽管在动物模型中的研究结果表明,CD8 T 细胞似乎在抗衣原体感染中作用有限,但在衣原体感染患者中,可检测到针对衣原体抗原的特异性 CD8 T 细胞,在生殖道感染女性的宫颈分泌物样品中同时有 CD4 T 细胞和 CD8 T 细胞以及相应的细胞因子升高(Batteiger et al. ,2010),表明 CD8 T 细胞可能在感染局部调节 Th1/Th2 反应中发挥着重要作用。至于 CD8 T 细胞是否直接介导保护性免疫反应需要进一步研究。由于衣原体为胞内寄生菌,宿主对其清除的免疫反应可能涉及对细胞杀伤的细胞毒作用,因此,有关 CD8 T 细胞在衣原体感染中所发挥的保护性免疫作用不容忽视(Olivares-Zavaleta et al. ,2014)。

另外,由于目前用于衣原体感染和疫苗抗原评价的主要实验模型是小鼠,它未必能客观真实并全面地反映衣原体在人体的感染过程以及其与宿主的相互作用。有结果显示,在感染沙眼衣原体的小鼠中有强的免疫反应,同时也观察到一些感染小鼠未建立获得性免疫但也可清除感染,表明仅固有免疫反应便可能清除感染。然而,针对病原体感染的保护性免疫反应通常需要固有免疫和适应性免疫、体液免疫和细胞免疫应答、黏膜局部和全身免疫应答协同作用才能更好地达到清除病原的目的。理解在沙眼衣原体感染过程中的致病机制和宿主免疫反应(包括保护性和病理性免疫反应)机制,将会极大地促进衣原体疫苗的研发。

## 50.5 衣原体疫苗的研究与开发

自衣原体被确认是导致沙眼的病原之后,人们就开始考虑研发疫苗预防衣原体感染导致的沙眼疾

患。随着衣原体体外培养技术的建立,规模性制备衣原体作为疫苗抗原,建立感染模型研究免疫保护机制,全面开展衣原体疫苗的研究工作成为可能。已有综述文章详细地总结了近年来在动物模型中开展的有关使用候选疫苗预防衣原体泌尿生殖道感染的研究,包括衣原体候选抗原和佐剂、疫苗提呈系统、疫苗抗原诱导的免疫反应特点以及保护水平的研究(Hafner et al.,2008)。

## 50.5.1 全菌体灭活疫苗

最初的衣原体疫苗与许多细菌性疫苗一样,是采用灭活全菌体加入铝佐剂的形式组成。20世纪60年代用全菌体灭活疫苗所进行的临床试验宣告失败(Bietti et al.,1964;Grayston and Wang,1978),虽在沙眼流行区接种疫苗免疫人群中沙眼的发生率与对照组相比有暂时下降,但疫苗免疫保护力随着时间的延长逐渐消失。主要问题是在一些疫苗免疫儿童中出现沙眼的发病更加严重并诱发严重的迟发型超敏反应(Grayston et al.,1963;Grayston et al.,1985),说明全菌体灭活疫苗中存在可激发病理性免疫反应的成分,该疫苗策略不可取。而要开发一种安全有效的衣原体疫苗,就必须明确在衣原体感染过程中刺激保护性免疫反应或者病理性免疫反应的抗原。

## 50.5.2 减毒活疫苗

应用传统手段制备的沙眼衣原体减毒活疫苗是将流行菌株在不同的细胞中多次传代培养或者通过改变培养过程中的理化条件筛选毒力减弱的突变菌株作为疫苗抗原。由于接种活的减毒疫苗株类似于模拟自然感染,能很好地促进抗原在靶细胞中的处理和提呈(Brunham et al.,2000),从而刺激宿主产生完整的体液和细胞免疫。然而,20世纪60年代在人和灵长类动物中用减毒活疫苗预防沙眼的临床试验基本失败(Longbottom,2003)。40年后,一些研究者尝试在动物模型中用减毒活疫苗预防沙眼衣原体引起的生殖道感染。有研究用沙眼衣原体血清型E菌株通过鼻腔和腹腔免疫小鼠,观察免疫反应的差异(Peterson et al.,1999)。结果表明,经鼻腔免疫活的衣原体的小鼠呈现了显著的针对阴道感染的保护性免疫,而腹腔免疫的小鼠则没有,说明疫苗接种途径很大程度上影响免疫效果,通过黏膜途径免疫可诱发针对黏膜界面感染的免疫反应。其他用减

毒活衣原体在小鼠中的研究也表明,其可诱导产生有效的针对生殖道感染的抗衣原体保护性免疫反应(Su et al.,2000)。有研究者用无质粒减毒活衣原体免疫,诱导了针对泌尿生殖道感染的部分保护性免疫反应(Olivares-Zavaleta et al.,2010)。因此可认为,减毒活疫苗在预防衣原体性传播疾病中是有效的。然而,这些研究仅仅是在动物模型中的观察。从安全的角度出发,由于减毒衣原体菌株存在毒力恢复突变的可能而导致疾病和持续感染,且有在自然环境中扩散活衣原体的可能;加上全菌体中包含了一些可引发病理反应的抗原成分(如细菌内毒素等),会造成免疫病理损伤;因此,在衣原体疫苗研发中应对全菌体减毒活疫苗持谨慎态度。除非可通过基因工程技术手段,重新构建出带保护性抗原并剔除了可引起病理性免疫反应的抗原,同时遗传稳定不会发生回复突变的减毒衣原体疫苗株。

采用基因工程技术对衣原体进行遗传改造的研究目前尚处于起始阶段(Wang et al.,2013),最近一个用质粒缺失的衣原体做减毒疫苗株免疫灵长类动物预防沙眼的研究值得关注(Kari et al.,2011)。衣原体质粒是广泛存在于多种属衣原体中、高度保守、无接合和整合能力的7.5 kb大小的质粒DNA分子。它不编码抗生素基因,也未表现出遗传多变性,是衣原体关键的毒力因子,参与衣原体与宿主的相互作用、疾病发生和免疫反应(Carlson et al.,2008)。研究者用新生霉素处理衣原体临床分离株,获得一个质粒缺失、高度减毒的衣原体菌株,和带有质粒的分离株相比,其感染力明显下降,眼部接种后感染可自限性恢复且不导致炎症性病理损伤。用质粒缺失株做减毒活疫苗免疫6只南美猕猴,再用带有质粒的野生分离株攻击感染,结果显示,其中3只经疫苗株免疫的南美猕猴受到针对野毒株攻击感染导致沙眼的完全保护,另外3只显示出部分保护,而未经免疫的对照组动物则出现感染症状。虽然在受到完全保护的南美猕猴中未能确认和保护力相关的免疫反应指标,但经检测,均具有相同的MHC-Ⅱ类等位基因,表明CD4 T细胞在抗感染免疫中发挥了重要的作用。受免疫保护的南美猕猴在2年后再次加强免疫,结果表明,CD8 T细胞在保护性免疫中发挥着重要作用(Olivares-Zavaleta et al.,2014)。该研究为开发经黏膜提呈衣原体疫苗预防沙眼和泌尿生殖道感染开创了新的局面。

### 50.5.3　亚单位疫苗

由于全菌体疫苗存在导致免疫病理反应的安全性问题，随着对衣原体抗原免疫特性的鉴定和分离纯化技术的发展，衣原体疫苗研究的重点逐渐集中到亚单位疫苗上（Yu et al.，2016）。

目前最具潜力的衣原体疫苗候选抗原是相对分子质量为 $40 \times 10^3$ 的衣原体主要外膜蛋白（MOMP），它是衣原体外膜的重要结构和优势蛋白抗原。有研究表明，用提纯的小鼠肺眼衣原体 MOMP 加弗氏佐剂免疫小鼠，诱导了针对生殖道感染的免疫保护 MOMP（Pal et al.，2001）。用小鼠衣原体 MOMP 加新型佐剂霍乱 B 亚单位／CpG 的研究也证实了它的免疫保护能力，免疫小鼠诱导出明显的抗原特异性抗体和细胞介导的免疫反应并免受鼠衣原体攻击感染（Berry et al.，2004；O'Meara et al.，2013）。提纯的 MOMP 免疫小鼠可以诱导产生中和抗体从而降低感染小鼠数量（Carey et al.，2013）。用沙眼衣原体血清型 E 提纯的 MOMP 结合佐剂免疫，可以刺激特异性 Th1 细胞免疫反应，免疫小鼠在 1 周内清除衣原体在阴道的感染（Igietseme and Murdin，2000）。一些用 MOMP 作为主要疫苗抗原的免疫效果评价研究结果虽显示出不同程度的免疫原性并可诱发一定水平的免疫保护（Su and Caldwell，1991；Igietseme，2004；Brunham and Peeling，1994；Dong et al.，2000；Su et al.，1995；Zhang et al.，1997；Pal et al.，1999；Conlan et al.，1990；Tan et al.，1990；Taylor et al.，1988），但单独以 MOMP 抗原做疫苗并不足以提供完全的保护，说明 MOMP 需要与其他保护性抗原联合使用，也需要高效的佐剂和更加合适的疫苗呈递系统，才能达到理想的疫苗保护效应。值得注意的是，直接提纯的衣原体 MOMP 与重组的 rMOMP 蛋白在免疫原性和免疫保护效果方面有差异（Sun et al.，2009），表明 MOMP 蛋白的保护性抗原决定簇在一定程度上取决于其分子构象。此外，疫苗的效力还取决于其免疫呈递途径，已有证据显示，同时采用系统和局部黏膜联合免疫 rMOMP 的保护效力要好于单纯通过全身途径或黏膜途径免疫（Ralli-Jain et al.，2010）。最近有研究使用 Vault 纳米蛋白颗粒作为佐剂和呈递系统，结合 MOMP 蛋白，经鼻腔黏膜免疫获得针对衣原体感染的保护免疫力（Champion et al.，2009）。随后研究表明，以 Vault 蛋白为佐剂可刺激产生针对抗原的特异性 CD8 T 细胞以及产生 IFN-γ 的 CD4 T 细胞，但不刺激产生炎症反应（Kar et al.，2012；Jiang et al.，2017）。

虽然亚单位衣原体疫苗研究多用 MOMP 为疫苗抗原，但其他蛋白也可作为候选抗原。例如，衣原体分泌的蛋白酶类因子是衣原体侵入宿主防御的毒力因子，可刺激保护性免疫反应。有研究用衣原体蛋白酶样活性因子的分泌型蛋白（CPAF）做疫苗抗原，协同 IL-12 通过鼻腔免疫小鼠评价其诱发针对生殖道衣原体感染的保护效力（Murthy et al.，2006；Murthy et al.，2007；Murthy et al.，2011）。结果显示，免疫小鼠对衣原体攻击感染表现出细菌载量显著减少，与对照小鼠相比，感染恢复明显加快。同时，免疫小鼠呈现对衣原体感染后病理反应的保护。这些结果表明，分泌的衣原体蛋白 CPAF 是一个可供选择的疫苗候选抗原，它可刺激产生有效的抵抗衣原体感染的免疫反应。此外，由衣原体质粒第 5 个可读框（pORF5）所编码的 Pgp3 蛋白在衣原体感染中具有极高的免疫原性。在人体中可诱发高水平的抗 Pgp3 抗体反应（Chen et al.，2010；Galaleldeen et al.，2013；Li et al.，2008）。已有用编码 Pgp3 的表达质粒做 DNA 疫苗免疫小鼠从而诱发针对衣原体生殖道感染的保护性免疫的研究（Donati et al.，2003；Li et al.，2008）。

亚单位疫苗不含可引起免疫病理反应和炎症损伤的无关抗原，可以避免全菌体疫苗中出现的免疫病理反应，也不会发生毒力逆转，因此更加安全。但亚单位疫苗也有一些缺陷，其抗原的免疫原性有限，不能很好地刺激在抵抗衣原体感染方面起重要作用的全面的保护性免疫反应，个别抗原所诱发的免疫反应针对复杂的衣原体繁殖过程而言相对单一，因而必须联合使用多种保护抗原和疫苗佐剂。值得关注的是，最近有针对衣原体发育过程中不同阶段和环节，采用不同亚单位疫苗抗原集合免疫小鼠，观察其保护生殖道衣原体感染的实验性研究（O'Meara et al.，2017）。实验疫苗含多种候选抗原，其中包括外膜蛋白、Ⅲ型分泌系统以及包含体外膜蛋白等不同繁育阶段的抗原，并研究了不同的佐剂效果。和仅针对衣原体繁殖细胞外环节出现的较单一抗原免疫反应比较，多阶段集合抗原免疫可提供更加显著的针对衣原体生殖道攻击感染的保护性免疫反应。进一步说明，研究衣原体感染繁殖不同环节及其与宿主相互作用特点对疫苗研发具有重要意义。亚单位疫苗研发的核心是确定有效的保护性抗原，有关衣原体疫苗候选抗原筛选的各种方法已有详细综述（Rockey et al. ,2009），主要是应用不同免疫生物学技术手段确定在动物或人体中与保护性体液或细胞免疫相关的衣原体抗原。相信随着该领域研究的深入，更多的与衣原体保护性免疫反应相关的抗原成分将得到鉴定分离并在不同实验系统中给予评价。

### 50.5.4　多肽疫苗

多肽疫苗是通过合成起重要抗原决定簇作用的肽段作为抗原制备的疫苗。由于识别衣原体主要外膜蛋白（MOMP）表面暴露位点的抗体能在体内和体外中和衣原体感染，因此有人根据这些位点蛋白质序列合成多肽作为疫苗抗原（Allen et al. ,1991）。研究表明，MOMP 合成肽疫苗虽然可以刺激不同程度的免疫反应，但不能有效预防衣原体生殖道感染（Su and Caldwell,1995）。而衣原体多肽疫苗最终能否得以应用，在极大程度上将取决于对其保护性抗原决定簇的全面认识，在充分明确可刺激完全保护性免疫反应的衣原体抗原的基础上，设计可刺激体液或细胞免疫反应的多肽疫苗，才有成功的希望。由于多肽抗原存在免疫原性不足的问题，佐剂将成为多肽疫苗不可或缺的成分。以具有黏膜免疫佐剂活性的纳米蛋白颗粒为载体，结合多种可分别刺激保护性 T 细胞或抗体反应的衣原体抗原决定簇肽段，将可能是该类疫苗研发的方向。

### 50.5.5　DNA 疫苗

随着 DNA 免疫技术的发展，人们尝试能在体内表达具有天然结构的完整抗原并可有效刺激体液和细胞免疫的 DNA 疫苗。有研究表明，单独使用编码 MOMP 蛋白的 DNA 疫苗免疫难以使机体获得针对衣原体感染的有效保护。也有研究用衣原体质粒编码蛋白 Pgp3 的 DNA 疫苗免疫小鼠，诱导了针对衣原体生殖道感染的免疫保护（Donati et al. ,2003；Li et al. ,2008），这同时也说明，衣原体质粒在其感染致病中发挥着重要的作用。值得关注的是，采用 DNA 疫苗结合其他类型疫苗的联合免疫，或者经不同途径免疫，可提高免疫效果，诱导针对生殖道衣原体感染的保护性体液和细胞免疫（Wang et al. ,2017）。人们期待对此类疫苗进一步研究，最终能被批准用于临床试验。

## 50.6　衣原体疫苗研发前景展望

疫苗的研发涉及对抗原、佐剂以及机体免疫系统针对疫苗抗原刺激而产生保护性和病理性免疫反应的研究。毋庸置疑，衣原体疫苗研发能否成功，有赖于对衣原体感染过程中与宿主相互作用的了解。随着对衣原体感染过程中宿主产生病理及保护性免疫反应机制的更多理解，衣原体疫苗的研发思路也将越来越清晰。如何合理地设计衣原体疫苗的组成及呈递系统，将会是今后衣原体疫苗研究与开发的重点。由于衣原体最先侵入黏膜表皮细胞并在其中繁殖，因此，研究衣原体在感染部位诱发的局部黏膜免疫反应对明确宿主如何清除衣原体感染至关重要。若要开发针对生殖道衣原体感染的疫苗，就必须考虑生殖系统黏膜免疫的独特特点。生殖道黏膜与其他黏膜效应组织不同，它缺乏有组织性的淋巴器官，因而导致延迟的系统性免疫反应。同时，还受到更多生理因素的影响。因此，衣原体侵入黏膜表皮细胞的感染特点和生殖道黏膜的免疫学特性决定了衣原体疫苗必须同时诱导黏膜免疫和系统性保护反应。

针对衣原体生殖道感染，还需要深入地分析在生殖道黏膜界面发生的抗感染免疫反应特点及要素。由于有效的衣原体疫苗必须同时诱导黏膜免疫和系统性保护反应，因此，黏膜免疫佐剂和疫苗提呈系统也必将成为衣原体疫苗研究中不容忽视的重要领域。一些新型佐剂已被用于衣原体候选疫苗抗原的评价，但重要的是，要看这些佐剂以及相应的疫苗提呈系统是否能有效地介导黏膜界面保护性免疫反应并进一步激发系统性免疫反应。一个在传统小鼠和人源化小鼠中的研究表明，通过黏膜提呈、经紫外线灭活的衣原体疫苗结合纳米颗粒佐剂可诱导保护性 T 细胞记忆反应并预防随后的衣原体攻击感染，这为今后衣原体疫苗的设计和研发提供了新的思路（Stary et al. ,2015）。鉴于已有研究证明，IFN-γ 和 Th1 细胞在宿主抵抗衣原体感染的免疫反应中起着关键的作用，衣原体疫苗中的佐剂就应该能增强抗原诱导宿主免疫系统 Th1 细胞产生 IFN-γ。同时，需要深入研究在黏膜界面起重要抗感染免疫作用的 Th17 细胞是否在衣原体感染中发挥重要的作用。

目前衣原体疫苗研发所面临的首要问题仍然是

要确定疫苗保护性抗原,由于衣原体感染过程中在不同繁殖周期抗原模式不同,加上不同血清型衣原体间抗原结构的差异,期望使用单一疫苗抗原达到完全保护的免疫效果几乎不可能。有效的疫苗需要诱发针对衣原体感染各个环节的保护性免疫,但究竟选用哪些抗原联合配伍,可以诱导广谱的针对不同血清型衣原体的保护力,从而预防衣原体感染所致疾病,目前尚无定论。从技术层面讲,通过系统分子生物学技术手段如基因组学、蛋白组学分析以及相关的高通量抗原筛选,结合免疫生物学分析技术,将可能筛选出刺激人体产生抵抗衣原体感染的保护性免疫反应的抗原,同时确定可诱导免疫病理反应相关的抗原。从而在疫苗抗原的选择中,使用保护性抗原并剔除可产生病理反应的抗原。再结合疫苗佐剂,研究如何增强疫苗的免疫原性,刺激固有免疫及适应性免疫反应,诱导宿主产生足够强并持续长久的保护性免疫反应。因此,理解衣原体感染在黏膜界面诱发的免疫反应与疫苗的研发密切相关。

有流行病学分析研究预测,若开发出针对衣原体感染具完全保护效力的疫苗,对性行为开始前的青少年进行预防接种,就可在20年间消灭衣原体感染导致的性传播疾病。即使一种疫苗的接种不能获得终身免疫力,但若其有效性达10年,也就可以达到整体水平控制疾病的目的。另外,若一个候选疫苗可以在一定程度上保护个体并提高其对衣原体感染的阈值,降低疫苗接种者再次感染的细菌载量以及感染期限,从而减轻感染相关疾病,就是一种相对有效的疫苗,因为至少可以有效地减少衣原体感染导致疾病发生的健康经济损失。目前已有结果显示,通过黏膜提呈的衣原体抗原可以在泌尿生殖道诱导长效的免疫反应,这将增强人们研究和开发新型衣原体疫苗的信心。随着对不同衣原体抗原所诱发免疫反应特性的了解,对疫苗佐剂及其相关免疫调节机制的深入研究,人们最终将会确定衣原体疫苗保护性抗原组成,优化疫苗配方,并合理设计疫苗提呈系统,从而使开发一个安全有效的衣原体疫苗成为可能。

# 参考文献

AbdelRahman YM, Belland RJ. 2005. The chlamydial developmental cycle. FEMS Microbiol Rev 29:949-959.

Agrawal T, Vats V, Salhan S, et al. 2007a. Local markers for prediction of women at higher risk of developing sequelae to *Chlamydia trachomatis* infection. Am J Reprod Immunol 57(2):153-159.

Agrawal T, Vats V, Salhan S, et al. 2007b. Mucosal and peripheral immune responses to chlamydial heat shock proteins in women infected with *Chlamydia trachomatis*. Clin Exp Immunol 148(3):461-468.

Alberts CJ, Schim VD, Loeff MF, et al. 2013. Association of *Chlamydia trachomatis* infection and herpes simplex virus Type 2 serostatus with genital human papillomavirus infection in men: The HPV in men study. Sex Transm Dis 40(6):508-515.

Allen JE, Locksley RM, Stephens RS. 1991. A single peptide from the major outer membrane protein of *Chlamydia trachomatis* elicits T cell help for the production of antibodies to protective determinants. J Immunol 147(2):674-679.

Barnes RC, Rompala AM, Srtamm WE. 1987. Comparison of *Chlamydia trachomatis* serovars causing rectal and cervical infections. J Infect Dis 156(6):953-958.

Batteiger BE, Xu F, Johnson RE, et al. 2010. Protective immunity to *Chlamydia trachomatis* genital infection: Evidence from human studies. J Infect Dis 201 (Suppl 2):S178-189.

Batteiger BE, Rank RG, Bavoil PM, et al. 1993. Partial protection against genital reinfection by immunization of guinea-pigs with isolated outer-membrane proteins of the chlamydial agent of guinea-pig inclusion conjunctivitis. J Gen Microbiol 139(12):2965-2972.

Beagley KW, Timms P. 2000. *Chlamydia trachomatis* infection: Incidence, health costs and prospects for vaccine development. J Reprod Immunol 48(1):47-68.

Berry LJ, Hickey DK, Skelding KA, et al. 2004. Transcutaneous immunization with combined cholera toxin and CpG adjuvant protects against *Chlamydia muridarum* genital tract infection. Infect Immun 72(2):1019-1028.

Bietti GB, Guerra P, Felici A, et al. 1964. Results of antitrachoma vaccination trials in East Africa. J All India Ophthalmol Soc 12:59-64.

Bietti GB, Guerra P, Vozza R, et al. 1966. Results of large-scale vaccination against trachoma in East Africa (Ethiopia) 1960—1965. Am J Ophthalmol 61(5 Pt 2):1010-1029.

Brunham RC, Rey-Ladino J. 2005. Immunology of *Chlamydia* infection: Implications for a *Chlamydia trachomatis* vaccine. Nat Rev Immunol 5(2):149-161.

Brunham RC, Peeling RW. 1994. *Chlamydia trachomatis* antigens: Role in immunity and pathogenesis. Infect Agents Dis 3(5):218-233.

Brunham RC, Zhang DJ, Yang X, et al. 2000. The potential for vaccine development against chlamydial infection and disease. J Infect Dis 181 (Suppl 3):S538-543.

Brunham RC, Binns B, Guijon F, et al. 1988. Etiology and outcome of acute pelvic inflammatory disease. J Infect Dis 158 (3):510-517.

Brunham RC. 2013. Immunity to *Chlamydia trachomatis*. J Infect Dis 207(12):1796-1797.

Budrys NM, Gong SR, Allison K, et al. 2012. *Chlamydia trachomatis* antigens recognized in women with tubal factor infertility, normal fertility, and acute infection. Obstet Gynecol 119(5):1009-1016.

Carey AJ, Huston WM, Cunningham KA, et al. 2013. Characterization of in vitro *Chlamydia muridarum* persistence and utilization in an in vivo mouse model of *Chlamydia* vaccine. Am J Reprod Immunol 69(5):475-485.

Carlson JH, Whitmire WM, Crane DD, et al. 2008. The *Chlamydia trachomatis* plasmid is a transcriptional regulator of chromosomal genes and a virulence factor. Infect Immun 76(6):2273-2283.

Champion CI, Kickhoefer VA, Liu GC, et al. 2009. A vault nanoparticle vaccine induces protective mucosal immunity. PLoS One 4(4):e5409.

Chen D, Lei L, Lu C, et al. 2010. Characterization of Pgp3, a *Chlamydia trachomatis* plasmid-encoded immunodominant antigen. J Bacteriol 192(22):6017-6024.

Chen JC, Stephens RS. 1994. Trachoma and LGV biovars of *Chlamydia trachomatis* share the same glycosaminoglycan-dependent mechanism for infection of eukaryotic cells. Mol Microbiol 11(3):501-507.

Conlan JW, Ferris S, Clarke IN, et al.1990. Isolation of recombinant fragments of the major outer-membrane protein of *Chlamydia trachomatis*:Their potential as subunit vaccines. J Gen Microbiol 136(10):2013-2020.

Cotter TW, Ramsey KH, Miranpuri GS, et al. 1997. Dissemination of *Chlamydia trachomatis* chronic genital tract infection in gamma interferon gene knockout mice. Infect Immun 65 (6):2145-2152.

Dean D, Oudens E, Bolan G, et al. 1995. Major outer membrane protein variants of *Chlamydia trachomatis* are associated with severe upper genital tract infections and histopathology in San Francisco. J Infect Dis 172(4):1013-1022.

Donati M, Sambri V, Comanducci M, et al. 2003. DNA immunization with pgp3 gene of *Chlamydia trachomatis* inhibits the spread of chlamydial infection from the lower to the upper genital tract in C3H/HeN mice. Vaccine 21(11-12):1089-1093.

Dong JZ, Yang X, Shen C, et al. 2000. Priming with *Chlamydia trachomatis* major outer membrane protein (MOMP) DNA followed by MOMP ISCOM boosting enhances protection and is associated with increased immunoglobulin A and TH1 cellular immune responses. Infect Immun 68 (6): 3074-3078.

Farris CM, Morrison SG, Farris CM, et al. 2010. CD4+ T cells and antibody are required for optimal major outer membrane protein vaccine-induced immunity to *Chlamydia muridarum* genital infection. Infect Immun 78(10):4374-4383.

Galaleldeen A, Taylor AB, Chen D, et al. 2013. Structure of the *Chlamydia trachomatis* immunodominant antigen Pgp3. J Biol Chem 288(30):22068-22079.

Ghaem-Maghami S, Lewis DJ. 1999. Chlamydia trachomatis:The role of cellular and humoral immune mechanisms in the development of blindness. Curr Opin Infect Dis 12(3):229-233.

Ghaem-Maghami S, Bailey RL, Mabey DC, et al. 1997. Characterization of B-cell responses to *Chlamydia trachomatis* antigens in humans with trachoma. Infect Immun 65(12):4958-4964.

Ghaem-Maghami S, Ratti G, Ghaem MM, et al. 2003. Mucosal and systemic immune responses to plasmid protein Pgp3 in patients with genital and ocular *Chlamydia trachomatis* infection. Clin Exp Immunol 132(3):436-442.

Grayston JT, Wang SP. 1978. The potential for vaccine against infection of the genital tract with *Chlamydia trachomatis*. Sex Transm Dis 5(2):73-77.

Grayston JT, Woolridge RL, Wang SP, et al. 1963. Field studies of protection from infection by experimental trachoma virus vaccine in preschool-aged children on Taiwan. Proc Soc Exp Biol Med 112:589-595.

Grayston JT, Wang SP, Yeh LJ, et al. 1985. Importance of reinfection in the pathogenesis of trachoma. Rev Infect Dis 7(6):717-725.

Hafner L, Beagley K, Timms P. 2008. *Chlamydia trachomatis* infection:Host immune responses and potential vaccines. Mucosal Immunol 1(2):116-130.

Igietseme JU. 2004. Developing effective delivery systems for *Chlamydia* vaccines. Curr Opin Mol. Ther 6:182-194.

Igietseme JU, Murdin A. 2000. Induction of protective immunity against *Chlamydia trachomatis* genital infection by a vaccine based on major outer membrane protein-lipophilic immune response-stimulating complexes. Infect Immun 68 (12): 6798-6806.

Jatapai A, Sirivongrangson P, Lokpichat S, et al. 2013. Prevalence and risk factors for *Chlamydia trachomatis* infection among young Thai men in 2008-2009. Sex Transm Dis 40 (3):241-246.

Jiang J, Liu G, Kickhoefer VA, et al. 2017. A protective vaccine against *Chlamydia* genital infection using vault nanoparticles without an added adjuvant. Vaccines 5(1):3.

Johansson EL, Wassén L, Holmgren J, et al. 2001. Nasal and vaginal vaccinations have differential effects on antibody responses in vaginal and cervical secretions in humans. Infect Immun 69(12):7481-7486.

Johansson M, Schön K, Ward M, et al. 1997. Genital tract infection with *Chlamydia trachomatis* fails to induce protective immunity in gamma interferon receptor-deficient mice despite a strong local immunoglobulin A response. Infect Immun 65(3):1032-1044.

Johasson M, Ward M, Lycke N. 1997. B-cell deficient mice develop complete immune protection against genital tract infection with *Chlamydia trachomatis*. Immunology 92(4):422-428.

Jupelli M, Selby DM, Guentzel MN, et al. 2010. The contribution of interleukin-12/interferon-gamma axis in protection against neonatal pulmonary *Chlamydia muridarum* challenge. J Interferon Cytokine Res 30(6):407-415.

Kar UK, Jiang J, Champion CI, et al. 2012. Vault nanocapsules as adjuvants favor cell-mediated over antibody-mediated immune responses following immunization of mice. PLoS One 7(7):e38553.

Kari L, Whitmire WM, Olivares ZN, et al. 2011. A live-attenuated chlamydial vaccine protects against trachoma in nonhuman primates. J Exp Med 208(11):2217-2223.

Kozlowski PA, Williams SB, Lynch RM, et al. 2002. Differential induction of mucosal and systemic antibody responses in women after nasal, rectal, or vaginal immunization: Influence of the menstrual cycle. J Immunol 169(1):566-574.

Kuo CC, Wang SP, Holmes KK, et al. 1983. Immunotypes of *Chlamydia trachomatis* isolates in Seattle, Washington. Infect Immun 41(2):865-868.

Lan J, Melgers I, Meijer CJ, et al. 1995. Prevalence and serovar distribution of asymptomatic cervical *Chlamydia trachomatis* infections as determined by highly sensitive PCR. J Clin Microbiol 33(12):3194-3197.

Li Z, Wang S, Wu Y, et al. 2008. Immunization with chlamydial plasmid protein pORF5 DNA vaccine induces protective immunity against genital chlamydial infection in mice. Sci China C Life Sci 51(11):973-980.

Li Z, Zhong Y, Lei L, et al. 2008. Antibodies from women urogenitally infected with *C. trachomatis* predominantly recognized the plasmid protein Pgp3 in a conformation-dependent manner. BMC Microbiol 8:90.

Longbottom D. 2003. Chlamydial vaccine development. J Med Microbiol 52(7):537-540.

Mestecky J, Fultz PN. 1999. Mucosal immune system of the hu-

man genital tract. J Infect Dis 179(Suppl3):S470-S474.

Mestecky J, Raska M, Novak J, et al. 2010. Antibody-mediated protection and the mucosal immune system of the genital tract: Relevance to vaccine design. J Reprod Immunol 85(1):81-85.

Mestecky J, Moldoveanu Z, Russell MW. 2005. Immunologic uniqueness of the genital tract: Challenge for vaccine development. Am J Reprod Immunol 53(5):208-214.

Millman K, Black CM, Johnson RE. 2004. Population-based genetic and evolutionary analysis of *Chlamydia trachomatis* urogenital strain variation in the United States. J Bacteriol 186(8):2457-2465.

Morrison SG, Su H, Caldwell HD, et al. 2000. Immunity to murine *Chlamydia trachomatis* genital tract reinfection involves B cells and CD4(+) T cells but not CD8(+) T cells. Infect Immun 68(12):6979-6987.

Murphey C, Murthy AK, Meier PA, et al. 2006. The protective efficacy of chlamydial protease-like activity factor vaccination is dependent upon CD4$^+$ T cells. Cell Immunol 242(2):110-117.

Murthy AK, Chambers JP, Meier PA, et al. 2007. Intranasal vaccination with a secreted chlamydial protein enhances resolution of genital *Chlamydia muridarum* infection, protects against oviduct pathology, and is highly dependent upon endogenous gamma interferon production. Infect Immun 75(2):666-676.

Murthy AK, Cong Yu, Murphey C, et al. 2006. Chlamydial protease-like activity factor induces protective immunity against genital chlamydial infection in transgenic mice that express the human HLA-DR4 allele. Infect Immun 74(12):6722-6729.

Murthy AK, Guentzel MN, Zhong GM, et al. 2009. Chlamydial protease-like activity factor—insights into immunity and vaccine development. J Reprod Immunol 83(1-2):179-184.

Murthy AK, Li W, Guentzel MN, et al. 2011. Vaccination with the defined chlamydial secreted protein CPAF induces robust protection against female infertility following repeated genital chlamydial challenge. Vaccine 29(14):2519-2522.

Murthy AK, Sharma J, Coalson JJ, et al. 2004. *Chlamydia trachomatis* pulmonary infection induces greater inflammatory pathology in immunoglobulin A deficient mice. Cell Immunol 230(1):56-64.

Naglak EK, Morrison SG, Morrison RP. 2016. IFN-g is required for optimal antibody-mediated immunity against genital *Chlamydia* infection. Infect Immun 84(11):3232-3242.

Olivares ZN, Whitmire WM, Kari L, et al. 2014. CD8$^+$ T cells define an unexpected role in live-attenuated vaccine protective immunity against *Chlamydia trachomatis* infection in macaques. J Immunol 192(10):4648-4654.

Olivares ZN, Whitmire W, Gardner D, et al. 2010. Immunization with the attenuated plasmidless *Chlamydia trachomatis* L2 (25667R) strain provides partial protection in a murine model of female genitourinary tract infection. Vaccine 28(6):1454-1462.

Olsen AW, Theisen M, Christensen D, et al. 2010. Protection against *Chlamydia* promoted by a subunit vaccine (CTH1) compared with a primary intranasal infection in a mouse genital challenge model. PLoS One 5(5):e10768.

O'Meara CP, Armitage CW, Andrew DW, et al. 2017. Multistage vaccines containing outer membrane, type III secretion system and inclusion membrane proteins protects against a *Chlamydia* genital tract infection and pathology. Vaccine 35(31):3883-3888.

O'Meara CP, Armitage CW, Harvie MCG, et al. 2013. Immunization with a MOMP-based vaccine protects mice against a pulmonary *Chlamydia* challenge and identifies a disconnection between infection and pathology. PLoS One 8(4): e61962.

Pal S, Barnhart KM, Wei Q, et al. 1999. Vaccination of mice with DNA plasmids coding for the *Chlamydia trachomatis* major outer membrane protein elicits an immune response but fails to protect against a genital challenge. Vaccine 17(5):459-465.

Pal S, Theodor I, Peterson EM, et al. 2001. Immunization with the *Chlamydia trachomatis* mouse pneumonitis major outer membrane protein can elicit a protective immune response against a genital challenge. Infect Immun 69(10):6240-6247.

Pate MS, Hedges SR, Sibley DA, et al. 2001. Urethral cytokine and immune responses in *Chlamydia trachomatis*-infected males. Infect Immun 69(11):7178-7181.

Patton DL, Askienazy-Elbhar M, Henry-Suchet J, et al. 1994. Detection of *Chlamydia trachomatis* in fallopian tube tissue in women with postinfectious tubal infertility. Am J Obstet Gynecol 171(1):95-101.

Peipert JF. 2003. Clinical practice. Genital chlamydial infections. N Engl J Med 349(25):2424-2430.

Perry LL, Feilzer K, Caldwell HD. 1997. Immunity to *Chlamydia trachomatis* is mediated by T helper 1 cells through IFN-gamma-dependent and -independent pathways. J Immunol 158(7):3344-3352.

Perry LL, Feilzer K, Hughes S, et al. 1999. Clearance of *Chlamydia trachomatis* from the murine genital mucosa does not require perforin-mediated cytolysis or Fas-mediated apoptosis. Infect Immun 67(3):1379-1385.

Peterson EM, You JZ, Motin V, et al. 1999. Intranasal immuniza-

tion with *Chlamydia trachomatis*, serovar E, protects from a subsequent vaginal challenge with the homologous serovar. Vaccine 17(22):2901-2907.

Ralli JP, Tifrea D, Cheng C, et al. 2010. Enhancement of the protective efficacy of a *Chlamydia trachomatis* recombinant vaccine by combining systemic and mucosal routes for immunization. Vaccine 28(48):7659-7666.

Rank RG, Whittum-Hudson JA. 2010. Protective immunity to chlamydial genital infection: Evidence from animal studies. J Infect Dis 201(suppl 2):S168-177.

Rockey DD. 2011. Unraveling the basic biology and clinical significance of the chlamydial plasmid. J Exp Med 208(11): 2159-2162.

Rockey DD, Wang J, Lei L, et al. 2009. *Chlamydia* vaccine candidates and tools for chlamydial antigen discovery. Expert Rev Vaccines 8(10):1365-1377.

Rodriguez P, de Barbeyrac B, Persson K, et al. 1993. Evaluation of molecular typing for epidemiological study of *Chlamydia trachomatis* genital infections. J Clin Microbiol 31(8): 2238-2240.

Schachter J. 1985. Overview of *Chlamydia trachomatis* infection and the requirements for a vaccine. Rev Infect Dis 7(6): 713-716.

Schautteet K, De Clercq E, Vanrompay D. 2011. *Chlamydia trachomatis* vaccine research through the years. Infect Dis Obstet Gynecol 2011:963513.

Schautteet K, Stuyven E, Beeckman DSA, et al. 2011. Protection of pigs against *Chlamydia trachomatis* challenge by administration of a MOMP-based DNA vaccine in the vaginal mucosa. Vaccine 29(7):1399-1407.

Spaargaren J, Verhaest I, Mooij S, et al. 2004. Analysis of *Chlamydia trachomatis* serovar distribution changes in the Netherlands (1986-2002). Sex Transm Infect 80(2):151-156.

Stary G, Olive A, Radovic-Moreno AF, et al. 2015. Vaccines. A mucosal vaccine against *Chlamydia trachomatis* generate two waves of protective memory T cells. Science 348(6241): aaa8205.

Stephens RS, Kuo CC. 1984. *Chlamydia trachomatis* species-specific epitope detected on mouse biovar outer membrane protein. Infect Immun 45(3):790-791.

Stephens RS, Sanchez PR, Wagar EA, et al. 1987. Diversity of *Chlamydia trachomatis* major outer membrane protein genes. J Bacteriol 169(9):3879-3885.

Stephens RS, Tam MR, Kuo CC, et al. 1982. Monoclonal antibodies to *Chlamydia trachomatis*: Antibody specificities and antigen characterization. J Immunol 128(3):1083-1089.

Su H, Caldwell HD. 1995. CD4$^+$ T cells play a significant role in adoptive immunity to *Chlamydia trachomatis* infection of the mouse genital tract. Infect Immun 63(9):3302-3308.

Su H, Caldwell HD. 1993. Immunogenicity of a synthetic oligopeptide corresponding to antigenically common T-helper and B-cell neutralizing epitopes of the major outer membrane protein of *Chlamydia trachomatis*. Vaccine 11(11):1159-1166.

Su H, Caldwell HD. 1991. In vitro neutralization of *Chlamydia trachomatis* by monovalent Fab antibody specific to the major outer membrane protein. Infect Immun 59(8):2843-2845.

Su H, Caldwell HD, Morrison RP, et al. 1997. *Chlamydia trachomatis* genital tract infection of antibody-deficient gene knockout mice. Infect Immun 65(6):1993-1999.

Su H, Messer R, Whitmire W, et al. 2000. Subclinical chlamydial infection of the female mouse genital tract generates a potent protective immune response: Implications for development of live attenuated chlamydial vaccine strains. Infect Immun 68(1):192-196.

Su H, Parnell M, Caldwell HD. 1995. Protective efficacy of a parenterally administered MOMP-derived synthetic oligopeptide vaccine in a murine model of *Chlamydia trachomatis* genital tract infection: Serum neutralizing IgG antibodies do not protect against chlamydial genital tract infection. Vaccine 13(11):1023-1032.

Sun G, Pal S, Weiland J, et al. 2009. Protection against an intranasal challenge by vaccines formulated with native and recombinant preparations of the *Chlamydia trachomatis* major outer membrane protein. Vaccine 27(36):5020-5025.

Tan TW, Herring AJ, Anderson IE, et al. 1990. Protection of sheep against *Chlamydia psittaci* infection with a subcellular vaccine containing the major outer membrane protein. Infect Immun 58(9):3101-3108.

Tang FF, Chang HL, Huang YT, et al. 1957b. Studies on the etiology of trachoma with special reference to isolation of the virus in chick embryo. Chin Med J 75(6):429-447.

Tang FF, Huang YT, Chang HL, et al. 1957a. Isolation of trachoma virus in chick embryo. J Hyg Epidemiol Microbiol Immunol 1(2):109-120.

Tang FF, Huang YT, Chang HL, et al. 1958. Further studies on the isolation of the trachoma virus. Acta Virol 2(3):164-170.

Taylor HR, Whittum-Hudson J, Schachter J, et al. 1988. Oral immunization with chlamydial major outer membrane protein (MOMP). Invest Ophthalmol Vis Sci 29(12):1847-1853.

Thomson NR, Holden MTG, Carder C, et al. 2008. *Chlamydia trachomatis*: Genome sequence analysis of lymphogranuloma venereum isolates. Genome Res 18(1):161-171.

Tuffrey M, Alexander F, Conlan W, et al. 1992. Heterotypic protection of mice against chlamydial salpingitis and colonization of the lower genital tract with a human serovar F isolate of *Chlamydia trachomatis* by prior immunization with recombinant serovar L1 major outer-membrane protein. J Gen Microbiol 138(pt 8):1707-1715.

Wang L, Cai Y, Xiong Y, et al. 2017. DNA plasmid vaccine carrying *Chlamydia trachomatis*(Ct) major outer member and human papillomavirus 16L2 proteins for anti-Ct infection. Oncotarget 8(20):33241-33251.

Wang SP, Kuo CC, Barnes RC, et al. 1985. Immunotyping of *Chlamydia trachomatis* with monoclonal antibodies. J Infect Dis 152(4):791-800.

Wang Y, Kahane S, Cutcliffe LT, et al. 2013. Genetic transformation of a clinical (genital tract), plasmid-free isolate of *Chlamydia trachomatis*: Engineering the plasmid as a cloning vector. PLoS One 8(3):e59195.

Wyrick PB. 2000. Intracellular survival by *Chlamydia*. Cell Microbiol 2(4):275-282.

Yang X, Gartner J, Zhu L, et al. 1989. IL-10 gene knockout mice show enhanced TH1-like protective immunity and absent granuloma formation following *Chlamydia trachomatis* lung infection. J Immunol 162(2):1010-1017.

Yu H, Karunakaran KP, Jiang X, et al. 2016. Subunit vaccines for the prevention of mucosal infection with *Chlamydia trachomatis*. Expert Rev Vaccines 15(8):977-988.

Yuan Y, Zhang YX, Watkins NG, et al. 1989. Nucleotide and deduced amino acid sequences for the four variable domains of the major outer membrane proteins of the 15 *Chlamydia trachomatis* serovars. Infect Immun 57(4):1040-1049.

Zhang D, Yang X, Berry J, et al. 1997. DNA vaccination with the major outer-membrane protein gene induces acquired immunity to *Chlamydia trachomatis*(mouse pneumonitis) infection. J Infect Dis 176(4):1035-1040.

Zhang DJ, Yang X, Shen C, et al. 1999. Characterization of immune responses following intramuscular DNA immunization with the MOMP gene of *Chlamydia trachomatis* mouse pneumonitis strain. Immunology 96(2):314-321.

# 第 51 章

## EB 病毒疫苗

杜海军　王　湛　周　玲　曾　毅

**本章摘要**

　　EB 病毒（EBV）属于疱疹病毒科（Herpesviridae）γ 亚科（Gammaherpesviruses），是 Epstein 和 Barr 于 1964 年从恶性淋巴瘤中发现的。世界上超过 90% 的成年人感染该病毒。证据表明，EBV 与 B 细胞淋巴瘤、T 细胞淋巴瘤、霍奇金淋巴瘤、鼻咽癌及胃癌等多种肿瘤的发生相关，是已确认的肿瘤相关病毒之一，因此，EBV 与肿瘤病因的关系一直是研究工作中的重点。研制 EBV 疫苗具有重要的社会需求及应用前景，对预防和控制相关疾病（如肿瘤）也具有重要意义。从 20 世纪 80 年代开始，研究者从 EBV 感染的预防与相关肿瘤的治疗方面做了很多尝试，一些 EBV 疫苗已经进入临床试验研究。曾毅等研究团队研制的重组腺病毒 5 型 EBV 潜伏膜蛋白 2 疫苗（recombinant adenovirus type 5 LMP2 vaccine，rAd-LMP2）2011 年获得国家药品监督管理局 Ⅰ 期临床批文，是国际上唯一取得批文的 EBV 疫苗。但遗憾的是，目前还没有商品化的 EBV 疫苗。积极研发 EBV 疫苗以防控 EBV 相关疾病是当务之急。随着对 EBV 相关疾病的免疫机制的研究，以及新技术、新方法、新思路的应用，EBV 疫苗将获得更大的进展。

## 51.1　概述

Epstein 和 Barr 于 1964 年首次成功地从非洲儿童伯基特淋巴瘤（Burkitt lymphoma，BL）中分离培养了淋巴瘤细胞系，并用电子显微镜在这些细胞中发现一种形态结构与疱疹病毒相似、但抗原性不同的新病毒，于是以他们名字的第一字母命名为 EB 病毒（Epstein-Barr virus，EBV），亦称为人疱疹病毒 4 型（human herpes virus type 4，HHV-4）。世界上大部分的成年人感染过 EBV。它是传染性单核细胞增多症（infectious mononucleosis，IM）的病因，与 BL 和鼻咽癌（nasopharyngeal carcinoma，NPC）的发生相关（曾毅等，1984），在这两类肿瘤中均能检测到 EBV 抗原和基因组。免疫抑制患者中的淋巴组织增生性疾病也与 EBV 感染有关，目前有足够的证据表明，EBV 与先天性和获得性免疫缺陷的 B 细胞淋巴瘤、艾滋病患者的中枢神经系统淋巴瘤和 T 细胞淋巴瘤相关。长期研究发现，EBV 还与 50% 的霍奇金淋巴瘤以及少数的胃癌有关。

EB 病毒属于疱疹病毒科（Herpesviridae）γ 亚科（Gammaherpesviruses），在离体情况下感染可产生免疫球蛋白的灵长类 B 细胞，继而引发被感染的 B 细胞增生。人类感染后成为终身潜伏性感染，故而亦称淋巴隐病毒。在一定条件下活化后，可转化淋巴细胞为增殖的淋巴母细胞。由于 EBV 感染与一些肿瘤的发生相关，因此，EBV 与肿瘤病因关系一直是研究工作的重点。由于 EBV 相关疾病日渐增多，因此，研制 EBV 疫苗具有重要的社会需求及应用前景，对预防和控制相关疾病和肿瘤也具有重要意义。

目前市场上还没有商品化的 EBV 疫苗。20 世纪 80 年代，研究者集中于 EBV 预防性疫苗研究，主要是病毒的包膜糖蛋白 gp350 疫苗，这种蛋白含有 EBV 中和抗体决定簇，在动物实验中，gp350 疫苗能够阻止绒猴感染，并能防御 EBV 引起的淋巴组织增生症。但在临床试验中不能阻止 EBV 的初次感染。90 年代，各国科学家广泛开展了各种 EBV 治疗性疫苗的研究。2009 年，英国 Rickinson 进行痘苗病毒载体表达 EBV 核心抗原 1（EB nuclear antigen 1，EBNA1）和 LMP2 融合基因疫苗株的临床试验（Taylor et al.，2004；Hui et al.，2013；Taylor et al.，2014）。曾毅等研究团队进行不同载体表达的有关

EBV-LMP1、2 及 EBNA1 治疗性疫苗的研究。重组腺病毒 5 型 EBV 潜伏膜蛋白 2 疫苗（recombinant adenovirus type 5 LMP2 vaccine，rAd5-LMP2）2011 年获得国家药品监督管理局 I 期临床批文，是国际上唯一取得批文的 EBV 疫苗，目前，已完成 I 期临床的安全性及有效性研究，将申报 II 期临床批文（有关 EBV 疫苗研发的详细内容将在第 51.5 节中介绍）。除此之外，还有用于个体化免疫治疗的细胞疫苗。用异体 HLA 匹配的细胞毒性 T 细胞治疗 EBV 引起的 B、T 细胞增生症，临床效果显著（Smith et al.，1996）。林成龙和英国 Rickinson 等应用自体树突状细胞负载 EBV 潜伏膜蛋白 2（latent membrane protein 2，LMP2）多肽，对 12 例 NPC 患者进行临床试验，获得预期效果（Lin et al.，2002）。2010 年，Viviana 等利用腺病毒载体表达 EBNA1 和 LMP 的多肽表位库进行 T 细胞治疗，在部分鼻咽癌患者中也取得一定疗效（Lutzky et al.，2010；Smith et al.，2012）。

总之，积极开发 EBV 的各类疫苗及联合疫苗，开展对 EBV 引起疾病的预防、控制和治疗，是我们面临的重大问题和当务之急。

## 51.2　病原学

EBV 是一种嗜淋巴细胞的 DNA 病毒，EBV 颗粒为二十面体，在电镜下呈球形，具有一个圆形的蛋白核心，核衣壳由 162 个衣壳粒组成，核衣壳外面包裹着蛋白质被膜，病毒颗粒的最外层是它的包膜，包膜上具有糖蛋白突起。EBV 的基因组为线状双链 DNA，长约 172 kb，其中 G 与 C 占 60%。基因组的典型特征包括：① 单一的基因排列模式；② 串联排列的 0.5 kb 末端同向重复（TRs）；③ 串联排列的 3 kb 中间同向重复（IRs）（曾毅等，1999）。

人群中流行的 EBV 可分为 EBV I 和 II 两个亚型，这两个毒株基因组的大部分具有很高的同源性和限制性内切酶位点保守性。它们的主要区别在于与潜伏感染周期有关的基因 *EBNA-2*、*EBNA-LP*、*EBNA-3A*、*EBNA-3C* 和 *EBER* 族基因不同。两株病毒基因组中差异最大的区域位于 *EBNA-2* 基因，根据 *EBNA-2* 基因序列的差异，可将 EBV 分为 EBV I 型和 EBV II 型。既往研究表明，EBV I 型是主要的 EBV 流行株。但该基因与其他灵长类动物 EBV

DNA 具有同源性,因此 EBV Ⅰ和Ⅱ型的 *EBNA-2* 基因都是在一个特定的进化时期从古代淋巴隐病毒的基因组中进化而来。按照 EBNA-2 的血清学反应对所分离到的病毒株进行划分发现,在非洲分离到的 EBV 中Ⅰ和Ⅱ型比例相等,而从美洲、欧洲和亚洲人中分离到的 EBV 中Ⅰ型多于Ⅱ型。氨基酸序列分析发现,EBV Ⅰ和Ⅱ型的 EBNA-3A、3B 和 EBV-3C 的氨基酸顺序具有 80%~90% 的同源性(曾毅等,1999)。

EBV 主要侵犯人的 B 细胞。B 细胞经 EBV 感染后通常表现为细胞内病毒持续的潜伏感染和细胞被转化成永生细胞,可以对细胞生长产生迅速而有效的影响。在病毒感染的初期,可以激活 B 细胞,导致细胞生长的一系列变化,尤其是引发 RNA 的合成、免疫球蛋白的分泌、几个 B 细胞活化标记的表达、DNA 复制和细胞分裂。B 细胞被 EBV 感染后产生 sCD23 等自分泌型 B 细胞生长因子,导致细胞无限增殖,有的形成恶性肿瘤。自分泌生长刺激作用与体外 EBV 潜伏感染的 B 细胞的增殖密切相关,体内 EBV 转化 B 细胞的过程也与此相似。EBV 感染的 B 淋巴细胞可被病毒转化,在培养条件下无限生长,便于进行详细的生物学分析,这些分析对于阐述潜伏感染过程中 EBV 基因组的稳定性和细胞生长及转化机制是非常重要的。目前发现至少 11 个 EBV 基因在潜伏感染中表达。其产物包括 2 个小的多聚腺苷酸 RNA(EBER-1 和 EBER-2),6 个核蛋白(EBNA-1、2、3,EBNA-3A、3B、3C 和 EBNA-LP)和 3 个整合膜蛋白(LMP-1、LMP-2A 和 LMP-2B)。EBV 的隐性感染具有多态性,不同隐性感染状态所产生的病毒产物有所不同。Ⅰ型隐性感染主要出现在 BL 细胞中,病毒产物有 EBNA1 和 EBER;Ⅱ型隐性感染涉及 NPC、HD,在被感染细胞中出现 EB-NA1、LMP1、LMP 2、EBER。EBV 有 5 种抗原成分,均能产生各自相应的抗体:① 衣壳抗原(viral capsid antigen,VCA):IgM/VCA 抗体早期出现,多在 1~2 个月后消失,是近期受 EBV 感染的标志。IgG/VCA 出现稍迟于前者,但可持续多年或终身,故不能区别新近感染与既往感染。② 早期抗原(early antigen,EA):可再分弥散成分 D 和局限成分 R,是 EBV 进入增殖性周期初期形成的一种抗原,其中 EA-D 成分具有 EBV 特异的 DNA 聚合酶活性。IgG/EA 抗体是近期感染或 EBV 活跃增殖的标志。该抗体于病后 3~4 周达高峰,持续 3~6 个月。③ 核心抗原

(nuclear antigen,EBNA):IgG/EBNA 于病后 3~4 周出现,持续终身,是既往感染的标志。④ 淋巴细胞决定的膜抗原(lymphocyte determinant membrane antigen,LYDMA):为补体结合抗体,出现和持续时间与 IgG/EBNA 相同,也是既往感染的标志。⑤ 膜抗原(membrane antigen,MA):是中和抗原,可产生相应中和抗体,其出现和持续时间与 IgG/EBNA 相同。

## 51.3 流行病学

EBV 感染在各地均有发生,多呈散发性,也可引起小流行。一年四季均可发病,以晚秋至初春为多。本病多见于儿童及青少年,性别差异不大,6 岁以下儿童多呈隐性或轻型感染,15 岁以上感染后多出现典型症状。患者和 EBV 携带者为传染源。病毒大量存在于唾液腺及唾液中,可持续或间断排毒达数周、数月甚至数年之久。传播途径主要经口口密切接触而传播(口-口传播),飞沫传播虽有可能,但并不重要。偶可经输血及粪便传播,关于宫内传播问题尚有争议。

由于自然感染的 EBV 时间、地域不同,所导致的疾病种类也存在差异。在经济条件较差的发展中国家,感染的高峰在婴幼儿时期,95% 以上的感染发生在 5 岁之前,此时儿童多呈隐性或轻型感染。而在经济条件较好的西方发达国家,EBV 感染的高峰在青春期前后,此时感染后多出现典型临床症状,高热、淋巴细胞增生等,发病后可获得持久免疫力,第二次发病罕见。在非洲和赤道附近的儿童感染 EBV 后常常出现伯基特淋巴瘤,在东南亚和华南地区鼻咽癌(NPC)的发生也与 EBV 感染有关。EBV 感染在世界范围内都很普遍,经血清学调查,我国 95% 以上的 5 岁儿童血液中可检出抗 EBV 抗体。主要引起的疾病包括:① 传染性单核细胞增多症。② 急性淋巴组织增生性疾病。多于青春期初次感染 EBV 后发病。其三个典型症状为发热、咽炎和颈淋巴结肿大。随病情发展可出现肝脾大、肝功能异常,外周血单核细胞增多,并出现异型淋巴细胞(可杀伤表面有 EBV 抗原表达的 B 细胞)。偶尔可累及中枢神经系统(如脑炎),此外,某些先天性免疫缺陷的患儿可出现致死性传染性单核白细胞增多症。③ 非洲儿童淋巴瘤(BL)。在中非、新几内亚和美洲温热带地区呈地方性流行,多见于 5~12 岁儿童,

好发部位为颜面、腭部,所有 BL 病人血清均含 EBV 抗体,其中 80% 以上滴度高于正常人,在肿瘤组织中发现 EBV 基因组。④ 鼻咽癌。我国南方(广东、广西)及东南亚是鼻咽癌高发区,大多发生于 40 岁以上中老年人,EBV 感染与鼻咽癌发生密切相关,在所有病例的癌组织中有 EBV 基因组存在,病人血清中有高效价 EBV 抗原(主要为 VCA 和 EA)的 IgG 和 IgA 抗体出现。病情好转后,这些抗体的滴度也随之下降。一些病例中仅有单一病毒株,提示病毒在肿瘤发生前已进入细胞(曾毅等,2010)。

原发感染后,机体产生特异性中和抗体和细胞免疫。首先出现 EBV 衣壳蛋白和包膜糖蛋白的抗体,即 VCA 和 MA 抗体,然后出现 EA 抗体。随着感染细胞的溶解和疾病的恢复,才能产生 EBNA 抗体。因此,EBNA 抗体的出现表示机体已建立了细胞免疫。表 51.1 为 EBV 感染相关疾病产生的 EBV 抗体变化特点。

## 51.4 发病机制与免疫特性

1964 年,英国 Epstein 等从伯基特淋巴瘤分离到 EBV,随后法国 de-Thé G. 从血清学证明 EBV 与伯基特淋巴瘤病因的关系。70 年代,我国曾毅进行的血清流行病学工作表明,应用 EBV 的特异性 IgA/VCA、IgA/EA 抗体,可以使鼻咽癌的早期诊断率从 20%~30% 提高到 80%~90%(Zeng et al.,1982,1983,1985)。这些结果充分证明,EBV 与鼻咽癌发生密切相关。细胞转化实验证实,EBV 在促癌物质的协同作用下诱发出人鼻咽癌及 T、B 淋巴瘤。表明 EBV 在鼻咽癌发生中起病因作用。以上工作为鼻咽癌的特异性疫苗免疫治疗和预防提供了理论基础。

EBV 在宿主体内可以两种状态存在,一种是潜伏感染状态,一种是裂解状态。在绝大多数宿主中以潜伏感染状态存在。在潜伏感染中,可以表达 6 种核蛋白、3 种膜蛋白和 2 种小 RNA。EBV 感染与多种疾病相关,不同疾病 EBV 所表达的抗原亦不相同。EBV 在其相关疾病中表达不同的病毒编码蛋白,诱导机体的体液和细胞免疫应答。1968 年,Odd 等发现,各种癌的对应血清中,以鼻咽癌患者的血清有较高水平的 EBV 抗体。Hilgers 等利用间接免疫荧光技术在霍奇金病和鼻咽癌患者中检测到 EBV 特异性抗体的变化。在荷兰的霍奇金病患者中,EBV-VCA 抗体滴度明显升高,而 EBNA1 抗体滴度没有变化;而在 NPC 患者中,EBV-VCA、EA 和 EBNA 抗体滴度均升高。而针对 HSV、VZV 和 CMV 的抗体则没有变化。说明 EBV 编码抗原具有免疫原性,EBV 诱导体液免疫应答。Stepina 等利用间接免疫荧光技术检测发现,传染性单核细胞增多症患者血清中存在高滴度的 EBV-VCA 抗体,且高于正常人 5~10 倍。在 65 例 X 连锁致死性淋巴细胞增多症患者检测中发现针对 EBV 的特异性抗体应答,其中 12 名女性为携带者,7 名为她们的女儿;IgG/VCA 抗体滴度高于正常对照 4 倍以上;此外,在携带者中还存在 IgM/VCA、IgA/VCA 抗体。Harada 等利用间接免疫荧光技术通过 EBV 的阳性细胞系 P3HR-1 检测 IgM 抗体时发现,在传染性单核细胞

### 表 51.1 EBV 感染相关疾病的抗体变化特点

| EBV 感染相关疾病 | 抗 VCA | | | 抗 EA-D | | 抗 EA-R (IgG) | 抗 EBNA (IgG) | 嗜异性抗体 (IgM) |
|---|---|---|---|---|---|---|---|---|
| | IgM | IgG | IgA | IgG | IgA | | | |
| 传染性单核细胞增多症 | ++ | +++ | + | + | − | +/− | − | +++ |
| EBV 既往感染 | − | + | − | − | − | +/− | + | − |
| EBV 复发感染 | +/− | +++ | + | + | + | + | + | − |
| 儿童 EBV 亚临床感染 | ++ | +++ | + | − | − | + | − | +/− |
| 伯基特淋巴瘤 | − | ++++ | − | +/− | − | +++ | + | − |
| 鼻咽癌 | − | ++++ | ++ | + | + | +/− | + | − |

增多症中除了 IgM/VCA 具有较高的滴度之外,还存在较高滴度的膜抗原抗体 IgM/MA。de-Thé 等发现,在不同人群中 EBV 感染后所导致的疾病风险存在不同,非洲赤道附近 BL 淋巴瘤高发,东南亚一带鼻咽癌高发。Zur Hausen 等在鼻咽肿瘤的活检组织中发现 EBV DNA 的存在(zur Hausen et al.,1970)。随后研究证实,在鼻咽癌细胞中表达 EBV 抗原。曾毅等在鼻咽癌患者体内检测到各种 EBV 抗体。除了诱导体液免疫之外,一些病毒抗原还可以诱导特异性细胞免疫应答。Bogedai 等报道,EBV 特异性的细胞毒性淋巴细胞可以识别即刻早期反式激活因子 Zta。Pepperl 等发现,即刻早期反式激活因子 Rta 中存在多个多肽表位,被 EBV 特异性的细胞毒性淋巴细胞识别。由于在 EBV 相关疾病中仅表达有限的抗原,通过对 EBV 相关的不同肿瘤的检测可确定潜伏膜抗原的存在。

由于鼻咽癌主要发生在我国华南地区,对于鼻咽癌发展过程中的 EBV 特异性免疫应答方面,我国做了系统的研究。林毓纯等应用氚胸腺嘧啶核苷掺入测定方法检查了 215 例不同人群外周血淋巴细胞对鼻咽癌上皮样细胞株(CNE)的细胞毒性反应,又用食管癌上皮细胞株(EGa 109)作为靶细胞对照,检查了 224 例不同人群淋巴细胞的细胞毒性反应,发现治疗前病人的淋巴细胞对 CNE 细胞株的细胞毒性反应阳性率达到 82%,而食管癌病人、其他恶性肿瘤病人及正常人的阳性率分别为 10%、18% 及 6%,p 值均小于 0.000 1。鼻咽癌病人淋巴细胞对 EGa 109 细胞株的细胞毒性反应的阳性率仅为 4%。表明鼻咽癌病人 T 淋巴细胞的细胞毒性反应(cytotoxic T lymphocyte,CTL)具有一定的特异性。

鼻咽癌细胞膜上有 EBV 的 LMP1 和 2 抗原。已知 LMP 抗原与细胞免疫相关。研究正常人群和鼻咽癌患者 LMP1 特异性 CTLs 的状况获知,鼻咽癌患者 CTLs 水平明显低于正常人,相差 2 倍以上(杨成勇等,1999)。对正常人、IgA/VCA 阳性人群及 NPC 病人使用 EBV 转化的 B 淋巴母细胞系(lymphoblastoid cell lines,LCL)检测,结果显示,EBNA1 和 LMP2 有特异性应答。在正常人、IgA/VCA 阳性及 NPC 病人体内,LMP2 的特异性 CTLs 水平呈依次下降趋势(周玲等,2002)。

Fukukawa 等利用 LCL 为靶细胞,以 HLA 多肽激活的细胞毒性淋巴细胞可以杀伤自体或者具有相同 HLA 亚型的异体 LCL。在动物实验中,EBV 编码的 LMP2 能够诱导特异性 CTLs 产生。利用带有 EBV-LMP2 的非复制型重组腺病毒(rAd-LMP2)疫苗免疫 BALB/c 小鼠后,能够诱导出 LMP2 特异性 CTLs,产生的 CTLs 能够稳定存在。在灵长类动物恒河猴中也能诱导针对 EBV-LMP2 的特异性 CTLs 和体液免疫应答。分别使用高剂量(4.5×10$^{11}$ vp·kg$^{-1}$)、中剂量(1.5×10$^{11}$ vp·kg$^{-1}$)、低剂量(0.5×10$^{11}$ vp·kg$^{-1}$)三个剂量的 Ad-LMP2 重组腺病毒,肌内注射免疫恒河猴,每 7 天免疫 1 次,共免疫 6 次,第 7 周时使用 ELISPOT 方法检测猴外周血细胞毒性 T 细胞应答,同时应用免疫酶方法检测血清中抗 LMP2 抗体。结果表明,3 个剂量免疫恒河猴均可以诱导出有效的细胞免疫应答及一定的体液免疫应答(王湛等,2006)。同样利用树突状细胞负载的 LMP2(DC-EBV-LMP2)肌内注射免疫 BALB/c 小鼠,亦可诱导 BALB/c 小鼠 LMP2 特异性免疫应答(杜海军等,2004)。选择志愿者与 NPC 细胞株(CNE-2)有着相同的 HLA-A11 型别的正常人,分离外周血单个核细胞,经诱导培养形成的树突状细胞并用 rAd-LMP2 感染后,刺激 LMP2 特异性 CTL 在体外有效抑制 CNE-2 的生长,且随着刺激次数的增加、效靶比升高而逐渐增强(左建民等,2003)。Ad-LMP2 感染自体诱导的 DC 促进了 EBV 特异性的 CTL 增殖,具有杀伤鼻咽癌细胞的作用。用含有相同基因位点的 DC 负载的 LMP2-A11 多肽激活的特异性 CTL 能明显抑制 CNE2 及其移植瘤生长(杜海军等,2004)。以上的研究为 EBV-LMP 疫苗的应用奠定了基础。

## 51.5 EBV 疫苗研发现状

迄今,国内外 EBV 疫苗的研制主要为三个方面:EBV 感染的预防性疫苗、EBV 相关肿瘤的治疗性疫苗以及近年用于个体化治疗的 CTL 疫苗。

### 51.5.1 EBV 感染的预防性疫苗

流行病资料显示,在 EBV 初次感染的人群中,25% 会发生传染性单核细胞增多症(IM),美国 1 年至少有 125 000 新发 IM 病例的报道。目前,预防性疫苗研究主要集中在 EBV 糖蛋白 gp350 蛋白上。gp350 与 EBV 宿主细胞 B 细胞表面受体 CR2(CD21)结合,介导 EBV 进入宿主细胞。gp350 诱导的抗体是主要的中和抗体。

Sokal 等也研制了 gp350 重组亚单位疫苗,该疫苗通过双盲实验将 181 名 EBV 血清阴性的健康的成年志愿者随机分成两组,一组注射安慰剂,另一组予氢氧化铝和 AS40 佐剂的 gp350 重组亚单位疫苗接种三次。结果表明,重组 gp350 亚单位疫苗不能有效地预防无明显症状的 EBV 感染,但能减少 78% 传染性单核细胞增多症的发生,疫苗诱导产生的抗 gp350 抗体能够维持的时间达 18 个月以上。这种疫苗处于临床 I、II 试验阶段(Sokal et al.,2007)。

Gu 等(1995)利用复制性重组痘苗病毒载体(天坛株)表达 EBV 的膜蛋白 gp350 疫苗,在三类人群(EBV 阳性的成年人、EBV 阳性的青少年和 EBV 阴性的婴儿)中进行免疫,结果显示,成年人 EBV 抗体滴度没有明显变化,青少年的中和抗体滴度升高,其中 9 名婴儿产生了中和抗体,3 个婴儿 16 个月后被 EBV 自然感染,未接种疫苗的 10 个对照婴儿全部感染。表明该疫苗可以预防和推迟 EBV 自然感染。

Rees 等(2009)在 EBV 膜糖蛋白(gp350)疫苗降低 EBV 阴性慢性肾炎儿童移植后 EBV 感染和淋巴细胞增生风险方面做了尝试。该疫苗在部分受试者中产生中和抗体。

99% 的多发性硬化症(MS)病人血清呈 EBV 抗体阳性,传染性单核细胞增多症增加了患 MS 的风险,EBV gp350 预防性疫苗可通过降低传染性单核细胞增多症的发生预防 MS 的发生。患过传染性单核细胞增多症的人患霍奇金病(HD)的风险增加 3~4 倍,因此,应用 EBV gp350 降低传染性单核细胞增多症发生的同时,还能够降低 HD 的发生。

另外,包含 EBNA-3 多肽的疫苗在少数健康志愿者中进行了试验,该疫苗通过诱导特异性 CTLs 的途径防止 IM 的发生。EBV gp350 疫苗还可以通过降低血清中 EBV DNA 载量的方式,预防 EBV 相关肿瘤的发生。

## 51.5.2　EBV 相关疾病及肿瘤的治疗性疫苗

EBV 潜伏感染与多种肿瘤相关,因此,EBV 治疗性疫苗主要是针对鼻咽癌、淋巴瘤等,这些疫苗的目的都是通过提高针对肿瘤细胞中表达的 EBV 靶位的特异性免疫应答水平,来达到清除肿瘤细胞的目的。鼻咽癌在东南亚地区,尤其在我国南方地区发病率非常高,有些地区每年可高达 50/10 万人,病死率也很高。在广东、广西某些地区,鼻咽癌占肿瘤病死率的第一或第二位,是我国重点防治的十大肿瘤之一。目前,早期病例的最好治疗方法是放射治疗,治愈率较高。而晚期病例的 5 年存活率仅为 20%~40%。中晚期鼻咽癌治疗失败的原因主要是局部复发和远处转移。因此,研究发展一种作为传统治疗的补充与协同的治疗性疫苗十分必要。

十余年来,我国曾毅的研究团队在国家"863"项目的资助下,开展了大量的 EBV 相关的鼻咽癌治疗性疫苗的研究,结果显示,在鼻咽癌细胞中,都可以检测到 EBV-LMP1、EBNA1 和 EBV-LMP2 蛋白。*EBV-LMP2* 无致瘤性,在肿瘤细胞表面,具有稳定的 CD8 T 细胞表位;*EBV-LMP1* 为癌基因,也具有 CD8 T 细胞表位;*EBNA1* 具有特异性 CD4 T 细胞表位及部分 CD8 T 细胞表位。鼻咽癌细胞中具有以上三种抗原的存在,提供了一个以细胞免疫为基础进行免疫治疗的靶位。另一项研究发现,在正常人、EBV-IgA/VCA 阳性病人、鼻咽癌病人体内检测的 EBV-LMP2 的特异性 CTLs 水平呈依次下降趋势。因此,应用疫苗提高 EBV-IgA/VCA 阳性病人、鼻咽癌病人的细胞免疫水平,有可能预防鼻咽癌的发生及降低鼻咽癌的复发和转移。

在 EBV 相关肿瘤中,仅表达有限的几个病毒抗原,现已证实,潜伏膜蛋白(LMP)是激活细胞免疫应答的良好靶点,这为以 CTLs 为基础进行的肿瘤治疗提供了良好的靶位。因而现在疫苗的研究多把 LMP 的编码基因作为疫苗候选基因。Morse 等人用 EBV-LMP2 的多肽库疫苗在人体内成功诱发了特异性的 CTLs,为用 LMP2 特异性 CTLs 治疗未分化或低分化鼻咽癌提供了科学依据(Morse et al.,1999)。

多年来曾毅研究组开展了对 *EBV-LMP2* 基因,还有切除 *EBV-LMP1* 癌基因片段保留免疫原性的 *LMP1* 基因,建立了不同载体的疫苗株,并进行了免疫原性的研究。左建民等构建的含有 *EBV-LMP2* 基因的重组 5 型腺病毒 LMP2 疫苗(Ad5-LMP2),在动物和人体中均可以诱导和激活特异性的细胞免疫应答。2013 年 6 月完成了 I 期临床的工作,结果显示,Ad5-LMP2 疫苗是安全的,免疫的 24 例 NPC 病人均没有针对疫苗的不良反应。诱导的 LMP2 特异性 CTLs 应答水平与剂量相关(Si et al.,2016)。目前已经完成 EBV 疫苗安全性评价的 I 期临床研究,并向国家药品监督管理局提交 II 期、III 期临床试验申请。

在治疗性疫苗的研究中,主要候选抗原除了 LMP 为靶点的疫苗之外,还有 LMP 和 EBNA1 联合疫苗。*LMP* 具有特异性的 CD8 T 细胞表位。近年研究发现,*EBNA1* 具有明显的特异性 CD4 T 细胞表位。在器官移植者中,循环中的 EBV 特异性的 CD8 T 细胞功能和数量依赖于 CD4 T 细胞的数量。EBNA1 特异的 CD4 T 细胞在体外可以抑制 EBV 感染的 B 细胞生长(Casper et al.,2002)。绝对低的 CD4 T 细胞数量大大增加了移植后淋巴细胞增生性疾病的风险。Taylor 等利用痘苗病毒载体(安卡拉株 MVA-EL)构建了含有 *EBNA1* 和 *LMP2* 融合基因的疫苗,目前在鼻咽癌患者的临床试验中具有良好的安全性(Taylor et al.,2004)。MVA-EL 疫苗已经在鼻咽癌受试者中完成了 I 期临床试验,疫苗诱导的 EBV 特异性 CD4 和 CD8 T 细胞应答水平,具有明显的剂量依赖效应(Hui et al.,2013;Taylor et al.,2014)。Elizabeth 等利用新城疫病毒(Newcastle disease virus,NDV)载体在中国仓鼠卵巢细胞(Chinese hamster ovary cell,CHOC)中表达 EB 病毒的膜糖蛋白 gH/gL-EBNA1 或 gB-LMP2,从而产生病毒样颗粒。免疫 BALB/c 小鼠后,产生高滴度中和抗体和特异性的 T 细胞免疫应答(Elizabeth et al.,2017)。若此疫苗成功应用,可以起到预防和治疗的双重作用。

除了病毒载体疫苗之外,还有一些免疫治疗的细胞疫苗(CTLs 和 DC)。CTLs 免疫治疗的途径是回输患者自体的经体外扩增的 EBV 特异性细胞毒 T 细胞。由于一些患者经过临床放射化学治疗后,身体内免疫状况较差,因而通过体外培养扩增 EBV 特异性的 CTL,然后再回输体内,在一些肿瘤患者中也起到了一定的疗效。Lutzky 等利用抗原拼接方式构建了拼接疫苗,即将 *LMP* 和 *EBNA1* 抗原序列按照序列重叠拼接一个新的序列,含有潜在的 CD4 和 CD8 CTL 表位,然后插入腺病毒载体中(AdE-LMP-poly),构建了 LMP 和 EBNA1 表位多肽库(Lutzky et al.,2010)。通过体外扩增 EBV 特异性的 T 细胞对鼻咽癌患者进行免疫治疗,具有很好的安全性,而且不必考虑 HLA 型别。在临床试验中,总计 24 名鼻咽癌患者参加试验,16 名(72.7%)EBV 特异性的 CTL 升高,6 名(27.3%)没有升高或很少,瞬时升高会导致 I 级不适,类似于流感样症状或烦躁。患者疾病进展时间为 38~420 天,均值为 136 天,与未接受治疗者相比中位生存期增加了 220~523 天(Smith et al.,2012),表明 T 细胞治疗安全耐受良好,有益于鼻咽癌患者。后续研究表明,与一线化学治疗药物联合应用可能对于预防鼻咽癌的复发和转移起一定作用(Smith et al.,2017)。

Sing 等分离出针对 LMP2 的特异性 CTLs,它们能特异性杀伤 EBV 阳性的霍奇金患者的 R-S 细胞,并使患者的病情得到 5~8 个月的稳定(Sing et al.,1997)。Chrystal 等通过在回输中加入 CD45 单克隆抗体,可以促进 EBV 特异性 CTL 在体内扩增。试验的 8 名患者中,6 名 IL-15 升高。所有回输的患者外周血中,EBV 特异性 CTL 增加。3 名维持增长在 24 个月以上,2 名病情稳定 12 个月和 15 个月(Chrystal et al.,2009)。已经完成的治疗鼻咽癌和 HD 小样本临床试验结果表明,自体特异性 T 细胞治疗能 100%诱导免疫应答(Chrystal et al.,2010)。

树突状细胞疫苗也被广泛应用在免疫治疗 EBV 相关肿瘤。Rooney 等利用反转录病毒和单纯疱疹病毒作载体将 *LMP2* 基因导入 DC 细胞,并成功表达 LMP2 蛋白,以它作为刺激细胞激活 HD 患者体内的特异性 CTL,结果发现,15 名患者中 3 人获得有标记基因的自身 CTL,2 人在发病期症状减轻,外周血 EBV 滴度下降,后因再次放射治疗而死亡;第 3 位胸腺中特异性 CTL 的水平比外周血高 100 倍,此后患者情况好转,病情稳定达 8 个月以上(Rooney et al.,1998)。

Zuo 等(2006)在 DC 疫苗临床试验中选择 9 例鼻咽癌 III 期患者,Ad5-LMP2 感染自体诱导的 DC,经 $^{60}$Co 灭活后皮内注射免疫,总计免疫 3 次,这 9 例患者无不良反应,5 例患者细胞免疫水平明显提高,有 8 例 IgA/VCA 抗体水平降低。另选 9 例没有免疫的对照者,细胞免疫水平无变化。后来又对 19 例鼻咽癌患者进行 DC-LMP2 免疫,13 人免疫后特异性细胞免疫水平升高。

Lin 等(2002)用 LMP2 多肽 HLA-A1101、A2402 和 B4001 限制性表位负载的 DC 对鼻咽癌患者进行过继性治疗,16 名原位复发或远处转移的 NPC 患者在接受传统治疗后辅助免疫治疗,结果 9 名患者获得 HLA-A1101 和 A2402 多肽表位刺激,产生特异性 CD8$^+$T 细胞反应。在免疫后 3 个月还能在外周血中检测到 A1101 表位特异性 CTLs,更为显著的是,2 名患者肿瘤缩小。Chia 等(2012)以 rAd-ΔLMP1-LMP2 感染自体的 DC,对 16 名鼻咽癌转移的患者入组,接受 2 周间隔 5 次免疫。12 名患者进行了免疫后细胞应答水平检测,其中 9 名诱导出 LMP1/2 特异性 CTLs,而 3 名未检测到免疫应答。在应答的 9 名患者中,3 个有临床疗效;1 个出现肿瘤坏死,维持 7.5 个月;2 个病情稳定 6.5 和 7.5 个月(Chia et al.,2012)。

### 51.5.3 器官移植后淋巴细胞不规则增生的治疗性疫苗

最近的研究表明,使用 EBV 转化的 B 细胞系 LCL 刺激的 EBV 特异性 T 细胞(EBV-CTLs)治疗移植后淋巴细胞不规则增生(PTLD)取得了很好的结果。造血干细胞移植中约 11% 的病人发生 PTLD,而在接受了供体 EBV-CTLs 过继性治疗的 13 名 PTLD 病人中,11 名患者痊愈,比例为 11/13。在接受 HLA 匹配的第三方 EBV-CTLs 的 33 名器官移植后 PTLD 病人中,6 个月时免疫应答比例是 52%。尽管 EBV-CTLs 在体外存在 *HLA* 等位基因的交叉反应,但第三方 EBV-CTLs 输注后没有移植性抗宿主反应的病例发生。Gutires 等人探索了一种新的治疗 EBV 相关肿瘤的方法,将 EBV 启动的裂解系统导入肿瘤组织中,即利用 EBNA1 的反式激活特性,启动 Zta 的表达。Zta 高表达后可诱导 EBV 进入溶原期而引发细胞程序性死亡,或通过表达靶抗原诱发 CTLs 而杀伤肿瘤。实验结果表明,这种方法能有效启动 EBV 阳性肿瘤细胞的死亡,而 EBV 阴性的 B 细胞不受影响。但这种方法要把裂解系统导入肿瘤细胞,有一定的难度。

### 51.5.4 疫苗的安全试验和保护试验

任何一种生物制品疫苗在临床应用前,首先考虑的就是安全性及免疫效应。依据 EBV 感染与疾病发生的特点,EBV 疫苗研究主要是预防性疫苗和治疗性疫苗。

预防性疫苗主要应用的是 EBV 编码的 gp350 膜糖蛋白和 gp220 主要膜抗原,临床文献报道都具有很好的耐受性,并可预防和延缓 EBV 所导致的传染性单核细胞增多症。利用 gp350 蛋白构建的亚单位疫苗分别在健康志愿者和移植儿童进行了安全性和免疫原性试验,结果表明,在免疫的成年人和移植儿童中均产生了中和抗体,没有出现不良反应等安全性方面的问题(Rees et al.,2009)。

在 CD8 T 细胞多肽疫苗预防传染性单核细胞

增多症 I 期临床试验中,Suzanne 采用随机单盲安慰剂对照的单中心试验方案。该试验由 HLA B * 0801 限制性多肽表位 FLRGRAYGL 辅以破伤风疫苗的 Montanide ISA 720 油包水佐剂。共有 14 名 HLA B * 0801 阳性的 EBV 血清阴性的成年人参与试验。通过 γ 干扰素检测,在 9 名免疫者中 8 名出现 FLRGRAYGL 特异性反应,而安慰剂对照组无反应。疫苗具有良好的耐受性。仅在注射部位有轻微不适(Suzanne et al.,2008)。

英国 Rickinson 等研发 MVA -EBNA1+LMP2 的 NPC 治疗疫苗,在完成了 I 期临床试验后未见不良反应。

上述均为临床报道,而国际上未见对动物实验方面的疫苗安全性报道。我国曾毅的研究团队构建了 Ad5-LMP2 疫苗治疗鼻咽癌,在急性毒性、过敏反应、呼吸循环神经系统等方面做了详细的研究。在小鼠中 rAd-LMP2 的急性毒性实验结果表明,健康清洁级 ICR 小鼠单次肌内注射给予 Ad5-LMP2,未出现明显的急性毒性反应,也未引起动物死亡,对小鼠经肌内注射给药的最大耐受剂量为:小鼠 $>2.04 \times 10^{13}$ vp·kg$^{-1}$。在过敏反应试验中,健康白色豚鼠分别肌内注射 Ad5-LMP2 2 mL($8 \times 10^{10}$ vp·kg$^{-1}$)、2 mL($40 \times 10^{10}$ vp·kg$^{-1}$),牛血清白蛋白生理盐水溶液 2 mL(60 mg)·kg$^{-1}$ 和 0.9%NaCl 注射液 2 mL·kg$^{-1}$ 剂量,隔日 1 次,连续 3 次进行致敏,结果显示,Ad5-LMP2 对豚鼠的过敏反应呈剂量反应关系,具体表现为 Ad5-LMP2 2 mL($40 \times 10^{10}$ vp·kg$^{-1}$)剂量组给予激发剂量后,各鼠均出现不安宁、搔鼻、咳嗽、呼吸急促、步态不稳等症状,出现率为 100%,但未见动物死亡,以上症状在 30 min 内逐渐消失;而 Ad5-LMP2 2 mL($8 \times 10^{10}$ vp·kg$^{-1}$)剂量组各鼠激发后均未出现明显异常反应,也未引起豚鼠死亡,与 0.9%NaCl 注射液阴性对照组相似,其过敏反应出现率和死亡率均为 0。在毒理学研究中,家兔左、右腿股四头肌分别单次注射 Ad5-LMP2($5 \times 10^{11}$ vp·mL$^{-1}$)每腿 1 mL,未见明显的刺激反应。给药后 48 h 剖检,兔股四头肌注射部位肉眼观呈轻度充血,触摸略实;镜下检查可见股四头肌肌纤维束间质充血,轻度水肿,组织细胞和炎性细胞浸润,肌纤维变性、坏死不明显。并经 14 天恢复期后检查,以上现象均消失。小鼠肌内注射 Ad5-LMP2 $4.0 \times 10^{11}$ vp·kg$^{-1}$、$2.0 \times 10^{11}$ vp·kg$^{-1}$、$1.0 \times 10^{11}$ vp·kg$^{-1}$ 剂量,对小鼠神经系统无明显影响。犬分别肌内注射

Ad5-LMP2 $10.0×10^{10}$ vg·$kg^{-1}$、$5.0×10^{10}$ vp·$kg^{-1}$、$2.5×10^{10}$ vp·$kg^{-1}$剂量,对犬心血管系统和呼吸系统的各项指标均无明显影响,其血压、呼吸频率、呼吸幅度和心电各指标均与给药前相似($p>0.05$);对犬体温也无明显影响,其各测量时间段的平均体温与给药前相似($p>0.05$),也与相应时间对照组相似($p>0.05$)。

应用 Ad5-LMP2 治疗性疫苗进行Ⅰ期临床试验发现,大部分的鼻咽癌患者具有良好的耐受性。仅有个别人出现局部红肿、发热、畏寒、皮肤瘙痒等,次日症状会缓解或消失,临床不需任何处理。

在今后的应用中,如果发现症状比较严重者,可肌内注射异丙嗪注射液 12.5~25 mg 以缓解症状。如果出现过敏性休克,患者表现为突然沉郁、烦躁,脸色苍白或潮红、胸闷或气喘、出冷汗、恶心、腹痛、脉搏细弱、血压下降,重者神志昏迷或虚脱。轻者注射肾上腺素后即可缓解,重者需要输液、输氧,使用升血压药物维持血压,并使用抗过敏药物及肾上腺皮质激素进行抢救。

## 51.6 问题与展望

根据 EBV 的流行病学特点,科学家按照 EBV 基因表达谱及 EBV 感染后发生的不同疾病开展了相关疫苗的研制。

发达国家 EBV 感染主要发生在青少年时期,约有 10%的人发生传染性单核细胞增多症(IM)。研制疫苗是希望预防和控制 IM 的发生。研究者利用重组 EBV 的 gp350 蛋白或多肽免疫后可以产生中和抗体,能减少 IM 发生,减轻 EBV 其他相关疾病症状。尽管如此,EBV gp350 重组亚单位疫苗还不能阻止 EBV 的初次感染,且在慢性肾炎患者和器官移植者中,免疫原性较弱。因此,在延长免疫应答维持时间或改善免疫佐剂等方面还需要完善。另外,大多数 EBV 的初次感染一般出现在患者的幼儿时期,特别是占世界人口绝大多数的发展中国家,大部分发生在 5 岁以前,此时并没有明显临床症状,终身携带病毒。我国 95%以上 3~5 岁的儿童血液中可检出抗 EBV 中和抗体,IM 的发病率很低。因此,预防性疫苗的应用受到一定的限制。

另一类疫苗是治疗性疫苗,主要针对 EBV 相关肿瘤。产生针对肿瘤细胞中 EBV 抗原的特异性细胞免疫应答,包括 EBV 核心抗原(EBNAs)和潜伏膜蛋白(LMPs)。痘苗病毒载体表达的 EBNA1 和 LMP2 融合基因疫苗、腺病毒载体表达的 LMP2 疫苗以及 LMP 和 EBNA 序列重叠拼接疫苗均已在鼻咽癌患者中完成Ⅰ期临床试验。在试验中均没有出现针对疫苗的严重不良反应,并可以检测到针对 EBV 抗原的特异性 CTLs 应答。治疗性疫苗虽然能激活大部分患者的特异性细胞免疫应答,但还有一部分患者的细胞免疫应答水平较低或不应答,还需要我们深入研究和探讨。

在针对 EBV 相关肿瘤的治疗中,近年开展的免疫治疗获得重视,国内外已有大量的相关 T 细胞、树突状细胞等治疗鼻咽癌和 HD 淋巴瘤的临床研究报道,即将自体或异体的 EBV 特异性的 CTLs 和 DC 等,在体外扩增或刺激后回输或注射体内,通过激发和增强机体的免疫功能,以达到控制和杀灭肿瘤细胞的目的。免疫疗法作为一种辅助疗法,与手术、化学治疗、放射治疗等常规疗法联合应用,常规疗法清扫大量的肿瘤细胞后,再用免疫疗法清除残存的肿瘤细胞,可提高肿瘤综合治疗的效果并有助于防止肿瘤复发和转移。肿瘤免疫治疗的思路依赖于对肿瘤免疫和免疫逃逸机制的认识。虽然已取得一定进展但仍有许多空白点,这也是免疫治疗的效果与预期仍有很大距离的重要原因(曹雪涛等,2009)。

2011 年 2 月 1 日,美国国家卫生研究院组织来自政府、学术机构和企业的科学家对 EBV 疫苗的价值以及疫苗面临的机遇与挑战进行了探讨,阐述了 EBV 疫苗的研制目的不是预防病毒感染,而是防止相关疾病的发生。对今后 EBV 疫苗研究策略的制定具有参考价值。在 EBV 疫苗研制中,我们还将在以下几个方面进一步探索。

寻找 EBV 相关肿瘤标志物:在临床,肿瘤的确诊最终依赖于影像学资料和病理诊断。EBV IgA/VCA、IgA/EA 抗体在鼻咽癌早期诊断上的成功应用(Zeng et al.,1985)提示,在其他 EBV 相关的肿瘤中也可能存在着 EBV 相关的肿瘤标志物,因此,发现这些肿瘤标志物,做到早筛查、早诊断、早预防,不仅能做到肿瘤的早发现、早治疗,提高肿瘤治愈率,延长患者生命;同时,还有利于确定疫苗的应用人群范围,提高疫苗的使用效果。

建立信息共享平台:在 EBV 疫苗研究中存在实验室研究、企业生产和临床医务工作者各行其是的现象,使各自的信息不能有效共享。虽然各个研究报道 EBV 疫苗安全有效,但疫苗的种类、人组标准、免疫途径和方式等各不相同。目前即使同一类疫苗也没有一个统一的方案。因而需要我们共同努力建立一个研究、生产和临床专家合作的机制,改进和发展新型疫苗。

完善动物模型:在流行病学研究中确定了 EBV 与相关疾病发生的关系,但还没有通过动物模型和人体试验明确免疫保护与预防 EBV 感染和相关疾病发生的关系。目前 EBV 疫苗可选择的动物模型有三种:Hu-Rag2-γc 鼠模型(Traggiai et al.,2004)、转人 HLA 基因鼠模型(Duraiswamy et al.,2003)和灵长类模型(Moghaddam et al.,1997)。但还存在免疫识别不详、适用范围有限和试验费用昂贵等问题。

建立开展免疫治疗的 T 细胞疫苗库:由于肿瘤患者自身免疫细胞缺陷和个体化差异较大,带来了疫苗效果的不确定性,因此通过 HLA 分型来制备 CTL 库,可以为肿瘤患者提供具有免疫特异性的、高质量的免疫治疗细胞,保证疫苗的稳定性和及时性。

长期的研究发现,EBV 特异性细胞免疫水平的高低与疾病和肿瘤的发生密切相关,因此,通过疫苗使机体维持相对较高水平的 EBV 特异性免疫非常重要,由于机体免疫应答的个体差异以及载体抗体等的干扰,仅仅依靠单一疫苗比较困难。可以通过多基因、多载体疫苗等多种疫苗的序贯应用,使机体内 EBV 特异性免疫应答水平维持在相对较高的水平。有望阻止肿瘤的发生及肿瘤的复发和转移。

目前,国内外均没有商业化 EBV 疫苗上市,但部分疫苗的临床试验取得了可喜结果,提示疫苗在预防和治疗 EBV 相关疾病和肿瘤的发生方面有一定的效果。随着更多疫苗临床试验的进行,EBV 相关疾病的免疫机制的研究,以及新技术、新方法、新思路的呈现,EBV 疫苗将获得更大的进展。

# 参考文献

曹雪涛,等. 2009. 免疫学前沿进展(第 1 版). 北京:人民卫生出版社.

杜海军,周玲,左建民,等. 2004. EBV-LMP2 多肽所激活的特异性 CTL 对鼻咽癌细胞杀伤活性的研究. 肿瘤学杂志 10(2):92-94.

杜海军,周玲,左建民,等. 2004. LMP2 表位多肽激活的特异性 CTL 杀伤同 HLA-Ⅰ亚型的鼻咽癌. 中国肿瘤生物治疗杂志 11(3):155-160.

邵一鸣,周玲. 2010. 著名病毒学家曾毅院士论文集(第 1 版). 北京:中国科学技术出版社.

王湛,周玲,吴小兵,等. 2006. Ad-LMP2 重组腺病毒疫苗在恒河猴体内免疫效果的研究. 中华实验和临床病毒学杂志 20(2):63-65.

杨成勇,蔡伟民,沈倍奋,等. 1999. 鼻咽癌患者 EB 病毒潜伏膜蛋白(LMP1)的特异性细胞免疫研究. 病毒学报 15(3):193-198.

曾毅. 1984. 鼻咽癌. 见:中国医学科学院年鉴. 北京:人民卫生出版社,185-190.

曾毅,等. 1999. 艾滋病毒及其有关病毒(第 1 版). 天津:南开大学出版社.

周玲,姚庆云,Lee S,等. 2001. 鼻咽癌病人和正常人群中 EB 病毒特异性 T 细胞对靶抗原的识别和应答. 病毒学报 17(1):7-11.

左建民,周玲,王湛,等. 2003. 含 EBV-LMP2 基因重组腺病毒疫苗的构建及其诱导 CTL 应答的初步探讨. 中华微生物学和免疫学杂志 23(6):446-449.

Chia WK,Wang WW,Teo M,et al. 2012. A phase Ⅱ study evaluating the safety and efficacy of an adenovirus-DLMP1-LMP2 transduced dendritic cell vaccine in patients with advanced metastatic nasopharyngeal carcinoma. Ann Oncol 23(4):997-1005.

Chrystal UL,Karin S,Catherine M,et al. 2009. Enhancing the in vivo expansion of adoptively transferred EBV-specific CTL with lymphodepleting CD45 monoclonal antibodies in NPC patients. Blood 113(11):2442-2450.

Chrystal UL,Karin S,Catherine MB,et al. 2010. Adoptive transfer of EBV-specific T cells results in sustained clinical responses in patients with locoregional nasopharyngeal carcinoma. J Immunother 33(9):983-990.

Duraiswamy J,Sherritt M,Thomson S,et al. 2003. Therapeutic LMP1 polyepitope vaccine for EBV-associated Hodgkin disease and nasopharyngeal carcinoma. Blood 101(8):3150-3156.

Elizabeth MP,Joslyn F,Timelia T,et al. 2017. Novel Epstein-Barr virus-like particles incorporating gH/gL-EBNA1 or gB-LMP2 induce high neutralizing antibody titers and EBV-specific T-cell responses in immunized mice. Oncotarget 8(12):19255-19273.

Gu SY,Huang TM,Ruan L,et al. 1995. First EBV vaccine trial in humans using recombinant vaccinia virus expressing the major membrane antigen. Dev Biol Stand 84:171-177.

Hui EP,Taylor GS,Jia H,et al. 2013. Phase I trial of recombinant modified vaccinia Ankara encoding Epstein-Barr viral tumor antigens in nasopharyngeal carcinoma patients. Cancer Res 73(6):1676-1688.

Lin CL,Lo WF,Lee TH,et al. 2002. Immunization with Epstein-Barr virus(EBV)peptide-pulsed dendritic cells induces functional CD8⁺ T-cell immunity and may lead to tumor regression in patients with EBV-positive nasopharyngeal carcinoma. Cancer Res 62(23):6952-6958.

Lutzky VP, Corban ML, Heslop L, et al. 2010. Novel approach to the formulation of an Epstein-Barr virus antigen-based nasopharyngeal carcinoma vaccine. J Virol 84(1):407-417.

Moghaddam A, Rosenzweig M, Lee-Parritz D, et al. 1997. An animal model for acute and persistent Epstein-Barr virus infection. Science 276(5321):2030-2033.

Morse MA, Coleman RE, Akabani G, et al. 1999. Migration of human dendritic cells after injection in patients with metastatic malignancies. Cancer Res 59(1):56-58.

Moutschen M, Léonard P, Sokal EM, et al. 2007. Phase I/II studies to evaluate safety and immunogenicity of a recombinant gp350 Epstein-Barr virus vaccine in healthy adults. Vaccine 25(24):4697-4705.

Pan Y, Zhang JK, Zhou L, et al. 2006. In vitro anti-tumor immune response induced by dendritic cells transfected with EBV-LMP2 recombinant adenovirus. Biochem Biophys Res Commun 347(3):551-555.

Rees L, Tizard EJ, Morgan AJ, et al. 2009. A phase I trial of Epstein-Barr virus gp350 vaccine for children with chronic kidney disease awaiting transplantation. Transplantation 88(8):976-977.

Rooney CM, Roskrow MA, Suzuki NT. 1998. Treatment of relapsed Hodgkin's disease using EBV-specific cytotoxic T cells. Ann Oncol 9(suppl 5):s129-s132.

Si YF, Deng ZX, Lan GP, et al. 2016. The safety and immunological effects of rAd5-EBV-LMP2 vaccine in nasopharyngeal carcinoma patients:A phase I clinical trial and two-year follow-up. Chem Pharm Bull 64(8):1118-1123.

Sing AP, Ambinder RF, Hong DJ. 1997. Isolation of Epstein-Barr virus (EBV)-specific cytotoxic T lymphocytes that lyse Reed-Sternberg cells:Implications for immune-mediated therapy of EBV-Hodgkin's disease. Blood 89(6):1978-1986.

Smith C, Lee V, Schuessler A, et al. 2017. Pre-emptive and therapeutic adoptive immunotherapy for nasopharyngeal carcinoma:Phenotype and effector function of T cells impact on clinical response. Oncoimmunology 6(2):e1273311.

Smith C, Tsang J, Beagley L, et al. 2012. Effective treatment of metastatic forms of Epstein-Barr virus-associated nasopharyngeal carcinoma with a novel adenovirus-based adoptive immunotherapy. Cancer Res 72(5):1116-1125.

Smith CA, Ng CY, Loftin SK, et al. 1996. Adoptive immunotherapy for Epstein-Barr virus-related lymphoma. Leuk Lymphoma 3(3-4):213-220.

Sokal EM, Hoppenbrouwers K, Vandermeulen C, et al. 2007. Recombinant gp350 vaccine for infectious mononucleosis:A phase 2, randomized, double-blind, placebo-controlled trial to evaluate the safety, immunogenicity, and efficacy of an Epstein-Barr virus vaccine in healthy young adults. J Infect Dis 96(12):1749-1753.

Suzanne L, Elliott A, Suhrbier J, et al. 2008. Phase I trial of a CD8⁺ T-cell peptide epitope-based vaccine for infectious mononucleosis. J Virol 82(3):1448-1455.

Taylor GS, Haigh TA, Gudgeon NH, et al. 2004. Dual stimulation of Epstein-Barr virus (EBV)-specific CD4⁺ and CD8⁺ T-cell responses by a chimeric antigen construct:Potential therapeutic vaccine for EBV-positive nasopharyngeal carcinoma. J Virol 78(2):768-778.

Taylor GS, Jia H, Harrington K, et al. 2014. A recombinant modified vaccinia Ankara vaccine encoding Epstein-Barr virus (EBV) target antigens:A phase I trial in UK patients with EBV-positive cancer. Clin Cancer Res 20(19):5009-5022.

Traggiai E, Chicha L, Mazzucchelli L, et al. 2004. Development of a human adaptive immune system in cord blood cell-transplanted mice. Science 304(5667):104-107.

Zeng Y, Zhang LG, Li HY, et al. 1982. Serological mass survey for early detection of nasopharyngeal carcinoma in Wuzhou City, China. Int J Cancer 29(2):139-141.

Zeng Y, Zhang LG, Wu YC, et al. 1985. Prospective studies on nasopharyngeal carcinoma in Epstein-Barr virus IgA/VCA antibody-positive persons in Wuzhou City, China. Int J Cancer 36(5):545-547.

Zeng Y, Zhong JM, Li LY, et al. 1983. Follow-up studies on Epstein-Barr virus IgA/VCA antibody-positive persons in Zangwu County, China. Intervirology 20(4):190-194.

Zeng Y. 1985. Seroepidemiological studies on nasopharyngeal carcinoma in China. Adv Cancer Res 44:121-138.

Zuo JM, Zhou L, Chen ZJ, et al. 2006. Induction of cytotoxic T lymphocyte responses in vivo after immunotherapy with dendritic cells in patients with nasopharyngeal carcinoma. J Microbiol Immunol 4(1):41-48.

zur Hausen H, Schulte-Holthausen H, Klein G, et al. 1970. EBV DNA in biopsies of Burkitt tumours and anaplastic carcinomas of the nasopharynx. Nature 228(5276):1056-1058.

# 第52章
## 利什曼原虫疫苗

杨英超　辛晓芳

**本章摘要**

利什曼原虫(*Leishmania* spp.)是导致人、哺乳动物和爬行动物利什曼病的病原体,其生活史分两个时期,前期寄生于节肢动物(白蛉)的消化道内,后期寄生于人、哺乳动物或爬行动物的巨噬细胞内,通过白蛉叮咬进行传播。2010年WHO报告,利什曼病在非洲、亚洲、欧洲和美洲的98个国家传播,共有1 200多万人被感染。目前全球有3.5亿人面临着感染的威胁,每年新增加感染人数达150万~200万。利什曼原虫病可以采用葡萄糖酸锑钠等药物治疗。虽然药物治疗可以控制疾病,但大规模用药不能彻底消灭疾病,且该病对于患者皮肤、内脏等造成不可修复的损伤,因而疫苗仍是该病防治的关键。在过去几十年的研究中,寄生虫病专家通过使用不同的方法来研发有效的利什曼原虫疫苗,其中有些疫苗已经进行Ⅰ/Ⅱ期临床试验。随着新技术、新方法的尝试和应用,人类必将获得可以预防利什曼原虫病的疫苗。

## 52.1 概述

利什曼原虫( *Leishmania* spp. )是导致人、哺乳动物和爬行动物利什曼病的病原体,其生活史有前鞭毛体(promastigote)和无鞭毛体(amastigote)两个时期,前者寄生于节肢动物(白蛉)的消化道内,后者寄生于人、哺乳动物或爬行动物的巨噬细胞内,通过白蛉叮咬进行传播。利什曼原虫种类繁多,按其无鞭毛体寄生的脊椎动物宿主不同可分为两大类,即爬行动物利什曼原虫和哺乳动物利什曼原虫。前者对人体无致病作用,后者有许多种类并可寄生于人体皮肤的巨噬细胞内,易引发皮肤利什曼病(cutaneous leishmaniasis,CL)。按照疾病地区分布,利什曼病可简单分为旧大陆型利什曼病(分布范围主要是欧洲大陆)和新大陆型利什曼病(分布范围主要是美洲大陆);而在新、旧大陆型利什曼病下,又可细分为皮肤利什曼病和内脏利什曼病。

## 52.2 病原学

自然界中,有二十多种利什曼原虫可导致人类染病。利什曼原虫生活史中,虫体具有两种形式,即无鞭毛体和前鞭毛体。无鞭毛体很小(直径 3 ~ 5 μm),寄生于人和其他哺乳动物的巨噬细胞内,呈卵圆形,为细胞内不活动形式;而前鞭毛体寄生于白蛉消化道,虫体呈梭形,有一根 15 ~ 20 μm 长的游离鞭毛,为虫体运动器官。虫体通过白蛉叮咬以前鞭毛体形式进入哺乳动物皮肤,被哺乳动物宿主的单核吞噬细胞吞噬,并在细胞内转变为无鞭毛体。这个过程需要 12 ~ 24 h。组织中的无鞭毛体用吉姆萨或瑞氏染色后可以看到一个大核和一个小动基体,在一些无鞭毛体中还可以看到根丝体。无鞭毛体在巨噬细胞中以二分裂的形式增殖直至细胞被破坏,释放出虫体被其他单核吞噬细胞吞噬或被白蛉摄入。这个阶段是慢性过程,可能持续几个月到几年,甚至终身。皮肤利什曼病,无鞭毛体只限于皮肤,通常是皮肤损害,如丘疹或溃疡。皮肤损伤通常发生于身体外露部位。内脏利什曼病在感染后,无鞭毛体可发现于全身各处,并不局限于皮肤的巨噬细胞。

## 52.3 流行病学

### 52.3.1 分布

根据 WHO 报告,利什曼病在非洲、亚洲、欧洲和美洲的 98 个国家传播,共有 1 200 多万人被感染。目前全球有 3.5 亿人面临着感染的威胁,每年新增加感染人数达 150 万~200 万。

杜氏利什曼原虫引起的杜氏利什曼病主要流行于印度及地中海沿岸国家,它能引起黑热病,故该致病病原体又被称为黑热病原虫。我国曾有 17 个省(区、市)流行黑热病,1958 年我国已基本消灭了黑热病。近年来,我国黑热病主要散发在新疆、内蒙古、甘肃、四川、山西和陕西等地,新疆和内蒙古等地区还存在黑热病的自然疫源地。

### 52.3.2 流行环节

传染源:病人、病犬以及某些野生动物均可为本病的传染源。根据传染来源的不同,黑热病在流行病学上可分为三种类型,即人源型、犬源型和自然疫源型。

传播途径:主要通过白蛉叮咬传播,偶可经口腔黏膜、破损皮肤、胎盘或输血传播。

易感人群:人群普遍易感,但易感性随年龄增长而降低。病愈后可终身保持免疫力。

杜氏利什曼病为人兽共患病。除人与人之间传播外,也可在动物与人、动物与动物之间传播。我国黑热病的分布与白蛉的地理分布相一致。

### 52.3.3 预防控制

迄今没有疫苗或药物可以预防利什曼原虫所致的疾病。此病预防的最佳方式是防止白蛉叮咬。避免户外活动,特别是白蛉最活跃的时间段(黄昏至黎明)。

户外活动时,尽量减少皮肤暴露。气候条件允许的情况下,可以穿长袖衬衫、长裤和袜子,并且尽量将衬衫塞入裤子中。对于裸露的皮肤、袖口和裤腿,可喷洒驱虫剂。

室内休息时,可在房间内喷洒杀虫剂,也可使用浸泡或喷洒含有拟除虫菊酯的杀虫剂蚊帐。

# 52.4　发病机制与保护性免疫

## 52.4.1　发病机制

脑脊液等罕见寄生部位及致病:杜氏利什曼原虫引起的病变主要见于脾、肝、淋巴结、骨髓等器官。也有病原体侵入脑脊液的报道。Prasad 和 Sen(1996)在 1 名印度患儿脑脊液内查见杜氏利什曼原虫无鞭毛体,该患儿表现为脑膜炎症状。其致病及临床表现均较一般患者更为严重。Colebunders 等(1999)报道了 2 例内脏利什曼病合并 HIV 感染者发生罕见的皮肤损伤,1 例出现在患者纹身处,另 1 例在手指和手掌上,均查出利什曼原虫无鞭毛体。这些少见的寄生部位,易被忽视而误诊。

脾、肝、骨髓、淋巴结:这些器官是病变最重部位。显示巨噬细胞的大量集聚,且大多数被利什曼原虫寄生。原虫在细胞内大量繁殖,最后导致细胞破裂,散出的原虫又被其他巨噬细胞所吞噬。这可能与利什曼原虫感染抑制巨噬细胞凋亡的机制有关。脾大则是由于脾内巨噬细胞及浆细胞大量增生、血流受阻及纤维组织增生所致。脾淋巴滤泡的数量显著减少且萎缩。在黑热病病人的血清中,最明显的改变是球蛋白的大量增加和白蛋白减少,出现白蛋白、球蛋白比例倒置。白蛋白减少可能与肝受损致使合成减少,以及肾受损、白蛋白由尿排出有关。球蛋白增高与浆细胞的大量增加有关。

贫血:Hassan 等(1995)报道,黑热病引起贫血是很常见的表现(96%)。80%的患者血红蛋白<70 g·$L^{-1}$,88%的患者白细胞数 < $4 \times 10^9$·$L^{-1}$。86%的患者血小板计数<$100 \times 10^9$·$L^{-1}$。随着病情的发展,常出现全血细胞下降,白细胞的减少一般比红细胞早,贫血出现较晚,严重的贫血往往说明病情已到晚期,可能由于脾功能亢进所致。血小板的减少约在发病 2 个月后明显,且此后下降很快。黑热病患者伴有细菌感染时,贫血常更加严重,血小板亦急剧下降,出血时间延长。

## 52.4.2　保护性免疫

### 52.4.2.1　人体对利什曼原虫感染的免疫应答

获得性免疫:人体对杜氏利什曼原虫缺乏先天免疫力,故黑热病多见于婴幼儿及儿童。黑热病经治愈后可产生很强的获得性免疫,能抵抗同种原虫引起的感染。皮肤利什曼病从病变的发展到愈合,也产生持久的获得性免疫,能抵抗再感染。这种免疫力一般是与迟发型超敏反应同时出现的。大量研究表明,在利什曼病产生的获得性免疫中,细胞免疫起主要作用,抗体也参与宿主对利什曼原虫的免疫应答。

消除性免疫与非消除性免疫:不同种利什曼原虫对宿主引起不同的免疫反应。例如,人体对硕大利什曼原虫产生的免疫应答表现为既能消除寄生虫,又能完全抵抗再感染,称消除性免疫。临床表现有迅速自愈倾向。人体对杜氏利什曼原虫则产生非消除性免疫,临床上无自愈倾向。这与免疫逃避或有一定的关系,杜氏利什曼原虫可引起多克隆 B 细胞激活,产生高球蛋白血症,或其抗原与抗体结合形成免疫复合物,均能抑制宿主的免疫应答。

带虫免疫:我国河南、山东及新疆等地有报道,在有黑热病史的健康人皮肤内查到利什曼原虫,即患者体内的原虫未被完全清除,仍保持低密度水平,但患者对再感染已有很强的免疫力。这种带虫免疫患者,需要较大剂量的锑剂或其他药物才能治愈,否则可成为重要的传染源。

### 52.4.2.2　细胞免疫与体液免疫

细胞免疫:黑热病患者中绝大多数不能自愈。虽然体内抗体可达到高水平,但病情却继续恶化。此时患者的延迟性皮肤过敏反应阴性。T 细胞数量及转化能力均较正常人为低,表明此期间细胞免疫呈抑制状态。至今,利什曼原虫感染导致抑制细胞免疫的机制尚不完全清楚,但动物实验结果已表明,敏感宿主受杜氏利什曼原虫感染后,40% 以上的 $CD4^+$ T 细胞凋亡,导致细胞因子 IL-2 和 IFN-γ 分泌明显降低,为此现象提供了可靠的实验证据。Kharazmi 等(1999)的研究提示,内脏利什曼病患者对利什曼抗原刺激的淋巴细胞反应为分泌 IFN-γ 和 IL-4 的混合反应型。而皮肤利什曼病患者的淋巴细胞反应则为分泌 IFN-γ 型。$CD4^+$ T 细胞为主要分泌这些淋巴因子的 T 细胞。

黑热病患者经治愈后,迟发型皮肤过敏反应又逐渐转为阳性,且持续多年甚至终身,说明治愈后特异性的细胞免疫逐步趋于正常。同时大量临床资料也说明,黑热病患者一经治愈,一般未见再次感染。

从患者细胞免疫功能状态与获得性免疫的一致情况而言,黑热病患者的细胞免疫在获得性免疫中起着主要作用。

体液免疫:内脏利什曼病患者血清中的免疫球蛋白增加和特异性抗体出现最为明显,黏膜皮肤利什曼病次之,皮肤利什曼病患者的抗体水平大都很低。利什曼原虫不断繁殖,抗原刺激淋巴细胞,激活多克隆 B 细胞使浆细胞大量增生,从而分泌 IgG 和特异性抗体。利什曼病的抗体在宿主杀伤原虫的过程中起一定的作用,但对所致疾病并无控制和保护作用。

## 52.5 研发中的利什曼原虫疫苗

### 52.5.1 动物模型

一直以来,动物模型在研究利什曼原虫的生物学、自然史及利什曼病免疫学方面都非常重要。许多利什曼原虫可感染小鼠、仓鼠及非人灵长类动物。此外,一些利什曼原虫的自然宿主,即肥沙鼠(硕大利什曼原虫的野生啮齿动物宿主)和犬(婴儿利什曼原虫)已被用做实验动物。在犬和仓鼠模型中出现的若干临床症状和疾病特点与人类非常相似。在评价候选疫苗时,犬模型非常实用。因为在犬为主要传染源的流行区,若能够成功地免疫犬,则在某种程度上可控制该病从犬向人的传播。长久以来,内脏利什曼病的小鼠模型被广泛使用,该模型的优势在于,有许多在免疫系统具有特异性损伤的不同基因敲除小鼠,但是小鼠不能全面复制在人体所观察到的一切现象。

研究发现,BALB/c 小鼠对利什曼原虫更易感,而 C57BL/6 小鼠感染利什曼原虫后仅出现局部自愈性皮肤损害。通常认为,C57BL/6 小鼠和 BALB/c 小鼠在感染利什曼原虫后诱发的特异性抗体反应分别是 IgG2a(与 Th1 相关)和 IgG1(与 Th2 相关)。Sassi 等(2015)发现,BALB/c 小鼠在感染利什曼原虫的早期 IgG1 即占优势,而 C57BL/6 小鼠在感染利什曼原虫的后期 IgG1 才开始占据优势。

据认为,如果一个疫苗能够保护 BALB/c 小鼠,那么它应该也能保护人类。BALB/c 模型的有效性已经获得了一些研究的支持,同时研究显示,能保护 BALB/c 小鼠的粗或提纯候选疫苗也可保护短尾猴

(Coler et al. ,2005;Khamesipour et al. ,2006)。实验室动物通常是接种培养的不含有白蛉成分的前鞭毛体来攻击,当鞭毛经皮注射不能产生感染时,可通过静脉注射前鞭毛体使其感染,而自然感染通常是通过皮肤进入体内。因而疫苗可能保护经静脉注射的无鞭毛体,但对自然疾病的感染没有保护力(Mayrink et al. ,1990)。

用从感染利什曼原虫的白蛉体内分离到的前鞭毛体或白蛉的唾液腺分泌物与培养的前鞭毛体混合来免疫小鼠和猴子,均可促进感染。Belkaid 等(1998)已经研发一个可使感染利什曼原虫的白蛉通过叮咬的方式将利什曼原虫注射进入小鼠耳朵皮肤的模型。这是微生物侵入机体最自然的形式,其局限性在于难以定量。

在绝大多数建立的实验室利什曼病模型中,是通过切除部分感染的器官活检来测定利什曼原虫载量,或采用肝、脾、骨髓涂片等直接计数或有限稀释计数方法来计算利什曼原虫数量。这不仅不准确且耗费体力。最近通过引入萤火虫荧光素酶,将编码该酶的基因嵌入硕大利什曼原虫的基因组,可实时在体内定量确定利什曼原虫载量(Lang et al. ,2005)。这是一种准确简单和非常实用的利什曼原虫计数工具。尽管可能敏感性不如有限稀释,但它允许渐进感染或实时观察免疫学或药物干预结果而不用处死动物。

### 52.5.2 疫苗研发的理论依据

利什曼病是一种可通过接种有效的疫苗预防的寄生虫疾病。证据表明,绝大多数曾经感染过利什曼原虫的个体再次暴露于利什曼原虫时对其再次感染具有抵抗力。

利什曼原虫的两种形式所表达的抗原并不完全一致,绝大多数被选取作为疫苗候选抗原的应至少在无鞭毛体中表达,若这些抗原也在前鞭毛体阶段表达则更佳。在从前循环(非感染黏附到白蛉的肠壁)到具感染性的亚循环(在吸血过程中释放到前肠)成熟的过程中,前鞭毛体也经历抗原转变。这一成熟过程也发生在绝大多数培养的利什曼原虫中。这些抗原基本上是鞭毛表面的脂质磷酸聚糖,也是白蛉肠道的组分,被认为是可能的抗原传播阻断疫苗的候选抗原。针对这些抗原的特异性抗体在吸血过程中被转移至白蛉后,基本上能够阻止利什曼原虫在载体体内的正常发育。

利什曼病疫苗研发的另一个目标是白蛉唾液。最近在小鼠模型观察期间发现,白蛉的唾液成分针对硕大利什曼原虫的攻击具有抵抗力。这种抵抗机制仍未被彻底阐述清楚。然而,研究已经表明,巴氏白蛉的唾液免疫接种小鼠可诱导一个针对唾液成分的较强的迟发型超敏反应(DTH)。当在吸血过程中,利什曼原虫与唾液的腺体分泌物一起进入机体,可诱导一个局部的 DTH 从而可介导杀伤利什曼原虫(Behin et al. ,1975;Belkaid et al. ,2000)。很久以前就发现,在感染部位一个针对不相关抗原的 DTH 能够促进伤口的愈合(Behin et al. ,1977)。在一个疫苗中加入白蛉组分,可能诱导超敏反应,对于暴露于白蛉叮咬的正常个体来说不可能没有风险,因而需要深入研究来验证这一方法。

迄今为止,科研人员进行了很多尝试来研发利什曼原虫疫苗,并已经开发出若干种类的利什曼原虫候选疫苗。

## 52.5.3 曾使用过的"疫苗"

目前仍没有常规使用的针对利什曼病的可预防性疫苗。"利什曼原虫免疫接种"是一个古老的预防性行为,目前仍在乌兹别克斯坦的高危人群中使用(Gafurov,1998;Sergiev et al. ,1992)。

利什曼原虫免疫接种是在身体的某个选定部位接种硕大利什曼原虫活虫株,以便诱导产生自愈性损伤,从而针对皮肤利什曼病产生终身免疫力。目前在乌兹别克斯坦的高流行区,绝大多数是学龄儿童和迁移至高流行区的移民,使用硕大利什曼原虫活虫株和死虫株的混合物覆盖在身体表面,通常会产生一个直径为 1~2 cm 的损伤,并且持续 3~4 个月后自愈。损伤可以在超过 95% 的接种者诱导一个针对自然感染的保护性反应,自然感染通常可导致脸部和身体其他暴露部位的多处损伤。从 500 年前该疾病被记录时就知道,CL 康复后的患者对再次感染利什曼原虫的抵抗力非常高(Bray et al. ,1999)。在其初期实践中,使用从一个新形成的损伤部位获得的脓液来开展免疫接种。之后该寄生虫能够在体外培养,培养的硕大利什曼原虫被用于免疫接种。20 世纪 60—70 年代,以色列的研究小组使用利什曼原虫免疫接种超过 5 000 名高危个体(Greenblatt,1980)。但随着时间的流逝,由于被重复传代,该疫苗的保护率急剧下降(85% 下降至15%)(Gunders et al. ,1972)。为了克服这一问题,

研发了一种简单方法,即冻存利什曼原虫来保持其稳定,这样可以在相当长时间内保持其毒力(Greenblatt,1980)。然而由于其他负面影响,包括在预先暴露的个体中出现了过敏反应,长期的活性损伤并且在"非携带"个体缺乏免疫力,此方法被中断。20 世纪 80 年代的两伊战争中,在伊朗,利什曼原虫免疫作为不得已的办法首先在士兵中大范围接种,随后在普通人群中进行了一个临床试验(von Stebut,2007),获得了超过 98% 的有效性。战争结束后,由于损伤期限的延长并出现一些很难被治疗的非愈合病例,利什曼原虫免疫项目被停止。

## 52.5.4 研发中的疫苗

### 52.5.4.1 第一代疫苗(添加或不添加佐剂的灭活利什曼原虫)

添加佐剂并经适当的免疫途径全灭活利什曼原虫就能保护许多实验动物,因而这已经作为一个金标准被用来评价不同的候选疫苗。由于绝大多数利什曼原虫虫株可在无细胞培养基中正常生长,类似早期的细菌疫苗,通过灭活寄生虫来制备一个疫苗已经被尝试很多次。使用灭活利什曼原虫制备疫苗开展临床试验的历史可追溯到 20 世纪,20 世纪20—30 年代首次使用灭活利什曼原虫疫苗进行免疫治疗,并在随后的 40 年代作为预防性疫苗免疫接种(Genaro et al. ,1996)。Pessoa 和 Convit 将灭活利什曼原虫用于预防及治疗临床试验研究,结果显示,全灭活利什曼原虫不含或含有 BCG 是安全的但仅有微弱的免疫原性,因而无法作为预防性疫苗。然而,它们可能作为化学治疗的一部分用于减少药物剂量,治疗期限或两者兼而有之。

(1)多虫株疫苗

Mayrink 研发了包含 5 种不同的利什曼原虫的初始疫苗并进行了若干临床试验。对利什曼原虫素皮肤试验(LST)(也被称为黑山皮肤试验)阴性的志愿者进行三次肌内注射,每次间隔 1 周。在每个临床试验中,受试者的人数范围为 480~2 500 名,有35%~70% 的志愿者经免疫接种后发生 LST 转变(48~72 小时后出现 >5 mm 硬结),疫苗耐受良好;急性不良反应(轻微疼痛)少见,并且长期随访表明,疫苗未诱发包括自身免疫抗体在内的不良反应。临床试验证明了这一方法的安全性,并且揭示作为免疫接种结局的皮肤试验转变在监控人群反应的现

场研究中是一个有效的工具。Armijos 等（1998）在实验室生产了一个由三种虫株经高压制备的灭活疫苗，并且在厄瓜多尔乡村儿童中进行试验。两次免疫接种此疫苗后，针对皮肤利什曼病的安全性、免疫原性和有效性进行评价。该试验是随机双盲研究，佐剂 BCG 作为对照。1 年随访期内，与对照组比较，疫苗组 CL 的发生率显著减少（2.1% 和 7.6%，$p < 0.003$）。疫苗的保护功效是 72.9%（95% 置信区间 = 36.1% ~ 88.5%）。这是唯一的一项观察到灭活利什曼原虫 + BCG 与 BCG 之间存在显著性差异的临床试验。

（2）单虫株疫苗

通过与不同虫株细心比较，Biobras 研制了一个亚马孙利什曼原虫疫苗（Genaro et al.，1996）。通过升高接种疫苗的剂量来测试其安全性和皮肤试验转变，同时开展了进一步的临床试验来分析诱发的免疫反应。在巴西，当添加低剂量用于治疗 CL 的锑时，此疫苗具有良好的有效性（96% 治愈）。

Convit 及其同事首次使用 BCG 作为佐剂、高压灭活利什曼原虫作为免疫原，用于免疫预防和治疗（Convit et al.，1987，1989）。不添加锑，三次注射疫苗（高压灭活墨西哥利什曼原虫 + BCG），每次间隔 1 个月可治愈 90% 的 CL 病人，且花费更低，没有严重不良反应。而药物治疗（60 次注射）可导致严重（18%）（心脏病，肾毒性）和中度（16%）不良反应。尽管药物治疗可以在短期内达到或超过 90% 的治愈率，但免疫治疗（免疫接种 3 次）比药物治疗更好并且花费更少。同期单独使用 BCG 治疗可治愈大约 40% 的病人，未接受治疗的对照通常需要更长时间来愈合。目前，这种治疗方法是首选，且如果病人对免疫接种 3 次没有反应，他们将接受化学治疗。最近，Convit 及其同事使用巴氏杀菌来替代高压灭菌的方法，结果在弥散性利什曼病治疗黏膜和早期损伤时显示出功效。

使用硕大利什曼原虫建立用于大量利什曼原虫免疫接种计划的种子库后，伊朗 Razi 血清和疫苗研究所生产了不同配方的灭活利什曼原虫疫苗，在随机双盲和对照临床试验中接种一次或多次，测试疫苗的安全性、剂量范围和免疫原性（Bahar et al.，1996）。最后，经高压灭活的硕大利什曼原虫（ALM）疫苗所获得的结果与上述 Convit 方法结果相似，因而采用一次接种 1 mg 的剂量来开展临床功效试验。此剂量已被广泛用于所有一次或多次免疫

接种 ALM + BCG 的临床试验中以观察疫苗针对同源或异源利什曼原虫攻击的抵抗力。针对人畜共患 CL，人类皮肤利什曼病免疫接种一次和针对 VL 免疫接种两次 ALM-BCG 的临床试验的结果表明，疫苗是安全的，并且在特定个体可诱导 LST 转变（17% ~ 36% 的目标人群）。

为了提高 ALM 的免疫原性，伊朗 Razi 血清和疫苗研究所在疫苗中增加了铝佐剂，使免疫一针的非人灵长类动物对亚马逊利什曼原虫所致 CL 和杜氏利什曼原虫致死性攻击能产生抵抗作用（Kenney et al.，1999；Dube et al.，1998）。在苏丹开展剂量提高的安全性和免疫原性临床试验表明，铝佐剂 ALM + BCG 是安全的，并且比 ALM + BCG 疫苗具有更高的免疫原性。目前这一疫苗在伊朗已就其功效进行临床试验。在苏丹开展的一项 Ⅱ 期临床研究，目的是进一步测试该疫苗的安全性和免疫原性，并且有证据显示，疫苗能够针对 VL 进行保护。总计 544 名受试者被随机分组接种一剂疫苗或作为安慰剂的疫苗稀释液。2 年随访期后，安慰剂组有 4 名受试者出现不良反应，而免疫组没有出现不良反应。在苏丹开展的以医院为基础的初步但决定性临床试验中，使用铝 ALM + BCG 作为锑治疗的佐剂在持续黑热病后皮肤利什曼病（PKDL）病例获得的结果非常令人鼓舞。

（3）原虫部分提取物制备的疫苗

岩藻糖甘露糖配体（FML）抗原位于利什曼原虫的表面，小鼠和家兔试验表明，该抗原是一个潜在的免疫原，并且在人和犬的黑热病血清学诊断中是一个敏感、可预测的特殊抗原（Palatnik et al.，1993）。FML 皂素配方疫苗在 BALB/c 小鼠、瑞士白化小鼠和 CB 仓鼠的试验中显示其是一个安全、具有免疫原性和保护性的疫苗。在巴西某 VL 流行区，使用 FML 疫苗免疫接种犬的有效性试验中，在自然暴露条件下可诱导 92% 和 95% 的保护力。免疫接种 FML-皂树皂角苷疫苗诱导的保护力可持续 3.5 年，在疾病流行区疫苗可诱导针对犬黑热病的强烈保护力（Borja et al.，2002）。

可溶性杜氏利什曼抗原（Lag）与带正电荷的脂质体偶联作为一个候选疫苗，通过鼠和仓鼠杜氏利什曼原虫攻击来进行评价。使用利什曼抗原腹腔免疫仓鼠和 BALB/c 小鼠，可对有毒力的前鞭毛体的感染提供保护。获得保护力的动物被诱导出了 DTH，并且利什曼原虫特异 IgG 抗体水平升高。免

疫接种脂质体封装的抗原后,诱导的高水平 IgG2a 抗体似乎是针对疾病抵抗力的反应。在其他研究中,BALB/c 小鼠免疫接种来自培养的硕大利什曼原虫的可溶性外源性抗原(SEAgs)单独或与铝联合,重组鼠白介素-12(rmIL-12),铝和 rmIL-12 或 montanide ISA720(MISA 720)作为疫苗可抵抗硕大利什曼原虫的攻击(Tonui et al. ,2004)。数据显示,免疫接种 SEAgs 的小鼠表现出显著 T 细胞增殖,并且分泌混合有 I 型和 II 型的细胞因子。这一免疫反应与损伤程度相关,且损伤程度方面 SEAgs 添加佐剂组比其他组有超过百倍的降低。SEAgs 的蛋白质印迹法(Western blotting)分析揭示,脂磷酸聚糖和 gp46/M2/PS-2 是分泌抗原。在一项最新研究中,杜氏利什曼原虫鞭毛可溶抗原(sLAg)被包裹在大肠埃希菌油脂的非磷脂酰胆碱(non-PC)脂质体内,通过免疫 BALB/c 小鼠和仓鼠来开展评价(Sharma et al. ,2006)。包埋有鞭毛可溶抗原的非磷脂酰胆碱脂质体诱发寄生虫特异的 CD8$^+$ 和 CD4$^+$ T 细胞免疫反应,并且针对 VL 攻击可保护免疫接种动物。免疫接种疫苗后,可诱导强烈的黏膜免疫及细胞介导的免疫反应。最近,纯化的可溶硕大利什曼原虫抗原(SLA)及添加耐核酸酶的硫代磷酸酯 CpG 寡核苷酸(PS CpG)或核酸酶敏感的硫代磷酸酯 CpG 寡核苷酸(PO CpG)作为佐剂,被用作鼠 CL 的第一代疫苗(Shargh et al. ,2012)。使用脂质体输送系统的疫苗比对照组具有更高的保护力。

### 52.5.4.2 第二代疫苗(亚单位疫苗)

研究人员在超过 10 年的时间,在疾病试验模型寻找可诱导针对皮肤和内脏利什曼病免疫保护的利什曼原虫蛋白基因。表 52.1 概括了许多已被描述并且使用许多克隆策略获得其基因的重组蛋白。在小鼠进行的重组蛋白疫苗研究证明,如 gp63、p36/LACK、A-2、gp46/M-2、寄生虫表面抗原 2(PSA-2)、P0、LCR1、HASPB1、ORFF、Q 蛋白和 KMP11 等抗原可诱导免疫反应,但仅可短期保护机体免于利什曼原虫感染。另外有研究表明,Imd29 和 584C 等抗原能重复性加剧利什曼病(Roberts et al. ,2005)。

表 52.1　第二代疫苗

| 抗原 | 疫苗 | 动物模型 | 目标疾病/免疫结局 |
| --- | --- | --- | --- |
| LPG | 天然蛋白 | 小鼠 | CL/有保护力 |
| | 天然蛋白+BCG | 小鼠,仓鼠 | CL/VL/无保护力 |
| gp63 | 重组蛋白 | 小鼠 | CL/无保护力 |
| | 天然蛋白 | 小鼠 | CL/部分保护力 |
| | 蛋白表达在沙门菌表达的 BCG 蛋白中 | 小鼠 | CL/有保护力 |
| | | 小鼠 | CL/有保护力 |
| | DNA | 小鼠 | CL/有保护力 |
| | 肽冲击 DC | 小鼠 | CL/有保护力 |
| | 蛋白冲击 DC | 小鼠 | CL/部分有保护力 |
| | | 小鼠 | CL/多种保护力 |
| | | 小鼠 | CL/有保护力 |
| gp46 | 天然蛋白 | 小鼠 | CL/有保护力 |
| | 牛痘病毒表达蛋白 | 小鼠 | CL/有保护力 |
| | DNA | 小鼠 | CL/多种保护力 |
| p36/LACK | 重组蛋白+IL-12 | 小鼠 | CL/有保护力 |
| | DNA/牛痘病毒表达的重组蛋白 | 小鼠,犬 | CL/VL/有保护力 |
| | | 小鼠 | CL/有保护力/部分保护力 |
| | DNA/沙门菌或李斯特菌表达重组蛋白 | 小鼠 | CL/无保护力/有保护力 |

| 抗原 | 疫苗 | 动物模型 | 目标疾病/免疫结局 |
|---|---|---|---|
| | | 小鼠 | CL/有保护力 |
| H1 | 重组蛋白 | 犬 | VL/有保护力 |
| | | 猴子 | CL/部分保护力 |
| CPB | 重组蛋白 | 小鼠 | CL/部分保护力 |
| | DNA | 小鼠 | CL/部分保护力 |
| CPA+CPB | DNA 融合/重组融合蛋白 | 小鼠 | CL/部分保护力 |
| | | 小鼠 | 无保护力 |
| CPA+CPB | DNA/重组蛋白 | 犬 | VL/有保护力 |
| KMP-11 | DNA | 仓鼠 | VL/有保护力 |
| | 抗原冲击 DC | 小鼠 | CL/有保护力 |
| LCR1 | 重组蛋白 | 小鼠 | VL/部分保护力 |
| | BCG 中表达蛋白 | 小鼠 | VL/部分保护力 |
| A-2 | DNA | 小鼠 | VL/有保护力 |
| | 重组蛋白 | 小鼠 | VL/有保护力 |
| | 天然抗原 | 小鼠 | CL/部分保护力 |
| HASPB1 | 重组蛋白 | 小鼠 | VL/有保护力 |
| | 重组蛋白 | 犬 | VL/有保护力 |
| PapLe22 | DNA | 仓鼠 | VL/部分保护力 |
| P8 | 天然蛋白 | 小鼠 | CL/有保护力 |
| ORFF | 重组蛋白 | 小鼠 | VL/部分保护力 |
| | DNA/重组蛋白 | 小鼠 | VL/有保护力 |
| | DNA | 小鼠 | VL/有保护力 |
| P4 | 天然蛋白 | 小鼠 | CL/有保护力 |
| | DNA | 小鼠 | CL/有保护力 |
| PFR-2 | DNA | 小鼠 | CL/有保护力 |
| Lip2a+Lip2b+P0+H2A | 重组融合蛋白 | 犬 | VL/有保护力 |
| FML/NH36 | DNA | 小鼠 | CL/VL/有保护力 |
| gp63+NH36 | DNA | 小鼠 | CL/有保护力 |
| NH36 | DNA | 小鼠 | VL/有保护力 |
| SMT | 重组蛋白 | 小鼠 | VL/有保护力 |
| LmSTI1 | 重组蛋白 | 小鼠,猴子 | CL/有保护力 |
| TSA | 重组蛋白 | 小鼠,猴子 | CL/有保护力 |
| LmSTI1+TSA | DNA 融合 | 小鼠 | CL/有保护力 |
| | 重组融合蛋白 | | |
| LmSTI1+TSA+LeIF | 重组蛋白 | 犬 | VL/保护性免疫 |

续表

| 抗原 | 疫苗 | 动物模型 | 目标疾病/免疫结局 |
|------|------|---------|------------------|
| LmSTI1+TSA+LACK | DNA | 小鼠 | CL/有保护力 |
| LEISH-111f | 重组蛋白 | 小鼠 | CL/VL/有保护力 |
| | 重组蛋白 | 犬 | VL/无保护力 |
| | 在腺病毒表达蛋白 | 小鼠 | VL/有保护力 |
| | | 小鼠 | CL/有保护力 |
| SMT | 重组蛋白 | 小鼠 | VL/有保护力 |
| LEISH-F3+GLA-SE | 融合蛋白 | 小鼠 | VL/有保护力 |

注:DC,树突状细胞;VL,内脏利什曼病;CL,皮肤利什曼病。

GPI 锚定的膜蛋白 PSA-2,是由富含亮氨酸重复基序(LRRs)组成的一个蛋白家族,除巴西利什曼原虫外,所有利什曼原虫虫株均具有该蛋白。在鞭毛表面表达有三个不同的硕大利什曼原虫 PSA-2 多肽,但仅有一个表达在无鞭毛体表面。免疫接种天然鞭毛 PSA-2 三个多肽,可以保护小鼠免于感染硕大利什曼原虫,但免疫接种重组的大肠埃希菌来源的鞭毛或无鞭毛体蛋白表明,尽管能够诱导 Th1 型免疫反应,但缺乏保护性功效。免疫接种也可获得针对亚马逊利什曼原虫的保护力。

运动质膜蛋白 11(KMP-11)是一个高度保守的表面膜蛋白,位于动基体家族的所有膜表面,在利什曼原虫的无鞭毛体和鞭毛阶段差异表达,是一个疫苗候选抗原(Jardim et al.,1995)。KMP-11 不像gp63,可显著诱导 VL 治愈病人的淋巴细胞产生IFN-γ。对于编码 KMP-11 的 DNA 疫苗免疫仓鼠后获得的保护力进行了评价。保护性被定义为与生产具有功能活性 IL-2 的 T 细胞和特异抗 KMP-11 CTL样反应及其他杀利什曼效应机制相关。

使用感染婴儿利什曼原虫仓鼠的血清筛选出甾醇 24-c 甲基转移酶(SMT)并对其进行鉴定。SMT是一个参与到麦角甾醇生物合成中的酶,是杀利什曼和杀菌霉素 B 的一个目标分子。配伍 MPL®-SE的 SMT 可保护机体免受婴儿利什曼原虫的攻击,其机制或许是诱导 Th1 型免疫反应及抗原特异 CD4⁺和 CD8⁺ T 细胞反应(Goto et al.,2007)。添加MPL®-SE 的 rSMT 疫苗可诱导针对 SMT 的特异性 T细胞反应,其能够诱导产生针对记忆抗原的多种Th1 细胞因子(TNF、IL-2 和 IFN-γ)。TNF、IL-2 和IFN-γ 参与了针对 VL 的保护。当 TNF 协同 IFN-γ共同杀伤利什曼原虫时,诱发的抗原特异 T 细胞能够针对记忆抗原分泌多种细胞因子,可能比仅产生单一细胞因子更有利于控制利什曼原虫感染。

无鞭毛体阶段表达的抗原可能是最重要的疫苗候选抗原,因为此形态的利什曼原虫是主要诱导物也是免疫反应的目标物。组织蛋白酶 L 样 CPs 是良好的疫苗候选物,具有较高的免疫原性并且在宿主-利什曼原虫相互作用中扮演重要角色(Rafati et al.,2003;Wolfram et al.,1995)。CPs 包含三类:Ⅰ类(CPB)、Ⅱ类(CPA)和Ⅲ类(CPC)。使用重组 CP免疫接种小鼠,可诱导部分针对硕大利什曼原虫攻击的保护。由 CPA 和 CPB 构成的杂交融合蛋白免疫小鼠和犬,可获得针对硕大利什曼原虫感染的部分保护力。

一个硕大利什曼原虫的新蛋白与真核硫醇特异性抗氧化剂(TSA)具有序列同源性,其是在硕大利什曼原虫鞭毛培养滤液蛋白(CFP)诱发的免疫反应试验时被发现的。为了鉴别鞭毛 CFP 的免疫原性组分,在经硕大利什曼原虫攻击前,CFP 免疫接种BALB/c 小鼠的血清样本被用来筛选一个硕大利什曼原虫 cDNA 表达文库。Southern blot 杂交分析显示,在所有经过分析的利什曼原虫虫株(*L. tropica*、*L. donovani*、*L. infantum*、*L. chagasi*、*L. amazonensis*、*L. braziliensis* 和 *L. guyanensis*)中均含有 *TSA* 基因的多个拷贝。Northern blot 分析显示,*TSA* 基因在硕大利什曼原虫的前鞭毛体和无鞭毛体阶段是组成性表达。使用重组 TSA 蛋白免疫接种 BALB/c 小鼠可诱发强烈的细胞免疫,并且当该蛋白与 IL-12 共同免疫时可获得针对硕大利什曼原虫的保护性免疫反应(Campos et al.,2001;Webb et al.,1998)。

使用来自感染硕大利什曼原虫的 BALB/c 小鼠血清筛选硕大利什曼原虫无鞭毛体 cDNA 文库,从而发现了一个与真核应力诱导蛋白 1 具有较强同源性的克隆,将其命名为 LmSTI1。LmSTI1 含有 6 个拷贝的三角形四肽共有基序,这在应力诱导蛋白中很常见。添加 IL-12 的重组 LmSTI1 蛋白诱导一个偏向 Th1 型并可保护易感的 BALB/c 小鼠的混合型细胞反应(Campos et al.,2001;Webb et al.,1996)。

通过筛选巴西利什曼原虫基因组文库,经克隆表达方法并使用来自一个 ML 病人的血清发现了利什曼延伸和起始因子(LeIF)。在病人 T 细胞实验中,对具有免疫活性的抗原进行了纯化并就它们在刺激细胞增殖和 Th1 细胞因子生成能力方面进行了分析,发现若干 cDNAs,其中之一就是 LeIF,它是巴西利什曼原虫真核起始因子 4A 的同系物,选择它的原因是由于这个分子具有两个重要特点:① 它是一个强有力的先天免疫系统的刺激物,可产生 IL-12、IL-18 和 IFN-γ,因而是一个 Th1 诱导物;② 感染硕大利什曼原虫的小鼠具有免疫治疗特性。

蛋白 LmSTI1、TSA 和 LeIF 经串联方式融合为一个蛋白(三融合或 LEISH-111f)(Skeiky et al.,2002)。融合蛋白(LEISH-111f)在硕大利什曼原虫攻击小鼠模型上进行保护力实验,使用的佐剂是 MPL-SE 而非 IL-12。此佐剂来自明尼苏达沙门菌的单磷酰脂质 A 加上乳化剂角鲨烯,已被证明是一个出色的 Th1 反应调解剂。更重要的是,此佐剂适合人类使用。BALB/c 小鼠免疫接种添加 MPL-SE 佐剂的 LEISH-111f 疫苗,可诱导针对三个蛋白表位强烈的 Th1 反应,更重要的是针对高剂量硕大利什曼原虫(106 亚循环形式)的全面免疫。在 VL 动物模型上,LEISH-111f 疫苗经 T 细胞和 B 细胞 ELISPOTs 及流式细胞术评价,检验针对婴儿利什曼原虫保护性免疫反应的机制。目前 LEISH-111f 疫苗已经在 GMP 条件下大规模生产,在美国、巴西、秘鲁、哥伦比亚和印度进行了临床 I 期安全性和免疫原性研究,正在苏丹和秘鲁分别进行临床 I 期和 II 期研究。另外,基于甾醇甲基酶(SMT)的下一代抗原联合,已经在 VL 动物模型表现出良好的保护力,并准备进行临床研究。

### 52.5.4.3 第三代疫苗(治疗性疫苗)

经由 CD4、Th1 介导的预防利什曼病的效应机制与需要 CD8 细胞毒性细胞的反应不同。因而一个疫苗可能起不到预防作用,但可以作为一个治疗性疫苗来使用。事实上,第一代疫苗在预防方面没有显示出功效,但在治疗方面显示出显著活性,无论是单独免疫接种还是与锑联合使用,可减少锑的使用量并可治愈持久和耐药的利什曼病。Convit 及其同事在 20 世纪 80 年代使用高压灭活墨西哥利什曼原虫+BCG 的方法进行了开创性的免疫治疗,目前免疫治疗方法在委内瑞拉得到应用(Convit et al.,1987;Convit et al.,1989;Bahar et al.,1996)。在巴西,不添加佐剂的灭活亚马逊利什曼原虫已经用于对药物或免疫抑制不敏感病例的治疗。一项双盲临床试验证明,在免疫治疗的同时可使用低剂量的锑[8 mg Sb·(kg·d)$^{-1}$]代替标准剂量[16 mg Sb·(kg·d)$^{-1}$],联合治疗有 94% 治愈,而在低剂量对照只有 8% 治愈。基于显著性结果,此疫苗在巴西作为一个低剂量锑治疗的添加物而非作为一个预防性疫苗获得了注册(Machado et al.,2002)。

内脏利什曼病患者被化学药物治愈后易继发患皮肤利什曼病,其可能的原因是患者体内并没有出现具有针对性的细胞免疫反应。为此,Osman 等(2017)研发了利什曼治疗性疫苗 ChAd63-KH,并进行了 I 期临床试验。该疫苗以一种复制缺陷型猿猴腺病毒作为载体,并带有合成的新基因(KH),可表达两种利什曼原虫蛋白 KMP-11 和 HASPB,人群免疫后通过采用全血 RNA-Seq 检测天然免疫反应,采用 IFN-γ ELISPOT 和细胞内流式细胞术检测抗原特异性 CD8$^+$ T 细胞反应,从而观察疫苗免疫后的效果。临床试验在 20 名健康志愿者进行,分低剂量组和高剂量组。临床试验结果表明,肌内注射 ChAd63-KH 疫苗是安全的,并且可诱发抗原特异性 CD8$^+$ T 细胞反应。

### 52.5.4.4 裸 DNA 疫苗

免疫接种裸 DNA 疫苗是一种相对较新的方法,有可能对感染性疾病的预防和治疗带来颠覆性的影响。在此方法中,编码目标蛋白的基因被克隆到一个哺乳动物表达载体,DNA 经皮或肌内注射来免疫接种。DNA 疫苗是包含一个或多个抗原的质粒 DNA。DNA 疫苗十分安全,因为其不含有任何可恢复毒力的病原体。DNA 免疫接种的机制是通过细菌的非甲基化 DNA 序列和在宿主机体内的大量复制导致重组抗原较长时间的表达,从而激活先天免疫反应。相比重组或减毒疫苗,DNA 是非常稳定的分子。在热带国家和地区,这一特点非常有助于疫苗的储存和分发,也免除了从实验室到免疫接种个体所需的全程冷链系统而带来的巨大花费。疫苗的免疫接种也很容易并且能够联合免疫多个质粒。针对利什曼病已经研究了若干 DNA 疫苗。Handman 等（2000）证明，在遗传抵抗 C3H/He 小鼠和易感的 BALB/c 小鼠中可使用 DNA 疫苗来治疗硕大利什曼原虫导致的 CL。DNA 疫苗在易感个体和抵抗个体的疾病治疗方面所起的作用是一个非常重要的发现。先前研究表明，免疫接种编码 gp63、LACK 和 PSA-2 的 DNA 可保护遗传抵抗小鼠和易感小鼠免于感染硕大利什曼原虫（Sjolander et al.，1998；Guranathan et al.，1997；Walker et al.，1998）。保护力与 Th1 免疫反应相关。意料之外的是，LACK 诱导的保护力依赖于 CD8$^+$T 细胞，若耗尽此细胞群则无保护力（Gurunathan et al.，1997）。在更多的新研究中，Rodriguez-Cortes 等（2007）发现，编码 KMII、TRYP、LACK 和 gp63 的多抗原 DNA 疫苗在婴儿利什曼原虫的试验性攻击时不能对犬进行保护。反过来，Carter 等（2007）发现，BALB/c 小鼠经肌肉途径免疫接种利什曼原虫 γ-谷氨酰半胱氨酸合成酶的 DNA，可获得针对杜氏利什曼原虫的抵抗力。

Saljoughian 等（2013）采用新方法，即制备成阳离子固体脂质纳米颗粒（cationic solid-lipid nanoparticle，cSLN），将含有杜氏利什曼原虫 A2 抗原的 DNA 疫苗［pcDNA-A2-CPA-CPB（-CTE）］免疫 BALB/c 小鼠。试验结果表明，该新型免疫方法与电穿孔方法类似，也可诱发免疫反应。

### 52.5.4.5 减毒利什曼原虫疫苗

通过模仿自然感染，减毒利什曼原虫能够传递一个完整的抗原谱至抗原提呈细胞，相比免疫接种亚单位疫苗，可从根本上诱导更好的免疫反应并产生更好的保护力（Shargh et al.，2012）。迄今为止，仅开展了少量利什曼原虫减毒株的接种研究，减毒利什曼原虫疫苗仍处于研发的早期阶段。在小鼠模型免疫接种二氢叶酸还原酶胸苷酸合成酶（dhfr-ts）敲除株，可诱导保护力（Titus et al.，1995），但不能保护猴子免受硕大利什曼原虫的攻击。在动物模型接种删除丝氨酸蛋白酶（CP）的墨西哥利什曼原虫的减毒株，可产生一个能够诱发部分针对同源毒株的攻击（Saravia et al.，2006）。这些令人鼓舞的结果被认为是由于宿主可迅速地消灭利什曼原虫，导致敲除株不能持续存在。反过来，缺乏 lpg2 基因的硕大利什曼原虫持续存在于小鼠体内，没有病理现

象，能够提供针对同源虫株感染的保护力（Uzonna et al.，2004）。然而，在缺乏 lpg2 基因的情况下，这些突变株通过一种未知的补偿机制重新获得它们的致病力（Spath et al.，2004），这表明利什曼原虫减毒突变株持续存在于机体内，可能不是减毒活疫苗必须具备的。获得减毒利什曼原虫的另一种方法是加入自杀编码框，从而在受到外界刺激后导致利什曼原虫死亡（Khamesipour et al.，2006）。针对预防利什曼原虫免疫接种，减毒疫苗提供了一种新颖的方法；然而，存在寄生虫可恢复毒力的担忧。而且，基本毒力基因的删除可导致寄生虫或突变株被彻底破坏，仅部分延缓损伤的发展（Breton et al.，2005）。这些问题可能使得灭活寄生虫疫苗更具有吸引力。

## 52.6 问题与展望

使用各种灭活利什曼原虫（全虫）制备疫苗并添加或不添加 BCG 作为佐剂，进行双盲随机临床试验，除一个来自厄瓜多尔的研究报道外（72% 保护力），很少或没有观察到功效。值得注意的是，第一代利什曼原虫疫苗通常是粗抗原并且标准化非常困难。由于各种毒株具有不同的活性并且世界上绝大多数疫苗就使用 BCG 作为佐剂，没有标准化，因而即使第一代疫苗表现出功效，仍需要研发一个精心设计、安全、有效和标准化的疫苗。

研发的第二代疫苗——重组抗原亚单位疫苗正在从实验室进入临床试验。目前，若干利什曼重组蛋白已经被作为疫苗候选抗原在小鼠和短尾猴中进行了测试。一个由三个利什曼抗原——TSA、LmSTI1 和 LeIF 串联而成的融合蛋白被命名为 LEISH-111f，添加 MPL-SE 作为佐剂（Corixa 公司/葛兰素史克公司，西雅图，华盛顿州），在经若干利什曼原虫攻击的动物体内可诱导持续保护力。这些令人鼓舞的结果使得第一个二代疫苗（添加 MPL-SE 的 LEISH-111f）已经在 GMP 条件下进行制备并且正在进行临床测试。

诱导保护性免疫反应似乎完全是由 T 细胞介导的，强烈依赖于 I 型细胞因子。最近 20 年大量分子生物学技术的尝试已经彻底地改变了研发一个安全且有效的利什曼病疫苗的前景。同样重要的是目前研发的强力 T 细胞佐剂，其在动物模型和临床试验中均显示出安全和有效。此类佐剂的使用将促进

先前不可能研发成功的新疫苗的研究。再有,全虫和限定抗原的疫苗均证明可作为抵抗利什曼病的治疗药物,这不仅可对一个概念性的利什曼病疫苗研发提供强力支持,同时被证明具有治疗功效,从而加速了候选疫苗的研究。

# 参考文献

Armijos RX,Weigel MM,Aviles H,et al. 1998. Field trial of a vaccine against New World cutaneous leishmaniasis in an at-risk child population:Safety, immunogenicity, and efficacy during the first 12 months of follow-up. J Infect Dis 177 (5):1352-1357.

Bahar K,Dowlati Y,Shidani B,et al. 1996. Comparative safety and immunogenicity trial of two killed *Leishmania major* vaccines with or without BCG in human volunteers. Clin Dermatol 14(5):489-495.

Belkaid Y,Kamhawi S,Modi G,et al. 1998. Development of a natural model of cutaneous leishmaniasis:Powerful effects of vector saliva and saliva preexposure on the long-term outcome of *Leishmania major* infection in the mouse ear dermis. J Exp Med 188(10):1941-1953.

Belkaid Y,Valenzuela JG,Kamhawi S,et al. 2000. Delayed-type hypersensitivity to *Phlebotomus papatasi* sand fly bite:An adaptive response induced by the fly? PNAS 97(12):6704-6709.

Behin R,Mauel J,Biroum N,et al. 1975. Mechanisms of protective immunity in experimental cutaneous leishmaniasis of the guinea-pig. II. Selective destruction of different *Leishmania* species in activated guinea-pig and mouse macrophages. Clin Exp Immunol 20(2):351-358.

Behin R,Mauel J,Rowe DS. 1977. Mechanisms of protective immunity in experimental cutaneous leishmaniasis of the guinea-pig. III. Inhibition of leishmanial lesion in the guinea-pig by delayed hypersensitivity reaction to unrelated antigens. Clin Exp Immunol 29(2):320-325.

Borja-Cabrera GP,Correia Pontes NN,da Silva VO,et al. 2002. Long lasting protection against canine kala-azar using FML-Quil A saponin vaccine in an endemic area of Brazil. Vaccine 20(27-28):3277-3284.

Bray BS,Modabber F. 1999. History of leishmaniasis. In:Gills HM. Protozoal Diseases. London:Arnold,413-421.

Breton M,Tremblay M,Ouellette M,et al. 2005. Live non-pathogenic vectors as a candidate vaccine against visceral leishmaniasis. Infect Immun 73(10):6372-6382.

Campos-Neto A,Porrozzi R,Greeson K,et al. 2001. Protection against cutaneous leishmaniasis induced by recombinant antigens in murine and nonhuman primate models of the human disease. Infect Immun 69(6):4103-4108.

Carter K,Henriquez F,Campbell S,et al. 2007. DNA vaccination against the parasite enzyme gamma-glutamylcysteine synthetase confers protection against *Leishmania donovani* infection. Vaccine 25(22):4502-4509.

Colebunders R,Depraetere K,Verstraeten T,et al. 1999. Unusual cutaneous lesions in two patients with visceral leishmaniasis and HIV infection. J Am Acad Dermatol 41(5):847.

Coler RN,Reed SG. 2005. Second-generation vaccines against leishmaniasis. Trends Parasitol 21(5):244-249.

Convit J,Castellanos PL,Rondon A,et al. 1987. Immunotherapy versus chemotherapy in localised cutaneous leishmaniasis. Lancet (8530):401-405.

Convit J,Castellanos PL,Ulrich M,et al. 1989. Immunotherapy of localized,intermediate,and diffuse forms of American cutaneous leishmaniasis. J Infect Dis 160(1):104-115.

Dube A,Sharma P,Srivastava JK,et al. 1998. Vaccination of langur monkeys (*Presbytis entellus*) against *Leishmania donovani* with autoclaved *L. major* plus BCG. Parasitology 116(pt 3):219-221.

Gafurov IM. 1998. Current approaches to improving vaccination against zoonotic cutaneous leishmaniasis (the international experience). Med Parazitol (Mosk):47-48.

Genaro O,de Toledo VP,da Costa CA,et al. 1996. Vaccine for prophylaxis and immunotherapy, Brazil. Clin Dermatol 14(5):503-512.

Goto Y,Bogatzki LY,Bertholet S,et al. 2007. Protective immunization against visceral leishmaniasis using *Leishmania sterol* 24-c-methyltransferase formulated in adjuvant. Vaccine 25(2):7450-7458.

Greenblatt CL. 1980. The present and future of vaccination for cutaneous leishmaniasis. Prog Clin Biol Res 47:259-285.

Gunders AE,Naggan L,Michaeli D. 1972. Follow-up study of a vaccination programme against cutaneous leishmaniasis. I. Vaccination with a 5 year-old human strain of *L. tropica* from the Negev. Trans R Soc Trop Med Hyg 66(2):235-238.

Gurunathan S,Sacks DL,Brown DR,et al. 1997. Vaccination with DNA encoding the immunodominant LACK parasite antigen confers protective immunity to mice infected with Leishmania major. J Exp Med 186(6):1137-1147.

Handman E,Noormohammadi AH,Curtis JM,et al. 2000. Therapy of murine cutaneous leishmaniasis by DNA vaccination. Vaccine 18(26):3011-3017.

Hassan M,Baat DB,Hassan K. 1995. A new breakthrough in treatment of visceral leishmaniasis in children. J Pak Med

Assoc 45(6):155.

Jardim A, Funk V, Caprioli RM, et al. 1995. Isolation and structural characterization of the *Leishmania donovani* kinetoplastid membrane protein-11, a major immunoreactive membrane glycoprotein. Biochem J 305(pt1):307-313.

Kenney RT, Sacks DL, Sypek JP, et al. 1999. Protective immunity using recombinant human IL-12 and alum as adjuvants in a primate model of cutaneous leishmaniasis. J Immunol 163 (6):4481-4488.

Kharazmi A, Kemp K, Ismail A, et al. 1999. T-cell response in human leishmaniasis. Immunol Letters 65(1-2):105-108.

Khamesipour A, Rafati S, Davoudi N, et al. 2006. Leishmaniasis vaccine candidates for development: A global overview. Indian J Med Res 123:423-438.

Lang T, Goyard S, Lebastard M, et al. 2005. Bioluminescent *Leishmania* expressing luciferase for rapid and high throughput screening of drugs acting on amastigote-harbouring macrophages and for quantitative real-time monitoring of parasitism features in living mice. Cell Microbiol 7(3):383-392.

Machado-Pinto J, Pinto J, da Costa CA, et al. 2002. Immunochemotherapy for cutaneous leishmaniasis: A controlled trial using killed *Leishmania amazonensis* vaccine plus antimonial. Int J Dermatol 41(2):73-78.

Mayrink W, Genaro O, Dias M, et al. 1990. Vaccination of dogs against *Leishmania* (Viannia) braziliensis. Rev Inst Med Trop Sao Paulo 32(1):67-69.

Osman M, Mistry A, Keding A, et al. 2017. A third generation vaccine for human visceral leishmaniasis and post kala azar dermal leishmaniasis: First-in-human trial of ChAd63-KH. PLoS Negl Trop Dis 11(5):e0005527.

Palatnik-de-Sousa CB, Dutra HS, Borojevic R. 1993. *Leishmania donovani* surface glycoconjugate GP63 is the major immunogen component of the fucose-mannose ligand (FML). Acta Trop 53(1):59-72.

Prasad LSN, Sen S. 1996. Migration of *Leishmania donovani* amastigotes in the cerebrospinal fluid. Am J Trop Med Hyg 55(6):652-654.

Rafati S, Nakhaee A, Taheri T, et al. 2003. Expression of cysteine proteinase type I and II of *Leishmania infantum* and their recognition by sera during canine and human visceral leishmaniasis. Exp Parasitol 103(3-4):143-151.

Roberts MT, Stober CB, McKenzie AN, et al. 2005. Interleukin-4 (IL-4) and IL-10 collude in vaccine failure for novel exacerbatory antigens in murine *Leishmania major* infection. Infect Immun73(11):7620-7628.

Rodriguez-Cortes A, Ojeda A, Lopez-Fuertez L, et al. 2007. Vaccination with plasmid DNA encoding KMPII, TRYP, LACK, and GP63 does not protect dogs against *Leishmania infan-*

*tum* experimental challenge. Vaccine 25(46):7962-7971.

Saljoughian N, Zahedifard F, Doroud D, et al. 2013. Cationic solid-lipid nanoparticles are as efficient as electroporation in DNA vaccination against visceral leishmaniasis in mice. Parasite Immunol 35(12):397-408.

Saravia NG, Escorcia B, Osorio Y, et al. 2006. Pathogenicity and protective immunogenicity of cysteine proteinase-deficient mutants of *Leishmania mexicana* in non-murine models. Vaccine 24(19):4247-4259.

Sassi A, Kaak O, Elgaaied AB. 2015. Identification of immunodominant *Leishmania major* antigenic markers of the early C57BL/6 and BALB/c mice infection stages. Parasite Immunol 37:544-552.

Sergiev VP. 1992. Control and prophylaxis of cutaneous leishmaniasis in the middle Asia republics of the former USSR. Bull Soc Franc Parasit 10:183-184.

Shargh VH, Jaafari MR, Khamesipour A, et al. 2012. Liposomal SLA co-incorporated with PO CpG ODNs or PS CpG ODNs induce the same protection against the murine model of leishmaniasis. Vaccine 30(26):3957-3964.

Sharma SK, Dube A, Nadeem A, et al. 2006. Non-PC liposome entrapped promastigote antigens elicit parasite specific $CD8^+$ and $CD4^+$ T-cell immune response and protect hamsters against visceral leishmaniasis. Vaccine 24(11):1800-1810.

Sjolander A, Baldwin TM, Curtis JM, et al. 1998. Vaccination with recombinant Parasite Surface Antigen 2 from Leishmania major induces a Th1 type of immune response but does not protect against infection. Vaccine 16(20):2077-2084.

Skeiky YA, Coler RN, Brannon M, et al. 2002. Protective efficacy of a tandemly linked, multi-subunit recombinant leishmanial vaccine(Leish-111f) formulated in MPL adjuvant. Vaccine 20(27-28):3292-3303.

Spath GF, Lye LF, Segawa H, et al. 2004. Identification of a compensatory mutant (lpg2-REV) of *Leishmania major* able to survive as amastigotes within macrophages without LPG2-dependent glycoconjugates and its significance to virulence and immunization strategies. Infect Immun 72(6):3622-3627.

Titus RG, Gueiros-Filho FJ, de Freitas LA, et al. 1995. Development of a safe live *Leishmania* vaccine line by gene replacement. PNAS 92(22):10267-10271.

Tonui WK, Mejia JS, Hochberg L, et al. 2004. Immunization with *Leishmania major* exogenous antigens protects susceptible BALB/c mice against challenge infection with *L. major*. Infect Immun 72(10):5654-5661.

Uzonna JE, Spath GF, Beverley SM, et al. 2004. Vaccination with phosphoglycan-deficient *Leishmania major* protects highly susceptible mice from virulent challenge without inducing a strong Th1 response. J Immunol 172(6):3793-3797.

von Stebut E. 2007. Cutaneous *Leishmania* infection:Progress in pathogenesis research and experimental therapy. Exp Dermatol 16(4):340-346.

Walker PS,Scharton-Kersten T,Rowton ED,et al. 1998. Genetic immunization with glycoprotein 63 cDNA results in a helper T cell type 1 immune response and protection in a murine model of leishmaniasis. Hum Gene Ther 9(13):1899-1907.

Webb JR,Campos-Neto A,Ovendale PJ,et al. 1998. Human and murine immune responses to a novel *Leishmania major* re-combinant protein encoded by members of a multicopy gene family. Infect Immun 66(7):3279-3289.

Webb JR,Kaufmann D,Campos-Neto A,et al. 1996. Molecular cloning of a novel protein antigen of *Leishmania major* that elicits a potent immune response in experimental murine leishmaniasis. J Immunol 157(11):5034-5041.

Wolfram M,Ilg T,Mottram JC,et al. 1995. Antigen presentation by *Leishmania mexicana*-infected macrophages:Activation of helper T cells specific for amastigote cysteine proteinases requires intracellular killing of the parasites. Eur J Immunol 25(4):1094-1100.

# 第53章

# 刚地弓形虫疫苗

张　瑾　辛晓芳

**本章摘要**

　　本章从形态学、病理学和流行病学角度系统介绍了刚地弓形虫的生理生物学特性、致病机制、临床症状及用药现状。有效的疫苗免疫才是预防弓形虫病的理想方法，寻找有效的候选抗原基因和合适的载体及多种抗原基因的优化组合是弓形虫疫苗研究的重点。本章从分子生物学角度论述了候选刚地弓形虫体抗原的种类和蛋白特性，如虫体表面抗原、棒状体蛋白、致密颗粒蛋白和微线体蛋白等。本章还对单基因疫苗和复合核酸疫苗的研究进展进行了综述，并对弓形虫疫苗的研究问题和前景做了阐述。

## 53.1　概述

刚地弓形虫（*Toxoplasma gondii* Nicolle & Manceaux, 1908）属于球虫纲（Class Coccidea）、艾美目（Eimeriida）、艾美科（Eimeriidae）。1908 年由法国学者 Nicolle 及 Manceaux 在刚地梳趾鼠（*Ctenodactylus gondii*）单核细胞内发现，因其速殖子（tachyzoite）在细胞外时呈弓形，因而命名为刚地弓形虫。它是广泛寄生于人和动物的原虫，其终宿主为猫科动物，能引起人兽共患的弓形虫病（toxoplasmosis）。弓形虫目前在世界上只有一种，即刚地弓形虫，但根据不同地域、不同宿主和毒力大小等差异将其分为多种不同的虫株，如世界上公认的强毒株 RH 株和弱毒株 Beverley 株等。有些弓形虫虫株在实验室经小鼠腹腔传代次数太多而丧失了在猫体内形成卵囊（oocyst）的能力，成为不完全株。人体多呈阴性感染，但在免疫功能低下时可引起中枢神经系统损伤和全身播散性感染，是医学上重要的机会致病原虫（opportunistic protozoan）。孕妇感染弓形虫会影响胎儿发育，导致流产、早产或先天畸形；对于免疫抑制或免疫缺陷的患者（如器官移植或艾滋病患者），弓形虫更是一个主要的机会性致病因素，如它是导致艾滋病患者罹患脑炎的重要病原。因其生活史和致病机制复杂，至今尚未找到理想的治疗药物和防治方法，因此应重视本病的预防。免疫预防的主要手段是疫苗研制，研制行之有效、廉价方便的弓形虫疫苗迫在眉睫。目前弓形虫疫苗的研制尚处于单价亚单位疫苗的研究阶段，动物和人体试验结果显示其效果不理想，多基因复合多价疫苗和核酸疫苗的出现带来了新希望。

## 53.2　病原学

弓形虫主要有 5 个不同形态的发育阶段：滋养体（tachyzoite）、包囊（cyst）、裂殖体（schizont）、配子体和卵囊（图 53.1）。其中滋养体、包囊和卵囊与弓形虫病的传播及致病有关。滋养体为在中间宿主（intermediate host）有核细胞内进行的分裂增殖阶段，分为速殖子和缓殖子。速殖子呈新月形，一端较尖，一端钝圆，长 $4\sim7$ μm，最宽处 $2\sim4$ μm。细胞内寄生的速殖子以内二芽殖、二分裂及裂体增殖三种方式繁殖，每个细胞内一般含有数个至十多个虫体，这个被宿主细胞膜包绕的虫体集合称为假包囊（pseudocyst），其内速殖子增殖至一定数目时，胞膜破裂，速殖子释出，随血液侵入其他有核细胞。缓殖子的形态与速殖子相似，但是虫体较小，核稍偏后。缓殖子存在于包囊内，囊壁坚韧而富有弹性，囊内含有数个至数百甚至上千个缓殖子，包囊可长期在组织内生存，在一定条件下，缓殖子侵入新的细胞。裂

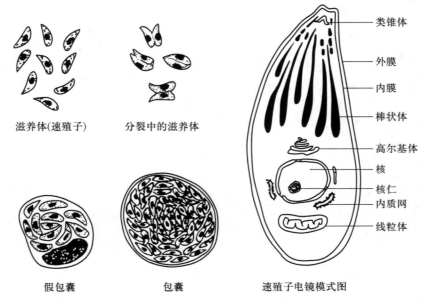

滋养体(速殖子)　　分裂中的滋养体

假包囊　　　　包囊　　　　速殖子电镜模式图

类锥体
外膜
内膜
棒状体
高尔基体
核
核仁
内质网
线粒体

图 53.1　刚地弓形虫的形态

殖体在终宿主(final host)猫科动物小肠绒毛上皮细胞内发育增殖,成熟的裂殖体内含有4~29个裂殖子,裂殖子游离到另一个肠上皮细胞内发育成配子母细胞,进而发育成雌雄配子体,雌雄配子体受精结合发育成合子(zygote),而后发育成卵囊,随猫粪排出。受感染的猫每天可排出1 000万个卵囊,持续10~20天,在适宜温、湿环境中经2~4天发育成具有感染性的成熟卵囊,所以及时清理宠物猫的粪便十分重要。猫粪中的卵囊或动物奶、肉中的包囊或假包囊被中间宿主(如人、猪、牛、羊或鼠)吞食后,在肠内逸出孢子、缓殖子和速殖子;经肠壁进入血液或淋巴,继而进入单核或吞噬细胞系统寄生,并扩散至全身各器官和组织(如脑、心、肝、肺和肌肉等细胞)内,进行无性繁殖,形成含有数十个速殖子的假包囊;假包囊破裂,速殖子逸出,如此反复增殖。人体逐渐产生免疫力,使原虫繁殖减慢,囊壁形成,称为包囊。包囊在人体内可存在数月、数年,甚至终身。在机体免疫功能低下或缺陷时,包囊破裂,缓殖子逸出,进入血液或其他新的组织细胞内继续发育繁殖。假包囊和包囊是在中间宿主之间或中间宿主与终宿主之间相互传播的重要阶段。

## 53.2.1　速殖子

弓形虫速殖子的抵抗力较弱,尤其对酸敏感,在吞食含有速殖子的食物后,速殖子在胃内很快被胃蛋白酶和胃酸降解水解,所以速殖子经口感染的概率不高,但经口大量吞食弓形虫速殖子或者摄入过多的碱性食物时则可造成弓形虫感染。婴幼儿胃内胃蛋白酶的浓度要比成年人低很多,而更易感染弓形虫。存活的速殖子随食物进入小肠继而侵入肠壁,经血液或淋巴进入单核吞噬细胞系统寄生,并扩散至全身各个器官引起感染。速殖子可存在于宿主的唾液、痰液、尿液、泪液、精液和乳汁中,尤其在乳汁中最为常见(如绵羊、山羊、牛和骆驼的奶液中),所以奶源的污染一直被认为是弓形虫感染(以速殖子形式)最主要的形式。据报道,某个大家族的24名成员中有10人因喝生羊奶发生弓形虫感染,而未喝生羊奶的14名成员弓形虫血清学检测为阴性(Sacks et al.,1982)。迄今由喝奶引起的急性弓形虫病主要与喝生羊奶有关,但也不排除其他奶类的感染,所以鲜牛奶需要煮开喝,具有消毒作用。总之,由于弓形虫速殖子对理化因素敏感,抵抗力差,研究发现,仅有少部分感染是由弓形虫速殖子引起,

在流行病学中并不占主导地位。但是有些地区,例如在苏丹牧区,骆驼的弓形虫感染率达到了67%,喝生骆驼奶可能是当地游牧民族感染弓形虫的主要途径。在我国,新疆的牛和羊的弓形虫阳性率分别高达31.9%和33.3%;在青海进行的牦牛的弓形虫感染率调查,随机抽取43份血清,其阳性率达到了67.4%。上述资料表明,我国牛、羊弓形虫感染也普遍存在,并且感染率有明显的上升趋势,这样其速殖子污染的奶产品就成了重要的传染源,因此奶产品在食用前,最好先煮熟或经巴氏消毒,这将有效地杀死其中可能存在的速殖子(米晓云等,2007;陈才英,2008;汪涛和汤自豪,2012)。

## 53.2.2　包囊

与速殖子相比,弓形虫包囊对胃蛋白酶具有明显的抗性。因此,摄入包囊通常会比摄入速殖子更易导致弓形虫的感染。弓形虫包囊可以抵抗低温,在$-1 \sim 3.9 \text{℃}$条件下,包囊可存活22天,只有在$-12 \text{℃}$冷冻2天才可以完全杀死弓形虫,但偶尔还是有一些虫株的包囊能存活下来。冷鲜非冷冻肉中的包囊可存活长达3周以上。包囊对热敏感,加热至$67 \text{℃}$或更高温度就能立刻有效杀死包囊,因此,热处理是灭活弓形虫包囊最为有效和安全的方法。较长的烹饪时间是必要的,这样被包囊污染的肉类各个部位尤其是内部就能够达到一定的温度来杀死弓形虫包囊。如果在烹饪过程中加热温度不够,时间不持久,或者加热不均匀,均可能会增加包囊存活的概率,相应地增加感染弓形虫的风险。除了生食和熟食要分开之外,肉类在调味或烹调过程中也不适宜品尝。包囊也可被食盐、蔗糖或烟熏杀死,最为常用的肉类处理方法就是用盐腌制,分离的包囊在6%NaCl溶液中不能存活。但是由于在腌制的肉类产品中(如香肠和腊肉)含盐量会因地方口味有所不同,因此腌制并不一定能杀死所有存在于肉产品中的包囊,某些地区弓形虫病的高发病率可能与食用半生的腊肠有关。此外,在调查弓形虫病的传播与卫生习惯的关系时发现,喝生鸡蛋组的弓形虫感染率为21.05%,明显高于不喝生鸡蛋组的13.61%。γ射线照射可将组织包囊杀死,然而对肉产品辐射的处理法案只在极少数经济发达的国家获得了批准,世界许多国家不赞同这一做法,因为γ射线的辐射可改变肉类的色泽和纹理,影响其蛋白质、脂肪和维生素的含量,这样就限制了这种技术的

应用。近年来，有学者提出了使用高压来处理肉类产品可以有效地杀死肉类产品中的弓形虫包囊等病原体，但是引进高压设备需要花费更大的成本，以及高压处理影响肉的颜色和纹理等问题仍然有待解决，导致该方法也不能被广泛采用。包囊主要存在于宿主的骨骼肌、心肌和脑等部位，因此吞食含包囊的肉类被视为弓形虫感染人的一个最主要途径。据估计，美国一半以上的弓形虫感染是由于进食生的或未熟的肉类造成的。在欧洲进行的一项研究中，食用未熟的肉类是孕妇感染弓形虫的最重要的危险因素，30%~60%的孕妇患急性弓形虫病是食用了未熟的肉所致。在我国肉类产品中，猪肉和鸡肉一直是消费的主流，虽然我国有关猪和鸡感染弓形虫的报道十分有限，但就已有的研究数据来看，猪和鸡均有一定的感染率，尤其是猪，在感染率相对高的新疆为72.3%，相对低的福建也有28%；青海和山东的资料显示，鸡血清阳性率分别为10.6%和4.8%。

### 53.2.3 卵囊

卵囊污染的牧场是家畜感染弓形虫的主要危险因素。猫科动物是弓形虫的唯一终宿主。感染的家猫或野生猫科动物每天可排出1 000万个卵囊，排出的卵囊可存活10~20天。在实验条件下，猫吃掉一只感染弓形虫的小鼠后最终可以排出多达5亿的卵囊。我国虽尚无猫排放卵囊及卵囊污染环境的资料，但有些报道已表明，一些地区猫的弓形虫感染率很高，如山西中部地区猫的血清弓形虫抗体阳性率达39.7%；湖北农村的猫弓形虫感染率为44.9%；而城市的猫感染率也达到了19.7%。这表明，猫作为终宿主在传播弓形虫方面起着重要的作用。从猫体内排出的卵囊为未成熟的卵囊，在通风、温暖和湿润的条件下，未成熟的卵囊能发育成孢子化卵囊。孢子化卵囊囊壁结构致密，对环境的适应能力非常强，在低温和脱水情况下仍能存活一段时间，在潮湿的土壤或沙子中可存活长达18个月仍具有感染性。自然界中卵囊可通过风、雨和地表水或收割的谷物和干草等广泛扩散，而卵囊污染的干草、秸秆和粮食是畜禽感染的一个重要传染源，畜禽的绝大多数弓形虫感染是因卵囊引起的。鉴于此应加强畜禽的饲养卫生条件，例如，保持饲养室内通风，在整个饲养的过程中及时清理啮齿动物、鸟类和昆虫的排泄物；高温处理饲料（至少加热到70℃），保证饮用水的洁净；防止宠物尤其猫进入饲养室等。这些预防措施能既经济又有效地控制畜禽弓形虫的感染（主要是卵囊所引起的感染）。此外，卵囊也可以通过蚯蚓、食粪性无脊椎动物或粪肥传播，弓形虫卵囊已在世界各地区的土壤样品中分离得到，从事密切接触土壤的职业者（如菜农和果农）感染弓形虫的风险明显增加。

当然弓形虫感染的风险与人类的饮食和卫生习惯也有很大关系。现今人们的饮食和卫生习惯比以往有很大的改变。如爱喝生鲜奶，爱吃爆炒肉、烧烤全羊，涮火锅生熟不分，不及时清洗生肉的案板和厨具，蔬菜、水果的清洗不彻底等。因此有人认为，因饮食和卫生习惯不当引起的弓形虫感染比饲养动物不当而致的感染更为严重。

## 53.3 流行病学

弓形虫病分布遍及全球，动物和人的感染均极普遍。感染率与职业、文化程度、民族分布、年龄、城乡差距、饮食习惯及宠物接触史有关。最新血清学调查表明，全世界有30%的人群弓形虫感染呈阳性，美国和英国的成年人中，有16%~40%发生过感染，有的调查达70%，而欧洲大陆和拉丁美洲的成年人50%~80%发生过感染，法国人高达90%（Mendonça et al.，2013）。我国弓形虫血清学阳性率为7.88%，其中贵州省最高，达16.81%，少数民族居民血清抗弓形虫抗体总阳性率显著高于汉族（李海龙等，2019）我国人群感染率远低于西方国家可能与生活和饮食习惯有关（刘敏和陈晓光，2010）。孕妇患弓形虫病可能会导致流产或死胎，并有30%~46%的概率将弓形虫病传染给胎儿，导致胎儿先天性异常。弓形虫病在家畜中很普遍，血清阳性率以猫为最高（15.16%~73%），余依次为猪、犬、羊、牛和马等。

几乎所有哺乳动物和一些禽类均可作为弓形虫的储存宿主，其中以猫在流行病学上所起作用最为重要。猫和猫科动物是弓形虫的终宿主，感染的猫粪是一个重要的传染来源。世界各地的调查显示，大约1%的猫粪便内含有弓形虫卵囊。在完全熟食肉类的地区，猫科动物是人的重要传染来源。在某些大城市（如上海市）在集中办准养证和换证时，给每只犬同时派发磺胺药片，合理用药可以有效降低弓形虫的发病率，家养犬、猫的弓形虫抗体阳性率可以维持在 5% 以下（邓波等，2015）。畜牧业使用的肥料掺杂了猫的粪便，所以在放牧的时候作为中间宿主的家畜感染率很高，故从人的感染来源来说，猫粪的污染就不及吃未熟肉类为重要，其次为猪、羊、犬、鼠等。急性期病人的尿、粪、唾液和痰内虽能含有弓形虫，但因其不能在外界久存，故除了孕妇可经胎盘传染给胎儿外，病人作为传染源的意义甚小。

弓形虫病分为先天性和后天获得性。先天性弓形虫病系通过胎盘感染，孕妇在妊娠期初次感染，无论为显性或隐性，均可传染胎儿。但一般仅传染 1 次（谷俊朝和刘建，2010）。后天获得性弓形虫病主要经口感染，食入被猫粪中感染性卵囊污染的食物和水，或未煮熟的含有包囊和假包囊的肉、蛋或未消毒的奶等均可感染。猫、犬等痰和唾液中的弓形虫可通过逗玩、被舔等密切接触，经黏膜及损伤的皮肤进入人体。此外，尚可通过输血及器官移植传播。所以，动物饲养员、医务人员和屠宰场工作人员在从事动物饲养、医疗和屠宰等行为时较易感染。免疫功能低下者（如接受免疫抑制治疗者、肿瘤、器官移植和艾滋病等患者）易感染弓形虫病，且多呈显性感染（钱希铭等，2018）。

## 53.4 发病机制与保护性免疫

### 53.4.1 虫体侵入宿主细胞的机制

人是弓形虫病的中间宿主之一，食入卵囊是人感染的重要途径。包囊或卵囊被人摄取之后，其外部的膜由于酶的降解而被破坏，缓殖子与子孢子被释放进肠内腔。它们迅速侵入周围的有核细胞，并在其内复制，进而发育成速殖子。速殖子通过血液或淋巴系统散布到人体的大多数器官中。在这些场所，速殖子侵染宿主细胞，复制，以及侵入相邻细胞，造成以周围有细胞死亡以及点状坏死为特征的急性炎症反应（王素华等，2008；李学瑞等，2007；陈兴智和孙新，2004；卢致民和张进顺，2011）。

刚地弓形虫具有侵入几乎所有有核细胞及在其内增殖的能力。侵入过程的第一步是识别并吸附靶细胞。弓形虫遇到宿主细胞会测量其胞膜直到顶端，识别一个合适的吸附位点形成连接区域以进入宿主细胞，一些虫体分泌蛋白能够修饰宿主细胞特异的膜蛋白受体。在侵入过程中，弓形虫的形态几

乎不变，随着虫体的移位，连接区域也向后移位，当弓形虫完全侵入后，连接区域在虫体后面融合，内陷部分在宿主体内形成纳虫泡，虫体居于纳虫泡内，线粒体及内质网环绕纳虫泡周围。相对分子质量小于 1900 的小分子可以通过渗透作用进入纳虫泡，使纳虫泡与宿主细胞的细胞质中的离子保持平衡。在弓形虫对宿主细胞吸附的起始过程中，以下几种蛋白起了重要的作用。

弓形虫表面抗原（surface antigen，SRS）蛋白超家族是一群结构相关但是抗原性不同的分泌于虫体体表的表面蛋白，包括至少 20 种同源蛋白。SAG1 是弓形虫速殖子期分泌的主要表面蛋白，也是目前研究最多的表面蛋白。其晶体结构显示它是由两个平行的哑铃状单位构成同源二聚体，每个单体由两个相似的结构域组成（D1 和 D2），两单体的 D1 域相互作用并连接在一起，形成阳离子沟，是 SRS 蛋白超家族的保守结构域。SAG3 也是 SRS 蛋白超家族的成员之一，同时也是弓形虫主要表面抗原之一。虽然 SAG3 和 SAG1 的 DNA 序列无相似性，但氨基酸序列有 23% 的同源性。体外抗体中和试验表明，抗 SAG1 单克隆抗体可以部分阻止弓形虫速殖子对宿主细胞的入侵，而可溶性 SAG1 可以直接结合到宿主细胞表面；利用 SAG3 以单拷贝存在的性质，采用基因打靶方法获得弓形虫速殖子突变株，发现相对野生株而言，突变株不仅对宿主的黏附力及侵袭力显著降低 50%~60%，对小鼠的毒力也明显减弱，致死率只有 20%，小鼠的生存期明显延长。分别敲除 SAG1 和 SAG3 的编码基因，只能部分抑制虫体黏附宿主细胞，而将 SAG3 敲除株放在含有 SAG1 抗体的培养基中，虫体的入侵能力下降了 90%，可见两者在弓形虫的黏附和入侵中起了主要的作用。

微线体蛋白（microneme，MIC）存在于弓形虫前端的分泌器官微线体中，有 15 种，均含有一系列保守的黏附性表位，其中一些黏附性表位业已证明与虫体的侵入有关。在微线体蛋白分泌、运输和释放过程中，它们以复合体形式起作用。目前已知有 MIC1/4/6 复合体、MIC 3/8 复合体和 MIC2-M2AP 复合体等。虫体接触到宿主细胞后，MIC2-M2AP 复合体从微线体转移到虫体的前端表面，伴随虫体入侵，MIC2 从虫体前端移向虫体后端，占据由弓形虫顶端与宿主细胞膜之间所形成的连接区域。侵入完成，虫体进入宿主细胞后，MIC2-M2AP 复合体不能进入纳虫泡，在蛋白激酶 MPP2 和 MPP3 对该复合体

第 1 次水解加工后,蛋白激酶 MPP1 对其进行第 2 次水解加工,MIC2 和 M2AP 被释放到周围液体中。

帮助虫体侵入宿主细胞的还有棒状体蛋白(rhoptry protein,ROP)和致密颗粒蛋白(dense granules protein,GRA)。不同的棒状体分泌不同的棒状体蛋白,目前已被克隆和表达的棒状体蛋白有 11 种以上,被确认的有 9 种。在虫体侵入宿主细胞时,随着微线体蛋白的分泌,棒状体蛋白也被排放到虫体外,与纳虫泡膜的形成及其功能有关。而目前已知在致密颗粒中有 9 个致密颗粒蛋白(GRA1 ~ GRA9),两个 NTP 酶及两个酶抑制剂得到确认,这些致密颗粒蛋白的特定作用仍有待研究。致密颗粒蛋白的排放发生于纳虫泡膜形成初期,通过两种途径排放到纳虫泡中,其一是依赖于钙离子的组成型排放,其二是被一种未知因素触发的排放方式。在纳虫泡内,它们以两种形式存在,一种是可溶性的,一种是以与纳虫泡膜结合的形式存在。

目前,对弓形虫虫体侵入宿主细胞机制的研究仍有一些难题尚待解决,例如,将纳虫泡或细胞外的钙离子运输到体内的机制尚不清楚,已知的钙离子运输机制并不能对此做出合理的解释;AMA1 是非常重要的微线体蛋白,但与它形成复合体的蛋白仍未找到,等等,因此其侵入机制仍需进一步研究。

## 53.4.2 临床症状

弓形虫能在人体的所有有核细胞内寄生,对于免疫力正常的宿主,弓形虫不引起临床症状,以包囊形式在宿主多种组织器官尤其是脑、眼、骨骼肌中存活;对于免疫力低下的宿主,弓形虫包囊活化引起严重的临床疾病,如弓形虫脑炎、脑膜脑炎和弓形虫眼病等,并可导致宿主死亡。弓形虫病的临床症状是以网状细胞肿大的淋巴结病为特点的。通常发生肺部坏疽以及由组织坏疽引起的肺炎和心肌炎等。在先天性疾病中,继肝炎、肺炎之后发生中枢神经系统疾病,如脑水肿、视网膜脉络膜炎及脑石灰化。导致先天性或后天眼弓形虫病的视网膜脉络膜炎,能够引发视网膜神经细胞、视网膜色素上皮细胞与脉络膜的炎症与坏死。隐性感染的免疫受损病人(如艾滋病)中,弓形虫的再度活化是引起中枢神经系统疾病并发症的重要原因。弓形虫神经系统疾病的临床症状通常伴有神经学上的异常性,如轻偏瘫、偏盲及小脑对干扰敏感性增强。其前驱症状为慢性持续头痛,伴有感觉上的损伤,如方向知觉的丧失、记忆力丧失以及口头反应减慢。

### 53.4.2.1 弓形体脑炎

虽然弓形虫一般为阴性感染,但是艾滋病患者由于细胞免疫功能受到损害,CD4$^+$ T 淋巴细胞被大量破坏,免疫功能低下,中枢神经系统机会性感染(opportunistic infection)的机会较正常群体明显增加。弓形体脑炎(toxoplasmic encephalitis,TE)主要表现为发热、头痛、意识障碍、脑神经损害及其他中枢神经损害的体征,严重者可死亡。而由于本病临床表现的多样性及临床对其认识的不足,易导致误诊、漏诊。弓形体脑炎在 CT 及 MRI 平扫均表现为深部脑白质及灰白质交界区斑片状、块状及结节状病灶,CT 表现为较低密度影,边缘可见更低密度水肿带;MRI T1WI 呈低信号,T2WI 和 FLAIR 多呈高信号。如合并坏死或出血,则病灶密度不均或信号不均匀,可见小片状低信号或层状较高信号灶,增强后病灶呈环状及斑片状强化;MRI 较 CT 更清晰,亦可呈套环状强化(吕亚萍等,2011;江羽鸣和谭长连,2015)。弓形体脑炎的病理机制还不是很清楚,研究发现,中枢神经系统虽然具有相对选择性不渗透的血脑屏障和免疫抑制的环境,从而限制免疫细胞进入,但是神经系统中的小胶质细胞能直接对病原体发生反应,是中枢神经系统固有免疫应答的主要成分。弓形虫感染诱导杀伤性小胶质细胞的活化后,同时会导致持续分泌神经毒性分子,如 NO、S100β 以及前炎症因子 TNF-α 等,这些活性物质导致神经组织的损伤,从而发生脑炎的一系列临床症状(王璐等,2012)。

### 53.4.2.2 弓形虫感染与优生优育

通过母婴传播的先天性弓形虫感染对优生优育造成了极大的危害,已被列为感染性致畸 TORCH 综合征的首要病因。对太原市孕妇弓形虫感染现状的调查发现,466 名孕妇中,IgG 抗体阳性率为 5.58%。随着文化程度的增高,弓形虫抗体阳性率降低。有动物接触史的孕妇阳性率为 25.93%,无接触史的为 4.33%(侯丽萍等,2015)。研究还表明,不孕妇女中弓形虫的感染多于正常妇女。孕妇感染弓形虫后,弓形虫可通过胎盘的垂直传播感染胎儿,引起胎儿宫内感染,增加了孕妇发生异常妊娠结局的概率,可造成流产、早产、死胎、畸形、生理缺陷及先天性弓形虫病。异常妊娠的分子机制还不是很清楚,大鼠体内研究发现,妊娠早期弓形虫感染的大鼠胎盘局部 IL-4 及 IL-10 表达水平下降但 IFN-γ 水平的升高可能参与了妊娠期弓形虫感染所导致的不良妊娠的发病机制。通过对雄性小鼠弓形虫感染后生育能力的研究发现,弓形虫感染导致了生精细胞凋亡的增加和血清睾酮水平的下降。弓形虫急性感染雄性小鼠后可导致其生殖系统发生明显病变,成熟精子减少或无精,从而造成雄性不育。弓形虫对人精子的伤害尚无研究定论。

### 53.4.3 免疫应答

当前的研究表明,弓形虫感染的免疫是以细胞免疫为主的,特别是在感染早期,主要由细胞免疫发挥抗感染作用,而在感染 3 ~ 4 周后,B 细胞受抗原刺激后产生的抗弓形虫特异性抗体也发挥了抗感染作用。弓形虫免疫血清在体外能有效地抑制弓形虫速殖子感染宿主成纤维细胞。而在免疫细胞之间、免疫细胞与细胞因子之间还同时存在着相互的协调和网络调节作用,从而发挥着抗弓形虫感染的作用。弓形虫感染免疫中所涉及的细胞因子包括 IFN-γ、IL-2、IL-4 和 IL-6(陈翠玲等,2014)。有很多效应细胞参与抗弓形虫感染,包括各种 T 细胞、NK 细胞、LAK 细胞和巨噬细胞。其中巨噬细胞是弓形虫感染宿主的重要效应细胞,它除了加工处理和提呈抗原、释放免疫调节因子之外,还可以直接杀伤弓形虫,主要在两个方面起作用:弓形虫感染导致巨噬细胞介导的宿主免疫应答抑制;巨噬细胞在弓形虫感染中的免疫调节作用,主要是通过活化而产生各种具有生物活性的细胞因素(如各种细胞因子)。

参与抗弓形虫感染的还有重要的一类细胞,即树突状细胞(DC)。DC 是目前已知功能最强的抗原提呈细胞,也是唯一能启动初始 T 细胞和 B 细胞的一类细胞。DC 可以提呈抗原和激活免疫反应,调节其他免疫应答,还可以诱导或维持免疫耐受,它在机体抗肿瘤、抗感染、移植排斥及自身免疫病的预防与治疗中发挥着重要作用。在弓形虫感染的研究中,各种实验从不同角度证明了 DC 可以分泌 IL-12 和 IFN-γ,诱导体液和 Th1 细胞免疫应答,提高抗慢性弓形虫感染的抵抗力(刘晓霞等,2012)。有研究证明,抗弓形虫感染作用主要是 IFN-γ 依赖的细胞介导的免疫应答,而弓形虫能诱导 DC 分泌 IL-12 促进 Th1 细胞反应,活化 NK 细胞和 T 细胞,合成 IFN-γ,诱导对急慢性弓形虫感染的保护性免疫。目前认

为,可溶性速殖子抗原(soluble tachyzoite antigen,STAg)有很大发展前景,就是因为 STAg 体外致敏的 DC 可产生高水平的 IL-12,免疫小鼠后能诱导体液和 Th1 细胞免疫应答,提供抗慢性弓形虫感染的部分抵抗力,免疫鼠脑中包囊显著减少,血清中有高水平的 IgG2a 抗体。用 STAg 体外致敏的肠系膜淋巴结 DC 被动转移至小鼠,通过合成转化生长因子和 IL-10,诱导弓形虫特异 Th2 细胞免疫应答,产生特异性分泌型 IgA,亦具有很强的抗感染保护力。STAg 致敏的 DC 可以分泌或外排一种具有抗原提呈能力的小体,诱导抗弓形虫的保护性免疫反应,为弓形虫疫苗在免疫预防中的应用开辟了新途径。

### 53.4.4 抗弓形虫药物及机制研究进展

传统的抗弓形虫药物包括磺胺嘧啶(sulfapyridine)和乙胺嘧啶(pyrimethamine)等,根治效果差且毒副作用大,所以近年来,人们一直在研究毒副作用小、疗效显著的治疗药物。目前通过对弓形虫的生理结构和代谢途径的研究,取得了许多重要的研究进展。现在临床上使用的药物包括人工合成抗菌药、大环内酯类抗生素、中药以及其他化学制剂等,配合治疗过程中的联合用药取得了良好的治疗效果(蒲元华等,2012;官剑武等,2010;许丽芳等,2004;桑锐等,2018)。

#### 53.4.4.1 人工合成抗菌药

人工合成抗菌药中的磺胺类药物的结构与弓形虫叶酸代谢循环中的对氨基苯甲酸相似,可竞争性地与二氢叶酸合成酶结合,抑制酶的活性,阻碍二氢叶酸的合成,从而达到抗弓形虫的作用。乙胺嘧啶也是二氢叶酸还原酶抑制剂,所以它们可与磺胺类药物复配使用。常用的是磺胺嘧啶与乙胺嘧啶复配,抗弓形虫效果显著,此方法也是抗弓形虫药物实验的阳性对照药物。有研究认为,磺胺嘧啶单用时效果不明显,它只是乙胺嘧啶的增效剂,其本身没有抗弓形虫效应。甲氧苄啶(trimethoprim)也抑制二氢叶酸还原酶,导致四氢叶酸生成减少,与磺胺药合用产生显著的协同效应,可双重阻断四氢叶酸合成。在临床治疗上,磺胺类药物对弓形虫包囊无效,不能根治、易复发,且有约 40% 的病人经常出现胃肠疾病、过敏、白细胞减少及溶血性贫血;孕妇服用后,胎儿出现黄疸样症状,甚至胎儿畸形。甲硝唑(metronidazole)属于硝基咪唑衍生物,可以抑制氧化还

原反应。有报道,甲硝唑治疗儿童弓形虫病有效率高达 97.9%,疗效与磺胺嘧啶相当,且毒副反应低于磺胺嘧啶,因此可考虑用甲硝唑代替磺胺嘧啶与乙胺嘧啶联合使用可能会取得较好效果。

### 53.4.4.2 大环内酯类抗生素

大环内酯类抗生素的作用机制主要是抑制弓形虫速殖子的生长和繁殖,同时杀灭弓形虫滋养体和包囊。通过研究红霉素、阿奇霉素、磺胺嘧啶和大蒜素 4 种抗生素在体外抗弓形虫的结果发现,红霉素可抑制弓形虫生长繁殖,但对弓形虫的作用效果与剂量大小有关。阿奇霉素具有明显的杀灭速殖子的作用,并且抗虫能力强于红霉素,但对细胞的毒性较大。在实际应用中,阿奇霉素单独使用或与干扰素、复方新诺明等联合使用。通过阿奇霉素与这几种药联合使用治疗 284 例弓形虫患者,治愈率达到了 91.9%,取得了良好的效果,同时降低其细胞毒性。由于阿奇霉素有较好的药物代谢动力学效应,治疗胎儿先天性弓形虫病的不良反应也较少,是治疗该病的首选药。经过长期研究发现,四环素类药物对弓形虫具有很强的抑制和杀灭作用,并且毒副作用低。如米诺环素(minocin)就对弓形虫的速殖子有很好的杀灭作用,从而使脑内包囊数明显减少,但美浓霉素无杀灭包囊的作用,并且延长作用时间不能提高疗效。将美浓霉素与其他药物联合使用,杀灭效果更加显著。

### 53.4.4.3 中药对弓形虫的治疗

单味中药青蒿素(artemisinin)及其衍生物能在弓形虫生长繁殖的多个环节发挥抑制作用,同时降低其对宿主细胞的侵染力,并表现出很高的杀灭活性。体内试验显示,青蒿素类药物能显著杀灭弓形虫包囊,延长小鼠的存活时间,还可以减少小鼠体内弓形虫感染数及细胞内密度。青蒿素衍生物蒿甲醚(artemether)作用于弓形虫细胞膜、线粒体及细胞核,广泛损坏膜系统结构,减少棒状体和致密颗粒数目,使超微结构发生改变。体内试验探讨双氢青蒿素(dihydroartemisinin)抗弓形虫作用机制,表明其抗虫机制是通过破坏弓形虫速殖子细胞结构引起超微结构的改变,导致虫体崩解,从而达到治疗作用。体外试验证实,青蒿琥酯(artesunate)的钠盐青蒿琥酯钠对弓形虫具有良好的抑制作用。青蒿琥酯钠可抑制弓形虫对 HeLa 细胞的感染性以及虫体的分裂增殖。青蒿提取物青蒿醇(artemisinol)可抑制弓形虫在组织培养中的繁殖,具有抗弓形虫作用。文献显示,复方中药抗弓形虫散(由常山、白头翁、青蒿、苦参、乌梅、大黄和甘草等 14 味中药组成),治疗弓形虫感染的有效率达 95.8%;使用阿奇霉素治疗,有效率为 86.3%,说明抗弓形虫散疗效显著。复方中药制剂常青胶囊为一种新型抗弓形虫药物,它的药物组成为青蒿、天麻、炙黄芪、草薢、槟榔或草果。通过研究其体外抗弓形虫速殖子的效果,并与螺旋霉素、乙胺嘧啶及阿奇霉素做比较发现,常青胶囊体外抗弓形虫作用优于传统临床抗弓形虫药物,杀虫效果与剂量呈正相关(蒲元华等,2012)。其他正处于热门研究的还有中西医结合治疗(张忠平和王建玲,2010),治疗组采用中药参芪汤(人参 9 g、黄芪 9 g、龙眼肉 9 g、黄芩 6 g、板蓝根 6 g、甘草 3 g)和西药 $\beta$-转移因子同时服用;对照组采用乙酰螺旋霉素(acetylspiramycin)和 $\beta$-转移因子同时服用,结果显示,中西医结合治疗的有效率为 96.03%,西药组的有效率为 77.77%,说明中西医结合是治疗弓形虫病的有效方法,对治疗弓形虫病有指导意义。

### 53.4.4.4 药物治疗的问题及前景

当前治疗弓形虫病的重点和难点是杀灭和清除病人体内的弓形虫包囊,防止复发,彻底治愈弓形虫病。西药单用会对机体产生较大毒副作用,实践证明,联合用药的治疗效果较好,毒副作用低,可广泛用于治疗弓形虫病。中药可提高机体的免疫力,毒副作用小,特别是青蒿素类药物可杀灭弓形虫包囊,其作用机制将成为未来研究的重点。复方中药在临床上也具有良好的效果,尤其是中西医结合对治疗弓形虫病具有指导作用。随着生命科学技术的发展和应用,人们逐步了解弓形虫的生理结构和代谢途径,对弓形虫速殖子侵入宿主细胞的分子机制有了越来越深入的认识。人们发现弓形虫是一种对嘌呤、胆固醇和氨基酸等重要代谢物质的专性胞内寄生原虫,其虫体内合成这些营养物质的酶类存在种属特异性,从而使寻找有效的药物作用靶位点成为可能。在以后的工作中,寻找化学结构新颖、特异性强和低毒高效的抗弓形虫药物如酶抑制剂、抗菌肽、激酶和细胞活素类物质等仍然是研究工作者长期而重要的研究领域(Wei et al.,2013)。

## 53.5 弓形虫疫苗

由于弓形虫生活史复杂,传播途径多样,对弓形虫病的治疗,特别是消灭弓形虫的包囊迄今尚无完全有效的药物,况且很多药物都有很强的毒副反应,临床应用受到一定的限制,因此疫苗的研制对该病的防治及优生优育是迫切需要的(蒋华和何深一,2004;任科研等,2011;赵海忠等,2019)。预防人弓形虫病的理想疫苗应该是由能诱导 CD8$^+$ T 细胞产生高 IFN-γ 的保护性 T 细胞 I 型免疫应答的抗原组成。具有氨基酸保护序列 FL...L...[VL]的免疫原性多肽能与 MHC-I 类分子 HLA-A*02 高亲和力结合,诱导人白细胞产生高水平的 IFN-γ,将来还要鉴定与 HLA-A*11、HLA-A*03、HLA-B7 和 HLA-A*24 高亲和力结合来源弓形虫的新的蛋白模体和表位,以便确保这些候选抗原能近 100%结合人细胞 MHC 分子(Cardona et al.,2015)。

### 53.5.1 弓形虫全虫疫苗及减毒活疫苗

弓形虫全虫疫苗包括弓形虫死疫苗和活疫苗,其中活疫苗包括减毒活疫苗和弱毒活疫苗。弓形虫死疫苗包括固定的全虫和裂解物,对动物进行免疫接种研究证实,用杀死的弓形虫死虫体做疫苗,不足以抵抗强毒株的攻击感染,这种疫苗对人群和家畜无实用价值。由于未经处理的活虫接种机体不能确保感染后不发病或形成包囊,宿主免疫力下降时也难免出现隐性感染的活化,近年来对其研究已不多见。猫是弓形虫的唯一终宿主,用活弓形虫速殖子感染家猫并辅以化学治疗,结果显示,家猫处于免疫状态不再排卵囊。减毒活疫苗的制备是将弓形虫经紫外线、放射线以及化学试剂等处理,得到毒力降低,而接种后又能保持一定的活力,能够激发较强的免疫应答的弓形虫减毒株。研究发现在减毒活疫苗中,温度敏感株 ts-4 对小鼠无致命性,也不致小鼠发生慢性感染,曾经被认为是一种较好的备选疫苗,但是 ts-4 株需要组织培养细胞系传代,长期保种后,其遗传稳定性不能保证,因此也不是优质疫苗的候选,而且有的减毒活疫苗虽然刺激机体产生细胞毒性 T 细胞及增强细胞和体液等多种保护性应答,但也有可能经突变恢复为毒力株而具有潜在危险,故不适用于人类。市场上唯一使用的兽用疫苗是 Toxovax,

它含弓形虫 S48 株减毒活速殖子,能减少由于先天性弓形虫病导致羊产业的损失(Buxton and Innes,1995)。但是没有用于其他动物和人类疫苗。Katzer 等评价了用不完全的 S48 株制成减毒活疫苗能减少产生组织囊的效力,但是不能完全阻止组织囊的形成(Katzer et al.,2014;Burrells et al.,2015)。用缺失 5′单磷酸脱羧酶(orotidine 5′-monophosphate decarboxylase,OMPDC)和尿苷磷酸化酶(uridine phosphorylase,UP)的特定基因型弓形虫株接种小鼠,能诱导以 CD8$^+$ T 细胞为主的免疫,从而预防弓形虫引起的急性和慢性感染(Fox and Bzik,2015),因此,ompdc 突变株将成为下一步研制预防弓形虫减毒活疫苗的新工具。减毒活疫苗需要冷链运输、不稳定性及短的货架期限制了其在临床上应用。现在已产生了多种刚地弓形虫基因缺失突变体,如 AMA1-缺陷的突变体(Lagal et al.,2015),这些突变株的安全性需要在动物模型里经长期传代进行评价,并且对非回复性突变体的使用也要进行风险性评估。接下来就是用现代分子生物学方法对弓形虫基因组操作,产生不能形成卵囊的突变体。

### 53.5.2 虫体特异组分疫苗

虫体特异组分疫苗是采用免疫化学方法从弓形虫裂解抗原(toxoplasma lysate antigen,TLA)或排泄和分泌抗原(excreted/secreted antigen,ESA)中,用理化纯化方法(盐析法、SDS-PAGE 结合电泳转印至硝酸纤维膜等)或免疫纯化方法(免疫沉淀)提取特定组分作为疫苗。弓形虫在宿主体内能分泌和排泄大量抗原,这些抗原成分主要作用于宿主的免疫体系,激发宿主产生细胞免疫和体液免疫,试验证明,虫体特异组分疫苗在一定程度上可以阻止弓形虫的寄生(Abdollahi et al.,2013)。尽管 TLA 和 ESA 的成分和强的免疫原性抗原没有完全确定,但是在动物模型里对其保护性免疫进行了广泛的研究。用无细胞培养基制备的弓形虫 ESA,基本上排除了虫体裂解成分,用 ESA 免疫大鼠,可产生高滴度抗体,再将此大鼠血清注入对弓形虫高敏感的免疫缺陷幼龄大鼠,可使之获得抗高毒 RH 株的抵抗力,且存活期明显延长。速殖子表面是宿主免疫系统识别并杀伤虫体的主要作用部位,因此膜抗原是诱导宿主免疫应答的主要靶抗原之一。将弓形虫 RH 株速殖子裂解,经 SDS-PAGE 电泳分离后切下各组分条带免疫小鼠,然后用弓形虫感染攻击发现,某些特异条带的蛋白组分使免疫小鼠获得部分免疫保护性。研制这些识别弓形虫不同相对分子质量蛋白组分的单克隆抗体 McAb 发现，FMC19 和 FMC22 这两种单克隆抗体可以 100% 保护小鼠抵抗毒力虫株的感染，而这两种抗体对应的是 $35×10^3$ 和 $14×10^3$ 的虫体表面抗原，这两种抗原进一步提纯后应该具有成为有效疫苗的潜力。用无细胞的 RPMI-1640 培养基培养弓形虫速殖子，用离子交换层析柱分离上清，收集得到两部分分泌排泄抗原 ESA-F（1）和 ESA-F（2），与弓形虫的完全分泌排泄抗原、弓形虫裂解产物及空白对照分别注射到 5 组雌性 BALB/c 小鼠中，观察抗原组小鼠出现迟发型超敏反应，用淋巴细胞转化试验证明了迟发型超敏反应的产生，同时还观察到巨噬细胞的增殖和一氧化氮的释放，用弓形虫 RH 株攻击感染，结果对照组在 10 天内全部死亡，其他组则能长时间存活，ESAF（2）组小鼠死亡率最低。用 ESA 加弗氏完全佐剂（Freund's complete adjuvant，FCA）免疫猪，能诱导体液和细胞免疫应答，减少肌肉里包囊的形成，但是不能诱导无菌免疫（sterile immunity），如完全没有包囊的动物（Wang et al.，2013b）。虫体特异组分疫苗属于天然成分，可以产生高滴度的抗弓形虫抗体，但是制备该类免疫组分需要大量弓形虫速殖子，十分不方便，所以后续发展的基因工程疫苗给人类带来了希望。

## 53.5.3 基因工程疫苗

基因工程疫苗是用基因工程方法或分子克隆技术，从病原体中分离的一个或几个具有免疫原性的抗原决定簇表位制成的蛋白质或多肽疫苗或称分子疫苗，又分为单价分子疫苗和复合多价疫苗。SAG 涉及宿主细胞的黏附和激活宿主的免疫应答，GRA、MIC 和 ROP 参与寄生虫的侵袭、运动和复制，很多研究针对 SAG1、MIC1、ROP18、GRA6 的免疫应答和来自 SAG、GRA、MIC 或 ROP 的其他候选抗原单独或联合使用是否阻止其攻击等问题，这是通过生存时间或包囊的形成来度量的。目前的动物和人体试验结果显示，亚单位疫苗的效果不理想，复合多价疫苗和核酸疫苗的出现给弓形虫疫苗的研制带来了希望（魏庆宽，2012；Dziadek et al.，2012）。核酸疫苗是将特异保护性抗原基因转入原核或真核系统构造重组制成的，又称为基因疫苗或通称为 DNA 疫苗，是于 20 世纪 90 年代初发展起来的一项新兴技术，它是继病原体疫苗、亚单位疫苗之后的第 3 代疫苗。其基本思想是将位于真核表达调控元件下的抗原基因的质粒 DNA（或 RNA）直接注射至机体局部组织（如肌肉、脾、黏膜等），质粒 DNA 在机体局部表达相应抗原蛋白，并以类似自然感染的方式提呈抗原，从而全面地诱导特异性体液和细胞免疫应答。与传统疫苗相比，核酸疫苗具有独特的优势和潜能：① 能够激发机体全面的免疫应答，其保守抗原的保护性免疫应答对不同亚型的病原体具有交叉抵抗作用；② 能联合免疫，即可将编码不同抗原的基因构建在同一质粒中，或将不同抗原基因的多种重组质粒联合应用，制备多价核酸疫苗；③ 核酸疫苗表达的抗原接近天然构象，抗原性强，因此免疫效果好，免疫应答持久；④ 不存在减毒活疫苗毒力回升的危险，且能引起抗原特异性细胞毒性 T 细胞（CTL）免疫应答；⑤ 核酸疫苗既有预防作用，也有治疗作用；⑥ 制备方便，成本低廉，便于贮藏和运输。即便如此，核酸疫苗的应用还是存在不少问题，主要是其安全性问题限制了在人体上的应用。例如，质粒 DNA 是否会整合到宿主基因组中，造成插入突变而导致体内癌基因的活化或抑癌基因的失活；质粒 DNA 导入机体后抗原基因如何表达调控，抗体在机体内的长期表达是否对免疫系统产生影响，是否会导致宿主的免疫耐受或自身免疫反应等。

### 53.5.3.1 单基因疫苗

基因疫苗的基础是找到病原体感染机体后的特定的基因表达。利用体内诱导抗原技术（in vitro induced antigen technology）而不使用动物模型，直接利用病原体感染机体后的血清来探查体内特异表达的基因。首先获得感染了病原体的患者血清，将血清与体外培养的病原菌及其分泌产物进行分泌反应，以去除血清中与体外表达抗原结合的抗体，血清中剩下的就是病原菌在体内感染时诱导表达的针对抗原反应的抗体，采用免疫斑点技术用吸附处理的血清去筛选病原菌基因组 DNA 表达文库，就可以找出病原菌感染时在机体内特异表达的基因。通过此方法发现，弓形虫感染机体后有 31 种弓形虫相关基因的表达增高，包括微线体、固醇调节因子结合蛋白、MIC2 相关蛋白 M2AP、核氧化还原蛋白、蛋白磷酸酶 2C 和一些其他蛋白（Amerizadeh et al.，2013）。下列是已经被证实有疫苗前途的虫体抗原。

（1）虫体表面抗原

弓形虫速殖子表膜是虫体与外界环境进行物质

交换的界面,也是宿主免疫系统识别并杀伤虫体的作用部位,弓形虫表面抗原具有作为诊断抗原和免疫疫苗的双重潜在价值。用单克隆抗体免疫方法在速殖子膜蛋白上检测到 5 个膜抗原成分,分别为 P43、P35、P30、P23 和 P22。用表达序列标签数据库搜索分析发现,这 5 个膜抗原成分属于一个表面抗原基因家族(SAG)(Couvreur et al.,1988)。编码速殖子来源的抗原的质粒疫苗如 SAG2C、SAG2D、SAG2X 和 SAG5A 能显著减少脑包囊的数目,与对照组比较减少为 23%~72%,在混合 SAG2C、SAG2D 和 SAG2X 的抗原组里减少 77%(Lu et al.,2015)。

SAG1 又称 P30,此抗原是用抗弓形虫单克隆抗体吸附于琼脂糖载体分离纯化而来。它分布于弓形虫速殖子表膜、速殖子内以及纳虫泡的管状结构中,占弓形虫总蛋白的 3%~5%,却可抑制患者血清中虫体活性的 50%,能刺激机体产生 IgG 和 IgM 等多种细胞因子。不同虫株的 SAG1 基因相当保守:RH 株和 C 株之间只有 14 个核苷酸不同,C 株和 P 株仅有 1 个核苷酸的差异,ZS1 株和 RH 株相比也只相差一个核苷酸,SAG1 虽然抗原分子含量微少,但是诱导宿主免疫应答的主要靶抗原,也是一种具有强免疫原性的优势诊断抗原分子。P30 基因序列全长 1634 bp,不含内含子,为单拷贝,有一个单一可读框(ORF),编码 336 个氨基酸序列,相对分子质量为 $30 \times 10^3$。P30 基因已分别在原核、真核和昆虫细胞中表达,表达蛋白有融合蛋白形式和非融合形式,虽然表达原件、表达条件和产量均有所差异,但是都获得了全部或部分抗原性。将 P30 基因与 GST 进行融合表达,纯化的融合蛋白能够特异性地识别来自猫或鼠的感染和未感染血清。将截短的弓形虫 P30 基因融合到 pET 载体中在大肠埃希菌中得到了高效表达及纯化,该蛋白具有特异的免疫反应性,之后的免疫检测证明,P30 基因的重组质粒均能诱导小鼠产生特异性抗体(Kim et al.,1994)。由于重组 P30 在大肠埃希菌内的表达不能适当折叠成天然构象且难以分离,所以要获得更接近天然构型的重组蛋白,必须在真核系统中进行表达。将辛德毕斯病毒载体(Sindbis vector)与 P30 和谷胱甘肽 S 转移酶的基因重组,在幼仓鼠肾细胞(BKK)表达,发现抗真核表达 GST/P30 兔血清与还原的或非还原 P30 以及纯化的或粗制的速殖子溶解物均产生较强的反应。而抗原核表达 GST/P30 的兔血清仅与还原的 P30 和速殖子溶解物反应(Xiong et al.,1993;Wang

et al.,2013a)。

SAG2 又称 P22,编码 SAG2 的基因同样是单拷贝基因,不含内含子,转录产物含有 186 个氨基酸,相对分子质量为 $22 \times 10^3$,即为 P22 膜蛋白,其中前 26 个氨基酸为信号序列,与羧基端的疏水区被磷脂糖苷固定于虫体表膜上。SAG2 能与感染者血清的 IgG 相结合,与 IgM 和 IgA 结合不强,急性感染者血清与 P22 的结合强于慢性感染者。抗 SAG2 抗体能阻止弓形虫黏附于宿主细胞表面,阻止侵入宿主细胞。以毕赤酵母表达的重组 SAG2 用于检测弓形虫 IgG 和 IgM 抗体具有较高的敏感性和特异性,以 SAG2 蛋白的 N 端检测人抗弓形虫 IgG 和 IgM 抗体也有较高的特异性。SAG2 也具有一定的免疫诱导作用,具有疫苗的利用前途(Feng et al.,2008)。有研究室构建真核表达质粒 PBK/SAG2,免疫接种 BALB/c 小鼠,5 周后发现,小鼠 CD8$^+$ T 细胞明显增多,显示 SAG2 蛋白可以刺激机体的细胞免疫应答。该质粒转化宿主菌后的诱导表达产物相对分子质量为 $28 \times 10^3$,能被弓形虫感染猪血清抗体识别。由于所选择的质粒 pBK-CMV 既是原核表达质粒又是真核细胞表达载体,含有 CMV 真核表达启动子,因此认为所构建的 pBK-P22 表达质粒可能是一种理想的弓形虫 DNA 疫苗(高世同等,2000)。

(2)棒状体蛋白 ROP

棒状体蛋白帮助虫体侵入宿主细胞,共有 9 种分子,其中研究最多的为 ROP1 和 ROP2 等。对 ROP1 抗原分子进行原核和真核的表达,大量制备 pc-ROP1 质粒 DNA,经肌内注射免疫 BALB/c 小鼠,每只鼠注射 100 μg,2 周后同量加强免疫 1 次。结果发现,细胞血清因子 IFN-γ、IL-2 及 NO 含量均显著高于对照组,且随着免疫时间的延长有增高趋势。ROP2 是近年来备受研究者青睐的一种抗原分子。ROP2 抗原包含被多数免疫个体识别的 T 细胞表位 197~216、393~410、501~524,其中多肽 197~216 能被 45% 的弓形虫患者的外周单核细胞所识别,多肽 393-410 的识别率为 9%,且三者都不能被弓形虫病阴性健康者识别,说明它们作为疫苗候选因子有巨大潜力。以重组表达的 ROP2 蛋白作为包被抗原进行弓形虫 ELISA 诊断,敏感性高达 89%。ROP2 的重组质粒可以刺激小鼠产生部分保护效果,且可使 C3H 系小鼠抵抗致死性经口弓形虫感染,引发保护性免疫反应。但是也有实验表明,单一的 ROP2 重组 DNA 疫苗免疫接种后,大剂量 RH 株感染小鼠,虽可延缓攻击小鼠的死亡时间,但不能有效降低死亡率,因此其作为疫苗候选分子虽有潜能也有一定的局限性。重组质粒 pcDNA3-ROP5 体外转染 HeLa 细胞,表达的目的蛋白能被 ROP5 免疫血清识别,小鼠血清特异性 IgG 水平显著升高,弓形虫攻击感染后的小鼠存活时间显著延长(赵焕阁等,2012)。ROP5 参与免疫逃逸作用,不管 ROP18 是否表达,它能直接灭活 IFN-γ 诱导 GTPase 的作用。亚单位疫苗和含 ROP5 的 DNA 疫苗都表现出以 Th1 为主的免疫应答和诱导部分性保护免疫(Grzybowski et al.,2015a)。重组质粒 ROP13 制成 DNA 疫苗肌内注射昆明小鼠,可以产生高水平的抗弓形虫抗体和特异性淋巴细胞增殖反应,弓形虫攻击感染后的小鼠生存时间延长(Wang et al.,2012)。克隆了 ROP8-pVAX-1 的 DNA 疫苗可以有效帮助小鼠抵抗致死性弓形虫的攻击,存活时间从 9 天提高到了 28 天(郭虹等,2000;Parthasarathy et al.,2013;张贤等,2015)。ROP11 核酸疫苗对 BALB/c 小鼠弓形虫感染有一定的免疫保护性(张晓磊等,2014)。ROP16 是弓形虫棒状体蛋白结构,存在丝氨酸和苏氨酸激酶区,是入侵过程中的重要毒力因子,虫体侵入宿主细胞后 ROP16 会移位到宿主细胞核中,影响宿主细胞的信号转导。以 pET-28a 和 p-EGFP-C2 为载体已经分别成功构建并表达了 ROP 的原核和真核重组质粒,蛋白质的三维结构也得到了初步确定,有助于深入分析生物信息学及蛋白质的功能研究。重组质粒 ROP16 和 ROP18 肌内注射免疫小鼠,增强了 CD4$^+$ 和 CD8$^+$ T 细胞在小鼠淋巴组织内的活化,弓形虫攻击感染后的小鼠生存时间延长(Yuan et al.,2011;唐媛媛等,2015;刘功振等,2015)。与基因型 I(RH)株比较,来源于不同宿主和不同地理位置的分离株的编码区域有低的变异性的 ROP38 编码基因在基因 II(ME49)株能丰富地表达,已发现编码 ROP38 基因的 DNA 疫苗对生存率没有影响,但是能表现出强烈的免疫应答,与对照组相比,能减少 76.6% 脑包囊生成(Xu et al.,2014a;Xu et al.,2014b)。

### (3) 致密颗粒蛋白 GRA

致密颗粒蛋白 GRA 在宿主与弓形虫的相互作用中起重要的作用,对人体和动物具有较强的免疫反应性和免疫原性,在疫苗的研究中备受关注。GRA2 的相对分子质量为 28.5×10$^3$,在编码区有一个内含子,内部存在两个螺旋结构。其抗原性很强,用纯化的 GRA2 免疫小鼠,感染小鼠存活率为 75%。GRA2 在急慢性弓形虫感染血清中普遍存在,诱发机体产生 IgG、IgM 和 IgA 多种抗体,激活 GRA2 特异性 CD4$^+$ T 细胞,诱导机体的保护性免疫。GRA3 编码基因为单拷贝,其 cDNA 在 N 端编码 2 个蛋氨酸,富含脯氨酸,不含内含子,在体内的转录水平很高,可用于弓形虫病的诊断和作为疫苗的候选分子。将真核表达质粒 pVAX-GRA3 转入 HeLa 细胞后得到有效转录。大肠埃希菌重组表达 GRA7,通过免疫印迹和 ELISA 检测证明具有良好的反应原性,可用于弓形虫急性感染的诊断,与慢性感染血清反应弱,阴性血清无反应。皮内免疫 GRA1 和 GRA7 DNA 疫苗混合物,产生高滴度的抗 GRA1 和 GRA7 及弓形虫裂解产物的抗体,攻击感染后检测到淋巴细胞增殖和 IFN-γ 生成,揭示 DNA 疫苗可有效抵抗弓形虫感染。这些研究已证明,GRA7 是弓形虫的一种重要诊断抗原和疫苗候选抗原(王妍等,2012)。GRA6 也是弓形虫致密颗粒分泌的一种蛋白,同样具有较强的抗原性,在缓殖子和速殖子时期均有表达。GRA6 编码基因不含内含子,为单拷贝基因,与 GRA2 和 GRA4 有相互作用,能参与转运营养物质,目前重组蛋白 GRA6 已被成功体外表达,表达蛋白具有反应原性,为诊断试剂盒以及疫苗的生产奠定了基础(李瑾等,2015)。

### (4) 微线体蛋白

目前已知的微线体蛋白(microneme protein,MI)有 15 种以上,包括 MIC1—MIC12 和 AMA1 等,大多含有类似真核细胞黏附分子的保守结构域,如血小板结合蛋白样结构域、整合素 A 样结构域和表皮生长因子样结构域等。

MIC3 是一种相对分子质量为 90×10$^3$ 的蛋白,参与虫体与宿主细胞间的黏附过程,在速殖子、缓殖子和子孢子三个感染阶段都有表达。MIC3 能够诱导小鼠和人分泌高效价的 IgG 抗体以及 IFN-γ、IL-2、IL-4 和 IL-10 等细胞因子,使机体产生高强度的体液免疫和细胞免疫应答,作为疫苗候选分子具有巨大的潜力。MIC4 在弓形虫生活史的所有感染阶段均有表达,基因全长 1 743 bp,无内含子,单拷贝。含有 MIC4 等 5 种微线体基因片段的质粒可以产生很好的免疫保护性,并触发良好的免疫反应,促使机体多种细胞因子水平上升。MIC8 是一个单基因拷贝序列,无内含子,它所编码的蛋白是 MIC3 的辅助蛋白,在速殖子和缓殖子期都有表达,可以帮助

MIC3 蛋白到达微线体并分泌。通过研究弓形虫表达序列标数据库发现，MIC8 含有多个表皮生长因子样结构域（epidermal growth factor-like domain, EGF-like domain），可能在弓形虫黏附宿主细胞的过程中起着重要的作用。当 MIC8 缺失时，虫体不能与宿主细胞形成接触融合区域，侵入细胞过程受阻，此功能不能被其他微线体代替，从而表明 MIC8 是一种新颖的、功能独特的蛋白。将 MIC8 融合入真核表达载体 pVAX I 中，构建 pVAX-MIC8 重组质粒，将质粒注入昆明鼠肌肉中发现，IgG 抗体 IFN-γ、IL-2、IL-4 和 IL-10 等细胞因子表达均显著增加。免疫 14 天后，用毒株速殖子感染小鼠，可以明显提高存活时间，说明 MIC8 在虫体感染过程中起着门户作用且有很强的免疫原性，是弓形虫疫苗的重要候选之一（Liu et al., 2010）。

### 53.5.3.2 复合多基因疫苗

目前的亚单位疫苗虽比全灭活或减毒活疫苗安全，但免疫原性弱，不能被抗原提呈细胞系统有效识别和提呈。由于弓形虫生活史较复杂，抗原成分多，每种抗原在体内诱导的免疫效应有所不同，动物和人体试验均表明，单价亚单位疫苗的免疫效果不太理想。单基因疫苗不能诱导抗急性和慢性弓虫病的无菌免疫，可能是由于存在低数量的细胞毒性 T 细胞表位。多基因疫苗通常比单基因疫苗有更强和更有效的作用，这是因为复合基因疫苗可以产生更高的 IgG 抗体和 IFN-γ 水平以及高比例的 CD8⁺细胞。所以发展多种抗原组合、针对不同生活史发育阶段的复合多基因疫苗（multiplex DNA vaccine）是研究弓形虫疫苗的一个发展方向与共识，有助于克服单一抗原成分作为候选疫苗的不足。其中重组多表位抗原就是从弓形虫不同阶段虫体共有抗原中选出优势抗原表位，将它们串联起来进行表达。

（1）表膜蛋白串联

为增强核酸疫苗的免疫效果，可以串联构建两种表膜蛋白的质粒，即 CDNA3.1-P30-P22，通过肌内注射直接免疫小鼠，观察其诱导的体液免疫应答及保护性作用。结果表示，免疫组小鼠血清抗体水平显著升高，攻击感染后小鼠存活时间显著延长，证明此串联重组真核表达质粒经肌内注射即可诱导小鼠产生体液免疫应答，并能抵抗弓形虫感染（孙怡，2006）。免疫刺激复合物（immunostimulating complex, ISCOM）是一种颗粒型佐剂，结构独特，稳定性好，可同时提呈多个抗原分子，具有直径 30 nm 的开放型笼状结构，通常一个 ISCOM 可以容纳 10~12 个蛋白质分子。把 p30 和 p22 与 ISCOM 结合免疫绵羊产生了高滴度的抗体。所以免疫原性的强弱可能与许多参数有关，需要逐步试验（Chuang et al., 2013; Cong et al., 2013）。

（2）表膜蛋白和棒状蛋白串联

将弓形虫 *P30* 基因片段和棒状体蛋白 ROP2 的基因片段重组到 pUC18 克隆载体，再将酶切的 *P30-ROP2* 外源基因片段亚克隆入 pcDNA3.1 真核表达载体，成功获得 pUC18-P30-ROP2 重组质粒，为下一步 DNA 疫苗的研究奠定了基础（蒋华等，2005）。将构建的 pcDNA3-HBsAg-GRAI 质粒经脂质体转染体外培养的 COS-7 细胞，转染后的细胞培养上清经 SDS-PAGE 和蛋白质印迹法鉴定证明，转染的细胞能高效表达相对分子质量为 $47 \times 10^3$ 的分泌型融合蛋白，该蛋白能同时被 HBsAb 阳性者血清及弓形虫免疫兔血清识别。霍乱毒素是常用的黏膜免疫佐剂，具有较强的黏膜免疫原性和佐剂效应，不仅能增强抗原的免疫原性，同时增强机体的免疫反应。所以有人构建了表膜蛋白和霍乱基因片段串联 DNA 重组子，即 SAG1-SAG3-A₂/B subunit，发现此 DNA 疫苗可以显著提高弓形虫感染小鼠的存活时间，霍乱基因疫苗能有效增强弓形虫 DNA 疫苗的免疫效果（Hua et al., 2013）。通过截取 SAG1、GRA2、ROP2 原基因和霍乱毒素中含有 T 细胞、B 细胞表位的片段进行重组构建了多表位疫苗，并在不同的表达系统中进行了表达，最近又成功地构建了多表位基因的植物表达载体。

（3）表膜蛋白和微线体蛋白串联

将 SAG1 和 MIC8 两个的编码基因构建在同一个表达载体 pcDNA3.1 上，通过肌内注射的方式免疫 C57BL/6J 小鼠，观察复合基因疫苗的免疫效果。结果显示，免疫后小鼠在致死性感染后的生存率，血清总 IgG、特异性 IgG 和 IFN-γ 等免疫指标方面均显著优于 SAG1 或者 MIC8 单基因疫苗，虽然接受攻击的小鼠最终未能成活（每只小鼠注射 $10^4$ 速殖子），但此复合核酸疫苗确实诱发了机体的全面免疫应答（包括特异性体液免疫、细胞免疫和非特异性细胞免疫）。此外，无论注射复合基因疫苗还是单基因疫苗的小鼠，体内没有检测到高浓度的 IL-4，从而不确定是否有 Th2 细胞型免疫反应参与了免疫应答（姚远，2009）。

（4）棒状蛋白和微线体蛋白串联

用不同的质粒 pMIC3、pROP18 和 pROP18-MIC3 去免疫小鼠，检测淋巴细胞增殖、细胞因子和抗体产生情况，结果发现相对于单基因而言，pROP18-MIC3 复合基因质粒免疫的小鼠有更强的体液和细胞免疫反应。在受到高毒弓形虫致死量攻击时，复合基因疫苗可以显著提高动物的存活时间（Qu et al.，2013）。

（5）热休克蛋白及其他佐剂参与的复合疫苗

为了增强疫苗的免疫效果，将弓形虫表面抗原与其他细胞因子（IL-2、IL-15 IL-21 以及 IL-21-IL-15 串联）或 TLR（TLR2、TLR4）、共辅助分子（B7-2、Mindin）、激动剂（匹多莫德、半乳糖基神经酰胺和 CpG ONG）的佐剂联合制成复合疫苗亦是一个重要的研究方向。热休克蛋白 HSP70 是弓形虫感染后体内分泌产生的一种可溶性抗原，其基因编码产物不仅具有免疫原性，而且也影响缓殖子和速殖子之间的相互转换，当弓形虫强毒株感染时，体内能检测出高水平的 HSP70，血液中高水平 HSP70 表达是致死性和急性弓形虫感染的一个重要信号。强毒株高水平表达与虫体逃避宿主的免疫反应有关，弱毒株低水平表达使虫体易于在宿主体内形成包囊。构建 pcDNA3-ROP2、pcDNA3-ROP2-P30 和 pcDNA3-ROP2-P30-HSP70 三种单、双和多基因疫苗，发现与对照组以及空白质粒相比，单、双和多基因疫苗免疫的小鼠在脾淋巴细胞数、细胞因子（IL-2、IL-12 和 TNF-γ）以及抗体检测方面有显著增高，但是双基因组与多基因组之间无显著差异。虽然多基因小鼠存活时间明显延长，但初始死亡时间无明显差异，未表现出更有效的免疫保护作用。由此推断，多基因联合重组可能会引起基因表达蛋白的空间构象发生改变，从而失去天然蛋白的特性或者是 HSP70 产生了一定的细胞毒性。因此除了选对优秀的靶抗原之外，如何提高多基因核酸疫苗的免疫保护率，仍有待进一步的研究（魏庆宽，2012）。新近，用 poly I：C 作为佐剂与 ROP5 和 ROP18 蛋白质免疫能引起体液和细胞免疫机制的激活，能部分抵抗强毒性和形成包囊的刚地弓形虫感染。因此，可考虑 ROP5 和 ROP18 作为刚地弓形虫复合抗原有价值的成分（Grzybowski et al.，2015b）。

### 53.5.4 含功能性因子、酶和激酶的其他候选抗原

近年来，越来越多的试验已集中在评价功能性蛋白质的免疫原性，如参与弓形虫代谢、复制、转录和其生命周期的生物过程的其他一些蛋白质。弓形虫真核启动因子-2α（TgIF2α）在磷酸化后是寄生虫生活力的一个关键性因子，接受编码 TgIF2α 的真核质粒的小鼠能产生特异性体液免疫应答和强的细胞免疫应答，这些应答起到延长生存时间和减少脑包囊生成的作用（Chen et al.，2013；Chen et al.，2014）。刚地弓形虫的真核翻译启动因子基因（eIF4A）编码 RNA 螺旋酶，它在来源不同的宿主和不同的地理位置的株之间保守，免疫后评价 eIF4A 的保护性效力发现，相比于 RH 株的对照组，它能显著延长小鼠的生存时间（Chen et al.，2014）。另一研究用编码 RH 株 TgDPA 的 DNA 疫苗免疫小鼠，能诱导有较长生存力的体液免疫和细胞免疫应答（Hassan et al.，2014）。用 pVAX I 连接 TgCDPK3 免疫小鼠能起到延长生存时间和减少脑包囊负荷的作用。另外，用其他质粒（pCDPK5、pASP1、pGST、pGR、pMDH、pCPB、pCPL）和重组蛋白（rACT、rRACK1、rPD1）以及来源于 AMA1、RON2 和 ROR4 的多肽进行试验发现，这些因子都不同程度增加小鼠的生存时间（Zhang et al.，2015）。扁菱形蛋白酶（rhomboid protease，ROM）是最近弓形虫疫苗研究中的另一个热点。扁菱形蛋白酶能够打破"细胞速度限制"，通过扭曲它们的周围环境使它们快速地从细胞膜的一端滑动到另一端，在寄生虫侵入宿主的过程中起重要的作用。弓形虫的 ROM 蛋白酶序列保守，很多动物实验表明，基于 ROM 的系列疫苗对宿主有保护作用（Foroutan et al.，2019）。

### 53.5.5 抗原的投递途径

抗原投递途径有静脉注射、肌内注射、腹腔注射和鼻腔接种。用 PLG 包裹的 SAG1、ROP18、ROP38、rSAG2 或 rSAG1/2 作为投递系统，能缓释微粒疫苗，已证明对受到刚地弓形虫致命性感染的个体有强的保护效力，能分泌大量的 IFN-γ（Chuang & Yang，2014）。

## 53.6 问题与展望

弓形虫疫苗发展经历了几个阶段,即死疫苗、减毒或灭活疫苗、体外分离或基因工程制备的亚单位疫苗以及新型的核酸疫苗,经历了艰辛的历程。许多实验室已将研制的疫苗用于动物实验,显示了一定的免疫效果。特别是近年来用不可逆的基因缺失株免疫小鼠,已证明表现出很强的 CD8$^+$ T 细胞依赖性免疫力,从而控制了急性和慢性感染。虽然至今有些研究成果已取得令人鼓舞的成绩,但离实际应用于人类尚有一段距离。这是由以下因素造成的:① 弓形虫感染诱导的是带虫免疫,虫体在宿主细胞内增殖易形成包囊,从而逃避免疫反应。② 对弓形虫保护性抗原的研究直接影响免疫诊断的敏感性和特异性,因此,继续寻找强有力的保护性抗原对疫苗的研究关系重大。③ 在弓形虫感染中,Thl 型细胞免疫反应起着重要作用,因此,应致力于研究能够有效诱导 Thl 型细胞免疫反应的疫苗,如选取某些强保护性抗原中含 T 细胞、B 细胞表位的片段重组构成多表位疫苗应是今后疫苗的研究趋势之一。④ 如何增强核酸疫苗的免疫效果是目前的研究重点和难题,如核酸疫苗中优选密码子的设计、免疫途径和方法的选择以及评估体系的建立等,有待于做进一步探讨。这些问题一经解决,核酸疫苗势必在未来的疫苗研制、免疫学机制研究乃至生物科技发展中扮演举足轻重的角色。⑤ 优良疫苗的研制需要多学科的交叉配合,必须充分发挥基因组学和蛋白质组学在疫苗研究中的主导作用。联合应用蛋白质分析方法和基因序列分析将是研究重组疫苗、蛋白质疫苗最强有力的工具,同时联合生物信息学,将大大缩短鉴定保护性蛋白抗原和亚单位疫苗等的时间。例如,寄生虫不同发育阶段的 2-D 电泳图谱联合质谱分析(MS)可用于鉴定特异性蛋白,通过对 2-D 电泳中有区别的斑点印迹分析,能鉴别出具有免疫原性的蛋白质。随着生物信息学、分子生物学以及基因工程技术的日臻成熟、完善和发展,相信在不远的将来,弓形虫疫苗的研制势必会取得丰硕的成果(Zhang et al. ,2013;曾艳波等,2015)。

随着分子生物技术的发展,近年来对弓形虫的侵入机制、抗药研究、诊断和治疗都取得了许多新的进展,尤其是对弓形虫新抗原的鉴定和研究,多种弓形虫诊断抗原基因已经被克隆和重组表达,有些重组抗原已经初步应用于免疫学诊断,显示出较高的诊断价值,也为疫苗的制备提供了物质基础。但是重组抗原的特异性虽然很高,其敏感性仍低于天然抗原,重组后的抗原性也受重组质粒的影响。目前将多个重组抗原组合成"鸡尾酒"式的诊断抗原或重组复合多表位抗原等方法有望克服漏检现象。随着对弓形虫重组抗原研究的深入及基因工程技术的发展,构建多表位抗原基因插入表达载体,此多表位抗原贯穿弓形虫生命周期的各个阶段,才能筛选出具有良好免疫性和反应性的保护性重组抗原,为研制弓形虫疫苗和诊断试剂打下基础,从而截断弓形虫传播的途径,彻底消灭弓形虫(Hajissa et al. ,2019)。未来 5 年研制刚地弓形虫疫苗的目标就是改善 CTL 表位的数目,如多抗原疫苗、使用有效的载体,并且利用各种初次免疫-加强免疫策略(prime-boost strategy)和新的佐剂增强 CTL 对疫苗的应答。

## 参考文献

陈才英. 2008. 大通县家畜弓形虫病流行病学调查. 青海畜牧兽医杂志 32(1):23-25.

陈翠玲,刘志强,刘现兵,等. 2014. IL-12 和 IL-12 受体在刚地弓形虫感染致不良妊娠结局中的作用机制研究. 滨州医学院学报 37(3):161-163.

陈兴智,孙新. 2004. 弓形虫感染涉及的细胞免疫. 蚌埠医学院学报 29(4):370-373.

邓波,葛杰,杨显超,等. 2015. 2014 年上海城区家养犬猫刚地弓形虫血清学抗体情况调查. 上海畜牧兽医通讯 4:44-45.

高世同,吴少庭,林敏,等. 2000. 弓形虫 P22 编码基因真核表达质粒接种小鼠后的细胞免疫效果. 中国人兽共患病杂志 16(6):31-33.

谷俊朝,刘建. 2010. 弓形虫感染与优生优育. 寄生虫与医学昆虫学报 17(4):263-265.

官剑武,舒衡平,蒋立平. 2010. 抗弓形虫药物靶点的研究进展. 热带病与寄生虫学 8(2):110-114.

郭虹,陈观今,郑焕钦. 2000. 含弓形虫 ROP1 基因真核表达重组质粒 DNA 免疫小鼠的研究. 中国人兽共患病杂志 16(4):18-20.

侯丽萍,张慧芳,饶华祥,等. 2015. 太原市孕妇弓形虫感染现状调查. 中国病原生物学杂志 10(1):附页 4-5.

江羽鸣,谭长连. 2015. 艾滋病继发弓形虫脑炎的 MRI 特征.

中国现代医学杂志 25(15):96-99.

蒋华,何深一. 2004. 弓形虫疫苗研究新进展. 国外医学·寄生虫病分册 31(6):262-265.

蒋华,何深一,周怀瑜,等. 2005. 弓形虫复合抗原基因 P30-ROP2 体外扩增、克隆及真核表达重组质粒的构建. 中国寄生虫病防治杂志 18(1):1-4.

李海龙,夏彬彬,李倩,等. 2019. 云南省边境地区人群弓形虫感染血清流行病学调查. 中国血吸虫病防治杂志 31(02):216-217.

李瑾,魏庆宽,贾凤菊,等. 2015. 弓形虫 GRA6 基因的重组、表达及鉴定. 中国病原生物学杂志 10(3):239-240.

李学瑞,王艳华,赵象忠,等. 2007. 弓形虫侵入宿主细胞的研究进展. 中国寄生虫学与寄生虫病杂志 25(2):154-157.

刘功振,王彬,王洪法. 2015. 弓形虫棒状蛋白 ROP16 的研究进展. 中国血吸虫病防治杂志 27(2):217-220.

刘敏,陈晓光. 2010. 中国人群弓形虫病的流行特征分析. 寄生虫与医学昆虫学报 17(3):184-191.

刘晓霞,朱明,徐琦,等. 2012. 寄生虫感染对树突状细胞亚群的影响. 中国人兽共患病学报 28(10):1020-1023.

卢致民,张进顺. 2011. 弓形虫感染免疫诊断抗原研究进展. 中国血吸虫病防治杂志 23(5):590-594.

吕亚萍,黄葵,马雪梅,等. 2011. 艾滋病合并弓形体脑炎的 MRI 表现. 实用放射学 7(27):989-991.

米晓云,巴音查汗,李文超. 2007. 新疆猪、牛、羊弓形虫病的血清学调查. 中国兽医寄生虫病杂志 15(2):22-24.

蒲元华,王艳华,王萌,等. 2012. 抗弓形虫药物及机理研究进展. 中国人兽共患病学报 28(4):389-392.

钱希铭,沈国强,王晓明. 2018. 妇科恶性肿瘤患者弓形虫感染血清流行病学调查. 中国血吸虫病防治杂志 30(06):682-684.

任科研,苑淑贤,李琳,等. 2011. 弓形虫疫苗研究概况及前景. 国外畜牧学—猪与禽 31(2):87-89.

桑锐,于逸凡,李金霞,等. 2018. 联合用药抗弓形虫效果研究进展. 动物医学进展 39(11):107-110.

孙怡. 2006. 弓形虫 P30-P22 DNA 疫苗免疫小鼠诱导的细胞免疫应答. 山东医学高等专科学校学报 28(2):81-83.

唐媛媛,莫绪维,陈鹤,等. 2015. Chinese 1 基因型弓形虫棒状体蛋白 ROP16 的基因克隆表达及生物信息学. 安徽医学 19(4):675-678.

汪涛,汤自豪. 2012. 弓形虫病:速殖子、包囊和卵囊的传播. 中国人兽共患病学报 28(11):1133-1136.

王璐,沙泉,沈继龙. 2012. 弓形虫脑炎的神经系统损伤及其病理机制. 中国人兽共患病学报 28(12):1247-1250.

王素华,曲道峰,蔡渭明,等. 2008. 弓形虫病的发病机理研究进展. 检验检疫科学 18(3):75-77.

王妍,张守发,金春梅,等. 2102. 弓形虫重组 GRA3 抗原单克隆抗体的制备与鉴定. 安徽农业科学 40(12):7301-7302.

魏庆宽. 2012. 弓形虫多基因核酸疫苗构建及其免疫保护性研究. 中国血吸虫病防治杂志 24(2):173-182.

许丽芳,杨秋林,沈元琼,等. 2004. 红霉素等四种抗生素体外抗弓形虫作用的研究. 中国人兽共患病学报 20(10):885-887.

姚远. 2009. 弓形虫 SAG1-MIC8 复合基因疫苗对小鼠的免疫保护性研究. 济南:山东大学硕士学位论文.

曾艳波,张峻,陆连华,等. 2015. 弓形虫疫苗的研究进展与展望. 上海畜牧兽医通讯 2:18-21.

张晓磊,张丽骞,王春苗,等. 2014. 弓形虫 ROP11 核酸疫苗免疫保护作用的研究. 中国病原生物学杂志 9(10):915-918.

张贤,甘小凤,程正阳,等. 2015. 弓形虫棒状体蛋白 2 家族成员研究进展. 中国病原生物学杂志 10(6):574-576.

张忠平,王建玲. 2010. 中西医结合治疗生育妇女弓形虫感染的临床研究. 中华中西医学杂志 8(8):49-50

赵海忠,李良华,宋忠旭,等. 2019. 弓形虫基因工程疫苗研究进展. 湖北畜牧兽 40(04):10-12.

赵焕阁,王华,黄用豪,等. 2012. 弓形虫 5 基因真核表达载体的构建及其免疫保护性的研究. 中国人兽共患病杂志 28(9):947-950.

Abdollahi SH, Ayoobi F, Khorramdelazad H, et al. 2013. Interleukin-10 serum levels after vaccination with in vivo prepared *toxoplasma gondii* excreted/secreted antigens. Oman Med J 28(2):112-115.

Amerizadeh A, Khoo BY, Teh AY, et al. 2013. Identification and real-time expression analysis of selected *Toxoplasma gondii* in-vivo induced antigens recognized by IgG and IgM in sera of acute toxoplasmosis patients. BMC Infect Dis 13(1):287-291.

Burrells A, Benavides J, Cantón G, et al. 2015. Vaccination of pigs with the S48 strain of *Toxoplasma gondii*—safer meat for human consumption. Vet Res 46(1):47.

Buxton D, Innes EA. 1995. A commercial vaccine for ovine toxoplasmosis. Parasitology 110(Supp):11-16.

Cardona NI, Moncada DM, Gomez Marin JE. 2015. A rational approach to select immunogenic peptides that induce IFN-γ response against *Toxoplasma gondii* in human leukocytes. Immunobiology 220:1337-1342.

Chen J, Huang SY, Zhou DH, et al. 2013. DNA immunization with eukaryotic initiation factor-2α of *Toxoplasma gondii* induces protective immunity against acute and chronic toxoplasmosis in mice. Vaccine 31(52):6225-6231.

Chen J, Fang SF, Zhou DH, et al. 2014. Protective immunity induced by a DNA vaccine expressing eIF4A of *Toxoplasma gondii* against acute toxoplasmosis in mice. Genet Mol Res 13:3356-3361.

Chuang SC, Ko JC, Chen CP, et al. 2013. Encapsulation of chimeric protein rSAG1/2 into poly(lactide-co-glycolide) microparticles induces long-term protective immunity against *Toxoplasma gondii* in mice. Exp Parasitol 134(4):430-437.

Chuang SC, Yang CD. 2014. Sustained release of recombinant surface antigen 2 (rSAG2) from poly(lactide-co-glycolide) microparticles extends protective cell-mediated immunity against *Toxoplasma gondii* in mice. Parasitology 18:1-10.

Cong H, Zhang M, Xin Q, et al. 2013. Compound DNA vaccine encoding SAG1/ SAG3 with A2/B subunit of cholera toxin as a genetic adjuvant protects BALB/c mice against *Toxoplasma gondii*. Parasit Vectors 6:63.

Couvreur G, Sadak A, Fortier B, et al. 1988. Surface antigens of *Toxoplasma gondii*. Parasitology 97 ( Pt 1):1-10.

Dziadek B, Gatkowska J, Grzybowski M, et al. 2012. *Toxoplasma gondii*:The vaccine potential of three trivalent antigen-cocktails composed of recombinant ROP2, ROP4, GRA4 and SAG1 proteins against chronic toxoplasmosis in BALB/c mice. Exp Parasitol 131(1):133-138.

Feng MY, Lau YL, Zulqarnain M, et al. 2008. Characterization of secreted recombinant *Toxoplasma gondii* surface antigen 2 (SAG2) heterologously expressed by the yeast Pichia pastoris. Biotechnol Lett 30(4):611-618.

Foroutan M, Zaki L, Tavakoli S, et al. 2019. Rhomboid antigens are promising targets in the vaccine development against *Toxoplasma gondii*. EXCLI J 21(18): 259-272.

Fox BA, Bzik DJ. 2015. Nonreplicating, cystdefective type II *Toxoplasma gondii* vaccine strains stimulate protective immunity against acute and chronic infection. Infect Immun 83 (5):2148-2155.

Grzybowski MM, Dziadek B, Dziadek J, et al. 2015. *Toxoplasma gondii*:Cloning, expression and immunoreactivity of recombinant ROP5 and ROP18 antigens. Exp Parasitol 150:1-6.

Grzybowski MM, Dziadek B, Justyna M, et al. 2015. Towards vaccine against toxoplasmosis:Evaluation of the immunogenic and protective activity of recombinant ROP5 and ROP18 *Toxoplasma gondii* proteins. Parasitol Res 114:4553-4563.

Hajissa K, Zakaria R, Suppian R. 2019. Epitope-based vaccine as a universal vaccination strategy against *Toxoplasma gondii* infection: A mini-review. JAVAR 6(2): 174-182.

Hassan IA, Wang S, Xu L, et al. 2014. DNA vaccination with a gene encoding *Toxoplasma gondii* deoxyribose phosphate aldolase (TgDPA) induces partial protective immunity against lethal challenge in mice. Parasit Vectors 7:431.

Katzer F, Canton G, Burrells A, et al. 2014. Immunization of lambs with the S48 strain of *Toxoplasma gondii* reduces tissue cyst burden following oral challenge with a complete strain of the parasite. Vet Parasitol 205(1-2):46-56.

Kim K, Bülow R, Kampmeier J, et al. 1994. Conformationally ap-
propriate expression of the *Toxoplasma* antigen SAG1 (p30) in CHO cells. Infect Immun 62(1):203-209.

Lagal V, Dinis M, Cannella D, et al. 2015. AMA1-deficient *Toxoplasma gondii* parasites transiently colonize mice and trigger an innate immune response that leads to long-lasting protective immunity. Infect Immun 83(6):2475-2486.

Liu MM, Yuan ZG, Peng GH, et al. 2010. *Toxoplasma gondii* microneme protein 8 (MIC8) is a potential vaccine candidate against toxoplasmosis. Parasitol Res 106(5):1079-1084.

Lu G, Wang L, Zhou A, et al. 2015. Epitope analysis, expression and protection of SAG5A vaccine against *Toxoplasma gondii*. Acta Trop 146:66-72.

Mendonça CED, Barros SLB, Guimarães VAA. 2013. Prevalence and risk factors associated to ovine toxoplasmosis in northeastern Brazil. Rev Bras Parasitol Vet 22(2):1728-1732.

Parthasarathy S, Fong MY, Ramaswamy K, et al. 2013. Protective immune response in BALB/c mice induced by DNA vaccine of the ROP8 gene of *Toxoplasma gondii*. Am J Trop Med Hyg 88(5):883-887.

Qu D, Han J, Du A. 2013. Evaluation of protective effect of multiantigenic DNA vaccine encoding MIC3 and ROP18 antigen segments of *Toxoplasma gondii* in mice. Parasitol Res 112 (7):2593-2599.

Sacks JJ, Roberto RR, Brooks NF. 1982. Toxoplasmosis infection associated with raw goat's milk. J JAMA 248(14): 1728-1732.

Wang PY, Yuan ZG, Petersen E, et al. 2012. Protective efficacy of a *Toxoplasma gondii* rhoptry protein 13 plasmid DNA vaccine in mice. Clin Vaccine Immunol 19 (12): 1916-1920.

Wang Y, Wang G, Zhang D, et al. 2013a. Screening and identification of novel B cell epitopes of *Toxoplasma gondii* SAG1. Parasit Vectors 6:125-128.

Wang Y, Zhang D, Wang G, et al. 2013b. Immunization with excreted-secreted antigens reduces tissue cyst formation inpigs. Parasitol Res 112(11):3835-3842.

Wei F, Wang W, Liu Q. 2013. Protein kinases of *Toxoplasma gondii*:Functions and drug targets. Parasitol Res 112(6): 2121-2129.

Xiong C, Grieve RB, Kim K, et al. 1993. Expression of *Toxoplasma gondii* P30 as fusion with glutathione S-transferase in animal cells by Sindbis recombinant virus. Mol Bio Parasitol 61(1):143-148.

Xu Y, Zhang NZ, Chen J, et al. 2014a. *Toxoplasma gondii* rhoptry protein 38 gene sequence variation among isolates from different hosts and geographical locations. Genet Mol Res 13(3):4839-4844.

Xu Y, Zhang NZ, Tan QD, et al. 2014b. Evaluation of immunoefficacy of a novel DNA vaccine encoding *Toxoplasma gondii rhoptry protein* 38 (TgROP38). BMC Infect Dis 14: 525.

Yuan ZG,ZhangXX,Liu PQ,et al. 2011. Protective effect against toxoplasmosis in mice induced by DNA immunization with gene encoding *Toxoplasma gondii* ROP18. Vaccine 29 (38):6614-6619.

Zhang NZ,Chen J,Wang M,et al. 2013. Vaccines against *Toxoplasma gondii*:New developments and perspectives. Expert Rev Vaccines 12(11):1287-1299.

Zhang NZ,Xu Y,Wang M,et al. 2015. Protective efficacy of two novel DNA vaccines expressing *Toxoplasma gondii* rhomboid 4 and rhomboid 5 proteins against acute and chronic toxoplasmosis in mice. Expert Rev Vaccines 14(9):1289-1297.

# 第54章

# 钩端螺旋体疫苗

严 杰

**本章摘要**

由致病性钩端螺旋体感染引起的钩端螺旋体病(leptospirosis)是全球流行的人兽共患传染病。我国也是钩端螺旋体病流行的主要地区之一,夏秋季高发。致病性钩端螺旋体动物宿主众多,但以野生鼠类和家畜最为重要。目前将致病性钩端螺旋体分为 7 个基因种,其中问号钩端螺旋体(*Leptospira interrogans*)是全球流行最广的致病性钩端螺旋体基因种。目前从我国钩端螺旋体病人及宿主动物中分离鉴定的致病性钩端螺旋体有 18 个血清群和 75 个血清型,由于不同的钩端螺旋体基因种、血清群和血清型之间免疫交叉保护作用不定,故需采用数种当地流行的优势致病性钩端螺旋体基因种及其血清群和血清型制备多价疫苗用于预防接种。我国常规生产并使用全综合培养基培养的三、五或七价浓缩钩端螺旋体全菌死疫苗,但以问号钩端螺旋体黄疸出血群赖型、流感伤寒群临海型、秋季群秋季型组成的三价疫苗为主。近年我国一些地区出现优势流行的问号钩端螺旋体血清群及血清型发生改变甚至更替的现象,多价钩端螺旋体全菌死疫苗对其未包含的血清群或血清型无明显的免疫保护作用。此外,接种多价钩端螺旋体全菌死疫苗后,部分人群有注射局部红肿、发热等不良反应。因此,研发高效无毒的通用型钩端螺旋体多价蛋白抗原的基因工程疫苗具有重要的现实意义,也是目前较为可行和可靠的新型钩端螺旋体疫苗的发展方向。

## 54.1 概述

1800 年，Larrey 首先从驻埃及法国士兵中发现一种病因不明的新型急性传染病，其主要临床症状和体征为黄疸、出血、眼结膜充血和肾衰竭。1886 年，Weil 报告了 4 例流行性急性传染性黄疸病，其主要临床症状和和体征为寒战发热、全身乏力、黄疸、出血、肝脾大和肾衰竭，被命名为"韦尔病"（Weil's disease）。直至 1913—1915 年，日本学者从病人及鼠类中分离出钩端螺旋体并感染豚鼠，出现类似症状和体征后，钩端螺旋体才被证实为钩端螺旋体病（leptospirosis）的病原体。迄今至少有 91 个国家和地区报道了钩端螺旋体病病例，病人分布于亚洲、欧洲、北美洲和南美洲、非洲和大洋洲。东南亚和南美洲一直是钩端螺旋体病流行的主要地区，但近 10 年来，北美洲和欧洲也多次发生钩端螺旋体病暴发流行。可见，钩端螺旋体病是全球性流行的人兽共患传染病（严杰等，2006；Adler，2015）。

## 54.2 病原学

### 54.2.1 生物学性状及分类

钩端螺旋体是一类菌体细长、一端或两端弯曲成 C 和 S 状、螺旋细密和规则、革兰氏染色阴性原核细胞型微生物，分类学上隶属于钩端螺旋体属（*Leptospira*）、钩端螺旋体科（Leptospiraceae）、螺旋体目（Spirochaetales）（Brooks et al.，2004）。根据钩端螺旋体对人和动物有无致病性，可分为致病性钩端螺旋体（pathogenic *Leptospira* species）和非致病性钩端螺旋体（non-pathogenic *Leptospira* species）。致病性钩端螺旋体感染人后引起钩端螺旋体病，非致病性钩端螺旋体是生活于自然水体中的腐生性微生物，对人和动物不致病（Ren et al.，2003；严杰等，2006；Adler，2015）。

常用血清学方法将钩端螺旋体分为血清群（serogroup）和血清型（serovar），致病性钩端螺旋体已发现有 25 个血清群 273 个血清型。近年来，国际上采用基因组学方法对钩端螺旋体分类，其中致病性钩端螺旋体至少有 7 个基因种（genospecies）：*L. borgpetersenii*、*L. interrogans*、*L. kirschneri*、*L. noguchii*、*L. santarosai*、*L. weilii* 和 *L. meyeri*（严杰等，2006；Adler，2015）。问号钩端螺旋体（*L. interrogans*）是全球流行最广的致病性钩端螺旋体基因种，迄今我国大陆病人中分离的致病钩端螺旋体均为问号钩端螺旋体，但台湾地区主要流行 *L. santarosai* 基因种。历年来，我国发现了 20 余个新的致病性钩端螺旋体血清型（严杰等，2006；Adler，2015），经过不断归类和整合，目前将我国分离的致病性钩端螺旋体分为 18 个血清群和 75 个血清型（表 54.1），所采用的血清学诊断参考标准株有 15 群 15 型（表 54.2）。

表 54.1 我国致病性钩端螺旋体血清学分类一览表

| 血清群/血清型 | 参考菌株 | 菌号* |
|---|---|---|
| 澳洲群（Australis） | | |
| 澳洲型（australis） | 65-9 | 56607 |
| 乳山型（rushan） | 507 | 56661 |
| 秋季群（Autumnalis） | | |
| 南腊型（nanla） | A 6 | 56650 |
| 秋季型（autumnalis） | Lin 4 | 56606 |
| 斑金南型（bangkinang） | L 69 | 56627 |
| 福特-布拉格型（fort-bragg） | GH 284 | 56651 |
| 摩尔斯型（mooris） | L 174 | 56629 |
| 拉赫马特型（rachmati） | Tia 1 | 56626 |
| 苏门答腊型（sumatrana） | L 56 | 56628 |

续表

| 血清群/血清型 | 参考菌株 | 菌号* |
|---|---|---|
| 拜伦群(Ballum) | | |
| 　拜伦型(ballum) | pishu | 56604 |
| 　广东型(guangdong) | 1853 | 56648 |
| 　四川型(sichuan) | 79601 | 56668 |
| 巴达维亚群(Bataviae) | | |
| 　巴达维亚型(bataviae) | L 15 | 56638 |
| 　巴叶赞型(paidjan) | L 37 | 56612 |
| 犬群(Canicola) | | |
| 　频德吉型(bindjei) | L 8 | 56624 |
| 　犬型(canicola) | Lin | 56603 |
| 　琼斯型(jonsis) | A 94 | 56647 |
| 　渡口型(dukou) | 83194 | 56680 |
| 　邱崃型(qunjian) | 7957 | 56666 |
| 塞尔东尼群(Celledoni) | | |
| 　恩霍型(anhoa) | L 73 | 56621 |
| 　海南型(hainan) | 6712 | 56622 |
| 　勐定型(mengding) | M 6906 | 56623 |
| 　怀特康型(whitcombi) | 1891 | 56646 |
| 流感伤寒群(Grippotyphosa) | | |
| 　流感伤寒型(grippotyphosa) | B 8 | 56652 |
| 　两广型(liang-guang) | 1880 | 56653 |
| 　临海型(linhai) | Lin 6 | 56609(原临 6 型) |
| 七日热群(Hebdomadis) | | |
| 　曼庄型(manzhuang) | A 23 | 56658(原 $a_{23}$ 型) |
| 　七日热型(hebdomadis) | P 7 | 56610 |
| 　龙南型(longnan) | Longnan 573 | 56654 |
| 　南定型(nanding) | M 6901 | 56633 |
| 黄疸出血群(Icterohaemorrhagiae) | | |
| 　哥本哈根型(copenhageni) | M 37 | 56619 |
| 　红河型(honghe) | H 2 | 56642(原 $h_2$ 型) |
| 　黄疸出血型(icterohaemorrhagiae) | 70124 | 56618 |
| 　赖型(lai) | Lai | 56601 |
| 　纳姆型(naam) | 1690 | 56620 |
| 　仁寿型(renshou) | 81522 | 56678 |
| 　凉山型(liangshan) | 82224 | 56679 |

续表

| 血清群/血清型 | 参考菌株 | 菌号* |
|---|---|---|
| **爪哇群（Javanica）** | | |
| 德宏型（dehong） | De 10 | 56664 |
| 爪哇型（javanica） | M 10 | 56602 |
| 勐腊型（mengla） | A 85 | 56645 |
| 勐润型（mengrun） | A 102 | 56660 |
| 雅安型（yaan） | 80-27 | 56663 |
| 镇康型（zhenkang） | L-82 | 56672 |
| 勐玛型（mengma） | S 590 | 56673 |
| **曼耗群（Manhao）** | | |
| 临沧型（lincang） | L 58 | 56658（原 manbao 5 型） |
| 绿水型（lushui） | L 70 | 56616（原 manbao 1 型） |
| 清水型（cingshui） | L 105 | 56615（原 manbao 2 型） |
| 曼耗型（manhao） | L 60 | 56617（原 manbao 3 型） |
| 黎川型（lichuan） | Lichuan 130 | 56659（原 manbao 4 型） |
| **明尼群（Mini）** | | |
| 云南型（yunnan） | A 10 | 56631（原 $a_{10}$ 型） |
| 河口型（hekou） | H 27 | 56632 |
| 明尼型（mini） | Nan 10 | 56655 |
| **波摩那群（Pomona）** | | |
| 昆明型（kunming） | K 5 | 56630 |
| 波摩那型（pomona） | Luo | 56608 |
| **致热群（Pyrogenes）** | | |
| 阿不赖姆斯型（abramis） | 71022 | 56649 |
| 孟连型（menglian） | S 621 | 56674 |
| 致热型（pyrogenes） | 4 | 56605 |
| 蔡弄尼型（zanoni） | 61 A | 56625 |
| **蛙群（Ranarum）** | | |
| 平昌型（pingchang） | 80412 | 56667 |
| **萨明群（Sarmin）** | | |
| 威维里型（weaveri） | S 98 | 56643 |
| **赛罗群（Sejroe）** | | |
| 巴尔干型（balcanica） | Zuang | 56611 |
| 溶血型（haemolytica） | H 18 | 56637 |
| 哈焦型（hardjo） | L 15 | 56634 |
| 棉兰型（medanesis） | M 49 | 56636 |

续表

| 血清群/血清型 | 参考菌株 | 菌号* |
|---|---|---|
| 萨可斯可宾型(saxkoebing) | Jiao5 | 56662 |
| 屈林台德型(trinidad) | 34 | 56656 |
| 乌尔夫型(wolffi) | L 183 | 56635 |
| 金型(jin) | A 81 | 56669 |
| 塔拉索夫群(Tarassovi) | | |
| 版纳型(banna) | A 31 | 56640 |
| 耿马型(gengma) | M 48 | 56620 |
| 哥埃达型(guidae) | 71011 | 56639 |
| 勐捧型(mengpeng) | A 82 | 56662 |
| 摩尔达维亚型(moldviae) | Dong 27 | 56671 |
| 塔拉索夫型(tarassovi) | 65-52 | 56613 |
| 宁夏型(ningxia) | 81005 | 56682 |

注:*,中国北京药品生物制品研究院(原北京药品生物制品检定所)菌号。

表54.2 用于我国血清学诊断的致病性钩端螺旋体15群15型参考标准株一览表

| 血清群 | 血清型 | 株名 | 菌号* |
|---|---|---|---|
| 黄疸出血群 | 赖型 | 赖安华(Lai) | 56601 |
| 爪哇群 | 爪哇型 | M 10 | 56602 |
| 犬群 | 犬型 | 林(Lin) | 56603 |
| 拜伦群 | 拜伦型 | 皮鼠 | 56604 |
| 致热群 | 致热型 | 田 | 56605 |
| 秋季群 | 秋季型 | 临 4 | 56606 |
| 澳洲群 | 澳洲型 | 65-9 | 56607 |
| 波摩那群 | 波摩那型 | 罗 | 56608 |
| 流感伤寒群 | 临海型 | 临 6 | 56609 |
| 七日热群 | 七日热型 | 56069 | 56610 |
| 赛罗群 | 乌尔夫型 | L 183 | 56635 |
| 明尼群 | 明尼型 | Nan 10 | 56655 |
| 巴达维亚群 | 巴叶赞型 | L 37 | 56612 |
| 塔拉索夫群 | 塔拉索夫型 | 65-52 | 56613 |
| 曼耗群 | 清水型 | L 105 | 56615 |

注:*,中国药品生物制品检定研究院菌号。

## 54.2.2 致病物质

钩端螺旋体具有黏附因子、侵袭因子、内毒素、溶血素等致病物质。

### 54.2.2.1 黏附因子（adhensin）

钩端螺旋体表面的 LigB、LenA 和 Mce 等外膜蛋白是黏附因子，其受体是细胞胞外基质（extracellular matrix，ECM）中的纤维连接蛋白（fibronectin）、层黏连蛋白（laminin）和胶原蛋白（collagen）分子（Barbosa et al.，2006；Choy et al.，2007；Stevenson et al.，2007；Vieira et al.，2010；Zhao et al.，2015a）。与细菌黏附细胞的方式不同，钩端螺旋体接触宿主细胞后，以菌体一端或两端黏附细胞（图 54.1 和图 54.2）（Zhang et al.，2012b）。

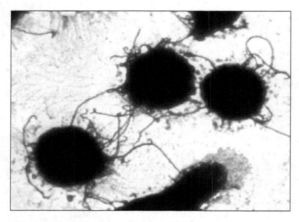

图 54.1 黏附宿主细胞的钩端螺旋体（镀银染色法，×2 000）

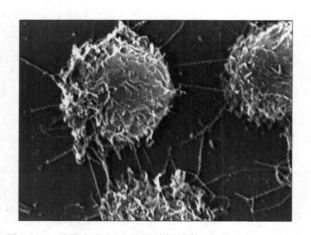

图 54.2 黏附宿主细胞的钩端螺旋体（扫描电镜，×6 000）

### 54.2.2.2 侵袭因子（invasive factor）

产生胶原酶及多种金属蛋白酶，能分解组织中的胶原蛋白及细胞之间的 ECM，在钩端螺旋体能侵入宿主以及宿主体内播散过程中发挥作用（Atzingen et al.，2008；Kassegne et al.，2014）。

### 54.2.2.3 内毒素（endotoxin）

钩端螺旋体细胞壁中脂多糖具有类似革兰氏染色阴性菌内毒素的毒性，能引起发热、炎症和组织坏死（严杰等，2006）。与肠道杆菌脂多糖（LPS）比较，钩端螺旋体 LPS 脂质 A 中少一个磷酸基团，一条豆蔻酸链被月桂酸替代，故其毒性较低。

### 54.2.2.4 溶血素（hemolysin）

赖型、波摩那型、犬型、七日热型等问号钩端螺旋体培养物上清液中存在溶血素。溶血素有类似磷脂酶的作用，能破坏红细胞膜，注射入小羊体内可导致贫血、出血、肝大、黄疸和血尿等症状和体征。最近发现，问号钩端螺旋体赖型 56601 株至少有 8 个溶血素编码基因，其表达产物具有很强的诱导单核巨噬细胞合成与分泌 IL-1$\beta$、IL-6 和 TNF-$\alpha$ 等促炎细胞因子（proinflammatory cytokine）的作用（Wang et al.，2012）。

## 54.3 流行病学

钩端螺旋体病流行与否及流行程度取决于自然动物宿主种类、分布和数量情况。我国地域辽阔，地理、气候和动物种类分布差异很大，钩端螺旋体病流行程度也大不相同（图 54.3）（Zhang et al.，2012a）。根据流行特征和传染源的差异，钩端螺旋体病可分为稻田型、雨水型和洪水型，稻田型主要传染源为野生鼠类，雨水型主要传染源是家畜，洪水型两者兼之（蒋秀高等，2008）。我国北方钩端螺旋体病以雨水型为主，南方以稻田型和洪水型为主，好发季节均为夏秋季（图 54.4）。20 世纪 30—80 年代，我国钩端螺旋体病流行情况十分严重；自 90 年代以来，钩端螺旋体病的发病率和病死率均逐年下降（图 54.5）（Zhang et al.，2012a）。由于钩端螺旋体能在水中长期存活及其自然疫源性的特点，极易引起暴发流行，故钩端螺旋体病仍然是我国日常重点监控传染病，也是洪涝、地震等自然灾害重点监测的 4 种传染病之一（另 3 种为霍乱、流行性出血热和血吸虫病）。

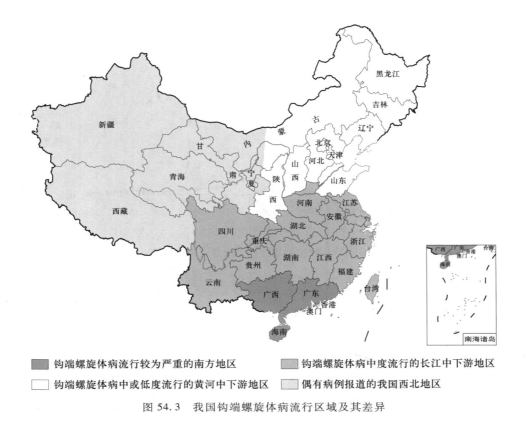

图 54.3 我国钩端螺旋体病流行区域及其差异

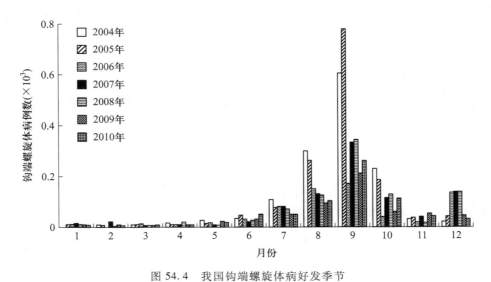

图 54.4 我国钩端螺旋体病好发季节

## 54.3.1 宿主动物

根据带菌时间及尿液排菌能力的差异,钩端螺旋体动物宿主可分为固有储存宿主和偶尔储存宿主

(严杰等,2006;Adler,2015)。迄今全球至少发现238种钩端螺旋体动物宿主,包括兽类、鸟类、两栖类、爬行类、鱼类、节肢动物、家畜及实验动物,除鸟类和节肢动物外,其余动物均被证明不仅带菌也能

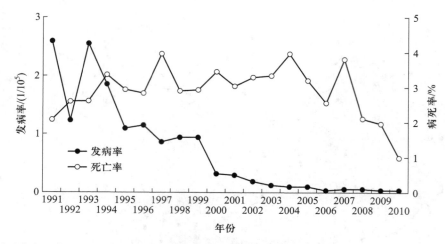

图 54.5 近 20 年我国钩端螺旋体病发病率和病死率变化

排菌。由于钩端螺旋体宿主动物中,鼠类种类最多、分布广泛且数量众多,家畜与人类关系密切,故鼠类和家畜在人钩端螺旋体病流行中起主要作用。我国分离出致病性钩端螺旋体的动物见表 54.3(严杰等,2006;Zhang et al.,2012a)。

### 54.3.2 我国优势问号钩端螺旋体血清群型

钩端螺旋体病是一种典型的自然疫源性传染病,由于地理环境和宿主动物分布的差异,不同国家或地区优势流行的致病性钩端螺旋体血清群或血清型有所不同。我国流行最为广泛的问号钩端螺旋体血清群为黄疸出血群赖型,北方地区波摩那群波摩那型流行较为普遍,其次为流感伤寒群临海型、秋季群秋季型、澳洲群澳洲型、七日热群七日热型、赛罗群棉兰型、犬群犬型和致热群致热型(严杰等,2006;Zhang et al.,2012a)。

### 54.3.3 流行环节

致病性钩端螺旋体自然宿主动物众多,我国以黑线姬鼠、黄胸鼠及猪、牛等家畜为主要储存宿主(严杰等,2006;Li et al.,2013)。鼠类感染后大多呈隐性感染,猪、牛少数家畜感染后可引起轻症病变或流产。致病性钩端螺旋体感染鼠类或家畜后,可在动物的肾中长期存在并随尿液持续排出,污染水和土壤形成自然疫源地(Adler,2015;Zhang et al.,2012a)。在水及潮湿土壤中,问号钩端螺旋体至少可存活数周,人类接触污染的水或土壤被感染(图54.6)。

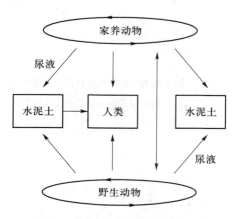

图 54.6 钩端螺旋体病流行环节

## 54.4 发病机制与保护性免疫

钩端螺旋体大小为 $(6 \sim 12) \mu m \times (0.1 \sim 0.2) \mu m$,一端或两端弯曲使菌体呈 C 形、S 形或问号状(图54.7),有内鞭毛(endoflagella)(Brooks et al.,2004)。革兰氏染色阴性,但不易着色。镀银染色效果较好,菌体被染成棕褐色(图 54.8),常用暗视野显微镜观察悬滴标本中钩端螺旋体的形态和运动方式(严杰等,2006)。

### 54.4.1 发病过程及机制

致病性钩端螺旋体有很强的侵袭力,能迅速通过完整或破损的皮肤及眼、鼻、口腔、肠道黏膜侵入人体,数小时内即可经淋巴系统或直接进入血液循环引起钩端螺旋体血症,出现中毒性败血症症状,如

表 54.3　我国分离出钩端螺旋体动物种类一览表

| 动物种类 | | 动物种类 | |
|---|---|---|---|
| **1.啮齿目** | | **6.鸟类** | |
| *Apodemus agrarius* | 黑线姬鼠 | *Bubulcus ibis* | 牛背鹭 |
| *Apodemus chevrieri* | 西南姬鼠* | *Rallus aquaticus* | 秧鸡* |
| *Apodemus speciosus* | 大林姬鼠 | **7.爬行动物** | |
| *Bandicota bengalensis* | 小板齿鼠 | *Physignathus cocincinus* | 长鬣蜥* |
| *Berylmys bowersi* | 青毛巨鼠 | *Enhydris chinensis* | 中华水蛇* |
| *Callosciurus erythraeus* | 赤腹丽松鼠 | **8. 两栖类** | |
| *Cavia cobaya* | 豚鼠 | *Dianrana pleuraden* | 滇蛙* |
| *Citellus dauricus* | 达乌尔黄鼠 | *Rana guentheri* | 沼蛙* |
| *Cricetulus barabensis* | 黑线仓鼠 | *Rana limnocharis* | 泽蛙* |
| *Microtus maximowiczii* | 莫氏田鼠* | *Rana nigromaculate* | 黑斑蛙* |
| *Micromys minutus* | 巢鼠 | *Rana Sichuan* | 四川蛙* |
| *Mus musculus* | 小家鼠 | *Rana spinosa* | 棘胸蛙* |
| *Niviventer fulvescens* | 针毛鼠 | *Rana taipehensis van Denburgh* | 台北蛙* |
| *Rattus flavipectus* | 黄胸鼠 | *Rana tigerina rugulosa* | 虎纹蛙* |
| *Rattus losea* | 罗赛鼠 | **9. 节肢动物** | |
| *Rattus nitidus* | 大足鼠* | *Laelaps echidninus* | 毒厉螨* |
| *Rattus norvegicus* | 褐家鼠 | *Rhipicephalus sanguineus* | 血红扇头蜱* |
| *Rhizomys pruinosus* | 银星竹鼠* | **10. 鱼类** | |
| *R. niviventer lotipes* | 雷琼社鼠* | *Monopterus alba* | 黄鳝* |
| *Tscherkia triton* | 人仓鼠 | **11. 家畜** | |
| **2. 食虫目** | | buffalo | 水牛 |
| *Anourosorex squamipes* | 四川短尾鼩* | camel | 骆驼 |
| *Crocidura lasiura* | 大麝鼩 | cat | 猫 |
| *Crocidura suaveolens* | 小麝鼩 | coat | 山羊 |
| *Tupaia glis* | 普通树鼩* | dog | 犬 |
| **3. 食肉目** | | horse | 马 |
| *Melogale moschata* | 鼬獾* | mule | 骡* |
| *Vulpes vulpes* | 赤狐* | sheep | 绵羊 |
| **4. 偶蹄目** | | swine | 猪 |
| *Muntiacus reevesi* | 小鹿* | **12. 实验动物** | |
| **5. 兔形目** | | guinea pig | 豚鼠 |
| *Lepus capensis* | 草兔* | mouse | 小鼠 |
| *Lepus tolai* | 蒙古兔* | | |

注:*,仅有我国报道分离出钩端螺旋体的动物宿主。

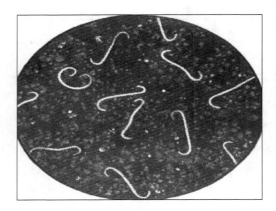

图 54.7 暗视野显微镜下钩端螺旋体模式图(×2 000)

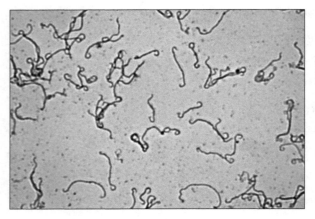

图 54.8 镀银染色法染色的钩端螺旋体
(光学显微镜,×1 000)(见书末彩插)

高热、乏力、头痛、腓肠肌疼痛等,同时可伴有眼结膜充血、浅表淋巴结肿大等体征。感染后 3 天内,血流中钩端螺旋体穿越小血管播散至各个脏器,因不同脏器病变程度轻重不一而临床表现差异较大,临床上分为流感伤寒型、肺出血及肺弥漫性出血型、黄疸出血型、肾型和脑膜脑炎型,但高热、毛细血管性出

血、微循环障碍、黄疸、低血压是常见的典型症状和体征(蒋秀高等,2008)。肺、肝、肾的主要病理改变分别为出血或严重充血及细胞坏死(图 54.9)。流感伤寒型病情较轻,但肺弥漫性出血型病人病死率高达 50% 以上,黄疸出血型、肾型或脑膜脑炎型病人也常因肾衰竭或呼吸衰竭而死亡。部分病人可出现眼和神经系统并发症。病程一般为 1 周至 1 个月(严杰等,2006;Hu et al.,2014)。

## 54.4.2 抗原构造及免疫保护性

钩端螺旋体病的免疫主要依赖于特异性体液免疫。发病后 1 周内可产生 IgM,2 周后产生 IgG,均为保护性抗体,具有凝集钩端螺旋体、增强巨噬细胞吞噬及杀灭钩端螺旋体的作用。特异性细胞免疫也有一定的保护作用。与其他病原菌不同,巨噬细胞能吞噬并利用活性氧(reactive oxygen species,ROS)或活性氮(reactive nitrogen species,RNS)、溶酶体酸性环境和酶类杀灭钩端螺旋体,中性粒细胞能吞噬但一般不能有效杀灭钩端螺旋体(Zhang et al.,2012b;Li et al.,2017)。

除脂多糖(lipopolysaccharide,LPS)抗原外,钩端螺旋体还有属特异性蛋白抗原(genus-specific protein antigen)、群特异性抗原(serogroup-specific antigen)和型特异性抗原(serovar-specific antigen)。属特异性蛋白抗原可能是外膜蛋白(outer membrane proteins,OMP)中的糖蛋白或脂蛋白,可用于钩端螺旋体病的血清学诊断。群特异性抗原为菌体类脂糖复合物(lipid-polysaccharide compound,LPC),型特异性抗原为菌体表面的多糖与蛋白复合物(polysaccharide-protein compound,PPC)。应用显微镜凝集试验(microscopic agglutination test,MAT)和凝集吸收试验(agglutination absorption test,AAT)可将钩

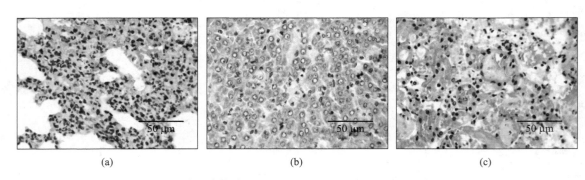

(a)　　　　　　　　　　(b)　　　　　　　　　　(c)

图 54.9 钩端螺旋体感染地鼠肺、肝、肾组织病理改变(见书末彩插)
(a)重度肺出血及大量炎性细胞浸润;(b)广泛性肝细胞坏死;(c)肾组织严重充血及肾小管上皮细胞灶性坏死

端螺旋体属分为若干血清群和血清型（严杰等，2006；Adler，2015）。

（1）脂多糖（LPS）：钩端螺旋体的细胞壁结构与革兰氏染色阴性菌相似，具有内膜（inner membrane）和外膜（outer membrane）。外膜中有 LPS，其结构及抗原性与大肠埃希菌 LPS 相似，能诱导宿主产生 IgM 为主的抗体（Xue et al.，2009）。钩端螺旋体 LPS-IgM 的免疫保护作用未有定论，但具有佐剂样作用，可提高蛋白类抗原的免疫原性。LPS 是钩端螺旋体全菌死疫苗接种人体后产生局部红肿、发热等不良反应的主要原因（严杰等，2006；Adler，2015）。大肠埃希菌 LPS 主要由 Toll 样受体 4（TLR4）识别，但问号钩端螺旋体 LPS 受体为 TLR2（Wang et al.，2012）。

（2）外膜蛋白（OMP）：应用基于 DNA-重组蛋白的基因工程技术可高效表达钩端螺旋体外膜蛋白抗原，从而使钩端螺旋体基因工程疫苗成为可能。基因工程疫苗抗原基本条件之一是抗原应存在于菌体表面，其抗体才能与菌体结合并通过多种途径直接杀伤病原体。以往国内外学者采用体外培养的钩端螺旋体来分析 OMP 的种类和含量发现，脂蛋白 32（LipL32）含量最高，其次是 LipL21，此外，尚有 OmpL1 和 LipL41 等（Hauk et al.，2008）。一些学者研究了这些 OMP 重组表达产物的免疫原性以及对感染地鼠和幼豚鼠的免疫保护作用，结果发现，LipL32 有一定的免疫保护作用，但 LipL21 免疫保护作用较弱，LipL41 无免疫保护作用，OmpL1 则存在明显不同的多种基因型且免疫保护作用也不强（Dong et al.，2008；Luo et al.，2010）。Lip32 是内膜蛋白，可能是免疫保护作用不强的重要原因（Hauk et al.，2008）。更为重要的是，研究发现，钩端螺旋体感染宿主细胞时，几乎所有的脂蛋白和 OMP 表达量瞬时显著下降，这可能涉及钩端螺旋体免疫逃逸机制，但黏附素、侵袭性酶等与钩端螺旋体侵入宿主、在宿主体内扩散有关的 OMP 蛋白表达量明显升高，故可作为钩端螺旋体基因工程疫苗候选抗原（表 54.4）（Xue et al.，2010）。

表 54.4　问号钩端螺旋体赖型赖安华株感染细胞后外膜蛋白抗原表达水平变化

| OMP 抗原 | 蛋白表达上调或下调倍数 | | | |
| --- | --- | --- | --- | --- |
| | 感染小鼠巨噬细胞 | | 感染人巨噬细胞 | |
| | 45 min | 80 min | 45 min | 80 min |
| 外膜脂蛋白 LipL21 | −22.0 | −13.6 | −8.2 | −10.5 |
| 外膜脂蛋白 LipL32 | −33.3 | −12.5 | −20.0 | −33.3 |
| 外膜脂蛋白 LipL41 | −14.3 | −11.1 | −11.1 | −12.5 |
| 外膜脂蛋白 LipL45 | −10.0 | −4.0 | −0.6 | −5.9 |
| 外膜脂蛋白 LipL46 | −4.6 | −3.9 | −6.2 | −5.0 |
| 外膜脂蛋白 LipL48 | −16.7 | −8.3 | −12.5 | −14.3 |
| 外膜蛋白 OmpL1 | −20.0 | −12.5 | −20.0 | −16.7 |
| 外膜蛋白 OmpL36 | −6.3 | −4.4 | −2.0 | −4.6 |
| 外膜蛋白 OmpL47 | −9.1 | −8.3 | −8.3 | −11.1 |
| 黏附素 LigA | +3.0 | +3.4 | +3.2 | +3.2 |
| 黏附素 LigB | +4.5 | +4.2 | +3.8 | +3.5 |
| 黏附素 Mce | +4.5 | +5.8 | +4.2 | +5.2 |
| 胶原酶 ColA | +3.5 | +3.3 | +3.0 | +3.5 |
| 金属蛋白酶 MP1 | +2.8 | +2.5 | +2.0 | +2.5 |
| 金属蛋白酶 MP2 | +1.8 | +1.6 | +2.2 | +1.8 |
| 金属蛋白酶 MP3 | +2.0 | +1.8 | +2.2 | +2.0 |
| 金属蛋白酶 MP4 | +1.8 | +2.0 | +1.5 | +1.8 |

注：+，表达上调；−，表达下调。

（3）类脂、多糖与蛋白复合物（LPC 和 PPC）：此类复合物抗原性很强，能诱导宿主产生高效价 IgM 和 IgG 抗体，在补体存在时，能高效凝集甚至溶解钩端螺旋体。然而，对 LPC 和 PPC 组分至今了解甚少。即使是 LPC 和 PPC 组分业已明确，目前广泛应用的基因工程技术仅能用于多肽或蛋白类抗原的制备，不能应用于糖脂和糖蛋白抗原表达，采用常规生物化学法制备糖脂和糖蛋白抗原则存在提纯困难、产量很低等难题。

## 54.5　钩端螺旋体疫苗

1916 年，日本学者伊东首先制备出钩端螺旋体普通全菌死疫苗；20 世纪 50 年代以前，各国均使用该疫苗进行预防接种。普通全菌死疫苗直接用钩端螺旋体液体培养物经杀菌后制备而成，不仅疫苗中钩端螺旋体数量少，也未去除培养物中少量异种动物血清、培养液成分及钩端螺旋体代谢产物，故免疫效果较差且接种后局部和全身不良反应严重。20 世纪 60 年代，钩端螺旋体浓缩疫苗研制成功。浓缩疫苗是将培养液中钩端螺旋体杀灭后，经高速离心，生理盐水多次洗涤，最终悬浮后体积小于原培养液而制成的全菌死疫苗。与普通全菌死疫苗比较，浓缩疫苗具有钩端螺旋体数量多、免疫效果好、不良反应小、可制成多价疫苗（即含多个致病性钩端螺旋体血清群或血清型）等优点。随后，钩端螺旋体浓缩疫苗逐渐替代普通全菌死疫苗用于预防接种（严杰等，2006）。由于我国学者成功地研制出不含动物血清的钩端螺旋体新型培养基，不仅培养物中钩端螺旋体数量明显提高且不含过敏原，所制备的普通全菌死疫苗也有较好的免疫效果及较低的不良反应，因而普通全菌死疫苗在我国使用时间较长。1975 年，我国学者研制新型钩端螺旋体全综合培养基获得成功并用于疫苗生产，此后，我国一直使用全综合培养基生产的疫苗。1984 年，我国学者以问号钩端螺旋体外膜为抗原研制的多价钩端螺旋体组分疫苗获得成功，该疫苗的免疫效果与钩端螺旋体全菌死疫苗相近，但不良反应更小，已于 2001 年获得国家疫苗生产批文（严杰等，2006）。

根据接种对象不同，钩端螺旋体疫苗可分人用疫苗和兽用疫苗。根据抗原成分不同，钩端螺旋体疫苗可分为全菌死疫苗或活疫苗、组分疫苗和基因工程疫菌。全菌死疫苗又可分为普通疫苗、浓缩疫苗和吸附疫苗，组分疫菌又可分为外膜疫苗和脂多糖疫苗，基因工程疫苗又可分为重组蛋白疫菌和核酸疫苗。尽管研究的钩端螺旋体疫苗种类繁多，但迄今我国仅有钩端螺旋体全菌死疫苗和钩端螺旋体外膜疫苗获准生产。

### 54.5.1　钩端螺旋体全菌死疫苗

1958 年我国开始研制钩端螺旋体普通全菌死疫苗，1959 年由成都生物制品研究所正式投入生产，随后上海生物制品研究所和武汉生物制品研究所也开始生产该疫苗。近年我国钩端螺旋体病呈低水平流行，目前仅有武汉生物制品研究所仍在生产多价钩端螺旋体浓缩全菌死疫苗。我国钩端螺旋体疫苗发展过程大致经历了三个阶段（严杰等，2006）。

（1）蒸馏水疫苗（1958—1962 年）：1958 年，我国按照苏联钩端螺旋体疫苗制造和检定规程试制普通全菌死疫苗。现场考核结果证明，普通全菌死疫苗有预防效果，可降低发病率，减轻临床症状及降低病死率，但疫苗使用菌种必须与当地流行的钩端螺旋体血清型一致才有较好的免疫预防效果，两次接种的免疫预防效果明显优于一次接种。由于疫苗中含有微量培养基中的兔血清，接种后出现较严重的过敏反应，1963 年该疫苗停止生产。

（2）人胎盘浸液疫苗（1963—1975 年）：为了避免培养基中兔血清引起的不良反应，上海生物制品研究所率先研发出钩端螺旋体人胎盘浸液培养基并用于生产全菌死疫苗。1964 年，原卫生部组织成都、上海、武汉和北京生物制品研究所协同攻关，研制出改良的"乙 6"人胎盘浸液培养基用于钩端螺旋体疫苗生产，该培养基性质稳定，钩端螺旋体生长茂盛，菌数明显多于以往的兔血清培养基。1965 年完成中期试验评估后，1966 年成都、上海、武汉三地生物制品研究所同时使用该培养基正式生产钩端螺旋体全菌死疫苗。现场考核结果证明，该疫苗有明显免疫预防效果，接种后无过敏反应，其他不良反应较少也较轻。

（3）全综合培养基疫苗（1975 年至今）：由于人胎盘原料供应困难及 Shenberg（1967）报道了钩端螺旋体全综合培养基，我国也开始研制用于生产钩端螺旋体疫苗的全综合培养基。"26"全综合培养基应用最早，成都生物制品研究所率先将该培养基用于钩端螺旋体疫苗生产。此后,我国学者对"26"全综合培养基进行不断改良,其中以"847"全综合培养基(李世政,1988)及"C70"全综合培养基(张锦麟等,1988)培养钩端螺旋体的效果最为理想,其培养结果稳定,钩端螺旋体平均可达 $7 \times 10^8 \cdot mL^{-1}$,与国外最为成功的 Bey-Johnson 全综合培养基相当,若在钩端螺旋体对数生长期添加活性炭处理后的吐温-60,钩端螺旋体可达 $30 \times 10^8 \cdot mL^{-1}$,完全符合生产浓缩全菌死疫苗的要求。全综合培养基具有无色透明、成分明确、不含蛋白、易于配制、价格低廉、多数钩端螺旋体生产菌株生长茂盛等优点。个别钩端螺旋体血清型(如流感伤寒型)添加0.1%牛血清白蛋白后也能生长良好。我国生产的全综合培养基疫苗现场考核结果显示,免疫预防效果良好,无过敏反应,其他不良反应较少也较轻。此外,我国学者对全综合培养基疫苗生产工艺也进行了一系列改进,如采用大罐深层通气培养、密封管道输送系统生产普通全菌死疫苗以及中空纤维超滤法生产浓缩全菌死疫苗等,使疫苗产量和质量均有了明显提高。

由于不同国家或同一国家不同地区优势流行的钩端螺旋体血清群或血清型有明显差异,不同血清群型之间交叉免疫保护作用不定,故必须采用多种当地优势流行的钩端螺旋体血清型制备多价浓缩全菌死疫苗。国外学者对不同钩端螺旋体血清群及血清型之间交叉免疫保护作用的研究结果有:① 黄疸出血型与波摩那型、犬型之间有明显的交叉保护作用,波摩那型、犬型和流感伤寒型之间交叉保护作用较弱,黄疸出血型与流感伤寒型、塔拉索夫型和赛罗型之间无交叉保护作用;② 脂酶阳性的黄疸出血型、流感伤寒型、犬型、巴达维亚型之间有交叉保护作用,脂酶阴性的拜伦型、爪哇型和塔拉索夫型有交叉保护作用,但脂酶阴性的黄疸出血型和犬型、塔拉索夫型和赛罗型之间无交叉保护作用;③ 同一血清群及血清型强毒株和弱毒株交叉免疫保护效果也有一定差异,通常强毒株可显示较强的交叉保护作用,弱毒株交叉免疫保护作用微弱。我国学者对钩端螺旋体血清群或血清型之间交叉免疫保护的研究结果有:① 同一血清群不同血清型:致热群致热型与犬群犬型、黄疸出血群中的哥本哈根型和赖型、流感伤寒群中的流感伤寒型和临海型之间有交叉免疫保护作用;② 不同血清群及血清型:黄疸出血群黄疸出血型与犬群犬型及波摩那群波摩那型、波摩那群波

摩那型与犬群犬型及爪哇群爪哇型、秋季群秋季型与爪哇群爪哇型中之间也有一定的交叉保护作用。我国流行最为广泛的钩端螺旋体血清群及血清型为黄疸出血群赖型,其次为流感伤寒群临海型、秋季群秋季型、波摩那群波摩那型、澳洲群澳洲型、七日热群七日热型、赛罗群棉兰型、犬群犬型和致热群致热型。早年我国用全综合培养基生产了黄疸出血、流感伤寒、秋季群三价钩端螺旋体浓缩全菌死疫苗,尔后陆续生产了五价和七价钩端螺旋体浓缩全菌死疫苗。随着生产技术和工艺的不断改进,目前武汉生物制品研究所可根据需要立即生产出不同血清群及血清型组合的多价钩端螺旋体浓缩全菌死疫苗。自1990年至今,我国钩端螺旋体浓缩全菌死疫苗制备及检定规程技术指标如下:多价疫苗钩端螺旋体总数不超过 $12.5$ 亿 $\cdot mL^{-1}$,每型不低于 $1.5$ 亿 $\cdot mL^{-1}$,单价疫苗钩端螺旋体数量不低于 $2.5$ 亿 $\cdot mL^{-1}$;全程接种 2 次,首次 0.5 mL,第二次 1 mL,间隔 5~7 天(中国生物制品规程,1990)。

钩端螺旋体浓缩全菌死疫苗生产菌株必须是强毒株,不仅是因强毒株能产生较强的同型或不同型之间交叉免疫保护作用,同时也因强毒株感染后可致死动物,从而在疫苗动物试验中能更直接和明显地反映疫苗保护效果。幼豚鼠(120~150 g)和金地鼠(20~25 g)对钩端螺旋体敏感,故一般采用豚鼠和金地鼠测定钩端螺旋体菌株毒力。根据对豚鼠的致死性和菌血症维持时间差异,可将钩端螺旋体菌株分为 4 类:① 强毒株:致死豚鼠,外周血中菌数达 $10^5 \cdot mL^{-1}$ 以上并维持 5 天以上;② 弱毒株:不致死豚鼠,外周血中菌数 $10^2 \sim 10^4 \cdot mL^{-1}$ 维持 3~4 天;③ 微毒株:不致死豚鼠,外周血中菌数 $10^1 \sim 10^2 \cdot mL^{-1}$ 维持 3 天以内;④ 无毒株:不致死豚鼠,无菌血症。作为钩端螺旋体浓缩全菌死疫苗生产菌株,要定期检查其培养特性(菌数多,运动活泼,形态典型)、血清学特性(与抗血清或抗体有高凝集性能)、毒力(致死动物及菌血症维持时间久)、抗原性(诱导实验动物产生高效价抗体)和免疫保护性(豚鼠和金地鼠感染模型)。钩端螺旋体体外培养时间过久,其毒力会逐渐丧失,将其接种于豚鼠腹腔内传代有助于恢复毒力。

## 54.5.2　钩端螺旋体外膜疫苗

钩端螺旋体全菌死疫苗因含 LPS,部分接种者有较强的不良反应,如接种局部红肿、发热等,一般

局部中强反应为 2%～10%，体温中强反应约 1%。为了避免或减少钩端螺旋体全菌死疫苗的不良反应，Auran 等（1972）首先用十二烷基硫酸钠法（SLS）提取的钩端螺旋体犬群犬型外膜并进行了金地鼠保护试验，试验中采用等量钩端螺旋体制备的全菌死疫苗作为对照，结果显示，外膜与全菌对金地鼠的免疫保护率相似（严杰等，2006）。此后，其他国外学者也进行了钩端螺旋体外膜疫苗研究并获得类似结果。

20 世纪 70 年代末和 80 年代初，浙江省卫生防疫站、浙江医科大学和上海生物制品研究所组成协作组，对钩端螺旋体外膜疫苗进行了研究。浙江省卫生防疫站鲍行豪等参照 Auran 法加以改进，用不同孔径（0.65～1.20 μm）滤膜收集盐变钩端螺旋体细胞并提纯外膜，该外膜制品免疫家兔后产生高效价抗体。上海生物制品研究所张锦麟等用上述方法制备了钩端螺旋体黄疸出血群赖型和波摩那型群波摩那型外膜疫苗并进行了有效性和安全性试验，结果显示，该疫苗免疫的金地鼠均能抵抗致死剂量的同型钩端螺旋体攻击而存活，10 天后解剖检查无明显病变，肾培养均阴性，单独注射 2 倍和 5 倍免疫剂量外膜疫苗的豚鼠和小鼠未发现局部和全身反应，解剖检查无病变。浙江医科大学罗海波等（1982）用恒河猴检测了钩端螺旋体秋季群秋季型外膜疫苗保护性也显示了类似结果。之后鲍行豪等（1982）进行了钩端螺旋体黄疸出血群赖型、犬群犬型、秋季群秋季型和流感伤寒群流感伤寒型 4 价外膜疫苗现场考核，结果显示，多价外膜疫苗一次免疫即可达到多价全菌死疫苗两次免疫的效果，全身反应低于多价全菌死疫苗，局部反应高于多价全菌死疫苗。张锦麟等（1988）对外膜疫苗生产工艺也进行了改进，如采用"C70"全综合培养基以提高钩端螺旋体数量，中空纤维超滤法代替管式超滤法以简化工艺并提高外膜得率。张锦麟等还进行了钩端螺旋体黄疸出血群赖型、秋季群秋季型和流感伤寒群流感伤寒型三价外膜疫苗现场考核，结果表明，三价外膜疫苗较三价全菌死疫苗产生更高效价的血清抗体，一次接种即可获得满意的免疫效果（严杰等，2006）。

张锦麟等完成了钩端螺旋体黄疸出血群赖型和七日热群七日热型两价外膜疫苗的 Ⅰ、Ⅱ 期临床试验。程均福等完成了钩端螺旋体赖型和七日热型 2 价外膜疫苗的 Ⅲ 期临床试验，均显示该外膜疫苗一次接种即可达到 2 价全菌死疫苗 2 次接种的免疫保护效果。同年该 2 价外膜疫苗获得国家新药证书和生产文号（严杰等，2006）。

### 54.5.3　发展中的钩端螺旋体疫苗

早年国内外学者报道了多种钩端螺旋体脂多糖或其组分疫苗、减毒活疫苗，但均因不良反应严重或免疫保护效果不佳而停止研究。20 世纪 90 年代，随着分子生物学和基因工程学技术逐渐应用于疫苗研究，一些学者开始研究钩端螺旋体重组蛋白疫苗和 DNA 疫苗，但以国内研究报道为主。华西医科大学江南等（1995，1997，2000，2002）构建了钩端螺旋体黄疸出血群赖型 017 株基因文库，发现含 OmpL1 编码基因的 2.5 kb 重组子表达的相对分子质量 $68 \times 10^3$ 蛋白（P83）免疫动物与赖型全菌死疫苗有相似的免疫保护率，另证实了重组表达的黄疸出血群赖型 P83 免疫血清可交叉凝集秋季群秋季型临 4 株、澳洲群澳洲型 65-9 株、流感伤寒群临海型临 6 株、巴达维亚群巴叶赞型 L37 株、七日热群七日热型 P7 株、犬群犬型林株、波摩那群波摩那型罗株，提示 P83 可能是致病性钩端螺旋体属特异性抗原，但未进行动物保护试验（严杰等，2006）。此外，Dai 等（1997）、游自立等（1999）、寇志华等（2000）分别研究了钩端螺旋体黄疸出血群赖型鞭毛蛋白 FlaB 编码基因 DNA 疫苗的免疫保护作用，结果显示，该 DNA 疫苗对同型钩端螺旋体感染的豚鼠有较好的免疫保护效果，波摩那群波摩那型与流感伤寒群临海型之间有交叉免疫保护作用，但 DNA 疫苗的生物安全性一直受到人们质疑（严杰等，2006）。此后，钩端螺旋体重组蛋白和 DNA 疫苗数年未见研究报道。

由于不同钩端螺旋体血清群及血清型之间交叉免疫保护作用不定，故全菌死疫苗必须包含多种当地优势流行的钩端螺旋体血清群及血清型才有实际的预防作用。自 20 世纪 90 年代以来，我国一些地区优势流行的钩体血清群及血清型发生更迭，如南方地区一直以黄疸出血群赖型流行为主，但 2000 年后，安徽、湖北、江西地区多次出现赛罗群棉兰型引起的钩端螺旋体病暴发流行，且现行的多价钩端螺旋体疫苗无保护作用；北方一直以波摩那群波摩那型为主，但近年发现黄疸出血群赖型流行区域北移的现象。因此，研发具有广泛免疫交叉保护作用的通用性钩端螺旋体基因工程疫苗具有重要的现实意义。

通用性钩端螺旋体基因工程疫苗研发的前提是确定钩端螺旋体属特异性蛋白抗原。2000 年以来,国外学者报道外膜脂蛋白 LipL32、LipL21、LipL41 和外膜蛋白 OmpL1 是致病性钩端螺旋体属特异性抗原,其中 LipL32 表达量最高,其次为 LipL21。浙江大学医学院严杰教授领衔的科研团队检测了我国流行的钩端螺旋体血清群及血清型 lipL32、lipL21、li-pL41 和 ompL1 基因携带情况,结果发现,这些基因普遍存在于我国流行的钩端螺旋体血清群及血清型中,其中 lipL32、lipL21、lipL41 基因序列比较保守,其重组表达产物抗血清对不同血清群及血清型致病性钩端螺旋体有广泛的交叉凝集效应,ompL1 基因至少有 3 个差异较大的基因型,其表达产物不适合作为通用性基因工程疫苗抗原,另外还发现 ompA、mce 和 groEL 基因也是仅存在于致病性钩端螺旋体中的属特异性抗原,但单一基因重组表达产物对豚鼠或金地鼠免疫保护率往往较低(Dong et al.,2008;Luo et al.,2010)。究其原因,可能是钩端螺旋体属于原核细胞微生物,其表面抗原种类繁多且构造复杂,一种抗原的抗体能结合的钩端螺旋体表面抗原位点单一,不足以诱导并产生有效的免疫杀伤作用。之后,该科研团队采用人工融合基因技术,重组表达了两价重组属特异性融合抗原 lipL32/1-ompL1/1 和三价重组属特异性融合抗原 rLipL32/1-LipL21-Om-pL1/2,动物保护试验证实,两价或三价重组融合抗原免疫保护率有明显提升(Zhao et al.,2015b)。但受限于目前的原核表达系统特性,多价人工融合基因相对分子质量较大而导致产物表达量明显下降,无法用于产业化研发。近年文献报道,Lip32 可能是内膜蛋白,钩端螺旋体感染宿主细胞时,几乎所有的膜脂蛋白和 OMP 表达量瞬时显著下降,这可能是上述属特异性蛋白抗原动物免疫保护作用不强的另一重要原因(Xue et al.,2010)。

多抗原肽(multiple antigenic peptide,MAP)疫苗以人工合成的高分子核心材料为载体、外接抗原表位肽形成交联体的新型疫苗,具有能同时提呈多个及多种抗原表位(antigenic epitope),抗原提呈作用强,可通过各抗原肽相互作用形成构象表位(confor-mational epitope)而提高免疫效果等优点,是近年国际上基因工程疫苗研究热点,目前尚无产品上市。抗原表位是抗原分子中诱导免疫应答的小分子肽片段(20~30 个氨基酸),可分为生物信息学技术预测的预测表位、生物学实验确定的有效表位和优势表位,其中优势表位决定或代表抗原分子主要的免疫原性。利用多个优势抗原表位重复串联表达的人工融合基因相对较小,故可利用现有的原核表达系统获得较高产量。因此,确定优势表位是研发 MAP 疫苗的先决条件。此外,目前主流观点认为,作为疫苗的 MAP,必须同时含有 T 细胞和 B 细胞表位(T-B 联合表位),如此才能更为有效地诱生高效价抗体。目前,严杰教授领衔的科研团队已筛选并鉴定出钩端螺旋体属特异性蛋白抗原 LipL32、LipL21、Li-pL41、OmpL1、LigB、GroEL、Loa22 优势 T-B 联合表位,采用多种抗原优势 T-B 联合表位制备的嵌合多肽抗原在动物试验中获得了较好的免疫保护效果(Lin et al.,2016),另已研发出可作为 MAP 疫苗核心材料的聚乙烯亚胺环糊精(PEI-CyD)和多聚天冬氨酸-赖氨酸(Poly-Asp-Lys),从而为研发通用性钩端螺旋体 MAP 疫苗奠定了基础(Lin et al.,2010;Lin et al.,2011)。

## 54.6 问题与展望

采用多个属特异性融合抗原人工融合基因表达产物研发多价基因工程疫苗,仍然是目前较为可行和简便的通用性钩端螺旋体基因工程疫苗研发途径,但有赖于新型高效原核表达系统的出现及成熟。

尽管属特异性抗原优势抗原表位的 MAP 疫苗可能是通用性钩端螺旋体基因工程疫苗研发有效途径之一,但目前发现的钩端螺旋体属特异性外膜或表面蛋白抗原数量仍然较少。一些属特异性外膜或表面蛋白抗原无优势抗原表位,故发现并确定更多的钩端螺旋体属特异性疫苗候选蛋白抗原是疫苗学重要的基础性工作。在黄疸出血群赖型钩端螺旋体基因组 DNA 中,有不少基因产物被注释为功能不明的外膜蛋白,采用反向疫苗学(reverse vaccinology)技术有可能发现更多的钩端螺旋体属特异性外膜或表面蛋白抗原。

### 附录:钩端螺旋体培养基

钩端螺旋体培养基对钩端螺旋体疫苗的生产与检定十分重要。根据其在生产与检定中的不同需要可分为血清培养基和疫苗生产用培养基两类(严杰等,2006)。

### 一、血清或蛋白培养基

血清或蛋白培养基主要用于疫苗生产用钩端螺旋体菌株的传代、保存以及疫苗检定时所用的各种钩端螺旋体的培养。常用血清培养基有柯氏培养基(Korthof medium),蛋白培养基为 EMJH 培养基。

#### 1. 柯式培养基

| 蛋白胨 | 0.8 g |
|---|---|
| NaCl | 1.4 g |
| KCl | 0.04 g |
| NaHCO$_3$ | 0.02 g |
| Na$_2$HPO$_4$·12H$_2$O | 0.88 g |
| KH$_2$PO$_4$ | 0.24 g |
| CaCl$_2$ | 0.04 g |
| 蒸馏水加至 | 1 000 mL |

各成分溶于蒸馏水中,煮沸 20 min;普通滤纸过滤,用 NaOH 溶液调整 pH 为 7.2~7.4,加蒸馏水恢复至原体积;分装后 121℃高压蒸汽灭菌 20 min;临用前无菌操作加入终浓度为 8%~10%兔血清。

#### 2. EMJH 培养基

| 牛血清白蛋白或牛血清白蛋白组分 V | 25 g |
|---|---|
| 吐温 80 | 3.125 g |
| 丙酮酸钠 | 0.5 g |
| 乙酸钠 | 0.25 g |
| 硫酸亚铁 | 0.125 g |
| 1.5%氯化镁溶液 | 1.75 mL |
| 0.4%硫酸锌溶液 | 2.5 mL |
| 0.15%硫酸铜溶液 | 0.5 mL |
| 0.05%维生素 B$_{12}$溶液 | 1 mL |
| 20%丙三醇溶液 | 1.25 mL |
| Na$_2$HPO$_4$·12H$_2$O | 6.3 g |
| KH$_2$PO$_4$ | 0.75 g |
| 氯化铵 | 0.625 g |
| 维生素 B$_1$ | 0.012 5 g |
| 蒸馏水加至 | 2 500 mL |

各成分用蒸馏水溶解后混合,再用蒸馏水稀释至配制总量;用 NaOH 溶液调整 pH 为 7.2~7.4;分别用直径为 0.8 μm 和 0.45 μm 的微孔滤膜过滤,再用直径为 0.22 μm 的滤膜除菌过滤;分装后冷冻保存备用。

### 二、疫苗生产用全综合培养基

20 世纪 60 年代以后,国内外学者研制出多种半综合与综合培养基用于疫苗生产,其中 847 全综合培养基和 C-70 全综合培养基培养效果较好,也最为常用。

#### 1. 847 全综合培养基(成都生物制品研究所,1988)

| 丙酮酸钠(CH$_3$COCOONa·3H$_2$O) | 0.5 g |
|---|---|
| 柠檬酸钠(Na$_3$C$_6$H$_5$O$_7$·2H$_2$O) | 0.5 g |
| 硫酸铁铵[NH$_4$Fe(SO$_4$)$_2$·12H$_2$O] | 0.1 g |
| 硫酸镁(MgSO$_4$·7H$_2$O) | 1.0 g |
| 无水氯化钙 | 0.1 g |
| 氯化铵 | 1.0 g |
| 磷酸氢二钠(Na$_2$HPO$_4$·12H$_2$O) | 5.4 g |
| 磷酸二氢钾(KH$_2$PO$_4$·H$_2$O) | 0.25 g |
| 谷氨酸钠 | 7.5 g |
| 维生素 B$_1$ | 0.01 g |
| 维生素 B$_{12}$ | 0.002 g |
| 丙三醇 | 2 mL |
| 吐温 80(Tween 80) | 10 mL |
| 蒸馏水加至 | 10 000 mL |

先将吐温 80 用 717 型强碱性阴离子交换树脂纯化处理;将各成分分别用热蒸馏水溶解,普通滤纸过滤;加入蒸馏水至预定体积;用 NaOH 溶液校正 pH 为 7.0~7.4;121℃高压灭菌 20 min。注意事项有:① 各成分分别溶解过滤,各溶液之间不能任意混合,以免产生不溶物;② 少数成分含量极少,为了称量准确,建议每批配制量不少于 10 L;③ 吐温 80 有分散作用,也有可能作为能源促进钩端螺旋体生长,但也含有不利钩端螺旋体生长的物质,故吐温 80 需采用阴离子交换树脂进行纯化处理且称量需精确。

#### 2. C-70 培养基(上海生物制品研究所,1988)

| 蒸馏水 | 8 000 mL |
|---|---|
| 三羟甲基氨基甲烷 | 6 g |
| 10%磷酸二氢钾溶液 | 64 mL |
| 生长因子:甲液 | 50 mL |
| 乙液 | 5 mL |
| 血红素液 | 20 mL |
| 4.1 溶液 | 100 mL |
| 铁铵溶液 | 40 mL |
| 10%丙三醇溶液 | 50 mL |
| 20%经药用炭处理的吐温 80 | 50 mL |
| 丙酮酸钠(CH$_3$COCOONa·3H$_2$O) | 2 g |
| 蒸馏水加至 | 10 000 mL |

上述成分按顺序逐一加入,每加一种成分必须

充分搅拌混合,然后加入下一种成分;全部成分加完后,pH 应在 7.0~7.4,一般不需校正 pH;用 G2 号玻璃砂芯滤器过滤;分装后 121℃ 高压灭菌 20 min 备用。溶液配制:① 10%磷酸二氢钾溶液:$KH_2PO_4$ 10 g 加蒸馏水至 1 000 mL。② 生长因子甲液:维生素 $B_{12}$ 4 mg、对氨基苯甲酸(P-aminobenzoic acid)4 mg、右旋泛酸钙[$(CaH_{16}NO_5)_2Ca$]8 mg、谷胱甘肽($C_{10}H_{17}O_6N_3S$)20 mg、盐酸吡哆醛($C_8H_{11}O_3N \cdot HCl$)20 mg、D+生物素(医用)40 mg、烟草酸 40 mg、盐酸硫胺素 0.4 g、L-天冬素 4 g,蒸馏水加至 1 000 mL,将上述成分依次溶于适量蒸馏水中,加温使各成分充分溶解,最后补足蒸馏水至配制总量,流通蒸汽 95℃ 以上加温 30 min,4℃ 保存备用。③ 生长因子乙液:氯化镁($MgCl_2 \cdot 6H_2O$)4 g、氯化钙 1 g、氯化钾 1 g、嘌呤与嘧啶液溶液 10 mL,蒸馏水加至 1 000 mL,将上述成分混合溶解后置 4℃ 保存备用。④ 血红素溶液:0.1 g 氯化血红素加入 1 mol·$L^{-1}$ NaOH 2 mL 预溶,再加入 20 mL 蒸馏水,煮沸溶解后用蒸馏水稀释至 1 000 mL,4℃ 保存备用。⑤ 4.1 溶液:酪蛋白水解物 0.1 g 置研钵中,先加少许蒸馏水研磨均匀,然后用蒸馏水稀释至 25 mL。⑥ 铁铵溶液:氯化铵 87.5 g、硫酸亚铁铵[$FeSO_4(NH_4)_2SO_4 \cdot 6H_2O$]1.25 g;先将硫酸亚铁铵加少许蒸馏水,再加入 1 mol·$L^{-1}$ $H_2SO_4$ 溶液 0.5 mL 搅匀溶解,然后与氯化铵溶液混合,加蒸馏水至 1 000 mL,混匀后 4℃ 保存备用;在保存期间若出现黄色沉淀则应废弃不用。⑦ 10%丙三醇溶液:10 mL 丙三醇加蒸馏水至 100 mL,充分搅拌混匀。

20%吐温 80 溶液药用炭处理:200 g 吐温 80 加蒸馏水至 1 000 mL,煮沸溶解,用磁力搅拌器边搅拌边加入,经 180℃ 干燥 2 h,直径 4~7 μm 药用炭颗粒 50 g,室温搅拌 8 h 以上,然后置 4℃ 过夜,次日小心倾出上清液,3 000 r·$min^{-1}$ 离心 1 h,取上清液分别用孔径为 1.2 μm、0.5 μm 及 0.3 μm 的微孔滤膜作澄清及除菌过滤后,4℃ 保存备用。

# 参考文献

鲍行豪,李岩金,罗海波,等.1982.钩端螺旋体外膜菌苗的研究 Ⅵ.多价外膜菌苗接种人群后的反应观察及抗体消长动态.浙江医科大学学报 11(5):265.

蒋秀高,秦进才,严杰,等.2008.钩端螺旋体病国家诊断标准,WS290-2008.

寇志华,张平武,孙树汉.2000.钩端螺旋体 DNA 疫苗 pcD-flaB 的构建及其免疫机制的初步研究.第二军医大学学报 21(6):511-514.

李世政.1988.无蛋白综合培养基对钩端螺旋体菌苗生产用菌株生长的研究.中华微生物学和免疫学杂志 8(6):283-285.

罗海波,姜训,张锦麟,等.1982.钩端螺旋体外膜菌苗的研究 Ⅲ.外膜菌苗对恒河猴的免疫原性.浙江大学学报:医学版 S1:31.

严杰,戴保民,于恩庶.2006.钩端螺旋体病学(第三版).北京:人民卫生出版社.

游自立,戴保民,陈庄,等.1999.钩体内鞭毛蛋白基因重组质粒的构建、表达和免疫保护性研究.中国病理生理杂志 15(8):755-758.

张锦麟,陆世宝,程韫珍.1988.钩端螺旋体 C-70 培养基的研制.中国人兽共患病杂志 4(1):6-9.

中华人民共和国卫生部.1990.中国生物制品规程(90 版).北京:卫生部生物制品标准化委员会.

Adler B. 2015. *Leptospira* and Leptospirosis. Volume 387. Current Topics in Microbiology and Immunology (eBook). First edtion. New York:Springer.

Atzingen MV,Barbosa AS,De Brito T,et al. 2008. Lsa21,a novel leptospiral protein binding adhesive matrix molecules and present during human infection. BMC Microbiol 8:70-85.

Barbosa AS,Abreu PA,Neves FO,et al. 2006. A newly identified leptospiral adhesin mediates attachment to laminin. Infect Immun 74(11):6356-6364.

Brooks GF,Butel JS,Morse SA. 2004. Medical Microbiology. 22nd edition. New York:McGraw-Hill,284-285.

Choy HA,Kelley MM,Chen TL,et al. 2007. Physiologic osmotic induction of *Leptospira interrogans* adhesion:LigA and LigB bind extracellular matrix proteins and fibrinogen. Infect Immun 75(5):2441-2450.

Dai BM,Chen Z,Yan H,et al. 1997. PCR amplification, molecular cloning, DNA sequence analysis and immune/protection in BALB/C mice of the 33 kDa endoflagellar protein of *L.interrorgans* serovar *Lai*. Chin Med Sci J 12:15-21.

Dong HY,Hu Y,Xue F,et al. 2008. Characterization of the *ompL1* gene of pathogenic *Leptospira* species in China and cross-immunogenicity of the OmpL1 protein. BMC Microbiol 8:223-235.

Haake DA,Levett PN. 2015. Leptospirosis in humans. Curr Top Microbiol Immunol 387:65-97.

Hauk P,Macedo F,Romero EC,et al. 2008. In LipL32,the major leptospiral lipoprotein, the C terminus is the primary immunogenic domain and mediates interaction with collagen IV and plasma fibronectin. Infect Immun 76(6):2642-2650.

Hu WL, Lin XA, Yan J. 2014. *Leptospira* and leptospirosis in China. Curr Opin Infect Dis 27(5):432-436.

Kassegne K, Hu WL, Ojcius DM, et al. 2014. Identification of collagenase as a critical virulence factor for invasiveness and transmission of pathogenic *Leptospira* species. J Infect Dis 209(7):1105-1115.

Li SJ, Li PL, Zhang L, et al. 2017. The role of reactive oxygen intermediates in the intracellular fate of *Leptospira interrogans* in the macrophages of different hosts. PLoS One 12(6): e0178618-0178632.

Li SJ, Wang DM, Zhang CC, et al. 2013. Source tracking of human leptospirosis: Serotyping and genotyping of *Leptospira* isolated from rodents in the epidemic area of Guizhou province, China. BMC Microbiol 13:75-81.

Lin XA, Sun AH, Ruan P, et al. 2011. Characterization of conserved combined T and B cell epitopes in *Leptospira interrogans* major outer membrane proteins OmpL1 and LipL41. BMC Microbiol 11:21-26.

Lin XA, Xiao GH, Luo DJ, et al. 2016. Chimeric epitope vaccine against *Leptospira interrogans* infection and induced specific immunity in guinea pigs. BMC Microbiol 16(1):241-249.

Lin XA, Zhao JF, Yan J. 2010. Identification of immunodominant B-and T-cell combined epitopes in outer membrane lipoprotein LipL32 and LipL21 of *Leptospira interrogans*. Clin Vaccine Immunol 17(5):778-783.

Luo DJ, Xue F, Ojcius DM, et al. 2010. Protein typing of major outer membrane lipoproteins from Chinese pathogenic *Leptospira* spp. and characterization of their immunogenicity. Vaccine 28(1):243-255.

Ren SX, Fu G, Jiang XG, et al. 2003. Unique physiological and pathogenic features of *Leptospira interrogans* revealed by whole-genome sequencing. Nature 422(6934):888-893.

Shenberg E. 1967. Growth of pathogenic *Leptospira* in chemically defined media. J Bacteriol 93:1598-1606.

Stevenson B, Choy HA, Pinne M, et al. 2007. *Leptospira interrogans* endostatin-like outer membrane proteins bind host fibronectin, laminin and regulators of complement. PLoS One 2(11):e1188-1198.

Vieira ML, de Morais ZM, Goncales AP, et al. 2010. Lsa63, a newly identified surface protein of *Leptospira interrogans* binds laminin and collagen IV. J Infect Dis 60(1):52-64.

Wang H, Wu YF, Ojcius DM, et al. 2012. Leptospiral hemolysins induce proinflammatory cytokines through Toll-like receptor 2- and 4-mediated JNK and NF-κB signaling pathways. PLoS One 7(8):e42266-42280.

Xue F, Dong HY, Wu JY, et al. 2010. Transcriptional responses of *Leptospira interrogans* to host innate immunity: Significant changes in metabolism, oxygen tolerance, and outer membrane. PLoS Negl Trop Dis 4(10):e857-873.

Xue F, Yan J, Picardeau M. 2009. Evolution and pathogenesis of *Leptospira* spp: Lessons learned from the genomes. Microbes Infect 11(3):328-333.

Zhang CL, Wang H, Yan J. 2012a. Leptospirosis prevalence in Chinese populations in the last two decades. Microbes Infect 14(4):317-323.

Zhang L, Zhang CL, Ojcius DM, et al. 2012b. Identification of Mce as a critical outer membrane protein of pathogenic *Leptospira* species responsible for RGD motif-dependent adherence and host-cell invasion. Mol Microbiol 83(5):1006-1023.

Zhao X, Sun AH, Ge YM, et al. 2015a. *Leptospira interrogans* enters different host cells by binding to distinct molecules in the extracellular matrix. Arch Biol Sci 67(1):31-39.

Zhao X, Wang J, Ge YM, et al. 2015b. Characterization and immunogenicity of rLipL32/1-LipL21-OmpL1/2 fusion protein as a novel immunogen for a vaccine against leptospirosis. Arch Biol Sci 67(1):41-55.

# 第**55**章

## 钩虫疫苗

胡　媛　曹建平

**本章摘要**

　　寄生人体的钩虫主要有美洲板口线虫和十二指肠钩口线虫,长期重度感染,会导致贫血、营养不良、生长发育迟缓,影响儿童包括新生儿生理和智力发育,极大地增加了社会的疾病负担。现有的防治钩虫感染主要还是依靠抗虫药物的治疗。相对于药物治疗,钩虫疫苗可以提供更持久的抗感染能力,并且可以降低潜在的传播风险,减少钩虫病的发病率。辐照减毒疫苗能使人体获得较强的抗钩虫感染保护力,但生产成本、储存要求高,有引发意外感染的隐患。基因工程重组疫苗(如 ASP-1、ASP-2、乙酰胆酯酶等)具有较好的保护效果,越来越引起人们的重视。重组亚单位疫苗和 DNA 疫苗发展相对较晚。总的来说,钩虫的防治需要联合疫苗和化学治疗药物双管齐下的策略,可能取得较好的结果。

## 55.1 概述

钩虫病呈世界性分布,人体钩虫病主要是由美洲钩虫引起。全球大约有 4.4 亿人感染(Hotez et al.,2014;Pullan et al.,2014),感染率最高的是亚洲,其次是非洲撒哈拉以南地区、拉丁美洲和加勒比地区。在拉丁美洲和加勒比沿岸的所有国家中,巴西钩虫感染率最高,为 68%~70%(Lee et al.,2011)。在中国,钩虫病仍是严重危害人民健康的寄生虫病之一。2010 年全球疾病负担研究的数据显示,由于钩虫感染所致的缺铁性贫血至少产生了 320 万伤残调整生命年(disability adjusted life year,DALY)(Bottazzi,2015)。虽然钩虫感染不易引起死亡,但长期重度感染会导致贫血、营养不良、生长发育迟缓、认知功能障碍,影响儿童和新生儿生理和智力发育。钩虫感染所致的贫血极大地增加了社会的疾病负担。

现有的防治钩虫感染的措施除了改善卫生条件和普及健康教育、减少感染的机会之外,主要还是依靠抗寄生虫药物的治疗,如甲苯达唑和阿苯达唑(陈颖丹和刘长华,2012),正规使用抗蠕虫药物仍是治疗钩虫感染、预防传播的首要方法。在南美洲和其他地区,干预治疗往往以学校为基础,这是一个低成本的有效的干预手段,以社区为基础的举措常针对达到生育年龄的妇女。药物治疗通常是每年给予目标群体的所有个体至少一次服药(Albonico et al.,2008;Sabatelli et al.,2008)。钩虫病药物治疗只能清除成虫,治疗后会很快发生再感染,长期使用药物治疗可能会导致抗药性的发生(蒋桂花和杨维平,2004)。相对于药物治疗,钩虫疫苗可以提供更持久的抗感染能力,并且可以降低潜在的传播风险,减少钩虫病的发病率。美洲钩虫是主要流行的虫种,因此,疫苗的研制多针对该虫种。一些研究结果表明,长期反复感染可使一些感染者体内的虫荷降低。近年的流行病学调查结果显示,流行区人群中的 IgM 抗体水平与钩虫感染度呈一定的负相关,说明钩虫在自然感染过程中可诱发宿主产生一定的保护力(詹斌等,2000)。动物试验也反复证实,经钩蚴反复感染的动物对攻击性感染具有显著的获得性免疫(薛剑,2007)。宿主对钩虫感染产生的保护性免疫为带虫免疫,主要表现为再感染时宿主的虫荷减轻,新感染的虫体发育迟缓或不良。动物实验也提示,宿主排虫是体液免疫和细胞免疫协同作用的结果(詹斌等,2000)。

钩虫疫苗包括虫源性疫苗、基因重组疫苗、筛选钩虫的 cDNA 文库获得的阳性克隆,均可诱导一定的保护力。应用钩虫疫苗的主要目标是降低虫荷,减少宿主因感染钩虫而造成的严重的慢性失血。另外,钩虫种株间具有遗传多样性,所以增强疫苗的交叉防御作用也是亟待解决的问题。

## 55.2 病原学

钩虫是钩口科线虫的统称,至少包括 17 个属和 100 个种(陈建平,2001)。寄生人体的钩虫主要有两个种:美洲板口线虫(*Necator americanus* Stiles,简称美洲钩虫)和十二指肠钩口线虫(*Ancylostoma duodenale* Dubini,简称十二指肠钩虫)。两个种的区别在于牙齿、线性切割板和成虫的口囊(Hotez et al.,1995)。美洲钩虫可感染人,也可感染非人的灵长类,猪可以作为美洲钩虫的转续宿主(Steenhard et al.,2000;Michaud et al.,2003)。十二指肠钩虫可感染人,也可感染猫、犬,在亚洲一些地区常常引起人兽共患病。偶尔可寄生人体的还有犬钩口线虫(*Ancylostoma caninum*)。在澳大利亚东北部,有报道犬钩口线虫作为人兽共患的病原可以引起嗜酸性粒细胞性肠炎和口疮性回肠炎综合征(Landmann and Prociv,2003)。

### 55.2.1 成虫

十二指肠钩虫、美洲钩虫及犬钩虫成虫的形态可通过虫体体型、口囊特点,雄虫交合伞外形及其背辐肋分支、交合刺形状,雌虫阴门的位置及尾刺的有无来鉴别(表 55.1)。

表 55.1 三种钩虫的鉴别要点

| 鉴别要点 | 十二指肠钩虫 | 美洲钩虫 | 犬钩虫 |
|---|---|---|---|
| 体形 | 体呈"C"形 | 体呈"S"形 | 体呈"C"形,但较粗长 |
| 口囊 | 呈扁卵圆形,腹侧前缘有两对钩齿 | 近圆形或椭圆形,腹侧前缘有一对板齿 | 口囊宽大,腹侧前缘有 3 对腹齿 |
| 交合伞 | 撑开时略呈圆形 | 撑开时略呈扇形 | 宽大 |
| 背辐肋 | 在远端 1/3 处分为 2 支,每支又分为 3 个小支 | 自基部起分为 2 支,每支的末端又分为 2 小支 | 末端分为 3 支 |
| 交合刺 | 两刺呈长鬃状,末端分开 | 一刺末端呈钩状,常包套于另一刺的凹槽内 | 尖直且较短 |
| 阴门 | 位于体中部略后 | 位于体中部略前 | 位于体中部略后 |
| 尾刺 | 有 | 无 | 有 |

## 55.2.2 幼虫

钩虫的幼虫分杆状蚴和丝状蚴两个阶段。

杆状蚴分为第一期杆状蚴和第二期杆状蚴。刚从虫卵内孵出的为第一期杆状蚴,虫体透明,前端钝圆,后端尖细。第一期杆状蚴蜕皮后发育为第二期杆状蚴,形态与第一期杆状蚴相似。第二期杆状蚴蜕皮发育为丝状蚴。

丝状蚴虫体细长,杆状蚴的蜕皮覆盖于体表,称为鞘膜。虫体口腔封闭,与咽管连接处口腔的背、腹面各有一角质矛状结构,称为口矛,有助于虫体的穿刺运动,也可作为鉴别虫种的重要依据。

十二指肠钩虫的丝状蚴外形呈细长的圆柱形,虫体从头部至肛门粗细大致相等,虫体半透明,活动度较大。美洲钩虫丝状蚴外形较粗短,咽管的基底部最宽,向前、向后渐次变窄,虫体活动度较小。

## 55.2.3 虫卵

椭圆形,无色透明,卵壳薄,两端钝圆,大小为 $(56 \sim 76) \mu m \times (30 \sim 40) \mu m$。钩虫卵壳的厚度仅为 $0.6 \sim 0.7 \mu m$,外层为壳质层,内层为脂层。在人体刚排出粪便中的虫卵含有 $2 \sim 8$ 个卵细胞,卵壳和卵细胞之间有明显的空隙。

## 55.3 流行病学

### 55.3.1 传染源

钩虫的成虫寄生于人(十二指肠钩虫偶可寄生

于猪、狮、虎、犬,美洲钩虫可寄生于猩猩、猴、犀牛)小肠,虫体成熟后交配产卵,虫卵随粪便排出体外。在温暖、潮湿、疏松的土壤中,经 $24 \sim 48$ 小时的发育,第一期杆状蚴(larvae 1, L1)孵出。第一期杆状蚴以土壤中的细菌和有机物为食,经 48 小时的发育,褪去体表角皮,成为第二期杆状蚴(L2)。$5 \sim 6$ 天后幼虫停止摄食,口腔封闭,咽管变长,进行第二次蜕皮,发育为丝状蚴(L3),即感染期幼虫。在我国大部分地区,土壤中的丝状蚴在感染季节至少能存活 15 周,甚至更久,直至它们耗尽脂质代谢储量。

感染期幼虫与人体皮肤接触后,受到体温刺激,虫体活动力显著增强,通过 $30 \sim 60$ 分钟活跃的穿刺运动,经毛囊、汗腺口或皮肤破损处主动钻入人体,进入血管或淋巴管,随血流经右心至肺,穿过肺微血管进入肺泡,移行至咽,随吞咽至食管,经胃达小肠。在小肠幼虫进行第三次蜕皮,形成口囊。$3 \sim 4$ 周进行第四次蜕皮,发育为成虫(图 55.1)。雌雄虫在肠道交配后,雌虫每天可产卵数千枚,虫卵随粪便排出体外。人体常见的十二指肠和美洲钩虫生物学特征见表 55.2。

十二指肠钩虫在人体肠道中平均可以存活 $1 \sim 3$ 年,美洲钩虫可以存活 $3 \sim 10$ 年,最长的可以存活 18 年(Beaver, 1988)。钩虫产卵的数量与虫种、虫龄和寄生的虫数有关,每条十二指肠钩虫雌虫平均每天产卵 $10\,000 \sim 20\,000$ 个,每条美洲钩虫的雌虫平均每天产卵 $3\,000 \sim 6\,000$ 个。

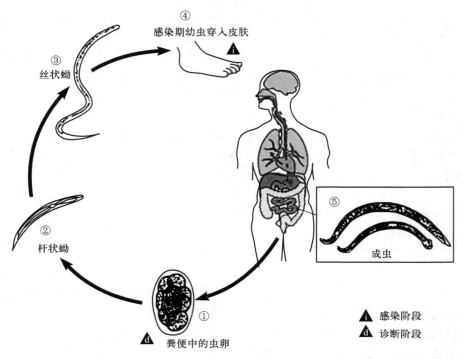

④
感染期幼虫穿入皮肤

③
丝状蚴

② 杆状蚴

① 粪便中的虫卵

⑤ 成虫

▲ 感染阶段
▲ 诊断阶段

图 55.1 钩虫生活史

表 55.2 人体内十二指肠钩虫和美洲钩虫的生理特征( Brooker et al. ,2004)

| 特征 | 美洲钩虫 | 十二指肠钩虫 |
| --- | --- | --- |
| 雄虫成虫大小/mm | 7~9 | 8~11 |
| 雌虫成虫大小/mm | 9~11 | 10~13 |
| 产卵率/(个/天) | 3 000~6 000 | 10 000~20 000 |
| 人体内成熟的时间/天 | 40~50 | 28~50 |
| 感染期幼虫的存活期/天 | 3~5 | 1 |
| 成虫的存活期/年 | 3~10 | 1~3 |
| 平均每虫所致的失血量/mL | 0.03(0.01~0.04) | 0.15(0.14~0.30) |
| 经乳汁传播 | 不 | 是 |
| 经口传播 | 不 | 是 |

## 55.3.2 传播途径

经皮感染是钩虫侵入宿主的主要方式。如果感染期幼虫经消化道被食入,大部分幼虫被胃酸杀死,少数幼虫可自口腔或食管黏膜侵入组织,其移行途径与从皮肤入侵时相同。除上述感染途径之外,孕妇感染钩虫后,钩蚴在母体内移行的过程中可以通过胎盘侵入胎儿体内,国内有多例出生 10~12 天的新生儿出现钩虫病的报道。还有学者从产妇的乳汁中检获过美洲钩虫丝状蚴。

## 55.3.3 易感人群

钩虫感染广泛存在于热带和亚热带地区。美洲钩虫流行最为广泛,在撒哈拉以南的非洲、美洲的热带地区、东南亚地区及中国南方均有发现。十二指肠钩虫多局限性分布于印度、中国、非洲和一些美洲地区。钩虫感染率在 6~10 岁显著增加,在青春期和成年后进入平台期。但是平均感染强度(以每克粪便的虫卵数计算)则是随年龄逐渐增加,可能是随着年龄增加,暴露时间和生理变化累积所致。据估计,全世界每年超过 55,000 死亡病例是直接归因于钩虫的感染(Chan et al. ,1994)。

在我国,2001—2004 年第二次全国人体寄生虫病调查结果显示,全国钩虫的感染率为 6.12%,感染人数为 3 930 万。女性的感染率略高于男性;农民的感染率最高(8.33%),其次为家庭妇女(5.11%),最低为牧民(0.24%)。第二次寄生虫调查的结果分析钩虫病流行态势有以下特点:① 钩虫感染率明显降低,感染人数显著减少;与第一次寄生虫病调查相比,感染率下降了 60.72%。② 部分调查县的钩虫感染率仍较高,各省之间及省内各地区之间不平衡。海南省感染率最高(34.58%),其次为广西(19.67%)和四川(18.01%)。重庆、江西、福建、安徽等省也在 10% 以上。③ 人群感染率随着年龄的增加而上升。不同年龄组人群中钩虫感染率与 1990 年第一次寄生虫病调查相比,仍随着年龄增加而呈上升趋势,以 60~64 岁组最高(9.75%),65 岁年龄组以后逐步下降。④ 优势虫种发生改变。主要虫种由第一次寄生虫病调查的十二指肠钩虫感染为主转变为以美洲钩虫感染为主(陈颖丹和刘长华,2012)。

钩虫病患者和带虫者是钩虫病的传染源。钩虫病的流行与自然环境、种植作物、生产方式及生活条件等诸因素有密切关系。钩虫卵及钩蚴在外界的发育需要适宜的温度、湿度及土壤条件,因而各地的感染季节也有所不同。

## 55.4 致病机制及临床表现

### 55.4.1 钩虫的致病机制

钩虫的幼虫和成虫都可对人体造成损害。幼虫引起皮肤或黏膜在侵袭期、肺部移行期的损害,成虫则寄生于肠道,引起贫血和在肠道寄生期的损害。钩虫寄生于宿主所致的贫血的原因与宿主的营养状态、肠道的吸收功能、宿主的造血功能及用于造血的物质供应是否充足相关,同时也与钩虫寄生的数量、钩虫的运动、宿主的失血量等因素相关。钩虫所致的失血原因如下:① 钩虫以其钩齿或板齿咬着肠壁,以摄取血液和肠黏膜为营养,并将摄取的血液迅速从肛门排出。② 钩虫在吸血的同时不断分泌释放抗凝血酶,致使伤口渗血不止。③ 钩虫不断迁移

咬附部位,造成新老创口持续流血,引起人体慢性失血和消化功能紊乱,重度感染者会出现严重的贫血及与贫血相关的症状,患者体力显著减弱,甚至危及生命。

### 55.4.2 临床症状

#### 55.4.2.1 皮肤损伤

钩虫感染期幼虫或钩蚴侵入人的皮肤后引起的一过性局部皮肤损害,表现为手指或足趾皮肤较薄处或手足背部出现充血斑点或丘疹,患处奇痒无比,挠破后常继发感染,形成脓疮,最后结痂脱皮痊愈。有的形成溃疡,重者经久不愈。此病俗称"土痒疹""着土痒""粪毒块""肥刺钉"等,为农村常见的皮肤病。该皮肤病常发生在香蕉园、蔬菜地及甘蔗地等地劳动的人们身上。在我国华南及西南地区以美洲钩虫为主,华东、华北地区以十二指肠钩虫为主,但常是混合感染。

#### 55.4.2.2 呼吸道症状

钩蚴侵入皮肤后 3~7 天,幼虫随血流移行至肺,穿破微血管进入肺泡时,可引起出血及炎症细胞浸润,患者出现阵发性咽痒、咳嗽、痰中带血等呼吸道症状,常伴有畏寒、发热等全身症状,严重者可引起持续性干咳和哮喘发作,表现为嗜酸性粒细胞增多性哮喘。X 线检查可见肺纹理增加或肺门阴影增生,偶可发现短暂的肺浸润性病变。

#### 55.4.2.3 消化道症状

钩虫咬附能在肠黏膜上引起浅层出血和糜烂,感染早期可出现上腹部的不适和隐痛,此后出现消化道功能紊乱,如恶心、呕吐、腹泻等症状。大量钩虫感染可导致消化道出血,患者出现黑便、柏油便,有的伴有呕血。部分患者出现食欲增加,有的还喜食茶叶、碎纸、煤渣、泥土等,被称为"异食症"。

#### 55.4.2.4 婴儿钩虫病

婴儿钩虫病最常见的症状是贫血、黑便、消化功能紊乱、营养不良和生长发育迟缓。体征有皮肤、黏膜苍白,心尖区可有收缩期杂音,偶可闻及肺部啰音,肝、脾均有增大等。此外,婴儿钩虫病还有以下特征:嗜酸性粒细胞明显增高;患儿发育极差,并发症多,如支气管肺炎、肠出血;病死率较高,在国外

有报道钩虫引起的严重贫血及急性肠出血是造成 1~5 岁婴幼儿死亡的最常见原因,应引起高度重视。

## 55.5 钩虫感染免疫

钩虫感染宿主后,主要以 Th2 细胞型免疫反应为主,机体产生 IgE、IL-4、IL-5、IL-10 和 IL-13,伴随着嗜酸性粒细胞和肥大细胞的增殖。钩虫感染诱导的 Th2 细胞型免疫反应是一种调节性的 Th2 细胞反应,参与的免疫细胞有替代激活的巨噬细胞、Foxp[3+] CD4 和 CD4[+] Tr1-IL-10 T 细胞,干扰和负调节宿主的免疫反应,使得钩虫可以在宿主体内长期存活(吴观陵,2005)。

与大部分蠕虫感染相似,宿主感染钩虫的各阶段都可以检测到抗体,主要的抗体是 IgG,增长最快的是 IgG4 和 IgE。抗体主要是 Th2 细胞型抗体亚类,包括 IgG1、IgG4 和 IgE,其中 IgE 最受关注。钩虫感染后,血清中 IgE 水平增加了 100 倍。IgE 参与了一个复杂精密的 IgE 网络,激活该系统会导致细胞(如肥大细胞、嗜碱性粒细胞或嗜酸性粒细胞)脱颗粒,及后续的对蠕虫的毒性反应。体外试验发现,在补体和抗体存在时,嗜酸性粒细胞可以与钩虫的幼虫结合。有证据表明,这些细胞可以杀死幼虫,但没有杀成虫证据。钩虫产生的大部分 IgE 不是直接针对寄生虫,而是与降低钩虫的质量和生殖能力相关。据此推测,钩虫感染使得体内分泌过敏介质,诱导多价、非寄生虫特异性的 IgE 产生,使得效应细胞表面 IgE 受体达到饱和,或者是高水平非特异性的 IgE 降低了过敏反应的风险。患者血清中针对钩虫特异性 IgE 的比例很小,但相比其他免疫球蛋白亚类,IgE 抗体更具特异性,因此,对于钩虫感染的诊断选取的检测抗体是 IgE 而非 IgG。钩虫感染后 IgG1 和 IgG4 的水平也升高,IgG4 的作用目前尚不清楚,有研究认为,IgG4 通过竞争抑制 IgE 介导的机制来抑制宿主的免疫反应,如封闭肥大细胞的激活。钩虫感染后血清中缺乏分泌型 IgA,可能是钩虫分泌了蛋白酶,特异性切割 IgA。流行区人群中的 IgM 抗体水平与钩虫感染度呈一定的负相关。研究发现,自然感染的人体内,5 种抗体水平均有明显的升高,并且抗体的量和构成比例在人群中存在明显的异质性。对于相同的年龄、性别和感染程度,个体的抗体水平和抗体亚类比例也是存在个体差异

的(吴观陵,2005;Loukas et al.,2005b;Fitzsimmons et al.,2014)。

除体液免疫外,细胞免疫也参与了钩虫感染的免疫反应。给叙利亚仓鼠腹腔注射 200 μg 鼠源性抗 CD4[+] 单克隆抗体 IgG,清除了仓鼠体内 T 细胞后,肠道内虫荷增高 3 倍,并且诱发了更加严重的贫血反应。这个结果显示,CD4[+]T 细胞在钩虫免疫和病理中发挥重要作用(Dondji et al.,2010)。也有报道指出,CD4[+] T 细胞的一个亚类 CD25[+] FOXP3[+] T 细胞(即 Treg 细胞)在钩虫感染后大量增殖,伴随着 CTLA-4、GITR、IL-10、TGF-β 和 IL-17 表达水平增高。Treg 细胞是一类免疫抑制性 T 细胞,体外试验显示,钩虫感染后,Treg 细胞增加,淋巴细胞增殖被削弱,机体处于免疫抑制状态(Natasha et al.,2011)。

## 55.6 实验室钩虫动物模型与体外培养

### 55.6.1 动物模型

由于钩虫的感染具有严格的宿主特异性,人体钩虫很难感染其他动物,从而影响了对人体钩虫的研究。动物模型的缺乏也是阻碍对人体钩虫研究的一大问题。目前,实验室用于检测钩虫疫苗保护性的动物模型是犬和仓鼠。犬可以感染犬钩虫,感染过程与人感染人钩虫非常类似。但用犬进行疫苗筛选不仅费用昂贵,而且实验周期长、重复性差,且很难避免自然重复感染,感染维持的时间较短。犬感染钩虫后 20 周,宿主会产生抗性机制,钩虫被犬排出体外。因此,在如此短的时间内难以诱导诸如贫血等反应。仓鼠可以感染美洲钩虫,美洲钩虫幼虫可在仓鼠体内发育为成虫并产卵,已转传 93 代。这一模型除用以保存美洲钩虫外,亦用于治疗药物的研究和探讨用作筛选钩虫疫苗的可能性。但仓鼠体内,美洲钩虫存活率低,攻击感染后,不到 20% 的钩虫在仓鼠消化道内可以发育为成虫。由于研发钩虫疫苗的需要,在过去的数十年里,人们尝试了建立钩虫感染替代性的动物模型,如小鼠、兔、鸡和黑猩猩,但这些动物均不是人钩虫的适宜宿主。

### 55.6.2 体外培养

钩虫的体外培养为钩虫生理生化、代谢、免疫和遗传等相关研究提供了可能的条件。人血清、马血

清及幼犬血清均可用于十二指肠钩虫的培养,雌虫和雄虫均能存活较长的时间,并能在培养基中交配产卵。美洲钩虫对环境的适应能力较差,虫体在培养基中的活动度、存活的时间和排卵时间均较十二指肠钩虫短。从人工感染的幼犬肠壁分离的十二指肠钩虫幼虫进行体外培养,虫体能发育成熟、交配和产卵。

## 55.7 发展中的钩虫疫苗

在钩虫病流行区,尽管人们不断与钩蚴污染的环境接触,感染率可达100%,但仅有少数人因感染严重而发生贫血,绝大多数无症状,提示人体感染钩虫后可产生一定的获得性免疫,这种免疫反应可在一定程度上减轻感染的症状,因此钩虫疫苗是一种很有前景的钩虫病防治手段,可以在人体诱导保护性免疫。

近100年来,钩虫疫苗有了长足的发展,从最早的辐照疫苗到今天的DNA疫苗,从犬钩虫疫苗发展到人钩虫疫苗,从实验室研究发展到Ⅰ期临床试验,研究者付出了大量的心血(表55.3)。疫苗研究的最终目标是获得降低虫荷、减少宿主血液流失、克服虫株间的遗传多样性、增强交叉防御作用的人钩虫疫苗。

### 55.7.1 重要的钩虫分子

近年来,许多美洲或十二指肠钩虫分子被鉴定、克隆,有些被表达和纯化。这些分子可以分为三大类:钩虫成虫分泌分子、钩虫成虫消化道刷状缘分子和三期钩蚴分泌的蛋白分子。这些分子在钩虫感染的发病机制、宿主-寄生虫的相互作用中发挥重要的作用,有的是重要的疫苗候选分子。

#### 55.7.1.1 钩虫成虫分泌分子

研究发现,钩虫附着于肠黏膜和黏膜下层,其头侧腺体和食管腺分泌了多种分子,阻止了宿主的许多免疫反应,其中分泌量最多的物质是类似于哺乳动物的组织金属蛋白酶抑制剂(inhibitor of metalloprotease,TIMP)。TIMP是一种相对分子质量为$16 \times 10^3$的蛋白质,到目前为止还没有证明其具有蛋白酶

表 55.3 犬钩虫疫苗的产业化和人类钩虫疫苗的实验研究发展历程(Schneider et al.,2011)

|  |  |
|---|---|
| 1929 年 | Sarles 观察到幼犬比成年犬更易感染钩虫 |
| 1931 年 | Stumberg 用犬钩虫幼虫抗原(DoL)和成虫抗原(DoA)与犬血清进行免疫沉淀和补体结合实验 |
| 1941 年 | Otto 发现三期幼虫(L3)免疫的犬血清内存在抗钩蚴的有效抗体 |
| 1964 年 | Miller 用辐照致弱的犬钩蚴单次皮下免疫获得抗犬钩蚴的高保护力 |
| 1973 年 | Miller 的 γ 辐照致弱的犬钩蚴疫苗进入商业领域,但 1975 年停止使用 |
| 1996 年 | Hawdon 等分离克隆表达了 ASPs |
| 2000 年 | 在比尔和梅琳达·盖茨基金会的资助下,人钩虫疫苗促进组织(HHVI)成立 |
| 2001 年 | Ali 等研发了一种中性粒细胞抑制因子疫苗 |
| 2002 年 | 克隆表达了来源于犬钩虫和美洲钩虫组织蛋白酶 D 样天冬氨酸蛋白酶(APs),该分子在降解血红蛋白中发挥作用 |
| 2003 年 | HHVI 宣称用成虫和 L3 幼虫抗原成功制备了双价疫苗,可抑制钩虫的成熟和阻断传播 |
| 2004 年 | Quinnel 等明确了钩虫感染的细胞因子分泌模式,并支持钩虫疫苗可诱导 Th2 细胞型反应,有助于机体抵抗钩虫感染 |
| 2005 年 | Goud 等用 60 L 毕赤酵母菌表达了重组的 Na-ASP-2,有助于建立临床疫苗生产平台;Zhan 等从犬钩虫中克隆表达了谷胱甘肽 S-转移酶(GST) |
| 2008 年 | 第一种人类 Na-ASP-2 疫苗在华盛顿进行了 Ⅰ 期临床试验;Na-ASP-2 疫苗在巴西进行的 Ⅰ 期临床试验出现了荨麻疹 |
| 2010 年 | 用 Na-ASP-1 和 Na-GST-1 研制第二种人钩虫疫苗 |

抑制剂的活性。然而,以往的研究发现,哺乳动物蛋白酶抑制剂在许多生物中的作用超越了单纯的蛋白酶抑制功能。Guedez 研究发现,哺乳动物 TIMP 调节 B 细胞分泌 IL-10 的数量(Guedez et al.,2001)。人感染钩虫后,体内 IL-10 水平极高,提示钩虫的 TIMP 在宿主免疫调节中发挥重要的作用。此外,还有中性粒细胞抑制因子(neutrophil inhibitory factor,NIF)、钩虫切割趋化因子的蛋白酶、与宿主 C1q 相互作用的钙网蛋白、视黄醇结合蛋白、乙酰胆碱酯酶、谷胱甘肽 S-转移酶、铜/锌超氧化物歧化酶等。成年钩虫至少产生和释放 4 种不同的十二指肠钩虫分泌蛋白(ASP),它们的结构与三期钩蚴释放的两种 ASP 相似。体外研究显示,这些 ASPs 也具有免疫调节作用。钩虫成虫还分泌促进摄食血液的药理活性肽。其中丝氨酸蛋白酶抑制剂作用最为明显,通过抑制凝血因子 Xa 和 VIIa 抗凝血。除抗凝剂外,钩虫也释放血小板抑制剂,通过结合整合素受体糖蛋白 I ib/IIIa 和 GPIa/IIa 而发挥作用。为了促进入侵肠黏膜和黏膜下组织,钩虫成虫还释放一些结缔组织水解酶,包括金属蛋白酶(MTP-2)、半胱氨酰蛋白酶(CP-1)、天冬氨酸蛋白酶(AP-1)和透明质酸酶。钩虫还释放一些未知功能的 Kunitz 蛋白酶抑制剂等(Brooker et al.,2004)。

### 55.7.1.2 钩虫成虫消化道刷状缘分子

钩虫成虫消化道有几种不同类型的酶,包括脑啡肽类含锌的金属蛋白酶(MEP-1)、天冬氨酸蛋白酶(AP-2)和半胱氨酸蛋白酶。这些酶可以降解血红蛋白的级联反应,类似于血吸虫和疟疾降解血红蛋白的途径。实验证明,这些酶的抗体在钩虫感染的实验动物体内可以抑制这些途径,因而,这些酶是

很好的疫苗靶点。

### 55.7.1.3 三期钩蚴分泌的蛋白分子

过去数十年的研究发现,用宿主血清、谷胱甘肽在 37℃ 条件下孵育钩虫的三期幼虫(L3),钩蚴会分泌一些蛋白分子,研究认为,这些分子是钩蚴进入宿主体内后,受到宿主特异性因子的刺激而分泌的,它们的功能是帮助钩虫适应宿主体内环境,有利于钩虫进一步生长发育。其中分泌量最多的是两种钩虫分泌蛋白,即分泌蛋白 1(ASP-1)和分泌蛋白 2(ASP-2)。此外,还有 L3 的金属蛋白酶(metalloprotease,MTP-1)。

## 55.7.2 钩虫疫苗候选分子

钩虫疫苗的候选抗原分子见表 55.4。

### 55.7.2.1 幼虫抗原

体外用血清孵育三期幼虫模拟幼虫入侵宿主的过程,幼虫在孵育过程中释放 3 种主要蛋白:金属蛋白酶和 2 种病原相关超家族蛋白——ASP-1 和 ASP-2。尽管尚不清楚这两种 ASP 的功能,但晶体结构的 X 线片显示,它们在水解宿主组织和负调免疫反应中发挥作用(Asojo et al.,2005)。已通过不同的表达系统制备三期幼虫分泌的 3 种蛋白重组抗原。此外,还有 2 种表面蛋白,犬钩虫表面相关抗原(surface-associated antigen,SAA)或 AC-16,都是有潜力的疫苗候选抗原(Fujiwara et al.,2008;Zhan et al.,2004)。AC-16 表达于钩虫的所有生长发育阶段,是钩虫幼虫主要的表面蛋白,免疫犬后可获得显著的减卵率和减少血液流失(Fujiwara et al.,2008)。

表 55.4 钩虫疫苗的候选抗原分子(Diemert et al.,2008)

| 疫苗候选分子 | 相对分子质量(×10³) | 发育阶段 | 功能 | 可能机制 | 可能的作用 | 发展阶段 |
| --- | --- | --- | --- | --- | --- | --- |
| NaASP-2 | 21.3 | 幼虫 | 趋化因子模拟分子 | 中和抗体 | 抑制幼虫在组织内的迁移 | 临床 I 期 |
| NaAP-1 | 47.9 | 成虫 | 天冬氨酸蛋白酶-血红蛋白酶 | 中和抗体 | 封闭寄生虫消化道的血红蛋白酶 | 临床前期 |
| NaGST-1 | 23.7 | 成虫 | 谷胱甘肽 S-转移酶 | 中和抗体 | 阻断宿主血红素解毒作用 | 临床前期 |
| NaCP-2 | 36.3 | 成虫 | 半胱氨酸蛋白酶-血红蛋白酶 | 中和抗体 | 封闭寄生虫消化道的血红蛋白酶 | 发现抗原 |
| Ac-16 | 16.0 | 幼虫和成虫 | 表面抗原的免疫决定簇 | 中和抗体 | 抑制幼虫在组织内的迁移 | 临床前期 |
| AcSAA-1 | 16.0 | 幼虫和成虫 | 表面抗原的免疫决定簇 | 中和抗体 | 抑制幼虫在组织内的迁移 | 发现抗原 |

### 55.7.2.2 成虫抗原

钩虫成虫黏附于感染宿主的肠黏膜,摄取红细胞后,红细胞在钩虫消化道内破裂,释放游离的血红蛋白,并发生降解蛋白的水解级联反应。在此过程中,钩虫释放了许多蛋白酶参与这个摄食过程。以这些蛋白酶为靶分子构建的疫苗可诱导宿主产生抗体,抑制钩虫的摄食过程,干扰其营养摄取,削弱寄生虫生存和生殖能力。目前已确定的抗原分子主要有 3 个:2 个是位于寄生虫消化道的血红蛋白酶(hemoglobin enzyme,HE),1 个是解毒的谷胱甘肽 $S$-转移酶(glutathione $S$-transferase,GST)。天冬氨酸蛋白酶(aspartic proteinase,AP)和半胱氨酸蛋白酶(cysteine protease,CP)免疫犬,均有减少宿主失血和减少粪便排卵数的保护效应,特别是 AP,还可显著减少虫荷(Loukas et al.,2004;Loukas et al.,2005a)。

### 55.7.2.3 高通量技术筛选新的候选分子

钩虫的肠道有大量摄取红细胞的酶和蛋白,因此被研究者认为是疫苗或药物候选抗原的重要来源。Wei 采用 RNA-seq 技术对仓鼠来源的雄性钩虫肠道 mRNA 进行转录组测序发现,富含半胱氨酸/抗原 5/致病相关蛋白 1、C 型凝集素和热休克蛋白在钩虫中大量表达(Wei et al.,2016),这些分子可作为下一步疫苗研究的候选抗原。

## 55.7.3 钩虫疫苗

### 55.7.3.1 减毒疫苗

早期采用辐照减毒疫苗免疫获得较强的抗钩虫感染保护力。Miller 于 1964 年用 40 000 r 的 X 线减毒犬钩虫的幼虫,随着辐照剂量的增加,幼虫的感染性和致病性都降低。经 40 000 r 或更高剂量的 X 线照射后,雌虫不产卵。用 40 000 r 致弱的犬钩虫幼虫单次皮下注射免疫犬,可以诱导高保护力,并且皮下注射的免疫保护效果优于口服免疫。Miller 将 X 线减毒的犬钩虫幼虫免疫犬 2 次,获得的免疫保护力可以通过血清或淋巴细胞被动转移到猪。Miller 研制的犬钩虫 3 期幼虫疫苗获得 USDA 生产许可证,成为世界上第一种钩虫疫苗。这种疫苗被认为是安全有效的,并可诱导 90% 的保护力(Miller,1964,1965,1978)。这种疫苗在 19 世纪 70 年代进入美国市场,但由于其生产成本高,储存要求高,要求保存于 8 ~ 10℃,保质期短,只有 6 个月,在拿到生产许可证后不到 3 年就被淘汰。

1985 年,陈亚伟等用 $^{60}$Co 照射的十二指肠钩蚴接种幼犬,再接种正常的十二指肠钩蚴,最后用犬钩蚴攻击感染后获得 93.1% ~ 95.2% 的减虫率和 95.5% ~ 97% 的减少钩虫产卵率,显示了十二指肠钩虫和犬钩虫有较强的交叉免疫保护力(陈亚伟和吴国庆,1985)。20 世纪 80 年代,Carroll 和 Grove 将来自于犬钩虫的可溶性抗原与弗氏完全佐剂混合后免疫犬 2 次,结果减少了粪便虫卵数和肠道成虫数量,具有较好的保护性免疫(Carroll et al.,1986)。同一时期,Hotez 和 Cerami 发现使用重组的可溶性酶做疫苗,可以完全消除减毒疫苗带来的意外感染的隐患(Hotez et al.,1985)。这个发现推动了人钩虫疫苗的发展。

### 55.7.3.2 基因重组疫苗

随着分子生物学技术的高速发展,基因工程重组疫苗越来越引起人们的重视。成虫分泌的蛋白酶及其他功能分子被认为是疫苗重要的候选分子,如 ASP-1、ASP-2、乙酰胆酯酶、透明质酸酶、中性粒细胞抑制因子和犬钩虫抗凝多肽等。尚不清楚 ASP-1 与 ASP-2 的生理功能,它们是钩虫从体外自由生活期转变为宿主体内寄生过程时所分泌,在其他线虫体内也广泛存在,提示其功能保守,可能参与抑制宿主免疫反应,也与钩虫免疫逃避有关(詹斌等,2000)。ASP-1 是钩蚴分泌的 ES 抗原中的主要成分,犬钩虫的分泌蛋白 1(AcASP-1)cDNA 编码的蛋白质相对分子质量约为 $45×10^3$。应用小鼠模型检测 AcASP-1 重组蛋白的保护性免疫结果显示,肺部钩蚴减虫率为 79%,此保护性免疫为抗体所介导,血清被动免疫小鼠可获得同样的保护作用。已在毕赤酵母中成功表达美洲钩虫分泌蛋白 2(NaASP-2),并通过离子交换和凝胶过滤色谱进行纯化。重组的 Na-ASP-2 是相对分子质量为 $21.3×10^3$ 的蛋白,包含 N 端 6 个氨基酸的载体标签(EAEAEAF),利于表达和纯化。重组的 ASP-2 免疫实验动物获得的抗体可以通过免疫共沉淀识别三期幼虫抽提物中的天然抗原,并且体外试验可抑制幼虫的迁移(Goud et al.,2005)。放射晶体结构分析显示,重组的 Na-ASP-2 蛋白与天然的 NaASP-2 都有同样的病原相关-1 决定簇（Asojo et al.，2005）。重组的 ASP-2 免疫仓鼠和犬可降低虫荷和成虫的生殖能力，而且免疫血清可以体外抑制钩虫的幼虫在组织体内的迁移。

研究者于 2004 年 12 月将 NaASP-2 蛋白疫苗作为"新药研究"向美国食品和药物管理局提交了申请。并于 2005—2006 年在健康者开展了 NaASP-2 第 I 期的安全性和免疫原性评估。36 名成年人参加了这项随机双盲试验，将 3 种不同浓度的 NaASP-2，10、50 和 100 μg，与 1.5 mg 的铝胶佐剂混合，于 1、56 和 112 天肌内注射，观察持续至末次接种后的 6 个月。结果显示，该疫苗是安全的，耐受性良好，最常观察到的不良反应是注射部位的局部反应，包括轻度至中度疼痛、肿胀、红斑和瘙痒。另外，疫苗诱导了显著的 IgG 和细胞免疫反应。在此基础上，在巴西钩虫感染流行区，启动了健康成年志愿者的 I 期临床试验。在这项研究中，采用与美国前期临床试验相同的剂量和免疫方案。对于长期暴露于钩虫感染的人群，疫苗的免疫原性和安全性都可能与未暴露人群有差异。结果显示，对于暴露钩虫感染的人群，NaASP-2 没有显著的安全问题。II 期临床试验的设计原则将是评估钩虫感染的速度和强度。由于 NaASP-2 是针对钩虫幼虫的疫苗，II 期临床试验设计的一个关键因素是使用疫苗前为成年个体进行驱虫，消除体内已有的成虫。疫苗的保护力将以粪便中的虫卵数量作为评判指标（Diemert et al.，2008）。

为了减轻 NaASP-2 在志愿者体内引起的急性炎症反应，Zhan 等设计了一种融合蛋白，将 NaASP-2 分子与人 IgG 的 Fcγ1 融合，Fcγ1 对于促炎细胞表面受体 FcγR II b 提供的是一种阴性信号。这种嵌合的重组蛋白免疫原性与天然的 NaASP-2 分子相同，但大大减少了人嗜碱性粒细胞释放组胺的量。对于犬钩虫感染犬，相比于重组的 NaASP-2 蛋白，Fcγ/NaASP-2 融合蛋白经皮注射免疫后，可显著减少急性炎症反应。Fcγ/NaASP-2 和铝盐佐剂免疫仓鼠，可以诱导与天然 NaASP-2 相似的抗美洲钩虫攻击感染的保护力（Zhan et al.，2012）。

钩虫摄食血液，25~30 条成年的钩虫可导致宿主每天失血 1 mL，1 mL 血液中铁的含量等同于 1 个儿童每天铁的摄取量。大量的钩虫感染会导致铁流失、贫血和营养不良。通过疫苗干扰钩虫摄食血液是替代幼虫疫苗的较好的策略（Bethony et al.，

2011）。钩虫摄食血液过程中有 20 多个潜在的靶蛋白，在人体的临床前研究结果的基础上，发现其中美洲钩虫谷胱甘肽 S-转移酶 1（NaGST-1）和美洲钩虫天冬氨酸蛋白酶（NaAP-1）是最有希望的候选分子。这 2 种候选分子都是钩虫在摄食血液过程中所需要的酶，作为疫苗分子，它们的作用机制可能是产生中和抗体，干扰了钩虫的摄食，导致虫体死亡或生殖能力下降。NaGST-1 是个相对分子质量为 $24 \times 10^3$ 的蛋白，包含 205 个氨基酸。犬感染钩虫幼虫后，用重组的 AcGST-1 可以诱导高水平的抗体，并可获得 40% 的减虫率（Pearson et al.，2009）。用重组的 AcGST-1 或 NaGST-1 免疫仓鼠，并攻击感染钩虫，可以获得 57% 的减虫率（Zhan et al.，2005；Zhan et al.，2010）。在美国和巴西开展了两次临床 I 期试验，显示该疫苗安全有效。该研究用 10、30、100 μg 重组的 Na-GST-1 蛋白疫苗和铝胶佐剂接种志愿者，分别在 0、56、112 天肌内注射，对未接触和接触过钩虫的成年人均有较好的保护效果，不良反应只是轻度至中度的注射部位疼痛，轻度头痛和恶心，并产生特异性 IgG 抗体反应（Diemert et al.，2017a）。该疫苗有效期长，在 2~8℃ 可存放 60 个月（Brelsford et al.，2017）。在进行临床试验时需要对受试者进行相关教育和知识普及，以增进对知情同意信息的了解（Diemert et al.，2017b）。NaAP-1 是相对分子质量为 $45 \times 10^3$ 的蛋白，包含 407 个氨基酸，是在钩虫消化道发现的一种血红蛋白消化酶。重组的 NaAP-1 或犬钩虫的同源分子免疫后，钩虫的虫荷、卵荷减少，肠道病理变化减轻（Williamson et al.，2004；Loukas et al.，2005b）。重组的 AP-1 蛋白免疫犬可以减少血液流失，犬体内产生的针对 AP-1 特异性的 IgG 抗体在体外可以减少该酶的催化活性，原位杂交实验结果显示，该抗体结合在免疫犬的肠道，疫苗干扰了寄生虫摄食血液的能力（Loukas et al.，2005b）。给予小鼠 0.99 μg 重组的 NaAP-1，可诱导抗 NaAP-1 的 IgG，抑制该酶对 89% 的底物的消化（Pearson et al.，2015）。常用铝盐（Alhydrogel®）为 NaGST-1 和 NaAP-1 的佐剂，此外，将 TLR 激动剂 GLA-AF 作为佐剂，不仅可以提高抗体水平，还可以通过促进记忆 B 细胞的扩增提高抗体亲和力水平（Coler et al.，2009，2011）。研究发现，重组的组织蛋白酶 b 半胱氨酸蛋白酶（cathepsin B cysteine protease，AceyCP1）在 60% 的接种者体内可以诱导高水平的 IgG，Acey-CP1 血清 IgG 应答者与对照组和无应答组相比，钩

虫负荷、粪便虫卵计数和临床病理均显著降低（Noon et al.，2019）。

#### 55.7.3.3 重组亚单位疫苗

多肽抗原免疫原性较弱，不能刺激机体产生强烈的免疫反应，需要合适的传递系统和佐剂来进一步增强免疫原性。脂化肽对于传递多肽亚单位疫苗是一种很好的方法，自身可以作为佐剂的脂质核心肽（lipid core peptide，LCP）。不需要借助外源佐剂可以诱发宿主产生强烈的免疫反应，传递系统是研发亚单位疫苗的强有力措施（Moyle and Toth，2008；Zhong et al.，2009）。血红蛋白消化的级联反应核心酶 NaAP-1 中 B 细胞表位（A291Yα）可以诱导中和抗体的产生，抑制 NaAP-1 酶活性，因而可以抑制钩虫摄食红细胞获得营养的能力。但 A291Y 单独或嵌合抗原表位诱导的 IgG 抗体反应很弱。Skwarczynski 等采用酵母 GCN4 蛋白中提取的促螺旋序列诱导天然的 A291Y 螺旋表位的形成，继而将 A291Y 表位并入 LCP 传递系统。获得的 LCP-A291Y 嵌合肽可以诱导小鼠产生强烈的 IgG 反应，产生的抗体能够结合和完全抑制酶活性的 NaAP-1。研究结果表明，用 LCP 传递系统的 A291Y 嵌合肽不需要佐剂即可在小鼠体内诱导有效的酶中和抗体（Skwarczynski et al.，2012）。Fuaad 在美洲板口线虫天冬氨酸蛋白酶分子（aspartic protease of *N. americanus*，Na-APR-1）中选取了一种 B 细胞表位，经 LCP 传递系统免疫小鼠，产生针对 Na-APR-1 的高滴度的抗体，圆二色性（circular dichroism，CD）分析显示，该分子形成了 β 折叠结构（Fuaad et al.，2015）。这种方法对于发展抗人或家畜寄生虫病疫苗提供了新的思路。

#### 55.7.3.4 DNA 疫苗

DNA 疫苗在钩虫领域的发展相对较晚。Wiśniewski 等以锡兰钩虫金属蛋白酶 6（ancylostoma ceylanicum metalloprotease 6，Ace-mep-6）为目标分子构建了 DNA 疫苗，该蛋白相对分子质量大约为 $102 \times 10^3$，生物信息学分析结果显示，该分子在血红蛋白降解和食物消化的过程中大量增殖。用 Ace-mep-6 cDNA 疫苗免疫仓鼠 1 次或 3 次，免疫 1 次的仓鼠产生 80% 的减虫率，免疫 3 次后减虫率达到 100%（Wiśniewski et al.，2013）。Wiśniewski 紧接着构建了锡兰钩虫金属蛋白酶 7（Ace-mep-7）的 DNA

疫苗，该分子表达于钩虫成虫阶段，该疫苗免疫金黄地鼠后获得 50% 的减虫率和 78% 的减卵率，可减少钩虫卵对环境的污染（Wiśniewski et al.，2016）。

### 55.8 问题与展望

2000 年建立了人钩虫疫苗研究机构（Human Hookworm Vaccine Initiative，HHVI）进一步促进钩虫疫苗走向市场。目前的人用钩虫疫苗候选抗原 Na-GST-1 和 Na-APR-1 已经在美国、巴西和加蓬的临床试验中进行了评估发现，它们是安全和具有免疫原性，下一阶段临床发展阶段是评估疫苗的有效性。美国的一项研究发现，志愿者接种 50 条美洲钩虫感染的三期幼虫（*N. americanus* infective larvae，NaL3），并观察 12~18 周，可以诱导美洲钩虫感染，且志愿者有很好的耐受性。该研究确定了 cGMP（current Good Manufacturing Practice）级 NaL3 为志愿者感染的安全诱导物，为人体钩虫免疫效能的评估奠定了基础（Diemert et al.，2018）。钩虫候选疫苗的 I 期临床试验于 2006 年已在美国完成。然而，因为钩虫高风险感染人群在世界最贫困的农村，缺乏有价值的经济市场，因此疫苗进行大工业生产和广泛的应用并非容易。为了推进钩虫疫苗的发展，巴西一直致力于钩虫疫苗的工业大生产，资助 II、III 期临床试验。尽管巴西已获得 Na-ASP-2 疫苗的技术转让，并已展开大规模工业生产，但测试和配送分发钩虫疫苗，仍是公共卫生部门的巨大挑战。在钩虫疫苗的研发早期，疫苗的特性和市场策略仍可调整时，构建疫苗发展的经济模式和评价钩虫疫苗潜在的经济价值可以促进疫苗的成功。研究发现，钩虫疫苗的研制和产业化非常必要，它不仅可以节约治疗的费用，而且对维护人群健康，尤其是流行区儿童、孕妇和老年人有巨大贡献。事实上，对于钩虫的防治需要联合疫苗和化学治疗药物双管齐下的策略。因此，钩虫疫苗的进一步发展需要公共卫生机构的大力支持（Lee et al.，2011）。Sabin 疫苗研究所积极发展与欧洲和非洲的钩虫疫苗联盟的合作伙伴关系，开始探索将疫苗纳入卫生系统，作为根除钩虫感染和其他被忽视的热带疾病战略的一部分（Hotez et al.，2016）。

## 参考文献

陈建平. 2001. 十二指肠钩口线虫和美洲板口线虫. 见:詹希美. 人体寄生虫学(第5版). 北京:人民卫生出版社, 204-212.

陈亚伟,吴国庆. 1985. 十二指肠钩虫和犬钩虫在幼犬体内交叉免疫的观察. 四川动物 1:16-18.

陈颖丹,刘长华. 2012. 钩虫病. 见:汤林华,许隆祺,陈颖丹. 中国寄生虫病防治与研究(第1版). 北京:科学技术出版社,653-676.

蒋桂花,杨维平. 2004. 钩虫病流行与疫苗研究. 国外医学寄生虫病分册 31(6):275-277.

吴观陵. 2005. 人体寄生虫学(第三版). 北京:人民卫生出版社.

薛剑. 2007. 仓鼠感染美洲钩虫第3期感染性幼虫的获得性免疫. 上海:复旦大学硕士学位论文.

詹斌,肖树华,李铁华,等. 2000. 钩虫流行现状及疫苗研制进展. 中国寄生虫学与寄生虫病杂志 18(3):182-184.

Albonico M, Allen H, Chitsulo L, et al. 2008. Controlling soil-transmitted helminthiasis in pre-school-age children through preventive chemotherapy. PLoS Negl Trop Dis 2(3):e126.

Asojo OA, Goud G, Dhar K, et al. 2005. X-ray structure of Na-ASP-2, a pathogenesis-related-1 protein from the nematode parasite, *Necator americanus*, and a vaccine antigen for human hookworm infection. J Mol Biol 346(3):801-814.

Beaver PC. 1988. Light, long-lasting *Necator* infection in a volunteer. Am J Trop Med Hyg 39(4):369-372.

Bethony JM, Cole RN, Guo X, et al. 2011. Vaccines to combat the neglected tropical diseases. Immunol Rev 239(1):237-270.

Bottazzi ME. 2015. The human hookworm vaccine:Recent updates and prospects for success. J Helminthol 89(5):540-544.

Brelsford JB, Plieskatt JL, Yakovleva A, et al. 2017. Advances in neglected tropical disease vaccines:Developing relative potency and functional assays for the Na-GST-1/Alhydrogel hookworm vaccine. PLoS Negl Trop Dis 11(2):e0005385.

Brooker S, Bethony J, Hotez PJ. 2004. Human hookworm infection in the 21st century. Adv Parasitol 58:197-288.

Carroll SM, Grove DI, Heenan PJ. 1986. Kinetics of cells in the intestinal mucosa of mice following oral infection with *Ancylostoma ceylanicum*. Int Arch Allergy Appl Immunol 79(1):26-32.

Chan MS, Medley GF, Jamison D, et al. 1994. The evaluation of potential global morbidity attributable to intestinal nematode infections. Parasitology 109 (Pt 3):373-387.

Coler RN, Bertholet S, Moutaftsi M, et al. 2011. Development and characterization of synthetic glucopyranosyl lipid adjuvant system as a vaccine adjuvant. PLoS One 6(1):16333.

Coler RN, Carter D, Friede M, et al. 2009. Adjuvants for malaria vaccines. Parasite Immunol 31(9):520-528.

Diemert DJ, Bethony JM, Hotez PJ. 2008. Hookworm vaccines. Clin Infect Dis 46(2):282-288.

Diemert DJ, Freire J, Valente V, et al. 2017a. Safety and immunogenicity of the Na-GST-1 hookworm vaccine in Brazilian and American adults. PLoS Negl Trop Dis 11 (5):e0005574.

Diemert DJ, Lobato L, Styczynski A, et al. 2017b. A comparison of the quality of informed consent for clinical trials of an experimental hookworm vaccine conducted in developed and developing countries. PLoS Negl Trop Dis 11 (1):e0005327.

Diemert D, Campbell D, Brelsford J, et al. 2018. Controlled human hookworm infection:Accelerating controlled human hookworm vaccine development. Open Forum Infectious Diseases 5(5):ofy083.

Dondji B, Sun T, Bungiro RD, et al. 2010. CD4+ T cells mediate mucosal and systemic immune responses to experimental hookworm infection. Parasite Immunol 32(6):406-413.

Fitzsimmons CM, Falcone FH, Dunne DW. 2014. Helminth allergens, parasite-specific IgE, and its protective role in human immunity. Front Immunol 5:61.

Fujiwara R, Zhan B, Mendez S, et al. 2008. Reduction of worm fecundity and canine host blood loss mediates protection against hookworm infection elicited by vaccination with recombinant Ac-16. Clin Vaccine Immunol 14(3):281-287.

Fuaad AA, Pearson MS, Pickering DA, et al. 2015. Lipopeptide nanoparticles:Development of vaccines against hookworm parasite. Chem Med Chem 10(10):1647-1654.

Goud GN, Bottazzi ME, Zhan B, et al. 2005. Expression of the necator americanus hookworm larval antigen Na-ASP-2 in *Pichia pastoris* and purification of the recombinant protein for use in human clinical trials. Vaccine 23 (39):4754-4764.

Guedez L, McMarlin AJ, Kingma DW, et al. 2001. Tissue inhibitor of metalloproteinase-1 alters the tumorigenicity of Burkitt's lymphoma via divergent effects on tumor growth and angiogenesis. Am J Pathol 158(4):1207-1215.

Hotez PJ. 1995. Human hookworm infection. In:Farthing MJG, Keusch GT, Wakelin D. Enteric Infection:Mechanisms, Manifestations, and Management. II. London:Chapman and Hall,129-150.

Hotez PJ, Alvarado M, Basáñez MG, et al. 2014. The global burden of disease study 2010; interpretation and implications for the neglected tropical diseases. PLoS Negl Trop Dis 8 (7);e2865.

Hotez PJ,Beaumier CM,Gillespie PM,et al. 2016. Advancing a vaccine to prevent hookworm disease and anemia. Vaccine 34(26);3001-3005.

Hotez PJ, Trang NL, McKerrow JH, et al. 1985. Isolation and characterization of a proteolytic enzyme from the adult hookworm *Ancylostoma caninum*. J Biol Chem 260(12);7343-7348.

Landmann JK, Prociv P. 2003. Experimental human infection with the dog hookworm,*Ancylostoma caninum*. Med J Austr 178(2);69-71.

Lee BY,Bacon KM,Bailey R,et al. 2011. The potential economic value of a hookworm vaccine. Vaccine 29(6); 1201-1210.

Loukas A,Bethony JM,Mendez S,et al. 2005a. Vaccination with recombinant aspartic hemoglobinase reduces parasite load and blood loss after hookworm infection in dogs. PLoS Med 2(10);295.

Loukas A, Constant SL, Bethony JM. 2005b. Immunobiology of hookworm infection. FEMS Immunol Med Microbiol 43(2); 115-124.

Loukas A,Bethony JM,Williamson AL,et al. 2004. Vaccination of dogs with a recombinant cysteine protease from the intestine of canine hookworms diminishes the fecundity and growth of worms. J Infect Dis 189(10);1952-1961.

Michaud C,Tantalean M,Ique C,et al. 2003. A survey for helminth parasites in feral New World non-human primate populations and its comparasiton with parasitiological data from man in the region. J Med Primatol 32(6);341-345.

Miller TA. 1964. Effect of X-irradiation upon the infective larvae of *Ancylostoma caninum* and the immunogenic effect in dogs of a single infection with 40 Kr-Irradiated larvae. J Parasitol 50;735-742.

Miller TA. 1965. Effect of route of administration of vaccine and challenge on the immunogenic efficiency of double vaccination with irradiated *Ancylostoma caninum* Larvae. J Parasitol 51(5);200-206.

Miller TA. 1978. Industrial development and field use of the canine hookworm vaccine. Adv Parasitol 16;333-342.

Moyle PM, Toth I. 2008. Self-adjuvanting lipopeptide vaccines. Curr Med Chem 15(5);506-516.

Natasha DR,Jacqueline AF,Lilian LB,et al. 2011. Induction of CD4$^+$CD25$^+$FOXP3$^+$ regulatory T cells during human hookworm infection modulates antigen-mediated lymphocyte proliferation. PLoS Negl Trop Dis 5(11);e1383.

Noon JB, Schwarz EM, Ostroff GR, et al. 2019. A highly expressed intestinal cysteine protease of *Ancylostoma ceylanicum* protects vaccinated hamsters from hookworm infection. PLoS Negl Trop Dis 13(4);e0007345.

Pearson MS, Bethony JM, Pickering DA, et al. 2009. An enzymatically inactivated hemoglobinase from *Necator americanus* induces neutralizing antibodies against multiple hookworm species and protects dogs against heterologous hookworm infection. FASEB J 23(9);3007-3019.

Pearson MS, Jariwala AR, Abbenante G, et al. 2015. New tools for NTD vaccines;A case study of quality control assays for product development of the human hookworm vaccine Na-APR-1M74. Hum Vaccin Immunother 11(5);1251-1257.

Pullan RL,Smith JL,Jasrasaria R,et al. 2014. Global numbers of infection and disease burden of soil transmitted helminth infections in 2010. Parasit Vectors 7(1);37.

Sabatelli L,Ghani AC,Rodrigues LC,et al. 2008. Modelling heterogeneity and the impact of chemotherapy and vaccination against human hookworm. J R Soc Interface 5(28);1329-1341.

Schneider B,Jariwala AR,Periago MV,et al. 2011. A history of hookworm vaccine development. Hum Vaccin 7(11);1234-1244.

Skwarczynski M, Dougall AM, Khoshnejad M, et al. 2012. Peptide-based subunit vaccine against hookworm infection. PLoS One 7(10);e46870.

Steenhard NR,Storey PA,Yelifari L,et al. 2000. The role of pigs as transport hosts of the human helminths *Oesophagostomum bifurcum* and *Necator americanus*. Acta Tropica 76(2);125-130.

Wei J,Damania A,Gao X,et al. 2016. The hookworm *Ancylostoma ceylanicum* intestinal transcriptome provides a platform for selecting drug and vaccine candidates. Parasit Vectors 9 (1);518.

Williamson AL,Lecchi P,Turk BE,et al. 2004. A multi-enzyme cascade of hemoglobin proteolysis in the intestine of blood-feeding hookworms. J Biol Chem 279(34);35950-35957.

Wiśniewski M, Jaros S, Bąska P, et al. 2013. *Ancylostoma ceylanicum* metalloprotease 6 DNA vaccination induces partial protection against hookworm challenge infection. Acta Parasitol 58(3);376-383.

Wiśniewski M, Jaros S, Bąska P, et al. 2016. Hamsters vaccinated with Ace-mep-7 DNA vaccine produced protective immunity against *Ancylostoma ceylanicum* infection. Exp Parasitol 163;1-7.

Zhan B,Liu S,Perally S,et al. 2005. Biochemical characterization and vaccine potential of a heme-binding glutathione transferase from the adult hookworm *Ancylostoma caninum*. Infect Immun 73(10);6903-6911.

Zhan B,Perally S,Brophy PM,et al. 2010. Molecular cloning, biochemical characterization and partial protective immunity of the heme-binding glutathione S-transferases from the human hookworm *Necator americanus*. Infect Immun 78(4): 1552-1563.

Zhan B,Santiago H,Keegan B,et al. 2012. Fusion of Na-ASP-2 with human immunoglobulin Fcγ abrogates histamine release from basophils sensitized with anti-Na-ASP-2 IgE. Parasite Immunol 34(8-9):404-411.

Zhan B,Wang Y,Liu Y,et al. 2004. Ac-SAA-1,an immunodominant 16 kDa surface-associated antigen of infective larvae and adults of *Ancylostoma caninum*. Int J Parasitol 34(9): 1037-1045.

Zhong W,Skwarczynski M,Toth I. 2009. Lipid core peptide system for gene,drug,and vaccine delivery. Austr J Chem 62: 956-967.

# 第56章

## 疟疾疫苗

宋关鸿　钱　锋

**本章摘要**

疟疾是世界患病人数第三的感染性疾病。疟疾疫苗和抗疟疾药物、防制媒介按蚊措施协同使用，可控制疟疾对人类的危害，最终达到根除疟疾的目标。

放射线和基因工程减毒全虫活疫苗可提供宿主免疫系统比较完整的抗原谱，获得多因素免疫保护机制，激发细胞免疫和体液免疫反应，抵御疟原虫攻击。重组亚单位疫苗可诱导抗体反应、抗原特异细胞毒 $CD8^+$ T 细胞及产生 γ 干扰素的 $CD4^+$ 和 $CD8^+$ T 细胞反应，有不同程度的免疫保护效应。

RTS、S/AS01 红细胞外期重组亚单位疫苗已进入 Ⅲ 期临床试验，有望成为第一代疟疾疫苗。此外，放射线减毒子孢子活疫苗 Sanaria™ Pf-SPZ 已完成 Ⅰ 期临床试验。但是疟疾疫苗研究仍存在抗原多态、免疫原性弱、表位构象复杂、表达纯化困难、缺乏有效小动物模型及红细胞期疟原虫损害宿主免疫系统等诸多难点，需要做更多的努力和应用新技术手段予以解决。

## 56.1　概述

疟疾是由疟原虫属（*Plasmodium*）疟原虫引起的急性和慢性感染性疾病，占全世界疾病数的 2.3%，是继急性肺炎球菌呼吸道感染（3.5%）和结核病（2.8%）之后病人数第三多的感染性疾病，与艾滋病、结核病一起被世界卫生组织列为全球三大公共卫生问题。至今已知有 150 多种疟原虫可感染哺乳动物、禽类和爬行动物。感染人的疟原虫有 5 种，即恶性疟原虫（*P. falciparum*）、间日疟原虫（*P. vivax*）、三日疟原虫（*P. malariae*）、卵形疟原虫（*P. ovale*）和诺氏疟原虫（*P. knowlesi*）。其中恶性疟原虫感染最严重，常可威胁人的生命，致人死亡。间日疟原虫地理分布最广。而诺氏疟原虫是以猴为保虫宿主的人畜共患疟原虫，也可致人死亡，人感染主要发生在马来西亚、新加坡、泰国、缅甸和菲律宾等东南亚国家白踝按蚊（*Anopheles leucosphyrus*）种群分布的丛林地区（Cox-Singh et al. ，2008；Collins，2012）。5 种可感染人疟原虫的媒介均是按蚊属（*Anopheles*）雌性蚊虫。人被感染性蚊虫叮咬后 7 天或更长时间（通常为 10~15 天）出现疟疾症状。最初是发热、头痛、寒战和呕吐，可能不严重，容易误诊。如果 24 小时内得不到及时治疗，恶性疟原虫和诺氏疟原虫感染可进展到重症疟疾，导致死亡。

疟疾广泛分布于非洲、亚洲、南美洲和大洋洲的热带和温带地区。全球有 99 个国家和地区流行疟疾。其中，48 个位于非洲大陆，21 个在美洲，30 个在欧洲、亚洲和太平洋地区。全世界有近半数人口受到不同程度的疟疾威胁，世界卫生组织 2017 年统计了全球 87 个国家，估计有 2.19 亿疟疾新发病例。在全球大部分地区疟疾病例由恶性疟原虫引起，如在世界卫生组织非洲区，99.7% 的疟疾病例由恶性疟原虫引起，但在世界卫生组织美洲区，74.1% 的疟疾病例由间日疟原虫引起。2017 年估计全球有 43.5 万人死于疟疾，世界卫生组织非洲区的疟疾死亡人数占到全球全部疟疾死亡人数 93%，疟疾死亡患者中大多数为 5 岁以下儿童，占死亡人数的 61%。感染疟疾的孕妇主要是初产妇，感染可导致产妇和新生儿死亡以及分娩轻体重胎儿。我国 2015 年报告疟疾患者 3 288 例，主要报告自云南（606 例/18.4%）、江苏（405 例/12.3%）、四川（290

例/8.8%）、广西（236 例/7.2%）和山东（212 例/6.4%）五省（自治区）。其中本地感染疟疾患者 40 例（1.2%），主要分布在云南、西藏、海南和辽宁四省（自治区），1 例本地感染恶性疟疾病例分布在云南省沧源县，西藏自治区墨脱县本地感染疟疾发病率超过 1/万人；境外输入性疟疾患者 3 248 例（98.8%），分布在全国 31 个省（直辖市、自治区），主要为境外感染的归国劳务人员，大多来自缅甸、非洲部分国家等恶性疟疾高发地区。疟疾死亡患者 20 例。实验室确诊疟疾患者中，间日疟疾占 26.9%，恶性疟疾占 61.0%，三日疟疾占 2.3%，卵型疟疾占 8.3%，混合感染疟疾占 1.4%（张丽等，2016）。

联合国世界旅游组织估计，每年有 3 000 万非疟疾流行区国家和地区的居民到疟疾流行区旅游、探亲访友，造成非流行区的输入性疟疾患者不断增加。世界卫生组织欧洲区 2017 年报告的输入性疟疾病例超过了 8000 例，其中法国、英国、德国和西班牙都超过了 500 例，分别为 2718 例、1792 例、956 例和 824 例，83% 的输入性疟疾来源于世界卫生组织非洲区。发达国家的输入性疟疾也与来自疟疾流行区的移民有关。如美国的输入性疟疾患者通常是来自非洲中部和亚洲的移民。近年来，随着国际交流和对外投资的增加，特别是"一带一路"倡议的提出，我国外出务工、经商、旅游以及参与国际交流活动的人员日益增多，导致境外感染输入国内的疟疾疫情居高不下。2011—2016 年，我国报告的输入性疟疾病例数累计近 2 万例，平均每年 3000 例以上（曹俊等，2018）。

近年来，由于疟原虫对抗疟药（特别是氯喹）产生抗药性并且迅速扩散，到 20 世纪 90 年代，在恶性疟原虫分布地区几乎都有抗氯喹恶性疟原虫株存在；传播疟疾的媒介按蚊对常用的杀虫剂也产生抗药性。不仅如此，世界性气候渐暖，疟疾流行地区扩大，流行季节延长；经济发展、旅游和战争等造成人员大规模流动，从疟疾流行区向非流行区迁移或者从非疟疾流行区向流行区移动；战乱和天灾造成大规模预防和治疗疟疾的财力、人力资源匮乏等，使世界大部分地区，尤其是发展中国家的疟疾发病有回升的趋势。有些已经消灭疟疾的国家和地区又出现疟疾患者，甚至有疟疾流行。

全世界疟疾防治形势的恶化，迫使人们开始寻找新的预防疟疾传播和减轻疟疾对人类危害的武器。广泛免疫接种疫苗使天花在地球上灭绝,使脊髓灰质炎消失。人们相信,疟疾疫苗和抗疟药物及防制媒介按蚊措施协同使用,同样可控制疟疾对人类的危害,最终达到根除疟疾的目标。大量动物试验、现场流行病学调查和人体试验资料表明,研制疟疾疫苗是可行的。首先,疟疾疫苗(如以 AMA1 为抗原的疫苗)在动物模型中能产生保护性免疫,获得优于自然感染的免疫力。其次,现场流行病学调查发现,疟疾感染者的原虫血症密度随年龄增长而减少,成年人和青少年的疟疾临床症状一般比婴幼儿和 5 岁以下儿童缓和很多,在疟疾高度流行区 5 岁以上儿童死于疟疾的概率大大降低。这些观察说明,反复自然感染疟疾获得的免疫力可以减轻疟疾感染者的原虫血症,降低疟疾的发病率和病死率。第三,生活在非洲西部疟疾流行区的成年人血液纯化的免疫球蛋白能被动地转移抗恶性疟原虫保护免疫给感染多重抗药性恶性疟原虫的泰国儿童,注射这些 IgG 可减少 99% 的原虫血症密度,说明抗红细胞期疟原虫抗体有明显的抑制疟原虫生长作用。第四,放射线减毒子孢子免疫小鼠、猴和人志愿者,可产生抵抗伯氏疟原虫、诺氏疟原虫、恶性疟原虫和间日疟原虫子孢子攻击的无虫保护免疫。

研制疟疾疫苗是一个系统工程,需要了解疟疾的保护性免疫机制,鉴定激发这些保护性免疫的抗原成分,研制增强疟疾疫苗免疫效果的佐剂和有效递送疟疾疫苗的载体系统,发展能评价疟疾候选疫苗保护效应的攻击试验和现场试验方法,发展能测定疟疾候选疫苗短期和长期免疫保护效应的方法和评价标准。这些工作需要研究疟疾的自然获得性免疫,继续使用、发展和优化模型系统,如鼠疟疾模型、非人灵长类疟疾模型、人疟原虫非人灵长类动物模型、放射线减毒恶性疟原虫子孢子人志愿者模型和人疟疾志愿者模型等;深入了解疟疾这一复杂疾病的免疫学、病理学、流行病学和临床症状学知识,有助于最终研制出可用于临床的有效疟疾疫苗。

## 56.2 病原学

### 56.2.1 疟原虫生活史

5 种可感染人疟原虫的生活史相似,都需经历人体内和雌性按蚊体内的两个发育阶段(图 56.1)。

在人体内,它们先后寄生在肝细胞和红细胞内,进行无性裂体生殖(schizogony)。在人体红细胞内,还可发育为有性期配子体。在雌性按蚊体内,进行有性配子生殖(gametogony)和无性孢子生殖(sporogony)。

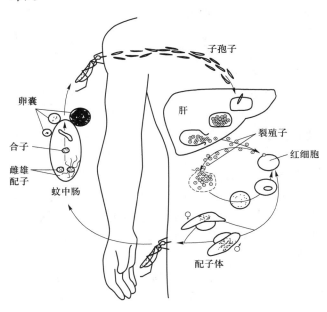

图 56.1 疟原虫生活史

感染疟原虫的雌性按蚊叮咬人体吸血时,将唾液腺内的疟原虫子孢子注入人体。子孢子可在注入部位停留 2~3 小时,多数子孢子通过血流移行到肝,有些子孢子可在抗原提呈细胞内主动或被动地移行到局部淋巴结。在肝内,子孢子通过环子孢子蛋白质羧基端细胞黏附构象和肝细胞膜的硫酸肝素蛋白多糖(heparin sulfate proteoglycans, HSPG)结合,入侵肝细胞,发育为肝细胞期裂殖体,经过 6~7 天发育成熟,产生数万个裂殖子,该阶段称为红细胞外期裂体生殖。释放的肝细胞期裂殖子进入血液,入侵红细胞,发育为早期滋养体(或称环状体)。早期滋养体经过 2~3 天发育,经历晚期滋养体、未成熟裂殖体和成熟裂殖体。成熟裂殖体含 10~30 个裂殖子。然后,感染的红细胞崩解,释放裂殖子和疟疾毒素等疟原虫代谢产物进入血液。裂殖子在数秒钟内侵入新的红细胞,重复上述无性红细胞裂体生殖周期。和释放裂殖子与感染红细胞同步崩解一致,每 2~3 天出现典型的疟疾症状(寒战和急性发热)。侵入红细胞的裂殖子也可发育为有性期雌、雄配子体。当雌性按蚊叮咬感染疟原虫患者吸血时,可将含雌、雄配子体的红细胞摄入。在按蚊中肠摄入的红细胞释放疟原虫并发育为雌、雄配子。雌、雄配子受精,形成合子,并转化为动合子,侵入按蚊中肠壁基底层和基层细胞膜间隙,发育为卵囊,经孢子生殖,生成 1 000~10 000 个子孢子。卵囊成熟后破裂,释放子孢子。子孢子进入按蚊血腔,绝大多数侵入唾液腺,只有进入唾液腺的子孢子才具有感染性。当这些雌性按蚊再次叮咬人体吸血时,子孢子随同唾液注入人体。在雌性按蚊体内的发育称为有性配子生殖和无性孢子生殖。

疟原虫生活史至少有 3 个时期对疟疾疫苗产生的免疫攻击非常敏感,即红细胞外期(子孢子和肝期)、无性红细胞期和蚊体内的孢子生殖期。抗体可抑制红细胞外期子孢子入侵肝细胞,阻止肝期疟原虫发育和疟疾发病;CD4$^+$ T 细胞和 CD8$^+$T 细胞产生的 γ-干扰素(IFN-γ)等细胞因子可终止细胞内肝期裂殖体的发育。抗体可通过不同机制防止红细胞期疟原虫入侵红细胞,红细胞内的氧自由基可破坏细胞内疟原虫。抗体也可阻断疟原虫在蚊体内的受精过程、动合子入侵蚊虫中肠细胞和蚊体内的发育。所以,疟原虫生活史复杂,不仅有人体和按蚊之间的宿主转换,而且有无性期裂体生殖和有性期配子生殖的世代交替。在人体内还有寄生在肝细胞内的红细胞外期裂体生殖和寄生在红细胞内的红细胞内期裂体生殖。疟原虫在其生活史的每个发育期都会产生不同的抗原蛋白质。复杂的疟原虫生活史给疟疾疫苗的研制提供了很多挑战和机遇。

## 56.2.2 疟原虫主要抗原

### 56.2.2.1 红细胞外期疟原虫抗原

(1)环子孢子蛋白质

环子孢子蛋白质(circum sporozoite protein,CSP)是子孢子表面的主要抗原蛋白质,均匀分布于成熟子孢子表面。20 世纪 80 年代首次从子孢子分离并证实能诱导机体产生抗疟原虫感染的免疫反应。CSP 与子孢子从蚊血腔向唾液腺移行和入侵宿主肝细胞有关。在肝细胞中 CSP 可抑制核因子 κB 通道,从而抑制促炎细胞因子的生成。

有活性的 CSP 的相对分子质量是(40~60)×10$^3$。可分为氨基端侧翼区、中央串联重复序列区和羧基端侧翼区三个区域。序列高度保守的 I 区位于氨基端侧翼区,为可特异性识别肝细胞表面硫酸肝素蛋白多糖(heparin sulfate proteoglycans,HSPG)的

非黏附序列 KLKQP 5 肽,在几乎所有的疟原虫种的 CSP 中都含有这一序列。当子孢子接触 HSPG 时,I 区发生剪切导致 CSP 构象转换成羧基端黏附区暴露的黏附构象,与 HSPG 发生特异性黏附并入侵肝细胞。中央串联重复序列区具有种属特异性,含重复串联的氨基酸序列,是免疫显性区域,富含 B 细胞抗原表位。中央串联重复序列区可能在子孢子入侵肝细胞的初期起作用,参与黏附肝细胞,也可能起维持 CSP 结构的作用。恶性疟原虫 3D7 株中央重复序列区含 37 个免疫显性 NANP 四肽序列,其间散在分布 4 个 NVDP 四肽序列。保守 II 区位于羧基端侧翼区,含有凝血酶致敏蛋白样结构域(thrombospondin-like domain),该结构域与凝血酶致敏蛋白、子孢子凝血酶致敏蛋白相关无名蛋白(thrombospondin-related anonymous protein,TRAP)高度同源,II 区涵盖在凝血酶致敏蛋白样结构域中,为能与肝细胞膜上硫酸肝素蛋白多糖发生黏附的黏附区。羧基端的糖基磷脂酰肌醇(glycosylphosphatidylinositol,GPI)将 CSP 锚定在子孢子表面。CSP 侧翼序列区只有少量 B 细胞表位,B 细胞表位主要集中在中央串联重复序列区,CSP 激发抗体免疫主要针对这一区域。而 CD4$^+$ T 细胞表位和 CD8$^+$ T 细胞表位主要位于羧基端侧翼区。CSP 的自然折叠尚不清楚,半胱氨酸残基至少构成了两对分子内或分子间的二硫键(黄演婷等,2012)。

不同疟原虫种的 CSP 结构相似,但是编码这些蛋白质的核苷酸序列和蛋白质氨基酸序列几乎都没有同源性。所有疟原虫种的 CSP 都有一个前后重复的氨基酸序列中心区,但是这些重复区的序列和重复序列的数量不同。

(2)子孢子表面蛋白 2

子孢子表面蛋白 2(sporozoite surface protein 2,SSP2)也称子孢子凝血酶致敏蛋白相关无名蛋白(TRAP)。恶性疟原虫 SSP2 存在于子孢子表面和微线体内,随子孢子入侵进入肝细胞。但抗原量随肝细胞期疟原虫发育而减少,在晚期完全成熟的肝细胞期裂殖体内不存在 SSP2。在子孢子免疫志愿者和生活在非洲的自然感染个体中检测到恶性疟原虫 SSP2 特异的细胞毒 CD8$^+$ T 细胞。

自然感染和子孢子免疫志愿者的细胞毒 CD8$^+$ T 细胞表位定位在 SSP2 保守区。4 名接种子孢子疫苗的志愿者中,2 人的 SSP2 抗体反应阳性。抗 SSP2 抗体可体外抑制子孢子入侵肝细胞。非洲西

部儿童自然感染个体血清的抗 SSP2 抗体效价与疟原虫密度减少相关。

**（3）肝期抗原 1**

肝期抗原 1（liver stage antigen-1，LSA-1）在子孢子入侵肝细胞不久开始表达，表达量随肝期疟原虫的发育而增加，是肝细胞内特异表达的唯一疟原虫抗原。LSA-1 位于肝细胞纳虫泡内，呈絮凝状，围绕在裂殖子表面。肝细胞破裂时，随释放的裂殖子进入肝窦状隙，入侵红细胞。LSA-1 是相对分子质量为 $230×10^3$ 的酸性蛋白质，含有一个 17 个氨基酸（EQQSDLEQERLAKEKLQ）重复序列的中央区，两侧为高度保守的非重复区，不含疏水跨膜序列。在 LSA-1 两端非重复区发现一系列与免疫保护反应有关的 B 细胞和 T 细胞表位。

疟疾自然感染诱导 LSA-1 特异性免疫保护反应，参与反应的包括 CD8$^+$ T 细胞、γ-干扰素、白细胞介素-10（IL-10）和抗体。在巴布亚新几内亚、加蓬和肯尼亚疟疾流行区，对 LSA-1 T1 细胞表位反应的 CD8$^+$ T 细胞产生 γ-干扰素，和 6 个月以上没有原虫血症有关。在疟疾传播季节，IL-10 抗 LSA-1 反应可延迟再感染时间，减少原虫血症频率和减低原虫密度（Kurtis et al.，2001）。

删除 LSA-1 编码基因的恶性疟原虫 Pf lsa-1$^-$ 子孢子感染肝细胞后 6 天形成的肝晚期疟原虫数量较野生型减少 50%。在转染人肝的免疫缺陷小鼠（SCID/Alb-uPA）体内生长的 Pf lsa-1$^-$ 疟原虫，感染后 7 天在晚期肝裂殖体分化和红细胞外期裂殖子形成方面较野生型疟原虫存在严重缺陷。Pf lsa-1$^-$ 疟原虫也显示肝期表达的疟原虫重要蛋白质顶端膜抗原-1（AMA-1）和环子孢子蛋白质（CSP）异常。因此，LSA-1 在疟原虫晚期肝裂体生殖和从肝转移到血液中起重要作用（Mikolajczak et al.，2011）。

用放射线减毒子孢子免疫人志愿者，获得保护者的 LSA-1 T1（氨基酸 84—107）、T3（氨基酸 1813—1835）和 T5（氨基酸 1888—1909）细胞表位反应比无保护者强 3~5 倍。在巴布亚新几内亚，对 LSA-1 T1 细胞表位反应的 γ-干扰素产量和成人 6 个月以上无原虫血症相关。在肯尼亚高原，对 T1、T2（氨基酸 1742—1760）、T3、T4（氨基酸 1836—1849）和 T5 细胞表位的细胞因子反应在疟疾流行季节比旱季高。这些证据都显示，抗 LSA-1 反应与人的保护免疫之间有非常重要的联系。

**（4）子孢子富含苏氨酸和天冬酰胺蛋白质**

子孢子富含苏氨酸和天冬酰胺蛋白质（sporozoite threonine-and asparagine-rich protein，STARP）是在肝细胞内子孢子表面表达的分子，在环状体也检测到 STARP。STARP 的相对分子质量为 $78×10^3$，可分为中央重复序列区、氨基端侧翼区和羧基端侧翼区三个区域。中央重复序列区由"马赛克"（含几个退化小重复）、Rp45（含 2 个序列相同的 45 个氨基酸重复单位）和 Rp10（含 26 个序列和大小不同的 10 个氨基酸重复单位）3 个区域组成。两端侧翼区为低多态性非重复序列区域。

抗 STARP 的 Rp10 区抗体抑制恶性疟原虫子孢子入侵肝细胞。用 Rp10 区合成肽的亲和色谱法纯化的非洲恶性疟原虫感染病人血清 IgG 可抑制 48%~90% 的子孢子入侵肝细胞，抑制率取决于纯化使用的血清和 STARP 肽。

**（5）子孢子和肝期抗原**

子孢子和肝期抗原（sporozoite and liver stage antigen，SALSA）是恶性疟原虫肝期继续表达的子孢子表面小蛋白质。SALSA 在恶性疟原虫分离株间是完全保守的，SALSA 和恶性疟原虫其他抗原之间极少同源（<30%）。SALSA 包含一个表达相对分子质量 $70×10^3$ 多肽的 49 个碱基对可读框。83 个氨基酸残基的部分序列有丰富的赖氨酸（19%）、谷氨酸（17%）和丝氨酸（13%），但不含甲硫氨酸、半胱氨酸和酪氨酸，也没有其他子孢子表面蛋白质特有的长重复序列。相反，它们在 2 个赖氨酸之间含 5 个天冬氨酸或谷氨酸残基。SALSA 在子孢子期开始合成，在蚊虫唾液腺内成熟过程也可能合成，其产量在肝裂体生殖期增加。SALSA 似乎规律地分布在整个子孢子表面，但是在细胞质没有检测到。它似乎以颗粒物质从纳虫泡膜储存到成熟肝裂殖子内。

**（6）肝期抗原-3**

肝期抗原-3（liver-stage antigen 3，LSA-3）在子孢子内表达，存在于纳虫泡内和成熟肝期裂殖子周边。LSA-3 的相对分子质量为 $200×10^3$，由 1 786 个氨基酸组成。其氨基酸序列分为 3 个非重复区：NRA（氨基酸 1—221）、NRB（氨基酸 819—1535）和 NRC（氨基酸 1578—1786）；以及 3 个重复区：R1（氨基酸 222—278）、R2（氨基酸 279—818）和 R3（氨基酸 1536—1577）。NRA 区有 1 个作为子孢子和肝内亚细胞定位信号序列的疏水、带电荷、17 个氨基酸长片段。R1 区有 6 个在恶性疟原虫 T9/96 和 3D7 株保守的 4 肽（VEEK/N/S）。R2 区有 75 个 8 肽（VEESVAEN）重复序列，其中有 2~7 个 8 肽因虫株而异。R3 区氨基酸序列的特点是整齐地分隔成 Val 和 Ile 残基，形成 α-螺旋二级结构。LSA-3 的抗原性和免疫原性以及在动物模型产生保护性免疫反应的特性，使其可以作为恶性疟原虫红细胞外期疫苗的优先候选抗原。

#### 56.2.2.2　红细胞期疟原虫抗原

（1）裂殖子表面蛋白 1

裂殖子表面蛋白 1（merozoite surface protein 1, MSP1）又称裂殖子表面抗原 1（MSA-1），相对分子质量介于（180~230）×$10^3$。MSP1 在晚期滋养体表达，存在于成熟裂殖体内的裂殖子表面。但在肝期晚期也表达。MSP1 是前体蛋白，在疟原虫发育过程中经历两次加工。首次在裂殖体成熟、红细胞破裂释放入血液之前，从氨基端至羧基端，依次加工为 83×$10^3$、（28~30）×$10^3$、（36~38）×$10^3$ 和 42×$10^3$ 4 个片段，其中仅 42×$10^3$ 片段以 GPI 序列锚定在裂殖子表面，其他片段以非共价结合形式堆积在裂殖子表面。第二次在裂殖子侵入红细胞前，羧基末端的 42×$10^3$ 片段再加工成 33×$10^3$ 和 19×$10^3$ 两个片段，其中仅 19×$10^3$ 片段随裂殖子进入红细胞，33×$10^3$ 片段和其他 MSP1 降解片段一起释放入血液。

19×$10^3$ 片段（MSP1$_{19}$）含 6 个半胱氨酸，形成两个保守的表皮生长因子（EGF）样结构域 CX$_n$CX$_n$CX$_n$CXCX$_n$GX$_2$C，其中 C 为半胱氨酸，G 为谷氨酸，X 为其他氨基酸，$n$ 为氨基酸数量，C1 与 C3，C2 与 C4，C5 与 C6 分别形成二硫键。卵形疟原虫 19×$10^3$ 片段第一个 EGF 样结构域中缺乏一对半胱氨酸残基。很多蛋白质的 EGF 样结构域与受体结合、细胞表面相互作用、蛋白质黏附及信号传递有关。MSP1$_{19}$ 可能通过与纳虫泡内的可溶性蛋白质抗原 MSP9 组成共配体，与红细胞膜条带 3 分子 5ABC 表位受体相互作用启动裂殖子附着到红细胞表面（Li et al.，2004）。抗 MSP1$_{19}$ 单克隆抗体可体外抑制疟原虫入侵红细胞，提示 MSP1$_{19}$ 具有重要的入侵红细胞功能。在动物实验和人体试验发现，抗 MSP1$_{19}$ 羧基端抗体与抗疟疾保护有关（Goodman and Draper，2010）。19×$10^3$ 片段的功能具有种间保守性。抑制 MSP1 第二次加工的单克隆抗体具有体外抑制疟原虫生长的能力，敲除 *msp1* 基因的恶性疟原

虫体外培养不能完成裂体生殖，说明 MSP1 是疟原虫完成裂体生殖周期所必需的蛋白质（Yazdani et al.，2006）。

恶性疟原虫 3D7 株 MSP1$_{42}$ 蛋白与 AS02A 佐剂免疫动物能诱导高水平抗体反应，体外抑制疟原虫入侵红细胞，该蛋白在肯尼亚疟疾流行区 1~4 岁儿童的 I 期临床试验显示出很好的安全性和免疫原性（刘述先和曹建平，2005）。

（2）裂殖子表面蛋白 3

裂殖子表面蛋白 3（merozoite surface protein 3, MSP3）在晚期裂殖体和裂殖子表达，相对分子质量为 40×$10^3$，是一个外分泌蛋白质。MSP3 没有跨膜序列和 GPI 锚定序列，可能以蛋白-蛋白相互作用的非共价键附着在裂殖子表面。MSP-3 前体蛋白在疟原虫裂体增殖期经过氨基端的酶切加工而成熟，成熟的 MSP3 含有三个丙氨酸 7 肽（AXXXAXXX）重复区、一个谷氨酸富含区和序列保守的羧基端区域，羧基端区域的结构类似于亮氨酸拉链式结构域，可自组装成四股并行的 α-螺旋卷曲结构域。在 MSP3 的保守区序列含有激发亲细胞抗体的表位，能激发亲细胞抗体 IgG1 和 IgG3，引起抗体依赖的细胞抑制作用。抗 MSP3 非重复保守区多肽的单克隆抗体和血液抗体依赖细胞抑制单核细胞协同抑制疟原虫生长（Richards and Beeson，2009）。

（3）顶端膜抗原 1

恶性疟原虫顶端膜抗原 1（apical membrane antigen 1，AMA1）是相对分子质量为 83×$10^3$ 的 I 型跨膜蛋白质，分为胞外区、跨膜区和胞内区三个区域。胞外区含有 16 个保守的半胱氨酸，形成 8 对二硫键，划分为 I、II、III 三个结构域。恶性疟原虫不同虫株 AMA1 序列的多数点突变集中在胞外区结构域 I 中。AMA1 晶体结构和表位图提示，AMA1 结构域 II 有结合受体的功能。AMA1 在裂殖体生殖后期合成，裂殖体成熟时合成量达到高峰。入侵肝细胞前的子孢子也表达 AMA1。PfAMA1 是一个前体蛋白，最初位于裂殖体微丝体。在成熟裂殖体破裂、释放裂殖子和裂殖子入侵红细胞时，AMA1 通过氨基端切割加工成相对分子质量 66×$10^3$ 的分子，并转移至裂殖子表面。在裂殖子表面经历第二次蛋白水解处理，脱去可溶性片段（44×$10^3$ 或 48×$10^3$）。裂殖子侵入红细胞发育成环状体后，AMA1 消失（Silvie et al.，2004）。

AMA1 是疟原虫完成裂体增殖周期必需的蛋白

质,敲除 *ama1* 基因的疟原虫体外培养不能完成裂殖体增殖过程。AMA1 可能与裂殖子入侵红细胞有关,恶性疟原虫 AMA1 蛋白免疫家兔血清和自然感染者血清提取的抗 AMA1 抗体均能体外抑制疟原虫入侵红细胞(Anders et al. ,2010)。

**(4) 红细胞膜蛋白 1**

恶性疟原虫红细胞膜蛋白 1(erythrocyte membrane protein 1,EMP1)存在于感染疟原虫红细胞表面,由红细胞内期疟原虫合成分泌后,转移到感染红细胞表面的结节中,通过跨膜区(TM)固定于红细胞骨架上,是 I 型跨膜蛋白质。其相对分子质量为 $(250 \sim 350) \times 10^3$,胞外区由氨基端片段、2~4 个 Duffy 结合样结构域(Duffy binding like domain,DBL)和富含半胱氨酸跨域区(cysteine-rich interdomain region,CIDR)组成。PfEMP1 胞外区的不同区域可作为配体与内皮细胞膜的不同受体结合,如细胞间黏附分子-1(ICAM-1/CD54)、血管黏附分子-1(VCAM-1)、内皮细胞白细胞黏附分子-1(ELAM-1/E-selectin)、B 型清道夫受体 CD36、凝血酶致敏蛋白(TSP)、硫酸软骨素 A(CSA)、血小板/内皮细胞黏附分子(PECAM-1/CD31)、透明质酸(HA)和补体受体 1 等,或与正常红细胞结合产生“玫瑰花结”现象,使被感染红细胞滞留在人体组织器官的微血管中,导致脑型疟疾、胎盘疟疾等临床表现。恶性疟原虫通过 EMP1“隔离”在一些组织器官中,也是疟原虫逃避被脾清除的一种策略,但是,EMP1 也成了宿主抗体反应的靶子。为了逃避宿主免疫系统对 EMP1 的反应,恶性疟原虫进化发展抗原变异机制,每个世代表达 2%的变异抗原,所以,EMP1 是高度变异的抗原蛋白质。

PfEMP1 由 *var* 基因编码,恶性疟原虫基因组数据显示,*var* 基因家族共有约 60 个 *var* 基因,分布在除第 14 号染色体以外的所有染色体的亚端粒或中间位置。*var* 基因含有 2 个外显子、1 个内含子、上游调控区(5′ UTR)和下游调控区(3′ UTR)等。恶性疟原虫 *var* 基因在早期环状体松弛转录,即几乎所有 *var* 基因都得到原位转录。但是到中期滋养体以后,则出现特异性转录,即单一 *var* 基因得到优势转录并表达唯一产物,其他绝大多数 *var* 基因处于转录沉默状态。所以,一个恶性疟原虫克隆可同时有多个 *var* 基因转录,但只有一个 *var* 基因最终被翻译(方小楠,2010)。

**(5) 棒状体蛋白质**

至今,已有 30 多种恶性疟原虫蛋白质分类为棒状体蛋白质。位于棒状体颈部的棒状体蛋白质主要涉及疟原虫入侵宿主细胞前和入侵时与宿主细胞黏附。PfRH1、PfRH2a、PfRH2b、PfRH4 和 PfRH5 组成的恶性疟原虫网织细胞结合样同系物家族(reticulocyte binding-like homologs,RHs)是涉及和宿主细胞受体相互作用使裂殖子入侵红细胞的配体,和同样位于棒状体颈部的间日疟原虫(*P. vivax*)网织细胞结合蛋白同源。PfRH5 是 PfRH 家族中相对分子质量较小的蛋白,不含跨膜区。PfRH5 与裂殖子的 PfRH5 相互作用蛋白(PfRipr)和富含半胱氨酸保护抗原(CyRPA)形成复合体,PfRH5 通过 CyRPA 的 GPI 被锚定在裂殖子表面,与红细胞表面受体 basigin 结合,介导裂殖子入侵红细胞。basigin 是恶性疟原虫入侵红细胞的必须受体,又称为白细胞分化抗原 147(CD147),是一种膜蛋白,也是免疫球蛋白超家族的一个成员。抗 PfRH5 抗体可显著地抑制所有试验的恶性疟原虫株生长。而且恶性疟原虫 PfRH5 配体表达水平和相关病人的原虫血症程度之间存在正相关。这些使 RH5 成为疟疾疫苗首要候选者(Crosnier et al. ,2011)。PfRH1 和 PfRH2 抗体也可抑制入侵红细胞。

位于棒状体球部的蛋白质包括棒状体相关蛋白质(rhoptry-associated protein,RAP)复合物和高相对分子质量棒状体蛋白质(RhopH)复合物。主要涉及棒状体的生物学发生、入侵宿主细胞、形成纳虫泡和修饰宿主细胞等不同功能。RAP 复合物是由 RAP1 和 RAP2 或者 RAP1 和 RAP3 异二聚体组成的小相对分子质量蛋白质复合物。在滋养体发育中期开始合成。RAP1 的相对分子质量为 $840 \times 10^3$,先裂解产生相对分子质量为 $800 \times 10^3$ 的多肽,继而裂解形成相对分子质量为 $650 \times 10^3$ 的片段。RAP2 相对分子质量介于 $(400 \sim 420) \times 10^3$,不发生裂解。RAP1 从 $800 \times 10^3$ 多肽到 $650 \times 10^3$ 多肽的裂解过程可能与裂殖子释放有关。RAP 可引起 T 细胞增殖,而且与 IL-6 和肿瘤坏死因子(TNF)产生的外调节有关。RAP1 和 RAP2 比较保守,它们诱导的免疫反应能抵抗异源株系的攻击。特异性 RAP1 和 RAP2 单克隆抗体可体外抑制疟原虫生长,提示 RAP 复合物对疟原虫存活至关重要。但是,RAP1 抗原疫苗免疫对疟原虫攻击没有完全保护作用(Counihan et al. ,2013)。

疟原虫入侵后，RhopH 复合物转移到宿主细胞质和细胞膜。恶性疟原虫 RhopH1/clag9 涉及感染的红细胞黏附到微血管系统，逃避被脾清除，也是重症疟疾的致病因子。

（6）富谷氨酸蛋白

富谷氨酸蛋白（glutamate rich protein，GLURP）是恶性疟原虫红细胞期和红细胞外期都表达的抗原蛋白质。它位于肝期裂殖体纳虫泡内、红细胞期裂殖体和释放的裂殖子表面，可能对裂殖子发生和红细胞膜破裂崩解有重要功能（Borre et al.，1991）。

GLURP 没有锚定序列，不是跨膜蛋白质，包含氨基端非重复区 R0 及 2 个保守的重复区 R1 和 R2。非重复区 $GLURP_{27～500}$ 是一个主要的 B 细胞表位，在 R2 重复区 $GLURP_{816～1134}$ 含有 T 细胞和 B 细胞识别表位。免疫流行病学研究显示，高水平 GLURP 重复区和非重复区两者特异性的亲细胞抗体（IgG1 和 IgG3）与非洲及亚洲的高原虫血症和临床疟疾保护有关。亲和纯化的抗 GLURP 非重复区 $R0_{24～489}$ 和重复区 $R2_{816～1091}$ 的人 IgG 在单核细胞存在时可体外抑制疟原虫生长（Hrnsen et al.，2007）。

（7）裂殖体释出抗原 1

用全蛋白质组差异筛选方法在恶性疟原虫 3D7 株红细胞期 cDNA 库鉴定得到恶性疟原虫裂殖体释出抗原 1（schizont egress antigen-1，SEA-1）。恶性疟原虫 SEA-1（$Pf$ SEA-1）是在感染裂殖体红细胞内表达的相对分子质量 $244×10^3$ 的疟原虫抗原蛋白质。它包含多个复杂的氨基酸重复区和广泛的不甚复杂氨基酸区，其 50% 由天冬氨酰、赖氨酸、谷氨酸和天冬氨酸 4 个氨基酸组成。$Pf$ SEA-1 位于感染红细胞内裂殖体/纳虫泡膜、毛雷尔小点（Maurer's cleft）和红细胞膜内叶。$Pf$ SEA-1 在红细胞期恶性疟原虫裂体生殖期间表达增加。$Pf$ SEA-1 和已知功能的蛋白质没有显著的同源，提示它对红细胞期疟原虫复制是必需的。抗 $Pf$ SEA-1 抗体通过阻止裂殖体破裂而减少疟原虫复制，同样，基因工程变性 $Pf$ SEA-1 可抑制 80% 的疟原虫生长。抗重组 $Pf$ SEA-1 抗体（$rPf$ SEA-1A）或 $rPf$ SEA-1A 单克隆抗体以剂量依赖模式体外抑制裂殖体释出，与对照组比较裂殖体比例高 4.3～6.8 倍。用伯氏疟原虫 ANKA 株 $rPb$SEA-1 主动免疫或被动转移 $Pb$SEA-1A 抗体给 BALB/c 小鼠，并以致死伯氏疟原虫 ANKA 株攻击。攻击后第 7 天，免疫小鼠原虫血症减少达 75%，存活中位天数延长 1.8～2.0 倍。疟疾流行病学资料显示，6% 坦桑尼亚出生的 1.5～3.5 岁儿童可检测到 $Pf$ SEA-1A 抗体，儿童检测到 $Pf$ SEA-1A 抗体期间没有出现重症疟疾，$Pf$ SEA-1A 抗体水平增加与重症疟疾风险显著减少有关。随访肯尼亚疟疾流行区 12～25 岁青少年超过 18 周，检测到 $rPf$ SEA-1A IgG 抗体的 12～25 岁青少年随访超过 18 周，疟原虫密度比没有检测到 $rPf$ SEA-1A IgG 抗体者低 50%。$Pf$ SEA-1 可以作为儿童恶性疟疾候选疫苗，可以通过阻止裂殖体释出，协同其他针对入侵肝细胞和红细胞的疟疾疫苗（Raj et al.，2014）。

（8）红细胞结合抗原

红细胞结合抗原（erythrocyte-binding antigen，EBA）是和间日疟原虫 Duffy 结合蛋白直系同源的抗原家族，包括 EBA175、EBA140（BAEBL）、EBA181（JESEBL）、MAEBL、EBL1 和 EBA165。它们位于裂殖子顶端微丝内，仅在入侵红细胞前分泌到裂殖子表面。这些蛋白质每种都有一个在蛋白质间结构相关但序列不同的受体结合域（Ⅱ区）。受体结合域的序列几乎没有多态性。EBA175 和 EBA140 分别与血型糖蛋白 A 和血型糖蛋白 C 相互作用。疫苗产生的抗体在动物体内抑制入侵红细胞。EBA 以网织细胞结合样同系物（RHs）互补方式发挥作用。

（9）糖基磷脂酰肌醇

糖基磷脂酰肌醇（glycosylphosphatidylinositol，GPI）是锚定包括 MSP1、MSP2 和丝氨酸蛋白酶等红细胞期蛋白质到红细胞膜的糖脂。GPI 有毒素样作用，可诱导促炎反应和小鼠动物模型的临床症状。与血蓝蛋白偶联的合成 GPI 免疫小鼠产生能识别恶性疟原虫滋养体和裂殖体 GPI 的抗体，这些抗体也能阻断巨噬细胞产生 GPI 诱导的肿瘤坏死因子（TNF）。并且，用伯氏疟原虫 ANKA 株攻击这些免疫小鼠，显示比注射安慰剂小鼠和未免疫对照小鼠有显著的抗实验脑型疟疾保护作用（58%～75% 存活率）。合成的 GPI 多糖免疫小鼠对疟原虫复制没有任何影响，但有抗临床疾病的保护作用。

（10）间日疟原虫的 Duffy 结合蛋白

间日疟原虫的 Duffy 结合蛋白（Duffy-binding protein，$Pv$ DBP）是一个极有希望的候选疫苗。$Pv$ DBP 由红细胞结合样基因（ebl）编码，表达后滞留在间日疟原虫裂殖子顶端细胞器微丝内，相对分子质量约 $140×10^3$。$Pv$ DBP 属于红细胞结合样（erythrocyte biding-like，EBL）家族，在间日疟原虫入侵网织细胞早期释放到裂殖子表面,与网织细胞表面的相应受体——Duffy 抗原趋化因子受体(Duffy antigine receptor for chemokines,DARC)相互作用,是 DARC 的配体,在疟原虫和宿主网织细胞膜之间形成紧密接头的结构,是疟原虫入侵红细胞必不可缺的步骤。DARC 配体位于称为 *Pv* DBP Ⅱ 的第 2 区,是 1 个含 12 个半胱氨酸的 330 氨基酸区域。关键的结合残基定位在包括 4~7 半胱氨酸的中央 170 氨基酸段,是结合 DARC 血型抗原阳性人网织细胞的最小结构域。推测 *Pv* DBP 与网织细胞受体结合时,通过 *Pv* DBP 二聚体作用形成 2 个 *Pv* DBP 分子和 2 个 DARC 分子组成的复合物识别受体。抗 *Pv* DBP Ⅱ 功能区的保护抗体可破坏 *Pv* DBP 二聚体作用,阻止受体结合。许多研究显示,动物体内疫苗产生的抗体和人体自然获得的抗体均可抑制间日疟原虫入侵网织细胞及抑制 *Pv* DBP 结合到 DARC。抑制 *Pv* DBP 和 DARC 结合抗体与人体获得保护性免疫有关。在灵长类动物攻击模型,*Pv* DBP 免疫显示有部分免疫保护作用(de Sousa et al.,2014)。

### 56.2.2.3 有性期疟原虫抗原

（1）配子体/配子表面抗原 230

恶性疟原虫配子体/配子表面抗原 230(Pfs230)从配子体晚期到完成受精阶段在配子体表面表达,存在于雌、雄配子体和配子表面及纳虫泡内。在疟原虫细胞膜和 GPI 锚定的配子体/配子表面抗原 48/45(Ps48/45)形成一个稳定的膜结合复合物。Pfs230 的相对分子质量为 $360 \times 10^3$。氨基端有 1 个分泌信号序列(氨基酸 1—20)、1 个包括 25 个连续谷氨酸区(氨基酸 280—304)、16 个串联的 E E/G V/E G 四聚体重复区(氨基酸 379—442)和 1 个跨膜域(氨基酸 1 386—1 404)。羧基端为 14 个保守半胱氨酸通过 7 个二硫键构成的 7 个成对的半胱氨酸结构域。配子体从红细胞释放后,在 Pfs230 富谷氨酸重复区和第 1 半胱氨酸结构域之间经半胱氨酸蛋白酶水解产生 $47 \times 10^3$ 和 $35 \times 10^3$ 的氨基端多肽,释放入介质,剩余的 Pfs230 氨基端 $307 \times 10^3$(氨基酸 477—487)和 $300 \times 10^3$(氨基酸 523—555)多肽依然保留在配子体表面,可能成为传播阻断抗体的靶子。在雄配子体出丝阶段,新生的小配子与红细胞相互黏附形成团簇,这样的团簇结构称为出丝中心(exflagellation centre),Pfs230 参与出丝中心形成过程中新生小配子与红细胞的黏附,敲除 Pfs230 无

法形成出丝中心,极大地影响卵囊生长发育。抗 Pfs230 抗体可减少疟原虫受精和形成卵囊,从而减少蚊虫传播疟原虫,抗 Pfs230 抗体的这一作用是通过抗体依赖补体介导的溶细胞作用实现的。用蚊虫人工膜喂血实验(MFA)检测鼠抗 Pfs230 C 片段(氨基酸 443-1132)血清,这一鼠抗血清可使疟原虫对蚊虫的感染率降低 71.2% ~ 89.8%。在巴布亚新几内亚疟疾流行区患者血清中含有抗 Pfs230 抗体,抗 Pfs230 抗体滴度随感染恶性疟原虫次数增加而升高,经历 3~5 次疟疾发作后,抗体滴度可达高峰,用 MFA 实验检测,含抗 Pfs230 抗体患者血清可显著地减少蚊虫的疟原虫感染率。

（2）配子体/配子表面抗原 48/45

恶性疟原虫配子体/配子表面抗原 48/45(Pfs48/45)是由相对分子质量 $480 \times 10^3$ 和 $450 \times 10^3$ 的表面蛋白质组成的双联体,在成熟配子体和配子表面表达。存在于雌、雄配子体和配子表面及纳虫泡内。含 6 个富半胱氨酸域,氨基端有 1 个 26 氨基酸分泌信号序列,羧基端有 1 个 13 氨基酸糖基磷脂酰肌醇(GPI)锚定信号序列。与 Pfs230 相互作用,将 Pfs230 锚定在配子体表面。Pfs48/45 比较亲脂,因此与膜接触较紧密,可被甘露糖或氨基葡萄糖糖基化。Pfs48/45 羧基端 10 个半胱氨酸组分的 B 细胞表位 Ⅰ,中间片段含 4 个半胱氨酸组分的 B 细胞表位 Ⅱ b 和 Ⅲ,以及氨基端含 6 个半胱氨酸组分的 B 细胞表位 Ⅴ。抗表位 Ⅰ 的单克隆抗体展现强传播阻断效应;抗表位 Ⅲ 的单克隆抗体单独没有任何传播阻断作用,只有与抗表位 Ⅱ 的单克隆抗体协同作用才产生传播阻断效应;抗表位 Ⅴ 的抗体不需要活性补体可阻断受精(Arévalo-Herrera et al.,2011)。Pfs48/45 对小配子受精起重要作用。破坏编码 Pfs48/45 抗原的基因导致小配子不能穿透大配子,减少合子形成。Pfs48/45 对于 Pfs230 保留在配子体表面也非常重要。流行区疟疾感染者血清中抗 Pfs48/45 抗体滴度与疟疾传播阻断活性呈正相关。

（3）合子/动合子表面抗原 25 和 28

恶性疟原虫合子/动合子表面抗原 25 和 28(Pfs25 和 Pfs28)在恶性疟原虫合子形成后开始表达,存在于合子、动合子和卵囊的表面。Pfs25 的相对分子质量为 $25 \times 10^3$。Pfs28 是在恶性疟原虫合子和动合子过渡期表面表达的相对分子质量为 $28 \times 10^3$ 蛋白质。Pfs25 氨基端分泌信号序列和羧基端

短疏水区之间有 4 个串联的 EGF 样结构域,通过 GPI 锚定在疟原虫表面。Pfs25 的第 3 个 EGF 样结构域至少包含部分主要 B 细胞表位。Pfs28 的 EGF 样结构域存在 6 个半胱氨酸修饰。Pfs25 和 Pfs28 在疟原虫蚊虫发育期表达,人体发育期不表达。因此,人体自然感染过程不产生 Pfs25 和 Pfs28 抗原蛋白,它们也不受人体免疫压力的选择,抗原的序列相当保守,恶性疟原虫 8 个实验室虫株和 34 个野生分离虫株的 Pfs25 序列中仅有 2 个氨基酸替换。Pfs25 蛋白质结构是 1 个平坦的三角形分子,蛋白质晶体形成伸展的覆盖物,提示 Pfs25 和 Pfs28 可能形成一个卵囊棋盘格外套,功能之一是保护卵囊不受蚊虫免疫过程的攻击。Pfs28 沉积在动合子穿入蚊虫中肠上皮细胞部位,对疟原虫进入中肠上皮细胞发挥作用。足够高浓度的抗 Pfs25 或 Pfs28 抗体都足以阻断蚊虫感染。

## 56.3 疟疾疫苗的免疫机制及其研究策略

研究和开发疟疾疫苗的目的是预防和控制疟疾,最终消灭疟疾。研发能诱导足够高免疫保护水平、产生有效杀灭疟原虫或阻断疟疾传播的疟疾疫苗,就可逐步接近并达到这一目标。按照疟原虫生活史,疟疾疫苗可分为三大类:红细胞外期疫苗、红细胞期疫苗和有性期疫苗。疟原虫在其生活史各阶段的形态、抗原表达和寄生方式都有其独特性,因此,相应的疫苗也要根据这些独特性来进行设计和制备,以激发与该阶段相适应的保护性免疫反应,杀灭疟原虫或抑制疟原虫的生长发育。

### 56.3.1 红细胞外期疫苗

红细胞外期疫苗的目标是激发阻止子孢子入侵肝细胞和抑制肝细胞期疟原虫发育成熟、释放裂殖子入血流的免疫反应,防止出现血液期感染。其肝内免疫效应主要是抗子孢子入侵肝细胞抗体反应和抗细胞内肝期疟原虫发育的细胞毒性 T 细胞反应。

用被放射线照射的感染鸡疟原虫、鼠疟原虫或人疟原虫(间日疟原虫或恶性疟原虫)的蚊虫叮咬鸡、鼠或人,观察到放射线照射减毒子孢子能侵入宿主肝细胞,发育为裂殖体,但是不能成熟产生裂殖子。这些宿主的无虫免疫保护机制可能是多方面

的,有预防子孢子移行或入侵的抗体反应,也有识别感染的肝细胞表面红细胞外期抗原和清除这些感染肝细胞的 T 细胞反应。巨噬细胞、树突状细胞或肝枯否氏细胞(Kupffer 细胞)产生的 IL-12 诱导肝内的 CD8$^+$ T 细胞和 NK 细胞产生 $\gamma$-干扰素。$\gamma$-干扰素诱导感染的肝细胞产生一氧化氮(NO)杀死肝内疟原虫(Taylor-Robinson,2003)。

近年来,随着疟原虫转基因和基因敲除技术的发展,可敲除一些与红细胞内无性期、有性期和蚊虫期发育无关的肝期发育必需基因,如感染性子孢子表达上调基因(upregulated gene in infectious sporozoite,UIS)。基因 p52 和 p36 属于 UIS,前者表达一种 GPI 样锚定蛋白质,后者表达一种分泌蛋白质。敲除这两个基因的恶性疟原虫 p52$^-$ 和 p36$^-$ 子孢子可体外入侵 HC-04 系肝细胞,但肝期疟原虫发育受到明显损害。用双交叉重组基因替代技术研制双敲除 p52 和 p36 两个基因的 p52$^-$/p36$^-$ 恶性疟原虫株配子母体培养物可感染媒介斯氏按蚊(Anopheles stephensi),发育产生子孢子,并入侵蚊虫唾液腺。Pf p52$^-$/p36$^-$ 子孢子可感染 HC-04 系肝细胞和嵌合人肝细胞免疫缺陷小鼠的肝脏,但是不能在人肝细胞内成功发育和持续存在超过 4 天(VanBuskirk et al.,2009;Labaied et al.,2007)。基因工程减毒子孢子疫苗不但可终止肝早期疟原虫发育,而且还可终止肝晚期疟原虫发育。疟原虫转录组和蛋白质组分析显示,肝晚期疟原虫开始表达一些红细胞期抗原(如 MSA1),和红细胞期疟原虫的共有抗原增加。肝晚期疟原虫疫苗可同时引起抗肝期疟原虫和红细胞期疟原虫两者感染的免疫保护。基因工程减毒子孢子疫苗有可能诱导发育期交叉免疫反应(Butler et al.,2012)。能够终止肝晚期疟原虫发育的基因工程减毒子孢子疫苗能激发更广、更强的 CD8$^+$ T 细胞反应和有效的长时间持续抗感染性子孢子攻击的无虫保护性免疫(Butler et al.,2011)。

减毒子孢子免疫显示 CD8$^+$ T 细胞在红细胞外期免疫反应中的重要性,使构建可激发 CD8$^+$ T 细胞反应的红细胞外期亚单位疫苗受到极大的关注。如果将抗原基因导入宿主细胞,在宿主细胞内表达,成为一种内源性蛋白质,则加工后的抗原与宿主细胞 MHC-I 类分子结合,激发产生 CD8$^+$ T 细胞反应,而 DNA 疫苗和腺病毒载体疫苗能够达到这一目标。编码红细胞外期疟原虫抗原的 DNA 疫苗免疫无疟疾接触史志愿者,激发出 CD8$^+$ T 细胞依赖的细胞毒

性T细胞反应(CTL反应)。但是DNA疫苗存在免疫反应弱的缺点。临床前期试验用编码子孢子TRAP的大猩猩重组腺病毒进行初始免疫,再用编码相同抗原的改良安卡拉痘苗病毒加强免疫,结果显示,这种"初始免疫-加强免疫"安排可增强T细胞反应和持久的抗体反应。用编码CSP的人重组腺病毒Ad5进行初始免疫,再用编码相同蛋白质的人腺病毒Ad35进行加强免疫;或用编码TRAP的DNA疫苗进行初始免疫,再用编码相同蛋白质的改良安卡拉牛痘病毒进行加强免疫,这两种"初始免疫-加强免疫"安排都可以增强免疫反应和延长反应时间。

## 56.3.2 红细胞期疫苗

应用红细胞期疟疾疫苗的目的是延缓临床疟疾发作时间,减少原虫血症密度,缓解临床疟疾症状,预防重症疟疾发生,减少疟疾病死率,而不是预防疟疾感染。所以,红细胞期疟疾疫苗对疟疾感染后果严重、风险非常大的人群具有重要价值,如非洲撒哈拉以南地区的婴幼儿及疟疾流行区的怀孕妇女(Koram and Gyan,2010)。

红细胞期疟疾疫苗的靶子是离开肝并开始在血流内周期性无性增殖的疟原虫,激发阻断释放的裂殖子入侵红细胞,抑制红细胞内疟原虫复制,杀死红细胞内疟原虫和清除感染疟原虫红细胞的免疫反应。由于成熟红细胞不表达主要组织相容复合体(MHC),红细胞不能依据MHC-I类和MHC-II类分子提呈抗原,最初是通过吞噬寄生疟原虫红细胞的抗原提呈细胞(如巨噬细胞)交叉提呈抗原。抗红细胞期疟原虫获得性免疫反应主要是体液免疫,其作用机制包括抑制裂殖子入侵红细胞,防止寄生疟原虫红细胞黏附到组织血管内皮细胞受体,调理吞噬细胞摄取裂殖子和寄生疟原虫红细胞。天然免疫反应和细胞免疫反应在抗红细胞期疟疾的保护免疫中也起辅助作用。天然免疫反应成分包括单核细胞、巨噬细胞和树突状细胞等抗原提呈细胞(APC),NK细胞和γδ T细胞等其他效应细胞以及补体系统、细胞因子和宿主抗入侵病原立即防御的急性时相蛋白等分泌成分。γ-干扰素激活的巨噬细胞吞噬感染的红细胞并生成一氧化氮杀灭所吞噬的疟原虫,对清除红细胞期疟原虫具有非常重要的作用。肿瘤坏死因子-α(TNF-α)诱导直接杀死疟原虫的炎性分子。此外,巨噬细胞吞噬感染红细胞不

需要疟疾特异亲细胞抗体或调理抗体的参与,NK细胞不需要预先致敏可溶解感染红细胞,γδ T细胞可胞外释放粒溶素杀死无性红细胞期疟原虫。CD4⁺ T细胞的调理和抗体依赖的细胞介导抑制在红细胞期疟疾疫苗免疫中也起一定的作用。因此,能够激活分泌γ-干扰素细胞(如Th1型CD4⁺ T细胞、NK T细胞、γδ T细胞和NK细胞)的红细胞期疫苗会有更好的免疫保护效果。

目前进入临床研究的红细胞期候选疫苗主要是以存在于红细胞期裂殖子表面或包含在顶端细胞器内的裂殖子抗原和感染疟原虫红细胞表面的疟原虫抗原为靶子的重组蛋白质或合成多肽亚单位疫苗。主要诱导阻断裂殖子入侵红细胞,抑制红细胞内疟原虫生长,防止寄生疟原虫红细胞黏附到宿主组织受体,以及调理吞噬细胞摄取裂殖子和寄生疟原虫红细胞的特异性抗体反应。重组蛋白质疫苗可诱导直接抗某个特异区域或表位的体液免疫反应,使保护性反应最大化,减少不需要的反应。合成多肽疫苗可在单个结构内合成或偶联多个抗原表位。但是游离裂殖子在血流存在时间短促,必须要有高效价长时间的抗体反应才能达到这一目的。而且红细胞期疟原虫以指数速率增殖,加之抗原高度变异,红细胞期疫苗很难彻底清除疟原虫。当抗体水平下降时,残留的疟原虫可迅速生长。所以,单一抗体反应不足以提供抗红细胞期疟原虫完全保护,尚需细胞介导免疫的参与。DNA疫苗是将红细胞期靶抗原基因插入DNA质粒,通过激活宿主细胞内的启动子序列控制抗原基因表达。而病毒载体疫苗是将编码靶抗原基因插入可有效输送DNA进入宿主细胞的病毒载体。通过质粒或病毒载体,疟原虫蛋白质在宿主细胞内表达,而不是提供外源蛋白质。这样就激活了内源性MHC-I类抗原提呈,产生包括细胞毒CD8⁺ T细胞的细胞介导免疫。不同病毒载体包括脂质体、病毒颗粒、微球体和纳米颗粒。病毒载体疫苗可包含多个抗原并有效地诱导细胞介导免疫和特异性抗体(Richards and Beeson,2009)。多数重组抗原需要佐剂增强免疫原性,现在可用的佐剂包括铝制剂、Montanide ISA 720、葛兰素史克(GSK)公司的AS01和AS02佐剂系统以及辉瑞制药公司的CPG 7909。许多疟原虫蛋白质的相对分子质量大,结构复杂,重组蛋白质疫苗的难点是抗原表达和正确折叠蛋白质天然构象。

用异种"初始免疫-加强免疫"安排中的病毒载

体常能显著地诱导编码抗原的特异 T 细胞反应。在血液期疟疾动物模型中,用编码血液期疟原虫裂殖子表面蛋白的人腺病毒初始免疫,然后 8 周后用编码同一抗原的改良牛痘病毒安卡拉株(MVA)加强免疫,可诱导异常高水平的抗体反应和好的体内保护及体外抑制恶性疟原虫生长效应,并测定到很强的 $CD8^+$ IFN-$\gamma^+$ T 细胞反应和比较弱的 $CD4^+$ IFN-$\gamma^+$ T 细胞反应。

### 56.3.3 有性期疫苗

有性期疫苗又称疟疾传播阻断疫苗,是针对蚊虫体内配子发生、雌雄性配子受精、合子形成、动合子穿透蚊虫中肠上皮细胞和卵囊发育等一系列有性期发育,产生阻止蚊体内疟原虫配子生殖的免疫反应。当蚊虫叮咬接种传播阻断疫苗个体时,疫苗接种者体内的特异性抗体、补体和细胞因子等免疫效应因子随血餐进入蚊虫体内,作用于疫苗的靶抗原,抑制疟原虫在蚊虫体内生长发育,阻止蚊虫感染和阻断疟疾传播。接种疫苗的个体并不产生抵御疟疾感染的免疫保护,对免疫接种个体没有直接利益。所以,疟疾传播阻断疫苗又称"利他疫苗"。但是,疟疾传播是社区性的,如果一个社区的大部分成员都免疫接种有效的疟疾传播阻断疫苗,那么该社区人群将得到免疫保护,不发生疟疾传播,疫苗接种个体也可间接地获得免受疟疾感染的保护。

有性期疟疾疫苗抗原分为两大类。一类是疟原虫受精前红细胞内配子体和细胞外配子表达的抗原,如恶性疟原虫 Pfs48/45 和 Pfs230 抗原,抗这类抗原的抗体通过凝集或中和作用和补体参与下的溶细胞反应,抑制配子融合受精和合子形成。另一类是受精后在合子和动合子表达的抗原,如恶性疟原虫的 Pfs25 和 Pfs28 抗原,抗这类抗原的抗体不需要补体参与,通过中和疟原虫功能或破坏疟原虫,阻碍动合子穿过蚊虫中肠上皮细胞和抑制卵囊发育。前一类抗原在人体内配子体期即开始表达,自然感染可增强接种疫苗个体的免疫力,而这类抗原面临人体免疫压力的选择,抗原的变异较大,抗原性较弱。而后一类抗原在蚊体内合子和动合子期表达,不在人体内表达,不受人体免疫压力选择,而蚊虫免疫压力较弱,抗原的变异性较小(Stowers and Carter, 2001)。

抗冈比亚按蚊中肠抗原羧肽酶 B(carboxypeptidase B,CPB)抗体可阻断恶性疟原虫在蚊虫中肠发育,减少感染蚊虫数 92% 以上。抗冈比亚按蚊中肠壁疟原虫动合子入侵受体氨基肽酶 N(aminopeptidase N,APN)抗体可显著减少伯氏疟原虫和恶性疟原虫在蚊虫中肠的卵囊数(Lavazec and Bourgouin, 2008)。因此,传播阻断疫苗靶抗原不仅可以是疟原虫蛋白质,也可以是疟原虫传播媒介按蚊的相关蛋白质,这为筛选和鉴定传播阻断疫苗靶抗原拓宽了思路,并且有可能克服疟原虫蛋白质抗原多变、抗原蛋白质构象复杂难以正确折叠等弱点。

## 56.4 疟疾疫苗的分类和研制现状

根据疟疾疫苗抗原的类型和生产方式,可以将疟疾疫苗分成全虫减毒活疫苗、重组亚单位疫苗和 DNA 或载体疫苗。

### 56.4.1 全虫减毒活疫苗

全虫减毒活疫苗可给宿主免疫系统提供比较完整的抗原谱,避免疟疾亚单位疫苗存在的某些问题,如抗原多态性减弱疫苗的免疫原性。而且,全虫减毒活疫苗免疫人体获得的免疫保护机制是多因素的,例如,减毒子孢子活疫苗可诱导预防子孢子移行或入侵肝细胞的抗体反应,以及识别感染肝细胞上的红细胞外期抗原和清除这些肝细胞的 T 细胞反应。

近年来,随着疟疾全虫疫苗生产技术和疟原虫转基因技术的不断提高,疟疾全虫疫苗研究获得很大进展。

#### 56.4.1.1 放射线减毒子孢子活疫苗

美国 Sanaria 公司生产的无菌分离、纯化、通过注射方式接种的放射线减毒子孢子活疫苗 *Sanaria*$^{TM}$ *PfSPZ* 已完成首次临床试验。*Sanaria*$^{TM}$ *PfSPZ* 的目标是达到 80% 的保护效果,这也是第二代疟疾疫苗设定的目标。他们建立了一套生产流程、检测方法和设备,使 *Sanaria*$^{TM}$ *PfSPZ* 产品符合美国 FDA 强制性标准,还建立了监测每个蚊虫接受放射线照射剂量的放射线监测系统。

*Sanaria*$^{TM}$ *PfSPZ* 的生产流程为体外培养无菌配子体和实验室养殖无菌媒介按蚊→配子体人工喂饲按蚊→实验室饲养按蚊至子孢子成熟→放射线照射按蚊使子孢子减毒→人工解剖按蚊唾液腺,分离、纯

化和低温储藏子孢子。整个生产过程符合 GMP 生产标准，并能够分离蚊虫唾液腺获取尽可能多的子孢子，纯化子孢子尽可能去除蚊虫杂质，无病原体污染，放射线照射减毒子孢子失去增殖能力，但能诱导保护性免疫反应。

*Sanaria*$^{TM}$ *PfSPZ* 疫苗采用液氮气相低温储存和运输，以保证其生物活性。但这一方法是否会大幅增加疫苗的生产成本和在偏远地区大规模免疫接种时是否可行，有待实践检验。以往减毒子孢子免疫试验都是通过蚊虫叮咬接种，显然这不是可以接受的临床免疫接种方式。Sanaria 公司采用皮内、皮下和肌内免疫接种途径在实验动物和人志愿者检验 *Sanaria*$^{TM}$ *PfSPZ* 的安全性、耐受性和免疫原性。首次 I/IIa 期临床试验结果显示，皮肤注射减毒子孢子免疫是安全的，但 44 名免疫志愿者中仅 2 名获得保护。随后的动物实验显示，经皮肤注射的子孢子很难到达肝中，并且低温储存的放射线减毒子孢子活疫苗活性比新鲜制备的放射线减毒子孢子活疫苗低 2~4 倍(Hoffman et al. ,2010)。接着，在恒河猴静脉接种 *Sanaria*$^{TM}$ *PfSPZ* 诱导周围血和肝产生强而持久的抗恶性疟原虫子孢子特异 T 细胞反应的实验基础上，进行了人体 I 期临床试验，检测静脉内免疫接种 *Sanaria*$^{TM}$ *PfSPZ* 的安全性、免疫原性和保护效能。用 *Sanaria*$^{TM}$ *PfSPZ* 疫苗静脉内免疫接种 40 名成年志愿者，结果显示，*Sanaria*$^{TM}$ *PfSPZ* 疫苗静脉内接种是安全和耐受良好的。全部接受 1.35×10$^5$ *Sanaria*$^{TM}$ *PfSPZ* 疫苗 5 次静脉内接种的 6 名志愿者和接受 4 次静脉内接种的 9 名志愿者中的 6 名志愿者，在有控制人疟疾感染攻击后，厚血片镜检和定量 PCR 检测都未查到原虫血症。3 名检测到原虫血症志愿者的虫现前期(潜伏期)也有中度延迟。受保护个体 ELISA 测定的抗 *PfCSP* 抗体 OD 值、IFA 测定的抗 *PfSPZ* 抗体终点滴度和体外抑制子孢子入侵肝细胞试验测定的抑制子孢子入侵(ISI)百分率都显著高于无保护个体。受保护个体产生较高和较稳定的 *PfSPZ* 特异 IFN-γ CD4$^+$ CD8$^+$ T 细胞反应。15 名接受静脉内接种 Sanaria$^{TM}$ PfSPZ 疫苗个体 12 名(80%)得到免疫保护(Seder et al. ,2013)。静脉接种 *PfSPZ* 免疫组 5 名无疟原虫感染个体在59 周内反复进行有控制人疟疾感染攻击，无一人发生原虫血症，提示 *PfSPZ* 有 1 年以上的免疫保护效应(Ishizuka et al. ,2016)。目前计划在非洲、欧洲和美国开展一系列 *Sanaria*$^{TM}$ *PfSPZ* 疫苗静脉接种临

床试验，研究在旅游者、驻军人员和其他高危人群中预防疟疾和特定地理区域根除恶性疟疾的大规模人群免疫接种疫苗方法。虽然静脉内途径在人体常规用于干预治疗，但是以前没有用于抗感染疾病预防疫苗接种。而且，静脉内注射将增加免疫接种的难度和风险，需要更多操作技术娴熟的免疫接种人员，尤其对婴幼儿进行静脉内免疫接种更为困难。静脉内注射也将增大交叉感染的潜在危险。

### 56.4.1.2 基因工程减毒全虫活疫苗

小鼠伯氏疟原虫(*P. berghei*)和约氏疟原虫(*P. yoelii*)疟疾动物模型证实，基因工程敲除某些基因可完全或部分减毒并产生明显的保护免疫(表 56.1)。得到的基因工程减毒子孢子可感染肝细胞，但不能发育到红细胞期疟原虫。

基因 *p52* 和 *p36* 属于感染性子孢子上调基因(UISs)，前者表达一种 GPI 样锚定蛋白质，后者表达一种分泌蛋白质。敲除这两个基因的恶性疟原虫 p52$^-$ 和 p36$^-$ 子孢子可体外入侵 HC-04 系肝细胞，但肝脏期疟原虫发育受到明显损害。用双交叉重组基因替代技术研制敲除 *p52* 和 *p36* 两个基因的恶性疟原虫 p52$^-$/p36$^-$ 株配子母体培养物，可感染媒介斯氏按蚊(*Anopheles stephensi*)，发育产生子孢子，并入侵蚊虫唾液腺。*Pf* p52$^-$/p36$^-$ 子孢子可感染 HC-04 系肝细胞和嵌合人肝细胞免疫缺陷小鼠肝脏，但是不能在人肝细胞内成功发育并持续存在超过 4 天(VanBuskirk et al. ,2009；Labaied et al. ,2007)。基因工程减毒恶性疟原虫 *Pf* p52$^-$/p36$^-$ 子孢子疫苗首次人体 I 期临床试验，用感染的斯氏按蚊(*Anopheles stephensi*)叮咬 6 名无疟疾接触史成年志愿者，接种 *Pf* p52$^-$/p36$^-$ 子孢子。第 1 次接受 5 只感染的蚊虫叮咬，第 2 次接受 190~263 只(平均 235 只)感染的蚊虫叮咬。结果显示，*Pf* p52$^-$/p36$^-$ 子孢子疫苗是安全的，5 只蚊虫叮咬后，6 名志愿者 3 周没有出现疟疾临床症状、周围血疟原虫阴性。200 只以上蚊虫叮咬后，其中 5 名志愿者周围血疟原虫阴性，6 名志愿者都产生抗 CSP 重复区抗体反应，其中 5 名志愿者的抗体浓度与感染性蚊虫叮咬数相关。产生 IL-2 和 IFN-γ 的 CD4$^+$ T 细胞和 CD8$^+$ T 细胞都引起显著的对选择性蛋白或多肽抗原的特异性反应。并且在 200 只以上蚊虫叮咬后 90 天检测到效应物和记忆细胞介导的免疫反应(Spring et al. ,2013)。上述临床试验显示，*Pf* p52$^-$/p36$^-$ 疫苗的人体感染没有

表 56.1 基因工程减毒鼠疟原虫删除基因评价

| 目标基因蛋白质符号 | 基因功能或部位 | 疟原虫种 | 终止肝期发育的阶段和程度 | 保护效能（小鼠株） |
|---|---|---|---|---|
| UIS3 | 噬虫泡膜 | 约氏疟原虫 | 早期,完全 | 有（BALB/c） |
| UIS3 | 噬虫泡膜 | 伯氏疟原虫 | 早期,完全 | 有（C56BL6） |
| UIS4 | 噬虫泡膜 | 约氏疟原虫 | 早期,完全 | 有（BALB/c） |
| UIS4 | 噬虫泡膜 | 伯氏疟原虫 | 早期,完全 | 有（C56BL6） |
| P52 | 噬虫泡膜 | 伯氏疟原虫 | 早期,不完全 | 有（C57BL 和 BALB/c） |
| P36 | 不详 | 伯氏疟原虫 | 早期,部分 | 不确定 |
| SAP1（SLARP） | 基因表达 | 约氏疟原虫 | 早期,完全 | 有（BALB/c 和 Swiss Webster） |
| SLARP（SAP1） | 基因表达 | 伯氏疟原虫 | 早期,完全 | 有（C57BL6） |
| FabB/F | 脂肪酸合成 | 约氏疟原虫 | 晚期,完全 | 有（BALB/c；SwissWebster；C57BL6） |
| FabB/F | 脂肪酸合成 | 伯氏疟原虫 | 晚期,部分 | 不确定 |
| FabI | 脂肪酸合成 | 伯氏疟原虫 | 晚期,部分 | 不确定 |
| FabZ | 脂肪酸合成 | 伯氏疟原虫 | 晚期,完全 | 不确定 |
| PDH E1α | 脂肪酸合成 | 约氏疟原虫 | 晚期,完全 | 不确定 |
| PDH E3 | 脂肪酸合成 | 约氏疟原虫 | 晚期,完全 | 不确定 |
| PALM | Apicoplast | 伯氏疟原虫 | 晚期,不完全 | 有（C57BL6） |
| LISP | 肝细胞出口 | 伯氏疟原虫 | 晚期,部分 | 不确定 |

完全减毒,为了防止极少数 $Pf$ p52⁻/p36⁻子孢子突破肝期发育转变到红细胞期疟原虫,达到完全减毒,在 $Pf$ p52⁻/p36⁻疟原虫删除第三个基因,提出敲除涉及不关联生物过程 3 个基因的下一代遗传减毒恶性疟原虫。位于唾液腺子孢子细胞质的子孢子富天冬酰胺蛋白质-1（SAP1）是肝期疟原虫发育必需的蛋白质。删除 sap1 基因疟原虫通过增加降解 RNA 大量减少许多 UIS 转录。敲除 3 个基因的 $Pf$ p52⁻/p36⁻/sap1⁻疟原虫对配子体发育、蚊虫感染力和子孢子产生没有显著影响。$Pf$ p52⁻/p36⁻/sap1⁻子孢子感染植入人肝细胞和红细胞的人源化 FRG 小鼠 7 天后,肝中没有检测到疟原虫,也没有观察到肝感染至血液感染的转变。感染小鼠分离血长时间体外培养,没有检测到原虫血症,提示这种敲除 3 个基因的恶性疟原虫完全减毒。需要进一步临床试验评价这种敲除 3 个基因遗传减毒疟原虫的安全性、引起细胞免疫和体液免疫反应以及抗感染性子孢子攻击保护效应（Mikolajczal et al. ,2014）。

在基因组编辑时代,基因组编辑结合更好地理

解疟原虫生物学可以增加未来减毒疟原虫作为疫苗的潜力。基因组编辑改造疟原虫的新策略可用于探索生产减毒活疟疾疫苗（Singer and Frischknecht, 2017）。

### 56.4.1.3 野生型全虫活疫苗

抗疟药治疗同时接种低剂量野生型活疟原虫（子孢子或无性红细胞期）免疫方法称为"感染-治疗-接种"（ITV）免疫。

接受对无性红细胞期疟原虫有效而对红细胞外期疟原虫无效的氯喹预防治疗的同时,用少量感染恶性疟原虫蚊虫（12~15 只/次）反复叮咬无疟原虫感染史成年志愿者,接种野生型全虫子孢子免疫。"感染-治疗-接种"（ITV）免疫终止后 1~2 个月,用 5 只感染同源恶性疟原虫的蚊虫叮咬攻击志愿者。结果显示,对同源恶性疟原虫攻击呈完全免疫保护。保护性免疫为诱导产生疟原虫特异的 IFN-γ、肿瘤坏死因子-α 和 IL-2 的多能效应记忆 T 细胞。而且抗疟药氯喹预防治疗下接种野生型子孢子产生比放

射线减毒子孢子免疫更有效的保护。因为放射线减毒子孢子在肝早期终止发育,野生型子孢子在氯喹预防治疗下可完成肝期发育,并发育到第一代红细胞期疟原虫。于是,野生型子孢子疫苗提呈给宿主免疫系统更广泛的红细胞外期抗原和较低剂量的红细胞期抗原(Roestenberg et al.,2009)。

给无疟疾感染史成年志愿者静脉内反复多次接种低剂量野生型红细胞期恶性疟原虫(约30个寄生疟原虫红细胞/次),随后给予阿托伐醌和氯胍抗疟药治疗。"感染-治疗-接种"(ITV)免疫后,给予类似低剂量红细胞期恶性疟原虫攻击,并随访2周。结果75%的实验组志愿者呈完全保护。另1名志愿者血液PCR检测到疟原虫DNA的时间延迟。保护性免疫涉及CD4$^+$T细胞和CD8$^+$T细胞的增殖反应,IFN-γ细胞因子反应和诱导周围血单核细胞内高浓度一氧化氮合成酶活性,但未检测到抗疟原虫或感染红细胞的抗体反应(Pombo et al.,2002)。这些实验结果提示,有可能制备红细胞期疟疾全虫活疫苗。但是制备红细胞期全虫活疫苗需要用人血液制品,血传病原体的安全性和抗同种异体红细胞免疫是目前制约疟疾红细胞期全虫疫苗发展的最大障碍。此外,尚需解决红细胞期全虫疫苗冷冻储存和输送的技术问题。

## 56.4.2 重组亚单位疫苗

疟疾亚单位疫苗包括重组蛋白质、合成多肽和DNA质粒疫苗。其目标抗原是不同发育期疟原虫片段的保护性抗原。不同发育期抗原在不同配方中的亚单位疟疾疫苗的免疫效应不尽相同。有仅诱导体液免疫或细胞免疫反应的,也有可同时诱导体液免疫和细胞免疫两种反应的。

### 56.4.2.1 红细胞外期重组亚单位疫苗

美国马里兰大学疫苗中心进行了第一个疟疾红细胞外期合成肽疫苗人体安全性和免疫原性试验,用组成恶性疟原虫环子孢子蛋白免疫显性表位的12氨基酸合成肽(NANP)$_3$,与破伤风类毒素(TT)偶联,以氢氧化铝为佐剂,肌内注射接种35名健康男性志愿者。结果显示,该疫苗是安全的,未见显著的不良反应。并可刺激生物活性抗体,53%~71%接受疫苗免疫的志愿者出现抗NANP血清转化。多数阳性血清和恶性疟原虫子孢子呈现间接荧光反应(IFA)。用感染恶性疟原虫按蚊叮咬攻击后,对照

组4名志愿者在第10天都检测到血液期疟原虫。2名接种疫苗志愿者到11天才见明显的原虫血症,第3名接种疫苗志愿者在29天观察期间既未见原虫血症也未见疟疾症状出现(Herrington et al.,1987)。

目前临床试验进展最快和最领先的红细胞外期重组亚单位疟疾候选疫苗是RTS,S。美国Walter Reed陆军研究所构建的RTS,S,将恶性疟原虫3D7株部分CSP(氨基酸207—395)与乙型肝炎(adw血清型)表面抗原氨基端(氨基酸226个)融合,在啤酒酵母中分别表达RTS蛋白质和S蛋白质,RTS与S自发形成RTS,S病毒样颗粒,RTS约占28%,一般认为,颗粒样抗原具有更强的免疫原性(图56.2)。其中CSP包含19个NANP四肽重复序列和除疏水锚定区以外的羧基末端区域,NANP重复序列含有的B细胞表位,激发可抑制疟原虫子孢子入侵肝细胞的抗体,而羧基末端区域含有CD4$^+$T细胞和CD8$^+$T细胞表位(Regules et al.,2011)。

英国葛兰素史克(GSK)公司将RTS,S与其研制的佐剂AS01结合,该佐剂主要激发抗体反应,包含MPL和QS21脂质体。RTS,S/AS01疫苗制剂除能激发抗体反应外,也能激发CD4$^+$T细胞反应。临床试验发现,有些被保护个体有很好的CD4$^+$T细胞反应,但抗体水平低于未保护个体的平均水平,似乎表明CD4$^+$T细胞反应在RTS,S/AS01保护性免疫中的作用。RTS,S/AS01不能激发CD8$^+$T细胞反应,可激发CD8$^+$T细胞反应的RTS,S疫苗制剂或免疫方式有可能提升RTS,S的免疫效应(Olotu et al.,2013)。RTS,S/AS01在非洲婴幼儿中进行了Ⅲ期临床试验,中期报告显示,该疫苗制剂减少疟疾流行区50%左右婴幼儿的临床症状和重症疟疾,但是保护效果仅能维持数月。随后的总结报告指出,最终减少了30%左右疟疾流行区婴幼儿的临床症状(RTS,S Clinical Trials Partnership,2012)。虽然RTS,S/AS01不是一个非常理想的疟疾疫苗,但是其降低疟疾流行区婴幼儿重症疟疾的保护效果已达到比尔·盖茨基金会设定的2015年之前的目标,即抑制重症疟疾和降低病死率达到50%。因此,RTS,S/AS01有望成为第一个获准上市的第一代疟疾疫苗。目前对RTS,S诱导抗血液期疾病保护机制仍然知之甚少,它似乎是通过暂时减少肝释放的裂殖子数量而获得抗临床疟疾的保护。这也可能延长和亚临床水平无性红细胞期疟原虫接触的时间,从而增强自然获得抗红细胞期疟原虫免疫力。然而,这

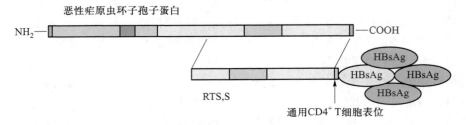

图 56.2　RTS,S 疫苗的构建示意图(仿 Crompton et al. ,2010)

种保护持续时间比较短,如何通过操控宿主免疫反应改善疫苗的免疫效应是目前的一个挑战(Arama and Troye-Blomberg,2014)。

美国 Walter Reed 陆军研究所尝试以腺病毒为载体的 CSP 疫苗。小鼠动物实验显示,编码 CSP 的人腺病毒 Ad5 和 Ad35 两种重组腺病毒疟疾疫苗 Ad5-CSP 和 Ad35-CSP 都能激发相当的 RTS,S 抗体水平,并有更好的 IFN-γ 反应(Shott et al. ,2008)。然而 II a 期临床试验显示,$1 \times 10^{10}$ 噬斑剂量的 Ad5-CSP 两次免疫接种健康志愿者,虽然激发出一定水平的 IFN-γ 反应,但攻击实验没有产生免疫保护作用,并且第二次免疫不能进一步提升 IFN-γ 反应水平。Ad35-CSP 的 I a 和 I b 期临床试验尚未见结果报道。Ad35-CSP 作为初始免疫和 RTS,S/AS01 作为加强免疫的"初始免疫-加强免疫"安排免疫恒河猴,可激发高效价抗体反应,同时也极大地提升了 T 细胞反应,并且这种 T 细胞反应至少维持 6 个月。该安排的"初始免疫-加强免疫"疫苗制剂已进入 I / II a 期临床试验。此外,用 RTS,S/AS02 作为初始免疫和 MVA-CSP(编码 CSP 的重组改良安卡拉株牛痘病毒)作为加强免疫安排的疫苗制剂也进行了 I / II a 期临床试验,但没有取得预期的效果。

用感染疟原虫蚊虫叮咬接受疫苗者的有控制人疟疾攻击试验显示,接受连续 3 次 RTS,S 免疫的 RRR 组和在 Ad35 载体初始免疫后接受 2 次 RTS,S/AS01 免疫的 ARR 组的接种疫苗者均有 50% 保护作用。RRR 组的环子孢子特异抗体滴度与保护有关,并且周围血单核细胞测到的 B 细胞和浆细胞分子特征与抗体滴度及保护高度相关。相反,ARR 组诱导的抗体反应较低,保护与 Ad35 启动后的多功能 CD4⁺ T 细胞反应、天然免疫的早期特征以及树突状细胞激活有关。这些结果提示,抗恶性疟原虫保护性免疫可通过多机制实现,并强调系统方法在定义接种疫苗和保护的分子相关性中的效用(Ahmed and Pulendran,2017)。

### 56.4.2.2　红细胞期重组亚单位疫苗

疟原虫为了逃避宿主免疫压力,许多重要的红细胞期疟原虫抗原变异呈现抗原多态。所以,单一抗原的重组红细胞期亚单位疫苗缺乏足够的免疫原性和有效的免疫保护。通常选择多期多抗原的多价红细胞期重组亚单位疫苗。20 世纪 80 年代哥伦比亚 Patarroyo 等研制的 SPf66 是最早进入现场临床试验的多价红细胞期重组亚单位疫苗。SPf66 是连接子孢子期抗原的红细胞期疟原虫抗原组成的合成多肽疫苗,主要针对无性红细胞期恶性疟原虫。包括 3 个相对分子质量分别为 $35 \times 10^3$、$55 \times 10^3$ 及 $83 \times 10^3$ 的恶性疟原虫裂殖子表达产物 SPf 35.1、SPf 55.1 及 SPf 83.1 多肽表位和恶性疟原虫 CSP 重复 4 肽(NANP)。SPf66 免疫夜猴的动物试验发现,免疫组动物的原虫血症比对照组动物下降 10% 左右,而且对恶性疟原虫攻击有明显保护作用。随后在哥伦比亚疟疾流行区的人体试验也证实,SPf66 疫苗具有明显的免疫原性及免疫保护性,没有明显的不良反应。1992 年,Patarroyo 对 1 ~ 14 岁儿童进行免疫接种,大多数儿童都能产生高水平抗 SPf66 抗体,抗体可识别天然恶性疟原虫蛋白质,说明 SPf66 对 1 岁以上儿童是安全有效的。SPf66 疫苗的保护作用可能与其中含 KEK 三肽有关,一般认为这 3 个氨基酸在蛋白质与红细胞的相互作用中起重要作用(Patarroyo and Patarroyo,2008)。

许多研究小组在 Patarroyo 等报道 SPf66 疫苗的临床效果后,进行了相似的试验,但绝大部分未能获得预想的结果(表 56.2)。用 SPf66 疫苗免疫人志愿者和猴、兔等实验动物,虽然能激发特异性抗体反应,但是,只有兔血清能识别天然的恶性疟原虫抗原。在巴布亚新几内亚疟疾高流行区,214 名成年人对 SPf66 抗体反应阳性率高达 84%，T 细胞增殖率为 2%，但对恶性疟原虫感染都没有保护作用。在泰国的实验结果也不尽如人意，只有在坦桑尼亚的临床试验显示了对疟疾有部分预防作用。由于 SPf66 疫苗研究忽视了细胞免疫反应，而且又没有确切的证据表明抗疟原虫保护率和抗 SPf66 特异性抗体之间存在显著的相关，这可能是 SPf66 亚单位疫苗没有高效免疫保护的原因。

**表 56.2　SPf66 疫苗主要现场试验结果**

| 试验地点 | 传播强度 | 年份 | 试验人数 | 年龄 | 保护效果 |
|---|---|---|---|---|---|
| 哥伦比亚（La Tola） | 低 | 1993 | 1 548 | 1~45 岁 | 39% |
| 坦桑尼亚 | 高,四季 | 1994 | 586 | 1~5 岁 | 31% |
| 赞比亚 | 高,季节性 | 1995 | 547 | 6~11 个月 | 8% |
| 哥伦比亚 | 高 | 1996 | 1 825 | 1~86 岁 | 35% |
| 泰国 | 低,季节性 | 1996 | 1 221 | 2~5 岁 | 0% |

虽然在非洲和亚洲进行的Ⅲ期临床试验显示，SPf66 没有保护作用，但是 SPf66 作为首个在疟疾流行区进行现场临床试验的多期多价疫苗，为后续疟疾疫苗在流行区现场临床试验积累了经验。

迄今，进入临床试验的红细胞期亚单位疫苗抗原包括裂殖子表面大量表达的抗原、裂殖子入侵红细胞必需的抗原蛋白质和感染恶性疟原虫红细胞膜蛋白，其中包括：顶端膜抗原 1（AMA1）、红细胞结合抗原 175（EBA-175）、富谷氨酸蛋白（GLURP）、裂殖子表面蛋白 1（MSP1）、裂殖子表面蛋白 2（MSP2）、裂殖子表面蛋白 3（MSP3）和丝氨酸重复抗原 5（SERA5）。可能由于这些候选疫苗结构的高度多态性质，在无疟疾接触史健康志愿者中进行的Ⅰ期临床试验显示，这些候选疫苗安全、有免疫原性（表 56.3），但均无免疫保护证据。此外，马里和泰国疟疾免疫血清样本可识别在裂殖子入侵红细胞中起重要作用的棒状体相关亮氨酸链条样蛋白 1（RALP1），提示这一蛋白可能作为红细胞期候选疫苗（Arama and Troye-Blomerg,2014）。

**表 56.3　红细胞期重组亚单位候选疫苗临床试验**

| 疫苗 | 抗原/佐剂 | 临床试验 | 结果 | 试验单位 |
|---|---|---|---|---|
| MSP3-LSP | 恶性疟原虫 Fc27 株 SP3$_{aa181~270}$ 合成肽/Montanide ISA720 | Ⅰ期临床试验 | 安全,产生强特异性 T 细胞增殖、IFN-γ 分泌和主要为亲细胞 IgG1 亚型的体液免疫反应 | 瑞士 Vaudois 大学免疫和过敏系,2005 |
| MSP3-LSP | 恶性疟原虫 MSP3$_{aa154~249}$ 合成肽/氢氧化铝 | Ⅰb 期临床试验 | 安全,产生高水平特异 IgG1 和 IgG3 抗体 | 英国伦敦热带和卫生学院,2009 |
| MSP3-LSP | 恶性疟原虫 MSP3 包含 3 个 B 细胞表位和 4 个 T 细胞表位保守区合成肽/氢氧化铝和 Montanide ISA720 | Ⅰ期临床试验 | 安全,产生长时间针对保守多表位的亲细胞型抗体,依赖单核细胞抑制红细胞期疟原虫生长 | 法国巴斯德研究所,2005 |
| PfAMA1-FVO | 恶性疟原虫 FVO 株 AMA1 重组蛋白/Alhydrogel™ Montanide ISA720 和 AS02 | Ⅰ期临床试验 | 安全,产生功能性抗体,周围血单核细胞增殖,分泌 IFN-γ 和 IL-5 细胞因子 | 荷兰 Radboud 大学 Nijmegen 医学中心,2008 |
| GLURP$_{85~213}$LSP | 恶性疟原虫富谷氨酸蛋白免疫显性 P3 表位（GLURP$_{85~213}$）合成肽/氢氧化铝和 Montanide ISA720 | Ⅰ期临床试验 | 安全,产生体外抑制恶性疟原虫生长活性抗体 | 荷兰 Radboud 大学 Nijmegen 医学中心,2007 |
| EBA-175-RII | 恶性疟原虫红细胞结合抗原富半胱氨酸第 2 区重组蛋白/磷酸铝 | Ⅰ期临床试验 | 安全,免疫组抗体水平显著升高,有抑制恶性疟原虫红细胞期生长作用 | 美国休斯敦 Baylor 医学院,2010 |

续表

| 疫苗 | 抗原/佐剂 | 临床试验 | 结果 | 试验单位 |
|---|---|---|---|---|
| SE36 | 恶性疟原虫丝氨酸重复抗原 5（SERA5$_{aa17\sim192，226\sim382}$）重组蛋白/氢氧化铝 | Ⅰa 期临床试验 | 安全,强免疫原性 | 日本大阪大学,2010 |
| Combination B | 恶性疟原虫 MSP1$_{Ro45\sim2067}$、MSP2$_{Ro46\sim2924}$ 和环状体感染红细胞表面抗原（RESA$_{Ro45\sim2164}$）重组蛋白混合物/Montanide ISA720 | Ⅰ~Ⅱb 期临床试验 | 有特异抗疟原虫生长和增殖活性,可减少疟原虫密度 62%。在较早试验没有抗红细胞期疟原虫攻击保护效应 | 巴布亚新几内亚医学研究院,2002 |
| PfCP2.9 | 恶性疟原虫 AMA1 和 MSP1$_{19}$ 嵌合蛋白/Montanide ISA 720 | Ⅰa 期临床试验 | 安全,产生高滴度抗体,但没有体外抑制疟原虫生长的免疫保护效应 | 中国上海万兴生物制药公司,2008 |

美国国家卫生研究院（NIH）疟疾免疫和疫苗实验室（LMIV）研制的恶性疟原虫 3D7 株和 FVO 株顶端膜抗原 1 胞外区等量混合物、以铝胶 Alhydrogel® 为佐剂的候选疫苗 AMA1-C1/Alhydrogel®，以及美国 Walter Reed 陆军研究所研制的恶性疟原虫裂殖子表面蛋白 1 羧基端 $42\times10^3$ 片段（MSP1$_{42}$）重组蛋白质、以 AS02 为佐剂的候选疫苗 EMP1/AS02，分别在疟疾季节性强流行的马里和西肯尼亚儿童中进行Ⅱ期和Ⅱb 期临床试验,但是都未能证实有免疫保护效应。

为提高无性红细胞期疟疾疫苗的免疫效应,在 AMA1-C1/Alhydrogel®、MSP1$_{42}$/C1/Alhydrogel® 以及恶性疟原虫 FVO 株和 3D7 株的 AMA1 和 MSP1$_{42}$ 等位基因表达的 4 种重组蛋白质等量混合物 BSAM2/Alhydrogel® 疫苗中加入含 CpG 基序寡核苷酸的 Toll 样受体 9（TLR9）配体 CPG 7909 作佐剂,在马里季节性强传播疟疾地区健康成年志愿者和美国华盛顿特区无疟疾接触史健康成年志愿者中进行Ⅰ期临床试验。结果显示,分别增加具有体外抑制疟原虫生长活性抗体 2 倍以上或 8~49 倍,并增加记忆 B 细胞反应的数量、动力学和寿命（Sagara et al.，2009;Ellis et al.，2010;Ellis et al.，2012）。

由乳酸乳球菌（Lactoccocus lactis）分泌表达的恶性疟原虫富谷氨酸蛋白（GLURP）比较保守的氨基端非重复区（R0，氨基酸 27~500）和恶性疟原虫分离株间保守的 MSP3 羧基端含主要 B 细胞表位区域（氨基酸 212—318）融合蛋白组成的 GMZ2 疟疾候选疫苗,在无疟疾接触史志愿者和自然接触疟疾个体的Ⅰ期临床试验证实了其安全性、耐受性和免疫原性。在埃塞俄比亚季节性传播疟疾地区人体试验

显示,抗 GMZ2 总 IgG 水平显著高于抗其亚单位组分 GLURP-R0 和 MSP3 的总 IgG 水平,说明 GLURP-R0 和 MSP3 在 GMZ2 疟疾疫苗中有协同增效作用。抗 GLURP-R0 组分的总 IgG 和亚型抗体水平高于 MSP3 组分,提示 GLURP-R0 的抗原性较 MSP3 强。而且免疫的成年人和儿童抗 GMZ2 抗体在没有感染增强的情况下可持续 6~12 个月,1 年后抗 GMZ2 抗体仍维持在高水平。所以,GLURP-R0 和 MSP3 两种抗原对产生抗疟疾自然感染的保护性抗体都是重要的,GMZ2 可能是一个比较重要的疟疾红细胞期候选疫苗（Mamo et al.，2013）。最近,在非洲中部、东部和西部 4 个国家 1 849 名 1~5 岁儿童中进行的用铝作佐剂的 GMZ2 制剂Ⅱ期临床试验显示,GMZ2 是 1 个耐受良好,对目标群体有一定温和免疫效应的候选亚单位疫苗,应该发展更多的免疫性制剂（Theisen et al.，2017）。

病毒载体疟疾疫苗可诱导细胞介导免疫,特别是抗重要疟疾表位的细胞毒性 CD8$^+$ T 细胞（CTL）反应,并能包含多个编码疟原虫抗原蛋白基因和表达多个疟原虫抗原蛋白或某个抗原蛋白的多个变种。用编码恶性疟原虫 3D7 株和 FVO 株 AMA1 胞外区序列（氨基酸 25~546 和氨基酸 25~574）的大猩猩重组腺病毒 63 载体疟疾疫苗 ChAd63-AMA1 作初始免疫和编码相同抗原的改良安卡拉痘苗病毒载体疟疾疫苗 MVA-AMA1 作加强免疫,在英国无疟疾接触史健康成年志愿者中进行Ⅰa 期临床试验,结果显示,可激发该两虫株 AMA1 特异 CD4$^+$ T 细胞和 CD8$^+$ T 细胞反应,具有体外抑制恶性疟原虫生长能力的 AMA1 特异性抗体。由分别编码恶性疟原虫 CSP 和 AMA1 抗原的无复制人血清 5 型腺病毒

（Ad5）等量混合物组成的 NMRC-M3V-Ad-PfCA 多抗原多期疟疾载体疫苗，在 Ad5 抗体阴性无疟疾接触史成年志愿者中进行 I 期临床试验，结果显示，该疫苗免疫抗体反应弱，可诱导产生 IFN-γ 的 CD4$^+$ T 细胞和 CD8$^+$ T 细胞反应，对 CSP 特异性分别为 25% 和 56%，对 AMA1 特异性分别为 94% 和 100%。对恶性疟原虫子孢子攻击除 1 名志愿者有部分免疫保护（原虫血症出现时间延迟）外，未见无虫免疫保护（Tamminga et al. ，2013）。然而，将上述 NMRC-M3V-Ad-PfCA 载体疫苗作为加强免疫，增加 2 个分别编码恶性疟原虫 CSP 和 AMA1 抗原的 DNA 质粒组成的载体疫苗（NMRC-M3V-D-PfCA）作为初始免疫。在无疟疾接触史健康成年志愿者中进行 NMRC-M3V-D/Ad-PfCA 多抗原多期疟疾载体疫苗"初始免疫－加强免疫" I 期临床试验，结果显示，该免疫安排是安全和耐受良好的，27% 的志愿者对恶性疟原虫子孢子攻击获得完全无虫免疫，受保护志愿者分泌 IFN-γ 的 CD8$^+$ T 细胞对 CSP 和 AMA1 反应分别为 96%～100% 和 66%～95%，和免疫保护有关。而腺病毒载体疫苗加强免疫后抗体反应水平升高，但和免疫保护无关（Chuang et al. ，2013）。

### 56.4.2.3　有性期重组亚单位疫苗

有性期疟疾疫苗又称传播阻断疫苗。领先的候选疫苗包括恶性疟原虫动合子表面抗原 Pfs25 和 Pfs28，以及它们在间日疟原虫的同源物 Pvs25 和 Pvs28。传播阻断疫苗的潜在局限之一是免疫接种后缺乏自然感染增强免疫效应的作用。

恶性疟原虫 Pfs25 因富含二硫键，很多传播阻断表位都是构象依赖的，很难表达、纯化与天然蛋白质构象相同或相近的重组 Pfs25 抗原。用大肠埃希菌表达 Pfs25 胞外区蛋白质，重组蛋白以包含体形式存在，从包含体中纯化的 Pfs25 不具有任何免疫效应。用啤酒酵母菌和毕氏酵母菌表达 Pfs25 可形成两个异型蛋白质，其中一个是折叠正确的 Pfs25，另一个是折叠错误的 Pfs25。表达恶性疟原虫 NF54 株的 Pfs25 胞外区时，在毕氏酵母菌表达系统中共表达毕氏酵母菌蛋白二硫键异构酶或恶性疟原虫蛋白二硫键异构酶，取得了很好的效果，使表达产物中折叠正确的 Pfs25 数量有很大提高。由毕氏酵母菌表达纯化的 Pfs25 和 Montanide ISA51 佐剂配制的疫苗制剂 Pfs25H/Montanide ISA51 在美国健康成年志愿者进行 I 期临床试验，结果显示，人体 Pfs25 特异

抗体可阻断疟原虫对蚊虫的感染力，但是阻断的强度尚不足以作为一种有效的传播阻断疫苗（Saxena et al. ，2007）。

为了克服 Pfs25 免疫原性弱，可将 Pfs25 偶联到铜绿假单胞菌（*Pseudomonas aeruginosa*）去毒的外毒素 A（EPA）。制备的偶联物 Pfs25-EPA 是平均相对分子质量 $600×10^3$ 和平均直径 20 nm 的纳米颗粒。用 Pfs25-EPA 偶联纳米颗粒和铝胶（alhydro-gel）作佐剂的疫苗制剂 Pfs25-EPA/Alhydrogel 免疫杂交小鼠，产生 Pfs25H 特异抗体比 Pfs25H/Montanide ISA51 疫苗制剂增加 75～110 倍，极大地提升了 Pfs25 的免疫原性。Pfs25-EPA/ Alhydrogel 疫苗制剂正在美国进行人体 I 期试验（Shimp et al. ，2013）。

编码恶性疟原虫 NF54 株 Pfs25 人 5 血清型腺病毒载体疫苗（AdHu5）作初始免疫，第 10 周用编码相同抗原的改良 Ankara 牛痘病毒载体疫苗（MVA）作加强免疫的"初始免疫－加强免疫"安排（Ad-MVA Pf25）免疫小鼠的血清在离体和体外试验均可抑制恶性疟原虫传播给蚊虫。膜喂血实验结果显示，蚊虫中肠卵囊数减少 96%，感染蚊虫数减少 78%。用感染表达 Pfs25 替代内源 Pbs25 的伯氏疟原虫（*P. berghei*）转基因株 Pfs25DR3 蚊虫叮咬免疫小鼠，结果显示，叮咬免疫小鼠按蚊中肠卵囊数减少 67%，感染蚊虫数减少 28%。证实了腺病毒 MVA Pfs25 疟疾载体疫苗的体内疟疾传播阻断效能（Goodman et al. ，2011）。

烟草（*Nicotiana benthamiana*）植物瞬时表达系统生产 Pfs230 部分抗原 230CMB（氨基酸 444—730），2 个具有传播阻断活性的不同单克隆抗体可识别该抗原。230CMB 和弗氏佐剂或铝胶佐剂分别免疫兔子获得的抗体可特异地结合到恶性疟原虫配子体或配子表面天然蛋白质，在膜喂血实验补体存在时，可减少按蚊中肠卵囊数 99% 以上，具有显著的传播阻断活性（Farrance et al. ，2011）。

### 56.4.2.4　重组 DNA 核酸疟疾疫苗

重组蛋白质或合成多肽亚单位疟疾疫苗主要诱导机体产生以抗体反应为主的体液免疫反应。然而预防主要寄生在宿主细胞内的疟原虫感染，细胞免疫反应尤其是特异性细胞毒性 T 细胞（CTL）的活性非常重要。疟疾 DNA 质粒疫苗优于重组蛋白质疫苗，能诱导细胞毒性 CD8$^+$ T 细胞和 IFN-γ 反应，产

生体液免疫和细胞免疫两种反应（Epstein et al.，2004）。并且具有快速制备和生产、保存期长、不转化为具有致病力、容易储存和运输、不需要低温运输等优势。

1994 年，Hoffman 等人用编码约氏疟原虫环子孢子蛋白（PyCSP）质粒 DNA 免疫小鼠可诱导抗原特异细胞毒性 CD8$^+$ T 细胞（CTL）和抗体反应，并对子孢子攻击具有抵抗作用（Hoffman et al.，1994）。

重组恶性疟原虫子孢子 DNA 疫苗（FSV-1）人体试验显示，12 名志愿者产生抗恶性疟原虫子孢子特异抗体。大多数志愿者免疫血清产生环子孢子沉淀反应和体外抑制子孢子入侵肝细胞。6 名免疫志愿者和 2 名未免疫对照志愿者接受感染恶性疟原虫蚊虫叮咬攻击试验。环子孢子抗体滴度最高者未出现原虫血症，其他 2 名免疫志愿者原虫血症出现时间延迟。证实环子孢子蛋白 DNA 疫苗有部分免疫保护作用（Ballou et al.，1987）。

用 DNA 疫苗初始免疫，再分别用病毒载体或佐剂形式的重组蛋白质加强免疫的"初始免疫-加强免疫"安排可显著增强 DNA 疫苗的免疫原性，增加产生保护性 T 细胞反应和抗体反应（Doolan and Hoffman，2001）。用编码恶性疟原虫环子孢子蛋白（PfCSP）DNA 质粒疫苗作初始免疫，佐剂形式的重组蛋白质疫苗 RTS,S/AS02A 作加强免疫的"初始免疫-加强免疫"安排，接受免疫的志愿者产生抗体反应及 CD8$^+$ T 细胞和 CD4$^+$ T 细胞反应（Epstein et al.，2004）。

用编码多表位凝血酶致敏蛋白相关黏附蛋白（ME-TRAP）DNA 质粒作初始免疫，表达相同抗原的改良 Ankara 株牛痘病毒（MVA）作加强免疫的"初始免疫-加强免疫"安排免疫无疟疾接触史健康成年人，对恶性疟原虫子孢子攻击获得部分免疫保护，原虫血症出现时间显著延长，其中 12.5%（1/8）获得无虫保护（Dunachie et al.，2006）。

NMRC-M3V-D/Ad-PfCA DNA 疫苗用表达恶性疟原虫环子孢子蛋白（CSP）和顶端膜抗原 1（AMA1）的 DNA 质粒作初始免疫，编码相同抗原的不增殖人血清 5 型腺病毒载体作加强免疫的"初始免疫-加强免疫"安排免疫人志愿者。15 名接受免疫志愿者在感染性蚊虫叮咬攻击试验中 4 名（27%）获得完全保护。这种保护与抗 AMA1 的 CD8$^+$ T 细胞反应有关，也可能与抗 AMA1 的 CD4$^+$ T 细胞反应及抗 CSP 的 CD8$^+$ T 细胞反应有关（Chuang et al.，

2013）。

编码恶性疟原虫红细胞外期抗原 PfCSP、Pf-SSP2/TRAP、PfEXP1、PfLSA1 和 PfLSA3 的 5 种 DNA 质粒混合物（MuStDO5）加第 6 种编码人粒细胞巨噬细胞集落刺激因子（hGM-CSF）DNA 质粒，免疫无疟疾接触史健康成年人，产生适度抗原特异，MHC 限制 T 细胞 IFN-γ 反应，但不产生抗体。感染疟原虫蚊虫叮咬攻击后，虽然没有免疫志愿者得到保护，但 T 细胞反应得到增强（Richie et al.，2012）。

将编码恶性疟原虫部分环子孢子蛋白的 DNA 融合到编码趋化因子巨噬细胞炎性蛋白 3α（MIP3α，或称 CCL20）的 DNA，构建使抗原瞄准未成熟树突状细胞的新 DNA 疫苗。和吸引免疫细胞到疫苗接种部位的 DNA 疫苗佐剂 Vaxfectin 一起使用，在小鼠动物模型系统中可诱导产生与放射线减毒子孢子免疫相当的抗疟疾攻击无虫保护性体液免疫反应。MIP3α 不显著增加免疫接种部位细胞浸润或细胞因子和趋化因子的表达，但是与佐剂 Vaxfectin 相互作用可减少疟疾肝期感染达几个数量级（Luo et al.，2014）。

### 56.4.3 孕妇疟疾疫苗和疟疾抗病疫苗

孕妇疟疾是疟疾流行区孕产妇及围生期疟疾发病率和死亡率高的重要原因。孕妇对疟疾感染比非怀孕女性敏感，其中初次和第二次怀孕时最敏感。感染恶性疟原虫红细胞通过其表面表达的恶性疟原虫红细胞膜蛋白 1（*Pf* EMP1）蛋白质家族成员 VAR2CSA 和母体胎盘合胞体表面或绒毛间隙分泌的硫酸软骨素 A（CSA）结合，滞留在母体胎盘血管区内。疟原虫感染红细胞和单核细胞在母体胎盘绒毛膜血管区聚集是孕妇疟疾的重要致病机制，可导致流产或胎儿畸形。

疟疾流行区初产妇常发生孕妇疟疾，而经产妇可产生抗孕妇疟疾的特异性抗体，阻断寄生疟原虫红细胞与硫酸软骨素结合，并且这种作用是非虫株特异的。这种抗体也具有调理作用，有利于清除集聚在胎盘的寄生疟原虫红细胞。制备以 VAR2CSA 表达产物为抗原的疫苗可预防孕妇疟疾。但是 VAR2CSA 表达产物是一个相对分子质量约 350×10$^3$ 的多态大分子，因此，需要确定制备抗孕妇疟疾亚单位疫苗 VAR2CSA 表达产物的保守功能区域。恶性疟原虫 *Var* 基因的表达产物也能够与脑部微血管上皮细胞的受体结合，使寄生恶性疟原虫红细胞

在脑部微血管聚集,甚至阻塞微血管,导致脑型疟疾。如果阻断寄生疟原虫红细胞在宿主脑微血管的聚集和黏附就有可能防止脑型疟疾的发生,降低重症疟疾的病死率。

*Pf* EMP1 是恶性疟原虫高度变异 *var* 基因编码的一组多态蛋白质家族。它们都保留了羧基端胞内结构域、1 个胞外结构域和 1 个跨膜螺旋结构。其家族成员 Var1CSA 和 Var2CSA 是涉及黏附 CSA 的候选抗原。其中 Var2CSA 在疟原虫种群间比较保守,滞留胎盘恶性疟原虫的 Var2CSA 转录上调,敲除或删除其编码基因 *var2csa* 后 CSA 结合表型消失。因此,Var2CSA 是最有希望的孕妇疟疾候选疫苗靶抗原。Var2CSA 是相对分子质量 $350 \times 10^3$ 的跨膜蛋白质,由虫株间展现多态的 6 个 Duffy 结合样(DBL)结构域、1 个富含半胱氨酸间隔区(CIDR)组成。Var2CSA 的大相对分子质量和复杂的分子结构是大规模生产这一重组蛋白质亚单位疫苗的障碍。为克服这一障碍,需要研究 Var2CSA 分子的各个结构域,鉴定可引起广泛抗黏附抗体反应的较小区域。

CSA 结合点位于 VAR2CSA 氨基端 DBL2X-CIDR 区域。由 ID1、DBL2Xb 和 ID2a 组成的区域称为 ID1-ID2a。大鼠产生的抗 ID1-ID2a 抗血清几乎 100% 抑制感染红细胞和 CSA 结合。在重组 ID1-ID2a 上亲和纯化的抗全长 VAR2CSA 抗体 100% 有效地抑制感染红细胞和 CSA 结合。ID1-ID2a 重组蛋白质在动物模型产生抑制性抗体,含有重要的抑制结合表位,是包含 CSA 结合部位的最小区域。抗 ID1-ID2a 抗体水平在喀麦隆男性和怀孕女性之间没有显著差异。在农村仅 8%~9% 男性有抗全长 VAR2CSA 抗体,但 90%~96% 男性有抗 ID1-ID2a 抗体。另外,IgG 对 ID1-ID2a 的亲和力在喀麦隆怀孕女性和男性之间没有显著差异。分娩时抗体水平与有无胎盘疟疾之间不相关。自然感染后获得的抗 ID1-ID2a 蛋白质抗体不是怀孕特异的,而是一般群体相当"高"的交叉反应抗体背景水平。虽然孕妇获得的疟疾保护不是由 ID1-ID2a 诱导的,但是 ID1-ID2a 以全长 VAR2CSA 分子同样的亲合力与 CSA 结合。在动物模型可产生抑制结合抗体,并且证明接种疫苗产生的对重组 ID1-ID2a 抗体可能是保护性的,ID1-ID2a 是一个有希望的孕妇疟疾候选疫苗(Babakhanyan et al.,2014)。

大肠埃希菌(*Escherichia coli*)表达的恶性疟原虫 3D7 株 VAR2CSA 的 DBL 结构域可产生该蛋白质特异性抗体。产生的抗 DBL4-ε、DBL5-ε、DBL6-ε 抗体和抗 DBL4-DBL-5 及 DBL5-DBL6 串联双结构域抗体都可结合到胎盘疟原虫分离株和实验室 CSA 结合虫株,但不与儿童疟原虫株结合。抗 DBL4-ε 和 DBL5-ε 抗血清抑制孕妇感染疟原虫红细胞和胎盘组织结合程度与经产妇血浆相似。这些抗体也不同程度地抑制几个孕妇疟原虫株和 CSA 结合,而抗双结构域抗体不增加这种功能免疫反应。DBL4-ε 和 DBL5-ε 也可作为孕妇疟疾候选疫苗。大肠埃希菌表达系统是大规模生产基于这些 VAR2CSA 结构域孕妇疟疾疫苗的有用工具(Saveria et al.,2013)。

疟原虫在其生长、发育和繁殖过程中会产生很多炎症刺激因子,如 GPI 和疟色素,引起宿主产生过量的促炎细胞因子和过于强烈的炎症反应。Toll 样受体(TLR)家族成员 TLR2 和 TLR4 是识别疟原虫 GPI 的受体。很多实验结果显示,TLR 家族成员 TLR9 和核苷酸结合寡聚反应表位样受体(nucleotide binding oligomerization domain-like receptor,NLR)亚家族成员 NALP3 是识别疟色素的受体。恶性疟原虫在脑部和胎盘聚集引起脑型疟疾和孕妇疟疾,原因之一是聚集的疟原虫释放炎症刺激因子。用伯氏疟原虫 ANKA 株子孢子低度感染小鼠,*NALP3* 基因缺陷小鼠脑型疟疾症状较野生型小鼠轻,存活率显著提高。如果能阻断疟原虫释放的炎症刺激因子对宿主的刺激作用,则可减轻疟原虫对宿主的危害。因此用人工合成 GPI"疟疾抗病疫苗"免疫小鼠,可防止小鼠出现肺水肿和脑型疟疾综合征等重症疟疾的临床表现。

恶性疟原虫分泌的 *Pf* EMP1 和 rosettins/rifins 多肽插入被感染的红细胞膜并突出,形成直径约 100 μm 电子致密的球状突起。感染疟原虫红细胞通过这些突起黏附在重要器官的微血管内皮细胞表面,或者与正常红细胞补体受体相互作用形成"玫瑰花样结节"堵塞器官的微血管网,造成这些器官血流和氧气供给受阻,器官受损,甚至衰竭。疟原虫分泌和释放的毒素,如疟色素和糖基磷脂酰肌醇(GPI)等,激活巨噬细胞,引起 TNF、IL-1、IL-6 细胞因子和趋化因子急剧表达,导致对宿主非常有害的局部器官和全身炎症反应。GPI 也可引起人血管内皮黏附素 ICAM-1 表达,增加疟原虫滞留,造成血流阻塞,器官缺血、缺氧,宿主组织损害,引起脑型疟疾、肺部疾病和胎盘疟疾等重症疟疾,甚至死亡。用 *Pf* EMP1 一个表位免疫夜猴(*Aotus trivirgatus*)可引起对致死疟原虫株感染的免疫。合成恶性疟原虫 GPI 多糖是一个原型糖类疟疾抗病疫苗,对预防重症疟疾的致病和致死非常有用。用 GPI 多糖免疫小鼠可获得保护免疫,免致重症疟疾,如血液酸中毒、肺水肿、巨噬细胞堵塞血管和脑死亡等,但对疟原虫生长或原虫血症没有影响。抗 GPI 抗体可体外中和恶性疟原虫促炎症活性。偶联到 KIH 的合成 GPI 小鼠临床前试验可产生高滴度 IgG,并减轻疟疾致病,小鼠攻击模型的成活率增加,但不能防止感染。疟原虫 GPI 和疟色素可能起"模式识别受体 TLRa"配体作用。因此,发展疟疾抗病疫苗是可行的,需要发展合成恶性疟原虫 GPI 片段和疟色素(Chen et al.,2000;Schofield et al.,2002;Dhanawat et al.,2010)。

### 56.4.4 间日疟原虫疫苗

间日疟原虫疫苗的研发由于缺乏有效的体外连续培养系统、体外测试疫苗免疫效应试验和足够的基金支持等,远落后于恶性疟原虫疫苗研制。迄今已研发 70 多种不同抗原组成的恶性疟原虫疫苗制剂,其中 23 种疟疾候选疫苗已进入临床试验。RTS,S 疫苗将进入Ⅲ期临床试验,准备申请疫苗许可证书。而间日疟原虫疫苗多数尚处于临床前动物实验阶段。仅有少数几种候选疫苗进入或准备进入人体临床试验。间日疟原虫休眠期可能为间日疟疫苗提供另外的候选靶子,存在用治疗性疫苗攻击间日疟原虫休眠期的可能性。然而,评价抗间日疟疫苗的保护效应特别复杂,因为几乎不可能区别再感染和复发。

只有 2 个间日疟原虫子孢子蛋白质:环子孢子蛋白(CSP)和子孢子表面蛋白 2(SSP2/TRAP)经鉴定作为间日疟原虫红细胞外期疫苗候选抗原。间日疟原虫环子孢子蛋白嵌合抗原(VMP001)由编码间日疟原虫环子孢子蛋白 2 个主要亚型(VK210 和 VK247)重复基序的嵌合重复区和氨基端、羧基端两翼组成。VMP001 用佐剂 Montanide ISA 720 乳化制剂免疫小鼠实验显示,可诱导抗恶性疟原虫和间日疟原虫交叉免疫反应,接种疫苗小鼠出现的原虫血症和肝期疟原虫密度都比对照小鼠低,有部分免疫保护效应。间日疟原虫环子孢子蛋白氨基(N)端、羧基(C)端和中央重复(R)区的 3 个长合成肽(LSP),以 Montanide ISA 720 作佐剂,在哥伦比亚无疟疾接触史志愿者中进行Ⅰ期临床试验,LSP-N 和

LSP-R 产生比 LSP-C 较强的体液免疫反应。3 个抗 LSP 抗体都可在间接荧光抗体试验识别间日疟原虫子孢子,可体外部分阻断子孢子入侵肝细胞。LSP 体外刺激免疫志愿者周围血单核细胞,多数可产生 IFN-γ。间日疟原虫子孢子表面蛋白 2(SSP2/TRAP)氨基端保守区(209—256 氨基酸)合成肽以 Montanide ISA 720 作佐剂免疫夜猴(*Aotus trivirgatus*),结果表明,其对间日疟原虫子孢子攻击有部分免疫(Arevalo-Herrera et al.,2010;Patarroya et al.,2012)。

包括间日疟原虫环子孢子蛋白氨基端侧翼区及 2 个天然变异重复区 VK210 和 VK247 的长合成肽 *Pv*NR1R2,以 Montanide ISA51 为佐剂免疫小鼠产生强抗体反应。免疫小鼠血清体外抑制 90% 子孢子入侵肝细胞(Cespedes et al.,2014)。

将间日疟原虫环子孢子蛋白 B 细胞和 CD4$^+$ T 细胞表位重复区构建在乙型肝炎病毒核心抗原圈病毒样颗粒(VLP)内的重组免疫蛋白(HBcAgPvCSP)和间日疟原虫环子孢子蛋白多表位抗原区合成肽(rPvCSP-ME),单独或者联合以 Montanide ISA 720 为佐剂免疫小鼠,可产生长时间分泌 IFN-γ 和 IL-2 的记忆 T 细胞,诱导持久的体液免疫和细胞免疫反应(Almeida et al.,2014)。

虽然已知有多个间日疟原虫无性红细胞期抗原有发展疟疾疫苗的潜力,但是大多数研究注意力集中在 Duffy 结合蛋白(DBP)和裂殖子表面蛋白 1(MSP1)。

含红细胞结合蛋白结合域的间日疟原虫 Duffy 结合蛋白 2 区(DBP Ⅱ)重组蛋白免疫动物可产生高滴度结合抑制抗体,阻断 *Pv*DBP Ⅱ 与红细胞结合。但是,DBP Ⅱ 配体结构域等位基因多态和诱导虫株特异免疫反应是发展 *Pv*DBP 疫苗的主要挑战。DBP Ⅱ 中的显性 B 细胞表位有一连串位于识别红细胞受体重要残基侧翼结合红细胞功能不重要的多态残基,变化最多残基的表位称为"DEK",是存在于 *SalI* 等位基因内的氨基酸。为此设计并创造了一个缺失多态 DEK 表位中正常存在的多态极性或带电荷残基的新 DBP Ⅱ 免疫原,称为 DEKnull。这个重组 DEKnull 抗原可结合 DARC 阳性红细胞,而不结合 DARC 阴性红细胞,显示其折叠正确和有功能活性。用重组 DEKnull 蛋白质免疫兔子产生具有抗 DEKnull 抗体反应的高滴度免疫血清,体外功能试验证明,稀释至 1:500 抗血清可完全抑制 DBP

Ⅱ与红细胞结合（Ntumngia and Adms，2012）。

间日疟原虫 MSP1 $19\times10^3$ 羧基端片段和 2 个破伤风类毒素辅助性 T 细胞表位组成的重组蛋白 $MSP1_{19}$，以氢氧化铝为佐剂，乳化在嵌段共聚物 P1005 中，免疫玻利维亚松鼠猴（*Saimiri boliviensis*）。免疫猴对间日疟原虫同源株攻击有部分免疫（60%），产生比较大的抗体反应。间日疟原虫表面蛋白 1 同源物（MSP1P）是位于裂殖子表面由强 Toll 样受体激动剂 GPI 锚定的红细胞期蛋白质，含有非常保守的羧基端 2 个区域（*Pv*MSP1P-19 和 *Pv*MSP1P-33）。韩国疟疾流行区感染间日疟疾病人有 68% 和 60% 分别测得抗 *Pv*MSP1P-19 和 *Pv*MSP1P-33 抗体，并且 IgG1 和 IgG3 亚型水平显著高于健康个体。*Pv*MSP1P-19 或 *Pv*MSP1P-33 免疫小鼠的 Th1 细胞因子，TNF、IFN-γ 和 IL-2 水平显著高于 $PvMSP1_{19}$ 免疫小鼠。在人体，抗 $PvMSP1_{19}$ IgG1 和 IgG3 抗体抑制红细胞入侵，疟疾特异 IgG1 和 IgG3 反应水平增加，可减少临床疟疾风险和降低原虫血症，特别是 IgG3 有激活补体和结合吞噬细胞的最高活性。CD4⁺ T 细胞和 CD8⁺ T 细胞分泌的 IFN-γ 以及 TNF 都与抗疟疾保护免疫反应有关，Th1 反应对清除疟原虫很重要。*Pv*MSP1P 羧基端 2 个片段可诱导显著的 Th1 反应，特别是 *Pv*MSP1P-19 可引起强免疫反应，而作为潜在的间日疟疾红细胞期候选疫苗（Cheng et al.，2014）。

酿酒酵母（*Saccharomyces cerevisae*）表达的间日疟原虫动合子表面抗原 Pvs25 重组蛋白 Pvs25H，以铝胶（Alhydrogel®）为佐剂进行 Ⅰ 期临床试验。产生在蚊虫人工膜喂血实验（MFA）有显著传播阻断功能活性的抗体。间日疟原虫配子表面抗原 Pvs230 1-4 区域重组蛋白质和佐剂 Vaxfectin® 乳化，免疫小鼠。产生可显著减少蚊虫中肠卵囊数和媒介蚊虫感染率的抗体（Arevalo-Herrera et al.，2010；Patarroya et al.，2012）。

到目前为止，只有 2 个间日疟原虫抗原进行过人体临床试验。红细胞前期环子孢子蛋白候选疫苗（*Pv*CSP）在最近的 Ⅰ/Ⅱa 期临床试验显示耐受良好，诱生抗体和细胞介导免疫反应，导致全部疫苗接种者潜伏期延迟。潜伏期延迟多达 2 天，但未获得无虫保护。另一个达到 Ⅰ 期临床试验的间日疟原虫传播阻断候选疫苗（Pvs25）可诱生阻断间日疟原虫传播的抗体，但是，要在此基础上获得进展还需要大量的工作。虽然间日疟原虫血液期 Duffy 结合蛋白候选疫苗（*Pv*DBP）已广泛地开展了临床前研究，并且 1 个病毒载体 *Pv*DBP 疫苗最近已完成 Ⅰa 期临床试验，但是，所有其他潜在间日疟原虫抗原仍处于临床前实验阶段。此外，间日疟原虫疫苗发展仍然存在 2 个主要障碍。首先，目前还不能长期连续培养间日疟原虫，用于研究疟原虫免疫功能或评价疟原虫候选抗原。其次，少数间日疟原虫临床分离株最初测序和最近更大规模的基因组研究提示，间日疟原虫的多样性高于恶性疟原虫。这种多态性要求间日疟原虫疫苗诱生的免疫反应对不同的多态变异体或等位基因广泛反应（Tham et al.，2017）。

## 56.5 疟疾疫苗研究面临的挑战

在疟疾疫苗研究中存在如抗原免疫原性弱、抗原多态、抗原表位构象复杂、抗原表达纯化困难、缺乏有效小动物模型和红细胞期疟原虫损害宿主免疫系统等诸多难点问题，有些难点问题已经解决或正在解决，而有些难点问题则需要更多的努力和应用新的技术手段解决。

### 56.5.1 疟原虫抗原免疫原性弱

很多疟原虫抗原在人体内免疫原性不高，可用佐剂增强抗原激发的免疫反应，也可用化学偶联方法增大抗原的相对分子质量和构建颗粒型疫苗以增加抗原的免疫原性。

佐剂依据成分的来源、理化性质或作用机制分为两大类：① 直接作用于免疫系统增加对抗原免疫反应的免疫刺激剂，如 Toll 样受体（TLR）配体、细胞因子、皂素和细菌外毒素；② 提呈疫苗抗原的载体，如矿物盐、乳剂、脂质体、病毒颗粒和可生物降解的微滴聚合物。已获准用于疟疾疫苗临床试验或人体测试的佐剂有：铝、皂素（Quil-A、免疫刺激复合物 ISCOMs、QS-21、AS02 和 AS01）、油包水乳剂 Motanides（ISA51、ISA720）、水包油乳剂 MF59™、单磷酰脂质 A（MPL®）、病毒样微粒、病毒颗粒和霍乱毒素。现在，越来越多可诱导 1 型辅助性 T 细胞（Th1 细胞）免疫和细胞毒性 T 细胞反应的寡核苷酸（CpG 基序）、咪唑喹啉（咪喹莫特和瑞喹莫德）和其他 Toll 样受体配体被用作佐剂。此外，有些佐剂如病毒颗粒、脂质体和免疫刺激复合物似乎是起到促进启动 CD8⁺ T 细胞核抗原交叉提呈作用（Arama and

Troye-Blomberg,2014)。

铝佐剂是唯一被各国药品监督部门批准在人体使用的疫苗佐剂。铝佐剂的优势是可强烈地刺激抗体分泌、广泛的临床安全性、抗原稳定性、成本较低和容易配制。而其弱点是没有足够的免疫增强作用,不能诱导合适的 Th1 细胞和 CTL 细胞反应,以及产生过敏性嗜酸性粒细胞反应和肉芽肿病的风险。如果将偏向 Th1 细胞免疫反应的未甲基化 CpG 基序寡核苷酸 CpG-ODN 和偏向 Th2 细胞免疫反应的铝佐剂结合形成复合佐剂,可诱导出 Th1/Th2 平衡的免疫反应,不仅可提高总抗体水平,同时也可防止铝佐剂诱发过敏反应。

MPL® 是明尼苏达沙门菌(*Salmonella minnesota*)外膜表达的脂多糖内毒素衍生物。MPL® 和 CpG-ODN 分别是 Toll 样受体 4 和 9 的激动剂。抗原提呈细胞尤其是树突状细胞摄取外源病原体抗原,加工后与 MHC 分子结合为 MHC-肽复合物,运送到抗原提呈细胞表面,通过 T 细胞受体提呈给 T 细胞;同时,抗原提呈细胞通过 Toll 样受体识别病原体的 Toll 样受体配体或激动剂,通过细胞信号转导促进合成促炎细胞因子、趋化因子和协同刺激分子,作用于 T 细胞。两种信号共同作用可有效启动获得性免疫。AS02 佐剂是含 MPL® 和 QS-21 的水包油乳剂,可诱导强抗体和分泌 IL-2/IFN-γ CD4⁺T 细胞反应。RTS,S/AS02 疟疾候选疫苗临床试验显示高但短时间保护(最初 2 个月 71% 保护)或部分保护(6 个月 32% 保护)。AS01 佐剂是含 MPL® 和 QS-21 的脂质体制剂,可产生强体液和细胞免疫反应。RTS,S/AS01 候选疟疾疫苗临床试验分别增加免疫原性和抗疟疾免疫保护 50% 和 53%。因此,研发可用于人的新型佐剂和佐剂配方是疟疾疫苗研究的一项重要任务(Crompton et al.,2010;Coler et al.,2009;Mata et al.,2013)。

化学偶联是体外通过化学方法将两个分子连接成一个分子的技术。疟疾偶联疫苗最早由美国 Walter Reed 陆军研究所应用于恶性疟原虫 CSP 抗原,将串联的 NANP 合成肽偶联到破伤风类毒素上,与铝佐剂结合,肌内注射接种健康志愿者。一些志愿者激发出能识别 NANP 肽、CSP 和子孢子的抗体。个别抗体效价高的志愿者还能抵抗子孢子攻击。最近化学偶联应用于 Pfs25 抗原,在提升 Pfs25 免疫原性方面取得了很好的效果。将 Pfs25 偶联到乙型脑膜炎球菌外膜蛋白复合物,与佐剂 Alhydrogel 结合免疫恒河猴激发的抗体可持续 1 年之久而没有明显下降。1 年后用 Pfs25 不加任何佐剂免疫猴子,可再次提升特异性抗体水平。两个 Pfs25 的偶联疫苗制剂都进入 I a 期临床试验。

通过偶联可增大抗原的相对分子质量,一个偶联分子可含有多个抗原分子。载体蛋白质可给偶联的抗原提供异源 T 细胞表位。通过这几方面的作用可提高偶联抗原的免疫原性。但是化学偶联应用于 MSP1₄₂抗原并没有获得明显的效果,尚不清楚造成这一现象的原因。因此,阐明偶联疫苗的免疫机制至关重要,只有这样才能更好地在理论上指导疟疾偶联疫苗的研究。

一般认为,颗粒型疫苗具有更强的免疫原性。病毒样颗粒是含有某种病毒一个或多个结构蛋白质的空心颗粒。在形态上,病毒样颗粒与病毒相同或相似,但没有病毒的遗传物质,不能自主复制。病毒样颗粒可通过与病毒感染一样的途径提呈抗原给免疫细胞,有效地诱导机体免疫系统产生免疫应答反应。病毒的衣壳蛋白质一般具有天然的自我装配能力,能够在真核表达系统,也可在原核表达系统中实现自我组装。RTS,S 疫苗是 CSP 与乙型肝炎病毒表面抗原在啤酒酵母菌中组装而成的病毒样颗粒。苜蓿银纹夜蛾核型多角体病毒(AcNPV)是感染昆虫细胞的双链 DNA 病毒,不能在哺乳动物细胞中复制,低毒。用基因工程方法可使外源蛋白质在 AcNPV 包膜表面表达,重组的 AcNPV 可以通过鼻黏膜,也可通过其他途径免疫个体。日本自治医科大学用 AcNPV 系统进行了 MSP1₁₉和 Pfs25 免疫研究工作。

纳米颗粒疫苗是受到广泛关注的疫苗类型,通过各种不同的方法和手段使抗原形成纳米级大小的颗粒。蛋白质化学偶联常将化学接头加载在蛋白质的伯氨基或羧基上。由于蛋白质含有多个伯氨基和羧基,所以这样的偶联不可避免地会形成交联体,在一定反应条件下,偶联产物能够生成纳米级大小的偶联体。美国 Walter Reed 陆军研究所构建了 PfCSP 的自组装纳米颗粒疫苗。将 PfCSP 的 T 细胞和 B 细胞表位序列与 1 个三体和 1 个五体低聚结构域序列融合。其中的五体低聚结构域含有"色氨酸链区"结构。三体和五体的氨基酸序列可分别形成 3 股和 5 股卷曲螺旋结构域。蛋白质在卷曲螺旋结构域非共价疏水作用下自组装成纳米颗粒。用这种 PfCSP 纳米颗粒疫苗免疫动物,可激发出强而持久的保护性免疫反应（Kaba et al.，2012；Guo et al.，2013）。

## 56.5.2 疟原虫抗原序列多态

疟原虫在某一发育期表达的蛋白质在另一发育期消失，代之以表达新的蛋白质。不同虫株同样发育期表达的抗原蛋白质也不尽相同。因此，疟原虫很多抗原蛋白质有发育期和虫株特异性。红细胞期疟原虫很多表面抗原长期面对宿主免疫系统压力，为了逃避宿主免疫攻击，它们的序列高度变异。不同虫株抗原序列的多态会造成免疫效果的差异，抗恶性疟原虫 3D7 株 AMA1 免疫血清检测 FVO 株疟原虫体外生长抑制率明显低于 3D7 株疟原虫。

构建多期、多价疟疾疫苗是克服这些难点的常用方法。多期、多价疟疾疫苗分为抗原混合物和融合抗原两类。AMA1-C1 是恶性疟原虫 3D7 株和 FVO 株 AMA1 不同虫株同一抗原蛋白质的等量混合物，而 BSAM2 是恶性疟原虫 3D7 株和 FVO 株 AMA1 和 $MSP1_{42}$ 不同虫株不同抗原蛋白质的等量混合物。抗原单纯混合存在的抗原相互竞争可能导致混合抗原中各抗原免疫原性下降的潜在风险。但是 AMA1-C1 和 BSAM2 两个混合抗原疫苗制剂没有呈现明显的抗原竞争。用少量虫株抗原蛋白质混合物可覆盖大部分疟原虫株不同抗原，但是不可能百分之百地覆盖全部疟原虫株多态抗原。如果在疟疾流行区使用这种混合疫苗，有可能使没有覆盖到的劣势疟原虫株，在失去虫株间相互拮抗后成为优势虫株，造成疟疾新虫株流行。因此现场使用混合抗原疫苗，有必要建立监测预报体系，并做好生产新的混合疫苗的准备。PfCP2.9 和 GMZ2 是融合抗原，融合抗原一般不发生抗原相互竞争，但是能够融合的抗原数量非常有限，融合过多抗原的融合蛋白质相对分子质量过大，很难在蛋白表达系统中获得高效表达。而且融合抗原蛋白质分子结构复杂，有可能造成抗原表位构象改变，影响抗体识别靶抗原天然构象和免疫效果。腺病毒载体疫苗可以在一定程度上克服这一难题。化学偶联是体外将两个分子连接成一个分子，构建双价疫苗的技术。有实验研究将 PfPs25 的自身偶连体与合成的 PfCSP 片段偶联，在动物试验中激发出抗这两种抗原的抗体。

寻找变异抗原中序列相对保守区域或序列相对保守蛋白质作为疫苗抗原，是克服抗原序列多态的另一条途径。MSP3-LSP 就是选取了 MSP3 中序列

高度保守的区段作为靶抗原。$MSP1_{19}$ 序列相对保守，但 $MSP1_{19}$ 含有两个表皮生长因子样结构域，使得重组表达存在一定的难度，并且 $MSP1_{19}$ 缺乏 T 细胞表位。恶性疟原虫网织红细胞结合蛋白同系物 5（reticulocyte-binding family homolog 5，PfRh5）是表达在裂殖子棒状体内相对分子质量约为 $63 \times 10^3$ 的顶端蛋白质，是大多数恶性疟原虫入侵红细胞的必需蛋白质。PfRh5 序列多态有限，用恶性疟原虫 3D7 株 PfRh5 免疫血清可抑制 5 种序列类型的恶性疟原虫株入侵红细胞，因此，PfRh5 是一个非常有希望的红细胞内期疟疾疫苗候选抗原。

## 56.5.3 疟原虫抗原表位构象复杂

疟原虫很多红细胞期抗原和有性期抗原富含半胱氨酸，并且重要 B 细胞表位大多是二硫键依赖的构象表位，用还原并烷基化的恶性疟原虫抗原 AMA1 免疫家兔，免疫血清丧失体外抑制疟原虫生长的能力，疟疾患者血清也不识别经这样处理的 AMA1。从大肠埃希菌包含体中纯化得到的 Pfs25 没有抑制卵囊生成的能力。因此，制备构象折叠正确的重组蛋白质对于疟疾重组蛋白质亚单位疫苗的有效性至关重要。

大肠埃希菌表达系统是表达异源蛋白质的常用原核表达系统，其形成正确二硫键的酶系存在于周质腔中，所以表达富含半胱氨酸的真核生物蛋白时，这些蛋白质由于二硫键错配常以不可溶的包含体形式沉积在细胞质中，即使部分以可溶形式存在的蛋白质，二硫键配对也往往不正确，用体外重折叠和体内重折叠两种方法可解决二硫键错配问题。通过体外重折叠使大肠埃希菌表达的恶性疟原虫 AMA1 和 $MSP1_{42}$ 蛋白质形成正确的折叠构象，前者对全菌的重组蛋白质进行重折叠，产量高；而后者对包涵体内的重组蛋白质进行重折叠，虽然产量低一些，但容易获得高纯度的重组蛋白质。

但是蛋白质体外重折叠增加了蛋白质纯化步骤和难度，并且因使用氧化-还原剂，如氧化型谷胱甘肽-还原型谷胱甘肽和半胱氨酸-胱氨酸，增加了蛋白质纯化的成本。体内重折叠可克服这些问题。恶性疟原虫 Pfs48/45 含有 16 个半胱氨酸，所生成的二硫键形成 3 个 6-半胱氨酸基序，含有这样结构特点的蛋白质很难获得构象正确的重组蛋白质。将 Pfs48/45 蛋白质羧基端区域片段融合在大肠埃希菌周质腔麦芽糖结合蛋白（MBP）的羧基末端，形成

MBP-Pfs48/45 融合形式,通过这一融合形式可使表达的蛋白质外分泌至大肠埃希菌的周质腔中,同时在大肠埃希菌周质腔中过表达,与二硫键正确形成的酶 DsbA、DsbC、FkpA 和 SurA。通过这一大肠埃希菌表达系统制备的 Pfs48/45 蛋白质具有正确的折叠构象,免疫血清可识别恶性疟原虫配子体,并具有抑制疟原虫在蚊虫体内生长发育的作用。但是这一表达系统制备的 Pfs48/45 产量不高,影响其向临床试验的推进。

酵母表达系统是常用的异源蛋白质真核表达系统,主要有啤酒酵母和毕氏酵母两种。很多外源蛋白质在毕氏酵母中有很高的表达量,并且在氨基端连接信号肽后,可外分泌外源蛋白质至培养物上清液中,这样可简化纯化步骤和提高蛋白质纯度。用毕氏酵母成功表达了多个疟原虫蛋白质,如恶性疟原虫 AMA1。但并不是所有的疟原虫蛋白质都能在酵母系统获得很好表达,Pfs25 在啤酒酵母和毕氏酵母中表达时都形成折叠正确和折叠错误两个异型 Pfs25 蛋白质。通过在毕氏酵母中共表达毕氏酵母蛋白二硫键异构酶或恶性疟原虫蛋白二硫键异构酶,可提升构象正确 Pfs25 的产量。此外,恶性疟原虫 MSP1$_{42}$ 在酵母系统不能有效表达,啤酒酵母表达的 Pfs48/45 没有很好的免疫活性。也有尝试用其他蛋白表达系统制备疟原虫抗原,如用莱茵衣藻叶绿体表达系统表达 Pfs25 和 Pfs28 蛋白质,本生烟草表达系统表达 Pfs230 片段。这些蛋白表达系统表达的疟原虫抗原最终能否进入临床试验尚待观察。

### 56.5.4 缺乏有效的疟疾疫苗小动物实验模型

由于缺乏合适的小动物模型进行临床前有效性试验和筛选有希望进入临床试验的疟原虫抗原,至今进入临床试验的疟疾候选疫苗抗原仅占所有疟原虫蛋白质抗原的很小部分。疟原虫是具有高度宿主专一性的寄生原虫。恶性疟原虫红细胞期除能感染人外,尚能感染灵长类动物夜猴,但夜猴来源困难、费用昂贵,在使用上还受到动物伦理的限制。

疟原虫体外生长抑制实验成为体外检测和评估疟疾抗原有效性的一种替代方法。从蚊虫唾液腺获取的恶性疟原虫子孢子或间日疟原虫子孢子可侵入体外传代的连续培养人肝细胞系 HC-04,完成红细胞外期发育和增殖,产生对红细胞具有侵袭力的裂殖子。红细胞外期体外抑制实验就是测定人疟原虫子孢子入侵体外培养的人肝细胞并在肝细胞中发育

增殖的能力。但是子孢子体外感染肝细胞效率低、重复性差,很难建立体外抑制实验的标准检测流程,而不能在各实验室推广使用。

红细胞期恶性疟原虫可以在含有人红细胞和血清的体外培养系统中发育、增殖和传代。这一体外培养技术操作规范、重复性好,已在很多实验室使用。红细胞期疟疾疫苗的免疫效应主要是抗体反应,体外生长抑制实验(GIA)就是检测疟疾靶抗原激发的抗体抑制疟原虫入侵红细胞能力(如 AMA1 和 MSP1 抗原),或抗体依赖细胞介导抑制作用(如 MSP3 抗原)。GIA 实验现已建立起标准的检测流程,早期用显微镜镜检血片计数测定疟原虫数量,但镜检计数的方法工作强度大,结果受人为因素影响而不够客观,可重复性低,现在通过检测疟原虫半乳糖苷酶活性测定疟原虫数量,使检测实现了"高通量",结果更为客观,重复性高。GIA 实验不仅可检测临床前期靶抗原有效性,也可评估 Ⅰa 期临床试验健康成年人免疫血清的活性。恶性疟原虫 AMA1 的 Ⅰa 期临床试验显示,健康成年人免疫血清对疟原虫的抑制率与抗 AMA1 抗体效价显著相关。但由于尚未建立红细胞期间日疟原虫体外连续培养体系,所以无法应用体外 GIA 实验检测间日疟原虫红细胞期抗原的免疫原性。此外,红细胞期疟疾候选疫苗体外 GIA 实验结果与临床试验体内结果的相关性,尚待更多的研究加以检验。

体外检测实验缺乏体内免疫系统环境,很难完全反映疟疾候选疫苗的体内免疫效应。随着遗传学和转基因技术的发展,转基因鼠疟原虫成为疟疾候选疫苗有效的体内试验工具。用恶性疟原虫 CSP 中央重复区片段替代伯氏疟原虫等位同源区段的转基因鼠疟原虫能够在小鼠体内完成生活史。小鼠在接受恶性疟原虫 CSP 疫苗免疫,或被动接受抗恶性疟原虫 CSP 抗体后,用感染这种转基因伯氏疟原虫蚊虫叮咬攻击免疫小鼠,再用 RT-PCR 检测疟原虫 18sRNA 或显微镜检血片是否出现原虫血症及原虫血症出现时间(潜伏期)来判定疫苗或抗体的有效性。虽然转基因鼠疟原虫模型无法检测 T 细胞免疫活性,但通过检测抗体活性及推断重组 CSP 抗原构象是否接近天然 CSP,也可从一个侧面来推断疫苗的有效性。类似地,用恶性疟原虫 MSP1$_{19}$ 片段替代伯氏疟原虫 MSP1 的同源区段,这一转基因伯氏疟原虫也能在小鼠内完成红细胞期裂体生殖周期。用恶性疟原虫 MSP1$_{19}$ 疫苗免疫小鼠,再用此转基因

伯氏疟原虫攻击,通过检测小鼠的原虫血症可判定疫苗的保护性免疫效应(Cockburn,2013)。

疟疾有性期抗原的免疫作用主要是抗体作用或补体参与的溶细胞作用。通过蚊虫人工膜喂血实验(MFA)检测疟疾有性期抗原的有效性试验又称"传播阻断试验"。将免疫血清与含成熟配子体的疟原虫红细胞期培养物(加或不加补体)混合后喂饲雌性按蚊,实验室饲养 8 天后解剖蚊虫,计算感染蚊虫数和蚊虫中肠壁疟原虫卵囊数,与对照组蚊虫比较计算蚊虫感染率和卵囊抑制率,判断候选抗原的免疫效果。MFA 实验是一种在体实验,其结果能够很好地反映蚊虫体内实际效果。蚊虫感染率和卵囊抑制率与免疫血清效价水平相关。由于间日疟原虫不能体外连续培养,所以只能从间日疟疾患者采集间日疟原虫用于 MFA 实验,极大地制约了间日疟原虫 MFA 实验的开展。用含间日疟原虫 PvPs25 转基因伯氏疟原虫感染小鼠替代间日疟疾患者,或许可部分解决这一难题。

但是转基因鼠疟原虫仅适用于某种特定的抗原而不具有广泛性。如果建立一种人源化肝或人源化红细胞嵌合小动物模型,则可应用于各种不同疟疾抗原的有效性试验。NOD/SCID/IL2R$^{null}$(NSG)小鼠是非肥胖型糖尿病小鼠(NOD)与重症联合免疫缺陷小鼠(SCID)杂交并敲除 IL-2 受体 γ 链基因的小鼠。NSG 小鼠缺乏有功能的 NK 细胞和 T 细胞,可接受感染恶性疟原虫人红细胞。用免疫抑制剂氯磷酸盐脂质体注射 NSG 人源化红细胞嵌合小鼠去除鼠巨噬细胞,则小鼠在感染恶性疟原虫后 100% 高度同步发育和增殖、部分感染红细胞在血管内滞留和形成配子体。使 NOD/SCID 缺陷小鼠 β2 微球蛋白等位基因纯合子化,构建缺失 MHC-Ⅰ类分子表达、失去 CD8$^+$T 细胞和 NK 细胞活性、铁在肝积累和迅速清除人 IgG1 的 NOD/SCID/β2m$^{-/-}$ 缺陷小鼠,增加移植的人异种器官嫁接。可每天注射人红细胞维持高水平人红细胞。恶性疟原虫 3D7 株成功在这种嵌合小鼠体内连续生长并达到红细胞期感染(约 1% 原虫血症)。将人肝细胞植入 Alb-uPA 转基因小鼠和 SCID 杂交小鼠构建人肝细胞嵌合小鼠 SCID/Alb-uPA。肝期恶性疟原虫可在该小鼠体内完成发育,并且释放的肝期裂殖子可感染覆盖在肝细胞上的离体人红细胞。用 SCID/Alb-uPA 小鼠成功地研究缺乏 LSA-1 恶性疟原虫的发育。但 SCID/Alb-uPA 小鼠模型的短处是恶性疟原虫不能在其体

内从肝期转变到红细胞期。切除参与酪氨酸分解代谢的 *FAH* 基因,破坏和功能 B 细胞、T 细胞及 NK 细胞发育有关的 *Rag2* 和 *IL2Rγ* 基因,构建 FAH$^{-/-}$ Rag2$^{-/-}$ IL2Rγ$^{null}$(FRG)嵌合小鼠,可有效地移植人成年肝细胞,鼠实质组织可分布 90% 以上人细胞。给 FRG 人源化嵌合小鼠静脉内注射恶性疟原虫子孢子,在注射后不同时间点处死小鼠,用免疫荧光实验(IFA)和反转录 PCR 分析小鼠肝,证实接种子孢子后 7 天肝期疟原虫完全成熟(Vaughan et al.,2012)。虽然人源化小鼠模型在疟疾研究中取得了一些进展,但是人源化小鼠都是高度免疫缺陷的,在疟疾疫苗有效性试验中,仅能用于免疫成分被动转移试验,无法用于主动免疫试验。在人源化小鼠中导入人源化免疫系统应该是将来的建模方向。此外,如果建立人源化肝和红细胞联合嵌合小鼠,则可使人疟原虫在小鼠体内完成在人体内的整个生活史发育。

### 56.5.5 红细胞期疟原虫对宿主免疫系统的损害

红细胞期疟原虫可损害宿主免疫系统激活 T 细胞、诱导适应性免疫反应和产生保护免疫中起重要作用的抗原提呈细胞、树突状细胞。感染恶性疟原虫红细胞上的 PfEMP1 和抗原提呈细胞上表达的 CD36 结合,抑制抗原提呈细胞成熟,刺激 T 细胞或抗原提呈细胞分泌 IL-10 和转化生长因子-β(TGF-β)抑制性细胞因子,取代分泌 IL-12 和 IFN-γ 保护性细胞因子。无并发症恶性疟疾和间日疟疾患者周围血树突状细胞凋亡显著增加,并显著地损害树突状细胞功能。树突状细胞成熟、摄取抗原并提呈给 CD4$^+$T 细胞和刺激 CD4$^+$T 细胞增殖及分泌细胞因子的能力受损。急性疟疾感染病人引起树突状细胞凋亡的细胞因子 IL-10 血浆水平显著升高。红细胞期疟原虫和树突状细胞相互作用,分泌抑制激活 CD8$^+$T 细胞的可溶性因子和抑制抗肝期保护性 CD8$^+$T 细胞免疫反应。而接触感染疟原虫红细胞的树突状细胞提呈异种抗原后,产生适应性免疫反应必需的 CD4$^+$辅助性 T 细胞几乎没有扩增,并阻止 T 细胞随后移行到淋巴样滤泡,造成 B 细胞增殖和分化缺陷,抗体反应缺失(Hisaeda et al.,2005;Millington et al.,2006)。

红细胞期疟原虫对宿主免疫系统的损害造成尽管在疟疾流行区频繁地接触疟疾,但是疟疾自然感

染获得性免疫发展非常缓慢,并很少长时间持续。疟原虫感染不仅损害抗疟原虫免疫保护,而且也损害对疟疾疫苗和其他疫苗的免疫反应。

为了提高亚单位或全虫疟疾疫苗的免疫效果,需要探索红细胞期疟原虫对宿主免疫系统损害的机制和分子基础,寻找可以抵御或补偿抑制树突状细胞的环境策略,和接种疟疾疫苗联合使用。也可考虑在接种疫苗前抗疟药治疗,清除红细胞期疟原虫;或在非疟疾流行季节使用疟疾疫苗(Pinzon-Charry et al.,2013)。

## 56.6 展望

为杜绝疟疾危害,一些国际组织和机构于 2008 年 9 月在纽约召开联合国千年发展计划疟疾峰会,提出在全球范围根除疟疾的倡议。我国原卫生部和科技部等也提出在中国根除疟疾十年行动计划。实现全球根除疟疾是一项长期艰苦的工作,必须采取控制传染源、消灭传播媒介和保护易感宿主等一系列综合防治措施。在尚未成功研制疟疾抗感染疫苗之前,在流行区广泛接种疟疾传播阻断疫苗来阻止疟疾传播是根除疟疾的一个重要策略。广泛接种疟疾传播阻断疫苗不仅可阻止疟疾从患者而且从带虫者向健康人群的传播,并且在根除疟疾后可遏止疟疾死灰复燃而巩固疟疾防治成果。只有成功研制有效的疟疾疫苗,才有可能最终实现全球根除疟疾计划。比尔·盖茨基金会 2011 年的报告提出,疟疾传播阻断疫苗将是其今后优先资助的疫苗项目。

疟疾政策咨询委员会(MPAC)2006 年发布的"疟疾疫苗技术线路图"设定了疟疾疫苗研制的策略目标,2015 年研制获准临床应用的第一代疟疾疫苗,达到持续 1 年以上 50% 抗重症疟疾和死亡的保护效能;2025 年有望研制获准临床应用有持续 4 年以上 80% 抗临床疟疾效能的疟疾保护性疫苗。2013 年 MPAC 更新了"疟疾疫苗技术线路图",2030 年研制获准临床应用的抗恶性疟原虫和间日疟原虫疫苗,并达到:① 抗临床疟疾的有效性至少达到 70%~80%,并适用于疟疾流行区高危人群;② 大幅降低疟原虫感染率,消除多种环境中疟疾传播,适用于各年龄阶层人群大范围免疫接种(WHO Malaria Policy Advisory Committee and Secretariat,2013)。更新的疟疾疫苗策略目标体现了根除疟疾的战略思想,提出研制抗间日疟原虫疫苗和疟疾传播阻断疫苗。随着对间日疟疾重视程度和疫苗研究资源投入的加大,并且有恶性疟疾疫苗研究的经验借鉴,间日疟疾疫苗的研制必将会迎头赶上。

虽然目前尚无获准临床应用的疟疾疫苗,但近10 年,在各基金会尤其是比尔·盖茨基金会的资助下,疟疾疫苗研究取得了很大进展。RTS,S/AS01 疫苗是唯一进入Ⅲ期临床试验、有希望成为首个获准临床使用的第一代疟疾疫苗;也有多个疟疾候选疫苗进入了Ⅱb 期临床试验,其中一些有望进入Ⅲ期临床试验,有可能成为获准临床使用的疟疾疫苗。但是要成功研制第二代疟疾疫苗将是一个艰巨的任务,有很多难题有待克服,如已提到的疟疾抗原免疫原性低,包括研制新型疫苗佐剂和佐剂配方、疟疾抗原的变异性、制备折叠构象正确的重组蛋白质抗原、疫苗有效性试验的动物模型和红细胞期疟原虫对宿主免疫系统的损害等。此外,筛选更多具有潜力的疟疾疫苗候选抗原及寻找能激发特异有效免疫反应的疫苗免疫接种方式和途径也是成功研制第二代疟疾疫苗的关键。RTS,S/AS01 疟疾疫苗仅能激发特异性抗体反应,还不能激发 CD8$^+$ T 细胞反应,如果 RTS,S 的某种疫苗制剂以某种免疫方式进行免疫,除能够激发特异性抗体反应外,还能够激发 CD8$^+$ T 细胞反应,则必定极大提升 RTS,S 疟疾疫苗的免疫保护效应,成为第二代疟疾候选疫苗。至今,任何单抗原靶子的亚单位候选疟疾疫苗似乎未必能提供抗疟原虫完全保护。因此,发展多期、多抗原成分的多价疟疾疫苗也是发展有效疟疾疫苗的又一种策略。在过去若干年中,全虫子孢子疫苗的生产克服了很多以前认为难以克服的难题,而转基因技术的应用使生产更为安全、有效的基因工程减毒全虫子孢子疫苗成为可能。如果全虫子孢子疫苗能够跨越子孢子体外连续培养及免疫接种方式和途径的障碍,解决好疫苗存储和运输问题,则全虫子孢子疫苗将是另一个非常有希望的第二代疟疾候选疫苗。

在"根除疟疾"计划中有非常重要作用的疟疾传播阻断疫苗是一种"利他疫苗",过去受到了忽视。但是这类疟疾疫苗的研制也有其优势,即:有性期疟原虫抗原变异小;用于疟疾疫苗有效性检测的传播阻断试验是一种在体实验,结果能很好预测现场的实际效果;传播阻断疫苗的临床试验不需要像其他疟疾疫苗那样经历一个漫长的过程。如果能够解决好疟疾有性期疫苗重组抗原的质量和免疫原性问题,并且创立一种易于大范围免疫接种的方法,疟疾传播阻断疫苗的研制和应用进程将会大踏步地前进。

# 参考文献

曹俊,刘耀宝,曹园园,等. 2018. 中国消除疟疾的持续挑战:输入性疟疾. 中国寄生虫学与寄生虫病杂志 36(2):93-96.

方小楠. 2010. 恶性疟原虫 var 基因家族与抗原变异研究进展. 中国寄生虫学与寄生虫病杂志 28(2):153-156.

黄演婷,卢雪梅,金小宝,等. 2012. 疟原虫环子孢子蛋白的研究进展. 中国寄生虫学与寄生虫病杂志 30(3):238-242.

刘述先,曹建平. 2005. 寄生虫病疫苗研究的现状及展望. 中国寄生虫学与寄生虫病杂志 23(5 Suppl):362-368

夏志贵,杨曼尼,周水森. 2012. 2011 年全国疟疾疫情分析. 中国寄生虫学与寄生虫病杂志 30(6):419-422.

徐俊芳,夏志贵,周晓农,等. 2017. 我国 2004—2013 年疟疾发病率的时间趋势分析. 中国寄生虫学与寄生虫病杂志 35(2):114-119.

张丽,丰俊,张少森,等. 2016. 2015 年全国疟疾疫情分析. 中国寄生虫学与寄生虫病杂志 34(6):477-481.

Ahmed R, Pulendran B. 2017. Systems analysis of protective immune responses to RTS,S malaria vaccination in humans. PNAS 114(9):2425-2430.

Almeida AP, Dias MO, Vieira CA, et al. 2014. Long-lasting humoral and cellular immune responses elicited by immunization with recombinant chimeras of the *Plasmodium vivax* circumsporozoite protein. Vaccine 32(19):2181-2187.

Anders RF, Adda CG, Foley M, et al. 2010. Recombinant protein vaccines against the asexual blood stages of *Plasmodium falciparum*. Hum Vaccines 6(1):39-53.

Arama C, Troye-Blomberg M. 2014. The path of malaria vaccine development:Challenges and perspectives. J Intern Med 275(5):456-466.

Arévalo-Herrera M, Chitnis C, Herrera S. 2010. Current status of *Plasmodium vivax* vaccine. Hum Vaccines 6(1):124-132.

Arévalo-Herrera M, Solarte Y, Marin C, et al. 2011. Malaria transmission blocking immunity and sexual stage vaccines for interrupting malaria transmission in Latin America. Memóris do Instituto Oswaldo Cruz 106(Suppl. 1):202-211.

Babakhanyan A, Leke RGF, Salanti A, et al. 2014. The antibody response of pregnant Cameroonian women to VAR2CSA ID1-ID2a, a small recombinant protein containing the CSA-binding site. PLoS One 9(2):e88173.

Ballou WR, Hoffman SL, Sherwood JA, et al. 1987. Safety and efficacy of recombinant DNA *Plasmodium falciparum* sporozoite vaccine. Lancet 329(8545):1277-1281.

Borre MB, Dziegiel M, Høgh B, et al. 1991. Primary structure and localization of a conserved immunogenic *Plasmodium falciparum* glutamate rich protein (GLURP) expressed in both the preerythrocytic and erythrocytic stages of the vertebrate life cycle. Mol Biochem Parasitol 49(1):119-132.

Butler NS, Schmidt NW, Vaughan AM, et al. 2011. Superior antimalarial immunity after vaccination with late liver stage-arresting genetically attenuated parasites. Cell Host Microbe 9(6):451-462.

Butler NS, Vaughan AM, Harty JT, et al. 2012. Whole parasite vaccination approaches for prevention of malaria infection. Tren Immunol 33(5):247-254.

Cespedes N, Jimenez E, Lopez-Perez M, et al. 2014. Antigenicity and immunogenicity of a novel *Plasmodium vivax* circumsporozoite derived synthetic vaccine construct. Vaccine 32(26):3179-3186.

Chen Q, Schlichtherle M, Wahlgren M. 2000. Molecular aspects of severe malaria. Clin Microbiol Rev 13(3):439-450.

Cheng Y, Shin E-H, Lu F, et al. 2014. Antigenicity studies in humans and immunogenicity studies in mice:An MSP1P subdomain as a candidate for malaria vaccine development. Microb Infect 16:419-428.

Chuang I, Segegah M, Cicatelli S, et al. 2013. DNA prime/adenovirus boost malaria vaccine encoding *P. falciparum* CSP and AMA1 induces sterile protection associated with cell-mediated immunity. PLoS One 8(2):e55571.

Clinton C, Sridhar D. 2017. Who pays for cooperation in global health? A comparative analysis of WHO, the World Bank, the Global Fund to Fight HIV/AIDS, Tuberculosis and Malaria, and Gavi, the Vaccine Alliance. Lancet 390(10091):324-332.

Cockburn I. 2013. Chimeric parasites as tools to study *Plasmodium* immunology and assess malaria vaccines. Malaria Methods in Molecular Biology 923:465-479.

Coler RN, Carter D, Friede M, et al. 2009. Adjuvants for malaria vaccines. Parasite Immunology 31(9):520-528.

Collins W. 2012. *Plasmodium knowlesi*:A malaria parasite of monkeys and humans. Ann Rev Entomol 57:107-121.

Conteh S, Anderson C, Lambert L, et al. 2017. Grammomys surdaster, the natural host for *Plasmodium berghei* parasites, as a model to study whole-organism vaccines against malaria. Amer J Trop Med Hyg 96(4):835-841.

Counihan NA, Kalanon M, Coppel RL, et al. 2013. *Plasmodium rhoptry* proteins:Why order is important. Trends Parasitol 29(5):228-236.

Cox-Singh J, Davis TME, Lee KS, et al. 2008. *Plasmodium knowlesi malaria in humans is widely distributed and potentially life threatening. Clin Infect Dis* 46(2):165-171.

Crompton PD, Pierce SK, Miller LH. 2010. Advances and challenges in malaria vaccine development. J Clin Invest 120 (12):4168-4178.

Crosnier C, Bustamante LY, Bartholdson SJ, et al. 2011. Basigin is a receptor essential for erythrocyte invasion by *Plasmodium falciparum*. Nature 480(7378):534-537.

Dhanawat M, Das N, Nagarwal RC, et al. 2010. Development in malaria vaccine: A review. Drug Disc Ther 4(5):298-313.

Didierlaurent AM, Laupèze B, Di Pasquale A, et al. 2017. Adjuvant system AS01: Helping to overcome the challenges of modern vaccines. Exp Rev Vaccines 16(1):55-63.

Doolan DL, Hoffman SL. 2001. DNA-based vaccines against malaria: Status and promise of the multi-stage malaria DNA vaccine operation. Intern J Parasitol 31(8):753-762.

Duffy PE, Sahu T, Akue A, et al. 2012. Pre-erythrocytic malaria vaccines: Identifying the targets. Exp Rev Vaccines 11(10):1261-1280.

Dunachie SJ, Walther M, Epstein JE, et al. 2006. A DNA prime-modified vaccinia Ankara boost vaccine encoding thrombospondin-related adhesion protein but not circumsporozoite protein partially protect healthy malaria-naive adults *Plasmodium falciparum* sporozoite challenge. Infect Immun 74 (10):5933-5942.

Ellis RD, Martin LB, Shaffer D, et al. 2010. Phase I trial of the *Plasmodium falciparum* blood stage vaccine MSP142-C1/Alhydrogel with and without CPG 7909 in malaria naïve adults. PLoS One 5(1):e8787.

Ellis RD, Sagara I, Doumbo O, et al. 2010. Blood stage vaccines for *Plasmodium falciparum*, current status and the way forward. Human Vaccines 6(8):627-634.

Ellis RD, Wu Y, Martin LB, et al. 2012. Phase I study in malaria naive adults of BSAM2/Alhydrogel® + CPG7909, a blood stage vaccine against *P. falciparum* malaria. PLoS One 7 (10):e46095.

Epstein JE, Charoenvit Y, Kester KE, et al. 2004. Safety, tolerability, and antibody responses in humans after sequential immunization with a PfCSP DNA vaccine followed by the recombinant protein vaccine RTS, S/AS02A. Vaccine 22(13-14):1592-1603.

Farrance CE, Rhee A, Jones RK, et al. 2011. A plant-produced Pfs230 vaccine candidate blocks of transmission *Plasmodium falciparum*. Clin Vacci Immunol 18(8):1351-1357.

Goodman AL, Draper SJ. 2010. Blood-stage malaria vaccine—recent progress and future challenges. Ann Trop Med Parasitol 104(3):189-211.

Goodman AL, Blagborough AM, Biswas S, et al. 2011. A viral vectored prime-boost immunization regime targeting the malaria Pfs25 antigen induces transmission-blocking activity. PLoS One 6(12):e29428.

Guo Q, Dasgupta D, Doll TA, et al. 2013. Expression, purification and refolding of a self-assembling protein nanoparticle (SAPN) malaria vaccine. Methods 60(3):242-247.

Herrington DA, Clyde DF, Losonsky G, et al. 1987. Safety and immunogenicity in man of a synthetic peptide malaria vaccine against *Plasmodium falciparum* sporozoites. Nature 328 (61272):257-259.

Hisaeda H, Yasutomo K, Himeno K. 2005. Malaria: Immune evasion by parasites. Intern J Biochem Cell Biol 37(4):700-706.

Hoffman SL, Sedegah M, Hedstrom RC. 1994. Protection against malaria by immunization with a *Plasmodium yoelii* circumsporozoite protein nucleic acid vaccine. Vaccine 12(6):1529-1533.

Hoffman SL, Billingsley PF, James E, et al. 2010. Development of a metabolically active, non-replicating sporozoite vaccine to prevent *Plasmodium falciparum* malaria. Human Vaccines 6 (1):97-106.

Hollingdale MR, Sedegah M. 2017. Development of whole sporozoite malaria vaccines. Exp Rev Vaccines 16(1):45-54.

Howard J, Loizon S, Tyler CJ, et al. 2017. The antigen-presenting potential of Vγ9Vδ2 T cells during *Plasmodium falciparum* blood-stage infection. J Infect Dis 215(10):1569-1579.

Hrnsen CC, Vergage DF, Telgt DS, et al. 2007. Glutamate-rich protein (GLURP) induced antibodies that inhibit *in vitro* growth of *Plasmodium falciparum* in a phase 1 malaria vaccine trial. Vaccine 25(15):2930-2940.

Ishizuka AS, Lyke KE, DeZure A, et al. 2016. Protection against malaria at 1 year and immune correlates following PfSPZ vaccination. Nature Medicine 22(6):614-623.

Kaba SA, McCoy ME, Doll TA, et al. 2012. Protective antibody and CD8+ T-cell responses to the *Plasmodium falciparum* circumsporozoite protein induced by a nanoparticle vaccine. PLoS One 7(10):e48304.

Kazmin D, Nakaya HI, Lee EK, et al. 2017. Systems analysis of protective immune responses to RTS, S malaria vaccination in humans. PNAS 114(9):2425-2430.

Koram KA, Gyan BA. 2010. Malaria vaccine development, an endemic country perspective. Human Vaccines 6(1):12-16.

Kurtis JD, Hollingdale MR, Luty AJF, et al. 2001. Pre-erythrocytic immunity to *Plasmodium falciparum*: The case for an LSA-1 vaccine. Trends Parasitol 17(5):219-223.

Labaied M, Harupa A, Dumpit RF, et al. 2007. *Plasmodium yoelii* sporozoites with simultaneous deletion of P25 and P36 are completely attenuated and confer sterile immunity against infection. Infect Immun 75(8):3758-3768.

Lavazec C, Bourgouin C. 2008. Mosquito-based transmission blocking vaccines for interrupting *Plasmodium* development. Microb Infect 10(8):845-849.

Li X, Chen H, Oo TH, et al. 2004. A co-ligand complex anchors *Plasmodium falciparum* merozoites to the erythrocyte invasion receptor band 3. J Biol Chem 279(7):5765-5771.

Lu X, Liu T, Zhu F, et al. 2017. A whole-killed, blood-stage lysate vaccine protects against the malaria liver stage. Parasite Immunology 39(1):e12386.

Luo K, Zhang H, Zavala F, et al. 2014. Fusion of antigen to a dendritic cell targeting chemokine combined with adjuvant yields a malaria DNA vaccine with enhanced protective capabilities. PLoS One 9(3):e90413.

Mamo H, Esen M, Ajua A, et al. 2013. Humoral immune response to *Plasmodium falciparum* vaccine candidate GMZ2 and its components in populations naturally exposed to seasonal malaria in Ethiopia. Malaria Journal 12(1):51-60.

Mata E, Salvador A, Igartua M, et al. 2013. Malaria vaccine adjuvants: Latest update and challenges in preclinical and clinical research. BioMed Res Intern 2013:1-19.

Mikolajczak SA, Jr Sacci JB, Vaga PDL, et al. 2011. Disruption of the *Plasmodium falciparum* liver-stage antigen-1 locus causes a differentiation defect in late liver-stage paarisite. Cellular Microbiology 13(8):1250-1260.

Mikolajczal SA, Lakshmana V, Fishbaugher M, et al. 2014. A next-generation genetically attenuated *Plasmodium falciparum* parasite created by triple gene deletion. Mol Ther 22(9):1707-1715.

Millington OR, Lorenzo CD, Phillips RS, et al. 2006. Suppression of adaptive immunity to heterologous antigens during *Plasmodium* infection through hemozoin-induced failure of dendritic cell function. J Biol 5(2):5.

Miura K. 2016. Progress and prospects for blood-stage malaria vaccines. Exp Rev Vaccines 15(6):765-781.

Muh F, Han JH, Nyunt MH, et al. 2017. Identification of a novel merozoite surface antigen of *Plasmodium vivax*, PvMSA180. Malaria Journal 16(1):133.

Ntege EH, Takashima E, Morita M, et al. 2017. Blood-stage malaria vaccines: Post-genome strategies for the identification of novel vaccine candidates. Exp Rev Vaccines: 16(8):769-779.

Ntumngia FB, Adms JH. 2012. Design and immunogenicity of a naval synthetic antigen based on the ligand domain of the *Plasmodium vivax* Duffy binding protein. Clin Vacc Immunol 19(1):30-36.

Olotu A, Fegan G, Wambua J, et al. 2013. Four-year efficacy of RTS,S/AS01E and its interaction with malaria exposure. New Engl J Med 368(12):1111-1120.

Othman AS, Marin-Mogollon C, Salman AM, et al. 2017. The use of transgenic parasites in malaria vaccine research. Exp Rev Vaccines 16(7):1-13.

Patarroyo ME, Patarroyo MA. 2008. Emerging rules for subunit-based, multiantigenic, multistage chemically synthesized vaccines. Accounts Chem Res 41(3):377-386.

Patarroya MA, Calderon D, Moreno-Perez DA. 2012. Vaccines against *Plasmodium vivax*: A research challenge. Exp Rev Vaccines 11(10):1249-1260.

Pehrson C, Heno KK, Adams Y, et al. 2017. Comparison of functional assays used in the clinical development of a placental malaria vaccine. Vaccine 35(4):610-618.

Pinzon-Charry A, Good MF. 2008. Malaria vaccine: The case for a whole-organism approach. Exp Opin Biol Ther 8(4):441-448.

Pinzon-Charry A, Woodberry T, Kienzle V, et al. 2013. Apoptosis and dysfunction of blood dendritic cells in patients with falciparum and vivax malaria. J Exp Med 210(8):1635-1645.

Pombo DJ, Lawrence G, Hirunpetcharat C, et al. 2002. Immunity to malaria after administration of ultra-low doses of red cells infected with *Plasmodium falciparum*. Lancet 360:610-617.

Pradel G. 2007. Proteins of the malaria parasite sexual stages: Expression, function and potential for transmission blocking strategies. Parasitology 134(14):1911-1929.

Raj DK, Nixon CP, Nixon CE, et al. 2014. Antibody to PfSEA-1 block parasite agress from RBCs and protect against malaria infection. Science 344(6186):871-877.

Raja AI, Stanisic DI, Good MF. 2017. Chemical attenuation in the development of a whole-organism malaria vaccine. Infect Immun 85(7):e00062-17.

Regules JA, Cummings JF, Ockenhouse CF. 2011. The RTS,S vaccine candidate for malaria. Exp Rev Vaccines 10(5):589-599.

Richards JS, Beeson JG. 2009. The future for blood-stage vaccines against malaria. Immun Cell Biol 87(5):377-390.

Richie TL, Charoenvit Y, Wang R, et al. 2012. Clinical trial in healthy malaria-naive adults to evaluate the safety, tolerability, immunogenicity and efficacy of MuStDO5, a five-gene, sporozoite/hepatic stage *Plasmodium falciparum* DNA vaccine combined with escalating dose human GM-CSF DAN. Hum Vacc Immunother 8(11):1564-1584.

Roestenberg M, McCall M, Hopman J, et al. 2009. Protection against a malaria challenge by sporozoite inoculation. New Engl J Med 361(5):468-477.

RTS,S Clinical Trials Partnership. 2012. A phase 3 trial of RTS,S/AS01 malaria vaccine in African infants. New Engl J Med

367(24):2284-2295.

Sagara I, Ellis RD, Dicko A, et al. 2009. A randomized and controlled phase 1 study of the safety and immunogenicity of the AMA1-C1/Alhydrogel® + CPG7909 vaccine for *Plasmodium falciparum* malaria in semi-immune Malian adults. Vaccine 27(52):7292-7298.

Saveria T, Oleinikov AV, Williamson K, et al. 2013. Antibodies to *Escherichia coli*-expressed C-terminal domains of *Plasmodium falciparum* variant surface antigen 2-chondroitin sulfate A (VAR2CSA) inhibit binding of CSA-adherent parasites to placental tissue. Infect Immun 81(4):1031-1039.

Saxena AK, Wu Y, Garboczi DN. 2007. Plasmodium p25 and p28 surface proteins: Potential transmission-blocking vaccines. Eukaryot Cell 6(8):1260-1265.

Schofield L, Hewitt MC, Evans K, et al. 2002. Synthetic GPI as a candidate anti-toxic vaccine in model of malaria. Nature 419 (6899):785-789.

Seder RA, Chang LJ, Enama ME, et al. 2013. Protection against malaria by intravenous immunization with a nonreplicating sporozoite vaccine. Science 341(6152):1359-1365.

Shimp RL Jr, Rowe C, Reiter K, et al. 2013. Development of a Pfs25-EPA malaria transmission blocking vaccine as a chemically conjugated nanoparticle. Vaccine 31(28):2954-2962.

Shott JP, McGrath SM, Pau MG, et al. 2008. Adenovirus 5 and 35 vectors expressing *Plasmodium falciparum* circumsporozoite surface protein elicit potent antigen-specific cellular IFN-γ and antibody responses in mice. Vaccine 26(23):2818-2823.

Silvie O, Franetich JF, Charrin S, et al. 2004. A role for apical membrane antigen 1 during invasion of hepatocytes by *Plasmodium falciparum* sporozoites. J Biol Chem 279 (10):9490-9496.

Singer M, Frischknecht F. 2017. Time for genome editing: Next-generation attenuated malaria parasites. Trends Parasitol 33 (3):202-213.

Sousa TN, Kano FS, Brito CFA, et al. 2014. The Duffy binding protein as a key target for *Plasmodium vivax* vaccine: Lessons from the Brazilian Amazon. Memóris do Instituto Oswaldo Cruz 109(5):608-617.

Spring M, Murphy J, Nielsen R, et al. 2013. First-in-human evaluation of genetically attenuated *Plasmodium falciparum* sporozoites administered by bite of *Anopheles* mosquitoes to adult volunteers. Vaccine 31(43):4975-4983.

Stowers A, Carter R. 2001. Current developments in malaria transmission-blocking vaccines. Exp Opin Biol Ther 1(4):619-628.

Tamminga C, Sedegah M, Maiolatesi S, et al. 2013. Human adenovirus 5-vectored *Plasmodium falciparum* NMRC-M3V-Ad-PfCA vaccine encoding CSP and AMA1 is safe, well-tolerated and immunogenic but does not protect against controlled human malaria infection. Hum Vacc Immunother 9(10):2165-2177.

Taylor-Robinson AW. 2003. Immunity to liver stage malaria. Immunol Res 27(1):53-69.

Tham WH, Beeson JG, Rayner JC. 2017. *Plasmodium vivax* vaccine research—we've only just begun. Intern J Parasitol 47 (2-3):111-118.

Theisen M, Adu B, Mordmüller B, et al. 2017. The GMZ2 malaria vaccine: From concept to efficacy in humans. Exp Rev Vaccines 16(9):907-917.

Theisen M, Jore MM, Sauerwein R. 2017. Towards clinical development of a Pfs48/45-based transmission blocking malaria vaccine. Exp Rev Vaccines 16(4):329-336.

VanBuskirk KM, O'Neill MT, De La Vega P, et al. 2009. Preerythrocytic, live-attenuated *Plasmodium falciparum* vaccine candidates by design. PNAS 106(31):13004-13009.

Vaughan AM, Kappe SH, Ploss A, et al. 2012. Development of humanized mouse models to study human malaria parasite infection. Future Microbiology 7(5):657-665.

WHO Malaria Policy Advisory Committee and Secretariat. 2013. Malaria Policy Advisory Committee to the WHO: Conclusions and recommendations of March 2013 meeting. Malaria J 12(1):213.

World Health Organization. 2012 World Malaria Report: 2012. Geneva:15.

Yazdani SS, Mukherjee P, Chauhan VS, et al. 2006. Immune responses to asexual blood-stages of malaria parasites. Curr Mol Med 6(2):187-203.

Zhu F, Liu T, Zhao C, et al. 2017. Whole-killed blood-stage vaccine-induced immunity suppresses the development of malaria parasites in mosquitoes. J Immun 198(1):300-307.

# 第 57 章

# 血吸虫病疫苗

张　影　徐颖华　辛晓芳

**本章摘要**

血吸虫病是一种古老而又危害严重的寄生虫病,本章从病原学、流行病学、血吸虫致病机制和保护性免疫以及血吸虫疫苗研究现状等角度综合介绍血吸虫的生物学特性、保护性免疫机制及血吸虫病防治现状。发展高效、有保护力的血吸虫疫苗具有重大意义,尽管进展缓慢,但研制能够抵抗血吸虫的疫苗还是具有一定的可行性的。本章详细介绍目前比较有前景的血吸虫疫苗候选抗原以及这些候选抗原在动物模型上的保护作用,主要有谷胱甘肽-S-转移酶、副肌球蛋白、四跨膜蛋白、脂肪酸结合蛋白、磷酸丙糖异构酶、钙蛋白酶、超氧化物歧化酶。文章还系统分析了血吸虫疫苗难以获得较高保护力的原因,并对血吸虫疫苗研究中的问题和前景做了阐述。

## 57.1 概述

血吸虫病（schistosomiasis）由血吸虫感染所致，是一种古老而又危害严重的寄生虫感染性疾病。在公元前 1500 年前的埃及木乃伊的组织中就发现了血吸虫虫卵，这是关于人类感染血吸虫的最早记录。直到 1852 年，埃及的工作者 Theordor Bilharz 首次描述了血吸虫病和血吸虫病传播途径，因此血吸虫病也被称为 bilharzia，后来改名为 schistosomiasis。血吸虫病至今仍是许多发展中国家非常重要的公共卫生问题。全球约有 2.39 亿人口感染血吸虫，有 8 亿人存在感染的风险，85% 的感染者居住在撒哈拉以南的非洲地区（King et al.，2011；Gray et al.，2010）。据统计，有 2000 万血吸虫病人因严重的肝门静脉纤维化导致门静脉高压、肝脾大和食管静脉曲张，这些病症直接或间接导致 50 万人死亡。血吸虫病经常与其他疾病共感染，主要有艾滋病、结核和疟疾，越来越多的数据表明共感染会影响这些病的进程，并且会增加艾滋病的传播（Kallestrup et al.，2006）。每年有 7000 万人因血吸虫病丧失活动能力，因此血吸虫病已经被认为是第二位的寄生虫性疾病，对人类造成的伤害仅排在疟疾之后（Gray et al.，2010；King，2010）。

血吸虫种类繁多，但是能导致人体患血吸虫病的病原主要有 6 种，分别是埃及血吸虫（*S. haematobium* Bilharz）、日本血吸虫（*S. japonicum* Katsurada）、曼氏血吸虫（*S. mansoni*）、湄公血吸虫（*S. mekongi*）、间插血吸虫（*S. intercalatum*）和马来血吸虫（*S. malayensis*）。其中前三种血吸虫是最常见的人体血吸虫（朱荫昌等，2008）。曼氏血吸虫和埃及血吸虫主要是人体寄生虫，而日本血吸虫是人畜共患寄生虫，既可以感染人群，也可以感染很多家畜（徐小林等，2013）。其他不感染人的尾蚴，可以穿透人的皮肤，但尚未深入皮肤就会死亡，尾蚴所释放的抗原会导致皮肤的变应原反应，称为血吸虫皮炎或者尾蚴性皮炎。

血吸虫病主要由沉积在肝和肠道的虫卵引起。堆积在组织中的虫卵能够释放 40 多种蛋白，引起显著的 CD4+ T 细胞依赖的炎症反应（Jang-Lee et al.，2007）。慢性肉芽肿炎性反应可以促进胶原的沉积，促进虫卵在肝、膀胱和输尿管中的沉积，最终损

害器官功能。特别是肝，肝门静脉周围会出现纤维化和硬化。输尿管会出现阻塞，导致阻滞性肾积水和肾衰竭。慢性血吸虫病还会导致肝细胞癌和膀胱癌。有时成虫会迁移到其他器官，如膀胱、前列腺、输尿管、阴道，以及中枢神经附近的静脉中，其释放的虫卵会在上述组织中引发炎症反应，对器官造成破坏。

目前控制血吸虫病的主要手段是对血吸虫病人进行化学治疗。吡喹酮（PZQ）是一种比较安全的治疗血吸虫的化学治疗药物。最近 20 年，采用吡喹酮进行大规模集中治疗已经降低了血吸虫病的严重程度，但是血吸虫病的发病率并没有得到有效控制（Gray et al.，2010；Gryseels et al.，2006）。主要是因为化学治疗的方法并不能阻止血吸虫再感染，在多数血吸虫病流行区域，治疗后的人群接触疫水后很快又会重新感染血吸虫，因此在化学治疗 6~8 个月以后，血吸虫病的患病率又会回到基线水平。同时要实现药物的高效普及，也需要大量的基层机构覆盖整个疫区，这就增加化学治疗方法的成本。尽管目前还没有确切的研究表明，血吸虫对吡喹酮出现耐药性，但是也发现血吸虫对吡喹酮的敏感性降低了（Gryseels et al.，2006）。血吸虫感染的持续高速传播、化学治疗药物的治疗效率低，以及肝胆疾病发病率的严重反弹等情况，使得血吸虫病仍然是一个很重的负担。为了能够持续稳定地控制血吸虫病，就需要开发具有保护性的疫苗，来辅助化学药物的治疗。疫苗接种可以针对预防感染，也可以针对降低寄生虫的繁殖力。成虫数量的降低对于抗血吸虫疫苗的发展来说是一个金标准。但是血吸虫虫卵才是导致患者病理发展和疾病传播的关键因素，因此能够降低寄生虫繁殖能力和虫卵存活力的疫苗最有用。血吸虫疫苗即使只有部分效力，仅能降低一部分成虫负荷，但对于减轻血吸虫病症状以及控制血吸虫传播也都具有非常重要的意义。

## 57.2 病原学

血吸虫的生活史分为卵、毛蚴、母胞蚴、子胞蚴、尾蚴、童虫和成虫 7 个阶段。6 种血吸虫的生活史大体相同。成虫雌雄异体，雄虫圆柱状，体长 8~20 mm，前端有发达的口吸盘和腹吸盘。腹吸盘以下，虫体向两侧延展，并略向腹面卷曲，形成抱雌沟，用

以容纳雌虫细长的身体(李雍龙,2008)。雌虫前细后粗,体长20~25 mm,腹吸盘大于口吸盘。雌雄血吸虫的体表光滑,表皮结构复杂,表皮下是消化系统和复杂的生殖系统。雄虫利用身体前端的口吸盘和腹吸盘给雌虫提供氧分及帮助雌虫吸附在宿主肝门静脉处(Gryseels et al. ,2006)。成虫寄生于人或哺乳动物的肠系膜、膀胱或盆腔静脉丛的血液中,被寄生的人或哺乳动物是血吸虫的终末宿主,成虫通过雌雄合抱,交配产卵,部分虫卵随血流入其他内脏,也有部分虫卵沉积于小静脉中。虫卵发育成熟后,通过粪便和尿液排泄到外界环境中并在水中孵化,遇到螺类等中间宿主后就感染中间宿主。在螺体内,经过母胞蚴和子胞蚴阶段,发育为尾蚴。淡水螺中的成熟尾蚴穿破子胞蚴的体壁,利用头器的逸出腺溶解螺体组织而逸出到水中。水中的尾蚴遇到人或哺乳动物等终末宿主,就会侵入宿主真皮层,感染宿主。尾蚴最初侵入皮肤表层的鳞状上皮细胞,然后利用尾蚴前端的腺体释放的各种蛋白水解酶水解上皮细胞而侵入真皮层。血吸虫尾蚴成功侵入皮肤以后,就进入幼虫期,或者称为童虫,童虫大小约300 μm,可以在宿主体内移行发育。童虫在血管内经过一系列的迁移,最后聚集在肝门静脉系统。最初,童虫会在皮肤内迁移1~4天,然后到达静脉循环系统,随静脉循环到达肺部,进入动脉循环系统,最终聚集在肝,移居到肝门静脉发育成成虫。幼虫从皮肤移行至肝需要7~10天的时间。发育为成虫需要3~6周时间。雌雄成虫最远可移行至肠系膜静脉。曼氏血吸虫主要寄生在肠系膜上静脉,而日本血吸虫寄生在肠系膜下静脉和直肠静脉。埃及血吸虫经过直肠静脉进入膀胱及其周围器官。曼氏血吸虫和埃及血吸虫每天产卵上百个,日本血吸虫每天可产生上千个虫卵,而成虫的寿命可达到30年。虫卵又可以释放促炎症反应因子,破坏组织间屏障,导致虫卵穿过血管内皮进入肠腔(曼氏血吸虫和日本血吸虫),或者进入膀胱(埃及血吸虫)。多数虫卵释放到宿主组织以后,会在组织里沉积,导致一些病理性改变,产生血吸虫病。血吸虫的感染强度取决于接触疫水的程度,因为成虫不会在人体内复制。血吸虫的生态分布取决于它们的中间宿主。感染螺类以后,血吸虫经过无性繁殖可在每个螺内产生数千个尾蚴,尾蚴溢出到水里后,完成一个生活周期。

## 57.3 流行病学

血吸虫感染主要发生在热带和亚热带地区。血吸虫病流行于非洲、亚洲和美洲地区的77个国家(WHO,2012)。曼氏血吸虫主要流行于非洲撒哈拉沙漠南部、巴西北部、苏里南、委内瑞拉、加勒比海、埃及中下游以及阿拉伯半岛,埃及血吸虫主要出现在非洲撒哈拉沙漠南部、埃及和苏丹的尼罗河流域、马格里布和阿拉伯半岛,日本血吸虫主要分布在我国的长江流域、日本、菲律宾的明达瑙和莱特等岛屿周围以及印度尼西亚的西部部分区域。

在血吸虫病传播途径的各个环节中,血吸虫虫卵污染的水源、钉螺的存在以及接触疫水,是三个重要的环节。血吸虫的传染源为人或哺乳动物,有多种家畜和野生动物为其终宿主,是一种人畜共患寄生虫病。家畜有牛、羊、犬、猪等,野生动物有褐家鼠、野兔、野猪等。钉螺是日本血吸虫的唯一中间宿主。血吸虫的无性繁殖阶段在中间宿主钉螺体内完成。不论何种性别、年龄和种族的人类,对日本血吸虫皆有易感性。接触受侵染的水,淡水螺中释放出的寄生虫尾蚴侵入人体皮肤,就会发生感染。接触疫水的次数越多、时间越长,感染血吸虫的机会就越大。

血吸虫病的传播很大程度上取决于淡水资源的利用和公共卫生设施的建设,与农耕也有着密切的关系。环境变化与水资源的开发(如大型和小型水坝的修建)、灌溉、移民、人口增长,这些因素都增加了血吸虫病的流行,并且蔓延到新的区域。塞内加尔河上Diama大坝的修建导致曼氏血吸虫传播到塞内加尔和毛里塔尼亚。非洲许多地区季节性降雨所形成的小池塘也导致埃及血吸虫的传播,因为当池塘干涸时,螺类中间宿主能够在淤泥中夏眠,直到下一次雨季的到来,血吸虫病开始重新流行。血吸虫感染主要发生在农村地区,但是随着旅游业的发展,在中国和巴西,有许多城市居民也感染了血吸虫。北美洲和欧洲的旅游人员也存在很大的风险,并且偶尔也会出现感染。总之,由于人员及物资的频繁流动,以及全球气候变暖、大型水利工程建设导致的环境变化,血吸虫中间宿主扩散和蔓延,血吸虫病流行、扩散和疫情回升的概率增加。青少年是血吸虫病的主要感染和患病人群。而3岁以下儿童基本很少感染血吸虫,因此,3 岁以下儿童可以作为血吸虫疫苗研究的候选人群。

## 57.4 致病机制与保护性免疫

### 57.4.1 致病机制

在血吸虫感染过程中,尾蚴、童虫、成虫及虫卵均可对宿主造成危害(李雍龙,2008),但血吸虫病的发病主要由堆积在宿主组织内的虫卵导致。虫卵沉积在组织内,诱导 T 细胞依赖的特异性免疫应答,并产生抗原-抗体复合物,从而引起炎症反应和继发的纤维化,这是血吸虫病的主要发病机制。对于曼氏血吸虫和日本血吸虫而言,虫卵导致的病变主要发生在肠道和肝,而埃及血吸虫的病变主要发生在膀胱。沉积在组织中的虫卵会产生一系列的物质,诱导产生显著的 CD4$^+$T 细胞相关的肉芽性炎症反应,参与炎症反应的细胞有嗜酸性粒细胞、单核细胞和淋巴细胞。肉芽肿的一个主要特点就是胶原蛋白的沉积,与血吸虫病相关的发病率和死亡率大部分可直接归结于组织中的沉积物,直接影响该器官的功能(Jang-Lee et al.,2007)。

在小鼠中,感染早期的免疫反应以 Th1 细胞型反应为主,虫卵产生后,免疫反应则转变成虫卵诱导的 Th2 细胞免疫反应。并且这两种免疫反应的不平衡最后产生严重的病变损伤。在过去几年的研究中,一个显著的成就是发现 IL-13 细胞因子和 IL-13 受体(IL-13R),两者形成的复合物是诱导血吸虫病进展的主要调控因子(Reiman et al.,2006)。IL-13 是诱导虫卵肉芽肿纤维化的主要细胞因子。使小鼠体内缺失 IL-13/IL-13R 或者通过抗体屏蔽后,小鼠感染血吸虫后不会产生严重的肝纤维化病程,存活周期会延长。

### 57.4.2 保护性免疫的研究

研究者对有效药物治疗后的血吸虫病患者的再感染率进行了系列的追踪研究,结果发现,居住在血吸虫病疫区的居民长期反复接触曼氏、埃及和日本血吸虫后,会获得部分免疫保护力,不会进一步感染血吸虫。因此与儿童和青少年相比较,成年人感染血吸虫的发病率和感染强度通常都比较低(Hagan et al.,1991)。利用吡喹酮反复治疗也会促进个体

获得保护性免疫,这就表明反复诱导成虫释放抗原,然后立即杀死成虫能够增强宿主的免疫反应。但是所获得的保护性免疫水平很难检测,因为缺乏相应替代方法确定是否存在感染以及感染强度。检测粪便和尿液中的虫卵,以及检测血清中的标志物等方法灵敏性和准确性都不足。另外一个难点就是很难评价人类是否接触过传染源。这也会增加人类血吸虫疫苗试验的难度,同时也表明,研制新的检测工具以更好检测人类的感染,以及探索新的感染生物标志物是非常必要的。

有一些人群(主要是来自巴西的患者)在未经过药物治疗之前就具有一定的获得性免疫(Correa-Oliveira et al.,2000;Viana et al.,1994)。研究者将这一小部分人群(仅占暴露人群的 1%)作为假定的血吸虫病抗性群体(RP)。这些群体尽管有多年接触曼氏血吸虫的历史,但是具有一定的抗血吸虫感染的能力,对于血吸虫抗性人群的(RP)一般规定如下:① 通过虫卵计数,至少 5 年未感染曼氏血吸虫;② 没有接受过抗寄生虫药物的治疗;③ 长期暴露于感染源;④ 对于血吸虫抗原提取物具有较强的细胞免疫和体液免疫反应(Correa-Oliveira et al.,2000;Viana et al.,1994,1995)。天然免疫人群对曼氏血吸虫的童虫和成虫抗原粗提物会产生非常强烈的免疫反应,但是这种反应完全不同于慢性感染患者体内的免疫反应(Viana et al.,1994,1995;Caldas et al.,2000)。在血吸虫成虫和童虫抗原的刺激下,天然免疫人群的外周血淋巴细胞会分泌 Th1 型和 Th2 型细胞因子(Caldas et al.,2000),而慢性感染个体只产生 Th2 型细胞免疫反应。因此,这些个体产生的 Th1 型细胞因子(主要是 IFN-γ)被认为是抵抗血吸虫感染的关键(Correa-Oliveira et al.,2000)。近年来,通过对天然免疫人群的研究发现了两种新的血吸虫疫苗抗原候选,分别是 Sm-TSP-2(Tran et al.,2006)和 Sm29(Cardoso et al.,2006)。这两个蛋白能被 RP 个体的血清检测到,但是不能被慢性感染患者的血清检测到。

对于人体抗日本血吸虫再感染的免疫相关性研究也比较充分,与曼氏血吸虫和埃及血吸虫相似,人体抗日本血吸虫感染的获得性免疫同样具有年龄依赖性。除此之外也有证据表明,宿主的一些因素,如青春期发育和调节也能够抵抗日本血吸虫的感染和再感染。日本血吸虫的人畜共患传染的特征增加了该病的控制难度,但是同时也提供了发展传播阻断

疫苗的机会,这对预防人类感染和患病有一定的帮助。然而目前关于牛血吸虫感染的保护性免疫的研究非常少,因此我们对于水牛和家牛感染血吸虫后的免疫学知识所知甚少。最近我国有研究者对水牛和家牛感染日本血吸虫以及经吡喹酮治疗状况进行了研究,结果发现,水牛具有一定的年龄依赖性的抗血吸虫感染的能力,但是家牛没有(Wang et al.,2006)。这种现象是否具有免疫基础目前还不清楚。关于水牛和家牛感染日本血吸虫的免疫学研究将是一个新领域,对于筛选抗血吸虫疫苗候选抗原和确定最佳免疫路线将会有一定的帮助。

世界各地免疫相关性的研究都表明,人外周血中的单核细胞通过记忆性免疫应答产生较高水平的成虫抗原特异性的 IL-4、IL-5 和 IFN-γ 以及其他细胞因子,以抵抗再感染。还有一些研究表明,成虫抗原以及可溶性虫卵抗原特异性的 IgG4/IgE 比例较高的人群,再感染日本血吸虫的概率也比较大,而IgE 含量偏高时机体抗再感染的能力比较强(Li et al.,2001)。成虫或幼虫粗抗原特异性 IgE 也与保护力有一定的关系(Hagan et al.,1991)。IgE 可刺激嗜酸性粒细胞分泌杀死童虫的细胞毒素(Gryseels et al.,2006;Capron et al.,2005)。虽然 IgE 具有一定的保护作用,但感染过程中会产生高浓度的IgG4,会阻断其他免疫球蛋白的保护性作用(Hagan et al.,1991;Caldas et al.,2000)。这些研究表明,针对再感染的保护性免疫可能与 IgG4/IgE 之间的平衡有很大的关系,而不是单独与其中某个因子有关。机体最初诱导产生 IgE 和 IgG4 需要 IL-4 和 IL-13 的辅助,而且 IgG4 的生成也需要 IL-10。IL-10 在宿主对血吸虫病的免疫反应中发挥着非常重要的免疫调节作用。虽然通过调节 IL-4、IL-13 和 IL-10 的表达而调节 IgE 和 IgG4 之间的平衡具有一定的可行性,但是该方法还是存在很大的难度。也有研究表明,嗜酸性粒细胞的增多,尤其是激活的嗜酸性粒细胞的增多与保护力也有一定的关联(Ganley-Leal et al.,2006a;Ganley-Leal et al.,2006b)。不同研究机构进行保护性免疫研究的过程中都发现 IgA 与保护性有一定的相关性(Caldas et al.,2000)。

综上所述,研究血吸虫疫苗需要同时考虑细胞免疫和体液免疫的作用机制。一般不被推荐研制能促进 IgE 和嗜酸性粒细胞增殖的疫苗,因为这两种因子会导致特异反应性疾病,会因监管和安全问题受到阻碍。由于研制人类血吸虫疫苗还存在很明显

的困难,大多数研究者都将血吸虫疫苗的研制集中在动物模型上。

## 57.5　血吸虫疫苗研究现状

血吸虫疫苗的研制历史已经有 40 年了,目前还没有疫苗能有效预防血吸虫病。尽管进展缓慢,研制能够抵抗血吸虫的疫苗还是具有一定的可行性的,主要依据有如下 3 点:① 利用致弱尾蚴免疫小鼠可产生 50% ~ 70% 的减虫率,如果免疫次数增加,减虫率可增加到 80%(Smythies et al.,1992)。② 血吸虫不能感染大鼠和恒河猴,因为大鼠和恒河猴可通过自身免疫清除血吸虫感染(Smythies et al.,1992;Wilson et al.,2008),因此,可以对大鼠和恒河猴这种自发清除血吸虫感染的机制进行研究,以期望找到能够清除血吸虫感染的疫苗靶标。③ 长期生活在疫区的人群,有些会产生一定的获得性免疫(Hagan et al.,1991)。成功开发人用血吸虫疫苗可能还存在很大的难度,无虫免疫的效果基本不可能得到,但是采用疫苗进行免疫治疗后还是能提供一定的保护力,降低成虫负荷,起码能减少血吸虫病对儿童健康成长造成的危害。血吸虫疫苗应该能够限制或阻断尾蚴侵入皮肤,或者能降低成虫数量,进而减少排卵,因为虫卵是血吸虫致病的最关键因素。当前研究者一致认为,血吸虫疫苗如果能够提供50% 的保护力,对于降低血吸虫病的发病率和病死率都会非常有效,因而有望发展成为第一代血吸虫疫苗。

最初,筛选候选疫苗的目的是为了预防血吸虫感染,后来在开发候选疫苗的过程中越来越多的注意力集中在如何降低成虫的繁育能力,因为成虫产生的虫卵堆积在宿主组织中,是导致血吸虫病的主要原因。虫卵肉芽肿反应以及随后的纤维化改变和慢性炎症反应会导致肝和肾衰竭,同时也会导致慢性贫血,这些是血吸虫病的典型症状。降低繁育能力将会降低疾病的传播。目前对血吸虫进行了基因组测序,通过对不同时期的血吸虫的转录组和蛋白组进行鉴定,发现了许多新蛋白。通过对这些蛋白家族成员的生理过程进行分析,期望能产生一些新的有效疫苗候选抗原。下面将介绍一些被重点关注的血吸虫疫苗候选抗原。

### 57.5.1　致弱尾蚴疫苗

研究者利用辐照减毒的致弱尾蚴（RA 尾蚴）详细研究了血吸虫病的保护免疫机制（Coulson et al.，1997；Wilson et al.，1996），因为这种尾蚴能够感染动物模型，但是不能发育成具有生殖能力的成虫，因而也不会产生虫卵依赖性的病变。致弱尾蚴疫苗接种后诱导较强的 Th1 细胞和 Th2 细胞免疫反应是成功抵抗血吸虫感染的关键。致弱尾蚴可激活免疫小鼠体内巨噬细胞，并通过巨噬细胞激活 Th1 细胞型细胞因子（IFN-γ、IL-2）（Wilson，1998）。反复接种致弱尾蚴疫苗，也会激活 Th2 细胞型免疫反应（IL-4 和 IL-5），产生 Th2 细胞型免疫保护。与正常尾蚴相比较，最佳的辐射剂量使得尾蚴能够穿透小鼠皮肤，但是在小鼠体内迁移至血管的时间延长，因而在小鼠皮肤内可产生更强烈的炎症反应，从而刺激淋巴细胞产生反应，促进细胞免疫的调节作用，产生 Th1 型细胞免疫反应。随后利用正常尾蚴进行攻击感染，最早发现童虫数量减少的部位是肺部。这种幼虫数量减少不是因为肺期幼虫被杀，而主要是感染攻击后，在肺毛细血管中会出现单核细胞的浸润，削弱幼虫向前迁移的能力（Smythies et al.，1992）。一些幼虫进入肺泡后就结束了它们血管内的旅程。如果对小鼠反复免疫接种 RA 尾蚴，通常是 3 次，所产生的保护性免疫水平与单次免疫接种小鼠基本没有差异，但是体液免疫水平会有一定的提升。将多次免疫接种后的小鼠血清中 IgG 抗体过继性转移给未感染的小鼠，可产生一定的保护力，而单次免疫小鼠的血清则不能产生这种保护力。有研究利用这种减毒尾蚴免疫动物，经过攻击后，成虫负荷能够降低 60%～70%（Coulson et al.，1997）。也有研究者利用致弱尾蚴与 IL-12 共同免疫动物，最后获得了无虫免疫的效果（Wynn et al.，1995）。随后大量的研究报道了利用致弱尾蚴免疫接种小鼠、非人灵长类以及其他哺乳动物，结果这些动物体内均能产生显著的抗血吸虫感染的保护力（Kariuki and Farah，2005；Kariuki et al.，2006）。在非人灵长类动物体内进行的试验研究结果表明，至少需要利用 RA 尾蚴进行 5 次免疫接种，才能产生 84% 的减虫率，这是在灵长类动物内获得的最高的保护力水平（Kariuki et al.，2004）。幼虫抗原介导的 IgG 水平与保护力水平之间强烈的相关性，暗示着体液免疫对于保护性免疫也是非常重要的（Kariuki et al.，

2004）。动物在免疫接种 12 周后进行攻击与免疫 3 周后进行攻击相比较，保护力水平会降低 53%～72%。虽然这是单次试验结果，但是表明血吸虫疫苗的免疫耐受时间比较短，因而需要进一步研究如何提高和维持血吸虫疫苗的保护免疫水平。

虽然利用致弱尾蚴免疫实验动物，一般都能产生 50%～70% 的保护力（有时可达到 90%），但是致弱尾蚴疫苗不适合作为人类疫苗，主要有两点原因。第一，如果不是所有的尾蚴都被成功减毒，其中一些尾蚴发育成成虫，就会导致免疫接种人群的感染。每个个体需要接种上千个幼虫，即使只是其中 1%～5% 发育成成虫，也会造成重度感染，产生严重的后果。第二，致弱尾蚴存活时间比较短，因此在所有的流行病区域进行免疫接种是不现实的。也有人尝试将 RA 幼虫冷冻保藏，冷冻保存后的 RA 尾蚴对非人灵长类和小鼠的保护力明显降低，并且所产生的保护力水平差异比较大。将致弱尾蚴疫苗研制成兽用疫苗具有一定的可行性。目前研制出水牛用冷冻保存致弱尾蚴活疫苗，这种疫苗在我国的应用减少了家畜感染血吸虫的概率，从而减少了人畜之间的传播途径（McManus et al.，2005）。如果该疫苗能应用成功，将会为人用抗血吸虫疫苗的研制提供参考。

### 57.5.2　血吸虫疫苗候选抗原

考虑到辐照尾蚴疫苗在批量生产、储存、疫苗发放等环节都存在困难，并且这种疫苗的一致性也很难保证，研究者开始关注筛选个性化寄生虫蛋白，以发展重组分子疫苗。

#### 57.5.2.1　谷胱甘肽-S-转移酶

利用重组的 $28 \times 10^3$ 的谷胱甘肽-S-转移酶（glutathione S-transferases，GST）蛋白对不同动物模型（啮齿类、灵长类，牛）进行了疫苗接种，结果表明，该疫苗对于抵抗血吸虫感染都具有显著的保护力（减虫率可达 40%～60%），同时也能明显抑制雌虫的生殖能力以及降低虫卵的活力（Capron et al.，2005）。近年来，关于 GST 的研究已经从疫苗候选转移到抗生殖作用研究，以期望能够降低疾病的发病率和传播。赤猴是埃及血吸虫或者泌尿系统血吸虫病的动物模型。在赤猴体内进行的研究结果表明，免疫接种外源表达的 Sm28GST，粪便和尿液中的虫卵数分别减少 55% 和 74%，但是成虫负荷没有

变化（Boulanger et al.，1995）；埃及血吸虫的 GST 重组蛋白免疫接种赤猴，也能得到相同的减卵率，但是成虫负荷没有变化（Boulanger et al.，1995）。在绵羊体内，GST 可导致成虫负荷明显降低，但是没有抗生殖作用（Boulanger et al.，1999）。由于 GST 蛋白在不同的物种内都具有保护性，同时也具有一定的抗生殖能力，所以埃及血吸虫的 Sh-28-GST（BIHLVAX）进入了临床研究（Capron et al.，2005）。BIHLVAX 疫苗的 I 期和 II 期临床实验结果表明，该疫苗具有安全性，并且产生 IgA 抗体，IgA 抗体在体外可中和 GST 的活性（Capron et al.，2005）。日本血吸虫 $26×10^3$ 的 GST 在小鼠和猪体内均能产生明显的抗生殖效果，在血吸虫攻击实验中，肝中虫卵含量可降低 53.5%（Liu et al.，1995）。研究者在我国另一个主要的日本血吸虫传染源——水牛体内也进行了类似的疫苗接种实验，免疫接种动物体内的成虫负荷会有轻微的减少，但是这种减少明显改善了动物的血吸虫病症状。

### 57.5.2.2 副肌球蛋白

副肌球蛋白（paramyosin）是一类无脊椎动物的肌肉蛋白，相对分子质量 $97×10^3$。该蛋白在肺期血吸虫尾蚴穿透腺体里表达，分泌到皮层表面。早在 20 世纪 80 年代就有研究报道了抗曼氏血吸虫的副肌球蛋白疫苗的效力，以 BCG 为佐剂，利用曼氏血吸虫提取物免疫小鼠，小鼠获得 53% 的保护力，免疫小鼠血清也能够识别副肌球蛋白抗原（Lanar et al.，1986）。随后有人将该蛋白纯化并进行研究，利用 BCG 作为佐剂时，该蛋白能诱导 30% 的保护力（Pearce et al.，1988）。有研究者表达获得曼氏血吸虫的副肌球全长蛋白 Sm-97，并利用 BCG 和铝作为佐剂免疫动物，结果得到的保护力不足 30%。也有研究者从日本血吸虫的菲律宾株中获得了副肌球蛋白，并通过腹膜内注射免疫动物，随后用尾蚴攻击，得到了 62%~68% 的保护力（Ramirez et al.，1996）。我国的一些研究者也利用副肌球蛋白的天然纯化蛋白、重组蛋白和核酸疫苗分别免疫小鼠、水牛和其他一些哺乳动物，结果显示，蛋白和核酸疫苗都具有一定的保护力（Wu et al.，2005；Chen et al.，2006；Jiz et al.，2016）。利用血吸虫病人血清抗体筛选保护性抗原的结果也表明日本血吸虫的副肌球蛋白具有一定的保护力，可以作为日本血吸虫主要疫苗候选（Nara et al.，2007）。也有研究显示，该蛋白具有免

疫调节作用，进一步肯定了该蛋白作为疫苗候选的价值（Deng et al.，2003；Mario et al.，2015）。但是该蛋白在表达的过程中很难获得可溶的蛋白。因此也有人分段表达了该蛋白可溶解的部分，但是保护力明显低于全蛋白（Zhang et al.，2006）。曼氏血吸虫、埃及血吸虫和日本血吸虫（中国株和菲律宾株）之间副肌球蛋白的同源性超过 95%，这将有助于研发成通用的疫苗，以抵抗三种血吸虫的感染。

### 57.5.2.3 四跨膜蛋白

通过细胞融合技术从血吸虫童虫免疫后的小鼠血清中筛选到一株单克隆抗体，该单克隆抗体能与新转化的幼虫、童虫，或者 5 日龄的童虫发生免疫反应，但是不能与肺期童虫发生反应（Harn et al.，1985）。该单克隆抗体所识别的蛋白是 Sm23，一种具有 4 个跨膜结构域的蛋白，其中 2 个胞外的结构域具有很强的免疫原性。四跨膜蛋白（tetraspanins）含有 4 个跨膜结构域，与 T 细胞和 B 细胞的受体具有同源性。通过蛋白质组学的研究表明，血吸虫表面有许多四跨膜蛋白家族的成员（Braschi et al.，2006；van Balkom et al.，2005），这些蛋白中至少有 3 种蛋白有望被研发成疫苗。其中 Sm23 是第一种被鉴定的四跨膜蛋白。Sm23 在曼氏血吸虫的外膜表达，也是 WHO/TDR 独立进行过实验的候选疫苗（Bergquist et al.，1998）。通过对 B 细胞、T 细胞的抗原表位决定簇进行基因定位研究，鉴定到该蛋白的免疫原性结构域，将这些抗原决定簇合成一个抗原多肽（MAP），该抗原多肽能够在小鼠体内产生明显的保护力。后来也有人利用基因重组技术将该抗原多肽进行重组表达，并与氢氧化铝佐剂共同免疫小鼠，结果能在小鼠体内产生明显的保护力（Da'dara et al.，2003）。也有研究者利用该蛋白的基因序列发展成核酸疫苗，将此核酸疫苗单独免疫小鼠，或者与编码 IL-4/IL-12 的质粒共同免疫小鼠，能产生 21%~44% 的免疫保护力（Da'dara et al.，2001）。利用日本血吸虫的同源序列（*Sj23*）研发的各种形式疫苗，保护水平都低于 40%（Zhu et al.，2003）。也有研究者通过研究表明，*Sj23* 的核酸疫苗与编码 IL-12 的质粒共同免疫猪，然后用日本血吸虫尾蚴进行免疫攻击，能够产生 51%~59% 的保护力（Zhu et al.，2004）。利用相同的疫苗组分免疫水牛，也得到相似的保护力。将 *Sj23* 与 *Sj14* 构建成融合核酸疫苗，或者利用两者的核酸疫苗同时免疫动物，可明显

降低成虫负荷,并减小虫卵肉芽肿的大小(Zhao et al.,2005)。目前仍需要大量的田间动物实验来确定 Sj23 的精确保护力。上述实验数据都表明,四跨膜蛋白是比较有价值的疫苗候选。这 4 个跨膜结构域在合成过程中表现出很好的稳定性,对于组装和维持四维网络至关重要,这种结构可以提供一个支架,许多膜蛋白可以在其周围进行组装。

最近,另外 2 个四跨膜蛋白的胞外结构域 TSP1 和 TSP2 也被克隆表达,并与弗氏佐剂共同免疫小鼠,TSP2 降低 57%~64% 的成虫负荷,TSP1 能够降低 34%~52% 的成虫负荷(Tran et al.,2006)。TSP2 抗原是一个低丰度蛋白,能够在成虫表面表达(Braschi et al.,2006)。与没有血吸虫抗性的人群相比,具有一定抗血吸虫感染能力的人血清中,TSP2 特异性抗体明显增高(Tran et al.,2006)。研究中发现,重组 TSP-2 的外膜环状结构可以在酵母和细菌体内进行高效稳定的可溶性表达,并且重组蛋白很稳定(Loukas et al.,2007),这就克服了多数疫苗研究中不易表达的障碍。

除了前述的四跨膜蛋白,通过生物信息学方法也鉴定了其他一些跨膜蛋白,Braschi 和 Wilson 利用生物素酰基化标记技术发现了一个具有疫苗开发价值的表膜蛋白,命名为 Sm29(Braschi et al.,2006)。与 TSP-2 类似,Sm29 可以被 PR 人群的血清抗体识别,但是不能被慢性感染患者的血清识别,因此该蛋白有望发展成为有效的重组疫苗(Cardoso et al.,2006)。研究者将 Sm29 与 TSP-2 构建成融合表达,分别构建了融合表达的蛋白疫苗和 DNA 疫苗(Jia et al.,2014;Gonçalves et al.,2015),两种疫苗在小鼠体内都表现出较好的保护性免疫。最近也有研究将重组表达的 Sm14 与 Sm29 制备成混合疫苗,结果发现,混合疫苗免疫小鼠能明显降低小鼠体内的成虫负荷(40.3%),小鼠肝的虫卵可以降低 68.2%(Ewaisha et al.,2014)。研究者又进一步研制了 Sm14 与 Sm29 融合表达的蛋白疫苗(FSm14/29),该融合疫苗也能明显降低免疫小鼠体内的成虫负荷和肝内的虫卵负荷(Mossallam et al.,2015)。

### 57.5.2.4 脂肪酸结合蛋白

肝片吸虫(*Fasciola hepatica*)也是一种吸虫类寄生虫,与血吸虫属于同一个属,与血吸虫之间存在交叉抗原,肝片吸虫中一个 $12×10^3$ 的蛋白与曼氏血吸虫(*S. mansoni*)血清存在交叉反应,有人利用重组表达的 $12×10^3$ 肝片吸虫蛋白免疫小鼠,然后利用曼氏血吸虫进行异源攻击试验,结果发现,该蛋白能够产生 52%~77% 的保护力(Hillyer et al.,1988)。利用曼氏血吸虫的成虫抗原提取物免疫小鼠,并利用小鼠的血清从曼氏血吸虫抗原中筛选到一个相对分子质量 $14×10^3$ 的曼氏血吸虫脂肪酸结合蛋白(fatty acid-binding protein)——Sm14。Sm14 是一个胞质蛋白,在表皮的基底膜和肠道上皮上表达。Sm14 蛋白已经被重组表达,并免疫小鼠,利用曼氏血吸虫尾蚴攻击,免疫小鼠可产生 37%~67% 的保护力,而利用肝片吸虫的尾蚴攻击则可以产生 100% 的保护力(Tendler et al.,1996)。Sm14 与肝片吸虫的 Sm12 具有 44% 的序列同源性,这就表明这个蛋白具有一定的疫苗开发前景,对于预防血吸虫病和肝吸虫病具有一定的作用(Hillyer et al.,1995)。但是其他实验室以及 WHO/TDR 委员会发起的试验中,该重组蛋白的免疫保护力不足 40%(Fonseca et al.,2004)。利用重组 Sm14 蛋白与 IL-12 或者破伤风毒素联合免疫动物,能获得较高的保护性(Fonseca et al.,2004)。此外,利用 Sm14-BCG 复合物免疫小鼠一次后,小鼠就具有抵抗曼氏血吸虫尾蚴的能力,成虫负荷率可降低 48%。日本血吸虫(*S. japonicum*)中也存在 Sm14 的同源蛋白,同源序列高达 91%。利用日本血吸虫的重组 Sm14 蛋白免疫小鼠,不能产生明显的保护作用(Scott et al.,2000)。日本血吸虫的 Sj14 被开发为核酸疫苗,对不同的小鼠能提供 34%~49% 的保护力(Liu et al.,2004)。我国研究人员将日本血吸虫的脂肪酸结合蛋白与 GST26 研制成 DNA 双价疫苗(SjFABP 和 Sj26GST),结果发现,分泌型核酸疫苗免疫小鼠感染日本血吸虫后的减虫率和减卵率分别达到 31.8% 和 24.78%(Tu et al.,2015)。

### 57.5.2.5 磷酸丙糖异构酶

用单克隆抗体鉴定得到的另外一个蛋白是 $28×10^3$ 的磷酸丙糖异构酶(triose phosphate isomerase,TPI),该蛋白免疫接种小鼠后,能够产生 41%~49% 的保护力(Harn et al.,1992)。TPI 是一个普遍存在的糖酵解酶,主要位于细胞内,并不在细胞外表达,但是在尾蚴穿透宿主皮肤的过程中该蛋白会从尾蚴前吸盘腺体内释放出来。该蛋白在血吸虫的各个时期都表达,在童虫阶段只是瞬时表达。与 Sm23 的研究相似,TPI 的 B/T 细胞抗原表位决定簇被合成了抗原多肽,利用该抗原多肽免疫小鼠,能获得45%~65%的保护力(Reynolds and Dahl,1994)。利用日本血吸虫的 TPI 基因序列构建核酸疫苗,免疫小鼠后发现没有保护力(Zhu et al.,2002)。但是,该蛋白的核酸疫苗免疫小鼠后,在尾蚴攻击试验中发现可诱导46%~48%的减虫率,且优先减少雌虫数量(54%~60%)(Zhu et al.,2006)。

### 57.5.2.6 钙蛋白酶

钙蛋白酶(calpain)Smp80 是一种钙离子激活的半胱氨酸蛋白酶,主要位于血吸虫成虫的表皮及表皮下肌肉组织内,参与表膜的反转(Braschi et al.,2006)。Smp80 在血吸虫表膜的修复中发挥重要作用,表膜的修复对于血吸虫逃避宿主的免疫逃避具有重要意义。该蛋白可以刺激 CD4$^+$T 细胞克隆的表达,而后者可以在体外诱导腹腔巨噬细胞杀死血吸虫童虫。有人对钙激活蛋白的大亚基进行了克隆表达,能够在小鼠体内产生29%~39%的保护力(Hota-Mitchell et al.,1997)。后来也有研究者着力开发 DNA 核酸疫苗,分别利用含有和不含有 Th1 型细胞因子的 cDNA 质粒进行核酸疫苗构建,在小鼠和狒狒体内进行了实验,保护力可达到42%~57%(Siddiqui et al.,2003a;Siddiqui et al.,2003b)。有5个独立的实验都发现,Smp80 或者其多肽在抗血吸虫感染中表现出稳定且可重复的免疫保护性,进一步证明该蛋白作为血吸虫疫苗具有很好的可行性(Siddiqui et al.,2003a;Siddiqui et al.,2003b;Siddiqui and Siddiqui,2017;Zhang et al.,2010;Ohta et al.,2004;Rojo et al.,2017)。日本血吸虫的 calpain 蛋白也被克隆表达,表达的重组蛋白免疫小鼠后能诱导产生41%的免疫保护力。同时表现出明显的抗生殖能力(Ohta et al.,2004)。calpain 蛋白在血吸虫的各个时期均会表达,在日本血吸虫的透皮腺体和尾蚴分泌物中均存在。Smp80 疫苗具有三方面的保护效果:可减少成虫负荷,具有抗生殖作用,能预防急性血吸虫病(Siddiqui et al.,2003a;Siddiqui et al.,2003b;Zhang et al.,2010)。该蛋白具有一定的免疫治疗作用,在非人灵长类动物宿主内,该蛋白疫苗能够杀死成虫。Smp80 在小鼠和狒狒动物模型上表现出的保护效果和抗生殖能力可以接近致弱尾蚴的水平。利用重组蛋白进行研究,以 TLR 作为佐剂,减虫率在小鼠体内可达到70%,在狒狒体内可达到60%。Smp80 疫苗免疫狒狒和小鼠可产生

100%的减卵率,明显减轻虫卵相关的病理性改变。在人体的研究也表明,血吸虫病人血清的 IgG 与 Smp80 能发生很强的免疫反应。Smp80 已经在 50 L 的发酵罐中进行生产,成功纯化到产量高,质量均一的蛋白产品,利用纯化的产品免疫小鼠,得到的保护效力与之前实验室的研究结果基本一致。因此该蛋白有望被推动进入 I/II 期临床试验。Smp80 具有很大的潜质被开发成抗血吸虫疫苗,来降低曼氏血吸虫和日本血吸虫的发病率(Karmakar et al.,2014)。

### 57.5.2.7 超氧化物歧化酶

利用血吸虫感染病人血清从成虫 cDNA 文库中筛选到一个基因,编码血吸虫单肽链超氧化物歧化酶(superoxide dismutase,SOD)。之前有研究表明,粒细胞释放氧自由基,能够杀死虫卵。外源 SOD 能够抑制粒细胞对虫卵的细胞毒性,加入外源 SOD 后,虫卵的代谢活性和孵化能力就不受影响。因而,人们推论血吸虫表达的 SOD 可以保护血吸虫,避免被宿主粒细胞介导的自由基杀死。免疫定位研究发现,SOD 定位于成虫的表膜和皮下组织(Mei and LoVerde,1997)。对成虫和幼虫表膜进行蛋白质组学研究发现,SOD 定位于表层细胞的细胞膜上(van Balkom et al.,2005;Braschi et al.,2006)。表达细胞溶质 SOD(CT-SOD)核酸疫苗免疫小鼠,并用尾蚴进行攻击,能够诱导44%~60%的减虫率(Cook et al.,2004)。日本血吸虫基因组上也存在 SOD 同源序列,有研究利用 SOD 核酸疫苗免疫幼年狒狒,并利用日本血吸虫进行攻击,结果发现,SOD 核酸疫苗能明显抑制降低成虫的生殖能力,因而产生一定的免疫保护力。

### 57.5.2.8 DNA 疫苗

现有研发的血吸虫疫苗所能诱导的最好保护结果是40%~50%的保护力。这种明显的疗效上限表明,血吸虫疫苗的成功研制面临着很大的障碍。因此探索新的抗原靶标,并筛选可替代的疫苗免疫策略,对于提高疫苗的有效性是非常重要的。抗原的大规模生产所面临的挑战与免疫学研究基本是等同的。对于目前筛选的数量有限的抗原,如果不能依据良好的 GLP 和 GMP 进行高水平和大规模的生产,即使保护效果再好,也没有疫苗开发价值。TDR/WHO 委员会所选择的候选抗原中,那些在 GLP 和 GMP 标准下不能进行大规模生产的前沿性

候选抗原已经被放弃了。评价血吸虫抗原能否成为疫苗候选的一个重要的选择标准就是该蛋白进行大规模生产的可行性。近年来也有研究者开发了日本血吸虫 DNA 疫苗，通过质粒 DNA 传递保护性抗原。DNA 疫苗能同时产生 T 细胞免疫和 B 细胞免疫（抗体介导），因此被呼吁用于血吸虫疫苗的开发。DNA 疫苗的制备和生产很方便，并且具有一定的成本效益，在实际应用中也不需要冷链运输。DNA 疫苗的另外一个优点就是可以在不同的细胞区域内定向表达重组抗原。

### 57.5.3　利用动物模型进行保护免疫效果评价

对于血吸虫感染的保护性免疫和疫苗的测验数据主要来自实验室对小鼠和狒狒的研究，狒狒是研究者最爱使用的非人灵长类动物模型（Nyindo and Farah，1999；Rojo et al.，2017）。这两种动物模型感染血吸虫后的发病进程和病理变化与人的患病历程很相似。由于血吸虫成虫在人体内不会复制，因此，在免疫接种的动物模型上评价保护性免疫的指标就是成虫负荷的减少程度。最典型的做法是将研究动物处死后，进行肝门静脉灌注冲出成虫，并计数。成虫负荷的替代评价方法是检测粪便和尿液中的虫卵数量或者测定循环抗原的浓度。但是这些方法灵敏度低，与成虫负荷只存在部分相关性（Wilson，2012）。这些替代方法的不足已经阻碍了在人体内进行血吸虫保护性免疫的研究，进而也会影响在人体内评价疫苗的效力。对于具有保护性的疫苗，并不需要达到无虫免疫的效果，因为成虫数量的显著降低就会导致虫卵数量的减少，进而降低发病率和血吸虫病的传播。事实上，如果疫苗不能降低成虫数量，但是能明显降低成虫的生育能力，也能达到预防血吸虫病的效果。可以通过测定粪便和尿液中的虫卵数量来评价疫苗是否具有抗生殖能力的效果。可以通过毛蚴的孵化率测定来检测虫卵的活性，进而评价疫苗是否能阻断血吸虫病传播。

在动物模型中进行免疫保护检测所面临的一个问题就是从动物免疫接种后到进行静脉灌注测量保护性的时间比较长，因为需要留出 5~6 周的时间让血吸虫发育成成虫。体外免疫保护方法的建立可能具有更大的价值。一种体外检测方法是利用免疫动物的血清和细胞检测血吸虫幼虫内抗体依赖的细胞毒性，来评价疫苗的潜在价值。虽然这种方法已经使用了几十年，但是该方法对疫苗价值评价有限，并

且尾蚴的超微结构的不一致，以及体内体外尾蚴的死亡对结果都有很大的干扰（McLaren et al.，1985）。因此，大多数的研究者都认为，这种方法对于研究血吸虫疫苗的免疫保护力不是一个很有效的替代方法。

### 57.5.4　从动物实验到人体临床试验

由于鉴定到一些潜在的候选疫苗，世界卫生组织选择了其中几个最具有前景的抗原，发起独立实验，目的是希望能推动其中一个或更多的抗原能够进入人体试验。世界卫生组织所选择的重组抗原有 IrV5、Sm14 和 Sm28GST，天然纯化的副肌球蛋白，TPI 和 Sm23 则是以多抗原肽（MAP）的形式进行研究。针对不同的抗原选择不同的佐剂系统。比较遗憾的是，选择的这些抗原的保护力都没有超过40%，更有些蛋白几乎没有保护力，这些数据都来自两个以上独立的实验室（Anonymous，1996）。这项研究同时也强调，生产足够量的质量稳定的疫苗以满足广泛的疫苗研究也存在一定的难度。尽管这些研究结果令人失望，但是研究者还是对一些抗原进行了深入研究，以探索细胞免疫和体液免疫之间的关系。研究者在巴西和埃及筛选了一些确定血吸虫的易感染人群，并获得了血清和淋巴细胞。尽管这些病人的血清和淋巴细胞能够对这些抗原产生明显的免疫反应，但是缺乏明显的标记物表明这些人是否已经具有抗血吸虫感染能力或者还是属于易感人群（Al-Sherbiny et al.，2003）。因此人们决定不再对这些抗原进行深入研究，这也就阻碍了血吸虫疫苗的研究。

疫苗候选 Sh28GST（BILHVAX）是迄今唯一在人体进行研究的疫苗。该疫苗在赤猴体内表现出强烈的抗生殖作用（Boulanger et al.，1995，1999），在 I 期和 II 临床试验中，该蛋白的重组疫苗与佐剂配伍，在人体内表现出很好的安全性和免疫原性（Capron et al.，2002）。III 期效力试验也已经开展（Capron et al.，2005），但是后期关于临床效力就没有报道了。不幸的是，更多的疫苗候选分子在人体研究中都没有取得重大进展。

为了便于推动更多的疫苗候选进入人体试验，需要更多的研究将疫苗药效学研究从小鼠模型扩大到人体研究中。这也就需要在非人灵长类模型上进行更深入的研究，目前最好的动物模型就是狒狒（Nyindo et al.，1999），不过灌注法不能用于比较高

级的动物模型体内。有研究者已经在一些大型动物体内,如猪、水牛、家牛等进行了日本血吸虫疫苗效力的评价研究,结果表明,有几个抗原能对这些大型动物产生较好的保护力,但是之前在小鼠体内的研究结果却显示保护效力比较差。几个候选抗原疫苗已经在非人灵长类动物体内进行效力试验,这些抗原有 SOD 和 calpain,如前所述,calpain 的疫苗价值已经得到很大的肯定。

### 57.5.5　为什么难以获得高水平的保护力

尽管对很多疫苗候选抗原进行了试验研究,只有一小部分的保护力能够超过 40%,这个结果还需要在比较理想的条件下,配以有效的佐剂。几乎很少候选蛋白的保护力能够突破 50%,并且这些试验结果变化较大,还需要额外的独立试验来验证。Wilson 和 Coulson 在关于血吸虫疫苗的综述中提出了血吸虫疫苗很难获得高保护力的问题,并且呼吁进一步仔细构思血吸虫疫苗研究方法。40%~50% 的保护力对于血吸虫单个蛋白疫苗来说似乎是一个极限。有一些解释认为,这些疫苗大多数是胞质疫苗或者是皮层下蛋白,很难触动宿主的免疫效应因子对这些寄生虫抗原产生反应。关于寄生虫疫苗的保护力,可能不是来源于直接杀死寄生虫,而是来源于妨碍寄生虫在宿主体内的迁移。就像之前有研究报道,致弱尾蚴疫苗免疫小鼠后会影响血吸虫童虫在肺循环系统内的迁移(Smythies et al.,1992)。任何单一抗原或者抗原组只能诱导 T 细胞克隆的增生并募集这些 T 细胞到肺部,但是只能阻断一部分童虫的迁移。这可能是这些单一抗原或者鸡尾酒抗原不能获得致弱尾蚴疫苗那样高的保护力的主要原因。

对于那些在寄生虫表面表达的疫苗候选抗原,得不到高保护力的原因可能是因为这些抗原在宿主体内只是瞬间表达,因为寄生虫进入宿主体内后要经过一系列的转变最后发育成熟,一旦发育成熟,寄生虫就会迅速翻转皮层,脱落表层结构并且会不断地更新表层。因此,结合到寄生虫表面的抗体或者细胞可能也就随之脱落,而不能激发杀死寄生虫的免疫反应。

寄生虫也可能通过其他的机制弱化宿主免疫反应的效应因子。已经有研究观察到寄生虫会捕获宿主的蛋白到其表面,屏蔽掉疫苗候选抗原的靶位。也有的寄生虫能捕获宿主的抗原在其表面来减轻宿

主的免疫反应。有研究观察到,副肌球蛋白能够与人的 CD59 结合,而 CD59 细胞能够抑制终端补体通路的激活(Deng et al.,2003)。有趣的是,寄生虫也能自己表达一些人补体调节蛋白的同源蛋白来模拟人的免疫反应,从而逃避宿主的免疫反应(Braschi et al.,2006)。血吸虫也会表达其他一些蛋白来减弱或者激活宿主的免疫反应。尾蚴的前腹部吸盘和头腺里就包含一些免疫调节蛋白。例如有研究报道,Sm16 能够抑制真皮的免疫反应(Rao and Ramaswamy,2000)。也有研究报道,疫苗候选 Sm28GST 能够促进前列腺素 D2 的产生,后者能够削弱朗格汉斯细胞在皮肤内的迁移,从而影响抗原的提呈(Angeli et al.,2001)。

与许多其他的寄生虫感染相比,血吸虫病对于有效疫苗的发展表现出独特的挑战性,因为血吸虫为了适应多年在宿主体内的生存发展出多种适应的免疫调节机制。因此,研发血吸虫疫苗就需要了解血吸虫如何限制宿主的免疫反应,如何激发以及限制宿主效应因子的免疫作用。

## 57.6　问题与展望

毫无疑问,发展高效、有保护力的血吸虫疫苗对于公共卫生问题而言具有重大意义。总体来讲,发展血吸虫疫苗的前途还是令人鼓舞的。世界各国的科学家,尤其是来自中国和巴西的科学家都在努力进行血吸虫疫苗的开发,这些血吸虫病流行国家提供大量的人力财力支持以推动血吸虫疫苗的研制工作。血吸虫各个时期的基因组、转录组和蛋白质组都已经被破解,因此,研究机构正在努力进行新一代候选疫苗的鉴定。但是目前的难点是如何了解这些疫苗候选抗原在寄生虫生理过程中的作用。例如,有些抗原能够刺激机体产生抗体,同时能够抑制寄生虫表面一些重要分子发挥作用;或者能够抑制阻断宿主免疫功能的分子发挥作用;或者通过一些方法让宿主能对寄生虫肠道内消化的蛋白产生抗体,这些蛋白都具有疫苗开发价值,值得我们深入研究。血吸虫童虫或者成虫表面表达的蛋白一般都是重要的靶标蛋白。其他的靶标蛋白,如分泌蛋白,对于血吸虫在宿主体内的迁移以及对于血吸虫逃避宿主免疫反应可能发挥着重要的作用。血吸虫在体内组织迁移的幼虫时期应该是最脆弱的时期,这时期的抗

原也应该被鉴定。我们需要重新思考如何开发出合理的血吸虫疫苗。近期内想得到高效、高保护力的血吸虫疫苗基本是不可能的,因为血吸虫发展了多种复杂的机制以适应在宿主体内存活。

还有一点非常重要,就是要意识到血吸虫疫苗合适的临床考核指标就是降低血吸虫病的发病率。疫苗即使只能提供部分保护力,也会有一定的效果,因为血吸虫不会在人体内复制。为此,今后的研究重点除了努力推动限制血吸虫生殖能力疫苗的开发之外,还应该大力探索抗原的治疗潜力,而不是常规地评价抗原预防血吸虫感染的效果。研制的疫苗能够预防血吸虫病的进展而不是预防血吸虫感染,因为血吸虫病对人体的损害是更大的。同样,今后研究中也需要开发更合适的佐剂系统以及鸡尾酒疫苗配方,以达到100%消灭成虫的目的。3~12岁儿童是血吸虫感染的高危人群,这个年龄段的儿童和青少年接触感染疫水的概率特别大,血吸虫疫苗免疫接种后,再接触感染幼虫可能会对免疫力提供持续的再刺激,以降低血吸虫感染造成的严重后果。目前的血吸虫病防治手段主要有化学治疗、健康教育和病媒控制,在这样的背景下,血吸虫疫苗将是血吸虫病防治战略的一个重要补充。值得强调的一点是,PZQ是目前唯一有效的治疗血吸虫的化学治疗药物,但是随着治疗计划的不断扩大,机体也可能会出现耐药性。因此开发血吸虫疫苗就显得更为重要了。

目前血吸虫疫苗开发研究中还存在以下关键问题:

① 只有少数血吸虫疫苗的保护力可超过50%,多数疫苗的保护力,在最理想的条件下,都低于40%。为什么保护力不会出现突破?需要我们深入探索。

② 尚需要对血吸虫生活史中最易受到宿主免疫攻击的时间点进行深入研究。

③ 深入了解大型动物模型免疫接种辐照尾蚴疫苗后,参与清除体内寄生虫的效应因子以及其作用机制。

④ 需要对曼氏血吸虫和日本血吸虫的基因组数据进行整理、分析和注释。同时也应该对另一人类易感血吸虫——埃及血吸虫的基因组进行测序。同时完成三类血吸虫生活史上各个时期的蛋白质组和转录组的研究。

⑤ 通过新技术方法鉴定血吸虫表面表达的蛋白和分泌蛋白,这些蛋白将会是疫苗候选的优选蛋白。

## 参考文献

郭家钢. 2008. 中国血吸虫病控制标准与防治策略. 中华预防医学杂志 42(1):71-75.

李雍龙. 2008. 人体寄生虫学. 北京:人民卫生出版社,106-177.

徐小林,朱蓉,张利娟,等. 2013. 日本埃及和曼氏血吸虫病的寄生虫学特征及防治措施. 中国血吸虫病防治杂志 25(3):302-306.

张利娟,朱蓉,姜唯声,等. 2010. 专题制图仪影像分析湖区水位变化对钉螺孳生分布的影响. 中华预防医学杂志 44(4):319-323.

朱荫昌,吴观陵,管小虹. 2007. 血吸虫感染免疫学. 上海:上海科学技术文献出版社.

Al-Sherbiny M,Osman A,Barakat R,et al. 2003. In vitro cellular and humoral responses to *Schistosoma mansoni* vaccine candidate antigens. Acta Trop 88(2):117-130.

Angeli V,Faveeuw C,Roye O,et al. 2001. Role of the parasite-derived prostaglandin D2 in the inhibition of epidermal Langerhans cell migration during schistosomiasis infection. J Exp Med 193(10):1135-1147.

Argiro L,Henri S,Dessein H,et al. 1999. Induction of a protective immunity against *Schistosoma mansoni* with ovalbumin-coupled Sm37-5 coadsorbed with granulocyte-macrophage colony stimulating factor (GM-CSF) or IL-12 on alum. Vaccine 17(1):13-18.

Bergquist NR,Colley DG. 1998. Schistosomiasis vaccines:Research and development. Parasitol Today 14(3):99-104.

Boulanger D,Warter A,Trottein F,et al. 1995. Vaccination of patas monkeys experimentally infected with *Schistosoma haematobium* using a recombinant glutathione S-transferase cloned from *S. mansoni*. Parasite Immunol 17(7):361-369.

Boulanger D,Warter A,Sellin B,et al. 1999. Vaccine potential of a recombinant glutathione S-transferase cloned from *Schistosoma haematobium* in primates experimentally infected with an homologous challenge. Vaccine 17(4):319-326.

Braschi S,Wilson RA. 2006. Proteins exposed at the adult schistosome surface revealed by biotinylation. Mol Cell Proteomics 5(2):347-356.

Braschi S,Curwen RS,Ashton PD,et al. 2006. The tegument surface membranes of the human blood parasite *Schistosoma mansoni*:A proteomic analysis after differential extraction.

Proteomics 6(5):1471-1482.

Caldas IR, Correa-Oliveira R, Colosimo E, et al. 2000. Susceptibility and resistance to *Schistosoma mansoni* reinfection: Parallel cellular and isotypic immunologic assessment. Am J Trop Med Hyg 62 ( 1 ):57-64.

Capron A, Riveau G, Capron M, et al. 2005. Schistosomes: The road from host-parasite interactions to vaccines in clinical trials. Trends Parasitol 21(3):143-149.

Capron A, Riveau GJ, Bartley PB, et al. 2002. Prospects for a schistosome vaccine. Curr Drug Targets Immune Endocr Metabol Disord 2(3):281-290.

Cardoso FC, Pacifico RN, Mortara RA, et al. 2006. Human antibody responses of patients living in endemic areas for schistosomiasis to the tegumental protein Sm29 identified through genomic studies. Clin Exp Immunol 144(3):382-391.

Carvalho-Queiroz C, Nyakundi R, Ogongo P, et al. 2015. Protective potential of antioxidant enzymes as vaccines for schistosomiasis in a non-human primate model. Front Immunol 2 (6):273-288.

Chen JX , Liu SX, Cao JP, et al. 2006. Anti-schistosomiasis effect induced by full length DNA vaccine coding paramyosin of *Schistosoma japonicum* in C57BL/6 mice. Zhongguo Ji Sheng Chong Xue Yu Ji Sheng Chong Bing Za Zhi 24 ( 2 ):81-85.

Cook RM, Carvalho-Queiroz C, Wilding G, et al. 2004. Nucleic acid vaccination with *Schistosoma mansoni* antioxidant enzyme cytosolic superoxide dismutase and the structural protein filamin confers protection against the adult worm stage. Infect. Immun 72 ( 10 ):6112-6124 .

Correa-Oliveira R, Caldas IR, Gazzinelli G. 2000. Natural versus druginduced resistance in *Schistosoma mansoni* infection. Parasitol Today 16(9):397-399.

Coulson PS. 1997. The radiation-attenuated vaccine against schistosomes in animal models: Paradigm for a human vaccine? Adv Parasitol 39 :271-336.

Da'Dara AA, Skelly PJ, Walker CM, et al. 2003. DNA prime/protein-boost vaccination regimen enhances Th2 immune responses but not protection following *Schistosoma mansoni* infection. Parasite Immunol 25 (8-9):429-437.

Da'dara AA, Skelly PJ, Wang MM, et al. 2001. Immunization with plasmid DNA encoding the integral membrane protein, Sm23, elicits a protective immune response against schistosome infection in mice. Vaccine 20 (3-4):359-369.

Deng J, Gold D, LoVerde PT, et al. 2003. Inhibition of the complement membrane attack complex by *Schistosoma mansoni* paramyosin. Infect Immun 71 ( 11 ):6402-6410 .

Ewaisha RE, Bahey-El-Din M, Mossallam SF, et al. 2014. Combination of the two schistosomal antigens Sm14 and Sm29 elic-

its significant protection against experimental *Schistosoma mansoni* infection. Exp Parasitol 145:51-60.

Fonseca CT, Brito CF, Alves JB, et al. 2004. IL-12 enhances protective immunity in mice engendered by immunization with recombinant 14 kDa *Schistosoma mansoni* fatty acid-binding protein through an IFN-γ and TNF-α dependent pathway. Vaccine 22(3-4):503-510.

Gonçalves de Assis NR, Batistoni de Morais S, Figueiredo BC, et al. 2015. DNA vaccine encoding the chimeric form of *Schistosoma mansoni* Sm-TSP2 and Sm29 confers partial protection against challenge infection. PLoS One 10 ( 5 ): e0125075.

Gray DJ, McManus DP, Li Y, et al. 2010. Schistosomiasis elimination: Lessons from the past guide the future. Lancet Infect Dis 10(10):733-736.

Gryseels B, Polman K, Clerinx J, et al. 2006. Human schistosomiasis. Lancet 368:1106-1118.

Hagan P, Blumenthal UJ, Dunn D, et al. 1991. Human IgE, IgG4 and resistance to reinfection with *Schistosoma haematobium*. Nature 349(6306):243-245.

Harn DA, Gu W, Oligino LD, et al. 1992. A protective monoclonal antibody specifically recognizes and alters the catalytic activity of schistosome triosephosphate isomerase. J Immunol 148 ( 2 ):562-567.

Harn DA, Mitsuyama M, Huguenel ED, et al. 1985. *Schistosoma mansoni*: Detection by monoclonal antibody of a 22,000-dalton surface membrane antigen which may be blocked by host molecules on lung stage parasites. J Immunol 135 ( 3 ): 2115-2120 .

Hillyer GV, Garcia Rosa MI, Alicea H, et al. 1988. Successful vaccination against murine *Schistosoma mansoni* infection with a purified 12 Kd *Fasciola hepatica* cross-reactive antigen. Am J Trop Med Hyg 38(1):103-110.

Hillyer GV. 1995. Comparison of purified 12 kDa and recombinant 15 kDa *Fasciola hepatica* antigens related to a *Schistosoma mansoni* fatty acid binding protein. Mem Inst Oswaldo Cruz 90 ( 2 ):249-253 .

Hota-Mitchell S, Siddiqui AA, Dekaban GA, et al. 1997. Protection against *Schistosoma mansoni* infection with a recombinant baculovirus-expressed subunit of calpain. Vaccine 15 ( 15 ):1631-1640.

Jang-Lee J, Curwen RS, Ashton PD, et al. 2007. Glycomics analysis of *Schistosoma mansoni* egg and cercarial secretions. Mol Cell Proteomics 6 ( 9 ):1485-1499.

Jia X, Schulte L, Loukas A, et al. 2014. Solution structure, membrane interactions, and protein binding partners of the tetraspanin Sm-TSP-2, a vaccine antigen from the human blood fluke *Schistosoma mansoni*. J Biol Chem 289(10):7151-

7163.

Jiz II MAL, Mingala CN, Lopez IFM, et al. 2016. A field trial of recombinant *Schistosoma japonicum* paramyosin as a potential vaccine in naturally-infected water buffaloes. Ann Parasitol 62(4):295-299.

Kallestrup P, Zinyama R, Gomo E, et al. 2006. Schistosomiasis and HIV in rural Zimbabwe:Efficacy of treatment of schistosomiasis in individuals with HIV coinfection. Clin Infect Dis 42 (12):1781-1789.

Kariuki TM, Farah IO, Yole DS, et al. 2004. Parameters of the attenuated schistosome vaccine evaluated in the olive baboon. Infect Immun 72 (9):5526-5529.

Kariuki TM, Farah IO. 2005. Resistance to re-infection after exposure to normal and attenuated schistosome parasites in the baboon model. Parasite Immunol 27(7-8):281-288.

Kariuki TM, Van Dam GJ, Deelder AM, et al. 2006. Previous or ongoing schistosome infections do not compromise the efficacy of the attenuated cercaria vaccine. Infect Immun 74(7):3979-3986.

Karmakar S, Zhang WD, Ahmad G, et al. 2014. Cross-species protection: *Schistosoma mansoni* Sm-p80 vaccine confers protection against *Schistosoma haematobium* in hamsters and baboons. Vaccine 32(11):1296-1303.

Karmakar S, Zhang WD, Ahmad G, et al. 2014. Use of an Sm-p80-based therapeutic vaccine to kill established adult schistosome parasites in chronically infected baboons. Infect Dis 209(12):1929-1940.

King CH, Olbrych SK, Soon M, et al. 2011. Utility of repeated praziquantel dosing in the treatment of schistosomiasis in high-risk communities in Africa:A systematic review. PLoS Negl Trop Dis 5(9):e1321.

King CH. 2010. Parasites and poverty:The case of schistosomiasis. Acta Trop 113(2):95-104.

Lanar DE, Pearce EJ, James SL, et al. 1986. Identification of paramyosin as schistosome antigen recognized by intradermally vaccinated mice. Science 234(4776):593-596.

Li YS, Raso G, Zhao ZY, et al. 2007. Large water management projects and schistosomiasis control, Dongting Lake region, China. Emerg Infect Dis 13(7):973-979.

Liu JM, Cai XZ, Lin JJ, et al. 2004. Gene cloning, expression and vaccine of *Schistosoma japonicum* SjFABP. Parasite Immunol 26(8-9):351-358.

Liu S, Song G, Xu Y, et al. 1995. Immunization of mice with recombinant Sjc26GST induces a pronounced anti-fecundity effect after experimental infection with Chinese *Schistosoma japonicum*. Vaccine 13(6):603-607.

Loukas A, Tran M, Pearson MS. 2007. Schistosome membrane proteins as vaccines. Int J Parasitol 37(3-4):257-263.

Mario A, Wu HW, Olveda R, et al. 2015. Development of paramyosin as a vaccine candidate for schistosomiasis. Front Immunol 21(6):347-381.

McManus DP. 2005. Prospects for development of a transmission blocking vaccine against *Schistosoma japonicum*. Parasite Immunol 27(7-8):297-308.

Mei H, LoVerde PT. 1997. *Schistosoma mansoni*:The developmental regulation and immunolocalization of antioxidant enzymes. Exp Parasitol 86(1):69-78.

Mossallam SF, Amer EI, Ewaisha RE, et al. 2015. Fusion protein comprised of the two schistosomal antigens, Sm14 and Sm29, provides significant protection against *Schistosoma mansoni* in murine infection model. BMC Infect Dis 24 (15):147-158.

Nara T, Iizumi K, Ohmae H, et al. 2007. Antibody isotype responses to paramyosin, a vaccine candidate for schistosomiasis, and their correlations with resistance and fibrosis in patients infected with *Schistosoma japonicum* in Leyte, The Philippines. Am J Trop Med Hyg 76 (2):384-391.

Nyindo M, Farah IO. 1999. The baboon as a non-human primate model of human schistosome infection. Parasitol Today 15 (12):478-482.

Ohta N, Kumagai T, Maruyama H, et al. 2004. Research on calpain of *Schistosoma japonicum* as a vaccine candidate. Parasitol Int 53 (2):175-181.

Pearce EJ, James SL, Hieny S, et al. 1988. Induction of protective immunity against *Schistosoma mansoni* by vaccination with schistosome paramyosin (Sm97), a nonsurface parasite antigen. PNAS 85(15):5678-5682.

Ramirez BL, Kurtis JD, Wiest PM, et al. 1996. Paramyosin:A candidate vaccine antigen against *Schistosoma japonicum*. Parasite Immunol 18(1):49-52.

Rao KV, Ramaswamy K. 2000. Cloning and expression of a gene encoding Sm16, an anti-inflammatory protein from *Schistosoma mansoni*. Mol Biochem Parasitol 108 (1):101-108.

Reynolds SR, Dahl CE. 1994. epitope determination and analysis of multiple antigenic peptides for the *Schistosoma mansoni* experimental vaccine triose-phosphate isomerase. J Immunol 152 (1):193-200.

Rojo JU, Melkus MW, Kottapalli KR, et al. 2017. Sm-p80-based schistosomiasis vaccine mediated epistatic interactions identified potential immune signatures for vaccine efficacy in mice and baboons. PLoS One 12(2):e071677.

Siddiqui AA, Phillips T, Charest H, et al. 2003. Enhancement of Sm-p80 (large subunit of calpain) induced protective immunity against *Schistosoma mansoni* through codelivery of interleukin-2 and interleukin-12 in a DNA vaccine formulation. Vaccine 21 (21-22):2882-2889.

Siddiqui AA, Phillips T, Charest H, et al. 2003. Induction of protective immunity against *Schistosoma mansoni* via DNA priming and boosting with the large subunit ofcalpain (Smp80): Adjuvant effects of granulocyte-macrophage colony-stimulating factor and interleukin-4. Infect Immun 71 (7) :3844-3851.

Siddiqui AA, Siddiqui SZ. 2017. Sm-p80-based schistosomiasis vaccine: Preparation for human clinical trials. Trends Parasitol 33(3):194-201.

Smythies LE, Pemberton RM, Coulson PS, et al. 1992. Cell-derived cytokines associated with pulmonary immune mechanisms in mice vaccinated with irradiated cercariae of *Schistosoma mansoni*. J Immunol 148(5):1512-1518.

Tendler M, Brito CA, Vilar MM, et al. 1996. *Schistosoma mansoni* fatty acid-binding protein, Sm14, is the potential basis of a dual-purpose anti-helminth vaccine. PNAS 93(1):269-273.

Tran MH, Pearson MS, Bethony JM, et al. 2006. Tetraspanins on the surface of *Schistosoma mansoni* are protective antigens against schistosomiasis. Nat Med 12(7):835-840.

Tu YQ, Hu Y, Fan GR, et al. 2015. Protective effects of membrane-anchored and secreted DNA vaccines encoding fatty acid-binding protein and glutathione S-transferase gainst *Schistosoma japonicum*. PLoS One 9(1):e86575.

van Balkom BW, van Gestel RA, Brouwers JF, et al. 2005. Mass spectrometric analysis of the *Schistosoma mansoni* tegumental sub-proteome. J Proteome Res 4(3):958-966.

Viana IR, Correa-Oliveira R, Carvalho Odos S, et al. 1995. Comparison of antibody isotype responses to *Schistosoma mansoni* antigens by infected and putative resistant individuals living in an endemic area. Parasite Immunol 17(6):297-304.

Viana IR, Sher A, Carvalho OS, et al. 1994. Interferon-gamma production by peripheral blood mononuclear cells from residents of an area endemic for *Schistosoma mansoni*. Trans R Soc Trop Med Hyg 88(4):466-470.

Wang T, Zhang S, Wu W, et al. 2006. Treatment and reinfection of water buffaloes and cattle infected with *Schistosoma japonicum* in Yangtze River Valley, Anhui province, China. J Parasitol 92(5):1088-1091.

WHO. 2012. Schistosomiasis: Population requiring preventive chemotherapy and number of people treated in 2010. Wkly Epidemiol Rec 87(4):37-44.

Wilson RA, Coulson PS, Betts C, et al. 1996. Impaired immunity and altered pulmonary responses in mice with a disrupted interferon-γ receptor gene exposed to the irradiated *Schistosoma mansoni* vaccine. Immunology 87(2):275-282.

Wilson RA. 1998. Interferon-γ is a key cytokine in lung phase immunity to schistosomes but what is its precise role? Braz J Med Biol Res 31 (1) :157-161.

Wilson RA. 2012. Proteomics at the schistosome-mammalian host interface: Any prospects for diagnostics or vaccines? Parasitology 139(9):1178-1194.

Wu ZD, Lu ZY, Yu XB. 2005. Development of a vaccine against *Schistosoma japonicum* in China: A review. Acta Trop 96 (2-3) :106-116.

Wynn TA, Jankovic D, Hieny S, 1995. IL-12 enhances vaccine-induced immunity to *Schistosoma mansoni* in mice and decreases T helper 2 cytokine expression, IgE production, and tissue eosinophilia. J Immunol 154 (9) :4701-4709.

Zhang DM, Pan WQ, Qian L, et al. 2006. Investigation of recombinant *Schistosoma japonicum* paramyosin fragments for immunogenicity and vaccine efficacy in mice. Parasite Immunol 28 (3) :77-84.

Zhang W, Ahmad G, Torben W, et al. 2010. Sm-p80-based DNA vaccine provides baboons with levels of protection against *Schistosoma mansoni* infection comparable to those achieved by the irradiated cercarial vaccine. J Infect Dis 201(7):1105-1112.

Zhao S, Zhu YC, Harn DA, et al. 2005. Enhancement of the protective effect of SjC23 DNA vaccine against *Schistosoma japonicum* infection by immunostimulatory sequence. Zhongguo Ji Sheng Chong Xue Yu Ji Sheng Chong Bing Za Zhi 23 (1) :1-5.

Zhu Y, Ren J, Da'dara A, et al. 2004. The protective effect of a *Schistosoma japonicum* Chinese strain 23 kDa plasmid DNA vaccine in pigs is enhanced with IL-12. Vaccine 23 (1) :78-83.

Zhu Y, Ren J, Harn DA, et al. 2003. Protective immunity induced with 23 kDa membrane protein DNA vaccine of *Schistosoma japonicum* Chinese strain in infected C57BL/6 mice. Southeast Asian J Trop Med Public Health 34(4):697-701.

Zhu Y, Si J, Ham DA, et al. 2002. The protective immunity produced in infected C57BL/6 mice of a DNA vaccine encoding *Schistosoma japonicum* Chinese strain triose-phosphate isomerase. Southeast Asian J Trop Med Public Health 33 (2) :207-213.

Zhu Y, Si J, Harn DA, et al. 2006. *Schistosoma japonicum* triose-phosphate isomerase plasmid DNA vaccine protects pigs against challenge infection. Parasitology 132(Pt 1):67-71.

# 第58章

# 真菌疫苗

王 丽

**本章摘要**

真菌种类繁多,广泛分布于自然界。由于免疫受损或缺陷人群不断扩大,真菌感染,特别是深部真菌感染的发病率节节攀升,已遍布临床各科室,病死率达 40%~90%,成为院内感染死亡的主要原因之一。研究者在致力于抗真菌药物研发的同时认识到,提高机体的免疫状态至关重要,抗真菌疫苗将成为未来抗真菌治疗的新途径。随着对临床常见真菌感染的病原学特征和流行病学研究的不断深入,真菌致病机制及宿主抗感染免疫应答的进一步解析,真菌疫苗的研究已经取得了一定的进展。研究者正在研制假丝酵母菌、曲霉、隐球菌等临床常见病原真菌的菌体疫苗、亚单位疫苗及基因疫苗。理想的真菌疫苗应该能够加强机体对真菌不同形态(如白假丝酵母菌的酵母型或菌丝型)的抵抗力;能够消灭某些处于休眠状态、有潜在复发可能的病原菌;并可以从整体提高患者的免疫功能。由于侵袭性真菌感染多为院内感染,患者常有复杂的基础疾患,如恶性肿瘤、艾滋病、糖尿病及烧伤等,导致免疫受损或缺陷,这些都给真菌疫苗的研发带来了困难。从真菌感染过程中重要的毒力因子和宿主抗真菌免疫应答入手,研发一种既能激活固有免疫应答又能诱导适应性免疫应答的新型真菌疫苗,对于真菌感染的防治具有重要意义。

## 58.1 概述

真菌(fungus)是一类广泛分布于自然环境、种类繁多的真核细胞型微生物。大部分对人类有益,被应用于发酵和制药工业;少数可引起人类、动物及植物疾病。近年来,由于抗生素、抗癌药物、激素等的滥用,介入、器官移植等新型诊疗技术的开展,艾滋病、恶性肿瘤、糖尿病患者等免疫功能低下者增多,侵袭性真菌感染(fungal infection)的发病率呈明显上升趋势,遍布临床各个科室,已成为院内感染死亡的主要原因之一(Dismukes et al. ,2003;Medici and Del Poeta,2015;Perlroth et al. ,2007)。

近年来抗真菌药物的预防性、经验性使用,导致耐药菌株不断增多,且某些药物毒副反应较大,给抗真菌治疗带来了巨大的挑战(Perlroth et al. ,2007;Richardson and Warnock,2012)。因此,研制真菌疫苗已成为防治真菌感染的新途径,具有良好的应用前景(Cutler et al. ,2007)。与其他疫苗相比,真菌疫苗的研发起步较晚。随着研究者对真菌致病机制、宿主抗真菌免疫(fungal immunity)等的深入探索,真菌疫苗(fungal vaccine)的研究也取得了一定的进展(Romani,2004;Medici and Del Poeta,2015)。但目前尚未获得一种成熟有效的疫苗,仍有许多问题需要克服。

## 58.2 病原学

真菌细胞壁由几丁质或纤维素组成;细胞核高度分化,有核膜和核仁;胞质内有线粒体、溶酶体、高尔基体、内质网等完整的细胞器。以腐生或寄生方式生存,繁殖方式分有性或无性两种。

### 58.2.1 分类

真菌是一个不属于植物和动物的独立生物类群,即真菌界。它包括 4 个菌门:子囊菌门(Ascomycota)、接合菌门(Zygomycota)、担子菌门(Basidomycota)及壶菌门(Chytridiomycota)。从前认为的半知菌类(Fungi Imperfecti 或 Imperfect Fungi)已不再单独划分,其有性期多属于子囊菌和担子菌。与医学有关的真菌属于前 3 个菌门。子囊菌门是含有真菌

种类最多的一门,有超过 60% 的已知真菌和约 85% 的人类病原菌属于该菌门。该类真菌可经有性生殖产生子囊和子囊孢子,也可经无性生殖产生分生孢子,引起全身性感染。常见的有曲霉属(Aspergillus)、青霉属(Penicillium)、镰刀菌属(Fusarium)等有性属,具有双相型的芽生菌属(Blastomyces)、组织胞质菌属(Histoplasma)及子囊酵母菌假丝酵母属(Candida)等。接合菌门属于机会致病性真菌,绝大多数菌丝体无隔、多核,可经有性生殖产生接合孢子或无性生殖产生孢囊孢子。常见的有毛霉属(Mucor)、根霉属(Rhizopus)、犁头霉属(Absidia)及小克银汉霉属(Cunninghamella)等。担子菌门中部分为机会致病性真菌,可经有性生殖产生担子和担孢子,其中如担子酵母菌隐球菌属(Cryptococcus)、马拉色菌属(Malassezia)、毛孢子菌属(Trichosporon)及丝状担子菌裂褶菌属(Schizophyllum)等(李凡和刘晶星,2013)。

目前研究发现,可引起人类感染的致病性和机会致病性真菌已超过四百种。按其引起临床感染的部位不同,可分为皮肤感染真菌、皮下组织感染真菌和深部感染真菌。

皮肤感染真菌是寄生或腐生于毛发、甲板及表皮角质层等组织的真菌,如毛癣菌属(Trichophyton)、表皮癣菌属(Epidermophyton)、小孢子菌属(Microsporum)小孢子菌属(Microsporum)、马拉色菌属及毛孢子菌属(Trichosporon)等。所引起的感染称为浅部真菌病,在我国极为普遍,其中皮肤癣菌病最常见,如体癣、股癣、手足癣、甲癣等,一般不侵犯皮下和内脏等深部组织,不引起全身性感染。

皮下组织感染真菌主要包括孢子丝菌属(Sporotrichum)和暗色真菌(chromomycosis)两类。常见的暗色真菌有枝孢霉属(Cladosporium)、瓶霉属(Phialophora)、链格孢霉属(Alternaria)及弯孢霉属(Curvularia)等。多为腐生菌,广泛存在于土壤、杂草、腐木、农作物秆叶等腐物中。经皮肤创伤部位侵入皮下引起皮下组织真菌病,一般只限于局部,但也可缓慢扩散至周围组织。前者多经淋巴管扩散,后者可经血行或淋巴管扩散。

深部感染真菌是可引起表皮及其附属器以外的深部组织和器官感染的一类真菌,包括致病性真菌(pathogenic fungi)和机会致病性真菌(opportunistic fungi),可引起侵袭性真菌感染。

致病性真菌引起的感染为外源性感染,其致病

性强,侵入机体后即可致病。该类真菌多为双相型真菌,如荚膜组织胞浆菌(*Histoplasma capsulatum*)、粗球孢子菌(*Coccidioides immitis*)、皮炎芽生菌(*Blastomyces dermatitides*)、马尔尼菲青霉(*Penicillium marneffei*)等,侵入宿主体内可直接引起感染,多为地方性流行病,形成慢性肉芽肿性病变,严重者可经淋巴、血行播散引起系统性感染。

机会致病性真菌多为宿主的正常菌群或环境中的腐生菌,当宿主免疫功能低下或菌群失调时可引起系统性感染。近年来,由于各种原因导致免疫受损人群越来越多,使得机会致病性真菌引起的深部感染日益增多,已成为院内导致危重病人死亡的重要原因之一。临床常见的机会致病性真菌有假丝酵母菌、隐球菌、曲霉及毛霉等(Perlroth et al.,2007;Brooks et al.,2010;Richardson and Warnock,2012)。

## 58.2.2　生物学性状

### 58.2.2.1　形态与结构

真菌的形态多样,大小不一,按形态、结构可分为单细胞真菌和多细胞真菌两类。

（1）单细胞真菌

单细胞真菌呈圆形或椭圆形,包括酵母型和类酵母型真菌。酵母型真菌以芽生方式繁殖,不产生菌丝,如新生隐球菌(*Cryptococcus neoformans*)(图58.1、图58.2)。类酵母型真菌也以芽生方式繁殖,但可以形成假菌丝(pseudohypha),如白假丝酵母(*Candida albicans*)(图58.3、图58.4)。

（2）多细胞真菌

多细胞真菌即丝状真菌(filamentous fungus)或称霉菌(mold),由菌丝(hypha)和孢子(spore)组成,可形成丝状菌落(图58.5、图58.6、图58.7)。

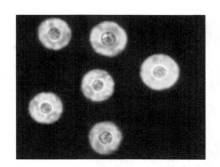

图 58.1　酵母型真菌镜下形态
（新生隐球菌,墨汁染色,1 000×）

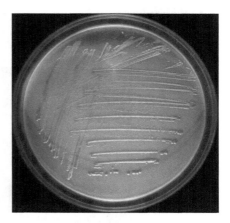

图 58.2　酵母型菌落(新生隐球菌)

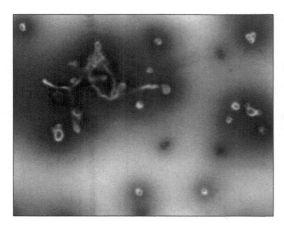

图 58.3　类酵母型真菌镜下形态(见书末彩插)
（白假丝酵母菌,革兰氏染色,1 000×）

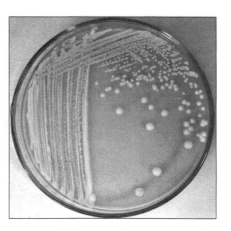

图 58.4　类酵母型菌落(白假丝酵母菌)

菌丝根据有无隔膜（septum）可分为有隔菌丝和无隔菌丝（图 58.8）。前者见于大多数病原性丝状真菌，如曲霉、青霉菌等；后者常见于致病性接合菌，如毛霉、犁头霉等。菌丝根据功能，可分为营养菌丝、气生菌丝及生殖菌丝。根据形态不同，可分为球拍状、螺旋状、结节状、破梳状及鹿角状等，可作为鉴

别和分类的依据（图 58.9）。

孢子的发生、性状、颜色、大小、分隔等形态可作为真菌鉴定和分类的重要依据。根据其繁殖方式不同，可分为无性孢子和有性孢子。无性孢子是经无性繁殖产生的，常见于大多数致病性或机会致病性真菌，包括分生孢子（conidium）、叶状孢子（thallos-

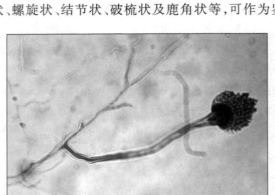

图 58.5 烟曲霉分生孢子头形态（见书末彩插）
（乳酸酚棉蓝染色，400×）

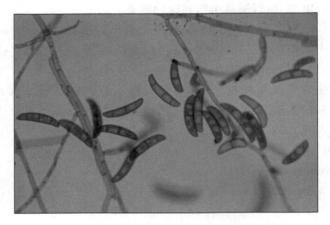

图 58.6 茄病镰刀菌大分生孢子（见书末彩插）
（乳酸酚棉蓝染色，400×）

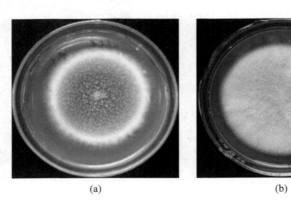

(a)        (b)

图 58.7 丝状菌落（见书末彩插）
（a）烟曲霉；（b）茄病镰刀菌

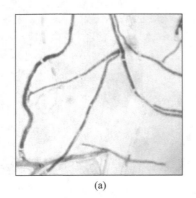 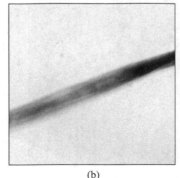

(a)        (b)

图 58.8 有隔菌丝（a）和无隔菌丝（b）

pore)及孢子囊孢子(sporangiospore)(图58.10)。

有性孢子是经有性繁殖产生的,包括接合孢子(zygospore)、卵孢子(oospores)、子囊孢子(ascospores)及担孢子(basidiospores)(图58.11)。近年来,真菌的有性繁殖越来越受到医学真菌研究的关注。某些行有性繁殖的真菌是重要的机会致病性真菌,如毛霉;某些机会致病性和致病性真菌也具有有性繁殖阶段,如烟曲霉(*Aspergillus funigatus*)、构巢

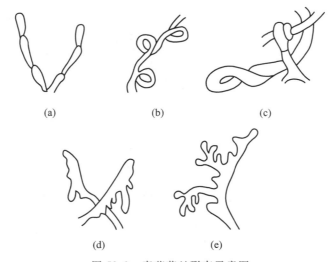

图 58.9　真菌菌丝形态示意图

(a) 球拍状;(b) 螺旋状;(c) 结节状;(d) 破梳状;(e) 鹿角状

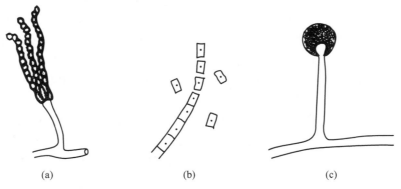

图 58.10　真菌无性孢子示意图

(a) 分生孢子;(b) 叶状孢子;(c) 孢子囊孢子

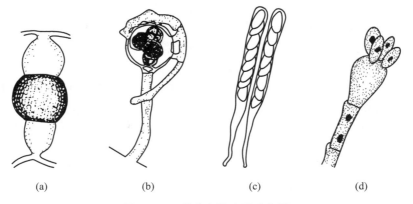

图 58.11　真菌有性孢子示意图

(a) 接合孢子;(b) 卵孢子;(c) 子囊孢子;(d) 担孢子

曲霉（*Aspergillus nidulans*）、串珠镰刀菌（*Fusarium moniliforme*）、荚膜组织胞浆菌、皮炎芽生菌等。

### 58.2.2.2 培养特性

真菌对营养的要求不高,实验室常用的培养基有沙氏培养基（Sabouraud dextrose agar, SDA）、察氏培养基（Czapek-Dox agar, CDA）、马铃薯葡萄糖琼脂培养基（potato dextrose agar, PDA）等。酵母型和类酵母型真菌的最适培养温度为37℃,丝状真菌为25~28℃,两者的最适 pH 为4~6。由于多数致病性或条件致病性真菌生长比较缓慢,常需培养1~4周才会出现典型菌落。真菌菌落的大小、形状、颜色、纹饰等可作为其鉴别的依据。在 SDA 培养基上,真菌可形成3种不同形态的菌落:酵母型菌落（yeast type colony）,如新生隐球菌的菌落;类酵母型菌落（yeast-like type colony）,如白假丝酵母菌的菌落;丝状型菌落（filamentous type colony）,为多细胞真菌的菌落形式,见于大多数丝状真菌,如曲霉、镰刀菌、毛霉等的菌落。

某些真菌在不同的温度、营养等环境条件下,可发生酵母相与菌丝相两种形态的可逆性转换,称为真菌的双相型或二相性。这类真菌称为双相真菌（dimorphic fungi）,常见的有荚膜组织胞浆菌、皮炎芽生菌、粗球孢子菌、巴西副球孢子菌（*Paracoccidiodes brasiliensis*）、申克孢子丝菌（*Sporothrix schenckii*）及马尔尼菲青霉等。其特点是在室温即25℃培养时呈丝状型菌落,而在宿主体内或37℃培养时则呈酵母型或类酵母型菌落。双相型转换与其感染性及致病性有关。

### 58.2.2.3 抵抗力与变异性

真菌对干燥、阳光、紫外线及多种化学消毒剂均有较强的抵抗力。但对热抵抗力不强,菌丝与孢子经60℃加热1 h 即可被杀灭。对1%~3%石炭酸、10%甲醛、2.5%碘酒及0.1%升汞均比较敏感。对一般的抗细菌抗生素不敏感,而氟康唑（fluconazole）、伊曲康唑（itraconazole）、两性霉素 B（amphotericin B）、卡泊芬净（caspofungin）、特比萘芬（terbinafine）等抗真菌药物对多种真菌均有抑制作用。

真菌易发生变异,用不同的培养基或温度进行培养时,其性状可发生改变,如双相型真菌;在人工培养基中培养时间过久或经多次传代后,菌落的性状和色素、镜下的形态和结构以及菌株毒力等也可

发生改变。

## 58.3 流行病学

近年来,由于免疫受损或缺陷人群不断扩大,真菌感染,特别是深部真菌感染的发病率节节攀升,已遍布皮肤科、呼吸科、血液肿瘤科、神经科、泌尿科、烧伤科、儿科、妇科、老年病科等临床各科室,病死率达40%~90%,成为院内感染死亡的主要原因之一（温海和李若瑜,2012；Dismukes et al.,2003；Reiss et al.,2011）。其严重程度已受到真菌学研究者和临床医生的高度关注。

### 58.3.1 传播途径

#### 58.3.1.1 浅部真菌病

浅部真菌病主要是通过直接接触（如接触患者或病畜感染头癣、体癣等）或间接接触（如穿公共拖鞋感染足癣等）传播。

皮肤癣菌的关节孢子黏附于人表皮角质细胞,在温暖、潮湿的条件下,可发芽生成菌丝穿入角质层,并分泌多种蛋白酶、脂酶及核酸酶等代谢产物促进菌丝对角质层、甲板及毛发的侵入,进而引起感染。

皮下组织真菌病主要是经皮肤伤口感染,多发于颜面、四肢及臀部等暴露部位,亦可经淋巴管或血行播散,引起全身系统性感染,危及生命。

#### 58.3.1.2 深部真菌病

深部真菌病的传播途径较多。常见的是由呼吸道吸入,如曲霉病、组织胞浆菌病等;也有从皮肤（如镰刀菌病、球孢子菌病等）、胃肠道（如假丝酵母病、接合菌病等）进入的。

致病性真菌多存在于土壤、空气、水、植物、动物皮毛及粪便中,可经呼吸道、消化道、黏膜及伤口侵入宿主体内,引起外源性感染。该类真菌感染后一般症状不明显,有自愈倾向,若经血行播散则会累及各组织、脏器引起系统性感染。

机会致病性真菌中最常见的是白假丝酵母菌,常存在于宿主皮肤、口腔、上呼吸道、阴道及肠道黏膜,当机体出现菌群失调、免疫受损或功能缺陷时（如艾滋病、糖尿病等）,常引起内源性感染。其次

是烟曲霉,免疫缺陷或功能低下人群吸入空气中的孢子,可引起肺、鼻窦、心内膜、脑等的外源性感染。

## 58.3.2 易感人群

### 58.3.2.1 浅部真菌病

少年儿童由于皮脂腺发育不成熟、皮质分泌较少,易患头癣,且传染性较强,多发生于幼儿园、小学。成人由于易手足多汗,手足癣的发病率极高,传染性很强,常于夏季较重,易迁延多年、反复发作。矿工、军人、鞋匠及从事手工操作者感染机会多,患病率较高。

孢子丝菌病和着色真菌病好发于从事农业、园艺、伐木、采矿等职业的人员,腐物中的病原菌可经皮肤伤口侵入人体引起感染。

### 58.3.2.2 深部真菌病

荚膜组织胞浆菌、皮炎芽生菌等致病性真菌由于致病性较强,可引起原发性感染,具有地方流行性特点,在美洲的美国、加拿大、巴西、阿根廷等国家多见。

随着广谱抗生素、糖皮质激素、抗癌药物等的大量使用,介入、插管、器官移植等诊治技术的开展,艾滋病、糖尿病、恶性肿瘤等基础疾患的增多及人口老龄化,免疫缺陷或受损患者逐年增多。这些高危人群易感染机会致病性真菌引起的深部真菌病。

## 58.3.3 流行概况

### 58.3.3.1 浅部真菌病

（1）皮肤癣菌病

皮肤癣菌病为世界性分布的常见病,其发病率的高低主要受生态环境、气候条件、患者年龄和免疫力及卫生条件等因素的影响。

头癣包括黄癣、白癣、黑癣及脓癣,主要由毛癣菌属和小孢子菌属的大多数菌种引起。主要发生于少年儿童,成年人较少见,男性较女性常见。常流行于非洲、亚洲、南欧及东欧。

体股癣可由毛癣菌属、小孢子菌属及表皮癣菌属中所有菌种引起。在世界范围内以红色毛癣菌最常见,在我国常见菌种还包括须癣毛癣菌、断发毛癣菌、犬小孢子菌等,以东南沿海和长江中下游气候温暖潮湿地区较常见。儿童高于成年人,男性高于女

性。手足癣主要由红色毛癣菌、须癣毛癣菌、玫瑰色毛癣菌及絮状表皮癣菌引起。其发病率高低与个人所从事的职业有较明显的关系,多见于中老年人,男性高于女性。在皮肤癣菌病中足癣的发病率最高,在我国东南沿海和长江中下游地区流行较广。且足癣还是手癣和体股癣的传染源,有时还可引起丹毒、蜂窝织炎、淋巴管炎等并发症。

甲真菌病可由皮肤癣菌、酵母菌及短帚霉（*Scopulariopsis brevicaulis*）、曲霉、镰刀菌等丝状真菌感染引起。可发生于各个年龄,好发于成年人,老年人的发病率更高。趾甲的发病率远高于指甲,且常伴发手足癣和体股癣。

（2）皮下组织真菌病

皮下组织真菌病主要包括孢子丝菌病和着色真菌病。

孢子丝菌病是由申克孢子丝菌复合体（图58.12）引起的,与皮肤外伤后接触土壤、植物及污染物有关;吸入孢子或动物咬伤、抓伤也可引起感染。该病为人兽共患病,在世界各地均有报道,一般呈散发趋势,偶有大规模暴发的报道。其流行主要是职业性或地方性小范围流行,较常见于热带和亚热带地区,在我国以江苏、广东、广西、黑龙江、吉林等发病较多。

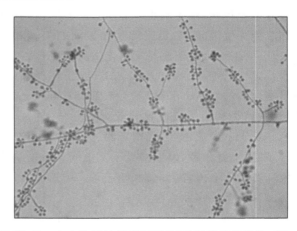

图58.12 申克孢子丝菌镜下形态（乳酸酚棉蓝染色,400×）

暗色真菌病主要由裴氏着色霉（*Fonsecaea pedrosoi*）、疣状瓶霉（*Phialophora verrucosa*）、卡氏枝孢霉（*Cladosporium carrianii*）、链格孢霉（*Alteraria alternata*）、新月弯孢霉（*Curvularia lunata*）（图58.13）等引起。由于病原菌对不同的地理条件和气候温度的适应性不同,各地流行的主要病原菌存在一定差异。主要是由于局部外伤,接触被真菌孢子或菌丝污染

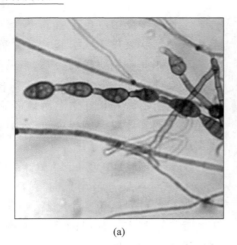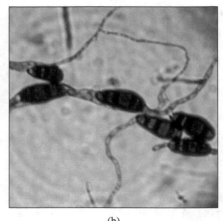

(a)　　　　　　　　　　　　　　　(b)

图 58.13　着色真菌镜下形态（乳酸酚棉蓝染色，400×）

（a）链格孢霉；（b）新月弯孢霉

的物体后引起。男女均可发病，一般男性多于女性，以青壮年为主。病损多位于暴露部位，以足、手、四肢及臀多见。

### 58.3.3.2　深部真菌病

（1）致病性真菌

致病性真菌引起的感染具有较明显的地域性，如组织胞浆菌病在热带、亚热带及温带地区发病率较高，大多数发生在美国；球孢子菌病是美国西南部的地方性流行病，南美洲也有发生；皮炎芽生菌感染又称北美芽生菌病，主要流行于北美洲的美国和加拿大；巴西副球孢子菌感染又称南美芽生菌病，主要在流行于中南美洲，特别是多见于巴西、阿根廷、秘鲁及委内瑞拉（Brömel and Sykes，2005；Chu et al.，2006）。该类真菌感染在我国较少见。马尔尼菲青霉病好发于东南亚地区，我国广西、广东等地也有报道，可发生于健康者，但更多见于艾滋病等免疫缺陷或免疫功能低下患者（温海和李若瑜，2012）。

（2）机会致病性真菌

近 30 年来，由于抗生素、抗癌药物的应用，介入、移植、静脉营养的开展，艾滋病的肆虐等多种因素的影响，真菌感染特别是侵袭性真菌感染的病死率呈明显上升趋势，受到临床医生和真菌学研究者的广泛关注。

侵袭性真菌感染即深部真菌感染的主要病原菌为假丝酵母菌、曲霉、隐球菌。据统计，全世界每年约有 140 万例艾滋病患者继发真菌感染，在发达国家每年约有 25 万例器官移植和急性白血病患者发生真菌感染。

假丝酵母菌属是最常见、最重要的一类机会致病性真菌，已成为院内血行感染的第四大病原菌（Pappas et al.，2003；Spellberg，2008）。白假丝酵母菌占据主要地位，其感染率可达 50% 以上，引起的假丝酵母菌病病死率高达 40% 以上，已成为院内感染死亡的主要原因之一。

曲霉属有 800 余种，引起人类曲霉病最常见的是烟曲霉，占曲霉感染的 90%（Horn et al.，2012）。空气中的曲霉孢子可由呼吸道侵入，引起支气管哮喘和肺部感染，也可经血行播散至各器官引起全身性感染，以侵袭性肺曲霉病最常见。好发于免疫严重受损患者，其发病率逐年攀升，仅次于假丝酵母菌病居于第二位，病死率高达 60%~90%，是引起干细胞和器官移植患者感染死亡的主要原因。

隐球菌病主要是由新生隐球菌引起的，好发于免疫力低下或缺陷人群，是艾滋病患者最常见的并发症之一，该菌可穿过血脑屏障引起隐球菌脑膜炎，治愈率极低（Brooks et al.，2010）。

同时某些植物病原菌、双相型真菌及机会致病菌引起的感染逐渐增多，且出现临床表现不同的新型感染。有研究表明，利用氟康唑防治免疫缺陷患者的侵袭性真菌感染，虽可大幅降低全球白假丝酵母菌血症的发病率，但非白假丝酵母菌如光滑假丝酵母菌、热带假丝酵母菌、克柔假丝酵母菌、近平滑假丝酵母菌等引起的院内感染不断增多（Dismukes et al.，2003）。

而且随着新型抗真菌药物的相继出现和广泛应用，真菌耐药性也发生了变化。越来越多的研究发现，一些白假丝酵母菌、新生隐球菌对氟康唑、两性霉素 B 的敏感性减低甚至出现耐药现象；而非白假丝酵母菌对上述药物的耐药性较白假丝酵母菌高。这些使防治侵袭性真菌感染面临极大的挑战（Dismukes et al.，2003）。

## 58.4 致病机制

真菌感染后是否引起真菌病与病原菌的毒力、感染的数量及宿主的免疫力密切相关，是病原菌与宿主之间相互作用的病理过程。空气中或腐物表面真菌孢子或菌丝黏附于宿主皮肤、黏膜细胞或胞外基质后，侵入宿主体内，在适宜的条件下生长、繁殖，产生有毒代谢产物和侵袭性酶，同时逃逸或破坏宿主的免疫系统，最终对宿主组织器官造成损害引起感染。同一种疾病可以由不同种真菌引起，一种真菌也可以引起不同类型的疾病（Reiss et al.，2011）。

致病性真菌可引起原发性感染，属于外源性感染。机会致病性真菌多可引起继发性感染，主要发生于机体免疫功能低下或菌群失调的人群。根据感染部位不同可分为浅部真菌病和深部真菌病。

某些真菌如曲霉、青霉、着色真菌的菌丝和孢子可引起皮肤、呼吸道及消化道的真菌性超敏反应疾病，如哮喘、过敏性鼻炎、荨麻疹等。

此外，某些真菌还可产生有毒次级代谢产物，即真菌毒素，人食入后可导致急性或慢性真菌毒素中毒，引起肝、肾、神经系统功能障碍及造血系统功能损伤。已有研究表明，某些真菌毒素与肿瘤的发生有关，如黄曲霉产生的黄曲霉素可诱发肝癌，镰刀菌产生的 T-2 毒素可诱发胃肠腺癌，展青霉（Penicillium patulum）产生的展青霉素可诱发肉瘤等。

真菌致病不是由单一因素决定的，而是由多种因素协同作用的结果。真菌毒力因子，如黏附因子、侵袭性酶类、毒素、表型转换、生物被膜、黑素、耐热性、转录因子、群体感应分子等，在其生长、繁殖、致病及免疫逃逸等过程中起十分重要的作用（Reiss et al.，2011；Horn et al.，2012；Casadevall and Pirofski，2012；Richardson and Warnock，2012；Borghi et al.，2016；Wongsuk et al.，2016；Bultman et al.，2017）。真菌的毒力因子的致病性和宿主抗感染免疫十分复杂，对其深入了解将有助于掌握真菌的致病机制，对预防和治疗真菌感染具有重要意义。

黏附是真菌定植的必需条件，是真菌入侵机体的首要条件，是真菌致病的主要因素（Brandhorst et al.，1999）。许多真菌细胞的表面成分或基团即黏附因子，可与宿主相应的特异性配体结合促进黏附，如真菌孢子的特异性受体或胞壁蛋白可识别宿主内皮细胞、上皮细胞及胞外基质蛋白（如纤连蛋白、层粘连蛋白、胶原蛋白），血清蛋白（如纤维蛋白酶）、补体片段及植物宿主体内的导管等材料；也可通过非特异性理化作用黏附，如分生孢子的疏水性、特殊的胞壁结构等。研究表明，在白假丝酵母菌黏附过程中，黏附素（Als1p、Als3p、Als5p）、菌丝胞壁蛋白（Hwp1）及整合素样蛋白（Int 1p）等黏附因子可作为营养通道、性周期成分、信号通路启动子等，在其定植、发育及生物被膜形成过程中发挥重要作用（Sheppard et al.，2004；Phan et al.，2007；Spellberg，2008）。已发现的烟曲霉黏附因子有胞壁蛋白（cspA）、疏水蛋白（rodA、rodB）及发育蛋白（medA）等，在黏附过程中起重要作用，并与生长发育、生物被膜形成、耐药性及致病性感染密切相关。卡氏肺孢子菌（Pneumocystis carinii）表达的蛋白，与宿主细胞上的甘露糖受体、纤维连接素及表面活性蛋白结合，黏附于肺组织引起感染。此外，真菌生物被膜与宿主免疫系统相互作用，在其致病性和抗真菌药物抗性形成中起重要作用（Borghi et al.，2016）。

真菌代谢产生的侵袭性酶类在其感染过程中也起着重要作用（Reiss et al.，2011）。分泌型天冬氨酸酶（secreted aspartic proteinases，SAP）和磷脂酶是白假丝酵母菌胞外酶的两大家族。在白假丝酵母菌菌丝形成期间可分泌多种 SAP，在菌株定植、侵入及播散中发挥重要作用。另有研究发现，热带假丝酵母菌、近平滑假丝酵母菌及季也蒙假丝酵母菌中也存在 SAP，具有较高的蛋白水解活性和小鼠感染后具有较高的致死性（Correia et al.，2010）。白假丝酵母菌也可产生磷脂酶 B，可分解宿主细胞膜磷脂，破坏细胞膜完整性，增高细胞膜通透性，促进其入侵。此外，白假丝酵母菌还可产生磷脂酶 C 和 D，与细胞内信号转导及表型转换相关。

某些真菌还可产生其他一些毒力因子，也与真菌的致病性密切相关（Reiss et al.，2011）。如白假丝酵母菌、烟曲霉等细胞壁的糖蛋白具有内毒素样活性，可引起化脓性感染和休克；白假丝酵母菌在宿主特殊环境的刺激下发生酵母向菌丝间的表型转换，有利于菌丝牢固地黏附于宿主细胞表面，侵入组织细胞内，繁殖并引起感染。新生隐球菌的荚膜具有抗吞噬作用；新生隐球菌、申克孢子丝菌等产生的黑素，可增强其侵袭力，且黑化作用增强了其抗吞噬的能力；烟曲霉等真菌的耐热性增强了其抵抗较高的宿主体内温度的能力，促进其在机体内生长繁殖并引起感染；烟曲霉转录因子在与毒力相关途径的转录调控中起重要作用，参与分化和发育、黏附、营养摄取、适应环境压力及与宿主免疫系统相互作用（Bultman et al. ，2017）；研究白假丝酵母菌、黑曲霉、构巢曲霉及禾谷镰刀菌等真菌的群体感应分子（quorum-sensing molecule，QSM）发现，在生物被膜发育阶段可产生不同类型的 QSM，可影响真菌的形态发生（酵母与菌丝形成），还可以引起真菌细胞启动程序性细胞死亡或凋亡，在致病性形成中发挥重要作用（Wongsuk et al. ，2016）。

## 58.5 保护性免疫

在侵袭性真菌感染过程中，机体对真菌的免疫防御在抗感染中起到重要作用。机体的固有免疫应答有利于阻止真菌病的发生；适应性免疫应答，特别是特异性细胞免疫应答，对真菌病的康复发挥重要的作用。但通常真菌感染后，机体不能获得较牢固和持久的免疫力。

### 58.5.1 固有免疫

#### 58.5.1.1 直接抗真菌作用

健康、完整的皮肤和黏膜具有良好的屏障作用，如物理阻挡、化学杀伤、生物拮抗等，在防御真菌感染中发挥非常重要的作用。皮肤皮脂腺分泌的饱和与不饱和脂肪酸均具有杀菌作用。人体口腔、消化道及阴道等部位的正常菌群具有拮抗作用，可抑制某些真菌的生长。但长期应用广谱抗生素、抗肿瘤药物、激素等会导致菌群失调，进而引起继发性白假丝酵母菌感染。

固有免疫可通过对真菌进行直接杀伤和分泌天然的抗真菌成分清除真菌。真菌进入机体后易被单核巨噬细胞、中性粒细胞等固有免疫细胞吞噬。许多真菌细胞壁的甘露聚糖均可通过诱导髓过氧化物酶（myeloperoxidase，MPO）介导的杀菌系统，促进固有免疫细胞杀灭真菌。巨噬细胞由于缺乏 MPO，并不能完全杀灭吞噬的真菌孢子，导致真菌在细胞内增殖，刺激组织增生，进而形成肉芽肿，也可播散至肺、脑、肝、肾等深部组织、器官中增殖进而引起组织病变。正常体液中存在的某些天然的具有抗真菌作用的物质，如吞噬细胞促进因子（也称促癣吞噬肽）可以结合至中性粒细胞外膜上，提高其吞噬和杀灭真菌的能力，并有促进趋化的作用；血浆中的转铁蛋白可扩散至皮肤角质层，具有抑制真菌生长的作用。

#### 58.5.1.2 受体识别作用

机体内的某些可溶性受体，如调理素受体，可以识别某些真菌的孢子，增强特异性 T 细胞免疫应答。近年来研究表明，病原体相关分子模式（pathogen-associated molecular pattern，PAMP）与模式识别受体（pattern recognition receptor，PRR）在抗感染免疫发挥着重要作用（Cunha et al. ，2012；Kumar et al. ，2009；Drummond and Lionakis，2016）。目前研究较多的是 Toll 样受体（TLR）和 C 型凝集素受体（C-type lectin receptor，CLR）。近来研究发现，肠道正常菌群中的白假丝酵母菌可以通过肠道上皮屏障进入血液，而肠道屏障对侵入性白假丝酵母菌的防御能力则取决于宿主对致病真菌的固有免疫和适应性免疫，肠黏膜固有层中存在的天然免疫细胞和模式识别受体在抗真菌免疫中起着重要作用（Tong and Tang，2017）。

TLR 是一类进化比较保守的受体家族，包括 13 个成员。其在连接固有免疫和适应性免疫识别系统中起着关键性的作用，可以识别病原微生物进化中比较保守的 PAMP，如脂多糖、肽聚糖、酵母多糖及病原体核酸等，启动固有免疫信号，通过激活单核巨噬细胞、NK 细胞及中性粒细胞产生细胞因子，并诱导干扰素、炎症细胞因子、趋化细胞因子及化学增活素等释放，最终清除病原真菌（Kumar et al. ，2009；Bourgeois and Kuchler，2012）。研究表明，不同的 TLR 通过识别不同真菌的不同 PAMP，激活固有免疫应答，如 TLR1/2 可识别白假丝酵母菌、烟曲霉及巴西副球孢子菌的磷脂甘露聚糖；TLR2 可识别白假丝酵母菌、烟曲霉、巴西副球孢子菌、粗球孢子菌的菌丝和分生孢子，啤酒酵母的酵母多糖，及荚膜组织胞浆菌、马尔尼菲青霉的胞壁 β-葡聚糖；TLR4 可识别新生隐球菌的甘露糖和荚膜多糖，烟曲霉、粗球孢子菌的菌丝，及马尔尼菲青霉、申克孢子丝菌的菌体；TLR3 和 TLR7 可识别烟曲霉、白假丝酵母菌及光滑假丝酵母菌等的 RNA；TLR9 可识别烟曲霉、白假丝酵母菌、新生隐球菌及秕糠马拉色菌等的CpG DNA（Shoham et al.，2001；Levitz，2004；Ramana et al.，2013；Walsh et al.，2013）。

CLR是一类钙依赖性绑定糖类的受体家族，可由保守的糖类识别域（CRD）识别外源凝集素。CLR可在大多数类型的细胞表达，包括可吞噬和清除各种糖蛋白及病原体的巨噬细胞和树突状细胞，以及抗原提呈T细胞。根据其分子结构分为Ⅰ型和Ⅱ型两组膜结合CLR及一组可溶性CLR。在抗原摄取中重要的DEC-205和巨噬细胞甘露糖受体（MMR）属于Ⅰ型跨膜CLR，含有几个CRD或CRD样结构域。Ⅱ型跨膜CLR通常携带单一CRD域，包括树突状细胞相关性C型植物血凝素Dectin-1和Dectin-2、巨噬细胞诱导的C型凝集素（mincle），细胞间黏附因子3结合非整合素分子（DC-SIGN）和DC-NK细胞凝集素受体1（DNGR-1）。这些受体可参与识别和调理真菌的固有免疫应答（Abouelmaatti et al.，2013；Ramana et al.，2013）。可溶性CLR如甘露聚糖结合凝集素（mannose-binding lectin，MBL）是一种可绑定病原体表面一组糖类结构的寡聚蛋白质。其中Dectin-1的相关研究较深入。它是一种天然杀伤样C型凝集素受体，广泛表达于单核巨噬细胞系统、中性粒细胞及成纤维细胞等，可识别真菌细胞壁β-葡聚糖，直接诱导氧爆发，产生活性氧、炎症因子及细胞因子，介导对真菌的非调理性吞噬（Sun et al.，2012；Plato et al.，2013）。呼吸道上皮细胞Dectin-1表达上调，可诱导产生大量的细胞因子TNF-α、GM-CSF及IL-1β，招募大量的中性粒细胞至肺部，降低肺内烟曲霉荷菌量，增强机体对侵袭性肺曲霉病的防御能力（Liu et al.，2015）。最新研究表明，CLR下游信号蛋白CARD9缺陷，将影响人类抗真菌免疫功能，与持续性严重真菌感染的发生发展有关（Drummond and Lionakis，2016）。

DC-SIGN是一种Ⅱ型跨膜凝集素受体，在人树突状细胞和肺泡巨噬细胞中特异性表达，可与细胞间黏附因子ICAM-2和ICAM-3结合，识别病原真菌细胞壁富含甘露糖的糖类和含岩藻糖的多糖结构（如lex、Ley、Lea及Leb），通过受体介导的内吞、摄取、处理，提呈可溶性抗原，诱发机体的免疫应答，最终杀伤病原真菌。

机体的抗真菌免疫应答不是靠某一个受体家族的刺激，而是共同刺激累加（协同作用或拮抗作用）的结果。如酿酒酵母菌、白假丝酵母菌及烟曲霉等

真菌细胞壁的酵母多糖（包括β-葡聚糖、甘露聚糖、甘露糖蛋白、几丁质）诱导的免疫应答均依赖于TLR2和Dectin-1，在两者的协同作用下，可诱导致炎性因子TNF-α、IL-12的产生及释放，调节细胞非调理性吞噬及杀伤作用（Sun et al.，2012）。

## 58.5.2　适应性免疫

适应性免疫又称特异性免疫。真菌感染后可刺激机体免疫应答，诱发产生特异性免疫，即体液免疫和细胞免疫。其中T细胞被激活对促进抗真菌保护性免疫、成功消灭真菌至关重要（Medici and Del Poeta，2015）。

### 58.5.2.1　体液免疫

体液免疫真菌是一种完全抗原，多数感染后可刺激机体产生相应的特异性抗体，具有一定的保护作用（Casadevall and Pirofski，2012；Medici and Del Poeta，2015）。抗体可通过调理作用，阻止真菌转为菌丝相，以提高吞噬细胞的吞噬率，并可抑制真菌黏附宿主细胞而起到抗真菌免疫的作用。如抗白假丝酵母菌黏附素抗体能够阻止白假丝酵母菌黏附于宿主细胞，抑制其进一步入侵；抗新生隐球菌荚膜IgG抗体具有调理吞噬的作用。尽管阴道白假丝酵母菌病患者的血液和分泌物中IgA的产生增多，却不能抑制感染的发展，表明该抗体无保护作用，但可作为真菌感染血清学诊断的检测指标。

### 58.5.2.2　细胞免疫

真菌侵入机体后诱发的特异性免疫应答以细胞免疫应答为主，与真菌感染的发生、发展有着较密切的关系。真菌抗原刺激后产生不同的细胞因子，可导致CD4$^+$ T细胞向Th1细胞或Th17细胞亚型分化。这些T细胞亚型又可产生IFN-γ、TNF-α、IL等促炎细胞因子（Medici and Del Poeta，2015）。以Th1型细胞反应为主的细胞免疫应答在抗白假丝酵母菌、新生隐球菌等深部真菌感染中发挥着重要作用（Scheckelhoff and Deepe，2002；Lin et al.，2009）。特异性CD4$^+$ T细胞可释放IFN-γ、IL-2等多种细胞因子，激活淋巴细胞、NK细胞及巨噬细胞等，上调呼吸爆发作用，进而增强其杀伤真菌的能力（Zelante et al.，2007）。在缺乏CD4$^+$ T细胞时，产生的CD8$^+$ T细胞可杀死细胞内外病原体，在免疫反应中也扮演了重要的角色（Medici and Del Poeta，2015）。Th1细胞是宿主对致病性真

菌产生免疫性保护的关键,此外,在疫苗研制中发现,诱导 Th17 细胞和 Tc17 细胞也是十分必要的,TLR3、TLR7 及 TLR9 在 MyD88 依赖性 Th17 细胞应答及疫苗免疫中也起重要作用(Wüthrich et al.,2011b;Wang et al.,2016;Nanjappa et al.,2017)。

## 58.6 研制中的真菌疫苗

### 58.6.1 研究现状

虽然人类已经开发出针对许多感染性疾病的疫苗,但迄今为止尚未研制出一种有效的真菌疫苗。一种有效的真菌疫苗应具备:① 能够加强机体对真菌不同形态(如白假丝酵母菌的酵母型或菌丝型)的抵抗力;② 能够消灭某些处于休眠状态、有潜在复发可能的病原菌;③ 可以从整体提高患者的免疫功能。由于侵袭性真菌感染多为院内感染,患者常有复杂的基础疾患,如恶性肿瘤、艾滋病、糖尿病及烧伤等,导致免疫受损或缺陷,这些都给真菌疫苗的研发带来了困难(Cassone,2008;Ito et al.,2009)。

随着真菌致病机制和宿主抗感染免疫应答的进一步解析,真菌疫苗的研究已经取得了一定的进展(Romani,2004)。研究者正在研制假丝酵母菌、曲霉、隐球菌等临床常见病原真菌的菌体疫苗、亚单位疫苗及基因重组疫苗(Medici and Del Poeta,2015)。

### 58.6.2 假丝酵母菌疫苗

#### 58.6.2.1 菌体疫苗

从 20 世纪 50 年代以来,研究者就开始采用物理、化学等不同处理方法制备灭活或减毒的白假丝酵母菌菌体疫苗,如加热灭菌、超声波杀菌、乙醇杀菌、甲醛杀菌等。灭活的疫苗可刺激机体产生针对菌体细胞表面及胞质成分的体液免疫和细胞免疫,是一种安全、方便的预防途径(Liu et al.,2011a)。由于灭活的方法不同,免疫或攻击途径及剂量不同,感染时存在多种血清型,有无免疫佐剂等,导致免疫效果不一致。研究表明,菌体疫苗存在一定缺陷,如灭活疫苗在制备过程中可能会破坏有效的抗原或其他成分;减毒疫苗存在毒力复活的可能;菌体疫苗成分复杂,有些与免疫保护无关,有些会引起不良反应;假丝酵母菌的酵母和菌丝不同形态表达的抗原

不同,以一种形态制备的疫苗可能有一定局限性。这些将导致菌体疫苗无法达到预期的接种效果。

#### 58.6.2.2 亚单位疫苗

随着免疫学和生物化学的发展,研究者利用新的生化和物理方法提取、纯化假丝酵母菌的特异性抗原制备亚单位疫苗。假丝酵母菌具有黏附蛋白、侵袭性蛋白酶及胞壁表面受体多种毒力因子,其中大部分为抗原物质,可刺激机体产生免疫应答。用于制备疫苗的理想抗原应该是具有良好的免疫原性,能够刺激机体产生保护性的体液免疫和细胞免疫。目前研究较多的抗原有甘露糖蛋白、热休克蛋白 90(heat shock protein 90,Hsp90)、几丁质、黏附素 Als 1p 和 Als 3p、天冬氨酸酶、烯醇化酶等,能够刺激实验动物产生抗白假丝酵母菌的保护性抗体,可作为开发疫苗的候选蛋白(Hoyer et al.,1995;Ibrahim et al.,2005;Spellberg et al.,2006;Correia et al.,2010)。某些抗原免疫原性较低,常使用脂多糖、弗氏佐剂、树突状细胞等免疫佐剂,刺激 B 细胞产生特异性抗体或加强 T 细胞介导的细胞免疫应答(Perruccio et al.,2004;Brito et al.,2011)。

近来,意大利研究者利用真菌细胞壁存在大量 β-葡聚糖的特点,自一种棕色海藻中提取 β-葡聚糖类化合物昆布糖,鉴于其免疫原性较低,联合白喉类毒素制成疫苗,接种小鼠后可刺激产生特异性抗 β-葡聚糖抗体。小鼠再次感染致死剂量的白假丝酵母菌后,体内抗体的存在可使其存活时间延长。该疫苗也可预防小鼠烟曲霉感染,其血清可明显抑制烟曲霉菌丝的生长。所以,该疫苗具有良好的交叉保护作用,是一种有前途的候选疫苗(Torosantucci et al.,2005;Pietrella et al.,2010;Xin and Cutler,2011)。有研究表明,β-甘露聚糖肽抗原表位结合的糖肽疫苗可诱导产生免疫保护作用(Xin et al.,2008)。都柏林假丝酵母菌甘露聚糖人类血清白蛋白共轭物质可诱导特异性 IgG 和 IgA 显著增加,还可激活 B 细胞和粒细胞表面抗原 CD25 和 CD11b,具有较好的免疫原性,有希望进一步应用于假丝酵母菌疫苗的开发(Paulovicová et al.,2007)。

#### 58.6.2.3 基因疫苗

随着分子生物学技术的发展,自 20 世纪 90 年代以来,利用各种病原微生物核酸制备疫苗成为研究热点,但目前基因重组疫苗的研制尚处于动物试

验阶段。基因疫苗是编码真菌特异性抗原的基因与载体重组后,将重组质粒 DNA 直接导入实验动物体内表达抗原,诱导机体产生体液和细胞免疫应答,达到防治的目的(Saville et al.,2008;Feng et al.,2011;Fernandes et al.,2011)。由于基因疫苗是通过内源性途径提呈抗原,所以该疫苗可有效诱导特异性 CD8⁺ T 细胞应答。不同的接种方式可产生的免疫应答也有差异,如肌内注射诱导的免疫以 Th1 型细胞反应为主,皮内注射以 Th2 型细胞反应为主。Th1 型细胞反应对清除入侵真菌至关重要。近来研究发现,Th17 型细胞反应可介导吞噬细胞的招募,并在感染部位激活吞噬细胞,刺进细胞免疫应答(Lin et al.,2009)。

目前,白假丝酵母细胞基因疫苗的研究尚处于初期阶段。另有研究者利用白假丝酵母菌 Hsp90 基因疫苗免疫小鼠,可诱导产生免疫保护效应,特异性体液免疫在其中起到重要作用。

### 58.6.2.4　多肽疫苗

多肽疫苗是按照病原体抗原基因中已知或预测的某段抗原表位的氨基酸序列,通过化学合成技术制备的疫苗。白假丝酵母菌细胞壁蛋白在与宿主相互作用中起重要作用,被认为是理想的疫苗靶点。有研究者针对白假丝酵母菌细胞表面的两段多肽(Fba 和 Met6)构建多肽结合树突状细胞疫苗。接种免疫抑制小鼠后发现,可显著提高患播散性假丝酵母菌病小鼠的生存率和荷菌量,提示可利用该疫苗通过被动免疫策略来治疗和预防播散性假丝酵母菌病(Xin,2016)。甘露糖转移酶与白假丝酵母菌细胞壁合成、酵母向菌丝转换等生物学过程密切相关。研究发现,注射甘露糖转移酶疫苗可显著提高小鼠的存活率,心、肝、脑、肾内荷菌量减少,血清中 IgG 和 IgM 增加,因此认为该蛋白可作为播散性假丝酵母菌病疫苗的候选蛋白(Wang et al.,2015)。

## 58.6.3　曲霉疫苗

### 58.6.3.1　菌体疫苗

从 20 世纪 30 年代起,研究者开始相继研究烟曲霉菌体疫苗(Liu et al.,2011b)。由于使用的免疫佐剂和接种方法不同,菌体疫苗在系统性曲霉感染和肺曲霉感染的鼠和兔模型中产生的免疫效果也不相同。有研究表明,在鼠的系统性曲霉感染模型中,菌体疫苗可保护曲霉血液感染,但也有研究发现,预先接种热灭活的死孢子或亚致死量的活孢子无法保护大量曲霉孢子引起的血液感染(Ito et al.,2009)。而在肺曲霉感染模型中皮下接种含有弗氏佐剂的活孢子可诱导抗体产生和细胞免疫应答,可使免疫低下的小鼠抵抗曲霉孢子吸入感染,被动输入兔抗血清还可延长小鼠生存期。也有研究证明,肺部预先感染非致死量的孢子疫苗或皮下注射高频声波处理的菌丝疫苗,对患病小鼠均有免疫保护作用。

### 58.6.3.2　亚单位疫苗

目前曲霉亚单位疫苗研制的常用方法是从破坏的菌体或培养物滤液中分离、纯化未知抗原制备疫苗,并观察免疫保护效果(Bozza et al.,2002,2003),此外,对已明确的抗原组分进行克隆和表达亦是亚单位疫苗的重要组成部分。研究者发现,曲霉培养物滤液含有许多菌株生长过程中产生的抗原成分,粗制的滤液疫苗比活孢子疫苗具有更强的免疫防御能力,可通过减少肺部真菌负荷、激活 CD4⁺ T 细胞、促进 Th1 型细胞反应、刺激产生更多的 IFN-γ 和 IL-2 等,对肺曲霉感染产生一定的保护作用。其中变应原天冬氨酸 f 3 的重组蛋白 Asp F3 被认为是能够保护免疫功能低下宿主的一种较好的候选蛋白(Ito et al.,2009)。适应性效应 CD4⁺ T 细胞在防御真菌感染,特别是侵袭性曲霉病中发挥着重要作用。研究发现,被动接种疫苗后,在小鼠体内可经合成肽或重组蛋白抗原和树突状细胞刺激产生 CD4⁺ T 细胞,诱导免疫保护反应(Shao et al.,2005;Feldmesser,2005;Diaz-Arevalo and Kalkum,2017)。有研究发现,菌体细胞壁成分如甘露聚糖、葡聚糖及糖基化蛋白,均具有特定的免疫原性,可作为具有保护性的疫苗候选成分,而且一些蛋白质可能有足够的交叉免疫原性(Argunov et al.,2015;Clemons et al.,2014;Stevens et al.,2011)。研究者利用纯化的酿酒细胞壁 β-葡聚糖免疫系统性曲霉病小鼠,血清和支气管灌洗液中参与固有免疫和适应性免疫的细胞因子,如集落刺激因子、干扰素、TNF-α 及趋化因子(如 MCP-1、MIP-1α、IL-6、IL-1β、IL-17)明显增高,而抗 β-葡聚糖抗体未见增高,表明该免疫应答不是 B 细胞介导,而是 T 细胞介导的保护性免疫反应。提示 β-葡聚糖可作为曲霉病疫苗的候选成分(Clemons et al.,2014)。这些发现为后续研究奠定了基础和研究方向。

### 58.6.4　隐球菌疫苗

#### 58.6.4.1　菌体疫苗

自 20 世纪初期，研究者已开始从隐球菌死菌体、减毒株及培养物滤液中寻找潜在的菌体疫苗，实验结果各不相同。有研究者将热灭活菌体接种于小鼠颅内，并用致死菌株进行攻击，结果小鼠生存期延长，且在脑组织中载菌量明显减少。也有研究将不产黑素的无毒株接种于小鼠颅内，发现不论接种剂量多少均不会引起小鼠致死，其脑组织未见改变；随后以产黑素的有毒株感染小鼠，结果发现小鼠仍可存活。表明利用物理或化学方法获得具有免疫原性的灭活隐球菌或利用遗传学方法获得减毒菌株，均可刺激机体产生免疫保护作用，可作为菌体疫苗的一个研究方向。

#### 58.6.4.2　亚单位疫苗

研究者认为，与菌体疫苗相比，亚单位疫苗比较安全、有效。目前作为候选疫苗研究较多的具有免疫保护作用的抗原是隐球菌荚膜多糖（Datta and Pirofski，2006）。其是首先被证明与隐球菌致病相关的毒力因子，主要成分是葡糖醛酸木糖甘露聚糖（glucuronoxylomannan，GXM），具有抗吞噬、激活补体及抑制吞噬细胞释放细胞因子的作用。研究发现，由荚膜多糖刺激产生的特异性抗体多数是保护性抗体。但由于多糖的免疫原性一般较弱，感染后产生的抗体滴度不高，因此为加强对荚膜多糖的免疫应答能力，多需要联合应用免疫佐剂或与蛋白质结合制备多糖-蛋白结合疫苗，如荚膜多糖与弗氏佐剂或脂质体配伍疫苗、与牛血清白蛋白或牛血清 γ-球蛋白结合的亚单位疫苗、GXM 与破伤风类毒素或重组铜绿假单胞菌外毒素结合的亚单位疫苗等（Datta et al.，2008；Chow，2011）。研究表明，上述疫苗接种后可刺激实验组产生较高水平的抗体或明显增强细胞免疫应答。

### 58.6.5　其他真菌疫苗

与临床常见病原真菌白假丝酵母菌、烟曲霉及新生隐球菌相比，其他真菌的疫苗研发多数较为滞后，尚处于动物试验阶段。其中，主要流行于北美地区，可引起全身侵袭性真菌感染的球孢子菌、组织胞浆菌及皮炎芽生菌由于致病性强，感染发病率较高，相关疫苗的研究倍受研究者关注。

在 20 世纪 70—90 年代，研究者在掌握球孢子菌病的免疫机制的基础上，尝试对球孢子菌疫苗进行临床试验，但研发的球孢子菌疫苗尚未被 FDA 批准（Pappagianis and Levine，1975；Kirkland and Fierer，1985；Pappagianis and The Valley Fever Vaccine Study Group，1993；Wyckoff et al.，1995；Galgiani et al.，1996；Kirkland et al.，2006；Castro-Lopez and Hung，2017）。但该菌疫苗的临床前研发仍在进行，如证明了重组酶抗原可刺激小鼠产生保护性免疫应答；几丁质酶基因敲除的减毒突变株可诱导 Th1、2、17 型细胞免疫应答，使小鼠产生抵抗肺球孢子菌感染的能力（Cox and Magee，2004；Tarcha et al.，2006；Awasthi，2007；Lunetta et al.，2007；Johnson et al.，2007a；Johnson et al.，2007b；Shubitz et al.，2008；Capilla et al.，2009；Xue et al.，2009；Hung et al.，2011；Spellberg，2011）。

20 世纪 70 年代，研究者开始致力于组织胞浆菌疫苗的研发（Garcia and Howard，1971；Tewari et al.，1978）。该菌细胞壁和细胞膜提取物，如核糖体蛋白复合体，可在实验小鼠模型中产生保护作用（Gomez et al.，1991；Deepe et al.，2005）。有研究发现，热休克蛋白也可诱导小鼠产生保护效应（Gomez et al.，1995）。近来发现了一种新方法，即通过 $CD8^+T$ 细胞活化和免疫吞噬细胞凋亡防控组织胞浆菌病（Hsieh et al.，2011）。

20 世纪 90 年代，研究者利用皮炎芽生菌胞壁蛋白 WI-1 具有较高的免疫原性的特点，以其为抗原刺激小鼠，发现可产生保护性体液免疫和以 Th2 型细胞反应为主的细胞免疫（Klein and Jones，1994；Wüthrich et al.，1998）。还有研究者获得了该菌黏附素 BAD-1（一种细胞表面蛋白）的基因敲除株，并皮下接种于犬，观察发现该疫苗具有较好的免疫原性和安全性（Wüthrich et al.，2002；Deepe et al.，2005；Wüthrich et al.，2011a.）。

### 58.7　问题与展望

近年来，由于真菌感染率不断增高和侵袭性真菌感染病死率较高，研究者在致力于研发抗真菌药物的同时，认识到提高机体的免疫状态也是至关重要的,抗真菌疫苗将成为未来抗真菌治疗的新途径(Deepe,1997;Cutler et al.,2007;Cassone,2008;Medici and Del Poeta,2015)。由于真菌属于真核细胞型微生物,结构复杂,其疫苗的研发远较细菌和病毒疫苗困难。有研究者一直致力于研究真菌疫苗的不同策略。一些候选疫苗已经通过Ⅰ期临床试验阶段,并在抗真菌免疫中显示出良好的效果(Medici and Del Poeta,2015)。随着微生物学、免疫学、分子生物学等技术的发展,基因重组疫苗逐渐显现出其优势。与其他类型疫苗相比,基因重组疫苗易于制备和纯化,可降低生产成本,适于以胞内感染为主的真菌感染,产生的内源性抗原更易被机体免疫系统识别,而激活全面、持久的免疫应答,提高机体的抗感染能力。同时,基因疫苗免疫是经过 MHC 途径提呈的,与感染途径中的抗原提呈相似,但无感染的危险。而树突状细胞是机体内功能极强的抗原提呈细胞(APC),在抗真菌感染中 DC 是固有免疫应答的启动者和调控者,起着十分重要的抗原提呈及免疫调节作用。DC 具有识别各种形式真菌的独特功能,可激活并调节不同的 Th 细胞,进而影响感染的结果。由于侵袭性真菌感染患者多为免疫受损或缺陷人群,目前疫苗研究的重心已从抗原发展到佐剂,目的是在佐剂的辅助下使机体在免疫抑制的情况下仍能启动有效的保护性免疫应答。故利用 DC 在免疫调控中的潜在效能,研发以其为基础的佐剂型疫苗成为免疫治疗的新焦点,为寻找防治真菌感染的新型疫苗提供了新的途径(Perruccio et al.,2004)。

虽然临床上迫切需求真菌疫苗,但其研发还有较多理论和技术障碍需要去努力克服。真菌疫苗研发落后于细菌和病毒疫苗的关键在于真菌基因工程操作较困难,且疫苗的作用机制及其安全性仍需进一步研究。利用真菌疫苗预防和治疗高危人群中的真菌感染仍具有挑战性(Carvalho et al.,2017)。但近年来研究者取得的一些成功实验结果、新型分子生物学工具、佐剂及免疫调节剂的出现给未来研制新型真菌疫苗奠定了良好的基础(Cassone,2008)。预防性疫苗可有效控制侵袭性真菌感染的发生和播散;治疗性疫苗与抗真菌药物联合应用可有效降低感染的病死率,并减缓真菌耐药性的发展(Fidel and Cutler,2011)。从真菌感染过程中重要的毒力因子和宿主抗真菌免疫应答入手,研发一种既能激活固有免疫应答又能诱导适应性免疫应答的新型真菌疫苗,对于真菌感染的防治具有重要意义。

# 参考文献

李凡,刘晶星. 2013. 医学微生物学(第8版). 北京:人民卫生出版社.

温海,李若瑜. 2012. 医学真菌学(第1版). 北京:人民卫生出版社.

Argunov DA,Krylov VB,Nifantiev NE. 2015. Convergent synthesis of isomeric heterosaccharides related to the fragments of galactomannan from *Aspergillus fumigatus*. Org Biomol Chem 13(11):3255-3267.

Awasthi S. 2007. Dendritic cell-based vaccine against coccidioides infection. Ann N Y Acad Sci 1111:269-274.

Borghi E,Borgo F,Morace G. 2016. Fungal biofilms:Update on resistance. Adv Exp Med Biol 931:37-47.

Bourgeois C,Kuchler K. 2012. Fungal pathogens—a sweet and sour treat for toll-like receptors. Front Cell Infect Microbiol 2:142.

Bozza S,Gaziano R,Lipford GB,et al. 2002. Vaccination of mice against invasive aspergillosis with recombinant *Aspergillus* proteins and CpG oligodeoxynucleotides as adjuvants. Microbes Infect 4(13):1281-1290.

Bozza S,Perruccio K,Montagnoli C,et al. 2003. A dendritic cell vaccine against invasive aspergillosis in allogeneic hematopoietic transplantation. Blood 102(10):3807-3814.

Brandhorst TT,Wüthrich M,Warner T,et al. 1999. Targeted gene disruption reveals an adhesin indispensable forpathogenicity of *Blastomyces dermatitidis*. J Exp Med 189(8):1207-1216.

Brito LA,Chan M,Baudner B,et al. 2011. An alternative renewable source of squalene for use in emulsion adjuvants. Vaccine 29(37):6262-6268.

Brömel C,Sykes JE. 2005. Epidemiology, diagnosis, and treatment of blastomycosis in dogs and cats. Clin Tech Small Anim Pract 20(4):233-239.

Brooks GF,Carroll KC,Butel JS,et al. 2010. Jawetz,Melnick,& Adelberg's Medical Microbiology(25th edition). New York:McGraw-Hill.

Bultman KM,Kowalski CH,Cramer RA. 2017. *Aspergillus fumigatus* virulence through the lens of transcription factors. Med Mycol 55(1):24-38.

Capilla J,Clemons KV,Liu M,et al. 2009. *Saccharomyces cerevisiae* as a vaccine against coccidioidomycosis. Vaccine 27(27):3662-3668.

Carvalho A, Duarte-Oliveira C, Gonçalves SM, et al. 2017. Fungal Vaccines and Immunotherapeutics: Current Concepts and Future Challenges. Current Fungal Infection Reports 11 (1): 16-24.

Casadevall A, Pirofski L. 2012. Immunoglobulins in defense, pathogenesis, and therapy of fungal diseases. Cell Host & Microbe 11(5): 447-456.

Cassone A. 2008. Fungal vaccines: Real progress from real challenges. Lancet Infect Dis 8(2): 114-124.

Castro-Lopez N, Hung CY. 2017. Immune response to coccidioidomycosis and the development of a vaccine. Microorganisms 5(1): E13.

Chow SK, Casadevall A. 2011. Evaluation of *Cryptococcus neoformans* galactoxylomannan-protein conjugate as vaccine candidate against murine cryptococcosis. Vaccine 29(10): 1891-1898.

Chu JH, Feudtner C, Heydon K, et al. 2006. Hospitalizations for endemic mycoses: A population-based national study. Clin Infect Dis 42(6): 822-855.

Clemons KV, Danielson ME, Michel KS, et al. 2014. Whole glucan particles as a vaccine against murine aspergillosis. J Med Microbiol 63(Pt 12): 1750-1759.

Correia A, Lermann U, Teixeira L, et al. 2010. Limited role of secreted aspartyl proteinases Sap1 to Sap6 in *Candida albicans* virulence and host immune response in murine hematogenously disseminated candidiasis. Infect Immun 78(11): 4839-4849.

Cox RA, Magee DM. 2004. Coccidioidomycosis: Host response and vaccine development. Clin Microbiol Rev 17(4): 804-839.

Cunha C, Carvalho A, Esposito A, et al. 2012. DAMP signaling in fungal infections and diseases. Front Immunol 3: 286.

Cutler JE, Deepe GSJr, Klein BS. 2007. Advances in combating fungal diseases: Vaccines on the threshold. Nat Rev Microbio 5(1): 13-28.

Datta K, Lees A, Pirofski LA. 2008. Therapeutic efficacy of a conjugate vaccine containing a peptide mimotope of cryptococcal capsular polysaccharide glucuronoxylomannan. Clin Vaccine Immunol 15(8): 1176-1187.

Datta K, Pirofski LA. 2006. Towards a vaccine for *Cryptococcus neoformans*: Principles and caveats. FEMS Yeast Res 6(4): 525-536.

Deepe GS. 1997. Prospects for the development of fungal vaccines. Clin Microbiol Rev 10(4): 585-596.

Deepe Jr GS, Wüthrich M, Klein BS. 2005. Progress in vaccination for histoplasmosis and blastomycosis: Coping with cellular immunity. Med Mycol 43(5): 381-389.

Diaz-Arevalo D, Kalkum M. 2017. CD4⁺ T cells mediate aspergillosis vaccine protection. Methods Mol Biol 1625: 281-293.

Dismukes WE, Pappas PG, Sobel JD. 2003. Clinical Mycology. Oxford: Oxford University Press.

Drummond RA, Lionakis MS. 2016. Mechanistic insights into the role of C-type lectin receptor/CARD9 signaling in human antifungal immunity. Front Cell Infect Microbiol 6: 39.

Feldmesser M. 2005. Prospects of vaccines for invasive aspergillosis. Med Mycol 43(7): 571-587.

Feng Y, Guo S, Jiang T, et al. 2011. Active immunization against *Pneumocystis cariniiwith* p55-v3 DNA vaccine in rats. Can J Microbiol 57(5): 375-381.

Fernandes VC, Martins EM, Boeloni JN, et al. 2011. Additive effect of rPb27 immunization and chemotherapy in experimental paracoccidioidomycosis. PLoS One 6(3): e17885.

Fidel Jr PL, Cutler JE. 2011. Prospects for development of a vaccine to prevent and control vaginal candidiasis. Curr Infect Dis Rep 13(1): 102-107.

Galgiani JN, Peng T, Lewis ML, et al. 1996. Cerebrospinal fluid antibodies detected by ELISA against a 33-kDa antigen from spherules of *Coccidioides immitis* in patients with coccidioidal meningitis. J Infect Dis 173(2): 499-502.

Garcia JP, Howard DH. 1971. Characterization of antigens from the yeast phase of *Histoplasma capsulatum*. Infect Immun 4(2): 116-125.

Gomez FJ, Allendoerfer R, Deepe GS. 1995. Vaccination with recombinant heat shock protein 60 from *Histoplasma capsulatum* protects mice against pulmonary histoplasmosis. Infect Immun 63(7): 2587-2595.

Gomez FJ, Gomez AM, Deepe GS. 1991. Protective efficacy of a 62-kilodalton antigen, HIS-62, from the cell wall and cell membrane of *Histoplasma capsulatum* yeast cells. Infect Immun 59(12): 4459-4464.

Horn F, Heinekamp T, Kniemeyer O, et al. 2012. Systems biology of fungal infection. Front Microbiol 3: 108.

Hoyer LL, Scherer S, Shatzman AR, et al. 1995. *Candida albicans* ALS1: Domains related to a *Saccharomyces cerevisiae* sexual agglutinin separated by a repeating motif. Mol Microbiol 15(1): 39-54.

Hsieh SH, Lin JS, Huang JH, et al. 2011. Immunization with apoptotic phagocytes containing *Histoplasma capsulatum* activates functional CD8⁺ T cells to protect against histoplasmosis. Infect Immun 79(11): 4493-4502.

Hung CY, Gonzalez A, Wüthrich M, et al. 2011. Vaccine immunity to coccidioidomycosis occurs by early activation of three signal pathways of T helper cell response (Th1, Th2, and Th17). Infect Immun 79(11): 4511-4522.

Ibrahim AS, Spellberg BJ, Avenissian V, et al. 2005. Vaccination with recombinant N-terminal domain of Als1p improves survival during murine disseminated candidiasis by enhancing cell-mediated, not humoral, immunity. Infect Immun 73 (2):999-1005.

Ito JI, Lyons JM, Diaz-Arevalo D, et al. 2009. Vaccine progress. Med Mycol 47(Suppl 1):S394-S400.

Johnson SM, Kerekes KM, Lunetta JM, et al. 2007a. Characteristics of the protective subcellular coccidioidal T27K vaccine. Ann N Y Acad Sci 1111:275-289.

Johnson SM, Lerche NW, Pappagianis D, et al. 2007b. Safety, antigenicity, and efficacy of a recombinant coccidioidomycosis vaccine in cynomolgus macaques ( *Macaca fascicularis* ). Ann N Y Acad Sci 1111:290-300.

Kirkland TN, Fierer J. 1985. Genetic control of resistance to *Coccidioides immitis*: A single gene that is expressed in spleen cells determines resistance. J Immunol 135(1):548-552.

Kirkland TN, Raz E, Datta SK. 2006. Molecular and cellular mechanisms of protective immunity to coccidioidomycosis. Vaccine 24(4):495-500.

Klein BS, Jones JM. 1994. Purification and characterization of the major antigen WI-1 from *Blastomyces dermatitidis* yeasts and immunological comparison with A antigen. Infect Immun 62(9):3890-3900.

Kumar H, Kawai T, Akira S. 2009. Toll-like receptors and innate immunity. Biochem Biophys Res Commun 388(4):621-625.

Levitz SM. 2004. Interactions of Toll-like receptors with fungi. Microb Infect 6(15):1351-1355.

Lin L, Ibrahim AS, Xu X, et al. 2009. Th1-Th17 cells mediate protective adaptive immunity against *Staphylococcus aureus* and *Candida albicans* infection in mice. PLoS Pathog 5 (12):e1000703.

Liu M, Capilla J, Johansen ME, et al. 2011b. *Saccharomyces* as a vaccine against systemic aspergillosis:"The friend of man" a friend again? J Med Microbiol 60 (Pt 10):1423-1432.

Liu M, Clemons KV, Bigos M, et al. 2011a. Immune responses induced by heat killed *Saccharomyces cerevisiae*: A vaccine against fungal infection. Vaccine 29(9):1745-1753.

Liu ZC, Wang M, Sun WK, et al. 2015. Up-regulation of Dectin-1 in airway epithelial cells promotes mice defense against invasive pulmonary aspergillosis. Int J Clin Exp Med 8(10):17489-17497.

Lunetta JM, Simmons KA, Johnson SM, et al. 2007. Molecular cloning and expression of a cDNA encoding a *Coccidioides posadasii* 1,2-α-mannosidase identified in the coccidioidal T27K vaccine by immunoproteomic methods. Ann N Y Acad Sci 1111:164-180.

Medici NP, Del Poeta M. 2015. New insights on the development of fungal vaccines: From immunity to recent challenges.

Mem Inst Oswaldo Cruz 110(8):966-973.

Nanjappa SG, McDermott AJ, Fites JS, et al. 2017. Antifungal Tc17 cells are durable and stable, persisting as long-lasting vaccine memory without plasticity towards IFNγ cells. PLoS Pathog 13(5):e1006356.

Pappagianis D, Levine HB. 1975. The present status of vaccination against coccidioidomycosis in man. Am J Epidemiol 102 (1):30-41.

Pappagianis D, The Valley Fever Vaccine Study Group. 1993. Evaluation of the protective efficacy of the killed *Coccidioides immitis* spherule vaccine in humans. Am Rev Respir Dis 148(3):656-660.

Pappas PG, Rex JH, Lee J, et al. 2003. A prospective observational study of candidemia: Epidemiology, therapy, and influences on mortality in hospitalized adult and pediatric patients. Clin Infect Dis 37(5):634-643.

Paulovicová E, Machová E, Tulinská J, et al. 2007. Cell and antibody mediated immunity induced by vaccination with novel *Candida dubliniensis* mannan immunogenic conjugate. Int Immunopharmacol 7(10):1325-1333.

Perlroth J, Choi B, Spellberg B. 2007. Nosocomial fungal infections: Epidemiology, diagnosis, and treatment. Med Mycol 45 (4):321-346.

Perruccio K, Bozza S, Montagnoli C, et al. 2004. Prospects for dendritic cell vaccination against fungal infections in hematopoietic transplantation. Blood Cells Mol Dis 33(3):248-255.

Phan QT, Myers CL, Fu Y, et al. 2007. Als3 is a *Candida albicans* invasin that binds to cadherins and inducesendocytosis by host cells. PLoS Biol 5(3):e64.

Pietrella D, Rachini A, Torosantucci A, et al. 2010. A β-glucan-conjugate vaccine and anti-β-glucan antibodies are effective against murine vaginal candidiasis as assessed by a novel in vivo imaging technique. Vaccine 28(7):1717-1725.

Plato A, Willment JA, Brown GD. 2013. C-type lectin-like receptors of the Dectin-1 cluster: Ligands and signaling pathways. Intern Rev Immunol 32(2):134-156.

Ramana KV, Kandi S, Bharatkumar V, et al. 2013. Invasive fungal infections: A comprehensive review. Am J Infect Dis Microbio 1(4):64-69.

Reiss E, Shadomy HJ, Lyon GM. 2011. Fundamental Medical Mycology. New Jersey:Wiley-Blackwell.

Richardson MD, Warnock DW. 2012. Fungal Infection:Diagnosis And Management. New Jersey:Wiley-Blackwell.

Romani L. 2004. Immunity to fungal infections. Nat Rev Immunol 4(1):11-24.

Saville SP, Lazzell AL, Chaturvedi AK, et al. 2008. Use of a genetically engineered strain to evaluate the pathogenic potential of yeast cell and filamentous forms during *Candida albicans systemic infection in immunodeficient mice. Infect Immun* 76(1):97-102.

Scheckelhoff M, Deepe GS. 2002. The protective immune response to heat shock protein 60 of *Histoplasma capsulatum* is mediated by a subset of Vβ8.1/8.2⁺ T cells. J Immunol 169(10):5818-5826.

Shao C, Qu J, He L, et al. 2005. Dendritic cells transduced with an adenovirus vector encoding interleukin-12 are a potent vaccine for invasive pulmonary aspergillosis. Genes Immun 6(2):103-114.

Sheppard DC, Yeaman MR, Welch WH, et al. 2004. Functional and structural diversity in the Als protein family of *Candida albicans*. J Biol Chem 279(29):30480-30489.

Shoham S, Huang C, Chen JM, et al. 2001. Toll-like receptor 4 mediates intracellular signaling without TNF-α release in response to *Cryptococcus neoformans* polysaccharide capsule. J Immunol 166(7):4620-4626.

Shubitz LF, Dial SM, Perrill R, et al. 2008. Vaccine-induced cellular immune responses differ from innate responses in susceptible and resistant strains of mice infected with *Coccidioides posadasii*. Infect Immun 76(12):5553-5564.

Spellberg B. 2008. Novel insights into disseminated candidiasis: Pathogenesis research and clinical experience converge. PLoS Pathog 4(2):e38.

Spellberg B. 2011. Vaccines for invasive fungal infections. F1000 Med Rep 3:13.

Spellberg BJ, Ibrahim AS, Avanesian V, et al. 2006. Efficacy of the anti-*Candida* rAls3p-N or rAls1p-N vaccines against disseminated and mucosal candidiasis. J Infect Dis 194(2):256-260.

Stevens DA, Clemons KV, Liu M. 2011. Developing a vaccine against aspergillosis. Med Mycol 49 (Suppl 1):S170-S176.

Sun WK, Lu X, Li X, et al. 2012. Dectin-1 is inducible and plays a crucial role in *Aspergillus*-induced innate immune responses in human bronchial epithelial cells. Eur J Clin Microbiol Infect Dis 31(10):2755-2764.

Tarcha EJ, Basrur V, Hung CY, et al. 2006. Multivalent recombinant protein vaccine against coccidioi-domycosis. Infect Immun 74(10):5802-5813.

Tewari RP, Sharma DK, Mathur A. 1978. Significance of thymus-derived lymphocytes in immunity elicited by immunization with ribosomes or live yeast cells of *Histoplasma capsulatum*. J Infect Dis 138(5):605-613.

Tong Y, Tang J. 2017. *Candida albicans* infection and intestinal immunity. Microbiol Res 198:27-35.

Torosantucci A, Bromuro C, Chiani P, et al. 2005. A novel glycoconjugate vaccine against fungal pathogens. J Exp Med 202:

597-606.

Walsh D, McCarthy J, O'Driscoll C, et al. 2013. Pattern recognition receptors—molecular orchestrators of inflammation in inflammatory bowel disease. Cytokine Growth Factor Rev 24(2):91-104.

Wang H, Li M, Hung CY, et al. 2016. MyD88 shapes vaccine immunity by extrinsically regulating survival of CD4⁺ T cells during the contraction phase. PLoS Pathog 12 (8): e1005787.

Wang L, Yan L, Li XX, et al. 2015. Vaccination with recombinant non-transmembrane domain of protein mannosyltransferase 4 improves survival during murine disseminated candidiasis. Biol Pharm Bull 38(11):1779-1787.

Wongsuk T, Pumeesat P, Luplertlop N. 2016. Fungal quorum sensing molecules: Role in fungal morphogenesis and pathogenicity. J Basic Microbiol 56(5):440-447.

Wüthrich M, Chang WL, Klein BS. 1998. Immunogenicity and protective efficacy of the WI-1 adhesin of *Blastomyces dermatitidis*. Infect Immun 66(11):5443-5449.

Wüthrich M, Filutowicz HI, Warner T, et al. 2002. Requisite elements in vaccine immunity to *Blastomyces dermatitidis*: Plasticity uncovers vaccine potential in immune-deficient hosts. J Immunol 169(12):6969-6976.

Wüthrich M, Gern B, Hung CY, et al. 2011b. Vaccine-induced protection against 3 systemic mycoses endemic to North America requires Th17 cells in mice. J Clin Invest 121(2): 554-568.

Wüthrich M, Krajaejun T, Shearn-Bochsler V, et al. 2011a. Safety, tolerability, and immunogenicity of a recombinant, genetically engineered, live-attenuated vaccine against canine blastomycosis. Clin Vaccine Immunol 18(5):783-789.

Wyckoff EE, Pishko EJ, Kirkland TN, et al. 1995. Cloning and expression of a gene encoding a T-cell reactive protein from *Coccidioides immitis*: Homology to 4-hydroxyphenylpyruvate dioxygenase and the mammalian F antigen. Gene 161(1): 107-111.

Xin H. 2016. Active immunizations with peptide-DC vaccines and passive transfer with antibodies protect neutropenic mice against disseminated candidiasis. Vaccine 34(2):245-251.

Xin H, Cutler JE. 2011. Vaccine and monoclonal antibody that enhance mouse resistance to candidiasis. Clin Vaccine Immunol 18(10):1656-1667.

Xin H, Dziadek S, Bundle DR, et al. 2008. Synthetic glycopeptide vaccines combining β-mannan and peptide epitopes induce protection against candidiasis. PNAS 105(36):13526-13531.

Xue J, Chen X, Selby D, et al. 2009. A genetically engineered live attenuated vaccine of *Coccidioides posadasii* protects BALB/c mice against coccidioidomycosis. Infect Immun 77 (8):3196-3208.

Zelante T, De Luca A, Bonifazi P, et al. 2007. IL-23 and the Th17 pathway promote inflammation and impair antifungal immune resistance. Eur J Immunol 37(10):2695-2706.

# 第 59 章

# 肿瘤疫苗

石华山　王永生　魏于全

**本章摘要**

肿瘤疫苗是肿瘤生物治疗的手段之一,由于近年来在临床取得的疗效,成为国内外研究的热点。肿瘤疫苗主要是通过激活患者自身的免疫系统,利用肿瘤细胞或者肿瘤抗原物质诱导机体的特异性细胞免疫和体液免疫反应,来增强机体的抗癌能力,从而阻止肿瘤的生长、扩散和复发,以达到清除或控制肿瘤的目的。肿瘤疫苗属于主动免疫治疗范畴,有特异性肿瘤疫苗和非特异性肿瘤疫苗之分,但特异性肿瘤疫苗是主要的。根据抗原组分或性质的不同,肿瘤疫苗又可分为细胞疫苗、蛋白/多肽疫苗、DNA 疫苗、病毒疫苗、抗独特型疫苗和异种疫苗。在肿瘤疫苗的设计方面,并不完全以肿瘤特异性抗原或者肿瘤相关抗原为主,还包括与肿瘤发生发展密切相关的因子、与肿瘤微环境相关的因子、与肿瘤不相关但可以促进机体诱发针对肿瘤的特异性自动免疫的分子等,都可以成为肿瘤疫苗的设计基础。随着对肿瘤疫苗研究的深入,肿瘤治疗性和预防性疫苗均会得到快速发展,相信肿瘤疫苗将会在肿瘤治疗中起到更重要的作用。

## 59.1 概述

肿瘤疫苗是肿瘤生物治疗的手段之一,由于近年来在临床取得的疗效,成为国内外研究的热点(Melero et al.,2014;Melief et al.,2015;Razvan et al.,2018)。肿瘤疫苗主要是通过激活患者自身的免疫系统,利用肿瘤细胞或者肿瘤抗原物质诱导机体的特异性细胞免疫和体液免疫反应,来增强机体的抗癌能力,从而阻止肿瘤的生长、扩散和复发,达到清除或控制肿瘤的目的。

肿瘤疫苗没有明确的定义,一般理解为,凡是可以激发机体产生对肿瘤细胞或者肿瘤微环境中有利于肿瘤生长的细胞或分子的主动特异性免疫,以抑制或消除肿瘤生长、复发或转移的各种形式的疫苗,都可以称为肿瘤疫苗。因此,肿瘤疫苗的设计基础并不完全以肿瘤特异性抗原或者肿瘤相关抗原为主,还包括与肿瘤发生发展密切相关的因子、与肿瘤微环境相关的因子、与肿瘤不相关但可以促进机体诱发针对肿瘤的特异性自动免疫的分子等。肿瘤疫苗的概念不同于传统疫苗,最初设计的重点是立足于肿瘤的治疗而非预防;随着对肿瘤病因学认识的进步,肿瘤预防性疫苗发展迅速,如针对宫颈癌的致病因素人乳头瘤病毒(human papilloma virus,HPV),也发展了预防性的肿瘤疫苗(Cornelison,2000;Eiben et al.,2002;Schreckenberger and Kaufmann,2004;Huang et al.,2005;Koutsky et al.,2002;Maeng and Berzofsky,2019),该疫苗在欧美国家已经被证明安全有效,并已在包括美国在内的100多个国家和地区大规模应用。

肿瘤疫苗属于主动免疫治疗范畴,有特异性肿瘤疫苗和非特异性肿瘤疫苗之分,其中特异性肿瘤疫苗是主要的。根据抗原组分或性质的不同,肿瘤疫苗又可分为细胞疫苗、蛋白/多肽疫苗、DNA疫苗、病毒疫苗、抗独特型疫苗和异种疫苗。以肿瘤特异性抗原(tumor specific antigen,TSA)为基础的肿瘤疫苗可以将肿瘤细胞作为免疫攻击的靶细胞,从而达到直接杀伤的作用。例如,以1991年Threrry Boon实验室发现的第一个人类肿瘤特异性抗原MAGE-1为基础的疫苗,不仅可诱发出针对黑色素瘤的T细胞反应,还可以诱导特异抗体应答(Hoon et al.,1995;Yu et al.,2004;Wang et al.,2017),与传统的疫苗有相似之处。但是很多肿瘤并没有肿瘤特异性抗原,而仅仅表达一些相对特异的肿瘤相关抗原(tumor associated antigen,TAA),如结直肠癌相关抗原CEA,这类抗原仍然被认为是较为理想的疫苗基础(Huang et al.,2005;Ojima et al.,2007;Ahn et al.,2015)。

肿瘤是一个包含许多不同细胞的复合结构,肿瘤的生长与其所处的微环境有密切的关系,而由于肿瘤细胞本身的弱免疫原性以及肿瘤的免疫逃逸,大多数肿瘤很难获得理想的肿瘤抗原,因此,肿瘤微环境中有利于肿瘤生长的因素都可以成为肿瘤疫苗诱导免疫应答的靶点(Sluka and Davis,2013;Chaudhary and Elkord,2016;Ventola,2017)。如针对肿瘤间质中的重要组成成分肿瘤相关成纤维细胞的疫苗,不仅可以调节肿瘤的发生,还能够使肿瘤内部化学治疗药物的浓度增加,从而增加肿瘤对化学治疗的敏感性(Ding et al.,2012;Park et al.,2016),而以Ⅰ型胶原为基础的疫苗,还可以通过诱发针对肿瘤相关成纤维细胞的CTL反应,抑制肿瘤的生长和转移(Huang et al.,2005;Poggi and Giuliani,2016)。另外,肿瘤的生长离不开营养的供给,对血管的依赖为肿瘤疫苗提供了很好的靶点,研究证实,针对肿瘤新生血管相关分子的抗血管生成疫苗,不仅可以通过诱发体液免疫,刺激特异性抗体产生,还可以通过诱导特异的细胞免疫,激活特异的CTL产生抗血管生成,达到抑制肿瘤生长及转移的目的(Wei et al.,2001;Niethammer et al.,2002;Liu et al.,2003;Zhou et al.,2005;Wentink et al.,2015)。

随着对肿瘤发病病因的了解越来越多,还可以根据发病相关的病因来设计肿瘤疫苗。一些肿瘤的发生与病毒相关(Su et al.,2003;Yi et al.,2006),病毒基因的整合使肿瘤表达一些病毒蛋白,这些病毒蛋白也成为肿瘤疫苗的靶点,如HBV表达的X蛋白(HBX)(Pal et al.,2003;Chun et al.,2003;Yu et al.,1999;Kim et al.,2001)。此外,虽然存在肿瘤的免疫逃逸,抗原的隐蔽,以及一些肿瘤胞内抗原,部分肿瘤虽具有特异性的抗原但可能不被识别,或者无法激发免疫反应;但是,一旦肿瘤细胞被一些溶瘤病毒溶解,则可以促进这些抗原的释放或提呈,进而激发特异性的抗肿瘤免疫(Bartlett et al.,2013;Huang et al.,2003;Schirrmacher et al.,1998),因而这些溶瘤病毒也可以被认为是广义的肿瘤疫苗。

## 59.2 肿瘤免疫逃逸

正常人体内每天可能有 $10^7 \sim 10^8$ 个细胞发生突变。机体免疫系统能够识别这些突变细胞为异己，并通过免疫机制在其尚未形成肿瘤前，将其从体内消除，避免肿瘤发生。Burnet 提出的免疫监视学说认为，在癌细胞出现的早期，机体免疫系统可识别这些"非己"细胞，并通过细胞免疫机制特异地清除这些细胞，当突变的细胞逃脱机体免疫系统的监视清除时，就可能在机体内迅速分裂增殖，形成肿瘤。某些肿瘤能够逃避机体免疫系统的攻击，这就是所谓的肿瘤免疫逃逸。影响肿瘤细胞逃脱机体免疫监视的因素很多，主要包括免疫抑制和免疫耐受两个方面，且不同的肿瘤往往可通过不同的机制来逃避免疫监视。

### 59.2.1 肿瘤诱发的免疫抑制

肿瘤诱发的免疫抑制被认为是肿瘤逃避免疫监视的主要因素之一。肿瘤诱发的免疫抑制主要表现在可以诱导产生免疫抑制细胞、分泌免疫抑制因子和表达某些蛋白分子两个方面。

#### 59.2.1.1 肿瘤诱导产生免疫抑制细胞

肿瘤诱导机体产生的免疫抑制细胞主要包括抑制性 T 细胞（suppressor T lymphocyte，Ts 细胞）、抑制性巨噬细胞（suppressor macrophage，sMφ 细胞）和自然抑制细胞（natural suppressorcell，NS 细胞）。Ts 细胞能抑制辅助性 T 细胞（Th 细胞）活性，从而间接抑制 B 细胞的分化和 TC 杀伤功能，是对体液免疫和细胞免疫起负向调节作用的 T 细胞亚群，与肿瘤免疫逃逸关系密切。在 Ts 细胞调节途径中存在诱导 Ts 细胞（Tsi）、转导 Ts 细胞（Tst）和效应 Ts 细胞（Tse）3 种细胞亚群。Ts 细胞具有高度异质性，可能还存在反抑制性 T 细胞亚群（contra-suppressor T cell，Tcs 细胞）。Tcs 细胞活化后分泌反抑制性 T 细胞因子 TcsF，直接作用于 Th 细胞，从而解除 Ts 细胞的抑制作用，使 Th 细胞恢复辅助活性。

肿瘤细胞可以诱导巨噬细胞过度激活成为抑制性巨噬细胞，sMφ 细胞可分泌多种可溶性抑制物（如前列腺素、活性氧分子、Ⅰ型精氨酸酶、IL-10等），有研究证实，其通过分泌Ⅰ型精氨酸酶抑制淋巴细胞的增殖及 NK 细胞、CTL 的抗肿瘤活性。

NS 细胞形态上为大颗粒淋巴细胞（large granular lymphocytes，LGL），见于胚胎及新生期，出生后数天内消失，抗原不能诱导，表面无 T 细胞、B 细胞特有的标志，对 B 细胞无抑制作用，主要抑制 T 细胞参与的免疫应答，无抗原特异性。

#### 59.2.1.2 肿瘤细胞分泌免疫抑制因子和表达某些蛋白分子

某些肿瘤细胞可以自分泌或旁分泌免疫抑制因子以抑制机体对其免疫杀伤，抑制调节性细胞因子的分泌，下调免疫效应细胞的活性，保护肿瘤细胞免受特异性 CTL 的杀伤。例如，产生前列腺素 E2（PGE2）、转化生长因子-β 等多种免疫抑制因子，使免疫系统的功能受到抑制；肿瘤细胞分泌的 TGF-β、IL-10 和血管表皮生长因子（VEGF）具有负调节机体对肿瘤的免疫应答和促进肿瘤生长的作用。TNF 是效应细胞分泌的杀伤肿瘤细胞的重要细胞因子，某些肿瘤细胞表达可溶性 TNF 结合蛋白（sTNF-BP），通过与 TNF 结合，阻止其与肿瘤细胞的 TNF 受体结合，抑制对肿瘤细胞的杀伤作用。

近年来研究发现，某些肿瘤细胞表面 Fas 表达明显低下，相反，这些肿瘤细胞呈现 FasL 高表达，同时已证实肿瘤周围激活的淋巴细胞表面有 Fas 的表达。这就使得进入肿瘤组织周围的免疫细胞，因其表达 Fas 分子，与肿瘤细胞分泌的 FasL 结合，激活免疫细胞的凋亡信号途径，反而被肿瘤细胞所破坏。因此，肿瘤细胞表达的 FasL 可能在局部免疫抑制中起着重要的作用。某些肿瘤细胞表面表达非经典 MHC-Ⅰ类分子（HLA-G），也可抑制免疫活性细胞发挥效应功能。还有一些肿瘤细胞可通过营造局部免疫豁免（immune privilege）来逃脱免疫监视。这些机制在肿瘤的生长、转移和肿瘤细胞逃避宿主免疫监视等方面亦可能发挥重要的作用。

PD-1/PD-L1 属于免疫球蛋白超家族协同刺激分子，在自身免疫、移植免疫以及肿瘤免疫等方面参与免疫调节过程。PD-1 主要表达在活化 T 细胞上，当其与配体 PD-L1 结合后，可显著抑制 T 细胞的活化和增殖，并调节细胞因子的表达和分泌。研究证实，肿瘤细胞可表达大量的 PD-L1 分子，通过这些分子与 T 细胞表面的 PD-1 结合，进而导致肿瘤抗原特异性 T 细胞的凋亡及免疫无能。因此，针对 PD-1/PD-L1 靶点的抗体药物已经应用于临床并取得了一定的疗效（Tsai et al. , 2014；Ohaegbulam et al. ,2015）。

## 59.2.2 肿瘤免疫耐受

从免疫学的角度来看,肿瘤细胞就是一种能不断表达"正常"抗原(基因过度表达)和(或)"异常"抗原(突变或缺失等产生新抗原)的宿主体内自身组织细胞。因此肿瘤可被视为一种特殊的自身抗原,在正常情况下,机体对自身抗原不产生免疫应答,即呈现出免疫耐受。

肿瘤免疫耐受是肿瘤细胞逃避机体免疫系统监控的主要机制之一。导致肿瘤免疫耐受的因素较多且复杂,但其主要原因可能是肿瘤细胞缺乏一种或多种成分,导致其免疫原性低下,而这些成分是有效刺激机体免疫系统所必需的。导致肿瘤免疫耐受的因素主要包括以下几个方面。

### 59.2.2.1 肿瘤细胞的弱免疫原性

免疫原性(immunogenicity)是指能够刺激机体形成特异抗体或致敏淋巴细胞的能力,即抗原能刺激特定的免疫细胞,使免疫细胞活化、增殖、分化,最终产生免疫效应物质抗体和致敏淋巴细胞的特性。通常免疫原的来源与应答者之间在种系进化过程中相距越远,免疫原性就越强,如细菌、病毒等对于人体来讲就具有强的免疫原性。肿瘤来源于机体自身突变的细胞,大部分的成分与机体正常细胞的成分相同,只有极少数异常表达的蛋白质和畸形多糖具有免疫原性。由于肿瘤细胞之间也存在免疫原性的差异,那些免疫原性较强的肿瘤可以诱导有效的抗肿瘤免疫应答,易被机体消灭;而那些免疫原性相对较弱的肿瘤则能逃脱免疫系统的监视而选择性地增殖,这一过程称为免疫选择,经过不断地选择,肿瘤的免疫原性越来越弱。抗肿瘤抗体与肿瘤细胞表面抗原复合物的内化或脱落的这种抗原调变(antigenic modulation)作用,致使肿瘤抗原减少,免疫原性减弱。

### 59.2.2.2 肿瘤抗原的封闭、遮蔽与隔离

肿瘤细胞可释放出可溶性抗原分子,这些游离抗原与抗肿瘤抗体结合成复合物,复合物可通过抗体的 Fc 段与淋巴细胞、NK 细胞、巨噬细胞的 Fc 受体结合,这种对 Fc 受体的封闭能妨碍免疫细胞发挥 ADCC 效应。此外,肿瘤细胞表面通常比正常细胞表达更多的糖脂和糖蛋白,结果导致其表面肿瘤抗原被糖萼(glycocalyx)等所遮蔽(shedding),成为隐蔽性抗原,从而使免疫细胞无法识别肿瘤抗原。某些肿瘤细胞还可以分泌刺激因子活化宿主的凝血系统,结果导致在肿瘤细胞外形成纤维蛋白"茧"(fibrin cocoon),使肿瘤抗原隔离,免疫细胞因此无法识别肿瘤抗原,导致肿瘤细胞免疫逃逸。

### 59.2.2.3 MHC 分子的低表达

MHC-I 类分子位于一般细胞表面,可以提供一般细胞内的一些状况,透过 MHC 提示在细胞外侧,可以供杀手 T 细胞等辨识,以进行捕杀。MHC-I 类分子提呈功能的缺乏常常是导致肿瘤免疫逃逸的主要原因之一,可由 MHC-I 类分子 mRNA 转录水平降低,基因组丢失,β2 微球蛋白基因突变等引起。利用免疫组织化学法与分子生物学技术分析组织标本及培养的肿瘤细胞表面 HLA 抗原发现,其 HLA-I 的表达有不同程度的降低,且分化差的肿瘤细胞 HLA 表达更弱,转移的肿瘤则最弱甚至消失。另外,大多数实体瘤均不表达 HLA-II 类抗原,也就不能有效地激活 CD4+ Th 细胞。尽管如此,仍不能确定肿瘤细胞 MHC 分子低表达与免疫逃避之间有直接的关系。

### 59.2.2.4 共刺激分子的缺乏

共刺激分子的缺乏也是肿瘤逃逸的原因。共刺激分子由参与适应性免疫的免疫细胞表面所表达的不同共刺激分子及其受体相互结合而产生。包括 B7、CD40、CD28、CD40L 等。被研究较多的是共刺激分子 B7。它主要表达在激活的 B 细胞表面。在树突状细胞、IFN-γ 激活的巨噬细胞上等也有 B7 分子表达,而在肿瘤细胞表面的表达缺如。T 细胞膜上 CD28 与配体 B7 结合为启动 T 细胞充分活化提供了第二信号,肿瘤细胞由于缺乏共刺激分子 B7,因而不能激活 T 细胞,导致了 T 细胞免疫无应答。由于缺乏共刺激信号,不仅不能激活 T 细胞,相反却诱导产生了 T 细胞耐受。但研究发现,将 B7 基因转入弱或无免疫原性肿瘤细胞仍不能激发免疫效应,这说明在具有共刺激分子的基础上,肿瘤免疫原性是一个关键因素。此外,肿瘤细胞可能还缺乏其他共刺激分子如 ICAM-1、IFA-3、VCAM-1 等。

### 59.2.2.5 抗原提呈功能障碍

抗原提呈细胞能够摄取、加工、处理抗原,并将

处理过的抗原提呈给 T 细胞、B 细胞。有研究表明，荷瘤宿主外周血获得的抗原提呈专职细胞 DC 往往对抗原提呈有障碍；而取自荷瘤宿主骨髓细胞在体外诱导刺激分化成熟的 DC 抗原提呈功能良好，表明肿瘤宿主的 DC 可能从骨髓释放到体内的成熟过程中受到了荷瘤宿主体内某些因素的干扰而削弱了对肿瘤抗原的提呈作用。

#### 59.2.2.6 肿瘤细胞免疫豁免

某些肿瘤细胞还可通过营造局部免疫豁免（immune privilege）以逃避免疫监视。T 细胞除可能被肿瘤诱导产生免疫耐受外，还可能出现克隆删除。FasL 或 Fas 抗体与细胞表面的 Fas 分子结合会诱导该细胞的凋亡。T 细胞表面一般都表达 Fas 分子，有些肿瘤细胞会表达 FasL，它们与浸润到肿瘤周围的 T 细胞上的 Fas 结合，导致这些 T 细胞的凋亡。目前已知，T 细胞、NK 细胞等免疫细胞在活化后既能表达 FasL，也可表达 Fas 受体，而肿瘤细胞如脑胶质瘤、结肠癌、肝细胞癌和黑色素瘤等也能表达 FasL，但 Fas 受体不表达或表达下调。由此，肿瘤细胞与免疫细胞相互作用时，尽管 CTL 或 NK 细胞能通过 FasL 和 Fas 的作用，对靶细胞产生细胞毒效应，但肿瘤细胞也能利用这一机制反向作用于免疫效应细胞，使其失活。所以，肿瘤细胞表达 FasL 对消弱机体免疫效应可能起着重要的作用。

#### 59.2.2.7 T 细胞缺陷

长期以来，研究人员发现，肿瘤宿主的 T 细胞在体外对有丝分裂原的反应性降低，体内的迟发型超敏反应也降低。近些年来研究表明，这是由于肿瘤宿主的 T 细胞缺陷所致。MHC 分子提呈的抗原肽与 T 细胞受体结合后需经 TCR/CD3 以及一系列信号传导系统，最后才能激活相关的基因而发挥生物学功能。CD3 分子由 g、d、e、z 和 h 5 种链组成，与 TCR 共价连接，肿瘤患者 T 细胞 CD3 分子的 z 链常常表达下降，且信号传导过程中涉及的 p56lck 和 p59fyn 等分子的表达也会出现异常，这都会导致 T 细胞的活化障碍。这种 T 细胞障碍在体外用 CD3 和 CD28 分子的单克隆抗体以及 IL-2 刺激，可以使之恢复。

肿瘤免疫耐受的产生是一个极其复杂的过程，对于不同的肿瘤或同一种肿瘤的不同发展阶段，其免疫耐受的机制可能不尽相同。尽管如此，机体免疫系统对自身肿瘤抗原的耐受仍是相对而言的。肿瘤免疫耐受的相对性为肿瘤免疫治疗提供了可能性。

## 59.3 肿瘤疫苗的设计

与其他疫苗相比，肿瘤疫苗有其特殊性和复杂性，在设计新的肿瘤疫苗时，应综合考虑如下几个问题。

### 59.3.1 需要免疫佐剂增强肿瘤疫苗效应

许多人类肿瘤抗原的免疫原性弱，必须加入一些佐剂才能诱导出机体的免疫应答（Garçon and Di Pasquale, 2017）。佐剂是具有免疫增强作用的物质，有助于较少的抗原获得更有效的免疫。佐剂至少以如下三种不同的方式发挥作用：① 以颗粒方式包裹抗原，起到缓释作用；② 使抗原在接种部位积聚，激活抗原提呈细胞分泌细胞因子，以最大限度地增加抗原特异性 T 细胞和 B 细胞；③ 直接激起免疫反应。比较常用的免疫佐剂包括卡介苗、短小棒状杆菌、痘病毒、KLH、细胞因子等。此外，树突状细胞、共刺激分子等也可增强肿瘤的免疫反应，常用于肿瘤疫苗中。

卡介苗（BCG）为牛型结核分枝杆菌的减毒活疫苗，具有较强的非特异免疫刺激作用，可活化巨噬细胞，促进 IL-1、IL-2、IL-4、TNF 等多种细胞因子的产生；增强 NK 细胞和 T 细胞的活性。卡介苗目前已用于多种肿瘤的免疫治疗。

短小棒状杆菌（*Coryebacterium parvum*）的死菌悬液也是一种强的非特异性免疫增强剂，主要活化巨噬细胞，促进 IL-1、IL-2 等细胞因子的产生。短小棒状杆菌有发热、头痛、恶心、呕吐等副反应。

细胞因子，包括 IL-1、IL-2、IL-3、IL-4、IL-5、IL-6、IL-7、IL-10、IL-12、IL-15、IL-18、INF-γ、GM-CSF、TNF-α、TNF-β、TCA-3 等，通过调控体液和细胞免疫反应的方向和程度发挥佐剂效应，其中 IL-2、IL-12、IL-15、IL-18、INF-γ 等以增强 Th1 型细胞应答为主，IL-4 明显抑制 DNA 疫苗激活的 CTL 活性，可加强体液免疫水平。GM-CSF 通过诱导 DC 的增殖、成熟和迁移以及 B 细胞、T 细胞的分化和扩增，使 DNA 疫苗的体液和抗肿瘤免疫反应增强。

CpG 寡核苷酸基序，含 CpG 基序的寡聚脱氧核苷酸（containing oligodeoxynucleotide, CpGODN），是

一种有效的 Th1 型细胞免疫佐剂,CpG-ODN 和质粒 DNA 疫苗共同免疫能改变 TH2 型细胞反应为 TH1 型细胞反应。

纳米粒子是直径一般在 10~1 000 nm 的聚合物形成的微粒,它具有独特的小尺寸效应和界面效应。抗原物质或能编码免疫原多肽的 DNA 或 RNA 可被包裹于纳米粒子内部或是吸附在纳米粒子表面,也可通过化学连接作用与纳米粒子结合,纳米粒子佐剂可有效提高细胞免疫、体液免疫和黏膜免疫。

脂质体将抗原包裹其中,脂质体在接种时能靶向抗原提呈细胞,脂质体膜中可插入配体以增加脂质体靶向的特异性,主要用作瘤细胞提取物佐剂（Livia et al.,2019）。

弗氏完全佐剂含有灭活的分枝丁酸梭菌的矿物油,能增强其免疫原性,增强体液免疫,作用机制可能与注射部位的炎症反应激活抗原提呈细胞（APC）、产生细胞素以及 B 细胞、T 细胞在抗原周围的集聚有关。

### 59.3.2　肿瘤疫苗设计靶点的选择

肿瘤疫苗的基础就是确定肿瘤抗原,但并不是所有的肿瘤抗原都可以成为设计肿瘤疫苗的理想作用靶点。其原因在于:① 人类肿瘤是异质性的,其发生、发展是一个多种因素多个阶段的病理过程,这个癌变过程可能涉及多种肿瘤相关抗原,但这多种肿瘤抗原的作用各异,并且相互形成网络,因此必须选择某种肿瘤最适合、最特异的肿瘤抗原。此外,即使是所谓的肿瘤特异性抗原,其特异性也只是相对而言的。② 肿瘤细胞中各种癌基因异常扩增所导致的过度表达抗原是一种结构和功能都很"正常"的蛋白,机体免疫系统对这些正常的自身抗原具有先天耐受性,难以激发有效的免疫反应。而且,即使经各种方法诱发并放大针对这些自身抗原的免疫反应,可能会在一定程度上清除体内癌细胞,但也会不可避免地伴随表达了相同蛋白的正常组织和细胞的损伤,这一点应特别注意,是肿瘤疫苗使用时重要的安全性问题。

### 59.3.3　大多数肿瘤疫苗诱导产生细胞毒性 T 细胞,但也可诱导体液免疫

目前大多数肿瘤疫苗或者通过遗传修饰肿瘤细胞以在其细胞表面表达 MHC 分子和（或）共刺激分子而激活 T 细胞,或者把肿瘤抗原靶向给成熟的 APC 以处理和提呈肿瘤抗原给 T 细胞,从而激起肿瘤特异性的细胞免疫反应。然而,诱导肿瘤特异性抗体的产生也是一种重要的肿瘤疫苗策略。如用表达神经节苷脂 GM2 的黑色素瘤细胞或 GM2 与佐剂 KLH 相连而制备的疫苗免疫治疗黑色素瘤,能诱导产生 GM2 抗体,并且高滴度的 GM2 抗体与生存时间密切相关。

### 59.3.4　治疗肿瘤而不是预防肿瘤

人类肿瘤是自发性的,因此肿瘤疫苗与传统的疫苗在概念上不完全相同,它主要不是用于肿瘤的预防,而是通过诱导肿瘤抗原特异性的细胞免疫反应以杀伤肿瘤细胞,达到治疗肿瘤的目的。其实,预防肿瘤疫苗在理论上会有许多问题,例如,如何预测哪些人群一定会发生肿瘤? 虽然不断增长的肿瘤发生有关基因及环境研究知识可以帮助提高预测的准确性,但是也并不能总是奏效。其次,肿瘤抗原的免疫原性弱,针对自身肿瘤抗原的肿瘤疫苗有可能导致慢性免疫耐受,或产生对表达相同抗原的正常组织的不可逆损害。此外,针对特定肿瘤抗原的肿瘤疫苗可起到预防性作用并不能在理论上完全使人信服,因为肿瘤是一个多基因病,其发病是涉及多种因素多个步骤的病理过程。再者,肿瘤异质性的存在对预防性肿瘤疫苗的普适性是一个严重的挑战。

## 59.4　肿瘤疫苗的类型

如前所述,因为肿瘤疫苗广泛的分子基础,因而具有灵活多样的设计方式。目前应用的肿瘤疫苗种类繁多,按照制备方法的不同,大体可分为以下几类:细胞疫苗、蛋白疫苗、多肽疫苗、核酸疫苗、病毒疫苗等。

### 59.4.1　细胞疫苗

#### 59.4.1.1　全肿瘤细胞疫苗

全肿瘤细胞疫苗是以自身或异体同种肿瘤细胞经物理、化学和生物学等方法（如加热、放射线照射、神经氨酸酶酶解）处理,辅以免疫佐剂或基因工程修饰的疫苗。这类疫苗由于采用了全细胞免疫,实际上是多价疫苗,使之成为丧失致瘤性但保留抗原性的瘤苗（Copier and Dalgleish,2006）。临床上已

试用于多种实体瘤。其优点是肿瘤抗原全面、多价、疫苗自身免疫原性低、不易耐受,成本低、易于获得;缺点是肿瘤细胞特异性抗原表达低下,并缺乏一些免疫辅助因子的表达,免疫原性低,常无法诱导有效的抗肿瘤免疫应答;对肿瘤异质性无很好作用。一般可通过基因工程技术,用细胞因子、免疫辅助因子等对肿瘤细胞进行改造,而提高肿瘤细胞疫苗效率。目前主要有以下几类细胞疫苗:

(1)灭活肿瘤细胞+佐剂 最早是采用射线和药物灭活后的肿瘤细胞直接接种,但疗效不佳,现在已较少应用,现在多联合免疫佐剂进行免疫接种,如免疫佐剂修饰的黑色素瘤全细胞疫苗(Horvath et al.,1999;Sosman and Sondak,2003),采用自体来源的灭活肿瘤细胞+卡介苗(BCG)治疗Ⅱ、Ⅲ期结肠癌患者(Hanna et al.,2001)。目前这类疫苗因为全细胞的弱免疫原性,缺乏有效的刺激信号,除在黑色素瘤这类免疫原性较强的肿瘤中应用较多以外,在其他类型的肿瘤中应用较少(Sosman and Sondak,2003),主要采用基因修饰的基因工程疫苗。

(2)基因工程全肿瘤细胞疫苗 采用基因工程修饰的目的是加强抗原提呈,几乎和免疫应答密切相关的分子都可以用来修饰肿瘤细胞。

① 细胞因子修饰的肿瘤细胞疫苗。细胞因子在免疫识别、免疫应答产生免疫效应阶段都必不可少,为免疫反应提供微环境,也参与其信号传导。接种肿瘤全细胞疫苗与细胞因子合用,可以加强抗原提呈。但细胞因子半衰期短,体外应用不良反应大,有时间和剂量限制,而转入细胞因子基因的办法则可以克服这一障碍,并可能产生免疫记忆。对于拥有相对特异的肿瘤抗原的肿瘤,这类方法应用性强,具有广泛的应用前景。在前列腺癌的研究中发现,采用细胞因子 IL-2/TNF-α 修饰的前列腺癌细胞则可以增强免疫效果,对于低表达 MHC-Ⅰ 的前列腺癌细胞株也可以诱导特异的 T 细胞免疫(Grant et al.,2006)。而转导 IL-2 的黑色素瘤细胞即使不表达 MHC-I 也可以诱导特异的抗肿瘤免疫(Curti et al.,2003)。还有研究表明,用表达 IL-12 和表达 GM-CSF 的小鼠 DHD/K12 结肠癌细胞免疫小鼠,接种后的小鼠产生了保护性抗瘤作用并检测到免疫记忆的存在(Lechanteur et al.,2000),采用表达 GM-CSF 的自体瘤苗显示出明显的治疗性抗肿瘤作用(Tai et al.,2004),并可能对耐药的细胞产生免疫治疗作用(Shtil et al.,1999;Prell et al.,2006)。此外,

由于细胞因子对免疫应答的作用具有网络特性,多细胞因子基因共转染细胞疫苗诱导免疫可能具有协同作用(Gri et al.,2003;Li et al.,2014)。细胞因子中的趋化因子,由于它们不仅具有募集免疫细胞的作用,同时可能具有促进免疫细胞成熟的能力,所以在全肿瘤细胞具有较独特的优势(Ma et al.,2006)。

② MHC 和 B7 分子修饰。T 细胞的激活需要 APC 细胞的抗原肽复合物和共刺激分子结合双信号刺激。CD8⁺T 细胞由 MHC-Ⅰ类分子途径激活,CD4⁺T 细胞由 MHC-Ⅱ类分子激活。肿瘤细胞常低或者不表达 MHC-Ⅰ类分子和 MHC-Ⅱ类分子,而 CD4⁺T 细胞中 Th 细胞分泌的细胞因子对 CTL 的激活必不可少。B7(CD80/CD86)分子等共刺激分子为抗原提呈提供第二信号,而除少数造血系肿瘤外,绝大多数肿瘤均不表达 B7 等共刺激分子。因而,转入 B7 或 MHC 可能增强肿瘤细胞免疫原性进而诱发抗肿瘤免疫(Phumyen et al.,2014;Poli et al.,2013)。不过也有研究表明,单一转入 MHC 或者 B7 分子的基因可能提高肿瘤细胞的抗原性,单独诱发免疫应答作用却不理想(Lindauer et al.,1998),而共转染 MHC 和 B7 等共刺激分子基因,则可以增加肿瘤抗原性(Thompson et al.,2006)。

③ 其他分子修饰。其他参与免疫反应的分子起修饰作用,如分子伴侣、热休克蛋白家族。有研究证实,过表达 HSP110 可以增加小鼠结肠癌细胞株 CT26 的免疫原性(Wang et al.,2002)。与之类似,表达膜偶联 HSP70 的肿瘤细胞抗原性的增强也可以诱发特异的保护性抗肿瘤免疫。对于免疫原性弱的肿瘤,也可以采用转入抗原的方式修饰肿瘤细胞,设计细胞疫苗,获得抗原性的肿瘤细胞疫苗不仅可以诱导针对抗原表达阳性的免疫,还可能对不表达抗原的肿瘤细胞产生免疫反应。利用同样的手段,也可以转入与肿瘤生长或者转移密切相关的分子来修饰肿瘤细胞,如 MMP-2,进而抑制肿瘤转移。

④ 细胞修饰或融合。将异种细胞或者自体免疫细胞与肿瘤细胞融合,来增强肿瘤的抗原性或者增强抗原的提呈能力。通常是将肿瘤细胞和自身免疫细胞融合,免疫细胞可以高表达 B7 分子,并有抗原提呈作用,融合是导入了一些正常细胞生长的信息,制备的疫苗生长缓慢,致瘤性消失,并能在体内外激活 T 细胞,产生抗瘤作用。采用较多的是肿瘤细胞与 DC 细胞杂交融合,融合的细胞疫苗具有增

强的免疫刺激作用。也有研究表明,将 DC 与肿瘤细胞共孵育,无论之间是否产生融合效应,均可导致肿瘤的抑制和长期的抗肿瘤免疫。

### 59.4.1.2 免疫细胞疫苗

肿瘤细胞不能有效诱导免疫应答的另一个主要原因是肿瘤抗原不能有效提呈,用肿瘤抗原或免疫因子修饰抗原提呈细胞,尤其 DC,即可能激活全身的抗肿瘤免疫反应。

(1)DC 疫苗 DC 是体内最强大的专职抗原提呈细胞,它能够识别、捕获、加工、提呈抗原,引发初始免疫反应。将肿瘤相关抗原直接导入 DC,使其发挥提呈抗原并激活 T 细胞的功能,成为肿瘤免疫治疗的有效途径。常用的方法有用肿瘤细胞裂解产物、肿瘤抗原蛋白、肿瘤抗原多肽、合成肿瘤抗原肽冲击 DC,或用肿瘤来源的 RNA 冲击 DC,也可以将肿瘤细胞与 DC 进行融合(Chiang et al. ,2015),或用肿瘤抗原病毒载体转染 DC。选择以细胞性肿瘤抗原修饰的 DC 方法简便,容易实施,但仍有其不足之处:所需要的瘤细胞数量多;非相关抗原量大且种类多,易诱发自身免疫病;所用的抗原多肽不一定能诱导最佳的抗肿瘤免疫反应,如抗原调变、抗原脱失或抗原的低免疫原性等原因。

随着技术的进步,目前可以生产大量来自患者外周血单核细胞或 CD34 造血干细胞的功能性 DC,同时 DC 作为强大的 APC,可以与其他类型疫苗联合应用,增加其他疫苗的效应,所以应用 DC 疫苗诱导抗肿瘤免疫引起了人们的极大关注。DC 疫苗,无论是荷载肿瘤抗原还是细胞因子,都可能增强抗原提呈进而诱发特异性抗肿瘤免疫,用 CEA 肽刺激的 DC 治疗结肠癌患者,可以诱发稳定的 T 细胞免疫(Lesterhuis et al. ,2006)。编码肿瘤抗原的 mRNA 转染 DC 并进行接种,在动物实验和临床研究中都发现其可以诱导出较强的抗肿瘤免疫(McNamara et al. ,2015;Sayour et al. ,2015),而这类转染修饰的 DC 疫苗,因为同时具有增强免疫原性及加强抗原提呈能力的双重优势,可能成为最有价值的肿瘤疫苗。采用 idiotype 或者富含分子伴侣肿瘤裂解物冲击的 DC 疫苗也可以达到类似效果(Timmerman et al. ,2002)。采用细胞因子和肿瘤抗原共修饰可能是更好的修饰手段(Terando et al. ,2004;Vujanovic,2006)。该疫苗的不足之处在于,所有的 DC 疫苗都只能个体设计、个体使用,还需要更简便的疫苗制备

技术。

2010 年 5 月,美国 FDA 正式批准了 Dendreon 制药公司研制的前列腺癌疫苗 Provenge 上市,区别于之前的两个预防性的肿瘤疫苗,Provenge 作为体细胞治疗性疫苗成为世界上首个肿瘤治疗性的疫苗,对于肿瘤的治疗具有划时代的意义。其原理是在体外将前列腺磷酸酯酶与粒细胞巨噬细胞集落刺激因子(human granulocyte-macrophage colony stimulating factor,GM-CSF)的融合蛋白致敏自体来源的 DC,然后将致敏的 DC 作为疫苗回输至患者体内,通过激发患者体内肿瘤抗原特异性的细胞免疫应答而特异性杀伤肿瘤细胞,从而达到抑制肿瘤生长和延长患者生存期的作用。

(2)其他免疫细胞疫苗 利用不同类型的免疫细胞作为细胞疫苗,都可能增强抗原提呈,如转染 CD40 的 B 细胞,从肿瘤原位分离的朗格汉斯(Langerhans)细胞疫苗,都可以诱导对肿瘤的保护性免疫。采用嵌合型抗原受体(chimeric antigen receptor,CAR)修饰免疫效应细胞用于肿瘤治疗是肿瘤免疫治疗的前沿技术,这种方法利用特异性识别肿瘤抗原的抗体 ScFv 片段,联合免疫细胞扩增、激活等信号分子,构建新型嵌合型抗原受体,通过基因工程技术修饰免疫效应细胞,特别是 T 细胞,可以快速获得具有特异识别能力、高效杀伤活性、不依赖 HLA 限制的效应 T 细胞(CAR-T)。通过这种方法获得的 CAR-T 细胞具有分子靶向和免疫治疗的双重特征,在早期临床研究中发现,获得的 CAR-T 能够在体内大量扩增,长期存活具有免疫记忆,并显示出高效的抗肿瘤活性,即使对目前治疗已经耐药的肿瘤也显示出治愈潜能,有望显著提升肿瘤治疗疗效。CAR-T 细胞经过不断改良,已经能够较好地控制细胞因子释放综合征,为其在临床的进一步应用打下了坚实的基础(Doyle,2015;Frederickson,2015;Zhao et al. ,2015)。近年来,关于 T 细胞工程的研究证明,这类疗法能够在难治性癌症患者中产生非常有意义的响应。靶向 CD19 的 CAR-T 疗法是最显著的例子。这一进展主要得益于细胞工程以及生产科学的进步。不过,这类新疗法仍需进一步优化(Wang et al. ,2017;Michel et al. ,2017)。

### 59.4.1.3 其他类型细胞疫苗

其他类型细胞疫苗诱导肿瘤免疫,主要依赖于肿瘤抗原性的增强和抗原提呈能力的加强,采用其

他细胞作为肿瘤抗原的载体,也可能诱导针对肿瘤的特异的主动性免疫。这类细胞通常易于获取,并能体外扩增,容易操作。如采用成纤维细胞为载体,转染乳腺癌 cDNA 文库,可以诱导抗肿瘤免疫(Nishimura et al.,2015)。有趣的是,Parsa 采用偶联佐剂胞壁酰二肽(muramyl dipeptide,MDP)的成纤维细胞作为疫苗,诱导了特异的抗胶质瘤免疫(Parsa et al.,2003)。不过,目前这类细胞疫苗应用不多,其安全性和有效性都有待进一步探讨。

### 59.4.2　蛋白疫苗和多肽疫苗

蛋白和多肽疫苗是通过对肿瘤抗原的编码基因的序列分析,直接分析其已知或预测的抗原表位氨基酸序列,通过化学合成技术制备的疫苗。其治疗特异性高,毒副作用低,患者治疗依从性好,生活质量高,化学性质稳定,制作方便,疫苗纯度高,无需细菌、病毒等载体,肿瘤型别通用性强;但受 MHC 多肽性影响较大,抗原表位本身很小致使免疫原性较弱,往往难以引起高强度的免疫应答,并且还存在免疫耐受问题。一般可以联合佐剂,以提高免疫效果,也可联合 DC 使用。

传统蛋白疫苗通常通过诱导机体产生抗体诱发抗感染免疫,而肿瘤抗原蛋白疫苗除可以刺激机体产生抗体外,还可以诱导细胞免疫抑制肿瘤的生长和转移。但直接采用肿瘤抗原蛋白疫苗,由于免疫原性较弱常常无法诱发免疫反应,需要免疫佐剂等修饰才能激发免疫应答;而采用融合蛋白疫苗不仅可以增加抗原性,还可以增强抗原提呈并增强免疫,如采用抗原抗原融合疫苗 HPV16-E6/E7(Lu et al.,2007)、抗原细胞因子融合疫苗(Biragyn et al.,1999),甚至采用细菌外毒素与肿瘤抗原融合制备疫苗,都可能诱发特异的抗肿瘤免疫。此外,也可以采用异种蛋白疫苗的方式增强免疫原性,诱导机体对一些与肿瘤血管密切相关的分子产生抗体,抑制血管生成,进而抑制肿瘤的生长和转移。随着对肿瘤抗原的认识的逐渐加深,对肿瘤蛋白的研究发现,从肿瘤细胞中纯化的应激蛋白尤其是热休克蛋白可以诱发特异的抗肿瘤作用而备受关注,直接将富含分子伴侣蛋白的肿瘤裂解物作为有效的蛋白疫苗。有研究证实,用从结肠癌 C26 细胞中纯化的 hsp110 和 grp170 单独接种以及和自体来源 DC 共接种小鼠,都诱导出强烈的抗肿瘤作用(Wang et al.,2001)。用自体肿瘤来源的 hsp-gp96 治疗结直肠癌

术后肝转移的患者,2 年生存率和无瘤生存时间都得到明显改善。用非自体来源的结肠癌细胞 hsp 也得出类似结果(Casey et al.,2003)。实际上,即便直接将抗原与免疫调节因子或者其他相关分子混合起来,也能作为混合蛋白疫苗激发免疫反应,如将 hsp 与肿瘤相关抗原复合物作为疫苗即可成功诱导 T 细胞免疫。有研究采用淋巴瘤细胞膜提取物与 IL-2 构建脂蛋白体(proteoliposome)可以诱导比独特型或 DNA 疫苗更强的免疫反应(Popescu et al.,2007)。

在蛋白疫苗的基础上,通过对肿瘤抗原的编码基因的序列分析,直接分析其被 CD8+ T 细胞识别的抗原表位,构建多肽疫苗,可以加强 HLA 和 TCR 的结合,与全蛋白比较,更有利于获得更特异的抗肿瘤免疫,多肽疫苗以诱导 T 细胞免疫为主,如以 Her-2 多肽为基础的疫苗可以有效地诱导抗肿瘤 T 细胞免疫(Tanaka et al.,2001),Her-2 多肽疫苗也可以同时诱导体液和细胞免疫。Zaremda 等构建癌胚抗原(carcinoembryonic antigen,CEA)的多肽 CAPl-6D 既能在体内、外致敏针对表达 CEA 的肿瘤细胞的特异性 CTL,又能够裂解同源表达 CEA 的肿瘤细胞。但多肽免疫原性低,为单一抗原,稳定性差,限制了其发展,常常需要更多修饰,如将抗原肽多次重复,增加识别表位拷贝数或直接构建多价肽疫苗,或者与分子伴侣或细胞因子构建成复合物疫苗(Pilla et al.,2006),而与免疫增强剂(如 CpG ODNs)联合应用也可以诱导快速而强烈的 CD8+ T 细胞免疫(Song et al.,2014)。此外,采用生物技术增加稳定性,延长作用时间,也能部分增强多肽疫苗作用。

异种蛋白疫苗是以异种生物的蛋白、多肽作为抗原制备的疫苗,利用异种同源基因在进化过程中所形成的细微差别来打破免疫耐受,增强免疫原性,诱导肿瘤细胞的自体免疫反应,进而达到抗肿瘤的目的。这其中的机制很可能是:由于在进化过程中同源基因的中性突变虽不导致其功能的丧失或改变,但却可能影响到或改变了其免疫应答的方式。当异种同源蛋白导入受试对象体内,受试者将之识别为外来抗原,一方面产生相应的抗体或细胞毒性淋巴细胞来清除它,另一方面由于这些表达出的异种同源蛋白与受试者体内相应的蛋白分子存在某种程度上的差异而与之产生非特异性的交叉反应,从而诱导自身免疫反应,打破机体对自身的这种蛋白的免疫耐受。研究表明,采用鹌鹑的血管内皮生长

因子受体(vascular endothelial growth factor receptor, VEGFR)制备的蛋白疫苗免疫的小鼠可以产生自身抗 VEGFR 的抗体,通过抑制血管生成达到抑制多种肿瘤的生长和转移。进一步的研究发现,将鸡的同源性蛋白 Tie-2 免疫 BALB/c 和 C57BL/6 小鼠,免疫后的小鼠能阻断接种同系肿瘤细胞株(H22 肝癌和 B16F10 黑色素瘤)而诱发的肿瘤生长;为检测异种蛋白疫苗的治疗效果,对已形成肿瘤的小鼠进行免疫治疗发现,肿瘤停止生长并进一步消退,生存期明显延长。

大量新的肿瘤抗原和新的肽表位的发现和鉴定特别是基于 NGS 的新抗原的发现极大地推动了疫苗研究的深入,并随着各种免疫方案的提出和实践,部分疫苗先后进入临床试验阶段,在肿瘤治疗上已经显示明确疗效(keskin et al.,2019)。

### 59.4.3 核酸疫苗

核酸疫苗又称为基因疫苗,包括 DNA 疫苗和 RNA 疫苗,由能引起机体保护性免疫反应的病原体抗原的编码基因和载体组成,进入宿主细胞后,并不与机体染色体整合,而是通过机体的转录表达系统表达蛋白抗原,激发机体产生细胞免疫应答和体液免疫应答,从而达到预防和治疗的目的(McNamara et al.,2015;Sayour et al.,2015)。目前的研究认为,核酸疫苗主要是通过活化两种免疫途径来产生作用的,即体液免疫途径和细胞免疫途径。

体液免疫途径:当 DNA 疫苗接种到机体后,其所表达的抗原蛋白一部分分泌到细胞外,被特异性抗原提呈细胞摄取并进行加工修饰。被加工后的抗原蛋白或多肽与 MHC-II 类分子相结合,形成复合物,之后此复合物被 CD4⁺Th 细胞受体识别并结合,而 Th 细胞在共刺激信号的作用下活化并产生 Th2 细胞因子,同时与抗原蛋白相结合的一些特异性 B 细胞在 Th2 细胞因子的作用下大量扩增,加快其成熟的进程。细胞免疫途径:DNA 疫苗进入机体后,在细胞毒性 T 细胞(CTL)对其作用之前被特异性抗原提呈细胞摄取,然后被结合在游离核糖体上,翻译表达目的抗原蛋白,紧接着抗原蛋白在细胞内部进行加工修饰,之后被加工的抗原肽与 MHC-I 类分子结合形成复合体。CD8⁺限制的细胞毒性 T 细胞(CTL)识别此复合体,并在共刺激信号的作用下,CTL 通过其表面的细胞因子受体与 Th1 细胞因子结合,促进自身的成熟和扩增,最后形成杀伤性 T 细

胞,诱导 CTL 应答,杀死肿瘤细胞,抑制肿瘤细胞的生长和扩增。

DNA 疫苗是近年来研究最多的疫苗形式,易于扩增和修饰,目前发现的肿瘤抗原几乎都有 DNA 疫苗(Ugel et al.,2015),较其他疫苗具有更好的应用前景。正是由于质粒的易修饰性,DNA 可以采用融合疫苗形式增强抗原提呈,通过构建编码 CEA 以及 CD40L 的 DNA 疫苗,在 CEA 转基因小鼠体内诱导出抗肿瘤免疫,也可以采用与热休克蛋白构建融合疫苗。DNA 疫苗也常采用多价免疫,即将含有多种目的基因的 DNA 疫苗同时免疫。Lund 等将人的 CEA 基因信号肽序列去除并与破伤风类毒素肽融合,构建质粒 DNA(tetDeltaCEA),诱导了较表达全长 CEA 的 DNA 疫苗更强烈的抗肿瘤免疫(Lund et al.,2003)。DNA 疫苗也可以仅仅表达抗原肽,通过持续稳定地表达多肽,诱导 T 细胞免疫(Yang et al.,2014)。

表达目的基因的 mRNA 疫苗报道相对较少,Ying 等将编码抗原的 mRNA 在体外复制后直接肌内注射,在小鼠体内诱导出了特异的抗肿瘤免疫(Ying et al.,1999)。也有研究表明,编码肿瘤抗原的 RNA 虽然诱导出了初始 CTL 反应,却并不足以克服免疫耐受。研究发现,将从病人活检肿瘤组织中得到的 RNA 进行体外扩增,制成疫苗,之后导入病人的 DC 中,结果发现,其能增加肿瘤的免疫原性,使机体的免疫系统对肿瘤进行攻击。在前列腺癌的临床研究中,86% 的病人获得了很好的治疗。有研究将编码抗原的 mRNA 在体外复制后直接肌内注射,在小鼠体内诱导出了特异的抗肿瘤免疫。也有研究表明,编码肿瘤抗原的 RNA 虽然诱导出了初始 CTL 反应,却并不足以克服免疫耐受。RNA 不如 DNA 稳定,易降解,多用于转染 DC 制备细胞疫苗(Lundstrom,2015;McNamara et al.,2015;Ulmer et al.,2012)。

由于核酸疫苗具有能诱导机体产生全面的免疫应答,不需要化学佐剂,可对其进行修饰,物理、化学性质较为稳定,成本低廉,免疫方式多样化等特点,其在治疗肿瘤方面具有很大的潜力和优势。此外,为了有利于 DNA 疫苗更加顺畅地进入靶细胞,增加其免疫应答,研究人员正在把目光转移到 DNA 疫苗的佐剂研究上来,一些细胞因子正在被研究应用。同时,随着研究的深入,一些新型安全的免疫佐剂正在不断被发现,多种佐剂的联合运用也在摸索中。

## 59.4.4 病毒疫苗

采用病毒疫苗诱导特异的抗肿瘤免疫,主要从两方面入手,一方面对于与病毒感染相关的肿瘤,利用灭活或者减毒的病毒作为疫苗,诱导机体免疫,达到预防或治疗肿瘤的目的。另一方面,传统的灭活疫苗是将苗液中的病毒杀死制成的。苗液中除了病毒颗粒之外,还含有一些细胞成分和培养病毒时加入的牛血清等蛋白物质,多次接触疫苗容易发生过敏反应。

减毒的病毒作为疫苗是当前主要使用的病毒疫苗,如脊髓灰质炎、麻疹、风疹等活疫苗及近几年开发的甲型肝炎和乙型脑炎活疫苗。活疫苗具有可诱发全面的免疫应答反应(体液免疫和细胞免疫),免疫力持久等优点。常用的减毒疫苗主要有以下两种:

### 59.4.4.1 动物源弱毒的减毒疫苗

借鉴琴纳接种牛痘预防天花的经验,采用动物轮状病毒制备人用的轮状病毒的口服活疫苗。由于动物的轮状病毒与人的轮状病毒有共同抗原,而且对人的毒力为低毒力,所以可以用来制备人用的病毒疫苗。我国兰州生物制品研究所采用 G10 型羊 RVLLR 株研制的口服人轮状病毒疫苗已于 2000 年获准使用。国际上,其他几个国家采用不同的方式得到的口服人轮状病毒疫苗也进入了临床试验。

### 59.4.4.2 基因重配病毒疫苗

也称遗传重组病毒。将减弱病毒和野生病毒共同感染细胞培养,通过基因重组使野生病毒的表面抗原基因与野生病毒的其他基因结合,基因重配病毒只有野生病毒的免疫原性和弱毒病毒的毒力。该种技术适用于分节段基因组的病毒,如轮状病毒、流感病毒等。

另外,也可以主要利用病毒作为载体,将目的基因转入病毒细胞制备重组病毒疫苗,或直接使用溶瘤病毒作为非特异性的肿瘤疫苗。以病毒为载体的疫苗,是将指将外源目的基因片段构建在病毒载体中,重组后的病毒载体导入机体后可表达目的蛋白,目的蛋白通过刺激机体产生特异性免疫学反应而达到预防某种疾病的目的。接种这类重组疫苗后,除了获得原来疫苗的病毒免疫之外,同时获得插入基因针对疾病的免疫。目前所用的病毒载体主要包括反转录病毒载体、腺病毒载体、腺相关病毒载体以及痘苗病毒载体等。由于腺病毒不仅可以感染增殖细胞,还可以感染非增殖细胞,因此常用来作为病毒疫苗的载体。Arlen 等分别用 CEA+佐剂和 CEA 与痘病毒重组疫苗接种结肠癌患者,发现后者诱发的免疫作用强于前者(Arlen et al., 2000)。而一些溶瘤病毒可以破坏肿瘤细胞释放一些隐蔽抗原,诱发免疫反应。有学者直接用条件复制的 HSV 突变体 G207 作为瘤苗原位注射治疗 BALB/c 小鼠 CT26 细胞的肝转移模型,诱发出了特异的抗肿瘤免疫,可抑制肿瘤肝转移(Endo et al., 2002)。几个候选的 HSV 疫苗已经在动物模型取得了一定效果,但在临床还未证实有效,设计新型的 HSV 疫苗可以改变这一现状(Ghosh and Dar, 2015; Johnston et al., 2014)。病毒疫苗和 DNA 疫苗一样,可以进行多基因修饰,构建多价疫苗。Toda 等用缺陷型 HSV 构建了缺陷型 HSV-1(tsK)病毒疫苗、缺陷型 HSV 与 IL-2 基因和自杀基因(TK 编码基因)的重组病毒疫苗(dvIL12-tk/tsK),以及大肠埃希菌 LacZ 基因代替 IL-2 的(dvlacZ-tk/tsK)重组疫苗,分别治疗接种 CT26 细胞的小鼠,dvIL12-tk/tsK 显示出最强的肿瘤抑制作用(Steenbergen et al., 2014; Walsh and Dolin, 2011)。

病毒疫苗的研究是一个漫长的过程,传统的疫苗存在一定弊端。灭活疫苗和亚单位疫苗只能诱发体液免疫;减毒疫苗虽能诱发全面的免疫,但存在毒力恢复的危险性;核酸疫苗兼具灭活疫苗和亚单位疫苗的有效性,但是存在致突性、产生抗 DNA 抗体等危险性。

## 59.4.5 抗独特型疫苗

免疫细胞抗原受体及免疫球蛋白都有各自独特的抗原决定簇,即独特型(idiotype),免疫网络学说认为,独特型和抗独特型的相互作用调节宿主的免疫应答,针对肿瘤抗原而形成的 Ab1 可以在体内诱导 Ab2,Ab2 的高变区则成为肿瘤抗原的内影像(internal image),具有与肿瘤抗原相似的结构,采用 Ab2+佐剂作为疫苗,能够诱导机体产生特异的抗独特型反应而产生抗瘤作用。表达淋巴瘤独特型的腺病毒疫苗,可以诱发保护性抗肿瘤免疫。有趣的是,采用模拟的独特型也可以产生与抗原类似的免疫反应(Bendandi, 2009; Inoges et al., 2011)。研究表明,抗独特型疫苗与 DC 联合或与一些免疫佐剂(如

CpG 寡核苷酸）联合可以增强免疫反应（Saha et al.，2006）。独特型肿瘤疫苗已经进入临床试验，Foon 等设计了一个抗独特型疫苗 CeaVac 治疗 32 例结肠癌术后患者，所有患者都产生了有效的体液和细胞免疫。Bertinetti 在一个独特型疫苗的Ⅰ期试验中发现，在免疫抑制的情况下，仍然可以诱发特异的抗肿瘤免疫（Bertinetti et al.，2006）。Coscia 等在骨髓瘤大剂量化学治疗时采用独特型疫苗作为维持治疗的手段，长期结果发现，疫苗能够克服免疫耐受而使临床获益。

## 59.4.6 异种疫苗

异种疫苗（xenogenic vaccine）是一种全新概念的肿瘤疫苗，由于其具有较强的抗肿瘤潜能而越来越受到人们的重视。机体免疫系统在发育过程中通过"克隆选择"和"克隆清除"形成了免疫耐受，对"自身抗原"不产生免疫应答。肿瘤细胞是一类自身起源的恶性转化细胞，且在肿瘤细胞表面的大部分抗原是非突变的"自身抗原"，这样就导致机体免疫系统对肿瘤细胞具有一定的耐受，从而导致其免疫监视功能的丧失，进而致使肿瘤的发生。在生物进化过程中，不同物种间的同源基因存在着或多或少的差异，这些差异在异种生物体内不但能够引起特异性的针对此种"非己"成分的免疫反应，甚至能诱导机体打破免疫耐受产生针对自身同源分子的免疫反应，异种疫苗就是利用这一机制，用异种生物的细胞、蛋白、多肽和基因等生物分子作为抗原制备的疫苗，它诱导机体产生针对异种蛋白及自身抗原或肿瘤靶抗原的交叉免疫应答，从而打破免疫耐受，激发机体抗肿瘤免疫应答而达到治疗肿瘤的目的。

根据所选择的抗原分子的不同，异种疫苗包括异种细胞疫苗、异种蛋白多肽疫苗、异种核酸疫苗等。

### 59.4.6.1 异种细胞疫苗

异种细胞疫苗是最早应用的异种疫苗，异种细胞经理化或者生物学方法处理后，其致瘤能力被消除，同时又保留了其免疫原性，免疫机体后产生抗肿瘤免疫应答。利用异种全细胞来激发免疫的最大优点就是细胞上的所有分子（包括一些未知的分子）都暴露给免疫系统，机体可以针对多个靶分子进行免疫应答，保证了有效免疫应答的发生。用于制备异种细胞疫苗的细胞种类多样，内皮细胞是研究较

多的一种，另外，用于治疗恶性黑色素瘤的色素细胞也是研究较多的异种细胞。

（1）异种血管内皮细胞疫苗

血管发生在实体瘤的生长维持及其转移中起到重要作用，实体瘤的生长需要血管来运输氧气和营养，同时血管又是肿瘤发生转移的主要途径。抗肿瘤新生血管生成治疗肿瘤已经发展成为肿瘤治疗的主要手段之一。由于血管属于机体正常的组织，机体免疫系统对其免疫耐受，因此，肿瘤诱导产生的新的肿瘤血管不会受到自体免疫系统的攻击。但是，Wei 等用人胎儿脐静脉血管内皮细胞株和牛肾小球内皮细胞株经多聚甲醛固定处理后制成的细胞疫苗免疫 BALB/c 小鼠，免疫后的小鼠接种同系肿瘤细胞株建模，肿瘤生长受到明显的抑制，其抑制率达到 90% 以上（Wei et al.，2001）。对已经建好的小鼠肿瘤模型进行异种疫苗免疫治疗发现，小鼠肿瘤停止生长并进一步消退，小鼠生存期明显延长。免疫过的小鼠血清中存在特异性与人、牛和小鼠内皮细胞结合而不与肿瘤细胞结合的抗体，在体外能特异地抑制人及小鼠内皮细胞增殖。另外，免疫小鼠肿瘤组织的血管内皮细胞检测到自身抗体的附着，同时进行的肝、肾正常组织检测没有发现自身抗体的附着。从免疫小鼠的脾脏分离的淋巴细胞能杀伤小鼠的同种内皮细胞，同时，免疫小鼠血清过继性免疫治疗同样获得较好的抗肿瘤活性。所有这些证据提示，异种血管内皮细胞疫苗很好地打破了自体免疫耐受，诱导种属间的交叉免疫反应，通过体液和细胞免疫机制破坏肿瘤血管，抑制肿瘤的生长。

（2）异种细胞疫苗

大多数肿瘤抗原是组织分化抗原，肿瘤细胞常通过缺乏一种或多种激发机体免疫反应所必需的成分，逃避机体免疫反应而呈异质性生长。但是，机体免疫系统对肿瘤细胞、肿瘤抗原的耐受及无反应性是相对的、不完全的。利用异种细胞进行免疫，把携带与肿瘤细胞有相同抗原的异种细胞暴露给机体的免疫系统，可打破因肿瘤细胞缺乏某些免疫激发所必需分子引起的监视失败而导致的免疫耐受，从而诱导出抗肿瘤反应（Bencherif et al.，2015）。Luo 等用猪视网膜色素细胞制成异种细胞疫苗，来免疫 C57 小鼠，诱导出有效的抗黑色素瘤效应。免疫小鼠接种肿瘤后，90% 小鼠肿瘤生长受到抑制，较对照组明显变慢；免疫小鼠生存期也明显延长。治疗性实验显示，异种色素细胞疫苗对已经形成的肿瘤同

样具有生长抑制作用,其抑制率达到50%。ELISA检测显示,免疫组小鼠血清中产生特异性抗体,同时也检测到了特异性的CTL杀伤活性。实验结果显示,异种色素细胞疫苗在小鼠体内打破了机体免疫系统对恶性黑色素瘤的耐受,成功地诱导了体液免疫和细胞免疫,有效地抑制了低免疫原性的黑色素肿瘤的生长。进一步证明了异种细胞疫苗在肿瘤治疗中的可行性。

#### 59.4.6.2 异种蛋白多肽疫苗

蛋白质、多肽作为生物大分子,其表面带有很多抗原表位,而异种同源蛋白或多肽与机体自身的同源分子具有一定的差异,其免疫原性更强,能够有效地激发针对免疫原的免疫反应并且打破机体对自体同源分子的免疫耐受。较之异种细胞疫苗,异种蛋白多肽疫苗其特异性更高,作用机制更容易探究。在异种蛋白多肽疫苗方面,研究人员做了大量的工作(Sasada et al.,2014)。Luo等用原核表达的鸡的Tie-2蛋白来免疫小鼠,诱导产生了特异性的抗Tie-2的体液免疫,通过抑制肿瘤新生血管生成,有效地抑制了小鼠B16F10和H22肿瘤的生长。类似的结果也为Tan等证实,他们用重组猪Endoglin胞外段蛋白作为抗原免疫小鼠,在预防和治疗性试验中都能诱导产生有效的抗肿瘤免疫效应。

#### 59.4.6.3 异种核酸疫苗

异种核酸疫苗通常是将编码某种抗原的异种同源基因的表达载体导入体细胞内,通过宿主细胞的表达系统合成抗原蛋白,诱导宿主产生对该抗原蛋白及自身抗原的交叉免疫应答。作为核酸疫苗的一种,异种核酸疫苗具备操作简单、制备成本低、易于使用、进入细胞后目的基因表达时间持久、疫苗自身免疫原性低等优点,已经发展成为肿瘤治疗异种疫苗的研究热点。Wei等将非洲爪蟾VEGF165编码基因插入真核表达载体pSecTag2A中构建了异种核酸疫苗,用这种疫苗肌内注射免疫小鼠,诱导产生了CD4$^+$T细胞依赖的特异性的抗VEGF抗体,有效地抑制了Meth A、H22以及MA782/5S肿瘤的生长并显著延长了荷瘤小鼠的生存时间。免疫小鼠血清中的特异性抗体在体外有效地抑制了VEGF介导的小鼠血管内皮细胞的增殖,同时在血清免疫球蛋白过继治疗试验中也显著降低了肿瘤血管的生成。提示此种异种核酸疫苗有效地激发了免疫交叉反应,起

到了很好的抗肿瘤效应。类似的结果也被大量研究证实,研究者分别构建了pSecTag2B-vaso、hEe-p、px-FR1和c-MMP-2异种核酸疫苗来免疫小鼠,都诱导产生了有效的抗肿瘤免疫反应。

这些研究发现提示,利用异种疫苗可诱导种与种之间的交叉免疫反应,通过自身体液及细胞免疫反应作用于肿瘤基质或肿瘤细胞,从而发挥有效的抗肿瘤作用。

有理由推测用异种同源蛋白、多肽和核酸疫苗同样可诱发机体自身抗肿瘤免疫反应。我们的初步实验结果提示,利用异种同源肽或异种基因而构建的DNA疫苗同样可诱导机体自身免疫反应样抗肿瘤免疫反应。这些发现提示,利用异种细胞、同源肽及基因可诱导种与种之间的交叉免疫反应,通过自身体液及细胞免疫反应作用于肿瘤微血管或肿瘤细胞,该研究为肿瘤免疫治疗及基因治疗提供了新的思路。近年来的研究发现,采用异基因和异种内皮细胞靶向肿瘤血管生成,不仅在动物实验中显示出良好治疗疗效,并在临床试验中使胶质瘤患者临床获益。研究人员在犬自发的肉瘤模型中,采用VEGF异基因疫苗免疫治疗,导致了部分肿瘤的消退。在日本的一项小规模的临床研究中,采用异种内皮细胞疫苗治疗胶质瘤患者,也导致了部分患者肿瘤的完全消退。因此,对于异种疫苗,尤其是针对肿瘤血管生成的异种疫苗的研究亟待深入。

## 59.5 肿瘤疫苗的发展方向

生物治疗是以现代生物技术或生物技术药物对疾病进行治疗的前沿医学治疗手段,其发展势必给肿瘤等重大疾病的治疗带来一场革命性的变化。近年来,作为生物治疗及生物技术药物研发源头创新的前沿生物技术与基础研究正在取得重大突破,如通过各种组学、蛋白结构、干细胞以及疾病机制等研究,发现新的可用于药物研发的靶分子等。

随着疫苗技术的发展,疫苗已成为预防控制肿瘤以及其他慢性疾病的有效手段之一,如宫颈癌疫苗以及2010年在美国FDA批准上市的肿瘤免疫细胞治疗。肿瘤疫苗一直是肿瘤研究的热点,随着对肿瘤生物学研究的深入,生物技术的发展,越来越多的肿瘤疫苗进入临床试验,目前,其研究方向主要集中以下几个方面。

## 59.5.1　寻找新的肿瘤疫苗治疗靶点

随着基因组测序的完成,蛋白质技术的发展,对肿瘤抗原的筛选,寻找新的抗原或治疗靶点仍然是开发肿瘤疫苗的一个热点,同时肿瘤的发生发展涉及很多因素,都可以提供新的治疗靶点,设计新的疫苗。早期的肿瘤靶向治疗主要是通过抗体封闭肿瘤细胞膜表面相关抗原,如抗 CD20 抗体,随着研究的逐渐深入,人们意识到肿瘤发生发展涉及的很多因素,如原癌基因和抑癌基因、自杀基因、细胞因子及受体、生长因子受体、细胞周期蛋白、抗肿瘤血管形成、细胞信号传导通路等,都可以作为肿瘤治疗的新靶点,而设计出新的疫苗(Ledford,2015)。

近年来肿瘤干细胞逐渐成为研究的热点,肿瘤干细胞的发现从根本上阐明了肿瘤的发生发展机制,为肿瘤的治愈带来了新的希望。以肿瘤干细胞为研究方向的靶向治疗主要有以下 4 个方面:① 根据肿瘤干细胞所表达的与正常干细胞不同的表面标物设计靶点。有研究发现,CD47 是在急性髓系白血病干细胞中高表达黏附分子,通过单克隆抗体靶向抑制 CD47 的高表达,可以提高细胞吞噬能力,从而能减少或清除白血病干细胞。② 以肿瘤干细胞的异常表达基因为靶点。如 CDX2,在大多数白血病病人的淋巴细胞有不同程度的异常表达,因而调控 CDX2 异常表达可作为一个新的治疗靶点。③ 肿瘤干细胞信号通路和微环境。多糖类化合物及其衍生物在调控肿瘤微环境中起了重要作用,为抑制肿瘤的转移和扩散提供了一个良好的作用靶点。④ 根据肿瘤干细胞的诱导分化机制等设计靶点。如 β-catenin 通路在疾病进展中有重要作用,β-连环蛋白通路激活可使慢性髓系白血病向急变转化,因此 Wnt/β-catenin 通路的调节基因都可以作为肿瘤分子治疗的新靶点。此外,随着对于肿瘤免疫逃逸机制研究的深入,一些肿瘤免疫逃逸的关键分子被发现,不过,这些分子能否作为肿瘤相关抗原设计肿瘤疫苗尚有待进一步探讨。

## 59.5.2　联合及靶向疫苗

采用联合及靶向疫苗不仅可以增强抗原提呈,还可以扩大免疫效应。联合疫苗不仅可以将抗原与抗原融合增加抗原性,构建多价疫苗,也可以与分子伴侣或者细胞因子联合,构建多价疫苗。在联合疫苗中,可以将两个或两个以上的基因融合到一起构

建基因融合疫苗,这类疫苗通常是利用其中一个分子与免疫识别或免疫应答密切相关,使之具有靶向提呈作用,以促进免疫抗原提呈,如将肿瘤抗原与热休克蛋白融合、细胞因子融合等。也有研究表明,即使将两种疫苗联合使用,也可以诱发出更强烈的抗肿瘤免疫,用编码 CEA 的 DNA 疫苗与编码 GM-CSF 的 DNA 疫苗联合使用发现,细胞因子 TNF-γ、TNF-α 以及 IL-2 分泌增加,CD80 和 MHC-Ⅱ 类分子上调 2~3 倍,这种疫苗已经进入临床试验(Geynisman et al.,2013;Morse et al.,2013)。以黏蛋白-1(mucin-1,MUC-1)为基础设计的疫苗也取得了疗效(Hillman et al.,2017)。

靶向疫苗通常是使体内抗原提呈具有靶向到抗原提呈细胞的作用,融合疫苗在抗原靶向提呈上具有较强的优势,如之前提到的热休克融合蛋白,利用 HSP70 可以通过多受体结合到抗原提呈细胞的能力,靶向提呈抗原,细胞因子融合也具有类似作用,或者采用单链抗体基因融合以直接靶向到 APCs,也有研究采用 DC 上的转导结构域 Tat[DC-Tat-extracellular domain(ECD)]与抗原 Her/neu 融合,直接靶向 DC 诱导出 T 细胞反应。尽管 DC 疫苗在体外修饰具有最有效的靶向提呈作用,但 DC 疫苗具有个体特异性,在临床应用中会有诸多限制,而采用融合的蛋白或者 DNA 疫苗以及病毒疫苗,则具有普遍应用性。

## 59.5.3　新的免疫策略

(1)给药方式

与传统的疫苗相比,肿瘤疫苗不仅包括口服(Niethammer et al.,2002)、皮下注射、肌内注射的方式,采用疫苗的原位及瘤周注射,都可以取得较满意的效果。此外,采用腹腔给药进行免疫,以及编码 CEA 的 DNA 疫苗的脾内给药都取得了较好的疗效肿瘤疫苗的静脉给药主要用于肿瘤细胞疫苗,不过,其他疫苗如蛋白疫苗、DNA 疫苗在血液中稳定性差,病毒疫苗则毒性较大,一般不采用静脉给药,采用静脉给药的方式尚有待于进一步优化,如采用生物材料包裹的蛋白疫苗、DNA 疫苗。

(2)与新型生物技术及生物材料结合

近年来,由于生物材料技术的不断革新,生物材料在肿瘤疫苗中的使用越来越多,这些生物技术不仅有利于肿瘤疫苗的稳定,而且可能增加肿瘤疫苗的效应,如 RNA 和多肽疫苗,稳定性较差,进行恰当

的包装或组合，既可以增加疫苗的稳定性，又可以增强疫苗的作用效率，如采用脂质体（liposome）包裹的蛋白及 DNA 疫苗，采用生物材料包裹的这些疫苗由于稳定性的增加，可以采用静脉给药，采用多聚的阳性微粒（PLG）吸附编码 CEA 的质粒 DNA，采用单磷酰脂质 A 结合 C26 结肠癌细胞构建的全肿瘤细胞疫苗，都显示出增强的免疫反应。纳米材料在肿瘤疫苗中的应用越来越广泛，无论是针对肿瘤细胞还是肿瘤间质细胞设计的疫苗，都取得了较好的效果（Kapadia et al.，2015）。

### 59.5.4 新型佐剂的应用

传统的疫苗一般加入疫苗佐剂如氢氧化铝、弗氏佐剂等增强其免疫原性，进而达到治疗的效果。但是由于肿瘤抗原的特殊性，其免疫原性弱，需要新型的疫苗佐剂来满足治疗效果。新型佐剂的设计主要从以下三点考虑：首先，该类佐剂可以使机体较早出现抗体；其次，该类佐剂可以延长抗体在机体内存在的时间；最后，该类佐剂最好可以提高个体的存活率。

近来，获得新型佐剂的最常用的策略是根据传统佐剂各自的作用机制或借助其他介质将其混合。该种策略的目标是提高或调节肿瘤疫苗针对某一特定的免疫反应。一种具有代表性的该类佐剂是 MPL 和 AL(OH)$_3$ 形成的混合物 Fendrix，该类药物可以用于患肾病的乙型肝炎患者，还可以用于血友病患者。该类疫苗与对照相比，具有阳转时间短、产生抗体滴度高、持续周期长等特点。同样，ASO4 作为人乳头瘤病毒疫苗的佐剂，也取得相似的结果。

### 59.5.5 肿瘤疫苗存在的问题

与其他疫苗一样，在肿瘤疫苗的研究中，除了选择合适的抗原及免疫佐剂之外，还需要考虑抗原的最佳剂量、最有效的免疫方案、强化免疫时间、频率等。同时，鉴于体外试验结果固有的局限性，以及人体临床试验因纳入样本量稀少等因素而所能说明的问题亦较为有限，许多方面仍需深入探索。事实上，应以审慎客观的态度去看待实验动物模型中肿瘤疫苗的效果，以及其剂量、强化及免疫常规计划方案等诸多问题。此外，肿瘤疫苗的安全性问题也值得进一步深入探讨。

2015 年 1 月 20 日，美国总统奥巴马在国情咨文演讲中提出了"精准医学"（precision medicine）计划，有人说这象征着吹响了"精准医学"时代开启的号角。然而，肿瘤学领域早就有了"精准医学"这个概念，"精准医学"技术已经实实在在地应用到了肿瘤患者的临床治疗中。肿瘤疫苗等一系列针对肿瘤治疗的策略已取得喜人的效果，相信肿瘤疫苗将会在肿瘤治疗中起到更重要的作用。

## 参考文献

姜勋平. 2005. 基因免疫的原理和方法. 北京：科学出版社，196-210.

田聆. 2004. 肿瘤的生物治疗. 见：曾益新. 肿瘤学. 北京：人民卫生出版社，485-525.

魏于全. 2004. 肿瘤免疫. 见：曾益新. 肿瘤学. 北京：人民卫生出版社，267-290.

魏于全. 2010. 肿瘤治疗性疫苗. 见：闻玉梅. 治疗性疫苗. 北京：科学出版社，303-319.

Ahn E，Kim H，Han KT，et al. 2015. A loss of antitumor therapeutic activity of CEA DNA vaccines is associated with the lack of tumor cells' antigen presentation to Ag-specific CTLs in a colon cancer model. Cancer Letters 356(2)：676-685.

Arlen P，Tsang KY，Marshall JL，et al. 2000. The use of a rapid ELISPOT assay to analyze peptide-specific immune responses in carcinoma patients to peptide vs. recombinant poxvirus vaccines. Cancer Immunol Immunother 49(10)：517-529.

Bartlett DL，Liu Z，Sathaiah M，et al. 2013. Oncolytic viruses as therapeutic cancer vaccines. Molecular Cancer 12(1)：103.

Bencherif SA，Warren Sands R，Ali OA，et al. 2015. Injectable cryo-gel-based whole-cell cancer vaccines. Nat Commun 6：7556.

Bendandi M. 2009. Idiotype vaccines for lymphoma：Proof-of-principles and clinical trial failures. Nat Rev Cancer 9(9)：675-681.

Bertinetti C，Zirlik K，Heining-Mikesch K，et al. 2006. Phase I trial of a novel intradermal idiotype vaccine in patients with advanced B-cell lymphoma：Specific immune responses despite profound immunosuppression. Cancer Research 66(8)：4496-4502.

Biragyn A，Tani K，Grimm MC，et al. 1999. Genetic fusion of chemokines to a self tumor antigen induces protective，T-cell dependent antitumor immunity. Nature Biotechnology 17(3)：253-258.

Brabletz T，Jung A，Spaderna S，et al. 2005. Opinion：Migrating cancer stem cells—an integrated concept of malignant tumour progression. Nat Rev Cancer 5(9)：744-749.

Butler D. 2009. Vaccine venture boosts health hopes. Nature 461(7262)：323.

Casey DG，Lysaght J，James T，et al. 2003. Heat shock protein derived from a non-autologous tumour can be used as an anti-tumour vaccine. Immunology 110(1):105-111.

Chaudhary B,Elkord E. 2016. Regulatory T cells in the tumor microenvironment and cancer progression:Role and therapeutic Targeting. Vaccines 4(3):28.

Chen W,Kuolee R,Yan H. 2010. The potential of 3',5'-cyclic diguanylic acid (c-di-GMP) as an effective vaccine adjuvant. Vaccine 28(18):3080-3085.

Chun E,Lee J,Cheong HS,et al. 2003. Tumor eradication by hepatitis B virus X antigen-specific CD8$^+$ T cells in xenografted nude mice. J Immunol 170(3):1183-1190.

Chiang CL,Coukos G,Kandalaft LE. 2015. Whole tumor antigen vaccines:Where are we? Vaccines 3(2):344-372.

Clarke MF,Fuller M. 2006. Stem cells and cancer:Two faces of eve. Cell 124(6):1111-1115.

Copier J,Dalgleish A. 2006. Overview of tumor cell-based vaccines. Intern Rev Immunol 25(5):297-319.

Cordonnier C,Labopin M,Chesnel V,et al. 2010. Immune response to the 23-valent polysaccharide pneumococcal vaccine after the 7-valent conjugate vaccine in allogeneic stem cell transplant recipients:Results from the EBMT IDWP01 trial. Vaccine 28(15):2730-2734.

Cornelison TL. 2000. Human papillomavirus genotype 16 vaccines for cervical cancer prophylaxis and treatment. Curr Opin Oncol 12(5): 466-473.

Costa FF,Le Blanc K,Brodin B. 2007. Concise review:Cancer/testis antigens,stem cells,and cancer. Stem Cells 25(3):707-711.

Curti A,Parenza M,Colombo MP. 2003. Autologous and MHC class I-negative allogeneic tumor cells secreting IL-12 together cure disseminated A20 lymphoma. Blood 101(2):568-575.

Ding ZY,Zou XL,Wei YQ. 2012. Cancer microenvironment and cancer vaccine. Cancer microenvironment 5(3):333-344.

Doyle C. 2015. CAR-T cells:The transplants of the future. American Health & Drug Benefits 8(s):14.

Eiben GL,Velders MP,Schreiber H,et al. 2002. Establishment of an HLA-A * 0201 human papillomavirus type 16 tumor model to determine the efficacy of vaccination strategies in HLA-A * 0201 transgenic mice. Cancer Research 62(16):5792-5799.

Endo T,Toda M,Watanabe M,et al. 2002. In situ cancer vaccination with a replication-conditional HSV for the treatment of liver metastasis of colon cancer. Cancer Gene Ther 9(2):142-148.

Frederickson RM. 2015. A new era of innovation for CAR T-cell therapy. Mol Ther 23(12):1795-1796.

Garçon N,Di Pasquale A. 2017. From discovery to licensure,the adjuvant system story. Hum Vaccin Immunother 13(1):19-33.

Geynisman DM,Zha Y,Kunnavakkam R,et al. 2013. A random-ized pilot phase I study of modified carcinoembryonic antigen (CEA) peptide (CAP1-6D)/montanide/GM-CSF-vaccine in patients with pancreatic adenocarcinoma. Immunother Cancer 1:8.

Ghosh A,Dar L. 2015. Dengue vaccines:Challenges,development,current status and prospects. Indian J Med Microbiol 33(1):3-15.

Gil M,Bieniasz M,Wierzbicki A,et al. 2009. Targeting a mimotope vaccine to activating Fc-γ receptors empowers dendritic cells to prime specific CD8$^+$ T cell responses in tumor-bearing mice. J Immunol 183(10):6808-6818.

Grant JF,Iwasawa T,Sinn HW,et al. 2006. Induction of protective immunity to RM-1 prostate cancer cells with AL-VAC-IL-2/IL-12/TNF-α combination therapy. Int J Cancer 119(11):2632-2641.

Gri G,Gallo E,Di Carlo E,et al. 2003. OX40 ligand-transduced tumor cell vaccine synergizes with GM-CSF and requires CD40-Apc signaling to boost the host T cell antitumor response. J Immunol 170(2):99-106.

Hanna MG,Hoover HC,Vermorken JB,et al. 2001. Adjuvant active specific immunotherapy of stage II and stage III colon cancer with an autologous tumor cell vaccine:First randomized phase III trials show promise. Vaccine 19(1):2576-2582.

Hillman G,Reich G,Rothstein LA,et al. 2017. Radiotherapy and MVA-MUC1-IL-2 vaccine act synergistically for inducing specific immunity to MUC-1 tumor antigen. J Immunother Cancer 5:4.

Holtkamp S,Kreiter S,Selmi A,et al. 2006. Modification of antigen-encoding RNA increases stability,translational efficacy,and T-cell stimulatory capacity of dendritic cells. Blood 108(13):4009-4017.

Hoon DS,Yuzuki D,Hayashida M,et al. 1995. Melanoma patients immunized with melanoma cell vaccine induce antibody responses to recombinant MAGE-1 antigen. J Immunol 154(2):730-737.

Horvath JC,Andrea H,Sinkovics JG,et al. 1999. Cancer vaccines with emphasis on a viral oncolysate melanoma vaccine. Acta Microbiol Immunol Hung 46(1): 1-20.

Hotez PJ. 2010. Peace through vaccine diplomacy. Science 327(5971):1301.

Hu Z,Liu S,Mai X,et al. 2010. Anti-tumor effects of fusion vaccine prepared by renal cell carcinoma 786-O cell line and peripheral blood dendritic cells of healthy volunteers in vitro and in human immune reconstituted SCID mice. Cell Immunol 262(2):112-119.

Huang S,Ingber DE. 2005. Cell tension,matrix mechanics,and cancer development. Cancer Cell 8(3):175-176.

Huang XF,Ren WH,Rollins L,et al. 2003. A broadly applicable,personalized heat shock protein-mediated oncolytic tumor vaccine. Cancer Res 63(21): 7321-7329.

Huang Y, Fayad R, Smock A, et al. 2005. Induction of mucosal and systemic immune responses against human carcinoembryonic antigen by an oral vaccine. Cancer Research 65: 6990-6999.

Hung LH, Li HP, Lien YY, et al. 2010. Adjuvant effects of chicken interleukin-18 in avian Newcastle disease vaccine. Vaccine 28(5): 1148-1155.

Inoges S, Cerio AL, Villanueva H, et al. 2011. Idiotype vaccines for lymphoma therapy. Exp Rev Vaccines 10(6): 801-809.

Jerome V, Graser A, Muller R, et al. 2006. Cytotoxic T lymphocytes responding to low dose TRP2 antigen are induced against B16 melanoma by liposome-encapsulated TRP2 peptide and CpG DNA adjuvant. J Immunoth 29(3): 294-305.

Johnston C, Koelle DM, Wald A. 2014. Current status and prospects for development of an HSV vaccine. Vaccine 32(14): 1553-1560.

Kamstock D, Elmslie R, Thamm D, et al. 2007. Evaluation of a xenogeneic VEGF vaccine in dogs with soft tissue sarcoma. Cancer Immunol Immunother 56(8): 1299-1309.

Kapadia CH, Perry JL, Tian S, et al. 2015. Nanoparticulate immunotherapy for cancer. J Controlled Release 219: 167-180.

Keskin DB, Anandappa AJ, Sun J, et al. 2019. Neoantigen vaccine generates intratumoral T cell responses in phase I bglioblastoma trial. Nature 565(7738): 234-239.

Kim YC, Song KS, Yoon G, et al. 2001. Activated ras oncogene collaborates with HBx gene of hepatitis B virus to transform cells by suppressing HBx-mediated apoptosis. Oncogene 20: 16-23.

Koutsky LA, Ault KA, Wheeler CM, et al. 2002. A controlled trial of a human papillomavirus type 16 vaccine. N Engl J Med 347(21): 1645-1651.

Kumamoto T, Huang EK, Paek HJ, et al. 2002. Induction of tumor-specific protective immunity by in situ Langerhans cell vaccine. Nat Biotechnol 20(1): 64-69.

Lechanteur C, Delvenne P, Princen F, et al. 2000. Combined suicide and cytokine gene therapy for peritoneal carcinomatosis. Gut 47(3): 343-348.

Ledford H. 2015. Therapeutic cancer vaccine survives biotech bust. Nature 519(7541): 17-18.

Leitner WW, Baker MC, Berenberg TL, et al. 2009. Enhancement of DNA tumor vaccine efficacy by gene gun-mediated codelivery of threshold amounts of plasmid-encoded helper antigen. Blood 13(1): 37-45.

Lesterhuis WJ, Vries IJ, Schuurhuis DH, et al. 2006. Vaccination of colorectal cancer patients with CEA-loaded dendritic cells: Antigen-specific T cell responses in DTH skin tests. Ann Oncol 17(6): 974-980.

Li F, Zhao C, Wang L. 2014. Molecular-targeted agents combina-

tion therapy for cancer: Developments and potentials. Intern J Cancer 134(6): 1257-1269.

Li J, King AV, Stickel SL, et al. 2009. Whole tumor cell vaccine with irradiated S180 cells as adjuvant. Vaccine 27(4): 558-564.

Lindauer M, Rudy W, Guckel B, et al. 1998. Gene transfer of costimulatory molecules into a human colorectal cancer cell line: Requirement of CD54, CD80 and class II MHC expression for enhanced immunogenicity. Immunology 93(3): 390-397.

Liu JY, Wei YQ, Yang L, et al. 2003. Immunotherapy of tumors with vaccine based on quail homologous vascular endothelial growth factor receptor-2. Blood 102(5): 1815-1823.

Livia PM, Can S, Ed L, et al. 2019. Surface-engineered polyethyleneimine-modified liposomes as novel carrier of siRNA and chemotherapeutics for combination treatment of drug-resistant cancers. Drug Deliv. 26(1): 443-458.

Lu Y, Zhang Z, Liu Q, et al. 2007. Immunological protection against HPV16 E7-expressing human esophageal cancer cell challenge by a novel HPV16-E6/E7 fusion protein based-vaccine in a Hu-PBL-SCID mouse model. Biol Pharm Bull 30(1): 150-156.

Lund LH, Andersson K, Zuber B, et al. 2003. Signal sequence deletion and fusion to tetanus toxoid epitope augment antitumor immune responses to a human carcinoembryonic antigen (CEA) plasmid DNA vaccine in a murine test system. Cancer Gene Ther 10(5): 365-376.

Lundstrom K. 2015. RNA-based drugs and vaccines. Exp Rev Vaccines 14(30): 253-263.

Ma XT, Xu B, An LL, et al. 2006. Vaccine with β-defensin 2-transduced leukemic cells activates innate and adaptive immunity to elicit potent antileukemia responses. Cancer Res 66(2): 1169-1176.

Maeng HM, Berzofsky JA. 2019. Strategies for developing and optimizing cancer vaccines. Version 1. F1000 Res. 8: F1000 Faculty Rev-654.

McNamara MA, Nair SK, Holl EK. 2015. RNA-based vaccines in cancer immunotherapy. J Immunol Res 2015: 794528.

Melero I, Gaudernack G, Gerritsen W, et al. 2014. Therapeutic vaccines for cancer: An overview of clinical trials. Nat Rev Clin Oncol 11(9): 509-524.

Melief CJ, Hall T, Arens R, et al. 2015. Therapeutic cancer vaccines. J Clin Invest 125(9): 3401-3412.

Michel S, Isabelle R, Stanley R. 2017. Therapeutic T cell engineering. Nature 545(7655): 423-431.

Morse MA, Niedzwiecki D, Marshall JL, et al. 2013. A randomized phase II study of immunization with dendritic cells modified with poxvectors encoding CEA and MUC1 compared with the same poxvectors plus GM-CSF for resected metastatic colorectal cancer. Ann Surg 258(6): 879-886.

Niethammer AG, Xiang R, Becker JC, et al. 2002. A DNA vaccine against VEGF receptor 2 prevents effective angiogenesis and inhibits tumor growth. Nat Med 8(12):1369-1375.

Nishimura Y, Tomita Y, Yuno A, et al. 2015. Cancer immunotherapy using novel tumor-associated antigenic peptides identified by genome-wide cDNA microarray analyses. Cancer Sci 106(5):505-511.

Ohaegbulam KC, Assal A, Lazar-Molnar E, et al. 2015. Human cancer immunotherapy with antibodies to the PD-1 and PD-L1 pathway. Trends Mol Med 21(1):24-33.

Ojima T, Iwahashi M, Nakamura M, et al. 2007. Successful cancer vaccine therapy for carcinoembryonic antigen (CEA)-expressing colon cancer using genetically modified dendritic cells that express CEA and T helper-type 1 cytokines in CEA transgenic mice. Intern J Cancer 120(3):585-593.

Okaji Y, Tsuno NH, Tanaka M, et al. 2008. Pilot study of anti-angiogenic vaccine using fixed whole endothelium in patients with progressive malignancy after failure of conventional therapy. Eur J Cancer 44(3):383-390.

Pal J, Czompoly T, Nyarady Z, et al. 2003. Determination of the fine epitope specificity of an anti-hepatitis B virus X protein monoclonal antibody using microanalytical and molecular biological methods. Mol Immunol 40(5):241-246.

Park JK, Kim Y, Kim H, et al. 2016. The anti-fibrotic effect of GV1001 combined with gemcitabine on treatment of pancreatic ductal adenocarcinoma. Oncotarget 7(46):75081-75093.

Parsa AT, Miller JI, Eggers AE, et al. 2003. Autologous adjuvant linked fibroblasts induce anti-glioma immunity: Implications for development of a glioma vaccine. J Neuro-Oncol 64(1):77-87.

Phumyen A, Jantasorn S, Jumnainsong A, et al. 2014. Doxorubicin-conjugated bacteriophages carrying anti-MHC class I chain-related A for targeted cancer therapy in vitro. OncoTargets Ther 7:2183-2195.

Pilla L, Patuzzo R, Rivoltini L, et al. 2006. A phase II trial of vaccination with autologous, tumor-derived heat-shock protein peptide complexes Gp96, in combination with GM-CSF and interferon-α in metastatic melanoma patients. Cancer Immunol Immunother 55(8):958-968.

Poggi A, Giuliani M. 2016. Mesenchymal stromal cells can regulate the immune response in the tumor microenvironment. Vaccines 4(4):41.

Poli C, Raffin C, Dojcinovic D, et al. 2013. MHC class II/ESO tetramer-based generation of in vitro primed anti-tumor T-helper lines for adoptive cell therapy of cancer. Haematologica 98(2):316-322.

Popescu MC, Robb RJ, Batenjany MM, et al. 2007. A novel proteoliposomal vaccine elicits potent antitumor immunity in mice. Blood 109(12):5407-5410.

Prell RA, Gearin L, Simmons A, et al. 2006. The anti-tumor efficacy of a GM-CSF-secreting tumor cell vaccine is not inhibited by docetaxel administration. Cancer Immunol Immunother 55(10):1285-1293.

Razvan C, Robin M, Mark A, et al. 2018. Pan-tumor genomic biomarkers for PD-1 checkpoint blockade-based immunotherapy. Science 362(6411):eaar3593.

Saha A, Baral RN, Chatterjee SK, et al. 2006. CpG oligonucleotides enhance the tumor antigen-specific immune response of an anti-idiotype antibody-based vaccine strategy in CEA transgenic mice. Cancer Immunol Immunother 55(5):515-527.

Sasada T, Yamada A, Noguchi M, et al. 2014. Personalized peptide vaccine for treatment of advanced cancer. Curr Med Chem 21(21):2332-2345.

Sayour EJ, Sanchez-Perez L, Flores C, et al. 2015. Bridging infectious disease vaccines with cancer immunotherapy: A role for targeted RNA based immunotherapeutics. J Immunother Cancer 3:13.

Schirrmacher V, Ahlert T, Pröbstle T, et al. 1998. Immunization with virus-modified tumor cells. Europe PMC 25(6):677-696.

Schmitt A, Bechter C, Yao J, et al. 2009. Cytomegalovirus vaccination of leukemia and lymphoma patients after allogeneic stem cell transplantation—validation of a peptide vaccine. J Immunol Methods 343(2):140-147.

Schreckenberger C, Kaufmann AM. 2004. Vaccination strategies for the treatment and prevention of cervical cance. Curr Opin Oncol 16(5):485-491.

Sluka P, Davis ID. 2013. Cell mates: Paracrine and stromal targets for prostate cancer therapy. Nat Rev Urol 10(8):441-451.

Smaglo BG, Aldeghaither D, Weiner LM. 2014. The development of immunoconjugates for targeted cancer therapy. Nat Rev Clin Oncol 11:637-648.

Song YC, Cheng HY, Leng CH, et al. 2014. A novel emulsion-type adjuvant containing CpG oligodeoxynucleotides enhances CD8$^+$ T-cell-mediated anti-tumor immunity. J Controlled Release 173:158-165.

Sosman JA, Sondak VK. 2003. Melacine: An allogeneic melanoma tumor cell lysate vaccine. Exp Rev Vaccines 2(3):353-368.

Steenbergen RD, Snijders PJ, Heideman DA, et al. 2014. Clinical implications of (epi)genetic changes in HPV-induced cervical precancerous lesions. Nat Rev Cancer 14(6):395-405.

Su ZZ, Chen YM, Kang DC, et al. 2003. Customized rapid subtraction hybridization (RaSH) gene microarrays identify overlapping expression changes in human fetal astrocytes resulting from human immunodeficiency virus-1 infection or tumor necrosis factor-α treatment. Gene 306(13):67-78.

Tanaka Y, Amos KD, Joo HG, et al. 2001. Modification of the

HER2/NEU-derived tumor antigen GP2 improves induction of GP2-reactive cytotoxic T lymphocytes. Intern J Cancer 94 (4):540-544.

Terando A, Roessler B, Mule JJ. 2004. Chemokine gene modification of human dendritic cell-based tumor vaccines using a recombinant adenoviral vector. Cancer Gene Therapy 11 (3):165-173.

Thompson JA, Dissanayake SK, Ksander BR, et al. 2006. Tumor cells transduced with the MHC class II transactivator and CD80 activate tumor-specific CD4$^+$ T cells whether or not they are silenced for invariant chain. Cancer Res 66(2): 1147-1154.

Timmerman JM, Czerwinski DK, Davis TA, et al. 2002. Idiotype-pulsed dendritic cell vaccination for B-cell lymphoma:Clinical and immune responses in 35 patients. Blood 99(5): 1517-1526.

Tsai KK, Zarzoso I, Daud AI. 2014. PD-1 and PD-L1 antibodies for melanoma. Hum Vaccin Immunother 10(11):3111-3116.

Ugel S, Facciponte JG, Sanctis D, et al. 2015. Targeting tumor vasculature:Expanding the potential of DNA cancer vaccines. Cancer Immunol Immunother 64(10):1339-1348.

Ulmer JB, Mason PW, Geall A, et al. 2012. RNA-based vaccines. Vaccine 30(30):4414-4418.

Ventola CL. 2017. Cancer immunotherapy, Part 1:Current strategies and agents. Pharm Therap 42(6):375-383.

Vujanovic L, Ranieri E, Gambotto A, et al. 2006. IL-12p70 and IL-18 gene-modified dendritic cells loaded with tumor antigen-derived peptides or recombinant protein effectively stimulate specific Type-1 CD4$^+$ T-cell responses from normal donors and melanoma patients in vitro. Cancer Gene Therapy 13(8):798-805.

Walsh SR, Dolin R. 2011. Vaccinia viruses:Vaccines against smallpox and vectors against infectious diseases and tumors. Exp Rev Vaccines 10(8):1221-1240.

Wang JW, Zhang XM, Ye J, et al. 2017. Erratum to:In vivo enhancement of the MAGE-specific cellular immune response by a recombinant MAGE1-MAGE3-TBHSP70 tumor vaccine. Cancer Cell Int 17:10.

Wang XY, Li Y, Manjili MH, et al. 2002. Hsp110 over-expression increases the immunogenicity of the murine CT26 colon tumor. Cancer Immunol Immunother 51(6):311-319.

Wang XY, Kazim L, Repasky EA, et al. 2001. Characterization of heat shock protein 110 and glucose-regulated protein 170 as cancer vaccines and the effect of fever-range hyperthermia on vaccine activity. J Immunol 166(1):490-497.

Wang YS, Wang GQ, Wen YJ, et al. 2007. Immunity against tumor angiogenesis induced by a fusion vaccine with murine B-defensin 2 and mFlk-1. Clin Cancer Res 13(22 pt1): 6779-6787.

Wang Z, Wu Z, Liu Y, et al. 2017. New development in CAR-T cell therapy. J Hematol Oncol 10(1):53.

Wei YQ, Huang MJ, Yang L, et al. 2001. Immunogene therapy of tumors with vaccine based on *Xenopus homologous* vascular endothelial growth factor as a model antigen. PNAS 98 (20):11545-11550.

Wei YQ, Wang QR, Zhao X, et al. 2000. Immunotherapy of tumors with xenogeneic endothelial cells as a vaccine. Nat Med 6(10):1160-1166.

Wentink MQ, Huijbers EJ, Gruijl TD, et al. 2015. Vaccination approach to anti-angiogenic treatment of cancer. Biochim Biophys Acta 1855(2):155-171.

Yang Y, Hou J, Lin Z, et al. 2014. Attenuated *Listeria monocytogenes* as a cancer vaccine vector for the delivery of CD24, a biomarker for hepatic cancer stem cells. Cell Mol Immunol 11(2):184-196.

Yi H, Rong Y, Yankai Z, et al. 2006. Improved efficacy of DNA vaccination against breast cancer by boosting with the repeat β-hCG C-terminal peptide carried by mycobacterial heat-shock protein HSP65. Vaccine 24(14):2575-2584.

Ying H, Zaks TZ, Wang RF, et al. 1999. Cancer therapy using a self-replicating RNA vaccine. Nat Med 5(7):823-827.

Yoshikawa T, Okada N, Oda A, et al. 2008. Nanoparticles built by self-assembly of amphiphilic γ-PGA can deliver antigens to antigen-presenting cells with high efficiency:A new tumor-vaccine carrier for eliciting effector T cells. Vaccine 26(10):1303-1313.

Yu DY, Moon HB, Son JK, et al. 1999. Incidence of hepatocellular carcinoma in transgenic mice expressing the hepatitis B virus X-protein. J Hepatol 31(1): 123-132.

Yu JS, Liu G, Ying H, et al. 2004. Vaccination with tumor lysate-pulsed dendritic cells elicits antigen-specific, cytotoxic T-cells in patients with malignant glioma. Cancer Res 64 (14):4973-4979.

Zaremba S, Barzaga E, Zhu M, et al. 1997. Identification of an enhancer agonist cytotoxic T lymphocyte peptide from human carcinoembryonic antigen. Cancer Res 57(20):4570-4577.

Zhao F, Dou J, He XF, et al. 2010. Enhancing therapy of B16F10 melanoma efficacy through tumor vaccine expressing GPI-anchored IL-21 and secreting GM-CSF in mouse model. Vaccine 28(16):2846-2852.

Zhao Z, Condomines M, Stegen SJ, et al. 2015. Structural design of engineered costimulation determines tumor rejection kinetics and persistence of CAR T cells. Cancer Cell 28(4): 415-428.

Zhou H, Luo Y, Mizutani M, et al. 2005. T cell-mediated suppression of angiogenesis results in tumor protective immunity. Blood 106(6):2026-2032.

# 第**60**章
# 金黄色葡萄球菌疫苗

邹全明　曾　浩

**本章摘要**

金黄色葡萄球菌(SA)是人类化脓性感染中最常见的病原菌,可引起局部化脓性感染,也可引起肺炎、假膜性小肠结肠炎、心包炎等,甚至败血症、脓毒症等全身感染。近年来,随着抗生素长期、广泛地使用,细菌耐药性问题日益突出,作为典型代表的耐甲氧西林金黄色葡萄球菌(MRSA)已成为医院内感染的重要病原菌之一。随着对 MRSA 致病机制的不断研究以及检测与诊断方法的发展,研制有效控制金黄色葡萄球菌广泛感染及大规模暴发流行、大幅降低金黄色葡萄球菌医院内感染的发病率及耐药性蔓延的新型金黄色葡萄球菌疫苗成为可能。国外已有包括 Merck、Pfizer、Novartis、GSK 在内的多个生物医药公司共计 9 个金黄色葡萄球菌疫苗先后进入了临床试验,同时我国自主研发的首个"重组金黄色葡萄球菌疫苗"为国际上含有抗原种类最多的多价金黄色葡萄球菌疫苗,大量的动物免疫保护攻毒试验结果表明,疫苗的免疫保护率大于 85%,可有效抵御金黄色葡萄球菌的感染侵袭。目前该疫苗已获批国家 1 类预防用生物制品 I、II、III 期临床研究批件,正在开展人体临床研究。

## 60.1 概述

金黄色葡萄球菌（*Staphylococcus aureus*,SA）又称"嗜肉菌"，是引起医院内感染和社区感染的一种重要致病菌。临床以急性、化脓性感染为特征，局部可引起皮肤和软组织等的化脓性感染，经久不愈；全身可导致急性肺炎、脓毒血症、心内膜炎、脓毒性关节炎、骨髓炎等严重感染及并发症，病死率可高达20%。同时，金黄色葡萄球菌的外毒素还可引起食物中毒、烫伤样皮肤综合征和中毒性休克综合征等全身致死性感染。

近年来，随着抗生素长期、广泛地使用，细菌耐药性问题日益突出，作为典型代表的耐甲氧西林金黄色葡萄球菌（methicillin-resistant *Staphylococcus aureus*,MRSA）自 1961 年被首次发现至今，已成为全球 ICU 病房、术后感染、烧伤、战创伤等感染率最高的医院内感染病原菌之一。同时，因其致病性强、传播途径广泛、易暴发流行、呈多重耐药性发展，而成为临床上治疗的难点，被称为"第一超级细菌"。

## 60.2 病原学

### 60.2.1 金黄色葡萄球菌的生物学特性

#### 60.2.1.1 形态学

典型金黄色葡萄球菌呈球形或椭圆形（图60.1，图60.2），直径为 0.7～1.2 μm。细菌繁殖时呈多个平面的不规则分裂，堆积成葡萄串状排列。在脓汁或液体培养基中成长常呈双球或短链排列。葡萄球菌无鞭毛，不能运动。无芽孢，可形成荚膜。青霉素或葡萄球菌溶素等能够影响金黄色葡萄球菌细胞壁的合成，造成细胞壁缺损，形成渗透性不稳定 L 形变异。疾病复发或慢性化可能与 L 形变异有关。

#### 60.2.1.2 培养特性

金黄色葡萄球菌营养要求不高，在普通培养基上生长良好，在含有血液和葡萄糖的培养基中生长更佳，需氧或兼性厌氧。28～38℃均能生长，最适温

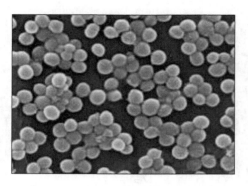

图 60.1 血平板上的金黄色葡萄球菌

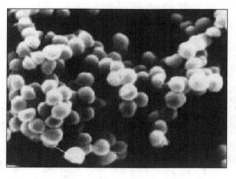

图 60.2 电镜下的金黄色葡萄球菌

度为 37℃,pH 为 4.8～9.4,最适为 7.4。耐盐性强，在含 10%～15%氯化钠培养基中均能生长。在血脂平板上形成的菌落较大，菌落周围形成明显的全透明溶血环（β溶血），溶血性菌株具有较强致病性。

#### 60.2.1.3 生化反应

① 多数能分解葡萄糖、麦芽糖、蔗糖，产酸不产气。② 致病性菌株能分解甘露醇，产酸。③ 触酶（过氧化氢酶）阳性，可与链球菌相区分。

#### 60.2.1.4 耐药性

金黄色葡萄球菌对磺胺类药物敏感性低，对青霉素、红霉素等高度敏感。但随着青霉素的广泛使用，有些金黄色葡萄球菌产生青霉素酶，能水解 β-内酰胺环，表现为对青霉素的耐药。抗生素滥用问题的日益严重，使得耐药金黄色葡萄球菌不断出现并呈全球化流行趋势，已成为引起临床严重感染的病原菌，可能面临无药可治的境地。WHO 于 2014 年发布的《全球"细菌耐药性"监测报告》指出："超级细菌"正在呈严重扩散的态势，"如不及时采取有效措施，普通的感染将导致大规模的人群死亡。"研

究报告显示,每年美国因感染"超级细菌"而死亡的人数高达 6.3 万人,欧洲联盟范围内死亡人数也有 2.5 万人,"超级细菌"的典型代表 MRSA 每年在美国造成严重感染人数约为 9 万人,致死病例约为 2 万人,造成的死亡人数远超感染艾滋病病毒的死亡人数。

（1）不均一耐药性

MRSA 存在敏感和耐药两个亚群,即一株 MRSA 菌中大多数细菌对甲氧西林敏感,在使用抗生素后的几小时内被大量杀死;而一小部分细菌（$10^{-7} \sim 10^{-4}$）对甲氧西林高度耐药,可在 50 μg·mL$^{-1}$甲氧西林浓度下缓慢生长,在数小时后迅速增殖。

（2）广谱耐药性

MRSA 除对甲氧西林耐药外,对其他所有与甲氧西林相同结构的 β-内酰胺类和头孢类抗生素均耐药,MRSA 还可通过改变抗生素作用靶位、产生修饰酶、降低膜通透性产生大量 PABA 等不同机制,对氨基糖苷类、大环内酯类、四环素类、氟喹诺酮类、磺胺类、利福平均产生不同程度的耐药,唯对万古霉素敏感。

（3）医院获得性 MRSA 与社区获得性 MRSA

医院获得性 MRSA（hospital-acquired methicillin resistant *Staphylococcus aureus*,HA-MRSA）是指在接触医疗护理机构人员之间传播和循环的 MRSA 菌株。这些感染出现在医院或医疗护理机构（医院发病）或出院后的社区内（社区发病）。

社区获得性 MRSA（community-acquired methicillin resistant *Staphylococcus aureus*,CA-MRSA）多见于无 HA-MRSA 危险因素的患者,常出现在皮肤或皮肤软组织感染中,多见于儿童、运动员、监狱犯人、士兵、特定种族、静脉药物滥用者及同性恋人群。而 HA-MRSA 则多见于长期住院者、糖尿病患者、透析患者及重症监护室（ICU）携带静脉通路的患者。

## 60.2.2　金黄色葡萄球菌的分型

金黄色葡萄球菌的分型方法较多,包括噬菌体分型、血清学分型、耐药谱分型、凝固酶分型、基因分型等,用来研究金黄色葡萄球菌的致病性、耐药性、流行病学特点与细菌鉴别的关系。

### 60.2.2.1　噬菌体分型

根据噬菌体可将金黄色葡萄球菌分为 5 群 26 个型。噬菌体分型在流行病学调查时追踪传染源及研究菌型与疾病种类间的关系上均有重要意义。肠毒素型食物中毒由 Ⅲ 群和 Ⅳ 群金黄色葡萄球菌引起,Ⅱ 群菌对抗生素产生耐药性的速度比 Ⅰ 群和 Ⅳ 群缓慢很多。造成医院感染严重流行的是 Ⅰ 群中的 52、52A、80 和 81 型菌株（Gayatri et al.,2015）。引起疱疹性和剥脱性皮炎的菌株经常是 Ⅱ 群 71 型。此方法重复性好,且不需特殊设备和试剂,但其分辨率为 80% 左右,还有一些常见型需进一步分出亚型。此外,如无其他流行病学依据,噬菌体分型本身不能作为判断菌株相关性的绝对鉴定指标。

### 60.2.2.2　血清学分型

本方法是根据金黄色葡萄球菌的特异性抗原进行分型,首先制备一系列特异抗血清,再与待测菌株进行凝集反应,依据不同凝集形式分型。但由于金黄色葡萄球菌分布广泛,抗原复杂,交叉抗原多,免疫血清效价普遍低,而且还存在一些菌群特异性抗原（如 A 蛋白）的非特异凝集的干扰,所以制备分型血清比较困难。

### 60.2.2.3　耐药谱分型

用一系列抗生素对金黄色葡萄球菌做药物敏感试验,根据不同的耐药谱分型。此方法成本低,操作简便,判定结果容易,所以应用广泛。耐药谱分型的缺点是金黄色葡萄球菌耐药性强,相同耐药谱却有不同的基因型或噬菌体型,即该法分辨率差;另一缺点是耐药标志物可移动基因（如质粒）携带,质粒的丢失或获得会改变耐药谱,故稳定性差。

### 60.2.2.4　凝固酶分型

根据抗凝固酶兔血清体外中和试验可将金黄色葡萄球菌凝固酶分成 8 个型（Ⅰ～Ⅷ型）。在日本,凝固酶分型被成功用于金黄色葡萄球菌引起的食物中毒的流行病学调查。本法简便易行,分辨率高,在流行病学研究中可作为经典方法的补充。

### 60.2.2.5　基因分型

基因分型方法主要有质粒和质粒限制性内切酶图谱、脉冲电场凝胶电泳方法（pulsed field gel electrophoresis,PFGE）、核糖体分型和随机引物 PCR 扩增产物的多态性（RAPD）等。这些方法因其各自的优缺点而适用于不同的情况。

## 60.2.3 金黄色葡萄球菌主要抗原靶点

金黄色葡萄球菌疫苗研发的关键是候选抗原组分的筛选,目前国内外的研究重点侧重于外膜蛋白、表面抗原及分泌的毒素分子等。主要包括:黏附性基质分子表面识别因子(microbial surface components recognizing adhesive matrix molecule, MSCRAMM)、荚膜多糖(CP)和毒素(toxin)。金黄色葡萄球菌的 MSCRAMM 包含 20 多个致病因子,由分选酶(sortase A,StrA)识别其保守的 LPXTG 信号序列而锚定在细胞壁肽聚糖上,金黄色葡萄球菌通过 MSCRAMM 能够与宿主胞外基质如纤维蛋白原、纤连蛋白、胶原蛋白等成分结合从而黏附在宿主组织表面。荚膜多糖可阻隔抗体和金黄色葡萄球菌表面蛋白的接触,从而限制抗体介导的调理吞噬。临床菌株中 CP5、CP8 最常见。金黄色葡萄球菌的 α-溶血素(Hla)和杀白细胞素(PVL)可高效裂解宿主细胞,而毒性休克综合征毒素 1(TSST 1)和金黄色葡萄球菌肠毒素(SE)为超抗原毒素。

### 60.2.3.1 黏附性基质分子表面识别因子

#### (1)铁离子表面决定因子 B

铁离子表面决定因子 B(iron-regulated surface determinant B,IsdB)是金黄色葡萄球菌铁离子决定系统中所编码的一种保守性跨膜蛋白,在协助细菌吸收血红素铁过程中发挥重要作用,它可以直接与血小板上的糖蛋白 Ⅱb/Ⅲa 受体直接发生交互作用,而获取宿主体内血红蛋白上的铁离子,并与血管内感染(包括感染性心内膜炎)的发病机制密切相关。同时,IsdB 也是金黄色葡萄球菌的一种重要外膜锚定蛋白,在金黄色葡萄球菌定植黏附中起着重要作用。因此,IsdB 在金黄色葡萄球菌疫苗的研究中备受关注(Pishchany et al. ,2014)。

#### (2)聚集因子

金黄色葡萄球菌聚集因子(clumping factor)可介导金黄色葡萄球菌结合纤维蛋白原。研究表明,聚集因子 A(ClfA)能够增强万古霉素的综合疗效,并促进万古霉素清除血液中的金黄色葡萄球菌(Fowler et al. ,2013)。聚集因子 B(ClfB)能够抑制金黄色葡萄球菌结合细胞角蛋白 10(cytokeratin 10),进而减少金黄色葡萄球菌在鼻腔的定植(Dai et al. ,2013),因而 ClfB 有希望作为鼻腔去定植的免疫治疗靶点。

#### (3)纤连蛋白结合蛋白

研究表明,纤连蛋白结合蛋白(fibronectin-binding protein,FnBP)能够减少金黄色葡萄球菌从颞颌关节转移到心脏瓣膜和肾的数量(Camussone et al. ,2013)。

#### (4)胶原蛋白结合蛋白

在多种动物模型中,胶原蛋白结合蛋白(collagen-binding protein,Cna)的突变株显示出侵袭力的减弱(Song et al. ,2012)。同时,Cna 在小鼠败血症模型中显示出一定的保护性(Skurnik et al. ,2012)。

#### (5)丝氨酸天冬氨酸重复蛋白 D 和 E

丝氨酸天冬氨酸重复蛋白 D(serine aspartate repeat protein D,SdrD)和 E(serine aspartate repeat protein E,SdrE)是丝氨酸-天冬氨酸重复序列家族的表面蛋白,被认为与金黄色葡萄球菌黏附宿主胞外基质相关。

### 60.2.3.2 金黄色葡萄球菌其他表面蛋白

#### (1)ABC 转运蛋白

ABC 转运蛋白(ABC transporter)可将抗生素从金黄色葡萄球菌菌体内泵出,因此其可作为免疫干扰靶点减弱金黄色葡萄球菌的抗药性。

#### (2)细胞壁不锚定代谢酶

烯醇化酶(enolase,Eno)、氧化酰基还原酶(oxoacylreductase,Oxo)和假定蛋白 2160(hypothetical protein 2160,Hp 2160)是金黄色葡萄球菌细胞壁不锚定的三种代谢酶。这三种蛋白的抗体在体外对金黄色葡萄球菌具有调理吞噬作用。

### 60.2.3.3 非蛋白质抗原

#### (1)荚膜多糖

荚膜多糖(capsular polysaccharide,CP)本身免疫原性很弱,但是其与载体蛋白偶联的疫苗能够产生针对 CP 的 T 细胞依赖的免疫反应,也就具有了作为疫苗抗原的可能。

#### (2)聚-N-乙酰葡萄糖胺

聚-N-乙酰葡萄糖胺(poly-N-acetyl b-1-6-glucosamine,PNAG)是金黄色葡萄球菌胞外多糖,在金黄色葡萄球菌生物被膜形成过程中发挥作用。只有针对 PNAG 的去乙酰化表位抗体才能够介导人中性粒细胞完成对金黄色葡萄球菌抗体依赖的调理吞噬(Maira-Litran et al. ,2012),因而具有成为疫苗抗原的价值。

（3）脂磷壁酸

脂磷壁酸（lipoteichoic acid，LTA）是革兰氏染色阳性菌（G⁺）细胞壁的特殊组分，由核糖醇（ribitol）或甘油（glyocerol）残基经由磷酸二酯键互相连接而成的多聚物，是革兰氏染色阳性菌重要的表面抗原。

### 60.2.3.4 外毒素

（1）溶血素 α

金黄色葡萄球菌溶血素 α（α-hemolysin，Hla）是细菌穿孔毒素家族最主要的成员，是金黄色葡萄球菌感染的主要致病因子。Hla 是一种外毒素，通常由致病性金黄色葡萄球菌特别是 MRSA 产生。其可通过促使中性粒细胞裂解，以及对上皮细胞的损害而发挥生物学效应，引起菌血症等临床症状。Hla 缺失的突变株在侵入性感染动物实验中毒力减弱，致病作用减小。因此，Hla 是金黄色葡萄球菌疫苗的首选亚单位抗原。

（2）杀白细胞素

流行病学数据显示，杀白细胞素（panton-valentine leukocidin，PVL）基因的存在与 CA-MRSA 具有很强的关联性。PVL 保护性与免疫的途径有关：鼻腔黏膜免疫对小鼠肺炎感染具有保护性，对皮肤感染没有保护性；皮下免疫对小鼠具有保护性，对肺炎感染没有保护性（Daum and Spellberg，2012）。

（3）金黄色葡萄球菌肠毒素

金黄色葡萄球菌肠毒素（staphylococcal superantigen toxin，SE）根据抗原性分为 A、B、C1、C2、C3、D、E 和 F 8 个血清型。其中 SEB 由于其高致病性，对其功能和结构的研究历来备受科学家重视。SEB 是超抗原外毒素，通常由致病性金黄色葡萄球菌特别是 MRSA 产生，是引起人类脓毒症休克、全身炎症反应、食物中毒的主要原因。由于 SEB 是超抗原，不受 MHC 分子限制，在不依赖抗原识别的情况下可直接结合 T 细胞抗原表位激活 T 细胞，促使 T 细胞大量释放细胞因子而引起毒素休克综合征等临床症状。目前已有人 SEB 单克隆抗体，可有效治疗金黄色葡萄球菌感染常见的毒性休克综合征。但是，不能产生抗毒素中和抗体的个体更易发生金黄色葡萄球菌感染相关的毒性休克综合征。所以，SEB 是金黄色葡萄球菌疫苗研究中的重点。

### 60.2.3.5 葡萄球菌 A 蛋白

葡萄球菌 A 蛋白（*Staphylococcal* protein A，SpA）为一种高度保守的抗原成分。分布在细胞壁表面。成熟肽的 N 端包含 5 个 56~61 氨基酸残基的免疫球蛋白结合结构域，卷曲成 3 个 α 螺旋束。该结构域能结合于哺乳动物 IgG，从而抑制宿主的调理吞噬作用。亦能与 VH3 型的 B 细胞受体结合，使 B 细胞凋亡而破坏获得性及天然免疫应答。而 SpA 的 Fc 结合区域也能与 TNFR1 结合，发挥肿瘤坏死因子（TNF）样作用，启动 TNF 信号级联放大反应，发挥促炎效应，这是葡萄球菌性肺炎致病的关键。此外，SpA 与血小板的结合有助于金黄色葡萄球菌在血管内损伤处定植，在血管内感染和感染性心内膜炎的发生过程中起重要作用。由此，SpA 成为金黄色葡萄球菌疫苗研究中的热点（Sun et al.，2018）。

### 60.2.3.6 金属离子功能蛋白

金黄色葡萄球菌的生存需要多种金属离子，它们参与多种生化过程，如新陈代谢、DNA 合成和毒力因子的调控等。这些离子的代谢需要特定功能蛋白的支撑，其中 $Mn^{2+}$ 在维持微生物正常生长的营养提供、环境调节以及金黄色葡萄球菌毒力产生和免疫逃避中发挥重要作用。Mn 离子代谢相关蛋白作为关键功能蛋白，主要包括一个 ATP 合成蛋白 MntA、一个完整的细胞膜转运蛋白 MntB 和一个锰离子转运蛋白 MntC。其中锰离子转运蛋白 C（MntC）是一个高度保守的细胞表面蛋白，有研究表明，MntC 可作为疫苗免疫抗原，快速介导有效的免疫应答阻止金黄色葡萄球菌的感染（美国国家卫生研究院临床试验注册号：NCT01364571 和 NCT01643941）。

### 60.2.3.7 其他

（1）群体感应自诱导多肽金黄色葡萄球菌的附加基因调控子

群体感应自诱导多肽金黄色葡萄球菌的附加基因调控子（the accessory gene regulator，Agr）可通过对胞外的自诱导多肽（autoinducing peptides，AIP）响应而发挥群体感应机制，调控金黄色葡萄球菌的黏附因子及几乎所有的毒素和胞外酶。

（2）DNA 疫苗

最早的金黄色葡萄球菌 DNA 疫苗针对 MRSA 的耐药性 *mecA* 基因，其编码的 PBP2a 蛋白（additional penicillin-binding protein）与 β-内酰胺类抗生

素亲和力较低,从而给予 MARA 耐药性。

（3）杂多聚体 ETI-211

杂多聚体 ETI-211 为 SpA 单克隆抗体与人补体受体 1（human complement receptor 1,hCR1）单克隆抗体耦合在一起的杂多聚体。ETI-211 中的 SpA 单克隆抗体能够捕获金黄色葡萄球菌,而 hCR1 单克隆抗体可将金黄色葡萄球菌黏附到表达 hCR1 的红细胞和血小板,使得这一免疫复合物最终被肝和脾中的巨噬细胞清除。

虽然金黄色葡萄球菌可选择抗原众多,但是由于复杂的感染及致病机制,金黄色葡萄球菌疫苗的研发困难重重。疫苗研制的难点主要在于:① 金黄色葡萄球菌致病因子多而复杂,单一的抗原难以激发有效的保护性免疫应答;② 如何激发更强的天然免疫应答,以针对金黄色葡萄球菌对宿主免疫系统的逃避及抑制。

## 60.3 流行病学

国内外调查研究表明,在美国,社区皮肤及软组织感染最常见的病原菌为金黄色葡萄球菌（约占75%）;在日本,脓疱病中金黄色葡萄球菌引发的大疱性脓包病占 92%;在非洲,热带脓性肌炎病原体中金黄色葡萄球菌占 55%~72%;在我国,感染性心内膜炎的头号致病菌为金黄色葡萄球菌（占 31%~34%）。此外,金黄色葡萄球菌感染多发生在开放性感染及手术治疗过程中,此类患者感染病情严重,治疗效果不佳,且感染致死率高。

### 60.3.1 传染源

一般认为,人是金黄色葡萄球菌的主要储菌库。鼻腔、呼吸道、皮肤伤口、气管切口部位以及肛周和直肠甚至正常皮肤都可有金黄色葡萄球菌定植。同时,没有明显感染征象的金黄色葡萄球菌带菌者可以将金黄色葡萄球菌传播给其他患者或医护人员,是重要的传染源。

### 60.3.2 传播途径

金黄色葡萄球菌可通过鼻咽部或气道、皮肤创面、血液等多种途径引起人感染。此外,金黄色葡萄球菌还可以通过污染食品经消化道引起感染。据美国疾控中心（CDC）报告,在美国,由金黄色葡萄球

菌肠毒素引起的食物中毒占整个细菌性食物中毒的33%;加拿大则更多,占到 45%。金黄色葡萄球菌引起的食物中毒事件在我国也时有发生。

### 60.3.3 易感人群

目前国际流行且危害严重的金黄色葡萄球菌包括皮肤感染获得性 MRSA 和社区获得性 MRSA。医院获得性 MRSA 通常感染住院患者,尤其是术后体弱者、低体重新生儿、重症患者及免疫力低下者（器官移植、癌症、艾滋病患者等）,因大量使用抗生素及放射、化学治疗等使得患者抵抗力极其低下而易感（Levitt,2014）。20 世纪 90 年代后,世界各地有关医院获得性 MRSA 流行研究的报道明显增加,1975 年美国医院获得性 MRSA 的分离率为 2.4%,到 2012 年已经上升到 65%。我国各地报道医院获得性 MRSA 发生率波动在 20%~80%。

社区获得性 MRSA 感染主要发生在没有基础疾病的健康人群中,其分离率在亚洲不同国家差别很大。2011 年对 8 个国家 17 所医院的调查研究显示,社区获得性 MRSA 的分离率为 2.5%~39%。而菲律宾、越南、斯里兰卡及我国台湾地区的分离率都超过了 30%。大多数有关社区获得性 MRSA 报道都来自发达国家,来自落后国家的报道很少,但这并不是因为后者没有社区获得性 MRSA 流行,而主要是由于当地缺乏有效的诊断工具及系统的流行病学调查体系。

## 60.4 致病机制及所致疾病

### 60.4.1 金黄色葡萄球菌的致病机制

金黄色葡萄球菌进化过程中形成了在宿主生理微环境下生长、繁殖及致病的多种能力。其引起人类疾病的机制十分复杂,总的来说其致病机制包括:① 黏附宿主靶细胞;② 夺取营养并进行繁殖;③ 抵抗吞噬细胞和补体的杀菌和溶菌作用,逃避宿主的免疫应答;④ 产生和释放毒素或其他生物活性物质,直接或间接地造成宿主细胞与组织的损害与破坏。一般来说,金黄色葡萄球菌的致病是多种毒力因子共同作用的结果。

#### 60.4.1.1 金黄色葡萄球菌在人体内的定植

金黄色葡萄球菌感染的第一步是必须黏附宿主

细胞,以获得立足点,然后再局部繁殖,释放毒素和酶类等,损害或破坏组织,导致感染。金黄色葡萄球菌常寄生于宿主鼻前庭,细菌能够黏附在黏膜上皮细胞,研究表明,金黄色葡萄球菌可表达多种表面蛋白(或称为黏附素),这些分子均定位于金黄色葡萄球菌表面,具有革兰氏染色阳性菌表面的分子特征,它们能够识别细胞外基质,并与之发生特异性的相互作用,依此介导金黄色葡萄球菌黏附于宿主组织。这被认为是细菌感染的先决条件。黏膜表面存在着纤连蛋白,是金黄色葡萄球菌黏附素的受体。一种黏附素可有一种以上的受体,一种受体可被多种黏附素识别。如金黄色葡萄球菌可通过其表面的弹性蛋白结合蛋白与宿主细胞外基质结合,从而引起宿主的感染。新近研究发现,两种金黄色葡萄球菌表面蛋白——ClfB 和 Isd 能有效促进细菌黏附在鳞状上皮细胞。ClfB 能聚集纤维素原,并与鳞状上皮细胞的主要构成成分——细胞角质 10 结合;Isd 能促进对铁离子的吸收,同样能够促进细菌的黏附定植。

### 60.4.1.2　金黄色葡萄球菌在人体内的侵袭

一旦金黄色葡萄球菌成功黏附定植于黏膜上皮表面后,可以利用宿主细胞的运输机制到达深部组织,如黏附于上皮细胞间的连接区,破坏上皮细胞的连接,并通过细胞间途径到达黏膜下组织。金黄色葡萄球菌本身能够产生侵袭宿主的胞外酶,包括溶血酶、蛋白酶、脂溶酶、DNA 降解酶和溶纤维酶等。如金黄色葡萄球菌产生的溶血酶,可破坏吞噬细胞体膜,使细菌能够进入细胞质,利用细胞中肌动蛋白在细胞质内移动,最终能扩散至邻近细胞,也可通过宿主细胞肌动蛋白分子多聚化而扩散至邻近细胞。

而在这些作用中,外毒素和超抗原起着十分重要的破坏作用。金黄色葡萄球菌的外毒素是具有免疫原性和酶活性的毒性蛋白,其能直接导致细胞裂解和结缔组织的破坏。金黄色葡萄球菌的超抗原能够激活大量的 T 细胞。超抗原与普通的抗原不同,不需要经过抗原提呈、细胞加工与处理,而直接结合至抗原提呈细胞表面的 MHC-Ⅱ 类分子,然后与 TCR 的 Vβ 区结合,进而非特异性地激活大量的 T 细胞,导致大量的细胞因子的激活与释放。以金黄色葡萄球菌肠毒素 SEB 为例,其能使 T 细胞过度激活而被耗竭,导致 T 细胞功能和数量的失调,而继发免疫抑制状态,同时其还能诱发淋巴细胞的耐受,以及与类毒素协同作用,产生大量的炎性细胞因子,

从而加剧黏膜屏障功能的损伤,而使细菌移位并侵袭到深部组织。

## 60.4.2　金黄色葡萄球菌的致病物质

### 60.4.2.1　金黄色葡萄球菌凝固酶

凝固酶与金黄色葡萄球菌的毒力关系密切。凝固酶阳性菌株进入机体后,使血液或血浆中的纤维蛋白沉积于菌体表面,阻碍体内吞噬细胞的吞噬,即使被吞噬后,也不易被杀死。同时,凝固酶聚集在菌体四周,亦能保护病菌不受血清中杀菌物质的杀灭。金黄色葡萄球菌引起的感染易于局限化和形成血栓,与凝固酶的生成有关。

### 60.4.2.2　金黄色葡萄球菌溶血素

绝大多数金黄色葡萄球菌可产生溶血素,按抗原性不同,包括有 α、β、γ、δ、ε 5 种,对人类致病的主要是 α-溶血素。α-溶血素是凝固酶阳性葡萄球菌产生的一种蛋白质,不耐热,其作用是使小血管收缩,导致局部缺血和坏死,并能引起平滑肌痉挛,还可分解多种细胞。

### 60.4.2.3　肠毒素

细菌能产生一型或两型以上的肠毒素。近年发现,造成医院内感染的耐甲氧西林金黄色葡萄球菌,80% 以上产生肠毒素 B(Staphylococcal enterotoxin B, SEB)。由金黄色葡萄球菌 SEB 引起的中毒性休克综合征的病死率可达 50%,而与流感并发的金黄色葡萄球菌 SEB 感染其病死率可达 90% 以上。因此,气溶胶中的金黄色葡萄球菌 SEB 是一种潜在的生化武器。

### 60.4.2.4　中毒性休克综合征毒素 1

中毒性休克综合征毒素 1(toxic shock syndrome toxin 1,TSST1)是由噬菌体 Ⅰ 群 MSSA 产生的外毒素,是一种多肽蛋白质,属于致热原性超抗原家族,它的相对分子质量很小而超抗原活性很强,通过作用于细胞内的靶点而发挥细胞毒效应,还能通过多种途径使 T 细胞活化、增殖,并释放大量的炎性细胞因子(如 IL-1、IL-2、INF-γ、TNF-α、TNF-β 等)引起强烈的免疫应答,最终导致炎症失控和多器官的损害。

#### 60.4.2.5 葡萄球菌A蛋白

葡萄球菌A蛋白（SpA）是存在于细菌细胞壁的一种表面蛋白，位于菌体表面，与细胞壁肽聚糖呈共价结合。SpA具有抗吞噬作用，作为金黄色葡萄球菌表达的主要抗吞噬因子，是其感染过程中的重要致病因子，阻碍和降低了中性粒细胞及吞噬细胞的正常吞噬功能。

#### 60.4.2.6 荚膜多糖抗原

几乎所有金黄色葡萄球菌菌株的表面有荚膜多糖（capsular polysaccharide，CP）抗原的存在。荚膜多糖依据血清学分型可分为13种类型，其中1型和2型在固体培养基可以产生，但在临床中却很难分离到。而CP5型和CP8型可从临床上金黄色葡萄球菌感染者分离得到，分别达到25%和50%，为优势血清型。同时CP5型和CP8型多糖在牛、家兔、家禽、猪和马的金黄色葡萄球菌株中也被陆续分离到。研究结果显示，不同的菌群在CP5的产量上有很大的区别，同样，株与株之间金黄色葡萄球菌荚膜多糖反应及周围培养环境之间存在着显著的差异。目前普遍认为，荚膜多糖具有调理吞噬作用及免疫调节作用。

### 60.4.3 金黄色葡萄球菌的免疫逃逸机制

在天然免疫方面，金黄色葡萄球菌能够表达多种因子来减弱机体第一防线中性粒细胞与巨噬细胞的作用。金黄色葡萄球菌表达的蛋白能够抑制补体的激活，抑制中性粒细胞的趋化作用，并能裂解中性粒细胞。金黄色葡萄球菌能使抗菌肽的作用无效，也能够通过自身细胞表面的修饰改造而减轻抗菌肽的损伤。金黄色葡萄球菌能够存活于吞噬体中，因为它能通过表达多糖和蛋白而抵抗由补体和抗体介导的调理作用，其细胞壁也能抵抗溶菌酶的作用。在适应性免疫方面，金黄色葡萄球菌能够表达一些超抗原，它们能打破机体的正常适应性免疫，而导致特异性免疫的免疫抑制和失能，金黄色葡萄球菌也能分泌免疫调制蛋白抑制体液免疫和细胞免疫，这可能部分解释了为什么个体能反复感染而不能对机体产生免疫保护。而具体来讲主要包括以下几个方面。

#### 60.4.3.1 中性粒细胞趋化作用的抑制

大约60%的金黄色葡萄球菌分泌金黄色葡萄球菌趋化抑制蛋白（CHIPS），该蛋白能够结合甲酰基多肽受体（FPR）和C5a受体，能够有效阻止其他激动剂（C5a和甲酰化多肽）的结合，从而抑制中性粒细胞聚集到炎症部位发挥作用。

#### 60.4.3.2 杀灭白细胞毒素的作用

金黄色葡萄球菌的一个主要特点是能够分泌多种损伤细胞膜的毒素，溶细胞毒素能够损伤吞噬和杀灭细菌的中性粒细胞。它能够在靶细胞的胞膜上形成桶形的针孔，导致细胞的裂解，这其中的典型代表是$\alpha$-毒素。

#### 60.4.3.3 抵抗吞噬作用

金黄色葡萄球菌能够避免血清中调理素的作用是其在机体内感染的一个重要因素。金黄色葡萄球菌表达的抗调理素作用蛋白和多糖荚膜，都能够通过经典途径和替代途径干扰抗体介导的调理作用以及补体形成后的杀伤作用。

#### 60.4.3.4 补体的失活

C3转换酶在细菌表面的聚集是补体激活的先决条件，结构与功能相关的C4bC2a和C3bBb对于剪切C3的功能是必需的。金黄色葡萄球菌能够分泌一种补体抑制子（SCIN），它能够结合并稳定C4bC2a和C3bBb，抑制C3b的形成。所以SCIN能够阻止补体的激活，阻碍中性粒细胞对金黄色葡萄球菌的吞噬和杀灭。

#### 60.4.3.5 抵抗抗细菌肽的作用

如果金黄色葡萄球菌成功地被中性粒细胞吞噬，它会进行自我的表面修饰而有利于自己在吞噬体内的存活。在体外的中性粒细胞的吞噬试验中，很大一部分被吞噬的细菌能够存活，这些部分归因于细菌表面的壁磷壁酸、脂磷壁酸、膜磷脂的自然修饰。它们能够减少吞噬体内抗细菌肽的亲和作用，同时这些修饰也能够保护细菌在血清中避免正电荷抗细菌肽的作用。

#### 60.4.3.6 抵抗溶菌酶的作用

最近的研究表明，金黄色葡萄球菌抵抗溶菌酶的生化机制在于其表面的一种膜联-O-乙酰基转移酶，该酶能够修饰作用于溶菌酶胞壁酸的C6羟基，而减轻对细菌细胞壁的破坏。而膜联-O-乙酰基转移酶的突变,能够增加金黄色葡萄球菌对溶菌酶的敏感性。

#### 60.4.3.7 免疫调节分子的作用

蛋白A不仅有抗调理作用,同时也具有免疫调制作用,其机制主要是通过与B细胞表面的IgM分子抗原结合域毗连的VH3结合,刺激B细胞的增殖而后凋亡,而导致脾和骨髓中很大一部分具有潜在的分泌抗体的B细胞的缺失。临床分离的菌株通常表达不同的超抗原,超抗原能够与抗原提呈细胞表面的MHC-Ⅱ类分子结合,并能够连接辅助性T细胞表面的T细胞受体,这种结合可以促使30%的T细胞激活,能够分泌大量的细胞因子,而引起TSS症状。在感染的个体中超抗原的表达将引起异常的免疫应答。由于存在失能现象,抗原特异性的T细胞不能正常地增殖,这将不能介导正常的抗体产生而导致免疫抑制。

### 60.4.4 金黄色葡萄球菌所致主要疾病

主要是侵袭性疾病,包括化脓性炎症和金黄色葡萄球菌外毒素所致的相关疾病。

化脓性炎症主要指金黄色葡萄球菌通过多种途径侵入机体,导致皮肤软组织、内脏器官或者全身的感染,甚至败血症,包括:皮肤软组织感染,如疖、痈、毛囊炎、脓疱疮、甲沟炎、睑腺炎、蜂窝织炎、伤口化脓等;内脏器官感染,如肺炎、脓胸、中耳炎、脑膜炎、心包炎、心内膜炎等;全身感染,如败血症、脓毒血症等;新生儿或机体防御功能严重受损时表皮葡萄球菌也可引起严重败血症。

外毒素所致的相关疾病则包括:肠毒素引起的恶心、呕吐、腹痛、腹泻等;由表皮溶解毒素引起的烫伤样皮肤综合征;由TSST1引起中毒性休克综合征,主要表现为高热、低血压、红斑皮疹伴脱屑和休克等;肠道菌群失调产生毒素导致的假膜性小肠结肠炎本质是一种肠炎。

## 60.5 检测与诊断

检测金黄色葡萄球菌的方法很多,临床上较为常用的有纸片法、免疫学方法、分子生物学方法等。

### 60.5.1 纸片法

纸片法是目前广泛应用的一种方法,用纸片、膜、胶片等作为培养基载体,将特定的培养基和显色物质附着在上面,通过观察微生物在测试片上面的生长、显色来测定食品中微生物。采用快速测试片检测具有显著的优点:可测定少量检品,不需要配制试剂,不需要大量的玻璃器皿,操作简便迅速;易于消毒保存,便于运输,携带方便,价格低廉;除纸片外无其他任何废液废物,大大减少了工作量。缺点为:用时比较长,无法准确定性及计数。此方法现在应用于快速检测领域。

### 60.5.2 免疫学方法

各种免疫学方法的基本原理都是抗原抗体反应。金黄色葡萄球菌特异的抗原能激发机体产生相应的特异性抗体。在免疫检测中,可利用单克隆抗体检测金黄色葡萄球菌的特异抗原,也可利用金黄色葡萄球菌抗原检测体内产生的特异抗体,两种方法均能判断机体的感染状况,但以后者最为常用。目前对于金黄色葡萄球菌主要进行肠毒素的测定,方法以酶联免疫吸附试验为主,亦有胶体金方法、亲和素-生物素乳胶凝集试验、免疫荧光试验。

### 60.5.3 分子生物学方法

金黄色葡萄球菌的致病力强弱主要取决于其产生的毒素和侵袭性酶,包括:肠毒素、血浆凝固酶、溶血素、杀白细胞素、表皮溶解毒素、毒性休克综合征毒素Ⅰ等。而这些致病因子基因的鉴定(包括耐药性相关基因、毒素基因、酶基因及多种特异性鉴别基因)使得分子生物学检测成为近年来应用于食品中致病微生物快速检测的方法。基于分子生物学方法的技术主要分为:聚合酶链式反应(PCR)技术和实时荧光定量PCR(real-time fluorescence quantitative PCR)技术、生物芯片技术、测序技术。从DNA、RNA角度深度检测,分子生物学检测技术是检测技术的未来发展方向。但是由于检测方法复杂、需要仪器设备及专业人员操作、对实验室环境有要求、检测成本高等因素,目前该技术没有广泛应用。

## 60.6 金黄色葡萄球菌疫苗

### 60.6.1 疫苗对预防和控制金黄色葡萄球菌感染及其引起的相关疾病的意义

由于抗生素的滥用,临床高度耐药性金黄色葡萄球菌,尤其是 MRSA 的分离检出率逐年上升,金黄色葡萄球菌位列临床革兰氏染色阳性菌分离量首位,MRSA 检出率占被检出金黄色葡萄球菌的 60%,广泛耐药率超过 40%。当前 MRSA 已与乙型肝炎、AIDS 被列为世界三大最难解决的感染性疾病,并位居首位。万古霉素是治疗 MRSA 感染的最后一道防线,但随着 2002 年耐万古霉素金黄色葡萄球菌(vancomycin-resistant *Staphylococcus aureus*,VRSA)等的相继出现,高度耐药性发展的 MRSA 和 VRSA 在全球呈蔓延趋势,使得临床金黄色葡萄球菌的感染面临"无药可治"的严峻挑战。

抗生素的研发速度远远跟不上细菌耐药性的发展速度,而安全有效的金黄色葡萄球菌疫苗将可成为预防金黄色葡萄球菌感染的有效手段。WHO 于 2011 年提出了"抵抗耐药菌"的"六点政策一揽子计划",并强调在未来重点支持创新性疫苗等免疫防控制品的研发。因此,加强对金黄色葡萄球菌感染的免疫防治研究,研制安全、有效的新型金黄色葡萄球菌疫苗,将对有效控制金黄色葡萄球菌广泛感染及大规模暴发流行、大幅降低金黄色葡萄球菌医院内感染的发病率及耐药性蔓延等方面具有重要的现实及战略意义。

### 60.6.2 疫苗主动和被动免疫的靶向人群

根据国际上相关文献将金黄色葡萄球菌疫苗的主要受众人群归纳为:可预见的金黄色葡萄球菌感染高风险人群,包括急需手术的患者、ICU 住院者、长期血液透析患者、大面积烧伤者、糖尿病患者、将要实施体内移植手术的患者等医源性金黄色葡萄球菌感染高风险人群;同时还包括容易受到外伤的儿童(Kapil,2015)和青少年、军人、运动员、体弱者及老年人等社区源性金黄色葡萄球菌感染高风险人群(Mohamed et al.,2017)。

### 60.6.3 动物感染模型

建立稳定、有效的动物模型是研究相关疾病致病机制、新型药物及疫苗制剂的重要条件与基础,亦是本领域的研究热点与难点。金黄色葡萄球菌的感染可以引起人类的多种感染性疾病,如局部的皮肤感染,形成局部的脓肿(Uzunovic et al.,2015);肺部的感染,引起肺炎;侵入性的感染,导致心内膜炎;血液透析病人的感染,造成菌血症。这就要求临床前疫苗的评价也需要建立不同的动物模型,以模拟临床由金黄色葡萄球菌引起的各种感染,因此需要建立临床病症所对应的动物模型,这其中包括全身感染模型、肺炎模型、心内膜炎模型、外伤模型和皮肤感染模型等。疫苗的安全性和有效性就需要在这不同的模型中去评价。

金黄色葡萄球菌可以感染多种动物,包括不同种系、不同遗传背景的小鼠、大鼠、兔子、奶牛以及包括非人类灵长类动物中的恒河猴、食蟹猴等。国内外科研工作者一直致力于金黄色葡萄球菌感染模型的研究,已经获得了实质性成果。现将具有代表性的模型介绍如下。

#### 60.6.3.1 全身感染模型

全身感染模型(systemic infection)也称为脓毒血症模型。脓毒血症目前仍是临床细菌急性感染性疾病加重乃至死亡的主要原因,表现为细菌存在于血液中并可释放毒素,主要组织器官有细菌定植并出现相应病理改变,是细菌感染扩散的结果。由于动物全身感染模型各项指标改变明显、易检测,且常导致一定数量动物的死亡,因此能够更准确地评价疫苗效果。感染不同种系小鼠的方式主要有两种:一种是尾静脉注射,另一种是腹腔注射。该模型已成为评价金黄色葡萄球菌疫苗的主要手段(Zuo et al.,2013)。

#### 60.6.3.2 肺炎感染模型

金黄色葡萄球菌是医院肺部感染和冬春季节社区感染的主要致病菌,其感染率呈逐年上升的趋势,特别是在术后患者或年老体衰者、久病者中的发病率一直居高不下(Thompson and Workman,2014)。近年来,国内外研究者对动物肺炎模型展开了大量的研究,分别用小鼠、大鼠、恒河猴等建立模型。猴类的生理结构特征与人类非常接近,作为实验动物最为理想。但由于数量少,价格贵,其应用受到限制。目前国内外多采用啮齿动物作为肺炎模型动物。

## 60.6.4 疫苗临床前及临床试验研究

### 60.6.4.1 疫苗临床前研究概况

基于前述的金黄色葡萄球菌主要致病因子及抗原靶点,目前国际上已有超过 20 种的重组蛋白疫苗处于临床前研究状态(表 60.1)。

(1) 黏附性基质分子表面识别因子(MSCRAMM)

① 在动物试验中被证实,IsdB 敲除后金黄色葡萄球菌的侵袭力会减弱(Shiri et al.,2013)。在小鼠脓毒症模型中,重组 IsdB 免疫的小鼠在 6 种临床菌株攻毒后的存活率有所提高。并且 IsdB 对恒河猴具有高免疫原性(Pier,2013)。另外,一个针对

IsdB 的人单克隆抗体 CS-D7 在小鼠致死性菌血症模型和大鼠中央插管模型中具有显著保护性(Oprea and Antohe,2013)。

② 聚集因子 A(clumping factor A,ClfA)免疫的小鼠在金黄色葡萄球菌攻毒后,患关节炎的比例减小并且具有较低的致死率(Mariotti et al.,2013)。在导管介导的兔心内膜炎动物模型中,ClfA 抗体和万古霉素的综合治疗比单独的万古霉素治疗更能清除兔血液中的金黄色葡萄球菌(Fowler et al.,2013)。

③ 纤连蛋白结合蛋白(FnBP)。以豌豆花叶病毒为载体的 FnBP 疫苗免疫大鼠后,在关节炎/心内膜炎耦合疾病模型中,能够减少金黄色葡萄球菌从颞颌关节转移到心脏瓣膜和肾的数量(Camussone et al.,2013)。FnBP 和胶原蛋白结合蛋白(collagen-binding protein,Cna)的融合蛋白疫苗免疫的小鼠在金黄色葡萄球菌腹腔攻毒后存活率为75%,显著大

**表 60.1 金黄色葡萄球菌疫苗的临床前研究**

| 抗原组分 | 适应证 | 研发阶段 | 主要结果 |
|---|---|---|---|
| PVL | 肺炎,皮肤感染 | 动物模型 | 生存率 60%~65% : 13.3%(PBS 对照组)<br>Clin Microbiol Infect,2009,15(2):156-164 |
| Hla | 肺炎 | 动物模型 | 生存率 90% : 40%(PBS 对照组)<br>J Exp Med,2008,205(2):287-294 |
| ClfA | 关节炎 | 动物模型 | 关节炎指数 0.6±0.3 : 1.9±0.3(BSA 对照组)<br>J Infect Dis,2001,184(12):1572-1580 |
| ClfB | 鼻腔定植 | 动物模型 | 鼻腔 CFU 18 : 664(BSA 对照组)<br>Infect Immun,2006,74(4):2145-2153 |
| Cna | 全身系统感染 | 动物模型 | 生存率 87% : 13%(PBS 对照组)<br>J Clin Invest,1998,101(12):2640-2649 |
| FnBPA | 全身系统感染 | 动物模型 | 生存率 70% : 20%(PBS 对照组)<br>Infect Immun,2011,79(6):2215-2223 |
| ClfA,FnBPA,FnBPB | 假肢器官感染 | 动物模型 | 相比 BSA 对照组,CFU 减少 $10^4$<br>J Infect Dis,2008,198(4):571-575 |
| IsdA,IsdH | 鼻腔定植 | 动物模型 | 细菌定植数量显著减少<br>J Infect Dis,2006,193(8):1098-1108 |
| IsdA,IsdB,SdrD,SdrE | 脓肿形成,全身系统感染 | 动物模型 | 生存率 100% : 50%(PBS 对照组)<br>PNAS,2006,103(45):16942-16947 |
| PNAG/PIA | 全身系统感染 | 动物模型 | 生存率 62.5% : 18.7%(PBS 对照组)<br>Infect Immun,2005,73(10):6752-6762 |
| Eap | 脓肿形成 | 动物模型 | 抑制 MDA-MB-231 细胞黏附与迁移<br>BBRC,2007,357(1):282-288 |

于对照组 17% 的存活率,但是融合蛋白没有显示比单一蛋白更强的保护性(Wallemacq et al.,2012)。另外,FnBPA 和 ClfA 的联合抗体增强了对金黄色葡萄球菌小鼠主动脉感染的免疫(Spellberg and Daum,2012)。

④ 胶原蛋白结合蛋白(Cna)。在鼠脓毒性关节炎和骨髓炎模型、导管介导的心内膜炎模型中,Cna 的突变株显示出侵袭力的减弱(Song et al.,2012)。Cna 在小鼠败血症模型中显示出保护性,主动免疫重组 Cna 的小鼠 14 天后致死率为 13%,显著小于对照组的 87%(Skurnik et al.,2012)。

⑤ IsdA、IsdB、SdrD 和 SdrE 4 个蛋白单独使用均无统计学上显著的保护性,但是联合免疫却能有效抵御 Newman 菌株的腹腔致死剂量攻毒(Schmidt et al.,2012)。其原因也许为金黄色葡萄球菌在不同致病机制下表达不同的致病因子,因此针对不同致病因子的多组分的疫苗可能更有效,这也预示多组分疫苗的前景。

(2)金黄色葡萄球菌其他表面蛋白

① ABC 转运蛋白。在耐甲氧西林金黄色葡萄球菌尾静脉攻毒小鼠模型中,人源的 ABC 转运蛋白抗体对小鼠具有一定的保护作用。攻毒 24~48 h 后对比抗体组和对照组小鼠肝、肾、脾的金黄色葡萄球菌数量,抗体组是对照组的 1/10(Proctor,2012a)。

② 细胞壁不锚定代谢酶。烯醇化酶(Eno)、氧化酰基还原酶(Oxo)和假定蛋白 2160(Hp 2160)这 3 种蛋白腹腔 4 次免疫小鼠,最后一次免疫 14 天后用表达荧光蛋白的金黄色葡萄球菌株静脉感染小鼠,体内成像显示,3 个蛋白的免疫组都抑制了金黄色葡萄球菌在体内的扩散。但在静脉致死攻毒试验中却出现了不一致的结果,Eno 和 Oxo 对小鼠无保护性,只有 Hp 2160 具有一定的保护性。可能的解释是,金黄色葡萄球菌 Eno 和 Oxo 在小鼠体内具有高同源性的蛋白,因而免疫 Eno 和 Oxo 的小鼠可能会因自身免疫病致死(Proctor,2012b)。

(3)非蛋白质抗原

① 荚膜多糖(CP)。StaphVax 是与铜绿假单胞菌外毒素 A 偶联的 CP5 和 CP8 二价疫苗,在致死剂量攻毒模型中,主动免疫 StaphVax 和被动免疫人抗 StaphVax 的 IgG 抗体 Altastaph 能够保护小鼠,并且使肝和肾免受金黄色葡萄球菌感染(Moustafa et al.,2012)。遗憾的是,StaphVax 和 Altastaph 在临床试验中对血液透析病人和低体重新生儿并没有保护性。

② 聚-N-乙酰葡萄糖胺(PNAG)。研究发现,接受 PNAG 抗体的攻毒小鼠显著减少了血液中金黄色葡萄球菌数量(Hawkins et al.,2012),与 PIA 合用,金黄色葡萄球菌感染攻毒后存活率可提高至 62.5%。

③ 脂磷壁酸(lipoteichoic acid,LTA)。在啮齿类动物模型中,致死剂量攻毒后,对动物的保护能达到 80%。

(4)外毒素

① α 溶血素(α-hemolysin,Hla)。去毒性的 20 μg HlaH35L 肌内注射免疫小鼠,鼻内攻毒 Newman、USA300 和 USA400 菌株 7 天存活率分别达到 90%、100% 和 100%。另外,Hla 兔抗血清在体外能够减小 Newman 菌株感染对人 A549 肺泡上皮细胞的损伤。

② 杀白细胞素(PVL)。PVL 的亚单位疫苗鼻腔黏膜免疫对 USA300 导致的小鼠肺炎和皮肤感染具有免疫性;皮下免疫对小鼠皮肤感染具有免疫性,对肺炎感染没有免疫性(Daum and Spellberg,2012)。PVL 在体外能够强有力地激活并引起人和兔中性粒细胞的死亡,但是却对小鼠和猿猴的细胞不敏感(Anderson et al.,2012)。

③ 肠毒素(SE)。致死剂量 SEB 气溶胶攻毒 4 h 后,被动免疫鸡抗 SEB 的 IgY 抗体能够保护恒河猴(Xu et al.,2011)。Hu 等对 SEC 的 TCR 结合域和 MHC-Ⅱ 结合域进行了双突变,去除了 SEC 的超抗原活性,并以霍乱毒素为佐剂鼻内免疫小鼠。攻毒试验显示,免疫组的存活率显著高于对照组,并且与对照组相比能够刺激产生更高效价的 IL-4、IL-10 以及更低效价的 IFN-γ(van Gils et al.,2011)。之前的研究显示,IL-10 的单克隆抗体能够抑制宿主对于金黄色葡萄球菌的清除,表明 IL-10 在抵御金黄色葡萄球菌感染中具有重要作用(Patti,2011)。而 IFN-γ 能够调节趋化因子并在金黄色葡萄球菌感染位置招募大量中性粒细胞。最近的研究显示,金黄色葡萄球菌能够抵御中性粒细胞的杀伤并在其胞内寄生,而中性粒细胞的过量聚集会增强金黄色葡萄球菌的致病性(Kaslow and Shiver,2011)。IL-4、IL-10 和 IFN-γ 是免疫调节过程中重要的细胞分子,用免疫手段调控这些细胞因子的表达同样是抵御金黄色葡萄球菌感染的有效策略。去毒性的 TSST1 经

皮下注射免疫小鼠,其抗体能够中和 TSST1 毒素并且下调 IFN-γ 的表达,对金黄色葡萄球菌静脉注射攻毒具有保护作用(Chen et al.,2011)。

（5）其他靶点和免疫干扰技术

① 群体感应自诱导多肽金黄色葡萄球菌的附加基因调控子(Agr)。在腹腔致死剂量攻毒 SKH1 裸鼠模型中,攻毒 2 h 后注射 AP4-24H11 能够 100% 保护小鼠。但是一个不利因素是 Agr 的免疫抑制会上调 SpA 的表达并促进生物被膜的形成(Ster et al.,2010)。

② DNA 疫苗。耐药性 *mecA* 基因 DNA 疫苗免疫后,小鼠腹腔连续 7 天亚致死 MRSA 攻毒,肾中金黄色葡萄球菌数量仅是对照的 1/1 000(Spellberg and Daum,2010)。另一个可融合表达 ClfA、FnBPA 和 SrtA 的 DNA 疫苗对 Newman 菌株导致的脓毒性关节炎和败血症具有免疫性(Pellegrino et al.,2010)。

③ 杂多聚体 ETI-211。被动免疫能够提高致死剂量攻毒后小鼠的存活率,并在多个器官加强对金黄色葡萄球菌的清除(McCarthy and Lindsay,2010)。在另一金黄色葡萄球菌腹膜感染模型中,ETI-211 免疫组相比对照组平均提高了 30% ~ 50% 的存活率(Lee et al.,2010)。

### 60.6.4.2　金黄色葡萄球菌疫苗临床研究概况

目前,国内尚未见金黄色葡萄球菌疫苗开展临床研究的报道。国外已有包括 Merck、Pfizer、Novartis、GSK 在内的多个生物医药公司共计 9 个金黄色葡萄球菌疫苗先后进入了临床试验,类型包括:重组单亚单位、重组多亚单位及荚膜多糖蛋白构成的多价疫苗等(表 60.2)。

表 60.2　金黄色葡萄球菌疫苗临床研究情况

| 产品名称 | 抗原靶标 | 公司 | 适应证 | 阶段 | 主要结果 |
| --- | --- | --- | --- | --- | --- |
| V710 | IsdB | Merck/Intercell | 心胸外科手术患者 | Ⅱa、Ⅱb 及Ⅲ期 | 与安慰剂比较,无显著保护性差异 |
| StaphVax | CPS types5+8 | Nabi Biota pharmaceuticals | 肾疾病 | Ⅲ期 | 免疫保护率仅为 26% |
| Bivalent rLukS-PV / rAT | rLukS-PV/rAT | Nabi Biota pharmaceuticals | 健康受试者 18~55 岁 | Ⅱ期 | 安全性良好、高效价抗体 |
| SA75 | 全细胞疫苗 | Vaccine Research International Plc | 院内感染 | Ⅰ期 | 高效价抗体,无后续报道 |
| SA3Ag | CP5\CP8\ClfA | Pfizer | 健康受试者 18~85 岁 | Ⅰ期 | 安全性良好、高效价抗体 |
| SA4Ag | CP5\CP8\ClfA\MntC | Pfizer | 健康受试者 18~64 岁 | Ⅰ期 | 安全性良好、高效价抗体 |
| NDV-3 | Candida Als3 | Novartis | 健康受试者 18~50 岁 | Ⅰ期 | 安全性良好、高效价抗体 |
| GSK2392103A GSK2392105A GSK2392106A GSK2392019A | 四组分重组蛋白 | GSK | 健康受试者 18~40 岁 | Ⅰ期 | 安全性良好、高效价抗体 |
| STEBVax | Staphylococcal Enterotoxin B | National Institute of Allergy and Infectious Diseases (NIAID) | 健康受试者 18~40 岁 | Ⅰ期 | 正在招募志愿者 |

其中,荚膜多糖疫苗以美国 Nabi 公司 StaphVax 为代表,该疫苗的Ⅲ期临床试验涉及 3 600 名血液透析患者,仅接种 1 次。对志愿者菌血症发生率的评价表明,在接种后第 40 周,该疫苗疗效为 57%;但

54 周时,疫苗的免疫保护效果仅为 26%。结果显示,StaphVax 对菌血症没有提供比安慰剂更好的免疫。尽管 Nabi 公司把这次疫苗临床试验的失败归结于患者的免疫状况减弱和疫苗生产时出了问题。但是 Nabi 公司开发的用于被动免疫的 AltaStaph(来源于已免疫了双价 StaphVax 疫苗的健康志愿者血清,是高滴度的针对 CP5 和 CP8 的抗体),其 Ⅱ 期临床试验结果又一次证实,针对 CP5 和 CP8 的抗体不能在有风险的人群中减少金黄色葡萄球菌菌血症的发生率。其中,一个不可忽视的问题是:数据资料表明,仅以金黄色葡萄球菌荚膜多糖抗原为靶标的疫苗提供的保护作用是不够的。并且,只有大概 60% 的金黄色葡萄球菌临床分离株表达 CP5 型或 CP8 型荚膜多糖,在金黄色葡萄球菌一定的生长期,血清 5 型和 8 型金黄色葡萄球菌只在体外产生荚膜多糖抗原,以上原因均说明,仅仅针对荚膜多糖为靶点的疫苗策略是很局限的。

同时,进展到临床 Ⅲ 期的基因工程重组单亚单位疫苗以 Merck 公司开发的 V710 为代表,主要成分为大肠埃希菌表达的铁相关表面决定因子(IsdB)。IsdB 为一种细胞壁锚蛋白,同时在协助细菌吸收血红素铁过程中发挥重要作用。IsdB 在不同的金黄色葡萄球菌临床分离株中是保守的,在小鼠脓毒症模型中,重组 IsdB 免疫的小鼠提高了临床菌株攻毒后的存活率。并且 IsdB 对恒河猴具有高免疫原性。另外,一个针对 IsdB 的人单克隆抗体 CS-D7 在小鼠致死性菌血症模型和大鼠中央插管模型中具有显著保护性。这些研究表明,IsdB 有希望用于临床试验。Merck 和 Intercell 公司在上述研究的基础上,合作研发了针对 IsdB 的疫苗 V710,并进一步通过心胸外科手术患者术前免疫评估该疫苗对预防严重金黄色葡萄球菌感染的有效性和安全性。该疫苗在 2007 年 12 月至 2011 年 8 月在 26 个国家的 165 个中心展开了随机、双盲、事件驱动的临床试验,然而在经过对 Ⅱ/Ⅲ 期临床数据分析后,独立的数据监督委员会认为,V710 虽然引起了显著的免疫应答,但无论对于主要终点还是次要终点,均未见其与安慰剂有显著保护性差异,因而建议终止对 V710 的临床试验研究。此外,2006 年 Merck 公司发表在 *Infection and Immunity* 中的结果显示,V710 在重复三次的 BALB/c 小鼠攻毒后的免疫保护率分别为 45%、40%、32%,平均为 39%。该临床试验及前期的动物试验结果表明,单-亚单位 V710 不是有效的免疫保护性抗原。

金黄色葡萄球菌致病因子除荚膜多糖、表面黏附因子外,毒素也是十分重要的组成部分。金黄色葡萄球菌在黏附定植后,进一步释放多种毒力因子,如金黄色葡萄球菌肠毒素(SE)、α-溶血素(Hla)、中毒性休克毒素-1(TSST-1)、杀白细胞素(PVL)等,引起中毒性休克综合征等严重系统性感染及多器官损害,是导致死亡的主要因素。因此,针对毒素进行疫苗设计也是主动免疫中的一个重点,目前多种重组毒素如 Hla、LukS-PV/AT、SEB 正在进行 Ⅰ 期或 Ⅱ 期临床试验,均显示出了良好的安全性、耐受性及免疫后高效价的抗体水平。

### 60.6.5　重组金黄色葡萄球菌疫苗

第三军医大学国家免疫生物制品工程技术研究中心与成都欧林生物科技股份有限公司应用"反向疫苗学"技术并结合大规模动物(1.6 万余只小鼠及 40 只食蟹猴)免疫保护筛选实验,从金黄色葡萄球菌全基因组 2 742 个 ORF 中筛选并鉴定出了抗原性强、保守性好、免疫保护效果明显的 5 个免疫优势抗原,获得了分别针对金黄色葡萄球菌黏附定植、重要代谢途径、毒素分泌、免疫逃逸路径等关键致病环节的"鸡尾酒式"疫苗保护性抗原组方,历时 8 年联合研制出"重组金黄色葡萄球菌疫苗(大肠埃希菌)",其安全性良好,$LD_{90}$ 致死剂量攻毒免疫保护率稳定大于 85%。同时,通过国际标准株及国内不同地区、不同感染部位来源、不同耐药程度、不同毒力程度等多株临床分离菌株攻毒免疫保护试验研究显示,本疫苗具有广泛的良好免疫保护性。采用高效可溶性蛋白表达系统对疫苗重组蛋白进行了可溶性表达制备,确立了稳定的疫苗蛋白高纯度、高得率中试生产工艺,满足多亚单位疫苗低成本的生产需要。制定了国内第一份完整的《重组金黄色葡萄球菌疫苗制造及检定规程》,生产疫苗经中国食品药品检定研究院检定合格。该疫苗为国际上抗原种类最多的五价重组金黄色葡萄球菌疫苗,具有完全自主知识产权,为我国第一个完全自主研发并获批开展 Ⅰ、Ⅱ、Ⅲ 期人体临床试验的金黄色葡萄球菌疫苗。

#### 60.6.5.1　重组金黄色葡萄球菌疫苗的成分、性状、接种对象等

(1)成分和性状

本品系将大肠埃希菌重组表达的 rSA1、rSA2、

rSA3、rSA4 经纯化后,加磷酸铝佐剂混合吸附制成。主要成分为:rSA1、rSA2、rSA3、rSA4、磷酸铝佐剂、氯化钠、组氨酸、注射用水。本品为乳白色混悬液。可因沉淀而分层,振摇后为乳白色均匀混悬液,无摇不散的凝块及异物。本品未添加任何抗生素及防腐剂。

（2）接种对象

本疫苗适用于 18~59 岁金黄色葡萄球菌易感人群。

（3）作用与用途

接种本疫苗后,可刺激机体产生抗金黄色葡萄球菌 rSA1、rSA2、rSA3、rSA4 抗体及记忆性细胞免疫应答,用于预防金黄色葡萄球菌感染及因此引发的脓毒血症等相关感染性疾病。

（4）免疫程序和剂量

① 接种部位为上臂外侧三角肌肌内注射。

② 免疫程序为注射 3 针,分别为 0、3、7 天,每次注射 0.6 mL。

### 60.6.5.2 重组金黄色葡萄球菌疫苗安全性评价

根据《中华人民共和国药典》相关要求,委托具有全面资质认证的专业第三方评估机构,对重组金黄色葡萄球菌疫苗通过如下几个方面进行安全性评价。

（1）大鼠生殖发育毒性试验

通过对 336 只 SD 大鼠(雌性∶雄性＝2∶1)的试验,判断疫苗有无对雌雄鼠生育力的影响,对妊娠/哺乳雌鼠、胚胎及胎仔发育的影响,评价疫苗对大鼠的致畸胎以及对子代发育的影响,以此为临床特殊人群安全用药提供参考。结果表明,① 动物均未出现任何异常反应,给药局部肉眼未见异常改变,动物体重、食量均未见有异常改变;② 雌雄大鼠生育力指标(交配率、受孕率、生育率和妊娠率)、同笼天数、完成交配天数、雌鼠动情周期不规律率等均未见异常改变;③ 雄鼠精子活力、精子计数、精子形态学、脏器质量和脏器系数等指标均未见异常改变。

（2）大鼠长期毒性试验

通过对 190 只 SD 大鼠的长期试验,评价疫苗重复肌内注射后可能出现的毒性反应、靶器官以及末次给药后 4 周毒性反应恢复情况或可能出现的延迟性毒性反应。结果表明,① 动物临床观察未见异常反应;② 血液学指标检查结果与疫苗接种后的免疫反应相关,并于恢复期结束时恢复;③ 免疫学、组织病理学指标均未见有毒理学意义的改变;④ 疫苗重复肌内注射可刺激动物产生较强的体液免疫反应,但未见明显全身毒性反应。

（3）小鼠急性毒性试验

通过对 40 只 ICR 小鼠的试验,评价重组金黄色葡萄球菌疫苗以高倍剂量单次肌内注射给予 ICR 小鼠所产生的急性毒性反应。结果表明,① 动物均未出现死亡和濒死情况等异常反应;② 动物无明显毒性。

（4）豚鼠全身主动过敏试验

对 24 只豚鼠反复接受疫苗后,观察豚鼠是否出现速发型起敏反应。结果表明,动物临床观察状况良好,未见异常反应。

（5）食蟹猴长期毒性试验

通过对 40 只食蟹猴的试验,评价疫苗重复肌内注射给予食蟹猴 4 周后可能出现的毒性反应、靶器官以及末次给药后 4 周毒性反应恢复情况或可能出现的延迟性毒性反应。结果表明,① 40 只食蟹猴均未发生死亡或濒死现象等异常反应;② 动物体重、体温、心电图、凝血功能、尿常规等指标及眼科检查均未见有毒理学意义的规律性改变;③ 血液学、血生化、免疫学以及病理学指标检查结果未见有毒理学意义的规律性改变;④ 疫苗重复肌内注射可刺激动物产生较强的体液免疫反应,但未见明显全身毒性反应。

上述由第三方出具的严格评价表明,重组金黄色葡萄球菌疫苗安全可靠,完全可以用于临床研究。

### 60.6.5.3 重组金黄色葡萄球菌疫苗的制造工艺

重组金黄色葡萄球菌疫苗的制造工艺遵循如下流程:抗原基因的选择与构建、重组工程菌的构建与鉴定、重组工程菌的大规模发酵、抗原蛋白的纯化制备与检定、疫苗的剂型选择与制剂、疫苗的检定与保存运输。

### 60.6.5.4 重组金黄色葡萄球菌疫苗的检定和质量控制

疫苗产品的检定和质量控制必须全面而严格地遵循如下几个方面:首先对表达产物的结构进行确认,保证抗原蛋白结构的完全正确;其次,完全参照《中华人民共和国药典》三部(2015 年版)的相关方法建立检定产品质量的各种分析方法,如蛋白质含量、抗原性、细菌内毒素等常规质量检定,而抗原含量、表达载体残留量、免疫效力试验等关键性产品质量检定则在参考相关文献报道的基础上,通过系统的方法学研究及验证,建立起稳定有效的质量检定方法。

重组金黄色葡萄球菌疫苗的主要成分为大肠埃希菌重组表达的 rSA1、rSA2、rSA3、rSA4 四个蛋白。其质量检测方法和标准详见表 60.3、表 60.4 和表 60.5。

在以上各质量研究中,疫苗效力试验与异常毒性试验的检测方法尤为重要,这是评价疫苗产品质量的关键。在体内效力的检测上,建立了稳定的金黄色葡萄球菌感染动物全身脓毒血症模型及肺炎模型。用本产品对动物进行免疫攻毒后,取得了保护率高、稳定可重现的实验结果。在体外效力的检测上,我们用疫苗免疫后的动物血清进行了金黄色葡萄球菌调理吞噬试验,证实了抗体的调理吞噬作用。

**表 60.3　重组金黄色葡萄球菌疫苗原液质量检测方法和结果**

| 检测项目 | 检测方法 | 检测结果 |
|---|---|---|
| 无菌检查 | 直接接种法 | 无菌 |
| 蛋白含量 | BCA 法 | $\geqslant 0.5\ mg \cdot mL^{-1}$ |
| 相对分子质量 | SDS-PAGE 法 | rSA1:$48\pm5\times10^{3}$<br>rSA2:$33\pm3\times10^{3}$<br>rSA3:$28\pm3\times10^{3}$<br>rSA4:$33\pm3\times10^{3}$ |
| 纯度 | HPLC | >95% |
| 等电点 | 等电聚焦电泳法 | rSA1:$6.0\sim8.0$<br>rSA2:$8.0\sim10.0$<br>rSA3:$6.0\sim8.0$<br>rSA4:$7.0\sim9.0$ |
| N 端氨基酸序列 | 自动蛋白/多肽测序仪 | 与预期一致 |
| 鉴别试验 | 免疫印迹法 | 阳性 |
| 细菌内毒素 | 鲎试剂法 | <5 EU/剂 |
| 抗生素残留量 | 抑菌法 | 阴性 |
| 宿主菌蛋白残留量 | 大肠埃希菌菌体蛋白质残留量测定法 | <总蛋白量的 0.1% |
| DNA 残留量 | 荧光染色法 | $<10\ ng \cdot mL^{-1}$ |
| GST 标签残留量 | 酶联免疫吸附检测法 | <总蛋白量的 0.1% |

**表 60.4　重组金黄色葡萄球菌疫苗半成品质量检测方法和结果**

| 检测项目 | 检测方法 | 检测结果 |
|---|---|---|
| 无菌检查 | 直接接种法 | 无菌 |
| pH | 酸度仪测定法 | $5.0\sim7.0$ |
| 吸附完全性 | BCA 法 | >95% |
| 细菌内毒素 | 鲎试剂法 | <10 EU/剂 |

**表 60.5　重组金黄色葡萄球菌疫苗成品质量检测方法和结果**

| 检测项目 | 检测方法 | 检测结果 |
|---|---|---|
| 外观 | 直接观察 | 乳白色混悬液 |
| 无菌检查 | 直接接种法 | 无菌 |
| pH | 酸度仪测定法 | 5.0~7.0 |
| 渗透压摩尔浓度 | 渗透压摩尔浓度测定法 | $(280\pm100)\,mOsmo\cdot kg^{-1}$ |
| 铝含量 | 指示剂滴定法 | $0.6~0.8\ mg\cdot mL^{-1}$ |
| 细菌内毒素 | 鲎试剂法 | <10 EU/剂 |
| 抗原含量 | 免疫印迹法 | $110~130\ \mu g$/剂 |
| 效力试验 | 动物免疫攻毒保护法 | 保护率>70% |
| 异常毒性 | 动物腹腔注射法 | 无异常 |
| 装量检查 | 称量法 | $\geqslant0.7\ g$ |

## 附录 1:疫苗效力试验

### 1.1　实验动物

品系:BALB/c 小鼠

数量:20 只

性别:雌性未孕

周龄:6~8 周龄

体重:18~22 g

饲养条件:温度:$(25\pm2)$℃,相对湿度:40%~60%;光照:12 h 明暗交替;饮用水:过滤水,自由饮用;饲料:鼠用全营养颗粒饲料。

### 1.2　攻毒菌株

金黄色葡萄球菌国际标准株 MRSA 252。

### 1.3　培养条件

37℃恒温培养。

### 1.4　检测方法

(1) 免疫方案

将雌性 BALB/c 小鼠随机分为 2 组,每组 10 只,疫苗组采用金黄色葡萄球菌疫苗肌内注射股四头肌进行免疫,每只小鼠注射 1 支疫苗($600\ \mu L$),对照组采用相同体积的生理盐水免疫,免疫方案为免疫开始后第 0、3、7 天三次免疫。

(2) 攻毒菌液的制备

三线法接种细菌 MRSA252 于 MHA 固体培养平板,做好标记,37℃培养过夜。次日取出 MHA 固体培养平板,挑单菌落接种于装有 100 mL MHB 培养基的摇瓶,做好标记,放入温控摇床,设置温度为 37℃,转速为 210 rpm·$min^{-1}$,培养 6.5 h。摇床取出摇瓶,将菌液转入 50 mL 离心管中,4700 g 离心 5 min。弃上清,加入 20 mL 生理盐水,重悬洗涤。4700 g,离心 5 min 重复一次。弃尽上清,加入 X mL 无菌生理盐水重悬($X$ = 当次菌液总量 $Z/20$)。取 50 $\mu L$ 加入盛有 950 $\mu L$ 无菌生理盐水的 1.5 mL EP 管中。取 100 $\mu L$ 加入比色皿中,测定的 $OD_{600} = Y$。计算总的菌量为:$N = Z\times Y\times2.0\times10^{9}$。调整菌液浓度至 $9\times10^{9}\,CFU\cdot mL^{-1}$ 备用。

(3) 攻毒方案

攻毒方法确定为每只小鼠尾静脉注射 100 $\mu L$ 浓度为 $9\times10^{9}\,CFU\cdot mL^{-1}$ 的 MRSA 252 菌液,在末次免疫后的第 7 天对小鼠进行攻毒。细菌攻毒后每 8 h 观察记录小鼠死亡情况,持续观察 10 天。观察期结束后剩余动物以 $CO_2$ 吸入法安乐处死。

### 1.5　结果判断

采用 Kaplan-Meier 生存分析法对各组小鼠的存活时间和生存率进行统计学处理,并计算免疫保护率。

免疫保护率 = (对照组死亡率-疫苗组死亡率)/对照组死亡率×100%

## 附录 2:异常毒性试验

### 2.1　检查法

参照《中华人民共和国药典》2015 年版三部附

表 60.6 异常毒性试验动物结果记录表

| 动物 | 总数 | 是否健存 | 有无异常 | 体重最小增<br>加量/g | 体重平均增<br>加量/g |
|------|------|----------|----------|----------------------|----------------------|
| 小鼠 | 5 | | | | |
| 豚鼠 | 2 | | | | |

录Ⅻ F 异常毒性检测法对供试品进行异常毒性检测。样品以 0.5 mL/只腹腔注射 BALB/c 小鼠(5只)及 5 mL/只腹腔注射豚鼠(2 只),观察 1 周后体重变化情况,试验结果记录见表 60.6。

**2.2 结果判断**

动物健存,且无异常反应,到期时每只动物体重增加,即判为合格。

## 60.7 问题与展望

在国内外的众多研究中,很多临床前试验中非常有希望的靶点在临床试验中并没有显示出有效性。到目前为止,还没有一个针对金黄色葡萄球菌感染的疫苗或抗体被批准上市。作为人体的条件致病菌,金黄色葡萄球菌进化出了复杂而有效的逃避和干扰人体免疫应答的机制,这可能是动物试验与临床试验结果差异显著的主要原因。虽然如 IsdB、ClfA、Cna 等的候选抗原突变株都显示了金黄色葡萄球菌致病性的减弱,而随后的免疫试验也进一步证实它们能在体内产生高效价的特异抗体,但是攻毒试验却只显示出部分的保护性。在少数动物试验中,单组分疫苗或单克隆抗体如 HlaH35L 和 AP4-24H11 对致死攻毒小鼠的保护性能够达到 100%,但是对其他的金黄色葡萄球菌临床株却无法有效地保护。以上两个事实表明,在大多数疾病模型中,每一个致病因子都在金黄色葡萄球菌致病机制中起着重要作用,而单纯阻止一个致病因子,其他的致病因子却可能将其替代而继续发挥作用;而在少数疾病模型中,不同的金黄色葡萄球菌株其关键的侵袭力因子可能又不相同。面对目前临床前试验和临床试验的结果,学术界对于免疫学的方法能否抵御金黄色葡萄球菌致病这一问题还没有定论。展望未来,成功的金黄色葡萄球菌免疫对策应该是找到一个能够涵盖大多数临床菌株关键侵袭力因子的"鸡尾酒"疫苗或抗体产品。还需要注意的一个问题是,鉴于金黄色葡萄球菌可导致多种疾病,针对金黄色葡萄球菌的动物疾病模型需要有一个统一的标准,否则针对同一抗原(如 PVL)的不同试验可能会导致相反的结论。另外,金黄色葡萄球菌感染的机制及其与宿主的相互作用关系也有待更进一步的研究,这样才能够明确动物试验的数据对于人体抵御金黄色葡萄球菌感染的适用程度。

## 参考文献

Anderson AS, Miller AA, Donald RG, et al. 2012. Development of a multicomponent *Staphylococcus aureus* vaccine designed to counter multiple bacterial virulence factors. Hum Vaccin Immunother 8 (11):1585-1594.

Camussone CM, Veaute CM, Porporatto C, et al. 2013. Immune response of heifers against a *Staphylococcus aureus* CP5 whole cell vaccine formulated with ISCOMATRIX adjuvant. J Dairy Res 80 (1):72-80.

Chen Y, Liu B, Yang D, et al. 2011. Peptide mimics of peptidoglycan are vaccine candidates and protect mice from infection with *Staphylococcus aureus*. J Med Microbiol 60 (Pt 7):995-1002.

Dai J, Pei D, Wang B, et al. 2013. A novel DNA vaccine expressing the Ag85A-HA2 fusion protein provides protection against influenza A virus and *Staphylococcus aureus*. Virol J 10:40.

Daum RS, Spellberg B. 2012. Progress toward a *Staphylococcus aureus* vaccine. Clin Infect Dis 54 (4):560-567.

Fowler VG, Allen KB, Moreira ED, et al. 2013. Effect of an investigational vaccine for preventing *Staphylococcus aureus* infections after cardiothoracic surgery: A randomized trial. JAMA 309 (13):1368-1378.

Gayatri AA, Utama S, Somia A, et al. 2015. MRSA infection in patients hospitalized at Sanglah Hospital: A case series. Acta Med Indones 47:50-55.

Hawkins J, Kodali S, Matsuka YV, et al. 2012. A recombinant clumping factor A-containing vaccine induces functional antibodies to *Staphylococcus aureus* that are not observed after natural exposure. Clin Vaccine Immunol 19 (10):1641-1650.

Kim HK, Cheng AG, Kim HY, et al. 2010. Nontoxigenicprotein A vaccine for methicillin-resistant *Staphylococcus aureus* infections in mice. J Exper Med 207 (9):1863-1870.

Kapil A. 2015. Risk factors associated with MRSA infection in children. Indian Pediatr 52:22-24.

Kaslow DC, Shiver JW. 2011. Clostridium difficile and methicillin-resistant *Staphylococcus aureus*: Emerging concepts in vaccine development. Annu Rev Med 62:201-215.

Lee BY, Wiringa AE, Bailey RR, et al. 2010. *Staphylococcus aureus* vaccine for orthopedic patients: An economic model and analysis. Vaccine 28 (12):2465-2471.

Levitt GA. 2014. Infection control for MRSA in a psychiatric hospital. Gen Hosp Psychiatry 36(4):422-424.

Maira-Litran T, Bentancor LV, Bozkurt-Guzel C, et al. 2012. Synthesis and evaluation of a conjugate vaccine composed of *Staphylococcus aureus* poly-N-acetyl-glucosamine and clumping factor A. PLoS One 7 (9):e43813.

Mariotti P, Malito E, Biancucci M, et al. 2013. Structural and functional characterization of the *Staphylococcus aureus* virulence factor and vaccine candidate FhuD2. Biochem J 449 (3):683-693.

McCarthy AJ, Lindsay JA. 2010. Genetic variation in *Staphylococcus aureus* surface and immune evasion genes is lineage associated: Implications for vaccine design and host-pathogen interactions. BMC Microbiol 10:173.

Missiakas D, Schneewind O. 2016. *Staphylococcus aureus* vaccines: Deviating from the carol. Exp Med 213 (9):1645-1653.

Mohamed N, Wang MY, Le Huec JC, et al. 2017. Vaccine development to prevent *Staphylococcus aureus* surgical-site infections. Br J Surg 104(2):e41-e54.

Moustafa M, Aronoff GR, Chandran C, et al. 2012. Phase IIa study of the immunogenicity and safety of the novel *Staphylococcus aureus* vaccine V710 in adults with end-stage renal disease receiving hemodialysis. Clin Vaccine Immunol 19 (9):1509-1516.

Oprea M, Antohe F. 2013. Reverse-vaccinology strategy for designing T-cell epitope candidates for *Staphylococcus aureus* endocarditis vaccine. Biologicals 41 (3):148-153.

Patti JM. 2011. Will we ever see the approval of a *Staphylococcus aureus* vaccine? Expert Rev Anti Infect Ther 9 (10):845-846.

Pellegrino M, Giraudo J, Raspanti C, et al. 2010. Efficacy of immunization against bovine mastitis using a *Staphylococcus aureus* avirulent mutant vaccine. Vaccine 28 (28):4523-4528.

Pier GB. 2013. Will there ever be a universal *Staphylococcus aureus* vaccine? Hum Vaccin Immunother 9 (9):1865-1876.

Pishchany G, Sheldon JR, Dickson CF, et al. 2014. IsdB-dependent hemoglobin binding is required for acquisition of heme by *Staphylococcus aureus*. J Infect Dis 209(11):1764-1772.

Proctor RA. 2012a. Is there a future for a *Staphylococcus aureus* vaccine? Vaccine 30(19):2921-2927.

Proctor RA. 2012b. Challenges for a universal *Staphylococcus aureus* vaccine. Clin Infect Dis 54 (8):1179-1186.

Schmidt CS, White CJ, Ibrahim AS, et al. 2012. NDV-3, a recombinant alum-adjuvanted vaccine for *Candida* and *Staphylococcus aureus*, is safe and immunogenic in healthy adults. Vaccine 30 (52):7594-7600.

Shiri T, Nunes MC, Adrian PV, et al. 2013. Interrelationship of *Streptococcus pneumoniae*, *Haemophilus influenzae* and *Staphylococcus aureus* colonization within and between pneumococcal-vaccine naive mother-child dyads. BMC Infect Dis 13(1):483.

Skurnik D, Kropec A, Roux D, et al. 2012. Natural antibodies in normal human serum inhibit *Staphylococcus aureus* capsular polysaccharide vaccine efficacy. Clin Infect Dis 55 (9): 1188-1197.

Song Y, Tai JH, Bartsch SM, et al. 2012. The potential economic value of a *Staphylococcus aureus* vaccine among hemodialysis patients. Vaccine 30 (24):3675-3682.

Spellberg B, Daum R. 2010. A new view on development of a *Staphylococcus aureus* vaccine: Insights from mice and men. Hum Vaccin 6 (10):857-859.

Spellberg B, Daum R. 2012. Development of a vaccine against *Staphylococcus aureus*. Semin Immunopathol 34 (2):335-348.

Ster C, Beaudoin F, Diarra MS, et al. 2010. Evaluation of some *Staphylococcus aureus* iron-regulated proteins as vaccine targets. Vet Immunol Immunopathol 136 (3-4):311-318.

Sun Y, Emolo C, Holtfreter S, et al. 2018. Staphylococcal protein A contributes to persistent colonization of mice with *Staphylococcus aureus*. J Bacteriol 200(9): e00735-17.

Thompson DS, Workman R. 2014. Hospital-wide infection control practice and Meticillin-resistant *Staphylococcus aureus*(MRSA) in the intensive care unit (ICU): An observational study. JRSM Open 5(10):441772233.

Uzunovic S, Bedenic B, Budimir A, et al. 2015. Methicillin-resistant *S. aureus*(MRSA), extended-spectrum (ESBL)-and plasmid-mediated AmpC ss-lactamase -producing Gram-negative bacteria associated with skin and soft tissue infections in hospital and community settings. Med Glas (Zenica) 12: 157-168.

van Gils EJ, Hak E, Veenhoven RH, et al. 2011. Effect of sevenvalent pneumococcal conjugate vaccine on *Staphylococcus aureus* colonisation in a randomised controlled trial. PLoS

One 6（6）：e20229.

Wallemacq H，Bedoret D，Pujol J，et al. 2012. CD40 triggering induces strong cytotoxic T lymphocyte responses to heat-killed *Staphylococcus aureus* immunization in mice：A new vaccine strategy for staphylococcal mastitis. Vaccine 30（12）：2116-2124.

Xu H，Hu C，Gong R，et al. 2011. Evaluation of a novel chimeric B cell epitope-based vaccine against mastitis induced by either *Streptococcus agalactiae* or *Staphylococcus aureus* in mice. Clin Vaccine Immunol 18（6）：893-900.

Zuo QF，Yang LY，Feng Q，et al. 2013. Evaluation of the protective immunity of a novel subunit fusion vaccine in a murine model of systemic MRSA infection. PLoS One 8（12）：e81212.

# 第61章
## 重症急性呼吸综合征和中东呼吸综合征疫苗

严景华　刘　军　高　福

**本章摘要**

2002年底至2003年春季暴发的重症急性呼吸综合征(SARS)给社会带来的灾难人们还记忆犹新。时隔10年之后,一种新型冠状病毒——中东呼吸综合征冠状病毒(MERS-CoV)在中东地区暴发,并迅速扩散到世界上26个国家。同属于冠状病毒的SARS-CoV和MERS-CoV结构非常相似,其病毒表面的刺突蛋白是其主要的抗原。对于这两种冠状病毒的病原学、流行病学、免疫学机制以及相关的动物模型已经取得了重要进展。许多研究机构开展了疫苗的研发工作,这些疫苗包括基于反向遗传学操作的减毒活疫苗、亚单位疫苗(绝大部分是表面抗原S蛋白)、DNA疫苗(S基因)、病毒载体疫苗(腺病毒、痘病毒等载体)以及SARS暴发早期研发的灭活疫苗。SARS灭活疫苗和DNA疫苗进行了I期临床研究;近期MERS的DNA疫苗完成了I期临床研究,正在开展II期临床试验,基于复制缺陷型的猴腺病毒载体疫苗处于I期临床招募阶段。然而截至目前,尚没有一种疫苗获得批准使用。

## 61.1 概述

冠状病毒属于冠状病毒科（Coronaviridae）冠状病毒亚科（Coronavirinae），是有囊膜的正链 RNA 病毒。在所有 RNA 病毒中其基因组最大。动物和人类都是冠状病毒的宿主。根据冠状病毒基因组和血清学特征，冠状病毒可以分为 α、β、γ、δ 4 个不同的属。但目前发现的能够感染人的冠状病毒均属于 α 或 β 属。重症急性呼吸综合征冠状病毒（severe acute respiratory syndrome coronavirus，SARS-CoV）和中东呼吸综合征冠状病毒（Middle East respiratory syndrome coronavirus，MERS-CoV）都属于 β 属，另外还有 HCoV-OC43、HCoV-HKU1 也属于 β 属，属于 α 属的感染人的冠状病毒有 CoV-NL63 和 CoV-229E 两种。

冠状病毒是普通感冒的主要病原之一，主要是上呼吸道感染。一般情况下，冠状病毒感染引起的症状较轻，如流涕、发热、咳嗽等轻微感冒症状，可以自愈。然而 2002 年底到 2003 年暴发的 SARS 和 2012 年以来发生的 MERS 疫情使人们不得不重新审视冠状病毒的危害。SARS-CoV 传染性极高，2003 年在差不多半年的时间内 SARS 疫情共波及 32 个国家，8 447 人感染，死亡 811 人，病死率达到了 10%。MERS-CoV 尽管传染性有限，但是由于在中东地区与人密切接触的单峰驼体内检测到了 MERS-CoV，2012 年以来 MERS 一直在中东地区频繁暴发。尤其是 2015 年春季，韩国输入性病例导致了 186 人感染，包括进入我国境内的 1 例韩国病例，死亡 35 例。截止到 2015 年 8 月，世界范围内感染 MERS-CoV 病例 1 384 例，死亡人数 495 例，病死率高达 35.8%。因此，制备疫苗有效抵御 SARS-CoV 再度来袭和 MERS-CoV 的蔓延显得尤为重要。

同属于 β 冠状病毒属的 SARS-CoV 和 MERS-CoV 结构非常相似，其病毒表面的刺突蛋白（Spike，S）是其主要的抗原。基于此，许多实验室开展了疫苗的研发工作，包括基于反向遗传学操作的减毒活疫苗、亚单位疫苗（主要表面抗原 S 蛋白）、DNA 疫苗（S 基因）、病毒载体疫苗（腺病毒、痘病毒等载体）以及 SARS 暴发早期研发的灭活疫苗。SARS 灭活疫苗和 DNA 疫苗进行了I期临床研究；近期 MERS DNA 疫苗也进行了非人灵长类的感染保护性实验。然而截至目前，尚没有一种疫苗获得批准使用。

## 61.2 病原学

### 61.2.1 SARS-CoV 和 MERS-CoV 的发现

#### 61.2.1.1 SARS-CoV 的发现

2002 年底到 2003 年初，广东等地出现具有传染性的非典型性肺炎病例，主要临床特点是高热、畏寒、乏力、咳嗽、咳痰及下呼吸道感染症状，住院治疗和重症监护比例高，病死率较高（Peiris et al.，2003a），后定义为重症急性呼吸综合征（SARS）。2003 年 3 月，香港大学宣布引起 SARS 疫情的病原体可能是一种冠状病毒（Peiris et al.，2003b），从病人咽拭子分离出的病毒在电镜下显示出典型的冠状病毒特征。通过部分基因组片段分析与其他已知冠状病毒的分子进化分析表明，此病毒与已知冠状病毒差异较大，可能是一种新型冠状病毒，该病毒核苷酸序列与 β 冠状病毒的序列同源性最高。2003 年 4 月 12 日，加拿大科学家首次公布了 SARS-CoV 的全基因组序列（Marra et al.，2003）。世界卫生组织正式确认该病毒为 SARS 病原体，并将其命名为 SARS 相关冠状病毒。对应的序列构建系统发育树结果表明，SARS-CoV 与其他冠状病毒均不相同，是冠状病毒属的新成员（Chowell et al.，2015）。我国科学家同时对不同地区病人体内分离得到的 SARS-CoV 基因组进行了序列测定和分析（Bi et al.，2003）。这些不同 SARS-CoV 毒株的全基因组变异很小，不同实验室的基因测序结果基本一致。

#### 61.2.1.2 MERS-CoV 的发现

2012 年 6 月 13 日，一名 60 岁的沙特阿拉伯老人因连续 7 天出现发热、咳嗽、呼吸急促等症状而进入沙特阿拉伯吉达市的私立医院进行治疗。该患者住院 11 天后因肺炎症状逐渐加重，伴急性肾衰竭而死亡。研究人员对其痰液标本进行常规呼吸道病毒检测，并未出现阳性结果。当把病人痰液接种到 LLC-MK2 和 Vero 细胞上时则出现了细胞病变（Zaki et al.，2012）。由于最先完成该病毒全基因组测序的机构是位于荷兰鹿特丹的伊拉兹马斯医疗中心（Erasmus Medical Center，EMC），因此该新型冠状病毒被命名为 HCoV-EMC（human coronavirus-Erasmus Medical Center），也称 CoV-EMC/2012（van Boheemen et al.，2012）。2012 年 9 月 23 日，英国健康保护局通报了一例患有重症呼吸系统疾病的卡塔尔患者，该患者因曾经到沙特阿拉伯旅行而患病。经实验室确诊为感染了一种新型冠状病毒，根据基因序列分析，与此前伊拉兹马斯医疗中心分离的病毒为同一种病毒。尽管早先该病毒曾被称为 HCoV-EMC，2012 年 5 月 15 日，国际病毒分类委员会（International Committee on Taxonomy of Viruses，ICTV）正式将该病毒命名为 MERS-CoV（De Groot et al.，2013）。

## 61.2.2 SARS-CoV 与 MERS-CoV 的分类及其与其他冠状病毒的关系

国际病毒分类委员会第 9 次报告中将冠状病毒科分为 α、β、γ 以及新鉴定的一个血清型（δ）共四大属（Woo et al.，2012）。每个属再根据 pp1ab 复制酶的结构域不同划分成不同的种。其中 β 冠状病毒属可分为 A、B、C 和 D 4 个亚群。目前已知的能感染人的冠状病毒共 6 种，分别为 20 世纪 60 年代发现的人冠状病毒 HCoV-229E 和 HCoV-OC43，2003 年出现的 SARS-CoV，2004 年发现的人冠状病毒 HCoV-NL63，2005 年发现的人冠状病毒 HCoV-HKU1 以及 2012 年 7 月在中东地区出现的新型人冠状病毒 MERS-CoV。MERS-CoV 由此成为第 6 个可以导致人类疾病的冠状病毒。SARS-CoV 与 MERS-CoV 同属 β 冠状病毒属，但所属的亚群不同，SARS-CoV 属于 B 亚群，而 MERS-CoV 属于 C 亚群。MERS-CoV 的基因序列与 SARS-CoV 的相似性为 54.9%。

MERS-CoV 是第一个致人类疾病的 β 冠状病毒 C 亚群的冠状病毒。该型冠状病毒基因与 β 冠状病毒 C 亚群的褐扁颅蝠（*Tylonycteris pachypus*）冠状病毒 BtCoV-HKU4 和伏翼蝠（*Pipistrellus abramus*）冠状病毒 BtCoV-HKU5 相似度最高（van Boheemen et al.，2012）。这就提示 MERS-CoV 可能是来源于蝙蝠的一种冠状病毒，即蝙蝠冠状病毒通过进化获得了直接感染人的能力，或者通过某种中间宿主传给人类。将 MERS-CoV 与 BtCoV-HKU4 和 BtCoV-HKU5 的 7 个保守复制酶区域进行比对分析，氨基酸序列相似度分别为 75% 和 77%（van Boheemen et al.，2012）。按照国际病毒分类委员会规定，冠状病

毒在 7 个保守复制酶区域相似度高于 90% 则属于同种病毒，因此判定 MERS-CoV 属于一种新型的冠状病毒。

## 61.2.3 SARS-CoV 与 MERS-CoV 基因组

SARS-CoV 与 MERS-CoV 均为单股正链 RNA 病毒。SARS-CoV 基因组由 29 751 个核苷酸组成，至少包括 14 个可读框，编码多个在其他冠状病毒中常见的蛋白，如聚合酶蛋白（ORF 1a 和 ORF 1b），以及 S、E、M 和 N 等结构蛋白（McBride and Fielding，2012）。MERS-CoV 基因组全长 30 118 bp，推测其至少包括 11 个 ORF，其中 9 个是来自 7 个嵌合的次级基因组 mRNA 编码（van Boheemen et al.，2012）。病毒基因组两端分别包含一个转录非翻译区，即 5′-UTR 和 3′-UTR。5′端之前还有个前导序列，3′端之后还有 1 个 poly A 尾。其中 5′-UTR 包含核糖体的结合位点和转录起始信号，3′-UTR 含有转录终止信号。MERS-CoV 的主要基因序列包括 *S* 基因、*E* 基因、*M* 基因、*N* 基因、*ORF3*、*ORF4a*、*ORF4b*、*ORF5* 和 *ORF8b* 基因等。在 *S* 和 *E* 之间含 4 个额外编码非结构蛋白 NS3a-3b 的可读框（Lu and Liu，2012）。MERS-CoV 的 4 种经典蛋白刺突蛋白 S、囊膜蛋白 E、跨膜糖蛋白 M 及核衣壳蛋白 N 可分别由 *ORF2*、*ORF6*、*ORF7*、*ORF8* 基因编码（van Boheemen et al.，2012）。*ORF3*、*ORF4a*、*ORF4b*、*ORF8b* 编码的蛋白属于 MERS-CoV 的附属蛋白，其具体生物学功能还不是很清楚。

# 61.3 流行病学

## 61.3.1 SARS 流行病学

### 61.3.1.1 SARS 的疫情概述

回顾性研究表明，2002 年 11 月，广东省佛山市已经出现 SARS 病例，同时出现了医务人员感染的现象（Zhong et al.，2003）。2003 年 1 月，广州市第一次出现 SARS 超级传播，一名 SARS 患者造成数十名亲属和医务人员感染。参与该病例救治的一名医生随后到香港，同样造成数十名接触者被感染。这些感染者随后乘飞机前往越南、新加坡和加拿大等地，并在当地进一步感染了更多的人群（Zhong et al. ，2003）。在广东省出现疫情后，河内、香港、新加坡市和多伦多等城市首先成为 SARS 高发区域。而我国广东、北京等多个省、市 SARS 疫情更加严重。经过长达数月的公共卫生学手段干预，SARS 疫情才得以有效控制。例如，北京市于 2003 年 3 月 8 日确诊首例 SARS 病例，2013 年 4 月下旬达到病例高峰。经过一系列公共卫生学干预措施，如确定定点收治医院，对出现疫情场所进行整体隔离消毒，对密切接触人群进行隔离观察等，最终使疫情得以控制（Pang et al. ，2003）。据世界卫生组织统计，截至 2003 年 6 月 30 日，SARS 疫情共波及 32 个国家，8 447 人感染，死亡 811 人，病死率约 10%。其中北京市是全球疫情最严重的城市，确诊病例 2 521 人，死亡 191 人；香港累积确诊病例 1 755 人，死亡 296 人；广东省确诊病例 1 511 人，死亡 57 人。全球大规模 SARS 疫情于 2003 年 7 月基本结束。2004 年 1 月，广东发生一次 SARS 散发病例疫情（Liang et al. ，2004），实验室确诊 4 例 SARS 病例。2003 年 9 月、12 月和 2004 年 4 月在新加坡、我国台湾和北京分别出现了 SARS 实验室感染病例（Lim et al. ，2004）。特别是北京的实验室感染造成了社区病例感染，共 7 人经实验室诊断为感染 SARS 病例，但疫情没有进一步扩散。

### 61.3.1.2 蝙蝠中 SARS 样病毒的发现

2004 年，研究者在广西和湖北等地采集的菊头蝠血清样本中检测到了针对 SARS-CoV S 的抗体反应，进一步对粪便标本的检测发现了一种新型冠状病毒，其与 SARS-CoV 具有高度同源性，定名为 SARS 样冠状病毒（SARS-like coronavirus，SL-CoV）（Li et al. ，2005b）。SL-CoV Rp3 的基因组核苷酸序列与 SARS-CoV Tor2 的同源性高达 92%。基因进化分析也表明，SARS-CoV 与蝙蝠 SL-CoV 具有进化相关性，然而，SL-CoV 在 S 蛋白受体结合区（receptor binding domain，RBD）与 SARS-CoV 具有较大差异，前者包含 1~2 个缺失区段。SL-CoV 的 S 蛋白不能结合 SARS-CoV 的细胞受体血管紧张素转换酶 2（angiotensin converting enzyme，ACE2）（Bertram et al. ，2011）。2012 年，研究人员在云南昆明采集的菊头蝠粪便和肛拭子样本中检测到冠状病毒核酸，进一步的基因组测定发现，该新型冠状病毒的基因组与 SARS-CoV 的同源性高达 95%，且不存在序列缺失区（Ge et al. ，2013）。研究者通过 Vero E6 细胞系

成功分离到该冠状病毒，并命名为 SL-CoV-WIV1。进一步研究表明，该冠状病毒能够利用与 SARS-CoV 相同的细胞受体 ACE2 侵染细胞。该发现证实，菊头蝠是 SARS-CoV 的自然宿主。SL-CoV-WIV1 可能不需要中间宿主而直接由蝙蝠传播给人类。2017 年，研究人员对云南昆明同一地点持续五年采集的蝙蝠样本进行 SL-CoV 病毒测序，经过系统进化分析证实，这些 SL-CoV 的序列和人 SARS 亲缘性更高（Hu et al. ，2017），进一步证实蝙蝠是 SARS-CoV 的自然宿主。

## 61.3.2 MERS 流行病学

### 61.3.2.1 MERS 流行概况

2012 年 6 月，沙特阿拉伯发现第一例 MERS 病例，并从病例痰液标本中分离到命名为 HCoV-EMC 的一种新的冠状病毒（Zaki et al. ，2012）。同年 9 月，从来自卡塔尔的一位患有重症呼吸道疾病的 49 岁男子身上分离到了相同的病毒，国际病毒分类委员会冠状病毒小组把该病毒更名为 MERS-CoV（De Groot et al. ，2013）。之后，更多的病例在阿拉伯半岛被报道，并传至亚洲、非洲、欧洲和北美洲等地。中东地区以外的病例均有近期在沙特阿拉伯旅行史或者与有沙特阿拉伯旅行史的感染者接触史（Geng and Tan，2013）。据世界卫生组织统计，截至 2019 年 9 月 18 日，在世界范围内，感染人数 2458 例，死亡人数 848 例，病死率为 34.5%。

2015 年 5 月，MERS 在韩国暴发，在这次流行中，第一例韩国感染者是一位 68 岁男子，4 月 24 日—5 月 4 日，该男子在中东地区旅行；5 月 11 日出现症状；20 日被确诊为 MERS-CoV 感染；23 日，包括与其接触的 4 名医务工作者在内，韩国共 38 人被确诊为 MERS-CoV 感染者，且感染者均有直接或间接接触首例感染者的接触史（Park et al. ，2015）。据世界卫生组织统计，截至 2015 年 8 月 7 日，韩国疫情感染人数 186 例，死亡 35 例，病死率为 18.8%。2015 年 5 月 28 日，与首例 MERS-CoV 感染者住同一病房的患者的儿子从韩国来到我国惠州，29 日被确诊为 MERS-CoV 感染者，成为我国首例输入性 MERS-CoV 感染病例，此人在来我国之前曾去医院看望过他感染了 MERS-CoV 的父亲（Su et al. ，2015）。为了防止 MERS-CoV 疫情在我国蔓延，我国政府采取积极措施，隔离了与其接触过的

38 名有潜在感染危险的接触者,有效地阻止了疫情的发生。

### 61.3.2.2 MERS-CoV 的传染源

MERS-CoV 确切的天然宿主和传播途径目前尚不清楚,许多证据把 MERS-CoV 的天然宿主指向了蝙蝠。二肽基肽酶 4(dipeptidyl peptidase 4,DPP4,又称 CD26)是 MERS-CoV 感染人时关键的细胞受体,在人类下呼吸道的上皮细胞表达(Raj et al.,2013)。有趣的是,MERS-CoV 也可以跟蝙蝠来源的 CD26 分子结合,感染蝙蝠细胞,因此人们推测蝙蝠可能是 MERS-CoV 的天然宿主(Wang et al.,2014;Zumla et al.,2015)。此外,从系统发生学分析,MERS-CoV 与 BtCoV-HKU4 和 BtCoV-HKU5 在进化关系上相近,而 BtCoV-HKU4 和 BtCoV-HKU5 的天然宿主是食虫蝙蝠(*Insectivorous vespertilionis*)。研究发现,BtCoV-HKU4 能够结合人 CD26,尽管其亲和力不高(Raj et al.,2014a;Wang et al.,2014)。此外,从非洲和欧洲的蝙蝠身上分离到的一些病毒的基因片段与 MERS-CoV 的相应片段极其相近。有报道称,2011—2012 年,在南非采集的 62 只蝙蝠粪便标本中的 5 只发现冠状病毒阳性(Ithete et al.,2013),而针对 RdRp 保守区域的 816 个核苷酸测序结果发现,蝙蝠携带的这种冠状病毒与 MERS-CoV 仅相差 1 个氨基酸。另外,从埃及的一个洞穴的蝙蝠身上分离到的一段小的 RdRp 保守片段与人身上分离到的 MERS-CoV 的 RdRp 极其吻合(Memish et al.,2013),但要证明蝙蝠是 MERS-CoV 的天然宿主,还需要更多的证据。

MERS-CoV 的中间宿主已经被证实是骆驼(单峰驼),最早的证据是 2013 年在阿曼苏丹国和加那利群岛的单峰驼中检测到了 MERS-CoV 的中和抗体,随后在埃及、约旦、沙特阿拉伯的单峰驼中也检测到了 MERS-CoV 的中和抗体(Milne-Price et al.,2014),中和抗体在单峰驼身上的检出证明 MERS-CoV 或者与其类似的病毒在单峰驼中流行。研究者用实时荧光定量 PCR 技术在卡塔尔的一个农场的三头单峰驼的咽拭子样本中检测到了 MERS-CoV,且从这三头单峰驼身上分离到的 MERS-CoV 的病毒基因片段与从这个农场的两名 MERS-CoV 患者身上分离到的病毒基因片段高度同源,由此证明人 MERS-CoV 是由骆驼传染给人的(Milne-Price et al.,2014;Raj et al.,2014a)。并且,一项针对 2013

年 1 月 1 日—2014 年 7 月 31 日沙特阿拉伯报道病例的分析表明,12% 的感染是由骆驼传播造成的,88% 的感染是人际传播造成的(Cauchemez et al.,2016),其中医疗工作者是主要的高危人群(Al-raddadi et al.,2016)。但是 MERS-CoV 如何从骆驼传染到人,能不能从人传染给骆驼等问题目前尚不清楚。

### 61.3.2.3 MERS 血清学调查现状

在流行病学研究中,对病毒在人群中的分布特点进行调查研究有利于人们更有针对性地进行防控。在一项关于 MERS-CoV 在沙特阿拉伯地区 6 个省份 10 009 人的血清学研究中显示,在中东地区人群中 MERS-CoV 中和抗体检出率为 0.15%;血清学检测阳性的人群平均年龄比患病人群的平均年龄低;男性中和抗体检出率高于女性;内陆地区检出率高于沿海地区;与普通人群相比,在牧民和屠夫人群中中和抗体的检出率更高(Müller et al.,2015)。这项研究还显示,与单峰驼接触的人群中和抗体的检出率远高于普通人群,与单峰驼接触的人群也许就是普通人群的感染源。

除了在 MERS 暴发地区检测到单峰驼血液样品中有 MERS 中和抗体之外,在尚未报道人感染 MERS-CoV 病毒的地区,单峰驼体内也检测到 MERS-CoV 的中和抗体(Perera et al.,2013),这就意味着 MERS-CoV 疫情还有进一步蔓延的危险。更有意思的是,在阿拉伯联合酋长国储存的 2003 年的单峰驼血清中检测到了 MERS-CoV 的中和抗体,这说明 MERS-CoV 病毒在单峰驼中已经流行较长时间(Meyer et al.,2014)。

## 61.4 致病及免疫保护机制

### 61.4.1 冠状病毒受体分子种类和分布

病毒与宿主受体相互作用是病毒侵入细胞的关键步骤。因此,受体的分布在一定程度上决定了病毒感染谱及传播方式。不同冠状病毒利用不同的受体侵入宿主细胞。小鼠肝炎病毒(mouse hepatitis virus,MHV)使用癌胚抗原相关细胞黏附分子 1(car-cinoembryonic antigen-related cell adhesion molecule 1,

CEACAM 1)进入细胞；人冠状病毒 HCoV-229E（human coronavirus 229E）、猫冠状病毒（feline coronavirus，FCoV）、传染性胃肠炎病毒（transmissible gastro-enteritis virus，TGEV）和犬冠状病毒（canine coronavirus，CCoV）的受体都为氨基肽酶（aminopeptidase N，APN，又称 CD13）；ACE2 是人冠状病毒 HCoV-NL63 和 SARS-CoV 的受体，同时有报道称，CD209L（L-SIGN，DCSIGNR，DC-SIGN2）也是 SARS-CoV 的辅助受体；2013 年，荷兰科学家鉴定出 MERS-CoV 受体是 CD26；此外，唾液酸（sialic acid）在某些病毒感染细胞过程中也发挥重要的辅助作用（表 61.1）。

大多数呼吸道病毒，包括 SARS-CoV 在内，具有显著的纤毛细胞嗜性，纤毛细胞广泛分布于上呼吸道和下呼吸道（Sims et al.，2008）。研究表明，SARS-CoV 受体 ACE2 的 mRNA 在几乎所有的器官中都能检测到，ACE2 蛋白存在于所有动脉和静脉血管内皮细胞和动脉平滑肌细胞中，在肺泡上皮胞和小肠上皮细胞上大量表达（Hamming et al.，2004）。

MERS-CoV 虽然可以在上呼吸道咽拭子、尿液、痰中检测到，但对于其细胞嗜性目前仍不清楚（Bermingham et al.，2012；Zaki et al.，2012）。研究发现，

MERS-CoV 的受体 CD26 分子参与机体糖代谢、T 细胞激活、细胞趋化调节、黏附、凋亡和肿瘤调控等多个功能，主要表达于人非纤毛的支气管上皮细胞、肾、小肠、肝、前列腺上皮细胞及活化的白细胞等；血清中存在可溶性 CD26 分子，其含量变化与临床上 2 型糖尿病和一些病毒感染有一定相关性，但是否影响 MERS-CoV 入侵宿主细胞需要进一步的研究（Boonacker and Van Noorden，2003；Lambeir et al.，2003）。由于 CD26 在人呼吸道上皮细胞表达很低，人之间通过上呼吸道感染病毒变得相对困难，这可能是 MERS 没有像 SARS 那样迅速在人与人之间传播的重要因素之一。

MERS-CoV 可以侵染恒河猴、狨猴、山羊、马、兔、猫、猪、骆驼和蝙蝠来源的细胞，但小鼠、仓鼠和水貂的细胞不易感 MERS-CoV（Barlan et al.，2014；Chan et al.，2013；Coleman et al.，2014b；De Wit et al.，2013a；Eckerle et al.，2014；Falzarano et al.，2014；Müller et al.，2012；Raj et al.，2014b）。通过比对 CD26 分子中与 MERS-RBD 相互作用的 13 个关键氨基酸发现，易感物种的 CD26 分子与人 CD26 相比，这 13 个关键氨基酸完全一致，或仅有少数氨基酸不一样，但不多于 2 个；而不易感物种的 CD26 分

表 61.1 冠状病毒受体

| 病毒 | 属 | 受体 | 可能结合 | 参考文献 |
|---|---|---|---|---|
| 人冠状病毒 229E（HCoV-229E） | α | APN | | Yeager et al.，1992 |
| 猫冠状病毒（FCoV） | α | APN | | Tresnan et al.，1996 |
| 传染性胃肠炎病毒（TGEV） | α | APN | 唾液酸 | Delmas et al.，1992；Schwegmann-Wessels et al.，2011 |
| 犬冠状病毒（CCoV） | α | APN | | Benbacer et al.，1997 |
| 人冠状病毒 NL63（HCoVNL63） | α | ACE2 | | Hofmann et al.，2005 |
| 鼠肝炎病毒（MHV） | β | CEACAM 1 | 唾液酸 | Dveksler et al.，1991；Langereis et al.，2010；Williams et al.，1991 |
| 重症急性呼吸综合征冠状病毒（SARS-CoV） | β | ACE2 | L-SIGN | Jeffers et al.，2004；Li et al.，2003b |
| 蝙蝠相关 SARS 冠状病毒（Bat-SCoV） | β | ACE2？ | | Ge et al.，2013 |
| 中东呼吸综合征冠状病毒（MERS-CoV） | β | CD26 | | Raj et al.，2013 |
| 蝙蝠冠状病毒 HKU4（Bat-CoV HKU4） | β | CD26 | | Wang et al.，2014 |
| 人冠状病毒 OC43（HCoV-OC43） | β | ？ | 唾液酸 | Künkel and Herrler，1993 |
| 人冠状病毒 HKU1（HCoV-HKU1） | β | ？ | 唾液酸 | Huang et al.，2015 |
| 鸡传染性支气管炎病毒（IBV） | γ | ？ | 唾液酸 | Winter et al.，2006 |

子中有 5 个以上的氨基酸与人 CD26 分子不一样（Lu et al.,2015）。最近研究表明,通过基因编辑的方法将鼠 CD26 分子的 288 和 330 位氨基酸突变成为人 CD26 相应位置的氨基酸,能够使小鼠对 MERS-CoV 易感,因此该小鼠可作为 MERS-CoV 的感染模型（Cockrell et al.,2016）。

## 61.4.2　病毒侵入机制

在 SARS-CoV 侵染细胞过程中,由 S 蛋白 RBD 区与受体分子 ACE2 相互作用起始病毒和细胞结合。S 蛋白是 I 型跨膜糖蛋白,可被胰蛋白酶或胞内组织蛋白酶 L 切割为 S1 和 S2 亚基。RBD 区位于 S1 的羧基端（306—527 氨基酸）,约 220 个氨基酸,由核心区和延展区两个亚结构域组成。核心区由 5 个反向平行 β 折叠片构成,形成一个球状结构。延展区主要由两个 β 折叠片和柔性区域组成。两个亚结构域组成一个"夹子"结构。SARS-CoV 利用 RBD 延展区,特别是 424—494 氨基酸形成的细长凹槽结构,牢牢抓住 ACE2 氨基端螺旋结构区,从而发挥 S 蛋白与宿主受体的结合功能（Li et al.,2005a）

MERS-CoV 与 SARS-CoV 的 S 蛋白尽管在一级序列上同源性很低,但两者在空间结构上较为相似。MERS-CoV 的 RBD 区同样位于 S1 亚基的羧基端,约 240 个氨基酸（367—606 氨基酸）,负责与受体 CD26 相互作用。RBD 由核心区和外部受体识别区组成。核心区与 SARS-CoV 的 S 蛋白同源,构成的二级结构原件主要有 5 个反向平行 β 折叠片和 4 个 α 螺旋。外部受体识别区是 3 个长折叠片和 1 个短折叠片反向排列形成的以片层为主的结构,其一侧与核心区接触,而另一侧则几乎完全暴露,识别 CD26 分子羧基端"β 螺旋桨"样结构中的 IV 和 V 桨叶片,RBD 和 CD26 结合后形成类似 U 型的复合物结构（Lu et al.,2013）。

通过对 MERS-CoV 与 SARS-CoV 的 RBD 结构相似性对比发现,两者核心区结构域高度保守,而延展区结构域则差异显著。因此推测前者很可能是作为"支架"在进化中被保留下来,而后者为了实现两者各自的感染宿主细胞过程,如受体识别,从而进化为不同的结构域（Lu et al.,2015）。

最近,MERS-CoV 与 SARS-CoV S 蛋白的冷冻电镜观察结果揭示 S 蛋白 RBD 构象的灵活性。在 S 形成的三聚体中,MERS-CoV 的 RBD 存在两种构

象:"站立状"和"横卧状"。其中"站立状"是一种开放状,受体 CD26 的结合与 S 蛋白的其他部分不存在空间位阻,因而易于与受体结合。而"横卧状"也称为封闭状,这种状态下,由于受体 CD26 与 S 三聚体的其他部分存在空间位阻,不能结合 RBD。在观察到的电镜颗粒中,由于开放与封闭两种状态的不同组合,MERS-CoV S 三聚体也存在两种形式,一种是两个 RBD 均呈现开放状,另一个是封闭状;另一种形式是仅有一个 RBD 属于开放状,另两个都是封闭状。而 SARS-CoV RBD 同样存在开放和封闭两种构象,并且 SARS-CoV S 的三聚体也存在两种形式,但与 MERS-CoV S 的两种形式不同,SARS-CoV S 的两种形式分别为 RBD 全部是封闭状态以及一个开放与两个封闭。RBD 构象的差异对受体结合以及细胞感染的影响仍需实验进一步确认（Yuan et al.,2017）。

MERS-CoV 与 SARS-CoV 的膜融合属于经典的 I 型膜融合机制。病毒与宿主细胞表面受体结合后,由 S2 亚基启动膜融合过程。S2 介导膜融合时需要 HR1 和 HR2、融合肽（fusion peptide,FP）、内部融合肽（internal fusion peptide,IFP）和前期跨膜结构域（pre-transmembrane domain,PTM）,这些结构在发生膜融合时都可以插入细胞膜磷脂双分子层,破坏膜的完整性。当 S1 与受体结合后诱导 S 蛋白发生变构,融合肽释放出来并插入宿主细胞膜中,3 个 HR1-HR2 形成"发夹"结构,最后形成典型的六螺旋束结构。细胞膜和病毒膜靠近,发生膜融合,病毒遗传物质释放到宿主细胞中。

## 61.4.3　病毒复制与宿主细胞因子的相互作用

SARS-CoV 与 MERS-CoV 基因组都为不分节段的正链 RNA。首先,ORF1 被翻译成多聚蛋白,多聚蛋白被水解为非结构蛋白,包括转录复制酶复合体;其次,病毒以自身 RNA 为模板,合成反义 RNA,然后再合成基因组 RNA;同时合成亚基因组 mRNA,进而合成病毒自身蛋白。这些蛋白质包括结构蛋白 N、M、E、S,及其他几个非结构蛋白。不同的冠状病毒非结构蛋白有些许不同。N 蛋白和新合成的基因组 RNA 组装成螺旋形核衣壳（N-RNA）。糖蛋白 M 合成后插入内质网,N-RNA 首先可能与 M 蛋白作用,同时,E 蛋白和 S 蛋白也转运到此处,病毒粒子在此组装,即出芽,初步组装的病毒粒子运输到高尔

基体进行加工,最后利用宿主细胞的分泌途径以胞吐的方式释放到细胞外。

SARS-CoV 的 S 蛋白可以通过各种各样的蛋白酶进行"激活"。由于蛋白本身无蛋白酶识别位点,SARS-CoV S 蛋白在初始合成后形成一个多聚蛋白,被细胞内吞后经内吞小体内的组织蛋白酶 L 切割为两个亚基(Simmons et al.,2005)。此外,S 蛋白可以被胰蛋白酶、嗜热菌蛋白酶、弹性蛋白酶激活(Matsuyama et al.,2005),这可能与诱导合胞体形成和病毒进入质膜有关。其他蛋白酶,如 TM-PRSS2、TMPRSS11a 和 HAT 在人气管中高表达,会增强病毒侵染细胞的能力(Bertram et al.,2011;Glowacka et al.,2011;Kam et al.,2009),TMPRSS2 和 ACE2 甚至会形成受体-蛋白酶复合体(Shulla et al.,2011)。另一个对 S 蛋白"激活"至关重要的是 S2 亚基存在第二个酶切位点(Belouzard et al.,2009),与 S 蛋白和细胞的膜融合有关。

MERS-CoV 的 S 蛋白不同于 SARS-CoV,它在合成后即被宿主蛋白酶在 R751/S752 切割为 S1 和 S2 亚基。此外,R887／S888 位于 S2 亚基中,是第二个蛋白酶酶切位点,在病毒侵染细胞时被酶切(Millet and Whittaker,2014)。同时,还有其他报道认为 TMPRSS2、TMPRSS4 和组织蛋白酶 B/L 也参与 S 蛋白"激活"(Burkard et al.,2014;Gierer et al.,2013),推测 MERS-CoV 的 S 蛋白同 SARS-CoV 一样,会利用不同时间-空间的酶完成病毒侵染(Barlan et al.,2014)。

病毒侵染机体和机体免疫清除病毒是一个相互博弈的过程,在此过程中,许多细胞内因子参与其中。例如,SARS-CoV 3a 蛋白可以诱导 Vero E6 细胞凋亡(Law,2005),亦可以行使离子泵功能促进病毒释放(Lu et al.,2006);过表达 7a 蛋白可通过 Caspase 途径导致细胞凋亡(Tan et al.,2004),或者是通过激活 p38 丝裂原活化蛋白激酶来抑制细胞内基因的翻译(Kopecky-Bromberg et al.,2006);ORF9b 编码的蛋白通过作用于线粒体和信号复合体 MAVS/TRAF3/TRAF6 来抑制机体的天然免疫(Shi et al.,2014);木瓜样蛋白酶(Papain-like protease,PLpro)与 STING-TRAF3-TBK1 复合体相互作用抑制 INF 信号通路(Chen et al.,2014);N 蛋白可以通过 NF-κB 途径激活机体 IL-6 高表达(Zhang et al.,2007)。

## 61.4.4 动物感染模型

目前已经建立了一些动物感染模型用于研究 SARS-CoV 和 MERS-CoV 感染宿主的致病机制和免疫保护机制(表 61.2)。但动物模型均不能够完全呈现人体感染过程中典型的病理反应和临床表现。早期利用流行毒株在非人灵长类动物中的研究表明,可以在动物感染后观察到不同程度的"类 SARS"临床表征(Fouchier et al.,2003;Haagmans et al.,2004;McAuliffe et al.,2004),但这在很大程度上取决于实验环境和动物年龄。到目前为止,还没有在非人灵长类动物中观察到与人同样的发病症状。

经过在小鼠中进行传代培养驯化,获得了鼠适应株 SARS 病毒(mouse-adapted SARS,MA-SARS)。在不同月龄的小鼠中表现出不同易感性,感染后的小鼠可以表现出与 SARS 患者较为相似的肺部病理变化,病毒易感染 II 型肺泡上皮细胞和支气管上皮细胞,小鼠肺部出现炎症并形成透明膜、弥漫性肺泡损伤(DAD)、气管上皮细胞脱落等典型症状。而在幼龄鼠中,病毒可以很快被机体清除掉,不能建立有效的感染(Gralinski et al.,2013;Gralinski and Baric,2015;Roberts et al.,2007;Sheahan et al.,2011)。尽管如此,MA-SARS 的建立对于深入研究病毒的致病机制和免疫保护机制具有重要意义。

虽然 MERS-CoV 受体 CD26 分子在不同物种间的同源性很高,但是仍然没有很好的模式动物来进行病毒研究。利用 CD26 转基因小鼠或可表达人 CD26 分子的腺病毒感染小鼠,这些在肺部表达人 CD26 的小鼠可以被 MERS-CoV 成功感染,此模型目前已经被用于机体免疫应答机制研究和中和效果评价(Li et al.,2015;Pascal et al.,2015;Zhao et al.,2014)。新西兰大白兔感染 MERS-CoV 后,无明显临床症状,仅表现出轻微肺损伤,并伴随异嗜性鼻炎,肺间质嗜酸性粒细胞浸润,亦不是研究 MERS-CoV 感染的最佳模型(Baseler et al.,2016;Haagmans et al.,2015)。狨猴的研究表明(Falzarano et al.,2014),感染 MERS-CoV 后狨猴表现出体弱、肺部病毒载量较高、肺部炎症反应等,有些甚至出现病毒血症,这与人感染 MERS-CoV 的症状更接近,因而,作为 MERS-CoV 感染的模式动物,狨猴优于小鼠和恒河猴。

表 61.2  SARS-CoV 和 MERS-CoV 动物模型

| 病毒 | 动物模型 | 引起的病症 | 是否是老龄化模型 | 参考文献 |
| --- | --- | --- | --- | --- |
| SARS-CoV | 恒河猴 | 病毒复制、轻症肺炎 | | Rowe et al. , 2004 |
| | 非洲绿猴 | 病毒复制、肺炎、形成透明膜 | | McAuliffe et al. , 2004；Smits et al. , 2011 |
| | 食蟹猴 | 病毒复制、肺炎、上呼吸道症状 | 是 | Lawler et al. , 2006 |
| | ACE2 转基因小鼠 | 病毒复制、体重下降、炎性细胞浸润 | | McCray et al. , 2007 |
| | 小鼠 | 病毒复制、老龄化鼠中有轻症肺炎 | 是 | Roberts et al. , 2005a |
| | 叙利亚仓鼠 | 病毒复制、肺炎、上皮细胞坏死、病毒血症 | | Roberts et al. , 2005b |
| | 雪貂和猫 | 病毒复制 | | Martina et al. , 2003 |
| SARS-MA15（在小鼠体内连续传代后有点突变） | 小鼠 | 病毒复制、体重下降、肺炎、弥漫性肺泡损伤、肺纤维化 | 是 | Frieman et al. , 2010；Gralinski et al. , 2013；Roberts et al. , 2007；Sheahan et al. , 2011 |
| MERS-CoV | 恒河猴 | 病毒复制，一过性肺炎 | | De Wit et al. , 2013b |
| | hAd5-CD26 感染小鼠 | 病毒复制，在有免疫缺陷时病毒感染后会引起体重下降 | 是 | Zhao et al. , 2014 |
| | 狨猴/hCD26 转基因小鼠 | 病毒复制、间质性肺炎<br>病毒复制、间质性肺炎 | | Falzarano et al. , 2014<br>Pascal et al. , 2015 |
| | 新西兰大白兔 | 无明显临床症状，病毒复制，轻微肺损伤 | | Haagmans et al. , 2015 |

## 61.4.5  机体对病毒感染的免疫应答

冠状病毒感染后引发机体天然免疫和获得性免疫应答，然而一方面，大量研究表明，机体抗病毒免疫反应，尤其是过激的天然免疫反应，是造成 SARS-CoV 感染重症临床表现的主要因素之一；另一方面，研究表明，机体免疫反应在降低病毒复制能力和清除病毒等方面发挥了重要作用。因此，理解机体免疫应答在 SARS-CoV 和 MERS-CoV 感染过程中造成的免疫损伤机制及其免疫保护机制对于疫苗研发和效果评价具有重要参考价值。

### 61.4.5.1  天然免疫与病毒的免疫逃逸

天然免疫是机体应对病毒感染的第一道屏障，SARS-CoV 感染的病人及动物模型中的研究发现，

天然免疫在清除 SARS-CoV 中发挥了重要作用，其中包括 NK 细胞、甘露糖结合凝集素、肺表面活性物质、干扰素反应、趋化因子及细胞因子等关键因素（Glass et al. , 2004）。

SARS-CoV 感染重症病例的典型临床表现为急性呼吸窘迫综合征（acute respiratory distress syndrome，ARDS），25% 的感染病例表现为 ARDS，这些病例的病死率达到 50% 左右。且 SARS-CoV 感染重症病例多为 65 岁以上老年人，病死率接近 50%，而 12 岁以下儿童很少发展为 ARDS。ARDS 病例急性期表现为肺部水肿、严重的组织缺氧及肺部炎症细胞聚集，并逐渐导致机化性肺炎、肺纤维化、系统性炎症反应、多脏器功能衰竭。促炎症因子和细胞因子在控制病毒感染和激发获得性免疫过程中发挥了重要作用，而促炎症因子和细胞因子的过量表达也是 ARDS 重症患者的典型表现。

在病毒感染宿主过程中,宿主体内的 IFN 反应不仅对于控制病毒感染具有重要作用,而且在调节获得性免疫发挥病毒清除作用中也至关重要,而 SARS-CoV 感染过程中一个重要的免疫特征是不能有效产生 IFN 反应,尤其是 I 型 IFN 反应(Cinatl et al.,2003)。而食蟹猴和小鼠动物模型中的试验表明,应用 I 型 IFN 能够有效抑制病毒复制。同时有研究表明,IFN 转录调控的重要分子 STAT1 基因敲除小鼠对 SARS-CoV 感染表现为更加易感。基因转录分析表明,IFN 刺激产生的相关基因(IFN stimula-ted genes,ISG)表达水平在 I 型干扰素受体(IFNAR1)缺失的条件下,感染 SARS-CoV 后仍然上调,说明机体能够启动代偿途径部分激活 IFN 信号(Cheung et al.,2005)。感染试验表明,促炎症因子和细胞因子在感染后 24 小时开始产生,而 IFN 和 ISG 表达滞后,至感染后 48 小时才开始产生。

SARS-CoV 感染后一个显著特点是 IFN 和 TNF-α 均没有显著升高,而 IP-10、IL-8 和 MCP-1 水平在感染后的肺部及外周血中急剧上升,造成严重的免疫损伤(Cheung et al.,2002;Cheung et al.,2005)。研究报道,组织染色分析发现大量 IP-10 在肺泡细胞和肺泡巨噬细胞等表达,而高水平的 IL-6、IL-8、MCP-1 同样存在于 SARS 死亡病例肺部(Lau and Peiris,2005)。NF-κB 信号通路在机体炎症反应中发挥了至关重要的作用,研究表明,SARS-CoV 的 E 蛋白能够激活 NF-κB 信号,从而引发肺部细胞因子水平升高和炎症相关细胞的募集。MA-SARS-CoV 感染模型研究显示,应用 NF-κB 信号通路抑制剂能够显著降低肺部损伤和炎症反应水平。

SARS-CoV 通过一系列抗原与宿主间相互博弈,通过抑制宿主 IFN 反应进一步抑制宿主抗病毒免疫反应的激活。SARS-CoV 结构蛋白和非结构蛋白均参与了免疫逃逸过程。SARS-CoV 非结构蛋白 nsp1 通过三种机制发挥 I 型 IFN 拮抗作用:抑制宿主基因转录活性、降解宿主 mRNA 和抑制 STAT1 磷酸化。尽管 nsp1 能够降解宿主 mRNA,但其对 SARS-CoV mRNA 不敏感(Wathelet et al.,2007)。在 SARS-CoV 结构蛋白中,M 蛋白能够通过与 RIG-I、IKKe 及 TBK1 等相互作用阻断 IFN-β 的转录,从而达到抑制 I 型 IFN 功能的作用(Huang et al.,2011;Siu et al.,2009)。然而,这些研究发现都是基于体外过表达系统而得到的,SARS-CoV 实际感染过程中这些蛋白在 I 型 IFN 拮抗过程中的作用仍未完全明晰。

当前,MERS-CoV 感染后机体的天然免疫研究尚不完善,但根据其与 SARS-CoV 及禽流感感染较为相似的临床表现推测,其天然免疫应答可能与 SARS-CoV 感染较为相似,但相关结论需要更多的实验室及临床研究证据。

### 61.4.5.2 获得性免疫应答

#### (1)冠状病毒结构蛋白的免疫原性

现有研究表明,S 蛋白是 SARS-CoV 感染后机体产生中和抗体的主要抗原,因此 S 蛋白被广泛应用于病毒的诊断以及疫苗开发(Buchholz et al.,2004;Yang et al.,2004)。SARS-CoV S 蛋白 RBD 区具有多个能够激起中和抗体反应的构象表位,大量研究表明,RBD 结构域是病毒感染后产生中和抗体的主要抗原部分。S2 亚基在不同分离株中相对于 S1 更为保守,负责 S 抗原结合受体后的膜融合功能,针对 S2 亚基产生的中和抗体也许可以发挥更为广谱的中和活性。目前,在 S1 亚基和 S2 亚基都鉴定到了一些 T 细胞表位,这表明,S 蛋白富含 T 细胞表位和中和抗体表位,是有效的疫苗研发和效果评价的关键抗原(Zhou et al.,2006)。

冠状病毒的 N 蛋白参与病毒复制以及病毒 RNA 的包装等。N 蛋白同样也作为一个很重要的免疫原参与到机体针对 SARS-CoV 的免疫过程,在 SARS 病人血清中存在很高的针对 N 蛋白的抗体,由此 N 蛋白可以作为一个很好的 SARS 诊断抗原(Bussmann et al.,2006)。由于 N 蛋白可以激起较强的抗体反应和细胞免疫反应,故也作为 SARS 疫苗的抗原之一(Kim et al.,2004a)。但针对 N 蛋白的抗体的中和活性还有待考证。

冠状病毒的 M 蛋白是病毒体中丰度最高的结构蛋白,它对于病毒颗粒的形成起到非常关键的作用。病毒或表达 M 蛋白的重组病毒载体疫苗可以激起针对 M 蛋白的抗体反应。研究表明,在 M 蛋白的 N 端膜外区(1—15 氨基酸残基)以及 C 端膜内区(132—161 氨基酸残基)分别含有 2 个抗体表位,这在人体、小鼠以及兔中得到证明。并且用人工合成的这两个部位的多肽免疫兔子,可以产生高滴度的抗体(He et al.,2005b)。研究发现,M 蛋白的 3 次跨膜区是一个含有大量 T 细胞表位的细胞免疫原性区域,在病毒的诊断以及疫苗开发中具有很重要的应用前景(Liu,2011)。

（2）细胞免疫应答

SARS-CoV 感染后一个重要的免疫病理反应特征表现为淋巴细胞减少症（lymphopenia）（约80%感染者中出现），且在急性感染阶段 CD4[+] T 细胞的减少显著高于 CD8[+] T 细胞；淋巴细胞在感染后第7~9天达到低谷，之后恢复到正常水平。而针对中东地区47例 MERS-CoV 感染病例的研究表明，只有34%的 MERS 病例出现典型的淋巴细胞减少症（Assiri et al.，2013；Wong et al.，2003）。然而，出现淋巴细胞伴血小板减少的症状却与 MERS-CoV 感染引起的病死率直接相关（Min et al.，2016）。研究表明，T 细胞数量降低的水平与 SARS-CoV 感染急性期病例重症之间具有显著相关性（Li et al.，2004），尽管引起淋巴细胞减少症的原因尚不清楚，且 SARS-CoV 并不直接感染 T 细胞，其感染对 APC 细胞功能及 DC 迁移能力的干扰可能是导致肺部病毒特异性 T 细胞数量较少的重要原因（Li et al.，2003a；Yoshika-wa et al.，2009）。

细胞毒性 T 细胞（CTL）在病毒感染过程中发挥了重要作用（Peng et al.，2006）。目前研究发现，SARS-CoV 中的 S 蛋白、N 蛋白、E 蛋白和 M 蛋白是产生 CTL 反应的主要抗原，用覆盖 SARS-CoV 全蛋白质组的重叠多肽在 SARS 康复病人的外周血白细胞中激起 T 细胞反应，结果发现，能够激起 T 细胞免疫反应的多肽绝大部分位于病毒的结构蛋白中，而非结构蛋白含有的免疫优势表位很少（Wang et al.，2004）。Channappanavar 等人通过小鼠动物模型的研究表明，用 S 蛋白重组痘病毒载体免疫后，肺部存在的表位特异性 CD8[+] T 细胞能够对小鼠致死剂量的适应株 MA-SARS-CoV 病毒攻毒产生有效的保护效果（Channappanavar et al.，2014；Zhao and Perlman，2010）。

效应 T 细胞发挥完成病毒清除功能之后，在一系列抑制性信号作用下将迅速凋亡，进而进入免疫记忆阶段。研究表明，SARS-CoV 特异性 T 细胞能够在康复患者体内长期存在，应用 MHC 与多肽复合体四聚体染色分析和 ELISPOT 分析技术等，在 SARS-CoV 感染4年后体内仍能检测到外周血中一定水平的特异性 T 细胞存在（Fan et al.，2009；Peng et al.，2006）。病毒特异性 CD4[+] T 细胞以中枢记忆性 T 细胞表型（CD45RA[-]CCR7[+]CD62L[-]）为主，而 CD8[+] T 细胞以效应性记忆性 T 细胞表型（CD45RA[-]CCR7[+]CD62L[-]）为主（Yang et al.，2007）。一项关于

重组 DNA 载体 S 蛋白疫苗的 I 期临床研究免疫学评价研究表明，免疫后产生的 T 细胞免疫以 CD4[+] T 细胞反应为主，在所有个体中均能检测到 S 抗原特异性 CD4[+] T 细胞免疫反应，而只有 2/10 个体能够检测到 S 抗原特异性 CD8[+] T 细胞免疫反应。有研究发现，康复病人体内存在 N 蛋白特异性 CD4[+] T 细胞，而另一项研究发现，康复病人体内也存在 HLA-DR 限制性 S 蛋白特异性 CD4[+] T 细胞（S729-745，S358-374 和 S427-444）（Libraty et al.，2007）。近期的一项研究表明，呼吸道黏膜上的 CD4[+] T 细胞频率决定了针对新生呼吸道冠状病毒的保护性免疫（Zhao et al.，2016）。

总之，T 细胞免疫在冠状病毒感染过程中发挥了重要作用，并且在 B 细胞成熟和高亲和力抗体筛选过程中也起到重要辅助作用，因此，在疫苗研发设计中应该重视抗原的 T 细胞免疫原性因素。

（3）体液免疫

SARS-CoV 感染后能够产生高水平的抗体反应，且维持时间长。研究表明，SARS-CoV 感染11年之后仍然能够检测到记忆性 T 细胞的存在（Ng et al.，2016）。应用 N 蛋白特异性 ELISA 检测，在发病后第4天即可检测到血清 IgG 抗体反应。在一项针对56例病人的跟踪研究中，血清 IgG 和中和抗体水平在感染后4个月达到高峰，89%的病人在感染后2年仍能检测到血清中和抗体（Cheng et al.，2004；Hung et al.，2004）。一项包括623例病人的血清学研究发现，部分感染者血清抗体可中和多种不同 SARS-CoV 毒株 S 蛋白假病毒，这表明，SARS-CoV 感染后可产生针对不同毒株的交叉抗体反应。通过分别构建并表达 SARS-CoV 4个结构蛋白，并以叙利亚仓鼠为模型进行免疫及免疫后攻毒保护实验发现，S 蛋白免疫后能够产生高水平的中和抗体，且能够在 SARS-CoV 攻毒后提供有效的保护，而 N 蛋白、M 蛋白和 E 蛋白免疫不能产生有效的中和抗体（Buchholz et al.，2004）。

研究发现，来自 SARS 康复病人的血清和动物免疫血清存在针对 S 蛋白 RBD 区域的较高水平的抗体，而采用免疫吸附方法去除 RBD 特异性抗体之后血清中和效价显著下降，且从血清中分离的抗体能够特异性阻断 RBD 与 ACE2 受体的结合。这些研究表明，S 蛋白 RBD 存在 SARS-CoV 关键中和结构域，是产生中和抗体的主要抗原。Jiang 等的研究表明，RBD 中 R441A 单氨基酸突变即可导致小鼠免

疫过程中和抗体的缺失,并且突变后的 S 蛋白 RBD 不能结合可溶的 ACE2 及细胞表达的 ACE2(Yi et al.,2005)。而另外有研究也表明,R453 参与 RBD 与 ACE2 的相互作用,且 R453A 突变能够抑制病毒入侵,但重组包装的 R453A 突变病毒仍能够产生针对野生型 SARS-CoV 的中和抗体,说明 S 蛋白 RBD 与中和抗体结合的部位并不一定是其与受体结合的区域。通过对多株中和抗体表位的分析发现,RBD 上多个抗体结合区域均能产生有效的中和作用(He et al.,2005a),因此,S 蛋白的 RBD 可以作为保护性疫苗研发的主要抗原。

　　MERS-CoV 感染后也能够产生高水平的抗体反应(Corman et al.,2016;Payne et al.,2016)。鉴于 MERS-CoV 较高的重症病例比例及病死率,且当前尚无特异性药物,中和抗体开发对于 MERS 感染病例救治具有重要意义。目前,应用人源抗体酵母展示库及噬菌体展示库等技术已经发现了一系列 MERS-CoV 中和抗体,与 S 蛋白亲和力大都在皮摩尔至纳摩尔之间,并且这些中和抗体结合位点均位于 S 蛋白 S1 区 RBD 结构域,这表明,S 蛋白 RBD 结构域同样也是 MERS-CoV 疫苗和治疗性药物研发的关键靶点(Jiang et al.,2014;Tang et al.,2014;Ying et al.,2014)。

　　抗体依赖的增强效应(antibody dependent enhancement,ADE)风险是疫苗研发中需要慎重考虑的重要因素之一。动物冠状病毒猫传染性腹膜炎病毒(feline infectious peritonitis virus,FIPV)中的研究表明,疫苗免疫后的家猫在再次感染 FIPV 时,由于其体内预存的 FIPV 特异性抗体促进了 FIPV 病毒入侵,其感染症状比非疫苗免疫的家猫更为严重(Vennema et al.,1990)。而 SARS-CoV 感染的流行病学表明,重症和死亡病例多数为老年病例,且 12 岁以下感染者很少出现严重的疾病症状,这提示我们,SARS-CoV 感染可能也存在 ADE 的风险,但目前没有证据表明 SARS 重症患者之前感染过类似病毒。另一方面,在动物抗体治疗保护模型中,过继性抗体注射并没有产生更为严重的病理反应,且大量中和抗体动物保护实验证明,抗体治疗对于感染的控制具有积极的效果,因此 SARS-CoV 感染过程中 ADE 效应的风险较小。

## 61.5　SARS 疫苗的研发

　　从 2002 年 SARS 暴发之后,许多实验室开展了 SARS 疫苗的研发,这些疫苗包括灭活疫苗、减毒活疫苗、亚单位疫苗、DNA 疫苗和病毒载体疫苗等(表 61.3)。目前仅有灭活疫苗和 DNA 疫苗进入 I 期临床研究,但尚无一种疫苗获得批准使用。

**表 61.3　SARS 疫苗研究的开发情况**

| 候选疫苗 | SARS-CoV 抗原 | 模型 | 免疫方式 | 免疫应答 | 攻毒保护能力 | 文献 |
| --- | --- | --- | --- | --- | --- | --- |
| 灭活病毒 | 全病毒 | 小鼠、家兔 | 皮内注射 | B 细胞 | 未检测 | He et al.,2004b |
| | | 小鼠 | 皮下注射 | B 细胞和 T 细胞 | 未检测 | Takasuka et al.,2004 |
| | | 小鼠 | 鼻腔免疫 | B 细胞 | 未检测 | Qu et al.,2005 |
| | | 小鼠 | 皮下注射 | B 细胞和 T 细胞 | 攻毒完全保护 | See et al.,2006 |
| | | CD1 小鼠 | 皮下注射 | B 细胞和 T 细胞 | 攻毒完全保护 | Spruth et al.,2006 |
| | | 猕猴 | 肌内注射 | B 细胞 | 未检测 | Qin et al.,2006 |
| SARS-CoVΔE | 全病毒 | hACE2 转基因小鼠 | 鼻腔免疫 | B 细胞和 T 细胞 | 攻毒部分保护 | Netland et al.,2010 |
| | | 小鼠 | 鼻腔免疫 | B 细胞和 T 细胞 | 攻毒完全保护 | Fett et al.,2013 |
| SARS-CoV MA-ΔExoN | 全病毒 | 老龄和免疫低下型小鼠 | 鼻腔免疫 | 未检测 | 攻毒完全保护 | Graham et al.,2012 |

| 候选疫苗 | SARS-CoV 抗原 | 模型 | 免疫方式 | 免疫应答 | 攻毒保护能力 | 文献 |
|---|---|---|---|---|---|---|
| 蛋白亚单位 | S 蛋白 | 仓鼠 | 皮下免疫 | B 细胞 | 攻毒完全保护 | Kam et al. ,2007 |
| | | 小鼠 | 皮下免疫 | B 细胞 | 未检测 | He et al. ,2006 |
| | RBD 蛋白 | 兔 | 皮内免疫 | B 细胞 | 未检测 | He et al. ,2004a |
| | | 小鼠 | 肌内注射 | B 细胞 | 攻毒部分保护 | Du et al. ,2007 |
| | | 小鼠 | 皮下注射 | B 细胞 | 攻毒完全保护 | Du et al. ,2009b |
| | | 小鼠 | 皮下注射 | B 细胞和 T 细胞 | 攻毒完全保护 | Du et al. ,2010 |
| | | 小鼠 | 皮下免疫 | B 细胞 | 未检测 | Chen et al. ,2013 |
| 病毒样颗粒（VLP） | S 蛋白 | 小鼠 | 肌内注射 | B 细胞 | 攻毒完全保护 | Liu et al. ,2011 |
| | S、M 和 E 蛋白 | 小鼠 | 皮下免疫 | B 细胞和 T 细胞 | 未检测 | Lu et al. ,2007 |
| | | 小鼠 | 腹腔免疫 | B 细胞和 T 细胞 | 未检测 | Lu et al. ,2010 |
| DNA | S 蛋白 | 小鼠 | 肌内注射 | B 细胞和 T 细胞 | 攻毒完全保护 | Yang et al. ,2004 |
| | N 蛋白 | 小鼠 | 肌内注射 | B 细胞和 T 细胞 | 未检测 | Cheung et al. , 2007; Zhu et al. ,2004 |
| | M 蛋白 | 小鼠 | 肌内注射 | B 细胞和 T 细胞 | 未检测 | Okada et al. , 2007; Wang et al. ,2005 |
| 重组腺病毒 5（Ad5） | S1、N 蛋白 | 恒河猴 | 肌内注射 | B 细胞和 T 细胞 | 未检测 | Gao et al. ,2003 |
| | S、N 蛋白 | 小鼠 | 肌内注射 鼻腔免疫 | B 细胞和 T 细胞 | 攻毒完全保护 | See et al. ,2006 |
| | S 蛋白 | 小鼠 | 舌下含服 | B 细胞和 T 细胞 | 未检测 | Shim et al. ,2012 |
| 重组痘病毒安卡拉（MVA） | S 蛋白 | 小鼠 | 肌内注射 鼻腔免疫 | B 细胞 | 攻毒完全保护 | Bisht et al. ,2004 |
| | | 小鼠、家兔、中国猕猴 | 肌内注射 | B 细胞 | 攻毒完全保护 | Chen et al. ,2005 |
| 重组牛副流感病毒（BHPIV3） | S 蛋白 | 非洲绿猴 | 鼻腔免疫 气管免疫 | B 细胞 | 攻毒完全保护 | Bukreyev et al. ,2004 |
| 重组水疱性口炎病毒（VSV） | S 蛋白 | 小鼠 | 鼻腔免疫 | B 细胞 | 攻毒完全保护 | Kapadia et al. ,2005 |
| 重组狂犬病毒（RV） | S 蛋白 | 小鼠 | 肌内注射 | B 细胞 | 未检测 | Faber et al. ,2005 |
| 重组委内瑞拉马脑炎病毒（VEEV） | S、N 蛋白 | 小鼠 | 鼻腔免疫 | B 细胞 | 攻毒完全保护 | Deming et al. ,2006 |
| 重组腺相关病毒 AAV | RBD 蛋白 | 小鼠 | 肌内注射 | B 细胞 | 未检测 | Du et al. ,2006 |
| | | | | B 细胞和 T 细胞 | 攻毒完全保护 [*] | Du et al. ,2008 |

注：*，配合 RBD 区加强免疫。

## 61.5.1 灭活疫苗

灭活疫苗是通过物理或者化学处理等方法使病毒失去感染性而制备成的疫苗。灭活疫苗不具有致病性,但却基本保持了病毒的免疫原结构,因此是安全有效的传统疫苗手段。Jiang 的研究团队通过 β-丙内酯灭活 SARS-CoV 制备的灭活疫苗,免疫小鼠和家兔后产生了高滴度的中和抗体 (He et al.,2004b)。与此同时,通过紫外线照射制备的灭活 SARS 疫苗免疫小鼠后可以产生持久的免疫记忆,在加强免疫后 6 个月仍能检测出高水平的 SARS 特异性抗体以及记忆性 B 细胞 (Takasuka et al.,2004)。之后,See 等人通过攻毒实验证实,灭活疫苗可以完全抑制 SARS-CoV 在肺部的复制 (See et al.,2006)。然而,灭活不完全也是灭活疫苗存在的一个严重的安全问题。澳大利亚生物医学研究中心研究小组通过双重灭活的方法来制备更加安全的灭活疫苗,他们首先用甲醛对病毒进行第一次灭活,而后通过紫外线照射进行第二次灭活。通过这种方法得到的疫苗免疫小鼠之后,可以提供动物完全的保护,并且可以安全用于临床研究 (Spruth et al.,2006)。此外,我国研究人员通过对猕猴的攻毒保护实验证明了 SARS 灭活疫苗能够在非人灵长类动物上提供免疫保护 (Qin et al.,2006)。进一步,由我国报道的 SARS 灭活疫苗也完成了 Ⅰ 期临床试验,疫苗成功激发受试者产生中和抗体,但抗体水平维持几个星期之后便开始下降 (Lin et al.,2007)。另外,SARS 灭活疫苗会激活第二类辅助性 T 细胞 (Th2 细胞) 反应,并产生大量 IL-4,引起炎症病理损伤,这种免疫病理损伤可能会增强异种冠状病毒感染 (Bolles et al.,2011;DeDiego et al.,2007;Graham et al.,2013),因此,其临床安全性还有待商榷。

## 61.5.2 减毒活疫苗

减毒活疫苗是经过化学处理或者遗传突变之后,病毒毒性减弱而不引起疾病,但可以激发机体产生免疫反应的疫苗。较之灭活疫苗,减毒活疫苗产生的免疫力更强,作用时间更长。传统减毒株是通过不断在动物或者细胞中进行传代或化学处理等手段获得,减毒机制不明确。近年来,病毒反向遗传学的发展使得减毒活疫苗的设计更加理性化,减毒机制更明确,利于疫苗的质量控制。Enjuanes 研究团队在 SARS 全长感染性克隆的基础上通过反向遗传

学操作删除了病毒囊膜蛋白 (E) 的编码基因,获得了复制能力大大减弱的减毒株 rSARS-CoV-ΔE (DeDiego et al.,2007)。该减毒疫苗株对小鼠没有致病性,同时能激发小鼠产生强大的体液免疫和 CD8⁺ T 细胞免疫,完全保护小鼠免于 SARS-CoV 的感染,甚至对免疫力低下的老年小鼠也能提供完全保护 (Fett et al.,2013;Netland et al.,2010)。此外,冠状病毒编码外切酶 (ExoN) 的基因也可作为病毒减毒的靶点。通过缺失 *ExoN* 基因构建获得的 SARS-CoV MA-ΔExoN 病毒毒力明显减弱,同时,该疫苗株能够完全保护免疫力低下的老年小鼠免于 SARS-CoV 的攻击 (Graham et al.,2012)。但该减毒株的遗传稳定性仍然有待进一步研究确认。此外,SARS 减毒活疫苗的毒力回复也是一个需要考虑的安全问题。目前尚没有 SARS 的减毒疫苗进入临床研究。

## 61.5.3 亚单位疫苗

### 61.5.3.1 S 蛋白亚单位疫苗

与灭活疫苗、减毒活疫苗以及病毒载体疫苗等相比,亚单位疫苗具有更佳的安全性。S 蛋白是大小约为 1 255 个氨基酸的 Ⅰ 型跨膜糖蛋白,SARS-CoV 最大的结构蛋白,是产生中和抗体和细胞免疫反应的主要靶抗原。S 蛋白胞外段有 1 184 个氨基酸残基,用幼仓鼠肾细胞表达的 S 蛋白胞外段是一个三聚体蛋白,免疫小鼠或仓鼠后可以诱导产生较高水平的 S 蛋白特异性 IgG 抗体以及中和抗体,同时保护小鼠免于同源的 SARS-CoV 的感染 (Kam et al.,2007)。在杆状病毒昆虫细胞表达系统中表达的 S 三聚体蛋白可以诱导产生高滴度的中和抗体,并可以中和同源或者异源的 SARS-CoV 假病毒 (He et al.,2006)。S 蛋白是高度糖基化蛋白,主要抗原表位的抗原性依赖于蛋白构象和糖基化,因此 S 蛋白适合在真核系统中表达。尽管 S 蛋白的亚单位疫苗可以诱导产生特异性中和抗体,但部分研究发现,其也可以引起免疫损伤 (如肝损伤) 以及免疫增强等 (Du et al.,2009a)。

### 61.5.3.2 受体结合区亚单位疫苗

RBD 位于 S1 蛋白上,含有 SARS-CoV 重要的中和抗体表位区,可以诱导产生中和抗体以及针对不同 SARS-CoV 株型的交叉保护抗体。研究表明,基

于 S 蛋白的亚单位疫苗免疫小鼠后,会引起 Th2 细胞介导的免疫损伤和免疫增强(Jaume et al.,2012; Tseng et al.,2012)。因此基于 RBD 的亚单位疫苗相比基于 S 的亚单位疫苗更加安全和高效,具有良好的应用前景(Zhu et al.,2013)。哺乳动物细胞系统中表达的融合人 IgG1 的 Fc 段的 RBD 蛋白免疫小鼠和家兔后,可以诱导产生高水平的特异性中和抗体(Du et al.,2006;He et al.,2004a),进一步研究发现,RBD-Fc 免疫小鼠后可以产生长期的免疫和保护效果(Chen et al.,2013;Du et al.,2007)。由于目前 Fc 融合的亚单位疫苗其安全性还没有得到充分的证明,因此,无 Fc 连接的 RBD 疫苗将能够更方便进入临床实验的评价。研究人员在哺乳动物细胞(293T,CHO-K1)、昆虫细胞(sf9)以及大肠埃希菌中分别单独表达了不同长度的 RBD 蛋白,以评价其效果。动物试验结果表明,所有的重组 RBD 蛋白均可以诱导产生很强的体液免疫尤其是特异性的中和抗体水平,并可以对小鼠提供完全的保护(Du et al.,2010;Du et al.,2009b)。在酵母细胞中表达去糖基化的 RBD 蛋白(RBD-N1)可以显著提高蛋白表达效率,同时在小鼠中诱导产生较正常 RBD 蛋白免疫组更高水平的 RBD 特异性 IgG 抗体以及中和抗体(Chen et al.,2013)。最新报道显示,酵母系统表达 RBD 亚单位疫苗,RBD 的产量可以提高到 400 mg·$L^{-1}$,回收率高于 50%(Min et al.,2016)。然而,亚单位疫苗经常需要提供佐剂以及多次免疫来增强免疫效果,同时诱导产生细胞免疫反应较弱,因此亚单位疫苗的使用也有其局限性。通过初始免疫 – 加强免疫策略将亚单位疫苗与其他形式疫苗联合使用,可以增强免疫效果。例如,用表达 RBD 的腺相关病毒进行初次免疫,再用特异识别 T 细胞表位的 RBD 肽进行加强免疫,可以同时诱导产生体液免疫和强烈的细胞免疫反应(Du et al.,2008)。

#### 61.5.3.3　病毒样颗粒疫苗

病毒样颗粒疫苗(VLP)不能自主复制,只具有单轮感染性,安全性良好。同时,VLP 表面结构类似于天然病毒,能够提呈多种构象表位,可以同时诱导有效的体液免疫和细胞免疫。目前已经获批的人用 VLP 疫苗包括乙型肝炎病毒疫苗、人乳头瘤病毒疫苗和戊型肝炎病毒疫苗等,通过在不同人群中使用证明其免疫原性及安全性良好。研究表明,在杆状病毒/昆虫细胞表达系统中制备 SARS-CoV 的

VLP 需同时表达 M 蛋白和 E 蛋白(Khan et al.,2007),可以在细胞内组装成球形 VLP;若同时表达 M 蛋白、E 蛋白以及 S 蛋白,则能高效组装并形成分泌型 VLP 颗粒(Lu et al.,2007)。Liu 等利用杆状病毒昆虫细胞系统同时表达 SARS-CoV 的 S 蛋白和流感病毒 M1 基质蛋白,两者可以组装成嵌合型 S/M1 VLP,将其通过肌内注射途径免疫小鼠后,可诱导产生 S 蛋白特异的免疫应答及中和抗体,并完全抑制肺内病毒的复制,保护小鼠免于致死剂量病毒的攻击(Gupta et al.,2006;Liu et al.,2011)。在哺乳动物细胞表达系统中,M 蛋白和 N 蛋白是形成 VLP 所必需的结构蛋白(Hatakeyama et al.,2008;Nakauchi et al.,2008)。另外还有研究表明,M 蛋白、E 蛋白必须与 N 蛋白同时表达才能有效地组装和释放 SARS-CoV VLP(Siu et al.,2008)。SARS-CoV VLP 经鼻腔或腹腔免疫都能诱导产生病毒特异性 IgG 以及中和抗体,然而只有滴鼻组小鼠可以检测到 sIgA 的产生,而腹腔 VLP 免疫的小鼠可以产生细胞免疫反应(Lu et al.,2010)。此外,VLP 皮下免疫的小鼠也能检测到 T 细胞免疫反应,如 IL-4 和 TNF-γ 增高(Lu et al.,2007)。

### 61.5.4　DNA 疫苗

DNA 疫苗也称为核酸疫苗,是继灭活疫苗和弱毒活疫苗和亚单位疫苗之后的"第三代疫苗"。将编码某种抗原基因的质粒 DNA 导入动物体内,并通过宿主细胞的表达系统合成抗原蛋白,可以同时诱导宿主产生体液免疫和细胞免疫。针对 SARS-CoV,目前已有报道的有分别编码 S 蛋白、M 蛋白或者 N 蛋白的 DNA 疫苗(Roper and Rehm,2009)。编码 S 蛋白的 DNA 疫苗可以同时诱导小鼠产生针对 SARS 的特异性中和抗体以及细胞免疫反应,同时显著降低 SARS-CoV 在小鼠肺部的增殖,起到良好的免疫保护效果(Yang et al.,2004)。编码 N 蛋白的 DNA 疫苗免疫小鼠后,可以产生 N 特异性的 IgG 抗体以及 CTL 反应(Zhu et al.,2004)。此外,研究表明,将 N 蛋白与溶酶体相关的膜蛋白(lysosome-associated membrane protein,LAMP)偶联表达可以显著增强 MHC-Ⅱ类分子的提呈效率,提高免疫记忆反应(Gupta et al.,2006)。而将 N 蛋白与钙网织蛋白偶联则可以增强 MHC-Ⅰ类分子对抗原的提呈作用,从而进一步提高针对 N 蛋白的特异性体液免疫反应以及 T 细胞介导的免疫反应(Kim et al.,2004b)。

在 HLA 转基因小鼠模型中,表达 N 蛋白的 DNA 疫苗可以诱导产生特异性的 CD8+ T 细胞反应(Cheung et al.,2007)。另外,编码 M 蛋白的 DNA 疫苗可以在 SCID-PBL/hu 小鼠中诱导产生较强特异性中和抗体以及 CTL 反应(Wang et al.,2005),起到良好的免疫保护作用。虽然 DNA 疫苗在临床前研究中表现出良好的应用前景,但是在美国进行的 I 期临床试验中的效果却不甚理想。在 10 例受试者中并没有检测到病毒特异性的中和抗体,而且只有 20% 的人产生了 S 蛋白特异性的 CD8+ T 细胞反应(Martin et al.,2008)。M 蛋白和 N 蛋白 DNA 疫苗没有进行动物试验,能否在体内产生足够的中和抗体和 T 细胞反应,保护动物免受感染,还有待实验证实。在后续的研究中,有学者通过加强免疫策略,将 DNA 疫苗与其他形式的疫苗(如灭活疫苗、亚单位疫苗或者病毒载体疫苗)进行联合免疫,可以起到良好的免疫和保护效果(Ma et al.,2006;Wang et al.,2008;Zakhartchouk et al.,2005)。

## 61.5.5　病毒载体疫苗

病毒载体疫苗是利用免疫原性高的安全病毒株作为抗原投送系统,通过反向遗传学的方法表达异源病原体的免疫原而获得。由于病毒载体疫苗在体内能够感染宿主细胞,因此能够更大程度激活各个层次的免疫应答,具有很高的免疫原性。近些年,病毒载体疫苗发展很快,在预防流感、艾滋病、埃博拉出血热、疟疾等传染性疾病以及治疗前列腺癌等恶性肿瘤领域的临床研究中取得了巨大的成功。

### 61.5.5.1　腺病毒载体疫苗

2003 年,Gao 等人率先使用人 5 型腺病毒(Ad5)作为载体,表达 SARS-CoV 的刺突蛋白亚单位(S1)以及核蛋白(N)。两次免疫之后,该疫苗能够激发恒河猴血清中产生上千滴度的针对 SARS S1 的特异性 IgG 抗体,以及高水平的针对 NP 的 T 细胞反应(Gao et al.,2003)。随后 See 等人发现,腺病毒载体疫苗通过鼻腔免疫能够成功激发高水平的黏膜免疫应答,产生 SARS 特异的 IgA 和 IgG。这使得疫苗能够在 SARS 感染的第一道屏障处发挥作用,阻碍病毒的入侵(See et al.,2006)。此外,Song 研究团队发现,通过舌下含服腺病毒载体疫苗 Ad5-S 也能够获得较强的系统性免疫应答和黏膜免疫应答,足够提供小鼠针对 SARS-CoV 感染完全保护。

而且与鼻腔免疫相比的一个优势是,舌下含服不会导致腺病毒通过嗅球进入大脑,因此更加安全(Shim et al.,2012)。Ad5 的一个重要的问题就是人群针对病毒载体本身存在预存免疫的比例很高(60%~90%),而预存免疫会大大降低病毒载体的免疫效果(Mast et al.,2010)。因此,黏膜免疫方式将能很大程度地避免宿主预存免疫对病毒载体免疫效果的影响。

### 61.5.5.2　痘病毒载体疫苗

牛痘病毒是人类历史上最早用作疫苗的毒株,它在 20 世纪天花的灭绝中起到了关键作用。2004 年,Moss 研究组使用减毒痘病毒安卡拉株(MVA)作为载体表达 SARS-CoVS,制备而成的痘病毒载体疫苗在小鼠上取得了很好的效果。无论肌内注射还是鼻腔免疫,该疫苗都能激发小鼠产生高滴度的中和抗体,并且能够提供针对 SARS-CoV 感染的完全保护。该研究还发现,MVA-S 免疫后不会产生抗体依赖的病毒感染增强效应(ADE)(Bisht et al.,2004)。然而,MVA 载体疫苗在雪貂的实验中却产生了不良反应。疫苗并不能完全保护雪貂免受 SARS-CoV 的感染,甚至引起严重的肝损伤(Czub et al.,2005)。这一结果提示,该疫苗的使用需要进一步的研究验证。

### 61.5.5.3　牛副流感病毒载体疫苗

牛副流感病毒(bovine parainfluenza virus,BPIV)是一种单链 RNA 病毒,常常引起牛呼吸道感染。通过引入编码与人副流感病毒(HPIV)中细胞受体结合和融合相关的病毒蛋白(F 蛋白和 H 蛋白、N 糖蛋白)进入 BPIV,获得能够感染人的病毒载体 BHPIV3。由于宿主范围的限制,BHPIV3 在非人灵长类动物中毒力大大减弱,因此被用作 SARS 疫苗载体。通过 BHPIV3 表达 SARS 的结构蛋白制备的疫苗,能提供小鼠抵御致死 SARS-CoV 攻毒的完全保护。其中,SARS-CoVS 的表达是免疫保护的关键因素(Buchholz et al.,2004)。随后,使用 BHPIV3 表达的 SARS-CoVS 制备的疫苗在非洲绿猴模型做的攻毒实验证明,通过黏膜途径接种该疫苗可以产生很高的中和抗体水平,并保护动物免受 SARS-CoV 通过呼吸道的感染(Bukreyev et al.,2004)。

### 61.5.5.4　减毒狂犬病病毒载体疫苗

狂犬病病毒的减毒苗(rabies virus attenuated

vaccine,RV)是预防狂犬病病毒的疫苗株。RV 具有很好的免疫原性,因此被用来作为病毒载体开发针对 SARS-CoV、埃博拉病毒等其他病原体的疫苗。减毒狂犬病病毒作为载体疫苗的一个显著好处是它能同时用作目标病原体和狂犬病病毒本身的二联疫苗。Faber 等人通过将表达 SARS-CoVS 蛋白和 N 蛋白的基因插入 RV 的 G 基因和 L 基因之间,制备成病毒载体疫苗。通过一针注射后,即能产生 SARS 中和抗体,但中和抗体的滴度不高,需要进一步的实验验证其免疫保护作用(Faber et al. ,2005)。

### 61.5.5.5　水疱性口炎病毒载体疫苗

水疱性口炎病毒(vesicular stomatitis virus,VSV)是近年来发展起来的一种病毒载体,基于它开发而成的埃博拉疫苗取得了巨大成功。非人灵长类动物实验表明,它能够很快地激发免疫应答,同时部分保护动物免于病毒的感染(Marzi et al. ,2015)。最为重要的是,Ⅲ期临床的研究结果显示,该疫苗在患者中可以达到 100% 的保护效果(Henao-Restrepo et al. ,2015)。这提示该病毒载体在疫苗领域具有良好的应用前景。早在 2005 年,Kapadia 等人将表达 SARS-CoVS 的基因插入 VSV 的 G 蛋白和 L 蛋白之间,制备获得基于 VSV 载体的 SARS 疫苗。该疫苗一针注射即可使小鼠产生较高滴度的 SARS 中和抗体,并能很好地抑制 SARS 在体内的复制(Kapadia et al. ,2005)。复制型的 VSV 免疫后会产生短时期的病毒血症,这也是基于 VSV 的埃博拉疫苗在Ⅰ期临床试验中一度中止的原因。因此,非复制型 VSV 疫苗载体的开发也成了一个重要方向。此外,针对 VSV 的预存免疫主要是针对 G 蛋白,为了避免预存免疫对 VSV 载体疫苗的影响,将 G 蛋白替换成病原体的囊膜蛋白也在埃博拉疫苗上取得了很好的效果,可以为基于 VSV 载体 SARS 疫苗的开发提供参考。

### 61.5.5.6　委内瑞拉马脑炎病毒复制颗粒疫苗

委内瑞拉马脑炎病毒(Venezuelan equine encephalitis virus,VEEV)属于甲病毒属。通过改造的委内瑞拉马脑炎病毒复制颗粒(VRP)具有宿主感染性,但不具备病毒复制能力,因此是一种安全的疫苗载体。通过 VRP 表达 SARS-CoVS(VRP-S),能够保护年轻和老龄小鼠免受 SARS-CoV 的感染。而免疫之后用 SARS-CoV 表达异源刺突蛋白获得的嵌合病毒攻毒,仅年轻小鼠能够获得短期的部分保护,老龄小鼠则不能获得保护(Deming et al. ,2006)。

### 61.5.5.7　腺相关病毒载体疫苗

腺相关病毒(adeno-associated virus,AAV)是一个强大的基因投送载体,被广泛应用于基因治疗中。该载体毒性低,转导效率高,被用于长时期的宿主基因整合表达。Zhang 等人通过 AVV 表达 SARS 的 RBD 制备载体疫苗。该疫苗在 3 次免疫小鼠后能激发产生很高水平的中和抗体(Du et al. ,2006)。之后,他们通过小鼠的攻毒实验证实,经过两次免疫,小鼠即可获得完全的针对 SARS-CoV 的免疫保护。同时 AVV-RBD 联合 RBD 多肽进行初次免疫-加强免疫,也取得了 100% 的免疫保护效果(Du et al. ,2008)。这些结果提示,AVV 有作为 SARS-CoV 疫苗载体的潜力。但其宿主基因组整合的风险使得将它作为疫苗载体来使用存在顾虑。

## 61.6　MERS 疫苗的研发

自 2012 年疫情暴发之后,众多实验室开展了 MERS 疫苗的研发,主要涉及减毒活疫苗、亚单位疫苗、DNA 疫苗以及病毒载体疫苗。美国国家过敏症和传染病研究所 Barney S. Graham 实验组和军事医学科学院军事兽医研究所夏咸柱实验组分别在非人灵长类——猕猴身上检测了各自研发的 DNA 疫苗和 VLP 疫苗(表 61.4)。结果显示,DNA 疫苗可使免疫动物对 MERS-CoV(Jordan N3)的毒株产生免疫力,说明该疫苗对非人灵长类动物产生保护作用(Wang et al. ,2015);VLP 疫苗诱导的特异性中和抗体滴度达到 1∶40,但研究未检测疫苗在攻毒情况下的保护能力(Wang et al. ,2017)。截至本书撰稿,已经有 2 种疫苗进入了临床研究。进展最快的是 DNA 疫苗,已经完成Ⅰ期临床实验(美国国家卫生研究院临床试验注册号:NCT03399578),正在进行Ⅱ期临床研究(NCT03721718)。基于复制缺陷型的猴腺病毒疫苗也已经处于Ⅰ期临床的招募阶段(NCT03399578)。这两种疫苗有望成为首批人用疫苗,用于预防 MERS-CoV 感染。

**表 61.4 MERS 疫苗研究的临床前开发情况**

| 候选疫苗 | MERS-CoV 抗原 | 佐剂 | 模型 | 免疫方式 | 免疫应答 | 攻毒保护能力 | 文献 |
|---|---|---|---|---|---|---|---|
| rMERS-CoV-ΔE | 全病毒 | -- | 未检测 | 未检测 | 未检测 | 未检测 | Almazan et al., 2013 |
| 蛋白亚单位 | RBD (377—662) | ISA | 小鼠 | 鼻腔免疫或皮下注射 | B 细胞和 T 细胞 | 未检测 | Ma et al., 2014 |
|  | RBD (377—588) | ISA | 小鼠 | 皮下注射 | B 细胞 | 未检测 | Du et al., 2013a |
|  | RBD (377—588) | ISA | 小鼠 | 皮下注射 | B 细胞 | 未检测 | Ma et al., 2014 |
|  | RBD (377—588) | FCA | 家兔 | 皮下注射 | B 细胞 | 未检测 |  |
|  | RBD (367—606) | 氢氧化铝与 CpG | 小鼠 | 肌内注射 | B 细胞和 T 细胞 | 未检测 | Lan et al., 2014 |
|  | RBD (377—588) | MF59 | Ad5-hCD26 感染小鼠 | 皮下注射 | B 细胞和 T 细胞 | 攻毒完全保护 | Zhang et al., 2016 |
|  | RBD (377—588) | MF59 | 小鼠 | 皮下免疫 | B 细胞和 T 细胞 | 未检测 | Tang et al., 2015 |
|  | S1 (1—752) | Ribi | 小鼠 | 肌内注射 | B 细胞 | 未检测 | Wang et al., 2015 |
|  |  | 磷酸铝 | 恒河猴 | 肌内注射 | B 细胞 | 攻毒部分保护 |  |
|  | NTD (18—353) | 氢氧化铝与 CpG | Ad5-hCD26 感染小鼠 | 肌内注射 | B 细胞和 T 细胞 | 攻毒部分保护 | Lan et al., 2017 |
|  | RBD (377—588) | 氢氧化铝 | Ad5-hCD26 感染小鼠 | 肌内注射 | B 细胞 | 攻毒部分保护 | Tai et al., 2016b |
| 病毒样颗粒 (VLP) | S,M 和 E 蛋白 | 氢氧化铝 | 恒河猴 | 肌内注射 | B 细胞和 T 细胞 | 未检测 | Wang et al., 2017 |
| 纳米颗粒 (nanoparticle) | S 蛋白 | Matrix M1 氢氧化铝 | 小鼠 | 肌内注射 | B 细胞 | 未检测 | Coleman et al., 2014a |
| DNA | S (1—1 353) | — | 小鼠 | 肌内注射后电击 | B 细胞 | 未检测 | Wang et al., 2015 |
|  |  | — | 恒河猴 | 肌内注射后电击 | B 细胞 | 未检测 |  |
|  | S (1—1 353) DNA 与 S1 (1—752)蛋白 | Ribi | 小鼠 | 肌内注射后电击 | B 细胞 | 未检测 |  |
|  |  | 磷酸铝 | 恒河猴 | 肌内注射后电击 | B 细胞 | 攻毒部分保护 |  |
| 重组腺病毒 5(Ad5) | S 或 S1 | — | 小鼠 | 肌内注射后鼻腔免疫 | B 细胞 | 未检测 | Kim et al., 2014 |
| 重组腺病毒 41(Ad41) | S | — | 小鼠 | 灌胃给药 | B 细胞和 T 细胞 | 未检测 | Guo et al., 2015 |

续表

| 候选疫苗 | MERS-CoV 抗原 | 佐剂 | 模型 | 免疫方式 | 免疫应答 | 攻毒保护能力 | 文献 |
|---|---|---|---|---|---|---|---|
| 复制缺陷的猴腺病毒 | S | 转基因小鼠 | 滴鼻或肌内注射 | B 细胞 | 攻毒保护 | Munster et al., 2017 | |
| 重组痘病毒卡拉(MVA) | S | — | 小鼠 | 肌内注射 | B 细胞 | 未检测 | Song et al., 2013 |
| | — | | 小鼠,单峰驼 | 皮下免疫,肌内注射 | B 细胞和 T 细胞 | 攻毒部分保护 | Haagmans et al., 2016; Volz et al., 2015 |
| 委内瑞拉马脑炎复制子病毒(VRPs) | S | — | Ad5-hCD26 感染小鼠 | 鼻腔免疫 | 未检测 | 攻毒完全保护 | Zhao et al., 2014 |
| 重组狂犬病毒灭活苗 | RABV-G 与 MERS-S1 融合蛋白 | — | Ad5-hCD26 感染小鼠 | 肌内注射 | B 细胞 | 攻毒完全保护 | Wirblich et al., 2017 |

## 61.6.1 减毒活疫苗

Fernando 等利用反向遗传学手段,构建 MERS-CoV 的 BAC 表达载体 pBAC-MERS[FL],同时删除 E 蛋白的转录调控序列(transcription regulation sequence,TRS)及编码序列形成 pBAC-MERS-ΔE。病毒拯救实验表明,缺失 E 蛋白的重组病毒(rMERS-CoV-ΔE)基因组复制正常,但不能形成病毒颗粒。同样的,E 蛋白突变的 SARS-CoV 的侵染性克隆扩增能力大大降低(DeDiego et al., 2007)。针对 TGEV 的研究也表明,E 蛋白缺失后,病毒粒子滞留在顺面高尔基体上,不能通过胞吐形成成熟的病毒粒子(Ortego et al., 2007)。因此,E 蛋白缺失的病毒株保留了野生毒株相似的免疫原性,但是在体内的复制能力大大减弱,增加了疫苗的安全性。然而,由于 E 蛋白的缺失,rMERS-CoV-ΔE 只能利用表达 E 蛋白的细胞株进行扩增,形成的病毒滴度也只有野生型的千分之一(rMERS-CoV-ΔE:$10^3$ pfu·mL$^{-1}$,rMERS-CoV:$10^6$ pfu·mL$^{-1}$)(Almazan et al., 2013),因此疫苗制备的成本较高。另外,这种方法制备的 MERS-CoV 的疫苗也没有进行动物保护效果评估,因此其有效性还有待进一步验证。

## 61.6.2 亚单位疫苗

MERS-CoV 与其他冠状病毒一样,S 蛋白是其主要的表面抗原。尤其是位于 S1 亚基的受体结合结构域是其主要的抗原表位,目前的亚单位疫苗都是基于 S 蛋白设计的。

### 61.6.2.1 MERS-RBD 蛋白疫苗

研究表明,S 蛋白的 RBD 含有关键中和域(CND),是诱导 SARS-CoV 中和抗体生成的重要抗原表位。小鼠保护实验结果也暗示,机体对抗 SARS-CoV 感染时,细胞免疫固然重要,但是抗体尤其是中和抗体发挥的作用更大。免疫小鼠产生的中和抗体效价越高,SARS-CoV 感染时存活率越高(Zhu et al., 2013)。与 SARS-RBD 一样,MERS-RBD 同样可以诱导中和抗体的产生(Mou et al., 2013)。Tai 等研究发现,一种 MERS 病毒株的 RBD 诱导产生的中和抗体可对其他 MERS 病毒株提供交叉保护,而且即使偶有逃逸毒株,也往往伴随着毒株适应性的降低(Tai et al., 2016a)。Du 等研究还发现,通过糖基化修饰降低 RBD 中某些表位的免疫原性,可显著提高 RBD 疫苗所诱导的免疫保护效果(Du et al., 2016)。因此,MERS-RBD 也成为 MERS-CoV 的重要的候选疫苗。

复旦大学病原微生物研究所姜世勃研究组围绕 MERS-RBD 开展一系列的亚单位疫苗研发工作。该研究组优化 MERS-RBD(377—662)的密码子,并构建 MERS-RBD 与人 IgG1-Fc 的融合表达载体。融合蛋白 MERS-RBD-Fc 经 293T 表达、Protein A 纯化后,与 Montanide ISA 51 佐剂一起免疫小鼠。结果表明,二次免疫后,小鼠产生的中和抗体效价是 1:(240±139),这比 SARS-RBD-Fc 免疫小鼠产生的 SARS-CoV 中和抗体效价低(≥1:1 000)(Du et al., 2013b)。随后,该研究组将 RBD 缩短至 377—

588,同时增加免疫次数至 3 次,在使用相同佐剂的情况下,皮下注射免疫小鼠产生的中和抗体效价提高至 1∶(1 500±1 200)(Du et al.,2013a),表明 RBD 作为疫苗在蛋白组成、免疫次数及免疫佐剂的使用上需寻找最佳条件。在蛋白组成上,该研究组以相同的策略表达、纯化不同截短体与 Fc 的融合蛋白。实验结果表明,5 种截短体中,377—588-Fc 不但可以持续诱导小鼠产生最高水平的 MERS-RBD 特异性抗体以及最高效价的中和抗体,并且免疫兔子也可产生高效价的中和抗体(Ma et al.,2014),表明 377—588-Fc 具有最佳的免疫原性以及诱导中和抗体的能力。

由于 MERS-CoV S 蛋白在天然状态下是三聚体结构,中国人民解放军军事医学科学院微生物流行病研究所周育森研究组通过将 MERS-RBD(377—588)与一种三聚化 motif 蛋白—Folden 融合表达,获得了 RBD 三聚体。与 MF59 佐剂一起免疫小鼠,结果表明,四针免疫后,小鼠产生的中和抗体滴度 > 1∶1 000(Tai et al.,2016b)。

另外,中国疾病预防控制中心病毒病预防控制所谭文杰研究组通过将重组表达的 S 蛋白 N 端结构域(rNTD,18—353)与氢氧化铝和 CpG 两种佐剂共同免疫小鼠研究了 rNTD 作为疫苗免疫原蛋白的效果。结果表明,经三针免疫后,rNTD 诱导的中和抗体滴度为 1∶40,低于 RBD 组(1∶160)(Lan et al.,2017),使用 Ad-hCD26 感染小鼠攻毒之后,rNTD 和 RBD 疫苗都只提供有限程度的免疫保护,即虽然两个疫苗组小鼠肺部损伤比对照组减轻,但在疫苗组小鼠肺部组织仍能检测到病毒。

#### 61.6.2.2 亚单位疫苗佐剂

由于高度纯化的蛋白通常免疫原性较低,不能直接激活免疫系统,因此使用亚单位疫苗时通常需要加入特定的佐剂,以提高疫苗的免疫效果(De Gregorio et al.,2013)。然而不同的佐剂增强免疫机制不同,效果也不同。姜世勃研究组尝试不同佐剂,包括 Montanide ISA 51、铝佐剂、弗氏佐剂、单磷酰酯 A(monophosphoryl lipid A)以及 MF59,评估其促进亚单位疫苗免疫的效果。用 10 μg MERS-RBD(377—588-Fc)蛋白结合不同的佐剂免疫小鼠,结果显示,MF59 效果最好,该组小鼠产生的 RBD 特异性 IgG 效价最高[约 1∶(1×10$^{5.7}$)],中和抗体效价接近 1∶(1×10$^{3.4}$),是目前报道的 MERS-RBD 免疫小

鼠中最高的。更重要的是,在 MERS-CoV 感染的小鼠模型中,以 10 μg MERS-RBD 与 MF59 免疫感染了 Ad5-hCD26 的小鼠后,感染 MERS-CoV 时其肺部病毒滴度与对照相比极显著降低,表明其对小鼠具有保护作用(Zhang et al.,2016)。而且以 MERS-RBD 以及 MF59 免疫小鼠时,1 μg 蛋白产生的抗体效应与 10 μg 相同,为今后的亚单位疫苗的临床试验提供了剂量依据(Tang et al.,2015)。

除了可以增强免疫,佐剂还具有调节免疫极性的作用,例如弗氏佐剂或 CpG DNA 可以增强 Th1 细胞介导的免疫,而铝佐剂促进 Th2 细胞介导的抗体免疫,可特异性地提高 IgG1 的比例。免疫过程中若同时需要两种效应时,为获得 Th1/Th2 细胞的平衡,需要多种佐剂的参与(Cribbs et al.,2003)。中国疾病预防控制中心病毒病预防控制所谭文杰研究组与高福研究组合作尝试 4 种佐剂的组合使用,包括:氢氧化铝、弗氏不完全佐剂、CpG 以及多聚肌苷胞苷。以昆虫细胞 Hi 5 表达的 MERS-RBD(367—606)免疫小鼠三次,评估免疫效果。结果发现,单纯使用铝佐剂不能有效地激活细胞免疫(Th1 细胞),但是氢氧化铝配合 CpG 使用时,免疫相同剂量的 MERS-RBD,小鼠产生的 MERS-RBD 的特异性 IgG2a 提高 100 倍(Lan et al.,2014)。

与减毒活疫苗相比,亚单位疫苗具有安全、制备简单的特点,但是因为免疫原性较差,不但需要多次免疫,而且需要佐剂增强免疫效果。然而,并不是所有的佐剂都已获得批准应用于人体免疫,目前,含有铝佐剂和 MF59 的疫苗已经上市销售,而 CpG 还处于临床实验阶段(De Gregorio et al.,2013)。

另外,Barney S. Graham 实验组比较了 S1 亚单位疫苗与 S DNA 疫苗的免疫效果,实验结果表明,两者联合使用可以获得最佳的免疫保护作用(Wang et al.,2015)(详见第 61.6.5 节)。虽然亚单位疫苗在免疫的小鼠体内可刺激产生体液免疫和细胞免疫,但是这并不代表其在大型动物尤其是非人灵长类中的作用,因此,目前急需评估其在非人灵长类动物体内的效果及安全性,为亚单位疫苗的临床实验提供数据支持。

### 61.6.3 病毒样颗粒疫苗

利用杆状病毒—昆虫细胞表达系统同时表达 SARS-CoV 的 M 蛋白、E 蛋白和 S 蛋白,便可组装形成分泌型 VLP 颗粒,中国人民解放军军事医学科学

院军事兽医研究所夏咸柱实验组据此制备了 MERS-CoV VLPs，与氢氧化铝佐剂混合后间隔两周共 4 次免疫猕猴，结果表明，VLPs 疫苗诱导 Th1 细胞型的免疫反应并产生较高滴度的中和抗体，因此具有良好的前景，保护人类免受 MERS-CoV 的感染（Wang et al.，2017）。

## 61.6.4 纳米颗粒疫苗

由于 S 蛋白在 MERS-CoV 感染过程中的重要作用，目前发展出以 S 蛋白聚集形成的纳米颗粒作为候选疫苗。Coleman 等用昆虫细胞 sf9 表达含有全部结构元件包括跨膜区的 S 蛋白，然后以非离子型去污剂处理，再经过阴离子层析、亲和层析以及分子筛得到直径 20 nm 的 S 蛋白颗粒。以这种蛋白颗粒免疫小鼠后检测其血清的中和抗体效价。结果表明，单独使用 MERS-S 刺激产生的中和抗体几何平均滴度（GMT）较低，然而加入佐剂可以显著提高中和抗体的 GMT 值，其中铝佐剂可提高 15 倍，Matrix M1 可提高 68 倍（Coleman et al.，2014a），说明佐剂对免疫刺激的增强作用。但是 S 纳米颗粒的生产成本高，纯化过程烦琐；并且其保护动物感染的效果也有待进一步评估。

## 61.6.5 DNA 疫苗

Barney S. Graham 实验组构建了三种形式的 DNA 疫苗，即全长 S 基因（1—1 353 氨基酸，S DNA）、删除跨膜区及胞内区的 S 基因（1—1 290 氨基酸，S-ΔTM DNA）以及 S1 基因（1—752 氨基酸，S1 DNA）。还表达了两种蛋白疫苗：无跨膜区 S 蛋白（1—1290 氨基酸，S-ΔTM）与 S1 亚单位疫苗（1—752 氨基酸，S1）。实验结果表明，用 S1 蛋白初次免疫 1 次或者用 S DNA 免疫 2 次，然后用 S1 蛋白加强免疫 1 次，小鼠可以获得最高的中和抗体效价。产生的抗体可以交叉保护不同 MERS-CoV 毒株的感染。在激发的抗体类型上，S DNA 激发的抗体以 IgG2a 为主，IgG2a/IgG1 达到了 6；S1 蛋白免疫则相反，主要诱发 IgG1 抗体的生成（IgG2a/IgG1 = 0.06），即便是在 S1 蛋白加入佐剂 Ribi 也没有改变免疫刺激的抗体极性。因此，S DNA 产生的免疫抗体能更有效地激发 Th1 细胞反应，诱导 CD8$^+$ T 细胞的活化，从而控制病毒感染。S DNA 和 S1 蛋白初次免疫都能产生较高水平的中和抗体，但是 S DNA 初次免疫后，S1 蛋白加强免疫更能激发机体产生广泛

的中和抗体，除直接靶向 RBD 区域外，还有 RBD 以外的区域，如 S2 区域，更加有效地抑制病毒的免疫逃逸（Wang et al.，2015）。

Graham 研究组评价小鼠的免疫效果后，选出三种方案免疫猕猴：S DNA 疫苗免疫 3 次，S DNA 免疫 2 次后用 S1 亚单位疫苗加强免疫 1 次，以及只用 S1 亚单位疫苗免疫 2 次（加入磷酸铝佐剂）。后两种免疫方式都能产生较高水平的中和抗体。但是，用 MERS-CoV 感染免疫后的猕猴时，第二种免疫方式的保护作用最好，与对照组相比，肺部损伤面积降低 4~6 倍，表明疫苗在非人灵长类动物中同样具有免疫保护效果（Wang et al.，2015）。

随后，含有 S 全长的 DNA 疫苗进入 I 期临床实验（NCT03399578）。实验组包含了 60 位受试者，包含三组，分别向肌内注射 0.67 mg、2 mg 或是 6 mg 的 DNA 疫苗，再辅以电击。一共免疫 3 次。2019 年 9 月 1 日，*The Lancet Infectious Disease* 在线报道了 I 期的临床结果。结果表明，这一 DNA 疫苗的安全性好，没有严重的不良反应。随着免疫剂量的提高，免疫效果增强（Modjarrad et al.，2019）。目前该疫苗已经进入 II 期临床阶段（NCT03721718），成为研究进展最快的 MERS-CoV 候选疫苗。

## 61.6.6 病毒载体疫苗

### 61.6.6.1 腺病毒载体疫苗

Kim 等构建了 5 型腺病毒的复制缺陷型的候选 MERS 疫苗。实验结果表明，表达 MERS S 蛋白（1—1 353 氨基酸，Ad5. MERS-S）或 S1（1—725 氨基酸，Ad5. MERS-S1）亚单位的 5 型腺病毒重组载体疫苗均可以刺激小鼠产生 MERS-S1 特异性的抗体。Ad5. MERS-S 免疫产生更高比例的 IgG2a，表明有较强的 Th1 细胞响应。与 Ad5. MERS-S 不同，Ad5. MERS-S1 刺激产生更高的 IgG1，Th2 细胞响应的结果。这一点与第 61.6.5 节描述的 DNA 疫苗的结果类似。Ad5. MERS-S1 产生的中和抗体略高于 Ad5. MERS-S，这可能与不同的 Th 细胞反应相关。5 型腺病毒用作载体疫苗的最大问题是人体内预存有较高水平的 5 型腺病毒抗体，在使用腺病毒重组疫苗时，体内预存的抗体会影响疫苗的效果，因此，疫苗的使用量大，这样就限制了腺病毒载体疫苗的使用。与人群中存在大量的预存免疫不同，MERS-CoV 的中间宿主单峰驼中只有 1.3% 表现出对 Ad5

腺病毒的预存免疫（Kim et al.,2014），因此这一类的疫苗有望成为消灭 MERS-CoV 中间宿主的有力武器。但是其在单峰驼中的保护效果还有待进一步评估。为了改善腺病毒的给药方式，Guo 等尝试胃肠道特异性感染的腺病毒 Ad41，并且比较了其与 Ad5 的效果，希望通过口服的方式达到免疫效果，然而遗憾的是，口服 Ad41 或 Ad5，虽然可引起体液免疫，但是不能有效地引起 T 细胞反应（Guo et al.,2015）。Munster 等（2017）开发了基于复制缺陷型猴腺病毒疫苗，在人源化小鼠中表现出良好的保护效果。并且这一疫苗已经进入了 I 期临床的招募阶段（NCT03399578），是继 DNA 疫苗之后，第二个进入临床研究的 MERS 候选疫苗。

### 61.6.6.2 痘苗病毒载体疫苗

MVA 是哺乳动物细胞复制缺陷型的高度减毒株。基于 MVA 的 MERS-CoV 疫苗的研究主要来自 Sutter 的研究小组。以表达 S 蛋白（1—1 353 氨基酸）的 MVA 免疫小鼠不仅可高效地激发其中和抗体的产生（Song et al.,2013），而且也可刺激 S 特异性 CD8$^+$ T 细胞的分化。随后，该研究组尝试评估 MVA-MERS-S 的保护效果。分别以皮下和肌内注射两种方式免疫小鼠，45 天后，以 Ad-hCD26 感染小鼠，5 天后，用 MERS-CoV 做攻毒保护实验。结果表明，两种免疫方式均可有效降低感染小鼠肺部的病毒滴度，并且当 MVA-MERS-S 剂量较低时（10$^6$ pfu），肌内注射的方式更为有效。肺部病理检查发现，未免疫的对照组小鼠肺部出现大面积的炎症细胞聚集，包括巨噬细胞、淋巴细胞以及少量的中性粒细胞。红肿部位集中在较大支气管周围，而且有些支气管部位充满细胞碎片及炎症细胞。肺部尤其是炎症部位 MERS-S 染色呈阳性。相比对照组剧烈的病理变化，免疫组小鼠肺部只发生少量损伤，表现在支气管周围淋巴组织的轻微增生以及抗原染色呈少量阳性反应，偶尔发生小面积的炎症反应（Volz et al.,2015）。这些结果表明，以痘苗病毒为载体的 MERS-CoV 疫苗对小鼠具有明显保护作用。

### 61.6.6.3 委内瑞拉马脑炎复制子颗粒疫苗

基于 VEEV 构建的 VRP 疫苗由于构建简单、与包装质粒分离的特点，具有很高的安全性，而且 VEEV 本身具有攻击树突状细胞而易于激起免疫反应的特性（MacDonald and Johnston,2000）。在对 VRP 表达流感 HA 蛋白作为疫苗的研究中发现，接种后的动物不但可以抵抗流感病毒感染，对呼吸道黏膜也具有保护效果（Davis et al.,2002）。因此，VRP 成为疫苗的候选载体之一。科研人员也尝试构建了 MERS-CoV 的 VRP 疫苗。Perlman 等通过反向遗传学构建含有 MERS-S 的 VRP-S，同时用 Ad-hCD26 感染的小鼠作为 MERS-CoV 的易感动物模型。MERS-CoV 的感染实验表明，与对照组相比，VRP-S 免疫后易感小鼠可以有效抵御 MERS-CoV 的感染，感染后第 1 天肺部几乎检测不到病毒（Zhao et al.,2014）。

### 61.6.6.4 狂犬病毒载体疫苗

狂犬病毒灭活疫苗或是减毒活疫苗具有极高的安全性。目前已经构建了数种基于狂犬病毒载体的重组疫苗，如埃博拉疫苗（Willet et al.,2015）。Wirblich 等也尝试利用反向遗传学，将 MERS-CoV 的 S1 结构域的编码基因克隆至狂犬病毒的 G 蛋白 C 端，使得 S1 与 G 融合表达。经过灭活的重组病毒，在 MERS-CoV 感染的小鼠模型中可具有完全保护作用（Wirblich et al.,2017），为 MERS-CoV 疫苗的研发提供了更多的选择性。

虽然病毒载体疫苗对小鼠具有明显的保护作用，但是其在非人灵长类动物的保护效果还有待进一步评估。

## 61.6.7 MERS-CoV 灭活疫苗

MERS-CoV 属于生物安全 3 级病毒，生产灭活疫苗对安全风险要求很高。此外，最近的报道显示，免疫灭活的 MERS-CoV 病毒能够导致肺部病变（Agrawal et al.,2016）。因此，开发 MERS-CoV 疫苗的安全性仍然有待论证。

## 61.7 问题与展望

新生突发传染病频发，给人类健康和生命安全带来严重的威胁。疫苗依然是防控传染病的重要手段。对于 SARS-CoV 和 MERS-CoV 这两种冠状病毒，目前不同种类的疫苗在动物模型中都能诱导高水平的中和抗体，并有很好的保护作用。鉴于它们极高的致病性，从生产安全和使用安全角度考虑，灭活疫苗不是一个好的选择。可以公认的是，S 蛋白

是这两种病毒的主要抗原，因此亚单位疫苗、DNA
疫苗和病毒载体疫苗将是 SARS 和 MERS 疫苗的主
要发展方向。然而一些研究组的结果显示，SARS S
蛋白免疫会引起实验动物的肺损伤，MERS S 蛋白
是否有类似的现象，目前还没有报道。S 蛋白的
RBD 亚单位疫苗安全性最高，生产成本较低，但是
免疫原性较差，一些新型免疫佐剂（如 MF59）的使
用，极大提高了其免疫保护效果，有望成为可供使用
的疫苗。

一个值得关注的问题是，尽管不同种类的疫苗
被报道有效，然而截至目前，依然没有 SARS 和
MERS 的疫苗被批准上市。其原因是多方面的，但
是主要问题可能以下两点：① SARS 和 MERS 虽然
致死率极高，但毕竟是小众事件，疫苗生产的经济效
益不佳，所以鲜有大公司青睐这样的项目，进而投入
经费去开发。而政府在疾病暴发期一般会投入大量
经费，但是随着疾病被暂时控制，就没有进一步的跟
进。但令人鼓舞的是，2017 年 1 月 18 日，在瑞士举
行的世界经济论坛成立了旨在通过提供持续的资金
支持来加速传染病疫苗研发进程的流行病预防创新
联盟（the Coalition for Epidemic Preparedness Innova-
tions，CEPI）。相信在不远的将来，流行病疫苗研发
无法得到持续资金支持的尴尬局面会有所改善。②
按照常规的疫苗临床试验的程序要求，如随机对照
组设定，对临床试验场所（指点的医院）的要求等，
这类新生突发传染病临床试验很难达到。一般一个
疫苗要进入临床试验需要几年时间，也就是说还没
有开始，疫情可能就结束了。如 SARS 在 2003 年暴
发后，只用了半年多的时间就销声匿迹了，只有
DNA 疫苗和灭活疫苗进入了 I 期临床试验。如果
SARS 再次来临的话，依然没有疫苗可以使用。
MERS 从 2012 年发生到现在，疫苗也还没有进入临
床试验。可喜的是，2014 年在世界卫生组织、默克
公司、美国国家卫生研究院多家机构的合作下，在几
内亚进行了埃博拉病毒载体疫苗 rVSV-ZEBOV 的临
床试验，此次临床试验与传统的临床试验不同，首先
它的实验队列分成两组，一组是发现感染病人后，立
即对接触的人群进行免疫；对照组是发现感染病人
后，对接触人群 3 周后免疫。结果发现，立即免疫的
人群没有发病，而 3 周后免疫的有 16 人发病，疫苗
有 100% 的保护作用。这项临床试验的成功，无疑将
对 SARS 和 MERS 疫苗的研发提供一个新的思路，极
大地缩短疫苗的研发周期，提高疫苗的研发进程。

谭曙光、李燕、戴连攀、李世华、王奇慧、仝舟、黄
庆瑞也参与了本章的写作。

## 参考文献

Agrawal AS, Tao X, Algaissi A, et al. 2016. Immunization with inactivated Middle East respiratory syndrome coronavirus vaccine leads to lung immunopathology on challenge with live virus. Hum Vaccin Immunother 12(9):2351-2356.

Almazan F, DeDiego M, Sola I, et al. 2013. Engineering a repli-cation-competent, propagation-defective Middle East respira-tory syndrome coronavirus as a vaccine candidate. Mbio 4(5):e00650-13.

Alraddadi BM, Al-Salmi HS, Jacobs-Slifka K, et al. 2016. Risk factors for Middle East respiratory syndrome coronavirus in-fection among healthcare personnel. Emerg Infect Dis 22(11):1915-1920.

Assiri A, Al-Tawfiq JA, Al-Rabeeah AA, et al. 2013. Epidemio-logical, demographic, and clinical characteristics of 47 cases of Middle East respiratory syndrome coronavirus disease from Saudi Arabia:A descriptive study. Lancet Infect Dis 13(9):752-761.

Barlan A, Zhao J, Sarkar MK, et al. 2014. Receptor variation and susceptibility to Middle East respiratory syndrome coronavir-us infection. J Virol 88(9):4953-4961.

Baseler L, de Wit E, Feldmann H. 2016. A comparative review of animal models of Middle East respiratory syndrome corona-virus infection. Vet Pathol 53(3):521-531.

Belouzard S, Chu VC, Whittaker GR. 2009. Activation of the SARS coronavirus spike protein via sequential proteolytic cleavage at two distinct sites. PNAS 106(14):5871-5876.

Benbacer L, Kut E, Besnardeau L. 1997. Interspecies aminopep-tidase-N chimeras reveal species-specific receptor recogni-tion by canine coronavirus, feline infectious peritonitis vi-rus, and transmissible gastroenteritis virus. J Virol 71(1):734-737.

Bermingham A, Chand MA, Brown CS, et al. 2012. Severe respir-atory illness caused by a novel coronavirus, in a patient transferred to the United Kingdom from the Middle East, September 2012. Euro Surveill 17(40):20290.

Bertram S, Glowacka I, Muller MA, et al. 2011. Cleavage and ac-tivation of the severe acute respiratory syndrome coronavirus spike protein by human airway trypsin-like protease. J Virol 85(24):13363-13372.

Bi S, Qin E, Xu Z, et al. 2003. Complete genome sequences of the SARS-CoV: The BJ Group (Isolates BJ01-BJ04). Genomics, Proteomics & Bioinformatics 1(3):180-192.

Bisht H, Roberts A, Vogel L, et al. 2004. Severe acute respiratory syndrome coronavirus spike protein expressed by attenuated vaccinia virus protectively immunizes mice. PNAS 101 (17):6641-6646.

Bolles M, Deming D, Long K, et al. 2011. A double-inactivated severe acute respiratory syndrome coronavirus vaccine provides incomplete protection in mice and induces increased eosinophilic proinflammatory pulmonary response upon challenge. J Virol 85(23):12201-12215.

Boonacker E, Van Noorden CJ. 2003. The multifunctional or moonlighting protein CD26/DPPIV. Eur J Cell Biol 82(2): 53-73.

Buchholz UJ, Bukreyev A, Yang L, et al. 2004. Contributions of the structural proteins of severe acute respiratory syndrome coronavirus to protective immunity. PNAS 101:9804-9809.

Bukreyev A, Lamirande EW, Buchholz UJ, et al. 2004. Mucosal immunisation of African green monkeys (*Cercopithecus aethiops*) with an attenuated parainfluenza virus expressing the SARS coronavirus spike protein for the prevention of SARS. Lancet 363(9427):2122-2127.

Burkard C, Verheije MH, Wicht O, et al. 2014. Coronavirus cell entry occurs through the endo-/lysosomal pathway in a proteolysis-dependent manner. PLoS Pathog 10(11):1004502.

Bussmann BM, Reiche S, Jacob LH, et al. 2006. Antigenic and cellular localisation analysis of the severe acute respiratory syndrome coronavirus nucleocapsid protein using monoclonal antibodies. Virus Res 122(1-2):119-126.

Cauchemez S, Nouvellet P, Cori A, et al. 2016. Unraveling the drivers of MERS-CoV transmission. PNAS 113:9081-9086.

Chan JF, Chan KH, Choi G, et al. 2013. Differential cell line susceptibility to the emerging novel human betacoronavirus 2c EMC/2012:Implications for disease pathogenesis and clinical manifestation. J Infect Dis 207(11):1743-1752.

Channappanavar R, Fett C, Zhao J, et al. 2014. Virus-specific memory CD8 T cells provide substantial protection from lethal severe acute respiratory syndrome coronavirus infection. J Virol 88(19):11034-11044.

Chen WH, Du L, Chag SM, et al. 2013. Yeast-expressed recombinant protein of the receptor-binding domain in SARS-CoV spike protein with deglycosylated forms as a SARS vaccine candidate. Hum Vacc Immunother 10(3):648-658.

Chen X, Yang X, Zheng Y, et al. 2014. SARS coronavirus papain-like protease inhibits the type I interferon signaling pathway through interaction with the STING-TRAF3-TBK1 complex. Protein Cell 5(5):369-381.

Chen ZW, Zhang LQ, Qin C, et al. 2005. Recombinant modified vaccinia virus Ankara expressing the spike glycoprotein of severe acute respiratory syndrome coronavirus induces protective neutralizing antibodies primarily targeting the receptor binding region. J Virol 79(5):2678-2688.

Cheng PK, Wong A, Tong LK, et al. 2004. Viral shedding patterns of coronavirus in patients with probable severe acute respiratory syndrome. Lancet 363:1699-1700.

Cheung CY, Poon LL, Lau AS, et al. 2002. Induction of proinflammatory cytokines in human macrophages by influenza A (H5N1) viruses:A mechanism for the unusual severity of human disease? Lancet 360(9348):1831-1837.

Cheung CY, Poon LL, Ng IH, et al. 2005. Cytokine responses in severe acute respiratory syndrome coronavirus-infected macrophages in vitro:Possible relevance to pathogenesis. J Virol 79(12):7819-7826.

Cheung YK, Cheng SC, Sin FW. 2007. Induction of T-cell response by a DNA vaccine encoding a novel HLA-A * 0201 severe acute respiratory syndrome coronavirus epitope. Vaccine 25(32):6070-6077.

Chowell G, Abdirizak F, Lee S, et al. 2015. Transmission characteristics of MERS and SARS in the healthcare setting:A comparative study. BMC Med 13:210.

Cinatl J, Morgenstern B, Bauer G, et al. 2003. Treatment of SARS with human interferons. Lancet 362(9380):293-294.

Cockrell AS, Yount B, Scobey T, et al. 2016. A mouse model for MERS coronavirus-induced acute respiratory distress syndrome. Nat Microbiol 2:16226.

Coleman CM, Liu YV, Mu HY, et al. 2014a. Purified coronavirus spike protein nanoparticles induce coronavirus neutralizing antibodies in mice. Vaccine 32(26):3169-3174.

Coleman CM, Matthews KL, Goicochea L, et al. 2014b. Wild-type and innate immune-deficient mice are not susceptible to the Middle East respiratory syndrome coronavirus. J Gen Virol 95(pt 2):408-412.

Corman VM, Albarrak AM, Omrani AS, et al. 2016. Viral shedding and antibody response in 37 patients with Middle East respiratory syndrome coronavirus infection. Clin Infect Dis 62(4):477-483.

Cribbs DH, Ghochikyan A, Vasilevko V, et al. 2003. Adjuvant-dependent modulation of Th1 and Th2 responses to immunization with beta-amyloid. Intern Immunol 15:505-514.

Czub M, Weingartl H, Czub S, et al. 2005. Evaluation of modified vaccinia virus Ankara based recombinant SARS vaccine in ferrets. Vaccine 23(17-18):2273-2279.

Davis NL, West A, Reap E, et al. 2002. Alphavirus replicon particles as candidate HIV vaccines. Iubmb Life 53:209-211.

De Gregorio E, Caproni E, Ulmer JB. 2013. Vaccine adjuvants: Mode of action. Front Immunol 4:214.

De Groot RJ, Baker SC, Baric RS. et al. 2013. Middle East respiratory syndrome coronavirus (MERS-CoV): Announcement of the Coronavirus Study Group. J Virol 87 (14): 7790-7792.

De Wit E, Prescott J, Baseler L, et al. 2013a. The Middle East respiratory syndrome coronavirus (MERS-CoV) does not replicate in Syrian hamsters. PLoS One 8(7): e69127.

De Wit E, Rasmussen AL, Falzarano D, et al. 2013b. Middle East respiratory syndrome coronavirus (MERS-CoV) causes transient lower respiratory tract infection in rhesus macaques. PNAS 110(41): 16598-16603.

DeDiego ML, Alvarez E, Almazan F, et al. 2007. A severe acute respiratory syndrome coronavirus that lacks the E gene is attenuated in vitro and in vivo. J Virol 81: 1701-1713.

Delmas B, Gelfi J, L'Haridon R, et al. 1992. Aminopeptidase N is a major receptor for the entero-pathogenic coronavirus TGEV. Nature 357(6377): 417-420.

Deming D, Sheahan T, Heise M, et al. 2006. Vaccine efficacy in senescent mice challenged with recombinant SARS-CoV bearing epidemic and zoonotic spike variants. PLoS Med 3: e525.

Du L, He Y, Wang Y, et al. 2006. Recombinant adeno-associated virus expressing the receptor-binding domain of severe acute respiratory syndrome coronavirus S protein elicits neutralizing antibodies: Implication for developing SARS vaccines. Virology 353(1): 6-16.

Du, L, He Y, Zhou Y, et al. 2009a. The spike protein of SARS-CoV—a target for vaccine and therapeutic development. Nat Rev Microbiol 7: 226-236.

Du L, Kou Z, Ma C, et al. 2013a. A truncated receptor-binding domain of MERS-CoV spike protein potently inhibits MERS-CoV infection and induces strong neutralizing antibody responses: Implication for developing therapeutics and vaccines. PloS One 8(12): e81587.

Du L, Tai W, Yang Y, et al. 2016. Introduction of neutralizing immunogenicity index to the rational design of MERS coronavirus subunit vaccines. Nat Commun 7: 13473.

Du L, Zhao G, Chan CC. 2010. A 219-mer CHO-expressing receptor-binding domain of SARS-CoV S protein induces potent immune responses and protective immunity. Viral Immunol 23(2): 211-219.

Du L, Zhao G, Chan CC, et al. 2009b. Recombinant receptor-binding domain of SARS-CoV spike protein expressed in mammalian, insect and *E. coli* cells elicits potent neutralizing antibody and protective immunity. Virology 393 (1): 144-150.

Du L, Zhao G, He Y, et al. 2007. Receptor-binding domain of SARS-CoV spike protein induces long-term protective immunity in an animal model. Vaccine 25: 2832-2838.

Du L, Zhao G, Kou Z, et al. 2013b. Identification of a receptor-binding domain in the S protein of the novel human coronavirus Middle East respiratory syndrome coronavirus as an essential target for vaccine development. J Virol 87: 9939-9942.

Du L, Zhao G, Lin Y, et al. 2008. Priming with rAAV encoding RBD of SARS-CoV S protein and boosting with RBD-specific peptides for T cell epitopes elevated humoral and cellular immune responses against SARS-CoV infection. Vaccine 26 (13): 1644-1651.

Dveksler GS, Pensiero MN, Cardellichio CB, et al. 1991. Cloning of the mouse hepatitis virus (MHV) receptor: Expression in human and hamster cell lines confers susceptibility to MHV. J Virol 65: 6881-6891.

Eckerle I, Corman VM, Muller MA, et al. 2014. Replicative capacity of MERS coronavirus in livestock cell lines. Emerg Infect Dis 20(2): 276-279.

Faber M, Lamirande EW, Roberts A, et al. 2005. A single immunization with a rhabdovirus-based vector expressing severe acute respiratory syndrome coronavirus (SARS-CoV) S protein results in the production of high levels of SARS-CoV-neutralizing antibodies. J Gen Virol 86(pt 5): 1435-1440.

Falzarano D, de Wit E, Feldmann F, et al. 2014. Infection with MERS-CoV causes lethal pneumonia in the common marmoset. PLoS Pathog 10(9): e1004250.

Fan YY, Huang ZT, Li L, et al. 2009. Characterization of SARS-CoV-specific memory T cells from recovered individuals 4 years after infection. Arch Virol 154(7): 1093-1099.

Fett C, DeDiego ML, Regla-Nava JA, et al. 2013. Complete protection against severe acute respiratory syndrome coronavirus-mediated lethal respiratory disease in aged mice by immunization with a mouse-adapted virus lacking E protein. J Virol 87: 6551-6559.

Fouchier RA, Kuiken T, Schutten M, et al. 2003. Aetiology: Koch's postulates fulfilled for SARS virus. Nature 423: 240.

Frieman MB, Chen J, Morrison TE, et al. 2010. SARS-CoV pathogenesis is regulated by a STAT1 dependent but a type I, II and III interferon receptor independent mechanism. PLoS Pathog 6(4): e1000849.

Gao W, Tamin A, Soloff A, et al. 2003. Effects of a SARS-associated coronavirus vaccine in monkeys. Lancet 362(9399): 1895-1896.

Ge XY, Li JL, Yang XL, et al. 2013. Isolation and characterization of a bat SARS-like coronavirus that uses the ACE2 receptor. Nature 503: 535-538.

Geng H, Tan W. 2013. A novel human coronavirus: Middle East respiratory syndrome human coronavirus. Sci China Life Sci

56(8):683-687.

Gierer S, Bertram S, Kaup F, et al. 2013. The spike protein of the emerging betacoronavirus EMC uses a novel coronavirus receptor for entry, can be activated by TMPRSS2, and is targeted by neutralizing antibodies. J Virol 87:5502-5511.

Glass WG, Subbarao K, Murphy B, et al. 2004. Mechanisms of host defense following severe acute respiratory syndrome-coronavirus (SARS-CoV) pulmonary infection of mice. J Immunol 173:4030-4039.

Glowacka I, Bertram S, Muller MA, et al. 2011. Evidence that TMPRSS2 activates the severe acute respiratory syndrome coronavirus spike protein for membrane fusion and reduces viral control by the humoral immune response. J Virol 85:4122-4134.

Graham RL, Becker MM, Eckerle LD, et al. 2012. A live, impaired-fidelity coronavirus vaccine protects in an aged, immunocompromised mouse model of lethal disease. Nat Med 18:1820-1826.

Graham RL, Donaldson EF, Baric RS. 2013. A decade after SARS:Strategies for controlling emerging coronaviruses. Nat Rev Microbiol 11:836-848.

Gralinski LE, Bankhead A, 3rd Jeng S, et al. 2013. Mechanisms of severe acute respiratory syndrome coronavirus-induced acute lung injury. mBio 4:e00271-13.

Gralinski LE, Baric RS. 2015. Molecular pathology of emerging coronavirus infections. J Pathol 235:185-195.

Guo XJ, Deng Y, Chen H, et al. 2015. Systemic and mucosal immunity in mice elicited by a single immunization with human adenovirus type 5 or 41 vector-based vaccines carrying the spike protein of Middle East respiratory syndrome coronavirus. Immunology 145:476-484.

Gupta V, Tabiin TM, Sun K, et al. 2006. SARS coronavirus nucleocapsid immunodominant T-cell epitope cluster is common to both exogenous recombinant and endogenous DNA-encoded immunogens. Virology 347:127-139.

Haagmans BL, Kuiken T, Martina BE, et al. 2004. Pegylated interferon-α protects type 1 pneumocytes against SARS coronavirus infection in macaques. Nat Med 10:290-293.

Haagmans BL, van den Brand JM, Provacia LB, et al. 2015. Asymptomatic Middle East respiratory syndrome coronavirus infection in rabbits. J Virol 89:6131-6135.

Haagmans BL, van den Brand JMA, Raj VS, et al. 2016. An orthopoxvirus-based vaccine reduces virus excretion after MERS-CoV infection in dromedary camels. Science 351:77-81.

Hamming I, Timens W, Bulthuis ML, et al. 2004. Tissue distribution of ACE2 protein, the functional receptor for SARS coronavirus. A first step in understanding SARS pathogenesis. J Pathol 203:631-637.

Hatakeyama S, Matsuoka Y, Ueshiba H, et al. 2008. Dissection and identification of regions required to form pseudoparticles by the interaction between the nucleocapsid (N) and membrane (M) proteins of SARS coronavirus. Virology 380:99-108.

He Y, Li J, Heck S, et al. 2006. Antigenic and immunogenic characterization of recombinant baculovirus-expressed severe acute respiratory syndrome coronavirus spike protein:Implication for vaccine design. J Virol 80:5757-5767.

He Y, Zhou Y, Liu S, et al. 2004a. Receptor-binding domain of SARS-CoV spike protein induces highly potent neutralizing antibodies:Implication for developing subunit vaccine. Biochem Biophys Res Commun 324:773-781.

He Y, Zhou Y, Siddiqui P, et al. 2004b. Inactivated SARS-CoV vaccine elicits high titers of spike protein-specific antibodies that block receptor binding and virus entry. Biochem Biophys Res Commun 325:445-452.

He YX, Lu H, Siddiqui P, et al. 2005a. Receptor-binding domain of severe acute respiratory syndrome coronavirus spike protein contains multiple conformation-dependent epitopes that induce highly potent neutralizing antibodies. J Immunol 174:4908-4915.

He YX, Zhou YS, Siddiqui P, et al. 2005b. Identification of immunodominant epitopes on the membrane protein of the severe acute respiratory syndrome-associated coronavirus. J Clin Microbiol 43:3718-3726.

Henao-Restrepo AM, Longini IM, Egger M, et al. 2015. Efficacy and effectiveness of an rVSV-vectored vaccine expressing Ebola surface glycoprotein:Interim results from the Guinea ring vaccination cluster-randomised trial. Lancet 386:857-866.

Hofmann H, Pyrc K, van der Hoek L, et al. 2005. Human coronavirus NL63 employs the severe acute respiratory syndrome coronavirus receptor for cellular entry. PNAS 102:7988-7993.

Hu B, Zeng LP, Yang XL, et al. 2017. Discovery of a rich gene pool of bat SARS-related coronaviruses provides new insights into the origin of SARS coronavirus. PLoS Pathog 13(11): e1006698.

Huang C, Lokugamage KG, Rozovics JM, et al. 2011. SARS coronavirus nsp1 protein induces template-dependent endonucleolytic cleavage of mRNAs:Viral mRNAs are resistant to nsp1-induced RNA cleavage. PLoS Pathog 7:e1002433.

Huang X, Dong W, Milewska A, et al. 2015. Human coronavirus HKU1 spike protein uses O-acetylated sialic acid as an attachment receptor determinant and employs hemagglutinin-esterase protein as a receptor-destroying enzyme. J Virol 89:

7202-7213.

Hung IF, Cheng VC, Wu AK, et al. 2004. Viral loads in clinical specimens and SARS manifestations. Emerg Infect Dis 10: 1550-1557.

Ithete NL, Stoffberg S, Corman VM, et al. 2013. Close relative of human Middle East respiratory syndrome coronavirus in bat, South Africa. Emerg Infect Dis 19:1697-1699.

Jaume M, Yip MS, Kam YW, et al. 2012. SARS CoV subunit vaccine: Antibody-mediated neutralisation and enhancement. Hong Kong Med J 18(Suppl 2):31-36.

Jeffers SA, Tusell SM, Gillim-Ross L, et al. 2004. CD209L (L-SIGN) is a receptor for severe acute respiratory syndrome coronavirus. PNAS 101:15748-15753.

Jiang LW, Wang NS, Zuo T, et al. 2014. Potent neutralization of MERS-CoV by human neutralizing monoclonal antibodies to the viral spike glycoprotein. Sci Trans Med 6 ( 234 ): 234ra59.

Künkel F, Herrler G. 1993. Structural and functional analysis of the aurface protein of human coronavirus OC43. Virology 195:195-202.

Kam YW, Kien F, Roberts A, et al. 2007. Antibodies against trimeric S glycoprotein protect hamsters against SARS-CoV challenge despite their capacity to mediate FcγRII-dependent entry into B cells in vitro. Vaccine 25:729-740.

Kam YW, Okumura Y, Kido H, et al. 2009. Cleavage of the SARS coronavirus spike glycoprotein by airway proteases enhances virus entry into human bronchial epithelial cells in vitro. PLoS One 4:e7870.

Kapadia SU, Rose JK, Lamirande E, et al. 2005. Long-term protection from SARS coronavirus infection conferred by a single immunization with an attenuated VSV-based vaccine. Virology 340:174-182.

Khan S, Ng ML, Tan YJ. 2007. Expression of the severe acute respiratory syndrome coronavirus 3a protein and the assembly of coronavirus-like particles in the baculovirus expression system. Methods Mol Biol 379:35-50.

Kim E, Okada K, Kenniston T, et al. 2014. Immunogenicity of an adenoviral-based Middle East respiratory syndrome coronavirus vaccine in BALB/c mice. Vaccine 32:5975-5982.

Kim TW, Lee JH, Hung CF, et al. 2004a. Generation and characterization of DNA vaccines targeting the nucleocapsid protein of severe acute respiratory syndrome coronavirus. J Virol 78:4638-4645.

Kim TW, Lee JH, Hung CF, et al. 2004b. Generation and characterization of DNA vaccines targeting the nucleocapsid protein of severe acute respiratory syndrome coronavirus. J Virol 78:4638-4645.

Kopecky-Bromberg SA, Martinez-Sobrido L, Palese P. 2006. 7a protein of severe acute respiratory syndrome coronavirus inhibits cellular protein synthesis and activates p38 mitogen-activated protein kinase. J Virol 80:785-793.

Künkel F, Herrler G. 1993. Structural and functional analysis of the surface protein of human coronavirus OC 43. Virology 195(1):195-202.

Lambeir AM, Durinx C, Scharpe S, et al. 2003. Dipeptidyl-peptidase IV from bench to bedside: An update on structural properties, functions, and clinical aspects of the enzyme DPP IV. Cri Rev Clin Lab Sci 40:209-294.

Lan JM, Deng Y, Chen H, et al. 2014. Tailoring subunit vaccine immunity with adjuvant combinations and delivery routes using the Middle East respiratory coronavirus (MERS-CoV) receptor-binding domain as an antigen. PloS One 9(11): e112602.

Lan JM, Yao YF, Yao D, et al. 2017. The recombinant N-terminal domain of spike proteins is a potential vaccine against Middle East respiratory syndrome coronavirus (MERS-CoV) infection. Vaccine 35:10-18.

Langereis MA, van Vliet AL, Boot W, et al. 2010. Attachment of mouse hepatitis virus to O-acetylated sialic acid is mediated by hemagglutinin-esterase and not by the spike protein. J Virol 84:8970-8974.

Lau YL, Peiris JSM. 2005. Pathogenesis of severe acute respiratory syndrome. Curr Opin Immunol 17:404-410.

Law PTW. 2005. The 3a protein of severe acute respiratory syndrome-associated coronavirus induces apoptosis in Vero E6 cells. J Gen Virol 86(pt 7):1921-1930.

Lawler JV, Endy TP, Hensley LE, et al. 2006. *Cynomolgus macaque* as an animal model for severe acute respiratory syndrome. PLoS Med 3:e149.

Li F, Li W, Farzan M, et al. 2005a. Structure of SARS coronavirus spike receptor-binding domain complexed with receptor. Science 309:1864-1868.

Li TS, Qiu Z, Han Y, et al. 2003a. Rapid loss of both $CD4^+$ and $CD8^+$ T lymphocyte subsets during the acute phase of severe acute respiratory syndrome. Chin Med J (Engl) 116:985-987.

Li TS, Qiu ZF, Zhang LQ, et al. 2004. Significant changes of peripheral T lymphocyte subsets in patients with severe acute respiratory syndrome. J Infect Dis 189:648-651.

Li W, Moore MJ, Vasilieva N, et al. 2003b. Angiotensin-converting enzyme 2 is a functional receptor for the SARS coronavirus. Nature 426:450-454.

Li W, Shi Z, Yu M, et al. 2005b. Bats are natural reservoirs of SARS-like coronaviruses. Science 310:676-679.

Li Y, Wan Y, Liu P, et al. 2015. A humanized neutralizing antibody against MERS-CoV targeting the receptor-binding domain of the spike protein. Cell Res 25(11):1237-1249.

Liang G, Chen Q, Xu J, et al. 2004. Laboratory diagnosis of four recent sporadic cases of community-acquired SARS, Guangdong Province, China. Emerg Infect Dis 10:1774-1781.

Libraty DH, O'Neil KM, Baker LM, et al. 2007. Human CD4+ memory T-lymphocyte responses to SARS coronavirus infection. Virology 368:317-321.

Lim PL, Kurup A, Gopalakrishna G, et al. 2004. Laboratory-acquired severe acute respiratory syndrome. New Engl J Med 350:1740-1745.

Lin JT, Zhang JS, Su N, et al. 2007. Safety and immunogenicity from a phase I trial of inactivated severe acute respiratory syndrome coronavirus vaccine. Antivir Ther 12:1107-1113.

Liu J, Sun YP, Chu FL, et al. 2010. The membrane protein of severe acute respiratory syndrome coronavirus acts as a dominant immunogen revealed by a clustering region of novel functionally and structurally defined cytotoxic T-lymphocyte epitopes. J Infect Dis 202:1171-1180.

Liu YV, Massare MJ, Barnar DL, et al. 2011. Chimeric severe acute respiratory syndrome coronavirus (SARS-CoV) S glycoprotein and influenza matrix 1 efficiently form virus-like particles (VLPs) that protect mice against challenge with SARS-CoV. Vaccine 29:6606-6613.

Lu B, Huang Y, Huang L, et al. 2010. Effect of mucosal and systemic immunization with virus-like particles of severe acute respiratory syndrome coronavirus in mice. Immunology 130:254-261.

Lu G, Hu Y, Wang Q, et al. 2013. Molecular basis of binding between novel human coronavirus MERS-CoV and its receptor CD26. Nature 500:227-231.

Lu G, Liu D. 2012. SARS-like virus in the Middle East:A truly bat-related coronavirus causing human diseases. Protein Cell 3:803-805.

Lu GW, Wang Q, Gao GF. 2015. Bat-to-human spike features determining "Host 1 Jump" of coronaviruses SARS-CoV, MERS-CoV, and beyond. Trends Microbiol 23:468-478.

Lu W, Zheng BJ, Xu K, et al. 2006. Severe acute respiratory syndrome-associated coronavirus 3a protein forms an ion channel and modulates virus release. PNAS 103:12540-12545.

Lu X, Chen Y, Bai B, et al. 2007. Immune responses against severe acute respiratory syndrome coronavirus induced by virus-like particles in mice. Immunology 122:496-502.

Müller MA, Meyer B, Corman VM, et al. 2015. Presence of Middle East respiratory syndrome coronavirus antibodies in Saudi Arabia:A nationwide, cross-sectional, serological study. The Lancet Infect Dis 15:559-564.

Ma C, Yao K, Zhou F, et al. 2006. Comparative immunization in BALB/c mice with recombinant replication-defective adeno-virus vector and DNA plasmid expressing a SARS-CoV nucleocapsid protein gene. Cellular Mol Immunol 3:459-465.

Ma CQ, Wang LL, Tao XR, et al. 2014. Searching for an ideal vaccine candidate among different MERS coronavirus receptor-binding fragments—the importance of immunofocusing in subunit vaccine design. Vaccine 32:6170-6176.

MacDonald GH, Johnston RE. 2000. Role of dendritic cell targeting in Venezuelan equine encephalitis virus pathogenesis. J Virol 74:914-922.

Marra MA, Jones SJ, Astell CR, et al. 2003. The genome sequence of the SARS-associated coronavirus. Science 300:1399-1404.

Martin JE, Louder MK, Holman LA, et al. 2008. A SARS DNA vaccine induces neutralizing antibody and cellular immune responses in healthy adults in a Phase I clinical trial. Vaccine 26:6338-6343.

Martina BE, Haagmans BL, Kuiken T, et al. 2003. Virology:SARS virus infection of cats and ferrets. Nature 425:915.

Marzi A, Robertson SJ, Haddock E, et al. 2015. VSV-EBOV rapidly protects macaques against infection with the 2014/15 Ebola virus outbreak strain. Science 349(6249):739-742.

Mast TC, Kierstead L, Gupta SB, et al. 2010. International epidemiology of human pre-existing adenovirus (Ad) type-5, type-6, type-26 and type-36 neutralizing antibodies:Correlates of high Ad5 titers and implications for potential HIV vaccine trials. Vaccine 28:950-957.

Matsuyama S, Ujike M, Morikawa S, et al. 2005. Protease-mediated enhancement of severe acute respiratory syndrome coronavirus infection. PNAS 102:12543-12547.

McAuliffe J, Vogel L, Roberts A, et al. 2004. Replication of SARS coronavirus administered into the respiratory tract of African Green, rhesus and cynomolgus monkeys. Virology 330:8-15.

McBride R, Fielding BC. 2012. The role of severe acute respiratory syndrome (SARS)-coronavirus accessory proteins in virus pathogenesis. Viruses 4:2902-2923.

McCray PB, Jr Pewe L, Wohlford-Lenane C, et al. 2007. Lethal infection of K18-hACE2 mice infected with severe acute respiratory syndrome coronavirus. J Virol 81:813-821.

Memish ZA, Mishra N, Olival KJ, et al. 2013. Middle East respiratory syndrome coronavirus in bats, Saudi Arabia. Emerg Infect Dis 19:1819-1823.

Meyer B, Muller MA, Corman VM, et al. 2014. Antibodies against MERS coronavirus in dromedary camels, United Arab Emirates, 2003 and 2013. Emerg Infect Dis 20:552-559.

Millet JK, Whittaker GR. 2014. Host cell entry of Middle East respiratory syndrome coronavirus after two-step, furin-mediated activation of the spike protein. PNAS 111:15214-

15219.

Milne-Price S, Miazgowicz K, Munster VJ. 2014. The emergence of the Middle East respiratory syndrome coronavirus. Pathog Dis 71:121-136.

Min CK, Cheon S, Ha NY, et al. 2016. Comparative and kinetic analysis of viral shedding and immunological responses in MERS patients representing a broad spectrum of disease severity. Sci Rep 6:25359.

Modjarrad K, Roberts CC, Mills KT, et al. 2019. Safety and immunogenicity of an anti-Middle East respiratory syndrome coronavirus DNA vaccine: A phase 1, open-label, single-arm, dose-escalation trial. Lancet Infect Dis 19(9): 1013-1022.

Mou H, Raj VS, van Kuppeveld FJM, et al. 2013. The receptor binding domain of the new Middle East respiratory syndrome coronavirus maps to a 231-residue region in the spike protein that efficiently elicits neutralizing antibodies. J Virol 87:9379-9383.

Müller MA, Raj VS, Muth D, et al. 2012. Human coronavirus EMC does not require the SARS-coronavirus receptor and maintains broad replicative capability in mammalian cell lines. mBio 3(6):piie00515-12.

Munster VJ, Wells D, LAmbe T, et al. 2017. Protective efficacy of a novel simian adenovirus vaccine against lethal MERS-CoV challenge in a transgenic human DPP4 mouse model. NPJ Vaccines 2: 28.

Nakauchi M, Kariwa H, Kon Y, et al. 2008. Analysis of severe acute respiratory syndrome coronavirus structural proteins in virus-like particle assembly. Microbiol Immunol 52: 625-630.

Nature Editorials. 2017. Vaccine initiative marks bold resolution. Nature 541(7638):436.

Netland J, DeDiego ML, Zhao J, et al. 2010. Immunization with an attenuated severe acute respiratory syndrome coronavirus deleted in E protein protects against lethal respiratory disease. Virology 399:120-128.

Ng OW, Chia A, Tan AT, et al. 2016. Memory T cell responses targeting the SARS coronavirus persist up to 11 years post-infection. Vaccine 34:2008-2014.

Okada M, Okuno Y, Hashimoto S, et al. 2007. Development of vaccines and passive immunotherapy against SARS corona virus using SCID-PBL/hu mouse models. Vaccine 25:3038-3040.

Ortego J, Ceriani JE, Patino C, et al. 2007. Absence of E protein arrests transmissible gastroenteritis coronavirus maturation in the secretory pathway. Virology 368:296-308.

Pang X, Zhu Z, Xu F, et al. 2003. Evaluation of control measures implemented in the severe acute respiratory syndrome outbreak in Beijing, 2003. JAMA 290:3215-3221.

Park HY, Lee EJ, Ryu YW, et al. 2015. Epidemiological investigation of MERS-CoV spread in a single hospital in South Korea, May to June 2015. Euro Surveill 20(25):1-6.

Pascal KE, Coleman CM, Mujica AO, et al. 2015. Pre- and postexposure efficacy of fully human antibodies against Spike protein in a novel humanized mouse model of MERS-CoV infection. PNAS 112:8738-8743.

Payne DC, Iblan I, Rha B, et al. 2016. Persistence of antibodies against Middle East respiratory syndrome coronavirus. Emerg Infect Dis 22:1824-1826.

Peiris JS, Chu CM, Cheng VC, et al. 2003a. Clinical progression and viral load in a community outbreak of coronavirus-associated SARS pneumonia: A prospective study. Lancet 361: 1767-1772.

Peiris JS, Lai ST, Poon LL, et al. 2003b. Coronavirus as a possible cause of severe acute respiratory syndrome. Lancet 361: 1319-1325.

Peng H, Yang LT, Wang LY, et al. 2006. Long-lived memory T lymphocyte responses against SARS coronavirus nucleocapsid protein in SARS-recovered patients. Virology 351:466-475.

Perera RA, Wang P, Gomaa MR, et al. 2013. Seroepidemiology for MERS coronavirus using microneutralisation and pseudoparticle virus neutralisation assays reveal a high prevalence of antibody in dromedary camels in Egypt, June 2013. Euro surveillance : Bulletin Europeen sur les maladies transmissibles. Europ Commun Dis Bull 18:pii=20574.

Qin E, Shi H, Tang L, et al. 2006. Immunogenicity and protective efficacy in monkeys of purified inactivated vero-cell SARS vaccine. Vaccine 24:1028-1034.

Qu D, Zheng B, Yao X, et al. 2005. Intranasal immunization with inactivated SARS-CoV (SARS-associated coronavirus) induced local and serum antibodies in mice. Vaccine 23:924-931.

Raj VS, Mou H, Smits SL, et al. 2013. Dipeptidyl peptidase 4 is a functional receptor for the emerging human coronavirus-EMC. Nature 495:251-254.

Raj VS, Osterhaus AD, Fouchier RA, et al. 2014a. MERS:Emergence of a novel human coronavirus. Curr Opin Virol 5:58-62.

Raj VS, Smits SL, Provacia LB, et al. 2014b. Adenosine deaminase acts as a natural antagonist for dipeptidyl peptidase 4-mediated entry of the Middle East respiratory syndrome coronavirus. J Virol 88:1834-1838.

Roberts A, Deming D, Paddock CD, et al. 2007. A mouse-adapted SARS-coronavirus causes disease and mortality in BALB/c mice. PLoS Pathog 3:e5.

Roberts A, Paddock C, Vogel L, et al. 2005a. Aged BALB/c mice as a model for increased severity of severe acute respiratory syndrome in elderly humans. J Virol 79: 5833-5838.

Roberts A, Vogel L, Guarner J, et al. 2005b. Severe acute respiratory syndrome coronavirus infection of golden Syrian hamsters. J Virol 79: 503-511.

Roper RL, Rehm KE. 2009. SARS vaccines: Where are we? Expert Rev Vaccines 8: 887-898.

Rowe T, Gao G, Hogan RJ, et al. 2004. Macaque model for severe acute respiratory syndrome. J Virol 78: 11401-11404.

Schwegmann-Wessels C, Bauer S, Winter C, et al. 2011. The sialic acid binding activity of the S protein facilitates infection by porcine transmissible gastroenteritis coronavirus. Virol J 8: 435.

See RH, Zakhartchouk AN, Petric M, et al. 2006. Comparative evaluation of two severe acute respiratory syndrome (SARS) vaccine candidates in mice challenged with SARS coronavirus. J Gen Virol 87(pt 3): 641-650.

Sheahan T, Whitmore A, Long K, et al. 2011. Successful vaccination strategies that protect aged mice from lethal challenge from influenza virus and heterologous severe acute respiratory syndrome coronavirus. J Virol 85: 217-230.

Shi CS, Qi HY, Boularan C, et al. 2014. SARS-coronavirus open reading frame-9b suppresses innate immunity by targeting mitochondria and the MAVS/TRAF3/TRAF6 signalosome. J Immunol 193: 3080-3089.

Shim BS, Stadler K, Nguyen HH, et al. 2012. Sublingual immunization with recombinant adenovirus encoding SARS-CoV spike protein induces systemic and mucosal immunity without redirection of the virus to the brain. Virol J 9: 215.

Shulla A, Heald-Sargent T, Subramanya G, et al. 2011. A transmembrane serine protease is linked to the severe acute respiratory syndrome coronavirus receptor and activates virus entry. J Virol 85: 873-882.

Simmons G, Gosalia DN, Rennekamp AJ, et al. 2005. Inhibitors of cathepsin L prevent severe acute respiratory syndrome coronavirus entry. PNAS 102: 11876-11881.

Sims AC, Burkett SE, Yount B, et al. 2008. SARS-CoV replication and pathogenesis in an in vitro model of the human conducting airway epithelium. Virus Res 133: 33-44.

Siu KL, Kok KH, Ng MHJ, et al. 2009. Severe acute respiratory syndrome coronavirus M protein inhibits type I interferon production by impeding the formation of TRAF3 center dot TANK center dot TBK1/IKK epsilon complex. J Biol Chem 284: 16202-16209.

Siu YL, Teoh KT, Lo J, et al. 2008. The M, E, and N structural proteins of the severe acute respiratory syndrome coronavirus are required for efficient assembly, trafficking, and release of virus-like particles. J Virol 82: 11318-11330.

Smits SL, van den Brand JM, de Lang A, et al. 2011. Distinct severe acute respiratory syndrome coronavirus-induced acute lung injury pathways in two different nonhuman primate species. J Virol 85: 4234-4245.

Song F, Fux R, Provacia LB, et al. 2013. Middle East respiratory syndrome coronavirus spike protein delivered by modified vaccinia virus Ankara efficiently induces virus-neutralizing antibodies. J Virol 87: 11950-11954.

Spruth M, Kistner O, Savidis-Dacho H, et al. 2006. A double-inactivated whole virus candidate SARS coronavirus vaccine stimulates neutralising and protective antibody responses. Vaccine 24: 652-661.

Su S, Wong G, Liu Y, et al. 2015. MERS in South Korea and China: A potential outbreak threat? Lancet 385: 2349-2350.

Tai W, Wang Y, Fett CA, et al. 2016a. Recombinant receptor-binding domains of multiple MERS-coronaviruses induce cross-neutralizing antibodies against divergent human and camel MERS-coronaviruses and antibody-escape mutants. J Virol 91(1): piie01651-16.

Tai W, Zhao G, Sun S, et al. 2016b. A recombinant receptor-binding domain of MERS-CoV in trimeric form protects human dipeptidyl peptidase 4 (hDPP4) transgenic mice from MERS-CoV infection. Virology 499: 375-382.

Takasuka N, Fujii H, Takahashi Y, et al. 2004. A subcutaneously injected UV-inactivated SARS coronavirus vaccine elicits systemic humoral immunity in mice. Intern Immunol 16: 1423-1430.

Tan YJ, Fielding BC, Goh PY, et al. 2004. Overexpression of 7a, a protein specifically encoded by the severe acute respiratory syndrome coronavirus, induces apoptosis via a caspase-dependent pathway. J Virol 78: 14043-14047.

Tang J, Zhang NR, Tao XR, et al. 2015. Optimization of antigen dose for a receptor-binding domain-based subunit vaccine against MERS coronavirus. Hum Vacc Immunother 11: 1244-1250.

Tang XC, Agnihothram SS, Jiao YJ, et al. 2014. Identification of human neutralizing antibodies against MERS-CoV and their role in virus adaptive evolution. PNAS 111(19): E2018-E2026.

Tresnan DB, Levis R, Holmes KV. 1996. Feline aminopeptidase N serves as a receptor for feline, canine, porcine, and human coronaviruses in serogroup I. J Virol 70: 8669-8674.

Tseng CT, Sbrana E, Iwata-Yoshikawa N, et al. 2012. Immunization with SARS coronavirus vaccines leads to pulmonary immunopathology on challenge with the SARS virus. PloS One 7: e35421.

van Boheemen S, de Graaf M, Lauber C, et al. 2012. Genomic characterization of a newly discovered coronavirus associated with acute respiratory distress syndrome in humans. mBio 3 (6): piie00473-12.

Vennema H, de Groot RJ, Harbour DA, et al. 1990. Early death after feline infectious peritonitis virus challenge due to re-combinant vaccinia virus immunization. J Virol 64: 1407-1409.

Volz A, Kupke A, Song F, et al. 2015. Protective efficacy of re-combinant modified vaccinia virus Ankara delivering Middle East respiratory syndrome coronavirus spike glycoprotein. J Virol 89: 8651-8656.

Wang C, Zheng X, Gai W, et al. 2017. MERS-CoV virus-like par-ticles produced in insect cells induce specific humoural and cellular imminity in rhesus macaques. Oncotarget 8: 12686-12694.

Wang L, Shi W, Joyce MG, et al. 2015. Evaluation of candidate vaccine approaches for MERS-CoV. Nat Commun 6: 7712.

Wang Q, Qi J, Yuan Y, et al. 2014. Bat origins of MERS-CoV supported by bat coronavirus HKU4 usage of human recep-tor CD26. Cell Host Microbe 16: 328-337.

Wang X, Xu W, Tong D, et al. 2008. A chimeric multi-epitope DNA vaccine elicited specific antibody response against se-vere acute respiratory syndrome-associated coronavirus which attenuated the virulence of SARS-CoV in vitro. Im-munol Lett 119: 71-77.

Wang YD, Sin WY, Xu GB, et al. 2004. T-cell epitopes in severe acute respiratory syndrome (SARS) coronavirus spike pro-tein elicit a specific T-cell immune response in patients who recover from SARS. J Virol 78: 5612-5618.

Wang Z, Yuan Z, Matsumoto M, et al. 2005. Immune responses with DNA vaccines encoded different gene fragments of se-vere acute respiratory syndrome coronavirus in BALB/c mice. Biochem Biophys Res Commun 327: 130-135.

Wathelet MG, Orr M, Frieman MB, et al. 2007. Severe acute re-spiratory syndrome coronavirus evades antiviral signaling: Role of nsp1 and rational design of an attenuated strain. J Virol 81: 11620-11633.

Willet M, Kurup D, Papaneri A, et al. 2015. Preclinical develop-ment of inactivated rabies virus-based polyvalent vaccine against rabies and filoviruses. J Infect Dis 212 (Suppl 2): S414-424.

Williams RK, Jiang GS, Holmes KV. 1991. Receptor for mouse hepatitis virus is a member of the carcinoembryonic antigen family of glycoproteins. PNAS 88: 5533-5536.

Winter C, Schwegmann-Wessels C, Cavanagh D, et al. 2006. Sial-ic acid is a receptor determinant for infection of cells by avi-an infectious bronchitis virus. J Gen Virol 87: 1209-1216.

Wirblich C, Coleman CM, Kurup D, et al. 2017. One-health: A safe, efficient, dual-use vaccine for humans and animals against Middle East respiratory syndrome coronavirus and rabies virus. J Virol 91(2): piie02040-16.

Wong RSM, Wu A, To KF, et al. 2003. Haematological manifes-tations in patients with severe acute respiratory syndrome: Retrospective analysis. Brit Med J 326: 1358-1362.

Woo PC, Lau SK, Lam CS, et al. 2012. Discovery of seven novel Mammalian and avian coronaviruses in the genus deltacoro-navirus supports bat coronaviruses as the gene source of al-phacoronavirus and betacoronavirus and avian coronaviruses as the gene source of gammacoronavirus and deltacoronavir-us. J Virol 86: 3995-4008.

Yang LT, Peng H, Zhu ZL, et al. 2007. Persistent memory CD4[+] and CD8[+] T-cell responses in recovered severe acute respi-atory syndrome (SARS) patients to SARS coronavirus M antigen. J Gen Virol 88: 2740-2748.

Yang ZY, Kong WP, Huang Y, et al. 2004. A DNA vaccine in-duces SARS coronavirus neutralization and protective immu-nity in mice. Nature 428: 561-564.

Yeager CL, Ashmun RA, Williams RK, et al. 1992. Human amin-opeptidase N is a receptor for human coronavirus 229E. Na-ture 357: 420-422.

Yi CE, Ba L, Zhang LQ, et al. 2005. Single amino acid substitu-tions in the severe acute respiratory syndrome coronavirus spike glycoprotein determine viral entry and immunogenicity of a major neutralizing domain. J Virol 79: 11638-11646.

Ying TL, Du LY, Ju TW, et al. 2014. Exceptionally potent neu-tralization of Middle East respiratory syndrome coronavirus by human monoclonal antibodies. J Virol 88: 7796-7805.

Yoshikawa T, Hill T, Li K, et al. 2009. Severe acute respiratory syndrome (SARS) coronavirus-induced lung epithelial cyto-kines exacerbate SARS pathogenesis by modulating intrinsic functions of monocyte-derived macrophages and dendritic cells. J Virol 83: 3039-3048.

Yuan Y, Cao D, Zhang Y, et al. 2017. Cryo-EM structures of MERS-CoV and SARS-CoV spike glycoproteins reveal the dynamic receptor binding domains. Nat Commun 8: 15092.

Zakhartchouk AN, Liu Q, Petric M, et al. 2005. Augmentation of immune responses to SARS coronavirus by a combination of DNA and whole killed virus vaccines. Vaccine 23: 4385-4391.

Zaki AM, van Boheemen S, Bestebroer TM, et al. 2012. Isolation of a novel coronavirus from a man with pneumonia in Saudi Arabia. New Engl J Med 367: 1814-1820.

Zhang N, Channappanavar R, Ma C, et al. 2016. Identification of an ideal adjuvant for receptor-binding domain-based subunit vaccines against Middle East respiratory syndrome coronavirus. Cellul Mol Immunol 13:180-190.

Zhang X, Wu K, Wang D, et al. 2007. Nucleocapsid protein of SARS-CoV activates interleukin-6 expression through cellular transcription factor NF-kappaB. Virology 365:324-335.

Zhao J, Li K, Wohlford-Lenane C, et al. 2014. Rapid generation of a mouse model for Middle East respiratory syndrome. PNAS 111:4970-4975.

Zhao J, Perlman S. 2010. T cell responses are required for protection from clinical disease and for virus clearance in severe acute respiratory syndrome coronavirus-infected mice. J Virol 84:9318-9325.

Zhao J, Zhao J, Mangalam A, et al. 2016. Airway memory CD4$^+$ T cells mediate protective immunity against emerging respiratory coronaviruses. Immunity 44:1379-1391.

Zhong NS, Zheng BJ, Li M, et al. 2003. Epidemiology and cause of severe acute respiratory syndrome (SARS) in Guangdong, People's Republic of China, in February, 2003. Lancet 362:1353-1358.

Zhou M, Xu D, Li X, et al. 2006. Screening and identification of severe acute respiratory syndrome-associated coronavirus-specific CTL epitopes. J Immunol 177:2138-2145.

Zhu MS, Pan Y, Chen HQ, et al. 2004. Induction of SARS-nucleoprotein-specific immune response by use of DNA vaccine. Immunol Lett 92:237-243.

Zhu X, Liu Q, Du L. 2013. Receptor-binding domain as a target for developing SARS vaccines. J Thorac Dis 5 (Suppl 2): S142-148.

Zumla A, Hui DS, Perlman S. 2015. Middle East respiratory syndrome. Lancet 386(9997):995-1007.

# 索　引

## H

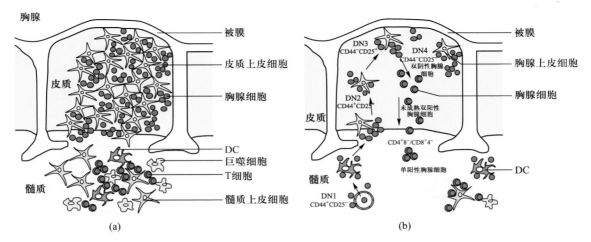

图 2.5　胸腺的结构及 T 细胞在胸腺的发育

（a）胸腺的结构；（b）T 细胞在胸腺的发育。骨髓分化的早期 T 细胞系前体（ETP）通过皮-髓质交界处血管进入胸腺，通过与胸腺基质细胞相互作用，首先分化为 CD4 和 CD8 双阴性（DN）胸腺细胞，DN 细胞进入皮质、移动至被膜下区域，再移行至髓质，发育为双阳性（DP）细胞之前，按照 CD44 和 CD25 的表达差异分为 DN1、DN2、DN3 和 DN4 四个阶段。进入髓质的 DP 细胞再分化为 CD4$^+$ 或 CD8$^+$ 的单阳性胸腺（T）细胞。DN 细胞在即将分化为 DP 细胞时开始表达 TCR

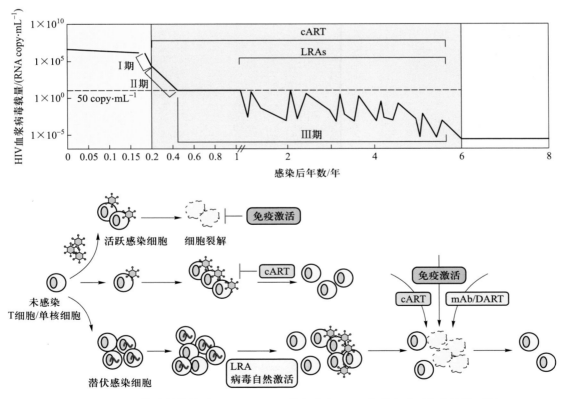

图 2.15　Env 特异单抗辅助 cART 和 LRA 联合治疗 AIDS 患者有助于彻底清除 HIV

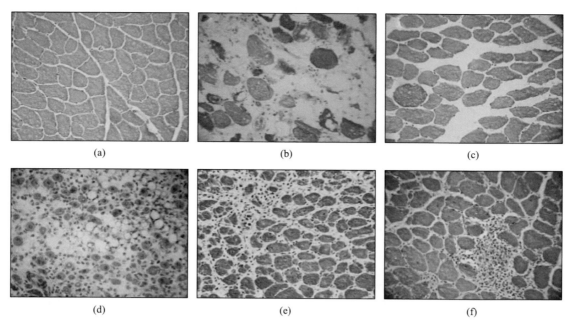

图 5.1　DNA 疫苗肌内注射和电脉冲作用下肌内注射后的肌细胞结构分析

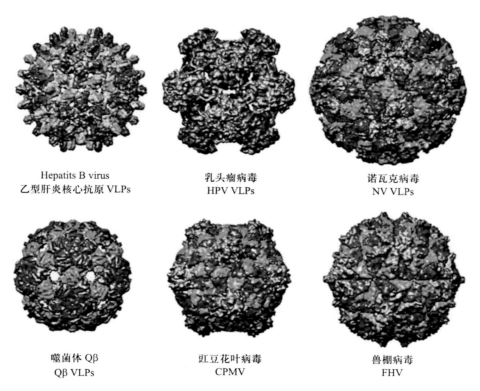

Hepatits B virus
乙型肝炎核心抗原 VLPs

乳头瘤病毒
HPV VLPs

诺瓦克病毒
NV VLPs

噬菌体 Qβ
Qβ VLPs

豇豆花叶病毒
CPMV

兽棚病毒
FHV

图 8.1　几种病毒结构示意图(图片来源:VIPER 数据库)

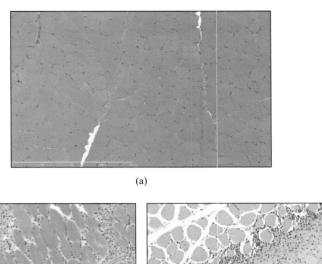

(a)

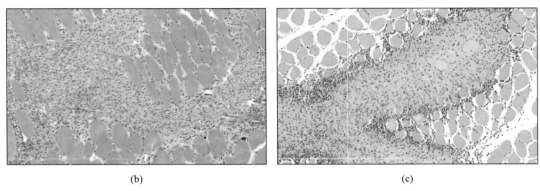

(b)　　　　　　　　　　　　　　　(c)

图 11.1　大鼠给予铝佐剂疫苗注射局部肌肉组织病理

（a）阴性对照组：注射局部肌肉组织未见异常；（b）铝佐剂组：注射局部肌肉组织肌纤维间可见巨噬细胞性肉芽肿形成，部分肌纤维坏死，并伴有炎细胞浸润；（c）含铝佐剂疫苗组：注射局部肌肉组织肌纤维间可见巨噬细胞性肉芽肿形成，部分肌纤维坏死，并伴有炎细胞浸润（HE 染色，×20 倍。北京昭衍新药研究中心股份有限公司）

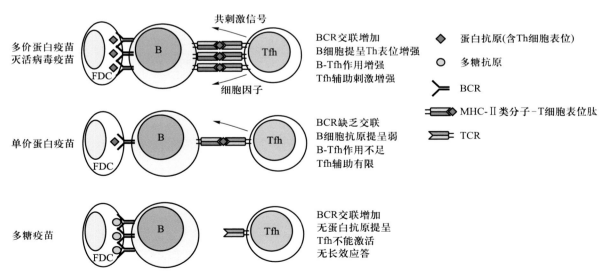

图 15.3　多价蛋白疫苗有利于诱导持久的保护免疫

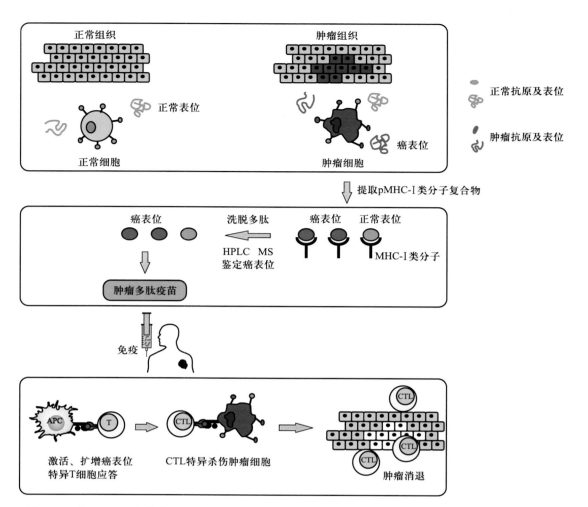

图 15.7　基于 MHC-I 类分子识别的 CTL 表位肽的治疗性疫苗设计是肿瘤治疗性疫苗设计的主要方向

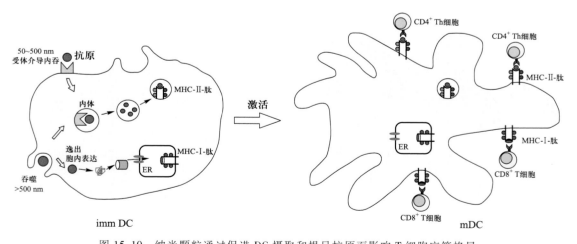

图 15.10　纳米颗粒通过促进 DC 摄取和提呈抗原而影响 T 细胞应答格局

直径>500 nm 的颗粒容易经吞噬作用进入 APC；而直径 50~500 nm 的颗粒则容易通过凝集素受体等介导的内吞作用进入 APC，可溶性蛋白抗原的胞饮效率很低。因此，纳米颗粒有助于 DC 对于抗原的摄取。进入 DC 胞内的抗原分别通过 MHC-II 类和 MHC-I 类分子提呈途径提呈抗原表位，同时显著激活 DC 的成熟，最终有效促进 CD4⁺ Th 细胞和 CD8⁺ T 细胞应答的激活

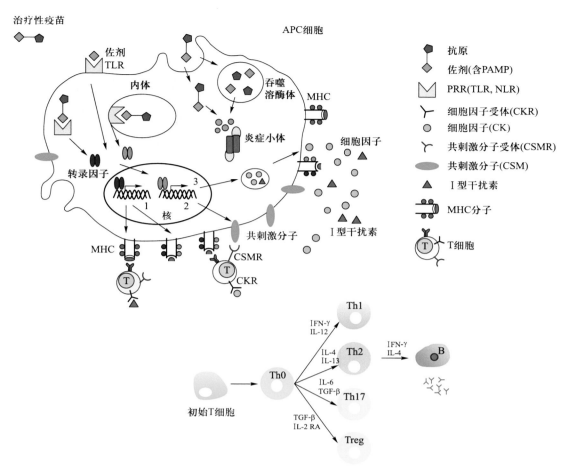

图 15.11 佐剂对于激活治疗性疫苗诱导的 T 细胞免疫的重要性

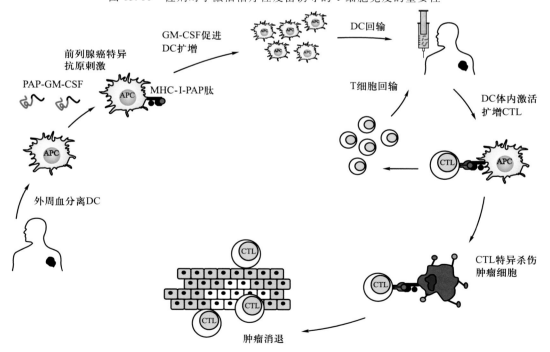

图 15.12 首个肿瘤治疗性疫苗——Sipuleucel-T（Provenge®）的制备

自前列腺癌患者外周血分离获得 DC，体外以前列腺癌 TSA-PAP 刺激 DC，使其成熟并通过 GM-CSF 扩增，直接回输 DC 或者体外以 DC 特异激活扩增 T 细胞后回输，患者体内大量增多的 PAP 特异性 CTL 有助于杀伤肿瘤，缓解晚期癌症

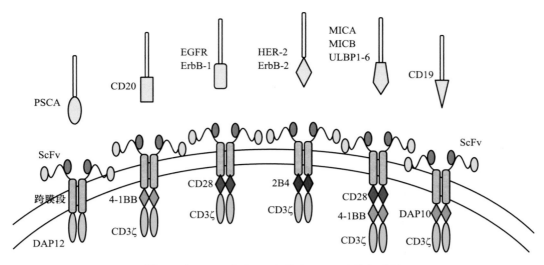

图 15.13　CAR 改造 NK 细胞(CAR-NK)的新进展

在 CAR 基因工程改造 NK 细胞技术中,越来越多的肿瘤特异抗原/肿瘤相关抗原-特异性受体通过 ScFv 载体转染 NK 细胞,改造 NK 细胞的肿瘤特异性;更创新的是,NK 细胞的激活主要依赖胞内段信号通路激活,为此,第一代、第二代、第三代胞内信号段改造,分别以 DAP12/CD3ζ 链、4-1BB/CD28/2B4-CD3ζ 链、CD28-4-1BB-CD3ζ 链作为 NK 细胞激活的胞内段,以充分优化 NK 细胞识别相应肿瘤抗原后的信号激活与细胞毒活性

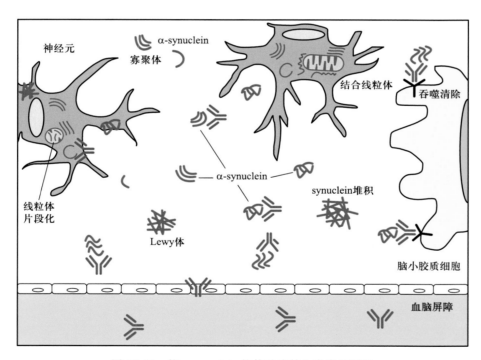

图 15.18　抗 α-synuclein 抗体治疗帕金森病的原理

α-synuclein 在神经元内的变性与聚集,与线粒体结合后使线粒体破坏,脑内的聚集与堆积形成 Lewy 体,直接导致帕金森病(PD)的发生。以自身抗原 α-synuclein 为治疗性疫苗,可诱导抗 α-synuclein 特异性抗体,经由血脑屏障进入脑内,可中和神经元内及胞外游离 α-synuclein,避免其聚集及堆积,IC 复合物还经 FcR 易被脑小胶质细胞吞噬清除,则可预防及治疗帕金森病

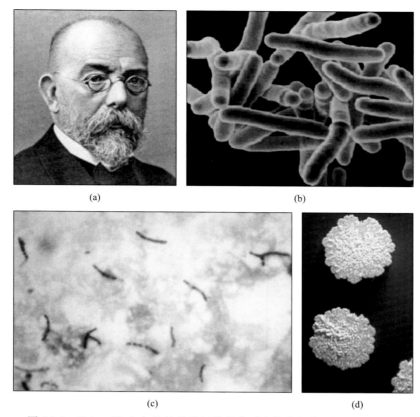

图 16.1　Robert Koch 与结核分枝杆菌的若干生物学性状(范小勇,2008)

(a) Robert Koch;(b) 结核杆菌电镜照片;(c) 结核杆菌抗酸染色;(d) 结核杆菌菌落

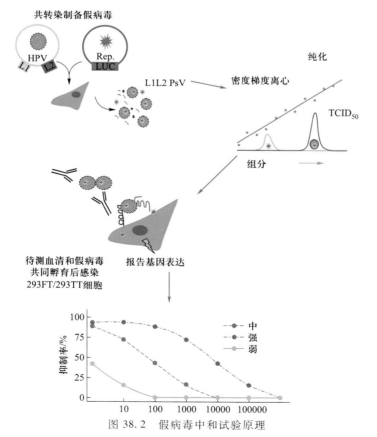

图 38.2　假病毒中和试验原理

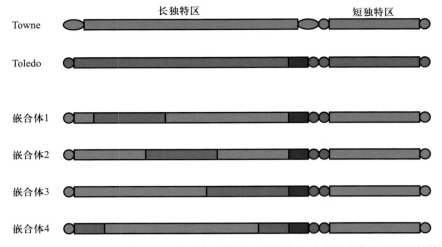

图 49.3　Towne、Toledo 的 HCMV 实验病毒株及 4 种嵌合体减毒活疫苗的基因组结构

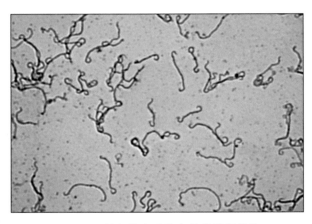

图 54.8　镀银染色法染色的钩端螺旋体

（光学显微镜,×1 000）

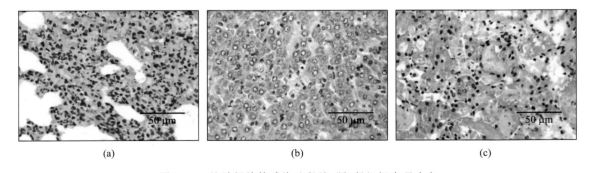

(a)　　　　　　　　　　　(b)　　　　　　　　　　　(c)

图 54.9　钩端螺旋体感染地鼠肺、肝、肾组织病理改变

（a）重度肺出血及大量炎性细胞浸润;（b）广泛性肝细胞坏死;（c）肾组织严重充血及肾小管上皮细胞灶性坏死

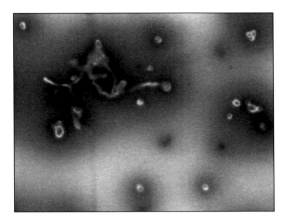

图 58.3　类酵母型真菌镜下形态
（白假丝酵母菌,革兰氏染色,1 000×）

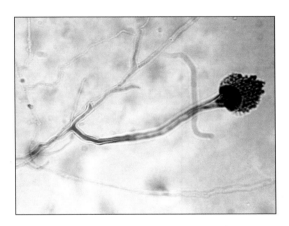

图 58.5　烟曲霉分生孢子头形态
（乳酸酚棉蓝染色,400×）

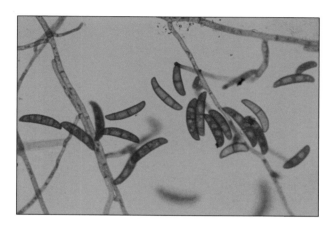

图 58.6　茄病镰刀菌大分生孢子

（乳酸酚棉蓝染色，400×）

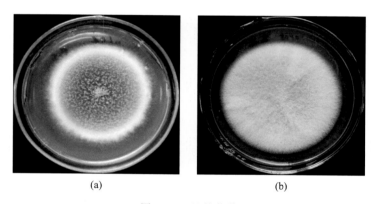

（a）　　　　　　　　　　　　（b）

图 58.7　丝状菌落

（a）烟曲霉；（b）茄病镰刀菌